邹平中药志

主编 时霄霄

中医古籍出版社
Publishing House Of Ancient Chinese Medical Books

图书在版编目（CIP）数据

邹平中药志/时霄霄主编.—北京：中医古籍出版社，2015.01
ISBN 978-7-5152-0643-1
I. ①邹… II. ①时… III. ①中药志—邹平县 IV. ①R281.452.4

中国版本图书馆 CIP 数据核字（2014）第 142208 号

邹平中药志

主　　编　时霄霄

责任编辑　刘　婷
责任校对　贾卓超
封面设计　韩博玥
出版发行　中医古籍出版社
社　　址　北京东直门内南小街 16 号（100700）
印　　刷　三河市华东印刷厂
开　　本　787×1092　1/16
印　　张　74.125
字　　数　350 千字
版　　次　2015 年 1 月第 1 版　2015 年 1 月第 1 次印刷
书　　号　ISBN 978-7-5152-0643-1
定　　价　196.00 元

《邹平中药志》编委名单

内容提要

本书记载了鲁中北部邹平地域中药材 1272 种，其中原植物、原动物、原矿物品种 742 种。第一篇记载了藻类、菌类、地衣类、苔藓类、蕨类植物药计 38 种；第二篇记载了裸子类植物药计 20 种；第三篇记载了被子类植物药计 913 种，第四记载了篇动物类药计 286 种；第五篇记载了矿物类药及其他药物计 15 种。并编辑插图 1290 幅，除墨线图外，尚有彩绘墨图、原物黑白图、混合图等，真实体现了物种原貌与药材特征。药物排列按自然分类系统，分列二十项，如资源分布情况，品种来源，形态特征，鉴别特征，性味归经、功效应用、现代成分药理、用量用法及注意事项，并列古今方剂，对部分中药品种栽培或养殖技术进行了介绍。

序

邹平历史悠久，文化源远流长。重大考古“丁公遗址”出土的陶文推中国文字历史向前800年，现存最早的史书《尚书》因伏生而留世，刘徽《九章算术注》奠基中国传统数学理论，段成式《酉阳杂俎》史上最诡异奇志，“知世郎”王薄在此揭竿而起，“先忧后乐”范仲淹在此“划粥励志”，近代大儒、著名爱国学者梁漱溟七年乡村实验县在此建设，可谓人文荟萃！20世纪中叶至明朝，邹平因盛产药材及“四八”庙会成为商贾云集的药材集散地声誉远播。时霄霄先生秉古人遗风，组织邹平中药界有志之士，以传承中医药为己任，挖掘地方中医药知识资源为职责，以造福地方百姓为目的，潜心研读古籍，遍览群书，勘验实物，绘制图片，踏遍了邹平山山水水，边考察边写作，默默耕耘十载，著《邹平中药志》，首次完成建国以来邹平地域药用资源全面考察考录，材料之翔实，内容之丰富前所未有，填补了邹平县乃至滨州市的一项空白，是山东省地方中药志的又一力作。专著的出版发行对传承和发扬中医药文化，补充、完善山东省中药资源信息，促进中药资源的可持续利用，推动当地中药产业的健康发展必将发挥重要作用。有感而发，聊以为序！

山东省中医药研究院院长 赵渊

2014年5月

前　言

古老而又神秘的邹平大地，地处鲁中山区与鲁北平原的叠交地带，面积1251.75平方公里，属温带季风气候，北部平原濒临黄河，南部山区接望泰山，鹤伴山群为鲁北地区唯一国家级森林公园。特殊的地理位置与生态环境造就了动植物形态的多样性，药用资源十分丰富，是动矿植物药主要原产地。但由于历史和现实诸多因素，使得邹平地域内众多宝贵中药资源没有得到合理利用与开发。为此，系统挖掘、整理邹平县地域内动、矿、植物中药资源，编辑出版《邹平中药志》成了邹平人民期盼已久和极具历史意义和现代意义的一件大事。

作者以继承、传承、弘扬、创新祖国医药学为宗旨，以造福桑梓父老乡亲为目的，自2004年开始全面实地考察邹平地域中药资源状况，同时，对各类文献记录进行研读与甄别。先后参考查阅了《山东植物志》（陈汉斌）（上、下卷）、《鹤伴山国家森林公园生物多样性与生态旅游建议》（田家怡）、《中华人民共和国药典》一部（2005年版）、《中华本草》（国家中医药管理局<中华本草>编委会）（1～9卷）、《烟台市中药资源汇编》（范宗忠）、《中药志》（中国医学科学院药物研究所）（1～6册）、《全国中草药汇编》与《全国中草药汇编彩色图谱》（<全国中草药汇编>编写组）、《中药大辞典》（江苏新医学院）（上、下册）、《中药真伪鉴别》（毛文山）、《中药鉴定学》（成都中医学院）、《中药材粉末显微鉴定》（徐国钧）、《中华药海》（冉先德）等古今资料，以及国内权威专业网站，如“中国数字植物标本馆”（http://v2.cvh.org.cn/）、“中国植物物种信息数据库”（http://db.kib.ac.cn/）、“中国植物图像库”（http://www.plantphoto.cn/）等。边考察边绘图边写作，去粗取精，去伪存真，实事求是，历经10年，至2014年5月，邹平县（囊括古梁州、长山、齐东等县区域）历史上第一部《邹平中药志》书稿工程基本完成。

《邹平中药志》共记载原植物、原动物、原矿物品种742种，其中，当地生长675种，外来花草果木等67种。因不同的品种、不同的药用部位具有不同的中药名称，中药共计1272种。编辑图片1290幅，插图除墨线图外，还有原图黑白照、彩绘墨图、混合图等，所有插图力求真实体现物种原貌。药物排列按自然分类系统，分列二十项：品种来源，资源分布情况，形态特征，鉴别特征，性味归经、功效应用、现代成分药理、用量用法及注意事项，并列古今方剂，对部分中药还介绍栽培或养殖技术，是一部综合性中药学专著。该书无论对中西医药学专业人士，还是普通百姓，在辨识中药、使用中药、栽培中药、研发中药等诸方面都具有极高的参考和实用价值，并将起到专业知识的指导和重要经济参考作用。需要说明的是，有些日常所见动矿植物因为其药性太弱或缺乏纠正阴阳偏盛偏衰的证据而没有被收入，而一些栽培品种及外来花草果木类虽非地产，但具有药用价值，则作了编辑。因编者能力及学识所限，错误难免，望所有关心热爱邹平中药事业的读者及时批评指正。

在该书编写过程中，得到了邹平县中医院、邹平县医药公司及滨州市药监局、邹平县药监局和邹平县卫生局及山东福华医药公司及邹平县各医疗单位同仁、林业部门专家大力支持，山东省中医药高等专科学校王兴顺教授、项东宇教授及山东省中医药研究院赵渤年院长给予了专业指导，九三学社滨州市委秘书长王大生先生给予了刊编指导及审核，在此一并表示衷心感谢！

时霄霄　2014年5月於古梁邹

目 录

第四篇 动物类药

第五篇 矿物类药及其他药物

第一篇、藻类、菌类、地衣类、苔藓类、蕨类植物药

地皮菜

【别名】 地皮菜（江苏），地耳《别录》，地踏菇《纲目》，葛仙米、天仙菜《纲目拾遗》，地软、地衣《陕西中草药》，地木耳《四川中药志》，地捡皮（四川），地刮皮、地菇皮（邹平）。

【名释】 因为是地表所生木耳状菜，故称地皮菜，又称地木耳；传说东晋葛洪曾采以为食，又称葛仙米。

【来源】 为念珠藻科植物念珠藻 *Nostoc commune* Vauch. 或其同属植物的藻体。

【植物形态】 藻体由厚胶质鞘包围，形成不甚规则的片状体，形如菌类木耳，长约1～5cm，呈绿褐色、墨绿色、橄榄绿色。内为圆形细胞呈念珠状单列排列，细胞直径4～6μm，内有大型的异形细胞，直径15～20μm，圆形，近透明，环境干燥和藻体干熟后，成不规则瓣片状，形如菌类的木耳，其内的念珠状细胞链顺着胶鞘的表面呈平行列。见（图1）

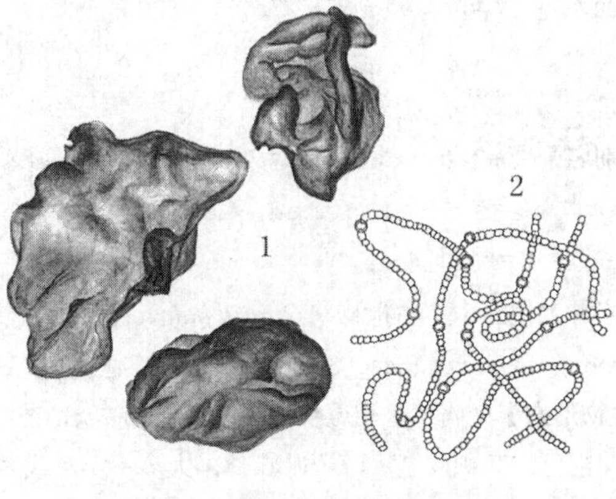

（图1）**地皮菜**

1.藻体 2.丝状体

【生长分布】 多生于夏季雨后潮湿草地或水沟河岸。邹平各乡镇均有分布，尤以北部乡镇为多。

【采收加工】 夏季雨后采收，洗净，晒干。

【性状鉴别】 藻体形似木耳，外被透明胶质物，干后卷缩，呈灰褐色，质脆易碎裂，浸水后则复原，具有青草气，味淡。

【理化鉴别】 藻丝体由念珠状单列有异形胞的藻丝组成，藻丝细胞短桶形，或近球形，多数长，较宽小，长约5μm，异形细胞近球形，直径约7μm。繁殖细胞和营养细胞等大，极罕见，外壁平滑无色。

【主含成分】 肌红蛋白(*Myoglobin*)，β-胡萝卜素(*β-carotene*)，海胆烯酮(*Echinenone*)，鸡油菌黄质(*Canth×anthin*)，磷脂，甾醇(*Sterol*)及其葡萄糖甙，香树脂醇类(*Amyrin*)，蛋白质(*Protein*)，铁，钙和维生素(*Vitamin*)C等。

【性味归经】 性凉，味甘、淡。归肝、大肠经。

【功用主治】 清热明目，收敛益气，利肠胃。主治目赤红肿，夜盲症，烫火伤，久痢，脱肛。

《别录》："主明目，益气，令人有子。"

《粤西偶记》："解热清膈，利肠胃。"

《食物考》："清神解热，痰火能疗。"注云："久服延年，盖亦能清脏热者。"

《陕西中草药》："清热收敛，益气明目。治烫火伤，夜盲症。"

《全国中草药汇编》："主治脱肛。"

【用量用法】 内服：煎汤，30～60g。外用：研粉调敷，适量。

【饮食宜忌】 不宜多食。

【附方】 （1）**治目赤肿痛**：地木耳9g，野菊花9g，光明草9g，青葙子9g。水煎服。--《四川中药志》1982年

（2）**治夜盲症**：地软60g。当菜常服。--《陕西中草药》

（3）**治烫火伤**：地软15g。焙干研粉。菜油调敷患处；或加白糖9g，香油调敷患处。--《陕西中草药》

（4）**治久痢脱肛**：鲜葛仙米250g。洗净后用白糖浸泡。取汁内服。--《全国中草药汇编》

水绵

【别名】 水绵《纲目》，水衣《说文》，水苔《尔雅》，水青苔《滇南本草》，淤柴（邹平）。

【名释】 《纲目》："有水中石上生者，蒙茸如发；有水污无石而自生者。缠牵如丝绵之状，俗名水绵。"

【来源】 为双星藻科植物山东水绵 *Spirogyra shantungensis* L.的藻体。

【植物形态】 鲜品聚集成团状，如乱发，常漂浮于水面，黄绿色，有多数小气泡，藻丝可见，手摸滑赋感，质柔软，易扯断。营养细胞宽46～52μm，长184～320μm，横壁平直，色素体3条，呈2～4螺旋，梯形接合，接合管由雌、雄两配子囊形成，接合孢子囊膨大，直径可达70μm，常缩短，接合孢子椭圆形，两端较圆，宽48～56μm，长96～140μm，中孢壁2层，外中孢壁近无色、具皱纹，内中孢壁具细小不规则网纹。成熟后褐色。见（图2）

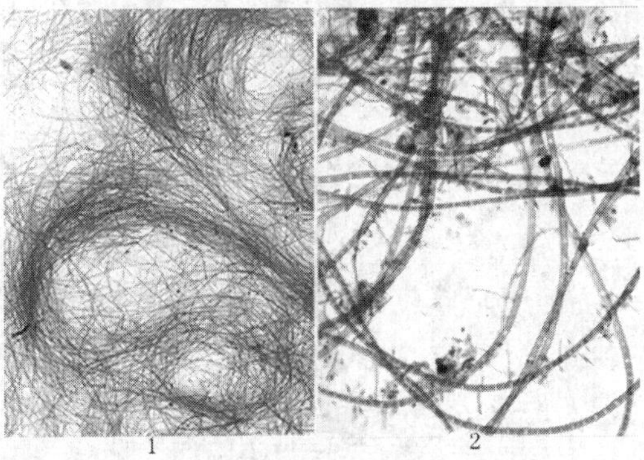

（图2）**山东水绵**

1.藻体 2.显微结构

【生长分布】 多生于水池、河沟、藕塘中，夏、秋为盛。邹平各乡镇均有分布。

【采收加工】 春、夏间采收，洗净，晒干。

【性状鉴别】 干品呈不规则片状，草绿至墨绿色。大小厚

薄不一，表面可见细丝，质绵软，易碎裂，断裂处呈毛茸状。气腥，味咸。

【性味】 性平，味甘。

【功用主治】 清热解毒，利湿。主治丹毒，痈肿，漆疮，烫伤，泄泻。

《别录》："主心腹大寒，温中消谷，强胃气，止泄痢。"

《日华子》："捣汁服，治天行病心闷。"

《本草衍义》："治渴疾。"

《纲目》："捣涂丹毒赤游。"

《滇南本草》："主治大小便虚冷，水泻，阴寒亦解，暖脐甚佳。采取煅之为末，可搽疔疮，黄水疮，痘疹顶陷亦有效。"

《全国中草药汇编》："清热解毒。主治丹毒，赤游，漆疮，烫火伤。"

【用量用法】 煎场内服，3～10g。外用：鲜品洗净，捣敷，适量。

【饮食禁忌】 《本草衍义》云："治渴疾，仍须禁食盐。"

鱼草

【别名】 鱼草《山西医药》，车轴草《中国植物图鉴》。

【名释】 鱼草，为山西民间的俗称。由于外形似金鱼藻属(*Ceratophyllum*)植物，故名。

【来源】 为轮藻科植物脆轮藻 *Chara fragilis* Desv.的藻体。

【植物形态】 水生绿色藻类，高10～50cm，以分叉的假根固着于水底基质上。主茎细长，节上生侧枝；主茎和侧枝的节间中央，是一个大细胞，外面通常有一层细长的细胞，围绕成为一层，叫做皮层细胞，节处由许多小细胞组成。侧枝上分布着"叶"，是单细胞的。繁殖时在"叶"腋中形成卵形的卵囊，卵囊下面有球形的精子囊，进行有性繁殖；也能进行营养繁殖。见（图3）

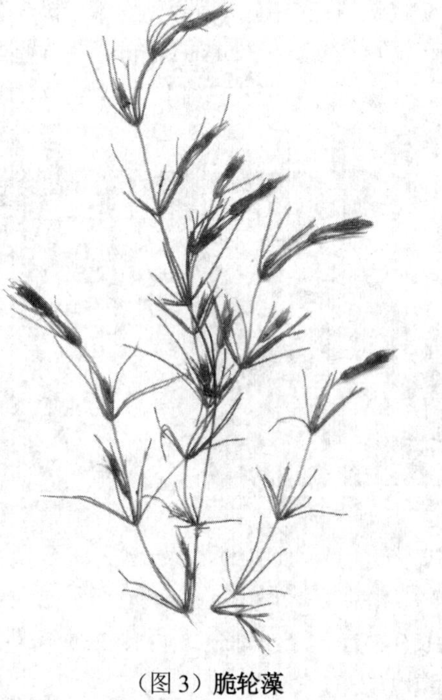

（图3）脆轮藻

【生长分布】 生长于淡水中，特别是含有钙质和硅质的清澈水中，在有粘泥和流动缓慢的池塘中生长繁茂。邹平各乡镇均有分布。

【采收加工】 夏季由池溏中捞出，除去杂质.晒干。

【性状鉴别】 藻体皱缩卷曲，灰绿色，外被钙质与硅质。水浸展平后，长10～50cm，有分枝。主茎细长，直径1～4mm，具明显的节与节间，节上轮生7～8条例技，节间长为小枝的1～2倍，小枝单一，不分枝，于放大馈下观察，节处常有7枚单细胞的"叶"状苞片，"叶"腋偶见卵形的藏卵器和藏精器，质脆，气微腥，味谈。

【性味归经】 性平，味咸、微辛。归肺经。

【功用主治】 祛痰，止咳，平喘。治慢性气管炎，咳嗽，气喘，胸闷。

【用量用法】 内服：煎汤，6～15g；研末，每次15～2g，每日2～3次。

【附方】 **治疗慢性气管炎**：将鱼草制成散剂、丸剂或片剂，每次服1.5～2g(生药量)，每日2～3次，饭前服。10天为1疗程。治疗896例，总有效率75.7%，其中显效以上占35.5%，以祛痰、止咳作用较好，服药1～2天内自觉咽部痒感减轻，咳痰快利，咳嗽减轻，胸部舒畅；经3～5天喘亦减轻。一般1～2疗程可近期治愈。本品可减轻气管炎症，减少分泌物，改善通气条件。副反应：如每次用量超过3g以上时，则出现口干、恶心、腹泻等，减量后可自行缓解或消失。--《山西医药》，1972，(7)：6

糠谷老

【别名】 糠谷老、看谷老、老谷穗、枪谷、枪谷老,老枪谷《山西中草药》，粟奴《青岛中草药手册》，禾指梗霉、粟白发菌《全国中草药汇编》。粟白发、谷子白发《中国药用真菌》。

【来源】 为禾本科植物粟 *Setaria italica* 感染禾指梗霉 *Sclerospora graminicola* (Sacc) Schrot.而产生的糠秕穗。

【植物形态】 病穗呈貂尾状、扫帚状、刺猬状，带红色，枯死后变深褐色。花颖发展成畸形叶状体，大多不实，或间有少数子粒。用手搓时，可散落棕色粉末状的卵孢子。菌丝体无横隔膜，壁薄，无色。袍子囊梗丛生，短而粗，近顶端数次分枝，(250～420) μm×(20～27) μm，无色，无隔膜；孢子囊为倒卵形或椭圆形，(10～27) μm×(14～43) μm，顶端有乳头状突起，产生2～4个游动孢子。孢子不规则形，侧生2条鞭毛，不久鞭毛失去而成为静孢子；静孢子球形，直径65～100μm，遇潮湿即萌发芽管。卵器黄褐色，壁厚，孢子近球形，淡黄色或黄褐色，直径30～35μm。见下（图4）

【生长分布】 邹平各乡镇均有分布。

【采收加工】 秋季收割粟米时采收，晒干，贮干燥容器内，置阴凉干燥处放置。

【性状鉴别】 病菌穗呈貂尾状，长5～17cm，直径约3cm，淡黄色至黄褐色，基部常有短花序梗。全稳密被病变的叶状体，披针形，或丝裂呈发状，长8～15μm。大多不实或间有少数子粒。用手搓，可见散落棕色粉末状物。质松散。气微腥、味淡稍涩。

【理化鉴别】 粉末棕褐色，卵泡子球形、近球形至长圆形，在藏卵器内，淡黄色或黄褐色，直径25～40μm，孢子囊广卵形至卵球形，长 20～30μm，直径 15～20μm，透明无色。游动孢子肾形，中凹处且 2 条鞭毛。孢囊梗稀少，长 150～200μm，直径 16～20μm，顶端不规则分枝 2～3 次，主枝直径 8～16μm，末端小枝呈圆锥状。

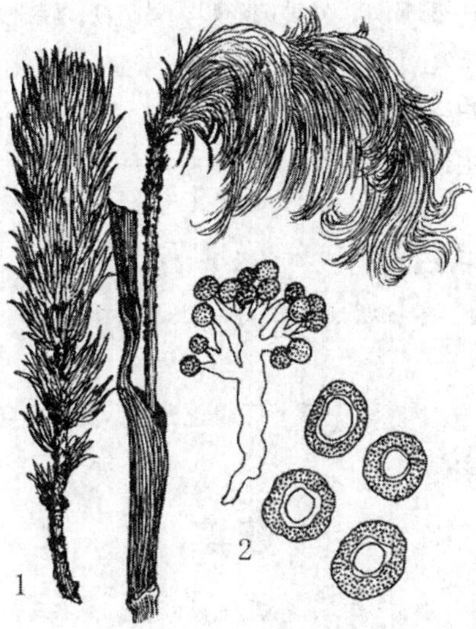

（图 4）**糠谷老**

1.糠秕谷穗 2.禾生指梗霉及孢子

【性味归经】 性微寒，味淡。归肾、膀胱经。

【功用主治】 清湿热，利小便，止痢。主治水肿，小便不利，心烦，口渴，痢疾，湿疹，疮疖。

《山西中草药》："清湿热，利小便，止痢。治尿道炎，小便时涩痛，体虚浮肿，心烦口渴，小便少，痢疾。"

《河北中草药》："外用治湿疹、疮疖。"

【用量用法】 内服：煎汤，9～15g。外用：研末调敷，适量。

【附方】 （1）**治尿闭**：糠谷老 30g，淡竹叶 6g。水煎服。每日 2 次。-- 刘波《中国药用真菌》

（2）**治痢疾**：糠谷老 15g，红痢加白糖 30g，白痢加红糖 30g。水煎服。-- 《山西中草药》

（3）**治体虚浮肿及心烦口渴**：糠谷老 15g，棉花根 9g。水煎服。-- 《青岛中草药手册》

（4）**治湿疹及疮疖**：糠谷老炒焦，研末，调敷患处。-- 《河北中草药》

麦角菌

【别名】 麦角《国药的药理学》，黑麦乌米《全国中草药汇编》，紫麦角《浙江药用植物志》。

【来源】 为麦角菌科真菌麦角菌 *Claviceps purpurea*(Fr.)Tul. 寄生于小麦 *Triticum aestivum* L.等禾本科植物的子房内的菌核。

【植物形态】 麦角菌核长圆柱形，两端角状，坚硬，(10～30)mm×(2～7)mm，平滑，有纵沟，外部紫黑色，内部淡紫色或灰白色，每个菌核产生 20～30 个子座，有弯曲的细柄，暗褐色。子座近球形，直径 1～2mm，红褐色。子囊壳全部埋生于子座内，其孔口稍突出于子座表面，子囊长圆柱形，内含 8 个子囊孢子。子囊孢子丝状，无色。见（图 5）

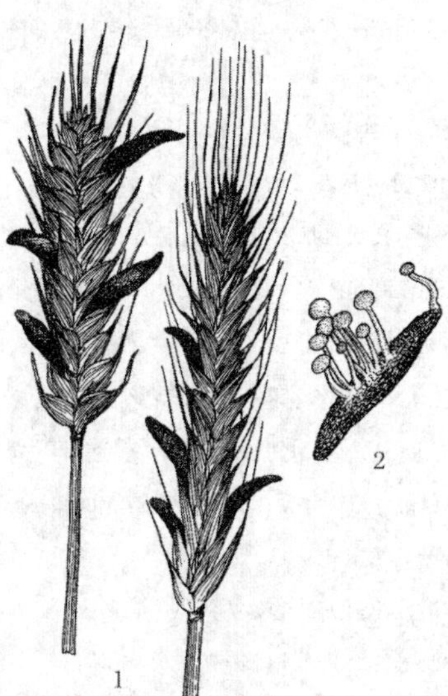

（图 5）**带菌核(麦角)的麦穗及菌核**

【生长分布】 邹平各乡镇均有分布。

【采收加工】 夏秋季麦穗黄熟时采收，阴干或烘干备用。

【性状鉴别】 菌核长纺锤形，平直状弯曲，具 3 条钝棱，长 1～4cm，宽 2～7mm。外表皮灰紫紫色，有细小横裂纹及纵沟。硬脆，易折断，断面平坦，略呈顿三角形，其边缘为一薄层暗紫色组织，内部淡棕白色至淡红色，央部分有时可见星状暗纹。气特异而微弱，味先微甜，后辛。

【显微鉴别】 麦角横切面：略呈三角形深紫色，外层为数列排列紧密的深紫色菌丝细胞，细胞壁及内含物遇酸呈血红色，遇碱呈青紫色（麦红色素反应），内部由粗细不等的无色菌丝细胞组成(称为拟薄壁组织)，直径 3～12μm，壁厚，具强折光性，中央部分细胞疏松而有间隙，细胞壁由甲壳质（*chitin*）构成。不含淀粉粒及草酸钙结晶。

【理化鉴别】 (1)取粉末约 0.1g，加乙醚 2ml 及稀硫 1 滴，振摇后分取醚液，加碳酸氢钠饱和液数滴，振摇后放置，下层水液即显红色或紫蓝色。(检查麦角红色素)。

（2）取粉末少许，加碳酸氢钠液及氯仿共同振摇，分取氯仿液，加对二甲氨基苯甲醛试液少许，振摇后静置，试剂层显蓝色(检查麦角生物碱)。

【主含成分】 主含三类生物碱：第一类为麦角毒系生物碱，是麦角酸的酰胺类衍生物，主要有麦角新碱(*ergometrine*)，麦角生碱(*ergosine*)等。第二类为相应的麦角异毒系生物碱，是异麦角酸的酰胺类衍生物，主要有麦角异新碱(*ergometrinine*)，麦角异生碱(*ergosinine*)等。第三类为棒麦角系生物碱，其中有田麦角碱(*agrodavine*)等。

【药理】 （1）**兴奋子宫作用** 麦角所含麦角胺、麦角新碱等对子宫均有兴奋作用。对妊娠子宫作用最明显。

（2）**对神经系统的作用** 大量麦角胺等麦角毒能阻断 α-肾上腺素能受体，引起肾上腺素升压作用的翻转，但不能阻断交感神经介质的释放。小量麦角可以兴奋延脑中枢(迷走性心率减慢、呼吸增加、惊厥等)，大量可致延脑麻痹而死亡。麦角胺还能增强巴比妥类、吗啡、美沙酮的镇静和催眠作用。

（3）**对心血管系统的作用** 离体试验，麦角胺对周围血管平收缩，对整体动物可因血管收缩导致血压升高，并产生代偿心率迟缓。大量麦角胺可损伤血管内皮细胞，形成坏疽。

（4）**体内过程** 麦角新碱口服或肌注后吸收快而完全，约 6~15 分钟，宫缩开始，作用持续 3h，静注立即生效，经肾随尿排出。

毒性：麦角新碱不良反应很少见。麦角胺常见手、趾、脸部麻木和刺痛感，脚和下肢肿胀，大量可引起严重中毒。急性中毒可见精神错、共济失调、惊厥、手足灰白发冷、感觉障碍，甚至昏迷与呼吸麻痹而死。

【性味归经】 性平，味辛、微苦，有毒。

【功用主治】 缩宫止血，止痛。主治产后出血，偏头痛。

《国药的药理学》："为子宫紧缩药。对于子宫出血，分娩后的缓性后出血，子宫之不全、退行等有效。"

《高原中草药治疗手册》："治偏头痛。"

《杭州药用植物志》："为内部止血药。"

【用量用法】 内服：制成流浸膏，每次 0.5～2ml，每日 3～4 剂量1次 4ml，每日 12ml；或制成片剂、针剂用。

【使用注意】 孕妇、临产及胎盘尚未完全排出时禁用。肝脏病及周围血管病患者慎服。

本品有毒，误服后常引起口渴、愎泻、肢冷、面色苍白、视觉与听觉障碍，严重者则出现幻觉、惊厥，以致昏迷死亡。

《国药的药理学》："分娩时只可用于压出期，在开口期当避免使用。"

《中国药用真菌》刘波："胎盘未排出时禁用。"

高粱黑粉菌

【别名】 高粱黑粉菌《中国药用孢子植物》，高粱黑粉《中国的真菌》，高粱坚黑粉菌《中国药用真菌图鉴》。

【来源】 为禾本科植物蜀黍 *Sorghum bicolor* (L.) Moench 感染黑粉菌科真菌高粱坚轴黑粉菌 *Sphacelotheca sorghi* (Link) Clint. 所产生的孢子堆。

【植物形态】 高粱穗上生长有椭圆柱形至圆锥形、长约数毫米的黑灰色物质，即孢子堆，生于寄主的子房中，有坚硬灰色膜包裹，膜由菌丝构成，不易破裂，后期孢子成熟时，自顶端破裂，露出黑褐色的孢子团，及一个较短的堆轴。不育细跑长圆形至圆形，成组束，无色，直径 7～18μm。孢子多球形，或近球形，绿褐色至红褐色，直径 4.5～9μm，一般为 5～7μm，表面光滑，或有细微疣刺。见（图 6）

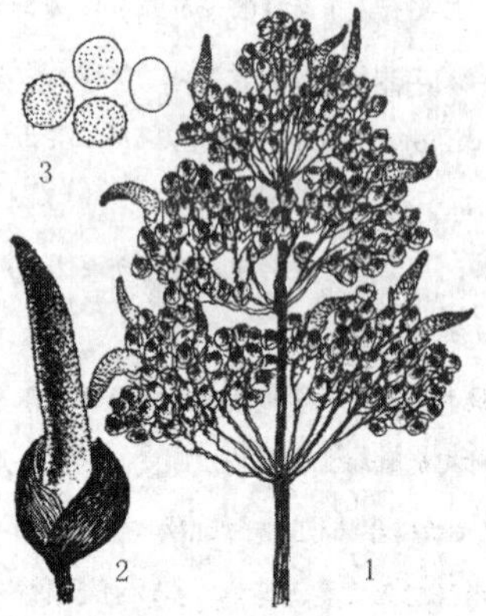

（图 6）高粱黑粉菌

1.生有黑霉菌的高粱穗 2.孢子堆 3.孢子

【生长分布】 邹平各乡镇均有分布，以北部乡镇为多。

【采收加工】 秋季采摘病穆，收集孢子堆，晒干。

【性状鉴别】 孢子堆椭圆形或圆柱形，灰黑色，长 3～12mm，突出于颖片外，外被菌丝膜。质疏松，膜破裂后可见黑褐色的孢子团。气微，味淡。

【性味归经】 性平，味甘。归肝经。

【功用主治】 调经，止血。主治月经不调，崩漏，大便下血。

【用量用法】 内服：煎汤 9～15g。

【附方】 （1）**治月经不调**：高粱黑粉菌 12g、益母草 9g，煎服。--《中国药用孢子植物》

（2）**治血崩、便血**：高粱黑粉菌 15g、茜草 12g、景天三七 15g，煎服。--《中国药用孢子植物》

菇霉

【别名】 菇霉、菰霉、乌霉、高粱乌霉、秫秫菇霉（邹平），乌米（东北）。

【来源】 为禾本科植物蜀黍 *orghum bicolor* (L.) Moench 的幼穗感染丝黑穗菌 *Sphacelotheca reiliana* （Kühn） Clint.后产生的病穗。

【植物形态】 位于高粱植物顶端，由高粱叶包裹，生长成佛焰苞状，苞未开裂时，苞内高粱病穗，形如较大的毛笔状，表面被菌丝组成的膜，质稍硬，光滑，色青白，长约 5～15cm，直径 1～3cm，若成熟时，苞从顶端稍偏一侧开裂，露出黑色孢子及菌丝，菌丝状如发束，下具尚未开裂的白色外皮。见（图 7）

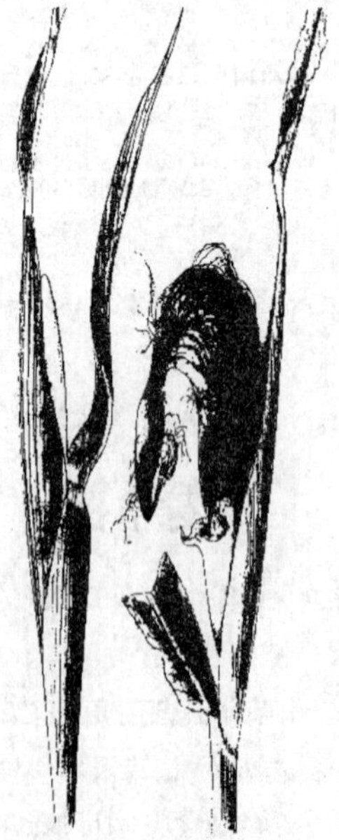

（图 7）菇霉

【生长分布】 邹平各地均有分布，以北部乡镇为多。

【采收加工】 夏秋季采摘成熟的病穗，晒干，置干燥阴凉处放置，备用。

【性状鉴别】 高粱丝黑穗菌毛笔头状，黑灰色，成熟时，上部可见乱发状，下部白色，碾碎后有大量的黑色孢子及黑色菌丝，手捻有滑腻感，菌丝质韧，气味，味甘，稍苦。

【性味归经】 性微寒，味甘、苦。入肺、胃、大肠三经。

【功用主治】 凉血止血，燥湿止痢。治吐血，便血，红痢，黑痢。

【用量用法】 内服：煎汤，9～15g。

粟奴

【别名】 粟奴《纲目》，粟黑粉《长白山植物药志》，谷子黑穗、谷子黑粉《中国药用真菌》，黑谷穗（邹平）。

【来源】 为禾本科植物粟 *Setaria italica* (L.) Beauv.的幼穗感染黑粉菌科真菌粟黑粉菌 *Ustilago cramert* Koern.所产生的菌瘿。

【植物形态】 被侵染的粟粒比健全粟粒稍大，厚垣孢子充满子房，外面包着一层由子房壁所形成的灰色薄膜，成熟后破裂，散发出黑褐色的粉末，为冬孢子。冬孢子近球形、卵圆形、椭圆形至不规则形，平滑，淡黄色至橄榄褐色，直径6～12mm。见（图8）

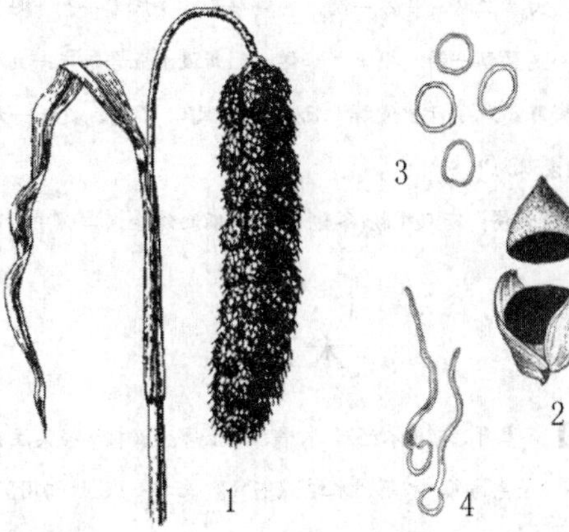

（图8）**病谷穗**

1.染菌谷穗 2.病谷粒 3.冬孢子 4.孢子芽

【生长分布】 寄生于粟及狗尾草等植物上。邹平各乡镇均有分布。

【采收加工】 秋季采摘病穗，取下菌瘿，收集冬孢子粉，晒干。

【性状鉴别】 菌瘿包于花颖内，卵形或椭圆形，外被灰白色膜。质疏松，膜破裂后，散发出众多黑褐色粉末，即冬孢子粉。气微，味淡，后稍苦。

【理化鉴别】 孢子团呈不规则块状，棕得色，有众多冬孢子。冬孢子类球形、卵圆形、椭圆形或不规则形，直径6～12mm，表面光滑，淡黄褐色，或橄榄褐色。

【性味归经】 性温，味微苦。归脾、胃经。

【功用主治】 利尿，消积，除须。主治小便不利，消化不良，胸腹满闷。外用治烫伤。

《纲目》："利小肠，除烦懑。"

《长白山植物药志》："主治肠胃不适，消化不良，胸中烦闷。"

【用量用法】 内服：煎汤，1.5～3g，或研末服。外用：捣敷，适量。

【附方】 （1）**治小肠结涩不通，心烦闷乱，坐卧不安**：小豆蘖一分，苦竹髭一分，粟奴一分，甘草一分(炙微赤，锉)，灯芯一束，铜钱七文，葱白五寸。上药，以水二大盏，煎至一盏三分，去滓，食前分为三服。--《圣惠方》之"粟奴汤"

（2）**治肠胃不舒，消化不良，胸中烦懑**：粟奴 3g，加适量蜂蜜拌匀，水冲服，每日2次。-- 刘波《中国药用真菌》

玉米菇霉

【别名】 玉米菸霉、棒子菸霉、棒子瘤、玉米瘤、玉米黑菌瘤（邹平），稔头《植物名实图考》，棒子包、玉米黑粉菌《中国药用真菌》，玉米乌米、玉米黑粉《长白山植物药志》，灰包谷《贵州中草药名录》。

【来源】 为禾本科植物玉蜀黍 *Zea mays* L.的雌花序或其他部位感染了黑粉菌科真菌玉米黑粉菌 *Spora Ustilaginis Maydis* 所形成的菌瘿。

【植物形态】 菌瘿多生长在玉米须部位，也可生长在玉米地上部分的任何位置，形成各种形状大小不同的菌瘤，直径可达10cm以上。初期瘤外面包着一层白色的膜，其中混杂着寄主组织，后期破裂露出紫褐色的粉状孢子堆。孢子球形、椭圆形或不规则形，黄褐色，表面有明显的刺，直径8～12μm。见（图9）

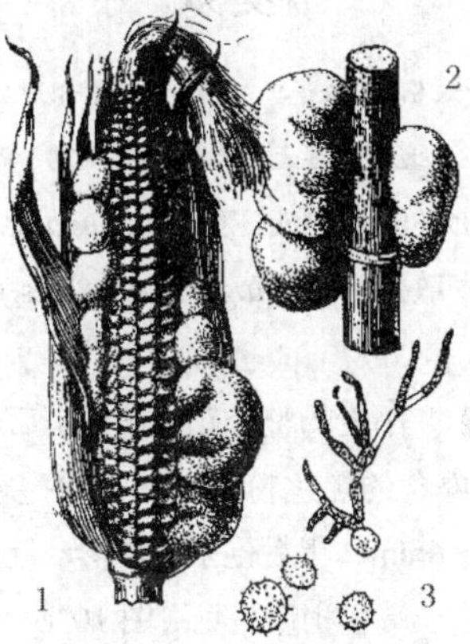

（图9）**玉米黑粉菌**

1.雌花染菌 2.茎部染菌 3.孢子及孢子萌发

【生长分布】 玉米雌花、雄花、茎节均可生长。邹平各地玉米种植区均可发现。

【采收加工】 夏、秋季新鲜时(老熟之前)采摘，或者熟时，收集冬孢子，备用。

【性状鉴别】 玉米黑粉菌为寄生在玉米上形成的孢子堆，孢子堆呈瘤状，直径 1～15cm，白色、淡紫红色，或灰色，外被薄膜，破碎后可见众多黑色粉末，即冬孢子粉。气微，味谈。

【理化鉴别】 冬孢子类球形、椭圆形，或不规则形，具钝刺，直径8～12μm，黄褐色。

【主含成分】 玉米黑粉菌：含糖脂(*glycolipid*)，单糖，脂类化合物，核酸，氨基酸，氨基酸中以天冬氨酸(*aspartic acid*)、谷氨酸(*glutamic acid*)含量较高，还含羧酸。还含角鲨烯(*squalene*)，2，3-环氧角鲨烯(*2，3-epo×ysqualene*)，4，4-二甲基麦角甾-8-烯-3β-醇(*4，4-dimethylergo sta-8-ene-3β-ol*)，24-亚甲基-24，25-二羟基羊毛甾醇(*24-methylene-24，25-dihydrolano-*

sterol)，羊毛甾醇(*lanosterol*)，4-甲基麦角甾-8，24(28)-二烯(*4-methylergosta-8，24(28)-diene*)，麦角甾醇(*ergosterol*)等。脂解酶类(*lipolytic enzyme*)，铁色素(*ferrichrome*)，铁色素A。

【药理】 玉米黑粉菌产生的蛋氨酸是机体生长、发育、维持及保持氮平衡所必须的氨基酸之一。在代谢过程中有着特殊的作用，即其含有可以转化的甲基，参与对机体生命活动极其重要的甲基转换过程。通过甲基化与硫基转化作用，将各种有毒物质解毒。玉米黑粉菌能形成一种异生长素（吲哚乙酸），可刺激高等植物生长。

此外，玉米黑粉菌还可以产生黑粉菌酸，可用作香料工业中合成麝香类的原料。也具有某种抗菌作用。

【性味归经】 味甘，性平。归肝、胃经。

【功用主治】 健脾胃，利肝胆，安神。主治肝炎，胃肠道溃疡，消化不良，疳积，失眠。

《长白山植物志》："健脾胃，疏肝胆。"

《中国药用真菌》（刘波）："利肝脏，益肠胃，解毒。经常食用(炒食)可预防和治疗肝脏系统和肠胃道溃疡病，并能助消化、通便。

【用量用法】 炒食，每次3g，或入丸剂，小儿减量。

【附方】 **治神经衰弱，小儿疳积**：米黑粉菌孢子粉一份，拌红糖一份，每日三次，成人每次服3g，小儿每次服0.3～0.9g。--《中国药用真菌》（刘波）

麦奴

【别名】 麦奴《本草拾遗》，小麦黑勃《补缺肘后方》，小麦奴《纲目》，黑疸《中国药用真菌》，鬼麦、霉麦（江苏），黑麦穗（邹平）。

【来源】 为禾本科植物小麦 *Triticum aestivum* L.的果穗感染了黑粉菌科真菌麦散黑粉 *Ustilagv nuda* (Jens.) Rostr.所产生的菌瘿。

【植物形态】 小麦的整个花序被侵染后，每粒小麦籽变成了一个孢子堆，内含的黑色粉末，即黑粉孢子，孢子堆长 7～12mm，直径3.5～6mm，黑粉孢子呈球形、近球形，或卵形，有小刺，暗黄绿色，一端色稍谈。见（图10）

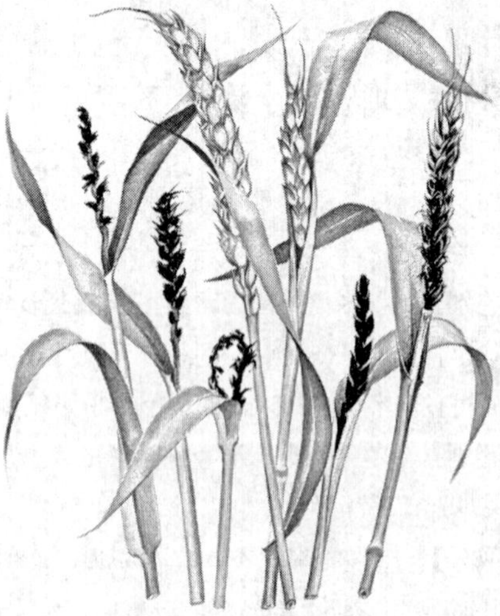

（图10）**麦奴**

【生长分布】 邹平各地小麦种植区均有发现。

【采收加工】 夏季采收，晒干。

【性状鉴别】 本品为麦散黑粉菌寄生在麦穗各籽粒上形成的孢子堆。每个孢了堆长7～12mm，直径3.5～6mm，黑色或黑褐色，外被薄膜，质地松散。膜破裂后，可见黑色粉末，即孢子粉。气微，味谈。

【理化鉴别】 孢子球形至类球形，具细刺，直径5～8μm，淡黄褐色，有的一端色稍谈。

【主含成分】 赤藓醇(*Erythritol*)，甘露醇(*Mannitol*)等。

【性味归经】 性寒，味辛。归心经。

【功用主治】 解肌清热，除烦止渴。主治热病发热，心烦口渴；温疟。外用治烫火伤。

《本草拾遗》："主热烦，解丹石、天行热毒。"

《纲目》："治阳毒温毒，热极发狂大渴，及温疟。"

《全国中草药汇编》："发汗，止痛。"

《长白山植物药志》："清热解毒。"

【用量用法】 入丸、散剂服，0.06～0.15g。外用：麻油调敷，适量。

【附方】 （1）**治温毒发斑及大疫五六日，胸中大热，口噤，名为坏病**：麻黄二两，大黄二两，黄芩一两，芒硝一两，釜底墨一两，灶突墨二两，梁上尘二两，小麦黑勃一两。捣蜜丸如弹丸，新汲水五合，末一丸顿服之。若渴但与水，须臾寒，寒了汗出便解。日移五赤(尺)，不觉，更服一丸。--《补缺肘后方》之"麦奴丸"

（2）**治烫火伤**：麦散黑粉(冬孢子粉)调麻油外涂。--《中国药用孢子植物》

木耳

【别名】 木耳，檽《本经》，木檽、桑上寄生《本草经集注》，蕈耳《药性论》，黑木耳《圣惠方》，木菌、木蛾《纲目》，云耳《药性切用》，光木耳、木茸《中国药用真菌》。

【来源】 为木耳科 *Auriculariaceae* 真菌木耳 *Auricularia auricula* (L.ex Hook.) Underw 及毛木耳 *Auricularia polytricha* (Mont.) Sacc.的子实体。

【植物形态】 （1）**木耳** 子实体丛生，常覆瓦状叠生，耳状、叶状，边缘薄，波状，宽2～6cm，大者可达12cm，厚2mm左右，以侧生的短柄或狭细的基部固着于基质上。初期为柔软的胶质，粘而富弹性，以后稍带软骨质，干后强烈收缩，不孕面变为黑色硬而脆的角质，至近革质。背面外面呈弧形，紫褐色至暗青灰色，疏生短绒毛。绒毛基部褐色，向上渐尖，尖端几无色，(115～135) μm×(5～6)μm。里而凹入，平滑或稍有脉状皱纹，黑褐色至褐色。菌肉由有锁状联合的菌丝组或，租约2～3.5μm。子实层生于里而，由担子、担孢子及侧丝组成。担子长60～70μm，租约6μm，横隔明显。孢子肾形，无色，（9～15）μm×（4～7）μm；分生孢子近球形至卵形，（11～15）μm×（4～7）μm，无色，常生于子实层表面。见下（图11）

（2）**毛木耳** 又名构耳、粗木耳，黄背木耳、白背木。与木耳主要区别：耳片大、厚、质地粗韧。子实层面深紫褐色，平滑稍有皱纹，成熟时有白色粉状物（孢子），干后软骨质；背面长有白色，

或棕色长毛。见（图 12）

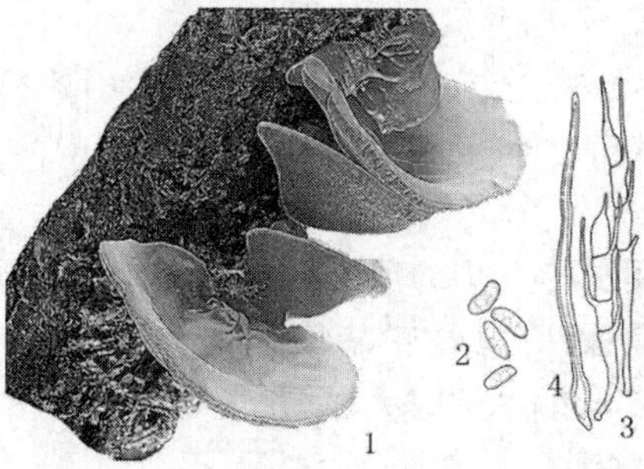

（图 11）**木耳**

1.子实体 2.孢子 3.担子 4.背毛

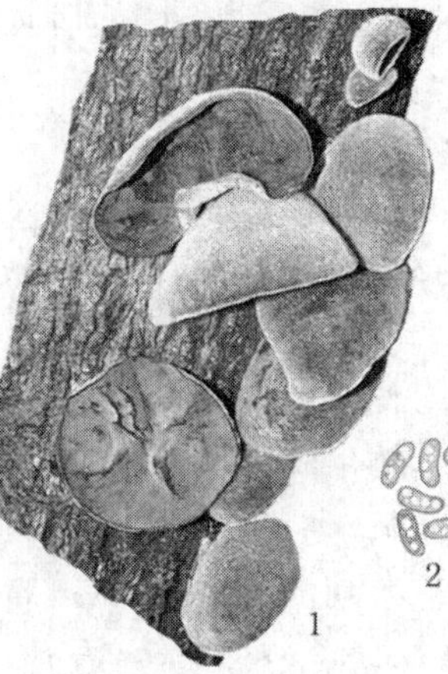

（图 12）**毛木耳**

1.子实体 2.孢子 3.担子 4.背毛

【生长分布】 木耳多生于栎、榆、杨、槐等阔叶树腐木上。毛木耳多生于杨、柳、桑、槐等阔叶树腐木上。邹平各乡镇均有分布。

【采收加工】 夏、秋季采收，采摘后晒干，或放到烘房中35℃渐升至 60℃烘干，除去杂质，筛去灰屑。

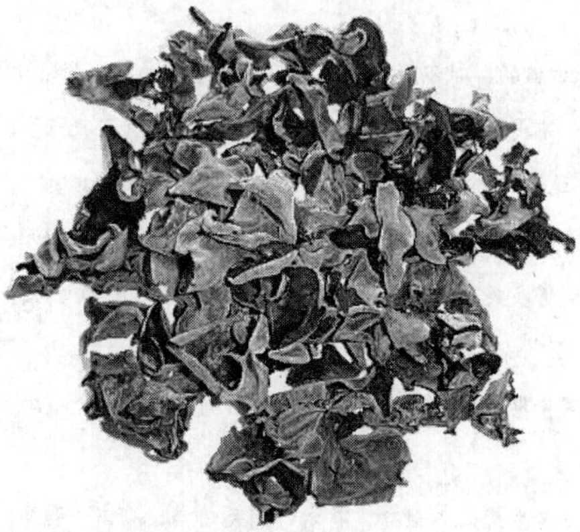

（图 13）**木耳外形**

【性状鉴别】 （1）**木耳**：子实体呈不规则块片，多皱缩，大小不等，不孕面黑褐色或紫褐色，疏生极短绒毛，子实层面色较谈。用水浸泡后则膨胀，形似耳状，厚约 2mm，棕褐色，质硬而脆，易碎，水泡后质柔润，微透明，有滑润感。气微香，味淡。见（图 13）

（2）**毛木耳**：子实体较木耳厚，不孕面绒毛浓密、校长。余与木耳类同，气微，味淡。见（图 14）

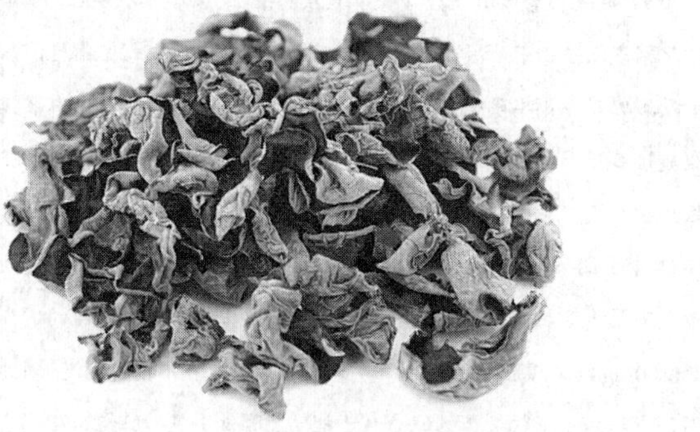

（图 14）**毛木耳外形**

【主含成分】 木耳主含木耳多糖，还含麦角甾醇(*Ergosterol*)，维生素，无机元素等。毛木耳主含植物血凝素(*Lectin*)，木耳毒素(*Auritoxin*)等。

【药理】 （1）**对血液系统的影响** ①抗凝血作用 300％木耳煎剂 1ml/100g 灌胃，连续 20 天，实验结果表明，木耳能延长白陶土部分凝血活酶时间 12.06 秒，提高血浆抗凝血酶III活性，具有明显的抗凝血作用。黑木耳多糖 50mg/kg 给小鼠静注、腹腔注射、灌胃，均有明显的抗凝血作用；在体外实验中，黑木耳多糖亦有很强的抗凝血活性。②抗血小板聚集作用 黑木耳的磷酸缓冲盐水提取物在试管内明显抑制 ADP 引起的血小板聚集，并阻断低于 16μ m mol/L 的 ADP 激活血小板释放 5-羟色胺，黑木耳抗血小板作用的有效成分是水溶性的。人口服 70g 黑木耳后 3 小时内即开始出现血小板功能降低，并持续 24 小时。木耳菌丝体醇提取物体内(大鼠静注 10g/kg 或灌胃 10g/kg 连续 15 天)，体外(25mg/ml，50mg/ml 及 100mg(菌丝体)/ml)能明显抑制 ADP 诱导大鼠血小板聚集。醇提取物 5g/kg，7g/kg 灌胃，共 15 天，能明显缩短红细胞电泳时间。黑木耳酸性杂多糖小鼠腹腔注射试验结果表明，该多糖具有促进白细胞增加，抗凝血和降低血小板的作用，其活性随着多糖分子量和糖醛酸含量降低而增大，即生物活性依赖于多糖在水中的溶解度。③抗血栓形成兔口服木耳多糖 18.5mg/kg，可明显延长特异性血栓及纤维蛋白血栓的形成时间，缩短血栓长度，减轻血栓湿重和干重，减少血小板数，降低血小板粘附率和血液粘度，并可明显缩短豚鼠优球蛋白溶解时间，降低血浆纤维蛋白原含量，升高纤溶酶活性，结果表明，木耳多糖有明显的抗血栓作用比。④升白细胞作用小鼠腹腔注射黑木耳多糖 2mg/只，连续 7 天，有较好地对抗环磷酰胺引起的白细胞下降的作用。

（2）**对免疫功能的促进作用** 黑木耳多糖能增加小鼠脾指数、半数溶血值(HC_{50})和玫瑰花结形成率，促进巨噬细胞吞噬功能和淋巴细胞转化等。木耳菌丝体 250mg/kg，连续 7 天小鼠腹腔注射能明显提高外周血 T 淋巴细胞百分率；400mg/kg、800mg/kg 皮下注射，共 7 天，使环磷酰胺引起的半数溶血值 HC_{50} 减少恢复正常。

（3）**对核酸和蛋白生物合成的影响** 黑木耳多糖 100ug 对人淋巴细胞脱氧核糖核酸和核糖核酸合成有显著促进作用。黑木耳多糖给小鼠腹腔注射 l00mg/kg 连续 4d，对 ^{3}H 亮氨酸掺入小鼠血清蛋白有较弱的促进作用。

（4）**降血脂及抗动脉粥样硬化的作用** 木耳煎剂 30g/kg，连续灌服 20 天，木耳多糖 28mg/kg，连服 8 天，均可明显降低高脂血症大鼠血清三酰甘油(甘油三酯)和血清总胆固醇(TC)含量，提高血清高密度脂蛋白胆固醇(HDL-C)与总胆固醇比值，且有降胆固醇作用。木耳多糖 180mg/kg 灌服可防止高胆固醇引起的小鼠高胆固醇血症的形成。每日在喂胆固醇同时，加喂黑木耳 2.5g/只，共 90 天，有降低兔血浆胆固醇、过氧化脂质(LPO)、血栓素 $A_2(TXA_2)$的含量，提高前列环素/血栓素 $A_2(PGI_2/TXA_2)$比值，减轻动脉粥样硬化的作用。

（5）**延缓衰老作用** 每日给家兔黑木耳 2.5g/只，共 90d，可降低动脉粥样硬化家兔氧自由基，肝、心、脑组织脂褐质，血浆过氧化脂质，血浆胆固醇含量及减轻动脉粥样硬化病变的作用。提示黑木耳可能通过降血浆胆固醇，减少脂质过氧化产物脂褐质的形成，以维护细胞的正常代谢，显示有延缓衰老作用。运用化学发光分析法，研究了 2.5%黑木耳水提取物 50μl，800μl，1000μl 对 H_2O_2 或由酶体系及非酶体系产生的超氧化物自由基有清除作用，清除能力与用量之间呈量效关系，提示黑木耳水提取物中含有抗氧化作用的成分。黑木耳多糖 100mg/kg，腹腔注射，连续 7 天，可使小鼠在水中平均游泳时间延长 50.40%，有增强小鼠抗疲劳的能力；还能明显降低小鼠心肌组织脂褐质含量；能明显增加小鼠脑和肝组织中超氧化物歧化酶(S0D)的比活力；对小鼠离体脑中单胺氧化酶 B(MAO-B)活性有明显抑制作用，抑制强度随浓度增加而加强，并能增加果蝇飞翔能力。黑木耳多糖能明显延长果蝇平均寿命，为对照组的 1.26 倍，口服黑木耳多糖 40 天后，果蝇脂褐质含量有所降低。

（6）**抗辐射及抗炎作用** 小鼠腹腔注射木耳多糖 100mg/kg，连续 7 天，对 $^{60}C_0\gamma$ 射线照射有拮抗作用，使小鼠存活率提高 1.56 倍，腹腔注射 60mg/只，对大鼠由鸡蛋清引起的足跖肿胀有一定的抗炎症作用。

（7）**抗溃疡作用** 黑木耳多糖以每日 70mg/kg 灌胃，连续 2 天，能明显抑制大鼠应激型溃疡的形成；以每日 165mg/kg 灌胃，连续 12 天，能促进醋酸型胃溃疡的愈合，对胃酸分泌和胃蛋白酶活性无明显影响。

（8）**降血糖作用** 木耳多糖 33mg/kg 或 100mg/kg 灌胃，能明显降低四氧嘧啶糖尿病小鼠血糖水平，口服多糖后 4～7 小时降血糖作用最显著；还能减少糖尿病小鼠饮水量。

（9）**抗生育作用** 黑木耳多糖 8.25mg/kg 给小鼠腹腔注射，抗着床和抗早孕效果最明显，终止中期妊娠作用略差些，但对孕卵运输则无效。

（10）**抗癌、抗突变作用** 木耳热水提取物对瑞士小鼠肉瘤 S_{180} 抑制率为 42.5%～70%，对艾氏腹水癌抑制率为 80%。黑木耳多糖 200mg/(kg·d)，连续 10 天，有对抗环磷酰胺所致小鼠骨髓微核率增加的作用。

（11）**抗菌作用** 木耳中分离的黑刺菌素有抗真菌作用。

（12）**毒性** 黑木耳多糖小鼠腹腔注射的 LD_{50} 为 789.60±92.19mg/kg。

【性味归经】 性平，味甘。归肺、大肠、肝经。

【功用主治】 补气养血，润肺止咳，止血，降压，抗痛。主治气虚血亏，肺虚久咳，咳血、衄血，血痢，痔疮出血，妇女崩漏，高血压，眼底出血，子宫颈癌，阴道痛，跌跌打伤痛。

《本经》："益气不饥，轻身强志。"

《药性论》："治风，破血，益力。"

《食疗本草》："利五脏，宣肠胃气拥毒气。惟益服丹：热发，和葱、豉作羹。"

《宝庆本草折衷》："益气强志。"

《日用本草》："治肠癖下血，又凉血。"

《纲目》："治痔。"

《药性切用》："润燥利肠，烧灰治五痔。"

《本草求原》："散瘀，治五痔锹肿，崩中漏下，一切血血症。"

《随息居饮食谱》："补气耐饥，活血。治跌仆伤。凡一血痢、痔患肠风，常食可疗。"

《山西中草药》："益气强身，活血止血，外伤止痛。"

《浙江药用植物志》："养血，活血，收敛。主治腰腿麻木，疼痛，高血压，血痢，产后虚弱，崩漏，带下。"

《长白山植物志》："补气，润肺，止血，降压。主治气虚血亏，手足抽筋；肺虚久嗽；各种出血，如咯血、吐血、衄血、出血、血痢、血淋、痔疮；高血压症；便秘。"

【用量用法】 内服：煎汤，3～10g，或烧炭存性研末。

【饮食禁忌】 虚寒溏泻者慎服。

《药性论》："古槐、桑树上良。其余树上多动风气，发痼疾，令人肋下急，损经络背膊，闷(人)。"

孟诜曰："不可多食。"

陈藏器引自《纲目》言："木耳，毒蛇从下过者有毒。枫木上生者，笑不止。采归色变者有毒。夜视有光者，欲烂不生虫者并存毒，并生捣冬瓜蔓汁解之。"

《日用本草》："小儿食之，不能克化。"

《药性切用》："大便不实者忌。"

《本草求原》："令人衰精。"

【附方】 （1）**治新久泄利**：干木耳一两(炒)，鹿角胶二钱半(炒)。为末，每服三钱，温酒调下，日二。--《御药院方》

（2）**治血痢，日夜不止，腹中疗痛，心神麻闷**：黑木耳一两，水二大盏，煮木耳令熟，先以盐、醋食木耳尽，后服其汁，日二服。--《圣惠方》

（3）**治大便干燥，痔疮出血**：木耳 5g，柿饼 30g，同煮拦随意吃。--《长白山植物药志》

（4）**治崩中漏下**：木耳炒见烟，为末。每服二钱一分，灰三分，共二钱四分，好酒调服出汗。--《孙天仁集效方》

（5）**治高血压病，眼底出血**：木耳 3～6g，冰糖 5g，加清水适量，慢火炖汤，于睡前 1 次顿服。每日 1 剂，10 天为 1 疗程。--《药用寄生》

（6）**治高血压**：木耳 15g，皮蛋 1 只，水炖，代茶频服。--《福建药物志》

（7）**治眼流冷泪**：木耳一两(烧存性)，木贼一两。为末，每服三钱，以清米泔煎服。--《惠济方》

（8）**治一切牙痛**：木耳、荆芥各等分。煎汤漱之，痛止为度。--《海上方》

（9）**治产后虚弱，抽筋麻木**：木耳 30g，陈醋浸泡，分 5～6 次食用，日服 3 次；又方：木耳、红糖各 15g，蜂蜜 31g，蒸熟分 3 次服用；又方：木耳 12g，千年健、追地风各 9g。先煎千年健、追地风，去渣，再煮入木耳加适量白糖，吃木耳喝汤，日分 2 次服。-- 刘波《中国药用真菌》

（10）**治反胃多痰**：大木耳 7～8 个，煎汤服用，日服 2 次。-- 刘波《中国药用真菌》

（11）**治误食毒草中毒**：木耳 30g，加白糖 30g，煮食。-- 刘波《中国药用真菌》

（12）**治年老生疮久不封口**：将木耳用瓦焙焦，研末，过罗。用时，两份木耳粉，一份白糖，加水调成膏，摊在纱布上，敷于患处。早晚各换 1 次。-- 刘波《中国药用真菌》

柘耳

【别名】 柘耳、柘黄《纲目》，柘上木耳、柘树耳《药用寄生》。

【来源】 为木耳科真菌木耳 *Auricularia auricula* (L.ex Hook.) Underw.寄生于桑科植物拓树 *Maclura tricuspidata* Carr.上的子实

体。

【植物形态】 参见“木耳”条。

【生长分布】 邹平各乡镇均有分布，多生长在河湾岸边。

【采收加工】 夏、秋季采收，洗净，晒干。

【性状鉴别】 参见“木耳”条。

【性味归经】 性平，味甘。归肺、大肠经。

【功用主治】 清肺解毒，化痰止咳。主治肺病咳吐脓血，肺燥干咳。

《纲目》：“主治肺痈咳唾脓血腥臭，不问脓成未成。”

《食物考》：“解毒。”

【用量用法】 内服：煎汤，9～15g，或入丸、散。

【附方】 （1）**治肺痈，咳唾脓血腥臭**：用柘耳一两，研末，同百齿霜二钱，糊丸，梧子大，米饮下三十丸。--《纲目》

（2）**治肺燥热，干咳无痰，舌红少苔**：柘耳、白木耳、冰糖各10g，清水炖服，每日1剂。--《药用寄生》

（3）**治肺结核，咳嗽，潮热**：柘耳12g，沙田柚寄生15g，鳖甲(炙)10g。加水500ml，煎到250ml，冲蜜糖适量，分3次服，每日1剂。--《药用寄生》

（4）**治大肠燥热，大便秘结**：柘耳10～12g，红乌柏树寄生10～12g，阴阳莲12g，水煎代茶频饮。--《药用寄生》

毛云芝

【别名】 蝶毛菌《中国药用真菌图鉴》，毛栓菌《吉林省有用有害真菌》。

【来源】 为多孔菌科真菌毛革盖菌 *Coriolus hirsutus* (Wulf.ex Fr.)Quel.的子实体。

【植物形态】 子实体一年生。菌盖半圆形，贝壳形或扇形，无柄，侧生，或半平伏，单生或覆瓦状排列。菌盖直径10cm，厚0.2～1cm，表面浅黄色至淡褐色，有粗毛或绒毛和同心环棱，边缘薄而锐，完整或波浪状，菌肉白色至淡黄色。管孔面白色，浅黄色、灰白色至变暗灰色，孔口圆形到多角形，每毫米2～3个，管壁完整，孢子圆柱形，腊肠形，光滑，无色，6～7.5μm×2～2.5μm。见（图15）

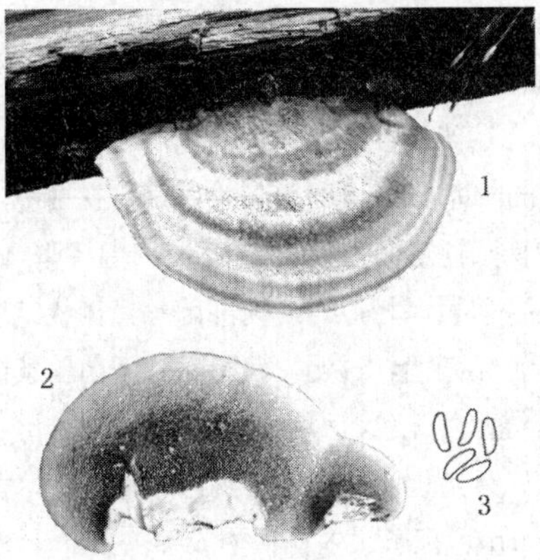

（图15）毛云芝

1.子实体表面 2.管孔面 3.孢子

【生长分布】 生于槭、榆、杨、柳、柞、胡桃等阔叶树的枯立木、原木、伐桩及活立木上。邹平各乡镇均有生长。

【采收加工】 夏季采收，除去杂质，晒干。

【性状鉴别】 子实体无柄。菌盖贝壳形或半圆形，长径1.5～10cm，短径1.5～5cm，厚约1cm，表面灰色、带黄色或浅褐色，有毛及同心环纹，边缘色较探。管口表面灰白色成灰褐色，管口圆形或多角形，每1mm间2～4个。菌体木栓质。气微，味淡。

【性味归经】 性平，味淡。归肺经。

【功用主治】 祛风除湿，清肺止咳，祛腐生肌。主治风湿疼痛，肺热咳嗽，疮病脓肿。

【用量用法】 内服：煎汤，10～15g。

【药理】 蝶毛菌热水提取物对小鼠肉瘤S_{180}抑制率为60%。

云芝

【别名】 瓦菌、彩云革盖菌《中国药用真菌图鉴》，云芝、杂色云芝《中国药用真菌》，黄云芝、灰芝《新华本草纲要》，彩纹云芝、千层蘑《云南中药资深名录》。

【来源】 为多孔茵科真菌彩绒革盖菌 *Coriolus versicolor* (L.ex Fr.) Quel.的子实体。

【植物形态】 子实体一年生。革质至半纤维质，侧生无柄，常覆瓦状叠生，往往左右相连，生于木桩断面上或倒木上，子实体常围成莲座状。菌盖半圆形至贝壳形，（1～6）cm×（1～10）cm，厚1～3mm；盖面幼时白色，渐变为深色，有密生的细绒毛，长短不等，呈灰、白、褐、蓝、紫、黑等多种颜色，并构成云纹状的同心环纹；盖缘薄而锐，波状，完整，淡色。管口面初期白色，渐变为黄褐色、赤褐色至淡灰黑色；管口圆形至多角形，每1mm间3～5个，后期开裂，菌管单层，白色，长1～2mm。菌肉白色，纤维质，干后纤维质至近革质。孢干圆筒状，稍弯曲、平滑，无色，（1.5～2）μm×（2～5）μm。见（图16）

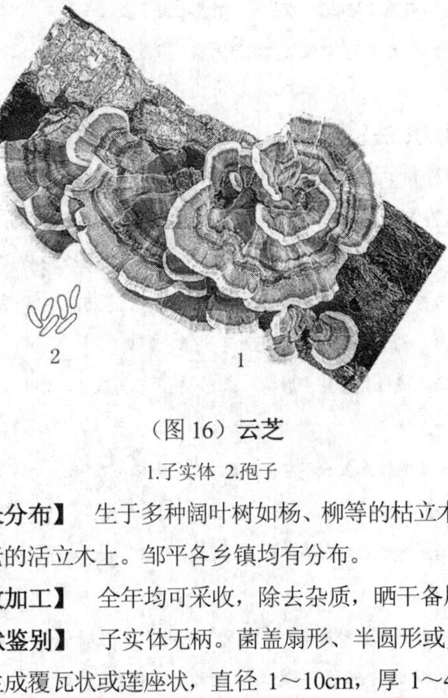

（图16）云芝

1.子实体 2.孢子

【生长分布】 生于多种阔叶树如杨、柳等的枯立木、倒木、枯枝及衰老的活立木上。邹平各乡镇均有分布。

【采收加工】 全年均可采收，除去杂质，晒干备用。

【性状鉴别】 子实体无柄。菌盖扇形、半圆形或贝壳形。常数个叠生成覆瓦状或莲座状，直径1～10cm，厚1～4mm，表面密生灰、褐、蓝、紫、黑等颜色的绒毛，并构成多色狭窄的同心性环带，边绿薄，全缘或波状，管口面灰褐色、黄棕色或浅黄色，管口类圆形或多角形，部分管口齿裂，每 1mm 间 3～5 个。革质，不易折断。气微，味淡。

【显微鉴别】 本品纵切面置显微镜下观察，皮壳外侧为绒毛层，为长短不等的菌丝，茵丝不分枝；菌丝排列紧密，菌丝胞腔含有众多色素颗粒。菌肉层厚，无色，菌丝紧密排列。最下方为菌管层，菌管排列整齐。

粉末特征：①抱子圆筒形，稍弯曲，大小不匀.长 5～7μm，直径 2～3μm，外壁平滑，无色，内壁浅褐色。②绒毛菌丝无色，单个或数个相连，不分枝，直径 3～5μm，壁上有多枝颗粒状物质。③骨架菌丝较租，直径 5～7μm，不分枝，壁枝平直，元色。④生殖菌丝直径 3～4μm，不分枝，壁平直、极薄、透明。⑥缠绕菌丝较细，直径 1.5～4μm，常弯曲。

【理化鉴别】 取本品粗粉 2g，加水 20ml，水浴加热 10 分钟，滤过，取油液 2ml，加碱性酒石酸铜试液 4～5 滴，水浴上加热 5 分钟，生成红色沉淀。(检查还原糖)

【主含成分】 主含云芝多糖（PSK），云芝多糖肽（PSP）等成分。其培养物菌丝中分得糖蛋白，相对分子质量 5000～300000。

【药理】 具有提高机体免疫功能、抗肿瘤作用、抗动脉粥样硬化作用、改善记忆、镇静催眠作用、降血糖作用。

毒性：云芝多糖肽(PSP)小鼠腹腔 LD_{50} 为 300.36mg/kg，口服最大耐受量为 20g/kg，尚未见小鼠死亡。

【性味归经】 性微寒，味甘、淡。人肝、脾、肺经。

【功用主治】 健脾利湿，止咳平喘，清热解毒，抗肿瘤。主治慢性、活动性肝炎，肝硬化，慢性支气管炎，小儿痉挛性支气管炎，咽喉肿瘤，多种肿瘤，类风湿性关节炎，白血病。

《长白山植物药志》：“治病毒性肝炎，急性病毒性心肌炎，慢性支气管炎等，并有抑瘤作用。”

《中国药用孢子植物》：“清热，消炎。用于慢性气管炎，肿瘤等。”

《中国药用真菌》（刘波）：“治慢性支气管炎，迁延性慢性肝炎，小儿痉挛性支气管炎。”

【用量用法】 内服：煎汤，15～30g，宜煎 24h 以上；或制成片剂、冲剂、注射剂使用。

【附方】 （1）**治疗乙型肝炎**：云芝 15g，广金钱草 30g。水煎服，每日 1 剂，半个月为 1 疗程。--《中国民间生草药原色图谱》

（2）**治疗迁延性肝炎、慢性活动性肝炎**：云芝 15g，地耳草 30g。水煎温服，20d 为 1 疗程。--《中国民间生草药原色图谱》

（3）**治疗慢性气管炎，肿瘤**：云芝 15g，水煎服。--《中国民间生草药原色图谱》

（4）**治咽喉肿痛久治不愈**：云芝、毛冬青根皮各 15g，水煎凉服。--《中国民间生草药原色图谱》

（5）**治疗肿瘤，白血病**：云芝 15g，喜树皮 30g。水煎服。--《中国民间生草药原色图谱》

（6）**治疗慢性乙型肝炎**：①用云芝胞内多糖胶囊剂，每粒内含云芝胞内多糖 0.5g，成人每日 3 次，每次 1g，连服 3 个月为 1 疗程，共治 240 例。在能评定出疗效的 216 例(慢性迁延性肝炎 132 例，慢性活动性肝炎 84 例)中，近期控制 21 例(9.7％)，显效 64 例(29.6％)，好转 74 例(34.3％)，无效 57 例(26.4％)。显效以上 85 例(39.4％)，总有效率为 73.6％。在 163 例的对比观察病例中，治后 HBsAg 转阴 39 例(23.4％)，滴度下降 54 例(33.1％)。治疗前后作免疫复合物检测 82 例，治后免疫复合物呈阴性者，不论慢性迁延性肝炎或慢性活动性肝炎均较治前增多，尤以慢性迁延性肝炎增多有极显著差异($P<0.01$)。治疗前后测 PHA 皮试 83 例，治后反应有极显著性增进($P<0.01$)。本组病例治疗中未见副反应。因此，提示云芝胞内多糖治疗慢性乙型肝炎安全、有效，能增强免疫，对清除或降低 HBsA9 滴度可能有一定作用。--《抗生素》卢毅，等，1987，12(2): 101 ②用老山香云片(每片含香菇和云芝多糖，按葡萄糖计算为 16mg)口服，每日 3 次，每次 5 片，2～3 月为 1 疗程。通过双盲对照方法治疗 301 例慢性迁延性肝炎患者，显效率为 55.48％，总有效率为 80.4％，与对照组相比有非常显著差异(尸<0.01)。治疗 80 例慢性活动性肝炎患者，显效率为 35％，总有效率为 68.75％。本品对于改善临床症状、降低丙氨酸转氨酶，以及改善其他肝功能方面有明显效果，对慢性肝炎免疫功能紊乱起调节作用。-- 老山香云片临床协作组《江苏医药》，1982，(10): 24

（7）**治疗流行性出血热**：用白山云芝糖注射液，剂量分别按 20mg/d(30 例)，60mg/d(10 例)，80mg/d(5 例)，溶于 10％葡萄糖 250ml 内静脉滴注，避免使用糖皮质激素，以免影响免疫功能的观察。结果：45 例患者在治疗中，除 1 例于极期死亡，未测到恢复期各项免疫指标外，余 44 例体内与体外细胞免疫功能试验，均证实有明显提高，并观察到与对照组在进入恢复期的时间和病程上的差异，云芝组平均到第 18.53 天进入恢复期，对照组则到第 23.45 天才进入恢复期，前者平均需要 11.65 天，后者则需要 17.86d 才能恢复，两者有非常显著差异。故认为白山云芝可以激发细胞免疫，缩短出血热患者进入恢复期的时间，增加细胞免疫升高的幅度。剂量以 20mg/d 为宜。云芝毒性反应小，即使 80mg/d 也未发现副反应。--《浙江医科大学学报》赵年丰，等.1981，10(4): 168

灵芝

【别名】 赤芝、丹芝《本经》，三秀《楚辞·九歌》，茵、芝《尔雅》，灵芝《本草原始》，灵芝草《滇南本草》，木灵芝《杭州药用植物志》，潮红灵芝、菌灵芝《全国中草药汇编》。红芝、仙芝、仙草、瑞草、还阳草。

【来源】 为多孔菌科真菌赤芝 *Ganoderma Lucidum* (Leys.ex Fr.)Karst.或紫芝 *Ganoderma sinense* Zhao，XuetZhang 的子实体。

【植物形态】 （1）**赤芝** 担子果一年生，有柄，栓质。菌盖半圆形成肾形，直径 10～20cm，盖肉厚 1.5～2cm，菌盖表面褐黄色或红褐色，菌盖边缘渐趋淡黄，有同心环纹，微皱或平滑，有亮漆状光泽，边缘微钝。菌肉乳白色，近管处淡褐色。菌管长达 1cm，每 1mm 间 4～5 个。管口近圆形，初白色，后呈淡黄色或黄褐色。菌柄圆柱形，侧生或偏生，偶中生。长 10～19cm，粗 1.5～4cm，与菌盖色泽相似。皮壳部菌丝呈棒状，顶端膨大。菌丝系统三体型，生殖菌丝透明，薄壁。骨架菌丝黄褐色，厚壁，近乎实心；编绕菌丝无色，厚壁弯曲，均分枝。孢子卵形，双层壁，顶端平截，外殖透明，内壁淡褐色、有小刺，大小（9～11）μm×（6～7）μm，担子果多在秋季成熟。见下（图 17）

（2）**紫芝** 与前种的不同点是：紫芝的菌盖多呈紫黑色至近褐黑色；菌肉呈均匀的褐色、深褐色至栗褐色；孢子顶端脐突形，内壁突出的小刺明显，孢子较大，大小(9.5～13.8)μm×(6.9～8.5)μm。

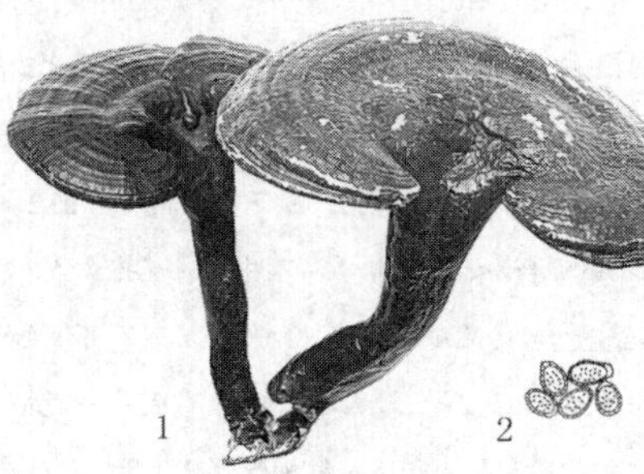

（图 17）灵芝

1.子实体 2.孢子

【生长分布】 生于阔叶树或松科松属的树根部及木桩上。邹平南部山区有分布，量较少。

【采收加工】 子实体开始释放孢子前可套袋收集孢子，待菌盖外缘不再生长，菌盖下面管孔开始向外喷射担孢子，表示已成熟，即可采收，从菌柄下端拧下整个子实体，晾干或低温烘干（温度不超过55℃）收藏，并要通风，防止霉变。

【性状鉴别】 （1）**赤芝**：外形呈伞状，菌盖肾形、半圆形或近圆形，直径10～18cm，厚1～2cm。皮壳坚硬，黄褐色至红褐色，有光泽，具环状棱纹和辐射状皱纹，边缘薄而平截，常稍内卷。菌肉白色至淡棕色。菌柄圆柱形，侧生，少偏生，长7～15cm，直径1～3.5cm，红褐色至紫褐色，光亮。孢子细小，黄褐色。气微香，味苦涩。

（2）**紫芝**：皮壳紫黑色，有漆样光泽。菌肉锈褐色。菌柄长17～23cm。

（3）**栽培灵芝**：子实体较粗壮、肥厚，直径12～22cm，厚1.5～4cm。皮壳外常被有大量粉尘样的黄褐色孢子。

【理化鉴别】 （1）本品粉末浅棕色、棕褐色至紫褐色。菌丝散在或粘结成团，无色或淡棕色，细长，稍弯曲，有分枝，直径2.5～6.5μm。孢子褐色，卵形，顶端平截，外壁无色，内壁有疣状突起，长8～12μm，宽5～8μm。

（2）取本品粉末2g，加乙醇30ml，加热回流30分钟，滤过，滤液蒸干，残渣加甲醇2ml使溶解，作为供试品溶液。另取灵芝对照药材2g，同法制成对照药材溶液。照薄层色谱法试验，吸取上述两种溶液各4μl，分别点于同一硅胶G薄层板上，以石油醚（60～90℃）-甲酸乙酯-甲酸（15:5:1）的上层溶液为展开剂，展开，取出，晾干，置紫外光灯（365nm）下检视。供试品色谱中，在与对照药材色谱相应的位置上，显相同颜色的荧光斑点。

【主含成分】 （1）**灵芝孢子粉**：含13种氨基酸，及有机锗及钙、镁、钠、锰、铁、锌、铜、硫等元素。其中有机锗被认为是目前较理想的强有力的免疫增强剂。还含类脂。

（2）**灵芝**：含有多种多糖类有效成分：一种具抗肿瘤活性的水溶性多糖(*polysaccharide*)GL-1，另一种具有降血糖活性的灵芝多糖(*ganoderan*)A、B、C，还有一种具促进核酸蛋白质合成代谢作用、改善造血功能的多糖。

【药理】 （1）**对中枢神经系统的作用** 酊剂、发酵浓缩液、菌丝体醇提取液及孢子粉脱脂后的醇提取物腹腔注射时均可减少小鼠自发活动。醇提取液可明显增强戊巴比妥钠的中枢抑制作用(翻正反射消失)，并有抗电惊厥作用。发酵浓缩液或菌丝体醇提取液可增强硫喷妥钠的中枢抑制作用。孢子粉脱脂后的醇提取物对烟碱引起的小鼠强直性惊厥有一定的拮抗作用。热水浸出物灌服亦可明显减少小鼠自发活动，ED_{50}为2.65g/kg，并可显著加强戊巴比妥钠的镇静作用。小鼠扭体法和热板法均表明其可提高痛阈。赤芝中分离的腺甙亦可减少小鼠自发活动，提高小鼠痛阈，延长咖啡因中毒死亡发生时间和松弛小鼠骨骼肌。小鼠灌服人工和天然紫芝水煎酒沉浓缩液对热烫法和醋酸扭体法致痛均有明显镇痛作用。

（2）**对心血管系统的作用** 酊剂对离体蟾蜍心脏有强心作用，家兔腹腔注射赤芝酊可使心收缩力加强，心率变化不大，腹腔注射醇提取物，对垂体后叶素引起的兔心电图T波高耸有明显对抗作用，表明其对急性心肌缺血有一定对抗。麻醉猫静注醇提液血压立即下降，但维持时间短暂。小鼠灌服酊剂或醇提液均能提高常压耐缺氧能力。发酵液或菌丝体醇提液对离体蟾蜍心脏也有强心作用，后者作用较强。腹腔注射菌丝体醇提液对家兔在体心脏有强心作用。麻醉兔静注发酵液有短暂降压作用，未见快速耐受。小鼠腹腔注射发酵液或菌丝体醇提液或灌服热水浸出物均能提高常压耐缺氧能力。麻醉犬静注发酵总碱(发酵液用生物碱提取方法)使冠脉血流明显增加，冠脉血管阻力和心肌耗氧降低。麻醉猫静注菌丝体醇提取物，冠脉血流和脑血流均增加。结扎豚鼠冠脉左前支使S-T段抬高，T波倒置，醇提取物能使其恢复。对离体豚鼠心脏，发酵总碱和菌丝体醇提取物均能扩张冠状动脉，对抗垂体后叶素引起的冠状血管收缩。小鼠腹腔注射上述两制剂可提高耐常压缺氧的能力，但口服无效。子实体或菌丝体醇提取液腹腔注射可显著提高小鼠心肌摄取^{86}Rb的能力。此外，浸膏能对抗氯化钡引起的室性心律失常，对烫伤大鼠心肌线粒体有稳定保护作用，能提高血浆和心肌cAMP水平，降低小鼠耗氧量和提高耐缺氧能力。

日本学者证明，赤芝甲醇提取物对自发高血压大鼠有降压作用，经分析有效成分为羊毛甾烷(*lanostane*)衍生物，包括灵芝酸S、丹芝醇A和B、灵芝醛A等。并证明甲醇提取物及其有效成分在体外对血管紧张素转变酶(ACE)有抑制作用，作用最强的灵芝酸F，其IG_{50}为4.7×10^{-9}mol/L，其余从强到弱依次为灵芝酸H、K、B、C、Y、S，灵芝醇A和B及灵芝醛A的作用较弱。

（3）**抗血小板聚集及抗血栓作用** 水提取物在体外对凝血酶诱发的牛血小板聚集有抑制作用，其有效成分为腺苷。大鼠灌服浸膏对实验血小板血栓形成和纤维蛋白血栓形成均有抑制作用，并能提高人体老化的红细胞变形能力，而对大鼠凝血酶原时间及白陶土部分凝血活酶均无影响。

（4）**对呼吸系统的作用** 小鼠气管酚红排泌实验证明，醇提取液发酵液腹腔注射均有祛痰作用。酊剂、菌丝体醇提液及浓缩发酵液对组胺引起的离体豚鼠气管平滑肌收缩有解痉作用，对组胺喷雾引起的豚鼠"喘息"，腹腔注射发酵液或菌丝体醋提液只能保护少数动物，但可使"喘息"潜伏期显著延长。水浸液对离体豚鼠气管平滑肌有轻度松弛作用，尚能拮抗过敏反应介质组胺和迟缓反应物质(SRS-A)对气管的收缩作用。

赤芝发酵液氯仿提取物在体外对大鼠腹腔肥大细胞组胺释放有明显抑制作用，从其分离出的油酸对化合物48/80和A-23187诱导的肥大细胞组胺释放和45Ca摄取有剂量依赖性抑制作用。甲醇提取物在体外能抑制刀豆球蛋白A(Con A)和化合物48/80诱发的大鼠肥大细胞释放组胺，从其中分离目的灵芝酸C和D也能抑制这种组胺释放，其定量可用作该粗制剂的质控指标。

（5）**对代谢和内分泌功能的影响** 小鼠腹腔注射赤芝多糖BN_3C(即D_6)能促进血清、肝脏及骨髓的蛋白质与核酸的合成，加速骨髓细胞分裂、增殖，还能增加小鼠肝匀浆细胞P-450的含量，提高肝脏的解毒功能。浸膏对烫伤动物可增加血浆皮质醇的含量。小鼠腹腔注射子实体水提液 10mg/kg，30mg/kg 或 100mg/kg，均有降低血糖的作用，对四氧嘧啶诱发的糖尿病小鼠也有显著降血糖作用。孢子粉提取物灌胃能对抗正常小鼠因静注葡萄糖或肾上腺素引起的高血糖。对四氧嘧啶性糖尿病小鼠有预防和治疗作用，还能改善糖尿病小鼠的糖耐量。从子实体分离的杂聚糖(*hetercglycan*)对雄小鼠有降血糖作用，但比灵芝多糖作用弱；对小鼠移植性肉瘤 S_{180} 的抗肿瘤作用良好。

（6）**保肝作用** 小鼠灌服赤芝酊能减轻四氯化碳中毒所致的肝病理损害。小鼠灌服醇提物对四氯化碳所致转氨酶升高有降低作用，后者还可明显降低肝中三酰甘油(甘油三酯)的蓄积，并能减轻乙硫氨酸引起的脂肪肝，提高小鼠肝脏代谢戊巴比妥钠的功能，促进部分切除肝脏小鼠的肝再生，对洋地黄毒甙和吲哚美辛(消炎痛)中毒，有明显保护作用。小鼠灌胃或腹腔注射孢子粉醚提取物能显著增加对吲哚美辛(消炎痛)毒性的耐受。大鼠给予浸膏和谷胱甘肽对四氯化碳引起的肝损伤，以血清转氨酶和脂质过氧化物为指标，显示有明显保肝作用组织学检查亦有效，比单用任一种药物效果好。

（7）**对实验性肌强直的作用** 小鼠腹腔注射赤芝注射液对 2，4一二氯苯氧乙酸引起的实验性肌强直有明显降低醛缩酶的作用。临床用孢子粉注射液治疗皮肌炎、多发性肌炎及进行性肌营养不良有一定疗效。小鼠皮下注射孢子粉水提取物 3~5 天，还可显著提高小鼠腹腔巨噬细胞酸性磷酸酶和 β-葡萄糖醛酸酶活性，拮抗泼尼松引起的小鼠脾脏 DNA 生物合成的抑制。提示其有一定的抗炎免疫药理活性。

（8）**抗氧化、延缓衰老作用** 赤芝多糖 GLA、GLB、GLC 对超氧阴离子自由基的产生和红细胞脂质过氧化均有抑制作用，并对羟基自由基有清除作用，具有超氧化物歧化酶样活性，是灵芝延缓衰老的重要因素。灵芝多糖对人胚肺二倍体细胞 DNA 合成和细胞分裂代数的影响，显示 BN_3B 和 BN_3C 有促进 DNA 合成和延缓衰老的作用。

（9）**抗肿瘤作用** 子实体柄粗提取物对小鼠 S_{180} 抑制率达 87.6%，其成分含多糖和蛋白质。热水提出物中分离得多种多糖腹腔注射，对小鼠 S_{180} 移植性肿瘤有抑制作用，口服则无效。从人工培养的菌丝体中分离的蛋白多糖，也能抑制小鼠 S_{180} 的生长，并对羊红细胞免疫的小鼠，其脾脏空斑形成细胞数明显增加。认为多糖抗肿瘤作用是通过宿主介导，加强宿主免疫功能的结果，而非通过其直接细胞毒作用。小鼠腹腔注射从赤芝中分离的多糖 GL-1、GL-2 或 GL-3，每日 5~20mg/kg，连续 10 天，对 S_{180} 抑制率达 42~97%。其中葡聚糖和杂聚糖均有抗小鼠 S_{180} 的作用。

（10）**抗放射作用** 小鼠经致死量 $^{60}C_0$ 照射可致急性放射病引起死亡。如在照射前灌服子实体醇提取物 20d，照射后继续给予 2 星期，能明显降低小鼠的死亡率；如果只在照射后腹腔给予灵芝，虽对 $^{60}C_0$ 的致死作用无影响，但可使动物平均存活时间延长。表明灵芝对放射损伤有一定防护效应。对雄性小鼠 X 线照射，灵芝浸膏腹腔注射可预防放射线损伤。

（11）**免疫调节作用** 灵芝中分离的蛋白多糖给小鼠腹腔注射，可使小鼠腹腔渗出液中的细胞、巨噬细胞、多形核白细胞增加，表明有免疫加强作用，对绵羊红细胞(SRBC)免疫小鼠的脾脏溶血空斑形成细胞数明显增加，此种多糖含半乳糖、葡萄糖和木糖。赤芝热水提取物能明显对抗氢化可的松和环孢素 A 抑制小鼠脾细胞产生免疫调节细胞淋巴因子 IL-2，促进 IL-2 的产生，其作用与浓度相关。其多糖成分 BN_3C 能显著提高小鼠腹腔巨噬细胞吞噬鸡红细胞的能力，可轻微活化小鼠脾细胞，使其进入低水平增殖及 IL-2 产生，但远不能与 ConA 相比；当与 ConA 合用时，显著提高细胞增殖，但 IL-2 活性降低。BN_3C 作用的靶细胞有 T、B 及辅助细胞，BN_3C 可降低环磷酰胺对小鼠脾细胞增殖的抑制作用。灵芝多糖 BN_3A，BN_3B 和 BN_3C 在体外均显著增加正常小鼠脾细胞 IL-2 的产生，可恢复老年小鼠脾细胞产生 IL-2 的能力，部分对抗氢化可的松或环孢素 A 对小鼠脾细胞 IL-2 产生的抑制。赤芝多糖能促进 IL-2 的分泌，并增强 T 细胞功能，在小鼠混合淋巴细胞培养模型中，对环孢素 A、氢化可的松、丝裂霉素 C、氟尿嘧啶和阿糖胞苷的免疫抑制作用均有不同程度的对抗，抑制较轻时可完全对抗使之恢复正常。从菌丝体分离到一种免疫调节剂灵芝-8(LZ-8)，能使绵羊红细胞凝集，但对人红细胞无此作用，整体试验时，如给小鼠重复用药可防过敏反应的发生，认为是抗体减少所致。菌丝体中所含的一种蛋白质对于用牛血清白蛋白作抗原致 CFW 小鼠产生的 I 型变态反应，静注或腹腔注射该蛋白质，有 100% 的抑制作用；应用该蛋白处理过的淋巴细胞，Ⅳ型变态反应也减轻(从 100% 减为 20.4%)。孢子粉醇提水溶部分(GLSE)腹腔注射，对 2，4-二硝基氟苯引起的小鼠皮肤过敏反应、SRBC 引起的小鼠足趾的迟发型过敏反应、注射同种异型脾细胞引起的迟发型过敏反应均有明显的抑制作用。在体外，对 Con A 诱导的小鼠脾淋巴细胞转化有明显的抑制作用。上述结果表明 GLSE 可抑制小鼠的细胞免疫功能。 菌丝体的碱提取物(*alkali extract*)能激活补体 C3，并能激活小鼠网状内皮系统，增加碳廓清率，也能增加脾脏溶血空斑形成细胞，其有效成分含多糖及蛋白质。

（12）**其他作用** 孢子粉或提取物均可显著减少毛果芸香碱所致小鼠流涎，表明具外周抗胆碱作用。治疗慢性气管炎患者 4 个月后，大部分患者全血胆碱酯酶活性普遍下降，提示其可降低副交感神经的兴奋性。酊剂或醇提液对离体兔小肠或豚鼠回肠均有明显抑制作用，对乙酰胆碱兴奋的小肠，抑制更为显著。发酵液或菌丝体醇提取液对离体兔回肠平滑肌有明显抑制，对氯化钡、乙酰胆碱和组胺引起的回肠收缩有对抗作用，对脑垂体后叶素所致大鼠离体子宫收缩有明显抑制作用。给小鼠腹腔注射热水浸出物 3.5g/kg，连续 1 星期，可明显延长小鼠游泳时间。

（13）**毒性** 灵芝毒性较小，小鼠腹腔注射其渗漉液 LD_{50} 为 38.3±1.04g/kg；热醇提取液腹腔注射，小鼠的 LD_{50} 为 6.75g/kg，灌胃的 MLD 为 165g/kg；冷醇提取液毒性更小，每日给大鼠灌胃 1.2g/kg 及 12g/kg，共 30 天，对生长发育、肝功能、心电图等均无中毒表现。犬每日灌服冷醇提取液 12g/kg，共 15 天，再给热醇提取液 24g/kg，共 13 天，指标与大鼠同，结果也类似，病理切片亦未见异常。人工培养灵芝经醇提取制成的注射液，经豚鼠试验出现不同程度的过敏反应。有报道患者应用后轻者出现荨麻疹、皮肤瘙痒、心慌、胸闷、喉头水肿等，重者出现过敏性休克，危及生命，故临床应采用口服。

【性味归经】 性平，味甘。归肺、心、脾经。

【功用主治】 益气血，安心神，健脾胃。主治虚劳，心悸，失眠，头晕，神疲乏力，久咳气喘，冠心病，矽肺，肿瘤。

《本经》："赤芝主胸中结，益心气，补中，增智慧不忘。久食轻身不老延年神仙。""紫芝主耳聋，利关节，保神，益精气，坚筋骨，好颜色。久服轻身不老延年。"

《本草经集注》："紫芝疗痔。"

《新修本草》："赤芝安心神。"

《纲目》："紫芝疗虚劳。"

《中国药用植物图鉴》："治神经衰弱、失眠、消化不良等慢性疾病。"

《全国中草药汇编》："滋养强壮。主治头晕，失眠，神经衰弱，高血压病，血胆固醇过高症，肝炎，慢性支气管炎，哮喘，矽肺，风湿性关节炎。外用治鼻炎。"

《中国传统补品补药》："养心安神，补肺益肝。适用于血不养心，心悸失眠健忘，肺虚咳喘，日久不愈，以及肝炎恢复期，神疲纳呆等症。"

【应用配伍】 灵芝能滋补强壮，改善脏腑功能。多用于形体虚弱，气血不足，以及各种脏腑功能失调所致疾病。常单味煎服或制成多种剂型口服。亦可随证配伍相应的药物同用。如气血两虚者，可配人参、黄芪、当归、熟地黄等，以增益气补血之效。若血不养心，心悸、失围者，可与酸枣仁、柏子仁等同用，以养心安神。若肺气不足，咳喘不已者，可与人参、五味子等同用，以平肺气而止喘咳。若脾气虚弱，食欲不振，体虚乏力，可与白术、茯苓等同用，以健脾益气。现在临床上常以本品治疗冠心病、慢性支气管炎、哮喘、白细胞减少症等，也常用于肿瘤的辅助治疗。

《本草经集注》："薯预为之使。得发良。得麻子仁、白瓜子、牡桂共益人。"

《抗癌中药的临床效用》："对癌肿患者放疗、化疗后出现体虚乏力、心悸、失眠、盗汗、白细胞下降等，与其他扶正药如党参、黄芪、白术等配伍，有良好效果。"

【用量用法】 内服：煎汤，10～15g，或研末服，2～6g，或浸酒服。

【饮食宜忌】 实证患者慎用。

《本草经集注》："恶恒山，畏扁青、茵陈蒿。"

【附方】 （1）**治虚劳，短气，胸胁苦满，唇口干燥，手足逆冷，或有烦躁，目视𥆧𥆧，腹内时痛，不思饮食**：紫芝一两半，山芋、天雄(炮裂，去皮)、柏子仁(炒香，别研)、枳实(去瓤，麸炒黄)、巴戟天(去心)、白茯苓(去黑皮)各一分半，人参、生干地黄(洗，焙)、麦门冬(去心，焙)、五味子(去茎叶，炒)、半夏(汤洗去滑，炒)、牡丹皮、附子(炮裂去脐皮)各三分，蓼实、远志(去心)各一分，泽泻、瓜子仁(炒香)各半两。上十八味，捣罗为末，炼蜜和丸，如梧桐子大。每服十五丸，温酒下，空心日午、夜卧各一服，渐至三十九。--《圣济总录》之"紫芝丸"

（2）**治积年胃病**：木灵芝 1.5g，切碎，用老酒浸泡服用。--《杭州药用植物志》

（3）**治神经衰弱**：心悸头晕，夜寐不宁。灵芝 1.5～3g。水煎服，每日 2 次。--《中国药用真菌》(刘波)

（4）**治慢性肝炎，肾盂肾炎，支气管哮喘**：灵芝焙干研末，开水冲服，每服 0.9～1.5g，每日 3次。--《中国药用真菌》(刘波)

（5）**治冠心病**：灵芝切片 6g，加水煎煮 2h，服用，早晚各 1 次。--《中国药用真菌》(刘波)

（6）**治误食毒菌中毒**：灵芝 120g，水煎服。--《中国药用真菌》(刘波)

（7）**治矽肺**：(有 1～3 期的矽肺患者，粉尘工龄最长者达 22 年，最短 8 年)灵芝酊内服，每日 3 次，每次 10ml。--《全国中草药汇编》

（8）**治鼻炎**：灵芝 500g，切碎，小火水煎 2 次，每次 3～4 小时，合并煎液，浓缩后用多层纱布过滤，滤液加蒸馏水至 500ml，滴鼻，每次 2～6 滴，每日 2～4 次。--《全国中草药汇编》

（9）**治乳腺炎**：灵芝 30～60g。水煎服。--《湖南药物志》

（10）**治对口疮**：灵芝研碎，桐油调敷患处。--《湖南药物志》

（11）**治疗慢性支气管炎**：采用灵芝制剂治疗慢性支气管炎 392 例，方法为：①灵芝液，每日口服 2 次，每次 25～50ml。②20%灵芝酊，每日 3 次，每次 10ml。③复方灵芝片(灵芝与复方中药片剂同时应用)，灵芝，每日口服 3 次，每次 1 片(含量相当于灵芝生药 0.5g)；复方中药片剂，每日口服 4 次，每次 4 片(每日总量相当于紫花地丁 30g，侧柏叶 30g，葶苈子 9g)。疗程 1～3 个月。治疗结果：①灵芝液组 133 例，近期治愈 8 例，显效 42 例，好转 63 例，无效 20 例；总有效率为 85.0%。②灵芝酊组 121 例，近期治愈 9 例，显效 32 例，好转 46 例，无效 34 例；总有效率为 71.9%。③复方灵芝片组 138 例，近期治愈 5 例，显效 34 例，好转 71 例，无效 28 例；总有效率为 79.9%。认为灵芝一般在服后 1～2 星期出现疗效，对咳嗽、咯痰、气喘三种症状均有效，对喘息型的疗效优于单纯型，中医分型中的痰湿型优于虚寒型，大多数患者服后食欲增加，睡眠好转，抗寒能力增强，感冒明显减少，并有较好远期疗效。其副反应很少，少数患者出现咽干、腹胀、头晕、便秘，一般不需停药。--《北京医学院学报》北京市防治慢性支气管炎灵芝协作组，1978，(2)：104

（12）**治疗支气管哮喘**：小儿每日注射灵芝注射液 1～2ml(每 lml 含 0.5～lg 生药)，连续注射 1 个月左右。治疗 27 例，显效(无咳嗽，气喘不发生，自觉症状完全消失，能平卧，肺部无干、湿啰音)9 例，有效(自觉症状减轻，体征不明显)14 例，无效 4 例。又以灵芝注射液每日 1 次 2ml，于双侧定喘、丰隆、孔最等穴，交替行穴位注射，10 天为 1 疗程。治疗 l4 例(大多为成人)，显效 4 例，有效 5 例，无效 5 例。--《灵芝》武汉大学生物系药学生物学专业，1972：26

（13）**治疗白细胞减少**：①采用人工培养的固体灵芝菌丝制成片剂，治疗化学因素、慢性疾病等导致的白细胞减少 60 例。方法为每日 2 次，每次 3 片(每片 0.4g)，饭后服，10 天为 1 疗程。结果 49 例有效，其中显效 12 例，总有效率为 81.7%。多数患者自觉症状亦有改善。服药前后白细胞数增加值经统计学处理，t 值=4.8，有非常显著性差异。与服用固体白木耳菌丝组比较，t 值=6.1，亦有非常显著性差异。认为服用疗程以 20～30 天为宜，少数病例服后有轻微腹部不适和恶心，不需停药，可自行消失。--《新中医》广东省河源县卫生局科研小组，1974，(3)：38 ②另有报道用灵芝片(每片含生药 lg)治疗白细胞减少 l9 例，方法为口服，每次 3 片，每日 3 次，10 天为 1 疗程，连用 3 个疗程，也收到了满意疗效。--《中西医结合杂志》刘祝尧，l990，10(2)：122

（14）**治疗冠心病**：口服灵芝糖浆，每日 2 次，每次 6ml，观察 92 例冠心病与可疑冠心病患者，结果对心绞痛及心前区闷胀或紧压感的缓解率为 71.69%，对心跳、气短等症状的好转率为 64.57%。半数以上患者服药期间反映食欲、睡眠好转，精神好。据初步观察：本品对高血压病无降压作用，但对降压药物似有一定的辅助作用。对心律失常基本无效，对心电图的变化影响不大。对降低血胆固醇的疗效并不满意，但对降低血三酰甘油(甘油三酯)有较好疗效，72 例中有 37 例下降，升高者仅 10 例，说明对高脂蛋白血症的Ⅳ型疗效较好。一般无副反应，只有少数患者头晕、失眠、面潮红、胃部不适、恶心、食欲不振、口干、腹泻，个别出现头痛、心慌；均较轻微，历时短暂，不治自愈。--《四川医学院学报》四川医学院，1973，6(1)：137 又有报道，用灵芝糖浆(每 lml 相当于生药 0.312g)治疗冠心病心绞痛 50 例。方法：口服每次 30ml，每日早饭后和睡前各服 1 次。结果：46 例心绞痛患者，显效 14 例(占 30.5%)，改善 28 例(占 60.09%)，无效 4 例(占 8.6%)；总有效率为 90.9%。在 45 例休息时心电图不正常患者中，显效 12 例(占 26.67%)，好转 16 例(占 35.55%)，无变化 l6 例(占 35.55%)，加重 1 例(占 2.23%)；总有效率达 62.22%。对降低血脂也有一定疗效。--《菏泽医药》菏泽地区人民医院，l977，(4)：6 还有用灵芝糖浆治疗冠心病等高胆固醇血症 120 例，方法为口服，每日 2～3 次，每次 4～6ml，连服 1～3 个月。结果：服药前胆固醇值在 7.8mmol/L(300mg％)以上的 9 例，服药后显著下降 7 例，中度下降 1 例，有效率为 89％；6.526～7.8mmol/L(251～300mg％)的 27 例，服药后显著下降 15 例，中度下降 6 例，轻度下降 5 例，有效率为 96％；5.2～6.5mmol/L(200～250mg％)的 78 例，服药后显著下降 33 例，中度下降 23 例，轻度下降 11 例，有效率为 86％。全部病例总有效率为 86％。对心悸、气急、水肿、心前区痛等临床及主观症状有不同程度改善。在降低血压方面也有一些效果，无明显副反应。--《中草药通讯》四川抗菌素工业研究所，1973，(1)：31 另有报道，采用湖南医药工业研究所研制的灵芝舒心片治疗冠心病 103 例，方法为每日服 6 片，分 2～3 次服用，服药时间 1～4 个月。治疗结果：对心绞痛、胸闷、心悸、头昏头痛、失眠、心烦、疲乏等主要症状均有明显改善，对各种临床症状的有效率在 70～90％左右。治疗前有心电图异常者 61 例，其中 S-T 段和 T 波异常者 35 例，治疗后改善 18 例，有效率达 51.4％；心律异常者 10 例，治疗后改善者 6 例，占 60％；2 例心率过缓者，心率也有所提高；5 例心室肥厚及心肌劳损、8 例心肌梗死患者的心电图治疗前后无变化。25 例治疗前后均查胆固醇、三酰甘油、G 脂蛋白的高血脂者，有效率分别为 64.0％，68.0％，68.0％。--《中草药通讯》中华医学会南京分会心血管学会，等，1979，(6)：32 另有报道用灵芝舒心片治疗冠心病 31 例，用法同上，对心绞痛有效率 77.8％，心电图总有效率 65.2％，高胆固醇和三酰甘油有效率 66.7％。--《中草药通讯》湖南医药工业研究所六室，1979，(6)：33

（15）**治疗克山病**：用人工培养灵芝(赤芝和薄树芝两种)混合制成的子实体糖浆和孢子糖浆两组药物，前者由子实体 20g，菌丝体 130g，白糖 400g，苯甲酸钠 5g，香精适量，制成 1000ml(含灵芝 15％)。饭前服，每次 15ml，每日 2 次(口服量含生药 4.5g)。后者由担孢子 6g，白糖 400g，苯甲酸钠 5g，香精适量，制成 1000ml。饭前服，成人每日 2 次，每次 15～17ml(口服量含生药 0.2g)，对 100 例潜、慢型克山病治疗观察 3 个月，结果：①自觉症状的疗效：治疗前以头昏、心悸、气短、失眠、食欲减退等较多，治疗 45 天后，普遍食欲增进，睡眠改善，其他诸症状可收到 50％的效果。3 个月后，头昏消失及减轻占 89.5％，心悸消失及减轻占 85.8％，气短消失及减轻占 85％，其余症状改善更突出。②对体征的疗效：血压与脉压变化，血压治疗后有所下降，有部分患者脉压由偏低恢复正常。体征变化，治疗后心杂音减轻者 40.4％，其中 30 例Ⅱ级以上杂音转为心音不纯。治疗前，心音减弱，心界扩大，肝肿大及下肢浮肿者较多，治疗 45 天，各体征消失与减轻者不足 1/3。3 个月后，心界扩大消失及减轻者占 86.6％，心音减弱消失及减轻者占 83.3％，肝肿大及下肢浮肿消失和减轻者各占 78.2％。心功能变化，治疗前心功能 1 级 78 例，Ⅱ级 19 例，Ⅲ级 3 例。治疗 45 天，心功能Ⅱ级以上者有 3 例恢复为Ⅰ级。3 个月后，Ⅱ级以上者有 8 例恢复至 1 级。X 线变化，治疗前心界扩大 43 例，治疗 45 天心界变化不明显，3 个月后，心界扩大尚有 27 例，有 16 例心界扩大恢复正常。心电图变化，治疗前异常心电图 46 例，治疗 45 天，异常心电图为 45 例，3 个月后异常心电图为 36 例。疗效：有效率 90％。孢子组对慢型克山病的疗效(92.3％)高于潜在型(84.6％)；而子实体组对潜在型的疗效(92.2％)高于慢型(80.0％)。--《中草药通讯》吉林省通化县地方病防治站，1974，(6)：54

（16）**治疗肝炎**：采用菌灵芝注射液(每支 2ml，相当于生药 2g)每日肌注 1 次，每次 2ml，2 个月为 1 疗程，治疗慢性迁延性肝炎及慢性活动性肝炎 74 例。结果：单纯血清丙氨酸转氨酶升高及合并浊度试验增高者 56 例，显效 46 例(82.1％)，有效 4 例(7.5％)，总有效率为 89.6％；降酶时间为 1～2 个月。单纯浊度试验增高者及合并丙氨酸转氨酶增高者 44 例，显效 12 例(27.3％)，有效 10 例(22.7％)。13 例乙型肝炎表面抗原阳性者，治疗 2 个月后，3 例转阴。多数患者治疗后食欲增加，肝区疼痛减轻，睡眠改善。肝脾肿大改变不明显。副反应有注射局部疼痛，约 1/4 病例出现全身或局部荨麻疹。--《重庆医药》重庆医学院第二医院内科，1977，(1)：55 另有用灵芝片(每片相当于生药 1g)口服，每次 3 片，每日 3 次，治疗 HBsA9 阳性慢性活动性肝炎 30 例，结果：显效 18 例(60.0％)，有效 9 例(30.0％)，无效 3 例(10.0％)；总有效率为 90.0％。疗效明显优于五味子核油对照组(P<0.01)。--《新医学》高洪锐，等，1985，16(12)：632

（17）**治疗神经衰弱**：用灵芝经液体发酵获得灵芝粉，再将灵芝粉、0.08％苯甲酸钠与适量淀粉混和，加入适量乙醇，制成糖衣片。每片含灵芝粉 0.25g。一般每日口服 3 次，每次 4 片，少数患者每日 2 次，每次 4～5 片。据 100 例观察，治疗 1 个月以上，显著好转者 61 例(61％)，好转 35 例(35％)，无效 4 例(4％)，总有效率为 96％。副反应：100 例患者中有 8 例便秘，7 例口干、舌苦，3 例咽干、唇起泡，3 例食欲差，3 例腹泻、腹胀，2 例胃反酸水，1 例胃痛。上述各例中除 1 例食欲差未持续用药外，其他症状在持续用药过程中自行消失。--《北京医学院学报》北京医学院附属第三医院精神科中西医结合小组，1977，(2)：85

（18）**治疗小儿特发性血小板减少性紫癜**：用灵芝露(每 1ml 含生药 0.175g)口服，每次 10～15ml，每日 3 次，疗程 2 星期至 2 个月，治疗小儿特发性血小板减少性紫癜 30 例，除失访 3 例外，余 27 例，慢性型 14 例中显效 7 例，良效 2 例，进步 1 例，无效 4 例；急性型 13 例中显效 12 例，良效 1 例。血小板上升至 100×10^9/L(10 万)以上 12 例，60×10^9/L～90×10^9/L(6～9 万)6 例，40×10^9/L～50×10^9/L(4～5 万)8 例，20×10^9/L～30×10^9/L(2～3 万)1 例。服本药期间停用激素、免疫抑制剂等药物。--《中西医结合杂志》何德兴，1985，(7)：431

（19）**治疗萎缩性肌强直**：用赤芝孢子粉注射液(亦名肌 731)肌内注射，每日 1 次，每次 400mg(1 支)，个别病例短期每次 800mg(患者注射总量，最少 96 支，最多的 450 支)。治疗 10 例，患者大多是食欲和睡眠先改善，继则体重增加，肌强直缓解，以后肌力逐渐增加。治疗结果：显效 5 例，进步 2 例，症状略有改善者 3 例。据观察，近期疗效较好，远期疗效则以年龄较小、病程较短、病情较轻者较好；反之较差。--《中医杂志》富慧谛，等，1981，(6)：22

（20）**治疗内脏多动症**：用赤芝孢子粉制剂(即肌生)肌内注射，每日 1 次，每次 400～800mg。治疗 2 例，所有症状消失出院，随访 8 年，未见复发。--《中医杂志》王芷沅，等，1983，(6)：52

槐耳

【别名】 槐耳、槐菌《新修本草》，槐檽《千金要方》，槐鸡《蜀本草》，槐鹅《圣惠方》，槐蛾、赤鸡《纲目》。

【来源】 为多孔菌科真菌槐栓菌 *Trametes robiniophila* Murr. 的子实体。

【植物形态】 子实体单生、叠生。菌盖半圆形，常呈覆瓦状，木栓质，白色至灰色或淡黄色、红褐色，近光滑，有光泽，3.5～8cm×4～13.5cm，厚 1～3.5cm。菌肉白色，干后常有香味，厚 5～30mm。菌管长 3～10mm，壁厚而完整；管口白色，圆形至多角形，每毫米 4～6 个。孢子无色，光滑，卵形至近球形，7～8.5μm×5.5～6.5μm。常见有囊状体。见下（图 18）

【生长分布】 生长于刺槐树干上。邹平各镇均有生长分布。

【采收加工】 夏、秋季采收。摘下洗净，晒干。

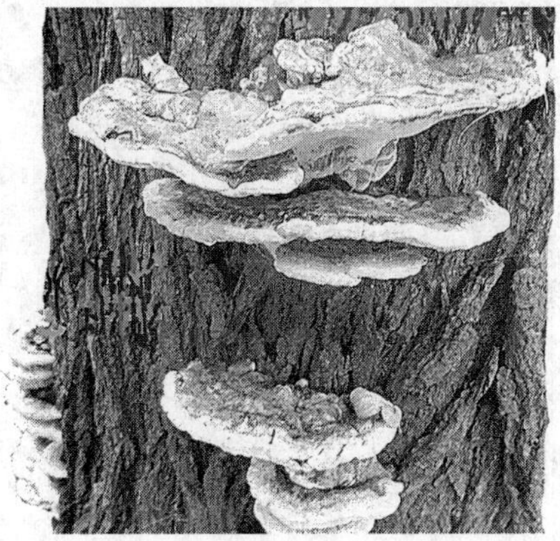

（图 18）**槐栓菌**

【性状鉴别】 槐栓菌子实体无柄，菌盖半圆形，常呈覆瓦状，本栓质，棕褐色或黑褐色，近光滑，有光泽或无光泽，有少数环纹，菌肉黄白色，质硬，气香，味苦。见（图 19）

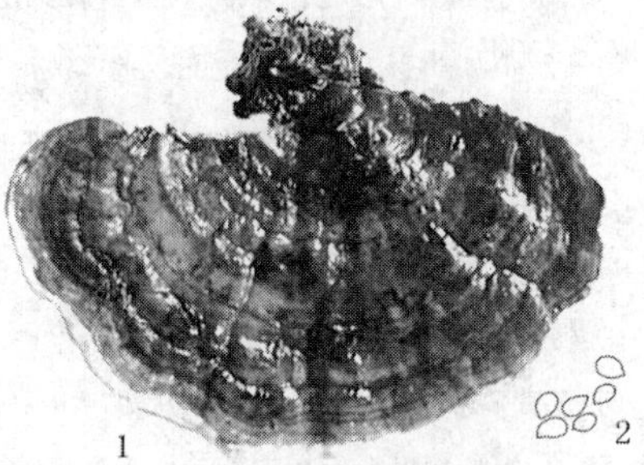

（图 19）**槐栓菌**

1.子实体 2.孢子

【主含成分】 为槐耳蛋白多糖，其水解产物含 L-岩藻糖(*fucose*)，L-阿拉伯糖(*arabinose*)，D-木糖(*xylose*)，D-甘露糖(*mannose*)，D-半乳糖(*galactose*)，D-葡萄糖(*glucose*)等 6 种单糖，及天冬氨酸(*aspartic acid*)，苏氨酸(*threonine*)，丝氨酸(*serine*)，谷氨酸(*glutamic acid*)，脯氨酸(*proline*)，甘氨酸(*glycine*)，丙氨酸(*alanine*)，胱氨酸(*cystine*)，缬氨酸(*valine*)，蛋氨酸(*methionine*)，异亮氨酸(*isoleucine*)，亮氨酸(*1eucine*)，酪氨酸(*tyrosine*)，苯丙氨酸(*phenylalanine*)，赖氨酸(*1ysiFie*)，组氨酸(*histidine*)，色氨酸(*tryptophane*)，精氨酸(*arginine*)等 18 种氨基酸组成。

【药理】 （1）**抗肿瘤作用** 用槐耳清膏进行荷瘤动物体内抑瘤试验，证实在一定剂量范围内槐耳清膏灌胃对小鼠肉瘤 S_{180} 抑瘤率 25%～46%，腹水型 S_{180} 生命延长率 38%。多糖腹腔给药抑瘤率 37.1%～48.0%，生命延长率 50%。均质多糖蛋白(PS-T)灌胃抑瘤率 38.0%。腹腔给药为 38.0%～40.1%($P<0.01$)。说明清膏、多糖及 PS-T 对小鼠肉瘤 S_{180}、腹水型 S_{180} 有很明显抑瘤作用，并对荷瘤动物有显著延长生命的作用。

（2）**增强免疫功能** 槐耳对巨噬细胞吞噬功能有非常显著的促进作用，能增强溶菌酶活性，对脐血活性 E 玫瑰花结形成细胞(EaRFC)及移植物抗宿主反应(GVIIR)有增进影响，对 α，γ-干扰素诱生，α-干扰素促天然杀伤(NK)细胞活性有协同作用，可提高特异性抗体产生，促进小鼠脾细胞 DNA 合成，说明它可明显促进机体免疫功能。

（3）**抗病毒作用** 槐耳清膏对小鼠血清干扰素诱生作用非常显著，对鸭肝炎病毒 DHBV 在用药后使鸭血清 HBV-DNA 水平显著下降。

（4）**毒性** 动物急性毒性试验表明，清膏对小鼠的最大给药剂量相当于人临床剂量的 126.6 倍；大鼠按 95 倍灌胃，均未能测出 LD_{50}，长期毒性试验，大鼠按临床剂量的 95 倍灌胃 3 个月，家犬小剂量组为临床等效剂量，大剂量组为其 24.7 倍，连续灌胃 6 个月，动物生长正常，经血象、生化等检查分析，各组动物都未发生异常，也未发现由药物引起的病理性改变。特殊毒理如小鼠微核及染色体畸变试验等均为阴性反应。

【性味归经】 性平，味苦、辛。归肝、脾、大肠经。

【功用主治】 止血，止痢，抗癌。主治痔疮出血，便血，崩漏，痢疾，肝癌，肝炎。

《药性论》："能治风，破血，益力。"

《新修本草》："疗痔。"

《食物考》："肠风血止，烧灰杀疣，能断月水。"

【用量用法】 内服：煎汤，6～9g。外用：烧炭存性，研末外敷，适量。

【附方】 （1）**治肠痔下血**：槐树上木耳，为末，饮服方寸匕，日三服。--《肘后方》

（2）**治大肠风毒，下血不止**：①槐耳二两(烧灰)，干漆一两(捣碎，炒令烟出)。上药捣细罗为散。每于食前，以温酒调下一钱。--《圣惠方》 ②槐耳 6～9g，槐树寄生 15～30g，猪直肠1段(约 10cm 长)。文火煮，吃槐耳、猪直肠并喝汤。--《药用寄生》

（3）**治月水不断，劳损黄瘦，暂止复发，小劳辄剧者**：槐鹅(炒黄)、赤石脂各一两，为末。食前热酒服二钱。--《圣惠方》

（4）**治妇人漏下，淋沥不绝**：槐蛾不以多少，烧灰，细研为散。每服二钱匕，温酒调下，食前。--《圣济总录》之"槐蛾散"

（5）**治妇女崩中漏下**：槐耳 150g，炒至见烟，研细成末。每次 4g，与头发灰 1g 混合调匀，用好酒少许调服，取微汗为度。--《药用寄生》

（6）**治血气痛欲死**：槐鸡半两为末，酒浓煎顿服。--《妇人良方》

（7）**治血痢，腹中疢痛，心中痞闷**：槐耳 30g，用 400ml 水煮熟，调以盐、醋，吃槐耳并喝汤。--《药用寄生》

（8）**治蛔虫心痛**：槐上木耳(烧灰)末，如枣大，正发和水服，若不止，饮热水一升。--《随身备急方》

（9）**治疗原发性肝癌**：用槐耳冲剂每次包(含于清膏 2.64g)，每日 3 次，温开水冲服。Ⅰ、Ⅱ期患者以服药 3 个月为 1 疗程，Ⅲ期患者连续服药 1 个月为 1 疗程。分别观察患者服药前、后的症状，体征，肝肾功能，癌肿大小，AFP 等的变化。用于原发性肝癌 275 例，服用槐耳冲剂后，患者症状改善，其中肝区疼痛缓解率 73.1%，65.4%的患者食欲增强，体重增加，82%的病人精神好转。经影象检查，服药后肿瘤缩小>50%者 11 例(4.0.%)，肿瘤大小稳定者 170 例(61.8%)，肿瘤发展、增大>25%者 94 例(34.2%)。161 例 AFP>400μg/L 的患者中，治疗后 AFP 下降者 49.7%(80/161)，其中 17 例(10.6%)AFP 下降>50%，但无 1 例转阴。治疗后 AFP 升高<25%者 36 例(22.4%)，升高>25%者 45 例。综合治疗前后肿瘤大小及 AFP 的变化情况，本组病例槐耳冲剂治疗的显效率为 4.0%，有效率为 65.8%，总有效率 69.8%；半年生存率为 41.6%，1 年生存率 27.3%。服药过程中，少数病例出现恶心等不适反应，无明显肝、肾功能损害及骨髓抑制等作用。--《上海中医药杂志》中国人民解放军第二军医大学东方肝胆外科医院，1995，(3)：30。将Ⅱ期原发性肝癌 47 例分为两组，1 组 25 例，单用槐耳冲剂治疗，每次 1～2 包，每日服 3 次。2 组 22 例，槐耳冲剂合并 5-Fu 为主治疗，少数病例合并用丝裂霉素、噻口替哌、斑蝥素等。对照组 25 例单用

5-Fu治疗18例，合并丝裂霉素、塞口替哌、斑蝥素、长春新碱的7例。近期疗效，1组部分缓解2例，稳定10例，进展10例；2组完全缓解1例，稳定11例，进展10例；对照组稳定12例，进展13例。Ⅰ、Ⅱ期的近期疗效稍优于对照组，但差异不显著。(P>0.05)。Ⅰ组治后半年生存率59%(13例)，1年生存率33%（7例）。Ⅱ组治后半年生存率40.9%(9例)，1年生存率22.6%（5例）。对照组治后半年生存率48%(12例)，1年生存率4%（1例）。各组治后半年生存率差别不显著(P>0.05)。治后1年生存率以1组为高，Ⅱ组次之，与对照组有显著差异。(P<0.05)。Ⅰ、Ⅱ组病例，各有2例治疗后AFP含量明显下降ALT也各有4例下降为正常。但对照组未见1例AFP含量下降，相反AKP、ALT、7-GT转为异常的例数增加。--《南京中医学院学报》王墨荣，1988，4：17

（10）**治疗慢性乙型肝炎**：用槐耳冲剂试用于慢性乙肝60例。HBeAg转阴率达33%，而对照组一般护肝药维生素C等治疗40例，转阴率为50%。说明槐耳对慢性乙肝有较好疗效，提示它有可能阻断乙肝患者的癌变，值得扩大探索其他临床适应证。--《南京中医药大学科技资料汇编》庄毅，1997

树舌

【别名】 树舌，赤色老母菌、扁芝《中国药用真菌》(刘波)，木灵芝、树耳朵《西藏真菌》，扁蕈、白斑腐菌《长白山植物药志》。梨菌、枫树芝、老母菌《中国药用真菌图鉴》，老牛肝(东北)，还有树舌灵芝、扁木灵芝、皂菌耳、菌盖木质等称谓。

【来源】 为多孔菌科真菌平盖灵芝 *Ganoderma applanatum* (Pers.ex Wallr) Pat.的子实体。

【植物形态】 子实体多年生，侧生无柄，本质或近木栓质。菌盖扁平，半圆形、扇形、扁山丘形至低马蹄形，长径6～50cm，短径5～30cm，厚2～15cm。盖面皮壳灰白色至灰褐色。常覆有一层褐色孢子粉，有明显的同心环棱和环纹，常有大小不一的疣状突起，干后常有不规则的细裂纹；盖缘薄而锐，有时钝，全缘或波状。管口面初期白色，渐变为黄白色至灰褐色，受伤处立即变为褐色；管口圆形，每1mm间4～6个；菌管多层，在各层菌管间夹有一层薄的菌丝层，老的菌管中充塞有白色粉末状的菌丝。孢子卵圆形，一端有截头，壁双层，外壁光滑，无色，内壁有刺状突起，褐色，（6.5～10）μm×（5～6.5）μm。见（图20）

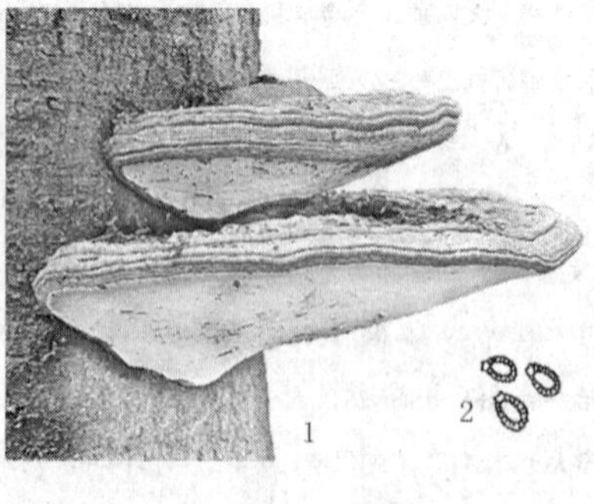

（图20）**树舌**

1.子实体 2.孢子

【生长分布】 生于多种阔叶树的树干及茎基部。邹平各乡镇均有分布。民间多用皂角树上生者。

【采收加工】 夏、秋季采集成熟的子实体，除去杂质，切片，晒干。

【性状鉴别】 子实体无柄，菌盖半圆形，长径10～50cm，短径5～35cm，厚约15cm。表面灰白色、灰褐色或锈褐色，有同心性环带及大小不等的溜状突起，皮壳脆，边缘薄，圆钝。管口面污黄白色或暗褐色，管口圆形，每1mm间4～6个。纵切面可见菌管一层至多层。本质或木栓质。气微，味淡。

【理化鉴别】 生殖菌丝淡揭色，壁薄，直径3～6μm。骨架菌丝褐色，壁厚至实心，树状分枝或呈针状，骨架干直径5～6μm，分枝末端形成鞭毛状无色缠绕菌丝。缠绕菌丝无色或微带褐色，壁厚，分校，直径1～2μm。孢子卵形或顶端平截，长7～10μm，直径4.3～6.2μm。

【主含成分】 含麦角甾醇(*ergoster01*)，麦角甾-7，22-二烯-3-酮(*ergosta-7，22-dien-3-one*)，麦角甾.7，22-二烯-3β-醇(*ergosta-7，22-dien-3β-ol*)-，麦角甾-5，8，22-三烯-3β，15-二醇(*ergosta-5，8，22-trine-3β，15-dio1*)，麦角甾-7，22-二烯，3β-醇棕榈酸酯(*ergosta-7，22-dien-3β-ylpalmitate*)，麦角甾醇过氧化物(*ergosterol peroxide*)，24-甲基胆甾烷-7，22-二烯-3β-醇(*24-methylcholesta-7，22-dien-3β-ol*)，灵芝-22-烯酸(*ganoderenic acid*)A、F、G，灵芝-22-烯酸H、I甲酯(*methyl ganoderenate H、I*)，7-表灵芝酸A甲酯(*7-epiganoderate A*)，呋喃灵芝酸(*furanoganoderic acid*)，灵芝酸A、P甲酯(*methyl ganoderate acid A、P*)，树舌环氧酸(*applanoxidicacid*)A、B、C、D，赤杨烯酮(*alnusenone*)，无羁萜(*friedelin*)，无羁萜醇(*friedelin01*)，表无羁萜醇(*epifriedelino1*)，D：B-弗瑞德齐墩果-5-烯-3，酮(*D：B-friedoolean-5-en-3-one*)，即是赤杨烯酮，色素葡聚糖(*glucan*)CF_1、CF_2，多糖和棕榈酸(*palmiticacid*)，亚油酸等脂肪酸。

【药理】 具有增强免疫功能，及抗肿瘤作用。

【性味归经】 性平，味微苦。归肝、肺、肾经。

【功用主治】 祛风除湿，清热、止血、化痰、抗癌，主治急慢性肝炎、早期肝硬化、食管癌、肺癌、肝癌、鼻咽癌、胰腺癌、胃癌、乳房癌及消渴证。对改善睡眠，增强体质，便秘，尿急，尿频等均有疗效。

【用量用法】 内服：煎汤，10～30g。

【附方】 （1）**治食管癌**：赤色老母菌(生于皂角树上者)30g，炖猪心、肺服，每日2～3次。--《中国药用真菌》(刘波)

（2）**治鼻咽癌**：树舌、蒲葵子各309。水煎分3次服。--《中国民间生草药原色图谱》

（3）**治慢性咽喉炎**：树舌90g，蜂蜜60ml。水煎分3次缓缓饮下。--《中国民间生草药原色图谱》

小伞蘑菇

【别名】 硬柄皮伞、仙环小皮伞《中国药用真菌》。

【来源】 为白蘑科真菌硬柄小皮伞 *Marasmius oreades* (Bolt.) Fr.的子实体。

【植物形态】 菌盖半肉质，软韧，直径2～5cm，中部平或稍突起，平滑，淡肉色至土黄色，后褪变为近白色，盖缘干或湿，稍有条纹。菌肉中部厚，稍强韧，肉质，类白色，味美，有香气。菌褶离生，稍稀，幅宽，往往褶间有横脉，白色或淡。菌柄长4～5.5cm，直径3～4mm，圆柱形，平滑，或有细绒毛，

污白色，较强韧，中实或中空。孢子印白色，孢子无色，光滑，卵状锥形，(7～9)μm×(4～5)μm。见（图 21）

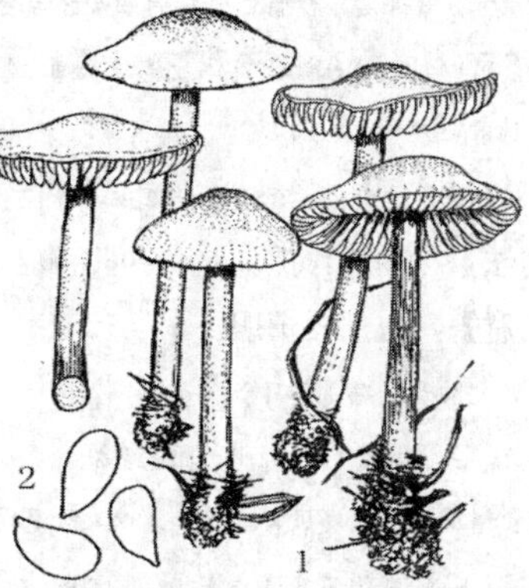

（图 21）**小伞蘑菇**

1.子实体 2.孢子

【生长分布】 夏、秋季雨后，多生于草地、沟边，易形成蘑菇圈。邹平各乡镇均有分布。

【采收加工】 采摘后洗去泥沙、杂草，鲜用或晒干备用。

【性状鉴别】 子实体呈伞状。菌盖中部稍突起，直径 2～5cm，表面浅土黄色，边缘波状，具不明显条文。菌褶稀而宽，离生，不等长，类白色。菌柄圆柱形，长 4～5cm，直径 2～4mm，中实。质韧。气香，味淡。

【主含成分】 含植物血凝素(*Lectin*)，氨基酸，硒，砷，及其他微量元素。

【性味归经】 性温，味微咸。

【功用主治】 追风散寒，舒筋活络。主治腰腿疼痛，手足麻木，筋络不舒。

《全国中草药汇编》："追风散寒，舒筋活络。"

《福建药物志》："治腰腿疼痛，手足麻木，筋络不舒。"

【用量用法】 内服：研末或煎汤，3～9g。

【使用注意】 孕妇、幼儿慎用。

【附方】 **治腰腿疼痛，手足麻木，筋络不舒**：黄多孔菌 4800g，花椒 9.6g，白酒、黄酒各 52.8g。配制成散，日服 2 次，每次 9g，黄酒为引，白开水送服。禁忌生冷食物，孕妇、小儿勿服。服后如有不良反应，停几日后再服。-- 《福建药物志》之"舒筋散"

平菇

【别名】 平菇，桐子菌、糙皮侧耳《中国药用真菌图鉴》，北风菌、蚝菌《中国药用真菌》(刘波)，蠔菌《新华本草纲要》，水风菌、冻菌《云南中药资源名录》，青蘑、灰蘑(东北)。

【来源】 为白蘑科真菌糙皮侧耳 *Pleurotus ostreatus* (Jacq.ex Fr.) Quél.的子实体。

【植物形态】 菌盖肉质，宽 5～20cm。扁半球形，后平展，有后缘，呈扇形、肾形，中部下凹，盖面水渍状，有纤毛，初时堇紫色，后为铅灰色、灰白色或污白色；盖缘初时内卷，后平展。菌肉厚，白色，味美，有清香气。菌褶延生，在柄上交织或成纵条纹，稍密至较稀，白色。菌柄侧生，短，一般长 1～2cm，或无柄，白色，中实，基部有短的白色绒毛。孢子平滑，无色，近圆柱形，(7.5～11) μm×(3～4) μm。孢子印白色。见（图 22）

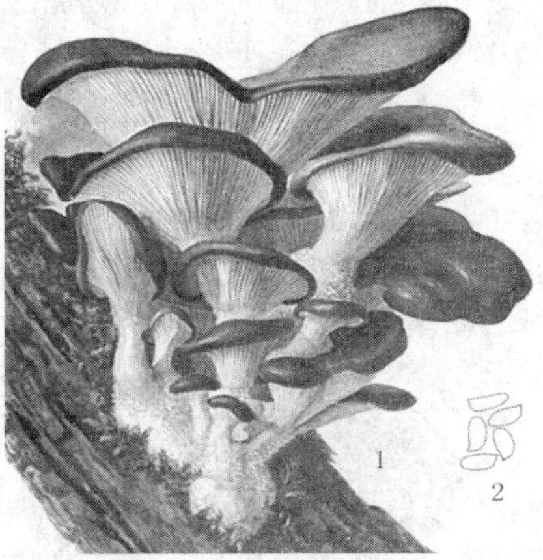

（图 22）**平菇**

1.子实体 2.孢子

【生长分布】 生于阔叶树腐木上，丛生或叠生。邹平个别乡镇有栽培。

【采收加工】 夏、秋季采收子实体，除去杂质，多鲜用，或晒干备用。

【性状鉴别】 菌盖扁半球形，或平展，有后沿,直径 5～20cm，类白色、灰白色或青灰色，表面有细毛。菌肉厚，类白色。菌褶白色，与菌柄连接处有网状条纹。菌柄短或无，长 1～3cm，直径 1～2cm，基部常有绒毛。气香，味淡。

【主含成分】 含多种氨基酸(*amino acid*)，维生素(*vitamin*)B_1、B_2、B_6、C、PP、H，脂肪酸，芳香成分，甾体，胺类，糖类等。

【药理】 （1）**抗癌** 在糙皮侧耳中有两种具有抗癌活性的多糖，主为侧耳酸性多糖。

（2）**增强免疫** 从糙皮侧耳真菌分离的糖肽组分，具有促进淋巴因王激活杀伤(LAK)细胞和自然杀伤(NK)细胞杀伤肿瘤的作用。

（3）**降血脂及防治动脉粥样硬化** 糙皮侧耳用水及不同浓度乙醇是取浸膏，真空干燥。以 3%醇浸膏加于仓鼠高脂饲料中，6 星期后，水及 30%和 60%乙醇提取的浸膏，可明显减轻血清及胆固醇和三酰甘油(甘油三酯)。

【性味归经】 味辛、甘，性温。归肝、肾经。

【功用主治】 追风散寒，舒筋活络，补肾壮阳。主治腰腿手足麻木，筋络不舒，阳痿遗精，腰膝无力

《中国药用真菌》(刘波)："追风散寒，舒筋活络。"

《长白山植物药志》："疏风活络，强筋壮骨。主治腰腿疼痛，手足麻木，筋络不舒。"

《秦岭巴山天然药物志》："主治半身不遂。"

【用量用法】 内服：煎汤，6～9g。

双孢菇

【别名】 双孢菇 名出《医学入门•本草》，蘑菰《饮膳正要》，鸡足蘑菇、蘑菇草《广谱菌》，肉蕈《纲目》，蘑菇菌《云南中药资源名录》，洋蘑菇《烟台市中药资源汇编》，香菇（民间）。

【来源】 为蘑菇科真菌双孢蘑菇 *Agaricus bisporus* (Lange)

Sing.的子实体。

【植物形态】 子实体中等至稍大。菌盖直径 3～15cm 不等，初半球形，后近平展，有时中部下凹，白色或乳白色，光滑或后期具丛毛状鳞片，开燥时边缘开裂。菌肉白色，厚。菌褶粉红色呈褐色，黑色，较密，离生，不等长。菌柄粗短，圆柱形，稍弯曲，1～9×0.5～2cm，近光滑或略有纤毛，白色，内实。菌环单层，白色，膜质，生于菌柄中部，易脱落。担子上有两个担孢子，所以称为双孢蘑菇，孢子印深褐色。孢子褐色，椭圆形，光滑，6.5～10×5～6.5μm。见（图 23）

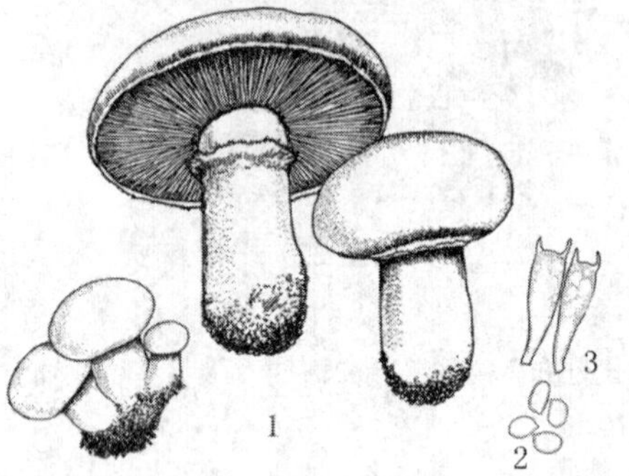

（图 23）双孢蘑菇

1.子实体 2.孢子 3.担子

【生长分布】 夏秋季多生于草地、路旁、田野、堆肥场及林间空阔地。邹平有栽培。

【采收加工】 蘑菇在现蕾后 5～7 天采收，天气凉时，可在 8～10 天采收。以子实体菌膜尚未破裂时，采收质量最佳。

【性状鉴别】 菌盖半球形或平展，直径 5～12cm，白色或淡黄棕色，表面具淡褐色细绒毛。菌肉厚，白色或淡红色。菌褶密，不等长，粉红色、褐色或黑褐色。菌柄长 4.5～9cm，直径 1.5～3cm，类白色，中部有时可见单层。气微，味特异。

【主含成分】 含挥发性成分 3-辛酮(*3-octanone*)和 1-辛烯-3-醇(*1-octen-3-ol*)，含异硫氰酸苄酯(*benzylisothiocyanate*)，无机元素有磷、钙、镁、钾、铜、锰、锑、锌、铁、汞及镉，尚含磷脂、甘油酯、亚油酸(*linoleic acid*)及甾醇(*sterol*)等化合物，并含有原维生素(*provitamin*)D_2 等化合物。

【药理】 双孢蘑菇中提取出的植物凝集素有抗肿瘤活性，0.25mg 剂量投与荷肉瘤 S_{180} 的小鼠，3 星期后抑瘤率为 39%。蘑菇水提取物能明显增加 T 细胞数量，可作为 T 淋巴细胞促进剂，刺激抗体形成，提高机体免疫功能，对机体非特异性免疫有促进作用。蘑菇多糖对乙醇中毒小鼠肝脏丙二醛(NDA)升高，有明显治疗作用，腹腔注射优于口服组，二次给药也有预防作用。双孢蘑菇的乙醇提取物能引起鼠伤寒沙门菌突变，尤对 TA_{104} 作用显著。Ames 试验表明，双孢蘑菇所含的蘑菇氨酸，对 TA_{1537}、TA_{97} 有诱变活性，碱性条件能增强它的诱变活性。

【性味归经】 性平，味甘。归肠、胃、肺经。

【功用主治】 健脾开胃，平肝提神。主治饮食不消，纳呆，乳汁不足，高血压症，神倦欲眠。

《医学入门·本草》："悦神，开胃，止泻，止吐。"

《生生篇》引自《纲目》："益肠胃，蚀痰理气。"

《本草求原》："消热痰。"

《全国中草药汇编》："消食，清神，平肝阳。主治消化不良，高血压，哺乳期乳汁分泌减少，毛细血管破裂，牙床出血，贫血等症。"

《中国药用真菌》（刘波）："哺育婴儿的妇女经常食用可增加乳汁的分泌量。""经常食用，可以预防脚气病，身体疲倦，毛细血管破裂，牙床及腹腔出血，糖皮病，各种贫血症。"

《浙江药用植物志》："健脾。治白细胞减少症等。"

【用量用法】 内服：煎汤，6～9g，鲜品 150～180g。

【使用注意】 气滞者慎服。

《饮膳正要》："动气发病，不可多食。"

《本草求真》："多食均于内气有阻，而病多发。"

《随息居饮食谱》："多食发风，动气，诸病人皆忌之。"

【附方】 （1）**治肖化不良**：(蘑菇)鲜品 150g，炒食、煮食均可。--《中国药用真菌》（刘波）

（2）**治高血压**：(蘑菇)鲜品 180g。煮食，分两次食用。--《中国药用真菌》（刘波）

（3）**治小儿麻疹透发不快**：鲜蘑菇 18g，鲜鲫鱼 1 条。清炖(少放盐)喝汤。--《物中药与便方》

鬼伞

【别名】 鬼伞《本草经集注》，鬼盖，地盖《别录》，鬼菌《广菌谱》。墨汁鬼伞，又名"柳树蘑"《中国食用菌志》，一夜茸。

【名释】 该菌多生于阴角、粪堆，常朝生幕落，故名。

【来源】 为伞菌科真菌墨汁鬼伞 *Coprinus atramentarius* (Buli.) Fr.、粪鬼伞 *Coprinus sterqulinus* Fr.的子实体。

【植物形态】 （1）**墨汁鬼伞** 子实体小或中等大。菌盖宽 2～8cm，初期卵形至钟形且完整，顶部钝圆，有灰褐色鳞片，边沿灰白色具有条沟棱，似花瓣状，表面具丝光质纤毛，白色，其后则不规则撕裂，当开伞时一般开始液化，由菌盖边缘至中央即变成灰黑色，流墨汁状汁液。菌肉初期白色，后变灰白色。菌褶很密，相互拥挤，离生，不等长，开始灰白色至灰粉色，最后成汁液。菌柄污白，长 5～15cm，粗 1～2.2cm，向下渐粗，菌环以下又渐变细，表面光滑，内部空心，易折。孢子印黑色。孢子黑褐色，椭圆形至宽椭圆形，光滑，（7～10）μm×(5～6)μm。褶侧囊体圆柱形，多而细长。见（图 24）

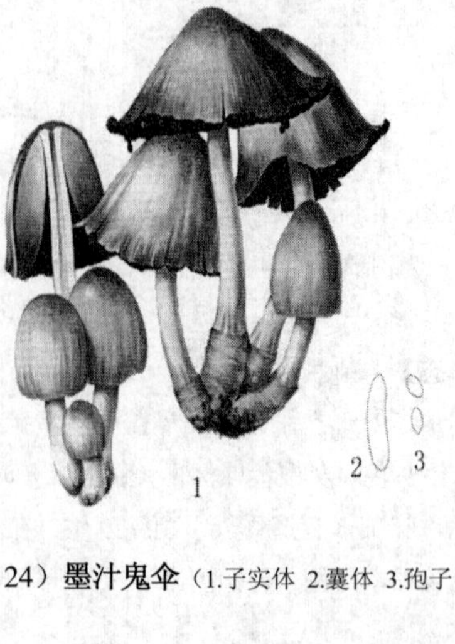

（图 24）墨汁鬼伞（1.子实体 2.囊体 3.孢子）

（2）**粪鬼伞** 子实体中等大。菌盖宽 2.5～8cm，初期短圆柱形，纯白色，有鳞片，后变为圆锥形，渐平展，灰色，中部浅褐色，边缘有明显的棱纹，灰褐色至黑色。菌肉白色，极薄。菌褶白色，后变粉红色至黑色而自溶为黑汁状。菌柄白色，受伤后变污，长 5～18cm，粗 0.5～0.9cm，白色，伤后变污，基部膨大，向上渐细，内部松软变中空。菌环白色，膜质，窄，常留在菌柄基部似菌托。孢子印黑色。孢子黑褐色，光滑，椭圆形，（18～24）×（10～13）μm。囊体淡黄色，椭圆形，（29～31.5）×（14～15）μm。见（图 25）

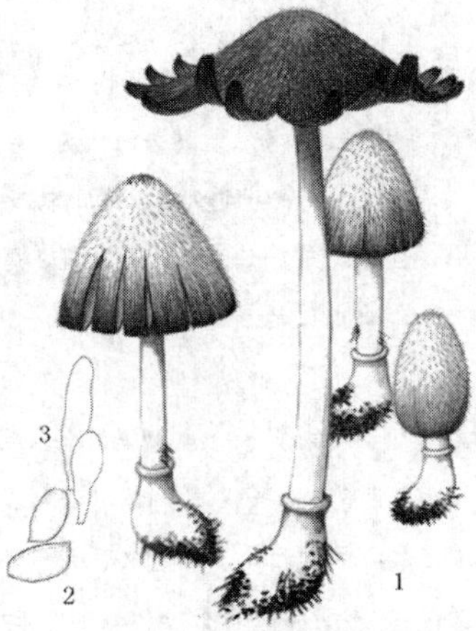

（图 25）**粪鬼伞**

1.子实体 2.孢子 3.囊体

【生长分布】 （1）**墨汁鬼伞**：春、夏至秋季常雨后丛生于粪堆、林中、田野、路边、村庄、墙角、公园等处有腐木的地方，往往形成一大堆，多达数十枚。墨汁鬼伞有时出现在培栽草菇的堆物上，争夺营养，甚至抑制草菇菌丝生长。邹平均

各镇有分布。

（2）**粪鬼伞**：春、秋季常见散生或群生于雨后粪堆上。邹平均各镇有分布。

【采收加工】 春、夏、秋季采收后洗净，立即煮熟，晒干。不可鲜晒、否则子实体潮解成墨汁。

【性状鉴别】 （1）**墨汁鬼伞**：菌盖卵形或钟形，直径 4～llcm，灰褐色或污褐色，中部具细小鳞片，边缘灰紫色或黑色，开裂呈不规则花辩状。菌肉薄，类白色或黄白色。菌褶密，不等长，白色。菌柄长可达 20cm，直径约 2cm，污白色，下部有时可见菌托。气香，味特异。有毒。

（2）**粪鬼伞**：菌盖短圆柱形、圆锥形或平展，直径 2.5～8cm，白色或灰色，中部浅褐色，表面有鳞片，边缘具灰褐色或黑色棱纹。菌肉薄，白色。菌稻白色、粉红色或黑色。菌柄长 5-18cm，直径 5～6mm，基部膨大，白色或污色。菌环窄，膜质，类白色，常留在菌柄基部。气香，味特异。

【主含成分】 墨汁鬼伞：含异戊胺(*isoamylamine*)、苯乙胺(*phenylethylamine*)、腺嘌呤(*adenine*)、 6-氧嘌呤(*hy-Poxanthine*)、尿狗酸(*urocanic acid*)、咪唑乙酸(*imidazolylacetic acid*)、咪唑丙酸 (*imidazolylprop ionicacid*)、咪唑乙醇(*imidazolylethanol*)、组氨酸、精氨酸、胆碱(*choline*)、胍(*guanidine*)、甜菜碱(*betaine*)、尸胺(*cadaverine*)等。又含色氨酸、色胺、核黄素(*riboflavine*)(210 国际单位)。含硒、锌、镁，钙等。尚含尿素(*urea*),植物凝集素(*phytolectins*)。其毒素被认为是胍啶(*quanidine*)，也有认为起作用的是四乙基硫代尿咪(*disulfiram*)样毒素。

【药理】 抗癌：对小白鼠肉瘤 180 和艾氏癌的抑制率墨汁鬼伞 100%、粪鬼伞 80%。

【性味归经】 性平，味甘，有小毒。归肺、胃经。

【功用主治】 益肠胃，化痰理气，解毒消肿。主治食欲不振，咳嗽吐痰，小儿痫病，气滞胀痛，疔肿疮疡。

《别录》："主小儿寒热痫。"

《本草拾遗》："和醋敷肿毒，恶疮。"

《纲目》："烧灰治疔肿，以针刺破四边，纳灰入内，经宿出根。"

【临床应用】 子实体煮熟后烘干，研成细末和醋成糊状敷用，治无名肿毒和其他疮疽。

【用量用法】 内服：煎汤，3～9g；鲜品 15～30g；或入九、散剂。外用：研成细末和醋调成糊状敷，适量。

【饮食宜忌】 不宜与酒、鸡肉同食。

【注意】 墨汁鬼伞可食用，但也有人食后中毒。尤其与酒或啤酒同食均可引起中毒。主要表现为精神不安，心跳加快、耳鸣、发冷、肢麻木、脸色苍白等。最初常出恶心、呕吐等胃肠道反应。

粪鬼伞经常食用，有助消化和治疗痔疮。

马勃

【别名】 马勃、马庀《别录》，马屁勃（陶弘景），马庀菌《蜀本草》，牛屎菇《纲目》，灰包菌《中药形性经验鉴别法》，灰菇《经验良方》，药苞《河北药材》，人头菌、牛屎菌、大气菌、灰菌《南宁市药物志》，鸡肾菌、地烟《广西中药志》。

【来源】 为灰包科真菌大颓马勃 *Calvatia gigantean* (Batshch ex Pers.) Lloyd 的子实体。

【植物形态】 子实体大型。近球形至球形，直径 15～36cm 或更大，无不孕基部或很小，由粗菌索与地面相连。包被白色，后变污白色，由膜状外包被和较厚的内包被所组成，初期微具绒毛，渐变光滑，脆，成熟后开裂成块脱落，露出浅青和褐色的孢体。孢子球形，光滑或有时具细微小疣，具小尖，淡青黄色，直径 3.5～5.7(6.1)μm。孢丝长，与孢子同色，稍分枝，有稀少横隔，粗 2.3～7μm。见（图 26）

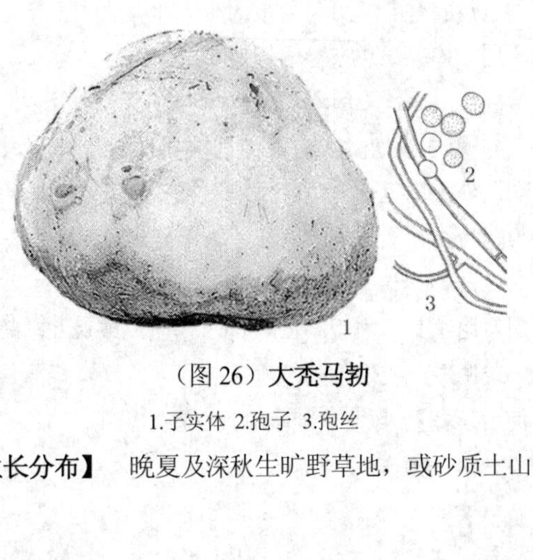

（图 26）**大秃马勃**

1.子实体 2.孢子 3.孢丝

【生长分布】 晚夏及深秋生旷野草地，或砂质土山坡草丛

中，或林下。邹平有少量分布。

【采收加工】 7～9月，当子实体刚成熟时采收，拔起后，去净泥沙，晒干，除去硬皮，切成方块。本品在霉雨季节生长很快，4～5日即成熟，应注意适时收采。

【性状鉴别】 子实体呈扁球形，或压扁的不规则块状物，直径15～20cm或更大，不孕基部小或无。外包被灰黄色，纸质，常脱落，内包被厚硬而脆，成块裂开，黄棕色；孢体淡青褐色，絮状而轻，松散，轻轻捻动即有孢子飞扬。气微臭，味微苦涩。

【主含成分】 α-淀粉酶(*α-amylase*)及多种氨基酸。

【药理】 (1)**止血作用** 将马勃孢子撒布于流血局部，可以止血，系机械的止血作用。用马勃粉加45%乙醇配成4%混悬剂，浸透纱布，或用马勃制成絮垫，灭菌后用于小伤口出血。因它不为组织所吸收，故不能用于组织内止血。

(2)**抗菌作用** 从紫色秃马勃的发酵液中提取的马勃菌酸有抗菌活性。其培养液中的代谢产物，有抗菌和抗真菌活性。水浸剂用试管稀释法，1：20时对铁锈色小孢子菌等有抑制作用。

(3)**过敏反应** 文献报道用中药马勃后曾引起过敏反应。

【性味归经】 性平，味辛。归肺经。

【功用主治】 清肺利咽，解毒止血。主治咽喉钟痛，咳嗽失音，吐血，衄血，诸疮不敛。

《别录》："主恶疮、马疥。"

《本草衍义》："去膜，以蜜揉拌，少以水调呷，治喉闭咽痛。

《纲目》："清肺，散血热，解毒。……能清肺热咳嗽，喉痹，衄血，失音诸病。

《玉楸药解》："治骨鲠吐血。"

《本草经疏》："止冻疮。"

【临床应用】 (1)**用于咽喉肿痛**。马勃善清热毒而利咽岷为咽喉肿痛之要药，可单味应用，或以蜜水调服，或为丸噙咽，或吹喉。亦常与桔梗、生甘草、玄参、牛蒡子等清热利咽药同用。治大头瘟，头面红肿，咽喉肿痛，常与黄芩、黄连、牛蒡子、板蓝根等清热解毒药同用，如《东垣试效方》之"普济消毒饮子"。

(2)**用于咳嗽**。马勃善清肺热，故治肺热咳嗽，兼咽喉红痛，声音嘶哑，常与桔梗、生甘草、牛蒡子等同用，以清肺止咳利咽；亦治久嗽失音，可与牙硝以砂糖和丸噙化。

(3)**用于吐血，衄血及外伤出血**。马勃散血热而止血，凡吐衄因血热妄行者，可与茅根、侧柏叶、炒栀子等同用；亦可单味应用。如《圣惠方》治妊娠吐衄，用马勃为末，浓米饮调下。若外伤出血，可用本品外敷患处。

(4)**用于诸疮溃疡难愈**。马勃内服外敷，皆有清热解毒敛疮之功。外敷冻疮、褥疮、臁疮不敛等均可单用本品。治臁疮还可与轻粉、三七同研末外敷，如《洞天奥旨》敛疮丹。

《得宜本草》："得牛蒡子、连翘、玄参，治温毒发颐。"

【用量用法】 内服：1.5～6g，包煎，或入丸、散。外用：研末敷，或调敷，或作吹药，适量。

【使用禁忌】 风寒伏肺咳嗽失音者，忌用。

《饮片新参》："风寒劳咳失音者，忌用。"

【附方】 (1)**治咽喉肿痛，咽物不得**：蛇脱皮一条(烧令烟尽)，马勃一分。上药细研为散，以绵裹一钱，含咽津。--《圣惠方》

(2)**治急喉闭**：马屁勃、焰硝各一两。上为末，每用一字许，吹入喉内，吐涎血出，愈。--《经验良方》

(3)**治久嗽**：马屁勃不以多少，细末，炼蜜为丸，如梧桐子大，每服二十丸，汤送下。--《普济方》之"马屁勃丸"

(4)**治声失不出**：马屁勃、马牙消等分，研末，沙糖和丸芡子大，噙之。--《摘元方》

(5)**治吐血**：马屁包，为末，砂糖丸如弹子大，每服半丸，冷水下。--《袖珍方》

(6)**治妊娠吐衄不止**：马勃末，浓米饮服半钱。--《圣惠方》

(7)**治大头天行，初觉憎寒体重，次传头面肿盛，口不能开，上喘，咽喉不利，口渴舌燥**：黄芩(酒炒)、黄连(酒炒)各五钱，陈皮(去白)、生甘草、元参、柴胡、桔梗各二钱，连翘、板蓝根、马勃、鼠粘子、薄荷各一钱，僵蚕、升麻各七分。为末，汤调，时时服之。或蜜拌为丸，噙化。--李杲"普济消毒饮"

(8)**治臁疮不敛**：①葱盐汤洗净，拭干，以马屁勃末敷之。--《纲目》引仇远《稗史》 ②马屁勃一两，轻粉一钱，三七根末三钱。各为细末。先用葱盐汤洗净拭干，次敷药末。--《洞天奥旨》之"敛疮丹"

(9)**治痈疽**：马勃擦粉，米醋调敷即消；并入连翘少许，煎服亦可。--《外科良方》

(10)**治骨鲠于喉**：马勃、白矾灰、牛蒡子(炒)、陈皮(去白，焙)各半两。为细末，用浆水丸如樱桃大。口中含化下。--《圣济总录》

(11)**治聤耳**：马勃、薄荷、桔梗、杏仁、连翘、通草。制散，清水调服。--《杂病源流犀烛》之"马勃散"

(12)**治疗咽喉肿痛**：适量干马勃粉与浸湿之马勃粉混合，加少许糖精，制成丸。随时含噙，每日控制量约为9～12g。治疗咽喉部感染性炎症42例，其中急性咽炎27例，有效率为77.8%；急性扁桃体炎15例，有效率为86.6%。马勃有利咽之功，如与酸浆(锦灯笼)合并使用，效果更为大增。--《江苏中医》张季平，1963，(2)：19

(13)**治疗咳嗽**：主药马勃，辅以马铃薯、红糖为丸(每丸含马勃生药相当于15g或0.75g)。早、晚各1次，饭后以白开水送服，每次3～6g。治疗135例上呼吸道感染咳嗽，其中感冒并发支气管炎124例，有效率为85.5%；急性支气管炎11例，有效率为81.8%。--《江苏中医》张季平，1963，(2)：19

(14)**治疗前列腺摘除术出血**：马勃孢子粉末经80目筛，称取100g，置乳钵内，与10g吐温-80、75%乙醇50ml混匀，干燥，高压灭菌。用马勃粉止血，肉眼血尿：24h内消失者9例，24～48h消失者13例，48～72h消失者33例，72～96小时消失者3例，5天以上消失者2例。显微镜血尿：5天以内消失者9例，其余均于7天后消失。此与手术创伤未全愈合有关。马勃粉填塞前列腺囊内不影响其收缩，由于马勃孢子小于红细胞，可阻塞任何大小不等的血管破裂口。止血好，术后无再出血病例，不阻塞尿路，孢子经尿排出体外，残余孢子被吸收。无异物反应，且有抑菌作用。在前列腺囊内挖出腺体缝扎出血的动脉及活动性出血之后，倒入马勃粉，用小纱布块或示指压迫马勃粉止血。--《中西医结合杂志》董禄，等，1985，5：601

(15)**治疗鼻出血**：取马勃絮垫放于鼻出血点上，轻轻加压约30s，即可达到止血。疗效：治疗鼻出血113例，除4例高血压、再生障碍性贫血及白血病

患者疗效不佳外，余 109 例皆获良效。--《中华耳鼻咽喉科杂志》张弘，1965，(1)：7

（16）**治疗疖肿**：取马勃粉与适量凡士林配成 1% 或 5% 的膏剂，外敷疖肿。一般每隔 2～3 天换药 1 次。治疗疖肿 96 例，其中以 1% 马勃软膏治疗者 25 例，有效率为 84%；以 5% 马勃软膏治疗者 71 例，有效率为 87.3%。5% 马勃软膏较 1% 马勃软膏疗效为高。--《江苏中医》张季平，1963，(2)：19

（17）**治疗冻疮**：①冻疮未溃：取新鲜姜汁与 2%～3% 苯酚混和，加入经高压消毒的马勃粉调成混悬液，然后将消毒纱布浸入，再经消毒灭菌备用。对未溃冻疮，用以外敷，每 2d 换药 1 次，一般换药 2～3 次收效，4～5 次即可恢复。治疗 108 例，10 天内红肿消退恢复者 69 例，占 63.9%；15 天内红肿消退恢复者 35 例，占 33.4%；15 天以上未恢复者 4 例，占 3.7%。②冻疮已溃：取脱皮马勃，经高压消毒 30 分钟备用。先清洗冻疮，取消毒的马勃均匀撒在疮面上，用纱布包扎，每日换药 1 次，到愈合为止。治疗 132 例，换药 4～5 次恢复者(疮面愈合，红肿消退)126 例，占 95%，15 天恢复者 2 例，占 1.5%，15 天未恢复者 4 例，占 3.5%。--《中成药研究》仲济民，等，1982，(12)：42

石花

【别名】 石花《东北药用植物志》，石苔花《草木便方》，乳花《北方常用中草药手册》，地衣《吉林中草药》，地衣《吉林中草药》，藻纹梅花衣《中药大辞典》，石衣，石苔衣，梅衣，梅藓。

【来源】 为梅花衣科植物石梅衣 *Parmelia saxatilis* (L.) Ach. 的全体。

另：牛皮叶科植物牛皮叶 *Sticta pulmonacea* Ach.的全体也作药用。产于南方个各省。

【植物形态】 地衣体叶状，近圆形或不整齐伸展，直径达 15cm，边缘深裂，裂片末端截形或尖锐，长 0．5～4cm，宽 1～5mm，上表面灰绿色至灰褐色，中央部分色暗，无光泽，边缘具网状白色的假杯点，裂芽多集中于中央，颗粒状至圆柱状，下表面黑色，周围暗褐色，密生黑色不分枝的假根；子囊盘多，杯状，老时盘状，直径 1～7mm，具短柄，果托具有白色网纹，边缘幼时内卷，随后纵裂，生裂芽，盘面黄褐色至暗褐色。见（图 27）

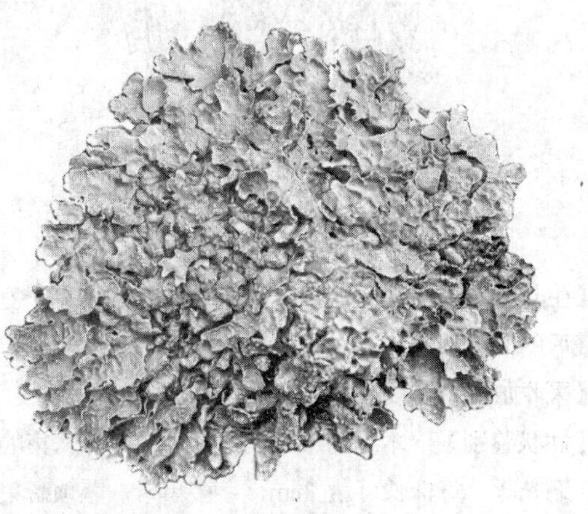

（图 27）**石梅衣**

【生长分布】 生于山间岩石上或树上。邹平南部山岩之壁有分布。

【采收加工】 全年可采，从石上铲下，除净杂质，晒干。

【性状鉴别】 地衣体呈叶状，近圆形或不整齐伸展，直径可达 15cm 以上，裂片深裂，狭长，长 0.5～4cm，宽 1～5mm，边缘有光泽，呈截形或凹入；叶状体上表面灰色至灰褐色，中央部分暗色，具圆形或线形白斑及鼓起的网纹，裂芽多集中于中央，下表面黑色，密生不分枝的黑色假根。

【理化鉴别】 髓层加 5～10%氢氧化钾试液，呈黄色，迅速变为红色。

【主含成分】 藻纹梅花衣含藻纹苔酸(*salazinic acid*)。变种 *Parmelia saxatilis var. omphalodes* 含黑茶渍素(*atra-norin*)、松萝剔酸(*usnetic acid*)和大量的石花酸(*parma-tic acid*)。牛皮叶含石茸酸(*gyrophoric acid*)等。

【药理】 黑茶渍素对鱼有毒。牛皮叶所含之酸性成分，味苦而有强烈的收敛性。

【性味归经】 性寒，味苦，无毒。归肝、肾二经。

【功用主治】 养血明目，补肝益肾，清热利尿，解毒。治视物模糊，吐血，血崩，腰膝疼痛，小便热痛，白浊，白带，烫火伤。

《东北药用植物志》："壮筋骨，助阳道，主腰脚风冷等症。"

《山西中药志》："清膈热，利小便，化痰消瘿，补血明目，益神增髓。"

《北方常用中草药手册》："养血明目，益精，壮筋骨，化积聚。治视物模糊，腰腿痛，腹中包块，肝炎。"

《吉林中草药》："补中益气，祛湿利尿，清热化痰。治膀胱湿热，黄疸，金疮，腰腿风冷，血崩。"

《全国中草药汇编》："外用治皮肤瘙痒，脚癣，小儿口疮，白癜风。"

《福建药物志》："主治吐血，腰膝痛，小便热痛，白带，白浊，烫火伤。"

《草木便方》："明目，益精，化痰，解热毒，生津止渴。润咽喉，涂冻疮、汤火伤。"

《重庆草药》："治刀伤。"

《山东中草药手册》："补肾，壮筋骨。"

【用量用法】 内服：煎汤，2～3 钱，或研末服，或浸酒服。外用：研末调敷，适量。

【附方】 （1）**治吐血、红崩**：石花、红茶花、艳山红。碾成细粉，兑开水服，或煮捞糟服。每次三钱。--《中药大辞典》

（2）**治男子小便痛，转成白浊**：石花干粉三钱。煎水煮捞糟服。--《重庆草药》

（3）**治妇女小便痛，转成白带**：石花干粉三钱，煎水，兑米饮汤冲蛋花服。--《重庆草药》

（4）**治肾虚腰膝冷痛**：石花三钱，补骨脂四钱，杜仲五钱，牛膝四钱，枸杞四钱。水煎服。--《山东中草药手册》

（5）**治肾虚牙痛**：石花五钱，猪肉四两，共煮食。--《山东中草药手册》

（6）**治风湿腰痛**：石花四两，白酒二斤。浸七日后饮酒，每晚二盅。--《吉林中草药》

（7）**治血崩**：石花、细茶各等分。焙干研末。每服一钱，日服 2 次，温酒送下。(《吉林中草药》)

（8）**治黄疸**：梅衣 15g，茵陈 15g，虎杖 9g,水煎服。--《中国药用孢子植物》

（9）**治小儿口疮**：石花适量，研末撒敷。--《全国中草药汇编》

地钱

【别名】 地钱《湖南药物志》，脓痂草《陕西中草药》，地梭罗、地浮萍、一团云《贵州民间药物》，龙眼草《秦岭巴山天然药物志》，巴骨龙、米海台(陕西)。

【来源】 为地钱科植物地钱 *Marchantia polymorpha* L.的叶状体。

【植物形态】 叶状体暗绿色，宽带状，多回二歧分叉，长5～10cm，阔1～2cm。边缘微波状，背面具六角形，整齐排列的气室分隔，每室中央具1枚烟囱型气孔，孔口边细胞4列，呈十字形排列。腹面鳞片紫色；假根平滑或带花纹。雌雄异株。雄托盘状，波状浅裂，精子器埋于托筋背面；雌托扁平，先端深裂成9～11个指状裂瓣；孢蒴生于托的指腋腹面。叶状体背面前端常生有杯状的无性芽胞杯，内生胚芽，行无性生殖。见（图28）

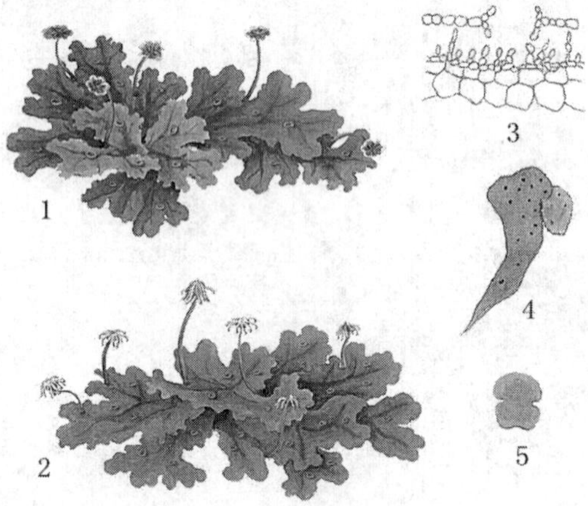

（图28）**地钱**

1.为雌配子体及雌器托 2.为雄配子体及雄器托 3.叶状体横切面示气孔 4.鳞片 5.芽胞

【生长分布】 多生长在阴湿的土坡、墙角、溪边和岩石上。邹平各地均有生长分布。

【采收加工】 夏、秋季采收，洗净，鲜用或晒干。

【性状鉴别】 叶状体呈皱缩的片状或小团块。湿润后展开呈扁平阔带状，多回二歧分叉，表面暗褐绿色，可见明显的气孔和气孔区划；下面带褐色，有多数鳞片和成丛的假根。气微，味淡。

【主含成分】 植物体含地钱素(*marchantin*)A、B、C、D、E、G、J、K、L，及其他成分。

【性味归经】 味淡，性凉。

【功用主治】 清热利湿，解毒敛疮。主治湿热黄疸，疮痈肿毒，毒蛇咬伤，水火烫伤，骨折，刀伤。

《贵州民间药物》："生肌，拔毒，清热。"

《全国中草药汇编》："解毒，祛瘀，生肌。外用治烧烫伤，骨折，毒蛇咬伤，疮痈肿毒，臁疮，癣。"

【用量用法】 内服：煎汤，5～15g，或入丸、散。外用：适量捣敷，或研末调敷。

【附方】 （1）**治疮疖肿毒**：(地钱)鲜品洗净捣烂，加糖或甜酒少许和匀敷。-- 《湖南药物志》

（2）**治毒蛇咬伤**：(地钱)鲜全草适量，捣烂敷患处；另用雄黄9g，白芷3g，共研细粉，用白酒送服。-- 《浙江药用植物志》

（3）**治烫伤及癣**：地梭罗焙干研末，调茶油敷患处。-- 《贵州民间药物》

（4）**治多年烂脚疮**：地梭罗焙干，头发烧枯存性，等分。共研末，调菜油敷患处。-- 《贵州民间药物》

（5）**治刀伤，骨折**：地梭罗捣绒包伤处。-- 《贵州民间药物》

（6）**治黄疸性肝炎及肺结核**：地钱9～15g。水煎内服。-- 《云南中草药》

葫芦藓

【别名】 葫芦藓《中国药用孢子植物》，石松毛、红孩儿(贵州)，牛毛七、火堂须(四川)，地七(云南)。

【来源】 为葫芦藓科植物葫芦藓 *Funaria hygrometrica* Hedw.的植物体。

【植物形态】 植物体矮小，淡绿色，直立，高1～3cm。茎单一或从基部稀疏分枝。叶簇生茎顶，长舌形，叶端渐尖，全缘；中肋粗壮，消失于叶尖之下，叶细胞近于长方形，壁薄。雌雄同株异苞，雄苞顶生，花蕾状，雌苞则生于雄苞下的短侧枝上；蒴柄细长，黄褐色，长2～5cm，上部弯曲，孢蒴弯梨形，不对称，具明显台部，干时有纵沟槽；蒴齿两层；蒴帽兜形，具长喙，形似葫芦瓢状。见（图29）

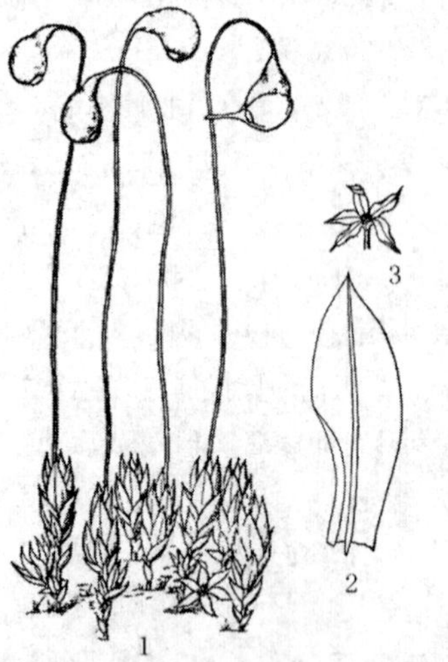

（图29）**葫芦藓**

1.植物体 2.叶 3.雄苞

【生长分布】 生于氮肥丰富的阴湿地上,多见于庭园、温室及火烧后的开旷林地，春、夏、秋均可见。

【采收加工】 夏季采收，洗净，鲜用或晒干。

【性状鉴别】 本品为皱缩的散株，或数株丛集的团块，黄绿色，无光泽。每株长可达3cm，茎多单一，茎顶密集簇生众多的皱缩小叶，湿润展平后呈长舌状，全缘，中肋较粗不达叶尖，有的可见紫红色细长的蒴柄，上部弯曲，着生梨形孢蒴，不对称，其蒴帽兜形，有长喙。气微，味淡。

【主含成分】 植物体：含苔藓激动素(*bryokinin*)，动力精(*kinetin*)，

环磷酸腺苷磷酸二酯酶(*cAMP phosphodiesterase*)，茁长素(*auxin*)，吲哚-3-乙酸(*indole-3-acetic acid*)及脂类。

叶：含铁 29×10^{-3}%，铜 16×10^{-4}%，锰 15×10^{-3}%，叶绿体含铁 117×10^{-3}%，铜 138×10^{-4}%，锰 25×10^{-3}%。

【性味归经】 味辛、涩，性平。归肺、肝、肾三经。

【功用主治】 宣肺止咳，通络止痛，祛风除湿，止痛，止血。主治治肺气郁闭证，跌仆闪挫，风湿痹痛，鼻窦炎，痨伤吐血。

《全国中草药汇编》："除湿止血。主治痨伤吐血，跌打损伤，湿气脚痛。"

【用量用法】 内服：煎汤，30～60g。外用：捣敷，适量。

【使用注意】 体虚者及孕妇慎服。

【附方】 （1）**治肺热吐血** 葫芦藓 60g，茅草根 60g，侧柏叶 30g。泡酒或熬水服。-- 《中国药用孢子植物》

（2）**治跌打损伤** 葫芦藓 60g，煎服；另取鲜草适量捣敷。-- 《中国药用孢子植物》

真藓

【别名】 真藓《新华本草纲要》，垣衣、屋游《别录》，古屋瓦苔《药对》，银叶真藓《中国药用孢子植物》。

【名释】 《别录》："屋游生屋上阴处。八月、九月采。"《本草经集注》："此瓦屋上青苔衣也。"《别录》："生古垣墙阴或屋上。"《纲目》："此乃砖墙城垣上苔衣也。生屋瓦上者，即为屋游。"

【来源】 为真藓科植物真藓 *Bryum argenteum* Hedw.的植物体。

【植物形态】 植物体密集丛生，银白色、灰绿色。茎高约1cm，单一或基部分枝。叶紧密覆瓦状排列，阔卵形，具细长的毛状尖；叶边全缘，常内曲；中肋粗，突出叶尖。叶细胞薄壁，上部细胞白色透明，近于菱形，基部细胞呈长方形。蒴柄红色，直立。孢蒴近于长梨形，下垂。褐红色。蒴齿两层。孢子球形，有疣。见（图 30）

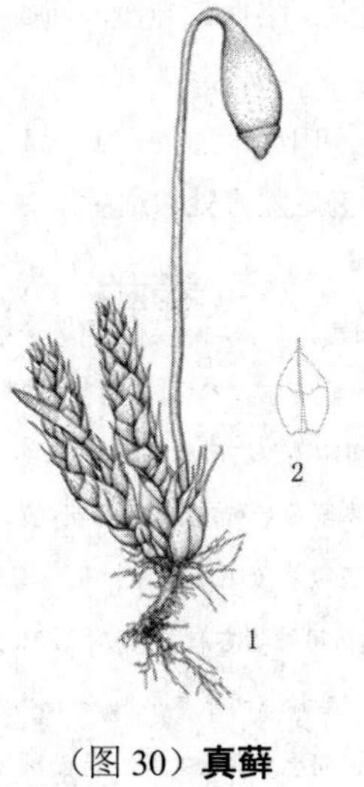

（图 30）**真藓**

1.植物体 2.叶

【生长分布】 多生于或低山土坡，或薄土岩面，或火烧后的林地。邹平南部山区有分布。

【采收加工】 夏、秋均可采收，洗净，晒干。

【性状鉴别】 本品多干缩；银灰绿色，有银白色光泽。茎单一或基部分枝，纤细，长约 1cm，基部有紫红色假根。叶紧密，覆瓦状排列，宽卵形，长约 1mm，宽约 0.6mm，全缘，常内曲，先端具无色的小尖；中肋明显，突出叶尖；叶片的 1/4～1/3 上部细胞无叶绿体，白色透明。蒴柄紫红色，长 1～2cm；孢蒴近于长梨形，紫褐色，下垂。质柔韧，易碎。气微，味淡。

【主含成分】 含芹菜素(*apigenin*)，木犀草素(*luteolin*)，芹菜素 7-O-β-D-吡喃葡萄糖甙(*apigenin 7-O-β-D-glu-copyranoside*)，木犀草素 7-O-β-D-吡喃葡萄糖甙(*luteolin 7-O-β-D-glucopyranoside*)，芹菜素 7-O-β-D -(6′′-O-丙二酰基)吡喃葡萄糖甙[*apigenin 7-O-β-D- (6′′-O-malonyl)glucopyranoside*]，木犀草素 7-O-β-D- (6"–O-丙二酰基)吡喃葡萄糖甙[*luteolin 7-O-β-D- (6′′-O-malonyl)glucopyranoside*]，异高山黄芩素 7-O-β-D-吡喃葡萄糖甙(*isoscutellarein 7-O-β-D -glucopyranoside*)，8-羟基木犀草素 7-O-β-D-吡喃葡萄糖甙(*8-hypoletin 7-O-β-D -glucopyranoside*)。

【性味归经】 味甘、微涩，性凉。

【功用主治】 清热解毒，止血。主治细菌性痢疾，黄疸，鼻窦炎，痈疮肿毒，烫火伤，衄血，咳血。

《别录》："垣衣，主治黄疸，心烦，咳逆气血，暴热在肠胃，金疮内塞。久服补中益气，长肌，好颜色。""又丰暴风口噤，金疮，酒渍服之效。""屋游，主浮热在皮肤，往来寒热，利小肠膀胱

《药对》(徐之才)："主消渴。"

《开宝本草》："主小儿痫热，时气烦闷，止渴。"

《纲目》："垣衣，捣汁服，止衄血。烧灰油和，傅烫火伤。""屋游，煎水入盐漱口，治热毒牙龈宣露；研末，新汲水调服二钱，止鼻衄。"

《中国药用孢子植物》："清热解毒。治细菌性痢疾，鼻窦炎等。"

【用量用法】 内服：煎汤，10～15g。外用：研末调敷，或捣碎后用纱布包好塞鼻，适量。

【附方】 （1）**治痢疾**：银叶真藓 15g。煎服。-- 《中国药用孢子植物》

（2）**治鼻赛炎**：银叶真藓 15g，煎服。另取适量捣碎后用纱布包好，塞鼻孔。-- 《中国药用孢子植物》

小金发藓

【别名】 小金发藓、小土马鬃、杉叶藓《新华本草纲要》，东亚金发藓《中国高等植物图鉴》，红孩儿、止血药《贵州中草药名录》。

【名释】 由于孢子体蒴帽密被绒毛，且包裹于孢蒴，故而得名。

【来源】 为金发藓科植物东亚小金发藓 *Pogonatum inflexum* (Lindb.) Lac.的植物体。

【植物形态】 植物体暗绿色、绿色，老时黄褐色。茎单一直立，稀分枝，高 2～8cm，基部密生假根。干时叶紧围茎曲卷，湿时叶片倾立，如杉树苗叶状；叶片基部椭圆、内凹，半鞘状，上部阔披针形，长 6～7mm，宽 0.4～0.7mm，叶缘中上部具红色锯齿，由 2～3 枚细胞组成；中肋较粗，达叶尖，栉片布满腹面，约 30 条，高 4～6 个细胞，顶细胞大，内凹。雌雄异株。雄株较小，顶端精子器呈花蕾状；雌株蒴柄长 2～4cm，橙黄色；孢蒴圆

柱形，具长喙；蒴帽兜形，被黄白色下垂长绒毛。见（图 31）

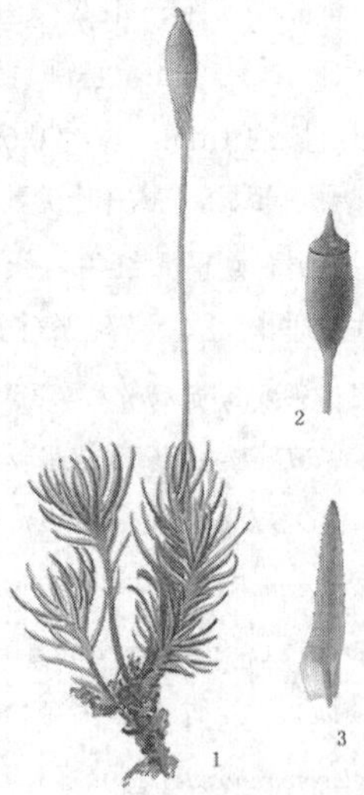

（图 31）**东亚小金发藓**

1.植株 2.孢蒴 3.叶

【生长分布】 生于林下湿土上或岩石薄土上。邹平南部山区有分布。

【采收加工】 春、夏季采收，洗净，晒干。

【性状鉴别】 本品为数株丛集在一起的团块，茎长 2～8cm，暗绿色或黄褐色。湿润分离后，每株茎单一，基部密生细假根。叶阔披针形，渐尖，基部圆卵形，内凹，半鞘状，边缘有粗锯齿；中肋粗，长达叶尖，腹面布满栉片。有的可见细长蒴柄，橙黄色。孢蒴圆柱形，蒴盖有长喙，蒴帽密布黄色长毛。气微，味淡。

【显微鉴别】 叶横切面观，栉片细胞 4～6 个，单行排列，顶端细胞向内凹陷；叶缘锯齿，由 2～3 个细胞构成。

【主含成分】 含牛磺酸(*taurine*)

【性味归经】 味辛，性温。入心、肝二经。

【功用主治】 镇静安神，散瘀，止血。主治心悸怔忡，失眠多梦，跌打损伤，吐血。

《中国中药资源志要》："镇静，安神，止血。用于失眠，癫狂，跌打损伤，吐血。"

【用量用法】 内服：煎汤，9～15g，加红糖或白糖少许。

【附方】 **治心悸怔忡，神经衰弱**：小金发藓 10～15g，加红糖或白糖少许。水煎服。--《新华本草纲要》

大金发藓

【别名】 大金发藓、独根草《中国药植志》、小松柏、岩上小草、眼丹药、一口血《贵州草药》、矮松树、万年杉《四川常用中草药》，土马鬃，千年枞，太阳针，千年松，一寸松，眼丹药，一口血，石松。

【来源】 金发藓科植物大金发藓 *Polytrichum commune* Hedw.的植物体。

【植物形态】 植物体高 10～30 ㎝，成群丛生。上部深绿色，下部密生假根，老时则呈棕红色或黑棕色。茎单一，常扭曲或转折。叶上部丛生，向下叶渐小而渐疏，叶片骤狭，长披针形，顶突生成刺状，中肋强，边缘具密锐齿。雌雄异株；雄株稍短，顶端生雄器，状如花苞，从其中央常继续生出新枝；雌株较高大，顶生孢蒴；蒴柄强劲，长达 10 ㎝，棕红色；孢蒴初直立，成熟时平裂或垂倾，棕红色，四棱短方形；蒴帽覆盖全蒴，具棕黄色毛，顶端具短喙；蒴壶上部有盘状托部，并具单层蒴齿。孢子小，圆形，色黄，平滑。见（图 32）

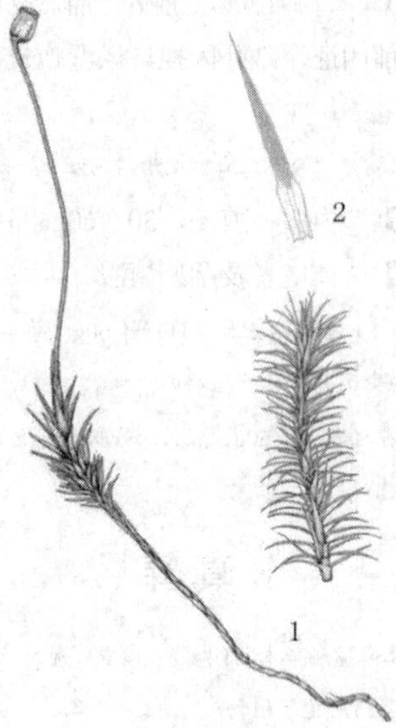

（图 32）**大金发藓**（1.植株 2.叶）

【生长分布】 生于山野阴湿土坡、森林沼泽、酸性土壤上。

【采收加工】 夏、秋雨后采集，洗净，晒干或鲜用。

【性状鉴别】 干燥全草，茎单一细小，呈扭曲状，长 5～15 ㎝，呈棕红色。叶丛生于茎上部，向下叶渐细小而渐疏，中上部叶较大，叶片长披针形，先端常卷曲，边缘有细密锐齿。茎上部着生孢子体，雌株有顶生孢孢蒴，孢柄长 4～9 ㎝。质脆、易折断，断面不平坦，纤维性。气微，味苦。

【主含成分】 含皂甙、脂类和色素。

【性味归经】 味甘淡，性寒；入脾、肺二经

【功用主治】 清热解毒，凉血止血、滋阴补虚。主用于久热不退，盗汗，衄血，咯血，吐血，便血，崩漏，跌打损伤。外用治疮疖。

【用量用法】 内服：煎汤，0.3～1 两，或炖肉服。外用：研末调敷，或鲜品捣烂敷患处，适量。

卷柏

【别名】 卷柏、万岁《本经》，豹足、求股、神投时《吴普本草》，交时《别录》，石莲花、回阳草《滇南本草》，不死草《滇南本草图说》，长生不死草《纲目》，万年松《本草原始》，长生草《花镜》，石花《盛京通志》，还魂草《分类草药性》，九死还魂草《现代实用中药》，见水还阳草《浙江中药手册》，佛手草、万年青《东北药用植物志》，老虎爪《河北药材》，山拳柏、打不死《南宁市药物志》，铁拳头、岩松《闽东本草》，一把抓《文山中草药》，拳头草《福建中草药》，大还魂草、同生草、含生草、地面草《福建药物志》。

【名释】 本品细叶似柏而卷屈，故名卷柏。生命力较强，干燥时向内方卷曲，一旦遇潮，枝叶很快复苏展开，故常茂不死。《纲目》："卷柏，豹足，象形也。万岁、长生，言其耐久也。"其余诸名，皆出此途：石花、佛手草、老

虎爪、铁拳头等皆象形之名；回阳草、不死草、长生不死草、长生草、还魂草、九死还魂草、见水还阳草、打不死等名，皆耐久之谓。

【来源】 为卷柏科植物卷柏 *Selaginella tamariscima* (Beauv.) Spring 的全草。

另：卷柏科尖叶卷柏 *Selaginella tamariscina* (Beauv.) Spring *var. ulanchotensis* Ching et Wang-Wei 的全草也供卷柏药用。主产于内蒙。

【植物形态】 多年生常绿草本，高 5～15cm，全株成莲座状，干后内卷如拳。主茎短，F 着须根。侧枝丛生在顶端，各枝为二叉式扇状分枝到二至三回羽状分枝。叶二型，在枝两侧及中间各 2 行；侧叶斜展，长卵圆形，长 2～2.5mm，宽约 1mm，先端突尖呈芒状，远轴的一边全缘，宽膜质，近轴的一边膜质缘极狭，有微锯齿；中叶 2 行，卵圆状披针形，长 1.5～2mm，宽 0.6～0.8mm，先端有长芒，斜向，左右两侧不等，边缘有微锯齿，中脉在叶上面下陷。孢子囊穗单生于枝顶，长约 5mm，四棱形；孢子叶卵状三角形，先端有长芒，边缘有宽的膜质；孢子囊圆肾形，大、小孢子的排列不规则。见（图 33）

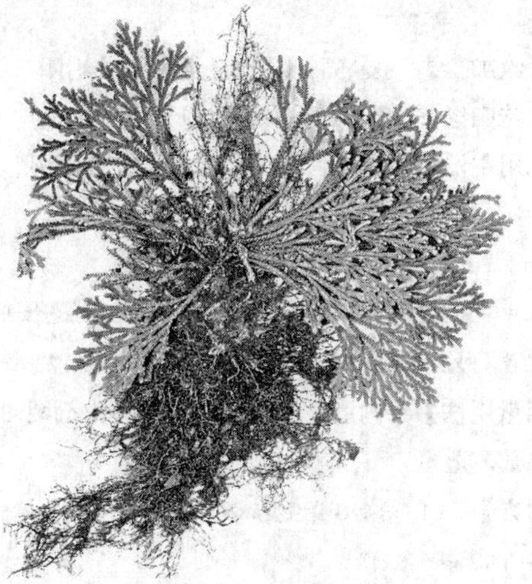

（图 33）卷柏

【生长分布】 生于山坡或岩石缝内。邹平南部山区广布。

【采收加工】 多夏、秋季采收，去根，洗净，切段，晒干。

（1）**炒卷柏**：取净卷柏段，置锅内，用文武火炒至表面黄色具焦斑，取出放凉。

（2）**卷柏炭**：取净卷柏段，置热锅内，用武火炒至表而焦黑色，喷淋清水少许，灭尽火星，取出凉透。、

【性状鉴别】 全体紧缩如拳形，基部的须根大多已剪除，或剪短，仅留须根残基，或簇生众多棕色至棕黑色须根，长短不一，长者可达 10cm。枝丛生，扁丽有分枝，绿色或棕黄色，向内卷曲，枝上密生鳞片状小叶，叶片卵形，长 1.5～2.5mm，宽约 1mm，先端锐尖，有浅绿色至浅棕色长芒，叶缘膜质，有不整齐的细锯齿，中叶斜列。质脆，易折断。无臭，味淡。

【显微鉴别】 （1）茎横切面：表皮细胞 1 列，圆形或椭圆形，外壁稍增厚。其内为厚壁细胞层，占茎横切面的极大部分，近背、腹两侧各有一叶迹维管束；厚壁细胞含有红棕色物质。向内薄壁细胞排列疏松，内含油滴。内皮层不明显。维管束周韧型，3 个并列，中央 1 个较大，呈新月形。

（2）叶表面观：上下、表皮细胞相似，狭长形，垂周壁近平直或略弯曲，平周壁光滑，气孔附近表皮细胞近等径形。气孔不定式，分布于上下表皮沿中脉附近，上表皮分布较少。

【理化鉴别】 取本品粉末 2g，加甲醇 50ml，回流 1 小时，滤过。滤液回收溶剂至干。加无水乙醇 2ml 使溶。

（1）取上述溶液 0.5ml，加乙醇稀释到 3ml，加镁粉适量，再加浓盐酸 0.5ml，加热 5 分钟，湿红色。(检查黄酮)

（2）取上述溶液及溴酚蓝、甲基黄对照品液，分别点样于同一硅胶 G-CMC 板上，用异丙醇-浓氨水-水(13：1：1)展开，吹干后喷 2%三氯化铝甲醇液，于紫外光灯(254nm)下观察，供试品色谱中在与对照品色谱的相应位置上，显相同的荧光斑点。

【主含成分】 全草含苏铁双黄酮(*sotetsuflavone*)，穗花杉双黄酮(*amentoflavone*)，螃柏双黄酮(*hiilokiflavone*)，异柳杉双黄酮(*isocryptomerm*)，柳杉双黄酮(*cryptomerin*)B，芹菜素(*apigenin*)和海藻糖(*trehalose*)等。

【药理】 （1）**抗菌作用** 100%卷柏煎剂在体外对金黄色葡萄球菌有抑制作用。

（2）**对消化系统的作用** 卷柏注射液对离体兔小肠收缩有明显抑制作用，使张力明显降低，并可拈抗氯化钡和乙酰胆碱对离体小肠的兴奋作用。芹菜素-7 葡萄糖甙(*apigeni-7-glucoside*)对离体豚鼠同肠平滑肌也有松弛作用，相当于罂柴碱强度的 46%。每日口服芹菜素 10mg/kg，连续 5 天，对组胺诱发的豚鼠胃溃疡有抗溃疡作用；如连服 10 天则对幽门结扎引起的大鼠胃溃疡也有效，但对这两种溃疡的效果均较弱。

（3）**抗肿瘤作用** 卷柏全草的热水提取物，用总细胞容积法测定，对小鼠肉瘤 S_{180} 抑制率为 61.2%，乙醇提取物的抑制率为 18.6%。体内实验对小鼠艾氏腹水癌有一定抑制作用，并能延长移植肿瘤动物的寿命引。

【性味归经】 味辛，性平。归肝、心二经。

【功用主治】 生用活血通经。主治经闭，癥瘕，跌扑损伤。炒炭用化瘀止血。主治吐血，衄血，便血，尿血。

《本经》："主五脏邪气，女子阴中寒热痛，癥瘕，血闭绝子，久服轻身，和颜色。"

《别录》："止咳逆，治脱肛，散淋结，头中风眩，痿蹶，强阴益精。"

《药性论》："(主)月经不通．疰鬼疰，腹痛。"

《日华子》："镇心，治邪啼泣，除面皮于，头风，暖水脏．生用破血，炙用止血。"

《滇南本草》："通月经(务本有"破瘀血"三字)，破癥瘕，消虹块，难产催生效。"(丛本)

《医林纂要·药性》："补心、行肝。"

《草木便方》："(治)跌扑、昏闷不醒，头风。"

【临床应用】 （1）**用于血瘀诸证**。卷柏生用，能活血祛瘀而通经脉。治妇女血瘀经闭，常与川芎、当归、桃仁、红花等同用，可加强通经之效。若妇人阴血不足，月经量少，渐至不通，须与滋养阴血之熟地黄、柏子仁等同用，以养阴血，则经自通。如《鸡峰普济方》柏子仁丸。治癥瘕结块，常与当归、川芎、三棱、莪术等同用，以破瘀血而消瘕结。治跌打损伤，血瘀肿痛，常与乳香、没药等同用，以活血化瘀，消肿止痛。

（2）**用于诸出血证**。卷柏炒炭用，能止血且不留瘀。可单味

研末或内服：煎汤。若随症配以有关药物，其效更佳。如血热妄行，吐血、衄血，配生地黄、牡丹皮、赤芍药等以凉血止血；肠热便血，配地榆、槐花等，以清下焦之热而止便血；尿血者，配白茅根、小蓟、血余炭等，以清热利尿止血。

此外，卷柏研末，外敷创伤出血，有消炎、止血作用。

《滇南本草》："烧酒为使。"

《得配本草》："配地榆治下血；配侧柏治脱肛。"

【用量用法】 内服：煎汤，4.5～10g。外用：研末敷，适量。

【使用注意】 孕妇禁服。

《本草经疏》："孕妇禁用。"

《本草汇言》："苟非血有瘀蓄或不因瘀蓄而致疾者，不可轻用。"

【附方】 （1）**治妇人血闭成瘕，寒热往来，子嗣不育者**：用卷柏四两，当归二两(俱酒浸炒)，白术、牡丹皮各二两，白芍药一两，川芎五钱,分作十剂，水煎服；或炼蜜为丸。每早服四钱，白汤送。--《本草汇言》

（2）**治打伤**：卷柏、山枇杷、白薇、蓍草、红牛膝各6g,水煎服。--《湖南药物志》

（3）**治下血远年不瘥**：卷柏、地榆(洗，焙干，銼)等分。每用一两，水一碗，以砂瓶子煮数十沸，通口服。--《百一选方》中"地榆汤"

（4）**治脏毒下血**：卷柏、黄芪等分,为末，每服二钱，米饮凋下。--《世医得效方》之"卷柏散"

（5）**治大便下血**：卷柏、侧柏、棕榈各等分。上烧存性为末，每服三钱，用酒凋下，空心服。一法，研饭丸梧桐子大，每服一百粒，米饮下。--《普济方》引《仁存堂集验方》之"三神乌金散"

（6）**治尿血**：卷柏9g，茅根30g，小蓟 12g，灯心3g，水煎服。--《山东中草药手册》

（7）**治子宫出血**：卷柏 9g，艾叶炭 6g，阿胶 9g(冲),水煎服。--《山东中草药手册》

（8）**治肺出血**：卷柏 25g，茜草 15g,水煎服。--《中国民族药志》

（9）**治小儿惊风**：卷柏 6g,水煎服。--《青岛中草药手册》

（10）**治湿热、黄疸型肝炎**：卷柏 3g(研末)，猪肝 250g。将卷柏同猪肝切碎蒸熟吃，一日量分 3 次吃。--《青岛中草药手册》

（11）**治肺癌**：卷柏 60g，白花蛇舌草 30g，水煎服。--《抗癌本草》

中华卷柏

【别名】 中华卷柏地柏、地柏枝《河南中草药手册》，地网子、翠云草、山松(山东)，黄牛皮(江苏)。

【来源】 为卷柏科植物中华卷柏 *Selaginella sinensis*(Desv.) Spring 的全草。

【植物形态】 植株细弱，长 10～40cm。主茎匍匐，禾秆色，多回分枝，各分枝处生根。叶二型，在枝两侧及中间各 2 行；侧叶阔圆形，长约 1.2mm，宽约 0.8mm，干后常向下反卷，边缘膜质，有疏细齿；中叶长卵形，长 0.7mm，宽 0.4mm，有膜质白边和微齿。孢子囊穗单生枝顶，长 3cm，四棱形；孢子叶阔卵形，先端锐尖，略有齿；孢子囊圆肾形，大孢子囊通常少数，位于孢子囊穗下部，小孢囊囊多数，位于孢了囊中上部；孢子异型。见（图 34）

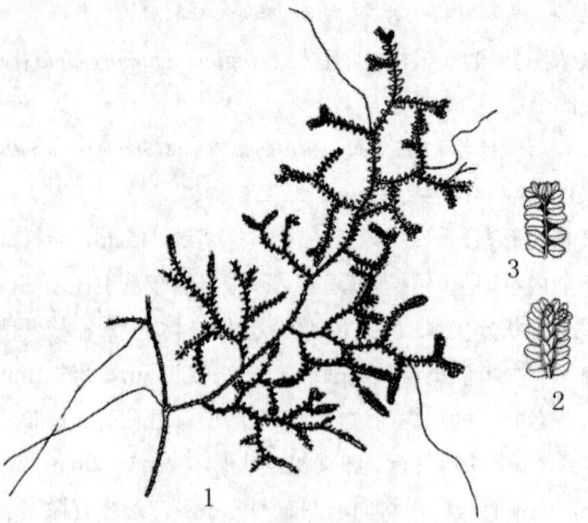

（图 34）**中华卷柏**

1.植株 2.小枝背面 3.小枝腹面

【生长分布】 生于林缘、山地岩石上。邹平南部山区有分布。

【采收加工】 夏、秋季采集，晒干或鲜用。

【性味归经】 味微苦，性凉。归肝、肾二经。

【功用主治】 清热利湿，止血。主治黄疸型肝炎，胆囊炎，肾炎，痢疾，下肢湿疹，烫火伤，外伤出血。

《河南中草药手册》："清热，利湿，止血，消炎。"

《河北中草药》："清热利湿，兼有止血作用。适用于急性黄疸刑肝炎，胆囊炎，痢疾等。炒炭外用可治湿疹，烫火伤，并可用于外伤出血。"

【用量用法】 内服：煎汤，9～15g，大剂疑 30～60g，外用：研末敷，适量。

【附方】 （1）**治急性黄疸型肝炎，胆囊炎，痢疾**：中华卷柏 30～60g,水煎服。--《唐山中草药》

（2）**治下肢湿疹**：中华卷柏 30g，枯矾 15g，冰片 3 g,共研细末,香油调搽患处。--《唐山中草药》

（3）**治外伤出血**：中华卷柏适量，研细末，撒患处。--《唐山中草药》

（4）**治烫火伤**：地柏枝、地木耳各适量，共研细面，香油调搽患处。--《河南中草药手册》

（5）**治疗慢性肾炎**：山松(鲜品)500g，加水适量煎熬代茶饮。每日 1 剂，连服 3 个月为 1 疗程，小儿用量酌减。10 余年来，共治慢性肾炎 30 余例，轻者 1 个疗程，重者 2～3 个疗程，经临床观察随访及尿常规检验，均治愈，且无复发，其生理活动及健康状况如常人。《山东中医杂志》朱艾元，等，1990，(1)：54

问荆

【别名】 问荆、接续草《本草拾遗》，公母草、搂接草、空心草《中医药实验研究》，马蜂草、猪鬃草《东北药用植物志》，黄蚂草《四川中药志》，节节草、接骨卓《陕西中草药》，寸姑草、笔头草《湖南药物志》，骨节草、笔壳草、笔筒草《贵州民间方药集》，笔头菜、土木贼《湖北中草药志》。

【名释】 问荆多节，节节相续，故名"接续草"。"搂接草、节节草"亦同义而得名。茎中空，故名"空心草"。以根茎匍匐密生棕黄色长毛，而名"猪鬃草”。孢子囊穗生茎端，与毛笔头相似，故义名“笔头草”。“问荆”名义不详。

【来源】 为木贼科植物问荆 *Equiseti arvensis* L.的全草。

【植物形态】 多年生草本，根茎横走，匍匐生根，黑色或暗黑色，节和根密生黄棕色长毛。地上茎直立，二型；营养茎在孢子茎枯萎后生出，高达 15～40cm。有棱脊 6～15 条，沟中气孔带 2～4 行，节上轮生小枝，小枝实心，有棱脊 3～4 条。叶退化，下部联合成鞘，鞘筒狭长，鞘齿三角形，棕黑色，边缘灰白色，膜质，宿存。孢子茎早春自根茎生出，常为紫褐色，肉质，不分枝，高 5～25cm，直径 3～4mm，有 12～14 条不明显的棱脊；鞘筒漏斗状，鞘齿棕褐色，每 2～3 齿连接成三角形；先端生有长圆形的孢子囊穗，长 1.8～4cm，有总梗，钝头，成熟时柄伸长；孢子叶六角形，盾状着生，螺旋排列，边缘着生 6～7 个长圆形孢子囊。孢子囊熟时孢子茎即枯萎；孢子圆球形，附生弹丝 4 条。见（图 35）

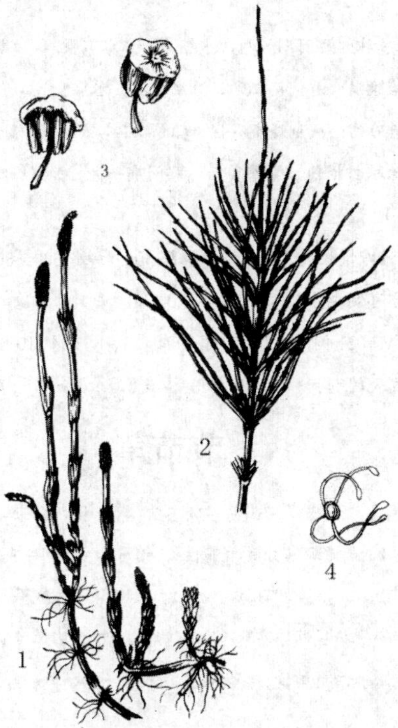

（图 35）**问荆**

1.孢子茎 2.营养茎的一部分 3.孢子叶和孢子囊 4.孢子

【生长分布】 生于潮湿的草地、沟渠旁、沙土地、耕地、山坡及草甸等处。邹平各地均有分布。

【采收加工】 夏、秋季采收，割取全草，置通风处阴下，或鲜用。

【性状鉴别】 全草长约 30cm，多干缩或枝节脱落。茎略扁圆形或圆形，淡绿色，有细纵沟，审问长，每节有退化的鳞片叶，鞘状，先端齿裂，硬膜质。小枝轮生，梢部渐细。基部有时带有部分根，呈黑褐色。气微，味稍苦涩。

【显微鉴别】 （1）茎表皮表面观：表皮细胞长方形，苴径 24～31μm，壁厚，呈微波状弯曲，壁孔小，不明显，可见硅质块。气孔不内陷，常 2～5 个横向相连，长圆形，纵向长 59～76μm，横向长 52～66μm。保卫细胞内壁具多数横向平行的条状增厚的纹理。见（图 36）

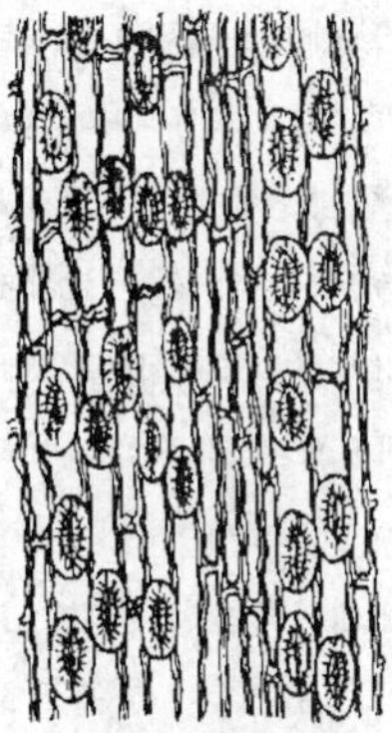

（图 36）**问荆茎表皮表面观**

（2）茎横切面(节间，直径 1590μm)：断面呈深凹凸波状。表皮细胞 1 列，壁增厚，外壁有突起的硅质块，棱槽处有气孔。表皮内侧厚壁细胞不成环，仅于棱槽处有 2～3 列薄壁细胞，棱脊处有数十个纤维组成的纤维束，未伸入皮层。皮层细胞多列，最外侧细胞在棱脊纤维束内侧为栅状，长 69～166μm，在棱槽厚壁细胞内侧为类圆形；皮层内侧细胞均为类圆形，相对棱槽处有大型空腔(即槽腔、皮腔)，径向长 117～1831μm，切向长 159～197μm；内皮层细胞 1 列，位于维管束外侧，微呈波状，维管束与棱脊相对，断续排列成环，木质部位于两侧，分别有管胞 2～5 个，中间为韧皮部，较宽广，内侧有一明显空腔(即脊腔，维管束腔)，径向长 38～52μm，切向长 69～97μm。中央髓腔小，直径仅 170μm，边缘细胞破碎不正齐。

【主含成分】 全草含紫云英甙(*astragalin*)，杨属甙(*populnin*)，问荆甙(*equisetrin*)，山柰酚-3，7-双葡萄糖甙(*kaempferol-3，7-diglucoside*)，山柰酚-3-槐糖甙(*kaempferol-3-sophoroside*)，芫花素-5-葡萄糖甙(*genkwaniil-5-glucoside*)，原芫花素 4'-葡萄糖甙(*protogenkwanin-4'-glucoside*)，芹菜素-5-葡萄糖甙(*api genin-5-glucoside*)，异槲皮素(*isoquercefin*)，6-氯芹菜素(*6-chloroapigenin*)，木犀草素-5-葡萄糖甙(*luteolin-5-glucoside*)，柚皮素(*narmgenin*)，二氢山柰酚(*dihydrokaempferol*)，二氢槲皮索(*dihydroquercetin*)，棉花皮异甙(*gossypitrin*)，对羟基苯甲酸(*p-hydroxybenzoic acid*)，香草酸(*vanillic acid*)，原儿茶酸(*protocatechuric acid*)，没食子酸(*gallic acid*)，对香豆酸(*P-coumaric acid*)，阿魏酸(*ferulic acid*)，咖啡酸(*caffeic acid*)，乌头酸(*aconitic acid*)即问荆酸(*equisefic acid*)，阿拉伯酸(*arabinonic acid*)，枸橼酸(*cit ric acid*)，延胡索酸(*fumaric acid*)，葡萄糖糖酸(*gluconic acid*)，甘油酸(*glyceric acid*)，丙二酸(*malonic acid*)，磷酸(*phosphori acid*)，奎宁酸(*qunic acid*)，苏糖酸(*threonic acid*)，问荆皂甙(*equisetonin*)，2，2，5，7-四甲基-4-羟基-6(2-羟乙基)-茚满酮[*2，α，5，7-tetralilethyl-4-hydroxy-6-(ahydroxyethyl)indanone*]，异棉花皮次甙(*isoarticulatin*)，术贼_二酸(*equisetolic acid*)等，以及钙、锰、硅等。 还含菊苣酸(*chicoric acid*)，茉莉酮酸(*jasmonic acid*)，5-O-咖啡酰莽草酸(*5-O-caffeoyl shikimic acid*)。

【药理】 （1）**保肝作用** 问荆硅化物 150mg/kg、310mg/kg 及 500mg/kg 分别给大鼠腹腔注射，每日 1 次，连续 7 天，能明显降低正常大鼠的血清丙氨酸转氨酶(ALT)及四氯化碳(CCl_4)中毒大鼠升高的血清 ALT，对 CCl_4 中毒小鼠升高的血清磺溴酞钠(BSP)滞留量也有明显降低作用；能显著降低硫代乙酰胺(TAA)及泼尼松龙所致小鼠升高的血清 ALT；电镜下，肝超微结构观察结果表明，问荆硅化物还可使 CCl_4 中毒大鼠肝线粒体肿胀减轻，粗面内质网基本恢复正常，肝糖原颗粒增多，脂滴明显减少。

（2）**降血脂作用** 煎剂 10g/(kg·d)灌胃，连续 14 天，对实验性大鼠高三酰甘油症有预防和治疗作用；对大鼠高胆固醇血症也具有治疗作用和较弱的预防作用，但以上剂量连续灌胃 35 天，对正常大鼠的血脂无明显影响。用问荆及由问荆提取的硅酸对实验动物的动脉粥样硬化症有预防和治疗作用；对已经失去一定程度弹性的动脉硬化血管，应用问荆及其制剂治疗，还能使其恢复弹性。

（3）**利尿作用** 问荆新鲜全草的醇溶性成分、流浸膏有利尿作用，但不强。硅酸是利尿的主要成分，此外，问荆皂甙、问荆酸及氯化钾等都有利尿作用。问荆和硅化合物还能清除体内代谢产物、异物和毒物，因而在机体内有排毒和解毒等保护作用。

（4）**降压作用** 水煎剂(1: 2)静脉注射于兔、犬，可引起血压下降及反射性的呼吸兴奋。降压作用不受阿托品影响，降压成分溶于水中而不溶于醇及氯仿。小量新鲜水煎剂对离体蛙心可增加其收缩力，大量则抑制。

（5）**其他作用** 临床上有以问荆治疗糖尿病，但动物实验未能证明有此作用。亦有报道在痔疮及子宫出血时用作止血剂。

（6）**毒性**：问荆煎剂小鼠腹腔注射的 LD_{50} 为 42g/kg，灌胃的 LD_{50} 在 100g/kg 以上。亚急性毒性试验，每日给犬鼠灌胃 10g/kg，观察 35 天，无 1 只死亡，体重逐渐增加，对内脏器官无明显改变，但服药量过大，服药时间过久，可出现轻度肝肿大。

【性味归经】 味甘、苦，性平。归肺、胃、肝三经。

【功用主治】 止血，利尿，明目。主治鼻衄，吐血，咯血，便血，崩漏，外伤出血，淋证，日赤翳膜。

《本草拾遗》："主结气瘤痛，上气气急。"

《四川中药志》1960 年版："清热止咳。治吐血、衄血及妇女倒经。"

《中国药用植物图鉴》："作利尿及止药，治风湿、淋病、刀伤。"

《陕西中药志》："主治各种出血(衄血、月经过多、肠出血、痔出血等)及小便不通。"

《西藏常用中草药》："主治尿道炎，小便小利等症。"

《山西中草药》："主治咯血，腰痛，跌打损伤，小便涩痛，水肿。"

《内蒙古中草药》："治骨折。"

《湖南药物志》："治气急，杨梅疮，刀伤出血。"

《安徽中草药》："清热明目。主治火眼生翳。"

《贵州民间方药集》："清热利湿，平肝散结。治风热头痛，黄疸，肝炎，尿结，胸腹痞块等。"

【临床应用】（1）**用于热毒壅盛、瘀血凝结的肝癌，症见肝区刺痛，腹胀不适，黄疸，衄血等**。常与田基黄、垂盆草、七叶一枝花等配合应用。

（2）**用于湿热蕴结、下注膀胱的膀胱肿瘤，症见小便频数，淋沥涩痛，尿血等**。常与黄疸、甘草、琥珀、知母等配合应用。

（3）**用于心脉瘀阻，胸痹作痛；肝阳上亢，头目眩晕及鼻衄，咯血，便血等症**。

（4）**用于各种出血证**。问荆有止血作用，治鼻衄，常与旱莲草同用；配益母草、当归可用治崩漏。

（5）**用于淋证，小便涩痛**。问荆有较好的利尿作用，常与石韦、海金沙藤等配伍以增强疗效。

（6）**用于目赤肿痛**。问荆有明目退翳之效，常与桑叶、菊花、谷精草等清肝明目之品相配伍

【用量用法】 内服：煎汤，3～15g。外用：鲜品捣敷，或干品研末撒，适量。

【附方】 （1）**治鼻衄**：问荆 30g，旱莲草 30g,水煎服。--《四川中药志》1982 年

（2）**治崩漏**：问荆 30g，马齿苋 30g,水煎服。--《四川中药志》1982 年

（3）**治热淋，小便不利**：问荆 12g，大石韦 12g，海金砂藤 12g,水煎服。--《四川中药志》1982 年

（4）**治火眼生翳**：问荆、菊花各 15g，蝉衣 6g，煎服。--《安徽中草药》

（5）**治目赤肿痛**：问荆 12g，谷精草 12g，野菊花 12g，车前草 12g，水煎服。--《四川中药志》1982 年

（6）**治咳嗽气急**：问荆 6g，地骷髅 21g，水煎服。--《中医药实验研究》

（7）**治腰痛**：问荆 60g 与豆腐同煮，吃豆腐喝汤。--《山西中草药》

（8）**治咳嗽气急**：问荆二钱，地骷髅七钱。水煎服。--《中医药实验研究》

（9）**治急淋**：鲜问荆一两，冰糖为引。水煎服。--《草药手册》（江西）

（10）**治腰痛**：鲜问荆二两，豆腐二块。水煎服。--《草药手册》（江西）

（11）**治刀伤**：问荆烧灰存性，撒伤口。--《草药手册》（江西）

（12）**治跌打损伤，骨整复后**：鲜问荆一握，加红糖捣烂外敷。--《草药手册》（江西）

（13）**治疗慢性气管炎**：取干问荆 30g，加水 600～80ml，煎 5～8 分钟，早晚分服。亦可制成片剂(每片含问荆 0.43g)，每日服 3 次，每次 10 片。观察 72 例，近期控制 21 例，显效 18 例，好转 23 例，无效 10 例。以止咳、祛痰效果较佳。还发现问荆有一定降压作用。--《山东医药》，1972，(1)：31

节节草

【别名】 节节草《山东植物志》，笔筒草、通气草《草木便方》，土木贼《天宝本草》，眉毛草《分类草药性》，锁眉草《四川中药志》，草麻黄《天目山药用植物志》，节骨草《湖南药物志》，锉刀草、木贼草、土麻黄、笔头草、镬盖草、野麻黄、接管草、擦草、锉草、虾蟆竹、磨石草《浙江民间常用草药》，接骨草、笔管草、四角田槐、野木贼、驳节草、空心草、接骨筒《福建药物志》，麻蒿（山东）。

【名释】 本草茎节明显，可节节拔下，再节节安上，故名节节草。

【来源】 为木贼科植物节节草 *Hippochaete ramosissima* (Desf.) Boerner 的全草。

【植物形态】 多年生常绿草本。高 l8～100cm 或更高。根茎横走，黑色或黑褐色。地上茎绿色，直立，直径 2～10mm，基部节卜有分枝 2～5，各分枝中卒，节上每节生小枝，稀无分枝，表面有棱脊 6～20 条；棱脊七有 l 列小疣状突起，沟内有气孔线 l～4 行。叶退化，轮生，下部联合成筒状鞘，鞘片背无棱脊，鞘齿短三角形，黑色，有易落的膜质尖尾。孢子囊穗生在分枝及主茎顶端，长圆形，长 0.5～2.5cm，有小尖头，无柄；孢子叶六角形，中央凹入，盾状着生，排列紧密，边缘生长形的孢子囊 6～9；孢子同型，圆球状，有弹丝 4，成十字形，平时紧绕在孢子外面，遇水即弹开。孢子期 8～l0 月。见下（图 37）

【生长分布】 生于路边、河沟边、山坡草丛、溪池旁等地。

邹平各地均有分布。

【采收加工】 夏、秋季采挖，洗净，切段，鲜用或晾通风处阴干。

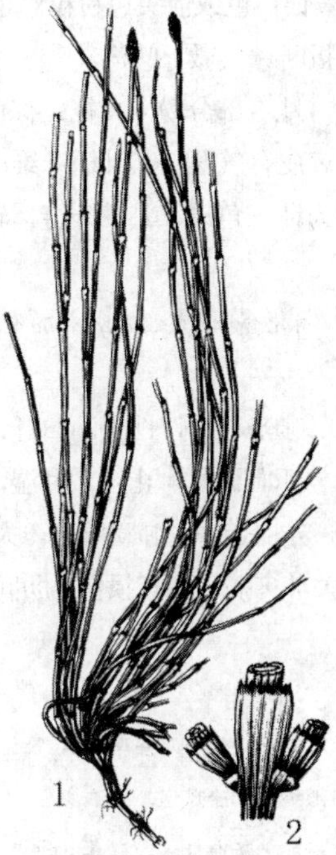

（图 37）**节节草**

1.植株 2.节部

【性状鉴别】 性状鉴别 茎灰绿色，基部多分枝，长短不等，直径1～2mm，中部以下节处有2～5个小枝，表面粗糙，有肋棱6～20条，棱上有1列小疣状突起。叶鞘筒似漏斗状，长为直径的2倍，叶鞘背上无棱脊，先端有尖三角形裂齿，黑色，边缘膜质，常脱落。质脆，易折断，断面中央有小孔洞。气微，味淡微涩。

【主含成分】 全草含烟碱(*nicotine*)，犬问荆碱(*palustrine*)，山柰酚-3-槐糖甙-7-葡萄糖甙(*kaempferol-3-sophoroside-7-glucoside*)，山柰酚-3-槐糖甙(*kaempferol-3-sophoroside*)，5α,6α-环氧-β-紫罗兰酮-3-O-β-D-葡萄糖甙、10liolide、环阿尔屯烷-24(30)-烯-3β-醇、环阿尔屯烷-22(23)-烯-3β-醇、麦角甾-6,22-二烯-3β,5α,8α-三醇、木栓醇、芹菜素、芫花素、芫花素-5- O-β-D-葡萄糖甙、芹菜素-5-O-β-D-葡萄糖甙、木犀草素、槲皮素-3-O-β-D-葡萄糖甙、山柰酚-3- O-β-D-葡萄糖甙、山奈酚-3- O-β-D-葡萄糖-7-O-β-D-葡萄糖甙、腺嘌呤核苷、β-谷甾醇和β-胡萝卜甙，谷甾醇，豆甾醇。

【药理】 猪皮下注射南非洲产笔筒草绿色部分的醇浸剂可引起惊厥和死亡。

【性味归经】 味甘、苦，性微寒。归肝、肾经。

【功用主治】 清热，明目，止血，利尿。主治风热感冒，咳嗽，目赤肿痛，云翳，鼻衄，尿血，肠风下血，淋证，黄疸，带下，骨折。

《草木便方》："治跌伤，通气，明目，利九窍，消积滞，止嗽化痰。"

《天宝本草》："治赤白云翳，去风，清火，除湿气.通淋证并滞塞。"

《分类草药性》："男子平胃火，补妇人fIIL气。"

《四川中药志》1960年版："清心火，去潮热，散云翳。治暴发火眼、涩痛溢泪及目赤红肿痛，并疗鼻血。"

《重庆草药》："去燥热，散眼睛云雾，兼有生精补血的作用。治男子胃火，妇女病后血气不足(或为虚火)，小儿响鼻(阻)或常流清鼻涕，白浊。"

《湖南药物志》："止血，解热利尿。主治妇女血崩，筋骨痛。"

《天目山药用植物志》："治痢疾，急淋，腰痛，骨折。"

《浙江民间常用草药》："治急、慢性肾炎，肾盂肾炎，迁延型传染性肝炎，血尿。"

《安徽中草药》："解肌散风。治风热感冒。"

《全国中草药汇编》："主治咳嗽，支气管炎。"

《湖北中草药志》："散瘀消肿。用于感冒，风火眼，高血压，疝气。"

《长白山植物药志》："清肝。主治黄疸。"

《福建药物志》："治荨麻疹。"

【用量用法】 内服：煎汤，9～30g，鲜品30～60g。外用：捣敷，或研末撒，或煎水洗，适量。

【附方】 （1）**治火眼**：笔筒草、金钱草、四叶草、珍珠草、谷精草各五钱。煎水内服。--《重庆草药》

（2）**治眼雾**：笔筒草，煎水洗并内服。--《重庆草药》

（3）**治急淋**：节节草一两，冰糖半两。加水煎服。--《福建民间草药》

（4）**治肠风下血，赤白带下，跌打损伤**：节节草二钱。水煎服。--《湖南药物志》

（5）**治迁延型传染性肝炎**：节节草、络石藤、川楝子各三钱，黄栀根、香茶菜各四钱。水煎服。--《浙江民间常用草药》

（6）**治血尿**：节节草、羊蹄、鳢肠各五钱，檵木花一两，白茅根四两。水煎服。--《浙江民间常用草药》

（7）**治肾盂肾炎**：节节草、一包针、车前草，马蹄金各五钱，黄毛耳草、活血丹各一两。水煎服。--《浙江民间常用草药》

（8）**治疟疾**：节节草一钱。水煎服，或捣烂敷大椎穴。--《湖南药物志》

（9）**治跌打骨折**：整复后，用鲜节节草一握，调红糖捣烂外敷。--《福建民间草药》。折鲜(节节草)草捣烂，酒调敷。--《湖南药物志》

（10）**治风热感冒**：目赤肿痛。节节草、连翘、桑叶各9g，薄荷(后下)、菊花各6g。煎服。--《安徽中草药》

（11）**治急性结膜炎**：节节草9g，菊花6g。水煎服。--《湖北中草药志》

（12）**治目生云翳**：笔筒草250g。炖鸡服。

（13）**治膀胱湿热，小便淋涩疼痛，尿血**：笔筒草30g，尿珠根30g，白茅根30g，川牛膝10g。水煎服。(3～4方出自《四川中药志》1979年)

（14）**治痢疾**：笔筒草根90～120g，加仙鹤草等量。水煎服。赤痢冲白糖，白痢冲红糖，赤白痢红白糖各1份每日早晚饭前各服1次。(《天日山药用植物志》)

（15）**治疗慢性气管炎**：①用于节节草50g，加水700ml，浸泡0.5小时，煮沸5～8min，每次200～300ml，每日服2～3次，均以10天为1疗程，可连续3疗程。治疗1103例，近期控制295例，显效267例，好转381例，总有效率85.5%。②用节节草片剂(每片0.5g，24片相当于生药50g)，每次4片，每日服3次。治疗105例，近期控制23例，显效17例，好转44例，总有效率80%。③节节草针剂(每支3ml，每1ml含生药4g)，每日肌注1支。治疗149例，近期控制43例，显效42例，好转56例，总有效率94.7%，一般在注射24小时后见效。以上3种剂型疗效以针剂为最好，片剂最差；疗效一般随着疗程的增加而逐渐上升，随病情的加重而下降。少数患者用药后短时期出现口干、腹部不适等现象，不影响用药，对肝肾及造血系统无毒性作用。--《山东省聊城医药技术资料》1971，(2): 8; 1972，(4): 2; 1972，(7): 5及《医药卫生》（济南市卫生局），1972，(3): 23

通经草

【别名】 通经草、金丝草《山西中药志》，铁骨草、金钱铜皮、止惊草《浙江中药资源名录》，紫背金牛草《中药志》，分经草、伸筋草《河南中草药手册》，石崖茶《陕甘宁青中草药选》，铜丝草《辽宁常用中草药手册》，猪棕草《新疆中草药》，还阳草、还阳参《青海常用中草药手册》，金牛草《山东中草药手册》，卷叶凤尾草、铁丝蕨、岩飞草《湖南药物志》，明琥珀草《浙江药用植物志》，自背连《广西药用植物名录》，铁刷子、铁杆草《长白山植物药志》，花叶猪棕草《云南药用植物名录》，花郎鸡《贵州中草药名录》。

【来源】 为中国蕨科植物银粉背蕨 *Aleuritopteris argentea* (Gmél.) Fée 的全草。

另：中国蕨科植物无粉银背蕨 *Aleuritopteris argentea* (Gnel.)Fee *var. obsccura*(Christ)Ching 的全草也供药用。分布于其他地区。

【植物形态】 陆生小型蕨类植物，植株高14～25cm。根茎短，直立或斜生，具有红棕色狭边的黑棕色鳞片。叶薄革质或纸质，簇生；叶柄长10～20cm，圆柱形，栗棕色，有光泽，基部有鳞片，叶轴及羽轴均呈红棕色至深棕色；叶片近五角形，长宽各约5～10cm，有3片基部彼此相连或分离的呈羽裂的羽片，顶生羽片近菱形，基部裂片多少浅裂，侧生羽片三角形，基部1片最大，浅裂，裂片具钝尖头，边缘有小圆齿，背面有白色或乳白色蜡粉；叶脉羽状，纤细。孢子囊群生于叶边的小脉先端，成熟后汇合成条形；囊群盖棕色，厚膜质，全缘或微波状，沿叶边缘连续着生或在裂片间中断。见（图38）

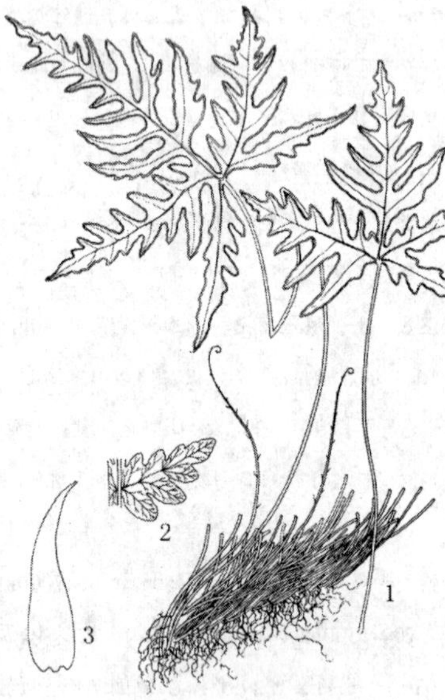

（图38）**银粉背蕨**

1.植株 2.裂片 3.鳞片

【生长分布】 多生于干旱岩石缝中。邹平南部山区有分布。

【采收加工】 夏、秋季采收，去净泥土，捆成小把，或切段，晒干。

【性状鉴别】 根茎短小，密被红棕色鳞片。叶数枚簇生；叶柄细长，长10～20cm，栗棕色，有光泽；叶片卷缩，展开后呈近五角形，长宽均5～10cm，掌状羽裂，细裂片宽窄不一，叶上表面绿色，下表面被银白色或淡黄色粉粒。孢子囊群集生于叶缘，成条形。质脆，易折断。气微，味淡。

【显微鉴别】 地上部分粉末特征：棕色。①上下表皮垂周壁均波状弯曲，下表皮有气孔。②叶柄纤维成束，直径16～23μm。③孢子极面观为钝三角形，具三裂缝，较长，周壁表面具细颗粒纹饰。

【主含成分】 叶中含粉背蕨酸(*alepterolic acid*)，蔗糖(*sucrose*)和黄酮类化合物。

【性味归经】 味辛、甘，性平。归肝、肺经。

【功用主治】 活血调经，止咳，利湿，解毒消肿。主治月经不调，经闭腹痛，赤白带下，肺痨咳血，大便泄泻，小便涩痛，肺痈，乳痈，风湿关节疼痛，跌打损伤，肋间神经痛，暴发火眼，疮肿。

《山西中药志》："活血通经。"

《浙江中药资源名录》："治小儿痉挛抽搐。"

《民间常用草药汇编》："除风湿，通络。"

《山东中草药手册》："活血散瘀，解毒消肿。"

《河南中草药手册》："活血调经，祛湿，散寒，止痛。"

《东北常用中草药手册》："调经活血，补虚止咳。治月经不调，经闭腹痛，肺结核咳嗽，吐血。"

《辽宁常用中草药手册》："止血，治崩漏。"

《甘肃中草药手册》："清热解毒，利尿，通乳。治痨伤咳嗽吐血，乳汁不通，乳痈，尿路感染，睾丸炎等症。"

《青藏高原药物图鉴》："解毒，退烧。治腹泻。"

《青岛中草药手册》："主治赤白带下，小儿腹泻，暴发火眼。"

【用量用法】 内服：煎汤，9～15g。外用：水煎熏洗，或捣敷，适量。

【使用注意】 孕妇禁服。

【附方】 （1）**治月经不调，经闭腹痛**：①通经草15g，益母草12g。水煎服。--《宁夏中草药手册》 ②通经草、当归各9g，香附6g。水煎服。--《新疆中草药》

（2）**治赤白带下**：银粉背蕨30g，白果9g。水煎服。--《河北中草药》

（3）**治肺痨**：咳嗽吐血①铜丝草9g。煎汤，打鸡蛋，喝汤吃鸡蛋。--《辽宁常用中草药手册》 ②通经草15g，贝母、天冬各9g。水煎服。--《宁夏中草药手册》

（4）**治百日咳**：通经草9g，百部12g。煎水，加冰糖适量服。--《安徽中草药》

（5）**治小儿腹泻**：金牛草、木槿花、山楂各3g。做粥喝，每日3次。--《青岛中草药手册》

（6）**治尿路感染**：还阳草30g。研细末，开水调白糖冲服。或配白茅根15g，亦可。--《甘肃中草药手册》

（7）**治风湿性关节炎**：通经草15g，络石藤、接骨木各30g，瘦猪肉250g。水煮至肉烂，食肉喝汤，服后盖被取微汗。--《安徽中草药》

（8）**治暴发火眼**：金牛草15g，秦皮、菊花各9g。水煎，熏洗患眼。--《山东中草药手册》

牛心贯众

【别名】 牛心贯众《中医药研究资料》（山东），华东蹄盖蕨《浙江药用植物志》，小叶山鸡尾巴草《浙江药用植物志》。

【来源】 为蹄盖蕨科植物华东蹄盖蕨 *Athyrium nipponicum* (Mett.) Hancc 的全草。

【植物形态】 植株高35～80cm。根状茎横卧或顶部斜升，顶端连同叶柄基部被鳞片，鳞片淡褐色至红棕色，膜质，披针形，全缘。叶近生或近簇生，具柄，柄长10～25cm，粗2～4mm，新鲜时连同叶轴带紫色，疏生小鳞片；叶片草质，卵形、长圆状卵形或卵状长圆形，长20～40cm，宽10～20cm，基部圆或楔形，先端尾状急尖，2～3回羽状分裂；羽片多对，互生，或基部羽片近对生，相距3～5cm，具柄，柄长5～15毫米，披针形至广披针形，长渐尖，中下部羽片最宽，2回羽裂；小羽片12～16对，互生或近对生，斜上开展，无柄、有短柄或与小羽轴合生，卵状披针形至披针形，渐尖头，具锐锯齿或羽裂；裂片狭长圆形，尖锯齿缘，先端稍内弯；侧脉单一，伸达齿端。孢子囊群长圆形，短线形或弯钩形，沿小脉中下部上侧着生，囊群盖同型，膜质，边缘啮蚀状；孢子具周壁。见（图39）

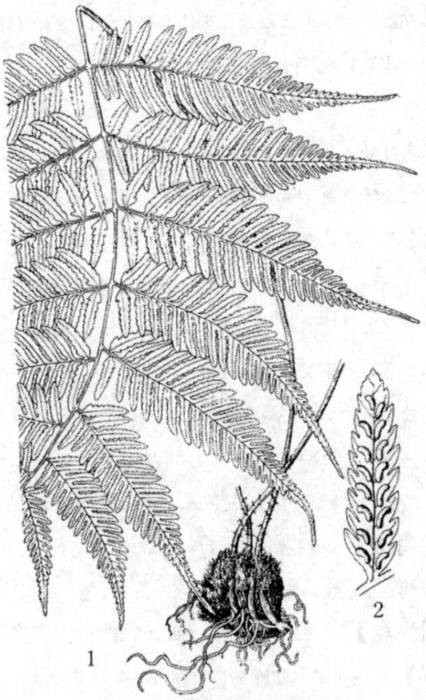

（图39）**华东蹄盖蕨**

1.植株 2.小叶片（示孢子囊）

【生长分布】 生于林下湿地或岩石缝中。邹平南部山区有分布。

【采收加工】 夏、秋季采收，洗净，鲜用或晒干。

【性味归经】 味苦，性凉。

【功用主治】 清热解毒，止血，驱虫。主治疮毒疖肿，痢疾，衄血，蛔虫病。

《浙江药用植物志》："清热解毒，消肿，止血。主治疮毒疖肿，痢疾，衄血。"

【用量用法】 内服：煎汤，15～30g。外用：鲜叶捣敷，适量。

【附方】 **治下肢疖肿**：鲜叶与白糖捣敷患处。--《中国药用孢子植物》

马牙贯众

【来源】 为蹄盖蕨科植物华北蹄盖蕨 *Athyrium pachyphlebium* C.Chr.的根茎。

【植物形态】 植株高达80cm。根茎短粗而斜升，顶端与叶柄基部被棕色、披针形鳞片。叶簇生；叶柄长15～35cm，禾秆色，基部黑色，向上近光滑；叶片纸质，叶轴和小羽轴常带紫红色，卵圆形或椭圆形，长25～40cm，宽20～30cm，二回羽状或三回羽状深裂；羽片10～15对，互生，有柄，阔披针形，基部的较大，长13～18cm，宽4～7cm，二回羽状深裂；小羽片15～20对，稍斜上，披针形，中部的较大，长2～4cm，宽1～2cm，渐尖头，基部楔形，不对称，羽状深裂；裂片狭长圆形，钝头，边缘有小锯齿或浅裂；叶脉在裂片上为羽状，在下面隆起，侧脉单一，伸达齿端。孢子囊群短线形或钩状，沿侧脉上侧着生，靠近中脉，每裂片有4～5对，成熟时满布叶背，囊群盖浅棕色，膜质，边缘啮蚀状；孢子周壁较明显，有皱褶，皱褶表面成为条状，周壁表面有不明显的小刺。见（图40）

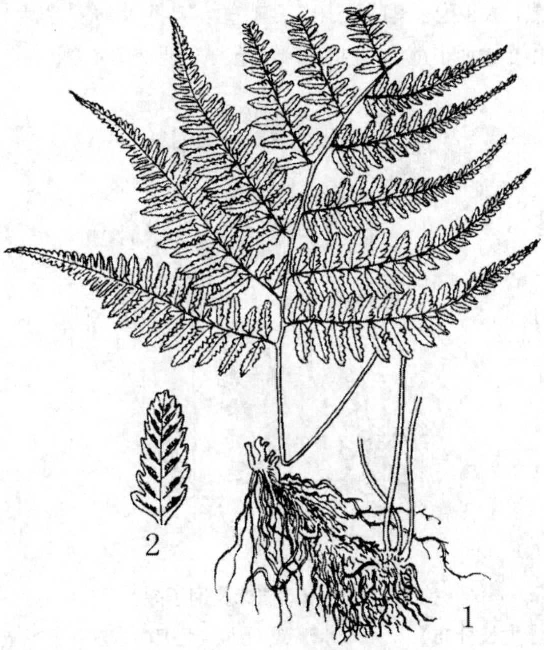

（图40）**华北蹄盖蕨**

1.植株 2.小叶片（示孢子囊）

【生长分布】 生于林下湿地或岩石缝中。邹平南部山区有分布。

【采收加工】 夏、秋季采挖，除去须根，洗净，晒干。

【性味归经】 味苦，性凉。

【功用主治】 清热解毒，止血，驱虫。主治疮毒疖肿，痢疾，鼻衄，蛔虫病。

【用量用法】 内服：煎汤，10～15g。外用：捣敷，适量。

蘋

【别名】 蘋、田字卓、破铜钱《纲目》，蕒草《山海经》，大萍《本草经集注》，四叶菜《卮言》，四眼草《分类草药性》，四叶草、田子草《天宝本草》，夜合草《广州植物志》，水对草《陆川本草》，四瓣草《河南中草药手册》，夜关门《重庆草药》，水羚羊、叫瓣连船《浙江民间常用草药》，水浮钱、四蝶草、山田芝、四面金钱草《福建中草药》，水草头、水金花头、野连菜、十字草、夜里串《七海常用中草药》，水对菜《广西中草药》，青萍《贵州草药》，水灵台《陕西中草药》，月字草、田荠、田浆味酸酸《浙南本草选编》，水吐丝、四叶蘋。

【名释】 《纲目》："蘋本作蕒。《左传》：蘋蘩蕴藻之菜，可荐于鬼神，可羞于王公。则蕒有賓之义，故字从賓。其草四叶相合，中折十字，故俗呼为四叶菜、田字草、破铜钱，皆象形也。诸家本草皆以蘋注水萍，盖由蘋、萍二字，音相近也。"又曰："夏秋开小白花，故称白蘋。"

【来源】 为蘋科植物蘋 *Marsilea quadrifolia* L.的全草。

【植物形态】 植株高 5～20cm。根状茎细长横走，分枝，顶端被有淡棕色毛，茎节远离，向上发出一至数枚叶子。叶柄长 5～20cm；叶片由 4 片倒三角形的小叶组成，呈十 字形，长宽各 1～2.5cm，外缘半圆形，基部楔形，全缘，幼时被毛，草质。叶脉从小叶基部向上呈放射状分叉，组成狭长网眼，伸向叶边，无内藏小脉。孢子果双生或单生于短柄上，而柄着生于叶柄基部，长椭圆形，幼时被毛，褐色，木质，坚硬。每个孢子果内含多数孢子囊，大小孢子囊同生于孢子囊托上，一个大孢子 囊内只有一个大孢子，而小孢子囊内有多数小孢子。见（图 41）

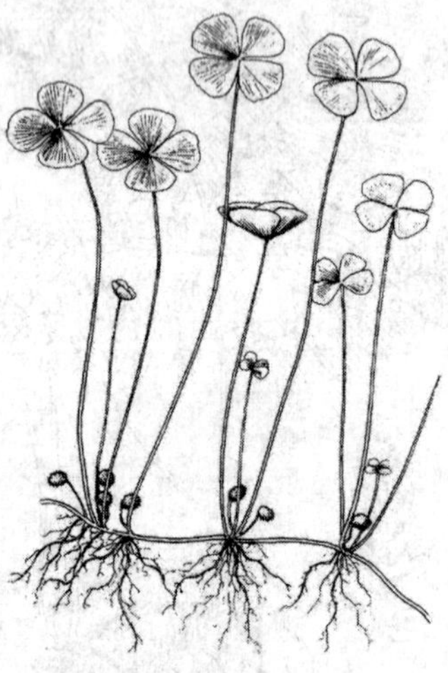

（图 41）蘋（植株及孢子果）

【生长分布】 生于水塘或沟边、水田中。邹平各乡镇均有分布。

【采收加工】 春、夏、秋三季均可采收，洗净，鲜用或晒干。邹平各地均有分布。

【性状鉴别】 根茎细长，多分枝。叶柄纤细，长 3～18cm，光滑，棕绿色；小叶 4 片，卷缩，展开后呈田字形，小叶片倒三角形，长约 1.6cm，宽约 1.7cm，上面绿色，下面黄绿色气微，味淡。

【显微鉴别】 （1）叶片横切面：上、下表皮细胞各 1 列，类圆形或不规则形。栅栏细胞 1 列，排列不紧密；海绵组织为多列薄壁细胞，排列疏松，形成大型气室。外韧型维管束较小，平行排列。

（2）根茎横切面：表皮细胞 1 列，排列整齐。皮层外侧有大型气室散在。木质部排列成环，由管胞组成，其内外均有韧皮部和内皮层，外侧内皮层凯氏点明显。皮层及髓部均由薄壁细胞组成。

【主含成分】 全草含长链脂肪族化合物及含量较高的蛋白质成分，还含 22(29-何帕烯[*22(29)-hopene*]，17(21)-何帕烯[*17(21)-hopene*]，9(11)-羊齿烯[*9(11)-fernene*]，香豆精(*coumarin*)，对香豆酸(*p-coumaric acid*)，香草酸(*vanillicacid*)，3，5-二羟基苯甲酸(*3，5-resor-cylic acid*)，对羟基苯甲酸(*P-hydroxy-benzoic acid*)。

【药理】 煎剂、酊剂对白喉杆菌有较强的抗菌能力，对金黄色葡萄球菌、枯草杆菌、大肠杆菌及埃柯病毒亦有抑制作用。

【性味归经】 味甘，性寒。归肺、肝、肾经。

【功用主治】 利水消肿，清热解毒，止血，除烦安神。主治水肿，热淋，小便不利，黄疸，吐血，衄血，尿血，崩漏白带，月经量多，心烦不眠，消渴，感冒，小儿夏季热，痈肿疮毒，瘰疬，乳腺炎，咽喉肿痛，急性结膜炎，毒蛇咬伤。

《山海经》："食之已劳。"

《医林纂要·药性》："除烦，解热，消痰，行水。"

《天宝本草》："清心解热，去热火毒。治蟮疖，敷疮，拔云散雾。"

《分类草药性》："治妇女红崩白带，月经不调，退火消肿。"

《四川中药志》1960 年版："治火眼红肿，牙龈疼痛，热淋尿血，涂瘰疬、痔疮和痈肿。"

《中国药用植物图鉴》："治蛇咬伤，热疮肿毒及外伤腰痛。"

《上海常用中草药》："清热解毒，利尿。主治肾炎，脚气水肿，肝炎，风火赤眼，眼目昏糊，小儿暑天发热(疰夏)，流火。"

《陕西中卓药》："止血，镇静。主治吐血，崩漏，癫狂。"

《广西中草药》："清热解毒，利水消肿。主治乳腺炎，痈疮肿毒，淋巴结炎，牙龈肿痛，急性结膜炎，肝胆火旺，心烦不寐，小便赤痛。"

《湖南药物志》："安神，截疟。"

《福建药物志》："用于中暑。"

《浙江药用植物志》："用于感冒发热，小儿肺炎。"

【用量用法】 内服：煎汤，15～30g，鲜品 60～90g，或捣汁。外用：鲜品捣敷，适量。

【使用注意】 《本草省常》："服甘草者忌之。"

【附方】 （1）**治水湿浮肿**：鲜(蘋)全草 1000g，加石菖蒲 750g，鲜仙鹤草 250g，水底松木桩 500g，各切细炒燥，加烧酒 500g 炖热，分作 5 剂，每日用 1 剂水煎，冲适量白酒，早服头汁，晚服二汁。并将病人指甲剪短，用艾叶或菖蒲煎汤洗涤。--《天目山药用植物志》

（2）**治淋症**(小便不利)：田字草、竹叶菜各 30g，煨水服。--《贵州草药》

（3）**治急性传染性肝炎**：鲜(藏)草 30～60g，马蹄金 30g。水煎，加白糖 15 冲服，连服 5～10 剂，以黄疸型湿热俱盛者为适用。--《浙南本草新编》

（4）**治肝硬化腹**：水蕨(鲜)60g(油炒)，豆腐 1 块(油煎)，和匀，加盐和酒少许，隔水炖干，顿服。每日 1 剂。--《江西草药》

（5）**治感冒咳嗽**：四瓣草 120g，生姜 6g，红糖 30g。水煎，冲红糖服，

发汗。--《河南中草药手册》

（6）**治小儿肺炎**：(蘋)全草、天名精、阴地蕨、半边莲各 9g，水煎服。--《浙江药用植物志》

（7）**治小儿夏季热**：鲜田字草 30g，鲜荷叶半张，煎水代茶饮。--《安徽中草药》

（8）**治吐血**：鲜(蘋)全草 10g，鸭肝 1 只。共捣烂，开水烫热顿服。--《东北药用植物》

（9）**治疟疾**：(蘋)鲜全草 90～150g。发作前 3h 水煎服，或用鲜全草搓细，发作前数小时塞鼻。--《浙汀民间常用草药》

（10）**治神经衰弱，心烦不眠，盗汗头晕**：(蘋)鲜草 60g，配酢浆草、夜交藤等量，水煎或炖猪瘦肉服。--《湖南药物志》

（11）**治流火**：(田字草)鲜草 120g，洗净，加豆腐适量，捣烂外敷。--《上海常用中草药》

(12)**治溃疡漏管**：鲜(蕨)全草 60g，泥鳅 2 条(洗净，须保留体表粘滑液)。同捣烂敷患处，用清洁纱布包扎，每日换 1 次。--《浙江民间常用草药》

（13）**治无名肿毒**：田字草、折耳根各适量，捣绒敷患处。--《贵州草药》

槐叶蘋

【别名】 麻藻《群芳谱》，蜈蚣萍、边箕萍《纲目拾遗》，蜈蚣漂、长脚浮藻、百脚水草、水蜈蚣《浙江民间常用草药》，大鱼萍、马萍《福建中草药》，水百脚、水舌头草、槐瓢《上海常用中草药》，大浮萍、包田麻《贵州草药》，槐叶草《中医药研究资料》(山东)。

【来源】 为槐叶萍科植物槐叶萍 *Salvinia natans* (L.) All.的全草。

【植物形态】 漂浮植物。茎细长，横生，被褐色节状柔毛，无根。叶二型，3 叶轮生，上面 2 叶漂浮水面，在茎两侧排列，形如槐叶，椭圆形至长圆形，长 8～12mm，宽 5～8mm，先端圆钝，基部圆形或略成心形，全缘；中脉两侧各有 15～20 条侧脉，每条侧脉上有 5～7 束粗短毛；叶草质，上面绿色，满布带有束状突起的短毛，下面灰褐色，被节状粗短毛；另 1 叶细裂成须根状的假根，密生有节的粗毛，悬垂于水中。孢子果 4～8 个，簇生于假根的基部，外被成束的疏短毛；大孢子果小，内有少数具短柄的大孢子囊，各含 1 个大孢子；小孢子果略大，内有多数具长柄的小孢子囊，各有 64 个小孢子。孢子期 9～12 月。见（图 42）

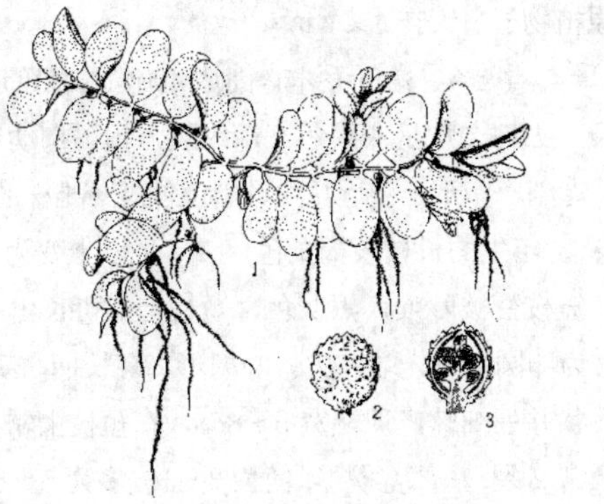

（图 42）**槐叶蘋**

1.植物全株 2.小孢子果 3.大孢子果

【生长分布】 生于静水池塘、河沟、水田中。邹平各地均有分布。

【采收加工】 夏、秋季采收，洗净，鲜用或晒干。

【性状鉴别】 茎细长，有毛。叶二型，一种细长如根；一种羽状排列于茎的两侧，叶片矩圆形，长 8～12mm，宽 5～6mm，圆钝头，基部圆形或稍心形，全缘，上面淡绿色，在侧脉间有 5～9 个突起，其上生一簇粗短毛，下面灰褐色，生有节的粗短毛。根状叶基部生出短小枝，枝上集生有大孢子果和小孢子果 4～8 枚。气微，味辛。

【主含成分】 含数种微量的金属元素，其含量随植物的生长阶段及其营养状况而变化，另含脂类 241.0mg/g，其中中性脂(*neutral lipid*)占 38.0％，糖脂(*glycolipid*)占 43.5％，磷脂(*phospholipid*)占 18.4％。

【性味归经】 味辛、苦，性寒。

【功用主治】 清热解表，利水消肿，解毒。主治风热感冒，麻疹不透，浮肿，热淋，小便不利，热痢，痔疮，痈肿疔疮，丹毒，腮腺炎，湿疹，烫火伤。

《上海常用中草药》："清热解毒，活血止痛。治痈肿疔毒，瘀血积毒。"

《贵州草药》："清热，除湿，消肿。"

《浙江民间常用草药》："清热发表，解毒消肿。"

《广西本草选编》："止痒。"

《福建药物志》："治骨蒸劳热，腮腺炎，风火牙痛，痈，疔，痔疮。"

《中国药用孢子植物》："治湿疹，烫火伤。"

【用量用法】 内服：煎汤，15～30g。外用：捣敷，或煎水洗，适量。

【附方】 （1）**治感冒**：(槐叶萍)全草 3～4 条，白茅根 30g，枇杷叶(去毛)3 张，水煎服。--《浙江民间常用草药》

（2）**透发麻疹**：(槐叶萍)全草 6 条，桑树嫩枝 9g，水煎服。--《浙江民间常用草药》

（3）**治热淋、热痢**：槐叶萍 30～60g，煎服或捣取汁服。--《新乡地区中草药选编》

（4）**治浮肿**：大浮萍、三角风、八角枫、臭牡丹、大血藤、小血藤各 30～120g，加水煮沸，用蒸气熏治。--《贵州草药》

（5）**治流火**(肢体淋巴结炎和淋巴管炎)：先针挑八风穴出血，后用鲜(槐叶萍)全草洗净捣汁 1 碗，内服，渣敷挑破处，外用纱布包扎。--《浙江民间常用草药》

（6）**治湿疹**：鲜(槐叶萍)全草 30～60g，水煎服；或鲜全草和细叶桉叶，水煎汤洗。--《福建中草药》

（7）**治眉疔**：鲜蜈蚣萍和蜜捣敷患处。--《福建中草药》

（8）**治口唇疔**：鲜蜈蚣萍和蟑螂肚 2 个，食盐少许，捣敷患处。--《福建中草药》

（9）**治火烫伤**：(槐叶萍)全草炙存性，研末调油敷上；如皮肤未破，可用全草加食盐捣烂敷上。--《天目山药用植物志》

（10）**治虚劳热**：蜈蚣萍全草一至二两(洗净)，甜瓜条半两。上二药摊放在小竹筛上，再将竹筛安炖锅内架空，盖密，隔水炖一、二小时，令草液滴在锅中，然后取服。--《闽南民间草药》

（11）**治鼻疔**：蜈蚣萍一大把。捣细绞汁，冲酒一杯，温服，渣敷患处。--《北京中医》1954，(9)：19

（12）**治赤游丹毒**：鲜蜈蚣萍和食盐少许捣烂，贴大椎穴，症状未减者加贴囟门，未见效者加贴脐中。--《福建中草药》

满江红

【别名】 满江红《纲目》，水浮漂、草无根《天宝本草》，红浮萍《分类草药性》，浮漂《四川中药志》，紫藻、带子藻、三角藻《天目山药用植物志》，红浮漂、紫萍《贵州民间方药集》，红漂《福建植物志》，红叶草、绿萍(江苏)。

【名释】 本品为水生漂浮植物，与浮萍类似，故有水浮漂、草无根诸名。因其叶片秋后变为红色，故亦称红浮萍、红叶草诸名。当其大面积覆盖水面时，可成大片红色，美其名为满江红。

【来源】 为满江红科植物满江红 *Azolla imbricata* (Roxb.) Nakai 的叶。

【植物形态】 小形漂浮植物。圆形或三角状，直径约 lcm。根茎细弱，横生，羽状分枝，向下生出须根，悬垂于水中。叶小，无柄，互生，成双行覆瓦状排列，卵形或近斜方形，长约 lmm，宽约为长的一半，先端圆形或截形，基部与根茎合生，全缘，通常分裂为上下 2 片；上片绿色，肉质，浮于水面，秋后变为红色，边缘膜质，上面有乳头状突起，下面有一空腔，含胶质，内有固氮蓝藻、念珠藻共生；下裂片膜质，鳞片状，沉没水中。孢子果(荚)成对生于分枝基部的沉水裂片上；大孢子果小，长卵形，内有一个大孢子囊，内含一个大孢子；小孢子果大，球形，内有多数小孢子囊，各含 64 个小孢子。孢子果 9～11 月成熟。见（图 43）

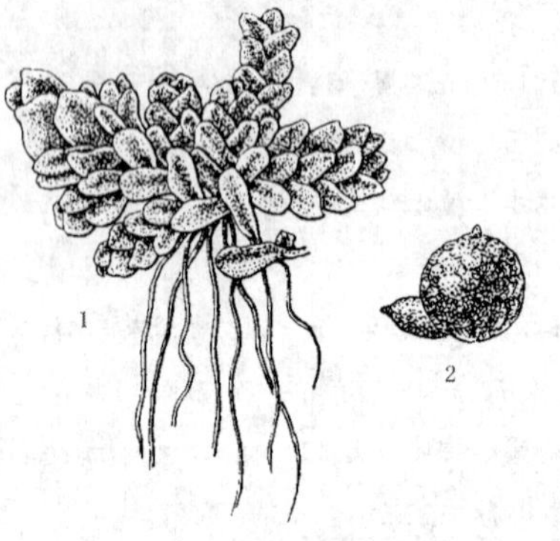

（图 43）**满江红**

1.植株 2.大、小孢子果

【生长分布】 生于静水池塘、水沟或水田中。邹平北部河流有分布。

【采收加工】 夏、秋季捞取，晒干。

【性状鉴别】 叶小，三角形，密生于细枝上，皱缩成粒片状，直径约 4mm，上面黄绿色，下面紫褐色或红褐色；须根多数，泥灰色。质轻，气微。

【主含成分】 含 3′，4′，5，7-四羟基花色-5-葡萄糖甙(*1uteolinidin-5-glucoside*)，绿原酸(*chlorogenic acid*)，马栗树皮素(*aesculetin*)，咖啡酸-3，4-二葡萄糖甙(*caffeic acid-3，4-diglucoside*)，6-(3′-葡萄糖基咖啡酰)马栗树皮素[*6-(3′-9lucosylcaffeoyl)aesculetin*]，另外含少量的对-香豆酸的葡萄糖酯，咖啡酸和绿原酸的葡萄糖-1，6-二酯。

【性味归经】 味辛，性凉。归肺、膀胱经。

【功用主治】 解表透疹，祛风胜湿，解毒。主治感冒咳嗽，麻疹不透，风湿疼痛，小便不利，水肿，荨麻疹，皮肤瘙痒，疮疡，丹毒，烫火伤。

《纲目》："主痈疽，入膏用。"

《天宝本草》："风湿疙瘩炒过用，甜酒为引去皮烧。"

《分类草药性》："治红白风丹，皮肤瘙痒，三十六种风瘫患症。"

《民间常用草药汇编》："以布包熬水外熨，能发出已收没的麻疹。"

《天目山药用植物志》："发汗利尿，祛风胜湿。治感冒咳嗽，风湿顽癣，红白瘾疹，火烫伤，丹毒。"

《贵州草药》："透疹解表，利湿止痛。"

《贵州民间方药集》："治红崩白带，风湿痛，麻风，九子疡等。"

《四川中药志》1982 年版："清热利尿，祛风止痒。用于热结膀胱，小便不利，湿热疮毒，风疹瘙痒。"

【用量用法】 内服：煎汤，3～15g，大剂量可用至 30g。外用：煎水洗或热熨，或炒存性，研末，调油敷，适量。

【使用注意】 表虚自汗者禁服。

【附方】 （1）**治麻疹不透**：红浮萍 9g，芫荽、椿根皮各 6g，煎服，药渣外擦。--《贵州草药》

（2）**治风湿痛，能发汗驱风**：红浮飘 40 个，取 20 个捣烂焙热，趁热包于风湿痛处，包后用针(先消毒)刺患处周围出气，以免内窜，同时将另 20 个红浮飘捣烂，煮甜酒内服。--《贵州民间方药集》

（3）**治热结膀胱，小便不利**：满江红研末，每服 9g。--《四川中药志》1982 年

（4）**治风疹，皮肤瘙痒**：满江红、虎耳草、紫浮萍、千里光各 15g。水煎服。--《四川中药志》1982 年

（5）**治红崩白带**：红浮萍 6g。煨甜酒水服。--《贵州草药》

（6）**治风瘫、麻风癞**：红浮萍、苍耳草各 60g。煨水服；再取上药各适量，煨水洗全身。--《贵州草药》

（7）**治九子疡**：红浮萍捣绒，调甜酒敷患处。--《贵州草药》

第二篇、裸子类植物药

银杏叶

【别名】 白果叶《品汇精要》。

【来源】 为银杏科植物银杏 *Ginkgo biloba* L.的叶。

【原植物】 银杏 又名鸭脚《宛陵集》，公孙树《汝南圃史》，鸭掌树(北京)，白果树(通称)。落叶乔木，高达 40m，胸径可达 4m；幼树树皮浅纵裂，大树之皮呈灰褐色，深纵裂，粗糙；幼年及壮年树冠圆锥形，老则广卵形；枝近轮生，斜上伸展（雌株的大枝常 较雄株开展）；一年生的长枝淡褐黄色，二年生以上变为灰色，并有细纵裂纹；短枝密被叶痕，黑灰色，短枝上亦可长出长枝；冬芽黄褐色，常为卵圆形，先端钝尖。叶扇形，有长柄，淡绿色，无毛，有多数叉状并列细脉，顶端宽 5～8cm，在短枝上常具波状缺刻，在长枝上常 2 裂，基部宽楔形，柄长 3～10(多为 5～8)cm，幼树及萌生枝上的叶常深裂（叶片长达 13cm，宽 15cm），有时裂片再分裂（这与较原始的化石种类之叶相似），叶在一年生长枝上螺旋状散生，在短枝上 3～8 叶呈簇生状，秋季落叶前变为黄色。球花雌雄

异株，单性，生于短枝顶端的鳞片状叶的腋内，呈簇生状；雄球花柔荑花序状，下垂，雄蕊排列疏松，具短梗，花药常2个，长椭圆形，药室纵裂，药隔不发；雌球花具长梗，梗端常分两叉，稀3～5叉或不分叉，每叉顶生一盘状珠座，胚珠着生其上，通常仅一个叉端的胚珠发育成种子，内媒传粉。种子具长梗，下垂，常为椭圆形、长倒卵形、卵圆形或近圆球形，长2.5～3.5cm，径为2cm，外种皮肉质，熟时黄色或橙黄色，外被白粉，有臭叶；中处皮白色，骨质，具2～3条纵脊；内种皮膜质，淡红褐色；胚乳肉质，味甘略苦；子叶2枚，稀3枚，发芽时不出土，初生叶2～5片，宽条 形，长约5mm，宽约2mm，先端微凹，第4或第5片起之后生叶扇形，先端具一深裂及不规则的波状缺刻，叶柄长0.9～2.5cm；有主根。花期3-4 月，种子9～10月成熟。见（图44）

本植物的果实（**白果**）、根和根皮（**银杏根**）也供药用，详见下述。

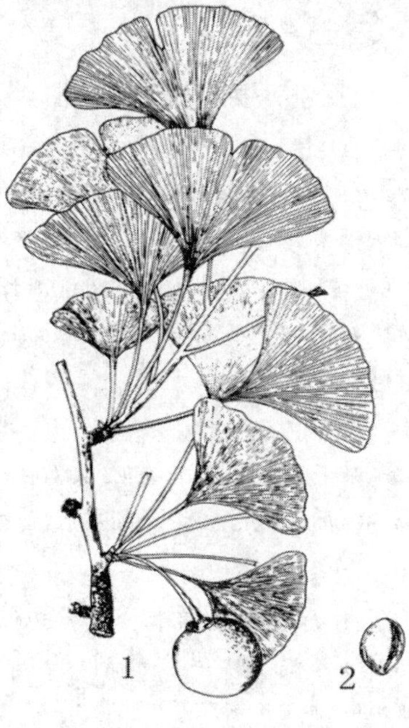

（图44）银杏

1.带白果的银杏枝 2.去外种皮的种子

【生长分布】 中国特有树种。邹平各乡镇均有栽培。

【栽培要点】 **生物学特性** 喜温暖湿润气候，喜阳，耐寒，耐旱、忌涝。在年平均温度10～18℃，冬季绝对最低气温不低于零下20℃，年降雨量600～1500mm的气候及土层深厚的砂质壤土中生长良好。不宜在阴坡、积水或盐分太重的土壤中栽种。

栽培技术 用种子、分株和嫁接繁殖。种子繁殖：种子秋季采收后，当年播种或翌年春播种，春播需混砂催芽，播种量每1小时 m^2 600～675 kg，横向开沟，沟距25～30cm，深4cm，每隔10cm播1粒种子，覆土3～4cm，当年苗高25～30cm，秋季落叶后可移栽。分株繁殖：从壮龄雌性母树根蘖苗中选留4～5株健壮苗，高lm左右时移栽。嫁接繁殖：在30年生，长势旺盛而丰产的雌株上选2～3年生的枝条为接穗，砧木用种子繁殖的实生苗，采用切接或皮下枝接法嫁接。定植，一般早春定植，株行距5～6m或7～8m，定植前应按树苗大小开穴，穴深40～50cm，宽60～70cm，起苗后如主根过长，可稍加修剪。穴栽，填土浇水踏实，然后培土成丘。按总数的5%配置雄树，雄树按风向分散栽植，以利授粉。

田间管理 种子发芽后，4～5月除草1次，可追施人畜粪水或氮素化肥催苗。7月和10月各除草1次，10月除草后追施人畜粪水或土杂肥。定植后每年春季发芽前及秋季落叶后，在距主干60～100cm处开环状沟，施人畜粪水各1次。嫁接后4～5年如分枝过多过密，需适当修剪，以利生长。

病虫害防治 苗木茎腐病，一般在雨季后发生。病苗基部初现褐色斑块，以后韧皮部腐烂碎裂，苗木枯死。防治方法，夏季应搭荫棚，插树枝或在行间盖草保墒、遮荫。虫害有天牛，可用人工捕杀或放天敌肿腿蜂进行生物防治。樟蚕可于冬季刮除树上越冬卵，6～7月摘除蚕蛹，以及用马拉松1000倍液喷杀初孵化幼虫。另有铜绿金龟子、黑胸散白蚁为害。

【生长分布】 秋季采，除去杂质，洗净，晒干或鲜用。

【采收加工】 秋季采，除去杂质，洗净，晒干或鲜用。贮干燥容器内，置通风干燥处。

【性状鉴别】 叶片多皱折或破碎，完整者呈扇形，长4～8cm，宽5～10cm，上缘有不规则波状缺刻，有的中央凹入，基部楔形，叶脉细密，为多数二叉状平行脉；叶柄长2～7cm。纸质，易纵向撕裂。气微，味微涩。

【显微鉴别】 叶横切面：上表皮细胞1列，外被角质层。叶肉细胞分化不明显，多角形或类长圆形，细胞中常含棕色物或布满油滴状物；维管束外韧型，分泌道存在于维管束间。下表皮细胞1列，外被角质层；有内陷气孔。较老叶维管束周围有1～2列厚壁细胞组成的维管束鞘；叶肉细胞含草酸钙簇晶，直径8～106μm。见（图45）

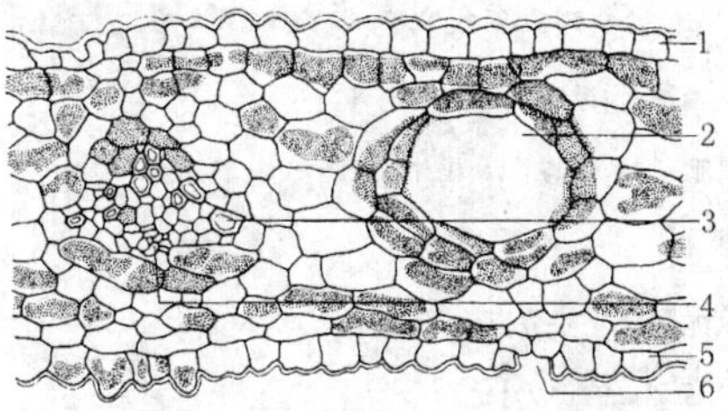

（图45）银杏(叶)横切面详图

1.上表皮 2.分泌道 3.木质部 4.韧皮部 5.下表皮 6.气孔

【理化鉴别】 （1）取本品碎片10g，加水10ml，煮沸15分钟，趁热滤过。取滤液2ml，加镁粉少量及盐酸3～4滴，置水浴中加热数分钟，显棕红色。(检查黄酮类)

（2）取上述滤液适量点于滤纸上，喷2%三氯化铝乙醇溶液，干后置紫外光灯(365nm)下观察，显黄绿色荧光。(检查黄酮类)

【主含成分】 含黄酮类化合物，苦味萜类成分，生物碱，酸类及酯类成分，醇、酚、醛、酮类成分，17种氨基酸，挥发油，溶性多糖，以及钾、锰、磷、锶、钙、铁、镁、锌、铝、钡等25种元素。

【药理】 ①能增加脑血流量，改善脑细胞代谢；对脑细胞缺血、缺氧、水肿的保护作用；对血脑屏障的保护作用。②对中枢神经系统的作用：能改善学习记忆，保护神经，抗衰老、痴呆、脑功能障碍的作用。③能降低血管阻力、增加血流量，保护缺血心肌，减少心律失常的发生。④能清除自由基、抗脂质过氧化作用。⑤抗血小板活化因子作用，抑制血小板。⑥增强生物膜稳定作用。⑦对气管平滑肌具有直接松弛作用。⑧降血脂作用。⑨抗微生物作用

毒性：水提取物和醇提取物小鼠腹腔注射的 LD_{50} 分别为 164±55mg/kg, 360±48mg/kg。

【性味归经】 味苦、甘、涩，性平，小毒。归心、肺、脾经。

【功用主治】 活血养心，敛肺涩肠。主治胸痹心痛，喘咳痰嗽，泄泻痢疾，白带。

《全国中草药汇编》："活血止痛。主治简状动脉硬化性心脏病心绞痛，血清胆固醇过高症，痢疾，象皮肿。"

【临床应用】 （1）**用于二冠心病心绞痛，高血压病，血清胆固醇过高症**。多可单用；治心绞痛亦可配伍丹参、薤白等活血通阳之品；治高血压病，可配伍钩藤、首乌等平肝滋阴药用。

（2）**用于治疗喘咳**。单用或配伍杏仁、贝母等宣肺祛痰止咳药同用。

（3）**用于治疗泻痢、白带**。有涩肠止泻之功。

（4）**外用**。治疮肿、面部雀斑。

【用量用法】 内服：煎汤，3～9g，或用提取物作片剂，或入丸、散，或代茶饮。外用：捣敷或搽，或煎水洗，适量。

【附方】 （1）**治雀斑**：采白果叶，捣烂，搽，甚妙。--《滇南本草》

（2）**治冠心病心绞痛**：①白果叶、瓜蒌、丹参各15g，薤白12g，郁金9g，生甘草5g，煎服。--《安徽中草药》 ②银杏叶、首乌、钩藤各4.5g，制成片剂，一日量，吞服；或银杏叶水煎浓缩，制成浸膏片(每片含黄酮量约2mg，相当于生药0.5g)，每次旨下含服1～2片，每日3次。--《全国中草药汇编》

（3）**治泻痢**：(银杏)叶，为末，和面作饼，煨熟食之。--《晶汇精要》

（4）**治小儿肠炎**：银杏叶3～9g，煎水擦洗患儿脚心、手心、心口(巨阙穴周围)，严重者擦洗头顶，每日2次。--《全国中草药汇编》

（5）**治灰指甲**：(银杏)叶煎水洗。

（6）**治鸡眼**：鲜(银杏)叶10片，捣烂，包贴患处，2d后呈白腐状，用小刀将硬丁剔出。-

（7）**治漆疮肿痒**：银杏叶、忍冬藤煎水洗，或单用银杏叶煎洗。[5～7方均出自《中草药学》(南药)]

白果

【别名】 白果《日用本草》，鸭脚子《绍兴本草》，灵眼《太仓州志》，佛指甲《浙江通志》，佛指柑《一握坤舆》。

【来源】 为银杏科植物银杏树 *Ginkgo biloba* L.的种子。

【原植物】 参见"银杏叶"。

【采收加工】 秋末种子成熟时采收，除去硬质外种皮，洗净，晒干，用时打碎取种仁。

【性状鉴别】 除去外种皮的种子卵形或椭圆形，长1.5～3cm，宽1～2.2cm。外壳(中种皮)骨质，光滑，表面黄白色或淡棕黄色，基部有一圆点状突起，边缘各有1条棱线，偶见3条棱线。内种皮膜质，红褐色或淡黄棕色。种仁扁球形，淡黄绿色，胚乳肥厚，粉质，中间有空隙；胚极小。气无，味微甘、苦。(图见原植物银杏)

【显微鉴别】 粉末特征：淡黄棕色。①淀粉粒单粒长圆形、圆形或卵圆形，长5～18μm，脐点点状、裂缝状、飞鸟状或三叉状，大粒可见层纹。②石细胞类圆形、长圆形或贝壳形，长61～322μm，直径27～125μm，壁厚，纹孔及孔沟明显，可见层纹，有的胞腔含黄棕色或红棕色物。③内种皮薄壁细胞类方形、长方形或多角形。④胚乳细胞类圆形或长圆形，含淀粉粒。⑤具缘纹孔管胞多破碎，直径33～72μm，末端渐尖或钝圆。见（图46）

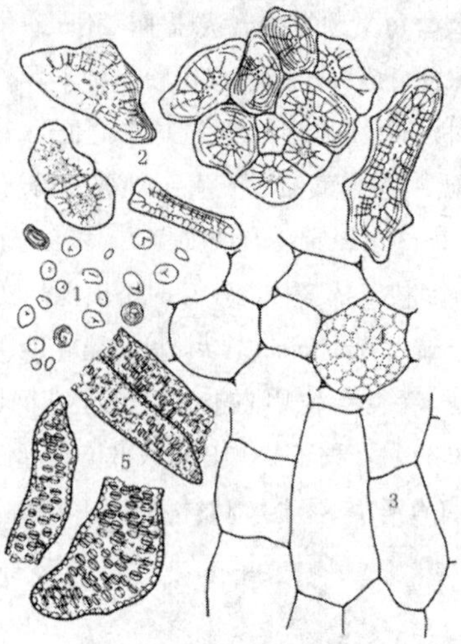

（图46）银杏种子粉末特征

1.淀粉粒 2.石细胞 3.内种皮细胞 4.胚乳薄壁细胞(示含淀粉粒) 5.管胞

【主含成分】 **种子**：含有毒成分，为4-O-甲基吡哆醇(*4-O-methylpyridoxine*)，称为银杏毒素(*ginkgotoxin*)。还含6-(8-十五碳烯基)-2，4-二羟基苯甲酸[*6-(pentadec-8-enyl)-2，4-dihy-droxybenzoic acid*]，6-十三烷基-2，4-二羟基苯甲酸(*6-tridecyl-2，4-dihydroxybenzoic acid*)，腰果酸(*anacardic acid*)和钾、磷、镁、钙、锌、铜等25种元素。

种仁：含蛋白质、脂肪、碳水化合物、糖等。

肉质外种皮：含白果酸(*ginkgolic acid*)，氢化白果酸(*hy-droginkgolic acid*)，氢化白果亚酸(*hydroginkgolinic acid*)，银杏二酚(*bilobol*)，白果醇(*ginnol*)和黄酮类化合物。

【药理】 （1）**对呼吸系统的作用** 白果乙醇提取物给小鼠腹腔注射，有一定的祛痰作用(酚红排泌法)；灌胃给药，镇咳作用不明显。对组胺引起的离体豚鼠气管平滑肌收缩无明显作用。

（2）**对循环系统的作用** 白果外种皮水提物20mg/kg静脉注射，能显著降低麻醉犬血压及左室压力。降压前有轻微、短暂的升压效应，然后迅速下降，维持约2分钟。去甲肾上腺素和普萘洛尔均不影响其降压效应，重复给药易产生耐受性。对心率无影响。大鼠离体心脏灌流，白果外种皮水提取物使主动脉输出量逐渐减少，冠脉流量则增加。离体兔耳血管灌流量亦增加。0.25g/kg腹腔注射，能显著提高小白鼠常压耐缺氧能力，降低异丙肾上腺素引起的心肌耗氧量增加，对氰化钾和亚硝酸钠所致的组织缺氧亦有良好的缓解作用。银杏二酚500mg/kg对蛙心无影响；对兔有短暂的降压作用。可使毛细血管的通透性增加，以豚鼠最为明显，其次是大鼠和兔。大鼠下肢灌流实验表明，白果二酚有组胺释放作用，引起毛细血管通透性增加，导致水肿，能被氯苯那敏对抗。

（3）**免疫抑制作用** 白果外种皮水溶性成分对非特异性免疫、体液免疫和细胞免疫功能均有抑制作用。白果外种皮水溶性成分100mg/kg或200mg/kg，给小白鼠灌胃，每日2次，连续7天，能明显降低碳粒廓清速度、腹腔巨噬细胞的吞噬功能及免疫器官重量，对溶血素形成及迟发性超敏反应亦有显著的抑制作用，且呈良好的剂量效应关系，其作用性质与环磷酰胺及地塞米松相似。

（4）**抗过敏作用** 分别灌服白果外种皮水溶性成分100mg/kg、200mg/kg均能明显抑制小鼠被动性皮肤过敏反应(PCA)及大鼠颅骨骨膜肥大细胞脱颗粒作用，并能直接对抗由卵蛋白诱发的致敏豚鼠回肠平滑肌的收缩作用及抑制致敏豚鼠肺组织释放组胺和SRS-A的作用。从水溶性成分中提取的一种成分白果甲素(纯度为90％粗提物)有相似的作用，可能为其有效成分。

（5）**延缓衰老作用** 外种皮水溶性成分给小鼠灌胃12d，能阻遏脾脏组织老年色素颗粒形成，并使已形成的色素颗粒变得分散，数量减少，有一定的延缓衰老作用。对青年、老年小鼠的游泳时间均无明显影响。

（6）**抗微生物作用** 白果肉、白果汁，尤其是白果酸，体外试验对人型结核杆菌和牛型结核杆菌有抑制作用。上述成分对热稳定，但血清能明显减弱白果酸的抗结核菌作用，对小鼠实验性结核病无显著疗效。白果提取物对感染人型结核菌的豚鼠虽有一定治疗作用，但有一定毒性反应，无临床应用价值。白果对葡萄球菌、链球菌、白喉杆菌、炭疽杆菌、大肠杆菌、变形杆菌、伤寒杆菌、绿脓杆菌等多种致病菌有不同程度的抑制作用，果浆的抗菌力较果皮强。白果水浸剂或外种度乙醇或石油醚提取物对常见致病性真菌的抑制作用相当于0.5％克霉唑。有研究认为：接有不同烃基侧链的漆树醾(即腰果酸)为白果中的主要抗菌成分。

（7）**其他作用** 白果提取物对大鼠实验性脑缺血症有一定的治疗作用，能增加存活率，减轻缺血症状。水提取物能抑制6-磷酸葡萄糖脱氢酶、苹果酸脱氢酶和异柠檬酸脱氢酶，此种抑酶成分可被甲醇沉淀。银杏二酚(*bilobol*)对离体兔肠有麻痹作用，对离体子宫有收缩作用。白果肉有收敛作用。

（8）**毒性** ①生白果有毒，多食可出现呕吐、腹痛、腹泻、抽搐烦躁不安等症状。亦可引起末梢感觉障碍，下肢弛缓性瘫痪。给豚鼠服油浸白果3g/kg，共95～113天，或白果肉粗提取物酸性成分150～200mg/kg，共60d；或给小鼠大量饲以白果酚，均可出现食欲不振，体重减轻，程度不等的肝损害、肾小球肾炎，甚至死亡。②白果外种皮浆液可引起接触性皮炎，口服后产生强烈胃肠刺激症状。腰果酸为皮肤接触性致敏剂，对皮肤有较强的致敏性，可能是白果的主要致敏原。银杏二酚对皮肤有强烈刺激性，可引起皮肤发红、表皮增厚、炎性浸润，但与二甲基苯并蒽同用，不促进皮肤肿瘤发生，说明银杏二酚不是皮肤肿瘤发生的促进剂。③白果酸和银杏毒素有溶血作用。银杏毒素经皮肤吸收通过肠与肾脏排泄，可引起肠炎、肾炎。④外种皮水溶性成分小鼠腹腔注射的LD_{50}为5.02±0.3g/kg(水提醇沉法提取)、3.04g/kg(醇提水沉法提)。

【炮制】 （1）**炒白果仁**：取净白果仁，置锅内，用文火加热，炒至表面显黄色，有香气，取出，放凉。用时捣碎。

（4)）**蒸白果仁**：取净白果仁置蒸笼内，加热蒸透，取出。

（5）**煨白果**：①火煨：取带壳白果，放入暗炭火中，煨至外壳爆裂即取出，剥去外壳取肉即得。②纸煨：取原药材，用湿草纸裹好，置灰火中煨至有香气，取出，打破去壳。③面煨：面粉拌水裹后投入子母火中烧煨，取出去壳。

（6）**蜜白果仁**：先将蜂蜜置锅内，加热至沸，倒入捣碎的白果仁，用文火炒至表面呈黄色，不粘手为度，取出，放凉。每白果仁0.5kg，用炼蜜0.06kg。

饮片性状：①炒白果仁形同白果仁，色略深，微带焦斑；味甘、微苦。②蒸白果形如白果仁，色泽加深，无粉性。③煨白果形如白果仁，显油润，有香气。④蜜白果形如白果仁，色泽加深，味甜。

【性味归经】 味甘、苦、涩，性平，小毒。归肺、肾经。

【功用主治】 敛肺定喘，止带缩尿。主治哮喘痰嗽，白带，白浊，遗精，尿频，无名肿毒，鼓鼻，癣疮。

《三元参赞延寿书》：“生食解酒。”

《品汇精要》：“煨熟食之，止小便频数。”

《医学入门·本草》：“清肺胃浊气，化痰定喘，止咳。”

《纲目》：“熟食温肺益气，定喘嗽，缩小便，止白浊。生食降痰，消毒杀虫；嚼浆涂鼻面手足，去皶疱皯黯皴皱及疥癣疳䘌阴虱。”

《医林纂要·药性》：“炒食补肺，泄逆气，固肾，除邪湿。”

《本草再新》：“补气养心，益肾滋阴，止咳除烦，生肌长肉，排脓拔毒，消疮疥疽瘤。”

【临床应用】 （1）**用于哮喘痰嗽**。白果能敛，配麻黄辛散，敛肺而不留邪，开肺而不耗气，如《摄生众妙方》鸭掌散，用治寒喘；配黄芩、桑白皮清泄肺热，又治肺热痰喘。

（2）**用于白带、白浊**。白果有收涩止带作用，常可配鸡冠花同用；若配芡实、山药则健脾止带治脾虚带下；配黄柏、车前子以清热利湿，治湿热带下，如《傅青主女科》易黄汤。治小便白浊，可单用或与萆薢、益智仁等同用。

（3）**用于遗精，尿频，遗尿**。白果单食即可，或配伍桑螵蛸同用。

（4）**用于无名肿毒，疳疮，酒皶鼻，头面癣**。可以白果捣烂外敷，或切片频擦患处，治乳痈溃烂，则研烂和酒服。

（5）**用于肺结核治疗**。能改善症状，常用菜油浸渍后服。

《本草求真》：“同汞浣衣，则死虫虱。”

【用量用法】 内服：煎汤，3～9g，或捣汁。外用：捣敷，或切片涂，适量。

【使用注意】 有实邪者禁服。生食或炒食过量可致中毒，小儿误服中毒尤为常见。

《绍兴本草》：“生食戟人。”

《日用本草》：“多食壅气动风，小儿多食昏霍，发惊，引疳；同鳗鲡鱼食患软风。”

《纲目》：“食多则收令太过，令人气壅胪胀昏顿。”

《随息居饮食谱》：“多食壅气动风，小儿发惊动疳。中其毒者，昏晕如醉，白果壳或白鲞头，煎汤解之。食或太多，甚至不救，慎生者，不可不知也。”

【附方】 （1）**治鞠喘**：白果二十一枚(去壳砸碎，炒黄色)，麻黄三钱，苏子二钱，甘草一钱，款冬花三钱，杏仁一钱五分(去皮尖)，桑皮三钱(蜜炙)，黄芩一钱五分(微炒)，法制半夏三钱(如无，用甘草汤泡七次，去脐用)。上用水三盅，煎二盅，作二服，不拘时。--《摄生众妙方》

（2）**治小便白浊**：生白果仁十枚，擂水饮，日一服，取效止。--《濒湖集简方》

（3）**治赤白带下，下元虚惫**：白果、莲肉、江米各五钱，胡椒一钱半。为末，用乌骨鸡一只，去肠盛药，瓦器煮烂，空心食之。--《濒湖集简方》

（4）**治梦遗**：银杏3粒。酒煮食，连服4～5天。--《湖南药物志》

（5）**治小便频数，遗尿**：陈白果5粒，蜗牛3个(焙干)。研末冲服。--《陕甘宁青中草药选》

（6）**治慢性淋浊，妇女带下及眩晕**：白果仁(炒熟去壳)、淮山药等分。焙燥研细粉，混和，每日40g，分3～4次，米汤或温开水调服。--《现代实用中药》

（7）**治头痛，神经性头痛，前额部阵发性头痛，发作时重浊钝痛，嗡嗡作响，伴有胀闷感：带壳生白果 60 g，捣裂入砂锅，加水 500ml，文火煎至 300ml，分 2 次 1 日服完。以上一剂可连煎 3 次，服 3 天。--《中医杂志》1982，(4)：72

（8）**止头风、眼疼**：白果肉捣烂敷太阳穴。--《滇南本草》

（9）**治眩晕跌倒，老年人更妙**：鲜白果二个，去壳衣，研烂，空心开水冲服，至重者不过三五服愈。--《惠直堂经验方》

（10）**治噎食反胃，白浊、冷淋**：白果肉同糯米蒸，和蜜丸，与核桃捣烂服之。--《滇南本草》

（11）**治慢性肾小球肾炎(中、后期)，正气虚损，蛋白尿久不消者**：芡实 30g，白果 10 枚，糯米 30g(食量少者，芡实、糯米均可用 15～20g)。煮粥，每日 1 次，10 天为 1 疗程，间歇服 2～4 疗程。--《中医杂志》1985，(9)：47

（12）**治耳出脓血不止**：白果(鲜者)捣烂，用绵裹缴入耳。--《穷乡便方》

（13）**治鹅掌风，雁来风**：银杏肉打烂搓擦，如干，扑去渣，不可水洗，再加冰片、麝香各三分研匀，桐油调涂上，以艾火熏之。--《解围元薮》

（14）**头面癣疮**：生白果仁，切断，频擦取效。--《纲目》引《邵氏经验方》

（15）**治肺结核**：白果核 12g，白毛夏枯草 30g。煎服。--《安徽中草药》

银杏根

【别名】 银杏根《安徽中草药》，白果根《重庆草药》

【来源】 为银杏科植物银杏 *Ginkgo biloba* L.的根和根皮。

【原植物】 参见“银杏叶”。

【性状鉴别】 根呈圆柱形，稍弯曲，有分枝，长可达 lm，直径 0.5～3.0cm，表面灰黄色，有纵皱纹、横向皮孔及侧根痕。质硬，断面黄白色，有菊花心，呈放射状环。皮部带纤维性。气微，味淡。见(图 47)

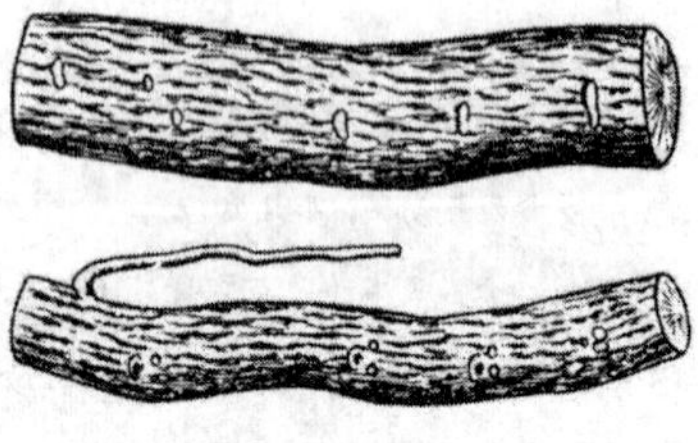

(图 47)**银杏根外形**

【显微鉴别】 木栓层明显，皮层较宽，散有纤维束及分泌细胞。薄壁细胞中含草酸钙簇晶。韧皮部排列成环状，木质部宽广，中心为薄壁细胞。见(图 48)

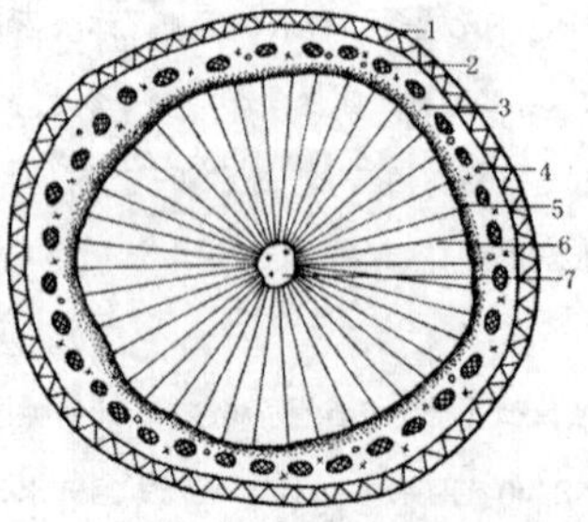

(图 48)**白果(根)横切面简图**

1.木栓层 2.纤维束 3.草酸钙簇晶 4.分泌细胞 5.韧皮部 6.木质部 7.薄壁细胞

【性味归经】 味甘，性温。

【功用主治】 益气补虚。主治遗精，遗尿，夜尿频多，白带，石淋。

《重庆草药》：“益气，补虚弱。治白带、遗精。并配合用于其他虚弱、劳伤等症。”

【用量用法】 内服：煎汤，15～60g。

【使用注意】 有实邪者禁服。

【附方】 （1）**治遗精**：白果根 60g，何首乌(鲜)60g，左转藤 60g，糯米 250g，盛猪小肚子内，加冰糖炖服。--《重庆草药》

（2）**治淋症**：银杏根 10g，松树根 30g，槐树根 30g，萱草根 10g，麦冬 l0g，共煎，加白糖服。--《安徽中草药》

（3）**治疗肾、输尿管、膀胱结石**：用白果根 120g，冰糖 120g，水煎服。每星期 4～5 剂，用药期间与服清热消炎药、饮水和运动相配合。共治 50 例，痊愈率 64%，总有效率 84%。结石大小在 1.2cm×0.8cm 以下者有效率为 80%，2 例超过 1.8cm×1.2cm 者无效。认为白果根有扩张输尿管排石作用。--《江西中医药》林鹤和，1982，(1)：15

松叶

【别名】 松叶《别录》，猪鬃松叶《圣惠方》，松毛《简便单方》，山松须《生草药性备要》，松针《常用中草药手册》(广州部队)。

【来源】 为松科植物马尾松 *Pinus massoniana* Lamb.、黑松 *Pinus thunbergii* Parl.、油松 *Pinus tabulaeformis* Carr.、赤松 *Pinus densiflom* Sieb.et Zucc.等的针叶。

【植物形态】 （1）**马尾松** 又名青松、山松、枞松。乔木，高达 45m，胸围 1.5m。树皮红褐色，下部灰褐色，成不规则长块状裂。小枝常轮生，淡黄褐色，无白粉，无毛；冬芽卵状圆柱形，褐色，先端尖，芽鳞边缘丝状，先端尖或有长尖头。叶针形，2 针一束，稀 3 针一束，长 12～30cm，细长而柔软，叶缘有细锯齿，树脂道约 4～8 个，在背面边生，或腹面也有 2 个边生；叶鞘初呈褐色，后渐变成灰黑色，宿存。雄球花淡红褐色，圆柱形，弯垂，长 1～1.5cm，聚生于新枝下部苞腋，穗状；雌球花单生或 2～4 个聚生于新枝顶端，淡紫红色。球果卵圆形或圆锥状卵形，长 4～7cm，径 2.5～4cm，有短梗，下垂，熟时栗褐色；中部种鳞近长圆状倒卵形，长约 3cm；鳞盾菱形，微隆起或平，鳞脐微凹，无刺。种子长卵圆形，长 4～6mm，连翅长 2～2.7cm。花期 4～5 月，果熟期翌年 10～12 月。见下（图 49）

（2）**黑松** 乔木，可高达 30m，胸围可达 2m。幼树皮暗灰色，老时灰黑色，粗厚，不规则块裂。一年生枝淡褐黄色，无毛；冬芽银白色，圆柱状椭圆形或圆柱形，顶尖，芽鳞披针形，边缘白色丝状。针叶 2 针一束，深绿色，有光泽，粗硬，长 6～12cm，边缘有细锯齿，两面均有气孔线，横切面有树脂道 6～11 个，中生。雄球花淡红褐色，圆柱形，长 1.5～2cm；雌球花单生或 2～3 个聚生新枝近顶端，直立，卵圆形，淡紫红色。球果熟时褐色，圆锥状卵圆形或卵圆形，长 4～6cm，径 3～4cm，有短梗，向下弯垂，中部种鳞卵状椭圆形，鳞盾稍肥厚，横脊显著，鳞脐有短刺。种子倒卵状椭圆形，长 5～7mm，连翅长 1.5～1.8cm，种翅

灰褐色。花期 4～5 月，果熟期翌年 10 月。见（图 50）

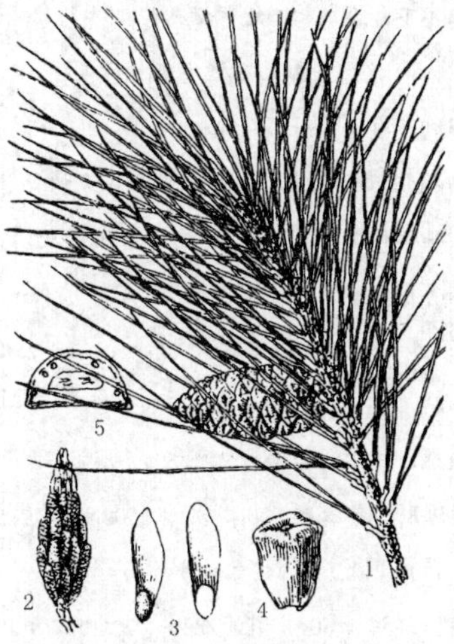

（图 49）**马尾松**

1.球果枝 2.雄球花 3.种子背、负面 4.种磷 5.松叶横切面

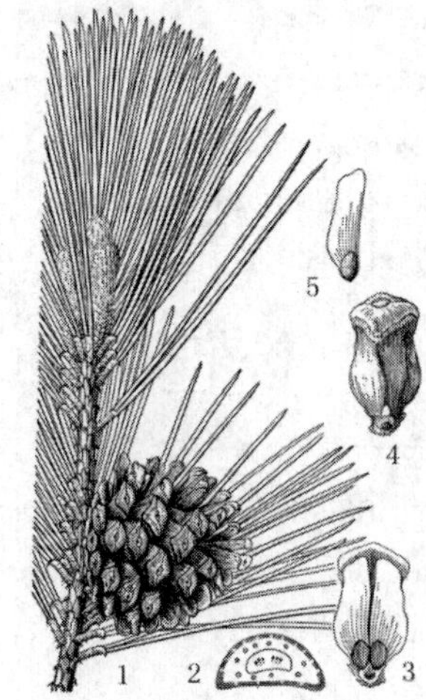

（图 50）**黑松**

1.球果枝 2 松叶横切面 3～4.种磷背、腹面 5.种子

（3）**油松** 又名短叶松、红皮松、短叶马尾松、东北黑松、紫翅油松、巨果油松《新华本草纲要》。乔木，高达 25m，胸围可达 1m 以上。树皮灰褐色，呈不规则鳞甲状裂，裂隙红褐色。枝轮生，小枝粗壮，淡橙黄色或灰黄色；冬芽宽椭圆形，先端尖，红褐色。叶针形，2 针一束，深绿色，粗硬，长 10～15cm，径约 1.5cm，边缘有细齿，两面有气孔线；叶鞘初时淡褐色，渐变成暗灰色。雄球花圆柱形，长 1.2～1.8cm，在新枝上聚生成穗状；雌球花序阔卵形，长 7mm，紫色，着生于当年新枝上。球果卵形或圆卵形，长 4～9cm，有短梗，向下弯垂，熟时淡黄色或淡褐黄色，宿存数年之久；中部种鳞近长圆状倒卵形，长 1.6～2cm，鳞盾肥厚，隆起或微隆起，扁菱形或菱状多角形，横脊显著，鳞脐凸起有尖刺。种子卵圆形或长卵圆形，淡褐色，有斑纹，连翅长 1.5～1.8cm。花期 4～5 月，果熟期翌年 10 月。见（图 51）

（5）**赤松** 又名灰果赤松、短叶赤松、辽东赤松《东北木本植物志》。乔木，可高达 30m，胸围达 1.5m。树皮橘红色，不规则鳞片状脱落。一年生枝淡黄色或红黄色，微有白粉，无毛；冬芽长网状卵圆形，暗红褐色。针叶 2 针一束，长 5～12cm，径约 1mm，先端微尖，两面有气孔线，边缘有细锯齿，横切面半圆形，树脂道约 4～6 个，边生。雄球花淡红黄色，圆筒形，长 5～12mm，聚生于新枝下部呈短穗状；雌球花淡红紫色，单生或 2～3 个聚生，一年生小球果的种磷先端有短刺。球果熟时暗黄褐色或淡褐黄色；种磷张开，易脱落，有微隆起的横脊，鳞脐平或微凸起，有短刺。种子倒卵状椭圆形或卵圆形，长 4～7mm，连翅长 1.5～2cm，种翅宽 5～7mm。花期 4 月，果熟期翌年 9～10 月。见（图 52）

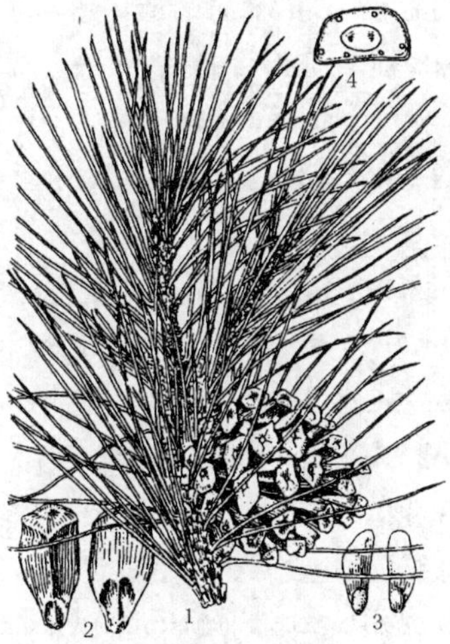

（图 51）**油松**

1.球果枝 2.种磷背、腹面 3.种子背、腹面 4.松叶横切面

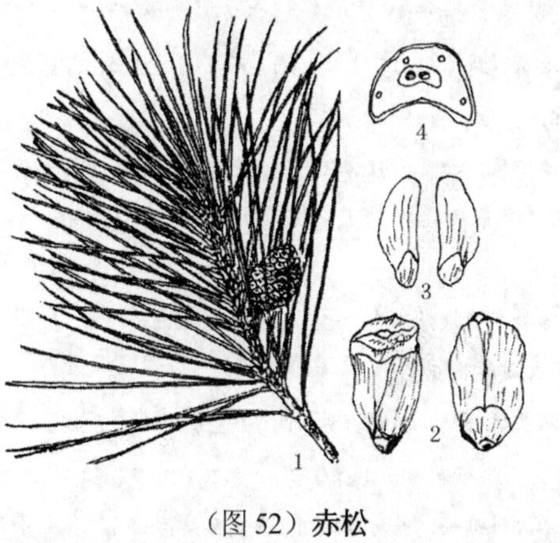

（图 52）**赤松**

1.球果枝 2.种磷背、腹面 3.种子背、腹面 4.松叶横切面

【生长分布】 邹平黄山及部分苗圃有栽培。

【采收加工】 全年均可采收，以 12 月最好，晒干或鲜用。

【性状鉴别】 松叶呈针状，长 6～18cm，直径约 0.1cm。华山松叶 5 针一束，马尾松、油松、黑松、油松、赤松均 2 针一束，基部有长约 0.5cm 的鞘，叶片深绿色或枯绿色，表面光滑，中央有一细沟。质脆。气微香，味微苦涩。

【显微鉴别】 叶横切面：呈半圆形。表皮细胞壁厚，外被厚角质层，气孔下陷至表皮下的厚壁组织中。表皮内方有数列厚壁细胞。叶肉细胞的壁向内突起，伸入到细胞腔内，叶绿体沿伸入的突起表面分布，叶肉组织内散有树脂道。内皮层环明显，内有 2 个维管束，中间有薄壁细胞。

【性味归经】 味苦，性温。归心、脾经。

【功用主治】 祛风燥湿，杀虫止痒，活血安神。主治风湿

痹痛，脚气，湿疮，癣，风疹瘙痒，跌打损伤，神经衰弱，慢性肾炎，高血压病。预防乙脑、流感。

《别录》："主风湿疮，生毛发，安五脏。守中，不饥，延年。"

《日华子》："炙署冻疮、风湿疮佳。"

《纲目》："去风痛脚痹，杀米虫。"

《本草汇言》："炒黑善去风湿，顽癣湿烂，浸渍不干；并敷冬月冻疮。生取捣烂作丸，能治大风癞疾，或历节风痛，或脚气痿痹，或头风头痛等证。"

《生草药性备要》："杀蠄，干水，止痒，埋口(合疮口)，洗疳疮，治蠄疥。"

《会约医镜·本草》："辟瘟疫气。"

《本草用法研究》："同盐、酒煎含漱口，治风牙肿痛。"

《常用中草药手册》(广州部队)："治神经衰弱，维生素丙缺乏，营养性水肿，防治流脑、流感。"

《全国中草药汇编》："治夜盲症，高血压病。"

《四川中药志》1979年版："滋养安神，除湿止痛，清热明目。用于虚烦不眠，风湿痹痛，脚气肿痛，夜盲症，肝热目赤，过敏性皮炎，肝炎。"

【用量用法】 内服：煎汤，6～15g，鲜品30～60g，或浸酒。外用：鲜品捣敷，或煎水洗，适量。

【应用禁忌】 血虚、阴虚及内燥者慎服。

《本草汇言》："凡关风湿致患者相宜，倘因血虚风燥致病者，禁用之。"

【附方】 (1)**治脚弱十二风痹不能行**：松叶六十斤，细切之，以水四石，煮取四斗九升，以酿五斗米，如常法；别煮松叶汁以渍米并馈饭，泥酿封头，七日发。澄饮之即醉。--《千金要方》之"松叶酒"

(2)**治历节风**：松叶三十斤，酒二石五斗，渍三七日。服一合，日五六度。--《千金要方》

(3)**治中风，面目相引，口偏僻，牙车急，舌不可转**：青松叶一斤，捣令汁出，清酒一斗渍二宿，近火一宿。初服半升，渐至1升，头面汗出即止。--《千金要方》

(4)**治数年痹软，不能行者**：松叶半斤，细切，酒三碗煮二碗，顿服，出汗即瘥，未瘥再服即愈。--《仙拈集》

(5)**治头风头痛**：生鲜松毛四两，捣烂，焙燥，浸酒。时时饮之，其渣取出，贴顶门，用布裹头三日，乃愈。-《本草汇言》引《方脉正宗》

(6)**治大风癞疮，并历节风痛，脚弱痿痹**：松毛取生新者捣烂焙燥。每用松毛二两，枸杞子二两，浸酒饮，时时服，不得大醉，久服效。--《外科正宗》

(7)**治风湿顽癣**：并治冻疮用松毛(炒黑)一两，轻粉、樟脑各二二钱。湿则干掺，燥则用油调搽；如痒极者，以米醋调敷。--《本草汇言》

(8)**治风瘙瘾疹，三十年不瘥者**：松叶一斤，上一味，细切，以酒一斗，煮取三升，日夜服尽，处温室中，衣覆出汗且即瘥。--《圣济总录》

(9)**治阴囊湿痒**：松毛煎洗之。--《药性集要》

(10)**治血小板减少性紫癜症**：鲜松针60g，鲜茅根15g，藕节15g，仙鹤草15g。水煎，2次分服，每日1剂。--《四川中药志》1979年

(11)**治慢性肾炎**：马尾松叶(鲜)适量，剪去两头，捣烂取汁，每服30g，温开水送服。--《江西草药》

(12)**治神经衰弱，夜盲，维生素A、C缺乏症**：将松叶洗净捣烂，加等量水煎汁。每服200ml，每日3次。--《陕甘宁青中草药选》

(13)**治夜盲症**：松针30g，苍术15g，黑芝麻30g，研末，每服9g。--《四川中药志》1979年

(14)**治胞衣不下，血攻心，迷闷欲死**：松叶炙黑，细研，紫葛二钱匕，温水调下，不拘时。--《圣济总录》之"松叶散方"

(15)**治齿根肿**：以松叶一握，盐一合，好酒三升，含之。--《普济方》

(16)**治跌打损伤**：松毛(要寻孤松树四周围无树倚靠者)十两，清水洗净带潮切碎，石臼内捶碎作饼，先以葱汤洗患处，敷贴处以皮纸包裹，至重者一日一换。九日拔出青伤自愈。--《疡医大全》

(17)**治冻疮**：鲜松针1大把。煎水洗患处，每日2次。已溃未溃均适用。--《全国中草药汇编》

(18)**预防流感、流脑**：鲜松叶30～60g，煎服。--《安徽中药学》

(19)**治体虚浮肿**：鲜松针500g，加水2500g，煎至500g。去渣，加红糖150g，分6次服，每日2次。--《内蒙古中草药》

(20)**治脱发**：鲜松针60g，煎汤洗头。--《内蒙古中草药》

(21)**治肋间神经痛**：鲜松针15g，鸡蛋2只，水煮熟喝汤吃蛋。--《浙江药用植物志》

(22)**治疗慢性气管炎**：取松针、扁柏各90g(鲜用250g)，洗净切碎，加水适量煮沸1小时，过滤，滤渣再加水煎煮；两次合并滤液并浓缩至200ml，加糖浆100ml，并成300ml(每1ml含生药1.5g)。日服3次，每次100ml，10天为1疗程。临床试治80例，近期有效率达91.25%。--《四川省防治慢性气管炎资料选编》.1972，2：81

松花粉

【别名】 松花粉、松花、松黄《新修本草》，松粉《玄英先生集》。

【来源】 为松科植物马尾松 *Pinus massoniana* Lamb.、黑松 *Pinus thunbergii* Parl.、油松 *Pinus tabulaeformis* Carr.、赤松 *Pinus densiflom* Sieb.et Zucc.等的花粉。

【原植物】 参见"松叶"。

【采收加工】 春季开花期间采收雄花穗，晾干，搓下花粉，过筛，收取细粉，再晒或略烘干。

【性状鉴别】 本品为淡黄色的细粉，质轻易飞扬，手捻有滑润感，不沉于水。气微香，味有油腻感。

【显微鉴别】 花粉粒椭圆形，长45～55μm，直径29～40μm，表面光滑，两侧各有一膨大的气囊，长25～37μm，宽20～40μm。外壁有明显的网状纹理，网眼多角形。

【主含成分】 **马尾松花粉**：含油脂，并含丰富的微量元素，其中以钾、镁、硫、锰、锌、铁的含量较多。

赤松花粉：含去氢分支酸(*dehydrochoismic acid*)和多种酶：苹果酸合成酶(*malate synthase*)，酸性磷酸酶(*acid phosphatase*)，异柠檬酸裂合酶(*isocitrate lyase*)，羟基苯甲酸酯葡萄糖基转移酶(*hydroxybenzoate glucosyl transferase*)。

【药理】 松花粉中含有抑制肿瘤细胞的硒元素。

【性味归经】 味甘，性温。归肝、胃经。

【功用主治】 祛风，益气，收湿，止血。主治头痛眩晕，泄泻下痢，湿疹湿疮，创伤出血。

《新修本草》："酒服，轻身疗病。"

《纲目》："润心肺，益气，除风止血。"

《本草汇言》："疗久痢，解酒毒，清血热。"

《本经逢原》："除风湿，治痘疮湿烂。"

《随息居饮食谱》："酿酒主养血息风。"

《四川中药志》1960 年版："能润心肺，收敛止血。预防小儿夏季汗疹；治皮肤湿疮、黄水疮湿烂不结痂等症。外用作创伤止血药。"

《陕西中药志》："治心肺热，头晕，吐血，衄血，皮肤风疹湿疮。"

《陕甘宁青中草药选》："内服治咳嗽，外敷治婴儿尿布湿疹。"

【用量用法】 内服：煎汤，3～9g，或冲服。外用：干撒或调敷，适量。

【使用注意】 血虚、内热者慎服。

【附方】 （1）**治风旋头旋肿痹，皮肤顽急**：松树始抽花心(状如鼠尾者佳，蒸，细切)二升，用绢囊裹，入酒五升，浸五日。空腹饮三合，再服大妙。-- 《元和纪用经》之"松花酒"

（2）**治产后壮热，头痛，颊赤，口干唇焦，多烦燥渴，昏闷不爽**：松花、川芎、当归、石膏、蒲黄五物等同为末。每服二钱，水二合，红花二捻，同煎七分，去滓，粥后温温细呷。-- 《本草衍义》

（3）**治老人小儿脾泄水泻**：松花一升，百合、莲肉、山药、薏米、芡实、白蒺藜各末一升，粳米粉一斗二升，糯米粉三升，砂糖一斤。拌匀蒸熟，炙干食之。-- 《寿世青编》之"理脾糕"

（4）**治小儿久泻身热**：炒黑松花一钱，炒红曲二钱。共研，白糖调下。-- 《鲟溪单方选》

（5）**治疫毒下痢**：松花二钱，薄荷叶煎汤，入蜜一匙调服。-- 《惠直堂经验方》

（6）**治胃脘痛**：松花粉 3g。冲酒服。-- 《广西本草选编》

（7）**治酒毒发作，头痛目眩，或咽喉闭闷，或下利清水，日数十行，形神委顿**：松花一两(焙)，陈皮五钱，川黄连三钱，甘草二钱。俱微炒，磨为末，与松花和匀。每早晚各服二钱，白汤调服，二日即愈。--《本草汇言》

（8）**治湿疹**：松花粉、黄柏、苦参各 60g，青黛 15g，松香 30g。先将前四味研为细末，再将松香熔化，同麻油调药末，涂搽患处，每日 1 次。-- 《湖北中草药志》

（9）**治新生儿红臀,小儿夏季汗疹**：松花粉外扑，并保持局部干燥。-- 《浙江药用植物志》

（10）**治外伤出血，黄水疮**：松花粉适量，撒敷患处。-- 《四川中药志》1982 年

（11）**治心经蕴热**，舌上血出，及诸失血：熟艾(以糯米半合同炒)、松黄、柏叶(炙)各半两。每服三钱匕，水一盏，煎七分，去渣，不拘时温服。-- 《证治准绳》引《奇效良方》

（12）**治吐血、咯血、便血**：松花粉 6g，分 3 次服，冷开水送下。--《四川中药志》1982 年

松球

【别名】 松球、松实《别录》，松元、松果《重庆草药》，小松球《云南中草药选》，松塔《河北中草药》。

【来源】 为松科植物马尾松 *Pinus massoniana* Lamb.；油松 *Pinus tabulaeformis* Carr.的球果。

【原植物】 参见"松叶"。

【采收加工】 春末夏初采集，鲜用或干燥备用。

【性状鉴别】 为类球形或卵圆形，由木质化螺旋状排列的种鳞组成。直径 4～6cm，多已破碎。表面棕色或棕褐色。种鳞背面先端宽厚隆起，鳞脐钝尖。基部有残存的果柄或果柄痕，质硬，有松脂特异香气，味微苦涩。

【性味归经】 味甘、苦，性温。归肺、大肠经。

【功用主治】 祛风除痹，化痰止咳平喘，利尿，通便。主治风寒湿痹，白癜风，慢性气管炎，淋浊，便秘，痔疮。

《别录》："主风痹寒气，虚羸少气，补不足。"

《纲目拾遗》："治白点风。"

《本草求原》："补气，散风寒。"

《草药新纂》："利尿。治淋浊。"

《陕西中药志》："润肠，通大便。"

《新疆中草药》："生肌杀虫，止咳。"

《河北中草药》："宣肺通气，止咳祛痰。用于风寒咳嗽，痰喘，胸中满闷，慢性支气管炎等症。"

【用量用法】 内服：煎汤，9～15g，或入丸、散。外用：鲜果捣汁搽，或水煎洗，适量。

【附方】 （1）**治慢性腰腿痛**：松球 60g，泡酒 500g，浸酒七日即可服。每次服 10ml，每日 3 次。-- 《云南中草药选》

（2）**治支气管炎**：马尾松果实 95g，紫苏、陈皮各 15g，水煎服。-- 《福建药物志》

（3）**治白癜风**：先以葱、花椒、甘草三味煎汤洗，再以青嫩松球，蘸鸡子白、硫黄同磨如粉，搽上，八九次除根。-- 《纲目拾遗》引《家宝方》

（4）**治糖尿病** 马尾松鲜果实(以盐腌 4 个月备用)、莲子各 30g，放在猪肚内炖服。-- 《福建药物志》

（5）**治痔疮** 松果 12 个，皮硝 15g，芙蓉花、枳壳、蛤蟆叶各适量，煎水洗。-- 《重庆草药》

（6）**治疗慢性气管炎，哮喘性支气管炎** 松塔 90g，洗净后水煎服，每剂煎 4 次，日服 2 次。共治疗 578 例，有效率 92.7%，一般服药后立即感到咳嗽减轻，止喘效果明显，睡眠好转，食欲增加，精神状况改善。个别病例偶有面部浮肿、潮红发痒，停药 2～3 天后即自愈。-- 《山东医药》，1971，(2)：7

松皮

【别名】 松皮《永类钤方》，赤松皮《千金要方》，赤龙鳞、松树皮《普济方》，松木皮、赤龙皮《纲目》。

【来源】 为松科植物马尾松 *Pinus massoniana* Lamb.或同属植物的树皮。

【原植物】 参见"松叶"。

【采收加工】 全年均可采剥，洗净，切段，晒干。

【主含成分】 马尾松皮含左旋海松酸(*pimaric acid*)。

【性味归经】 味苦，性温。归肺、大肠经。

【功用主治】 祛风除湿，活血止血，敛疮生肌。主治风湿骨痛，跌打扭伤，金刃伤，肠风下血，久痢，湿疹，烧烫伤，痈疽久不收口。

《纲目》："主治痈疽疮口不合，生肌止血，治白秃，杖疮，汤火疮。"

《草药新纂》："通小便，治淋浊。"

《常用中草药手册》(广州部队)："治风湿骨痛，跌打瘀痛。"

【用量用法】 内服：煎汤，9～15g，或研末。外用：研末调敷，或煎水洗，适量。

【附方】 (1)**治风湿性关节炎**：松树皮(去粗皮)、锦鸡儿根、茜草、络石藤各15g，虎刺30g。水煎服。--《浙江民间常用草药》

(2)**治肠风下血过多**：松木皮(先刮去粗浮者，取贴木嫩皮)锉细，焙令半干，再入铫子内，慢火炒干，为细末。每服一钱，入腊茶一钱，白汤点服，食前。--《杨氏家藏方》之"松皮散"

(3)**治久痢**：赤松皮(去上苍皮)切一斗为散，面粥和一升服之，日三，差即止。--《千金要方》

(4)**治小儿下痢赤白，腹痛不食**：用松树皮为末，米汤调下。--《普济方》

(5)**治妇人血气痛不可忍**：老松皮(用醋煮干)，延胡索。上为末，秤锤烧红淬酒调下。--《普济方》

(6)**治湿疹，烫火伤，痈疽疮口不收，小儿头部湿疮**：松皮适量，炒黄，研末，香油调搽。--《山西中草药》

(7)**治鹅掌风**：松皮适量，煎汤外洗。--《山西中草药》

(8)**治睾丸炎**：老(松)树皮煎服。--《广西民族药简编》

(9)**治汤烫，火烧，痛不可忍，或溃烂成恶疮**：松树皮剥下，阴干，为细末，入轻粉少许，生油调稀敷。如敷不住，纱绢裹缚定，即生痂，神效不可言。然宜预先合下，以备急，自剥落而薄者尤妙。--《百一选方》之"紫雪"

(10)**治臁疮**：马尾松老树皮(研末)、冰片、茶油各适量，调涂。--《福建药物志》

(11)**治金疮**：古松皮，煅存性，研末搽之，最止痛。--《永类钤方》

(12)**治疗风热久目赤，脑中积热**：老松白皮(去粗皮)1两，白鲜皮1两，甘菊花(择)1两，荆芥穗1两，细辛(去苗叶)1两，蔓荆实1两，防风(去叉)1两，荷叶蒂1两，玄参1两，苦参1两，桑根白皮1两，雄黑豆2升。上药除豆并荆实外，锉细，同以水3斗，煎至1斗5升，去滓，投朴消1两半，搅，热洗头，余滓重煎，亦入朴消，如此洗3次。--《圣济总录》

松节

【别名】 松节《别录》黄松木节《圣惠方》，油松节《药材资料汇编》，松郎头《药材学》。

【来源】 为松科植物马尾松 *Pinus massoniana Lamb.*、油松 *Pinus tabulaeformis* Carr.、赤松 *Pinus densiflom* Sieb.et Zucc.等枝干的结节。

【原植物】 参见"松叶"。

【采收加工】 多在采伐时，或木器厂加工时，锯取之，经过选择整修，晒干或阴干。

【性状鉴别】 (1)**油松节** 呈扁圆节段状或呈不规则的片状或块状，长短粗细不一。表面黄棕色、灰棕色或红棕，稍粗糙，有时带有棕色至黑棕色油脂斑，或有残存的栓皮。质坚硬而重。横断面木部淡棕色，心材色稍深，可见有同心环纹，有时可见散在棕色小孔状树脂道，显油性；髓部小，淡黄棕色，纵断面纹理直或斜，不均匀。有松节油香气，味微苦辛。

(2)**马尾松节** 与油松相似。表面黄棕色、浅黄棕或红棕色，纵断面纹理直或斜，较匀。以体大、色红棕、油性足者为佳。

【显微鉴别】 (1)**油松** 横切面年轮宽0.4～0.5mm。早材管胞直径20～40μm，壁厚约1.7μm；晚材管胞直径9～27μm，壁厚约3.5μm。树脂道直径60～146μm。径向切面交叉场纹孔窗格状，1～3个，多为1个，木射线管胞内壁具锐锯齿。切向切面射线高1～13个细胞。

(2)**马尾松** 横切面年轮宽1.5～6mm。早材管胞直径30～95um，壁厚约3μm；晚材管胞直径15～36μm，壁厚约7μm。树脂道直径可达200μm。径向切面交叉场纹孔窗格状，稀松木型，多1～2个，射线管胞内壁多为钝浅锯齿。切向切面射线细胞1～24个。

【主含成分】 油松、马尾松的松节主含纤维素、木质素(*lignin*)，并含少量挥发油(松节油)和树脂。挥发油中含α-和β-蒎烯(*pinene*)90%以上，另有少量的樟烯(*camphene*)和二戊烯(*dipentene*)等，还含油脂。油松的松节还含熊果酸(*ursolic acid*)，异海松酸(*isopimaric acid*)

【药理】 松节有一定的镇痛抗炎作用。

【炮制】 取原药材劈碎，用水洗净，浸泡3～4小时，捞出，润透，待软切片，晒干或烘干。

【性味归经】 味苦，性温。归肝、肾经。

【功用主治】 祛风燥湿，舒筋通络，活血止痛。主治风寒湿痹，历节风痛，脚痹痿软，跌打伤痛。

《别录》："主百节久风，风虚，脚痹疼痛。"

《日华子》："治脚软，骨节风。"

《宝庆本草折衷》："主转筋挛急。亦宜酿酒，主历节风。"

《本草衍义补遗》："炒焦，治筋骨间病，能燥血中之湿。"

《滇南本草》："行经络，治痰火，筋骨疼痛，湿痹痿软，强筋舒骨。"

《本草通玄》："搜风舒筋。"

《本草再新》："清火燥湿，利关节，通血脉。"

《分类草药性》："治鹤膝风，通气和血。"

《常用中草药手册》(广州部队)："治跌打瘀痛。"

【临床应用】 (1)**用于风寒湿痹，历节风痛，或脚痹痿软，或腰腿疼痛**。可单用松节浸酒服，或与活血通络之羌活、独活、当归、川芎等药配用；寒湿甚者，可加配细辛、桂枝；治脚挛急转筋，则与木瓜、白芍、甘草同用，以舒筋活络，缓急止痛。

(2)**用于跌扑伤损**。松节有祛风活血止痛之功，可单用，或与其他活血祛瘀药同用。

此外，松节配香附内服还治胃脘气滞疼痛，亦治大骨节病。外用可治皮炎。

《得配本草》："得乳香、木瓜治转筋挛急。"

【用量用法】 内服：煎汤，10～15g，或浸酒、醋等。外用：浸酒涂擦，或炒研末调敷，适量。

【使用注意】 阴虚血燥者慎服。

《本草汇言》："倘情欲斫丧之人，阴虚髓乏，血燥有火者，宜斟酌用之。"

《本经逢原》："血燥人忌服。"

《本草从新》："燥性过于松脂，血虚尤忌。"

【附方】 (1)**治百节风虚，脚痹疼痛**：松节十斤(捶碎，以水一石煮取汁五斗，去滓)，糯米五斗(炊熟)，细曲五斤(捣碎)。上三味拌和，入瓮密封，三七日开，取酒。可温饮一盏，日三。-- 《圣惠方》之“松节酒”

（2）**治风湿性关节炎**：松节18g，桑枝30g，木瓜9g，水煎服。-- 《陕甘宁青中草药选》

（3）**治大骨节病**：松节7.5kg，蘑菇0.75kg，红花0.5kg，加水50kg，煮沸至25kg，滤过加白酒5kg。每次服20ml，每日2次。-- 《陕甘宁青中草药选》

（4）**治脚转筋，疼痛挛急**：松节一两(细锉如米粒)，乳香一钱。上件药用银石器内，慢火炒令焦，只留一二分性，出火毒，研细。每服一钱至二钱，热木瓜酒调下。-- 《孙尚药方》

（5）**治扭伤**，跌打损伤(皮肤未伤者)：松节适量，劈成细块，白酒浸半月。外擦患处。-- 《四川中药志》1982年

（6）**治从高坠损，恶血攻心，胸膈烦闷**：黄松木节五两，细锉。用童子小便五合，醋五合，于二砂盆内以慢火炒，旋滴小便并醋，以尽为度，炒令干，捣细罗为散。每服以童子热小便调下二钱，日三四服。-- 《圣惠方》

（7）**治翻胃**：松节，上锉碎，酒煎服之。-- 《百一选方》

（8）**治脚气入腹，心腹胀急，烦躁肿痛**：松节(炒黄)、松白皮、苏叶各一两，槟榔三分，甘草五钱，加灯芯二十根，生姜二片，童便三分，水煎服。-- 《医学入门》之“松节汤”

（9）**治脑疽**：松节细研，用旗猪胆汁合麻油敷疮。-- 《普济方》

（10）**治牙齿疼痛，牙断肿痒，齿根宣露**：肥松节四分，细辛二分，蜀椒二分，胡桐律四分。上四味，切，以清酒四升煮十沸，承热含之，冷即吐却，更含，差止。-- 《外台》引《广济方》

（11）**治牙齿历蠹，齿根黯黑**：以松节烧灰揩之。-- 《圣惠方》

（12）**治水田皮炎**：松节、艾叶各适量，制成松艾酒精，涂擦患处。-- 《陕甘宁青中草药选》

松根

【来源】 为松科植物马尾松 *Pinus massoniana Lamb.*、油松 *Pinus tabulaeformis* Carr.、赤松 *Pinus densiflom* Sieb.et Zucc.等的幼根或根皮。

【原植物】 参见“松叶”。

【采收加工】 四季均可采挖，或剥取根皮，洗净，切段或片，晒干。

【性味归经】 味苦，性温。归肺、胃经。

【功用主治】 祛风除湿，活血止血。主治风湿痹痛，风疹瘙痒，白带，咳嗽，跌打吐血，风虫牙痛。

《别录》：“主辟谷不饥。”

《日华子》：“补五劳，益气。”

《常用中草药手册》(广州部队)：“祛风通络，益胃安神，止血生肌。”

【用量用法】 内服：煎汤，30～60g。外用：鲜品捣敷，或煎水洗，适量。

【附方】 （1）**治筋骨痛**：松树嫩根。煎汤，兑白酒服。-- 《湖南药物志》

（2）**治风湿**：松根水煎洗患处。-- 《广西民族药简编》

（3）**治气管炎，咳嗽，神经衰弱失眠**：松树根皮水煎服。-- 《广西民族药简编》

（4）**治风疹**：松树根皮水煎熏洗患处。-- 《广西民族药简编》

（5）**治白带**：马尾松鲜根30～45g，煎水冲鸡蛋服。-- 《草药手册》(江西)

（6）**治呕血**，打伤吐血：马尾松根去粗皮，焙干炒黑研成极细末，每次服39，每日2次，用温甜酒送下。-- 《江西民间草药验方》

（7）**治跌打损伤**：松根60g。水煎加酒服。-- 《新疆中草药》

（8）**治风虫牙痛**：马尾松幼树根30g，切片，猪瘦肉120g，水煎，于晚上临睡前服下。-- 《草药手册》(江西)

松油

【名释】 松踏《新修本草》，松油、沥油《纲目拾遗》。

【来源】 为松科植物马尾松 *Pinus massoniana* Lamb.、油松 *Pinus tabulaeformis* Carr.或其同属植物木材中的油树脂。

【原植物】 参见“松叶”。

【制取方法】 《纲目拾遗》：“其取油法：以有油老松柴截二、三寸长，劈如灯心粗，用麻线扎把，如茶杯口大，再用水盆一个，内盛水半盆，以碗一只坐于水盆内，用席一块盖于碗上，中挖一孔如炉灰周围上下盖紧，勿令走烟，如走烟，其油则无，候温养一、二小时，其油尽滴碗内，去灰席，取出听用。

【性味归经】 味苦，性温。

【功用主治】 祛风，杀虫。主治疥疮，皮癣。

《纲目拾遗》：“治疮疥久远不愈，百药不效，以此油新浴后擦之，或加白矾末少许和擦，更妙。”

【用量用法】 外用：涂擦，适量。

松树梢

【别名】 松树梢《全国中草药汇编》，松笔头、松树蕊《滇南本草》，松尖《云南中草药》。

【来源】 为松科植物马尾松 *Pinus massoniana Lamb.*等的嫩枝尖端。

【原植物】 参见“松叶”。

【采收加工】 春季松树嫩梢长出时采，鲜用或晒干。

【性味归经】 味苦、涩，性凉。

【功用主治】 祛风利湿，活血消肿，清热解毒。主治风湿痹痛，淋证，尿浊，跌打损伤，乳痈，动物咬伤，夜盲症。

《滇南本草》：“行经络，止茎中痛，止便浊。治膏淋疼痛不可忍，磨水酒服之，五淋俱可服。”

【用量用法】 内服：煎汤，10～30g。外用：捣敷，适量。

【附方】 （1）**治风湿痹痛，跌打损伤**：松尖9～15g，水煎服。-- 《云南中草药》

（2）**治淋证**：松尖15g，水煎加酒为引服。-- 《云南中草药》

（3）**治急性乳腺炎**(早期)：马尾松嫩梢8个。水煎服。-- 《浙江药用植物志》

（4）**治夜盲症，视幻觉**：马尾松嫩枝5～6条。水煎，取汁煮饭或煮粥吃。-- 《浙江药用植物志》

（5）**解木薯、钩吻(断肠草)中毒**：松树梢8条(去叶)，韭菜(全草)1把，铺

地蜈蚣(马鹿角)15~30g。共捣烂，冲水半碗，去渣取水服。--《全国中草药汇编》

松香

【别名】 松香、白松香《滇南本草》，松脂、松膏、松肪《本经》，松胶香《刘涓子鬼遗方》，沥青《卫生宝鉴》，松胶《纲目》，黄香《本草原始》，松脂香《草木便方》。

【名释】 脂、膏、肪三字同义，胶亦义近。本品取自松的油树脂，故有松脂、松膏、松肪等名。其加工品有浓厚的松节油气，故有松香、松胶香等名。

【来源】 为松科松属若干植物中渗出的油树脂，经蒸馏或提取除去挥发油后所余固体树脂。

【原植物】 参见"松叶"。

【制取方法】 参见"松油"。

【性状鉴别】 本品呈透明或半透明不规则块状物，大小不等，颜色由浅黄到深棕色。常温时质地较脆，破碎面平滑，有玻璃样光泽，气微弱。遇热先变软，而后融化，经燃烧产生黄棕色浓烟。本品不溶于水，部分溶于石油醚，易溶于乙醇、乙醚、苯、氯仿及乙酸乙酯等溶剂中。

【理化鉴别】 （1）取粉末0.1g，加乙醚2ml溶解后，加10%醋酸铜溶液1ml，振摇后，醚层呈绿色。(检查松香酸)

（2）取粉末0.1g，加醋酐5ml，稍加热使溶解，冷后，加浓硫酸1滴，初显紫红色，后变蓝紫色。

【主含成分】 主要成分为松香酸酐(*abietic anhydride*)及游离的松香酸(*abietic acid*)，并含树脂烃、挥发油，主要为α-及β-蒎烯(*pinene*)及小量左旋莰烯、二戊烯，还含槲皮素(*quereetin*)、山柰酚(*kaempferol*)的甙及苦味物质.

【药理】 （1）**对胃肠平滑肌的作用** 从松香内提取的松香酸$5×10^{-4}$g/ml浓度时对鼠离体肠肌自发性收缩有明显的抑制作用。小鼠灌服100倍成人用药量能明显抑制空肠蠕动。$2×10^{-3}$g/ml浓度对大鼠离体胃肌自发活动收缩幅度有抑制作用;对毛果芸香碱或氯化钡所致的大鼠胃肌痉挛有抑制作用和解痉作用。松香酸$5×10^{-3}$g/ml和银屑平(松香粗提取物)$2.5×10^{-3}$g/ml对毛果芸香碱或氯化钡所致的家兔肠痉挛也有相似的作用。这些可能是其治疗腹痛的基础。

（2）**镇咳祛痰作用** 药理实验证实松香中α-蒎烯、β-蒎烯具镇咳祛痰作用。

（3）**其他** 15~30%松香乙醇溶液涂于家兔皮肤，能防止血吸虫尾蚴感染。单味松香炮制的松香散具有抗凝作用。松香提取物银屑平对白细胞具有双向调节作用，可使治疗前低于或高于正常值的白细胞，服药后均恢复正常；并有免疫增强作用。马尾松脂对麻醉大鼠、猫有降压作用。

（4）**药动学** ^{3}H松香酸小鼠一次灌胃的药动学符合开放型两室模型，Tmax为0.48小时；分布半衰期$t_{1/2\alpha}$为0.7124小时；消除半衰期$t_{1/2\alpha}$为37.66小时。口服吸收迅速，分布广泛，排泄缓慢。脂溶性部分可通过皮肤脂层吸收，主要在肝脏代谢。松香酸主要从粪、尿排泄，排泄速度较慢。

（5）**毒性** 松香的粗提取物急性毒性试验，小鼠灌胃LD_{50}为1.725±0.166g/kg。亚急性毒性试验，分别用0.28g/kg和0.3g/kg，每日1次，连续30天和3个月后，观察大鼠和狗的肝、肾功能，结果均无明显影响。组织形态学观察心、肝、脾、肺、肾也未见明显毒性，无致畸作用。主要副反应表现为食欲减退、恶心、呕吐，少数病人有腹泻等胃肠道反应；精神症状表现为头昏、精神委靡、嗜睡，个别病人出现梦游样活动。副反应出现后，一般不需停药。经适当对症处理1~2d即可消失。

【炮制】 （1）**炒松香**：取净松香，加热熔化后，取出澄清部分，放冷，用微火炒后研细。

（2）**制松香**：取鲜葱加约20倍量水煎汁，滤过，滤液煮沸，加入净松香粉，文火加热煮至松香完全熔化，乘热倒入冷水中，待凝固后，取出，阴干即得。每生松香100kg，用鲜葱10kg。

饮片性状：①炒松香形如松香，表面光亮。②制松香形如松香，颜色加深，味微苦。

【功用主治】 祛风燥湿，排脓拔毒，生肌止痛。主治痈疽恶疮，瘰疬，瘘症，疥癣，白秃，疠风，痹症，金疮，扭伤，妇女白带，血栓闭塞性脉管炎。

《本经》："主疽恶疮，头疡白秃，疥瘙风气，安五藏，除热。久服轻身，不老延年。"

《别录》："(主)胃中伏热，咽干消渴及风痹死肌，炼之令白，其赤者主恶痹。"

《药性论》："杀虫用之，主耳聋，牙有虫中孔，少许咬之不落，虫自死。能贴诸疮脓血，煎膏生肌止痛，抽(祛)风。"

《日华子》："润心肺，下气除邪，煎膏，治瘘烂，排脓。"

《滇南本草》："搽疥癞疮，吃安五脏，除胃中湿热，疗赤白癜风，疠风等症。"

《医学入门·本草》："除历节酸痛，生津止渴，固齿，聪耳明目；入滋补药和服，壮阳，实阴茎，令人有子。"

《纲目》："强筋骨，利耳目，治崩带。"

《本草正》："傅刺入肉中自出，加铜末研掺入治金疮折伤。"

《本草备要》："祛风去湿，化毒杀虫。"

《玉楸药解》："治痈疽疥痹，秃疮血瘘，止痛生肌，排脓收口，止崩除带，强筋固齿。治历节疼痛，阴囊湿疹。"

【临床应用】 （1）**用于痈疽疔疮，疥癣瘙痒**。松香功能消肿拔毒排脓，祛风燥湿，生肌止痛。临床以外用居多。治痈疽疖肿疔疮未溃者，以松香研末，乙醇熔化后擦患处；一切肿毒，配铜青、蓖麻仁，捣作膏摊贴患处；脓头不出者，配乳香、没药、樟脑，共研细，掺入疮中，能奏排脓拔毒之功。治软疖频发，配铜绿、麻油、猪胆汁，制成膏剂外贴，有较显著的功效。治疥癣瘙痒，配大黄、荜拨、樟脑、水银，共研细，调和为丸，用时于疮上摩擦之。用于神经性皮炎，以松香配猪油同煮成糊状，涂患处。用于头癣，以猪油包松香，点燃溶化，冷却后加枯矾，调敷。治小儿白秃疮，配枯矾、轻粉为细末，菜油调搽。

（2）**用于治疗牙痛、耳聋**。如《濒湖集简方》以松香末滚水泡化，漱口，治风虫牙痛；《梅师集验方》以本品配伍巴豆和匀捣熟，以棉裹塞耳中，治久聋。本品飞炼后亦可内服，如《千金要方》治历节风，用松香浸酒服。《摘玄方》治妇女白带，将本品用酒煮干，杵细后以酒糊为丸服。现代用本品治疗慢性气管炎、血栓闭塞性脉管炎，取得一定的疗效。

《得配本草》："配生铜屑掺金疮出血。"

【用量用法】 外用：研末干掺，或调敷，适量；内服：煎汤，3～5g，或入丸、散，亦可浸酒服。

【使用注意】 血虚者、内热实火者禁服。不可久服。未经严格炮制不可服。

《续医说》："有人制造不精，服之肠塞而死。"

《医学入门·本草》："不可单服，塞实肠胃。"

《本草经疏》："病人血虚有火，及病不关风寒湿所伤而成者，咸不宜服。

《医宗必读》："水煮百沸，白滑方可用。"

《得配本草》："血虚者禁用。"

《本草求真》："火实有热者勿服。"

【附方】 （1）**治一切肿毒**：松香八两，铜青二钱，蓖麻仁五钱。同捣作膏，摊贴甚妙。--《怪症奇方》

（2）**治疖肿，痈疽，疔疮**：松香粉60g，乙醇200ml，加热溶解，瓶口密封，备用。以干棉球蘸取药液擦患处，每日1～2次。--《全国中草药新医疗法展览会资料选编》

（3）**治痈疽，肿毒溃破，脓水淋漓，脓头不出**：炼过松脂一两，滴明乳香、真没药(俱放瓦上，焙出油)各五钱，樟脑一钱。共为细末。掺入毒内，拔脓散毒。--《外科全书》

（4）**治一切瘘**：炼成松脂末，填疮孔令满，日三、四度。--《圣惠方》)

（5）**治瘰疬，已溃，腐肉不去，疮口不合者**：白矾(煅)三钱。松香(净)一两。上为末。掺少许于疮口上，外贴膏药。--《证治准绳》之"如神散"

（6）**治臁疮(损伤性下肢溃疡，静脉曲张性下肢溃疡，麻风病所致之神经营养性溃疡，褥疮等)**：松香250g，樟丹120g，银朱60g，铜绿30g。各研极细末，和匀。临用以香油调成稀糊状，摊于纱布上，于摊药一面再加一层纱布，然后贴于溃疡面上，每日或隔日换药1次。--《疮疡外用本草》

（7）**治疠风，皮肤瘙痒，须眉脱落，身面俱起紫泡**：白松香不拘多少，于砂锅内煎九次，每煎一次，露一宿，九次煎如沙者良，方可服。若服此药，终生不可吃盐，若犯必发。--《滇南本草》

（8）**治瘙痒疮疥**：用炼过松脂五钱，大黄、荜茇各一两，樟脑、槟榔各五钱。共为极细末，用猪油一两，和研为丸，加水银八钱再研，以水银散，不见点为度。每遇瘙痒疥癣，以药丸疮上磨之。--《刘涓子鬼遗方》

（9）**治阴囊湿痒欲溃者**：板儿松香为末，纸卷作筒，每根入花椒三粒，浸灯盏内三宿，取出点烧，淋下油搽之；先以米泔洗过。--《简便单方》

（10）**治神经性皮炎**：松香、猪油各适量，煮成糊状。涂患处，日数次。--《中草药新医疗法处方集》(广西)

（11）**治手足皴涩，皮肤裂开疼痛，不能见风**：珠子沥青四两，白黄蜡八钱，乳香二钱。先用火熬沥青，随下黄蜡、乳香，次入麻油一二匙，至软硬适度，以新棉滤净，入水中拔扯之，以白为度。每用先于火上将药制软，同时将皲裂处烤热用手捻合，即用此药涂于患处，裂口即合。--《证治准绳》之"东垣润肤膏"

（12）**治小儿湿疹**：松香200g，煅石膏10g，枯矾10g，雄黄3g，冰片2g。共研细粉，加凡士林55g调成软膏。患处先用过氧化氢溶液洗净，再涂上软膏，用纱布包扎，隔日换1次。--《全国中草药汇编》

（13）**治小儿白秃疮**：炼过松脂、黄丹各五钱，轻粉三钱。共为细末，茶油调搽；先用米泔汤洗净搽药，每日1次。--《简集方》

（14）**治头癣**：明矾750g，煅枯研细，嫩松香90g，鲜猪油250g。将松香包入油内，用松明柴点燃猪油，使松香油熔化滴下，冷却后加入枯矾，调匀。涂患处，使之结痂；隔天去痂再涂，不用水洗。--《全国中草药新医疗法展览会资料选编》

（15）**治灸疮及汤火伤**：松脂、羊脂、猪脂、黄蜡各等分。切细，放在含油脂之松柴上烧之，诸物皆消，以杯盛汁。敷之。--《证治准绳》

（16）**治金疮初伤出血不止**：枯矾七钱，松香三钱。各为细末，和匀，掺伤处。--《疡医大全》之"黄龙散"

（17）**治历节风**：松膏一升，酒三升，浸七日。服一合，日再，数剂愈。--《千金要方》

（18）**治历节诸风，百节酸痛不可忍**：松脂三十斤，炼五十遍，酒煮十遍，二十遍亦可；炼酥三升，温，和松脂三升熟搅，令极调匀。旦空腹以酒服方寸匕，日三。--《千金要方》

（19）**治妇人白带**：松香五两，酒二升，煮干，木臼杵细，酒糊丸，如梧子大。每服百丸，温酒下。--《摘玄方》

（20）**治小儿紧唇**：炙松脂贴之。--《圣惠方》

（21）**治肝虚目泪**：炼成松脂一斤，酿米二斗，水七斗，曲二斗，造酒频饮之。--《纲目》

（22）**治耳久聋**：松脂三两(炼)，巴豆一两。相和熟捣可丸。以薄棉裹入耳孔中塞之，日一度易。--《梅师集验方》

（23）**治虫蛀牙痛**：炼过松脂一两，菜油三钱，火上熬化，将冷凝，加入真蟾酥五分，用箸搅匀。取米粒大，内入牙痛隙处。--《梅师集验方》

（24）**治疗银屑病**：用纯净松香粗粉，口服，每次3～4g，早晚各1次，饭后凉开水冲服。服药后，若有头痛和食欲下降，恶心或呕吐，腹痛腹泻等消化道反应明显者，可减量、增次或粗粉装入胶囊服用(有4例服用蜜丸，2例用片剂，但一次有效量均不低于3g)。共治疗71例，近期疗效：治愈(皮损全部消退或个别仅留有消退斑及色素沉着)46例，占64.79%；显效(皮损均消退一半以上，且无新疹出现)22例，占30.99%。远期疗效：经对治愈46例随访疗效观察，其中1～3年复发者23例，3年以上复发者4例，复发率58.7%，所有复发病例再用本剂治疗仍然有效，可获得与初发使用本剂同样的效果。--《中西医结合杂志》张尚斌，等，1986，(7)：431

（25）**治疗黄水疮**：将松香20g碾碎成粉，将粉末装进鲜大葱叶，用线将葱叶扎紧，放入锅中加水煮沸10分钟，再把葱叶取出放入冷水中，待松香凝固后，将葱叶壳去掉，碾碎成粉，将制松香粉撒在黄水疮面，每日1～2次。共治疗50例，治愈率达90%以上。此法还可用于各种化脓性皮肤感染。--《中药材》张建国，1988，11(5)：54

（26）**治疗血栓性脉管炎**：用炮制好的松香散(亦可装入胶囊)口服，每次3～5g，每日3次，先从小剂量开始，最大剂量不超过每次5g，以避免胃肠道反应，30～60d为1疗程。共治疗80例，结果：治愈(主要自觉症状消失，能参加工作或轻工作，并能连续行走1500m以上，患肢远端缺血表现消失或明显改善，皮肤温度近于正常，不低于健侧1.5℃，创面完全愈合)72例，占90%；好转(自觉症状有所减轻，但仍需积极治疗)6例，占7.5%；无效(自觉症状无明显好转或病情继续恶化)2例，占2.5%，总有效率达97.5%。共随访62例(占77.5%)，治愈患者中获随访57例，复发9例(15.8%)，其中6例再经服用松香散治愈；好转患者中获随访5例，其中1例治愈，2例病情稳定，2例恶化。从随访结果看，已恢复劳动者55例，病情稳定者2例，远期有效率达92%。--《中医杂志》朱宝国，等，1984，(8)：28

（27）**治疗慢性气管炎**：取松香粉与等量甘草粉混合调匀成散剂，日服3

次，每次 1.5g，10 天为 1 疗程。治疗 256 例，1 疗程后近期控制 38 例，显效 53 例，好转 117 例，无效 48 例；有效率为 81.2%。其中单纯型疗效高于喘息型。--《医药卫生》(福建)，1972，(1)：62

松节油

【来源】 为松科松属(*Pinus*)若干植物中渗出的油树脂，经蒸馏或提取得到的挥发油。

【原植物】 参见“松叶”。

【采收加工】 采集树脂有上升式(即 V 形法)、下降式(即 Y 形法)采脂法及化学药剂处理法。我国现以采用下降式采脂法为主。选直径 20～50cm 的松树，在距地面 2m 高的树干处开割口。在开割割口前先要刮去粗皮，但不要损伤木质部，刮面长度 50～60cm，宽 25～40cm；在刮面中央开割长 35～50cm，宽 1～1.3cm，深入木质部 1～1.2cm 的中沟，中沟基部装一受脂器，再自中沟开割另一对侧沟，可将油树脂不断收集起来。以在 30～35℃采收为宜，即长江以南在 5～10 月，华北及东北在 6～9 月。

【制取方法】 将收集的松油脂与水共热，滤去杂质，通水蒸气蒸馏，所得的馏出物分离除去水分，即为松节油。蒸馏后所余物质，放冷凝固，即是松香。

【性状鉴别】 本品为无色至黄色澄清液体；臭特异；久贮或暴露空气中，臭渐增强，色渐变黄。本品易燃，燃烧时产生浓烟。本品在乙醇中易溶，与氯仿、乙醚或冰醋酸能任意混合，在水中不溶。其相对密度应为 0.850～0.870。其馏程在 154～165℃馏出的数量不得少于 90.0%。折光率应为 1.466～1.477。本品 lml 加 90%乙醇 7ml 振摇使溶解，溶液应澄清。本品 lg，含重金属不得超过百万分之十。

【主含成分】 含树脂酸、脂肪酸、单萜、倍半萜类等。

【药理】 (1) **抗菌作用** 松根提取物松根油体外抑菌实验及对动物实验性体癣、癣菌病治疗观察表明：具有较强的抗真菌(白色念珠菌等)作用；对金黄色葡萄球菌、大肠杆菌等也有一定的抑菌作用。

(2) **溶石作用体** 外溶石实验表明，5%医用松节油乳剂能使胆色素型结石在 60h 后全溶；松节油中的主要成分 α-蒎烯、β-蒎烯和两者的混合物也能使胆色素型结石溶为碎块。体内外实验和临床观察证明，α-蒎烯、β-蒎烯混合乳剂均呈现较明显的溶石效果，作用虽不及医用松节油强，但对胃肠道和胆道均无明显的刺激作用，局部组织无充血、出血、粘膜坏死和炎症浸润等现象，毒副反应较低。且具有一定的消炎和抑制多种细菌的作用心。

【功用主治】 活血通络，消肿止痛。主治关节肿痛，肌肉痛，跌打损伤。

《广西本草选编》：“舒筋活络，消肿止痛。治关节扭伤肿痛。”

【用量用法】 外用：涂擦，适量。

白松果

【别名】 白松果、蛇皮松果、白松果《中草药学》(南药)。白松塔、松塔、松球、松果、椁树核桃《山西中草药》。

【来源】 为松科植物白皮松 *Pinus bungeana* Zucc.ex Endl. 的球果。

【植物形态】 白皮松 又名白松《清稗类钞》，白骨松、三针松、白果松、虎皮松、蟠龙松《中国植物志》。乔木，可高达 30m，胸围可达 3m。树皮灰绿色或淡灰褐色，不规则剥裂；一年生枝灰绿色，无毛。冬芽红褐色，卵圆形。针叶 3 针一束，粗硬，长 5～10cm，径 1.5～2mm，叶背及腹面两侧均有气孔线，先端尖，边缘有细锯齿；叶鞘早落。雄球花卵圆形或椭圆形，长约 1cm，多数聚生于新枝基部成穗状，长 5～10cm；雌花序 1 至数枚生新枝上部。球果卵圆形，通常单生，初直立，后下垂，熟时淡黄褐色，长 5～7cm，径 4～6cm，种鳞先端厚，鳞盾多为菱形，有横脊，鳞脐生于鳞盾的中央，有刺尖。种子灰褐色，近倒卵圆形，长约 1cm，种翅短，赤褐色，易脱落，长约 5mm。花期 4～5 月，果熟期翌年 10～11 月。见下(图 53)

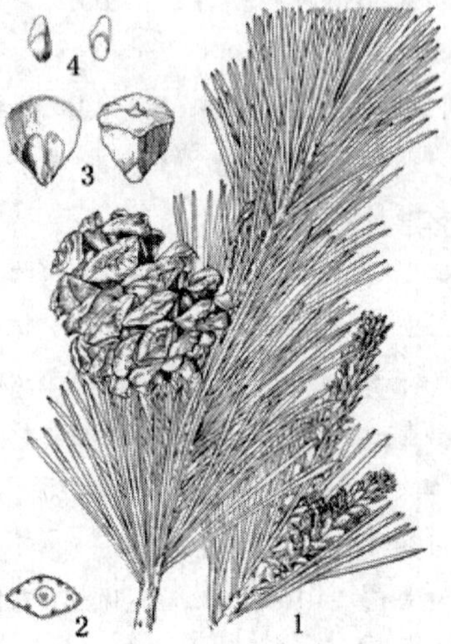

(图 53) 白皮松

1. 雄球花枝与球果枝 3. 种磷背、腹面 6. 种子背、腹面 4. 松叶横切面

【生长分布】 邹平山区及苗圃有少量栽培。

【生长分布】 冬初采收球果。

【性状鉴别】 球果卵圆形，长 5～7cm，淡黄褐色或棕褐色。种鳞先端厚，鳞盾多为菱形，有横脊，鳞脐生于鳞盾中央，具刺尖。种子倒卵圆形，长约 1cm，种皮棕褐色，胚乳白色，气乔，味甜，富油质；种翅长 5mm，有关节，易脱落。

【主含成分】 白松塔含皂甙、酚类、挥发油，挥发油中含柠檬酸等。

【药理】 祛痰、镇咳及平喘作用，抑菌作用。

【性味归经】 味苦，性温。

【功用主治】 祛痰，止咳，平喘。主治慢性气管炎，哮喘，咳嗽，气短，痰多。

《山西中草药》：“镇咳，祛痰，消炎，平喘。主治慢性气管炎，咳嗽，气短，吐白沫痰。”

《全国中草药汇编》：“主治哮喘。”

【用量用法】 内服：煎汤，30～60g。

【附方】 (1) **治慢性气管炎**：白松塔 36g，黄芩、连翘各 15g。加水 4 倍，煎 2 次，过滤，浓缩至 100ml。分早晚饭后 30 分钟各服 50ml。--《全国中草药汇编》

(2) **治疗慢性气管炎**：取白松塔 200g，洗净，水煎煮 2 次，药液混合成

400ml，每次口服 100ml，每日 2 次，饭后服，l0d 为 1 疗程。治疗 2000 多例，1 个疗程的近期有效率在 80%以上,临床控制及显效率占 15～20%左右。治疗中曾以白皮松配合周效磺胺、磺胺增效剂进行全年观察治疗，结果疗效较单方有所提高，168 例中有效率达 90%以上，其中临床控制及显效者占 51%，作用以止咳、祛痰较好，平喘次之，消炎作用不明显。副反应有口干、恶心、头晕、胃部不适等。--《全国·防治慢性气管炎有效药物方剂选编》1971：7 与《全国·防治慢性气管炎十八种有效药物方剂研究进展简介》1972：9

侧柏叶

【别名】 侧柏叶《药性论》，柏叶《金匮要略》，扁柏叶《草医草药简便验方汇编》、丛柏叶《闽东本草》。

【来源】 为柏科植物侧柏的 *Platycladus orientalis* (L.)Franco 嫩枝及叶。

【植物形态】 侧柏 又名柏《诗经》，扁柏《滇南本草》，崖柏、香柏、云片柏、片松、松蟠、喜柏、香柏、黄柏、黄心柏。常绿乔木，高达 20m，胸径可达 1m。树皮薄，浅灰褐色，纵裂成条片。小枝编平，直展，排成一平面。叶鳞形，交互对生，长 1～3mm，先端微钝，位于小枝上下两面之叶的露出部分倒卵状菱形或斜方形，两侧的叶折覆着上下之叶的基部两侧，呈龙骨状。叶背中部均有腺槽。雌雄同株；球花单生于短枝顶端；雄球花黄色，卵圆形，长约 2mm。球果当年成熟，卵圆形，长 1.5～2cm，熟前肉质，蓝绿色，被白粉；熟后小质，张开，红褐色；种鳞 4 对，扁平，背部近先端有反曲的尖头，中部种鳞各有种子 1～2 颗。种子卵圆形或长卵形，长 4～6mm，灰褐色或紫褐色，无翅或有棱脊，种脐大而明显。花期 3～4 月，球果 9～10 月成熟。见（图 54、55）

【生长分布】 生于湿润肥沃地，石灰岩山地也有生长。邹平各乡镇均有栽培。

【采收加工】 全年均可采收，以夏、秋季采收者为佳。剪下大枝。干燥后取其小枝叶，扎成小把，置通风处风干。不宜曝晒。

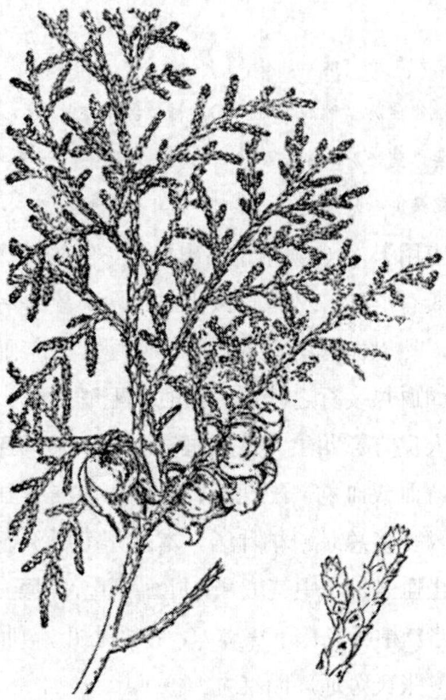

（图 54）**侧柏**（示小枝）

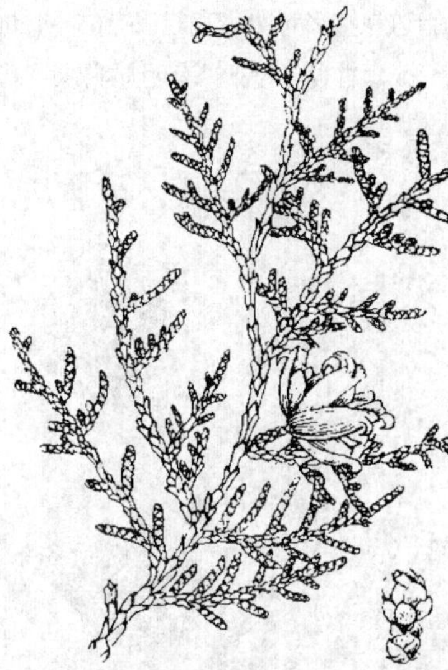

（图 55）**球果开裂后的侧柏小枝**（示雄球花）

【性状鉴别】 小枝长短不一，多分枝，小枝扁平。叶细小鳞片状，交互对生，贴伏于枝上，深绿色或黄绿色。质脆，易折断。气清香，味苦、涩、微辛。

【显微鉴别】 （1）鳞叶及小枝横切面：略呈长椭圆形；中央为类圆形小枝，两侧与类三角形的鳞片状叶连接。表皮为 1 列方形或长方形表皮细胞，角质层厚约 8μm，布满草酸钙砂晶和小方晶，气孔凹陷。下皮层为 1～2 列类方形纤维，排列紧密，壁甚厚，木化或稍木化；叶肉薄壁细胞形大，叶脉维管束上部有一圆形树脂道，两侧为转输组织，呈翅状延长，韧皮部细胞形小，木质部细胞多角形。小枝的皮层薄壁组织中有时可见树脂道，内侧可见含棕色物质的扁平细胞；韧皮部薄壁细胞不规则形，纤维椭圆形，单个环状排成数轮；木质部管胞和纤维径向排列整齐，射线 1 列细胞；髓部纺锤形或十字形。射线、叶肉和皮层薄壁细胞中含有草酸钙砂晶。见（图 56）

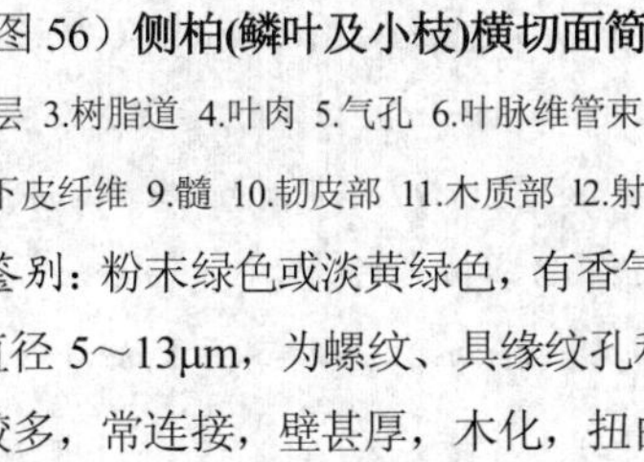

（图 56）**侧柏(鳞叶及小枝)横切面简图**

1.表皮 2.皮层 3.树脂道 4.叶肉 5.气孔 6.叶脉维管束 7.转输组织 8.下皮纤维 9.髓 10.韧皮部 11.木质部 12.射线

（2）粉末鉴别：粉末绿色或淡黄绿色，有香气。管胞多成束，狭长纺缍形，直径 5～13μm，为螺纹、具缘纹孔和单纹孔管胞。下皮纤维碎片较多，常连接，壁甚厚，木化，扭曲或稍弯曲，直径 10～20μm，胞腔线形，孔沟多为短线形。表皮碎片多见，表皮细胞长方形或类多角形，壁略呈连珠状增厚，角质层上分布有草酸钙小方晶或砂晶，直径 1.5～7.5μm。气孔凹陷，小枝表皮和叶下表皮均有，椭圆形或广椭圆形，保卫细胞呈哑铃形，壁稍木化。韧皮纤维少见，狭长纺缍形，常碎断，壁稍厚，平直或微呈波状，多单个散在。树脂道完整者稀少，直径以 105～120μm 者居多。转输组织管胞方形或短柱状，壁薄，有明显具缘纹孔。见（图 57）

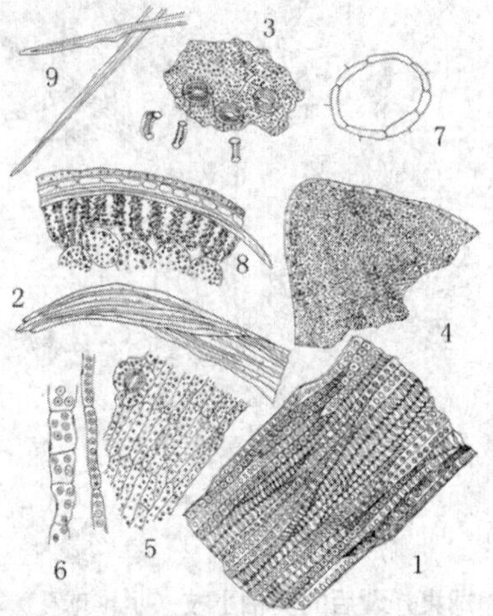

（图 57）**侧柏粉末特征图**

1.管胞 2.下皮纤维 3.叶片下表皮及气孔 4.叶片下表皮先端碎片（示无气孔）5.小枝表皮及气孔 6.转输组织管胞 7.树脂道 8.叶肉纵断面碎片（示下皮纤维及叶肉碎片） 9.韧皮纤维

【理化鉴别】 （1）取本品粉末约 1g，加甲醇 10ml，振摇数分钟，滤过，滤液加少许镁粉振摇，滴加数滴浓盐酸，1～2 分钟后显红色。(检查黄酮类)

（2）取本品粉末约 0.2g，加甲醇 20ml，回流 1 小时，滤过，滤液点于滤纸(或硅胶 G 板)上，在紫外光灯(254nm)下呈微弱的黄绿色荧光；喷三氯化铝试剂后则荧光增强。(检查黄酮类)

（3）薄层色谱 取本品细粉(80℃以下干燥 4 小时)约 0.2g，加甲醇 20ml，回流 1 小时，滤过；回收甲醇至 1ml，供点样用。对照品槲皮素甲醇溶液(0.5mg/ml)。吸附剂为硅胶 G(青岛)加 0.3%CMC，湿法铺板，105℃活化 30 分钟。展开剂为乙酸乙酯-丁酮-甲酸-水(5:3:1:1)；展距 12.5cm。在紫外光灯(254nm)下观察，对照品与本品相对应的位置上，均显黄绿色暗斑。

【主含成分】 叶含挥发油 0.26%，油中主成分为 α-侧柏酮(*α-thujone*)，还含侧柏烯(*thujene*)，小茴香酮(*fenchone*)，蒎烯(*pinene*)，丁香烯(*caryophyllene*)等。还含脂类成分：棕榈酸(*palmitic acid*)，硬脂酸(*stearic acid*)，月桂酸(*1auric acid*)，肉豆蔻酸(*myristic acid*)，油酸(*oleic acid*)，亚油酸(*1inoleic acid*)，癸酸(*capric acid*)。又含黄酮类成分：柏木双黄酮(*cupressuflavone*)，芹菜素(*apigenin*)，槲皮甙(*quercitrin*)，山柰酚-7-O-葡萄糖甙(kaempferol-7-O-glucoside)，槲皮素-7-O-鼠李糖甙(*quercetin-7-O-rhamnoside*)，杨梅树皮素-3-O-鼠李糖甙(*myricetin-3- O-α-L-rhamnoside*)，杨梅树皮素(*myricetin*)，扁柏双黄酮(*hinokiflavone*)，穗花杉双黄酮(*amentoflavone*)等。另含 10-十九烷醇(*10- nonacosanol*)，β-谷甾醇(*β-sitosterol*)，缩合鞣质(*condensed tannin*)，去氧鬼臼毒素(*deoxypodophyllotoxin*)，异海松酸(isopimaric acid)。

【药理】 具有止血作用，镇咳、祛痰、平喘作用，抗病原微生物作用，镇静作用。

毒性 小鼠灌胃侧柏叶煎剂 60g/kg，观察 72 小时，未见死亡。小鼠腹腔注射的 LD_{50} 为 15.2g/kg。大白鼠分别以相当于临床剂量 40 倍(48g/kg)的煎剂连续灌胃 6 星期，除动物活动减少、摄食较对照组稍减少外，对生长、肝功能、血象及病理检查均无明显影响。

【炮制】 （1）**侧柏叶炭**：取净侧柏叶，用武火炒至表面焦褐色，内部焦黄色，喷淋清水少许，灭尽火星，取出，凉透。侧柏叶炭偏于收敛止血。

（2）**醋侧柏叶**：取生侧柏叶，去净枝杆，用武火边炒边洒醋，炒至呈黑色或黑褐色，取出，放凉。每侧柏叶 100kg，用醋 5kg。

（3）**炒侧柏叶**：取侧柏叶，置锅内，用文火加热，炒至黄色，取出放凉。

（4）**焦侧柏叶**：取侧柏叶，置锅内，用微火炒至焦黄色，喷淋清水少许，灭尽火星，取出放凉。

（5）**盐侧柏叶**：取侧柏叶，用文火炒至热透，颜色变黑，将盐水喷入，再炒全黑，取出放凉。

（6）**蒸侧柏叶**：取侧柏叶，蒸约 3 小时，呈油光荧绿色，取出，晒干。

饮片性状：①侧柏叶炭表面呈焦褐色，微有光泽。②醋侧柏叶表面呈黑色或黑褐色，微有光泽。③炒侧柏叶表面呈黄色。④焦侧柏叶表面呈焦黄色，微有光泽。⑤盐侧柏叶表面呈黑色，味微苦咸。⑥蒸侧柏叶呈暗绿色，略显润泽。

注：侧柏叶制炭后，挥发油明显减少，钙含量明显增高，止血作用增强。烘烤品其止血作用优于蒸制品；烘烤温度控制在 200℃以内，有利于保存侧柏叶中的槲皮甙。

【性味归经】 味苦、涩，性微寒。归肺、肝、大肠经。

【功用主治】 凉血止血，止咳祛痰，祛风湿，散肿毒。主治咯血、吐血、衄血、尿血、血痢、肠风卜血、崩漏不止，咳嗽痰多，风湿痹痛，丹毒，痄腮，烫伤。

《别录》："主吐血、衄 1 衄、痢血、崩中赤白。轻身益气，令人耐寒暑，去湿痹，止肌(一作"生肌")。

《药性论》："止尿皿。""能治冷风历节疼痛。"

《日华子》："炙署冻疮。烧取汁，涂头，黑润鬓发。"

《本草图经》："杀五脏虫。"

《本草正》："善清血凉血，去湿热湿痹，骨节疼痛。捣烂可敷火丹，散痄腮肿痛热毒。"

《分部本草妙用》："伏砒、硝。"

《生草药性备要》："散血敷疮，同片糖捶敷。亦治跌打。"

《医林纂要·药性》："泄肺逆，泻心火，平肝热，清血分之热。"

《岭南采药录》："凉血行气，祛风，利小便，散瘀。"

【临床应用】 （1）**用于诸出血汪**。侧柏叶味苦性寒，功擅凉血泄热，兼有涩味，又有收敛止血之功，故为治疗各种出血证的常用药物，然以血热所致者多用，常配其他凉血止血药以增强止血作用。如血热妄行之吐血、衄血，配鲜生地、鲜荷叶、鲜艾叶，即《妇人良方》四生丸；尿血、血淋，配蒲黄、小蓟、白茅根；肠风、痔血或血痢，配槐花、地榆；崩漏下血多配白芍以固经止血，如《圣济总录》柏叶汤。本品亦可用于虚寒性出血常配伍温里祛寒止血之剂，中气虚寒，吐血不止，可配干姜、艾叶等，如《金匮要略》柏叶汤；下焦虚寒，便血不止，则配川断、鹿茸、阿胶等，如《张氏医通》断红丸。

（2）**用于咳喘痰多诸证**。侧柏叶既能清肺泄热，又可化痰止咳，故对肺热咳喘，痰黄稠难咯者可单用，或配黄芩、沙参、佛耳草等以清肺化痰止咳。近年来临床常用以治疗慢性气管炎、肺结核、百日咳等有一定疗效。

（3）**用于风湿痹痛**。侧柏叶能祛风湿，清血中湿热，对风湿热痹、历节风痛尤为适宜。可单用本品浸酒饮，或配伍木通、防己、稀莶草等以祛风除湿，清热通络。

（4）**外用**。治丹毒，痄腮，烫伤等外科疾患，侧柏叶有清热、散瘀解毒之功，可单用捣烂外敷。外用还治脱发及须发早白。

《药性论》："与酒相宜。"

《药品化义》："遗精、白浊、尿管涩痛属阴脱者，同牛膝治之甚效。"

《得配本草》："佐槐花，治下血；得榴花研末，吹鼻，治鼻衄不止；得干姜、阿胶、马通汁，治吐血不止。"

【用量用法】 内服：煎汤，6～15g，或入丸、散。外用：煎水洗，或捣敷，或研末调敷，适量。

【使用注意】 久服、多服，易致胃脘不适及食欲减退。

《本草汇言》："性味苦寒多燥，如血病，系热极妄行者可用，如阴虚肺燥，因咳动血者，勿用也；如痹病，系风湿闭滞者可用，如肝肾两亏、血枯髓败者，勿用也。"

《分部本草妙用》："畏菊花、羊蹄、诸石、麸。"

【附方】 （1）**治血热妄行，吐咯不止**：生柏叶、生荷叶、生地黄、生艾叶。上药等分，烂研，丸如鸡子大。每服一丸，水三盏，煎至一盏，去滓温服，无时候。--《妇人良方》之"四生丸"

（2）**治伤寒吐血不止**：青柏叶一两，生干地黄一两，阿胶一分(捣碎炒令黄)。上件药，捣筛为末。以水一大盏半，煎至一盏。去滓，别搅马通汁一合相合，更煎一两沸。不计时候，分温三服。--《圣惠方》之"柏叶散"

（3）**治吐血不止**：柏叶、干姜各三两，艾三把。上三味，以水五升，取马通汁一升合煮，取1升，分温再服。--《金匮要略》之"柏叶汤"

（4）**治肾盂肾炎，血尿**：侧柏叶9g，荠菜24g，仙鹤草15g，淡竹叶9g，水煎服。--《福建药物志》

（5）**治血淋**：侧柏叶、藕节、车前卓各等分。上三味，同捣取其汁，调益元散，神效。--《医学正传》

（6）**治蛊痢，大腹下黑血，茶脚色，或脓血如靛色**：柏叶(焙干为末)、黄连，二味同煎为汁服之。--《本草图经》

（7）**治大肠风毒，泻血不止**：侧柏叶一斤，洗净曝干炙微黄。上件药捣细罗为散，每于食前以枳壳汤调下二钱。--《圣惠方》

（8）**治肠风，脏毒酒痢，下血不止**：嫩柏叶(九蒸九晒)二两，陈槐花一两(炒半黑色)。上为末，炼蜜丸，梧桐子大。每服四五丸，空心温酒下。--《普济方》之"侧柏散"

（9）**治久血痢，小肠结痛不可忍**：柏叶二两，地榆一两(锉)。上捣筛为散，每服三钱，以水一中盏，煎至六分，去滓，不计时候，温服。--《普济方》

（10）**治肠痔，肿痛，时有脓血**：柏叶、乌梅肉(暴干)各一两，皂荚一挺(去皮并子，水浸透，捣研，取汁)。上三味，除皂荚外，捣为末，将皂荚汁和丸，如梧桐子大。每服十丸，温熟水下，食前服之。--《圣济总录》

（11）**治妇人下血不止，脐下疞痛**：柏叶二两，芍药三分。上二味，㕮咀，如麻豆夫。每服五钱匕，水一盏半，煎至八分，入酒半盏，再煎至一盏，去滓，温服。--《圣济总录》之"柏叶汤"

（12）**治产后血不止，兼漏下**：柏叶(炙干)二两，当归(切，焙)、禹余粮(烧，醋淬七遍)各一两半。上三味，粗捣筛。每服三钱匕，水一盏，入薤白二寸(细切)，同煎罕七分，去滓，食前温服，日三。--《圣济总录》

（13）**治百日咳**：侧柏叶15～21g，百部、沙参各9g，冰糖炖服。--《福建药物志》

（14）**治风痹历节作痛**：侧柏叶取汁，同曲米酿酒饮。--《纲目》

（15）**治乳痈**：用(侧柏)叶同糖槽，捶烂敷乳痈，胜过蒲公英。--《生草药性备要》

（16）**治流行性腮腺炎**：扁柏叶适量，洗净捣烂，加鸡蛋白调成泥状外敷，每日换药2次。--《草医草药简便验方汇编》

（17）**治鼠瘘，肿核，痛，未成脓**：以柏叶敷著肿上，熬盐著肿上熨，令热气下，即消。-《集验方》(姚僧垣)

（18）**治深部脓肿**：侧柏叶30g，白矾15g，酒30g。先将侧柏叶捣碎，又将白矾细粉置酒中溶化，再将侧柏叶倒入酒内和匀，调敷患处，每日换药2次。--《江苏省中草药新医疗法展览资料汇编》

（19）**治大人及小儿烫火伤**：侧柏叶，入臼中湿捣令极烂如泥，冷水调作膏。涂敷于伤处，用帛子系定，三二日疮当敛，仍灭瘢。--《本草图经》

（20）**治鹅掌风**：鲜侧柏叶250g，放锅内水煮2～3沸，先熏后洗，每日2～3次。--《河北中医药集锦》

（21）**治皲裂**：侧柏叶不拘多少，以铁管等盛之，黄泥同济，入火内，煅铁略似红，取出。匕为极细末，以桐油调搽，入皲裂内，不犯水，一二日自安。--《澹寮集验方》之"脚皲方"

（22）**治漆疮，皮炎**：侧柏叶、杉皮(均鲜用)各适量，水煎外洗。--《中草药学》(南药)

（23）**治髭、鬓、发黄赤**：生柏叶(切)一升，猪膏一斤。上捣柏叶为末，以猪膏和为二十丸。用布裹一丸，内柑汁中化破沐之，目一用，一月后渐黑光润。--《普济方》

（24）**治发堕落**：生柏叶（切）一升，附子四枚，猪膏三升。上为末，以膏和为三十丸。用布裹一丸，纳沐汁中煎，沐发，长，不落。其药密收贮，勿令泄气。--《普济方》

（25）**治青盲**：柏叶一两(微炙)，夜明砂一两(以糯米炒令黄)。上件药捣罗为末。用牛胆汁拌和，丸如梧桐子大。每夜临卧时，以竹叶汤下二十丸，至五更初，以粥饮下二十丸。--《圣惠方》之"明目柏叶丸"

（26）**治疗溃疡病并发出血**：①侧柏叶15g，加水300ml，煎成150ml为1次量，每日3次，多服亦可。②以侧柏叶研末焙制而成。每日9g，分3次服。共治疗胃及十二指肠溃疡出血50例。结果：大便潜血平均3.5天转阴。对照组(采用胃病饮食、输血、镇静及凝血剂等)大便潜血转阴时间平均4.5天。观察表明，侧柏叶治疗胃及十二指肠溃疡出血，止血作用快，且对合并动脉硬化或高血压的患者，止血亦较迅速。除个别服药后有恶心外，一般无不良反应。--《中华内科》倪达人，等，1960，8(3)：249 有人认为侧柏叶对溃疡病合并出血的疗效超过乌贼骨与白及粉。--《南京市医学科学研究资料汇编》，1960，(1)：125

（27）**治疗百日咳**：采用新鲜侧柏叶治疗，每日量：1岁以下，20g；1～5岁，30～50g；6～10岁，60～100g，加水200～400ml，煎至90～300ml。每日服6次，每次15～50ml，7天为1疗程。治疗92例，观察1～2个疗程，临床症状消失，白细胞及淋巴细胞恢复正常者80例；阵性痉咳明显减少或转为单声轻咳，白细胞及淋巴细胞接近正常者10例；临床症状及血象检查无好转者2

例。服药期未发现毒副反应。--《安徽中医学院学报》方云琪，1988，7(1)：34

（28）**治疗慢性气管炎**：取侧柏叶鲜品30g，豆豉15g，水煎或开水浸再略蒸。每日3次，饭后服。每10天为1疗程。治疗80例，连续3个疗程，3～5天观察1次痰量、颜色、性状及咳嗽、喘息、睡眠情况。结果：近期痊愈5例，显效26例，好转40例，无效9例，总有效率88%。一般药后4～5天症状改善，无副反应。--《烟台医药通讯》栖霞县人民医院，1976，(1)：35

（29）**治疗肺结核**：用侧柏浸膏片及注射液治疗浸润性肺结核153例，每日剂量为120g生药，疗程为3～5月。结果单用侧柏叶组119例，病灶吸收率为73.95%，空洞闭合率为23.33%，痰菌转阴率为58.14%。大多数病例咳嗽、咯痰、盗汗、咯血、疲乏等症状消失或改善。--《人民军医》解放军309医院结核科，1976，(7)：57

（30）**治疗急、慢性细菌性痢疾**：将侧柏叶研成粗粉，置于18%的乙醇中(以浸漫药粉为度)，浸泡4昼夜，滤取浸液。每次50ml(儿童酌减)，每日服3次，7～10天为1疗程。治疗114例，其中急性菌痢95例，治愈85例，好转10例，治愈率89.5%；慢性菌痢19例，治愈15例，好转4例，治愈率78.9%。临床证明，本浸剂有较好的抑菌或杀菌效果。但经高压消毒、煮沸或加防腐剂，均会影响其疗效。--《新医药资料》解放军171医院，1971，(6)：11

（31）**治疗秃发**：新鲜侧柏叶(包括青绿色种子)25～35g，切碎浸泡于60%～75%乙醇100ml中，7天后以滤液涂擦毛发脱落部位，每日3～4次。治疗160例，显效33例，有效91例，总有效率77.5%。--《中华医学杂志》叶坤照，1973，53(8)：54

（32）**治疗腮腺炎**：取鲜侧柏叶200～300g，洗净捣烂，将粗木质纤维拣出，只用绿叶泥浆，加鸡蛋清适量和匀，摊布上，敷患处。每日换药7～8次。治疗50例，除2例合并感染同时使用抗菌素外，48例均未用任何西药，多在1天左右消肿止痛，均在1～2天痊愈。--《河北中医》臧明仁，1985，(4)：31

（33）**治疗烧伤**：取鲜侧柏叶300～500g(视烧伤面积大小而定)，洗净，捣烂如泥，加75%乙醇少许调成糊状。经清洗创面后将鲜侧柏叶膏敷于烧伤部位，以无菌纱布覆盖，每日换药3次。共治疗61例，其中Ⅰ度烧伤6例，浅Ⅱ度烧伤52例，深Ⅱ度烧伤3例。结果：除3例火面积深Ⅱ度烧伤转其他治疗外，58例均痊愈(创面愈合，不留疤痕，极少色素沉着)。3～7天治愈31例，7～10天治愈27例。治疗过程中无明显副反应及不良反应。--《中西医结合杂志》荣金玉，等，1989，9(10)：630

柏子仁

【别名】 柏子仁《新修本草》，柏实《本经》，柏子、柏仁《本草经集注》，侧柏子《日华子》。

【来源】 为柏科植物侧柏 *Platycladus orientalis*(L.)Franco的种仁。

【原植物】 参见“侧柏叶”。

【生长分布】 邹平各乡镇均有发布。

【采收加工】 秋、冬两季采收成熟球果，晒干，收集种子，碾去种皮，簸净。

【性状鉴别】 长卵圆形至长椭圆形，长3～7mm，直径1.5～3mm。新鲜品淡黄色或黄白色，久置则颜色变深而呈黄棕色，显油性。外被膜质内种皮，先端略光，圆三棱形，有深褐色的小点，基部钝圆，颜色较浅。断面乳白色至黄白色，胚乳较发达，子叶2枚或更多，富油性。气微香，味淡，有油腻感。见（图58）

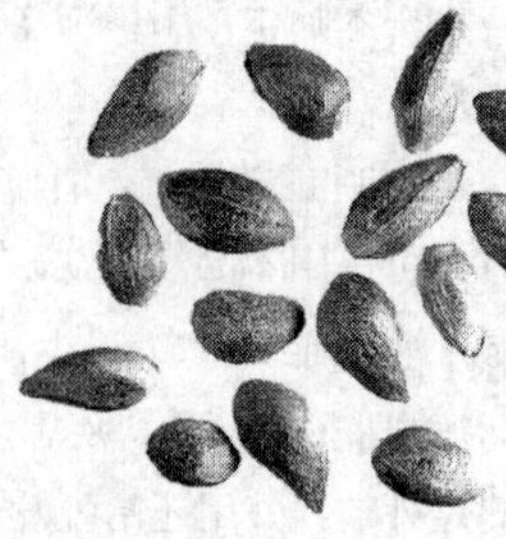

（图58）**柏子仁**

【显微鉴别】 种仁横切面：内种皮细胞1列，扁长形，外壁稍厚。胚乳较发达，胚乳和子叶薄壁细胞充满脂肪油和糊粉粒。

【理化鉴别】 （1）取柏了仁粗粉2g，加水10ml，煮沸10分钟，趁热滤过。取滤液2m1置试管中，用力振摇1分钟，产生持久性泡沫，放置10分钟泡沫仍不消去。

（2）取本品粗粉2g，加甲醇10ml，同流提取10分钟，滤过。取滤液2m1置水浴上蒸干，残渣加冰醋酸1ml溶解，再加醋酐-浓硫酸试剂(19：1)1ml，则显黄色～紫色～污绿色。

【主含成分】 种子含柏木醇(*cedrol*)，谷甾醇(*sitostero1*)和双萜类成分。脂肪油约14%，及少量挥发油，皂甙。

【药理】 柏子仁对前脑基底核破坏的小鼠被动回避学习有改善作用。对损伤造成的记忆再现障碍及记忆消去促进有明显的改善。对损伤所致的获得障碍亦有改善倾向。对损伤造成的运动低下无拮抗作用。

【炮制】 （1）**炒柏子仁**：取净柏子仁，用文火加热，炒至油黄色，有香气逸出为度，取出，放凉。

（2）**柏子仁霜**：取净柏子仁，碾成泥状，经微热后，压去部分油脂，制成松散粉末。或研细，用能吸油的纸包裹多层，上压重物，使油渗透纸上，换纸，再如法操作，至油脂大部分吸尽，药渣松散不粘结为度。或取净柏子仁，研成泥状，用布包好，蒸约30分钟，用压榨机去油，反复蒸榨至油尽为度，研细。柏子仁霜滑肠作用减弱，适于惊悸失眠、健忘、盗汗而又脾虚便溏的患者。

饮片性状：炒柏子仁表面油黄色，偶见焦斑，具焦香气。柏子仁霜为松散粉末，淡黄色，气微香。

【性味归经】 味甘，性平。归心、肾、大肠经。

【功用主治】 养心安神，敛汗，润肠通便。主治惊悸怔忡，失眠健忘，盗汗，肠燥便秘。

《本经》：“主惊悸，安五脏，益气，除风湿痹，久服令人润泽美色，耳目聪明，不饥不老，轻身延年。”

《别录》：“疗恍惚，虚损吸吸，历节，腰中重痛，益血止汗。”

《药性论》：“能治腰中冷，膀胱冷脓宿水，兴阳道，益寿，去头风，治百邪鬼魅，主小儿惊痫。”

《日华子》：“治风，润皮肤。”

《纲目》：“养心气，润肾燥，安魂定魄，益智宁神；烧沥，泽头发，治疥癣。”

《明医指掌》：“补心益气，敛汗扶阳。”

《本草正》：“润心肺，养肝脾。”

《衷中参西录》："能涵濡肝木，治肝气横恣胁痛；滋润肾水，治肾亏虚热上浮；能入肺宁嗽定喘，导引肺气下行。"

《岭南采药录》："治跌打。"

【临床应用】 （1）**用于惊悸怔忡，失眠健忘等症**。柏子仁主入心经，能养心安神。心血不足，血不养心所致的心悸、失眠，常配酸枣仁、当归等养血安神药同用，如《校注妇人良方》中的"养心汤"；若阴血皆亏虚，虚烦不眠，惊悸怔忡，健忘遗泄，可配熟地、杞子、麦冬等以滋阴养血安神，如《体仁汇编》中的"柏子养心丸"。治汗多心惕，本品配人参、五味子、牡蛎等以益气养心止汗，如《本事方》中的"柏子仁丸"。

（2）**用于肠燥便秘**。柏子仁质润多脂，有养血润肠通便之功，故年老、体弱、久病及产后血少津亏的肠燥便秘每用之，常配郁李仁、松子仁、杏仁等润肠通便药以增强作用，如《世医得效方》中的"五仁丸"。对津枯肠燥所致的大便下血，可单用柏子仁润肠止血。

《本草经集注》："牡蛎及桂、瓜子为之使。"

《本草经解》："同白术、生地、枣肉丸，治心脾虚。"

《得宜本草》："得远志能交通心肾，得松子、麻仁治老人虚秘。"

【用量用法】 内服：煎汤，10～15g，便溏者制霜用，或入丸、散。外用：研末调敷，或鲜品捣敷，适量。

【使用注意】 便溏及痰多者慎服。

《本草经集注》："畏菊花、羊蹄、诸石及面曲。"

《本草经疏》："柏子仁体性多油，肠滑作泻者勿服，膈间多痰者勿服，阳道数举、肾家有热、暑湿作泻，法咸忌之。"

《得配本草》："痰多，肺气上浮，大便滑泄，胃虚欲吐，四者禁用。"

【附方】 （1）**治劳欲过度，心血亏损，精神恍惚，夜多怪梦，怔忡惊悸，健忘遗泄**：柏子仁(蒸晒去壳)四两，枸杞子(酒洗晒)三两，麦门冬(去心)、当归(酒浸)、石菖蒲(去毛洗净)、茯神(去皮心)各一两，玄参、熟地(酒蒸)各二两，甘草(去粗皮)五钱。先将柏子仁、熟地蒸过，石器内捣如泥，余药研末和匀，炼蜜为丸，如梧桐子大。每服四、五十丸，早晚灯心汤或圆眼汤送下。常服宁心定志，补肾滋阴。--《体仁汇编》之"柏子养心丸"

（2）**戢阳气，止盗汗，进饮食，退经络热**：新柏子仁(研)、半夏曲各二两，牡蛎(坩埚子内火煅，用醋淬七次，焙)，人参(去芦)、白术、麻黄根(慢火炙，拭去汗)、五味子各一两，净麸半两(慢火炒)。上八味为末，枣肉丸如梧桐子大。空心米饮下三、五十丸，日二服。作散调亦可。--《本事方》之"柏子仁丸"

（3）**治老人虚秘**：柏子仁、大麻子仁、松子仁等分。同研，溶白蜡丸桐子大，以少黄丹汤服二、三十丸，食前。--《本草衍义》

（4）**治肠风下血**：柏子仁十四粒(捻破)，纱囊贮，以好酒三盏，煎至八分服之。初服反觉加多，再服立止。非饮酒而致斯疾，以艾叶煎汤服之。--《世医得效方》

（5）**治血虚有火，月经耗损，渐至不通，羸瘦而生潮热及室女思虑过度，经闭成痨**：柏子仁(炒，另研)、牛膝、卷柏各五钱，泽兰叶、川续断各二两，熟地黄三两。研为细末，炼蜜和丸如梧桐子大。每服二三丸，空腹时米饮送下，兼服泽兰汤。--《妇人良方》之"柏子仁丸"

（6）**治小儿躯啼，惊痫腹满，不乳食，大便青白色**：柏子仁末，温水调下二钱。--《圣惠方》

（7）**治小儿囟开不合**：防风一两半，柏子仁、白及各一两。上为细末，用乳汁调涂囟门上，每日1次。--《千金要方》之"柏仁散"

（8）**治视力减退**：侧柏仁、猪肝，加适量猪油蒸后内服。--《苗族药物集》

（9）**治脱发**：当归、柏子仁各250g。共研细末，炼蜜为丸。每日3次，每次饭后服6～9g。--《全国中草药新医疗法展览会技术资料选编》

（10）**治面皯疱**：柏子仁(研)、冬瓜子(炒)、冬葵子(炒)、白茯苓(去黑皮)各三两。上四味，捣研为散。每服二钱匕，以温酒调服，食后、日午、临卧各一服。--《圣济总录》之"柏了仁散"

（11）**治腮腺炎，疮肿**：鲜柏子仁捣烂，蛋清调敷患处。--《青岛中草药手册》

（12）**治胸痛**：柏实、佳(去粗皮，锉)等分，上二味捣罗为细散。每服二钱匕，米饮调服，日三服。--《圣济总录》之"柏实散"

（13）**治石淋**：柏子仁、芥子、滑石各等分。上三味捣筛为散，以麦汁饮服方寸匕，日三服。--《外台》

柏白皮

【别名】 柏白皮《别录》，柏皮《本草经集注》，柏根白皮《纲目》。

【来源】 为柏科植物侧柏 *Platycladus orientalis* (L.) Franco 已去掉栓皮的根皮。

【原植物】 参见"侧柏叶"条。

【采收加工】 冬季采挖，洗净，趁新鲜时刮去栓皮，纵向剖开，以木槌轻击，使皮部与木心分离，剥取自皮，晒干。

【性味归经】 味苦，性平。

【功用主治】 凉血，解毒，敛疮，生发。主治烫伤，灸疮，疮疡溃烂，毛发脱落。

《别录》："主火灼烂疮，长毛发。"

《本草经疏》："凉血。"

【用量用法】 内服：煎汤，6～12g，或入丸、散。外用：入猪油或犬油内煎枯去渣，涂搽，适量。

【附方】 （1）**治汤破疮**：以大黄、柏白皮等分，上件药捣罗为末，以生地黄汁调涂之。--《圣惠方》

（2）**治汤沃人，肉烂坏**：柏树皮(去黑处)四两，甘草(细切)三两，淡竹叶(切)二两，上三味，以不中水猪脂一升二合入药煎，膏成绞去滓。涂疮上，日三。--《刘涓子鬼遗方》

（3）**治火疮败坏及中热油**：以柏白皮切，以腊月猪膏合淹相得，煮四五沸，色变去滓，敷疮上。一云柏白皮末一斤，以水五升，煎至二升，滤去滓，熬成膏，涂之即愈。--《普济方》

（4）**治灸疮肿急**：柏白皮三两，当归一两，薤白一握，上件药锉，以猪脂一斤同煎，薤白令黄焦，绞去滓，候冷涂之。亦治风水中疮及火疮。--《圣惠方》

（5）**治乳痈**：猪膏年多者佳，柏皮(去黑皮)三斤。以猪膏煎之，当稍稍煎柏皮熟，黑便漉出，更煎余柏皮如初，尽以涂疮。--《外台》引《深师方》

（6）**治小便不禁**：柏白皮(焙干，锉)二斤，酸石榴枝1握(烧灰，研细)，上二味，先捣柏白皮为粗末，每服四钱匕，水一盏半，煎至一盏，去滓，下石榴枝灰一钱半匕，更煎至八分，空心服，至晚再服。--《圣济总录》

（7）**治雀目至暮无所见者**：老柏白皮四两，乌梅肉(熬)二两，细辛、地肤子各四两，上四味，捣筛为散，每食后，清酒服二方寸匕，日三四服，瘥。--《外台》引《广济方》之"柏皮散"

侧柏枝

【别名】 柏枝节《新修本草》。

【来源】 为柏科植物侧柏 *Platycladus orientalis*(L.) Franco 的枝条。

【植物形态】 参见"侧柏叶"。

【采收加工】 全年均可采收，以夏、秋季采收者为佳。剪取树枝，置通风处风干用。

【主含成分】 木材含挥发油，其中大部分是倍半萜醇，约占50%，萜酸约4%。

【性味归经】 味苦、辛，性温。

【功用主治】 驱风除湿，解毒疗疮。主治风寒湿痹，历节风，霍乱转筋，牙齿肿痛，恶疮，疥癞。

《新修本草》："煮以酿酒，主风痹历节风。"

《本草药性大全》："疗痫疥尤灵。"

【用量用法】 研末服，3～6g。外用：捣敷，或研末调敷，或煎水洗，适量。

【附方】 （1）**治诸风及痰热上攻头面，目眩鼻塞，精神如醉，百节疼痛，口眼蠕动，若中风人**：(柏枝)碾细为末，每服二钱，煎葱白汤调下，不以时服，不为废人。--《宝庆本草折衷》

（2）**治霍乱转筋**：先以暖物裹脚，然后以柏树木细锉，煮汤，淋之。--《经验后方》

（3）**治齿䘌肿痛**：柏枝烧热，拄孔中，须臾虫缘枝出。--《圣惠方》

（4）**治瘴气疫疠温毒**：柏枝，曝干，末，服方寸匕。--《肘后方》

（5）**治小儿衄血吐血**：柏枝(干者)，藕节(干者)。上等分，为末。三岁半钱。藕汁，入蜜，沸汤调下。--《幼科类萃》之"柏枝饮"

柏脂

【别名】 柏脂《本草经集注》，柏油《纲目拾遗》。

【来源】 为柏科植物侧柏 *Platycladus orientalis*(L.) Franco 树干或树枝经燃烧后分泌的树脂。

【原植物】 参见"侧柏叶"。

【性味归经】 味甘，性平。

【功用主治】 除湿清热，解毒杀虫。主治疥癣，癞疮，秃疮，黄水疮，丹毒，赘疣。

《新修本草》："柏枝节烧取𣵀，疗病疥及癞疮良。"

《本草别说》："以其枝节烧油膏，敷恶疮久不瘥有虫者。"

《纲目拾遗》："搽秃疮，治癣，多年近日痈毒，头面耳上黄水疮，赤游丹。"

【用量用法】 外用：涂敷，或熬膏搽，适量。

【附方】 （1）**治大风癞，生发坚眉鬓**：炼成柏脂十斤(研为末，炼如松脂法)，糯米一石，细曲十五斤，石灰一石。上四味，先炒石灰，以木扎著灰中试之，火出为度。以地骨皮(锉)五斗，以水一石五升，煮取九斗半去滓，以淋石灰三遍澄。以灰汁和曲与柏脂粉拌米，用汁米曲柏脂粉多少，一如常醒法。次于净器，著曲米汁粉在内，密封四七日，开压去滓取清酒。每服五合至七合，常令酒气相接取效。忌触外风冷。--《圣济总录》

（2）**治疥疮**：柏油、明矾、花椒各等分。上为细末，入香油调，敷上数次立效。--《普济方》

（3）**治干湿癣**：柏油一斤，黄蜡半斤，杏仁四十五个(锉)，朴硝一抄。上于铁器内，熬老生葱三根，一顺搅五七沸，滤过，成膏，搽疥。--《卫生宝鉴》

（4）**治诸般癣，多年近日痈毒**：生柏油一瓶，涂患处，后用年老枯桑柴火熏烤，待好即止。如一次倘不瘳，再熏。--《纲目拾遗》

（5）**治血风等疮**：轻粉为末，用生柏油调，随疮大小摊纸上。先用米泔水煎甘草洗过，贴之，布扎紧勿动。先三日痛，次二日痒，再二日，共七日去药。--《外科大成》之"柏粉膏"

（6）**治赤游丹**：蜒蚰十条，土蛛窠五六个(出草屋老壁内)，柏油，旧漆器上刮下漆少许，共捣，以柏油调搽患处。--《医林集秘》)

（7）**治身面疣目**：(柏脂)同松脂研匀涂之。--《纲目》引《圣惠方》

桧叶

【别名】 桧叶《福建民间草药》，圆柏叶。

【名释】 《尔雅》："桧，柏叶松身。"《植物名释札记》："'桧'者，即会松柏之叶于一树之上，故名曰'桧'。"

【来源】 为柏科植物圆柏 *Sabina chinensis* (L.)Ant.的叶。

【植物形态】 圆柏 又名栝《禹贡》，桧《涛经》，刺柏《本草汇言》，桧棺、松柏《广西药用植物名录》，松叶桐《内蒙古中草药》，龙柏，红心柏(北京)，珍珠柏(云南)。乔木，高达20m，胸围达3.5m。树皮深灰色，纵裂，成长条片；幼树枝条斜上伸展，树冠尖塔形或圆锥形，老树下部大枝近平展，树冠广圆形。叶二型：鳞叶及刺叶；生鳞叶的小枝近四棱形，径1～1.2mm，鳞叶先端钝尖，背面近中部有椭圆形微凹的腺体；刺叶3叶，交叉轮生，长6～12mm，上面微凹，有2条白粉带。雌雄异株，稀同株；雄球花黄色，椭圆形，长2.5～3.5mm。球果翌年成熟，近圆形，径6～8mm，熟时暗褐色，被白粉。种子2～4，卵圆形，扁，先端钝，有棱脊及少数树脂槽。见（图59）

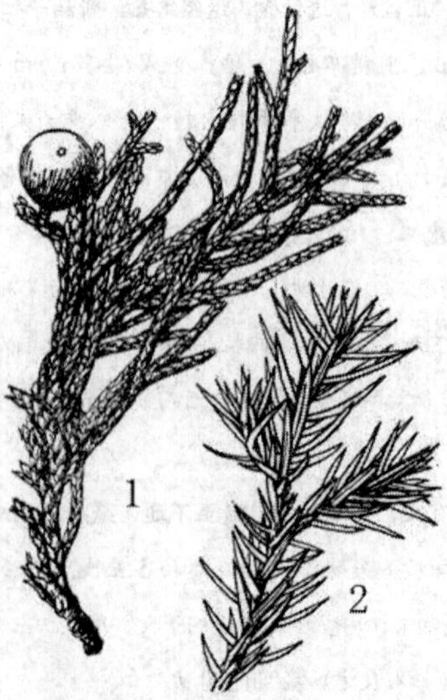

（图59）**圆柏**（1.果枝 2.幼枝）

【生长分布】 多生于海拔500～1000m的中性土、钙质土及微酸性土壤中。邹平园林街道多有栽培。

【采收加工】 全年均可采收，洗净，鲜用或晒干。

【性状鉴别】 生鳞叶的小枝近圆柱形或近四棱形。叶二型，即刺状叶及鳞叶，生于不同枝上，鳞叶 3 叶轮生，直伸而紧密，近披针形，先端渐尖，长 2.5～5mm；刺叶 3 叶，交互轮生，斜展，疏松，披针形，长 6～12mm。气微香，味微涩。

【主含成分】 叶含穗花杉双黄酮(*amentoflavone*)，扁柏双黄酮(*hinokiflavone*)，芹菜素(*apigenin*)，扁柏双黄酮甲醚(*monomethyl ether of hinokiflavone*)。种子含脂肪油及甾醇。

【性味归经】 味辛、苦，性温，小毒。

【功用主治】 祛风散寒，活血解毒。主治风寒感冒，风湿关节痛，荨麻疹，阴疽肿毒初起，尿路感染。

《天目山药用植物志》："杀虫、辟秽、散结、解毒。"

《内蒙古中草药》："治尿道炎、淋病、肺痨。"

《福建药物志》："祛风散寒，活血消肿，驱秽除浊。主治感冒，荨麻疹，风湿关节痛，阴疽初起。"

《广西民族药简编》："治内痔大便出血。"

《秦岭巴山天然药物志》："解毒利尿。"

【用量用法】 内服：煎汤，鲜品 15～30g。外用：捣敷，或煎水熏洗，或烧烟熏，适量。

【附方】 （1）**治风寒感冒**：鲜圆柏伎梢 15~21g。黄酒炖服。--《福建药物志》

（2）**治风湿关节痛**：鲜圆柏枝梢水煎，熏洗患处。--《福建药物志》

（3）**治荨麻疹**：取(桧)叶，卷在粗纸中，用火烧之，取其烟气遍熏身体。--《福建民间草药》

（4）**治初起硬结肿毒**：取鲜的(桧)叶适量，加红糖捣烂，敷贴。--《福建民间草药》

（5）**治淋病**：桧枝或桧叶 3g。为末，每日 2 次，开水冲服。--《内蒙古中草药》

第三篇、被子类植物药

核桃仁

【别名】 核桃仁《纲目》，胡桃仁《七卷食经》，虾蟆《酉阳杂俎》，胡桃穰《梅师方》，胡桃肉《海上集验方》。

【来源】 为胡桃科植物胡桃 *Juglans regia* L.的种仁。

【原植物】 胡桃名出《千金·食治》，又名羌桃《名物志》，播罗斯《梵书》，核桃《纲目》，播师罗《广群芳谱》。落叶乔木，高 20～25m。树皮灰白色，幼时平滑，老时浅纵裂。小枝被短腺毛，具明显叶痕和皮孔；冬芽被芽鳞；髓部白色，薄片状。奇数羽状复叶，互生，长 40～50cm，小叶 5～9 枚，有时 13 枚，先端 1 片常较大，椭圆状卵形至长椭圆形，长 6～15cm，宽 3～6cm，先端钝圆或锐尖，基部偏斜，近于圆形，全缘，表面深绿色，有光泽，背面淡绿色，有侧脉 11～19 对，脉腋内有一簇短柔毛。花单性，雌雄同株，与叶同时开放，雄葇荑花序腋生，下垂，长 5～10cm，花小而密集，雄花有苞片 1，长圆形，小苞片 2，长卵形，花被片 1～4，均被腺毛，雄蕊 6～30；雌花序穗状，直立，生于幼枝顶端，通常有雌花 1～3 朵，总苞片 3 枚，长卵形，贴生于子房；花被 4 裂，裂片线形，高出总苞片；子房下位，2 枚心皮组成，花柱短，柱头 2 裂，呈羽毛状，鲜红色。果实近球形，核果状，直径 4～6cm，外果皮绿色，由总苞片及花被发育而成，表面有斑点，中果皮肉质，不规则开裂，内果皮骨质，表面凹凸不平，有 2 条纵棱，先端具短尖头，内果皮壁内具空隙而有皱折，隔膜较薄，内里无空隙。花期 5～6 月，果期 9～10 月。见（图 60）

本植物的花（**核桃花**）、果实外皮（**核桃青皮**）、未成熟果实（**核桃青果**）、果实的内果皮（**核桃壳**）、果核内的木质隔膜（**分心木**）、叶（**核桃叶**）、嫩枝（**核桃枝**）、根及根皮（**核桃根**）、树皮（**核桃树皮**）、种仁中的脂肪油（**核桃油**）均供药用，详见下述。

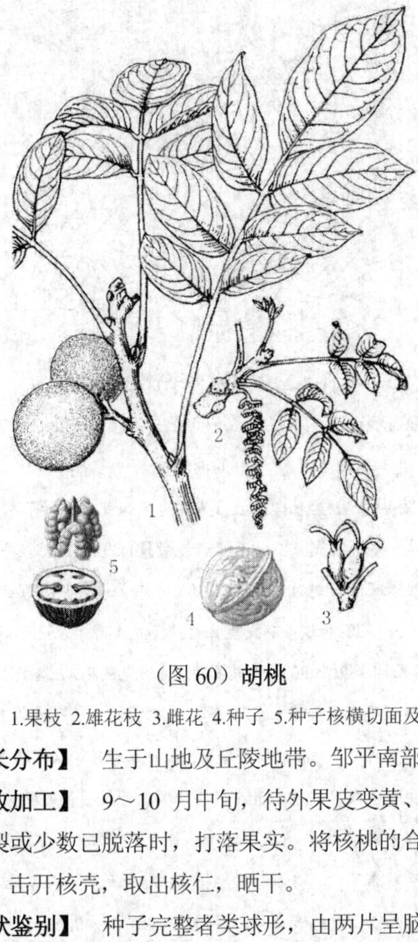

（图 60）**胡桃**

1.果枝 2.雄花枝 3.雌花 4.种子 5.种子核横切面及种仁

【生长分布】 生于山地及丘陵地带。邹平南部乡镇多见。

【采收加工】 9～10 月中旬，待外果皮变黄、大部分果实顶部已开裂或少数已脱落时，打落果实。将核桃的合缝线与地面平行放置，击开核壳，取出核仁，晒干。

【性状鉴别】 种子完整者类球形，由两片呈脑状的子叶组成，直径 1～3cm，一端可见三角状突起的胚根。通常两瓣裂或破碎成不规则块状。种皮薄，淡棕色至深棕色，有深色纵脉纹。子叶黄白色，碎断后内部黄白色或乳白色，富油性，气微香，味甜，种皮微涩。见（图 61）

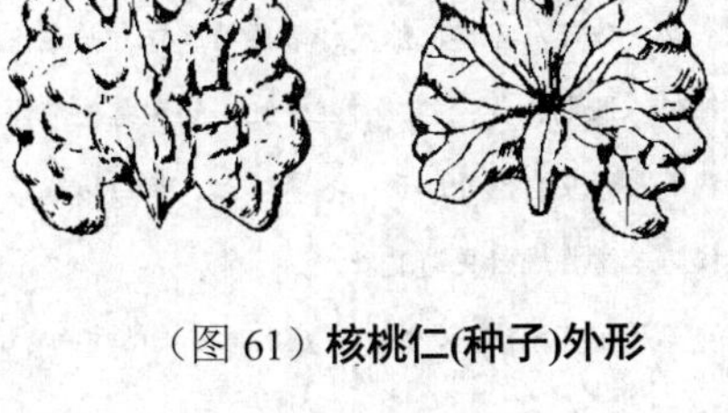
（图 61）**核桃仁(种子)外形**

【显微鉴别】 粉末特征：黄白色，富油性。①表皮细胞表面观类多角形，直径 14～34μm，壁薄，垂周壁有的略呈念珠状增厚。在冷水合氯醛装置下观察，可见不规则棕色块。②气孔常突出表面，不定式，副卫细胞 3～8 个。③子叶表皮细胞表面观类长方形、长条形，壁薄，不规则纵横交错排列。④子叶细胞类椭圆形或类圆形，含有糊粉粒及脂肪油滴。⑤网纹细胞偶见，存在于种皮维管束基部，长卵圆形，直径 23～45μm，长 60～140μm，壁稍厚，具斜向、横向长条状或网状纹孔。⑥螺纹导管细小，直径 7～10μm。⑦脂肪油滴极多，散在。⑧糊粉粒多数。见（图 62）

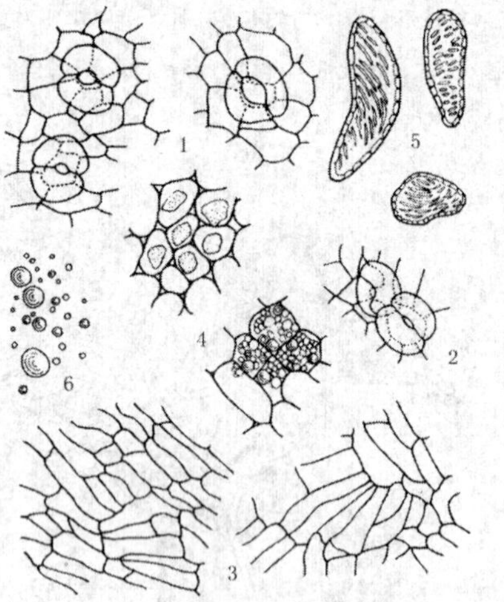

（图 62）胡桃(种子)粉末特征

1.种皮表皮细胞（示气孔） 2.气孔 3.子叶表皮细胞 4.子叶细胞 5.网纹细胞 6.脂肪油滴

【栽培要点】 **生物学特性** 喜凉爽干燥气候，耐于旱，耐寒冷，怕湿热、涝、盐碱。年平均气温 10～14℃，绝对最低气温-25℃，年降水量 400～1200mm 下，生长正常。绝对最低气温-30℃以下，枝条、花易受冻害。夏季最高气温超过 40℃，果实和枝条易发生日灼。喜光。寿命长达 200～300 年，一般 2～4 年为始果期， 20～30 年为盛果期。以阳光充足、土层深厚、疏松肥沃、排水良好的中性砂质土壤和壤土栽培为宜。过粘重的土壤和瘠薄土壤生长不利。

栽培技术 用种子、嫁接、压条繁殖。①种子繁殖：以选薄壳的单株母种，待果皮由绿色变黄色或黄绿色，50％果实顶端已开裂，青果皮易剥离时采种，不易脱皮时可在室内堆积 3～5 天，晾干。种子处理常用冷水浸泡 2～3 天，用湿沙贮藏。待壳破露芽时，分批播种。播前深翻土地，施足基地，可用腐熟厩肥，整平畦面，作垄。秋播或春播。条播按行距 30～40cm，株距 10～15cm。播后约1月左右出苗。5～6 月追施人畜粪肥，7～8 月施过磷酸钙进行根外追肥。冬季苗木要做好防寒措施。②嫁接繁殖：芽接或枝接法。砧木可选本砧或核桃楸、麻核桃、野核桃等。接芽选中下部发育充实的当年生新枝，忌雄花枝作接穗和接芽。嫁接苗可在春季 2 月下旬至 3 月上中旬；秋季 10 月下中旬至 11 月上中旬移栽，按行株距 7m×8m 开穴，穴径 1m，穴深 0.8～1m，底层施腐熟厩肥，每穴栽种 1 株，填土，踏实，浇水。

田间管理 幼树林可与豆类、瓜类、草莓等间作，并施氮肥为主。成树林花期增施磷、钾肥；果期施氮、磷、钾混合肥。幼树需整形修剪，定植后要整形定干，成自然半圆形或自然开心形。冬季培土、涂白防寒。成年树要培养骨架，调节营养枝。老树要进行更新复壮。

病虫害防治 病害有黑斑病、核桃炭疽病、核桃枯叶病等。虫害有木尺蠖、云斑天牛、绿肥大蚕蛾、核桃缀叶螟、核桃举肢蛾、核桃黄须球小蠹、核桃小吉丁虫、核桃叶卿、芳香木蠹蛾、核桃黑条象岬等虫害。

【主含成分】 **胡桃仁**：含粗蛋白 22.18％，其中可溶性蛋白的组成以谷氨酸(*glutamic acid*)为主，其次为精氨酸(*arginine*)和天冬氨酸(*aspartic acid*)。粗脂类 64.23％，其中中性脂类占 93.05％；中性脂类中三酰甘油 82.05％，甾醇脂 3.86％，游离脂肪酸 4.80％。总脂和中性脂类中脂肪酸组成主要为亚油酸(*1inoleic acid*)64.48％～69.95％和油酸(*oleic acid*)13.89％～15.36％；三酰甘油所含脂肪酸主要为亚麻酸(*1inolenic acid*)69.98％；甾醇脂非皂化部分主要为 β-谷甾醇(*β-sitosterol*)，并有少量的菜油甾醇(*campesterol*)，豆甾醇(*stigmasterol*)，燕麦甾-5-烯醇(*△5-avenasterol*)，豆甾-7-烯醇(*△7-stigmasterol*)；糖类 13％；多种游离的必需氨基酸：异亮氨酸(*isoleucine*)，亮氨酸(*1eucine*)，色氨酸(*tryptophan*)，苯丙氨酸(*phenylalanine*)，缬氨酸(*valine*)，苏氨酸(*threonine*)及赖氨酸(*1ysine*)等，其含量为总氨基酸 47.50％。

果实：含 1，4-萘醌(*1，4-naphthoquinone*)，胡桃叶醌(*juglone*)，4-羟基-l-萘基-β-D-吡喃葡萄糖甙(*4-hydroxy-1-napthalenyl-β-D-glucopyranoside*)，4，8-二羟基-l-萘基-β-D-吡喃葡萄糖甙(*4，8-di-hydroxy-1-naphthalenyl-β-D-glucopyranoside*)，钾、钙、铁、锰、锌、铜、锶等多种微量元素。

未成熟果实：富含维生素 C(8349～12644mg/100g 干重)。

果皮：含水杨酸(*salicylic acid*)，对-羟基苯甲酸(*p-hydroxybenzoic acid*)，香草酸(*vanillic acid*)，龙胆酸(*gentisic acid*)，对-羟基苯基乳酸(*P-hydroxyphenyllaetic acid*)，没食子酸(*gallic acid*)，对-香豆酸(*P-eoumaric acid*)，阿魏酸(*ferulic acid*)，咖啡酸(*caffeic acid*)，芥子酸(*sinapic acid*)，原儿茶酸(*protocatechuic acid*)，丁香酸(*syringic acid*)和绿原酸。

未成熟果实外果皮：含 α-氢化胡桃叶醌(*α-hydro*)*uglone*)，β-氢化胡桃叶醌，α-氢化胡桃叶醌-4-β-D-吡喃葡萄糖甙(*α-hydrojuglone-4-β-D-glucopyranoside*)，1，4-萘西昆，2-甲基-l，4-萘西昆(*2-methyl-1，4-naphthoquinone*)，胡桃叶醌，5-羟基-2-甲基-l，4-萘醌(*5-hydroxy-2-methyl-1，4 -naphthoquinone*)，5-羟基 3-甲基-l，4-萘醌(*5-hydroxy-3-methyl-1，4-naphthoquinone*)，2，3-二甲基-5-羟基-1，4-萘醌(*2，3-dimethyl-5-hydroxy-1，4-naphthoquinone*)及 2，3-二氢-5-羟基-l，4-萘醌(*2，3-dihydro-5-hydroxy l，4-naphthoquinone*)及 2，3-二氢-5-羟基-2-甲基-l，4 萘醌(*2，3-dihydro-5-hydroxy-2-methyl-1，4-naphthoquinone*)。

【药理】 （1）**抗癌作用** 胡桃叶和果实中含胡桃叶醌。小鼠腹腔注射胡桃叶醌对肝癌腹水型小鼠生命延长率可达 95％，对小鼠肉瘤 S_{180} 实体型抑制率达 50％。在体外对小鼠肝癌细胞 DNA 合成有抑制作用，从电子显微镜观察，胡桃叶醌主要影响肝癌细胞线粒体。

（2）**其他作用** 给犬喂饲含有胡桃油的混合脂肪食饵，可加快其体重增长，并使其血清清蛋白增加，血胆甾醇水平升高较慢。研究证明，它可能影响胆甾醇在体内合成及其氧化、排泄。

【性味归经】 味甘、涩，性温；归肾、肝、肺经。

【功用主治】 补肾益精，温肺定喘，润肠通便。主治腰痛脚弱，尿频，遗尿，阳痿，遗精，久咳喘促，肠燥便秘，石淋及疮疡瘰疬。

《七卷食经》："去积气。"

《食疗本草》："除风，令人能食。""通经脉，润血脉，黑鬓发。""常服，骨肉细腻光润，能养一切老痔疾。"

《食经》崔禹锡："下气了，主喉痹，杀白虫。"

《本草拾遗》："食之令人肥健，润肤黑发，去野鸡病。"

《日华子》："润肌肉，益发，食酸齿𪘒，细嚼解之。"

《开宝本草》："敷瘰疬疮，拔白须发。多食利小便，去五痔。"

《本草药性大全》："补下元。"

《纲目》："补气养血，润燥化痰，益命门，利三焦，温肺润肠。治虚寒喘嗽，腰脚重痛，心腹疝痛，血痢肠风；散肿毒，发痘疮，制铜毒。"

《玉楸药解》："止嗽定喘，利水下食。"

《医林纂要·药性》："补肾，润命门，固精，润大肠，通热秘，止寒泻虚泻。"

《本草从新》："治痿，强阴。"

【临床应用】 （1）**用于肾气亏虚之腰痛脚软，头晕乏力，尿频遗精等**。胡桃仁味甘，性温而不燥，能平补肝肾，益精强体。《局方》青娥丸配伍杜仲、补骨脂同用，以治肾虚腰痛脚弱，腰间重坠而起坐困难。虚而兼寒者，再配以附子、肉桂，温阳散寒。肾虚髓海空虚，症见头晕耳鸣，腰酸乏力，本品能益精髓而止眩，可与枸杞、首乌等同用。至于尿频、遗尿、遗精亦因下元虚寒，膀胱、精关不固，用本品亦是取其温补命门，固摄下元之功，常配菟丝子、金樱子等，以涩精止遗。本品治消渴，肾气衰损，症见小便大利，唇干口焦，或口不甚渴，《三因方》胡桃丸用配白茯苓、附子，以温补肾气，固摄缩尿。

（2）**用于肺肾两虚之喘嗽**。胡桃仁敛肺益肾，摄纳元气。肺虚久咳不已，每配伍款冬、紫菀，敛肺止咳；或与人参、杏仁共用，补肺敛肺并举，如《济生方》人参胡桃汤。若肺肾俱虚，气失摄纳，症见气息喘促，呼多吸少，不得平卧，乏力自汗，腰膝酸软，本品每与人参、熟地、蛤蚧共用，以温补肺肾，纳气定喘。

（3）**用于肠燥便秘**。胡桃仁质润多油，有濡润肠道作用，适用于老年人气虚便秘及产后、病后津血亏耗之肠燥便秘，单味嚼服即有效，亦可配火麻仁、肉苁蓉，以增强润燥通便作用。用于淋证，乳汁不通。胡桃仁有通润三焦血脉之功，治肾虚膀胱湿热下结之石淋尿短，淋沥涩痛，常单味使用，或配清热利水之瞿麦、灯心草等用；女子产后乳汁流出不畅，甚或乳房胀痛，本品能散瘀通乳，配穿山甲研末黄酒调服，如《济阴纲目》中胡桃散。

（4）**用于跌打损伤，疮疡瘰疬，湿疹**。胡桃仁内服外用均有活血消痈，解毒敛疮作用。治压扑损伤，可单用本品捣，和酒温炖服；治痈肿、背疽、附骨疽尚未成脓，可以本品配槐花共研，热酒调服；治瘰疬疮，整果烧炭存性，松脂研和外敷。

《纲目》谓韩懋云："佐破故纸，有木火相生之妙。"

《得宜本草》："得杏仁，治喘嗽；得骨脂，补下焦阳虚。"

《得配本草》："得全蝎烧研，酒服治便毒；得温酒，治损伤；得生姜，治痰嗽；配破故纸、杜仲、萆薢为丸，温酒盐汤任下，强筋壮骨。"

【用量用法】 内服：煎汤，9～15g，或单味嚼服，10～30g；，或入丸、散。外用：研末调敷，适量。

【使用注意】 痰火积热，阴虚火旺，以及大便溏泄者禁服。不可与浓茶同服。

《千金·食治》："不可多食，动痰饮，令人恶心，吐水吐食。"

《纲目》谓马志云："多食动风，脱人眉。同酒食，多令人咯血。"

汪颖《食物本草》："多食生痰，动肾火。"（引自《纲目》）

《本草经疏》："肺家有痰热，命门火炽，阴虚吐衄等证，皆不得施。"

《食物本草》姚可成："小儿痧疹后不可食，须忌半年，犯之刮肠，痢不止。"

《得配本草》："泄泻不已者禁用。"

【附方】 （1）**治腰痛，因肾虚气弱，风冷乘之，或血气相搏，腰痛如折，起坐艰难，俯仰不利，转侧不能，或因劳役过度，伤于肾经，或处卑湿，地气伤腰，或坠堕伤损，或风寒客搏，或气滞不散，皆令腰痛，或腰间似有物重坠，起坐艰辛者**：胡桃肉三十个(去皮、膜，别研如泥)，补骨脂(用芝麻同于银器内炒熟)、杜仲皮(去粗皮，锉，麸炒黄色，去麸，乘热略杵碎，又用酒洒匀再炒)各六两。上为细末，入研药令匀，酒糊丸如梧桐子大。每服三、五十丸，温酒、盐汤下，空心，食前服。--《局方》

（2）**治虚寒喘嗽，腰脚疼痛，因湿伤于内外，阳气衰绝所致**：胡桃肉二十两(捣烂)，补骨脂十两(酒蒸)。研末，蜜调如饴服。--《续传信方》

（3）**治肾虚耳鸣，遗精**：核桃仁3个，五味子7粒，蜂蜜适量，于睡前嚼服。--《贵州草药》

（4）**治消肾，亦云内消，多因快情纵欲，极意房中，年少惧不能房，多服丹石及失志伤肾，遂致唇口干燥，精溢自出，或小便赤黄，五色浮浊，大便燥实，小便大利而不甚渴**：白茯苓、胡桃肉(汤浸去薄皮，研)、附子大者一枚(去皮、脐，切作片，生姜汁一盏，蛤粉一分同煮，焙干)。上等分为末，蜜丸，如梧桐子大，米饮下三十丸，或为散，米饮调下，食前服。--《三因方》

（5）**治久嗽不止**：核桃仁五十个(煮熟，去皮)，人参五两，杏仁三百五十个(麸炒，汤浸去皮)。研匀，入炼蜜，丸梧子大。每空心细嚼一丸，人参汤下，临卧再服。--《纲目》引《萧大尹方》

（6）**治血寒凝滞不行，筋骨酸痛**：以胡桃肉三十枚，浸酒饮之。如不饮酒者，以胡桃肉，早晚各食二枚，白汤过下，七日愈。--《简便方》

（7）**治急心气痛**：核桃一个，枣子一枚。去核桃夹，纸裹煨熟，以生姜汤一盅，细嚼送下。--《神效名方》之"盏落汤"

（8）**治翻胃**：胡桃肉、旧铜钱、蜂蜜各五钱。上捣三千下，丸如弹子大，噙舌下，不可嚼，待消白化下即愈。若随食随吐者，加珍珠二分。--《鲁府禁方》

（9）**治小肠气痛**：胡桃一枚。烧炭研末，热酒服之。--《奇效良方》

（10）**治胁痛**：胡桃一味(不去皮)不拘多少。上少用水、酒各半盂，煎服。--《朱氏集验方》

（11）**治血痢不止**：枳壳七枚，胡桃七枚，皂荚(不蛀者)半挺。上三味，都盛一新瓦上，炭火烧令烟尽，研。每服一钱匕，临卧用荆芥茶上，二更、三更各一服。--《圣济总录》之"枳壳散"

（12）**治肠风下血，老人更宜**：胡桃仁(去油)四两，皂角刺(炒焦)二两，补骨脂(微炒)两半，槐花(炒)一两。上为末，每服二钱，米汤或汤调下。--《古今医统》之"胡桃散"

（13）**治妇人少乳及乳汁不行**：核桃仁(去皮)十个捣烂，穿山甲一钱。上捣和一处，黄酒调服。--《济阴纲目》之"胡桃散"

（14）**治石淋痛楚，便中有石子者**：胡桃肉一升，细米煮浆粥一升，相和顿服即瘥。--《海上方》

（15）**治小儿癖疾并男妇一切积块**：核桃一斤，槟榔二十个，硇砂一钱，大黄一两。上四味，为细末，入桃仁，水煮一炷香。水滚时，陆续入皮硝半斤，香尽硝亦尽止，食桃仁亦好。--《鲁府禁方》

（16）**治目翳**：胡桃肉、凫茈、柿饼等分，捣烊。开水调服。--《鲜溪单方选》

（17）**治压扑损伤**：(胡桃仁)捣肉，和酒，温顿服，便瘥。--《本草图经》

（18）**治一切痈肿、背痈、附骨疽未成脓者**：胡桃十个(煨熟去壳)，槐花一两(研末)，杵匀，热酒凋服。--《古今录验》

（19）**治小儿头疮不愈** 胡桃和皮，灯上烧存性，碗盖出火毒，入轻粉少许，生油凋涂，一二次愈。--《保幼大全》

（20）**治痘疮倒靥**：用胡桃一个烧灰存性，干胭脂三钱，为末。以胡荽煎汤调下一钱服。--《卫生简易方》

核桃花

味甘、微苦，性温。软坚散结，除疣。主用赘疣。外用：浸酒涂搽，适量。

核桃青皮

味苦、涩，性平。归肝、脾、胃经。止痛，止咳，止泻，解毒，杀虫。主治脘腹疼痛，痛经，久咳，泄泻久痢，痈肿疮毒，顽癣，秃疮，白癜风。内服：煎汤，9～15g，或入丸、散。外用：鲜品拭擦或捣敷，或煎水洗，适量。

附方 （1）**治水痢不止**：青胡桃皮一两。捣碎，铁锅内微炒，再捣细。每早服三钱，白汤下立止。--《本草汇言》引《方脉正宗》

（2）**治小儿食土炭，黄瘦**：青胡桃皮曝干为末，水糊丸如绿豆大。每服五、七丸，温水送下。--《卫生易简方》

（3）**治慢性气管炎**：青龙衣 9g，龙葵 15g。水煎 2 次，将药液混合，每日分 2～3 次服，10 天为 1 疗程。--《全国中草药汇编》

（4）**治肺气肿**：青龙衣、麻黄、杏仁、石膏、甘草、苏子各 9g，水煎服。--《河北中草药》

（5）**治疠疡**：①青胡桃皮，捣之，并少许酱清和硇砂，令相入，如煎饼面。先以泔清洗之，然后敷药。--《外台》引《救急方》 ②青胡桃皮三个，硫黄一分(细研)。上件药，烂捣研之，入少许酱汁，调令相入。先以泔清洗之，然后涂于患上。--《圣惠方》

（6）**治痈肿疮毒**：青龙衣适量，水煎，烫洗患处。--《山东中草药手册》

（7）**治白癜风**：青胡桃皮一个，硫黄一皂子大，研匀，日日掺之，取效。--《纲目》

（8）**治牛皮癣，鱼鳞癣**：在白露节前摘取绿核桃，用小刀刮去外面的薄皮，趁湿在癣疮上用力擦，每日 3～5 次。一般用 5～10 个青皮核桃，约 10～20d 治愈。亦可剥下绿皮晒干，煎水洗患部。--《中医杂志》1958，(4)：267

（9）**治蚊虫咬伤**：青龙衣 4 个，白酒 60g，浸泡 3 天，外擦患处。--《山东中草药手册》

（10）**治嵌甲**：胡桃皮，烧灰，贴。--《纲目》

（11）**乌髭发**：胡桃皮、蝌蚪等分，捣泥涂之。--《纲目》

（12）**治疗银屑病**：用复方青龙衣注射液(每 1ml 含生药核桃青皮 1g，山夏根 0.5g)肌内注射，每日 1～2 次。共治 82 例患者，病程 2 星期至 32 年。结果治愈 23 例，显效 21 例，有效 18 例，无效 19 例。注射局部有短暂疼痛。

（13）**治疗白细胞减少症**：核桃青皮制成 7421 注射液，每支 2ml，每 1ml 相当于生药 2g。每日 1 次，每次 4ml；或每日 2 次，每次 2ml，用于化疗、放疗患者及化疗、放疗后白细胞计数低于 4×10^9/L 者共 71 例，有效(用药后白细胞计数维持或提升至 4×10^9/L，以上)68 例，有效率达 95.7%。观察结果表明，本品在升白细胞总数的同时，还可使分叶核低者升高分叶核，并有升血小板之功。用药后患者临床症状改善，疼痛减轻，食欲增加。认为本品具有促进新陈代谢、增强机体抵抗力的作用，疗效不逊于维生素 B6 和利血生等常用升白细胞药。仅 1 例出现皮疹、局部瘙痒。

（14）**治疗子宫脱垂**：用生核桃皮 50g，加水煎取 2000ml，温洗，每次 20 分钟，早、晚各 1 次，1 星期为 1 疗程。Ⅱ度、Ⅲ度子宫脱垂患者配用补中益气汤煎服，并用土炒生核桃皮，每次 6g，每日 2 次，研细冲服。观察 42 例，其中Ⅰ度脱垂 15 例，Ⅱ度 20 例，Ⅲ度 7 例。结果治愈 27 例，好转 7 例，无效 8 例，总有效率 80.9%。观察结果表明，生桃核皮有较强的促进子宫收缩作用，并有收敛、祛湿之功。煎汤外洗可使子宫明显上缩，带下、瘙痒亦随之消失。

核桃青果

味苦、涩，性平。止痛，乌须发。主治胃脘疼痛，须发早白。内服：煎汤，9～15g，或浸酒。外用：搽须发，适量。

附方 （1）**乌髭发**：青胡桃三枚，和皮捣细，入乳汁三盏，于银石器内调匀，搽须发三五次，每日用胡桃油润之，良。--《纲目》引《圣济总录》

（2）**治疗胃痛**：农历六月上旬采青皮核桃 3kg，打碎装入瓶中，加 60 度烧酒 5kg，曝晒 20～30 天。待酒变为黑色后用纱布过滤，加入单糖浆 1 350ml 即制成核桃酒。用于胃、十二指肠溃疡及胃炎之疼痛 2020 人次，每次服 10ml，每日 1～2 次，10 分钟内止痛者 98.2%。若用治妇女痛经，亦可黄酒 5kg 易白酒浸泡青皮核桃。生品对皮肤有轻度刺激，酒浸后服未发现副反应。

胡桃壳

味苦、涩，性平。止血，止痢，散结消痈，杀虫止痒。主治妇女崩漏，痛经，久痢，疟母，乳痈，疥癣，鹅掌风。内服：煎汤，9～15g，或煅存性研末，每次 3～6g。外用：煎水洗。

附方 （1）**治妇女血气痛**：核桃硬壳 60g，陈老棕 30g，烧成炭，淬水服。--《重庆草药》

（2）**治疟痞(即病久胁下成块疼痛，名疟母)**：核桃壳(煅灰，研末)三钱，木香(研细)八分。好酒调服，三五次即消。--《文堂集验方》

（3）**治久痢**：胡桃壳，水煎频服。--《国医论坛》1986，(2)：52

（4）**治乳痈**：胡桃壳烧灰存性，取灰末二钱，酒调服，未肿即消，已溃渐敛。--《本经逢原》

（5）**治鹅掌风**：核桃壳(鲜者更佳)、鹁鸽屎等分。煎水，频洗立效。--《成氏秘传外科心法》

（6）**治疥癣**：胡桃壳，煎，洗。--苏医《中草药手册》

分心木

味苦、涩，性平。归脾、肾经。涩精缩尿，止血止带，止泻痢。主治遗精滑泄，尿频遗尿，崩漏，带下，泄泻，痢疾。用法：煎汤服，3～9g。

附方 （1）**治遗精**：①分心木 9g，水煎。--《陕甘宁青中草药选》 ②分心木、枸杞各 9g，补骨脂、肉苁蓉各 15g，水煎服。--《新疆中草药》

（2）**治肾炎**：分心木 30g，黄酒 2500g。浸泡 10 分钟后，煮沸，去渣。每服 5～10ml，每日 3 次。--《全国中草药新医疗法展览会资料选编》

核桃叶

味苦、涩，性平。收敛止带，杀虫，消肿。

主治妇女白带，疥癣，象皮腿。内服：煎汤，15～30g。外用：煎水洗、熏，或捣敷，适量。

附方　（1）**治白带过多**：胡桃树叶 10 片，加鸡蛋 2 只，煎服。-- 苏医《中草药手册》

（2）**治象皮腿**：胡桃树叶 60g，石打穿 30g，鸡蛋 3 个。同煎至蛋熟，去壳，入汤继续煎至蛋色发黑为度。每日吃蛋 3 个，14 天为 1 疗程。另用白果树叶适量，煎水熏洗患足。-- 《全国中草药新医疗法展览会资料选编》

（3）**治疗脚气**：鲜枝叶适量，煎水，泡脚。

（4）**治疗儿童单纯性腹泻**：鲜枝叶适量，煎水，泡脚，洗膝部以下。

核桃枝

味苦、涩，性平。杀虫止痒，解毒散结。主治疥疮，瘰疬，肿块。内服：煎汤，15～30g。外用：煎水洗。

附方　（1）**治疥疮**：鲜核桃枝叶、化槁树枝叶各等量。煨水洗患处。-- 《贵州草药》

（2）**治淋巴结肿**　核桃树鲜嫩枝、鲜大蓟等分。煎水当茶饮；另煮马齿苋当菜吃。-- 《新疆中草药单验方选编》

（3）**治宫颈癌**：鲜核桃树枝 33cm，鸡蛋 4 个。加水同煮，蛋熟后去壳，入汤再煮 4h。每次吃蛋 2 个，每日 2 次，连续吃。此方可试用于各种癌症治疗。-- 《新编中医入门》

胡桃根

味苦、涩，性平。止泻，止痛，乌须发。主治腹泻，牙痛，须发早白。内服：煎汤，9～15g。外用：煎水洗。

附方　**染须发**：胡桃根皮一秤，莲子草十斤(切)。以瓮盛之，入水五斗，浸一月去滓，熬至瓦升，入芸苔子油　斗，慢火煎取五升，收之。凡用，先以炭灰汁洗，用油涂之。外以牛蒡叶包住，绢裹一夜洗去，用七日即黑也。-- 《圣惠方》

核桃树皮

味苦、涩，性凉。涩肠止泻，解毒，止痒。主治泄泻，痢疾，麻风结节，肾囊风，皮肤瘙痒。内服：煎汤，3～9g。外用：煎水洗；或研末调敷，适量。

附方　（1）**治肾囊风**：胡桃树皮 250g，麻柳叶 250g。煎水，加食盐少许，外洗。-- 《重庆草药》

（2）**治麻风结节**：胡桃树皮 30g，轻粉 9g。共研末，调香油，搽。-- 《湖南药物志》

（3）**治全身发痒**：胡桃树皮，煎水洗。-- 《湖南药物志》

核桃油

味辛、甘，性温温补肾阳，润肠，驱虫，1 上痒，敛疮。主治肾虚腰酸，肠燥便秘，虫积腹痛，聤耳出脓，疥癣，冻疮，狐臭。内服：炖温，9～15g。外用：涂搽，适量。《纲日拾遗》："坏核桃榨取者，有毒，味劣，不宜食。"

附方　（1）**治伤耳或疮出汁者**：胡桃，杵取油，纳入。-- 《普济疗》

（2）**治耳痈**：核桃仁研烂，拧油去渣，得油一钱，兑冰片二分。每用少许，滴于耳内。--《医宗金鉴》之"滴耳油"

（3）**治湿疹，皮炎，渗出糜烂**：胡桃仁，略炒，轧取油。每 100ml 加煅炉廿石粉 l00g，调匀。薄涂于创面，能迅速止痒，减少渗出，创面感染者亦有效，加冰片 3g 尤佳。-- 《疮疡外用本草》

枫杨果

【别名】　麻柳果、一群鸭、雁鹅群《民间常用草药汇编》。

【来源】　为胡桃科植物枫杨 *Pterocarya stenoptem* C.DC. 的果实。

【原植物】　枫杨　又名枫柳《新修本草》，榉柳、鬼柳《广群芳谱》，麻柳《草木便方》，大叶柳、鬼杨柳、鬼柳树《湖南药物志》，鬼叶柳《贵州植物志》，燕子树、柳丝子、平柳，水槐树，槐柳。落叶乔木，高 18～30m。树皮黑灰色，深纵裂，幼树具长柔毛和皮孔，叶痕明显。冬芽细长有柄，裸露，被锈褐色毛。髓部薄片状。叶互生，多为偶数羽状复叶，少有奇数羽状复叶，长 8～16cm，叶轴两侧有狭翅，小叶 10～28 枚，长圆形至长椭圆状披针形，长 8～12cm，宽 2～3cm，先端钝圆或短尖，基部偏斜，边缘有细锯齿，表面有细小的疣状突起，中脉和侧脉腋内有 1 簇极短的星状毛。葇荑花序，与叶同时开放，花单性，雌雄同株，雄花序单生于去年生的枝腋内，长 6～10cm，下垂，雄花有 1 苞片和 2 小苞片，并有 1～2 枚发育的花被片，雄蕊 6～18；雌花序单生新枝顶端，长 10～20cm，花序轴密被星状毛和单毛，雌花单生苞腋内，左右各有 1 小苞片，花被片 4，贴生于子房，子房下位，2 枚心皮组成，花柱短，柱头 2 裂，果序长 20～45cm，小坚果长椭圆形，长 6～7mm，常有纵脊，两侧有由小苞片发育增大的果翅，条形或阔条形。花期 4～5 月，果期 8～9 月。见（图 63）

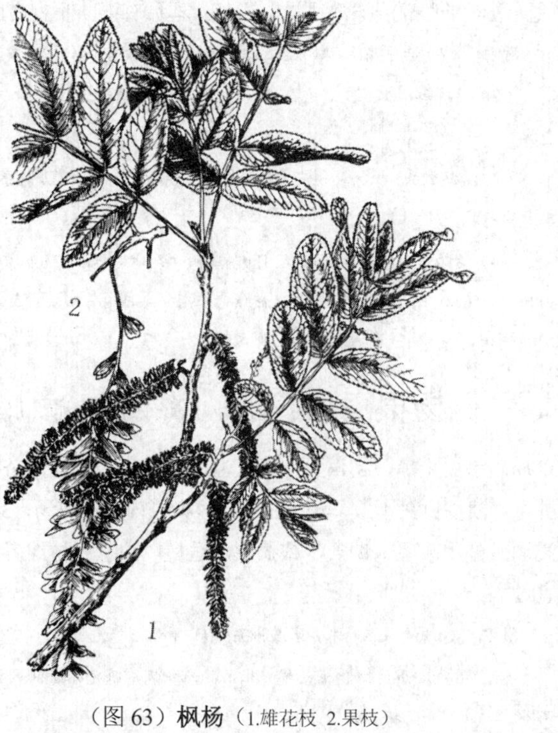

（图 63）**枫杨**（1.雄花枝 2.果枝）

本植物的树皮（**枫杨皮**）、根及根皮（**枫杨根**）、叶（**枫杨叶**）也供药用，详见下述。

【药材鉴别】　小坚果类卵形，鲜品黄绿色，干品棕褐色，长约 6mm，顶端宿存花柱二分叉。果翅 2，着生于果实顶端背面，翅长圆形至长圆状披针形，平行或顶端稍外展，具纵纹。质坚，不易破碎，断面白色。气微清香，味淡。见下（图 64）

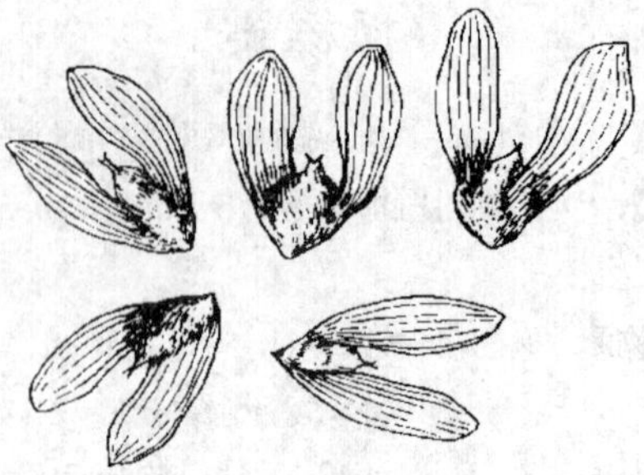

（图 64）枫杨果

【生长分布】 生于海拔 1500m 以下的山区丘陵、平原溪涧、阴湿山地杂木林中，喜光，现已广泛栽培于庭园或道旁。

【采收加工】 夏、秋季果实近成熟时采收，鲜用或晒干。

【性味归经】 味苦，性温。归肺经。

【功用主治】 温肺止咳，解毒敛疮。主治风寒咳嗽，疮疡肿毒，天泡疮。

【用量用法】 内服：煎汤，9～25g。外用：煎水洗。

【附方】 **治天泡疮**：枫杨嫩枝叶及果实 500g。水煎一面盆，洗。-- 南药《中草药学》

枫杨皮

味辛、苦，性温，小毒。归肝、大肠经。祛风止痛，杀虫，敛疮。主治风湿麻木，寒湿骨痛，头颅伤痛，齿痛，疥癣，浮肿，痔疮，烫伤，溃疡日久不敛。外用：煎水含漱或熏洗，或乙醇浸搽，适量。注意：本品有毒，不宜内服。

附方 （1）**治牙痛**：麻柳皮捣绒，塞患处，或噙用。--《四川中药志》1960

（2）**治疥癣**：枫杨皮、藜辣根、羊蹄根，用乙醇浸，搽。--《湖南药物志》

（3）**治癞鬎头**：枫杨鲜树皮 l20g，皂荚子 60g(捣碎)。水煎，洗患处。--《福建中草药》

（4）**治灼伤**：枫杨树二层皮 1kg，乌桕叶、地榆根各 250g，水煎浓缩成 500ml，pH 7.0，加适量防腐剂，装瓶供喷雾用。每日喷雾数次，每次 15 分钟。--《福建药物志》之“枫榆雾剂”

枫杨根

味苦、辛，性热，有毒。归肺、肝经。祛风止痛，杀虫止痒，解毒敛疮。主治风湿痹痛，牙痛，疥癣，疮疡肿毒，溃疡日久不敛，汤火烫伤，咳嗽。内服：煎汤，3～6g，或浸酒。外用：研末调敷，或捣敷，适量。注意：体虚者内服量不宜过大。

附方 （1）**治风湿麻木，寒湿脚痛**：(麻柳树)须根泡酒服。--《重庆草药》

（2）**治疥，癣**：枫杨根，黎辣根，共研细末。疥疮用香油凋搽，癣用醋调搽。--《湖南药物志》

枫杨叶

味辛、苦，性温，有毒；归肺、肝经。祛风止痛，杀虫止痒，解毒敛疮。主治风湿痹痛，牙痛，膝关节痛，疥癣，湿疹，阴道滴虫，烫伤，创伤，溃疡不敛，血吸虫病，咳嗽气喘。内服：煎汤，6～15g。外用：煎水外洗，或乙醇浸搽，或捣敷，适量。注意：孕妇禁服。

附方 （1）**治皮肤癣**：鲜麻柳叶 60g，切碎，乙醇 500g。将麻柳叶投入乙醇中浸 1 个星期后取用。用时，取一些棉花蘸液擦患处，每口擦 1～2 次，或取叶煎水洗。--《闽南民间草药》

（2）**治痒疹** 麻柳叶、毛秀才、千里光、柳枝，煎水洗。--《四川中药志》1960 年

（3）**治牙痛** 麻柳叶捣绒，塞患处或噙用。--《四川中药志》1960 年

（4）**治脚趾湿疹(香港脚)**：(枫杨叶)捣烂，搽患处。--《湖南药物志》

（5）**治膝关节痛**：枫杨叶、虎耳草，捣烂敷患处。--《湖南药物志》

（6）**治阴道滴虫**：鲜枫杨叶、蛇床子各适量，水煎浓汁熏洗。--《安徽中草药》

钻天杨树皮

【来源】 为杨柳科植物钻天杨 *Populus nigm* L.*var.italica* (Moench.) Koehne.的树皮。

【植物形态】 钻天杨 又名美国白杨《中国树木分类学》，笔杨《全国中草药汇编》。乔木，高达 30m。树皮暗灰褐色，老时沟裂；树冠圆柱形。芽长卵形，先端长渐尖，淡红色，富粘质。长枝叶扁三角形，通常宽大于长，长约 7.5cm，先端短渐尖，基部截形或阔楔形，边缘具钝圆锯齿；短枝叶菱状三角形或菱状卵圆形，长 5～10cm，宽 4～9cm；叶柄上部微扁，长 2～4.5cm，先端无腺点。雄花序长 4～8cm，雄蕊 15～30；雌花序长 10～15cm。蒴果 2 瓣裂，先端尖，果柄细长。花期 4 月，果期 5 月。见(图 65)

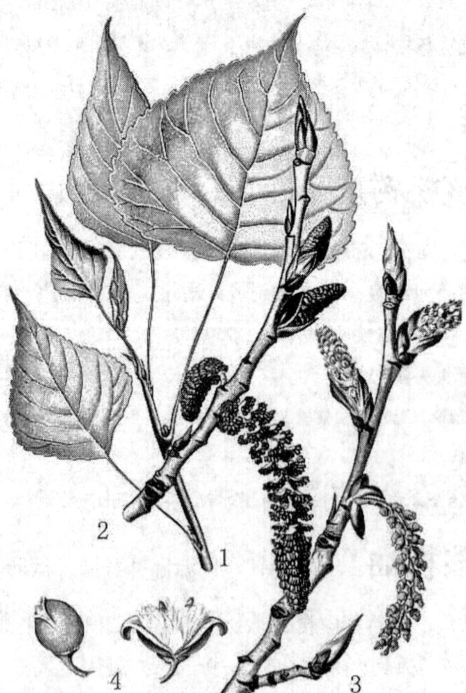

（图 65）钻天杨

1.叶枝 2.雄花枝 3.雌花枝 4.蒴果

【生长分布】 喜光、抗寒、抗旱，稍耐盐碱及水湿。邹平北部乡镇有种植。

【采收加工】 秋、冬季采收或结合栽培伐木采收，将剥取的树皮鲜用或晒干。

【性状鉴别】 树皮呈板片状。外表面暗灰褐色或黑褐色，粗糙，有沟槽，除去外皮后显黄白色或棕黄色，纤维性；内表面较平坦，黄白色或黄棕色，质轻。折断面成片状，纤维性。气微，味淡。

【显微鉴别】 树皮横切面：木栓层较宽，有多列木栓细胞。皮层较窄，散有众多黄色石细胞群。中柱鞘部位有纤维束。韧皮部占皮的大部分，由切向排列的纤维束与筛管群及韧皮薄壁细胞交互排列呈环带；纤维束周围薄壁细胞含草酸钙方晶，形成晶鞘纤维；石细胞偶见。韧皮射线 1 列细胞。近中柱鞘的薄壁细胞含细小草酸钙簇晶。见(图 66)

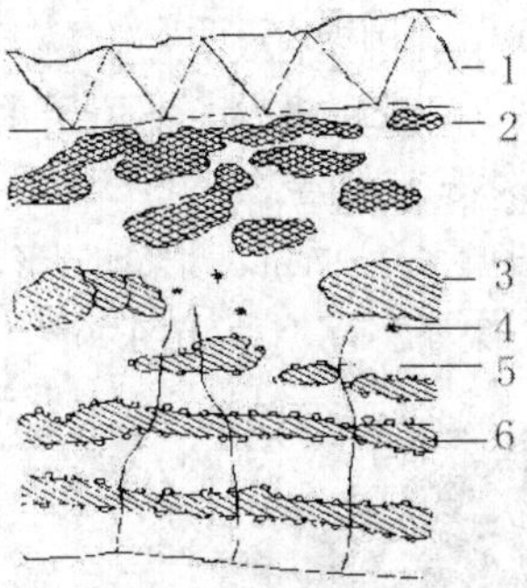

(图 66)钻天杨树皮横切面简图

1.木栓层 2.石细胞群 3.中柱鞘部位纤维束 4.草酸钙簇晶 5.韧皮射线 6.晶纤维

【主含成分】 **皮层**：含鼠李素(*rhamnetin*)及鼠李柠檬素(*rhamnocitrin*)。**花蕾**：含 3，3-二甲基烯丙基-反-咖啡酸酯(3，3 dimethylallyl-trans-caffeate)，3，3 一二甲基烯丙基-顺-咖啡酸酯(*3，3-dimethylallyl-cis-caffeate*)，3-异戊烯-顺-咖啡酸酯(*isopent-3-enyl-cis-caffeate*)，3-异戊烯-反-咖啡酸酯(*isopent-3-enyl-trans-caffeate*)。

【性味归经】 味苦，性寒。

【功用主治】 凉血解毒，祛风除湿。主治感冒，肝炎，痢疾，风湿疼痛，脚气肿，烧烫伤，疥癣秃疮。

《全国中草药汇编》："凉血解毒，祛风除湿。"

【用量用法】 内服：煎汤，10～30g，或泡酒。外用：烧炭研末调搽，或熬膏涂，适量。

【附方】 (1) **治高血压**：(钻天杨)树皮 30g。水煎服。

(2) **治风湿疼痛，脚气肿**：(钻天杨)树皮泡酒服。

(3) **治肝炎，痢疾，感冒**：鲜钻天杨树皮 60～120g，水煎服。

(4) **治烧烫伤**：(钻天杨)枝适量。烧成灰，加冰片少量，用香油调匀，涂患处。

(5) **治疥癣秃疮**：(钻天杨)树皮烧炭，香油调搽，每日数次；或树皮、花熬膏用。(1～5 方出自《全国中草药汇编》)

毛白杨

【别名】 毛白杨《全国中草药汇编》，白杨、笨白杨《慢性气管炎资料汇编》，大叶杨、响杨(河南)。

【来源】 为杨柳科植物毛白杨 *Populus tomentosa* Carr.的树皮或嫩枝。

【植物形态】 乔木，高达 30m。树皮灰绿色至灰白色，皮孔菱形散生，或 2～4 连生，老树干基部黑灰色，纵裂。芽卵形，花芽卵圆形或近球形，微被毡毛。长枝叶阔卵形或三角状卵形，长 10～15cm，宽 8～13cm，先端短渐尖，基部心形或平截，边缘具波状牙齿；叶柄上部侧扁，长 3～7cm，先端通常有 2～3(～4)个腺点；短枝叶通常较小，卵形或三角状卵形；边缘具深波状牙齿，叶柄稍短于叶片，侧扁，先端无腺点。雄花序长 10～14(～20)cm；雄花苞片约具 10 个尖头，密生长毛，雄蕊 6～12，花药红色；雌花序长 4～7cm，苞片尖裂，边缘具长毛；子房长椭圆形，柱头 2 裂，粉红色。果序长达 14cm；蒴果 2 瓣裂。花期 3～4 月，果期 4～5 月。见(图 67)

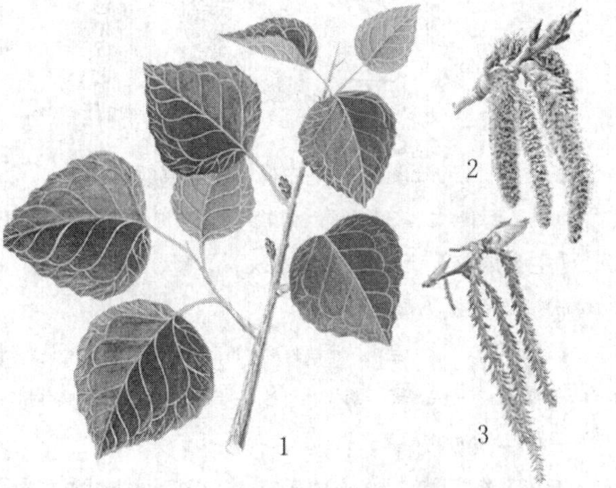

(图 67) 毛白杨

1.花枝 2.雄花序 3.雄花序

【生长分布】 喜生于海拔 1500m 以下的温和平原地区，邹平各乡镇均有种植。

【采收加工】 秋、冬季或结合伐木采剥树皮，刮去粗皮，鲜用或晒干。

【性状鉴别】 树皮板片状或卷筒状，厚 2～4mm，外表面鲜时暗绿色，干后棕黑色，常残存银灰色的栓皮，皮孔明显，菱形。长 2～14.5mm，宽 3～13mm；内表面灰棕色，有细纵条纹理。质地坚韧，不易折断。断面娩纤维性及颗粒性。气微，味微。

【显微鉴别】 树皮横切面：木栓层细胞数列，皮孔明显。皮层散有石细胞群及纤维束，石细胞直径 29～69μm，薄壁细胞含有棕色物。韧皮部宽广，散有石细胞群，石细胞直径 25～49μm，常伴有纤维束，并可见晶纤维，薄壁细胞含草酸钙簇晶及方晶。射线 1～3 列细胞。见(图 68、69)

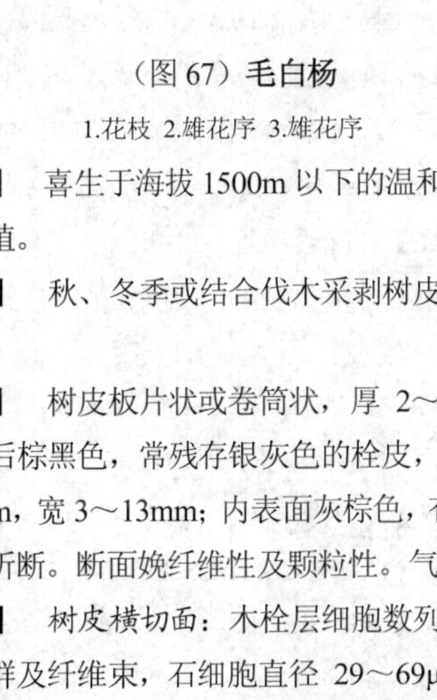

(图 68) 毛白杨树皮横切面简图

1.皮孔 2.木栓层 3.皮层 4.纤维束 5.石细胞群 6.韧皮射线 7.草酸钙簇晶

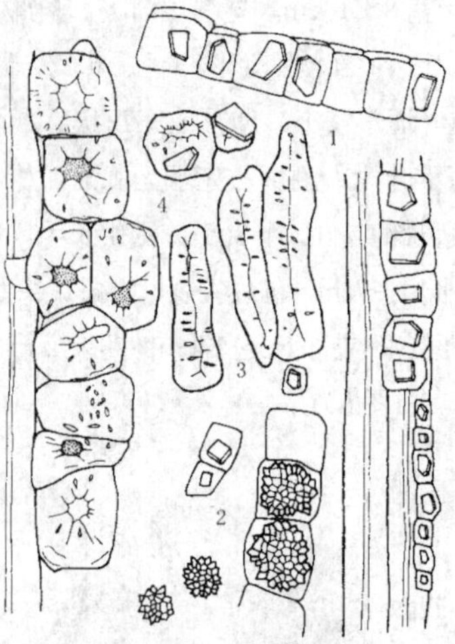

（图 69）毛白杨树皮解离组织图

1.晶纤维 2.草酸钙簇晶 3.韧皮纤维及石细胞 4.皮层石细胞

【主含成分】 叶含白杨甙(*populin*)，颤杨甙(*tremuloidin*)，水杨甙（*salicin*）和苯甲酸（*benzoic acid*）。

【药理】 （1）**祛痰、平喘作用** 用酚红法，将树皮醇提取物 100％溶液给免灌胃，有一定祛痰作用；单用对豚鼠组胺性哮喘无平喘作用，但与 1％蛤蟆草油乳剂合用效果显著。

（2）**抗菌作用** 树皮醇提取物在体外对乙型溶血性链球菌、福氏痢疾杆菌作用较明显，可抑制金黄色葡萄球菌、八叠球菌、枯草杆菌。试管法证实 24h 内能杀死福氏痢疾杆菌，其有效浓度为 l：8。

（3）**其他作用** 毛白杨叶提出的白杨甙(*populin*)具有解热、镇痛作用。

【性味归经】 味苦、甘，性寒。

【功用主治】 清热利湿，止咳化痰。主治肝炎，痢疾，淋浊，咳嗽痰喘。

《全国中草药汇编》："清热利湿。主治赤白痢疾，日久不止，淋浊白带，急性肝炎，支气管炎，肺炎，蛔虫病，习惯性便秘。"

【用量用法】 内服：煎汤，10～15g。外用：捣敷，适量。

【附方】 （1）**治急性黄疸型肝炎**：湿热型：毛白杨枝 30g，丹参、茅根、茵陈各 15g，车前子 10g，水煎服；气滞型：毛白杨枝 30g，丹参、茵陈各 15g，柴胡、青皮各 10g，香附 12g，水煎服。阴虚阳亢型：毛白杨枝 30g，丹参、茵陈、鳖甲各 15g，生地、牡蛎各 20g，水煎服。

（2）**治小儿支气管肺炎**：毛白杨枝 15g，水煎频服。

（3）**治痈疖红肿**：毛白杨树皮煎水外洗，或捣烂外敷。

（4）**治口角炎**：毛白杨捣烂，外贴口角。(1～4 方出自《山东中医杂志》1985，(5)：45)

（5）**治蛔虫病**：毛白杨根皮 30～60g，捣烂敷脐部。--《全国中草药汇编》

（6）**治疗慢性气管炎**：取白杨树皮 60g，加水煎沸 0.5 小时后，加入鲜蛤蟆草 60g，再煎 15 分钟，滤出药液，药渣再加水煎沸 15 分钟。两次煎液混合约得 150～200ml，早、晚 2 次分服。10 天为 1 疗程。观察 1558 例，绝大多数经治 2～3 个疗程。结果：总有效率为 86％，其中显效以上占 46.9％。对咳、痰、喘均有一定效果。极少数患者服药后轻度腹部不适或腹痛、腹泻，暂停药或继服后消失。对兼有痔疮、习惯性便秘的患者，也有一定的治疗作用。-- 山东昌潍地区《攻克老年慢性支气管炎资料选编》1972 年

杨树花

【别名】 杨树芒、杨树吊、杨花絮、杨构花。

【来源】 为杨柳科植物毛白杨 *Populus tomentosa* Carr.、加拿大杨 *Populus canadensis* Moench 或同属植物的雄花序。

【植物形态】 （1）**毛白杨** 参见"毛白杨"条。

（2）**加拿大杨** 又名欧美杨《中国树木分类学》。乔木，高达 30 余米。干直，树皮深沟裂；萌枝及苗茎棱角明显。芽大，先端弯曲，富粘质。叶片三角形或三角状卵形，长 7～10cm，长枝和萌枝叶较大，长 10～20cm，一般长大于宽，先端渐尖，基部截形或宽楔形，边缘半透明，具圆锯齿，近基部有短缘毛；叶柄侧扁而长。雄花序长 7～15cm，花序轴光滑，每花有雄蕊 15～25(～40)；苞片不整齐，丝状深裂，花盘全缘，花丝细长；雌花序有 45～50 朵花，柱头 4 裂。果序长达 27cm，蒴果卵圆形，长约 8mm，2～3 瓣裂。花期 4 月，果期 5～6 月。见(图 70)

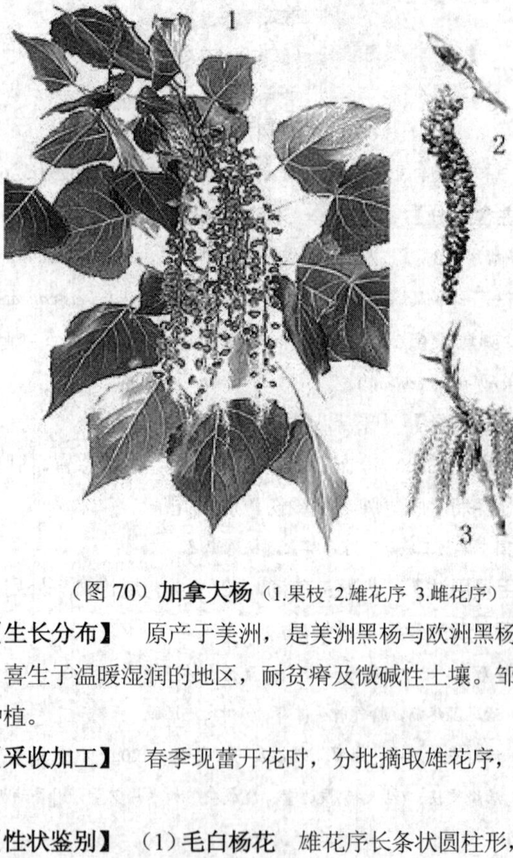

（图 70）加拿大杨（1.果枝 2.雄花序 3.雌花序）

【生长分布】 原产于美洲，是美洲黑杨与欧洲黑杨的杂交品种，喜生于温暖湿润的地区，耐贫瘠及微碱性土壤。邹平各地均有种植。

【采收加工】 春季现蕾开花时，分批摘取雄花序，鲜用或晒干。

【性状鉴别】 （1）**毛白杨花** 雄花序长条状圆柱形，长 6～10cm，直径 0.4～1cm，多破碎，表面红棕色或深棕色。芽鳞多紧抱而成杯状，单个鳞片宽卵形，长 0.3～1.3cm。边缘有细毛，表面略光滑。花序轴上具多数带雄蕊的花盘，花盘扁，半圆形或类圆形，深棕褐色；每雄花雄蕊 6～12，有的脱落。花丝短，花药 2 室，棕色。苞片卵圆形或宽卵圆形，边缘深尖裂，具长白柔毛。体轻。气微，味微苦、涩。见(图 71-1)

（2）**加拿大杨花** 雄花序较短细。表面黄绿色或黄棕色。芽鳞片常分离成梭形，单个鳞片长卵形，长可达 2.5cm，光滑无毛。花盘黄棕色或深黄棕色；雄蕊 15～25 枚，棕色或黑棕色，有的脱落。苞片宽卵圆形或扇形，边缘呈条片状或丝状分裂，无毛。体

轻，气微，味微。见(图 71-2)

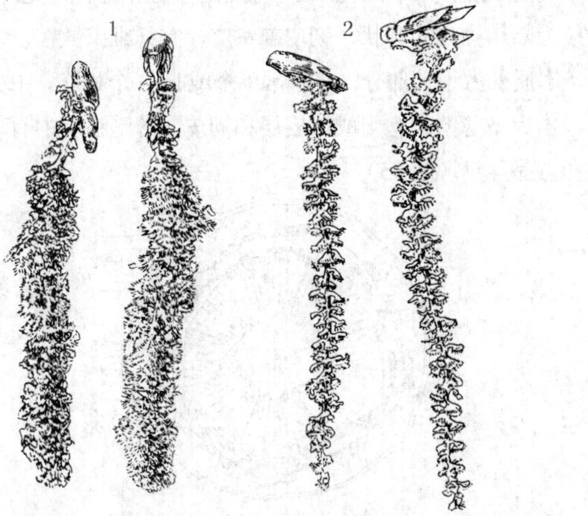

（图 71）**杨树花**

1.毛白杨花 2.加拿大杨花

【显微鉴别】 粉末特征：（1）**毛白杨花：** 苞片表面观，其内、外表皮细胞呈纵向延长的多边形，垂周壁平直或稍弯曲；非腺毛长圆锥形，单细胞，长 425～2288μm，宽 13～28μm，壁厚 3～7μm。花盘少数薄壁细胞含草酸钙簇晶，直径 6～14μm，花粉囊纤维层细胞壁具显著的螺纹样增厚。花粉粒球形或类球形，直径 20～40μm，外壁具极细的颗粒状纹饰，萌发孔不明显。见下(图 72)

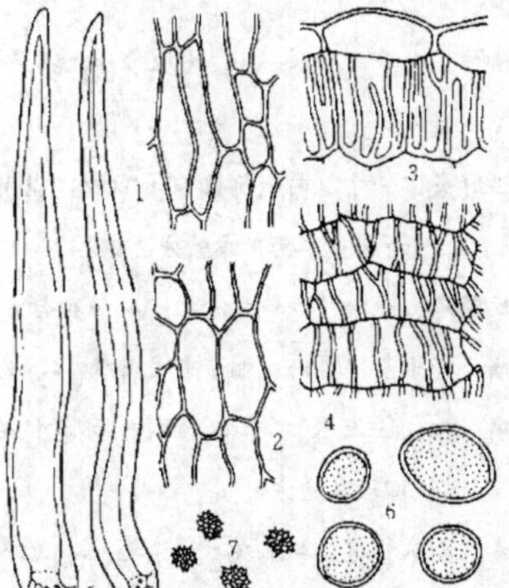

（图 72）**毛白杨花粉末特征**

1.苞片外表皮 2.苞片内表皮 3.花药表皮及纤维层 4.花粉囊纤维层表面观 5.非腺毛 6.花粉粒 7.草酸钙簇晶

（2）**加拿大杨花：** 苞片内、外表皮偶见不定式气孔；少数叶肉薄壁细胞含草酸钙簇晶，直径 13～17μm。无非腺毛。花盘多数薄壁细胞含草酸钙簇晶，较大。花粉囊纤维层细胞壁上的螺纹样增厚不显著。花粉粒球形，直径 12～35μm。见(图 73)

【理化鉴别】 （1）取本品粉末各 2g，各加甲醇 10ml，浸泡过夜，滤过，取滤液 1ml 于试管中，滴加 1%三氯化铁试液 2 滴，呈蓝黑色。(检查酚类物质)

（2）取上述滤液滴于滤纸上，干燥后用浓氨气熏，在紫外光灯下观察，斑点显黄绿色荧光。(检查黄酮)

（3）取上述甲醇滤液，浓缩至 2ml，取滤液 1ml，加镁粉少量与浓盐酸数滴，显樱红色。(检查黄酮)

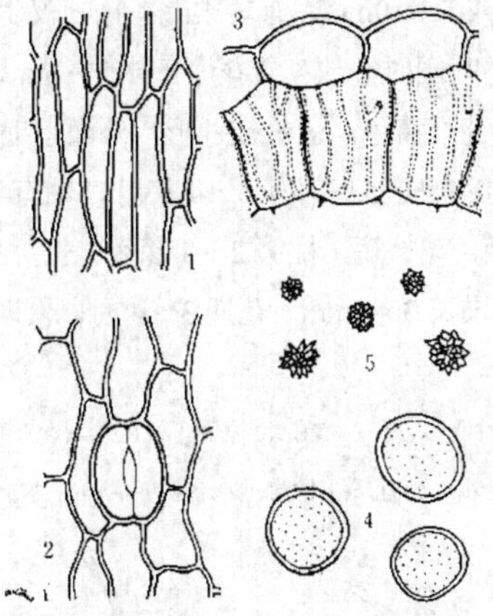

（图 73）**加拿大杨花粉末特征**

1.苞片外表皮 2.苞片内表皮 3.花药表皮及纤维层 4.花粉粒 5.草酸钙簇晶

【性味归经】 味苦，性寒.归大肠经。

【功用主治】 清热解毒，化湿止痢。主治细菌性痢疾，肠炎。

【用量用法】 内服：煎汤，9～15g。外用：热熨，适量。

【使用注意】 脾胃虚寒者慎服。

【附方】 （1）**治腹泻：** 晒干的杨毛(白杨树之花)，成人 30g，小儿酌减。加水适量，煎后，放红糖少许内服。--《河南中医》1989，(4)：37

（2）**治鸡爪疯：** 白杨花挂穗装入布袋，如手掌少加宽大，将疯手伸入袋内花穗中间，外用热熨斗熨烙，穗干另换，如此数遍。--《续回生集》

（3）**治小儿秃疮初起：** 山杨花 500g，水 5000g。文火熬 4h。将山杨花捞出，再熬成膏。搽患处。--《河北中草药》

（4）**治疗细菌性痢疾：** ①杨树花 60g，水煎，加红糖 30g，早晚分服。共治疗 89 例，全部治愈。急性菌痢不论轻、重型均于 7 天左右治愈。慢性痢疾急性发作者疗效稍慢。--中国人民解放军第 264 医院《中草药通讯》，1972，(4)：54 ②杨树花 60g，水煎，加红糖 30g，早晚分服，儿童酌情减量；浸膏粉，成人每日量 9～18g(相当杨树花 45--909)，一般服药 5～7 天。治疗急性细菌性痢疾 193 例，治愈 177 例，占 91.7%；好转 3 例，占 1.6%；无效 13 例，占 6.7%。儿童组治愈率 97.97%，疗效高于成人组。-- 中国人民解放军京字 801 部队卫生处《中西医结合资料》1973 ③痢消灵片(杨柳科植物加拿大杨 *Populus canadensis Moench* 或毛白杨 *Populus tomentosa Carr.*的花序制成的糖衣片，杨树花 2kg，压制 1000 片)口服，每次 6 片，每日 4 次(儿童酌减)，治疗 601 例，有效 528 例，总有效率为 88%。与呋喃唑酮组、呋喃唑酮加抗生素(四环素或庆大霉素)或以呋喃唑酮加抗生素及甲氧苄氨嘧啶组对照，均未见显著性差异。--北京第四制药厂《中草药通讯》，1976，(8)：21

柳枝

【别名】 柳枝《本草拾遗》，杨柳条《摘元方》，柳条《芷园臆草》。

【来源】 为杨柳科植物垂柳 *Salix babylonica* L.的枝条。

【原植物】 垂柳 又名小杨《说文》，杨柳《本草拾遗》，青丝柳《本草求原》，水柳(浙江)，垂丝柳(四川)，清明柳(云南)。垂枝柳，垂阳柳，倒挂柳。乔木，高可达 18m。树冠开展而疏散。树皮灰黑色，不规则开裂；枝细，下垂，无毛。芽线形，先端急尖。叶狭披针形，长 9～16cm，宽 0.5～1.5cm，先端长渐尖，基部楔形，边缘具锯齿；叶柄长 3～5 或 5～10mm，有短柔毛；托叶仅生在萌发枝上。花序先于叶，或与叶同时开放；雄花序氏 1.5～3cm，有短梗，轴有毛；雄蕊 2，花药红黄色；苞片披针形，外面有毛；腺体 2；雌花序长达 2～5cm，有梗，基部有 3～4 小叶，轴有毛；子房椭圆形，无柄或近无柄，花柱短，柱头 2～4 深裂；苞片披针形，外面有毛；腺体 1。蒴果长 3～4mm。花期 3～4 月，果期 4～5 月。见（图 74）

本植物的叶（**柳叶**）、花序（**柳花**）、种子（**柳絮**）、树皮（**柳白皮**）、根及须根（**柳根**）、茎枝蛀孔中的蛀屑（**柳屑**）也供药用，详见下述。

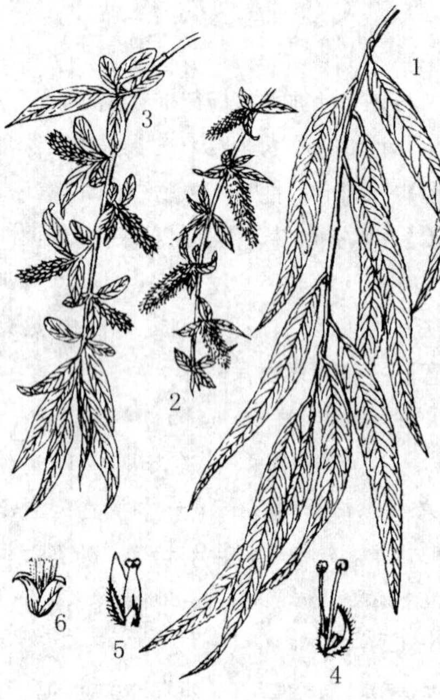

（图 74）**垂柳**

1.叶枝 2.雄花序 3.雌花序 4.雄花 5.雌花 6.果实

【生长分布】 耐水湿，多生于河流、水塘、池湾边，但是，也能生于旱处。邹平各乡镇均有分布。

【采收加工】 春季摘取嫩树枝条，鲜用或晒干。

【功用主治】 祛风利湿，解毒消肿。主治风湿痹痛，小便淋浊，黄疸疏疹瘙痒，疔疮，丹毒，龋齿，龈肿。

《新修本草》："主痰热淋。可为吐（《纲目》作浴）汤，煮洗风肿痒。酒煮含主齿痛。"

《本草拾遗》："治小儿一日、五日寒热，煎柳枝浴。"

《日华子》："可消食。"

《滇南本草图说》："主治血凝气滞，风寒外束；小儿痘症，有乌头陷顶，浆升不起者，服此，可以透达，浆随暖而行矣。以此煎服或浴之。"

《纲目》："煎服，治黄疸，白浊；酒煮，熨诸痛肿，祛风，止痛，消肿。"

《得配本草》："去风热，除湿痹。"

【性状鉴别】 嫩枝圆柱形，直径 5～10mm，表面微有纵皱纹，黄色。节间长 0.5～5cm,上有交叉排列的芽或残留的三角形瘢痕。质脆易断，断面不平坦，皮部薄而浅棕色，木部宽而黄白色，中央有黄白色髓部。气微，味微苦、涩。

【显微鉴别】 枝横切面：表皮为 1 列细胞，外被较厚角质层，较粗的枝可见木栓层。皮层明显，中柱鞘部位可见纤维束群，老枝为断续排列的环状，韧皮部宽广，有纤维束散在，形成层成环，木质部占绝大部分，导管常单个或1～3 个相连。中央髓部发达，由大型薄壁细胞组成。皮层和韧皮部薄壁细胞中有草酸钙簇晶和方晶。见（图 75）

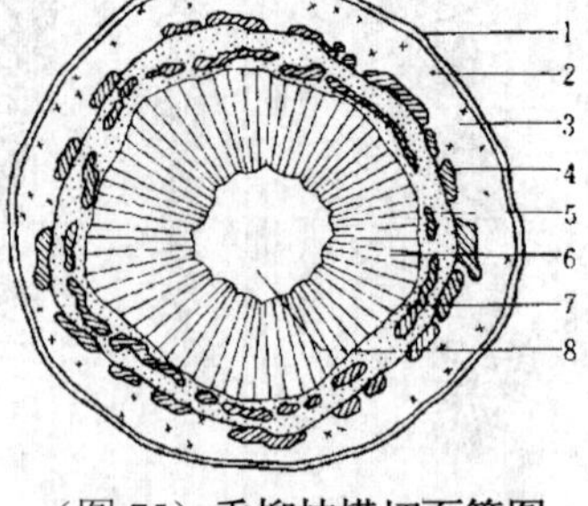

（图 75）**垂柳枝横切面简图**

1.表皮 2.草酸钙簇晶 3.皮层 4.纤维束

5.韧皮部 6.木质部 7.形成层 8.髓部

【性味归经】 味苦，性寒。归胃、肝经。

【用量用法】 内服：煎汤，15～30g。外用：煎水含漱，或熏洗，适量。

【附方】 (1)**治小便淋浊不清**：柳枝一握，甘草三钱。煎汤饮之。--《肘后方》

（2）**治小儿胎火不尿**：柳枝，干者一握。煎汤服之。--《济急方》

（3）**治尿梗**：枯柳(枝)一大把。折碎煎汤，倾坐桶内，被围住熏，再内服。--《纲目拾遗》

（4）**治黄疸**：柳枝三大升，以水一斗，煮取浓汁，搦半升，一服令尽。--《外台》引崔氏方

（5）**治急、慢性肝炎**：一寸以内嫩柳枝 60g。加水 1000ml，煎至 200ml，每日 1 付，分 2 次服。--《新疆中草药单方验方选编》

（6）**治疔毒及反花疮**：煎柳枝叶作膏涂之。--《独行方》

（7）**治漏疮肿痛** 杨柳条，罐内烧烟，熏之出水。--《摘玄方》

（8）**治阴卒肿痛**：柳枝(三尺长)二十枚，细锉，水煮极热，以故帛裹包肿处，仍以热汤洗之。--《姚僧垣集验方》

（9）**治天灶丹毒，赤从背起**：柳木灰水调涂之。--《外台》

（10）**治牙齿风龋**：柳枝(锉)一升，大豆一升，合炒，豆(炮尽)，于磁器盛之，清酒三升渍之，经三日，含之频吐。--《古今录验方》

（11）**治齿断肿，连耳脑肿疼**：垂柳枝、槐白皮、桑白皮、白杨皮各一握。上药细锉，每用半两，以水 1 大盏，煎至七分，去滓，入盐一钱，搅令匀，热含冷吐。--《圣惠方》之"柳枝汤"

（12）**治疗风瘙皮肤生(疒音)(疒晶)，搔之肿痒柳枝汤**：嫩柳枝半两，茵陈 3 两，苦参 5 两，狼牙草 3 两，青葙叶 3 两，桃枝 5 两，槐白皮 4 两，蒴藋 5 两，麻黄 3 两（去根节），上细锉和匀。每取 1 斤，以水 5 斗，煮取 4 斗，去滓，更入盐及朴消各 2 两，搅匀，看冷热，于温室中洗浴。洗罢，衣覆汗出愈。切慎外风。--《圣惠》

（13）**治疗冠状动脉粥样硬化性心脏病**：以柳枝制成糖浆，每 100ml 含鲜生药 180g；服后有胃肠道反应者可加入适量麦芽(每 100ml 含原生药 30g)。每次 50ml，日服 3 次，2 个月为 1 疗程。观察 40 例，其中 31 例心绞痛患者，服

药后消失14例，减轻13例，无变化4例；心悸、胸闷、气急、头痛、肢麻等症，大部分有不同程度的减轻或消失。症状改善时间短者2d，长者8星期。部分病例尿量增多，浮肿消退，睡眠改善。24例伴有高血压者，血压多数有不同程度的降低。心电图35例复查结果，有改善者15例，对慢性冠状动脉供血不全患者疗效似较好。部分患者服药后有便稀、便次增加等现象，1～2星期内自行消失。少数出现荨麻疹、皮肤瘙痒，个别出现皮肤青紫现象。可加服抗过敏药物，在1～2星期内即消失。

（14）**治疗慢性支气管炎**：用柳枝120g，切碎，洗净。水煎服，每日1剂，10天为1疗程。治疗82例，用药后近期控制34例，显效26例，好转21例，无效1例，对咳、痰、喘均有一定近期效果，但以对单纯型疗效较好。仅个别患者服药过量产生腹泻、腹痛反应，但为时较短，不需处理可自行消失。

（15）**防治传染性肝炎**：预防：鲜嫩杨柳树枝(柳树枝带叶)各60g(或单用柳树嫩枝带叶60g)，晒干者剂量减半，浓煎顿服或分2次服，连服1星期。小儿可稍减或用半量。对密切接触肝炎患者的1200多人进行预防，无1例发病。治疗：①柳树枝带叶60g(干品30g)，加水500g，煎至300ml，2次分服。共治急性肝炎(黄疸型为主)253例，疗效96.3%，平均用药28.5天。治疗过程中测体温、脉搏、血压及血、尿、大便常规，未发现明显副反应。对基础血压偏低者用药后多能很快升至正常水平，血压高者继续用药，又可使血压下降，初步认为有调节血压的可能。②用鲜柳枝和枫杨树枝各5kg，制成注射液1200ml，每日肌注4ml(小儿减半)；另用柳叶、枫杨叶各750g，以蒸馏法制成注射液1500～1 800ml，每日肌注2次，每次3ml(小儿减半)。前者用于急性黄疸型肝炎，主要作用是退黄疸，改善中毒症状；后者用于急性传染性肝炎，主要作用是降酶、降絮。亦可每日取柳枝、枫杨枝各90g，柳叶、枫杨叶各45g，制成煎剂2次分服。注射剂共治218例，达临床治愈者208例(占95.4%)，疗效不佳(疗程在51天以上而加用其他中药)者10例(占4.6%)。

柳叶

味苦，性寒。归肺、肾、心经。清热，解毒，利尿，平肝，止痛，透疹。主治慢性气管炎，尿道炎，膀胱炎，膀胱结石，白浊，高血压，痈疽肿毒，烫火伤，关节肿痛，牙痛，痧疹，皮肤瘙痒。内服：煎汤，15～30g，鲜品30～60g。外用：煎水洗，或捣敷，或研末调敷，或熬膏涂，适量。

附方　（1）**治老年慢性气管炎**：鲜垂柳叶、鲜栗叶、鲜侧柏叶各60g，水煎服(煎1小时以上)，10天为1疗程，间隔2～3天，再服1个疗程。--《全国中草药汇编》

（2）**治膀胱结石**：垂柳叶、赤小豆、玉米须(或根叶)各30g，滑石粉、黄柏各15g，水煎服，每日1剂。--《全国中草药汇编》

（3）**治高血压**：新鲜柳树叶250g，水煎浓缩成100ml，分2次服，6d为1疗程。--《全国中草药汇编》

（4）**治卒得恶疮，不可名识者，及面上恶疮**：柳叶或皮，水煮汁，入少盐频洗之。--《肘后方》

（5）**治疖肿，乳腺炎**：柳树叶切碎煮烂，过滤，浓缩至糖浆状，外敷。--《全国中草药新医疗法展览会资料选编》止"柳叶膏"

（6）**治背痈**：垂柳鲜叶、鲜丝瓜(如有八棱丝瓜--奥丝瓜更佳)各适量。捣烂敷患处。--《福建药物志》

（7）**治急性风湿性关节炎**：柳芽15g，水煎服。--《浙江药用植物志》

（8）**治眉毛痒落**：垂柳叶，阴干，捣罗为末。每以生姜汁，于生铁器中调。夜间涂之，渐以手摩令热为妙。--《圣惠厅》

（9）**治疗感染性炎症**：用柳树嫩枝叶制成注射剂(每1ml含生药1g)，肌内注射，每日2次，每次2ml，小儿酌减。临床观察上呼吸道感染、气管炎、肺炎、疖肿、膀胱炎、化脓哇腮腺炎、乳腺炎、咽喉炎等各种炎症共120例，结果治愈107例，占89.1%。--《新医药通讯》（新疆），1972，(3)：7

（10）**治疗地方性甲状腺肿**：将柳叶制成糖衣片(每片相当于生药2g)内服，开始每日8～10片，分2～3次服，连服3～4星期，以后日服3次，每次5片，服至痊愈。儿童剂量酌减。经第1阶段治疗22～26d后，复查54例，好转34例，有效率63%。经第2阶段治疗(共治疗60～63天)后复查50例，治愈16例，治愈率32%；显著好转15例，好转14例，有效率90%。疗效不明显5例。对各型甲状腺肿疗效，以弥漫型疗效最高。治疗中无不良反应。如配合海带或黄药子制成复方片剂，则疗效有所提高。疗效评定标准：治愈，腺肿由原来Ⅱ度或Ⅱ度以上，转为Ⅰ度或0度者；显著好转，腺肿降低Ⅱ度或Ⅱ度以上，颈围缩小2cm以上，或自觉症状明显好转；好转，腺肿降低1度以上，颈围缩小1cm以上，或自觉症状好转者；不变，首末次检查颈围改变不超过1cm，或自觉症状变化不大者；恶化，末次检查颈围比首次检查颈围增粗1cm以上或自觉症状加重者。--吉林省中医中药研究所，等.《中草药通讯》，1972，(6)：51

柳花

味苦，性寒。祛风利湿，止血散瘀。主治风水，黄疸，咳血，吐血，便血，血淋，经闭，疮疥，齿痛。内服：煎汤，6～12g，或研末，3～6g，或捣汁。外用：烧存性研末，撒，适量。

附方　（1）**治风水面肿**：柳花，煎汤饮之。--《本草汇言》

（2）**治热郁黄疸**：柳花，煎汤饮之。--《本草汇言》

（3）**治热郁小水不通**：柳花，煎汤饮之。--《本草汇言》

（4）**治室女发热经停**：柳花五、七钱，紫草一两二钱，升麻九钱，归身七钱半，上二为末。每服七钱，葡萄煎汤调下。--《赤水玄珠》

（5）**治走马牙疳**：杨花烧存性，入麝香少许，搽，--《小儿卫生总微论方》

（6）**治脚多汗湿**：杨花着鞋及袜内穿之。--《摘玄方》

柳絮

味苦，性凉。凉血止血，解毒消痈。主治吐血，创伤出血，痈疽，恶疮。内服：研末或浸汁服。外用：敷贴，或研末调搽，或烧成灰撒，适量。

附方　（1）**治吐血**：柳絮，不拘多少，焙干，碾为细末，温米饮下。--《经效良方》之"柳絮散"

（2）**治金疮血出不止**：柳絮封之。--《千金要方》

（3）**治一切恶毒，脓血胀痛不溃化**：柳絮敷上，脓泄毒减。--《外科撮要》

（4）**治面露疮，作脓窠如香瓣**：柳絮(捣末)，腻粉，上二味等分，研匀，油调涂之。--《圣济总录》之"柳絮散"

（5）**治脚气**：将柳絮烧成灰敷患处。未溃者用香油调敷，已破出水者烧灰干敷。--《山东医刊》1996，(2)：48

（6）**治冻疮局部溃烂或流水**：将柳絮煅成炭灰状，研面。先将局部用温开水(或过氧化氢溶液)冲洗清洁，将药面均匀撒入创面，敷料包扎，隔日换1次。--《山东中医杂志》1989，8(1)：49

（7）**治脚气**：嫩枝叶适量，水煎，泡脚。鞋内可适量放置叶片。

柳白皮 味苦，性寒。祛风利湿，消肿止痛。主治风湿骨痛，风肿瘙痒，黄疸，淋浊，白带，乳痈，疔疮，牙痛，烫火伤。内服：煎汤，15～30g。外用：煎水洗，酒煮或炒热温熨，适量。

附方 （1）**治痎疾及风湿骨痛**：(清明柳)柳枝去其木心及外面黄黑之粗皮，用其青色之皮。鲜用一两至一两五钱。水煎服。--《岭南采药录》

（2）**治走注气痛或风毒卒肿**：白酒煮杨柳白皮，暖熨之。--《姚僧垣集验方》

（3）**治妇人乳痈妒肿**：削柳根皮，熟捣，火温，帛囊贮，熨之，冷更易。--《肘后方》

（4）**治风虫牙痛**：杨柳白皮，卷如指大，含咀，以汁渍齿根，数过。--《纲目》引《古今录验方》

（5）**治汤火所灼，未成疮者**：柳白皮细切，和猪膏煎，以涂之。

（6）**治汤火灼成疮**：柳皮烧灰，以粉涂之。(5～6方出自《肘后方》)

（7）**治中耳炎**：柳树皮(烧存性)6g，枯矾、冰片各3g。共研细面，吹耳。--《全国中草药新医疗法展览会资料选编》

（8）**治黄水疮**：垂柳树皮炭，取阴面垂柳皮一块适量，焙干研面，用香油调敷。

（9）**驱蛔虫**：垂柳树内皮研粉，1.5～3g，开水或米汤送服。(8～9方出自《全国中草药汇编》)

柳根 味苦，性寒。利水通淋，祛风除湿，泻火解毒。主治淋证，白浊，水肿，黄疸，痢疾，白带，风湿疼痛，黄水疮，牙痛，烫伤，乳痈。内服：煎汤，15～30g。外用：煎水熏洗，或酒煮温熨，适量。

附方 （1）**治黄水湿疮**：水柳须烧存性，研末，麻油调涂。--《中医药实验研究》

（2）**治风火牙痛**：水柳须15～21g，猪精肉60～90g，以汤煎药服。--《中医药实验研究》

（3）**治痔疮**：水柳须 60～90g，水煎滚，加入皮硝 9g，再煎数滚，倾入罐或盆内；另用圆桶1只，将罐放桶中，坐桶上，使药气熏入肛内，水冷为止，渣再煎，日熏2次。--《中医药实验研究》

（4）**治耳痛有脓不出及痈已结聚**：柳根细切，熟捶，封之，以帛掩，燥即易之。--《斗门方》

（5）**治瘿病**：柳根三十斤。以水一斛，煮得五斗，同米三斗酿之，酒成，先食服一升，日三。--《姚僧垣集验方》

（6）**治哮喘**：垂柳根30g，放入羊肚内炖服。--《福建药物志》

（7）**治奶发痛不可忍**：水杨柳根新采者一握，捶碎，以好酒同甘草、乌梅煎至七分，去滓，时时温服。--《妇人良方》

（8）**治急性白血病**：取生长在沟岸边须根状的新鲜柳树根，切碎，每日30～60g煎服，要持之以恒地用，不要间断。--《肿瘤防治研究》

柳屑 味苦，性寒。祛风，除湿，止痒。主治风疹，筋骨疼痛，湿气腿肿。外用：煎水洗浴，或炒热熨，适量。

附方 （1）**治风瘾疹**：柳虫屑一斤，蒴藋根一斤，黄栌木一斤(挫)，盐二合。上药，以水五斗，煎至三斗，去滓，暖室中看冷热，洗浴后，宜避风。--《圣惠方》之"柳蚛屑浴汤方"

（2）**治柔风筋骨疼痛，手脚拳挛**：柳虫粪二升。上一味，甑上炊一饭顷，摊于床上，著旧夹衣盖衬，令患人卧，蒸熨所患处。--《圣济总录》

（3）**治湿气腿肿**：空心柳树中屑，取出筛细，入锅内炒热，以臭泔水洒湿，又炒，加面少许拌匀，趁热取起，敷腿上，候水出再炒，数数次。--《慈幼新书》

旱柳

【别名】 旱柳《沙漠地区药用植物》，河柳、言叶柳《中国经济植物志》，青皮柳(辽西)。

【来源】 为杨柳科植物旱柳 *Salix matsudana* Koidz.的嫩叶、枝或树皮。

【植物形态】 乔木，高达 18m。大枝斜上，幼枝被毛。芽微有短柔毛。叶片披针形，长 5～10cm，宽 1～1.5cm，上面绿色，有光泽，下面苍白色，边缘具细腺锯齿，幼叶有丝状柔毛；叶柄短，长 5～8mm，在上面有长柔毛。花序与叶同时开放；雄花序圆柱形，长 1.5～2.5cm 或 2.5～3cm，轴有长毛；雄蕊 2，花丝基部有长毛；腺体 2；雌花序较雄花序短，长达 2cm，有 3～5 小叶生于短花序梗上；子房长椭圆形，无花柱或很短；腺体 2，背生和腹。果序长 2～2.5cm。花期 4 月，果期 4～5 月。见（图 76）

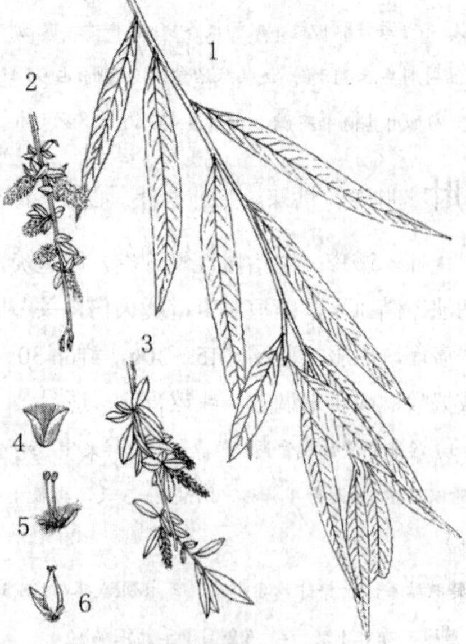

（图 76）旱柳

1.叶枝 2.雄花枝 3.雌花枝 4.蒴果 5.雌花 6.雄花

【生长分布】 为平原常见树种，多生于河沟岸边、路旁。邹平各地均有分布。

【采收加工】 春季采收嫩叶及枝条，鲜用或晒干。

【性状鉴别】 嫩叶多纵向卷曲，完整叶展平呈披针形，上表面黄绿色，下表面灰绿色，幼叶有丝状柔毛，薄纸质；叶柄短，亦有柔毛。气微，味微苦、涩。嫩枝圆柱形，浅褐黄色，表面略具纵棱，有光泽，节上有芽或脱落后呈三角形的瘢痕。质轻，易折断，横断面皮部极薄，木部黄白色，疏松，中央有白色髓部。

气微，味微苦。

【显微鉴别】 （1）叶片横切面：上、下表皮各1列细胞，外被角质层，均有平轴式气孔，栅栏组织和海绵组织分化不明显。主脉维管束外韧型。薄壁细胞含有草酸钙簇晶。

（2）茎横切面：表皮细胞1列，外被较厚角质层。皮层散有少数长圆形或长形石细胞，并常见愈伤组织，外侧薄壁细胞含有草酸钙簇晶。中柱鞘纤维束数少。韧皮部纤维束与筛管群及薄壁细胞相间断续排列成环节。韧皮射线宽 1 列细胞。木质部发达，占茎径的2/3。中央具髓部。

【性味归经】 味苦，性寒。

【功用主治】 清热除湿，祛风止痛。主治黄疸，急性膀胱炎，小便不利，关节炎，黄水疮，疮毒，牙痛。

《沙漠地区药用植物》："散风，祛湿，清湿热。"

《全国中草药汇编》："清热除湿，消肿止痛。主治急性膀胱炎，小便不利，黄水疮，疮毒，牙痛。"

【用量用法】 内服：煎汤，9～15g。外用：捣敷，适量。

【附方】 （1）**预防及治疗黄疸型传染性肝炎**：旱柳芽 9g，开水泡，当茶喝，亦可酌加红糖。

（2）**治甲状腺肿**：大鲜(旱柳)叶 500g，加水 2500ml，煎至 1000ml，每次服 200ml。

（3）**治关节炎肿痛**：鲜旱柳枝叶，煎汤外洗。或旱柳枝 15g，寄生 9g，桑枝 9g，透骨草 6～9g，五加皮 9g，水煎服。

（4）**治口臭，口苦，胃口不好**：嫩旱柳枝放口中嚼，咽汁吐渣。

（5）**治风湿性关节炎初起**：发热，怕冷，旱柳芽 15g，水煎服。

（6）**治牛皮癣，湿疹**：旱柳树叶 30g，葱白 24g，猪油、食盐适量，明矾 1.5g。共捣烂，布包涂患处，每日 3 次，6d 为 1 疗程。（1～6 方出自《沙漠地区药用植物》）

栗子

【别名】 栗子《千金·食治》，板栗、栗实《新修本草》，栗果《滇南本草》，大栗《天目山药用植物志》。

【来源】 为壳斗科植物板栗 *Castanea mollissima* Bl.的种仁。

【原植物】 板栗 栗《诗经》，板栗《新修本草》，瑰栗、魁栗《西京杂记》，毛板栗。乔木，高 15～20m。树皮深灰色，不规则深纵裂。枝条灰褐色，有纵沟，皮上有许多黄灰色的圆形皮孔，幼枝被灰褐色绒毛。冬芽短，阔卵形，被茸毛。单叶互生；叶柄长 0.5～2cm，被细绒毛或近无毛；叶长片椭圆形或长椭圆状披针形，长 8～18cm，宽 5.5～7cm，先端渐尖或短尖，基部圆形或宽楔形，两侧不相等，叶缘有锯齿，齿端具芒状尖头，上面深绿色，有光泽，羽状侧脉 10～17 对，中脉上有毛，下面淡绿色，有白色绒毛。花单性，雌雄同株；雄花序穗状，生于新枝下部的叶腋，长 9～20cm，被绒毛，淡黄褐色，雄花着生于花序上、中部，每簇具花 3～5，雄蕊 8～10；雌花无梗，常生 f 雄花序下部，外有壳斗状总苞，2～3(5)朵生于总苞内，子房下位，花柱 5～9，花柱下部被毛。壳斗连刺直径 4～6.5cm，密被紧贴星状柔毛，刺密生，每壳斗有 2～3 坚果，成熟时裂为 4 瓣；坚果直径 1.5～3cm，深褐色，顶端被绒毛。花期 4～6 月，果期 9～10 月。见（图 77）

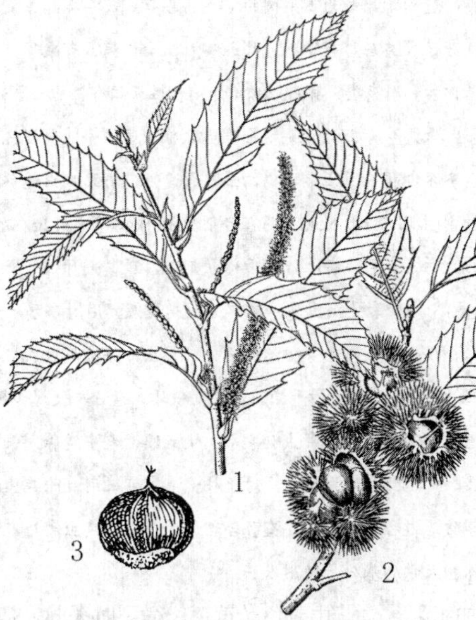

（图 77）**板栗**（1.花枝 2.果枝 3.种仁）

本植物的外果皮（**栗壳**）、内果皮（**栗荴**）、总苞（**栗毛球**）、花（**栗花**）、叶（**栗叶**）、树皮（**栗树皮**）、根（**栗树根**）均供药用，详见下述。

【生长分布】 常栽培于海拔 100～2500m 的低山丘陵、缓坡及河滩等地带。邹平南部山区有分布。

【栽培要点】 **生物学特性** 喜温和湿润气候，耐寒，能耐-30℃低温，抗旱、耐涝、喜光。以选地势高燥的阳坡、土层深厚、疏松肥沃、富含腐殖质、排水良好的微酸性 pH 6.0～6.5 的砂质壤土栽培为宜。

栽培技术 栗的品种繁多，资源丰富，品种约有 300 个以上，主要优良品种有红明栗、毛栗、红光栗等 10 多种。繁殖方法用种子、嫁接繁殖。种子繁殖：育苗移栽或直播法。选树龄 20～60 年生的健壮连年丰产、果粒大、整齐、皮薄、成熟度一致的优良植株采种。总苞未开裂时采收果实，堆放阴凉处，待总苞开裂后取出种子，用湿砂贮藏，切忌种子自然干燥而丧失发芽力。待有少数栗种露芽后再播种。育苗移栽，播种期 3 月下旬至 4 月上旬或 11 月下旬为宜。条播，按行距 25cm 开沟，将种子平卧沟内，以利出苗和扎根，覆土。秋播宜厚，春播宜薄，稍加镇压，浇水保持土壤湿润。穴播，按行株距 25cm×15cm，每穴播 8 粒。每 1 小时 m^2 用种量 1125～1800kg。播后 3～4 星期出苗。出苗后松土、除草，及时灌水，6～7 月追肥 1 次，促进幼苗生长。培育 2 年出圃。移栽，行株距 2cm×2cm 穴栽。嫁接繁殖：芽接或枝接法。嫁接时间，芽接 9 月上旬至 10 月下旬；枝接 2 月上旬。砧木选野栗 2～3 年生的实生苗；接穗或接芽选板栗优良品种的 2 年生枝条。芽接法，春季在接穗上削取盾形带木质的芽片进行芽接，在砧木侧面平滑处，离地面 3～4cm 用刀割"T"字形，将接芽插入，缚牢。移栽，按行株距 2cm×2cm 开穴，每隔 4～8 行配授粉树 1 行。幼树期可与小麦、花生、豆类、薯类、瓜类、绿肥等间作。幼树整形多采用自然开心形和主干疏层形，较为丰产。

田间管理 结果期修剪，疏去细弱发育株，留基部 3～4 个芽，使其萌发更新枝代替结果母株；选留陡长枝，控制改造，使其成为结果枝组；成年树修剪的树皮易开裂、患病虫害。修剪的同时要刮去树干及大枝上的老皮，保护树体健康。

病虫害防治病害 危害栗树的虫害有：为害果实的害虫有桃蛀螟、栗雪片象、栗实象等；为害叶片的有栗红蜘蛛、刺蛾类、栗大蚜等；为害枝干害虫有栗瘿蜂、天牛类、透翅蛾等；为害栗树的主要病害有：果实类病害栗炭疽病、栗种仁斑点病；芽、叶类病害有锈病、叶斑病；枝干类病害有栗干枯病、栗树腐烂病等。除保护和利用鸟类，有益昆虫（如捕食性天敌有瓢虫，草蛉、蜘蛛、捕食性螨类，寄生蜂类等），还要及时、合理剪除病虫害枝条，合理施肥增加树体抗病虫能力。冬季翻耕果园土壤，提高土壤通透性，消灭病虫越冬场所，冬季树干上涂保护剂(生石灰 6～6.5kg，石硫合剂原液 1kg，食盐 12g，清水 18kg，油脂 100g)，刮治病斑(如干枯病)，涂消毒保护剂 843 康复剂原液，开展人工捕杀害虫(如天牛类)，拣除落叶病虫果，集中深埋或烧毁。用对硫磷、敌百虫、辛硫磷、杀螟松、杀灭菊脂等喷雾防治食芽叶性害虫，防治刺吸式口器的害虫如蚜虫、螨类、介壳虫等，采用树干涂药或涂主枝法。选用内吸剂如氧化乐果、甲胺磷等，防治果实害虫和蛀干害虫如栗象、桃蛀螟、天牛类等。采用药剂熏蒸法，如敌敌畏、磷化铝、溴甲烷等，对于枝干病害可采用刮除病斑涂消毒保护剂等。在化学防治过程中，农药要交替合理使用，以免病虫害对农药产生抗药性，在合理保护天敌的基础上使用农药。

【采收加工】 总苞由青色转黄色，微裂时采收，放冷凉处散热，搭棚遮荫，棚四周夹墙，地面铺河砂，堆栗高 30cm，覆盖湿砂，经常洒水保湿。10 月下旬至 11 月入窖贮藏；或剥出种子，晒干。

【性状鉴别】 种仁呈半球形或扁圆形，先端短尖，直径 2～3cm。外表面黄白色，光滑，有时具浅纵沟纹。质实稍重，碎断后内部富粉质。气微，味微甜。

【主含成分】 含蛋白质、脂肪、氨基酸及铁、镁、磷、铜等元素。

【性味归经】 味甘、微咸，性平。归脾、肾经。

【功用主治】 益气健脾，补肾强筋，活血消肿，止血。主治脾虚泄泻，反胃呕吐，脚膝酸软，筋骨折伤肿痛，瘰疬，吐血，衄血，便血。

《别录》："主益气，厚肠胃，补肾气，令人耐饥。"

《千金·食治》："生食之，甚治腰脚不遂。"

《新修本草》："嚼生者涂疮上，疗筋骨断碎，疼痛，肿，瘀血。"

《食性本草》："理筋骨风痛。"

《日华子》："生食破冷痃癖。又生嚼署可出箭头，亦署恶刺，并敷瘰疬肿毒痛。"

《本草图经》："治血。"

《滇南本草》："治山岚瘴气，疟疾，或水泻不止，或红白痢疾。""生吃止吐血、衄血、便血，一切血症俱可用。"

《滇南本草图说》："治反胃，人口咬伤。"

《医林纂要·药性》："生食补心散血，清肺泻肾。"

《随息居饮食谱》："解羊肉毒。"

《安徽中草药》："疗漆疮。"

【用量用法】 内服：生食或煮食，或炒存性研末服，30～60g。外用：捣敷，适量。

【使用注意】 食积停滞、脘腹胀满痞闷者禁服。

《新修本草》："实饲孩儿，令齿不生。"

《食疗本草》："蒸炒食之，令人气壅，患风水气不宜食。"

《本草衍义》："小儿不可多食，生者难化，熟即滞气、隔食、生虫，往往致小儿病。"

《得配本草》："多食滞脾恋膈，风湿病者禁用。"

《本草省常》："同牛肉食，伤人。"

《随息居饮食谱》："外感未去，痞满、疳积、疟、痢、产后、小儿、病人、不饥、便秘者，并忌之。"

【附方】 （1）**治脾肾虚寒暴注**：栗子煨熟食之。--《本经逢原》

（2）**治幼儿腹泻**：栗子磨粉，煮如糊，加白糖适量喂服。--《食物中药与便方》

（3）**治小儿脚弱无力，三四岁尚不能行步**：日以生栗与食。--《食物本草》(姚可成)

（4）**治肾虚腰脚无力**：生栗袋盛悬干，每日平明吃十余颗，次吃猪肾粥。--《经验后方》

（5）**治老人肾虚腰痛**：用栗子同牡狗腰子、葱、盐煮食。--《食物本草》(姚可成)

（6）**治老年肾亏，小便频数，腰脚无力**：每日早晚各食生栗子 1～2 枚，嚼食后咽。--《食物中药与便方》

（7）**治小儿疳疮**：栗子嚼敷之。--《肘后备急方》

（8）**治小儿口中生疮**：大栗煮熟，日日与之食。--《食物本草》(姚可成)

（9）**治金刃斧伤**：独壳大栗研敷，或仓卒嚼敷亦可。--《濒湖集简方》

（10）**治发背及一切毒肿**：生栗子(取大小中者，熬焦去皮，碎，绢筛)四十九枚，生麻油六合，黄丹二两半，地胆二钱(捣碎，筛)，和于铜器中盛，用炭火重汤煎，候沫溢出，使与器口欲平，取小麦一合，分二人嚼取筋，急内药中搅，使与相和，膏擎下，安铜器冷水中，成膏讫。以故绵涂膏贴所苦处，晨夕换膏。--《外台》引《近效方》

（11）**治牙床红肿**：板栗及棕树根各 30g，水煎服。--《湖北中草药志》

（12）**治跌打伤，筋骨肿痛，弹片、铁钉、竹木刺入肉**：生鲜栗子切碎，捣烂研如泥，敷于患处，有止痛，止血，吸出脓毒的作用。--《食物中药与便方》

（13）**治鼻衄不止**：生栗七枚，微刮破皮，连皮烧存性，碗盖稍候，入麝香少许同研。每服二钱匕，温水调下。--《圣济总录》之"栗灰散"

栗壳 味甘、涩，性平。降逆生津，化痰止咳，清热散结，止血。主治反胃，呕哕，消渴，咳嗽痰多，百日咳，腮腺炎，瘰疬，衄血，便血。内服：煎汤，30～60g，或煅炭研末服，每次 3～6g。外用：研末调敷，适量。

附方 （1）**治便血，反胃，呕吐**：板栗壳煅炭存性，研末，每服 3g，开水送服。--《安徽中草药》

（2）**治膈气** 栗子黑壳(煅)，同春米槌上糠等分，蜜丸桐子大，每空心下三十九。--《食物本草》(姚可成)

（3）**治咳嗽**：栗壳 30～60g，水煎服。--《广西中草药》

（4）**治鼻衄**：栗壳五两，烧灰，研为末，每服二钱，以粥饮调服。--《圣惠方》

（5）**治痰火瘰疬**：栗壳和猪精肉煎汤服。--《岭南采药录》

栗扶 味甘、涩，性平。散结下气，养颜。主治骨鲠，瘰疬，反胃，面有皱纹。内服：煎汤，3～5g。外用：研末吹咽喉，或外敷，适量。

附方　（1）**治骨鲠在咽**：栗子内薄皮，烧存性，研末，吹入咽中。--《纲目》

（2）**治栗子颈**：栗蓬内膈断薄衣，捣敷之。--《食物本草》(姚可成)

栗毛球　味微甘、涩，性平。清热散结，化痰，止血。主治丹毒，瘰疬痰核，百日咳，中风不语，便血，鼻衄。内服：煎汤，9～30g。外用：煎水洗或研末调敷，适量。

附方　（1）**治卒发丹火恶毒疮**：煮栗肤(“一作“皮”)，有刺者洗之。--《肘后方》

（2）**治痰火头痛**：(风栗壳)30g，蜜枣3枚g同煎服。--《广东中药》

（3）**治痰火核**：风栗壳配夏枯草煎服。--《广东中药》

（4）**治小儿百日咳**：风栗壳9g，加糖冬瓜15g，煎服。--《广东中药》

（5）**治反胃、消渴，止便血、鼻衄**：板栗壳斗15g，水煎服。--《四川中药志》1982年

栗花　味微苦、涩，性平。清热燥湿，止血，散结。主治泄泻，痢疾，带下，便血，瘰疬，瘿瘤。内服：煎汤，9～15g，或研末。

附方　（1）**治急性菌痢**：板栗花12g，鸡冠花6g，槟榔6g,水煎，每日1剂。--《新医药学杂志》1978，(6)：45

（2）**治久痢**：板栗花、仙鹤草、山蚂蝗、山莓根、百眛莲各9g，水煎，醋冲服。--《湖南药物志》

（3）**治小儿呕吐**：栗花，水煎服。--《湖南药物志》

（4）**治瘰疬久不愈**：①栗花同贝母为末，每日酒下一钱。--《食物本草》(姚可成)　②板栗花，八月瓜，金樱子，捣烂敷。--《湖南药物志》

栗叶　味微甘，性平。清肺止咳，解毒消肿。主治百日咳，肺结核，咽喉肿痛，肿毒，漆疮。内服：煎汤，9～15g。外用：煎汤洗，或烧存性研末敷，适量。

附方　（1）**防治百日咳**：栗叶9～15g，水煎服。

（2）**治漆疮**：鲜栗叶适量，煎水外洗。(1～2方均出自《广西中草药》)

栗树皮　味微苦、涩，性平。解毒消肿，收敛止血。主治癞疮，丹毒，口疳，漆疮，便血，鼻衄，创伤出血，跌仆伤痛。内服：煎汤，5～10g。外用：煎水洗，或烧灰调敷，适量。

附方　（1）**治漆疮**：①栗树皮250～500g，水煎，冲铁锈30～60g，洗患处，每日2～3次。--《天目山药用植物志》　②板栗树皮或根皮2份，蟹壳1份，各煅炭存性，共研细末，麻油调涂患处。--《安徽中草药》

（2）**治跌打损伤**：板栗树皮，捣敷患处。《四川中药志》(1982年)

栗树根　味微苦，性平。行气止痛，活血调经。主治疝气偏坠，牙痛，风湿关节痛，月经不调。内服：煎汤，15～30g，或浸酒。

附方　（1）**治牙痛**：栗树根15～30g。煮猪精肉食。--《湖南药物志》

（2）**治风湿关节痛**：板栗根30～60g，水煎服，或加猪脚同炖服。--《福建药物志》

（3）**治月瘕病**：栗树根、月月红根、青酒缸、无娘乜、红花、当归、川芎，泡酒服。--《四川中药志》(1960年)

（4）**治漆过敏**：板栗根皮适量，水煎熏洗患处。--《福建药物志》

橡实

【别名】　橡实《雷公炮炙论》，芧栗《庄子》，橡栗《吕氏春秋》，栩《尔雅》，皂斗《吕氏春秋》(高诱注)，橡子《庄子》(司马彪注)，栎子《千金要方》，抒斗《新修本草》，橡斗子《日华子》，栎木子《本草图经》，柞子《纲目》，麻栎果《纲目拾遗》。

【名释】　橡，《说文》本作“樣”，解云：“栩实也。”“栩”下则云：“柔(按：后通作杼)也。从木，羽声。其皂，一日樣。”又草部云：“草(按：后作皂)，草斗，栎实也。一名象斗。”橡(樣)斗、皂、皂斗，并皆一物。《纲目》云：“柞木也，实名橡斗、皂斗，谓其斗刓剜象斗，可以染皂也，南人呼皂如柞，音相近也。”今按：栩，果实名橡，实之壳为斗。实能染皂，故又名皂或皂斗，音转为柞，然则“杼”似亦“皂”之音转。

【来源】　为壳斗科植物麻栎 *Quercus acutissima* Carr.的果实。

另：壳斗科植物辽东栎 *Quercus liaotungensis* Koidz.的果实也供药用。产于东北等地。

【植物形态】　麻栎　又名栩、栎《诗经》，杨《本草拾遗》，橡栎《本草图经》，橡子树《救荒本草》。落叶乔木，高15～30m。树皮深灰色，或灰黑色，具不规则深裂。幼枝被黄色柔毛，后渐脱落；冬芽圆锥形，灰褐色，鳞片阔卵形、有毛。叶互生；叶柄长2～3cm，有毛；叶革质，叶片长椭圆状披针形，长8～19cm，宽3～6cm，先端渐尖，基部圆形或宽楔形，具芒状锯齿，侧脉13～18对，直达齿端，上面深绿色，有光泽，下面淡绿色，幼时有黄色短细毛，后脱落，仅脉腋有毛。花单性，雌雄同株；雄花序长6～12cm，为菜荑花序，通常数个集生于新枝下部叶腋，被柔毛，花被通常5列，雄蕊4，稀较多；雌花1～3个集生于新枝叶腋，子房3室，

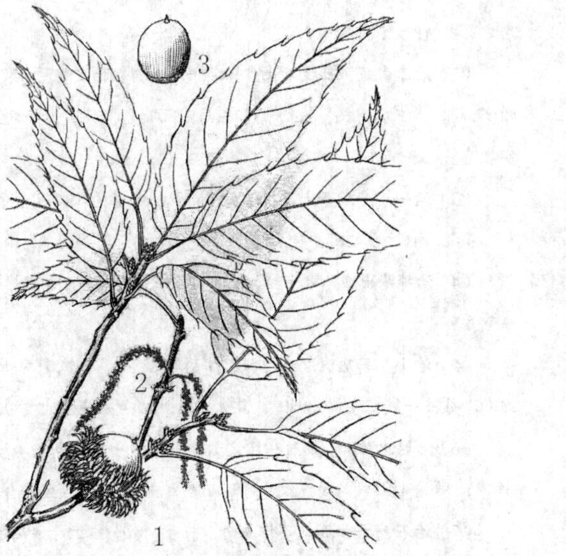

(图78)**麻栎**（1.果枝 2.雄花 3.果实）

花柱 3。壳斗杯状，包围坚果约 1/2，小苞片钻形、反曲，被灰白色绒毛；坚果卵球形或卵状长圆形，直径 1.5～2cm，高 1.7～2.2cm，先端圆形，果脐突起，栗褐色。花期 3～5 月，果期翌年 9～10 月。见上(图 78)

麻栎的果壳（**橡实壳**）、根皮或树皮（**橡实皮**）也供药用，详见下述。

【生长分布】 麻栎生于海拔 200m 以上的山地、丘陵与阔叶林中。邹平南部山区有少量分布。

【采收加工】 冬季果实成熟后采收，连壳斗摘下，晒干后除去壳斗，再晒至足干，贮放通风干燥处。

【性状鉴别】 坚果卵状球形至长卵形，长约 2cm，直径 1.5～2cm；表面淡褐色，果脐突起。种仁白色。气微，味淡、微涩。

【性味归经】 味苦、涩，性微温。归脾、大肠、肾经。

【功用主治】 收敛固涩，止血，解毒。主治泄泻痢疾，便血，痔血，脱肛，小儿疝气，疮痈久溃不敛，乳腺炎，睾丸炎，面黑干。

《新修本草》："主下痢，厚肠胃，肥健人。"

《日华子》："涩肠止泻。"

《本草经疏》："涩精。"

《本经逢原》："治痔漏脱肛。"

《玉楸药解》："健脾消谷，涩肠止痢，暖胃固肠，断痔瘘失血，糜涂痈疽坚硬不消。"

《纲目拾遗》："治胎疝。"

《随息居饮食谱》："补脾胃，益气力，耐饥。"

《全国中草药汇编》："解毒消肿。"

【用量用法】 内服：煎汤，3～10g，或入丸、散，每次 1.5～3g。外用：炒焦研末调涂，适量。

【使用注意】 湿热初泻初痢者禁服。

《食疗本草》："不宜多食。"

《本草经疏》："湿热作痢者不宜用。"

【附方】 （1）**治水谷痢，无问老少，日夜百余行**：橡实二两，干楮叶一两(炒炙)。上药，捣细罗为散，每服一钱，不计时候，煎乌梅汤调下。--《圣惠方》之"神妙橡实散"

（2）**治赤白痢，日夜不止**：橡实一两，醋石榴皮一两(微炒)，黄牛角腮一两(烧灰)。上三味，捣罗为细散，粥饮调下二钱，日三。--《圣济总录》之"橡实散"

（3）**治小儿痞痢不止，肌体黄瘦**：取橡斗子内仁二枚，煨熟，大人烂嚼，与儿食之；取汁灌之，亦佳。--《普济方》

（4）**治痔疮出血**：橡子粉、糯米粉各一升，炒黄，水调蒸熟食之。--《怪证奇方》

（5）**治小儿肠虚脱肛**：橡斗子半两(蜜炙黄)，木贼半两(烧灰留性)。上为细末，每服一钱，陈米饮调下，乳食前服。--《普济方》之"归肠散"

（6）**治婴儿胎疝** 麻栎树上之鸳鸯果一对(一对可治三人)，加荔枝核七枚(杵碎)，平地木三钱，同煎饮，外用柏香熏洗。--《养生经验合集》

（7）**治石痈坚如石，不作脓者**：栎子一枚，以醋于青石上磨之，以涂肿上，干更涂。--《千金要方》

（8）**治恶疮口不能合**：用橡子为末，敷之。--《普济方》

（9）**治乳腺炎**：麻栎 18g，瓜蒌皮 15g，紫花地丁 30g，煎服。--《安徽中草药》

（10）**治睾丸炎**：麻栎焙焦存性研粉，每次 6g，每日 2 次，黄酒冲服。--《安徽中草药》

（11）**治面䵟**：以橡斗子中仁碎为粉，和大豆澡面良。--《普济方》

橡实壳

味涩，性温。涩肠止泻，止带，止血，敛疮。主治赤白下痢，肠风下血，脱肛，带下，崩中，牙疳，疮疡。内服：煎汤，3～10g，或炒焦研末，每次 3～6g。外用：烧存性，研末，调敷，或煎汁洗，适量。

附方 （1）**治赤白痢**：橡实壳(炒)，荔枝壳，石榴皮，甘草(炙)。上四味等分，细锉，每服半两，水一盏半，煎至八分，去滓温服。--《圣济总录》之"橡实汤"

（2）**治慢性痢疾**：橡碗子炒焦，研末。早晚各服 6g。--《山西中草药》

（3）**治下痢脱肛**：橡斗壳烧存性，研末。猪脂和搽，并煎汁洗之。--《直指方》

（4）**治肠风下血**：橡豆子壳，用白梅肉填满，两个合定，铁线扎住，煅存性，研末，每服二钱，米饮下。一方用硫黄填满，煅研，酒服。--《纲目》引《余居士选奇方》

（5）**治走马牙疳**：橡斗壳入盐填满，合定烧透，出火毒，研入麝香少许，先以米泔漱过，搽之。--《全幼心鉴》

（6）**洗痔**：野苎根一斤，橡斗子壳(原书无剂量)。上共捣碎，用水一斗煮及七分，乘热以盆盛先熏患处，候汤冷热得所，通手洗之冷则止，药汁可留，暖用三五次。--《百一选方》

（7）**治恶疮痈肿**：辽东栎壳斗 15g，煎水洗患处。--《宁夏中草药手册》

橡木皮

味苦、涩，性平。解毒利湿，涩肠止泻。主治泄泻，痢疾，疮疡，瘰疬。内服：煎汤，3～10g。外用：煎汤或加盐，浸洗，适量。注意：孕妇慎服。

附方 （1）**治诸疮，因风致肿**：栎根皮三十斤，锉，水三斛，煮令热，下盐一把，令灼灼然热以浸疮，当出脓血，日日为之，瘥止。--《千金要方》

（2）**治漆疮**：麻栎树皮煎水外洗。--《安徽中草药》

（3）**治痔疮**：鲜柞树皮捣烂敷患处。--《内蒙古中草药》

（4）**治肠炎，痢疾**：柞树皮 15g，水煎服，每日 3 次。--《内蒙古中草药》

（5）**治黄疸**：柞树皮炭研末，每次冲服 6g，日服 3 次。--《内蒙古中草药》

（6）**治疗阿米巴痢疾**：栎树皮 500g，加水 3000ml，煎成 1500ml。成人日服 3 次，每次 30～50ml，连服 3～7 天。服药后 1～2d 开始见效。经 700 余例观察，有效率约 85%。--《医药通讯》（江西上饶地区卫生局），1972，(1)：22

青杠碗

【别名】 青杠碗《贵州本草》，青桐转、毛猴儿、虫波罗《四川常用中草药》，橡子肉《河北中草药》，青桐碗、青枫转、栗橡子、栗江子(四川)。

【来源】 为壳斗科植物栓皮栎 *Quercus variabilis* Bl.的果壳或果实。

【植物形态】 栓皮栎 又名软木栎、粗皮栎、白麻栎《中国高等植物图鉴》，厚皮青冈《贵州植物志》，粗皮青冈(四川)，老栎、花栎(河南)，黄划栎(湖北)。落叶乔木，高达 30m，胸径 lm。树皮栓皮发达；小枝灰棕色，无毛。叶互生；叶柄长1～5cm，无毛；叶片卵状披针形或长椭圆状披针形，长 8～15cm，宽 2～6cm，先端渐尖，基部圆形或宽楔形，边缘具芒状锯齿，上面深绿色，下面具灰白色短绒毛，侧脉 13～18 对，直达齿端。花单性，雌雄同株；雄花序长达 14cm，花序轴被褐色绒毛，花被 2～4 裂，雄蕊通常 5；雌花生于新枝叶腋，有短梗。壳斗杯形，包坚果约 2/3，连小苞片径 2.5～4cm，小苞片钻形，反曲，有短毛；坚果近球形或宽卵形，高约 1.5cm，先端平圆。花期 3～4 月，果期翌年 9～10 月。见下（图 79）

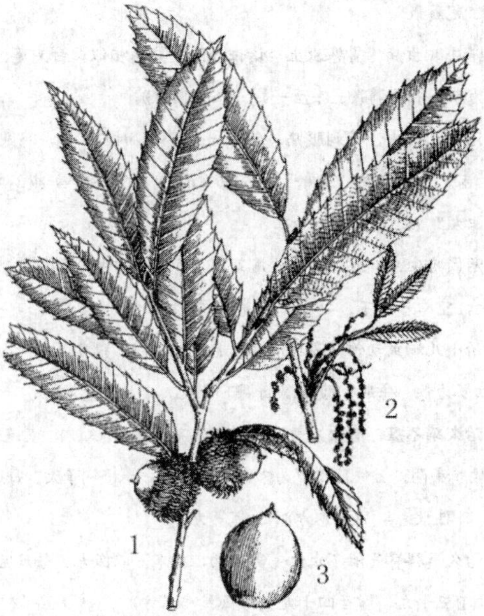

（图 79）**栓皮栎**

1.果枝 2.雄花序

【生长分布】 多生于阳坡杂木林中，邹平南部山区有分布。

【采收加工】 秋季采收，晒干。

【性味归经】 味苦、涩，性平。

【功用主治】 止咳，止泻，止血，解毒。主治咳嗽，久泻，久痢，痔漏出血，头癣。

《贵州中草药》："止咳，涩肠。"

《四川常用中草药》："消肿，涩肠，止泻。治乳房红肿，哮喘，腹泻，痢疾。"

《河北中草药》："涩肠止痢。用于慢性腹泻，久痢，尤对胃肠有寒滞者为佳。用治痔漏出血、脱肛，亦有收敛、止血之效。"

《全国中草药汇编》："主治咳嗽，水泻。"

【用量用法】 内服：煎汤，10～15。外用：研末调敷，适量。

【附方】 （1）**治咳嗽**：青杠碗 15g，煨水服。-- 《贵州草药》

（2）**治水泻**：青杠碗 30g，煨水服。-- 《贵州草药》

（3）**治慢性肠炎，久痢，大便带血或脱肛**：橡子肉 30g，水浸泡 1 天，捞了煮烂，加红糖内服；或用橡子肉 15g，楮树叶 9g，水煎服。-- 《河北中草药》

（4）**治头癣**：青杠碗适量，研末，调菜油搽患处。-- 《贵州草药》

（5）**治急性乳腺炎**：青桐碗、蒲公英、瓜蒌壳各 15g，水煎服。-- 《万县中草药》

芜荑

【别名】 芜荑《本经》，无荑、无姑《尔雅》(郭璞注)，芜荑仁《千金要方》，山榆子《千金·食治》，山榆仁《本草拾遗》，白芜荑《圣惠方》，大果榆糊《药材学》。

【名释】 《尔雅》云："无姑，其实夷。"郭璞注："无姑，姑榆也。生山中，叶(按当作荚)圆而厚，剥取皮合渍之，其味辛香，所谓无夷。"故无荑者，义即无姑之实。亦作芜荑。

【来源】 为榆科植物大果榆 *Ulmus macrocarpa* Hance 果实的加工品。

【植物形态】 大果榆 又名山榆《广雅》，姑榆《尔雅》，黄榆、毛榆《全国中草药汇编》，迸榆、柳榆《新华本草纲要》，扁榆，柳榆。落叶乔木或灌木，高 15～30m。枝常具木栓质翅，当年生枝绿褐色或褐色，有粗毛；老枝褐色无毛。叶互生；叶柄长 2～6mm，有短柔毛；托叶早落；叶片宽倒卵形或椭圆状倒卵形，长 5～10cm，宽 3～7cm，中上部最宽，先端突尖，基部狭或浅心形，两边不对称，两面粗糙，有粗毛，边缘具钝单锯齿或重锯齿。花先叶开放，数朵簇生于去年枝的叶腋或散生于当年枝的基部；花大，长达 15mm，两性；花被 4～5 裂，绿色；雄蕊与花被片同数，花药大，带黄玫瑰色；雌蕊 1，子房 1 室，绿色，柱头 2 裂。翅果特大，长 2.5～3.5cm，宽 2.2～2.5cm，被毛，花被宿存，种子位于翅果的中部。花期 4～5 月，果熟期 5～6 月。见（图 80）

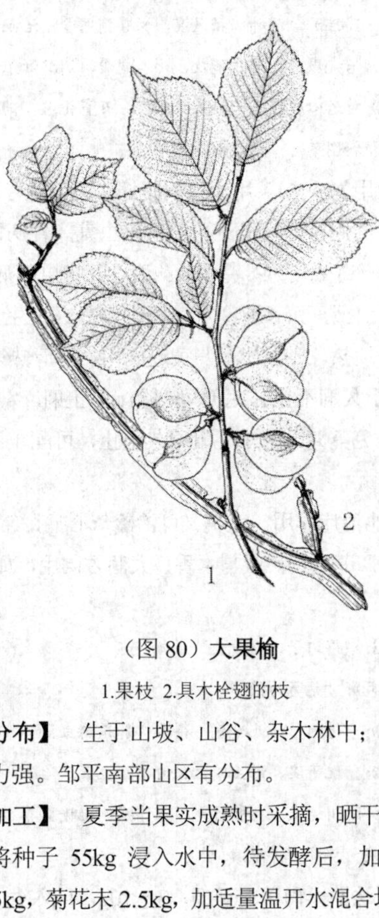

（图 80）**大果榆**

1.果枝 2.具木栓翅的枝

【生长分布】 生于山坡、山谷、杂木林中；耐干瘠，根系发达，萌蘖力强。邹平南部山区有分布。

【采收加工】 夏季当果实成熟时采摘，晒干，搓去膜翅，取出种子。将种子 55kg 浸入水中，待发酵后，加入家榆树皮面 5kg，红土 15kg，菊花末 2.5kg，加适量温开水混合均匀，如糊状，放板上摊平约 1.3cm 厚，切成径约 6.7cm 的方块，晒干，即为成品。亦可在 5～6 月采实取仁，用种子 60%，异叶败酱 20%，家榆树皮 10%，灶心土 10%，混合制成扁平方形，晒干。

【性状鉴别】 加工品呈扁平方块状，表面黄褐色，有多数小孔和空隙，杂有纤维和种子。体质松脆而粗糙，断面黄黑色，易成鳞片状剥离。气特异，味微酸、涩。

【显微鉴别】 粉末特征：①淀粉粒众多，单粒淀粉圆球形，直径 4μm左右；复粒由 2～8 个分粒组成。②纤维壁厚，壁孔不明显。③花粉粒圆球形，表面有刺状突起，萌发孔 3 个。④花瓣表面碎片上表皮细胞呈毛茸状突起。

【性味归经】 味苦、辛，性温。归脾、胃经。

【功用主治】 杀虫消积，除湿止痢。主治虫积腹痛，小儿疳积，久泻久痢，疮疡，疥癣。

《本经》："主五内邪气，散皮肤骨节中淫淫温行毒，去三虫，化食。"

《别录》："逐寸白，散肠中嗢咀喘息。"

《本草经集注》："杀虫。"

《药性论》："主积冷气，心腹癥痛，除肌肤节中风淫淫如虫行。"

《食疗本草》："主五脏皮肤肢节邪气，对热疮，捣和猪脂涂，差；又和白蜜，治湿癣；和沙牛酪，疗一切疮……人长食，治五痔，诸病不生。""散腹中气痛，又和马酪可治癣。又杀中恶虫毒。"

《海药本草》："治冷痢心气，杀虫止痛。又(治)妇人子宫风虚，孩子疳泻。"

《日华子》："治肠风痔漏，恶疮疥癣。"

《本草图经》："久服去三尸，益神，驻颜。"

《本草衍义》："治大肠寒滑及多冷气。"

《医林纂要·药性》："泻肺，祛风湿，燥脾消寒食，治疸黄，杀虫去蛔。"

《药性考》："治疣厥痛，滞积能攻，北人宜食，消酪酥浓，荡涤肠垢。"

《本草再新》："治心腹冷痛，祛五脏风湿，开胃化湿，治小儿惊痫。"

《中国药用植物图鉴》："祛痰利尿。"

【临床应用】 （1）**用于虫积腹痛**。芜荑功善杀虫消积，常与槟榔、鹤虱同用，如《圣济总录》化虫丸；若病情较重者，则配伍干漆，如《奇效良方》芜荑散；治小儿蛔虫腹痛，呕吐清水，可配狼牙草、白蔹，如《圣惠方》芜荑仁散；《卫生易简方》治因疳生虫，五心烦热，则以本品与黄连同用，以清热杀虫疗疳。

（2）**用于久痢不止**。芜荑又能除湿，止痢，常与黄连同用，如《圣惠方》芜荑丸。治小儿疳痢久不止，可配羊肝，如《圣惠方》另方芜荑丸。

（3）**其他治疗作用**。芜荑又可治冷气心痛，常与橘皮同用，如《圣济总录》芜荑汤；或与木香、大茴香同用，如《本草汇言》所载巢氏方。

《海药本草》："得诃子、豆蔻良。"

《本草元命苞》："芜荑为使。"

《得宜本草》："得诃子治儿冷痢，得槟榔能杀诸虫。"

《得配本草》："配干漆，治虫痛；配诃子、豆蔻，治小儿疳泻冷痢；配川连，治疳热生虫；配川连末、猪胆汁丸，疗惊痫；配暖胃养血理中等药，治鳖瘕；君猪脂涂热疮；拌蜂蜜搽湿癣。"

【用量用法】 内服：煎汤，3～10g，或入丸、散。外用：研末调敷，适量。

【使用注意】 脾胃虚弱者慎服。不宜多服。

《食疗本草》："可少食之，伤多发热、心痛，为辛故也。"

《本草汇言》："中病即止，如久服多服，不免有伤胃气，司业者当自量之。"

《本草从新》："脾胃虚者，虽有积，勿概投。"

《得配本草》："脾、肺燥热者禁用。"

【附方】 （1）**治脾胃有虫，食即痛，面黄无色，疼痛，痛无时**：芜荑仁二两，和面炒令黄色，为末，非时，米饮调二钱匕。--《千金要方》

（2）**治大人、小儿蛔咬心痛，大痛不可忍，或吐青黄绿水、涎沫，或吐虫出，发有休止**：芜荑、雷丸各半两，干漆(捶碎，炒大烟尽)一两。上为细末。每服三钱，温水七分盏，调和服，不拘时，甚者不过三服。小儿每服半钱。--《奇效良方》之"芜荑散"

（3）**治小儿虫痫，胃寒虫上，诸证危恶，与痫相似**：白芜荑、干漆(烧存性)等分。为末。米饮调服一字至一钱。--《医准》

（4）**治小儿疳虫，疠刺腹痛**：芜荑一分，槟榔(锉)二钱，鹤虱(炒)半两。上三味，为末，蒴猪胆丸，如麻子大。每服五丸，量儿大小加减。--《圣济总录》之"化虫丸"

（5）**治因疳生虫，五心烦热**：用芜荑、黄连、神曲(炒)等分，为末，面糊丸如黍米大，空心米饮下。--《卫生易简方》

（6）**治小儿蛔虫动作，多吐清水**：芜荑仁三分，狼牙草半两，白蔹一分。七件药捣细罗为散，每服空腹以温酒调下半钱。--《圣惠方》

（7）**治久痢不瘥，有虫，兼下部脱肛**：芜荑二两(微炒)，黄连一两(去须，微炒)，蚺蛇胆半两。上件药捣罗为末，炼蜜和丸，如梧桐子大。每服以杏仁汤下三十丸，日再服。--《圣惠方》之"芜荑丸"

（8）**治久患脾胃气泄不止**：芜荑五两，捣末，以饭丸。每日空心午饭前，各用陈米饮下三十丸，增至四十丸。--《续传信方》

（9）**治诸积冷气**：芜荑一两(炒)，大茴香、木香各五钱。共为末，红曲打糊为丸，梧桐子大。每早服三钱，白汤下。--《本草汇言》引巢氏方

（10）**治惊风后失音**：芜荑(炒)、神曲(炒)、麦芽(炒)、黄连(去毛)各等分。上用猪胆汁糊为丸。木通汤送下；或木香、陈皮、甘草煎汤吞下。--《普济方》之"肥儿丸"

（11）**治膀胱气急，宜下气**：芜荑，捣，和食盐末。二物等分，以绵裹如枣大，内下部，或下水恶汁并下气佳。--《外台》

（12）**治下血结阴**：芜荑一两，捣碎，研令细，用纸裹压去油，再研为末，用雄猪胆丸梧桐子大。每服九丸，甘草汤下，日五、六服。--《普济方》之"芜荑丸"

（13）**治痰多咳嗽**：大果榆 15g，橘红 9g，甘草 3g，水煎服，日 2 次。--《吉林中草药》

（14）**治湿癣** 用芜荑为末，和白蜜涂。--《卫生易简方》

（15）**治唇生白点**：芜荑炒，干漆炒，烟尽。各等分，上为末，每服五分，滚汤调下。--《丹台玉案》

（16）**治牙齿痛**：芜荑仁安蛀孔上，有缝就窒之，立效。--《世医得效方》

榆钱

【别名】 榆钱《本草省常》，榆实《本经》，榆荚仁《证类本草》，榆子、榆仁《食疗本草》。

【来源】 为榆科植物榆树 *Ulmus pumila* L.的果实或种子。

【原植物】 榆 又名枌《诗经》，白榆《毛诗传》，白枌《尔雅》，零榆《本经》，枌榆《尔雅》(郭璞注)，榆钱树《救荒本草》，家榆、春榆、粘榔树《全国中草药汇编》，钻天榆、钱榆《中药大辞典》。落叶乔木，树干端直，高达20m。树皮暗灰褐色，粗糙，有纵沟裂；小枝柔软，有毛，浅灰黄色。叶互生，纸质；叶柄长2～10m，有毛；托叶早落；叶片倒卵形、椭圆状卵形或椭圆状披针形。长2～8cm，宽1.2～2.5cm，先端锐尖或渐尖，基部圆形或楔形，上面暗绿色，无毛，下面幼时有短毛，老时仅脉腋有毛，边缘具单锯齿；侧脉明显，9～18对。花先叶开放，簇生成聚伞花序，生于去年枝的叶腋；花被钟形，4～5裂；雄蕊与花被同数，花药紫色；子房扁平，1室，花柱2。翅果近圆形或倒卵形，长1～1.5cm，宽0.8～1.2cm，光滑，先端有缺口，种子位于翅果中央，与缺口相接；果柄长约2mm。花期3～4月，果期4～6月。见（图81）

本植物的叶（**榆叶**）、枝（**榆枝**）、树皮（**榆白皮**）均供药用，此外，其皮部涎汁可外涂疗癣，详见下述。

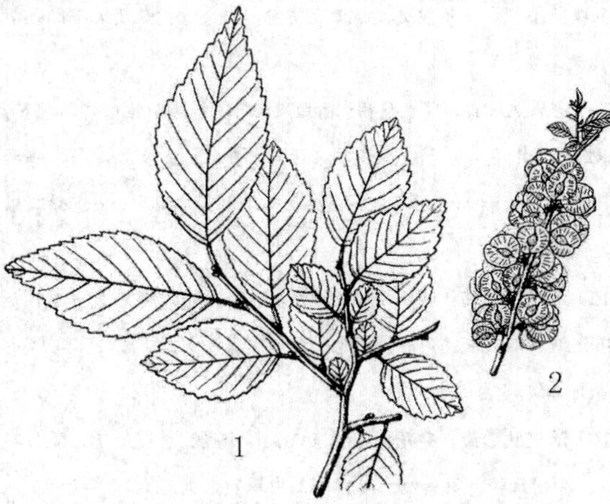

（图81）**榆树**

1.叶枝 2.果枝

【生长分布】 生于河堤、田埂、村旁、路边；对土壤要求不严，抗盐碱能力较强。邹平各乡镇均有分布。

【采收加工】 每年4～6月果实成熟时采收，除去果翅，晒干。

【性状鉴别】 翅果类圆形或倒卵形，直径1.2～1.5cm；先端有缺口，基部有短柄，长约2mm。果翅类圆形而薄，表面光滑，可见放射状脉纹。种子长椭圆形或卵圆形，长1～1.5cm，直径约5mm，位于翅果上部或近上部，与缺口的底缘密接。

【性味归经】 味甘、微辛，性平。

【功用主治】 健脾安神，清热利水，消肿杀虫。主治失眠，食欲不振，带下，小便不利，水肿，小儿疳热羸瘦，烫火伤，疮癣。

《本草经集注》："初生荚仁以作糜羹，令人多睡。"

《本草拾遗》："主妇人带下，和牛肉作羹食之。"

《宝庆本草折衷》："疗小儿火疮痂疕，及杀诸虫。"

《医林纂要·药性》："补肺，止渴，敛心神。"

《本草省常》："养肺益脾，下恶气，利水道，久食令人身轻不饥。"

《山西中草药》："安神，止带，助消化。"

《内蒙古中草药》："和胃。治食欲不振。"

《全国中草药汇编》："安神健脾。治神经衰弱。"

【用量用法】 内服：煎汤，10～15g。外用：研末调敷，适量。

【附方】 （1）**治神经衰弱，失眠，心悸**：榆钱12g，合欢皮9g，夜交藤15g，五味子4.5g，煎服。--《安徽中草药》

（2）**治体虚白带**：①榆钱和白面蒸发糕吃。--《山西中草药》 ②榆钱15～30g，水煎服。--《内蒙古中草药》

（3）**治疳热瘦悴有虫**：榆仁(去皮)、黄连(去头)各一两。上为细末，用猪胆七个，破开取汁，与二药同和入碗内，甑上蒸九日，每日一次，候日数足，研麝香五分，汤浸一宿，蒸饼同和成剂，丸如绿豆大。每服五七丸至一二十丸，米饮下，无时。--《小儿药证直诀》之"榆仁丸"

（4）**治疗癣疮**：新鲜榆钱100g。将榆钱浸泡于75％乙醇500ml中，密封64h后压榨去渣。洗净患处，涂擦该药液，每日3～5次。若用干品，先用开水泡涨再浸酒内。治疗80例，其中手足癣56例，体癣24例。痊愈71例，好转9例，总有效率100％。1年后随访68例，复发3例，远期疗效率95.5％。病程最长5年，最短1个月，平均2.5年；疗程最长30天，最短5天，平均12d。--《中国中药杂志》王广见，等.1990，15(9)：58

榆叶

味甘，性平。清热利尿，安神，祛痰止咳。主治水肿，小便不利，石淋，尿浊，失眠，暑热困闷，痰多咳嗽，酒鼓鼻。内服：煎汤，5～10g，或入丸、散。外用：煎水洗，适量。

附方 （1）**治体虚浮肿**：榆叶、榆树皮各适量；取新鲜鲤鱼250～500g左右的1条(去肠杂，洗净)，将上药塞满鱼腹，水煮，食肉喝汤。--《安徽中草药》

（2）**治胆热虚劳不眠**：榆叶同酸枣仁等分，蜜丸，日服。--《纲目》

（3）**治妒乳**：榆木叶，生服一两。--《普济方》

榆枝

味甘，性平。利尿通淋。主治气淋。内服：煎汤，9～15g。

附方 **治气淋，脐下满急切痛**：榆枝半两，石燕子三枚。上二味，粗捣筛。每服三钱匕，水一盏，煎至七分，去滓温服，不拘时。--《圣济总录》之"榆枝汤"。

榆白皮

【别名】 榆白皮《药性论,》榆皮《本经》，榆根白皮《千金要方》，榆树皮《山西中草药》。

【来源】 为榆科植物榆树 *Ulmus pumila* L.的树皮、根皮。

【原植物】 参见"榆钱"。

【采收加工】 春、秋季采收根皮；春季或8～9月间割下老枝条，立即剥取内皮晒干。

【性状鉴别】 本品呈板片状或浅槽状，长短不一，厚3～7mm。外表面浅黄白色或灰白色，较平坦，皮孔横生，嫩皮较明显，有不规则的纵向浅裂纹，偶有残存的灰褐色粗皮；内表面黄棕色，具细密的纵棱纹。质柔韧，纤维性。气微，味稍淡，有粘性。

【主含成分】 含β-谷甾醇(*β-sitosterol*)，豆甾醇(stigmasterol)等多种甾醇类，及鞣质、树胶、脂肪油。

【药理】 **抗菌作用** 榆白皮制成的药粉 50mg/ml 对甲、乙型链球菌有抑菌作用，100mg/ml 对白色葡萄球菌、绿脓杆菌、伤寒杆菌有抑菌作用，200mg/ml 对大肠杆菌、结核杆菌有抑菌作用。

【性味归经】 味甘，性微寒。归肺、脾、膀胱经。

【功用主治】 利水通淋，祛痰，消肿解毒。主治水肿，小便不利，淋浊，带下，咳喘痰多，失眠，内外出血，难产胎死不下，痈疽，瘰疬，秃疮，疥癣。

《本经》："主大小便不通，利水道，除邪气。"

《别录》："主肠胃邪热气，消肿，疗小儿头疮痂疕。"

《药性论》："主利五淋，治不眠，疗齁。"

《食疗本草》："主暴患赤肿，亦治女人奶乳肿。"

《日华子》："通经脉。"

《本草图经》："孕妇滑胎方多用之。"

《本草元命苞》："作糜羹，令人多眠，杀虫，下气，火灼疮嚼封。"

《纲目》："利窍，渗湿热，行津液，消痈肿。"

《本草药性大全》："压丹石，利关节。"

《本草汇言》："肿满喘嗽，或丹石留毒，或胎滞难生，一切肠胃中火滞、气滞、痰滞，诸有形之物，咸可奏功。"

《医林纂要·药性》："补肺清金，益气敛神，行痰去湿，通利关窍，安神。亦治泻痢，催生，下死胎。"

《萃金裘本草述录》："治痈疽发背，瘰疬。"

《全国中草药汇编》："主治骨折，外伤出血。"

《青岛中草药手册》："杀虫。"

《河北中草药》："益脾消食，止带。"

【用量用法】 内服：煎汤，9～15g，或研末。外用：煎水洗，或捣敷，或研末调敷，适量。

【使用注意】 脾胃虚寒者慎服。

《纲目》："若胃寒而虚者，久服渗利，恐泄真气。"

《中国药学大辞典》："服后往往大便秘结，故时时兼用缓下剂。又此药煎浓则药汁稠粘，味恶难服，须如前述(即宽水煎)，则稍收敛之味已耳。"

【附方】 (1)**治身体暴肿满**：榆皮捣屑，随多少，杂米作粥食，小便利。--《备急方》

(2)**治大小便不通**：榆白皮三两，桂心二两，滑石六两，甘草三两(炙)。上四味，以水一斗，煮取三升，分三服。--《外台》引《范汪方》

(3)**治气淋，寒淋，小腹满及手足冷**：榆白皮、当归各半两。上细锉，水一大盏，煎六分，去滓，磨入石燕一枚，顿服。--《普济方》

(4)**治虚劳尿白浊**：榆白皮(切)二斤，水二斗，煮取五升，分五服。--《千金要方》

(5)**治小便出血，水道中涩痛**：榆白皮(锉)三两，冬葵子一合，滑石二两，石韦(去毛)、瞿麦(用穗)、生干地黄各一两。上六味粗捣筛，每服五钱匕，水一盏半，煎至六分，去滓，入笔头灰半钱匕，搅匀。食前温服。--《圣济总录》之"榆白皮汤"

(6)**治慢性气管炎**：榆根白皮 12g，马兜铃、紫菀各 9g，水煎服。--《安徽中草药》

(7)**治不得眠**：用榆白皮阴干，为末，每日朝、夜用水五合，末三钱，煎如膏服。--《卫生易简方》

(8)**治妊娠堕胎后，下血不止**：榆白皮(制净，锉碎)、当归(切，焙)各半两。上二味粗捣筛，每服三钱匕，水一盏，入生姜三片，同煎至七分，去滓，空心服。--《圣济总录》之"榆白皮煮散"

(9)**治外伤性出血**：榆树韧皮，放在 75%乙醇中浸泡 7 天，取出阴干，研细末外用。--《单方验方新医疗法选编》(徐州)

(10)**治滑胎，令易产**：榆白皮，为细末。每服一钱，空心白汤调下，自入月每日三服。--《卫生宝鉴产科备要》

(11)**治母子俱死者，产难及胎不转动**：榆白皮(三两)，葵子五合，甘草(炙)、桂心各一两。上四味切，以水四升，煮取二升。服一升，须臾不产，更服一升。忌海藻、菘菜、生葱。--《备急方》

(12)**治体虚带下**：榆根白皮、山药、党参各 15g，白果 8 个，升麻、柴胡各 6g，水煎服。--《安徽中草药》

(13)**治痈疽发背**：榆根白皮(切)清水洗，捣极烂，和香油敷之。留头出气，燥则以苦茶频润，不粘更换新者，将愈，以桑叶捣烂随大小贴之，口合乃止。--《救急良方》

(14)**治风热肿毒，项生瘰疬**：榆白皮(锉)、槐白皮(锉)、赤小豆、大麦面、桑白皮(锉)、川朴硝、皂荚(去黑皮，涂酥炙微黄焦，去子)，以上各半两，捣细罗为散，用鸡子清和如膏，以旧布上摊，可依肿大小贴之，干即易之。--《圣惠方》之"榆白皮散"

(15)**治烧、烫伤**：榆树皮 10g，大黄 10g，酸枣树皮 10g，用 75%乙醇浸泡 48h 过滤，取滤液。用时清洁创面，用喷雾法向患部喷撒。--《中草药新医疗法资料选编》(内蒙古)

(16)**治皮肤感染，褥疮**：榆树皮 60g，小蓟、紫花地丁、蒲公英、马齿苋各 15g，共研细粉，敷患处。--《全国中草药汇编》

(17)**治紫癜，白癜风**：榆树皮烧灰存性，为末，糟茄蘸擦。--《卫生易简方》

(18)**治小儿白秃疮**：榆白皮捣末，醋和涂之。--《子母秘录》

棒棒木

【来源】 为榆科植物小叶朴 *Celtis bungeana* Bl.的树干、枝条。

【植物形态】 小叶朴 又名黑弹树、光皮朴《东北经济树木图说》，棒子木、白麻子《中国经济植物志》，黑弹木、棒棒树、棒子树、木黄瓜树、白麻树《全国中草药汇编》。落叶乔木，高达 10m，树皮灰色或暗灰色；当年生小枝淡棕色，老后色较深，无毛，散生椭圆形皮孔，去年生小枝灰褐色；冬芽棕色或暗棕色，鳞片无毛。叶厚纸质，狭卵形、长圆形、卵状椭圆形至卵形，长 3～7(～15)cm，宽 2～4(～5)cm，基部宽楔形至近圆形，稍偏斜至几乎不偏斜，先端尖至渐尖，中部以上疏具不规则浅齿，有时一侧近全缘，无毛；叶柄淡黄色，长 5～15mm，上面有沟槽，幼时槽中有短毛，老后脱净；萌发枝上的叶形变异较大，先端可具尾尖且有糙毛。果单生叶腋(在极少情况下，一总梗上可具 2 果)，果柄较细软，无毛，长 10～25mm，果成熟时兰黑色，近球形，直径 6～8mm；核近球形，

肋不明显，表面极大部分近平滑或略具网孔状凹陷，直径 4～5mm。花期 4～5 月，果期 10～11 月。见（图 82）

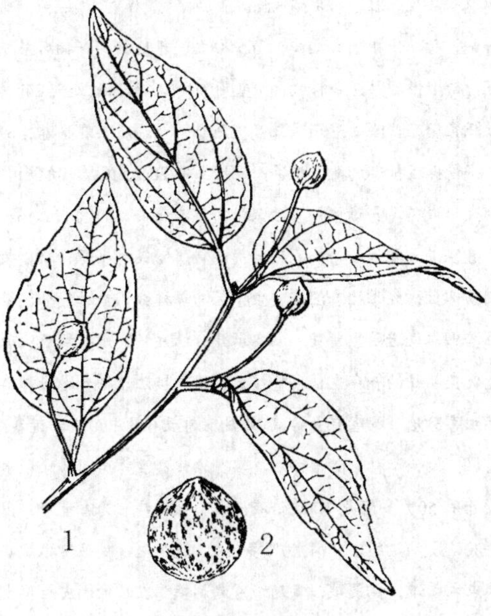

（图 82）**小叶朴**

1.果枝 2.果实

【生长分布】 生于低山、丘陵地区。邹平南部山区及城区绿化有分布。

【采收加工】 夏季割取枝条，切薄片，或伐取树干刨成薄片，晒干。

【性状鉴别】 树干多刨成薄片状，外表面灰色，平滑。茎枝圆柱状，灰褐色，有光泽；断面色白，纹理致密；质坚硬。气微香，味微苦。

【主含成分】 茎含挥发油，糖类，羟基桂皮酰胺的衍生物，生物碱。树皮和心材含生物碱，皂甙，β 型强心甙，不饱和甾醇，内酯，挥发油，脂肪和糖类。

【药理】 （1）**止咳作用** 小鼠腹腔注射棒棒木水煎剂、醚提取物及挥发油部分(氨水喷雾引咳法)均有止咳作用。从棒棒木分离出来的 N 对羟基苯乙基一对羟基桂皮酰胺已经动物试验证明有止咳作用。

（2）**祛痰、平喘作用** 棒棒木水煎剂以及醚、氯仿和乙醇的提取物腹腔注射均有祛痰作用(小鼠酚红法)，但各种提取物均无平喘作用(豚鼠组胺喷雾法)。

（3）**抗菌作用** 棒棒木的乙醚提取物对肺炎链球菌、甲链球菌、卡他球菌和流感杆菌都有一定抑制作用，根、皮、茎、叶和茎皮均有效。

（4）**毒性** 棒棒木水煎剂 20g/kg，40g/kg 和 60g/kg 腹腔注射于小鼠，观察 3 天未见异常。棒棒木根注射液及醋酸铅沉淀的乙醚提取液腹腔注射后[剂量分别为 30g(生药)/kg 和 15g(生药)/kg]动物有翻正反射消失及呼吸变慢等，持续 20 分钟左右恢复。

【性味归经】 味辛、微苦，性凉。

【功用主治】 祛痰，止咳，平喘。主治慢性咳嗽，哮喘。

【用量用法】 内服：煎汤，30～60g。

【附方】 （1）**治慢性支气管炎**：①棒棒木 60g(劈成薄片或刨成刨花)，地龙 9g，百部 9g，黄芩 9g，急火先煎棒棒木 1～2h，成浓茶色，再加余药，煎 2 次，将药液混合后，分两次早、晚服用， 每日 1 剂，10 天为 1 疗程。--《新医药研究》1971，(4～5)：42] ②棒棒木 180g，穿山龙 9g，桔梗 30g，黄芩 15g，金银花 15g。先将棒棒木劈成薄木片，加水浸泡 2h 成浓茶色后，再加他药。每剂第 1 煎加水 2000ml，煎成 800ml；第 2 煎加水 1000ml，煎成 400ml。将两次煎液和匀备用，每剂分 4 日服完，每日 3 次，每次 100ml(儿童酌减)，服 4 剂为 1 疗程，中间休息 4 天后再服用。--《内蒙古中草药》

（2）**治支气管哮喘，慢性支气管炎**：①棒棒木 60g，白糖 15g，棒棒木水煎约 40 分钟成浓茶色，放入白糖，连煎 3 次。每晚服 1 次。 ②棒棒木 1500g，甘草 90g，将两药切碎，加水 800ml，煎至 3000mt，每日 3 次，每次服 10ml。--《全国中草药新医疗法展览会资料选编》

（3）**治疗慢性气管炎**：用棒棒木粗粉浸泡煎煮、浓缩，以乙醇提取制成针剂，每 lml 含生药 1g。每日 2 次肌内注射，每次 2ml，10 天为 1 疗程。治疗 653 例，有效率为 93％。以止咳作用较为明显。用药后患者普遍反映食欲增加，睡眠好。除个别患者有口干、发热外，未发现其他副反应。--《全国防治慢性气管炎 18 种有效药物方剂研究进展简介》(1972 年） 或将棒棒木制成浸膏糖衣片，每片含生药 4.6g。口服，每日 2 次，每次 5 片。10 天为 1 疗程。观察 190 例，经 3 个疗程，治愈 8 例(4.2％)，显效 40 例(21.1％)，好转 105 例(55.3％)，无效 37 例(19.5％)。据观察，本品对咳嗽、咯痰、喘息及炎症均有一定的效果，以止咳平喘效果较好；对单纯型的有效率比喘息型略高。服药过程中，个别患者有头昏、心慌、气短及恶心，5 例患者血压明显升高。--《防治气管炎肿瘤资料汇编》（河北省保定市）.1972，(9)：20

杜仲

【别名】 杜仲《本经》，思仙《本经》，思仲、木绵《别录》，櫁《本草图经》，石思仙《本草衍义补遗》，扯丝皮《湖南药物志》，丝连皮《中药志》，棉皮(河南)，玉丝皮(四川)，丝棉皮(陕西)，丝绵树皮。

【名释】 《纲目》云：“昔有杜仲服此得道，因以名之。思仲、思仙，皆由此义。其皮中有银丝如绵，故日木绵。”其他如丝棉皮、扯丝皮等亦由此木皮折断后现白丝而名。

【来源】 为杜仲科植物杜仲 *Eucommia ulmoides* Oliv.的树皮。

【植物形态】 落 叶乔木，高达 20m，胸径约 5cm；树皮灰褐色，粗糙，内含橡胶，折断拉开有多数细丝。嫩枝有黄褐色毛，不久变秃净，老枝有明显的皮孔。芽体卵圆形，外 面发亮，红褐色，有鳞片 6～8 片，边缘有微毛。叶椭圆形、卵形或矩圆形，薄革质，长 6～15cm，宽 3. 5～6. 5cm；基部圆形或阔楔形，先端渐尖；上 面暗绿色，初时有褐色柔毛，不久变秃净，老叶略有皱纹，下面淡绿，初时有褐毛，以后仅在脉上有毛；侧脉 6～9 对，与网脉在上面下陷，在下面稍突起；边缘有 锯齿；叶柄长 1～2cm，上面有槽，被散生长毛。花生于当年枝基部，雄花无花被；花梗长约 3mm，无毛；苞片倒卵状匙形，长 6～8mm，顶端圆形，边缘有 睫毛，早落；雄蕊长约 1cm，无毛，花丝长约 1mm，药隔突出，花粉囊细长，无退化雌蕊。雌花单生，苞片倒卵形，花梗长 8mm，子房无毛，1 室，扁而长， 先端 2 裂，子房柄极短。翅果扁平，长椭圆形，长 3～3. 5cm，宽 1～1. 3cm，先端 2 裂，基部楔形，周围具薄翅；坚果位于中央，稍突起，子房柄长 2～3mm，与果梗相接处有关节。种子扁平，线形，长 1.4～1.5cm，宽 3mm，两端圆形。早春开花，秋后果实成熟。

杜仲的嫩叶（**杜仲芽**）、叶（**杜仲叶**）也供药用，详见下述。

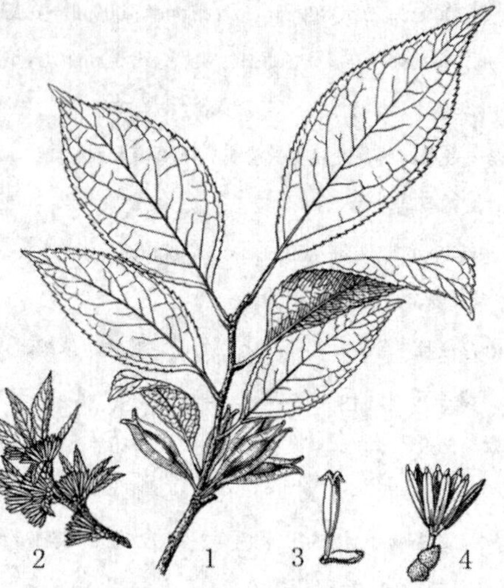

（图 83）**杜仲**

1.果枝 2.花枝 3.雌花 4.雄花

【生长分布】 生于海拔 300～500m 的低山、谷地或疏林中，邹平园林及有的庭院有栽培。

【采收加工】 栽培 10～20 年，用半环剥法剥取树皮。6～7 月高温湿润季节，此时杜仲树形成层细胞分裂比较旺盛，在离地面 100m 以上树干，切树干的一半或三分之一，注意割至韧皮部时不伤形成层，然后剥取树皮。经 2～3 年后树皮重新长成。环剥法，用芽接刀在树干分枝处的下方，绕树干环切一刀，再在离地面 l0cm 处再环切一刀，再垂直向下纵切一刀，只切断韧皮部，不伤木质部，然后剥取树皮。剥皮宜选多云或阴天，不宜在雨天及炎热的晴天进行。加工：剥下树皮用开水烫泡，将皮展平，把树皮内面相对叠平，压紧，四周上、下用稻草包住，使其发汗，经 1 星期后，内皮略成紫褐色，取出，晒干，刮去粗皮，修切整齐，贮藏。

【栽培要点】 **生物学特性** 喜温暖湿润气候，耐寒性较强。自然分布区年平均温度 13～17℃，年降水量 500～1500mm。以阳光充足，土层深厚肥沃、富含腐殖质的砂质壤上、粘质壤土栽培为宜。

栽培技术 用种子、扦插、压条、分蘖、嫁接繁殖。以种子繁殖为主。从杜仲树皮的形态特征可分为粗皮杜仲(青冈皮)与光皮杜仲(白杨皮)两种类型，栽培以光皮杜仲为优。①种子繁殖：选 20～40 年生的生长发育健壮、树皮光滑、无病虫害和未剥过树皮的植株，9～10 月果实成熟后采摘，晾干，扬净，切忌曝晒。尤以有光泽、饱满、新鲜、色呈淡褐色者为优。种子寿命短，不宜用陈种。千粒重 57～1309。播种期为冬播(11～12 月)或春播(2～3 月)，以冬播为宜。春播因种子外皮含胶质，干燥后会影响发芽，播前将种子在 20～25℃温水中浸泡 2～3 天，每日换水 1 次，待种子膨胀后再用湿砂拌匀，每隔 2～3 天翻动 1 次，约经 15 天左右种子即可萌动。每 1 小时 m^2 用种量 75～150k9。播种方法用条播法，按行距 20～30cm 开条沟，沟深 4cm，将种子均匀播入沟内，覆土 1～1.5cm，稍加镇压，浇水，覆盖草，以防霜冻。出苗后，幼苗 5～7cm 时，选阴天进行第 1 次间苗，苗高 15～20cm 时进行第 2 次间苗或定苗。苗期适量灌水，保持土壤湿润，7～8 月生长旺盛时，加强施肥，全年施肥 6～8 次，有机肥和无机肥交替施用。培育 1～2 年移植。穴栽，行、株距各 2.5m×3m。②扦插繁殖：剪取一年生嫩枝，剪成 5～6cm 长的插穗，5 月初按行、株距 20cm×10cm 开穴扦插，插入土中三分之二，留三分之一于地面，扦插后搭棚遮荫，保持土壤湿润，待生根后第 2 年移栽。亦可用 $50×10^{-6}$ 萘乙酸处理 24h，可提高插条成活率。压条繁殖：用普通压条或高空压条。普通压条在早春(1～2 月)植株未萌动前，将母株近根部的健壮枝条，压入土中 20cm 左右，使枝梢露出地面，1 年后即可生根成苗，与母体分离后栽种。高空压条，3～4 月或 6～7 月，选 2～3 年生，直径 lcm 粗的枝条，割伤后用塑料薄膜或对半开竹筒盛装肥土，包裹于枝条割伤部位，经常检查湿度，生根后与母株分离栽种。分蘖繁殖，用砍树后的枝桩培土，促进萌生新芽，初冬劈开分株栽种。嫁接繁殖：取二年生苗作砧木，选优良品种的一年生枝条作接穗，用切接法于早春进行嫁接。

病虫害防治 病害有立枯病，4 月下旬至 6 月中旬病苗近茎基部腐烂变褐，收缩腐烂，倒伏干枯。防治方法，实行轮作和注意田间排除积水，发病时拔除病株，并用 50%多菌灵 1000 倍液浇灌。叶枯病，为害叶片，出现褐色病斑或破裂穿孔，发病期间，可喷 50%多菌灵 1000 倍液。另有根腐病为害。虫害有六星黑点木蠹蛾、褐蓑蛾、黄刺蛾、扁刺蛾。在杜仲剥皮后再生新皮时遭受柏夜蛾、樱桃双斜带卷叶蛾、黑色甲虫为害。可用 50%西维因可湿性粉剂 1：400 倍液或 50%西维因 1：50 倍液，加入一定量牛胶(约 0.5%)涂刷在新皮上、下两端的树干上，形成两个"保护圈"，可防虫害袭击。其他还有蚜虫等为害。

【性状鉴别】 树皮呈扁平的板块状、卷筒状，或两边稍向内卷的块片，大小不一，厚 2～7mm。外表面淡灰棕色或灰褐色，平坦或粗糙，有明显的纵皱纹或不规则的纵裂槽纹，未刮去粗皮者有斜方形、横裂皮孔，有时并可见淡灰色地衣斑。内表面暗紫褐色或红褐色，光滑。质脆，易折断，折断面粗糙，有细密银白色并富弹性的橡胶丝相连。气微，味稍苦，嚼之有胶状残余物。见（图 84）

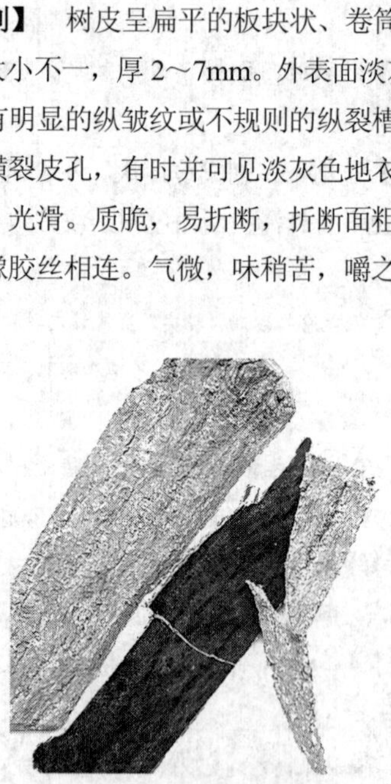

（图 84）**杜仲（树皮）**

【显微鉴别】 （1）树皮横切面：老树皮有较厚的落皮层。韧皮部极厚，有 5～7 条断续的石细胞环带，每一环带为 3～5 列石细胞，并偶伴有少数纤维，近石细胞环带处尚可见橡胶质团块。纵切面观，此种橡胶质存在于橡胶细胞(*1actiferous cell*)中。射线宽 2～3 列细胞，穿过石细胞环带并向外辐射。见下(图 85)

（2）粉末特征：棕色。①石细胞众多，大多成群，类长方形、类圆形、长条形或不规则形，直径 20～80μm，长约 180μm，壁厚，孔沟明显，有的胞腔中含有胶丝团块。②木栓细胞成群或单个散在，表面观多角形，直径 15～40μm，壁不均匀增厚，木化，有明显的细小纹孔；侧面观长方形.壁一面薄，三面增厚，孔沟明显。③橡胶丝成条或扭曲成团，表面观颗粒性。④淀粉粒极少，类球形，直径 3～8μm。

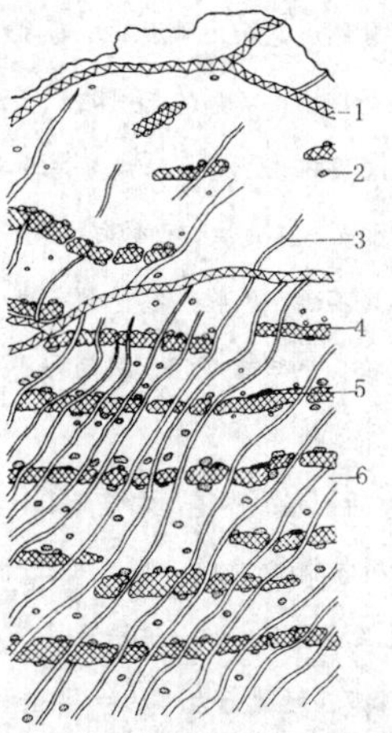

（图 85）**杜仲(树皮)横切面简图**

1.木栓层 2.橡胶质 3.射线 4.石细胞 5.纤维群 6.韧皮部

【理化鉴别】 （1）取本品粉末 1g，加氯仿 10ml，浸渍 2h，滤过，滤液挥干，加乙醇 10ml，产生具弹性的胶膜。

（2）本品在紫外光灯下，外表面显暗紫褐色荧光，内表面显黄棕色荧光，断面显紫色荧光。

（3）取杜仲粉末 2g，加蒸馏水 20ml，在 50～60℃水浴上加热 lh，滤过。滤液滴在滤纸上，喷以三氯化铁一铁氰化钾试液，显蓝色斑点(酚酸反应)。

（4）取杜仲粉末 2g，加乙醇 20ml，在水浴上回流 30 分钟后滤过。滤液滴在滤纸上，喷以 20%氢氧化钠溶液，显浅黄色斑点。(红杜仲显紫色斑点，丝棉木不显色)

【主含成分】 树皮含多种木脂素及其甙类成分，如右旋丁香树脂酚(*syringaresinol*)，右旋丁香树脂酚葡萄糖甙(*syringaresinol-O-β-D-glucopyranoside*)等。还含多种环烯醚萜类成分，如桃叶珊瑚甙(*aucubin*)，杜仲甙(*ulmoside*)即是桃叶珊瑚甙元-1-β-异麦芽糖甙(*aucubigenin-1-β-isomaltoside*)等。还含酚性成分，如消旋的苏式-1-(4-愈创木酚基)甘油(*threo-guaiacylglycerol*)等。还含三萜成分，如白桦脂醇(*betulin*)等，以及 17 种游离氨基酸和锗、硒等 15 种微量元素。还含 22.5％杜仲胶。

【药理】 （1）**降压作用** 杜仲煎剂给麻醉犬静脉注射，煎剂或醇提取液给麻醉猫静脉注射均可引起快速而持久的降压作用，煎剂优于醇提取物，炒杜仲优于生杜仲，动物原来血压水平较高时，给药后降压程度也较大，短期内重复给药产生快速耐受现象。灌胃给药降压作用较差，肾型高血压犬灌服杜仲煎剂 4 星期后，其收缩压只降低 4%～10%。近年研究初步证明其主要降压成分为右旋松脂酚双葡萄糖甙，对自发性高血压大鼠(SHR)静注 30mg/kg 即可显著降低血压。阿托品化及切断双侧迷走神经皆不影响其降压效果，说明其降压与副交感神经系统无关。

（2）**对免疫功能的影响** 杜仲水煎剂醇提取液能抑制 2，4 二硝基氯苯(DNCB)所致小鼠迟发型超敏反应，对抗大剂量氢化可的松所致的 T 细胞降低，使荷瘤(肉瘤 S_{180})小鼠外周血中 T 细胞百分比上升，腹腔巨噬细胞吞噬功能增强，杜仲皮、叶、枝、再生皮的作用相似。杜仲皮、叶、枝、再生皮水煎醇提取液对小鼠血中炭末廓清率和腹腔巨噬细胞吞噬鸡红细胞均有增强作用，并可对抗氢化可的松所致细胞吞噬功能的抑制。上述各种制剂对正常及被环磷酰胺抑制的小鼠血清溶血素形成以及天花粉所致小鼠速发型超敏反应均无影响。以上结果表明，杜仲可以调节细胞免疫功能使之平衡，而对体液免疫的影响不大。

（3）**对垂体-肾上腺皮质系统功能的影响** 杜仲水煎剂醇提取液给人鼠灌胃 6g(生药)/kg，连续 6d，可使大鼠外周血中嗜酸性粒细胞及淋巴细胞减少，肝糖原增加，血糖升高，胸腺萎缩，血浆中皮质醇含量增加。表明杜仲具有兴奋垂体-肾上腺皮质系统的作用。杜仲叶、枝和再生皮作用相似。

（4）**对子宫的作用** 杜仲煎剂高浓度能对抗垂体后叶素和乙酰胆碱引起的妊娠小鼠离体子宫的兴奋作用；杜仲皮的水煎剂或醇提取液对正常或妊娠大鼠离体子宫有抑制作用，并能对抗乙酰胆碱对子宫的兴奋。生杜仲、杜仲炭和砂烫杜仲煎剂对大鼠离体子宫也有抑制作用，并能对抗垂体后叶素的兴奋。杜仲煎剂对兔离体子宫也能抑制垂体后叶素的兴奋，但对猫离体子宫则有较弱的兴奋作用。

（5）**利尿作用** 生杜仲、炒杜仲煎剂或醇提取液静脉注射对麻醉犬均有利尿作用，即使在降压作用已发生急速耐受现象的犬仍表现有利尿作用。大鼠灌服杜仲煎剂或醇提取液也有利尿作用。

（6）**其他作用** 小鼠腹腔注射杜仲水煎醇提取液 20g/kg 或灌胃 60g/kg，均可减少其自发活动。热板法试验证明小鼠腹腔注射杜仲煎剂或醇提取液有明显镇痛作用。杜仲皮的醇提取液灌服可抑制大鼠蛋清性足肿。采用氢化可的松造成小鼠"类阳虚"模型，生杜仲或盐杜仲煎剂灌服可使低下的红细胞超氧化物歧化酶(SOD)活力升高，肾上腺重量增加，但脾重量不增加。小鼠灌服杜仲水煎醇提取液使血浆 cAMP 和 cGMP 明显升高。杜仲叶、枝和再生皮的作用相似。

（7）**毒性** 小鼠灌服生杜仲或盐杜仲煎剂 120g/kg，观察 7 天，无死亡。小鼠腹腔注射杜仲煎剂 LD_{50} 为 17.30±0.52g/kg。大鼠灌服杜仲皮煎剂或醇提取液 3.5g/kg，每日 1 次，连续 21 天，未发现任何异常(包括体重、血常规、肝功能和肝肾切片镜检)。大鼠每日腹腔注射 35％杜仲煎剂 1ml/只，共 31 天；豚鼠腹腔注射上述煎剂 2ml/只，共 31 天；兔每日灌服上述煎剂 10ml/只，共 28 天；犬每日腹腔注射上述煎剂 10ml/只，共 42d。用药完毕后处死动物，作心、肝、脾、肾切片镜检，仅见肾小管上皮细胞轻度水肿、变性，肝、脾、心均未发现异常。犬若灌胃 100％煎剂，每日 20g/kg，共 14 天，除有安静表现外无异常，但有 1 只犬发生贪睡，运动迟钝，呕血死亡。

【炮制】 盐杜仲 ①取杜仲丝或块，用盐水拌匀，闷透，置锅内，用文火加热，炒至断丝，表面焦黑色，取出放凉。每杜仲丝或块 100kg，用食盐 2kg。②或取杜仲丝或块，用盐水拌匀，润透，置锅内，用中火加热，炒或砂烫至丝易断，取出放凉。每杜仲丝或块 100kg，用食盐 2kg。③或取杜仲丝或块，用盐水润透，放置一夜，蒸 1 小时，取出，干燥。每杜仲丝或块 100kg，用食盐 0.9kg。盐杜仲增强补肾强腰作用。

炮制研究：除去粗皮的杜仲，其总成分煎出率比未去粗皮者高。盐杜仲在降压和对子宫的抑制作用方面比生品强。用盐量和加热方式，以 2％的用盐量加水溶化拌匀后再加热为好，加热方法以较低温度长时间加热至断丝为佳，其总成分溶出率和炮制品收得率均较高。200℃烘制品的活性成分溶出率高于炒制品。盐杜仲用 75％乙醇按热浸法测定，浸出物不得少于 12.0％。

饮片性状：杜仲为 2～3mm 的丝或 10～15mm 的小方块，外表面灰褐色或淡棕色，有明显皱纹或纵槽纹，内表面暗紫色，光滑。切面有细密、银白色、富弹性的橡胶丝相连。气微，味苦。盐杜仲呈焦黑色或焦褐色，断面白丝易断，略具成味。

【性味归经】 味甘、微辛，性温。归肝、肾经。

【功用主治】 补肝肾，强筋骨，安胎。主治腰膝酸痛，阳痿，尿频，小便余沥，风湿痹痛，胎动不安，习惯性流产。

《本经》："主腰脊痛，补中，益精气，坚筋骨，强志，除阴下痒湿，小便余沥，久服轻身耐老。"

《别录》："(主)脚中酸痛，不欲践地。"

《药性论》："治肾冷臂腰痛也，腰病人虚而身强直，风也。腰不利加而用之。"

《日华子》："治肾劳，腰脊挛。"

《医学启源》："其用壮筋骨，及足弱无力行。"

王好古："润肝燥，补肝经风虚。"(引自《纲目》)

《本草蒙筌》："止小水，梦遗。"

《医学入门·本草》："治妇人胎脏不安，产后诸疾。"

《本草正》："暖子宫，安胎气。"

《玉楸药解》："益肝肾，养筋骨，去关节湿淫。治腰膝酸痛，腿足拘挛。"

《医林纂要·药性》："和筋束骨，续绝除伤。"

《四川中药志》1960年版："主治高血压。"

【临床应用】 (1)**用于肝肾不足，腰膝酸痛无力**。杜仲入肝肾两经，能补益肝肾而强健筋骨，故可用治肝肾不足之腰膝酸痛及足膝痿软无力等，常以本品与补骨脂、胡桃仁等同用，补肾温阳，强壮腰膝，如《局方》青娥丸。若肾阳亏虚、精血不足而见阳痿、尿频、小便余沥等症，可与温阳益肾的鹿角、附子、肉桂和填精补血的熟地黄、当归、枸杞子等同用，如《景岳全书》右归丸。风寒湿痹日久，兼肝肾亏损、肢节疼痛、屈伸不利等，可与祛风除湿、活血通络之品如独活、秦艽、当归等同用，方如《千金要方》独活寄生汤。

(2)**用于胎动不安，胎漏，堕胎**。杜仲补肝肾，固冲任而安胎，临床多用于冲任不固所致的胎动不安或频惯堕胎，如《圣济总录》杜仲丸，即单用本品煮枣肉丸服，或配伍续断、桑寄生、山药、熟地等增强补肾固冲作用。

(3)**用于降血压**。单用有效；肝肾不足者，可与桑寄生、枸杞子、何首乌等补益肝肾之品配用；肝火偏亢者，可与夏枯草、黄芩、牛膝等平肝降火药同用。

《药鉴》："腰痛不能屈者，同芡实、枣肉丸之神方；足疼不能践者，入黄芪、苍术煎之灵丹。"

《本草经疏》："肾虚火炽者，不宜用。即用，当与黄柏、知母同入。"

《药品化义》："牛膝主下部血分，杜仲主下部气分，相须而用。"

《本草新编》："与熟地同用则燥湿相宜，自然无火动之忧。"

《本草经解》："同续断、砂仁，治胎前杂证；同续断、山药糊丸，治频堕胎。"

《得宜本草》："得羊肾，治肾虚腰痛；得牡蛎，冷虚汗；得糯米、山药、枣肉，治频惯堕胎；得补骨脂、青盐、枸杞，能壮肾阳。"

《得配本草》："配菟丝、五味，治肾虚泄泻；佐当归，补肝火。"

【用量用法】 内服：煎汤，6～15g，或浸酒，或入丸、散。

【使用注意】 阴虚火旺者慎服。

《本草经集注》："恶蛇蜕皮、元参。"

《雷公炮制药性解》："精血燥者，不宜多用。"

《本草经疏》："肾虚火炽者，不宜用。"

《本草汇言》："如肝肾阴虚，而无风湿病，乃因精乏髓枯，血燥液干而成痿痹，成伛偻，以致俯仰屈伸不用者，又忌用之。"

【附方】 (1)**治腰痛**：①治卒腰痛：杜仲半斤，丹参半斤，芎劳五两。上三味切，以酒一斗渍五宿。随性少少饮之即差。--《外台》引《经心录》之"杜仲酒" ②治腰脚疼痛不遂，风虚，偏宜冷病妇人服：杜仲八两，石楠二两，羌活四两，大附子五枚。上四味㕮咀，以酒一斗渍三宿，服二合，日再。--《千金要方》

(2)**治肾虚腰痛，如折，起坐艰难，俯仰不利，转侧不能**：杜仲(姜汁炒)十六两，胡桃肉二十个，补骨脂(酒浸炒)八两，大蒜(熬膏)四两，为细末，蒜膏为丸，每服三十丸，空腹温酒送下，妇人淡醋汤送下。--《局方》

(3)**治中风，筋脉挛急，腰膝无力**：杜仲(去粗皮，炙，锉)一两半，芎劳一两，附子(炮裂，去皮、脐)半两。上三味，锉如麻豆，每服五钱匕，水二盏，入生姜一枣大，拍碎，煎至一盏，去滓。空心温服，如人行五里再服，汗出慎外风。--《圣济总录》之"杜仲饮"

(4)**治风冷伤肾，腰痛不能屈伸**：杜仲一斤(切，姜汁制，炒去丝断)。上用无灰酒三升，浸十El。每服二、三合，日四、五服。--《三因方》

(5)**治臂痛，腰痛**：杜仲(去粗皮，炒黑色)十两，破故纸十两(用芝麻五两同炒，候芝麻黑色，无声为度，筛去芝麻)，鹿茸二两(燎去毛，酒炙)，没药一两(别研)。上细末，用胡桃肉三十个，汤浸去皮，杵为膏，入面少许，酒煮糊为丸桐子大。每服一百粒，米饮下，温酒、盐汤亦得，食前，日二服。--《百一选方》之"补髓丹"

(6)**治小便余沥，阴下湿痒**：川杜仲四两，小茴香二两(俱盐、酒浸炒)，车前子一两五钱，山茱萸肉三两(俱炒)。共为末，炼蜜丸，梧桐子大。每早服五钱，白汤下。--《本草汇言》

(7)**治妇人胞胎不安**：杜仲不计多少(去粗皮，细锉，瓦上焙干)，捣罗为末，煮枣肉糊丸，如弹子大。每服一丸，嚼烂，糯米汤下。--《圣济总录》之"杜仲丸"

(8)**治妊娠三两月，胎动不安**：杜仲(去皮，锉，姜汁浸炒去丝)、川续断(酒浸)各一两。上为细末，枣肉煮烂，杵和为丸如梧桐子大，每服七十丸，空心米饮下，日三服。--《普济方》之"杜仲丸"

(9)**治频惯堕胎或三、四月即堕者**：于两月前，以杜仲八两(糯米煎汤，浸透，炒去丝)，续断二两(酒浸，焙干)，为末，以山药五六两为末，作糊丸，梧子大。每服五十丸，空心米饮下。--《简便单方》

(10)**治高血压病**：①生杜仲12g，桑寄生15g，生牡蛎18g，白菊花9g，枸杞子9g，水煎服。--《山东中草药手册》 ②杜仲、黄芩、夏枯草各15g，水煎服。--《陕西中草药》

(11)**治风虚多汗，夜卧尤甚**：杜仲(去粗皮，炙，锉)二两，黄芪(锉)、牡蛎(煅赤)各三两，麻黄根五钱。上四味，捣罗为细散，每服二钱匕，煎败扇汤调下，食后服，日二。--《圣济总录》之"杜仲散"

(12)**治霍乱转筋**：杜仲(去皮，锉，炒)一两一分，桂(去粗皮)一两，甘草(炙，锉)一分。上三味，粗捣筛，每服三钱匕，生姜三片，水一盏，煎至六分，去滓温服。--《圣济总录》之"杜仲汤"

(13)**治肾炎**：杜仲、盐肤木根二层皮各30g，加猪肉酌量炖服。--《福

建药物志》

（14）**治疗高血压病**：①杜仲皮片(每片含生药4.9g)，口服，每次1片，每日3次，将100天内测得血压数值求出平均值，与基础血压数值比较，共治疗高血压病47例，结果显效20例(42.6%)，有效17例(36.2%)，总有效率78.7%。--《陕西中医》刘钧，等.1980，(4)：21 ②10%杜仲酊，每日3次，每次30滴，冲水后服用，3～4星期为1疗程，共治疗119例。结果：满意(临床症状消失或显著减轻，血压恢复或接近正常)51例，占42.8%；稍进步(自觉症状稍减轻，血压降低但并不接近正常)15例，占12.6%；无效(自觉症状改善较少，血压无改变)53例，占44.6%。--《中华医学》过晋源.1954，(9)：704 ③10%杜仲酊，给药时加水1倍稀释成5%杜仲酊，每日3次，每次5ml，共治疗124例。所有124例，均为病程进行缓慢，非急性恶化者；心脏未受累，功能尚好者；无脑血管并发症及后遗症者。结果：一个半月后4例早期高血压患者血压均下降至正常，占3.2%；36例血压下降1.33kPa(10mmHg)，占29%；71例血压下降不明显，但未恶化或继续上升，占57.3%；13例服药1月后血压仍有进行性升高，或血压虽下降也不太明显，占10.5%；64例症状减轻，占51.6%。--《中医杂志》天津第三医院内科.1955，(1)：18

杜仲芽 味甘，性平。补虚生津，解毒，止血。主治身体虚弱，口渴，脚气，痔疮肿痛，便血。内服：煎汤，3～10g，或研末，1～3g。

杜仲叶 味微辛，性温。入肝、肾经。补肝肾，强筋骨，降血压。主治腰背疼痛，足膝酸软乏力，高血压病。内服：煎汤，15～30g。

楮实子

【别名】 楮实子《保命集》，楮实、穀实《别录》，穀子《千金要方》，楮桃《御药院方》，角树子、野杨梅子《江苏植物药材志》，构泡《重庆草药》。

【名释】 《纲目》："楚人呼乳为穀，其木中白汁如乳，故以名之。"段玉裁注："《山海经》、《传》曰：穀，亦名构，此一语之轻重耳。"由此可知"构"有"穀"讹化而来。

【来源】 为桑科植物构树 *Broussonetia papyrifera* (L.) Vent. 的果实。

【植物形态】 构树 又名穀《诗经》，楮《说文》，穀桑、楮桑《诗疏》，构《酉阳杂俎》，斑穀《本草图经》，楮桃树《救荒本草》，酱黄木《岭南采药录》，沙纸树(广西)，穀浆树，穀沙树，奶树，柯树，造纸树，壳树。乔木，高10～20m；树皮暗灰色；小枝密生柔毛。叶螺旋状排列，广卵形至长椭圆状卵形，长6～18cm，宽5～9cm，先端渐尖，基部心形，两侧常不相等，边缘具粗锯齿，不分裂，或3～5裂，小树之叶常有明显分裂，表面粗糙，疏生糙毛，背面密被绒毛，基生叶脉三出，侧脉6～7对；叶柄长2.5～8cm，密被糙毛；托叶大，卵形，狭渐尖，长1.5～2cm，宽0.8～1cm。花雌雄异株；雄花序为柔荑花序，粗壮，长3～8cm，苞片披针形，被毛，花被4裂，裂片三角状卵形，被毛，雄蕊4，花药近球形，退化雌蕊小；雌花序球形头状，苞片棍棒状，顶端被毛，花被管状，顶端与花柱紧贴，子房卵圆形，柱头线形，被毛。聚花果直径1.5～5cm，成熟时橙红色，肉质；瘦果具有与其等长的柄，表面有小瘤，龙骨双层，外果皮壳质。花期5～7月，果期7～9月。见（图86）

本植物的枝条（**楮茎**）、树皮（**楮白皮**）、树根（**楮根**）、**褚皮间白汁**、树叶（**楮叶**）均供药用，详见下述。

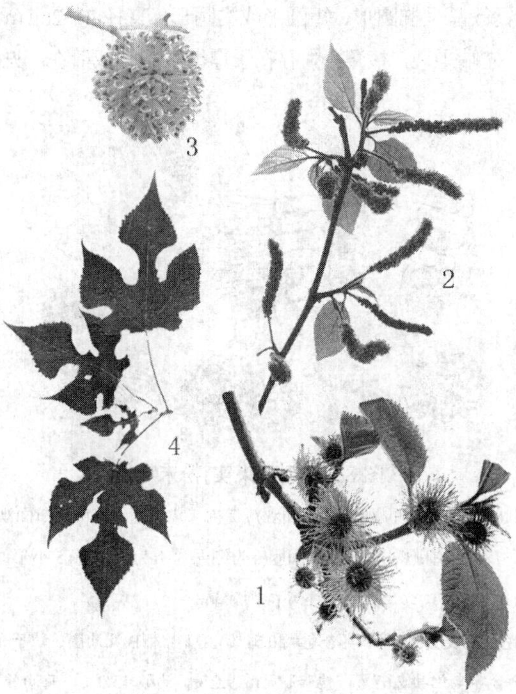

（图86）**构树**

1.雌花枝 2.雄花枝 3.聚花果 4.裂叶小枝

【生长分布】 生于山坡林缘、沟边或村寨道旁。邹平南部山区广布。

【采收加工】 9月果实变红时采摘，除去灰白色膜状宿萼及杂质，晒干。

【性状鉴别】 果实呈扁圆形或卵圆形，长1.5～3mm，直径约1.5mm，厚至1mm。表面红棕色，有网状皱纹或疣状突起。一侧有棱，一侧略平或有凹槽，有的具子房柄。果皮坚脆，易压碎，膜质种皮紧贴于果皮内面，胚乳类白色，富油性。气微，味淡。见（图87）

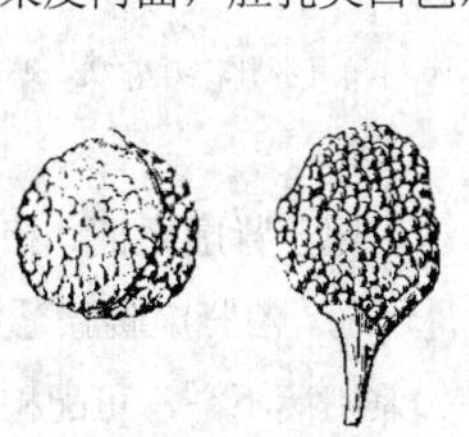

（图87）**楮实外形**

【显微鉴别】 粉末特征：红棕色。①果皮栅状细胞多数个相连，壁粘液化，常与含晶厚壁细胞相连。断面观呈圆柱形，长(径向)40～132μm，宽(切向)12～26μm，细胞壁有纵向细条纹增厚，增厚部分的边缘呈细齿状。底面观呈多角形，条纹状增厚壁的基部呈圆点状。②内果皮厚壁细胞黄棕色或淡黄色。断面观细胞极扁薄，上、下多层重叠，界线不清楚；表面观细胞扁平，呈多角形，直径24～74μm，有不规则波状分枝，壁极厚，木化，具点状纹孔，胞腔不明显。③种皮表皮细胞近无色，表面观呈多角形，直径11～18μm，垂周壁厚约2μm，呈念珠状，或孔沟细密，非木化，胞腔内含黄棕色物质。④含晶厚壁细胞棕黄色，成片或数个相连。断面观呈类长方形，直径 10～25μm，壁厚，木化，胞腔内含矩圆形草酸钙簇晶；表面观呈多角形，壁厚。⑤小形厚壁细胞类圆形或多角形，直径 8～21μm，壁厚 4～8μm，孔沟稀少。⑥草酸钙簇晶呈椭圆形、矩圆形或类圆形，直径 7～26μm，长至 35μm，先端平钝，棱角小，存在于厚壁细胞中或散在。见(图 88)

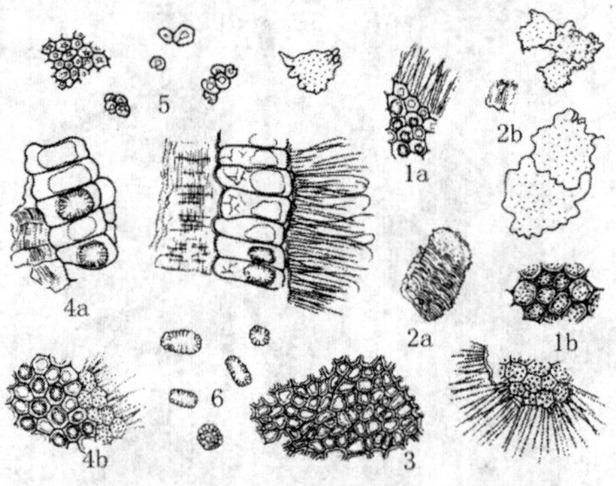

（图 88）**构树(果实)粉末特征**

1.果皮栅状细胞(a 为侧面观 b 为表面观) 2.内果皮厚壁细胞(a 为断面观 b 为表面观) 3.种皮表皮细胞 4.含晶厚壁细胞(a 为侧面观 b 为表面观) 5.小形厚壁细胞 6.草酸钙簇晶

【主含成分】 果实含皂甙(0.51%)，维生素 B 及油脂。种子含油 31.7%，油中含非皂化物 2.67%，饱和脂肪酸 9.0%，油酸 15.0%，亚油酸 76.0%。

【炮制】 炒楮实：取楮实，置锅内，用文火加热，炒至有爆声，香气溢出为度，取出，放凉。

饮片性状：形如楮实，颜色加深，略有香气。

【性味归经】 味甘，性寒。归肝、肾、脾经。

【功用主治】 滋肾益阴，清肝明目，健脾利水。主治肾虚腰膝酸软，阳痿，目昏，目翳，水肿，尿少。

《别录》："主阴痿，水肿，益气，充肌肤，明目，久服不饥不老，轻身。"

《日华子》："壮筋骨，助阳气，补虚劳，助腰膝，益颜色。"

《本草汇言》："健脾养肾，补虚劳，明目。主阳亢阴痿，水涸目蒙，及脾热水肿，腰膝痿弱，筋骨乏力诸证。"

《本草从新》："甘寒而利，消水肿，疗骨哽，明目，软坚。"

《萃金裘本草述录》："泻湿热。"

【临床应用】 （1）**用于肾虚之证**。楮实有补肾益阴之功，《洪氏集验方》还少丹用之。治肾虚腰膝乏力，可与杜仲、川断、怀牛膝、狗脊同用；如兼阳痿不举，可配枸杞子、补骨脂、肉苁蓉、淫羊藿等，以益。肾壮阳；若肝肾之阴偏虚，而见劳热骨蒸，盗汗，梦遗，则配山萸肉、菟丝子、银柴胡、干地黄，以补肾阴，清虚热。

（2）**用于目昏，肝热生翳**。楮实既能补肾益阴，又能清肝明目。对肝肾不足所致的头晕目昏，或由肝热所生之云翳，可配枸杞子、制首乌、白菊花、荆芥穗、密蒙花，以明目去翳。

（3）**用于阴虚水肿，腹水**。楮实兼有利水作用，用治水肿，尿少或大腹水肿，常与地黄、茯苓、泽泻、赤小豆同用；现亦用于肾炎水肿、肝硬化腹水偏于阴虚者，取其利水而不伤阴之效。

【用量用法】 内服：煎汤，6～10g，或入丸、散。外用：捣敷，适量。

【使用注意】 脾胃虚寒，大便溏泻者慎服。

《本草经疏》："脾胃虚寒者不宜。"

《本草新编》："久服滑肠。"

《本草求真》："脾胃虚人禁用，久服令人骨痿。"

【附方】 （1）**治脾、肾、肝三脏阴虚，吐血咳血，骨蒸夜汗，口苦烦渴，梦中遗精；或大便虚燥，小便淋涩；或眼目昏花，风泪不止**：楮实(赤者)一斗，取黑豆一斗，煮汁，去豆取汁，浸楮实子一日，晒干，再浸再晒，以豆汁渗尽为度，再晒燥。配枸杞子三升，俱炒微焦，研为细末。每早用白汤调服五钱。--《本草汇言》

（2）**治目昏**：楮实、荆芥穗、地骨皮各等分。上为细末，炼蜜为丸，桐子大，每服二十丸，米汤下。--《儒门事亲》

（3）**治肝热生翳，气翳细点，亦治小儿翳眼**：楮实子研细，蜜汤调下，食后服。--《直指方》之"楮实散"

（4）**治一切眼内外翳膜遮障，磣涩疼痛，羞明怕日，胬肉攀睛，及冷热泪**：楮实(微炒)一两，荆芥穗半两，甘草(炙，锉)一分。上三味，捣罗为细散。每服二钱匕，腊茶调下，食后、临卧服。--《圣济总录》之"拨云散"

（5）**治水气臌胀，洁净腑**：楮实子一斗(水二斗熬成膏子)，另白丁香一两半，茯苓三两(去皮)。为细末，用楮实膏为丸，如桐子大。不计丸数，从少至多，服至小便清利及腹胀减为度。--《保命集》之"楮实子丸"

（6）**治水肿**：楮实子 6g，大腹皮 9g，水煎服。--《青岛中草药手册》

（7）**治喉痹喉风**：楮桃(阴干)，每用一个为末，井华水服之，重者两个。--《濒湖集简方》

（8）**治骨鲠**：楮实子(为末)一两，霜梅肉三两。上为丸，弹子大，噙化咽下。--《丹台玉案》之"化骨神丹"

（9）**治石疽，状如痤疖而皮厚，亦治金疮**：捣榖子敷之。--《千金要方》

（10）**去皴皱，悦皮肤**：楮桃儿、土瓜根、商陆各等分。上为细末，每日早晨用少许如常洗擦患处。--《御药院方》之"楮实散"

楮茎

味甘，性平。归肝、肾二经。祛风，明目，利尿。主治风疹，目赤肿痛，小便不利。内服：煎汤，6～9g，或捣汁饮。外用：煎水洗。

附方 （1）**治暴赤眼痛，磣涩者**：嫩楮枝去叶，放地上火烧，以碗覆之一日，取灰泡汤，澄清温洗。--《圣惠方》

（2）**治小蛊，遍身肿**：细楮枝十两(锉)，黑豆一斗，细桑枝十两(锉)。上件药，以水五斗，煎取一斗，去滓，别煎取三升，每取暖一小盏服之，日三四服。--《圣惠方》之"楮枝汤"

楮白皮

味甘，性平。利水，止血。主治小便不利，水肿胀满，便血，崩漏。内服：煎汤，6～9g，酿酒或入丸、散。外用：煎水洗，或烧存性，研末点眼，适量。

附方 （1）**治小儿水气肿满不消**：楮树白皮(锉)一合，赤小豆一合，赤茯苓一两(锉)。上件药和令匀，每取一分，以水一小盏，煎至五分，去滓，分为二二服，日三四服，随儿大小，以意加减服之。--《圣惠方》

（2）**治肠风下血不止**：秋后采楮皮阴干，为末，酒调三钱，空心服，入麝香少许。--《普济方》

（3）**治白痢，血痢或妇人血崩**：楮树皮、荆芥等分，锉散，治血崩，每服二钱，水一盏，煎至七分，去滓放温服。如血痢，则为末，冷醋调，徐徐呷服。白痢，热醋调下。--《世医得效方》之"荆芥汤"

（4）**治妇女月经淋漓不断**：楮白皮(煅炭存性)、百草霜各等分，共研细末，每次九克，藕汤送下。--《安徽中草药》

（5）**治眼睛翳如重者**：取楮白皮暴干，合作小绳子如钗脚许，火烧作灰，待冷，随便以灰点翳上，不过三五度，翳自当烂。--《外台》引《崔氏方》

（6）**治鱼骨哽咽**：楮树嫩皮捣烂为丸，水下二三十丸。--《卫生易简方》

（7）**治蜂螫**：楮皮生者，取汁，涂敷螫处。--《圣济总录》

（8）**治疗慢性气管炎**：取纱纸树(构树)二层皮 30g，少年红[为茜草科植物剑叶耳草 *0ldenlandia lancea(Thunb.)0.Ktze.*]15g，鱼腥草 15g，均用鲜品，水煎，每日 1 剂，分 3 次服。共治 233 例，服药 10 天，临床治愈 41 例(17.6％)，显效 63 例(27.0％)。--《广西壮族自治区攻克老年慢性气管炎工作会议资料选编》(下)1974

楮树根

味甘，性微寒。凉血散瘀，清热利湿。主治咳嗽，崩漏，水肿，痢疾，跌打损伤。内服：煎汤，30～60g。

附方　（1）**治肺虚咳嗽**：纱纸树根 60g，五指牛奶根 60g，柠檬叶 3 张，水煎服，或同猪肺煲服。--《广西民间常用中草药手册》

（2）**治肺脓疡**：壳树根 500g，洗净，切碎，加水 2000ml，煎至 1000ml，分 3 次服完,此为 1 天量。--《中草药新医疗法资料选编》(江苏)

（3）**治支气管炎**：构树根皮 15～30g，水煎服。--《浙江药用植物志》

（4）**治水肿，筋骨酸痛**：构树根白皮 9～15g，煎服--《上海常用中草药》

（5）**治菌痢**：鲜构树根 30g,水煎服。--《浙江药用植物志》

（6）**小儿无辜疳痢**：漏芦一两，猪肝一两(焅干)，楮树根白皮一两(锉)。上为末，炼蜜和捣为丸，如弹子大，每服，温水研一丸，不计时候，量儿大小，分减服之。--《圣惠方》

楮皮间白汁

味甘，性平。利尿，杀虫解毒。主治水肿，疮癣，虫咬。用法：冲服，适量。外用：涂，适量。

附方　（1）**治天行后两胁胀满，水肿**：穀枝汁服。--《外台》引《近效方》

（2）**治小儿癣久不瘥**：楮树白汁涂之。--《圣惠方》

（3）**治蝎螫人，痛不止**：穀树白汁，涂之，立差。--《广利方》

（4）**治神经性皮炎，下肢湿疹**：楮树浆涂患处，每日 2 次。--《安徽中草药》

楮叶

味甘、涩，性凉。凉血止血，利尿，解毒。主治吐血，衄血，崩漏，金疮出血，水肿，疝气，痢疾，毒疮。内服：煎汤，3～6g，或捣服，汁或入丸、散。外用：捣敷，适量。

附方　（1）**治鼻衄数升不断者**：楮叶捣取汁饮三升，不止再三饮，久衄亦瘥。--《小品方》

（2）**治酒毒吐血**：楮叶捣绞取汁，不计时候，服一小盏。--《普济方》

（3）**治外伤出血**：鲜构叶捣烂敷患处。--《广西中草药》

（4）**治虚肥积年，气上似水病，眼似肿而脚不肿**：谷楮叶八两，以水一斗，煮取六升，去滓，纳米煮粥。亦以当水，煮羹等皆用之。秋时多收，以拟经冬用，其水多少浓淡任人勿拘。此方慎蒜、面、猪、鸡、鱼、油腻。重者三年服之永瘥，轻者一年瘥。--《千金翼方》

（5）**治通身水肿**：楮枝叶煎汁如饧，空腹服一匕，日三服。--《圣惠方》

（6）**治木肾**：采雄楮树叶晒干，为末，酒糊为丸，空心盐汤送下。--《丹溪治法心要》

（7）**治小便白浊**　构叶为末，蒸饼为丸，如梧桐子大，每服三卜丸，白汤下。--《经验良方》

（8）**治小儿赤白痢，渴，及得水饮又呕逆**　构叶炙令黄香，用饮浆水半升浸之，候水绿色，去叶，以木瓜一个，切碎，纳叶汁中，煮三二沸，去木瓜，放温细细服。--《子母秘录》

（9）**治瘴痢无问老少，日夜百余度者**　取干楮叶三两(熬)，捣为末，煎乌梅汤服方寸匕，日再服。取羊肉裹末，纳谷道，痢出即止。--《杨炎南行方》

（10）**治菌痢，肠炎及消化不良性腹泻**　楮树叶研粉。每次 3g，温开水送服。--《安徽中草药》

（11）**治慢性风湿性关爷炎**　鲜楮树嫩叶 30g，油、盐炒熟当菜吃，或煎汤日服。

（12）**治癣湿痒不可忍**　楮叶半斤，细切捣令极烂，敷于癣上。--《圣惠方》

（13）**治一切眼翳**　三月收穀木软叶，晒干为末，入麝香少许，每以黍米大注眦内。--《圣惠方》

（14）**治鱼骨鲠咽**　楮叶捣汁啜之。--《十便良方》

（15）**治痔瘘肿痛**：楮叶半斤，捣烂封之。--《濒湖集简方》

（16）**治蝮蛇毒**：生麻、楮叶合捣，以水绞去滓渍之。--《千金要方》

（17）**治坐骨神经痛**：教树叶 120g，艾叶 60g。煎汤薰洗。--《上海常用中草药》

（18）**治痈疖初起**：鲜穀树叶和红糟捣烂外敷；成脓者和冷饭捣烂外敷。--《福建中草药》

（19）**治瘘管**：构树叶 1 张，洗净，消毒，卷成条状，徐徐插进瘘管内，每日换药 1 次。--《福建药物志》

火麻仁

【别名】　火麻仁《日用本草》，葩《说文》，麻子《本经》，麻子仁《伤寒论》，麻仁《肘后方》，大麻子《本草经集注》，大麻仁《药性论》，冬麻子《食医心镜》，火麻子《本草新编》，线麻子(东北、云南)，黄麻仁(俗名)。

【来源】　为桑科植物大麻 *Cannabis sativa* L.的种仁。

【原植物】　大麻　又名麻《诗经》，枲《尔雅》，汉麻《事物纪原》，火麻《日用本草》，山丝苗《救荒本草》，黄麻《纲目》，夥麻《三农纪》。一年生草本，高 1～3m。茎直立，表面有纵沟，密被短柔毛，皮层富纤维，基部木质化。掌状叶互生或下部对生，全裂，裂片 3～11 枚，披针形至条状披针形，两端渐尖，边缘具粗锯齿，上面深绿色，有粗毛，下面密被灰白色毡毛；叶柄长 4～15cm，被短绵毛；托叶小，离生，披针形。花单性，雌雄异株；雄花序为疏散的圆锥花序，顶生或腋生；雄花具花被片 5，雄蕊 5，花丝细长，花药大；雌花簇生于叶腋，绿黄色，每朵花外面有一卵形苞片，花被小膜质，雌蕊 1；子房圆球形，花柱呈二歧。瘦果卵圆形，长 4～5mm，质硬，灰褐色，有细网状纹，为宿存的黄褐色苞片所包裹。

花期5～6月，果期7～8月。见(图89)

本植物的根（**大麻根**）、雄花（**大麻花**）、茎皮部纤维（**大麻皮**）、叶（**大麻叶**）、雌花序（**麻蕡**）均供药用，详见下述。

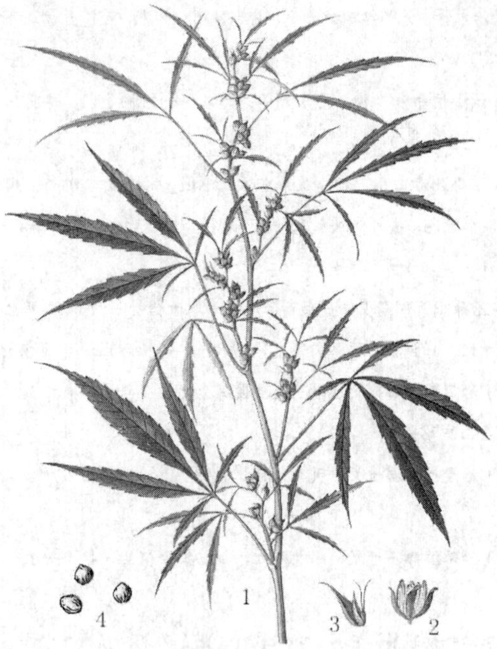

（图89）大麻

1.果枝 2.雄花 3.雄花 4.瘦果

【生长分布】 原产中国。多生长于河流两岸、山脊、路边。邹平各地多有栽培或有遗生。

【栽培要点】 **生物学特性** 喜温暖湿润气候，幼苗期能耐-5～-3℃霜冻，生长适宜温度为19～23℃。对土壤要求不严，以土层深厚、疏松肥沃、排水良好的砂质壤土或粘质壤土栽培为宜。

栽培技术 用种子繁殖。选生长健壮、结实多的雌株割下果枝，晒干，脱粒，备用。春季3～4月播种。穴播：按行株距30cm×30cm开穴，每穴播种子10粒左右；条播：按行株距45cm×60cm开沟，将种子均匀播入，覆土，盖草木灰一层。每1小时m^2用种子15kg左右。播后7～10天出苗。

田间管理 苗高6～10cm时需间苗、定苗。每穴留苗3～4株。生长期间松土、除草2～3次，幼苗期宜浅锄，后期可深锄，并结合培土。施肥可追施人粪尿或硫酸铵肥，后期增施过磷酸钙、草木灰。花序形成时要除去大部雄株。

病虫害防治 病害有菌核病，用65%代森锌可湿性粉剂600倍液喷射；霜霉病用多菌灵防治；还有立枯病、斑点病等为害。

【采收加工】 10～11月果实大部分成熟时，割取果株，晒干，脱粒，扬净。

【性状鉴别】 果实呈扁卵圆形，长3～5mm，宽3～4mm。表面灰褐色或灰绿色，有细微的白色或棕色网纹，顶端略尖，基部有圆形的果柄痕，两侧有棱，果皮薄而脆，易破碎。种皮暗绿色，胚弯曲，被菲薄胚乳。子叶与胚根等长，乳白色。富油性。气微，味淡，嚼后稍有麻舌感。

【显微鉴别】 粉末特征：深棕色。①外果皮石细胞多成片，淡黄色。表面观呈不规则多角形，垂周壁深波状弯曲，有的分枝呈星状，直径13～54μm，壁厚3～11μm，长约90μm，外平周壁稍有纹理，层纹清晰，纹孔细密，胞腔大，有的含棕黄色物。断面观呈长方形，细胞界限不明昆。②网状果皮细胞成片，黄棕色。细胞小，直径6～10μm，壁薄，波状弯曲。③内果皮石细胞成片，黄棕色或淡黄色。顶面观呈类圆形或类多角形，胞间层细波状弯曲，垂周壁甚厚，孔沟细密，与胞间层相连，胞腔明显。断面观呈栅状，长70～215μm，宽约至52μm，胞间层不规则弯曲，径向壁厚，近内壁渐薄，细胞界限不甚明显。④草酸钙簇晶多存在于皱缩的果皮薄壁细胞中，直径4～13μm。⑤种皮表皮细胞黄色或黄棕色，细胞界限不甚明显，壁薄，有类圆形间隙。⑥子叶细胞无色或黄色，含脂肪油滴。见（图90）。

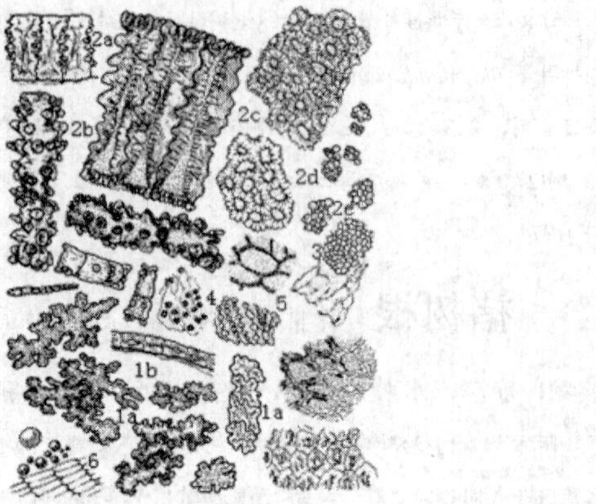

（图90）火麻仁粉末特征

1.外果皮石细胞(a为表面观 b为断面观) 2.内果皮石细胞(a为侧面观 b为解离 c为顶面观 d为底面观 e为碎片) 3.网状果皮细胞 4.草酸钙簇晶 5.种皮细胞 6.子叶细胞

【主含成分】 含胡芦巴碱(*trigondline*)，L-右旋异亮氨酸三甲铵乙内酯[*L(d)-isoleucine betaine*]。含脂肪油约30%，其中亚油酸(*linoleic acid*)59.7%～62.9%，亚麻酸(*linolenic acid*)14.7%～17.4%，油酸(*oleic acid*)8.4%～14.8%，还含玉蜀黍嘌呤(*zeatin*)。

【药理】 火麻仁酊剂去乙醇做成乳剂，给麻醉猫十二指肠注入2g(生药)/kg，0.5h后血压开始缓缓下降，2h后血压降至原水平的一半，对呼吸、心率基本无影响。给大鼠灌服，血压显著下降。火麻仁还有明显阻止高脂饲料大白鼠血清胆固醇升高的作用。

【炮制】 炒火麻仁：取原药材，置锅内，用文火炒至微黄色，有香气，取出，放凉。

【性味归经】 味甘，性平。归脾、胃、大肠经。

【功用主治】 润燥滑肠，利水通淋，活血。主治肠燥便秘，风痹，消渴，风水，脚气，热淋，痢疾，月经小调，疮癣，丹毒。

《本经》："主补中益气，肥健不老。"

《别录》："主中风汗出，逐水，利小便，破积血，复血脉，乳妇产后余疾；长发，可为沐药。"

《药性论》："治大肠风热结涩及热淋。"

《新修本草》："主五劳。"

《食疗本草》："去五藏风，润肺。治关节不通、发落，通血脉。"

《本草拾遗》："下气，利小便，去风痹皮顽，炒令香捣碎，小便浸取汁服；妇人倒产吞二七枚即正；麻子去风，令人心欢。"

《日华子》："补虚劳，逐一切风气，长肌肉，益毛发，去皮肤顽痹，下水气及下乳，止消渴，催生，治横逆产。"

《纲目》："利女人经脉，调大肠下痢；涂诸疮癞，杀虫；取汁煮粥食，止呕逆。"

《医林纂要·药性》："和脾，缓肝，润肠，去风秘。"

《分类草药性》："治跌打损伤，去瘀血，生新血。"

【临床应用】 （1）**用于肠燥便秘**。火麻仁体润多脂，功能润燥滑肠，可随证配伍，用于多种原因引起的大便秘结之证。伤寒阳明病，胃强热盛，脾不散精，津液不能四布，但输膀胱，因而肠燥，大便硬结难解，小便频数者，常配杏仁、枳实、大黄等药，以润降泄热通便，如《伤寒论》麻子仁丸；若脾胃中有伏火，大便秘涩不通，全不思食，以及因风热肠燥所致风秘，血虚有火而肠燥之血秘，则宜配当归、桃仁、羌活、大黄等药，以和血润燥，疏风通便，如《兰室秘藏》润肠丸。若阴亏血虚，津液枯涸，以致肠燥便秘者，则宜配伍熟地黄、当归、阿胶、肉苁蓉等药，以滋阴养血而通便，如《类证活人书》之益血润肠丸。《本事方》之麻仁苏子粥，用麻仁配苏予，取汁，煮粥，治产后便秘，及老弱体虚之气秘、风秘。

（2）**用于风痹**。如《本草拾遗》用火麻仁炒香研末，小便浸汁服，去风痹皮顽，取其润燥祛风而通血脉之功。

（3）**用于热淋，小便赤，茎中疼痛**。火麻仁滑利下行，有逐水、利小便之功，故《普济方》冬麻子粥，以麻子仁配冬葵子、米、葱白煮粥食，用治小便淋涩疼痛。

（4）**外用**。单用火麻仁捣烂外敷，能治疖肿、丹毒；配以银花、甘草内服，又可用治脾胃蕴热所致之口疮溃破。

【用量用法】 内服：煎汤，10～15g，或入丸、散。外用：捣敷，或煎水洗，适量。

【使用注意】 脾肾不足之便溏、阳痿、遗精、带下者慎服。

《本草经集注》："畏牡蛎、白薇，恶茯苓。"

《食性本草》："不宜多食，损血脉，滑精气，痿阳气，妇人多食发带疾。"

《药性通考》："脾气虚者，不可多服，产后宜戒，不宜虚证。"

《本草从新》："肠滑者尤忌。"

《有毒中草药大辞典》："过服火麻仁确能引起中毒。"

【附方】 （1）**治伤寒趺阳脉浮而涩，浮则胃气强，涩则小便数，浮涩相搏，大便则鞭，其脾为约**：麻仁二升，芍药半斤，枳实半斤(炙)，大黄一斤(去皮)，厚朴一尺(炙，去皮)，杏仁一升(去皮、尖，熬，别作脂)。上六味，蜜和丸，如梧桐子大。饮服十丸，日三服，渐加，以知为度。--《伤寒论》之"麻子仁丸"

（2）**治大便秘涩不通**：麻子仁、芝麻各一盏(微炒，研取汁)，桃仁(去皮、尖)、荆芥穗各一两。为末，入盐少许，煎代茶饮，以利为度。--《卫生简易方》

（3）**治产后去血过多，津液枯竭，不能转送，大便闭涩**：火麻仁(研如泥)、枳壳(面炒)、人参各一两，大黄半两。上为末，炼蜜丸，如桐子大，每服二十丸，空心温酒、米饮任下，未通，渐加丸数，不可太过。--《济阴纲目》之"麻仁丸"

（4）**治老人大肠燥结**：火麻油、紫苏子、松子肉、杏仁(炒，去皮、尖)、芝麻(炒，研如泥)，共研作丸，如弹子大，每服 1 丸，蜜水化下。--《鲆溪单方选》

（5）**治偏风手足不随，口眼㖞斜**：麻子仁二合(炒)，黑豆二合(紧小者，炒)，鸽粪二合(炒)，垂柳枝二握(锉半寸长)。上四味，先以酒七升，煮柳枝及五升；炒鸽粪、麻子仁、黑豆等令黄，乘热便投于柳枝酒内，须臾去滓令净。每服旋取，温服二合至三合，空心、临卧各一服。--《圣济总录》

（6）**治骨髓风毒疼痛，不可运动者**：火麻仁(水中浸，取沉者)一大升，暴干，炒，待香熟，即入木臼捣极细如白粉，平分为十帖，每用一帖，取无灰酒一碗研麻粉，旋滤取白酒，直令麻粉尽，余壳即去之，都合酒一处，煎取一半，待冷热得所，空腹顿服，日服一帖。--《箧中方》之"大麻仁酒"

（7）**治大渴，日饮数斗，小便赤涩**：麻子一升，水三升，煮三、四沸，取汁饮之。--《肘后方》

（8）**治风水腹大，脐腰重痛，不可转动**：冬麻子半升(碎，水研，滤取汁)，米二合。以麻子汁煮作稀粥，着葱、椒、姜、豉，空心食之。--《食医心镜》

（9）**治脚气浮肿，心腹胀满，大小便不通**：冬麻子半升(炒，捣研，水滤取汁)，米二合。以麻汁煮作粥，空心食之。--《食医心镜》

（10）**治五淋，小便赤少，茎中疼痛**：冬麻子一升(杵，研，滤取汁二升)，和米三合，煮粥，着葱、椒及熟煮，空心服之。--《普济方》，

（11）**治老人水气肿满，身体疼痛，不能食**：冬麻子一升(研取汁)，鲤鱼肉七两(切)。上取麻子汁，下米四合，和鱼煮作粥，以五味葱椒空心食，日二服，频作皆愈。--《安老怀幼书》之"麻子粥方"

（12）**治白痢**(《纲目》作"血痢不止")：以麻子汁煮绿豆，空腹食，极效。--《外台》引《必效方》

（13）**治月经不通，或两三月，或半年、一年**：麻子仁二升，桃仁二两，研匀，熟酒一升，浸一夜。日服一升。--《普济方》

（14）**治产后瘀血不尽**：麻子仁一合，研，水二盏，煎六分，去滓服。--《圣惠方》

（15）**治风狂百病**：麻仁四升，水八升，猛火煮令芽生，去滓，煎取七升，旦空心服，或发或不发，或多言语，勿怪之，但令人摩手足须定，凡进三服。--《外台》

（16）**治呕逆不止**：麻仁三两，杵，熬，以水研取汁，着少盐吃，立效。--《千金要方》

（17）**治腹中虫病**：大麻子仁(末)三升，东行茱萸根(锉)八升，水渍，平旦服二升，至夜虫下。--《食疗方》

（18）**治小儿面疮**：麻子五升，为末，以水和，绞取汁，与蜜和敷之。--《华佗神医秘传》

（19）**治湿癣肥疮**：大麻傅之，五日瘥。--《千金要方》

（20）**治赤游丹毒**：麻仁捣末，水和傅之。--《千金要方》

（21）**治发落不生**：麻子一升，熬黑，压油敷头，则发渐长。--《卫生易简方》

（22）**治头风痒多白屑**：麻子仁三升(研)，秦椒二升，柏叶三升(切)。上药置于泔汁中浸一宿，明旦温之，去滓，用以沐发。--《医心方》

（23）**治聤耳，脓水不止**：麻子一合，花胭脂一分。上药都研为末，满耳塞药，以绵轻拥，三二上愈。--《圣惠方》

（24）**治汤火伤**：火麻仁、黄柏、黄栀子，共研末，调猪脂涂。《四川中药志》1960年

麻根 味苦，性平。散瘀，止血，利尿。主治跌打损伤，难产，胞衣不下，血崩，淋证，带下。内服：煎汤，或捣汁，9～

15g。

附方 （1）**治金疮、中风，骨痛不可忍，或堕坠打损，有瘀血在心腹，令人胀满短气**：大麻根、叶无问多少，捣研，绞取汁，饮三合至四合。无青者，以干者煎取汁服。--《圣济总录》之“麻根饮”

（2）**治妊娠令易产**：大麻根三茎，水一升，煎取半升，顿服，立产。胎衣不下，服之亦下。--《新续十全方》

（3）**治淋下血**：麻根十枚，水五升，煮取二升，一服，血止。--《肘后方》

（4）**治热病，小便不通，淋沥如血**：大麻根二两，乱发灰二钱，先将麻根以水一大盏，煎至六分，去滓，下乱发灰，调令匀，顿服。--《圣惠方》

（5）**治尿床**：大麻根皮三升(切)，以水五升，煮取一升八合，去滓，分二服，小儿减之。--《医心方》引《新录方》

大麻花

【别名】 麻花、麻勃《吴普本草》，乌麻花《药性论》。

【来源】 为桑科植物大麻 *Cannabis sativa* L.的雄花。

【原植物】 参见“火麻仁”。

【采收加工】 5～6月花期时采收，鲜用或晒干。

【主含成分】 **雄花**：含二羟基大麻酚(*cannabitriol*)，大麻酚(*cannabinol*)，大麻二酚(*cannabidiol*)，芹菜素(*apigenin*)，木犀草素(*luteolin*)，牡荆素(*vitexin*)，大波斯菊甙(*cosmosiin*)。

花粉：含植物凝血素(*lectin*)。

花的挥发油：含长叶烯(*longifolene*)，律草烯环氧化物(*humulene epoxide*) Ⅰ、Ⅱ，丁香烯醇(*caryophyllenol*)，1，8(9)-间萜二烯-5-醇[*1，8(9)- m-menthadien-5-ol*]，异丁香烯(*isocaryophyllene*)，3，7(11)-芹子二烯[*3，7(11)selinadiene*]，4(14)，7(11)-芹子二烯[*4(14)，7(11)-selinadiene*]，β-蒎烯(*β-pinene*)，α-蒎烯(α-pinene)，樟烯(*camphene*)，对聚伞花素(*p-cymene*)，α-水芹烯(*α-phellandrene*)，β-水芹烯，月桂烯(*myrcene*)，α-松油烯(*α-terpinene*)，柠檬烯(*limonene*)，顺式-罗勒烯(cis-ocimene)，反式-罗勒烯，异松油烯(*terpinolene*)，反式-α-香柑油烯(*α-bergamotene*)，β-律草烯(*β-humulene*)，β-金合欢烯(*β-farnesene*)，α-芹子烯(α-selinene)，β-芹子烯。

【药理】 （1）对中枢神经系统的作用 ①对行为的影响：大麻是来自雌株大麻植物花和叶的一种制品，小鼠腹腔注射新疆大麻烟浸膏[XCE 含大麻二酚(CBD)27％，大麻酚(CBN)7.2％，四氢大麻酚(△9-THC)3.4％]0.1g/kg或0.2g/kg，可使自发活动明显减少。小鼠每日腹腔注射△9-THC25mg/kg，在给药第1日对自发活动有双相效应。第1小时出现兴奋，第2小时出现抑制；第4日对兴奋作用产生耐药性，而抑制作用到第11日仍然存在。②**抗惊厥作用**:小鼠腹腔注射 XCE 对电刺激诱发强直性惊厥有不同程度的对抗作用，ED50 为1.7g/kg。大麻素类，特别是△9-THC C和CBD对某些动物模型具有抗惊厥作用。△9-THC的代谢产物11-OH△9-THC的抗惊厥作用比母体化合物更强。③**镇痛作用**:小鼠腹腔注射XCE对醋酸引起的扭体反应有抑制作用，ID50(抑制扭体数相当于对照组半数所需剂量)为 0.23g/kg，对热板法半数有效镇痛剂量为0.3g/kg。大鼠弹尾法(tail-flick)和热板法试验均证明，△9-THC和吗啡有相等的镇痛作用；但在小鼠，吗啡的镇痛作用比△9-THC强。多数观点认为大麻素类并不具有强的镇痛作用，在苯醌产生的扭体试验中只有轻度镇痛作用，纳洛酮并不能拮抗此种镇痛作用，因而属于非阿片性质。小鼠扭体试验表明△9-THC的镇痛作用只有吗啡的1/10，小鼠弹尾试验只有吗啡的1/18。④**止吐作用**:人服用△9-THC可预防抗癌药引起的恶心和呕吐。由于其对老年患者有一定副反应，只适用青年患者。⑤**对进食量的影响**：大鼠腹腔注射△9-THC 2.5mg/kg 或5mg/kg，给药后 2h 进食，可发生剂量依赖性进食减少。每日给△9-THC 2.5mg/kg，连续 9d，也使进食明显减少，动物体重也迅速下降。但是，如在进食前 16 小时给△9-THC 而不是给药后立即进食，则对进食量就无大影响。⑥**对体温的影响**:大鼠腹腔注射 XCE 0.1～0.5g/kg 可使体温显著下降。在环境温度为 10℃或 20℃时，△9-THC 可产生降温作用，环境温度为 31℃时则没有降温作用。△9-THC 产生的脑儿茶酚胺改变与其降温作用无关。⑦**对脑电图的影响**:兔静注△9-THC 8mg/kg，引起兔活动增加和不安并伴有脑电图变化，增加皮质神经元和中脑组织的兴奋性，降低脑电惊醒反应阈值，皮质 theta 型波压抑；静注 0.5～10mg/kg，脑电波型变平，海马 theta 波中断，出现一系列高幅尖波。当药物注入兔脑海马背侧或腹侧时，引起皮质和尾核脑电波振幅和频率的变化。在皮质额区和海马背侧及颈部肌肉插入慢性电极，腹腔注射△9-THC 10mg/kg，能显著降低反相睡眠和慢波睡眠的水平，第二次给药即产生耐受性。清醒猫腹腔注射△9-THC 6mg/kg，出现脑电同步化，且易被外界刺激所破坏。⑧**对神经递质的影响**:小鼠静注△9-THC C 1～16mg/kg 后脑合成多巴胺(DA)和去甲肾上腺素(NE)速度均增加。静注小剂量△9-THC 1～10mg/kg，可增加小鼠皮质和纹状体突触体对儿茶酚胺的摄取。围产期大鼠应用大麻素类，对 15～40 月龄幼仔黑质纹状体、结节漏斗和中边缘啮区 DA 能活性均有影响。△9-THC 对胆碱能系统的影响,可促进大鼠纹状体、下丘脑和皮质切片 3H-胆碱转变为 3H-乙酰胆碱，而 CBD 对乙酰胆碱(Ach)合成则没有影响。

（2）**对心血管系统的作用** 大麻素对人和实验动物的心血管作用有很大差异，对人心血管系统作用比对动物弱，主要由于人使用剂量较小。对麻醉动物产生心动过缓，对人则主要是心动过速。对麻醉动物主要引起降压，而对人的血压则无明显影响。

（3）**对生殖功能的影响** △9-THC 能增加切除卵巢大鼠下丘脑内侧基底束内黄体生成素释放激素(LHRH)和甲基脑啡呔含量，而纳洛酮可逆转这一作用，表明此作用与内源性类阿片系统有关。小鼠长期应用大麻粗提取物(CNE)，△9-THC，CBD 和 CBN 50mg/(kg·d)，共 15 天或 30 天，对精子生成的有丝分裂和减数分裂阶段均有损害。虽然精细胞总数未有改变，但是附睾尾部所待成熟的精子有严重的形态学异常。体重和性器官重量无显著影响，但肾上腺肥大。大麻使精子成熟过程紊乱，其作用大多归于 CBN 和 CBD。△9-THC 可竞争性结合雌激素受体，认为△9-THC 可产生雌激素作用。长期应用大麻的 66 名巴基斯坦男性急性或长期给大麻，其血清睾酮浓度与 41 名对照男性相同。长期应用大麻的男性和女性睾酮、黄体生成素、促卵泡激素、催乳素和氢化可的松等激素无明显变化影响。△9-THC 对多种动物生殖功能有明显作用，但实验中大多数所用剂量均高于人的剂量。人反复应用大麻素类对生殖系统产生的严重作用大部分均可发生耐受性，因而减少了大麻素类反复应用对人类生殖系统长期严重作用的可能性。

（4）**对内分泌的影响** △9-THC 是很强的促肾上腺皮质激素(ACTH)分泌刺激剂，但在戊巴比妥麻醉大鼠则不能引起 ACTH 分泌，这与其他可兴奋 ACTH 分泌的药物有所不同。大鼠腹腔注射△9-THC 3mg/kg 可减少血清促甲状腺激素浓度 90％，峰时约在注射后 1 小时。三碘甲状腺原氨酸和甲状腺素在△9-THC 一次注射后也减少，最大抑制作用发生在注射后 6 小时。因为△9-THC 在同样剂量时并不改变促甲状腺激素释放激素(TRH)对这些动物的作用，可见此作用的产生并非是△9-THC作用于垂体后叶或甲状腺。大鼠注射△9-THC可增加血浆催乳素浓度，但长期应用则使催乳素浓度降低。说明△9-THC很有可能具有双相作用，即类似对行为先兴奋后抑制的作用。

（5）**抗炎作用** 大鼠角叉菜胶足肿试验，△9-THC作用是阿司匹林20倍，约为氢化可的松的2倍。△9-THC无解热作用，有镇痛作用。但是，另有报道口服△9-THC不能阻断角叉菜胶所致大鼠足肿胀，△9-THC有解热但无镇痛作用。两组实验所用剂量相似，但赋形剂不同，因而所获结果不同。小鼠口服大麻乙醇提取物(不含大麻素类)或石油醚提取物(含大麻素类)对局部应用十四烷酰佛波醇乙酸酯(TPA)引起的皮肤红斑有拮抗作用。

（6）**对免疫功能的影响** △9-THC和11羟基四氢大麻酚(11-OH-THC)在体外对刀豆球蛋白A(ConA)和植物血凝素(PHA)引起的小鼠淋巴细胞增殖反应有抑制作用。成年鼠胸腺细胞较脾细胞更易被抑制。2星期龄小鼠脾细胞比较大龄鼠脾细胞更易被抑制。L3T4+/LyT2高的细胞较难受抑制。在体外和体内△9-THC和11-OH—THC对大鼠自然杀伤细胞的溶细胞作用均有抑制。感染2型疱疮病毒(HSV2)小鼠给予△9-THC 50mg/kg或100mg/kg可抑制HSV2在体外激发的脾细胞增殖反应。

（7）**其他作用** 大麻可降低眼内压，有利于青光眼好转；还可使眼结膜血管扩张，出现典型的红眼睛。已证明脑内有大麻素受体，并已成功克隆。一种花生四烯酸的衍生物被认为是其内源性配体，名为anandamide。该受体功能尚未阐明，但在脑皮质、海马、纹状体和小脑有高密度分布。

（8）**药动学** 吸入大麻纸烟，约有50%△9-THC被吸收，通常1g重的大麻烟含△9-THC 5mg。吸入后数分钟即可发生作用，10～30分钟血含量达高峰，药效持续2～3小时。口服吸收较慢。△9-THC吸入较口服吸收高约3倍。大麻素类与血浆结合力很强，因而其保留于血浆的时间很长。应用核素标记的△9-THC，其血浆放射活性半衰期为2～3天，大部分人粪便排出，仅25%出现于尿。△9-THC在体内被广泛代谢，11-OH-THC是代谢物中的一种，其作用甚至比△9一THC更强。羟化代谢物再生成结合物，并大部分进入肝、肠循环。滥用大麻男子平均吸入2H-CBN 19mg或静注2H-CBN 20mg，用药后不同时间测血浆药物浓度得到吸入CBN后全身利用度为39%(6%～65%)，血浆清除率19.1ml/(min·kg)，分布容积50L/kg；吸入和静注CBN的半衰期分别为43h和32h。

（9）**毒性** 大麻是世界上滥用最广泛的麻醉品。它对人体健康和工作能力的危害已为全世界关注。大麻急性毒性口服很低，大麻致命的报道极少。犬和猴口服大麻树脂的致死量比产生行为效应的量约大1000倍。雌大鼠对大麻毒性较为敏感。大麻能引起脑退行变化，包括大脑皮质、延脑和小脑水肿以及细胞核质溶解。△9-THC在体内和体外能抑制小鼠腹腔巨噬细胞杀灭大鼠肿瘤细胞(神经母细胞瘤B103)和抗病毒(2型单纯疱疹病毒)作用。小鼠静注、腹腔注射、灌胃△9-THC的LD50分别为42.5mg/kg，455mg/kg，482mg/kg；大鼠如上LD50分别为28.6mg/kg，373mg/kg，666mg/kg。中毒症状表现为运动失调、反射亢进，继而发生抑制，翻正反射消失，呼吸困难乃至死亡。人急性中毒常见症状有恶心、呕吐、头昏，精神反应有恐慌，并有短暂狂热和致幻。重者可发生中毒性精神病，症状包括突然发作的精神错乱、谵妄、致幻(主要是幻视)、情绪不稳、兴奋、失定向力、人格解体、短时健忘等。大麻对意志脆弱者更易诱发精神病，人吸入大麻有明显记忆损害。典型吸大麻者较强的体验持续约2h，在此期间认知功能、知觉、反应时间、学习和记忆受损害，协调和探索行为损害可持续几小时。这些损害将影响机动车操纵以及在车间和学校的工作和学习。大麻慢性毒性：给猴吸入大麻1年，对体重增加无明显影响，血中碳氧血红蛋白(carboxy-Hb)在吸后1min增加约13%，对碱性磷酸酶、谷氨酰基转移酶、天冬氨酸氨基转移酶均无明显影响或仅有短暂升高而仍在正常范围，故认为长期吸大麻并不危及猴的总体健康。大鼠口服△9-THC 10～50mg/(kg·d)，第1星期出现中枢神经抑制，以后逐渐出现敏感、活动过多和不安，第3星期多数大鼠出现攻击性行为；60d时部分SD大鼠出现杀小鼠行为。

滥用大麻的青少年极易形成“动机缺乏综合征”(amotivational syndrome)，表现为情感淡漠，对事物缺乏兴趣和追求，缺乏向上精神，人格与道德沦丧。长期服用大麻是否形成身体依赖性目前仍有争议。但多数实验表明，长期吸食大麻会形成身体依赖性、精神依赖性和耐药性，具有滥用的潜力。戒断综合征的症状主要为兴奋、不安、轻度激动、失眠、睡眠脑电图异常、恶心和肌痉挛。

【性味归经】 味苦、辛，性温，有毒。

【功用主治】 祛风，活血，生发。主治风病肢体麻木，遍身瘙痒，眉发脱落，妇女经闭。

《药性论》：“治一百二十种恶风，黑色遍身苦痒，逐诸风恶血。主女人经候不通。”

《纲目》：“治健忘及金疮内漏。”

《药性论》：“䗪虫为使。”

【用量用法】 内服：煎汤，1～3g，或入膏、丸。外用：研末敷，或作炷燃灸，适量。

【使用注意】 《吴普本草》：“畏牡蛎”。

【附方】 （1）**治风病麻木**：麻花四两，草乌一两，炒存性，为末，炼蜜调成膏，每服三分，白汤调下。--《纲目》

（2）**治血虚眉、发、髭不生**：乌麻花，瓷器盛，密盖，埋之，六十日出。用涂之，易生而黑也。--《圣惠方》

（3）**治头风眉落，生眉毛**：七月乌麻花阴干，末之，以生乌麻油渍之，二日一涂。--《千金要方》

（4）**治瘰疬**：麻花、艾各等分。合捣作炷，灸疬子一百壮。--《千金要方》

（5）**治金疮内漏**：麻勃一两，蒲黄二两，为末，酒服一钱，日三，夜一。--《纲目》引《外台》

大麻皮

味甘，性平。归大肠、脾经。活血，利尿。主治跌扑损伤，热淋胀痛。内服：煎汤，9～15g，或研末冲服。

附方 （1）**治跌扑伤疼痛**：黄麻(皮)烧灰、头发灰各一两，乳香五钱，为末，每服三钱，温酒下。--《王仲勉经验方》之“接骨方”

（2）**治热淋，小腹胀满急痛**：麻皮一两，甘草三分(炙微赤)。上药细锉，以水二大盏，煎取一盏三分，去滓，食前分为三服。--《圣惠方》

（3）**治破伤风**：取大麻皮120g，烧存性，研细末，分4份，加入适量的黄酒或白酒。每次开水送服1份，盖被使出汗，每日2～3次。一般服药2～3天见效。--《全国中草药新医疗法展览会技术资料选编》

大麻叶

【别名】 麻叶《药性论》，火麻叶《普济方》，火麻头《疮科心要》。

【来源】 为桑科植物大麻 *Cannabis sativa* L.的叶。

【原植物】 参见“火麻仁“。

【采收加工】 夏、秋季枝叶茂盛时采收，鲜用或晒干。

【主含成分】 叶：①含大麻酚(*cannabinol*)，大麻二酚(*cannabidiol*)，△9-反-四氢大麻酚(*△9-trans-tetrahydrocannabinol*)，△8-反-四氢大麻酚(*△8-trans tetrahydrocannabinol*)，二羟基大麻酚(*cannabitriol*)，大麻环醚萜酚(*cannabiglendol*)，大麻联苯二酚(*cannabinodiol*)，四氢次大麻酚酸(*tetrahydrocannabivarinic acid*)，次大麻二酚酸(*cannabidivarinic acid*)，次大麻色酚酸(*cannabichromevarinic acid*)，次大麻萜二酚酸(*cannabidigerovarinic acid*)。

②黄酮类成分：芹菜素(*apigenin*)，木犀草素(*luteolin*)，大波斯菊甙(*cosmosiin*)，牡荆素(*vitexin*)，异牡荆素(*isovitexin*)，荭草素(*orientin*)，2″-O-葡萄糖牡荆素(*2″-O-glucopyranosylvitexin*)，2″-O-葡萄糖荭草素(*2″-O-glucopy-ranosylorientin*)。

③生物碱类成分：大麻碱(*cannabisativine*)，脱水大麻碱(*anhydrocannabisati-vine*)，大麦芽碱(*hordenine*)。

④螺环化合物：大麻螺酮(*cannabispirone*)，大麻螺烯酮(*cannabispirenone*)，β-大麻螺醇(*β-cannabispirol*)，大麻螺醇乙酸酯(*acetyl cannabispirol*)。

⑤芪类成分：大麻异戊烯(*cannabiprene*)，3，4'-二羟基-5-甲氧基联苄(*3，4'-dihydroxy-5-methoxybi benzyl*)。

⑥甾醇类化合物成分：菜油甾醇(*campesterol*)，豆甾醇(*stigmasterol*)，β-谷甾醇(*β-sitosterol*)，5α-豆甾-7，24(28)-二烯-3β-醇［*5α-stigmasta-7，24(28)dien-3β-ol*］，麦角甾醇(*ergosterol*)。

⑦还有两种氨基葡萄糖成分：N-乙酰氨基葡萄糖(*N-acetylglucosamine*)，N-乙酰氨基半乳糖(*N-acetylgalactosamine*)。

叶子的精油：含有α-蒎烯(*α-pinene*)，樟烯(*camphene*)，β-蒎烯，α-松油烯(*α-terpinene*)，δ-松油烯，β-水芹烯(*β-phellandrene*)，芳樟醇(*linalool*)，反-芳樟醇氧化物(*trans-linalool oxide*)，水合香桧烯(*sabinene hydrate*)，α-香柑油烯(*α-bergamotene*)，4-松油醇(*4-terpinenol*)，β-金合欢烯(*β-farnesene*)，α-松油醇，α-芹子烯(*α-selinene*)，姜黄烯(*curcumene*)，丁香烯氧化物(*caryophyllene oxide*)。

【药理】 参见“麻花”。

【性味归经】 味苦、辛，性平，有毒。

【功用主治】 截疟，驱蛔，定喘。主治疟疾，蛔虫症，气喘。

《药性论》：“与麻子同捣相和，浸三日，去滓，沐发，令白发不生，补下焦，治渴。”

《新修本草》：“捣叶水绞取汁服五合，主蛔虫；捣敷蝎毒。”

《圣济总录》：“治打扑损疼痛。”

《东北药用植物志》：“解痛，麻醉，利尿。”

《中国药用植物图鉴》：“夹入烟草中吸之，治喘息。”

【用量用法】 内服：0.2～1.5g，捣汁，或入丸、散。外用：捣敷，适量。

【使用注意】 麻叶有毒，内服宜慎。

本品多食会引起中毒反应，开始出现头昏、头痛、心烦、上腹部不适、心悸、全身发麻、舌及口周有麻木增厚迟钝感，继而口唇有紧束感、心悸加重、联想力减弱，重者意识模糊、昏睡或昏迷。

【附方】 （1）**治疟疾**：火麻叶，不问荣枯，入锅内，文武火慢慢炒香，连锅取下，以纸盖其上，令汗出尽，然后碾为细末。临发以前两时辰，用茶汤或温酒浓调下。--《普济方》

（2）**治小儿水疱疮**(天疱疮)：大麻叶片研细，油调敷患处。--《天目山药用植物志》

麻蕡

【别名】 麻蕡、麻勃《本经》，麢、枲实《尔雅》，麻蓝、青羊、青葛《吴普本草》。

【名释】 《玉篇·草部》：“蕡，草木多实”。陆德明释《礼记》曰：“蕡，字又作麻蕡，大麻子。”本品为大麻的幼嫩果实，故称麻蕡。

【来源】 为桑科植物大麻 *Cannabis sativa* L.的雌花序及幼嫩果序。

【原植物】 参见“大麻“。

【采收加工】 夏季采收，鲜用或晒干。

【主含成分】 含△l-四氢大麻酚(*△1-tetrahydrocannabinol*)，大麻色烯(*cannabichromene*)，大麻萜酚(*cannabigerol*)，大麻环酚(*cannabicyclol*)，△9-6α，10α-反-四氢大麻酚(*△9-6α，10α-trans-tetrahydrocannabinol*)，大麻酚酸(*cannabinolic acid*)，△l-四氢大麻酚酸(*△1-tetrahydrocannabinolic acid*)，大麻萜酚酸(*cannabigerolic acid*)，六氢次大麻呋酚酸(*cannabielsoic acid*)，次大麻二酚酸(*cannabidivarinic acid*)，大麻二酚酸(*cannabidiolic acid*)，次大麻酚(*cannab-ivarin*)，四氢次大麻酚(*tetrahydrocannabivarin*)，次大麻色烯(*cannabivarichrom-ene*)，大麻二吡喃环烷(*cannabicitran*)，大麻香豆酮(*cannabicoumaronone*)，四氢二羟基大麻酚大麻二酚羧酸酯(*tetrahydrocannabitriol cannabidiolcarboxylic acid ester*)；还含有7-羟基-5-甲氧基-1，2-二氢化茚-l-螺环六烷(*7-hydroxy-5-methox-yindan-1-spiro-cy-clohexane*)，5-羟基-7-甲氧基-1，2-二氧化茚-l-螺环六烷(*5-hy-droxy-7-methoxyinda-1-spiro-cyclohexane*)，5，7-二羟基-l，2-二氢化茚-1-螺-环六烷(*5，7-dihydroxyindan-1-spirocyclohexane*)，3，5，4′三羟基联苄(*3，5，4′-trihydroxybibenzvl*)。

【性味归经】 味辛，性平，有毒。

【功用主治】 祛风镇痛，定惊安神。主治痛风，痹证，癫狂，失眠，咳喘。

《本经》：“主五劳七伤，利五脏，下血寒气。久服，通神明，轻身。”

《别录》：“破积，止痹，散脓。”

《医林纂要·药性》：“和胃，润命门，祛风，利大肠，破瘀，通乳，下胎。”

【用量用法】 内服：煎汤，0.3～0.6g。外用：捣敷，适量。

【使用注意】 体虚及孕妇禁服。

《本经》：“多食令见鬼狂走。”

《吴普本草》：“畏牡蛎、白薇。”

《本草经集注》：“恶茯苓。”

无花果

【别名】 无花果《救荒本草》，阿驵、阿驿、底珍《酉阳杂俎》，映日果《便民图纂》，优昙钵《广州志》，蜜果《群芳谱》，文仙果《草木便方》，奶浆果《湖南野生植物》，品仙果《民间常用草药汇编》，挣桃《浙江药用植物志》，树地瓜(四川)。

【名释】 此为隐花植物，古人以为“映日”而成，故名“映日果”。或以为无花而果，遂直称“无花果”。鲜果含白浆，味美，故有“蜜果”、“奶浆果”之名。“阿驵”源自波斯语，义不详。优昙钵本佛教传说中的一种花名，谓三千年一现，霎时即谢，后人不知无花果乃隐花植物，以为无花果花难得一现，霎时即敛，遂有此附会。

【来源】 为桑科植物无花果 *Ficus carica* L.的果实。

【植物形态】 落叶灌木或小乔木，高达3～10m。全株具乳汁；多分枝，小枝粗壮，表面褐色，被稀短毛。叶互生；叶柄长2～5cm，粗壮；托叶卵状披针形，长约1cm，红色；叶片厚膜质，宽卵形或卵圆形，长10～24cm，宽8～22cm，3～5裂，裂片卵形，边缘有不规则钝齿，上面深绿色，粗糙，下面密生细小钟乳体及黄褐色短柔毛，基部浅心形，基生脉3～5条，侧脉5～7对。雌雄异株，隐头花序，花序托单生于叶腋；雄花和瘿花生于同一花序托内；雄花生于内壁口部，雄蕊2，花被片3～4；瘿花花柱侧生、短；雌花生在另一花序托内，花被片3～4，花柱侧生，柱头2裂。榕果(花序托)梨形，成熟时长3～5cm，呈紫红色或黄绿色，肉质，顶部下陷，基部有3苞片。花、果期8～11月。见(图91)

本植物的叶（无花果叶）、根（无花果根）也供药用，详见下述。

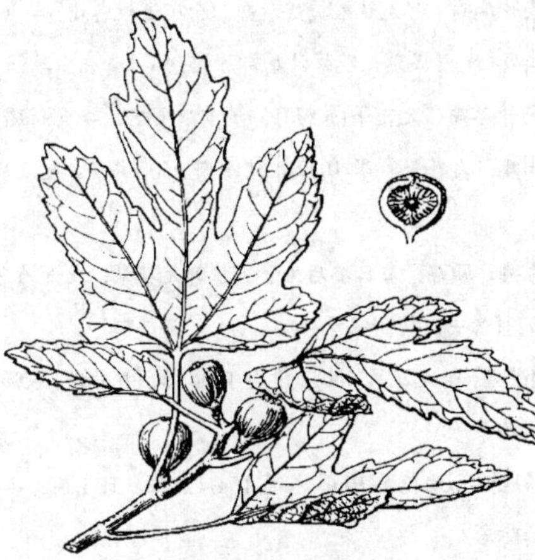

（图91）无花果

【生长分布】 生长于庭院路边。邹平各地均有栽培。

【采收加工】 7～10月果实呈绿色时，分批采摘；或拾取落地的未成熟果实，鲜果用开水烫后，晒干或烘干。

【性状鉴别】 干燥的花序托呈倒圆锥形或类球形，长约2cm，直径1.5～2.5cm；表面淡黄棕色至暗棕色、青黑色，有波状弯曲的纵棱线；顶端稍平截，中央有圆形突起，基部渐狭，带有果柄及残存的苞片。质坚硬，横切面黄白色，内壁着生众多细小瘦果，有时壁的上部尚见枯萎的雄花。瘦果卵形或三棱状卵形，长1～2mm，淡黄色，外有宿萼包被。气微，味甜、略酸。见(图92)

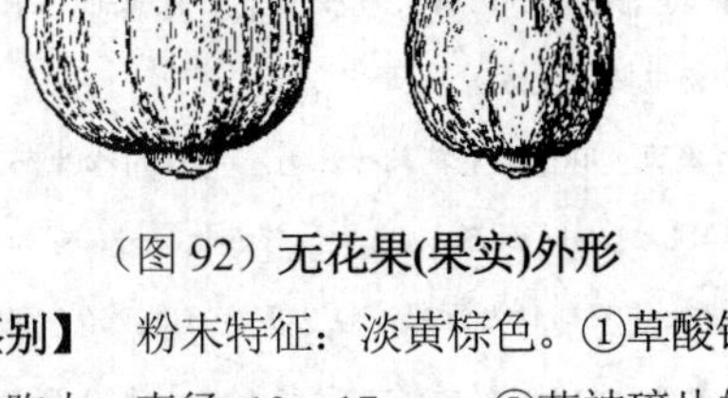

（图92）无花果(果实)外形

【显微鉴别】 粉末特征：淡黄棕色。①草酸钙簇晶多存在于花托薄壁细胞内，直径10～17μm。②花被碎片的边缘可见单细胞非腺毛，长33～100μm，基部较粗，先端急尖；果柄基部非腺毛长达330～450(～600) μm，壁增厚。③果皮薄壁细胞内含有草酸钙结晶，呈方形、长方形、菱形，直径约5μm。④导管细小，主要为螺纹导管。⑤乳汁管有时可见。见(图93)

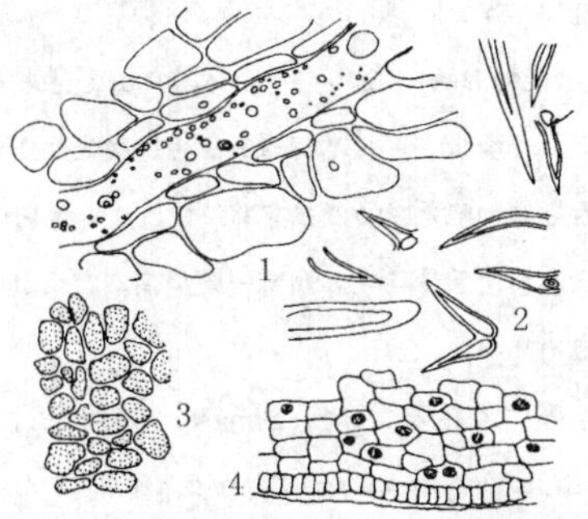

（图93）无花果(果实)粉末特征

1.乳汁管 2.非腺毛 3.果皮碎片 4.花托碎片

【理化鉴别】 取本品粉末5g，加水50ml，温水浴上加热15分钟。取滤液lml，加碱性酒石酸铜试液4～5滴，在水浴上加温热5分钟，发生红棕色沉淀。(检查糖类)

【栽培要点】 **生物学特性** 喜温暖湿润气候，耐瘠，抗旱，不耐寒，不耐涝。以向阳、土层深厚、疏松肥沃、排水良好的砂质壤土或粘质壤土栽培为宜。

栽培技术 用扦插、分株、压条繁殖，尤以扦插繁殖为主。扦插繁殖：3月中、下旬从优良母株上选1～3年生未曾发芽的，而且节间短，枝粗在1～1.5cm的健壮枝条，剪成长30～50cm的插条，按行距50cm开沟，斜插入土三分之二，其余部分露出土外，填土压实，浇水保持土壤湿润。夏季扦插，可取半木质化的绿枝进行扦插。扦插后约1个月左右生根。培育1年即可移栽。亦可将插条用湿砂贮藏1个月，形成愈伤组织后再行扦插。分株繁殖：于2～3月进行分株栽种，定植按行株距(3～4)m×(3～4)m开穴栽种。栽种前要修剪，除去密枝或枯枝条，在树液未流动以前或展叶以前栽种为好。

田间管理 植株成活后进行松土、除草。在6月、7月各追施人粪尿或硫酸铵1次。栽种后要培养树冠形成无层形树形，或多主枝自然开心树形，一般可在树干高50cm处定干，保留5～7个主枝，并可适当选用侧枝补空。树干定形后，每年要修剪，除去密枝、病虫枝及枯枝。疏剪以轻剪为主。收秋果为主的，可在结果枝上短截留有2～3个芽，如果收夏果为主的则不宜短截。

病虫害防治 病害有炭疽病，可用1：1：200倍波尔多液喷射。虫害有桑天牛。

【主含成分】 果实含有机酸类，其中有大量枸橼酸，并有少量延胡索酸(*fumaric acid*)，琥珀酸(*succinic acid*)，丙二酸(*propane diacid*)，奎宁酸(*quinic acid*)，莽草酸(*shikimic acid*)；还含B族维生素及无花果蛋白酶(*ficin*)，黄睦霉毒素(aflatoxin)B_1、B_2、G_1、G_2，γ-胡萝卜素(*γ-carotene*)，叶黄素(*1utein*)，堇黄质(*violaxanthin*)等类胡萝卜素类化合物；还含天冬氨酸(*aspartic acid*)，甘氨酸(*glycine*)，谷氨酸(*glutamic acid*)，亮氨酸(*1eucine*)，蛋氨酸(*methionine*)，丙氨酸(*alanine*)等氨基酸；并含寡肽如六肽(*H-Ala Val-Asp-Pro-lie-Arg-OH*)，五肽(*H-Leu-Tyr-Pro-Val-Lys-OH*)，三肽(*H-Len-Val-Arg-OH*)，以及蛋白质脂肪、糖类及钙(Ca)、铁(Fe)等微量元素。

【药理】 （1）**抗肿瘤作用** 无花果树的乳胶汁中含有抑制大鼠移植性肉瘤的成分。干果的水提取物经活性炭、丙酮处理后所得的物质有抗艾氏肉瘤的作用。从未成熟果实中所得的乳汁能抑制大鼠移植性肉瘤、小鼠自发性乳腺癌，致使肿瘤坏死；又能延缓移植性腺癌、骨髓性白血病、淋巴肉瘤的发展，使其退化。无花果水提取物250mg/(kg·d)灌胃，连续8d，对小鼠的艾氏腹水癌(实体)、肉瘤S_{180}和HepA肝癌及Lewis肺癌均有显著的抑瘤作用，抑瘤率分别为53.81%，41.82%，44.44%和48.85%。

（2）**对免疫功能的影响** 采用C_3b受体花环测定结果表明，无花果口服液10mg/(kg·d)灌胃，连续8d，可提高荷瘤小鼠的红细胞免疫功能，肿瘤患者服用无花果口服液后对红细胞免疫功能亦有增强作用。单核巨噬细胞吞噬功能的测定，无花果水提取物使廓清指数K值有一定提高，脾系数明显高于对照组，表明具有增强细胞免疫功能。

（3）**镇痛作用** 无花果提取液50mg/kg给荷瘤小鼠灌胃(热板法)及25mg/kg给正常小鼠灌胃(扭体法)均有明显的镇痛作用，其作用机制是通过抑制脑中卵磷酯酶所致。

（4）**对类脂过氧化反应的影响** 在大鼠的肝匀浆研究中发现无花果乳汁腹腔注射能显著增强大鼠肝类脂过氧化反应，口服则无影响；但两者对四氯化碳(CCl_4)诱导的肝中毒没有保护作用。此外，乳汁的孵化混合物在肝类脂自动氧化反应中有剂量依赖性，而乳汁的氯仿和乙醚提取物以及烘干的乳汁对肝类脂自动氧化反应没有作用。

（5）**轻泻作用** 无花果含丰富的营养成分，供食用。在便秘时，可用作食物性轻泻剂。

（6）**其他作用** 无花果石油醚、乙醚提取物对兔、猫、犬均有降压作用，呼吸略呈兴奋；对猫瞬膜无神经节阻断作用。其降压作用可能属于末梢性的。

（7）**毒性** 给大鼠静脉注射未成熟果实的乳汁0.02ml，或家兔0.05ml，可使动物立即死亡，解剖可见内脏毛细血管损害；腹腔注射也得相似结果；皮下注射可引起局部组织坏死；口服则无毒。

【性味归经】 味甘，性凉。归肺、胃、大肠经。

【功用主治】 清热生津，健脾开胃，解毒消肿。主治咽喉肿痛，燥咳声嘶，乳汁稀少，肠热便秘，食欲不振，消化不良，泄泻，痢疾，痈肿，癣疾。

《滇南本草》："开胃健脾，止泄，痢疾，亦治喉痛。熬水洗疮，最良。"

《食物本草》汪颖："开胃，止泄痢。"(引自《纲目》)

《纲目》："治五痔，咽喉痛。"

《生草药性备要》："洗痔疮。子，煲肉食，解百毒。蕊，下乳汁。"

《医林纂要·药性》："益肺，通乳。"

《随息居饮食谱》："清热，润肠。"

《草木便方》："令妇生子。"

《江苏省植物药材志》："为滋养性缓和润下剂。治痔疮便秘，内服并煎汤洗涤或罨包；鲜果的白色乳汁，可以外涂去疣。"

《中国药用植物图鉴》："助消化，驱蛔。"

《湖南药物志》："消肿止痛，祛风湿，补血。"

《云南中草药》："健胃止泻，祛痰理气。治食欲不振，消化不良，肠炎，痢疾，咽喉痛，咳嗽痰多，胸闷。"

《山西中草药》："补精益肾。治阳痿。"

【用量用法】 内服：煎汤，9～15g，大剂量可用至30～60g，或生食鲜果1～2枚。外用：煎水洗，或研末调敷，或吹喉，适量。

【使用注意】 脾胃虚寒者慎服。

【附方】 （1）**治咽痛**：无花果7个，金银花15g，水煎服。--《山东中草药手册》

（2）**治肺热音嘶**：无花果干果15g，水煎，调冰糖服。--《福建中草药》

（3）**治干咳，久咳**：无花果9g，葡萄干15g，甘草6g，水煎服。--《新疆中草药手册》

（4）**治缺乳**：①无花果60g，树地瓜根60g，金针花根120～180g，奶浆藤60g，炖猪前蹄服。②无花果120g，奶参120g，墨鱼角30g，炖五花肉服。--《重庆草药》

（5）**治大便秘结**：鲜无花果适量，嚼食；或干果捣碎煎汤，加生蜂蜜适量，空腹时温服。--《安徽中草药》

（6）**治消化不良性腹泻**：炒无花果、炒山楂、炒鸡内金各9g，厚朴4.5g，煎服。--《安徽中草药》

（7）**治久泻不止**：无花果5～7枚。水煎服。--《湖南药物志》

（8）**治慢性痢疾**：炒无花果15g，石榴皮9g，煎服。--《安徽中草药》

（9）**治痔疮出血**：无花果11～21枚，水煎服。--《湖南药物志》

（10）**治疮肿疼痛**：鲜无花果捣烂加热，涂布上敷患处。--《安徽中草药》

（11）**治脚气(癣)**：成熟无花果汁局部涂擦。--《青岛中草药手册》

（12）**治筋骨疼痛**：无花果(或根)15g，煮鸡蛋吃。--《新疆中草药手册》

（13）**治阳痿**：无花果鲜果10个，猪瘦肉250g共煮，吃肉喝汤。--《山西中草药》

（14）**治胃癌，肠癌**：每日餐后生食5枚鲜无花果；或干果20g，水煎服。--《抗癌本草》引《中医药研究资料》

（15）**治食管癌**：鲜无花果500g，瘦肉100g，炖30分钟，服汤食肉。--《抗癌本草》引《草药手册》

（16）**治膀胱癌**：无花果30g，木通15g，煎服，日1剂。--《抗癌本草》引《中医肿瘤的防治》

（17）**治疗痔疮**：取无花果10～20颗，加水2000ml煎汤。于晚上临睡前30分钟熏洗肛门1次，连续7次为1疗程。如未愈，可再使用1个疗程。治疗痔疮患者77例，其中10天治愈者36例，14d后治愈者41例。一般无不良反应。使用本疗法时，禁酒类和辛、酸、辣等刺激物，以免减低药效。--《中成药研究》吴润德，1981，(9)：43

无花果叶 味甘、微辛，性平，小毒。清湿热，解疮毒，消肿止痛。主治湿热泄泻，带下，痔疮，痈肿疼痛，瘰疬。内服：煎汤，9～15g。外用：煎水熏洗。

附方 （1）**治误食鱼蟹类中毒，腹痛，呕吐**：无花果树新鲜嫩叶，洗净捣烂绞汁，每服半杯，温开水和服。

（2）**治经年腹泻不愈**：无花果鲜叶60g，切碎，加入红糖同炒，研末，开水送服，一次服完。

（3）**治妇女宫颈炎**：无花果叶煮汤坐浴。

（4）**治白癜风**：无花果叶切细，烧酒浸泡，涂患部，每日2～3次。上述1～4方出自《食物中药与便方》

（5）**治疗白癜风**：用自制无花果叶注射液(每1ml含生药1g)，治疗白癜风119例，治疗开始肌注2ml，每日1～2次；若吸收良好，可加至4ml，每日1～2次。宜用7号针头作深部肌内注射。经2年的治疗，治愈(白斑完全消退，皮色恢复正常或色素沉着)8例，显效(白斑消退50%以上)9例，进步(部分白斑消退，但未达 50%)53 例，无效(皮疹无改变或继续发展)49 例。总有效率为 58.82%，治愈率为 6.72%。--《中级医刊》贾泰元等，1981；(10)：32

（6）**治疗带状疱疹**：取新鲜无花果叶数片，洗净擦干，切碎捣烂，置瓷碗中，加适量食醋调匀成稀泥状，敷皮损处，待药干后更换。治疗 21 例，全部于用药后 1～2 天痊愈。--《江苏中医》祁公任，1982，(3)：44

（7）**治疗小儿吐泻**：取无花果叶 3～5 片，鲜、干均可，加水 0.5kg，煎开熬剩 200ml 左右。先熏患儿两脚心，待水温降至适宜时洗两脚心，共约 15 分钟即可。治疗 120 例，均收到较好的效果。--《中医杂志》刘耀弛，1983，(7)：11

（8）**治疗痔疮**：取鲜无花果叶 7～10 片，加水 1000～1500ml，煮沸 15 分钟后置肛门下，先熏洗患部，待药液温度降至适宜后，再用药棉洗敷患处。每次熏洗 30～40 分钟，每日 1 次。共治痔疮 24 例，一般经 3～5 次即愈。--《甘肃中医》张子兴等，1992；(2)：28

无花果根 味甘，性平。清热解毒，散瘀消肿。主治肺热咳嗽，咽喉肿痛，痔疮，痈疽，瘰疬，筋骨疼痛。内服：煎汤，9～15g。外用：煎水洗。

附方 （1）**治咳嗽，咽干喉痛**：用(无花果)根皮。每日 12～15g，作煎剂口服。--《本草钩沉》

（2）**治痈疽**：无花果根、狗脚脂、紫竹、马鞭草。煎水洗。--《湖南药物志》

（3）**治颈淋巴结结核**：鲜无花果根 30g，青壳鸭蛋 1 个(将蛋壳轻打裂痕)，酒水各半煎服。--《福建药物志》

（4）**治小儿蛔虫，钩虫**：无花果根 60g，煎浓汤，早晨空腹 1 次服下。--《食物中药与便方》

葎草

【别名】 葎草、葛葎蔓《新修本草》，拉拉秧、拉拉蔓（邹平），勒草、黑草《别录》，葛勒蔓《独行方》，来莓草《开宝本草》，葛葎草《圣济总录》，涩萝蔓《救荒本草》，割人藤《本经逢原》，苦瓜藤《广州植物志》，锯锯藤《贵州民间方药集》，拉拉藤《江苏野生植物志》，五爪龙《福建民间草药》，大叶五爪龙《全国中草药汇编》。

【名释】 《纲目》云："此草茎有细刺，善勒人肤，故名勒草。讹为律草。又讹为来莓，皆方音也。"今按："来"、"莓"两字合音与"勒"相近。

【来源】 为桑科植物葎草 *Humulus scandens* (Lour.) Merr.的全草。

【植物形态】 一年生或多年生蔓性草本。茎长达数米，淡绿色，有纵条棱，茎枝和叶柄上密生短倒向钩刺。单叶对生；叶柄长 5～20cm，稍有 6 条棱，有倒向短钩刺；掌状叶 5～7 深裂，直径约 5～15cm，裂片卵形或卵状披针形，先端急尖或渐尖，边缘有锯齿，上面有粗刚毛，下面有细油点，脉上有硬毛。花单性，雌雄异株；雄花序为圆锥花序，雌花序为短穗状花序；雄花小，具花被片 5，黄绿色，雄蕊 5，花丝丝状，短小；雌花每 2 朵具 1 苞片，苞片卵状披针形，被白色刺毛和黄色小腺点，花被片 1，灰白色，紧包雌蕊，子房单一，上部突起，疏生细毛。果穗绿色，近球形；瘦果淡黄色，扁球形。花期 6～10 月，果期 8～11 月。见下(图 94)

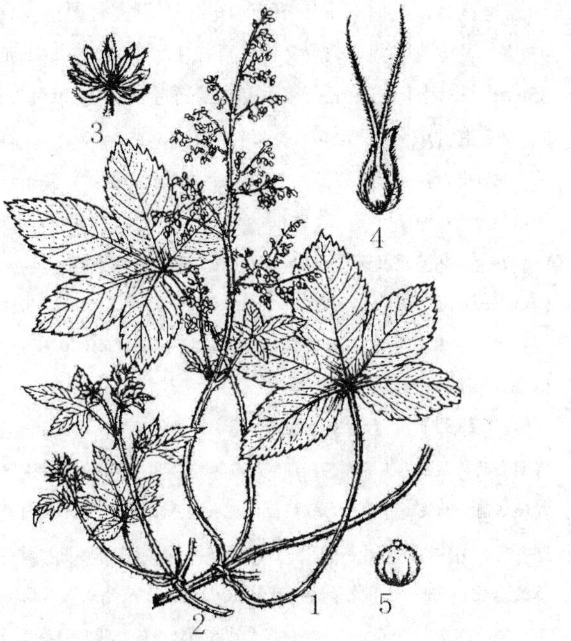

（图 94）**葎草**

1.雄花枝 2.雌花枝 3.雄花 4.雌花 5.瘦果

【生长分布】 生于路旁、沟边。邹平各地均有分布。

【采收加工】 9～10 月收获，选晴天，收割地上部分，除去杂质，晒干。

【性状鉴别】 叶皱缩成团。完整叶片展平后为近肾形五角状，掌状深裂，裂片 5～7，边缘有粗锯齿，两面均有毛茸，下面有黄色小腺点；叶柄长 5～20cm，有纵沟和倒刺。茎圆形，有倒刺和毛茸。质脆易碎，茎断面中空，不平坦，皮、木部易分离。有的可见花序或果穗。气微，味淡。

【显微鉴别】 （1）叶横切面：表皮细胞 1 列，上、下表皮均有非腺毛及含钟乳体晶细胞。钟乳体多存在于短而膨大的非腺毛中。位于主脉维管束的下表皮内侧有厚角组织；栅状组织 1 列细胞，海绵组织细胞较疏松；主脉维管束外韧型。薄壁细胞含草酸钙簇晶。见(图 95)

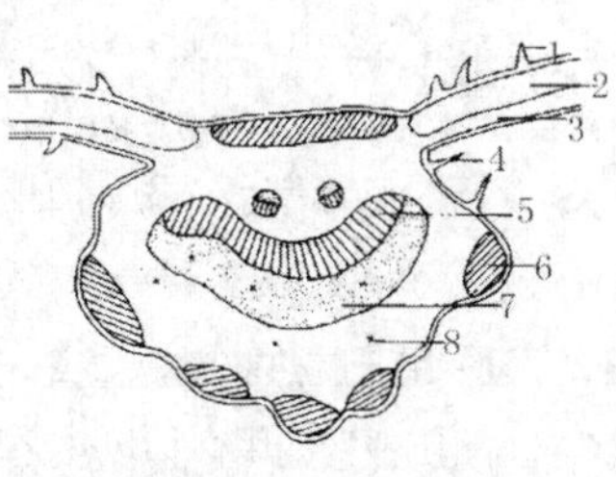

（图 95）**葎草(叶)横切面简图**

1.含钟乳体的非腺毛 2.栅栏组织 3.海绵组织 4.非腺毛 5.木质部 6.厚角组织 7.韧皮部 8.草酸钙簇晶

（2）茎横切面：呈多角形。表皮细胞 1 列，可见钩刺及非腺毛，棱的内侧有厚角组织。皮层较窄。维管束外韧型，环列；髓部宽广。薄壁细胞含草酸钙簇晶。

（3）粉末特征：叶粉末黄绿色。①上表皮细胞多角形，垂周壁平直，气孔少；下表皮细胞垂周壁稍弯曲，气孔不定式，副卫细胞 5～6 个。②非腺毛为单细胞，长 50～612μm，有的先端弯曲或呈钩状，有时可见壁疣；有的足部膨大且短，内含钟乳体，并以下表皮为多见。③螺纹导管直径 11～29μm。④纤维直径 21～35μm，壁厚 1～5μm。⑤草酸钙簇晶直径 7～32μm，棱角较短。

【主含成分】 **全草**：含木犀草素(*luteolin*)，葡萄糖甙，胆碱(*choline*)，天冬酰胺(*asparamide*)及挥发油等；挥发油主要含 β-葎草烯(*β-humulene*)，丁香烯(*caryophyllene*)，α-苦苜 烯(*α-copaene*)，α-芹子烯(α-selinene)，β-芹子烯(*β-selinene*)和 γ-毕澄茄烯(*γ-cadinene*)等。球果含葎草酮(*humulone*)，蛇麻酮(1upulone)。

叶：含木犀草素-7-葡萄糖甙(*luteolin-7-glucoside*)，0.015％大波斯菊甙(*cosmosiin*)，牡荆素(*vitexin*)。

【药理】 （1）**抗菌作用** 茎、叶的乙醇浸液在试管内对革兰阳性菌有明显的抑制作用。蛇麻酮和葎草酮在体外对革兰阳性菌如金黄色葡萄球菌、粪链球菌、肺炎链球菌、白喉杆菌、炭疽杆菌、枯草杆菌和蜡样芽胞杆菌均有明显的抑制作用，而葎草酮的抑菌作用较弱。蛇麻酮在体外对结核杆菌的抑菌浓度为 25μg/ml，对感染结核杆菌 $H_{37}Rv$ 小鼠，肌内注射或灌服蛇麻酮连续 30 天，可使感染小鼠肝、心、肺和脾等脏器病灶内的抗酸杆菌数显著减少。蛇麻酮和葎草酮对革兰阴性菌、酵母菌和真菌的抑制作用均很微弱或无效。

（2）**其他作用** 葎草酮对猫有二硝基酚样作用，静脉注射 3mg/kg 后，可使氧耗量立即增加 1 倍，并出现呼吸急促，随之体温升高，可因体温过度升高(45℃)而致死。大量注射还可产生糖尿、血尿。对兔的作用远较猫弱。

（3）**毒性** 小鼠肌内注射蛇麻酮 LD_{50} 为 600mg/kg，1～2h 内死亡。每日肌内注射 60mg/kg 共 4 星期，未见明显的有害作用，病理组织学检查示肝脏小范围白细胞浸润和肾小管变性病灶，以 5％阿拉伯胶悬液灌胃 1500mg/kg，1 小时内小鼠死亡一半。

【性味归经】 味甘、苦，性寒。归肺、肾经。

【功用主治】 清热解毒，利尿通淋。主治肺热咳嗽，肺痈，虚热烦渴，热淋，水肿，小便不利，湿热泻痢，热毒疮疡，皮肤瘙痒。

《别录》："主瘀血，止精溢盛气。"

《新修本草》："主五淋，利小便，止水痢，除疟、虚热、渴。"

《本草衍义》："治伤寒汗后虚热。"

《纲目》："润三焦，消五谷，益五脏，除九虫，辟温疫，敷蛇、蝎伤。"

《本草正义》："主湿热壅塞之实证，亦可为外疡阳毒之外敷药也。"

《全国中草药汇编》："主治肺结核潮热，胃肠炎，痢疾，感冒发热，小便不利，肾盂肾炎，急性。肾炎，膀胱炎，泌尿系结石。"

【临床应用】 （1）**用于肺热咳嗽，肺炎，肺痈**。均可单用葎草煎服或捣汁饮，或配伍他药同用。如风热之邪袭于肺卫，肺气不宣，出现身热烦渴，咳嗽气急，胸部刺痛等症状，轻者可与银花、牛蒡子、杏仁、薄荷等辛凉解表、轻宣肺气药同用；重者可于麻杏石甘汤中加用本品，以增强清热、解毒、宣肺之效。至于肺痈，在瘀热蕴肺，咳吐腥浊脓痰之成痈期选用本品，较为适合，一般可于《千金要方》苇茎汤中加用本品，或獯草与紫花地丁、金荞麦、郁金、赤芍等同用，以清热解毒，活血散瘀。

（2）**用于清退虚热**。葎草性寒而味甘苦，不仅可除实证之热，对于虚热也有治疗之功。如温病汗后，体虚而余邪未清，低热烦渴，及近代治疗肺结核病、阴虚潮热盗汗，均可于对症方药如地骨皮、十大功劳叶、百部等中加用本品，有退热除烦、退热除蒸之效。

（3）**用于淋证**。葎草兼有利尿功能，凡由湿热蕴于下焦，膀胱气化不利，小便频急，淋沥刺痛之热淋、膏淋，可选用本品与木通、滑石、篇蓄、车前草等清热利水药同用；尿中见血，可加用小蓟、蒲黄、白茅根等，以凉血止血；若尿中夹有砂石，亦可佐以海金沙、金钱草等，以加强利水排石功能。

【用量用法】 内服：煎汤，10～15g，鲜品 30～60g，或捣汁。外用：捣敷，或煎水熏洗，适量。

【附方】 （1）**治伤寒汗后虚热**：葎草(锉)，研取生汁。饮一合愈。--《本草衍义》

（2）**治肺结核**：葎草、夏枯草、百部各 12g，水煎服。--《安徽中草药》

（3）**治石淋**：生葎草叶，捣绞取汁三升，为三服，其毒石自出。--《普济方》

（4）**治膏淋**：葎草一斤(洗切)，捣取自然汁，用醋一合匀，每服半盏，连服三服，不计时。--《圣济总录》之"葎草饮"

（5）**治关节红肿热痛**：鲜葎草(捣烂)，白糖(或蜂蜜)，调敷患处，干则更换。--《安徽中草药》

（6）**治新久疟疾**：葛葎草一握(去两头，秋冬用干者)，恒山末等分，以淡浆水二大盏浸一宿，五更煎一盏，分二服，当吐痰愈。--《纲目》引《独行方》

（7）**治痔疮脱肛**：鲜葎草 90g，煎水熏洗。--《闽东本草》

（8）**治瘰疬**：葎草鲜叶 30g，黄酒 60g，红糖 120g，水煎，分 3 次饭后服。--《福建民间草药》

（9）**治小儿天泡疮**：割人藤煎水洗，每日 1～2 次。忌鱼腥发物。--《江苏药材志》

（10）**治癞，遍体皆疮者**：葎草一担，以水二石，煮取一石，以渍疮。--《纲目》引《独行方》

（11）**治皮肤瘙痒**：葎草、苍耳草、黄柏各适量，煎水洗患处。--《安徽草药》

（12）**治疗肺结核**：以 100％的葎草注射液肌内注射，每日 2 次，每次 2～4ml，30 天为 1 疗程。观察 80 例经链霉素、异烟肼等抗结核药物治疗效果不理想的肺结核患者，经 1 个疗程后，症状消失或改善者 72 例；痰菌阳性者 47 例中阴转 21 例；有空洞的 51 例中治后缩小或闭合者 36 例，其中以干酪性和薄壁空洞的疗效较明显；病灶变化情况，据 79 例观察，吸收者 51 例(64.5％)，其中以渗出性和增殖性病灶吸收较明显。治疗过程中部分患者经肝、肾功能检查，未见不良影响；个别患者可能因制剂不纯，用药后出现发热恶寒现象，停药后即消失。--《湖北科技·医药部分》，1972，(5)：26

（13）**治疗细菌性痢疾**：取五爪龙藤和叶加水适量煎汁，使每 lml 约含生药 3g。1～2 岁，每日口服 2 次，每次 20ml；2 岁以上，每日 2 次，每次 30ml，4～6d 为 1 疗程。临床观察 42 例，35 例治愈(经 4～6d 的疗程后，热退正常，临床症状消失，大便镜检阴性，或经门诊 1～2 星期后追踪均为正常大便者)，占 83.4％；4 例进步，占 9.5％；3 例无效，占 7.1％。治愈病例的平均退热时间为 1.6d，大便外观复常时间为 2.3 天，大便镜检正常为 2.6d。--《福建中医药》福建省立医院小儿科，l962，(4)：22

（14）**治疗慢性腹泻**：①用鲜葎草 500g，加水 2000ml，煎至 1500ml，待

温洗脚，每日早、晚各洗1次，15天为1疗程。休息5天，再进行第2个疗程。治疗慢性结肠炎50例，其中90%以上的病例曾接受过多种抗生素治疗无效。50例患者均有全身乏力，食欲减退，时有腹痛、腹泻及粘液血便、消瘦等症状。查体均有左侧下腹轻度压痛。行乙状结肠镜检查的35例中均见肠腔粘膜充血、水肿，其中有溃疡者6例(占17.1%)；行X线钡剂灌肠者41例，阳性者37例(占90.2%)。治疗结果：痊愈(自觉症状消失，大便成形，次数恢复正常，外观无粘液及脓血，大便常规化验正常，乙状结肠镜检查结肠病变恢复正常或仅有局限性轻微充血者)共43例(占86%)，好转(每日大便次数明显减少，但未恢复正常，大便成形，偶见少许粘液，大便常规少量白细胞，偶有轻度腹痛，乙状结肠镜复查较治疗前减轻者)共6例(占12%)，治疗前后自觉症状和检查无改变者1例(占2%)，总有效率达98%。治愈患者中绝大多数在2~3个疗程中痊愈。--《中医杂志》范长通，等，1986，(2)：29　②单味萑草100g(鲜品150g)，加水1000ml，煎至150ml，分两次早、晚服用，5天为1疗程。休息2d，再进行第2个疗程。一般2~3个疗程治愈，个别病例需治疗4个疗程。共治疗小儿单纯性消化不良型慢性腹泻100例，其中年龄最小的8个月，最大的13岁。病程最短的11天，最长的6年零7个月。先后接受过多种抗菌治疗者占86%。患儿均有不同程度的食欲减退、腹痛及粘液便，部分病例伴有明显消瘦、毛发稀疏等。治疗结果：治愈(自觉症状消失，大便成形，次数恢复正常，停药后3次大便化验无脓球)83例，随访3个月，有2例复发；好转(腹痛、腹泻减轻，大便外观无明显粘液，大便次数减少)17例，后来改用其他方法治疗。24例伴脱发的患者，均不同程度的再生出毛发。--《陕西中医函授》贡永志，等，1989，(3)：15

柘根

【别名】　穿破石、地棉根、拉牛入石《岭南采药录》，川破石《生草药性备要》，柘藤根《草药手册》(江西)，黄蛇《广东中药》，山黄箕、铁篱根、黄龙脱皮《江西草药》，刺楮、山黄芪、野黄芪、九层皮(浙江)，千层皮(云南)。

【来源】　为桑科植物柘树 *Maclura tricuspidata* Carr.的根。

【原植物】　柘树　又名柘《诗经》，柘树《救荒本草》，柘桑《淮南子》(高诱注)，文章树《清异录》，灰桑树《淮阴县志》，黄疸树、刺钉《浙江民间常用草药》，九重皮、大丁癀《福建中草药》，刺桑、奶桑《贵州草劲，痄腮树、黄龙蜕壳《云南中草药》，铁骨子(河南)，柘骨针、棘针树(江苏)，柘刺(江苏、浙江、安徽)，老虎肝、双藤、尖尾风、黄桑(广西)。落叶灌木或小乔木，高达8m。小枝暗绿褐色，具坚硬棘刺，刺长5～35mm。单叶互生；叶柄长0.5～2cm；托叶侧生，分离；叶片近革质，卵圆形或倒卵形，长5～13cm，先端钝或渐尖，基部楔形或圆形，全缘或3裂，上面暗绿色，下面淡绿色，幼时两面均有毛，成长后下面主脉略有毛，余均光滑无毛；基出脉3条，侧脉4-5对。花单性，雌雄异株；均为球形头状花序，具短梗，单个或成对着生于叶腋；雄花花被片4，长圆形，基部有苞片2或4，雄蕊4，花丝直立；雌花被片4，花柱1，线状。聚花果球形，肉质，直径约2.5cm，橘红色或橙黄色，表面呈微皱缩，瘦果包裹在肉质花被里。花期5～6月，果期9～10月。见（图96）

本植物的木材（**柘木**）、树皮几根皮（**柘白皮**）、果实（**柘树果**）、茎叶（**柘树茎叶**）也供药用，详见下述。

【生长分布】　生于山坡、荒地、地堰、路旁。邹平各乡镇均有分布。

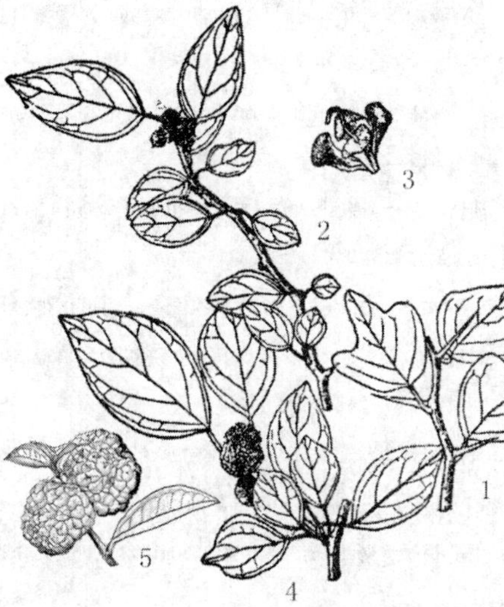

（图96）**柘树**

1.三裂叶 2.花枝 3.雌花 4.果枝 5.果实

【采收加工】　全年均可采，挖出根，除去泥土、须根，晒干；或洗净，趁鲜切片，晒干。亦可鲜用。

【性状鉴别】　根圆柱形，长短不一，直径1.5～2.5cm；或已切成圆形厚片。外皮黄色或橙红色，具显著的纵皱纹及少数须根痕。栓皮薄而易脱落。质地坚硬，不易折断，断面皮部薄，灰黄色，具韧性纤维，木部占绝大部分。黄色，柴性，导管孔明显，有的中央部位有小髓。气微，味淡。

【主含成分】　根含柘树异黄酮(*cudraimflavone*)A，3′-O-甲基香豌豆甙元(*3′-O-methylorobol*)，去氢木香内酯(*dehydrocostus lactone*)，亚油酸甲酯(*methyl linoleate*)，β-谷甾醇(*β-sitosterod*)。

【药理】　柘木根乙醇提取物有较好的抗结核菌作用。试管中，采用改良苏通半流体琼脂培养基，接种强毒人型结核菌($H_{37}RV$)，其最低抑菌浓度为6.3~12.5μg/ml。体内抗菌试验表明，给感染结核菌小鼠第2日开始给予柘木注射液1.5g/只，每日1次，至对照组半数动物死亡时停药，可显著延长感染小鼠的半数存活时间。

【性味归经】　味淡、微苦，性凉。

【功用主治】　祛风通络，清热除湿，解毒消肿。主治风湿痹痛，跌打损伤，黄疸，腮腺炎，肺结核，胃和十二指肠溃疡，淋浊，蛊胀，闭经，劳伤咳血，疔疮痈肿。

《生草药性备要》："治酒顶，消蛊胀，浸酒亦祛风。"

《本草求原》："壮筋骨，活血，理跌打。"

《岭南采药录》："祛风湿，十蒸九晒；肩疮和蜜捣敷。"

《常用中草药手册》广州部队："主治闭经。"

《云南中草药》："清热解毒。主治腮腺炎，淋巴结核，咳嗽，肺结核咯血，肝炎，膀胱炎，头晕，乳汁不通，疖肿。"

《全国中草药汇编》："止咳化痰。主治黄疸型肝炎，肝脾肿大，胃、十二指肠溃疡。"

【用量用法】　内服：煎汤，9～30g，鲜者可用至120g，或浸酒。外用：捣敷，适量。

【使用注意】　孕妇慎服。

【附方】　（1）**治风湿痛**：①穿破石15g，牯岭勾儿茶、青棉花藤各

9g，水煎服。--《浙江民间常用草药》 ②柘树根15g，黑骨头15g，透骨草9g，木通9g，泡酒服。--《红河中草药》

（2）**治腰痛** 穿破石根皮(鲜)120g，白酒500g，浸泡7天，每服15～30g，早、晚各1次。--《江西草药》

（3）**治跌打损伤，疖子，脓肿**：穿破石15～30g，水煎服。另取根皮捣烂，外敷患处。--《浙江民间常用草药》

（4）**治骨折**：穿破石、三加皮、胡颓子各等量。均用根皮，焙干研末，以适量凡士林加热调成膏状，复位后，外敷药膏，夹板固定，隔日换药1次。--《全国中草药汇编》

（5）**治急性黄疸型肝炎**：穿破石30g，葥党根、五指毛桃各15g，葫芦茶9g，水煎2次分服，每日1剂。--《全国中草药汇编》

（6）**治胃、十二指肠溃疡疼痛**：鲜穿破石60g，水煎，3次分服。--《全国中草药汇编》

（7）**治胆道蛔虫**：蔑芝根、两面针根、阔叶十大功劳根各15g，水煎服。--《福建药物志》

（8）**治下肢流火**(急性淋巴管炎)：穿破石根皮90g，威灵仙15g，猪瘦肉120g，水炖，服汤食肉。--《江西草药》

（9）**治尿路结石**：柘藤根15g，野花椒15g，千斤拔30g，车前草30g，每日1剂，水煎分2次服。--《草药手册》(江西)

（10）**治闭经**：穿破石根15～30g，水煎服。--《广西本草选编》

（11）**治肺结核**：柘藤根30g，铁包金(细纹勾儿茶)60g，百部9g，每日1剂，水煎，分2次服。--《草药手册》(江西)

（12）**治肺热咳血**：穿破石30g，去粗皮，炒焦，水煎，冲糖服，每日3次。--《浙江药用植物志》

（13）**治疔疮痈肿**：穿破石鲜根皮或鲜叶，捣烂外敷。--《广西本草选编》

（14）**治外痔出血**：鲜穿破石120g，水煎服。另用红马蹄草捣烂外敷患处，连续3次。--《浙江民间常用草药》

（15）**治耳聋、鸣、汁出，一、二十年不差**：故铁二十斤(烧赤，水五斗浸三宿，去铁澄清)，柘根三十斤(水一石，煮取五斗，去滓澄清)，菖蒲(切)五斗(水一石，煮取五斗，去滓澄清)。上三味合一石五斗，用米二石，并曲二斗，酿如常法酒。用一月封头开清，用磁石吸铁者三斤，捣为末，纳酒中，浸三宿。饮之，日夜饮，常取小小醉而眠，取闻人语乃止药。--《千金要方》

（16）**治小儿心热，重舌，鹅口**：柘根(锉)五升。以水五升，煮取二升，去滓更煎，取无合，细细数之，数数为之。--《千金要方》

（17）**治疗急、慢性肝炎**：取穿破石1kg，五指毛桃(*FicMs simplicissima*)250g，葫芦茶150g。加水浸过药面煮2次，药液合并浓缩至1500ml，加白糖300g及防腐剂，静置过滤，制成"驱黄灵糖浆"。每次服45ml，急性黄疸型肝炎及较重的慢性肝炎日服2次，轻症慢性肝炎日服1次，均以30天为1疗程。经治72例，临床治愈35例(其中急性黄疸型肝炎17例，慢性肝炎18例)，好转25例(急性黄疸型肝炎6例，慢性肝炎19例)，无效12例。--《新医药通讯》广州市第三人民医院内科，1972，(2)：18

柘木 味甘，性温，无毒。主治虚损，妇女崩中血结，疟疾。内服：煎汤，15～60g。外用：煎水洗。

附方 （1）**洗目令明**：柘木煎汤，按日温洗。--《海上方》

（2）**治飞丝入目**：柘树浆点(目)了，绵裹箸头，蘸水于眼上缴拭涎毒。--《医学纲目》

柘白皮 味甘、微苦，性平。补肾固精，利湿解毒，止血，化瘀。主治肾虚耳鸣，腰膝冷痛，遗精，带下，黄疸，疮疖，呕血，咯血，崩漏，跌打损伤。内服：煎汤，15～30g，大剂量可用至60g。外用：捣敷，适量。注意：孕妇禁服。

附方 （1）**治肾虚，耳鸣，遗精，腰膝冷痛**：柘树门皮30g，补骨脂9g，芡实、山药各12g，煎服。--《安徽中草药》

（2）**治体虚白带**：柘根白皮30g，白花木槿根皮、山药各15g，煎服。--《安徽中草药》

（3）**治劳伤咳嗽**：刺桑(根皮)9g，泡酒或蒸米汤服。--《贵州草药》

（4）**治黄疸**：刺桑30g，黄栀子9g，炖猪蹄吃，--《贵州草药》

（5）**治咯血，呕血**：柘树根皮(去粗皮)30～60g，炒焦，水煎，冲白糖，每日3次分服。--《浙江民间常用草药》

（6）**治血崩，月经过多**：①柘根白皮、棕榈炭各30g，煎水，加红糖适量服。--《安徽中草药》 ②柘白皮15g，马鞭草、榆树皮各9g，水煎兑红糖服。--《河北中草药》

（7）**治腮腺炎，疖肿，关节扭伤**：用鲜柘根皮适量，捣烂敷患处。--《云南中草药》

（8）**治跌打损伤**：柘根白皮15g，煎水，服时兑黄酒适量，另用鲜根白皮捣烂，加酒少许，调敷患处。--《安徽中草药》

（9）**治腰痛**：鲜柘树根皮120g，酒炒后，水煎服。--《浙江民间常用草药》

柘树果 味苦，性平。清热凉血，舒筋活络。主治跌打损伤。内服：煎汤，15～30g，或研末服。

附方 **治跌打损伤**：柘树将成熟果实切片晒干，研粉。每次1调羹，用黄酒吞服，每日2次，连用5～6d。--《浙江民间常用草药》

柘树茎叶

【来源】 为桑科植物柘树 *Maclura tricuspidata* Carr.的枝和叶。

【原植物】 参见"柘根"。

【采收加工】 夏、秋季采收，鲜用或晒干。

【性状鉴别】 茎枝圆柱形，直径0.5～2cm，表面灰褐色或灰黄色，可见灰白色小点状皮孔。茎节上有坚硬棘刺粗针状，有的略弯随，刺长0.5～3.5cm。单叶互生，易脱落，叶痕明显。叶片为倒卵状椭圆形、椭圆形或长椭圆形，长3～9cm，宽1～2.8cm，先端钝或渐尖，或有微凹缺，基部楔形，全缘，基出脉3条，侧脉6～9对，两面无毛，深绿色或绿棕色，厚纸质或近革质。叶柄长5～10mm。气微，味淡。

【主含成分】 **茎**：含β-谷甾醇(*β-sitosterol*)，β-谷甾醇葡萄糖甙(*β-sitosterol gluoside*)，桂木生黄素(*artocarpesin*)，降桂木生黄亭(*norartocarpetin*)，5-O-甲基染料木素(*5-O-methylgenistein*)。

叶：含抗微生物成分和植物抗毒素(*phytoalexins*)。

【药理】 柘树叶子的丙酮提取物有抑制葡萄球菌生长的活性作用，而对于香假单孢菌则无作用。

【性味归经】 味甘、微苦，性凉。

【功用主治】 清热解毒，舒筋活络。主治痄腮，痈肿，隐疹，湿疹，跌打损伤，腰腿痛。

《福建药物志》："清热利湿。主治急、慢性肝炎，肺结核，肺脓肿，腰痛，风湿关节痛，跌打损伤，骨折，疔疮痈肿。"

【用量用法】 内服：煎汤，9～15g。外用：煎水洗，或捣敷，适量。

【附方】 （1）**治痱子，湿疹**：柘树茎叶煎汤外洗。--《浙江民间常用草药》

（2）**治小儿身热，皮肤生恶疮**：柘树叶煎汤洗浴。--《天目山药用植物志》

（3）**治腮腺炎，疖肿，关节扭伤**：用柘树鲜叶适量，捣烂敷患处。--《云南中草药》

（4）**治隐疹瘙痒**：柘树茎枝煎水洗浴。--《安徽中草药》

（5）**治肺结核**：柘树鲜叶30g，水煎服。--《福建中草药》

（6）**治疗消化道恶性肿瘤**：用柘树的茎、叶加工成柘木糖浆，每次服24ml，每日3次。治疗226例消化道恶性肿瘤患者(其中晚期患者占91.7%)，显效率11.28%，总有效率为71.28%。其中食管癌106例，显效l6例，有效59例；胃癌95例，显效9例，有效57例。本品对食管癌、贲门癌、胃瘟及结、直肠癌有较好的近期疗效，能使肿块稳定或缩小，梗阻改善，疼痛减轻，食欲增加，体重增加，胸腹水消退等，使晚期患者抵抗力增加，恶液质改善。--《药学通报》沙静姝，等，1979，(4)：186

桑叶

【别名】 桑叶《本经》，铁扇子《百草镜》，蚕叶《福建药物志》。

【来源】 为桑科植物桑 *Morus alba* L.、鸡桑 *Morus australis* Poir 和蒙桑 *Morus mongolica* Schneid.的叶。

【原植物】 （1）**桑** 又名家桑《日华子》，荆桑《农书》（王祯），桑椹树《救荒本草》，黄桑。落叶灌木或小乔木，高3～15m。树皮灰白色，有条状浅裂；根皮黄棕色或红黄色，纤维性强。单叶互生；叶柄长1～2.5cm；叶片卵形或宽卵形，长5～20cm，宽4～10cm，先端锐尖或渐尖，基部圆形或近心形，边缘有粗锯齿或圆齿，有时有不规则的分裂，上面无毛，有光泽，下面脉上有短毛，腋间有毛，基出脉3条与细脉交织成网状，背面较明显；托叶披针形，早落。花单性，雌雄异株；雌、雄花序均排列成穗状葇荑花序，腋生；雌花序长1～2cm，被毛，总花梗长5～10mm；雄花序长1～2.5cm，下垂，略被细毛；雄花具花被片4，雄蕊4，中央有不育的雌蕊；雌花具花被片4，基部合生，柱头2裂。瘦果，多数密集成一卵圆形或长圆形的聚合果，长1～2.5cm，初时绿色，成熟后变肉质、黑紫色或红色。种子小。花期4～5月，果期5～6月。见(图97)

（2）**鸡桑** 又名山桑(山东)，小叶桑、野桑《广西药用植物名录》，小岩桑《贵州草药》，野刺桑、金绒桑(安徽)，马桑(云南)，小虫桑(贵州)。灌木或小乔木；高2～3m。枝灰褐色至黑褐色，光滑或幼时有疏毛；冬芽通常暗红色。叶卵形、卵圆形或倒卵形，长6～15cm，宽4～10cm，先端急尖或尾状渐尖，基部截形或浅心形，边缘有粗圆齿或重锯齿，有时3～5裂或深缺刻，上面粗糙，密生刺状毛，下面在脉上有短柔毛；叶柄长1.5～4cm。雌雄异株，花序有长梗；雄花序长1.5～3cm；雄花花被淡绿色，雄蕊淡黄色；雌花序长约1cm；雌花花被暗绿色，边缘有白绒毛，子房顶部有花柱，长与2裂的柱头相等。椹果椭圆形，长1～1.5cm，成熟时红至暗紫色。花期4～5月；果熟期5～6月。见（图98）

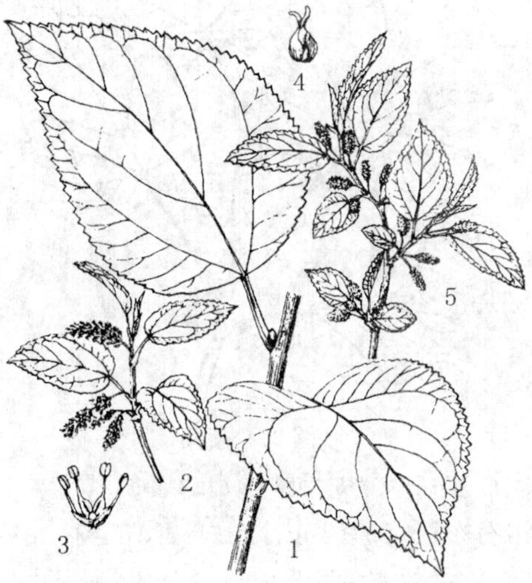

（图97）**桑**

1.叶枝 2.雄花枝 3.雄花 4.雌花 5.雌花枝

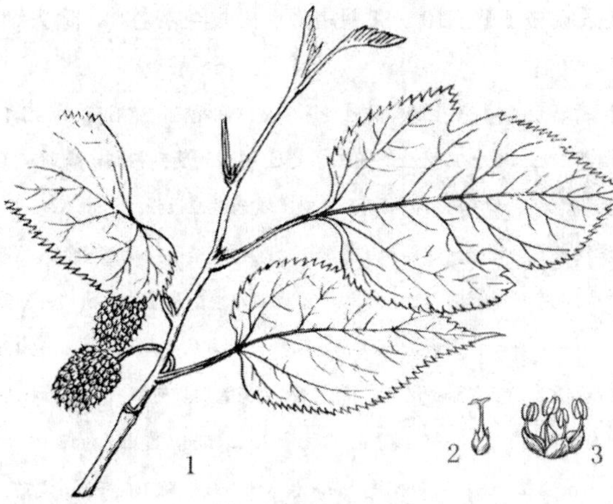

（图98）**鸡桑**

1.果枝 2.雌花 3.雄花

（3）**蒙桑** 又名崖桑。小乔木或灌木；高3～8m。树皮灰褐色，老时不规则纵裂；小枝灰褐色至红褐色，光滑无毛，幼时有白粉；冬芽暗灰白色至灰褐色。叶卵形：卵圆形至椭圆状卵形，长5～12cm，宽4～8cm，先端尾尖至长渐尖，基部心形，边缘有较整齐的粗锯齿，齿尖刺芒状，长可达3毫米，常3～5缺刻状裂，两面光绿色，无毛，或幼时在叶上面有细毛；叶柄长4～7cm。雌雄异株，花序有长梗；雄花序长可达3cm；花被呈暗黄绿色；雌花序长约1.5cm；子房有明显的花柱及2裂的柱头；花被及花柱表面有黄色细毛。椹果卵形或圆柱形，成熟时红色或紫黑色。花期4～5月；果熟期5～6月。见下（图99）

桑叶的乳汁（**桑叶汁**）、桑的根（**桑根**）、根皮（**桑白皮**）、桑茎枝烧成的灰（**桑柴灰**）、桑的枝条经烧灼后沥出的液汁（**桑沥**）、枝（**桑枝**）、皮汁（**桑皮汁**）、果实（桑椹）等均供药用，详见下述。

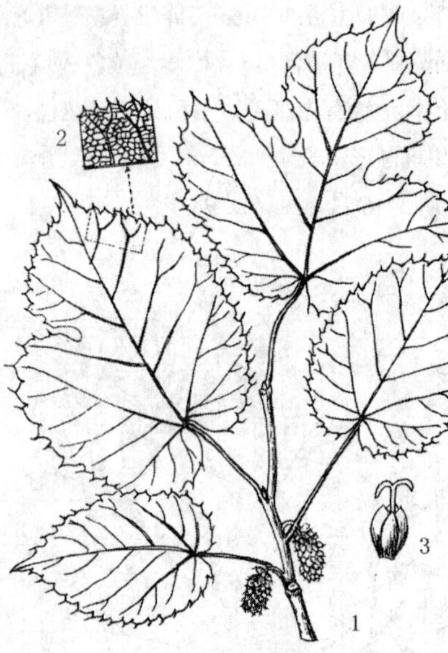

（图 99）**蒙桑**

1.果枝 2.叶部分放大 3.雌花

【生长分布】 ①桑生于村旁、田野、丘陵、山坡等处。邹平各地均有分布。②鸡桑生于生于石灰岩的山坡林中，或悬崖陡壁处。邹平南部山区有分布。③蒙桑常生于山崖、沟谷、地堰、荒坡、山地丘陵。邹平南部山区有分布。

【采收加工】 10～11 月霜降后采收经霜之叶，除去细枝及杂质，晒干。~

【栽培要点】 **生物学特性** 喜温暖湿润气候，稍耐荫。气温 12℃以下开始萌芽，生长适宜温度 25～30℃，超过 40℃则受到抑制，降到 12℃以下则停止生长。耐旱，不耐涝，耐瘠薄。对土壤的适应性强。

栽培技术 用种子、嫁接和压条繁殖。①种子繁殖：采取紫色成熟桑椹，搓去果肉，洗净种子，随即播种或湿砂贮藏。春播、夏播、秋播均可。夏播、秋播可用当年新种子。播前用 50℃温水浸种，待自然冷却后，再浸泡 12h，放湿砂中贮藏催芽，经常保持湿润，待种皮破裂露白时即可播种，按行株距 20～30cm 开沟，沟深 1cm，每 1 小时 m^2 用种量 7.5～15kg。覆土。约经 10 天出苗。苗高 3～4cm 间苗，去弱留强，并补苗。春、秋季按株距 10～15cm 定苗。嫁接繁殖：袋接法，于嫁接前 20d，剪接穗，湿沙贮藏，使砧木剪口处的皮层和木质部分离成袋状，然后插入接穗，以插紧为止。芽接，春、夏季用"T"形芽接或管状芽接(套接)。②压条繁殖：早春将母株横伏固定于地面，埋入沟中，露出顶端，培土压实，待生根后与母体分离。春或秋季进行定植。按行、株距 2m×0.4m 开穴，穴径 0.5～0.7m，穴底施入腐熟厩肥，上铺薄土一层，栽入，填表土后，将植株向上提一提，使根部舒展，再填心土，压实，浇水。

田间管理 定型后通过修剪、疏芽、摘心，养成一定树型(如地桑、低桑、中干桑、高干桑、乔木桑等不同类型)。修剪可用拳式修剪法，每年在基部伐条，利用潜伏芽萌生新条，数年后在修伐处形成拳状的树疙瘩。另有无拳式修剪法、留枝留芽修剪法等。

病虫害防治 病害有桑萎缩病、桑疫病、桑褐斑病、桑根结线虫病等；虫害有桑螟、桑蟥、桑象虫、桑白蚧、桑天牛、桑蓟马、桑始叶螨等。

①褐斑病：用 50%多菌灵 1000～1500 倍液或 70%甲基托布津粉剂 1500 倍液相隔 10～15 天喷洒防治；冬季落叶全部捡除，烧毁深埋；用波美 4～5 度石硫合剂涂干；0.7%波尔多液也行。

②桑里白粉病：用波美 4～5 度的石流合剂消灭越冬病原，发生期用 2%硫酸钾或 5%多硫化钡液；用 70%甲基托布津 1000～1500 倍液每隔 10～15 天连喷两次即可。

③桑象虫：冬季整枝，剪除半干枝；50%杀螟松乳油 1000 倍液喷杀。

④桑天牛：在幼虫活动期间，用 50%杀螟松乳油 1000 倍喷液，或 10%除虫精乳油 5000 倍注入虫杀孔杀灭。

⑤桑毛虫：用 80%敌敌畏乳油 2000 倍液。

⑥小地老虎：又称地蚕。春耕耙土可消灭卵和幼虫；用乐果乳油 1500 倍液或 80%DDV 乳油 2000 倍液喷杀。

⑦红蜘蛛：在养蚕期间，利用空隙时间治虫。在每片叶有 2～3 头红蜘蛛时用 40%乐果 800～1000 倍液（残毒期 13 天）或加尿素 1000 倍液（残毒期 10 天）成混合液喷洒；20%的三氯杀螨醇 3000～5000 倍液防治 1～2 次；在红蜘蛛繁殖盛期喷洒冷水，可减轻为害。

【性状鉴别】 叶多皱缩、破碎。完整者有柄，叶柄长 1～2.5cm；叶片展平后呈卵形或宽卵形，长 8～15cm，宽 7～13cm，先端渐尖，基部截形、圆形或心形，边缘有锯齿或钝锯齿，有的不规则分裂。上表面黄绿色或浅黄棕色，有的有小疣状突起；下表面颜色稍浅，叶脉突出，小脉网状，脉上被疏毛，脉基具簇毛。质脆。气微，味淡、微苦涩。

【显微鉴别】 （1）叶片横切面：上表皮细胞方形，有的颇大，径向延长，其外壁略向外突起，内含钟乳体。下表皮细胞扁平，含钟乳体的细胞少见；可见单细胞柄、多细胞头的腺毛及单细胞非腺毛，以叶脉处多见；有的非腺毛基部膨大，内含钟乳体。栅栏组织 1～2 列细胞，不通过主脉，海绵组织细胞排列较紧密。主脉上、下表皮细胞内侧有厚角组织，维管束外韧型，韧皮部较狭，外侧有厚角组织，细胞较小，木质部新月形，有的在大维管束上方有一小的外韧型维管束。叶肉薄壁细胞中含草酸钙簇晶，偶有棱晶，主脉薄壁细胞中含有棱晶，偶有簇晶。见(图 100)

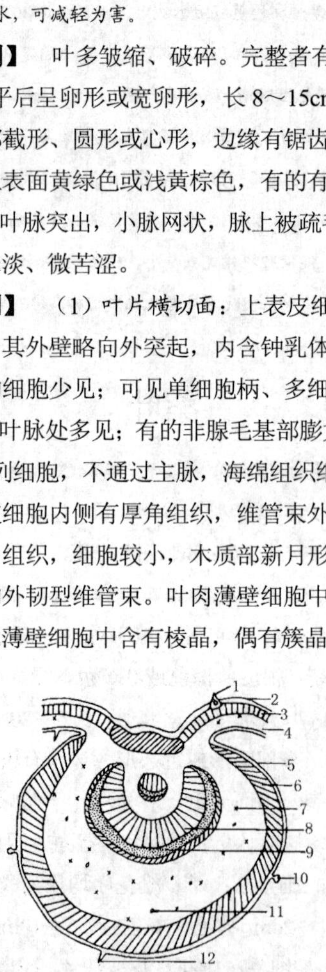

（图 100）**桑(叶)横切面简图**

1.钟乳体 2.上表皮 3.栅栏组织 4.海绵组织 5.下表皮 6.厚角组织 7.草酸钙簇晶 8.木质部 9.韧皮部 10.腺毛 11.草酸钙棱晶 12.非腺毛

（2）粉末特征：棕绿色或黄绿色。①钟乳体直径 47～77μm。②下表皮气孔不定式，副卫细胞 4～6 个。③非腺毛单细胞，长 50～230μm。④草酸钙簇晶及方晶，簇晶直径 5～16μm。⑤腺毛头部类圆球形，2～4 细胞，直径 15～35μm，柄单细胞，长 14～30μm。见(图 101)

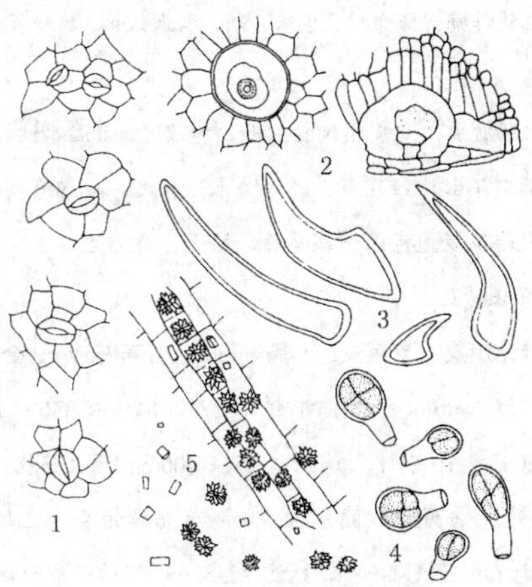

（图 101）**桑(叶)粉末特征**

1.下表皮及气孔 2.钟乳体 3.非腺毛 4.腺毛 5.草酸钙簇晶及方晶

【主含成分】 ①**甾体及三萜类化合物**：牛膝甾酮(*inokosterone*)，蜕皮甾酮(*ecdysterone*)，豆甾醇(*stigmastero1*)，菜油甾醇(*campesterol*)，羽扇豆醇(*1upeo1*)，β-谷甾醇(*β-sitostero1*)及乙酰衍生物和β-香树脂醇(*β-amyrin*)。

②**黄酮及其甙类**：芸香甙(*rutin*)，槲皮素(*quercetin*)，异槲皮甙(*isoquercitrin*)，桑甙(*moracetin*)即槲皮素-3-二葡萄糖甙，桑黄酮(*kuwanon*)。

③**香豆精及其甙类**：香柑内酯(*bergaten*)，伞形花内酯(*umbelliferone*)，东莨菪素(*seopoletin*)，东莨菪甙(*scopolin*)，羟基香豆精(*hydroxycoumarin*)。

④**挥发油**：酸性部分含乙酸(*acetic acid*)，丙酸(*propionic acid*)，丁酸(*butyric acid*)，异丁酸(*isobutyric acid*)，缬草酸(*valeric acid*)，异缬草酸(*isovaleric acid*)，己酸(*caproic acid*)；酚性部分含水杨酸甲酯(*methyl salicylate*)，愈创木酚(*guaiaco1*)，邻苯甲酚(*o-creso1*)，间苯甲酚(*m-creso1*)，对苯甲酚(*p-creso1*)，丁香油酚(*eugeno1*)等。

⑤**氨基酸及小肽**：氨基酸含量 1434.77μg/g(干重)，主要为谷氨酸(*glutamic acid*)，天冬氨酸(*aspartic acid*)，丙氨酸(*alanine*)，甘氨酸(*glycine*)。此外，尚有γ-氨基丁酸(*γ-aminobutyric acid*)，2-哌啶酸(*pipecolic acid*)，5-羟基-2-哌啶甲酸(*5-hydroxypipeco1ic acid*)，脯氨酸(*proline*)，精氨酸(*arginine*)，肌氨酸(*sarcosine*)，亮氨酸(*1eucine*)，异亮氨酸(*isoleucine*)，酪氨酸(*tyrosine*)，缬氨酸(*valine*)，色氨酸(*tryptophan*)，天冬酰胺(*asparagine*)，谷氨酰胺(*glutamine*)，丝胺酸(*serine*)，赖氨酸(*1vsine*)，以及谷胱甘肽(*glutathione*)，90％以上为氧化型。

⑥**生物碱**：腺嘌呤(*adenine*)，胆碱(*choline*)，胡芦巴碱(*trigonelline*)。

⑦**有机酸及其他化合物**：绿原酸(*chlorogenic acid*)，延胡索酸(*fumaric acid*)，棕榈酸(*palmitic acid*)，棕榈酸乙酯(*ethyl palmitate*)，叶酸(*folic acid*)，亚叶酸(*folinic acid*)，维生素C(90％以上为还原型)，精氨酸葡萄糖甙(*arginineglucoside*)，C_{28}及C_{30}～C_{34}烷烃(*alkanes*)，内消旋肌醇(*myoinosito1*)及溶血素(*hemolysin*)。

【药理】 （1）**降血糖作用** 桑叶和蜕皮甾酮对四氧嘧啶引起的大鼠糖尿病，或肾上腺素、胰高血糖素、抗胰岛素血清引起的小鼠高血糖症均有降糖作用。蜕皮甾酮促进葡萄糖转变为糖原，但对正常动物的血糖水平无明显影响。有人认为桑叶中所含的某些氨基酸能刺激胰岛素分泌，为体内胰岛素分泌和释放的调节因素。

（2）**抗菌作用** 1g/ml鲜桑叶煎剂体外试验，对金黄色葡萄球菌、乙型溶血性链球菌、白喉杆菌和炭疽杆菌均有较强的抗菌作用；对大肠杆菌、伤寒杆菌、痢疾杆菌和绿脓杆菌也有一定的抗菌作用。桑叶水煎剂高浓度溶液在体外有抗钩端螺旋体作用。

（3）**其他作用** 蜕皮激素能促进细胞生长，刺激真皮细胞分裂，产生新生的表皮并促使昆虫蜕皮。对人体能促进蛋白质合成，排除体内胆固醇，降低血脂_6J。桑叶乙醇提取物的植物雌激素，喂饲小鼠可减慢生长速度。

（4）**毒性** 将10％桑叶注射液注射于兔股四头肌或滴入兔眼结膜囊内，未发现有局部刺激作用；豚鼠过敏反应试验为阴性；体外试验对羊红细胞未见溶血反应。给小鼠一次腹腔注射桑叶注射液的安全用量，相当于人用量(10％桑叶注射液5ml，肌注，每日1～2次)的250倍。在亚急性毒性试验中，用桑叶注射液人用量的60倍剂量，连续给小鼠腹腔注射21天，对内脏器官无损害；如给予更大剂量，则对肝、肾、肺等产生变性、出血性损害。

【炮制】 （1）**炒桑叶**：取生桑叶，置锅内，用文火加热，炒至微焦，取出放凉。

（2）**蒸桑叶**：取桑叶放蒸笼内，下垫清洁细麻布，蒸1小时，取出，晒干。

（3）**蜜桑叶**：取炼蜜用适量开水稀释后，加入净桑叶碎片拌匀，闷润后置锅内，用文火炒至表面深黄色，微有光泽，不粘手为度，取出，放凉。每桑叶100kg，用炼蜜25kg。蜜桑叶长于润肺止咳，多用于肺热燥咳。

饮片性状：①炒桑叶形如桑叶，表面褐黄色微焦。②蒸桑叶形如桑叶，颜色加深。③蜜桑叶如桑叶碎片，表面暗黄色，微有光泽，略带粘性，味甜。

【性味归经】 味苦、甘，性寒。归肺、肝经。

【功用主治】 疏散风热，清肺，明目。主治风热感冒，风温初起，发热头痛，汗出恶风，咳嗽胸痛；或肺燥干咳无痰，咽干口渴；风热及肝阳上扰，目赤肿痛。

《本经》："除寒热，出汗。"

《新修本草》："除脚气、水肿，利大、小肠。"

《食疗本草》："止渴。"

《本草拾遗》："主霍乱腹痛吐下，冬月用干者浓煮服之。细锉，大釜中煎取如赤糖，去老风及宿血。"

《日华子》："利五脏，通关节，下气，煎服；除风痛出汗，并扑损瘀血，并蒸后署；蛇虫蜈蚣咬，盐挪敷上。"

《本草图经》："煮汤淋渫手足，去风痹。"

《丹溪心法》："焙干为末，空心米饮调服，止盗汗。"

《纲目》："治劳热咳嗽，明目，长发。"

《本草从新》："滋燥，凉血，止血。"

《百草镜》："治肠风。"

《得配本草》："清西方之燥，泻东方之实，去风热，利关节，疏肝，止汗。"

《药性切用》："入肺而清肃气化，除烦退热，为肺虚挟热专药。"

《本草求真》："清肺泻胃，凉血燥湿。"

【临床应用】 （1）**用于风热外感**。桑叶轻清宣散，能疏泄肺经及在表之风热，最宜用于风热感冒或风温初起，邪在卫分，身热头痛，汗出恶风，咳嗽胸痛，口干微渴诸症。常与菊花、薄荷、连翘、桔梗或杏仁、象贝母、栀子、豆豉等同用，以疏风泄热，轻宣解表，如《温病条辨》桑菊饮、桑杏汤。

（2）**用于燥热咳嗽**。桑叶味苦、甘而性寒，有清燥肃肺之功，凡肺胃阴虚，温燥来袭，症见咳嗽痰粘，不易咯出，或痰中夹有血丝，咽干口渴，可用本品与沙参、麦冬、玉竹、天花粉等配伍，以清肺益阴，生津润燥，方如《温病条辨》沙参麦冬汤。若燥热化火，头痛烦热，干咳无痰，气息喘促，咽干鼻燥，口渴欲饮，舌红无苔，表现为气阴两伤者，则需与石膏、阿胶、黑芝麻、枇杷叶等滋阴清热、润燥降逆之品同用，以清金保肺，方如《医门法律》清燥救肺汤。此外，阴虚劳热咳嗽，痰中带血，潮热盗汗，亦可于滋阴抗痨药中加用桑叶、菊花，以轻清疏泄，有乎抑气火之效，如《医学心悟》月华丸。

（3）**用于目疾**。桑叶疏散风热，能清肝明目，用治一般风热目赤肿痛，羞明流泪，常与菊花、白蒺藜等同用，并可单用霜桑叶煎水洗眼；目生云翳者，可加用木贼草、谷精草等；若属肝经实热，风阳上扰，兼见头痛眩晕者，需配决明子、夏枯草或蔓荆子、钩藤、龙胆草等，以平肝清热。

《本经逢原》："同黑芝麻蜜丸久服，须发不白，不老延年。"

《本草经解》："同黄芪、归身，治血虚身热无汗；同附子、黄芪，治里气虚寒，表邪未尽。"

《得配本草》："得生地、麦冬，治劳热；配生地、阿胶，治嗽血。"

《药笼小品》："桑叶泻肝经之气热，与丹皮同用，大能泄木；同石膏、生地，能疗肺燥；同地骨皮，又治盗汗。"

【用量用法】 内服：煎汤，4.5～9g，或入丸、散。外用：煎水洗或捣敷，适量。

【使用注意】 《得配本草》："肝燥者禁用。"

【附方】 （1）**治太阴风温，但咳，身不甚热，微渴者**：杏仁二钱，连翘一钱五分，薄荷八分，桑叶二钱五分，菊花一钱，苦梗二钱，甘草八分(生)，苇根二钱，水二杯，煮取一杯。日二服。--《温病条辨》之"桑菊饮"

（2）**治风眼下泪**：腊月不落桑叶，煎汤日日温洗，或入芒硝。--《濒湖集简方》

（3）**治天行时眼，风热肿痛，目涩眩赤**：铁扇子二张，以滚水冲半盏，盖好，候汤温，其色黄绿如浓茶样为出味，然后洗眼，拭干。隔一、二时，与汁隔水炖热，再洗，每日洗二、五次。--《养素园传信方》

（4）**治肝阴不足，眼目昏花，咳久不愈，肌肤甲错，麻痹不仁**：嫩桑叶(去蒂，洗净，晒干，为末)一斤，黑胡麻子(淘净)四两。将胡麻擂碎，熬浓汁，和白蜜一斤，炼至滴水成珠，入桑叶末为丸，如梧桐子大。每服三钱，空腹时盐汤、临卧时温酒送下。--《医级》之"桑麻丸"

（5）**治吐血**：晚桑叶，微焙，不计多少，捣罗为细散。每服三钱匕，冷腊茶调如膏，入麝香少许，夜卧含化咽津。只一服止，后用补肺药。--《圣济总录》之"独圣散"

（6）**治遍身出汗不止**：新桑叶，乘露采摘，晒干研为末。每服二钱，空心米汤调服。--《种杏仙方》

（7）**治小儿渴**：桑叶不拘多少，用生蜜逐叶上敷过，阴干，细切，用水煎汁服之。--《胜金方》

（8）**治膈气呕逆，不能下食**：桑叶末二两，半夏一两(汤洗七遍去滑)。上药，捣细罗为散。每服一钱，以醋浆水一中盏，煎至六分，入生姜汁少许，不计时候，稍热并滓服。--《圣惠方》

（9）**治霍乱已吐利后，烦渴不止**：桑叶一握，切，以水一大盏，煎至五分，去滓，不计时候温服。--《圣惠方》

（10）**治手足麻木，不知痛痒**：霜降后桑叶煎汤频洗。--《急救方》

（11）**治乳硬作痛**：嫩桑叶，生采，研。以米饮调，摊纸花贴病处。--《妇人良方》

（12）**治大肠脱肛** 黄皮桑树叶三升，水煎过，带温罨纳之。--《直指方》

（13）**治痈口不敛**：经霜黄桑叶，为末，敷之。--《直指方》

（14）**治火烧及汤泡疮**：经霜桑叶，焙干，烧存性，为细末，香油调敷或干敷。--《医学正传》

（15）**治疗结膜炎，角膜炎**：水桑叶60g，野菊花30g，金银花40g。将上药拣净，加蒸馏水1000ml煎煮15分钟，滤过，取药液350ml备存；第2次再加蒸馏水500ml煎煮10分钟，滤过，取药液400ml；两次药液合并加热、沉淀，用漏斗放入药棉、纱布反复过滤3次，加入3倍量的95%乙醇，静置24～48小时，滤过，回收乙醇至无乙醇味，精滤至350ml，然后在每100ml内加入0.05g尼泊金，将pH调至6～6.5之间，装入盐水瓶内，湿热灭菌30分钟后备用，每日3次，每次1滴，重症时可每2小时滴眼1次。治疗结果：显效85例(103只眼)，有效35例(48只眼)，无效6例(7只眼)，总有效率达95.23%，见效时间长者3天，短者1天。--《陕西中医》鱼俊杰，等，1989，10(9)：399

（16）**治疗下肢象皮肿**：采用10%桑叶注射液肌内注射，每次5ml，每日1～2次；或25%～50%桑叶注射液4ml，每日1次，15～21天为1疗程，必要时间隔10天后再给以第2或第3疗程。在注射3天后同时开始绑扎患肢。临床观察各期象皮肿患者共512例，计352条腿，经1个疗程后基本治愈(腿围缩小，恢复正常或接近正常，皮肤变薄，皮下组织极度松软，自觉症状消失，劳动力完全恢复)者计36条腿，占10.2%；显著进步(腿围显著缩小、皮肤、皮F组织大部分松软，自觉症状显著改善，劳动力有所提高)者计166条腿，占47.2%；进步(腿围稍有缩小，皮肤、皮下组织略感松软，自觉症状稍减，劳动力稍微增进)者计149条腿，占42.3%；无效者仅1条腿，占0.3%。凡一期、二期象皮肿患者，治疗后多数腿围能接近正常或明显缩小，三期以上患者则多难恢复到健肢水平。亦有单用桑叶注射液观察20例，结果证明对丝虫病的淋巴管炎有肯定疗效，对象皮肿有一定的软化及消肿作用。经验认为，"绑扎"是治疗中的重要一环，可昼绑夜松，绑扎得好的腿围缩小较快；如绑扎不紧，走路过多或不能长期坚持者，则疗效不佳。如能同时绑扎踝部及足背，易于取得确实效果。疗程结束后仍需长期坚持绑扎。副反应：注射时局部疼痛，部分患者有发冷、发热、头晕等反应(可能与制剂不纯有关)，一般较轻微，不影响治疗；个别患者注射药后发生全身不适，腰、背及下肢疼痛，不能活动，需卧床1～2天，可逐渐减轻。--《中草药通讯》山东省临沂县革委会卫生局，卫生防疫站，等，1972，(6)：32

桑叶汁

味苦，性微寒。归肝经。清肝明目，消肿解毒。主治目赤肿痛，痈疖，瘿瘤，蜈蚣咬伤。外用：适量涂敷，或点眼。

附方 （1）**治小石疖**(今人呼为扎马疖)：采二蚕桑叶滴下滋水，点上。--《纲目拾遗》引钱峻《经验单方》

（2）**消瘿瘤**：蝌蚪一钱，蛇蜕(泥球色，煅为末)三分，鬼馒头滋干一钱，桑滋干一钱，乳香、没药各三分，麝香一分，共为细末，饭和捣为锭，临用时再取鬼馒头滋化开，以鸡翎搽患处。--《纲目拾遗》引《王秋泉家秘》

（3）**治乳痈**：用桑叶(不拘头、二叶)，摘去半段，取后半段脂三分，黄柏八钱，水煎干，止用三分，饭锅蒸一次；夜露一宿，涂患处，能收口。--《纲目拾遗》引《集听方》

桑根 味微苦，性寒。归肝经。清热定惊，祛风通络。主治惊痫，目赤，牙痛，筋骨疼痛。内服：煎汤，15～30g。外用：煎水洗。

附方 （1）**治风湿痛，跌打损伤，高血压**：桑树根15～30g，大剂量可至60g，水煎服。--《上海常用中草药》

（2）**治赤眼**：鲜桑根30g，洗净，水适量煎服，或煮猪肝于早晨服。--《闽南民间草药》

（3）**治血露不绝**：锯截桑根取屑五指撮，取醇酒服之，日三。--《肘后方》

（4）**治中蜀椒、蜈蚣毒**：煮桑根汁解之。--《肘后方》

（5）**治癫痫**：鲜桑根500g，切碎，同猪脚炖，在1日内服完。--《上海常用中草药》

桑白皮

【别名】 桑白皮《药性论》，桑根白皮《本经》，白桑皮《山西中药志》，桑皮《中药材手册》，桑根皮(通称)。

【来源】 为桑科植物桑 *Morus alba* L.的根皮。

【原植物】 参见“桑叶”。

【采收加工】 多在春、秋季挖取根部，去净泥土及须根，趁鲜时刮去黄棕色粗皮，用刀纵向剖开皮部，以木槌轻击，使皮部与木部分离，除去木心，晒干。

【性状鉴别】 根皮呈扭曲的卷筒状、槽状或板片状，长短宽窄不一，厚1～4mm。外表面白色或淡黄白色，较平坦，有的残留橙黄色或棕黄色鳞片状粗皮；内表面黄白色或灰黄色，有细纵纹。体轻，质韧，纤维性强，难折断，易纵向撕裂，撕裂时有粉尘飞扬。气微，味微甘。见(图102)

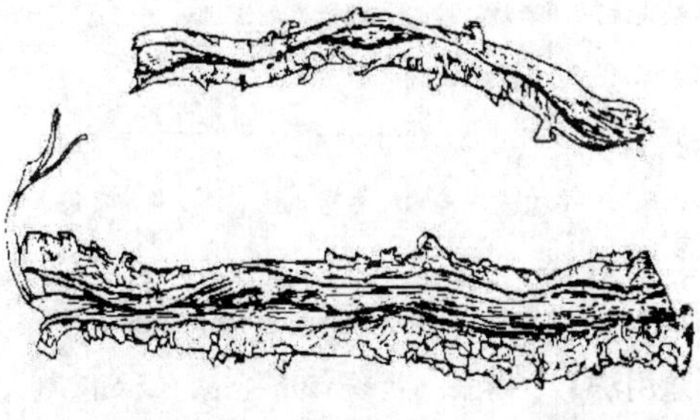

（图102）桑白皮(根内皮)外形

【理化鉴别】 （1）取本品粉末0.2g，加乙醇8ml，水浴加热5分钟，滤过。取滤液2ml，加镁粉少许混匀，滴加浓盐酸数滴，溶液呈樱红色，并有气泡产生。(检查黄酮类)

（2）取本品粗粉5g，加苯20ml回流提取15分钟，滤过。滤液蒸干，残渣用少量氯仿溶解于小试管中，加冰醋酸1ml，沿试管壁缓缓加入浓硫酸1ml使成两层，两液界面显红色环。(检查三萜类)

【显微鉴别】 根皮横切面：韧皮部射线宽2～6列细胞；散有乳管；纤维单个散在或成束，非木化或微木化；薄壁细胞含淀粉粒，有的细胞含草酸钙方晶。较老根皮中石细胞常与含晶厚壁细胞连结成群。见(图103)

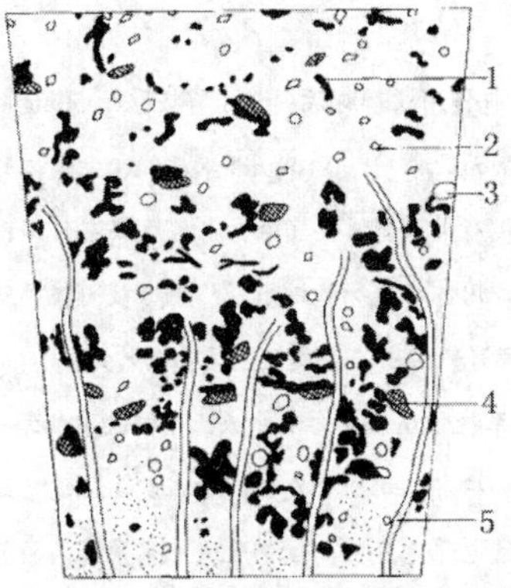

（图103）桑(根皮)横切面简图

1.石细胞 2.草酸钙方晶 3.乳管 4.纤维 5.韧皮射线

【主含成分】 含黄酮类成分：桑素(*mulberrin*)，桑色烯(*mulberrochromene*)，环桑素(*cyelomulberrin*)，环桑色烯(*cyclomulberroehromene*)，桑根皮素(*morusin*)，环桑根皮素(*cyclomorusin*)，化合物(*compound*)A，氧化二氢桑根皮素(*oxydihydromorusin*)，桑黄酮(*kuwanon*)A、B、C、D、E、F、G(即 *albanin F*，*moraeenin B*)、H(即 *albanin G*，*moracenin A*)、I、K、L、Y、Z，桑白皮素(*moracenin*)C、D，桑根酮(*sanggenone*)A、B、C、D、E、F、G、H、I、J、K、L、M、N、0、P。又含桑色呋喃(*mulberrofuran*)A、B、C、K、N、O、M、P、Q，伞形花内酯(*umbelliferone*)，东莨菪素(*scopoLetin*)，桑糖朊(*moran*)及具降压作用的乙酰胆碱类似物成分。

【药理】 （1）**利尿作用** 桑白皮水煎剂2g/kg给家兔灌胃，6小时内排尿量及氯化物均显著增加，7～24小时恢复正常。给大鼠灌胃或腹腔注射水提取物或正丁醇提取物300～500mg/kg，均呈明显的利尿作用，尿量和Na+，K+及氯化物排出量均增加。

（2）**对心血管系统的作用** 桑白皮水煎剂和水、甲醇、乙醇、正丁醇或乙醚等多种溶媒提取物，经静脉、皮下、十二指肠或灌胃给药，对麻醉犬、家兔、火鼠或肾性高血压大鼠均有不同程度的降压作用，作用缓和较持久，维持2～4h，且反复用药无快速耐受性。正丁醇提取物的降压作用可被阿托品或切断迷走神经所抑制，而不受氯苯吡胺的影响。另有报道，给家兔静脉注射乙醇提取物0.1～1.0mg/kg所产生的降压作用，在切断两侧迷走神经或横断第5～6颈髓后，此作用仍存在，给予阿托品后其降压作用显著减弱或消失；静脉或动脉注射乙醇提取物20mg/kg，对猫瞬膜收缩无明显影响，但将桑白皮液涂于颈上神经常上，可阻断电刺激节前纤维引起的瞬膜收缩；对水蛭背肌单用九作用，如先经毒扁豆碱处理后，可使背肌张力显著升高，其作用与乙酰胆碱(Ach)相似，故认为桑白皮的降压作用可能是Ach样物质所致。甲醇提取物(M-1)给兔、犬静脉汴射3mg/kg引起的降压作用，完全不受阿托品前处理的影响，故很难认为M-l是Ach样物质，其降压作用主要是末悄性的。与此相反，从兔、犬十二指肠注入乙醇提取物5～6g(生药)/kg，对肾上腺素、去甲肾上腺素和Ach所致的血压改变无任何影响，却使阻断颈总动脉血流引起的加压反射显著减弱或消失，故推测其降压作用可能是抑制血管运动中枢所致。从桑树干根皮中提取分离的异戊烯基黄酮衍化物-桑白皮素(*Moracenin*)A，桑白皮素B，桑白皮素C，桑黄酮G和桑黄酮H，给兔或人鼠静脉注射，均显示明显的降压活性。桑自皮乙醇提取物能抑制离体蛙心心肌收缩力和频率，此作用被阿托品所抑制，如剂量增大可使心脏停搏。正丁醇提取物可使离体夫鼠心房频率及收缩力明显增加，随后轻度抑制；水提取物则产生轻度的抑制作用。乙醇提取物可使离体蛙后肢血管收缩，离体兔耳血管扩张；正丁醇提取物则可增加臂血流量，此作用可被阿托品所抑制。

（3）**对平滑肌作用** 静脉注射正丁醇提取物50mg/kg，明显增加犬胃肠活动，而水提取物则无此作用；0.1mg/ml浓度能松弛离体豚鼠回肠，且抑制其自动节律性活动，但对大鼠胃贲门窦条片有轻度兴奋作用。乙醇提取物对离体兔肠和子宫有兴奋作用，对兔肠收缩增强作用可被阿托品所抑制。桑白皮水提取物3g/kg给小鼠灌胃，排出液状粪便，呈导泻作用。

（4）**对神经系统作用** 桑白皮水或正丁醇提取物给小鼠腹腔注射50mg/kg以上，呈现镇静和安定作用，自发性活动减少，触觉及痛觉反应降低，瞳孔扩大；并能抑制小鼠电休克发作，但仍表现伸肌紧张，显著减少动物死亡数，具有一定的抗惊厥作用；此外，还有降低体温作用及轻度镇咳作用。小鼠醋酸扭体及压尾实验表明，水提取物有明显镇痛作用，减少扭体次数，提高痛阈，2g/kg灌胃与阿司匹林0.5g/kg作用相似；对角叉菜胶及葡聚糖引起的大鼠足肿胀呈明显的抑制作用。

（5）**其他作用** 桑白皮水煎剂对金黄色葡萄球菌、伤寒杆菌、福氏痢疾杆菌有抑制作用，桑色呋喃A对金黄色葡萄球菌有抑制作用，乙醇和丙酮提取物对深红色发癣菌也有抑制作用。热水提取物体外试验对人宫颈癌JTC-26株的抑制率为70%左右。桑白皮化学成分桑根皮素、桑根酮D、桑黄酮H和C，在体外可抑制血小板中TxB_2(血栓素B_2)的生成。乙醇提取物静脉给药，对兔唾液腺呈轻度促进分泌作用。用桑白皮线缝合犬的伤口无需拆线，可自行吸收。桑白皮甲醇提取物腹腔注射能明显降低小鼠血糖。桑糖朊A 3mg/kg或10mg/kg腹腔注射对正常和四氧嘧啶性糖尿病小鼠均有降血糖作用。

（6）**毒性** 桑白皮乙醇提取物小鼠静脉注射LD_{50}为3.27g/kg，其中毒表现为呼吸促迫，运动失调，阵发性惊厥发作，最后呼吸衰竭而死亡。正丁醇或水提取物给小鼠灌胃或腹腔注射10g/kg，或静脉注射5g/kg，均未引起动物死，桑白皮醇提取物给小鼠灌胃200g(生药)/kg，大鼠灌胃100g/kg，犬灌胃50g/kg，均无异常反应及中毒表现。日本产桑白皮对小鼠中毒量为7.5g/kg，最大致死量(MLD)为11.0g/kg，中国产桑白皮则分别为4.2g/kg和6.7g/kg.亚急性毒性试验表明，隔日给犬灌胃桑白皮20g/kg，连续30天，对动物体重、血象、心电图及肝、肾功能等无明显不良反应。

【炮制】 （1）**桑白皮**：取原药材，剖去粗皮，抢水洗净，沥去水，微晾，切丝，干燥。生品长于泻肺行水，常用于水肿尿少。

（2）**炒桑白皮**：取桑白皮片，置锅内，用文火加热炒至黄色或微焦，取出放凉。

（3）**蜜炙桑白皮**：取炼蜜，加适量开水稀释，加入净桑白皮丝，拌匀，润透，置锅内，用文火加热，炒至不粘手为度，取出放凉。每桑白皮100kg，用炼蜜30kg。蜜炙桑白皮寒性缓和而偏润，长于止咳平喘。

饮片性状：①桑白皮呈丝状，宽3～5mm，外表面白色或淡黄色；平坦，内表面黄白色或淡黄色，有细纵纹；质韧，纤维性强，撕裂时有粉末飞出；气微，味微甜。②炒桑白皮呈黄色或深黄色有焦斑。③蜜炙桑白皮呈深黄色，质滋润，略有光泽，味甜。

【性味归经】 味甘、辛，性寒。归肺、脾经。

【功用主治】 泻肺平喘，利水消肿。主治肺热喘咳，水饮停肺，胀满喘急，水肿，脚气，小便不利。

《本经》："主伤中，五劳六极羸瘦，崩中，脉绝，补虚益气。"

《别录》："去肺中水气，唾血，热渴，水肿，腹满胪胀，利水道，去寸白，可以缝金疮。"

《药性论》："治肺气喘满，水气浮肿，主伤绝，利水道，消水气，虚劳客热，头痛，内补不足。"

《食疗本草》："利五藏，下一切风气、水气。"

《日华子》："调中下气，益五藏，消痰止渴，利大小肠，开胃下食，杀腹藏虫，止霍乱吐泻。"

《滇南本草》："止肺热咳嗽。"

《纲目》："泻肺，降气，散血。"

《本草求原》："治脚气痹挛，目昏，黄疸；通二便，治尿数。"

《贵州民间方药集》："治风湿麻木。"

【临床应用】 （1）**用于肺热喘咳及水饮停肺，胀满喘急**。桑白皮性寒降泄，能泻肺，凡肺经火热或水气为患，均可用之，尤其善泻肺热而平喘咳。治肺热喘咳，痰稠而黄，可配贝母、黄芩等，以清肺化痰；如肺热壅盛，阴虚有热，咳喘而兼身热心烦，手足心热者，常配地骨皮等，以泻伏火，清虚热，如《小儿药证直诀》泻白散；若肺肾两虚，痰多喘逆，日晡发热，气短，自汗者，则配人参、熟地、五味子等，以补肺益肾，清火化痰，如《云岐子保命集》补肺汤。治水饮停肺，胀满喘急，可与麻黄、杏仁、细辛、干姜等宣肺化饮药同用。

（2）**用于诸般水肿，小便短少**。桑白皮肃降肺气，通调水道，有良好的利尿消肿作用，尤宜用于风水、皮水等阳水实证。水湿逗留，身面浮肿，胀满气促，小便不利者，常与茯苓皮、大腹皮、陈皮、生姜皮同用，以健脾理气，利水消肿，如《中藏经》五皮散。

（3）**用于高血压**。配夏枯草、决明子等清肝药，可用治高血压病属肝阳上亢者。捣汁外用，亦可治小儿口疮。

《本草经集注》："续断、桂心、麻子为之使。"

《赤水玄珠》："得苏子则止喘。"

《药鉴》："与阿胶同用，又能治血嗽。"

《药品化义》："合甘菊、扁豆通鼻塞热壅；合沙参、黄芪止肠红下血，皆效。"

《得配本草》："得糯米，治嗽久；配茯苓，利小便。"

【用量用法】 内服：煎汤，9～15g，或入散剂。外用：捣汁涂或煎水洗，适量。

【使用注意】 肺寒无火及风寒咳嗽者禁服。泻肺、利水生用；治肺虚咳嗽蜜炙用。

《雷公炮炙论》："此药忌铁并铅也。"

《本草经疏》："肺虚无火，因寒袭之而发咳嗽者勿服。"

《得配本草》："肺虚，小便利者禁用。"

【附方】 （1）**治小儿肺盛，气急喘嗽**：地骨皮、桑白皮(炒)各一两，甘草(炙)1钱，锉散，入粳米一撮，水二小盏，煎七分，食前服。--《小儿药证直诀》之"泻白散"

（2）**治水饮停肺，胀满喘急**：桑根白皮二钱，麻黄、桂枝各一钱五分，杏仁十四粒(去皮)，细辛、干姜各一钱五分，水煎服。--《本草汇言》

（3）**治肺气喘急，坐卧不安**：桑根白皮(锉)，甜葶苈(隔纸炒)。上二味等分，粗捣筛，每服三钱匕，水一盏，煎至六分，去滓，食后温服，微利为度。--《圣济总录》之“泻肺汤”

（4）**治水肿通身皆肿**：桑根白皮(炙黄色，锉)五两，吴茱萸(水浸一宿，炒干)二两，甘草(炙)一两。上三味吹咀如麻豆。每服五钱匕，用水二盏，生姜一枣大(切)，饴糖半匙，煎至一盏，去滓，温服，日再。--《圣济总录》之“桑白皮汤”

（5）**治咳嗽甚者，或有吐血殷鲜**：桑根白皮一斤(米泔浸三宿，净刮上黄皮，锉细)，入糯米四两(焙干)，一处捣为末，每服米饮调下一两。--《经验方》

（6）**治腰脚疼痛，筋脉挛急，不得屈伸，坐卧皆难**：桑根白皮一两(锉)，酸枣仁一两(微炒)，薏苡仁一两。上件药，捣筛为散，每服四钱，以水一中盏，煎至六分，去滓，每于食前温服。--《圣惠方》之“桑根白皮散”

（7）**治患淋积年**：桑白皮六分，通草、百合各八分，白茅根一分。上四味细锉，以水四升，煮取二升，去滓，温下上散药，口干渴，含之亦得。--《外台》

（8）**治大便忽见虫**：桑根白皮(细锉)二两。上一味，粗捣筛，分三服。每服用水一盏半，煎至八分，去滓，空腹顿服。--《圣济总录》之“桑根白皮汤”

（9）**治血脉虚极，发鬓不得润泽**：桑根白皮(锉)一斤(升)，柏叶适量。上以水三斗淹浸，煮五、六沸，沐头，数数为之，发即润泽。--《圣惠方》

（10）**治小儿脾热，乳食不下，胸膈痞闷，涎溢不收**：新桑根白皮不以多少。上一味，取自然汁涂于儿口内，立效。如无新桑根白皮，取于桑根白皮一两，细锉，用水一盏，煎取半盏。放温，涂儿口内。--《圣济总录》之“桑白汁方”

（11）**治石痈坚如石，不作脓者**：蜀桑根白皮，阴干捣末，烊胶，以酒和敷肿。--《千金要方》

（12）**治蜈蚣、蜘蛛毒**：桑白皮捣汁敷立效。--《卫生易简方》

（13）**治坠马拗损**：桑根白皮五斤，为末，水一升，煎成膏，敷于损处。--《经验后方》

桑柴灰

味辛，性寒。利水，止血，蚀恶肉。主治水肿，金疮出血，面上痣疵。用法：淋汁代水煎药。外用：研末敷，或以沸水淋汁浸洗，适量。

附方　（1）**治水肿，坐卧不得，头面身体悉肿**：桑枝烧灰淋汁煮赤小豆，空心食令饱，饥即食尽，不得吃饮。--《梅师方》

（2）**治因疮而肿者，皆因中水及中风寒所作，其肿入腹则杀人**：人桑灰淋汁渍，冷复易。--《肘后方》

（3）**治金疮心痛**：桑柴灰研敷疮上。--《梅师方》

（4）**治白屑**：桑灰汁洗头。--《圣惠方》

（5）**治痃癖气块**：桑柴灰汁三升，鳖一枚，同煮如泥，去骨再煮如膏，丸如桐子大，每服十丸，随食饮下。--《卫生易简方》

（6）**治面上痣疵**：桑条烧灰淋汁，入石灰熬膏，调点之。--《坦仙皆效方》

（7）**治目赤昏涩肿痛**：桑灰一两，黄连半两。上二味，为末，每用一钱匕，沸汤浸，澄清洗之。--《圣济总录》之“神锦散”

（8）**治白癜风**：桑柴灰二斗，于大甑内蒸使气馏，取釜中汤淋汁热洗。--《圣惠方》

（9）**治大风疾，头面生疮，眉发髭脱落**：桑柴灰，热汤淋取汁，用洗头面。以大豆水研取浆，解释灰味。次用热水入绿豆面濯之取净，三日一沐头，一日一洗面。--《圣惠方》

（10）**治赤秃**：桑灰汁洗头，捣椹封之，日中暴头睡。--《千金要方》

（11）**治壁镜咬**：桑柴灰汁，三度沸，取汁调白矾末为膏，涂疮口即差。兼治蛇毒。--《百一选方》引《酉阳杂俎》

（12）**治破伤风肿，入腹即杀人**：从桑柴灰淋汁，顿热浸之，冷再易。--《本草汇言》引苏氏方

桑沥

味甘，性凉。归肝经。祛风止痉，清热解毒。主治破伤风，皮肤疮疥。用法：内服，5～10ml。外用涂搽。

附方　（1）**治破伤风**：桑沥、好酒，对和温服，以醉为度，醒，服消风散。--《摘元方》

（2）**治小儿身面烂疮**：轻粉、雄黄各五钱，猪胆一个，滑石一两，硫黄五钱，穿山甲十五片(炙)，凤凰退(烧存性)五钱，为末，用桑油、猪胆汁调，绢包搽之。--《纲目拾遗》

桑枝

【别名】　桑枝、桑条《本草图经》。

【来源】　为桑科植物桑 *Morus alba* L.的嫩枝。

【原植物】　参见“桑树”。

【采收加工】　春末、夏初采收，去叶，略晒，趁新鲜时切成长 30～60cm 的段或斜片，晒干。

【性状鉴别】　嫩枝呈长圆柱形，少有分枝，长短不一，直径 0.5～1.5cm。表面灰黄色或黄褐色，有多数黄褐色点状皮孔及细纵纹，并有灰白色略呈半圆形的叶痕和黄棕色的腋芽。质坚韧，不易折断；断面纤维性。切片厚 0.2～0.5cm，皮部较薄，木部黄白色，射线放射状，髓部白色或黄白色。气微，味淡。见(图 104)

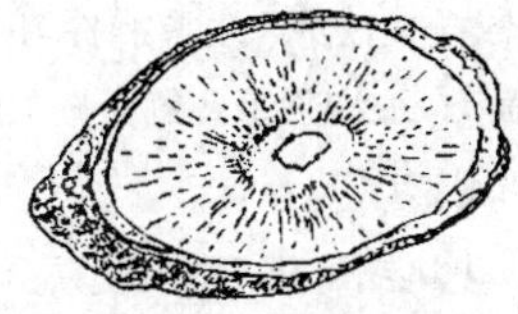

（图 104）**桑枝饮片**

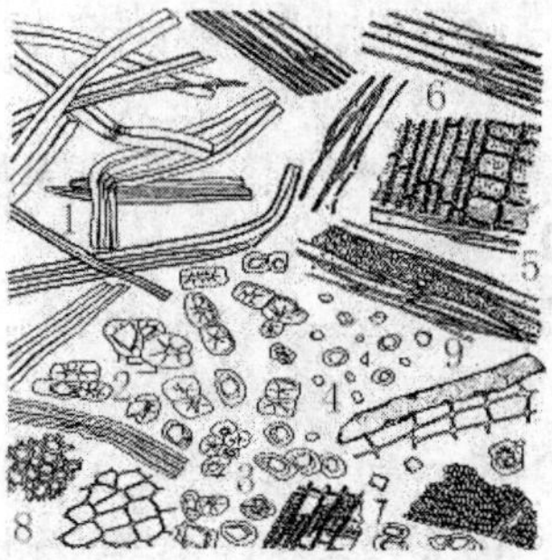

（图 105）**桑枝粉末特征**

1.纤维 2.石细胞 3.含晶厚壁细胞 4.草酸钙方晶 5.木射线细胞 6.木纤维 7.导管 8.木栓细胞 9.乳汁管

【显微鉴别】　粉末特征：灰黄色。①纤维较多，成束或单个散在，多缠结，淡黄色或无色。甚长，略弯曲，直径 8～33μm，壁厚 4～15μm，非木化，胞腔甚细。②石细胞多成群，淡黄色或

黄色。呈类圆形、椭圆形或类方形，直径13～39μm，少数长至70μm，壁厚6～20μm，层纹有的明显，孔沟较明显并分枝，胞腔细小。另有石细胞壁较薄。③含晶厚壁细胞多成群或单个散在。形状、大小与石细胞近似，胞腔内含草酸钙方晶1～2个。④草酸钙方晶存在于厚壁细胞中或散在，直径5～20μm。⑤木射线为异型细胞射线，壁连珠状增厚，纹孔较细密。⑥木纤维多成束，常与木射线细胞连结。呈长梭形，末端尾尖，直径12～20μm，壁厚约2μm，纹孔稀少，孔沟不明显。⑦导管主要为具缘纹孔导管。⑧乳汁管偶见，直径10～25(30)μm，内含微细颗粒状分泌物。见上(图105)

【主含成分】 **桑枝**：含鞣质(*tannin*)，蔗糖(*sucrose*)，果糖(*fructose*)，水苏糖(*stachyose*)，葡萄糖(*glucose*)，麦芽糖(*maltose*)，棉子糖(*raffinose*)，阿拉伯糖(*arabinose*)，木糖(xylose)。

茎：含黄酮类成分：桑素(mulberrin)，桑色烯(*mulberrochromene*)，环桑素(*cyclomulberrin*)，环桑色烯(*cyclomulberochromene*)。

木材：含桑色素(*morin*)，柘树素(*cudranin*)，2，4，4′，6-四羟基二苯甲酮(*2，4，4′.6-tetrahydroxybenzophenone*)，2，3′，4，4′，6-五羟基二苯甲酮(*2，3′，4，4′，6-pentahydroxybenzophenone，maclurin*)。

心材：含二氢桑色素(*dihydromorin*)，二氢山柰酚(*dihydro kaempferol*)，2，4，3′，5′四羟基芪(*2，4，3′，5′-tetrahydroxystilbene*)，白桑八醇(*alboctalol*)

【药理】 淋巴细胞转化率低下的患者每日服桑枝煎剂30g，连服1个月，可明显提高淋巴细胞转化率，从37.7(±4.3)%提高到48.5(±6)%，连服2个月则可提高到53.7(±6.4)%。嫩桑枝疗效较好，桑白皮则无效。

【炮制】 （1）**桑枝**：取原药材，除去杂质，稍浸，洗净，润透，切厚片，干燥。

（2）**炒桑枝**：取桑枝片，置锅内，用文火加热，炒至微黄色，取出放凉。

（3）**酒桑枝**：取净桑枝片，用黄酒拌匀，闷润透，置锅内，用文火加热，炒至黄色，取出放凉。每桑枝100kg，用黄酒12kg。酒炙增强祛风通络作用。

（4）**麸炒桑枝**：先将锅烧热，撒入麦麸至冒烟，加入桑枝片，炒至淡黄色，筛去麸皮，放凉。

饮片性状：①桑枝为圆形或长椭圆形厚片，表面黄白色，呈放射状纹理，髓部白色，周边灰黄色或黄褐色，片坚韧，气微，味淡。②炒桑枝表面黄色，偶有焦斑。③酒桑枝表面黄色，偶有焦斑，微有酒气。④麸炒桑枝表面淡黄色。

【性味归经】 味苦，性平。归肝经。

【功用主治】 祛风湿，通经络，行水气。主治风湿痹痛，中风半身不遂，水肿脚气，肌体风痒。

《本草图经》："《近效方》云，疗遍体风痒干燥，脚气风气，四肢拘挛，上气，眼晕，肺气嗽，消食，利小便，久服轻身，聪明耳目，令人光泽，兼疗口干。"

《本草蒙筌》："利喘嗽逆气，消鍁肿毒痈。"

《本草汇言》："去风气挛痛。"

《本草述》："祛风养筋，治关节湿痹诸痛。"

《本草备要》："利关节，养津液，行水祛风。"

《玉楸药解》："治中风歪斜，咳嗽。"

《本草再新》："壮肺气，燥湿，滋肾水，通经，止咳，除烦，消肿止痛。"

《岭南采药录》："去骨节风疾，治老年鹤膝风。"

《现代实用中药》："治高血压，手足麻木。"

【临床应用】 （1）**用于风湿痹痛，肢体拘挛**。桑枝善达四肢经络，通利关节，凡风湿痹证，无论新、久、寒、热，拘挛疼痛、屈伸不利或肢体麻木者均可用之，尤宜于上肢肩臂疼痛。单用力弱，每与防己、防风或羌活、独活等祛风湿药同用，偏寒者配桂枝、威灵仙；偏热者配络石藤、忍冬藤；气血虚者配黄芪、鸡血藤。借其通络之功，亦可用于中风半身不遂，口眼㖞斜等，每于对症方中加用本品。现代还与菊花、白蒺藜、地龙等同用，用治高血压病伴有肢体麻木者。

（2）**用于风痒**。桑枝能祛血中风热，治风热入于营血所致遍体风痒、肌肤干燥、紫白癜风，可与补骨脂、何首乌、生地等凉血养血祛风药同用。

《本草撮要》："桑枝，得桂枝治肩臂痹痛；得槐枝、柳枝、桃枝洗遍身痒。"

【用量用法】 内服：煎汤，15～30g。外用：煎水熏洗。

【附方】 （1）**治风热臂痛**：桑枝一小升，细切，炒香，以水三大升，煎取二升。一日服尽，无时。--《本事方》

（2）**治脚气肿痛，行履不得**：桑枝二斤，枳壳、槐树皮(各)一斤，柳枝三斤。上件药，细锉和匀，每度用药半斤，以水三斗，煎煮二斗，去滓，看冷暖，于避风处淋蘸。--《普济方》

（3）**治偏风及一切风**：桑枝(锉)一大升，以水一大斗，煎取二大升。夏日井中存，恐酢坏。每日服一盏，空腹服尽。--《外台》引张文仲方

（4）**治高血压**：桑枝、桑叶、茺蔚子各15g，加水1000ml，煎成600ml。睡前洗脚30～40分钟，洗完睡觉。--《中草药新医疗法展览会资料选编》(辽宁)之"双桑降压汤"

（5）**治水气，脚气**：桑条二两。炒香，以水一升，煎二合，每日空心服之。--《圣济总录》

（6）**治水肿坐卧不得，头面身体悉肿**：取东引花桑枝烧灰淋汁，煮赤小豆，空心食令饱，饥即食尽，不得吃饮。--《梅师方》

（7）**治过肥者**：久服桑枝茶，逐湿，令人瘦。--《鲟溪单方选》

（8）**治积年上气咳嗽，多痰喘促，唾脓及血不止**：桑条锉细，煮汁服之。--《卫生易简方》

（9）**治内外障及翳膜，赤脉，昏涩**：桑条(二、三月间采嫩者)，暴干，净器内烧过，令火自灭，成白灰。上一味，细研。每用三钱匕，入瓷器或银石器中，以沸汤泡，打转候澄，倾清者入别器内，更澄，以新绵滤过，极清者置重汤内，令热。开眼淋洗，逐日一度。--《圣济总录》之"洗眼方"

（10）**治紫癜风**：桑枝十斤(锉)，益母草三斤(锉)。上药，以水五斗，慢火煎至五升，滤去渣，入小铛内，熬为膏。每夜卧时，用温酒调服半合。--《圣惠方》之"桑枝煎"

（11）**治蜈蚣伤毒**：用桑枝、白盐和涂之即愈。--《卫生易简方》

（12）**治面上黑痣**：寒食前后取桑条烧灰，淋汁熬成膏涂，痣自落。--《卫生易简方》

（13）**提高淋巴细胞转化率**：随机选择淋巴细胞转化率低下的患者20例，其中桑枝组10例，除给予相应治疗外，每日加用桑枝30g煎服，2个月为1疗程，每月复查淋巴细胞转化率和免疫球蛋白；对照组10例，给予相应的治疗，

不用桑枝，1个月后复查淋巴细胞转化率。结果：用药前淋转率对照组为38.5(±5.2)%，桑枝组为37.7(±4.3)%。用药后1个月复查，对照组为38.8(±3.4)%，与用药前比较无明显差异；桑枝组用药1个月淋转率为48.5(±6)%，2个月为53.7(±6.4)%，分别与用药前比较，经统计学处理，均有非常明显差异(P<0.01)。用药1个月后，桑枝组与对照组比较有显著性差异(P<0.05)。免疫球蛋白复查结果未见规律性变化。--《新医药学杂志》严庆惠，等，1978，(10)：516

桑皮汁 味苦，性微寒。清热解毒，止血。主治口舌生疮，外伤出血，蛇虫咬伤。用法：外用，适量涂搽。

附方 （1）**治口及舌上生疮，烂**：研桑树取白汁涂之。--《圣惠方》

（2）**治小儿鹅口**：桑白皮汁，和胡粉敷之。--《普济方》

（3）**治金疮血流**：桑皮中自汁涂伤处，须臾血止。--《卫生易简方》

桑椹

【别名】 桑椹《新修本草》，桑实《五十二病方》，葚《尔雅》，乌椹《本草衍义》，文武实《保命集》，黑椹《本草蒙筌》，桑枣《生草药性备要》，桑葚子《本草再新》，桑粒《东北药用植物志》，桑藨《四川中药志》，桑果(江苏)。

【来源】 为桑科植物桑 *Morus alba* L.的果穗。

【原植物】 参见“桑叶”。

【采收加工】 5～6月当桑的果穗变红色时采收，晒干或蒸后晒干。

【性状鉴别】 聚花果由多数小瘦果集合而成，呈长圆形，长1～2cm，直径5～8mm。黄棕色、棕红色至暗紫色；有短果序梗。小瘦果卵圆形，稍扁，长约2mm，宽约1mm，外具肉质花被片4枚。气微，味微酸而甜。见（图106）

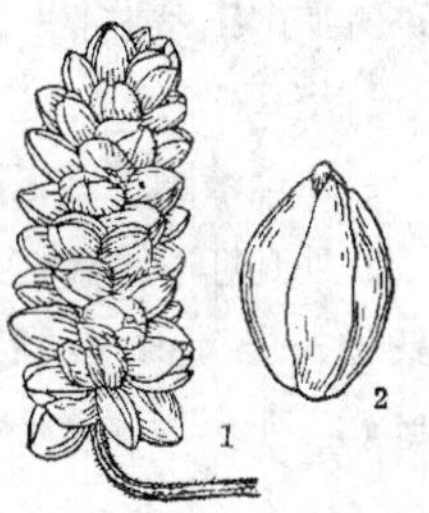

（图106）**桑椹外形**

1.聚花果 2.瘦果

【主含成分】 果穗含糖，鞣酸(*tannic acid*)，苹果酸(*malicacid*)，维生素(*vitamin*)B_1、B_2和胡萝卜素(*carotene*)；其脂类的脂肪酸主要为亚油酸(*1inoleic acid*)，油酸(*oleic acid*)，软脂酸(*palnfitic acid*)，硬脂酸(*stearic acid*)，尚有少量辛酸(*caprylic acid*)，壬酸(*pelargonic acid*)，癸酸(*capric acid*)，肉豆蔻酸(*myristic acid*)，亚麻酸(*tinolenic acid*)等。精油中含桉叶素(*cineole*)，栊牛儿醇(*geranio1*)，芳樟醇乙酸酯(*1inalyl acetate*)，芳樟醇(*1inaloo1*)，樟脑(*camphor*)，α-蒎烯(*α-pinene*)和柠檬烯(*1imonene*)等；磷脂总含量0.41%，其中磷脂酰胆碱(*phosphatidyl choline*)32.15%，溶血磷脂酰胆碱(*1ysophosphatidyl choline*)19.30%，磷脂酰乙醇胺(*phosphatidyl ethanolamine*)15.91%，磷脂酸(*phosphatidic acid*)12.40%，磷脂酰肌醇(*phosphatidyl inosito1*)10.53%，双磷脂酰甘油(*diphosphatidyl glycero1*)6.59%。还含矢车菊素(*cyanidin*)和矢车菊甙(*chrysanthemin*)。

【药理】 （1）**增强免疫功能** 小鼠α-醋酸萘酯酯酶(ANAE)附陛的T淋巴细胞和脾脏B淋巴细胞(溶血空斑形成细胞数)，随年龄增长逐渐减少。给LACA小鼠每日灌服桑椹水煎剂12.5g(生药)/kg，连续10天，可显著增加不同年龄组小鼠的T淋巴细胞；但同剂量的桑椹水煎剂，仅可增加幼龄小鼠B淋巴细胞数.对1年以上的老龄小鼠无明显影响。应用^3H-TdR掺入淋巴细胞转化试验表明，桑椹水煎剂有中度激发淋巴细胞转化的作用。

（2）**对Na^+-K^+-ATP酶活性的影响** 给3～24月龄的BALb/c和LACA纯系小鼠每日灌服桑椹煎剂12.5g/kg，连续2星期。除24月龄老龄小鼠外，与同龄对照组比较均能显著降低红细胞膜Na^+-K^+-ATP酶活性。Na^+-K^+-ATP酶与机体释放能量、供Na^+和K^+的主动转运有关，桑椹子降低该酶的活性可能是其滋阴作用机制之一。

【性味归经】 味甘、酸，性寒。归肝、肾经。

【功用主治】 滋阴养血，生津，润肠。主治肝肾不足和血虚精亏的头晕目眩，腰酸耳鸣，须发早白，失眠多梦，津伤口渴，消渴，肠燥便秘。

《新修本草》：“单食，主消渴。”

《本草拾遗》：“利五脏关节，通血气。”“久服不饥。”

《本草衍义》：“治服金石发热渴，生精神，及小肠热。”

《滇南本草》：“益肾脏而固精，久服黑发明目。”

《纲目》：“捣汁饮，解酒中毒。酿酒服，利水气，消肿。”

《玉楸药解》：“治瘰淋，瘰疬，秃疮。”

《医林纂要·药性》：“补肺生肾水，敛魄拘魂。”

《本草求真》：“除热，养阴，止泻。”

《随息居饮食谱》：“滋肝肾，充血液，祛风湿，健步履，熄虚风，清虚火。”

《现代实用中药》：“清凉止咳。”

【临床应用】 （1）**用于肝肾阴血亏虚**。桑椹子入肝肾而有补益功效，对肝肾不足、阴亏血少所致的头晕目眩，耳鸣腰酸，须发早白，心悸失眠等症，可单用，亦常与何首乌、女贞子、旱莲草等滋补阴血药同用，以滋阴养血，培补肝肾，如《世补斋医书》延寿丹。

（2）**用于津伤口渴和消渴**。桑椹子能滋阴补液，生津止渴，单用力弱，常配麦冬、石斛等，以加强滋阴生津止渴之功。热甚者，酌加天花粉、知母等清热生津之品；兼气虚者，又当与西洋参、太子参等补气生津药同用。

（3）**用于肠燥便秘**。桑椹子滋阴养血，润燥滑肠，治津血亏虚所致的肠燥便秘，轻症可单用，症较重者可酌与首乌、肉苁蓉、黑芝麻、火麻仁等养血润肠之品同用，以增强疗效。

《得配本草》：“得生熟地，治阴虚火动。”

【用量用法】 内服：煎汤，10～15g，或熬膏、浸酒、生啖，或入丸、散。外用：浸水洗。

【使用注意】 脾胃虚寒便溏者禁服。

《杨氏产乳》：“凡子不得与桑椹子食，令儿心寒。”

《本草经疏》：“脾胃虚寒作泄者勿服。”

《本草省常》：“多食致衄，孕妇忌之。”

【附方】 （1）**治心肾衰弱**，寐，或习惯性便秘：鲜桑椹30～60g，水适量煎服。--《闽南民间草药》

（2）**治百种风热**：用椹汁三斗，重汤煮至一斗半，入白蜜二合，酥油一两，生姜一合，煮令得所，瓶收。每服～一合，和酒饮之。亦可以汁熬烧酒，藏之经年，味力愈佳。--《纲目》之"桑椹酒"

（3）**治瘰疬**：文武实，黑熟者二斗许，以布袋取汁，熬成薄膏，白汤点一匙，日三服。--《保命集》之"文武膏"

（4）**治头赤秃**：捣黑椹取汁，每服一中盏，日三服。--《圣惠方》

（5）**治饮酒中毒**：干桑椹二合。上一味，用酒一升，浸一时久，取酒旋饮之，即解。--《圣济总录》

（6）**治水胀，或不下则满溢，若水下则虚竭，还胀，十无一活**：桑椹子并楮皮二件，先将楮皮细切，以水二斗，煮取一斗，去滓，入桑椹重煮五升，以好糯米五升酿为酒，每服一升。--《普济方》之"桑椹方"

（7）**健体，健脾去湿，熄火消痰，久服轻身，发白转黑，面如童子**：苍术(天精)、地骨皮(地精)各净末一斤。用黑桑椹(人精)取廿斤，揉碎入绢袋内压去渣，将前药投于汁内调匀，倾入磁罐内，密封口，搁于栏上，昼采日精，夜采月华，直待日月自然煎干，方取为末，蜜丸小豆大。每十九，酒汤任下。--《医学入门》之"三精丸"

（8）**治烫火伤**：用黑熟桑椹子，以净瓶收之，久自成水，以鸡翎扫敷之。--《百一选方》

大叶苎麻根

【别名】 大叶苎麻根《山东植物志》，苎根《别录》，苎麻头《南宁市药物志》。

【来源】 为荨麻科植物苎麻 *boehmeria nivea* (L.) Gaud.的根及根茎。

【植物形态】 苎麻，名出《药性论》，又名纻《诗经》，天青地白草、川绵葱、野苎麻《采药志》(王安卿)，银苎、天名精《纲目拾遗》，园麻、线麻、白苎麻、山麻、红苎麻。多年生草本或亚灌木，高1～2m。根呈不规则圆柱形，略弯曲。茎直立，分枝，绿色，有短或长毛。叶互生，阔卵形或近圆形，长5～16cm，宽3.5～14cm，先端尾尖，基部宽楔形或圆形，边缘具粗齿，上面粗糙，下面密生白色绵毛。花单性同株，花序圆锥形；雄花序在雌花序下，雄花花被片4，雄花4，有退化雌蕊；雌花序簇生或球形，花被管状，4齿裂，子房1室，内含1胚珠。瘦果椭圆形，有毛，外被宿存花被，顶有宿存柱头，丝状。花期5～8月，果期8～10月。见（图107）

本植物的花（**苎麻花**）可清心散瘀，治疗麻疹；叶（**苎麻叶**）甘寒无毒，可治疗跌打损伤、淤血疼痛。

【生长分布】 生于山坡、林缘、沟边或路旁。邹平南部山区有分布。

【采收加工】 冬春季采挖，洗净，晒干。

【性状鉴别】 ①干燥根呈不规则圆柱形或稍带扁圆形，略弯曲，长6～10cm，直径1～2cm。外皮灰棕色，极粗糙。有突起的根痕和许多疣状凸起，皮部有时脱落而呈现棕褐色或棕黄色的纤维状。质硬体轻，断面纤维性，略有粉质，嫩者实心，有时可见中间有数个同心环纹，老者空心。气微，味淡，嚼之略有粘性。②根茎呈不规则圆柱形，稍弯曲，长4～30cm，直径0.4～5cm；表面灰棕色，有纵纹及多数皮孔，并有多数疣状突起及残留须根；质坚硬，不易折断，折断面纤维性，皮部棕色，木部淡棕色，有的中间有数个同心环纹，中央有髓或中空。

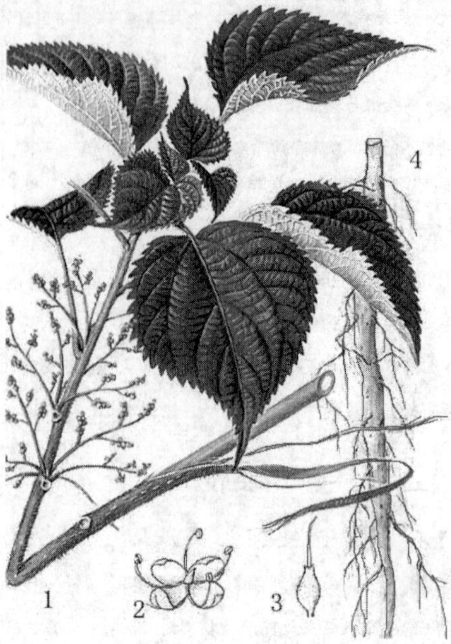

（图107）**苎麻**

1.花序枝 2.雄花 3.子房 4.根

【显微鉴别】 根茎横切面：木栓层为数列木栓细胞，外侧破碎。皮层约10余列细胞，近中柱鞘纤维处为厚角细胞。中柱鞘纤维壁极厚，胞腔小。韧皮射线明显；韧皮纤维单个或数个成束，壁厚，非木化。形成层成环。本质部射线宽2-10列细胞；导管单个散在或数个径向排列，少数切向排列。髓部薄壁细胞较大。该品薄壁细胞含淀粉粒，并含草酸钙簇晶，木射线细胞尚含方晶；另有粘液道及含揉质细胞。根横切面：韧皮部狭窄，韧皮纤维较少，韧皮射线不明显；木质部主要为薄壁细胞，充满淀粉粒，导管稀少；无髓。

【理化鉴别】 该品水煎液加三氯化铁试液，显墨绿色。取水煎液滴在滤纸上，于紫外光灯下显蓝色荧光。

【主含成分】 根含酚类、三萜（或甾醇）、绿原酸（Chlorogenic acid）、黄酮类、香豆精甙类、有机酸类、生物碱、氨基酸及多糖类等.全草和种子含氢氰酸。

【药理】 （1）**止血作用** 野苎麻的提取物浸泡大鼠和小鼠尾端的人工创面，可使出血量减少，出血时间缩短.给小鼠口服或腹腔注射，亦有同样效果.给家兔肌肉注射后，凝血时间缩短，但血小板计数无明显变化.提取物浸泡大鼠的肝、肾伤口，未见明显止血作用.

（2）**对出、凝血时间的影响** 人工合成的"血凝酸胺（咖啡酸二乙胺盐）"给家兔静脉注射、给小鼠腹腔注射，其凝血时间及出血时间均显著缩短."血凝酸胺"在试管内无抗纤维蛋白溶解作用.

（3）**其他作用** 苎麻根所含的有机酸盐和生物碱在体外对革兰阳性菌和阴性菌均有抑制作用.其中溶血性链球菌、肺炎球菌、大肠杆菌、炭疽杆菌对有机酸盐高度敏感；沙门菌对生物碱高度敏感。

【性味归经】 味甘，性寒。归肝、心、膀胱经。

【功用主治】 清热，止血，解毒，散瘀。治热病大渴、大狂，血淋，癃闭，吐血，下血，赤白带下，丹毒，痈肿，跌打损伤，蛇虫咬伤。

《别录》："主小儿赤丹；渍苎汁疗渴，安胎。"

《日华子本草》："治心膈热，漏胎下血，产前后心烦闷，天行热疾，大渴大狂，罯毒箭、蛇虫咬。"

《本草图经》："主白丹，浓煮浴之，日三、四。"

《本草备要》："补阴，破瘀，解热，润燥。治痈疽，发背，金疮，折伤，鸡、鱼骨哽。"

《纲目拾遗》："治诸毒，活血，止血，功能发散，止渴，安胎；涂小儿丹毒，通蛊胀，崩漏，白浊，滑精，牙痛，喉闭，骨哽，疝气，火丹，疖毒，胡蜂、毒蛇咬，发背，疔疮，跌扑损伤。"

《分类草药性》："疗砍伤、跌扑，敷续筋骨；疯狗咬伤。"

《现代实用中药》："根、叶并用，治肛门肿痛，脱肛不收。"

《南宁市药物志》："治小儿麻疹，创伤出血肿痛。"

【用量用法】 内服：煎汤，5～15g，或捣汁。外用：捣敷，或煎水洗，适量。

【使用注意】 无实热者慎服。

《本草经疏》："胃弱泄泻者勿服，诸病不由血热者亦不宜用。"

【附方】 （1）**治五淋**：苎麻根两茎，打碎，以水一碗半，煎取半碗，频服。--《斗门方》

（2）**治血淋，脐腹及阴茎涩痛**：麻根十枚，捣碎，以水二大盏，煎取一大盏，去滓，分为二服，如人行十里再服。--《圣惠方》

（3）**治小便不通**：一苎麻根，洗，研，摊绢上，贴小腹连阴际。--《摘元方》　二麻根半两，蛤粉半两。上药，捣细罗为散。每于空心，以新汲水调下二钱。--《圣惠方》

（4）**治出血不止**：苎麻根、人参、白垩、蛤粉各一分。上四味，捣罗为散。每服一钱匕，糯米饮调下，不拘时候。--《圣济总录》之"苎根散"

（5）**治肠风**：苎麻根四钱，煎服。--《浙江民间草药》

（6）**治习惯性流产**：苎麻干根一两，莲子五钱，怀山药五钱，水煎服。--《福建中草药》

（7）**治妊娠胎动，忽下黄汁如胶，或如小豆汁，腹痛不可忍者**：苎根去黑皮，切二升，银一块，水九升，煮四升。每服以水一升，入酒半升，煎一升，分作二服。一方不用银。--《梅师集验方》

（8）**治血热崩漏**：苎麻干根一两，水煎服。--《福建中草药》

（9）**治哮喘**：苎麻根和沙糖烂煮，时时嚼咽下。--《医学正传》

（10）**治痰哮咳嗽**：苎根，煅存性为末，生豆腐蘸三、五钱食，未全可者，以肥猪肉二、三片蘸食。--《医学正传》

（11）**治白丹**：苎根三斤，小豆四升。水二斗，煮以浴，日三、四遍。--《备急方》

（12）**治痈疽发背，或发乳房初起微赤**：捣苎根敷之，数易。--《梅师集验方》

（13）**治跌打闪挫**：大鲫鱼一尾，独核肥皂一个，胡椒七粒，黄栀子九个，老姜一片，葱头三个，野苎麻根一段，干面一撮，香糟一团，绍酒随数用，同前药合捣如泥，炒热熨敷患处，外用布包扎紧，次日青出。--《纲目拾遗》

（14）**治跌扑**：野苎根一两，捣碎，好酒煎服，尽量饮醉。--《百草镜》

（15）**治蛇咬伤**：鲜苎麻根，捣烂署包。--《浙江民间草药》

（16）**治鸡鱼骨哽**：苎麻根捣汁，以匙挑灌之。--《谈野翁试验方》

两栖蓼

【别名】 两栖蓼、小黄药《贵州草药》，水荭、天蓼《中国北部植物图谱》。

【来源】 为蓼科植物两栖蓼 *Polygonum amphibium* L.的全草。

【植物形态】 多年生草本，根状茎横走。生于水中者；茎漂浮，无毛，节部生不定根。叶长圆形或椭圆形，浮于水面，长5～12cm，宽2.5～4cm，顶端钝或微尖，基部近心形，两面无毛，全缘，无缘毛；叶柄 长 0.5～3cm，自托叶鞘近中部发出；托叶鞘筒状，薄膜质，长1～1.5cm，顶端截形，无缘毛；生于陆地者：茎直立，不分枝或自基部分枝，高40～60cm，叶披针形或长圆状披针形，长6～14cm，宽1.5～2cm，顶端急尖，基部近圆形，两面被短硬伏毛，全缘，具缘毛；叶柄3～5mm，自托叶鞘中部发出；托叶鞘筒状，膜质，长1.5～2cm。疏生长硬毛，顶端截形，具短缘毛。总状花序呈穗状，顶生或腋生，长2～4cm，苞片宽漏斗状；花被 5深裂，淡红色或白色花被片长椭圆形，长3～4mm；雄蕊通常5，比花被短；花柱2，比花被长，柱头头状。瘦果近圆形，双凸镜状，直径2.5～3mm，黑色，有光泽，包于宿存花被内。花期7～8月，果期8～9月。见（图108）

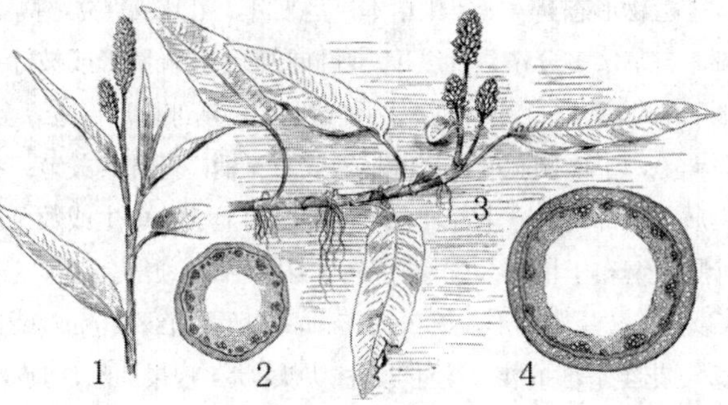

（图108）**两栖蓼**

1.陆生部分植株 2.陆生茎横切面 3.水生部分植株 4.水生茎横切面

【生长分布】 生于河沟浅水中，或水边湿地。邹平各乡镇均有分布。

【采收加工】 夏、秋间采收全草，洗净，鲜用或晾干。

【性状鉴别】 横走茎枝，长圆柱形而微扁，节部略膨大，并生多数黑色细须状不定根；表面褐色至棕褐色，有细密纵走肋线，无毛。叶多卷曲，展平后，水生叶，长圆形或长圆状披针形，长5～12cm，宽2.5～4cm，先端急尖或钝，基部心形或圆形，无毛；陆生或伸出水面叶，长圆状披针形，长4～8cm，宽1～1.5cm，先端渐尖，两面被短伏毛；托叶鞘筒状，先端截形；叶柄由托叶鞘中部以上伸出。花序穗状；花被褐色，雄蕊5枚，花柱2。气微，味微涩。

【主含成分】 含篇蓄甙(*avicularin*)，金丝桃甙(*hyperoside*)，槲皮黄甙(*quercimeritrin*)，木犀草素-7-葡萄糖甙(*luteolin-7-glucoside*)，槲皮素(*quercetin*)，山柰酚(*kaempferol*)，芸香甙(*rutin*)，酒石酸(*tartaric acid*)，苹果酸(*malic acid*)，柠檬酸(*citric acid*)，咖啡酸(*caffeic acid*)，绿原酸(*chlorogenic acid*)，还含有13种氨基酸。

【性味归经】 味苦，性平。

【功用主治】 清热利湿，解毒。主治脚浮肿，痢疾，尿血，潮热，多汗，疔疮，无名肿毒。

《贵州草药》："清热利湿。治痢疾，脚浮肿，疔疮。"

【用量用法】 内服：煎汤，9～15g。外用：鲜品捣敷，适量。

【附方】 治疔疮：小黄药、野烟各10g,捣绒外敷。--《贵州草药》

萹蓄

【别名】 萹蓄《本经》，竹《诗经》，萹茿《说文》，蓄辩、蒲蔓《吴普本草》，萹竹《本草经集注》，地萹蓄、编竹《履巉岩本草》，粉节草、道生草《纲日》，萹蓄蓼《植物名实图考》，百节、百仃节草、铁绵草《新本草纲目》，大蓄片《南京民间药草》，野铁扫把、路柳《贵州民间方药集》，斑鸠台《安徽药材》，扁猪牙《东北药用植物志》。

【名释】 本品似竹而茎扁圆，《诗经》称作竹，至《说文》则云："萹，萹茿也。""茿，蔚坑也。" 扁，乃扁字从"艹"，与竹为一声之转。《尔雅》："竹，萹蓄。"蓄的上占音与茿叠韵。蓄辩为篇蓄之倒言，萹蔓为萹之缓读。编与萹音近，故亦作编竹。《纲目》："节间有粉，多生道旁，故方士呼为粉节草、道生草。"因茎节促密，又称百节、百节草。其叶似柳，喜生路旁，故有路柳之称。

【来源】 为蓼科植物萹蓄 *Polygonum aviculare* L.的全草。

【植物形态】 一年生草本。茎平卧、上升或直立，高10～40cm，自基部多分枝，具纵棱。叶椭圆形，狭椭圆形或披针形，长1～4cm，宽3～12mm，顶端钝圆或急尖，基部楔形，边缘全缘，两面无毛，下面侧脉明显；叶柄短或近无柄，基部具关节；托叶鞘膜质，下部褐色，上部白色，撕裂脉明显。花单生或数朵簇生于叶腋，遍布于植株；苞片薄膜质；花梗细，顶部具关节；花被5深裂，花被片椭圆形，长2～2.5mm，绿色，边缘白色或淡红色；雄蕊8，花丝基部扩展；花柱3，柱头头 状。瘦果卵形，具3棱，长2.5～3mm，黑褐色，密被由小点组成的细条纹，无光泽，与宿存花被近等长或稍超过。花期5～7月，果期6～8月。见(图109)

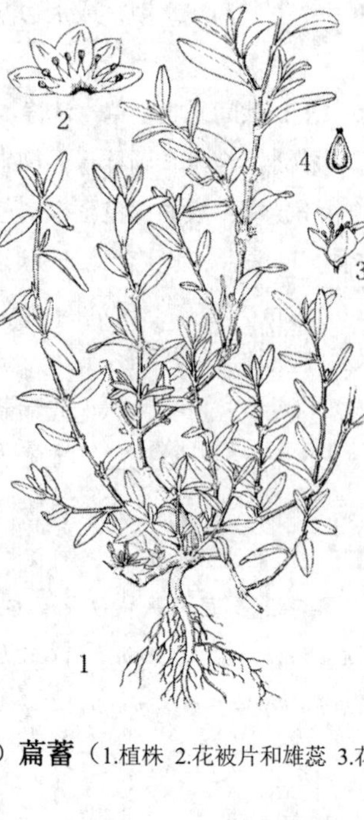

（图109）**萹蓄**（1.植株 2.花被片和雄蕊 3.花 4.瘦果）

【生长分布】 生于山坡、田野、路旁等处。邹平各地广布。

【采收加工】 在播种当年的7～8月生长旺盛时采收，齐地割取全株，除去杂草、泥沙，捆成把，晒干或鲜用。

【性状鉴别】 茎圆柱形而略扁，有分枝，长10～40cm，直径1.0～3mm。表面灰绿色或棕红色，有细密微突起的纵纹；节部稍膨大，有浅棕色膜质的托叶鞘，节间长短不一；质硬，易折断，断面髓部白色。叶互生，叶片多脱落或皱缩破碎，完整者展平后呈长椭圆形或披针形，长1～4cm，宽约5mm，全缘，灰绿色或棕绿色。有时可见具宿存花被的小瘦果，黑褐色，卵状三棱形。气微，味微苦。

【显微鉴别】 （1）叶表面观：表皮细胞多角形，细胞壁微呈念珠状加厚，垂周壁平直或微弯曲；靠叶脉上的表皮细胞呈氏圆形，平周壁可见条状纹理；上下表皮均有不等式气孔。见(图110)

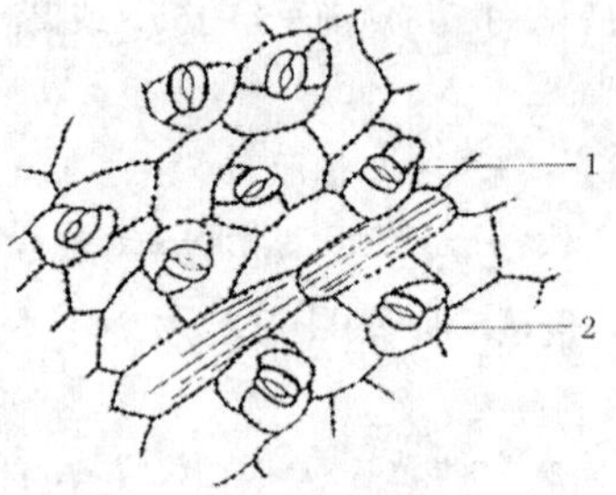

（图110）**萹蓄(叶)表面观**

1.气孔 2.细胞壁

（2）叶肉横切面：为两面栅栏式，薄壁细胞含有草酸钙簇晶。见(图111)

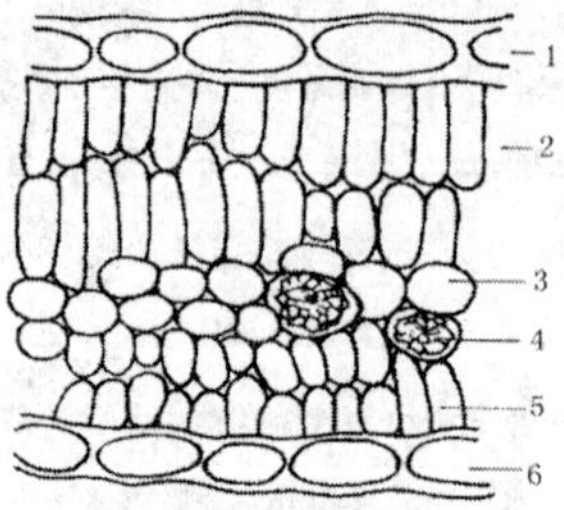

（图111）**萹蓄(叶)横切面**

1.上表皮 2.栅栏细胞 3.薄壁细胞 4.草酸钙簇晶 5.栅栏细胞 6.下表皮

【理化鉴别】 薄层色谱：取本品粗粉2g，加甲醇30ml，回流提取半小时，滤过。取滤液10ml，浓缩至2ml，作为供试品溶液。另取萹蓄甙少量，制成对照品溶液。将上述两种溶液点在聚酰胺薄膜上，以丙酮乙醇-甲酸-水(3：2：1：3)展开，展距6.3cm，取出晾干。喷1%三氯化铝乙醇溶液后在紫外光灯(254nm)下观察，供试品色应在对照品色谱的相应位置，有相同颜色的荧光斑点。

【主含成分】 含黄酮类成分：槲皮素(quercetin)，萹蓄甙(*avicularin*)，槲皮甙(*quercitrin*)，牡荆素(*vitexin*)，异牡荆素(*isovitexin*)，木犀草素(*luteolin*)，鼠李素-3-半乳糖甙(*rhamnetin-3-galacloside*)，金丝桃甙(*hyperin*)等。 还含香甄精类成分：伞形花内酯(*umbellifer one*)，东莨菪素(*scopoletin*)。又含酸性成分：阿魏酸(*ferulic acid*)，芥子酸(*sinapic acid*)，香草酸(*vanillic acid*)，丁香酸(*syringic acid*)，草木犀酸(*melilotic acid*)，对香豆酸(*P-coumaric acid*)，对羟基苯甲酸(*p-hydroxybenzoic acid*)，龙胆酸(*gentisic acid*)，咖啡酸(*caffeic acid*)，原儿茶酸

(*protocatechuic acid*)，没食子酸(*gallic acid*)，对羟基苯乙酸(*p-hydroxyphenyl acetic acid*)，绿原酸(*chlorogenic acid*)，水杨酸(*salicylic acid*)，并没食子酸(*ellagic acid*)，右旋儿茶精(*catechin*)，草酸(*oxalic acid*)，硅酸(*silicic acid*)以及蛋氨酸(*methionine*)，脯氨酸(*proline*)，丝氨酸(*serine*)，苏氨酸(*threonine*)，酪氨酸(*tyrosine*)，苯丙氨酸(*pheny lalanine*)，胱氨酸(*cystine*)，精氨酸(*arginine*)，缬氨酸(*valine*)，甘氨酸(glycine)，亮氨酸(1eucine)，赖氨酸(1ysine)，异亮氨酸(isoteucine)，色氨酸(tryptophan)等。还含葡萄糖(glucose)，果糖(*fructose*)，蔗糖(sucrose)，水溶性多糖。

【药理】 （1）**利尿作用** 萹蓄全草浸剂仅有微弱利尿作用。而萹蓄煎剂 lg(生药)/kg 或 5g(生药)/kg 皮下注射，则对大鼠有极显著的利尿作用，但灌胃需 20g(生药)/kg 才有明显作用，萹蓄的利尿作用生效较慢，无耐受性。给人 0.2g/kg(相当中医临床用量)无利尿作用。给大鼠皮下注射 lg(生药)/kg 的利尿强度相当 0.2mg/kg 的双氢氯噻嗪或 0.05g/kg 的氨茶碱。20g(生药)/kg 或相当量的灰分均有显著利尿作用，利尿作用的有效成分可能是其所含钾盐。全草所含萹蓄甙 0.5mg/kg 静脉注射对麻醉犬有利尿作用，34mg/kg 给大鼠灌胃或注射均有明显利尿作用，但其强度不如氨茶碱。

(2)**降压作用** 萹蓄浸剂、煎剂或乙醇提取物静脉注射，对猫兔和犬均有降压作用。萹蓄甙对麻醉犬有降压作用，但作用持续时间短，且易产生耐受性。萹蓄全草提取物对血管紧张素转化酶(ACE)有非竞争性抑制作用，可能与萹蓄的降压作用有关。

（3）**抗菌作用** 萹蓄对痢疾杆菌有一定抗菌作用。25%浓度时能抑制福氏痢疾杆菌Ⅵ型及宋内痢疾杆菌的生长。萹蓄抗痢疾杆菌的作用与浓度相关，4%时的抑制率为 15.4 5%，100%时的抑制率为 53.77%，其临床疗效与氯霉素相似。此外，1：10 的萹蓄浸剂对鬚疮癣菌和羊毛状小芽胞菌等有抗真菌作用。

（4）**其他作用** 萹蓄能增加呼吸运动幅度及肺换气量。有轻度收敛作用，可作创伤用药。萹蓄的水及醇提取物能加速血液凝固，增强子宫张力。蔚蓄甙对大鼠和犬有利胆作用，能使胆碱排出增加，给犬静脉注射的 ED_{50} 为 2.57～4.26mg/kg。萹蓄提取物能增强羧基肽酶 A 的活性。萹蓄所含牡荆素和鼠李素-3-半乳糖甙对人血小板聚集有抑制作用；所含木犀草素等对人的血小板聚集因实验条件不同，具有抑制或加强作用。

（5）**毒性** 对猫、兔静脉注射的最小致死量 l0%～20%浸剂为 20ml/kg，1：4 煎剂 20ml/kg，1：50 水提取物为 2ml/kg，对小鼠腹腔注射的最小致死量水提取物为 10ml/kg。萹蓄作为牧草，对马和羊有毒，可引起皮炎及胃肠功能紊乱，鸽对萹蓄的毒性作用最敏感。

【性味归经】 味苦，性微寒。归膀胱、大肠经。

【功用主治】 利水通淋，杀虫止痒。主治淋证，小便不利，黄疸，带下，泻痢，蛔虫病，蛲虫病，钩虫病，妇女阴蚀，皮肤湿疮，疥癣，痔疾。

《本经》：“主浸淫，疥瘙疽痔，杀三虫。”

《别录》：“疗女子阴蚀。”

《本草经集注》：“煮汁与小儿饮，疗蛔虫有验。”

《药性论》：“与小儿服，主蛔虫等咬心心痛，面青口中沫出临死者”；“主患痔疾”；“治热黄”；“恶丹石毒发冲目肿痛，又敷热肿效。”

《履巉岩本草》：“治霍乱吐泻不止，除积热，利小水。”

《宝庆本草折衷》：“治下焦结热诸淋，小便赤涩，妇人经闭，及下水气。”

《滇南本草》：“利小便，治五淋白浊，热淋，瘀精，开关窍。”

《纲目》：“治霍乱，黄疸，利小便，小儿魃病。”

《本草汇言》：“利湿热，通小便之药也。”

《医林纂要·药性》：“靖少阳火，燥湿土，主利小便，亦泻心火。”

《贵州民间方药集》：“治小儿疳积，消膨胀。”

【临床应用】 （1）**用于淋证，小便不利**。萹蓄苦降下行，清利膀胱湿热而利尿通淋，为治淋证之常用药。《生生编》治热淋涩痛，煎汤频饮。临床上常与瞿麦、木通、滑石、栀子等清热泻火利尿药配合应用，如《局方》八正散。血淋，可配小蓟、白茅根、蒲黄以凉血止血；沙淋、石淋，可配金钱草、海金沙、虎杖以排石通淋；若为膏淋、白浊，则配萆薢、石韦、莲子以分清泄浊。

（2）**用于湿热黄疸、带下、泄泻、痢疾**。萹蓄有清热利湿之功，《药性论》治热黄，以一味篇蓄捣汁饮服。如与茵陈、栀子、垂盆草同用，则利湿退黄，收效更佳。湿热带下可配黄柏、椿白皮、泽泻以清热燥湿止带；泻痢则配车前子、地锦草、仙鹤草，以清利肠道湿热。

（3）**用于蛔虫病，蛲虫病，钩虫病**。萹蓄有杀虫作用。治疗肠道寄生虫病，宜煎汤空腹服，使药力直接作用于虫体以提高疗效。蛔虫腹痛，可与醋同用，或配乌梅、黄连、川椒以安蛔止痛；蛲虫病，可配榧子、槟榔、百部水煎服，以加强杀虫效果，对蛲虫引起的肛门瘙痒，还可用本品煎汤熏洗肛门以杀虫止痒。

（4）**用于妇女阴蚀，皮肤湿疮，疥癣瘙痒**。萹蓄祛湿、杀虫、止痒，治上证均可煎水外洗，或捣汁涂搽，亦可配苍术、黄柏、苦参、白鲜皮煎服，以提高疗效。

（5）**外用**。萧蓄外用，尚可治腮腺炎及痔疮等。

《得宜本草》：“得醋，治蛔攻心痛。”

【用量用法】 内服：煎汤，10～15g；或入丸、散；杀虫单用 30～60g，鲜品捣汁饮 50～100g。外用：煎水洗、捣烂敷或捣汁搽，适量。

【使用注意】 脾胃虚弱及阴虚患者慎服。

《本草汇言》：“如胃弱脾虚而作黄疸，阴虚而致淋闭者，宜详用之。”

《得配本草》：“多服泄精气。”

《本草求真》：“不能益人，勿常用也。”

《本草正义》：“气虚之病，皆非其治。”

【附方】 （1）**治尿道炎，膀胱炎**：鲜萹蓄 60g，鲜车前草 30g，捣烂绞汁，分 2 次服。--《福建药物志》

（2）**治尿路结石**：萹蓄、活血丹(金钱草)各 15g，水煎服；或萹蓄、海金沙藤、车前草各 30g，水煎服。--《浙江药用植物志》

（3）**治乳糜尿**：①鲜萹蓄 30～60g，加鸡蛋 1～2 只，生姜适量，水煎，食蛋服汤。--《浙江药用植物志》 ②萹蓄 15g，石莲子 30g，煎服。--《安徽中草药》

（4）**治小便不通**：①萹竹一握，水盅半，煎一盅，热服。--《卫生易简方》 ②小儿小便闭涩不堪：用儿茶末一钱，萹蓄煎汤送下。--《幼科证治大全》之“补通散”

（5）**治黄疸**：鲜萹蓄 30～60g，黄蚬 250g，水煎，当茶饮。--《福建药物志》

（6）**治白带**：鲜萹蓄 90g，细叶艾根 45g，粳米 90g，白糖 30g，先将粳米煮取米汤，再入各药，煎汁，去渣，加白糖，空腹服，每日 1 剂。--《浙南本草新编》

（7）**治泻痢**：①血痢：用萹竹汁四合，蜜一合和，顿服之。--《普济方》②萹蓄 30g，仙鹤草 30g，水煎服。--《四川中药志》1979 年 ③泄泻：萹蓄 12g，车前 9g，龙芽草 15g，水煎服。--《湖南药物志》

（8）**治蛔虫病**：①蛔虫等咬心痛，面青，口中沫出：(萹蓄)十斤，细锉，以水一石，煎去滓，成煎如饴，空心服，虫自下皆尽，止。--《药性沦》 ②胆道蛔虫症：萹蓄 100g，醋 100g，加水 1 碗，煎至 1 碗，每日分 2 次服。--《长白山植物药志》

（9）**治小儿蛲虫攻下部痒**：萹竹叶一握，切，以水一升，煎取五合，去滓，空腹饮之，虫即下，用其汁煮粥亦佳。--《食医心镜》

（10）**治湿疮疥癣**：①疥癣、湿疮瘙痒、妇女外阴瘙痒：萹蓄适量，煎水外洗。--《浙江药用植物志》 ②痔疮，外阴糜烂，肛门湿疹：萹蓄 60g，白矾 15g，煎水外洗。--《内蒙古中草药》

（11）**治恶疮连痂痒痛**：捣萹竹封，痂落即瘥。--《肘后方》

（12）**治腮腺炎**：鲜萹蓄 30g，生石灰水适量，鸡蛋清 1 个。将鲜萹蓄洗净后切细捣烂，加入适量生石灰水，再调入鸡蛋清，涂敷患处。--《中草药通讯》，1971，(3)：46]

（13）**治痔疮**：①以萹蓄根叶捣汁，服一升，一两服差。--《外台》引《必效方》） ②痔疾下血：扁竹叶半斤。上切，于沸汤中煮作羹，著盐、椒、葱门调和，空心食之。--《食医心镜》之“扁竹叶方”

（14）**治小儿夜啼**：鲜萹蓄 15~21g，蝉蜕 3~5 个，水煎冲糖服。--《福建药物志》

（15）**治急性、慢性肾炎**：萹蓄 62g，委陵菜 250g，茅根 62g，以上三味，共为细粉，炼蜜为丸，每丸重 9g，每日服 2 次，每次 1 丸。--《中草药通讯》，1978，(6)：25

（16）**治疗细菌性痢疾及急性肠炎**：①取萹蓄制成糖浆，每 1ml 含生药 1g，每次 50ml，每日服 2~3 次。7~10 天为 1 疗程。用丁急性细菌性痢疾 108 例，结果治愈 104 例，进步 4 例，平均退热时间为 1 天，腹痛消失为 4d，腹泻停止、大便恢复正常为 5 天。出院后 1~12 个月追查 36 例，复发 2 例，再治而愈。服药期间无不良反应。--《中草药通讯》湖北医学院附属第一医院内.，1972，(3)：24 另有用萹蓄糖浆口服，每日 2 次，每次 50ml，治疗细菌性痢疾 45 例，治愈 43 例(95.56%)，好转 2 例，一般 1~2 天体温降至正常，3~5 天腹痛、脓血便、里急后霞症状全部消失，2 例分别在 2 星期、4 星期后发生腹泻，经再次服药治愈。同时用于急性肠炎 79 例，1~3 天全部治愈。--《卫生革命》益都县城关公社营子大队卫生所，1978，(2)：24 ②用鲜萹蓄 250g(干品 50g，小儿酌减)加水煎服，每日 3 剂，4~7 天为 1 疗程。临床症状消失后，继续治疗 4d，方可停药。治疗菌痢 101 例，结果治愈(临床症状消失，大便正常，镜检白细胞阴性)86 例(占 85.15%)，有效(临床症状明显减轻，大便次数减少)9 例(占 8.91%)，无效 6 例(占 5.94%)，总有效率为 94.06%。平均治愈时间为 2.86d。--《山东医药》高锡才，等，1978，(5)：52

（17）**治疗阴囊鞘膜积液**：用萹蓄、生薏苡仁各 30g，加水 500ml 煎汤，每日 1 剂，早晚各服 1 次。观察 50 例，除 4 例治疗 7 天肿大缩小 2/3，继续用药无显效外，其余 46 例积液消失，检查正常，疗程为 7~12d，平均 6.2d。--《浙江中医杂》志杨必成，1982，17(8)：373

拳参

【别名】 拳参《本草图经》，紫参、牡蒙《本经》，众戎、音腹、伏菟、重伤《吴普本草》，虾参、山虾、山虾子、地虾、拳头参、回头参(山东)，

【名释】 拳者，卷也。本品根卷曲如拳，故名拳参、拳头参。

【来源】 为蓼科植物拳参 *Polygonum bistorta* L.的根茎。

【植物形态】 拳参 又名拳蓼《中国高等植物图鉴》。多年生草本。根状茎肥厚，直径 1～3cm，弯曲，黑褐色。茎直立，高 50～90cm，不分枝，无毛，通常 2～3 条自根状茎发出。基生叶宽披针形或狭卵形，纸质，长 4～18cm，宽 2～5cm；顶端渐尖或急尖，基部截形或近心形，沿叶柄下延成翅，两面无毛或下面被短柔毛，边缘外卷，微呈波状，叶柄长 10～20cm；茎生叶披针形或线形，无柄；托叶筒状，膜质，下部绿色，上部褐色，顶端偏斜，开裂至中部，无缘毛。总状花序呈穗状，顶生，长 4～9cm，直径 0.8～1.2cm，紧密；苞片卵形，顶端渐尖，膜质，淡褐色，中脉明显，每苞片内含 3～4 朵花；花梗细弱，开展，长 5～7mm，比苞片长；花被 5 深裂，白色或淡红色，花被片椭圆形，长 2～3mm；雄蕊 8，花柱 3，柱头头状。瘦果椭圆形，两端尖，褐色，有光泽，长约 3.5mm，稍长于宿存的花被。花期 6～9 月，果期 9～11 月。见(图 112)

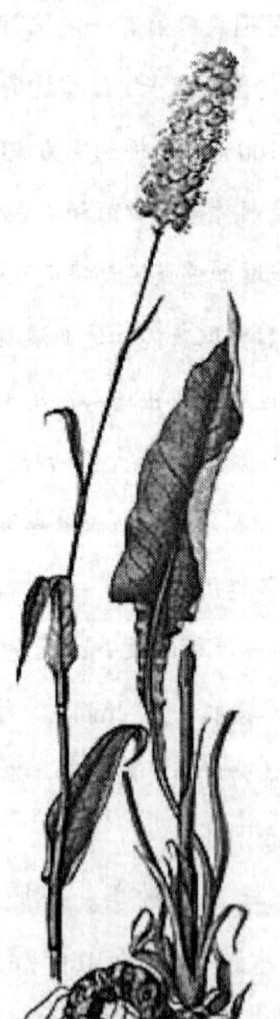

（图 112）拳参

【生长分布】 生于山野草丛中或林下阴湿处。邹平南部山区有少量分布。

【采收加工】 春、秋两季挖取根状茎，去掉茎、叶及须根，洗净，晒干或切片晒干，亦可鲜用。

【性状鉴别】 根茎扁圆柱形，弯曲成虾状，长 4～15cm，直径 1～2.5cm。表面紫褐色或紫黑色，稍粗糙，有较密环节及残留须根或根痕，一面隆起，另面较平坦或略具凹槽。质硬，断面

近肾形，浅棕红色，黄白色维管束细点排成断续环状。气微，味苦、涩。见(图 113)

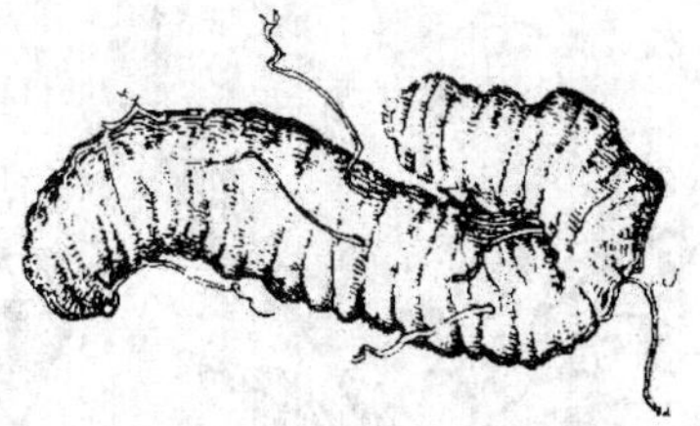

（图 113）**拳参(根茎)外形**

【显微鉴别】 根茎横切面：木栓层为数列木栓细胞，深棕色。皮层较宽。维管束外韧型，断续排列成环，有的韧皮部外侧有纤维束。髓部大。薄壁细胞中含较多草酸钙簇晶及淀粉粒。见(图 114)

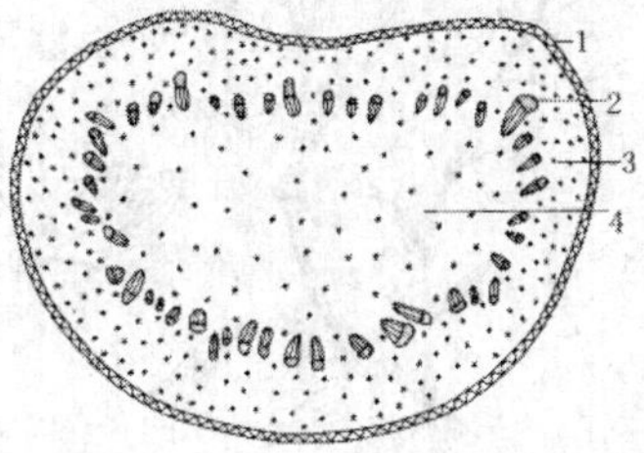

（图 114）**拳参(根茎)横切面简图**

1.木栓层 2.维管束 3.草酸钙簇晶 4.髓

【理化鉴别】 取本品粉末约 0.5g，加水 4ml，微热，滤过。取滤液 1ml，加三氯化铁试液 1 滴，产生蓝黑色沉淀，稍振摇，滤液即显茶蓝色。或取本品一薄片(或粉末少量)加乙醇 2 滴与 1% 三氯化铁的乙醇溶液 1 滴，显蓝黑色。(检查鞣质)

【主含成分】 含没食子酸(*gallic acid*)，并没食子酸(ellagic acid)以及可水解鞣质和缩合鞣质。还含右旋儿茶酚(*catecho1*)，左旋表儿茶酚(epicatecho1)，6-没食子酰葡萄糖(*6-galloylglucose*)，3，6-二没食子酰葡萄糖(*3, 6-digalloyl glucose*)和葡萄糖(*glucose*)。又含羟基甲基蒽醌、维生素、β-谷甾醇的异构体等。全草含绿原酸(*chlorogenic acid*)，咖啡酸(*caffeic acid*)，原儿茶酸(*protocatechuic acid*)及金丝桃甙(*hyperin*)等。

【药理】 （1）**抗菌作用** 拳参在体外对金黄色葡萄球菌、绿脓杆菌、枯草杆菌及大肠杆菌等均有抗菌作用。其根茎中所含左旋表儿茶酚能抑制乳酸菌的生长。拳参中含鞣质的提取物，在试管内抗菌的有效浓度为 0.5%～1.0%。

（2）**止血作用** 拳参渗漉液与明胶等制成的"止血净"1 号，用于犬、绵羊等各种止血实验，均有一定止血效果。组织埋藏可以吸收，并有一定止血抗炎作用。

（3）**其他作用** 根茎中所含左旋表儿茶精能显著降低胆碱酯酶活性，并能降低大鼠血清和肝脏中的胆固醇，对四氧嘧啶引起的大鼠糖尿有预防作用。

（4）**毒性** 拳参提取物对动物毒性很低，小鼠腹腔注射的 LD_{50} 为 0.33g/只，给兔腹腔注射"止血净"0.2g/kg，观察 5 天、30 天后解剖，均未见异常。

【性味归经】 味苦，性微寒，小毒。归肺、肝、大肠经。

【功用主治】 清热利湿，凉血止血，解毒散结。主治肺热咳嗽，热病惊痫，赤痢，热泻，吐血，衄血，痔疮出血，痈肿疮毒。

《本经》："主心腹积聚，寒热邪气，通九窍，利大小便。"

《别录》："疗肠胃大热，吐血衄血，肠中聚血，痈肿诸疮，止咳益精。"

《药性论》："能散瘀血，主心腹坚胀，治妇人血闭不通。"

《本草图经》："捣末，淋渫肿气。"

王好古："主狂疟瘟疟，衄血，汗出，治血痢。"(引自《纲目》

《纲目》："治诸血病，及寒热疟痢，痈肿积块之属厥阴者。"

《现代实用中药》："内服治赤痢；含漱作口腔炎之收敛剂。外用治痔疮及肿疡。"

《广西中药志》："治肠胃湿热，赤痢。外用治口糜，痈肿，火伤。民间作产后补血药。"

《全国中草药汇编》："清热解毒，凉血止血。用治肝炎，痢疾，肠炎，痔疮出血，子宫出血。外用治口腔炎，牙龈炎，痈疖肿毒。"

【临床应用】 （1）**用于肺热咳嗽，肠热泻痢，热病惊痫。**拳参有清热解毒，利湿作用。治肺热咳嗽，吐痰，可配伍黄芩、知母等煎服。入肠则能清肠中湿热，治疗湿热泄泻，下痢脓血，里急后重等症，可单用或配伍芍药、黄芩、蒲公英煎服。本品入肝经血分，清泄肝热，如热病惊风抽搐、癫痫可配伍钩藤、僵蚕同用；若破伤风寒热、惊厥，则配全蝎、蜈蚣。

（2）**用于血热妄行的吐血、衄血。**拳参有清热凉血止血之功，治疗血热之吐血、衄血，可同丹皮、赤芍煎服；治创伤出血可单用本品研末外敷；痔疮出血，可配伍槐花、地榆内服：煎汤，或熏洗患处。

（3）**用于热毒疮肿。**拳参善解热毒，并消肿散结，治热毒壅结之痈肿疮毒，毒蛇蛟伤，可与紫花地丁、金银花同煎内服。外用单味鲜品捣烂涂敷亦可。若咽喉肿痛或口舌生疮，可单味煎汤含漱。

【用量用法】 内服：煎汤，3～12g，或入丸、散。外用：捣敷或煎水含漱、熏洗，适量。

【使用注意】 无实火热者不宜用，阴疽患者禁服。

【附方】 （1）**治下痢**：紫参半斤，煎二升，入甘草二两，煎取半升，分三服。--《纲目》引《金匮玉函》

（2）**治痢疾**：鲜拳参、鲜蒲公英各 12g，鲜黄芩 9g，水煎服。小儿酌减。--《全国中草药汇编》

（3）**治慢性气管炎**：拳参 9g，陈皮 9g，甘草 6g，水煎服。--《西宁中草药》

（4）**治急性扁桃体炎**：拳参 9g，蒲公英 15g，水煎服。--《西宁中草药》

（5）**治烧烫伤**：拳参研末，调麻油匀涂患处，每日 1～2 次。--《贵州省中草药资料》

（6）**治吐血不止**：紫参、人参、阿胶(炒)等分，为末，乌梅汤服一钱。一方去人参，加甘草，以糯米汤服。--《圣惠方》

（7）**治咯血，鼻出血，胃溃疡**：拳参 45g，研细末，每服 4.5g，每日 2 次。--《宁夏中草药手册》

（8）**治痔疮出血**：用拳参 15g 水煎，熏洗患处。--《中草药学》(南药)

（9）**治痈疽疔疮**：拳参 12g，紫花地丁 15g，水煎服。--《西宁中草药》

（10）**治无名肿毒**：拳参根 6～9g，水煎服。--《湖南药物志》

（11）**治面上酒刺**：紫参、丹参、人参、苦参、沙参各一两，为末，胡桃仁杵和丸，梧子大，每服二十丸，茶下。--《普济方》之"五参丸"

（12）**治疗菌痢，肠炎**：用拳参制成片剂，每片含原药材药 0.3g，每次 4 片，每日服 3 次。治菌痢 80 例，平均服药 6.6d，结果治愈 71 例，好转 5 例，无效 4 例。有效病例平均 1 天退热，其他症状体征的消失时间为：腹痛 3.8d，里急后重 2.7 天，脓血便 2.9d，便次复常 3.3 天。另有人用委陵菜 15g，拳参 9g，水煎，每日服 3 次，共治疗痢疾 100 余例，有一定效果。-- 《新医药研究》，1972，(5)：47

（13）**治疗慢性气管炎**：用 1：1 紫参(石生蓼根茎)注射液(每 1ml 含紫参黄酮 2.2～2.5mg)肌内注射，每次 2mg，每日 2 次，10 天为 1 疗程。治疗 103 例，除 1 例合并严重肺心病无效外，其余 102 例均有效。病型与疗效无明显关系。3 个疗程后症状和体征的消失率分别为：咳嗽 72.8%，咯痰 79.9%，气喘 77.1%，干湿性啰音 67.2%。咳嗽、咯痰、气喘与啰音的见效时间多数在 4～10 天内，但消炎作用较差。-- 《贵州中草药验方选》贵州省中医研究所，第 1 版，贵阳：贵州人民出版社，1974：20

（14）**治疗阑尾炎**：金果榄、拳参各等量，分别研粉，用开水冲服，每次 lg，每日服 3 次。治疗 40 例，治愈 39 例，一般于服药后 2～6 小时腹痛减轻，2～3 天腹痛消失，右下腹压痛明显减轻，4～6d 压痛消失而治愈。-- 《医药卫生》，1972，(3)：24

水蓼

【别名】 水蓼《新修本草》，蓼、蔷、蔷虞《说文》，虞蓼《尔雅》，泽蓼《尔雅》(郭璞注)，辣蓼草《本草求原》，柳蓼、川蓼《植物学大辞典》，药蓼子草、红蓼子草《重庆草药》，白辣蓼《中国药用植物图鉴》，胡辣蓼《东北植物药图志》，辣蓼、辣柳草、撮期、辣子草、水红花《云南中草药》，红辣蓼《常用中草药彩色图谱》，水辣蓼《浙江民间常用草药》。

【名释】 《开宝本草》：“生于浅水泽中，故名水蓼。”

【来源】 为蓼科植物水蓼 *Polygonum hydropiper* L.的地上部分。

【植物形态】 一年生草本，高 20～60cm。茎直立或斜升，不分枝或基部分枝，无毛，基部节上有不定根。单叶互生，有短叶柄，托叶鞘筒形，长约 1cm，褐色，膜质，疏生短伏毛，先端截形，有短睫毛，叶片披针形，长 4～8cm，宽 0.8～2cm，先端渐尖，基部楔形，两面有黑色腺点，叶缘具缘毛。总状花序穗状，顶生或腋生，细长，上部弯曲，下垂，长 4～10cm，苞片漏斗状，有褐色腺点，先端具短睫毛或近无毛；花被 4～5 深裂，裂片淡绿色或淡红色，密被褐色腺点；雄蕊 6，稀 8，比花被短；花柱 2～3，基部合生，柱头头状。瘦果卵形，侧扁，暗褐色，具粗点。花、果期 6～10 月。见(图 115)

本植物的果实（**蓼实**）、根（**水蓼根**）均供药用，详见下述。

【生长分布】 生于河沟、塘湾水边，或湿地。邹平各乡镇均有分布。

【性状鉴别】 茎圆柱形，有分枝，长 30～70cm；表面灰绿色或棕红色，有细棱线，节膨大；质脆，易折断，断面浅黄色，中空。叶互生，有柄；叶片皱缩或破碎，完整者展平后呈披针形或卵状披针形，长 5～10cm，宽 0.7～1.5cm，先端渐尖，基部楔形，全缘，上表面棕褐色，下表面褐绿色，两面有棕黑色斑点及细小的腺点；托叶鞘筒状，长 0.8～1.1cm，紫褐色，缘毛长 1～3mm。总状穗状花序长 4～10cm，花簇稀疏间断；花被淡绿色，5 裂，密被腺点。气微，味辛、辣。

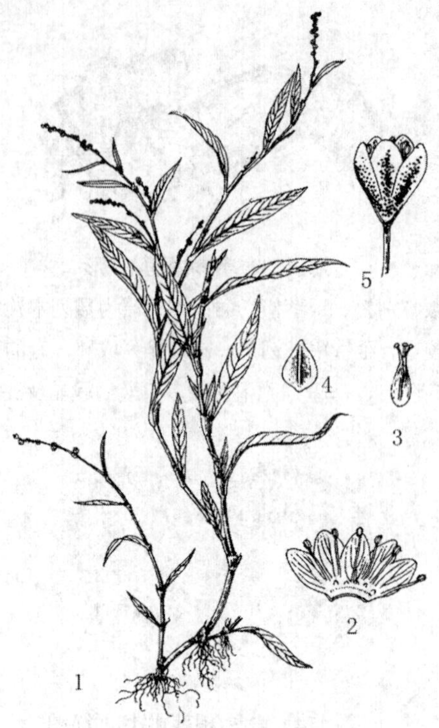

（图 115）**水蓼**

1.植株 2.展开花被示雄蕊 3.雌蕊 4.瘦果 5.花

【显微鉴别】 （1）茎横切面：表皮为 1 列长方形细胞，外被角质层。下皮层为 2～3 列厚角细胞。皮层为数列薄壁细胞，含草酸钙簇晶。中柱鞘纤维断续排列成环，壁木化。韧皮部较窄。形成层成环。木质部导管单个或数个相聚，呈放射状排列。射线宽 6～13 列细胞。髓部薄壁细胞火，含草酸钙簇晶及淀粉粒；中心部分常成空隙。

（2）叶表面观：上表皮细胞不规则多角形，垂周壁较平直，下表皮细胞垂周壁弯曲；上、下表皮均有多列性非腺毛、腺毛及气孔，以下表皮为多。气孔平轴式，少数不定式或不等式。多列性非腺毛大多稍弯曲，长 184～797μm，基部直径 29～60μm，细胞壁稍厚，基部细胞具孔沟。腺毛头部顶面观类圆形或椭圆形，4～6(～8)细胞；柄 2 细胞并列。海绵组织细胞含草酸钙簇晶及少量方晶。见(图 116)

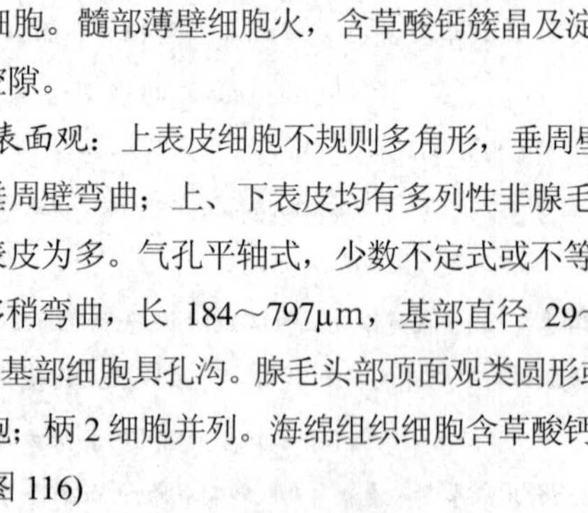

（图 116）**水蓼(叶)表面观**

1.上表皮多列性非腺毛 2.下表皮及腺毛 3.草酸钙簇晶 4.气孔

【理化鉴别】 （1）)取本品粉末1g，加乙醇10ml，加热回流10分钟，滤过。取滤液2ml，加镁粉少量与盐酸3滴，水浴上加热，显樱红色。(检查黄酮)

（2）薄层色谱取粉末1g，加乙醇15ml，热回流2小时，滤过。滤液浓缩成稠膏状，加乙醇0.5ml溶解供点样。以槲皮素乙醇溶液为对照品。在聚酰胺薄层板上，用乙醇-水(7：3)展开，展距7.5cm，取出晾干，喷5%三氯化铝乙醇试液，于紫外分析仪(365nm)下观察荧光斑点，供试品溶液色谱在与对照品色谱的相应位置，显相同颜色的荧光。

【主含成分】 **水蓼全草**：含水蓼二醛(*polygodial*，*tadeonal*)，异水蓼二醛(*isotadeonal*，*isopolygodial*)，密叶辛木素(*confertifo1in*)，水蓼酮(*polygonone*)，水蓼素-7-甲醚(*persicarin-7-methylether*)，水蓼素(*persicarin*)，槲皮素(*quercetin*)，槲皮甙(*quercitrin*)，槲皮黄甙(*quercimeritrin*)，金丝桃甙(*hyperoside*)，顺/反阿魏酸(*cis/trans-ferulic acid*)，顺/反芥子酸(*cis/trans-sinapic acid*)，香草酸(*vanillic acid*)，丁香酸(*syringic acid*)，草木犀酸(*melilotic acid*)，顺/反对香豆酸(*cis/trans-P-coumaric acid*)，对羟基苯甲酸(p-hydroxybenzoic acid)，龙胆酸(*gentisic acid*)，顺/反咖啡酸(*cis/trans-caffeic acid*)，原儿茶酸(*protocatechuic acid*)，没食子酸(*gallic acid*)，对羟基苯乙酸(*phydroxyphenyl acetic acid*)，绿原酸(*chlorogenie acid*)，水杨酸(*salicylic acid*)，并没食子酸(*ellagic acid*)。地上部分还含有甲酸(*formicacid*)，乙酸(*acetic acid*)，丙酮酸(pyruvic acid)，缬草酸(*valeric acid*)，葡萄糖醛酸(*glucuronic acid*)，半乳糖醛酸(*galacturonic acid*)，及焦性没食子酸(*pyrogallic acid*)和微量元素。

茎和叶：含有3，5，7，3′，4′-五羟基黄酮(*3，5，7，3′，4′-pentahvdroxy-flavone*)即是槲皮素(*quercetin*)，槲皮素7-O-葡萄糖甙(*quercetin-7-O-glucoside*)，β-谷甾醇葡萄糖甙(*β-sitosterol-D-glucoside*)，及少量生物碱和D-葡萄糖(*D-glucose*)。

叶：含异水蓼醇醛(*isopolygonal*)，水蓼醛酸(*polygonic acid*)，ll-乙氧基桂皮内酯(*11-ethoxycinnamolide*)，水蓼二醛缩二甲醇(*polygodial acetal*)，水蓼酮，11-羟基密叶辛木素(*valdiviolide*)，7，11-二羟基密叶辛木素(*fuegin*)，八氢三甲基萘醇二醛(*warburganal*)，八氢三甲基萘甲醇(*drimeno1*)，异十氢三甲基萘并呋喃醇(*isodrimenino1*)，β-谷甾醇(*β-sitostero1*)和花白甙(*1eucoanthocyanin*)。还含槲皮素-3-硫酸酯(*quercetin-3-sulphate*)，异鼠李素-3，7-二硫酸酯(*isorhamnetin-3，7-disulphate*)及柽柳素-3-葡萄糖甙-7-硫酸酯(*tamarixetin-3-glucoside-7-sulphate*)，7，4′-二甲基槲皮素(*7，4′-dimethytquer-cetin*)，3′-甲基槲皮素(*3′-methylquercetin*)。

【药理】 （1）**止血作用** 水蓼叶有与麦角相似而较弱的止血作用，其所含甙类成分能加速血液凝固；本品能加强子宫收缩，有利于止子宫出血。

（2）**抗炎作用** 本品对巴豆油所致大鼠肉芽肿急性炎症有与强的松相似的抗炎作用，能降低毛细血管和细胞的通透性，减少炎症渗出及抑制结缔组织增生。

（3）**抗癌作用** 本品粗提物对非洲淋巴细胞瘤病毒(EB病毒)活性有轻度抑制作用，其有效成分倍半萜二醛类化合物水蓼二醛和八氢三甲基萘醇二醛对l2-O-十四烷酰法佛醋酸酯-13-(*12-O- tetradecanoylphorbol-13-acetate TPA*)所致EB病毒活化有显著抑制作用，在体外对EB病毒活化及小鼠体内二甲基苯并蒽(DMBA)诱发乳头瘤也均有抑制作用。

（4）**抗氧化作用** 硫氰酸铁法试验表明，水蓼叶中所含几个黄酮类化合物和一种黄酮甙有抗氧化作用，其强度顺序为异槲皮甙>7，4′二甲基槲皮素>槲皮素>3′一甲基槲皮素。另有报道，叶中所含槲皮素3-硫酸酯(Ⅰ)、异鼠李素-3，7-二硫酸酯(Ⅱ)和柽柳素-3-葡萄糖甙-7-硫酸酯(III)的抗氧化作用均强于α-生育酚，其中以（Ⅱ）作用最强。在消除黄嘌呤-黄嘌呤氧化酶诱导产生阴离子的试验中，三者的作用均强于槲皮素，其中也以（Ⅱ）为最强。这些黄酮类的抗氧化作用与其硫酸化相关。本品所含硫酸槲皮素是一种食品、饲料和化妆品的安全有效的抗氧化剂。

（5）**抗生作用** 叶、茎中所含鞣质对痢疾杆菌有轻度抑制作用，其中所含水蓼二醛和八氢三甲基萘醇二醛有抗真菌作用，后者尚有较强的细胞毒作用，抗生作用和灭螺作用。

（6）**其他作用** 本品尚有镇痛作用，其所含挥发油有扩张血管和降低血压作用，并能降低小肠和子宫平滑肌张力，对皮肤有刺激性，可致皮肤发炎。本品水溶性成分有溶血作用；水蓼二醛有抗补体活性，其50%抑制浓度为l0.5μg/ml。本品所含水蓼醛酸也有弱的抗补体活性，其IC_{50}为250μg/ml。本品0.5%乙醚提取物对蚜虫有明显的拒食活性，其有效成分为水蓼二醛，人工合成消旋水蓼二醛对蚜虫也有明显拒食活性。

【性味归经】 味辛、苦，性平；归脾、胃、大肠经。

【功用主治】 行滞化湿，散瘀止血，祛风止痒，解毒。主治湿滞内阻，脘闷腹痛，泄泻，痢疾，小儿疳积，崩漏，血滞经闭，痛经，跌打损伤，风湿痹痛，便血，外伤出血，皮肤瘙痒，湿疹，风疹，足癣，痈肿，毒蛇咬伤。

《别录》："归舌，除大小肠邪气，利中益志。"

《新修本草》："主被蛇伤，捣敷之。绞取汁服，止蛇毒入腹心闷者。又水煮渍脚捋之，消脚气肿。"

《本草拾遗》："蓼主痃癖，每日取一握煮服之。又霍乱转筋，多取煮汤及热捋脚。叶捣敷狐刺疮；亦主小儿头疮。"

《本草药性大全》："去痃癖胀疼，水蛊黄肿腹膨，用蒸汗出市愈。"

《纲目》："杀虫，伏砒。"

《本草求原》："洗湿热痃癞。擦癣。其汁能毒蚯蚓，杀虫之功也，故作神曲用之。"

《植物名实图考》："治跌打损伤，通筋骨。"

《岭南采药录》："敷跌打，洗疮疥，止痒消肿。"

《重庆草药》："治巴骨流痰。"

《浙江民间常用草药》："解毒，利尿，行气，止痢。"

《常用中草药手册》（广州部队）："治菌痢，肠炎，风湿痛，皮肤湿疹。"

《云南中草药》："杀虫。治钩虫、蛲虫。"

《河北中草药》："止血。用于月经过多，功能性子宫出血，便血，外伤出血。"

《福建药物志》："治疟疾，蛇头疔，无名肿毒。"

《四川中药志》1982年版："治血滞经闭，痛经，血崩，痔疮出血。"

《苗族药物集》："散寒止痛，除热解毒。主治老鼠钻心(急性胃痛)，毒蛇咬伤。"

【用量用法】 内服：煎汤，15～30g，鲜品30～60g，或捣汁。外用：煎水浸洗，或捣敷，适量。

【使用注意】 《千金·食治》："黄帝云：蓼食过多有毒，发心痛。和生鱼食之，令人脱气，阴核疼痛求死。妇人月事来，不用食蓼及蒜，喜为血淋、带下。二月勿食蓼，伤人肾。扁鹊云：蓼，久食令人寒热，损骨髓，杀丈夫阴气，少精。”

《本草拾遗》：“蓼斋食、生食，令气夺乏，令阴痿。”

【附方】 （1）**治胃脘冷，耳目不聪明，不能饮食，四肢有气，冬卧脚冷**：八月三日取蓼曝燥，把之如五升大六十把，水六石，煮取一石，去滓，以酿酒，如常法，随多少饮之。--《千金要方》之“蓼洒”

（2）**治小儿冷痢**：蓼叶一升，捣汁服。--《千金要方》

（3）**治霍乱转筋**：蓼叶一升，水三升，煮取汁三升，入香豉一升，更煮一升半，分三服。--《药性论》

（4）**治于霍乱，不吐利，四肢烦，身冷汗出**：水蓼(切)、香薷(择切)各二两。上二味，以水五盏，煎取三盏，去滓，分温三服。--《圣济总录》之“水蓼饮”

（5）**治痢疾、肠炎**：水辣蓼全草60g，水煎服，连服3天。--《浙江民间常用草药》

（6）**治急性胃肠炎**：①水蓼、苦藏、积雪草各15g，水煎服。或鲜水蓼叶60g，捣烂绞汁服。②鲜水蓼叶、檵木叶、枫树叶、桃叶各15g，捣烂绞汁调冷开水服。--《福建药物志》

（7）**治小儿疳积**：水辣蓼全草15~18g，麦芽12g，水煎，早晚饭前2次分服，连服数日。--《浙江民间常用草药》

（8）**治风湿疼痛**：水蓼15g，威灵仙9g，桂枝6g，煎服。--《安徽中草药》

（9）**治蛇头疔**：鲜水蓼、芋叶柄各20g，捣烂加热敷患处。--《福建药物志》

（10）**治咽喉肿痛**：鲜辣蓼花序一把，捣烂取汁，兑白糖服，每次服60g。--《河南中草药手册》

（11）**治丝虫性淋巴管炎**：水蓼煎水，熏洗患处；另取水蓼15g，黄柏9g，车前子12g(布包)，煎服。--《安徽中草药》

（12）**治头疮久不瘥**：以蓼末蜜和涂之，有虫出而愈，不作瘢。--《小儿卫生总微论方》

（13）**治水毒**：取蓼捣汁一盏渐饮；兼以涂身令周匝，立瘥，用酒调。--《普济方》

（14）**治阴发背，黑凹而不知痛者**：鲜蓼草十斤(晒干烧存性，淋灰汁熬膏子半碗听用)，风化窑脑一两(即石灰)。二味调匀入磁罐收贮封固。如遇阴毒，将笔蘸点在患处不二次退透知痛，出黑水血尽，将膏药贴之自愈。--《外科启玄》

（15）**治蛇咬**：用水蓼捣汁饮，滓敷伤处。--《卫生易简方》

（16）**治恶犬咬伤**：蓼叶捣泥敷。--《肘后方》

（17）**治疗细菌性痢疾、肠炎**：用水蓼鲜全草加工成干浸膏粉，装胶囊，每粒含0.25g。成人0.5~0.75g，每日服4次，小孩依年龄酌减。重症可用干草60~90g（鲜草加倍）煎，分2次服，每日4次，总量120~1809，直至症状消失后再服1剂。治疗细菌性痢疾、肠炎182例，有效率约95%，疗程1~3天。有报道用30%水蓼煎剂每次100ml，每日服2次，小儿酌减，治疗细菌性痢疾108例，痊愈105例，3例配合其他药物治愈。疗程2~5天。水蓼有止痛、止血、止泻及抗菌作用，无抗药性。--《中华本草》国家中医药管理局，第一版，第二册，1999：665。

（18）**治疗子宫出血**：采用水蓼开花时的地上部分，切碎。取1000g置玻璃容器内，以30%乙醇2000ml浸没，常温静置48h(每日搅拌3次)，然后过滤，得滤液约2000ml，密闭贮存。每服20ml，每2h1次。共治疗子宫出血20例，疗程1~4d，全部治愈。--《哈尔滨中医》刘宗申，1964，7(6)：22

蓼实 味辛，性温。化湿利水，破瘀散结，解毒。主治吐泻腹痛，水肿，小便不利，瘕积痞胀，痈肿疮疡，瘰疬。内服：煎汤，6～15g，或研末，或绞汁。外用：煎汤浸洗，或研末调敷，适量。注意：体虚气弱及孕妇禁服。《食疗本草》：“多食令人吐水。”《本草正义》：“蓼实，破瘀消积，力量甚效，最易堕胎，妊娠必不可犯。亦有啦气素虚而月事偏少，非因于瘀滞者，亦不可误与也。”

附方 （1）**治脚气肿**：蓼实水煮，渍脚捋之。--《新修本草》

（2）**治霍乱烦渴**：蓼子一两，香豉二两，每服二钱，水煎服。--《圣惠方》

（3）**治交接劳复，阴卵肿，或缩入腹，腹中绞痛，或便绝**：蓼子一大把，水挼取汁，饮一升，干者浓取汁服之。--《肘后方》

（4）**治瘰疬**：蓼实，微炒，碾为细末，薄酒调二三钱服。久则效，效则已。--《本草衍义》

（4）**治小儿头疮**：蓼实捣末，和白蜜(一云鸡子血)涂上。--《药性论》

（6）**治蜗牛虫咬，毒遍身者**：蓼子煎水浸之。--《本草拾遗》

水蓼根 味辛，性温。活血调经，健脾利湿，解毒消肿。主治月经不调，小儿疳积，痢疾，肠炎，疟疾，跌打肿痛，蛇虫咬伤。内服：煎汤，15～20g，或泡酒。外用：鲜品适量，捣敷，或煎水洗。

附方 （1）**治月经不调**：水蓼根30g，当归15g，泡酒服。--《贵州民间药物》

（2）**治小儿疳积**：水蓼草根、麦芽各15g，煎水服，每日服3次。--《贵州草药》

（3）**治肠炎痢疾**：水蓼鲜根60g(干根309)或全草60g，水煎服，连服3天。--《浙江民间常用草药》

（4）**治绞肠痧** 水蓼草根15g，煎水服。--《贵州民间药物》

（5）**治跌打肿痛**：红辣蓼根30g，韭菜头30g，食盐9g，共捣烂，敷患处。--《湖南农村常用中草药手册》

（6）**治毒蛇、蜈蚣、黄蜂咬伤**(咬伤未超过4h者)：红辣蓼一握，捣烂，从伤口周围向伤口揉搓，至伤口出血为止，再用红辣蓼尖10数个捣烂，敷患处。另用红辣蓼根30g，乌桕根30g，水煎服，每日1剂，连服3剂。--《湖南农村常用中草药手册》

（7）**治疟疾**：水蓼根、石荠苧根各30g，生姜3片，水煎，于发作前3h服。--《福建药物志》

蓼草

【别名】 蓼草《全国中草药汇编》，大马蓼《常用中草药彩色网谱》，鱼蓼、水辣蓼《广西药用植物名录》，旱苗蓼，曲曲酸。

【来源】 为蓼科植物酸模叶蓼 *Polygonum lapathifolium* L. 的全草。

【植物形态】 一年生草本，高30～150cm。茎直立，上部分枝，粉红色，节部膨大。叶片宽被针形，大小变化很大，顶端渐尖或急尖，表面绿色，常有黑褐色新月形斑点，两面沿主脉及叶缘有伏生的粗硬毛；托叶鞘筒状，无毛，淡褐色。花序为数个花穗构成的圆锥花序；苞片膜质，边缘疏生短睫毛，花被粉红色或白色，4深裂；雄蕊6；花柱2裂，向外弯曲。瘦果卵形，扁平，两面微凹，黑褐色，光亮。花期6～8月，果期7～10月。见（图117）

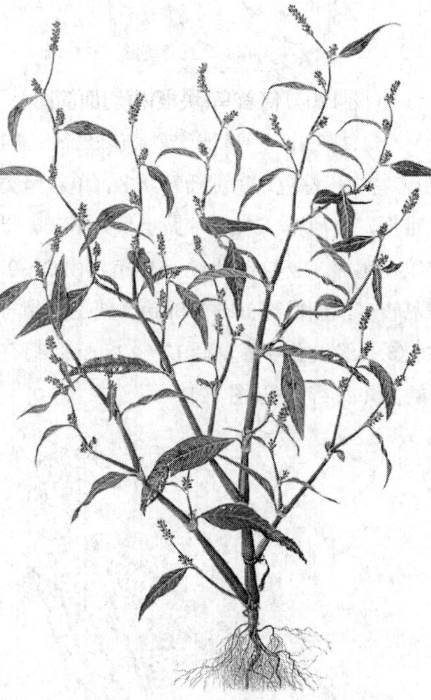

（图117）**酸模叶蓼**

【生长分布】 生于河沟、塘湾边，或山坡及水边湿地。邹平各地均有分布。

【采收加工】 夏、秋间采收，晒干。

【性状鉴别】 茎圆柱形，褐色或浅绿色，无毛，常具紫色斑点。叶片卷曲，展平后呈披针形或长圆状披针形，长7～15cm，宽1～3cm，先端渐尖，基部楔形，主脉及叶缘具刺伏毛；托叶鞘筒状，膜质，无毛。花序圆锥状，由数个花穗组成；苞片漏斗状，内具数花；花被通常4裂，淡绿色或粉红色，具腺点，雄蕊6，花柱2，向外弯曲。瘦果卵圆形，侧扁，两面微凹，黑褐色，有光泽，直径2～3mm，包于宿存花被内。气微，味微酸涩。

【主含成分】 **酸模叶蓼的地上部分**：含槲皮素-3-O-β-D-吡喃葡萄糖甙(*quercetin-3-O-β-D-glucopyranoside*)，槲皮素-3-O-β-D-吡喃半乳糖甙(*quercetin-3-O-β-D-galactopyranoside*)，槲皮素-3-O-β-D-葡萄糖甙-2′′-没食子酸酯(*quercetin-3-O-β-D-glueoside-2′′-gallate*)，槲皮-3-O-α-L-呋喃阿拉伯糖甙(*quereetin-3-O-α-L-arabofuranoside*)，山柰酚-3-O-β-D-吡喃半乳糖甙(*kaempferol-3-O-β-D-galactopyranoside*)，山柰酚-3-O-β-D-葡萄糖甙-2′′-没食子酸酯(*kaempferol-3-O-β-D-glueoside-2"-gallate*)，酸模叶蓼异黄酮酚(*1apathino1*)，酸模叶蓼二氢查尔酮(*1apathone*)，酸模叶蓼当归酰氧查尔酮(*angelafolone*)，酸模叶蓼异戊酰氧查尔酮(*valafolone*)，酸模叶蓼-2-甲基丁酰氧基查尔酮(*melafolone*)，2′，4′-二羟基-6′-甲氧基-查尔酮(*2′，4′-dihydroxy-6′-methhoxy-chalcone*)，4′，6′-二甲氧基-2′-羟基查尔酮(*4′，6′-dimethoxy-2′-hydroxychalcone*)，2′，4′-二羟摹3′，6′-二甲氧基查尔酮(*2′，4′-dihydroxy-3′，6′-dimethoxychalcone*)，2′，4′-二羟基-6′-甲氧基-3′-当归酰氧基查尔酮(*2′，4′-dihydroxy-6′-methoxy-3′-angetoyloxychaleone*)，2′，4′-二羟基-6′-甲氧基-3′-(2-甲氧基丁J酰氧基)查尔酮(*2′，4′-dihyd roxy-6′-methoxy-3′-(2-methoxybutyryloxy)-chalcone*)，2′，4′-二羟基-6′-甲氧基-3′-异戊酰氧基查尔酮(*2′，4′-dihydroxy-6′-methoxy-3′-lsovaleryloxychalcone*)。

酸模叶蓼的根：含有2-甲基萘(*2-methyl naphthalene*)。此外，该植物中还含有3，5-二羟-4-甲基芪(*3，5-dihydroxy-4-methylstilbene*)和5-甲氧基-6，7-亚甲二氧基黄酮(*5-methoxy-6，7-methylenedioxy flavone*)。

【药理】 本品的甲醇提取物在试管内对人血浆胆碱酯酶的抑制率在80％以上。乙醇提取物对亲水性气单胞菌、金黄色葡萄球菌和霍乱弧菌的生长有抑制作用。果实水煎剂对志贺和福氏痢疾杆菌有一定抑制作用。从本植物中提取的3，5-二羟-4-甲基芪和5-甲氧基-6，7-亚甲二氧基黄酮对苯并咪唑类杀真菌药有解毒作用。

【性味归经】 味辛、苦，性微温。

【功用主治】 解毒，除湿，活血。主治疮疡肿痛，瘰疬，腹泻，痢疾，湿疹，疳积，风湿痹痛，跌打损伤，月经不调。

《分类草药性》：“治疮肿，解热毒。”

《全国中草药汇编》：“清热解毒，利湿，止痒。主治肠炎，痢疾。外用治湿疹，颈淋巴结结核。”

《湖北中草药志》：“祛风湿，止泻痢。用于风湿痹痛，小儿疳积，疮毒。”

《贵州民间方药集》：“治月经不调，绞肠痧，跌打。”

【用量用法】 内服：煎汤，3～10g。外用：捣敷，或煎水洗，适量。

何首乌

【别名】 何首乌《日华子本草》，首乌、地精《何首乌传》，赤敛《理伤续断方》，陈知白《开宝本草》，红内消《外科精要》，马肝石、疮帚、山奴、山哥、山伯、山翁、山精《纲目》，夜交藤根《药材学》，黄花污根、血娃娃、小独根《云南药用植物名录》，田猪头、铁称陀《中药志》，赤首乌、山首乌、药首乌、何相公《中药材品种论述》。

【名释】 《日华子》云：“其药本草无名，因何首乌见藤夜交，便即采食有功，因以采人为名耳。”

【来源】 为蓼科植物何首乌 *Polygonurn multiflorum* Thunb. 的块根。

【植物形态】 何首乌 又名野苗、交茎、交藤、夜合、桃柳藤《何首乌传》，赤葛、九真藤《斗门方》，芮草、蛇草《汉英韵府》，金香草《新本草纲目》，多花蓼《中国北部植物图志》。多年生缠绕藤本。根细长，末端成肥大的块根，外表红褐色至暗褐色。茎基部略呈木质，中空。叶互生；具长柄；托叶鞘膜质，褐色；叶片狭卵形或心形，长4～8cm，宽2.5～5cm，先端渐尖，基部心形或箭形，全缘或微带波状，上面深绿色，下面浅绿色，两面均光滑无毛。圆锥花序。小花梗具节，基部具膜质苞片；花小，花被绿白色，5裂，大小不等，外面3片的背部有翅；雄蕊，不等长，短于花被；雌蕊1，柱头3裂，头状。瘦果椭圆形，有3棱，黑色，光亮，外包宿存

花被，花被具明显的3翅。花期8～10月，果期9～11月。见(图118)

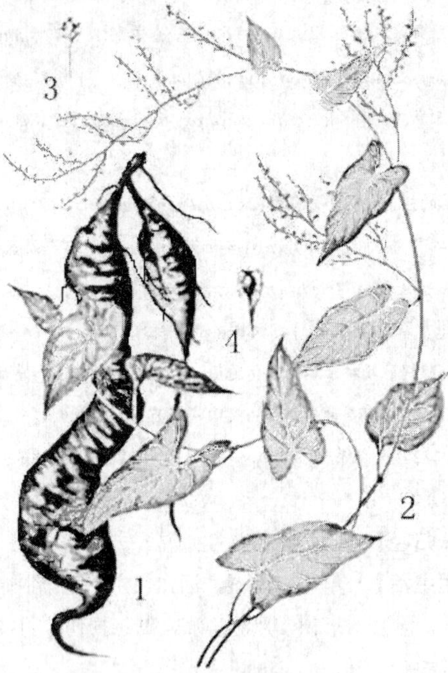

（图118）何首乌

1.块根 2.花序 3花 5.具翅幼果

【生长分布】 生于草坡、路边、山坡石隙及灌木丛中。

【采收加工】 在秋季落叶后或早春萌发前采挖。除去茎藤，将根挖出，洗净泥土，大的切成2cm左右的厚片，小的不切。晒干或烘干即成。

【性状鉴别】 块根纺锤形或团块状，一般略弯曲。长5～15cm，直径4～10cm。表面红棕色或红褐色，凹凸不平，有不规则的纵沟和致密皱纹，并有横长皮孔及细根痕。质坚硬，不易折断。切断面淡黄棕色或淡红棕色，粉性，皮部有类圆形的异型维管束作环状排列，形成“云锦花纹”，中央木部较大，有的呈木心。气微，味微苦而甘涩。见(图119)

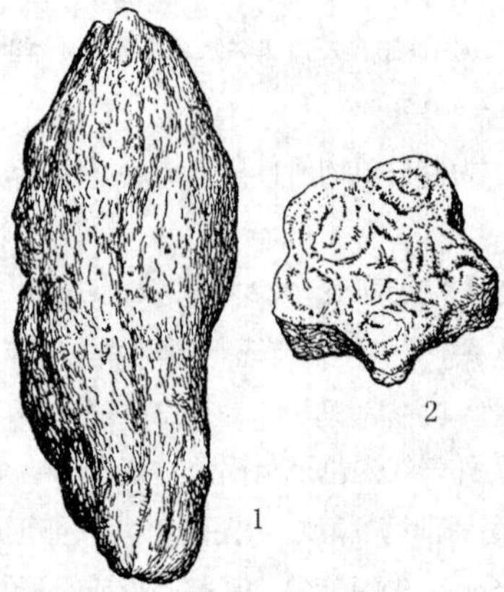

（图119）何首乌(块根)外形

1.外形 2.饮片

【显微鉴别】 (1) 块根横切面：木栓层为数列细胞，充满红棕色物质，皮孔可察见。韧皮部较宽，散有异型维管束即复合维管束，另一种为单个的维管束，均为外韧型。形成层呈环状，木质部导管较少，周围有管胞及少数木纤维。块根的中心为初生木质部。薄壁细胞含有淀粉粒及草酸钙簇晶。见(图120)

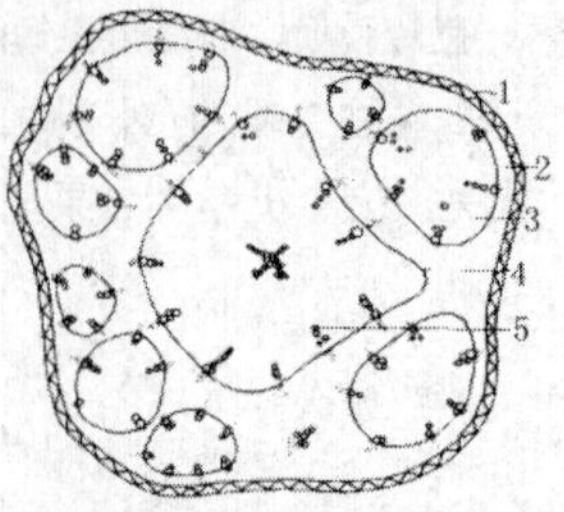

（图120）何首乌(块根)横切面简图

1.木栓层 2.韧皮部 3.异型维管束 4.形成层 5.木质部

（2）粉末特征：棕色。①淀粉粒众多，单粒呈类球形、盔帽形或三角状锥形，直径5～27μm，脐点呈人字状、星状、弧线状或点状，层纹不明显。复粒直径6～51μm，由2～9分粒组成。②草酸钙簇晶较多，直径约10～110μm，偶见簇晶与较大的类方形结晶合生。③具缘纹孔导管直径17～178μm；另有细小的网纹导管。有时可见木纤维。见(图121)

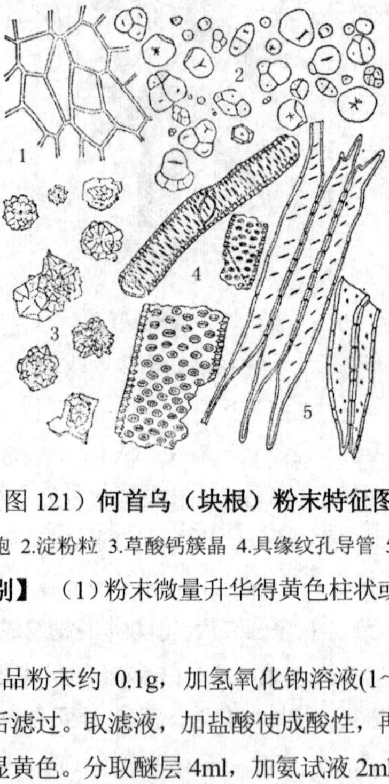

（图121）何首乌（块根）粉末特征图

1.木栓细胞 2.淀粉粒 3.草酸钙簇晶 4.具缘纹孔导管 5.木纤维

【理化鉴别】 (1) 粉末微量升华得黄色柱状或针簇状结晶，遇碱液显红色。

（2）取本品粉末约0.1g，加氢氧化钠溶液(1～10)10ml，煮沸3分钟，冷后滤过。取滤液，加盐酸使成酸性，再加等量乙醚，振摇，醚层应显黄色。分取醚层4ml，加氨试液2ml，振摇，氨液层显红色。(检查蒽醌化合物)

（3）取本品粉末约0.2g，加乙醇5ml，置水浴中煮沸3分钟，不断振摇，趁热过滤，放冷。取滤液2滴，置蒸发皿中蒸干，趁热加三氯化锑的氯仿饱和液1滴，即显紫红色。(检查甾醇类)

（4）薄层色谱取生何首乌粉末5g(40目)，用95%乙醇回流提取，回收乙醇，制成1.5：1的浸膏供点样用。另以大黄素、大黄素甲醚为对照品。分别点在硅胶G-CMC(硅胶G300目以上)板上，以氯仿-甲醇(80：20)展开，展距10cm。取出晾干，在可见光下，供试品色谱中，在与对照品色谱相应的位置上，显相同的色斑；于紫外光下显相同的荧光斑点。

【栽培要点】 **生物学特性** 喜温暖潮湿气候。忌干燥和积水，以选土层深厚、疏松肥沃、排水良好、腐殖质丰富的砂质壤土栽培为宜。粘土不宜种植。

栽培技术 用种子和扦插繁殖。种子繁殖：直播为主，也可育苗移栽。3月下旬至4月上旬播种，条播行距30～35cm，施人畜粪水后将种子均匀播入沟中，覆土3cm。苗高5cm时间苗，株距30cm左右。扦插繁殖：3月上旬至4月上旬选生长旺盛、健壮无病虫植株的茎藤，剪成长25cm左右的插条，每根应具节2～3个。行距30～35cm，株距30cm左右，穴深20cm左右，每穴放2～3条，切忌倒插。覆土压紧，施人畜粪肥。

田间管理 播种和扦插均应保持田间湿润。生长期应注意除草，5月追施人畜粪水1次。苗高30cm左右，应插竹竿或树枝，供茎藤缠绕生长。12月倒苗时，结合清除枯藤，施腐熟堆肥或土杂肥1次，并在根际培土。

病虫害防治 叶斑病可在发病初期喷1：1：120波尔多液，每星期1次，连续喷2～3次。还有蚜虫为害。

【主含成分】 含蒽醌类化合物，主为大黄素(*emodin*)，大黄酚(*chrysophano1*)以及大黄素甲醚(*physcion*)，大黄酸(*rhein*)，大黄酚蒽酮(*chrysophanol anthrone*)。又含芪类化合物：白藜芦醇(*resveratro1*)，云杉新甙(*piceid*)，2，3，5，4′-四羟基芪-2-O-β-D-葡萄糖甙(*2，3，5，4′-tetra-hydroxystilben-2-O-β-D-glucopyranoside*)、2，3，5，4′-四羟基芪-2''-O-葡萄糖甙-2''-O-没食子酸酯(*2，3，5，4′ tetrahydroxystilbene-2-O-β-D-glucopyra-noside-2''-O-monogalloyl ester*)、2，3，5，4′-四羟基芪-2-O-葡萄糖甙-3''-O-没食子酸酯(*2，3，5，4′-tetrahydroxystilbene-2-O-β-D-glucopyrano side-3''-O-monogalloyl ester*)。还含没食子酸(*gallic acid*)，右旋儿茶精(*catechin*)，右旋表儿茶精(*epicatechin*)，3-*O*-没食子酰(-)-儿茶精[*3-O-galloyl (-)-catechin*]，3-*O*-没食子酰(-)-表儿茶精[*3-O-galloyl(-)-epicatechin*]，3-*O*-没食子酰原矢车菊素(*3-O-galloyl-procyanidin*)B-2，3，3′-二-*O*-没食子酰原矢车菊素(*3，3′-di-O–galloyl-procyanidin*)B-2和β-谷甾醇(*β-sitostero1*)，卵磷脂。

【药理】 （1）**降血脂及抗动脉粥样硬化作用** 何首乌对兔、鸽、大鼠、鹌鹑等多种高脂动物模型都有明显的降脂作用。家兔急性高脂血症模型实验表明，何首乌能使其血中的高胆固醇较迅速下降至近正常水平，连续给药7天，能显著降低血浆总胆固醇。何首乌水煎液给正常大白鼠灌胃7～8d后，血清胆固醇水平下降26.9%。制首乌95%乙醇提取物可提高动脉粥样硬化模型鹌鹑血浆中高密度脂蛋白胆固醇/总胆固醇比值，降低血浆总胆固醇、胆固醇酯和三酰甘油含量，而有抑制动脉内膜斑块形成和脂质沉积，防止动脉粥样硬化发生和发展的作用，降低病变率，减少主动脉病变严重程度。何首乌降脂、抗动脉粥样硬化的机制初步认为与下列因素有关：体外实验发现能与胆固醇结合；减少兔肠道胆固醇的吸收；何首乌内含丰富卵磷脂能阻止胆固醇在肝沉积，阻止类脂质在血清滞留或渗透到动脉内膜，而减轻动脉硬化，卵磷脂在体内还可转换为具有抑制血小板聚集活性的溶血卵磷脂和多价不饱和脂肪酸的卵磷脂，从而增强血管壁胆固醇酯酶活力及抑制使胆固醇酯化的乙酰辅酶A胆固醇酰基转移酶活力。实验还证明何首乌能抑制ADP所致高脂血症动物的血小板聚集和具有纤溶活性，促进纤维蛋白裂解。由此可见，何首乌能从胆固醇的吸收，代谢等多途径防治高脂血症及动脉硬化症，从而降低血液的高凝状态。

（2）**增强免疫功能** 何首乌可明显延缓性成熟后小鼠胸腺退化萎缩，增加胸腺重量，提高脾脏空斑形成细胞数量，显著增强刀豆蛋白A诱导的胸腺和脾脏T淋巴细胞增殖反应，提高巨噬细胞吞噬能力，激活T淋巴细胞，提高淋巴细胞转化率。采用醋酸纤维薄膜电泳分离小鼠的血清蛋白，发现何首乌能使可的松、柴胡所致小鼠胸腺萎缩和血清γ-球蛋白下降有所增加，而对正常动物的体液免疫反应则呈显著抑制。综上所述，何首乌主要通过保护胸腺、增强依赖胸腺的T细胞功能而增强免疫，增强机体抗病能力。

（3）**延缓衰老** 实验研究表明何首乌可延长果蝇二倍体细胞生长周期，在扫描电镜下可见给药组的二倍体细胞外形成纤维型或纺锤形，形态较为粗壮、完整，细胞表面有一定数量皱襞、微绒毛和丝状伪足，提示何首乌用后，细胞处于旺盛发育生长中，对照组细胞则因固缩脱落，表面出现凹面空隙，显示细胞衰老和退变。其延缓衰老的作用是一种综合作用，除了有降脂、抗动脉硬化、增强免疫功能以及促进肝、脑等重要脏器蛋白质合成等因素参与外，尚与以下作用有关：①增加超氧化物歧化酶(SOD)的含量 SOD在机体的含量和活性，与免疫性疾病、肿瘤、衰老等均有密切关系，SOD能清除体内自由基，保护生物膜免受自由基损伤。实验研究表明，何首乌可明显增加老年小鼠血、肝和脑组织中SOD含量，如间日连续给予何首乌7个月，即可显著对抗11月龄小鼠SOD的降低，使之保持于接近2月龄小鼠的水平；对柴胡或氢化可的松所致的小鼠血中SOD含量下降，何首乌也有非常显著的对抗作用，使其保持正常水平；实验还表明何首乌可使体内还原性谷胱甘肽的含量增加。综上所述，何首乌能增加体内抗氧化剂的含量或提高其活性，加速体内超氧化物基的清除，减少脂质过氧化产物的生成，发挥其抗损伤、延年防衰的作用。②降低单胺氧化酶-B(MA0-B)活性 MA0分A、B两型，MAO-B的活性上升与衰老关系密切，人脑中MA0-B活性随年龄增加而上升，至45～50岁以后则急剧上升。抑制脑中MA0-B的活性是防治老年性疾病及衰老的途径之，何首乌可明显抑制老年小鼠MAO-B活性，其抑制率可达80%以上，结果可使脑内单胺类递质-5羟色胺、去甲肾上腺素和多巴胺含量明显增加。③对脂褐质的影响 6月龄小鼠喂何首乌水煎液70d后处死，小鼠心肌细胞脂褐素明显降低，特别是对雄性动物作用最强，使脂褐质下降到只有财照组的19.6%，其机制与何首乌促进SOD活性有关。综上所述，这些作用初步认为对中枢"衰老钟"运行有一定调节作用。

（4）**保肝作用** 2，3，5，4′-四羟基芪-2-O-D-葡萄糖甙和云杉新甙对过氧化玉米油所致大鼠脂肪肝和肝功能损害模型，可部分抑制过氧化脂质在肝脏沉积，并可降低血清转氨酶。进一步研究表明，上述有效成分及白藜芦醇还可抑制大鼠肝微粒体由ADP和NADPH所致脂质过氧化。

（5）**对循环系统的作用** 制首乌煎剂灌胃5g/(kg·d)，1天或3天，对脑垂体后叶素所致家兔心肌缺血引起的心电图T波高耸明显减轻，并可拮抗脑垂体后叶素引起的心率减慢，但对脑垂体后叶素引起的心率紊乱无拮抗作用。何首乌注射液可轻度增加离体兔心的冠脉流量，静脉注射何首乌注射液对异丙肾上腺素加快的兔心率无拮抗作用。

（6）**抗菌作用** 体外抗菌实验表明，何首乌及其炮制品水煎液对金黄色葡萄球菌、白色葡萄球菌、福氏痢疾杆菌、宋内痢疾杆菌、伤寒杆菌、副伤寒杆菌B、奈氏卡他菌、白喉杆菌、乙型溶血性链球菌等都有不同程度抑制作用。生、制首乌均有一定的抗菌活性，其中生首乌抗金黄色葡萄球菌作用比各种方法炮制品强，黑豆汁蒸首乌对白色葡萄球菌、酒蒸首乌和地黄蒸首乌对白喉杆菌抑制能力均优于生品和其他炮制品。

（7）**毒副反应** 何首乌内含有致泻作用的蒽醌衍生物，故大便溏泄者不宜服用。生首乌毒性较制首乌大，如生首乌醇渗漉液小白鼠灌胃LD_{50}为50g/kg，腹腔注射LD_{50}为2.7g/kg，制首乌的醇冷浸液给小白鼠腹腔注射的毒性比生首乌醇浸液小54.5倍以上，制首乌醇渗漉液对小白鼠灌胃毒性比生首乌醇渗漉液小20倍以上。据研究，生何首乌经炮制后，具泻下作用的结合性蒽醌甙受热部分或全部水解为游离蒽醌衍生物，同时能使切除肾上腺饥饿小鼠的肝糖原积累增加，因而无致泻作用，并使毒性明显减弱，而呈现滋补作用。制何首乌的醇提取物能预防鹌鹑实验性高脂血症及动脉粥样硬化，另外，制首乌可以减少发霉，便于贮藏。何首乌蒸制时间亦应适当，一般认为以蒸32h炮制品色泽最佳，游离蒽醌衍生物含量最高，对小鼠免疫作用也最好。由此可见，临床多使用制首乌是有依据的。

【炮制】 （1）**制何首乌** ①黑豆制：取净何首乌片或块，用黑豆汁拌匀。置非铁质的适宜容器内，密闭，隔水加热或用蒸汽加热，炖至汁液被吸尽；或用黑锐汁拌匀，闷透后，置蒸笼或木甑内，蒸至棕褐色时，取出干燥。每何首乌片或块100kg，用黑豆10kg。黑豆汁制法：取黑豆10kg，加水适量，煮4小时，熬汁约15kg；豆渣再加水煮3小时，熬汁约10kg，合并得豆汁约25kg。黑豆拌制后能补肝肾，益精血，乌须发，强筋骨。②酒制：取何首乌片或块，用黄酒拌匀，润4～6小时，置蒸笼屉内蒸6小时，取出稍晾，再加入锅内汁水，候汁吸尽，捞起再蒸，以蒸黑为度，取出晒干或烘干。每何首乌100kg，用黄酒12kg。③黑豆黄酒制:取何首乌块倒入盆内，用黑豆汁与黄酒拌匀，置罐内或适宜容器内，密闭，坐水锅中隔水炖至汁液吸尽，取出，晒干。每何首乌100kg，用黑豆10kg，黄酒25kg。或取何首乌片或块，先用黑豆汁与黄酒拌匀，隔水加热，蒸8h，闷8h，取出，晒干。每何首乌片100kg，用黑豆10kg，黄酒20kg。

（2）**蒸何首乌**：将干何首乌，除去杂质，分档，浸透，洗净，捞起，大只劈开，中途淋水，润透，置蒸笼内蒸足8h，闷过夜，翌晨上下翻动1次，再蒸。如此反复蒸至内外滋润都呈黑色，取出，晒至半干，切厚片，将蒸时所得原汁拌入，使之吸尽，干燥，筛去灰屑。蒸何首乌能乌须发，益阴固补。

饮片性状：①蒸何首乌，表面黑色或棕褐色，具光泽，味淡而微甜。②酒何首乌，表面黑色，略具酒香气，味微甜。③黑豆黄酒制何首乌，表面黑色，略具酒香气，味微甜。

【性味归经】 味苦、甘、涩，性微温。归肝、肾经。

【功用主治】 养血滋阴，润肠通便，截疟，祛风，解毒。主治血虚头昏目眩、心悸、失眠，肝肾阴虚之腰膝酸软、须发早白、耳鸣、遗精，肠燥便秘，久疟体虚，风疹瘙痒，疮痈，瘰疬，痔疮。

《何首乌传》："治五痔，腰膝之病，冷气心痛，积年劳瘦，痰癖，风虚败劣，长筋力，益精髓，壮气，驻颜，黑发，延年，妇人恶血痿黄，产后诸疾，赤白带下，毒气入腹，久痢不止。"

《日华子》："久服令人有子，治腹脏宿疾，一切冷气及肠风。"

《开宝本草》："主瘰疬，消痈肿，疗头面风疮，疗五痔，止心痛，益血气。"

王好古："泻肝风。"（引自《纲目》）

《本草元命苞》："常饵明目，轻身。"

《滇南本草》："涩精，坚肾气，止赤白便浊，缩小便，入血分，消痰毒。治赤白癜风，疮疥顽癣，皮肤瘙痒。截疟，治痰疟。"

《药品化义》："益肝，敛血，滋阴。治腰膝软弱，筋骨酸痛，截虚疟，止肾泻，除崩漏。"

《本草述》："治中风，头痛，行痹，鹤膝风，痫证，黄疸。"

《药性通考》："养血祛风。"

《药性切用》："为平补阴血之良药。"

《本草再新》："补肺虚，止吐血。"

【临床应用】 （1）**用于血虚及肝肾阴虚证**。何首乌味甘而涩，微温不燥，能养血滋阴，补益肝肾，收敛精气，为平补阴血之良药。治血虚证，见头昏目眩，心悸失眠，常配当归、白芍等补血药以提高疗效；治肝肾阴虚证，见腰膝酸软，头昏耳鸣，遗精滑泄，须发早白，常配地黄、菟丝子等，以补益肝肾，如《良方集腋》秘传延寿丹、《积善堂经验方》七宝美髯丹。

（2）**用于肠燥便秘**。何首乌苦则能泄，甘则能润，凡血虚津亏而大便燥结者，常配当归、火麻仁等，以润肠通便。若单味煎服，可治痔血便难；研末内服，亦治肠风下血。

（3）**用于疟疾**。何首岛具有截疟和补益之功，治疗气血两虚之久疟不止，常配人参、当归等，以补气养血止疟，如《景岳全书》何人饮。若阴血亏虚，热多寒少者，可以本品与鳖血、朱砂同用，如《赤水玄珠》何首乌丸。

（4）**用于皮肤瘙痒，疮疹**。何首乌可养血润燥，治疗血燥生风之皮肤瘙痒、疮疹等，常配防风、荆芥等，以养血祛风止痒。

（5）**用于疮痈，瘰疬**。何首乌生用性寒，解毒散结。治疮痈肿毒，常配玄参、连翘等，以清热解毒；治瘰疬，常配昆布、夏枯草等，以解毒散结。

（6）**用于降脂降压**。近年来何首乌常与桑寄生、灵芝、丹参等药同用，以治疗高血压病、高脂血症及冠心病等。

《何首乌传》："茯苓为使。"

《医学入门·本草》："得牛膝则下行。"

《得宜本草》："得胡麻，治七风疬疾。"

《得配本草》："佐牛膝治软风；和艾叶煎浓汁洗疥癣。"

【用量用法】 内服：煎汤，10～20g，或熬膏、浸酒服，或入丸、散。外用：煎水洗，或研末撒，或凋涂，适量。

【使用注意】 大便溏泄及有湿痰者慎服。忌铁器。养血滋阴，宜用制品；润肠通便，祛风，截疟，解毒，宜用生品。

《何首乌传》："忌猪肉、血、无鳞鱼。"

《开宝本草》："忌铁。"

《宝庆本草折衷》："恶萝卜。"

《纲目》："忌葱、蒜。"

【附方】 （1）**乌须发，壮筋骨，固精气**：赤、白何首乌各一斤(米泔水浸三四日，瓷片刮去皮，用淘净黑豆三升，以砂锅木甑铺豆及首乌，重蘑铺盖，蒸至豆熟取出，去豆，暴干，换豆再蒸，如此九次，暴于为末)，赤、白茯苓各一斤(去皮，研末，以水淘去筋膜及浮者，取沉者捻块，以人乳十碗浸匀，晒干，研末)，牛膝八两(去苗，浸酒一日，同何首乌第七次蒸之，至第九次止，晒干)，当归八两(酒浸，晒)，枸杞子八两(酒浸，晒)，菟丝子八两(酒浸生芽，研烂，晒)，补骨脂四两(以黑脂麻炒香，并忌铁器，石臼捣为末)。炼蜜和丸弹子大一百五十十九。每日三丸，侵晨温酒下，午时姜汤下，卧时盐汤下。其余并丸梧子人，每日空心洒服一百丸，久服极验。--《积善堂经验方》

（2）**治骨软风，腰膝疼，行履不得，遍身瘙痒**：首乌大而有花纹者，同牛膝(锉)各一斤。以好酒一升，浸七宿，曝干，于木臼内捣末，蜜丸，每日空

心食前酒下三五十丸。--《经验方》

（3）**治脚气流注，历节疼痛，皮肤麻痹，两脚痹挛**：何首乌不计多少(切作半寸厚，以黑豆不计多少，水拌令匀湿，就甑内蒸，用豆1重，何首乌一重，蒸令豆烂为度。去豆暴干，秤用一斤)，仙灵脾(切)、牛膝(锉)各一斤(黄酒浸一宿，焙干)，乌头(去皮、脐)半斤(切，入盐二两半，炒黄色，去盐用)。上为散，每服二钱，温酒调下，日三服；粥饮亦可调服。--《普济方》之"何首乌散"

（4）**治妇人血风，久虚风邪停滞，手足痿缓，肢体麻痹及皮肤瘙痒，五痔下血**：何首乌一斤(赤白各半斤)，芍药二两(赤白各一半)。上为细末，煮面糊和丸，如梧桐子大，每服三四十丸，空心米饮送下。--《普济方》

（5）**治久疟，阴虚，热多寒少，以此补而截之**：何首乌为末，鳖血为丸，黄豆大，辰砂为衣。临发，五更白汤送下二丸。--《赤水玄珠》之"何首乌丸"

（6）**治疟疾**：何首乌20g，甘草2g(小儿酌减)。每日1剂，浓煎2h，分3次食前服用，连用2d。--《广东医学·祖国医学版》1964，(4)：31

（7）**治气血俱虚，久疟不止**：何首乌自三钱以至一两(随轻重用之)，当归二三钱，人参二五钱(或一两，随宜)，陈皮二三钱(大虚不必用)，煨生姜三片(多寒者用三五钱)，水二钟，煎八分，于发前二三时温服之；若善饮者，以酒浸一宿，次早加水一钟煎服亦妙，再煎不必用酒。--《景岳全书》之"何人饮"

（8）**治遍身疮肿痒痛**：防风、苦参、何首乌、薄荷各等分。上为粗末，每用药半两，水、酒各一半，共用一斗六升，煎十沸，热洗，于避风处睡一觉。--《外科精要》之"何首乌散"

（9）**治疥癣，满身作疮不可疗，甚解痛生肌**：何首乌、艾各等分(锉为末)。上相和，度疮多少用药，并水煎令浓，盆内盛洗。--《博济方》

（10）**治足癣**：生黄精、生何首乌各50g，轧碎，加入陈醋300g，连同容器置入60～80℃热水中，加温6～8h后取出备用。每日先用淡盐水洗脚，早、中、晚各用棉球蘸药醋涂搽患处1次。15天为1疗程，未愈可进行第2、第3疗程。--《中医杂志》1984，(9)：29

（11）**颈项生瘰疬，咽喉不利**：何首乌二两，昆布二两(洗去咸味)，雀儿粪一两(微炒)，麝香一分(细研)，皂荚十挺(去黑皮，涂酥，炙令黄，去子)。上药，捣罗为末，入前研药一处，同研令匀，用精白羊肉一斤，细切，更研相和，捣五七百杵，丸如梧桐子大。每于食后，以荆芥汤下十五丸。--《圣惠方》之"何首乌丸"

（12）**治瘰疬，或破或不破，以至下胸前者**：用九真藤取其根，如鸡卵大，洗，生嚼常服；又取叶捣覆疮上，数服即止。--《斗门方》

（13）**治瘰疬并便毒，一切毒疮**：何首乌(大者佳，有血者用雌，未破者用雄)三斤，上茯苓(竹刀副去皮，推碎)八斤，当归一斤八两，金银花一斤。共熬成膏，入白糖霜一斤，磁罐贮之。或冲茶白滚汤，如粥饭内，冲酒饮。有生杨梅疮者，百药无效，服此一料，觉病稍疗，又一料痊愈，知此方之妙也。--《心医集》

（14）**治瘰疬延蔓，寒热羸瘦，乃肝(经)郁火，久不治成劳**：何首乌如拳大者一斤(去皮如法制)，配夏枯草四两，土贝母、当归、香附各三两，川芎一两。共为末，炼蜜丸，每早、晚各服三钱。--《本草汇言》

（15）**治大肠风毒，泻血不止**：何首乌二两，捣细罗为散。每于食前，以温粥饮调下一钱。--《圣惠方》

（16）**治自汗不止**：何首乌末，津调，封脐中。--《濒湖集简方》

（17）**治破伤血出**：何首乌末敷之即止。--《口生杂兴》

（18）**治疗高脂血症**：用首乌片(上海中药制药一厂生产，内含70%浸膏及30%制首乌粉)，口服，每次5片，每日3次，连服4个月为1疗程。治疗高脂血症40例，其中高B一脂蛋白的总有效率为88.57%；高胆固醇血症的总有效率为94.44%，服药后大部分降至正常范围或下降幅度较大，对三酰甘油增高的疗效不显，总有效率为28%，大部分病例服首乌片后三酰甘油有不同程度的升高，故对于单纯高三酰甘油血症的患者，不宜单独服用首乌片。--《中成药》黄进业，等，1990，(10)：26

（19）**治疗失眠症**：用20%何首乌注射液，肌注，每次4ml，每日1～2次，15～30天为1疗程，隔15～30天，可进行第2疗程；或服复方何首乌片(每片0.5g，内含何首乌、丹参、五味子、黄连)，每次5～7片，每日2～3次，或每晚睡前服6～10片；或先以注射液治疗20～30天，后服片剂。治疗失眠症141例，治愈率为53.9%，好转率为44.7%，总有效率为98.6%。--《中草药通讯》解放军210医院，1974，(5)：38

（20）**治疗白发**：制首乌、熟地各30g，当归15g，浸于1000ml粮食白酒中，10～15天后开始饮用。每日1～2盅(约15～30ml)，连续饮至见效。共观察36例，其中局限性20例，弥漫性16例，病程为1～10年。结果痊愈24例，好转8例，总有效率88.89%。--《山东中医杂志》赵洪斌，1983，(4)：41

（21）**治疗女阴白色病变**：40%何首乌注射液，在病变部位与上髎穴交替注射，病变部位每次2ml，上髎穴有针感后注射，每穴1ml。每口1次，10天为1疗程，每疗程间隔7天，连续3个疗程。治疗女阴白色病变29例，痊愈20例，有效8例，无效1例，其中硬化性萎缩性苔藓型效果最好。--《中国农村医学》王淑贤，1986，(5)：26

夜交藤

【别名】 夜交藤《本经逢原》，棋藤《南京民间草药》，首乌藤《江苏省植物药材志》。

【来源】 为蓼科植物何首乌 *Polygonum multiflorum* Thunb. 的藤茎或带叶的藤茎。

【原植物】 参见"何首乌"。

【采收加工】 夏、秋采割带叶藤茎，或秋、冬采割藤茎，除去残叶，捆成把，晒干或烘干。

【性状鉴别】 藤茎长圆柱形，稍扭曲，长短不一，直径3～7mm。表面棕红色或棕褐色，粗糙，有明显扭曲的纵皱纹及细小圆形皮孔。节部略膨大，有分枝痕。外皮菲薄，可剥离。质脆，易折断，断面皮部棕红色，木部淡黄色，导管孔明显，中央为白色疏松的髓部。气无，味微苦、涩。

【显微鉴别】 茎横切面：木栓层为数列含棕色色素的细胞。皮层较薄。中柱鞘纤维束断续排列成环，伴有少数石细胞群，纤维壁甚厚，木化。韧皮部较宽，束中形成层明显；木质部导管单个散在或数个相聚。髓部小。薄壁细胞含草酸钙簇晶。见（图122）

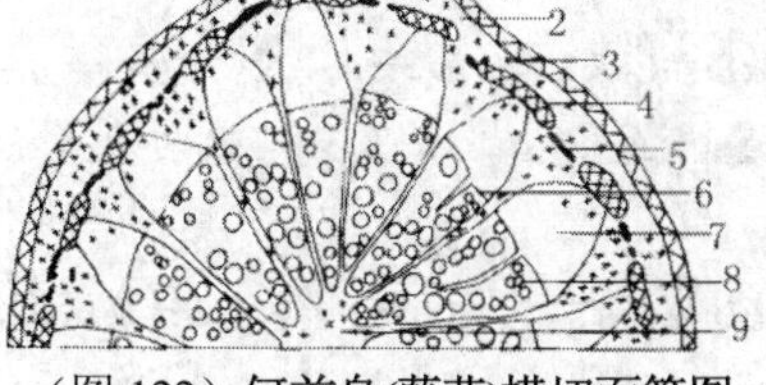

（图122）何首乌(藤茎)横切面简图

1.木栓层 2.皮层 3.草酸钙簇晶 4.纤维束 5.石细胞 6.形成层 7.韧皮部 8.木质

部 9.髓部

【主含成分】 含大黄素(*emodin*)，大黄素甲醚(physcion)，蒽甙(*anthraglycoisde*)A即是大黄素-8-β-D-葡萄糖甙(*emodin-8-β-D-glucopyranoside*)，β-谷甾醇(*β-sitosterol*)。还含夜交藤乙酰苯甙(*polygoacetophenoside*)即是2，3，4，6-四羟基乙酰苯-3-*O*-β-D-葡萄糖甙(*2，3，4，6-tetrahydroxy acetophenone-3-O-β-D-glu-copyranoside*)。

【药理】 (1)**镇静催眠作用** 夜交藤煎剂灌胃9g/kg与阈下剂量的戊巴比妥钠20mg/kg合用，小鼠转笼法试验表明有明显协同作用。20g/kg灌胃，大鼠睡眠多导图描记法表明，能使总睡眠时间延长，主要是慢波睡眠时相延长，异相睡眠期缩短，其即时催眠作用与5mg/kg的安定基本相似。如果每日灌胃2次，连续3天，则催眠作用更明显，并使慢波睡眠潜伏期明显缩短。

(2)**降脂作用** 夜交藤醇提取物4g/(kg·d)，连服10天，能明显降低高脂血症大鼠的血清总胆固醇及三酰甘油含量。2g/(kg·d)连续灌胃4星期，于第6星期末测定，使高脂血症鹌鹑总胆固醇含量明显降低，高密度脂蛋白/总胆固醇比值极明显升高，主动脉光滑，无斑块形成，肝脏颜色与大小正常，镜下检查主动脉和肝脏也无明显异常。而高脂对照组的主动脉壁变厚，表面粗糙，部分血管有凸出小斑点，镜下检查主动脉壁内膜下可见黄色圆形斑点，内皮细胞肿胀增生；肝脏肿大，呈灰黄色，质地坚硬，镜下检查有弥漫性脂肪变性等病理改变。上述实验表明，夜交藤有一定降脂、抗动脉硬化及预防脂肪肝等作用。

【性味归经】 味甘、微苦，性平。归心、肝经。

【功用主治】 养心安神，祛风，通络。主治失眠，多梦，血虚身痛，肌肤麻木，风湿痹痛，风疹瘙痒。

《纲日》："风疮疥癣作痒，煎汤洗浴。"

《本草再新》："补中气，行经络，通血脉，治劳伤。"

《药性集要》："治不寐，风疮癞。"

《饮片新参》："养肝肾，止虚汗，安神催眠。"

《陕西中草药》："祛风湿，治贫血，周身酸痛。"

【临床应用】 (1)**用于失眠，多梦**。夜交藤养心安神，治疗阴虚血少而致的虚烦不寐，或多梦易惊，常配柏子仁、酸枣仁、珍珠母等，以养心镇静安神。

(2)**用于肢体疼痛或麻木不仁**。夜交藤可通利经络，由血虚经脉失养所致者，常配鸡血藤、当归等，共奏养血通络止痛之效。治风湿痹痛，关节屈伸不利，属热者，可与忍冬藤、络石藤、桑枝合用；偏寒者，可与桂枝、海风藤、威灵仙相伍。

(3)**用于风疹瘙痒**。夜交藤祛风以止痒，可单用，或配防风、苦参、地肤子等，以祛风胜湿止痒。

【用量用法】 内服：煎汤，10～20g。外用：煎水洗，或捣烂敷，适量。

【附方】 (1)**治虚烦失眠多梦**：①夜交藤30g，水煎服。②夜交藤30g，珍珠母30g，丹参9g，水煎服。--《浙江药用植物志》

(2)**治皮肤瘙痒**：夜交藤、苍耳子各适量，煎水外洗。--《安徽中草药》

(3)**治腋疽**：首乌藤、鸡屎藤叶各适量，捣烂，敷患处。--《广西民间常用草药》

(4)**治痔疮肿痛**：首乌藤、假蒌叶、杉木叶各适量。煎水洗患处。--《广西民间常用草药》

(5)**治彻夜不寐，间日轻重，如发疟**：夜交藤(切)四钱，真珠母八钱，龙齿二钱，柴胡(醋炒)一钱，薄荷一钱，生地六钱，归身二钱，白芍(酒炒)一钱五分，丹参二钱，柏子仁二钱，夜合花二钱，沉香五分，红枣十枚。水煎服。--《医醇賸义》之"甲乙归脏汤"

荭蓼

【别名】 荭蓼《汉英韵府》，红蓼《普济方》，游龙《诗经》，红、茏古《尔雅》，龙颉《广雅》，红草、茏鼓《尔雅》(郭璞注)，葒草，鸿鹄、天蓼、石龙《别录》，大蓼《本草拾遗》，水红《本草图经》，水红花《外科集验方》，朱蓼《花镜》，白水荭苗《救荒本草》，蓼草《滇南本草》，大毛蓼《植物学大辞典》，东方蓼《中国药用植物志》，水蓬稞《东北药用植物志》，九节龙、大接骨、果麻、追风草《湖南药物志》，八字蓼、捣花、辣蓼、丹药头《闽东本草》，水红花、家蓼《新疆中草药手册》，水红花草《山西中草药》。

【来源】 为蓼科植物荭蓼 *Polygonum orientale* L.的茎叶。

【植物形态】 一年生草本，高1～3m。茎直立，中空，多分枝，密生长毛。叶互生；叶柄长3～8cm；托叶鞘筒状，下部膜质，褐色，上部草质，被长毛，上部常展开成环状翅；叶片卵形或宽卵形，长10～20cm，宽6～12cm，先端渐尖，基部近圆形，全缘，两面疏生软毛。总状花序由多数小花穗组成，顶生或腋生；苞片宽卵形；花淡红或白色；花被5深裂，裂片椭圆形；雄蕊通常7，长于花被；子房上位，花柱2。瘦果近圆形，扁平，黑色，有光泽。花期7～8月，果期8～10月。见(图123)

本植物的花(**荭蓼花**)、果实(**水红花子**)、根(**荭蓼根**)均供药用，详见下述。

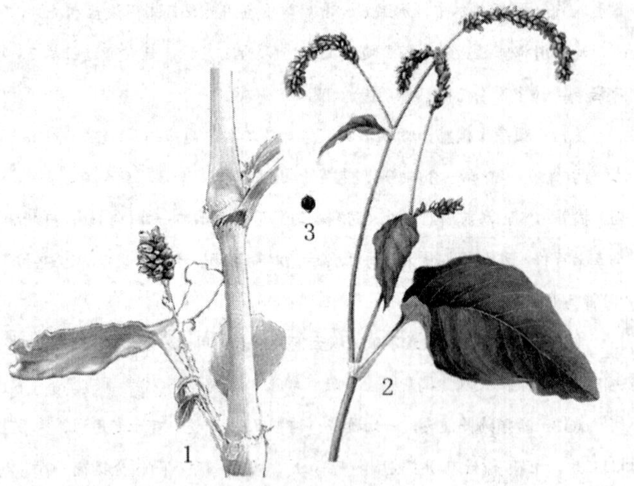

(图123)**荭蓼**

1.植株中部 2.花序枝 3.瘦果

【生长分布】 生于路旁和水边湿地。邹平各地均有分布。

【采收加工】 晚秋霜后，采割茎叶，洗净，茎切成小段，晒干，叶置通风处阴干。

【栽培要点】 **生物学特性** 喜温暖湿润环境。土壤要求湿润、疏松，可在屋旁和沟边栽培。

栽培技术 用种子繁殖。春播，播种前，先深挖土地，敲细整平，按行、株距各约33～35cm开穴，深约7cm，每穴播种子约10粒，每1小时m^2播种量9～15k9，播后施人畜粪水，盖上草木灰或细土约1cm左右。

田间管理 当苗长出2～3片真叶时，匀苗、补苗，每穴有苗2～3株，并行中耕除草、追肥1次。至6月再行中除、追肥1次，肥料以人畜粪水为主。若遇干旱要注意浇水。

【主含成分】 **地上部分**：含槲皮甙(*quercitrin*)，3，3′，5，6，7，8-六甲氧基-4′，5′-亚甲二氧基黄酮(*3，3′，5，6，7，8-hexamethoxy-4′，5′-methylenedioxyflavone*)，5-羟基-3，3′，6，7，8-五甲氧基-4′，5′-亚甲二氧基黄酮(*5-hydroxy-3，3′，6，7，8-pentamethoxy-4，5′-methylenedioxyflavone*)，3′-羟基-3，4′，5，5′，6，7，8-七甲氧基黄酮(*3′-hydroxy-3，4′，5，5′，6，7，8-heptamethoxyflavone*)，3，3′，5，8-四甲氧基-4′，5′，6，7-双(亚甲二氧基)黄酮[*3，3′，5，8-tetram-ethoxy-4′，5′，6，7-bis(methylenedioxy)flavone*]，3′-羟基-3，4′，5，5′，8-五甲氧基-6，7-亚甲二氧基黄酮(*3′-hydroxy-3，4′，5，5′，8pentamethoxy-6，7-methylenedioxyflavone*)，3′，5-二羟基-3，4′，5′，8-四甲氧基-6，7-亚甲二氧基黄酮(*3′，5-dihydroxy-3，4′，5′，8-tetramethoxy-6，7-methylenedioxyflavone*)，3，3′，4′，5，5′，8-六甲氧基-6，7-亚甲二氧基黄酮(*3，3′，4′，5，5′，8-hexamethoxy-6，7-methylenedioxyflavone*)，洋地黄黄酮(*digicitrin*)，月橘素(*exoticin*)。

叶：含荭草素(*orientin*)，荭草甙(*orientoside*)A、B及大量的叶绿醌(*plastoquinone*)，牡荆素(*vitexin*)。

【药理】 （1）**增加心肌营养血流量** 荭草注射液20g(生药)/kg腹腔注射，使正常小鼠心肌摄86Rb量显著增加，表明其能明显增加小鼠心肌营养血流量，但其作用强度弱于异丙肾上腺素。按*Langendorff*法灌流离体豚鼠心脏，加入荭草液0.2ml(相当生药0.4g)，可使冠脉流量增加48.5%。

（2）**抗急性心肌缺血** 荭草注射液40g(生药)/kg腹腔注射对脑垂体后叶素引起急性心肌缺血的小鼠，也能明显增加心肌^{86}Rb的摄取率，表明其有对抗小鼠急性心肌缺血的作用，作用强度与潘生丁(100mg/kg)相似。

（3）**对耐缺氧的影响** 荭草液40g(生药)/kg腹腔注射可显著延长小鼠常压缺氧的存活时间，同时能减慢小鼠的耗氧速度和提高机体在低氧状态用氧能力。

（4）**对心血管功能的影响** 荭草液灌流离体豚鼠心脏和离体蛙心可使心肌收缩力减弱，心率减慢；静注荭草液0.8～1g(生药)/只可使大鼠下肢血管扩张，血压轻度下降。

（5）**扩张支气管** 豚鼠肺溢流试验表明，荭草液能拮抗组胺所致支气管痉挛，舒张支气管平滑肌，改善肺通气功能。

（6）**抗菌作用** 煎剂在试管内对金黄色葡萄球菌、炭疽杆菌和白喉杆菌有显著抑制作用，对乙型链球菌、伤寒杆菌和绿脓杆菌有较弱的抗菌作用。100%煎剂对痢疾杆菌有抑制作用。

（7）**其他作用** 本品对兔在体子宫有兴奋作用；本品所含牡荆素有一定程度抗癌活性。

（8）**毒性** 荭草液100g(生药)/kg给小鼠腹腔注射，观察7天，未见死亡；小鼠静脉注射的LD_{50}为33.2±3.6g(生药)/kg。

【性状鉴别】 全体暗黄绿色。茎圆柱形，密被黄色长硬毛。叶具圆筒状疏弛包茎的托叶鞘。叶全缘，两面被短柔毛。气微，味辛。

【性味归经】 味辛，性平，小毒。归肝、脾经。

【功用主治】 祛风除湿，清热解毒，活血，截疟。主治风湿痹痛，痢疾，腹泻，吐泻转筋，水肿，脚气，痈疮疔疖，蛇虫咬伤，小儿疳积，疝气，跌打损伤，疟疾。

《别录》："治恶疮，去痹气。"

《新修本草》："除恶疮肿，脚气，煮浓汁渍之。"

《草药新纂》："治疝气。"

《中草药学》（南药）："祛风湿，健胃，治痢。主治风湿性关节炎，痢疾，吐泻，风湿水肿，脚气，小儿疳积。"

《全国中草药汇编》："祛风利湿，活血止痛。"

《福建药物志》："治风湿关节痛，疝气，水肿，丹毒，脓肿，跌打损伤。"

【用量用法】 内服：煎汤，9～15g，或浸酒服，或研末服。外用：研末或捣敷，或煎汁洗。

【使用注意】 内服用量不宜过大，孕妇禁服。

【附方】 （1）**治霍乱转筋**：陈大蓼一把，水三升，煮取二升，乘热熏洗，仍饮半盏。凡用蓼，须家园种者。--《世医得效方》

（2）**治风湿关节炎**：①鲜荭草60g，鲜鹅不食草15g，水煎服。--《全国中草药汇编》 ②荭草120g，鸡蛋1~2枚，水煎服；或炖猪脚食。--《湖南药物志》

（3）**治水肿**：鲜荭草30~60g，地胆草、愡木各9g，紫苏、樟柴各6g，水煎服。--《福建药物志》

（4）**治大风疾**：天蓼、天麻、何首乌、王不留行一上药，捣细罗为散。每服不计时候，以热浆水调下二钱。--《圣惠方》之"天蓼散"

（5）**治疮肿**：水红花叶为细末，先用水红花根锉碎，煎汤洗净，却用叶末撒疮上，每一日洗一次，撒一次。--《外科集验方》之"生肌散"

（6）**治小儿脓疱疮**：红蓼全草适量，煎水外洗。--《广西本草选编》

（7）**治小儿疳积**：水红花草3g，麦芽30g，水煎，早晚饭前2次分服，连用数月。--《山西中草药》

（8）**治外伤骨折** 荭草6g，石胡荽9g水煎服。--《湖南药物志》

荭蓼花

味辛，性温。行气活血，消积，止痛。主治头痛，心胃气痛，腹中痞积，痢疾，小儿疳积，横痃。内服：煎汤，3～6g，或研末、熬膏服。外用：熬膏贴，适量。

附方 （1）**治胃脘血气作痛**：水荭花一大撮，水二钟，煎一钟服。--《避水集验方》

（2）**治心气疗痛**：水荭花为末，热酒服二钱。又法：男用酒水各半煎服，女用醋水各半煎服。--《摘玄方》

（3）**治腹中痞积**：水荭花一碗，以水三碗，用桑柴文武火煎成膏，量痞大小摊贴，仍以酒调膏服。--《保寿堂方》

（4）**治痢疾初起**：水荭花(取花、叶)炒末，每服9g，红痢蜜汤下，白痢沙糖汤下。--《经验广集》

（5）**治脚气疼痛**：水荭花，煮汁，浸之。--《救急良方》

（6）**治横痃**：荭草花一握，红糖15g，捣烂加热敷贴，每日换1次。--《福建民间草药》

水红花子

【别名】 水红花子《滇南本草》，水荭子《本草衍义》，荭草实《纲目》，河蓼子《山东中药》，川蓼子、水红子《上海常用中草药》，爆花子《广西药用植物名录》，水泻花《贵州中草药辊录》，荭蓼子。

【来源】 为蓼科植物荭蓼*Polygonum orientale* L.的果实。

【原植物】 参见"荭蓼"。

【采收加工】 秋季果实成熟时，采收果穗，晒干，打下果实，除杂质。

【性状鉴别】 瘦果扁圆形，直径3～4mm，厚约1mm。表面棕黑色、棕黄色或红棕色，平滑，有光泽，两面微凹陷，中部略有纵向隆起，先端有突起的柱基，基部有黄色点状果柄痕，有的残留灰白色膜质花被。质坚硬。除去果皮，可见一粒扁圆形种子，外面包被有浅棕色膜质种皮，先端有浅棕色突起的珠孔，基部有1圆形种脐，胚乳白色，粉质，胚细小，弯曲，位于胚乳的周围。气微，味微辛。见(图124)

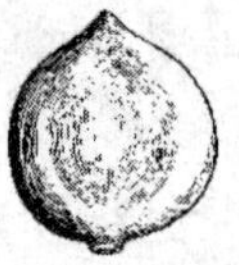

（图124）**水红花子**

注：山东、内蒙古有以酸模叶蓼 *Polygonum lapathifolium* L.的果实、江苏有以柳叶蓼 *P.1apathifolium* L.*var.salicifolium* Sibth.的果实作水荭花子入药者。前者果实扁圆形，直径1～1.5mm，厚不及lmm，暗棕色或红棕色。淀粉粒直径2～11mm，脐点点状或裂缝状；栅状细胞长60～110μm，直径l7～25μm，壁厚5～9μm。后者果实扁圆形或扁长圆形，直径1.5～2.0mm，厚约0.5mm，残存花柱较长。淀粉粒直径2～l0μm，脐点点状；栅状细胞顶面观细胞壁不甚明显。

【显微鉴别】 粉末灰棕色。①淀粉粒类圆形，偶见多角形，直径2～25μm，脐点点状，隐约可见；复粒由数十至数百单粒聚合成团块状。②外果皮栅状细胞1列，长136～l87μm.直径约17μm，外壁及侧壁不规则增厚；顶面观呈多角形，壁厚约7μm，棕色。③种皮内表皮角质层碎片长条形或不规则形，边缘多反卷，常带有壁呈波形或不规则长方形的种皮细胞。此外，可见脂肪油滴，具有六角形雕纹的花粉粒及草酸钙簇晶。见(图125)

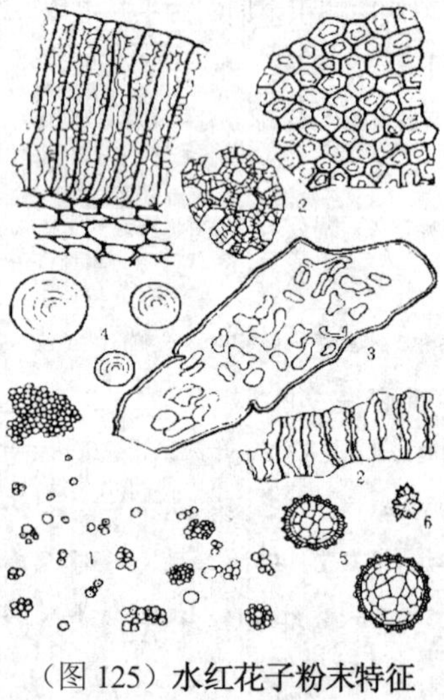

（图125）**水红花子粉末特征**

1.淀粉粒 2.外果皮栅状细胞 3.角质层碎片 4.脂肪油滴 5.花粉粒 6.草酸钙簇晶

【主含成分】 含槲皮素(*quercetin*)和花旗松素(*taxifolin*)。

【药理】 （1）**利尿作用** 本品煎剂或流浸膏10g(生药)/kg灌胃，对大白鼠有显著利尿作用。此利尿作用不伴随钾、钠排泄量的增加，但伴有红细胞容积的明显减少及尿中肌酐含量明显增加，并能使垂体后叶素的抗利尿作用减弱。其利尿机制可能与血液胶体渗透压的增加及抑制远端肾小管对水的重吸收有关。

（2）**抗菌作用** 水煎剂在试管内对志贺和福氏痢疾杆菌有明显抗菌作用。

（3）**抗癌** 煎剂、酊剂或石油醚提取物灌胃，每日1次，连续10天，对小鼠艾氏腹水癌(腹水型及实体型)和肉瘤S_{180}有一定抑制作用，但效果不稳定。

【炮制】 **炒水红花子**：取净水红花子置锅内，文火加热，炒至大部爆花，有香气逸出时，取出放凉。

饮片性状：炒品形如水红花子，质地疏松，大部爆裂成白花，具香气。

【性味归经】 味咸，性凉。归肝、脾经。

【功用主治】 活血消积，健脾利湿，清热解毒，明目。主治胁腹瘕积，水臌，胃脘痛，食少腹胀，火眼，疮肿，瘰疬。

《别录》："主消渴，去热，明目，益气。"

《本草衍义》："治瘰疬。"

《滇南本草》："破吅，治小儿痞块积聚，消年深日久坚积，疗妇人石瘕症。"

《品汇精要》："明眼目，消疮毒。"

《本草汇言》："消血积，化癖散疬之药也。善消磨，能入血分，逐留滞，去痹气，清血障，明目疾。"

《广西本草选编》："清热消肿。"

《青岛中草药手册》："主治急性结膜炎。"

《新疆中草药》："活血破积，止痛，健脾利湿。"

南药《中草药学》："化痞散结，清热止痛。主治痞块腹胀，消渴，胃痛，疝气，产后腹痛。"

《全国中草药汇编》："主治脾肿大，肝硬化腹水。"

【用量用法】 内服：煎汤，3～10g，或研末、熬膏服，或浸酒服。外用：熬膏，或捣烂外敷，适量。

【使用注意】 凡血分无瘀滞及脾胃虚寒者慎服。

【附方】 （1）**治腹中痞积**：水红花或子一碗，以水三碗，用文武火熬成膏，量痞大小摊贴，仍以酒调膏服。忌荤腥油腻。--《保寿堂经验方》

（2）**治胃痛**：水红子或全草9～15g，水煎服。--《浙江药用植物志》

（3）**治脾肿大，肚子胀**：水红花子1000g，水煎熬膏，每次1汤匙，每日2次，黄酒或开水送服。并用水红花子膏摊布上，外贴患部，每日换药1次。--《新疆中草药手册》

（4）**治慢性肝炎、肝硬化腹水**：水红花子15g，大腹皮12g，黑丑9g，水煎服。--《新疆中草药手册》

（5）**治结膜炎**：水红花子9g，黄芩9g，菊花12g，龙胆草6g，水煎服。--《青岛中草药手册》

（6）**治瘰疬，破者亦治**：水红花子不以多少，微炒一半，余一半生用，同为末，好酒调二钱，日三服，食后夜卧各一服。--《本草衍义》

红蓼根

味辛，性凉，有毒。清热解毒，除湿通络，生肌敛疮。主治痢疾，肠炎，水肿，脚气，风湿痹痛，跌打损伤，荨麻疹，疮痈肿痛或久溃不敛。用法：内服：煎汤，9～15g。外用：煎汤洗，适量。

附方 （1）**治痢疾、肠炎**：水红花根干品30g(或鲜品60g)，水煎服，连服2d。--《山西中草药》

（2）**治风湿性关节炎，跌打损伤**：红蓼根9～15g，水煎服；并用全草适量，水煎熏洗。--《广西本草选编》

（3）**治风湿关节痛** 荭草根60g，猪脚1个，酒水炖服。--《福建药物志》

（4）**治荨麻疹**：菈草根适量，煎水外洗。--《浙江药用植物志》

（5）**生肌肉** 水菈花根，煎汤淋洗，仍以叶晒干研末，撒疮上，每日1次。--《谈野翁试验方》

扛板归

【别名】 扛板归《万病回春》，犁头刺藤《物理小识》，老虎利《生草药性备要》，雷公藤《救生苦海》，霹雳木、方胜板、倒金钩、烙铁草、倒挂紫金钩、河白草、犁尖草、括耙草、龙仙草、鱼尾花《纲目拾遗》，刺犁头、蛇不过、急改索、退血草《植物名实图考》，虎舌草《天宝本草》，有笏犁头草《岭南采药录》，刺酸浆《贵州民间方药集》，拦蛇风《民间常用草药汇编》，有刺粪箕笃《南宁市药物志》，犁头藤、三角藤《江西民间草药》，蛇倒退《贵阳民间药草》，有笏火炭藤、大蚂脚、五毒草、火轮箭《广西中药志》，猫爪刺、蛇牙草、南蛇风《四川中药志》，老虎刺、猫公刺、白大老鸦酸《湖南药物志》，杠板归、豆干草、酸藤《江西草药》，降龙草、蛇见退《陕西中草药》，水马铃《上海常用中草药》，穿叶蓼《云南中草药》，有刺犁头藤、蛇咬草、蛇王藤、串心草《福建药物志》。

【来源】 为蓼科植物扛板归 *Polygonum perfoliatum* L.的全草。

【植物形态】 多年生蔓生草本，长1～2m。全株无毛；茎有棱，棱上有倒钩刺。叶互生；叶柄盾状着生，几与叶片等长；托叶鞘叶状，圆形或卵形，抱茎，直径2～3cm；叶片近三角形，长、宽均为2～5cm，淡绿色，下面叶脉疏生钩刺，有时叶缘也散生钩刺。短穗状花序顶生或生于 I 二部叶腋，两性花；花小，多数，具苞，苞片圆形，花被白色或淡红色，5裂，裂片卵形，果时增大，肉质，变为深蓝色；雄蕊8；花柱3叉状。瘦果球形，暗褐色，有光泽。花期6～8月，果期9～10月。见(图126)

本植物的根（**杠板归根**）也供药用，详见下述。

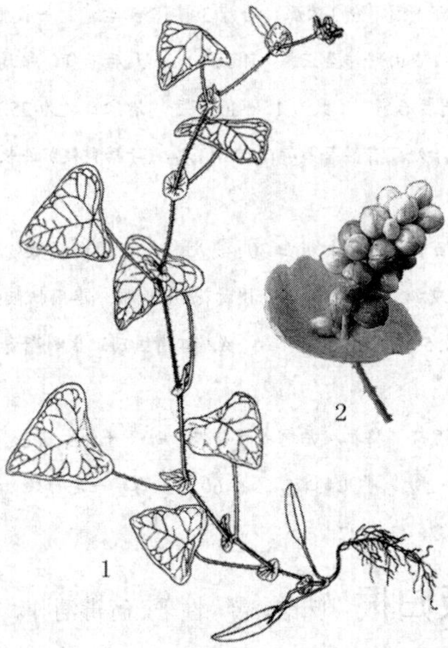

（图126）**扛板归**

1.植株 2总状花序

【生长分布】 生于山坡、灌木丛或水沟旁。邹平南部乡镇分布较广。

【采收加工】 在夏、秋间采收。割取地上部分，鲜用或晾干。

【性状鉴别】 茎细长，略呈方柱形，直径1～5mm；表面红棕色、棕黄色或黄绿色，生有倒生钩状刺；节略膨大，具托叶鞘脱落后的环状痕，节间长0.6～6cm；质脆，易折断，断面黄白色，有髓部或中空。叶互生；叶片多皱缩或破碎，完整者展平后近等边三角形，淡棕色或灰绿色，叶缘、叶背主脉及叶柄疏生倒钩状刺。短穗状花序顶生，或生于上部叶腋，苞片圆形，花小，多萎缩或脱落。气微，味微酸。

【显微鉴别】 （1）茎横切面：表皮为一列厚壁细胞，内含红棕色物质。皮层薄，3～5列细胞。中柱鞘纤维束连续成环(嫩茎)，或被射线割断成断续环层(老茎)，细胞壁厚，木化。韧皮部老茎具韧皮纤维，壁厚木化，形成层明显。木质部导管大，单个或3～5个成群。髓部细胞大，有的中空；老茎在皮层、韧皮部、射线及髓部可见多数草酸钙簇晶，嫩茎则少见或无。

（2）叶表面观：上表皮细胞不规则多角形，垂周壁近平直或微弯曲；其下有类圆形的分泌细胞，直径约65μm；腺毛少数，头部2～8细胞，柄短。下表皮细胞垂周壁波状弯曲；气孔平轴式或不等式，腺毛稍多；非腺毛多为单细胞。主脉和叶缘疏生由多列斜方形或长方形细胞组成的钩状刺。叶肉细胞含草酸钙簇晶，直径17～62μm。见(图127)

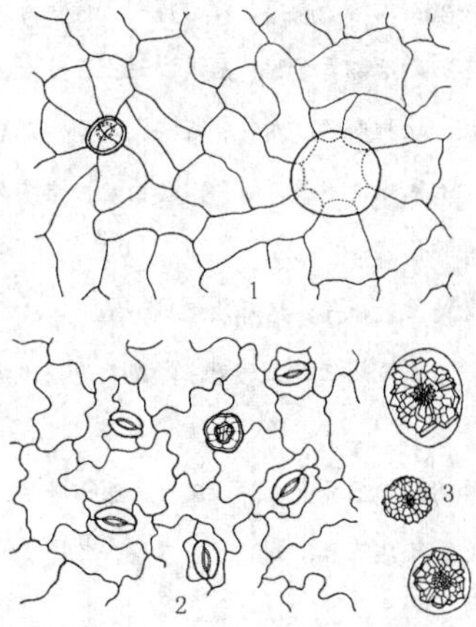

（图127）**扛板归叶表面观**

1.上表皮(示分泌细胞及腺毛) 2.下表皮(示气孔及腺毛) 3.草酸钙簇晶

【理化鉴别】 （1）取本品粗粉1g，加甲醇10ml，热浸，滤过，滤液作以下试验：①取滤液1ml，加3～5滴浓盐酸及少量镁粉，加热，显淡红色。(检查黄酮) ②取滤液1ml，加1%三氯化铁乙醇液2～3滴，显暗蓝紫色。(检查酚性物质和鞣质)

（2）取本品粗粉1g，加10%硫酸10ml，于沸水浴上加热，冷后，置分液漏斗中，加乙醚5ml，振摇，取乙醚层，加10%氨水2ml，振摇后放置，醚层退为无色，碱液显橙红色。(检查蒽醌)

【主含成分】 含山柰酚(*kaempferol*)，咖啡酸甲酯(*caffeic acid methyl ester*)，槲皮素(*quercetin*)，咖啡酸(*caffeic acid*)，原儿茶酸(*protoeatechuic acid*)，槲皮素-3-β-D-葡萄糖醛酸甲酯(*quercetin-3-β-D-glucuronide methyl ester*)，对香豆酸(*p-coumaric acid*)，阿魏酸(*ferulic acid*)，香草酸(*vanillic acid*)，熊果酸(*ursolic acid*)，自桦脂酸(betulic acid)，白桦脂醇(*betulin*)，还含有甾醇脂肪酸酯，植物甾醇β-D-葡萄糖甙(*phytosteryl-β-D-glucosi-de*)，3，3′，4，4′-四甲基并没食子

酸(3，3′，4，4′-*tetramethylellagic acid*)，3，3′-二甲基并没食子酸(3，3′-*dimethylellagic acid*)，内消旋酒石酸二甲酯(*di-methyl mesotartrate*)及长链脂肪酸酯。另外还含有靛甙(*indican*)和鞣质。

【药理】 (1)**抗菌作用** 本品煎剂对志贺、斯密茨、福氏和宋内痢疾杆菌的抗菌效价分别为1:512，1:128，1:64和1:15。此外，本品煎剂对金黄色葡萄球菌、乙型链球菌、炭疽杆菌、白喉杆菌、枯草杆菌、大肠杆菌、伤寒杆菌、绿脓杆菌及流感嗜血杆菌等也有较强抗菌作用。

(2)**抗病毒作用** 本品煎剂鸡胚外抗病毒试验，对亚洲甲型流感病毒和副流感Ⅰ型病毒的抗病毒效价分别为1:160和1:64；鸡胚内试验效果不明显。

(3)**其他作用** 本品的95%乙醇提取物对肾性高血压大鼠有抗高血压作用。其有效成分3，3′-二甲基并没食子酸给予清醒的肾性高血压大鼠，对心收缩力和血压有显著影响。Ames试验，本品水提取物有一定抗诱变作用，诱变抑制率在10%以上。此外，本品对实验动物肿瘤有抑制作用，扛板归明胶纤维素有止血作用。

【性味归经】 味酸、苦，性平。归肺、小肠经。

【功用主治】 清热解毒，利湿消肿，散瘀止血。主治疔疮痈肿，丹毒，痄腮，乳腺炎，聤耳，喉蛾，感冒发热，肺热咳嗽，百日咳，瘰疬，痔瘘，鱼口便毒，泻痢，黄疸，臌胀，水肿，淋浊，带下，疟疾，风火赤眼，跌打肿痛，吐血，便血，蛇虫咬伤。

《物理小识》："治瘰疬，亦可截疟。"

《生草药性备要》："止泻，浸疳，疔，痔疮，能散毒。"

王安卿《采药志》："治翻胃噎膈，疟疾，吐血，便血，喉痹，食积心疼，虚饱腹胀，阴囊肿大，跌打内肭，发背，疔疮，乳痈，产后遍身浮肿。"

《纲目拾遗》："治臌胀，水肿，痞积，黄白疸，疟疾久不愈，鱼口便毒，疬痒，跌打，一切毒蛇伤。"

《植物名实图考》："行血气，治淋浊。"

《广东中药》："治斑痧热症，止泻痢，外洗天泡疮，痔疮，皮肤瘙痒。并治夹色伤寒。"

《上海常用中草药》："治肾炎水肿，风火赤眼，带下，蜂刺。"

《云南中草药》："清热解毒，利湿。治感冒，气管炎，腹泻，小便混浊，痢疸，湿疹。"

《广西本草选编》："治湿热带下。"

《福建药物志》："治腮腺炎，急性扁桃体炎，脱肛，中耳炎。"

【用量用法】 内服：煎汤，10～15g，鲜品20～45g。外用：捣敷，或研末调敷，或煎水熏洗，适量。

【使用注意】 体质虚弱者及孕妇慎服。

【附方】 (1)**治缠腰火丹**(带状疱疹)：鲜扛板归叶捣烂绞汁，调雄黄末适量，涂患处，每日数次。--《江西民间草药》

(2)**治痈肿**：鲜扛板归全草60~90g，水煎，调黄酒服。--《福建中草药》

(3)**治乳痈痛结**：鲜扛板归叶洗净杵烂，敷贴于委中穴；或与叶下红共捣烂，敷脚底涌泉穴，右痛敷左，左痛敷右。--《闽东本草》

(4)**治急性扁桃体炎**：石豆兰30g，扛板归75g，一枝黄花15g，水煎，每日1剂，分2次服。--《全国中草药新医疗法展览会资料选编》

(5)**治瘰疬**：扛板归20g，野南瓜根90g。猪瘦肉120g炖汤，以汤煎药。孕妇忌服。--《江西民间草药》

(6)**治附骨疽**：扛板归20~30g，酒水各半煎2次，分服；以渣捣烂敷患处。--《江西民间草药》

(7)**治似麻风型的脱节癞**：蛇倒退(红色)煎水洗；另用辰砂草、旱莲草、车前草(鲜者)各45g，煎水内服。--《贵阳民间药草》

(8)**治黄水疮** 蛇倒退叶(为细末)30g，冰片1.5g，混合，调麻油涂搽。--《贵阳民问药草》

(9)**治坐板疮**：乌贼骨三钱，雷公藤三钱，共为细末擦之，干则以菜油调敷。--《王秋良家秘》

(10)**治痔疮、肛漏**：扛板归30g，猪大肠60g，炖汤服。--《江西草药》

(11)**治湿疹，手足癣，鹅掌风，脓疮疱疹，荨麻疹，皮炎，神经性皮炎**：扛板归鲜汁300ml，加凡士林500g和氧化锌100g调膏外搽，也可直接取鲜叶捣烂取汁外搽；或汤浴配合内服：煎汤；局部炎症可用鲜汁拔水罐，拔水罐前先在创面用消毒细针点刺，然后用适量大小去底的玻璃瓶，使底部接触创面，瓶内倾入鲜汁适量，顶部加盖橡皮帽，抽去空气即可。--《湖北中草药志》

(12)**治慢性湿疹**：鲜扛板归120g，水煎外洗，每日1次。--《单方验方调查资料选编》

(13)**治蛇咬伤**：扛板归叶，不拘多少，捣汁，酒调随量服之；用渣搽伤处。--《万病回春》

(14)**治下肢关节肿痛**：鲜扛板归全草60~90g，水煎服。--《福建中草药》

(15)**治单腹臌胀**(肝硬化腹水)：扛板归茎叶1000g，白英250g，焙干研末，加面粉500g，炼蜜为丸，每服12g，每日3次，饭后冬酒送服。--《江西草药》

(16)**治水肿胀**：平地木三钱，雷公藤五钱，车前草四钱，天青地自草三钱，路路通五个，打碎煎服。--《救生苦海》

(17)**治血淋**：扛板归、小通草、杉树胶、车前草各6g，水煎，冲甜酒服。--《湖南药物志》

(18)**治疗急性肾炎**：扛板归煎服，8~12岁10~15g(鲜品10~30g)，8岁以下酌减，每日1剂，分3次服。治疗30例全部台愈。一般服5~10剂症状体征消失，尿液检查由好转至正常，眼药8~15天后治愈，平均10.1天，西药组治疗15例也先后治愈，日数为15~40d，平均治愈日数为25.1天，两组在治疗天数上经究计学处理有显著差异(P<0.01)。--《盱眙科技》许长照，等，1980，(1)：49

(19)**治疗百日咳**：取扛板归30g(婴儿酌减)，用白酒微炒后加水糖水煎，每日分2次服；或加鱼腥草30g，一枝黄花9g煎服。单用扛板归治疗26例，显效19例，有效5例，无效2例。--《浙江省医药卫生科研资料选编》(续)，1972：30

(19)**治疗湿疹**：将扛板归制成注射液，每毫升含生药2g，每欠3ml，肌内注射，每日1~2次，小儿酌减，治疗60例，均有一定疗效。--《新医药学》重庆医学院，1972，(2)：27

扛板归根

味酸、苦，性平。解毒消肿。主治对口疮，痔疮，肛瘘。内服：煎汤，9～15g，鲜品15～30g，外用：捣敷，适量。

附方 (1)**治对口疮**：鲜扛板归根60g，水煎服；另取鲜叶捣烂，敷患处。--《福建中草药》

(2)**治痔疮瘘管**：扛板归鲜根24~36g(干品18~24g)，炒焦，放冷后和红薯烧酒 300～500g 炖 1 小时。饭前服，每日服 1 次。或取根和瘦猪肉 120～180g，红薯烧酒 300～360g，炖 2h。饭前服，每日服 1 次。--《福建民间草药》

（3）**预防稻田皮炎**：河白草根 45g，石菖蒲根茎 30g，煎水洗手足。--《中草药学》(南药)

（4）**治水肿**：杠板归根 120g，水煎熏洗，暖睡取汗；另用冬瓜子、车前子、白茅根、陈葫芦壳、冬瓜皮、海金砂各 15g，水煎服。--《江西草药》

西伯利亚蓼

【别名】 西伯利亚蓼《青藏高原植物图鉴》，剪刀股、野茶《甘肃中草药手册》，驴耳朵(黑龙江)，牛鼻子(河北)，鸭子嘴(河南)。

【来源】 为蓼科植物西伯利亚蓼 *Polygonum sibiricum* Laxm. 的根茎。

【植物形态】 多年生草本，高 6～20cm。有细长的根茎。茎斜上或近直立，通常自基部分枝。叶互生，有短柄；叶片稍肥厚，近肉质，披针形或长椭圆形，无毛，长 5～8cm，宽 5～15mm，先端急尖或钝，基部戟形或楔形。花序圆锥状，顶生，长 3～5cm；苞片漏斗状；花梗中上部有关节；花黄绿色，有短梗；花被 5 深裂，裂片长圆形，长约 3mm；雄蕊 7～8；花柱 3，甚短，柱头头状。瘦果椭圆形，有 3 棱，黑色，平滑，有光泽。花、果期秋季。见（图 128）

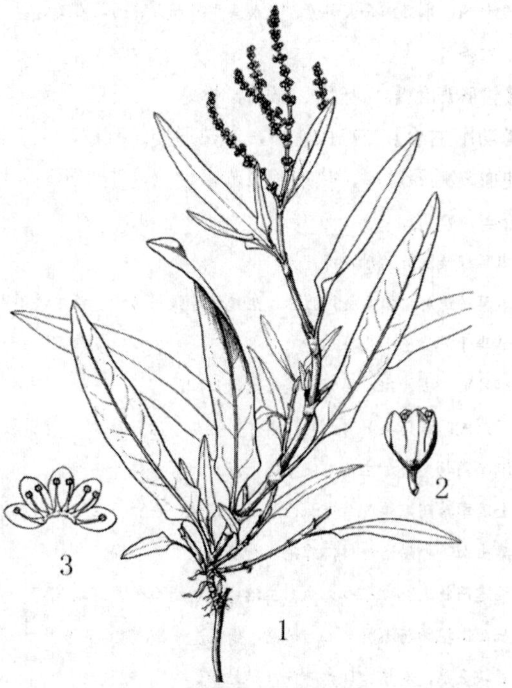

（图 128）**西伯利亚蓼**

1.植株 2.花 3.花被展开示雄蕊 4.瘦果

【生长分布】 生于盐碱荒地或砂质含盐碱土壤。邹平各地均有分布。

【采收加工】 秋季采挖其根茎，除去泥土及杂质，洗净，晾干。

【主含成分】 块茎含呋喃甾烷醇糖甙(*furostanol glycoside*)和螺甾烷醇糖甙(*spirostanol glycoside*)各 2 个。属于前者的是：西伯利亚蓼甙(*sibiricoside*)A，其结构为 26-O-β-D-吡喃葡萄糖基-22-O-甲基-25(S)-呋甾-5-烯-3β，26-二醇-3-O -β-石蒜四糖甙(*26-O-β-D-glucopyranosyl-22-O-methyl-25(S)-furost-5- ene-3β，26-diol-3-O -β-lycotetraoside*)，26-O-β-D-吡喃葡萄糖基-22-O-甲基-25(s)-呋甾-5-烯-3β，14α，26-三醇-3-O-β-石蒜四糖甙[*26-O-β-D-glucopyranosyl-22-O-methyl-25(S)-furost-5-ene-3β，14α，26-triol-3-O-β-lycotetraoside*]；属于后者的是：新巴拉次薯蓣甙元 A -3-O-β-石蒜四糖甙(neoprazerigenin A-3-O-β-lycotetraoside)，西伯利亚蓼甙(*sibiricoside*)B，其结构为(23S，25R)-螺甾-5-烯-3β，14α，23-三醇-3-O-β-石蒜四糖甙[*(23S，25R)-spirost-5-ene-3β，14α，23-triol-3-O-β-lycotetraoside*]。

【性味归经】 味微辛、苦，微寒。

【功用主治】 疏风清热，利水消肿。主治目赤肿痛，皮肤湿痒，水肿，腹水。

《青藏高原药物图鉴》："治水肿。"

《甘肃中草药手册》："散风热，明目，利水。"

【用量用法】 研末服，3g。外用：煎水洗，适量。

【附方】 （1）**治目赤肿痛**：野茶适量，煎水洗眼。--《甘肃中草药手册》

（2）**治下肢浮肿**：野茶适量，研末内服，每次 3g，每日 2 次，开水送下。--《甘肃中草药手册》

酸模

【别名】 酸模《本草经集注》，须、蕵芜《尔雅》，山大黄、当药《本草拾遗》，山羊蹄、酸母《纲目》，牛耳大黄、酸汤菜、黄根根《贵州民间方药集》，酸姜、酸不溜、酸溜溜《东北药用植物志》，莫菜、酸木通《中国土农药志》，鸡爪黄连《浙江民间草药》，猪耳根棵、牛舌头棵、打锣锤《河南中草药手册》，田鸡脚、水牛舌头、大山七《湖南药物志》，羊舌头《浙江药用植物志》，酸鸡溜《长白山植物药志》，大黄药菜《贵州中草药名录》。

【名释】 《纲目》："蕵芜乃酸模之音转，酸模又酸母之转，皆以味而名。"

【来源】 为蓼科植物酸模 *Rumex acetosa* L.的根。

【植物形态】 多年生草本，高达 lm。根为肉质须根，黄色。茎直立，通常不分枝，无毛，或稍有毛，具纵沟纹，中空。单叶互生；叶片卵状长圆形，长 5～15cm，宽 2～5cm，先端钝或尖，基部箭形或近戟形，全缘，有时略呈波状，上面无毛，下面及叶缘常具乳头状突起；茎上部叶较窄小，披针形，具短柄，或无柄且抱茎；基生叶有长柄；托叶鞘膜质，筒状，破裂。花单性，雌雄异株；花序顶生，狭圆锥状，分枝稀，花数朵簇生；雄花花被片 6，椭圆形，排成 2 轮，内轮花被片长约 3mm，外轮稍狭小；雄蕊 6，花丝甚短；雌花的外轮花被片反折向下紧贴花梗，内轮花被片直立，花后增大包被果实，径约 5mm，圆形，全缘，各有一不明显的瘤状突起；子房三棱形，柱头 3，画笔状，紫红色。瘦果三棱形，黑色，有光泽。花期 5～6 月，果期 7～8 月。见下(图 129)

本植物的叶（**酸模叶**）也供药用，详见下述。

【生长分布】 生于路边、山坡及湿地。邹平多分布于南部乡镇。。

【采收加工】 夏季采收，洗净，晒干或鲜用。

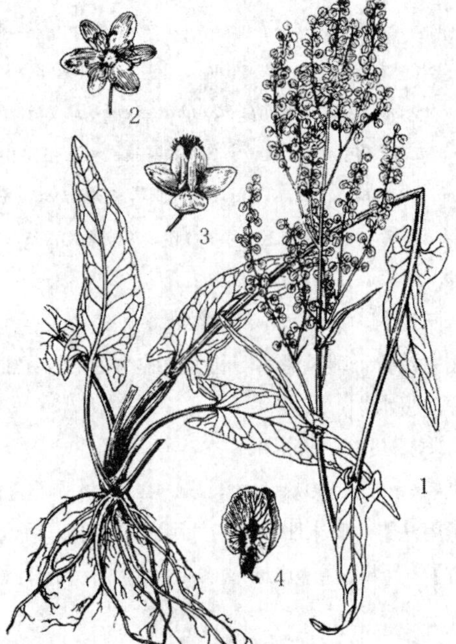

（图 129）**酸模**

1.雌株 2.雄花 3.雌花 4.花被片和瘦果

【性状鉴别】 根茎粗短，顶端有残留的茎基，常数条根相聚簇生；根稍肥厚，长 3.5～7cm，直径 1～6mm，表面棕紫色或棕色，有细纵皱纹。质脆，易折断，断面棕黄色，粗糙，纤维性。气微，味微苦、涩。

【显微鉴别】 根横切面：木栓层为 3～4 列木栓细胞，内含棕褐色物。皮层中纤维成束或单个散在，壁较厚，微木化，孔沟及层纹明显，并可见类方形、不规则状或分枝状石细胞，胞腔较大，孔沟明显。韧皮部可见筛管群。形成层明显。木质部导管单个散在或多个相聚，成放射状排列；木纤维成束。本品薄壁细胞含草酸钙簇晶、淀粉粒及黄棕色或红棕色物。见(图 130)

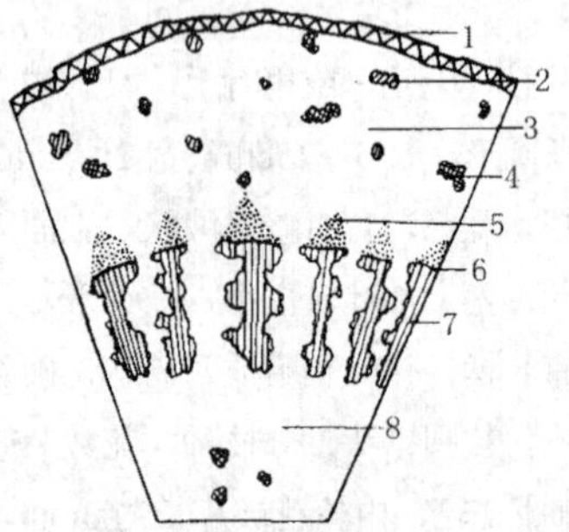

（图 130）**酸模(根)横切面简图**

1.木栓层 2.石细胞 3.皮层 4.纤维束 5.韧皮部 6.束中形成层 7.木质部 8.髓

【理化鉴别】 （1）取本品粉末 0.1g，置具塞锥形瓶中，加乙醚 10ml，浸渍 10 分钟，振摇，滤过。滤液加氢氧化钠试液，振摇，氢氧化钠液层显红色。(检查蒽醌)

（2）取本品粉末少许，行微量升华，置显微镜下可见黄色针状、羽状或棱形结晶。滴加氢氧化钠试液，结晶溶解，溶液显红色。(检查蒽醌)

（3）薄层色谱取本品粉末 0.1g，加甲醇 5ml，浸渍 20 分钟，振摇，滤过，滤液作供试品溶液。另取大黄酚、大黄素甲醇溶液作对照品溶液。分别点样于同一硅胶 G 薄板上，以苯-醋酸乙酯-甲醇-醋酸(30：10：10：0.5)展开，用 l0%氢氧化钾的甲醇液显色。供试品色谱中，在与对照品色谱相应位置上，显相同淡红色斑点。

【主含成分】 含有大黄酚(*chrysophano1*)，大黄素甲醚(*physcion*)，大黄素(*emodin*)，大黄酚蒽酮(*chrysophanol anthrone*)，大黄素甲醚蒽酮(*physcion antbrone*)，大黄素蒽酮(*emodin anthrone*)，芦荟大黄素(*aloe-emodin*)，8-O-β-D-葡萄糖基大黄酚(*8-O-β-D-glueosylchrysophano1*)，8-O-β-D-葡萄糖基大黄素(*8-O-β-D-glucosylemodin*)，ω-乙酰氧基芦荟大黄素(*ω-acetoxyaloe-emodin*)和酸模素(*musizin*)。

【药理】 （1）**抗菌作用** 本品水提取物对发癣菌类有抗真菌作用，也能抑制大孢子真菌的生长和繁殖。根中含有强抗菌作用成分酸模素，其作用参见“羊蹄”条。

（2）**抗癌作用** 根热水提取后得到的多糖部位(RAP)，20mg/(kg·d)，50mg/(kg·d)，l00mg/(kg·d)及 400mg/(kg·d)，腹腔注射，或 200mg/(kg·d)及 400mg/(kg·d)灌服，连续 10 天，对小鼠 S_{180} 实体瘤，两种给药途径均有疗效，但对艾氏腹水癌无效。另报道，本品叶和根中提取的多糖 200mg/(kg·d)，连续灌胃 10d，对小鼠 S_{180} 生长的抑制率为 90%。

（3）**其他作用** RAP 尚能延长戊巴比妥诱导的睡眠时间，降低苯胺羟化酶和氨基比林去甲基酶的活性，增强巨噬细胞吞噬作用，对人的补体 C 3 有很强的活化作用。本品尚含大黄素、大黄素甲醚和大黄酚，有关这些成分的药理参见“大黄”条。

【性味归经】 味酸、微苦，性寒。

【功用主治】 凉血止血，泄热通便，利尿，杀虫。主治吐血，便血，月经过多，热痢，目赤，便秘，小便不通，淋浊，恶疮，疥癣，湿疹。

《本草经集注》：“根疗疥。”

《本草拾遗》：“根主暴热腹胀，生捣绞汁服当下痢。杀皮肤小虫。”

《日华子》：“治小儿壮热。”

《纲目》：“去汗斑，同紫萍捣擦，数日即没。”

《贵州民间方药集》：“利便，解热，利尿，治五淋。”

《湖南药物志》：“主治小便不通，发热，疥疮，外伤。”

《全国中草药汇编》：“凉血，解毒，通便，杀虫。主治内出血，痢疾，便秘，内痔出血。外用治疥癣，疔疮，神经性皮炎，湿疹。”

《福建药物志》：“凉血止血。主治白血病出血，月经过多。”

《长白山植物药志》：“主治肠炎，痢疾，黄疸，便秘，尿路结石，内出血，维生素 c 缺乏症，发热，目赤肿痛，肺结核。”

【用量用法】 内服：煎汤，9～15g，或捣汁服。外用：捣敷，适量。

【附方】 （1）**治吐血，便血**：酸模 4.5g，小蓟、地榆炭各 12g，炒黄芩 9g，水煎服。-- 《山东中草药手册》

（2）**治白血病出血，月经过多**：酸模 15g，水煎服。体虚者加人参、茯苓、白术各 9g。-- 《福建药物志》

（3）**治目赤** 酸模根 3g，研末，调人乳蒸过敷眼沿，同时取根 9g 煎服。-- 《浙江民间草药》

（4）**治便秘**：酸模根 30～60g，水煎服。-- 《浙江民间常用草药》

（5）**治小便不通**：酸模根 9～12g，水煎服。--《湖南药物志》

（6）**治小儿口疮**：鲜酸模根 6～9g，水煎，含漱后咽下。--《浙江民间常用草药》

（7）**治扭伤** 鲜酸模根 30～60g，洗净切碎，浸烧酒 500g，待酒呈红色即可。每日 1小杯，1 次服或数次服。--《浙江民间常用草药》

酸模叶 味酸，微苦，性寒。泄热通秘，利尿，凉血止血，解毒。主治便秘，小便不利，内痔出血，疮疡，丹毒，疥癣，湿疹，烫伤。内服：煎汤，15～30g。外用：捣敷，或研末调涂，适量。

附方 （1）**治红眼睛，便秘**：鲜酸模茎叶 15～30g 煎服，甚者加元明粉 6g 冲服。--《安徽中草药》

（2）**治小便不利**：酸模茎叶、车前草各 15g，活田螺 4 只，大蒜 2 瓣，共捣烂，敷脐下气海穴处，纱布固定；另取酸模茎叶、车前草各 30g，煎水代茶饮。--《安徽中草药》

（3）**治内痔出血**：鲜酸模全草 30～60g，捣烂取汁，调白糖 30～60g，内服。--《全国中草药汇编》

（4）**治瘰疬**：单春酸模叶敷其四面，以防其长也。--《小品方》

（5）**治白丹**：酸模草、五叶草煮汁饮之。又以滓合丹，以荠苨涂亦佳。--《圣惠方》

（6）**治皮肤红疹、瘙痒** 鲜酸模叶适量捣烂，轻轻摩擦患处，或酸模带根全草 60～90g，煎水洗患处，洗时须避风。--《河南中草药手册》

（7）**治皮肤湿疹及烫火伤**：酸模全草、椿根白皮各 60g，桉树叶 30g，冻青叶 30g，共研细末，油调涂。--《常用中草药配方》

（8）**治汗斑**：鲜酸模茎叶适量，红糖少许捣如糊状，醋调涂患处。--《安徽中草药》

牛舌草

【别名】 牛舌草《江苏药材志》，羊蹄、齿果羊蹄《中国种子植物分类学》，羊蹄大黄《云南药用植物名录》，土大黄(江苏、云南、贵州)，牛舌棵子、野甜菜、土王根、牛舌头棵(江苏)，牛耳大黄(四川)。

【名释】 叶似牛舌，故名。

【来源】 为蓼科植物齿果酸模 *Rumex dentatus* L.的叶。

【植物形态】 一年生或多年生草本。茎直立，高 lm 左右，多分枝，表面有沟纹。叶互生；基生叶有叶柄，茎生叶则具短柄；托叶鞘膜质，常破裂；叶长圆形，长 5～10cm，先端钝或尖，基部圆形或心形，边缘略呈波状。花序圆锥状顶生，通常具叶，花簇呈轮状排列于枝的叶腋；花两性；花被片 6，2 轮，黄绿色，宿存；花梗基部有关节，雄蕊 6，排列成 3 对，花丝细弱，花药基部着生；子房具棱，1 室，花柱 3，柱头细裂，毛刷状。花被卵状，先端尖，具明显网纹，各生一卵形或长圆形瘤状突起，内花被片果期增大。瘦果三棱形，长约 2mm，褐色，平滑，光亮。花期 4～5 月，果期 6～7 月。见（图 131）

【生长分布】 生于路旁或水边。邹平各地均有分布。

【采收加工】 4～5 月采叶，鲜用或晒干。

【性状鉴别】 叶枯绿色，皱缩。展平后基生叶具长柄，叶片矩圆形或宽披针形，如牛舌状，氏 4～8cm，宽 1.5～2.5cm，全缘，顶端钝圆，基部圆形；茎生叶较小，叶柄短，叶片披针形或长披针形；托叶鞘膜质，筒状。气微，味苦、涩。

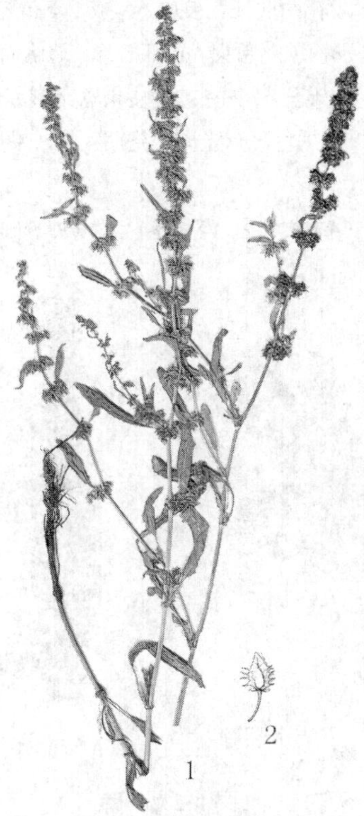

（图 131）**齿果酸模**

1.植株 2.宿存花被片的瘦果

【主含成分】 齿果酸模根和叶中含结合及游离的大黄酚(*chrysophano1*)，大黄素(*emodin*)，芦荟大黄素(*aloeemodin*)，大黄素甲醚(*physcion*)，植物甾醇(*phytostero1*)，植物甾醇酯(*phytosteryl ester*)和游离脂肪酸(*free fatty acid*)。

【药理】 本品含蒽醌衍生物(大黄素、大黄素甲醚和大黄酚等)及酸模素等的药理作用，参见“羊蹄”。

【性味归经】 味苦，性寒。

【功用主治】 清热解毒，杀虫止痒。主治乳痈，疮疡肿毒，疥癣。

【用量用法】 内服：煎汤，3～10g。外用：捣敷，适量。

羊蹄

【别名】 羊蹄、东方宿、连虫陆、鬼目《本经》，败毒菜根《永类钤方》，羊蹄大黄《庚辛玉册》，土大黄《滇南本草》，牛舌根《镇江府志》，牛蹄、牛舌大黄《植物名实图考》，野萝卜、野菠菱、癣药《福建药物志》，山萝卜(福建)，牛舌头(华东、中南)，牛大黄(广东、湖南)。

【名释】 《纲目》：“羊蹄以根名，牛舌以叶形名，秃菜以治秃疮名也。”

【来源】 为蓼科植物羊蹄 *Rumex japonicus* Houtt.的根。

【植物形态】 羊蹄 又名蓫《诗经》，恶菜《毛诗传》，堇《广雅》，牛蘈《诗疏》(陆玑)，蓄《别录》，秃菜《本草经集注》，猪耳朵《救荒本草》，秃叶、天王叶《滇南本草图说》，败毒菜、牛舌菜、水黄芹《纲目》，盐癣草(江西)。多年生草本，高 50～100cm。茎直立，不分枝，稍粗壮；基生叶有长柄；叶片长椭圆形或卵状矩圆形，长 10～25cm，宽 4～10cm，顶端稍钝，基部心形，边缘有波状皱折，茎生叶较小，有短柄，基部楔形，两面都无毛；托叶鞘筒状，膜质，无毛。花序为狭长的圆锥状；花两性，花被片 6，成 2 轮，在果时内轮花被片增大，卵状心形，顶端急尖，基部心形，边缘有不整齐的牙齿，全部生瘤状突起；雄蕊 6；柱头 3；瘦果宽卵形，有 3 棱，角棱锐利，长约 2mm，黑褐色，有光泽。花期 4 月，果期 5 月。见（图 132）

本植物的果实（**羊蹄实**）、叶（**羊蹄叶**）也供药用，详见下述。

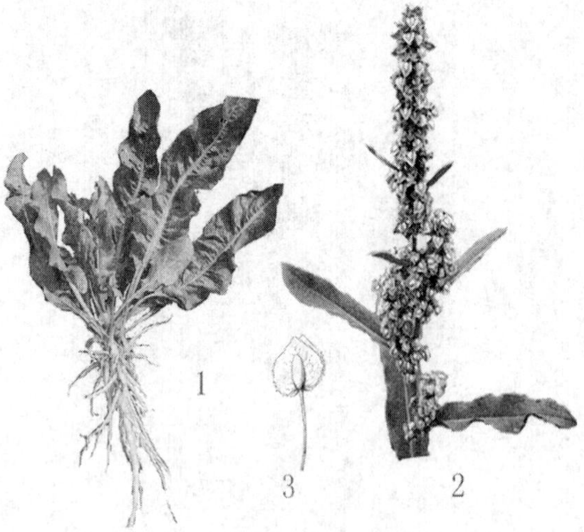

（图 132）**羊蹄**

1.幼苗 2.花枝

【生长分布】 生于山野、路旁、湿地。邹平南部乡镇多有分布。

【采收加工】 采挖生长期在 2 年以上的植株。当秋季地上叶变黄时，挖出根部，洗净鲜用或切片晒干。

【栽培要点】 **生物学特性** 喜凉爽、湿润环境，能耐严寒、干旱及高温，高湿条件生长不良，产量低。土壤要求土层深厚、肥沃、疏松，地下水位砂质壤土及腐殖质壤土为最好。坚硬粘土及阴湿及低洼积水地区不宜栽培。

栽培技术 用种子及分根繁殖。种子繁殖：在春、夏、秋三季均可播种。由于羊蹄是一种深根性的植物，为了提高根的产量，整地时必须深翻土地，耕深不少于 30cm，并施足基肥。耕翻后打碎土块，耙平作成宽 60cm、高 25cm 的高垅，条播或穴播。为便于苗期管理，以条播为好。如果采用新收的种子，不须任何处理，如果播种前用温水(20℃以下)浸泡 1 天，可提前出苗。北方 5 月播种，播种后 10～15 天出苗。每 1 小时 m^2 播种量约 10.5kg，覆土 3cm，播后要及时浇水，并保持土壤潮湿。出苗后，结合松土、除草间苗 1～2 次。分根繁殖：将母株根头分成数块，每块至少有芽 1～2 个，然后按 60cm×45cm 行株距穴栽，每 1 小时 m^2 约需种块 2250kg。

田间管理 出苗后要及时中耕除草、追肥、浇水，特别是天气干旱更要及时浇水。除作种用植株外，及早摘去花茎，可提高根的产量。种植期间要进行 1～2 次田间培土工作，以促进根的生长。

【性状鉴别】 根类圆锥形，长 6～18cm，直径 0.8～1.8cm。根头部有残留茎基及支根痕。根表面棕灰色，具纵皱纹及横向突起的皮孔样疤痕。质硬易折断，断面灰黄色颗粒状。气特殊，味微苦涩。

【显微鉴别】 根横切面：木栓层稍厚。皮层无机械组织。韧皮部细胞压缩。形成层呈环状。木质部导管单个散在或数个成群，少数伴有纤维束，呈径向排列，较稀疏。薄壁细胞含众多淀粉粒及草酸钙簇晶。淀粉粒长圆形或类球形，长 3～27μm，簇晶直径 38～115μm。此外，尚含黄棕色物。根头部中心有髓。见(图 133)

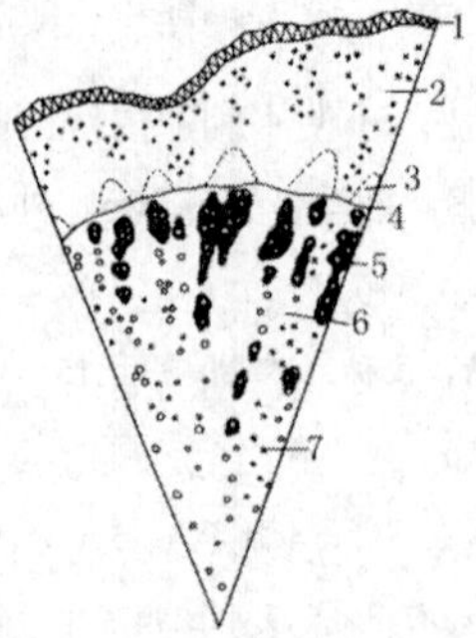

（图 133）**羊蹄(根)横切面简图**

1.木栓层 2.皮层 3.韧皮部 4.形成层 5.木纤维 6.木质部 7.草酸钙簇晶

【理化鉴别】 （1）取本品粉末 0.1g，加稀硫酸 5ml，煮沸 2 分钟，趁热滤过，滤液放冷，加乙醚 5ml，振摇，乙醚液即染成黄色。分取乙醚液，加氨试液 2ml，振摇，氨液层即成红色，醚层仍显黄色。(检查蒽醌衍生物)

（2）薄层色谱取本品粉末 0.2g，用甲醇浸泡 5～6 小时，上清液作供试液；另取大黄素、大黄素甲醚、大黄酚作对照品。分别点样于同一硅胶 G 薄层板上，以苯-甲酸乙酯-甲酸-甲醇(3：1：0.05：2)展开，置紫外光灯(365nm)下检视，供试液色谱在与对照品色谱的相应位置上，显相同的橙红色荧光。

【主含成分】 根及根茎含有结合及游离的大黄素(*emodin*)，大黄素甲醚(*physcion*)，大黄酚(*chrysophano1*)，总量 1.73％，其中结合型 0.27％，游离型 1.46％。还含有酸模素(*musizin*)即是尼泊尔羊蹄素。

【药理】 （1）**抑菌作用** ①本品根的水煎液体外对金黄色葡萄球菌、炭疽杆菌、乙型溶血性链球菌和白喉杆菌有不同程度抑制作用。根的二氯甲烷提取物通过纯化处理得到的酸模素，有抑菌作用。对白色假丝酵母、深红色发癣菌、藤黄八叠球菌、枯草芽胞杆菌的最低抑菌浓度分别为 100μg/ml，50μg/ml，100μg/ml 和 25μg/ml。酸模素可抑制睾酮-5α 还原酶，从而抑制了睾酮还原为 5α-双氧睾酮。酸模素浓度为 10^{-4}mol/L 时，体外对睾酮-5α 还原酶的抑制率为 65％。此外，酸模素还有抗氧化性，可作为抗氧化剂添加于食物及化妆品中。②所含的大黄素能抑制细菌核酸的生物合成和呼吸过程而具有抗菌活性。其作用机制主要是细菌糖及糖代谢中间产物的氧化和脱氢，抑制氨氮的同化及氨基酸的氧化、脱氢和脱氨，抑制蛋白质和核酸的合成。对金黄色葡萄球菌在培养基中的呼吸、核酸及蛋白质的合成具有明显的抑制作用，对大黄素不易产生抗药性，对链球菌亦很敏感。其次对白喉、枯草、炭且杆菌，以及付伤寒和痢疾杆菌亦有效。在抗菌作用方面，大黄素的结晶较为稳定。其溶液也能耐热，但对光很敏感。大黄素抑菌的有效浓度为 1.5～2.5ug/ml。大黄素在试管中对若干常见的致病性真菌也有抑制作用

（2）**抗肿瘤作用** 大黄素对艾氏腹水癌细胞呼吸有较强的抑制作用，这是对癌细胞的直接破坏所致。大黄素对艾氏腹水癌细胞匀浆呼吸也有较强的抑制作用，但对正常组织，如肝和胃等均浆呼吸无抑制作用。因此，大黄素有一

定的选择性。据报告，大黄素对无细胞体系DNA生物合成也有抑制作用。故认为大黄素的抗肿瘤作用除影响供能体系外，还可能影响DNA合成体系。

（3）**其他作用** 大黄素对肠管平滑肌和血管平滑有解痉降压作用和利尿作用，因此，大黄素可用于利胆、解痉、降低血压。大黄素用于治疗消化性溃疡、慢性胃炎、非溃疡性消化不良以及胃癌等疾病，其主要原因是大黄素对幽门螺杆菌有较强的抑制活性，它对幽门螺杆菌的最低抑制浓度为0.4ug/ml。羊蹄含草酸，大剂量应用时有毒。

【性味归经】 味苦，性寒；归心、肝、大肠经。

【功用主治】 清热通便，凉血止血，杀虫止痒。主治大便秘结，吐血衄血，肠风便血，痔血，崩漏，疥癣，白秃，痈疮肿毒，跌打损伤。

《本经》："主头秃疥瘙，除热，女子阴蚀。"

《别录》："主浸淫疽痔，杀虫。"

《新修本草》："疗虫毒。"

《日华子》："治癣，杀一切虫，肿毒，醋磨贴。"

《本草衍义》："治产后风秘。"

《本草元命苞》："杀小儿疳虫，止肠风泻血。"

《滇南本草》："治诸热毒，泻六腑实火，泻六经客热，退虚痨发烧，利小便，治热淋，杀虫，搽癣疮、癞疮。""同猫骨髓油拌蒸，搽杨梅结毒，亦能拔皮肤之火，解热生肌。"

《滇南本草图说》："晒干为末，敷马刀、石痈、疔毒、癣疮、疥癞、痈疽、瘘疬等症。"

《医学入门·本草》："主喉痹不语，并取根，醋摩敷之。除热，止血，杀虫及小儿疳虫，解诸鱼毒，蛊毒，赤白痢，大便不通，肠风下血，并水煮汁服之。"

《药性考》："疏风。"

《全国中草药汇编》："清热解毒，止血，通便，杀虫。主治鼻出血，功能性子宫出血，血小板减少性紫癜，慢性肝炎，肛门周围炎，大便秘结。外用治外痔，急性乳腺炎，黄水疮，疖肿，皮癣。"

【临床应用】 （1）**用于大便秘结**。羊蹄味苦性寒，其功似大黄，可泄热通便，但功效较缓，适用于妇女产后血虚风秘，及肠枯便涩不通，可单用本品煎服。若治热结便秘，可与玄明粉等泄热通便药同用。

（2）**用于出血症**。羊蹄入血分，功主凉血止血。凡吐血、衄血、崩漏、便血及血小板减少性紫癜属血热妄行者皆可用之。单用本品内服有效，《本草汇言》治热郁吐血，以本品与麦门冬同煎汤饮，或加蜜熬膏内服；《普济方》治肠风便血，以本品与连皮老姜同炒色赤淬酒饮服。现在临床上有以本品同仙鹤草、旱莲草等煎服治妇女崩漏者；有与虎杖、水黄连等煎服治痔疮出血者；还有与红枣同煎内服，治疗皮肤紫癜者。

（3）**用于疥癣、白秃、紫癜风等皮肤病**。羊蹄清热燥湿、杀虫止痒，为治疥癣瘙痒等皮肤病之良药。治疗手足癣、体癣，可以本品与枯矾研末和匀，用醋调外敷，如《医宗金鉴》羊蹄根散。治疗疥疮，可以本品与草乌、硫黄等相伍研末，浴后以醋调外敷，如《证治准绳》杀疥药；或以本品捣烂，和入猪脂、盐少许涂之，如《外台》疗疥方。它如白秃疮癣、皮肤湿疹、妇人阴痒等，均可用本品外用，以渗湿敛疮，杀虫止痒。

（4）**其他作用**。羊蹄还用于跌打损伤、水火烫伤、痈疖肿毒等疾病。

【用量用法】 内服：煎汤，9～15g，或捣汁服，或熬膏服。外用：捣敷，磨汁涂，或煎水洗，适量。

【使用注意】 脾胃虚寒者禁服。

【附方】 （1）**治大便卒涩结不通**：羊蹄根一两(锉)，以水一大盏，煎取六分，去滓，温温顿服之。--《圣惠方》

（2）**治产后风秘**：羊蹄根锉研，绞取三二匙，水半盏，煎一二沸，温温空肚服。--《本草衍义》

（3）**治湿热黄疸**：羊蹄根15g，五加皮15g，水煎服。--《江西民间草药》

（4）**治热郁吐血**：羊蹄草根和麦门冬煎汤饮，或熬膏、炼蜜收，白汤调服数匙。--《本草汇言》

（5）**治肠风下血**：败毒菜根(洗切)、连皮老姜各半盏，同炒赤，以无灰酒淬之，碗盖少顷，去滓，任意饮。--《永类钤方》

（6）**治喉痹卒不语**：羊蹄独根者，勿见风者，以三年醋研和如泥。生布拭喉令赤，敷之。--《千金要方》

（7）**治癣**：①羊蹄根一两，石黄二钱，雄黄二钱，枯矾二钱，臭菊花二钱，花椒一钱。共为末，真菜油调搽，或素烛油亦可。--《滇南本草》 ②羊蹄根、百药煎。和捣烂敷。--《普济方》

（8）**治紫癜风**：羊蹄根(捣绞取自然汁)半合，生姜(研绞自然汁)半合，石硫黄四钱(研如粉)。上三味，将二汁与硫黄末同研令粘，涂患处，一日不得洗，不过两上瘥。--《圣济总录》

（9）**治疬疡风**：羊蹄草根，于生铁上酽醋磨，旋旋刮取，涂于患上；未瘥，更入硫黄少许，同磨涂之。--《圣惠方》

（10）**治白秃**：羊蹄草根(独根者，勿见风日)，以三年醋研和如泥。生布拭疮令去，以敷之。--《肘后方》

（11）**治恶疮疥癣**：羊蹄根捣绞取汁，入腻粉少许，调如膏。涂癣上，三五遍即瘥，如干，即猪脂调和敷之。--《普济方》

（12）**治头风白屑**：羊蹄草根曝干，捣罗为末。以羊胆汁调，揩涂头上。--《圣惠方》

（13）**治跌打损伤**：鲜羊蹄根适量，捣烂，用酒炒热，敷患处。--《福建中草药》

羊蹄叶

味甘，性寒。凉血止血，通便，解毒消肿，杀虫止痒。主治肠风便血，便秘，小儿疳积，痈疮肿毒，疥癣。内服：煎汤，10～15g。外用：捣敷，或煎水含漱，适量。注意：脾虚泄泻者慎服。《食疗本草》："不宜多食。"《本草图经》："多啖令人下气。"《本草衍义补遗》："多食亦令人大腑泄滑。"

附方 （1）**治肠风痔泻血**：羊蹄根叶烂蒸一碗来食之。--《斗门方》

（2）**治小儿疳虫**：取羊蹄叶作菜食之。--《普济方》

（3）**治悬痈，咽中生息肉，舌肿**：羊蹄草煮取汁，口含之。--《千金要方》

（4）**治对口疮鲜**：羊蹄叶适量，同冷饭捣烂外敷。--《福建中草药》

（5）**治小儿久瘑疮及疥癣，内黄水汁出** 用羊蹄草捣烂，以白蜜和绞取汁涂之。--《普济方》

（6）**治秃疮，头部脂溢性皮炎**(头风白屑)：羊蹄茎叶适量，食盐少许，共捣烂外敷。--《安徽中草药》

（7）**治皮肤痒疹**：鲜羊蹄叶捣烂，轻擦患处。--《安徽中草药》

牛西西

【别名】 牛西西《中草药学》(江西)，羊蹄根《中草药通讯》，牛舌棵《天津中草药》，野大救驾、牛耳大黄、金不换、针刺酸模、土大黄《陕西中草药》，酸模根《青海常用中草药手册》，羊铁酸模《长白山植物药志》，山大黄、牛虱子棵(河北)。

【来源】 为蓼科植物巴天酸模 *Rumex patientia* L.的根。

【植物形态】 多年生草本；高 1～1.5m；主根粗大，断面黄色。茎直立，粗壮，不分枝或分枝，有沟纹，无毛。基生叶和茎下部叶长椭圆形或长圆状披针形，长 15～30cm，宽 4～l0cm，先端钝或急尖，基部圆形、浅心形或楔形，全缘或边缘皱波状；叶柄粗壮，腹面有沟，长 4～8cm；茎上部叶狭小，长圆状披针形至狭披针形，有短柄；托叶鞘筒状，膜质。圆锥花序大型，顶生和腋生；花两性，花簇轮生，密接；花梗与花被片等长或稍长，中部以下有关节；花被片 6，排成 2 轮，果期内轮花被片增大，呈宽心形，宽约 5 毫米，全缘，有网纹，1 片或全部有瘤状突起；雄蕊 6；柱头 3，柱头画笔状。瘦果三棱形，褐色，有光泽，长约 5mm，包于花被内。花期 5～6 月，果期 7～8 月。见（图 134）

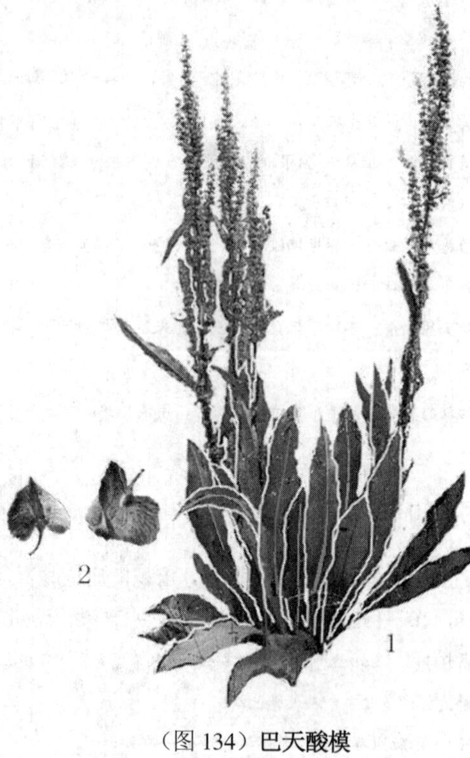

（图 134）**巴天酸模**

1.植株 2.花被和瘦果

本植物的叶（**牛西西叶**）也供药用，详见下述。

【生长分布】 生于山坡及山沟溪边湿地草丛。邹平南部山区有分布。

【采收加工】 夏秋季均可采挖，洗净切片，生用(晒干或鲜用)或酒制后用。

【性状鉴别】 根圆条形或类圆锥形，有少数分枝，长达 20cm，直径达 5cm。根头部膨大，顶端有残存茎基，周围有棕黑色的鳞片状叶基纤维束与须根痕，其下有密集的横纹。表面棕灰色至棕褐色，具纵皱纹与点状突起的须根痕，及横向延长的皮孔样疤痕。质坚韧，难折断，折断面黄灰色，纤维性甚强。气微，味苦。

【显微鉴别】 根横切面：木栓层薄。皮层散有单个或 2～5 个成束的纤维。韧皮部外侧有纤维束或单个纤维。形成层环明显。木质部导管束呈半径向排列，外侧导管伴有发达的木纤维束。薄壁细胞含众多淀粉粒，长圆形或类球形，长 3～32μm；少数含有少量草酸钙簇晶，直径 30～68μm。根头部中心有髓。见(图 135)

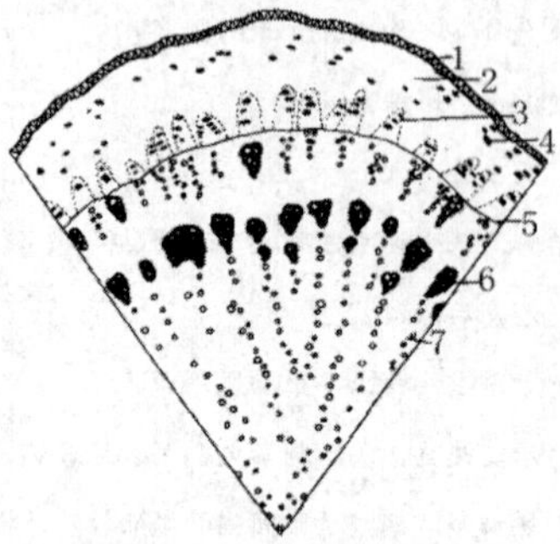

（图 135）**巴天酸模(根)横切面简图**

1.木栓层 2.皮层 3.韧皮部 4.韧皮纤维 5.形成层 6.木质部纤维 7.木质部

【理化鉴别】 （1）取本品粉末少许，置玻片上，滴加氢氧化钠试液，即显红色。(检查蒽醌化合物)

（2）取本品粉末 0.1g，加稀硫酸 5ml，煮沸 2 分钟，趁热滤过。滤液置冷后，用乙醚萃取，乙醚液显黄色。分取乙醚液，加氨试液，振摇，氨液层显红色，乙醚层仍显黄色。(检查蒽醌化合物)

（3）)薄层色谱取本品粉末甲醇提取液上清液作供试品溶液，另以大黄素、大黄素甲醚、大黄酚作洲照。分别点样于硅胶 G 薄层板上，以苯-甲酸乙酯-甲酸-甲醇(3：1：1：4)展开，在紫外灯(365nm)下观察，供试品色谱中，除在与对照品色谱相应位置上显相同的橙红色荧光外，于大黄素甲醚荧光斑点下方，尚有一荧光斑点。

【主含成分】 巴天酸模根及根茎含结合及游离的大黄素(*emodin*)，大黄素甲醚(*physcion*)，大黄酚(*chrysophano1*)衍生物，总量 1.67％，其中结合型 0.79％，游离型 0.88％。还含有尼泊尔羊蹄素(*nepodin*)和多量鞣质。

【药理】 本品小剂量收敛，较大剂量则致泻。动物实验表明：本品具有祛痰、镇咳和平喘作用。其成分大黄酚口服或皮下注射，均有明显缩短血液凝固时间的作用。家兔试验中，牛西西的止血时间为 24.5s，表明确有良好的止血时间。认为其止血作用可能与增进骨髓造血功能，增加血小板，缩短凝血时间，增强毛细血管的抵抗力，促进血管收缩等因素有关。并有增高白细胞作用。另据报道本品尚有消炎杀菌作用。对金黄色葡萄球菌有较强的抗菌作用，对甲型和乙型副伤寒杆菌、宋内和福氏痢疾杆菌、卡他球菌和伤寒杆菌也有一定抗菌作用。

【性味归经】 味苦、酸，性寒。

【功用主治】 清热解毒，止血消肿，通便，杀虫。主治吐血，衄血，便血，崩漏，赤白带下，紫癜，痢疾，肝炎，大便秘结，小便不利，痈疮肿毒，疥癣，跌打损伤，烫火伤。

《甘肃中草药手册》："清热解毒，杀虫通便。治疥疮顽癣，大便秘结。"

《陕西中草药》："生品：活血散瘀，止血，清热解毒，润肠通便。酒制品：止泻，补血。主治跌打损伤，内出血，紫癜症，汤火伤，脓疱疮，癣，阑尾炎，慢性肠炎，大便秘结。"

《青海常用中草药手册》："清热，凉血，利尿。治胃出血，内痔出血，崩漏，赤白带下，暴发火眼，小便不利，皮肤痒疹。"

《河北中草药》："治急性肝炎，咽喉肿痛。"

【用量用法】 内服：煎汤，10～30g。外用：捣敷，醋磨涂，或研末调敷，或煎汤洗，适量。

【使用注意】 不宜过量食用，以免引起腹泻、呕吐等症状。

【附方】 （1）**治内出血，大便秘结**：金不换 9～15g，水煎服。--《陕西中草药》

（2）**治胃出血，内痔出血，崩漏，赤白带下**：酸模根 24g，地榆 12g，藕节 15g，水煎服。--《青海常用中草药手册》

（3）**治功能性子宫出血**：牛西西 15g，贯众炭 9g，黄芪 12g，水煎服。--《河北中草药》

（4）**治血小板减少性紫癜**：牛西西、白及各 15g，阿胶 9g，槐花 30g，水煎服。--《河北中草药》

（5）**治痢疾**：酸模根 30g，水煎服。

（6）**治小便不利**：酸模根 20～30g，水煎服。

（7）**治暴发火眼**：酸模根 15g，水煎服。外用酸模根 30g，水煎熏洗患眼。

（8）**治癣疮**：鲜酸模根适量，食盐少许。共捣烂，外敷或擦患处。（5～8 方均出自《青海常用中草药手册》）

（9）**治烫火伤**：金不换 30g，猪毛 30g(烧炭存性)，冰片少许，共研细末，香油调敷。--《陕西中草药》

（10）**治痈疮肿毒**：牛西西 15g，蒲公英 30g，水煎服；或用鲜品捣烂敷患处；亦可用干品研末调敷。--《河北中草药》

（11）**治疗血小板减少症**：羊蹄根切片晒干，每日 15g，水煎分 3 次服，或将羊蹄根磨粉制片，每次 1.5g，每日 3 次口服。连服 1.5～2 个月。共观察 30 例，结果痊愈 19 例，显著有效 5 例，有效 3 例，无效 3 例。痊愈率 63.3%，显效率 80.0%，总有效率达 90.0%。疗效以原发性较继发性为高。治疗前全部病例血小板计数均在 10 万以下，治疗后 29 例升高，其中 22 例升至 10.1 万以上。--《中草药通讯》中国人民解放军河北省军区门诊部，1970，(4)：35

（12）**治疗银屑病**：用 100% 牛西西注射液肌内注射，每次 2～4ml，每日 1～2 次，14d 为 1 疗程。同时配合维生素 C、烟酰胺或镇静剂内服，部分配用常规外用药。共观察 116 例，近期痊愈(皮疹吸收消退 95% 以上者)16 例(占 13.8%)，疗效明显(皮疹吸收消退 50% 以上者)27 例(占 23.3%)，有效(皮疹吸收消退 20% 以上者)37 例(占 31.9%)，无效 36 例(占 31.0%)，总有效率为 69.0%。本品对寻常型银屑病比其他各型疗效为高；对点滴型效果优于斑片型；对进行期的效果优于静止期；对初患者疗效高，慢性反复发作者疗效低；疗效受季节影响，夏季疗效高于冬季。--《北医通讯》北京第三医院皮肤科，1972，(3)：59

牛西西叶 味苦，性寒。祛风止痒，敛疮，清热解热。主治皮肤瘙痒，烫火伤，咽痛。内服：煎汤，15～30g，或绞汁服。外用：煎水洗，或捣敷，适量。注意：不宜大量食用，以免引起腹胀、流涎、胃肠炎、腹痛等毒副反应。

附方 （1）**治皮肤痒疹**：鲜酸模叶适量，捣烂，轻擦患处；或酸模全草适量，水煎洗患处，洗时须避风。--《青海常用中草药手册》

（2）**治咽痛**：金不换叶鲜品 30g，榨汁内服。--《陕西中草药》

紫茉莉根

【别名】 紫茉莉根《纲目》，白花参、粉果根《滇南本草》，入地老鼠、花粉头《岭南采药录》，水粉头《天宝本草》，粉子头、胭脂花头《四川中药志》，白粉根、白粉角《云南药用植物名录》。

【来源】 为紫茉莉科植物紫茉莉 *Mirabilis jalapa* L.的根。

【原植物】 紫茉莉 名出《草花谱》，又名胭脂花《草花谱》，苦丁香、野丁香、丁香花、白丁香花、胭脂花《滇南本草》，粉团花《盛京通志》，状元红《花镜》，野茉莉、粉豆花《植物名实图考》，丁香、粉孩儿、未时花、胭脂水粉《中药大辞典》，水粉子花、长春花《湖南药物志》，夜娇娇、夜晚花《浙江药用植物志》，粉豆子、状元花《秦岭植物志》，水粉花、洗澡花(安徽、江西)。一年生或多年生草本，高 50～100cm。根壮，圆锥形或纺锤形，肉质，表面棕褐色，里面白色，粉质。茎直立，多分枝，圆柱形，节膨大。叶对生；有长柄，下部叶柄超过叶片的一半，上部叶近无柄；叶片纸质，卵形或卵状三角形，长 3～10cm，宽 3～5cm，先端锐尖，基部截形或稍心形，全缘。花 1 至数朵，顶生，集成聚伞花序；每花基部有一萼状总苞，绿色，5 裂；花两性，单被，红色、粉红色、白色或黄色，花被筒圆柱状，长 4～5cm，上部扩大呈喇叭形，5 浅裂，平展；雄蕊 5～6，花丝细长，与花被等长或稍长；雌蕊 1，子房上位，卵圆形，花柱单 1，细长线形。瘦果，近球形，长约 8mm，熟时黑色，有细棱，为宿存苞片所包。花期 7～9 月，果期 9～10 月。见(图 136)

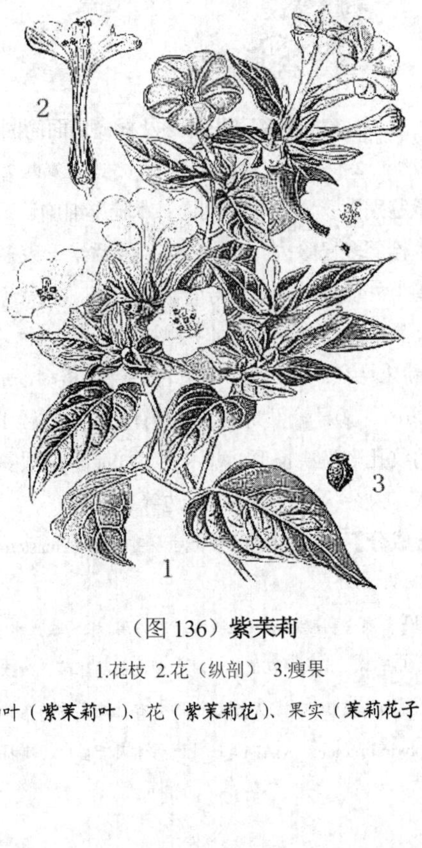

（图 136）紫茉莉

1.花枝 2.花（纵剖） 3.瘦果

本植物的叶（**紫茉莉叶**）、花（**紫茉莉花**）、果实（**茉莉花子**）均供药用，详见下述。

【生长分布】 生于水沟边、房前屋后墙脚下或庭园中。邹平各地均有栽培。

【栽培要点】 **生物学特性** 喜温暖湿润环境，在略有荫蔽处生长更好，不耐寒。不择土壤，但以肥沃、深厚的夹沙土或油沙土为好。

栽培技术 用种子繁殖。在果熟期分批采集 2～3 次后，到最后一次割下果枝，打出种子，晒干或阴干备用。春季 3～4 月播种，开 1.3m 宽的畦，按行、株距各 33cm 挖窝，每窝播种子 7～8 粒，每 1 小时 m^2 用种子 15kg。也可育苗移栽。

田间管理 中耕除草 3 次，第 1 次在苗出齐后进行，并行匀苗、补苗，每窝留苗 3～4 株，第 2 次在夏初进行，第 3 次在夏末进行，每次中耕后，要追施人畜粪水，也可施草木灰。

病虫害防治 虫害有蚜虫，可用乐果、烟草石灰水等防治；蛴螬、蝼蛄、金针虫，可用辛硫磷等农药或苦楝叶、麻柳叶等防治。参见"紫茉莉"。

【采收加工】 播种当年 10～11 月采挖全根，洗净，鲜用，或去尽芦头及须根，刮去粗皮，去尽黑色斑点，切片，立即晒干或炕干，以免变黑，影响品质。

【性状鉴别】 根长圆锥形或圆柱形，有的压扁，有的可见支根，长 5～10cm，直径 1.5～5cm。表面灰黄色，有纵皱纹及须根痕。顶端有茎基痕。质坚硬，不易折断，断面不整齐，可见环纹。经蒸煮者断面角质样。无臭，味淡，有刺喉感。见(图 137)

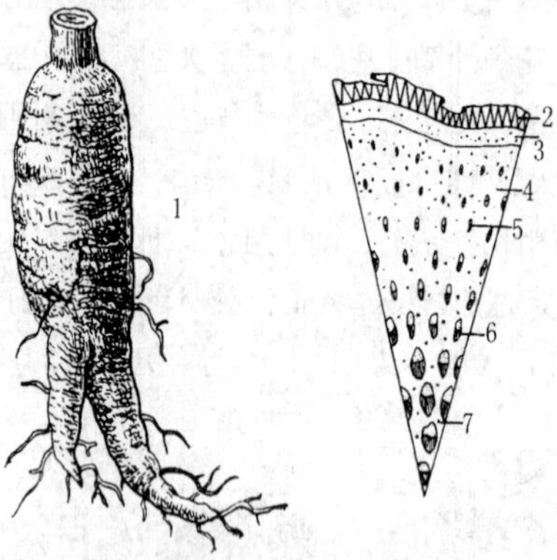

（图 137）**紫茉莉根外形及根横切面简圈**

1.紫茉莉根外形 2.木栓层 3.皮层 4.中柱 5～6.三生维管束 7.草酸钙针晶

【显微鉴别】 （1）根横切面：木栓层细胞达数十列，暗棕褐色，或木栓层多已除去。皮层较窄。异常维管束多轮间断排列成环。维管束外韧型，木质部导管圆多角形。本品薄壁细胞含大量草酸钙针晶束与糊化淀粉粒。见(图 137)

（2）粉末特征：淡白色。①草酸钙针晶极多，成束或分散，长 50～150μm。②导管主为网纹，亦有梯纹，直径 15～130μm；网纹导管的纹孔多呈狭长形，壁木化。③淀粉粒颇多，呈不规则类圆形块状、云朵状，大小不等，边缘不整齐。

【主含成分】 紫茉莉根含蛋白质，豆甾醇(stigmasterol)和 β-谷甾醇(β-sitosterol)。

【药理】 所含树脂对皮肤粘膜有刺激作用。根的酸性水浸液静脉注射，可使麻醉兔血压升高；其煎剂在试管内对金黄色葡萄球菌、痢疾杆菌和大肠杆菌有抑制作用。由本植物根中提取的蛋白部分有抗病毒作用。紫茉莉抗病毒蛋白(mirabilis antiviral protein，MAP)是一种核糖体灭活蛋白，有抗病毒及蛋白合成抑制作用，此外 MAP 对妊娠小鼠有堕胎作用，对肿瘤细胞有抗增生作用。

【性味归经】 味甘、淡，性微寒。

《滇南本草》："味咸、微辛，性寒。入膀胱经。"

【功用主治】 清热利湿，解毒活血。主治热淋，白浊，水肿，赤白带下，关节肿痛，痈疮肿毒，乳痈，跌打损伤。

《滇南本草》："治膀胱偏坠，疝气疼痛，利小便。若泡水吃可消水肿。"

《纲目拾遗》："祛风活血。治乳痈，白浊。"

《植物名实图考》："治吐血。"

《岭南采药录》："治花柳毒，白浊。利水去湿，解热毒。"

《上海常用中草药》："清热解毒，利尿，泻下，活血。主治尿路感染，白带，糖尿病，痈肿，跌打损伤。"

《陕甘宁青中草药选》："通经活血。"

《青岛中草药手册》："祛湿利尿，调经活血。主治月经不调，赤白带下，子宫糜烂，前列腺炎，关节肿痛，疥疮等。"

《贵州民间方药集》："治妇女红崩，疗癀。"

《中草药学》（南药）："主治水肿，大便秘结，扁桃体炎。"

《四川中药志》1982 年版："用于湿疹。"

【用量用法】 内服：煎汤，15～30g，鲜品 30～60g。外用：鲜品捣敷，适量。

【使用注意】 脾胃虚寒者慎服，孕妇禁服。

《纲目拾遗》："性秉纯阴，柔中带利，久服恐骨软，阳虚人尤忌之。忌铁器。"

《上海常用中草药》："有泻下作用，孕妇忌服。"

【附方】 （1）**治淋症**(小便不利)：胭脂花、猪鬃草各 15g，切碎，煨白酒 60g，温服。-- 《贵州草药》

（2）**治湿热下注的白浊、热淋**：紫茉莉根 30g，三白草根 15g，木槿花 15g，海金沙藤 30g，水煎服。-- 《四川中药志》（1982 年）

（3）**治白带**：①白胭脂花根 30g，木槿 15g，白芍 15g，炖肉。-- 《贵阳民间草药》）②紫茉莉根 30～60g(去皮，洗净)，茯苓 9～15g，水煎，饭前服，每日 2 次(白带用红花，黄带用白花)。-- 《福建药物志》

（4）**治关节肿痛**：紫茉莉根 24g，木瓜 15g。水煎服。-- 《青岛草药手册》

（5）**治乳痈**：紫茉莉根研末泡酒服，每次 6～9g。-- 《泉州本草》

（6）**治尿血**：紫茉莉根(鲜)60g，侧柏叶 30g，冰糖少许。水煎，饭前服。-- 《福建药物志》

（7）**治糖尿病**：紫茉莉根 30～60g(去皮，洗净切片)，猪胰 120～180g，银杏 14～28 粒(去壳)，水煎 1 小时，饭前服。-- 《福建药物志》

（8）**治劳伤虚损，阴虚盗汗**：胭脂花(根)、土枸杞根、大乌泡根各 15g，煨水服。-- 《贵州草药》

（9）**治咽喉肿痛**：鲜紫茉莉根适量，捣烂取汁，滴入咽喉。-- 《川中药志》（1982 年）

紫茉莉叶

味甘、淡，性微寒。清热解毒，祛风渗湿，活血。主治痈肿疮毒，疥癣，跌打损伤。外用，鲜品捣敷，或取汁外搽，适量。

附方 （1）**治疮疖，跌打损伤**：紫茉莉叶(鲜)适量，捣烂外敷患处，每日 1 次。

（2）**治骨折，无名肿毒**：紫茉莉叶(鲜)捣烂外敷，每日 1 次。--《陕甘宁青中草药选》

（3）**治疥疮**：紫茉莉叶(鲜)一握。洗净捣烂，绞汁抹患处。--《福建民间草药》

紫茉莉花 味微甘，性凉；归肺经。润肺，凉血。主治咯血。内服：煎汤，60～120g，鲜品捣汁。

附方 治咯血：紫茉莉白花 120g,捣烂取汁，调冬蜜服。--《福建药物志》

紫茉莉子 味甘，性微寒。清热化斑，利湿解毒。主治面生斑痣，脓疱疮。外用：去外壳研末搽，或煎水洗，适量。

附方 治葡萄疮(皮肤起黄水泡，溃破流黄水)：紫茉莉果实内粉末，调冷水涂抹。--《福建中草药》

马齿苋

【别名】 马齿苋、马苋《本草经集注》，马齿草《雷公炮炙论》，马齿菜《救急方》，马齿龙芽《宝藏论》，五行草《本草图经》，五方草、长命菜、九头狮子草《纲目》，灰苋《洞天奥旨》，马踏菜《本草易读》，酱瓣草、安乐菜《食鉴本草》(柴裔)，酸苋《医林纂要·药性》，豆板菜《草药新纂》，瓜子菜《岭南采药录》，长命苋、酱瓣豆草《中国药用植物志》，蛇草《南京民间草药》，酸味菜《贵州民间方药集》，猪母菜、狮子草《福建民间草药》，地马菜《江苏省植物药材志》，马蛇子菜、蚂蚁菜《东北药用植物志》，长寿菜《中国药用植物图鉴》，耐旱菜《中药志》，马扎菜。

【名释】 李时珍："其叶比并如马齿，而性滑利似苋，故名。"

【来源】 为马齿苋科植物马齿苋 *Portulaca oleracea* L.的全草。

【植物形态】 一年生肉质草本，肥厚多汁，无毛，高 10～30cm。茎圆柱形，由基部分枝，下部平卧，上部斜生或直立，多分枝，向阳面常带淡褐红色。叶互生或近对生；倒卵形、长圆形或匙形，长 1～3cm，宽 5～15mm，先端圆钝，有时微缺，基部狭窄成短柄，上面绿色，下面暗红色。花常 3～5 朵簇生于枝端；总苞片 4～5 枚，三角状卵形；萼片 2，对生，卵形，长宽约 4cm；花瓣 5，淡黄色，倒卵形，基部与萼片同生于子房上；雄蕊 8～12，花药黄色；雌蕊 1，子房半下位，花柱 4～5 裂，线形，伸出雄蕊外。蒴果短圆锥形，长约 5mm，棕色，盖裂。种子黑色，直径约 lmm，表面具细点。花期 5～8 月，果期 7～10 月。见(图 138)

本植物的种子（**马齿苋子**）也供药用，详见下述。

【生长分布】 生于菜园、农田、路旁、庭院废墟地等处。邹平各乡镇均有分布。

【采收加工】 8～9 月割取全草，洗净泥土，拣去杂质，再用开水稍烫(煮)一下，或蒸至气出，取出晒或炕干，或鲜用。

【性状鉴别】 全草多皱缩卷曲成团。茎圆柱形，长 10～25cm，直径 1～3mm，表面黄棕色至棕褐色，有明显扭曲的纵沟纹。叶易破碎或脱落，完整叶片倒卵形，绿褐色，长 1～2.5cm，宽 0.5～1.5cm，先端钝平或微缺，全缘。花少见，黄色，生于枝端。蒴果圆锥形，长约 5mm，帽状盖裂，内含多数黑色细小种子。气微，味微酸而带粘性。

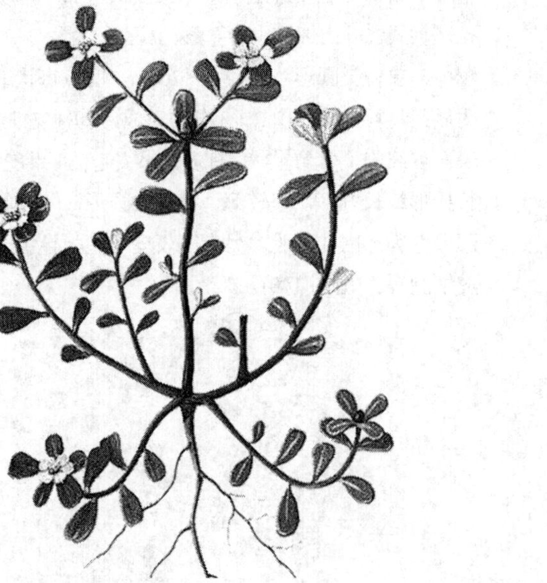

（图 138）**马齿苋**

【理化鉴别】 （1）取本品粉末 2g，加 5%盐酸乙醇溶液 15ml，加热回流 10 分钟，趁热过滤。取滤液 2ml，加 3%碳酸钠溶液 1ml，置水浴中加热 3 分钟后，在冰水中冷却，加新配制的重氮化对硝基苯胺试液 2 滴，显红色。(检查香豆精)

（2）取本品粉末 10g，加蒸馏水 100ml，并用甲酸调 pH 至 3～4，冷浸 24 小时，时时振摇，滤过。滤液置蒸发皿中置水浴中浓缩至约 10ml，滤过，滤液备用。取滤液数滴置比色板上，加 1%铁氰化钾水溶液 1～2 滴，再加 1%三氯化铁乙醇溶液 1～2 滴，溶液变绿并出现蓝色沉淀。(用去甲肾上腺素 0.2%水溶液及多巴水溶液做对照，结果相同)

（3）薄层色谱取上述滤液点洋用。并以 0.2%去甲肾上腺素水溶液及 0.1%多巴甲酸水溶液对照。点样在硅胶 G(青岛)板上，以正丁醇-冰乙酸-水(3：1：1)展开，展距 13cm。喷 0.2%茚三酮乙醇溶液，喷后置红外灯下烘烤约 10 分钟，显色，样品斑点显淡紫色。两种对照标准品初显紫红色，久置后现淡棕色。

【显微鉴别】 （1）茎横切面：表皮细胞 1 列；皮层宽阔，外侧为 1～3 列厚角组织，皮层薄壁细胞中含草酸钙簇晶，直径 15～60μm，有时可见淀粉粒及细小的棱状结晶；维管束外韧型，8～20 个排列成环，束间形成层明显；髓部细胞中亦含草酸钙簇晶。见(图 139)

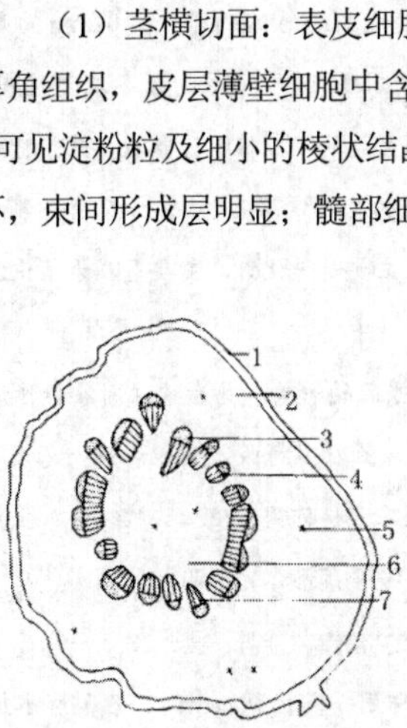

（图 139）**马齿苋(茎)横切面简图**

1.表皮 2.皮层 3.韧皮部 4.形成层 5.草酸钙簇晶 6.髓部 7.木质部

（2）粉末特征：绿色，味酸。①叶上表皮细胞表面观，细胞壁较平直，下表皮细胞垂周壁常波状弯曲；角质层纹理明显，气孔平轴式。叶肉细胞中含草酸钙簇晶，直径7～37μm。②淀粉粒较少，单粒类圆形，直径5～20um，脐点点状或裂缝状，层纹不明显；复粒少见，由2～3分粒组成。③种皮细胞碎片深棕红色，表面观细胞呈多角星状，有多数小突起。④果皮石细胞大多成群，长梭形或长方形，壁较薄，亦有类圆形，壁较厚。尚可见有果皮薄壁性大形网孔细胞。另有茎表皮细胞、导管、花粉粒、果皮表皮细胞等。见(图140)

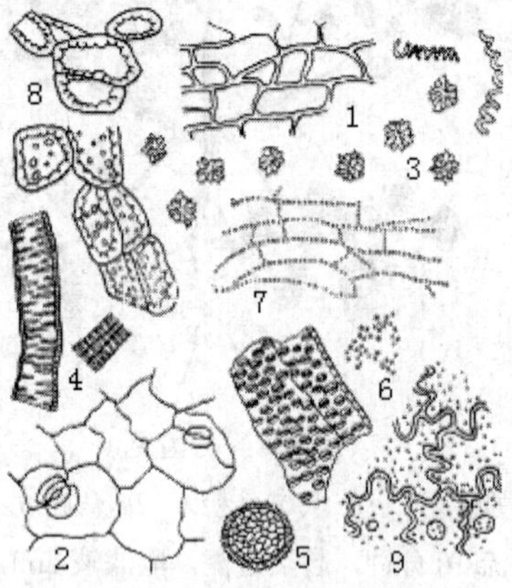

（图140）**马齿苋粉末特征**

1.茎表皮细胞 2.叶表皮细胞及气孔 3.草酸钙簇晶 4.导管 5.花粉粒 6.淀粉粒 7.果皮表皮细胞 8.果皮石细咆 9.种皮石细胞

【主含成分】 全草含大量去甲肾上腺素(*noradrenaline*)和多量钾盐(包括硝酸钾、氯化钾、硫酸钾和其他钾盐)。还含多巴(*dopa*)，多巴胺(*dopamine*)，甜菜素(*betanidin*)，异甜菜素(*isobetanidin*)，甜菜甙(*betanin*)，异甜菜甙(*isobetanin*)，草酸(*oxalic acid*)，苹果酸(*malic acid*)，柠檬酸(*citric acid*)，谷氨酸(*glutamic acid*)，天冬氨酸(*aspartic acid*)，丙氨酸(*alanine*)以及葡萄糖(*glucose*)，果糖(*fructose*)，蔗糖(*sucrose*)等。

全草显生物碱，香豆精，黄酮，强心甙和蒽甙的反应。并含大量的聚 ω^3 不饱和脂肪酸(ω^3*-polyunsaturated fatty acid*)。

【药理】 （1）**对子宫的作用** 鲜马齿苋汁或马齿苋提取物对豚鼠、大鼠和家兔离体子宫及兔、犬的在体子宫均有明显收缩作用。马齿苋注射液2ml(相当5～10g鲜马齿苋)收缩子宫的作用比0.2mg的麦角新碱强，4～6ml与10单位垂体后叶素作用强度相仿。马齿苋注射液(水煎醇沉过滤液)可使豚鼠离体子宫强直性收缩。马齿苋的水煎醇沉提取液收缩子宫的作用最强，酸性醇提取液无明显作用，而碱水提取醇沉液对小鼠子宫有抑制作用。马齿苋中兴奋子宫的成分为无机钾盐，主要是氯化钾，主要存在于茎中；抑制子宫的成分为有机化合物，主要存在于叶中。

（2）**对心血管和呼吸的影响** 马齿苋注射液静脉注射可使兔血压一时性下降，对麻醉犬的心跳、血压及呼吸无明显影响。马齿苋鲜汁或沸水提取物对心脏和气管有异丙肾上腺素样作用，使心肌收缩力加强，心率加速，离体气管条弛缓，这些作用均可被普萘洛尔完全阻断。马齿苋有中枢及末梢性血管收缩作用，水煎剂对离体蛙心有抑制作用。

（3）**对骨骼肌的作用** 马齿苋的甲醇、乙醚和水提取物及可透析成分对大鼠膈神经膈肌标本，产生由开始时颤搐张力增加随后长时间持续松弛的双相反应；并可显著降低K+和咖啡因所致挛缩的颤搐/强直比例，减轻烟碱所致腹直肌挛缩。硝苯呋海因(*dantrolene*，为肌肉松弛剂)不减弱上述提取物所致颤搐张力的增加，但高浓度时可部分减弱上述提取物所致的腹直肌收缩，甲氧基维拉帕米(*methoxyverapamil*)可消除此收缩作用。此外，可透析成分能使小鸡肌肉松弛。上述提取物引起肌肉松弛的作用，可能与细胞外液的 Ca^{2+} 相关。

（4）**对小肠的作用** 马齿苋鲜汁及沸水提取物对豚鼠离体回肠有剂量依赖性乙酰胆碱样作用，使收缩张力、振幅和频率均增加，其收缩张力和蠕动的增加可被阿托品部分阻断。但也有报道，本品煎剂对豚鼠离体小肠有抑制作用。

（5）**抗菌作用** 马齿苋提取物在体外对痢疾杆菌、伤寒杆菌、绿脓杆菌和人肠杆菌等均有显著抗菌作用。痢疾杆菌对马齿苋可产生抗药性。此外，对金黄色葡萄球菌也有一定抑制作用，但对结核杆菌无效，用于治疗小鼠的大肠杆菌感染无效。马齿苋浸剂在试管内对奥杜盎小芽胞癣菌及腹股沟表皮癣菌等有较弱的抗真菌作用。

（6）**其他作用** 马齿苋水溶和脂溶性提取物能延长四氧嘧啶糖尿病大鼠和家兔的牛命，但不影响血糖的水平，可能与改善动物的脂质代谢有关。本品所含 ω^3-聚不饱和脂肪酸有降胆固醇作用。本品含丰富的维生素A样物质，能促进上皮细胞功能的正常化及溃疡的愈合。此外，本品对家兔有利尿作用。

【性味归经】 味酸，性寒。归大肠、肝经。

【功用主治】 清热解毒，凉血止痢，除湿通淋。主治热毒泻痢，热淋，尿闭，赤白带下，崩漏，痔血，疮疡痈疖，丹毒，瘰疬，湿癣，白秃。

《新修本草》："主诸肿瘘疣目，捣揩之；饮汁主反胃，诸淋，金疮血流，破血癖癥瘕，小儿尤良；用汁洗紧唇、面疮，马汁射工毒，涂之瘥。"

《食疗本草》："湿癣白秃，以马齿苋膏和灰涂效。治疳痢及一切风，敷杖疮。""延年益寿，明目。"

《本草拾遗》："止消渴。"

《蜀本草》："主尸脚(人脚无冬夏常拆裂)，阴肿。"

《开宝本草》："主目盲白翳，利大小便，去寒热，杀诸虫，止渴，破癥结痈疮，服之长年不白。和梳垢封丁肿；又烧为灰，和多年醋滓，先灸丁肿，以封之，即根出；生捣绞汁服，当利下恶物，去白虫；煎为膏涂白秃。又主三十六肿(种)风结疮。"

《日用本草》："凉肝退翳，去寒热。"

《滇南本草》："益气，清暑热，宽中下气，润肠，消积滞，杀虫。疗(痔)疮红肿疼痛。"

《纲目》："散血消肿.利肠滑胎，解毒通淋。治产后虚汗。"

《本草经疏》："凉血益血。"

《生草药性备要》："治红痢症，清热毒，洗痔疮疳疔。"

《本经逢原》："治血瘤。"

《本草从新》："散血解毒，祛风杀虫。治诸淋疳痢，小儿丹毒。"

《本草求原》："散血消肿，利二肠，解毒。治破伤风属半表半单者，杀虫。治血瘤诸淋疳，赤白带下，血癖，小儿丹毒，滑产，治足趾甲疽肿烂。"

【临床应用】 （1）**用于热毒泻痢及下痢脓血，里急后重。**马齿苋性寒滑利而入血分，善清肠道热毒，且能凉血止血，常与黄芩、黄连、车前子等同用；如纯下血痢，可配白头翁、黄连、秦皮等同用；治泻痢，亦可稍煮后加大蒜拌食。

（2）**用于赤白带下。**马齿苋有清利下焦湿热之功，可与樗根皮、乌贼骨等同用，亦可捣汁与鸡子白同煎服。

(3) **用于血热所致之病**。崩漏，尿血，便血，痔疮出血等下部出血之证。马齿苋不仅清热泻火，且善凉血止血，可单味重用，亦可与凉血止血之茜草、小蓟、地榆、槐角等配伍应用。

(4) **用于热毒疮疡，痈疖，丹毒**。马齿苋为清热解毒常用药物，临床多单用，如与其他清热解毒之蒲公英、大青叶、金银花、白花蛇舌草等并用，可增加疗效。

《得配本草》："得五加皮、苍术，治筋骨痛；汁和鸡子白煎服，治赤白带下。和石灰三分之二捣敷疔疮。"

《本草求原》："同蜜敷恶疮烂脚妙。"

【用量用法】 内服：煎汤，10～15g，鲜品30～60g，或绞汁。外用：捣敷，或烧灰研末调敷，或煎水洗，适量。

【使用注意】 脾虚便溏者及孕妇慎服。

《品汇精要》："多食肥肠，令人不思食。"

《本草经疏》："凡脾胃虚寒，肠滑作泄者勿用；煎饵方中不得与鳖甲同入。"

《医林纂要·药性》："滑胎。"

《得配本草》："脾胃不实、血虚气浮者禁用。"

【附方】 (1) **治血痢**：马齿菜二大握(切)，粳米三合。上以水和马齿苋煮粥，不着盐醋，空腹淡食。--《圣惠方》之"马齿粥"

(2) **治久痢不止，或赤或白**：马齿苋(细切)一握，生姜(细切)二两。上二味和匀，用湿纸裹煨熟。不拘多少，细嚼，米饮调下。--《圣济总录》

(3) **治产后血痢，小便不通，脐腹痛**：生马齿菜，捣，取汁三大合，煎一沸，下蜜一合调，顿服。--《经效产宝》

(4) **治赤白带下，不问老稚孕妇**：马齿苋捣绞汁三大合，和鸡子白一枚，先温令热，乃下苋汁，微温取顿服之。--《海上集验方》

(5) **治一切久恶疮**：马齿苋一两(末)，白矾一两(末)，皂荚一两(末)。上件药，用好酥一升，慢火煎为膏，贴之。--《圣惠方》

(6) **治急性扁桃体炎**：马齿苋干根烧灰存性，每3g加冰片，3g共研末，吹喉，每日3次。--《福建药物志》

(7) **治甲疽**：墙上马齿苋一两(阴干)、木香、丹砂(研末)、盐(研末)各一分。上四味，除丹砂、盐外，锉碎拌令匀，于熨斗内，炭火烧过，取出细研，即入丹砂、盐末，再研匀。取敷疮上，日三两度。--《圣济总录》之"马齿散敷方"

(8) **治耳有恶疮**：马齿苋一两(干者)，黄柏半两(锉)。上件药捣罗为末。每取少许，绵裹纳耳中。--《圣惠方》

(9) **治阑尾炎**：生马齿苋一握，洗净捣绞汁30ml，加冷开水100ml，白糖适量。每日服3次，每次100ml。--《福建中医药》1961，6(3)：113

(10) **治肛门肿痛**：马齿苋叶、三叶酸草等分，煎汤熏洗，日二次有效。--《濒湖集简方》

(11) **治瘰疬**：马齿苋阴干，烧灰，腊月猪膏和之。以暖泔清洗疮，拭干敷之，日三。--《救急方》

(12) **治小便尿血，便血**：鲜马齿苋绞汁，藕汁等量。每次半杯(约60g)，以米汤和服。--《食物中药与便方》

(13) **治痔漏**：马齿苋入花椒同煎，洗三五次即效。--《种杏仙方》

(14) **治脚气头面浮肿，心腹胀满，小便涩少**：用马齿苋和少粳米浆汁煮食之。--《卫生易简方》

(15) **治风热湿疮痒痛**：马齿苋四两，烂研，入青黛一两，再研。均涂疮上，干再涂。--《卫生易简方》

(16) **治寒湿痛痹**：用马齿苋捣绒，热敷患处，再捣汁烹酒服之，立效。--《何氏济生论》

(17) **治黄疸**：鲜马齿苋绞汁，每次约30g，开水冲服，每日2次。--《食物中药与便方》

(18) **治小儿白秃**：马齿苋煎膏涂之，或烧灰猪脂和涂--《圣惠方》

(19) **治眼有白翳息肉**：取马齿苋一大握洗，和朴硝少许，以绢裹安眼上，数易之。--《普济方》

(20) **治热病头痛不可忍**：生马齿苋一握(切)，川朴硝一两。上件药，相和细研，入清麻油，调令如膏，涂于头上，立瘥。--《圣惠方》

(21) **治热毒发豌豆疮，瘥后，满面瘢痕**：马齿苋(自然汁)五合，蛤粉二两(细研)。上件药，相和令匀。每日涂于疮瘢上。--《圣惠方》

(22) **治百日咳**：马齿苋30g，百部10g，水煎，加白糖服。--《四川中药志》(1979年)

(23) **治肺结核**：鲜马齿苋45g，鬼针草、葫芦茶各15g，水煎服。--《福建药物志》

(24) **治产后血气暴虚，汗出**：马齿苋，研，取汁三大合(如无，用干者亦得)，煮一沸，投蜜一匙，令匀，顿服。--《经效产宝》

(25) **治腋气不敢近**：马齿苋一升，蜜二两。上件药，同捣为一团，以纸裹上，又以泥泥之，可厚半寸已来，曝干，取少许夹腋下，频换之瘥。--《圣惠方》

(26) 治蜈蚣咬伤：马齿苋汁涂之。--《肘后方》

(27) 治小儿火丹，热如火，绕腰即损：杵马齿苋敷之，日二。--《广利方》

(28) **治疗慢性结肠炎**：用马齿苋50g，白头翁50g，黄柏50g，水煎成100ml，加2%普鲁卡因20ml，备用。每晚睡前保留灌肠1次，给药后，嘱病人保持左侧卧位至少30分钟，15天为1疗程。共治疗60例，结果近期治愈46例(占76.7%)，好转12例(占1 20%)，无效2例(占3.3%)，总有效率达96.7%。治愈病例中绝大多数在灌肠30次内痊愈。--《中西医结合杂》志魏庆玲，等，l984，4(3)：178

(29 **治疗带状疱疹**：用马齿苋60g，大青叶15g，蒲公英15g，i 水煎服，每日1剂。共观察144例。在1～10天内皮损大部分结痂脱落，疼痛消失者125例，平均治愈日为5.3天；10天以上痊愈者19例。本方在缩短疗程、减轻疼痛方面疗效较佳。--:《皮肤病防治研究通讯》中医研究院广安门医院皮肤科，1977，(4)：233

(30) **治疗白癜风**：用马齿苋20g(鲜品加倍)，红糖l0g。醋70ml，混合后煮沸，过滤，置有色瓶内备用；或鲜马齿苋洗净，切碎，捣烂，用纱布，拧出汁液，瓶装备用(每100ml加硼酸2g，使pH保持在5.1，可久贮使用)。任选一种，以棉签蘸涂患部，每日1～2次(最好在晚上睡前涂1次)。同时配合日光浴，患部晒太阳，从每日10分钟开始，逐日增加至每日1～2h不再增加。共观察125例，结果痊愈57例，有效57例，无效11例，总有效率为91.2%，治愈率45.6%。--《广西中草药》李志如，等，1978，(4)：38

(31) **治疗荨麻疹**：取马齿苋鲜全草200～300g，加水约1500ml，煎沸浓缩至1000ml左右，取100ml内服(小儿酌减)。余下药液再加水适量煎沸后捞弃药草，待汤液稍温，即可用之频频擦洗患处，每日2次。共治疗56例，1～2天痊愈者16例，3～4天痊愈者22例，5～6天痊愈者3例，获显效者7例，好转5例，无效3例。--《福建中医药》林伙水，1988，(5)：39

（32）**治疗百日咳**：取马齿苋 20～30g，水煎 2 次，浓缩为 100～150ml，每日分 2 次口服，5 天为 1 疗程。共治疗 50 例，以阵发性痉挛性咳嗽消失，两肺呼吸音正常，血白细胞恢复正常为治愈，结果服 1 个疗程治愈 34 例(占 68%)，服 2 个疗程治愈 14 例(占 28%)，另 2 例因并有较重的肺炎、脑炎，单用此法无效，改用其他疗法而治愈。总有效率为 96%。--《黑龙江中医药》樊英诚，等，1988，(5)：39

马齿苋子 味甘，性寒;归肝、大肠经。清肝，化湿，明目。主治青盲白翳，泪囊炎。内服：煎汤，9～15g。外用：煎汤熏洗，适量。

附方 （1）**治青盲白翳，除邪气，利大小肠，去寒热**：马齿苋实一大升(捣为末)，每一匙，煮葱豉粥和搅食之。--《食医心镜》

（2）**治漏睛脓汁出，经年不绝**：马齿苋子半两，人苋子半合。上药，捣罗为散，入铜器中，于饭甑上蒸。以绵裹熨眼大眦头漏孔有脓水出处。凡熨眼之时，须药热熨透眼三五十度，脓水自绝。--《圣惠方》

午时花

【别名】 午时花《全国中草药汇编》，松叶牡丹《植物学大辞典》，金丝杜鹃《中国植物图鉴》，半支莲《江西民间草药》，佛甲草、打砍不死、万年草《南宁市药物志》，草杜鹃《全国中草药汇编》太阳花(通称)。

【来源】 为马齿苋科植物大花马齿苋 *Portulaca grandiflora* Hook.的全草。

【植物形态】 一年生肉质草本，高 10～30cm。茎平卧或斜升，紫红色，多分枝，节上丛生毛。叶密集枝端，较下的叶分开，不规则互生，叶片细圆柱形，有时微弯，长 1～2.5 cm，直径 2～3mm，顶端圆钝，无毛；叶柄极短或近无柄，叶腋常生一撮白色长柔毛。花单生或数朵簇生枝端，直径 2.5～4cm，日开夜闭；总苞 8～9 片，叶状，轮生，具白色长柔毛；萼片 2，淡黄绿色，卵状三角形，长 5～7mm，顶端急尖，多少具龙骨状凸起，两面均无毛；花瓣 5 或重瓣，倒卵形，顶端微凹，长 12～30mm，红色、紫色或黄白色；雄蕊多数，长 5～8mm，花丝紫色，基部合生；花柱与雄蕊近等长，柱头 5～9 裂，线形。蒴果近椭圆形，盖裂；种子细小，多数，圆肾形，直径不及 1mm，铅灰色、灰褐色或灰黑色，有珍珠光泽，表面有小瘤状凸起。花期 6～9 月，通常在中午阳光强烈时开放，光弱时闭合。果期 8～11 月。见(图 141)

【生长分布】 原产南美巴西、阿根廷等地，大部分生于山坡、田野，花色繁多。邹平各地多栽种于公园或家庭盆栽。

【采收加工】 夏、秋两季采收，除去残根及杂质，洗净，鲜用，或略蒸烫后晒干。

【性状鉴别】 茎圆柱形，长 10～15cm，直径 0.1～0.3cm，有分枝，表面淡棕绿色或浅棕红色，有细密微隆起的纵皱纹，叶腋处常有白色长柔毛。叶多皱缩，线状，暗绿色，长 1～2.5cm，直径约 1mm；鲜叶扁圆柱形，肉质。枝端常有花着生，萼片 2，宽卵形，长约 6mm，浅红色，卷成帽状，花瓣多干瘪皱缩成帽尖状，深紫红色。蒴果帽状圆锥形，浅棕黄色，外被白色长柔毛，盖裂，内含多数深灰黑色细小种子。种子扁圆形或类三角形，直径不及 1mm，具金属样光泽，顶端有歪向一侧的小尖，于解剖镜下表面可见密布细小疣状突起。气微香，味酸。

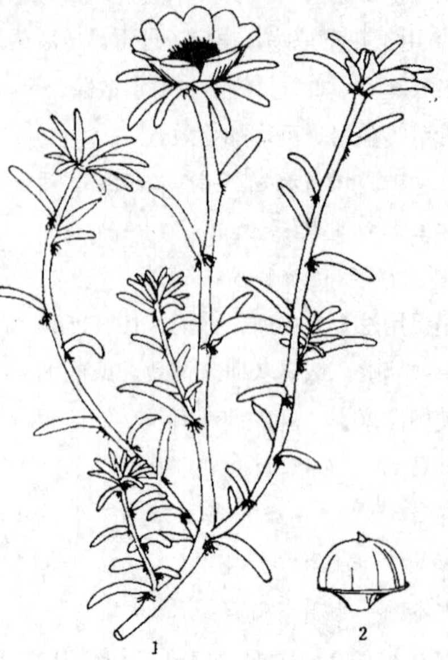

（图 141）**大花马齿苋**

1.植株上部 2.果实

【显微鉴别】 （1）茎横切面：表皮细胞 1 列，紫红色。皮层较宽，薄壁细胞含草酸钙簇晶，直径 30～75μm。维管束外韧型，8～12 个排列成环；形成层成环。髓部细胞亦含草酸钙簇晶。

（2）叶表面观：上表皮细胞壁较平直，下表皮细胞壁常呈波状弯曲，气孔平轴式，以下表皮为多。叶肉细胞含大量草酸钙簇晶，直径约 45μm。

（3）粉末特征：棕红色。茎表皮细胞长方形，排列较整齐。纤维细长，单个散在，壁厚约 4μm。导管多为螺纹，亦可见环纹及网纹。淀粉粒多为单粒，类圆形，直径约 4μm，脐点和层纹均不明显；复粒，由 2～3 分粒组成。多细胞非腺毛多断裂，顶端细胞钝圆，完整者长达 2750μm 以上，直径 36～44μm，壁厚 4～6μm。叶上表皮细胞壁较平直，下表皮细胞壁常波状弯曲，气孔平轴式。草酸钙簇晶直径 30～75μm。花瓣表皮细胞类多角形，垂周壁微弯曲或连珠状加厚。花粉粒近球形，直径约 80μm，表面可见颗粒状纹饰，萌发孔不明显。果皮表皮细胞表面观类长方形或长多角形，长 80～120μm，直径 36～40μm，垂周壁连珠状加厚。果皮石细胞长棱形或类三角形，壁较薄。种皮细胞碎片深棕红色，表面观细胞呈星状，侧面观可见多数小突起。见(图 142)

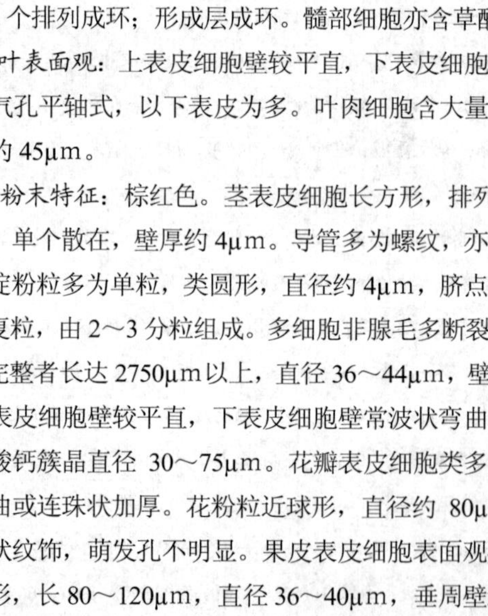

（图 142）**大花马齿苋(全草)粉末特征**

1.茎表皮细胞 2.纤维 3.导管 4.淀粉粒 5.非腺毛 6.叶下表皮细胞及气孔 7.草

酸钙簇晶 8.花瓣表皮细胞 9.花粉粒 10.果皮表皮细胞 11.石细胞 12.种皮细胞

【主含成分】 全草含马齿苋醛(*portulal*)，马齿苋醇(*portulol*)，马齿苋酸(portulic acid)，马齿苋内酯(*portulic)actone*)，3-羟基马齿苋醚(*3-hydroxyportulolether*)，5-羟基马齿苋醛(*5-hydroxvportulal*)，5-羟基马齿苋酸(*5-hydroxyportulic acid*)，大花马齿苋酮(*portulenone*)，大花马齿苋醇(*portulenol*)，大花马齿苋烯(*portulene*)，苋菜红甙(*amaranthin*)，梨果仙人掌黄质(*1indicaxanthin*)，红果瑞威那黄质(*humilixanlhin*)，甜菜醛氨酸(*betalamic acid*)，甜菜素(*betanidin*)，异甜菜素(*isobetanidin*)，甜菜甙(*betanin*)，异甜菜甙(*isobetanin*)等。

【性味归经】 味淡、微苦，性寒。

【功用主治】 清热解毒，散瘀止血。主治咽喉肿痛，疮疖，湿疹，跌打肿痛，烫火伤，外伤出血。

【用量用法】 内服：煎汤，9～15g，鲜品可用至 30g。外用：捣汁含漱，或捣敷，适量。

【使用注意】 孕妇禁服。

【附方】 （1）**治咽喉肿痛**：佛甲草(适量)捣烂，绞汁一杯，加硼砂末含漱。--《南宁市药物志》

（2）**治婴儿湿疹**：鲜半支莲(适量)捣烂绞汁，涂患处。--《江西民间草药》

（3）**治湿热烂皮疮**：鲜半支莲(适量)杵烂，敷患处。--《江西民间草药》

木耳菜

【别名】 木耳菜、燕脂豆《植物名实图考》，落葵、天葵《别录》，蔠葵、繁露《尔雅》，承露《尔雅》(郭璞注)，藤葵、胡燕脂《开宝本草》，藤儿菜《日用本草》，滑藤、西洋菜《品汇精要》，御菜、燕脂菜、染绛子《纲目》，紫草《救荒野谱补遗》，潺菜《广州植物志》，紫葵《福建民间草药》，紫豆藤《江苏植物志》，红藤菜《陆川本草》，软藤菜《南宁市药物志》，红鸡屎藤《闽南民间草药》，藤罗菜《广西本草选编》，白虎下须、荞菜七《云南中草药选》，滑菜果、寸金丹、粘藤《全国中草药汇编》，篱笆菜《福建药物志》，软姜菜《贵州中草药名录》。

【来源】 为落葵科植物落葵 *Basella alba* L.的叶或全草。

【植物形态】 一年生缠绕草本。全株肉质，光滑无毛。茎长达 3～4m，分枝明显，绿色或淡紫色。单叶互生；叶柄长 1～3cm；叶片宽卵形、心形至长椭圆形，长 2～19cm，宽 2～16cm，先端急尖，基部心形或圆形，间或下延，全缘，叶脉在下面微凹，上面稍凸。穗状花序腋生或顶生，长 2～23cm，单一或有分枝；小苞片 2，呈萼状，长圆形，长约 5mm。宿存；花无梗，萼片 5，淡紫色或淡红色，下部白色，连合成管；无花瓣；雄蕊 5 个，生于萼管口，和萼片对生，花丝在蕾中直立；花柱 3，基部合生，柱头具多数小颗粒突起。果实卵形或球形，长 5～6mm，暗紫色，多汁液，为宿存肉质小苞片和萼片所包裹。种子近球形。花期 6～9 月，果期 7～10 月。见(图 143)

【生长分布】 原产于亚热带地区。邹平各乡镇均有栽培。

【采收加工】 夏、秋季采收叶或全草，洗净，除去杂质，鲜用或晒干。

【性状鉴别】 茎肉质，圆柱形，直径 3～8mm，稍弯曲，有分枝，绿色或淡紫色；质脆，易断，折断面鲜绿色。叶微皱缩，展平后宽卵形、心形或长椭圆形，长 2～14cm，宽 2～12cm，全缘，先端急尖，基部近心形或圆形；叶柄长 1～3cm。气微，味甜，有粘性。

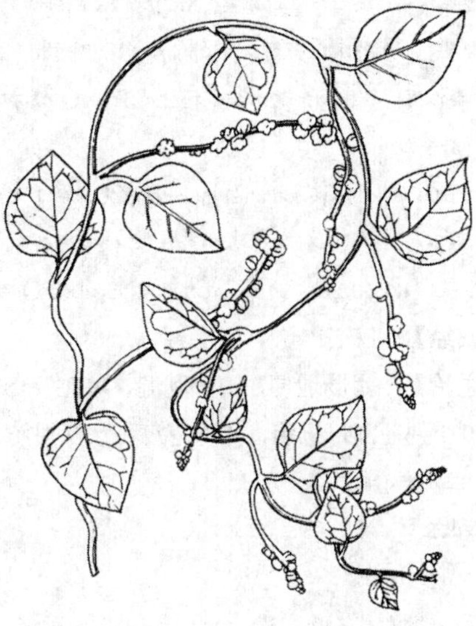

（图 143）**落葵**

【显微鉴别】 （1）叶横切面：上下表皮细胞 1 列。栅栏组织不通过主脉，叶肉组织中有粘液细胞及草酸钙簇晶。主脉维管束外韧型。见(图 144)

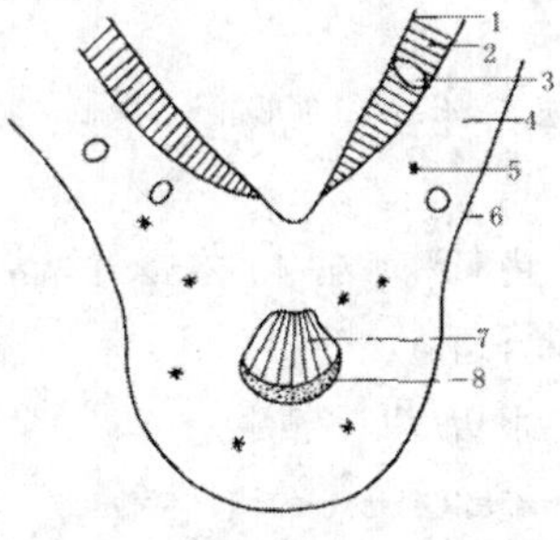

（图 144）**落葵（叶）横切面简图**

1.上表皮 2.栅栏组织 3.粘液细胞 4.海绵组织 5.草酸钙簇晶 6.下表皮 7.木质部 8.韧皮部

（2）叶表面观：上表皮细胞类多角形，垂周壁平直，下表皮细胞长方形，壁波状弯曲。上、下表皮均有平轴式气孔。见(图 145)

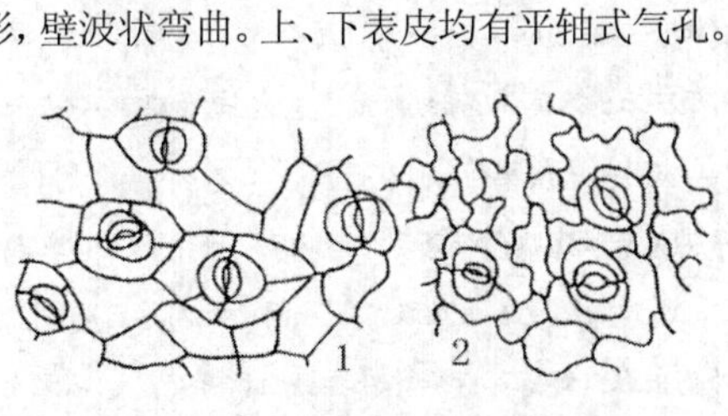

（图 145）**落葵（叶）表面观**

1.上表皮及气孔 2.下表皮及气孔

（3）茎横切面：表皮细胞 1 列。皮层较宽，散有粘液细胞；内皮层明显。维管束外韧型，大小不等，呈不规则环状排列。髓部宽广，散有粘液细胞。

【主含成分】 叶含多糖，胡萝卜素(*carotene*)，有机酸，维生素 C，氨基酸，蛋白质等。

【药理】 （1）**解热作用** 落葵鲜品榨取的汁液 20ml/kg 灌胃，对于酵母所致大鼠发热，有明显解热作用；10ml/kg 时仅在药后 1 小时及 2h 有解热作用，药后 5h 则作用不明显。

（2）**抗炎作用** 落葵鲜汁对大鼠蛋清性足肿，甲醛性足肿，醋酸所致小鼠毛细血管通透性增高，醋酸甲基纤维素(CMC)所致大鼠白细胞游走及大鼠棉球肉芽肿，均有显著抑制作用，当剂量为 10ml/kg 时，则作用稍减弱。

（3）**抗病毒作用** 本植物叶的水提取物对烟草镶嵌病毒有抑制作用，其有效成分为一种糖蛋白。

（4）**毒性** 300％鲜汁浓缩液 20ml/kg，小鼠灌胃，在 1 天内连续 3 次，计 60ml/kg，观察 3 天，小鼠在药后外观、行为、二便均竭正常，并全部存活，其最大耐受量为鲜品 180g/(kg·d)，为临床成人用量(45g/d)的 240 倍。

【性味归经】 味甘、酸，性寒。

【功用主治】 滑肠通便，清热利湿，凉血解毒，活血。主治大便秘结，小便短涩，痢疾，热毒疮疡，跌打损伤。

《别录》："主滑中，散热。"

《本草药性大全》："滑中至灵，散热郁尤妙。"

《纲目》："利大小肠，，"

《本草求原》："滑脾."

《岭南采药录》："治湿热痢。"

《全国中草药汇编》："清热解毒，接骨止痛。主治阑尾炎，痢疾，大便秘结，膀胱炎。外用治骨折，跌打损伤，外伤出血，烧、烫伤。"

《福建药物志》："祛风利湿，清热滑肠.消肿解毒。主治咳嗽；叶治乳腺炎，疔疮痈肿，皮肤湿疹。"

《广西民族药简编》："治血山崩，小儿麻痹后遗症，慢性咽炎，慢性肠炎，外用治下肢溃疡。"

【用量用法】 内服：煎汤，10～15g，鲜品 30～60g。外用：鲜品捣敷，或捣汁涂，适量。

【使用注意】 脾胃虚寒者慎服。

【附方】 （1）**治大便秘结**：鲜落葵叶煮作副食。--《泉州本草》

（2）**治小便短赤**：鲜落葵每次 60g，煎汤代茶频服。--《泉州本草》

（3）**治疔疮**：鲜落葵(叶)十余片，捣烂涂贴，每日换 1～2 次。--《福建民间草药》

（4）**治多发性脓肿**：落葵 30g，水煎，黄酒冲服。--《福建药物志》

（5）**治咳嗽**：落葵 30g，桑叶 15g，薄荷 3g，水煎服。--《福建药物志》

（6）**治久年下血**：落葵 30g，白肉豆根 30g，老母鸡 1 只(去头、脚、内脏)，水适量炖服。--《闽南民间草药》

（7）**治手脚关节风疼痛**：鲜落葵全茎 30g，猪蹄节 1 具或老母鸡 1 只(去头、脚、内脏)，水、酒适量各半炖服。--《闽南民间草药》

（8）**治外伤出血**：鲜落葵叶和冰糖共捣烂敷患处。--《闽南民间草药》

（9）**治胸膈积热郁闷**：鲜落葵每次 60g，浓煎汤加酒温服。--《泉州本草》

瞿麦

【别名】 瞿麦、巨句麦《本经》，大兰《别录》，山瞿麦《千金要方》，瞿麦穗《局方》，南天竺草《圣济总录》，麦句姜《纲目》，剪绒花《医林纂要·药性》，龙须、四时美、圣茏草子《新本草纲目》。

【名释】 《尔雅》名蘧麦、大菊，《本经》名巨句麦、瞿麦。蘧、菊、句、瞿四字古音并近，音转而有不同写法。"巨句"又可为"瞿"的缓读。言"麦"者，陶弘景谓子颇似麦子，李时珍亦谓石竹结实如燕麦。今人夏纬英谓"菊"当言"曲"，疑瞿麦古时或酿为酒曲，又谓称"麦"是其苗叶似麦苗形。

【来源】 为石竹科植物瞿麦 *Dianthus superbus* L.和石竹 *Dianthus chinensis* L.的地上部分。

【植物形态】 （1）瞿麦 又名大菊、蘧麦《尔雅》，地面《齐民要术》，红花瞿麦、野麦、大碟花、剪刀花、十样景《中药大辞典》，竹节草《中药志》。多年牛草本，高达 1m。茎丛生，直立，无毛。上部二歧分枝，节明显。叶对生，线形或线状披针形，长 1.5～9cm，宽 1～4mm，先端渐尖，基部成短鞘状包茎，全缘，两面均无毛。两性花；花单生或数朵集成稀疏歧式分枝的圆锥花序；花梗长达 4cm；小苞片 4～6，排成 2～3 轮；花萼圆筒形，淡紫红色，长达 4cm，先端 5 裂，裂片披针形，边缘膜质，有细毛；花瓣 5，淡红色、白色或淡紫红色，先端深裂成细线状，基部有长爪；雄蕊 10；子房上位，1 室，花柱 2，细长。蒴果长圆形，与宿萼近等长。种子黑色。花期 8～9 月，果期 9～11 月。见(图 146)

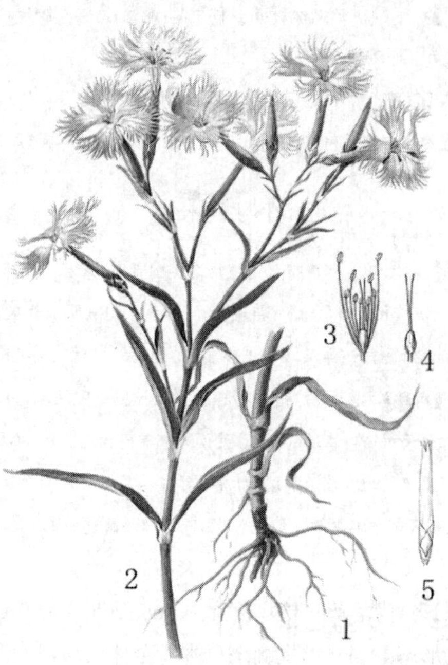

（图 146）**瞿麦**

1～2.植物全株 2.去花瓣示雄、雌蕊 3.雌蕊 4.苞片及萼筒

（2）石竹 又名鹅毛石竹、绣竹《洛阳花木记》，洛阳花《纲目》，石柱花《中药大辞典》，东北石竹《新华本草纲要》。本植物与上瞿麦相似，主要区别为：苞片卵形、叶状披针形，开张，长为萼筒的 1/2，先端尾状渐尖；萼筒长 2～2.5cm，裂片宽披针形；花瓣通常紫红色，喉部有斑纹和疏生须毛，先端浅裂成锯齿状。花期 4～8 月，果期 5～9 月。见下(图 147)

【生长分布】 瞿麦生于山坡、草地、路旁或林下。邹平南部山区均有分布；石竹生于山坡、路边草丛。邹平南部山区及公园、路边、家庭均有种植。

【采收加工】 夏、秋花果期割取全草，除去杂草和泥土，切段或不切段，晒干。

【栽培要点】 **栽培技术**：用种子和分株繁殖。种子繁殖：4～5 月播种，开浅沟条播，沟距 15～21cm，沟深 1.5～3.0cm，将种子均匀撒于沟内，覆

土 0.6～0.9cm，稍镇压，立即浇水。每 1 小时 m^2 播种量 15～22.5kg。分株繁殖：在 3～4 月，将根挖出，分成 5～6 株 1 墩，随分随栽，按行距 24～30cm 开沟，沟深 6cm，每隔 6～10cm 栽 1 墩，覆土将根周围压实浇水。

田间管理 中耕除草全年可进行 5～6 次，苗高 6～10cm 可进行浅耕，以后每逢浇水或施肥时，均进行中耕除草。

病虫害防治 病害有黑粉病，可采用轮作，留无病种子作种，拔除病株，以防蔓延。根腐病，可选地势高燥地块或高畦种植，雨季注意开沟排水和在病株周围撒草木灰。

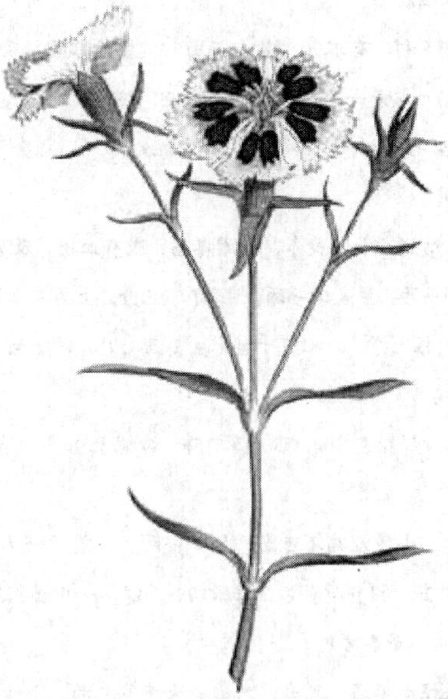

（图 147）**石竹**

【性状鉴别】 （1）**瞿麦** 茎圆柱形，长 30～60cm，节部膨大；表面淡绿色或黄绿色，略有光泽，无毛。叶多皱缩，对生，黄绿色，展平后叶片长条披针形，长 2～7cm，宽 1～4mm；叶尖稍反卷，基部短鞘状抱茎。花棕紫色或棕黄色，长 3～4cm，单生或数朵簇生；具宿萼，萼筒长 2.5～3.5cm，约为全花 3/4；萼下有小苞片，长约为萼筒 1/4，先端急尖或渐尖，外表有规则的纵纹；花瓣先端深裂呈流苏状。茎质硬脆，折断面中空。气无，味甘。

（2）**石竹** 茎直立，圆形，有分枝，长 30～50cm；完整叶条状披针形，长 2～9cm，宽 2～7mm；萼筒长 1～2cm，约为全花的 1/2；萼下有数枚小苞片，长约为萼筒的 1/2，先端尾状渐尖，覆瓦状排列；有时可见皱缩的花瓣，棕紫色或棕黄色，先端浅裂呈锯齿状。茎质硬脆，折断面中卒。气弱，味微甜。

【显微鉴别】 （1）**瞿麦** 粉末黄绿色或黄棕色。①纤维多成束，直径 10～25(～38)μm，孔沟不明显，胞腔狭窄。有的纤维外侧的细胞含草酸钙簇晶，形成晶纤维。②草酸钙簇晶较多，直径 7～85μm。③非腺毛有两种。一种 1～3 细胞，壁薄，直径 5～12μm；另一种棍棒状，1～2 细胞，先端钝圆，直径 10～13μm，表面有角质短条状纹理。④叶上表皮细胞表面观类多角形，垂周壁连珠状增厚，表面有稀疏的角质条纹。气孔直轴式，也有不定式。⑤花粉粒圆球形，直径 31～75μm，具散孔，孔数 10～17，表面有网状雕纹。⑥茎髓部厚壁细胞类长方形，直径 37～93μm，壁厚 3～8μm，微木化，孔沟稀疏。(图 148)

（2）**石竹** 粉末黄绿色。①纤维多成束，商径 8～22μm，孔沟不明显，胞腔线形。有的外侧细胞中含草酸钙簇晶，形成晶纤维。②草酸钙簇晶较多，直径(5～)8～75μm。③非腺毛 1～11 个细胞，长可达 300μm，直径 7～33μm，有的胞腔内含黄棕色物质。④花粉粒圆球形，直径 27～53μm，具散孔，孔数 9～12(～14)，表面有网状雕纹。

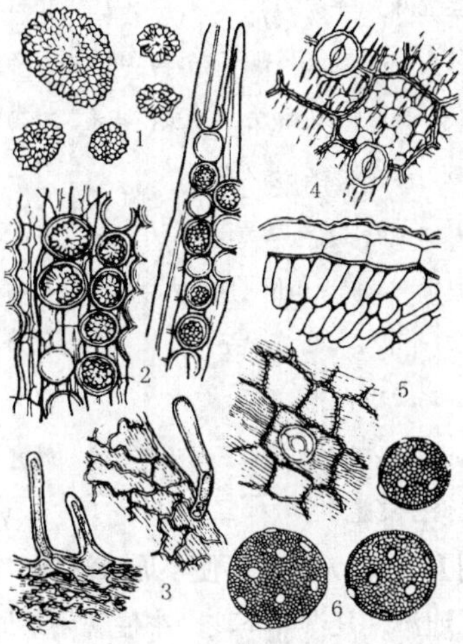

（图 148）**瞿麦(地上部分)粉末**

1.纤维及晶纤维 2.草酸钙簇晶 3.非腺毛
4.叶上表皮细胞 5.花萼下表皮细胞 6.花粉粒

【理化鉴别】 （1）取本品粉末 0.5g，加水 10ml，水浴温热约 15 分钟，趁热滤过，滤液置试管中，用力振摇，产生持久性泡沫，10 分钟内不消失。(检查皂甙)

（2）薄层色谱 取本品 5g，加水 50ml，70℃浸 2 小时，滤过，滤液用正丁醇萃取，蒸干正丁醇后，刮取瓶壁上白色物溶于稀乙醇.为供试液。以菠立醇为对照品制成对照品溶液。吸取二溶液点了硅胶 G 高效板上，氯仿-甲醇-水(6.5：3：0.5)展开后，碘熏 1 小时，供试品色谱中与对照品色谱相应处，均显棕色斑点，溴甲酚紫硼酸盐缓冲液显色，黄色背景上有黄斑，次日见蓝色背景有黄色斑点。

【主含成分】 （1）**瞿麦的带花全草**：含有一些黄酮类化合物如花色甙(*anthocyanin*)等。

（2）**石竹的带花全草**：含具抗癌活性的花色甙和黄酮类化合物。还含 2 个三萜皂甙：石竹皂甙(*dianchinenoside*)A、B，1 个吡喃酮甙：瞿麦吡喃酮甙(*dianthoside*)。花含丁香油酚(*eugeno1*)，苯乙醇(*phenylethyl alcoho1*)，苯甲酸苄酯(*benzyl benzoate*)，水杨酸甲酯(*methyl salicylate*)，水杨酸苄酯(*benzyl salicylate*)。

【药理】 （1）**利尿作用** 瞿麦煎剂对火鼠、免、麻醉犬及不麻醉犬均有一定的利尿作用。瞿麦穗煎剂 2g/kg 给免灌胃，可使尿量明显增加，并可增加氯化物的排出量。

（2）**对平滑肌的作用** 瞿麦乙醇提取物对麻醉免在体子宫及人鼠离体子宫肌条均有明显兴奋作用，表现在振幅、频率和张力改变，与前列腺素 E_2(PGE$_2$) 合用时呈协同作用。瞿麦兴奋子宫作用似与性周期状态有关。从离体、整体的动物实验中证明煎剂有兴奋肠管的作用。

（3）**其他作用** 瞿麦穗煎剂对离体蛙心、免心有明显抑制作用。醇提取物有微溶血反应。

【性味归经】 味苦，性寒。归心、肝、小肠、膀胱经。

【功用主治】 利小便，清湿热，活血通经。主治小便不通，热淋，血淋，石淋，闭经，目赤肿痛，痈肿疮毒，湿疮瘙痒。

《本经》："主关格诸癃结，小便不通，出刺，决痈肿，明目去翳，破胎堕子，下闭血。"

《别录》："养肾气，逐膀胱邪逆，止霍乱，长毛发。"

《药性论》："主五淋。"

《日华子》："瞿麦，催生。石竹叶，治痔瘘并泻血，作汤粥食并得。子，治月经不通，破血块，排脓。叶，治小儿蛔虫，痔疾，煎汤服。丹石药发并眼目肿痛及肿毒，捣敷。治浸淫疮并妇人阴疮。"

《本草图经》："通心经、利小肠为最要。"

《本草正》："性滑利，能通小便，降阴火，除五淋，利血脉。凡下焦湿热疼痛诸病皆可用之。"

《本草求真》："泻心利水。"

《福建药物志》："清热利尿，通经。主治尿道炎、膀胱炎、肾盂炎，高血压，闭经，咽喉炎，结合膜炎。"

【临床应用】 （1）**用于小便不通或淋痛**。瞿麦味苦性寒，清利湿热而利尿通淋，凡湿热下注，小便癃闭不通，或热淋尿频涩痛，常与木通、车前子、滑石等同用，以增清湿热、利尿通淋之功，如《局方》八正散。若治血淋，须配小蓟、蒲黄、栀子等同用，共奏利尿通淋，凉血止血之效。治石淋，常与金钱草、石韦、海金沙等同用，以通淋排石。亦可单用瞿麦子捣末，用酒调服，如《外台》治石淋方。

（2）**用于血瘀经闭**。瞿麦能通利血脉，凡血瘀经闭者，可与当归、赤芍、桂枝等同用，以活血通经；若配木通、大黄，以酒煎服，益增破瘀通经之效，如《普济方》治妇人月经不通。

（3）**用于目赤肿痛**。瞿麦之性苦寒，入肝经而清泄肝热，凡肝火上炎，目赤肿痛者，与龙胆草、夏枯草等同用，以清肝火。若目生翳膜，可与蝉衣、谷精草、密蒙花等配伍，以明目消翳。

（4）**用于痈肿疮疡**。瞿麦活血排脓。痈肿已溃或未溃者用之，常与白芷、黄芪、赤芍、薏以仁等同用，未溃者促其速溃，已溃者排脓牛肌，如《刘涓子鬼遗方》瞿麦散。治湿疮浸淫瘙痒，或妇女外阴部湿痒糜烂，可煎水外洗，亦可用于品研末外敷，以清湿热。

《本草经集注》："蓑草、牡丹为之使。"

《本草正》："兼凉药亦消眼目肿痛；兼血药则能通经破血下胎。"

《得宜本草》："得栝楼、茯苓、山芋、鸡子治便秘；得山栀、甘草、灯心治溺廊。"

《得配本草》："得蒲黄，治产后血淋；配葱白、栀子，治热结淋血。"

【用量用法】 内服：煎汤，3～10g，或入丸、散。外用：煎汤洗，或研末撒，适量。

【使用注意】 下焦虚寒，小便不利以及妊娠、新产患者禁服。

《本草经集注》："恶桑螵蛸。"

《本草衍义》："八正散用瞿麦，今人为至要药。若心经虽有热，而小肠虚者服之，则心热未退，而小肠别作病矣。"

《品汇精要》："妊娠不可服。"

《本草经疏》："凡肾气虚，小肠无大热者忌之；胎前产后及一切虚火，患小水不利，法并禁用；水肿蛊胀，脾虚者不得施。"

【附方】 （1）**治大人、小儿心经邪热，一切蕴毒**：咽干口燥，大渴引饮，心忪面热，烦躁不宁，目赤睛疼，唇焦鼻衄，口舌生疮，咽喉肿痛。又治小便赤涩，或癃闭不通及热淋、血淋。车前子、瞿麦、萹蓄、滑石、山栀子仁、甘草(炙)、木通、大黄(面裹煨，去面，切，焙)各一斤。上为散。每服二钱，水一盏，入灯心，煎至七分，去滓，温服，食后，临卧。小儿量力少少与之。-- 《局方》之"八正散"

（2）**治小便不利，有水气，其人苦渴**：栝楼根二两，茯苓三两，薯蓣三两，附子一枚(炮)，瞿麦一两。上五味，末之，炼蜜丸梧子大。饮服三丸，日三服，不知，增至七八丸，以小便利，腹中温为知。-- 《金匮要略》之"栝楼瞿麦丸"

（3）**治下焦结热，小便黄赤，淋闭疼痛，或有血出，及大小便俱出血者**：山栀子(去皮，炒)半两，瞿麦穗一两，甘草(炙)三分。上为末。每服五钱至七钱，水一碗，入连须葱根七个，灯心五十茎，生姜五七片，同煎至七分，时时温服，不拘时候。-- 《局方》之"立效散"

（4）**治血淋**：鲜瞿麦 30g，仙鹤草 15g，炒栀子 9g，甘草梢 6g，煎服。-- 《安徽中草药》

（5）**治石淋，小便涩痛不可忍**：瞿麦一两，车前子一两半，葳蕤一两，滑石一两半。上件药，捣粗罗为散。每服四钱，以水一中盏，煎至六分，去滓，每于食前温服。-- 《圣惠方》

（6）**治妇人经血不通**：瞿麦、木通、大黄各二两。上为细末。酒一盏煎至七分，温服，食前。-- 《普济方》

（7）**治血瘀经闭**：瞿麦、丹参、益母草各 15g，赤芍、香附各 9g，红花 6g，煎服。-- 《安徽中草药》

（8）**治目赤肿痛**：瞿麦、菊花各 9g，水煎服。--《陕甘宁青中草药选》

（9）**治诸痈疽已溃、未溃，疮中疼痛，脓血不绝**：瞿麦、白芷、黄芪、当归、细辛、芍药、薏苡仁、芎䓖、赤小豆末各一两。上九味，先以清酒或苦酒渍赤小豆，取出置于铜器中，熬干复渍，渍后复熬，反复五次，然后研末，过筛。温酒服方寸匕，昼夜各五次。三日后，痛痒者肌肉生也。多痛倍瞿麦，疮口未开倍白芷，脓多倍黄芪、薏苡仁、芍药等。-- 《刘涓子鬼遗方》

（10）**治妇女外阴糜烂，皮肤湿疮**：瞿麦适量，煎汤洗之，或为细面撒患处。-- 《河北中药手册》

（11）**治食管癌，直肠癌**：瞿麦鲜品 30～60g(干品 18～30g)，水煎服。--《陕甘宁青中草药选》

山银柴胡

【来源】 为石竹科植物长蕊石头花 *Gypsophila oldhamiana* Miq.的根。

【植物形态】 长蕊石头花 又名霞草《山东植物志》，又名麻杂菜、山蚂蚱菜、蚂蚱菜（山东），欧石头花等。多年生草本，全株无毛，高 60～80cm。根粗壮而长，外皮淡 棕色，有细皱纹，常呈扭曲状。茎直立，簇生，绿色或紫色，上部多分枝，节明显。单叶对生，无柄；叶片长圆状披针形至狭披针形，长 4～8cm，宽 5～15mm，先端尖，基部微抱茎，全缘，主脉 3 出。聚伞花序顶生或腋生，苞片卵形，先端锐尖，花梗直立，花萼钟状，裂片 5，萼齿边缘有睫毛，花两性，花瓣 5，粉红色或白色，狭倒卵形，先端微凹，基部具长爪，雄蕊 10，比花瓣长，子房卵圆形，柱头 2，伸出花冠外。蒴果卵状球形，比萼长。种子圆肾形，密被条状微突起。花期 7～9 月，果期 8～10 月。见(图 149)

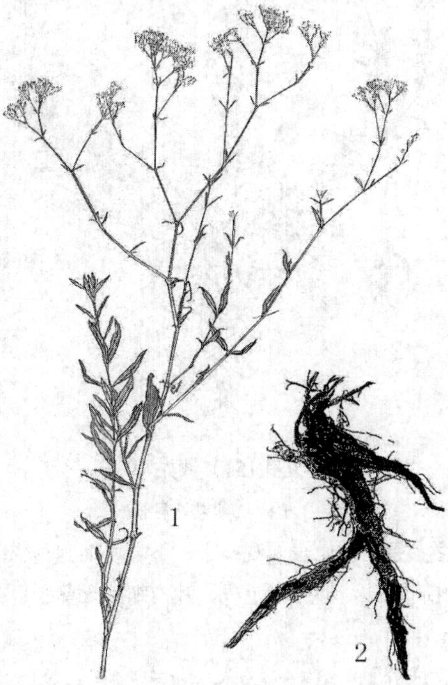

（图 149）**长蕊石头花**

1.花枝 2.根

【生长分布】 生于向阳山坡草丛。邹平南部山区有分布。

【采收加工】 春、秋采挖，去净泥土，切片，晒干备用。

【性状鉴别】 根圆柱形或圆锥形，略扁，长 10～22cm，直径 0.5～4.5cm。根头部常分叉，有小形突起的地上茎痕。表面棕黄色或灰棕黄色，有扭曲的纵沟纹，有的栓皮已除去，呈黄白色，形成棕黄相间的花纹；近根头处有多数凸起的圆形支根痕及细环纹。质坚实，不易折断，断面不平坦，有 3～4 层黄白色相间排列所成的环状花纹(异型维管束)。气微，味苦、辛辣，有刺激感。

【性味归经】 味甘，性微寒。归肺、胃经。

【功用主治】 凉血，清虚热。主治阴虚肺劳，骨蒸潮热，盗汗，小儿疳热，久疟不止。

《东北常用中草药手册》："清热凉血。主治肺结核发热，久疟发热。"

《山西中草药》："清热凉血。治骨蒸劳热，小儿疳积。"

《安徽中草药》："退虚热，消疳热。主治消瘦低热，阴虚低热，骨蒸盗汗。"

《长白山植物药志》："主治小儿疳热，久疟烦渴，盗汗，伤风和耳聋。"

【用量用法】 内服：煎汤，3～9g。

【使用注意】 《沙漠地区药用植物》："气虚泄泻者忌用。"《河北中草药》："血虚发热者忌用。"

【附方】 （1）**治肺结核潮热**：①山银柴胡、地骨皮各 9g，鳖甲 15g，青蒿 12g，煎服。-- 《安徽中草药》 ②山银柴胡 6g，胡黄连 3g，秦艽 9g，鳖甲 9g，地骨皮 9g，青蒿 9g，知母 9g，甘草 3g，水煎服。-- 《沙漠地区药用植物》

（2）**治小儿疳积**：①山银柴胡 6g，白扁豆 9g，党参 6g，白术 9g，水煎服。②山银柴胡 6g，白薇 4.5g，麦芽 6g，水煎服。-- 《青岛中草药手册》

鹅肠菜

【别名】 鹅肠菜《山东植物志》，鹅肠草、抽筋草、伸筋藤、伸筋草《云南中草药》，壮筋丹、鸡卵菜《陕西中草药》，鹅儿肠《全国中草药汇编》，白头娘草、鸡娘草《浙江药用植物志》，鹅肠菜《西藏植物志》，冇仔草、茶匙黄、茶丝黄、鸡肠草（台湾）。

【来源】 为石竹科植物牛繁缕 *Malachiun aquaticum* (L.)Fries 的全草。

【植物形态】 二年或多年生草本，高 20～60cm。茎多分枝，下部伏卧，上部直立，节膨大，带紫色。叶对生；下部叶有短柄，长 2～18mm，疏生柔毛，上部叶无柄或抱茎；叶片卵形或卵状心形，长 2～5.5cm，宽 1～3cm，先端急尖，基部近心形，全缘，有时有缘毛。二歧聚伞花序顶生，花梗细长，有短柔毛；萼片 5，基部连合，顶端钝，被短柔毛；花瓣 5，白色，长于萼片，2 深裂至基部；雄蕊 10；子房上位，花柱 5，短线形。蒴果卵形，先端 5 瓣裂，每瓣顶端再 2 裂。种子多数，扁圆形，褐色，有瘤状突起。见（图 150）

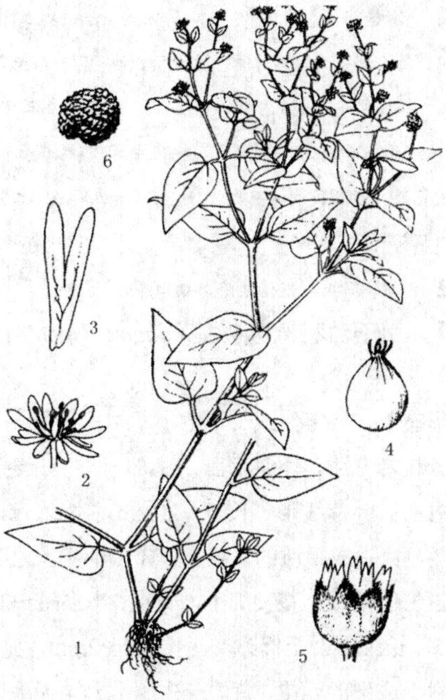

（图 150）**鹅肠菜**

1.植株 2.花 3.花瓣 4.雄蕊 5.花萼与开裂的蒴果 6.种子

【生长分布】 生山沟、溪边湿草丛。邹平南部山区有分布。

【采收加工】 春季生长旺盛时采收，鲜用或晒干。

【性状鉴别】 全草长 20～60cm。茎光滑，多分枝；表面略带紫红色，节部和嫩枝梢处更明湿。叶对生，膜质；完整叶片宽卵形或卵状椭圆形，长 1.5～5.5cm，宽 1～3cm，先端锐尖，基部心形或圆形，全缘或呈浅波状；上部叶无柄或具极短柄，下部叶叶柄长 5～18mm，疏生柔毛。花白色，生于枝端或叶腋。蒴果卵圆形。种子近圆形，褐色，密布硅著的刺状突起。气微，味淡。

【性味归经】 味甘、酸，性平。归肝、胃经。

【功用主治】 清热解毒，散瘀消肿。主治肺热喘咳，痢疾，痈疽，痔疮，牙痛，月经不调，小儿疳积。

《云南中草药》:“清热，舒筋。治大叶肺炎，月经不调，高血压。”

《陕西中草药》:“清热解毒，活血祛瘀。治痈疽，牙痛，痔疮肿痛，痢疾。”

《全国中草药汇编》:“清热凉血，消肿止痛，消积通乳。”

【用量用法】 内服：煎汤，15～30g，或鲜品60g捣汁。外用：鲜品捣敷，或煎汤熏洗，适量。

【附方】 （1）**治痢疾**：①鲜鹅肠菜30g，水煎加糖服。--《陕西中草药》 ②鸡肠草、凤尾草等合用。--《台湾植物药材志》。

（2）**治痈疽**：鲜鹅肠菜90g。捣烂，加甜酒适量，水煎服；或加甜酒糟同捣，敷患处。

（3）**治痔疮肿痛**：鲜鹅肠菜120g。水煎浓汁，加盐少许，溶化后熏洗。

（4）**治牙痛**：鲜鹅肠菜捣烂加盐少许，咬在痛牙处。（2～4方均出自《陕西中草药》）

（5）**治高血压**：每用(鹅肠草)15g，煮鲜豆腐吃。--《云南中草药》

（6）**治痈肿**：茶丝黄、金银花、甘草、紫草、三黄合用。--《台湾植物药材志》。

漆姑草

【别名】 漆姑草《本草拾遗》，漆姑(陶弘景)、珍珠草(滇南本草)，牛毛粘、瓜槌草《植物名实图考》蛇牙草、牙齿草、沙子草《湖南药物志》，大龙叶《贵州草药》，羊儿草《南川常用中草药手册》，小叶米粞草《天目山药用植物志》，踏地草《广西本草选编》，风米菜《安徽中草药》，虾子草、大龙草、虫牙草、地松、蜒鼻药《贵州民间方药集》，地兰、胎乌草《浙江药用植物志》，虎牙草《湖北中草药志》。

【名释】 《纲目》:“能治漆疮，故曰漆姑。”

【来源】 为石竹科植物漆姑草 *Sagina japonica* (Sw.) Ohwi 的全草。

【植物形态】 一年生或二年生小草本，高10～15cm。茎纤细，由基部分枝，丛生，下部平卧，上部直立，无毛或上部稍被腺毛。单叶对生；叶片线形，长5～20mm，宽约1mm，具1条脉，基部抱茎，合生成膜质的短鞘状，先端渐尖，无毛。花小形，通常单一，腋生于茎顶；花梗细小，直屯，长约1～2.5cm，疏生腺毛；萼片5，长圆形乃至椭圆形，长1.5～2mm，先端钝圆，稍微呈兜状依附于成熟的蒴果，背面疏生腺毛乃至无毛，具3条脉，边缘及先端为白膜质；花瓣5，白色卵形.先端圆，长约为萼片的2/3左右；雄蕊5；子房卵圆形，花柱5。蒴果广椭圆状卵球形，比宿存萼片稍长或长出1/3左右；通常5瓣裂，裂瓣椭圆状卵形，先端钝。种子微小，褐色，圆肾形，长0.4～0.5mm，两侧稍扁，背部圆，密生瘤状突起。花期5～6月，果期6～8月。见（图151）

【生长分布】 生于山地、石缝、田间路旁湿地。邹平南部山区有分布。

【采收加工】 4～5月间采集，洗净，鲜用或晒干。

【性状鉴别】 全草长10～15cm。茎基部分枝，上部疏生短细毛。叶对生，完整叶片圆柱状线形，长5～20mm，宽约1mm，先端尖，基部为薄膜连成的短鞘。花小，白色，生于叶腋或茎顶。蒴果卵形，5瓣裂，比萼片约长1/3。种子多数，细小，褐色，圆肾形，密生瘤状突起。气微，味淡。

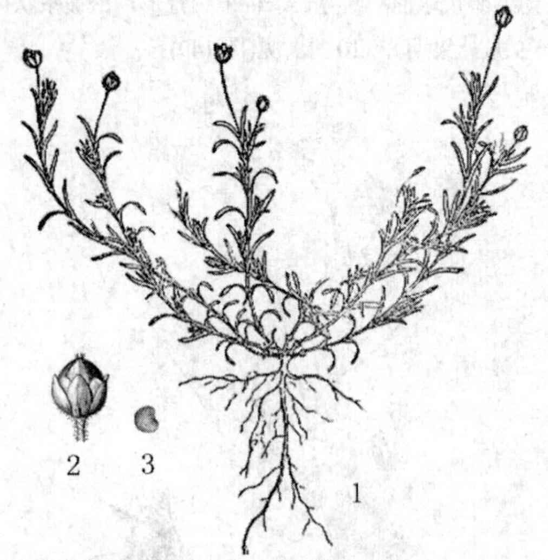

（图151）**漆姑草**

1.植株 2.蒴果 3.种子

【显微鉴别】 叶表面观：上、下表皮细胞垂周壁明显波状弯曲，气孔直轴式，亦有不定式。叶肉细胞含草酸钙簇晶，直径17～67μm。

【主含成分】 全草含挥发油、皂甙和黄酮等成分。已分离得到的主要黄酮衍生物有：6，8-二-C-葡萄糖基芹菜素(*6，8-di-C-glucosylapigenin*)，6-C-阿拉伯糖基-8-C-葡萄糖基芹菜素(*6-C-arabinosyl-8 –C-glucosylapigen i*)，8-C-葡萄糖基芹菜素(*8-C-g1ucosylapigenin*)，X″-O-鼠李糖基-6-C-葡萄糖基芹菜素(*X″-O- rhamnosyl-6- C-glucosylapigenin*)。

【药理】 （1）**抗肿瘤作用** 漆姑草煎剂0.25g/kg腹腔注射，连续10天，对小鼠肉瘤S_{180}、小鼠肉瘤S_{37}、小鼠子宫颈癌(U_{14})、小鼠白血病L_{615}均有显著的抑制作用，对U_{14}的一次试验(腹腔注射)，肿瘤抑制率达到50.5%。对L_{615}(腹腔注射)生命延长率为30.8%，脾缩小率为15.7%。此外煎剂灌胃对S_{180}也有显著的抑制作用，其中40g/(kg·d)的肿瘤抑制率高达72.5%。

（2）**镇咳、祛痰作用** 漆姑草煎剂40g/kg灌胃对氨水诱发的小鼠咳嗽有显著的镇咳作用，能使咳嗽潜伏期显著延长，单位时间内咳嗽次数显著减少，其作用强度与吗啡(10mg/kg皮下注射)相近。酚红排泌法试验表明，煎剂40g/kg小鼠灌胃，有显著的祛痰作用，能使小鼠的酚红排泌量显著增加，其祛痰强度与氯化铵(2g/kg)相近。

（3）**镇痛作用** 漆姑草煎剂0.4g/kg，腹腔注射，对小鼠有显著的镇痛作用(热板法)。

（4）**对肠平滑肌的作用** 漆姑草煎剂对家兔的离体及在位肠平滑肌有兴奋作用，此作用可被阿托品所拮抗。

（5）**对血压及呼吸的影响** 漆姑草煎剂0.1g/kg肌注，对麻醉狗的呼吸及血压无昆著影响，0.25g/kg肌注，能使呼吸短时兴奋，血压先升后降。

（6）**毒性** 煎剂40g/kg给小鼠灌胃无异常症状；腹腔注射的LD_{50}为0.896±0.284g/kg.

【性味归经】 味苦、辛，性凉。归肝、胃经。

【功用主治】 凉血解毒，杀虫止痒。主治漆疮，咳血，吐血，秃疮，湿疹，丹毒，瘰疬，无名肿毒，毒蛇咬伤，鼻渊，龋齿痛，跌打内伤。

《本草拾遗》："主漆疮，亦主溪毒疮。"

《本草经疏》："主火人小儿丹毒。治一切血热为病之要药也。"

《本草汇言》："治热血疥癣风毒疮疹之药也。前人治一切热毒恶疮，秃疮，虫疹及大人小儿丹毒，龋齿并诸虫，毒水成疮。捣汁和酒服即见效也。"

《四川中药志》1960年版："提脓拔毒，治瘰疬结核。"

《湖南药物志》："退热行血。治蛇咬伤，跌打内伤。"

《贵州草药》："清热解毒，止咳，镇痛。"

《贵州民间方药集》："外用治无名肿毒，骨髓炎，跌打伤肿，虫牙。内服治白带，月经不调，唇癌，白血球增多。"

《福建药物志》："清热利湿，消肿解毒。主治痢疾，淋病。"

《浙江药用植物志》："治慢性鼻炎，副鼻窦炎。"

【用量用法】 内服：煎汤，10～30g，研末或绞汁。外用：捣敷，或绞汁涂，适量。

【附方】 （1）**治漆疮**：取漆姑草捣汁二分，和芒硝一分，涂之。--《外台》引《必效方》

（2）**治毒蛇咬伤**：漆姑草、雄黄捣烂敷。--《湖南药物志》

（3）**治瘰疬溃烂**：羊儿草配五倍子树根(去皮)、野黄花根共捣绒敷。--《四川中药志》(1960年)

（4）**治牙痛**：漆姑草叶捣烂，塞入牙缝。--《湖南药物志》

（5）**治目有星翳**：漆姑草加韭菜根捣烂，用纱布包裹塞鼻。--《天目山药用植物志》

（6）**治慢性鼻炎，鼻窦炎**：鲜漆姑草全草捣烂塞鼻孔，每日1次，连用1星期。--《浙南本草新编》

（7）**治痔疮**：漆姑草9g，无花果叶、阔叶十大功劳果各30g，苎麻根18g，鱼腥草12g，蜗牛(带壳)或水蛭2～3只。于痔疮发作时煎汤熏洗，每日2次；2d后取蜗牛2～3只捣敷患处(如无蜗牛可用水蛭烧焦后研粉，植物油调敷患处)。--《安徽中草药》

（8）**治呕血，咯血**：漆姑草0.9g，秋石9g，共研细末，浓茶送服。--《安徽中草药》

（9）**治漆疮**：漆姑草。捣烂，加丝瓜叶汁，调菜油敷。

（10）**治虫牙**：漆姑草叶。捣烂，塞入牙缝。

（11）**治跌打内伤**：漆姑草五钱。水煎服。

（12）**治蛇咬伤**：漆姑草、雄黄捣烂敷。(9～12《湖南药物志》)

（13）**治瘰疬结核**：羊儿草五钱至一两。煎服。外用鲜草捣绒敷。--《常用中草药手册》(南川)

（14）**治虚汗、盗汗**：大龙叶一两。炖猪肉吃。

（15）**治咳嗽或小便不利**：大龙叶一两。煨水服。--（14～15《贵州草药》）

女娄菜

【别名】 女娄菜《救荒本草》，罐罐花、对叶草、对叶菜《贵州草药》，大叶金石榴《浙江药用植物志》，上地榆、金打蛇《福建药物志》，大米罐(山东)，山牡丹、真珠红(福建)，野罂粟(云南)。

【来源】 为石竹科植物女娄菜 *Silene aprica* Turcz.的全草。

【植物形态】 一二年或多年生草本，高20～70cm。全株密被短柔毛。茎直立，由基部分枝。叶对生，上部叶无柄，下面叶具短柄；叶片线状披针形至披针形，长4～7cm，宽4～8mm，先端急尖，基部渐窄。全缘。聚伞花序2～4分歧，小聚伞2～3花；萼管长卵形，具10脉，先端5齿裂；花瓣5，白色，倒披针形，先端2裂，基部有爪，喉部有2鳞片；雄蕊10，略短于花瓣；子房上位，花柱3条。蒴果椭圆形，先端6裂，外围宿萼与果近等长。种子多数，细小，黑褐色，有瘤状突起。花期5～6月，果期7～8月。见（图152）

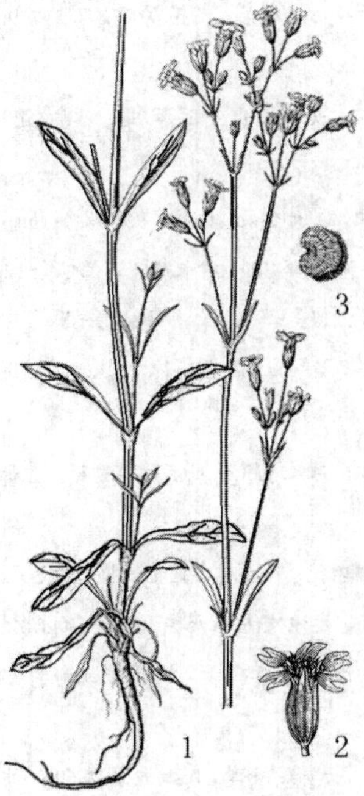

（图152）**女娄菜**

1～2.植株 3.花 4.种子

【生长分布】 生于麦田、山坡、山沟、路边草丛。邹平南部乡镇多有分布。

【采收加工】 夏、秋季采集，除去泥沙，鲜用或晒干。

【性状鉴别】 全株密被短柔毛，长20～70cm。根细长纺锤形，木质化。茎基部多分枝。叶对生，完整叶片线状披针形至披针形，长4～7cm，宽4～8mm，先端尖锐，基部渐窄；上部叶无柄。花粉红色，常2～3朵生于分枝上。蒴果椭圆形。种子肾形，细小，黑褐色，边缘具瘤状小突起。气微，味淡。

【显微鉴别】 叶表面观：上表皮细胞垂周壁明显较下表皮弯曲，上、下表皮气孔直轴式及不定式。上、下表皮有2～3细胞组成的非腺毛，尤以叶脉处为多；非腺毛顶端稍弯曲或平直，长292～1000μm，直径17～42μm，先端钝圆，壁薄，具明显疣状突起。叶肉细胞含草酸钙簇晶，直径17～84μm。

【性味归经】 味辛、苦，性平。归肝、脾经。

【功用主治】 活血调经，下乳，健脾，利湿，解毒。主治月经不调，乳少，小儿疳积，脾虚浮肿，疔疮肿毒。

《贵州草药》："活血调经，散积健脾，解毒。治月经不调，小儿疳积，痈肿。"

《宁夏中草药手册》："下乳，利尿。"

《青藏高原药物图鉴》："调经，补血。治月经过多。"

《全国中草药汇编》："健脾，利尿，通乳。主治肠炎，痢疾，甲状腺肿大，风湿关节痛，尿路感染，乳汁不下。"

《浙江药用植物志》："主治体虚浮肿，毒蛇咬伤，骨髓炎，疔疮疖痈。"

《福建药物志》："主治水肿，腰痛。"

【用量用法】 内服：煎汤，9～15g，大剂量可用至 30g，或研末。外用：鲜品捣敷，适量。

【附方】 （1）**治月经不调**(延后)：罐罐花 15g，小血藤 9g。煨汤温服，每日 2 次。--《贵州草药》

（2）**治产妇乳汁少**：女娄菜、黄芪各 15g，当归 9g，水煎服。--《宁夏中草药手册》

（3）**治乳汁不下**：女娄菜 15g，通草 6g，沙参 9g。炖猪脚食。--《全国中草药汇编》

（4）**治体虚浮肿**：①女娄菜、白术、茯苓皮各 15g。水煎服。--《宁夏中草药手册》 ②(女娄菜)全草 30g，徐长卿、马兰根窄 12g，石榴皮、山楂根各 15g。水煎加红糖、黄酒服。--《浙江药片植物志》

（5）**治腰痛**：女娄菜 30g，墨鱼 1 个，水炖，加适量黄酒服。--《福建药物志》

（6）**治小儿疳积**：罐罐花 3g，研末，蒸黄花适量服，每日 2 次。--《贵州草药》

（7）**治痈肿**：罐罐花、牛毛毡各适量。捣绒敷患处。--《贵州草药》

（8）**治疔疮疖痈，毒蛇咬伤** (女娄菜)全草 30g(治毒蛇咬伤 60g)，杏香兔耳风 30g，水煎服。外用鲜全草适量，捣烂敷(或加食盐)。--《浙江药用植物志》

（9）**治骨髓炎**：(女娄菜)全草 30g，蛇葡萄 60g。水煎服。--《浙江药用植物志》

麦瓶草

【别名】 麦瓶草《民间常用中草药汇编》，净瓶《植物名实图考》，香炉草《重庆草药》，米瓦罐、梅花瓶《陕西中草药》，面条菜、广皮菜、瓢咀、甜甜菜、麦石榴、油瓶菜、羊蹄棵、红不英菜、胡炳菜《河南中草药手册》，麦黄菜(陕西)，灯笼草(江苏)，灯笼泡、瓶罐花(湖北)。

【名释】 叶形似麦，实形似瓶。

【来源】 为石竹科植物麦瓶草 *Silene conoidea* L.的全草。

【植物形态】 一年生草本，高 20～60cm。全株被腺毛。主根圆柱细长。茎直立，节明显而膨大，叉状分枝。基生叶匙形；茎生叶对生，椭圆披针形或披针形，长 5～8cm，宽 5～10mm，先端钝尖，基部渐窄，全缘。花两性；1～3 朵成顶生及腋生聚伞花序，花梗细长；花萼长锥形，上端窄缩，下部膨大，有 30 条明显细脉，先端 5 齿裂；花瓣 5，粉红色，三角倒卵形，长于萼，喉部有 2 鳞片；雄蕊 10；子房上位，花柱 3，细长。蒴果卵形，3～6 齿裂或瓣裂，包围于长锥形宿萼中。种子肾形，有成行的瘤状突起，以种脐为圆心，整齐排列成数层半环状。花期 4～5 月，果期 5～6 月。见（图 153）

【生长分布】 生于麦田及路边。邹平各地均有分布。

【采收加工】 春、夏季采收全草，洗净，晒干。

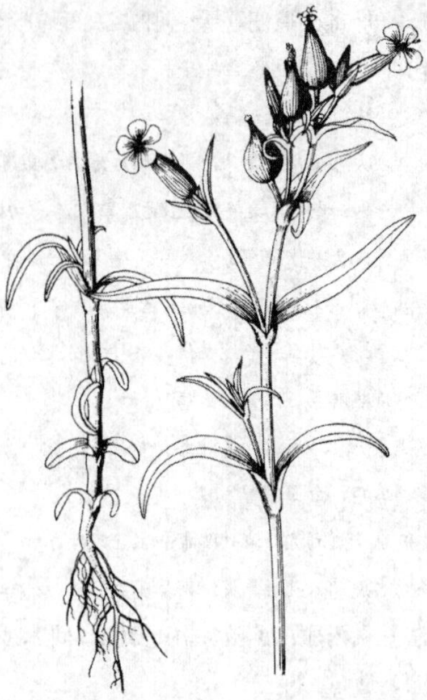

（图 153）麦瓶草

【性状鉴别】 全草密生腺毛，长 20～60cm。主根细长，略木质。茎中部以上分枝较多。叶对生，基生叶略呈匙形，茎生叶披针形或矩圆形，基部阔，稍抱茎，具毛茸。聚伞花序顶生或腋生，花紫色或粉红色。蒴果卵形，具宿萼。种子多数，有疣状突起。气微，味淡。

【显微鉴别】 粉末特征：叶粉末黄绿色。①上、下表皮细胞垂周壁波状弯曲或稍弯曲，气孔直轴式及不定式。②非腺毛 2～5 细胞，以 2～3 细胞者为多，长 84～500μm，直径 17～60μm，壁厚，表面疣点明显。③草酸钙簇晶分布于叶肉细胞中，直径 31～66μm，另有少数草酸钙方晶，直径约 7μm。④导管主为螺纹，可见网纹及孔纹导管，直径 8～27μm。

【性味归经】 味甘、微苦，性凉。归肺、肝经。

【功用主治】 养阴，清热，止血，调经。主治吐血，衄血，虚痨咳嗽，咯血，尿血，月经不调。

《民间常用草药汇编》："养阴，除热，治虚弱咳嗽。"

《重庆草药》："专治虚弱症，痨伤吐血，咯血。"

《陕西中草药》："止血，调经活血。主治鼻衄，吐咀，月经不调。"

《全国中草药汇编》："清热凉血，止血调经。主治鼻衄，吐血，尿血，肺脓疡，月经不凋。"

《河北中草药》："止血清热，补益气血。"

【用量用法】 内服：煎汤，9～15g，或炖肉、鸡。

【附方】 （1）**治痨伤吐血**：麦瓶草 30g，红枣 15g，合糟糟煮服。--《重庆草药》

（2）**治吐血后体弱不能复原者**：麦瓶草 30～60g。炖杀口肉吃。--《重庆草药》

（3）**治肺脓疡咯血、吐脓**：米瓦罐 15g，大枣 7 个，水煎服。--《河北中草药》

（4）**治鼻衄**：面条菜 15g，研面，温开水冲服。--《河南中草药手册》

（5）**治小便下血**：面条菜 9g，茵陈 9g，瞿麦 9g。水煎服。--《河南中草药手册》

（6）**治妇女干血痨，有内热骨蒸者** 麦瓶草 30～90g，炖母鸡吃。--《重庆草药》

繁缕

【别名】 繁缕《本草图经》，蔜《尔雅》，繁蒌《别录》，滋草《千金·食治》，鹅肠菜《滇南本草》，鹅儿肠菜《纲目》，五爪龙《湖南药物志》，狗蚤菜《广西药用植物名录》，鹅馄饨《中草药手册》(苏州医学院)，圆酸菜、野墨菜(广东)，和尚菜、乌云草(广西)，小鸡草。

【名释】 《纲目》："此草茎蔓甚繁，中有一缕，故名。俗呼鹅儿肠菜，象形也。易于滋长，故曰滋草。"

【来源】 为石竹科植物繁缕 *Stellaria media* (L.) Cry.的全草。

【植物形态】 一年生或二年生草本，长 10～30cm。茎俯仰或上升，基部多少分枝，常带淡紫红色，被 1(～2)列毛。叶片宽卵形或卵形，长 1.5～2.5cm，宽 1～1.5cm，顶端渐尖或急尖，基部渐狭或近心形，全缘；基生叶具长柄，上部叶常无柄或具短柄。疏聚伞花序顶生；花梗细弱，具 1 列短毛，花后伸长，下垂，长 7～14mm；萼片 5，卵状披针形，长约 4mm，顶端稍钝或近圆形，边缘宽膜质，外面被短腺毛；花瓣白色，长椭圆形，比萼片短，深 2 裂达基部，裂片近线形；雄蕊 3～5，短于花瓣；花柱 3，线形。蒴果卵形，稍长于宿存萼，顶端 6 裂，具多数种子；种子卵圆形至近圆形，稍扁，红褐色，直径 1～1.2mm，表面具半球形瘤状凸起，脊较显著。花期 6～7 月，果期 7～8 月。见（图 154）

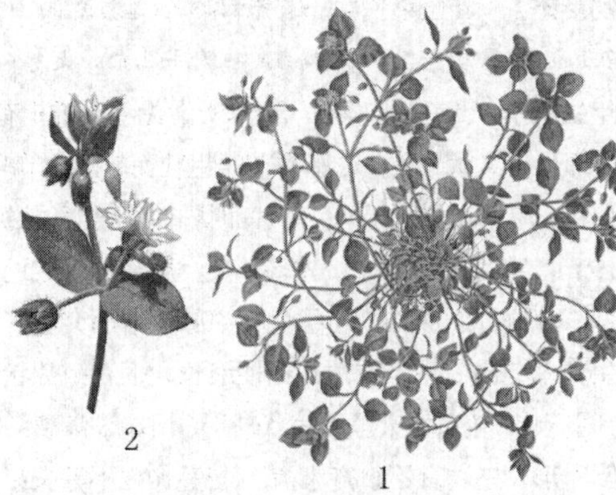

（图 154）**繁缕**

1.植株 2.聚伞花序

【生长分布】 生于山坡路旁、果园、住宅周围以、以及田间、林缘、溪旁草地，喜生于粘质土上。田间路边或。邹平各地均有分布。

【采收加工】 春、夏、秋季花开时采集，去泥土，晒干。

【性状鉴别】 全草多扭缠成团。茎呈细圆柱形，直径约 2mm，多分枝，有纵棱，表面黄绿色。一侧有一行灰白色短柔毛，节处有灰黄色细须根，质较韧。叶小对生；无柄，展平后完整叶片卵形或卵圆形，先端锐尖，灰绿色，质脆易碎。枝顶端或叶腋有数朵或 1 朵小花，淡棕色，花梗纤细；萼片 5，花瓣 5。有时可见卵圆形小蒴果，内含数粒圆形小种子，黑褐色，表面有疣状小突点。气微，味淡。

【显微鉴别】 粉末特征：暗绿色。①气孔不定式，以下表皮为多。副卫细胞 3～5 个，多为 4 个。上表皮细胞垂周壁波状弯曲，并有念珠状增厚。②可见草酸钙柱晶与方晶。

【主含成分】 全草含皂甙 4.5％，主要皂甙元为棉根皂甙元(*gypsogenin*)。又含黄酮类成分：荭草素(orientin)，异荭草素(*isoorientin*)，牡荆素(*vitexin*)，异牡荆素(*isovitexin*)，异牡荆素-7，2″-二-O-β-吡喃葡萄糖甙(*isovitexin-7，2″-di-O-β-glucopyranoside*)、异牡荆素-7 -O-β-吡喃半乳糖甙-2″-O-β-吡喃葡萄糖甙(*isovitexin-7 -O-β-galactopyranoside-2″-O-β-glucopyranoside*)，木犀草素(*luteolin*)，芹菜素(*apigenin*)，染料木素(*genistein*)，6，8-二-C-葡萄糖基芹菜素(*vicenin -2*)等。还含酚酸成分：香草酸(*vanillic acid*)，对羟基苯甲酸(*P-hydroxybenzoic acid*)，阿魏酸(*ferulic acid*)，咖啡酸(*caffeic acid*)，绿原酸(*chlorogenic acid*)。另含酵母氨酸(*saccharopine*)，氨基己二酸(*aminoadipic acid*)，抗坏血酸(*ascorbic acid*)，去氢抗坏血酸(*dehydroascorbic acid*)，氨基酸(*amino acids*)等。

【性味归经】 味微苦、甘、酸，性凉。归肝、大肠经。

【功用主治】 清热解毒，凉血消痈，活血止痛，下乳。主治痢疾，肠痈，肺痈，乳痈，疔疮肿毒，痔疮肿痛、出血，跌打伤痛，产后瘀滞腹痛，乳汁不下。

《别录》："主积年恶疮不愈。"

《药性论》："主治产后血块，炒热和童子小便服良。"

《本草拾遗》："主破血。产妇煮食及下乳汁；产后腹中有块痛，以酒炒绞取汁温服；暴干为末，醋煮为丸，空腹服三十九下恶血。"

《本草图经》："揩齿宣露，干作末有益。"

《本草元命苞》："医小儿泻痢。"

《滇南本草》："补中益气，消痰，止头痛，头目眩晕，利小便，治肝积肥气，止玉茎疼痛，治劳淋，赤白便浊，妇人赤白带下。"

《贵州民间方药集》："解热利尿，催生，催乳，活血去瘀。治跌打损伤，消伤肿，又治无名肿毒。"

《中国药用植物图鉴》："生叶揉汁，外用治疮伤；茎叶拌盐咬之，能治齿痛；醋和，或烧存性麻油调敷疮及肿毒。"

《湖南药物志》："止小便利，遗尿，洗手足风丹，遍身痒痛。"

《全国中草药汇编》："清热解毒，化瘀止痛，催乳。主治肠炎，痢疾，肝炎，阑尾炎，牙痛，头发早白，乳汁不下，乳腺炎，跌打损伤，疮痈肿痛。"

《四川中药志》1979 年版："凉血止血。用于痢疾，痔疮，肛裂便血，肺热咯血。"

《福建药物志》："主治毒蛇咬伤。"

【用量用法】 内服：煎汤，15～30g，鲜品 30～60g，或捣汁。外用：捣敷，或烧存性研末调敷，适量。

【使用注意】 孕妇慎服。

【附方】 （1）**治痢疾，痔疮，肛裂便血**：鹅儿肠 30g，水煎服。--《四川中药志》1979 年

（2）**治急、慢性阑尾炎，阑尾周围炎**：①繁缕鲜草洗净，切碎捣烂绞汁。每次约 1 杯，用温黄酒冲服，每口 2～3 次。或干草 120～160g，水煎去渣，以甜酒少许和服。②繁缕 120g，大血藤 30g，冬瓜子 18g。水煎去渣，每日 2～3 次分服。--《全国中草药汇编》

（3）**治子宫内膜炎，宫颈炎，附件炎**：繁缕 60～90g，桃仁 12g，丹皮 9g。水煎去渣，每日 2 次分服。--《全国中草药汇编》

（4）**治发背热毒肿痛不可忍**：繁缕烧炭一升，大麦面三合。上药以水和如膏，涂于肿卜，干即易之，以瘥为度。--《圣惠方》

（5）**治背痈**：繁缕、烟叶各适量，捣烂敷患处。--《福建药物志》

（6）**治疮毒，跌打损伤肿痛**：鲜鹅儿肠适量，捣烂外敷。--《四川中药志》1979年

（7）**治痔疮肿痛**：繁缕120g，水煎汁趁热熏洗。--《青岛中草药手册》

（8）**治淋证**：繁缕草满两手把，以水煮服之，可常作饮。--《外台》引《范汪方》

（9）**治肺热咯血**：鹅儿肠60g，麦冬15g，鱼腥草30g，苇茎30g，白茅根30g，黄芩10g，水煎服。--《四川中药志》1979年

（10）**治风火牙痛**：鹅儿肠30g，大青叶30g，三颗针10g，丹皮10g，蜂房3g，水煎服。--《四川中药志》1979年

（11）**治头眩晕，眼见黑花，恶心呕吐，饮食不下**：鹅肠菜不拘多少，猪肚一个，煎食二次痊愈。或鹅肠菜不拘多少，煮鸡蛋食亦效。--《滇南本草》

（12）**乌须发**：蘩缕为虀，久久食之。--《圣惠方》

中国繁缕

【别名】 鸦雀子窝《中华本草》。

【来源】 为石竹科植物中国繁缕 *Stellaria chinensis* Regel 的全草。

【植物形态】 多年生草本，高50～100cm。根须状。茎细弱，直立或半匍匐，有纵棱，无毛。单叶对生；叶柄有柔毛，中上部叶柄渐缩短；叶片卵状椭圆形至长圆状披针形，长3～4cm，宽1～1.6cm，但下部或顶部叶稍小，先端长锐尖，基部渐狭，全缘。聚伞花序常生于叶腋，有细长总花梗；花梗细，果时长 lcm以上；萼片5，披针形，长约3mm；花瓣5，白色，和萼片近等长，先端2裂；雄蕊10，比花瓣稍短；子房卵形，花柱3，丝形。

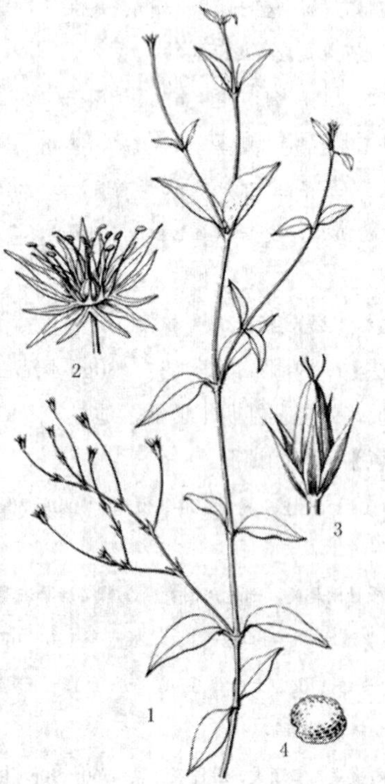

（图155）**中国繁缕**（1.植株 2.花 3.果实（带花萼） 4.种子）

蒴果卵形，比萼片稍长。种子卵形，稍扁，褐色，有乳头状突起。花期5～6月，果期7～8月。见（图155）

【生长分布】 生于山谷湿地、路旁、水边。邹平南部山区有分布。

【采收加工】 春、夏、秋季采集，去尽泥土，鲜用或晒干。

【性状鉴别】 全草长50～100cm。根须状。茎细弱，有纵棱。叶对生，完整叶片卵形至卵状披针形，长3～4cm，宽1～1.6cm。聚伞花序生于叶腋，有细长总花梗；萼片5，披针形；花瓣5，白色；先端2裂；雄蕊10；花柱3，丝形；子房卵形。蒴果卵形。种子卵形，褐色，表面有乳头状突起。气微，味淡。

【性味归经】 味苦、辛，性平。

【功用主治】 清热解毒，活血止痛。主乳痈，肠痈，疖肿，跌打损伤，产后瘀痛，风湿骨痛，牙痛等。

【用量用法】 内服：煎汤，15～30g。外用：捣敷，适量。

王不留行

【别名】 王不留行《本经》，奶米《救荒本草》，王不留《纲目》，麦蓝子《甘泉县志》，剪金子《新华本草纲要》，留行子(山东)。

【名释】 《纲目》："此物性走而不住，虽有王命不能留其行，故名。"

【来源】 为石竹科植物麦蓝菜 *Vaccaria segetdlis* (Neck.) Garcke 的种子。

【植物形态】 麦蓝菜 名出《救荒本草》，又名禁宫花、剪金花《日华子》，金剪刀草《稗史》，金盏银台《纲目》，王母牛(山东)，大麦牛(江苏)。一年或二年生草本，高30～70cm。全株平滑无毛，惟稍有白粉。茎直立，上部呈二叉状分枝，近基部节间粗壮而较短，节略膨大，表面呈乳白色。单叶对生；无柄；叶片卵状椭圆形至卵状披针形，长1.5～7.5cm，宽0.5～3.5cm，先端渐尖，基部圆形或近心形，稍连合抱茎，全缘，两面均呈粉绿色，中脉在下面突起，近基部较宽。疏生聚伞花序着生于枝顶，花梗细长，下有鳞片状小苞片2枚；花萼圆筒状，花后增大呈5棱状球形，顶端5齿裂；花瓣5，粉红色，倒卵形，先端有不整齐小齿；雄蕊10，不等长；子房上位，1室，花柱2。蒴果包于宿存花萼内，成熟后先端呈4齿状开裂。种子多数，暗黑色，球形，有明显的疣状突起。花期4～6月，果期5～7月。见下(图156)

【生长分布】 生于山坡、路旁，尤以麦田中最多。邹平各地均有分布。

【采收加工】 每年4～5月当种子大多数变黄褐色，少数已经变黑时，将地上部分割回，放阴凉通风处，待熟7天左右种子变黑时，晒干，脱粒，去杂质，再晒干。

【主含成分】 种子含三萜皂甙，称为王不留行皂甙(*vacsegoside*)的有A、B、C、D四种，均为由棉根皂甙元(*gypsogenin*)衍生的多糖甙。甙A的糖部分有D-葡萄糖醛酸(*D-glucuronic acid*)，D-半乳糖(*D-galactose*)，L-阿拉伯糖(*L-arabinose*)，D-木糖(*D-xylose*)，D-岩藻糖(*D-fucose*)，L-鼠李糖(*L-rhamnose*)。甙D的糖部分有D-葡萄糖醛酸，D-半乳糖，D-木糖，D-岩藻糖，L-鼠李糖和D-葡萄糖(*D-glucose*)。四种皂甙水解均得同一的王不留行次皂甙(*vaccaro side*)，

即是棉根皂甙元-3-β-D-葡萄糖醛酸甙(*gypsogenin-3-β-D-ghcuronoside*)。又含黄酮甙：王不留行黄酮甙(*vaccarin*)，异肥皂草甙(*isosaponarin*)。还含植酸钙镁(*phytin*)，磷脂(*phospholipid*)，豆甾醇(*stigmasterol*)等。全草中还含呫吨酮成分：王不留行呫吨酮(*vaccaxanthone*)，麦蓝菜呫吨酮(*sapxanthone*)，1，8-二羟基-3，5-二甲氧基-9呫吨酮(*1，8-dihydroxy-3，5-dimethoxy-9H-xanthen-9-one*)。

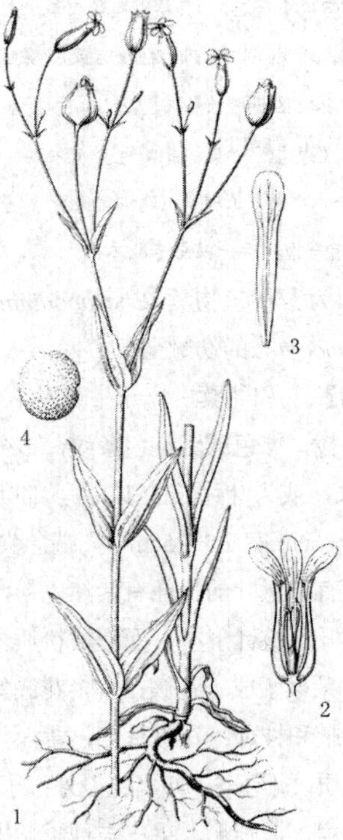

（图 156）**麦蓝菜**

1.植株上部 2.花是纵剖面 3.花瓣 4.种子

【性状鉴别】 种子圆球形或近球形，直径 1.5～2mm。表而黑色，少数红棕色，略有光泽，密布细小颗粒状突起。种脐圆点状，下陷，色较浅，种脐的一侧有 1 带形凹沟，沟内颗粒状突起呈纵行排列。质硬，难破碎。除去种皮后可见白色的胚乳，胚弯曲成环状。子叶 2 枚。气无，味淡。见(图 157)

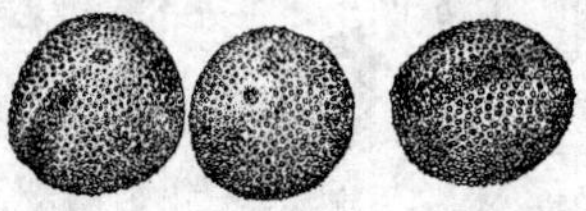

（图 157）**王不留行（种子）外形**

【显微鉴别】 种子横切面：种皮由数列细胞组成，细胞壁呈连珠状增厚，有些细胞内含棕色物。胚乳占横切面的大部分，细胞中含细小糊粉粒与淀粉粒。子叶与胚根位于种子的两侧。见(图 158)

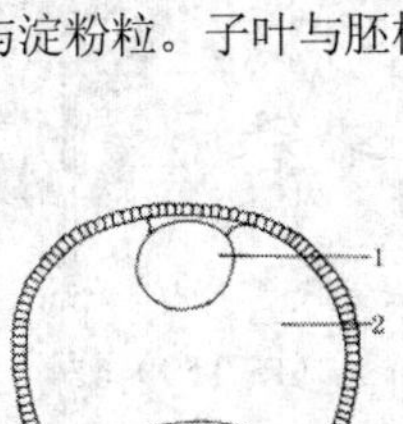

（图 158）**王不留行（种子）横切面简图**

1.胚根 2.胚乳 3.子叶

【理化鉴别】 取本品粉末 0.5g，加乙醇 5ml，水浴温热约 5 分钟，滤过。取滤液 2ml，加镁粉少许，混匀，滴加盐酸数滴，即有气泡产生，同时溶液渐变红色。(检查黄酮)

【栽培要点】 **生物学特性** 喜温暖湿润气候，耐旱，对土壤的选择不严，以疏松肥沃、排水良好的砂质壤土栽培为宜。

栽培技术 用种子繁殖。选黑色的饱满子粒作种。北方春季播种，或于 9 月中旬至 10 月上旬播种。开 1.3m 宽的畦，穴播，按行、株距各 23～27cm 开穴，深约 7cm。每亩用种子 1000g。与柴灰、人畜粪水拌和成种子灰，穴内先施人畜粪水，后播种。

田间管理 苗高 7～10cm 时匀苗、补苗，每穴留苗 4～5 株，并随即进行第 1 次中耕除草，第 2 次中耕在第 2 年 2～3 月进行。两次中耕后都要追肥、施人畜粪水或尿素。

病虫害防治 叶斑病可喷 65％代森锌可湿性粉剂 500～600 倍液或 1：1：100 波尔多液防治。食心虫、夜盗蛾可用 90％晶体敌百虫。

【药理】 王不留行醇提取物给雌性小鼠灌胃给药 5g/kg，连续 15 天，以 2：1 与雄鼠合笼，用放射免疫法测血浆和子宫组织中 cAMP 含量，正常妊娠组血浆和子宫中 cAMP 含量明显增高，给药组大鼠的该指标也明显增高但不妊娠，说明王不留行有抗着床、抗早孕作用。水煎剂对离体大鼠子宫有兴奋作用，醇浸液的作用更强。

【炮制】 （1）**炒王不留行**：取净王不留行置锅内，用中火加热，炒至大多数爆裂成白花后取出放凉。

饮片性状：炒王不留行种皮鼓起，多裂开而出现白色胚乳，质脆。

【性味归经】 味微苦，性平。归肝、胃经。

【功用主治】 活血通经，下乳消痈。主治妇女经行腹痛，经闭，乳汁不通，乳痈，痈肿。

《本经》："主金疮，止血逐痛，出刺，除风痹内寒。久服轻身耐老增寿。"

《别录》："止心烦鼻衄，痈疽恶疮，瘘乳，妇人难产。"

《药性论》："治风毒，通血脉。"

《日华子》："治发背，游风，风疹，妇人血经不匀及难产。"

《珍珠囊》："利疮疡，主治痈。"

张元素："下乳汁。"（引自《纲目》）

《纲目》："利小便。"

《本草从新》："治疔疮。"

《本草求原》："通淋，利窍。"

《安徽中草药》："治带状疱疹。"

【临床应用】 （1）**用于妇女经行腹痛，经闭，难产**。王不留行为肝经血分之药，其性走而不守，有活血通经之功。治肝气郁结，冲任不调所致痛经、经闭，常与柴胡、郁金、香附、川芎等疏肝活血之品合用。可使经行通畅；若瘀血阻滞而致痛经、经闭者，则常与桃仁、红花、当归等活血通经之品配伍。

（2）**用于产后乳汁不通**。因抑郁不舒，气机壅滞，乳汁不通，乳房胀痛者，常以王不留行与柴胡、青皮、川芎、穿山甲等利气活血之品同用，以通经下乳。因气血虚弱而乳少者，可与木通、猪蹄等下乳之品加入四物汤煎服，以从本论治，则乳汁可下；或以参、芪、归、芍等补气生血，益乳汁之化源为主，少佐王不留行以通乳。

（3）**用于乳痈、痈肿**。王不留行有宣泄络脉壅滞而消痈肿之功，常与蒲公英、天花粉、赤芍、穿山甲等同用，共起清热解毒，活血消痈肿之效。

《得宜本草》："得黄柏，治误吞铁石；得穿山甲，治妇人乳少。"

【用量用法】 内服：煎汤，6～10g。

【使用注意】 孕妇、血虚无瘀滞者均禁服。

《本草经疏》："孕妇勿服。"

《本草汇言》："失血病、崩漏病及孕妇并须忌之。"

【附方】 （1）**治血闭不行，经脉淋涩，不行不止**：王不留行一两，当归梢、红花、玄胡索、牡丹皮、生地黄、川Ⅰ芎、乌药各三钱，共为末，每早服三钱。--《本草汇言》引《东轩产科方》

（2）**治妇人因气，奶汁绝少**：瞿麦穗、麦门冬(去心)、王不留行、紧龙骨、穿山甲(炮黄)各等分。上五味为末，每服一钱，热酒调下；后食猪蹄羹少许，投药用木梳左右乳上梳三十来梳，一日三服。食前服，三次羹汤投，三次梳乳。--《卫生宝鉴》之"涌泉散"

（3）**治乳汁不通**：王不留行、川山甲(醋炙)、猪蹄筋膜。三味为末，用酒或水煎服。--《种杏仙方》

（4）**治难产逆生，胎死腹中**：王不留行、酸浆草(死胎焙用)、茺蔚子、白蒺藜(去刺)、五灵脂(行血俱生用)各等分为散。每服三钱，取利。山水一盏半，入白花刘寄奴子～撮，同煎温服。--《普济方》之"胜金散"

（5）**治乳痈初起**：王不留行一两，蒲公英、瓜蒌仁各三钱，当归梢三钱，酒煎服。--《本草汇言》

（6）**治痈肿**：王不留行(成末)二升，甘草五两，野葛__二两，桂心四两，当归四两。上五物，治合下筛。以酒服方寸匕，日三夜一。--《医心方》之"王不留行散"

（7）**治疔肿初起**：壬不留行子为末，蟾酥，丸黍米大。每服一丸，酒下，汗出即愈。--《濒湖集简方》

（8）**治诸淋及小便常不利**：阴中痛，日数十度起，此皆劳损虚热所致。石韦(去毛)、滑石、瞿麦、王不留行、葵子各二两。上五味，捣筛为散。每服方寸匕，日三服之。--《外台》引张文仲方

（9）**治血淋不止**：王不留行一两，当归身、川续断、白芍药、丹参各二钱。分作二剂，水煎服。--《本草汇言》引《东轩产科方》

（10）**治头风白屑**：王不留行、香白芷等分为末，干掺一夜，篦去。--《圣惠方》

（11）**治疗带状疱疹**：①将王不留行焙黄研粉，用温开水调成糊状，外敷患处，每日2次，重症病例每日3～4次。治疗带状疱疹50例(重症10例，中度28例，轻症12例)。结果：中、轻度病人1星期痊愈；重病例治疗10天疼痛消失，皮疹结痂。--《河北中医》高瑞英，1989，(3)：6 ②王不留行309，鸡蛋1～2个，先用文火将王不留行焙干呈黄褐色(或爆花)，以不焦为度，研制细末；然后将鸡蛋清与药末调成糊状，作局部涂抹，每日3次。治疗带状疱疹36例。结果：用药后疼痛停止，3～5天痊愈者28例；6～7天痊愈者4例；其余4例，则10～15天痊愈。--《云南中医杂志》王巧云，等，1986，(2)：7 ③用王不留行129(或酌情加量)，文火炒至爆开白花六七成时取出，研极细末，用香油调成糊状，涂于患处，每日2～3次，如疱疹已破溃者，可将药末直接撒布溃破处。治疗带状疱疹13例。结果：一般于药后10～20分钟疼痛明显减轻，1～2天疱疹干缩；3～5天脱屑痊愈，无不良反应。--《山东中医杂志》王翠娥，1983，(2)：42

灰菜

【别名】 灰菜《山东中草药手册》，莱《诗经》，厘、蔓华《尔雅》，蒙华《尔雅》(郭璞注)，鹤顶草《土宿本草》，红落藜、舜芒谷《救荒本草》，红心灰藋《庚辛玉册》，落藜、胭脂菜《纲目》，藜《本草拾遗》，飞扬草《广州植物志》，灰苋菜《四川中药志》，灰藋、灰蓼头草《上海常用中草药》，灰灰菜《山东中草药手册》，粉菜《广西药用植物名录》，灰藜、灰条《青海常用中草药手册》，白藜《沙漠地区药用植物》。

【名释】 《说文》："莱，蔓华也。"《尔雅》："厘，蔓华。"莱与厘，古同声。而藜与厘一声之转。朱骏声《通训定声》："(藜)即'北山有莱'之莱。"因此莱、厘、藜同指一物，后世以藜专指本品。

【来源】 为藜科植物藜 *Chenopodium album* L.及灰绿藜 *Chenopodium glaucum* L.的幼嫩全草。

【植物形态】 （1）**藜** 一年牛草本，高30～150cm。茎直立，粗壮，具条棱，绿色或紫红色条纹，多分枝。叶互生；叶柄与叶片近等长，或为叶片长的1/2；下部叶片菱状卵形或卵状三角形，长3～6cm.宽2.5～5cm，先端急尖或微钝，基部楔形，上面通常无粉，有时嫩叶的上面有紫红色粉，边缘有牙齿或作不规则浅裂；上部叶片披针形；下面常被粉质。花小形，两性，黄绿色，每8～15朵聚生成一花簇，许多花簇集成大的或小的圆锥状花序，生于叶腋和枝顶；花被片5，背面具纵隆脊，有粉，先端微凹，边缘膜质；雄蕊5，伸出花被外；子房扁球形，花柱短，柱头2。胞果稍扁，近圆形，果皮与种子贴生，包于花被内。种子横生，双凸镜状，黑色，有光泽，表面有浅沟纹。花期8～9月，果期9～10月。见(图159)

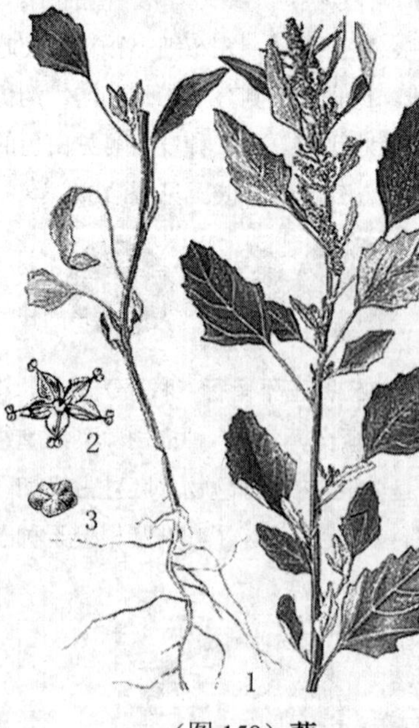

（图159）藜

1.植株 2.花 3.果实

（2）**灰绿藜** 形态与藜极相似，但植株较小；植物体有粉，叶下面灰白色。花被片3～4，基部合生；雄蕊1～2，花丝不伸出花被。扁圆形种子上有细点纹。花果期5～10月。见下(图160)

上述两种藜的种子（**灰菜子**）也供药用，详见下述。

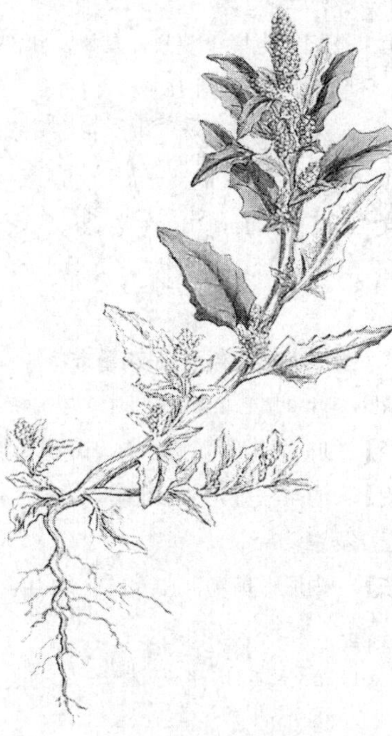

（图 160）**灰绿藜**

【生长分布】 藜生于田间、路旁荒地、村旁及山坡。灰绿藜生于生于农田、菜园、村舍附近或有轻度盐碱的土地上。邹平各地均有分布。

【采收加工】 春、夏季割取全草，去杂质，鲜用或晒干。

【性状鉴别】 （1）**藜** 全草黄绿色。茎具条棱。叶片皱缩破碎，完整者展平，呈菱状卵形至宽披针形，叶上表面黄绿色，下表而灰黄绿色，被粉粒，边缘具不整齐锯齿；叶柄长约 3mm。圆锥花序腋生或顶生。

（2）**灰绿藜** 全草灰黄绿色。叶多皱缩或破碎。完整者展平后，呈矩圆状卵形至披针形，边缘呈波状牙齿。叶上面平滑，下面有粉而呈灰绿白色。小花在枝上排列成断续穗状或圆锥状。

【显微鉴别】 （1）**藜灰** 粉末绿色。①叶片，上、下表皮均有不定式气孔，以下表皮较多。②草酸钙簇晶多见，大的直径 29～69μm；小的直径 9.8～19.6μm。③花被表皮细胞不规则形，气孔不定式；外表面有多数腺毛。④腺毛的腺头球形或长球形，直径 25～70μm，柄部单细胞。

（2）**灰绿藜** 粉末灰黄绿色。①叶气孔不定式。②腺毛的腺头球形或长球形，直径 49～98μm，柄单细胞。

【主含成分】 藜全草含挥发油，齐墩果酸(*oleanolic acid*)，L-亮氨酸(*1eucine*)，β-谷甾醇(β-*sitostero1*)。叶含草酸盐，叶的脂质中含脂肪，主要为棕榈酸(*palmitic acid*)，二十四烷酸(*carnaubic acid*)，油酸(*oleic acid*)，亚油酸(*1inoleic acid*)，谷甾醇，二十九烷(*nonacosane*)，油醇(*oleyl alcoho1*)，蜡等。根含甜菜碱(*betaine*)，氨基酸、甾醇、油脂等。种子含油 5.54%～14.86%。花序含阿魏酸(*ferulic acid*)及香草酸(*vanillic acid*)。

【药理】 （1）**抗菌作用** 本品水煎剂对金黄色葡萄球菌、炭疽杆菌、乙型溶血性链球菌和白喉杆菌具有不同程度的抑制作用。另有报道，日本变种藜(*Chenolvodium album var，centrorubrum*)对蚯蚓有先兴奋后麻痹作用，其最小有效浓度为水浸剂 0.5%；醇浸剂 1%；水浸剂排出率为 33%。

（2）**光敏作用** 食藜后经日光照射，可致藜日光过敏性皮炎。认为此病与女性内分泌变化有关。曾有报道综合 207 例植物日光性皮炎患者，其中因食藜发病者 88 例，占 42.5%。用维生素 B_{12} 注射或激素治疗，可加速疾病痊愈。日本变种藜浓缩水煎液、醇浸液、醚浸液注入兔皮下，也会引起对日光和紫外线的过敏反应，不但在注射局部，且在远隔部位亦有潮红、水肿，甚至皮下出血和坏死，同时还有贫血及体重减轻，这可能是因为藜叶中感光物质进入体内，经日光照射所致。但豚鼠饲食实验未见类似症状。

（3）**其他作用** 用 0%醇浸剂于蛙、蟾蜍、鸽、小鼠、豚鼠、免等，可使其呼吸先兴奋后抑制，终因呼吸麻痹致死；亦有降压和抑制心脏的作用；能增加平滑肌器官的运动，对末梢血管以收缩为主；对骨骼肌和运动神经常呈麻痹作用；但连续用于免和小鼠，可逐渐发生习惯性，使麻痹作用减弱，同时耳壳、四肢、尾根等处发生充血、浮肿、出血等症状，且可因紫外线照射而加剧。

【性味归经】 味甘，性平，小毒。

【用主治】 清热祛湿，解毒消肿，杀虫止痒。主治发热，咳嗽，痢疾，腹泻，腹痛，疝气，龋齿痛，湿疹，疥癣，白癜风，疮疡肿痛，毒虫咬伤。

《本草拾遗》："杀虫。"

《纲目》："煎汤，洗虫疮，漱齿䘌；捣烂，涂渚虫伤，去癜风。""藜茎点疣赘、黑子，蚀恶肉。"

《医林纂要·药性》："去湿热。"

《四川中药志》1960 年版："清热退烧。"

《上海常用中草药》："止泻痢，止痒。"

《四川常用中草药》："清热解毒。治湿热疮，虫咬伤。"

《青海常用中草药手册》："解毒消肿。"

《湖南药物志》："祛风湿。"

《内蒙古中草药》："主治皮肤湿毒瘙痒。"

《沙漠地区药用植物》："除湿热，利水。"

《全国中草药汇编》："清热利湿，止痒透疹。治风热感冒，麻疹不透。"

【用量用法】 内服：煎汤，15～30g。外用：煎水漱口，或熏洗，或捣涂，适量。

【附方】 （1）**治肺热咳嗽**：鲜藜全草 18～21g，白马骨 18～21g，水煎，每日早晚饭前冲蜜糖服。--《草药手册》(江西)

（2）**治寒热往来**：藜 15g，大青根 15g，路边荆 12g，枸骨 12g，木通 9g，钩藤 12g，水煎服。。--《湖南药物志》

（3）**治盗汗**：藜 15g，夜关门 9g，乌莓茄子 5 个。水煎服，每日服 3 次。--《湖南药物志》

（4）**治痢疾腹泻**：灰藋全草 30～60g，煎水服。--《上海常用中草药》

（5）**治产后瘀血腹痛**：鲜藜全草 60g，水煎服。--《草药手册》(江西)

（6）**治疝气肿痛，连小腹如刺**：藜叶煎浓汁一升，煎去七合。每服半合，顿服，量大小减。--《小儿卫生总微论方》

（7）**治皮肤湿毒，周身发痒**：灰藋全草、野菊花等量，煎汤熏洗。--《上海常用中草药》

（8）**治疥癣湿疮**：灰菜茎叶适量，煮汤外洗。--《沙漠地区药用植物》

（9）**治龋齿**：灰条适量，水煎漱口，早晚各一次。--《青海常用中草药手册》

（10）**治毒虫咬伤、癜风**：灰菜茎叶，捣烂外涂。--《沙漠地区药用植物》

（11）**治靥子**：取落藜灰少许，淋取灰汁于铜器中，重汤煎加黑锡。以针微拨破靥子，令药得发动点之，大者不过一点。--《圣济总录》

（12）**治白癜风**：红灰藋五斤，茄子根茎三斤，苍耳根茎五斤。上件药并晒干，一处烧灰，以水一斗，煎汤淋取汁，却于铛内煎成膏，以瓷合盛，别用好通明乳香半两，生研，又入铅霜一分，腻粉一分相和，入于膏内，别用炼成黄牛脂二合(两)，入膏内调搅令匀。每取涂摩所患处，日三用之。--《圣惠方》

（13）**点疣赘，黑子**：藜茎灰、荻灰、蒿灰等分。水和蒸取汁，煎膏，点患处。--《纲目》

（14）**治无名肿毒**　灰条 15～30g，煎汤外洗患处。--《青海常用中草药手册》

灰菜子

【别名】　灰菜子《青岛中草药手册》，灰藜子《沙漠地区药用植物》，藜实《草药手册》（江西）

【来源】　为藜科植物藜 *Chenopodium album* L.的果实或种子。

【原植物】　参见“灰菜”。

【采收加工】　秋季果实成熟时，割取全草，打下果实和种子，除去杂质，晒干或鲜用。

【主含成分】　种子含柳杉二醇(*cryptomeridiol*)，8-α-乙酰柳杉二醇(*8-α-acetocryptomeridiol*)。

【性状鉴别】　胞果五角状扁球形，直径 1～1.5mm，花被紧包果外，黄绿色，顶端 5 裂。裂片三角形，稍反卷，背面有 5 棱线，呈放射状；无翅；内有果实 1 枚，果皮膜状，贴生于种子。种子半球形，黑色，有光泽，表面具浅沟纹。见(图 161)

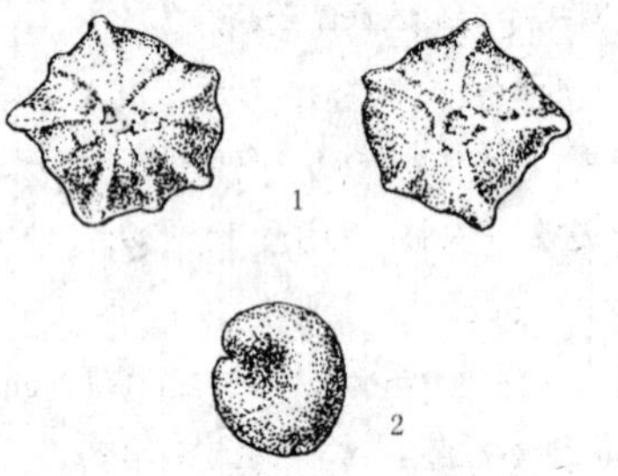

（图 161）**灰菜子（果实）外形**

1.胞果 2.种子

【显微鉴别】　（1）果横切面：果皮细胞以果柄痕为中心，呈放射状排列；果皮由 1 列外向突出呈半球状细胞组成，外种皮为 1 列长方形的厚壁细胞；内种皮为 1 列黄褐色的薄壁细胞，含细小结晶；紧接内种皮为 1 列黄色色素层，外胚乳细胞多角形，含淀粉粒。内胚乳细胞包围在胚的周围，含众多糊粉粒。见(图 162)

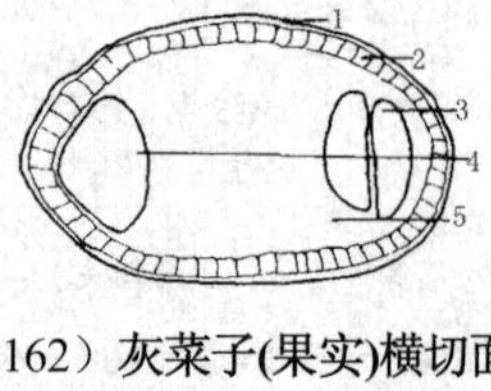

（图 162）**灰菜子(果实)横切面简图**

1.果皮 2.种皮 3.子叶 4.胚根 5.胚乳

（2）粉末特征：果皮表皮细胞不规则形，垂周壁强烈弯曲。种皮细胞多角形，黄褐色。内胚乳细胞方形或多角形，壁较厚，内含糊粉粒。胞果在扫描电镜下观察，具蜂窝状网纹，细胞壁的平周壁纹饰呈半环状凸起。见(图 163)

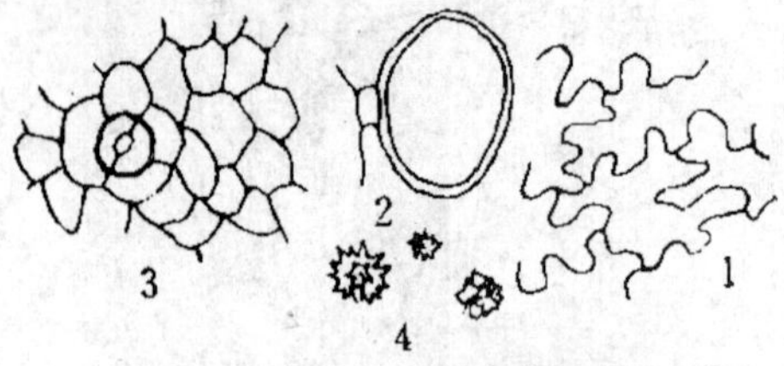

（图 163）**灰菜子(果实)粉末特征**

1.花被碎片 2.腺毛 3.果皮碎片 4.草酸钙簇晶

【性味归经】　味苦、微甘，性寒，小毒。

【功用主治】　清热祛湿，杀虫止痒。主治小便不利，水肿，皮肤湿疮，头疮，耳聋。

【用量用法】　内服：煎汤，10～15g。外用：水煎洗，或烧灰调敷，适量。

【附方】　（1）**治小便不利，水肿**：灰藜子 3～9g，水煎服。--《沙漠地区药用植物》

（2）**治皮肤湿毒，瘙痒**：灰菜子、雪见草、阴行草、紫参各 9g，水煎熏洗。--《青岛中草药手册》

（3）**治小儿疮**：藜果实，烧灰，麻油调敷。--《草药手册》（江西）

（4）**治耳聋**：鲜藜种子 15～18g，胡桃肉，花生，猪耳朵，同煮。--《草药手册》（江西）

灰藋

【别名】　灰藋《金锁天雷公炮炙论》，灰藜、水落藜《救荒本草》，灰条《野菜谱》，灰涤菜《纲目》，灰蒴、灰苋《医林纂要·药性》，灰苋菜《草木便方》，灰灰菜《四川中药志》，土蚕药(江西)，沙苋菜(广西)，苦落藜。

【名释】　《纲目》：“此菜茎叶上有细灰如沙，而枝叶翘趯，故名。”其他以“灰”命名者，皆依此理。称“条”、“涤”者，皆音近借字（藋，《纲目》音狄）。又本品植物形态与藜、苋近似，故有以“藜”、“苋”命名者。

【来源】　为藜科植物小藜 *Chenopodium serotinum* L.的全草。

【植物形态】　一年生草本，高 20～50cm。茎直立，单一或多分枝，具角棱及绿色条纹。叶互生；叶柄细长而弱；叶片椭圆形或狭卵形，长 2.5～5cm，宽 1～3.5cm，通常 3 浅裂，中裂片两边近平行，先端钝或急尖，并具短尖头，边缘具波状锯齿；侧裂片位于中部以下，通常各具 2 浅裂齿；上部的叶片渐小，狭长，有浅齿或近于全缘；叶片两面略被粉粒。花序腋生或顶生，花簇细而疏，形成圆锥状花序；花两性，花被近球形，5 片，浅绿色，边缘白色，背面具微纵隆脊并密被粉粒，向内弯曲；雄蕊 5，伸出于花被外；花柱 2，线状。胞果全体包于花被内，果皮与种子贴生。种产扁圆，黑色，有光泽，表面具六角形细洼。花期 4～5 月，果期 5～7 月。见下(图 164)

【生长分布】　生于荒地、田间、村庄、路边。邹平各地均有分布。

【采收加工】　3～5 月采收，洗净，去杂质，鲜用或晒干。

【性状鉴别】　全草灰黄色。叶片皱缩破碎，展开后完整叶通常具 3 浅裂，裂片具波状锯齿。花序穗状腋生或顶生。胞果包在花被内，果皮膜质，有明显的蜂窝状网纹，果皮与种皮贴生。

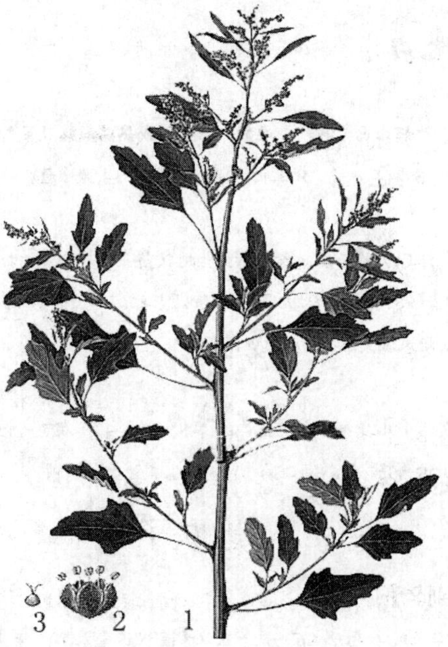

（图 164）**小藜**

1.植株上部 2.花 3.雌蕊

【显微鉴别】 叶下表皮及嫩枝表皮具腺毛，腺头球形，直径 60～100μm。叶肉细胞含众多草酸钙簇晶及砂晶。见(图 165)

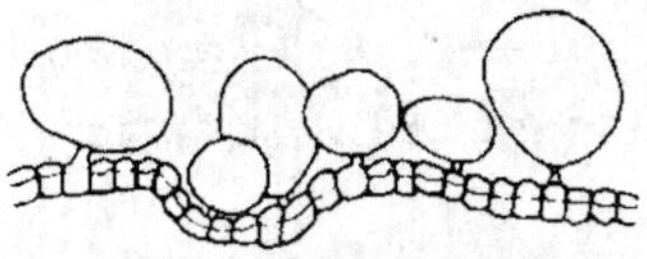

（图 165）**灰藋叶下表皮腺毛**

【性味归经】 味苦、甘，性平。

【功用主治】 疏风清热，解毒去湿，杀虫。主治风热感冒，腹泻，痢疾，荨麻疹，疮疡肿毒，疥癣，湿疮，齿𧏾疳疮，白癜风，虫咬伤。

《本草拾遗》："主恶疮，虫、蚕、蜘蛛等咬，捣碎和油敷之；亦可煮食，亦作浴汤，去疥癣风瘙；烧为灰，口含内齿孔中，杀齿䘌疳疮。取灰三四度淋取汁，蚀瘜肉，除白癜风、黑子面皯 著肉作疮。"

《品汇精要》："杀三虫。"

《食物考》："煮食除痧。"

《药性考》："清热宽中。"

《四川中药志》1960 年版："能清热退烧。"

《河北中草药》："疏风，清热，解毒，祛湿。用于风热感冒，肠炎，痢疾，湿热痒疹疮毒。"

【用量用法】 内服：煎汤，9～15g。外用：煎水洗，或捣敷，或烧灰调敷，适量。

【使用注意】 有胃病者慎服。

【附方】 （1）**治风热感冒**：小藜 12g，薄荷、霜桑叶各 9g，牛蒡子 6g，甘草 3g，水煎服。--《河北中草药》

（2）**治风湿痒疹**：小藜 15g，野菊花、地肤子、浮萍各 9g，水煎服。--《河北中草药》

（3）**治荨麻疹**：小藜全草，适量。煎水外洗。--《浙江药用植物志》

（4）**治疔疮恶肿**：野灰藋菜叶烧灰。拨破疮皮，唾调少许点之，血出为度。--《普济方》

扫帚菜

【别名】 扫帚菜《山东植物志》，地肤苗《别录》，扫帚苗《沙漠地区药用植物》。

【名释】 成熟植株晒干、去掉叶，可制作成扫帚用。

【来源】 为藜科植物地肤 *Kochia scoparia* (L.) Schrad.及扫帚菜 *Kochia scoparia* (linn.) Schrad 的嫩茎叶。

【植物形态】 （1）地肤 又名箭、王蔧《尔雅》，王帚、落帚《尔雅》(郭璞注)，涎衣草、地麦草《新修本草》，鸭舌草、独帚《本草图经》，白地草《纲目》，黄蒿《本经逢原》，地面草《中药大辞典》，扫帚菜《中药志》，蒿帚菜、野扫帚《新华本草纲要》。一年生草本，高约 50～150cm。茎直立，多分枝，淡绿色或浅红色，生短柔毛。叶互生；无柄；叶片狭披针形或线状披针形，长 2～7cm，宽 3～7mm，先端短渐尖，基部楔形，全缘，上面绿色无毛，下面淡绿色，尢毛或有短柔毛；通常有 3 条主脉；茎上部叶较小，有一中脉。花单个或 2 个生于叶腋，集成稀疏的穗状花序；花下有时有锈色长柔毛；花小，两性或雌性；黄绿色，花被片 5，近球形，基部合生，果期背部生三角状横突起或翅，有时近扇形；雄蕊 5，花丝丝状；花柱极短，柱头 2，丝状。胞果扁球形，果皮与种子离生，包于花被内。种子 1 颗，扁球形，黑褐色。花期 6～9 月，果期 8～10 月。见(图 166)

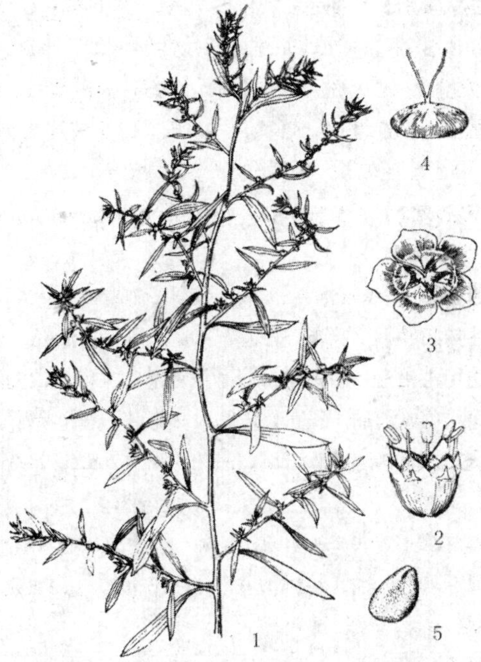

（图 166）**地肤**

1.植株上部 2.花 3.花被和胞果 4.胞果 5.种子

（2）**扫帚菜** 与地肤的区别在于植株分枝繁多，整体外形呈卵形或倒卵形，叶较狭。见下（图 167）

上述两种本植物的果实（**地肤子**）也供药用，详见下述。

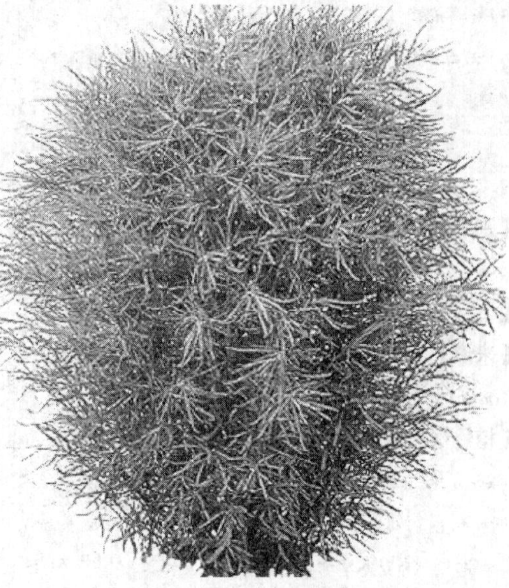

（图 167）扫帚菜

【生长分布】 生于荒野、田边、路旁，或栽培于庭园。邹平各地均有分布。

【采收加工】 春、夏季割取嫩茎叶，洗净，鲜用或晒干。

【栽培要点】 **生物学特性** 喜温暖湿润气候，耐旱，喜向阳。以选向阳、富含腐殖质、排水良好的壤土栽培为宜。一般土壤也可栽培。

栽培技术 用种子繁殖，春季播种，直播或育苗移栽，行株距各约 50cm，每 1 小时 m^2 用种量 7.5～15kg。

田间管理 勤除杂草，生长期中耕除草、追肥 2 次，天旱时注意浇水。

病虫害防治 虫害有地老虎，可用毒饵诱杀或人工捕杀。

【性状鉴别】 本品分枝较多，黄绿色，具条纹，被白色柔毛。叶互生，多脱落；展平后呈狭长披针形，长 3～6cm，宽 0.4～0.6cm，先端渐尖，基部渐狭成短柄，全缘，被短柔毛，边缘有长柔毛，通常具 3 条纵脉。花多 1～2，腋生；花被片 5，黄绿色；雄蕊 5，伸出于花被外。质柔软。气微，味淡。

【主含成分】 含哈尔满(*harman*)，哈尔明碱(*harmine*)，钙、镁、铁、锌、铜、磷等元素。

【药理】 牛长期食用地肤苗后，会出现慢性草酸中毒。

【性味归经】 味苦，性寒。归肝、脾、大肠经。

【功用主治】 清热解毒，利尿通淋。主治赤白痢、泄泻，小便淋痛，目赤涩痛，雀盲，皮肤风热赤肿，恶疮疥癣。

《别录》："捣绞取汁，主赤白痢；洗目，去热暗、雀盲、涩痛。苗灰主痢亦善。"

《本草图经》："主大肠泄泻，止赤白痢，和气，涩肠胃，解恶疮毒。"

《纲目》："煎水日服，治手足烦疼，利小便诸淋。""烧灰煎霜，制砒石、粉霜、水银、硫黄、雄黄、硇砂。"

《本草备要》："叶作浴汤，去皮肤风热丹肿。"

《药性通考》："周身风痒，洗之即止，煎汤服之更妙。"

《医林纂要·药性》："叶去皮肤风热，明目，去毒。煎汤浴，治疮疥及丹肿。"

《食物考》："明目止痛，头风可歇。"

《本草省常》："涩大便，利小便，益气明目。"

《浙江药用植物志》："治风湿性关节炎，手足关节疼痛。"

【用量用法】 内服：煎汤，30～90g。外用：煎水洗，或捣汁涂，适量。

【附方】 （1）**疗淋**：地肤草二七把，以水二升煎之，亦可长服。--《外台》引范汪方

（2）**疗妊娠患子淋，小便数，出少，或热痛酸疼及足肿**：地肤草三两，以水四升，煮取二升半。分三服，日三夜一剂。--《外台》引《经心录》之"地肤饮"

（3）**治眼为物所伤，或肉胬**：生地肤苗五两，净洗，捣绞取汁，瓷盒中盛，以铜箸频点口中，冬月以干者，煮汁点之。--《圣惠方》

（4）**治风湿关节痛，小便少**：地肤苗 12g，水煎服。--《沙漠地区药用植物》

（5）**治小儿疳积**：地肤全草 9g，水煎服。--《湖南药物志》

（6）**治头痛**：地肤荫、马屎烧灰，共捣烂，敷头顶。--《湖南药物志》

地肤子

【别名】 地肤子、地葵《本经》，地麦《别录》，益明《药性论》，落帚子《日华子》，独扫子《百一选方》，竹帚子《滇南本草》，千头子《万病回春》，帚菜子《新疆药材》，铁扫把子《四川中药志》，扫帚子《浙江药用植物志》。

【名释】 《纲目》云："地肤，地麦，因其子形似也。地葵，因其苗味似也。鸭舌，因其形似也。益明，因其子功能明目也。子落则老，茎可为帚，故有帚、䔧诸名。"今按，李时珍解释多可从，唯首句释地肤、地麦难解。其子形既不似麦，更难以"肤"字解释。夏纬瑛认为"地肤的苗形倒是与麦苗相似。"时霄霄则以为"地肤子"应作"地浮子"，其果实颜色似土，形状似大地之浮皮鳞屑，故名。

【来源】 为藜科植物地肤 *Kochia scoparia* (L.) Schrad.及扫帚菜 *Kochia scoparia* (linn.) Schrad 的成熟果实。

【原植物】 参见"扫帚菜"。

【采收加工】 秋季割取全草，晒干，打下果实，除去杂质，备用。

【性状鉴别】 胞果扁球状五角星形，直径 1～3mm，外被宿存花被。表面灰绿色或淡棕色，周围具三角形膜质小翅 5 枚，背面中心有突起的点状果梗痕及放射状脉纹 5～10 条，剥离花被后，可见膜质果皮，半透明；种子扁卵形，长约 1mm，黑色。无臭，味微苦。见(图 168)

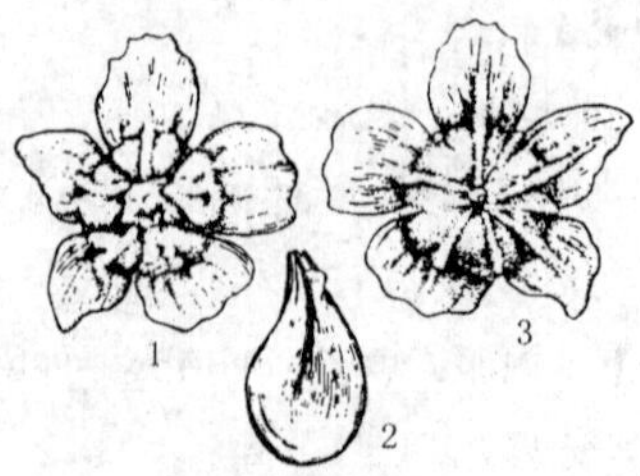

(图 168)地肤子

1.果实顶观 2.果实背面 3.种子

【显微鉴别】 （1）果实(除去花被)纵切面：果皮细胞 1～2 列，细胞内充满细小方晶。种皮细胞 1～2 列，黄棕色。外胚乳菲薄，胚乳位于马蹄状胚的中心，含微细淀粉粒。

（2）粉末(包括宿存花被)特征：灰绿色或黄褐色。①非腺毛由2～3个细胞组成，有的具壁疣。②石细胞壁稍厚，纹孔稀少；有的石细胞呈短纤维状，长65～150μm，壁较厚，木化。③花被裂片表皮细胞表面观呈多角形；气孔类圆形，黄棕色，不定式，副卫细胞4～5个。④果皮细胞垂周壁略呈波状弯曲，细胞内充满小方晶，直径3～13μm，偶见簇晶。⑤种皮细胞黄棕色，略呈长方形或方形。见(图169)

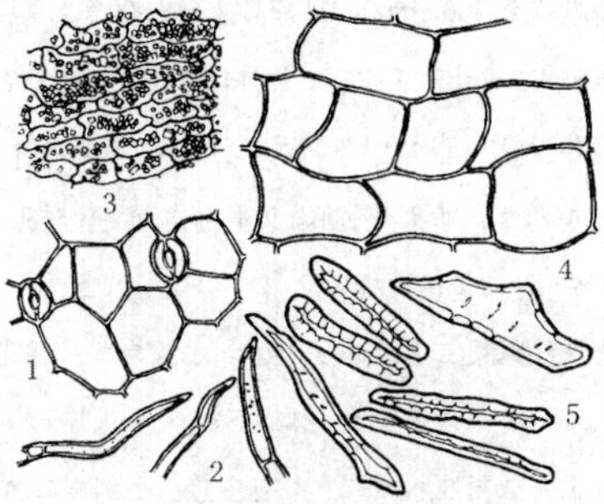

(图169)**地肤(果实)粉末特征**

1.表皮细胞及气孔(花被裂片) 2.非腺毛(花被裂片) 3.果皮细胞(内含草酸钙方晶) 4.种皮细胞 5.石细胞(花被筒部)

【理化鉴别】 （1）取本品粉末0.5g置试管中，加蒸馏水10ml，温浸10分钟，滤过。滤液置试管内用力振摇，产生持久性泡沫，放置10分钟泡沫消失不明显。(检查皂甙)

（2）取本品粉末10g，加15%硫酸30ml，以100ml氯仿提取。取氯仿提取液5ml，置蒸发皿中蒸干，滴加三氯化锑的氯仿饱和溶液后，则显棕紫色。(检查甾萜类)

（3）取本品的甲醇浸出液2ml，加浓盐酸4～5滴及镁粉少许，于水浴上加热2分钟则显淡红色。(检查黄酮类)

（4）取本品粉末10g，加酸性水温浸30分钟，分别取滤液2ml置4支试管中，分别滴加碘化铋钾试剂，碘一碘化钾试剂，硅钨酸试剂，碘化汞钾试剂，均产生沉淀。(检查生物碱)

（5）薄层色谱取本品粉末10g，置圆底烧瓶中，加15%硫酸30ml，氯仿100ml，回流水解2小时，滤过。滤液分出氯仿层，回收氯仿，定容至10ml，作为供试品溶液。另取齐墩果酸对照品少许，加乙醇溶解后作为对照品溶液。分别吸取供试品溶液和对照品溶液点样于同一硅胶G(上海荧光化学厂)薄层板。用氯仿-丙酮-环己烷(2：1：7)展开。取出晾干，喷5%磷钼酸的乙醇试液，加热后，供试品溶液色谱在与对照品溶液色谱的相应位置上，显相同的蓝色斑点。

【主含成分】 果实主含三萜及其甙，已分离得到：齐墩果酸(*oleanolic acid*)，3-O-[β-D-吡喃木糖基(1→3) β-D-吡喃葡萄糖醛酸基]齐墩果酸{*3-O-[β-D-xylopyranosyl(1→3) β-D-glucuronopy ranosyl]-oleanolic acid*}，3-O-[β-D-吡喃木糖基(1→3) β-D-吡喃葡萄糖醛酸甲酯基]齐墩果酸{*3-O-[β-D-xylopyranosyl(1→3) β-D-methylglucuronopyranosylate]oleanolic acid*}，3-O-[β-D-吡喃木糖基(1→3) β-D-吡喃葡萄糖醛酸基]齐墩果酸-28-O-β-D-吡喃葡萄糖甙{*3-O-[β-D-xylopyranosyl(1→3) β-D-g1ucuronopyranosyl]oleanolic acid-28-O-β-D-glucopyranoside*}。还含正三十烷醇(*n-triacontano1*)，一些饱和脂肪酸混合物和甾体成分：2-0羟基蜕皮素(*20-hydroxyecdysDne*)，5，20-二羟基蜕皮素(*5，20-dihydroxyecdy sorle*)，20-羟基-24-亚甲基蜕皮素(*20-hydroxy-24-methyleneecdysone*)，20-羟基-24-甲基蜕皮素(*20-hydroxy- 24-methylecdysone*)。

【药理】 （1）**抑菌作用** 地肤子水浸剂(1：3)在试管中对许兰黄癣菌、奥杜盎小芽胞癣菌、铁锈色小芽胞癣菌、羊毛状小芽胞癣菌等皮肤真菌均有不同程度的抑制作用。50%煎剂平板挖沟法对伤寒杆菌有抑制作用。

（2）**对免疫功能的影响** 地肤子水提物500mg/kg使小鼠碳粒廓清速率明显降低，同时减少肝脏和脾脏对碳粒的摄取；水提物100mg/kg、500mg/kg能明显抑制腹腔巨噬细胞对鸡红细胞(CRBC)的吞噬作用，对2，4，6-三硝基氯苯(PC)诱导的迟发型超敏反应(PC-DTH)及绵羊红细胞诱导的迟发型超敏反应(SRBC-DTH)的诱导相及效应相均有一定的抑制趋势，但对二甲苯所致的炎症反应却无明显影响。表明地肤子水提物有抑制单核巨噬系统的吞噬功能及迟发型超敏反应(DTH)，其抑制DTH的作用机制可能与它对单核巨噬系统功能的抑制有关。

【炮制】 炒地肤子：取净地肤子，用文火炒至微黄色略深，有香气时，取出，放凉。

饮片性状：炒地肤子形如地肤子，微黄色略深，气微香，味微苦。

【性味归经】 味苦，性寒。归肾、膀胱经。

【功用主治】 清热利湿，祛风止痒。主治小便不利，淋浊，带下，血痢，风疹，湿疹，疥癣，皮肤瘙痒，疮毒。

《本经》："主膀胱热，利小便。补中、益精气。久服耳目聪明，轻身耐老。"

《别录》："去皮肤中热气，散恶疮，疝瘕，强阴，使人润泽。"

《药性论》："治阴卵癞疾.去热风，可作汤沐浴。"

《日华子》："治客热丹肿。"

《滇南本草》："利膀胱小便积热，洗皮肤之风，疗妇人诸经客热，清利胎热，妇人湿热带下用之良。"

《本草蒙筌》："多服益精强阴，久服明目聪耳，浴身却皮肤瘙痒热疹，洗眼除热暗、雀目涩痛。"

《本草备要》："除虚热，利小便而通淋。"

《玉楸药解》："疗头目肿痛，狐疝阴癞，腰疼胁痛，血痢，恶疮。"

《医林纂要·药性》："补肾、坚肾，利膀胱水。"

【临床应用】 （1）**用于湿热淋证，白浊带下，小便不利。**地肤子苦寒泄降，善导湿热从小便而解。用治湿热蕴结膀胱，小便淋沥涩痛，可单味煎服，或与清热利尿通淋之黄芩、知母、猪苓、瞿麦等同用以加强疗效；如湿热郁结较甚，小腹胀满，大小便俱秘者，可加配生大黄、冬葵子等以通便泄热，如《千金要方》地肤子汤。若与金钱草、海金沙、石韦等同用，亦可用于砂石淋痛。用治湿热带下，可配黄柏、苍术、车前、泽泻等煎服，如伴阴部湿痒者，则与蛇床子、苦参、花椒、白矾煎水熏洗局部。用治急性水肿，小便不利，每与浮萍、木贼草、桑白皮配伍；若水肿日久，病因阳虚气弱或阴虚血亏而致小便不利者，可用地肤子分别与人参、威灵仙或熟地、白芍等同用，如《衷中参西录》宣阳汤、济阴汤。本品亦治湿热泻痢，可与地榆、石榴皮等同用。

（2）**用于湿疹，湿疮，皮肤瘙痒等病**。常用地肤子配以白矾等煎水外洗，或与清热燥湿、杀虫止痒之苦参、白鲜皮、荆芥、防风、蝉蜕等同煎服，如湿甚者加配苍术、黄柏，血虚风燥加配生地、赤芍。至于风热痒疹搔破成疮者，以其配防风煎水和猪胆汁调涂，如《洞天奥旨》三圣地肤汤。本品为治疗皮肤瘙痒症常用药，对于湿热黄疸伴有皮肤瘙痒，亦可于对症方药中加用地肤子取效。

《药性论》："与阳起石同服，主丈夫阴痿不起，补气益力。"

《本经逢原》："男子白浊，用地肤子、白敛为丸，滚汤下。"

《得配本草》："得生地，治风热赤眼；得甘草，治虚热。"

【用量用法】 内服：煎汤，6～15g，或入丸、散。外用：煎水洗，适量。

【使用注意】 内无湿热，小便过多者忌服。

《本草备要》："恶螵蛸。"

【附方】 （1）**治妊娠患淋**：小便数，去少，忽热痛酸索，手足疼烦。地肤子十二两，初以水四升，煎取二升半，分温三服。--《子母秘录》

（2）**治下焦结热，致患淋证**：小便赤黄不利，数起出少，茎痛或血出，地肤子三两，知母、黄芩、猪苓、瞿麦、枳实、升麻、通草、葵子、海藻各二两。上十味㕮咀，以水一斗，煮取三升，分三服。大小便皆闭者加大黄三两。--《千金要方》之"地肤子汤"

（3）**治肾炎水肿**：地肤子 10g，浮萍 8g，木贼草 6g，桑白皮 10g，水煎去滓，每日 3 次分服。--《现代实用中药》

（4）**治阳虚气弱，小便不利**：野台参四钱，威灵仙半钱，寸麦冬六钱(带心)，地肤子一钱，煎服。--《衷中参西录》之"宣阳汤"

（5）**治阴虚血亏，小便不利**：怀熟地一两，生龟版五钱(捣碎)，生杭芍五钱，地肤子一钱。煎服。--《衷中参西录》之"济阴汤"

（6）**治久血痢，日夜不止**：地肤子一两，地榆三分(锉)，黄芩三分。上药捣细，罗为散。每服，不计时候，以粥饮调下二钱。--《圣惠方》

（7）**治湿疹，痒疹**：地肤子 15g，白鲜皮 9g，川草薢 12g，苦参、野菊花各 9g，生地 12g，赤芍、当归各 9g，水煎服。--《中药临床应用》

（8）**治阴囊湿痒**：地肤子、蛇床子、苦参、花椒各等量，煎水外洗。--《湖北中草药志》

（9）**治雷头风肿**：地肤子，同生姜研烂，热酒冲服，取汗愈。--《圣济总录》

（10）**治丹毒**：地肤子、金银花、菊花各 30g，荆芥、防风各 15g，水煎服。--《陕甘宁青中草药选》

（11）**治疔疮及脑疽**：地肤子、槐子(炒)、地丁草各五钱，水煎温服。加蟾酥少许尤妙。--《仙拈集》之"夺命丹"

（12）**治吹乳**：地肤子为末，每服三钱，热酒冲服，出汗愈。--《经验广集》之"地肤酒"

（13）**治虚劳目暗**：地肤子二升(阴干捣末)，生地黄十斤。上件药，捣取生地黄汁，和拌地肤子末，干却，捣细罗为散。每服，以温水调下二钱，日三服。--《圣惠方》之"补肝散"

（14）**治雀目**：地肤子五两，决明子一升。上二味捣筛，米饮和丸，每食后，以饮服二十丸至三十丸。--《外台》引《广济方》之"地肤子丸"

（15）**治柔风**：肢体弛缓不收，里急不能仰息，兼治妇人产后中风。地肤子(炒)二两，紫葛(锉)一两半，白头翁(锉，炒)一两。上三味，捣罗为散，每服二钱匕，加至三钱匕，温酒调下。--《圣济总录》之"地肤子散"

（16）**治胁痛如打，积年久痛，有时发动**：六、七月取地肤子，阴干，末。服方寸匕，日五六服。--《肘后方》

（17）**治跳跃举重，卒得阴颓**：白术五分，地肤子十分，桂心三分。上三物，捣末。服刀圭，日三。--《肘后方》

（18）**治痔疾**：地肤子不拘多少，新瓦上焙干，捣罗为散。每服三钱匕，用陈粟米饮调下，日三。--《圣济总录》之"地肤子散"

（19）**治瘊子**：独扫子、白矾二味等分，为末，煎汤洗，不数次即尽去。--《百一选方》

（20）**治疗荨麻疹**：用地肤子 50～100g，(儿童按年龄折减)水煎 2 次，两次煎出液混合，再浓缩至 400～500ml。每日 1 剂，分 2 次口服。药渣用纱布包好，趁热涂擦皮损局部。3 天为 1 疗程。据 44 例急慢性患者临床观察，显效 31 例，占 70.4％；好转 9 例，占 20.4％；无效 4 例，占 9.2％；总有效率为 90.8％。一般 1～7 个疗程治愈，且复发率低，远期疗效好。但对炎症性荨麻疹无效。--《吉林医学》刘朝忠，1980，(4)：42

（21）**治疗急性乳腺炎** 用地肤子 50g，水煎后加红糖适量，趁热服下，取微汗，每日 1 剂。据 33 例临床观察，体温迅速恢复正常，局部炎症均获消散，无 1 例化脓。一般服药 2 剂症状减轻，4 剂痊愈，个别有服 6 剂者。--《山东中医杂志》王殿祥，1983，(4)：40

猪毛菜

【别名】 猪毛菜、扎蓬棵《河北中药手册》，刺蓬《甘肃中草药手册》，三叉明棵、猪毛缨《河南中草药手册》，叉明棵《内蒙古中草药》，猴子毛(山东)，乍蓬棵子(安徽)，蓬毛尾（yi）(邹平)。

【名释】 本植物蓬生，叶似毛发，故名。

【来源】 为藜科植物猪毛菜 *Salsola collina* Pall.的全草。

【植物形态】 一年生草本，高 30～100cm。茎自基部分枝，枝互生，淡绿色，有红紫色条纹，生稀疏的短硬毛。叶片丝状圆柱形，长 2～5cm，宽 0.5～1.5mm，生短硬毛，先端有硬针刺，基部边缘膜质，稍扩展而下延。花序穗状，生枝条上部；苞片宽卵形，先端有硬针刺；小包片 2，狭披针形，比花被长，苞片及小苞片与花序轴紧贴；花被片 5，膜质，披针形，长约 2mm，结果时自背面中上部生鸡冠状突起；花被片在突起以上部分近革质，

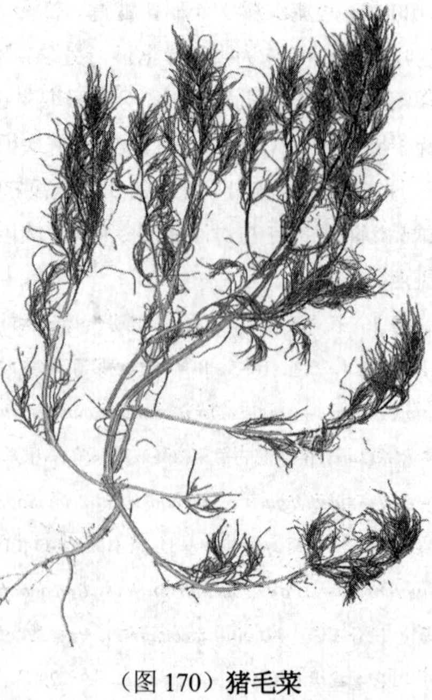

（图 170）猪毛菜

花药短圆形，顶部无附属物；柱头丝形，长为花柱的1.5～2倍。胞果倒卵形，果皮膜质。种子横生或斜生，直径约1.5mm，先端平。花期7～9月，果期9～10月。见上（图170）

【生长分布】 生于村边、路旁、荒地、田埂及含盐碱的沙质土壤上。邹平各地均有分布。

【采收加工】 夏、秋季开花时割取全草，晒干，除去泥沙，打成捆，备用。

【性状鉴别】 全草黄白色。叶多破碎，完整叶片丝状圆柱形，长2～5cm，宽0.5～1mm，先端有硬针刺。花序穗状，着生于枝上部，苞片硬，卵形，顶部延伸成刺尖，边缘膜质，背部有白色隆脊；化被片先端向中央折曲，紧贴果实.在中央聚成小圆锥体。种子直径约1.5mm，先端平。

【显微鉴别】 本品花粉粒，在扫描电镜下观察：花粉粒直径1.4～19.9μm，圆形，轮廓线波浪状。孔36～44个，孔径l.15～2.77μm，孔间距离2.26～2.99μm。孔具膜，膜上小刺10～28个。

【理化鉴别】 取本品粉末5g，用氨水润湿，氯仿20ml浸泡过夜，滤过。滤液挥去氯仿，以1%盐酸2ml溶解，放入试管中，滴加改良碘化铋钾试液，立即产生红棕色沉淀。(检查生物碱)

【主含成分】 全草含蔗糖(*sucrose*)，D-葡萄糖(*D-glucose*)，D-果糖(*D-fructose*)，内消旋肌醇(*rnyo-inosito1*)，D-甘露醇(*D-mannito1*)，葡萄糖和果糖的乙酯，甾醇糖甙(*sterol glycosides*)，三甲铵乙内盐(*glycine betaine*)和生物碱(*alkaloid*)。地上部分经分析含豆甾醇(*stigmastero1*)，菜油甾醇(*campestero1*)，胆甾醇(*cholestero1*)，β-谷甾醇(*β-sitostero1*)，还含水仙甙(narcissin)，异鼠李素(*isorhamnetin*)，小麦黄素(*tricin*)，小麦黄素-7-O-β-D-吡喃葡萄糖甙(*tricin-7-O-β-D-glucopyranoside*)，槲皮素-3-O-β-D-吡喃葡萄糖甙(*quercefin-7-O-β-D-glucopyranoside*)，异鼠李素-7-O-β-D-吡喃葡萄糖甙(*isorhamnetin-7-O-β-D-glucopyranoside*)。

【药理】 （1）**降压作用** 猪毛菜水浸膏0.2～0.5g/kg(按生药计)对麻醉犬、兔与猫静脉注射有明显而持久的降压作用。其降压不产生快速耐受现象。在降压剂量时即对心脏有抑制作用，心电图示S-T段降低，但猪毛菜无水乙醇提取液降压作用较水浸膏弱，对心脏影响亦较少。猪毛菜的降压为血管神经的升压反射抑制和直接扩张血管所致。推测与血管运动中枢或交感神经中枢抑制有关。

（2）**中枢抑制作用** 猪毛菜水浸膏8g/ml(按生药计)临用时以蒸馏水配成1∶1及5∶1备用，pH 7.2，对小鼠防御性运动条件反射有抑制作用，但无分化解除现象；猪毛菜可加速阳性条件反射消退过程，说明其加强皮质抑制过程。猪毛菜水浸膏皮下注射减少小鼠自发活动，延长戊巴比妥钠催眠时间，并使非催眠剂量的水合氯醛产生催眠，但对戊四唑、番木鳖碱中枢致惊厥药所致动物惊厥与死亡无对抗作用。

（3）**护肝作用** 猪毛菜地上部分25%乙醇渗漉提取物200mg/(kg·d)灌服，连服4天，对大鼠四氯化碳所致肝损伤有护肝作用，由动物存活率、肝组织结构、肝脏和血清多项生化指标检测证明，其护肝机制为抑制肝内自由基反应，稳定溶酶体膜，减少磷脂酶A的释放，防止膜磷脂组分卵磷脂的分解破坏，改进肝脏的解毒功能，加速胆红素转变为无毒的葡萄糖醛酸甙，减弱高脂血症等，因而显示很好的抗肝脏坏死作用和促进肝脏结构正常化。猪毛菜提取物中的活性物质甾醇糖甙、甘氨酸、甜菜碱和生物碱，对四氯化碳诱导的大鼠肝损伤比水飞蓟素更具有保护作用，使肝组织正常化，抑制脂质过氧化，活化谷胱甘肽依赖系统等。

（4）**毒性** 猪毛菜水浸膏小鼠皮下注射的LD_{50}为56g/kg；大鼠腹腔注射8g/kg即可致死，家兔灌服40g/kg未见毒性反应，但80g/kg可见死亡。

【性味归经】 味淡，性凉。归肝经。

《安徽中草药》："性寒，味咸。"

《河北中草药》："淡，微咸，凉。"

【功用主治】 平肝潜阳，润肠通便。主治高血压病，头痛，眩晕，失眠，肠燥便秘。

《河北中药手册》："降血压。治高血压病，头痛。"

《安徽中草药》："润肠通便。"

【用量用法】 内服：汤煎，15～30g，或开水泡后代茶饮。

【附方】 （1）**治原发性高血压**：①猪毛菜15～30g，水煎服或经沸水烫后当菜吃，连服5～6月，对早期患者效果显著。--《青海常用中草药手册》②猪毛菜60g，益母草30g，黄精30g，丹参15g，水煎服。--《西宁中草药》

（2）**治高血压头晕、失眠**：猪毛菜90g，玉米须45g，蚯蚓15g。水5kg，煎熬至1500ml。每服半小碗，每日服3次。或猪毛菜30g，水煎，分2次服，每日服1剂，连续服用。--《河南中草药手册》

（3）**治习惯性便秘**：猪毛菜60g，煎水代茶。--《安徽中草药》

菠菜

【别名】 菠菜《履巉岩本草》，波薐《嘉话录》，菠棱菜《唐会要》，红根菜《滇南本草》，赤根菜《品汇精要》，波斯草《纲目》，鹦鹉菜、鼠根菜《现代实用中药》，角菜《陆川本草》，甜茶、拉筋菜《湖南药物志》，敏菜《福建药物志》，飞薐菜、飞龙菜《台湾药用植物》。

【名释】 本品唐时由波棱国(今之尼泊尔)传入，故称波棱菜。波棱为尼泊尔语*Palinga*之音译。又作菠薐，简称菠菜。又本品幼根色红，故有红根菜、赤根菜等名。

【来源】 为藜科植物菠菜*Spinacia oleracea* L.的全草。

【植物形态】 一年生草本。全株光滑，柔嫩多水。幼根带红色。茎直立，中空，通常不分枝。叶互生；具长柄；基部叶和茎下部叶较大，茎上部叶渐次变小，戟形或三角状卵形，全缘或有缺刻，花序上的叶变为披针形。花单性，雌雄异株；雄花排列成有间断的穗状圆锥花序，顶生或腋生，花被片通常4，黄绿色，雄蕊4，伸出，花药不具附属物；雌花簇生于叶腋，无花被，苞片纵折，彼此合生成扁筒，小苞片先端有2齿，背面通常各具1棘状附属物；花柱4，线形，细长，下部结合。胞果硬，通常有2个角刺，果皮与种皮贴生。种子直立。花期4～6月，果熟期6月。见下（图171）

【生长分布】 菠菜原产伊朗，唐时传入中国，为普遍栽培的蔬菜。邹平各地均有栽培。

【采收加工】 春至冬季均可采收，除去泥土、杂质，洗净鲜用。

【主含成分】 全草每100g含蛋白质2g，脂肪0.2g，糖2g，粗纤维0.6g，灰分2g，钙70mg，磷34mg，铁2.5mg，胡萝卜素2.96mg，维生素B_1(vitamin B_1)0.04mg，维生素B_2 0.13mg，尼克酸0.6mg，维生素C31mg。叶酸(folic acid)，

类胡萝卜素(*tarotenoids*)，维生素 B_{12}，α-生育酚(*α-tocophero1*)。全草含黄酮及其甙，有菠叶素(*spinacetin*)，万寿菊素(*patuletin*)，芸香甙(*rutin*)，金丝桃甙(*hyperoside*)，紫云英甙(*astragalin*)，菠菜亭素(*spinatin*)，甾醇及其甙和酯有 α-菠菜甾醇(*α-spinastero1*)，豆甾醇(stigmastero1)，豆甾烷醇(*stigmastano1*)，7-豆甾烯醇(*7-stigmasteno1*)，胆甾醇(*cholestero1*)以及甾醇与棕榈酸(*palmitic acid*)连接的酯和与葡萄糖、甘露糖连接的甙。昆虫变态激素有水龙骨素(*polypodine*)，β-蜕皮甾酮(*β-ecdysone*)，(24)，28-去氢罗汉松甾酮[*(24)，28-dehydromakisterone*]A。叶绿素和胡萝卜素有叶绿素(*chlorophyll*)a，叶绿素(*chlorophyll*)a′，叶绿素(*chlorophyll*)b，叶绿素(*chlorophyll*)b′，脱镁叶绿素(*pheophytin*)a，脱镁叶绿素(*pheophytin*)b，堇黄质(*violaxanthin*)，新黄质(*neoxanthin*)，叶黄素(*1utein，xanthophyll*)，β-胡萝卜素(*β-carotene*)，新-β-胡萝卜素(*rico-β-carotene*)B，新-β-胡萝卜素(*neo-β-carotene*)U，氨基酸和有机酸有谷氨酸(*glutamic acid*)，丙氨酸(*alanine*)，亮氨酸(*1eucine*)，苯丙氨酸(*phenylalanine*)，7-氨基丁酸(*7-aminobutyric acid*)，苹果酸(*malic acid*)，脯氨酸(*proline*)，丝氨酸(*serine*)，天冬氨酸(*aspartic acid*)，天冬酰胺(*asparagine*)，咖啡酸(*caffeic acid*)，绿原酸(*chlorogenic acid*)，新绿原酸(*ncochlorogenic acid*)，原儿茶酸(*protocatechuic acid*)。还含6-羟甲基蝶啶二酮(*6-hydroxyme-thyllumazin*)，铁氧化还原蛋白(*ferredoxin*)，叶绿醌(*plastoquinone*)。从根分离了菠菜皂甙(spinasaponin)A 和 B。磷脂酰胆碱(*phos phatidylcholine*)，磷脂酰丝氨酸(*phosphatidylserine*)，磷脂酰乙醇胺(*phosphatidylethanolamine*)，单半乳糖基甘油二酯(*monogalac tosyldiglyceride*)，二半乳糖基甘油二酯(*digala-ctosyldiglyceride*)，聚半乳糖基甘油二酯(*polygalactosyldiglyceride*)和脑硫脂(*sulfolipid*)。

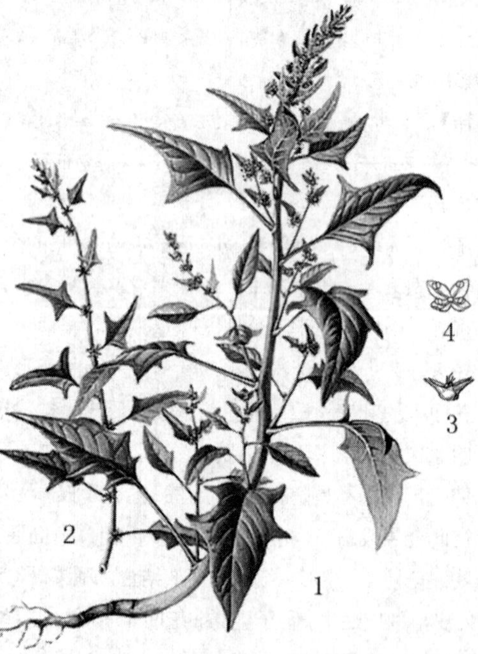

（图171）菠菜

1.雄株 2.雌株 3.雌花 4.雄花

【药理】 （1）**通肠导便，防治痔疮** 菠菜含有大量的植物粗纤维，具有促进肠道蠕动的作用，利于排便，且能促进胰腺分泌，帮助消化。对于痔疮、慢性胰腺炎、便秘、肛裂等病症有治疗作用。

（2）**促进生长发育，增强抗病能力** 菠菜中所含的胡萝卜素，在人体内转变成维生素A，能维护正常视力和上皮细胞的健康，增加预防传染病的能力，促进儿童生长发育。

（3）**增强免疫力** 菠菜中含有丰富的胡萝卜素、维生素C、钙、磷，及一定量的铁、维生素E、芸香甙、辅酶Q10等有益成分，能增强人体免疫能力和抗缺铁性贫血作用。

（4）**促进人体新陈代谢，延缓衰老** 菠菜中的含氟-生齐酚、6-羟甲基蝶陡二酮及微量元素物质，能促进人体新陈代谢，增进身体健康。大量食用菠菜，可降低中风的危险。以菠菜捣烂取汁，每周洗脸数次，连续使用一段时间，可清洁皮肤毛孔，减少皱纹及色素斑，保持皮肤光洁。

（5）**补血** 菠菜的蛋白质量高于其他蔬菜，且含有相当多的叶绿素，尤其含维生素K在叶菜类中最高(多含于根部)，能用于鼻出血、肠出血的辅助治疗。菠菜补血之理与其所含丰富的类胡萝卜素、铁、抗坏血酸有关。

【性味归经】 味甘，性平。归肝、胃、大肠、小肠经。

【功用主治】 养血，止血，平肝，润燥。主治衄血，便血，头痛，目眩，目赤，夜盲症，消渴引饮，便闭，痔疮。

《食疗本草》："利五脏，通肠胃热，解酒毒，服丹石人食之佳。"

《日用本草》："解热毒。"

《滇南本草》："祛风明目，开通关窍，伤利肠胃，解酒，通血。"

《纲目》："通血脉，开胸膈，下气调中，止渴润燥。根尤良。"

《医林纂要·药性》："敛阴，和血。"

《本草省常》："除烦热。"

《全国中草药汇编》："滋阴平肝，止渴润肠。治高血压，头痛，目眩，风火赤眼，糖尿病，便秘。"

《台湾药用植物志》："治跌打损伤，瘀血攻心，捣汁冲酒服。""治尿石。"

《福建药物志》："平肝明目，下气调中。治夜盲症，脾虚腹胀。"

【用量用法】 内服：煮食，或捣汁服。

【使用注意】 肾炎、肾结石患、脾虚便溏者忌。不可多食。

《食疗本草》："北人食肉、面，食之即平；南人食鱼、鳖、水米，食之即冷，故多食冷人小肠也。"

《食性本草》："多食令人脚弱，发腰痛，动冷气。不与䱇鱼同食，发霍乱。"

《滇南本草》："菠菜伤肠胃，伤风者忌食，引风邪入脏腑经络，令人咳嗽不止。"

《医林纂要·药性》："多食发疮。"

《本草省常》："多食令人作泻。"

《随息居饮食谱》："惊蛰后不宜食；病人忌之。"

【附方】 （1）**治高血压头痛目眩、慢性便秘**：鲜菠菜适量，置沸水中烫约3分钟，以麻油拌食，每日2次。--《浙江药用植物志》

（2）**治消渴引饮，日至一石者**：菠薐根、鸡内金等分，为末，米饮服一钱，日三。--《纲目》引《经验方》

（3）**治夜盲、脾虚腹胀**：每日用菠菜500g，按家常用生油炒菜，或捣烂绞汁分多次服。--《福建药物志》

牛膝

【别名】 牛膝、百倍《本经》，牛茎《广雅》，脚斯蹬《救荒本草》，铁牛膝《滇南本草》，杜牛膝《本草备要》，怀牛膝《本草便读》，怀夕、真夕《汉药写真集成》，怀膝《常用中药名辨》，土牛膝(江西、江苏、浙江、安徽、四川、广西)，淮牛膝(北京、广西)，红牛膝(江西、四川、云南)，牛磕膝、牛克膝(陕西、四川)，牛盖膝、粘草子根(贵州、云南)，牛胳膝盖、野牛克膝(陕西)，接骨丹(河南)，牛盖膝头(湖南)。

【名释】 《本草经集注》云："其茎有节，似牛膝，故以为名。"

【来源】 为苋科植物牛膝 *Achyranthes bidentata* Bl.的根。

【植物形态】 牛膝 又名山苋菜、对节菜《救荒本草》，透骨草、喉白草、喉痹草、鼓槌草、疔疮草《新华本草纲要》。多年生草本，高 70～120cm。根圆柱形，直径 5～10mm，土黄色。茎有棱角或四方形，绿色或带紫色，有白色贴生或开展柔毛，或近无毛，分枝对生，节膨大。单叶对生；叶柄长 5～30mm；叶片膜质，椭圆形或椭圆状披针形，长 5～12cm，宽 2～6cm，先端渐尖，基部宽楔形，全缘，两面被柔毛。穗状花序顶生及腋生，长 3～5cm，花期后反折；总花梗长 1～2cm，有白色柔毛；花多数，密生，长 5mm；苞片宽卵形，长 2～3mm，先端长渐尖；小苞片刺状，长 2.5～3mm，先端弯曲，基部两侧各有 1 卵形膜质小裂片，长约 lmm；花被片披针形，长 3～5mm，光亮，先端急尖，有 1 中脉；雄蕊长 2～2.5mm；退化雄蕊先端平圆，稍有缺刻状细锯齿。胞果长圆形，长 2～2.5mm，黄褐色，光滑。种子长圆形，长 1mm，黄褐色。花期 7～9 月，果期 9～10 月。见下(图 172)

本植物的茎叶（**牛膝茎叶**）也供药用，详见下述。

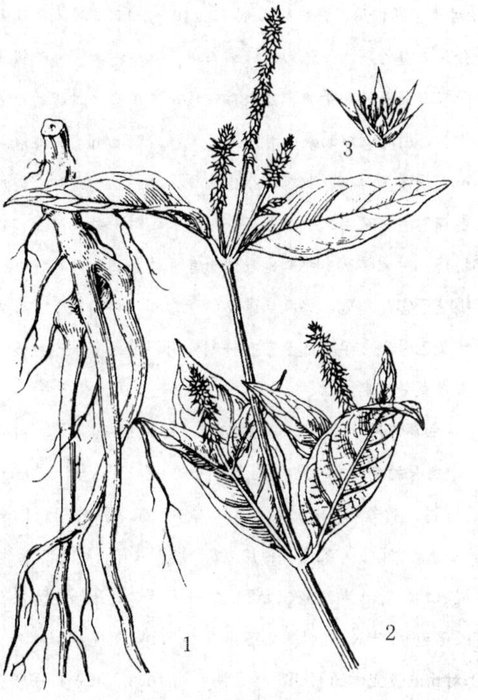

（图 172）**牛膝**

1.根 2.植株上部 3.花

【生长分布】 生于山沟、溪边、阴湿草丛。邹平南部山区有分布。

【采收加工】 在 10 月中旬至 11 月上旬收获。先割去地上茎叶，依次将根挖出，剪除芦头，去净泥土和杂质。按根的粗细不同，晒至六七成干后，集中室内加盖草席，堆闷 2～3 天，分级，扎把，晒干。

【栽培要点】 **生物学特性** 为深根系植物，喜温暖干燥气候；不耐严寒，在气温 -17℃时植株易冻死。以土层深厚的砂质壤土栽培为宜；粘土及碱性土不宜生长。

栽培技术 用种子繁殖。秋季种子由青变黄褐色采种，晒干备用。播种前将种子用 30℃温水浸泡 8～12h，捞出，放入容器内，覆盖湿布，经常保持湿润，待 50%种子萌芽时，取出再行播种。一般在 5 月下旬至 6 月初。过早播种植株生长快，茎叶茂盛，开花结果早而多，但根部短而且分乂多，常现木质化，品质差；过迟播种，生长期太短，植株矮小，根细而短，产量低。适当延迟播种，可减少抽苔。用条播，按行距 12～30cm 开 1～2cm 深的浅沟，将种子均匀播入沟内，覆土以盖没种子为度。每 1 小时 m^2 用种量 7.5～15kg。

田间管理 苗高 7cm 时，应间苗。苗高 17～20cm 时，按株距 13cm 定苗。定苗前后中耕除草 2～3 次。肥料除施足基肥外，可在 7～8 月追施磷、钾肥，在收获前 1 个月喷过磷酸钙进行根外追肥。8 月下旬植株抽苔时，要及时除去花序，避免开花消耗养分，促使根生长粗壮，但切勿损伤茎叶。出苗后经常保持田间湿润。多雨季节需注意排水，防止烂根。收获前可灌水 1 次，以便容易挖掘根部。

病虫害防治 白锈病、叶斑病可喷 1：1：120 波尔多液或 50%可湿性甲基托布津 1000 倍液防治。根腐病应注意排水并选择地势高燥的地块种植，忌连作。用 50%多菌灵町湿性粉剂 1000 倍液或石灰 2.5kg 兑水 50kg 灌穴。另有叶斑病、线虫病为害。虫害有银纹夜蛾，可捕杀或喷 90%敌百虫 800 倍液防治。棉红蜘蛛可用 40%水胺硫磷 1500 倍液防治。另有尺蠖、猿叶虫为害。

【性状鉴别】 根呈细长圆柱形，有的稍弯曲，上端稍粗，下端较细，长 15～50cm，直径 0.4～1cm。表面灰黄色或淡棕色，具细微纵皱纹，有细小横长皮孔及稀疏的细根痕。质硬而脆.易折断，断面平坦，黄棕色，微呈角质样，中心维管束木部较大，黄白色，其外围散有多数点状维管束，排列成 2～4 轮。气微，味微甜、涩。见(图 173)

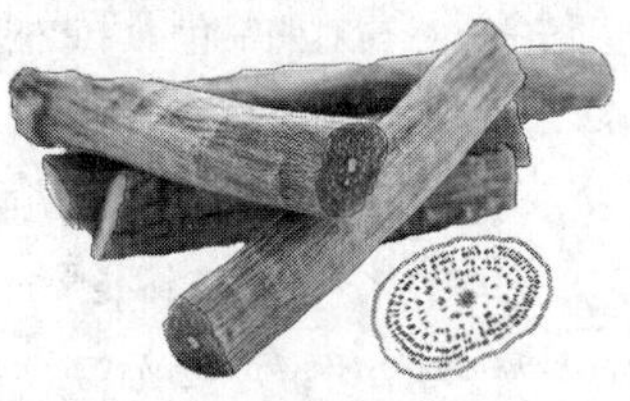

（图 173）**牛膝（根）外形**

【显微鉴别】 （1）根横切面：木栓层为数列细胞，皮层狭窄。中柱占根的大部分，布有多数维管束，断续排列成 2～4～8 轮，最外轮维管束较小，形成层几连接成环；向内数轮维管束较大，射线宽狭不一；木质部有导管、术纤维及木薄壁细胞组成，根中心部的次生木质部集成 2～3 叉状，初生木质部 2～3 原型。薄壁细胞中含草酸钙砂晶。见(图 174)

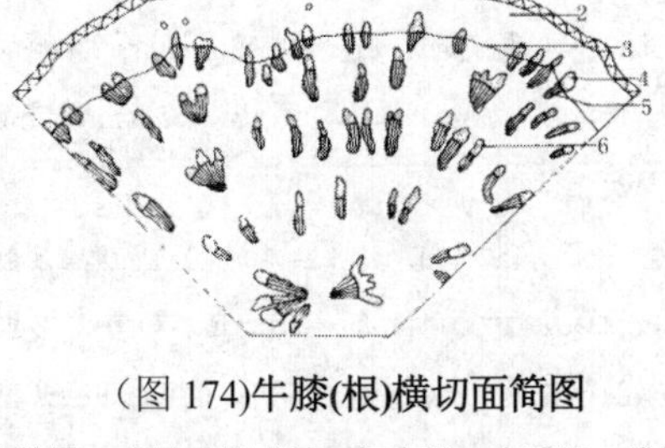

(图 174)**牛膝(根)横切面简图**

1.木栓层 2.皮层 3.形成层 4.韧皮部 5.木质部 6.维管束

（2）粉末特征：土黄色①薄壁细胞含有草酸钙砂晶。②导管网纹、单孔或具缘纹孔。③木纤维较长，壁微木化，胞腔大，具斜形单纹孔。④木薄壁细胞长方形，微木化，有的具单纹孔或网纹增厚。⑤木栓细胞类长方形，淡黄色。见（图 175）

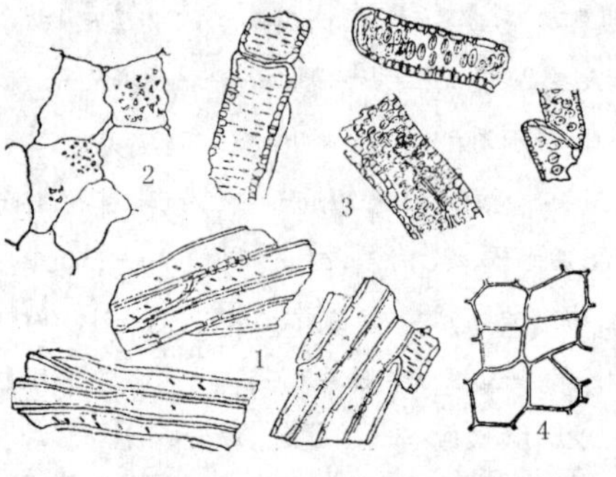

（图 175）**牛膝粉末特征图**

1.木纤维 2.草酸钙砂晶 3.导管 4.木栓细胞

【理化鉴别】 （1）泡沫试验：取本品粉末少量，加 10 倍量水充分振摇，产生大量泡沫，经久不消。(检查皂甙)

（2）溶血试验：取用生理盐水稀释的 1%新鲜兔血 1ml，沿管壁加入本品的生理盐水浸液(1：10)若干，迅速发生溶血现象。(检查皂甙)

（3）薄层色谱：取本品粉末 2g，加乙醇 20ml，回流提取 40 分钟，静置。取上清液 10ml，加盐酸 1ml，回流提取 1 小时，浓缩至约 5ml，加水 10ml，用石油醚(60～90℃)20ml 提取，提取液蒸干，残渣加乙醇 2ml 溶解，作供试品溶液。另取齐墩果酸加乙醇制成每 1ml 含 1mg 的溶液，作对照品溶液。吸取供试品溶液 10～20μl，对照品溶液 10μl，分别点于同一硅胶 G 薄层板上，以氯仿－甲醇(40：1)溶液展开，取出晾干，喷以磷钼酸试液，110℃烘约 10 分钟。供试品色谱中，在与对照品色谱中相应的位置上，显相同的蓝色斑点。

（4）显色试验：取粉末滴加冰醋酸及浓硫酸，显紫红色。

【主含成分】 含三萜皂甙：齐墩果酸 α-L-吡喃鼠李糖基 β-D-吡喃半乳糖甙(*oleanolic acidα-L-rhamnopyranosyl-β-D-galactopyranoside*)。又含多种多糖：一种是从根的水浸液中用丙酮沉出的具有抗肿瘤活性的多糖；一种是由 6 个葡萄糖残基和 3 个甘露糖残基构成的水溶性寡糖 AbS，有显著的增强免疫功能的活性；另一种是具有免疫活性的肽多糖 ABAB，系由葡萄糖醛酸(*glucuronic acid*)、半乳糖(*galactose*)、半乳糖醛酸(*galacturonic acid*)、阿拉伯糖(*arabinose*)和鼠李糖(*rhamnose*)按摩尔比 12：2：1：1：1 所组成,肽的含量为 24.7%，主要由甘氨酸(*glycine*)、谷氨酸(*glutamicacid*)、天冬氨酸(*aspartic acid*)和丝氨酸(*serine*)组成，相对分子质量为 23000。还含蜕皮甾酮(*ecdysterone*)，牛膝甾酮(*inokosterone*)，红苋甾酮(*rubro sterone*)以及精氨酸(***arginine***)，甘氨酸，丝氨酸，天冬氨酸，谷氨酸，苏氨酸(*threonine*)，脯氨酸(*proline*)，酪氨酸(*tyrosine*)，色氨酸(*tryptophan*)，缬氨酸(*valine*)，苯丙氨酸(*phenylalanine*)，亮氨酸(*1eucine*)和生物碱类及香豆精类化合物。

【药理】 （1）**镇痛作用** 怀牛膝煎剂 20g/kg 腹腔注射，对小鼠醋酸及酒石酸锑钾所致扭体反应有抑制作用，但效力远不如吗啡。另报道煎剂 25g/kg 灌胃，对小鼠醋酸扭体反应有极显著抑制作用。小鼠热板法试验，怀牛膝煎剂 5g/kg 灌胃，能显著延长小鼠痛反应时间。小鼠甲醛致痛模型试验，不同产地怀牛膝镇痛的 ED_{50} 为 1.8～5.7g/kg。生牛膝、酒牛膝和盐水炒牛膝的镇痛效果无明显差异。上述实验表明怀牛膝确有一定程度镇痛作用。

（2）**抗炎作用** 怀牛膝也有一定程度的抗炎作用。其酒剂 10g(生药)/kg 灌胃，能促进大鼠蛋清性足肿关节肿胀的消退，5g/(kg·d)，连续 5 天灌胃能明显促进大鼠甲醛性关节炎的消退；怀牛膝皂甙 2g/kg 能显著促进蛋清性关节炎的消退。另报道其煎剂 5g/kg 灌胃，能明显抑制大鼠蛋清性足肿。

（3）**对心血管及呼吸的影响** 怀牛膝提取液对离体蛙心及麻醉猫、犬的心脏有一定抑制作用，使收缩力减弱。其煎剂或提取液 1g/kg 静脉注射，对在体蟾蜍心有轻度抑制作用，但过量能引起传导阻滞及心跳暂停。蛙心灌流及大鼠下肢灌流表明本品有明显血管扩张作用；对麻醉犬、猫和兔有短暂降压作用，本作用可能与组胺释放有关，无快速耐受现象；在血压下降同时伴有呼吸兴奋，使呼吸加快加深。

（4）**对胃肠道的作用** 怀牛膝煎剂 0.15～0.4g/kg 静脉注射，对犬、兔的胃运动暂时兴奋后转为抑制；对小鼠离体肠有抑制作用。对家兔离体肠在 1.2×10^{-3}g/ml 时有兴奋作用，使张力和收缩力增强，并可被阿托品阻断，对豚鼠肠管也有兴奋作用。其所含昆虫变态激素蜕皮甾酮对大鼠胃溃疡模型有轻度抗溃疡作用，并能增加胃组织的 RNA 和 DNA 含量。

（5）**利胆作用** 蜕皮甾酮 5mg/(kg·d)灌胃，连续 7 天，能促进大鼠胆汁分泌，并改变胆汁成分，使胆酸及胆红素含量增加，胆固醇含量减少。对天芥菜碱(heliotrine)所致肝炎大鼠，蜕皮甾酮能加速动物肝功恢复正常。

（6）**对子宫的作用** 怀牛膝煎剂 112×10^{-3}g/ml 时，对未孕及初孕小鼠离体子宫有较强的兴奋作用，使张力、收缩力及节律均增加。怀牛膝总皂甙对童贞大鼠离体子宫有显著的剂量依赖性兴奋作用，使子宫平滑肌的张力，收缩振幅及频率均增加，引起收缩的最小有效浓度为 0.125mg/ml，引起最大收缩的浓度为 0.5mg/ml。通常为节律性收缩，很少出现痉挛性收缩；对宫体作用明显，对宫颈无兴奋作用；对晚孕、早孕子宫作用较强，对幼龄大鼠子宫作用较弱。总皂甙局部用药，对未孕及中孕家兔在体子宫也均有明显兴奋作用。此外，对收缩无力的小鼠子宫，家兔已孕及未孕离体子宫和已孕的猫子宫有兴奋作用，对未孕猫子宫及已孕和未孕豚鼠子宫有抑制作用。但也有报道对豚鼠子宫有兴奋作用，其有效成分为皂甙。

（7）**抗生育作用** 怀牛膝总皂甙 125～1000mg/kg 灌胃，对妊娠 1～10 天的小鼠，有显著的剂量依赖性抗生育作用，其 ED_{50} 为 218mg/kg。总皂甙 500mg/kg 灌胃，对妊娠 1～5 天小鼠，有明显抗着床作用。但总皂甙 250～500mg/kg 灌胃，对大鼠无抗生育作用，在 2g/kg 灌胃时也无堕胎作用。另报道，怀牛膝苯提取物，2.5g(生药)/kg 灌胃，从妊娠第 7 日开始连续 3 天，对小鼠抗生育的有效率为 94.5%，可引起胚胎排出、死亡或阴道流血。

（8）**对血液流变学的影响** 怀牛膝煎剂 10g/kg 灌胃，每日 2 次，连续 3 天，对正常大鼠高低切变率全血粘度、血细胞比容、红细胞聚集指数均有显著降低作用；对急性血淤模型大鼠，1^{s-1} 切变率的全血粘度明显降低，其他指标也有一定程度降低。怀牛膝尚有抗凝作用，使凝血酶原时间及白陶土部分凝血活酶时间稍延长，血浆复钙时间明显延长(P<0.01)。上述试验可部分解释怀牛膝活血作用机制。另报道，怀牛膝有浓度依赖性纤溶抑制作用。

（9）**降血糖作用** 怀牛膝所含蜕皮甾酮和牛膝甾酮，对动物正常血糖值无明显影响，当 0.1～10mg/kg 腹腔注射，或 1～100mg/kg 灌胃时，对高血糖素(glucagon)所致大鼠高血糖有明显降血糖作用。蜕皮甾酮也能抑制四氧嘧啶、抗胰岛素血清所致的高血糖，但其降血糖作用需在胰腺保有一定功能并存在一定量胰岛素条件下才能发生。蜕皮甾酮能促进正常小鼠肝内葡萄糖合成蛋白质，促进正常及四氧嘧啶高血糖小鼠肝内葡萄糖合成糖原，这可能是其降血糖作用机制之一。

（10）**降脂作用** 蜕皮甾酮每日每只 5~20mg 口服，连续 10~12 星期，能明显降低高胆固醇喂饲所致兔血清总胆固醇及游离胆固醇的升高，对肝脏脂肪沉着也有部分改善作用，但不能抑制血清总脂、三酰甘油、磷脂及游离脂肪酸的升高。蜕皮甾酮每日每只 20mg 口服，连续 12 星期，能明显抑制高胆固醇所致肝总脂、总胆固醇及三酰甘油的升高。蜕皮甾酮 10mg/kg 灌胃，能抑制 WR-1339 所致兔高胆固醇血症及高三酰甘油血症，也有抗家兔实验性动脉粥样硬化作用。

（11）**蛋白同化作用** 给小鼠腹腔注射或灌胃蜕皮甾酮或牛膝甾酮，使肝中蛋白质和 RNA 合成显著增加，其效果与强蛋白同化激素 4-氯睾酮的作用相似。给幼鼠连续 60d 投与蜕皮甾酮可使其体重增加加快，肝、肾蛋白质合成能力增强，肝细胞处于分裂活化状态--生成巨核、双核或多核细胞，在成熟小鼠这些作用较弱。另有报道，蜕皮甾酮也使未成熟阉割大鼠的提肛肌重量、体重、内脏器官及骨骼肌重量增加，增加未成熟及成熟大鼠的整体蛋白总量，增加肝糖原和肌糖原含量。这些作用在未成熟动物较明显。

（12）**对免疫功能的影响** 怀牛膝煎剂 25g/(kg·d)灌胃，连续 10 天，使正常及环磷酰胺处理小鼠的脾指数和胸腺指数、小鼠腹腔巨噬细胞对鸡红细胞的吞噬百分率和吞噬指数极显著增加，增加剂量至 50g/kg 时作用较弱。10g/(kg·d)，连续 12d，使小鼠溶血素及溶血空斑的形成明显增加，而剂量为 5g/kg 或 20g/kg 时，作用减弱。体外试验，浓度为 12.5mg/100ml 时，能显著促进刀豆球蛋白 A(Con A)、脂多糖(LPS)诱导的小鼠 T、B 淋巴细胞的增殖反应，当浓度为 25mg/100ml 时作用减弱。实验表明怀牛膝对免疫功能正常或低下的动物均有免疫增强作用，对细胞免疫及体液免疫均能增强。怀牛膝的免疫增强作用与剂量相关，过大或过小作用均减弱。蜕皮甾酮 1mg/kg 腹腔注射，能使羊红细胞免疫小鼠的脾脏抗体形成，细胞浓度增加。此外，能促进培养人皮肤成纤维细胞的蛋白合成，但通常抑制由植物血凝素刺激的培养人淋巴细胞的 DNA 合成。

（13）**延缓衰老作用** 20%怀牛膝水煎剂每日每只 0.3ml 灌胃，连续 1 个半月，能明显提高小鼠血中谷胱甘肽过氧化物酶(GSH-PX)的活性，降低过氧化脂质(LPO)的含量，对小鼠血中超氧化物歧化酶(SOD)的活性也有所增强，表明有延缓衰老作用。怀牛膝煎剂能延长家蚕龄期，但身长与体重的增加较对照组缓慢，食量减少，而生长发育正常，似乎有限食减食的延寿作用。但也有报道，牛膝蜕皮激素有缩短桑蚕龄期的作用。

（14）**其他作用** 怀牛膝煎剂或醇提取液对麻醉兔及犬有轻微利尿作用。蜕皮甾酮能刺激小鼠及大鼠乳腺癌的生长。蜕皮甾酮或牛膝甾酮 0.05~5μg 注射于家蝇幼虫，能诱致蛹化≥55%；lμg 注射于蚕蛹，14~20d 后成蛾者>90%。

（15）**体内过程** 给小鼠腹腔注射 3H 一蜕皮甾酮，10 分钟后放射活性在各器官中达最高水平，然后迅速下降。灌胃时各器官中放射活性的升高及下降均较慢，其在肝、血与肾中的水平均低于腹腔给药，表明胃肠中吸收不及腹膜。灌胃或腹腔注射，均以肝中浓度最高，在血液及肾中分布也较多。腹腔注射时，放射活性迅速出现于粪和尿中，8h 后可排出 95%；灌胃时排出较慢，8h 后排出 40%。两种途径给药均以粪中排出为主，表明被吸收的，^{3}H-蜕皮甾酮主要由肝经胆汁排入肠中。

（16）**毒性** 小鼠腹腔注射，蜕皮甾酮的 LD_{50} 为 6.4g/kg，牛膝甾酮为 7.8g/kg。怀牛膝煎剂 75g/kg 灌胃，观察 3 天，未见小鼠有任何异常，其 LD_{50} 为 146.49g/kg。亚急性毒性试验，60g/(kg·d)，连续 7 天，或 48g/(kg·d)，连续 30 天，小鼠的进食、体重、活动、被毛、血象、肝肾功能及组织学检查均无异常，表明毒性很低。蜕皮甾酮与牛膝甾酮合剂 200~2000mg/(kg·d)灌胃，连续 35 天，未产生任何毒性反应。

【炮制】 （1）**酒牛膝**：取牛膝段，加黄酒拌匀，闷润至透，置锅内，用文火加热，炒干，取出放凉。每牛膝 100kg，用黄酒 10kg。酒牛膝具有补肝肾，益精血，强筋骨作用。

（2）**盐牛膝**：取牛膝段，加盐水拌匀，闷润至透，置锅内，用文火加热，炒干，取出放凉。每牛膝 100kg，用盐 2kg。盐制助其入肾，增强强筋骨作用，并能引药至膝。

饮片性状：①酒牛膝表面呈黄色，偶见焦斑，略有酒香气。②盐牛膝偶见焦斑，味咸。

【性味归经】 味苦、酸，性平。归肝、肾经。

【功用主治】 补肝肾，强筋骨，活血通经，引血(火)下行，利尿通淋。主治腰膝酸痛，下肢痿软，血滞经闭，痛经，产后血瘀腹痛，癥瘕，胞衣不下，热淋，血淋，跌打损伤，痈肿恶疮，咽喉肿痛。

《本经》："主寒湿痿痹，四肢拘挛，膝痛不可屈伸，逐血气，伤热火烂，堕胎。久服轻身耐老。"

《别录》："疗伤中少气，男子阴消，老人失溺，补中续绝，填骨髓，除脑中痛及腰脊痛，妇人月水不通，血结，益精，利阴气，止发白。"

《药性论》："治阴痿，补肾填精，逐恶血流结，助十二经脉，病人虚羸加而用之。"

《日华子》："治腰膝软怯冷弱，破癥结，排脓止痛，产后心腹痛并血运，落死胎，壮阳。"

《本草衍义》："竹木刺入肉，嚼烂罨之，即出。"

《汤液本草》："强筋，补肝脏风虚。"

《本草衍义补遗》："能引诸药下行。"

《滇南本草》："止筋骨疼，强筋舒筋，止腰膝酸麻，破瘀堕胎，散结核，攻瘰疬，散痈疽、疥癞、血风、牛皮癣、脓窠疮、鼻渊、脑漏等证。"

《纲目》："治久疟寒热，五淋尿血，茎中痛，下痢，喉痹，口疮，齿痛，痈肿恶疮，伤折。"

《本草正》："主手足血热痿痹，血燥拘挛，通膀胱涩秘，大肠干结。补髓填精，益阴活血。"

《广西民族药简编》："水煎洗身治小儿疳积汗闭。"

【临床应用】 （1）**用于腰膝疼痛，下肢痿弱等证**。牛膝功能补肝肾，强筋骨，长于治疗腰膝疼痛，脚膝痿弱。如治肝肾不足所致之腰腿酸痛、软弱无力，常与杜仲、续断、桑寄生等同用，以增强补肝肾强筋骨作用。若偏阳虚者，可与附子、川椒等温阳祛寒药同用，方如《张氏医通》酒浸牛膝丸；偏阴虚火旺者，可与龟板、熟地、知母等养阴清热药同用，如《丹溪心法》虎潜丸；因湿热下注，关节红肿疼痛，或足膝痿软可与苍术、黄柏、薏苡仁配伍，以清热利湿强壮筋骨，如《成方便读》四妙丸；如因感受风寒湿邪而见下肢关节疼痛，屈伸不利，可与独活、细辛、桑寄生等同用，以祛风湿，止痹痛，如《千金要方》独活寄生汤。

（2）**用于血滞经闭、痛经、月经不调，产后瘀滞腹痛、胞衣不下及跌打损伤等证**。牛膝功能活血祛瘀，故常用于妇科、伤科瘀血凝滞之证，每与当归、赤芍、桃仁、红花等活血药同用；亦可用于难产、胞衣不下，可与冬葵子、瞿麦、当归等配伍，如《千金要方》牛膝汤；《妇人良方》单用牛膝酒蒸服之以催产，《济生拔萃》以本品与干漆、生地为丸疗癥瘕等证。治跌打损伤，多配伍红花、续断、当归等，如《伤科补要》舒筋活血汤。

（3）**用于吐衄，头痛，牙痛**。牛膝性善下行，能引血(火)下行，可治火热上逆诸症。治血热妄行的吐血、衄血，可与凉血止血的栀子、白茅根配伍；胃热阴虚之牙痛、头痛、牙龈出血等，可与滋阴降火的熟地、麦冬、知母等配伍，如《景岳金书》玉女煎；阴虚阳亢之头目眩晕，脑部热痛，常与平肝潜阳的生赭石、生龙骨、生牡蛎配伍，如《衷中参西录》镇肝熄风汤。

（4）**用于小便淋沥涩痛，尿血，小便不利**。牛膝功能通淋行瘀，每与利尿之滑石、海金沙、石韦等配伍，如《本事方》石韦散。

《本草衍义》："与苁蓉酒浸服，益肾。"

《本草经疏》："君当归、地黄能下死胎；加朴硝，立下胞衣。""君青蒿、生地黄、麦门冬、甘枸杞子熬膏，治妇人血虚发热，内热口干舌苦。"

《本草汇言》："欲其补肾滋肝，必倍杞、术、归、地、山茱萸、鹿角胶。"

《得配本草》："得杜仲补肝；配川断肉，强腰膝；配车前子，理阳气。"

《成方便读》："领苍术、黄柏入下焦而祛湿热。"

《衷中参西录》："用以治脑充血证，伍以赭石、龙骨、牡蛎诸重坠收敛之品，莫不随手奏效。"

【用量用法】 内服：煎汤，5～15g，或浸酒，或入丸、散。外用：捣敷，捣汁滴鼻，或研末撒入牙缝，适量。

【使用注意】 凡中气下陷，脾虚泄泻，下元不固，梦遗滑精，月经过多及孕妇均禁服。

若用于补肝肾，强筋骨，宜酒炒；若用于活血通经，利尿通淋，引血(火)下行，宜生用。

《本草经集注》："恶萤火、陆英、龟甲。畏白前。"

《药性论》："忌牛肉。"

《品汇精要》："妊妇不可服。"

《本草经疏》："经闭未久，疑似有娠者勿用；上焦药中勿入；血崩不止者忌之。"

《本草汇言》："误用伤血堕胎。""胃寒脾泄者勿用。"

《本草正》："脏寒便滑，下元不固者当忌用之。""同麝香用，堕胎尤速。"

《本草通玄》："梦遗失精者，在所当禁。"

《药品化义》："若泻痢脾虚而腿膝酸疼皆不宜用。"

《本草从新》："气虚下陷，因而腿膝肿痛者。大忌。"

《得配本草》："中气不足，小便自利，俱禁用。"

《衷中参西录》："为其性专下注，凡下焦气化不固，一切滑脱诸证皆忌之。"

【附方】 （1）**治冷痹脚膝疼痛无力**：牛膝(酒浸，切焙)一两，桂(去粗皮)半两，山茱萸一两。上三味，捣罗为散。每服空心温酒下二钱匕，日再服。--《圣济总录》之"牛膝散"

（2）**治筋骨疼痛，腰膝酸，手足麻**：牛膝二钱，杜仲(盐水炒)二钱，夏枯草一钱，香附(童便炙)一钱，固脂(盐水炒)一钱，核桃(用肉，捣烂)二个。水煎，点黄酒服。--《滇南本草》

（3）**治脚气，不能食**：牛膝(酒浸，焙干，别捣)、细辛(去苗叶)、硇砂(研)各一两。上三味，捣研为散，每服二钱匕，温酒调下，隔日一服。--《圣济总录》之"牛膝散"

（4）**治干湿脚气瘥后常令服，永不发**：牛膝(去苗)、肉苁蓉(刮去皱皮)、天麻、干木瓜各一斤。上锉细，用好酒五升，浸一昼夜，漉出焙干，捣罗为末。用前浸药酒慢火银石器熬成膏，和药末，丸如梧桐子大。每服三十丸，温酒下，空心食前。--《普济方》之"四斤丸"

（5）**治妇人年老体渐瘦弱，头面风肿，骨节烦疼冷，口干状如骨蒸者**：牛膝一斤，生地黄(切)三升，牛蒡根(切，曝干)一斤，生姜(合皮切)一升。凡四味切，于绢袋盛之，以清酒二火升浸七日，温服一盏，日三。--《医心方》引《玄感方》之"牛膝酒"

（6）**治消渴不止，下元虚损**：牛膝五两(细锉，为末)，生地黄汁五升，浸，昼曝夜浸，汁尽为度，蜜丸桐子大，空心温酒下十三丸。--《经验后方》

（7）**治小便不利，茎中痛欲死，兼治妇人血结腹坚痛**：牛膝一大把并叶，不以多少，酒煮饮之。--《肘后方》

（8）**治小肠虚冷，小便频数**：牛膝(酒浸，切焙)、续断、芎䓖各半两，萆薢二两。上四味，捣罗为末，炼蜜和丸，如梧桐子大，空心盐汤下四十丸，或作汤入盐煎服亦得。--《圣济总录》之"牛膝丸"

（9）**治疟，邪散已透而血气微虚者**：牛膝二钱，当归、陈皮各三钱。上用好酒一钟，浸一宿，次早加水一钟，煎至八分，温服。--《景岳全书》

（10）**治砂石淋涩**：牛膝一握，水五盏，煮一盏，去渣，以麝香、乳香少许，研细调服。--《卫生易简方》

（11）**治丝虫病引起的乳糜尿**：牛膝 90～120g，芹菜 45～60g，水煎 2 次，混合均匀，分 2～3 次服下。--《山东中医杂志》1989，8(6)：40

（12）**治血瘕、脐腹坚胀、下痢、羸瘦**：牛膝四两(酒浸一宿，焙为末)，干漆半两(捶碎，炒烟出)。上为末，酒煮面糊为丸，如梧桐子大，每服五丸，空心米饮下，日二至三服。--《鸡峰普济方》之"牛膝丸"

（13）**治高血压**：牛膝、生地各 15g，白芍、茺蔚子、菊花各 9g，水煎服。--《新疆中草药》

（14）**治痢下先赤后白**：牛膝三两，捣碎，以酒一升，渍经一宿，每服饮两杯，日三服。--《肘后方》

（15）**治胎衣半出半不出，或子死腹中，着脊不下，数日不产，血气上冲**：牛膝六两，葵子一升，榆白皮四两，地黄汁八合。水九升，煎服三升，分三服即出。--《经效产宝》

（16）**治经来小便痛**：大牛膝三两，麝香一分，乳香一钱(去油)。水一盏半，煎牛膝至一盏，临服磨麝、乳二香入内，空心服。--《竹林女科》

（17）**治小儿赤流，半身色红，渐渐展引不止**：牛膝一两(去苗)，甘草半两(生用)。上件药细锉，以水一大盏，煎至五分，去滓，调伏龙肝末涂之。--《圣惠方》

（18）**治风瘙瘾及骨疽风癞**：牛膝捣细罗为散，每服食前，以温酒调下一钱。--《圣惠方》

（19）**治龋齿**：牛膝一两(烧为灰)一卜细研为末，以少许着齿间，含之。--《圣惠方》

（20）**治喉痹乳蛾**：新鲜牛膝根一握，艾叶七片，捣和人乳，取汁灌入鼻内，须臾痰涎从口鼻出，即愈。无艾亦可。--《纲目》

（21）**治齿痒风疳**：牛膝(烧灰)、细辛(去苗叶)各一两，丁香三分。上三味，

捣罗为散，更研令细，每用一钱匕，可患处贴之，日三。--《圣济总录》

（22）**治口及舌上生疮烂**：牛膝一两(去苗)。上细锉，以水一中盏，酒半盏，同煎至七分。去滓，放温时时呷服。--《圣惠方》

（23）**治痈疖已溃**：牛膝根略刮去皮，插入疮口中，留半寸在外，以嫩橘叶及地锦草各一握，捣，(敷)其上，随干随换。--《陈日华经验方》

（24）**用于扩宫引产**：选取直径在0.5cm左右的直条怀牛膝，切成5cm长条，将表面刮光，浸泡在95%乙醇中1小时或放入广口瓶中高压灭菌。手术前将2~4根干燥消毒牛膝放入宫颈管内，经14~16小时后取出(不得超过24h)，即可行钳刮术。临床观察100例10~14星期的中期妊娠妇女，结果均能自然扩张宫颈至黑格8~12号。手术最快者7min，平均出血量15ml，几乎在无痛苦中完成手术。用牛膝扩宫引产具有成本低，药源广，操作简便，手术时间短，出血量少而安全等优点。--《河北中医》姚粹华，1989，(3)：36

（25）**治疗麻疹合并喉炎**：牛膝20g，甘草10g。加水150ml，煎至60ml，口服，每次4~6ml，20~40分钟1次。临床观察119例，治愈117例，占98.31%。认为牛膝甘草汤可改善局部微循环，使血供充盈，促进了炎症的吸收，以解除喉部水肿所致的阻塞现象。--《中级医刊》姜经典，1987，(9)：48

牛膝茎叶

味苦、酸，性平；归肝、膀胱经。祛寒湿，强筋骨，活血利尿。主治寒湿痿痹，腰膝疼痛，淋闭，久疟。内服：煎汤，3～9g，或浸酒。外用：捣敷，或捣汁点眼，适量。

附方　（1）**治风湿痹，腰膝疼痛**：牛膝叶(切)一斤，米三合。上于豉汁中相和，煮作粥，调和盐、酱，空腹食之。--《圣惠方》之"牛膝叶粥"

（2）**治小便不利，茎中痛欲死，兼治妇人血结，腹坚痛**：牛膝一大把并叶，不以多少，酒煮饮之，立愈。--《肘后方》

（3）**治老疟久不断**：牛膝茎叶一把，切，以酒三升渍服，令微有酒气，不即断，更作，不过三剂止。--《肘后方》

（4）**治眼卒生珠管**：牛膝茎叶不拘多少。上捣绞取汁，日三五度点之。--《圣惠方》

（5）**治竹木针在肉中不出**：取生牛膝茎捣末，涂之即出。--《梅师集验方》

（6）**治毒蛇咬伤**：牛膝叶(鲜)、乌桕叶(鲜)各等分。酌加红糖、白酒少许，捣烂外敷，每日换药2次。另用牛膝叶、乌桕叶(均鲜)各30g，擂汁，加甜酒少许内服。--《江西草药》

荏形菜

【别名】　野红麻菜（邹平），野苋菜《滇南本草》，野苋《植物名实图考》，光苋菜《全国中草药汇编》。

【名释】　植物形似白苏，故名。

【来源】　为苋科植物凹头苋 *Amaranthus lividus* L.和反枝苋 *Amaranthus retroflexus* L.的全草或根。

【植物形态】　（1）**凹头苋**　一年生草本，高10～30cm。茎斜上，基部分枝，微具条棱，无毛，淡绿色至暗紫色，上部暗红带绿，平卧上升。单叶互生；叶柄长1～3.5cm；叶片卵形或菱状卵形，长1.5～4.5cm，宽1～3cm，先端凹缺或钝，基部阔楔形，全缘或稍呈波状。花单性或杂性，花小；簇生叶腋或成顶生穗状花序或圆锥花序；苞片干膜质，长圆形；花被片3，细长圆形，先端钝而有微尖，向内曲；雄蕊3；柱头3或2，线形，果熟时脱落。胞果扁卵形，不裂，近平滑或略具皱纹。种子环形，黑色至黑褐色，边缘具环状边。花期7～8月，果期8～9月。见(图176)

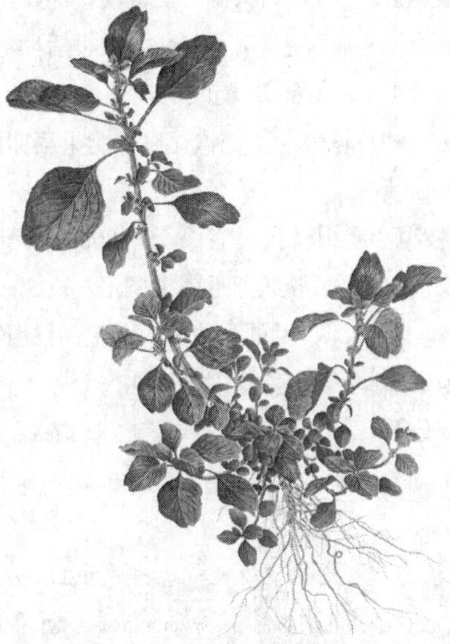

(图176) **凹头苋**

1.植株 2～3.花被和胞果 4.雄蕊 5.种子

（2）**反枝苋**　又名西风古《内蒙古中草药》，红苋菜《贵州草药》。一年生草本，高20～80cm。茎直立，粗壮，单一或分枝，稍具钝棱，密生短柔毛。叶柄长1.5～5.5cm，有柔毛。叶片菱状卵形或椭圆状卵形，长5～12cm，宽2～5cm，先端微凸，具小芒尖，基部楔形，两面和边缘有柔毛；花单性或杂性，集成顶生和腋生的圆锥花序；苞片和小苞片干膜质，钻形，长4～6mm，花被片5，白色，具一淡绿色中脉；雄花的雄蕊比花被片稍长；雌花花柱3，内侧有小齿。胞果扁球形，小，淡绿色，盖裂，包裹在宿存花被片内。种子近球形，棕色或黑色，边缘钝。花期7～8月，果期8～9月。见(图177)

本植物的种子（**野苋子**）也供药用，详见下述。

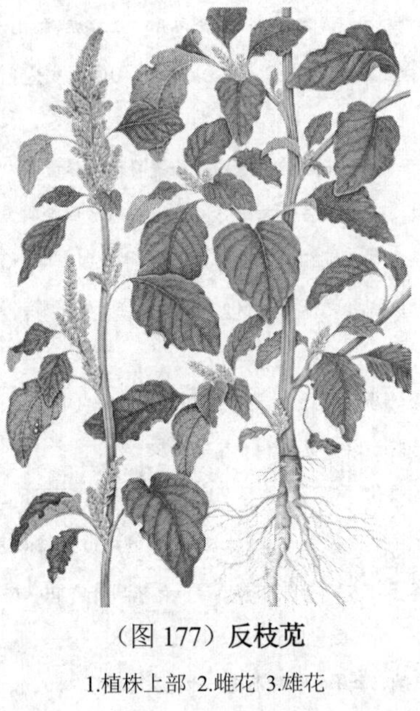

(图177) **反枝苋**

1.植株上部 2.雌花 3.雄花

【生长分布】　凹头苋生于庭园、路边等处；反枝苋生于旷野、田间或村舍附近草地。邹平各地均有分布。

【采收加工】 春天至秋天均可采收，然后洗净，晒干或鲜用。

【性状鉴别】 （1）**凹头苋** 主根较直。茎长10～30cm，基部分枝，淡绿色至暗紫色。叶片皱缩，展平后卵形或菱状卵形，长1.5～4.5cm，宽1～3cm，先端凹缺，有1芒尖，或不显，基部阔楔形；叶柄与叶片近等长。穗状花序。胞果扁卵形，不裂，近平滑。气微，味淡。

（2）**反枝苋** 主根较直。茎长20～80cm，稍具钝棱，被短柔毛。叶片皱缩，展平后菱状卵形或椭圆形，长5～12cm，宽2～5cm，先端微凸，具小凸尖，两面和边缘有柔毛；叶柄长1.5～5.5cm。圆锥花序。胞果扁卵形，盖裂。气微，味淡。

【主含成分】 （1）**凹头苋**：全草含苋菜红甙(*amaranlin*)，叶含锦葵花素-3-葡萄糖甙(*malvidin-3-glucoside*)和芍药花素-3-葡萄糖甙(*peonidin-3-glucoside*)。

（2）**反枝苋**：全草含饱和的和不饱和的脂肪酸有亚麻酸(*1inolenic acid*)，棕榈酸(*palmitic acid*)，亚油酸(*1inoleic acid*)，油酸(*oleic acid*)，硬脂酸(*stearic acid*)和肉豆蔻酸(*myristic acid*)。叶含谷氨酸(*glutamic acid*)，天冬氨酸(*aspartic acid*)，蛋氨酸(*methionine*)，组胺酸(histidine)，葡糖胺(*glucosamine*)，半乳糖胺(*galactosamine*)。组织培养的挥发油分析有顺-3-己烯-l-醇(*cis-3-hexen-1-ol*)，1-己醇(*1-hexano1*)，反-2-己烯-l-醇(*trans-2-hexen-1-ol*)。

【性味归经】 味甘，性微寒.归大肠、小肠经。

【功用主治】 清热解毒，利尿。主治痢疾，腹泻，疔疮肿毒，毒蛇咬伤，蜂螯伤，小便不利，水肿。

《滇南本草》："白者去肺中痰结，赤者破肠胃中血积，赤白同用，打肚腹中毛发之积，消虫积。杀寸白虫，下气消胀。洗皮肤瘙痒、皮肤游走之风。"

《中国药用植物图鉴》："缓和止痛，收敛，利尿，解热。"

《吉林中草药》："治表热、头身疼痛、尿黄不利。"

《河北中草药》："凉血清热，解毒消肿，淡渗水湿而利尿。治腹泻，痢疾及水肿，小便不利。亦治乳痈，痔疮，疔疮肿毒，毒蛇咬伤。"

《长白山药用植物志》："(反枝苋)全草用于肥胖症，酊剂治疗慢性子宫炎。"

【用量用法】 内服：煎汤，9～30g，或捣汁服。外用：捣敷，适量。

【附方】 （1）**治表热、身痛、头痛目赤、尿黄不利**：鲜野苋菜适量，在前胸后背搓之；以野苋菜捣汁，每次1汤匙，每日服2次。--《吉林中草药》

（2）**治痢疾**：凹头苋30g，车前子15g，水煎服。--《河北中草药》

（3）**治乳痈**：鲜野苋根30～60g，鸭蛋1个，水煎服；另用鲜野苋叶和冷饭捣烂外敷。

（4）**治痔疮肿痛**：鲜野苋根30～60g，猪大肠1段，水煎，饭前服。

（5）**治蛇头疔**：鲜野苋叶和食盐捣烂敷患处。

（6）**治毒蛇咬伤**：鲜野苋全草30～60g，捣烂绞汁服。或鲜全草30g，杨梅鲜树皮9g，水煎调泻盐9g服。（上述3～6方均出自《福建中草药》）

（7）**治甲状腺肿大**：鲜野苋菜根、茎及猪肉各60g(或用冰糖15g)，水煎，分2次饭后服。--《福建中医药》1962，(6)：38

（8）**治疗热痢、血尿、小便不通**：野苋菜（连根）50克，鲜车前草50克，同煎，煎后加白糖适量，作茶饮。虚滑精气不固者忌饮用。

野苋子

【别名】 野苋子《长白山植物药志》，苋菜子《内蒙古中草药》，青箱子、西风谷《长白山植物药志》。

【来源】 为苋科植物凹头苋 *Amaranthus lividus* L.或反枝苋 *Amaranthus retroflewus* L.的种子。

【原植物】 参见"荏形菜"。

【采收加工】 秋季采收果实，日晒，搓揉取种子，干燥。

【性状鉴别】 种子环形(凹头苋)或近球形(反枝苋)，直径0.8～1.5mm。前者表面红黑至黑褐色，边缘具环状边。后者棕色或黑色，边缘钝，略有光泽。气微，味淡。

【主含成分】 种子油含肉豆蔻酸(*myristic acid*)，棕榈酸(*palmitic acid*)，硬脂酸(*stearic acid*)，花生酸(*arachidic acid*)，山萮酸(*behenic acid*)，油酸(*oleic acid*)和亚油酸(*1inoleic acid*)。

【性味归经】 味甘，性凉。归肝、膀胱经。

【功用主治】 清肝明目，利尿。主治肝热目赤，翳障，小便不利。

《中国药用植物图鉴》："利尿，明目。"

《内蒙占中草药》："清肝，凉血，明目，祛风热。治结膜炎，肝炎，高血压，头晕目眩，日翳。"

《广西民族药简编》："利大小便，去寒热。"

《长白山植物药志》："祛风湿，清肝火。治目赤肿痛，翳障，高血压。"

【用量用法】 内服：煎汤，6～12g。

【附方】 （1）**治风热目痛**：苋菜子9g,菊花15g，龙胆草9g，水煎服。

（2）**治高血压**：苋菜子15g，水煎服。（1～2方均出自《内蒙古中草药》）

繁穗苋

【别名】 繁穗苋《中国北部植物图志》，红粘谷《全国中草药汇编》，老粘谷《药植简编》，红苋菜《新疆中草药》，风迎花《甘肃中草药手册》，白苋菜、银苋菜、田苋菜、白银苋《秦岭巴山天然药物志》。

【来源】 为苋科植物繁穗苋 *Amaranthus paniculatus* L.的全草。

【植物形态】 一年生草本，高1～2m。茎直立，单一或分枝，具钝棱角，几无毛。叶片卵状长圆形或卵状披针形，长4～13cm，宽2～5.5cm，先端锐尖或圆钝，具小芒尖，基部楔形。花单性或杂性，圆锥花序腋生和顶生，由多数穗状花序组成，直立，花后期下垂；苞片和小苞片钻形，绿色或紫色，背部中肋突出，先端具长芒；花被片5，膜质，绿色或紫色，顶端有短芒，花被片和胞果等长；雄蕊比花被片稍长；雌花苞片为花被片长的一倍半。花被片先端圆钝。胞果椭圆形，盖裂，先端有3齿，和宿存花被等长。种子棕褐色。花期6～7月，果期8～9月。见下（图178）

本植物的种子（**红粘谷**）也供药用，详见下述。

【生长分布】 邹平各地均有栽培。

【采收加工】 春、夏季未开花前采收，洗净，鲜用。

【性味归经】 味甘，性凉。

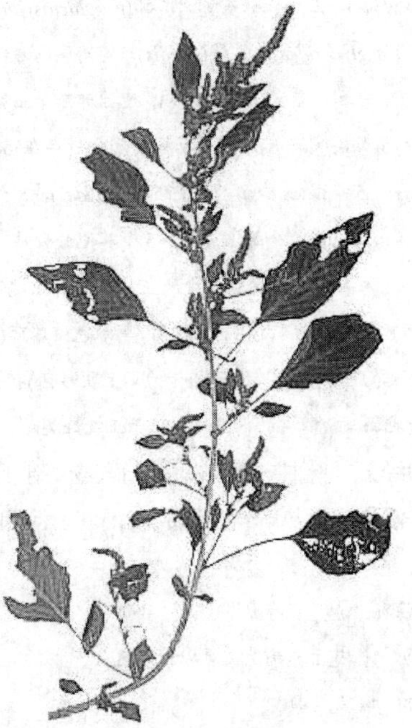

（图 178）**繁穗苋**

【功用主治】 清热解毒，利湿。主治痢疾，黄疸。

《新疆中草药》："清热解毒，散瘀利胆。治痢疾，黄疸，子宫癌。"

【用量用法】 内服：煎汤，30～60g。

红粘谷 味甘、苦，性微寒；归肝、大肠经。清热解毒，活血消肿。主治痢疾，胁痛，跌打损伤，痈疮肿毒。用法：内服：煎汤，9～15g。外用：研末，调敷，适量。

附方 （1）**治血崩：**繁穗苋种子1把，京墨30g，水煎服。

（2）**治跌打损伤，骨折肿痛：**繁穗苋种子、地肤子各等量。压碎醋调，敷患处。（1～2方均出自《全国中草药汇编》）

老枪谷根

【来源】 为苋科植物尾穗苋 *Amaranthus caudatus* L.的根。

【植物形态】 尾穗苋 又名老枪谷《龙沙记略》檖冠花《植物名实图考》，红苋菜、尾穗苋《湖南药物志》。一年生直立草本，高1.5～2.5m。茎粗壮，具钝棱角，单一或稍分枝，绿色，或常带粉红色。单叶互生；叶柄长2.5～15cm，疏生柔毛；叶片菱状卵形或菱状披针形，长4～15cm，宽2～8cm，先端短渐尖或圆钝，具小芒尖，基部宽楔形，稍不对称，全缘或波状，两面无毛，脉上疏生柔毛。夏、秋季开花，圆锥花序顶生，下垂，由多数或少数穗状花序组成，侧穗状花序长2.5～25cm，顶生静长于数倍；花单性，雄花及雌花混生于同一花簇；苞片和小苞片干膜质，红色，披针形；萼片5，长椭圆形；花被片红色，透明，中有1脉，雄花的花被片长圆形，雄蕊5；雌花的花被片长圆状披针形，花柱3。胞果近卵形，上半部红色，盖裂。种子扁豆形，淡棕黄色，有厚的环。花期7～8月，果期9～10月。见（图179）

【生长分布】 原产热带。邹平各地有栽培或逸为野生。

【采收加工】 秋季果实成熟时剪下果穗，晒干，搓下种子，干燥。

【栽培要点】 **生物学特性** 为喜温作物，，种子在5～8℃缓慢发芽，10～12℃发芽较快。耐寒力较弱，幼苗遇0℃低温即受冻害，成株遭霜冻后很快枯死。根系入土较浅，不耐旱。土壤以排水良好肥沃的砂质壤土为最好，结构不良的重粘土和瘠薄沙地不宜种植，土质越肥，产量越高。

栽培技术 种子繁殖，从4月下旬到8月可随时播种,不宜连作，否则容易引起霉斑病等病害，可与麦类或豆类饲料作物轮作。但早春地温较低，出苗缓慢而不全，播种不宜过早。可采用催芽后播种，但花工多，不宜普遍采用。播种量每亩0.25～0.4kg。播种方式通常为垅作条播或平作条播。垅作条播一般行距50～60cm，平条作条播行距30～40cm。留种和作青贮的适当加宽。为了使种子分布均匀，可与腐熟的有机肥料或砂土拌在一起播种。覆土1～2cm，有些地方不覆土，只撒一层草木灰，上面盖一层稻草。这能减少水分蒸发，便于浇水，同时避免下雨时冲掉种子。干旱地区播后要立即镇压；大面积播种的用镇压器，反复镇压2～3遍，以便于保墒和防风。还可采用育苗移栽，但较费工，大面积栽培时不宜采用。

田间管理 繁穗苋幼苗生长缓慢，易受杂草危害，因此要及时除草和间苗。出现1～2片真叶时进行第一次除草和间苗；出现3～4片真叶时，进行第二次除草和间苗。随后进行一次追肥，每亩施硫酸铵7.5～10kg，草木灰25～30kg。追肥之后，进行第一次浅培土；到苗高20～30cm时，进行第三次除草，同时定苗。定苗株距为30～40cm。接着进行追肥和第二次培土。在第二次间苗和最后一次定苗时，要结合进行补苗。

病虫害防治 虫害有尺蠖虫（造桥虫），可用90%以上结晶敌百虫0.5kg兑水400kg喷杀。如发生霉斑病，要及时拔除病株烧毁。生性强健，耐旱，生长密集，性喜日照充足，荫蔽易徒长，叶色不良，不宜作室内植物。参见"老枪谷"。

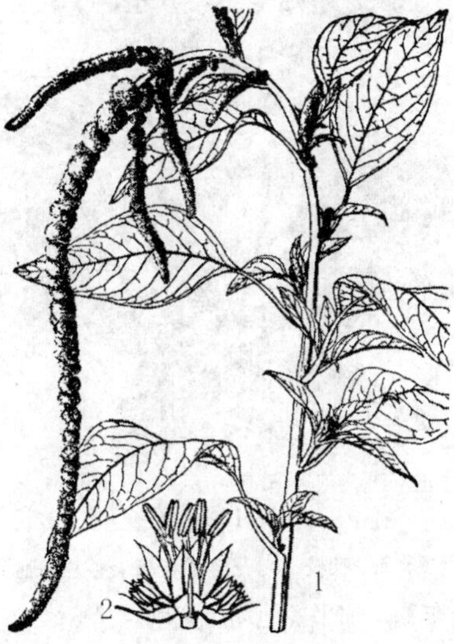

（图 179）**尾穗苋**

1.植株上部 2.花

【性味归经】 味甘，性平。归脾、胃经。

【功用主治】 健脾，消疳。主治脾胃虚弱之倦怠乏力、食少，小儿疳积。

【用量用法】 内服：煎汤，10～30g。

【附方】 （1）**治虚损**(头昏，四肢无力)：老枪谷根30g，土党参15g，四照花果30g，蔓性千斤拔30g，水煎服。

（2）**治小儿疳积：**老枪谷根12g，小槐花9g，爵床6g，水煎服。（1～2方均出自《湖南药物志》）

红麻菜

【别名】 苋《本经》，苋菜《药录》(李当之)，人苋《本草图经》，红人苋《本草衍义》，雁来红《救荒本草》，老少年、十样锦《纲目》，老来少、三色苋《华北经济植物志要》，青香苋《草药手册》(江西)，老来变、秋红(东北)。

【名释】 谓此物种子能明目，故名苋。叶似麻而红，故名红麻菜。

【来源】 为苋科植物苋 *Amaranthus tricolor* L.的茎叶。

【植物形态】 一年生草本。茎直立，粗壮，绿色或红色，分枝较少，高 80～150cm。叶互生；叶柄长 3～10cm，绿色或红色；叶片卵形、菱状卵形或披针形，长 4～12cm，宽 3～7cm，绿色或常成红色、紫色或黄色，或部分绿色夹杂其他颜色，顿头或微凹，基部广楔形，全缘或波状，无毛。花簇腋生，球形，花序在下部者呈球形，上部呈稍断续的穗状花序，花黄绿色，单性，雌雄同株；苞片及小苞片卵状披针形，先端芒状，长约 4mm，膜质，透明；萼片 3，披针形，膜质，先端芒状；雄蕊 3；雌蕊 1，柱头 3 裂。胞果卵状长圆形，长于果实，熟时环状开裂，上半部成盖状脱落，包于宿存花被片内。种子黑褐色，近于扁圆形，两面凸，平滑有光泽，边缘钝。花期 5～8 月，果期 7～9 月。见（图 180）

本植物的种子（**苋子**）、根（**苋根**）也供药用，详见下述。

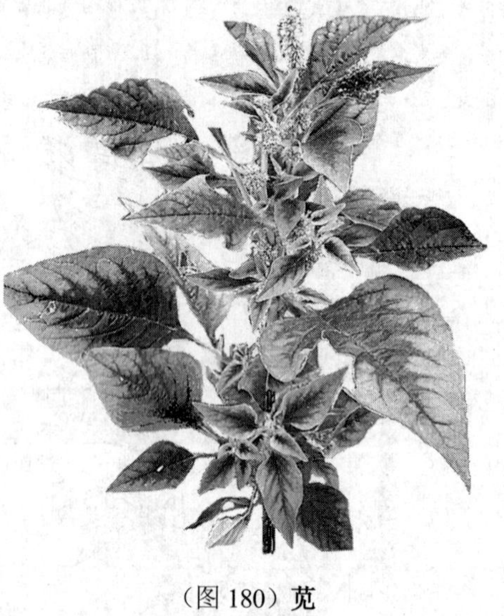

（图 180）**苋**

1.幼株 2.花穗枝 3.雌花 4.雄花 5.花被片和胞果

【生长分布】 邹平各地均有栽培。

【采收加工】 春、夏季采收，洗净，鲜用或晒干。

【性状鉴别】 茎长 80～150cm，绿色或红色，常分枝。叶互生，叶片皱缩，展平后呈菱状卵形至披针形，长 4～10cm，宽 2～7cm，先端钝或尖凹，具凸尖，绿色或红色、紫色、黄色，或绿色带有彩斑；叶柄长 2～6cm。穗状花序。胞果卵状矩圆形，盖裂。气微，味淡。

【主含成分】 茎含亚油酸(*1inoleic acid*)为主要成分的不饱和脂肪酸及棕榈酸(*palmitic acid*)。叶中有苋菜红甙(*amaranthin*)，棕榈酸，亚麻酸(*1inolenic acid*)，二十四烷酸(*1ignoceric acid*)，花生酸(*arachic acid*)，菠菜甾醇(*spinastero1*)，单半乳糖基甘油二酯(*monogalactosyldiglyceride*)，二半乳糖基甘油二酯(*digalactosyldiglyceride*)，三半乳糖基甘油二酯(*trigalactosyldiglyceride*)，三酰甘油(*triglycerides*)，甾醇(*sterols*)，游离脂肪酸(*free fatty acid*)，维生素(*vitamin*)A、C、B 和核黄素(*riboflavine*)。地上部分含正烷烃(*n-alkanes*)，正烷醇(*n-alkanols*)和甾醇类(*sterols*)等。全草挥发油分析存在 56 个化学成分，包括 15 个醇(*alchols*)，5 个酯(*esters*)，13 个醛(*aldehydes*)，8 个酮(*ketones*)，3 个碳氢化合物(*hydrocarbons*)，9 个酸(*acids*)和 5 个其他成分。

【药理】 本品石油醚提取物中的正烷烃类、正烷醇类、l6-三十一烷酮、甾醇类对金黄色葡萄球菌、白色葡萄球菌、草绿色链球菌(皆为革兰阳性菌)、大肠杆菌、绿脓假单胞菌和克雷白杆菌(皆为革兰阴性菌)有较强的抗菌作用。其中，16-三十一烷酮及甾醇类的抗菌作用强于正烷烃类。

【性味归经】 味甘，性微寒。归大肠、小肠经。

【功用主治】 清热解毒，通利二便。主治痢疾，二便不通，蛇虫螫伤，疮毒。

《本草经集注》："赤苋能疗赤下。"

《新修本草》："赤苋主赤痢，又主射工沙虱。"

《食疗本草》："补气除热。"

《本草拾遗》："紫苋杀虫毒。"

《日华子》："通九窍。"

《本草图经》："紫苋主气痢。赤苋主血痢。"

《日用本草》："治赤白痢疾及下血，利大小便。"

《滇南本草》："治大、小便不通，化虫，去寒热，能通血脉，逐瘀血。"

《纲目》："六苋，并利大小肠。治初痢，滑胎。"

《食物考》："通肠导滞。妊妇食之，快产得效。"

《随息居饮食谱》："治蛇、蜂、蜈蚣螫，捣苋汁服，渣敷患处。"

《民间常用草药汇编》："退热。治吐血，血崩。"

《福建药物志》："全草治痢疾，痔疮肿痛；根或枯茎治牙痛；叶治蛇头疔、乳痈。"

《广西民族药简编》："酒浸或猪瘦肉蒸服治贫血，身体虚弱，产后体衰。"

【用量用法】 内服：煎汤，30～60g，或煮粥。外用：捣敷，或煎液熏洗，适量。

【使用注意】 脾虚便溏者慎服。

《医林纂要·药性》："多食作热烂疮，疮家忌。"

《本草求原》："脾弱易泻勿用。恶蕨粉、鳖肉。"

《随息居饮食谱》："痧胀滑泻者忌之。"

《食疗本草》说："苋菜和马齿苋为细末，等份，与妊娠人常服，令易产也。"李时珍也说能"滑胎"，故孕妇亦不相宜。

【附方】 （1）**治产前后赤白痢**：紫苋叶(细切)一握，粳米三合。上以水，先煎苋菜取汁，去滓，下米煮粥，空心食之立瘥。--《普济方》

（2）**治小儿紧唇**：赤苋捣汁洗之。--《圣惠方》

（3）**治马汗入疮，遍身毒气攻**：苋菜，上一味，水煮熟，取汁淋洗疮上。--《圣济总录》

（4）**治漆疮**：瘙痒苋菜煎汤洗之。--《纲目》

（5）**治脑漏**：老少年，煎汤热熏鼻内，然后将汤服二三口，大妙。冬间用根。--《急救方》

（6）**治远年星障**：老少年、银杏(剖壳)、官楂根(大叶者佳)、千里光、雄杨梅树根皮。煎成浓膏，量加制甘石、冰片。又方加茶树根皮。--《眼科要览》

之"青子眼药"

（7）**治对口疮**：苋菜、鲫鱼共捣烂，敷患处。--《草药手册》(江西)

（8）**治走马牙疳**：苋菜茎叶适量，红枣 1 个，共烧灰存性，用竹管吹于牙龈处。--《草药手册》(江西)

（9）**治黄水疮、痔疮**：苋菜梗适量，煅存性，研末，加冰片少许，撒敷患处。--《秦岭巴山天然药物志》

（10）**治走蛇(由热毒所致，患者皮肤透现红线，沿皮肤上行，本病多起于四肢)**：苋菜、青梅根，打额草，各味酌量，加入黄糖少许，共捣烂贴之。--《岭南草药志》

苋子 味甘，性寒；归肝、大肠、膀胱经。清肝明目，通利二便。主治青盲翳障，视物昏暗，白浊血尿，二便不利。内服：煎汤，6～9g，或研末服。

附方 （1）**治肝经风热上攻，眼目赤痛生翳，遮障不明，青盲赤瞎并宜服之**：苋菜子，为末，每夜茶服方寸匕。--《日用本草》

（2）**治眼雾不明及白翳**：苋菜子、青葙子、蝉花，炖猪肝服。--《四川中药志》1960 年

（3）**治红崩**：苋菜子、红鸡冠花、红绫子，炖肉服。--《四川中药志》1960 年

（4）**治大小便难**：苋实末半两，分二服，以新汲水调下。--《圣惠方》

（5）**治乳糜血尿** 红苋菜种子炒至炸花，研成细末，每服 9g，糖水送服，每日 3 次。服几次后，如小便仍混浊不清，可用委陵菜 30g，水煎服。--《单方验方新医疗法选编》(徐州)

苋根 味辛，性微寒；归肝、大肠经。清解热毒，散瘀止痛。主治痢疾，泄泻，痔疮，牙痛，漆疮，阴囊肿痛，跌打损伤，崩漏，带下。外用：适量捣敷，或煅存性研末干撒或调敷，或煎汤熏洗。内服：煎汤，9～15g，鲜品 15～30g；或浸酒。

附方 （1）**治牙痛**：苋根晒干，烧存性，为末揩之，再以红灯笼草根煎汤漱之。--《纲目》引《集效方》

（2）**治漆疮**：以苋菜根煎汤洗之。--《普济方》

（3）**治鼻盅**：苋根或梗、野斑竹笋壳煅灰，加冰片研粉，凋麻油外搽。--《四川中药志》1960 年

（4）**治虚劳阴肿，大如升，核痛，人所不能疗者**：用苋菜根捣敷之。--《圣惠方》

（5）**治阴冷，渐渐冷气入阴囊，肿满恐死，日夜疼闷不得眠**：捣苋菜根敷之。--《千金要方》

绿苋

【别名】 绿苋《山东植物志》，细苋《别录》，白苋、糠苋《本草经集注》，野苋、猪苋《本草图经》，假苋菜《广州植物志》，绿苋《拉汉种子植物名称》。

【来源】 为苋科植物皱果苋 *Amaranthus viridis* L.的全草或根。

【植物形态】 一年生或二年生直立草本，高 40～80cm。根白色，较茎稍粗。茎少分枝，有条纹，细弱，淡绿色或绿紫色。单叶互生；叶柄长 3～6cm；叶片卵形或卵状长圆形，长 2～9cm，宽 2.5～6cm，先端钝尖而微缺，基部宽楔形或近截形，两面光滑，上面常有一"V"字形白斑，叶脉下面明显。夏、秋季开淡黄绿色小花，单性或杂性，为腋生穗状花序，或集成大型稀疏的顶生圆锥花丛；花被 3 片，膜质；雄蕊 3 个，比花被片短。胞果圆形，扁平，不开裂，极皱缩，超出花被片。种子近球形，黑色有光泽，具环状边缘。花期 6～8 月，果期 8～10 月。见（图 181）

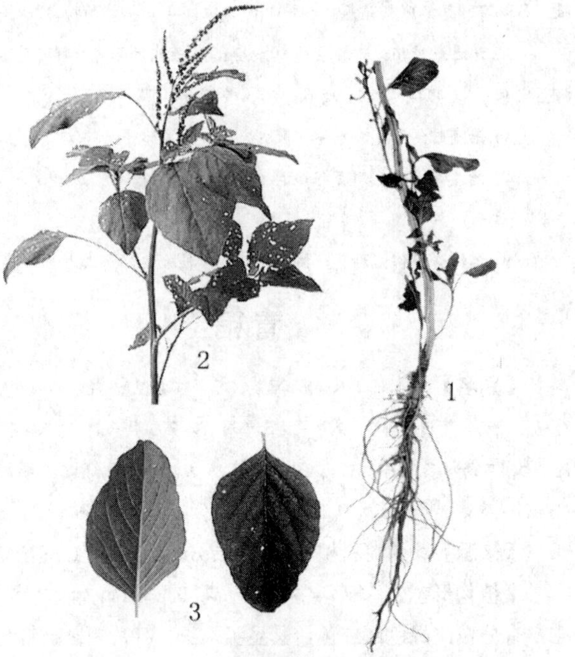

（图 181）皱果苋

1.植株中下部 2.花序枝 3.叶背腹面

【生长分布】 生于山坡、田边、村旁、庭院的荒草地。邹平各地均有分布。

【采收加工】 春至秋季均可采收，洗净，鲜用或晒干用。

【性状鉴别】 主根圆锥形。全体紫红色或棕红色。茎长 40～80cm，分枝较少。叶互生，叶片皱缩，展平后呈卵形至卵状矩圆形，长 2～9cm，宽 2.5～6cm，先端圆钝而微凹，具小芒尖，基部近楔形；叶柄长 3～6cm。穗状花序腋生。胞果扁球形，不裂，极皱缩，超出宿存花被片。种子细小，褐色或黑色，略有光泽。气微，味淡。

【主含成分】 全草含 24-乙基-5α-胆甾烷-7，反式-22-二烯-3β-醇(*24-ethyl-5α-cholesta-7，trans-22-dien-3β-ol*)，菠菜甾醇(*spinastero1*)，24-甲基-7-胆甾烯醇(*24-methyl-7-lathostero1*)，24-甲基-22-去氢-7-胆甾烯醇(*24-methyl-22-dehydro-7-lathostero1*)，24-乙基-7-胆甾烯醇(*24-ethyl-7-lathoster o1*)，24-乙基胆甾醇(*24-ethylcholestero1*)，24-乙基-22-去氢胆甾醇(*24-ethyl-22D-e-hydrocholestero1*)，类胡萝卜素(*carotenoid*)，β-胡萝卜素(*β-carotene*)，维生素(*vitmin*)A。叶中含堇黄质(*violaxanthin*)，新黄质(*neoxanthin*)，β-胡萝卜素，α-隐黄质(*α-cryptoxanthin*)，叶黄素(*1utein*)，维生素 C(*vitmin*)C，类脂和以棕榈酸为主的脂肪酸。从根分得苋菜甾醇(*amastero1*)。

【性味归经】 味甘、淡，性寒。归大肠、小肠经。

【功用主治】 清热，利湿，解毒。主治痢疾，泄泻，小便赤涩，疮肿，蛇虫螫伤，牙疳。

《纲目》："利大小肠。治初痢，滑胎。"

《河北中草药》："清热祛湿，收敛止泻。内服治急性菌痢，急性胃肠炎。外用治蛇虫螫伤，疮肿。"

《福建药物志》："治痔疮肿痛，蛇头疔，乳痈。"

【用量用法】 内服：煎汤，15～30g，鲜品倍量捣烂绞汁。外用：捣敷，或煅研外擦，或煎液敷，或熏洗，适量。

【附方】 （1）**治痔疮肿痛或便血**：鲜野苋、鲜旱莲草各 30g，水煎服。另取鲜野苋水煎熏洗患处，每口 1～2 次。-- 《福建药物志》

（2）**治毒蛇咬伤**：①鲜野苋 60～90g，捣烂绞汁服。②鲜野苋 30g，鲜杨梅茎皮 90g，水煎调硫酸镁 9g 服。-- 《福建药物志》

（3）**治疮肿**：野苋、龙葵，煎水洗。-- 《草药手册》(江西)

（4）**治走马牙疳**：野苋根煅存性，加冰片少许，研匀擦牙龈。-- 《草药手册》(江西)

（5）**治蜂虿螫伤**：野苋，挪擦之。-- 《集验方》(姚僧坦)

青箱

【别名】 青葙《本经》，草蒿、萋蒿《本经》，昆仑草《新修本草》，野鸡冠、鸡冠苋《纲目》，鸡冠菜、土鸡冠《江苏植物药材志》，狐狸尾、指天笔《南宁市药物志》，牛尾巴花《山东中药》，犬尾鸡冠花《闽东本草》，牛母莴、牛尾行《福建中草药》。

【来源】 为苋科植物青葙 *Celosia argentea* L.的全草。

【植物形态】 一年生草本，高 0.3～1m，全体无毛；茎直立，有分枝，绿色或红色，具显明条纹。叶片矩圆披针形、披针形或披针状条形，少数卵状矩圆形，长 5～8cm，宽 1～3cm，绿色常带红色，顶端急尖或渐尖，具小芒尖，基部渐狭；叶柄长 2～15mm，或无叶柄。花多数，密生，在茎端或枝端成单一、无分枝的塔状或圆柱状穗状花序，长 3～10cm；苞片及小苞片披针形，长 3～4mm，白色，光亮，顶端渐尖，延长成细芒，具 1 中脉，在背部隆起；花被片矩圆状披针形，长 6～10mm，初为白色顶端带红色，或全部粉红色，后成白色，顶端渐尖，具 1 中脉，在背面凸起；花丝长 5～6mm，分离部分长约 2.5～3mm，花药紫色；子房有短柄，花柱紫色，长 3～5mm。胞果卵形，长 3～3.5mm，包裹在宿存花被片内。种子凸透镜状肾形，直径约 1.5mm。花期 5～8 月，果期 6～10 月。见(图 182)

青葙的种子（**青葙子**）、花（**青葙花**）也供药用，详见下述。

【生长分布】 生于山坡、路旁、田间及荒地。邹平南部山区有分布。

【采收加工】 夏季采收，鲜用或晒干。

【栽培要点】 **生物学特性** 喜温暖湿润气候。对土壤要求不严.以肥沃、排水良好的砂质壤土栽培为宜。忌积水，低洼地不宜种植。

栽培技术 用种子繁殖。应选穗长、分枝多、产量高的植株采种子作种用。青葙与鸡冠花易杂交，显著影响产量，故留种应注意与鸡冠花隔离种植，以保证纯种。种子发芽率 70％～80％，发芽适温为 25℃，在 20～30℃内发芽良好。春播 3～4 月，开 1.3m 的畦，条播，按行距 30cm 开浅沟，把种子均匀撒在沟内，覆土 0.5cm，稍加镇压，浇水。每 1 小时 m^2 用种量 4.5～6.0kg。穴播，按行株距各约 25cm 开穴，深 5～6era，做到穴浅底平，施人畜粪水后，拌少量火灰，作成种子灰，匀撒穴里，再盖火灰一层。每 1 小时 m^2 用种量 3.75kg。

田间管理 出苗后，中耕除草 3 次，第 1 次在苗高 4～7cm 时，松土除草；第 2 次在苗高 17cm 左右时，浅薅除草，并进行匀苗、补苗，每穴苗 3～4 株；第 3 次在初现花时进行，结合培土，防止倒伏。在每次中耕除草后，结合追肥，旋人粪尿、硫酸铵、过磷酸钙。

病虫害防治 虫害有蚜虫、小绿蚱蜢、叶螨危害,用 90%敌百虫原药 800 倍液喷杀。

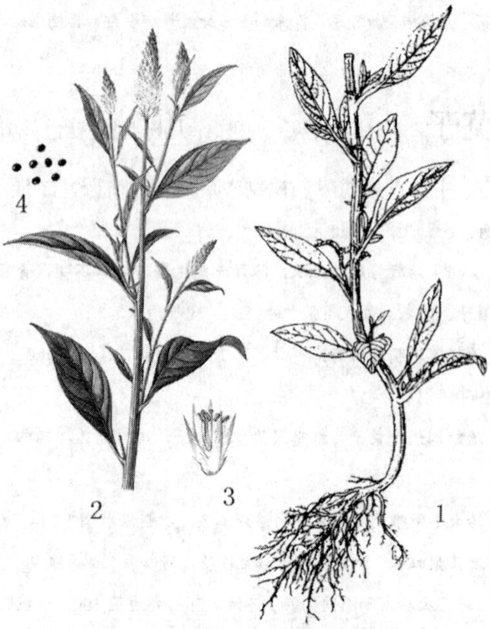

（图 182）**青葙**

1.植株下部 2.植株上部 3.花 4.种子

【主含成分】 全草含多量草酸(*oxalic acid*)等。

【性味归经】 味苦，性寒。归肝、膀胱经。

【功用主治】 燥湿清热，杀虫止痒，凉血止血。主治湿热带下，小便不利，尿浊，泄泻，阴痒，疮疥，风瘙身痒，痔疮，衄血，创伤出血。

《本经》："主邪气，皮肤中热，风瘙身痒，杀三虫。"

《别录》："治恶疮疥虱，痔蚀，下部蟨疮。"

《新修本草》："捣汁单服，大疗温疠、甘蟨。"

《日华子》："止金疮血。"

《本草蒙筌》："塞鼻衄来红。"

《本草汇言》："清解风热之药也。""厥阴风药。"

《福建药物志》："全草治痢疾，小便浑浊，尿道感染。"

【用量用法】 内服：煎汤，10～15g。外用：捣敷，或煎汤熏洗，适量。

【附方】 （1）**治痧气**：青植全草、腐婢、仙鹤草各 15g，水煎，早、晚饭前服。-- 《草药手册》(江西)

（2）**治小儿小便浑浊**：(青葙)鲜全草 15～30g，青蛙(田鸡)1 只，水炖服。-- 《福建中草药》

（3）**治风湿身疼痛**：青葙子根 30g，猪脚节或鸡鸭炖服。-- 《泉州本草》

（4）**治妇女阴痒**：青葙茎叶 90～120g，加水煎汁，熏洗患处。-- 《草药手册》(江西)

（5）**治皮肤风热疮疹瘙痒**：青葙茎叶，水煎洗患处，洗时须避风。-- 《草

药手册》(江西)

(6) **治支气管炎、胃肠炎**：青葙茎叶 3～10g，水煎服。--《广西本草选编》

(7) **治痈疮疖肿**：青葙鲜茎叶，捣烂外敷。--《广西本草选编》

青箱子

【别名】 青葙子、草决明《本经》，野鸡冠花子《医学入门·本草》，狗尾巴子《四川中药志》，牛尾巴花子《中药材手册》。

【来源】 为苋科植物青葙 *Celosia czrgentea* L.的种子。

【原植物】 参见“青葙”。

【采收加工】 7～9月种子成熟，割取地上部分或摘取果穗晒干，搓出种子，过筛或簸净果壳等杂质即可。

【性状鉴别】 1～1.8 mm。表面黑色或红黑色，光亮，于扩大镜下观察，可见网状纹理，侧边微凹处为种脐。种子易粘手，种皮薄而脆，胚乳类白色。气无，味淡。

【显微鉴别】 粉末特征：黑灰色。①种皮表皮细胞暗棕红色。断面观类方形，径向 27～56μm，切向约至 35μm，外壁色深，极厚，具垂直或稍斜向的条状增厚，径向壁稍厚，弯曲；表面观细胞多角形或长多角形，直径 15～37μm，具致密网状增厚纹理。②种皮内表皮细胞多角形，具细密平行的角质纹理。另有色素层细胞、胚乳细胞及草酸钙方晶。见（图 183）

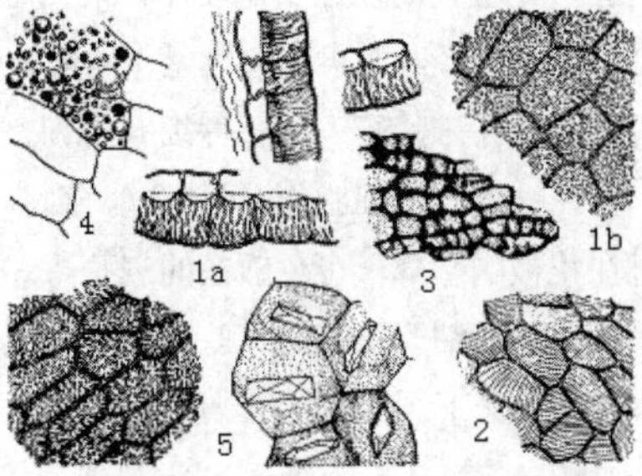

（图 183）**青葙(种子)粉末特征**

1.种皮外表皮细胞(a.断面观 b.表面观) 2.种皮内表皮细胞 3.色素层细胞 4.胚乳细胞 5.草酸钙方晶

【主含成分】 青葙子含脂肪油约 15%、淀粉 30.8%、烟酸约 14μg/g 及丰富的硝酸钾。所含脂肪油称为青葙子油脂(*celosia oil*)。

【药理】 (1) **对眼睛的作用** 青葙子煎剂 2.5g/(kg·d)灌胃，连续 6d，对家兔瞳子 L 变化无明显影响，用药 6d 后眼压有轻度下降，但降眼压作用温和，起效较慢，且不能阻止水负荷所致兔眼压升高。其降眼压机制可能与利尿及促进房水回流有关。青葙子油脂有扩瞳作用。

(2) **其他作用** 动物实验证明青葙子有降血压作用。本品干粉能显著缩短家兔血浆再钙化时间。青葙子对绿脓杆菌有较强抑制作用，感染伤口用 10%青葙子煎液后，绿脓杆菌不再生长，对伤口无明显刺激。

【炮制】 **炒青葙子**：取净青葙子置锅内，用文火加热，炒至有爆声，并有香气逸出时，取出放凉。

饮片性状：炒青葙子表面焦黑色，有香气。

【性味归经】 味苦，性寒。归肝经。

【功用主治】 祛风热，清肝火，明目退翳。主治目赤肿痛，眼生翳膜，视物昏花，高血压病，鼻衄，皮肤风热瘙痒，疮癣。

《本经》：“疗唇口青。”

《药性论》：“治肝脏热毒冲眼，赤障，青盲，翳肿。主恶疮疥瘙，，治下部虫䘌疮。”

《日华子》：“治五脏邪气，益脑髓，明耳目，镇肝，坚筋骨，去风寒湿痹。”

《宝庆本草折衷》：“主皮肤热风。”

《滇南本草》：“明目。治泪涩难开，白翳遮睛，花凌青翳。”

《本草蒙筌》：“除心经火邪。聪耳。”

《医林纂要·药性》：“坚肾水。去妄火。”

《药性考》：“入肝祛风，(治)疮疥痔漏，退障启聋，坚筋益脑，寒痹堪攻，除湿清脏，止衄有功。”

【临床应用】 (1) **用于目赤肿痛，眼生翳障**。青葙子功能清肝明目退翳，为治目疾之要药。若证属风热者，宜与疏风清热之菊花、蔓荆子、木贼等同用；属肝火上炎者，常与决明子、山栀、夏枯草配伍泻肝清热；治目生翳膜，与谷精草、密蒙花等合用，可以增强退翳明目之效。治眼见黑影如虫飞，《得配本草》用青葙子合玄明粉、羌活、枣仁配用。

(2) **用于高血压病**。有抑肝阳，降血压作用，可与桑叶、菊花、决明子配用，或与杜仲、牛膝、夏枯草同用。

《本草用法研究》：“同菊花、桑叶、薄荷，治风热眼痛；同黑栀、连翘、石决(明)、菊花治肝热眼赤。”

【用量用法】 内服：煎汤，3～15g。外用：研末调敷，或捣汁灌鼻，适量。

【使用注意】 瞳孔散大、青光眼患者禁服。

《本草备要》：“瞳子散大者忌服。”

《四川中药志》(1960年版)：“虚寒火衰者勿用。”

《全国中草药汇编》：“青光眼患者禁服。”

《浙江药用植物志》：“肝虚者勿用。”

【附方】 (1) **治目生黑花，渐成内障及开睛偏视，风毒攻眼，肿痛涩痒，短视，倒睫，雀目**：羌活(去芦)、独活(去芦)、青葙子、菊花各一两。上为细末。每服三钱匕，羊肝子一叶(銼细)，淡竹叶数片同裹，如粽子大；别用黑豆四十九粒，米泔一碗，银石器内同煮，豆烂泔干为度，取肝细嚼，温酒下，又将豆食，空心日午夜卧服。--《银海精微》之“煮肝散”

(2) **治夜盲目翳**：青葙子 15g，乌枣 30g。开水冲炖，饭前服。--《闽东本草》

(3) **治视物不清**：青葙子 6g，夜明砂 60g。蒸鸡肝或猪肝服。--《四川中药志》(1960 年)

(4) **治暴发火眼，目赤涩痛**：青葙子、黄芩、龙胆草各 9g，菊花 12g，生地 15g。水煎服。--《青岛中草药手册》

(6) **治虹膜睫状体炎**(瞳孔缩小)：青葙子 12g，柴胡、寒水石各 9g，刺黄柏 6g，生地 15g，水煎服。--《新疆中草药》

(6) **治头昏痛伴有眼朦、眉棱骨痛**：青葙子 9g，平顶莲蓬 5 个，水煎服。--《草药手册》(江西)

(7) **治肝阳亢盛型高血压**：青葙子、草决明、野菊花各 10g，夏枯草、大蓟各 15g，水煎服。--《四川中药志》(1979 年)

(8) **治妇人血崩**：青葙子、夏蚕蛹灰、棕皮灰。上为末，用霹雳酒调下

二钱，空心服。-- 《普济方》

（9）**治白带，月经过多**：青葙子 18g，响铃草 15g，配猪瘦肉炖服。-- 《西昌中草药》

（10）**治鼻衄血不止**：青葙子汁灌鼻中。-- 《广利方》

（11）**治疳湿䘌虫口齿及下部**：青葙子、苦参、甘草(生，锉)各一两。上三味，捣罗为散，每服一钱匕，食前暖生地黄汁调下。-- 《圣济总录》之"青葙子散"

（12）**治干癣积年生痂，搔之黄水出，每逢阴雨即痒**：取青葙子末以口脂调，先用浆水净洗后，敷之。-- 《普济方》

青葙花 味苦，性凉。凉血止血，清肝除湿，明目。主治吐血，衄血，崩漏，赤痢，血淋，热淋，白带，目赤肿痛，目生翳障。内服：煎汤，15～30g，或炖猪肉等服。外用：煎水洗，适量。

附方 （1）**治吐血、血崩、赤痢**：红青葙花 15g，水煎服；或与猪瘦肉炖服。-- 《江西草药》

（2）**治月经过多、白带**：白青葙花 60g，猪瘦肉 90g，水煎，服汤食肉。-- 《江西草药》

（3）**治月经不调**：①青葙干花序 30g，土牛膝干全草 30g，豆腐酌量，水炖服。-- 《福建中草药》 ②青葙花(布包)、白蜡各 6g，煮猪脚食。-- 《草药手册》(江西)

（4）**治鼻衄**：青葙花 60g，卷柏 30g，红糖少许。水煎服。-- 《江西草药》

（5）**治血淋**：青葙鲜花序 60g，水煎服。-- 《福建中草药》

（6）**治视网膜出血**：青葙花适量，水煎洗眼。--《江西草药》

（7）**治白带**：青葙花 60g(布包)，白蜡 6g，煮猪脚食。-- 《湖南药物志》

（8）**治吐泻**：青葙花、杏仁、樟树皮，泡水服。-- 《草药手册》(江西)

（9）**治肝热泪眼**：青葙干花序 15～30g，水煎服。-- 《福建中草药》

（10）**治头风痛**：青葙干花序 15～30g，水煎服。-- 《福建中草药》

（11）**治失眠**：青葙花 15g，铁扫帚根 30g，煮汁炖猪蹄食。-- 《草药手册》(江西)

鸡冠花

【别名】 鸡冠花《滇南本草》，鸡髻花、鸡公花《闽东本草》，鸡角枪《福建中草药》，鸡冠头《全国中草药汇编》，鸡骨子花、老来少《新华本草纲要》。

【名释】 其花扁卷而平，形如鸡冠，故名。

【来源】 为苋科植物鸡冠花 *Celosia cristata* L.的花序。

【植物形态】 一年生直立草本，高 30～80cm。全株无毛，粗壮。分枝少，近上部扁平，绿色或带红色，有棱纹凸起。单叶互生，具柄；叶片长椭圆形至卵状披针形，长 5～13cm，宽 2～6cm，先端渐尖或长尖，基部渐窄成柄，全缘。穗状花序顶生，成扁平肉质鸡冠状、卷冠状或羽毛状，中部以下多花；花被片淡红色至紫红色、黄白或黄色；苞片、小苞片和花被片干膜质，宿存；花被片 5，椭圆状卵形，端尖，雄蕊 5，花丝下部合生成杯状。胞果卵形，长约 3mm，熟时盖裂，包于宿存花被内。种子肾形，黑色，光泽。花期 5～8 月，果期 8～11 月。见(图 184)

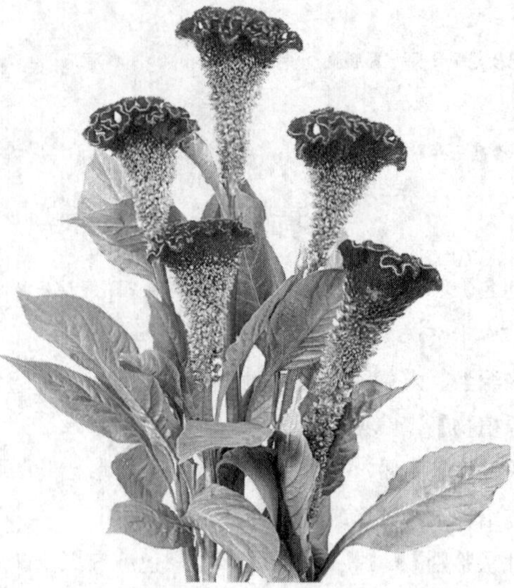

(图 184）**鸡冠花**

【生长分布】 鸡冠花原产非洲、南美洲、印度。邹平各地均有栽培。

【采收加工】 8～9 月采收，把花序连一部分茎秆割下，捆成小把晒或晾干后，剪去茎秆即成。

【性状鉴别】 穗状花序多扁平而肥厚，似鸡冠状。长 8～25cm，宽 5～20 cm。上缘宽，具皱褶，密生线状鳞片，下端渐狭小，常残留扁平的茎。表面红色、紫红色或黄白色；中部以下密生多数小花，各小花有膜质苞片及花被片。果实盖裂，种子圆肾形，黑色，有光泽。体轻，质柔韧。气无，味淡。

【显微鉴别】 粉末特征：①苞片细胞排列整齐，壁薄，微作波状弯曲。②花被下表皮细胞作波状突起，细胞形状模糊，几不可辨，有时在花被的基部，可见散在的气孔。③非腺毛由数个细胞组成，壁薄，顶端细胞微有皱缩。④花粉粒极少，圆球形，外壁微有纵直纹理。见下图 185)

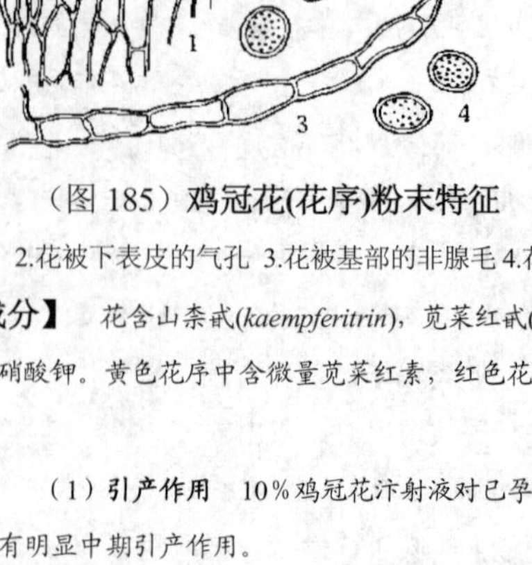

(图 185）**鸡冠花(花序)粉末特征**

1.苞片 2.花被下表皮的气孔 3.花被基部的非腺毛 4.花粉粒

【主含成分】 花含山柰甙(*kaempferitrin*)，苋菜红甙(*amaranthin*)，松醇(*pinite*)及多量硝酸钾。黄色花序中含微量苋菜红素，红色花序中主要含苋菜红素

【药理】 （1）**引产作用** 10%鸡冠花注射液对已孕小鼠、豚鼠和家兔等宫腔内给药有明显中期引产作用。

（2）**抗滴虫作用** 试管法证明，鸡冠花煎剂对人阴道毛滴虫有良好杀火作用，10%煎剂加等量阴道滴虫培养液，30分钟时虫体变圆，活动力减弱，60分钟时大部分虫体消失；20%煎剂可使虫体5~10分钟内消失。

【炮制】 （1）**炒鸡冠花**：取净鸡冠花块置锅内，用文火加热，炒至表面深黄色具焦斑，取出放凉。

（2）**鸡冠花炭**：取净鸡冠花块置锅内，用武火加热，炒至表面焦黑色，内部焦黄色，喷淋清水少许，灭尽火星，取出，迅速摊晾，凉透。炒炭后增强收敛止血作用。

（3）**醋制鸡冠花**：取净鸡冠花块，加醋拌匀，润透，置锅内用文火加热炒干，取出放凉。每鸡冠花100kg，用醋15kg。

（4）**酒制鸡冠花**：取净鸡冠花块与黄酒拌匀，稍润，置锅内用文火加热炒至微干，取出，放凉。每鸡冠花100kg。用黄酒12kg。

饮片性状：①炒鸡冠花形如鸡冠花，深黄色，微具焦斑。②鸡冠花炭形如鸡冠花，表面焦黑色，内部焦黄色，质轻，易碎；味苦、涩。③醋制鸡冠化形如炒鸡冠花，有醋气。④酒制鸡冠花形如炒鸡冠花，略有酒气。

【性味归经】 味甘、涩，性凉。归肝、大肠经。

【功用主治】 凉血止血，止带，止泻。主治诸出血证，带下，泄泻，痢疾。

《滇南本草》："止肠风血热，妇人红崩带下。赤痢下血，用红花效；白痢下血，用白花效。"

《纲目》："治痔漏下血，赤白下痢，崩中，赤白带下。"

《药性纂要》："止吐血，便血，下痢白带，沙淋崩漏。"

《玉楸药解》："清风退热，止衄敛营。治吐血，血崩，血淋渚失血证。"

《药性考》："泻肝热，疗痔疮。"

【临床应用】 （1）**用于出血证**。鸡冠花味涩性凉，入肝经血分，既可凉血，又能收敛，可用于各种出血证，但临床以止下焦出血证为多。《圣惠方》有二鸡冠花散专为肠风下血、痔血所设，均含有本品，一者配羌活、棕榈偏于祛风止血；一者配地榆、槐花偏于清肠涩血。治妇人经水不止，《集效方》单用本品研末口服。临床可根据证型，选用不同药物配伍使用，血热崩漏，月经过多，可配生地、山栀子以凉血清热；属脾虚气弱，冲任不固者，须配党参、黄芪等益气健脾之品，以标本兼治。

（2）**用于带下，泻痢**。鸡冠花收涩止带、止泻，用于带下，久泻久痢。《摘玄方》治白带，以白鸡冠花配苦葫芦一起使用，因本品有止血作用，故临床以治赤白带F、痢疾更宜，治带下，常与椿根皮、土茯苓、车前子、芡实配伍；用治久痢赤白，则配石榴皮、罂粟壳、赤石脂等以加强收涩止痢之功。本品尚有一定的清湿热作用，故湿热带下、久痢久泻余邪未清者，亦町酌情使用，但须配伍清利之品，以免恋邪。

（3）**外用**：鸡冠花又可敛疮消肿，《御药院方》鸡冠散治痔疮肛边肿痛，延久不愈，变成漏疮，即用本品配风眼草煎水洗患处。现代临床，还用本品治痈疽疮疖。

《生草药性备要》："白者可同冬瓜皮洗痔疮，最效。"

《四川中药志》（1960年版）："配白芍、吴萸、黄连、诃子治赤白下痢；配玉簪花根、百节藕、白术槿花根、阳雀花根炖肉服，治崩带。"

【用量用法】 内服：煎汤，9～15g，或入丸、散。外用：煎汤熏洗，或研末调敷，适量。

【使用注意】 《集效方》："忌鱼腥猪肉。"

《本草用法研究》："湿滞未尽者，不宜早用。"

【附方】 （1）**治小儿痔疮下血不止及肠风下血**：鸡冠花(焙令香)一两，棕榈(烧灰)二两，羌活一两。上件药捣细罗为散，每服以粥调下半钱，日三四服。--《圣惠方》之"鸡冠花散"

（2）**治结阴便血不止，疼痛无时**：鸡冠花、椿根皮(并锉)等分。上二味，捣罗为末，炼蜜为丸，如梧桐子大。每服三十丸，浓煎黄芪汤下，空心食前。日三服。--《圣济总录》之"鸡冠丸"

（3）**治五痔肛边肿痛，或生鼠乳，或穿穴，或生疮，久而不愈，变成漏疮**：鸡冠花、凤眼草各一两。上为粗末。每用药半两，水一碗半，煎三五沸，热淋渫患处。--《御药院方》之"鸡冠散"

（4）**治下血脱肛**：白鸡冠花、防风等分，为末，每服一匙，空心米饮下。--《永类钤方》

（5）**治经水不止**：红鸡冠花一味，晒干为末，每服二钱，空心酒调下。忌鱼腥猪肉。--《集效方》

（6）**治白带，沙淋**：白鸡冠花、苦壶芦等分。烧存性，空心火酒服之。--《摘玄方》

（7）**治赤白带下**：鸡冠花、椿根皮各15g，水煎服。--《河北中草药》

（8）**治体虚带下**：鸡冠花、桂圆、篇蓄各9g，荔枝6g，红枣10枚，炖精肉吃或与辣椒水煎服。--《青岛中草药手册》

（9）**治伤寒鼻衄不止**：鸡冠花一两，麝香一分(细研)。上件药，捣细罗为散。与麝香同研令匀。以生地黄汁一合，冷水半盏，搅令匀，不计时候，调下二钱，频服，以瘥为度。--《圣惠方》之"鸡冠花散"

（10）**治吐血不止**：白鸡冠花，醋浸煮七次，为末。每服二钱，热酒下。--《纲目》引《经验方》

（11）**治肠炎、痢疾**：鸡冠花15g，石榴果皮9g，刺黄柏6g，水煎服。--《新疆中草药》

（12）**治尿路感染**：鸡冠花、篇蓄各15g，鸭跖草30g，水煎服。--《中草药学》(南药)

（13）**治遗精**：鲜白鸡冠花30g，金丝草、金樱子各15g，水煎服。--《福建中草药》

（14）**治青光眼**：鸡冠花、艾根、牡荆根各15g，水煎服。--《福建中草药》

（15）**治风疹**：白鸡冠花、向日葵各9g，冰糖30g，开水炖服。--《闽东本草》

（16）**治额疽**：鲜(鸡冠)花、一点红、红莲子草各酌量。调红糖捣烂敷患处。--《福建中草药》

（16）**治疗妇科慢性炎症**：用10%鸡冠花注射液，每日1次，每次2ml，肌内注射。共治60例，其病种包括输卵管、卵巢、子宫体及子宫颈等慢性炎症。结果治愈13例，占21.7%，显效39例，占65%，好转8例，占13.3%。在治愈13例中，最少注射鸡冠花注射液20次，最多注射40次，平均疗程29.7次。本组病例中，除1例注射后局部发生皮疹，余未发现任何副反应。--《新医药学杂志》茹为礼，1975，(11)：27

鸡冠子

味甘，性凉；归肝、大肠经。凉血止血，清肝明目。主治便血，崩漏，赤白痢，目赤肿痛。试管法证明，种子煎剂对人阴道毛滴虫有良好作用，与药液接触后5-10分钟，虫体即趋消失。内服：煎汤，4.5～9g，或入丸、散。外用：煎洗患处。

鸡冠苗 味甘，性凉。清热凉血，解毒。主治吐血，衄血，崩漏，痔疮，痢疾，荨麻疹。内服：煎汤，9～15g。外用：捣敷，或煎水洗，适量。

附方 （1）**治荨麻疹**：全草水煎，内服外洗。--《草药手册》（江西）

（2）**治蜈蚣咬伤**：鸡冠花全草，捣烂敷患处。--《草药手册》（江西）

（3）**治痔疮、妇人阴部疮及火疮**：鸡冠花茎叶一二斤，冬瓜皮半斤。煎水洗。--《岭南采药录》

千日红

【别名】 千日红《花镜》，百日红、千金红、百日白《中国药用植物志》，千日白、千年红《江苏药用植物志》，吕宋菊《陆川本草》，滚水花《南宁市药物志》，沸水菊《广西中药志》，长生花《上海常用中草药》，蜻蜓红、球形鸡冠花《福建中草药》，千日娇《广东中药志》。

【名释】 本品之花夏开而至冬不蔫，故有千日红、百日红、千年红、千日白、百日白、千日娇、长生花诸名。

【来源】 为苋科植物千日红 *Gomphrena globosa* L.的花序或全草。

【植物形态】 一年生草本，高20～60cm。全株密被白色长毛。茎直立，有分枝，近四棱形，具沟纹，节部膨大，带紫红色。单叶对生；叶柄长1～1.5cm，上端叶几无柄，有灰色长柔毛；叶片长圆形至椭圆形。长5～10cm，宽2～4cm，先端钝而尖，基部楔形，两面有小斑点，边缘波状。头状花序球形或长圆形，通常单生于枝顶，有时2～3花序并生，常紫红色，有时淡紫色或白色；总苞2枚。叶状，每花基部有干膜质卵形苞片1枚，三角状披针形小苞片2枚，紫红色，背棱有明显细锯齿，花被片披针形，外面密被白色绵毛；花丝合生成管状，先端5裂；柱头2，叉状分枝。胞果近球形。种子肾形，棕色，光亮。花、果期6～9月。见(图186)

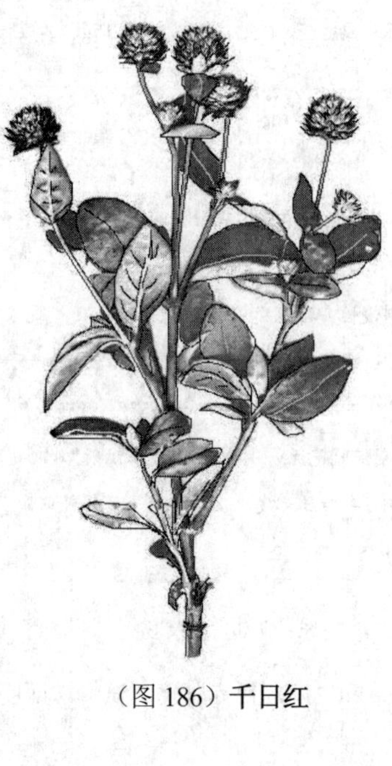

（图186）千日红

【生长分布】 原产巴西。邹平城区绿化及花卉圆有栽种。

【采收加工】 夏至秋季采摘花序或拔取全株，鲜用或晒干。

【性状鉴别】 头状花序单生或2～3个并生，球形或近长圆形，直径2～2.5cm。鲜时紫红色、淡红色或白色，干后棕色或棕红色。总苞2枚，叶状。每花基部有于膜质卵形苞片1枚，三角状披针形；小苞片2枚，紫红色，背棱有明显细锯齿；花被片5，披针形，外面密被白色绵毛。干后花被片部分脱落。有时可见胞果，近圆形，含细小的种子1粒，种皮棕黑色，有光泽。气微，味淡。

【主含成分】 全草分得4′，5-二羟基-6，7-亚甲二氧基黄酮醇-3-O-β-D-葡萄糖甙(*4′，5-dihydroxy-6，7-methylenedIoxyfla vonob-3-O-β-D-glucoside*)。叶中提取得到千日红醇(*gomphrenol*)，花中含千日红甙(*gomphrenin*)Ⅰ、Ⅱ、Ⅲ、Ⅴ、Ⅵ，异千日红甙(*isogomphrenin*) Ⅰ、Ⅱ及苋莱红甙(*arnaranthin*)和甜菜甙(*belanin*)。

【药理】 千日红花序25%水溶液和10%乙醇提取物溶液，经小鼠酚红法及豚鼠组胺法实验表明有祛痰和平喘作用。本品醇浸膏有祛痰和平喘作用.总黄酮也有明显的祛痰作用，其中有效成分之一为4′，5-二羟基-6，7-亚甲二氧基黄酮醇-3-O-β-D-葡萄糖甙。

【性味归经】 味甘、微成，性平。归肺、肝经。

【功用主治】 止咳平喘，清肝明目，解毒。主治咳嗽，哮喘，百日咳，小儿夜啼，目赤肿痛，肝热头晕，头痛，痢疾，疮疖。

《广西中药志》："花序：凉血消肿，止痉咳，治百日咳，外治疮疡肿痛。民间治月经不调。全株：煲水外洗，治跌打、疮疖。"

《青岛中草药手册》："清热明目，利尿定喘。治哮喘，支气管炎，白痢，小儿腹胀。"

《河北中草药》："清湿热，乎肝风。治痢疾.带下及小儿惊风，癫痫。"

《四川中药志》1979年版："止咳半喘，清肝明目。用于急慢性支气管炎，支气管哮喘，风热目赤疼痛，羞明畏光，视物不清，头晕头痛。"

【临床应用】 用于咳嗽气喘，千日红与枇杷叶、胡颓叶等同用，可增强止咳定喘之效。用于小儿夜啼，本品有清肝之功，对肝经有热尤宜，可与钩藤、蝉蜕等配伍。用于目赤肿痛，眼目昏糊，可配桑叶、菊花、女贞子等。

《四川中药志》（1960年版）："配白毛藤，治小儿受惊面黄。"

《中草药学》（南药）："肺结核咯血，千日红花配筋骨草、苎麻根、金钱草等。"

【用量用法】 内服：煎汤，花3～9g，全草15～30g。外用：捣敷，或煎水洗，适量。

【附方】 （1）**治气喘**：千日红的花头10个，煎水，冲少量黄酒眼，连服3次。--《中国药用植物志》

（2）**治慢性支气管炎，支气管哮喘**：千日红花(白色)20朵，枇杷叶5片，杜衡根0.9g，水煎，加冰糖适量冲服。--《浙江药用植物志》

（3）**治咯血**：千日红花10朵，仙鹤草9g，煎水，加冰糖适量服。--《安徽中草药》

（4）**治小儿百日咳**：千日红花10朵，匍伏堇9g，水煎加冰糖适量，分2～3次服。--《浙江药用植物志》

（5）**治风热头痛，目赤肿痛**：千日红、钩藤各15g，僵查6g，菊花10g，水煎服。--《四川中药志》（1979年）

（6）**治痢疾**：千日红10朵，马齿苋30g，煎水，冲入黄酒少量，分2次服。--《安徽中草药》

（7）**治小儿夜啼**：千日红鲜花序5朵，蝉衣3个，菊花2g，水煎服。--《福建中草药》

（8）**治羊痫风**：千日红花序14朵，蚱蜢干6g，水煎服。--《福建中草药》

（9）**治小便不利**：千日红花序3~9g，煎服。--《上海常用中草药》

（10）**治小儿腹胀**：千日红5g，莱菔子6g，煎服。--《安徽中草药》

（11）**治疗慢性气管炎**：①用千日红全草制成100%和200%两种注射液，肌内注射，每日1次，每次2ml，10天为1疗程，每疗程间隔5天。临床以200%注射液观察120例，5个疗程的总有效率为93.3%，近控率为58.3%；以100%注射液观察125例，4个疗程的总有效率为73.6%，近控率为11.2%。两组均以单纯型、痰湿型，以及病情轻、病程短者疗效较高。其中200%注射液对咳、痰、喘均有较好效果，而100%的注射液对喘的效果则不明显。副反应：约有10%的病例用药后有口干现象，大都在继续治疗中自行消失。治疗前后曾对部分病人作肝功能和尿液检查，未见明昆异常，说明对肝、肾功能似无毒性作用。--《枣庄医药》（山东），1973，(1)：1 ②用于日红花序片剂(每片含生药约3.2g)，口服，每次2片，每日3次，10天为1疗程，连服2疗程。治疗500例，平均显效率27.9%，总有效率为77.1%。以千日红全草(去花序)片剂(含量同花序片，每次3片，每日服3次，疗程同上)治疗754例，平均显效率32.1%，总有效率81.8%；治疗支气管哮喘174例，显效率47.1%，总有效率88.5%。片剂的主要作用似为平喘、祛痰，但无明显的消炎作用。--《千日红治疗慢性气管炎和支气管哮喘临床和有效成分研究小结》（上海市气管炎会战组），l973

仙人球

【别名】 仙人球、蒯球，翅翅球、雪球《福建民间草药》，番鬼杨桃《陆川本草》，仙人头、棒棒锤《青岛中草药手册》，天鹅蛋、薄荷包掌《全国中草药汇编》，仙人拳《广西药用植物名录》。

【来源】 为仙人掌科植物仙人球 *Echinopsis multiplex* (Pfeiff.) Zucc.的茎。

【植物形态】 多年生常绿肉质草本，高约15cm。茎球形，椭圆形或倒卵形，绿色，肉质，有纵棱12～14条，棱上有丛生的针刺，通常每丛6～10枚，少数达15枚，长2～4cm，硬直，黄色或黄褐色，长短不一，辐射状，刺丛内着生密集的白绒毛。叶细小，生于刺丛内，早落。花大形，侧生，着生于刺丛中，粉红色，夜间开放，长喇叭状，长15～20cm，花筒外被鳞片，鳞片腋部具长绵毛。浆果球形或卵形，无刺。种子细小，多数。花期5～6月。见(图187)

【生长分布】 原产于墨西哥中部干旱沙漠及半沙漠地区生于阳光充足的砂质壤土，耐干旱，不耐寒。邹平各地多盆栽。

【采收加工】 全年可采，洗净，去皮、刺，鲜用。

【性味归经】 味甘，性平。归肺、胃经。

【功用主治】 清热止咳，凉血解毒，消肿止痛。主治肺热咳嗽，痰中带血，衄血，吐血，胃溃疡，痈肿，烫伤，蛇虫咬伤。

《湖南药物志》："消肿止痛，行气活血，祛湿退热，生肌。"

《青岛中草药手册》："治蛇虫咬伤，烫伤，咽喉炎，胃及十二指肠溃疡。"

《全国中草药汇编》："清热解毒。治肺热咳嗽，痔疮。"

《浙江药用植物志》："治疮毒。"

《福建药物志》："清热凉血。主治鼻衄、吐血。"

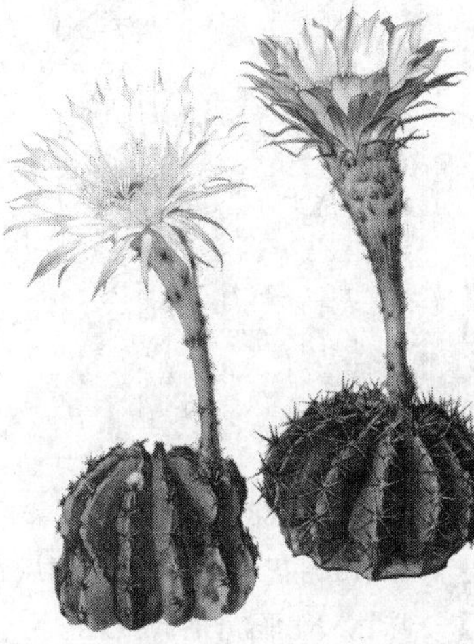

（图187）仙人球

【用量用法】 内服：煎汤，9～30g。外用：鲜品捣敷，或捣汁涂搽，适量。

【附方】 （1）**治鼻衄**：仙人球30g，猪瘦肉60g。同煮服。--《福建药物志》

（2）**治胃溃疡**：①仙人头9g，青木香6g，山豆根6g，南蛇藤4.5g，木防己3g，冰片0.3g。水煎服。--《青岛中草药手册》 ②(天鹅蛋)全草去棘l20g，猪肉250g。炖服，或炖鸡服。--《西昌中草药》

（3）**治疮毒** (仙人球)鲜全草适量，捣敷患处。--《浙江药用植物志》

（4）**治烫伤** (仙人球)鲜全草适量，捣烂取汁，涂搽患处。--《浙江药用植物志》

（5）**治蛇虫咬伤** (仙人球)全草捣汁，搽患处。--《湖南药物志》

昙花

【别名】 昙花《陆川本草》，琼花、凤花《新中医药》[1958，9(6):50]，月来美人《台湾药用植物志》，昙华《花卉栽培与药用》。

【来源】 为仙人掌科植物昙花 *Epiphyllum oxypetalum* (DC.) Haw.的花。

【植物形态】 昙花 又名金钩莲《新中医药》，叶下莲《福建药物志》。灌木状肉质植物，高1～2m。主枝直立，圆柱形，茎不规则分枝，茎节叶状扁平，长15～60cm，宽约6cm，绿色，边缘波状或缺凹，无刺，中肋粗厚，无叶片。花自茎节边缘的小窠发出，大形，两侧对称，长25～30cm，宽约10cm，白色，夜间开放，开放时间仅几小时；花被管比裂片长，花被片白色，干时黄色；雄蕊细长，多数；花柱白色，长于雄蕊，柱头线状，16～18裂。浆果长圆形，红色，具纵棱有汁。种子多数，黑色。花期6～10月。见下（图188）

【生长分布】 原产于美洲热带的墨西哥沙漠中，喜阴湿富含腐质的砂质土壤和多雾环境，不宜暴晒，不耐寒。邹平各地家庭多盆栽。

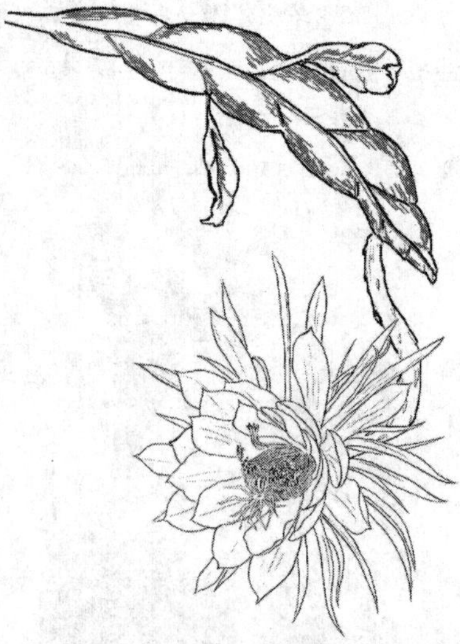

（图 188）昙花

【采收加工】 6～10月花开后采收，置通风处晾干。

【性味归经】 味甘，性平。归肺、心经。

【功用主治】 清肺止咳，凉血止血，养心安神。主治肺热咳嗽，肺痨，咯血，崩漏，心悸，失眠。

《台湾药用植物志》："清肺热，止哮喘。"

《福建药物志》："凉血止血。"

《云南中药志》："清肺，止咳，化痰，用于心胃气痛，吐血，肺劳。"

【用量用法】 内服：煎汤，9～18g。

【附方】 （1）**治肺结核咳嗽、咯血**：昙花3～5朵，冰糖15g，水炖服。

（2）**治子宫出血**：昙花2～3朵，猪瘦肉少许。炖服。（1～2方均出自《福建药物志》）

仙人掌

【别名】 仙人掌《花镜》，凤尾簕《广东新语》，龙舌《桂平县志》，平虑草、老鸦舌《南安府志》，神仙掌、霸王《本草求原》，观音掌《贵州民间方药集》，观音刺《广西中兽医药用植物》，霸王树《湖南药物志》，仙巴掌、火焰、火掌《全国中草药汇编》，刺巴掌、番花、麒麟花、佛手刺《福建药物志》，避火簪(浙江)。

【来源】 为仙人掌科植物仙人掌 *Opuntia dillenii* (Ker Caw.) Haw.的根及茎。

【植物形态】 多年生肉质植物，常丛生，灌木状，高0.5～3m。茎下部稍木质，近圆柱形，上部有分枝，具节；茎节扁平，倒卵形至长圆形，长7～40cm，幼时鲜绿色，老时变蓝绿色，有时被白粉，其上散生小窠，每一窠上簇生数条针刺和多数倒生短刺毛；针刺黄色，杂以黄褐色斑纹。叶退化成钻状，早落。花单生或数朵聚生于茎节顶部边缘，鲜黄色，直径2～9cm；花被片多数，外部的带绿色，向内渐变为花瓣状，广倒卵形；雄蕊多数，排成数轮，花丛浅黄色，花药2室；子房下位，1室，花柱粗壮，柱头6～8裂，白色。浆果多汁，倒卵形或梨形，紫红色，长5～7cm。种子多数。花期5～6月。见(图 189)

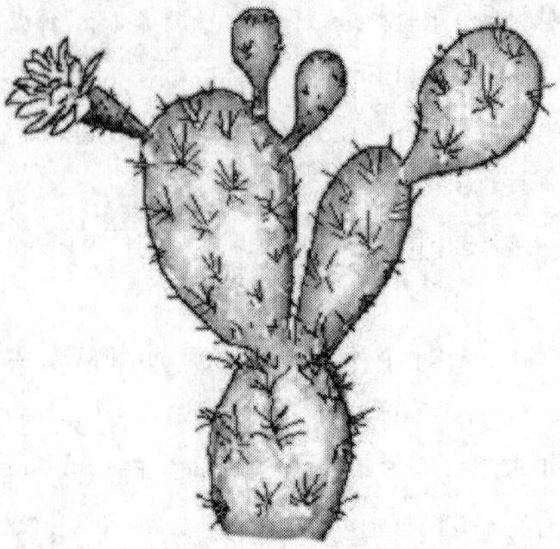

（图 189）仙人掌

【生长分布】 原产于美洲大陆。邹平各地均有盆栽。

【采收加工】 栽培1年后，即可随用随采。

【主含成分】 含果胶多糖和胶渗出物。含无羁萜酮(*friedelin*)，无羁萜-3α-醇(*friedelan-3α-o1*)，蒲公英赛酮(*taraxerone*)和蒲公英赛醇(*taraxero1*)。含β-谷甾醇，豆甾醇、仙人掌醇，硬脂酸，豆甾-3，6-二酮，胡萝卡苷，β-D-葡萄糖。

【药理】 （1）**抗炎抗菌作用** 新鲜仙人掌水煎剂100g/(kg·d)，灌胃或腹腔注射，连续6～8天，对二甲苯所致小鼠耳郭肿胀，醋酸所致腹腔毛细血管通透性增高及小鼠棉球肉芽肿均有显著抑制作用；50g/kg灌胃，对大鼠琼脂性足肿也有明显抑制作用。鲜仙人掌水煎剂25g/kg和50g/kg，对醋酸所致腹腔毛细血管通透性增强，二甲苯所致小鼠皮肤毛细血管通透性升高及小鼠耳郭急性渗出性炎症和大鼠蛋清性足肿均有显著抑制作用。上述实验表明，鲜仙人掌煎剂对急性和慢性炎症均有明显抑制作用。也有实验报道，仙人掌水提取液给小鼠按每只1g生药灌胃给药，每日1次，连续7天，对小鼠腹腔巨噬细胞吞噬功能具有明显的促进作用。抑菌试验表明：仙人掌提取物对金黄色葡萄球菌有显著的抑制作用，对抗青霉素的金黄色葡萄球菌也呈现高度的抑制作用。

（2）**降血糖作用** 鲜、干仙人掌30g/kg灌胃，7小时后，使正常小鼠血糖分别降低12.4%和16.9%。干仙人掌水煎醇沉液对正常小鼠也有降血糖作用，22.5g/kg灌胃，7小时后血糖降低19.96%。仙人掌经0.75%酸水提取物分别腹腔注射200mg/(kg·d)、400mg/(kg·d)，连续6d，能显著降低正常小鼠和四氧嘧啶诱发糖尿病小鼠的血糖，而且降血糖作用与给药剂量有关。

（3）**降血脂作用** 由仙人掌中提取的果胶(*pectin*)，按1%含量加入到含0.25%胆固醇的饲料中喂饲豚鼠，可降低血中低密度脂蛋白(LDL)水平，肝中游离和结合的胆固醇分别降40%和85%。其降低血浆胆固醇水平的机制，可能与胆汁酸结合树脂相似，能增加胆汁酸排泄，并阻断肠肝循环。

（4）**其他作用** 鲜仙人掌水煎液50g/(kg·d)腹腔注射，连续7天，能使幼年小鼠的胸腺重量明显减轻，提示可能有一定的免疫抑制作用。从鲜仙人掌茎提取的活性部分对食品工业中广泛应用的7658淀粉酶有激活作用，与氯化钙作用相似，有热稳定作用。另有报道，仙人掌提取液对唾液淀粉酶和胰淀粉酶均有激活作用。

【性味归经】 味苦，性寒。归胃、肺、大肠经。

【功用主治】 行气活血，凉血止血，解毒消肿。主治胃痛，痞块，痢疾，喉痛，肺热咳嗽，肺痨咯血，吐血，痔血，疮疡疔疖，乳痈，痄腮，癣疾，蛇虫咬伤，烫伤，冻伤。

《药性考》："痔血宜服。焙末油调，能瘆白秃。"

《本草求原》："消诸疮初起，洗痔妙。"

《草木便方》："虫疮疥癞洗安然。"

《分类草药性》："专治气痛，消肿毒、恶疮。"

《民间常用草药汇编》："为解热镇静剂。治喉痛，疔疖毒及烫伤，又治精神失常。外用治小儿急惊风。"

《湖南药物志》："消肿止痛，行气活血，祛湿退热，生肌。"

《广西本草选编》："消肿解毒，清热利湿。主治腮腺炎，乳腺炎，结膜炎，用鲜茎去刺捣烂或切片外敷；痢疾，肠炎腹泻，胃痛，水煎服。"

《全国中草药汇编》："清热解毒，散瘀消肿，健胃止痛，镇咳。主治胃十二指肠溃疡，急性痢疾，咳嗽，蛇咬伤。"

《中草药学》(南药)："治心胃气痛。"

《福建药物志》："清热凉血，散瘀消肿。治头痛，胃痛，吐血，颈淋巴结核，鹅掌风，脚底深部脓肿。"

【用量用法】 内服：煎汤，10～30g，或焙干研末，3～6g。外用：鲜品捣敷，适量。

【使用注意】 《岭南杂记》："其汁入目，使人失明。"

《广西本草选编》："孕妇慎服。"

《广西民族药简编》："忌吃酸、辣等刺激性食物。"

【附方】 (1) **治胃痛**：①仙人掌研末，每次3g，开水吞服；或用仙人掌30g，切细，和牛肉60g炒吃。--《贵州草药》 ②仙人掌、香附各15g，石菖蒲、高良姜各3g，制成胃痛粉口服，每次8g，每日3次。--《福建药物志》

(2) **治急性胃炎、胃及十二指肠溃疡，胃酸过多**：仙人掌150g，海螵蛸30g，木香60g，鸡内金15g，共研末，每次服1.5～3g，每日3次。--《河北中草药》

(3) **治痞块**：仙人掌15～30g，捣绒，蒸甜酒吃；再用仙人掌适量，加甜酒炒热，包患处。--《贵州草药》

(4) **治头痛**：仙人掌去刺，剖成两爿，剖面撒食盐，合拢，湿草纸包，细铁线绑扎固定，火煨八成熟。将剖面贴额颞部，胶布固定，每次贴4h，可连续使用。--《福建药物志》

(5) **治急性菌痢**：鲜仙人掌30～60g，水煎服。--《常用中草药手册》(广州部队)

(6) **治肺热咳嗽** 鲜仙人掌60g，捣烂绞汁，加蜂蜜1食匙，早晚各1次，开水冲服。--《安徽中草药》

(7) **治支气管哮喘**：仙人掌茎，去皮和棘刺，蘸蜂蜜适量熬服。每日1次，每次服药为本人手掌之1/2大小。症状消失即可停药。--《全国中草药新医疗法展览会资料选编》

(8) **治肠风痔血**：仙人掌，与甘草浸酒饮。--《药性考》

(9) **治痔疮出血**：仙人掌30g，炖牛肉250g，顿服。--《草木便方今释》

(10) **治腮腺炎**：仙人掌茎绞汁涂患处，每日2～3次，或捣烂敷患处。

(11) **治颈淋巴结核**：仙人掌茎剖开两爿，剖面撒上煅牡蛎粉，合紧烤热后，取含牡蛎粉剖面敷患处，胶布固定。

(12) **治鹅掌风**：仙人掌绞汁涂擦手掌，擦至发烫为度，每日3～5次。

(13) **治脚底深部脓肿**：仙人掌茎剖成两爿，内夹食盐，置炉上焙软至食盐溶解为度，取剖面敷患处。(上述10～13方均出自《福建药物志》)

(14) **治小儿头上秃疮**：仙人掌焙干为末，有汗干掺，死汗油调。--《普济方》

(15) **治毒蛇咬伤**：鲜仙人掌60g，捣烂绞汁，甜米酒15g渊服；另用药渣加雄黄粉适量，捣匀敷伤口周围。--《安徽中草药》

(16) **治火伤**：仙人掌，用刀刮去外皮，捣烂后贴伤处，并用消毒过的布包好。--《福建民间草药》

(17) **治小儿惊风**：仙人掌浆汁3g，温开水冲服。--《西昌中草药》

(18) **治心悸、失眠**：仙人掌60g，捣绒取汁，冲白糖开水服。--《贵州草药》

(19) **治湿疹，黄水疮**：仙人掌茎适量。烘干研粉，外敷患处。--《浙江民间常用草药》

(20) **治疗咳嗽、神经衰弱**：仙人掌糖浆(仙人掌6250g，尼泊金1.5g，苯甲酸钠2.5g，砂糖2500g，共制5000ml)治疗感冒咳嗽85例，每次口服10～20ml，每日3次。治愈53例，好转20例，无效12例。治神经衰弱24例，治愈15例，好转6例，无效3例。--《江苏省扬州地区药品管理所中草药通讯》，1978，(1)：31

(21) **治疗急性乳腺炎** 鲜仙人掌60～90g，剥皮，切细，捣泥。加适量蛋清，合匀，摊干敷料上，包扎患处，每日1～2次。治疗急性乳腺炎60例，全部治愈。--《四川中医》何国兴，1987，(3)：47

蟹爪兰

【别名】 蟹爪兰《新华本草纲要》，蟹爪、脱节蜈蚣、半边旗《广西药用植物名录》，蟹足霸王鞭《植物学大辞典》，锦上添花《药用植物名录》(广西医药研究所)，圣诞仙人掌。

【名释】 植株分枝多，并向四周扩展。每枝有若干茎节相叠成链，前端下垂，形酷似蟹足，故名"蟹爪兰"。

【来源】 为仙人掌科植物蟹爪兰 *Schlumbergera truncata* (Haw.) Moran 的地上部分。

【植物形态】 附生性小灌木。肉质植物，多分枝，老茎木质化，稍圆柱状，幼枝及分枝扁平；茎节短，长圆形或倒卵形，长3～6cm，宽1.5～2.5cm，鲜绿色，嫩时或在冬季多少带紫色，先端截形，两侧各有2～4个粗而多少内弯的锯齿，两面具肥厚的中肋。无叶。花生于嫩茎节的顶端，玫瑰红色，两侧对称，长6～9cm；花萼1轮，基部连合成短管状，先端有齿；花瓣数层，下部长管状，愈向内管愈长，上部分离，外折或背曲；雄蕊多数，2轮，向上弯曲；花柱长于雄蕊，深红色，柱头6～9裂；子房梨形或广卵圆形。浆果红色，直径约1cm。花期1～3月。见(图190)

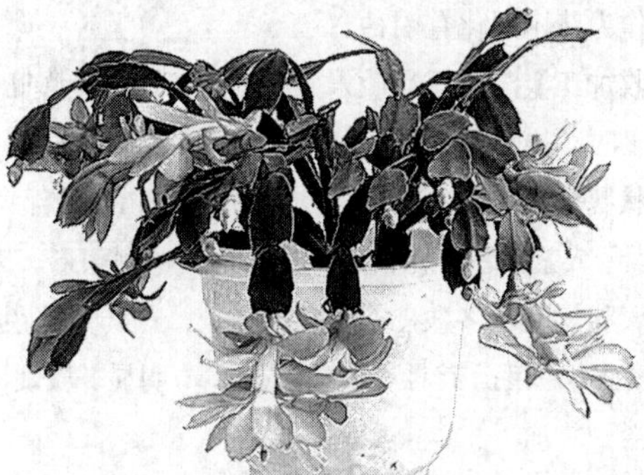

(图190) 蟹爪兰

【生长分布】 原产巴西。邹平各地均有盆栽。

【采收加工】 全年均可采收，洗净，鲜用。

【性味归经】 味苦，性寒。入脾、胃二经。

【功用主治】 解毒消肿。主治疮疡肿毒，腮腺炎。

【用量用法】 外用：捣敷，适量。

荷花玉兰

【别名】 荷花玉兰、洋玉兰、百花果《湖南药物志》，广玉兰《中国药用植物志》。

【名释】 形似荷花而得名。

【来源】 为木兰科植物荷花玉兰 *Magnolia grandifora* L.的花和树皮。

【植物形态】 常绿大乔木，高 20～30m。树皮淡褐色或灰色，薄鳞片状开裂。枝与芽有锈色细毛。叶互生；叶柄长 1.5～4cm，被褐色短柔毛；托叶与叶柄分离，无托叶痕；叶革质，叶片椭圆形或倒卵状长圆形，长 10～20cm，宽 4～10em，先端钝或渐尖，基部楔形，上面深绿色，有光泽，下面淡绿色，有锈色细毛，侧脉 8～9 对。花芳香，白色，呈杯状，直径 15～20cm，开时形如荷花；花梗粗壮具茸毛；花被 9～12，倒卵形，厚肉质；雄蕊多数，长约 2cm，花丝扁平，紫色，花药内向，药隔伸出成短尖头；雌蕊群椭圆形，密被长绒毛，心皮卵形，长 1～1.5cm，花柱呈卷曲状。聚合果圆柱状长圆形或卵形，密被褐色或灰黄色绒毛，蓇葖果先端具长喙。种子椭圆形或卵形，侧扁，长约 1.4cm，宽约 6mm。花期 5～6 月，果期 10 月。见（图 191）

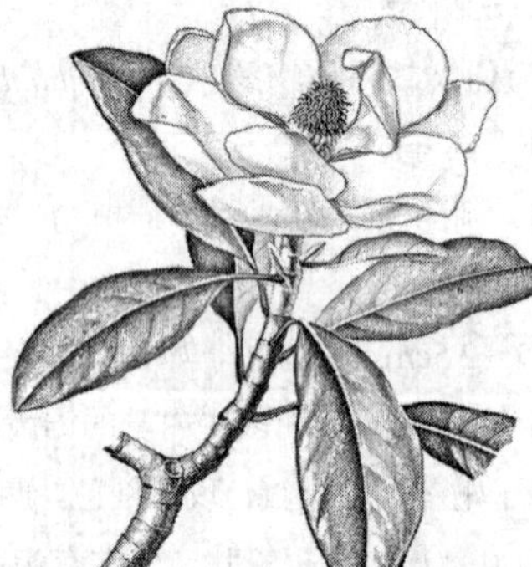

（图 191）**荷花玉兰**

【生长分布】 原产北美洲东南部，我国长江以南各地栽培。邹平县城作为花木绿化有引种。

【采收加工】 春季采收未开放的花蕾，白天曝晒，晚上发汗，五成干时，堆放 1～2 天，再晒至全干。树皮随时可采。

【性状鉴别】 花蕾圆锥形，长 3.5～7cm，基部直径 1.5～3cm，淡紫色或紫褐色。花被片 9～12 片，宽倒卵形，肉质较厚，内层呈荷瓣状。雄蕊多数，花丝宽，较长，花药黄棕色条形。心皮多数，密生长绒毛。花梗长 0.5～2cm，节明显。质硬，易折断。气香，味淡。

【主含成分】 **叶**：含小白菊内酯(*parthenolide*)，过氧木香烯内酯(*peroxyeostunolide*)，过氧小白菊内酯(*peroxyparthenolide*)，广玉兰内酯(*magnograndiolide*)，二环氧木香烯内酯(*costunolide diepoxide*)，买兰坡木兰内酯(*melampomagno1ide*)A、B，番荔枝碱(*anonaine*)和鹅掌楸碱(*1iriodenine*)。

木部：含 10-羟基番荔枝碱(*anolobine*)，番荔枝碱，N-原荷叶碱(*N-nornueiferine*)，鹅掌楸碱，蝙蝠葛任碱(*menisperine*)。

皮部：含木兰花碱(*magnoflorine*)，白栝楼碱(*candicine*)，广玉兰立定甙(*magnolidin*)，广玉兰赖宁甙(*magnolenin*)，广玉兰西丁甙(*magnosidin*),丁香甙(*syringin*)，无梗五加甙(*acanthoside*)B，广玉兰赖宁甙 C，单氧甲基和厚朴酚(*mono-O-methylhonokio1*)。

根皮：含木兰属内酯(*magnolialide*)。

种子：含厚朴酚(*magnolo1*)，和厚朴酚(*honokio1*)，3，5′-二烯丙基-2′-羟基-4-甲氧基联苯(*3，5′-diallyt-2′-hydroxy-4-methoxvbiphenyl*，即单氧甲基和厚朴酚)，种子油主要含十六、十八碳酸和 β-谷甾醇(*β-sitostero1*)。

此外，广玉兰还含 4，10-二氢-7-香橙烯-6-酮(*cyclocolorenone*)。

【药理】 （1）**降压作用** 花蕾对麻醉或未麻醉动物均有缓慢的降压作用；树皮中所含木兰花碱 2mg/kg 静注后对麻醉猫立即出现降压作用，血压降低 50%～60%，持续 90～120 分钟，对肾性高血压犬静注 6mg/kg 也有明显降压作用。

（2）**肌肉松弛及神经节阻断作用** 树皮中所含木兰花碱具有箭毒样作用和神经节阻断作用，这种作用可被溴新斯的明等抗胆碱酯酶药所拮抗。

（3）**其他作用** 本品中酚性成分还具有抗菌和抗真菌作用。树皮中所含厚朴酚(magnolo1)尚具有抗溃疡病作用，5～200mg/kg 对大鼠水浸应激溃疡有显著的预防作用。

【性味归经】 味辛，性温。归肺、胃、肝经。

【功用主治】 祛风散寒，行气止痛。主治外感风寒，头痛鼻塞，脘腹胀痛，呕吐腹泻，高血压，偏头痛。

《湖南药物志》："疏风散寒，退热凉血。主治高血压，偏头痛，阴缩。"

《四川中药志》（1979 年版）："花：疏风，散寒，止痛。治外感风寒，头痛鼻塞。树皮：行气，燥湿，止痛。治湿阻中焦，气滞不利的脘腹胀满，腹痛。"

《五雨甲约忑》："祛风敢幕，逋肺药，止痛。治急、慢性鼻窦炎，过敏性鼻炎。"

【用量用法】 内服：煎汤，花 3～10g；树皮 6～12g。外用：捣敷，适量。

【附方】 （1）**治高血压**：洋玉兰花 6～9g，水煎服。

（2）**治偏头风**：洋玉兰树皮、糯稻草(烧灰)，捣烂敷痛处。

（3）**治缩阴**：洋玉兰花 6g，团头鱼 4.5g，茅根 6g，巴毛心 2 根，水煎服，再用食盐少许，擦肚脐眼。（1～3 方均出自《湖南药物志》）

（4）**治风寒感冒、头痛鼻塞**：荷花玉兰花 10g，白芷 10g，研细末。每日 3 次，每次 6g，白开水冲服。

（5）**治湿阻中焦，脘腹胀痛，呕吐，腹泻**：荷花玉兰树皮 15g，苍术 10g，陈皮 10g，甘草 6g，水煎服。（4～5 方均出自《四川中药志》1979 年）

蜡梅花

【别名】 蜡梅花《纲目》，黄梅花《王安国诗》，腊梅花《救荒本草》，铁筷子花、雪里花《贵阳民间药草》，巴豆花《江苏药材志》，蜡花《浙江药用植物志》。

【来源】 为蜡梅科植物蜡梅 *Chimonanthus praecox* (L.) Link

花蕾。

【植物形态】 腊梅 名出《纲目》，又名蜡木《中草药手册》(江西)，岩马桑、臭蜡梅《贵州草药》，荷花蜡梅、金黄茶、大叶蜡梅《新华本草纲要》。落叶灌木，高达4m。幼枝方形，被柔毛，老枝近圆柱形，灰褐色，皮孔突出，树皮内具油细胞。叶对生；具短柄；叶片纸质或近革质，卵圆形至卵状椭圆形，长5～25cm，宽2～8cm，先端渐尖，基部圆形至阔楔形，全缘，除下面叶脉外，两面无毛。花生于第2年生枝条的叶腋内，先叶开放，芳香；花被多层，螺旋状排列，外层大形，黄色，内层小形，紫棕色，均呈圆形、倒卵形或匙形，长5～20mm；宽5～15mm；雄蕊5，长约4mm，花丝与花药近等长；雌蕊多数，分离，生于壶形花托内，花柱长为子房的3倍。瘦果包藏于花托内，花托成熟后形成假果，坛状或倒卵状椭圆形，长2～5cm，直径1～2.5cm，口部收缩，被绢质丝状毛。种子1粒。花期11月至次年3月，果期4～11月。见(图192)

本植物的根（**腊梅根**）均供药用，详见下述。

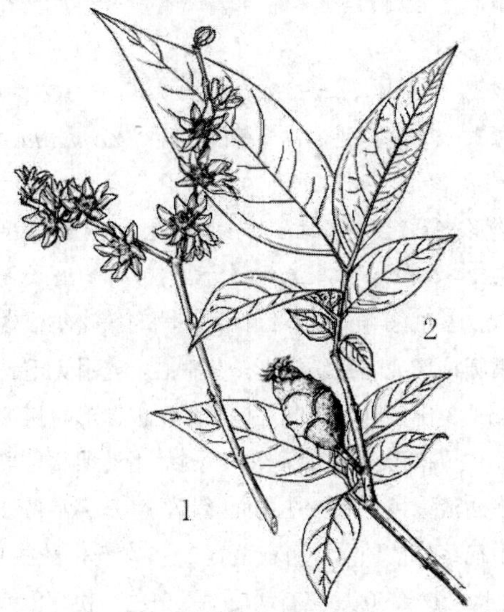

（图192）**蜡梅**

1. 花枝 2. 果枝

【生长分布】 生于山坡灌丛或沟边。邹平多盆栽。

【采收加工】 在花刚开放时采收。用无烟微火炕到表面显干燥时取出，等回潮后，再行复炕，这样反复1～2次，炕到金黄色全干即成。

【性状鉴别】 花蕾圆形、短圆形或倒卵形，长1～1.5cm，宽4～8mm。花被片叠合，棕黄色，下半部被多数膜质鳞片，鳞片黄褐色，三角形，有微毛。气香，味微甜后苦，稍有油腻感。见(图193)

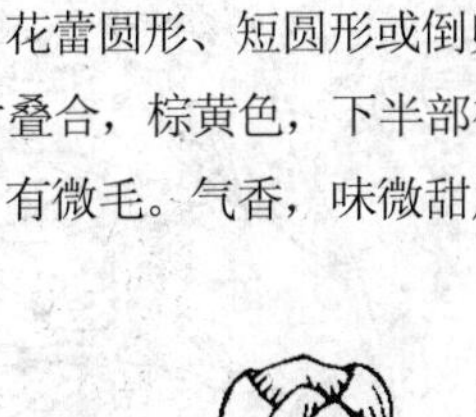

（图193）**蜡梅花(花蕾)外形**

【显微鉴别】 粉末特征：①单细胞非腺毛(花被)长至70μm，顶端钝，壁厚，稍有弯曲。②鳞片表皮细胞多角形，有众多非腺毛；气孔少见。③花粉粒棕黄色，类圆形至椭圆形，直径约40μm，外壁微有纵直纹理，并常见萌发孔2个。见下(图194)

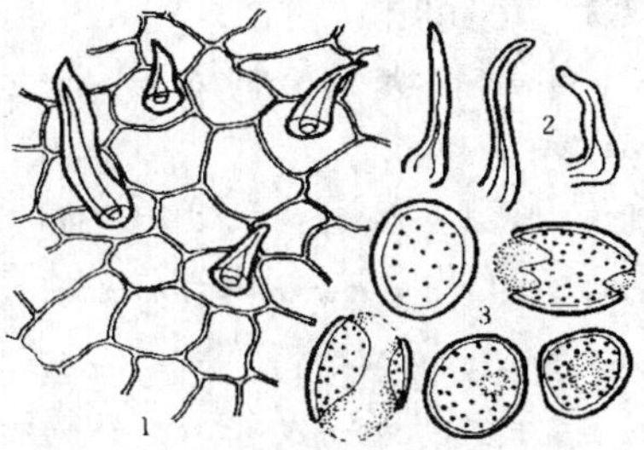

（图194）**蜡梅(花蕾)粉末特征**

1.鳞片表皮细胞 2.非腺毛 3.花粉粒

【主含成分】 蜡梅花的香气成分，已鉴定31种，分别是：乙酸(*acetic acid*)，1，1-二乙氧基乙烷(*1，1-diethoxy ethane*)，异戊醇(*isoamyl alcoho1*)，l，3-二氧戊环(*1，3-dioxolane*)，双丙酮醇(*diacetone alcohol*)，3-丁烯-2-酮(*3-butene-2-one*)，叶醇(*3-hexen-1-o1*)，侧柏烯(*2-thujene*)，月桂烯(*myrcene*)，对聚伞花素(*p-cymene*)，柠檬烯(*1imonene*)，6-甲基-l-辛醇(*6-methyl-1-octano1*)，苯甲醇(*benzyl alcoho1*)，罗勒烯(*α-ocimene*)，芳樟醇(*1inaloo1*)，氧化芳樟醇(*1inalool oxide*)，松樟酮(*pinocamphone*)，乙酸苄酯(*benzyl acetate*)，萘(*naphthalene*)，水杨酸甲酯(*methyl salicylate*)，吲哚(*1 小时-indole*)，β-丁香烯(*β-caryophyllene*)，王古巴烯(*α—copaene*)，2，6-二叔丁基对甲苯酚(*2，6-di-tertbutyl-4-methylpheno1*)，香桧酮(*sabina ketone*)，苯甲酸(*benzoic acid*)，癸酸(*decanoie acid*)，邻苯二甲酸叔丁酯(*diphenate tertbutyl ester*)，十二酸(*dodecanoic acid*)，4-癸酮(*4-decanone*)，1，3，5-三丁基六氢-l，3，5-三氮杂苯(*1，3，5-tributylhexahydro-1，3，5-triazine*)。其中含量最多的是罗勒烯，其次是芳樟醇、乙酸苄酯、水杨酸甲酯、侧伯烯、柠檬烯及苯甲醇。另含红豆杉氰甙(*taxiphyllin*)，蜡梅甙(*meratin*)，α-胡萝卜素(*α-carotene*)，蜡梅碱(*calycanthine*)。叶含蜡梅碱，山蜡梅碱(*chimonanthine*)。

【药理】 蜡梅碱具有类似士的宁样作用，可引起哺乳动物强烈抽搐。小鼠静脉注射致死量为43.79±1.89mg/kg，大鼠为17.16±0.82mg/kg。兔静脉注射10～40mg/kg肯定致死，最大耐受量为7.5mg/kg。中毒剂量对上述3种动物皆引起兴奋，但对蛙可引起抑制。兔静脉注射后可致血糖降低。对血细胞数目无影响。对离体兔肠、子宫有兴奋作用。对麻醉猫、犬心脏有抑制作用，并降低血压。但亦有不引起降压的报道。

【性味归经】 味辛、甘、微苦，性凉，小毒。归肺、胃经。

【功用主治】 解暑清热，理气开郁。主治暑热烦渴，头晕，胸闷脘痞，梅核气，咽喉肿痛，百日咳，小儿麻疹，烫火伤。

《纲目》："解暑，生津。"

《青岛中草药手册》："清凉解暑，生津除烦，开胃散郁。主治心烦口渴，气郁胃闷，烫伤，火伤，消化不良，痰热壅滞，瘿瘤结核等症。"

【临床应用】 （1）**用于暑热伤津，心烦口渴，能解暑生津**。蜡梅花常与沙参、麦冬、玉竹等养阴生津之品同用。暑热头昏，胸闷，则与鲜荷叶、扁豆花等同用，以解暑清热，行气开郁。

（2）**用于气郁胸闷，肝胃气痛，梅核气**。蜡梅花可配香附、佛手，以疏肝行气开郁。

（3）**用于咽喉肿痛**。蜡梅花配玄参、金银花、石膏，以清热泻火解毒。治风热目赤，可配菊花、薄荷等，以疏风清热。

《中草药学》(南药)："百日咳，配天竺子；肝胃气痛，配当归、香附。"

【用量用法】 内服：煎汤，3～9g。外用：浸油涂，或滴耳，适量。

【使用注意】 孕妇慎服。

【附方】 (1) **治暑热心烦头昏**：蜡梅花6g，扁豆花9g，鲜荷叶9g，水煎服。--《青岛中草药手册》

(2) **治咽喉肿痛**：蜡梅花6～9g，金银花、石膏各15g，玄参9g，芫荽9～12g，水煎，早晚饭前各服1次。--《青岛中草药手册》

(3) **治汤火伤**：蜡梅花(以)茶油浸(涂)。--《岭南采药录》

(4) **治久咳**：铁筷子花9g，泡开水服。--《贵州民间药草》

蜡梅根

【别名】 蜡梅根《中药毒性防治》，铁筷子、钻石风《贵阳民间药草》，岩马桑根《贵州草药》，铁钢叉、瓦乌柴《贵州民间方药集》。

【来源】 为蜡梅科植物蜡梅 *Chinzonanthus praecox* (L.) Link 的根。

【原植物】 参见"蜡梅花"。

【采收加工】 一年四季均可采挖，洗去泥土，鲜用，或烘干、晒干。

【性状鉴别】 根圆柱形或长圆锥形，长短不等，直径 2～10mm。表面黑褐色，具纵皱纹，有细须根及须根痕。质坚韧，不易折断，断面皮部棕褐色，木部浅黄白色，有放射状花纹。气芳香，味辛辣、苦。

【显微鉴别】 (1) 根横切面：木栓细胞10余列，黄棕色。皮层稍宽，薄壁细胞椭圆形、类圆形，切向排列。维管束外韧型；韧皮部较狭窄，形成层明显，木质部发达，导管多角形，单个或成群，木射线明显，呈放射状排列，有2～5列细胞，可见壁孔。皮层、韧皮部散有油细胞。本品薄壁细胞含淀粉粒。

(2) 粉末特征：①木纤维直径25～30μm，有的胞腔宽，有的较窄，孔沟明显。②射线细胞长方形，排列整齐，壁连珠状增厚，壁孔明显。③淀粉粒众多，圆形、盔帽形，直径15μm。此外，有网纹和具缘纹孔导管。

【性味归经】 味辛，性温，有毒.归肝、肺经。

【功用主治】 祛风止痛，理气活血，止咳平喘。主治风湿痹痛，风寒感冒，跌打损伤，脘腹疼痛，哮喘，劳伤咳嗽，疔疮肿毒。

《贵阳民间药草》："治风湿骨痛，气滞腹痛。"

《贵州民间方药集》："镇静，镇咳，止喘。治跌打损伤，腰酸背痛。"

【用量用法】 内服：煎汤，6～9g，研末0.5g；或浸酒。外用：研末敷，适量。

【使用注意】 孕妇禁服。

【附方】 (1) **治风湿痛**：铁筷子9g，石楠藤9g，兔耳风9g。泡酒120g，每次服30g。

(2) **治跌打损伤**：铁筷子、柳叶过山龙各9g，一口血6g。浸酒250g，每次服药酒60g，每日2次。

(3) **治胃痛**：铁筷子、大木姜子、青藤香、广木香各6g。研末，每次6g，开水吞服。

(4) **治冷气腹痛**：铁筷子、朱砂莲等分。研末，每次3～6g，酒吞服。

(5) **治痨伤咳嗽** 铁筷子细须根30g。泡酒250g。每次服药酒15～30g，经常服用。

(6) **治妇女腹内血包**：铁筷子9g，红浮萍30g，薄荷3g，红花6g。煎水内服。(1～6方均出自《贵阳民间药草》)

(7) **治疔癀毒疮**：岩马桑根、穿心草、仙鹤草各15g，煎水服；另将渣捣烂敷患处。--《贵州草药》

(8) **治疗腰肌劳损、风湿性关节炎**：用铁筷子根制成100%注射液，肌内注射，每日2次，每次2ml；或穴位注射，每穴0.5ml，每次2～3穴。经治47例，一般用药1～3天明显好转，最长10天症状减轻或消失，活动自如。--《新药学通讯》沈阳药学院，1971，(3)：54

白芍

【别名】 白芍《药品化义》，白芍药《本草经集注》，金芍药《安期生服炼法》

【别名】 李时珍曰："芍药犹婥约也。婥约，美好貌。"

【来源】 为毛茛科植物芍药(栽培种)*Paeonia lactiflora* Pall. 的根。

【植物形态】 芍药 名出《诗经》，又名离草《韩诗》(内传)，余容、其积、解仓《吴普本草》，可离《古今注》(崔豹)，犁食、鋋《别录》，没骨花《胡本草》，娄尾春《清异录》，将离《纲目》。多年生草本，高50～80cm。根肥大，常圆柱形或略呈纺锤形。茎直立，光滑无毛。叶互生；具长柄；2回3出复叶，小叶片椭圆形至披针形，长8～12cm，宽2～4cm，先端渐尖，基部楔形，全缘，叶缘具极细乳突，上面深绿色，下面淡绿色，叶脉在下面隆起，叶基部常带红色。花甚大，单生于花茎分枝顶端，每花茎有2～5朵花，花茎9～11cm；萼片3，叶状；花瓣10片左右或更多，白色、粉红色或红色；雄蕊多数，花药黄色；心皮3～5枚，分离。蓇荚果3～5枚，卵形，先湍钩状向外弯。花期5～7月。果期6～7月。见（图195）

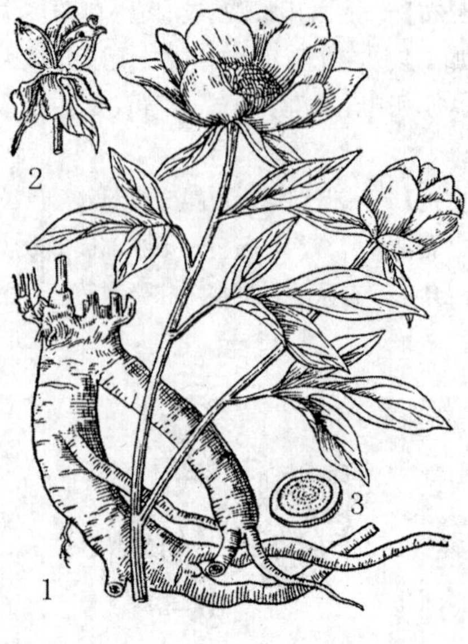

（图195）**芍药**（1.根及花枝 2.果实 3.根横切面）

【生长分布】 生于山坡、山谷的灌木丛或草丛中。邹平各地多有栽培。

【采收加工】 9～10月采挖已栽培3～4年的芍药根，除去根茎及须根，洗净，入沸水中略煮5～15分钟至无硬心，使芍根发软，刮去粗皮，捞出晒干或切片晒干。

【性状鉴别】 干燥根呈圆柱形，粗细均匀而平直，长10～20cm，直径1～1.8cm。表面淡红棕色或粉白色，平坦，或有明显的纵皱及须根痕，栓皮未除尽处有棕褐色斑痕，偶见横向皮孔。质坚实而重，不易折断。断面灰白色或微带棕色，木部放射线呈菊花心状。气无，味微苦、酸。

【显微鉴别】 粉末类白。①薄壁细胞含糊化淀粉粒。单个散离或破碎，无色。呈类圆形、椭圆形、类长方形或圆多角形，直径40～102μm。②草酸钙簇晶较多，直径11～35μm，偶有类圆形结晶或方晶。③木纤维近无色。主为纤维管胞，呈长梭形，有的中部较粗，近两端斜窄，边缘稍不平整，末端钝圆，长短不一，直径约44μm，壁厚约15μm。④导管主为具缘纹孔导管，少数为梯纹或网纹导管，直径20～65μm，具缘纹孔排列较整齐，以1～2行为多见，互列或对列。⑤管胞为具缘纹孔管胞，末端斜尖，具缘纹孔1～2行。⑥薄壁细胞无色。呈类方形、椭圆形或类长方形，壁稍厚，或呈连珠状，非木化，有时隐约可见大小不一的纹孔。见（图196）

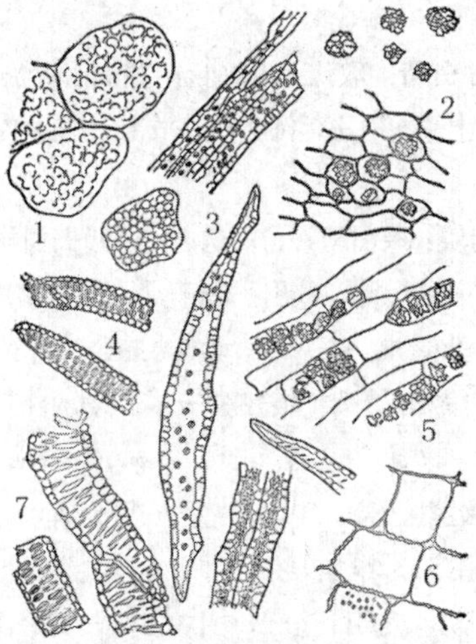

（图196）白芍粉末特征图

1.含糊化淀粉粒薄壁细胞 2.草酸钙簇晶 3.木纤维 4.管胞 5.草酸钙方晶 6.薄壁细胞 7.导管

【理化鉴别】 （1）取本品粉末5g，加乙醚50ml，加热回流10分钟，滤过。取滤液10ml，蒸干，加醋酐1ml与硫酸4～5滴，先显黄色，渐变成红色、紫色，最后呈绿色。

（2）取本品粉末0.5g，加乙醇10ml，振摇5分钟，滤过，滤液蒸干，残渣加乙醇1ml使溶解，作为供试品溶液。另取芍药苷对照品，加乙醇制成每1ml含lmg溶液，作为对照品溶液。照薄层色谱法试验，吸取上述两种溶液各10ml，分别点于同一硅胶G薄层板上，以氯仿-醋酸乙酯-甲醇-甲酸(40：5：10：0.2)为展开剂，展开，取出，晾干，喷以5%香草醛硫酸溶液，加热至斑点显色清晰。供试品色中，在与对照品色谱相应的位置上，显相同的蓝紫色斑点。

【栽培要点】 **生物学特性** 喜温暖湿润的气候。土壤以排水良好，土层深厚，疏松肥沃的砂质壤土和腐殖质壤土为佳。粘土及低洼地不宜栽培。

栽培技术 种植前将土壤深耕40～50cm，细碎土块，耙平作畦，畦宽1.7～2.3m，沟宽约33cm，深约17cm。一般用芽头繁殖法：在收获时，切除根部，留取芽头，加以分割，每块要有芽苞2～4个，称为芍芽。切下的芽头，最好能随即栽植，或储备至秋分、寒露之间种植，按行、株距67×50cm开穴，穴深10～15cm，每穴放入健壮芍芽1个，即行覆土。浙江的杭白芍则用芽头育苗法。取芽头下种，株、行距各45～60cm，培育至第3年，在6月下旬挖取种苗，加以分株，使每1芍株有1个芽和1～2条根，根长以23～25cm为宜，同时剪去侧根，然后堆放贮藏，用稻草遮盖，浇水保湿，至秋分、立冬前定植。

田间管理 生长期间必须经常松土除草，结合培土。雨后必须排除积水，防止烂根。栽植3年后将开花时，应将花蕾全部摘除，促使根部肥大。芍药是喜肥植物，除施足基肥外，每年要进行追肥3～4次，穴施或环施，第1、2次以液体氮肥为主，第3、4次增施磷钾肥。第3、4年用肥量应增多。浙江地区自第2年起，每年冬季修根1次，选留较大的芍根，剪去细小的芍根及侧根，以增加产量。

病虫害防治 常见病害有褐斑病、根腐病等。常见的虫害有红蜘蛛、蚜虫等。褐斑病多发生在高温多雨季节，发病时，叶面上先出现淡黄绿色小点，逐步形成圆形小褐斑。可用0.5%等量式波尔多液或65%代森锌800倍液喷洒防治。根腐病主要由排水不良引起。发病后，根部腐烂发黑，地上部分因此生长不好。可用60度白酒搽洗根部后重新栽植。发现红蜘蛛和蚜虫等害虫，可用40%三氯杀螨醇剂2000倍液和40%乐果剂3000倍液或80%敌敌畏2000倍液，分别进行喷洒防治。

【主含成分】 **根**：含芍药甙(*paeoniflorin*)、氧化芍药甙(oxypaeoniflorin)、芍药花甙(*paeonin*)，并含少量羟基芍药甙（*oxypaeo niflorin*）、芍药内酯甙（*albifliorin*）、苯甲酰芍药甙（*benzoylpaeoniforin*）及苯甲酸约1.07%、挥发油、脂肪油、树脂、鞣质、糖、淀粉、粘液质、蛋白质、β-谷甾醇和三萜类。挥发油主要含苯甲酸(benzoic acid)，牡丹酚(paeono1)及其他醇类和酚类成分共33个。

花：含黄芪甙(*astragalin*)、山柰酚3，7-二葡萄糖甙，多量没食子鞣质(10%以上)、除虫菊素(*pyrethrin*)0.13%、l3-甲基十四烷酸、β-谷甾醇、廿五碳烷等。

叶：含鞣质。

【药理】 （1）**解痉作用** 目前认为芍药甙具有较好的解痉作用。早年报道浸出液对家兔离体肠管表现抑制作用，但高浓度则先兴奋后抑制。在以后的试验中，对兔离体或在位的肠管常呈兴奋作用，高浓度方有抑制或解痉作用。芍药甙对豚鼠、大鼠的离体肠管和在位胃运动，以及大鼠子宫平滑肌均表现抑制，并能拮抗催产素引起的收缩；甘草之甲醇提取成分F_M100与芍药甙表现协同作用。

（2）**对循环系统的作用** 芍药甙可以引起豚鼠血压下降，其降压程度与剂量有关，对豚鼠离体心脏影响不大，但可使狗冠状血流量增加，其效力为罂粟碱的1/20，亚硝酸甘油的1/250，并能增加犬后肢血流量，其效力为罂粟碱的1/100，亚硝酸甘油的1/4500，芍药甙分解为去苯甲酰基芍药甙*Desbenzoylpaeoniflorin*及苯甲酸，其药理作用即消失。此甙对毒毛旋花子甙G引起的豚鼠心律不齐，无明显的拮抗作用。

（3）**镇痛、镇静、抗惊厥作用** 用压迫小白鼠尾部测定痛阈的方法，芍药甙及F_M100(二者分别腹腔注射)镇痛作用不显著，如合并应用则起协同作用，口服给药则无论单独或合并应用均无镇痛效果；用醋酸注射于小鼠腹腔，以扭体运动作为疼痛的指标，芍药甙与F_M100分别(腹腔注射)或合并应用均有显著的镇痛效果。芍药甙有镇静作用，与F_M100合用能延长圜己巴比妥钠对小白鼠的睡眠时间，对电惊厥无拮抗作用，但对五甲烯四氮唑引起的惊厥有弱的拮抗作用。芍药浸膏能拮抗士的宁引起的惊厥。

（4）**抗炎、抗溃疡作用** 芍药甙有弱的抗炎作用，对角义莱胶及右旋糖酐引起的大白鼠后脚爪浮肿有抑制作用，与F_M100表现协同，但对小白鼠染料渗出腹腔的抑制作用则极弱。对大白鼠应激性溃疡有预防作用，在结扎幽门之大白鼠，芍药甙与F_M100在抑制胃液分泌方面有协同作用。但芍药根的提取液则能使胃液酸度分泌轻度上升，改善食欲。

（5）**抗菌、解热作用** 白芍的抗菌作用较强，抗菌谱较广。在试管内对金黄色葡萄球菌、溶血性链球菌、草绿色链球菌、肺炎链球菌、伤寒杆菌、乙型副伤寒杆菌、痢疾杆菌、大肠杆菌、绿脓杆菌、变形杆菌、百日咳杆菌、霍乱弧菌等有不同程度的抑制作用。白芍在体外对堇色毛癣菌、同心性毛癣菌、许兰黄癣菌、奥杜盎小芽胞癣菌、铁锈色小芽胞癣菌、羊毛状小芽胞癣菌、腹股沟表皮癣菌、红色表皮癣菌和星形奴卡菌等皮肤真菌也有不同程度的抑制作用。此外，芍药煎剂1: 40在试管内对京科68-1病毒和疱疹病毒有抑制作用。芍药中所含1，2，3，4，6-五没食子酰基葡萄糖有抗病毒活性。芍药甙对小白鼠正常体温有降温作用，对人工发热之小鼠有解热作用。

（6）**对机体免疫功能的影响** 白芍在体内和体外均能促进巨噬细胞的吞噬功能。实验表明白芍对细胞免疫和体液免疫均有增强作用。

（7）**对心血管系统的影响和耐缺氧作用** 白芍和芍药甙有扩张血管，增加器官血流量的作用。白芍总甙能显著提高动物的耐缺氧能力。耐缺氧作用也可能与白芍的降温作用有关。芍药提取物5mg/kg和25mg/kg腹腔注射，使大鼠血清尿素氮(BUN)显著降低，其有效成分1，2，3，4，6-五没食子酰基葡萄糖1mg/只、2.5mg/只或5mg/只就有显著作用。白芍提取物凝聚素(*agglutinins*)能改善急性失血所致家兔贫血，醋酸泼尼松龙可拮抗此作用。芍药甙在体外或静脉注射，对ADP诱导的大鼠血小板聚集有抑制作用，苯甲酰芍药甙也有抑制血小板聚集的作用。

（8）**保肝和解毒作用** 白芍提取物对D-半乳糖胺和黄曲霉毒素B_1所致大鼠肝损伤与ALT升高均有明显抑制作用。用鸭雏黄曲霉毒素B_1解毒试验表明，白芍提取物在一定时限内有破坏黄曲霉毒素的作用。白芍乙醇提取液在体外对黄曲霉毒素B_1有一定降解作用。白芍提取物250mg/kg灌胃，对小鼠T-2毒素中毒有明显解毒作用。

（9）**抗诱变与抗肿瘤作用** 白芍提取物能干扰S_9混合液的酶活性，并能使苯并芘(BAP)的代谢物失活而抑制BAP的诱变作用。没食子酸(GA)和五没食子酰基葡萄糖(PGG)能使BAP的代谢物失活，PGG能抑制S_9混合液的酶活性。以小鼠P-388白血病细胞实验表明白芍提取物能增强丝裂霉素C的抗肿瘤作用，此外尚能抑制丝裂霉素C所致的白细胞减少。

（10）**其他作用** 家兔口服草芍药煎剂，血糖可暂时升高，以0.5～1小时为高峰，旋即下降，至5～6小时后恢复正常。芍药甙对切开豚鼠气管，机械刺激气管粘膜引起的咳嗽均无镇咳作用；对小白鼠尿量分泌无影响，而F_M100则有显著的抗利尿作用。芍药提取物低浓度兴奋小鼠离体子宫，高浓度则抑制之，且能对抗乙酰胆碱、组织胺引起的收缩。从芍药甙所表现的药理作用看，与中医临床的治疗作用基本上是一致的，因此认为芍药甙即是芍药的主要有效成分。

（11）**毒性** ①急性毒性：芍药的甲醇提取物6g/kg腹腔注射，大鼠和小鼠自发运动抑制、竖毛、下痢、呼吸抑制后大鼠半数死亡，小鼠在2d内全部死亡。灌胃给药未见异常。芍药甙小鼠静脉注射的LD_{50}为3.53g/kg，腹腔注射为9.53g/kg，灌胃不死。白芍总甙小鼠和大鼠腹腔注射的LD_{50}分别为125mg/kg和301mg/kg。另报道小鼠静脉和腹腔注射的LD_{50}分别为159mg/kg和230mg/kg，灌胃>2500mg/kg，无明显中毒症状，也无死亡。②亚急性毒性：给大鼠灌胃芍药甲醇提取物每日1.5g/kg和3.0g/kg，连续21天。低剂量组可见尿蛋白升高。高剂量组体重明显减轻，血液中红细胞、血红蛋白、血细胞比容均显著下降，平均红细胞体积和红细胞分布幅有显著增加，提示可能为巨红细胞性贫血，两剂量组脾脏均肿大，其增重与剂量有关，可见脾窦扩张和充血。肺重量也显著增加。③长期毒性：白芍总甙50mg/kg，1 000mg/kg和2000mg/kg给大鼠灌胃，每日1次，连续90d。除血小板数升高外，未见明显异常。致突变试验：经鼠伤寒沙门菌Ames试验，中国仓鼠肺细胞染色体畸变试验和ICR小鼠骨髓微核试验表明白芍总甙无致突变活性。

【炮制】 （1）**炒白芍**：取白芍片，置锅内用文火炒至微黄色，取出，放凉。炒用性缓，柔肝，和脾，止泻。

（2）**酒白芍**：取白芍片，用黄酒喷淋均匀，稍润，置锅内用文火微炒，取出，放凉。(每白芍片10kg，用黄酒1kg)。酒炙行经，止中寒腹痛。

（3）**醋白芍**：取白芍片，用米醋拌匀，稍闷后置锅内，用文火加热，炒干，取出放凉。每白芍片100kg，用米醋15kg。醋炒敛血、止血。

（4）**土炒白芍**：取伏龙肝细粉，置锅内炒热，加入白芍片，炒至外面挂有土色，取出，筛去土，放凉。(每白芍片10kg，用伏龙肝细粉2kg)

（5）**白芍炭**：取白芍片，置锅内，用武火加热，炒至焦黑色，喷淋清水少许灭尽火星，取出，晾干，凉透。制炭止血。

饮片性状：①炒白芍，形如白芍，表面微黄色，偶有黄斑。②酒白芍，形如白芍，黄色，微有酒气。③醋白芍，形如白芍，微有醋气。④土炒白芍，形如白芍，土黄色，微有焦土气。⑤白芍炭，形如白芍，表面焦黑色。

【性味归经】 苦、酸，微寒。归肝、脾经。

【功用主治】 养血柔肝，缓中止痛，敛阴收汗。治胸腹胁肋疼痛，泻痢腹痛，自汗盗汗，阴虚发热，月经不调，崩漏，带下。

《本经》："主邪气腹痛，除血痹，破坚积，治寒热疝瘕，止痛，利小便，益气。"

《别录》："通顺血脉，缓中，散恶血，逐贼血，去水气，利膀胱、大小肠，消痈肿，(治)时行寒热，中恶腹痛，腰痛。"

《药性论》："治肺邪气，腹中疞痛，血气积聚，通宣脏腑拥气，治邪痛败血，主时疾骨热，强五脏，补肾气，治心腹坚胀，妇人血闭不通，消瘀血，能蚀脓。"

《唐本草》："益女子血。"

《日华子本草》："治风补痨，主女人一切病，并产前后诸疾，通月水，退热除烦，益气，治天行热疾，瘟瘴惊狂，妇人血运，及肠风泻血，痔瘘发背，疮疥，头痛，明目，目赤，胬肉。"

《医学启源》："安脾经，治腹痛，收胃气，止泻利，和血，固腠理，泻肝，补脾胃。”

王好古：“理中气，治脾虚中满，心下痞，胁下痛，善噫，肺急胀逆喘咳，太阳鼽衄，目涩，肝血不足，阳维病苦寒热，带脉病苦腹痛满，腰溶溶如坐水中。”

《滇南本草》：“泻脾热，止腹疼，止水泻，收肝气逆疼，调养心肝脾经血，舒经降气，止肝气疼痛。”

【临床应用】 （1）**用于月经不调，崩中漏下**。白芍配伍当归、川芎、熟地补血调经，如《局方》四物汤。血崩症以止血为急务，如《济阴纲目》中芍药与荷叶配伍，敛阴清肝。凉血止血。《本草从新》以芍药配桑叶，达到“滋燥凉血止血”的功能。

（2）**用于外感风寒，表虚自汗而恶风**。芍药益阴和营，配伍桂枝解肌发汗，共奏调和营卫之功，如《伤寒论》桂枝汤。

（3）**用于肝郁血虚所致的两胁作痛，脘腹疼痛，及四肢拘挛作痛**。白芍药有柔肝、缓急、止痛之能。治胁痛常配伍当归、白术、柴胡等，如《局方》逍遥散。产后腹痛，烦满不得卧者，配枳实，如《金匮要略》枳实芍药散。治妇人怀妊腹中疗痛，与当归配用以养血安胎，亦治痛经，如《金匮要略》当归芍药散。若肝脾失和，脘腹挛急作痛和血虚引起的四肢拘挛作痛，每与甘草配伍，有协同作用，如《伤寒论》芍药甘草汤，有寒可加肉桂，有热可加黄芩。白芍又治肝旺脾虚之腹痛泄泻，如《丹溪心法》治痛泄方，于健脾、理气、祛风之白术、陈皮、防风中，配用白芍，以起到柔肝、止痛的作用。若热利腹痛，则可与黄芩同用，如《伤寒论》黄芩汤。

（4）**用于肝阳上亢，头痛，眩晕之证**。白芍能养阴平肝，多配伍生地、牛膝、代赭石等，如《衷中参西录》建瓴汤。也用于积热不散，目赤肿痛，或生障翳，如《圣济总录》泻肝汤。

《本草经集注》：“须丸（别本作雷丸）为之使。”

《医学启源》：“白芍药，补中焦之药，炙甘草为辅，治腹中痛；如夏月腹痛，少加黄芩；如恶寒腹痛，加肉桂一分，白芍药二分，炙甘草一分半，此仲景神品药也；如冬月大寒腹痛，加桂一钱半，水二盏煎至一盏服。《主治秘要》云：‘酒浸引经，止中部腹痛。

《本草发挥》朱丹溪云：“白芍药酒浸炒与白术同用则补脾，与川芎同用补肝，与人参、白术同用则补气。治腹中痛下利者必炒，后重者不炒。”

《本草蒙筌》：“与参、芪同用益气，与川芎同用泻肝。”“使乌药、没药、雷丸。”

《纲目》：“同人参补气，同当归补血，以酒炒补阴，同甘草止腹痛，同黄连止泻痢，同防风发痘疹，同姜、枣温经散湿。”又：“今人多生用，惟避中寒者以酒炒，入女人血药以醋炒耳。”

《本草汇言》：“同甘草止气虚腹痛，同芎、归止血虚腹痛，同查、朴止积滞腹痛，同砂仁止胎孕腹痛，同芩、连止热痢腹痛，同姜、附、肉桂止阴寒腹痛，同防风发痘于已出未出之际，同姜、枣散风寒于表热理虚之时。又……同参、芪补气，同归、地补血，同木香行中有止，同麻黄藏中有发。”

《药品化义》：“伐肝生用，补肝、行经酒炒，入脾肺炒用。”

《药论》（沈文彬）：“盗汗则赖黄芪，失血则和生地。”

《得配本草》：“得干姜治年久赤白带下；得犀角治衄血咯血；配香附、熟艾治经水不止；配甘草止腹痛，并治消渴引饮；君炒柏叶，治崩中下血。”“血溢醋炒，滋血蜜炒，除寒姜炒，多用伐肝，炒用敛阴。”

《药性切用》：“泻火生用，敛阴炒用。酒炒和血，醋炒止血。”

《本草求原》：“生用攻下，醋炒入肝治血，酒浸蒸升阳行经，酒炒焦则避泄滑，川椒同炒七次，可去上中之湿。”

【用量用法】 内服：煎汤，5～12g，或入丸、散，大剂量可用15～30g。

【使用注意】 虚寒腹痛泄泻者慎服。反藜芦。平肝阳宜生用，养肝柔肝宜炒用。

《本草经集注》：“须（一作‘雷’）丸为之使。恶石斛、芒消。畏消石、鳖甲、小蓟。反藜芦。”

《本草经疏》：“凡中寒腹痛，中寒作泄，腹中冷痛，肠胃中觉冷等证忌之。”

《药品化义》：“疹子忌之。”

《得配本草》：“脾气虚寒，下痢纯血禁用。”

【附方】 （1）**治血崩腹痛**：白芍(酒炒黄)一两，侧柏叶(炒黑)六两。二味共为末，酒调服。--《一盘珠》之“六一散”

（2）**治产后血晕绝，不识人**：芍药半两为末，乱发一两烧灰，上相和研令匀。每服二钱，以热酒调服之。须臾再服之，立效也。--《普济方》

（3）**治妇人血伤兼赤白带下**：芍药、黄芪、生地黄各三两，艾叶一两。上四味，㕮咀，如麻豆大。以绢袋盛，浸酒一斗。经宿后，每食前随量温饮之。--《普济方》之“芍药酒浸方”

（4）**治妇女赤白带下，年月深久不瘥者**：白芍药三大两，干姜半大两。细锉，熬令黄，捣下筛。空肚，和饮汁服二钱匕，日再。--《广利方》

（5）**治伤寒发汗病不解，反恶寒，阳虚之证**：芍药、甘草(炙)各三两，附子(炮，去皮脐，破八片)一两。上三味，以水五升，煮取一升五合，去滓，分温三服。--《伤寒论》之“芍药甘草附子汤”

（6）**治阴虚发热**：芍药、黄芪、甘草、青蒿各一两半。上为粗散末，每服五钱，水二盏，煎一盏，温服。--《普济方》之“芍药散”

（7）**治产后虚烦不得眠**：白芍、当归、栀子各五钱，香豉半合。上用水二钟半，先煮前三味。得二钟，内香豉煮取一钟半。去滓，分二次温服。--《济阴纲目》之“芍药栀豉汤”

（8）**治妇人胁痛，凡药不进**：香附子(黄子醋二碗，盐一两，煮干为度)四两，肉桂、延胡索(炒)、白芍药。上四味，每服二钱，沸汤调，无时服。--《朱氏集验方》之“芍药汤”

（9）**治妇人妊娠腹中疞痛**：当归三两，芍药一斤，茯苓四两，白术四两，泽泻半斤，芎劳半斤(一作三两)。上六味，杵为散。取方寸匕，酒和，日三服。--《金匮要略》之“当归芍药散”

（10）**治产后血气攻心腹痛**：芍药一两，桂(去粗皮)，甘草(炙、锉)各一两。上三味，粗捣筛。每服兰钱，水一盏，煎至七分，去滓温服，不拘时候。--《普济方》之“芍药汤”

（11）**治衄血，咯血**：白芍药一两，犀角末一分。为末，新水服一钱，血止为限。--《古今录验》

（12）**治衄血，汗血**：白芍药二两半，生地黄汁三合，生藕汁一合，生姜汁少许。上四味，捣白芍药为末，先煎三物汁令沸，每以半盏，入熟水一合，白芍药末二钱，搅匀，食后温饮之。--《圣济总录》之“白芍药散”

（13）**治酒毒下血**：芍药(炒)、白鸡冠花(炒)、陈槐花。上等分，取青蒿根汁煮丸，米饮下。--《朱氏集验方》之“芍药丸”

（14）**治泄痢腹痛**：黄芩、白芍药各一两，甘草五钱。为粗末，每服五钱，水煎。--《保命集》之"黄芩芍药汤"

（15）**治一切湿热恶痢，频并窘痛，无问脓血**：芍药、黄柏各一两，当归、黄连各半两。上为末，水丸如小豆大。温水下三四十丸，无时。兼夜五六服。忌油腻脂肥、发热等物。--《宣明论方》之"芍药柏皮丸"

（16）**治小儿脾受湿气，泄利不止，脐腹刺痛，或挟热而泻，或痞气下痢**：白芍药、黄连各一两，吴茱萸半两。上为末，面糊为圆如黍米大，量儿大小随意加减，温水饮下。乳食前服。--《续易简方论》之"戊己丸"

（17）**治小儿夜啼，腹痛**：芍药、川芎、蟅虫(炙令焦)各一分。上为散。一月及百日儿，每服一字，用乳汁调服。半年至一岁儿每服半钱匕，连夜四服。量儿大小，加减服之。一方温汤下。--《普济方》之"芍药散"

（18）**治水气通身肿，其脉沉迟**：芍药(锉，炒)一两，桂(去粗皮)半两，黄芪(锉)三分。上三味，粗捣筛。每服五钱匕，用米醋一合，水一盏半，煎至一盏，去滓温服。心当烦勿怪，六、七日即差。勿食盐。--《圣济总录》

（19）**治消渴引饮**：白芍药、甘草等分为末。每用一钱，水煎服。日三服。--《纲目》引陈日华《经验方》

（20）**治冷疝腹痛及误汗、误下伤寒坏证**：白芍药一两半，泽泻(去粗皮)七钱半，甘草(炙)三钱，薄桂(去粗皮)一钱半。上件㕮咀。每服二钱，水一盏，煎七分，空心温服。--《活幼心书》之"白芍药汤"

（21）**疗风湿百节疼痛，不可屈伸，痛时汗出**：芍药四两，甘草(炙)三两，芎䓖四两，附子(炮，四破)三两。上四味㕮咀，以水五升，煮取二升，分再服，相去十里顷。忌猪肉、冷水、生葱等。--《外台》引《深师方》

（22）**治骨髓虚冷，疼痛倦怠**　芍药一斤，生地黄五斤(洗)，虎骨四两。上三味，㕮咀。以清酒一斗，渍三宿.暴干复入酒中渍一宿，暴干再渍再暴，酒尽即止，暴干捣罗为散。每服二钱匕，温酒调下。不拘时。--《圣济总录》

（23）**治金创血不止，痛**：白芍药一两，熬令黄，杵令细为散。酒或米饮下二钱，并得。初三服，渐加。--《广利方》

（24）**治诸疮痈肿不散者**：白芍根，捣烂敷贴，干则易之。无生者用末水调涂之亦得。--《普济方》

（25）**治疗腓肠肌痉挛**：用芍药甘草汤治疗 72 例腓肠肌痉挛症。以白芍 9g，炙甘草 9g 为一日量。为便于制备，采取 10 倍或 5 倍量加适量水文火煎煮，取头 2 次汁过滤，相混再煎浓缩，浓缩至一日量等于 30ml。空腹每日 2 次分服。结果：脱水组 28 例，(其中 3 例衰竭较显著，加用太子参、茯苓各 9g，五味子 3g，广皮 4.5g。另 2 例消化道吸收障碍，加用厚朴 3g，砂仁 0.6g，广皮 4.5g，采云曲 9g) 1～2 天内痊愈的 25 例，减轻的 3 例；腓肠肌过劳组 21 例，3 天内治愈者 14 例，减轻者 3 例，无效者 4 例；小腿静脉瘀血组 12 例，4d 内治愈 4 例，减轻 6 例，无效 2 例；因慢性醇中毒而发病者 4 例，4d 内治愈 2 例，减轻 1 例，无效 1 例；因营养不良而发病皙 4 例，4d 内治愈 2 例，减轻 2 例；因下肢受冻而发病者 3 例，4d 内痊愈者 1 例，减轻者 2 例。--《中医杂志》许迪华，等，1959,(9):40

（26）**治疗不安腿综合征**：用白芍、甘草各 15g，以水 3 杯，煮取 1 杯去滓，分 2 次温服。于日暮时服 1 次，2h 后再服 1 次。治疗 54 例。服 2～9 剂。48 例痊愈，6 例显效。但有反复。--《河北中医》杜豁然，1984,(3):29

（27）**治疗三叉神经痛**：用芍药甘草汤治疗 42 例，服药 7～25 剂，疼痛全部缓解。随访 1 年未复发者 30 例，半年后复发但次数减少、疼痛明显减轻者 12 例。--《中医杂志》黄冬度，1983,(11):9

（28）**治疗习惯性便秘**：用生白芍 24～40g，生甘草 10～15g，水煎服，一般不须加减。共治疗 60 例，2～4 剂即可畅排软便。对燥热、气滞、阴血虚之肠燥便秘尤宜。--《中医杂志》王文士，1983,(8):79

丹皮

【别名】　丹皮《本草正》，牡丹皮《本经》，牡丹根皮《纲目》，丹根《贵州民间方药集》。

【来源】　为毛茛科植物牡丹 *Paeonia suffruticosa* Andr.的根皮。

【植物形态】　牡丹　又名鹿韭、鼠姑《本经》，白术《广雅》，百两金、吴牡丹《唐本草》，木芍药《开元天宝遗事》，花王《洛阳名园记》，洛阳花《群芳谱》，铁角牛。多年生落叶灌木。茎高达 2m；分枝短而粗。叶通常为二回三出复叶，偶尔近枝顶的叶为 3 小叶；顶生小叶宽卵形，长 7～8cm，宽 5.5～7cm，3 裂至中部，裂片不裂或 2～3 浅裂，表面绿色，无毛，背面淡绿色，有时具白粉，沿叶脉疏生短柔毛或近无毛，小叶柄长 1.2～3cm；侧生小叶狭卵形或长圆状卵形，长 4.5～6.5cm，宽 2.5～4cm，不等 2 裂至 3 浅裂或不裂，近无柄；叶柄长 5～11cm，和叶轴均无毛。花单生枝顶，直径 10～17cm；花梗长 4～6cm；苞片 5，长椭圆形，大小不等；萼片 5，绿色，宽卵形，大小不等；花瓣 5，或为重瓣，玫瑰色、红紫色、粉红色至白色，通常变异很大，倒卵形，长 5～8cm，宽 4.2～6cm，顶端呈不规则的波状；雄蕊长 1～1.7cm，花丝紫红色、粉红色，上部白色，长约 1.3cm，花药长圆形，长 4mm；花盘 革质，杯状，紫红色，顶端有数个锐齿或裂片，完全包住心皮，在心皮成熟时开裂；心皮 5，稀更多，密生柔毛。果实为 2～5 个聚生果荀荚果，长圆形，密生黄褐色硬毛。花期 5～7 月。果期 7～8 月。见（图 197）

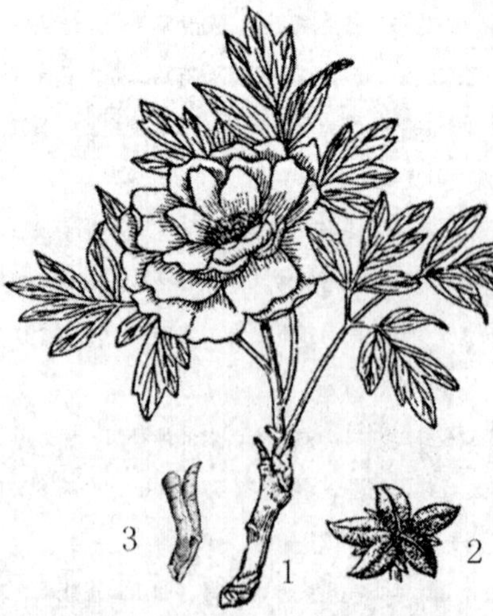

（图 197）**牡丹**(1.花枝 2.果实 3.根皮)

【生长分布】　生于向阳及土壤肥沃的地方，常栽培于庭园。邹平各地均有栽培。

【采收加工】　选择栽培 3～5 年的牡丹，于秋季或春初采挖，洗净泥土，除去须根及茎苗，剖取根皮，晒干。或刮去外皮后，再剖取根皮晒干。前者称为"原丹皮"，后者称为"刮丹皮。"

【栽培要点】　**生物学特性**　喜温暖、阳光充足、排水良好及地下水位较低之地，土壤以肥沃的砂质壤土及腐殖质壤土最好。

栽培技术 ①分株繁殖：有两种方法，一种在8月下旬至10月上旬，把植株挖出，顺其自然生长的情况从根处劈开(不要损伤根芽)。一般以分成3~5株为宜。将大根和中等根切下作药用，小根保留下来晾一晾，促使伤口愈合不易腐烂。按行距60cm，株距60cm挖坑，坑的长宽各24cm，深30~45cm，栽时把根向四周分开，使其均匀舒展，然后填土，压实，培成12~16cm高垄。另一种分株方法是在春天，于母株基部培土10~15cm，保持土壤湿润，使母株基部生出许多新枝和新根，到第二年秋即可分株栽植。这种分株法不影响母株生长，而且繁殖较快。②种子繁殖：9月中、下旬，采种后应立即播种，条播，开浅沟，沟深3~5cm，覆土约3cm。每亩播种量5kg左右，约10天后出苗。2~3年后，于春、秋两季，按行株距60×60cm移栽，栽后浇水。

田间管理 牡丹喜肥，除施用大量基肥外，每年4、7月各施追肥1次，在植株一侧开5~7cm深沟，把饼肥或厩肥和磷肥均匀撒播在沟内。中耕不宜过深，以免伤根影响产量。栽种后见有花蕾要及时摘除。秋后封冻前可培土12~20cm，防寒过冬。

病虫害防治 ①牡丹常见的病害是褐斑病，初起时叶面出现黄绿色斑点，以后逐渐扩大，形成褐色或黑色斑纹。可用波尔多液每月喷1~2次，若病情严重则可喷3次。对染病较重的叶子要剪下烧掉，以防蔓处延。还有一种根腐病，它专门危害牡丹根部，病状是根部变黑、腐烂，妨碍生长，重的可导致整枝死亡。防止此病在分株栽植时就要认真检查，若发现有病根，一定要剪除烧掉，并于栽植时在栽植穴中撒些硫磺粉。②常见的虫害为吹绵介壳虫。可用40%的氧化乐果乳剂加1500倍水溶液喷洒，入冬或早春时用石硫合剂涂在枝干下部，也有较好的效果。

【性状鉴别】 呈筒状或半圆筒状块片，有纵剖开的裂缝，向内卷曲或外翻，长短不一，通常长5～25cm，筒径0.5～1.4cm，皮厚约2～4mm.外表面灰褐色或黄褐色；刮丹皮外表面淡灰黄色、粉红色、淡红棕色，有多数横长略凹陷的皮孔痕及细根痕。内表面淡灰黄色或棕色，有明显纵细的纹理及白色结晶（为针状、片状、柱状牡丹酚结晶）。质硬脆，折断面较平坦，粉性，灰白至粉红色。有特殊香气，味苦而涩，有麻舌感。

【显微鉴别】 (1)根皮横切面：①木栓层有多列细胞组成，壁浅红色。②皮层菲薄，为数列切向延长的薄壁细胞。③韧皮部占极大部分。④射线宽1～3列细胞。⑤韧皮部、皮层薄壁细胞以及细胞间隙中含草酸钙簇晶；薄壁细胞中并含有淀粉粒。见（图198）

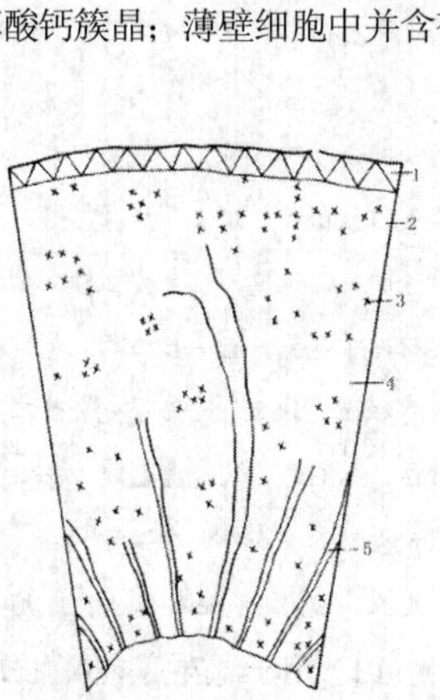

（图198）**丹皮横切面简图**

1.木栓层 2.皮层 3.草酸钙簇晶 4.韧皮部 5.韧皮射线

（2）粉末特征：淡红棕色。①淀粉粒众多，单粒呈类球形、半球形或多面体形，直径3～6μm，脐点点状，裂缝状，三叉状或星状；复粒由2～6分粒复合而成。②草酸钙簇晶甚多，直径9～30（～45）μm，含晶薄壁细胞排列成行；也有一个薄壁细胞中含有数个簇晶，或簇晶充塞于细胞间隙中。③木栓细胞长方形，壁稍厚，浅红色。④有时可见牡丹酚针状、片状结晶。见（图199）

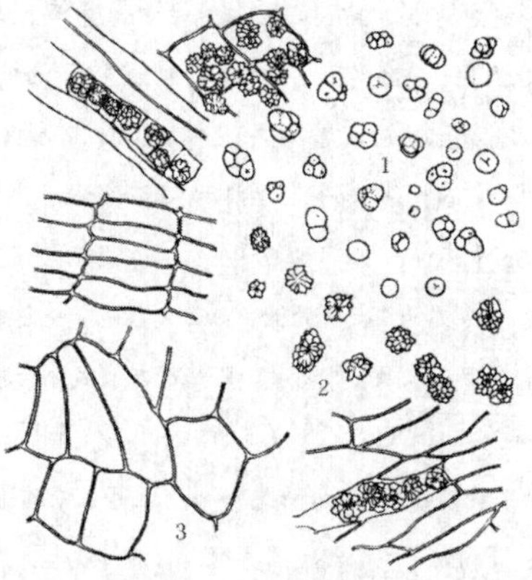

（图199）**丹皮粉末特征图**

1.淀粉粒 2.草酸钙簇晶 3.木栓细胞

【理化鉴别】 （1）取粉末微量升华，升华物在显微镜下观察，可见长柱形结晶或针状及羽状簇晶，于结晶上滴加三氯化铁醇溶液，则结晶溶解而呈暗紫色。(牡丹酚的反应）

（2）取本品粉末0.15g，加无水乙醇25ml，振摇数分钟，滤过，取滤液1ml，加无水乙醇至25ml，照分光光度法测定，在274nm的波长处有最大吸收。

（3）取本品粉末1g，加乙醚10ml，密塞，振摇10分钟，滤过，滤液挥干，残渣加丙酮2ml使溶解，作为供试品溶液。另取丹皮酚对照品，加丙酮制成每1ml含5mg的溶液，作为对照品溶液。照薄层色谱法试验，吸取上述两种溶液各10μl，分别点于同一硅胶G薄层板上，以环己一醋酸乙酯(3：1)为展开剂，展开，取出，晾干，喷以盐酸酸性5%三氯化铁乙醇溶液，加热至斑点显色清晰。供试品色谱中，在与对照品色谱相应的位置上，显相同的蓝褐色斑点。

【主含成分】 **鲜皮**：含牡丹酚原甙（*paeonolide*,$C_{20}H_{28}O_{12}$）约5~6%，但易受自身存在的酶的影响，水解成牡丹酚甙(*paeonosiae*)及一分子L-阿拉伯糖。

根皮：含根皮含芍药甙(*paeoniflorin*)，氧化芍药甙(*oxypaeoniflorin*)，苯甲酰芍药甙(*benzoylpaeoniflorin*)，牡丹酚(*paeono1*)，牡丹酚甙(*paeonoside*)，牡丹酚原甙(*paeonollide*)，牡丹酚新甙(*apiopaeonoside*)，苯甲酰基氧化芍药甙(*benzoyloxypaeoniflorin*)，2，3-二羟基-4-甲氧基苯乙酮(*2，3-dihydroxy-4-methoxyacetophenone*)，3-羟基-4-甲氧基苯乙酮(*3-hydroxy-4-methoxyacetoph-enone*)，1，2，3，4，6五没食子酰基葡萄糖(*1，2，3，4，6-pentagalloylglucose*)，没食子酸(*gallic acid*)，挥发油0.15~0.4%，以及苯甲酸、植株甾醇等。

【药理】 （1）**对中枢的作用** 小鼠腹腔注射或口服牡丹酚，具有镇静、催眠、镇痛作用；使正常小鼠体温降低(腹腔注射或灌胃)，对人工发热小鼠(注射伤寒和副伤寒杆菌所致)也有退热作用；还有抗电休克或药物引起的惊厥的作用。

（2）**对心血管系统的作用**　静脉注射牡丹皮提取物 1g(生药)/kg 对犬冠脉结扎所致心肌缺血有明显保护作用，使左室作功量减少，心肌耗氧量降低.冠脉流量增加，并有降血压和减少心输出量作用。对体外培养乳鼠心肌细胞，牡丹皮提取物 0.125～1.0mg/ml，能剂量依赖性地抑制动作电位幅度、时程和零相最大上升速度。牡丹酚 0.125～1.0mg/ml 对正常及钙反常培养乳鼠心肌细胞内过氧化脂质含量均有剂量依赖性降低作用，0.05～0.4mg/ml，除显著抑制心肌细胞搏动频率外，尚能剂量依赖性地抑制钙反常心肌细胞 ^{45}Ca 摄取和降低细胞内过氧化脂质含量，因此牡丹酚对钙反常培养心肌细胞的保护作用与阻止 Ca^{2+} 内流及抗氧化有关。丹皮水煎剂 0.75～1.3g(生药)/kg、牡丹酚 40～120mg/kg、去牡丹酚后水煎剂 1～1.3g(生药)/kg 静脉注射对麻醉犬和大鼠均有明显降压作用；丹皮水煎剂 5～10g(牛药)/kg、牡丹酚 0.59/kg、去牡丹酚后水煎剂 10g(生药)/kg 口服，对原发性和肾性高血压犬及肾性高血压大鼠也有一定降压作用，其作用出现较慢，可能与胃肠道吸收缓慢有关，降压的有效成分除牡丹酚外，也与水溶性牡丹酚糖甙有关。

（3）**对血液系统的作用**　牡丹皮在体外有显著抗凝作用，其有效成分为牡丹酚。牡丹皮的甲醇提取物 2g/Kg 灌胃对内毒素所致大鼠弥散性血管内凝血(DIC)有预防作用；牡丹皮的有效成分牡丹酚、苯甲酰芍药甙、苯甲酰氧化芍药甙对内毒素、ADP 和胶原诱导的大鼠及人的血小板聚集均有显著抑制作用，此外尚有抗凝血酶和红细胞膜稳定作用。牡丹皮和牡丹酚抑制血小板聚集的机制是影响花生四烯酸代谢，抑制环氧合酶，使血栓烷 A_2 合成减少。牡丹酚 100mg/kg 腹腔注射，连用 6 星期能显著抑制免食饵性动脉粥样硬化斑块形成，其机制与抑制血小板聚集和释放有关。此外牡丹皮在体外有浓度依赖性纤溶抑制作用。

（4）**抗炎作用**　牡丹皮的甲醇提取物 1g/kg，水或正丁醇提取物 0.5g/kg 灌胃对大鼠角叉菜胶性足肿，甲醇提取物 0.5g/kg 对小鼠腹腔内色素渗出均有显著抑制作用。牡丹皮水煎剂 10g(生药)/kg，20g(生药)/kg 和 40g(生药)/kg 灌胃对二甲苯所致耳郭炎症，15g(生药)/kg 和 30g(生药)/kg 腹腔注射对大鼠角叉菜胶性、甲醛性和蛋清性足肿也均有显著抑制作用。牡丹酚 0.5～1.0g/kg 灌胃或 50～200mg/kg 腹腔注射对角叉菜胶、蛋清、甲醛、组胺、5 羟色胺和缓激肽性大鼠足肿，二甲苯性小鼠耳郭肿胀及醋酸和内毒素所致腹腔毛细血管通透性升高，均有显著抑制作用。牡丹皮和牡丹酚的抗炎作用不依赖于垂体-肾上腺系统，其机制可能是多方面的：直接对抗炎症介质，抑制白细胞游走及与抑制前列腺素 $E_2(PGE_2)$ 的生物合成等有关。牡丹皮的甲醇提取物和水煎剂对佐剂性关节炎也有显著抑制作用。牡丹酚磺酸钠也有抗炎作用。

（5）**对免疫功能的影响**　牡丹皮的甲醇提取物 400ng/kg，牡丹酚 25mg/kg 或 50mg/kg 灌胃，能显著增强小鼠网状内皮系统的吞噬功能，使体内碳廓清时间明显缩短，腹腔渗出液中细胞数明显增加；牡丹皮的正丁醇提取物 100μg/ml 或其中分离出的单萜甙 50μg/ml，也能增强体外培养巨噬细胞对胶粒的吞噬能力。牡丹皮中所含芍药甙，氧化芍药甙和苯甲酰芍药甙也有相似作用。牡丹皮水煎剂 10～30g(生药)/kg 灌胃，或牡丹酚 100～200mg/kg 腹腔注射，对大鼠反向皮肤过敏反应(RCA)、大鼠主动及被动 Arthus 型足跖肿胀，丹皮水煎剂对大鼠同种被动皮肤过敏反应(PCA)、豚鼠补体经典途径溶血活性，牡丹酚对豚鼠 Forssman 皮肤血管炎、小鼠迟发型过敏反应(DTH)及二硝基氟苯(DNFB)所致小鼠接触性皮炎等，均有显著抑制作用。牡丹皮水煎剂或牡丹酚对大鼠颅骨膜肥大细胞脱颗粒，小鼠血清溶血素生成无明显影响。这些实验表明牡丹皮有显著抗变态反应作用，同时不抑制特异性抗体的生成，可能是通过非特异抗炎机制发挥作用，也可能与抑制血清补体活性有关。此外，牡丹皮对刀豆球蛋白 A(ConA)或化合物 48/80 所诱导的肥大细胞组胺释放有显著抑制作用。

（6）**降压作用**　静脉注射丹皮水煎剂(相当生药 0.75g/kg)，对麻醉犬、猫和大鼠皆有降压作用；牡丹酚和除去牡丹酚的水煎液，在急性动物实验中亦有降压效力；实验性高血压(原发型和肾型)犬或大鼠口服，都能出现一定降压作用，但作用出现较慢，可能由于在胃肠道吸收缓慢。

（3）**抗菌作用**　试管内对白色葡萄球菌、枯草杆菌、大肠杆菌、伤寒杆菌等有较强抗菌作用。牡丹皮对痢疾杆菌、伤寒杆菌等作用显著(试管内两倍稀释法)，在 pH7.0～7.6 杀菌力最强。琼脂平板挖沟法等也证明对伤寒杆菌、痢疾杆菌、副伤寒杆菌、大肠杆菌、变形杆菌、绿脓杆菌、葡萄球菌、溶血性链球菌、肺炎球菌、霍乱弧菌等多种细菌都有不同程度的抑制作用。牡丹酚在试管内对大肠杆菌、枯草杆菌、金黄色葡萄球菌等也有抑制作用。丹皮浸液在试管内对铁锈色小芽胞菌等 10 种皮肤真菌也有一定抑制作用。

（7）**其他作用**　牡丹酚对大鼠后肢足趾浮肿有抑制作用，并能降低血管通透性，牡丹皮除去牡丹酚后即失去上述作用。用鸡胚实验表明，牡丹皮有一定抗病毒作用，但给小鼠灌胃、再感染流感病毒，则结果不一，故其抗病毒作用尚不能肯定。

（8）**毒性**　牡丹皮和牡丹酚的毒性小。牡丹酚对小鼠的半数致死量(观察 48 小时)，静脉注射为 96mg/kg，腹腔注射为 781mg/kg，灌胃为 3430mg/kg。牡丹酚溶于 50%花生油中，小鼠 1 次灌胃，观察 3 天，其半数致死量为 4.9±0.47g/kg；用于治疗实验性高血压犬，未见肝功能、血象、血液非蛋白氮、心电图等异常，仅有眼分泌物稍增加，眼粘膜有充血现象。

【炮制】　（1）**炒丹皮**：将丹皮片人热锅内，不断翻炒至略有黄色焦斑时，取出，凉透。

（2）**酒丹皮**：取牡丹皮片，用黄酒拌匀，闷透，置锅内，用文火加热，炒干，取出放凉。每牡丹皮片 100kg，用黄酒 12kg。

（3）**丹皮炭**：取牡丹皮片入锅内，以武火炒至焦黑色，存性为度，喷淋清水，取出，凉透。

饮片性状：①炒丹皮，形如牡丹皮，气芳香，味微苦涩。②酒丹皮，形如牡丹皮，微有酒气。③牡丹皮炭，形如牡丹皮，呈黑褐色，气微香，味微苦而涩。牡丹皮炭凉透后贮存，防止复燃。

【性味归经】　辛苦，凉。归心、肝、肾经。

【功用主治】　清热凉血，和血消瘀。治热入血分，发斑，惊痫，吐衄、便血，骨蒸劳热，经闭，癥瘕，痈疡，扑损。

《本经》："主寒热，中风瘈疭、痉、惊痫邪气，除瘕坚瘀血留舍肠胃，安五脏，疗痈疮。

《别录》："除时气头痛，客热五劳，劳气头腰痛，风噤，癫疾。"

《药性论》："治冷气，散诸痛，治女子经脉不通，血沥，腰疼。"

《日华子本草》："除邪气，悦色，通关腠血脉，排脓，通月经，消扑损瘀血，续筋骨，除风痹，落胎下胞，产后一切冷热血气。"

《珍珠囊》："治肠胃积血、衄血、吐血，无汗骨蒸。"

《滇南本草》："破血，行(血)，消癥瘕之疾，除血分之热。"

《医学入门》："泻伏火，养真血气，破结蓄。"

《纲目》："和血，生血，凉血。治血中伏火，除烦热。"

【临床应用】　（1）**用于温热病热入血分，而见吐衄、发斑之证**。牡丹皮清营凉血，故尤宜于邪热扰及心营，症见昏狂谵语，斑色紫黑，舌绛起刺。每与赤芍、生地黄等配伍，如《千金要方》

犀角地黄汤。温病后期，阴液已伤，邪伏阴分，出现夜热早凉，热用，以清退虚热，如《温病条辨》青蒿鳖甲汤。

（2）**用于肝郁积热之胁痛，耳聋口苦，或阴痛、淋浊、尿血**。可以牡丹皮与山栀子、龙胆草、柴胡等同用，以清泄肝胆之火，如《医醇賸义》加味丹栀汤。现代有以牡丹皮配野菊花、石决明等治疗高血压属于肝郁火旺者，有一定疗效。

（3）**用于胃经实火牙痛、牙衄、龈肿口臭**。牡丹皮常配黄连、生地、升麻等，清胃泻热，凉血解毒，以止痛止血，如《兰室秘藏》清胃散。

（4）**用于肝脾血虚发热，或潮热、晡热**。牡丹皮可配山栀子、柴胡、白芍、当归等同用，如《内科摘要》加味逍遥散。

（5）**用于血滞经闭、痛经**。牡丹皮能活血散瘀，常与桂枝、桃仁、赤芍等同用，以化瘀，通经，止痛，如《金匮要略》桂枝茯苓丸。若瘀积而腹中瘕块，可配五灵脂、当归、赤芍等以祛瘀消瘕，如《医林改错》膈下逐瘀汤。

（6）**用于肠痈初起，少腹疼痛拒按，发热恶寒**。牡丹皮常与大黄、芒硝、桃仁等同用，泻热破瘀以消痈，如《金匮要略》大黄牡丹汤、《证治准绳》大黄汤。

（7）**用于跌打闪挫损伤，瘀血肿痛**。牡丹皮可与血竭、当归、红花等同用，以活血祛瘀，消肿止痛，如《医宗金鉴》正骨紫金丹。

（8）**治疗痔疮肿毒**。牡丹皮可与槐角、地榆等配伍，以行瘀消肿。治血分风热所致急性荨麻疹，可与连翘、地肤子、蝉衣同用，以清热凉血疏风。

《本草汇言》："张洁古先生日，(牡丹皮)能泻阴胞之火。四物汤加之治妇人骨蒸，然须与青蒿子、天麦门冬、沙参、地黄、牛膝、龟胶、枸杞、知母之属(同用)，始得其力。""沈拜可先生日，按《深师方》用牡丹皮，同当归、熟地则补血，同莪术、桃仁则破血，同生地、芩、连则凉血，同肉桂、炮姜则暖血，同川芎、白芍药则调血，同牛膝、红花则活血，同枸杞、阿胶则生血，同香附、牛膝、归、芎又能调气而和血。若夫阴中之火，非配知母、白芍药不能去；产后诸疾，非配归、芎、益母不能行。又欲顺气疏肝，和以青皮、柴胡；达痰开郁，和以贝母、半夏。若用于疡科排脓、托毒、凉血之际，必协乳香、没药、白芷、羌活、连翘、金银花等，乃有济也。"

《得配本草》："配防风治癫痫偏坠；入辛凉药，领清气以达外窍；入滋肾药，使精神互藏其宅。"

《药笼小品》："同桑叶大能泄木，凡肝火为患，二味如军中之弓矢，不可一日废也。"

《药论》(沈文彬)："丹皮，生新血赖和归、地，去旧血须夹桃、红。"

《施今墨对药》："丹参活血化瘀，去瘀生新，消肿止痛，养血安神；丹皮清热凉血，活血散瘀，清肝降压。丹皮长于凉血散瘀，清透阴分伏火；丹参善于活血化瘀，去瘀生新。二药伍用，凉血活血，祛瘀生新，清透邪热之力增强。"

【用量用法】 内服：煎汤，4.5～9g，或入丸、散。

【使用注意】 血虚有寒，孕妇及月经过多者慎服。清营、除蒸、消痈宜生用；凉血止血宜炒用；活血散瘀宜酒炒。胃虚者，酒拌蒸；实热者生用。

《本草经集注》："畏菟丝子。

《古今录验方》："忌胡荽。"

《唐本草》："畏贝母、大黄。"

《日华子本草》："忌蒜。"

《本经逢原》："自汗多者勿用，为能走泄津液也。痘疹初起勿用，为其性专散血，不无根脚散阔之虑。"

《得配本草》："胃气虚寒，相火衰者，勿用。"

【附方】 （1）**治伤寒热毒发疮如豌豆**：牡丹皮、山栀子仁、黄芩(去黑心)、大黄(锉、炒)、木香、麻黄(去根、节)。上六味等分，锉如麻豆大。每服三钱匕，水一盏，煎至七分，去滓，温服。--《圣济总录》中"牡丹汤"

（2）**治妇人恶血攻聚上面，多怒**：牡丹皮半两，干漆(烧烟尽)半两。水二钟，煎一钟服。--《诸证辨疑》

（3）**治伤寒及温病应发汗而不发汗之内蓄血者，及鼻衄、吐血不尽，内余瘀血，面黄，大便黑；消瘀血**：犀角一两，生地黄八两，芍药三两，牡丹皮二两。上四味，细切，以水九升，煮取三升，分三服。--《千金方》

（4）**治胎前衄血**：丹皮、黄芩、蒲黄、白芍、侧柏叶。共为细末，早米糊为丸。空心白汤下百丸。--《秘传内府经验女科》)

（5）**治妇人骨蒸，经脉不通，渐增瘦弱**：牡丹皮一两半，桂(去粗皮)一两，木通(锉、炒)一两，芍药一两半，鳖甲(醋炙，去裙襕)二两，土瓜根一两半，桃仁(汤浸，去皮、尖、双人，炒)。上七味粗捣筛。每五钱匕，水一盏半，煎至一盏，去滓，分温二服，空心食后各一。--《圣济总录》

（6）**治肠痈，少腹肿痞，按之即痛如淋，小便自调，时时发热，自汗出，复恶寒，其脉迟紧者，脓未成，可下之，当有血，脉洪数者，脓已成，不可下也**：大黄四两，牡丹一两，桃仁五十个，瓜子半升，芒硝三合。上五味，以水六升，煮取一升，去滓，内芒硝，再煎沸，顿服之。有脓当下，如无脓当下血。--《金匮要略》中"大黄牡丹皮汤"

（7）**治悬痈生于谷道之前，小便之后初发甚痒，状如松子，一月赤肿如桃，迟治则破，而大小便皆从此出，先服国老汤不消者**：牡丹皮、大黄、贝母、白芷、甘草、当归各五钱。共为细末，酒调服二钱，空心吃。--《本草汇言》中"将军散"

（8）**治下部生疮，已决洞者**：牡丹方寸匕，日三服。--《补缺肘后方》

（9）**治金疮内漏，血不出**：牡丹皮为散，水服三指撮，立尿出血。--《千金方》

（10）**治腕折瘀血**：虻虫二十枚，牡丹一两。上二味治下筛，酒服方寸匕。--《千金方》

（11）**治血虚劳倦，五心烦热，肢体疼痛，头目昏重，心忪颊赤，口燥咽干，发热盗汗，减食嗜卧，及血热相搏，月水不利，脐腹胀痛，寒热如疟；又治室女血弱阴虚，荣卫不和，痰嗽潮热，肌体羸瘦，渐成骨蒸**：牡丹皮一两，干漆(炒)二两，苏木、蓬莪术(炮)、鬼箭各一分，甘草(半盐汤炙、半生)、当归、桂心、芍药、延胡索(炒)、陈皮(去白)、红花、乌药、没药(别研令细)各一两。上为末。每服二钱，水一盏，煎至七分，不拘时候服。--《局方》

（12）**治妇人月水不利，或前或后，乍多乍少，腰疼腹痛，手足烦热**：牡丹皮一两一分，苦参半两，贝母三分(去心称)。上三味，捣罗为末，炼蜜和剂捣熟，丸如梧桐子大。每服二十丸，加至三十丸，空腹米饮下，日三。--《圣济总录》之"牡丹丸"

（13）**治痛经**：牡丹皮6～9g，仙鹤草、六月雪、槐花各9～12g，水煎，冲黄酒、红糖，经行时早晚空腹服。忌食酸、辣、芥菜。--《青岛中草药手册》

（14）**治产后血晕，血崩，经水不调，远年干血气**：红花、干荷叶、牡丹皮、当归、蒲黄(炒)各等分。上药共为细末，每服五钱，酒煎，连渣温服。--《保命集》之“红花散”

（15）**治产后腹中恶血不除，苦身强痛**：牡丹皮一两，大黄(锉，炒)一两，桂(去粗皮)一两，桃仁(汤浸，去皮、尖，炒令黄色)四十枚。上四味，粗捣筛。每服三钱匕，水一盏，煎至七分，去滓，空腹温服。--《圣济总录》

（16）**治寒疝心痛，并治盾尸发动**：牡丹皮(去心)、肉桂各二两，乌头(炮)二枚。上三味末之，合蜜和为丸如大豆。旦起未食服三丸，日二。不知稍增之。药少急，宁少腹。无乌头，附子亦可用之，炮之。忌胡荽、猪肉、冷水、生葱等。--《外台》引《古今录验方》之“牡丹丸”

（17）**治肾虚腰痛**：牡丹皮、萆薢、白术、桂(去粗皮)等分。上四味，捣罗为散。每服三钱匕，温酒调下。--《圣济总录》之“牡丹散”

（18）**治肠痈冷证，腹濡而痛，时时利脓**：牡丹皮、人参、天麻、白茯苓、黄芪、木香、当归、川芎、辣桂、桃仁（浸去皮炒）各三分，白芷、薏苡仁、甘草(炙)各二分。上末，每服三钱，井水煎，食前温服。--《直指方》

（19）**治肺痈胸乳间皆痛，口吐脓血，气作腥臭**：牡丹皮、赤芍药、地榆、苦桔梗、薏苡仁、川升麻、黄芩、北甘草各等分。上锉散。每一两，水一升半，煎五合，温服，日三。--《普济方》之“牡丹散”

（20）**治过敏性鼻炎**　牡丹皮 9g，水煎服。连服 10 天为 1 疗程。--《青岛中草药手册》

（21）**治疗高血压病**：牡丹皮 30～45g，水煎成 120～150ml，每日 3 次分服；或初次量用 15～18g，如无不良反应增至 30g。治疗 20 余例，一般服药 5 天左右血压即有明显下降，症状改善；经服药 6～33 天，舒张压平均下降 1.33～2.67kPa(10～20mmHg)，收缩压平均下降 2.67～5.33kPa(20～40mmHg)。本组病例近期内均能使血压下降到正常范围或接近正常范围，症状亦随之消失或改善，但远期疗效有待继续观察。个别患者服药后有呕心、头昏等副反应，无需停药即能自然消失。--《论文汇编》北京铁道医学院.1960：60

（22）**治疗过敏性鼻炎**：①用 10%的牡丹皮煎剂，每晚服 50ml，10 天为 1 疗程。治疗 31 例，痊愈 12 例，又治疗 9 例，服药后症状很快好转，但是无一例根治。--《中华耳鼻咽喉科杂》志林新，1957，(2)：5　②牡丹皮煎剂(牡丹皮干品 1500g，蒸馏成 2000ml 乳白色溶液，装入滴瓶备用)，每日 3 次滴鼻。1976～1981 年共治疗 140 例过敏性鼻炎。其中男 121 例，女 19 例；年龄 9～50 岁；病程 2 个月～13 年。结果：显效 36 例(鼻塞、鼻痒、喷嚏、头痛等主要症状消失，鼻粘膜水肿消失)，好转 86 例(症状及检查有改善)，总有效率为 87.1%。其中坚持局部用药 3 星期者 97 例，有效率 91.5%；坚持局部用药 2 星期者 18 例，有效率 88.88%。本疗法效果好，方法简便、经济，无副反应。--《湖南医药杂志》张玉梅，1983，(4)：24

（23）**治疗湿疹类皮肤病**：用 5%丹皮粉霜(用牡丹皮加工提取而制成的白色微黄霜剂)，外涂局部皮损处。临床治疗局限性急性湿疹 27 例，脂溢性皮炎 10 例，接触性皮炎 2 例，神经性皮炎 1 例；病程 3 天至 3 年，大多数病程不满 1 个月。疗效标准：皮疹完全消退，痒感消失；显效：皮疹大部消退，痒感明显减；好转：皮疹稍退痒等减；无效：用药 5 天以上皮损无任何改善。治疗结果：27 例急性湿疹用药 2～20d，8 例痊愈，5 例显效，6 例好转，8 例无效；10 例脂溢性皮炎用药 5～14d，2 例痊愈，6 例好转，2 例无效；2 例接触性皮炎用药 3～5 天，1 例痊愈，1 例无效；1 例神经性皮炎用药半月无效。有效病例中 4 例停药后数日皮疹复发，另 2 例用药局部出现潮红、发痒和灼热而停药。--《中医杂志》唐鸿珊，1983，(10)：19

（24）**治疗皮肤瘙痒症**：肌注丹皮酚注射液(原名徐长卿注射液)4ml，每日 2 次。治疗 34 例皮肤瘙痒症，其中男 32 例，女 2 例；年龄 8～72 岁，病程 1 个月～8 年。用药 2 星期症状无明显好转者作为无效。结果：治愈 26 例，占 76.4%；好转 4 例，占 11.8%；无效 4 例，占 11.8%。未发现不良反应。--《临床皮肤科杂志》张本法，1987，16(2)：103

（25）**治疗各种痛证**：5%丹皮酚磺酸钠注射液(牡丹酚经磺化得到水溶性针状结晶配制而成)，每 1ml 含 50mg，肌内注射，每次 2～4ml，每日 1～2 次。用于各种手术后疼痛，以及急性腰腿痛、风湿痛、胃及十二指肠溃疡痛、病毒性心肌炎后遗症痛、泌尿系结石痛、Ⅱ度烧伤创面痛等 132 例，有较好的镇痛作用。镇痛效果出现时间一般在 15 分钟左右，最早为 5 分钟；有效镇痛时间约 2 小时左右。132 例中显效 104 例(注射后 20 分钟内痛感基本消失或显著减轻)，有效 13 例(注射后 20 分钟内自觉痛感减轻)，无效 15 例(痛感无变化)，总有效率为 88.6%。其中手术后疼痛 76 例，显效 61 例，有效 7 例，无效 8 例，有效率 89.5%。用于风湿痛及其他痛 56 例，显效 43 例，有效 6 例，无效 7 例，有效率为 87.5%。长期使用本品无成瘾性及其他副反应。--《中草药》郑永兴，1984，(10)：28

牡丹藤

【别名】　牡丹藤、木通花《经济植物手册》，大叶铁线莲《经济植物手册》，草牡丹、草本女萎《天目山药用植物志》。

【来源】　为毛茛科植物大叶铁线莲 *Clematis heracleifolia* DC. 的全株。

【植物形态】　直立草本或半灌木，基部木质。高 0.3～1m。主根粗大，表面棕黄色。茎粗壮，纵条纹明显，密生白色糙绒毛。叶对生，三出复叶，长达 30cm；叶柄长 4.5～15cm，被毛；小叶片亚革质或厚纸质，宽卵形、卵圆形或近圆形，长 6～13cm，宽 4～10cm，先端短尖，基部圆形或楔形，有时偏斜，边缘有不整齐粗锯齿，齿尖有短尖头，上面暗绿色，近无毛，下面有曲柔毛，脉上尤多；顶生小叶柄长，侧生小叶柄短。聚伞花序顶生或腋生，花梗粗壮。有白色糙绒毛，每花下有一个线状披针形苞片；花杂性，两性花与雄花异株；花直径 2～3cm；萼片 4，蓝紫色，窄长圆形或宽线形，长 1.5～2cm，宽约 5mm，先端常反卷，下半部靠合呈管状，外面有白色厚绢状短柔毛，内面无毛，边缘密生白色绒毛；花瓣无；雄蕊多数，长约 1cm，花丝线形，无毛，花药线形与花丝等长，药隔有疏长柔毛；心皮多数，有白色绢毛。瘦果卵形，长约 4mm，红棕色，有短柔毛，宿存花柱羽毛状，长达 3cm。花期 8～9 月，果期 9～10 月。见下（图 200）

【生长分布】　生于山坡沟谷、路旁或林边。邹平南部山区有分布。

【采收加工】　夏至秋季均可采收，切段，晒干。

【性状鉴别】　根粗大，木质化；表面棕黄色。茎圆柱形，多切成段，直径 5～mm，下段茎木化，上段茎草质，黄绿或绿褐色，具纵棱。口对生，完整叶为三出复叶，先端小叶较大，宽卵形，长宽均 6～13cm，先端短尖，基部楔形，不分裂或 3 浅裂，边缘有粗锯齿，具柄；侧生小叶近无柄，较小。聚伞花序顶生或腋生，花梗粗壮有白色糙毛，花淡蓝色。气微，味微苦。

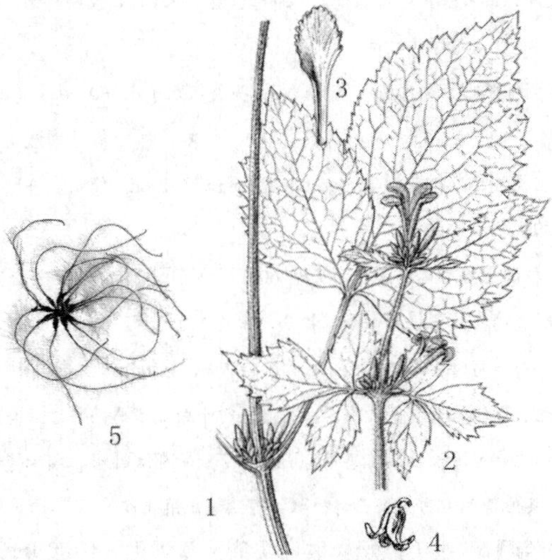

（图 200）**大叶铁线莲**

1～2.花枝 3.花瓣 4.花萼 5.瘦果

【性味归经】 味辛、甘、苦，性微温。归肝、大肠经。

【功用主治】 祛风除湿，止泻痢，消痈肿。主治风湿性关节痛，腹泻，痢疾，结核性溃疡。

《天目山药用植物志》："治手足关节痛风。"

《青岛中草药手册》："祛风除湿，解毒消肿，止痢。"

【用量用法】 内服：煎汤 9～15g，或泡酒服。外用：煎汤熏洗，适量。

【附方】 （1）**治腹泻，痢疾**：草本女萎 15g，水煎服。-- 《青岛中草药手册》

（2）**治风湿性关节肿痛**：①草本女萎、五加皮各 9g，牛膝、威灵仙各 12g，水煎服。②草本女萎、透骨草各 30g，水煎液熏洗患处。-- 《青岛中草药手册》

（3）**治手足关节痛风**：草牡丹藤或根 1.5kg 切细，加红、白牛膝各 30g，钻地风(五加科杞李参)30g，五加皮、红糖、红枣各 250g。浸入 5kg 烧酒内密封 1 个月后，每日早晚饭前按酒量各服 1 次。-- 《天目山药用植物志》

（4）**治结核性溃疡、瘘管**：草本女萎适量，水煎洗患处。-- 《青岛中草药手册》

白头翁

【别名】 白头翁《本经》，野丈人、胡王使者《本经》，白头公《本草经集注》，奈何草《吴普本草》，粉乳草、粉草、白头草《履巉岩本草》，毛姑朵花(东北)，羊胡子花(陕西)，老公花(山东)，头痛棵(河南)，老观花(江苏)。

【名释】 《新修本草》谓其果实有"白毛寸余，皆披下，似纛头，正似白头老翁，故名焉。" 陶弘景云："近根处有白茸状，似人白头。"野丈人，言其如白发不梳之状；胡王使者，也是形容白发下披的老翁，均与白头翁同义。

【来源】 为毛茛科植物白头翁 *Pulsatilla chinensis* (Bunge) Regel 的根。

【植物形态】 多年生草本，高 15～35cm。根状茎粗，直径 8～15mm。主根粗大，圆锥形，基生叶 4～5，开花时长出地面，叶 3 全裂；叶柄长 7～15cm，被密长柔毛；叶片轮廓宽卵形，长 4.5～14cm，宽 6.5～16cm，上面疏被毛，后期脱落无毛， 下面密被长柔毛，3 全裂，中央全裂片有柄或近无柄，3 深裂，中央深裂片楔状卵形，或狭楔形，全缘或有齿，侧深裂片不等 2 浅裂；侧全裂片无柄或近无柄，不等 3 深裂。花葶 1～2，花后生长，高 15～35cm，苞片 3，基部合生，筒长 3～10mm，裂片条形，外面密被长柔毛，内面无毛；花两性，单朵，直立，花梗长 2.5～5.5cm；萼片 6，排成 2 轮，狭卵形或长圆状卵形，长 2.8～4.4cm，宽 9～20mm，蓝紫色，外面密被柔毛；花瓣无；雄蕊多数，长约为萼片之半；心皮多数，被毛。瘦果长 3～4mm，被长柔毛，顶部有羽毛状宿存花柱，长 3.5～6.5cm。花期 4～5

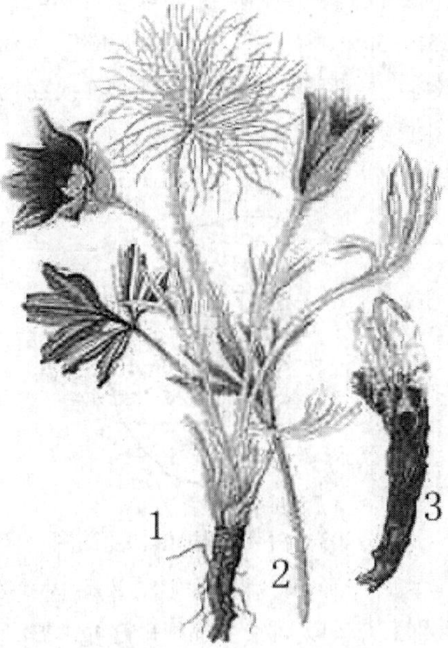

（图 201）**白头翁**（1.花枝 2.果枝 3.根）

月，果期 6～7 月。见(图 201)。

本植物的花（白头翁花）也供药用，详见下述。

【生长分布】 生于山坡草丛、林缘或干旱多石的坡地、路旁。邹平南部山区广布。

【采收加工】 每年 3～4 月或 9～10 月采挖生长 3、4 年以上根，一般以早春 3～5 月采挖的品质较好。采挖出的根，剪去地上部分，保留根头部白色茸毛，洗去泥土，晒干。

【性状鉴别】 根长圆柱形或圆锥形，稍弯曲，有时扭曲而稍扁，长 5～20cm，直径 0.5～2cm。表面黄棕色或棕褐色，有不规则的纵皱纹或纵沟，中部有时分出 2～3 支根，皮部易脱落而露

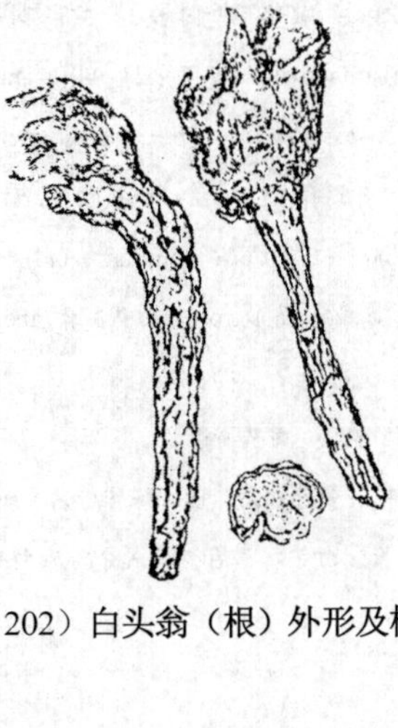

（图 202）**白头翁（根）外形及横切面图**

出黄色木部，且常朽蚀成凹洞，可见纵向突起的网状花纹；根头部稍膨大，有时分叉，顶端残留数层鞘状叶柄基及幼叶，密生白色长绒毛。质硬脆，折断面稍平坦，黄白色，皮部与木部间有时出现空隙。气微，味微苦涩。见上(图 202)

【显微鉴别】 （1）粉末特征：灰棕色。①韧皮纤维梭形或纺锤形，长 100～390μm，直径 16～42μm，壁木化。②非腺毛单细胞，直径 13～33μm，基部稍膨大，壁大多木化，可见螺状或双螺状纹理。③具缘纹孔、网纹及螺纹导管，直径 10～72μm。

（2）白头翁根横切面：表皮、皮层、内皮层通常已脱落。韧皮部宽广，外侧细胞棕色，壁木栓化；韧皮纤维单个散在或数个成束，直径 15～35μm，壁较厚，有的根无纤维。形成层环明显。木质部射线较宽；导管呈圆多角形，单个散在或数个成群，直径 25～85μm；木纤维直径至 42μm，壁稍厚，非木化。较粗的根，中央常为薄壁细胞。见(图 203)

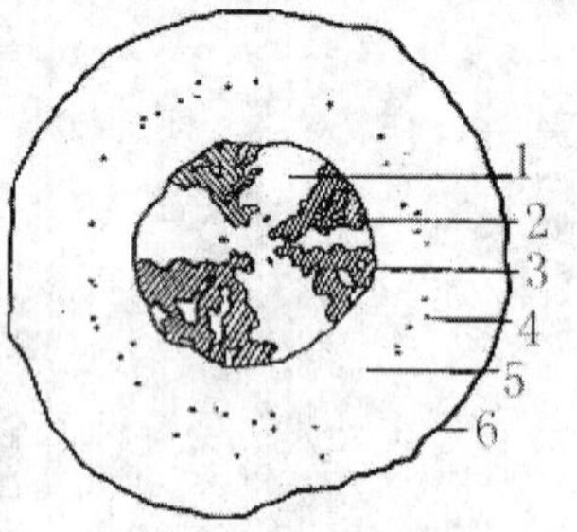

（图 203）**白头翁(根)横切面简图**

1.射线 2.木质部 3.形成层 4.韧皮纤维 5.韧皮部 6.木栓化细胞

【理化鉴别】 （1）取白头翁根粗粉 4g，加乙醇 20ml，加热回流 1 小时，滤过。滤液置水浴上浓缩至约 6ml，放冷，加丙酮适量，则析出沉淀，滤过。速取沉淀少量(约 5mg)，置试管中，加醋酐 1ml 溶解，沿管壁加硫酸 1ml，两液接面处显红色或红紫色环。(检查皂甙)。

（2）薄层色谱 取粗粉 1g，置索氏提取器中加氯仿提取 4h，取出纸筒挥干氯仿，加甲醇提取 6 小时，浓缩后移入 5ml 容量瓶中，以甲醇定容作供试品溶液。取白头翁皂甙 A、B，加甲醇制成对照品溶液。以氯仿-甲醇-水(65：35：10)作展开剂展开，10%硫酸显色，100℃烘 10 分钟，供试品色谱中与对照品色谱相应位置处，显相同的斑点。

【主含成分】 白头翁根含白头翁皂甙(pulchinenoside)A、B、C、D，3-O-α-L-吡喃鼠李糖-(1→2)-α-L-吡喃阿拉伯糖-3β，23-二羟基-△20(29)-羽扇豆烯-2-一酸 [3-O-α-L-rhamnopyranosyl-(1→2) -α-L-arabinopyranosyl-3β，23-dihydroxylup-△20(29)-en-28-oic acid]，白头翁皂甙(pulchinenoside)A3、B4，皂甙(saponin)1、2，白桦脂酸-3-O-α-L-阿拉伯吡喃糖甙(betulinic acid -3-O-α-L-arabinopyranoside)，白桦脂酸(betulinic acid)，3-氧代白桦脂酸(3-oxobetulinic acid)，胡萝卜甙(daucostero1)，白头翁素(anemonin)，原白头翁素(protoanemonin)。

【药理】 （1）**抗菌作用** 白头翁鲜汁、煎剂，乙醇提取物等于体外均有明显的抗菌作用，能抑制金黄色葡萄球菌、绿脓杆菌、痢疾杆菌、枯草杆菌、伤寒杆菌、沙门菌等的生长。白头翁抗菌有效成分为原白头翁素及白头翁素，前者的 MIC 对大肠杆菌为 $1.2×10^{-5}$～$3×10^{-5}$，金黄色葡萄球菌为 $1.67×10^{-5}$，志贺痢疾杆菌为 $1.67×10^{-6}$，结核杆菌为 $2.5×10^{-6}$，其他一些细菌在 $1.67×100^{-5}$～$2.5×10^{-5}$之间。白头翁素对白喉杆菌、葡萄球菌、链球菌、大肠杆菌、结核杆菌之 MIC 在 $8×10^{-5}$～$2×10^{-6}$之间。

（2）**抗阿米巴原虫作用** 体外试验白头翁煎剂于 1：60、白头翁皂甙于 1：500 能抑制阿米巴的繁殖，而煎剂于 1：40、皂甙于 1：200 时则能完全抑制阿米巴原虫生长。每日给煎剂 1g/kg 或皂甙 1g/kg 连续 6d，能明显抑制大白鼠体内阿米巴的生长。

（3）**抗其他病原体作用** 白头翁 60%乙醇浸膏或水液于 5%浓度 5 分钟即可杀死阴道滴虫。另报告白头翁粉杀滴虫的 MIC 为 2mg/ml。此外，白头翁及其复方如白头翁汤对皮肤真菌、酵母菌、锥虫、白色念珠菌等均有抑制作用。白头翁素也有强的杀灭真菌作用。白头翁还对小白鼠流感病毒感染有轻度抑制作用，其水浸液可延长感染流感病毒 PR_8 株小鼠的存活时间，减轻肺部炎症。

（4）**其他作用** 白头翁乙醇提取物有镇静、镇痛作用。

【炮制】 **白头翁炭**：取白头翁片置锅内，用武火炒至外呈黑色，内呈黑褐色为度，喷洒凉水适量，灭尽火星，取出，放晾。

饮片性状：白头翁炭形如白头翁，外表呈黑褐色，微有焦糊气，味苦。

【性味归经】 味苦，性寒。归胃、大肠经。

【功用主治】 清热解毒，凉血止痢，燥湿杀虫。主治赤白痢疾，鼻衄，崩漏，血痔，寒热温疟，带下，阴痒，湿疹，瘰疬，痈疮，眼目赤痛。

《本经》："主温疟狂易寒热，癥瘕积聚，瘿气，逐血止痛，疗金疮。"

《别录》："(主)鼻衄。"

《本草经集注》："疗毒痢。"

《药性论》："止腹痛及赤毒痢，治齿痛，主项下瘰疬。""主百骨节痛。"

《日华子》："治一切风气及暖腰膝，明目，消赘。"

《心印绀珠经》："其用有四：傅男子阴疝偏肿，治小儿头秃膻腥、鼻衄血无此不效，痢赤毒，有此获功。"

《伤寒蕴要》："热毒下痢紫血鲜血者宜之。"

《本草汇言》："凉血，消瘀，解湿毒。"

《本草备要》："治秃疮，瘰疬，疝瘕，血痔，偏坠，明目，消疣。"

《纲目拾遗》："去肠垢，消积滞。"

《本草汇纂》："泻肠胃热毒。"

《新本草纲目》："用于月经闭止及热性下痢。"

《现代实用中药》："根为消炎性收敛止泻药。疗咽肿，涂外痔肿痛。"

【临床应用】 （1）**用于赤白痢疾**。白头翁能清热解毒，凉血活血，故不论湿热毒痢、休息痢、阴虚热痢等均可使用。治疗湿热毒痢，可配黄连、黄芩、秦皮以加强清热燥湿解毒作用，方如《伤寒论》白头翁汤；治产后血虚下痢、热痢伤阴，可以白头翁配养血润燥之阿胶、甘草，共奏清热滋阴，凉血止痢之功，方如《金匮要略》白头翁加甘草阿胶汤；如成休息痢，可与温中健脾散寒止痛之干姜或艾叶等同用，或配合单味白头翁煎液保留灌肠，可治重症细菌性痢疾和慢性阿米巴肠病。

（2）**用于湿热下注之带下腥臭黄浊**。白头翁能清热燥湿止带，可配苦参、薏苡仁、樗白皮等加强燥湿清热止带功用。治滴虫性阴道炎则可与苦参、蛇床子等煎水外洗。

（3）**用于温疟高热，神昏谵妄**。白头翁苦能泄降，寒能胜热，可与黄芩、柴胡、半夏等配用。

（4）**用于血热引起的鼻衄、痔疮出血、崩漏下血**。白头翁苦寒，有清泄郁火，凉血止血之功，可单用或配伍应用。治疗血热鼻衄，配黄芩、白茅根等；治疗痔疮出血，则配地榆、槐花炭同用；治崩漏下血，配莲蓬炭、棕榈炭，以加强凉血止血功效。

（5）**可用于瘰疬疮痒**。取其清热解毒，散血热瘀滞之功。治瘰疬，《本草汇言》配当归、丹皮、夏枯草等以活血泄热，散结消瘰；治痈疖，单用本品煎服或浸酒饮。治眼目热赤疼痛流泪，白头翁煎服或熏洗均可。

《药性论》："豚实为之使。"

《日华子》："得酒良。"

《得宜本草》："得秦皮、黄连、黄柏，治厥阴热利。"

《得配本草》："配川连、木香，治下痢咽痛；配陈皮、川连、川柏，治挟热痢。"

【用量用法】 内服：煎汤，15～30g，或入丸、散。外用：煎水洗，或捣敷，适量。

【使用注意】 虚寒泻痢患者慎服。

《本草经疏》："滞下胃虚不思食，及下利完谷不化，泄泻由于虚寒寒湿而不由于湿毒者忌之。"

《本经逢原》："胃虚大便完谷不化，痢久下稀淡血水者勿服，以其苦寒降泄也。"

《本草从新》："血分无热者忌。"

《本草用法研究》："痿黄病忌用，又虚弱性胃肠炎，白痢而不见血者，体温较低者，脉缓者均禁用。"

【附方】 （1）**治热痢下重**：白头翁二两，黄连、黄柏、秦皮各三两。上四味，以水七升，煮取二升，去滓。温服一升，不愈更服。--《金匮要略》之"白头翁汤"

（2）**治休息痢，日夜不止，腹内冷痛**：白头翁一两，黄丹二两(并白头翁入瓶内烧令通赤)，干姜一两(炮裂、锉)，莨菪子半升(以水淘去浮者，煮令芽出，曝干，炒令黄黑色)，白矾二两(烧令汁尽)。上件药，捣罗为末，以醋煮面糊和丸，如梧桐子大。每服食前，以粥饮下十丸。--《圣济总录》之"白头翁丸"

（3）**治冷劳泄痢，产后带下**：白头翁(去芦头)半两、艾叶(微炒)二两，为末，以醋一升，入药一半先熬成煎，复入余药，为丸如梧子大。每服三十丸，空腹米饮送下。--《圣济总录》

（4）**治温疟发作、昏迷如死**：用白头翁一两，柴胡、半夏、黄芩、槟榔各二钱，甘草七分，水煎服。--(本草汇言)

（6）**治外痔**：用白头翁草，一名野丈人，以根捣细贴之，逐血止痛。--《卫生易简方》

（7）**治男子疝气，或偏坠**：用白头翁、荔枝核各二两，俱酒浸，炒为末，每早服三钱，白汤调下。--(本草汇言)

（8）**治阴癞**：白头翁根生者，不限多少，捣之。随偏肿处以傅之一宿，当作疮，二十日愈。--《外台》

（9）**治不问男妇，遍身疙瘩成块如核，不红不痛，皆痰流注而成结核**：白头翁一斤，去叶用根，分成四服，每服四两，用酒煎，一日三服，二日服尽而已。--《寿世保元》之"醉翁仙方"

（10）**治小儿秃**：取白头翁根捣敷一宿，或作疮，二十日愈。--《肘后方》

（11）**治气喘**：白头翁二钱，水煎服。--《文堂集验方》

白头翁花 味苦，性寒；归肝、胃经。泻火解毒，止痛，利尿消肿。主治风火牙痛，四肢关节疼痛，秃疮，浮肿。内服：煎汤，9～15g。

附方 （1）**治诸风痛攻四肢百节**：白头翁草一握。上一味，烂研，以醇酒投之，顿服。--《圣济总录》之"白头翁酒"

（2）**治小儿秃疮**：鲜白头翁全草1kg，煎水浓缩成膏(约200ml)，外涂，每日2次。--《安徽中草药》

（3）**治疗风火牙痛**：取白头翁全草2kg，用煎煮法提取2次。第1次加水10倍量，煮沸1.5h；第2次加水5倍量，煮沸1小时。合并两次煮液，过滤，滤液浓缩至相对密度1.38～1.40，取得稠膏。取稠膏1份，糖粉2.5份，糊精1.25份，糖精、香精适量，加酒精适量，制成颗粒，烘干。把全部颗粒分成100份，装袋即成。成人每次1～2袋，每日1～3次，温开水冲服。共观察31例，病程3天至1年半不等。其中25例服药后15～30分钟起效，痛止，继而肿消，1～3次即愈；5例服3次后疼痛减轻。另1例无效。有效率96.78%。--《中国医院药学杂志》刘磊，等，1987，9：391

（4）**治疗神经性皮炎**：将白头翁的鲜叶浸泡于凉水中，以防干瘪备用。用时，将叶轻轻揉擦，使有渗出液汁，将叶展开贴皮损处，上盖两层纱布，嘱患者以手轻轻加压，5分钟后即有灼痛，20分钟后痒感消失，此时可将药与纱布一并除去。患者苔藓化明显的，最好用热水清洗，使苔藓部分变软。按皮肤大小敷药，一次敷贴不超过80cm^2。如果皮损波及发际，最好将局部毛发剃去。如有多处损害，在距第1次敷药4d后，再行第2处贴敷。如用药48小时后，损害处不起泡，痒感不消失，可视为无效。可按上法行第2次贴敷。共治疗107例，痊愈(自觉症状与皮损完全消失，皮肤仅留色素沉着，并经半年观察未复发者)66例，占61.7%；有效(自觉症状显著改善，皮肤损害部分收敛好转，但皮肤尚较粗糙)21例，占11.2%；无效(自觉症状与皮肤损害，在治疗前后无甚变化者)6例，占5.7%。总有效率94.3%。--《新医学》河南洛阳矿山机器厂职工医院，1975，6(12)：578

茴茴蒜

【别名】 回回蒜《救荒本草》，水胡椒、蝎虎草《救荒本草》，黄花草、土细辛、鹅巴掌《中国药用植物图鉴》，水杨梅、小桑子、糯虎掌《昆明民间常用草药》，野桑椹、小回回蒜《新疆中草药》，鸭脚板、山辣椒《湖北中草药志》，小虎掌草、青果草、水虎掌草(云南)，辣辣草(四川)。

【名释】 本品原产西域，《正字通》："回回，国名，西域大食国种也。"其味辛辣如蒜，故名回回蒜。花黄色，叶有深裂，状若鹅掌，因名黄花草、鹅巴掌。因其生于沟边潮湿处，果实聚合如杨梅，故又名水杨梅。又因其似胡椒、细辛之辛辣刺激，外用可致皮肤红赤起泡，如蝎虎之螫人，故又有水胡椒、土细辛、蝎虎草之称。

【来源】 为毛茛科植物茴茴蒜 *Ranunculus chinensis* Bunge的全草。

【植物形态】 一年生草本。须根多数簇生。茎直立粗壮，高20～70cm，直径在5mm以上，中空，有纵条纹，分枝多，与叶柄均密生开展的淡黄色糙毛。基生叶与下部叶有长达12cm的叶柄，为3出复叶，叶片宽卵形至三角形，长3～8(～12)cm，小叶

2～3 深裂，裂片倒披针状楔形，宽 5～10mm，上部有不等的粗齿或缺刻或 2～3 裂，顶端尖，两面伏生糙毛，小叶柄长 1～2cm 或侧生小叶柄较短，生开展的糙毛。上部叶较小和叶柄较垃，叶片 3 全裂，裂片有粗齿牙或再分裂。花序有较多疏生的花，花梗贴生糙毛；花直 径 6～12mm；萼片狭卵形，长 3～5mm，外面生柔毛；花瓣 5，宽卵圆形，与萼片近等长或稍长，黄色或上面白色，基部有短爪，蜜槽有卵形小鳞片；花药长 约 1mm；花托在果期显著伸长，圆柱形，长达 1cm，密生白短毛。聚合果长圆形，直径 6～10mm；瘦果扁平，长 3～3.5mm，宽约 2mm，为厚的 5 倍以上，无毛，边缘有宽约 0.2mm 的棱，喙极短，呈点状，长 0.1～0.2mm。花/果期 5 月至 9 月。见（图 204）

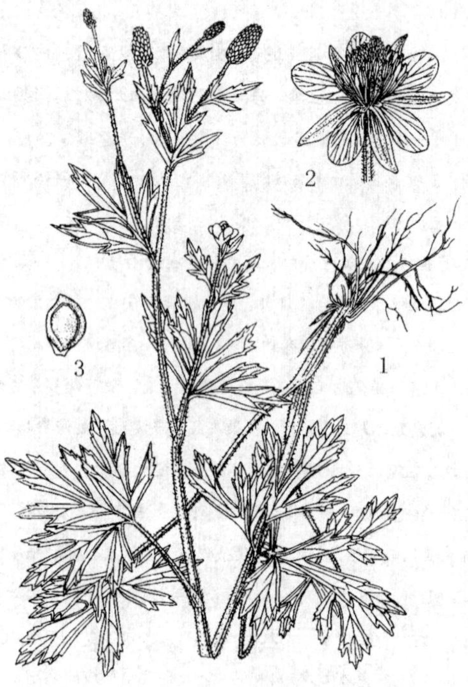

（图 204）**回回蒜**

1.植株 2.花 3. 瘦果

【生长分布】 生于河沟边、溪谷、田旁湿地。邹平各地均有分布。

【采收加工】 夏、秋季采收，洗净，晒干，或鲜用。

【性状鉴别】 全草长 15～50cm。茎及叶柄均有伸展的淡黄色糙毛。三出复叶，黄绿色，基生叶及下部叶具长柄；叶片宽卵形，长 3～12cm，小叶 2～3 深裂，上部具少数锯齿，两面被糙毛。花序花疏生，花梗贴生糙毛；萼片 5，狭卵形；花瓣 5，宽卵圆形。聚合果长圆形，直径 6～10mm；瘦果扁平，长 3～3.5mm，无毛。气微，味淡。有毒。

【性味归经】 味辛、苦，温，有毒。

【功用主治】 解毒退黄，截疟，定喘，镇痛。主治肝炎，黄疸。肝硬化腹水，疮癞，牛皮癣，疟疾，哮喘，牙痛，胃痛，风湿痛。

《中国药用植物图鉴》：“全草为引赤刺激剂，并用治气管疾病。民间用以外包寸口，治疟疾，塞鼻去眼翳，包耳下治牙痛，外搽治牛皮癣。”

《陕西中草药》：“降血压，截疟，消炎退肿，退云翳。主治高血压症，疟疾，哮喘，食管癌，恶疮痈肿，角膜云翳。”

《内蒙古中草药》：“主治急性黄疸型肝炎。”

【用量用法】 内服：煎汤，3～9g。外用：外敷患处或穴位，皮肤发赤起泡时除去，或鲜草洗净绞汁涂搽，或煎水洗，适量。

【使用注意】 全草有毒。人中毒后主要症状为肠胃炎、疝痛、下痢，甚至便血、呕吐、瞳孔散大，严重者可引起痉挛。一般供外用。内服宜慎，并需久煎。外用对皮肤刺激性大，用时局部要隔凡士林或纱布。

《陕西中草药》：“本品外敷后使局部起泡，应注意将泡刺破，并防感染。”

《内蒙古中草药》：“不作内服。”

【附方】 （1）**治肝炎**：①急性黄疸型肝炎：用回回蒜全草 9g，加苦马菜 3g，蒸水豆腐服食。②慢性肝炎：用水杨梅兑红糖煮食。--《昆明民间常用草药》

（2）**治疮癞**：水杨梅煎水外洗。--《昆明民间常用草药》

（3）**治牛皮癣**：鲜回回蒜叶捣烂，敷患处。--《内蒙古中草药》

（4）**治结膜炎，疟疾**：鲜回回蒜捣烂，先于内关穴垫以姜片，将药放于姜片上，用布包扎，待有热辣感时，将药除去。--《湖北中草药志》

（5）**治哮喘**：回回蒜捣烂，敷大椎穴，发泡即除去。或取叶少量，用纱布包塞鼻孔，喘平后即除去。--《内蒙古中草药》

（6）**治牙痛**：将鲜品捣烂，取黄豆大，隔纱布敷合谷穴，左痛敷右，右痛敷左。--《昆明民间常用草药》

（7）**治胃痛，溃疡病**：野桑椹鲜草洗净捣烂；或加红糖调匀，置于洗净的有凹陷的橡皮瓶塞内倒翻贴于胃俞、肾俞二穴(或配肓门、梁丘、阿是穴)，贴至微感灼痛(约 1～2h)即取下，如发生水泡，消毒后挑破水泡，以无菌纱布覆盖，或不刺破，任其自行吸收，防止感染。

（8）**治风湿性关节痛，腰痛**：用野桑椹鲜草按附方（7）外敷痛点或关节附近穴位。(7～8 方均出自《陕甘宁青中草药选》)

（9）**治赤白痢疾**：野桑椹、刺黄柏、土木香、拳参各 9g，水煎服。--《新疆中草药》

石龙芮

【别名】 石龙芮《本经》，水堇、姜苔、水姜苔《吴普本草》，彭根《别录》，鹘孙头草《履巉岩本草》，胡椒菜《救荒本草》，鬼见愁《植物名实图考长编》，野堇菜、黄花菜《广西中药志》，小水杨梅、清香草《昆明民间常用草药》，野芹菜《四川常用中草药》，假芹菜《广西本草选编》，水芹菜、猫脚迹《安徽中草药》，鸡脚爬草(陕西)，水虎掌草、和尚菜(云南)，胡椒草(福建)，黄爪草(广西)。

【名释】 陶弘景谓本品：“石上所生，其叶芮芮短小，”故名石龙芮。《新修本草》注天雄条云：“石龙芮叶似堇草，故名水堇。”又云：“堇菜野生，非人所种，”故又名野堇菜；“芹”音似“堇”，又作野芹菜。四五月开细黄花，故称黄花菜。

【来源】 为毛茛科植物石龙芮 *Ranunculus sceleratus* L.的全草。

【植物形态】 一年生或二年生草本，高 10～50cm。须根簇生。茎直立，上部多分枝，无毛或疏生柔毛。基生叶有长柄，长 3～15cm；叶片轮廓肾状圆形，长 1～4cm，宽 1.5～5cm，基部心形，3深裂，有时裂达基部，中央深裂片菱状倒卵形或倒卵状楔形，3浅裂，全缘或有疏圆齿；侧生裂片不等2～3裂，无毛；茎下部叶与基生叶相同，上部叶较小，3全裂，裂片披针形或线形，无毛，基部扩大成膜质宽鞘，抱茎。聚伞花序有多数花；花两性，小，直径4～8mm，花梗长1～2cm，无毛；萼片5，椭圆形，长2～3.5mm，外面有短柔毛；花瓣5，倒卵形，长1.5～3mm，淡黄色，基部有短爪，蜜槽呈棱状袋穴；雄蕊多数，花药卵形，长约0.2mm；花托在果期伸长增大呈圆柱形，长3～10mm，粗1～3mm，有短柔毛；心皮多数，花柱短。瘦果极多，有近百枚，紧密排列在花托上，倒卵形，稍扁，长1～1.2mm，无毛，喙长0.1～0.2mm。花期4～6月，果期5～8月。见下（图205）

本植物的果实（**石龙芮子**）也供药用，详见下述。

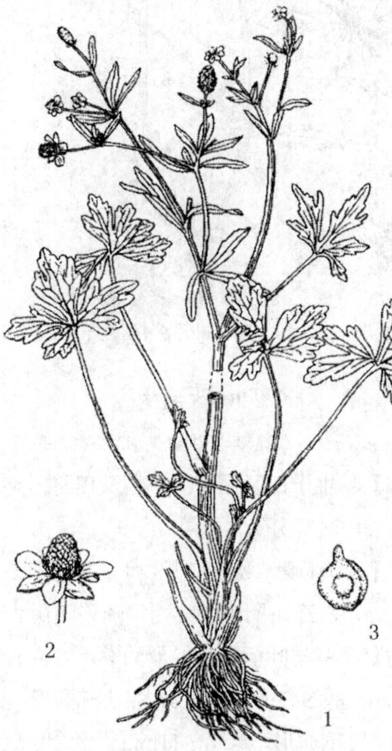

（图205）石龙芮

1.植株 2.花 3. 瘦果

【生长分布】 生于河沟边或平原湿地。邹平各地均有分布。

【采收加工】 在开花末期5月份左右采收全草，洗净鲜用或阴干备用。

【栽培要点】 **生物学特性** 喜热带、亚热带温暖潮湿的气候，野生于水田边、溪边、潮湿地区，忌土壤干旱，在肥沃的腐殖质土中生长良好。

栽培技术 用种子繁殖。6～8月果实成熟时，采回种子后，晾干。育苗移栽法于9月上旬撒播于苗床上，因种子细小，播后需覆盖少许草皮灰及薄层稻草，用水浇透床土。一般播种后10～15天左右出苗，揭去稻草，幼苗过密及时间苗，待苗高7cm时进行移植，按行株距15cm×15cm定植。

田间管理 定植后，应每月中耕除草1次。开花前，每月追施人粪尿1次，特别在于旱时适当浇水，种植地应当经常保持潮湿。

病虫害防治 病害有于叶病，是一种生理性病害。此病在叶尖或叶边缘出现干枯，遇干旱天气，湿度低，温度高时发生，雨季来临，湿度增高，温度降低，病情渐渐好转。虫害有地下害虫咬断幼苗，可用毒饵诱杀。

【性状鉴别】 全草长10～45cm，疏生短柔毛或无毛。基生叶及下部叶具长柄；叶片肾状圆形，棕绿色，长0.7～3cm，3深裂，中央裂片3浅裂；茎上部叶变小。聚伞花序有多数小花，花托被毛；萼片5，船形，外面被短柔毛；花瓣5，狭倒卵形。聚合果矩圆形；瘦果小而极多，倒卵形，稍扁，长约1.2mm。气微，味苦、辛。有毒。

【主含成分】 全草含原白头翁素(*protoanemonin*)，毛茛甙(*ranunculin*)，5-羟色胺(*serotonin*)，白头翁素(*anemonin*)，还含胆碱(*choline*)，不饱和甾醇类，没食子酚型鞣质及黄酮类化合物。

【药理】 （1）**抗微生物作用** 原白头翁素29μg/ml可抑制绿脓杆菌、金黄色葡萄球菌、大肠杆菌和普通变形杆菌的生长；3.6μg/ml即可抑制白色念珠菌的生长。其水溶液(pH5～6)在4℃贮存1年后，仍可完全保持其生物活性。

（2）**对平滑肌的作用** 1%原白头翁素在豚鼠离体支气管灌流实验中能对抗0.01%组胺的支气管痉挛作用；在用药1～2h内可完全防止致痉量组胺对支气管的痉挛作用，喷雾吸入1%原白头翁素可降低组胺所致的豚鼠支气管痉挛窒息的死亡率并可使静注最小致死量组胺的小鼠免于死亡。此外，1%原白头翁素还可对抗组胺对豚鼠离体回肠平滑肌的收缩作用，而且浴管换液冲洗后作用仍可维持达1小时。

（3）**局部刺激作用** 原白头翁素对眼、鼻和喉粘膜有强烈刺激作用，高浓度接触过久，可使皮肤发红、发泡。

【性味归经】 味苦、辛，性寒，有毒。

【功用主治】 清热解毒，消肿散结，止痛，截疟。主治痈疖肿毒，毒蛇咬伤，痰核瘰疬，风湿关节肿痛，牙痛，疟疾。

《别录》："主毒肿痈疖疮，蛔虫，齿龋。"

《新修本草》："捣汁，洗马毒疮，并服之，又涂蛇蝎毒及痈肿。"

《食疗本草》："久食除心下烦热，主寒热鼠瘘，瘰疬生疮，结核聚气，下瘀血，止霍乱。又生捣汁半升服，能杀鬼毒，即吐出。"

《草药新纂》："为引炎药，作发泡剂。"

《内蒙古中草药》："清热解毒，活血消肿。主治疔疮肿毒，面神经麻痹，淋巴结结核，肾虚腰痛，急性黄疸型肝炎。"

《青岛中草药手册》："主治淋巴结核，痈肿，疟疾，蜂、蝎咬伤等。"

《四川中药志》（1979年版）："消肿，止痛，解毒，散结，截疟。用于风寒湿痹、关节肿痛、牙痛、痰核瘰疬、疟疾、疮痈肿毒、毒蛇咬伤及慢性下肢溃疡。"

《福建药物志》："祛风除湿。"

【用量用法】 内服：煎汤，3～9g，亦可炒研为散服，每次1～1.5g。外用：捣敷，或煎膏涂患处及穴位，适量。

【使用注意】 本品有毒，内服宜慎。

【附方】 （1）**治蛇咬伤疮**：生堇杵汁涂之。--《纲目》

（2）**治腱鞘炎**：鲜石龙芮捣烂敷于最痛处，敷后有灼热感，6小时后将药取下，局部出现水疱，将疱刺破，涂上龙胆紫，外用纱布包扎。--《安徽中草药》

（3）**治结核气**：堇菜日干为末，油煎成膏摩之，日三、五度便瘥。--《食疗本草》

（4）**治乳腺癌，食管癌**：鲜石龙芮30～60g，水煎服。--《云南中草药选》

（5）**治血疝初起** 胡椒菜叶矮挼揉之。--《濒湖集简方》

（6）**治风湿关节痛**：鲜石龙芮、鲜莲子草各30g，水煎服。--《福建药物志》

（7）**治风寒湿痹、关节肿痛**：石龙芮60g，石楠藤30g，八角枫根30g，煎水熏洗。

（8）**治牙痛**：石龙芮捣烂，加食盐少许，包敷中指指甲下沿，左痛包右，右痛包左。--《四川中药志》（1979年）

（9）**治肝炎**：小水杨梅全草3~10g，水煎服。--《昆明民间常用草药》

（10）**治疟疾**：石龙芮鲜全草捣烂，于疟发前6小时敷大椎穴。--《上海常用中草药》

（11）**治疗风湿关节痛**：石龙芮鲜草捣成糊状，敷膝眼、曲池等穴(视病变部位而定)，约8~10h有灼痛感时取去，局部生小水泡，逐渐连成大泡，用消毒镊子撕去水泡，以无菌纱布覆盖，治疗200余例，有一定疗效。--《全国中草药资料选编》(内部资料) 江苏扬州专区，1972：201

石龙芮子

石龙芮子　苦，平。和胃，益肾，明目，祛风湿。主治心腹烦满，肾虚遗精，阳痿阴冷，不育无子，风寒湿痹。内服：煎汤，3～9g。《本草经集注》："大戟为之使。畏蛇蜕皮、吴茱萸。"

附方　**治肾虚**：干品石龙芮6g，枸杞子15g，覆盆子30g，水煎，日服2次。--《沙漠地区药用植物》

毛茛

【别名】　毛茛、毛建草、猴蒜《本草拾遗》，水茛、毛建《肘后方》，天灸《梦溪笔谈》，毛堇、自灸《纲目》，鹤膝草、瞌睡草、老虎草、犬脚迹、老虎脚迹草、火筒青《中国药用植物志》，野芹菜《福建民间草药》，辣子草、辣辣草《民间常用草药汇编》，烂肺草《中国药用植物图鉴》，五虎草《中国高等植物图鉴》，三脚虎、水芹菜《泉州本草》，扑地棕、翳子药、一包针《贵州民间药物》。

【名释】　《纲目》："茛乃草乌头之苗，此草形状及毒皆似之。"而全株被毛，故名毛茛。乌头亦曰堇(见"乌头"条)，故本品又称毛堇，茛与堇，音转而字异也。毛茛多生于河沟、池沼、水堤旁及阴湿草丛中，故《肘后方》谓之水茛。又名毛建、毛建草，建乃茛字音讹。《纲目》又云"山人截疟，采叶接贴寸口，一夜作泡如火燎，故呼为天灸、自灸。"今亦称起泡草。其叶片掌状或五角形，所称犬脚迹、老虎脚迹草、老虎草，均以叶形为名。

【来源】　为毛茛科植物毛茛 *Ranunculus japonicus* Thunb.的全草及根。

【植物形态】　多年生草本，高30～70cm。须根多数，簇生。茎直立，具分枝，中空，有开展或贴伏的柔毛。基生叶为单叶；叶柄长达15cm，有开展的柔毛；叶片轮廓圆心形或五角形，长及宽为3～10cm，基部心形或截形，通常3深裂不达基部，中央裂片倒卵状楔形或宽卵形或菱形，3浅裂，边缘有粗齿或缺刻，侧裂片不等2裂，两面被柔毛，下面或幼时毛较密；茎下部叶与基生叶相同，茎上部叶较小，3深裂，裂片披针形，有尖齿牙；最上部叶为宽线形，全缘，无柄。聚伞花序有多数花，疏散；花两性，直径1.5～2.2cm；花梗长达8cm，被柔毛；萼片5，椭圆形，长4～6mm，被白柔毛；花瓣5，倒卵状圆形，长6～11mm，宽4～8mm，黄色，基部有爪，长约0.5mm，蜜槽鳞片长1～2mm；雄蕊多数，花药长约1.5mm；花托短小，无毛；心皮多数，无毛，花柱短。瘦果斜卵形，扁平，长2～2.5mm，无毛，喙长约0.5mm。花、果期4～9月。见（图206）

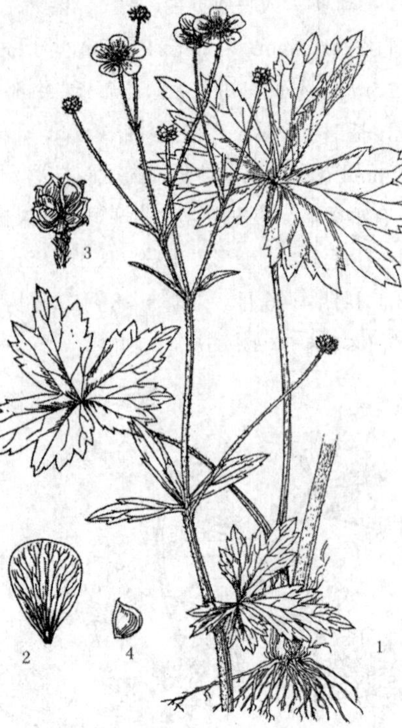

（图206）毛茛

1.植株 2.花瓣 3.聚合果 4.瘦果

【生长分布】　生于山区丘陵湿草地及田野、路边、水沟边草丛中。邹平南部山区有分布。

【采收加工】　在夏末秋初7～8月采收全草及（根栽培的生长10个月左右），洗净，阴干。鲜用可随采随用。

【性状鉴别】　茎与叶柄均有伸展的柔毛。叶片五角形，长达6cm，宽达7cm，基部心形。萼片5，船状椭圆形，长4～6mm，有白柔毛；花瓣5，倒卵形，长6～11mm。聚合果近球形，直径4～5mm。

【主含成分】　全草含原白头翁素(*protoanemonin*)及其二聚物白头翁素(*anemonin*)

【药理】　本品所含成分原白头翁素对皮肤、粘膜有强大刺激作用，故捣烂外敷于皮肤可引起炎症、疼痛、发泡。原白头翁素对微生物的作用和平滑肌作用可参见"石龙芮"。

【性味归经】　味辛，性温，有毒。

【功用主治】　退黄，定喘，截疟，镇痛，消翳。主治黄疸，哮喘，疟疾，偏头痛，牙痛，鹤膝风，风湿关节痛，目生翳膜，瘰疬，痈疮肿毒。

《本草拾遗》："主恶疮痈肿，疼痛未溃，捣叶敷之。""主疟。"

《江西民间草药》："治偏头痛，眼生翳膜，黄疸，鹤膝风。"

《中国药用植物图鉴》："治龋齿，痔疮。"

《民间常用草药汇编》："外用治癞癣。"

《本草推陈》："外用为皮肤刺激药。治瘰疬，关节炎，关节结核，骨结核，支气管喘息及一切阴疽肿毒未溃者。"

《贵州民间药物》："明目，散翳，解毒。"

《河北中草药》："活血散瘀，解毒消肿。"

《福建药物志》："通经活络，散结拔毒。"

《四川中药志》1982年版："攻毒蚀疮，杀虫，截疟。"

【用量用法】 外用：捣敷患处或穴位，使局部发赤起泡时取去，或煎水洗，适量。

【使用注意】 本品有毒，一般不作内服。皮肤有破损及过敏者禁用，孕妇慎用。

《本草拾遗》："不得入疮，令人肉烂。"

【附方】 （1）**治黄疸**：用鲜毛茛捣烂团成丸(如黄豆大)，缚臂上，夜即起泡，用针刺破放出黄水，黄疸自愈。--《药材资料汇编》

（2）**治疟疾**：用鲜草捣烂，敷寸口脉上(太渊穴)，用布包好，1小时后，皮肤起水泡，去药，用针挑破水泡。--《湖南药物志》

（3）**治偏头痛**：毛茛鲜根和食盐少许杵烂，敷于患侧太阳穴。敷法：将铜钱1个(或用厚纸壳剪成钱形亦可)，隔住好肉，然后将药放在钱孔上，外以布条扎护，约敷1小时左右，俟起泡，即须取去，不可久敷，以免发生大水泡。

（4）**治牙痛**：按照外治偏头痛的方法，敷于经渠穴，右边牙痛敷左手，左边牙痛敷右手。又可以毛茛少许，含牙痛处。

（5）**治鹤膝风**：鲜毛茛根杵烂，如黄豆大一团，敷于膝眼(膝盖下两边有窝陷处)，待发生水泡，以消毒针刺破，放出黄水，再以清洁纱布覆之。

（6）**治眼生翳膜**：①用毛茛鲜根揉碎，纱布包裹，塞鼻孔内，左眼塞右鼻，右眼塞左鼻。②按照外治偏头痛的方法敷于印堂穴。（3~6方均出自《江西民间草药》）

（7）**治淋巴结结核**：毛茛根捣碎，视患部大小而敷药，每次约15分钟，或以病员自觉有灼痛感为度，将敷药取下。--《四川中药志》（1982年）

（8）**治火眼、红眼睛**：毛茛1~2棵。取根加食盐10余粒，捣烂敷于内关穴。敷时先垫1铜钱，病右眼敷左手，病左眼敷右手，敷后用布包妥，待感灼痛起泡则去掉。水泡勿弄破，以消毒纱布覆盖。--《草医草药简便验方》

（9）**治疔疖**：毛茛(鲜)适量，捣烂外敷。--《江西草药》

（10）**治痒子**：(毛茛)根捣烂，隔纸敷之。--《湖南药物志》

（11）**治癞头**：先用刀将癞头剃净，再用烟骨头、皂角各15g，煎水洗，最后用扑地棕根、硫黄等分适量，共捣烂，调菜油搽患处。--《贵州民间药物》

（12）**治阴毒**：(毛茛)根捣烂敷。--《湖南药物志》

（13）**治小儿急性肾小球肾炎**：鲜毛茛洗净，加红糖适量，捣成泥状，取小团敷一侧三阴交穴(下垫泡沫塑料1块，中间挖2cm直径的圆孔对准穴位，以防皮肤损伤过大)，以无菌敷料包扎。24h后除去敷料和药物，见局部起泡，以酒精棉球消毒，无菌针刺破，使黄水流出并暴露(若破眼闭塞，可再穿破)。若24h不起泡，可更换药物或取另侧三阴交穴再敷。--《湖北中草药志》

（14）**治疗肱骨外上髁炎**：将鲜毛茛茎叶洗净切碎捣烂，做成约铜钱大小的扁圆形药饼(厚约0.5cm)，敷；贴于肱骨外上髁炎疼痛最明显处，在药饼上盖一张比药饼稍大的不吸水纸，再盖上敷料用胶布固定。1~2h后，局部有灼热辣痛感，当皮肤充血发红时，取下药饼。待局部起泡时，用空针管反复抽水，然后以消毒敷料覆盖包扎，以防感染。数日后局部逐渐恢复。共治疗24例，结果经1次治疗后痊愈18例，显效4例，无效2例，半年后复发4例。经第2次敷药后，症状又基本消失。--《安徽中医学院学报》陈森然，1985，(4)：39

（15）**治疗传染性肝炎**：新鲜带根的毛茛全草洗净，加食盐少许捣成糊状，放在小酒杯内，与杯口平齐，不压紧，将药杯扣在列缺穴、肝俞穴；或上臂三角肌范围内、足三里。上述两组，只用其中一组。用脱脂棉条围在杯周围并用胶布固定。敷药20~60分钟左右，有蚁行感，产生烧灼感时，除去药杯。发起小疱可自行吸收，有大疱可用注射器吸出液体，并用无菌敷料覆盖，1~2天疱痊愈。治疗375例，结果：治愈192例，显效131例，有效40例，无效12例。总有效率96%，平均住院日数28.6d。大部分患者用药后症状消失，肝功能逐渐恢复正常。--《四川中医》严燕翎，1986，(8)：35

（16）**治疗胃痛**：新鲜毛茛，除去叶、茎，留下根须，清水洗净阴干，然后切碎，加入红糖少许(约3%)，同捣烂。装入青霉素瓶的橡皮盖凹内，敷贴在胃俞及肾俞两穴，置15分钟左右，局部有蚁行感，进而产生烧灼感，此时即可弃去。发生水泡不必刺破，会自行吸收，共治83例，其中十二指肠溃疡44例，显效18例，有效22例，有效率90.9%；胃炎(包括胃窦炎)11例，显效2例，有效8例，有效率90.9%；胃粘膜脱垂8例，显效2例，有效4例，有效率75%；胃下垂4例，有效2例，有效率50%；其他16例，显效5例，有效4例，有效率56%。--《上海中医药杂志》韩明道，等，1982，(1)：30

（17）**治疗喘息型慢性气管炎**：毛茛洗净阴干，研末，备用。夏季三伏天，每次取4~6g药粉，以鲜生姜汁将药粉调成稠膏状。将胶布剪成绿豆大孔，将孔对准定喘、肺俞、膈俞(脾虚加脾俞，肾虚加肾俞)等穴贴好，取药膏放在小孔上，并敷盖大小适当的胶布。至局部有灼痛，起小水泡即揭下药膏。如水泡破溃，涂龙胆紫。每伏贴1次，为1疗程。共治42例。疗效标准：临床控制，经1年以上观察，咳、痰、喘、哮鸣音基本消失；显效，咳、痰、喘、哮鸣音四项好转2/3以上；有效，四项指标好转1/3~1/2；四项指标好转不足1/3者为无效。结果：临床控制6例，占14.2%；显效14例，占33.3%；有效13例，占30.9%；无效9例，占21.4%；总有效率为78.5%。42例患者治疗过程中除对咳、痰、喘、哮鸣音有较好疗效外，对患者全身症状，如四肢冷、背恶寒、自汗、喜热等也有一定改善。--《江西中医药》胡杰峰，1983，(5)：23

（18）**治疗慢性血吸虫病**：将毛茛研粉压片(每片含生药0.8g)，每日服3次，每次10片，儿童酌减，20d为1疗程；或制成浸膏片(每片含生药0.96g)，每日服3次，每次6片，15天为1疗程。用于早、中期血吸虫病患者200余例，治疗后第2日即复查大便者66例，阴转60例；1个月后复查45例，阴转28例。治疗过程中部分病例出现头昏、头痛、腹痛、腹胀、腹泻或便秘、纳差、乏力等副反应。--《寄生虫防治研究简报》中国科学院寄生虫病研究所，1971，(6)：6

烟锅草

【别名】 烟锅草《陕西中草药》，马尾黄连《贵州民间药物》，金鸡脚下黄(贵州)，马尾连(北京)。

【来源】 为毛茛科植物东亚唐松草 *Thalictrum minus* L. var. *hypoleucum* (Sieb. et Zucc.) Miq.的根及根茎。

【植物形态】 东亚唐松草 又名秋唐松草《河北植物志》，小果白蓬草《东北草本植物志》。多年生草本，高1～1.5m，全株无毛。茎直立，有分枝。叶互生；叶柄长达4cm，基部有狭鞘；茎中部叶为三至四回三出羽状复叶，有短柄或无柄；叶片长达20cm，小叶纸质或薄革质，倒卵形、宽倒卵形或近圆形，长1.5～2cm，宽1～2.5cm，先端3浅裂，或5裂齿，上面暗绿色，下面有白粉，呈粉绿色，叶脉隆起，网脉明显。圆锥花序长达30cm；花两性，花梗长3～8mm；萼片4，花瓣状，狭椭圆形，长约3.5mm，黄绿色，早落；花瓣无；雄蕊多数，长约6mm，花丝丝状，花药狭长圆形，长约2mm，先端有短尖头；心皮3～5，无柄，柱头三角状箭头形。瘦果纺锤形，略弯曲，长约3.5mm，有8条纵肋。花期6～7月，果期7～9月。见（图207）

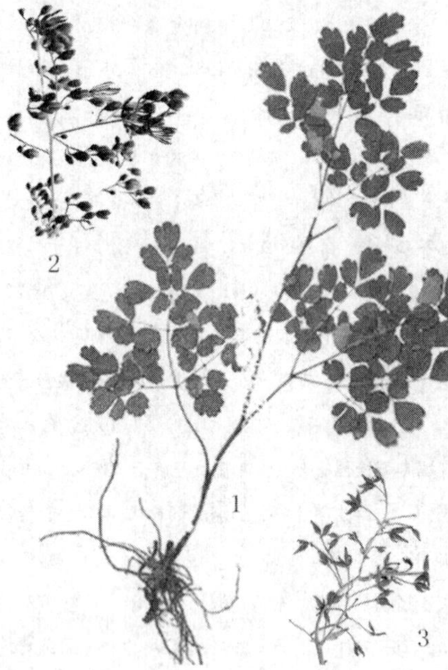

（图207）**东亚唐松草**

1.植株 2.花序枝 3.果序枝

【生长分布】 生于丘陵、山地林边或山谷沟边。邹平南部山区多分布。

【采收加工】 夏、秋间采收，洗净，晒干用。

【性状鉴别】 根茎由数至十数个节结连生，常中空。细根数十至百余条密生于根茎下面，长10～20(～30)cm，直径1～1.5mm，软而扭曲，常缠绕成团；表面浅棕色，疏松，皮层常脱落，脱落处现棕黄色木心；断面纤维性，气微，味稍苦。

【显微鉴别】 根横切面：类圆形。表皮常脱落，残留者可见1列方形表皮细胞，常压扁或特化为根毛。皮层较宽，靠外侧有2～3列纤维和纤维状石细胞，连成环带，细胞壁棕黄色，强木化；内皮层母细胞切向延长，分隔成3～4个子细胞，凯氏带明显。中柱鞘细胞2～3列，壁增厚，非木化。初生木质部三原型；术质部3束与大型纤维束相间排列。

【理化鉴别】 ①显微化学试验：取本品粉末少许，置载玻片上，加乙醇1～2滴及硝酸1滴，盖上盖玻片，放置5～10分钟，置显微镜下观察，可见黄色针状、长柱状或簇状的硝酸小檗碱结晶。②薄层色谱：取本品粉末1g，用甲醇水浴回流提取，提取液浓缩至1～2ml，作为供试液。取小檗碱、药根碱、木兰花碱对照品，用甲醇溶解，制成每1ml约各含1mg的混合对照液。取上述供试液、对照液各适量，分别点于同一硅胶薄层板上，以氯仿—甲醇—氨水(15：4：1)为展开剂，展开12～15cm，取出，晾干。置紫外灯(254nm)下观察，供试品色谱在与对照品色谱相应位置上，显相同颜色荧光斑点。喷以改良碘化铋钾试液，供试品色谱在与对照品色谱相应的位置上，均显相同的红色斑点。

【主含成分】 **根**：含0-甲基唐松草檗碱(*0-methyhhalicberine*)，秋唐松草替定碱(*thalmelatidine*)，东亚唐松草碱(*thalicthuberine*)，木兰花碱(*magnoflorine*)。

茎叶：含唐松草檗碱(*thalicberine*)，高唐碱(*takatonine*)，唐松草亭碱(*thalictine*)，小檗碱(*berberine*)等。

叶：含唐松草黄酮甙(*thalictiin*)即芹菜素-7-半乳糖甙(*apigenin-7-galactoside*)。

本植物还含阿罗莫灵碱(*aromoline*)，O-甲基阿罗莫灵碱(*0-methylaromoline*，*homoaromoline*)。

【药理】 （1）**降压作用** 0-甲基唐松草檗碱和0-甲基阿罗莫灵碱均具有降压作用。0-甲基唐松草檗碱1mg/kg、2mg/kg对正常狗血压分别降低4.25kPa(32mmHg)和12.9kPa(97mmHg)；O-甲基阿罗莫灵碱2mg/kg，4mg/kg分别降低2.1kPa(16mmHg)和2.6kPa(20mmHg)。

（2）**抗菌作用** 0-甲基阿罗莫灵碱在≤100μg/ml浓度下有抗耻垢杆菌作用。

【性味归经】 味苦，性寒，小毒。

【功用主治】 清热解毒燥湿。主治百日咳，痈疮肿毒，牙痛，湿疹。

《贵州民间药物》："清热凉血，消肿毒。治胸膈饱胀。"

《陕西中草药》："清热解毒。主治牙痛，急性皮炎，湿疹。"

【用量用法】 内服：煎汤，6～9g。外用：焙干研粉，撒敷患处，或煎水洗，或捣烂敷，适量。

【使用注意】 虚寒证慎服。

【附方】 （1）**治急性皮炎、湿疹**：烟窝草适量，焙干，研粉，撒敷。--《陕西中草药》

（2）**治风丹** 马尾黄连一大把煎水，洗患处；并用根15g煎水服。

（3）**治肿毒**：适量马尾黄连根捣烂，摊在布上包患处，每日换1次。

（4）**治胸膈饱胀**：马尾黄连9g，煎酒服。

（5）**治痔疮出血**：马尾黄连15g，蒸酒服。（2～5方均出自《贵州民间药物》）

一颗针

【别名】 一颗针《中华本草》，刺榴根《潮阳中草药》，子檗、刺檗、山石榴《青岛中草药手册》，刺木仔根、大刺根(广东)。

【来源】 为小檗科植物小檗 *Berberis thunbergii* DC.、紫叶小檗 *Berberis thunbergii* DC.*var.atropurpurea* Chenault.的根、根皮及枝叶。

【植物形态】 （1）**小檗** 落叶灌木，高可达2～3m，分枝多，枝条开展，节间长1～1.5cm，幼枝淡红带绿色，老枝暗红色。刺通常单一，长5～18mm，叶簇生,通常8片；柄长2～10mm；叶片变化较大，倒卵形至匙状长圆形，长0.5～3cm，宽3～15mm，先端钝圆，基部下延成短柄一缘，上面暗绿色，下面带灰绿色，网脉不明显。花2～5朵簇生状排列成伞形花序，稀有单花；萼片6，呈花瓣状；花瓣6，倒卵形，先端钝圆或微缺，基部有1对长圆形腺体；雄蕊6，花药瓣裂，药隔先端平截；子房长圆形，柱头头状扁平，无花柱，内含胚珠2枚。浆果长圆形，熟时鲜红色或紫红色。种子2，倒卵形，表面紫褐色。花期4～5月，果期7～

10月。见(图208)

（2）**紫叶小檗** 与小檗的主要区别：叶通常10片以上，叶上面紫红色，下面带灰白、灰绿色。

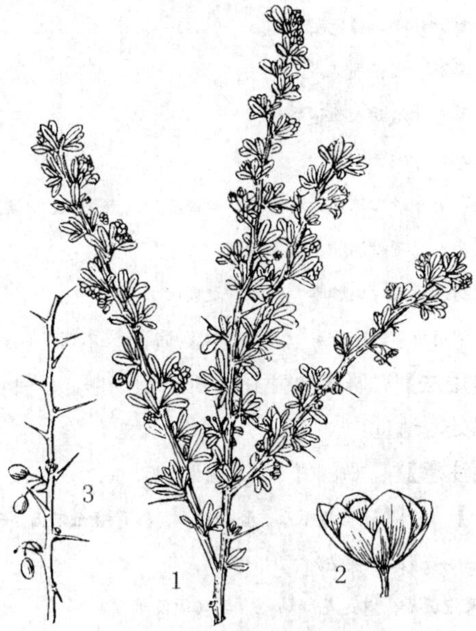

(图208)小檗

1.花枝 2.花 3.果枝

【生长分布】 通常作为绿化植物，种植在公园、街道边、河沟边作为绿篱。

【采收加工】 夏季采枝叶，秋季挖根及根皮，洗净切段，晒干。

【性状鉴别】 根圆锥形或圆柱形，稍扭曲，直径0.2～1.5cm，根头部稍粗大，有分枝。表面棕色至灰棕色，粗糙，具纵皱，老根外皮部分开裂或剥落。质硬，老根较难折断，折断面纤维性，横切面可见明显年轮环，皮部棕色至黄棕色，木部黄色，中央呈枯朽状。茎枝圆柱形，长短不一，老枝暗红色，嫩枝淡红带绿色，有纵棱和针刺，针刺单一，长0.5～1.8cm，质脆。气微，味苦。

【显微鉴别】 （1）粉末特征：棕黄色。①韧皮纤维淡黄色，单个或数个成束，大多梭形，末端钝圆，直径14～41μm，长123～246μm，胞腔较狭，孔沟明屁，有的孔沟较宽。②白细胞淡黄色，类长三角形及类长方形，直径25～55μm，长90～144μm，孔沟明显，有的孔沟较宽。③木纤维细长，多碎断，直径10～21μm，壁较薄，纹孔不明显或具斜裂缝状孔。④导管主为具缘纹孔导管，直径18～45μm，网纹导管较细。⑤木栓细胞多角形。见(图209)

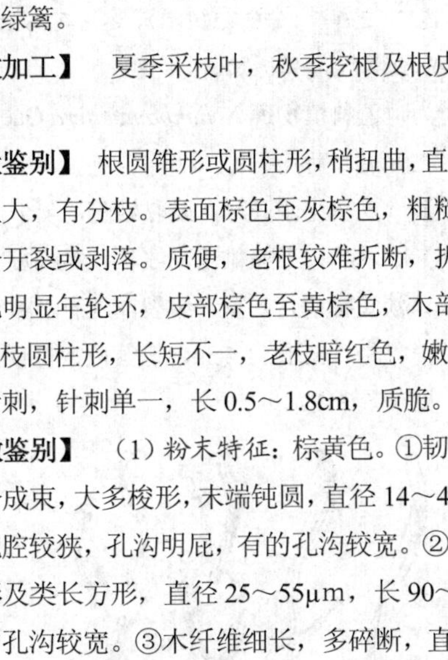

(图209)一颗针（根）粉末特征图

1.韧皮纤维 2.木纤维 3.石细胞 4.导管 5.木栓细胞

（2）根横切面：木栓细胞10余列。皮层狭窄，与韧皮部的界线不甚明显。皮层和韧皮部散有单个或2～6个成束的黄色纤维及石细胞。韧皮部有时可见木栓组织环。形成层环微波状弯曲。木质部细胞壁木化，年轮明显；木射线宽1～6列细胞，孔沟及纹孔明显，细胞中可见淀粉粒。

【理化鉴别】 取本品粉末少许，置载玻片上，加5%盐酸1滴，片刻后镜检，可见黄色针状结晶及针晶簇。(检查小檗碱)

【主含成分】 **根茎的木质部**：含小檗碱(*berberine*)，尖刺碱(*oxyacanthine*)，药根碱(*jatrorrhizine*)，木兰花碱(*magnoflorine*)，小檗胺(*berbamine*)，氧化小檗碱(*oxyberberine*)，掌叶方己碱(*palmatine*)，非洲防己碱(*columbamine*)。

根皮和茎：含小檗碱，异粉防己碱(isotetrandrine)。

【性味归经】 味苦，性寒。归胃经。

《青岛中草药手册》："性人寒，味苦。入胃经。"

【功用主治】 清热燥湿，泻火解毒。主治湿热泄泻，痢疾，胃热疼痛，目赤肿痛，口疮，咽喉肿痛，急性湿疹，烫伤。

《青岛中草药手册》："健胃杀虫，祛胃热。主治胃痛，妇女血崩，结膜炎，口舌生疮，目疾。"

【用量用法】 内服：煎汤，15～20g。外用：煎水洗眼，适量。

【附方】 （1）**治结膜炎**：小檗枝叶15g，水煎洗眼。--《青岛中草药手册》

（2）**治急性胃肠炎、肝炎**：小檗根15～30g，水煎服。

（3）**治急性湿疹及烫伤**：小檗根研末，麻油调搽患处。（2～3方均出自《湖南农村常用中草药手册》）

荷花

【别名】 荷花《毛诗传》，菡萏《诗经》，水花、芙蓉《古今注》(崔豹)，莲花《日华子》。珍："莲者连也，花实相连而出也。"

【来源】 为睡莲科植物莲 *Nelumbo nucifera* Gaertn.的花蕾。

【植物形态】 莲 名出《别录》，又名荷《诗经》，芙渠《尔雅》，泽芝、水芝《古今注》(崔豹)，荷花(通称)。多年生水生草本。根茎横生，肥厚，节间膨大，内有多数纵行通气孔洞，外生须状不定根。节上生叶，露出水面；叶柄着生于叶背中央，粗壮，圆柱形，多刺；叶片圆形，直径25～90cm，余缘或稍呈波状，上面粉绿色，下面叶脉从中央射出，有1～2次叉状分枝。花单生于花梗顶端，花梗与叶柄等长或稍长，也散生小刺；花直径10～20cm，芳香，红色、粉红色或白色；花瓣椭圆形或倒卵形，长5～10cm，宽3～5cm；雄蕊多数，花药条形，花丝细长，着生于花托之下；心皮多数，埋藏于膨大的花托内，子房椭圆形，花柱极短。花后结"莲蓬"，倒锥形，直径5～10cm，有小孔20～30个，每孔内含果实1枚；坚果椭圆形或卵形，长1.5～2.5cm，果皮革质，坚硬，熟时黑褐色。种子卵形，或椭圆形，长1.2～1.7cm，种皮红色或白色。花期6～8月，果期8～10月。见下(图310)

本植物的雄蕊（**莲须**）、花托（**莲房**）、果实（**石莲子**）、种子（**莲子**）、种皮（**莲衣**）、种子中的幼叶及胚根（**莲子心**）、叶（**荷叶**）、叶柄或花柄（**荷梗**）、叶基部（**荷叶蒂**）、根茎（**藕**）、根茎的节部（**藕节**）均供药用，详见下述。

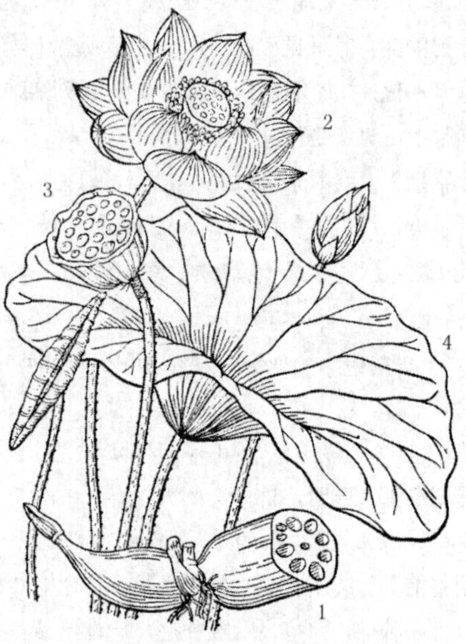

（图 310）**莲**

1.藕 2.荷花 3.莲房及莲子 4.荷叶

【生长分布】 生于水泽、池塘、湖沼或水田内，野生或栽培。邹平各地均有栽培。

【采收加工】 6～7 月间采收含苞未放的大花蕾或开放的花，阴干。

【栽培要点】 **生物学特性** 喜温暖湿润气候，土温达 10℃以上时，种藕顶芽开始萌发，气温达 15℃以上时，茎叶生长，20～30℃最适宜茎叶生长和开花结果，25～35℃最适结藕，当气温下降至 15℃以下时植株停止生长。对水位要求：生长初期 5～10cm 最适，生长盛期 20～30cm，水位最高不宜淹没立叶。

栽培技术 以支藕、子藕作种，选土壤肥沃、保水保肥的水田。种藕一般要 2 节，每穴栽子藕 2 支或支藕、子藕各 1 支。每 1 小时 m^2 栽 7500～12000 支，栽时按藕形开沟，将藕横放，顶芽向下倾斜，盖泥平沟，压紧防止浮起。

田间管理 除草，及时摘除枯黄浮叶。施肥以基肥为主，追肥为辅，一般在主茎长出 1～2 片叶时追肥 1 次，每 1 小时 m^2 施粪肥 15000～22500kg 或氮肥 225kg 左右，以促进立叶生长和分枝。

病虫害防治 长腿水叶甲，用 40％乙敌粉每 1 小时 m^2 30kg，拌细土 375kg，施入田面，放入浅水后耕入土中。莲窄摇蚊，幼虫期喷 90％敌百虫 1000～1500 倍液。莲藕黑斑病、莲藕褐斑病，发病开始用 50％多菌灵 500 倍加 0.3％洗衣粉喷雾；及时清除病叶。

【性状鉴别】 花蕾圆锥形，长 2.5～5cm，直径 2～3cm。表面灰棕色，花瓣多层。散落的花瓣卵形或椭圆形，皱缩或折摺，表面具多数细脉，光滑柔软。去掉花瓣，中心有幼小的莲蓬，顶端平坦，上面有小孔十余个，基部渐窄，周围着生多数雄蕊。气香，味微涩。

【主含成分】 莲花含槲皮素(*quercetin*)，木犀草素(*1uteolin*)，异槲皮甙(*isoquercitrin*)，木犀草素葡萄糖甙(*1uteolinglucoside*)，山柰酚(*kaempfero1*)，山柰酚-3-半乳糖葡萄糖甙(*kaempferol-3-galactoglucoside*)及山柰酚-3-二葡萄糖甙(*kaempferol-3-diglucoside*)等.

【性味归经】 味苦、甘，性平。归肝、胃经。

【功用主治】 散瘀止血，去湿消风。主治跌伤呕血，血淋，崩漏下血，天泡湿疮，疥疮瘙痒。

《日华子》："镇心，益色驻颜。"

《日用本草》："涩精气。"

《滇南本草》："治妇人血逆昏迷。"

《得配本草》："破血。"

《本草再新》："清心凉血，解热毒，治惊痫。消湿去风，治疮疥。"

《药性集要》："清心润肺，解暑除烦。"

《河北药材》："揉碎贴肿毒，促脓肿之吸收。"

《黑龙江常用中草药手册》："治血虚心腹痛，月经不调，血崩。"

【用量用法】 研末冲服，1～1.5g；煎汤服，6～9g。外用：鲜者贴敷患处，适量。

【使用注意】 《日华子》："忌地黄、葱、蒜。"

【附方】 （1）**治坠损呕血，坠跌积血，心胃呕血不止**：干荷花为末，每酒服方寸匕。--《医方集要》

（2）**治天泡湿疮**：以莲花瓣贴之。--《简便单方》

（3）**治唇上生疮**：以白荷花瓣贴之。--《丹溪治法心要》

莲须

【别名】 莲须、莲蕊须、佛座须《纲目》，莲花须《济生方》，莲花蕊《集效方》(孙天仁)，金樱草《品汇精要》。

【来源】 为睡莲科植物莲 *Nelumbo nucifera* Gaertn.的雄蕊。

【原植物】 参见"荷花"。

【采收加工】 夏季花盛开时，采取雄蕊，阴干。

【性状鉴别】 本品为干燥雄蕊，线状，常螺旋状扭曲，花药长 1.2～1.5cm，淡黄棕色，2 室，纵裂，内有多数黄色花粉；花丝丝状略扁，稍弯曲，长 1～1.5cm，棕黄色或棕褐色，质轻。气微，味微涩。见（图 311）

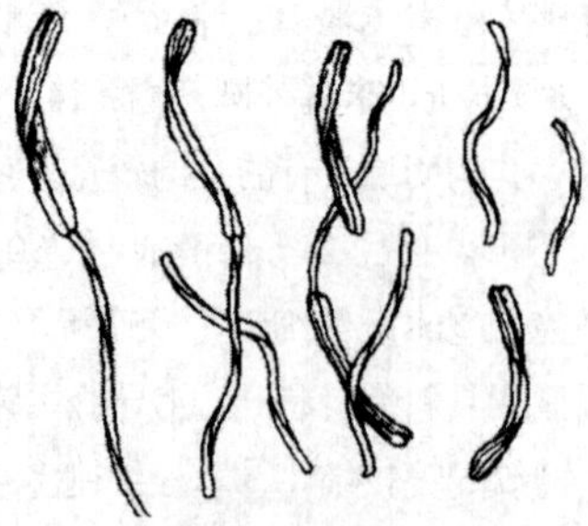

（图 311）**雄蕊外形**

【主含成分】 莲须含木犀草素(*1uteolin*)，槲皮素(*quercetin*)，异槲皮甙(*isoquercitrin*)及木犀草素葡萄糖甙(*1uteolinglucoside*)。

【性味归经】 味甘、涩，性平。归肾、肝经。

【功用主治】 清心益肾，涩精止血。主治遗精，尿频，遗尿，带下，吐血，崩漏。

《绍兴本草》："补益心神。"

《本草蒙筌》："益肾，涩精，固髓。"

《纲目》："清心通肾，固精气，乌须发，悦颜色，益血，止血崩，吐血。"

《本草通玄》："治男子肾泄，女子崩带。"

《会约医镜·本草》："除泻痢。"

《调疾饮食辨》："能止肾热泄精"。

《本草再新》："清心肺之虚热，解暑除烦，生津止渴。"

【临床应用】 (1) **用于肾虚遗精滑泄，耳鸣**。莲须可与沙苑蒺藜、龙骨、牡蛎等同用，以补肾涩精，如《医方集解》金锁固精丸；若肾虚带下清稀，配金樱子、芡实，以固肾止带；若肾虚尿频或遗尿，可配覆盆子、菟丝子，以固肾止遗。

(2) **用于吐血不止**。莲须可配仙鹤草、侧柏叶、白及，以加强止血之功；若妇人血崩不止，可与当归、红花等同用，以活血止血，如《兰室秘藏》立效散。

《本草经疏》："同黄柏、砂仁、沙苑蒺藜、鱼胶、五味子、覆盆子、生甘草、牡蛎为丸，治梦遗精滑最良。"

《得宜本草》："得黑牵牛、当归，治久近痔漏；得黄药，治欲火梦遗。"

【用量用法】 内服：煎汤，3～9g，或入丸、散。

【使用注意】 《日华子》："忌地黄、葱、蒜。"

【附方】 (1) **治梦遗漏精**：鸡头肉末、莲花蕊末、龙骨(别研)、乌梅肉(焙干，取末)各一两。上件煎山药糊为圆，如鸡头大。每服一粒，温酒、盐汤任下，空心。--《杨氏家藏方》(玉锁丹)

(2) **治男子色欲过度，精气不固，梦遗滑脱，无子**：莲花蕊十两，石莲子十两(去内青，取粉)，鸡头实十两(粉)。上以金樱子三斤，取霜后半黄者，木臼中转杵，却刺去子，水淘净捣烂，入砂锅水煎不绝火，约水耗半，取出滤过重煎如稀饧，入前药末，和丸桐子大。每服五十丸，空盐汤下。--《医学正印》之"金锁思仙丹"

(3) **治精滑不禁**：沙苑蒺藜(炒)、芡实(蒸)、莲须各二两，龙骨(酥炙)、牡蛎(盐水煮一日一夜，煅粉)各一两。莲子粉糊为丸。盐汤下。--《医方集解》之"金锁固精丸"

(4) **治肾虚遗精**：甘枸杞(人乳浸一宿，晒干)二两，白莲蕊二两，何首乌(黑豆汁浸，蒸九次，晒干)四两，羊肾(淡盐腌一宿)十对。将前药共为细末，将羊肾用酒三四碗煮烂为度，捣如泥，并地黄酒和前药末捣匀为丸，黄豆大。每淡盐汤下三钱。--《集验良方》之"固精种子羊肾丸"

(5) **治妇人血崩不止**：当归、莲花心、白绵子、红花、茅花各一两。上锉如豆大，白纸裹定，泥固，炭火烧灰存性，为细末。血崩不止加麝香为引，好温酒调服。--《兰室秘藏》之"立效散"

(6) **治久痔漏近三十年**：莲花蕊、黑牵牛(头末)各一两半，当归五钱。为末。每空心酒服二钱。--《孙天仁集效方》

莲房

【别名】 莲房《食疗本草》，莲蓬壳《海上名方》，莲壳《儒门事亲》，莲蓬《直指方》。

【名释】 花托中分隔的各个部分均称"房"。莲之果托有20～30个小孔，各为一房，每房一子，故名。莲房质地蓬松，故又称莲蓬、莲蓬壳。

【来源】 为睡莲科植物莲 *Nelumbo nucifera* Gaertn.的花托。

【原植物】 参见"荷花"。

【采收加工】 秋季果实成熟时，割下莲蓬，除去果实(莲子)及梗，晒干。

【性状鉴别】 本品为倒圆锥状或漏斗状花托，多撕裂，直径5～8cm，高4～6cm。表面灰棕色，具细纵纹及皱纹，或局部表面破裂呈纤维状；顶面圆而平，有多数挖除果实后的圆形小孔穴，基部有花柄残基或痕迹。体轻、质疏松，纵破开多裂隙似海绵状。气微，味微涩。见（图312）

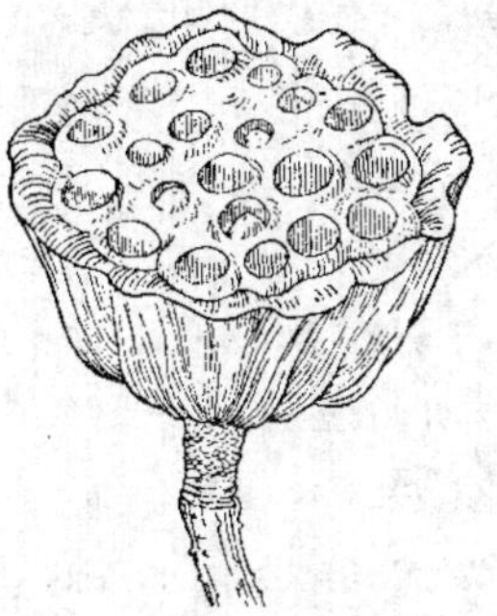

（图312）莲房外形

【主含成分】 莲房含金丝桃甙(*hyperoside*)，槲皮素-3-二葡萄糖甙(*quercetin-3-diglueoside*)及少量莲子碱(*nelumbine*)等。此外尚含碳水化合物，脂肪，蛋白质，胡萝卜素，烟酸，维生素B_1、B_2和C，槲皮素(*quercelin*)。

【炮制】 **莲房炭**：取净莲房碎块，置铁锅内，上面扣一直径较小的锅，锅上贴一白纸条，或放数粒大米，两锅接合处用盐泥封固，上压重物，用文武火加热，煅至贴在盖锅底上的白纸或火米显焦黄色为度，停火，待凉透后取出。或置锅内，用武火加热，炒至表面焦黑色，内部焦褐色，喷淋清水，灭尽火星，取出晾干。莲房炭用于收敛止血。

饮片性状：莲房炭形如莲房，表面焦黑色，内部焦褐色。

【性味归经】 味苦、涩，性平。归肝经。

【功用主治】 散瘀止血。主治崩漏，月经过多，便血，尿血。

《食疗本草》："破血。"

《本草拾遗》："主血胀腹痛，产后胎衣不下，酒煮服之；又主食野菌毒，水煮服之。"

《纲目》："主血崩，下血，溺血。"

《本草汇言》："止血痢，脾泄久痢之药也。"

《握灵本草》："烧灰，止崩带，胎漏，血淋等症。"

《岭南采药录》："疗乳头开裂。"

【临床应用】 (1) **用于诸失血证**。莲房有止血而不留瘀之特点，常与棕榈、头发烧存性服，如《直指方》黑散子。若血崩不止，或月经过多，可单用本品烧存性为末服，如《十便良方》芙渠散。若血崩而有瘀血凝滞者，《卫生易简方》以本品配棕榈皮炭、炒香附同用，以散瘀行滞而止血。若大便出血，常配槐花炭、地榆炭同用，以凉血止血。若尿血或血淋，常配小蓟、白茅根同用，以凉血散瘀，利尿止血。

(2) **外用**。炒研或烧灰为末，外敷乳头开裂、黄水疮。

《得宜本草》："得厥阴经药，治大便下血。"

《得配本草》："得香附炭治产后血崩；配荆芥炭止眦崩，入肝经药治便血；烧炭存性，研末入麝香少许，米饮下，治小便血淋。调井底泥，涂天泡疮。"

【用量用法】 内服：煎汤，5～10g，或研末冲服。外用：研末掺患处，或煎汤熏洗，适量。

【附方】　（1）**治诸窍出血**：隔年莲蓬、败棕榈、头发。上药烧灰存性，等分，为末。每服二钱，煎南木香汤调下。--《直指方》之"黑散子"

（2）**治血崩不止，不拘冷热**：莲蓬壳、荆芥穗各等分。各烧灰存性，总研末。每服二钱，米汤调服。--《圣惠方》

（3）**治崩中血凝注**：用干莲蓬、棕榈皮及毛各烧灰一两，香附子三钱炒。为末。每服三四钱，空心，米饮调下。--《卫生易简方》

（4）**治妇人经水重来**：莲房、人发、棕榈、柏叶(各烧灰存性)、黄芩各等分。研末。每服二钱，米饮汤下，一日一服。--《胎产新书》

（5）**治小便血淋**：莲房(烧存性，为末)，入麝香少许。每服二钱半，米饮调下，日二。--《纲目》引《经验方》

（6）**治红白淋带**：莲蓬三十个，连根连子取来。将十根连壳，用水五碗，煎三碗服之。不止，再服一剂；连服三剂。即除根。--《串雅内编》

（7）**治肠澼痔漏**：槐花半两，莲房一个，荆芥五文，五倍子三钱，地榆半两。上为末。每用半两，水一瓶，以瓦器煎，入白矾末一钱，乘热先熏后洗。--《奇效良方》之"熏洗方"

（8）**治脱肛**：用莲蓬壳一对，橡椀二十个。捣碎，煎水数沸，入朴硝热淋洗。--《古今医统》

（9）**治乳裂**：莲房炒研为末，外敷。--《岭南采药录》

（10）**治天泡湿疮**：莲蓬壳，烧存性，研末，井泥调涂。--《海上名方》

石莲子

【别名】　石莲子《食疗本草》，甜石莲、壳莲子、带皮莲子《全国中草药汇编》。

【来源】　为睡莲科植物莲 *Nelumbo nucifem* Gaertn.老熟的果实。

【原植物】　参见"荷花"。

【采收加工】　10月间，当莲子成熟时，割下莲蓬，从中取出果实晒干，或于修整池塘时拾取落于淤泥中之莲实，洗净晒干。

【药材鉴别】　果实卵圆状椭圆形，两端略尖，长1.5～2cm，直径0.8～1.3cm。表面灰棕色至黑棕色，平滑，有白色霜粉，先端有圆孔状柱迹或有残留柱基，基部有果柄痕。质坚硬，不易破开，破开后内有1颗种子，卵形，种皮黄棕或红棕色，不易剥离，子叶2枚，淡黄白色，粉性，中心有一暗绿色的莲子心。气微，味微甘，胚芽苦。见（图313）

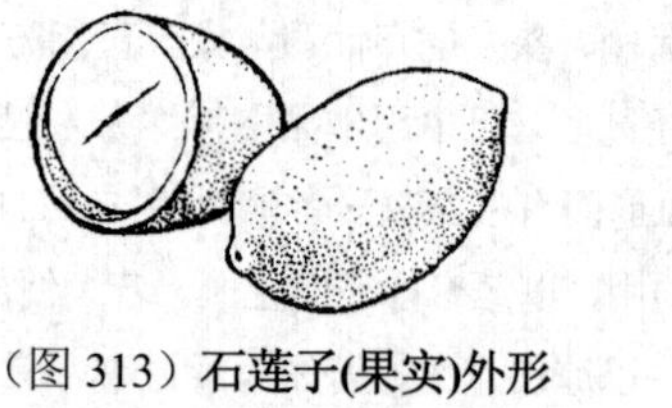

（图313）**石莲子(果实)外形**

【性味归经】　味甘、涩、微苦，性寒。归脾、胃、心经。

【功用主治】　清湿热，开胃进食，清心宁神，涩精止泄。主治噤口痢，呕吐不食，心烦失眠，遗精，尿浊，带下。

《本草拾遗》："食之令发黑不老。"

《日华子》："益气止渴，助心止痢。治腰痛，治泄精，安心多食，令人喜。"

《本草衍义》："宁心志，清神。"

《本草从新》："清心除烦，开胃进食，去湿热，专治噤口痢、淋浊诸症。"

《得配本草》："清火敛热，实脾胃，止泻痢及淋浊诸症。"

《药性考》："止吐呕恶，热渴咳逆，白浊遗精，便数可节，清心宁神，强志益肾。"

【临床应用】　（1）**用于噤口痢，饮食不入**。石莲子可清湿热，开胃气。常单味研末，陈米饮调服，如《妇人良方》治噤口痢方，《直指方》在此基础上以橘皮末、姜、枣佐之，以调脾胃，服之便觉思食。若噤口痢湿热内盛，脾胃两伤，胃失和降，呕恶不纳，《医学广笔记》用本品同人参、黄连煎服，可奏清湿热，益脾胃，止吐止痢之功。

（2）**用于心火妄动，肾阴虚亏，心肾不交，遗精，白浊，夜不安寐**。以石莲子清心宁神，常配黄芩、麦冬、地骨皮等同用，以交通心肾，而涩精止泄，如《局方》清心莲子饮；若心有虚热，小便赤浊者，用本品配炙甘草、灯心同用，以清心火，如《瀛指方》莲子六一汤。

《纲目》："得茯苓、山药、白术、杞子良。"

《本草求原》："清心宁神，同龙脑为末；白浊遗精，同茯苓为末，白汤下，此髓有热也，若肾虚而滑忌之；心虚热赤浊，加时草为末，灯心汤下；热毒噤口痢，同参用，取水土之余气，以助脾阴而去湿热。"

【用量用法】　内服：煎汤，9～12g。

【使用注意】　虚寒久痢禁服。清热生用，清心宁神连心用。

《本草从新》："无湿热而虚寒者勿服。"

【附方】　（1）**治噤口痢**：①石莲肉不以多少，不炒去壳，将肉并心碾为细末，每服一钱，陈米饮调下，便觉思食。--《妇人良方》。　②石莲肉日干。上为末，每服二钱，陈米饮调下，便觉思食。仍以日照东方壁土炒真橘皮为末，姜、枣略煎佐之。--《直指方》。　③石莲子二半两，石菖蒲、人参各二钱。上为细末，分作三服，不拘时，陈米饮调下。--《医统》引《妇科心镜》石莲子散。　④治噤口痢吐不纳药：人参一两、川黄连(姜汁制)、石莲子(炒，去心)五钱。水二钟，煎八分，小杯缓服之。吐止痢亦止。--《医学广笔记》

（2）**治心火上炎，湿热下盛，小便赤涩，淋浊崩带，遗精等证**：黄芩、麦门冬(去心)、地骨皮、车前子、甘草(炙)各半两，石莲肉(去心)、白茯苓、黄芪(蜜炙)、人参各七钱半。七铢散，每三钱，麦门冬一粒，水一盏半，煎取八分，空心食前服。--《局方》之"清心莲子饮"

（3）**治心经虚热，小便赤浊**：石莲肉(连心)六两，炙甘草一两。为细末，每二钱，灯心煎汤调下。--《直指方》之"莲子六一汤"

（4）**治男子嗜欲太过，精气不固，涩以去脱之剂**：莲花蕊十两、石莲子十两，鸡头实十两。捣末，上以金樱子三斤，以水煎如稀饧，入前药末和丸桐子大。每服三十丸，空心盐汤下。--《直指方》之"金锁思仙丹"

（5）**治翻胃**：石莲肉，为末，入些豆蔻末，米汤乘热调服。--《直指方》

（6）**治产后胃寒咳逆，呕吐不食，或腹作胀**：石莲肉两半、白茯苓一两、丁香五钱。上为末，每服二钱，不拘时，用姜汤或米饮调下，日二服。--《妇人良方》之"石莲散"

莲子

【别名】　莲子《本草经集注》，的、薂《尔雅》，藕实、水芝丹《本经》，莲实《尔雅》(郭璞注)，莲蓬子《山西中药志》，莲肉(通称)。

【来源】　为睡莲科植物莲 *Nelumbo nucifem* Gaertn.的成熟种

子。

【原植物】 参见“荷花”。

【采收加工】 9～10月间果实成熟时，剪下莲蓬，剥出果实，趁鲜用快刀划开，剥去壳皮，晒干。

【性状鉴别】 种子略呈椭圆形或类球形，长1.2～1.7cm，直径0.8～1.5cm。表面浅黄棕色至红棕色，有细纵纹和较宽的脉纹，先端中央呈乳头状突起，深棕色，常有裂口，其周围及下方略下陷。种皮菲薄，紧贴子叶，不易剥离。质硬，破开后可见黄白色肥厚子叶2枚，中心凹入成槽形，具绿色莲子心。气无，味甘、涩，莲子心极苦。见(图314)

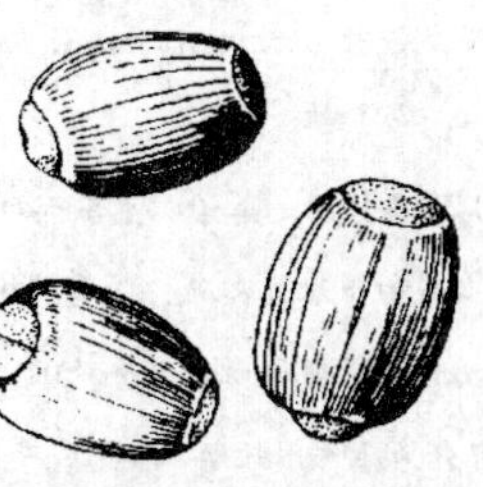

（图314）**莲子(种子)外形**

【理化鉴别】 薄层色谱：取本品粉末0.1g，加70%乙醇10ml，冷浸4h，滤过，滤液作供试品溶液。另取棉子糖加75%乙醇溶解，作对照品。吸取供试品及对照品溶液适量，分别点于同一硅胶G板上，以正丁醇-冰醋酸-水(4：1：5)，展开2次，喷以α-萘酚硫酸液，105℃加热显色，供试品色谱在与对照品色谱的相应位置上，显相同颜色斑点。

【显微鉴别】 粉末特征：①淀粉粒众多，单粒椭圆形、广卵圆形或蚌壳形，长5～21μm，直径5～13μm，脐点缝状，层纹不明显。②子叶薄壁细胞壁微呈链珠状，隐约可见纹孔域，纹孔类三角形或稍延长，排列紧密。③种皮表皮细胞表面观类多角形或不规则形，气孔保卫细胞新月形，细胞现网格样纹理，副卫细胞4～7。④胚根细胞长方形，排列整齐，壁菲薄，有的含脂肪油滴。见(图315)

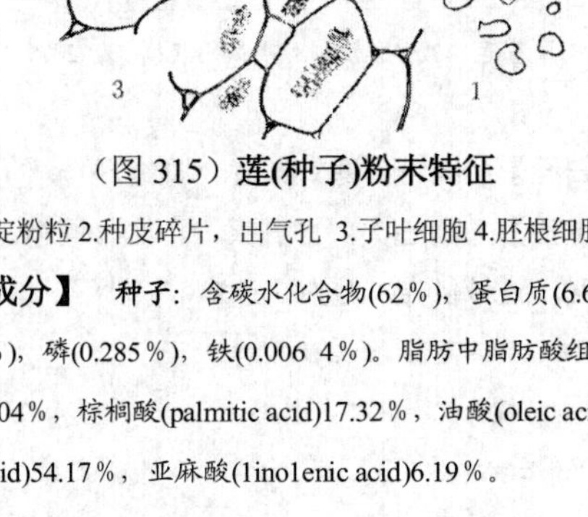

（图315）**莲(种子)粉末特征**

1.淀粉粒 2.种皮碎片，出气孔 3.子叶细胞 4.胚根细胞

【主含成分】 **种子**：含碳水化合物(62%)，蛋白质(6.6%)，脂肪(2.0%)，钙(0.089%)，磷(0.285%)，铁(0.006 4%)。脂肪中脂肪酸组成：肉豆蔻酸(myristic acid)0.04%，棕榈酸(palmitic acid)17.32%，油酸(oleic acid)21.91%，亚油酸(linoleic acid)54.17%，亚麻酸(linolenic acid)6.19%。

果实：含和乌胺(higenamine)。

果皮：含荷叶碱(nucifefine)，原荷叶碱(nornuciferine)，氧黄心树宁碱(oxoushinsunine){H N-去甲亚美罂粟碱(N-norarrnepavine)。

【炮制】 （1）**炒莲肉**：取净莲肉置锅内，用文火加热，炒至肉仁微黄色并有香气时，取出放凉。

（2）**麸炒莲肉**：取麸皮，撒入热锅内，用中火加热，俟冒烟时，加入净莲肉，拌炒至肉仁微黄时，取出，筛去麸皮，放凉。莲肉每100kg，用麸皮10kg。

饮片性状：①炒莲肉形如莲肉，种仁微黄色，偶有焦斑。②麸炒莲肉形如莲肉，显微黄色，气微香。

【性味归经】 味甘、涩，性平；归脾、肾、心经。

【功用主治】 补脾止泻，益肾固精，养心安神。主治脾虚久泻、久痢。肾虚遗精、滑泄、小便不禁，妇人崩漏带下，心神不宁，惊悸，不眠。

《本经》：“主补中，养神，益气力。久服轻身耐老，不饥延年。”

《食疗本草》：“主五脏不足，伤中气绝，利益十二经脉血气。”

《食医心镜》：“清神，止渴，去热。”

《日华子》：“益气，止渴，助心，止痢。治腰痛，泄精，安心，多食令人喜。”

《绍兴本草》：“补心。”

《日用本草》：“止白浊。”

《滇南本草》：“清心解热。”

《纲目》：“交心肾，厚肠胃，固精气，强筋骨，补虚损，利耳目，除寒湿，止脾泄久痢，赤白浊，女人带下崩中诸血病”。

《明医指掌》：“健脾理胃，止泻涩精，清心养气。”

《遵生八笺》：“能补中益气，壮心神，消水谷，除惊悸，实肌肤。”

《雷公炮制药性解》：“醒脾，进饮食。”

《随息居饮食谱》：“鲜者，清心养胃，治噤口痢，生熟皆宜；干者，可生可熟，安神补气，镇逆止呕，固下焦，已崩带、遗精，厚肠胃，愈二便不禁。”

【临床应用】 （1）**用于脾胃虚弱诸证**。莲子可单味常服，以其味甘能补脾益胃。治脾胃虚弱，食少乏力，呕吐泄泻，常与人参、白术、茯苓、砂仁等药同用，以益气健脾和胃而止吐泻，如《局方》参苓白术散。若脾肾俱虚，五更溏泻，《本草经疏》以本品与补骨脂、肉豆蔻、五味子、人参等同用，以温补脾肾，涩肠止泻。治脾虚久痢不止，《世医得效方》用本品为末服，以补脾止痢。若噤口痢，饮食不入，热毒盛者，《医学广笔记》用莲肉、黄连、人参或少佐升麻以养胃止呕，清热毒。治胃虚气逆，《医方一盘珠》用莲子同丁香、煨姜、糯米煮粥，啜粥即止。至于病后脾胃虚弱，水谷难消，可用本品与茯苓、粳米为末服，补脾益胃，以复运化之功，如《士材三书》莲肉糕。

（2）**用于肾虚下焦不固诸证**。可用莲子益肾而固涩下焦。治遗精，常配芡实、金樱子等益肾涩精之品同用；若有梦而遗，需配宁心安神之品，如《临证指南医案》用本品多与远志、茯神、龙骨等同用，以宁心益肾，涩精止遗。治小便白浊，常配益智仁、龙骨同用，以涩精治浊，如《奇效良方》莲肉散。

（3）**用于心神不宁诸证**。用莲子以养心安神。治心慌不定，心悸，失眠，常配酸枣仁、柏子仁等同用以养心营而藏心神。若暑热之邪扰心，可用鲜莲子以清心，如《未刻本叶氏医案》载：“暑侵少寐，心阴不宁”，用鲜莲肉同辰砂拌麦冬、酸枣仁、细生地等同用；“暑热逼入胞络，神昏乱语”，用鲜莲子同竹叶卷心、川连、麦冬等同用。

《纲目》：“得茯苓、山药、白术、枸杞子良。”

《得宜本草》：“得乳香、益智治遗精、白浊。得炙甘草治赤浊。得陈仓米治噤口痢。”

《得配本草》：“得茯苓、丁香，治产后呕逆，得乳香治白浊，得浮萍、生姜，治小儿热渴，得甘草，治赤浊。配龙骨、益智仁等分为末，治遗精、白浊；配肉果，治胃虚呕吐，佐参、连，治噤口痢疾，米饮调服，治产后血渴；猪肚为丸，益脾肺虚损。”

《施今墨对药》：“芡实、莲子二药伍用，相互促进，其功益彰，健脾止泻，补肾固精，涩肠之泻之功增强。”

【用量用法】 内服：煎汤，6～15g，或入丸、散。

【使用注意】 中满痞胀、大便燥结者禁服。

《食疗本草》：“生食微动气，蒸食之良。”

《本草拾遗》：“食之宜蒸，生则胀人腹。中薏令人吐，食当去之。”

《本草求原》：“大便燥者勿服，以其健脾提水也。”

《随息居饮食谱》：“凡外感前后，疟、疸、疳、痔，气郁痞胀，溺赤便秘，食不运化及新产后皆忌之。”

《本草省常》：“生食伤胃。”

【附方】 （1）**治脾胃虚弱，饮食不进，多困少力，中满痞噎，心忪气喘，呕吐泄泻，及伤寒咳噫：**莲子肉(去皮)、薏苡仁、缩砂仁、桔梗(炒令深黄色)各一斤，白扁豆(姜汁浸去皮微炒)一斤半，白茯苓、人参(去芦)、甘草(炒)、白术、山药各二斤。上为末，每服二钱，枣汤调下。小儿量岁数加减服。--《局方》之“参苓白术散”

(3)**治久痢不止**：老莲子二两(去心)，为末。每服一钱。陈米汤调下。--《世医得效方》

（3）**治下痢饮食不入，俗名噤口痢**：鲜莲肉一两，黄连五钱，人参五钱。水煎浓，细细与呷。--《本草经疏》

（4）**治病后胃弱，不能饮食**：莲肉、粳米各炒四两，茯苓二两。共为末，砂糖调和。每五六匙，白滚汤下。--《医学入门》之“莲肉糕”

（5）**治小便白浊，梦遗泄精**：莲肉、益智仁、龙骨(五色者)各等分。上为细末。每服二钱，空心，用清米饮调下。--《奇效良方》之“莲肉散”

（6）**补益虚损**：莲实(去皮)不以多少，用好酒浸一宿，入大猪肚内，用水煮熟，取出焙干。上为极细末，酒糊为丸，如鸡头大。每服五、七十丸，食前温酒送下。--《医学发明》之“水芝丸”

莲子心

【别名】 莲子心《食性本草》，薏《尔雅》，苦薏《诗疏》(陆玑)，莲薏《纲目》，莲心《本草再新》。

【来源】 为睡莲科植物莲 *Nelumbo nucifera* Gaertn.的成熟种子中的幼叶及胚根。

【原植物】 参见“荷花”。

【采收加工】 将莲子剥开，取出绿色胚(莲心)，摊晾晒干。

【性状鉴别】 本品为莲子除去子叶的胚，略呈细棒状，绿色，长1～1.5cm，直径约2mm。其中幼叶2枚，一长一短，卷成箭形，向下反折；胚芽极小，位于两幼叶之间；胚根圆柱形，长约3mm，黄白色。质脆，易折断，断面有多数小孔。气无，味极苦。

【主含成分】 莲子心含莲心碱(*1iensinine*)，异莲心碱(*isoliensinine*)，甲基莲心碱(*neferine*)，荷叶碱(*nuciferine*)，前荷叶碱(*pronuciferine*)，牛角花碱(*1otusine*)，甲基紫堇杷灵(*methylcorypalline*)，去甲基衡州乌药碱(*demethylcoclaurine* 或 *higenamine*)，亚美罂粟碱(*armepavine*)，莲子碱(*nelumbine*)，4′-甲基-N-甲基衡州乌药碱(*4′-methyl-N-methylcoclaurine*)。此外，尚含木犀草甙(*galuteolin*)，金丝桃甙(*hyperin*)以及芸香甙(*rutin*)，β-谷甾醇(*β-sitostero1*)，β-谷甾醇脂肪酸酯(*β-sitosterol fatty acid ester*)，棕榈酸，不饱和酮酸及叶绿素(*chlorophylls*)等。

【药理】 （1）**降压作用** 莲子心水煎剂对麻醉猫有降压作用。已发现其降压有效成分为莲心碱和甲基莲心碱。莲心碱除外的非结晶部分(Nn-9)对麻醉猫静脉注射1～2mg/kg可降低原血压水平约50%，维持2～3小时，但对兔并无降压作用；结晶部分降压作用短暂，改变成季铵盐(0-甲基.莲心碱硫酸甲酯季胺盐)给麻醉猫静注(1～2mg/kg)和麻醉狗静注(0.1～0.2mg/k)，均产生强而持久的降压作用。甲基莲心碱给麻醉大鼠静注1.5mg/kg或6mg/kg，lmin后平均血压(MAP)下降39±11%及62±12%，1.5mg/kg组经lh后MAP逐渐回升接近正常水平，6mg/kg组则持续时间更长。甲基莲心碱经大鼠十二指肠给药30mg/kg也有明显降压作用，60分钟起效，100～180min后平均动脉压(MAP)下降值稳定在35%左右，在相应时间内心率无明显变化。甲基莲心碱对肾性和醋酸去氧皮质酮(DOCA)盐型高血压大鼠也均有明显降压作用。麻醉猫和清醒家兔静注甲基莲心碱也均使血压明显下降。说明甲基莲心碱对不同动物、不同给药途径都有降压作用。

（2）**抗心律失常作用** 甲基莲心碱具有较广泛的抗心律失常作用。5mg/kg静脉注射能对抗肾上腺素引起的家兔心律失常，提高家兔心室电致颤阈，效果与奎尼丁相似；对乌头碱致大鼠心律失常和毒毛花苷G(哇巴因)致豚鼠心律失常以及对结扎大鼠冠脉复灌引起的心律失常，静注5mg/kg甲基莲心碱均有拮抗作用，效果强于同剂量的奎尼丁；对电刺激丘脑下区诱发的大鼠心律失常，静注5mg/kg甲基莲心碱或奎尼丁均有显著预防作用，但以0.5mg/kg脑室内注射，甲基莲心碱有效而奎尼丁无效，说明其抗心律失常作用有一定中枢机制参与，而奎尼丁则否。甲基莲心碱抗心律作用的强度，以药物使乌头碱致心律失常用量增加50%时的剂量(ED_{50})为指标，甲摹莲心碱静注为3.1mg/kg，奎尼丁为l8.5mg/kg，较奎尼丁强6倍。甲基莲心碱的抗心律失常作用可能与其降低心肌自律性、兴奋性及延长不应期有关，电生理研究还证明这一作用与甲基莲心碱抑制Na^+、K^+、Ca^{2+}的跨膜转运有关。

（3）**毒性** 甲基莲心碱静脉注射对小鼠的LD_{50}为26±2.3mg/kg，约为奎尼丁的1/2。

【性味归经】 味苦，寒。归心、肾经。

【功用主治】 清心火，平肝火，止血，同精。主治神昏谵语，烦躁不眠，眩晕目赤，吐血，遗精。

《食性本草》：“疗血渴疾，产后渴疾。”

《日华子》：“止霍乱。”

《纲目》：“清心去热。”

《医林纂要·药性》：“泻心坚肾，留欲尽之血，存生育之本。”

《本草再新》："清心火，平肝火，泻脾火，降肺火，清暑除烦，生津止渴，治目红肿。"

《本草求原》："治劳心吐血，尿精。"

《随息居饮食谱》："敛液止汗，清热养神，止血固精。"

《全国中草药汇编》："有降压作用，可治高血压。"

【临床应用】 （1）**用于心经火盛诸证**。温热病，热陷心包，神昏谵语，每以莲子心与玄参、竹叶等同用，以清心泄热，如《温病条辨》清宫汤；若杂病心阴不足，心火偏盛而心烦不眠，可配麦冬、生地、酸枣仁、柏子仁等养阴清心安神。

（2）**用于心火妄动、心肾不交所致遗精、失眠**。以莲子心配朱砂同用，以清心安神，交通心肾而涩精。用于劳心咯血、吐血，同糯米为末服，以清心火，凉血止血，如《续易简方论》莲心散。

（3）**治疗高血压头重、心烦**。常用莲子心煎汤代茶饮。

《本草衍义》："青心为末，少入龙脑，为汤点，宁心志清神。"

《药性通考》："莲子心单用入之于参、苓、芪、术之中，治梦遗最神。"

【用量用法】 内服：煎汤，1.5～3g，或入散剂。

【使用注意】 脾胃虚寒者禁服。

《本草拾遗》："薏，令人吐。""食之令人霍乱。"

【附方】 （1）**治太阴温病，发汗过多，神昏谵语者**：玄参心三钱，莲子心五分，竹叶卷心二钱，连翘心二钱，犀角尖二钱(磨，冲)，连心麦冬三钱。水煎服。--《温病条辨》之"清宫汤"

（2）**治失精久虚漏泄**：莲子心一撮，辰砂一分。为末。每服二钱，空心白汤下。--《古今医统》引《卫生方》

（3）**治劳心咯血、吐血**：莲子心七个，糯米二十一粒。上为末，酒调服。--《续易简方论》之"莲心散"

（4）**治吐血**：糯米五钱，莲子心七枚。研末，陈墨汁丸如梧子大，童便下。--《四科简效方》

（5）**治小儿呕吐**：莲子心七个，丁香三个，人参三寸。上为细末，以绵裹奶状，沾奶汁数药末在上，令儿呷之。--《普济疗》

荷叶

【别名】 荷叶《食疗本草》，蕸《尔雅》。

【来源】 为睡莲科植物莲 *Nelumbo nucifera* Gaertn.的叶。

【原植物】 参见"荷花"。

【采收加工】 6～7月花未开放时采收，除去叶柄，晒至七八成干，对折成半圆形，晒干。夏季，亦用鲜叶，或初生嫩叶(荷钱)。

【性状鉴别】 叶多摺成半圆形或扇形，展开后类圆盾形，直径20～50cm，全缘或稍成波状。上表面深绿色或黄绿色，较粗糙；下表面淡灰棕色，较光滑，有粗脉21～22条，自中心向四周射出，中心有突起的叶柄残基。质脆，易破碎。微有清香气，味微苦。

【显微鉴别】 粉末特征：灰绿色。①上表皮细胞表面观多角形，外壁乳头状或短绒毛突起呈双圆圈状；不定式气孔，副卫细胞5～8个。②下表皮细胞垂周壁波状弯曲，有的可见连珠状增厚。③草酸钙簇晶直径约 40μm。④导管旁常有分泌细胞，内含黄棕色物。

【主含成分】 荷叶含斑点亚洲罂粟碱(*roemefine*)，荷叶碱(*nucifefine*)，原荷叶碱(*nomuciferine*)，消旋亚美罂粟碱(*amlepavine*)，前荷叶碱(*pronuciferine*)，N-去甲基荷叶碱(*N-noriiuciferine*)，番荔枝碱(*anonaine*)，鹅掌楸碱(*1iriodenine*)，巴婆碱(*asimilobine*)，N-甲基巴婆碱(*N-methylasimilobine*)，N-去甲亚美罂粟碱(*N-norarmepavine*)，北美鹅掌楸尼定碱(*1irinidine*)，槲皮素(*quercetin*)及异槲皮甙(*isoquercitrin*)，无色矢车菊素(*1eucocyanidin*)和无色飞燕草素(*1eucodelphinidin*)。此外，尚含荷叶甙(*ndunboside*)，草酸，琥珀酸，苹果酸，柠檬酸，酒石酸，葡萄糖酸(*gluconic acid*)及鞣质。还含去氢斑点皿洲罂粟碱(*dehydroroemerine*)，去氢荷叶碱(*dehydmnuciferine*)，去氢番荔枝碱(*dehydroanonaine*)，N-甲基异乌药碱(*N-methylisococlaurine*)，N-甲基乌药碱(*N-methylcoclaufine*)。

【炮制】 **荷叶炭**：取净荷叶折叠后平放锅内，留有空隙，上扣一个口径较小的锅，两锅接合处用盐泥封固，上压重物，并贴一白纸条或放大米数粒，用文武火加热，煅至白纸条或大米呈焦黄色，停火，待锅凉透后，取出。荷叶炭收涩化瘀止血，用于多种出血症及产后血晕。

【性味归经】 味苦、涩，性平。归心、肝、脾经。

【功用主治】 清热解暑，升发清阳，散瘀止血。主治暑热烦渴，头痛眩晕，脾虚腹胀，大便泄泻，吐血下血，产后恶露不净。

《本草拾遗》："主血胀腹痛，产后胞衣不下，酒煮服之，又主食野菌毒，水煮服之。"

《日华子》："止渴，落胞，杀蕈毒，并产后口干，心肺燥，烦闷。"

《绍兴本草》："敛汗。"

《宝庆本草折衷》："(治)吐血，咯血。"

《滇南本草》："上清头目之风热，止眩晕，清痰，泄气，止呕，头闷疼。"

《品汇精要》："治食蟹中毒。"

《本草药性大全》："破血止渴，除烦止血，发痘下胎，清少阳热，健脾益胃，消水肿病，定痢安胎。"

《纲目》："生发元气，裨助脾胃，涩精浊，散瘀血，消水肿、痈肿，发痘疮。治吐血、咯血、衄血、下血、溺血、血淋、崩中、产后恶血，损伤败血。"

《本草通玄》："开胃消食。"

《本草崇原》："治斑痢、脱肛、赤游火丹、偏身风疠、阳水浮肿、痘疮倒靥。"

《生草药性备要》："舂汁，治白浊；(煅)存性，治莲蓬疮。"

《本草备要》："洗肾囊风。"

《本草从新》："能散瘀血，留好血。"

《药性切用》："升胃中清气。煨饭助脾胃消化。炒黑，(止)崩漏下血。"

《本草再新》："清凉解暑，止渴生津。治泻痢，解火热。"

【临床应用】 （1）**用于暑温证**。荷叶能清暑热，除烦渴，若暑温证汗后余邪未净，头感微胀，目视不清，常与鲜银花、西瓜翠衣、鲜扁豆花等同用，以清暑热余邪，如《温病条辨》清络饮。

（2）**用于风热头痛眩晕**。荷叶能上清头目，常与桑叶、菊花等同用，以散风热之邪。若雷头风，头面疙瘩肿痛，憎寒壮热，常配升麻、苍术同用，以荷叶能升发清阳，使邪从七散。

（3）**用于脾虚诸证**。荷叶能升清气，助运化。如脾胃虚弱，饮食不化，脘腹胀满，常用荷叶烧饭，和白术、枳实末为丸，可升清降浊，健脾除胀，如《内外伤辨》引张洁古方枳术丸。若脾虚泄泻，常配人参、白术、山药等以补脾气，升清阳则泄泻止。

（4）**用于各种失血证**。荷叶能散瘀止血，有止血而不留瘀之特点。若吐血、咯血，可单味焙为末服，如《圣济总录》青金散。老吐血、衄血因血热妄行者，常配生地黄、生柏叶及生艾叶同用，易凉血止血散瘀，如《妇人良方》四生丸。若崩中下血，亦常用本品，如《纲目》方用荷叶烧研与蒲黄、黄芩同用，以散瘀涩血，并罪邪热而止血。

《得配本草》："得藁本治脚膝浮肿；得童便治产后心痛；得蚌粉保伤寒胎孕(卷荷更好，蜜调服并涂腹上)；配红花、姜黄、童便调服，冷服，治伤寒后血运；配浦黄，止吐衄崩中。"

【用量用法】 内服：煎汤3～10g(鲜品15～30g)，荷叶炭3～6g，或入丸、散。外用：捣敷或煎水洗，适量。

【使用注意】 气血虚者慎服。

《纲目》："畏桐油、茯苓、白银。"

《本草从新》："升散消耗，虚者禁用。"

《本草求真》："服荷叶过多，令人瘦劣，非可常用。"

《随息居饮食谱》："凡上焦邪盛，治宜清降者，切不可用。"

【附方】 （1）**治手太阴暑温，发汗后，暑证悉减，但头微胀，目不了了，余邪不解**：鲜荷叶边二钱，鲜银花二钱，西瓜翠衣二钱，鲜扁豆花一枝，丝瓜络二钱，鲜竹叶心二钱。水二杯，煮取一杯，日二服。--《温病条辨》之"清络饮"

（2）**治阳水浮肿**：败荷叶烧存性，研末。每服二钱，米饮调下，日三服。--《证治要决》

（3）**治雷头风**：升麻、苍术各一两，荷叶一张。为末。每服五钱，水煎，食后服。或烧全荷叶一张，研细调入煎药内服。--《卫生宝鉴》

（4）**治吐血不止**：①经霜败荷叶，烧存性研末，新水服二钱。--《肘后方》 ②嫩荷叶七个，擂水服。--《纲目》

（5）**治吐血、咯血**：荷叶不拘多少，上一味，焙干，捣罗为散，米饮调下二钱匕。--《圣济总录》之"青金散"

（6）**治阳乘于阴，以致吐血、衄血**：生荷叶、生艾叶、生柏叶、生地黄各等分。上研，丸鸡子大。每服一丸，水煎服。--《妇人良方》"四生丸"

（7）**治产后崩中不止**：荷叶一两(七月七日者)，鹿角胶二两，捣碎炒令黄燥。上药捣细罗为散，每于食前以温酒调下二钱。--《圣惠方》

（8）**治产后血运，烦闷不识人，或狂言乱语，气欲绝**：荷叶三片，蒲黄二两，甘草二两(炙微赤，锉)。上药捣筛为散。每服三钱，以水一中盏，煎至五分，入生地黄汁一合，蜜半匙，更煎三、五沸，去滓，不计时候温服。--《圣惠方》之"荷叶散"

（9）**治妊娠伤寒，大热闷乱，燥渴，恐伤胎脏**：卷荷叶嫩者(焙干)一两，蚌粉花半两。上为末，每服二钱，入蜜少许，新汲水调下，食前服。--《三因方》之"罩胎散"

（10）**治脱肛不收**：贴水荷叶，焙，研，酒服二钱，仍以荷叶盛末坐之。--《经验良方》

（11）**治赤游火丹**：新生荷叶，捣烂，入盐涂之。--《摘玄方》

（12）**治脚胫生疮，浸淫腿膝，脓水淋漓，热痹痒痛**：干荷叶四个，藁本二钱半。上细切，水二斗，煎至五升，去渣。温热得所，淋渫，仍服大黄左经汤。--《证治准绳》之"荷叶藁本汤"

（13）**治漆疮**：荷叶(燥者)一斤。以水一斗，煮取五升。洗了，以贯众末掺之，干则以油和涂。--《圣济总录》之"荷叶汤"

（14）**治扑打坠损，恶血攻心，闷乱疼痛**：火干荷叶五斤。烧令烟尽，细研，食前以童子热小便一小盏，调三钱匕，日三服。--《圣惠方》

（15）**治斧伤疮**：荷叶烧研擦之。--《濒湖集简方》

荷梗

【别名】 荷梗《本草再新》，莲蓬杆《续回生集》，藕杆《随息居饮食谱》，荷叶梗《时病论》。

【来源】 为睡莲科植物莲 *Nelumbo nucifera* Gaertn.的叶柄和花柄。

【原植物】 参见"荷花"。

【采收加工】 夏、秋季采收，去叶及莲蓬，晒干或鲜用。

【性状鉴别】 本品近圆柱形，长40～80cm，直径8～15mm。表面棕黄或黄褐色，有数条深浅不等的纵沟和细小的刺状突起。体轻，质脆，易折断，断面有大小不等的孔道。气微，味淡。

【显微鉴别】 荷梗横切面：表皮为1列细胞，外被角质层。外皮层为数列厚壁细胞(纤维)，基本组织为薄壁细胞。维管束外韧型，排列成断续的环，导管多为1个，纤维束包围于两端。薄壁细胞内偶见草酸钙簇晶。中心有数个大型孔道。

【理化鉴别】 取本品粗粉1g，加稀盐酸10ml，振摇，置热水浴中浸泡15分钟，滤过。取滤液1ml，加碘化铋钾试液3～4滴，生成红色沉淀。另取滤液1ml，加硅钨酸试液3～4滴，生成灰白色沉淀。

【主含成分】 荷梗含斑点亚洲罂粟碱(*roemerine*)，原荷叶碱(*nornuciferine*)等生物碱。还含黄酮甙，天冬酰胺(*asparagine*)，树脂及鞣质。

【性味归经】 味苦，性平。归脾、胃经。

【功用主治】 解暑清热，理气化湿。主治暑湿胸闷不舒，泄泻，痢疾，淋病，带下。

《本草图经》："主霍乱后虚渴，烦闷不能食，及解酒食毒。"

《药性切用》："开郁结以通淋。"

《药性考》："通气，疗瘟疫。"

《本草再新》："通气消暑，泻火清心。"

《随息居饮食谱》："通气舒筋，升津止渴。霜后采者，清热止盗汗，行气愈崩淋。"

《现代实用中药》："为收敛药。用于慢性衰弱之肠炎、久下痢、肠出血；妇人慢性子宫炎、赤白带下；男子遗精或夜尿证。又为解毒药，治菌蕈中毒。"

《山西中药志》："止血，通乳。"

《施今墨对药》："擅长于理气宽胸。用于治疗夏季感受暑湿，胸闷不舒、恶心呕吐、食欲不振等症。另外，又能通气利水，以治泄泻，痢疾、淋病、带下。"

【临床应用】 **用于暑湿胸闷不舒，食欲不振**。配冬瓜皮、佩兰，以解暑去湿，理气宽胸。若暑湿泄泻，配生薏仁、滑石等，以解暑利湿而实大便。中暑身热微汗出，于黄连、香薷等清热祛暑药中，以本品为引，透邪泄热，如《时病论》清暑开痰法中用之。

《施今墨对药》："淡竹叶、荷梗，二药伍用，一升一降，相互为用，清心火，利小便，去暑湿，快胸膈，消胀除满，开胃增食之功增强。"

【用量用法】 内服：煎汤，9～15g。

【附方】 **治乳结：**莲蓬杆一把，煎汤熏洗数次。-- 《续回生集》

荷叶蒂

【别名】 荷叶帝《本草拾遗》，荷鼻《本草拾遗》，荷蒂《唐瑶经验方》，莲蒂《岭南采药录》。

【来源】 为睡莲科植物莲 *Nelumbo nucifera* Gaertn.的叶基部。

【原植物】 参见“荷花”。

【采收加工】 7～9月采取荷叶，将叶基部连同叶柄周围的部分叶片剪下，晒干或鲜用。

【主含成分】 荷叶蒂含斑点亚洲罂粟碱(*roemerine*)，荷叶碱(*nuciferine*)及原荷叶碱(*nornuciferine*)。

【药理】 麻醉犬静注斑点亚洲罂粟碱 5～7mg/kg，血压降低 3.99～6.65kPa(30～50mmHg)，持续 20～30 分钟。大剂量引起周期性惊厥而无降压作用，小剂量(3～4kg/kg)可使呼吸频率及幅度增加。对离体蛙心 10^{-3} 浓度，可使心跳立即停止。中毒量斑点亚洲罂粟碱能引起蛙、小鼠、兔和狗惊厥。其 LD_{50}(mg/kg)为：兔静注为 26.4，小鼠皮下注射为 79.4，小鼠静注为 38.2，蛙淋巴囊注射为 ll3.3。狗 50mg/kg 可致呕吐。

【性状鉴别】 本品为荷叶中央近叶柄处剪下的叶片，近圆形、半圆形或菱形，直径 6～7cm。上面紫褐色或绿黄色，较粗糙，叶脉微凹，作辐射状散出，下面棕黄色，有光泽，中央有残存叶柄基，叶脉突起。质轻而松脆。气微，味涩。见（图 316）

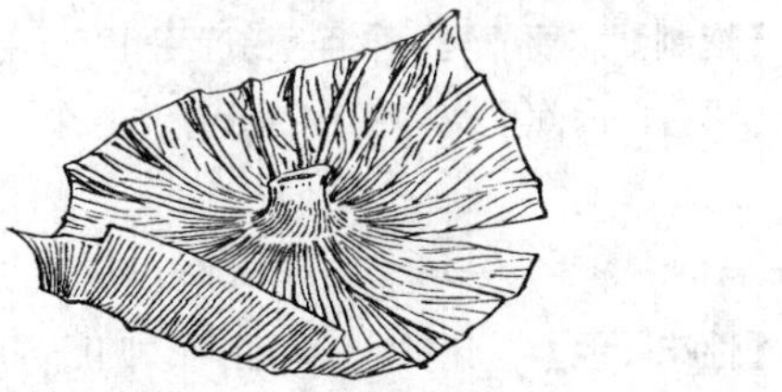

（图 316）**荷叶蒂叶基部外形**

【性味归经】 味苦、涩，性平。归脾、胃、肝经。

【功用主治】 解暑去湿，祛瘀止血，安胎。主治暑湿泄泻，血痢，崩漏下血，妊娠胎动不安。

《本草拾遗》："主安胎，去恶血，留好血，血痢，煮服之。"

《品汇精要》："解食野蕈毒，水煮服之。"

《分部本草妙用》："润心肺烦躁，落胞，破血。血胀腹痛，酒煮服之，复安胎，去故生新，治一切上下血症。"

《药性切用》："守中和胃。"

《药义明辨》："崩漏、血痢宜之。"

《本草再新》："解暑除烦，治痢泻，清湿热。"

《本草求原》："健脾。"

【用量用法】 内服：煎汤，5～10g，或研末服。

【使用注意】 《医学广笔记》："畏桐油。"

【附方】 （1）**治卒暴吐血：**用藕节、荷叶蒂各七个。上同蜜擂细，水二盅，煎八分，去滓温服，或研末蜜调下。-- 《圣惠方》之“双荷散“

（2）**治小儿百日咳，咳时吐血：**荷叶蒂(去茎)数枚。煮汤，调百草霜(吹去煤，研末)，空心服，连服数次。-- 《幸福杂志》1944，(11～12)：58

（3）**治小便出血：**荷叶蒂七枚，烧存性，酒调服。-- 《贵州省中医验方、秘方》

（4）**治痢疾：**①血痢：荷叶蒂，水煮服之。-- 《普济方》 ②研烧治下痢：赤痢沙糖调；白痢白蜜调。-- 《得配本草》

（5）**止渴，止痢，固精：**慈山参、荷鼻，煎汤烧饭和药煮粥。-- 《老老恒言》之“荷鼻粥”

（6）**治疝气** 干荷叶蒂(炒焦)二十一个，海金沙三分，好酒一碗，煎一滚，乘热服。-- 《蜉溪单方选》

（7）**治妊娠胎动，已见黄水者：**干荷蒂一枚(炙，研为末)，糯米淘汁一盏调服。-- 《唐瑶经验方》

（8）**治痈疽，止痛：**干荷叶心当中如钱片大，不计多少，为粗末，每用三匙，水二碗，慢火煎至一碗半，放温，淋洗，揩干，以太白膏敷。-- 《本事方》之“拔毒七宝散”

（9）**治乳癌已破：**莲蒂七个，煅存性，黄酒调下。-- 《岭南采药录》

（10）**治疗产后血晕闷绝，唇口青色，不省觉者：**荷叶蒂 7 枚，苏枋木（锉碎）3 分，牛膝（切、焙，去苗）半两，芍药半两，延胡索半两。每服 3 钱匕，水、酒共 1 盏，煎至 6 分，去滓温服。如晕甚不省，宜先用生鸡子清 1 枚打匀，灌入口，即定，服本汤。-- 《圣济总录》

藕

【名释】 李时珍："花叶常偶生，不偶不生，故根曰藕。或云藕善耕泥，故字从耦，耦者耕也。”《赵辟公杂记》：“(根)节生一叶一华，华叶相偶”，故称其根曰藕。《拾遗记》：“莲之根曰藕，偶生，善耕泥引长，故从偶。”

【来源】 为睡莲科植物莲 *Nelumbo nucifera* Gaertn.的根茎。

【原植物】 参见“荷花”。

【采收加工】 秋、冬及春初采挖，多鲜用。

【性状鉴别】 根茎肥厚横生，外皮黄白色，节部缢缩，生有腋芽及不定根，节间膨大，大小不等。质脆，断面白色，有许多大小不等的纵行管道，有白色细丝状物。无臭，味微甘而涩。

【主含成分】 藕含儿茶酚(*catecho1*)，右旋没食子儿茶精(*dgallocatecho1*)，新氯原酸(*neochlorogenic acid*)以及过氧化物酶(*peroxidase*)。此外，尚含天冬酰胺(*asparagine*)，维生素 C，淀粉及蛋白质。

【性味归经】 味甘，性寒。归心、肝、脾、胃经。

【功用主治】 清热生津，凉血，散瘀，止血。主治热病烦渴，吐衄，下血。

《本草经集注》："藕汁，解射罔毒、蟹毒。"

《食经》（崔禹锡）："主烦热，鼻血不止。"

《药性论》："藕汁能消瘀血不散。"

《新修本草》："《别录》云：藕主热渴，散血生肌，久服令人心欢。"

《食疗本草》："生食则主治霍乱后虚渴、烦闷、不能食。又蒸食甚补五脏，实下焦。”

《本草拾遗》：“消食止泄，除烦，解酒毒，压食及病热渴。”

《日华子》：“止霍乱，开胃消食，除烦止闷，口干渴疾；止怒，令人喜；破产后血闷，生研服亦不妨；捣罯金疮并伤折，止暴痛；蒸食大开胃。”

《日用本草》：“凡呕血、吐血、瘀血、败血，一切血证。

《滇南本草》：“多服润肠肺，生津液。”

【临床应用】 （1）**用于热病津液耗伤，烦渴不止**。以藕甘寒多汁，能清热生津而止渴。如治时气烦渴，《圣惠方》用本品捣汁和蜜同服；若温病热灼津伤，口渴较甚，常与梨、荸荠、鲜苇根、麦冬共捣汁饮，以清泄邪热，生津止渴，如《温病条辨》五汁饮。若呕吐不止而兼渴者，可用本品少加生姜共捣汁服，以和胃生津，止渴止呕，如《圣济总录》姜藕饮。若消渴病，口干，心中烦热，用本品浸于蜜中食之，如《圣济总录》藕蜜浆方。

（2）**用于吐血、咯血、衄血、下血诸失血证**。藕可凉血、散瘀而止血，有止血而不留瘀之特点，可单用本品捣汁服，或与凉血止血药同用，以增强止血之效，如《圣惠方》治吐血用藕汁与生地汁、大蓟汁与蜜和服。若治血淋，常与小蓟、血余炭、白茅根同用，以清热利尿，凉血止血。若产后下血不尽，烦闷腹痛，《千金方》用藕捣汁温服，以散瘀止血。

藕煮熟食能健脾、益血，凡脾虚、血虚患者，可常食之。

《得配本草》：“得姜汁，治霍乱烦渴。得生地汁、童便，治伤寒口渴、产后闷乱。和浆汁，治痰热。和蜜饮，治烦渴。捣汁饮，治蟹毒。调发灰，治血淋。”

【用量用法】 内服：生食、捣汁或煮食，适量。外用：捣敷，适量。

【使用注意】 《物类相感志》赞宁：“忌铁器。”

【附方】 （1）**治时气烦渴不止**：生藕，捣绞取汁一中盏，入蜜一合，搅令匀，不计时候，分为二服。--《圣惠方》

（2）**治霍乱不止，兼渴**：生藕一两(洗，切)，生姜一分(洗，)。上二味，研绞取汁，分三服，不拘时。--《圣济总录》之“姜藕饮”

（3）**治太阴温病，口渴甚，吐白沫粘滞不快者**：梨汁、荸荠汁、鲜苇根汁、麦冬汁、藕汁(或用蔗浆)，临时斟酌多少，和匀凉服，不甚喜凉者，重汤炖温服。--《温病条辨》之“五汁饮”

（4）**治消渴，口干，心中烦热**：生藕(去皮节，切)、炼蜜各半。上二味，新汲水一升半，化蜜令散，纳藕于蜜水中，浸半日，渴即量意食藕并饮汁。--《圣济总录》之“藕蜜浆方”

（5）**治妇人蓐中好食热面酒肉，变成渴躁**：生藕汁半盏、生黄汁半盏。上二味相和，温暖，分为三服。--《圣济总录》之“生藕饮“

（6）**治心热吐血口干方**：生藕汁二合，生牛蒡子二合，生地汁二合，小蓟根汁二合，白蜜一匙。上药相和，搅令匀，不计时，细细呷之差。--《圣惠方》

（7）**治热病吐血，心胸不利**：生藕捣绞取汁，每服一小盏，生汁一匙，搅令匀服之，频服即止。--《圣惠方》

（8）**治吐血**：白茯苓(去黑皮)、生干地黄(焙)、蒲黄各等分。罗为细散，每服二钱匕，生藕汁半盏，调匀顿服。--《圣济总录》之“藕汁散”

（9）**滋虚劳证，痰中带血**：鲜茅根(切碎)四两，鲜藕(切片)四两，煮汁常常服之。治前证兼有虚热者，上方加鲜小蓟二两。--《衷中参西录》之“二鲜饮”，后者称“三鲜饮”

（10）**治坠马积血心腹，唾血无数**：用干荷花并干藕为末，酒调，方寸匕，日三服。--《卫生易简方》

（11）**治上焦痰热**：藕汁、梨汁各半盏，和服。--《简便单方》

（12）**治红白痢**：藕一斤，捣汁，和蜜糖，隔水炖膏服。--《岭南采药录》

（13）**治小便热淋**：生藕汁、地黄汁、葡萄汁各等分。每服半盏，入蜜温服。--《纲目》

（14）**治冻脚裂坼**：蒸熟藕捣烂涂之。--《纲目》

藕节

【别名】 藕节《药性论》，光藕节《江苏省植物药材志》，藕节巴《全国中草药汇编》。

【来源】 为睡莲科植物莲 *Nelumbo nucifera* Gaertn.的根茎节部。

【原植物】 参见“荷花”。

【采收加工】 秋、冬或春初挖取根茎(藕)，洗净泥土，切下节部，除去须根，晒干。

【性状鉴别】 呈圆柱形，长2～4cm，直径约2cm。表面灰黄色或灰棕色，节部膨大，有多数残留须根或圆形须根痕，节两端残留部分的表面有纵纹。体轻而质硬，不易折断，横断而中央有较大的圆孔7～9个，大小不等。气无，味甘、涩。见（图317）

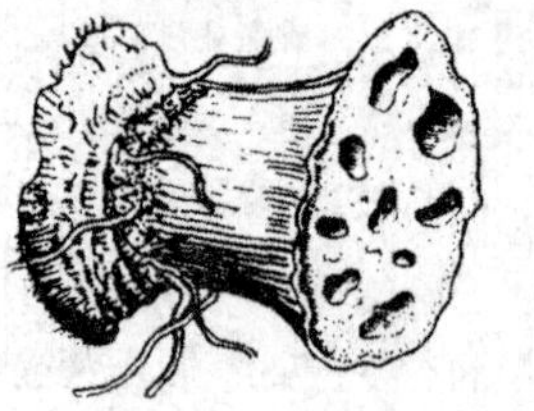

（图317）**藕节（节部）外形**

【主含成分】 藕节含天冬酰胺(*asparagine*)及鞣质。

【炮制】 **藕节炭**：取净藕爷置锅内，用武火加热，炒至表面呈焦黑色，内部呈黄褐色，喷淋清水少许，灭尽火星，取出，晾干。

饮片性状：藕节炭形如藕节，表面焦黑色。

【性味归经】 味甘、涩，性平。归肝、肺、胃经。

【功用主治】 散瘀止血。主治吐血，咯血，尿血，便血，血痢，血崩。

《药性论》：“捣汁饮，主吐血不止及口鼻并皆治之。”

《日华子》：“解热毒，消瘀血。”

《滇南本草》：“治妇人血崩，冷浊。”

《纲目》：“能止咳血，唾血，血淋，溺血，下血，血痢，血崩。”

《纲目拾遗》：“藕节粉，开膈，补腰肾，和血脉，散一切瘀血，生一切新血，产后及吐血者食之尤佳。”

《本草再新》：“凉血养血，利水通经。”

【临床应用】 **用于多种出血证，尤常用于吐血、咯血、衄血**。可单味用，能散瘀止血，有止血而不留瘀之特点。若卒暴吐血，可与荷蒂同用，以加强止血之功，如《圣惠方》双荷散；配收敛补肺的白及，可用于肺痨咯血；治血热之吐衄不止，配生地黄、大蓟，以凉血止血，如《赤水玄珠》藕节散；治虚寒性崩漏，可配艾叶、炮姜等，以温经止血；治尿血，可与小蓟、蒲黄同用。

《日华子》："产后血闷，和地黄研汁，入热酒并小便服。"

《得宜本草》："得发灰治血淋，得酒解蟹毒。"

《得配本草》："得芎䓖为末，治鼻渊脑泻；捣烂热酒服，治蟹毒下痢。"

【用量用法】 内服：煎汤，10～30g，鲜用捣汁，可用60g左右，取汁冲服，或入散剂。

【附方】 （1）**治卒暴吐血**：藕节七个，荷叶顶七个。上同蜜擂细，水二盅，煎八分，去渣温服；或研末蜜调下。--《圣惠方》之"双荷散"

（2）**治落马后心胸有积血，唾吐不止**：干藕节五两。上件药捣细罗为散，每服以温酒调下三钱，日三四服。--《圣惠方》

（3）**治吐血、咯血、衄血**：用藕节捣汁服之。--《卫生易简疗》

（4）**治吐衄不止** 藕汁、生地黄汁、大蓟汁各三合，生蜜五匙。和匀，每服一小盅，不拘时候。--《赤水玄珠》

（5）**治大便下血**：藕节晒干，每用七个，和白蜜七茶匙，水二碗，煎一碗服。--《百一选方》

睡莲

【别名】 睡莲《纲目拾遗》，瑞莲《岭南杂记》，子午莲《纲目拾遗》，茈碧花《植物名实图考》，暝菜《纲目拾遗》。

【名释】 《北户录》："此植物之花被数层，形如莲花，昼开而夜缩入水底，有如眠睡，故名。"此花午开子敛，与时辰相应，故称子午莲。

【来源】 为睡莲科植物睡莲 *Nymphaea tetragona* Georgi 的花。

【植物形态】 多年生水生草本。根茎短粗，具线状黑毛。叶丛生，浮于水面；纸质，心状卵形或卵状椭圆形，长5～12cm，宽3.5～9cm，先端圆钝，基部深弯呈耳状裂片，急尖或钝圆，稍展开或几重合，全缘，上面绿色，光亮，下面带红色或暗紫色，两面皆无毛，具小点；叶柄细长，约60cm。花梗细长，花浮出水面，直径3～5cm；花萼基部四棱形，萼片4，革质，宽披针形，长2～3.5cm，宿存；花瓣8～17，白色宽披针形或倒卵形，长2～2.5cm，排成多层；雄蕊多数，短于花瓣，花药条形，黄色；柱头具5～8条辐射线，广卵形，呈匙状。浆果球形，直径2～2.5cm，包藏于宿存花萼中，松软；种子椭圆形，长2～3mm，黑色。花期6～8月，果期8～10月。见（图318）

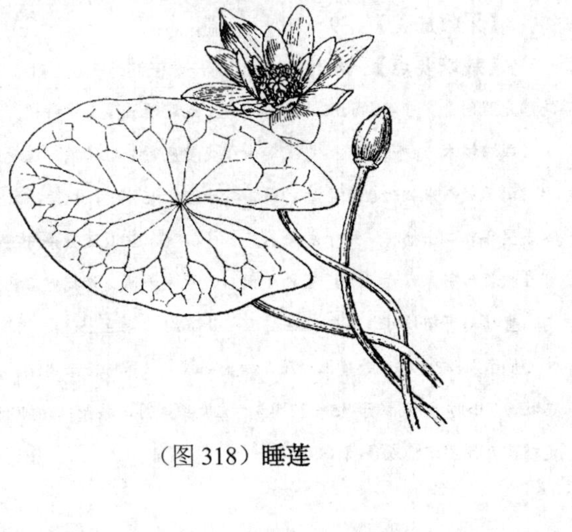

（图318）**睡莲**

【生长分布】 生于沼泽、湖泊、池塘。邹平各地均有养植。

【采收加工】 花期采收含苞未放之花蕾，鲜用或晾干备用。

【性状鉴别】 花较大，直径4～5cm，白色。萼片4片，基部呈四方形；花瓣8～17；雄蕊多数，花药黄色；花柱4～8裂，柱头广孵形，呈茶匙状，作放射状排列。

【性味归经】 味甘、苦，性平。

【功用主治】 消暑，解酒，定惊。主治中暑，醉酒烦渴，小儿惊风。

《岭南杂记》："消暑解酲。"

《纲目拾遗》："治小儿急、慢惊风，食之令人思睡。"

《长白山植物药志》："消暑，解酲，祛风。治中暑，酒醉烦渴，小儿惊风。"

【用量用法】 内服：煎汤，6～9g。

【附方】 **治小儿急慢惊风**：用(睡莲花)七朵或十四朵，煎汤服。--《纲目拾遗》

金鱼藻

【别名】 金鱼藻《全国中草药汇编》，藻《植物名实图考》，聚藻《植物学大辞典》，松藻《中国高等植物图鉴》，细草、软草(《四川中药志》，鱼草《重庆药物》。

【来源】 为金鱼藻科植物金鱼藻 *Ceratophyllum demersum* L. 的全草。

【植物形态】 多年生沉水草本，全株暗绿色。茎细柔，长20～60cm，有分枝。叶轮生，每轮6～8叶；无柄；叶片长5～25mm，2歧或细裂，裂片线状，长1.5～2.5cm，具刺状小齿。花小，单性，雌雄同株或异株，腋生，无花被；总苞片8～12，钻状；雄花具多数雄蕊；雌花具雌蕊1枚，子房长卵形，上位，1室；花柱呈钻形。小坚果，卵圆形，光滑，长4～6mm。花柱宿存，基部具刺。花期6～7月，果期8～10月。见（图319）

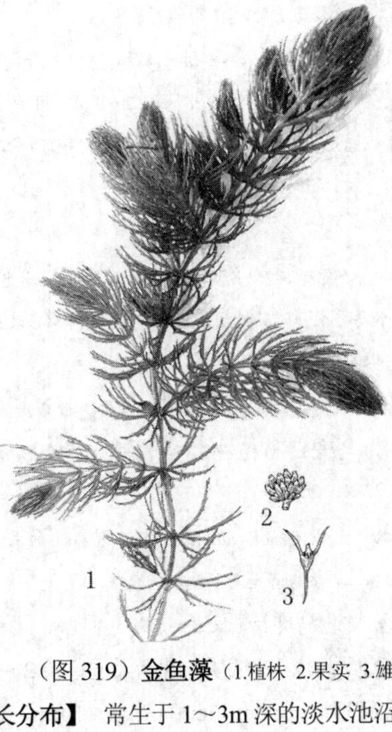

（图319）**金鱼藻**（1.植株 2.果实 3.雄花）

【生长分布】 常生于1～3m深的淡水池沼、湖泊及河沟中，形成密集的水下群落。邹平各地均有分布。

【采收加工】 四季可采，洗净，晒干。

【采收加工】 **生物学特性** 为水生草本植物，生命力较强，适温性较广，在水温低至4℃时也能生长良好。

栽培技术 用营养体分割繁殖，采到金鱼藻后切断，投入水中，或埋入沙中3~5cm，枝叶会很快生根，逐渐生长分枝。

田间管理 最好选用细沙种植。金鱼藻在水温较高时生长较快，水温低时，生长放慢或停止。栽种过程中通常不施肥，鱼类的排泄物和呼出的二氧化碳就可作肥料。当水草上附着藻类时，通常用硫酸铜溶液处理，水中7.0×10^{-7}(0.7ppm)浓度的硫酸铜便可有效地杀灭藻类而对金鱼藻生长没有影响。

【性状鉴别】 全草呈不规则丝团状，全体绿褐色，茎细柔，长短不一，长达60cm，具分枝。叶轮生，每轮6~8叶，叶片常破碎，一至二回二歧分叉，裂片线条形，边缘仅一侧具刺状小齿。有时可见暗红色小花，腋生，总苞片钻状。小坚果宽椭圆形，平滑，边缘无翅，有3长刺。

【主含成分】 金鱼藻含质体蓝素(*plastocyanine*)及铁氧化还原蛋白(*ferredoxin*)。前者为含铜蛋白质，而后者为含铁蛋白质。

【药理】 小鼠实验表明，本品能降低血清胆甾醇，作用强于海带，醚提物的作用，不及醚处理后的残渣。

【性味归经】 味甘、淡，性凉。

【功用主治】 凉血止血，清热利水。主治血热吐血、咳血，热淋涩痛。

《四川中药志》(1960年版)："治内伤出血。"

《福建药物志》："凉血止血，清热利尿。主治吐血，咳血，淋病，咳嗽，大便秘结。"

【用量用法】 内服：煎汤，3~6g，或入散剂。

【使用注意】 虚寒性出血，以及大便溏泄者禁服。

【附方】 （1）**治内伤吐血**：①细草、仙桃草、见血清各等分。烘干打粉，每服9g，童便送服。--《重庆草药》 ②金鱼藻、龙牙菜等量，为末，用童便下，每服9g。--《草药手册》(江西药科学校)

（2）**治慢性气管炎**：金鱼藻从水中捞出以后，立即洗净，阴干或烘干。可制成散剂、水丸或蜜丸，每次服1.5~2g，每日2~3次。用量过大，有口干、腹泻等副反应，减量以后会自行缓解，不必治疗。--《全国中草药汇编》

马兜铃

【别名】 马兜铃《雷公炮制论》，兜铃《新修本草》，马兜零《蜀本莩》，马兜苓《珍珠囊》，水马香果《江苏植物药材志》，葫芦罐《东北药用植物志》，臭铃铛《河北药材》，蛇参果《四川中药志》。

【名释】 本品果实成熟时下垂，状如马项铃，故名。

【来源】 为马兜铃科植物北马兜铃 *Aristolochia contorta* Bunge.的果实。

注：马兜铃科植物马兜铃 *Aristolochia debilis* Seib.et Zucc.的果实也作马兜铃入药。多生于山东徂徕山、蒙山等地及长江以南地区。

【植物形态】 北马兜铃 又名臭瓜蒌、茶叶包、臭罐罐、吊挂篮子《中国植物志》。草质藤本。叶纸质；叶柄柔弱，长2~7cm；叶片卵状心形或三角状心形，长3~13cm，宽3~10cm，先端短尖或钝，从部心形，两侧裂片圆形，下垂或扩展，边全缘；基出脉5~7条。总状花序有花2~8朵生于叶腋；花序梗和花序轴极短或近无；花梗长1~2cm，小苞片卵形，具长柄；花被长2~3cm，基部膨大呈球形，向上收狭呈一长管，内面具腺体状毛，管口扩大呈漏斗状；檐部一侧极短，有时边缘下翻或稍2裂，另一侧渐扩大成舌片；舌片卵状披针形，先端长渐尖具延伸成1~3cm线形而弯扭的尾尖，黄绿色，常具紫色纵脉和网纹；花药贴生于合蕊柱近基部；子房圆柱形，6棱；合蕊柱先端6裂，裂片向17延伸成波状网环。蒴果宽倒卵形或椭圆状倒卵形，长3~6.5cm，先端圆形而微凹，6棱，成熟时由基部向上6瓣开裂；果梗下垂，随果斗开裂。种子三角状心形，扁平，有小疣点，具浅褐色膜质翅。花期5~7门，果期8~10月。见(图320)

本植物的根（**青木香**）、茎叶（**天仙藤**）均供药用，详见下述。

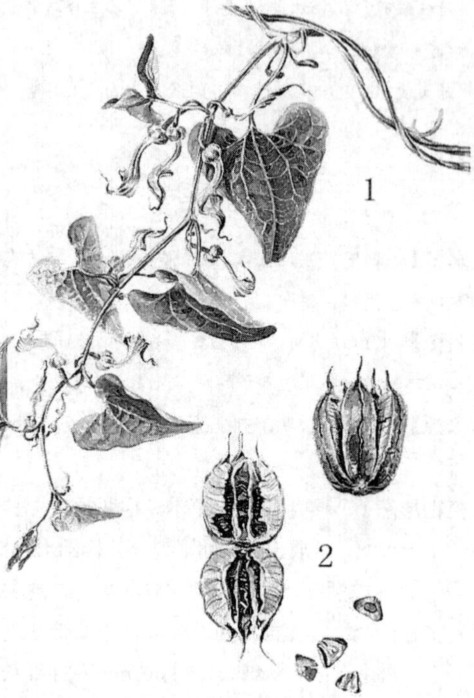

（图320）**北马兜铃**

1.花枝 2.果实与种子

【生长分布】 生于山野林缘，溪流两岸，路旁及山坡灌丛中。邹平南部山区有分布。

【采收加工】 9~10月采摘，晒干。

【栽培要点】 **生物学特性** 喜冷凉湿润的气候，耐寒，耐旱，怕涝，忌阳光照射。宜在湿润而肥沃的砂质壤土或腐殖质壤土中种植。

栽培技术 种子繁殖：当果实由绿变黄色时分批采摘，过晚果实开裂。种子不耐干藏，采收后应立即播种或将种子埋于湿沙中，放阴凉处保存。若于晚秋或翌年春取出播种，种子发芽不整齐，在10~20℃变温条件下发芽率高。也可在收获后用赤霉素5×10^{-4}浸种1天后放温室沙藏。春播宜3月下旬~4月上旬，直播与育苗均可。育苗，在苗床上开条沟，行距25cm，沟深3~6cm，播幅10cm，将种子播下，覆土轻压，加盖稻草，以保持苗床湿润，出苗后除去覆盖物，1小时m^2用种子15~22.5kg。至次年4月，按行株距40cm×30cm开穴定植。直播用穴播或条播法。

田间管理 幼苗期需适当灌水，施氮肥1次，定植后至开花期，追施氮肥2次，8月中、下旬开花时增施磷、钾肥。及时中耕除草，株高30cm后应搭架，以利其茎蔓攀援生长。

病虫害防治 马兜铃凤蝶严重时将叶子吃尽。冬季应清理田园，消灭越冬蛹，4～9月凤蝶发生期，当1～2龄幼虫群集危害时，用20%杀灭菌脂乳油2 000倍液喷雾。此外，还有象鼻虫、斜纹夜蛾、金斑夜蛾、蚜虫等为害。

【性状鉴别】 蒴果卵圆形或椭圆状倒卵形，长3～5cm，直径2～4cm，上端平截，中央微凹，有花柱残痕；果柄细，长2～6cm；表面黄绿色、灰绿色或棕褐色，有纵棱线12条，由棱线分出多数横向平行的细脉纹。果实轻而脆，易裂为6瓣；果皮内表面平滑而带光泽，有密的横向脉纹；果实分6室，种子多数，平叠整齐排列。种子扁平而薄，钝三角形或扇形，长6～10mm，宽6～12mm，边缘有翅，淡棕色。气特殊，味微苦。

【显微鉴别】 （1）果瓣横切面：外果皮为1列细胞，每隔1～4个细胞有一较大细胞，胞腔内含棕色物。中果皮为10余列薄壁细胞，中部有断续排列的维管束，背缝线处维管束较大，韧皮部外方有半月形纤维束，木化，束旁有石细胞，近腹缝线处有孔纹细胞5～9列。至背缝线处渐减少至1～2列。内果皮为3～4列纤维。中隔两层细胞垂直排列，一层细胞长，壁孔小，另一层为类圆形孔纹细胞。见(图321)

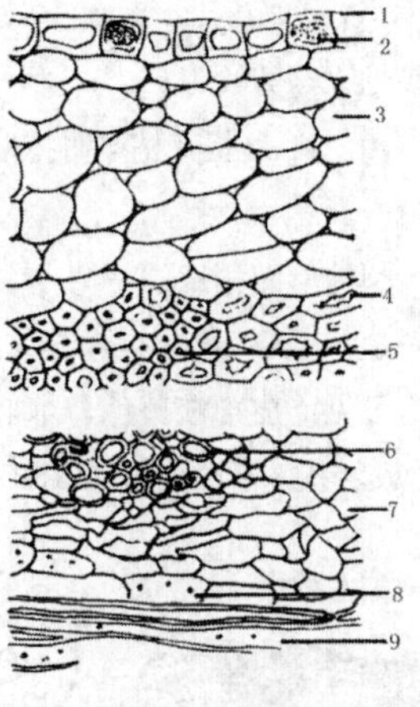

（图321）**北马兜铃(果皮)横切面详图**

1.外果皮 2.含棕色物的外果皮细胞 3.中果皮 4.石细咆 5.纤维束 6.维管束 7.薄壁细胞 8.孔纹细胞 9.内果皮

（2）种子横切面：种翅由4～8列孔纹细胞组成，壁微木化。种皮最外层为1列类方形棕色细胞，内壁略凹凸不平，其内为1列棕色小型木化细胞，向内为2列薄壁细胞。胚乳细胞含脂肪油滴。见(图322)

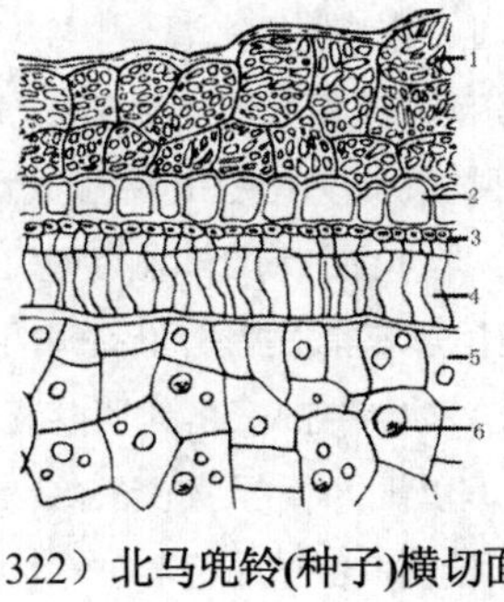

（图322）**北马兜铃(种子)横切面详图**

1.孔纹细胞 2.棕色细胞 3.木化细胞 4.薄壁细胞 5.胚乳细胞 6.脂肪油

【理化鉴别】 （1）本品乙醇浸出液，滴于滤纸上，置紫外灯下观察，显黄绿色荧光。(检查马兜铃酸)

（2）薄层色谱 取本品粉末3g，加乙醇50ml，置水浴加热1小时，滤过。滤液蒸干，残渣加乙醇5ml溶解，作供试液。另取马兜铃酸乙醇溶液作对照液。取上述两种溶液各3μl点于同一硅胶G薄层板上，用氯仿-丙酮-冰醋酸(8：5：0.1)为展开剂。取出，晾干，置日光灯检视，供试品与对照品色谱相应位置上，显相同颜色斑点。

【主含成分】 北马兜铃成熟干燥果实含马兜铃酸(*aristolochic acid*)A、C、D，β-谷甾醇(*β-itosterol*)和木兰花碱(*magnoflorine*)。

【药理】 （1）**祛痰作用** 以麻醉兔呼吸道粘液分泌法证明马兜铃煎剂1kg/kg灌胃有较弱的祛痰作用，但效果不及紫菀和天南星。

（2）**镇咳作用** 50%乙醇提取液对小鼠氢氧化铵引咳及猫电刺激喉上神经均有明显镇咳作用。

（3）**对平滑肌的作用** 1%马兜铃浸剂，可使离体豚鼠支气管舒张，并能对抗毛果芸香碱、乙酰胆碱及组胺所致的支气管痉挛性收缩，但不能对抗氯化钡引起的痉挛。马兜铃碱(即马兜铃酸)对动物末梢血管、肠管、子宫等平滑肌呈强大的收缩作用，且不受阿托品的影响，可能是对平滑肌直接兴奋作用结果。

（4）**抗菌作用** 本品水浸剂(1：4)在试管内对许兰黄癣菌、奥杜盎小芽胞癣菌、羊毛状小芽胞癣菌等常见皮肤真菌有不同程度的抑制作用。鲜北马兜铃果实及叶在试管内对金黄色葡萄球菌有抑制作用，果实的作用强于叶，除去鞣质后仍有效，但加热后抗菌作用减弱或丧失。

（5）**毒性** 兔皮下注射马兜铃碱(即马兜铃酸)7.5mg/kg，可引起严重的肾炎，5～6d后才能恢复；剂量增加至20mg/kg，则出现血尿，尿少，尿闭，后肢不全麻痹，脉搏不整，呼吸困难，角膜反射减退，最后因呼吸停止而死。

【炮制】 （1）**炒马兜铃**：取净马兜铃碎片，置锅内，用文火加热炒至表面色变棕黄色，偶有焦斑，取出放凉。

（2）**蜜马兜铃**：炼蜜适量，开水稀释后，加入净马兜铃碎片内拌匀，稍闷，置锅内，用文火加热，炒至不粘手，取出放凉。每马兜铃100kg.用炼蜜25kg。蜜马兜铃偏于润肺止咳，多用于肺虚咳嗽。

饮片性状：①炒马兜铃形如马兜铃碎片，表面深黄色，偶有焦斑。②蜜马兜铃，形如炒马兜铃碎片，表面棕红色，略有光泽，带有粘性，味微甜。

【性味归经】 味苦、微辛，性寒。归肺、大肠经。

【功用主治】 清肺降气，止咳平喘，清泄大肠。主治肺热咳嗽，痰壅气促，肺虚久咳，肠热痔血，痔疮肿痛，水肿。

《药性论》："主肺气上急，坐息不得，咳逆连连不可。"

《日华子》："治痔瘘疮。"

《开宝本草》："主肺热咳嗽，痰结喘促，血痔瘘疮。"

《珍珠囊》："利小便。主肺热，安(一作清)肺气，补肺。"

《本草求原》："治肺中湿热，声音不清，痰喘咳嗽，水肿，吐蛇蛊毒；小儿麻疹内陷，喘满声喑，宜加用之。"

《现代实用中药》："治咯血。"

《广西中药志》："外用治痔出血及肛门周围肿胀，并为毒虫、毒蛇咬伤的解毒药。"

《陕西中草药》："治大便秘结"。

【临床应用】 （1）**用于肺热咳喘及肺虚久咳等证**。马兜铃具泄热降气之功，为清肺止咳药物。故热郁于肺，肺失肃降，发为喘咳诸证，用之可平。若热咳痰多，可配黄芩、桑白皮泻肺清热，合贝母、杏仁化痰降气；用治咳喘气急，常与甘草、麻黄等同用，以加强宣肺平喘作用，如《普济方》马兜铃汤；若肺虚有热，喘咳不止，多与阿胶、杏仁、牛蒡子等配用，如《小儿药证直诀》补肺阿胶散；若咳嗽痰中带血，可与白及、阿胶同用。若肺气不肃，咳喘肿满，小便不利，与葶苈子或防己配伍，取其肃肺利水之效，如《圣惠方》之马兜铃散，《普济方》之防己丸等均用之。

（2）**用于痔疮肿痛或出血**。常用马兜铃配地榆、槐角煎汤熏洗患处。

（3）**马兜铃有缓慢而持久的降压作用**。与黄芩、夏枯草、钩藤等配伍，可治高血压病属于肝阳上亢而见头晕、面赤者。

《得配本草》："得甘草，治肺气喘急。"

《药性集要》："治热喘音不清，同大力子利肺窍清热。"

【用量用法】 内服：煎汤，3～9g，或入丸、散。

【使用注意】 本品味苦而寒，内服过量，可致呕吐。虚寒喘咳及脾虚便泄者禁服，胃弱者慎服。

若用于止咳清热，多炙用；若用于熏洗，宜生用。

《纲目》："汤剂中用之多，亦作吐。"

《本草汇言》："如肺虚寒作咳嗽或寒痰作喘促者勿服。"

《本草经读》："马兜铃，虽云无毒，而偏寒之性，多服必令人吐利不止也。"

【附方】 （1）**治伤寒后肺气喘促**：马兜铃一分，木通(锉)一两，陈橘皮(汤浸，去白，焙)半两，紫苏茎叶一分。上四味，粗捣筛。每服五钱匕，水一盏半，入灯芯十五茎，枣三枚(劈破，同煎至七分，去滓，食后温服，日二。--《圣济总录》之"马兜铃汤"

（2）**治肺脏虚实不调，痰滞咳嗽，面目浮肿，颊赤虚烦**：马兜铃、麻黄(去节)、五味子(炒)、甘草(炙)各一两。上捣筛，每服三钱，水盏，入砂糖少许，同煎至六分，食后临卧去滓温服。--《普济方》马兜铃汤)

（3）**治肺热咳嗽，气急喘促**：马兜铃七枚，桑根白皮(锉)三两，甘草(炙)二两，升麻一两，灯芯一小束。上五味㕮咀，如麻豆火。每服五钱匕，水一盏半，煎至八分，去渣温服，一日三次。--《圣济总录》

（4）**治久嗽不愈**：用马兜铃五钱，萎仁霜二钱，北五味一钱。俱炒共为末，每服一钱，早晚食后白汤调送。--《本草汇言》

（5）**治血痔诸瘘疮**：用马兜铃一两，甘草五钱，怀生地，于白术各二两。作五剂，水煎服。--《本草汇言》

（6）**治久水，腹肚如大鼓者** 水煮马兜铃服之。--《千金要方》

（7）**治肺气热闭，下为癃闭或为淋涩**：用马兜铃、怀生地各三钱，生日草一钱，茯苓、木通、灯芯草各一钱五分，水煎服。--《本草汇言》

（8）**治心痛**：大马兜铃一个，灯上烧存性，为末，温酒服。--《摘玄方》

（9）**治瘰疬久不消**：用马兜铃三钱，当归、生地各二钱，牡丹皮一钱。日饮一剂，渐消。--《本草汇言》

（10）**治鼻渊**：马兜铃五钱，麻黄三钱，五味子一钱，甘草一钱，水二钟，煎一一钟。加黑砂糖少许。卧时温服即愈。--《外科大成》

（11）**治疗高血压**：①用马兜铃醇浸煎剂治疗121例高血压病患者，经较长时期临床观察，并与50例蛇根制剂治疗组对照比较，确证马兜铃为治疗高血压病有效药物，具有温和而持久的降压疗效。治疗后平均血压下降幅度为-3.724kPa/-1.995kPa(-28mmHg/-15mmHg)，有效降压率超过蛇根制剂对照组，达73.6%。治疗后3/4患者症状获得显著改善或消失，马兜铃对大脑有特殊的镇静作用。--《中华医学杂志》钟荣赓，1960，(1)：55 ②用马兜铃流浸膏治疗20例高血压病患者，一般均于7～14天后，血压逐步下降。--《中医杂志》沙星垣，1955，(11)：13

青木香

【别名】 青木香《本草蒙筌》，马兜铃根、兜铃根《肘后方》，土青木香、独行根《新修本草》，云南根《本草图经》，土木香《本草正》，青藤香《草木便方》，蛇参根《分类草药性》，铁扁担《陕西中药志》，痧药《草药手册》(江西)，野木香根、水木香根、白青木香《中药材品种论述》，天仙藤根(江苏)。

【名释】 《新修本草》命名为土青木香，是对木香的别称青木香而言。《本草蒙筌》简作青木香，今通行之。《纲目》："其根吐，利人，微有香气，故有独行、木香之名。"一说"独行"即"兜铃"之音转。

【来源】 为马兜铃科植物北马兜铃 *Aristolochia contorta* Bunge 的根。

注：马兜铃科植物马兜铃 *Aristolochia debilis* Seib.et Zucc.的根也作青木香入药。

【原植物】 参见"马兜铃"。

【采收加工】 10～11月茎叶枯萎时挖取根部，除去须根、泥土，晒干。

【性状鉴别】 圆柱形而稍扁，略弯曲，长3～10cm，直径0.5～1.5cm。表面黄褐色或灰棕色，有纵皱纹及须根痕。质坚脆，折断面形成层环隐约可见，皮部淡黄色，木射线宽广，乳白色，木质部束淡黄色，呈放射状，导管孔明显。香气特异，味苦。见(图323)

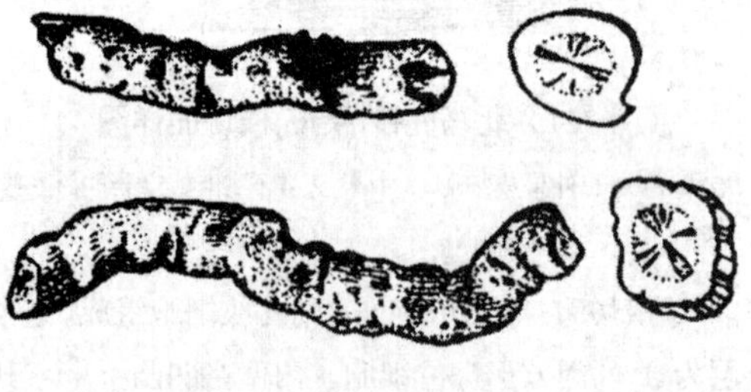

(图323)青木香药材（根）外形

【理化鉴别】 （1）取本品粉末1g，加0.5%盐酸乙醇溶液7ml，冷浸过夜，滤过。滤液用氨水调至中性，蒸干，残渣加5%盐酸2ml溶解，1份滴加改良碘化铋钾溶液，产生橙红色沉淀；另1份滴加碘化汞钾试液，产生灰白色沉淀。(检查生物碱)

（2）薄层色谱：取本品细粉2g，加甲醇10ml冷浸过夜，滤过。滤液蒸干，残渣用热苯除去挥发油后，再用甲醇0.5ml，溶解作供试液。另取马兜铃酸A制成乙醇对照溶液，吸取二溶液点于同1块硅胶G板上，以氯仿-丙酮-冰醋酸(8：5：0.1)为展开剂。取出晾干，置日光下检视，供试品色谱在与对照品色谱的相应位置处，显相同颜色斑点。

【显微鉴别】 根横切面：根木栓层为数列棕色木栓细胞，栓内层石细胞 2～15 个成群，长圆形或圆形，皮层散有油细胞，内含黄棕色油滴。韧皮部较宽，亦散有油细胞，长 35～70μm，直径 28～42μm，内含黄棕色油滴。形成层成环。木质部薄壁组织发达，射线宽广；木质部导管束有两束自根的中央向外分叉放射状排列，其余导管束较短，导管直径 20～105μm。本品薄壁细胞内含淀粉粒，单粒类圆形，直径 3.5～14μm，脐点呈点状或裂隙状，复粒由 2～4 分粒组成。见(图 324)

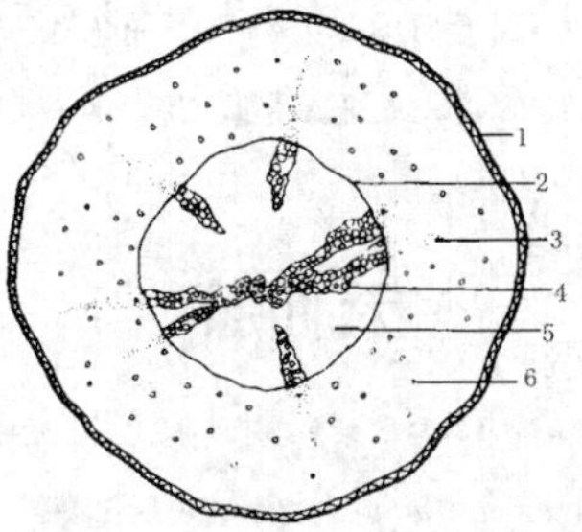

(图 324）**马兜铃(根)横切面简图**

1.术栓层 2.形成层 3.韧皮部 4.导管 5.木射线 6.油细胞

【主含成分】 北马兜铃根含尿囊素，马兜铃酸(*aristolochic acid*)A、E，木兰花碱(*magnoflorine*)，β-谷甾醇(*β-sitosterol*)和胡萝卜甙(*daucostero1*)

此外，还含有 4，5-二氧代去氢巴婆碱(*4，5-dioxodehyaroasimilobine*)和观音莲明(*1ysicamine*)。

【药理】 (1) **对平滑肌的作用** 青木香提取液对在位肠管及慢性肠瘘狗的肠道运动，在静脉注射时有轻度抑制现象，但口服即使剂量增至静脉注射剂量的 10 倍，亦不引起抑制，对离体兔肠管和子宫运动无影响。

(2) **镇痛抗炎作用** 马兜铃根、家种北马兜铃根、野生北马兜铃根皆有明显抑制冰醋酸对小鼠的致痛作用，并随剂量增加，镇痛作用增强。镇痛作用强度由强至弱为野生北马兜铃根、家种北马兜铃根、马兜铃根。三者尚有明显抑制二甲苯所致小鼠耳郭肿胀作用，并随剂量增加，抗炎作用增强，作用强度三者无差异。

(3) **抗病原体作用** 体外实验，青木香水提取物可抑制 1 型单纯疱疹病毒(HSV-I)。青木香总生物碱体外对金黄色葡萄球菌、绿脓杆菌、大肠杆菌及变形杆菌有不同程度抑制作用。青木香挥发油对猪蛔虫有杀灭作用。

(4) **降压作用** 各种动物静脉注射或口服青木香粗制剂均有一定的降压效果，一般煎剂作用较强，麻醉动物静脉注射常引起血压骤降，肌内注射血压下降较慢，口服则更慢。麻醉犬、切断减压神经或封闭颈动脉窦的高血压狗，静脉注射青小香精制浸膏后，出现血压显著下降；正常不麻醉犬口服后，血压下降较轻微。切断迷走神经或注入阿托品，对青木香的降压作用无影响，青木香也不能对抗肾卜腺素的升压作用。青木香粗制剂或精制浸膏的降压作用并非直接抑制心脏或扩张血管，与迷走神经无关，对血管运动中枢亦无直接作用，而与交感神经系统的完整性有关。青木香的降压有效成分木兰花碱静脉注射或口服，对麻醉狗、不麻醉大白鼠和肾性高血压犬，均有明显降压作用，对舒张压的作用尤为明显。木兰花碱不具毒蕈碱样作用，对 N-胆碱反应系统尤以神经节有显著阻断作用，但较六烃季铵为弱，有微弱的箭毒样作用，其效价为箭毒的 1/100～1/200，对肾上腺素的升压反应无影响，所以木兰花碱的降压作用主要与神经节阻断作用密切相关。

(5) **其他作用** 青木香煎剂、流浸膏和盐酸浸出液对小鼠呈镇静作用。青木香醚溶液酸性部分对鸽和犬有催吐作用，挥发油亦有较弱的催吐作用。青木香成分轮环滕酚碱对横纹肌有松弛作用。

(6) **毒性** 本品的毒性比马兜铃低，有神经节阻断作用，可出箭毒样作用，并对肾脏产生毒害。25g 体重的小鼠口服青木香粗制剂 0.6g，体重 2kg 的猫口服 20～40g，均无死亡。青木香精制浸膏(除去醚溶性酸性成分及挥发油)毒性很小，每日 2g(生药)/kg，不影响幼鼠生长，小鼠 1 次静脉注射木兰花碱的 LD_{50} 为 0.02g/kg，口服 LD_{50} 的 10 倍剂量，连服 4 星期，并无明显的慢性毒性。中毒主要表现为：恶心、呕吐、出血性下痢、食欲不振、头晕、全身痉挛、瞳孔先大后小、肌肉松弛、呼吸抑制、蛋白尿、血尿，最后心跳停止。

【性味归经】 味辛、苦，性寒，小毒。归肺、胃、肝经。

【功用主治】 行气止痛，解毒消肿，平肝降压。主治胸胁脘腹疼痛，疝气痛，肠炎，下痢腹痛，咳嗽痰喘，蛇虫咬伤，痈肿疔疮，湿疹，皮肤瘙痒，高血压病。

《新修本草》："主鬼疰积聚，诸毒热肿，蛇毒。疗疔肿人效。"

《日华子》："治血气。"

《本草图经》："治气下膈，止刺痛。"

《履峻岩本草》："主肺热咳嗽，痰结喘促，血痔瘘疮，生肌。治五种蛊毒。"

《纲目》："利大肠。治头风，瘙痒，秃疮。"

《本经逢原》："治痈肿，痰结，气凝诸痛。"

《医林纂要・药性》："治击伤，解毒。"

《会约医镜》："能散气，故疝家必需。"

《植物名实图考》："清火毒，通滞气。"

《草木便方》："发表，除风。(治)风湿瘫痪，腰脚疼痛，跌打损伤。"

《草药新纂》："为行气药，能清血毒，调经。"

《分类草药性》："消饱胀，涂疮毒。"

《南京民间药草》："治腹痛、胃气痛。"

【临床应用】 (1) **用于肝胃气滞所致的胸胁刺痛，脘腹胀痛，疝气痛等证**。取青木香行气止痛作用，可与香附、川楝予、延胡索之类同用。治湿热下痢，或中暑腹痛，既可清肠胃蕴结之湿热，又能散结止痛，可与黄连、槟榔清热导滞药同用。

(2) **用于蛇虫咬伤**。可以青木香与白芷同服，也可与雄黄调敷；治热毒疮肿有清热解毒之功，近用治慢性骨髓炎、慢性脓肿、瘘管。

(3) **单用青木香内服，可治高血压病**。

【用量用法】 内服：煎汤，3～9g，研末服，1.5～2g，每日 2～3 次。外用：研末调敷，或磨汁涂，适量。

【使用注意】 脾胃虚寒者慎服。服用过量，可引起肠胃反应，如恶心、呕吐、胸闷、腹胀、腹痛、口苦、口干等。

《新修本草》："不可多服，吐利不止。"

《本经逢原》："肺寒咳嗽，寒痰作喘，胃虚畏食人勿服，以其辛香走窜也。"

《本草汇纂》："惟虚寒切禁，以味辛与苦，恐泄人真气也。"

【附方】 (1) **治肠炎，腹痛下痢**：土青木香 9g，槟榔 4.5g，黄连 4.5g，共研细末，温开水冲服。--《现代实用中药》

(2) **治中暑腹痛**：青木香根(鲜)9～15g，捣汁，温开水送服；亦可用青木香根 3～6g，研末，温开水送服。--《江西草药》

（3）**治产后气痢不止，日夜十余次者**：青木香三分，诃子(酥炙至黄，去核)八分。上为细末，空心米饮调下方寸匕；一方用缩砂仁，三味等分为细末，入蜜一匙，米饮调下二钱。--《普济方》

（4）**治上气喘急**：马兜铃根一两，木香、楝实(微炮)各三分。上三味捣罗为散，每服二钱匕，浓煎乌梅蜜汤调下，食后临卧服。--《圣济总录》

（5）**治疔疮、蛇伤、犬咬、鼠咬**：青木香(土者，根、梗均可用)，上末，每服一钱，蜜水调下。凡治瘴气、蛇伤不可缺此药也。--《证治准绳》

（6）**治指疔**：鲜青木香，切碎，同适量的蜂蜜捣烂，敷于患处。--《江西民间草药验方》

（7）**治蜘蛛疮**(单纯疱疹)：土青木香，研极细末，柿漆(即柿油)调搽。--《中医药实验研究》

（8）**治恶蛇咬伤**：青木香，水磨敷之，仍煎汤饮，吐妙。--《回生集》

（9）**治因剥割瘴死牛马猪羊，不避其气，以中其毒，或因食瘴死牛马猪羊之肉，或手足各处发疔毒，或起紫泡，或起堆核，初则创人，渐次肿大，疼痛不可忍，瞀闷发热，口渴心烦，四肢强痛，头目昏花，一切瘴毒**：苦花子(又名毛连子、小叶金鸡舌，梗叶俱用)、土木香、仙人薯(用根、新鲜生昔为妙，干者次之)各二两，晚蚕砂一两。上铡碎，擂水和煮粽汁冷服。热极加芭蕉心，小便不利加琉璃草(又名耳环尻)，擂，和前药服之。先服此药，次服劫瘴消毒散。--《汪治准绳》之“四神丹”

（10）**治咽喉内卒肿痛**：马兜铃根一两，甘草一分(生，锉)。上件药，捣，粗罗为散。每服二钱，以水一中盏，煎至六分，去滓，不计时候，温服。--《圣惠方》

（11）**治牙痛**　青木香鲜品一块，放牙痛处咬之。--《东北常用中草药手册》

（12）**治妇人小便出血不止**：马兜铃根，刺蓟根各一两。上件药，捣，细罗为散。每服食前，当归酒调下二钱。--《圣惠方》

（13）**治腋气**：用青木香作厚片，好醋浸一宿，夹腋下数次，即愈。--《卫生易简方》

（14）**治秃头疮、头癣**：青木香 50g，苦楝子(打碎)50g。上二味，浸泡于75%乙醇 400ml 中，7 天后可用。涂搽患处，每日 5～8 次，或以纱布浸药液湿敷。--《中药精华》

（15）**治疗高压病**：①**水煎液**：菏木香 30g，加水 200ml，煎至 100ml，分 3 次服(有因病员嫌味太苦，改用青木香粉装入胶囊吞服)。治疗原发性高血压 23 例，经 13～26 天的用药，收缩压下降 2.66kPa(20mmHg)以上者 17 例，舒张压下降 2.66kPa(20mmHg)以上者 9 例。降压幅度最大的，为服药 52 天，降压 7.714kPa/6.916kPa(58mmHg/52mmHg)。并发现：用青木香降压，以收缩压降低尤较显著；对早期的高缸压.尤其是血管没有病变的，效果较为显著。--《上海中医药杂志》徐福民，等，1956，(1)：19　②**浸膏片**：每片含土青木香 6g，每次 4～12 片，日服 3～4 次。治疗Ⅱ、Ⅲ期高血压 53 例，显效 15.1%，有效 43.4%。血压下降以收缩压较为明显，显效时间一般在用药后 3 星期，最快为 4 天，最慢为 27 天。发现该药对Ⅲ期患者均无效。--《全国心血管病学术报告会议义件汇编》，1960：90　③**提取液**：每 1ml 相当于生药 1g。饭后服，每日 3 次，第 1 星期每次 3ml，第 2 星期每次 4ml，第 3 星期及以后每次 6ml。治疗Ⅱ、Ⅲ期高血压 40 例，经用药，收缩压、舒张压下降，1.33kPa(10mmHg)以上者 18 例，不足 1.33kPa(10mmHg)者 17 例。用药 6 星期以上者有效率较高。对临床症状的改善不理想。--《南京第一医学院学报》，1959，4(1)：41　④**多种剂型交替使用**：以青木香粉剂，流浸膏、片剂等交替使用，治疗 84 例，服药时间在 28 天以上，总有效率 78.6%。舒张压下降 2.66kPa(20mmHg)以上者 19 例，下降 1.33kPa(10mmHg)以上者 47 例。对临床症状的头痛，眩晕，心悸，视力模糊，失眠，气急等均有一定改善。同时，观察到青木香的降压疗效，似乎不受年龄、眼底病变、血清总胆固醇量、血清非蛋白氮量、尿蛋白的影响；对心脏及主动脉尤明显，扩大者疗效较优，有效率为 81.6%，已见扩大者，疗效则差。--《上海中医药杂志》海市公费医疗第五门诊部，1958，(4)：10　注意：青木香有较为明显的副反应：主要表现为胃肠道反应明显，如恶心、呕吐、胸闷、腹胀腹痛、口苦、口干、乏力等。副反应的出现比例很高，甚至有不能坚持用药而中断的病例。其中似乎以流浸膏的反应较为明显。有人认为，将多种剂型交替使用，或加入健胃镇呕的流浸膏，或将流浸膏上浮起的一层油质除去，副反应大见减少。

天仙藤

【别名】　天仙藤《本草图经》，都淋藤、三百两银《肘后方》，兜铃苗《圣惠方》，马兜铃藤《普济方》，青木香藤《广嗣纪要》，长痧藤《南京民间草药》，香藤《浙江中药手册》。

【来源】　为马兜铃科植物北马兜铃 *Aristolochia contorta* Bunge 的茎叶。

注：马兜铃科植物马兜铃 *Aristolochia debilis* Seib.et Zucc.的茎叶也作天仙藤入药。

【原植物】　参见“马兜铃”。

【采收加工】　霜降前未落叶时割取地上部分，晒干打捆。

【性状鉴别】　马兜铃茎细长圆柱形，略扭曲，直径 1～3mm；表面黄绿色或黄褐色，有棱脊及节，节间长短不等；质脆，易折断，断面有数个大小不等的维管束。叶互生，多皱缩、破碎，完整片叶二角状狭卵形或三角状宽卵形，基部心形，暗绿色或淡黄褐色，基生脉明显；叶柄细长。气清香，微淡。见(图 325)

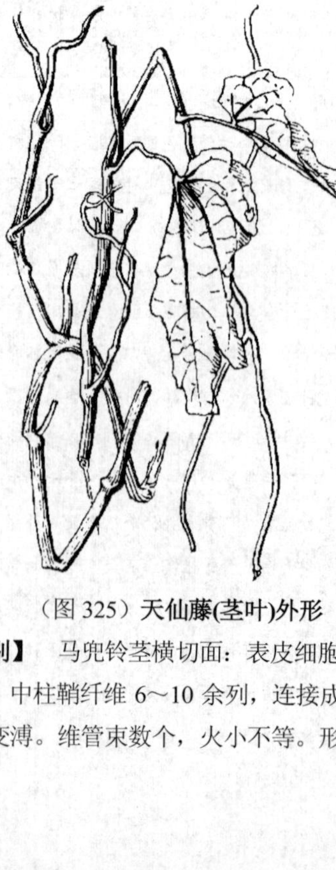

（图 325）**天仙藤(茎叶)外形**

【显微鉴别】　马兜铃茎横切面：表皮细胞 1 列，外被角质层。皮层较窄。中柱鞘纤维 6～10 余列，连接成环，外侧纤维壁厚，内侧逐渐变薄。维管束数个，火小不等。形成层成环。导管

类圆形，直径 10～170μm。中央有髓。见(图 326)

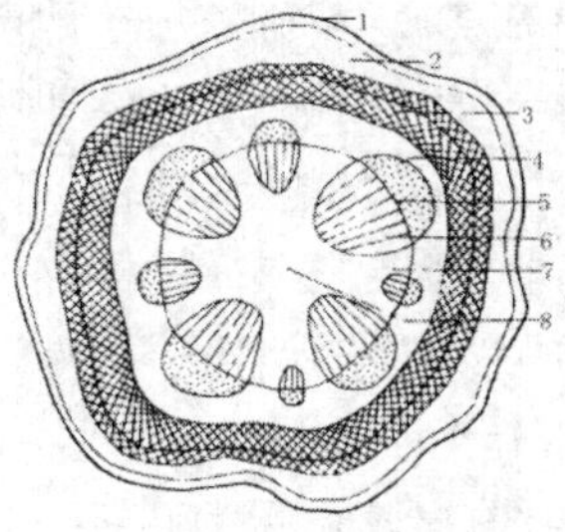

（图 326）马兜铃(茎)横切面简图

1.表皮 2.皮层 3.中柱鞘纤维 4.韧皮部 5.形成层 6.木质部 7.射线 8.髓

【主含成分】 含马兜铃酸(*aristolochic acid*)D，木兰花碱(*magnoflorine*)和 β-谷甾醇(*β-sitosterol*)。

【药理】 **降压作用** 天仙藤成分木兰花碱具有箭毒样作用和显著的神经节阻断作用。其作用可被新斯的明所拮抗。麻醉猫静脉注射 2mg/kg，血压降低达 50%～60%，可持续 90～120 分钟。口服 20～40mg/kg，也可得到与静脉注射相近的降压效果，不过作用发生较慢，而持续较久。不麻醉大白鼠口服 100mg/kg，平均降压 24%，持续时间 120 分钟；口服 200mg/kg 降压 34.6%，持续 135 分钟。对肾型高血压犬静脉注射 6mg/kg，也有明显的降压作用，对舒张压的作用尤为明显。

毒性 小白鼠静脉注射木兰花碱 LD_{50} 为 0.02g/kg。

【性味归经】 味苦，性温。归肝、脾、肾经。

【功用主治】 行气活血，利水消肿，解毒。主治疝气痛，胃痛，产后血气腹痛，风湿痹痛，妊娠水肿，蛇虫咬伤。

《本草图经》："解风劳。"

《宝庆本草折衷》："张松谓：治五劳七伤，山岚瘴疟，骨蒸寒热，口苦舌干，腰膝酸倦，浑身疼痛，四时疫疠。"

《纲目》："流气活血，治心腹痛。"

《药性切用》："为疝气止痛专药。"

《医林纂要·药性》："坚肾，燥湿，活血，疏气，主治水肿。"

《本草再新》："凉血活血，去风利湿，走经络，兼治腰腿肿疼。"

《本草正义》："宣通经隧，导达郁滞，疏肝行气，止心胃痛。"

【临床应用】 （1）**用于风湿痹痛**。天仙藤可与防风、威灵仙等同用，以增强祛风效果；治风痹，痰注，肩臂疼痛，常以天仙藤配姜黄、羌活，以行气活血祛风。

（2）**用于子气水肿**。宜与苏叶、香附等行气安胎之品同用；如兼脾虚留湿，食减浮肿者，更以天仙膝配白术、茯笭、大腹皮等健脾行水，如《妇人良方》、《镐京直指》天仙藤散。

（3）**用于产后儿枕腹痛**。可以天仙藤配延胡索、山楂之类，以增行气活血之效。

（4）**用于寒疝，少腹冷痛**。则以天仙藤与茴香、乳香、吴茱萸等温经散寒，理气止痛药配伍。

《本草图经》："得麻黄则治伤寒，发汗；与大黄同服，堕胎气。"

《医学入门·本草》："得安胎药治子痫。"

【用量用法】 内服：煎汤，6～10g。外用：煎水洗或捣烂敷，适量。

【使用注意】 体虚者慎服。

【附方】 （1）**治疝气作痛**：天仙藤一两，好酒一碗，煮至半碗服之。--《孙灭仁集效方》

（2）**治产后腹痛不止及一切血气腹痛**：天仙藤五两(炒焦)，为细末。每服二钱。产后腹痛，用炒生姜，小便和细酒调下；常患血气，用温酒调服。--《妇人良方》之"天仙藤散"

（3）**治风湿性关节炎**：天仙藤、威灵仙、海桐皮各 9g，水煎服。--《秦岭巴山天然药物志》

（4）**治妊娠水肿**：天仙藤(洗，微炒)、香附子(炒)、陈皮、甘草、乌药等分，为末。每服三钱，水一大盏，姜三片，木瓜三片，紫苏三叶，煎至七分，空心食前服，一日三服。--《妇人良方》

（5）**治毒蛇咬伤，痔疮肿痛**：天仙藤鲜品捣烂，敷患处。--《东北常用中药手册》

（6）**治乳腺炎**：鲜天仙藤适量，揉软外敷，每日换药 1 次。--《江西草药》

（7）**治肺热鼻皶**：桐油入黄连末，用天仙藤烧热油傅之。--《摘玄方》

（8）**治赤流丹肿**：天仙藤一两，焙干为末，乳香一钱(研)。上每一钱，温酒下。--《证治准绳》之"乳香散"

寻骨风

【别名】 寻骨风《寻骨风》，清骨风、猫耳朵《南京民间药草》，穿地节、毛香、白毛藤、地丁香、黄木香《江苏植物药材志》，白面风、兔子耳《江西民间草药》，毛风草《新华本草纲要》，猴耳草(河南)。

【来源】 为马兜铃科植物绵毛马兜铃 *Aristolochia mollissima* Hance 的全草。

【植物形态】 多年生草质藤本。根细长，圆柱形。嫩枝密被灰白色长绵毛。叶互生；叶柄长 2～5cm，密被白色长绵毛。叶片卵形、卵状心形，长 3.5～10cm，宽 2.5～8cm，先端钝圆至短尖，基部心形，两侧裂片广展，弯缺深 1～2cm，边全缘，上面被糙伏毛，下面密被灰色或白色长绵毛，基出脉 5～7 条。花单生于叶腋；花梗长 1.5～3cm，直立或近顶端向下弯；小苞片卵形或长卵形，两面被毛；花被管中部急剧弯曲，弯曲处至檐部较下部短而狭，外面密生白色长绵毛；檐部盘状，圆形，直径 2～2.5cm，内面无毛或稍被微柔毛，浅黄色，并有紫色网纹，外面密生白色长绵毛，边缘浅 3 裂，裂片先端短尖或钝；喉部近圆形，稍呈领状突起，紫色；花药成对贴生于合蕊柱近基部；子房圆柱形，密被白色长绵毛；合蕊柱裂片先端钝圆，边缘向下.延伸，并具乳头状突起。蒴果长圆状或椭圆状倒卵形，具 6 条呈波状或扭曲的棱或翅，毛常脱落，成熟时自先端向下 6 瓣开裂。种子卵状三角形。花期 4～6 月，果期 8～10 月。见下(图 327)

【生长分布】 生于低山草丛、山坡灌丛及路旁。邹平南部山区有分布。

【采收加工】 5 月开花前采收，连根挖出，除去泥土杂质，洗净，切段，晒干。

【性状鉴别】 叶皱缩卷曲，灰绿色或黄绿色，展平后呈印状心形，先端钝圆或短尖，两面密被白绵毛，全缘，质脆易碎。茎淡绿色，直径 1～2mm，密被白色绵毛。根茎细长圆柱形，多分枝，直径约 2mm，少数达 5mm。表面棕黄色，有纵向纹理，节间长 1～3cm。质韧而硬，断面黄白色。气微香，味苦、辛。

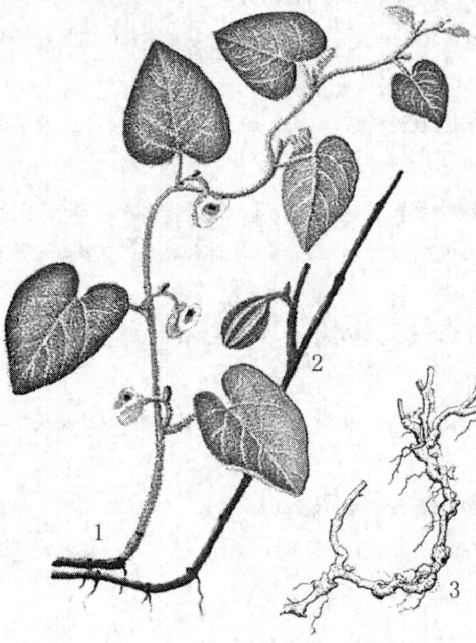

（图 327）绵毛马兜铃

1.花枝 2.果枝 3.根茎

【显微鉴别】 根茎横切面：表皮细胞 1 列，外壁稍厚，棕色，肯多细胞非腺毛。粗的根茎有木栓层，为多列木栓细胞。皮层石细胞单个散在或 2 个相聚，石细胞类圆形，壁较厚。中柱鞘纤维排列成断续环状。维管束 3～8 个放射状排列，大小不等。束间形成层明显。导管直径 20～105μm。皮层偶见近圆形或长圆形的石细胞，直径 50～64μm，壁较厚；髓部有近圆形木化细胞，壁略厚。本品薄壁细胞含簇晶，直径 7～60μm。见(图 328)

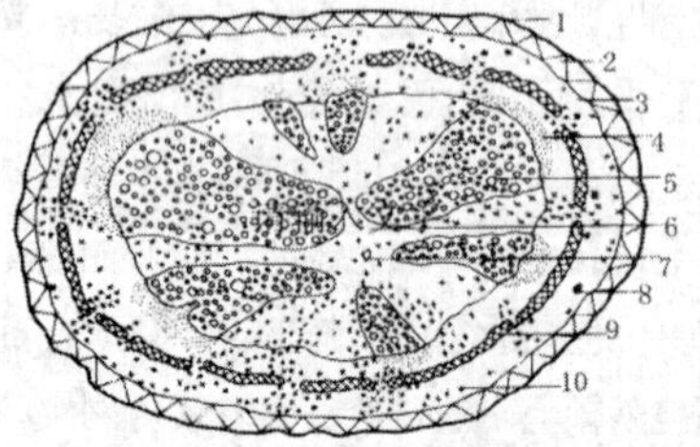

（图 328）寻骨风(根茎)横切面简图

1.表皮 2.木栓层 3.皮层 4.韧皮部 5.导管 6.髓 7.木化细胞 8.石细咆 9.中柱鞘纤维 l0.卓酸钙簇晶

【主含成分】 根茎：含有尿囊素(*allantoin*)，马兜铃内酯(*aristolactone*)，绵毛马兜铃内酯(*mollislactone*)，β-谷甾醇(*β-sitostero1*)，马兜铃酸(*aristolochic acid*)A，9-乙氧基马兜铃内酰胺(*9-ethoxyaristololaclanl*)和 9-乙氧基马兜铃内酯(*9-ethoxvaristo-lactone*)。

茎叶：含马兜铃酸(*arislolochic acid*)A 和 D，香草酸(*vanillic acid*)，马兜铃内酰胺(*aristololactam*)，6-甲氧基马兜铃内酰胺(*6-nlethoxyaristololactam*)，棕榈酮(*palmitone*)，正三十醇(*n-triacontano1*)，β-谷甾醇(*β-sitostero1*)，胡萝卜甙(*daucostero1*)和硬脂酸(*stearlc acid*)。

【药理】 （1）抗炎作用 绵毛马兜铃挥发油及总生物碱对大鼠蛋清性"关节炎"有明显的预防作用，对蛋清性、甲醛性关节肿以及二甲苯引起的小鼠耳郭炎症及棉球肉芽组织增生均有抑制作用，绵毛马兜铃的 50%乙醇提取液对蛋清性关节肿及二甲苯引起的小鼠耳郭炎症也有抑制作用。非生物碱部分无效，冷浸剂经乙醇沉淀一次所得的制剂对蛋清性及甲醛性"关节炎"均有效果，但如果沉淀 2 次，并经高压灭菌者即失去作用。

（2）终止妊娠作用 寻骨风醇提取物对大鼠和小鼠具有显著的抗着床作用，从寻骨风中提得的马兜铃酸 A 对小鼠具显著的抗着床和抗早孕活性；对大鼠仅在服大剂量醇提取物时有效，服马兜铃酸 A 则无效。马兜铃酸 A 的抗早孕作用可能并非通过干扰孕激素和雌激素调节的途径，马兜铃酸 A 无雌激素和抗雌激素作用，而外源性的孕酮不能阻止它的抗早孕作用。马兜铃酸 A 注射于羊膜囊可终止犬和大鼠的中期妊娠，同时检测血象，临床生化和主要脏器的形态学诸方面，均无明显异常。

【性味归经】 味辛、苦，性平。归肝经。

【功用主治】 祛风除湿，活血通络，止痛。主治风湿痹痛，肢体麻木，筋骨拘挛，脘腹疼痛，跌打伤痛，外伤出血，乳痈及多种化脓性感染。

《饮片新参》："散风痹，通络。"

《南京民间药草》："治筋骨痛及肚痛。"

《山东中草药》："祛风湿，通经络，消肿止痛。治骨节筋骨疼痛，腹痛，睾丸肿痛。"

《安徽巾草药》："祛风活血，消肿止痛。"

【用量用法】 内服：煎汤，10～20g，或浸酒。

【使用注意】 阴虚内热者及孕妇禁服。用量较大时个别患者有恶心、呕吐、头晕、头痛等不良反应。

《饮片新参》："阴虚内热者忌用。"

【附方】 （1）治风湿关节痛：寻骨风全草 15g，五加根 30g，地榆 15g。酒水各半煎浓汁服。--《江西民间草药》

（2）治跌打损伤、瘀滞作痛：鲜寻骨风根捣烂摊布上，蒸热敷患处，或以干根研末，热酒调敷。--《安徽中草药》

（3）治腹痛、睾丸坠痛：鲜寻骨风 120g，鸡蛋 4 个，同煮，吃蛋喝汤，每日数次服。--《青岛中草药手册》

（4）治胃痛：寻骨风根 6g，南五味根、海螵蛸各 15g。上药晒干，共研细末。每口服 3 次，每次 6g。--《全国中草药汇编》

（5）治月经不调：寻骨风 15～30g，煎服。或寻骨风、当归、泽兰、益母草各 9g，煎服。--《安徽中药志》

（6）治痈肿：寻骨风 30g，车前草 30g，苍耳草 6g，水煎服，每日 1 剂，分 2 次服。--《单方验方新医疗法选编》(徐州)

（7）治钩蚴皮炎：每 7 欠刖寻骨风 15～30g，加水 300ml 煎至 200ml，稍凉后用纱布蘸洗患处。--《中华皮肤科杂志》1966，(2)：封 3

（8）治疗风湿性、类风湿性关节炎：用寻骨风制剂，①流浸膏：每 200ml 相当于原生药 15g。口服，每日 20～40ml，分 2～3 次饭后服；②浸膏片：每片 0.3g 相当于生药 3.75g。口服，每口 6～12 片，分 2～3 次饭后服；③注射液：每 2ml 含寻骨风总生物碱 20mg。肌内注射，每次 2ml，每日 1～2 次。观察 306 例，其中风湿性关节炎 236 例，以 4 星期为 1 疗程。结果：痊愈 20 例，症状体征基本消失或显著改善者 68 例，症状减轻并有关节功能改善者 143 例，无效 75 例；总有效率 75.5%。--《中医药研究资料》河南中医学院，1973，(1)：50 ④又据 141 例风湿性关节炎和 48 例类风湿性关节炎的观察结果，用药 2 星期以上的有效率分别为88.7%和75%。--《中西医结合资料选编》湖北，1970：79 ⑤实践中观察到，活动性风湿性关节炎多数在用药1星期内症状体征就有改善，1~2星期内血沉下降，抗"O"在2~3星期内下降；类风湿性关节炎一般在1~2星期内疼痛减轻，1~3月关节肿胀改善，部分强硬的关节活动度增大。副反应：部分病例出现恶心，呕吐，下腹痛，不思饮食，头晕痛，乏力，心慌，咽干等副反应，一般仍坚持用药。但对少数病变发展迅速，汗出甚多，阴液亏损的患者不宜单独使用。

（9）**治疗化脓性感染**：用寻骨风根治疗急性乳腺炎百余例获显著疗效，均1~3剂即愈。用法：寻骨风根30g，水煎，每日2次分服。或打入鸡蛋1~2个煮熟，吃蛋喝汤。--《新医学》安徽嘉山县中草药研究小组，1974，5(2)：95 又有用寻骨风治疗多发性疖肿、疔、痈等皮肤化脓性疾病以及由葡萄球菌、链球菌所引起的副鼻窦炎、急性咽炎、化脓性扁桃体炎等。用法：①寻骨风全草：每日30g。煎服。②寻骨风浸膏片：每片0.25g，相当于生药2g。口服，成人每次1g，每日4次。治疗126例，痊愈100例，占87.1%；有效15例，占11.9%；无效1例，总有效率为99%。脓性皮肤病一般在服药1~3天即愈，慢性炎症1星期左右痊愈。--《江苏中医杂志》杨振亚，1980，(3)：64

山茶花

【别名】 山茶花《纲目》，红茶花《分类草药性》，宝珠花、一捻红《现代实用中药》。

【来源】 为山茶科植物红山茶 *Camellia japonica* L.的花。

【植物形态】 常绿灌木或小乔木，高可达10m。树皮灰褐色，幼枝棕色，无毛。单叶互生；叶柄长8~15mm；叶片革质，倒卵形或椭圆形，长5~10cm，宽2.5~6cm，先端渐尖而钝，基部楔形，边缘有细锯齿，上面深绿色，有光泽，下面淡绿色，两面均无毛，叶干后带黄色。花两性，单生或对生于叶腋或枝顶，火红色，径5~8cmm；萼片5，宽卵圆形，外被白色柔毛；花瓣5~7，栽培品种多重瓣，有白、淡红等色，花瓣近圆形，先端有凹缺，基部稍连合；雄蕊多数，外侧花丝基部连合，附着于花瓣基部，内侧离生；子房上位，无毛，花柱先端3裂。蒴果近球形，径2.2~3.2cm，果皮厚，光滑无毛，室背开裂。种子近球形，有角棱，长1.8~2.5cm，暗褐色。花期4~5月，果期9~10月。见下（图329）

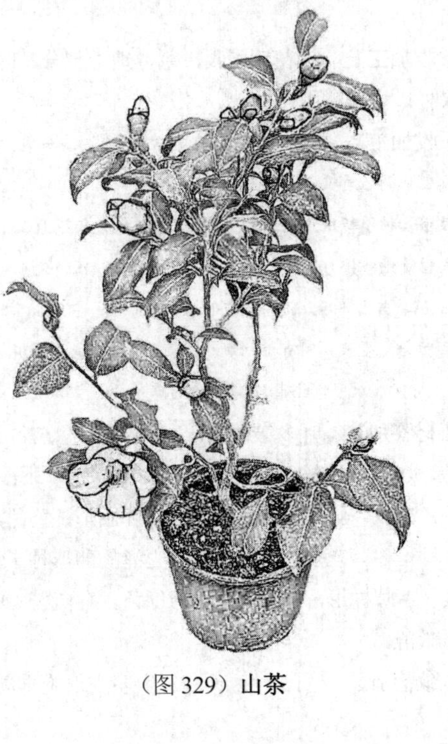

（图329）山茶

【生长分布】 原产我国东部。邹平多盆栽。

【采收加工】 4~5月花朵盛开期分批采收，晒干或炕干。在干燥过程中，要少翻动，避免破碎或散瓣。

【性状鉴别】 花蕾卵圆形，开放的花呈不规则扁盘状，盘径5~8cm。表面红色、黄棕色或棕褐色，萼片5片，棕红色，革质，背面密布灰白色绢丝样细绒毛；花瓣5~7或更多，上部卵圆形，先端微凹，下部色较深，基部连合成一体，纸质；雄蕊多数，2轮，外轮花丝连合成一体。气微，味甘。

【主含成分】 花含花色甙(*anthocyanin*)，花白甙(*1eucoanthocyanin*)，芸香甙(*rutin*)，山柰酚-3-O-芸香糖甙(*kaempferol-3-O-rhamnoglucoside*)，杨梅树皮素-3-O-葡萄糖甙(*myricetin-3-O-glucoside*)，矢车菊素-3-半乳糖甙(*cyaniding-3-galacloside*)，矢车菊素-3-葡萄糖甙(cyaniding-3-glucoside)，矢车菊素-3-(6-对香豆酰基)葡萄糖甙[*cyaniding-3-O-β-D-(6-O- p-counlaroyl) glucoside*]即是风信子甙(*hyacinthin*)，槲皮素(*quercelin*)，山柰酚(*kaempfero1*)，3，4′，5，7-四羟基-8-甲氧基黄酮(*sexangularetin*)，对羟基苯甲酸(*p-hydroxybenzoic acid*)，原儿茶酸(*protocatechuic acid*)，没食子酸(*gallic acid*)和3β-羟基-28-去甲齐墩果-l7-烯-l6-酮-l2，13-环氧化物(*3β-hydroxy-28-norole- an17-en-16-on-l2，13-epoxide*)，山茶二酮醇(*camellendiono1*)，山茶酮二醇(cametlenodio1)，马瑞甙元(*maragenin*)Ⅱ等三萜类成分。又含路边青鞣质(*gemin*)D，长梗马兜铃素(*pedui，culagin*)，新唢呐草素(tellimagrandin)，山茶鞣质(*camelliin*)A及B等鞣质以及α-菠菜甾醇(*α-spinastero1*)，β-谷甾醇-D-葡萄糖甙(*β-sitosteryl-D-glucoside*)，豆甾醇-D-葡萄糖甙(*stigmasteryl-D-glucoside*)，豆甾-7-烯-3β-醇(*stigmast-7-en-3β-ol*)。近又分得山茶皂甙(*camellidin*)Ⅰ、Ⅱ。还含可可豆碱(*theobromine*)。

【药理】 （1）**抗癌作用** 早期提取的山茶鞣质给大鼠或小鼠灌胃1~3个月，能抑制移植性软组织肿瘤的生长，并抑制9、10-二甲基-1，2-苯并蒽(Ⅰ)诱导的横纹肌肉瘤的形成。山茶甙给小鼠灌胃2.5个月也能减少同时局部应用Ⅰ诱发的皮肤乳头状瘤和癌。由花蕾中提取的山茶鞣质B也有显著抗肿瘤作用，10mg/kg腹腔注射能显著延长荷瘤小鼠的寿命(+36%)。

（2）**其他作用** 叶和花瓣中含有的山茶皂甙Ⅰ和Ⅱ能使真菌的分生孢子异常出芽。

【性味归经】 味甘、苦、辛，性凉。归肝、肺、大肠经。

【功用主治】 凉血止血，散瘀消肿。主治吐血，衄血，咳血，便血，痔血，赤白痢，血淋，血崩，带下，烫伤，跌扑损伤。

《纲目》引朱丹溪："(治)吐血衄血，肠风下血。并用红者为末，入童溺、姜汁及酒调服，可代郁金。"

《纲目》："治汤火伤灼。"

《本草汇言》："凉血止血之药也。"

《医林纂要·药性》："补肝缓肝，破血去热。"

《百草镜》："凉血破血止血，涩剂也。消痈肿、跌扑，断久痢，肠风下血、崩带、血淋、鼻衄、吐血，外敷灸疮。"

《本草再新》："治血分，理肠风，清肝火，润肺养阴。"

《中国药用植物图鉴》："收敛止血。"

【临床应用】 用于诸种出血证。本品功擅凉血止血，兼能散瘀，凡血热出血或兼瘀血者皆宜。如治咳嗽吐血，可配白及、红枣等同用；治肝肺蕴热之咯血，配地骨皮、牛膝；治鼻衄，配山栀、侧柏叶；治肠风下血、痔血，配地榆、侧柏叶；久痢下血，配地锦草、凤尾草；妇女血崩，配侧柏叶、椿根皮；若用治白带，可配白果、棕树皮等以收敛止带。用于跌打损伤，有行血散瘀消肿止痛之功，配刘寄奴、落得打、接骨木等用酒煎服可提高疗效。

【用量用法】 内服：煎汤，5～10g，或研末服。外用：研末麻油调涂，适量。

【使用注意】 中焦虚寒而无瘀者慎服。

用生品长于散瘀，炒制用则偏于止血。

【附方】 （1）**治吐血**：山茶花、白茄根各15g，白糖适量。水煎服。--《福建药物志》

（2）**治吐血咳嗽**：①宝珠山茶，瓦焙黑色，调红砂糖，日服不拘多少。②宝珠山茶十朵，红花五钱，白及一两，红枣四两。水煎一碗服之，渣再服，红枣不拘时亦取食之。--《不药良方》

（3）**治肠风下血**：山茶花、炒山栀、侧柏叶、生地各6～9g，水煎服。--《浙江药用植物志》

（4）**治痔疮出血**：宝珠山茶研末冲服。--《纲日拾遗》

（5）**治血痢**：大红宝珠山茶花阴干，为末，加白糖拌匀，饭锅日蒸三四次服。--《救生苦海》

（6）**治血崩**：山茶花12g，侧柏叶12g，艾叶炭12g，蒲黄10g，地榆炭10g，水煎服。--《四川中药志》）（1979年）

（7）**治外伤出血**：山茶花焙干，研粉外敷。--《浙江药用植物志》

（8）**治肝、肺蕴热及折损溢血**：山茶花9g(红白皆可)，地骨皮9g，怀牛膝6g，川贝母4.5g，水煎服。--《青岛中草药手册》

（9）**治乳头开花欲坠，疼痛异常**：宝珠山茶焙、研为末，用麻油调敷。--《纲目拾遗》

（10）**治汤火灼伤**：山茶花研末，麻油调敷。--《纲目》

（11）**治白带**：鲜白茶花、锦鸡儿各30g，鲜玉簪花、三白草各15g，白及60g，炖猪膀胱服。--《青岛中草药手册》

（12）**治尘埃沙石入眼**：山茶花(去蒂)10个，鼠粘子一钱。上二味为末，服二三匕妙。--《名医方选》

白屈菜

【别名】 白屈菜《救荒本草》，土黄连《山东植物志》，地黄连、牛金花《植物名汇》，土黄连《东北药用植物志》，八步紧、断肠草、山西瓜《辽宁经济植物志》，雄黄草《陕西中药志》，山黄连《辽宁常用中草药手册》，假黄连《东北常用中草药手册》，小野人血草《陕两中草药》，黄汤子《河北中草药》，胡黄连、小黄连(山东)。

【来源】 为罂粟科植物白屈菜 *Chelidonium majus* L.的全草。

【植物形态】 多年生草本，高30～100cm，含橘黄色乳汁。主根粗壮，圆锥形，土黄色或暗褐色，密生须根。茎直立，多分枝，有白粉，具白色细长柔毛。叶互生，一至二回奇数刑状分裂；基生叶长10～15cm，裂片5～8对，裂片先端钝.边缘具不整齐缺刻；茎生叶长5～10cm，裂片2～4对，边缘具不整齐缺刻，上面近无毛，褐色，下面疏生柔毛，脉上更明显，绿白色。花数朵，排列成伞形聚伞花序，花梗长短不一；苞片小，卵形，长约1.5mm；萼片2枚，椭圆形，淡绿色，疏生柔毛，早落；花瓣4枚，卵圆形或长卵状倒卵形，黄色，长0.8～1.6cm，宽0.7～1.4cm，两面光滑，雄蕊多数，分离；雌蕊细圆柱形，花柱短，柱头头状，2浅裂，密生乳头状突起。蒴果长角形，长2～4.5cm，直径约2mm，直立，灰绿色，成熟时由下向上2瓣。种子多数细小，卵球形，褐色，有光泽。花期5～8月，果期6～9月。见(图330)

本植物的根（白屈菜根）也供药用，详见下述。

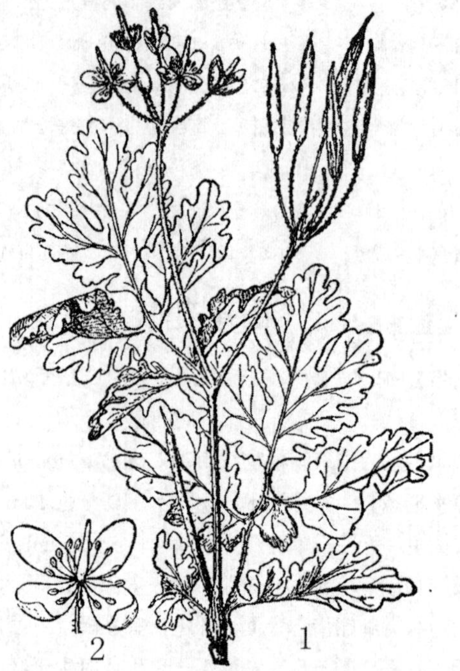

（图330）白屈菜

1.植株 2.花

【生长分布】 生于山区丘陵、阴湿沟边等处。邹平南部山区有分布。

【采收加工】 盛花期采收，割取地上部分，晒干，贮放于通风干燥处。亦可鲜用。

【采收加工】 **生物学特性** 喜温暖湿润气候，耐寒。宜生长在疏松、肥沃、排水良好的砂质壤土和壤土上。

栽培技术 种子繁殖。春、夏、秋均可播种，按行距100cm开浅沟，播种时将种子与倍量细沙拌匀，条播，覆土5cm，轻轻镇压，浇水。春播、秋播者15天左右出苗，苗出齐后，过密处应间拔，株距25～30cm，并清除杂草。

病虫害防治 生长期间有棉红蜘蛛为害茎叶。发生期可用40%水胺硫磷1500倍液，或20%双甲脒乳油1000倍液喷雾防治。

【药材鉴别】 叶多皱缩破碎，互生，完整者羽状分裂，裂片先端钝，边缘具不整齐的缺刻，上面黄绿色，下面灰绿色，具白色柔毛，尤以叶脉为多。花瓣4片，卵圆形，黄色，常已脱落。蒴果细圆柱形，有众多细小、黑色具光泽的卵形种子。根圆锥状，密生须根。茎圆柱形，中空；表面黄绿色，有白粉；质轻易折断。气微，味微苦。

【显微鉴别】 （1）叶表面观：上表皮细胞垂周壁平直；下

表皮细胞垂周壁波状弯曲；气孔不定式；裂片先端叶缘细胞壁呈乳头状突起。上下表面疏生多细胞非腺毛，以下面叶脉处较多而且长。非腺毛 3～13 个细胞，长 150～1500μm。

（2）茎横切面：表皮细胞 1 列；外被波状角质层。皮层外侧有 2 列含叶绿体的下皮细胞，其下 3～4 列细胞壁稍厚。维管束约 10 个，环状排列。韧皮部有细小的乳汁管，其外侧有韧皮纤维；木质部由导管及木薄壁细胞组成。髓大，多中空。见(图 331)

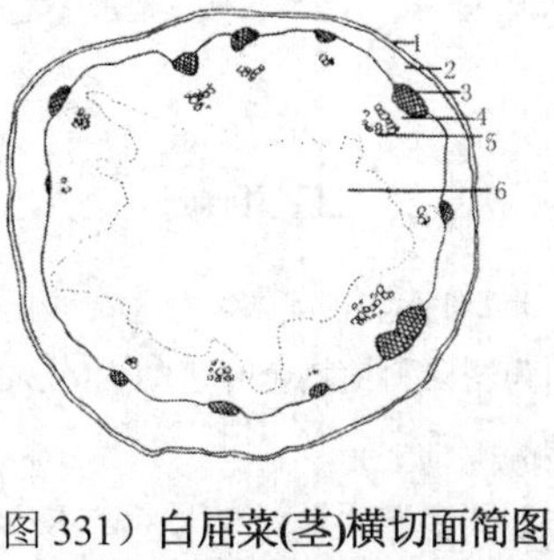

（图 331）白屈菜(茎)横切面简图

1.表皮 2.皮层 3.纤维束 4.韧皮部 5.木质部 6.空隙

【理化鉴别】 （1）取本品粉末 5g，氨水碱化，氯仿 20ml 浸泡过夜，滤过。氯仿液分为 2 份，一份留作薄层点样，另一份挥去氯仿，以 1%盐酸 2ml 溶解，放入试管中，滴加改良碘化铋钾试液，溶液立即产生红棕色沉淀。(检查生物碱)。

（2）薄层色谱 ①取(1)项氯仿浸取液作供试品溶液。另取白屈菜碱、四氢黄连碱、白屈菜红碱、血根碱加氯仿制成对照品溶液。吸取二溶液点于同一碱性硅胶 G 薄层板上，用乙烷-氯仿～甲醇(6：3：0.3)展开，取出晾干，紫外光灯下观察，供试品色谱在与对照品色谱相应的位置处，显相同颜色的斑点。②取(1)项氯仿浸提过的药渣，充分挥去溶剂后，再以甲醇浸泡过夜，滤过后，浓缩作供试品溶液。另取对照品小檗碱、黄连碱加甲醇制成对照品溶液。吸取二溶液点于同一碱性硅胶 G 薄层板上，用氯仿-甲醇(9：1)为展开剂，氨蒸气饱和，展距 10cm，取出晾干。紫外光灯下观察，供试品色谱中，在与对照品色谱相应的位置处，分别显相同颜色的斑点。

【主含成分】 地上部分含白屈菜碱(*chelidonine*)，原阿片碱(*protopine*)，消旋金罂粟碱(*stylopine*)，左旋金罂粟碱，别隐品碱(*allocryptopine*)，白屈菜玉红碱(*chelirubin*)，血根碱(*sanguinarine*)，白屈菜红碱(*ehelerythrine*)，黄连碱(*coptisine*)，左旋金罂粟碱β-甲羟化物(*stylopine β-methohydroxide*)，左旋金罂粟碱 α-甲羟化物，小檗碱(*berberine*)，刻叶紫堇明碱(*eorysamine*)，鹰爪豆碱(*sparteine*)，羟基血根碱(*hydroxysanguinarine*)，羟基白屈菜碱(*hydroxychelidonine*)，高白屈菜碱(*homochelidonine*)等生物碱，还含白屈菜醇(*cdidonio1*)。茎叶还含胆碱(*choline*)，甲胺(*methylamine*)，组胺(*histamine*)，酪胺(*tyramine*)，皂甙及游离黄酮醇。另白屈菜全草粗粉中还分离出消旋四氢黄连碱(*tetrahydmcoptisine*)，6-甲氧基二氢血根碱，6-甲氧基二氢白屈菜红碱，8-氧黄连碱(*8-oxocoptisine*)，四氢小檗碱(*canadine*)等生物碱。白屈菜根茎生物碱含量最高，在茎形成期，根茎、根、叶丛所含生物碱分别可达 15%，12%和 10.5%，而在开花期生物碱含量最低，根茎、根、茎叶所含生物碱分别仅为 0.8%，0.8%和 0.5%。白屈菜乳汁含血根碱，白屈菜红碱，小檗碱，黄连碱等生物碱还含酚类化合物及白屈菜酸(*ehelidonic acid*)。白屈菜在开花期，叶中维生素 C 含量可高达 834mg/100g，而在果实成熟期其所含维生素 C 仅为 231mg/100g。果实中维生素 C 含量最低。

【药理】 （1）**对中枢神经系统的作用** 白屈菜和白屈菜碱均具有类似吗啡的镇痛作用，明显提高痛阈，镇痛作用可维持 4～48h。白屈菜提取物有较弱的镇静及催眠作用。

（2）**对平滑肌的解痉作用** 白屈菜注射液 0.3ml 或 0.5ml 对豚鼠由抗原-抗体反应和组胺所致的离体肠痉挛有对抗作用。本品 5×10^{-3} 和 1.25×10^{-2} 能分别对抗毛果芸香碱 $l0^{-5}$ 和氯化钡 2×10^{-4} 所引起的家兔离体肠平滑肌的痉挛。但白屈菜总碱(白碱)能明显增强正常兔离体肠管的收缩作用，使其张力和收缩波都明显增加。而白屈菜注射液(1.25×10^{-2})对白碱引起的离体肠痉挛性收缩也有明显的对抗作用。

（3）**镇咳，祛痰，平喘作用** 白屈菜碱具有镇咳作用，可直接作用于咳嗽中枢。自屈菜还有祛痰作用，但平喘作用较弱。

（4）**抗炎作用** 白屈菜成分血根碱和白屈菜红碱均具抗炎作用，且血根碱抑制大鼠角叉菜胶足跖肿胀作用比白屈菜红碱强，皮下给药较灌胃给药作用明显。

（5）**抗菌、抗病毒作用** 白屈菜具有抗微生物活性。其粗制剂在体外可抑制甲型链球菌，肺炎链球菌，流感嗜血杆菌和其他革兰阳性细菌；在体内有抑制结核杆菌的作用。白屈菜红碱和血根碱抑制革兰阳性细菌的抑菌浓度比林可霉素低，如增加 1 倍浓度，则有杀菌作用。白屈菜红碱和血根碱的混合物具有抗真菌作用，对犬小孢子菌，絮状表皮癣菌及烟曲霉菌等真菌有抗菌活性。白屈菜在体内、体外都能抑制流感病毒，对病毒感染的鸡胚有效，用流感病毒诱发肺炎的小鼠，用白屈菜总碱注射液，有明显治疗作用。

（6）**抗肿瘤作用** 白屈菜的甲醇提取物对小鼠艾氏癌和肉瘤 S_{180} 有明显的抑瘤作用。白屈菜碱和原阿片碱对小鼠肉瘤 S_{180} 和艾氏癌有抑瘤作用。对体外培养的人食管癌细胞(Eca-109)，白屈菜 5mg/ml 作用 1 天，可杀死 50%食管癌细胞。用 2mg/ml，可使食管癌细胞完全丧失再繁殖能力，对食管癌细胞具有较强的细胞毒作用。临床用白屈菜治疗食管鳞状上皮癌、前胃癌，可明显引起基质淋巴细胞浸润及肿瘤组织退化。可以认为其抗肿瘤作用是通过激活免疫排斥机制而获得。白屈菜与环磷酰胺合用，对肿瘤组织无效，其原因可能是封闭了宿主的免疫反应。将白屈菜的生物碱提取物，每隔 3 天以 10mg 剂量给肿瘤患者静脉注射，结果患者的 T 淋巴细胞总数及辅助性 T 细胞数量均增加，抑制性 T 细胞减少，辅助性 T 细胞及抑制性 T 细胞比例恢复正常。玫瑰花结形成 T 细胞及自然杀伤(NK)细胞明显增多。血清免疫球蛋白水平，C_3 及 C_4 补体成分未见明显提高。该提取物可作为肿瘤病人的免疫激活剂。

（7）**其他作用** 白屈菜红碱和血根碱均能抑制小鼠心脏的 L-丙氨酸和天冬氨酸酶，而且血根碱在豚鼠体内能抑制 Na^+-K^+-ATP 酶。从白屈菜中提取的多酚性成分腹腔注射 200～500mg/kg，具有抗生育作用。

（8）**毒性** 白屈菜注射液，小鼠静脉注射给药 LD_{50} 为 30±0.0lg/kg；静脉注射白屈菜总碱 LD_{50} 为 0.077 5±0.00067mg/kg。

【性味归经】 味苦，性凉，有毒。

【功用主治】 镇痛，止咳，利尿，解毒。主治胃痛，腹痛，肠炎，痢疾，慢性支气管炎，百日咳，咳嗽，黄疸，水肿，腹水，疥癣疮肿，蛇虫咬伤。

《吉林中草药》："利尿，疏肝，止痛。治水肿，黄疸，肝硬化。外治肿瘤及蜂螯等。"

《中国药用植物志》："治胃肠疼痛及溃疡。外用为疥癣药及消肿药，以生汁涂布之。"

《杭州药用植物志》："苏联民间采用其乳液除疣。"

《陕西中药志》："治毒蛇咬伤，止疼消肿。"

《北方常用中草药手册》："有镇痛，止咳，杀菌，利尿，解疮毒之功。治急慢性胃炎，胃溃疡，腹痛，泻痢，咳嗽，肝硬化腹水。"

《四川中药志》(1982 年版)："用于慢性支气管炎，百日咳，疮痈，稻田皮炎，肿瘤。"

【用量用法】 内服：煎汤，3～6g。外用：适量捣汁涂；或研粉调涂。

【使用注意】 本品有毒，用量不宜过大。中毒后会出现烦躁不安、意识障碍、谵语、血压升高等类似莨菪类药物中毒的表现。

【附方】 （1）**治慢性胃炎，胃肠道痉挛性疼痛**：白屈菜，橙皮。上药按 2: 1 比例，用 50% 乙醇浸泡，制成酊剂(每 1ml 含生药 200ml)，每次 5ml，每日 3 次。-- 《全国中草药汇编》

（2）**治胃痛，久则成癌**：白屈菜八分，蒲公英、刀豆壳各二钱，水煎服。-- 《文堂集验方》

（3）**治食管癌**：白屈菜、半枝莲各 10g，藤梨根 30g，加水熬至深黑色，去渣，浓缩，制成糖浆。每次服 10ml，每日 2 次。-- 《肿瘤临症备要》

（4）**治肠炎，痢疾**：白屈菜 12g，叶下珠 30g，水煎服。-- 《四川中药志》(1982 年)

（5）**治黄疸**：白屈菜 9g，蒲公英 30g，茵陈 30g，臭草根 12g，水煎服。-- 《四川中药志》(1982 年)

（6）**治肝硬化腹水**：蒲公英 15g、茵陈 30g、白屈菜 3g，水煎分 2 次服。-- 《陕甘宁青中草药选》

（7）**治皮肤结核**：白屈菜适量。研末外用。-- 《陕甘宁青中草药选》

（8）**治顽癣**：鲜白屈菜用 50% 的乙醇浸泡，擦患处。-- 《辽宁常用中草药手册》

（9）**治外科疮肿，毒虫咬伤**：鲜白屈菜适量，捣烂外敷。-- 《陕甘宁青中草药选》

（10）**治水田皮炎**：白屈菜、黄柏各 60g，狼毒 30g，水煮制成膏，再加樟脑 6g，涂患处。-- 《全国中草药汇编》

（11）**治疗百日咳**：取白屈菜全草煎煮，过滤，浓缩至 1g/ml，加入 65% 的糖后再浓缩制成糖浆，小儿 6 个月以内每次 5～8ml，6 个月至 1 岁每次 8～10ml，1～3 岁每次 10～15ml，3～6 岁每次 15～20ml，6 岁以上每次 20～30ml，每日 3 次，饭前服。单纯型连服 8 天，混合型 12 天。治疗 500 例，治愈 355 例，好转 116 例，有效率为 94.2%。以单纯型效果好，混合型宜合用抗菌药物。-- 《新医学》中山医学院，1972，(10): 20

（12）**治疗慢性气管炎**：用复方白屈菜片对 255 例不分型治疗，每次 4 片，每日 3 次，饭后服，10 天为 1 疗程。对 626 例分型治疗，除肺虚咳痰型仅服复方白屈菜片外，脾虚痰滞型加服参术片，肾虚喘促型的实喘加服氢溴酸东良菪碱，虚喘加服枸杞片，兼有热证者加服复方磺胺甲噁唑或多西环素。经 4～6 个疗程，不分型治疗组临床控制 42 例，占 16.5%；显效 97 例，占 38.0%；好转 97 例，占 38.0%；无效 19 例，占 7.5%；分型治疗组临床控制 197 例，占 31.5%；显效 238 例，占 38.0%；好转 169 例，占 27.0%；无效 22 例，占 3.5%。少数患者可出现胃中不适，便溏，恶心，腹胀，头晕，症状，般较轻.不需停药，3～5 天后可自行缓解。-- 《吉林中医药》童维新，等，1985; (2): 15

白屈菜根 味苦、涩，性温。散瘀，止血，止痛，解蛇毒。主治劳伤血瘀，脘痛，月经不调，痛经，蛇咬伤。内服：煎汤，3～6g。

附方 （1）**治劳伤**：白屈菜根 3g，嚼服，冷开水送下。

（2）**治月经不调，痛经**：白屈菜根 3g，甜酒煎服。（上述 1～2 方均出自《陕西中草药》）

土元胡

【别名】 土元胡《山东植物志》，匍匐延胡索（黑龙江）。

【来源】 为罂粟科植物全叶延胡索 *Corydalis repens* Mandl *et* Muehld.的块茎。

【植物形态】 多年生柔弱草本，高 8～14（～20）cm。块茎球形，表面污土色，直径约 1～2.5cm，有时瓣裂，内质近白色，微苦。茎细长，基部以上具 1 鳞片，枝条发自鳞片腋内。叶二回三出，小叶披针形至倒卵形，全缘，有时分裂，长 6～25（～40）mm，宽 5～16（～20）mm，常具浅白色的条纹或斑点，光滑或边缘具粗糙的小乳 突。总状花序具（3～）6～14 花。苞片披针形至卵圆形，全缘或顶端稍分裂，下部的长约 1cm，宽约 4～6mm。花梗纤细，长 6～14mm，有时果期长达 20cm，多少具乳突状毛。花浅蓝色，蓝紫色或紫红色。外花瓣宽展，具平滑的边缘，顶端下凹。上花瓣长 1.5～1.9cm，瓣片常上弯；距圆筒形，直或末 端稍下弯，长 7～9mm；蜜腺体约贯穿距长的 1/2，渐尖。下花瓣略向前伸，长 6～8mm。内花瓣长 5～7mm，具半圆形的伸出顶端的鸡冠状突起。雄蕊 6。柱头 小，扁圆形，具不明显的 6～8 乳突。蒴果宽椭圆形或卵圆形，有长柄，下垂，长 8～10mm，具 4～6 种子，2 列。种子直径约 1.5mm，光滑，种阜鳞片状，白色。花期 3～5 月，果期 4～6 月。见(图 332)

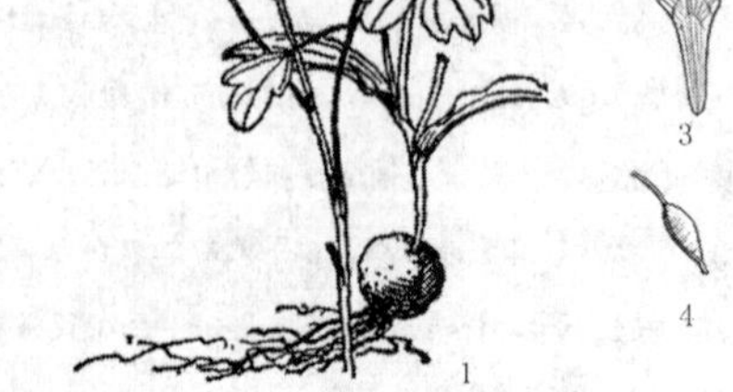

（图 332）**全叶延胡索**

1.植株 2.花 3.上瓣花 4.果实

【生长分布】 生于山区丘陵的山坡林下。邹平南部山区广布。

【采收加工】 5～6月挖取块茎，去外皮，用开水煮至内部变黄，晒干。

【性状鉴别】 块茎扁球形或球形，直径5～10mm。表面黄色或黄棕色，无明显皱纹；上端微凹处有茎痕，底部可见不定根痕。质较硬，断面白色至淡黄色。气微，味较苦。

【显微鉴别】 （1）粉末特征：①淀粉粒众多.未糊化的淀粉粒中单粒较少，类圆形，脐点明显，有点状、星状、短缝状、飞鸟状，大粒层纹明显；复粒由2～7个分粒组成，2～4个的居多。糊化的淀粉粒团块用水合氯醛液处理后溶化，留下网状残迹。②皮厚壁细胞成片，棕黄色，呈矩圆形，直径31～60μm，长可至180μm，壁厚8～13μm，木化，纹孔点状或短缝状，较密集，孔沟不明显。③石细胞棕黄色，较少，卵形、类方形或长椭圆形，有的两端有突起，直径21～61μm，长35～110μm，壁厚11～16μm，纹孔点状或短缝状，孔沟明显。④纤维偶见，略弯曲，两头尖，直径32～46μm，长340～410μm，壁厚5～11μm，纹孔偶见。⑤导管多为环纹和螺纹，淡黄色，直径20～63μm，偶见梯纹、网纹和孔纹导管，还可见螺纹网状增厚的导管。⑥草酸钙结晶偶见，不规则形或簇晶，长14～47 μm。见（图333）

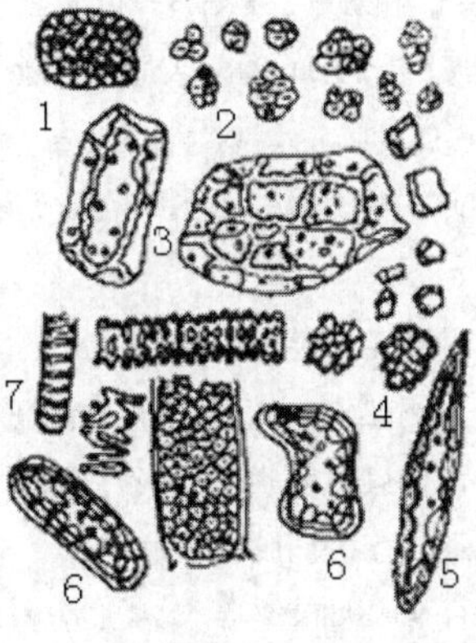

（图333）全叶元胡索粉末特征

1.糊粉粒 2.淀粉粒 3.厚壁细胞 4.草酸钙簇晶 5.纤维 6.石细胞 7.导管

（2）横切面(块茎中部)：表皮常脱落，偶有残存。下皮为2～4列厚壁细胞，扁平长条形，一端不整齐，壁厚8～13μm，木化，纹孔较密集，切向壁深波状弯曲。皮层窄，由2～4列椭圆形到矩圆形细胞构成。韧皮部宽广，筛管和乳管断续排列成数环圈，筛管呈多角形，排列紧密；韧皮部薄壁细胞内外侧无显著性差异，均为类圆形。形成层环发达。木质部中外侧导管常2～4个相聚，与之相邻的薄壁细胞少数具有波状壁。中央有髓，较小。

【理化鉴别】 薄层色谱：取本品粗粉约1.0g，甲醇回流提取2h，回收甲醇，残渣用甲醇定容至1ml作样品液，并以延胡索乙素甲醇溶液(1mg/ml)为对照液。取样品液和对照液各3/A分别点样于同一硅胶G薄层板上，以正己烷-氯仿-甲醇-二乙胺(5：3：0.5：1天)展开15cm，取出，晾干，喷改良碘化铋钾试液，样品色谱在与对照品色谱相应的位置上，应显相同橘红色斑点。另取一硅胶G-CMC薄层板，点样品液及去氢紫堇碱甲醇溶液(1mg/m1)各3μl，以氯仿-甲醇(5：1，氨饱和下)展开10cm，取出，晾干，喷改良碘化铋钾试液，样品色谱在与对照品色谱相应的位置，应显相同颜色的斑点。

【主含成分】 块茎含原阿片碱，比枯枯灵碱(*bicuculline*)，左旋金罂粟碱(*stylopine*)，左旋斯氏紫董碱(*scoulerine*)，华紫董碱(*cheilanthifolin*)，紫董碱，四氢巴马汀，黄连碱(*cophsine*)，海罂粟碱(*glaucine*)，掌叶防己碱(*palmatine*)等生物碱。

【性味归经】 味辛、苦，性温。归肝、胃经。

【功用主治】 活血，散瘀，理气，止痛。主治心腹腰膝诸痛，痛经，月经不调，产后瘀滞腹痛，崩漏，癥瘕，跌打损伤。

【用量用法】 内服：煎汤，3～9g，或研末服，1.5～3g，或入丸、散。

【使用注意】 孕妇禁服。

【附方】 （1）**治胃痛**：延胡索15g，川楝子12g，研细末，每次6g，日服2次，白酒送下。

（2）**治胃痛吐酸，饮食不化**：延胡索15g，公丁香6g，砂仁9g。研细末，每服6g，日服2次。

（3）**治胃痉挛**：延胡索45g，血竭9g，研细末，每次9g，日服2次。（1～3方均出自《吉林中草药》）

苦地丁

【别名】 苦地丁《中药志》，地丁草、本氏紫堇《山东中药志》，地丁草《中国高等植物图鉴》，小根地丁《辽宁经济植物志》，紫堇《中华人民共和国药典》(1990年版)，地丁《辽宁常用中草药手册》，地丁紫堇《中华本草,》紫花地丁(辽宁、内蒙古、河北)，扁豆秧(辽宁、河北)，小鸡菜(山东)。

【来源】 为罂粟科植物布氏紫堇*Corydalis bunqeana* Turcz.的全草。

【植物形态】 多年生草本，高10～30cm，基本无毛。根细直，长3～10cm，少分枝，淡黄棕色。茎3～4条，丛生。茎生叶互生；叶柄长0.4～4cm；叶片长1.5～3.5cm，灰绿色，二至三回羽状全裂，末裂片倒卵形，上部常2浅裂成3齿。总状花序顶生，长1～6.5cm，果期可达12cm；苞片叶状，羽状深裂；花梗长1～3mm；萼片2枚，小，早落；花淡紫色，长10～12mm；花瓣4，外轮2瓣先端兜状，中下部狭细成距，距长4.5～6.5mm，内轮2瓣形小；雄蕊6，每3枚花丝合生，形成2束；子房狭椭圆形，外被柔毛。蒴果狭扁椭圆形，长1.2～2cm，花柱宿存，内含种子7～12枚。种子扁球形，直径1.5～2mm，黑色，表面光滑，具白色膜质种阜。花期4～5月，果期5～6月。见下(图334)

【生长分布】 生于旷野、路旁或丘陵、山坡疏林下。邹平南南部地域多有分布。

【采收加工】 夏季采挖全草，洗净，晒干，切段。

【性状鉴别】 全草皱缩成团，伸展后长5～30cm。主根扁圆柱形，长3～5cm，直径1～1.5(～3)mm；表面棕黄色或黄白色，较粗糙，有纵沟及皱纹，常呈二股扭曲状，有支根和须根；质较硬，易折断，断面平坦，黄白色，中心棕色。根茎较短，长2～5mm，有节，可见叶痕；质硬，断面黄白色，中心有白色髓或中空。茎丛生，纤细，有5个棱脊及纵纹，灰绿色或黄绿色，长5～

20cm，直径1～2.5cm，节间较长；质柔软，易压扁，断面中空，略呈纤维性。叶多皱缩破碎，暗绿色或灰绿色，有长柄；叶片二至三回羽状全裂，裂片纤细；柔软。花淡紫色，少见或已皱缩破碎。蒴果灰绿色或黄绿色，扁长椭圆形；果皮质脆，常破碎或裂成2片，留有两条棕黄色的种框。种子扁心形，黑色，有光泽。气青草香，味苦而持久。

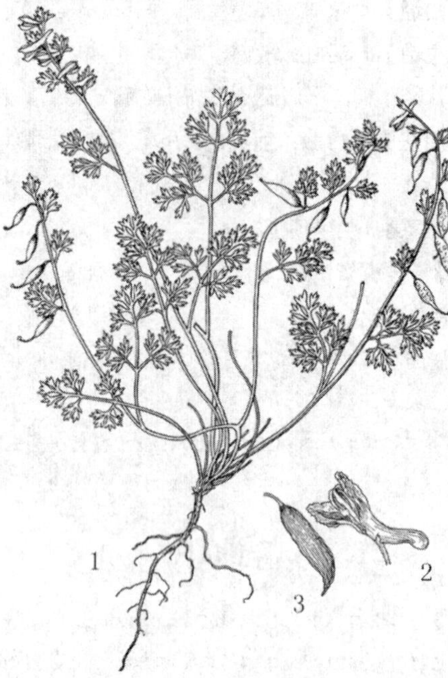

（图334）**地丁紫堇**

1.植株 2.花 3.蒴果

【显微鉴别】 （1）茎横切面：略呈五角形。表皮细胞1列，外被较厚的角质层；气孔有的略下陷。皮层薄壁细胞形状不规则，棱脊处有厚角细胞7～10列，中柱鞘纤维环有1～2列纤维，棱脊处为4～5列；纤维胞腔较大，壁非木化。外韧型维管束位于棱脊处。韧皮部狭窄。木质部由导管、管胞、木纤维和木薄壁细胞组成，壁均非木化。髓部中央有大空腔。见(图335)

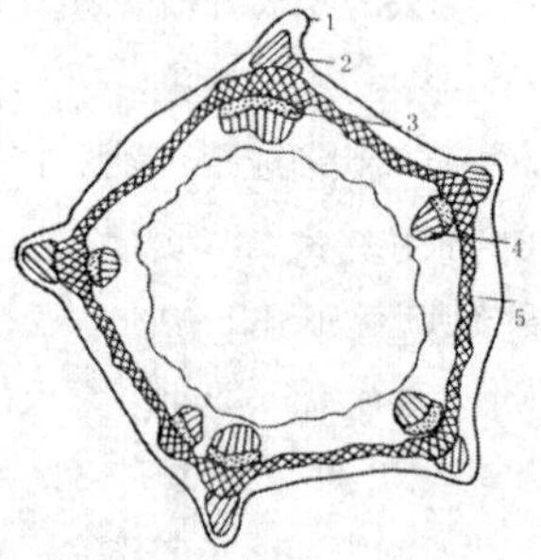

(图335)**地丁紫堇(茎)横切面简图**

1.表皮 2.厚角组织 3.韧皮部 4.木质部 5.中柱鞘纤维

（2）叶表面观：上表皮细胞垂周壁稍平直；气孔少数，不定式。下表皮细胞垂周壁呈波状弯曲；气孔较多，副卫细胞3～6个。

【理化鉴别】 （1）取本品粉末1g，加甲醇10ml，在水浴上回流10分钟，滤过。滤液稍浓缩后，取1ml，加浓盐酸4～5滴及镁粉(或锌粉)少许，在沸水浴中加热3分钟，溶液呈粉红色。(检查黄酮类)

（2）薄层色谱 取本品粉末约1g，酸性乙醇回流提取，滤过。滤液回收乙醇，残渣加2%盐酸约5ml溶解，用氨水碱化，氯仿提取3次，合并提取液，用无水硫酸钠脱水，滤过。滤液浓缩至1ml，为样品液。以普罗托品、紫堇灵为对照品。点样于碱性硅胶G薄层板上，以氯仿-乙醚-乙醇-氨水(18：2：1：0.05)展开10cm。取出，晾干，喷以改良碘化铋钾试剂，供试品色谱与对照品色谱在相应位置显相同橘红色斑点。(检查生物碱类)

【主含成分】 全草含多种生物碱：消旋的和又旋的紫堇醇灵碱(*corynoline*)，乙酰紫堇醇灵碱(*acetylcorynoline*)，四氢黄连碱(*tetrahydrocoptisine*).原阿片碱(*protopine*)，又旋异紫堇醇灵碱(*isocorynoline*)，四氧刻叶紫堇明碱(*tetrahydrocorysamine*)，二氢血根碱(*dihydrosanguinarine*)，乙酰异紫堇醇灵碱(*acetylisocorynoline*)，11-表紫堇醇灵碱(*11-epicorynoline*)，紫堇文碱(*corycavine*)，比枯枯灵碱(*bicuculline*)，12-羟基紫堇醇灵碱(*12- hydroxycorynoline*)，斯氏紫堇碱(*scoulerine*)，碎叶紫堇碱(*cheilanthifoline*)，大枣碱(*yuziphine*)，去甲大枣碱(*noryuziphine*)，异波尔定碱(*isoboldine*)，右旋地丁紫堇碱(*bungeanine*)，右旋13-表紫堇醇灵碱(*13-epicorynoline*)。

【药理】 （1）**抗菌作用** 苦地丁全草注射液，在体外对甲型链球菌、肺炎链球菌、卡他球菌、痢疾杆菌、大肠杆菌、绿脓杆菌有抑制作用。对葡萄球菌、八叠球菌亦有抑制作用。

（2）**抗病毒作用** 1：10苦地丁注射液对副流感病毒仙台株有抑制作用。

（3）**毒性** 毒性很小，小鼠用相当于人用量的120倍左右苦地丁注射液(8ml/kg)腹腔注射未见死亡，用10ml/kg则有30%死亡。苦地丁注射液对麻醉猫与犬静脉注射，可见暂时性血压下降，0.5分钟内恢复，用离体蛙心灌注，有抑制心脏的作用。

【性味归经】 味苦，性寒。归心、肝、大肠经。

【功用主治】 清热毒，消痈肿。主治流行性感冒，上呼吸道感染，扁桃体炎，传染性肝炎，肠炎，痢疾，肾炎，腮腺炎，结膜炎，急性阑尾炎，疔疮痈肿，瘰疬。

《辽宁常用中草药手册》："清热解毒。治痈疽疗肿，淋巴结核。"

《河北中药手册》："治急性传染性肝炎。"

《全国中草药汇编》："清热解毒，活血消肿。主治流行性感冒，上呼吸道感染，支气管炎，急性肾炎，黄疸，肠炎，疔疮肿毒，淋巴结结核，眼结膜炎，角膜溃疡。"

【用量用法】 内服：煎汤，9～15g，鲜品30～60g，或捣汁服。外用：捣敷，适量。

【附方】 （1）**治麻疹热毒**：地丁9g，连翘12g，菊花9g，煎服。--《青海常用中草药手册》

（2）**治水疸** 苦地丁6g，甘草3g，水煎服。--《中草药学》(南药)

（3）**治急性黄疸型肝炎**：地丁、茵陈各15，g水煎服。--《山西中草药》

（4）**治痢疾**：地丁草配火线草、地榆。煎汤服。--《高原中草药治疗手册》

（5）**治急性阑尾炎**：苦地丁15g，双花30g，丹皮、牛地榆、赤芍各15g，水煎服。--《青岛中草药手册》

（6）**治疗疮肿痛，蜂窝组织炎，丹毒**：鲜苦地丁，捣烂外敷；或苦地丁15g，蒲公英30g，连翘、野菊花各15g，黄芩9g，水煎服。--《青岛中草药手册》

（7）**治指头感染初起，淋巴管炎(红丝疔)红肿热痛**：地丁、野菊花各30g，水煎服。--《河北中药手册》

（8）**治湿热疮疡**：地丁，金银花，蒲公英各30g，大青叶9g，水煎服。--《辽宁常用中草药手册》

（9）**治疗感染性疾病**：用苦地丁制成注射液，每2ml相当于生药2g,每次2～4ml 肌内注射,小儿酌减。肺炎，扁桃体炎，急性肾炎，急慢性肾盂肾炎等共297例，治愈184例(62.3％)，有效70例(23.3％)，无效43例(14.4％)，平均治疗日数为5.2d|。--《中草药通讯》青岛市中草药研究小组，1972，(5)：16

虞美人

【别名】 虞美人、百般娇、蝴蝶满园春《花镜》，丽春花《纲目》，赛牡丹、锦被花《游默斋花谱》。

【来源】 为罂粟科植物虞美人 *Papavet rhoeas* L.的全草或花、果实。

【植物形态】 一年或二年生植物，高30～90cm。全体被伸展粗毛。茎直 立，有分枝。叶互生；下部的叶具柄，上部者无柄；叶片披针形，长3～15cm，宽1～6cm，羽状分裂，下部全裂，边缘有粗锯齿，两面被淡黄色刚毛，叶脉在背面隆起，表面略凹。花单朵顶生，颜色鲜艳，梗长10cm，未开放前下垂；萼片2，椭圆形，绿色，长1～1.8cm，外被粗毛；花瓣4，近圆形，长2～3.5cm，紫红色，边缘带白色，基部具深紫色的小紫斑，长约0.8cm；花药长圆形，黄色；子房倒卵圆形，长0.7～1cm，无毛，柱头5～18，辐射状。蒴果阔倒卵形，高1～2.2cm，无毛，具不明显的肋，孔裂；花盘平扁，边缘圆齿状。种子多数，肾状长圆形，长约1mm。花期4～5月，果期5～7月。见下（图336）

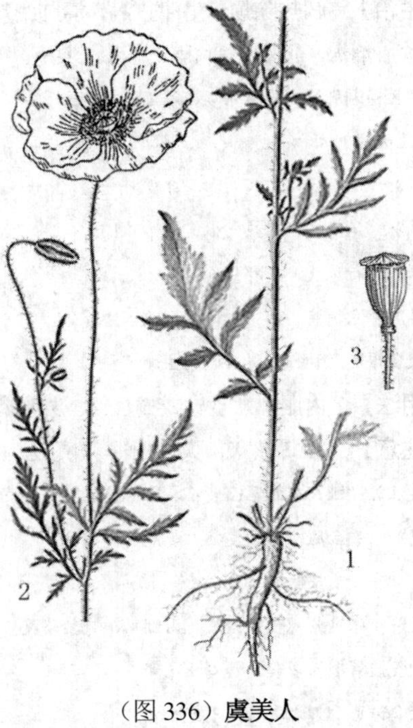

（图336）**虞美人**

1.植株下部 2.植株上部 3.果实

【生长分布】 原产欧洲。邹平公园、庭院有栽培。

【采收加工】 全草夏、秋季采集，晒干。果实待蒴果干枯，种子成褐色时采摘，因成熟期不一致，可分批采收。将蒴果采下，撕开果皮将种子轻轻抖入容器内。放干燥阴凉处保存。

【主含成分】 **全草**：含黄连碱(*coptisine*)，四氢黄连碱(*tetrahydrocoptisine*)，丽春花定碱(*rhoeadine*)，丽春花宁碱(*rhoeagenine*)，异丽春花定碱(*isorhoeadine*)，原阿片碱(*protopine*)，粉绿罂粟碱(*glaudine*)，白屈菜红碱(*chderythrine*)，血根碱(*sanguinarine*)，蒂巴因(*thebaine*)，罂粟红碱(*papaverrubine*)A、B、D、E，左旋四氢表小檗碱(*sinactine*)。

花：含有花青素(*anthocyanidin*)，矢车菊素(*cyanidin*)，对羟基苯甲酸(*p-hydroxybenzoic acid*)，袂康蹄纹天竺甙(*mecopelargonin*)，袂康酸(*meeonic acid*).丽春花定碱，丽春花宁碱，原阿片碱，蒂巴因，黄连碱。

种皮：含吗啡(*morphine*)，那可汀(*narcotine*)，蒂巴因。

种子：含脂肪油，主要有亚麻酸，油酸，亚油酸。

【药理】 丽春花定碱能明显降低眼压，轻度兴奋呼吸。

丽春花种子(果实)中之多糖类有抗肿瘤作用，在动物体内试验中，对吉田肉瘤、艾氏腹水瘤有抑制作用，并能延长动物寿命。它对吉田肉瘤细胞之最小有效量在20mg/kg以下。

毒性 全草有毒，果实毒性较大。家畜误食中毒后一般出现狂躁、嗜睡、脉搏加速、呼吸不匀等症状，重则死亡。

【性味归经】 味苦、涩，性微寒，有毒。归肺、大肠经。

【功用主治】 镇咳，镇痛，止泻。主治咳嗽，偏头痛，腹痛，痢疾。

《新本草纲目》："用作缓和、镇痛、催眠药。"

《中国药用植物图鉴》："花煎剂为镇咳剂"

《全国中草药汇编》："镇咳，镇痛，止泻。主治咳嗽，腹痛，痢疾。"

【用量用法】 内服：煎汤，花，1.5～3g；全草，3～6g。

【附方】 **治痢疾**：丽春花1.5～3g，煎汤，分两次内服。--《江苏省中草药新医疗法展览资料汇编》

苤蓝

【别名】 茎蓝《滇南本草》，擘蓝、芥蓝《农政全书》，撇蓝《延绥镇志》，茄连《纲目拾遗》，甘蓝《植物名实图考》，玉蔓青《山西通志》，芥兰头(广州)，玉头(内蒙古)，香炉菜(福建)。

【来源】 为十字花科植物球茎甘蓝 *Brassica caulorapa* Pasq.的球茎、叶片和种子。

【植物形态】 二年生草本。植株光滑无毛。具白粉。第1年牛茎短缩，近地面部分逐渐膨火成肉质球状体或扁球体，直径5～12cm，表面蓝绿色，光滑无毛，常有白粉，也有带紫色的，内而肉质的部分为乳白色，微有辛辣味。叶片集生于球苇的顶部，具长柄；叶片卵圆形至长网形，长10～25cm，叶片基部两侧有1～2裂片，边缘具不规则牙齿；第2年牛茎伸长，高30～80cm，茎生叶长椭圆形或宽披针形，长8～11cm，宽2～4cm，叶缘具疏齿，或凹波状，基部渐狭呈翅状，无柄，但不抱茎。总状花序生枝顶，开花后花序轴渐延伸，花大，排列疏松；萼片4，宽披针形，光滑无毛，直立，外侧2枚较大，基部略呈囊状，内侧2枚较小；花瓣乳黄色，长倒卵形，长1.8～2cm，基部具爪，约1cm长；雄蕊6，外侧2枚稍短，长雄蕊长1.3cm，短雄蕊长1cm；雌蕊1，子房圆柱形，花柱不明显，柱头头状。长角果长圆形，先端具短

喙。种子球形。花期 4～5 月，果期 5～6 月。见（图 337）

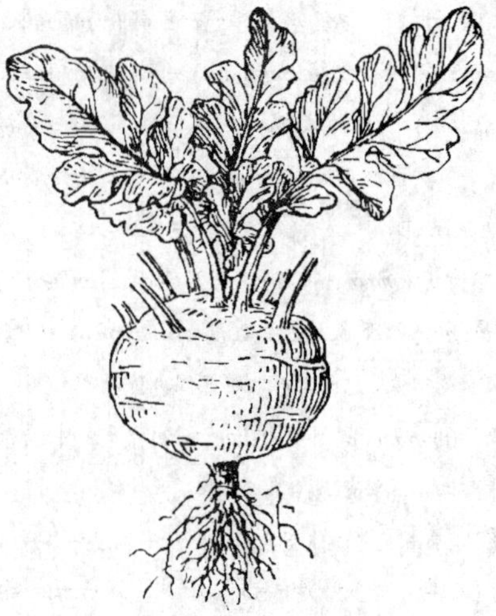

（图 337）**苤蓝**

【生长分布】 原产地中海沿岸，16 世纪传入中国。邹平各地均有栽培。

【采收加工】 4～7 月播种者，夏、秋季采，9 月播种者，冬、春季采。

【性味归经】 味甘、辛，性凉。

【功用主治】 健脾利湿，解毒。主治脾虚水肿，小便淋浊，大肠下血，湿热疮毒。

《农政全书》："能散积痰。其叶及子能消食积，解面毒。"

《滇南本草》："治脾虚火盛，中膈存痰，腹内冷痛。又治小便淋浊。又治大麻风，疥癞之疾，服之立效。生食止渴化痰，煎服治大肠下血。烧灰为末治脑漏鼻疳，吹鼻治中风不语。"

《纲目拾遗》："能解煤毒。"

《四川中药志》（1982 年版）："健脾除湿，消肿，解毒。用于脾虚浮肿，湿热疮毒，无名肿毒。"

【用量用法】 内服：煎汤，30～60g，生食或烧存性研末。外用：捣敷，或研末吹鼻，适量。

【附方】 （1）**治脾虚浮肿**：擘蓝 60g，糯米草 30g，水皂角 30g，萝卜头 30g，木防己 9g，大腹皮 9g，水煎服。

（2）**治阴囊肿大**：鲜擘蓝 30g，鲜商陆 30g，捣烂外敷。

（3）**治无名肿毒**：鲜擘蓝适量，捣绒敷患处。（1～3 方均出自《四川中药志》1982 年）

小白菜

【别名】 小白菜《广州植物志》，菘菜《别录》，白菜《饮膳正要》，青菜《日用本草》，夏菘《农政全书》，江门白菜、小油菜《经济植物手册》，油白菜《苏南种子植物手册》，小青菜(江苏)。

【来源】 为十字花科植物青菜 *Brassica chinensis* L.的叶。

【植物形态】 一年生或二年生草本，高 25～70cm。植株光滑，无毛，带粉霜。茎直立，有分枝。基生叶倒卵形，长 20～30cm，坚实，深绿色，有光泽，基部渐狭成宽柄，肉质肥厚， 白色或淡绿色；茎生叶长卵圆形或宽披针形，长 8～15cm，宽 3～8cm，基部圆耳状抱茎，宽展，全缘，微带粉霜。总状花序顶生，成圆锥状，花后花序轴渐延长；萼片 4，淡绿色，基部呈伞状；花瓣 4，淡黄色，瓣片椭圆形或近圆形，长 8～10mm，基部具短爪；雄蕊 6，4 长 2 短，长雄蕊长 6～6.5mm，短雄蕊长 4～4.5mm，花丝线形；雌蕊 1，子房圆柱形，花柱细，柱头膨大，头状。长角果圆柱形，长 2～6cm，喙细，长 8～12mm；果瓣中肋明显，并可见网纹。种子球形，紫褐色或黄褐色，直径 1～1.5mm。花期 4～5 月，果期 5～6 月。见（图 338）

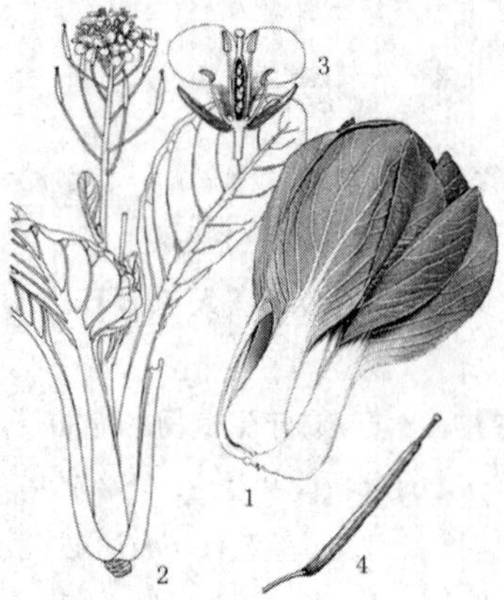

（图 338）**青菜**

1.幼株 2.成株 3.花纵剖 4.果实

【生长分布】 喜生长在土壤肥沃疏松，排水良好的向阳地。邹平各地均有栽培。

【主含成分】 嫩茎、叶含蛋白质，脂肪，糖类，粗纤维，钙，磷，铁，胡萝卜素(*carotene*)，核黄素(*riboflavine*)，烟酸(*nicotinic acid*)，维生素 C。

【性味归经】 味甘，性凉。归肺、胃、大肠经。

【功用主治】 解热除烦，生津止渴，清肺消痰，通利肠胃。主治肺热咳嗽，消渴，便秘，食积，丹毒，漆疮。

《别录》："主通利肠胃，除胸中烦，解酒渴。"

《食经》（崔禹锡）："和中。"

《食疗本草》："治消渴……又消食，亦少补气。"

《四声本草》："治瘴气，止热气嗽。"

《食性本草》："行风气，去邪热气。"

《滇南本草》："主消痰，止咳嗽，利小便，清肺热。"

《随息居饮食谱》："甘可养胃，解渴生津。"

【用量用法】 内服：煮食，或捣汁饮。外用：捣敷，适量。

【使用注意】 脾胃虚寒，大便溏薄者慎服。

《本草经集注》："服药有甘草而食菘，即令病不除。"

《本草拾遗》："去鱼腥，动气发病，姜能制其毒。"

《日华子》："多食发皮肤风瘙痒。"

《本草衍义》："张仲景《伤寒论》凡用甘草，皆禁菘菜。"

《纲目》："气虚胃冷人多食，恶心吐沫。"

《随息居饮食谱》："鲜者滑肠，不可冷食。"

《医学入门 · 本草》："中虚者食之过多发冷病。惟生姜可解。"

《本草省常》："服甘草、苍白术者，忌之。"

【附方】 （1）**治小儿赤游，行于上下，至心即死**：杵菘菜敷上。--《子母秘录》

（2）**治发背**：杵地菘汁一升，日再服，以瘥止。--《伤寒类要》

（3）**治多年血风疮，久治不痊者，此法除之**：用青菜、萝卜英，二味不拘多少，作齑酸水，从煎热洗疮，见赤肉，每日洗三四次，就将菜叶贴之，亦换三四次。忌发物，二七日即愈。--《外科启玄》

（4）**治飞丝入目**：白菜揉烂，帕包，滴汁三二点入目，即出。--《普济方》

（5）**治漆毒生疮**：白菘菜捣烂涂之。--《纲目》

芥菜

【别名】 芥菜《千金·食治》，芥《仪礼》，大芥《方言》，雪里蕻《野菜笺》，皱叶芥《纲目》，黄芥《中药志》，霜不老(福建)，冲菜(湖南、福建)。

【名释】 芥，是辛菜，多从气味取之。如毛祯《农书》云："其气味辛烈，菜中之介然者，食之有刚芥之象，故字从介。"

【来源】 为十字花科植物芥菜 *Brassica juncea* (L.) Czern. et Coss.、油芥菜 *Brassica juncea* (L.) Czern.et Coss.*vat.gracilis* Tsen el Lee 的嫩茎和叶。

【植物形态】 （1）**芥菜** 一年生草本，高 30～150cm，常无毛，有时幼茎及叶具刺毛，带粉霜，有辣味；茎直立，有分枝。基生叶宽卵形至倒卵形，长 15～35cm，顶端圆钝，基部楔形，大头羽裂，具 2～3 对裂片，或不裂，边缘均有缺刻或牙齿，叶柄长 3～9cm，具小裂片；茎下部叶较小，边缘有缺刻或牙齿，有时具圆钝锯齿，不抱茎；茎上部叶窄披针形，长 2.5～5cm，宽 4～9mm，边缘具不明显疏齿或全缘。总状花序顶生，花后延长；花黄色，直径 7～10mm；花梗长 4～9mm；萼片淡黄色，长圆状椭圆形，长 4～5mm，直立开展；花瓣倒卵形，长 8～10mm，长 4～5mm。长角果线形，长 3～5.5cm，宽 2～3.5mm，果瓣具 1 突出中脉；喙长 6～12mm；果梗长 5～15mm。种子球形，直径约 1mm，紫褐色。花期 4～5 月，果期 6～7 月。见(图 339)

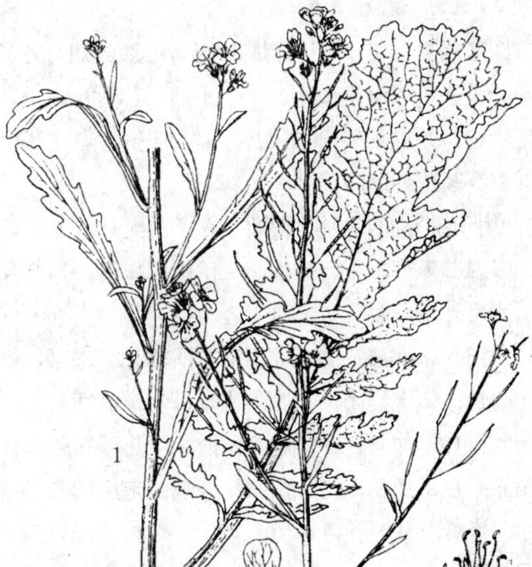

（图 339）**芥菜**

1.植株一部分（示花） 2.植株一部分（示果）3.基生叶 4.花瓣 5.去花瓣示雄、雌蕊

（2）**油芥菜** 又名高油菜《内蒙古植物志》。本种特点在于基生叶长圆形或倒卵形，边缘有重锯齿和缺刻。

以上两种植物的种子（**黄芥子**）也供药用，详见下述。

【生长分布】 芥菜原产中国，油芥菜原产美洲，邹平各地均有栽培。

【采收加工】 秋季采收，鲜用或晒干。

【性状鉴别】 嫩茎圆柱形，黄绿色，有分枝，折断面髓部占大部分，类白色，海绵状。叶片常破碎，完整叶片宽披针形，长 3～6cm，宽 1～2cm；深绿色、黄绿色或枯黄色，全缘或具粗锯齿，基部下延呈狭翅状；叶柄短，不抱茎。气微，搓之有辛辣气味。

【主含成分】 **根茎**：含二种具挥发性的异硫氰酸酯：异硫氰酸甲酯(*methylisothiocyanate*)，异硫氰酸异丙酯(*isopropyl isothiocyanate*)，异硫氰酸烯丙酯(*allyl isothiocyanate*)，异硫氰酸仲丁酯(*sec-butyl isothiocyanate*)，异硫氰酸正丁酯(*n-butyl isothiocyanate*)，异硫氰酸戊-4-烯酯(*4- penltenyl isothiocyanate*)，异硫氰酸苯酯(*phenyl isothiocyanate*)，异硫氰酸-3-甲硫基丙酯(*3-methyhhiopropylisothiocyanate*)，异硫氰酸苄酯(*benzyl isothiocyanate*)，异硫氰酸-β-苯乙酯(*β-phenylethyl isothiocyanate*)，异硫氰酸丁-3-烯酯(*3-butenylLqathiocyanale*)。

叶：含芸薹抗毒素(*brassilexin*)，环芸薹宁(*cyclobrassinin*)，环芸薹宁亚砜(*cyclobrassinin sulfoxide*)，马兜铃酸(*aristolochic acid*)。

花粉：含芥子油甙类，主为丙-2-烯基芥了油甙(*prop-2-enyl glucosino late*)，还有 2-羟基丁-3-烯基芥子油甙(*2-hydroxybul-3-enyl glucosinolate*)，2-羟基-戊-4-烯基芥子油甙(*2-hydroxypent-4-enyl glucosmolate*)，丁-3-烯基芥子油甙(*but-3-enylglucosinolate*)，2-苯乙基芥子油甙(*2-phenylethyl glucosinola te*)。

【性味归经】 味辛，性温。归肺、胃、肾经。

【功用主治】 利肺豁痰，消肿散结。主治寒饮咳嗽，痰滞气逆，胸膈满闷，砂淋、石淋，牙龈肿烂，乳痈，痔肿，冻疮，漆疮。

《别录》："主除肾邪气，利九窍，明耳目，安中，久服温中。"

《食疗本草》："主咳逆，下气，明目，去头面风。"

《日华子》："除邪气，止咳嗽上气，冷气疾。"

《纲目》："通肺豁痰，利膈开胃。"

《随息居饮食谱》："补元阳，利肺豁痰，和中通窍，腌食更胜。"

《福建药物志》："鲜叶治膀胱结石，小便不通，烫伤，冻疮；老黄叶治白带。"

【用量用法】 内服：煎汤，10～15g，或用鲜品捣汁。外用：煎水熏洗，或烧存性研末敷，适量。

【使用注意】 目疾，疮疡，痔疮，便血及阴虚火旺之人慎食。

《外台》："发热动风伤筋骨。"

《食疗本草》："煮食之，动气尤胜诸菜；生食，发丹石。"

《绍兴本草》："食之过度，善发诸疾。"

《日用本草》："有便血痔疾者忌之。"

《纲目》："久食则积温成热，辛散太甚，耗人真元，肝木受病，昏人眼目，发人痔疮。"

【附方】 （1）**治膀胱结石，小便不通**：鲜芥菜 2.5g，切碎，水适量

煎取3碗，分数次服。--《福建药物志》

（2）**治牙龈肿烂，出臭水者**：芥菜杆，烧存性，研末，频敷之。--《纲目》

（3）**治乳痈结硬疼痛**：和泥芥菜半斤，上一味，锉碎，以水四升，煮取三升，倾于瓷瓶内，熏乳肿处，日三五度。--《圣济总录》

（4）**治痔疮肿痛**：芥叶，捣饼，频坐之。--《纲目》引《谈野翁试验方》

（5）**治脱肛**：野芥菜500g，用木杵和瓦钵捣烂取汁，继用第2次淘米的米泔水和适量白糖调服。--《湖南中医杂志》，1987，(5)：53

（6）**治漆疮瘙痒**：芥菜煎汤洗之。--《千金要方》

黄芥子

【别名】 黄芥子《中药志》，芥子《别录》，芥菜子《孙天仁集效方》，青菜子《分类草药性》。

【来源】 参见“芥菜”。

【采收加工】 6～7月果实成熟变黄色时，割取全株，晒干，打下种子，簸去杂质即得。

【性状鉴别】 种子近球形，直径1～2mm。表面黄色至黄棕色，少数暗红棕色，具细网纹，种脐点状。种皮薄而脆，子叶折叠，有油性。气微，研碎后加水湿润，则产生辛烈的特异臭气，味极辛辣。见(图340)

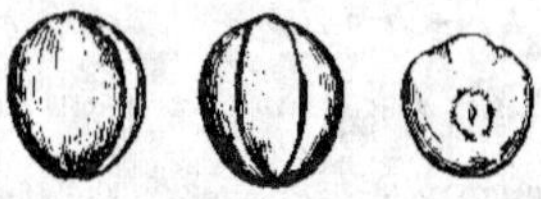

（图340）**黄芥子种侧面、正面、底面**

【显微鉴别】 种子横切面：表皮细胞1列，切向延长；下皮细胞1列，切向延长，大型，薄壁；栅状细胞1列，细胞近方形或径向延长，宽约20μm，其内壁和侧壁均增厚，外壁菲薄；紧靠栅状细胞层为色素层。内胚乳为1列长方形细胞，内含糊粉粒，其下为颓废细胞层。子叶和胚根细胞中含脂肪油滴和糊粉粒。见(图341)

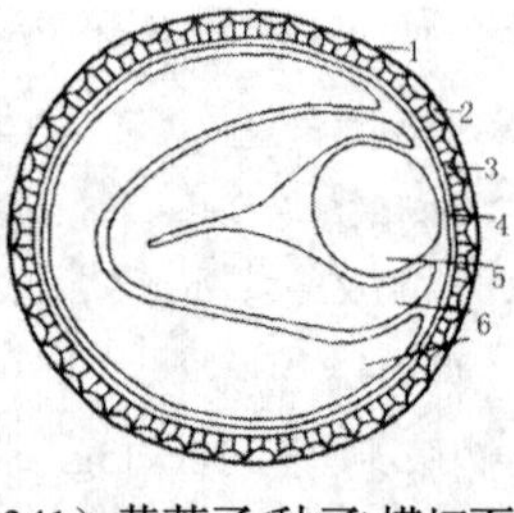

（图341）**黄芥子(种子)横切面简图**

1.表皮 2.下皮 3.栅状细胞层及色素层 4.内胚乳 5.胚根 6.子叶

【理化鉴别】 （1）取本品粉末约1g，置硬质试管内，加固体氢氧 化钠1小粒，酒精灯上灼热，融熔，放冷，加水2ml使溶解，滤过。取滤液1ml，加5%盐酸酸化，即有硫化氢产生，遇新制的醋酸铅试纸，显有光泽的棕黑色。(检查异硫氰甙类)

（2）取亚硝基铁氰化钠1小粒.置白瓷板上，加水1～2滴使溶解，加上述样品滤液1～2滴，显紫红色。（检查异硫氰甙类）

【主含成分】 种子含芥子油甙类成分，其中黑芥子甙(*sinigrin*)占90%，还有葡萄糖芜菁芥素(*gluconapin*)，4-羟基-3-吲哚甲基芥子油甙(*4-hydroxy-3-indolylmethyl glucosinolate*)，葡萄糖芸薹素(*glucobrassicin*)，新葡萄糖芸薹素(*neoglucobrassicin*)，前告伊春(*progoitrin*)。还含少量芥子酶(*myrosin*)，芥子酸(*sinapic acid*)以及芥子碱(*sinapine*)等。另含脂肪油约30%～37%，油中主为芥酸(*eurcic acid*)及花生酸(*arachidic acid*)的甘油酯，并有少量的亚麻酸(*linolenic acid*)的甘油酯。

【药理】 （1）黑芥子甙遇水后经芥子酶的作用生成挥发油，主要成分为异硫氰酸烯丙酯，有刺鼻辛辣味及刺激作用。应用于皮肤有温暖的感觉并使之发红，甚至引起水泡、脓疱。将芥子粉除去脂肪油后做成芥子硬膏可用作抗刺激剂，治疗神经痛，风湿痛，胸膜炎及扭伤等。芥子粉用作调味剂可使唾液分泌及淀粉酶活性增加。

（2）**毒性** 芥子油或芥子硬膏用于皮肤的时间过久，或浓度过高，可引起发泡甚至化脓，即使停药，愈合也较慢。芥子粉内服大量可引起呕吐。

【炮制】 **炒芥子**：取净芥子置锅内，用文火加热，炒至棕黄色，何爆裂声，香辣气逸出时，取出放凉。炒后药性缓和，擅长于温肺豁痰利气。

饮片性状：炒芥子表向，色泽加深，有裂纹，具香气。

【性味归经】 味辛，性热，小毒。归胃、肺经。

【功用主治】 温中散寒，豁痰利窍，通络消肿。主治胃寒呕吐，心腹冷痛，咳喘痰多，口噤，耳聋，喉痹，风湿痹痛，肢体麻木，妇人经闭，痈肿，瘰疬。

《别录》：“主射工及疰气发无常处，丸服之；或捣为末，醋和涂之。”

《千金·食治》：“主喉痹，去一切风毒肿。”

《日华子》：“治风毒肿及麻痹，醋研敷之；扑损瘀血，腰痛肾冷，和生姜研微暖涂贴；心痛，酒醋服之。”

《日用本草》：“研末水调涂顶囟门，止衄血。”

《纲目》：“温中散寒，豁痰利窍。治胃寒吐食，肺寒咳嗽，风冷气痛，口噤唇紧，消散痈肿、瘀血。”

《本草省常》：“发汗散寒，温中开胃，利气豁痰，止痛消肿。”

《分类草药性》：“消肿毒，止血痢。”

【临床应用】 （1）**用于胃寒呕吐，心腹绞痛**。芥子可可研末酒服或为丸服，以温中散寒，下气止痛。若阴寒痼冷之腰腹急痛，手足厥逆，则配干姜研末填脐，隔衣温熨，可使汗出寒散而愈，如《古今医鉴》助阳散。

（2）**用于肺寒咳喘，痰多胸闷**.芥子常配莱菔子、紫苏子、橘红等，以温肺散寒，下气豁痰。又治中风口噤，耳卒聋闭，喉痹不通，皆可外用，取其辛窜通窍之功。

（3）**用于风湿痹痛，跌打肿痛，肢体麻木**。芥子，可研末以醋或姜汁凋敷；妇人经闭，脐腹疼痛，可研末热洒调下，能疏通经络，活血止痛，如《仁存方》芥子散。治热毒痈肿，合柏叶或猪胆汁捣涂；热毒瘰疬，与葱白捣烂外敷；走注风毒疼痛，以鸡子白调涂。皆皆取其消肿毒之功。

【用量用法】 内服：煎汤，3～9g，或入丸、散。外用：研末调敷，适量。

【使用注意】 肺虚咳嗽、阴虚火旺者禁服。内服过量可致呕吐。外敷一般不超过10～15分钟，时间过长，易起泡化脓。

《纲目》：“多食昏目动火，泄气伤精。”

《得配本草》："阴虚火盛，气虚久嗽者忌用。"

【附方】 （1）**治上气呕吐**：芥子二升，末之，蜜丸，寅时井华水服，如梧子七丸，日二服；亦可作散，空腹服之；及可酒浸服，并治脐下绞痛。--《千金要方》

（2）**治霍乱吐泻**：芥子捣细，水和敷脐上。--《圣济总录》

（3）**治感寒无汗**：水调芥子末填脐内，以热物隔衣熨之，取汗出妙。--《简便单方》

（4）**治极冷急症**：芥菜子七钱，干姜三钱。上为末，水调作一饼，贴脐上，以绢帛缚住，上置盐，以熨斗熨之数次，汗出为度。--《古今医鉴》之"助阳散"

（5）**治腹内诸气胀满**：小芥子半升。上捣碎，以生绢袋盛，用好酒五升，浸七日，每于食前温一小盏服。--《圣惠方》之"小芥子酒"

（6）**治上气喘促，时有咳嗽**：芥子二两，百合二两。上件药，捣罗为末，炼蜜和丸，如梧桐子大。不计时候，以新汲水下七丸。

（7）**治妇人中风口噤，舌本缩**：芥子一升。上件药细研，以醋三升，煎取一升，涂颌颊下。

（8）**治咽喉闭塞，不通甚者**：芥子三两。上捣，细罗为散，以水蜜调为膏，涂于外喉下焙之。干即易之。（上述6~8方均出自《圣惠方》）

（9）**治耳聋**：芥子捣碎，以人乳和，绵裹纳之。--《千金要方》

（10）**治腿皮受风湿肿痛者**：用生芥末调热醋摊布上，包患处。--《续回生集》

（11）**治身体麻木**：芥菜子末，醋调涂之。--《纲目》引《济生秘览》

（12）**治面神经麻痹**：芥菜子洗净，捣细，加开水调成糊状，敷患侧面部，左歪涂右，有歪涂左，并用注射针头划破患侧颊粘膜，涂少量芥汁。6~8小时后，可见涂药皮肤呈紫褐色，起泡，应将药除去，停药半个月左右町恢复正常。--《福建药物志》

（13）**治妇人经脉不行至一年者，脐腹痛，腰腿沉重，寒热往来**：用芥子二两为末.每服二三钱，热酒调下，食前服下。--《普济方》引《仁存方》之"芥子散"

（14）**治大人小儿痈肿**：芥子末，汤和，敷纸上贴之。--《千金要方》

（15）**治肿及瘰疬**：小芥子捣末，醋和作饼子，贴。数看，消即止，恐损肉。--《补缺肘后厅》

白芥子

【别名】 白芥子《别录》，辣菜子《中药志》。

【来源】 为十字花科植物白芥 *Sinapis alba* L.的种子。

【原植物】 白芥 名出《新修本草》，又名胡芥《肘后方》，蜀芥《纲目》，辣菜《中药志》，白辣菜(安徽)。一年生或二年生粗。壮草本，高40～120cm。茎直立，具纵棱，上部多分枝，被散生白色毛。叶互生，质薄，具柄；茎基部叶片大头羽状裂或近全裂，宽椭圆形或卵圆形，长6～15cm，宽2～3cm，顶裂片大，有侧裂片1～3对.边缘具疏齿；茎生叶较小，具短柄，向上裂片数渐少。总状花序顶生或腋生；萼片4，绿色，直立，披针形或长圆形，基部具爪；雄蕊6，4长2短，长雄蕊长8.5～9.5mm，短雄蕊长6～6.5mm；雌蕊1，子房长柱形，长9～10mm，密被白色长刺毛。长角果圆柱形长2～2.5cm，密被白色硬刺毛，果瓣在种子间缢缩成念珠状，角果先端具扁平剑形的喙。种子近球形，淡黄色。花期4～6月，果期5～7月。见（图342）

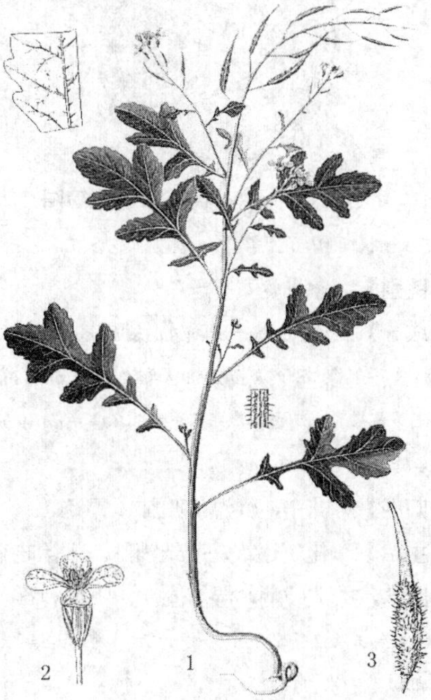

（图342）**白芥**

1.植株 2.花 3.果实

【生长分布】 原产于欧洲。邹平有栽培。

【采收加工】 春播，7～8月采收；秋播，次年5月中、下旬采收，待果实大部分出现黄色时割下全株，待熟数日，选晴天晒干，脱出子粒，簸除杂质。

【炮制】 **炒白芥子**：取净白芥子置锅内，用文火加热，炒至深黄色或棕黄色，有爆裂声，香辣气逸出时，取出放凉。炒后药性缓和，擅长于温肺豁痰利气。

饮片性状：炒白芥子形如白芥子，表面深黄色或棕黄色，破裂，微焦香气。

【性状鉴别】 种子近球形，直径2～2.5mm。表面淡黄白色，光滑，在放大镜下观察，可见细微的网纹，一端具一圆形淡褐色的种脐，浸水中膨胀，去种皮可见2片肥厚的子叶，油质，相互纵向摺叠，胚根包藏于其间。气微，味辛辣，粉碎湿润后，有特殊的辛烈臭气。见图343)

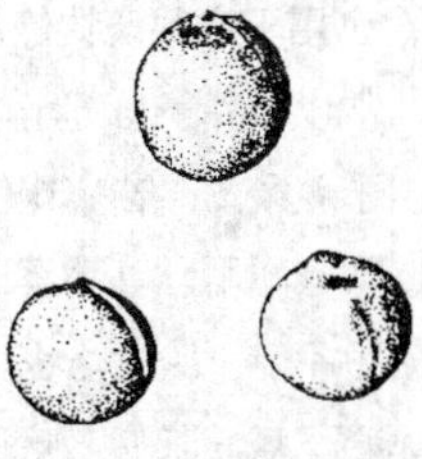

（图343）**白芥子(种子)外形**

【显微鉴别】 种子横切面：最外为1列切向延长的表皮粘液细胞，其外壁向外特化成粘液层；下皮1～2列细胞，壁薄；栅状细胞1列，其内壁和侧壁的1/2处增厚，外壁菲薄；色素细胞呈颓废状。内胚乳为1列类方形或长方形的细胞，内含糊粉粒，其下方为颓废细胞层。子叶发达，细胞内含糊粉粒和油滴。见下(图344)

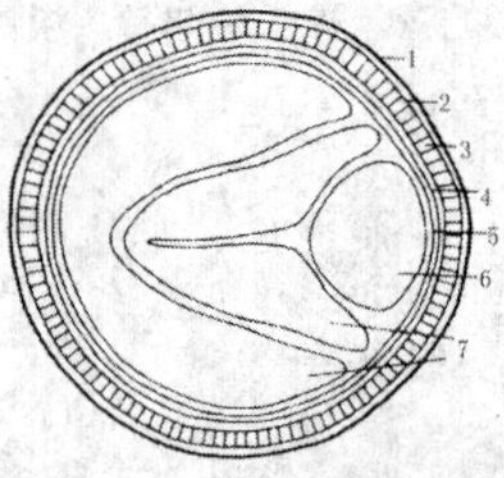

（图 344）白芥种子横切面简图

1.表皮 2.下皮 3.栅状细胞层及色素层 4.颓废细胞层 5.内胚乳 6.胚根 7.子叶

【理化鉴别】 参见“黄芥子”。

【主含成分】 种子含芥子油甙(*glucosinolate*)，内有白芥子甙(*sinalbin*)。还含脂肪油，芥子酶，芥子碱(*sinapine*)和赖氨酸(*lysine*)，精氨酸(*arginine*)，组氨酸(*histidine*)等氨基酸。又含4-羟基苯甲酰胆碱(*4-hydroxy benzoylcholine*)，4-羟基苯甲胺(*4-hydroxY benzylamine*)。

【性味归经】 味辛，性温。归肺、胃经。

【功用主治】 化痰逐饮，散结消肿。主治咳喘痰多，胸满胁痛，肢体麻木，关节肿痛，湿痰流注，阴疽肿毒。

《别录》：“主射工及疰气发无常（一作“恒”）处，丸服之，或捣为末，醋和涂之，随手有验。”—引自《新修本草》

《本草经集注》：“御恶气，及暴风，毒肿流四肢疼痛。”—— 引自《纲目》

《开宝本草》：“主射工及疰气上气，发汗，胸膈痰冷，面黄。”

《医学入门·本草》：“利胸膈痰，止翻胃吐食，痰嗽上气，中风不语，面目色黄，安五脏，止夜多小便。”

《纲目》：“利气豁痰，除寒暖中，散肿止痛。治咳嗽反胃，痹木脚气，筋骨腰节诸痛。”

《本草新编》：“能祛冷气，安五脏，逐膜膈之痰，消癖化疟，降食定喘，利窍明目，逐瘀止疼，俱能奏效。”

《医林纂要·药性》：“补肝泻肺，功专行痰，去支饮，温中开胃，发汗祛寒，亦治风痹。”

《得配本草》：“通经络，散水饮，除疟癖，治喘嗽。”“炒研，蒸饼丸，治腹中冷气。生研，水调贴足心，引毒归下，令痘疹不入目。”

《药沧》（沈文彬）：“皮里膜外之痰涎，非斯不达；肋下胸前之气滞，藉此而疏。”

《东北药用植物志》：“大量用可作麻醉剂。”

【临床应用】 （1）**用于寒湿痰饮停滞肺胃胸胁诸证**。寒痰壅肺，咳喘痰多清稀，常以白芥子与苏子、莱菔子同用以降气化痰，如《韩氏医通》三子养亲汤。若痰饮停聚胸膈，胸满胁痛，咳逆喘促，可与甘遂、大戟配用，以豁痰逐饮，如《三因方》控涎丹；若咳引胁痛，气短不能平卧者，也可配伍椒目、葶苈子、茯苓等。痰热结胸，见心下痞满胀痛，咳痰黄稠，口干舌红等，可与枳实、瓜蒌、黄芩等同用，以清肺化痰，利气宽胸。以白芥子制剂外贴穴位，冬病夏治，对喘息型气管炎、支气管哮喘有较好疗效。

（2）**用于痰滞经络所致肩臂肢体关节疼痛**。白芥子善于温通经络，疏散凝聚之痰，常配肉桂、没药、木香等，有消肿散结之效，如《妇人良方》白芥子散。治痰湿流注所致的阴疽肿毒，可与鹿角胶、肉桂、麻黄等同用，以加强温通作用，如《外科全生集》阳和汤。藉其通络消肿之功，也可用于跌打瘀肿，可与红花、鸡血藤等同用，以加强化瘀消肿之力。

（3）**治疗胃寒之翻胃吐食或呕吐清涎**。有温中散寒作用。

《本草经解》：“同白术、枣肉丸，治胸膈痰饮。”

《药沧》（沈文彬）：“喘哮与苏子相须，咳嗽与桔梗并济。”

【用量用法】 内服：煎汤，3～10g，或入丸、散。外用：研末调敷，适量。治喘咳宜敷贴背部肺俞、心俞、膈俞等穴位。

【使用注意】 肺虚久咳，阴虚火旺者禁服。白芥子油对皮肤粘膜有刺激作用，能引起充血灼痛，甚至发泡，皮肤过敏或溃破者忌外用。内服过量可催吐。引起胃肠炎。

《本草经疏》：“肺经有热，与夫阴虚火炎，咳嗽生痰者，法在所忌。”

《分部本草妙用》：“多食昏目，动火，泄气，伤精。”“老人、虚人量用之。”

《得配本草》：“肺气虚、胃中热者禁用。”

《本草求真》：“久服耗损真气，令人眩晕损目。”

《萃金裘本草述录》：“痔疮便血亦忌。”

【附方】 （1）**治老人痰气喘咳，胸满懒食**：白芥子、紫苏子、萝卜子各洗净，微炒，击碎。看何证多，则以所主者为首，余次之，每剂不过三钱，用生绢小袋盛之，煮作汤饮。--《韩氏医通》之“三子养亲汤“

（2）**治痰涎伏在心鬲上下，忽患胸背、手脚、颈项、腰胯隐痛不可忍，连筋骨，牵引钓痛，坐卧不宁，时时走易不定，或令人头痛不可举，或神意昏倦多睡，或饮食无味，痰唾稠粘，夜间喉中如锯声，多流睡涎，手脚重，腿冷痹，气脉不通等**：甘遂(去心)，紫大戟(去皮)、白芥子(真者)各等分。上为末，煮糊丸如梧子大，晒干，食后，临卧，淡姜汤或热水下五七丸至十丸。如痰猛气实，加数丸不妨，其效如神。--《三因方》之“控涎丹”

（3）**治胸胁痰饮**：白芥子五钱，白术一两。为末，枣肉和捣为丸，梧子大，每清晨白汤下百丸。--《本草汇言》引《摘玄方》

（4）**治臂痛牵引背胛，或辍或作，由荣卫循行失度，痰滞经络，或似瘫痪**：白芥子、木鳖子各三两(麸炒)，没药(另研)、桂心、木香各半两。上为末，每服一钱。温酒下。--《妇人良方》之“白芥子散”

（5）**治风湿涎痰，结成痞块**：外用白芥子为末，醋调敷患上。内用白芥子为末，神曲打糊丸梧子大。每服三钱，清晨参枣汤下。--《方脉正宗》

（6）**治淋巴结核**：白芥子、葱头子3g，捣烂，敷患处，隔日1次，每次4～5小时。--《中级医刊》1959，(8)：566

（7）**治脚气肿痛**：白芥子、白芷等分，为末，姜汁和，涂之。--《本草述钩元》

（8）**治疟疾**：白芥子一两，炒为末，米饭为丸，一日尽服，久疟顿止。--《药性通考》

（9）**治翻胃，吐食上气，及羸弱不欲动**：白芥子晒干为末，酒服方寸匕。--《普济方》

（10）**治伤寒后，肺中风冷，失音不语**：白芥子五合(研碎)。用酒煮令半熟，带热包裹熨项颈周延，冷则易之。--《普济方》之“芥子酒熨方”

（11）**治痘疹入目，风眼痠眼，及掀热之眼目**：白芥子(如食料者)一两，大蒜(杵烂)一钱，醋一钱。上三味，如麦饼，贴足心，钱大。--《眼科锦囊》

（12）**治肿毒初起**：白芥子末，醋调涂之。--《濒湖集简方》

（13）**治小儿乳癖** 白芥子研末水调，摊膏贴之，以平为期。--《本草权度》

（14）**治牙痛**：白芥子(船上莎罗)、芸薹子各一两。捣细罗为散，每用一字，如患左边疼，即吹右鼻中；如患右边疼，即吹左鼻中。仍先净洗鼻中，吹药即验。--《圣惠方》之“白芥子吹鼻散”

（15）**治肉刺**：白芥子捣如粉，以醋调敷之，密封，经宿揭去，自然落下。--《圣济总录》

甘蓝

【别名】 甘蓝《本草拾遗》，蓝菜《千金·食治》，西土蓝《本草拾遗》，葵花白菜《植物名实图考》，包心菜、洋白菜《中国蔬菜栽培学》，卷心菜《中国高等植物图鉴》，莲花白(云南、四川、陕西)，包菜(江苏、广西)。

【来源】 为十字花科植物甘蓝 *Brassica oleracea* L.*var.capitata* L.的叶。

【植物形态】 二年生草本。一年生茎肉质，无分枝；基生叶多数，纸质而 柔嫩，叶片长圆状倒卵形或近圆形，层层包裹，成球状体、心状体 或扁圆形，重可达 0.5～2.5kg，外层叶片淡蓝绿色，被白粉，肉质 叶片乳白色，长和宽达 30cm，基部骤窄。二年生茎有分枝，具茎生叶，基生叶蓝绿色，具白粉，质厚，叶片宽椭圆形或长椭圆形，全缘或边缘具浅锯齿，基部具浅耳；茎上部叶有明显锯齿，基部抱茎；最上部叶线形。总状花序顶生或腋生，花大；萼片 4，黄绿 色，光滑无毛，基部成囊状；花瓣 4，乳黄色，瓣片为宽椭圆状卵形或长椭圆形，长 18～19mm，先端钝圆，基部具细长爪；雄蕊 6，4 长 2 短，长雄蕊长 10～11mm，短雄蕊长 9～10mm；雌蕊 1，子房圆柱形，花柱略细，柱头膨大，具喙。长角果圆柱形，长 6～9cm，具短喙。种子圆球形。花期 4～5 月，果期 5～6 月。见（图 345）

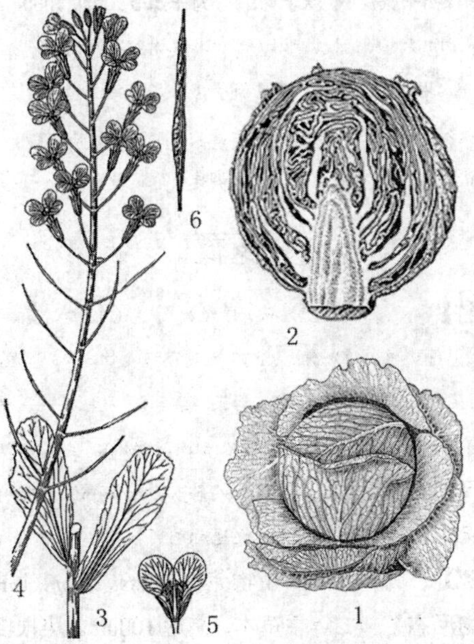

（图 345）**甘蓝**

1.植株顶面观 2.植株纵剖 3.植株中部叶

4.植株上部 5.去掉花瓣示雄雌蕊 6.果实

【生长分布】 原产于地中海北岩。邹平有栽培，作蔬菜和饲料用。

【采收加工】 多于夏至秋季采收，鲜用。

【性状鉴别】 茎肉质且短，扁平圆形或圆锥形，直径 10～40cm，被层层叶片包被。叶片自外层向内渐小，鲜时圆形、倒卵形或阔肾形，主脉较宽；外层叶片绿色或蓝绿色，内层叶片乳白色，全缘或边缘具浅钝齿，质厚；干燥叶片淡黄棕色，质薄。气微，味淡。

【主含成分】 **全株**：含有 11 种葡萄糖异硫氰酸酯类(*glucosinalales*)，其水解产物中有异硫氰酸烯丙酯(*a11ylisothiocyanate*)，异硫氰酸-3-甲亚硫酰基丙酯(*3-methylsulfinylpropylisothiocyanate*)，异硫氰酸-4-甲亚硫酰基丁酯(*4-methylsulfinylbutylisolhiocyanale*)，告伊春(*goitrin*)等。还含菜子甾醇(*brassicaslero1*)，22-去氢菜油甾醇(*22-dehydrocampestero1*)。

根：含葡萄糖豆瓣菜素(*gluconaslurtiin*)。

种子：有的含葡萄糖异硫氰酸酯量比全佚高 10 倍。种子油中含大量的芥酸(*erucic acid*)、亚油酸(*1inoleic acid*)和亚麻酸(*1inolenic acid*)。

【药理】 （1）**抗肿瘤作用** 给雌性小鼠饲喂甘蓝芽，6 星期后可退化 7，12-二甲苯蒽诱发的肿瘤。

（2）**对胃肠道的作用** 甘蓝(叶)粉水提取物可降低阿司匹林诱发的大鼠消化道溃疡数，增加已糖胺水平。这主要由于降低胃酸和增加消化道的胃蛋白酶。

（3）**其他作用** 以甘蓝饲养雄性幼鼠，3～4 星期后，可降低胸腺重量。

（4）**毒性** 用长颈瓶培养的甘蓝籽可产生真菌毒素，这些毒素对人类呈现高毒危险性。

【性味归经】 味甘，性平。归肝、胃经。

【功用主治】 散结止痛，益肾补虚。主治湿热黄疸，消化道溃疡疼痛，关声不利，虚损。

《千金·食治》：“久食人益肾，填髓脑，利五脏，调六腑。”

《本草拾遗》：“补骨髓，利五脏六腑，利关节，通经络中结气，明耳目，健人，少睡，益心力，壮筋骨。治黄毒者，煮作菹，经宿渍，色黄，和盐食之，去心下结伏气。”

《本草正义》：“清利热结之品，故治发黄。”

《中国药用植物志》：“有益肾、利五脏、止痛及促进伤口愈合的功能。主治消化道溃疡及疼痛。”

【用量用法】 内服：绞汁饮服，200～300ml，或适量拌食、煮食。

【附方】 （1）**治上腹胀气隐痛**：卷心菜 500g，加盐少许，清水煮熟，每日分 2 次服用。--《家庭食疗药膳手册》

（2）**治胃及十二指肠溃疡**：甘蓝鲜叶捣烂取汁 200～300ml，略加温。饭前饮服，每日 2 次，连服 10 天为 1 疗程。--《福建药物志》

（3）**治甲状腺肿大，甲亢**：生卷心菜拌食，不拘数量，长期服用。--《家庭食疗药膳手册》

大白菜

【别名】 黄芽白菜《滇南本草》，牛肚菘《唐本草》，黄芽菜《咸淳临安志》，黄矮菜、花交菜《戒庵漫笔》，黄芽白《食物考》，卷心白(四川)。

【来源】 为十字花科植物大白菜 *Brassica pekinensis* (Lour.) Rupr.的鲜叶和根。

【植物形态】 二年生草本。幼叶下面中脉有少数刺毛。第一年生茎短 缩，肉质，白色。基生叶大，多数，叶片倒卵状长圆形至宽倒卵形，外层的绿色，内层的白色，长30～60cm，宽不及长的一半，顶端圆钝，边缘皱缩呈波状，有时具不明显的细齿，中脉宽，白色，叶柄扁平而宽，两侧有具缺刻的宽翅，层层包叠，其形状随品种而异，有长椭圆形、圆筒形、长倒卵形等；翌年春季抽茎，茎高40～60cm，茎下部叶和上部叶为长圆状卵形、长网披针形歪长披针形，全缘或有裂齿，有柄或抱茎，并有粉霜。总状花序常由茎上部叶腋抽出，组成圆锥状；萼片4，黄绿色，均内凹呈船形；花瓣4，鲜黄色，瓣片近圆形或倒卵形，长8～10mm，基部渐狭成爪；雄蕊6，4长2短，长雄蕊长约7mm，短雄蕊长约5mm；雌蕊1，子房圆柱形，花柱和柱头界限不最。长角果线形，长3～6cm，具喙。种子球形，棕色。花期4～5月，果期5～6月。见（图346）

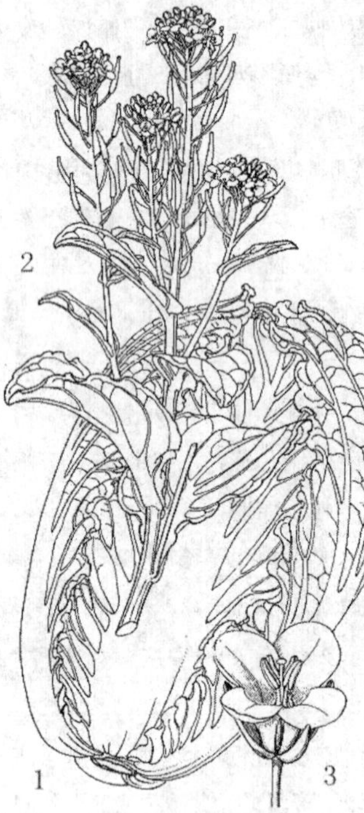

（图346）**大白菜**

1.植株下部 2.植株上部 3.花

【生长分布】 原产中国北方。各地均有栽培。

【采收加工】 秋冬季采收，鲜用。

【性状鉴别】 叶球呈圆球形、椭圆形或长圆锥形。茎缩短，肉质，类白色，设层层包叠的基生叶包裹。基生叶倒宽卵形、长圆形，长30～60cm，宽约为长的一半。外层叶片绿色，内层叶片淡黄白色至白色，先端钝圆具波状缘或细齿，中脉宽，细脉明显，呈凹凸不平的网状，叶片上端较薄，下部较厚，肉质，折断有筋脉。下燥叶黄棕色。气微，味淡。

【主含成分】 嫩茎、叶含蛋白质，脂肪，糖类，粗纤维，钙，磷，铁，胡萝卜素，核黄素，烟酸，维生素C。又含异硫氰酸-丁-3-烯酯(*3-bulenylisothiocyanate*)，种子油中含大量的芥酸(*erucic acid*)，亚油酸(*1inoleic acid*)和亚麻酸(*1inolenic acid*)。

【性味归经】 味甘，性平。归胃经。

【功用主治】 解热除烦、通利肠胃、养胃生津。用于肺热咳嗽、便秘、丹毒、漆疮，痤疮等。

《滇南本亭》："走经络，动痰火，利小便。"

《食物本草》："主益元，补胃，悦颜色。"

《食物宜忌》："滑，利窍。"

《本草省常》："利肠胃，安五脏，除烦热，解洒毒，消食下气，止嗽和中，久食令人肥健。"

【用量用法】 内服：煮食或捣汁饮。

【使用注意】 脾胃虚寒暂慎用。

【附方】 （1）**治感冒**：白菜干根1根，切片，加红糖30g、姜片6片、，水煎服；或用白菜根三个，大葱根七根，煎水加红糖，趁热饮服，盖被出汗，感冒即愈。

（2）**治冻疮**：大白菜适量，洗净切碎煎浓汤，每晚睡前洗冻疮患处，连洗数日即可见效。

（3）**解酒**：白菜子适量研末，调水冲服。

（4）**治粉刺**：大白菜叶贴脸，能减少粉刺生长。

（5）**治百日咳**：大白菜根3条，冰糖30g，加水煎服，每日3次。

（6）**治胃及十二指肠溃疡、出血**：小白菜250g，洗净，切细，用少量食盐拌腌10分钟，用洁净纱布绞取汁液，加入适量的糖食用。1日内分作3次，空腹服下。

（7）**治秋冬肺燥咳嗽**：白菜干100g，豆腐皮50g，红枣6枚，加水适量炖汤，用油盐调味佐膳，每日2次。可清肺热、润肺燥。

（8）**治便秘、烦渴**：白菜用开水煮汤食。

（9）**治咽炎声嘶、病后食少**：干冬白菜50g，大米50g，加适量水煮粥，粥熟时，用花生油少量调味服食，每日2～3次。

（10）**治木薯中毒**：鲜白菜、生萝卜各1200g，用凉开水洗净，切碎捣烂绞汁，加红糖适量，分数次服。

（11）**治燥热干咳痰少，秋季口、鼻、唇干燥者**：白菜1000g，牛百叶300g，猪瘦肉100g。白菜洗净，梗、叶切开，；猪瘦肉洗净，切片，加调味料稍腌；牛百叶放入开水中浸2～分钟，取出刮去黑衣，洗净，切梳形，沥干水。把白菜梗、蜜枣放入开水锅内，武火煮沸后，文火煲1小时，放入白菜叶再煲10分钟，放入猪瘦肉片及牛百叶再煲沸，调味，取适量食用。

蔓菁

【别名】 蔓菁《礼记》，葑《诗经》，蕵芜《尔雅》，荛、大芥《方言》，芜菁《别录》，葑苁《尔雅》(孙炎注)，九英菘《食物本草》，九英蔓菁《本草拾遗》，诸葛菜、五美菜《嘉话录》，台菜《埤雅》，狗头芥《医林纂要·药性》，地蔓菁《内蒙古植物志》，扁萝卜、圆根(云南、西藏)，盘菜(浙江)。

【名释】 陈藏器云："芜菁北人名蔓菁，今并汾、河朔间烧食其根，呼为芜根，犹是芜菁之号。芜菁南北之通称也。"

【来源】 为十字花科植物芜菁 *Brassica rapu* L.的根或叶。

【植物形态】 二年生草本，高达100cm。块根肉质，球形、扁圆形或长恻形，外皮白色、黄色或红色，内面白包，无辣味。茎直立，有分枝，下部稍有毛，上部无毛。基生叶大头羽裂或为复叶，长20～34cm，顶裂片和小叶很大，边缘波状或浅裂，侧裂片或小叶约5对，向下渐变小，上面有少数散生的刺毛，下面有白色尖锐刺毛；叶柄长10～16cm，有小裂片；中部及上部的茎生叶长圆披针形，长312cm，无毛，待粉霜，基部宽心形至少半抱茎。总状花序顶生；萼片 4，稍开展，长圆形，外侧 2 枚略大，基部略呈囊状；花瓣 4，黄色，倒披针形，长 4～8mm，有短宽爪；雄蕊 4 长 2 短；雌蕊 1，柱头头状。长角果细圆柱形，长 3.5～8cm，具喙。种子球形，褐色或浅棕黄色，表面有细网状纹。花期 3～4 月，果期 5～6 月。见（图 347）

本植物的种子（**芜菁子**）也供药用，详见下述。

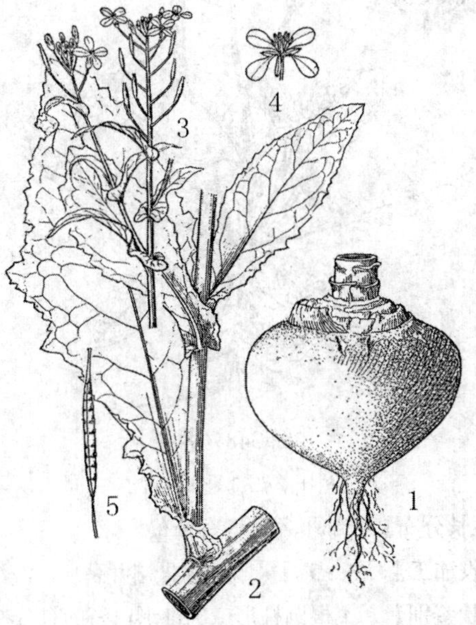

（图 347）**芜菁**

1.块茎 2.茎叶 3.总状花序 4.花 5.角果

【生长分布】 原产于欧洲。邹平有栽培。

【采收加工】 秋冬季采收，鲜用或晒干。

【性状鉴别】 叶多皱缩成条状，基生叶展平后呈阔披针形，长 20～50cm，羽状深裂，裂片边缘波状或浅齿裂，表面蓝绿色，疏生白色糙毛；叶柄长 10～15cm，两侧有叶状小裂片。质厚。气微，味淡。块根肉质，膨大成球形、扁圆形或长椭圆形，直径 5～15cm。上部淡黄棕色，较光滑，下部类白色或淡黄色，两侧各有 1 条纵沟，沟中着生多数须状侧根，根头部有环状排列的叶痕。横切面类白色，木质部占大部分，主要为薄壁组织。气微，味淡。

【主含成分】 **块根(可食部分)**：含蛋白质，脂肪，糖类(包括葡萄糖，蔗糖，果糖)，粗纤维，钙，磷,铁，核黄素，烟酸，维生素 C。还含缬氨酸(*valine*)，亮氨酸(*1eucine*)，精氨酸(*arginine*)，蛋氨酸(*methionine*)，天冬酰胺(*asparagine*)，谷酰胺(*glutamine*)，天冬氨酸(*aspartic acid*)，谷氨酸(*glutamic acid*)，酪氨酸(*tyrosine*)以及对-香豆酸(*p-coumaric acid*)，咖啡酸(*caffeic acid*)，阿魏酸(*ferulic acid*)，龙胆酸(*gentisic acid*)，苯丙酮酸(*phenylpyruvic acid*)，对羟基苯甲酸(*p-hydroxybenzoic acid*)。

种子油：含前告伊春(*progoitrin*)，葡萄糖庭荠素(*glucoalyssin*)，葡萄糖异硫氰酸戊-4-烯酯(*glucobrassicanapin*)，异硫氰酸烯丙酯(*allylisothiocyanate*)，异硫氰酸丁-3-烯酯(*3-butenylisothiocyanate*)，菜子甾醇(*brassicastero1*)和大量的芥酸(*erucic acid*)，亚油酸(*1inoleic acid*)及亚麻酸(*1inolenic acid*)。

【药理】 (1) **抗菌及抗寄生虫作用** 芜菁根、叶的水提取物可抑制大肠杆菌的生长，块根皮中所含黄色油状物在 1: 100000 浓度时，有抑制细菌、真菌、酵母菌及某些人体寄生虫的作用。

(2) **抑制甲状腺素合成的作用** 大鼠实验表明芜菁提取物饲喂 7 个月，可增加甲状腺中碘酪氨酸的量，降低碘甲氨酸的量，说明其能干扰甲状腺素后阶段的合成。

【性味归经】 味辛、甘、苦，性温。归胃、肝经。

【功用主治】 消食下气，解毒消肿。主治宿食不化，心腹冷痛，咳嗽，疔毒痈肿。

《别录》："利五脏，轻身益气。"

《千金 · 食治》："主消风热毒肿。"

《食疗本草》："下气，治黄疸，利小便。根主消渴，治热毒风肿。"

《本草图经》："通中益气，令人肥健。"

《饮膳正要》："温中益气，去心腹冷痛。"

《医林纂要 · 药性》："利水解热，下气宽中。"

《药性切用》："根，解酒毒。"

《食物考》："利脏通经，消食除冷，解毒。"

【用量用法】 内服：煮食或捣汁饮。外用：捣敷，适量。

【使用注意】 《千金 · 食治》："不可多食，令人气胀。"

《本草衍义》："过食动气。"

【附方】 (1) **治卒毒肿起，急痛**：芜菁根(火者，削去上皮)，熟捣，苦酒和如泥，煮三沸，急搅之出，敷肿，帛裹上，日再三易。-- 《肘后方》

(2) **治毒热肿**：芜菁根三两，芸薹苗叶根三两。上二味，捣筛为散，以鸡子清和贴之，干即易之。-- 《外台》引《近效方》

(3) **治乳痈疼痛寒热**：芜菁根叶，净择去土，不用洗，以盐捣敷乳上，热即换，不过三五度。冬无叶即用根。切须避风。-- 《兵部手集方》

(4) **治男子阴卒肿痛** 捣芜菁根，若马鞭草，敷，并良。-- 《肘后方》

(5) **治瘰疬结核，久不瘥**：芜菁四十九枚，麒麟竭一两。上二味，同于藏瓶仔性烧过，地上出火毒，研细。每服半钱匕，米饮调下，加至一钱匕。-- 《圣济总录》之"异效散"

(6) **治小儿,头秃疮** 不中水芜菁叶，烧作灰，和猪脂敷之。-- 《千金要方》

(7) **治漆疮，四肢壮热**：用浓煎蔓菁汤，看冷热洗之。-- 《普济方》

(8) **治鼻中衄血**：渚葛菜，生捣汁饮。-- 《十便良方》

(9) **治饮酒后，酒气袭人**：干蔓菁根，不拘多少，蒸一次，切，焙干。上一味，捣罗为散，每服二钱匕。饮酒后，用新汲水调下。-- 《圣济总录》

(10) **预防时行瘟疫瘴疠**：芜菁不限多少(捣取汁)。上一味，立春后遇庚子日，合家大小，各服一二盏。-- 《圣济总录》

芜菁子

味苦、辛，性寒；归肝经。养肝明目，行气利水，清热解毒。主治青盲目暗，黄疸便结，小便不利，瘕积，疮疽，面野。用法：内服：煎汤，3～9g；，或研末。外用：，适量研末调敷。

附方 (1) **治青盲瞳子不坏者**：蔓菁子六升(蒸之)，看气遍，合甑下，以釜中热汤淋之，即暴干，如是三度讫，捣筛，清酒服二方寸匕，渐至加三匕。-- 《外台》引《必效斤》之"蔓菁子散"

(2) **治劳伤肝气目暗**：蔓菁子二升(淘令净，蒸曝三五遍)。上件药捣细罗为散，每服以清粥饮调下一钱，日三四服。-- 《圣惠方》

(3) **明目** 芜菁子三升，净淘，以清酒三升，煮令熟，暴干，治下筛。以井化水和服方寸匕，稍加至三匕。无所忌，可少少服之，令人充肥，明目洞视。水煮酒服亦可。-- 《千金要方》之“补肝芜菁子散”

（4）**治黄疸**：①皮肤、眼睛如金色，小便赤：生蔓菁子末，熟水调下方寸匕，日三。-- 《孙真人食忌》　②阴黄汗染衣涕唾黄：取蔓菁子捣末，平旦以井花水服一匙，日汗愈。-- 《外台》

（5）**治心腹作胀**：蔓菁子一大合，拣净，捣。熟研，水一升更和研，滤取汁，可得一盏，顿服。-- 《外台》

（6）**治妊娠小便不利**：芜菁子。末，水服方寸匕。日二。-- 《子母秘录》

（7）**治大小便关格闭塞**：蔓菁子油一合，空腹服之即通，通后汗出勿怪。-- 《圣惠方》

（8）**治癥瘕积聚**：用蔓菁子水煮二升，取浓汁服。-- 《普济方》

（9）**治风疹入腹，身体肿强，舌干燥硬**：蔓菁子三两。上捣罗为末，每服以温酒调下一钱。-- 《圣惠方》

（10）**治金疮中风痓，口噤不语**：蔓菁子一升，净淘过，捣令极烂，以手撮为炷，以灸疮上三两度，热撤后即差矣。-- 《圣惠方》

（11）**治忽得瘰疽著手足肩，累累如米豆，刮汁出，急疗之**：熬芜菁熟，捣，裹以展转其上，日夜勿止。-- 《肘后方》

（12）**疗人面体黎黑，肤色粗陋，皮厚状丑**：芜菁子二两，杏仁一两(并捣)，破栝楼(去子)，囊猪胰五具。醇酒和，夜敷之，寒月以为手面膏。-- 《肘后方》

（13）**治恶刺**：上五月五日，收蔓菁子，旋捣末，以与牛乳和调，敷之。人乳亦得。-- 《圣济总录》之“蔓菁牛乳敷方”

（14）**治头秃**：芜菁子末，酢和敷之，日三。--《千金要方》

（15）**治蜘蛛咬，恐毒入肉**　芜菁子捣为末，和油敷，亦捣为末，酒服。-- 《本草拾遗》

荠荠菜

【别名】　荠《诗经》，靡草《礼记》，荠菜《千金·食治》护生草《纲目》，芊菜、鸡心菜《医林纂要·药性》，净肠草《植物名实图考》，上巳菜(福建、浙江)，菱角菜(广州)，清明菜、香田芥(浙江)，枕头草(上海)，地米菜、鸡脚菜(贵州)，假水菜(广西)，地地菜、烟盒草(四川)。

【名释】　《纲目》："荠生济泽，故渭之荠。"嫩苗供蔬食，因有荠菜之称。

【来源】　为十字花科植物荠菜 *Capsella bursa pastoris* (L.) Medic.的全草。

【植物形态】　一年或二年生草本，高 20～50cm。茎直立，有分枝，稍有分枝毛或单毛。基生叶丛生，呈莲座状，具长叶柄，达 5～40mm；叶片大头羽状分裂，长可达 12mm，宽可达 2.5cm，顶生裂片较大，卵形至长卵形，长 5～30mm，侧生者宽 2～20mm，裂片 3～8 对，较小，狭长，呈圆形至卵形，先端渐尖，浅裂或具有不规则粗锯齿；茎生叶狭披针形，长 1～2cm，宽 2～15mm，基部箭形抱茎，边缘有缺刻或锯齿，两面有细毛或无毛。总状花序顶生或腋生，果期延长达 20cm；萼片长圆形；花瓣白色，匙形或卵形，长 2～3mm，有短爪。短角果倒卵状三角形或倒心状三角形，长 5～8mm，宽 4～7mm，扁平，无毛，先端稍凹，裂瓣具网脉，花柱长约 0.5mm。种子 2 行，呈椭圆形，浅褐色。花、果期 4～6 月。见（图 348）

本植物的花（**荠菜花**）、种子（**荠菜子**）也供药用，详见下述。

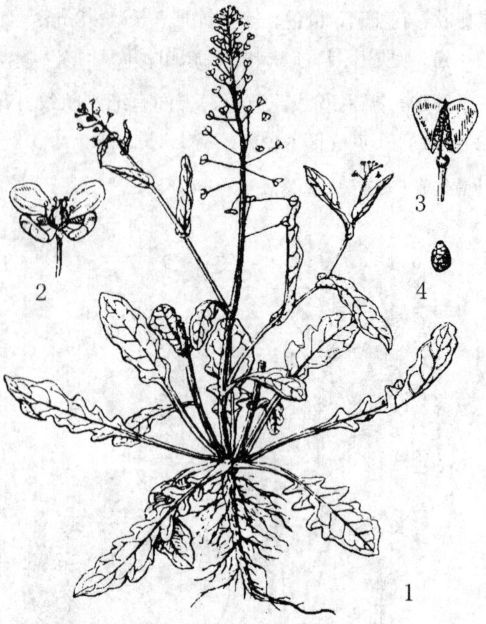

（图 348）**荠菜**

1.植株 2.花 3.果实 4.种子

【生长分布】　邹平各地均有分布。

【采收加工】　3～5 月采收，除去枯叶杂质，洗净，晒于。

【性状鉴别】　主根圆柱形或圆锥形，有的有分枝，长 4～10cm；表面类白色或淡褐色，有许多须状侧根。茎纤细，黄绿色，易折断。根出叶羽状分裂，多卷缩，展平后呈披针形，顶端裂片较大，边缘有粗齿；表面灰绿色或枯黄色，有的棕褐色，纸质，易碎；茎生叶长圆形或线状披针形，基部耳状抱茎。果实倒三角形，扁平，顶端微凹，具残存短花柱。种子细小倒卵圆形，着生在假隔膜上，成 2 行排列。搓之有清香气，味淡。

【主含成分】　全株含草酸(*oxalic acid*)，酒石酸(*tartaric acid*)，苹果酸(*malic acid*)，丙酮酸(*pyruvic acid*)，对氨基苯磺酸(*sulfanilic acid*)，精氨酸(*arginine*)，天冬氨酸(*aspartic acid*)，脯氨酸(*proline*)，蛋氨酸(*methionine*)，亮氨酸(*1eucine*)，谷氨酸(*glutamic acid*)，甘氨酸(*glycine*)，丙氨酸(*alanine*)，胱氯酸(*cystine*)，半胱氨酸(*cysteine*)，蔗糖(*sucrose*)，山梨糖(*sorbose*)，乳糖(*1actose*)，葡萄糖胺(*glucosamine*)，山梨糖醇(*sorbito1*)，甘露醇(*mannito1*)，侧金盏花醇(*adonito1*)以及钾、钙、钠、铁、氯、磷、锰。还含二氢非瑟素(*dihydrofisetin*)，山柰酚-4′-甲醚(*kaempferol-4′-methylether*)，槲皮素-3-甲醚(*quercetin-3-methylether*)，棉花皮素六甲醚(*gossypetln hexamethyl ether*)，香叶木甙(*djosmin*)，3，4′，7-三羟基黄烷酮(*garbanzo1*)，洋槐黄素又名刺槐乙素(*robinetin*)，芸香甙(*rutin*)，木犀草素-7-芸香糖甙(*ruteolin-7-rutinoside*)，胆碱(*choline*)，乙酰胆碱(*acetylcholine*)，棕榈酸(*palmitic acid*)，黑芥子甙(*sinigrin*)，芥子碱(*sinapine*)，育亨宾(*yohimbine*)，麦角克碱(*ergocristine*)，延胡索酸(*fumarlc acid*)。

【药理】　（1）**兴奋子宫**　荠菜煎剂与流浸膏对大鼠离体子宫，麻醉兔、猫在位子宫和兔慢性子宫瘘管，均有显著兴奋作用，其兴奋子宫的有效成分溶于水及含水醇中。

（2）**对凝血时间的影响**　小鼠腹腔注射荠菜流浸膏挥发液，毛细管法和玻片法均证明能缩短出血时间。荠菜煎剂小鼠灌胃给药，小剂量时使凝血时间缩短，大剂量时出血时间反而延长。

（3）**对血压的影响** 荠菜的醇提取物给犬、猫、兔、大鼠静脉给药可产生一过性血压下降，兔静脉注射荠菜提取物可降压，但不能翻转肾上腺素的作用。荠菜煎剂或流浸膏挥发液对麻醉犬有短暂降压作用，若先用阿托品可对抗血压的下降。

（4）**抗肿瘤作用** 荠菜全草提出物给小鼠腹腔注射每日 0.14g/kg 可引起其皮下移植的 Ehrlich 实体瘤生长抑制 50%～80%。该肿瘤内出现多发性坏死并有宿主纤维组织细胞长入。从该提出物中分离得有效成分为一酸性物质并已鉴定为延胡索酸。延胡索酸在每日 10mg/kg 剂量 F 即能抑制 Ehrlich 实体瘤生长，而其腹腔注射的小鼠 LD_{50} 为 266mg/kg。

（5）**其他作用** 荠菜提取物能延长环己巴比妥钠睡眠时间，荠菜对人工发热兔有解热作用。醇提取物可使由阿托品引起的豚鼠小肠抑制产生收缩作用。

【性味归经】 味甘、淡，性凉。归肝、脾、膀胱经。

【功用主治】 凉肝止血，平肝明目，清热利湿。主治吐血，衄血，咯血，尿血，崩漏，目赤疼痛，眼底出血，高血压病，赤白痢疾，肾炎水肿，乳糜尿。

《别录》："主利肝气，和中。"

《药性论》："烧灰，能治赤白痢。"

《食经》（崔禹锡）："补心脾。"

《日华子》："利五脏。根疗目疼。"

《日用本草》："凉肝明目。"

《滇南本草》："清肺热，消痰，止咳嗽，除小肠经邪热，利小便。"

《品汇精要》："散风毒，消瘴翳。"

《纲目》："明目，益胃。"

《本草汇言》："解酒积去滞，而又能收敛浮气。""治痢去积滞，不行者可通，久痢多行者可止。"

《医林纂要·药性》："利水和脾，辟蚤虱，散郁热。"

《现代实用中药》："止血。治肺出血，子宫出血，流产出血，月经过多，头痛、目痛或视网膜出血。"

《福建药物志》："清热解毒，利水凉血。主治麻疹、水肿、乳糜尿、尿血、痢疾、高血压、小儿疳热。"

【临床应用】 （1）**用于血热妄行之吐血、衄血、咳血。**常以荠菜配小蓟、侧柏叶、地榆炭等，以凉血止血；治尿血，可用鲜品大剂煎服；若崩漏、流产后出血，则宜与益母草、蒲黄等同用，以化瘀止血。

（2）**用于高血压病，头痛目胀。**可用荠菜鲜品烫熟食之，或与夏枯草同用；如大便秘结者，配决明子、生大黄其效更佳，取本品凉肝平肝降压之功。治目疾，《圣惠方》单用本品根汁点目，治暴赤眼痛碜涩，《圣济总录》则以全草研细末点眼，治目生翳障。近代用以治出血性眼病，视物模糊，常与夏枯草、槐花等相伍，皆取其凉肝明目之功。

（3）**用于湿热泄泻，赤白痢疾。**可以荠菜配马齿苋、铁苋菜、地锦草等，以清利湿热，凉血止痢。治肾炎水肿，乳糜尿，泌尿系感染及结石，单用或配车前草、萆薢、连钱草等，以利尿通淋。

【用量用法】 内服：煎汤，15～30g；鲜品 60～120g；或入丸、散。外用：捣汁点眼，适量。

【附方】 （1）**治内伤吐血**：荠菜 30g，蜜枣 30g，水煎服。--《湖南药物志》

（2）**治崩漏及月经过多**：荠菜 30g，龙芽草 30g，水煎服。--《广西中草药》

（3）**治尿血**：鲜荠菜 125g，水煎，调冬蜜服，或加陈棕炭 3g，冲服。--《福建药物志》

（4）**治肺热咳嗽**：（荠菜）全草用鸡蛋煮吃。--《滇南本草》

（5）**治高血压**：荠菜、夏枯草各 60g，水煎服。--《全国中草药汇编》

（6）**治暴赤眼，疼痛碜涩**：荠菜根，捣绞取汁，以点目中。--《圣惠方》

（7）**治眼生翳膜**：荠菜，和根、茎、叶，不拘多少，洗净焙干，碾为末，细研。每夜卧时，先洗净眼了，挑米半许，安两大眦头，涩痛莫疑。--《圣济总录》

（8）**治风湿性心脏**：病荠菜 60g，鲜苦竹叶 20 个(去尖)。水煎代茶饮，每日 1 剂，连服数月。--《苛岛中草药手册》

（9）**治痢**：农历三月初，取荠菜连根，挂有风处阴干，安新瓦上，焙成炭存性，用砂糖调服。--《河南中医》1982，(3)：40

（10）**治肿满腹大，四肢枯瘦，小便涩浊**：甜葶苈(纸隔炒)、荠菜根等分。上为末，蜜丸如弹子大。每服一丸，陈皮汤嚼下。--《三因方之"》葶苈大丸"

（11）**治乳糜尿**：①荠菜(连根)120～500g，洗净煮汤(不加油盐)，顿服或 3 次分服，连服 1～3 月。--《中华外科杂志》1956，4(12)：948 ②荠菜 125g，匍伏堇 30g，水煎服，连服 1 星期。--《福建药物志》

荠菜花

味甘，性凉；归肝、脾经。凉血止血，清热利湿。主治崩漏，尿血，吐血，咯血，衄血，小儿乳积，痢疾，赤白带下。内服：煎汤，10～15g，或研末服。

附方 （1）**治久痢** (荠菜花)阴干研末，枣汤日服二钱。--《纲目》引《日华子》

（2）**治崩漏**：鲜荠菜花 30g，水煎服；或配丹参 6g，当归 12g，水煎服。--《草药手册》(江西)

（3）**治吐、衄血，鼻出血，齿龈出血**：荠菜花、白芨各 15g，水煎服。--《食物中药与便方》

（4）**治高血压，眼底出血**：荠菜花 15g，畏旱莲 12g，水煎服。--《食物中药与便方》

（5）**预防流脑**：荠菜花 30g，水煎代茶，可隔日或 3 天服 1 次，连服 2～3 星期。--《饮食治疗指南》

荠菜子

味甘，性平；归肝经。祛风明目，主治目痛，青盲翳障。内服：煎汤，10～30g。《药灶沦》："患气人食之动冷疾。"《食疗本草》："不与面同食，令人胸闷，服丹石人不可食。"

附方 **治黄疸**：荠菜子 30～60g，大青根或叶 30～60g，水煎服。--《湖南药物志》

小花糖芥

【别名】 小花糖芥《中华本草》，浅波缘糖芥《全国中草药汇编》，桂竹糖芥《东北药用植物志》，糖芥、打水水花、金盏盏花《内蒙古中草药》，苦葶苈《全国中草药汇编》，野菜子(陕西)。

【来源】 为十字花科植物小花糖芥 *Erysimum cheiranthoid-*

es L.的全草和种子。

【植物形态】 一年生草本，高15～50cm。茎直立，分枝或不分枝，有棱角，具2叉毛。基生叶莲座状，无柄，平铺地面，叶片长1～4cm，宽1～4mm，有2～3叉毛；茎生叶披针形或线形，长2～6cm，宽3～9mm；先端急尖，基部楔形，边缘具深波状疏齿或近全缘，两面具3叉毛。总状花序顶生，果期长达17cm；萼片4，长圆形或线形，下面有3叉毛；花瓣浅黄色，长圆形，长4～5mm，先端圆形或截形，上部具爪；雄蕊6；雌蕊1，子房有多数胚珠，花柱长约1mm，柱头头状，并稍2裂。长角果圆柱形，长2～4cm，侧扁，稍有棱，具3叉毛，果瓣有1条不明显的中脉。种子每室1行，卵形，淡褐色。花期5月，果期6月。见（图349）

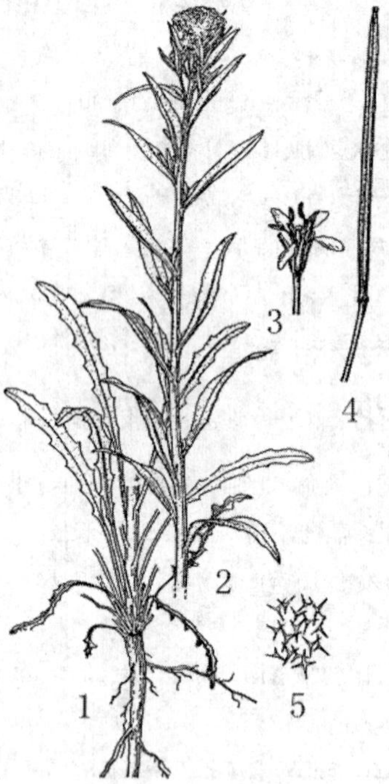

（图349）**小花糖芥**

1.植株下部 2.总状花序 3.花 4.角果 5.毛（放大）

【生长分布】 山坡、山谷、路旁、庭院及村旁荒地。邹平南半部多分布。

【采收加工】 4～5月花盛期，割取全草，晒干。或于果实近成熟时，割取全草，晒干，将种子打落，簸去杂质。

【性状鉴别】 茎圆柱形，长10～45cm，黄绿包，有纵棱和贴生的毛茸。基生叶莲座状，条形羽状分裂，无叶柄；茎生叶披针形或条形，全缘或具波状齿，两面有毛茸。长角果微扁，四角形或近圆柱形，长2～2.5cm。种子椭圆形，略具三棱，长约0.8mm，宽约0.4mm，顶端圆或平截，基部略尖或微凹，有白色短小的种柄，表面黄褐色，具微细的网状瘤点样纹理及2条纵列浅槽；种皮薄，无胚乳，胚根背倚，子叶2片折叠。气微，味苦。

【主含成分】 **全草**：含葡萄糖糖芥甙(*erysimoside*)，黄麻甙(*corchoroside*)A，木糖糖芥甙(*erychroside*)，木糖糖芥醇甙(*erychrozoj*)。

种子：含K-毒毛旋化子次甙-β(*strophanthin*)，糖芥甙(*erysimin*)，黄麻甙A，木糖糖芥甙，葡萄糖糖芥甙，黄白糖芥醇甙(*helveticoso1*)，葡萄糖糖芥醇甙(*erysimoso1*)，木糖糖芥醇甙，洋地黄毒甙元-葡萄糖岩藻糖甙(*glucodigifucoside*)，糖芥卡诺醇甙(*erycordin*)，去葡萄糖糖芥卡诺醇甙(*desglucoerycordin*)等强心甙及毒毛旋花子甙元(*strophanthidin*)。还含种子油，其中所含脂肪酸有：肉豆蔻酸(*myristic acid*)，棕榈油酸(*palnljtoleic acid*)，棕榈酸(*palmitic acid*)，硬脂酸(*stearic acid*)，油酸(*oleic acid*)，亚油酸(*1inoleic acid*)，亚麻酸(*1inolenic acid*)，二十碳烯酸(*eicosenoic acid*)，二十碳二烯酸(*eicosadienoic acid*)，芥酸(*erucic acid*)，二十二碳二烯酸(*docosadienoic acid*)，二十四烷峻(*1ignoceric acid*)等，去油部分有以槲皮素，鼠李素和异鼠李素为甙元的单糖甙、双糖甙和挥发性的异硫氰酸烯丙酯(*allylisothiocyanate*)。

【药理】 从本品提出的糖芥总甙曾发现具有毒毛旋花子甙样正性肌力作用，速效，蓄积性小。糖芥总甙小鼠腹腔注射0.25～0.62mg/kg可使心肌摄取^{86}Rb增多，说明心肌营养性血流量增加。

【性味归经】 味辛、微苦，性寒，小毒。归脾、胃、心经。

【功用主治】 强心利尿，和胃消食。主治心力衰竭，心悸，浮肿；脾胃不和，食积不化。

《内蒙古中草药》：“强心利尿，健脾和胃消食。主治心悸，浮肿，消化不良。”

《全国中草药汇编》：“主治心力衰竭。”

【用量用法】 内服：煎汤，6～9g；研末服，0.3～1g。

【使用注意】 本品有小毒，内服不宜过量，如出现呕吐、恶心、头晕、头痛、心动过缓即需停服。

【附方】 （1）**治心脏病性浮肿**：糖芥6g，水煎服。或研末，每次服0.3～0.6g，日服2次。

（2）**治伤食停水**：糖芥9g，水煎服。（1～2方均出自《内蒙古中草药》）

板蓝根

【别名】 板蓝根《纲目》，靛青根《本草便读》，蓝靛根《分类草药性》，靛根《中药形性经验鉴别法》，大青根。

【来源】 为十字花科植物松蓝 *Isatis indigotica* Fort.的根。

【植物形态】 二年生草本，植株高50～100cm。光滑无毛，常被粉霜。根 肥厚，近圆锥形，直径2～3cm，长20～30cm，表面土黄色，具短 横纹及少数须根。基生叶莲心状，叶片长圆形至宽倒披针形，长5～15cm，宽1.5～4cm，先端钝尖，边缘全缘，或稍具浅波齿，有网形叶耳或不明显；茎顶部叶宽条形，全缘，无柄。总状花序顶生或腋生，在枝顶组成圆锥状；萼片4，宽卵形或宽披针形，长2～3mm；花瓣4，黄色，宽楔形，长3～4mm，先端近平截，边缘全缘，基部具不明显短爪；雄蕊6，4长2短，长雄蕊长3～3.2mm， 短雄蕊长2～2.2mm；雌蕊1，子房近圆柱形，花柱界限不明湿，柱头平截。短角果近长圆形，扁平，无毛，边缘具膜质翅，尤以两端的翅较宽，果瓣具中脉。种子1颗，长圆形，淡褐色。花期4～5月，果期5～6月。见下(图350)

本植物的叶（**大青叶**）也供药用，详见下述。

【生长分布】 邹平有栽培。

【采收加工】 收割茎叶2～3次，秋季挖根，去掉茎叶，洗净晒干，存放阴凉于燥处，以防受潮和虫蛀。

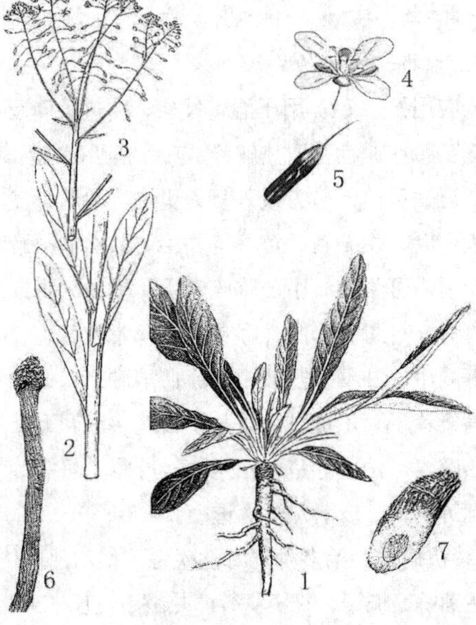

(图 350)菘蓝

1.幼株 2.茎叶 3.总状花序 4.花 5.角果 6.根（板蓝根） 7.饮片（板蓝根）

【栽培要点】 **生物学特性** 菘蓝喜温和湿润气候，耐寒，怕涝，水浸易烂根。所以要选择沙质壤土种植。

栽培技术 整地施肥 选土层深厚、排水良好的沙质壤土，翻深24Cm，亩施厩肥3500～4000kg.耙平整细，做120～160cm宽畦，畦背高20～24cm，畦长可根据地势而定。用种子繁殖，北方地区以清明到谷雨间播种为宜。按行距20～24cm开浅条沟，深1.5cm左右，将种子撒在沟内，薄覆土，稍镇压。平均亩用种量1.5～2kg。播后10天出苗，苗高6cm后，按株距6～10cm定苗，去弱留壮。如果缺苗，可在田间就地移栽

田间管理 定苗后进行追肥，结合中耕每亩用过磷酸钙10～15kg，碳酸氢氨或尿素 10～20kg，施于行间，并及时浇水，这样可促使第一茬茎叶健壮生长。6月下旬到7月割第一茬叶，割叶时注意天气情况，近期内无阴雨天气方可收割，否则易造成烂叶，而割叶后的根茎遇雨也易腐烂。割叶后及时整理畦面，并施尿素 10～20kg。8月份第二次割叶，割后追施磷酸二氢钾 10～15g，并及时浇水。如果以收获板蓝根为主，追肥时增施磷肥，钾肥，以促根生长。第3次割叶可与最后收根一起进行

病虫防治 菘蓝病害主要有；①白粉病，一般 4～5 月发病。叶背隆起白色斑点，破裂后产生白色粉状物.可用1:1:10倍波尔多液喷洒。②霜霉病，常见叶背有白色霉状物，叶枯黄，可用50%退菌特 1000倍液喷洒。虫害主要是菜青虫5～6月和10～11月发生最重，主要蚕食叶片,可用2.5%敌杀死乳油1500～2000倍液防治。

【性状鉴别】 根圆柱形，稍扭曲，长l0～20cm，直径0.5～1cm。表面淡灰黄色或淡棕黄色，有纵皱纹及横生皮孔，并有吏根或支根痕；根头略膨人，可见轮状排列的暗绿色或暗棕色叶柄残基、叶柄痕及密集的疣状突起。体实，质略软，折断面略平坦，皮部黄门色，约占直径的 1/2～3/4，木部黄色。气微，味微甜后苦涩。

【显微鉴别】 根横切面：木栓层为2～8列木栓细胞。皮层狭窄。韧皮部宽广，射线宽5～7列细胞。形成层环明湿。木质部导管1～3列，部分导管周围有纤维束。薄壁细胞中含大量淀粉粒。见(图351)

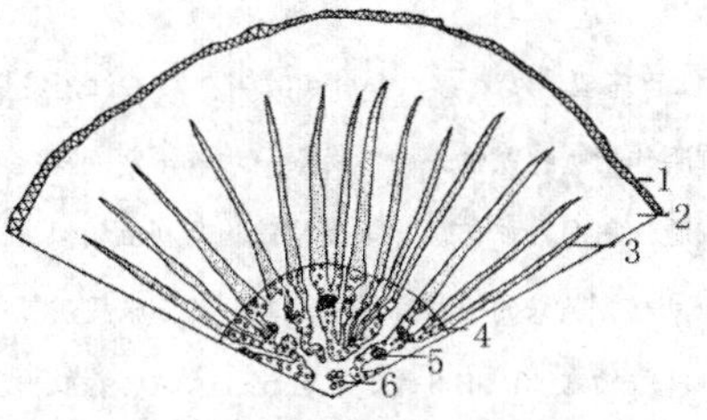

(图351)板蓝根横切面简图

1.木栓层 2.皮层 3.韧皮部 4.形成层 5.纤维束 6.导管

【理化鉴别】 （1）取本品水煎液，置紫外光灯(365nm)下观察，最蓝色荧光。

（2）取本品粗粉1g，加氯仿20ml，水浴上回流2h，滤过，滤液浓缩至2ml作供试品溶液。另取靛蓝、靛玉红加氯仿制成1ml各含 1mg的溶液作对照品溶液。吸取二溶液各5～10μl，分别点于同一硅胶G薄层板上，以①氯仿-乙酸乙酯(4: 1).②氯仿丙酮(9: 1)，③石油醚-乙酸乙酯氯仿(1: 1: 8)3种溶剂系统展，展距l2cm，取出，凉干。供试品色谱中在与对照品色谱相应的位置上，分别显相同的蓝色斑点和紫色斑点。

【主含成分】 菘蓝根含靛蓝(*indigotin*，*indigo*)，靛玉红(*indirubin*)，β-谷甾醇(*β-sitostero1*)，γ-谷甾醇(*γ-sitostero1*)以及多种氨基酸：精氨酸(*arginine*)，谷氨酸(*glutamic acid*)，酪氨酸(*tyrosine*)，脯氨酸(*proline*)，缬氨酸(*valine*)，γ-氨基丁酸(*γ-aminobutyric acid*)。还含黑芥子甙(*sinigrin*)，靛甙(*indoxyl-G-glucoside*)，色胺酮(*tryptanthrin*)，1-硫氰酸-2-羟基丁-3-烯(*1-thiocyano-2-hydroxy-3-butene*)，表告伊春(*epigoitrin*)，腺甙(*adenosine*)，棕榈酸(*palmitic acid*)，蔗糖(*sucmse*)和含有12%氨基酸的蛋白多糖。

【药理】 （1）**抗细菌、病毒作用** 体外试验，l00%板蓝根水煎液对金黄色葡萄球菌、表皮葡萄球菌肯抑菌作用。单层Vero-E6的细胞用50%组织细胞感染量(TCID。)出血热病毒吸附，板蓝根注射液做抗病毒实验，结果，1:100 板蓝恨对肾病综合征出血热病毒有明显的杀灭作。板蓝根抽提物能抑制病毒侵染并有抑制增殖作用。

（2）**抗内毒素作用** 经鲎试验法、家兔热原检查法及电子显微镜观察内毒素结构形态变化等实验研究证实板蓝根有抗大肠杆菌 $0_{111}B_4$ 内毒素作用。10kGy及以下剂量的γ射线辐照板蓝根药材不会影响其抗内毒素作用。

（3）**抗癌作用** 在体外细胞培莽时，50%板蓝根注射液对小鼠 Friend 红白血病3CL-8细胞有强大的直接杀伤作用，其最低作用剂量可达1: 80，小鼠注射3CL-8细胞处皮下注射50%板蓝根0.2ml，每日1次，连续7天，对实体瘤有一定治疗作用，但腹腔注射本品对3CL-8瘤细胞无杀伤作用。

（4）**对免疫调节作用** 板蓝恨多糖25mg/kg、50mg/kg、100mg/kg腹腔注射可明显增强小鼠对二硝基氯苯(DNCB)的迟发型变态反应，诱导体内淋巴细胞转化和增强脾细胞的自然杀伤细胞(NK)活性。腹腔注射板蓝根多糖50mg/kg可显著促进小鼠免疫功能，其表现为：能明显增加正常小鼠脾重，白细胞总数及淋巴细胞数，对氢化可的松所致免疫功能抑制小鼠脾指数，自细胞总数和淋巴细胞数的降低有明冠对抗作用，显著增强二硝基氯苯所致正常及环磷酰胺所致免疫抑制小鼠的迟发型过敏反应；此外，还能增强抗体形成细胞功能，增加小鼠静注碳廓清速率。

（5）**药代动力学的研究** 以新西兰兔为对象，用血药浓度法对板蓝根注

射液的药代动力学进行估价，结果表明为一室模型，K，$t_{1/2}$分别为0.825 3h^{-1}和0.839 9h。

（6）**靛玉红的药理** ①抗癌症和肿瘤作用：靛玉红治疗慢性粒细胞白血病具有明显的缩脾作用，疗效快、副作用轻。对机体免疫功能没有抑制作用等优点。其降白细胞作用同目前仍认为是最佳药物马利兰相似，缩脾效果似比马利兰为好，但血象及骨髓象的缓解程度不及马利兰。服用靛玉红的病人治疗后达到完全或部分缓解约需30～108天，平均65.1天，其疗效出现的顺序大多是先有症状好转、脾脏缩小，继之白细胞数下降，骨髓象恢复后，血中幼稚粒细胞才完全消失，未见肝、肾、心电图等异常现象，无骨髓抑制作用。②抗癌症、抗肿瘤机理：与马利兰不同，用靛玉红与青黛治疗的病人均无明显骨髓抑制现象，见效前多数病人有短暂的白细胞数升高，表明青黛和靛玉红与一般化疗药物的作用不同，不是杀细胞药物。靛玉红治疗的慢性粒细胞白血病人，当外周血白细胞数骤然下降时骨髓中幼稚细胞出现核溶（karyolysis）现象。靛玉红治疗慢性粒细胞白血病人的基础可能是通过抑制癌症和肿瘤细胞DNA的合成，从而抑制恶性细胞的增殖，慢粒白血病人治疗过程中机体免疫反应性不受抑制的现象，也是通常杀细胞药物所不常有的。靛玉红对大鼠瓦克癌症和肿瘤256癌症和肿瘤组织的DNA生物合成有一定的抑制作用，而不影响核糖核酸（RNA）和蛋白质的生物合成，这表明靛玉红抑制DNA合成的作用是与它抗癌症和肿瘤作用一致的。③靛玉红的代谢：给小鼠灌胃后，靛玉红经消化道缓慢吸收，血中浓度逐渐浓集，一天后缓慢下降，维持时间较长，其在体内运转的主要途径是经胃肠吸收、肝胆代谢，再经消化道随粪便排出体外，靛玉红的吸收较差，除有少量的原形物排出外，大部分已在体内降解或脱落成断片。静注靛玉红96小时后从尿中累积排出注入量的14.57%，粪中累积排出量为61.46%，说明以粪便排泄为主；96小时粪尿总排出量为施入量的76.03%，说明靛玉红排泄缓慢，在体内存留时间较长，这对充分发挥其疗效作用较为有利。④靛玉红的毒性：口服毒性低，以临床试用量（200mg/人·日）的5倍量（20mg/kg·日），给狗灌胃连续6个月，无毒性表现；当剂量为临床试用量的25倍（100mg/kg/日）时，开始出现腹泻，个别出现肝脏中毒；当增到试用量的50倍时才出现严重的胃肠道反应和肝脏中毒性的病变，但胃肠道反应可以不停药而自行恢复，在喂药结束时，已无便血和腹泻，肠的病理切片未见任何异常。因而推测，胃肠道反应可能是剂量大时，在肠道产生机械性刺激所致。 口服合成靛玉红20mg/kg，连续2个月，狗的血象、胃肠道、肝和肾功能等指标与给药前均无明显改变。口服40mg/kg，连续3个月，未见任何异常反应。以上显示，靛玉红的毒性不大，特别是未见到其他已知抗癌症和肿瘤药常见的骨髓抑制作用。

【性味归经】 味苦，性寒。归心、肝、胃经。

【功用主治】 清热，解毒，凉血，利咽。主治温毒发斑，高热头痛，大头瘟疫，烂喉丹痧，丹毒，痄腮，喉痹，疮肿，水痘，麻疹，肝炎，流行性感冒。

《日华子》："治天行热毒。" 引自《本草述》

《阎氏小儿方论》中阎孝忠云："治疮（'作痘）疹出不快及倒撅。"

《本草便读》（张秉成）："凉血，清热，解毒，辟疫，杀虫。"

《分类草药性》："解诸毒恶疮，散毒去火，捣汁，或服或涂。"

《现代汉医实用药物学》："消肿止痛。主治温疫邪热，丹毒，赤肿，咽痛。"

《中药志》："凉血止血。治热病发斑，吐血衄血。"

《北京中草药手册》："治猩红热，流感，麻疹，病毒感染。"

《东北常用中草药手册》："治急慢性肝炎，痢疾，肠炎，口舌生疮。"

《北方常用中草药手册》："利咽喉。"

《浙江药用植物志》："治钩端螺旋体病。"

【临床应用】 **（1）用于温毒发斑、高热头痛及大叉瘟疫等疾**。板蓝根苦寒清泄.功善清热解毒，凉血利咽，对温毒时疫诸疾，未病可防，已病可治，单方或入复方更宜。治温毒发斑、高热头痛，常与大青叶、生石膏、黄芩等同用，共奏清热解毒、凉血化斑之功，如中山医学院《中药临床应用》板蓝大青汤。治大头瘟疫、烂喉丹痧、丹毒、痄腮、喉痹等证，常与黄连、牛蒡子、僵蚕、玄参等同用，共奏清热解毒、凉血消肿之效，如《东垣试效方》普济消毒饮子。治疮肿，可与金银花、连翘、紫花地丁等同用，以清热解毒，消肿疗疮。治水痘、麻疹，可与蝉衣、芦根、紫草、升麻等同用，以清热解毒透疹。

（2）善抗病毒，治多种病毒性疾患。如治急性传染性肝炎，单用或配伍茵陈、栀子、败酱草等清热解毒利胆药同用，对退黄、恢复肝功能有一定促进作用；治流行性感冒、高热不退，常与羌活、柴胡、蒲公英等发表、清热解毒药同用，有较好的退热作用。

《中药临床手册》（上海）："配岗稔根，治传染性肝炎。"

《中药临床应用》："配狗肝菜、金盏银盘，治乙型脑炎。"

《抗癌中药的临床效用》："治热毒罐盛型的咽喉部肿瘤，症见声音嘶哑、咽喉红肿疼痛或口舌糜烂等，常与射干、马勃、栀子、连翘等配用；治肿瘤患者因感热毒火邪或放疗、化疗后出现咽喉红肿溃烂等，常与金银花、蒲公英、连翘、地骨皮等配用。"

【用量用法】 内服：煎汤，15～30g，大剂量可用60～120g，或入丸、散。外用：煎汤熏洗，适量。

【使用注意】 脾胃虚寒、无实火热毒者慎服。

【附方】 （1）**治乙型脑炎轻型或中型**：板蓝根30g，大青叶15g，银花15g，连翘15g，玄参15g，生地30g，牛石膏30g(先煎)，黄芩12g，干地龙9g，水煎服。--《中药临床应用》之"板蓝大青汤"(中山医学院)

（2）**治流行性脑脊髓膜炎**：板蓝根125g，水煎服。每2h 1次。--《山西中草药》

（3）**治大头天行，初觉憎寒体重，次传头面肿盛，目不能开，上喘，咽喉不利，舌干口燥**：黄芩、黄连各半两，人参三钱，橘红(去白)、玄参、生甘草、柴胡、桔梗各二钱，连翘、黍粘子、板蓝根、马勃各一钱，白僵蚕(炒)、升麻各七分。上件为细末，半用汤调，时时服之；半蜜为丸，噙化之。或加防风、薄荷、川芎、当归身。哎咀如麻豆大。每服称五钱，水二盏，煎至一盏，去滓，稍热，时时服之。食后如大便硬，加酒煨大黄一钱或二钱，以利之。肿势甚者，宜砭刺之。--《东垣试效方》之"普济消毒饮子"

（4）**治猩红热**：板蓝根9g，马勃6g，金银花9g。共为细末，1日3次，白开水送服，须连服四五日。1岁至2岁，每次0.3至0.9g；3岁至4岁，每次0.9～1.5g；年长儿童酌加量。--《常见病验方研究参考资料》

（5）**治丹毒**：板蓝根18g，金银花、甘草各9g，水煎服。--《内蒙古中草药》

（6）**治腮腺炎**：①板蓝根15g，水煎服。药渣挤汁搽敷患处。--《山西中草药》 ②板蓝根30g，夏枯草12g，水煎服。--《常见病验方研究参考资料》

（7）**治鹅口疮**：板蓝根9g，水煎汁，反复涂擦患处，每日5～6次。--《新

中医》1974.(3):21

（8）**治疮(一作痘)疹出不快及倒靥**：板蓝根一两，甘草三分(锉，炒)。共为细末。每服半钱或～'钱，取雄鸡冠血三两点，同温酒少许，食后同调下。--《阎氏小儿方论》之"蓝根散"

（9）**治肝炎**：板蓝根、茵陈各15g，赤芍9g，甘草3g，水煎服。转氨酶高者加夏枯草6g。--《新疆中草药》

（10）**治流行性感冒初起，高烧头痛，口干咽痛**：①板蓝根30g，羌活15g。煎汤，每日2次分服，连服2～3天。--《江苏验方草药选编》 ②板蓝根、大青叶各15g，荆芥9g，水煎服。--《甘肃中草药手册》

（11）**治肺炎**：板蓝根、夏枯卓各15g，虎杖30g，功劳叶12g，银花9g，青蒿9g，水煎服。--《湖北中草药志》

（12）**预防流感，猩红热，流脑，乙脑**：板蓝根、贯众各9g，水煎服，连服3天。--《河北中草药》

（13）**治扁平疣**：板蓝根15g，煎服。--《安徽中草药》

（14）**治误食诸毒草并百物毒**：板蓝根四两，贯众、青黛、甘草各一两。为末，蜜丸如桐子大，以青黛别为衣。如稍觉精神恍惚，恶心，即是误中诸毒，急用此药十五丸烂嚼，新汲水下。--《卫生易简方》

（15）**解砒毒及巴豆毒**：用板蓝根、砂糖二味相和，擂水服之。更入薄荷汁尤妙。--《医学纲目》(楼英)

（16）**治疗流行性乙型脑炎**：取板蓝根，5岁以下每日62g，5～14岁每日93g，成人每日125g。每31g加水500ml，煎成100ml。每日2次分服。或以50%板蓝根注射液(按上述原生药用量折算用量)与5%～10%葡萄糖注射液静脉滴注。症轻者7～10天，重者连用14d。并配合西药降温、镇痉、抗呼吸衰竭等对症治疗。共治106例，全愈101例，好转2例，死亡3例，治愈率95.28%。大多患者7天内退热，静脉点滴者疗效更著，一般高热用药1～2天即降至38℃以小；头痛、呕吐、嗜睡等症状大多在1～2天内消失或减轻，抽搐、呼吸衰竭等症状被迅速控制。静脉用药的个别患者见畏寒、皮疹等反应。--《新医学》广西北海市人民医院传染科1976，7(4)：199

（17）**治疗慢性咽炎**：①取板蓝根注射液，用注射器(采用口腔5号针头)注入咽后壁两侧粘膜下，每侧粘膜上下两点各注1ml，不可过深，注药部位以粘膜发白并稍隆起为好。每星期3次，2星期为1疗程。对照组口服清音丸、哦喉宁片，疗程同上。连续治疗3个疗程。观察62例(慢性单纯性咽炎38例，慢性肥厚性咽炎19例，慢性干燥性咽炎5例)，显效47例，好转l2例，无效3例，总有效率为95.2%，对照组62例，总有效率仅为66%。--《中西医结合杂》李瑞玉，1990.10(12)：739 ②治疗组单纯用板蓝根冲剂，成人每日2次，每次2袋；儿童1/2袋至1袋，每口2次。10天为1疗程。对照组口服吗啉胍、复方新诺明、无味红霉素。两组发热苦均给肌注安痛定、柴胡注射液，对部分化脓性扁桃体炎症状较重者适当应用青霉素。结果治疗组80例，l疗程治愈26例，2疗程治愈30例，好转20例，无效4例，总有效率95%。对照组40例，治愈6例，好转13例，无效21例，总有效率47.5%。两组疗效经统计学处理差异非常显著($P<0.01$)。--《陕西中医》王玉柱，1987，8(9)：418

（18）**治疗水痘**：①取板蓝根，每日30～50g。水煎，分次代茶饮服。对照组口服吗啉胍、溶菌酶。两组瘙痒者均给予1%薄荷炉甘石洗剂外用，感染时适当配服复方新诺明内服。共治184例，均在2～5天内治愈。较对照组(62例)治愈日数明显缩短，且无副反应。认为板蓝根为治疗小儿水痘的较理想药物。--《新医学》石良清，1987，18(3)：137 ②板蓝根20g，荆芥10g，防风10g，芦根15g。每日1剂，水煎分2次服。治愈94例水痘伴发热昔，退热平均时间6小时至1.5天，水痘结痂平均3天。--《江苏中医》翁建新，1990，(10)：37

（19）**治疗肝炎**：①乙肝表面抗原阳性：每日用千板蓝根30g，制成30ml糖浆。每次l0ml，分3次，饭后服，3个月为1疗程，每月复查1次。观察52例，阴转32例，占62%。明显高于自然阴转率(30%)。其中急性肝炎6例，阴转2例(33%)；可疑肝炎17例，阴转8例(47%)；携带者29例，阴转22例(76%)。用药期间出现头晕、便溏、口干等轻微反应各1例。停药l0个月后随访阴转者中的29例，复转阳性者仅3例，26例仍保持阴性，肝功能各项检查均正常。可见板蓝根治疗HBsAg携带者的近、远期疗效均显著。--《新医学》广东肇庆地区人民医院内科，1980，11(4)：98 ②迁延性、慢性病毒性肝炎：取板蓝根25kg、甘草10kg，粉碎过100目筛，留粗渣与菌陈25kg共煎2次，取浓缩成膏状，再加适量炼蜜与板蓝根、甘草细粉混合制丸，每丸9g，含生药55g。每日服2丸。共观察59例，其中迁肝43例，降ALT总有效率为74.4%；慢肝16例，降ALT总有效率为43.75%，经统计学处理有显著性差异(P>0，01)。对HBsAg阳性者降ALT总有效率为40.9%(9/21)；HBsAg阴性者降ALT总有效率为72.4%(21/29)；另有9例为未查。降ALT的显效时间大多在药后的一月左右，最迟在第8星期时出现。对降TTT疗效不好，Hl3sAg阴转疗效也不佳。--《北京医学院学报》北京医学院附属第一医院传染病教研组，1979，(2)：137 ③急性黄疸型传染性肝炎：以肝宁注射液2ml(板蓝根、茵陈、栀子，比例为2：2：1)肌注，每口1次；儿童5岁以1ml。14～20天为1疗程，多数病例治疗1～2个疗程，个别严重者配合输液及激素治疗。共观察80例。结果：显效68例，占85%(其中治疗时间35天内59例)；有效10例，占12.5%；无效2例，占2.5%。对除黄、利胆、肝脾回缩、肝功能恢复等效果显著；自觉症状如乏力、食欲不振、恶心、厌油、呕吐：等，多数在5天内消失；黄疸在半月内消退者占半数；肝脏回缩至正常者55例，占68.8%。仅1例注射后5分钟有头昏外，余均无全身反应。多数感到局部疼痛，但能耐受，并很快消失。--《重庆新医药》重庆市肝宁注射液临床观察组，1972，(1)：33

（20）**治疗小儿病毒性上呼吸道感染**：取板蓝根注射液肌注。新生儿0.5ml/次，体重4～6kg者1ml/次，7～10kg者1.5ml/次，10kg以上者2ml/次，每日2次，2～4天为1疗程，热退后维持用药1天。，或用板蓝根冲剂口服，新生儿1/5包/次，体重4～6kg者1/4包/次，7～10kg者1/3包/次，11～15kg者1/2包/次，15kg以上者1包/次。每日3次，3～4天为1疗程。对照组口服无味红霉素与复方新诺明等。观察期间一般小用退热药，以药后自然降温为主要指标。药后24小时内体温降牟正常，症状及体征减轻或消失为显效；72小时内体温降至正常，症状及体征减轻或消失为有效；72小时内热不退，症状及体征未见减轻或加重为无效。用针剂治疗82例，显效60例，有效12例；冲剂治疗50例，昆效20例，有效16例。对照组共治50例，显效19例，有效15例。根据权重x^2法计算，各组的权重有效率分别为88.1%，70.5%，68.3%。经统计学处弹，针剂治疗组与冲剂、对照两组对比均有最著差异。平均退热时间分别为28.67±2.53小时，38±4.56小时，42.52±6.47小时，经统计学处理，针剂治疗组与其他两组、冲剂组与对照组均有显著差异。针剂治疗组在治愈率、降温及缩短病程方面均比其他两组效果好，与利巴韦林相似。板蓝根具有抑菌和抗病毒双重作用，治疗小儿"上感"有独特优点，无论流行性或非流行性病毒性均有效。应用针剂时，药量疗程要足，特别是40℃以上病例，过早停药可能回升。轻症用至热退24小时后再停，中、熏症热退24小时后，改用板蓝根冲剂口服，以固疗效。--《中级医刊》李杏桃，1987，(3)：59

（21）**治疗肋软骨炎**：以板蓝根注射液2ml，加2％利多卡因5ml，选用6或7号针头直接刺入肋软骨压痛最明显、隆起最突出之患处骨膜上，抽吸无回血后，缓缓推入全部药液。局部疼痛至第4日不消失者，第5日重复注药1次。注射1～3次不等。对照组只用等量利多卡因注射液，用法同上。结果：板蓝根组共18例，疼痛消失者16例；对照组共17例，疼痛消失者10例。其余均为减轻。半年内肿胀完全消退者板蓝根组16例，而对照组仅4例。板蓝根组优于对照组。--《新医学》刘进，1985，16(4)：184

（22）**治疗痛风**：板蓝根注射液4ml，每日1次肌注，30天为1疗程。为巩固疗效防止复发，可每半年1疗程。共治5例，其中用3个疗程者3例，2个疗程者2例。结果：1疗程后5例患者症状和体征全部消失，2例白细胞增高者均降至正常。尿检4例有红细胞者均消失，但2例尿蛋白(++++)者仍存在。血沉4例降至14mm/1h以下，1例降至25mm/lh。血尿酸4例降至0.36mmol/L，1例降至0.4mmol/L。经第1个疗程后，3例已2.5年未复发，1例1.5年未复发，1例在2年内仅出现1次左拇指掌关节轻微的红、肿、痛，2d后即消失。--《中西医结合杂志》周太廷，1990，10(12)：723

（23）**治疗眼疾**：①流行性出血性结膜炎：取板蓝根注射液(每支2ml，相当于生药1g)点眼，每日4次，每次2～4滴。对照组以0.25％氯霉素眼药水点眼。板蓝根组共治75例，141照眼，全部治愈，平均治愈犬敌为3天。而对照组治73例，120只眼，虽全部治愈，但平均治愈天数却为7天、经统计学处理差异显著(P<0.01)。--《湖南中医杂志》谢茵模，1989，(1)：45 或取板蓝根、菊花、决明子各50g，制成至1000ml滴眼剂(有效期1星期)。治疗急性结膜炎128例，每日点4次，每次每眼1～2滴。人多存3～5天内治愈；少数1星期后渐愈。--《赤脚医生杂志》解放军81551部队医院，1977，(6)：19 ②沙眼：以板蓝根注射液(每支2ml，相当于生药1g)点眼，每只眼各点2滴，每日4次。也可用10％～30％板监根液点眼。共治30例，痊愈22例，好转8例，观察时间最长半月，最短3天，平均7天。随访1年，3例复发。对进行期效佳，退行期效较差。--《中医杂志》翟淑宜，等，1987，(3)：56 ③泪囊炎：取净板蓝根制成40％溶液，每次以注射器抽取药液5ml，换上6号无尖针头，按常规洲道冲洗法冲洗泪道，至泪道无脓血性分泌物为止。冲洗完后，结膜内滴板蓝根液2～3滴。如鼻泪管不通时，先行常规探通，再行冲洗。每日1次，1星期为1疗程。疗效标准：经3次治疗症状完全消失，且不复发者为显效；经7次治疗症状消失，个别还复发者为有效；经30次治疗症状仍无消失，反复发作作为无效。共治100例，其中急性者22例，显效17例(77％)，有效4例(18％)，无效1例(5％)；慢性者78例，最效65例(83％)，有效11例(14％)，无效2例(3％)。总有效率97％。对照组以0.9％生理盐水冲洗后，再加四环素软膏点眼，观察100例，总有效率仅87％。--《中医杂志》翟淑宜，等，1987，(3)：56

（24）**治疗扁平疣**：①取板蓝根注射液4ml，每日肌注1次，连用30次为1疗程，未愈者再加10次。共治扁平疣患者30例，痊愈11人，占36.6％；好转12人，占40％；无效7人，占23.3％。未发现明显副反应。--《四川中医》崔建新，1987，(5)：封四 ②取50％板蓝根注射液2ml肌注，每日1次，一般以20次为1疗程，儿童同成人用量。共治33例，资料完整者24例，痊愈14例(58.3％)，进步6例(25％)，无效4例。痊愈的14例，13人在10天以内见效，占92.8％。--《四川中医》崔建新，1987，(5)：封四 ③取板蓝根注射液8ml(2ml相当于生药1g)，加入50％葡萄糖注射液20ml中，静脉缓缓推注(20分钟推完)，每日1次，5次为1疗程，连续用药。共治22例，17洌痊愈，好转3洌，无效2例。少数病例分别出现轻度晕厥、颤动、困乏之感及嗜睡等。疗程虽比肌注短，但副反应值得重视。--《福建医药杂志》张君坦，1987，9(5)：59

大青叶

【别名】 大青叶《药材学》，蓝叶《本草正》，蓝菜《食鉴本草》(柴裔)。

【来源】 为十字花科植物松蓝 *Isatis indigotica* Fort.的叶。

【原植物】 参见“板监根”。

【采收加工】 8～10月采叶，晒干。

【药材鉴别】 叶多皱缩，破碎。完整的叶片长椭圆形至长圆状倒披针形，长4～16cm，宽1～4cm，先端钝尖或钝网，基部渐狭下延成翼状叶柄；全缘或微波状，上下表面均灰绿色或棕绿色，无毛，羽状网脉，主脉在下表面突出。质脆。气微，味稍苦。

【显微鉴别】 （1）叶横切面：上下表皮均为1列切向延长的细胞。叶肉分化不明显，栅栏细胞常3列，呈长方形。主脉处表皮细胞内侧各有数列厚角细胞，维管束7～9个，中间1个较大，外韧型。主脉和叶肉薄壁组织散有含芥子酶的分泌细胞，类圆形，直径10～40μm，内含棕黑色颗粒状物。见（图353）

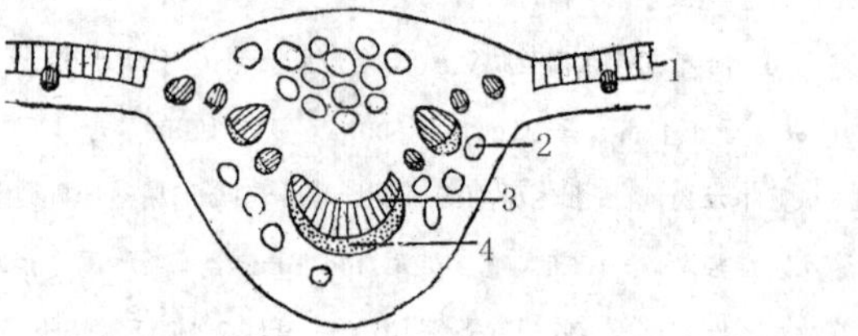

（图353）**大青叶（菘蓝叶）横切面简图**

1.栅栏组织 2.细胞间隙 3.木质部 4.韧皮部

（2）粉末特征：深灰棕色。①表皮细胞表面观长多角形、类长方形、类方形或长条形，垂周壁较平直或稍弯曲，呈连珠状增厚；下表皮气孔较多，不等式，副卫细胞(3～4)个，可见2～3个气孔聚集，具共同副卫细胞。②厚角细胞纵断面观长条形，角隅处擘厚至14μm。③靛蓝结晶蓝色，存在于叶肉细胞中，有的表皮细胞亦含，呈细小颗粒状或片状，常聚集成堆。④橙皮甙样结晶存在于叶肉或表皮细胞中，类圆形或不规则形，有的呈针簇状，直径3～22μm。⑤网纹及螺纹导管直径7～54μm。见（图352）

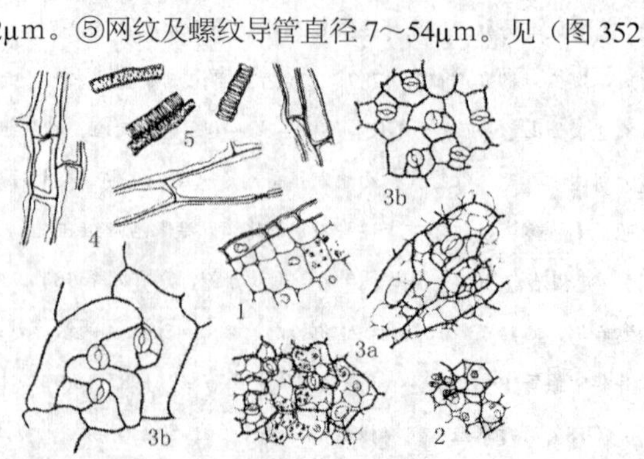

（图352）**菘蓝(叶)粉末特征**

1.靛蓝结晶 2.橙皮甙样结晶 3.表皮(a.上表皮 b.下表皮) 4.厚角组织 5.导管

（3）叶表面制片：上表皮细胞垂周壁平直，表面被角质层；下表皮细胞垂周壁稍弯曲，略呈念珠状增厚；上下表皮均有不等

式气孔，副卫细胞3～4个。见（图354）

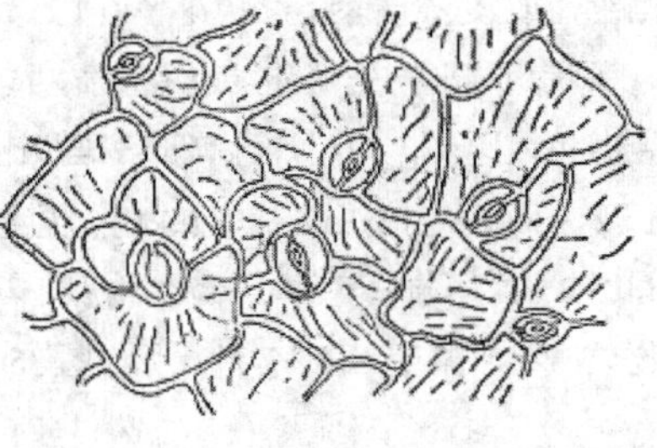

（图354）大青叶（菘蓝叶）表面观

理化鉴别 （1）取本品粉末进行微量升华，可得淡蓝色或紫红色细小针状、片状或簇状结晶。(检查靛蓝或靛玉红)

（2）取本品粉末水浸液，置荧光灯下观察，显蓝色荧光。

（3）薄层色谱 取本品粉末0.5g，加氯仿20ml，置水浴中加热回流1小时，滤过，滤液浓缩至1ml，作为供试品溶液。另取靛蓝、靛玉红对照品，加氯仿制成每1ml各含1mg的混合溶液，作为对照品溶液。吸取上二述两种溶液各5μl，分别点于同一硅胶G薄层板上，以苯-氯仿丙酮(5：4：1)为展开剂，展开，取出，晾下。供试晶色谱中，在与对照品靛蓝、靛玉红色谱相应的位置上，分别显相同的蓝色斑点和浅紫红色斑点。

【主含成分】 叶含靛蓝(*indigo*，*indigotin*)，菘蓝甙(*isatan*)B，靛玉红(*indirubin*)，还含铁、钛、锰、锌、铜以及钴、镍、硒、铬、砷等无机元素。菘蓝甙水解可变为靛蓝和呋喃木糖酮酸(*D-xylo-5-hexulofuranomnic acid*)。

【药理】 （1）**抗病原微生物作用** 大青叶煎剂体外试验对金黄色葡萄球菌、甲型链球菌、脑膜炎双球菌、肺炎链球菌、卡他球菌、伤寒杆菌、人肠杆菌、流感杆菌、白喉杆菌以及痢疾杆菌均有一定的抑制作用。大青叶对乙型脑炎病毒、腮腺炎病毒、流感病毒等也有抑制作用。此外，人青叶尚有杀灭钩端螺旋体的作用。

（2）**抗内毒素作用** 经体内、体外实验发现大青叶有抗大肠杆菌$O_{111}B_4$内毒素作用。体外实验按细菌内毒素检查法进行，结果大青叶氯仿提取物的1%溶液稀释64倍后仍有破坏内毒素作用。体内实验按热源检查法进行，结果经药物作用后内毒素按家兔40EU/kg静注，不能产生典型的敛热反应，说明内毒素已被药液破坏，从而证实大青叶含有抗内毒素活性物质。

【性味归经】 味苦，性寒；归心、胃、肝、肺经。

【功用主治】 清热解毒，凉血消斑。主治温热病高热烦渴，神昏，斑疹，吐血，衄血，黄疸，泻痢，丹毒，喉痹，口疮，痄腮。

《别录》："(蓝)叶汁杀百药毒，解狼毒、射罔毒。"

《本草经集注》："(蓝茎叶)至解毒。以汁涂五心，又止烦闷。甚疗蜂螫毒。"

《食鉴本草》(柴裔)："泻肝火，解中、下焦风热。"

《本草正》："(蓝叶)善解百虫、百药毒，及治天行瘟疫，热毒发狂，风热斑疹，痈疡肿痛，除烦渴，止鼻衄、吐血，杀疳蚀、金疮箭毒。凡以热兼毒者，皆宜蓝叶捣汁用之。"

《得配本草》："(蓝叶)降火解毒，能使败血分归经络，愈疔肿金疮，追鳖瘕胀痛，解百药诸毒，止瘟疫热狂，消赤眼暴发，退小儿壮热。"

【临床应用】 （1）**用于外感风热或温病初起，发热、头痛、口渴**。可以大青叶与银花、荆芥、牛蒡子等辛凉解表、清热解毒药配用。若壮热汗出，烦渴引饮，配伍石膏、知母等清热泻火药。热毒入于营血，神昏发斑者，常配伍栀子、紫草以凉血消斑，解毒除热。血热妄行，吐血、衄血者，可与生地黄、牡丹皮、白茅根等伍用，以凉血止羸。治乙脑气营两燔证，可配伍柴胡、银花、连翘、玄参、生地等以气营两清。若治流脑，可与黄连、黄芩等配伍。治时行感冒热毒较甚者，可配蒲公英、贯众等同用。病毒性肺炎肺热咳嗽症见发热、咳嗽、咯痰黄稠者，可配伍鱼腥草、石膏、黄芩等。麻疹合并肺炎者，可配伍蒲公英、金银花、野菊花等；麻疹血分热毒壅盛，疹色鲜红或微紫者，则须与玄参、生地、赤芍等台用。本晶单用，可治流行性腮腺炎，亦能预防瘟疫，可于瘟疫流行期服用。

（2）**用于湿热黄疸、泻痢**。若黄疸热甚者，可以大青叶配茵陈、大黄、栀子等，现代用治病毒性肝炎。若重症肝炎，瘀热互结，见高热神昏、皮下出血者，还须加用丹参、三七等凉血散瘀；若治急性胃肠炎、细菌性痢疾泻痢不止，可单用，或配马齿苋、白头翁、秦皮等同用。

（3）**用于其他热毒诸证**。如心胃热毒上攻，口舌糜烂生疮者，可以大青叶与黄连、大黄等同用；咽痛喉痹者，可捣汁灌服，或配射干、山豆根同用。热毒郁于肌肤、发为丹毒、痈肿等症，可单用本品奏效。

《得配本草》："(蓝叶)得雄鼠粪，治阴阳易；配川柏末，掺耳疳；佐石灰丸，治痞塞(面糊调)；加麝香、雄黄，点蜘蛛伤；捣汁涂唇疮。"

【用量用法】 内服：煎汤，10～15g，鲜品30～60g，或捣汁服。外用：捣敷，或煎水洗，适量。

【使用注意】 脾胃虚寒者禁服。

【附方】 （1）**预防流行性感冒**：大青叶、贯众各500g。混合，加水5000ml，煎成2000ml。成人每次100 ml，日服3～4次，小儿酌减，连服5天。--《全国中草药汇编》

（2）**治流行性感冒**：大青叶、板蓝根各30g，薄荷6g，煎水，当茶饮。

（3）治慢性支气管炎：大青叶500g，猪胆(汁)10个，制南星120g。将大青叶、制南星二味烘焦研末，猪胆汁煮沸浓缩，入药末合匀，加炼蜜少许为丸，如梧桐子大。日服3次，每次6g，温开水送下，10天为1疗程。

（4）**治咽炎，急性扁桃体炎，腮腺炎**：大青叶、鱼腥草、玄参各30g，水煎。分3次服。（2～4方均出自《湖北中草药志》）

（5）**治无黄疸型肝炎**：大青叶60g，丹参30g，大枣10枚，水煎服。--《山东中草药手册》

（6）**治唇边生疮，经年不瘥**：取八月蓝叶十斤，绞取汁，洗之。--《圣惠方》

（7）**治小儿血痢，烦躁，并治蛊毒痢，赤痢**：取蓝青汁，量大小分减服之。--《普济方》

（8）**治天泡疮**：生地、升麻、山栀、蓝叶、大黄各一两。锉碎，用猪油八两，文火煎变色，去渣，涂患处。--《外科证治全书》

（9）**治疗乙脑**：2～6岁每次6～15g，6～14岁每次15～30g。病重入院时需3小时1次水煎眼，不能口服可鼻饲，病情减轻后可改4～6小时1次，或1日3次。治疗43例，治愈率93.4%，死亡率6.6%，疗程平均4～7天。治疗病例各型均有，除极重型配合西药激素治疗外，一般均单用大青叶(菘蓝)，同时配合补液。开始曾配用青霉素防止感染。后不用青霉素效果亦好，高热始终不退者可考虑人工冬眠降温。--《中华儿科杂志》张毅林，1961，11(4)：296

（10）**治疗麻疹合并肺炎**：以大青叶、蒲公英各500g。煎煮后制成糖浆，口服。每日3次，每次每周岁3~5ml，治疗150例麻疹合并肺炎患儿，均痊愈出院，住院日数一般4~5天。--《上海中医药杂志》贯如宝，1963，(2)：23

（11）**治疗细菌性痢疾**：以单味大青叶煎汤口服，每6小时给药30g，治疗细菌性痢疾22例，疗程最短2天，最长8天，平均4.5天。退热时间平均1.5天，与呋喃西林对照组10例相比，疗效近似或稍优。--《山东医刊》刘先身，等.1961，(5)：21

（12）**治疗传染性肝炎**：以大青叶单味水煎服，成人每次30g(儿童按年龄大小用大青叶糖浆5~10ml)，每日3~6次，治疗传染性肝炎66例，治愈率81.82%，好转率9.09%，死亡率9.09%，较对照组(茵陈栀子黄连汤等)治愈率为高。--《山东医刊》烟台专区莱阳中心医院内科，1960.(7)：44

（13）**治疗单纯疱疹角膜炎**：将大青叶(菘蓝叶)制成洗眼剂洗眼，以眼浴杯浸泡15~20分钟，用土霉素眼膏包盖，并口服维生素C及核黄素，有虹膜刺激症状者，加用阿托品眼膏，每日1次。治疗单纯疱疹角膜炎29例，均痊愈，平均疗程10.3天，眼浴时多数患者有刺痛感，可闭眼几秒钟，不痛后继续浸泡。其促进角膜上皮长好时间，似较用糜蛋白酶为短，比冰冻疗法长，而与疱疹净滴眼液大致相当。--《新医学》武汉医学院附属第一医院眼科，1973，4(12)：587

葶苈子

【别名】 葶苈子《雷公炮制论》，大適、大室《本经》，丁历《别录》。

【名释】 《急就篇》、《五十二病方》均将葶苈作“亭历”，《别录》称作“丁历”，均为叠韵联绵词“滴沥”的书写变体。本品功能利水，可治小便滴沥不下，故有此二名。为草本植物，从“艹”而作葶苈。

【来源】 为十字花科植物独行菜 *Lepidium apetalum* Willd. 和播娘蒿 *Descurainia sophia* (L.) Webb ex Prantl 的种子。

【植物形态】 （1）**独行菜** 名出《救荒本草》，又名蕇、亭历《尔雅》，狗荠《广雅》，蕇蒿《别录》，公荠《经典释文》，腺独行菜《东北植物检索表》，腺茎独行菜《秦岭植物志》，无瓣独行菜、沙荠、洋辣罐子《长白山植物药志》，芝麻眼草、宁津草(天津)。一年或二年生草本，高5～30cn；茎直立，具分枝，无毛或具微小头状毛。基生叶窄匙形，一回羽状浅裂或深裂，长3～5cn，宽1～1.5cn；叶柄长1～2cn；茎上部叶线形，有疏齿或全缘。总状花序在果期可延长至5cn；萼片早落，卵形，长约0.8nn，外面有柔毛；花瓣不存或退化成丝状，比萼 短；雄蕊2或4。短角果近圆形或宽椭圆形，扁平，长2～3mm，宽约2mm，顶端微缺，上部有短翅，隔膜宽不到1mm；果梗弧形，长约3mm。种子椭圆形，长约1mm，平滑，棕红色。化期5～6月，果期6～7月。见（图355）

独行菜物的全草（**辣辣菜**）也供药用，详见下述。

（2）**播娘蒿** 又名麦蒿、婆婆蒿(山东)，眉毛蒿、米米蒿、线香子(江苏)，野芥菜(内蒙古)。一年或二年生草本， 高20～80cm，全株呈灰白色。茎直立，上部分枝，具纵棱槽，密被分枝状短柔毛。叶轮廓为矩圆形或矩圆状披针形，长3～7cm，宽1～2(4)cm，二 至三回羽状全裂或深裂，最终裂片条形或条状矩圆形，长2～5mm，宽1～1.5mm，先端钝，全缘，两面被分枝短柔毛；茎下部叶有柄，向上叶柄逐渐缩短或 近于无柄。总状花序顶生，具多数花；具花梗；萼片 4，条状矩圆形，先端钝，边缘膜质，背面具分枝细柔毛；花瓣 4，黄色，匙形，与萼片近等长；雄蕊比花瓣长。长角果狭条形，长2～3cm，宽约1mm，淡黄绿色，无毛。种子1行，黄棕色，矩圆形，长约1mm，宽约0.5mm，稍扁，表面有细纹，潮湿后有胶黏物质。花、果期为4～7月。见（图356）

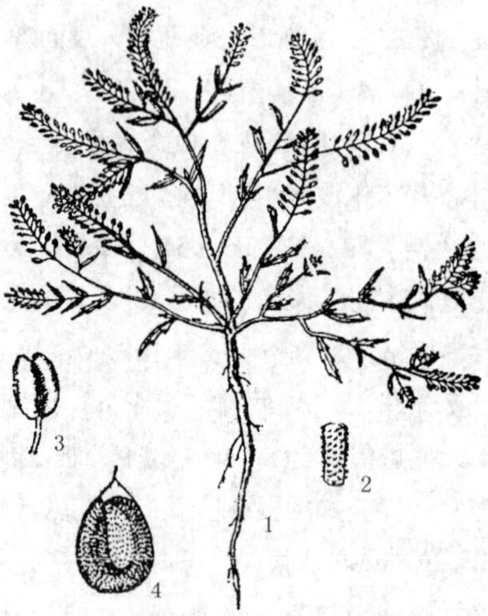

(图355)独行菜

1.植株 2.茎（放大） 3.果实 4.种子

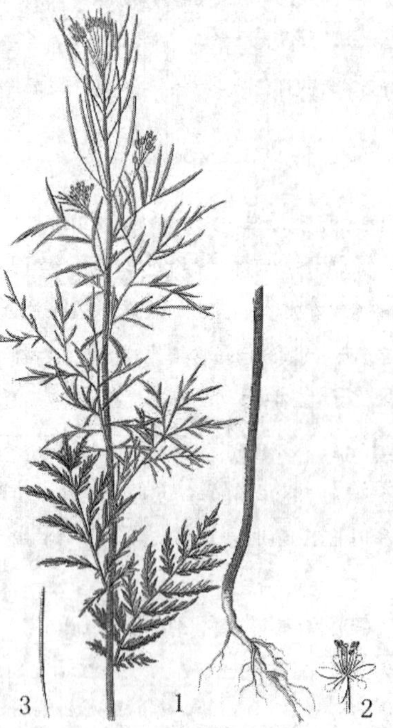

（图356）**播娘蒿**

1.植株 2.花 3.果实

【生长分布】 生于路旁、沟边、荒地、田野、山坡等处。邹平各地广布。

【采收加工】 每年5～6果实呈黄绿色时及时收割，以免过熟种子脱落。晒干，除去茎、叶杂质，放入麻袋或其他包装物，贮放干燥处，防潮、粘结和发霉。

【性状鉴别】（1）**北葶苈子**（又名苦葶苈子，为独行菜的种子）：种子扁卵形，长1～1.5mm，宽0.5～1mm。表面黄棕色或红棕色，微有光泽，具多数细微颗粒状突起，并可见2条纵列的浅槽，其中一条较明显，一端钝圆，另端渐尖而微凹，种脐位于凹下处，但不明显。无臭，味微苦辛，粘性较强。

（2）**南葶苈子**（又名甜葶苈子，为播娘蒿的种子）：长圆形略扁，长0.8～1.2mm，宽约0.5mm；表面黄棕色，一端钝圆，另一端微凹或较平截，中央凹入，种脐位于凹下处，种子表面具有细密的网纹及2条纵列的浅槽。气微，味微辛，略带粘性。

【显微鉴别】 种了横切面：（1）**北葶苈子** 表皮为1列粘液细胞，其外壁向外特化成粘液层，厚度可达216μm，内壁有纤维素沉积形成径向延伸的纤维素柱，长24～34μm，先端钝圆、偏斜或平截，周围可见粘液质纹理。栅状细胞1列，略呈方形，宽26～34μm，侧壁和内壁增厚，强木化。色素层细胞颓废状，其下方有1列扁平的内胚乳细胞，内含糊粉粒。子叶占大部分，细胞呈不规则多边形，壁稍厚，内含糊粉粒。

（2）**南葶苈子** 粘液细胞外壁的粘液层较薄，厚约100μm，内壁纤维素柱长8～28μm。余同北葶苈子。

【理化鉴别】（1）取本品少量，加水浸泡后，用放大镜观察：北葶苈子透明状粘液层较厚，其厚度可超过种了宽度的1/2以上；其膨胀度不低于12。南葶苈子透明状粘液层薄，厚度约为种子宽度的1/5以下，其膨胀度不低于3。

（2）取粉末约1g，置硬质试管内，加氢氧化钠1小粒，置酒精灯上灼热，放冷，加水2ml使溶解，滤过。取滤液1ml加5%盐酸酸化，即有硫化氢产生，遇新制的醋酸铅试纸显有光泽的棕黑色。另取亚硝基铁氰化钠1小粒，置白瓷板上，加水1～2滴使溶解，加上述滤液1～2滴，显紫红色。(检查异硫氰甙类)

【主含成分】（1）**北葶苈**：种子含黑芥子甙(*sinigrin*)。

（2）**南葶苈**：种子含芥子酸(*sinapic acid*)，毒毛花甙元(*strophanthidin*)，黄白糖芥甙(*helveticoside*)[即是糖芥甙(*crysimin*)，又稻糖芥毒甙(*erysinIotoxin*)]，卫矛单糖甙(*evomonoside*)，卫矛双糖甙(*evobioskle*)，葡萄糖糖芥甙(*erysimoside*)，芥子碱(*sinapine*)。种子的挥发油含芥子油甙（*gluosinolate*），芥酸(*erucic acid*)，异硫氰酸苄酯(*benzyl isothiocyanate*)，异硫氰酸烯丙酯(*allyl isothiocyanale*)，二烯柄基二硫化物(*allyl disulfide*)；还含脂肪油，其中脂肪酸为亚油酸(*linoleic acid*)，亚麻酸(*1inolenic acid*)，油酸(*oleic acid*)，棕榈酸(*palmitic acid*)，硬脂酸(*stearic acid*)及芥酸，非皂化部分含β-谷甾醇(*β-sitoslero1*)。全草含顺式芥子酸葡萄糖甙(*cis-sinapic acid glucoside*)及反式芥子酸葡萄糖甙(*trails-sinapic acid glucoside*)。

【药理】（1）**强心作用** 北葶苈种子的醇提取物，能加强在位兔心的心肌收缩力，血压随之轻度上外。在猫的心肺装置实验中，对水合氰醛形成的衰竭心脏，能使其收缩力增强，输出量增加，静脉压下降；家兔心电图见有P波变低和洋地黄型的双向T波等。南葶苈种子的醇提取物可使在位蛙心停止于收缩期；使在位兔、猫心收缩力增强，心率减慢，血压升高，心传导阻滞，猫心电图表现出典型的强心甙样作用。

（2）**吸收和蓄积** 南葶苈种子醇提取物对猫灌胃吸收率最高为21.87%(给药后6小时)，对鸽的蓄积率为42.3%(24h)。

（3）**毒性** 播娘蒿对狗灌胃的毒性反应主要表现为恶心呕吐，食欲不振。剂量加大，呕吐加剧，并有腹泻。

【炮制】（1）**炒葶苈子**：取净葶苈子置锅内，用文火加热，炒至微鼓起，并有香气逸出，取出放凉。炒后药性缓和。

（2）**蜜葶苈**：取净葶苈子，用炼蜜拌炒至蜜汁吸尽，或加炼蜜及少量水拌匀，炒至不粘手为度。每葶苈子100kg，用炼蜜15～30kg。

饮片性状：①炒葶苈子形如葶苈子，微鼓起，偶有爆裂痕，表面色泽加深，有油香气，不带粘性。②蜜葶苈子形如葶苈子，微粘手，味微甜。

【性味归经】 味辛、苦，性寒。归肺、膀胱、大肠经。

【功用主治】 泻肺降气，祛痰平喘，利水消肿，泄热逐邪。主治痰涎壅肺之喘咳痰多，肺痈，水肿，胸腹积水.小便小利，慢性肺源性心脏病，心力衰竭之喘肿。亦治痈疽恶疮，瘰疬结核。

《本经》："主瘢瘕积聚结气，饮食寒热，破坚逐邪，通利水道。"

《别录》："下膀胱水，伏留热气，皮间邪水上出，面目浮肿，身暴中风热痱痒，利小腹。"

《药性沦》："能利小便，抽肺气上喘息急，止嗽。"

《开宝本草》："疗肺痈上气咳嗽，定喘促，除胸中痰饮。"

《伤寒类要》："除肾痒，唇干。"

《心印绀珠经》："除遍身之浮肿，逐膀胱之留热，定肺气之喘促，疗积饮之痰厥。"

《纲目》："通月经。"

【临床应用】（1）**用于痰气壅塞，肺失肃降而上气喘息，不得平卧，咳嗽痰多，或面目遍身浮肿，或肺痈，咳唾脓血**。葶苈子泻肺降气，祛痰止喘力胜，临床常单用取效；或配以甘缓和中之大枣，以缓和药性，保护胃气，使祛邪而不伤正，如《金匮要略》葶苈大枣泻肺汤；为加强泻肺平喘作用，《广济方》配伍桑自皮用，痰湿盛者，亦可配伍半夏、杏仁、苏子、白前等化痰药同用。治肺痈痰热壅肺，初起轻症亦可单用，若热盛咳唾脓血，则与金银花、连翘、桃仁、芦根等清热解毒祛瘀之品配伍应用。现代常用治慢性肺源性心脏病，心力衰竭，可用葶苈子配人参益气，桑白皮清肺利水，或配麻黄、杏仁加强平喘消肿之功。

（2）**用于肺气壅滞，气化不行，而水饮停留之水肿，胸腹积水，小便不利**。葶苈子有泻肺行水、通利二便之功，如《圣济总录》治十水，石水，配桃仁、杏仁用；《范汪方》治水肿有寒者，配吴茱萸温中行水，水肿甚者加甘遂以增强逐水之力；治结胸，胸水，腹水肿满，则可与其他泻下逐水药同用，如《伤寒论》大陷胸丸即以本品配杏仁、大黄、芒硝，《金匮要略》己椒苈黄丸以本品配防己、椒目、大黄；气虚水肿，需与人参等补气药配用，如《卫生宗鉴》人参葶苈丸。

（3）**用于瘾瘕积聚**。腹中包块，不能饮食，《肘后方》用葶苈子配大黄、泽泻以行气散瘀逐邪；治黄疸，大便难，可与大黄配用，以泄热通便退黄。《肘后方》治卒发癫狂，《医宗必渎》治伤寒热不解，发狂烦躁.均取其祛痰泄热之功。

（4）**用于一切痈疽疮肿，瘰疬痰核，湿疹瘙痒等**。葶苈子能消痰散结疗疮，如《刘涓子鬼遗方》疗寒热瘰疬散方用葶苈子配豆豉炙疮上。

《别录》："得酒良。"

《本草经集注》："榆皮为之使。"

《本草备要》："辅以大枣，补土所以制水。"

《得宜本草》："得汉防己治阳水暴肿，得大枣治肺壅喘急。"

《慎斋遗书》："葶苈得大戟，则逐水之功愈大。"

【用量用法】 内服：煎汤，3~9g，或入丸、散。外用：煎水洗或研末调敷，适量。

【使用注意】 肺虚喘咳，脾虚肿满者慎服；不宜久服。利水消肿宜生用；治痰饮喘咳宜炒用；肺虚痰阻喘咳宜蜜炙用。

《别录》："久服令人虚。"

《本草经集注》："恶僵蚕、石龙芮。"

《本草经疏》："不利于脾胃虚弱及真阴不足之人，凡肿满由于脾虚不能制水，水气泛溢，小便不通由于膀胱虚无气以化者，法所咸忌。"

《本草便读》（张秉成）："寒饮、阴水等证及虚弱者，不可用也。"

【附方】 （1）**治肺痈喘不得卧**：葶苈(熬令黄色，捣，丸如弹子大)，大枣十二枚。上先以水三升煮枣，取二升，去枣纳葶苈，取一升，顿服。--《金匮要略》之"葶苈大枣泻肺汤"

（2）**治咳嗽痰涎喘急**：葶苈半两，半夏(生姜汁浸软，切作片子)半两，巴豆四十九粒(去皮，同上二味一处炒，候半夏黄为度)。上件除巴豆不用，只用上二味为细末。每服一钱，以生姜汁入蜜少许同调下，食后。--《杨氏家藏方》之"葶苈散"

（3）**治嗽**：曹州葶苈子一两(纸衬熬令黑)，知母一两，贝母一两，三物同捣筛。以枣肉半两，别销沙糖一两半，同入药中和为丸，大如弹丸，每服以新绵裹一丸含之，徐徐咽津，甚者不过三丸。--《本草图经》引《箧中方》之"含膏丸"

（4）**疗上气咳嗽，长引气，不得卧，或遍体气肿，或单面肿，或足肿**：葶苈子三升，微熬，捣筛为散，以清酒五升，渍之，春夏二三日，秋冬七日。初服如胡桃许大，日三夜，冬日二夜二，量其气力，取微利一二为度。如患急困者，不得待日满，亦可以绵细绞即服。--《外台》引《崔氏方》

（5）**治水肿及暴肿**：葶苈三两，杵六千下，令如泥，即下汉防己末四两，取绿头鸭就药臼中，截头沥血于臼中，血尽和鸭头更捣五千下，丸如梧桐子大，患甚者，空腹白汤下十丸，稍可者五丸，频服，五日止。此药利小便有效。--《经验方》

（6）**治水气**：葶苈三两，以物盛于甑上，蒸令湿，即捣万杵，自堪为丸，不须蜜和，如不得，以少蜜和之，一服五丸，渐加之七丸，以微利为度，得利即停，不可多服，令人不甚能食。若气发又服之，得利气下定即停。--《外台》引《崔氏方》

（7）**治肿满腹大，四肢枯瘦，小便涩浊**：甜葶苈(纸隔炒)、荠菜根等分。上为末，蜜丸如弹子大。每服一丸，陈皮汤嚼下。只三丸，小便清，数丸，腹当依旧。--《三因方》中"葶苈子丸"

（8）**治肺痿咳嗽上气，不得卧，多粘唾等**：葶苈子三两(微火熬令紫色，捣如泥)，大枣二十枚(破)，桑根白皮三两(切)。凡三味，以水三升煮枣及桑皮，取一升，去滓，纳葶苈子，泛如弹丸许，搅令消散，更煮，三分减一。调冷暖，顿服之。良久当吐恶物，微利，多汗，如汤沃雪即得安卧，神效。忌生冷咸酸腥臭油腻等。--《医心方》引《玄感传尸方》之"泻肺汤"

（9）**治伤寒七八日内，热不解**：葶苈一合(纸上炒、研膏)，苦酒(米醋是也)一升半，生艾汁半斤(无生艾，煮熟艾汁或用艾根捣取汁)。上三味同煎，取七合，作三服。--《圣济总录》之"葶苈苦酒汤"

（10）**治时气发黄**：甜葶苈二两(隔纸炒令紫色)，川大黄二两(锉碎，微炒)。上件药，捣罗为末，炼蜜和丸，如梧桐子大。每服不计时候，以温水下二丸，以利为度。--《圣惠方》

（11）**治腹胀积聚癥瘕**：葶苈子一升(熬)，以酒五升浸七日。服三合，日三。--《千金要方》

（12）**治瘰疬结核**：葶苈子二合，豉半斤(汤浸令软)。上药都捣熟，捻作饼子如钱厚，安在疬子上，以艾炷如小指大，灸饼上，五日一度，灸七壮。--《圣惠方》之"草苈饼子法"

（13）**治一切痈疽恶疮**：甜葶苈半两，木通半两(锉)，川大黄半两(生锉)，莽草半两。上四味，捣罗为细散，以水和如稀膏，涂肿上，干即更涂，以差为度。--《圣济总录》

（14）**治小儿白秃**：以葶苈子杵末，汤洗去其痂，涂之。--《小儿卫生总微论方》

（15）**治小儿疳蚀口疮，齿断宣露，臭秽不可近**：葶苈(炒)、胡桐律各等分。上为末，以腊月猪脂调，微煎作膏。用柳木箸子棉裹微微揾药，时时烙之。--《颅囟经》

（16）**治眼胎赤，兼生翳膜**：苦葶苈半斤(净去尘土)。上件药，用木杵白捣烂如饧糖。取醋粟米饭，纳净布巾中，干挼去水尽，少少入臼中，与药同捣，令可丸，即丸如绿豆大。每日早晚食后，以温水下十丸。--《圣惠方》之"独圣还睛丸"

（17）**治疗慢性肺源性心脏病并发心力衰竭**：葶苈子末，每日 3~6g，分 3 次食后服。奏效时间多在第 4 日开始，尿量增加，浮肿消退；心力衰竭的症状体征到第 2~3 是期时显著减轻或消失。共治疗 10 例均有效。服药过程中未发现任何副反应。--《中医杂志》郑豁然，等，1961，(4)：27

（18）**治疗心力衰竭**：抗衰Ⅰ号(葶苈子 30~50g，丹参 10~15g，枳实 10~15g)水煎服，每日 1 剂，分 2 次服。共治疗各种心力衰竭 24 例次，其中风湿性心瓣膜病 6 例(10 例次)，肥厚性心肌病 1 例(1 例次)，病毒性心肌炎 3 例(5 例次)，肺心病 6 例(8 例次)。显效 8 侧次(服药 3 天，心衰Ⅲ度转为Ⅰ度，或完全控制)，有效 12 例次(服药 6 天，Ⅲ度转为Ⅱ度，或Ⅱ度转为Ⅰ度)，无效 4 例次(服药 6 天，病情无减轻或加重)，总有效率为 83.3%。--《中国医药学报》李年春，等，1989，(3)：40

辣辣菜 味辛，性平；主归肾、膀胱经。清热解毒，利尿，通淋。主治痢疾，腹泻，小便不利，淋症，浮肿。用法：内服：煎汤，6~9g。

附方 （1）**治小便不利**：辣辣菜、车前子各 9g，水煎服。--《陕西中草药》）

（2）**治肾小球肾炎，浮肿**：鲜腺茎独行菜 30g，水煎服。--《沙漠地区药用植物》

水萝卜

【别名】 水萝卜（邹平），葖、芦葩《尔雅》，芦菔、荠根《说文》，紫花菘、温菘《尔雅》(孙炎注)，芭葖《尔雅》(郭璞注)，莱菔、紫菘《新修本草》，萝卜《食疗本草》，萝菖、楚菘、秦菘《本草图经》，菜头《福建药物志》，地灯笼、寿星头(湖南)。

【来源】 为十字花科植物莱菔 *Raphanus sativus* L.的鲜根。

【植物形态】 二年生或一年生草本，高 30～100cm。直根，肉质，长圆形、球形或圆锥形，外皮绿色、白色或红色。茎有分枝，无毛，稍具粉霜。基生叶和下部茎生叶大头羽状半裂，长 8～30cm，宽 3～5cm，顶裂片卵形，侧裂片 4～6 对，长圆形，有钝齿，疏生粗毛；上部叶长圆形，有锯齿或近全缘。总状花序顶生或腋生；萼片长圆形；花瓣 4，白色、紫色或粉红色，直径 1.5～2cm，倒卵形，长 1～1.5mm，具紫纹.下部有长 5mm 的爪；雄蕊 6，4 长 2 短；雌蕊 1，子房钻状，柱头柱状。长角果圆柱形，长 3～6cm，在种子间处缢缩，形成海绵质横膈，先端有喙长 1～I.5mm；种子 1～6 颗，卵形，微扁，长约 3n2m，红棕色，并有细网纹。花期 4～5 月，果期 5～6 月。见（图 357）

本植物的老根（**地骷髅**）、叶（**水萝卜缨**）、种子（**莱菔子**）均供药用，详见下述。

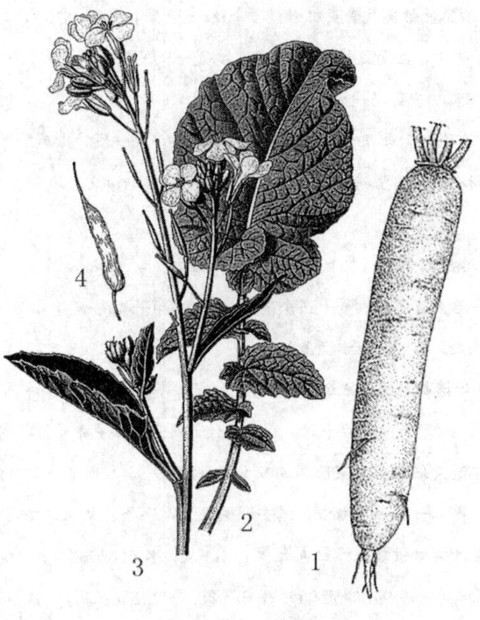

（图 357）**莱菔**

1.植株下部 2.基生叶 3.植株上部 4.果实

【生长分布】 原产我国。邹平各地均有栽培。

【采收加工】 秋、冬季采挖鲜根，除去茎叶，洗净。

【栽培要点】 **生物学特性** 适应性较强，分布较广，各地均可栽培。以沙质壤土栽培为宜，前作以大豆、水稻、玉米为宜，不宜选用十字花科作物地。

栽培技术 种子繁殖，在整好的地上作成高畦，作畦方式，因品种、土质、地势与当地气候条件不同而异。8～9 月播种，大型萝卜行株距 50cm×60cm 或 20cm×15cm，小型萝卜 6cm×3cm，穴播或条播。播后覆土，稍加镇压，如干旱天气应立即浇水。温度在 20～25℃时，10 天左右出苗

田间管理 出苗后及时间苗，拔除病苗、弱苗、畸形苗。破白前要少浇水蹲苗，以抑制浅根生长，使直根深入土层，从破白至露肩是叶部生长盛期，需水量渐多。遇雨水多时要排除积水。施肥，前期施面肥，中期可穴旃或沟施，肥料不宜太浓或浇在根部，亦不宜施用过晚，以免引起肉质根黑籀、品质变劣或破裂或生苦味。中耕除草每月 1～2 次，结合培土，生长后期需摘老叶，以利通风。

病虫害防治 软腐病、白斑病 黑斑病、花叶病毒病，可用 50%代森锌 500 倍液或 80%代森锌 800 倍液或 50%代森铵 1000 倍液喷射。软腐病亦可用 1×10～4 的链霉素喷治或用敌克松原粉 500～1000 倍液浇灌根部。

【性状鉴别】 鲜根肉质，圆柱形、圆锥形或圆球形，有的具分叉，大小差异较大。表面红色、紫红色、绿色、白色或粉红色与白色间有，顶端有残留叶柄基。质脆，富含水分，断面类白色、浅绿色或紫红色，形成层环明显，皮部色深，木质部占大部分，可见点状放射状纹理。气微，味甘、淡或辣。

【主含成分】 含芥子油甙(*glucosinolate*)，内有葡萄糖莱菔素(*glucoraphanin*)。另含莱菔甙(*raphanusin*)，1-(2′-吡咯烷亚硫-3′-基)-1，2，3，4-四氢-β-咔巴啉-3-羧酸 [*1-(2′-pyrrolidinethion-3′-yl)-l，2，3，4-tetrahydro-β-carboline-3-carboxylic acid*]，葡萄糖(*glucoce*)，蔗糖(*sucrose*)，果糖(*fructose*)，对香豆酸(*p-coumaric acid*)，咖啡酸(*caffeic acid*)，阿魏酸(*ferulic acid*)，苯丙酮酸(*phenylpyruvic acid*)，龙胆酸(*gentisic acid*)，对羟基苯甲酸(*p-hydroxybenzoic acid*)，草酸(*oxalic acid*)，微量甲硫醇(*methylmercaptan*)。还含大量的芥酸(*erucic acid*)，亚油酸(*1inoleic acid*)，亚麻酸(*1inolenic acid*)，胡芦巴碱(*trigonelline*)，胆碱(choline)，腺嘌呤(*adenine*)，维生素 C(*vitamin C*)以及精氨酸(*arginine*)，胱氨酸(*cystine*)，仁胱氨酸(*cysteine*)，天冬氨酸(*aspartic acid*)，谷氨酸(*glmamic acid*)，酪氨酸(*tyrosine*)，缬氨酸(*valine*)，亮氨酸(*1eucine*)，蛋氨酸(*methionine*)，天冬素(*asparagine*)，谷酰胺(*glutamine*)等。

【药理】 （1）**抗菌作用** 醇提取物有抗菌作用，特别是对革兰阳性细菌较敏感，并能抗真菌。

（2）**抗病毒作用** 小鼠鼻腔吸用莱菔提取物后，具有抗流感病毒(A/PR 8/34)作用，能明显降低小鼠肺内流感病毒血凝素滴度，并能降低小鼠的死亡率。莱菔的变种"心里美"提取物对乙脑病毒感染小白鼠有显著保护作用。

（3）**其他作用** 莱菔根中的酸性物质对小鼠皮下注射 3g/kg 或腹腔注射 2g/kg，均无毒性，家兔皮下注射 1g/kg 仅有轻微、短暂的毒性反应。根捣碎榨取的汁液，可防止胆石形成而应用于胆石症。

【性味归经】 生品味辛、甘，性凉；熟品味甘，性平。归脾、胃、肺、大肠经。

【功用主治】 消食，下气，化痰，止血，解渴，利尿。主治消化不良，食积胀满，吞酸，吐食，腹泻，痢疾，便秘，痰热咳嗽，咽喉不利，咳血，吐血，衄血，便血，消渴，淋浊。外治疮疡，损伤瘀肿，烫伤及冻疮。

《别录》："主利五脏，轻身益气。"

《新修本草》："散服及炮煮服食，大下气，消谷，去痰癖，肥健人；生捣汁服主消渴。"

《食疗本草》："利五脏，轻身。根，服之令人自净肌细。"

《四声本草》："消食，利关节，理颜色，练五脏恶气，制面毒。凡人饮食过度，生嚼咽之便消。研如泥，制面作博饦佳，饱食亦不发热。亦主肺嗽吐血。酥煎食，下气。"

《日华子》："能消痰止咳，治肺痿吐血；温中补不足，治劳瘦咳嗽，和羊肉、鲫鱼煮食之。"

《日用本草》引自《纲目》："捣汁服，治吐血、衄血。"

《食鉴本草》（宁源）：“利五脏，宽胸膈，消食下气，利大小便。大者坚而宜食，食之化痰消谷；小者脆而宜生，啖之止渴宽中。”

《滇南本草》：“解香油毒，治麦面积；熟吃之，醒脾气，化痰涎，解酒消食，利五脏而补中。”

《食物本草》（汪颖）：“生捣服，治噤口痢。”

《本草会编》：“杀鱼腥气，治豆腐积。”

《纲目》：“主吞酸，化积滞，解酒毒，散瘀血，甚效。末服治五淋，丸服治白浊，煎汤洗脚气，饮汁治下痢及失音，并烟熏欲死，生捣涂打扑、汤火伤。”“又伏硇砂。”

《医学广笔记》：“治久脾泄，百药不效，煮食经年，无不效者。”

《本经逢原》：“解附子毒。”

《本草再新》：“搜风滑痰，泻火，凉血破血，止头目痛。白萝卜皮，能走皮肤，除寒凉，消积聚，行湿宽肠。”“生食亦能化痰清火。”

《随息居饮食谱》：“生者辛、甘，凉。润肺化痰，祛风涤热。治肺痿吐衄，咳嗽失音，痰中类风，咽喉诸病；解酒毒、煤毒、面毒、茄子毒。熟者甘温，下气和中，补脾运食，生津液，御风寒，肥健人；已带浊，泽胎养血。”

【临床应用】 （1）**用于食积气滞**。对于脘腹胀满，吞酸、吐食或消化不良，腹泻经久，用莱菔生食或煮熟食，能运脾和中、消食止泻。若积滞不化，人便燥结，可与枳壳、厚朴、麻仁等同用；亦可配朴硝以润下通结，如《衷中参西录》之硝菔通结汤。赤白痢疾，腹痛，里急，可用莱菔捣汁服，或和姜汁，蜂蜜调服。现用于结肠炎、肠梗阻等，除口服外，还可用莱菔汁作保留灌肠。

（2）**用于痰热咳嗽，咽喉疼痛**。食用生莱菔或用莱菔汁加冰糖和服，有清肺化痰利咽的作用。王孟英《潜斋简要方》载：冬春二季每晚食生莱菔数片，可预防喉症；如与鲜橄榄煎汤代茶，效果更佳。现亦用以防治感冒，上呼吸道感染及白喉等症。

（3）**用于内热引起的出血及消渴**。可用莱菔煎汤或捣汁饮。如吐血、咯血、衄血，莱菔汁或藕汁和服；肠风便血，可与荷叶炭、生蒲黄同用。消渴引饮，尿多、尿数，用莱菔汁煮粥常服，能益气和中解渴。

（4）**用于砂淋、石淋，小便涩痛**。可用鲜莱菔切片，蜜炙食之。如《朱氏集验方》之瞑眩膏。

（5）**外用可解毒、消肿、止痛**。如治皮肤疮疡及损伤瘀肿，可捣烂外敷；烧烫伤，捣汁涂，冻疮初起，煮水熏洗及切片外擦等。此外，用莱菔汁滴鼻，还可治偏头痛；莱菔捣泥作阴道栓剂，可用于滴虫性阴道炎。

【用量用法】 生食适量，或捣汁饮，30～100g，或煎汤、煮食。外用：捣敷、捣汁涂、滴鼻、煎水洗，适量。

【使用注意】 脾胃虚寒者不宜生食。

《证类本草》谓孙思邈云：“久服涩营卫，令人发早白。”

《本草衍义》：“服地黄、何首乌人服之，则令人髭发白。”

《宝庆本草折衷》：“或云服当归者，亦忌之。”

《滇南本草》：“生吃破血，动痰，逆气上升，咳嗽忌用。”

《纲目》：“多食莱菔动气，惟生姜能制其毒。”

《本经逢原》：“脾胃虚寒食不化者勿食。”

《得配本草》：“气陷血少者禁用。”

【附方】 （1）**治食物作酸**：萝卜生食数片，或生菜嚼之亦佳。干者、熟者、盐腌者，及人胃冷者，皆不效。-- 《濒湖集简方》

（2）**治翻胃吐食**：萝卜捶碎，蜜煎，细细嚼咽。-- 《普济方》

（3）**治大便燥结不通，身体兼羸弱者**：净朴硝四两，鲜莱菔五斤，将莱菔切片，同朴硝和水煮之，初次煮用莱菔片一斤，水五斤，煮至莱菔烂熟捞出，就其余汤，再入莱菔一斤，如此煮五次，约得浓汁一大碗。如不能顿服者，先饮一半，停一点钟，再温饮一半，若脉虚甚不任通下者，加人参数钱，另炖同服。-- 《衷中参西录》之“硝菔通结汤”

（4）**治结核性、粘连性肠梗阻，机械性肠梗阻**：白萝卜 500g，切片，加水 1000ml，煎至 500ml。每日 1 剂，1 次服完。-- 《中草药新医疗法资料选编》(内蒙古)

（5）**治痢疾，不拘红白久近**：萝卜(捶取自然汁)二酒杯，生老姜(自然汁)半酒杯，生蜂蜜一酒杯，细茶(陈者佳)浓煎一杯，和匀服。-- 《验方新编》

（6）**治诸热痢，血痢及痢后大肠里痛**：萝卜截碎，研细，滤清汁一小盏，蜜水相拌一盏，同煎。早、午食前服，日晡以米饮下黄连阿胶丸百粒。-- 《普济方》

（7）**治急慢性支气管炎咳嗽**：萝卜(红皮辣萝卜更好，洗净，不去皮)切成薄片，放于碗中，上面放饴糖 2～3 匙，搁置一夜，即有溶成的萝卜糖水，频频饮服。-- 《食物中药与便方》

（8）**治矽肺**：每日吃大量鲜萝卜、鲜荸荠，经一段时期后，黑色痰减少，胸闷咳嗽渐次减轻，坚持连服半年至年，症状可渐渐消失。-- 《食物中药与便方》

（9）**治痰热喉闭**：萝卜汁和皂角浆，吐之：-- 《普济方》

（10）**治声音不出**：箩卜三个(切片)，入皂角一梃(去皮子)，水一碗，煎至半碗以下服之。-- 《寿世保元》

（11）**治诸热吐血、衄血**：①生萝卜，取汁半盏，入白盐少许服之。-- 《直指方》之“萝卜饮” ②以箩卜汁、藕汁同饮，及滴入鼻中亦妙。-- 《寿世保元》

（12）**治大衄不止**：莱菔不拘多少，每细锉一合，用酒一盏，先煎百沸，次下莱菔，再煎一二沸，放温，滤去滓顿服。-- 《圣济总录》之“莱菔酒”

（13）**治肺结核咯血**：红色大萝卜 1kg，加水 300ml，煎到 100ml 时，除去残渣，再加入明矾 9g，蜂蜜 90g。每日 3 次，早晚空腹服用，每次 50ml。-- 《中国防痨》1960，(2)：90

（14）**治肠风**：蜜炙萝卜，任意食之。-- 《百一选方》

（15）**治酒疾下血，旬日不止**：生萝卜二十枚，留卜青叶寸余及下根，用瓷瓶取井水煮令十分烂熟，姜米、淡醋，空心任意食之。-- 《寿亲养老新书》之“萝卜菜”

（16）**治牙宣出血**：用白萝卜捣汁一碗，加盐一钱在内，不时漱口即止。-- 《简便单方》

（17）**治消渴，舌焦口干，小便数**：大萝卜五个，煮熟，绞取汁，用粳米三合，同水并汁，煮粥食之。-- 《饮膳正要》之“萝卜粥”

（18）**治胸膈气壅滞，暴渴不止**：萝卜二枚，捣烂取汁，入蜜二合、生姜半两，取汁一两，和匀，渴即少饮之。-- 《普济方》

（19）**治诸淋疼痛不可忍，及砂石淋**：大萝卜，切作一指厚四五片，用好白蜜淹少时，安铁铲上，慢火炙干，又蘸又炙，取尽一二两蜜，反复炙令香熟，不可焦。候冷细嚼，以盐汤送下。-- 《朱氏集验方》之“瞑眩膏”

（20）**治偏头疼**：生萝卜取自然汁，入生龙脑调匀，昂头使人滴鼻孔，左

痛灌右，右痛灌左，俱痛并灌之。--《串雅外编》

（21）**治疗疮肿疡**：鲜萝卜捣烂取汁，生桐油适量，调匀，敷患处。--《福建药物志》

（22）**治臁疮**：①红萝卜一个，真轻粉三钱，潮脑一钱。共捣烂，填满疮内，外用布包定，七日开看，疮平而愈。--《外科启玄》 ②萝卜捣烂，去汁取渣，豆腐渣各适量，混合敷患处，包扎固定，每日换1次。--《安徽中草药》

（23）**治冻疮**：用白萝卜打碎或切碎，内拣大者切二三寸一段，用水煮一二十滚，不可太烂，亦不可太生，以所煮汤熏洗浸，并将所煮萝卜在疮上摩擦，每日洗三次，连洗三日即愈。--《种福堂公选良方》

（24）**治满口烂疮**：萝卜自然汁频漱去涎。--《濒湖集简方》

（25）**治脚生鸡眼**：生白萝卜口嚼如泥，敷之，止痛如神。--《验方新编》

（26）**解煤熏毒**：萝卜捣汁灌口鼻，移向风吹便能醒。--《沈氏经验方》

（27）**治疗过敏性结肠炎，慢性溃疡性结肠炎等肠道疾患**：采用大青萝卜汁保留灌肠，对结肠性腹泻、腹胀、便血等，具有较好疗效。萝卜汁的制备及用法：将大青萝卜洗净后，榨取原汁，装瓶封口，高压灭菌备用；或将青萝卜蒸熟后切碎，用纱布包起压榨取汁。灌肠后保留15~30分钟，每日1次，5~7天为1疗程。1岁以下的婴幼儿每次灌注20~30ml；1~2岁每次30~40ml；2~5岁者每次不超过50ml；5~10岁为50~80ml；成人每次100~200ml。用于297例结肠疾患，治愈229例，改进68例，治愈率为77%。其中疗效较好者，依次为过敏性结肠炎，结肠手术后腹泻，消化不良性腹泻，慢性溃疡性结肠炎，原因不明的便血，菌痢后腹胀、腹泻，肠外置术后腹泻，不全性肠梗阻，结肠息肉病的粘液血便及结肠癌脓血便等。有的病例为单纯的症状治疗，如结肠癌的脓血便；而结肠炎及消化不良性腹泻则可达到治愈目的。--《陕西中医》王修忠，等，1980，1(3)：45

（28）**治疗急性扭挫伤**：用新鲜白萝卜50g，生石膏粉150g，共捣烂，调成糊状，外敷伤处，用纱布或绷带固定 12~24 小时，必要时可再重复用药 1次。经治疗15例，结果疗效最快的在0.5小时内疼痛外始减轻，4小时止痛，1剂治愈；最慢的连用8剂治愈。一般多在8小时内止痛，但血肿形成者治愈时间较长，平均1星期，最长1例8星期。--《福建中医药》王崇国，等，1981，(4)：5

（29）**治疗滴虫性阴道炎**：将萝卜洗净后，酒精擦拭消毒，剁成泥状，每次取1~2茶匙，用消毒纱布包成纱布卷，一端系以长线，作阴道塞剂，每天1次。共治68例，治愈62例。一般在用药后2~3天，外阴痒感、热感，下腹重感或疼痛均消失，分泌物由脓性渐渐恢复至正常状态；治疗5~10次后阴道粘膜充血减少或完全恢复正常。上药4~7次后涂片检查滴虫阴性。治程中未见副反应。--《中华妇产科杂志》范喜华，1956，4(3)：213

地骷髅

【别名】 地骷髅《纲目拾遗》，仙人骨《博济方》，出子萝卜《普济方》，老萝卜头《分类草药性》，老人头《天宝本草》，地枯萝《现代实用中药》，气萝卜《江苏植物药材志》，枯萝卜《山东中药》，窄莱菔《苏州本产药材》，老萝卜《湖南药物志》。

【来源】 为十字花科植物莱菔 *Raphanus sativus* L.开花结实后的老根。

【原植物】 参见“水萝卜”。

【采收加工】 待种子成熟后，连根拔起，剪除地上部分，将根洗净晒干，贮干燥处。

【性状鉴别】 根圆柱形，长20～25cm，直径3～4cm，微扁，略扭曲，紫红色或灰褐色，表面不平整，具波状纵皱纹或网状纹理，可见横向排列的黄褐色条纹及长2～3cm的支根或支根痕；顶端具中空的茎基，长1～4cm。质轻，折断面淡黄色而疏松。气微，味略辛。

【性味归经】 味甘、微辛，性平；归脾、胃、肺经。

【功用主治】 行气消积，化痰，解渴，利水消肿。主治食积气滞，腹胀痞满，痢疾，咳嗽痰多.消渴，脚气，水肿。

《纲目拾遗》：“能大通肺气，解煤炭熏人毒。”

《分类草药性》：“消肿气，止咳化痰，消面积，治痢症。”

《天宝本草》：“治胃火，消痰，除积聚，渚般气滞，肚腹胀满。”

《现代实用中药》：“利尿退肿。”

【临床应用】 地骷髅功效与莱菔略同，而长于行气、利水消肿。用于食积气滞，腹胀、痞满，常与神曲、枳壳、砂仁等同用；小便不利，水肿胀满，可配陈皮、茯苓、大腹皮等。

【用量用法】 内服：煎汤，10～30g，或入丸、散。

【附方】 （1）**治痞块**：陈年木瓜一个，地骷髅四两。煎汁，时常服一小盏。气痞、食痞俱治。--《纲目拾遗》引《医宗汇编》

（2）**治黄疸变为臌胀、气喘、翻胃、胸膈饱闷、中脘疼痛，并小儿疳疾结热，噤口痢疾，结胸伤寒，伤力黄肿并脱力黄各证**：人中白(火煅醋淬七次)一两，神曲、白萝卜子、地骷髅各五钱，砂仁二钱(以上俱炒)，陈香橼一个。共为末，蜜丸桐子大，每服三五七丸，或灯草汤下，或洒下。--《纲目拾遗》引《海昌方》之“万应丹”

（3）**治消渴**：用出子萝卜三枚，净洗薄切，日干为末，每服二钱，煎猪肉汁澄清调下，食后，并夜卧，日三服。--《简要济众方》之“独胜散”

（4）**治通身肿**：出子萝卜、浮麦。上二味(不拘多少)，一处浸汤服。--《普济方》

（5）**治脚气，浮肿，腹水，喘满**：地枯萝10g，大腹皮8g，橘皮5g，茯苓10g，枳壳6g，莱菔蜓10g，水600ml，煎至200ml，每日3次分服。--《现代实用中药》

（6）**治水肿**：老萝卜、大蒜子、紫苏根、苍耳草，煎水洗全身。--《湖南药物志》

水萝卜缨

【别名】 莱菔叶《新修本草》,萝卜叶《百一选方》，萝卜杆叶《滇南本草》，莱菔菜《本草从新》，萝卜缨《本草再新》，莱菔甲《现代实用中药》，莱菔英《食物中药与便方》，萝卜英《国医论坛》。

【来源】 为十字花科植物莱菔 *Raphanus sativus* L.基生叶。

【原植物】 参见“水萝卜”。

【采收加工】 冬季或早春采收，洗净，切成段，风干或晒干。

【药材鉴别】 叶通常皱缩卷曲成团，展平后叶片琴形羽状分裂，长可达40cm，表面不平滑，黄绿色。质轻而脆，易破碎。有香气，味微苦。

【主含成分】 叶含叶黄素(*phytoxanthin*)，挥发油，油中含α、β-己烯醛(α、*β-hexenal*)及β、γ-己烯醇(*β*、*γ-hexenol*)。

【性味归经】 味辛、苦，性平。归脾、胃、肺经。

【功用主治】 消食理气，清肺利咽，散瘀消肿。主治食积气滞，脘腹痞满，呃逆，吐酸，泄泻，痢疾，咳痰，音哑，咽喉肿痛，妇女乳房肿痛，乳汁不通。外治损伤瘀肿。

《食经》(崔禹锡)："消食和中。"

《滇南本草》："白萝卜秆叶，治脾胃不和，宿食不消，胸膈膨胀，醒脾气，开胃宽中，(治)嚷嗝打呃……呕吐酸水，赤白痢疾；妇人乳结、乳肿，经闭。""解一切参毒热邪。煮水治天行疫疾。""红萝卜杆叶，行血破血，(治)乳汁不通，奶硬红肿疼痛，妇人经闭，血痢，里急后重。"

《本草再新》："化痰止咳，消食理气。"

《随息居饮食谱》："凡一切喉证、时行瘟疫、斑疹、疟痢、水土不服、饮食停滞、痞满、疳、疸、胀泻、脚气、痧毒诸病，洗净浓煎，服之并效。"

【临床应用】 莱菔叶消食、化痰、利咽之功，与莱菔相似，尤多用于食滞胀满，泻痢及各种喉症。食滞胀满，腹泻，痢疾，可与神曲、山楂、木香等同用。乳蛾、咽喉肿痛等症，可同茶叶泡水饮或与桔梗、甘草等配伍应用。

【用量用法】 内服：煎汤，10～15g，研末或鲜叶捣汁。外用：鲜叶捣敷；或干叶研末调敷，适量。

【使用注意】 气虚者慎服。

【附方】 (1)**治噎食病**：症见胸膈膨胀，肚腹嘈饿，吃饭胀疼，呕吐，打呃，食积在胸膈不消，饮食不下，或噎或哽，张口吐痰涎。白萝卜秆五钱(微炒)，吴神曲三钱，白蔻仁三钱(去净壳)。共为细末，每服三钱，淡姜汤送下。--《滇南本草》

(2)**治中暑发痧，肚痛腹泻(包括急性肠胃炎)**：鲜莱菔英捣汁服，或干莱菔英100～125g，煎浓汤服。--《食物中药与便方》

(3)**治红痢、血痢，腹疼里急后重**：红萝卜杆三钱，神曲二钱，山楂三钱，沙糖二钱，水煎服。--《滇南本草》

(4)**治喉蛾**：陈萝卜英6g，清茶叶适量，泡饮，每日或隔日1次。--《国医论坛》1986，(1)：18

(5)**治咽痛音哑**：萝卜缨15g，玄参9g，桔梗、生甘草各6g，煎服。--《安徽中草药》

(6)**治妇人奶结，红肿疼痛，乳汁不通**：红萝卜杆叶不拘多少，捣汁一杯，新鲜更好，煨热，点水酒或烧酒服。--《滇南本草》

(7)**治小便出血**：萝卜叶捣汁，加好墨少许饮之。--《验方新编》

(8)**治血聚皮不破者**：萝卜叶研细，罨，以绢帛包缚。--《百一选方》

莱菔子

【别名】 莱菔子《本草衍义拾遗》，萝卜子、芦菔子《宝庆本草折衷》。

【来源】 为十字花科植物莱菔 *Raphanus sativus* L.的成熟种子。

【原植物】 参见"水萝卜"。

【采收加工】 翌年5～8月，角果充分成熟时采收晒干，打下种子，除去杂质，放干燥处贮藏。

【性状鉴别】 种子类圆形或椭圆形，略扁，长2～4mm，宽2～3mm。种皮薄，表面红棕色、黄棕色或深灰棕色，放大镜下观察有细密网纹，种子一侧现数条纵沟，一端有黑色种脐。子叶2片，乳黄色，肥厚，纵摺。气微，味略辛。

【显微鉴别】 种子横切面：最外为1列类方形的表皮粘液细胞；下皮细胞1列切向延长巨大，薄壁性；栅状细胞1列，棕红色，高10～20μm，宽约11μm，其侧壁和内壁增厚，木化，色素层细胞颓废，内含红棕色物质。内胚乳细胞1列，扁平，内含糊粉粒。子叶较发达，含糊粉粒及脂肪油。见(图358)

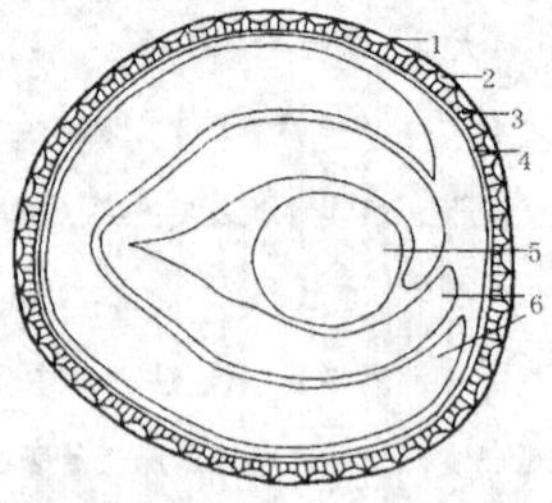

(图358)莱菔(种子)横切面简图

1.表皮 2.下皮 3.栅状细胞及色素层 4.内胚乳 5.胚根 6.子叶

【理化鉴别】 取本品粉末1g，置硬质试管内，加固体氢氧化钠1小粒，置酒精灯上灼热，融熔，放冷，加水2ml使溶解，滤过。取滤液1ml，加5%盐酸酸化.即有硫化氢产生，遇新制的醋酸铅试纸，显有光泽的棕黑色。另取亚硝基铁氰化钠1小粒，置白瓷板上，加水1～2滴使溶解，加上述样品滤液1～2滴，显紫红色。(检查异硫氰甙类)

【主含成分】 种子含芥子碱(*sinapine*)和脂肪油30%，油中含大量的芥酸(*erucic acid*)及亚油酸(*1inoleic acid*)，亚麻酸(*1inolenic acid*)，还含菜子甾醇(*brassicasterol*)和22-去氢菜油甾醇(*22-dehydrocarnpesterol*)。另含莱菔素(*raphanin*)。

【药理】 (1)**抗菌作用** 莱菔子的有效成分莱菔素，在1mg/ml浓度对葡萄球菌和大肠杆菌具有显著抑制作用，莱菔子水浸剂(1：3)在试管内对同心性毛癣菌等6种皮肤真菌有不同程度的抑制作用。

(2)**降压作用** 莱菔子的醇提物降压效果最好，从乙醇提取物中分得的芥子碱硫酸氢盐具有显著的降压作用。莱菔子提取液静脉注射能明显降低家兔缺氧性肺动脉高压和体动脉压，其降压强度与酚妥拉明基本相等。随着莱菔子剂量加大降压时间延长，优于酚妥拉明。采用持续微量静脉注射能抑制急性缺氧导致的肺动脉高压，同时减少降低体动脉压的副反应。莱菔子水醇法提取液对家兔、猫及狗3种麻醉动物静脉注射均有降压作用，其作用缓和而较持久，降压效果稳定，重复性强，无明显毒副反应，静脉注射莱菔子提取液后，可使犬体动脉和肺动脉平均压、体血管和肺血管阻力明显下降，左心室和右心室的搏动指数明显降低。

(3)**对胃和小肠运动的影响** 各种莱菔子不同炮制品均有增强离体兔回肠节律性收缩的作用和抑制小白鼠胃排空的作用。有提高离体豚鼠胃幽门部环行肌紧张性的作用和降低胃底部纵行肌紧张性的作用。明显对抗肾上腺素对离体兔回肠节律性收缩的抑制作用。对胃和小肠运动的影响，生品的作用均弱于炒品和老品。

(4)**其他作用** 莱菔子的提出物β-谷甾醇，有一定的镇咳、祛痰作用。此成分还能治疗人体血清胆固醇升高，防止冠状动脉粥样硬化，提示在治疗冠心病方面也可能有一定作用。变种 Raphanus sativus L.var.major 的提取物，长期饲喂大鼠，能干扰甲状腺素的合成。

（5）**毒性**　莱菔子水提物对小鼠腹腔注射的 LD_{50} 为 127.4(123.8～131.1)g/kg，动物多于给药后 1 小时以内惊厥而死。大鼠每日灌服 100g/kg、200g/kg 及 400g/kg，持续 3 星期，未见明显毒性。莱菔素静注 10mg 可引起小鼠死亡。

【炮制】　**炒莱菔子**：取净莱菔子，置锅内，用文火加热，炒至微鼓起，有香气逸出，取出放凉。炒后药性缓和，擅长于下气化痰，消食除胀。

饮片性状：炒莱菔子形如莱菔子，表面鼓起或裂开，色泽加深，质酥脆，气微香。

【性味归经】　味辛、甘，性平。归脾、胃、肺、大肠经。

【功用主治】　消食导滞，降气化痰。主治食积气滞，脘腹胀满，腹泻，下痢后重，咳嗽多痰，气逆喘满。

《日华子》："水研服，吐风痰，醋研消肿毒。"

《宝庆本草折衷》："《续说》云：张松谓萝卜、子治气结成块，心腹胀满，小肠气痛及下水滞，消宿食。今多炒用。"

《滇南本草》："下气宽中，消膨胀，消痰涎，消宿食，消面积滞，降痰，定吼喘，攻肠胃积滞，治痞块，单腹疼。"

《纲目》："下气定喘，治痰，消食，除胀，利大小便，止气痛，下痢后重，发疮疹。"

《药性切用》："服参作胀，非此不消。"

《医林纂要·药性》："生用吐风痰，宽胸膈，托疮疹。熟用下气消痰，攻坚积，疗后重。"

《本草再新》："化痰除风，散邪发汗。"

《随息居饮食谱》："治痰嗽，齁喘，气鼓。头风，溺闭，及误服补剂。"

【临床应用】　（1）**用于食积气滞，脘腹胀满，或嗳气、吞酸，或腹痛、泄泻**。常以莱菔子与山楂、神曲、陈皮等同用，如《丹溪心法》保和丸。若积滞内停，下痢腹痛，里急后重者，可配大黄、木香等利气通滞。大便秘结者，一般可单用炒研服，或调入蜂蜜润燥滑肠，以助通便。如与大黄、芒硝同用，泻下通便的作用更强。现亦用以治疗肠粘连及肠梗阻。服人参不当而引起的脘腹胀满，莱菔子服之能解，通常认为人参不宜与莱菔子同服，恐莱菔子会消减人参补虚的功效。但气滞胀满而又体弱的患者，莱菔子可酌配人参等补气药，以防耗伤正气；气虚引起的虚喘虚胀，在人参等补气药中，少佐莱菔子，则补而不滞，反提疗效。

（2）**用于痰喘咳嗽**。莱菔子善于降气化痰，止咳定喘，善治痰壅气滞之喘咳痰多，兼食积者尤宜，单用即效，临床常与苏子、白芥子同用，以增强药力，如《韩氏医通》三子养亲汤；亦可与杏仁、贝母、陈皮、半夏等止咳化痰药配伍。

（3）**治疗偏头痛、牙痛、高血压**。莱菔子研细，姜汁调和滴鼻，可治偏头痛；和人乳汁滴鼻可治牙痛。近年来还发现莱菔子含有降血压的成分，其制剂用于原发性高血压病，有较明显的降压效果。

《得配本草》："配牙皂煎服，吐中风口噤，配杏仁，治久嗽。"

《药论》（沈文彬）："侣菖蒲而鼓胀堪平，混陈皮而面积可涤。"

《衷中参西录》："若用以除满开郁，而以参、芪、术诸药佐之，虽多服久服，亦何至伤气分乎？"

【用量用法】　内服：煎汤，5～10g，或入丸、散，宜炒用。外用：研末调敷，适量。

【使用注意】　无食积痰滞及中气虚弱者慎服。

《本草经疏》："凡虚弱人忌之。"

《本草正》："中气不足，切忌妄用。"

《本草从新》："虚弱者服之，气喘难布息。"

《得配本草》："服补药者忌之。"

《饮片新参》："气虚血弱者禁用。"

【附方】　（1）**治一切食积**：山楂六两，神曲二两，半夏、茯苓各三两，陈皮、连翘、萝卜子各一两。上为末，炊饼丸如梧子大。每服七八十丸，食远，白汤下。-- 《丹溪心法》之"保和丸"

（2）**治脾气虚，心腹胀满，胸膈不利，少思饮食**：萝卜子五两(炒令熟，捣细罗取末一两，余者有油，别烂研如膏)，沉香一分，白术一分，草豆蔻一分(去皮)。上件药，捣细，罗为散。入前萝卜子末，及别入白砂糖一钱半，同研令匀。每服一钱，细嚼后以米饮下。其萝卜子膏别入草豆蔻末一分，白砂糖三分，拌令匀，每取半枣大，亦细嚼，米饮下，并不计时候服。-- 《圣惠方》

（3）**治小儿伤食腹胀**：萝卜子(炒)、蓬莪术各一两，胡椒半两。上为细末，面糊为丸如黄米大，不拘时候，萝卜汤下，每服十五至二十丸。-- 《百一选方》

（4）**治小儿腹胀**：萝卜子(炒)、紫苏梗、干葛、陈皮各等分，入甘草少许，煎服。食少加白术。-- 《万氏家抄方》

（5）**治小儿腹胀如鼓，气急满闷**：萝卜子半两(用巴豆肉一分，拍破，同炒黑色，去巴豆不用，只用萝卜子)，木香一分。上为细末，用蒸饼为丸，如麻子大，每服五丸至七丸，橘皮汤下，食后，日三服。-- 《叶氏录验方》

（6）**治小儿盘肠气痛**：萝卜子炒黄，研末。乳香汤服半钱。-- 《直指方》

（7）**治痢疾有积，后重不通**：莱菔子五钱，白芍药三钱，大黄一钱，木香五分，水煎服。-- 《方脉正宗》

（8）**治风秘气秘**：萝卜子(炒)一合，擂水，和皂荚末二钱服。--《寿域神方》

（9）**治习惯性便秘**：莱菔子、当归各 20 小时，加 6 倍量水，煎熬 2 小时，共煮两次，取滤汁加蜂蜜 200g，煮沸，每日服 200ml。--《湖南中医杂志》1987，(1)：11

（10）**治痰嗽**：杏仁(去皮、尖)、萝卜子各半两。为末，粥丸服。-- 《丹溪心法》

（11）**治高年咳嗽，气逆痰痞**：紫苏子、白芥子、萝卜子。上三味各洗净，微炒，击碎，用生绢小袋盛之，煮作汤饮。随甘旨，代茶水啜用，不宜煎熬太过。-- 《韩氏医通》之"三子养亲汤"

（12）**治齁喘痰促，遇厚味即发者**：萝卜子淘净，蒸熟，晒研，姜汁浸蒸饼丸绿豆大。每服三十丸，以口津咽下，日三服。《医学集成》(傅滋)

（13）**治咳嗽痰喘**：莱菔子 9g，白果 9g，熟地 18g，陈皮 6g，杏仁 9g，水煎服。-- 《中药临床应用》之"莱菔白果汤"

（14）**治消渴后变成水气，令作小便出**：萝卜子三两(炒令黄)，紫苏子二两(微炒)。上药捣细罗为散。每服桑根白皮汤调下二钱，日三四服。-- 《圣惠方》

（15）**治干脚气，心腹妨闷，脚膝疼痛**：萝卜子一两(微炒)，羌活一两。上药捣粗罗为散，每服四钱，以水一中盏，煎至六分，去滓，食前温服。-- 《圣惠方》

(16) **治风头痛及偏头痛**：莱菔子半两，生姜汁半合。上二味相和研极细，绞取汁，入麝香少许，滴鼻中，㗜入立定，偏痛随左右用之。-- 《圣济总录》

(17) **治牙疼**：萝卜子二七粒，去赤皮，细研。以人乳和，左边牙痛，即于右鼻中点少许，如右边牙痛，即于左鼻中点之。-- 《圣惠方》

(18) **点翳**：萝卜子一粒，研细去壳，以灯草蘸唾津调点翳。-- 《疡医大全》

(19) **治跌打损伤，瘀血胀痛**：莱菔子二两，生研烂，热酒调敷。-- 《方脉正宗》

(20) **治小儿口疮**：莱菔子、白芥子、地肤子各 10g。共研细末，将食醋煮沸，待温，和药末调成膏状，涂纱布上，贴患儿两足涌泉穴，胶布固定，每日换药1次。-- 《湖北中医杂志》1984，(2)：14

(21) **治疗便秘**：用莱菔子(文火炒黄)30～40g，温开水送服，每日 2～3 次，用于老年性便秘 32 例，服药后不足 12 小时排粪 20 例，12～24 小时 9 例．超过 24 小时仍不能自动排粪 3 例。总有效率 90.6%。全部病例无任何不适。其中 8 例，再次发生便秘，重复应用莱菔子仍有效。也有用炒莱菔子研粉，每晚用糖开水送服 9～30g，用于顽固性便秘 20 余例，取得良好疗效。

(22) **治疗慢性气管炎**：以炒萝卜子为主配合曼陀罗花等制成卜皂丸及卜石丸。分别用于痰热型及痰湿型慢性气管炎，有一定疗效。 ①卜皂丸：炒萝卜子 330g，酥牙皂粉 33g，曼陀罗花 7g。分别研细混匀，炼蜜为丸，每丸重 6g，含生药 3g。咳、痰、喘、哮四症俱全者，每晚服 1 丸，温开水送下，症状控制后，改服半丸。咳、痰、微喘者，每晚服半丸，症状控制后可再酌减。10 天为 1 疗程。连服 3 个疗程，适应于咳逆上气，痰多清稀或白色泡沫痰，喘息不得卧，喉中痰鸣如水鸡声。如合并有心脏病、吐血、衄血、高热及孕妇均禁服。服药期间忌烟、酒、辛辣食物。注意避风寒，防感冒。 ②卜石丸：炒萝卜子 330g，硼砂 130g，曼陀罗花 7g。用法禁忌均同卜皂丸。适用于咳逆上气，喘促不得卧，喉中痰鸣，咳吐黄色稠粘痰者。以上用卜皂丸治疗 407 例，卜石丸治疗 82 例，共 489 例，结果：近期控制定 174 例，显效 214 例，好转 79 例，无效 22 例。有效率为 95.5%。

(23) **治疗高血压病**：取莱菔子制成浸膏片(片重 0.3g，含原生药 6g)，用于Ⅱ期原发性高血压病患者 120 例，每次口服 5 片，每日 3 次。用药前 1 星期及用药期间，均停用其他降压药。经治疗 1 个月后，显效 56 例，有效 52 例，无效 12 例。总有效率 90%。降压幅度：治疗前收缩压与舒张压平均值分别为 23.169kPa.14.364kPa(174.2mmHg，108mmHg)；治疗后分别为 19.697kPa，12.502kPa(148.1mmHg 和 94mmHg)。治疗前后有显著差异，$P<0.01$。随着降压作用的出现，心电图有明显改善，胆固醇也明显下降，故对于预防或减少高血压性心脏病、脑出血、冠心病及肾脏损害，起到一定的保护作用。

蔊菜

【别名】 蔊菜、辣米菜《纲目》，野油菜《分类草药性》，塘葛菜《岭南采药录》，干油菜《民间常用草药汇编》，石豇豆《贵阳民间草药》，鸡肉菜、田葛菜《常用中草药手册》(广州部队)，江剪刀草、野雪里蕻、野芥草、野菜花《上海常用中草药》，山芥菜、独根菜、山萝卜、金丝荚《福建中草药》。

【名释】 《纲目》："蔊菜味辛辣，如火焊人，故名。"

【来源】 为十字花科植物蔊菜 *Rorippa indica* (L.) Hiern 的全草。

【植物形态】 蔊菜 又名印度蔊菜《江苏南部种子植物手册》，天菜子(四川)，香荠菜(江苏)，水辣辣(甘肃)，青蓝菜(海南岛)。一年生或二年生草本。高达 50cm，基部有毛或无毛。茎直立或斜升，分枝，有纵条纹，有时带紫色。叶形变化大，基生叶和茎下部叶有柄，柄基部扩大呈耳状抱茎，叶片卵形或大头状羽裂，边缘有浅齿裂或近于全缘；茎上部叶向上渐小，多不分裂，基部抱茎，边缘有不整齐细牙齿。花小，黄色；萼片长圆形，长约 2mm；花瓣匙形，与萼片等长。长角果细圆柱形或线形，长 2cm 以上，宽 1～1.5mm，斜上开展，有时稍内弯，顶端喙长 1～2mm；种子 2 行，多数，细小，卵圆形，褐色。花期 4～5 月，果实于花后渐次成熟，有时在 8～9 月仍有开花结果的。见（图 359）

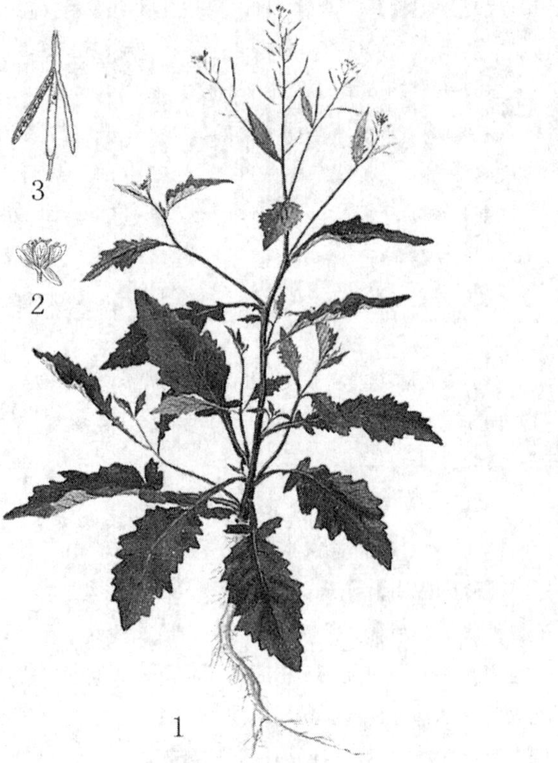

（图 359）**蔊菜**

1.植株 2.花 3.果实

【生长分布】 生于路旁、田边、园圃、沟河边、林缘、屋边墙脚下及山坡路旁潮湿处。邹平有分布。

【采收加工】 5～7 月采收全草，鲜用或晒干。

【性状鉴别】 全草长 15～35cm，淡绿色。根较长，弯曲，直径 1.5～3mm；表面淡黄色，有不规则皱纹及须根，质脆，折断面黄白色，木部黄色。茎分枝或单一，淡绿色，有时带紫色。叶多卷曲，易破碎或脱落，完整的叶长圆形，羽状分裂，花小，萼片黄绿色，4 片，花瓣 4，黄色。长角果稍弯曲，长 1～2cm，直径 1～1.5mm。种子多数，2 列，直径 0.5～0.6mm。气微，味淡。

【性状鉴别】 茎横切面：内皮层凯氏点不明昆，韧皮部细胞稍大，外侧有成群的中柱鞘纤维。

【理化鉴别】 取本品粗粉 50g，加水 500ml，煮沸 10 分钟，滤过。滤液浓缩至 3ml，加无水乙醇 8ml，滤过后蒸干，残渣用氯仿溶解作供试液。另取辑菜素，用氯仿制成对照品溶液。分别吸取上述溶液点于同一硅胶 G 薄层板上，以乙酸乙酯展开，展距

5cm，取出晾干，碘蒸气熏或喷以碘化铋钾试液后，供试品色谱在与对照品色谱相应的位置上显相同的红棕色斑点。

【主含成分】 蔊菜全草含蔊菜素(*rorifone*)，有机酸、黄酮类化合物及微量生物碱。

【药理】 (1) **止咳，祛痰作用** 小鼠几服蔊菜素60mg/kg对二氧化硫引咳法无止咳作用；家兔口服给药，酚红排泌法实验证明有祛痰作用。

(2) **抗菌作用** 用平板稀释法，5mg/ml浓度时对肺炎球菌及流感杆菌均有抑制作用。

(3) **毒性** 家兔每日灌胃蔊菜素60mg/kg，共10d，心电图及外观检查均未见毒性反应。

【性味归经】 味辛、苦，性微温。归肺、肝经。

【功用主治】 祛痰止咳，解表散寒，活血解毒，利湿退黄。主治咳嗽痰喘，感冒发热，麻疹透发不畅，风湿痹痛，咽喉肿痛，疔疮痈肿，漆疮，经闭，跌打损伤，黄疸，水肿。

《本草拾遗》："主冷气，腹内久寒，饮食不消，令人能食。"

《纲目》："利胸膈，豁冷痰，心腹痛。"

《分类草药性》："治刀砍斧伤，烂疮，生肌，爵涂。"

《贵阳民间药草》："清热解毒，止咳化痰。外用治漆疮，疔疮，痈肿。"

《民间常用草药汇编》："外用治疔毒；内服通气血。治妇女乳病，并治咳嗽，黄疸。"

《贵州民间方药集》："解热利尿。治腹水，淋疾，外用治汤火伤。"

《福建药物志》："疏风透表，消肿解毒。主治麻疹，感冒，白喉，咽喉炎，风湿性心脏病，疖肿，漆疮，疔疮，蛇伤。"

《中草药学》(南药)："活血通经。主治妇女干血痨，经闭。"

【临床应用】 (1) **用于咳嗽痰喘**。蔊菜有较好的祛痰止咳平喘作用，痰多者，可配杏仁、制半夏、陈皮等；肺热者，宜与鱼腥草、黄芩等清肺解毒药同用；肺寒者，可与苏子、白芥子等温肺化痰药同用。治疗风寒感冒，可与葱门等同用。麻疹不透者，可用本品捣汁开水冲服以助透发。

(2) **用于咽喉肿痛，热毒疮疡，漆疮，黄疸**。蔊菜有清热解毒，利湿退黄之效，如治疗咽喉肿痛，发热，可与鸭跖草、葎草等配伍；治疗疮痈肿，可捣烂外敷，或配木芙蓉叶、酢浆草等，以增强解毒消肿之效；治漆疮，可用鲜草捣汁外涂；治湿热黄疸，常与茵陈、虎杖、地耳草等同用；风湿关节痹痛，可取全草单味煎服。

【用量用法】 内服：煎汤，10～30g，鲜品加倍，或捣绞汁服。外用：捣敷，适量。

【使用注意】 过量服用可出现轻微的口干、胃部不适等现象，但不影响继续治疗。

《纲目》："李廷飞曰：多食，发痼疾，生热。"

《本草省常》："齿痛、目昏，或大便燥疼、疮痔者忌之。"

《上海常用中草药》："本品不能与黄荆叶同用，同用则使人肢体麻木。"

【附方】 (1) **治老年慢性气管炎**：江剪刀草、佛耳草、生麻黄，按10：20：3的比例，制成糖浆(每1ml相当于生药0.15g)，每次服50ml，每日2次。--《医药工业》，1971，(6)：12

(2) **治感冒发热**：蔊菜15g，桑叶9g，菊花15g，水煎服。--《青岛中草药手册》

(3) **治风湿关节炎**：卖西挤(蔊菜)30g，与猪脚煲服。--《广西民族药简编》

(4) **治小便不利**：蔊菜15g，茶叶6g，水冲代茶饮。--《青岛中草药手册》

(5) **治鼻窦炎**：鲜蔊菜适量，和雄黄少许捣烂，塞鼻腔内。--《福建中草药》

(6) **治蛇头疔**：鲜蔊菜捣烂，调鸭蛋清外敷。--《福建中草药》

(7) **治疗慢性气管炎**：从蔊菜中提取有效成分蔊菜素内服，每日200～300mg，治疗10天组100例，治疗20天组98例，有效率分别为80%、90%，临床控制率分别为4%、8%；显效率分别为21%、41%。本品祛痰作用明显，其次是止咳平喘。较薄菜水煎剂(90g/d)疗效高，副反应也明显降低。治疗中，可有口干、胃部不适、头晕等反应，但均轻微短暂，不影响继续服药。--《全国防治感冒、慢性气管炎药物新苗头选编》1972：15

瓦松

【别名】 瓦松、昨叶何草《新修本草》，屋上无根草《经验良方》，向天草《庚辛玉册》，瓦花《摘玄方》，石蓬花、厝莲《福建民间草药》，干滴落《东北药用植物志》，猫头草、瓦塔《河北药材》，天莲草《中药材手册》，瓦霜、瓦葱《四川中药志》，瓦宝塔、瓦莲花、岩松、屋松、松笋、松玉《浙江民间常用草药》，狗指甲《全国中草药汇编》，岩脂、岩笋《浙江药用植物志》，瓦莲《福建药物志》，流苏瓦松《江苏南部种子植物手册》，瓦花《秦岭植物志》，脚码鸭子、老婆指甲、羊蹄子《山东经济植物》。

【名释】 多生长于瓦屋顶，状如松球，故名。瓦松基部叶重累密生，亦如莲花、宝塔，故又有瓦莲花、石莲花、瓦花、瓦塔等名，均属象形。昨，与酢同，酢，酸也，本品叶酸，故称昨叶。

【来源】 为景天科植物瓦松 *Orostachys fimbriatus* (Turcz.) Berger 的全草。

另：景天科植物晚红瓦松 *Orostachys erubescens* (Maxim.) Ohwi、钝叶瓦松 *Orostachys malacphyllus* (Pall.) Fisch.及黄花瓦松 *Orostachys spinosus* (L.) C.A.Mey.的全草也作瓦松入药。晚红瓦松分布于江、浙等地；钝叶瓦松、黄花瓦松分布于东北内蒙等地。

【植物形态】 二年生或多年生草本，高10～40cm。全株粉绿色，无毛，密生紫红色斑点。根多分枝，须根状。茎直立，不分枝。基生叶莲座状，肉质，匙状线形至倒披针形，长2～4mm，宽4～5mm，绿色带紫或具白粉，边缘流苏状，先端具半圆形软骨质附属物，中央有1针状尖刺；茎生叶互生，无柄，线形至披针形，长2～3cm.宽2～5mm，先端长渐尖，全缘。总状花序，紧密，下部有分枝组成尖塔形；花小，两性，苞片线状渐尖，叶片状；萼片5，长圆形，长1～3mm；花瓣5，淡红色，披针状椭圆形，长5～6mm，基部稍连合；雄蕊10，2轮，与花瓣等长或稍短，花药紫色；心皮5，分离，每心皮基部附生1枚鳞片，近四方形。蓇葖果，长圆形，长约5mm，喙细，长约1mm。种子多数，细小，卵形。花期8～9月，果期9～11月。见下(图360)

【生长分布】 生于瓦屋顶或山坡石上。

【采收加工】 夏、秋季采收，鲜用或开水烫后晒干。

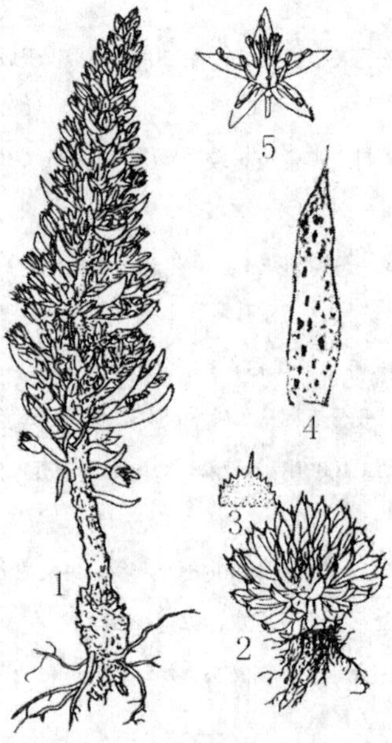

(图 360)**瓦松**

1.植株去掉基生叶示总状花序 2.基生莲座 3.基生叶先端 4.基生叶 5.花

【性状鉴别】 茎黄褐或暗棕褐色，长 12～20cm，残留多数叶脱落后的疤痕，交互连接成棱形花纹。叶灰绿或黄褐色，皱缩卷曲，长 12～15mm，宽约 3mm。茎上部叶间带有小花，呈红褐色，小花柄长短不一。质轻脆，易碎。气微，味酸。

【主含成分】 瓦松全草含槲皮素(*quercetin*)，槲皮素-3-葡萄糖甙(*quercetin-3-glucoside*)，山柰酚(*kaempferol*)，山柰酚-7-鼠李糖甙(*kaempferol-7-rhamnoside*)，山柰酚-3-葡萄糖甙-7-鼠李糖甙(*kaempferol-3-β-D-glucopyranoside-7-α-L-rhamnopyranoside*)及草酸(*oxalic acid*)。

【药理】 (1)**对心血管系统的作用** 瓦松的干燥全草制成浓度为 lg(生药)/ml 的水煎剂，对离体蟾蜍心、兔，心房和在位兔心试验，均具有强心作用。对豚鼠心电图的影响与毒毛花苷 G(哇巴因)相似，表现为心率明显减慢，随着剂量的增加，逐渐出现 ST 段下移，T 波平坦或倒置。中毒时出现房性、室性早搏和室性心动过速等心律失常，并有不同程度的房室传导阻滞发生。其治疗宽度比毒毛花苷 G 为大。瓦松可使心衰家兔的颈动脉流量增加，说明该药可以改善衰竭心脏的排血功能。按《中华人民共和国药典》鸽法测得其效价强度为每 1g 干燥植物含 0.23 个洋地黄单位。实验表明，其强心作用并非 Ca^{2+}所致。

(2)**毒性** 小鼠腹腔注射黄花瓦松流浸膏 50～100g(生药)/kg 可以致死，豚鼠腹腔注射 50g(生药)/kg 亦引起死亡。家兔静脉注射 20g(生药)/kg，可引起跌倒、呼吸加快、战栗，但 0.5 小时后即能立起而逐渐恢复。每日用流浸膏滴兔眼 1 个月，对眼无害，未引起结膜炎，亦不影响瞳孔大小。

【性味归经】 味酸、苦，性凉，有毒。归肝、肺经。

【功用主治】 凉血止血，清热解毒，收湿敛疮。主治吐血，鼻衄，便血，血痢，热淋，月经不调，疔疮痈肿，痔疮，湿疹，烫伤，肺炎，肝炎，宫颈糜烂，乳糜尿。

《新修本草》："主口中干痛，水谷血痢，止血。

《本草图经》："行女子经络。"

《纲目》："涂诸疮不敛。"

《药性考》："行血止血，去痢肠风，通经，淋疾，汤火灼伤，口目神聪，益气清热。"

《本草再新》："治百毒，疗火疮，消肿，杀虫。"

《分类草药性》："治一切痔疮肿痛出血。"

《浙江民间常用草药》："清热解毒，止血截疟。"

《四川中药志》(1982 年版)："清热解毒，止血，止咳，用于肺热喘咳，热淋，疮痈及烫火伤。"

《福建药物志》："主治肺炎，痢疾，鼻衄，血崩，血淋小儿惊风，风火牙痛，中耳炎，痈，疔，疖，湿疹，痔疮，蜈蚣咬伤，狂犬咬伤，烫火伤。

【临床应用】 (1)**用于吐血、咳血、衄血、便血等诸出血证，取其凉血止血之功**。治肠风血痢，瓦松配白芍、炮姜，以清肠解毒，止血止痢。治肺热咯血，配仙鹤草、藕节等，以清肺止咳止血。

(2)**用于妇女月经不调，经血不通**。瓦松为"凉血行血之药"，不论血热月经过多，或血瘀经水不通，均可单用，也可配当归、红花、丹参、益母草等活血通经药同用。

【用量用法】 内服：煎汤，5～15g，捣汁或入丸剂。外用：捣敷，或煎水熏洗，或研末调敷，适量。

【使用注意】 脾胃虚寒者慎服。本品有毒，内服用量不宜过大。

【附方】 (1)**治鼻衄**：鲜瓦松 1000g。洗净，阴干，捣烂，用纱布绞取汁，加砂糖 15g 拌匀，倾入瓷盘内，晒干成块。每次服 1.5～3g，每日 2 次，温开水送服。忌辛辣刺激食物和热开水。--《全国中草药新医疗法展览会资料选编》

(2)**治肺热咯血**：瓦莲花 30g，仙鹤草 12g，藕节 12g，水煎服。--《四川中药志》(1982 年)

(3)**治热毒酒积，肠风血痢**：瓦松八两(捣汁和酒一半)，入白芍药五钱，炮姜末五钱。煎减半，空心饮。--《本草汇言》

(4)**破血通经**：旧屋阴处瓦花，活者五两，熬膏，当归须、干漆(烧烟尽)各一两，当门子二钱，为末，枣肉和丸梧子大。每服七十丸，红花汤下。--《纲目》引《摘玄方》

(5)**治肺热喘咳**：鲜瓦莲花 60～90g。煎水加少许白糖，连渣服。--《四川中药志》(1982 年)

(7)**治小便沙淋**：用瓦松一斤，浓煎汤，乘热熏洗小腹，约两时即通。--《纲目》引《经验良方》

(7)**治乳糜尿**：瓦松 6g，煎水适量，白糖冲服。--《山东中医杂志》1988，7(4)：51

(8)**治急性无黄疸型传染性肝炎**：瓦松 60g，麦芽 30g，垂柳嫩枝 9g，水煎服。--《浙江民间常用草药》

(9)**治痔疮**：①瓦松炖猪大肠头服。--《四川中药志》(1960 年) ②鲜瓦松，煎水熏洗患处。--《浙江民间常用草药》) ③治痔疮肿痛出血瓦松 l8g，二花、连翘各 6g，苡仁 24g，水煎服。--《中药临床手册》

(10)**治一切恶疮及灸疮久不敛**：用瓦松不拘多少，阴干为末。先用槐枝、葱白汤洗过。掺之立效。灸疮久不敛者，掺贴更妙。--《卫生易简方》

(11)**治烫伤火泡**：用瓦松、生柏叶。同捣敷；干者为末。--《医方摘要》

(12)**治疮疡疔疖**：瓦松适量，加食盐少许。共捣烂遍敷患部，日换 2 次。--《福建民间草药》

(13)**治腮腺炎**：鲜瓦松 30g，松香、乳香、没药。同捣烂，鸡蛋清调涂

患处。--《本草骈比》

（14）**治牙龈肿痛**：瓦松、白矾等分，水煎漱之--《摘玄方》

（15）**治湿疹**：瓦松(晒干)，烧灰研末，合茶油调抹，止痛止痒。--《泉州本草》

（16）**治疯狗咬伤**：瓦松、雄黄，研贴。--《生生编》

（17）**治白屑**：瓦松暴干，烧作灰。淋取汁，热暖，洗头。--《圣惠方》

（18）**治鹅掌疯**：用瓦松与鸽子粪等量，在大火上炒至焦黄，研细，用菜油调涂患处。--《上海常用中草药》

（19）**染髭鬓令黑**：生麻油二升，干瓦松一斤半，上于油中煎瓦松令焦即取出，细研为散，却另入生麻油内浸之，涂髭发甚效。--《圣惠方》

（20）**治疟疾**：瓦松鲜全草15g，烧酒30g。隔水炖汁，于早晨空腹时服，连服1~3剂。--《浙江民间常用草药》

（21）**治疗宫颈糜烂**：用瓦松制成栓剂。根据患者宫颈糜烂程度，选好瓦松栓剂型号(大、中、小三型)。先用0.1%新洁尔灭或2%小苏打棉球，拭去糜烂面分泌物，然后将选好的瓦松栓剂的凹面贴于糜烂面上，再加上1个无菌棉球固定药栓。每星期放药2次，或隔日1次。第2次以后，放药栓时应避免将新生皮擦掉。一般6~8次见效。共治疗343例。Ⅰ度57例全部治愈；Ⅱ度203例，治愈110例，显效87例，无效6例；Ⅲ度83例，治愈33例，显效48例，无效2例。总治愈率58.31%，显效率39.36%，无效率2.33%。并与7种疗法作比较，经统计学处理，铬酸钾疗效最好；电烙、激光、冷冻、瓦松栓剂4组无显著性差异。但瓦松栓剂治疗。方法简便，不需特殊设备，不损坏健康组织，无疤痕，无副反应。患者可自行放入。中药藤黄糊组较差；妇炎灵组最差。用瓦松栓剂治疗，轻者，2~4次即可痊愈；中重度，6~8次痊愈。本组有3例Ⅲ度伴息肉者，3例伴鳞状上皮化生者，均用本方法治愈。--《山东中医杂志》陈希夷，等，1990.9(3)：17

景天三七

【别名】 景天三七《江苏药材志》，费菜《救荒本草》，土三七《植物名实图考》，六月淋、收丹皮、石菜兰、九莲花《秦岭植物志》，长生景天、细叶费菜《经济植物手册》，乳毛土三七、多花景天三七《东北植物检索表》，还阳草、金不换、豆瓣还阳、六月还阳《湖北植物志》，汉三七《山东经济植物》，八仙草《南京民间药草》，血山草《山西中药志》，马三七、白三七、胡椒七、晒不干《湖南药物志》，吐血草《中草药手册》(苏医)，见血散、活血丹《浙江民间常用草药》，墙头三七、养心草《浙江药用植物志》，回生草、七叶草(福建)，九头三七(江西)。

【名释】 为景天属植物，功类三七，故三七、见血散之名。

【来源】 为景天科植物费菜 *Sedum aizoon* L.的根或全草。

注：景天科植物横根费菜 *Sedum kamtschaticum* Fisch.的根或全草也作景天三七入药。生于吉林、内蒙等地。

【植物形态】 多年生肉质草本。茎直立；根状茎粗壮，近木化。叶互生，广卵形至狭倒披针形，先端渐尖，基部楔形，边缘有不整齐锯齿或近全缘；聚伞花序顶生，分枝平展；花密生；萼片5，披针形，长短不等，长约为花瓣的1/2，先端钝；花瓣5，黄色，长圆状披针形；雄蕊10，较花瓣为短；心皮5，基部合生，腹面有囊状突起。蓇葖果排成五角星状；种子平滑，边缘有宽翅。花期6~8月，果期8~9月。见(图361)

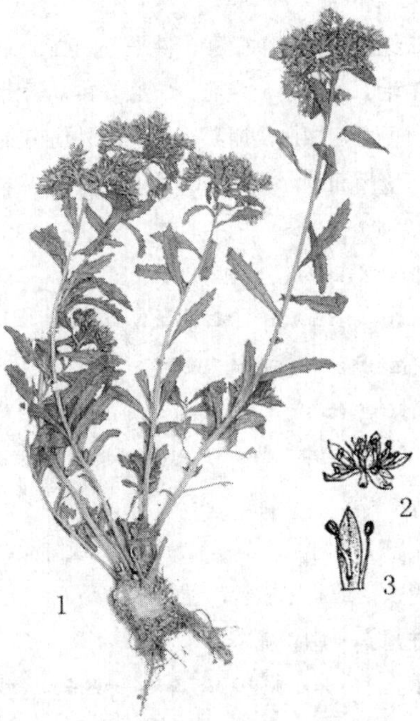

(图361) **费菜**

1.植株 2.花 3.花瓣与雄蕊

【生长分布】 生于山坡岩石阴面或沟谷水湿边。邹平南部山区广布。

【采收加工】 春、秋季采挖根部，洗净晒干。全草随用随采，或秋季采后晒干。

【性状鉴别】 根茎短小，略呈块状；表面灰棕色，根数条，粗细不等；质硬，断面暗棕色或类灰白色。茎圆柱形，长15~40cm，直径2~5mm；表面暗棕色或紫棕色，有纵棱；质脆，易折断，断面常中空。叶互生或近对生，几无柄；叶片皱缩，展平后呈长披针形至倒披针形，长3~8cm，宽1~2cm；灰绿色或棕褐色，先端渐尖，基部楔形，边缘上部有锯齿，下部全缘。聚伞花序顶生，花黄色。气微，味微涩。

【显微鉴别】 根横切面：木栓层为10余列细胞，棕色。皮层较薄。韧皮部宽广。形成层成环。木质部导管类圆形，直径约至56μm，多单个散在，分布较密。本品薄壁细胞含草酸钙砂晶。

【理化鉴别】 取本品粉末4g，加水适量，煮沸10分钟，滤过。滤液浓缩至6ml，加等量醋酸乙酯提取，提取液置水浴上蒸干。残渣加水2ml使溶解，溶液分为2份，一份加碳酸钾少量，片刻后显黄绿色；另一份加浓氨液2滴。显橙红色。(检查没食子酸)

【主含成分】 全草含有景天庚糖(*sedoheptulose*)，蔗糖，果糖。根含齐墩果酸(*oleanolic acid*)，β-谷甾醇(*β-sitostero1*)，熊果酸(*ursolic acid*)，熊果酚甙(*arbutin*)，氢醌(*hydroquinone*)和消旋-甲基异石榴皮碱(*methylisop dletierine*)，左旋景天宁(*sedinine*)，消旋景天胺(*sedamine*)。

【药理】 （1）景天三七注射液(水提醇沉淀法制得)、景天三七白色结晶注射液(可能为有机酸)给小鼠(腹腔)、兔(静脉)注射，可使血凝时间(毛细管法)缩短27%或54%；糖浆给兔灌胃也能缩短血凝时间(60%)及出血时间(37%)。

（2）景天三七的提取液有镇静和降压作用，并能减低苯丙胺的毒性和扩张冠状动脉。

【性味归经】 味甘、微酸，性平。归心、肝经。

【功用主治】 散瘀，止血，宁心安神，解毒。主治吐血，衄血，咯血，便血，尿血，崩漏，紫斑，外伤出血，跌打损伤，心悸，失眠，疮疖痈肿，烫火伤，毒虫螫伤。

《植物名实图考》："治吐血。"

《草药新纂》："作强壮药，治虚弱。"

《福建药物志》："止血凉血，平肝宁心。"

《浙江药用植物志》："散瘀止血，安神。"

《秦岭巴山天然药物志》："清热解毒，散瘀消肿，安神镇痛。主治吐血，衄血.便血，月经过多，白带，心悸，失眠，跌打损伤，烫火伤，虫蝎咬伤，外伤出血，疮疖痈肿等症。"

【用量用法】 内服：煎汤，15～30g，或鲜品绞汁，30～60g。外用：鲜品捣敷，或研末撒敷，适量。

【使用注意】 脾胃虚寒者禁服。

【附方】 （1）**治吐血，咳血，鼻衄，牙龈出血，内伤出血**：鲜土三七 60～90g，水煎或捣汁服，连服数日。--《浙江民间常用草药》)

（2）**治尿血**：景天三七 15g，加红糖引，水煎服。--《山西中草药》

（3）**治血小板减少性紫癜，消化道出血**：景天三七 30～60g，水煎服，或制成糖浆服。--《浙江药用植物志》

（4）**治白带，崩漏**：鲜土三七 60～90g，水煎服。--《浙江民间常用草药》

（5）**治创伤出血**：景天三七适量，研细末，外敷伤处。--《秦岭巴山天然药物志》

（6）**治跌打损伤**：①景天三七鲜草捣烂外敷。 ②景天三七、土大黄、水苦荬各 9g，水煎，冲红糖服。--《全国中草药汇编》 ③景天三七顶上嫩芽 7 个。炒鸡蛋吃。--《秦岭巴山天然药物志》

（7）**治癔病，惊悸，失眠，烦躁惊狂**：鲜土三七 30～90g，猪心一个(不要剖割，保留内部血液)，置瓦罐中炖熟，去草。当天分 2 次吃，连吃 l0～30 天。--《浙江民间常用草药》

（8）**治虚弱神衰，或久嗽**：费菜(嫩脑)9～14 个，嫩母鸡 1 只，以费菜纳母鸡腹中，煮熟，食鸡。--《文堂集验方》

（9）**治白细胞减少症**：景天三七鲜草 45g，槲蕨、虎杖各 159，当归 22.5g，水煎，每日 1 剂。--《浙南本草新编》

（10）**治疮疖痈肿，黄水疮**：景天三七鲜品适量。捣烂外敷。--《秦岭巴山天然药物志》

（11）**治刀伤，烫伤，毒虫螫伤**：景天三七鲜草捣烂外敷。--《全国中草药汇编》

（12）**治疗各种出血**：景天三七糖浆(每 1ml 相当于原生药 2g)每次 3～4 次，每次 30～50ml，部分患者首服 100ml；针剂(每 1ml 相当于原生药 3g)每次 2ml，每日 2次，肌内注射；鲜汁每次 50～100ml，每日 2～3 次。共治疗白血病、再障、血小板减少性紫癜、支气管扩张出血、肺结核咯血、消化道出血等疾患 47 例。结果：显效(对血液病指出血完全停止，出血点消失不再出现；一般疾患出血停止，化验转阴)42 例，有效 3 例，总有效率 95.7%。溃疡病合并消化道出血使用糖浆 2～3 天后大便隐血即可阴转；中等量肺和支气管扩张咯血，服糖浆 1～2 天后转痰中带血，5～6 天痰血消失；对血液病也有一定疗效。针剂作用较快。部分患者服用糖浆后有上腹部不适感。--《新医学》江苏南通中成药厂中草药研究小组，1971，（3）：14

垂盆草

【别名】 半枝莲《药镜》，鼠牙半支《百草镜》，瓜子草、佛指甲、狗牙草《分类草药性》，狗牙瓣《四川中药志》，三七仔、土三七、黄瓜子草、鸡舌草《广西药植名录》，白蜈蚣、狗牙齿《浙江民间常用草药》，太阳花、枉开口《上海常用中草药》，山护花，三叶佛甲草，地蜈蚣草，石指甲。

【来源】 景天科植物垂盆草 *Sedum sarmentosum* Bunge 的新鲜或干燥全草。

【植物形态】 垂盆草多年生肉质草本。全株无毛。根纤维状，不育茎匍匐，长 10～25cm，接近地面的节处易生根。叶常为 3 片轮生；叶片倒披针形全长圆形，长 1.5～2.5cm，宽 3～7mm，先端近急尖，基部下延，狭而有距，全缘。聚伞花序，项生，有 3～5 分枝，花小，无梗；萼片 5 裂，宽披针形，不等长，长 3.5～5mm；花瓣 5，黄色，披针形至长圆形，长 5～8mm；雄蕊 10，2 轮，比花瓣短；鳞片 5，楔状四方形，先端稍微凹；心皮 5，长圆形，略叉开，长 5～6mm。蓇葖果，内有多数细小的种子。种子卵圆形，表面有细小的乳头状突起。花期 5～7 月，果期 7～8 月。见（图 362）

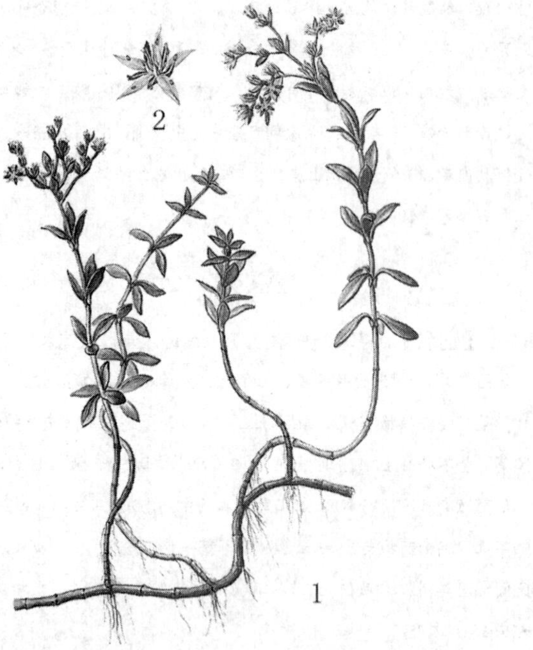

（图 362）**垂盆草**（1.植株 2.花）

【生长分布】 多生于山坡、石隙、沟边及路旁湿润处。邹平南部地域多分布。

【采收加工】 每年 4～10 月采收，鲜用，或晒干。

【性状鉴别】 干燥全草稍卷缩。根细短，茎纤细，棕绿色，长 4～8cm，直径 1～2mm，茎上有 10 余个稍向外凸的褐色环状节，节上有的残留不定根，先端有时带花；质地较韧或脆，断面中心淡黄色。叶片级缩，易破碎并脱落，完整叶片呈倒披针形至矩圆形，棕绿色，长 1.5cm，宽 0.4cm。花序聚伞状；小花黄白色。气微，味微苦。

【显微鉴别】 茎的横切面：表皮细胞为 1 列类长方形细胞，

外壁增厚，内层约为10列薄壁细胞。中柱小，维管束外韧型，导管类圆形。髓部呈三角状，细胞多角形，壁甚厚，非木化，有明显的孔沟，胞腔狭小。紧靠韧皮部细胞及髓部细胞中含红棕色分泌物。

【主含成分】 全草含有消旋甲基异石榴皮碱（methylisopelletierine），二氧异石榴皮碱（dihydroisopelletierine），3-甲酸-1，4-二羟基二氢吡喃（3-formyl-1, 4-dihydroxy-dihydropyran），N-甲基-2β-羟丙基哌啶（N-methyl-2β-hydroxypropyl-piperidine），垂盆草甙（sarmentosine），β-谷甾醇（β-sitosterol），甘露醇（mannitol）和氨基酸及葡萄糖、果糖和景天庚糖（sedoheptulose）。

【药理】 （1）**保肝作用** 对实验性肝损伤有保肝降酶作用，可降低肝损伤动物的血清谷丙转氨酶，有效成分是垂盆草总氨基酸和垂盆草甙。

（2）**抗菌作用** 垂盆草注射液、水提液有抗菌作用，对葡萄球菌、链球菌、大肠杆菌、伤寒杆菌、绿脓杆菌、福氏痢疾杆菌等有一定抑制作用。

（3）**免疫抑制作用** 垂盆草甙能显著抑制细胞免疫反应。

【性味归经】 性凉，味甘、凉。归肝、胆、小肠经。

【功用主治】 清利湿热，解毒。用于湿热黄疸，小便不利，淋病，泻痢，肺痈，肠痈，疮疖肿毒，蛇虫咬伤，水火烫伤，咽喉肿痛，口腔溃疡及湿疹，带状疱疹，痈肿疮疡，急、慢性肝炎。

《本草纲目拾遗》："性寒，消痈肿，治湿郁水肿。"又"治诸毒及汤烙伤，疔痈，虫蛇螫咬。"

《天宝本草》："利小便，敷火疮肿痛；汤火症，退湿热，兼治淋症。"

【临床应用】 （1）**用于水火烫伤及痈肿创疮疡等症**。该品有良好的清热解毒功效，对于水火烫伤，可用鲜草洗净捣汁外涂；用于痈肿初起，除内服：煎汤外，同时用鲜草洗净捣烂外敷，还可消痈退肿。

（2）**用于毒蛇咬伤**。垂盆草善解蛇毒，为民间治疗毒蛇咬伤的常用药品，可单用鲜草半斤，用冷开水洗净，捣烂绞汁内服，每日一至二次；也可配合半枝莲、野菊花、鬼针草、车前草、生大黄等药内服：煎汤，并用鲜草洗净捣烂外敷。

（3）**用于肝炎**。单用该品对降低血清转氨酶有一定作用，且可使患者的口苦、胃口不好、小便黄赤等湿热症状减轻或消除，可用来治疗传染性肝炎（包括急性黄疸性肝炎，急性无黄疸性肝炎，以及迁延性肝炎，慢性肝炎的活动期）。

【用量用法】 内服：煎汤，15～30g，鲜品250g。

【附方】 （1）**治肝癌**：垂盆草、半枝莲、生瓦楞、石燕各30克，漏芦、薏苡仁各15克，当归、丹参、红花各9克，八月札、白芍、陈皮各6克，水煎3次分服，日1剂。能使症状消除，肝肿缩小。

（2）**治白血病**：垂盆草、猪殃殃各30克，羊蹄、狗舌草、紫草、生地、黄精各15克，当归、丹参。赤芍各9克，川芎甘草各6克，水煎2次分服。能使临床症状完全或部分缓解。

（3）**治肺癌**：垂盆草、白英各30克，水煎服，日1剂。坚持服用，能使病情好转，临床症状基本消失，病灶逐渐缩小。

（4）**治鼻咽癌**：鲜垂盆草适量 捣烂局部外敷，日1~2次。另取灯心草捣碎口含。同时用鲜品野荞麦、汉防己、土牛膝各30克煎服。继续用至鼻咽部肿物消失，症状近期痊愈。

（5）**治疗炎性肿痛（蜂窝组织炎）**：垂盆草研末，用凡士林调成50%软膏，局部外敷。

（6）**治无名肿毒**：鲜垂盆草适量入胡桃油、烧酒各少许，捣烂外涂。

（7）**治烫火伤、痈肿恶疮、乳腺炎、腮腺炎、丹毒、疱疖等**：鲜草，洗干净，捣烂外敷，日换2次，数日即愈。

（8）**治毒蛇咬伤**：一般被毒蛇咬伤后，先进行伤口消毒，用三棱针或粗针，在肿胀明显的手指或脚趾间针刺"八风穴"或"八邪穴"，通过针刺排毒，配合内服解毒药，捣敷伤口四周，日换2次。

绣球

【别名】 绣球、八仙花《植物名实图考》，粉团花《纲目拾遗》，紫阳花《现代实用中药》，绣球花《四川中药志》，土常山《福建药物志》。

【来源】 为虎耳草科植物绣球 *Hydrangea macrophylln* (Thunb.) Ser.的根、叶或花。

【植物形态】 落叶灌木，高达1m。小枝粗壮，有明显的皮孔与叶迹。叶对生；叶柄长1～3cm，无毛；叶片稍厚，椭圆形至卵状椭圆形，长8～16cm，宽4～9cm，先端短渐尖，基部宽楔形，边缘除基部外具粗锯齿，上而鲜绿色，下面黄绿色，无毛或脉上有粗毛。伞房花序顶生，球形，径10～20cm；花梗有柔毛；花极美丽，白色、粉红色或变为蓝色，全部都是不孕花；萼片4，阔卵形，长1～2cm。全缘。花期6～9月。见（图363）

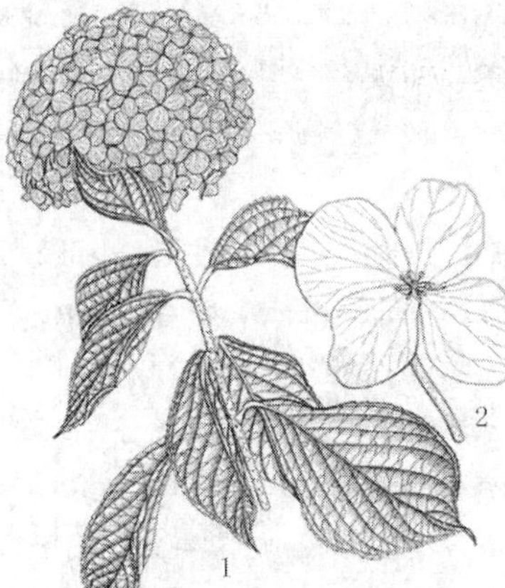

（图363）**绣球**（1.花枝 2.花）

【生长分布】 邹平各地园林、绿化带及庭院常有栽培。

【采收加工】 秋季挖根，切片，晒干；夏季采叶，晒干；初夏至深秋采花，晒干。

【性状鉴别】 叶多皱缩破碎。完整叶片呈椭圆形至宽卵形，长7～16cm，宽4～10cm，先端渐尖，基部楔形，边缘除基部外有粗锯齿，两面浅黄色至黑灰色，有时下面脉上有粗毛。叶柄长1～3cm，革质，稍厚，易碎。气微，味苦、微辛，有小毒。伞房花序球形，多枯萎破碎。完整者直径为10～20cm，浅黄色至棕褐色。萼片4枚，宽卵形或圆形，长1～2cm，花序轴及花轴均有褐色短柔毛。质轻，柔软。气淡，味苦、微辛，有小毒。

【主含成分】 **全株**：含氰甙：八仙花精(*hydrangin*)。

根及其他部分：含瑞香素的甲基衍生物和伞形花内酯。

叶：含八仙花酚(*hydrangeno1*)，八仙花酚-8-O-葡萄糖甙(*hydrangenol-8-O-glucoside*)，八仙花酚-8-O-D-吡喃半乳糖甙(*hydrangenol-8-O-D-galactoside*)，

异八仙花甙(*jsohydrangenol glucoside*)，叶甜素(*phyllodulcin*)。叶中含茵芋甙，顺式-2，4-二葡萄糖基氧化肉佳酸(*cis-2，4-di-β-D-glucosyloxycinnamic acid*)。

地上部分：尚含八仙花酚甙(*hvdrangenoside*)A、B、C、D。

新鲜叶：含对氨基苯酚葡萄糖甙(*p-aminophenyl-α-D-glucoside*)。

根：含八仙花酚及其异物体八仙花酸(*hydrangeic acid*)，以及半月苔酸。

【药理】 （1）**抗疟作用** 鸡疟和鼠疟实验均证明，八仙花叶的水煎浸膏和醇提取物均有明显的抗疟作用。八仙花醇提取物，每lml相当于生药lg，鸡疟实验证明，肌注给药最小有效量为1.5ml/kg，能使小鸡末梢血液中疟原虫变形，数目减少至消失，与对照的常山、奎宁相比，强度介于两者之间。以八仙花叶水煎剂浸膏片、总碱及总碱去甲乙部分和甲乙部分4种制剂给感染鼠疟原虫的小鼠灌胃给药，检血计算疟原虫生长抑制率，结果证明，与对照组相比，4种制剂均对鼠疟原虫的平均抑制率在99%以上。

（2）**子宫兴奋作用** 醇提取物静注0.2ml/kg，连续2次，可引起实验动物(鼠)短暂的子宫痉挛性收缩。

（3）**其他作用** 麻醉猫静脉注射0.5~1g/kg，只引起短暂血压下降，心收缩振幅加大，对猫、兔在位肠管蠕动有轻度促进作用。

（4）**毒性** 小鼠水提浸膏灌胃给药，LD_{50}=10.03±3.08g/kg(P=0.95)。家兔耐受性实验，给予叶水浸膏0.4g/kg灌胃，每日3次，连续3天，动物食欲和活动减少，但未出现死亡。醇提取物无论口服或注射给药，达到一定剂量时均能使狗发生呕吐等中毒反应，轻者呕吐、食欲不振、全身疲乏，并出现含有血液的腹泻；重度中毒时除以上症状外，尚有呕血并大量便血而致死亡。中毒死亡狗尸检发现主要病变为包括脑、肝、肾、脾、胃肠等在内的内脏器官显著充血与血管内皮细胞增生，消化道和肺出血。可见其毒性主要集中于全身毛细血管，并以消化道和肺最为严重。

【性味归经】 味苦、微辛，性寒，小毒。

【功用主治】 抗疟，清热，解毒，杀虫。主治疟疾，心热惊悸，烦躁，喉痹，阴囊湿疹，疥癞。

《纲目拾遗》："洗肾囊风。根治喉烂。"

《现代实用中药》："抗疟药，功效与常山相仿，又用于心脏病。"

《四川常用中草药》："抗疟，清热；治疟疾，心热惊悸、烦躁。"

《台湾药用植物志》："(台湾)花为解热剂。(日本)古来民间取花煎服为解热药，治感冒及间歇热有效。"

《四川中药志》(1979年版)："解毒。用于咽喉肿痛、疥癞。"

《福建药物志》："除烦热。主治胸闷、心悸、高血压、跌打损伤。"

【用量用法】 内服：煎汤，9～12g。外用：煎水洗或研末调涂，适量。

【附方】 （1）**治疟疾**：①绣球花叶10g，黄常山6g，用水400ml，煎至200ml，疟疾发作前服。--《现代实用中药》 ②绣球花叶12g，柴胡12g，黄芩12g，法半夏10g，生姜10g，乌梅6g，水煎服。--《四川中药志》(1979)

（2）**治胸闷，心悸**：绣球根、野菊花、漆树根各15g，水煎服。--《福建药物志》

（3）**治喉烂**：八仙花根，好醋磨，以翎毛蘸扫患处，涎出愈。--《纲目拾遗》引《传效方》

（4）**治肾囊风**：①绣球花一朵，墙上野苋菜五枝，蛇床子三钱，煎汤熏洗。--《良方集要》 ②粉团花七朵，水煎洗。--《纲目拾遗》 ③以(绣球)花或叶焙燥研末，麻油调涂患处。--《本草推陈》

仙鹤草

【别名】 仙鹤草《伪药条辩》，狼牙草《肘后方》，龙牙草、施州龙牙草《本草图经》，龙芽草、瓜香草《救荒本草》，金粟狼牙草《卫生易简方》，石打穿《药镜·拾遗赋》，铁胡蜂、地蜈蚣《葛祖方》，金顶龙芽《纲目拾遗》，老鹳嘴、子母草、毛脚茵《植物名实图考》，乌脚鸡《草木便方》，龙头草、寸八节《分类草药性》，脱力草《滇南本草图谱》，蛇倒退(《滇南本草》整理本)，刀口药、大毛药《贵州民间方药集》，路边鸡、毛将军、鸡爪沙、路边黄、五蹄风、牛头草《湖南药物志》，泻痢草、黄花仔、异风(凤)颈草《闽东本草》，子不离母、父子草、毛鸡草《江西民间草药验方》，群兰败毒草《中药大辞典》。

【名释】 仙鹤草因花穗长形而得之。可用于脱力劳伤、出血，故又名脱力草、刀口药。

【来源】 为蔷薇科植物龙芽草 *Agrimonia pilosa* Ledeb.的地上部分。

【植物形态】 多年生草本，高30～120cm。根茎短，基部常有1或数个地下芽。茎被疏柔毛。奇数羽状复叶互生；托叶镰形，先端尖，边缘有锐锯齿或裂片；小叶有大小2种，相间生于叶轴上，较大的小叶3～4对，向上减少至3小叶，小叶几无柄，倒卵形或至披针形，长1.5～5cm，宽1～2.5cm，先端尖，基部楔形，边缘锯齿，上面绿色，被疏柔毛，下面淡绿色，脉上伏生疏柔毛，有显著腺点。总状花序单一或2～3个生于茎顶，花序轴被柔毛，花梗长1～5mm，被柔毛；苞片通常3深裂，小苞片对生，卵形，全缘或边缘分裂；花直径6～9mm，萼片5，三角卵形；花瓣5，长圆形，黄色；雄蕊5～15；花柱2，丝状，柱头头状。瘦果倒卵圆锥形，外面有10条肋，被疏柔毛，先端有数层钩刺，幼时直立，成熟时向内靠合，连钩刺长7～8mm，最宽处直径3～4mm。花、果期5～12月。见（图364）

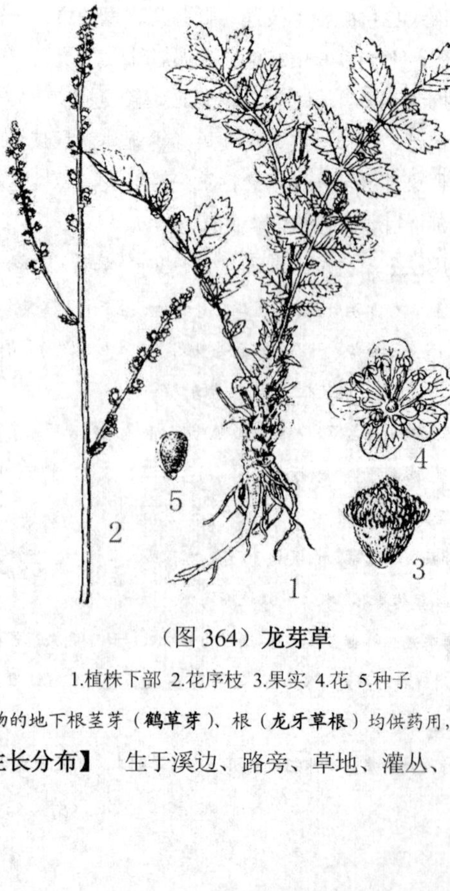

（图364）**龙芽草**

1.植株下部 2.花序枝 3.果实 4.花 5.种子

本植物的地下根茎芽（**鹤草芽**）、根（**龙牙草根**）均供药用，详见下述。

【生长分布】 生于溪边、路旁、草地、灌丛、林缘及疏林下。邹平南部山区均有分布。

【采收加工】 开花前枝叶茂盛时采收，割取地上部分切段，晒干或鲜用。

【栽培要点】 **生物学特性** 对气候的适应性较强，能耐严寒。一般土壤都可种植，在比较肥沃的砂质壤土上种植可提高产量。多雨，高温的7～8月份，生长较快。种子千粒重13.9g。

栽培技术 用种子或分根繁殖。种子繁殖：春播，南方3月下旬，北方4月中、下旬；秋播，南方9月下旬至10月上旬；北方于10月下旬至11月上旬地冻前。在整好的地上作1.3m平畦，条播按行距30～40cm开1～2cm深的沟，将种子均有撒入沟内，覆薄土，稍镇压、浇水。每1小时m^2播种量为15～22.5kg，发芽适温为25℃，播后10～15天出苗。分根繁殖：春，秋两季均可进行，将根挖出劈开，每根带2～3个根芽，及时栽种。穴栽按行株距30cm×15cm，挖15cnl深的穴，每穴1根，覆土5cm，压实、浇水。如已出芽，栽时将芽露地面，栽后浇水，出苗率可达95%以上。

田间管理 苗高3～5cm时间苗、补苗，拔去过密的弱苗，苗高15cm时按株距15cm定苗。结合松土进行锄草，苗封垅后不再松土，有草及时拔掉。为增加产量定苗期可施氮肥，人粪尿每1小时$m^2$15000～22500kg，适当增施磷、钾肥，以促进根的生长。

【性状鉴别】 全体长50～l00cm，被白色柔毛。茎下部圆柱形，直径0.4～0.6cm，红棕色，上部方柱形，四面略凹陷，绿褐毛，有纵沟及棱线，有节；体轻，质硬，易折断，断面中空。单数羽状复叶互生，暗绿色，皱缩卷曲；质脆，易碎；叶片有大小2种，相间生于叶轴上，顶端小叶较大，完整小叶片展开后呈卵形或长椭圆形，先端尖，基部楔形，边缘有锯齿；托叶2，抱茎，斜卵形。总状花序细长；花直径0.6～0.9cm，花萼下部呈筒状，萼筒上部有钩刺，先端5裂；花瓣黄色。果实长0.7～0.8cm，直径0.3～0.4cm。气微，味微苦。

【理化鉴别】 （1）取本品粉末20g，用70%乙醇100ml回流提取lh，回收乙醇至少量，供下列试验用：①取供试液2ml，加5%香草醛浓硫酸溶液2ml，界面呈红褐色环。(检查酚类)②取供试液2ml，加3%三氯化铁试液1ml，则呈污绿色。(检查鞣质)③取供试液2ml，加5%明胶溶液2ml，产生白色沉淀。(检查鞣质)④取供试液2ml，加镁粉少许与浓盐酸3～5滴，最樱红色。(检查黄酮)

（2）薄层色谱取本晶粉末10g，用50ml石油醚(沸程60～90℃)回流提取90min，滤过。滤液挥尽石油醚，用氯仿5ml溶解，作供试品溶液。另取鹤草酚少许，用氯仿溶解后作为对照品溶液。取供试品和对照品溶液，分别点样于同一硅胶G(青岛)薄层板上，用正己烷-乙酸乙酯-冰醋酸(20：25：0.7)上行展开，展距约15cm。取出晾下。喷以浓硫酸后加热，则供试品色谱中在与对照品色谱相应位置上，显相同颜色的斑点。

【显微鉴别】 粉末特征：暗绿色。①上表皮细胞多角形；下表皮细胞壁波状弯曲，气孔不定式或不等式。②非腺毛单细胞，长短不一，壁厚，木化，具疣状突起，少数有螺旋纹理。③腺毛头部1～4细胞，卵圆形，柄一般1～2细胞，较短；另有少数腺鳞，头部单细胞，直径约至68μm，含挥发油滴，柄单细胞。④草酸钙簇晶甚多，直径9～50μm。见(图365)

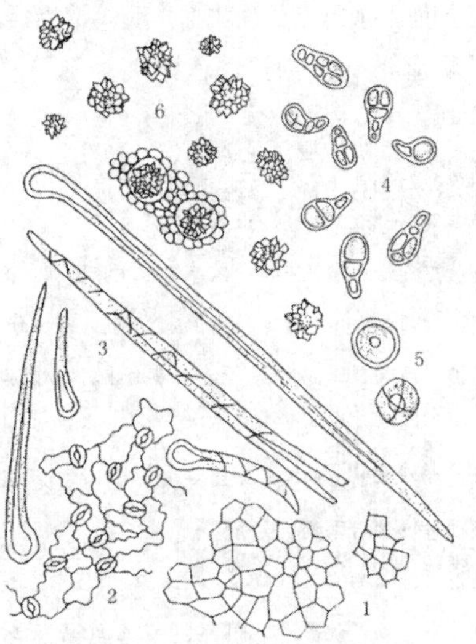

（图365）**龙芽草(叶)粉末特征**

1.上表皮细胞 2.下表皮细胞 3.非腺毛 4，腺毛 5.腺鳞 6.草酸钙簇晶

【主含成分】 **地上部分**：含木犀草素-7-葡萄糖甙(*1euteolin-7-glucoside*)，芹菜素-7-葡萄糖甙(*apigenin-7-glucoside*)，槲皮素(*quercetin*)，并没食子酸(*ellagic acid*)，咖啡酸(*caffeic acid*)，没食子酸(*gallic acid*)，及赛仙鹤草酚(*agrimo1*)A、B、C、D、E、F、G，芸香甙(*rutin*)，山柰酚7鼠李糖甙(*kaempferol-7-rhamnoside*)。

全草：还分离到三萜化合物：1β，2α，3β，19α-四羟基熊果酸(*lβ，2α，3β，19α- tetrahydroxyurs-12-en-28-oic acid*)和1β，2α，3β，19α-四羟基-12-乌苏烯-28酸(*1β，2α，3β，19α-tetrahydroxyurs -l2-en-28-oic acid*)。

又从其所含鞣质中分离出抗癌活性成分仙鹤草素因(*agrirnoniin*)。

【药理】 **（1）对血液系统的作用** 仙鹤草有抗凝血和抗血栓形成作用。仙鹤草水提取物连续给药(腹腔注射)2～7天，能明显延长大鼠出血时间、血浆凝血酶原时间、部分凝血活酶时间，而凝血酶时间、血纤维蛋白原含量不变，以上作用腹腔注射较口服给药更为明显。仙鹤草水提取物对胶原、ADP或花生四烯酸诱导的体外血小板聚集均有抑制作用。给小鼠1：1服仙鹤草水提取物500mg/kg后，至少12h内可使其尾出血时间延长，其高峰期在服药后3h；并能有效地防止ADP诱导的小鼠急性肺血栓栓塞死亡。仙鹤草水提取物的作用主要是抑制血小板聚集，而对凝血过程作用不大，能抑制咀小板聚集，体外实验时，加钙并不能拈抗这种抑制作用。它明显抑制由胶原或凝血酶所促进的血栓烷$A_2(TXA_2)$的形成。推测仙鹤草水提取物内可能含有某些生物膜活性成分，后者可干扰血小板膜内磷酸脂酶A_2(phospholipase A_2)的激活。

（2）抗肿瘤作用 体外筛选时，发现仙鹤草对人体宫颈癌(JTC-26)有抑制作用，抑制率在90%以上；体内筛选发现对小白鼠肉瘤S_{180}有抑制作用，抑制率在25%～50%。在每1ml癌细胞培养液中注入500μg仙鹤草制剂，连续6天，可杀灭全部癌细胞，而正常细胞未受损害。

（3）抗寄生虫作用 仙鹤草嫩茎叶煎剂局部外用，对阴道滴虫有良好杀灭作用。

【炮制】 **仙鹤草炭**：取仙鹤草段，置锅内，用武火加热，炒至外表黑色，洒少许清水熄灭火星，立即取出，摊晾至透。

饮片性状：仙鹤草炭形如仙鹤草，呈黑色，有少许炭末。

【性味归经】 味苦、涩，性平。归肺、肝、脾经。

【功用主治】 收敛止血，止痢，杀虫。主治咯血，吐血，衄血，尿血，便血，崩漏及外伤出血，腹泻，痢疾，脱力劳伤，疟疾，滴虫性阴道炎。

《履巉岩本草》："叶，治疮癣。"

《宝庆本草折衷》："茎叶，治金疮，止血，熟捣傅贴之。"

《生草药性备要》："理跌打伤，止血，散疮毒。"

《百草镜》："下气活血，理百病，散痞满，跌扑吐血，崩痢，肠风下血。"

《纲目拾遗》："葛祖方：消宿食，散中满，下气。疗吐血各病，翻胃噎膈，疟疾，喉痹，闪挫，肠风下血，崩痢，食积，黄白疸，疔肿痈疽，肺痈，乳痈，痔肿。"

《本草求原》："叶蒸醋，贴烂疮，最去腐，消肿，洗风湿烂脚。"

《植物名实图考》："治风痰、腰痛。"

《伪药条辨》："治瘰疬。"

《湖南药物志》："祛风散寒，清暑解热，祛湿止血，治肠胃出血，子宫出血，乳痈，疟疾，疳积，眼痛，呕吐。"

《贵州草药》："安神定志，解热止血。"

《广西民族药简编》："治感冒，痢疾，腹泻，大小便出血， 产后流血不止，黄疸型肝炎，小儿盗汗，月经过多，贫血，鼻衄，胃出血，痧病，吐血，跌打内伤，外伤出血，脓疱疮。"

【临床应用】 （1）**用于咯血，吐血，衄血，尿血，便血，崩漏**。仙鹤草味涩收敛，有止血作用，可用于身体各部位出血证；因其药性平和，故血证无论寒热虚实皆可应用。可单用，亦可随证配伍他药同用。如属血热妄行者，可配鲜生地、牡丹皮等清热凉血等品。虚寒性出血，则需与党参、熟地、炮姜、艾叶等品共用以益气补血，温经止血。

（2）**用于腹泻，痢疾**。因仙鹤草有收敛之性，故以治久泻久痢为宜。单味使用即有效，亦常配白槿花同用以治慢性泻痢；若治血痢，则需配地榆、铁苋菜等清肠止血止痢药同用。

（3）**用于脱力劳伤**。仙鹤草配补虚强壮药，可用于劳力过度所致的脱力劳伤，症见神疲乏力而纳食正常者，可配大枣同用，以增强疗效；若气血虚亏，神疲乏力，头晕目花，亦可与党参、熟地、龙眼肉等配伍以益气补血。

（4）**用于疟疾，滴虫性阴道炎**。仙鹤草有杀虫作用，治疗疟疾可单用。治疗滴虫性阴道炎所致的阴部湿痒，可将仙鹤草煎取浓汁，冲洗阴道。

（5）**用于疮疖痈肿、痔肿**。本品有解毒消肿作用，可内服亦可外用。

【用量用法】 内服：煎汤，10～15g，大剂量可用 30～60g；或入散剂。外用：捣敷，或熬膏涂敷，适量。

【使用注意】 《四川中药志》1960 年版："外感初起，泄泻发热者忌用。"

《广西民族药简编》："忌吃酸、辣、蛋类食物。"

【附方】 （1）**治虚损，唾血，咯血**：龙芽草六钱，红枣五枚，水煎服。-- 《文堂集验方》

（2）**治咯血，吐血**：仙鹤草 30g，侧柏叶 30g，藕节 12g，水煎服。-- 《四川中药志》(1979 年)

（3）**治鼻衄，齿龈出血**：仙鹤草、白茅根各 15g，焦山栀 9g，水煎服。-- 《陕甘宁青中草药选》

（4）**治尿血**：仙鹤草、大蓟、木通各 9g，茅根 30g，水煎服。-- 《宁夏中草药》

（5）**治便血**：金粟狼牙草(焙干、入蚌粉炒)、槐花、百药煎，为末。每服三钱，米泔调，空心服。-- 《卫生易简方》

（6）**治赤白痢及咯血、吐血**：龙芽草三钱至六钱，水煎服。-- 《岭南采药录》

（7）**治脱力劳伤**：仙鹤草 30g，猪瘦肉 250g，水炖，食肉喝汤。-- 《安徽中草药》

（8）**治小儿疳积**：龙芽草(去根及茎上粗皮)15g，猪肝 120g，水煎，服汤食肝。-- 《江西草药》

（9）**治贫血衰弱，精力萎顿**(民间治脱力劳伤)：仙鹤草 30g，红枣 10 个，水煎，分服。-- 《现代实用中药》

（10）**治过敏性紫癜**：仙鹤草 90g，生龟版 30g，枸杞根、地榆炭各 60g，水煎服。《中草药手册》(苏州医学院)

（11）**治疟疾，每日发作，胸腹饱胀**：仙鹤草 9g，研成细末。于疟发前用烧酒吞服，连用 3 剂。-- 《贵州民间疗药集》

（12）**治中暑**：(龙芽草)全草 30g，水煎服。--《湖南药物志》

（13）**治乳痈，初起者消，成脓者溃，且能令脓出不多**：龙芽草一两，白酒半壶，煎至半碗，饱后服。-- 《百草镜》

（14）**治发背疼不可忍**：龙芽草些小，水和捣汁饮之，滓敷疮上，即愈。-- 《卫生易简方》

（15）**治金疮**：狼牙草茎叶熟捣，敷贴之，兼止血。-- 《外台》引《肘后方》

（16）**治恶蛇咬**：新鲜仙鹤草捣汁，好陈酒冲服，渣敷，立时效。-- 《少林真传伤科秘方》

（17）**治跌伤红肿作痛**：仙鹤草、小血藤、白花草(酒炒，外伤破皮者不用酒炒)。捣绒外敷，并泡酒内服。-- 《四川中药志》(1960 年)

（18）**治疗嗜盐菌感染性食物中毒**：仙鹤草 30g，水煎成 100ml，每日 1 次服(小儿酌减)；服药后呕吐者，少量分次服，补足其剂量。输液以纠正脱水，有休克或惊厥者用阿托品抢救。经治疗后一 般中毒症状多在 2~3 小时内减退，腹痛在 12 小时内消失，腹泻在 24~48h 内控制。共治疗 108 例，均在 2 天内治愈。-- 《新医药学杂志》绍兴县第二人民医院传染病科，1973，(3)：26

（19）**治疗滴虫性阴道炎**：把狼牙草茎叶制成 200% 的浓缩液。先以新洁尔灭棉球擦洗阴道壁，再将蘸满狼牙草液的棉球均有地涂擦整个阴道，然后塞入蘸满狼牙草液的特制带线棉球，放置 3~4 小时后，令患者自行取出。每日 1 次，7 次为 1 疗程。共治疗 40 例，经 3 个疗程治疗后，37 例治愈，其中有 22 例于第 1 疗程即达到治愈标准；3 例好转。-- 《中草药通讯》抚顺市第四医院 1972.(1)：37

（20）**治疗梅尼埃综合征**：仙鹤草 100g，水煎，每日一剂，分 2 次服。共治 42 例，结果全部治愈(临床症状全部消失，追踪 3 年未复发)，治愈时间为 1~6 天，平均 3.2 天。-- 《中西医结合杂志》刘继增，1986，(6)8：512

鹤草芽

【别名】 鹤草芽《药典》，牙子、狼牙《本经》，狼齿、狼子、犬牙《别录》，狼牙子《本草图经》，狼牙草根芽《中草药通讯》，仙鹤草根芽《中华医学杂志》。

【名释】 仙鹤草的根芽《本经》称狼牙，象形也。龙牙即狼牙之声转，龙，狼双声，故其全草称狼牙草、龙芽草、金顶龙芽(金顶因黄花而名)。

【来源】 为蔷薇科植物龙芽草 *Agrimonin pilosa* Ledeb.带短小根茎的冬芽(地下根茎芽)。

【原植物】 参见“仙鹤草”。

【采收加工】 冬、春季新株萌发前挖取根茎，除去老根，留幼芽(带小根茎)，洗净晒干，或低温烘干。

【性状鉴别】 本品呈圆锥形，中上部常弯曲，全长2～6cm，直径0.5～1cm，顶部包以数枚浅棕色膜质芽鳞。根茎短缩，圆柱形，长1～3cm，表面棕褐色，有紧密环状节，节上生 有棕黑色退化鳞叶，根茎下部有时残存少数不定根。根牙质脆易碎，折断后断面平坦，黄白色。气微，略有豆腥气，味先微甜而后涩苦。

【显微鉴别】 （1）根茎横切面：近芽鳞处表皮上有腺毛；皮层细胞数列，内皮层明显，维管束外韧型，呈环状排列，髓部宽阔。皮层和髓部薄壁细胞含多量淀粉粒，圆形或椭圆形，单粒或2～4复粒，脐点裂隙状，百径2～7μm。草酸钙簇晶少见，直径10～40μm。根茎上部横切面，外侧为木栓层，内皮层不明显，余均同上。

（2）粉末特征：棕色。表皮细胞长方形及不规则形，气孔不定式，有腺毛及非腺毛，腺毛的腺头1～4细胞，腺柄1～4细胞，非腺毛为单细胞，长180～980μm。见（图366）

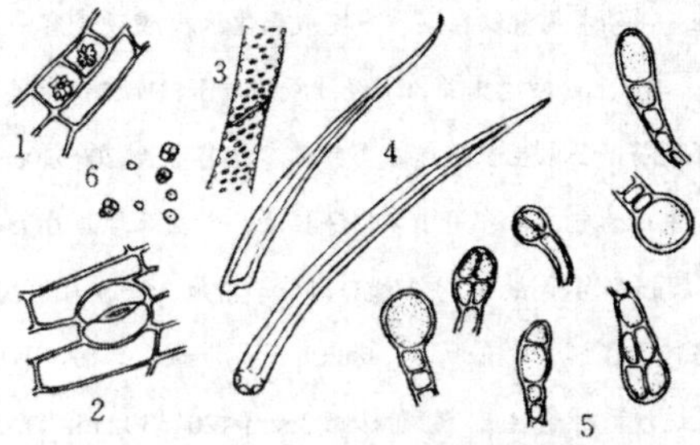

（图366）**龙芽草(根茎顶端)粉末特征**

1.簇晶 2.气孔 3.导管 4.非腺毛 5.腺毛 6.淀粉粒

【理化鉴别】 薄层色谱：参见“仙鹤草”。

【主含成分】 含鹤草酚，仙鹤草内酯，仙鹤草醇、芹黄素，儿茶酚、鞣质等。鹤草酚为间苯三酚类衍生物，现已能人工合成，是灭绦虫的有效成分。

【药理】 **驱虫作用** 鹤草酚主要作用于绦虫头节，对颈节、体节亦有作用，能抑制虫体的糖原分解，对虫体细胞的无氧和有氧代谢及虫体细胞代谢产物琥珀酸的生成均有显著的抑制作用；鹤草酚有促进动物体内血吸虫转移，虫体萎缩，退化，甚至杀死成虫的作用；对蛔虫有持久的兴奋作用，对阴道滴虫、血吸虫、疟原虫、囊虫等，亦有抑杀作用。

【性味归经】 味苦、涩。性凉。

【功用主治】 驱虫，解毒消肿。主治绦虫病，阴道滴虫病，疮疡疥癣，疖肿，赤白痢疾。

《本经》：“主邪气热气，疥瘙恶疡，疮痔，去白虫。”

《药性论》：“治浮风瘙痒，杀寸白虫，煎汁洗恶疮。”

《日华子》：“杀腹脏一切虫，止赤白痢。”

《本草图经》：“治蛇毒。”

《全国中草药汇编》：“祛虫。主治绦虫病。”

《本草经集注》：“芜荑为之使。”

【用量用法】 内服：煎汤，10～30g；研末，15～30g；小儿每1kg体重0.7～0.8g。外用：煎水洗或鲜品捣烂敷，适量。

【使用注意】 鹤草芽治绦虫病时须研末服，水煎服无效。粉剂有导泻作用，不必再服泻药。内服时，如有恶心、呕吐、头昏等副反应，停药后即可恢复。

《本草经集注》：“恶地榆、枣肌。”

【附方】 （1）**治寸白虫**：狼牙五两，捣术，蜜丸如麻子大。宿不食，明旦以浆水下一合，服尽差。-- 《外台》引《范汪方》

（2）**治妇人阴中生疮，糜烂痒痛，或痛引腰腹**：狼牙50g，水煎去滓，以脱脂棉蘸之，浸洗阴中，早晚各1次。-- 《金匮要略方义》

（3）**治妇人阴疮，蚀如中烂**：狼牙五两，以水四升，煮至一升，去滓，水醋一合，更煎一两沸。稍热，以绵蘸汤沥于疮上，及以热绵罨之，日三五度即愈。-- 《圣惠方》之“狼牙汤”

（4）**治绦虫病**：①取仙鹤草芽，剪去须根，用水焖湿，搓去根茎上的外皮，晒干研末。成人30g，小儿酌减，早晨空腹1次，开水送下。-- 《四川中药志》 仙鹤草冬芽石灰水法提取物：成人2.0g，小儿0.6g。同时服酚酞成人0.5g，小儿0.3g。如以硫酸镁导泻，则需间隔1.5小时后服之。 ③仙鹤草冬芽石油醚法提取物：成人1.5～1.7g，小儿1.0～1.3g，早晨空腹1次顿服。（3～4方均出自《全国中草药汇编》）

（5）**治小儿头部疖肿**：鲜鹤草芽250g，糯米适量煮粥，去渣。加糖顿服(不放油盐)，每日1剂，连服3～5剂。-- 《四川中药志》(1979年)

（6）**治疗绦虫病**：用仙鹤草根茎芽全粉、浸膏、鹤草酚单体或鹤草酚粗晶片共治疗275例。用法：草芽全粉成人30～50g，小儿每1kg体重0.7～0.8g，晨空腹1次顿服，无需加眼泻药；草芽浸膏成人1.5g，小儿每1kg体重45mg；鹤草酚单体成人平均剂量0.7g；鹤草酚粗晶片成人0.8g，小儿每1kg体重25mg。任选上述一种药物，晨空腹一次顿服。后3种药物，于服后1.5小时，均须用硫酸镁常规量导泻。除当日早晨禁食外，余均不禁食。结果：275例全部有效(发现驱下绦虫链体至未成熟节片，包括发现头节或未发现头节者)；治愈260例(驱绦后，经半年的追踪复查，大便中未再排节片)，占94.5%；复发15例(驱绦半年内，大便又见节片者)，占5.5%。--《中华医学杂志》抚顺市第四医院仙鹤草实验室，1974，6(54)：344

龙芽草根

味辛、涩，温。解毒，驱虫。主治赤白痢疾，疮疡，肿毒，疟疾，绦虫病，闭经。内服：煎汤，9～15g，或研末。外用：适量捣烂敷。

附方 （1）**治赤白痢**：龙芽草根洗净拣择，去芦头，焙干，不计分两，捣罗为末。用米饮凋服一钱匕。-- 《本草图经》

（2）**治小儿疳积及眼目翳障**：龙芽草根及茎(去粗皮)15g，猪肝60g。同煮熟，食肝及汤。

（3）**治偏头痛，头昏，头痛**：龙牙草根30g，鸡、鸭各1个，煮服。（2～3方均出自《草药手册》）

（4）**治风火牙痛**：仙鹤草根少许，塞牙痛处。--《贵州草药》

（5）**治暑热腹痛，妇人经闭**：龙芽草根9～15g，一水煎服，或捣烂外敷。

--《湖南药物志》

（6）**治失眠或夜惊**：仙鹤草根30g，萱草根15g，炖子鸡1只吃。--《贵州草药》

（7）**治疟疾**：鲜仙鹤草根30g，于发作前2~3小时煎服。--《安徽中草药》

桃仁

【别名】 桃仁《雷公炮制论》，桃核人《本经》。

【名释】 桃，从木兆声，为形声会意字，本意作"毛果"解。

【来源】 为蔷薇科植物桃 *Amygdalus persica* L.或山桃 *Amygdalus davidiana* (Carr) C.de Vos ex Henry的种子。

【植物形态】 （1）**桃** 又名毛桃(通称)。落叶小乔木，高3～8m，小枝绿色或半边红褐色，无毛。叶互生，在短枝上二呈簇生状；叶柄长1～2cm，通常有1至数枚腺体；叶片椭圆状披针形至倒卵状披针形，边缘具细锯齿，两面无毛。花通常单生，先于叶开放，直径约2.5～3.5cm，具短梗；萼片5，基部合生成短萼筒，外被绒毛；花瓣5，倒卵形，粉红色，罕近球形，直径5～7cm，表面有短绒毛，果肉白色或黄色，离核或粘核。种子1枚，扁卵状心形。花期3～4月，果熟期6～7月。见下（图367）

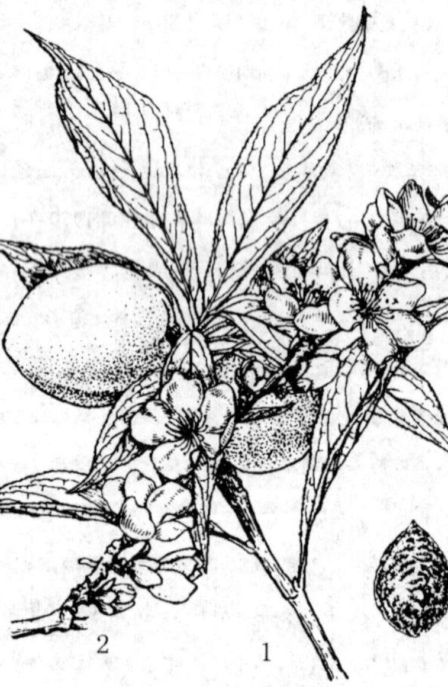

（图367）**桃**

1.果枝 2.花枝 3.果核

（2）**山桃** 又名褫桃《尔雅》，山毛桃、野桃(内蒙古)。落叶小乔木，高5～9m。叶互生，托叶早落；叶柄长1.5～3cm；叶片卵状披针形，长4～8cm，宽2～3.5cm。花单生，萼片5，花瓣5，阔倒卵形，粉红色至白色。核果近圆形，黄绿色，表面被黄褐色柔毛。果肉离核；核小，坚硬。种子1颗，棕红色。花期3～4月，果期6～7月。见（图368）

桃与山桃的幼果（**碧桃干**）、花（**桃花**）、叶（**桃叶**）、幼枝（**桃枝**）、树皮（**桃茎白皮**）、根（**桃根**）、树皮分泌的树脂（**桃胶**）均供药用，详见下述。

【生长分布】 桃原产我国，邹平各地普遍栽培。山桃生于山坡、山谷沟底或荒野疏林及灌丛内，邹平南部山区有分布。

【采收加工】 夏秋间采摘成熟果实，取出果核，或在食用果肉时收集果核，除净果肉及核壳，取出种子，晒干。

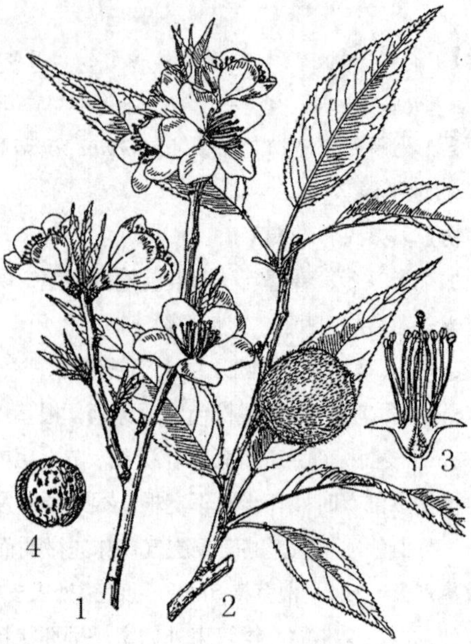

（图368）**山桃**

1.花枝 2.果枝 3.花纵剖 4.果核

【栽培要点】 **生物学特性** （1）**桃**：喜阳光和温暖的气候，在肥沃高燥的砂质壤土中生长最好。怕涝，在低洼碱性土壤中生长不良。幼树抗寒力弱，容易冻梢。耐修剪，寿命较短。（2）**山桃**：喜光，在半阴处也能生长，耐寒，耐旱。对土壤要求不严，贫瘠、荒山均可种植。

栽培技术 （1）**桃**：以嫁接繁殖为主。用山桃、毛桃为砧木，可增强其抗涝、抗寒性。供砧木用桃核在湿沙中完成春化阶段,使硬壳容易裂开，易于发芽，3月播种，4月上旬即盯出芽。不经沙藏的种子，可在秋季播种，选地势高燥的圃地培育桃苗，苗木生长迅速，当年秋季幼苗可长20~30cm高。芽接一般以8月上、中旬为宜，多采用丁字形芽接法，或在春季4月上旬进行枝接，多采用切接、腹接和劈接法。（2）**山桃**：用种子繁殖。6~9月份摘F成熟果实，除去果肉，将种子在水中冲洗干净，捞出晾干，沙藏。春播，3月下旬至4月初播种，把经过沙藏种子取出，按行株距35cm×(20~30)cm，深5~6cm穴播，覆土，浇水，15天左右可出苗。幼苗在苗圃培育1~2年出圃定植。秋播于10月中旬至11月上旬，可以把当年采收的种子，不经沙藏处理，直接播种，于翌年春生苗。山桃苗木一般常作为桃树品种的砧木。

田间管理 （1）**桃**：注意整形修剪，加强土、肥、水管理。（2）**山桃**：幼苗出土后，应及时进行追肥、浇水、中耕除草。定植结果后，于每年冬季进行修剪，剪除徒长枝、过密枝、病虫枝、细弱枝，使通风透光，提高果实产量。

病虫害防治 （1）**桃**：抗病能力弱，最易遭受虫害。桃炭疽病，主要为害果实。也为害叶和新梢，发芽前喷波美3度石硫合剂，发芽后喷65%代森锌500倍液2~3次。流胶病，发生在树枝干，加强栽培管理，枝干涂白，预防冻害和日烧伤，防治蛀食枝干的害虫。桃蚜，为害叶片，发芽前喷波美3度石硫合剂，生长期用2.5%溴氰菊酯5 000倍液。（2）**山桃**：桃缩叶病，为害叶片、新梢、果实，严重时造成落叶甚至枝条枯死。发芽前喷波美5度石硫合剂。虫害有桃芽、桃粉蚜。

【性状鉴别】 （1）**桃仁** 种子呈扁椭圆形，先端具尖，中部略膨大，基部钝圆而偏斜，边缘较薄。长1.2～1.8cm，宽0.8～1.2cm，厚2～4mm。表面红棕色或黄棕色，有细小颗粒状突起。

尖端一侧有一棱线状种脐，基部有合点，并自该处分散出多数棕色维管束脉纹，形成布满种皮的纵向凹纹，种皮薄。子叶肥大，富油质。气微，味微苦。见(图 369)

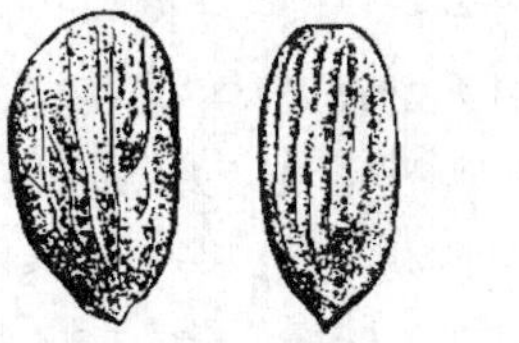

(图 369)**桃仁（种子）外形**

（2）**山桃仁**　种子呈卵圆形，基部偏斜，较小而肥厚。长0.9～1.5cm，宽约 7mm，厚约 5mm。种皮红棕色或黄棕色，表面颗粒较粗而密。

【显微鉴别】　粉末特征：（1）**桃仁**　粉末黄白色。①种皮外表皮石细胞。单个散在或 2～5(11)个连接成行或聚集成群。侧面观多呈贝壳形、盔帽形或弓形，径向 54～153μm，底部切向 18～180μm，突出于表皮层的部分呈拱形，壁厚约至 34μm，层纹细密整齐，孔沟无或稀少，底部壁厚约至 12μm，层纹少见，孔沟粗而较密，胞腔内含淡棕色物，表面观呈类圆形、圆多角形，或类方形，纹孔大而较密。另有呈纺锤形的石细胞，宽约至 230μm。②种皮外表皮细胞橙红色或樱红色，呈类圆形或多角形，常与石细胞连生。③种皮内表皮细胞淡黄棕色或红棕色，断面观为 1 列类长方形色素细胞，表面观呈类多角形，垂周壁微波状弯曲。④内胚乳细胞，壁稍厚，胞腔内含脂肪油滴。⑤子叶细胞含糊粉粒及脂肪油滴。见（图 370）

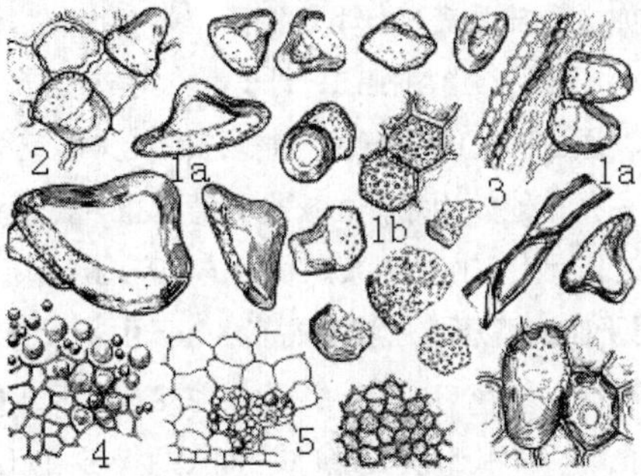

（图 370）**桃(种子)粉末特征**

1.石细咆(a.侧面观 b.表面观) 2.种皮外表皮细胞 3.种皮内表皮细胞 4.内胚乳细胞 5.子叶细胞

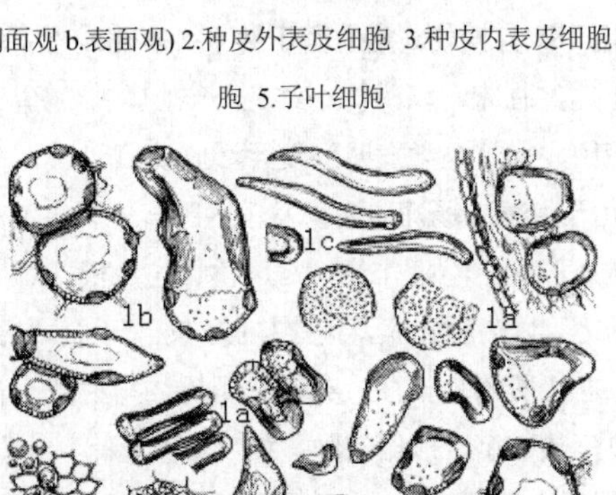

（图 371）**山桃(种子)粉末特征**

1.石细胞(a.侧面观 b.表面观 C.非腺毛状) 2.种皮外表皮细胞 3.草酸钙簇晶 4.内胚乳细胞 5.子叶细胞

（2）**山桃仁**　粉末黄白色。①种皮外表皮石细胞，侧面观呈贝壳形、矩圆形、椭圆形或长条形，径向 81～198(～279) μm，切向 27～128(～198) μm，突出部分近圆拱形，壁厚至 34μm，层纹细密整齐，孔沟无或稀少，底部壁厚薄不匀，薄处层纹少见，孔沟较密，厚处层纹明显，无孔沟；表面观呈类圆形、类六角形、长多角形、类方形或类斜方形，有的一端锐尖，壁厚薄相间，角隅处特厚，层纹明显，壁薄处有孔沟。偶见作腺毛状石细胞。长至 234μm，直径 23～42μm。②草酸钙簇晶少数，直径 12～27μm。另有种皮外表皮细胞、种皮内表皮细胞、内胚乳细胞及子叶细胞。见（图 371）

【主含成分】　桃的种仁含苦杏仁甙(*amygdalin*)，24-亚甲基环木菠萝烷醇(*24-methylene cycloartano1*)，柠檬甾二烯醇(*citrostadieno1*)，7-去氢燕麦甾醇(*7-dehydroavenastero1*)，野樱甙(*prunasin*)，β-谷甾醇(*β-sitostero1*)，菜油甾醇(*campestero1*)，β-谷甾醇-3-O-β-D-吡喃葡萄糖甙(*β-sitosterol-3-O-β-D-glucopyranoside*)，菜油甾醇-3-O-β-D-吡喃葡萄糖甙(*campesterol-3-O-β-D-glucopyranoside*)，β-谷甾醇-3-O-β-D-(6-O-棕榈酰)吡喃葡萄糖甙[*β-sitosterol-3O-β-D- (6-O-palmityl)glucopyranoside*]，β-谷甾醇-3-O-β-D- (6-O-油酰)吡喃葡萄糖甙[*β-sitosterol -3-O-β-D- (6-O-oleyl)glucopyranoside*]，菜油甾醇-3-O-β-D- (6-O-棕榈酰)吡喃葡萄糖甙[*campesterol-3-O-β-D- (6-0-palmityl)glucopyranoside*]，菜油甾醇-3-O-β-D-(6-O-油酰)吡喃葡萄糖甙[*eampesterol-3-O-β-D- (6-O-oleyl)glucopyranoside*]，甲基-α-D-呋喃果糖甙(*methyl-α-D-fructofuranoside*)，甲基-β-D-喃葡萄糖甙(*methyl-β-D-glucopyranoslde*)，色氨酸(*tryptophane*)，葡萄糖(*glucose*)及蔗糖(*sucrose*)。还含绿原酸(*chlorogenic acid*)，3-咖啡酰奎宁酸(*3-caffeoylquinic acid*)，3-对香豆酰奎宁酸(*3-p-coumaroylquinic acid*)，3-阿魏酰奎宁酸(*3- feruloylquinic acid*)，甘油三油酸酯(*triolein*)。又从桃仁中分离到 2 种蛋白质成分 PR-A 和 PR-B，有强的抗炎镇痛药理活性。桃仁油富含不饱和脂肪酸，主要为油酸(*oleic acid*)和亚油酸(*1inoleic acid*)。

【药理】　（1）**对循环系统的作用**　500％桃仁提取液 2ml 静注能立即增加麻醉家兔脑血流量 112.8％，降低脑血管阻力 57.2％。桃仁能明显增加狗股动脉的血流量并降低血管阻力。对离体兔耳血管能明显地增加灌流液的流量，并能消除去甲肾上腺素的缩血管作用。桃仁提取物 50mg/ml，脾动脉内给药可使麻醉大鼠肝脏微循环内血流加速，并与剂量相关，提示对肝脏表面微循环有一定的改善作用。

（2）**抗凝血作用和抗血栓形成**　山桃仁 1g/ml 煎剂按 0.2g/10g 体重给小鼠灌胃，每日 1 次，连续 10～11 天，可使小鼠凝血时间显著延长。山桃仁 1g/ml 煎剂 2.5ml/kg 给家兔灌胃，每日 1 次，连续 7～8 天，其出血时间和凝血时间均显著延长，还可完全抑制其血块收缩。抗凝作用的有效成分已证明是甘油三油酸酯(triolein)。1g/ml 山桃仁煎剂 2.57ml/kg 灌胃，每日 2 次，连续 3～4 天，对行颈总动脉-颈外静脉血流旁路手术的麻醉公鸡实验性体外血栓形成有明显的抑制作用，抑制率平均为 18％(14％～22％)。纤维蛋白法证明，桃仁水煎液具有纤溶促进作用，而显色性肽基法却未见到促进作用，这可能是它作用于纤维蛋白凝块，增大溶解，而不是使纤维蛋白酶活性上升。用肾上腺素加冰水刺激形成的大鼠“血瘀”模型的血液呈高粘度状态，用桃仁实验治疗，可见到雌性大鼠的低切速全血粘度降低，对红细胞变形能力和纤维蛋白元含量等的影响则不明显。

（3）**抗炎作用**　对桃仁的多种提取物进行抗炎筛选试验中，发现其水提取物具有较强的抗大鼠角叉菜胶性足跖肿胀作用，并从中分离得2个蛋白质成分：PR-A和PR-B。PR-A在0.5~2.5mg/kg范围内、PR-B在0.1~5mg/kg范围内静注，具有剂量依赖性的阳性作用，与4mg/kg吲哚美辛或80mg/kg阿司匹林灌胃给药作用相似或更强。PR-B抗酶活性研究证实，其抗炎机制是对炎症化学介质缓激肽的抑制，即蛋白酶抑制样作用。PR-B阻碍血管舒缓素引起的缓激肽的游离，阻碍蛋白酶活性。桃仁煎剂300mg/(kg·d)口服，对大鼠felt-pellet诱发肉芽肿形成有显著抑制作用。桃仁氯仿提取液经口给药，对小鼠锦球肉芽肿形成亦有明显的抑制作用旧]。大鼠背部注入角叉菜胶形成肉芽肿，以桃仁提取物800mg/(kg·d)给药，4天后测定肉芽肿内渗出液的量及渗出液中前列腺素$E_2(PGE_2)$的含量，其抑制率为35%。山桃仁5.084g/kg灌胃，共4天，对大鼠蛋清性关节炎呈明显抗炎作用。桃仁提取液对经体外细胞培养中的纤维母细胞生长具有抑制作用，将其用于实验性巩膜瓣下小梁切除术的家兔动物模型上，发现它具有抑制炎症细胞及纤维母细胞增生的作用。

（4）**抗过敏作用** 桃仁水提物能抑制小鼠血清中的皮肤过敏抗体及鼷鼠脾溶血性细胞的产生。其乙醇提取物口服能抑制小鼠含有皮肤过敏性抗体的抗血清引起的被动皮肤过敏反应(PCA反应)的色素渗出量。

（5）**其他作用** 桃仁中含45%的脂肪油，可润滑肠道，利于排便。桃仁中含苦杏仁甙，有镇咳作用。桃仁煎剂具有子宫收缩作用，有助于产后子宫复旧和止血。口服水煎剂有显著镇痛作用，抑制小鼠扭体反应。苦杏仁甙对实验性炎症的镇痛作用为氨基比林的1/2。扁桃油有驱虫作用，对蛲虫的驱虫效果为80.8%，对蛔虫效果为70%。PR-B有相当强的SOD样活性，PR-B(10^{-6}~5×10^{-5}mool/L)对豚鼠腹腔巨噬细胞中过氧阴离子的产生有抑制作用，并随剂量的加大而增强。

（6）**毒性** 桃仁水煎液，对小鼠腹腔注射3.5g/kg，可见肌肉松弛，运动失调，竖毛等现象。其LD_{50}为222.5±7.5g/kg。

【炮制】 （1）**燀桃仁**：取净桃仁置沸水中，加热至种皮微鼓起，捞出，在凉水中稍浸泡，取出搓开种皮与种仁，干燥，簸去种皮。用时捣碎。燀桃仁利于有效物质的溶出。

（2）**炒桃仁**：取燀桃仁置锅内，用文火加热，炒至微黄色，取出放凉。用时捣碎。炒桃仁偏于和血润燥。

（3）**麸炒桃仁**：先将麸皮撒入锅内，待麸皮冒烟时，倒入燀桃仁，用文火炒至表面呈黄色，取出，筛去麸皮，放凉。每桃仁100kg，用麸皮12kg。

（4）**桃仁霜**：取燀桃仁，研成粗粉，用吸油纸包好，置榨床内压榨去油，如此反复几次，至油净，取出研细。桃仁霜活血祛瘀而不滑肠。

饮片性状：①燀桃仁形如桃仁，无种皮，表面乳白色，有细纵纹。②炒桃仁形如桃仁，表面微黄色，略有焦斑。③麸炒桃仁形如桃仁，表面黄色。④桃仁霜呈粉末状，乳白色，微显油性。

【性味归经】 味苦、甘，小毒。归心、肝、大肠经。

【功用主治】 活血祛瘀，润肠通便。主治痛经，血滞经闭，产后瘀滞腹痛，癥瘕结块，跌打损伤，瘀血肿痛，肺痈，肠痈肠燥便秘。

《本经》："主瘀血，血闭，瘕，邪气，杀小虫。"

《别录》："止咳逆上气，消心下坚，除卒暴击血，破癥瘕，通月水，止痛。"

《食疗本草》："杀三虫，止心痛。"

《医学启源》："治大便血结，血秘，血燥，通润大便。"

《纲目》谓李东垣云："其功有四：治热入血室，一也；泄腹中滞血，二也；除皮肤血热燥痒，三也；行皮肤凝滞之血，四也。"

《滇南本草》："治血痰。"

《医学入门·本草》："兼主上气咳嗽，喘急，胸膈痞满，止疝痛、腰疼，杀虫及尸疰邪祟。又小儿癞卵，妇人阴痒，捣泥敷之。"

《纲目》："主血滞风痹，骨蒸，肝疟寒热，鬼疰疼痛，产后、血病。"

《本草正》："止鬼疰血逆疼痛，膨胀，疗跌打损伤。"

《随息居饮食谱》："治产后阴肿，妇人阴疮。"

《现代实用中药》："治高血压及慢性盲肠炎，妇人子宫血肿。"

【临床应用】 桃仁活血散瘀之力较强，有推陈致新之功，不论血滞血结，新瘀久瘀，均可配伍应用。

（1）**用于妇女经行腹痛，或经闭不行，或产后气血瘀滞，腹痛且胀**。常用桃仁、红花，伍以当归、地黄等以活血祛瘀，养血凋经，如《医宗金鉴》桃红四物汤。若产后恶露不行，小腹冷痛，宜与当归、川芎、炮姜、炙甘草等同用，化瘀生新，温经止痛，如《傅青主女科》生化汤。

（2）**用于蓄血证**。伤寒热结膀胱，下焦蓄血，症见少腹急结，大便色黑，小便自利，甚则谵语烦渴，其人如狂，可用桃仁与大黄、芒硝、桂枝等配伍，破血下瘀，兼泻实热。蓄血重症，少腹硬满，其人发狂，或有身体发黄症状者，则需配伍水蛭、虻虫等攻逐血瘀猛剂，如《伤寒论》桃核承气汤、抵当汤。

（3）**用于癥瘕积聚**。气滞血瘀，阻于膈下，形成积块，痛有定处者，治宜化瘀破积为主，可用桃仁配伍五灵脂、当归、丹皮、枳壳等药，如《医林改错》膈下逐瘀汤。妇女小腹宿有瘕块，妊娠后漏下不止，胎动，当用桃仁、丹皮、赤芍与桂枝、茯苓为伍，共奏破血结、通血脉、缓消瘕积，兼以安胎之功，方如《金匮要略》桂枝茯苓丸。他如治疗干血痨之大黄蟅虫丸，治疗疟母之鳖甲煎丸，于大队行瘀破血、消瘕散积药中，亦均加用桃仁以成功。

（4）**用于血瘀痹痛**。凡筋脉关节疼痛，由于气滞血瘀，络脉痹阻，可用桃仁、红花与乳香、没药、地龙、当归等配伍，散瘀通络，行痹止痛，如《丹溪心法》趁痛散；或与当归、红花、威灵仙、麝香等同用，如《类证治裁》桃红饮。

（5）**用于跌打损伤，瘀血留于胁下，疼痛难忍**。治当活血祛瘀，通络止痛，临床常以桃仁、红花与当归、柴胡、大黄、穿山甲等配合应用，如《医学发明》复元活血汤。

（6）**用于肺痈，肠痈**。痈疡发于内脏，多属热郁瘀滞，肺痈咳吐臭痰脓血，胸中隐隐作痛，常用桃仁与芦根、薏苡仁、冬瓜子等配合治之，以清肺化痰，逐瘀排脓，如《千金要方》苇茎汤。肠痈初起，右少腹疼痛拒按，亦可选用桃仁与大黄、芒硝、丹皮等配伍，以泻热破瘀，散结消肿，如《金匮要略》大黄牡丹汤。

（7）**用于大便秘结**。桃仁含有较多脂质，其性沉降，有润燥滑肠之功，常与杏仁、柏子仁、陈皮等同用，如《世医得效方》五仁丸。

（8）**用于咳嗽**。桃仁尚能止咳，用治咳嗽气急，可作辅助之品。

《纲目》谓李东垣云："大便燥结，血燥，同陈皮服。"

《纲目》："香附为之使。"

《得宜本草》："得吴茱萸治冷劳减食，得延胡索、川楝子治肝厥胃脘痛。"

《药性集要》："得香附为使行气破血，得红花行瘀通月经，得海蛤除血结胸，得陈皮治血闭大便不通。"

【用量用法】 内服：煎汤，6～10g，用时打碎，或入丸、散；制霜用须包煎。

【使用注意】 无瘀滞者及孕妇禁服。过量服用可引起中毒，轻者可见头晕恶，精神不振，虚弱乏力等，严重者可因呼吸麻痹而死亡。

《医学入门·本草》："血燥虚者慎之。"

《纲目》："双仁者有毒，不可食。"

《本草经疏》："桃仁性善破血，散而不收，泻而无补，过用之及用之不得其当，能使血下不止，损伤真阴，为害非细。故凡经闭不通，由于血枯而不由于瘀滞；产后腹痛，由于血虚而不由于留血结块；大便不通，由于津液不足，而不由于血燥秘结，法并忌之。"

《药性切用》："肠滑者忌。"

【附方】 （1）**治妇人、室女血闭不通，五心烦热**：红花、当归(洗焙)、杜牛膝、桃仁(焙)各等分，为细末。每服三钱，温酒调下，空心，食前。--《杨氏家藏方》之"桃仁散"

（2）**治产后恶露不净，脉弦滞涩者**：桃仁三钱，当归三钱，赤芍、桂心各钱半，砂糖三钱(炒炭)，水煎，去渣温服。--《医略六书》之"桃仁煎"

（3）**治妇人宿有瘕积，妊娠三月，漏下不止，胎动**：桃仁(去皮、尖，熬)、芍药、桂枝、茯苓、牡丹(去心)各等分。上五味为末，炼蜜和丸如兔屎大。每日食前服一丸，不知，加至三丸。--《金匮要略》之"桂枝茯苓丸"

（4）**治伤寒蓄血，发热如狂，少腹硬满，小便自利**：桃仁(去皮、尖)二十个，大黄(酒洗)三两，水蛭(熬)、虻虫(去翅、足，熬)各三十个。上四味，以水五升，煮取三升，去滓。温服一升，不下，更服。--《伤寒论》

（5）**治太阳病不解，热结膀胱，其人如狂，少腹急结**：桃仁(去皮、尖)五十个，大黄四两，桂枝(去皮)一两，甘草(炙)二两，芒硝二两。上五味，以水七升，煮取二升半，去滓，内芒硝，更上火微沸，下火。先食温服五合，日三服，当微利。--《伤寒沦》之"桃核承气汤"

（6）**治从高坠下，胸中有血，不得气息**：桃仁十四枚，大黄、硝石、甘草各一两，蒲黄一两半，大枣二十枚。上六味，细切，以水三升，煮取一升，绞去滓，适寒温尽服之，当下。下不止，渍麻汁一杯，饮之即止。--《千金要方》之"桃仁汤"

（7）**治食郁久，胃脘有瘀血作痛**：生桃仁连皮细嚼，以生韭菜捣自然汁一盏送下。--《万病回春》

（8）**治气血凝滞，疝气膀胱小肠气痛不可忍**：桃仁(炒，去皮、尖，研)，茴香(炒)各一两。上为末，每服二钱，葱白二寸，煨热蘸药细嚼，空心热酒下。--《古今医统大全》之"百选桃仁膏"

（9）**治膀胱气滞血涩，大小便秘**：桃仁、葵子、滑石、槟榔各等分。为末，每以三钱，空心，葱白煎汤调下。--《赤水玄珠》之"桃花散"

（10）**治老人虚秘**：桃仁、柏子仁、火麻仁、松子仁等分。同研，熔白蜡和丸如桐子大。以少黄丹汤下。--《汤液本草》

（11）**治里急后重，大便不快**：桃仁(去皮)三两，吴茱萸二两，盐一两。上三味，同炒熟，去盐并茱萸。只以桃仁，空心夜卧不拘时任意嚼五七粒至一二十粒。--《圣济总录》

（12）**治上气咳嗽，胸膈痞满，气喘**：桃仁(去皮、尖)三两。以水一升，研取汁，和粳米二合，煮粥食之。--《食医心镜》

（13）**治远年一切肺疾，咯吐脓血，渐成劳证**：白茯苓(去皮)、五灵脂(去沙土)、马兜铃各半两，杏仁(去皮、尖，蛤粉炒)三十枚，桃仁(去皮、尖，蛤粉炒)二十枚。上为细末。每服二钱，水一盏半，入萝卜三片，同煎至一盏，去滓，入黄蜡一块如皂子大，再煎候蜡溶。通口服，食后，临卧。--《杨氏家藏方》

（14）**治奔豚气上冲心腹**：桃仁(去皮尖，双仁)四两，汤浸研细取汁三升，京三棱(煨，锉)二两，鳖甲(去裙，醋炙)三两。上三味，捣二味为末，先煎桃仁汁至二升，次下药末，不住手搅，良久更入好醋一升，同煎如饧，以瓷合收。每服半匙，空心温酒调下。--《圣济总录》之"三神煎"

（15）**治女人阴户内生疮，作痛如虫咬，或作痒难禁者**：桃仁、桃叶相等，捣烂，丝绵裹纳其中，日易三四次。--《日用本草》引孟诜方

（16）**治疟**：桃仁(去皮、尖)一百个，于乳钵中细研成膏，不得犯生水，候成膏，入黄丹三钱，丸如梧桐子大。每服三丸，当发日用温酒吞下，如不饮酒，井花水亦得。--《证类本草》

（17）**治冬月唇干血出**：用桃仁捣烂，猪油调涂唇上，即效。--《寿世保元》

（18）**治风毒赤胗，浮肿成痞瘟**：桃仁(去皮、尖、双仁，炒，生用)、杏仁(去皮、尖，生研)各三两，胡麻(生研)、凝水石(研如粉)各二两。上四味，各研细，别研芸薹菜绞取汁，和以白蜜，入前研药，搅为稀膏。用涂患处，干即易之。--《圣济总录》

（19）**治疗血吸虫病性肝硬化**：用桃仁中提取的有效成分苦扁桃仁甙注射液500mg静滴，隔日1次，总剂量22.5g，总疗程90天，并设5%葡萄糖液滴注对照组。两组各观察20例，结果两组患者乏力、体力、体重、血红蛋白、红细胞、血小板、血清白蛋白、γ球蛋白等指标均有明显好转或改善；桃仁组肝脏缩小3cm以上者11例，葡萄糖组为3例，经统计学处理，两组有显著性差异($P<0.05$)…。--《中医杂志》俞广声，等，1986，(6)：24

(20)**治疗冠心病**：桃仁、栀子各12g，共碾成末，加炼蜜30g(或蛋清)调成糊状。将药摊敷在心前区，敷药范围为右侧至胸骨右缘第3～5肋间，左侧达心尖搏动处，约长7cm、宽15cm。外用纱布敷盖，胶布固定，开始每3天换药1次，2次后7天换药1次，6次为1疗程。敷药期间除有严重心绞痛发作可含服硝酸甘油外，其他治疗冠心病的中西药物均停用。共观察治疗50例，症状改善显效者22例，改善者22例，无效6例；心电图显效者7例，18例改善，25例无改变。--《中级医刊》张仲全，1981，(4)：19

碧桃干

【别名】 碧桃干《饮片新参》，桃枭《本经》，鬼髑髅《雷公炮炙论》，桃奴、枭景《别录》，干桃《圣惠方》，气桃《草木便方》，阴桃子《分类草药性》，桃干《现代实用中药》，瘪桃干《中药志》。

【名释】 碧桃干言其果色绿黄；瘪桃干言其外表干瘪，核已硬化者习称"瘪桃干"，核未硬者习称"桃奴"；气桃应是"弃桃"之谐音；李时珍云："(桃枭)桃子干悬如枭首磔木之状，故名。奴者，言其不能成实也。《家宝方》谓之神桃，言其辟恶也。千叶桃花结子在树不落者，名鬼髑髅。"

【来源】 为蔷薇科植物桃 *Amygdalus persicu* L.或山桃

A.davidiana(Carr.)C.de Vos ex Henry 的幼果。

【原植物】 参见“桃仁”。

【采收加工】 4～6 月未成熟的幼果，经风吹落后拾取，翻晒 4～6d，由青色变为青黄色即得。

【性状鉴别】 （1）**碧桃干**：呈矩圆形或卵圆形，长 1.8～3cm，直径 1.5～2cm，厚 0.9～1.5cm。先端渐尖，呈鸟喙状，基部不对称，有的存有少数棕红色的果柄。表面黄绿色，具网状皱缩纹理，并密被黄白色柔毛，质坚硬，不易折断。破开，断面内果皮厚而硬化，腹缝线凸出，背缝线不明显。含未成熟种 1 枚。气微弱，味微酸涩。见（图 372）

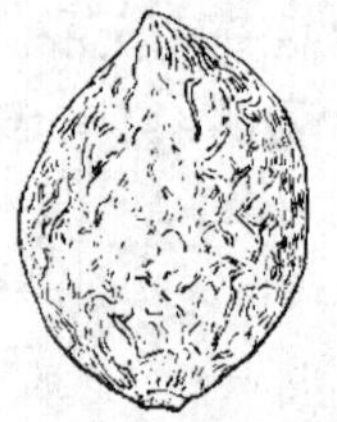

（图 372）碧桃干(幼果)外形

（2）**桃奴**：呈扁压状卵形，较小，表面毛茸更多。质软，断面内果皮较薄，未硬化。

【显微鉴别】 粉末特征：棕黄色。①非腺毛众多，单细胞，淡黄色，多自基部断离，呈纤维状，微弯，长 33～612(2700)μm，直径 17～40μm，壁厚，表面有螺纹状角质纹理。②内果皮石细胞成片，呈尖圆形、类方形或不规则形，直径 14～45μm，壁较薄，微木化，纹孔、孔沟细密，明显。③草酸钙簇晶可见，直径 7～21μm。

【理化鉴别】 取本品粗粉 2g，加水 20ml，加热微沸 15 分钟，趁热滤过，滤液照下述方法试验：①取滤液滴于滤纸上，干后喷以 0.1%溴酚蓝乙醇液，即显蓝色斑点。(检查有机酸) ②取滤液 5 滴，置白色点滴板内，加三氯化铁试液 1 滴，显污绿色或褐绿色。(检查酚性成分)

【炮制】 **酒碧桃干**：取净碧桃于.喷适量黄酒拌匀。待酒被吸尽后，置蒸锅内，用武火蒸 30 分钟，取出，干燥。

饮片性状：酒碧桃干形同碧桃干，微有酒香气。

【性味归经】 味酸、苦，性平。归肺、肝经。

【功用主治】 敛汗涩精，活血止血，止痛。主治盗汗，遗精，心腹痛，吐血，妊娠下血。

《别录》：“疗中恶腹痛。”

《日华子》：“治肺气，腰痛，破血，治心痛，酒摩暖服之。”

《食物本草》(汪颖)：“主吐血。烧存性，研末，米汤调服。”

《纲目》：“治小儿虚汗，妇人妊娠下血，破伏梁结气，止邪疟。烧烟熏痔疮。烧黑油调，敷小儿头上肥疮软疖。”

《药性切用》：“缩邪汗。”

《分类草药性》：“治膀胱疝气，遗精，妇女月经闭塞。”

《饮片新参》：“生津，止汗。治劳咳，养胃除烦。”

《天目山药用植物志》：“治男子白浊。”

《青岛中草药手册》：“收敛止血，抗疟。”

《安徽中草药》：“开音。”

《全国中草药汇编》：“止痛。治胃痛，疝痛。”

【用量用法】 内服：煎汤，6～9g，或入丸、散。外用：研末调敷，或烧烟熏，适量。

【附方】 (1)**治盗汗，虚汗**：碧桃干 30g，浮小麦 45g，糯稻根 15g，红枣 10 个，水煎服。-- 《甘肃中医验方集锦》

（2）**治内伤吐血**：桃枭煅存性，同棕皮灰、蒲黄、朱砂、京墨为末。临卧以童便调服三钱。-- 《本草经疏》

（3）**治妊娠下血不止**：干桃(烧灰存性)、地榆各等分。上为末，每服二钱，空心白滚汤调下。-- 《丹台玉案》

（4）**治伏梁气，在心下结聚不散**：桃奴三两，捣细，罗为散，每服食前，温酒调下二钱。-- 《圣惠方》

（5）**治疟**：树上白干桃子二七枚，黑豆一两，巴豆七粒(去皮心膜，出尽油)。上三味，捣罗为细末，滴冷水丸如梧桐子大，丹砂为衣。每服一丸，井华水吞下。-- 《圣济总录》之“干桃丸”

（6）**治音哑**：瘪桃干 7 个(煅炭存性)，研末，大枣 30g，煎水冲服。-- 《安徽中草药》

（7）**治卒然半身不遂**：瘪桃干 60～90g，桔梗 15～18g，丹参 30g。水煎，冲黄酒，早晚饭前各服 1 次。-- 《天目山药用植物志》

（8）**治小儿头疮**：树上干桃烧研，入腻粉，麻油调搽。-- 《圣惠方》

（9）**治疗盗汗**：用碧桃干口服液(每 1ml 含 1g 生药)，每晚临睡前服 10～20ml，7 天为 1 疗程。治疗肺结核盗汗 30 例。疗效评定：显效：眼药 3 天盗汗停止。有效：服药 3 天盗汗明显减少。无效：服药 5 天后盗汗无明显减少。结果总有效率为 96.7%，显效 24 例(80%)，有效 5 例(16.7%)，无效 1 例。-- 《中药通报》沈顺琴，等，l988，13(8)：495

桃花

【来源】 为蔷薇科植物桃 *Arnygdalus persica* L.或山桃 *A.davidiana*(Cart.)C.de Vos ex Henry 的花。

【原植物】 参见“桃仁”。

【采收加工】 3～4 月间桃花将开放时采摘，阴干，放干燥处。

【主含成分】 花含山柰素-3-鼠李糖甙(*kaempferol-3-rhamnoside*)，槲皮甙(*quercitrin*)，蔷薇甙(*multiflorin*)A、B，野蔷薇甙(*multinoside*)A 及绿原酸，紫云英甙(*astragalin*)，蜡梅甙(*meratin*)，山柰素-3-双葡萄糖甙(*kaempferol-3-β-D-glucopyranosid0-β-D-glucopyranoside*)，桃皮素(*persicogenin*)，柚皮素(*naringenin*)，香橙素(*aromadendrine*)，橙皮素(*hesperetin*)，桃皮素-5-β-D-吡喃葡萄糖甙(*persicogenin-5-β-D-glucopyranoside*)，柚皮素-5-β-D-吡喃葡萄糖甙(*naringenin-5-β-D-g1ucopyranoside*)，橙皮素-5-β-D-吡喃葡萄糖甙(*hesperetin-5-β-D-glucopyranoside*)，右旋儿茶酚(*catecho1*)，左旋表儿茶酚没食子酸酯(*epicatechol gallate*)，绿原酸和矢车菊甙(*chrysanthemin*)，山柰酚(*kaempfero1*)，香豆精(*coumarin*)。白桃花含三叶豆甙(*trifolin*)。

【性味归经】 味苦，性平。归心、肝、大肠经。

【功用主治】 利水通便，活血化瘀。主治小便不利，水肿，痰饮，脚气，砂石淋，便秘，癥瘕，闭经，癫狂，疮疹，面野。

《本经》：“令人好颜色。”

《别录》：“除水气，破石淋，利大小便，下三虫，悦泽人面。”

《新修本草》："下恶气，消肿满，利大小肠。"

《食疗本草》："治心腹痛及秃疮。"

《纲目》："利宿水痰饮积滞，治风狂，研末，傅头上肥疮，手足㾦疮。"

《本草汇言》："破妇人血闭血瘕，血风癫狂。"

《冯氏锦囊·药性》："露桃花，除痘毒气，斑疮。"

《医林纂要·药性》："燥湿除痰，泄肺逆。"

《本草求原》："治饮积下痢，惊怒伤肝致痰饮滞血而发狂，产后二便不通。"

《岭南采药录》："凉血解毒，痘疹通用之。"

《浙江药用植物志》："健胃理气。治胸腹滞痛。"

【用量用法】 内服：煎汤，3～6g，研末，1.5g。外用：捣敷，或研末调敷，适量。

【使用注意】 不宜久服，孕妇禁服。

《纲目》："若久服则耗阴血，损元气。"

《药性切用》："误服泻人。"

【附方】 (1) **治脚气，腰肾膀胱宿水及痰饮**：桃花量取一大升(阴干)，捣为散。温清酒和，一服令尽，通利为度，空腹服之，须臾当转，可六七行，但宿食不消化等物，总泻尽，若中间觉饥虚，进少许软饭及糜粥。--《外台》引崔氏方"桃花散"

(2) **治大便难**：水服桃花方寸匕。--《千金要方》

(3) **治干粪塞肠，瘀肠胀痛不通**：毛桃花一两(湿者)，面三两。上药和面作馄饨，熟煮。空腹食之，至日午后，腹中如雷鸣，当下恶物。--《圣惠方》

(4) **治产后大小便秘涩**：桃花、葵子、滑石、槟榔各一两。上药捣细，罗为散。每服食前，以葱白汤调下二钱。--《圣惠方》之"桃花散"

(5) **治心腹痛**：桃花(晒干杵末)，以水服二钱匕，小儿半钱。--《食疗本草》

(6) **治腰脊苦痛不遂**：桃花一斗一升，井华水三斗，曲六升，米六斗。炊之一时，酿熟，去糟。一服一升，日三服。若作食饮，用河水，禁如药法。--《千金要方》

(7) **治妇人无子**：桃花、杏花，阴干为末。和井华水，服方寸匕。--《卫生易简方》

(8) **治发背疮痈疽**：桃花于平旦承露采取，以酽醋研绞去滓取汁，涂敷疮上。--《圣济总录》之"桃花汁方"

(9) **治脓瘘**：桃花末，和猪脂封之。--《千金要方》

(10) **治面上疮黄水出并眼疮**：桃花不计多少，细末之。食后以水半盏，调服方寸匕，日三。--《海上集验方》

(11) **治白秃**：桃花末之，和猪脂封之。--《千金要方》

(12) **治黑黯斑点**：桃花一升，杏花一升。以东流水浸七日，相次洗面。--《圣惠方》

(13) **治面皯皰**：桃花、冬瓜仁各一两。捣罗为末，以蜜调敷。--《圣惠方》

桃叶

【来源】 为蔷薇科植物桃 *Amygdalus persica* L.或山桃 *A.davidiana*(Carr.)C.de Vos ex Henry 的叶。

【原植物】 参见"桃仁"。

【采收加工】 夏季采叶，鲜用或晒干。

【性状鉴别】 叶片多卷缩成条状，湿润展平后呈长圆状披针形，长6～15cm，宽2～3.5cm。先端渐尖，基部宽楔形，边缘具细锯齿或粗锯齿。上面深绿色，较光亮，下面色较淡。质脆。气微，味微苦。

【主含成分】 叶中含三十一烷(*hentriacontane*)，β-谷甾醇及其葡萄糖甙，熊果酸(*ursolic acid*)，消旋扁桃酸(*mandelic acid*)，槲皮素(*quercetin*)，紫云英甙(*astragalin*)，蜡梅甙(*meratin*)，山柰素-3-双葡萄糖甙(*kaempferol-3-β-D-glucopyranoside-β-D-glucopyranoside*)，桃皮素(*persicogenin*)，柚皮素(*naringnin*)，香橙素(*aromadendrine*)，橙皮素(*hesperetin*)，桃皮素-5-β-D-吡喃葡萄糖甙(*persicogenin-5-β-D-glucopyranoside*)，橙皮素-5-O-β-D-吡喃葡萄糖甙(*hesperetin-5-O-β-D-glucopyranoside*)，右旋儿茶酚(cate chol)，左旋表儿茶酚没食子酸酯(*epicatechol gallate*)，绿原酸和矢车菊甙(*chrysanthemin*)，新鲜桃叶中的氰酸甙类按苦杏仁甙计算，其含量为1.32%～2.54%。

【性味归经】 味苦、辛，性平。归脾、肾经。

【功用主治】 祛风清热，燥湿解毒，杀虫。主治外感风邪，头风，头痛，风痹，湿疹，臃肿疮疡，癣疮，疟疾，阴道滴虫。

《别录》："主除尸虫，出疮中虫。"

《日华子》："治恶气，小儿寒热客忤。"

《宝庆本草折衷》："(治)女人阴疮疼痛。"

《滇南本草》："洗疮除风。"

《纲目》："疗伤寒、时气，风痹无汗，治头风，通大小便，止霍乱腹痛。"

《本草汇言》："破妇人血闭血瘕。"

《药性纂要》："截疟方中用之以辟邪也，桃叶蒸汗法治天行病。"

《本草再新》："发汗，除痰，消湿，杀虫。"

《现代实用中药》："洗汗疱及湿疹。"

《甘肃中草药手册》："清湿热，杀臭虫、虱、蛆。"

《上海常用中草药》："治痔疮。"

《陕西中草药》："治寻常疣，疮疖。"

《中草药学》南药："治脚癣，阴道滴虫。也有用鲜叶制杏仁水镇咳用。"

《全国中草药汇编》："清热解毒，杀虫止痒。主治疟疾。"

《福建药物志》："治胆道蛔虫，皮肤瘙痒，狗咬伤。"

《浙江药用植物志》："主治外感风邪，腹痛泄泻。"

【用量用法】 内服：煎汤，3～6g。外用：煎水洗，或鲜品捣敷，或捣汁涂，适量。

【使用注意】 孕妇禁服。

【附方】 (1) **治风热头痛**：生桃叶适量，盐少许，捣烂，敷太阳穴。--《广西民间常用草药手册》

(2) **治风湿性关节炎**：(桃树)叶适量，加水煎，过滤取药再浓缩成胶状。取适量摊在纸上或纱布上贴患处。--《广西本草选编》

(3) **治疟疾**：①桃树叶、生黄豆粉等份。共捣烂，搓成条塞鼻中，于发作前2小时用。 ②桃树叶1握，小红蜘蛛1只。共捣成泥，于发作前1小时敷于上桡动脉，用布绑好，男左女右。 ③桃树叶1kg，松树叶0.5kg，枫树叶1kg，水煎倾盆内，乘热将病人置盆上，用被子围好，熏蒸出汗。--《湖南药物志》 ④鲜桃叶7片，胡椒7粒。共捣烂，于发作前3小时敷两侧内关穴。--《安徽中草药》

(4) **治妇女阴中生疮，如虫咬疼痛**：生捣(桃)叶绵裹内阴中，日三四易。

--《食疗本草》

（5）**治水火烫伤**：鲜桃叶捣烂，麻油调敷患处。--《安徽中草药》

（6）**治急性淋巴管炎**：桃叶研极细末，白酒少许：调患处，干则更换。--《安徽中草药》

（7）**治头面癣疮**：桃叶捣汁敷之。--《千金要方》

（8）**治脚癣**：(桃树)鲜嫩叶捣敷。--《广西本草选编》

（9）**治皮肤瘙痒**：鲜桃叶、杠板归叶、夹竹桃叶、番石榴叶各适量，水煎外洗。--《福建药物志》

（10）**治阴道滴虫**：鲜桃叶适量，煎水，于睡前熏洗阴部。另取鲜桃叶适量，洗净揉碎，纱布包扎，于睡前塞入阴道，次晨取出。--《湖北中草药志》

（11）**治胆道蛔虫**：鲜桃叶 30 ~ 60g，加食盐少许，捣烂绞汁，每日 1 剂，分多次服。--《福建药物志》

（12）**治蛲虫**：①桃叶一两.上一味，捣绞取汁，空腹服半合。--《圣济总录》 ②桃叶捣为泥，团如枣大，睡前塞肛门内，连用数日。--《陕甘宁青中草药选》

（13）**治霍乱腹痛吐痢** 桃叶(切)三升，水五升，煮取一升三合，分温二服。--《广济方》

（14）**治腹痛**：（桃）叶适量，捣烂，煨熟后敷肚脐。--《壮族民间用药选编》

（15）**治心痛**：是月(三月)二日，收桃叶晒干，捣末。井花水服一钱。--《遵生八笺》引《四时纂要》

（16）**治疗疟疾**：用新鲜桃树枝 5 ~ 8 枝(每枝带 5 ~ 8 片小叶)，于疟疾发作当天清晨煎服。据 60 例观察，多数 1 次即能控制发作，必要时可连服 2d。--《安徽省科学实验动态》(增刊)，1971.(8)：6

（17）**治疗阴道滴虫**：用鲜桃树叶 30g，加水 1000ml，煮沸 20 分钟，取煎液作阴道冲洗。必要时加灰藜 15g 同煮以止痒。每日 1 次，5 天为 1 疗程。治疗 60 例，治愈 54 例。--《江苏省中草药新医疗法展览资料选编》1970：114

（18）**治疗慢性荨麻疹**：取青嫩碧桃叶 500g，切碎浸于 5000ml 纯乙醇中，密闭静置 24 ~ 48 小时后弃去药渣。用棉球蘸浸出液涂布患部，一般每日 3 次，连涂 3 天为 1 疗程。治疗 45 例，结果痊愈 39 例，进步 2 例，无效 4 例。用药后瘙痒迅速停止或减轻，皮疹在短期内即可消失，且不易复发。--《中华皮肤科杂志》，1958，6(4)：304

（19）**治疗真菌性肠炎**：用鲜桃叶 100g，加水 300ml，煎汤，煮至 100ml。用桃树叶汤治疗真菌性肠炎 10 例，每次服 50ml，每日 2 次，连服 10 天为 1 疗程，服药至第 7 天作大便真菌培养，连续 3 次。治愈 8 例，无效 2 例。治愈病例中，有 2 例先用制霉菌素无效，改用桃树叶汤以后痊愈。--《湖北中医杂志》吴学海，1982，(3)：38

（20）**治疗小儿慢性腹泻**：用鲜桃叶芯(嫩叶)10 ~ 20g，洗净后捣碎，加开水 50～100ml，再用纱布过滤去渣，即得药汁。治疗小儿慢性腹泻 35 例，1 ~ 3 岁者，每次服1茶匙；3 ~ 6 岁者，每次服 2 茶匙；6 ~ 12 岁者，每次服 3 茶匙，每日 3 次，疗程为 3 ~ 4 天。经治疗 35 例中，治愈 32 例，好转 1 例，无效 2 例。--《中医杂志》余伟良，1982，(2)：47

（21）**治疗阴道滴虫**：采集生长旺盛之桃树叶，阴干后称取 500g，加水煎煮，制成桃叶膏(每 1ml 含生药 3.3g)。临用时以水稀释至 10%。用窥阴器扩张阴道后，以浸有药液的棉球擦涂阴道分泌物，再用带线大棉球浸药后充填于阴道后穹窿，每日换药 1 次，5 次为 1 疗程。共治疗 130 例，单疗程近期疗效 80.9 %(89/110)。对单纯性滴虫阴道炎、合并妊娠、伴有尿道炎的疗效分别为 79.4 %，82.6%，84.2%。对 39 例伴有尿道炎者比较研究后发现，单用桃叶膏组及加服甲硝唑(灭滴灵)组的疗效无统计学差别。--《西安医学院学报》张敏如，等，1984，5(1)：29

桃枝 味苦，性平。活血通络，解毒，杀虫。主治心腹疼痛，风湿关节痛，腰痛，跌打损伤，疮癣。内服：煎汤，9～15g，鲜品加倍。外用：煎水含漱或洗浴，适量。

《全国中草药汇编》："孕妇忌服。"

附方 （1）**治卒心痛**：桃枝一把，切，以酒一升，煎取半升，顿服。--《补缺肘后方》

（2）**治黄疸**：鲜桃枝 90g，切碎煎汁服。--《陕甘宁青中草药选》

（3）**治时气瘴疫**：桃枝叶十两，白芷三两，柏叶五两。上件药，捣筛为散。每服三两，煎汤浴之。--《圣惠方》

（4）**治天行䘌下部生疮**：浓煎桃枝如糖，外敷，以通下部。若口中生疮，含之。--《伤寒类要》

（5）**治癞及一切疮疽** 用桃、柳、桑、槐、楮五枝各一斤。煎浓汤一桶，先蒸，候半温，坐桶内平颈项浸洗一日，一月洗两次。--《医学入门》

桃茎白皮 味苦、辛，性平。清热利湿，解毒，杀虫。主治水肿，痧气腹痛，风湿关节痛，肺热喘闷，喉痹，牙痛，疮痈肿毒，瘰疬，湿疮，湿癣。内服：煎汤，9～15g。外用：研末调敷，煎水洗或含漱，适量。

《全国中草药汇编》："孕妇禁服。"

附方 （1）**治水肿**：桃皮三斤(削去黑，取黄皮)，麦曲一升，秫米一升。上三味，以水三斗，煮桃皮令得一斗，以五升汁渍女曲，五升汁馈饭，酿如酒法，熟，漉去滓。可服一合，日三，耐酒者增之，以体中有热为候，小便多者即是病去。忌生、冷、酒、面、一切毒物。--《外台》引《小品方》"桃皮酒"

（2）**治肺热闷不止，胸中喘急悸，客(寒)热往来欲死，不堪服药，泄胸中喘气**：桃皮、芫花各一升。二物以水四升，煮取一升五合，去滓。以故布手巾内汁中，薄胸，温四肢，不盈数刻即歇。--《本草图经》引《集验方》

（3）**治喉痹**：煮桃皮汁三升，服之。--《千金要方》

（4）**治蛊毒，喉中如物啮，咽之不入，吐之不出，或下鲜血，渐将羸瘦，腹大，饮食不下**：桃白皮一两半(五月五日午时采，阴干，临用去黑皮)，大戟二(三)分(锉碎，微炒)，斑猫三分(糯米拌炒微黄，去翅足)。上件三味，并别捣细罗，都合和一处研匀。每服空心，以粥饮清汁调下一钱。良久更少吃粥饮。当大吐利，蛊毒并出。若一服不差，三日更一服即差。虽大困，终不损人，候吐尽，良久食粥饮。--《圣惠方》

（5）**治牙痛颊肿**：桃白皮、柳白皮、槐白皮等份。煎酒热漱，冷即吐之。--《圣惠方》

（6）**治龋齿**：(桃树)皮 15g，茅莓根 30g，食醋适量(以过药面为度)。煎成浓汁，待温反复含漱 3 ~ 4 次，停 1 ~ 2 小时又继续含漱 3 ~ 4 次。--《壮族民间用药选编》

（7）**治卒得恶疮**：桃皮作屑内疮中。

（8）**治卒患瘰疬子不痛**：桃树皮贴上，灸二七壮。（7 ~ 8 方均出自《证类本草》引孙思邈方）

（9）**治脾肺风毒攻冲生疮癣**：升麻、桃白皮、苦参各半两(细锉)。用水二斗，煮取一斗，去滓候温洗之。--《普济方》

（10）**治乳腺炎初起**：鲜桃树皮 60g，加水煎至半碗，打入鸡蛋 1 个，1 次服下。肿胀甚者应吸尽乳汁。对已化脓者无效。--《全国中草药新医疗法展览会资料选编》

（11）**治食道癌**：新鲜桃树皮 90～120g，捣烂加水少许，取汁服。--《内蒙古中草药》）

（12）**治眼肿**：桃树青皮为末，醋和敷之。--《岭南采药录》

（13）**治疟疾**：桃树皮 3 块，大蒜头 1 枚，鸡蛋黄 3g，水菖蒲 9g，水煎服。--《湖南药物志》

（14）**治小儿羸瘦有蛔虫**：吴茱萸根白皮四两，桃白皮三两。上以酒一升二合，渍之一宿，渐与服取差。--《千金要方》

（15）**治蛲虫、蛔虫及痔䘌，虫蚀下部生疮**：桃皮、艾叶各一两，槐子三两，大枣三十枚。上四味㕮咀，以水三升.煮取半升，顿服之。--《千金要方》之"桃皮汤"

桃根

味苦，性平。清热利湿，活血止痛，消痈肿。主治黄疸，痧气腹痛，腰痛，跌打劳伤疼痛，风湿痹痛，闭经，吐血，衄血，痈肿，痔疮。内服：煎汤，15～30g。外用：量煎水洗，或捣敷，适量。

《民间常用草药汇编》："孕妇忌服。"

附方（1）**治黄疸身眼皆如金色**：桃根，切细如箸若钗股以下者一握。以水一大升，煎取一小升，适寒温空腹顿服。后三五日，其黄离离如薄云散，唯眼最后瘥，百日方平复。身黄散后，可时时饮一清酒，则眼中易散，不饮则散迟。忌食热面、猪、鱼等肉。--《伤寒类要》

（2）**治跌打损伤**：桃树根皮(鲜)15g，南五味子根 15g，水煎，酒送服。--《江西草药》

（3）**治妇人数年月水不通，面色萎黄，唇口青白，腹内成块，肚上筋脉，腿胫或肿**：桃树根一斤，牛蒡根一斤，马鞭草一斤，牛膝二斤(去苗)，蓬蘽根一斤。上药都锉，以水三斗，煎取一斗，去滓，更于净锅中，以慢火煎如饧，盛于瓷器中。每于食前，以热酒调下半大匙。--《圣惠方》之"桃根煎"

（4）**治肋间神经痛**：桃树根二重皮 30g，猪瘦肉少许，水炖加酒服。--《福建药物志》

（5）**治风火牙痛**：桃树根 60g，鸭蛋 1 个，同煮，服汤食蛋。--《江西草药》

（6）**治血痔**：桃根半斤，细锉，用水一斗，煎至五升，去滓。温洗，日三五度。--《圣济总录》

（7）**治骨髓炎**：白毛桃(未嫁接)根白皮，加红糖少许，捣烂外敷局部。--《单方验方调查资料选编》

桃胶

味苦，性平。和血，通淋，止痢。主治血瘕，石淋，痢疾，腹痛，糖尿病，乳糜尿。内服：煎汤，9～15g，或入丸、散。

附方（1）**治石淋作痛**：桃木胶如枣大，夏以冷水三合、冬以汤三合和服，日三服，当下石，石尽即止。--《古今录验方》

（2）**治血淋**：石膏、木通、桃胶(炒作末)各半两。上为细末，每服二钱，水一盏，煎至七分，通口服，食前。--《杨氏家藏方》之"桃胶散"

（3）**治气淋小便憋膨不通**：桃胶、李胶等分，为末，每服半钱，葱白汤调下，无时。--《小儿卫生总微论方》之"二胶散"

（4）**治产后痢下赤白，里急后重，㽲刺疼痛**：桃胶(瓦七焙干)、沉香、蒲黄(隔纸炒)等份。上为末。每服二钱，食前，陈米饮调下。--《妇人良方》

（5）**治糖尿病**：(桃树胶)15～24g，玉米须 30～48g，枸杞根 30～48g，煎服。--《上海常用中草药》

（6）**治火烧疮**：桃胶半两，松脂、黄柏各半两。上药捣细罗为散，用梨汁生蜜调涂之。--《圣惠方》之"止痛散"

（7）**治疮疹黑靥，发搐危困**：桃胶煎汤饮之。一方以水熬成膏，温酒调下，无时。--《小儿卫生总微论方》之"桃胶汤"

苦杏仁

【别名】 苦杏仁《临证指南》，杏核仁《本经》，杏子《伤寒论》，木落子《石药尔雅》，杏仁《雷公炮制论》，杏梅仁《浙江中药手册》。

【名释】 《说文》："杏，果也。从木，可省声。"为象形字。《纲目》云："杏字篆文象子在木枝之形。"

【来源】 为蔷薇科植物杏 *Prunus ameniaca* L.的种子。

另：蔷薇科植物山杏 *Prunus armeniaca* L.*var.ansu* Maxim.、西伯利亚杏 *Prunus sibirica* L.和东北杏 *Prunus mandshutica*(Maxim.)Koehne 成熟种子也作苦杏仁入药。多分布于我国北部省份。

【植物形态】 落叶小乔木，高 4～10m；树皮暗红棕色，纵裂。单叶互生；叶片圆卵形或宽卵形，长 5～9cm，宽 4～8cm。春季先叶开花，花单生枝端，着生较密，稍似总状；花几无梗，花萼基部成筒状，外面被短柔毛，上部 5 裂；花瓣 5，白色或浅粉红色，圆形至宽倒卵形；雄蕊多数，着生萼筒边缘；雌蕊单心皮，着生萼筒基部。核果圆形，稀倒卵形，直径 2.5cm 以上。种子 1，心状卵形，浅红色。花期 3～4 月，果期 6～7 月。见(图 373)

本植物的叶（杏叶）、花（杏花）也供药用，详见下述。

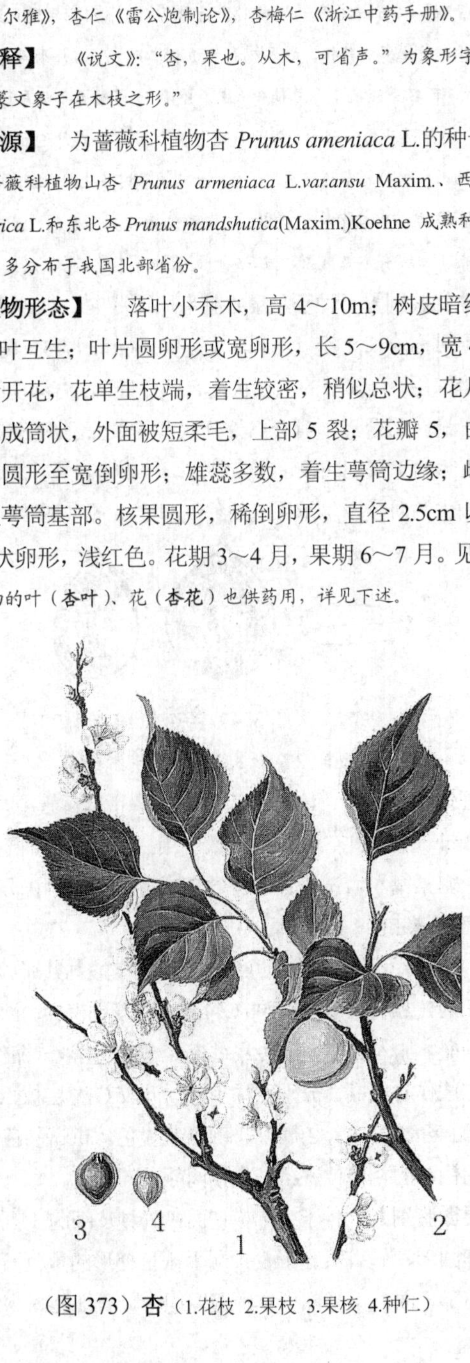

(图 373) 杏（1.花枝 2.果枝 3.果核 4.种仁）

【生长分布】 生于山坡、沟谷或栽培于梯田、庭院。邹平各地均有种植。

【采收加工】 6～7月成熟期采摘果实，除去果肉，洗净，晒干，敲碎果核，取种子，晾干，防虫蛀。

【栽培要点】 **生物学特性** 适应性强，耐旱，耐寒，耐瘠薄，抗盐碱。夏季在43.9℃高温下，生长正常；在40℃低温可安全越冬。可栽种于平地或坡地。对土壤要求不严。

栽培技术 用种子或嫁接繁殖。种子繁殖：采摘成熟果实，搓去果肉，大粒每50k9出种子5~10kg，小粒每50kg出种子7.5~15kg，种子纯度为98%，发芽率为86%。以1：3湿沙混合进行冬季沙藏。春播于3月下旬，秋播于11月下旬(秋播种子可不经过沙藏，放于通风处阴干后即可播种)。常采用大垅播种，每垅播种1行，点播株距为10~15cm，每穴1颗种子，播后覆土厚5~6cm(约为种子直径的3倍)，镇压。嫁接繁殖：砧木用杏播种的实生苗或山杏苗，枝接于3月下旬，芽接于7月上旬至8月下旬进行。

田间管理 幼苗出现3~4片叶时进行疏苗，2~3星期后进行第2次间苗，并及时灌水，防止风吹伤根，遇天气干旱酌情灌水，7~8月雨季注意排涝。苗高达45cm，可在芽接前1个月摘去嫩尖。冬季11月至翌年3月进行修剪，分3种树形：自然圆头形，疏散分层形，自然开心形。4~6月追灌恒水，在幼芽萌发前与幼果生长期间各追速效肥1次，每株成年树可施肥0.25kg，然后灌水。

病虫害防治 病害有杏疔叶斑，发芽前喷5度石硫合剂，展叶时喷0，3度石硫合剂。虫害有杏象鼻虫，另有袋蛾、天牛等。

【性状鉴别】 种子呈扁心脏形，顶端尖，基部钝圆而厚，左右略不对称，长1.2～1.7cm，宽1～1.3cm，厚4～6mm。表面棕色至暗棕色，有细密的颗粒状凸起。尖端一侧有深色线形种脐，基部有一椭圆形合点，自合点处分散多条深棕色凹下的维管束脉纹，形成纵向不规则凹纹，布满种皮。种皮薄，子叶肥厚，白色，气微，加水共研，发生苯甲醛的香气.味苦。见（图374）

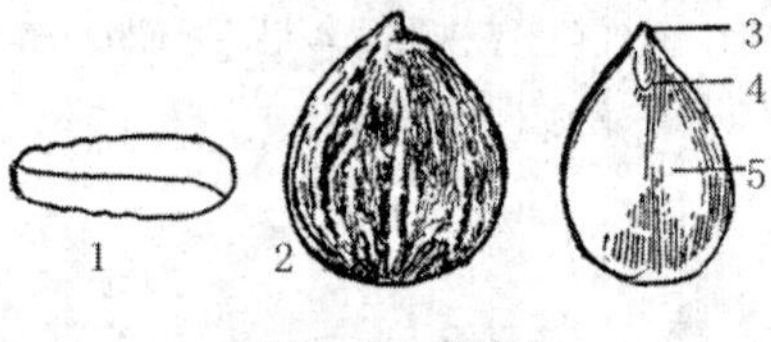

（图374）苦杏仁

1.横断面 2.全形 3.胚根 4.胚芽 5.子叶

【理化鉴别】 （1）取本品0.5g，置带塞试管中，加5%硫酸溶液3ml充分摇匀，在试管口放一用三硝基苯酚钠溶液湿润的滤纸条，塞紧塞子，试管置40～50℃水浴中加热10分钟，滤纸条由黄色变砖红色。(检查氰甙)

（2）薄层色谱 取本品0.5g，加等量碳酸钙共研碎，放入带塞三角瓶内，加石油醚(60～90℃)4ml，冷浸过夜后，滤过。残渣挥干石油醚，加入乙醇4ml冷浸过夜，滤过。滤液浓缩作供试品。以苦杏仁甙作对照品。分别点样于同一硅胶G薄层板上，以氯仿-乙酸乙酯-乙醇(2：1：2)展开，碘蒸气显色。供试品色谱中，在与对照品色谱的相应位置上，显相同颜色的斑点。

【显微鉴别】 种子中部横切面：外种皮细胞1列，散有长圆形、卵圆形，偶有贝壳形及顶端平截呈梯形的黄色石细胞，上半部凸出于表面，下半部埋在薄壁组织中，石细胞高38～95μm，宽30～57μm。埋在薄壁组织部分壁较薄，纹孔及孔沟较多；凸出部分壁较厚，纹孔较少或无。种皮下方为细胞皱缩的营养层，有细小维管束。内种皮细胞1列，含黄色物质。外胚乳为数列颓废的薄壁细胞。内胚乳为1列长方形细胞，内含糊粉粒及脂肪油。见（图375）

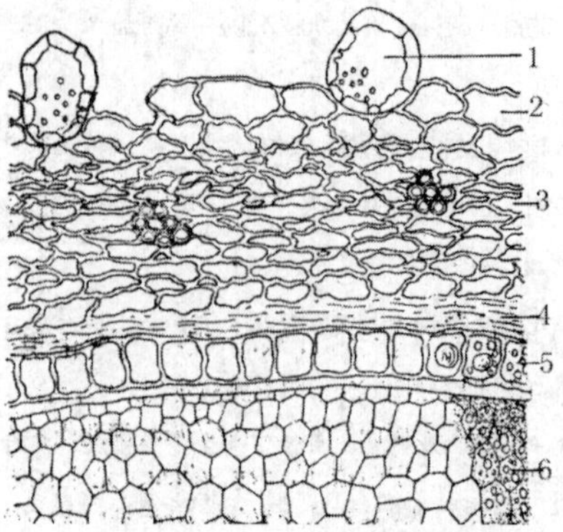

（图375）苦杏仁横切面详图

1.石细胞 2.表皮 3.薄壁细胞 4.外胚乳 5.内胚乳 6.子叶细胞

【品质含量】 《中华人民共和国药典》2005年版规定：本品含苦杏仁甙($C_{20}H_{27}N0_{11}$)不得少于3.0%。

【主含成分】 种仁含苦味氰甙：苦杏仁甙(amygdalin)约4%和野樱甙(prunasin)；脂肪油约50%，油中有8种脂肪酸，主要的是亚油酸(1inoleic acid)占27%，油酸(oleie acid)占67%及棕榈酸(palmitic acid)占5.2%。还含绿原酸(chlorogenic acid)即是5′-咖啡酰奎宁酸(5′-caffeoylquinic acid)，新绿原酸(neochlorogenic acid)即是3′-咖啡酰奎宁酸(3′-caffeoylquinic acid)，3′-阿魏酰奎宁酸(3′-feruloylquinic acid)，5′-阿魏酰奎宁酸(5′-feruloylquinic acid)，3′-对香豆酰奎宁酸(3′-p-coumaroylquinic acid)，肌醇(inosito1)，豆甾醇(stigmastem1)，β-谷甾醇(β-sitostero1)，△5-燕麦甾醇(△5-avenastero1)”，胆甾醇(cholestero1)，△24-胆甾烯醇(△24-eholesteno1)，雌酮(setrone)，17β-雌二醇(17β-estradio1)，甘油三油酸酯(triolein)。另含有抗炎和镇痛活性的2种蛋白质成分：KR-A和KR-B，其含量分别为4.44%和0.41%。又含与杏仁香味有关的挥发性成分：苯甲醛(benzaldehyde)，芳樟醇(1inaloo1)，4-松油烯醇(4-terpineno1)，α-松油醇(α-terpineo1)等。

【药理】 （1）**止咳平喘作用** 所含苦杏仁甙在下消化道被肠道微生物酶分解或被杏仁本身所含苦杏仁酶(*emulsin*)分解.产生微量氢氰酸，可对呼吸中枢呈镇静作用，而达到镇咳平喘效应。苦杏仁甙对油酸型呼吸窘迫综合征实验动物可促进肺表面活性物质的合成，并使病变得到改善。

（2）**对消化系统的影响** 杏仁脂肪油有润肠通便作用。苦杏仁甙在经酶作用分解形成氢氰酸的同时，也产生苯甲醛，后者可抑制胃蛋白酶的活性，从而影响消化功能。杏仁水溶性部分的胃蛋白酶水解产物以500mg/kg的剂量对四氯化碳处理的大鼠给药，发现它能抑制血清天冬氨酸转氨酶(AST)、血清丙氨酸转氨酶(ALT)水平和羟脯氨酸含量的升高，并抑制优球蛋白溶解时间的延长。在病理学上，杏仁水溶部分的胃蛋白酶水解产物能抑制鼠肝结缔组织的增生，但不能抑制D-半乳糖胺引起的鼠AST、ALT水平升高。

（3）**抗肿瘤作用** 苦杏仁甙及其水解生成的氢氰酸和苯甲醛体外实验均证明有微弱抗癌作用。癌细胞内硫氰化酶较正常细胞少，因此对苦杏仁甙水解释放出的氢氰酸解毒能力差。杏仁热水提取物对子宫颈癌JTC-26株的抑制率为50~70%，若氢氰酸加苯甲醛或苦杏仁甙加β-葡萄糖甙酶可明显提高抗癌效力。

已发现癌细胞无氧酵解占优势，其产物乳酸形成的偏酸性环境有利于提高β-葡萄糖甙酶的活性，促使苦杏仁甙在癌细胞中水解出较多的氢氰酸和苯甲醛而发挥更强的抗癌作用。但关于苦杏仁和苦杏仁甙有无确实的抗肿瘤作用目前尚存在较多分歧。

（4）**抗炎和镇痛作用** 从杏仁中提得的蛋白质成分KR-A；和KR-B都表现明显的抗炎和镇痛作用。对大鼠角叉菜胶性足跖肿胀，KR-A和KR-B经口给药的ED_{50}分别为13.9mg/kg和6.4mg/kg。此外小鼠扭体法证明上述2种成分在5mg/kg静脉注射时都表现镇痛作用。

（5）**其他作用** 苦杏仁甙有抗突变作用.能减少由安乃近、甲硝唑、丝裂霉素C等引起的微核多染性红细胞的数量。苦杏仁甙1.5mg/只，3.5mg/只给小鼠肌内注射，能明显促进有丝分裂原对小鼠脾脏T淋巴细胞的增殖。体外试验对人蛔虫、蚯蚓有杀伤作用。小鼠热板法和醋酸扭体法证实苦杏仁甙有镇痛作用且无耐受性；小鼠给予苦杏仁甙后无竖尾反应及烯丙吗啡诱发的跳跃反应。

（6）**体内过程** 兔快速静脉注射苦杏仁甙500mg/kg，体内过程符合二室开放模型，其主要药物动力学参数为：$t_{1/2\alpha}$=3.5分钟；$t_{1/2\beta}$=43分钟；Vc=131ml/kg，Vd=246ml/kg，或$t_{1/2\alpha}$=38±4分钟，$t_{1/2\beta}$=77±18min。说明药物在体内消除较快，较少引起蓄积。药物除分布于血液及血流量较丰富的器官和组织外，还有相当部分分布于肌肉组织。兔在48h内尿排出原形药占62%，表明有部分药物在体内有断甙键等结构改变。'

（7）**毒性** 苦杏仁甙的急性毒性试验LD_{50}小鼠静脉注射为25g/kg；大鼠静脉注射为25g/kg，腹腔注射为8g/kg。最大耐受量：小鼠、兔、犬静注和肌注均为3g/kg，口服均为0.075g/kg。人静脉注射为5g(约0.07g/kg)。小鼠按500mg/kg静注10只，均未死亡，而以同样剂量灌胃给药，则10只小鼠死亡8只。口服给药的毒性所以大于静脉给药，研究证明主要是由于苦杏仁甙被肠道微生物酶水解产生出较多氢氰酸所致，如果处理小鼠使其肠道内微生物抑制，则胃肠给药300mg/kg苦杏仁甙未出现死亡，如未经处理，则相同剂量死亡率为60%。人口服B_{17}粉(苦杏仁甙)每日4g，持续半个月或静脉给药持续1个月.可见毒性反应，以消化系统较为多见，此外还可表现在心电图T波改变、房性早搏，停药后以上毒性反应均可消失。如果剂量减为每日口服0.6～1.2g.则可避免毒性反应。

【炮制】 （1）**焯杏仁**：取净杏仁，置沸水中略烫，至外皮微胀时捞出，用凉水稍浸，搓去外皮，晒干后簸净种皮。用时捣碎。焯杏仁可用于多种喘咳，外感者尤宜。

（2）**炒杏仁**：取焯杏仁置锅内，用文火加热，炒至表面微黄，取出放凉。用时捣碎。炒杏仁温肺散寒，多用于肺寒久咳。

（3）**杏仁霜**：取焯杏仁，碾成泥状，用压榨机冷压去油，或粗纸包裹反复压榨至不粘结成饼，碾细，过筛。杏仁霜止咳平喘而无滑肠之虞。

（4）**麸炒杏仁**：将麸皮撒入热锅内，待冒烟时投入杏仁，用文火炒至微黄色，取出，筛去麸皮，放凉。每杏仁100kg，用麸皮l0kg。麸炒杏仁作用似炒杏仁，但滑肠之力较弱。

（5）**蜜杏仁**：取焯杏仁，碾成碎块，置热锅内，文火边炒边加蜜，炒至不粘手为度，取出放凉。每杏仁100kg，用蜂蜜10kg。蜜杏仁常用于肺燥咳嗽及肠燥便秘。

（6）**甘草制杏仁**：取净杏仁，加甘草水浸1天后，出加水煮20分钟，稍凉，搓去外皮，干燥，簸去外皮。每杏仁100kg，用甘草24kg。

饮片性状：①焯杏仁形如杏仁，或分离为单瓣，无种皮，乳白色。②炒杏仁形如杏仁，表面微黄色，偶有焦斑。③杏仁霜为乳白色粉末，具苦杏仁的特殊气味。④麸炒杏仁形如杏仁，表面微黄色。⑤蜜杏仁呈碎块状，表面棕黄色，微有光泽，蜜香气，味微甘苦。

注：①苦杏仁不去皮尖对疗效和毒性无明显影响，但入煎剂宜捣碎，以利于有效成分的溶出。粒度以粉碎成原药材的1/4～1/8的粗粒，煎出率为高。双仁与单仁无异，应用时不必剔除。

②生杏仁用于煎剂须单包后下，以免苦杏仁甙大量酶解而损失；并须临用时捣碎，捣碎后不宜存放。

③焯杏仁以10倍量的沸水5～10分钟为宜，既可破坏酶，苦杏仁甙损失又甚微。

④炒杏仁应强火快炒，火候以表面有焦褐斑，内部微变黄，有香气为宜。

⑤蒸杏仁杀酶效果好，苦杏仁甙损失少。蒸制时，杏仁在蒸气中受热时间不应少于10分钟，一般不超过30分钟，时间不足则杀酶不完全，时间过长又会使苦杏仁甙含量下降。

⑥杏仁霜应经过加热处理，可先加热再去油或去油后蒸数分钟；若用生杏仁霜(冷压去油)，入煎剂宜在煎煮的最后10分钟加入为妥。

【性味归经】 味苦，性微温，小毒。归肺、大肠经。

【功用主治】 降气化痰，止咳平喘，润肠通便。主治外感咳嗽喘满，肠燥便秘。

《本经》："主咳逆上气雷鸣，喉痹，下气，产乳金疮，寒心奔豚。"

《别录》："(主)惊痫，心下烦热，风气去来，时行头痛，解肌，消心下急，杀狗毒。"

《本草经集注》："解锡、胡粉毒。"

《食经》(崔禹锡)："理风噤及言吮不开。"

《药性论》："治腹痹不通，发汗，主温病。治心下急满痛，除心腹烦闷．疗肺气咳嗽，上气喘促。入天门冬煎，润心肺。可和酪作汤，益润声气。宿即动冷气。"

《食疗本草》："绵裹，内女人阴中治虫疽。"

《珍珠囊》："除肺热，治上焦风燥，利胸膈气逆，润大肠气秘。"

《医学启源》："《主治秘要》云：其用有三：润肺气一也；消宿食二也；升滞气三也。"

《滇南本草》："止咳嗽，消痰润肺，润肠胃，消面粉积，下气。治疳虫。"

《医学入门·本草》："解肌发汗，散肺风寒咳嗽，头面风邪，眼睛鼻塞，冷泪，中风半身不遂，失音卒哑，兼治脚气，五痔下血不止，扑损瘀血，卒不得小便。"

《纲目》："杀虫，治诸疮疥，消肿，去头面诸风气，皶疱。"

《医林纂要·药性》："泻心火，除烦热，泻肺邪，泄气逆，攻坚，杀虫，辟毒。"

《药性切用》："炒黑能解郁消积。"

【临床应用】 （1）**用于咳嗽喘满**。杏仁苦泄而微温，主入肺经气分，功擅降气化痰，止咳平喘，为肺家要药，凡外感咳嗽喘满，无论新久、寒热均可应用。外感风邪，鼻塞头痛，咳嗽多痰，配麻黄、甘草，以宣肺平喘止咳，如《局方》三拗汤；若肺感风寒，痰阻气滞，咳嗽气急，咯痰不爽，配麻黄、苏子、陈皮、茯苓，以宣肺平喘，化痰止咳，如《局方》华盖散；治外感凉燥，咳嗽痰稀，配紫苏、半夏、桔梗、前胡，以轻宣凉燥，宣肺化痰，如《温病条辨》杏苏散；若燥热咳嗽，干咳无痰，症情较轻者，配桑叶、沙参、象贝同用，以清宣温燥，如《温病条辨》桑杏汤；燥热较重，身热甚，咳逆气喘，配桑叶、石膏、麦门冬，以清燥润肺，如《医门法律》清燥救肺汤；治风热咳嗽，本品常与桑叶、菊花等疏风清热药配伍，如《温病条辨》桑菊饮；肺热咳喘，气急鼻煽，配麻黄、石膏，以清热宣肺平喘，如《伤寒论》麻杏石甘汤。现代临床将本品用治急性支气管炎、肺炎、支气管哮喘等病证。

（2）**用于肠燥便秘**。杏仁质润多脂，能降气润肠，通利大便。津枯肠燥，大便艰难，老人或产后血虚便秘，配柏子仁、郁李仁、桃仁，以润肠通便，如《世医得效方》五仁丸。若胃肠燥热，大便干结，配麻子仁、大黄、厚朴，以润肠泄热，行气通便，如《伤寒论》麻子仁丸。若风热内伏，血液瘀结，大便秘涩者，可与大黄、桃仁、归尾同用，以润肠通便，活血祛风，如《脾胃论》润肠丸。

《赤水玄珠》："杏仁得五味，则止嗽。"

《药鉴》："入麻黄，利胸中气逆而喘促；同乌梅，润大肠气闭而便难。"

《本草正》："佐半夏、生姜，散风邪咳嗽；佐麻黄，发汗，逐伤寒表邪；同门冬，乳酥煎膏，润肺，治咳嗽极妙；同轻粉，研匀油调，敷疔疮肿毒最佳。"

《本草述》："同天门冬以润心肺；同生姜、甘草以润人肠；其浸以童便而治肺喘；其同青黛、柿饼以治咯血。"

《慎柔五书》："虚损大便燥者，用杏仁、枳壳、苏梗，则能去宿粪。"

《得配本草》："得陈皮，治便闭；合紫菀，利小便，"

【用量用法】 内服：煎汤，3～10g，或入丸、散；杏仁用时须打碎，杏仁霜入煎剂须布包。外用：捣敷，适量。

【使用注意】 阴虚咳嗽及大便溏泻者禁服，婴儿慎服。杏仁有小毒，不宜过量服用。剂量大时，轻者可出现头晕乏力，吐泻，腹痛，上腹部烧灼感，血压升高，呼吸加快；严重肯，呼吸明显减慢而表浅，昏迷，并可有强直性、阵发性痉挛，瞳孔散大，血压下降，最后因呼吸或循环衰竭而死亡。

《本草经集注》："恶黄芩、黄耆、葛根，畏蘘草。"

《千金要方》："扁鹊云：杏人不可久服，令人目盲，发落，动一切宿病。"

《本草图经》："能使人血溢，少误之，必出血不已，或至萎顿。"

《绍兴本草》："食之戟人咽喉。"

《药鉴》："大都中病即已，不可多服，过则令人伤筋骨。泄痢忌用。戒粟米，畏犬肉。"

《本草经疏》："阴虚咳嗽，肺家有虚热，热痰者忌之。风寒外邪，非壅逆肺分，喘急息促者不得用；产乳金疮，无风寒击袭者不得用；惊痫喉痹，亦非必须之药，用者详之。双仁者能杀人，本经言有毒，盖指此耳。"

《本草正》："元气虚陷者勿用，恐其沉降太泄。"

《本经逢原》："亡血家尤为切禁。"

《本草从新》："因虚而咳嗽、便秘者忌之。"

《药性切用》："肠滑者忌。"

【附方】 （1）**治肺寒卒咳嗽**：细辛半两(捣为末)，杏仁半两(汤浸，去皮、尖、双仁，麸炒微黄，研如膏)。上药，于铛中熔蜡半两，次下酥一分，入细辛、杏仁，丸如羊枣大。不计时候，以绵裹一丸，含化咽津。--《圣惠方》

（2）**治上气喘急**：桃仁、杏仁(并去双人、皮、尖，炒)各半两。上二味，细研，水调生面少许，和丸如梧桐子大。每服十丸，生姜、蜜汤下，微利为度。--《圣济总录》之"双人丸"

（3）**治气喘促，浮肿，小便涩**：杏仁一两，去皮尖，熬研，和米煮粥极熟，空心吃二合。--《食医心镜》

（4）**治肺燥喘热，大肠秘**：杏仁一斤(去皮、尖)，水一升半，研取汁，入生蜜四两，甘草一钱，银石器中慢火熬成稀膏，瓷器盛之。食后夜卧，入少酥沸汤点一匙服，如无上症，入盐点，常服润五脏。--《卫生易简方》

（5）**治小儿久患咳嗽**：杏仁一两半(去皮，焙)，茯苓一两，紫菀茸、皂角各半两(去皮、弦、核，蜜炙黄)，上末，每半钱生蜜调入，薄荷汤泡开服。--《仁斋小儿方》之"杏仁膏"

（6）**治咯血** 杏仁四十粒研细，用黄蜡炒黄色，入青黛一钱，捏作饼子，同时以柿子一枚破开，以饼置其中合定，湿纸包煨。研，水服。--《医学入门》之"圣饼子"

（7）**治久病大肠燥结不利**：杏仁八两，桃仁六两(俱用汤泡去皮)，蒌仁十两(去净壳)，三味总捣如泥。川贝八两，陈胆星(经三制者)四两，同贝母研极细，拌入杏、桃、蒌三仁内。神曲四两研末，打糊为丸，梧子大。每早服二钱，淡姜汤下。--《方脉正宗》

（8）**治心气痛闷乱**：山杏仁(炒令香熟，去皮、尖、双仁)二两，吴茱萸(汤洗，焙干，炒为末)十二钱。上二味，一处研匀，丸如弹子大。每服一丸，温酒化下，如不饮酒，即用热汤，发时服。--《圣济总录》之"山杏煎"

（9）**治虚劳羸瘦，烦热，口舌干燥，不欲饮食**：杏仁(汤浸，去皮、尖、双仁，麸炒微黄)、乌梅肉(微炒)、甘草(炙微赤，锉)、天门冬(去心，焙)各一两。上件药，捣罗为末，煮枣肉和，更入少炼成蜜，丸如弹子大。不计时绵裹一丸含咽之。--《圣惠方》

（10）**治男妇远近风中，左瘫右痪，语言謇塞，风湿脚弱，手足句挛，不能行立**：杏仁(去皮、尖)、麻黄(去根、节)、地骨皮(去粗芝)、木鳖子(去皮壳)各四两。为粗末，用砂锅一日，水一斗五叶，熬至七升，去渣，再熬至一升，分作四分。用好酒一盏，食后调服。--《卫生易简方》

（11）**治大人、小儿暴下水泻及积痢**：杏仁(汤浸，去皮、尖)二十粒，巴豆（去心核，油令尽）二十粒。上件研细，蒸枣肉为丸，如芥子大，朱砂为衣。每服一丸，倒流水下，食前。--《杨氏家藏方》之"朱砂丸"

（12）**治卒哑**：取杏仁三分去皮尖，熬，别杵，桂一分和如泥。取李核大，绵裹含，细细咽之，日五夜三。--《食疗本草》

（13）**治小肠气痛欲死者**：杏仁、茴香各一两，葱白半两(焙干)。同为末，酒调，嚼胡桃肉咽下。--《卫生易简方》

（14）**治瘰疬初起，已溃未溃并治**：苦杏仁(去皮、尖)三十粒，蓖麻仁(去衣)四十九粒，松香(研细末)一两。先将杏仁捣至无白星为度，再入蓖麻仁捣如泥，方下松香再捣十下。摊贴。--《疡医大全》

（15）**治五痔下血不止**：(杏仁)去皮尖及双仁，水三升，研滤取汁，煎减半，投米煮粥，停冷。空心食之。--《食疗本草》

（16）**治足癣**：苦杏仁 100g，陈醋 300ml。将上药入搪瓷容器内煎，然后用文火续煎 15～20 分钟(使药液浓缩至 150ml 为宜)，冷却后装瓶密封备用。用时先将患处用温开水洗净拭干，再涂药液即可，每日 3 次。--《广西中医药》

1986，(5)：45

（17）**治眼疾翳膜遮睛，但瞳子不破者**：杏仁(汤浸，去皮、尖、双仁)三升。每一升以面裹，于塘灰中炮熟，去面，研杏仁压取油，又取铜绿一钱与杏油同研。以铜箸点眼。--《圣济总录》之“杏仁膏”

（18）**治鼻中生疮**：捣杏仁乳敷之；亦烧核，压取油敷之。--《千金要方》

（19）**治小儿疳积**：杏仁、皮硝、山栀各 9g，共研末.加葱白、艾头(1 寸左右)各 3 根，面粉、白酒适量同捣为泥。于睡前敷于脐部，白天除掉，第 2 日再制一剂敷脐。--《安徽中医学院学报》1986，(11)：21

（20）**治面皯**：取(杏)仁去皮，捣和鸡子白，夜卧涂面，明早以暖清酒洗之。--《食疗本草》

（21）**治疗老年性慢性支气管炎**：用带皮苦杏仁及去皮炒熟苦杏仁研碎，各加等量冰糖分别制成苦杏仁糖。早晚各服 9g，10 天为 1 疗程。共治疗 180 例，其中带皮的苦杏仁糖治疗 124 例，有效率 96.8%；去皮苦杏仁糖治疗 56 例，白效率 75.1%。带皮苦杏仁糖对咳、痰、喘，都有良好作用，去皮苦杏仁糖有镇咳祛痰作用，但对止喘效果较差。--《山东医药》北京市卫生局，1971，(2)：5

（22）**治疗外阴瘙痒**：杏仁 150g，炒枯研成细粉，加麻油 75g 调成糊状。用时先取桑叶煎水冲洗外阴、阴道，然后用杏仁油糊涂搽，每日 1 次；或用带线棉球蘸杏仁油糊塞入阴道 24 小时后取出。治疗 136 例，有效率约 90%，平均用药 4～7 次痒止。--《湖北中西医结合资料选编》.1970：152

（23）**治疗蛲虫病**：取连皮杏仁 30 粒，脱脂药棉 6～10 块。将连皮杏仁研泥，加入沸水淹药面一指深，文火煎浓液，当患者夜间自觉肛门发痒时，将浸湿药棉塞入肛门内，次日晨取出。共治疗 50 余例，80%均取得满意疗效，般 3～6 次即可治愈，20%因肛门脓肿、脱肛痔漏无效。--《四川中医》李寿银，1984，(4)：53

杏叶

祛风利湿，明目。主治水肿，皮肤瘙痒，目疾多泪，痈疮瘰疬。用法：内服：煎汤，3～10g。外用：煎水洗，或研末调敷，或捣烂敷，适量。

附方　（1）**治卒肿满，身面皆洪大**：杏叶(锉)煮令浓，及热渍之，亦可服之。--《补缺肘后方》

（2）**治风麻疹，顽痒**：用杏叶煎汁拭之，杏仁五升(切)，根一升(切)。上件药，以水一斗半，煮取二升，去滓。用绵浸药汁揩拭患处，日三两度。--《圣惠方》

（3）**治瘰疬未破者，百药不效**：杏树叶五分(阴干为末)，蝙蝠(火焙干，为末)、白花蛇蜕(烧灰存性，为末)、人中白(火煅，为末)各二分五厘，蜜蜂七个(焙为末)。上用清水调杏树叶末，再入后四味，调匀敷患处，以绵纸～.片针刺小孔贴药上，水干再用清水纸上刷之，每一昼夜换一一次。--《疡科选粹》之“入神散”

杏花

味苦，性温。活血补虚。主治妇女不孕，肢体痹痛，手足逆冷。内服：煎汤，5～10g，或研末。

附方　（1）**治妇人无子**：杏花、桃花，阴干为末。和井华水服方寸匕，日三服。--《卫生易简方》

（2）**治粉滓面䵟**：杏花、桃花各一升。东流水浸七日，洗面三七遍。--《纲目》引《圣济总录》

山楂

【别名】　山楂《本草衍义补遗》，杭、檕梅《尔雅》，杭子《尔雅》(郭璞注)，羊梂、鼠查《本草经集注》，赤爪实《新修本草》，棠梂子《本草图经》，赤枣子《桂海虞衡志》，山里红果、酸枣、鼻涕团、柿楂子《百一选方》，山里果子《履巉岩本草》，茅楂《日用本草》，猴楂《世医得效方》，映山红果《救荒本草》，海红《品汇精要》，酸梅子、山梨《中国树木分类学》，酸查《山东中药》。

【名释】　山楂，生山野，味酢似楂子，故名。

【来源】　为蔷薇科植物山楂 *Crataegus pinnatifida* Bunge 的成熟果实。

另：蔷薇科植物山里红 *Crataegus pinnatifida* Bunge *var.major* N.E.Br.的成熟果实也作山楂入药。多产于河北等地。

【植物形态】　山楂　又名酸楂。落叶乔木，高可达 6m。树皮灰褐色至暗灰色，浅纵裂；小枝圆柱形，紫褐色，无毛或近无毛。叶宽卵形至三角状卵形，稀菱状卵形，长 5～10cm，宽 4～7.5cm，先端短渐尖，基部截形至宽楔形，叶缘两侧各有 3～5 羽状裂片，裂缘有不规则的重锯齿，羽状侧脉 6～10 对，分别伸长达裂隙和齿端，叶上面光滑，下面有时沿叶脉疏生短柔毛；叶柄长 2～6cm，无毛；托叶半圆形或镰形，边缘有腺质锯齿。伞房花序，多由 10 数花组成；总花梗及小花梗初有柔毛，后脱落；在花梗上常有膜质苞片，条状披针形，缘有尖齿；花直径约 1.5cm；萼筒钟状，萼片三角状卵形至披针形，外有灰白毛或无毛；花瓣倒卵形或圆形，白色；雄蕊 20，比花瓣略短；花柱 3～5。果实近球形，径 1～1.5cm，熟时红色或橙红色，有白色或褐绿色的皮孔点；核不规则卵形，内侧面较光滑。花期 5～6 月；果期 9～10 月。见(图 376)

山楂的种子（**山楂核**）、叶（**山楂叶**）、根（**山楂根**）也供药用，详见下述。

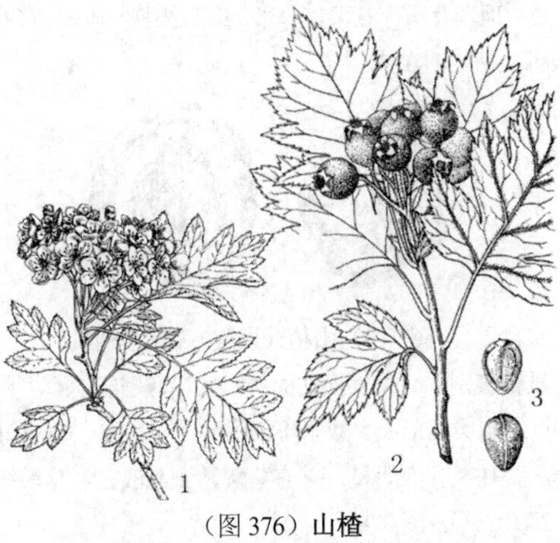

（图 376）**山楂**

1.花枝 2.果枝 3.种子

【生长分布】　生于山坡灌丛及林缘。邹平南部乡镇多有种植。

【采收加工】　9～10 月果实成熟后采收。采摘后趁鲜横切或纵切成两瓣，晒干，或采用切片机切成薄片，在 60～65℃下烘干。

【栽培要点】　**生物学特性**　耐寒抗风，平地山坡都能栽培。对土壤条件要求以沙性为最好，粘重土则生长较差。

栽培技术 用种子、分株、嫁接繁殖。种子繁殖：成熟的种子须经沙藏处理，挖50～100cm深沟，将种子以3～5倍湿沙混匀放入沟内至离沟沿10cm为止，再覆沙至地面，结冻前再盖土至地面30～50cm，第2年6～7月将种子翻倒，秋季取出播种，也可第3年春播。条播行距20cm，开沟4cm深，宽3～5cm，每1m播种200～300粒，播后覆薄土，上再覆1cm厚沙，防止土壤板结及水分蒸发，每1小时m^2播种量375～450kg。分株繁殖：挖出根蘖，栽于苗圃进行嫁接。根插法：春季将0.5～1cm的粗根切成12～14cm根段，扎成捆，用$0.3×10^{-6}～0.5×10^{-6}$"九二0"浸后以湿沙培放6～7天，斜插于苗圃，灌水使根和土壤密接，15天左右可以萌芽，当年苗高达50～60cm时，可在8月初进行芽接。嫁接繁殖：春、夏、秋季均可进行，用种子繁殖的实生苗或分株苗均可作砧木，采用芽接或枝接，以芽接为主。

田间管理 播种苗高至10cm时间苗，移栽行株距为(50～60)cm×(10～15)cm。结合秋季耕翻施入有机肥，从开花至果实旺盛期可于叶面喷无机肥。定期整形剪枝、耕翻除啦、刨去根蘖、培土等。

病虫害防治 病害主要是花腐病、白粉病，虫害主要有桃小食心虫、山楂红蜘蛛。①治疗花腐病时，可在50%展叶和全部展叶时喷药两次防叶腐，药剂有25%粉锈宁可湿性粉剂1000倍液，70%甲基托布津可湿性粉剂800倍液。盛花期再喷一次，可防花腐及果腐。②治疗白粉病时，可在发芽前喷5度石硫合剂，花蕾期空中孢子增多，喷5度石硫合剂，落花后至幼果期视发病情况喷1～2次0.3度石硫合剂或25%粉锈宁1000～1500倍液。③治疗 桃小食心虫时，在6月中旬，树盘喷100～150倍对硫磷乳油，杀死越冬代食心虫幼虫，7月初和8月上中旬，树上喷1500倍对硫磷乳油，消灭食心虫幼虫。④治疗红蜘蛛时，可喷洒菊酯类2000倍液、20%三氯杀螨乳油800倍液、73%克螨特乳油2000倍液以及杀卵作用较好的50%尼索郎乳油2000倍液，具体喷药时机和次数需根据发生量及防治效果确定。

【性状鉴别】 果实类球形，直径1～1.5cm。表面深红色，有小斑点，顶端有宿存花萼，基部有细长果柄。质较硬.气微清香，味酸微甜。见（图377）

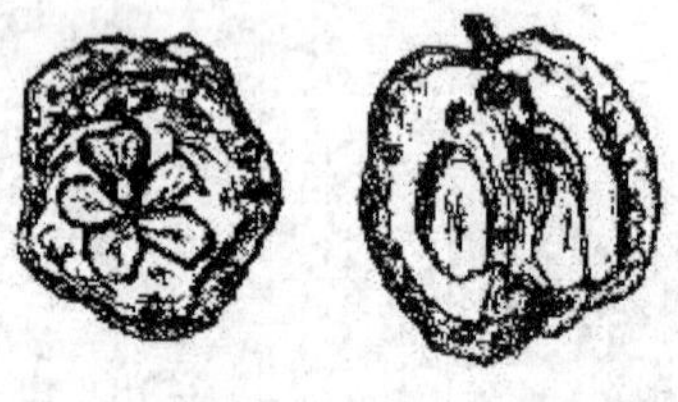

（图377）山楂（果实）饮片外形

【显微鉴别】 果实横切面：中果皮薄壁组织有多数石细胞散在，百细胞类圆形，少数呈不规则形，直径60～100μm，壁厚薄不一，壁孔及孔沟明显；并有草酸钙簇晶散在，草酸钙簇晶直径12～20μm。见(图378)

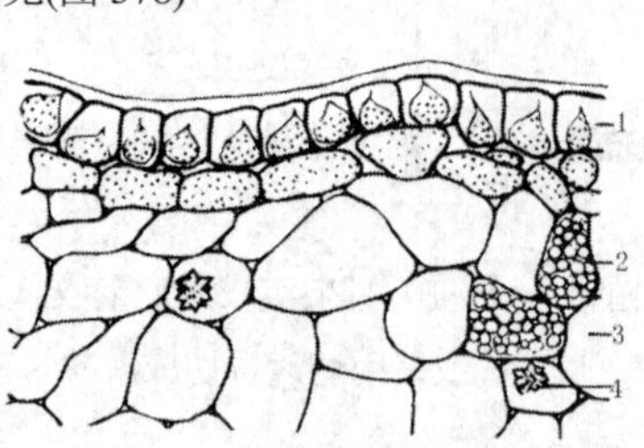

（图378）山楂(果实外侧)横切面详图

1.表皮细胞 2.淀粉粒 3.中果皮 4.草酸钙簇晶 5.石细胞

【理化鉴别】 （1）取本品粉末1g，加乙醚10ml，振摇混合2分钟，滤过。滤液蒸干，残留物加冰醋酸lml，溶解，再加硫酸1～2滴.溶液呈紫红色，渐成紫色。(检查甙类)

（2）取山楂浸膏5g置圆底烧瓶中，加95%乙醇40ml回流3次，每次30分钟，滤过，合并滤液，浓缩至近干，加10ml蒸馏水溶解后，每次以5ml正丁醇提取至无黄酮反应，减压回收正丁醇至近干，加适量30%乙醇溶解，滤过，移至25ml容量瓶中，加30%乙醇全刻崖，瑶匀。取乙醇液润十滤纸上，酒加1%三氯化铝乙醇溶液，干后置紫外灯光(365nm)下观察，可见黄或黄绿色荧光斑点。(检查黄酮类)

（3）取（2）项下乙醇液滴于滤纸上，置氨蒸气上熏30s，立即置紫外光灯下观察，可见极明显的黄或黄绿色荧光斑点。

（4）取（2）项下乙醇液1ml置试管中加入盐酸数滴，再加入镁粉适量，水浴上加热.显桃红色泡沫反应。(检查黄酮类)

【主含成分】 果实含左旋表儿茶精，槲皮素，金丝桃甙，绿原酸，枸橼酸，枸橼酸单甲酯，枸橼酸二甲酯，枸橼酸三甲酯，黄烷聚合物。果实100g中含花色素类(anthocyanin)11.28～16.04mg，酸类1.27%～2.46%，可溶性糖类9.69～9.91g。

【药理】 （1）**促进消化作用** 山楂含有脂肪酶，能促进脂肪消化，并能增加胃消化酶的分泌，促进消化。对胃肠功能具有一定调节作用，对活动亢进的兔十二指肠平滑肌呈抑制作用，而对松弛的大鼠胃平滑肌有轻度的增强收缩作用。山楂醇提取液及水溶液对乙酰胆碱及Ba^{2+}引起兔、鼠离体胃肠平滑肌收缩具有明显抑制作用，而对大鼠弛张状态下的胃平滑肌具有促收缩作用。

（2）**对心血管系统的作用** ①对心脏的作用 山楂提取物使在体、离体蟾蜍心收缩力增强，且持续时间长。山楂酸对疲劳衰弱的蟾蜍心脏停搏有恢复跳动的作用。山楂内所含的三萜酸能改善冠脉循环而使冠状动脉性衰竭得以代偿，达到强心作用。山楂制剂对豚鼠的心脏能引起显著持久的扩张冠脉作用，并增强心搏能力，降低心肌耗氧量。山楂流浸膏对动物垂体后叶素、异丙肾上腺素所致急性心肌缺血有一定保护作用。②降压作用 实验证明，山楂有较持久的降压作用。山楂黄酮、三萜酸水解物以同等剂量(25mg/kg)静注比较，以三萜酸降压效应最明显；但产生显著降压作用之剂量以黄酮为最低。

（3）**降脂作用** 山楂提取物和醇浸膏0.5mg/kg口服能使动脉粥样硬化兔血中卵磷脂比例提高，胆固醇和脂质在器官上的沉积降低。豚鼠服用山楂水煎剂后，对胆固醇合成酶活力有抑制作用，可使其肝细胞微粒体及小肠粘膜的羟甲基戊二酰辅酶A还原酶活力分别下降70%和67%左右。山里红水浸膏能显著降低血清总胆固醇含量，其作用显著大于泛硫乙胺，并能明显增加血清中HDL-C、HDL_2-C、HDL_3-C浓度，其作用可能是通过提高血清中HDL及其亚组分浓度，增加胆固醇的排泄而实现的。

（4）**抗氧化作用** 山楂水提取液有清除氧阴离子自由基、抑制小鼠肝脏脂质过氧化反应，减低氧阴离子自由基诱导的透明质酸解聚作用。

（5）**对免疫功能的作用** 山楂的水煎醇沉制成的注射液皮下注射给药连续9d，可使家免血清溶菌酶活性、血清血凝抗体滴度、心血T淋巴细胞E玫瑰花环形成率及T淋巴细胞转化率均显著增强，提示有免疫增强作用。

（6）**抗菌作用** 山楂对志贺痢疾杆菌、福氏痢疾杆菌、宋内痢疾杆菌等有较强的抗菌作用；对金黄色葡萄球菌、乙型链球菌、大肠杆菌、变形杆菌、炭疽杆菌、白喉杆菌、伤寒杆菌、绿脓杆菌等也有抗菌作用；一般对革兰阳性细菌作用强于革兰阴性细菌。

（7）**防癌作用** 在胃液的pH条件下，山楂提取液能够消除合成亚硝胺的前体物质，即能阻断合成亚硝胺。山楂提取液对大鼠和小鼠体内合成甲基苄基亚硝胺诱癌有显著的阻断作用。而山楂的丙酮提取液经对致癌剂黄曲霉素 B_1 诱导 TA_{98} 移码型、TA_{100} 碱基置换突变株回复突变抑制作用实验表明：山楂对黄曲霉素 B_1 的致突变作用有显著抑制效果。说明山楂可能对预防肝癌有意义。

（8）**其他作用** 山楂2.5g/kg腹腔注射能显著延长小鼠戊巴比妥钠睡眠持续时间。山楂有收缩子宫、促进子宫复原、止痛作用。

（9）**毒性** 山楂的聚合黄烷类成分小鼠腹腔和皮下注射的 LD_{50} 分别为130mg/kg、300mg/kg；10%的山楂醇浸膏给雄性大鼠及小鼠口服，不久出现镇静作用，30分钟后死于呼吸衰竭，小鼠的 LD_{50} 为18.5ml/kg，大鼠的 LD_{50} 为33.8ml/kg；10%的山楂总皂甙也不会引起兔的溶血作用。

【炮制】 （1）**炒山楂**：取净山楂置锅内，用文火加热，炒至色变深，取出放凉。炒山楂长于消食积。

（2）**焦山楂**：取净山楂置锅内，用中火加热，炒垒表面焦褐色，内部黄褐色，取出放凉。焦山楂长于治食积泻痢。

（3）**山楂炭**：取净山楂置锅内，用武火加热，炒至外表焦黑色，内部焦褐色，喷淋少许清水，取出，晒干。山楂炭能治血积。

（4）**蜜山楂**：先将蜂蜜置锅内，加热至沸，倒入净山楂，用文火炒至不粘手为度，取出放凉。每净山楂100kg，用炼蜜16.6kg。蜜山楂用于脾虚食滞的患者。

（5）**红糖制山楂**：将红糖用适量热开水化开，过滤去渣，置锅内加热至沸，倒入净山楂，用文火炒至不粘手为度，取出放凉。每山楂100kg，用红糖25kg。红糖制山楂能和血散瘀，消中寓补，用于血滞经闭、产后恶露不尽。

（6）**土炒山楂**：将灶心土置锅内炒松，倒入净山楂，用武火炒至焦黄色，取出，筛去土，放凉。每净山楂100kg，用灶心土31kg。土炒山楂能消食调中，可用于脾虚食滞的腹泻。

炮制注意：山楂炮制对总黄酮含量有一定影响，受热时间越长，温度越高，被破坏的总黄酮就越多。生山楂含量最高。炒山楂次之，焦山楂又次之，山楂炭含量最低。山楂中的总黄酮和总有机酸基本上都集中在果肉中。焦山楂和山楂的黄酮类成分和有机酸类成分虽然只保留了少部分，但黄酮类成分保留的比例远高于有机酸类。当温度超过175℃后，这两类成分减量幅度都明显增大。

饮片性状：①炒山楂形如山楂，表面暗黄色。②焦山楂表面焦褐色，内部黄褐色。③山楂炭表面焦黑色，内部焦褐色。④蜜山楂表面深黄色，微有光泽，有蜜香气，味酸甜。⑤红糖制山楂表面深黄色，有焦香气，味酸甜。⑥土炒山楂表面挂土黄色。

【性味归经】 味酸、甘，性微温。归脾、胃、肝经。

【功用主治】 消食积，化滞瘀。主治饮食积滞，脘腹胀痛，泄泻痢疾，血瘀痛经、经闭，产后腹痛、恶露不尽，疝气或睾丸肿痛，高脂血症。

《本草经集注》："煮汁洗漆疮。"

《新修本草》："汁服主水痢，沐头及洗身上疮痒。"

《本草图经》："治痢疾及腰疼。"

《履巉岩本草》："能消食。"

《宝庆本草折衷》："治寒湿腰痛，小肠气胀痛，消食快

《本草衍义补遗》："催疮痛(疹)，治妇人儿枕痛。"

《日用本草》："化食积，行结气，健胃宽膈，消血痞气块。"

《滇南本草》："消肉积滞，下气。治吞酸，积块。"

《本草蒙筌》："疗癞疝。"

《食鉴本草》（宁源）引自《纲目》："化血块、气块，活血。"

《纲目》："化饮食，消肉积，癥瘕，痰饮痞满吞酸，滞血痛胀。"

《本草再新》："治脾虚湿热，利大小便，小儿乳滞腹疼。"

《本草求原》："治疟郁。"

《本草撮要》："冻疮涂之。"

【临床应用】 （1）**用于饮食积滞，或泻痢**。山楂功擅消食化滞，为治一切食积要药，尤善消油腻肉食积滞及小儿乳积，单味应用即有效。如《简便方》治食肉不消，用一味山楂水煎服；临床常与麦芽、六曲配伍，以加强消化食积之功；若食积发热，则加配连翘、莱菔子等，如《丹溪心法》保和丸；若脾虚食不消化者，可与白术同用；食积气滞，脘腹胀痛，可配木香、枳壳等，以行气消滞；若因伤食而引起腹痛泄泻，可单用焦山楂，或配青皮同用。至于湿热食滞互结，痢下赤白，腹痛后重，可配黄连、苦参等同用。

（2）**用于产后瘀滞腹痛，血瘀经闭、痛经等证**。山楂有化瘀血而不伤新血之优点，可单用煎浓汁冲砂糖服，或与当归、川芎、益母草等同用。近年来单用本品，或配伍其他药同用，治疗高脂血症、高血压、冠心病、心绞痛有效。

（3）**治疝气、睾丸偏坠肿痛**。常与小茴香、橘核等配伍。

《药鉴》："理脾用之，膨胀立消。予尝用平胃散同山楂煎汁浸晒乌药治诸般气滞腹痛。又能破人参之滞气，痘家不得已用参，多以此监之。"

《本草经疏》："如脾胃虚，兼有积滞者，当与补药同施。"

《本草汇言》："一切食积，为痞满，为癥瘕，为下痢，加平胃散中，奏效甚捷。"

《药品化义》："同蓬术、三棱，攻一切积块，自能化散。诸失血后，气血两亏，以此佐人参。疏理肝脾，最为良品。"

《得配本草》："得紫草煎洒调服，发痘疹；得茴香，治偏坠疝气；配鹿茸，治老人腰痛；入艾汤调服，治肠风下血。"

【用量用法】 内服：煎汤，3～10g，或入丸、散。外用：煎水洗或捣敷，适量。

【使用注意】 脾胃虚弱者及孕妇慎服。

《纲目》谓朱丹溪云："大能克化饮食，若胃中九食积，脾虚不能运化，不思食者，多服之则反克伐脾胃生发之气也。"

《纲目》："生食多令人嘈杂易饥，损齿，齿龋人尤不宜也。，"

《本草正》："肠滑者少用之。"

《得配本草》："气虚便溏，脾虚不食，二者禁用。服人参眷忌之。"

《随息居饮食谱》："窄腹及羸弱人，或虚病后，忌之。"

【附方】 （1）**治一切食积**：山楂四两，白术四两，神曲二两。上为末，蒸饼丸，梧子大，服七十丸，白汤下。--《丹溪心法》

（2）**治食肉不消**：山楂肉四两，水煮食之，并饮其汁。--《简便单方》

（3）**治肉积发热**：山楂肉(姜汁炒)一两，连翘仁、黄连(姜汁炒)各五钱。另用阿魏一两，醋煮糊丸麻子大。每服二十丸至三十丸，食前沸汤下。--《张

氏医通》之“四味阿魏丸”

（4）**治痰积**：山楂三两，石碱三钱，半夏一两(皂角水浸透，晒干。上为末，粥糊丸，服三十九，白汤下。-- 《丹溪心法》之“小阿魏丸”

（5）**治痢疾初得**：山楂一两，红白蔗糖各五钱，好毛尖茶叶钱半。将山楂煎汤，冲糖与茶叶在盖碗中，浸片时，饮之。-- 《衷中参西录》

（6）**治痢疾赤白相兼**：山楂肉不拘多少，炒研为末，每服一、二钱，红痢蜜拌；白痢红白糖拌；红白(痢)相兼，蜜砂糖各半拌匀，白汤调，空心下。-- 《医钞类编》

（7）**治久泄不止及水泄**：沙苑蒺藜三钱，吴神曲二钱，炒山楂二钱，芜荑钱半，白蔻仁二钱，鸡肫皮三钱(炒黄)，炙草二钱，莲子五钱(去心)。共为细末。每服二钱，滚水下。-- 《滇南本草》

（8）**治产妇恶露不尽，腹中疼痛，或儿枕作痛**：山楂百十个，打碎煎汤，入砂糖少许，空心温服。-- 《日用本草》引朱丹溪方

（9）**治产后面紫，目不合，恶血上冲气壅**：山楂一两炒枯，童便煎服。-- 《鲆溪单方选》)

（10）**治积疝**：山楂(炒)一两，茴香(炒)、柴胡(炒)各三钱，牡丹皮一钱。酒糊丸，如梧子大，盐汤下六十九。-- 《赤水玄珠》

（11）**治寒湿气小腹疼，外肾偏大肿痛**：茴香、山楂子。上二味等分为细末，每服一钱或二钱，盐、酒调，空心热服。-- 《百一选方》

（12）**治老人腰痛及腿痛**：用棠棣子、鹿茸(炙)等分。为末，蜜丸梧子大，每服百丸，日二1服。-- 《纲目》

（13）**治痧子干黑危困**：棠梨子为末，紫草酒煎，调服一钱。-- 《全幼心鉴》

（14）**治癫痫病**：山楂一钱五分，橄榄八分。水煎服，每日一贴，数月之后奏其效。-- 《药笼本草》

（15）**治疗高脂血症**：①用降脂乐(每片含山楂 0.5g，制成全山楂含化片)每日 3 次，每次含服 4～6 片，连服 45 天。治疗中老年人高脂血症 83 例，结果：降胆固醇有效率 69.49%，降三酰甘油(甘油三酯)有效率 80.28%，疗效优于服弹性酶对照组，并能改善食欲不振，神疲乏力，血压偏高等症状….-- 《河南中医》宁选，等，1990，(4)：23 ②每日用山楂 30g 和毛冬青 60g，分 2 次煎服。治疗高胆固醇患者 20 例，治疗前血清胆菌醇平均 6.58mmol/L(253.2mg%)，治疗后降到 5.38mmol/L(207ra9%)，其中 4 例单服山楂，服药前血清胆固醇平均 6.75mmol/L(259.7%)，服药后第 6 周复查血清胆固醇降到 5.56mmol/L(214m9%)。-- 《北京医学院学报》卢国勋，1981)，12(2)：127 ③用脉安冲剂(每袋含麦芽、山楂各 15g)，日服 2 次，每次 1 袋，开水冲服，2 星期为 1 疗程。治疗血清胆固醇增高患者，血清胆固醇高于 5.98mmol/L(230m9%)217 例，结果 98 例近期疗效(用药 2 星期至 1 月)示：显效 79 例(80.6%)，有效 14 例(14.3%)，无效 5 例(5.1%)，近期总有效率为 95%。另外 79 例中远期疗效(用药 3～6 月)统计显示，总有效率为 86.3%。-- 《辽宁中医》周超甫，等，1979，(5)：23

（16）**治疗冠心病**：用心血宁片(每 1000 片含山楂提取物 25g，葛根提取物 150g)每次 4 片，日服 3 次。治疗冠心病 110 例，其中 98 例有不同程度改善，12 例无效，总有效率 90%，显效率为 43%。认为本品有扩张冠状动脉血管，增加冠脉及脑动脉血流量、降低血脂作用。适用于冠心病、高脂血症、心绞痛以及高血压引起的颈项强痛等症。-- 《中草药通讯》鞍山第一制药厂，1978，(2)：20

（17）**治疗高血压病**：山楂制成糖浆(每 1ml 含山楂干品 0.65g)，每次饭后口服 20ml，每日 3 次，1 个月为 1 疗程。共治疗各型高血压病患者 50 例，经 1～2 疗程，结果：显效 35 例(1 期 12 例，Ⅱ期 22 例，Ⅲ期 1 例)，有效 12 例(1 期 2 例，Ⅱ期 9 例，Ⅲ期 1 例)，总有效率为 94%。-- 《新中医》广东潮安县卫生局科研组，1976，(1)：51

（18）**治疗克山病**：北五味子、山楂，按 1：4 比例，粉碎后加糖及适量赋形剂制成片剂(每片 0.5g)，每次 5 片，每日 3 次口服，2 个月为 1 疗程。共治疗潜、慢性克山病 23 例，结果临床治愈 11 例(47.8%)，显效 3 例(13%)，好转 4 例(17.5%)，基本无效 5 例(21.7%)，总有效率为 78.3%。-- 《辽宁中医》西丰县地方病防治所，1978，(1)：17

（19）**治疗急性菌痢，肠炎**：①用焦山楂 120g，水煎服，每日 1 剂。治疗 42 例，结果：菌痢 24 例中，治愈 20 例，临床治愈 3 例，好转 1 例；肠炎 18 例中，治愈 11 例，临床治愈 5 例，好转 2 例。-- 《中草药通讯》山东省中医药研究所，1973，(3)：31 ②用生、熟山楂各 15g，煎水当茶热饮，白痢加红糖，红痢加白糖，红白痢加红白糖各适量。治疗菌痢患者 65 例，结果：服 1 剂痊愈者 16 例，2 剂者 42 例，3 剂者 7 例。-- 《山东中医杂志》孙信元，1984，(1)：44

（20）**治疗婴幼儿腹泻**：用山楂糖浆(浓度 36%)，每次 5～10ml，每日 2 次口服，轻症禁食 4～6 小时，重症禁食 6～10 小时，共治婴幼儿腹泻 212 例，结果均获痊愈(症状、体征消失，水及电解质紊乱纠正，大便次数、性状及实验室检查正常)。治愈时间最短 1 天。最长 6 天，一般 3～4 天。-- 《湖北中医杂志》刘大发，1985，(4)：28

（21）**治疗呃逆**：用生山楂汁口服，成人每次 15ml，日服 3 次。治疗顽固性呃逆 85 例(包括更年期综合征，剖腹产术后，子宫颈全切除术后，慢性咽炎，食管憩室，食管癌，食管癌术后，慢性胃炎，十二指肠瘀积综合征，慢性胆囊炎，胃下垂，乙型肝炎，蛛网膜 F 腔出血，脑血栓，脑梗死等)，结果：一般服用 1 天即可收效，未愈者继续服用，不超过 3 天即愈。-- 《中西医结合杂志》段群落，等，1984，4(5)：315

（22）**治疗肾盂肾炎**：每日用生山楂 90g(儿童用 1/3～1/2 量)煎服，疗程一般为 14 天。共治急、慢性肾盂肾炎 105 例，结果：45 例急性患者，34 例痊愈，7 例好转；60 例慢性患肯，42 例痊愈，18 例好转；患者服煎剂后一般 2～4 小时产生利尿作用，2～5 天内腰痛减轻，浮肿及手足发胀感消失，食欲增加，精神爽快。-- 《陕西新医药》雷震甲，等，1976，(I)：35

(23)**治疗乳糜尿**：每次用北山楂末 25g，水煮成膏状，加入生蜂蜜 25g，饭后 30 分钟一次服完，每日 2 次，20 天为 1 疗程。如第 1 疗程症状未完全消失，可续服第 2 疗程。共治 35 例，治愈(自觉症状全部消失，小便检查蛋白、红细胞、白细胞、乳糜定性试验均转阴)21 例，有效(以上各项明显减轻)7 例。-- 《中医杂志》吴子亚.1989，(3)：17

（24）**治疗冻疮**：局部未溃者用山楂 120g，水 2 500ml，煎 30 分钟后去渣，温洗患处，每日 1 次，一般 3 天可愈。局部已溃糜烂者，将鲜山楂砸成糊状，或用干 11)楂水煮后砸成糊状外敷，每日换药 1 次，7 天可愈。共治疗 100 余例，治愈率达 90%以上。-- 《河南中医学院学报》王佩礼，等，1978，(4)：61

山楂核

【来源】 为蔷薇科植物山楂 *Crataegus pinnatifida* Bunge 的种子。

【原植物】 参见“山楂”。

【采收加工】 加工山楂或山楂糕时，收集种子，晒干。

【性状鉴别】 种子呈橘瓣状椭圆形或卵形，长 3～5mm，宽 2～3mm。表面黄棕色，背面稍隆起，左右两面平坦或有凹痕。质坚硬，不易碎。气微。

【主含成分】 山楂核含 10-二十九烷醇(*10-nonacosanol*)，熊果酸(*ursolic acid*)，齐墩果酸(*oleanolic acid*)，胡萝卜甙(*daucostero1*)，豆甾醇(*stigmastero1*)，香草醛(*vanillin*)，琥珀酸(*succinic acid*)，延胡索酸(*fumaric acid*)，金丝桃甙(*hyperoside*)，槲皮素(*quercetin*)。北山楂核中的脂溶性成分有 29 种，其中以 3-甲基己烷(3-methyl- hexane)44.9％和庚烷(*heptane*)34.7％为主要成分，含量较高的还有 2，3，4-三甲基己烷(*2，3，4-trimelhylhexane*)，3-乙基-2，3-二甲基戊烷(*3-ethyl-2，3- dimethylpentane*)，癸烷(*decane*)，2-甲基庚烷(*2-methylheptane*)，乙基环己烷(*ethylcyclohexane*)，3，3-二甲基丁苯(*3，3-dimethylbutylbenzene*)，丙基环己烷(*propylcydohexane*)等。核中的脂肪酸有：亚油酸(*1inoleic acid*)60.48％～75.25％，棕榈酸(*palmitic acid*)4.93％～10.45％，硬脂酸(*stearic acid*)1.12％～2.63％，油酸(*oleic acid*)15.70％～20.88％，亚麻酸(*1inolenic acid*)1.24％～5.34％。

【药理】 **抗动脉粥样硬化及降血脂作用** 鹌鹑动脉粥样硬化和大鼠高脂血症实验模型的研究结果表明，山楂核醇提取物 0.4g/kg，每日 1 次，连用 2 星期，能明显地抑制高脂饲料引起的鹌鹑动脉粥样硬化血清总胆固醇(TC)、(低密度脂蛋白+极低密度脂蛋白)胆固醇水平的升高，并能提高血清高密度脂蛋白胆固醇(HDL-C)，特别是 HD_2-C 的水平；能明显减少胆固醇，尤其是胆固醇酯在鹌鹑动脉壁中的沉积，降低动脉粥样硬化斑块的发生率。山楂核醇提取物 4g/(kg·d)或其有效成分总三萜酸 400mg/(kg·d)或熊果酸 20mg/(kg·d)，连续 10 天，可使高脂血症大鼠血清脂蛋白出现上述类似变化，并使其血清卵磷脂胆固醇酰基转移酶(LCAT)活性明显提高。另外，山楂核总三萜酸提取物对 Triton WR-1339 900mg/kg 造成的小鼠高脂模型有显著的降血清胆固醇和三酰甘油作用。

【性味归经】 味苦，性平。归胃、肝经。

【功用主治】 消食，散结，催生。主治食积不化，疝气，睾丸偏坠，难产。

《纲目》："吞之，化食磨积，治癞疝。"

《冯氏锦囊·药性》："主催生，疝气。"

【用量用法】 内服：煎汤，3～10g，或研末吞。

【使用注意】 气虚便溏者禁服。

《冯氏锦囊·药性》："核仁能使作泻。"

【附方】 （1）**治胃积坚久，嘈杂吞酸，胁间积块作痛**：山楂核五钱(炒黄，研)，沙苑蒺藜五钱(焙)，鸡内金五钱(焙黄)，加建曲五钱(焙)。共为细末。每服一钱，白滚水送下。忌生冷。--《滇南本草》

（2）**治阴肾颓肿**：橄榄核、荔枝核、山楂核等分。烧存性，研末。每服二钱，空心，茴香汤调下。--《纲目》

（3）**治难产**：山楂核七七粒，百草霜为衣，酒吞下。--《海上方》

（4）**治疗软组织疼痛**：用舒痛精Ⅱ号(山楂核中提取的山楂核精为主药)局部外敷，治疗各类组织疼痛疾病 65 例。结果：痊愈(症状缓解，压痛基本消失，功能恢复正常)22 例(33.9％)，显效(症状缓解约 1/2 以上，压痛明显减轻，功能大部恢复)17 例(26.1％)，有效(症状缓解约 1/3 左右，压痛减轻，功能稍有改善)19 例(29.2％)，无效 7 例(10.8％)。总有效率达 89.2%，而且病程越短，效果越好，病程 1 星期以内的痊愈显效率为 84.7%。对疗效属痊愈的病例，随访 17 例，随访时间 7～22 天，平均 12.6 天，复发的 2 例，未复发的 15 例…。--《苏州医学院学报》赵惠民，等，1990，10(2)：113

山楂叶

【来源】 为蔷薇科植物山楂 *Crataegus pinnatifida* Bunge 的叶。

【原植物】 参见"山楂"。

【采收加工】 夏季至秋季采叶，鲜用或晒干。

【主含成分】 含槲皮素(*quercetin*)，金丝桃甙(*hyperoside*)，牡荆素(*vitexin*)，牡荆素鼠李糖甙(*rhamnosylvitexin*)，2-对羟苯甲基苹果酸[*2-(4-hydroxybenzyl)malic acid*]，盐酸二乙胺(*diethylamine hydrochloride*)，山梨醇(*sorbito1*)。

【药理】 （1）**对心、脑血管系统的作用** 山楂叶聚合黄酮一次给药或多次给药，均能对抗垂体后叶素诱发的家兔急性心肌缺血，缩小其心肌梗死范围。山楂叶提取物(0.1g/ml)0.4～8ml/kg 静脉注入，能显著地降低或恢复垂体后叶素引起的豚鼠心电图 S-T 段上移和 T 波增高，加快后叶素引起的心率减慢。牡荆素鼠李糖甙 20mg/kg 能明显降低犬在位心脏的心肌耗氧量，与金丝桃甙等有协同作用。山楂叶水提取物给大鼠灌胃能显著降低结扎冠脉大鼠的血清磷酸肌酸激酶(CPK)水平和心肌梗死面积。20％山楂提取物颈静脉注入 5～7min，脑血管阻力下降 1.064～10.91kPa(8～82mmHg)。

（2）**对凝血系统的影响** 山楂叶在体内、外均能非常显著地抑制胶原或 ADP 诱导的兔血小板聚集。此外，静脉注射山楂叶制剂 30 分钟后，全血比粘度显著下降。

（3）**降血脂作用** 山楂叶对蛋黄乳剂快速形成的小鼠胆固醇血症，有非常显著的降低作用。

（4）**耐缺氧作用** 山楂叶与普萘洛尔一样，可显著延长低压缺氧或常压缺氧实验小鼠的存活时间，与显著减低小鼠整体耗氧量的作用一致。

（5）**利尿作用** 山楂叶浸膏具有明显的利尿作用，家兔给药 60 分钟后尿量较给药前增加 44.2％，90 分钟增加 53.9％，120 分钟增加 63.7％，说明其利尿作用温和、缓慢而持久，而且山楂叶利尿时对电解质影响较小。

（6）**毒性** ①急性毒性试验：按 7.7mg/kg，3.8mg/kg，1.9mg/kg 给小鼠灌喂山楂叶总黄酮，血清丙氨酸转氨酶(ALT)与对照组无明显差异，心、肝、脾、肺、肾、脑、肠未见中毒性病理改变。②三致实验：山楂叶总黄酮 50mg/kg，200mg/kg，2000mg/kg 每日给妊娠大白鼠灌胃 1 次，每 20d 检查，未见其对受精母鼠及其受孕率、活胎率有不良影响。750mg/kg，1500mg/kg，3000mg/kg 灌喂小鼠，每日 1 次，连续 5 天，沙门菌/哺乳动物微核实验均在正常范围内，并且畸变细胞率(骨髓细胞染色体畸变)与阴性对照组之间无明显差异。

【性味归经】 味酸，性平。归肝经。

【功用主治】 止痒，敛疮，降血压。主治漆疮，溃疡不敛，高血压病。

《肘后方》："茎叶煮汁，洗漆疮。"

《药性考》："洗疮脓。"

《陕西中草药》："治高血压。"

【用量用法】 内服：煎汤，3～10g，或泡茶饮。外用：煎汤洗，适量。

【附方】 （1）**治高血压**：山楂叶，水煎代茶饮。--《陕西中草药》

（2）**治疗冠心病、心绞痛**：由山楂叶总黄酮制成的心安胶囊观察治疗300余例，心绞痛96.7%有效，对三酰甘油、β脂蛋白、胆固醇增高症均有降低作用。--《中医药学报》许正斌，等，1(185，(4)：493 另有山楂叶制成的山楂黄酮片经对137例冠心病、心绞痛治疗观察表明，对心绞痛总有效率达94.4%。--《中医药学报》许正斌，1985，(4)：49

山楂根

【来源】 为蔷薇科植物山楂 *Crataegus pinnatifida* Bunge 的根。

【原植物】 参见“山楂”。

【采收加工】 春、秋季采根，洗净，切段，晒干。

【炮制】 取原药材，除去杂质，放水中略泡，洗净，润透，切厚片，干燥，筛去灰屑。

【性状鉴别】 为类圆形或椭圆形厚片，表面皮部棕红色.木部淡黄色，具细密的放射状纹理，纤维性。周边灰绿色或红棕色。质硬。气微，味淡而涩。

【性味归经】 味甘，性平。归胃、肝经。

【功用主治】 消积和胃，祛风，止血，消肿。主治食积，反胃，痢疾，风湿痹痛，咯血，痔漏，水肿。

《纲目》：“消积，治反胃。”

《分类草药性》：“消中膈之气，去肉积。”

《全国中草药汇编》：“治风湿关节痛，痢疾，水肿。”

【用量用法】 内服：煎汤，10～15g。外用：煎汤熏洗，适量。

【附方】 （1）**治消化不良，小儿食积**：野山楂根、果各12g，车前草9g，水煎服。--《浙江民间常用草药》

（2）**治细菌性痢疾**：山楂根15g，小果蔷薇(七姊妹)根15g，水煎，分2次服，每日1剂。--《单方验方调查资料选编》

（3）**治关节痛**：山楂根、紫藤根、活血龙、桂枝、络石藤、忍冬藤各9～15g，煎汁冲酒服。--《浙江民间常用草药》

（4）**治肺结核咯血**：野山楂根30～60g，水煎汁，再用白茅花9～15g，烧灰。以药汁冲服。--《浙江民间常用草药》

（5）**治多年痔漏**：韭菜根、山楂根煎汤，熏洗为妙。--《外科启玄》

（6）**治水肿**：山楂干根60～120g，水煎眼。--《南京地区常用中草药》

（7）**治骨鲠**：山楂树根(向下者)与玉簪花根同捣汁，用竹管直灌入喉中。不可着牙。--《疡科选粹》

（8）**治血脂过高症**：山楂根、茶树根、荠菜花、玉米须各30g，水煎服，每日1剂。--《全国中草药汇编》

草莓

【别名】 荷兰草莓《台湾药用植物志》，凤梨草莓《中国植物志》。

【来源】 为蔷薇科植物草莓 *Fragaria ananassa* Duch.的果实。

【植物形态】 多年生草本，高10～40cm。茎低于叶或近相等，密被开展 黄色柔毛。叶三出；叶柄长2～10cm，密被开展黄色柔毛；小叶具短柄，倒卵形或菱形，稀几圆形，长3～7cm，宽2～6cm，先端圆钝，基部阔楔形，侧生小叶基部偏斜，边缘具缺刻状锯齿，锯齿急尖，上面深绿色，几乎无毛，背面淡白绿色，疏生毛，沿脉较密；叶片质地较厚。聚伞花序，有花5～15朵；花序下面具一短柄的小叶；花两性，直径1.5～2cm；萼片卵形，比副萼片稍长，副萼片椭圆披针形，全缘，稀深2裂，果时扩大；花瓣白色，近圆形或倒卵椭圆形。基部具不明显的爪；雄蕊20，不等长；雌蕊极多。聚合果大。直径达3cm，鲜红色，宿存萼片直立，紧贴于果实；瘦果尖卵形，光滑。花期4～5月，果期6～7月。见（图379）

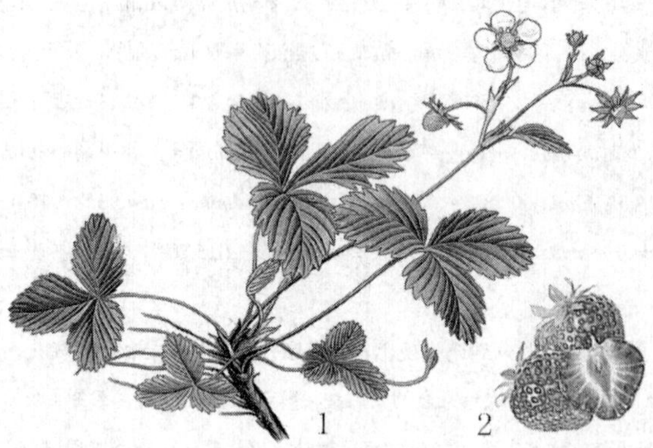

（图379）草莓

1.植株 2.果实（示纵剖面）

【生长分布】 原产南美，欧洲等地。邹平多栽培。

【采收加工】 草莓开花后约30天即可成熟，在果面着色75%～80%时即可采收，每隔1～2天采收1次，可延续采摘2～3星期，采摘时不要伤及花萼，必须带有果柄，轻采轻放，保证果品质量。

【性状鉴别】 聚合果肉质膨大成球形或卵球形，直径1.5～3cm，鲜红色，瘦果多数嵌生在肉质膨大的花托上。气清香，味甜、酸。

【主含成分】 **果实**：含并没食子酸(*ellagic acid*)。

叶：含2-己烯-1-醛(2-hexen-1-al)，顺-3-己烯-1-醇(*cis-3-hexen-1-o1*)，呋喃甲醛(*furfurHldehyde*)，正辛醇(*n-octyl alcoho1*)，正壬醛(*n-nonaldehyde*)，芳樟醇(*1inaloo1*)，正壬醇(*n-nonyl alcoho1*)，α-松油醇(*α-terpineo1*)，水杨酸甲酯(*methyl salicylate*)，壬酸(*pelargonic acid*)，2-甲基萘(*2-ethylnaphthalene*)及右旋止权酸(*abscisic acid*)。还含黄酮醇甙(*flavonolglycoside*)。

全草：含维生素(vitamin)C。

叶及果皮：含右旋儿茶精(*catechin*)，左旋表儿茶精-右旋儿茶精(*epicatechin-catechin*)，右旋儿茶精-左旋儿茶精(*catechin-catechin*)，右旋儿茶精一左旋儿茶精-右旋儿茶精(*catechin-catechin-catechin*)。

【药理】 从草莓中分离的并没食子酸可以抑制多种化学致癌物所导致的癌症，如多环芳香族碳氢化合物，N-亚硝胺，黄曲霉素，芳香胺等。

【性味归经】 味甘、微酸，性凉。

【功用主治】 清凉止渴，健胃消食。主治口渴，食欲不振，消化不良。

《台湾药用植物志》：“清凉止渴，滋养。”

【用量用法】 内服：生食，适量。

花红

【别名】 文林郎果《本草拾遗》，来禽《本草图经》，林檎《千金·食治》，花红果《滇南本草》，花红、沙果《品汇精要》，五色林檎、金林檎、红林檎、水林捡、蜜林檎、黑林檎《纲目》，蜜果《群芳谱》，联珠果、频婆果《植物名实图考长编》，五色柰《医林纂要》。

【来源】 为蔷薇科植物花红 *Malus asiatica* Nakai 的果实。

【植物形态】 小乔木，高 4～6m。小枝粗壮，幼时密生柔毛，老枝暗紫褐色，无毛。叶互生；叶柄长 1.5～5cm，有短柔毛；叶片卵形或椭圆形，长 5～11cm，宽 4～5.5cm，先端急尖或渐尖，基部圆形或宽楔形，边缘有细锐锯齿，上面有短柔毛，逐渐脱落，下面密被短柔毛。花两性；伞房花序，具花 4～7 朵，集生于小枝顶端；花梗长 1.5～2cm，密被柔毛；花直径 3～4cm；萼筒钟状，外面密被柔毛；萼片 5，三角披针形，长 4～5mm，先端渐尖，全缘，内外两面密被柔毛，萼片比萼筒稍长；花瓣 5，倒卵形或长圆倒卵形，长 8～13mm，宽 4～7mm，基部有短爪，淡粉红色，雄蕊 17～20，花丝长短不等，比花瓣短；花柱 4(5)，基部具长颈毛，比雄蕊稍长。梨果卵形或近球形，直径 4～5cm，黄色或红色，宿存萼肥厚隆起。花期 4～5 月，果期 8～9 月。见（图 380）

本植物的根、叶均供药用，其中根具有杀虫，止渴之功；叶具有泻火明目，杀虫解毒之功。

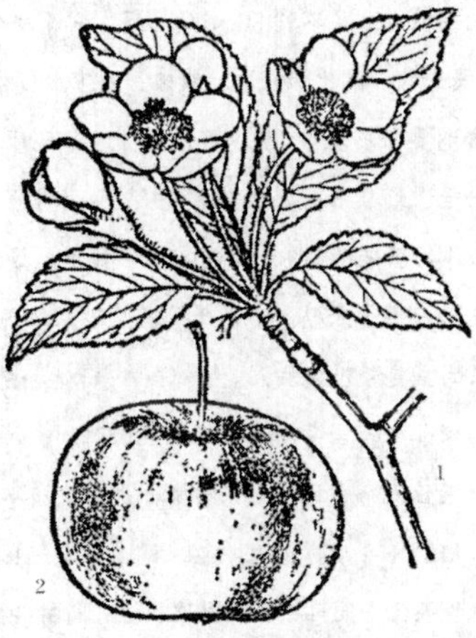

（图 380）**花红**

1.花枝 2.果实

【生长分布】 生于山坡阳处、平原砂地。邹平各地均有栽培，是农村栽培最多的一种苹果。

本种因长期栽培，品种颇多，果实形状、颜色、香味、成熟期都相差很大。山东的冬果、秋果、夏果、半夏果、秋风蜜、冬果、黑花红、紫斑、白沙果、粉果、白甜子、大槟子、歪把子；河北的沙果(包括冷沙果、热沙果、花脸沙果、净面沙果)、花红、槟子、槟楸、果楸、柰子；陕西的白果子、花红、松子、蜜果，山西的夏果，槟果均属于本种。

【采收加工】 8～9 月果实将成熟时采摘，鲜用或切片晒干。

【药材鉴别】 本品梨果扁球形，直径 2.5～4cm，表面黄色至深红色，有点状黄色皮孔。顶端凹而有竖起的残存萼片，底部深陷。气清香，味微甜、酸。

【性味归经】 味酸、甘，性温。归胃、大肠经。

【功用主治】 下气宽胸，生津止渴，和中止痛。主治痰饮积食，胸膈痞塞，消渴，霍乱，吐泻腹痛，痢疾。

《千金·食治》："止渴、好唾。"

《食疗本草》："止消渴。""主谷痢，泄精。"

《日华子》："下气，治霍乱肚痛，消痰。"

《本草图经》："病消渴者宜食之。"

《滇南本草》："治一切冷积痞块，中气不足，似疟非疟，化一切风痰气滞。熬食令人延年。"

《纲目》："主治小儿闪癖。"

《医林纂要·药性》："止泻除烦，解暑，去瘀。"

《食物考》："下气宽胸。"

《本草省常》："生津止渴，美颜色。"

【用量用法】 内服：煎汤，30～90g，或捣汁。外用：研末调敷，适量。

【使用注意】 不宜多食。

《千金·食治》："不可多食，令人百脉弱。"

《开宝本草》："不可多食，发热涩气，令人好睡，发冷痰，生疮疖，脉闭不行。"

【附方】 (1) **治水痢**：林檎十枚半熟者，以水二升，煎取一升，和林檎空心食。--《食医心镜》

(2) **治小儿痢**：林檎、构子同杵汁，任意服之。--《子母秘录》

(3) **治小儿闪癖，头发竖黄，瘰疬羸瘦**：杵林檎末，以和醋敷上。--《子母秘录》

海棠果子

【别名】 赤棠《尔雅》，海棠《通志》，海棠梨《纲目》，海红《饮膳正要》，西府海棠《群芳谱》，小果海棠《华北经济植物志要》，棠蒸梨《食物本草》(姚可成)，子母海棠（河北）。

【来源】 为蔷薇科植物西府海棠 *Malus micromalus* Makino 的果实。

【植物形态】 小乔木，高 2.5～5m。树枝直立性强；小枝嫩时被短柔毛，老时脱落，紫红色或暗褐色，具稀疏皮孔。叶片长椭圆形或椭圆形，长 5～10cm，宽 2.5～5cm，先端急尖或渐尖，基部楔形，稀近圆形，边缘有尖锐锯齿，嫩叶被短柔毛，下面较密，老时脱落；叶柄长 2～3.5cm；托叶膜质，线状披针形，早落。伞形总状花序，着花 4～7 朵，集生于小枝顶端，花梗长 2～3cm，嫩时被长柔毛，逐渐脱落；苞片膜质，线状披针形，早落；花直径约 4cm，萼筒外面密被白色长绒毛；萼片三角卵形，三角披针形至长卵形，全缘，长 5～8mm，被白色绒毛；花瓣长椭圆形或圆形，白色，粉红色，或玫瑰红色，有时半重瓣，花直径约 4cm；雄蕊约 20，花丝长短不等；花柱 5。果实扁球形，熟时多红色，或黄色，在阳面处带有深红晕，直径 1～2.5cm，顶部和基部均下陷，萼裂片多数脱落，少数宿存。花期 4～5 月，果期 8～9 月。见（图 381）

【生长分布】 为常见栽培的果树及观赏树。

【采收加工】 8～9 月采收成熟的果实，鲜用。根据果实形状、大小、颜色、成熟期等的差异，山东较著名的有碌碡磙海棠、八稜海棠、子母海棠。

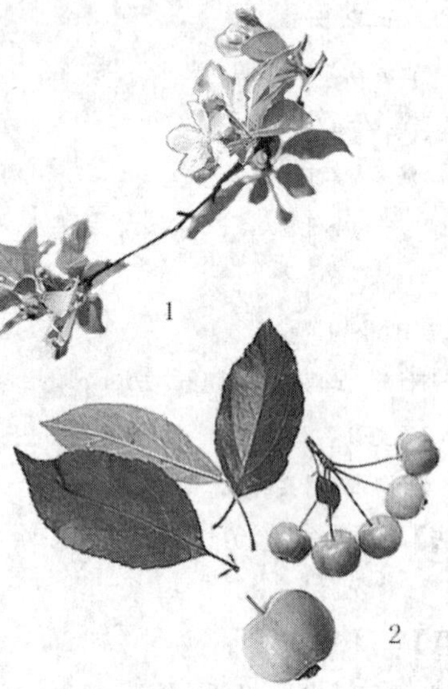

（图 381）西府海棠

1. 花序枝 2. 果实

【性状鉴别】 本品近球形，直径 1～2.5cm，表面红色带黄，或黄色带红，无斑点，光亮，基部凹陷，花萼脱落或宿存，内果皮革质，形似苹果。气清香，味微酸、甜。

【性味归经】 味酸、甘，性平。

【功用主治】 涩肠止痢。主治泄泻，痢疾。

《饮膳正要》："治泄痢。"

《食物考》："泄痢收提。"

《本草省常》："烧食止痢。"

【用量用法】 内服：煎汤，15～30g；或生食。

苹果

【别名】 苹果《滇南本草》，柰《别录》，柰子《千金·食治》，平波《饮膳正要》，超凡子、天然子《滇南本草》，频婆《纲目》，频果《植物名实图考》，西洋苹果《中国树木分类学》。

【来源】 为蔷薇科植物苹果 *MaluS pumila* Mill 的果实。

【植物形态】 乔木，高达 15m。小枝幼嫩时密被绒毛，老枝紫褐色，无毛。 叶互生；叶柄长 1.5～3cm，被短柔毛；托叶披针形，全缘，早落；叶片椭圆形、卵形至宽椭圆形，长 4.5～10cm，宽 3～5.5cm，边缘有网钝锯齿，幼时两面有短柔毛。花两性；伞房花序，具花 3～7 朵，集生于小枝顶端；花梗长 1～2.5cm，密被绒毛；花白色或带粉红色，直径 3～4cm；雄蕊 20；花柱 5。果实扁球形，直径在 2cm 以上，先端常有隆起，等柱下陷，萼裂片宿存，果梗料短。花期 5 月，果期 7～10 月。见（图 382）

本植物的叶、果皮均供药用。其中，叶含 β-吲哚乙酸（*β-indolylacetic acid*），具有凉血解毒功效，主治产后血晕，月经不调，发热，热毒疮疡，烫伤；果皮具有降逆和胃之功，主治反胃。

【生长分布】 生于山坡、平原旷野以及黄土丘陵等处。原产欧洲及亚洲中部。邹平各地均有栽培。

【采收加工】 早熟品种 7～8 月采收，晚熟品种 9～10 月采收。保鲜，包装贮藏，及时调运。

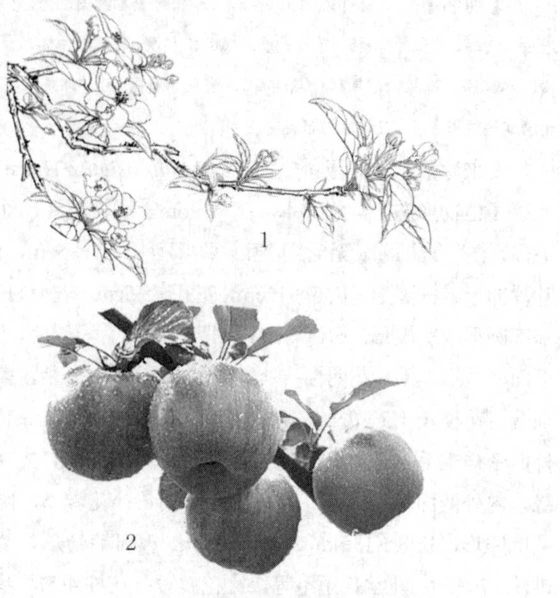

（图 382）苹果

1.花枝 2.果枝

【栽培要点】 **生物学特性** 为耐寒喜光果树，要求年平均 温度 6～7℃以上，北纬 35º 一 37º 的西北黄土高原，最适的海拔高度在 800～1200m 之间。要求土层深厚的土壤。土层不到 80cm 的地区，需深耕改土。深度达 0.8～1.0m 左右，则不论成土母岩性状如何均可栽植。地下水位需保持在 1.0～1.5m 以下。土壤有机质含量要求不低于 1%，能保持 3% 最理想。

栽培技术 用种子、嫁接和无病毒苗木繁殖。以山定子、林檎、海棠、沙果、苹果等实生繁殖作为苹果的砧木。由于掌握了种子砂藏、催芽和播种技术，春播后很快能获得全苗，且生长整齐，易于管理。砧木播种的方法有点播或条播。嫁接繁殖是苹果的主要繁殖方法。提早嫁接，争取 6～7 月芽接，采用充实的接穗和饱满的芽，使品种苗当年就有足够的生长时间。苹果无病毒苗木的繁殖，用组织培养快速繁殖无病毒的无性系砧木，也可直接从无病毒母本圃直接引进无性系自根砧，培育 1 年后，从无病毒采穗圃采集优良接穗进行嫁接。栽植密度，短枝型品种和矮化中间砧，半矮化砧栽植的行株距为 4m×2m，矮化砧苹果的行株距为 3m×2m。

田间管理 注意整形修剪，加强土、肥、水管理，并创造苹果树能充分授粉的条件。

病虫害防治 苹果腐烂病，为害枝、干树皮，及时彻底刮除病斑，刮后病斑部涂 40% 福美砷可湿性粉剂 30～50 倍液，或腐必清 2～5 倍液。苹果烂根病，为害根部，增施有机肥粒，增加根磊营养，提高根系抗病力。药剂可用五氯酚钠 250～300 倍液，70% 甲基托布津 1000 倍液浇灌病株。棉蚜，为害枝条和根部，用 2.5% 敌杀死 3000 倍液杀灭。顶梢卷叶蛾，为害新梢顶部叶片幼芽和嫩梢。喷杀螟松 1000 倍液杀死幼虫。

【药材鉴别】 本品为梨形或扁球形，青色、黄色或红色，直径 5～10cm，或更大，顶部及基部均凹陷；外皮薄，革质、果肉肉质，内果皮坚韧，分为 5 室，每室有种 1～2 枚。气清香，味甜、微酸。

【主含成分】 **果实**：含 L-苹果酸(*L-malic acid*)，延胡索酸(*fumaric*

acid)，琥珀酸(*succinic acid*)，丙酮酸(*pyruvic acid*)，二羟乙酸(*glyoxylic acid*)，草乙酸(*oxalacetic acid*)，2-酮戊二酸(*2-ketoglutaric acid*)，葡萄糖(*glucose*)，果糖(*fructose*)，蔗糖(*sucrose*)，酒石酸(*tartaric acid*)，草酸(*oxalic acid*)，枸橼酸(*citric acid*)，糖醛酸(*uronic acid*)，异枸橼酸(*isocitric acid*)，3-吲哚乙酸(*3-indole acetic acid*)，谷氨酸(*glutamic acid*)，多酚氧化酶(*polyphenoloxidase*)，缬氨酸(*valine*)，鸟氨酸(*ornithine*)，赖氨酸(*1ysine*)，半胱氨酸(*cysteine*)，去甲缬氨酸(*norvaline*)，天冬氨酸(*aspartic acid*)，β-苯基-β-丙氨酸(*β-phenyl-β-alanine*)，组氨酸(*histidine*)，色氨酸(*tryptophane*)，甘氨酸(*glycine*)，维生素 C(*ascorbic acid*)，乙醇(*ethyl alcoho1*)，正丙醇(*n-propylalcho1*)，正丁醇(*n-butyl alcoho1*)，异丁醇(*isobutyl alcoho1*)，正戊醇(*n-amyl alcoho1*).正己醇(*n-hexyl acoho1*)，(一)-2 甲基-2-丁醇((一)-2-methyl-2-butano1)，3-己烯醛(3-hexenal)，乙酸丙酯(*n-propyl aeetate*)，乙酸丁酯(*n-butyl acetate*)，醋酸戊酯(*n-amyl acetate*)，乙酸己酯(*n-hexyl acetate*)，己酸乙酯(*ethyl caproate*)，甲醛(*formaldehyde*)，乙醛(*acetaldehyde*)，正丙醛(*n-propionaldehyde*)，正丁醛(*n-butylaldehyde*)，2-己烯醛(*2-hexenal*)，壬醛(*nonylaldehyde*)，异戊酸(*isovaleric acid*)，己酸(*caproic acid*)，苯甲酸(*benzolc acid*)，金丝桃甙(*hyperin*)，越桔花青甙(*idaein*)，果胶酸(*pectinic acid*)，阿拉伯聚糖(*arabinan*)，半乳聚糖(*galactan*)，矢车菊素-7-阿拉伯糖甙(*cyaniding-7-arabinoside*)，矢车菊素-3-半乳糖甙(*cyanidin –3-galactoside*)，矢车菊素-3-阿拉伯糖甙(*cyaniding-3-arabinoside*)。

果皮：含叶绿素(*chlorophyll*)A，B，脱镁叶绿素(*pheophytin*)，胡萝卜素(*carotenes*)，叶黄质(*xanthophylls*)，槲皮素(*quercetin*)，槲皮甙(*quercitrin*)，矢车菊素-3-半乳糖甙，矢车菊素-3-葡萄糖甙(*cyaniding-3-glucoside*)，矢车菊素-3-阿拉伯糖甙，矢车菊素-3-木糖甙(*cyaniding-3-xyloside*)，4-(5′-羟基根皮甙-2′-基)根皮甙[*4-(5′-hydroxyphlorizin-2′-y1)phlorizin*]，芸香甙(*rutin*)，金丝桃甙(*hyperin*)，槲皮甙(*quercitrin*)，槲皮素葡萄糖甙(*quercetin glucoside*)，花色甙(*anthocyanin*)，20-β-羟基熊果酸(*20-β-hydroxy ursolic acid*)，2ε′，20β-二羟基熊果酸(*2ε′，20β-dihydroxyurmlic acid*)。

种子：含油率 22.1％～31％。种子油脂肪酸主要为棕榈酸(*palmitic acid*)，硬脂酸(*stearic acid*)，花生酸(*arachidic acid*)，十六(碳)烯酸(*hexadecenoic acid*)，油酸(*oleic acid*)，亚油酸(*1inoleic acid*)，亚麻油酸(*1inolenic acid*)，二十碳烯酸(*eicosenoic acid*).二十碳二烯酸(*eicosadienoic acid*)，十九烷酸(*nondecanoic acid*)，二十一烷酸(*heneicosanoic acid*)，山萮酸(*behenic acid*)。还含果胶，谷氨酸，天冬氨酸，天冬酰胺(*asparagine*)，脯氨酸(*proline*)，苏氨酸(*threonine*)，精氨酸(*arginine*).丝氨酸(*serine*)，胱氨酸(*cystine*)，缬氨酸，亮氨酸(*1eucine*)，色氨酸，酪氨酸(*tyrosine*)，苯丙氨酸(*phenylalanine*)，丙氨酸(*alanine*)，甾醇(*stero1*)，胆甾醇(*cholestero1*)，孕甾酮(*proges temne*)。

果心：含绿原酸(*chlorogenic acid*)，根皮甙(*phlorizin*)。

花粉：含环木波萝烯醇(*cycloarteno1*)，矢车菊素-3-半乳糖甙，矢车菊素-3-葡萄糖甙。

果汁：含山梨糖醇(*sorbito1*)，甘露醇(*mannito1*)，甘油(*glyc tro1*)，2.3-丁二醇(*2，3-butylene glyco1*)。

木材：含香草醛(*vanillin*)，丁香醛(*syringaldehyde*)，对-羟基苯甲醛(*p-hydroxybenzaldehyde*)。

树皮：含β-谷甾醇(*β-sitostero1*)，无羁萜(*friedelin*)，表无羁萜醇(*epifriedelino1*)，顺式-4-羟甲基-L-脯氨酸(fis-4-hydroxy methyl-L-proline)。

不带花芽的地上部分：含精氨酸，天冬酰胺，谷氨酰胺(glutamine)。

植株：含(-)-表儿茶精[*(-)-epicatechin*]，(+)-儿茶精(*(+)-catechin*)，角鲨烯(*squalene*)。

芽：含天冬氨酸，γ氨基丁酸(*γ-aminobutyric acid*)，天冬酰胺，丝氨酸，谷氨酰胺。

木质部树液　含坡模醇酸(*pomolic acid*)，坡模酮酸(*pomonic acid*)，叶花茜木素(*vanguerin*)，绒毛三萜酸(*tomentosolic acid*)，叶花茜木酸(*vanguerolic acid*)，根皮酸(*phloretic acid*)，间苯三酚(*phloroglucino1*)，对位和邻位香豆酸(*P-、0-coumaric acid*)。

【药理】　除去果胶的苹果注射液，给家兔(正常或先给胰岛素)静注时，能升高血糖，作用较其中所含之葡萄糖所引起者为强，其利尿效果为后者的 2～3 倍。它还能使离体兔肠之异常运动(以阿托品、乙酰胆碱、镁盐或钡盐引起过度兴奋或过度抑制)正常化，轻度阻止去氧皮质酮对大鼠升高血压作用。

【性味归经】　味甘、酸，性凉。

【功用主治】　生津，除烦，醒酒。主治津少口渴，脾虚泄泻，食后腹胀，饮酒过度。

《千金·食治》："益心气，耐饥。"

《食疗本草》："主补中焦诸不足气，和脾，卒患食后气不通，生捣汁服之。"

《饮膳正要》："止渴生津。"

《滇南本草》："食之生津，久服轻身，延年黑发。通五脏六腑，走十二经络。调营卫而通神明，解瘟疫而止寒热。"

《滇南本草图说》："主治脾虚火盛，补中益气。同酒食治筋骨疼痛。搽疮红晕可散，烧灰存性治水中之毒，亦能醒脾清神，人多爽杯，亦种子结嗣神验。"

《医林纂要·药性》："止渴，除烦，解暑，去瘀。"

《随息居饮食谱》："润肠悦心，生津开胃，醒酒。"

【用量用法】　内服：生食，或捣汁服，或熬膏，适量。

【使用注意】　不宜多食，过量易致腹胀。

《别录》："多食令人胪胀，病人尤甚。"

《食医心镜》："多食虚胀。"

《日华子》："食多肺壅气胀。"

《滇南本草》："小儿不可多食，多食发痞积。"

委陵菜

【别名】　委陵菜《救荒本草》，翻白草、白头翁、黄州白头翁《本草推陈续编》，翻白菜、根头菜、野鸠旁花《中国药用植物志》，天青地白、小毛药、虎爪菜《贵州民间方药集》，老鸦翎、老鸦爪《山东中药》，地区草《医药卫生》(呐蒙古呼和浩特)，野鸡膀子、痢疾草《长白山植物药志》，毛鸡腿子(河南)，一白草、生血丹、扑地虎、五虎噙血(陕西)，鸡腿儿(甘肃)，翻白叶(江苏、四川)，鸡骨爪(安徽)，龙芽菜、蛤蟆菜(江西)，土人参、山萝卜(福建)，米鸡腿(湖北)，下路鸡(湖南)，白玉草(四川)，鸡爪七(贵州)，铁称托、山梅子、细翻自叶(云南)。

【来源】　为蔷薇科植物委陵菜 *Potentilla chinensis* Ser.的带根全草。

【植物形态】　多年生草本，高 20～70cm。根粗壮，圆柱形，稍木质化。花茎直立或上升，被稀疏短柔毛及白色绢状长柔毛。基生叶为羽状复叶；总叶柄被短毛及绢状长柔毛；托叶近膜质，褐色，外被白色绢状长柔毛；小叶 5～15 对，对生或互生，上部小叶较长，向下渐变短，无柄；小叶片长圆形，倒卵形或长圆披针形，长 1～5cm，宽 0.5～1.5cm，先端急尖或圆钝，边缘羽状中裂，裂片：角卵形、三角状披针形或长圆披针形，边缘向下反卷，阳面被短柔毛或近无毛，中脉下陷，阴被白色绒毛，沿脉被白色绢状长柔毛；茎生叶与基生叶相似，唯叶片对数较少，托叶草质，边缘通常呈齿牙状分裂。花两性；伞房状聚伞花序，花茎被白色绢状长柔毛，花序基部有披针形苞片，外密被短柔毛；花直径 0.8～1cm，稀达 1.3cm；萼片 5，三角卵形，先端急尖，花后不增大，紧贴果实，副萼片 5，比萼片短约 1 倍，且狭窄，外被短柔毛及少数绢状柔毛；花瓣 5，宽倒卵形，先端微凹，比萼片稍长，黄色；花柱近顶生，柱头扩大。瘦果卵球形，深褐色，有明显皱纹。花、果期 4～10 月。见（图 383）

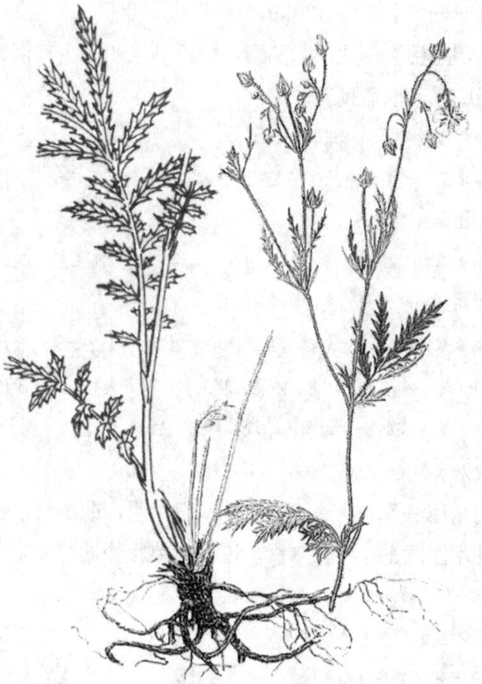

（图 383）委陵菜

【生长分布】　生于山坡、草地、沟谷、林缘、灌丛及疏林下。邹平南部山区分布较广。

【采收加工】　4～10 月采挖带根的全草，除去花枝与果枝，洗净，晒干。

【性状鉴别】　根圆柱形或类圆锥形，略扭曲，有的分枝，长 5～17cm，直径 0.5～1cm；表面暗棕色或暗紫红色，有纵纹，粗皮易成片状剥落，根头部稍膨大；质硬，易折断，断面皮部薄，暗棕色，常与木部分离，射线呈放射状排列。叶基生，单数羽状复叶，有柄；小叶狭长椭圆形，边缘羽状深裂。下面及叶柄均密被灰白色柔毛。气微，味涩，微苦。

【显微鉴别】　（1）叶横切面：上表皮细胞类方形，下表皮细胞切向延长；上下表皮有多数单细胞非腺毛，以下表皮尤密，且多弯曲。栅栏组织为 2～3 列细胞，有的含草酸钙簇晶，直径 8～37μm；海绵组织为数列类圆形细胞。主脉极向下凸起，维管束外韧型，木质部半月形，韧皮部呈新月形，外侧有厚角组织，上下表皮内方有 2～4 列厚角组织。

（2）粉末特征：灰褐色。①非腺毛极多，单细胞，平白；或弯曲，有的缠结成团，细长，长约至 4000μm，商径 7～37μm，壁极厚或较厚。②草酸钙簇晶存在于叶肉组织中，簇晶直径 6～65μm，偶有方晶。③木纤维长梭形，直径 7～14μm，壁稍厚，纹孔明显。④木栓细胞类多角形或扁长方形，内含黄棕色物。

【理化鉴别】　取本品粗粉 0.5g，加乙醇 10ml，回流提取 2h，滤过，取滤液 lml 于试管中，滴加 1%三氯化铁乙醇试液 1 滴，呈墨绿色。(检查鞣质)

【主含成分】　全草含槲皮素(*quercetin*)、山柰素(*kaempfero1*)和没食子酸(*gallic acid*)，壬二酸(*anchoic acid*)，3，3′，4′-三-O-甲基并没食子酸(*3，3′，4′-tri-O-methylellagic acid*)。

【药理】　（1）**抗病原体作用**　委陵菜中含有的没食子酸、槲皮素具有抗菌活性。另外含有的抗菌成分壬二二酸对福氏痢疾杆菌 2a 的抑菌直径为 21mm，对志贺痢疾杆菌抑菌直径为 14mm，对宋内痢疾杆菌为 12mm。全草煎剂用平板打洞法，对痢疾杆菌有抑制作用。根煎剂每日以 3g/kg 给感染阿米巴的大鼠灌胃，连续 6d，对体内溶组织阿米巴原虫有一定抑制作用，但体外无效。

（2）**其他作用**　叶及根煎剂 1：5000～1：25 对离体蛙、兔心脏呈抑制作用，对兔离体及在体肠管亦有抑制作用；还可扩张豚鼠离体支气管，兴奋豚鼠离体子宫。

（3）**毒性**　根流浸膏小鼠灌胃的 LD_{50} 为 60g/kg。

【性味归经】　味苦，性寒。归大肠、肺、肝经。

【功用主治】　凉血止痢，清热解毒。主治赤痢腹痛，久痢不止，痔疮出血，疮痈肿毒。

《中国药用植物志》："治阿米巴痢。"

《贵阳民间药草》："清热解毒。治赤白痢下，风湿疼痛，瘫痪，癫痫。"

《湖南药物志》："(治)便血，休息痢，小儿抽筋，蜈蚣咬。"

《贵州草药》："止咳平喘，清热利湿。"

《宁夏中草药手册》："止痢，止血。主治痈肿疮疖。"

《甘肃中草药手册》："主治无名肿毒，吐血。"

《陕甘宁青中草药选》："主治肠炎。"

《西藏常用中草药》："主治肺炎。"

《内蒙古中草药》："主治感冒，崩漏带下。"

《安徽中草药》："主治百日咳，白带，颈淋巴结结核。"

《中草药学》(南药)："主治咳嗽，咽喉炎，阴道滴虫。"

《贵州民间方药集》："主治刀伤出血，风湿，月经不调，痫证。"

【用量用法】　内服：煎汤，15～30g；或研末服，或浸酒服。外用：煎水洗，捣敷，或研末敷，适量。

【附方】　（1）**治赤白痢疾**：委陵菜 15g，马齿苋 15g，茶叶 6g，水煎服，每日 2 次。--《甘肃中草药手册》

（2）**治阿米巴痢疾**：①翻白草 15g，白头翁 30g，水煎服。--《山东中草药手册》　②委陵菜鲜品 60g，人苋 30g，水煎服。--《中草药手册》(福建晋江)　③委陵菜 30g，炒槐花 12g，煎服。--《安徽中草药》

（3）**治休息痢**：委陵菜根 15g，十大功劳 15g，车前草 9g，水煎服。--《湖南药物志》

（4）**治久痢不止**：天青地白、白木槿花各 15g，煎水吃。--《贵阳民间药草》

(5) **治疮疖痈肿**：委陵菜15g，蒲公英15g，水煎服。--《山西中草药》

(6) **治毒蛇咬伤**：鲜委陵菜根皮适量，捣烂敷患处。--《河南中草药手册》

(7) **治颈淋巴结结核**：鲜委陵菜叶、紫玉簪花根、生南星各适量，捣烂敷患处。--《安徽中草药》

(8) **治瘿瘤，瘰疬**：委陵菜鲜品30g，鸡蛋1只，冰糖15g，开水炖服，渣捣烂外敷患处。

(9) **治消化道溃疡**：委陵菜干根60g，鸡1只(约500g),水炖服。(8～9方均出自福建晋江《中草药手册》)

(10) **治喘咳**：白头翁根、岩豇豆各15g，煨水服。

(11) **治劳伤咳嗽**：白头翁根15g，棣棠花根9g，炖肉吃。(上述10～11方均出自《贵州草药》)

(12) **治百日咳**：委陵菜全草15g，海金沙9g，水煎服。--《湖南药物志》

(13) **治吐血**：委陵菜9g，侧柏炭、仙鹤草各12g，水煎服。--《陕甘宁青中草药选》

(14) **治便血**：委陵菜根15g，小蓟炭12g，侧柏炭9g，煎服。--《安徽中草药》

(15) **治白带**：①委陵菜、鸡冠花各9g，银杏6g，水煎或炖猪蹄食。--《陕西草药》 ②委陵菜、白扁豆、鸡冠花各30g，白果15枚(打烂)，煎服。--《安徽中草药》

(16) **治风湿麻木瘫痪，筋骨久痛**：①天青地白、大风藤、黑风藤、白风藤、白龙须各12g，蚕沙6g，泡酒服。②天青地白、大风藤、五香血藤、兔耳风各250g，泡酒连续服用，每日早晚各服30g。--《贵阳民间药草》

(17) **治关节炎**：委陵菜干根60g，猪脚节1只。水煎服。--《中草药手册》(福建晋江)

(18) **治母猪疯(癫痫)**：天青地白根(去心)30g，白矾9g，加酒浸泡。温热内服，连发连服，服后再服白矾粉3g。--《贵阳民间药草》

(19) **治疗急性细菌性痢疾**：委陵菜干根制成20%溶液，每次60ml，每日口服2次，或制成20%注射液供肌内注射，首次2ml，以后逐渐增至3.5ml，每日1～2次，不论口服或肌注，均同时用20%溶液60ml保留灌肠，每日1～2次。用药2～10天不等。临床用注射剂治疗52例，治愈49例，好转3例，每例平均总剂量为3.49；口服3例，治愈2例，好转1例，每例平均总剂量为829；肌注加口服治疗9例，治愈8例，好转1例，每例平均总剂量为59.8g。--《天津医学杂志》，1960，2(5)：386

(20)**治疗阿米巴痢疾**：委陵菜根茎制成煎剂或流浸膏。成人每日量为20～30g(以生药计算)，3次分服。少数患者并用10%煎液100ml保留灌肠，7～10天为1疗程，必要时休息1～2天再行第2疗程。临床治疗27例，其中包括急性、慢性和慢性隐伏期急性发作者。服药后，发热病例体温均迅速下降，腹痛、里急后重、腹泻及粘液便大多在1～4天消失，大便镜检病原体平均转阴时间为3天。8例经追踪观察，其中1例于1月后复发。因此认为对慢性隐伏性患者，应给予反复彻底的治疗。--《中华内科杂志》熊方武，1956，4(11)：880

(21) **治疗肠道鞭毛虫病**：用委陵菜煎剂(10ml含委陵菜干品7.5g)每日3次，成人每次30ml，小孩每次10～20ml，治疗212例。结果：服药3天痊愈(无自觉症状，粪检鞭毛虫转阴性，粪中脓球、粘液、红细胞消失)168例(占79.2%)；好转(症状减轻，粪检鞭毛虫和脓球、粘液、红细胞减少)41例(占19.4%)；无变化者3例(占1.4%)；在好转41例中，继续投予煎剂3天量，27例转为痊愈，余14例因未再来复查而进一步疗效不明；在无变化3例中，再给予煎剂2d量，结果仍然无效。--《福建医药杂志》陈孙能，等，1980，(3)：25

(22) **治疗出血性疾病**：取新鲜地区草全草60～120g(干品15～30g)，切碎，水煎2次，两次煎液混合，加入少量红糖再煎片刻，2次分服，每日1剂，必要时可续服1～2剂。临床观察子宫功能性出血、月经过多、鼻出血、咯血、血尿和部分癌症出血共112例，结果治愈66例，有效29例。其中对妇科疾病的治疗效最为满意，内科疾病次之。本品的止血作用以根部最强。--《医药卫生》内蒙古呼和浩特，1972，(3)：42

翻白草

【别名】 翻白草《救荒本草》，鸡腿儿《救荒本草》，天藕儿《野菜谱》，湖鸡腿《纲目》，鸡脚爪、鸡脚草、鸡距草《草木便方》，独脚草、鸡腿子、乌皮浮儿、天青地白《南京地区常用中草药》，金钱吊葫芦《广西药用植物名录》，老鸹枕《中药学》(山东)，老鸦爪、山萝卜(山东)，土菜、结梨、大叶铡草、白头翁(浙江)，鸡爪莲(江西)，郁苏参、土人参(福建)，野鸡坝、兰溪白头翁、黄花地丁、千锤打、叶下白、茯苓草(湖南)。

【名释】 植物叶背密被有白色绒毛而得名。李时珍云："翻白以叶之形名，鸡腿、天藕以根之味名也。楚人谓之湖鸡腿，淮人谓之天藕。"其根肥厚，去皮色白，鸡腿、天藕或以此得名；叶面青背白，故名翻白草；鸡脚爪、鸡脚草、鸡距草等，亦当以其叶形似鸡爪而得名。

【来源】 为蔷薇科植物翻白草 *Potentilla discolor* Bunge 的带根全草。

【植物形态】 多年生草本。根粗壮，下部常肥厚呈纺锤状。花茎直立，上升或稍斜生，高10～45cm，密被白色绒毛。基生叶有小叶2～4对，对生或互生；叶柄密被白色绵毛，有时并有长柔毛，小叶无柄；托叶膜质，褐色，外面密被白色长柔毛；小叶片长圆形或长圆状披针形，长1～5cm，宽5～8mm，先端圆钝，稀急尖，阳面暗绿色，被疏白色绵毛或脱落几无毛，阴面密被白色或灰白色绵毛；茎生叶1～2，有掌状3～5小叶，托叶草质，卵

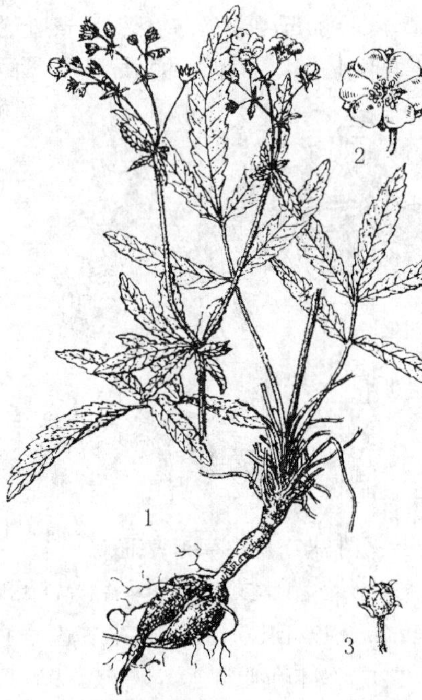

(图384) **翻白草** (1.植株 2.花 3.果实)

形或宽卵形，边缘常有缺刻状牙齿，阴面密被白色绵毛。花两性；聚伞花序，花梗长 1～2.5cm，外被绵毛；花直径 1～2cm；萼片三角状卵形，副萼片披针形，比萼片短，外被白色绵毛；花瓣黄色，倒卵形，先端微凹或圆钝，比萼片长；花柱近顶生。瘦果近肾形，宽约 1mm，光滑。花、果期 5～9 月。见（图 384）

【生长分布】 生于山坡、荒地、山谷、沟边、草地、草甸及疏林下。邹平南部山区多有分布。

【采收加工】 夏至秋季，将全草连块根挖出，抖去泥土，洗净，晒干或鲜用。

【性状鉴别】 块根呈纺锤形或圆柱形，少数瘦长，有不规则扭曲的纵槽纹，长 3～8cm；表面黄棕色或暗红棕色，栓皮较平坦；质硬而脆，断面黄白色。基生叶丛生，单数羽状复叶皱缩而卷曲，小叶 3～9 片，矩圆形或狭长椭圆形，顶端小叶片较大，上表面暗绿色，下表面密生白色绒毛，边缘有粗锯齿。气微、味甘、微涩。

【理化鉴别】 （1）取本品粗粉 0.5g，加乙醇 10ml，回流提取 2h.滤过。取滤液 1 ml 于试管中，滴加 1%三氯化铁乙醇试液 1 滴，呈墨绿色。(检查鞣质)

（2）薄层色谱取样品 0.5g，加乙醇 10ml，回流提取 2 小时，滤过。滤液浓缩至约 1ml，供点样用。另取没食子酸为对照品。分别点样于同一硅胶 CMC 薄板上，以甲苯-甲酸乙酯-甲酸(5：4：1)展开，用三氯化铁铁氰化钾试剂喷雾，供试品色谱在与对照品色谱的相应位置，显相同颜色斑点。

【显微鉴别】 （1）小叶片表面观：上表皮细胞类多角形，壁较平直，上、下表皮均有单细胞的非腺毛，尤以下表皮为多；除去密被的非腺毛可见下表皮细胞呈类多角形，垂周壁弯曲，较上表皮细胞为小，并可见毛茸基部和不定式气孔。非腺毛有 2 种，一种极细长，多在 1000μm以上，扭曲，直径 3～7μm，壁薄，着生于下表皮上；另一种平直或稍弯曲，多在 1000μm以下，直径 9～22μm，壁厚 3～8μm，基部较膨大。叶肉细胞含有较多草酸钙簇晶，靠近叶脉处尤多，直径 9～32μm。见（图 386）

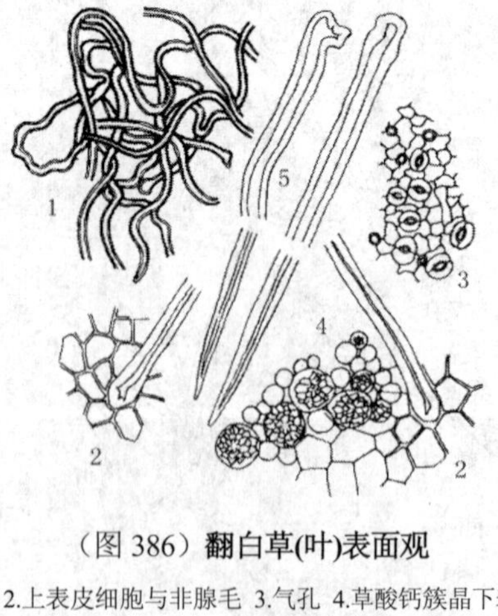

（图 386）**翻白草(叶)表面观**

1.非腺毛 2.上表皮细胞与非腺毛 3.气孔 4.草酸钙簇晶下表皮细胞

（2）根横切面：木栓组织为 10 余列扁平细胞，栓内层为 1～2 列薄壁细胞。韧皮部外侧细胞常含草酸钙簇晶及方晶。形成层成环。木质部占根的 4/5，由导管、管胞、木纤维及木薄壁细胞组成。射线宽广，约 30 余列细胞。本品薄壁细胞含有淀粉粒。见（图 385）

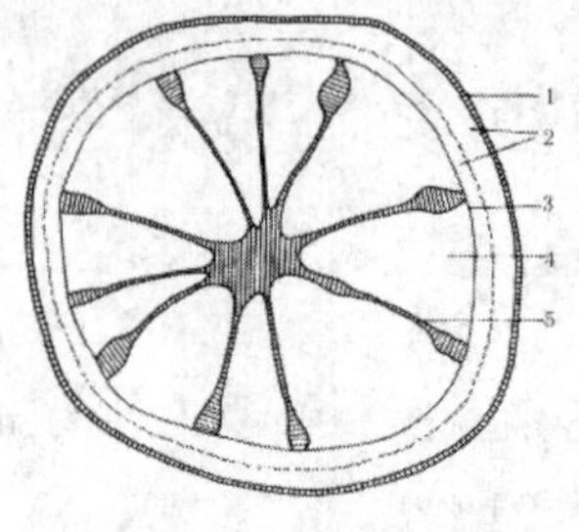

（图 385）**翻白草(根)横切面简图**

1.木栓组织 2.韧皮部 3.形成层 4.射线 5.导管

【主含成分】 根含可水解鞣质及缩合鞣质，并含黄酮类。全草含延胡索酸(*fumaric acid*)，没食子酸(*gallic acid*)，原儿茶酸(*protocatechuic acid*)，槲皮素(*quercetin*)，柚皮素(*naringenin*)，柰酚(*kaempfero1*)，间苯二酸(*m-phthalic acid*).

【药理】 **抗菌作用**：根据翻白草制剂治疗细菌性痢疾的疗效，对从翻白草中分离得的单体化合物进行抗菌作用试验。发现没食子酸(结晶Ⅱ)、槲皮素(结晶Ⅲ)、延胡索酸(结晶Ⅰ)、原儿茶酸(结晶Ⅳ)、柚皮素(结晶Ⅴ)、山柰酚(结晶Ⅵ)、间苯二酸(结晶Ⅷ)对福氏和志贺痢疾杆菌均有不同程度的抑制作用，其中尤以没食子酸和槲皮素的抑菌作用最强，最低抑菌浓度分别为 59×10^{-6} 和 37×10^{-6}。

【性味归经】 味甘、微苦，性平；归肝、胃、大肠经。

【功用主治】 清热解毒，凉血止血。主治肺热咳喘，泻痢，疟疾，咳血，吐血，便血，崩漏，痈肿疮毒，瘰疬结核。

《纲目》："主治吐血，下血，崩中，疟疾，痈疮。"

《本经逢原》："儿科痘疹拔疔方用之，取其凉润解毒也。"

《草木便方》："清利肠胃，除风湿。治赤白久痢成疳，涂恶犬咬伤。"

《现代实用中药》："为止血及解热剂，治诸出血性热病及间歇热等。"

《广西中药志》："根治产后脚软，流产。叶可驱风。"

《山西中药志》："清热润燥，解毒消肿。"

《四川中药志》（1960 年版）："能祛瘀生新，解郁止血，治肺炎，咳血，吐血，下血，妇人漏下及赤白痢疾。"

《湖南药物志》："补中益气，健胃扶脾，祛风化痰，止血解热。主治腰痛，休息痢，鼻血。"

《浙江民间常用草药》："软坚消结。"

《浙江药用植物志》："治角膜溃疡，急性喉炎，扁桃体炎，口腔炎，乳腺炎，疖痈，痔疮，雷公藤中毒，蛇虫咬伤。"

【用量用法】 内服：煎汤，10～15g，或浸酒服。外用：煎水熏洗，或鲜品捣敷，适量。

【附方】 （1）**治肺痈**：鲜翻白草根 30g，老鼠刺根、杜瓜根各 15g。加水煎成半碗，饭前服，日服二次。-- 《福建民间草药》

（2）**治急性咽炎、扁桃体炎、口腔炎**：（翻白草）鲜全草适量，捣烂取汁含咽。-- 《浙江药用植物志》

（3）**治慢性鼻炎，咽炎，口疮**：翻白草 15g，地丁 12g，水煎服。-- 《山西中草药》

（4）**治疟疾寒热及无名肿毒**：翻白草根五七个，煎酒服之。-- 《纲目》

（5）**治吐血不止** 翻白草，每用五七棵㕮咀，水二钟，煎一钟，空心服。--《纲目》

（6）**治崩中下血**：用湖鸡腿根一两，捣碎，酒二盏，煎一盏服。--《濒湖集简方》

（7）**治大便下血**：翻白草根45g，猪大肠不拘量。加水同炖，去渣，取汤及肠同服。--《民间草药》(江西)

（8）**治赤白痢疾**(包括阿米巴痢疾)：①翻白草15g，白头翁30g，水煎服。《中药学》(山东) ②翻白草 18~24g，赤芍、甘草各 6g，水煎去渣，每日 2 次分服。--《食物中药与便方》

（9）**治小儿疳积**：翻白草鲜根15~18g，云实根、牯岭勾儿茶6~9g，醉鱼草3~6g，水煎，空腹服。--《草药手册》(江西)

（10）**治痛经**：翻白草(连根)45g，益母草 10g，水煎酌加红糖，黄酒服。--《河南中草药手册》

（11）**治淋巴结核**：翻白草 45~60g，黄酒 750g(不会饮酒者可酌减)，浸24小时后，隔水炖1小时，以无酒味为度，加红糖适量，每日1次或分数次服完，每日1剂或隔日1剂，15剂为1疗程，如未愈，可停药5天后再续服1疗程。忌食鱼、虾、鸡、鹅、蛋。--《浙江民间常用草药》

（12）**治疔毒初起**：不拘已成未成，用翻白草十科，酒煎服，出汗即愈。--《纲目》

（13）**治臁疮溃烂**：端午日午时采翻白草，洗收。每周一握，煎汤盆盛，围住熏洗，效。--《纲目》引《刘松石保寿堂方》

（14）**治急性乳腺炎**：翻白草、犁头草、半边莲各30g，天胡荽15g(均鲜品)，洗净捣烂，外敷患处，每天换药2次。--《浙江药用植物志》

（15）**治牙痛**：翻白草根。炖猪肉服。--《湖南药物志》

（16）**治疗急性菌痢**：用鲜翻白草 60g，或干品 30g(用根或全叶；小儿用量酌减)，水煎，每日1剂，重症患者或中毒型菌痢，可每天服2剂，分4次服。共治疗350例，结果：痊愈315例，好转28例，无效7例，治愈率为90%；治愈时间1~7天，平均4d左右。--《浙江中医学院学报》吴成善，等，1989，11：21

莓叶委陵菜

【别名】 雉子筵、瓢子、满山红《陕西草药》，莓叶委陵、菜瓢子《全国中草药汇编》，假蛇莓《云南种子植物名录》。

【来源】 为蔷薇科植物莓叶委陵菜 *Potentilla fragarioides* L. 的全草。

【植物形态】 多年生草本。根极多，簇生。花茎多数，丛生，上升或铺散，长8~25cm，被开展长柔毛。基生叶羽状复叶，有小叶2~3对，间隔0.8~1.5cm，稀4对，连叶柄长5~22cm，叶柄被开展疏柔毛，小叶有短柄或几无柄；小叶片倒卵形、椭圆形或长椭圆形，长0.5~7cm，宽0.4~3cm，顶端圆钝或急尖，基部楔形或宽楔形，边缘有多数急尖或圆钝锯齿，近基部全缘，两面绿色，被平铺疏柔毛，下面沿脉较密，锯齿边缘有 时密被缘毛；茎生叶，常有3小叶，小叶与基生叶小叶相似或长圆形顶端有锯齿而下半部全缘，叶柄短或几无柄；基生叶托叶膜质，褐色，外面有稀疏开展长柔毛，茎生叶托叶草质，绿色，卵形，全缘，顶端急尖，外被平铺疏柔毛。伞房状聚伞花序顶生，多花，松散，花梗纤细，长1.5~2cm，外被疏柔毛；花直径1~1.7cm；萼片三角卵形，顶端急尖至渐尖，副萼片长圆披针形，顶端急尖，与萼片近等长或稍短；花瓣黄色，倒卵形，顶端圆钝或微凹；花柱近顶生，上部大，基部小。成熟瘦果近肾形，直径约1mm，表面有脉纹。花期4~6月，果期6~8月。见（图387）

本植物的根（**莓叶委陵菜根**）也供药用，详见下述。

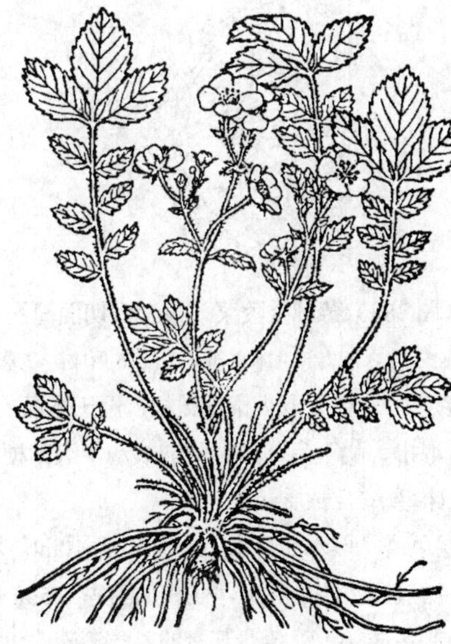

（图387）**莓叶委陵菜**

【生长分布】 生于地边、沟边、草地、灌丛及疏林下。邹平南部山区丘陵有分布。

【采收加工】 夏季采收，洗净，晒干。

【性状鉴别】 全株长约25cm，密被毛绒。茎纤细。羽状复叶。基生叶有小叶5~7(~9)，顶端三小叶较大，小叶宽倒卵形、卵圆形或椭圆形，长0.8~4cm，宽0.5~2cm，先端尖或稍钝，基部楔形或圆形，边缘具粗锯齿；茎生叶为三出复叶。花多，黄色。瘦果小，微有皱纹。气微，味涩，微苦。

【性味归经】 味甘、微辛，性温；归肝经。

【功用主治】 活血化瘀，养阴清热。主治疝气，干血痨。

《全国中草药汇编》："益中气，补阴虚，止血。主治疝气及干血痨。"

【用量用法】 内服：煎汤，9~15g。

莓叶委陵菜根

【名释】 雉子筵根《中草药通讯》。

【来源】 为蔷薇科植物莓叶委陵菜 *Potentilla.Fragarioides* L. 的根及根茎。

【原植物】 参见"莓叶委陵菜"。

【采收加工】 夏季采挖，洗净，晒干。

【性状鉴别】 根茎呈短圆柱状或块状，有的略弯曲，长0.5~2cm，直径0.3~1.5cm。表面棕褐色，粗糙，周围着生多数须根或圆形根痕；顶端有棕色叶基及芽，叶基边缘膜质，与芽均被淡黄色毛茸。质坚硬，断面皮部较薄，黄棕色至棕色，木部导管群黄色，中心有髓。根细长，弯曲，长5~10cm，直径1~4mm，表面具纵沟纹；质脆，易折断，折断面略平坦，黄棕色至棕色。无臭，味涩。

【显微鉴别】 根横切面：木栓层约10层细胞，外有落皮层，细胞内充满棕色物，栓内层狭窄。韧皮部较宽。形成层成环。木质部占大部分，射线宽窄不一，导管单个散在或3～4个相聚。薄壁细胞含草酸钙簇晶及少数方晶，并含淀粉粒。见(图388)

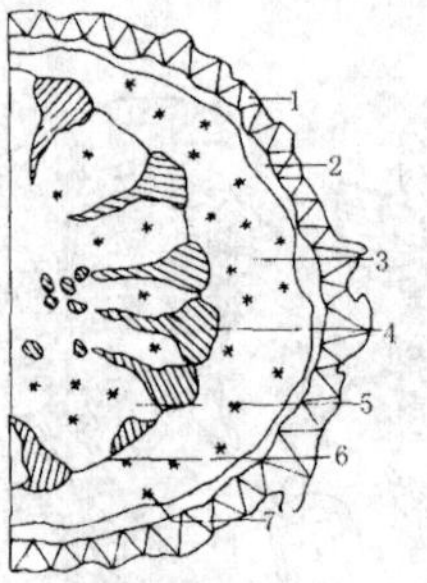

（图388）**莓叶委陵菜（根）横切面简图**

1.木栓层 2.栓内层 3.韧皮部 4.木质部 5.射线 6.形成层 7.草酸钙簇晶

【理化鉴别】 （1）取火柴梗数根，浸于本品的1%煎液中煮沸数分钟，取出，稍干后，滴加盐酸数滴，火柴梗被染成暗红色或紫红色。(检查缩合鞣质)

（2）薄层色谱 取本品粉末1g，加乙醇10ml，加热回流10分钟，过滤。滤液置水浴上蒸干，残渣加乙醇0.5ml使溶解，供点样。标准品制备成0.1% d-儿茶素的乙醇溶液，供点样。点于硅胶G板上。用乙酸乙酯展开，展距5.5cm。喷以香草醛试液(香草醛0.5g溶于浓盐酸100ml)显红色，样品在与右旋儿茶精对照品相应的位置上应有同样颜色的斑点。(检查右旋儿茶精)

【主含成分】 根含右旋儿茶精。

【药理】 右旋儿茶精有烟酸佯作用。对毛细血管能降低其通透性及脆性，而增强其对外伤的抵抗性；即对维持正常毛细血管的功能有一定作用。在豚鼠身上，右旋儿茶精(腹腔注射1mg/300g体重或口服5mg/300g体重)较芦丁(芸香甙)等黄酮类增强毛细血管的作用更强，而且有2个作用高峰，可能不仅延缓体内肾上腺素的氧化，而且有维生素C样作用。在试管中右旋儿茶精抑制组胺酸脱羧酶的作用强于常用的黄酮类，故可能有抗过敏性休克作用。此外，它对豚鼠离体子宫似有某些兴奋作用。对小鼠的毒性很小(静注1～1.5g/kg，未见毒性反应)。雉子筵根醇提取物予小鼠口服，LD_{50}为4.2g/kg。

【性味归经】 味甘，微苦，平。

【功用主治】 止血。主治月经过多，功能性子宫出血，子宫肌瘤出血，产后出血及避孕药引起的出血。

【用量用法】 内服：煎汤，3～6g，或入丸、散。

【附方】 **治疗各种出血**：用雉子筵根的酒精提取物制成雉子筵止血片(每片含生药1g)，日服3次，每次2～4片。共治疗各种出血症400余例，按服药后见效慢或出血量减少小半为有效，1～3天内出血量减少大半或停止为显效判定疗效，结果：其中一般妇科出血353例(包括功能性子宫出血、子宫肌瘤出血、单纯性月经过多、慢性盆腔炎月经过多、产后恶露不净等15种出血)，有效率85.3%，显效率58.7%；计划生育引起的妇科出血120例，有效率82.5%，显效率65.8%；肺结核咯血14例，有效7例，显效4例。临床上未发现明显副反应，个别患者有胃纳差、腹胀、头昏等现象，停药后即消失。--《中草药通讯》上海第七制药厂，等，1973，(6)：8

蛇含

【别名】 蛇含、蛇衔《本经》，威蛇《日华子》，小龙牙《斗门方》，紫背龙牙《本草图经》，紫背草《直指方》，蛇含草《本草蒙筌》，蛇包五披风《植物名实图考》，五匹风《草木便方》，五皮风、地五甲、五爪龙《分类草药性》，地五加、五爪虎、五叶莓《贵州民间方药集》，地五爪、五虎下山《江西民间草药》，五爪风、五星草、五虎草《湖南药物志》，五爪金龙、五叶蛇莓《浙江民间常用草药》，狗脚迹《贵州中草药名录》。

【名释】 《异苑》云："有田父见一蛇被伤，一蛇衔一草著疮上，经日，伤蛇乃去。田父因取草治蛇疮，皆验。遂名曰蛇衔草也。"衔、含义通，又名蛇含。《纲目》："其叶似龙牙而小，背紫色。故俗名小龙牙。又名紫背龙牙。"植物基生或下部茎生5小叶，故异名多以"五"称之。

【来源】 为蔷薇科植物蛇含委陵菜 *Potentilla kleiniana* Wight et Arn.的带根全草。

【植物形态】 一年生、二年生或多年生宿根草本。多须根。花茎上升或匍匐，常于节处生根并发育出新植株，长10～50cm，被疏柔毛或开展长柔毛。基生叶为近于鸟足状5小叶，连叶柄长3～20cm，叶柄被疏柔毛或开展长柔毛；小叶几无柄稀有短柄，小叶片倒卵形或长圆倒卵形，长0.5～4cm，宽0.4～2cm，顶端圆钝，基部楔形，边缘有多数锯齿，两面绿色，被疏柔毛，有时上面脱落几无毛，或下面沿脉密被伏生长柔毛，下部茎生叶有5小叶，上部茎生叶有3小叶，小叶与基生小叶相似，唯叶柄较短；基生叶托叶膜质，淡褐色，外面被疏柔毛或脱落几无毛，茎生叶托叶草质，绿色，卵形至卵状披针形，全缘，顶端尖，外被稀疏长柔毛。聚伞花序密集枝顶如假伞形，花梗长1～1.5cm，密被开展长柔毛，下有茎生叶如苞片状；花直径0.8～1厘米；萼片三角卵圆形，顶端急尖或渐尖，副萼片披针形或椭圆披针形，顶端急尖或渐尖，花时比萼片短，果时略长或近等长，外被稀疏长柔毛；花瓣黄色，倒卵形，顶端微凹，长于萼片；花柱近顶生，圆锥形，

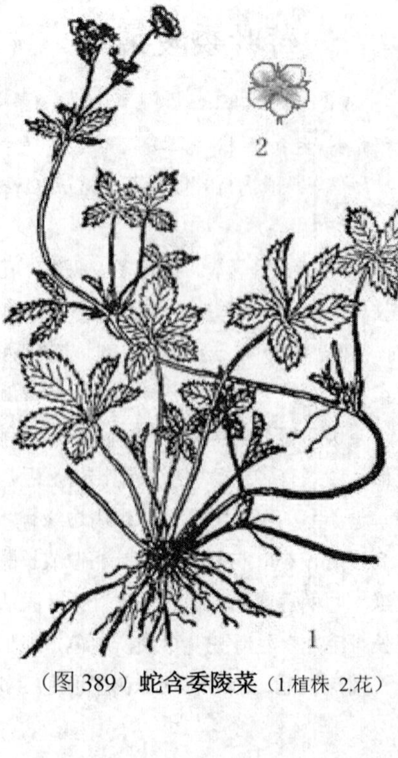

（图389）**蛇含委陵菜**（1.植株 2.花）

基部膨大，柱头扩大。瘦果近圆形，一面稍平，直径约 0.5mm，具皱纹。花、果期4～9月。见上（图389）

【生长分布】 生于田边、水旁、草甸及山坡草地。邹平南部丘陵、沟谷、河边多有分布。

【采收加工】 每年的5月和9～10月挖取全草，抖净泥沙，拣去杂质，晒干。

【栽培要点】 **生物学特性** 喜阳光充足、气候温和、较湿润的环境，适应性较强，在高山、丘陵、平坝都可栽培。对土壤无严格选择，常野生在荒地、田边或路旁，以地势向阳、较肥沃、潮湿的夹砂土栽培较好。

栽培技术 以分株繁殖为主。挖取植株匍匐茎上着生的新株作为种苗，每株都要带须根，春季2～3月或秋季9～10月栽种，以秋栽为好，按行窝距各20cm开窝，每窝栽苗2～3株，盖土压紧，并施稀薄人畜粪水。

田间管理 栽后要及时淋水。秋季栽种的，当年12月中耕除草、追肥1次，以后每年要随时拔除杂草，并于5月和9～10月两次收获后，浅中耕、追肥1次。肥料用人畜粪水或硫酸铵，连续采收3～4年后，需换地栽培。

【性状鉴别】 全体长约40cm。根茎粗短，根多数，须状。茎细长，多分枝，被疏毛。叶掌状复叶；基生叶有5小叶，小叶倒卵形或倒披针形，长1～5cm，宽0.5～1.5cm，边缘具粗锯齿，上下表面均被毛，茎生叶有3～5小叶。花多，黄色。果实表面微有皱纹。气微，味苦、微涩。

【显微鉴别】 叶表面观：上下表皮细胞垂周壁平直或微弯曲。气孔不定式或不等式。非腺毛微弯曲，长112～950μm，直径20μm。草酸钙簇晶直径28μm。

【主含成分】 全株含仙鹤草素(*agrimoniin*)，蛇含鞣质(*potentillin*)，长梗马兜铃素(*pedunculagin*)。

【性味归经】 味苦，性微寒。归肝、肺经。

【功用主治】 清热定惊，截疟，止咳化痰，解毒活血。主治高热惊风，疟疾，肺热咳嗽，百日咳，痢疾，疮疖肿毒，咽喉肿痛，风火牙痛，带状疱疹，目赤肿痛，虫蛇咬伤，风湿麻木，跌打损伤，月经不调，外伤出血。

《本经》："主惊痫，寒热邪气，除热，金疮，疽痔，鼠瘘恶疮，头疡。"

《别录》："疗心腹邪气，腹痛，湿痹，养胎，利小儿。"

《药性论》："治丹疹，小儿寒热。"

《本草拾遗》："主蛇咬。"

《日华子》："治蛇虫蜂虺所伤及眼赤，止血，熵风疹痈肿。"

《本草图经》："治咽喉肿痛。"

《本草药性大全》："主诸丹石燥，捣烂成膏，堪续已断手指。"

《植物名实图考》："治咳嗽。"

《草木便方》："发汗解肌。治风痰咳嗽，惊痫，洗眼消毒。"

《分类草药性》："治风寒湿气，跌打损伤。"

《贵阳民间药草》："驱风，清热，解毒，治小儿惊风，止咳。"

《湖南药物志》："治疯狗咬伤，胸背痛，痢疾。"

《天目山药用植物志》："清热，镇痉，解毒，消肿，化痰。治痈肿，金疮出血，蛇头疔，痔疮。"

《浙江民间常用草药》："截疟。(治)疟疾，角膜溃疡，雷公藤中毒，痄子，急性喉炎，扁桃体炎，口腔炎。"

《江西草药》："治无名肿毒，阴性疮毒，破伤风，顽癣，风火牙痛。"

《贵州草药》："发表，驱瘀血，止伤痛，开窍，定惊，驱风除湿。主治中风(不省人事)，风湿麻木，百日咳，打伤不起，月经不调。"

《云南中草药》："治感冒头痛，哮喘。"

《全国中草药汇编》："外用治腮腺炎，乳腺炎，带状疱疹。"

《福建药物志》："治淋巴结核。"

【用量用法】 内服：煎汤，9～15g，鲜品倍量。外用：煎水洗，或捣敷，或捣汁涂，或煎水含漱，适量。

【附方】 （1）**治小儿惊风**：①五皮风12g，土升麻9g，辰砂草6g，银花藤6g，土瓜根6g，煎水服。②五皮风9g，全虫1个，僵虫1个，朱砂1.5g。各药研成细末，混合成散剂，开水吞服。--《贵阳民间药草》

（2）**治疟疾并发高烧**：五匹风16g，白薇6g，紫苏10g，水煎服，于疟前2h服，每日1剂，连服3剂。--《贵州民间方药集》

（3）**治麻疹后热咳**：五皮风、白蜡花、枇杷花各9g，研末，加蜂蜜蒸服。--《贵阳民间药草》

（4）**治百日咳**：五皮风15g，生姜3片，煎水服。--《贵阳民间药草》

（5）**治肺脓疡**：鲜蛇含90g，或加百蕊草30g，煎服。--《安徽中草药》

（6）**治细菌性痢疾，阿米巴痢疾**：蛇含60g，水煎加蜂蜜调服。--《全国中草药汇编》

（7）**治急性乳腺炎初起**：鲜蛇含、蒲公英各30g，煎服；另用上药各等量捣烂敷患处，干则更换。--《安徽中草药》

（8）**治无名肿毒**：蛇含、天胡荽、半边莲(均鲜)各适量，捣烂外敷。--《江西草药》

（9）**治咽喉肿痛**：鲜蛇含捣汁含漱。--《青岛中草药手册》

（10）**治痔疮**：(蛇含)全草洗净捣烂，冲入沸水浸泡，趁热坐熏。--《天目山药用植物志》

（11）**治毒蛇咬伤**：鲜蛇含草，捣烂敷伤口周围；另用鲜蛇含、鲜鸭跖草各30g，野菊花15g，煎服。--《安徽中草药》

（12）**治淋巴结核**：蛇含30g，星宿菜、葫芦茶各9g，茅瓜24g，豆腐125g，水煎服。(《福建药物志》)

（13）**治雷公藤中毒**：鲜蛇含全草60～120g，鲜构树枝梢(连叶)7～8枚。捣烂取汁，加鸭蛋清四只混匀，灌服。--《浙江民间常用草药》

朝天委陵菜

【别名】 朝天委陵菜《河北中草药》，涝洼筋《青岛中草药手册》，背铺委陵菜《兰州植物志》，铺地委陵菜《秦岭植物志》，伏委陵菜、野金梅草、野香芳、鸡毛菜《东北草本植物志》，地榆子《江苏植物志》，老鹳筋《云南种子植物名录》。

【来源】 为蔷薇科植物朝天委陵菜 *Potentilla supina* L.的全草。

【植物形态】 一年生或二年生草本，长20～50cm。植株铺散，分枝多。主根细长，并有稀疏侧根；茎被疏柔毛或脱落近无毛。基生叶羽状复叶，有小叶2～3对，稀4～5对，互生或对生，最上面1～2对小叶基部下延与叶轴合生；叶柄被疏柔毛或脱落近无毛，小叶无柄；托叶膜质，褐色，外被疏柔毛或近无毛；小叶片长圆形或倒卵长圆形。长1～2.5cm，宽0.5～1.5cm，先端圆钝或急尖。基部楔形或宽楔形，边缘有圆钝或缺刻状锯齿，两面绿色，被绢毛、疏柔毛或脱落近无毛；茎生叶与基生叶相似，向上小叶对数逐渐减少。托叶草质，全缘。花两性；单花侧生或顶生，花茎上多叶；花直径6～8mm，稀达10mm；萼片5，三角卵形，先端急尖；副萼片5，长椭圆形或椭圆披针形，先端急尖，比萼片稍长或近等长；花瓣5，倒卵形，先端微凹，与萼片近等长或较短，黄色；花柱近顶生。瘦果长圆形，先端尖。表面具脉纹，腹部臌胀若翅或有时不明显。花、果期3～10月。见（图390）

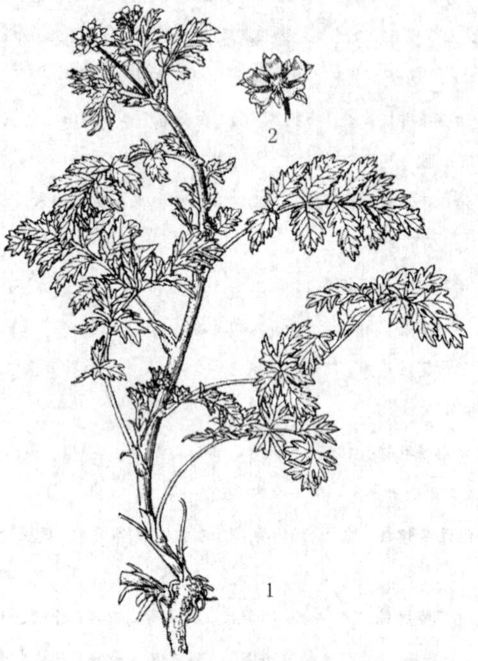

（图390）朝天委陵菜

1.植株 2.花

【生长分布】 生于田边、荒地、河岸沙地、草甸、山坡湿地。邹平各地均有分布。

【采收加工】 夏季枝叶茂盛时采割，除去杂质，扎把晒干。

【性状鉴别】 茎圆柱形，直立中空，直径约0.3cm；表面灰绿色或黄绿色，有的带淡紫色，有时可见黄褐色的细长根部。叶皱缩破碎，灰绿色，背面疏生细毛，完整叶基生者为单数羽状复叶，茎生叶多为3出复复叶，小叶边缘具不规则深裂。花单生于叶腋，多数已成果实，具长柄，长0.8～1.2cm，聚合果扁圆球形，直径0.3～0.5cm，基部有宿萼。小瘦果卵圆形，直径约0.1 cm，黄绿色或淡黄棕色。气微弱，味淡。

【性味归经】 味甘、酸，性寒。

【功用主治】 收敛止泻，凉血止血，滋阴益肾。主治泄泻。吐血，尿血，便血，血痢，须发早白，牙齿不固。

《青岛中草药手册》："收敛止泻。主治腹泻，试治癌症。"

《河北中草药》："凉血止血，滋阴益肾。用于吐血，尿血，便血，血痢，须发早白，牙齿不固。"

《长白山植物药志》："滋补，收敛，清热，止血。主治肠炎，痢疾，各种出血，感冒发热。"

【用量用法】 内服：煎汤，6～15g。外用：煎汤熏洗，适量。

【附方】 （1）**治小儿腹泻**：涝洼筋适量，水煎，烫洗脚。

（2）**治子宫颈癌症**：涝洼筋15～30g，水煎，熏洗局部；同时内服同量。（1～2方均出自《青岛中草药手册》）

李子

【别名】 李子、鸡血李、均亭李、麦李、脆李、金沙李《滇南本草》，李实《别录》，嘉庆子《两京记》，山李子《湖南药物志》，玉皇李(北京)，嘉应子(南京)。

【名释】 《尔雅翼》："李乃木之多子者，故字从木、子。""李"为形声字，声符兼表意。

【来源】 为蔷薇科植物李 *Prunus salicina* Lindl.的果实。

【植物形态】 乔木，高9～12m。树皮灰褐色，粗糙；小枝无毛，紫褐色，有光泽。叶互生，叶柄近顶端有2～3腺体；叶片长方倒卵形或椭圆倒卵形，先端短骤尖或渐尖，基部楔形，边缘有细密浅圆钝重锯齿。花两性；通常3朵簇生；萼筒杯状，萼片及花瓣均为5；花瓣白色；雄蕊多数，排成不规则2轮；雄蕊1，柱头盘状，心皮1，与萼筒分离。核果球形或卵球形，直径3.5～5cm，栽培品种可达7cm，先端常稍急尖，基部凹陷，绿、黄或带紫红色，有光泽，被蜡粉：核卵圆形或长圆形，有细皱纹。花期4～5月，果期7～8月。见（图391）

本植物的叶（**李树叶**）、种子（**李核仁**）、根（**李根**）、根皮（**李根皮**）、树干分泌的胶（**李树胶**）也供药用，详见下述。

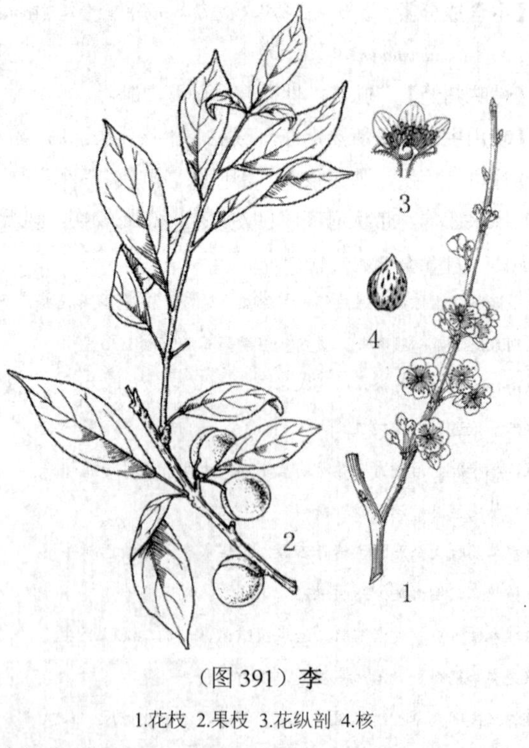

（图391）李

1.花枝 2.果枝 3.花纵剖 4.核

【生长分布】 生于山沟路旁或灌木林内。邹平多栽培。

【采收加工】 7～8月果实成熟时采摘，鲜用。

【栽培要点】 **生物学特性** 对气候适应性强，对土壤只要土层较深，有一定的肥力，不论何种土质都可以栽种。对空气和土壤湿度要求较高，极不耐积水。果园排水不良，常致使烂根，生长不良或易发生各种病害。宜选择土质疏松、土壤透气和排水良好，土层较深和地下水位较低的地方建园。

栽培技术 用分株和嫁接繁殖。生产上提倡用嫁接繁殖。常用的砧木有毛桃和李砧。芽接一般在7月中旬至9月，枝接宜于冬季或早春萌芽前进行。苗木质量对定植以后的生长状况关系极大，注意选择壮苗栽培才能早结丰产。为便于田间操作，可采用宽行密株的栽植方式，在立地条件好的果园，可用4m×6m的行株距，在立地条件差的果园可用3m×5m的行株距。

田间管理 扩坑改土，深翻施重肥。追肥应以勤施薄施，梢期多施为原则。肥料要先稀后浓，用量随树体扩大而增加，注意整形控梢，培养丰产树型，夏剪主要将徒长枝进行摘心或短剪，并疏剪从主干、主枝萌发出来的徒长枝，冬剪=芒要是剪去枯枝、病虫枝、下垂拖地枝。

病虫害防治 炭疽病，为害叶部，早春发芽前喷5度的石硫合剂，或喷1:1:100的波尔多液。流胶病，为害干、枝树皮，夏、秋季对已感病的树用800倍代森铵或800倍托布津喷射，并刮除病部。蚜虫，为害新梢，可用烟叶浸出液，连续喷洒2~3次，每隔7~10天喷洒1次。

【性状鉴别】 果实呈球状卵形，直径2～4cm，先端微尖，基部凹陷，一侧有深沟，表面黄棕色或棕色。果肉较厚，果核扁平长椭圆形，长6～10mm，宽4～7mm，厚约2mm，褐黄色，有明显纵向皱纹。气微、味酸、微甜。

【主含成分】 果实含赤霉素A_{32}(*gibberellin* A_{32})。还含胡萝卜类色素，如β-胡萝卜素(*β-carcotene*)，隐黄质(*cryptoxanttlin*)，叶黄素(*1utein*)，肇黄质(*violaxanthin*)及新黄质(*neoxanthin*)，并含维生素A。

【性味归经】 味甘、酸，性平。归肝、脾、胃经。

【功用主治】 清热，生津，消积。主治虚劳骨蒸，消渴，食积。

《别录》："除痼热，调中。"

《千金·食治》："宜心。""肝病宜食。"

《食疗本草》："去骨节间劳热。"

《日华子》："益气。"

《滇南本草》："治风湿、气滞血凝。"

《医林纂要·药性》："养肝，泻肝，破瘀。"

《食物考》："去骨节痛。"

《随息居饮食谱》："清肝涤热，活血生津。"

《天目山药用植物志》："治胃痛呕恶。"

《福建药物志》："消食解渴。"

【用量用法】 内服：煎汤，10～15g；鲜者，生食，每次100～300g。

【使用注意】 不宜多食，脾胃虚弱者慎服。

《千金·食治》："不可食多。黄帝云：令人虚，李子不可和白蜜食，蚀人五内。"

《食疗本草》："临水食之，令发痰疟。不可合雀肉食。合蜜食，损五脏。"

《日华子》引自《纲目》："多食令人胪胀，发虚热。"

《本草衍义》："合浆水食，令人霍乱，涩气而然。"

《滇南本草》："不可多食，伤损脾胃。"(务本)

《本草省常》："多食衄血。未长熟者，食之敛疮痈。同鸡、鸭、雀肉食涩气，同蜜食伤经络。"

【附方】 （1）**治骨蒸劳热，或消渴引饮**：鲜李子捣绞汁冷服。--《泉州本草》

（2）**治肝肿硬腹水**：李子鲜食。--《泉州本草》

（3）**治胃痛呕恶**：(李子)干果实30g，鲜鱼腥草根120g，厚朴15~18g。水煎，冲红糖，早晚饭前各服1次。--《天目山药用植物志》

李树叶

【别名】 李树叶《日华子》，李叶《千金要方》。

【来源】 为蔷薇科植物李 *Prunus salicina* Lindl.的叶。

【原植物】 参见"李子"。

【采收加工】 夏、秋间采叶，鲜用或晒干。

【性状鉴别】 叶大多皱缩，有的破碎。完整叶片呈椭圆状披针形或椭圆状倒卵形，长6～10cm，宽3～4cm，边缘有细钝的重锯齿，上下两面均为棕绿色，上面中脉疏生长毛，下面脉间簇生柔毛。叶柄长1～2cm，上有数个腺点。质脆易碎，气微，味淡。

【主含成分】 李树叶含绿原酸(*chlorogenic acid*)，木犀草素-7-O-葡萄糖甙(*1uteolin-7-O-glucoside*)，洋槐甙(*robinin*)，槲皮素(*quercetin*)，芸香甙(*rutin*)，槲皮素-3，7-O-二葡萄糖甙(*quercetin-3，7-O-diglucoside*)。

【性味归经】 味甘、酸，性平。

【功用主治】 清热解毒。主治壮热惊痫，肿毒溃烂。

《日华子》："治小儿壮热，痛疾，惊痫。"

《滇南本草》："治金疮，水肿。"

《浙江药用植物志》："清热解毒。外治肿毒溃烂。"

【用量用法】 内服：煎汤，10～15g。外用：煎汤洗浴，或捣敷，或捣汁涂，适量。

【附方】 （1）**治少儿身热**：李叶无多少，哎咀，以水煮，去滓，浴儿。--《千金要方》

（2）**治恶刺**：李叶、枣叶捣绞取汁，点之。--《千金要方》

（3）**治肿毒溃烂**：李叶捣烂敷。--《湖南药物志》

李核仁

【别名】 李核仁《吴普本草》。

【来源】 为蔷薇科植物李 *Prunus salicina* Lindl.、杏李 *Prunus simonii* Carr 的种子。

【原植物】 参见"李子"与"杏李"。

【采收加工】 7～8月果实成熟时采摘，除去果肉收果核，洗净，破核取仁，晒干。李的种子又名李仁、李子仁、小李仁《四川中药志》。杏李的种子又名大李仁。

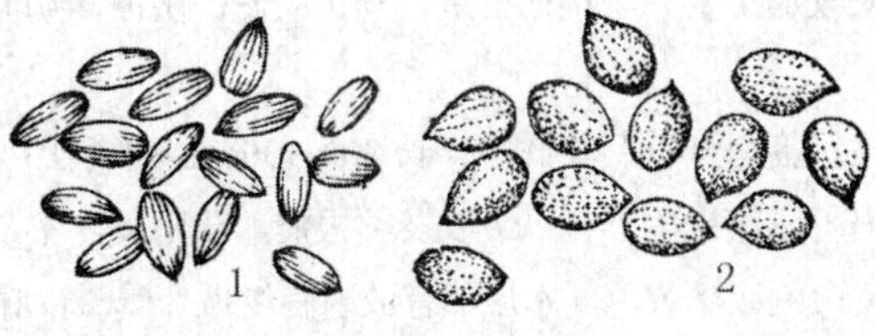

(图392)李核仁(种子)外形

1.小李仁 2.大李仁

【性状鉴别】 （1）**小李仁** 种子呈扁平长椭圆形，长6～10mm，宽4～7mm，厚约2mm，种皮褐黄色，有明显纵皱纹。

子叶两片，白色，含油脂。气微弱，味微甜，似甜杏仁。见上（图392-1）

（2）**大李仁** 种子呈倒卵形或短圆锥形，稍扁，一端尖，长8～11mm，较饱满，内种皮土黄色或深黄色，无皱纹或有浅皱纹，子叶2片，乳白色，油脂丰富。具油香气，味微苦，似苦杏仁味。见上（图392-2）

【理化鉴别】 薄层色谱：方法见"杏仁"条，供试液色谱中，在与对照品色谱相应的位置，显相同的黄色斑点。

【主含成分】 种子含苷李仁甙。

【性味归经】 味苦，性平。归肝、肺、大肠经。

【功用主治】 祛瘀，利水，润肠。主治血瘀疼痛，跌打损伤，水肿臌胀，脚气，肠燥便秘。

《别录》："主僵仆跻，瘀血骨痛。"

《药性论》："治女子小腹肿满，主踒折骨痛肉伤，利小肠，下水气，除肿满。"

《食疗本草》："主臌胀。"

《食物本卓》（姚可成）："治蝎子咬。"

《本草求原》："清血海中风气，令人有子。其性散结，解硫黄、白石英、附子毒。"

《四川中药志》（1960年版）："活血祛瘀，润燥滑肠。治跌打损伤，瘀血作痛，痰饮咳嗽，脚气，大便秘结。"

《天目山药用植物志》："治水气浮肿。"

【用量用法】 内服：煎汤3～9g。外用：研末调敷，适量。

【使用注意】 脾虚便溏、肾虚遗精、孕妇禁服。

《本草元命苞》："和蜜同食，损五脏，浆水合饵作霍乱。"

《四川中药志》（1960年版）："脾弱便溏、肾虚遗精及孕妇忌用。"

【附方】 （1）**治臌胀**：(李)子中人(仁)研，和面作饼了，空腹食之。--《食疗本草》

（2）**治面黖黑子**：李核中人(仁)去皮，细研，以鸡子白和如稀饧涂，至晚每以淡浆洗之后，涂胡粉，不过五六日有效。慎风。--《海上集验方》

（3）**治蝎子蜇痛**：苦李仁，捣涂良。--《纲目》引《养生必用方》

李根

【别名】 李根《本草经集注》，山李子根《圣惠方》，李子树根《滇南本草》。

【来源】 为蔷薇科植物李 *Prunus salicina* Lindl.的根。

【原植物】 参见"李子"。

【采收加工】 全年均可采，刮去粗皮，洗净，切断，晒干或鲜用。

【性状鉴别】 根呈圆柱形，长30～130cm，直径0.3～2.5cm。表面黑褐色或灰褐色，有纵皱纹及须根痕，质坚硬，不易折断，切断面黄白色或棕黄色，木质部有放射状纹理。气微，味淡。

【性味归经】 味苦，性寒。

【功用主治】 清热解毒，利湿。主治疮疡肿毒，热淋，痢疾，白带。

《药性论》："止消渴。"

《日华子》："主赤白痢。"

《滇南本草》："治膏淋癃闭，马口疼痛。"

《重庆草药》："清火，解毒。用于热淋、血痢、牙痛。"

《全国中草药汇编》："清热解毒，利湿，止痛。主治牙痛、消渴、痢疾，白带。"

《福建药物志》："清热降逆，主治喉痹塞、呃逆、阴疽。"

【用量用法】 内服：煎汤，6～15g。外用：烧存性，研末调敷，适量。

【附方】 （1）**治小儿尿灶丹，初从两股起，及脐间走入阴头皆赤色者**：烧李根为灰，以田中流水和傅之。

（2）**治小儿暴有热**：李根、桂心、芒消各十八铢，甘草、麦门冬各一两。上五味，㕮咀，以水三升，煮取一升，分五服。（上述1～2方均出自《千金要方》）

（3）**治口疳疮**：山李子根、蔷薇根各细锉五升，以水五升煎半日已来。取汁，于银器中盛，以重汤煮。如无银器，铜器亦得，看稀稠所得，即于磁器内盛，每取少许，含咽之。--《圣惠方》

（4）**治管中痒如虫行之状**：李子树根三钱，木贼三钱，车前二钱，地肤子一钱，点水酒服。--《滇南本草》

（5）**治腿头阴疽**(髋关节部位)：桃、李各鲜根适量，红糖少许，捣烂敷患处。

（6）**治周身酸痛，举步无力，精神困倦**：李根10g，配干日红、通关藤，水煎服。--《西双版纳傣药志》

（7）**治呃逆**：李鲜根60g，冬蜜30g，水煎服。--《福建药物志》

李根皮

【别名】 李根皮《别录》，甘李根白皮《金匮要略》，李根自皮《本草药性大全》。

【来源】 为蔷薇科植物李 *Prunus salicina* Lindl.的根皮。

【原植物】 参见"李子"。

【采收加工】 全年均可采挖，挖根洗净，剥取根皮，晒干。

【性状鉴别】 根皮呈卷曲筒状，槽状或不规则块片状，长短宽窄不一，厚0.2～0.5cm。外表面灰褐色或黑褐色栓皮；内表面黄白色或淡黄棕色，有纵皱纹。体轻，质韧，纤维性强，难折断。气微，味苦而涩。

【性味归经】 味苦、咸，性寒。归心，肝、肾经。

【功用主治】 降逆，燥湿，清热解毒。主治气逆拜豚，湿热痢疾，赤白带下，消渴，脚气，丹毒疮痈。

《吴普本草》："治疮。"

《别录》："主消渴，止心烦、逆奔气。"

《本草经集注》："水煎含之，疗齿痛佳。"

《药性沦》："治脚下气，主热毒，烦躁。"

《食疗本草》："主女人卒赤白下。"

《宝庆本卓折衷》："主赤白痢。"

《纲目》："冶小儿暴热，解丹毒。"

《食物本草》（姚可成）："治喉痹。"

《药性纂要》："和肝。"

《长沙药解》："下肝气之奔冲，清风木之郁热。"

《本草求原》："专降逆气，治奔豚，脚气。"

《天目山药用植物志》："治小儿疳积。"

《浙江药用植物志》："利湿解毒。"

《福建药物志》："清热降逆。主治呃逆、阴疽。"

【用量用法】 内服：煎汤，3～9g。外用：煎汁含漱或磨汁涂，适量。

【附方】 （1）**治奔豚气上冲胸，腹痛，往来寒热**：甘草、芎藭、当归各一两，半夏四两，黄芩二两，生葛五两，芍药二两，生姜四两，甘李根白皮一升。上九味，以水二斗，煮取五升，温服一升，日三，夜一服。--《金匮要略》之"奔豚汤"

（2）**治小儿壮热，痞疾，惊痫**：李根白皮煎汤浴之。--《本草药性大全》

（3）**治咽喉卒塞**：以皂角末吹鼻取嚏，仍以李树近根皮，磨水涂喉外。--《纲目》引《菽园杂记》

（4）**治小儿疳积**：李根皮 9g，水煎服。--《浙江药用植物志》

（5）**治早期血吸虫病**：李根皮 120g，水煎服，日服 3 次。服满 500g，以后日服 2 次，每次只用 60g，连服 4～5 天。--《湖南药物志》

（6）**治牙齿痛**：鲜李根取白皮细切，水煎浓汁半碗，漱口，含之良久吐出，又含。--《古今医统》

李树胶

味苦，性寒。清热，透疹，退翳。主治麻疹透发不畅，目生翳障。内服：煎汤，15～30g。

附方 （1）**治小儿痘疹不起发**：用李树上津胶，每用些须熬水，饮之即起。--《万病回春》

（2）**透发麻疹**：李树胶 15g，煎汤，每日服 2 次，每次半茶盅。--《单方验方新医疗法选编》(徐州)

（3）**治小儿麻疹腹痛**：李子树溢出的胶汁.3～5 岁每次 0.2～0.5g，用开水冲化服之；若服 1 次无效，可隔 2 小时后再服等量 1 次。--《山东医刊》1962,(12)：封底

杏李

【别名】 鸡血李《分类草药性》，红李《全国中草药汇编》，秋根子《中药大辞典》，玉皇李《云南种子植物名录》，秋根李(河北)。

【来源】 为蔷薇科植物杏李 *Prunus simonii* Carr.的根或叶。

【植物形态】 乔木，高 5～8m。树冠金字塔形，直立分枝；老枝紫红色；树皮常有裂痕；小枝浅红色，粗壮，节间短，无毛。叶互生；叶柄长 1～1.3cm，通常在先端两侧各有 1～2 腺体；托叶膜质，线形，边缘有腺，早落；叶片长圆倒卵形或长圆披针形，长 7～10cm，宽 3～5cm，先端渐尖或急尖，基部楔形或宽楔形，边缘有细密圆钝锯齿，两面无毛；侧脉直出呈弧形，基部与主脉呈锐角。花两性；花 1～3 朵簇生；花梗无毛；花直径 1.5～2cm；萼筒钟状，萼片 5，长圆形，边缘有腺细齿；花瓣白色，先端圆钝，基部有爪，着生在萼筒边缘；雄蕊多数，花丝长短不等，排成 2 轮；雌蕊 1，心皮无毛。核果扁球形，直径 3～6cm，红色，果肉淡黄色，有浓香味，粘核；核小，扁球形，有纵沟。花期 6～7 月。见(图 393)

【生长分布】 主产我国华北地区。邹平各地均有种植。

【采收加工】 秋季挖根，洗净，切段，晒干。夏季采叶，鲜用或晒干。

【药材鉴别】 叶大多皱缩卷曲，有的破碎，完整叶呈长椭圆状披针形，长 7～10cm，宽 2～3cm，先端渐尖或急尖，基部楔形或宽楔形，边缘有钝齿。上面灰绿色，主脉、侧脉明显下陷，下面暗绿色，中脉、侧脉不明显突起，侧脉弧形，与主脉呈锐角，叶柄短而粗，有 2～4 腺体，托叶膜质，线形，质脆。

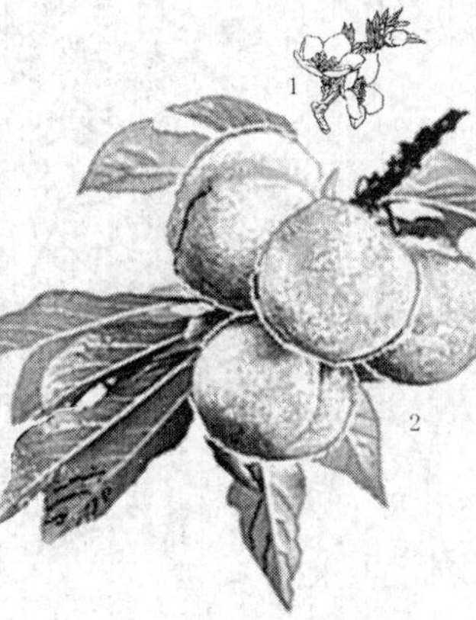

（图 393）杏李

1.花枝 2.果枝

【性味归经】 味苦，性寒。

【功用主治】 清热除烦，利水通淋，止血。主治消渴，心烦，白浊，水肿，吐血，崩漏，跌打损伤，瘀血作痛。

《分类草药性》："散血，消气。治跌打，血气痛，男子吐血。"

《民间常用草药汇编》："治消渴，心烦，吐血，妇女赤白带下，小儿暴热。"

《四川中药志》(1960 年版)："能行血散瘀，降气，治跌伤，脚气，奔豚气，热毒烦躁。"

《重庆草药》："调经，治血崩。"

《贵州草药》："和血通经，利水通淋，治经闭，白浊，水肿，刀伤。"

【用量用法】 内服：煎汤，9～60g。外用：捣敷，适量。

【附方】 （1）**治白浊**：鸡血李根 60g，木贼 30g，煨水服。

（2）**治水肿**：鸡血李叶 60g，车前草 30g，煨水服。

（3）**治吐血**：鸡血李根 60g，煨水服。

（4）**治经闭**：鸡血李根 15g，小血藤、吴萸各 9g，木通、大血藤、桐子根、面根藤各 6g，生姜 3g，煨水服。

（5）**治刀伤**：鸡血李叶适量，捣绒敷伤口。（1～5 方均出自《贵州草药》）

梨

【别名】 快果《本草经集注》，果宗、玉乳、蜜父《纲目》。

【来源】 为蔷薇科植物白梨 *Pyrus bretschneideri* Rehd.和秋子梨 *Pyrus ussuriensis* Maxim.等的果实。

【植物形态】 （1）**白梨** 又名白挂梨、罐梨(河北土名)。乔木，高达 5～8m。树冠开展；小枝粗壮，幼时被柔毛；二年生枝紫褐色，具稀疏皮孔。叶柄长 2.5～7cm；托叶膜质，边缘具腺齿；叶片卵形或椭圆形，长 5～11cm，宽 3.5～6cm，先端渐尖或急尖，基部宽楔形，边缘有带刺芒尖锐齿，微向内合拢，幼时两面均有

绒毛，老叶无毛。伞形总状花序，有花 7～10 朵，直径 4～7cm，总花梗和花梗幼时有绒毛，花梗长 1.5～3cm；花瓣卵形，长 1.2～1.4cm，宽 1～1.2cm，先端呈啮齿状，基部具有短爪；雄蕊 20，长约为花瓣的一半；花柱 5 或 4，离生，无毛。果实卵形或近球形，先端萼片脱落，基部具肥厚果梗，黄色，有细密斑点。种子倒卵形，微扁，褐色。花期 4 月，果期 8～9 月。见（图 394）

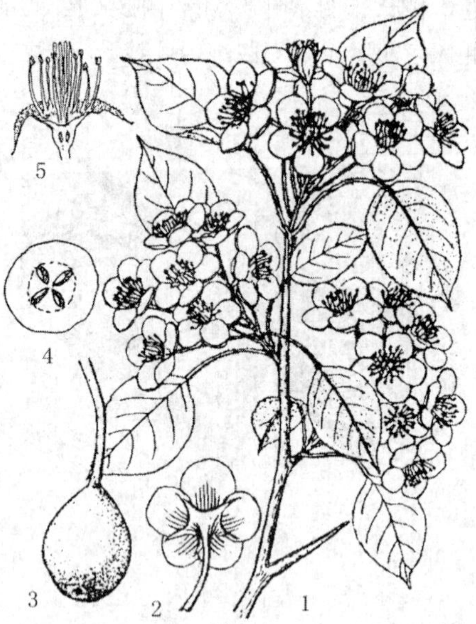

（图 394）**白梨**

1.花枝 2.花（示背面）3.果实 4.果实横切面 5.花纵剖

（2）**秋子梨** 又名青梨《植物学大辞典》，野梨《河北习见树木图说》，花盖梨、山梨(东北)，沙果梨、酸梨(河北)。本种与白梨的区别为：叶形大，长 5～10cm，宽 4～6cm，叶边刺芒长；花柱 5；果实黄色，果梗长 1～2cm。花期 5 月，果期 8～10 月。见下（图 395）

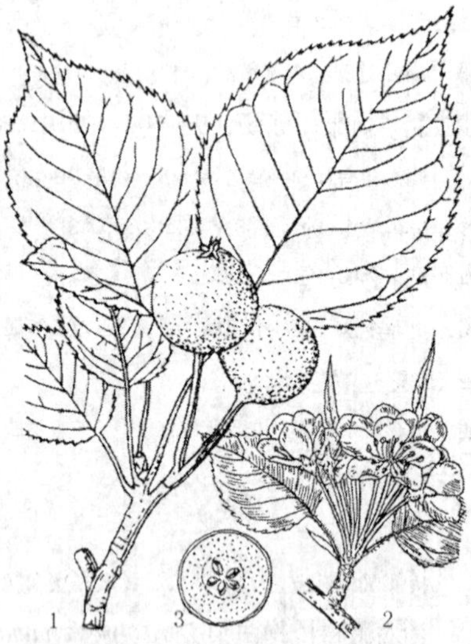

（图 395）**秋子梨**

1.果枝 2.花枝 3.果实横切面

上述二种梨的果皮（**梨皮**）、叶（**梨叶**）也供药用，详见下述。

【生长分布】 白梨、秋子梨均生于干旱寒冷地区山坡阳处。邹平各地均有栽培。白梨的栽培变种有茌梨、恩梨、凹凹梨、鸭梨、金坠子梨、槎子梨、雪花梨、香水梨等。而京白梨、秋白梨、鸭广梨、苹果梨均属于秋子梨种。

【采收加工】 8～9 月，当果皮呈现该品种固有的颜色，有光泽和香味，种子变为褐色，果柄易脱落时，即可适时采摘，轻摘轻放，不要碰伤梨果和折断果枝。

【栽培要点】 **生物学特性** 对外界环境的适应性比苹果强。耐寒、耐旱、耐涝、耐盐碱。冬季最低温度在-25℃以上的地区，多数品种可安全越冬。根系发达，喜光喜温，宜选择土层深厚、排水良好的缓坡山地种植。尤以砂质壤土山地为理想。

栽培技术 多用嫁接繁殖。春季移栽的棠梨苗，只要管得好，可于当年 8 月进行腹接，年底或来春即可出圃，假若 8 月来不及嫁接，可在当年冬季进行枝接，第 2 年秋、冬季出圃。前者缩短育苗时间，后者苗木粗壮，质量更好。定植时间以落叶后至萌芽前这一阶段为最好。行株距一般 7m×5m，每 1 小时 m^2 300 株左右。

田间管理 梨的行株距较大，尤其幼年树行间空地多，为了充分利用土地，增加梨园早期收入，改良土壤，减少水土流失，可间种豆类、花生等矮杆作物。注意合理施肥和整形修剪。

病虫害防治 黑星病，为害枝、叶和果实，喷 1: 2: 200 波尔多液，以后每隔半月喷药 1 次，连喷 4～5 次。梨瘿蛾，幼虫蛀入木质部，刺激被害部位膨大成瘤，剪下带瘤枝条烧毁，在芽时用 20%速灭菌酯 3000 倍液喷杀。

【性状鉴别】 （1）**白梨** 果实多呈卵形或近球形，通常直径为 5～7cm，先端有残留花萼。基部具肥厚果柄，长 3～4cm，表面黄白色，有细密斑点。横切面可见白色子房 4～5 室，种子倒卵形，微扁，长 6～7mm，褐色。果肉微香，多汁，味甜微酸。干品为圆形横切片，多卷缩，直径 2～2.5cm。外皮淡黄色，有细密斑点。果肉黄白色，有的可见子房室，或灰褐色种子。气微，味甜微酸。

（2）**秋子梨** 果实近球形，较小，直径 2～6cm，顶端有残存宿萼，基部微下陷，果柄长 1～2cm。表面稍绿色，稍带褐色或黄色，常有红色斑点。干品果皮褐绿色或黄色，有棕色斑点。

【主含成分】 白梨果实含蔗糖，果糖等。

【性味归经】 味甘、微酸，性凉。归肺、胃、心经。

【功用主治】 清肺化痰，生津止渴。主治肺燥咳嗽，热病烦躁，津少口干，消渴，目赤，疮疡，烫火伤。

《千金·食治》："除客热气，止心烦。"

《新修本草》："削贴汤火疮，不烂，止痛，易差。又主热嗽，止渴。"

《食疗本草》："卒咳嗽，胸中痞塞热结者可多食好生梨；卒闇风失音不语者，生捣汁一合顿服之，日再服。"

《日华子》："消风，疗咳嗽，气喘，热狂；又除贼风，胸中热结；作浆吐风痰。"

《开宝本草》："主中风不语，又疗伤寒热发，解石热气，惊邪，嗽，消渴，利小便。"

《本草图经》："咳嗽，热风，痰实，药多用之。治卒患赤目、胬肉、坐卧痛，疗心热，解烦躁。"

《日用本草》："解热止渴，利大小肠，治火嗽热喘。"

《滇南本草》："治胃中痞块食积，霍乱吐泻，小儿偏坠疼痛。"

《韩氏医通·药性裁成》："疏风豁痰，治内热，止吐血鼻衄，破血积，治腰湿痛，救小儿脾虚胃寒不能食，噤口痢。”

《食鉴本草》(宁源)：“润肺，凉心，消痰，降火，解疮毒、酒毒。”

《医学入门·本草》：“除心肺客热，烦热，孕妇临月食之易产。”

《食物本草》(姚可成)：“治消渴饮水，反胃吐食，赤眼肿痛。”

《医林纂要·药性》：“收心。”

《本草求原》：“治消中善饥，郁火成劳，咳嗽吐血，小儿疳热及风热昏躁，中风痰热，血液衰少，渐成噎膈，急惊风，热痰壅。”

《随息居饮食谱》：“清胃，涤热息风，化痰已嗽，养阴濡燥，散结通肠，消痈疽，解烟煤、炙煿、高梁、麦蘖诸毒，治温暑等疴。”

《全国中草药汇编》：“养阴清肺，除烦止咳。主治肺燥咳嗽，吐血，咯血，心火烦躁，口渴喉干，并除胸膜痰热。”

【用量用法】 内服：煎汤，15～30g，或生食，1～2 枚，或捣汁，或蒸服，或熬膏。外用：捣敷或捣汁点眼，适量。

【使用注意】 脾虚便溏、肺寒咳嗽及产妇慎服。

《别录》：“多食令人寒中，金疮、乳妇尤不可食。”

《食鉴本草》(宁源)：“多食令人寒，成冷痢。”

《本草经疏》：“肺寒咳嗽，脾家泄泻，腹痛冷积，寒痰痰饮，妇人产后，小儿痘后，胃冷呕吐，及西北真中风证，法咸忌之。”

【附方】 (1) **治卒咳嗽**：以一颗(梨)，刺作五十孔，每孔内以椒一粒，以面裹，于热火灰中煨令熟，出，停冷，去椒食之。-- 《食疗本草》

(2) **治小儿痰嗽**：甜梨一个，入硼砂一分，纸包水湿火煨，熟吃。-- 《鲁府禁方》

(3) **治小儿心藏风热，昏懵躁闷，不能下食**：梨三枚.切，粳米一合。上以水二升，煮梨取汁一盏，去滓，投米煮粥食之。-- 《圣惠方》

(4) **治太阴温病口渴甚，吐白沫粘滞不快者**：梨汁、荸荠汁、鲜苇根汁、麦冬汁、藕汁(或用蔗浆)。临时斟酌多少，和匀凉服，不甚喜凉者，再汤炖温服。-- 《温病条辨》之“五汁饮”

(5) **治消渴**：香水梨(或好鹅梨，或江南雪梨，俱可)用蜜熬瓶盛，不时用热水或冷水调服，止嚼梨亦妙。-- 《普济方》

(6) **治反胃转食，药物不下**：大雪梨一个，以丁香十五粒刺入梨内，湿纸包四五重，煨熟食之。-- 《圣济总录》

(7) **治小儿噤口痢**：甜梨一个，取出子，入蜜填满，纸包，火煨熟吃。-- 《鲁府禁方》

(8) **治卒患赤目胬肉，坐卧痛者**：好梨一颗，捣绞取汁，黄连三枝碎之。以绵裹渍令色变，仰卧注目中。-- 《本草图经》

梨皮

【来源】 为蔷薇科植物白梨 *PyrllS bretsdzneideri* Rehd.和秋子梨 *P.ussuriensis* Maxim.等的果皮。

【原植物】 参见“梨”。

【采收加工】 9～10 月果实成熟时采摘果实，削取果皮，鲜用或晒干。

【性状鉴别】 果皮呈不规则片状，或卷曲成条状，外表面淡黄色，有细密斑点。内表面黄白色。气微，味微甜而酸。

【性味归经】 味甘、涩，性凉。

【功用主治】 清心润肺，降火生津，解疮毒。主治暑热烦渴，肺燥咳嗽.吐血，痢疾，发背，疔疮，疥癣。

《本草元命苞》：“搽疥癣。”

《滇南本草》：“敷发背疔疮。”

《本草药性大全》：“润干燥咽喉。”

《本草再新》：“清心降火，滋肾益阴，生津止渴，除烦去湿。”

《四川中药志》(1960 年版)：“清暑热，止烦渴，生津，收敛。治痢疾及咳嗽有汗。”

《陆川本草》：“治痧积暑热。”

【用量用法】 内服：煎汤，9～15g，鲜品 30～60g。外用：捣汁涂，适量。

梨叶

【来源】 为蔷薇科植物白梨 *PyrllS bretsdzneideri* Rehd.和秋子梨 *P.ussuriensis* Maxim.等的叶。

【原植物】 参见“梨”。

【采收加工】 夏、秋季采叶，鲜用或晒干。

【性状鉴别】 叶多皱缩，破碎，完整叶片呈卵形或卵状椭圆形，长 5～l0cm，宽 3～6cm，先端锐尖，基部宽楔形，或近圆形，叶缘锯齿成刺芒状，叶柄长 2.5～7cm。表面灰褐色，两面被绒毛或光滑无毛。质脆易碎。气微，味淡、微涩。

【主含成分】 白梨叶含蛋白质，过氧化物酶，多酚氧化酶等成分。

【性味归经】 味辛、涩、微苦，性平。

【功用主治】 舒肝和胃，利水解毒。主治霍乱吐泻腹痛，水肿，小便不利，小儿疝气，菌菇中毒。

《新修本草》：“主霍乱吐利不止，煮汁服之。”

《本草图经》：“作煎，治风。”

《日用本草》：“捣叶服，解中菌毒。”

《滇南本草》：“敷疮。”

《医学入门·本草》：“治小儿寒疝腹痛，汗出。”

《纲目》：“食梨过伤，梨叶煎汁解之。”

《全国中草药汇编》：“秋子梨叶利水。治水肿，小便不利。”

【用量用法】 内服：煎汤，9～15g，或鲜品捣汁服。外用：捣敷或捣汁涂，适量。

【附方】 (1) **治霍乱心痛，利，无汗**：取梨叶枝一大握，水一升，煎取一升服。-- 《梅师集验方》

(2) **治小儿腹痛，火汗出，名曰寒疝**：浓煮梨叶七合，以意消息，可作三四服饮之。-- 《徐王方》

(3) **治病中水毒**：梨叶一把，熟捣，以酒一杯，和绞服之，不过三。-- 《肘后方》

(4) **治蠼螋尿疮、黄水出**：捣梨叶汁敷，干即易之。-- 《钱氏箧中方》

(5) **治食梨过伤**：梨叶煎之解之。-- 《纲目》

(6) **治疗毒菇中毒**：鲜梨树叶，洗净，捣烂，加净开水 500～1000ml，混合绞汁，过滤，频频饮服，昏迷者用鼻饲法灌服，多数患者配用葡萄糖盐水、维生素 C、氢化可的松静脉滴注。共治 81 例，结果：痊愈 73 例，占 90.1%，死亡 8 例。临床观察对肝损害型、神经精神型、胃肠型疗效较好，对溶血型，兼有呼吸衰竭者无效。-- 《福建医药杂志》罗汉中，1980，(4)：49

月季花

【别名】 月季花、月月红、胜春、斗雪红《纲目》，四季花《益部方物略记》，月贵花、月记《南越笔记》，月月开《分类草药性》，长春花《现代实用中药》，月月花《贵州民间方药集》，艳雪红、绸春花《泉州本草》，月季红《陕西中药志》，勒泡《湖南药物志》，月光花、四香春《闽东本草》，月七花(四川)。

【来源】 为蔷薇科植物月季花 *Rosa chinensis* Jacq.的花。

【植物形态】 直立灌木，高 1～2m，小枝有粗壮而略带钩状的皮刺或无刺。羽状复叶，小叶 3～5，稀为 7，宽卵形或卵状长圆形，长 2～6cm，宽 1～3cm，先端渐尖，基部宽楔形或近圆形，边缘有锐锯齿，两面无毛；叶柄及叶轴疏生皮刺及腺毛，托叶大部附生于叶柄上，边缘有腺毛或羽裂。花多聚生成伞房状，少数单生；花梗长，散生短腺毛；萼片卵形，先端尾尖，羽裂，边缘有腺毛；花瓣红色、粉红色或玫瑰色或其他颜色，重瓣至半重瓣，直径约 5cm，微香；花柱分离，子房被柔毛。蔷薇果卵圆形或梨形，长 1.5～2cm，红色。萼片宿存。花期 4～9 月，果期 6～11 月。见（图 396）

本植物的叶（**月季花叶**）、根（**月季花根**）也供药用，详见下述。

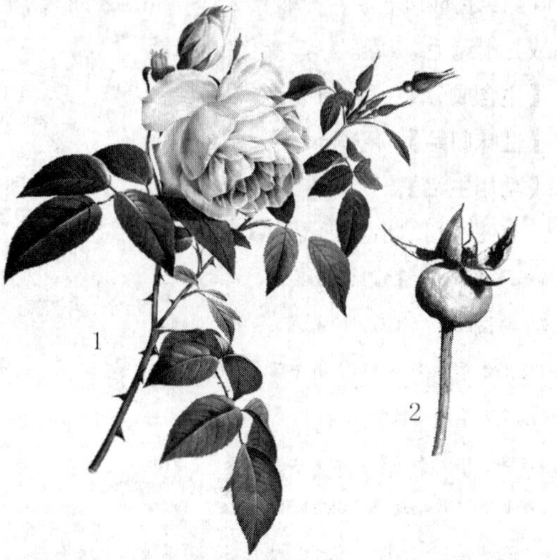

（图 396）月季

1.花枝 2.果实

【生长分布】 原产我国。邹平各地均有栽培。

【采收加工】 夏、秋季选晴天采收半开放的花朵，及时摊开晾干，或用微火烘干。

【栽培要点】 **生物学特性** 月季适应性强，耐寒、耐旱，对土壤要求不严格，以肥沃深厚，排水良好之中性偏酸腐殖土(pH6～6.5)生长较好。喜光，但过于强烈的阳光对花蕾发育不利。喜温暖，气温在 22～25℃生长开花最为适宜，夏季高温对开花不利。

栽培技术 用扦插繁殖，育苗移栽。每年在 2～3 月或 7～8 月，选健壮枝条剪成 16～20cm 的插条。在 1.3m 宽的地畦上，作成苗床。按行距 33cm 开横沟，深 13～16cm，每隔 7～10cm，斜放插条 1 根，露出畦面 4cm 左右，填土压紧，再盖上土与畦面齐平。培育 1 年，即可移栽，移栽在 2～3 月进行。整好土地，理好排水沟，然后按行距 70cm，株距 35cm 挖穴，每穴栽有 1 株，填土压实浇水定根。

田间管理 扦插 1 月左右，待新苗发出后，要中耕除草、追肥 1 次。移栽后在每年 3 月、7 月和 12 月中耕除草、追肥 1 次。肥料前 2 次以人畜粪水为主，冬季可施用土杂肥和过磷酸钙。修枝在早春或冬季进行，每株留 3～4 个主枝。

病虫害防治病 害有黑霉病和白霉病，要注意排水，及时除去受害枝叶，并喷射波尔多液防治。虫害有蔷薇叶蜂、卷叶虫等幼虫食害叶片，锯梢虫和象鼻虫为害嫩枝，可用化学药物毒杀。尺蠖为害叶片，可用化学药剂防治。

【性状鉴别】 花蕾多呈卵圆形或类球形，花朵多呈圆球形，直径 1～1.5cm。花托倒圆锥或倒卵形，长 5～7mm，直径 3～5mm，棕紫色，基部较尖，常带有花梗。萼片 5 枚，先端尾尖，大多向下反折，短于或等于花冠，背面黄绿色或橙黄色，有疏毛，内面被白色绵毛。花瓣 5 片或重瓣，覆瓦状排列，少数杂有散瓣，长 2～2.5cm，宽 1～2.5cm，紫红或淡红色，脉纹明显。雄蕊多数，黄棕色，卷曲，着生于花萼筒上。雌蕊多数，有毛，花柱伸出花托口。体轻，质脆，易碎。气清香，味微苦、涩。见（图 397）

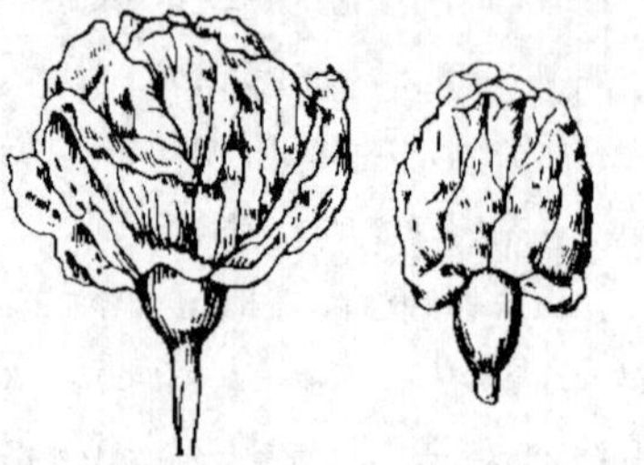

（图 397）月季花（花蕾外形）

【显微鉴别】 （1）花粉粒：极面观呈类三角形，直径 25～35 μm；赤道面观为椭圆形，直径 20～35μm，具三孔沟，内孔类圆形，直径为 5.9μm，外壁 2 层。表面具条状雕纹。

（2）萼片表面观：上表面(内表面)密被单细胞非腺毛，长 125～660μm，壁厚且弯曲；下表面具多细胞腺毛，长 60～355 μm，柄为多细胞排成多列，头部由多细胞集成扁球形；尚有少数短小非腺毛。气孔为不定式。薄壁细胞中含草酸钙簇晶及少数棱晶。见(图 398)

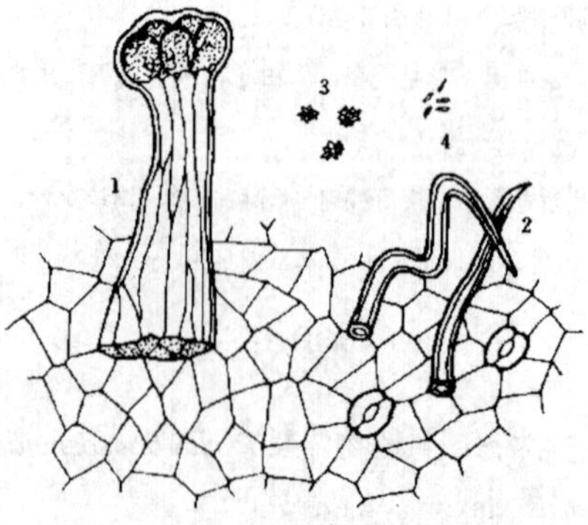

（图 398）月季花（萼片）表面观

1.腺毛 2.非腺毛 3.草酸钙簇晶 4.草酸钙棱晶

（3）花梗(近花托的端部)横切面：表皮为 1 列类长方形细胞，排列整齐，有少量腺毛和非腺毛。皮层外侧为数列较小的厚壁细胞，内侧为薄壁细胞，常含有草酸钙簇晶。维管束 10～23 个，外韧型，略呈内外 2 列相间排列，木质部束导管 3～6 个。髓部薄壁细胞含有草酸钙簇晶。见（图 399）

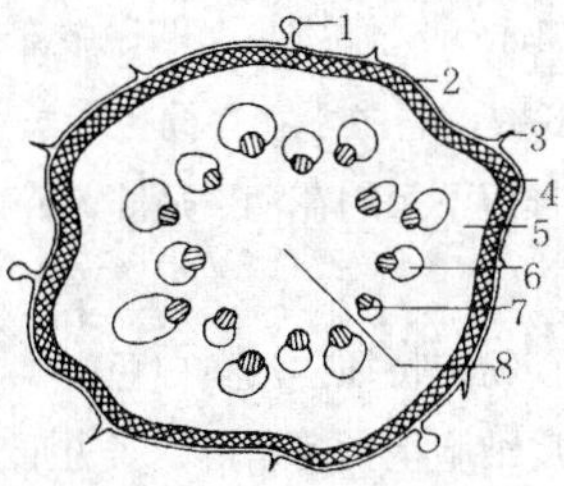

（图 399）月季花(花梗)横切面简图

1.腺毛 2.表皮 3.非腺毛 4.厚壁组织 5.薄壁组织 6.韧皮部 7.木质部 8.髓

【理化鉴别】 （1）取本品粗粉 2g，加乙醚 20ml，振摇浸泡 1 小时，滤过。取滤液 2m1 置蒸发皿中，待乙醚挥发后加数滴 5%香草醛浓硫酸液，溶液即显紫褐色。(检查挥发油)

（2）紫外色谱 取本品醇浸液，用 95%乙醇配成 0.05%的溶液，置 1cm 比色池中，在 UV-265Fw 紫外分光光度计上测定吸收曲线，扫描范围 200～400nm，扫描速度 60nm/min。结果于波长为 208nm，265nm，293nm 处有 3 个吸收峰。

【主含成分】 花含挥发油，其成分与玫瑰油相似，大部分为萜醇类化合物，主要为栊牛儿醇(*geranio1*)，橙花醇(*nero1*)，香茅醇(*citronello1*)及其葡萄糖甙。

另含没食子酸(*gallic acid*)，槲皮甙(*quercitrin*)，鞣质，色素等。

【药理】 月季花具有较强的抗真菌作用。在 3%浓度时即对 17 种真菌有抗菌作用。已分离出其抗真菌的有效成分是没食子酸。

【性味归经】 味甘、微苦，性温.归肝经。

【功用主治】 活血调经，解毒消肿。主治月经不调，痛经，闭经，跌打损伤，瘀血肿痛，瘰疬，痈肿，烫伤。

《纲目》："活血消肿，敷毒。"

《得宜本草》："主治瘟疮见魔变色，瘰疬未破。".

《药性集要》："活血月经调。"。

《分类草药性》："止血。治红崩、白带。"

《本草用法研究》："调经养血。"‘

《现代实用中药》："活血调经。治月经困难，月经期拘挛性腹痛。外用捣敷肿毒，能消肿止痛。"

《青岛中草药手册》："治皮肤肿痛。"

《福建药物志》："治闭经、咳血、痢疾、高血压、烫火伤。"

【临床应用】 （1）**用于血瘀气滞所致月经不调，痛经，经闭**。月季花甘温通利，入肝经血分，既可活血调经，又可行气止痛。常与当归、茺蔚子、香附、丹参等活血行气之品同用。

（2）**用于跌打损伤，瘰疬，痈肿**。月季花尚可活血消肿，解毒散结。治跌打损伤，瘀血肿痛，可配地鳖虫同用；治瘰疬，配夏枯草、贝母、牡蛎等同用；用于痈疮肿毒，可单用鲜品或配白矾同捣敷。此外本品可研末油调搽创面，还可用治烫伤。

【用量用法】 内服：煎汤或开水泡服，3～6g，鲜品 9～15g。外用：鲜品捣敷患处，或干品研末调搽患处，适量。

【使用注意】 内服可能引起便溏腹泻，故脾虚便溏者慎服；孕妇及月经过多者禁服。

《浙江药用植物志》："多服久服，可能引起便溏腹泻，脾胃虚弱者慎用；孕妇忌服。"

【附方】 （1）**治月经不调**：①鲜月季花 15～21g，开水泡服。--《泉州本草》 ②月季花 15g，庐山石苇 15g，狗脊 6g，水煎服。--《草药手册》(江西)

（2）**治月经不调，血瘀经闭**：月季花 9g，益母草、马鞭草各 15g，丹参 12g，煎服。--《安徽中草药》

（3）**治月经不调，少腹胀痛**：月季花 9g，丹参 9g，香附 9g，水煎服。--《天津中草药》

（4）**治肺虚咳嗽咯血**：月季花合冰糖炖服。--《泉州本草》

（5）**治高血压**：月季花 9～15g，开水泡服。--《福建药物志》

（6）**治外伤肿痛**：月季花、地鳖虫等量研细末，每次 4.5g，每日 2 次，温酒少许冲服；另用鲜花捣烂敷患处。--《安徽中草药》

（7）**治筋骨疼痛或骨折后遗疼痛**：月月红花炕干研末，每次 3g，用酒吞服，服后卧床发汗。--《贵州草药》

（8）**治皮肤湿疹，疮肿**：鲜月季花捣烂，加白矾少许，外敷。--《四川中药志》（1979 年）

（9）**治热疖肿痛** 月季花、垂盆草各适量，捣烂敷患处，干则更换。--《安徽中草药》

（10）**治瘰疬未破**：月季花头 2 钱，沉香 5 钱，芫花(炒)3 钱，碎锉，入大鲫鱼腹中，就以鱼肠封固，酒水各一盏，煮熟食之。--《谈野翁试验方》

（11）**治瘰疬**：月季花 6～9g，水煎服；或加夏枯草 15g，水煎服。--《浙江药用植物志》

（12）**治烫伤**：月季花焙干研粉，茶油调搽患处。--《浙江药用植物志》

（13）**治产后阴挺**：月季花一两炖红酒服。--《闽东本草》

月季花叶

味微苦，性平；归肝经。活血消肿，解毒，止血。主治疮疡肿毒，瘰疬，跌打损伤，腰膝肿痛，外伤出血。内服：煎汤，3～9g。外用：嫩叶捣敷，适量。

附方 （1）**治筋骨疼痛，腰膝肿痛，跌打损伤**：月季花嫩叶，捣烂敷患处。--《湖南药物志》

（2）**治热疖肿毒**：月季叶、垂盆草各适量，捣烂敷患处，干则更换。--《安徽中草药》

月季花根

味甘、苦、微涩，性温。归肝经。活血调经，消肿散结，涩精止带。主治月经不调，痛经，闭经，血崩，跌打损伤，瘰疬，遗精，带下。内服：煎汤，9～30g。

附方 （1）**治月经痛**：月季花根 30g，鸡冠花 30g，益母草 9g，煎水炖蛋吃。--《草药手册》(江西)

（2）**治血崩**：月季花根 30g，猪肉 250g，炖服。--《草木便方今释》）

（3）**治赤白带下**：月季花根 9～15g，水煎服。--《湖南药物志》

（4）**治瘰疬未溃**：月季花根，每次 15g，炖鲫鱼吃。--《泉州本草》

（5）**治疗遗精**：月季花根 30g，芍药根 10g，百合 15g，用水煎服。

蔷薇花

【别名】 蔷薇花《别录》，刺花《纲目》，白残花《药材资料汇编》，柴米米花 《江苏省植物药材志》。

【名释】 蔷薇又名墙靡，李时珍曰："此草蔓柔靡，依墙援而生，故名墙蘼。"“薇”为“蘼”之声转。

【来源】 为蔷薇科植物野蔷薇 *Rosa multiflora* Thunb.的花。

【植物形态】 野蔷薇 又名墙麻、牛棘、墙薇《本经》，牛勒、山枣《吴普本草》，蔷蘼、山棘《别录》，蔷薇《葛洪方》，刺藤《救荒本草》，野蔷薇、刺红《群芳谱》，雪客《花镜》，多花蔷薇《华北习见观赏植物》。攀援灌木，小枝有短、粗稍弯曲皮刺。小叶5～9，近花序的小叶有时3，连叶柄长5～10cm；托叶篦齿状，大部贴生于叶柄；小叶片倒卵形，长圆形或卵形，长1.5～5cm，宽0.8～2.8cm，先端急尖或圆钝，基部近圆形或楔形，边缘有锯齿，上面无毛，下面有柔毛，小叶柄和轴有散生腺毛。花两性；多朵排成圆锥状花序，花直径1.5～2mm；萼片5，披针形，有时中部具2个线形裂片；花瓣5，白色，宽倒卵形，先端微凹，基部楔形；雄蕊多数；花柱结合成束。果实近球形，直径6～8mm，红褐色或紫褐色，有光泽。花期5～6月，果期9～10月。见（图400）

本植物的叶（**蔷薇叶**）、枝（**蔷薇枝**）根（**蔷薇根**）、果实（**营实**）也供药用，详见下述。

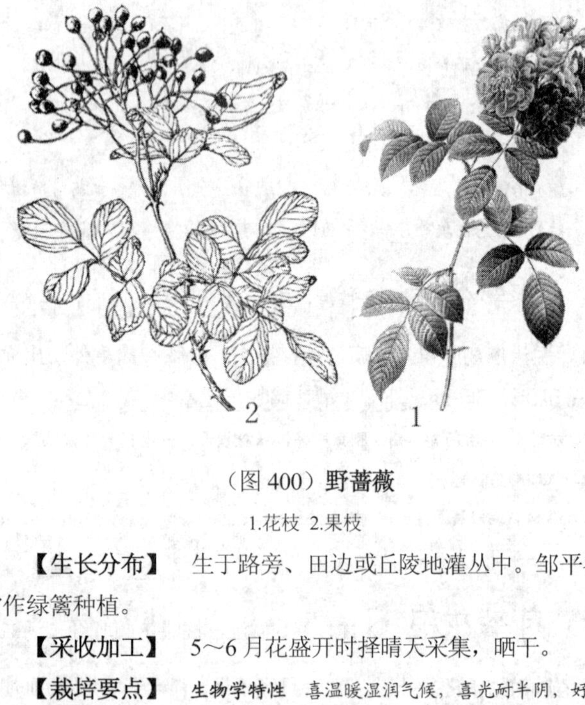

2　　1

（图400）**野蔷薇**

1.花枝 2.果枝

【生长分布】 生于路旁、田边或丘陵地灌丛中。邹平各地常作绿篱种植。

【采收加工】 5～6月花盛开时择晴天采集，晒干。

【栽培要点】 **生物学特性** 喜温暖湿润气候，喜光耐半阴，好肥耐瘠，不耐水湿，一般土壤均可栽培。

栽培技术 用扦插或压条繁殖法。扦插法：9～10月，选当年生粗壮饱满的枝条，截成20～25cm长作插条，用泥浆法扦插，插入泥浆中2/3或1/2，每1m^{2}约插1000枝左右。次年2月移植。压条法：2～3月，选2年生枝条，压其中部部分。压入土部分用刀刻伤，压入土内约5～6cm深，压实，露出土面的枝梢要用木棍支直。压后经常浇水，1年便能生根，次年1月便可切离移植。定植时按行株距70cm×50cm开穴定植。

田间管理 每年中耕除草3～4次，结合中耕除草施肥2次.第1次施肥在春芽萌动时，用稀腐熟人畜粪尿浇在根的周围；第2次施肥在秋季落叶后，在植株周围挖一圆圈，埋入堆肥或畜粪。

【性状鉴别】 花朵大多破碎不全；花萼披针形，密被绒毛；花瓣黄白色至棕色，多数萎落皱缩卷曲，平展后呈三角状卵形，长约1.3cm，宽约1cm，先端中央微凹，中部楔形，可见条状脉纹(维管束)。雄蕊多数，着生于花萼筒上，黄色，卷曲成团。花托小壶形，基部有长短不等的花柄。质脆易碎。气微香，味微苦而涩。

【显微鉴别】 粉末特征：淡黄白色。①上表皮乳突呈馒头状或类三角形，表皮细胞呈类多角形、类方形。②螺纹导管直径14～25μm。③花粉粒类圆形、椭圆形，淡黄棕色，直径28～42μm，可见3个萌发孔及1～3个萌发沟，外壁薄，光滑。④草酸钙簇晶直径28～42μm。

【理化鉴别】 取粗粉1g，加甲醇15ml，加热回流30分钟，滤过，取滤液lml，加镁粉少许与盐酸1滴，溶液渐显樱红色。(检查黄酮类)

【主含成分】 花的挥发油含28种化合物，其中主要成分为2，5，5-三甲基庚二烯(*2，5，5-trimethylheptadiene*)，栊牛儿酸甲酯(香叶酸甲酯 *methyl geranate*)等。

【性味归经】 味苦、涩，性凉。归胃、肝经。

【功用主治】 清暑，和胃，活血止血，解毒。主治暑热烦渴，胃脘胀闷，吐血，衄血，口疮，痈疖，月经不调。

《医林纂要·药性》："干之可罨金疮，去瘀生肌。"

《纲目拾遗》："治疟、妇人郁结吐血。"

《现代实用中药》："健胃。"

《天目山药用植物志》："为泻下药及利尿药。"

《青岛中草药手册》："主治热疖。"

《安徽中草药》："清热化浊，顺气和胃。主治暑热胸闷，不思饮食，脘腹刺痛。"

《河北中草药》："消痈肿，解疮毒。用于消化不良，痈疮肿毒及目赤昏暗，口疮。"

《浙江药用植物志》："主治口渴，呕吐，口糜。"

【用量用法】 内服：煎汤，3～6g。

【附方】 (1)**治暑热胸闷，不思饮食**：白残花9g，煎水代茶频服。或白残花、佩兰各9g，煎服。--《安徽中草药》

（2）**治脘腹刺痛**：白残花、香附各9g，枳壳6g，生蒲黄、五灵脂各4.5g，煎服。--《安徽中草药》

（3）**治口角生疮，口腔糜烂日久不愈**：白残花、银花、连翘、玄参、生地等适量，水煎服。--《浙江药用植物志》

（4）**治产后风瘫，日久两手不能提举**：蔷薇花四两，当归二两，红花一两，陈酒为引。上以各药内酒中，渍数日，随量饮之。--《华佗神医秘传》华佗治产后风瘫神方

蔷薇叶

味甘，性凉。解毒消肿。主治疮痈肿毒。外用：研粉调敷，或鲜品捣敷，适量。

附方 （1）**治下疳疮**：蔷薇叶不拘多少，焙干为极细末，洗净敷上。--《摄生众妙方》

（2）**治痈肿**：野蔷薇枝头嫩叶适量，捣烂如泥，酌加鸡蛋捣匀，敷于患处，未成脓者自消，已成脓空出疮顶不敷，可自溃出脓。--《战备草药手册》

（3）**治无名肿毒**：鲜蔷薇叶，加食盐少许，捣烂外敷。--《南京地区常

用中草药》

（4）**治口疮**：蔷薇叶焙干研末，每3g加冰片0.3g，同研搽患处。--《天津中草药》

蔷薇枝

味甘，性凉。清热消肿，生发。主治疮疖，秃发。内服：煎汤，10～15g。外用：煎汤洗，适量。

附方 （1）**治热疖**：野蔷薇茎15g，大青叶9g，水煎服。--《战备草药手册》

（2）**治女人秃发**：蔷薇嫩枝同猴姜煎汁刷之。--《纲目拾遗》

蔷薇根

【来源】 为蔷薇科植物多花蔷薇 *Rosa multiflora* Thunb.的根。

【原植物】 参见“蔷薇花”。

【采收加工】 秋季挖根，洗净，切片晒干备用。

【主含成分】 根含β谷甾醇(*β-sitosterol*)，委陵菜酸(*tormentic acid*)即2α，19α-二羟基熊果酸（*2α，19α-yd dthydroxyursolm acid*)，野蔷薇葡萄糖酯(*rosamultin*)。

【药理】 （1）**抗血栓形成** 本品对血小板活性、聚集性和血栓形成都有抑制作用。本品总提取液(水提醇沉液)2.4g(生药)/kg，4.8g(生药)/kg给家兔静脉注射，抽血作血栓形成试验，发现能显著延长“雪暴”发生时间和特异性血栓形成时间(CTFT)、显著缩短血栓长度、减轻血栓湿重和干重，剂量为4.8g(生药)/(kg·h)，可达到没有可测量的皿栓形成，剂量为2.4g(生药)/(kg·h)，作用与阿司匹林20mg/kg相当。离体试验，本品粗提取物也能产生类似作用，延长“雪暴”发生时间，使特异性血栓形成时间(CTFT)延长，使血栓长度缩短、湿霞减轻，但对干重影响不显著，复钙时间测定，试管内0.0125ml提取液(水提醇沉液)即可延长复钙时间，0.05ml可使血液不凝。体内试验在6.4g(生药)/kg，9.6g(生药)/kg剂量下均可使复钙时间延长，并使优球蛋lj溶解时间娩著缩短。本品总提取液体外试验还证明具有明显的抗ADP诱导的血小板聚集作用。

（2）**降血脂和抗动脉粥样硬化作用** 蔷薇根粗提取物临床发现有降血清胆固醇和三酰甘油(甘油三酯)作用。实验用蔷薇根粗提取物每只大鼠2ml/d灌胃，每星期给药6天，连续3星期，停药1星期后，每给药4星期停药1星期，共给药126天，可使喂饲高脂饲料的实验性高脂血症大鼠血清及动脉组织中胆同醇含量明显降低，三酰甘油含量也有一定程度的降低。从蔷薇根中分离提取出来的2α，19α-二羟基熊果酸葡萄糖酯(野蔷薇葡萄糖酯*rosamuhin*)和总三萜酸，均在16mg/只剂量时，对异辛基聚氧化乙烯酚(*Triton*)诱发的实验性高脂血症小鼠具显著的降低血清胆固醇和三酰甘油作用。总三萜酸类每日15mg/只灌胃给药连续7天，对高脂饮食引起的高脂血症小鼠有明显降低血清三酰甘油作用，但对血清胆固醇的作用不明显。蔷薇根粗提物使实验性高脂血症大鼠血清乳酸脱氢酶同工酶LDH_1、LDH_2的水平明显高于不给药的对照组，而LDH_5则低于对照组。而心肌内LDH_1和LDH_2的水平则给药组高于对照组。表明野蔷薇根提取物对高脂血症大鼠心、肝细胞可能有一定保护作用。

（3）**抗实验性心肌梗死** 结扎家兔冠脉前降支后标测心外膜心电图，并经组织形态学证实，野蔷薇根注射液静注能改善侧支循环，对缺血性心肌有保护作用，并有抑制心率减慢作用。

（4）**毒性** 毒性试验表明，野蔷薇根浸膏13.4g/kg，20g/kg，27g/kg分别给小鼠灌胃，每日1次，连续5天或10天，部分动物肝、肾有脂肪变，无组织坏死，停药后病变可逆。小鼠腹腔注射本品总提取液的LD_{50}为127g(生药)/kg。

【性味归经】 味苦、涩，性凉。归脾、胃、肾经。

【功用主治】 清热解毒，祛风除湿，活血调经，固精缩尿，消骨鲠。主治疮痈肿毒，烫伤，口疮，痔血，鼻衄，关节疼痛，月经不调，痛经，久痢不愈，遗尿，尿频，白带过多，予宫脱垂，骨鲠。

《别录》：“止泄痢腹痛，五脏客热，除邪逆气，疽癞诸恶疮，金疮伤挞，生肉复肌。”

《日华子》：“治热毒风，痈疽恶疮，牙齿痛，治邪气，通血经，止赤白痢，肠风泻血，恶疮疥癣，小儿疳虫肚痛。”

《纲目》：“除风热湿热，缩小便，止消渴。”

《纲目拾遗》：“治肺痈吐脓痰，口疮，能除风燥湿，敛精坚骨，生肌杀虫，又治泄痢，遗尿，好眠，治牙痛口疮尤效。”

《医林纂要·药性》：“泻心，坚肾水；泻肝，靖相火。”

《药性考》：“除疳虫血结，咽痛。”

《草药新纂》：“治泄痢，消渴，小便失禁，口舌糜烂。”

《天目山药用植物志》：“治肿毒。”

《青岛中草药手册》：“主治妇女月经过多，老幼尿频，习惯性鼻衄。”

《河北中草药》：“清热解毒，缩尿固精。主治热疖肿毒。”

《浙江药用植物志》：“活血通络。治疗关节炎，面神经瘫痪，高血压偏瘫，敷治烫伤。”

【用量用法】 内服：煎汤10～15g，或研末服，1.5～3g，或鲜品捣、绞汁服。外用：研粉敷涂，或煎水含漱，或洗，适量。

【附方】 （1）**治口疮**：蔷薇根皮四两，黄柏三两，升麻三两，生地黄五两。上四味㕮咀，以水七升，煮取三升，去滓，含之，瘥止。含极吐却更含。--《千金要方》

（2）**治恶疮不识名者**：蔷薇一升(锉)，铅丹十五两(炒令紫色)，松脂十两。上件药用油三升，先煎蔷薇待黑即去滓，下松脂候消，绵滤过，下铅丹，文火煎，搅匀停手，待色变凝成膏，以帛上摊贴。日二换之。--《圣惠方》

（3）**治肠痔有血**：蔷薇根、枸杞根各半两，暴干。上二味捣罗为散。每服二钱匕，温水凋下，日三服。--《圣济总录》

（4）**治赤白痢或肠风下血**：蔷薇根皮一两，白芍五钱(酒炒)，甘草一钱。水煎服。--《本草汇言》

（5）**治习惯性鼻衄**：蔷薇花根60g，炖母鸡服，每星期1次，连服3星期。--《青岛中草药手册》

（6）**治关节四肢筋骨挛痛，举动不便，或着风寒暑湿，四气成痹，或患杨梅疮毒，误服轻粉，致结毒不散，遍身筋骨疼痛**：蔷薇根皮一两(酒洗净)，五加皮、木瓜、当归、土奇良各五钱。每用水五碗煎二碗，徐徐服，日用一剂。--《本草汇言》

（7）**治关节炎，半身不遂**：野蔷薇根60g，白酒500g，浸泡一星期，早晚各服1酒杯。或野蔷薇根15g，木瓜、白芍各9g，煎服。--《安徽中草药》

（8）**治月经不调，经期腹痛**：野蔷薇根15g，煎服。--《安徽中草药》

（9）**治赤痢远年不瘥**：鼠尾草、秦皮、蔷薇根、槲树皮各一两。上捣罗为散，每服食前，以粥饮调下二钱。--《普济方》

（10）**治白带过多**：野蔷薇根15g，煎服。或野蔷薇根、白果各12g，煎

服。-- 《安徽中草药》

（11）**治子宫脱垂**：蔷薇根 9g，葱头 5 个，紫苏叶 30g，煎汤外洗。-- 《天津中草药》

（12）**治疗急性菌痢**：野蔷薇根干品 60g，加水 400ml，煎煮 0.5 小时，煎成汤剂 100ml，每日服 2 次。治疗 67 例急性细菌性痢疾。其中服 1 剂治愈者 1 例，2 剂治愈者 12 例，3 剂治愈者 47 例，4 例治愈者 6 例，无效 1 例。-- 《新医药学杂志》朴光日，1977，(6)：30

（13）**治疗乳糜尿**：以多花蔷薇根煎液(每日 125g，加水 2500ml，煮沸后煎煮 2h，浓煎至 1500ml)，每日 1 剂，分 3 次服。同时给以海群生(儿童每次 5mg/kg，成人每次 200mg/kg，每日 3 次，连服 8 天)，治疗 17 例，治愈 13 例，好转 4 例，有效率为 100%，治愈率 76%。-- 《中草药通讯》刘进，等，1978，(12)：48

（14）**治疗高脂血症**：野蔷薇根制成糖衣片(每片相当于生药 4g)，采用单盲法，随机抽样分组，每日服药 3 次，每次 2 片，治疗 1 个月为 1 疗程。并与安妥明、烟酸肌醇酯比较。结果经统计学处理，虽与安妥明(野蔷薇根组 40 例，安妥明对照组 43 例)、烟酸肌醇酯(野蔷薇根组 53 例，烟酸肌醇酯对照组 51 例)无明显差异，但与自身治疗前相对照，有明显的降胆固醇、三酰甘油(甘油三脂)、β 脂蛋白作用。-- 《中医杂志》陈阳春，等，1983，(12)：29

营实

【来源】 为蔷薇科植物多花蔷薇 *Rosa multiflora* Thunb.的果实。

【原植物】 参见“蔷薇花”。

【采收加工】 秋季采收，以半青半红未成熟时为佳，鲜用或晒干。

【药材鉴别】 本品呈卵圆形，长 6～8mm，具果柄，顶端有宿存花萼之裂片。果实外皮红褐色，内为肥厚肉质果皮。种子黄褐色，果肉与种子间有白毛，果肉味甜酸。

【主含成分】 **果**：含 β-谷甾醇（*β-sitosterol*），5α-豆甾烷-3，6-二酮(*5α-stigmastan-3，6-dione*)，蒿属香豆精(*scoparone*)，水杨酸(*salicylic acid*)，没食子酸(*gallic acid*)，槲皮素-3-β-D-吡喃葡萄糖基-(1→4)-α-L-吡喃鼠李糖甙[*quercetin-3-β-D-glucopyranosyl-(1→4) -α-L-rhamnopyranoside*]，槲皮素-3-β-D-吡喃葡萄糖基-(1→6) -β-D-吡喃葡萄糖基-(1→4)-α-L-吡喃鼠李糖甙[*quercetin-3-β-D-glucopyranosyl(1→6) -β-D-glucopyranosyl-(1→4)-α-L-rh amnopyranoside*]，槲皮甙(*quercitrin*)，山柰酚-3-α-L-吡喃鼠李糖甙(*kaempferol-3-α-L-rhamnopyranoside*)，没食子酸甲酯(*methyl gallate*)。

种子：含蔷薇甙(*muhiflorin*)A，B，野蔷薇甙(*multinoside*)A、B，野蔷薇甙 A 乙酸酯(*muhinoside A acetate*)，赤霉素(*gibberellin*)A_{32}。

【药理】 营实的丁醇提取物小鼠灌胃给药有泻下作用，测得其 ED_{50} 为 5.6g/kg，已从营实的假果中分离得泻下成分野蔷薇甙 A 乙酸酯，后者的泻下 ED_{50} 为 150mg/kg。

【性味归经】 味酸，性凉。归肝、肾、胃经。

【功用主治】 清热解毒，祛风活血，利水消肿。主治疮痈肿毒，风湿痹痛，关节不利，月经不调，水肿，小便不利。

《本经》：“主痈疽恶疮，结肉，跌筋，败疮，热气，阴蚀不瘳，利关节。”

《药性论》：“治头疮白秃，主五脏客热。”

《纲目》：“治上焦有热，好瞑。”

《本草汇言》：“凉血解毒。”

《医林纂要 · 药性》：“敛精固气，补肺收散。”

《纲目拾遗》：“治产后软瘫。”

《药性考》：“疗消渴，口糜，骨鲠，金疮，目昏，阴蚀。”

《现代实用中药》：“为利尿泻下剂，对于肾脏炎浮肿，月经不调，小便不利，脚气肿满，霉疮结痂，癣疮等皮肤病而致肿满喘咳，大小便不通，心腹胀闷者有效；除风湿，疗痈疽，利关节，泻下，利水，百般水肿属实者，可悉用之。”

【用量用法】 煎汤服，15～30g，鲜品用量加倍。外用：捣敷，适量。

【附方】 （1）**治血热痈肿及热疹暑毒，流连不已**：营实子二两(炒燥，研碎)，金银花三两(晒干)，浸酒饮。-- 《千金要方》

（2）**治眼热目暗**：地肤子、枇杷子、营实各一两。上件药捣细罗为散。每服不计时候，以温酒调下二钱。-- 《圣惠方》

（3）**治风湿关节痛**：野蔷薇果、老鼠刺果、五加皮各 120g，红枣 30g，冰糖 90g，白酒 1500g。装入罐内，密封浸泡 20 天后，每日早晚各饮酒 30g。-- 《河南中草药手册》

（4）**治月经不调，经期腹痛**：鲜(野蔷薇)成熟果 90～120g，煎汁冲红糖、黄酒。早晚空腹各服 1 次。忌食酸辣、芥菜、萝卜菜。-- 《草药手册》(江西)

（5）**治体质壮实之肾脏炎，脚气浮肿**：营实子 3g(研碎)，苞谷须 6g，接骨木花 6g，薏苡仁 6g，甘草 3g，煎服。-- 《本草推陈》

（6）**治产后风瘫初起者**：用野蔷薇子一两(煮)，酒煎服，一次即愈。-- 《华佗神医秘传》华佗治产后风瘫神方

玫瑰花

【别名】 玫瑰花《食物本草》(姚可成)，徘徊花《群芳谱》，刺玫菊《山东中草药手册》，笔头花、湖花《浙江中药手册》，刺玫花《河北药材》。

【名释】 本品花多色紫而艳，又多重瓣，如美珠，故得玫瑰之名。

【来源】 为蔷薇科植物玫瑰 *Rosa rugosa* Thunb.的花。

【植物形态】 直立灌木，高可达 2m；茎粗壮，丛生；小枝密被绒毛，并有针刺和腺毛，有直立或弯 曲、淡黄色的皮刺，皮刺外被绒毛。小叶 5～9，连叶柄长 5～13cm；小叶片椭圆形或椭圆状倒卵形，长 1.5～4.5cm，宽 1～2.5cm，先端急尖或 圆钝，基部圆形或宽楔形，边缘有尖锐锯齿，上面深绿色，无毛，叶脉下陷，有褶皱，下面灰绿色，中脉突起，网脉明显，密被绒毛和腺毛，有时腺毛不明显；叶柄 和叶轴密被绒毛和腺毛；托叶大部贴生于叶柄，离生部分卵形，边缘有带腺锯齿，下面被绒毛。花单生于叶腋，或数朵簇生，苞片卵形，边缘有腺毛，外被绒毛；花梗长 5 ～22 5mm，密被绒毛和腺毛；花直径 4～5.5cm；萼片卵状披针形，先端尾状渐尖，常有羽状裂片而扩展成叶状，上面有稀疏柔毛，下面密被柔毛和腺毛；花瓣倒 卵形，重瓣至半重瓣，芳香，紫红色至白色；花柱离生，被毛，稍伸出萼筒口外，比雄蕊短很多。果扁球形，直径 2～2.5cm，砖红色，肉质，平滑，萼片宿 存。花期 5～6 月，果期 8～9 月。见下图 401)

本植物的根（**玫瑰根**）也供药用，详见下述。

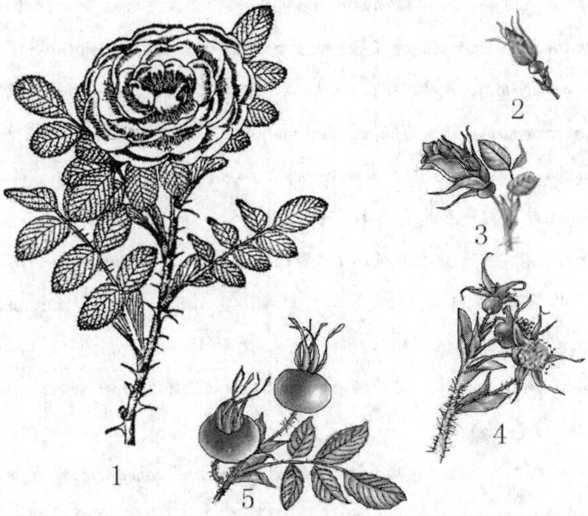

（图 401）**玫瑰**

1.花枝 2～3.花蕾 4～5.果实

【生长分布】 原产我国东部。现各地均有植株。

【采收加工】 5～6 月盛花期前，采摘已充分膨大但未开放的花蕾。文火烘干或阴干；或采后装入纸袋，贮石灰缸内，封盖，每年梅雨期更换新石灰。

【栽培要点】 **生物学特性** 玫瑰是喜阳植物，对气候、土壤适应性强，耐寒、耐旱，怕涝。常选阳光充足、通风良好、地势较高燥平整的地块栽种。低洼积水地不宜种植。

栽培技术 繁殖用分株、压条和扦插繁殖法。分株法：在 3 月中下旬未发芽前，将母株周围萌蘖芽长成的新株挖出，连根带土移植。压条法：7～9 月间，选当年生健壮的新枝，将枝条弯曲牵引压入土穴内，覆土压紧，让枝梢露出地面。待长出新根后。至 10 月中旬或次年春季与母株分离移植。扦插法：在早春发芽前，剪取 1 年生枝条，剪成 15～20cm 长的插条，插入苗床中，待生根发芽后移植。大田定植时，按行株距 50cm×30cm 开穴栽种。

田间管理 通常用饼肥、厩肥等作基肥，植株萌动时施 1 次人粪尿，花苞露红至采花前夕施 1 次人粪或硫酸铵等。入冬施 1 次以厩肥为主的越冬肥，肥源不足时，可酌施开花肥及越冬肥。开花后，对病枝、虫咬枝、衰老枝进行修除工作，使植株不断复壮。生长 4～5 年后的植株，花产量逐年下降，趋于老化。此时在腊月里，进行翻挖分切重新栽种，又可更新复壮。用此法栽种后翌年无花，以后连续 3 年花较多。若安排较多地块，逐年分栽，产量可稳定上升。入冬后将玫瑰地普遍翻一下，在近根部施越冬肥后，即行培土，一则防冻，二则将叉枝扶正。培土厚薄视花墩枝条疏密情况而定。疏者多培，促进枝条萌发；反之则少培。

病虫害防治 病害有锈病，通常在四季温暖多雨或多雾的地区年份发生，夏孢子终年生存，发病较重。可于早春发芽前喷波美 3～4 度石硫合剂，生长季节根据病情用 25%粉锈宁 1000 倍液喷雾防治。虫害有黄多带天牛和蔷薇三节叶蜂。黄多带天牛为害应抓住化蛹、羽化及爬出蛹室的时期及时防治，进行根际培土、除草和更新修剪，增加抵抗力，并注意保护天敌广喙蝽、蚂蚁和蜷蜂；冬季翻动植株周围的土，可灭部分越冬蔷薇三节叶蜂虫源，8 月上旬，叶蜂幼虫幼龄期可喷 2.5%敌杀死 2000 倍液或 25%天幼脲Ⅲ号 1×10^{-4} 防治。

【性状鉴别】 花蕾或花略呈球形、卵形或不规则团块，直径 1.5～2cm。花托壶形或半球形，与花萼基部相连，花托无宿梗或有短宿梗。萼片 5 枚，披针形，黄绿色至棕绿色，伸展或向外反卷，其内表面(上表面)被细柔毛，显凸起的中脉。花瓣 5 片或重瓣，广卵圆形，多皱缩，紫红色，少数黄棕色。雄蕊多数，黄褐色，着生于花托周围。有多数花柱在花托口集成头状。体轻、质脆。见（图 402）

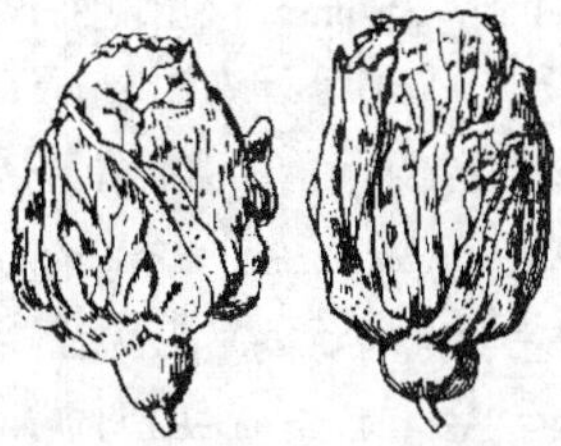

（图 402）**玫瑰花（花蕾外形）**

【显微鉴别】 （1）萼片表面观：上表面非腺毛较密，单细胞，多弯曲，长 136～680μm，壁厚，木化。下表面具多细胞腺毛，腺柄多细胞排成多列，长 50～340μm，基部常有数条短小的毛状突起，腺头多细胞集成扁球形，直径 64～180μm。气孔不定式。薄壁细胞含草酸钙簇晶。见（图 403）

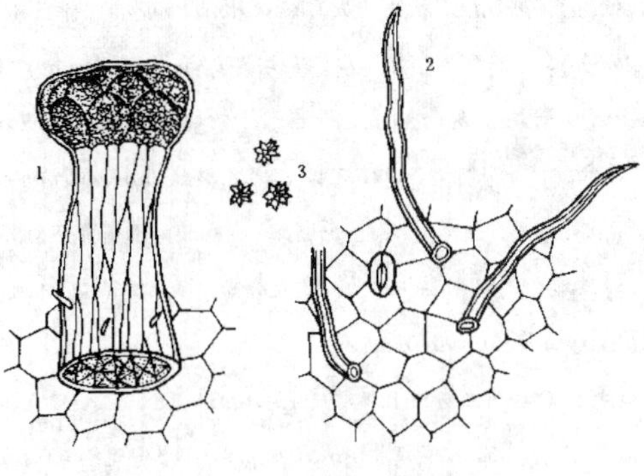

（图 403）**玫瑰(萼片)表面观**

1.腺毛 2.非腺毛 3.草酸钙簇晶

（2）花粉粒：极面观略呈三角形，直径 25～30μm，赤道面观椭圆形，长轴 22～30μm，短轴 20～25μm。具 3 孔沟，内孔类圆形.直径 4～6.2μm。表面具条状雕纹。

（3）花梗(近花托部)横切面：表皮细胞 1 列，排列整齐，有单细胞非腺毛及腺毛。皮层外侧为数列较小的厚壁细胞，向内为薄壁细胞，常含草酸钙簇晶。维管束外韧型，韧皮部相连成环状；木质部束的导管 3～6 个。髓部薄壁细胞中含有草酸钙簇晶。见(图 404)

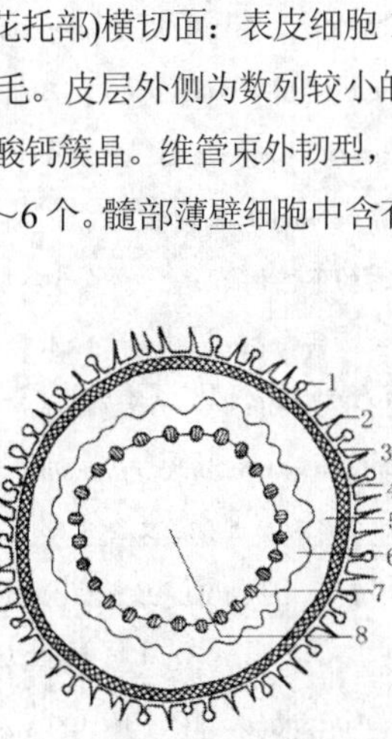

（图 404）**玫瑰(花梗)横切面简图**

1.腺毛 2.非腺毛 3.表皮 4.厚壁组织 5.薄壁组织 6.韧皮部 7.木质部 8.髓

【理化鉴别】 （1）本品粗粉 2g，加乙醚 20ml，振摇浸泡 1

小时，滤过。滤液 2ml 置蒸发皿中，挥干乙醚，滴加数滴 5%香草醛浓硫酸液，即显紫红色(检查挥发油)。

(2) 紫外光谱 取本品醇浸液，用 95%乙醇配成 0.05%的溶液，置 1cm 比色池中，在 uv-265Fw 紫外分光光度计上测定吸收线，扫描范围 200～400nm，扫描速度 60nm/min。结果玫瑰花在波长 210nm，264nm，354nm 波段出现 3 个吸收峰。

【主含成分】 (1) **花**：含挥发油，主含芳樟醇(*linalool*)，芳樟醇甲酸酯(*linalyl formate*)，β-香茅醇(*β-citronellol*)，香茅醇甲酸酯(*citronellyl formate*)，香茅醇乙酸酯(*citronellyl acetate*)，栊牛儿醇(*geraniol*)，栊牛儿醇甲酸酯(*geranyl formate*)，栊牛儿醇乙酸酯(*geranyl acetate*)，苯乙醇(*phenylethanol*)，橙花醇(*nerol*)以及 3-甲基-l-丁醇(*3-methyl-1-butanol*)，反式 β-罗勒烯(*trans-β-ocimene*)，十五烷(*pentadecane*)，2-十三烷酮(*2- tridecanone*)，1-戊醇(*1-pentanol*)，1-己醇(*1-hexanol*)，3-己烯醇(*3-hexenol*)，乙酸己酯(*hexyl acetate*)，乙酸-3-己烯酯(*3-hexenyl acetate*)，苯甲醇(*benzyl alcohol*)，丁香油酚(*eugenol*)，甲基丁香油酚(*methyl eugenol*)等。

(2) **花粉的挥发成分**：含 6-甲基-5-庚烯-2-酮(*6-methyl-5-hepten-2-one*)，栊牛儿醇乙酸酯，橙花醛(*neral*)，栊牛儿醛(*geranial*)，栊牛儿醇，香茅醇乙酸酯，乙酸橙花醇酯(*nerylaccrate*)，栊牛儿基丙酮(*geranyl acetone*)，十五烷，2-十一烷酮(*2-undecanone*)，2-十三烷酮，2-十五烷酮(*2-pentadecanone*)，十四烷醛(*tetradecanal*)，十六烷醛(*hexadecanal*)，乙酸十四烷醇酯(*tetradecyl acetate*)，β-苯乙醇，丁香油酚，甲基丁香油酚，乙酸-β-苯乙醇酯(*β-phenylethyl acetate*)。还含，槲皮素(*quercetin*)，矢车菊双甙(*cyanin*)，有机酸，β-胡萝卜素(*β-carotene*)，脂肪油等。对玫瑰香气起重要作用的微量成分含 β-突厥酮(*β-damascone*)，玫瑰醚(*roseoxide*)，α-白苏烯(*α-naginatene*)。

(3) **花托**：含鞣质成分：玫瑰鞣质(*rugosin*)A、B、C、D、E、F、G，小木麻黄素(*strictinin*)，异小木麻黄素(*isostrictinin*)，长梗马兜铃素(*pedunculagin*)，木麻黄鞣亭(*casuarictin*)，新唢呐素(*tellimagrandin*)Ⅰ及Ⅱ，1，2，3 三-O-没食子酰葡萄糖(*1，2，3 tri-O-galloyl-β-D-glucose*)，1，2，6-三-O-没食子酰葡萄糖(*1，2，6-tri-O-galloyl-β-D-glucose*)；其中长梗马兜铃素和新唢呐素Ⅰ具抗逆病毒作用。

(4) **果**：含枸橼酸(*citric acid*)，苹果酸(*malic acid*)，奎宁酸(*quinic acid*)，抗坏血酸(*ascorbic acid*)，槲皮素，异槲皮素(*isoquercetin*)，植物黄质(*phytoxanthin*)，玉红黄质(*rubixan thin*)，番茄烃(lycopene)，β-胡萝卜素(*β-carotene*)，葡萄糖(*glucose*)，果糖(*fructose*)，木糖(*xylose*)，蔗糖(*sucrose*)等。

(5) **种子**：含维生素(vitamin)E 及 F。

(6) **种子油**：含多量的不饱和脂肪酸，并含 β-谷甾醇(*β-sitosterol*)。

(7) **茎叶**：含槲皮素，芸香甙(*rutin*)等黄酮类化合物。

(8) **叶**：含异槲皮素，芹菜素(*apigenin*)等黄酮类成分和 6-去甲氧基-4′-O-甲基茵陈色原酮(*6-demethoxy-4′-O-methylcapillarisin*)、6-去甲氧基茵陈色原酮(*6-demethoxycapillarisin*)等色原酮类成分。又含多种倍半萜类成分：玫瑰萜醛(*rugosal*)A、D，表玫瑰萜醛(*epirugosal*)D，玫瑰酸(*rugosic acid*)A、B、C、D，1，4-胡萝卜二烯醛(*carota-1，4-dienal*)，1，4 胡萝卜二烯酸(*carota-1，4-dienoic acid*)，玫瑰没药萜醇(*bisaborosaol*)A、B_1、B_2、C_1、C_2、D、E_1、E_2、F，哈曼拉希酸(*hamanasic acid*)A，胡萝卜烯醛(*daucenal*)，环氧胡萝卜烯醛(*epoxydaucenal*)A、B，异胡萝卜烯醛(*isodaucenal*)，异胡萝卜烯酸(*isodaucenoic acid*)，11-羟基-12-氢化异胡萝卜烯醛(*11-hydroxy-12-hydroisodau cenal*)，11，12-去氢胡萝卜烯醛(*11，12-dehydrodaucenal*)，11，12-去氢胡萝卜烯酸(*11，12-dehydrodaucenoic acid*)，羟基异胡萝卜烯醛(*hydroxyisodaucenal*)，异胡萝卜烯醇(*isodaucenol*)，玫瑰醛(*carotarosal*)A，玫瑰螺烯酮(*rosacorenone*)，玫瑰螺烯醇(*rosacomnol*)，断玫瑰醛(secocarotanal)，胡萝卜烯(*daucene*)，异胡萝卜烯(*isodaucene*)，1，4-胡萝卜二烯(*carota-1，4-diene*)，3(4)，8(15)-菖蒲二烯[*acora-3(4)，8(15)-diene*]，3(4)，7(8)-菖蒲二烯(*acora-3(4)，7(8)-diene*)。还含酯类成分：4′-羟基-顺-桂皮酸二十二醇酯(*4′-hydroxy-cis cinnamic acid docosyl ester*)，4′-羟基-2，3-二氢桂皮酸二十五醇酯(*4′-hydroxy-2，3-dihydrocinnamic acid Pentacosyl ester*)，4′-羟基-顺-桂皮酸-二十六醇酯(*4′-hydroxy-cis-cin-namic acid hexacosyl ester*)，4′-羟基顺一桂皮酸二十八烷酯(*4′-hydroxy cis-cinnamic acid octacosyl ester*)。

(9) **根**：含槲皮素，儿茶精(*catechin*)，胡萝卜甙(*daucosterol*)，菜油甾醇葡萄糖甙(*campesterol glucoside*)，委陵菜酸-28-O-葡萄糖酯甙(*tormentic acid-28-O-glucoside*)，野雅椿酸-28-O-葡萄糖酯甙(*euscaphic acid-28-O-glucoside*)，异阿江榄仁酸-28-O-葡萄糖酯甙(*arjunic acid-28-O-glucoside*)。

【药理】 (1) **抗病毒作用** 玫瑰花提取物对人免疫缺陷病病毒(艾滋病病毒)、白血病病毒和 T 细胞白血病病毒均有抗病毒作用。其所含长梗马兜铃素和新唢呐素Ⅰ对感染小鼠白血病病毒细胞的逆转录酶有抑制作用，其 IC_{50} 分别为 0.04μg/ml 和 0.10 μg/ml，小鼠灌服这两种成分的 LD_{50} 均大于 100mg/kg。

(2) **其他作用** 玫瑰花水煎剂能解除小鼠口服锑剂的毒性反应，但仅对口服酒石酸锑钾有效，且同时使其抗血吸虫作用消失，故这一作用可能由于玫瑰花煎剂改变了酒石酸锑钾的结构所致。玫瑰油对大鼠有促进胆汁分泌的作用。儿茶精类物质有烟酸样作用，可用于放射病的综合治疗，并有抗肿瘤作用。

【性味归经】 味甘、微苦，性温。归肝、脾经。

【功用主治】 理气解郁，和血调经。主治肝气郁结所致胸膈满闷，脘胁胀痛，乳房作胀，月经不调，痢疾，泄泻，带下，跌打损伤，痈肿。

《食物本草》(姚可成)："主利肺脾，益肝胆，辟邪恶之气，食之芳香甘美，令人神爽。"

《药性考》："行血破积，损伤瘀痛。"

《纲目拾遗》："和血行血，理气，治风痹。"

《本草再新》："舒肝胆之郁气，健脾降火。治腹中冷痛，胃脘积寒，兼能破血。"

《随息居饮食谱》："调中，活血，舒郁结，辟秽，和肝。酿酒可消乳癖。"

《伪药条辨》："和血调气，平肝开郁。"

《现代实用中药》："用于妇人月经过多，赤白带下及一般肠炎下痢等。"

《河北中草药》："行气解郁，柔肝醒脾，治消化不良，上部食道痉挛，咽喉有异物感；辟浊和中。"

【临床应用】 (1) **用于肝气郁结所致胸胁满闷，乳房胀痛，肝胃气痛等**。玫瑰花行气疏肝解郁，用于肝气郁结，胸胁胀满疼痛之证，可与香附、青皮、郁金疏肝理气药等同用；兼有乳房胀痛或结块者，可与川楝子、橘叶、王不留行等行气散结药同用。本品能行气宽中开胃，用治肝胃不和所致脘腹胀痛，嗳气泛恶，食欲不振，多与佛手、木香、八月札等品同用。

(2) **用于月经不调，跌打损伤等**。玫瑰花既入气分，又入血分，具行气调经，和血散瘀之功。用治月经不调，可与当归、香附、益母草等活血调经之品同用；用治跌打损伤，单用本品泡酒饮，或与乳香、没药、当归等同用，或外敷患处。

（3）**亦用治肠炎、痢疾、带下等证**。常与健脾止泻固带药同用。

（4）**还可用治疮疡肿毒**。可单味和酒服，或配伍紫花地丁、蒲公英等同煎服。

《本草用法研究》："同母丁香酒煎服治乳痈。"

【用量用法】 内服：煎汤，3～10g，或浸酒，或泡茶饮。

【使用注意】 《本草用法研究》："阴虚有火者勿用。"

【附方】 （1）**治气滞，胸胁胀闷作痛**：玫瑰花6g，香附6g，水煎服。--《山西中草药》

（2）**治肝胃气痛**：①玫瑰花阴干，冲汤，代茶服。--《纲目拾遗》 ②治胃痛：玫瑰花9g，香附12g，川楝子、白芍各9g，水煎服。--《山东中草药手册》

（3）**治肝风头痛**：玫瑰花4～5朵，合蚕豆花9～12g，泡开水，代茶频饮。--《泉州本草》

（4）**治肺病咳嗽吐血**：鲜玫瑰花捣汁，炖冰糖服。--《泉州本草》

（5）**治上部食道痉挛，咽中有异物感**：玫瑰花、白梅花各3g，沏水代茶饮。--《天津中草药》

（6）**治肠炎下痢**：玫瑰花9g，白头翁15g，马齿苋30g，茯苓12g，水煎服。--《山东中草药手册》

（7）**治痢疾**：玫瑰花、黄连各6g，莲子9g，煎服。--《安徽中草药》

（8）**治白带**：玫瑰花9g，乌贼骨12g，白鸡冠花9g，水煎服。--《山东中草药手册》

（9）**治月经不调**：①玫瑰花9g，月季花9g，益母草30g，丹参15g，水煎服。--《山东中草药手册》②玫瑰花3～9g，水煎冲黄酒、红糖服，每日1剂。--《青岛中草药手册》

（10）**治肝郁吐血，月汛不调**：玫瑰花蕊三百朵，初开者，去心蒂，新汲水砂铫内煎取浓汁，滤去渣，再煎，白冰糖一斤收膏，早晚开水冲服。如专调经，可用糖收膏。--《饲鹤亭集方》之"玫瑰膏"

（11）**治跌打损伤，风湿痹痛，腰腿疼痛**：玫瑰花30～60g，泡酒服。--《恩施中草药手册》

（12）**治新久风痹**：玫瑰花(去净蕊蒂，阴干)三钱，红花、全当归各一钱。水煎去渣，好酒和服，七剂。--《百草镜》

（13）**治肿毒初起**：①玫瑰花(去心蒂，焙为末)一钱，好酒和服。--《百草镜》 ②治疮疡初起：玫瑰花6g，紫花地丁、蒲公英各15g，煎服。--《安徽中草药》

（14）**治乳痈**：①玫瑰花7朵，母丁香7粒，无灰酒煎煮。--《纲目拾遗》②治乳痈初起，郁症宜此：玫瑰花初开者，阴干，燥者30朵，去心蒂，陈酒煎，食后服。--《百草镜》

玫瑰根 味甘、微苦，性微温。归肝经。活血，调经，止带。主治月经不调，带下，跌打损伤，风湿痹痛。内服：煎汤，9～15g。

附方 （1）**治月经过多**：玫瑰根9g，三白草根15g，精肉90g。水煎服，每日1剂。--《草药手册》（江西）

（2）**治月经不调**：玫瑰根3～9g，水煎。冲黄酒、红糖，早晚饭前各服1次。--《草药手册》（江西）

（3）**治赤白带下**：玫瑰根15g，鸡冠花9g，益母草9g，地锦草9g，煎水，服时加红糖少许。--《安徽中草药》

（4）**治跌打损伤，风湿麻痹，腰腿疼痛**：玫瑰根30～60g，泡酒服。--《恩施中草药手册》

茅莓

【别名】 茅莓《本草拾遗》，藨《尔雅》，薅田藨《纲目》，蛇泡竻、黑龙骨《生草药性备要》，三月泡《辰溪县志》，小叶悬钩子《华北经济植物志要》，茅莓悬钩子《东北木本植物图志》，红梅消、红琐梅、过江龙、倒筑伞《植物名实图考》，薅秧泡《分类草药性》，牙鹰竻《广州植物志》，倒生根、毛叶仙桥《贵州民间方药集》，虎波草、布田菠草、播田草《福建民间草药》，乳痈泡、鹰爪竻、种田蒲《广西中兽医药用植物》，天青地白草《江苏植物药材志》，细蛇迷、小还魂《南宁市药物志》，五月藨刺、龙船藨、红花脬竻《江西民间草药》，两头粘、五月红、陈刺波《闽东本草》，草杨梅、仙人搭桥《中国药用植物志》。

【名释】 《说文》："薅，拔去田草也。"藨，《尔雅》："藨，麃。"郭璞注："藨，即莓也。"本品花开之时多为除草季节，又属莓类植物，故名薅田藨。刺竹名"竻"，"泡"为"藨"之音转，故有诸"竻"、"泡"之名。因于农历三月开花，得名三月泡。琐，细小之意，本品花小，粉红色，似梅花，而以红琐梅、红梅消名之。称"波"、"菠"、"蒲"等，皆方言音近之名。其叶上面色绿，下被白色绒毛，以此得名天青地白草。

【来源】 为蔷薇科植物茅莓 *Rubus parvifolius* L.地上部分。

【植物形态】 小灌木，高约1～2m。枝有短柔毛及倒生皮刺。奇数羽状复叶；小叶3，有时5，先端小叶菱状圆形到宽倒卵形，侧生小叶较小，宽倒卵形至楔状圆形，长2～5cm，宽1.5～5cm，先端圆钝，基部宽楔形或近圆形，边缘具齿，上面疏生柔毛，下面密生白色绒毛；叶柄长5～12cm，顶生小叶柄长1～2cm，与叶轴均被柔毛和稀疏小皮刺；托叶条形。伞房花序有花3～10朵；总花梗和花梗密生绒毛；花萼外面密被柔毛和疏密不等的针刺，在花果时均直立开展；花粉红色或紫红色，直径6～9mm；

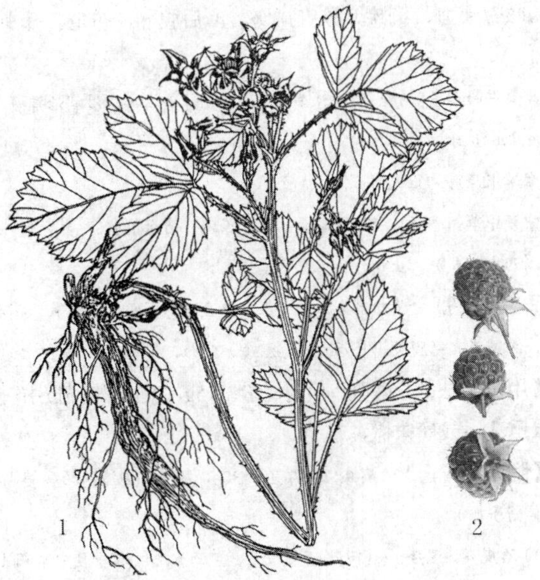

（图405）**茅莓**(1.植株（示花序） 2.果实)

雄蕊花丝白色，稍短于花瓣；子房具柔毛。聚合果球形，直径 1.5～2cm，红色。花期 5～6 月，果期 7～8 月。见上（图 405）

本植物的根（**茅莓根**）也供药用，详见下述。

【生长分布】 生于山坡杂木林下、向阳山谷、路旁或荒野。邹平南部山区有分布。

【采收加工】 7～8 月采收，割取全草，捆成小把，晒干。

【性状鉴别】 本品长短不一，枝和叶柄具小钩刺，枝表面红棕色或枯黄色；质坚，断面黄白色，中央有白色髓。叶多皱缩破碎，上面黄绿色，下面灰白色，被柔毛。枝上部往往附枯萎的花序，花瓣多已掉落，萼片黄绿色，外卷，两面被长柔毛。气微弱，味微苦涩。

【主含成分】 果实含赤霉素 A_{32}(*gibberellin* A_{32})及其他赤霉素。此外，该植物还含有：果糖(*fructose*)，葡萄糖(*glucose*)，蔗糖(*sucrose*)，维生素(*vitamin*)C，L-去氢抗坏血酸(*L-dehydroascorbic acid*)，鞣质(*tannin*)，β-胡箩卜素(*β-carotene*)和 α-生育酚(*α-tocophero1*)。

【药理】 （1）**止血作用** 茅莓水提醇沉法所得提取物(以下简称水提取物)10g/kg，20g/kg，40g/kg 分别给小鼠灌胃，连续 3 天，可使出血时间缩短 25%～37%，凝血时间也明显缩短，有加速止血的作用。

（2）**抗血栓形成** 血栓形成试验表明，水提物 2g/kg 灌胃，连续 3 天，可使其血栓形成明显抑制，并明显缩短其优球蛋白溶解时间，提示茅莓能提高体内纤维蛋白溶解酶的活性。

（3）**抗心肌缺血** 茅莓水提物 6g(生药)/kg 给大鼠灌胃，连续 3 天，最后 1 次给药后 lh 处死动物，摘取心脏，作 *Langendorff* 离体心脏灌流，结果表明茅莓能明显增加冠脉流量。按上法给药也可明显对抗由垂体后叶素诱发的大鼠缺缸性心电图改变。此外，小鼠常压和低压缺氧耐力试验表明，茅莓水提物灌胃可使动物耐缺氧能力明显增强。

（4）**毒性** 以茅莓水提取物给小鼠灌胃，剂量达 80g/kg，除稍有厌食，偶见稀便外，无其他明显中毒症状。故其最大耐受量(小鼠口服)大于 80g/kg，该剂量已相当于人用量 133 倍。

【性味归经】 味苦、涩，性凉。

【功用主治】 清热解毒，散瘀止血，杀虫疗疮。主治感冒发热，咳嗽痰血，痢疾，跌打损伤，产后腹痛，疥疮，疖肿，外伤出血。

《生草药性备要》：“除螆疥，杀虫，出汗斑，洗疳痔；浸酒治瘰疬；十蒸九晒治吐血，止牙痛。”

《本草求原》：“止刀伤血。”

《宁夏中草药手册》：“清热解毒，祛风除湿，活血消肿。”

《山西中草药》：“止痢，止血。”

《云南中草药》：“清热解表，活络止痛。主治感冒发热、咳嗽、痢疾、跌打损伤、尿道炎、结膜炎、产后血瘀、湿疹、疮疖、痔疮。”

【用量用法】 内服：煎汤，10～15g，或浸酒。外用：捣敷，或煎水熏洗，或研末撒，适量。

【附方】 （1）**治痢疾**：茅莓茎叶 30g，水煎，去渣，酌加糖调服。--《战备草药手册》

（2）**治皮炎，湿疹**：(薅田藨)茎叶适量，煎汤熏洗。(《宁夏中草药手册》)

（3）**治汗斑及白泡疮**：蛇泡竻茎叶烧灰，和茶油涂。--《岭南采药录》

（4）**治外伤出血**：茅莓叶适量，晒干研末，撒敷伤口，外加包扎。--《扭曲草药》

（5）**治呃逆**：鲜茅莓叶 60g，枇杷叶、半夏各 9g，陈皮 6g，竹茹 12g，煎服。--《安徽中草药》

（6）**治感冒发热**：茅莓叶 15～30g，水煎服。《草药手册》(景德镇)

茅莓根

【别名】 茅莓根《江西草药》，托盘根《山东中草药手册》，薅田藨根《福建民间草药》，米花托盘根《河北中草药》。

【来源】 为蔷薇科植物茅莓 *Rubus parvifolius* L.的根。

【原植物】 参见“茅莓”。

【采收加工】 秋、冬季挖根，洗净鲜用，或切片晒干。

【性状鉴别】 根长短不等，多扭曲，直径 0.4～1.2cm。上端较粗，呈不规则块状，常附残留茎基。、表面灰褐色，有纵皱纹，栓皮有时剥落，露出红棕色内皮。质坚硬，断面淡黄色，有放射状纹理。气微，味微涩。

【显微鉴别】 根横切面：木栓层为 10 余列木栓细胞。栓内层少数细胞含黄色物质。韧皮部宽广，有韧皮纤维，薄壁细胞含草酸钙簇晶及方晶，老根偶见单个石细胞散在。木质部导管多数单个，少数 2～3 个相连。本品薄壁细胞含淀粉粒。见（图 406）

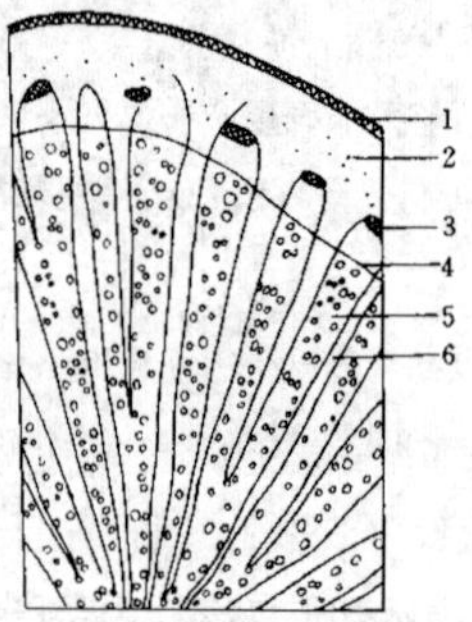

（图 406）**茅莓根横切面简图**

1.木栓层 2.草酸钙方晶、簇晶 3.韧皮纤维 4.形成层 5.木质部 6.射线

【性味归经】 味甘、苦，性凉。

【功用主治】 清热解毒，祛风利湿，活血凉血。主治感冒发热，咽喉肿痛，风湿痹痛，肝炎，肠炎，痢疾，肾炎水肿，尿路感染，结石，跌打损伤，咳血吐血，崩漏，疔疮肿毒，腮腺炎。

《生草药性备要》：“浸酒壮筋骨。”

《本草求原》：“治瘰疬。炒存性，开油搽坐板疮。”

《植物名实图考》：“养筋活血，消红退肿。”

《分类草药性》：“治吐血，经水不调，跌打损伤。”

《岭南采药录》：“理蛇伤，理感冒夹色。”

《贵州民间方药集》：“解热驱风。治风湿疼痛，癫狂。解热毒，疗疮肿毒。”

《上海常用中草药》：“清热解毒，活血消肿，祛风除湿。治感冒高热，咽喉肿痛，肝炎，咳血，吐血，肾炎水肿，尿路感染，跌打损伤，风湿骨痛。”

《山东中草药手册》：“活血凉血，解毒消肿。”

《福建药物志》：“清热解毒，祛风利湿，散结止痛。主治泌尿系结石，痢疾，糖尿病，白带，产后腹痛，乳腺炎，风湿关节痛，颈淋巴结核，过敏性皮炎，湿疹，汗斑．痔疮。”

【用量用法】 内服：煎汤，6～15g，或浸酒服。外用：捣敷，或煎汤熏洗，或研末调敷，适量。

【使用注意】 《重庆草药》："孕妇禁用。"

【附方】 （1）**治感冒发热，咽喉肿痛**：米花托盘根15g，金银花12g，薄荷、甘草各6g，水煎服。-- 《河北中草药》

（2）**治小儿风寒，喘咳**：(薅田藨)根30g，芫荽菜、紫苏、前胡各9g，水煎冲红糖，早晚各服1次。-- 《天目山药用植物志》

（3）**治风湿痛**：鲜茅莓根90g，鲜柘树根30g，鲜接骨木茎叶60g，猪瘦肉120g，水煮至肉烂，食肉喝汤，盖被取微汗。-- 《安徽中草药》

（4）**治慢性肝炎**：茅莓根60g，阴行草30g，水煎服，每日1剂。-- 《江西草药》

（5）**治水泻，痢疾**：茅莓根、鱼腥草、车前草各30g，煎服。-- 《安徽中草药》

（6）**治肠炎**：(薅田藨)根、白茅根、苞蔷薇根、山楂根各9～12g，水煎服。-- 《浙江民间常用草药》

（7）**治石淋(尿路结石)**：茅莓根、橡木根、马鞭草各30g，水煎，早晚空腹服，每日服2次，服数剂后，小便可有刺痛数阵，以后痛渐减，其结石崩碎，从尿道排出。-- 《山西中草药》

（8）**治跌打损伤**：(薅田藨)鲜根30g，马鞭草(鲜)15g，水煎汤，冲血余灰1.8g服。-- 《中草药手册》(福建晋江)

（9）**治产后出血，肺结核咯血**：茅莓根30g，水煎，冲红糖服。-- 《浙江药用植物志》

（10）**治糖尿病**：(薅田藨)根60～120g，猪膀胱2个，煎服。-- 《南京地区常用中草药》

（11）**治过敏性皮炎**：茅莓根、明矾各适量。先将茅梅根煎汤，后加入明矾。外洗患处，日1次。-- 《中草药新医疗法资料选编》(福建)

（12）**治骨髓炎**：鲜茅莓根白皮适量，加烧酒少许，同捣敷患处，1日2次。-- 《单方验方调查资料选编》

（13）**治腮腺炎**：托盘根9g，玄参9g，板蓝根30g，水煎服。-- 《山东中草药手册》

（14）**治疗腹泻**：鲜茅莓根，洗净，剥取根皮，焙干研末，装入胶囊，每个重0.25g。成人初服10丸(约2.5g生药)，以后每隔6小时再服1次。一般服1次即效，无效时酌情加量至15丸。泻止后再服1次，以资巩固。小儿可酌情服用散剂。观察83例，治愈80例。-- 《中医杂志》周彦，1984.(6)：75

（15）**治疗丝虫病**：鲜红梅消根500g，洗净去除外层粗皮，切碎，加白酒1kg浸泡10～15天，去渣过滤。现症期(象皮腿)患者在发作前和前驱期每次30ml(成人)，每日1次，连服3天。带虫期每次15～20ml(成人)，每日1次，睡前服，4天为1疗程。观察现症期患者13例治疗后仅复发1例，轻度消肿6例，中度消肿7例；带虫期患者经服药半月至6个月后，复查27例，结果22例转阴。-- 《湖北科技》(医药部分)，1972，(3)：31

地榆

【别名】 地榆《本经》，酸赭《别录》，豚榆系《石药尔雅》，白地榆、鼠尾地榆《滇南本草》，西地榆《四川中药志》，地芽、野升麻《中国经济植物志》，马连鞍《广西中草药》，花椒地榆、水橄榄根、线形地榆、水槟榔、山枣参、蕨苗参《云南中草药》，红地榆、岩地芨、血箭草《湖南药物志》，黄瓜香《中药材手册》。

【名释】 陶弘景："其叶似榆而长，初生布地，故名。其花子紫黑色如豉，故又名玉豉。"玉豉亦作玉札，《齐民要术》谓："北方呼豉为札。"李时珍曰："按《外丹方》言地榆一名酸赭，其味酸，其色赭故也。"

【来源】 为蔷薇科植物地榆 *Sanguisorba officinalis* L.的根。

另：蔷薇科植物长叶地榆 *Sanguisorba officinalis* L.*var. longifolia* (Rertol.) Yü et Li 的根也作地榆入药。主要分布于我国西北省份。

【植物形态】 地榆 又名玉豉《神仙服食经》，红绣球、土儿红、一枝箭、紫朵苗子、马猴枣、鞭枣胡子《中药大辞典》。多年生草本。根多呈纺锤形，表面棕褐色或紫褐色，有纵皱纹及横裂纹。茎直立，有棱，无毛或基部有稀疏腺毛。基生叶为羽状复叶，小叶4～6对；叶柄无毛或基部有稀疏腺毛；小叶片有短柄；托叶膜质，褐色，外面无毛或稀疏腺毛；小叶片卵形或长圆形，长1～7cm，宽0.5～3cm，先端圆钝，稀急尖，基部心形至浅心形，边缘有多数粗大、圆钝的锯齿，两面无毛；茎生叶较少，小叶片长圆形至长圆状披针形，狭长，基部微心形至圆形，先端急尖，托叶大，草质，半卵形，外侧边缘有尖锐锯齿。穗状花序椭圆形、圆柱形或卵球形，直立，长1～3（4）cm，紫色至暗紫色，从花序顶端向下开放；苞片2，膜质，披针形，先端渐尖至骤尖，比萼片短或近等长，背面及边缘有柔毛；萼片4，椭圆形至宽卵形，先端常具短尖头，紫红色；雄蕊4，花丝丝状与萼片近等长，柱头先端盘形。瘦果包藏在宿存萼筒内，倒卵状长圆形或近圆形，外面有4棱。花期7～10月，果期9～11月。见(图407)

地榆叶也供药用：味苦，性寒。归胃经。功能清热解毒，主治热病发热，疮疡肿毒。

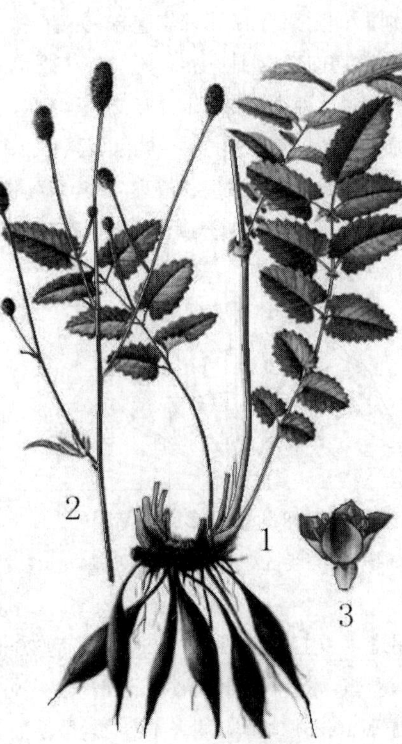

(图407) **地榆**

1.根与基生叶 2.花序枝 3.花

【生长分布】 地榆生于草原、草甸、山坡草地、灌丛中或疏林下。邹平南部山区均有分布。

【采收加工】 春、秋季均可采收，于春季发芽前，秋季枯萎前后挖出，除去地上茎叶，洗净晒干，或趁鲜切片干燥。

【栽培要点】 **生物学特性** 喜温暖湿润气候，耐寒，北方栽培幼龄植株冬季不需要覆盖防寒。生长季节4~11月，以7、8月生长最快。以富含腐殖质的砂壤土、壤土及粘壤土栽培为好。种子发芽率约60%，如温度在17~21℃，有足够的湿度，约7天左右出苗。当年播种的幼苗，仅形成叶簇，不开花结子。翌年7月开花，9月中、下旬种子成熟。

栽培技术 主要用种子和分根繁殖。种子繁殖：分秋播和春播两种。秋播多在8月中、F旬，春播多在3、4月播种。条播，行距45cm，开浅沟，将种子均有撒入沟内，覆土1cm左右，1小时m^2播种量15~22.5kg。如遇土壤干旱需进行浇水，约2星期出苗。在早春干旱地区，亦可采用育苗移栽方法。分根繁殖：早春母株萌芽前，将上年的根全部挖出，然后分成3~4株不等，分别栽植。每穴1株，株距35~45cm，行距60cm。

田间管理 直播，当苗高10cm左右，需间苗1次，株距35~45cm，在植株生长期间要注意松土除草，抽茎期注意追肥，以追施氮肥和磷肥为主，旋用人粪尿、豆饼、过磷酸钙、草木灰等。抽花茎时要及时摘除。

病虫害防治 病害有白粉病，春季开始发生。主要以勤除杂草，合理密植，使田间通风透光，避免湿度过高的方法来预防。虫害有金龟子，为害期间用50%马拉硫磷800~1000倍浇灌防治幼虫。

【性状鉴别】 根呈不规则纺锤形或圆柱形，略弯曲，长5～22cm，直径0.5～2cm。表面灰褐色至暗棕色，粗糙，具明显纵皱。。有时可见侧生支根或支根痕。顶端有圆柱状根茎或其残基。质坚，稍脆，断面较平坦，粉红色或淡黄色，木质部略呈放射状排列。气微，味微苦涩。

【性状鉴别】 根横切面：木栓细胞8～9列，排列整齐。皮层细胞1～3列，常切向延长。韧皮部宽广，筛管群可见，韧皮纤维常单个散在，壁厚，腔小，多木化。形成层呈环状，由2～4列细胞组成。木质部导管稀疏，集成3～5束，导管周围有木纤维，壁厚，常3～5成群，射线细胞放射状排列，多为单列长圆形细胞，初生木质部四原型。薄壁细胞中充满淀粉粒，有些细胞中含草酸钙簇晶。见(图408)

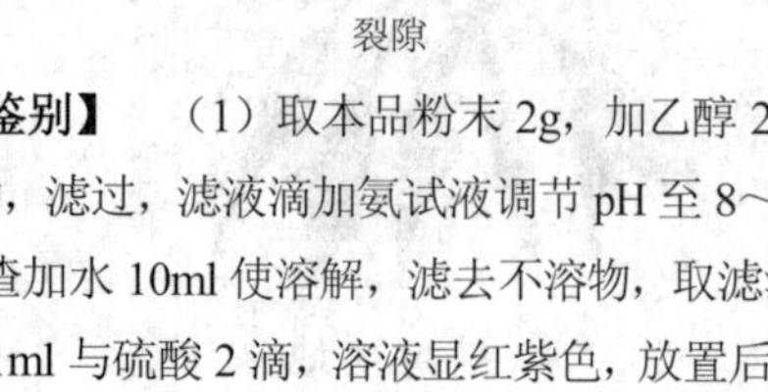

(图408)**地榆根横切面简图**

1.木栓层 2.皮层 3.纤维 4.射线 5.草酸钙簇晶 6.韧皮部 7.形成层 8.木质部 9.裂隙

【理化鉴别】 （1）取本品粉末2g，加乙醇20ml，加热回流约10分钟，滤过，滤液滴加氨试液调节pH至8～9，滤过，滤液蒸干，残渣加水10ml使溶解，滤去不溶物，取滤液5ml，蒸干后，加醋酐1ml与硫酸2滴，溶液显红紫色，放置后变为棕褐色。

(2)薄层色谱取本品粉末0.2g，加甲醇2ml，水浴温热80min，滤过。滤液蒸干，加正丁醇1ml使溶解，作为供试品溶液。另取没食子酸与地榆皂甙作对照品，加正丁醇制成每1ml各含5mg的混合溶液作为对照品溶液。取上述两种溶液各10μl，分别点于同一硅胶H薄层板上，以氯仿-甲醇-水(6：3：1，下层)展开10cm。取出，晾干。用碘蒸气显色。供试品色谱中，在与对照品色谱相应的位置上，显相同颜色的斑点。

【主含成分】 （1）**根**：含多种鞣质成分：地榆素(*sanguiin*)H_1~H_{11}、1，2，6-三没食子酰-β-D-葡萄糖(*1，2，6-trigalloyl-β-D-glucose*)、l，2，3，6-四没食子酰-β-D-葡萄糖(*1，2，3，6-tetragalloyl-β-D-glucose*)，2，3，4，6-四没食子酰-D-葡萄糖(*2，3，4，6-tetragalloyl-D-glucose*)， 1，2，3，4，6-五没食子酰-β-D-葡萄糖(*1,2,3,4,6-pentagalloyl-β-D-glucose*)，6-O-没食子酰甲基-β-D-吡喃葡萄糖甙(*methyl-6-O-galloyl-β-D-glucopyranoside*)，6-O-双没食子酰甲基-β-D-吡喃葡萄糖甙(*methyl-6-O-digalloyl-β-D-glucopyranoside*)，4，6-O-双没食子酰甲基-β-D-吡喃葡萄糖甙(*methyl-4，6-di-O- galloyl-β-D-glueopyranoside*)，2，3，6-O-三没食子酰甲基-β-D-吡喃葡萄糖甙(*methyl-2，3，6-tri-O-galloyl-β-D-glue-opyranoside*)，3，4，6-O-三没食子酰甲基-β-D-吡喃葡萄糖甙(*methyl-3，4，6-tri-O-galloyl-β-D-glucopyra noside*)，2，3，4，6-0四没食子酰甲基-β-D-吡喃葡萄糖甙(*methyl-2，3，4，6-tetra-O-galloyl-β-D-glucopyranoside*)。没食子酸-3-O-β-D-(6′-O-没食子酰)-吡喃葡萄糖甙[*gallic acid-3-O-β-D-(6′-O-galloyl)- glue-pyranoside*]，3，4，3′-三-O-甲基并没食子酸(*3，4，3′ tri-O-methylellagic acid*)，地榆酸双内酯(*sanguisorbie acid dilactone*)。还含有2种没食子酰金缕梅糖衍生物：5，2′-双-O-没食子酰金缕梅糖(*5，2′ di-O-galloylhamamelose*)，2′，3，5-三-O-没食子酰-D-呋喃金缕梅糖(*3，5，2′-tri-O-galloyl-D-hamamelofura nose*)。还含有多种黄烷-3-醇衍生物：右旋儿茶精(*carechin*)，7-O-没食子酰-右旋-儿茶精[*7-O-galloyl-(+)-catechin*]，3-O-没食子酰前矢车菊素B-3(*3-O-galloylprocya-nidin B-3*)，3-O-没食子酰前矢车菊素C-2(*3-O-galloyl-procyanidin C-2*)，棕儿茶素A-l(*gambiriin A-1*)，棕儿茶素B-3(*gambiriin B-3*)。还得到地榆糖甙(*ziyu glueoside*)，地榆皂甙(*sanguisorbin*)A、B、C、D、E(其中，已确定结构的为B和E)，甜茶皂甙R_1(*sauvissimoside R_1*)，坡模醇酸-28-O-β-D-吡喃葡萄糖酯甙(*pomolic acid-28-O-β-D-glucopyranoside*)，2，4-二羟基-6-甲氧基苯乙酮(*2，4-dihydroxy-6-methoxyacetophenone*)，3，3′，4-三-O-甲基并没食子酸(*3，4，3′ tri-O-methyl ellagic acid*)，3，4，4′-三-O-甲基并没食子酸(*3，4，4′-tri-O-methyl ellagic acid*)，地榆皂甙元(*sanguisorbigenin*)，胡萝卜甙(*β-sitosterol-β-D-glucoside*)，3-氧代-19α-羟基-l2-乌苏烯-28-酸(*3-oxo-19α-hydroxyurs-l2- en-28-oic acid*)，3，11-二氧代-l9α-羟基-l2-乌苏烯-28-酸(*3，11-dioxo-19α-hydroxyurs-12-en-28-oic acid*)，坡模醇酸(*pomolic acid*)，2α-羟基坡模醇酸(*2a-hydroxypomolic acid*)即是委陵菜酸(*tormentie acid*)。

（2）**根茎**：含右旋儿茶精，右旋没食子儿茶精(*gallocatechin*)。茎叶富含黄酮甙，甙元为槲皮素(*quercetin*)，山柰酚(*kampferol*)。还含白桦脂酸。

【药理】 （1）**止血作用** 地榆粉或炒炭地榆粉5g/kg给小鼠灌胃，出血时间分别缩短31.9%和45.5%，与生理盐水对照组比较均有显著差异，但地榆粉和炒炭地榆粉之间则无统计学差异。给家兔以地榆粉或炒炭地榆粉2g/kg灌胃，两者与生理盐水对照组比较，凝血时间均缩短25%。由于炒炭可使地榆缩合鞣质几乎完全破坏，故其止血作用并非完全由鞣质所致。但也有报告认为地榆煎剂小鼠灌胃给药也可使断尾出血，凝血时间缩短，而去除鞣质后该作用消失，故认为其止血作用与鞣质有关。另外，地榆中的鞣质及其多元酚对纤维蛋白溶酶有强抑制作用。地榆成分3，3′，4-三-O-甲基并没食子酸有止血作用。

（2）**抗炎作用** 腹腔注射地榆水提取剂400mg/kg或醇提取剂650mg/kg，

对大鼠甲醛性足跖肿胀均有抑制作用；腹腔注射水提取剂 500mg/kg 能抑制巴豆油合剂对小鼠耳郭致肿作用，800mg/kg 腹腔注射对前列腺素 E_1 引起的大鼠皮肤微血管通透性增加呈明显抑制作用；水提取剂 750mg/kg 及醇提取剂 800mg/kg 对大鼠棉球肉芽肿有显著抑制作用。地榆抗炎作用的有效成分为 3，3′，4-三-O-甲基并没食子酸。小鼠耳部涂抹地榆鞣质 4mg，显著抑制巴豆油诱发的耳郭肿胀，口服此化合物 lg/(kg·d)，连续 4d，也有效抑制巴豆油诱发的耳郭肿胀。

（3）**促进伤口愈合** 给大鼠造成背部皮肤伤口，10％地榆水提取剂每日涂抹伤口 1 次与对照组比较有显著促进伤口早期愈合作用。以 85～95℃热水造成犬或家兔皮肤Ⅱ～Ⅲ度烫伤，外用炒地榆粉有显著疗效，可使渗出减少、组织水肿减轻，感染与死亡率降低，并使恢复加速。实验证明，地榆中儿茶类鞣质的疗效远不如地榆，而地榆的收敛作用比地榆中儿茶类鞣质要小得多，地榆在去神经组织上对烧伤的疗效比没有去神经组织上的疗效差些，说明地榆的上述作用并非单纯由于所含鞣质所致。

（4）**抗菌作用** 体外试验表明地榆对大肠杆菌、痢疾杆菌、变形杆菌、伤寒杆菌、副伤寒杆菌、绿脓杆菌、霍乱弧菌、结核杆菌、脑膜炎双球菌等有抗菌作用；地榆的乙醇浸液，在试管内对大肠杆菌、枯草杆菌和金黄色葡萄球菌有抑制作用。曾发现地榆有抗噬菌体作用，能灭活噬菌体且抑制噬菌体在菌体内繁殖，但并不阻止噬菌体与细菌吸附。

（5）**镇吐作用** 以地榆水煎剂 3g/kg 给鸽灌胃每日 2 次，连用 2 天，可抑制洋地黄引起的催吐作用，其镇吐效果与肌注 0.25mg/kg 氯丙嗪相仿；但不能抑制阿朴吗啡引起的犬呕吐反应。

（6）**其他作用** 体外实验地榆对人子宫颈癌 JTC-26 株有抑制作用。雌性小鼠或豚鼠口服地榆饲料，可致性周期延长，这一作用与脑垂体促性腺激素无明显关系。小鼠口服地榆鞣质 20mg/kg 明显对抗氨基匹林合并亚硝酸钠($NaNO_2$)引起的急性肝损伤，2.5μg/ml 明显抑制氧自由基的产生，60μg/ml 显著对抗过氧化氢(H_2O_2)诱发的溶血，160μg/ml 对羟自由基(OH)有明显清除作用。

（7）**毒性** 急性毒性试验以地榆水提剂或醇提剂给小鼠灌胃 2.5g/kg，观察 7 天，未发现任何不良反应；水提溶液及醇提溶液小鼠腹腔注射 LD_{50} 分别为 1.60±0.29g/kg 和 2.17±0.49g/kg。说明地榆口服毒性极小。大鼠每日口服水提取物(1：3)20ml/kg，共 10 天，未见明显中毒症状，但在给药 5～10 天作肝穿刺检查，发现脂肪浸润的细胞数较对照组有所增加。

【炮制】 （1）**地榆炭**：取地榆片置锅内，用武火加热，炒至表面呈焦黑色，内部棕褐色，喷淋清水少许，灭尽火星，取出凉透。地榆炭长于止血，常用于便血、尿血、崩漏等出血证。

（2）**醋地榆**：取地榆片，加麸醋拌匀，吸尽后放锅内用武火加热，炒至棕褐色，取出晾干，筛去灰屑。每地榆炭 100kg，用麸醋 l0kg。醋地榆长于收敛止血，常用于崩漏下血。

（3）**酒地榆**：取地榆片，加白酒拌匀，吸尽后放入锅内用武火加热，炒至棕褐色，取出晾干，筛去灰屑。每地榆片 100kg，用白酒 5kg。

（4）**盐地榆**：取地榆片，用武火炒至外黑内老黄色，喷洒盐水炒匀，取出晾干。每地榆片 100kg，用食盐 3kg。

注：地榆炭水煎液的钙元素比生品有较大的增高，镁元素与锰元素也比生品有所增高；铁、锌、铬元素含量则比生品有所降低。制备地榆炭以武火炒至表面大部分具焦黑色斑，内部焦黄色，小部分炭化为宜，该炮制品的鞣质和可溶性钙含量都较高。地榆炭可溶性钙增高的原因是炒炭后地榆的组织结构发生了变化，部分不溶于水的草酸钙晶体在高温条件下释放出能促进血液凝固的可溶性 Ca^{2+}；生地榆与地榆炭的其他成分亦有较大差异，这可能就是生地榆与地榆炭在用途上有所区别的原因。地榆炭若按得率折合成生品计重，则鞣质含量降低，且随温度的升高和加热时间延长含量降低更多；止血作用也较生品减弱。不过，中医临床是以地榆炭的实际重量作为用药剂量的。

饮片性状：①地榆炭形如地榆片，表面焦黑色，内部棕褐色。②醋地榆表面棕褐色，微有醋气。③酒地榆表面棕褐色，微有酒气。④盐地榆表面焦黑色，内部老黄色，味微咸涩。

【性味归经】 味苦、酸，性微寒。归肝、胃、大肠经。

【功用主治】 凉血止血，清热解毒，消肿敛疮。主治吐血、咯血、衄血、尿血、便血、痔血、血痢、崩漏、赤白带下，疮痈肿痛，湿疹，阴痒，水火烫伤，蛇虫咬伤。

《本经》：“主妇人乳痛，七伤，带下病，止痛，除恶肉，止汗，疗金疮。”

《别录》：“止脓血，诸瘘，恶疮，热疮，消酒，除消渴，补绝伤，产后内塞，可作金疮膏。”“主内漏，止血不足。”

《齐民要术》：“地榆汁酿酒，治风痹，补脑。”

《药性论》：“能治产后余瘀，疹痛，七伤，治金创，止血痢，蚀脓。”

《新修本草》：“主带下十二病。”

《日华子》：“排脓，止吐血、鼻洪、月经不止、血崩、产前后诸血疾，赤白痢并水泻，浓煎止肠风。”

《开宝本草》：“别本注云，止冷热痢及疳痢热。”

《纲目》谓李东垣云：“治胆气不足。”

《滇南本草》：“治酒寒，面寒疼，肚腹痛。”

《纲目》：“捣汁涂虎、犬、蛇、虫伤，除下焦热，治大小便血症。”

《本草正》：“清火明目，治带浊痔漏，产后阴气散失，亦敛盗汗。”

《医林纂要·药性》：“坚肾，去热，泻肝，去瘀。”

《药性考》：“除下焦热，亦益肝胆，逐瘀止血。”

《昆明民间常用草药》：“治胃痛。”

【临床应用】 （1）**用于各种出血病症**。地榆性寒味苦，酸涩收敛，入血分有凉血泄热、止血之功，为治疗血证之常用药物，尤为疗便血、痔血、血痢、尿血及崩漏等下部出血之要药。血热或湿热蕴结大肠之便血，可配黄连、栀子等同用，以加强清热凉血之功，方如《直指方》地榆散。符治痔疮出血，可与槐角、防风、黄芩、枳壳等同用，如《局方》槐角丸。治疗湿热疫毒，蕴积肠腑损伤血络而致下痢脓血腹痛，里急后重，地榆既清热解毒，又凉血止血，故无论新久血痢均可应用，如《圣济总录》之地榆散即用本品配甘草，治血痢不止；《证治准绳》之地榆丸用本品配黄连、木香、乌梅、诃子肉等治疗血痢经久不愈。若治疗血热而致妇女崩漏下血，月经过多，血色鲜红，可与黄芩、生地、丹皮、莲须等同用；本品亦可治疗胎漏下血不止，每与阿胶、乌贼骨、炮姜等同用，以止血安胎，方如《圣惠方》之地榆散。

（2）**用于痈疽肿毒**。地榆性凉，有泻火解毒，凉血消肿之功，适宜于痈疽肿毒初起未成脓者，可单用捣敷，亦可与三七、田基黄共研末调敷。

（4）**用于水火烫伤，湿疹**。地榆外用有敛疮收湿作用。治烧烫伤，可用本品研末，或配大黄粉，以麻油调敷，以减少渗出，减轻疼痛。治疗皮肤湿疹，皮肤溃烂，可用本品与苦参、大黄同煎，以纱布蘸药汁湿敷；亦可配煅石膏粉、枯矾或密陀僧粉加凡士林调膏外涂，以助清热收湿，止痒敛疮之功。

《本草经集注》："得发良。"

《四声本草》："今方用共樗皮，同疗赤白痢。"

《得配本草》："得犀角治热痢；得黄芩治疮痒；配苍术治肠风痛痒不止；佐砂仁、甘草治下血腹痛。"

《本草选旨》："以之敛血，则同归、芍；以之清热，则同归、连；以之治湿，则同归、芩；以之治血中之痛，则同归、萸；以之温经而益血，则同归、姜。大抵酸敛寒收之剂，得补则守，得寒则凝，得温暖而益血归经，在善用者自得之而已。"

【用量用法】 内服：煎汤，6～15g，鲜品30～120g，或入丸、散，亦可绞汁内服。外用：煎水或捣汁外涂，也可研末外掺或捣烂外敷，适量。

【使用注意】 脾胃虚寒，中气下陷，冷痢泄泻，崩漏带下，血虚有瘀者均应慎服。

《本草经集注》："恶麦门冬。"

《本草衍义》："若虚寒人及水泻白痢，即未可轻使。"

《医学入门·本草》："热痢初起亦不可用，恐涩早故也。"

《本草经疏》："胎产虚寒泄泻、血崩，脾虚作泄，法并禁服。"

《本草汇言》："痈疮久病无火，并阳衰血证，并禁用。"

《本经逢原》："气虚下陷而崩带及久痢脓血瘀晦不鲜者，又为切禁。性能伤胃，误服多致口噤不食。"

《药性通考》："血虚忌用。"

《本草正义》："气滞痰凝之乳痈，及气虚不摄之带下，非其治也。"

【附方】 （1）**治下血不止二十年者**：地榆、鼠尾草各二两，水二升，煮一升，顿服。--《肘后方》

（3）**治结阴便血不止，渐而极多者**：地榆四钱，砂仁七枚，生甘草一钱半，炙甘草一钱，水煎温服。--《医学入门》

（3）**治妇人漏下赤色不止，令人黄瘦虚渴**：地榆二两(细锉)，以醋一升，煮十余沸，去渣，食前稍热服一合。亦治呕血。--《圣惠方》

（4）**治胃溃疡出血**：生地榆9g，乌贼骨15g，木香6g，水煎服。--《宁夏中草药》

（5）**治红白痢，噤口痢**：白地榆二钱，乌梅(炒)五枚，山查一钱，水煎服。红痢红糖为引，白痢白糖为引。--《滇南本草》

（6）**治原发性血小板减少性紫癜**：生地榆、太子参各30g，或加怀牛膝30g，水煎服，连服2月。--《全国中草药新医疗法资料展览会选编》

（7）**治外伤出血**：地榆炭研细末，外敷患处。或配茜草、白及、黄芩，研末外用。--《陕甘宁青中草药选》

（8）**治赤白带下**：地榆三两，米醋一升，煮十余沸去滓，食前热服一合。--《卫生易简方》

（9）**治大小肠痈**：地榆一斤，水十碗，煎三碗，再用生甘草二两、金银花一两，同煎一碗，服一剂，服完则消，不须两服也，俱神效。--《洞天奥旨》之"三真汤"

（10）**治指头炎(蛇头疔)**：地榆、垂盆草各适量，煎汁，将患指放入药汁中泡2h，再以地榆叶、鲜垂盆草各适量，捣烂敷患处，干则更换。--《安徽中草药》

（11）**治热疮**：生地榆根二斤。上以水煎取五升，去滓。适冷暖，以洗浴，日三度。--《刘涓子鬼遗方》

（12）**治病疥百疗不瘥**：练实一升，地榆根、桃皮、苦参各五两，上四味咀，以水一斗，煮取五升，稍温洗之，日一。--《千金要方》

（13）**治烫火伤**：急用地榆磨油如面，麻油调敷，其痛立止。如已起泡，则将泡挑破放出毒水，然后敷之，再加干末撒上，破损者亦然。--《外科证治全书》

（14）**治阴囊下湿痒、搔破出水，干即皮剥起**：地榆、黄柏、蛇床子各三两，槐白皮(切)一升。水七升，煎取三升，暖以洗疮，日三四。--《医心方》

（15）**治骨折，软组织挫伤**：生地榆120g，放麻油500g中熬，待地榆呈焦黄色，去渣，另用地榆炭120g，冰片6g，研粉和上油调成膏状敷患处。--《南京地区常用中草药》

（16）**治破伤风，半在表半在里，头微汗、身无汗，不可发汗**：地榆、防风、地丁香、马齿苋各等分。上为细末，每服三钱，温米饮调下。--《直指方》之"地榆防风散"

（17）**治中暑昏迷，不省人事欲死者，并治伤暑烦躁、口苦口干、头痛恶心、不思饮食及血痢**：地榆、赤芍药、黄连、青皮(去白)各等分。每服三钱，浆水调服；若血痢，水煎服。--《医门法律》之"泼火散"

（18）**治猘犬咬人**：地榆根末，服方寸匕，日一二，末亦敷疮上，生根捣敷佳。--《肘后方》

（19）**治蛇毒**：地榆根，捣绞取汁饮。并以渍疮。--《肘后方》

（20）**治疗咯血**：取干地榆3kg，加水煎煮2次过滤，浓缩至12000ml，成人每次服30ml(相当于生药7.5g)，每日4次，儿童酌减。或用干地榆水煎制成浸膏片(每片含地榆浸膏1.5g)，成人每次服5片，每口4次。共治疗136例(其中浸润性肺结核104例，播散性10例，空洞型13例，其他肺结核3例，支扩5例，肺脓疡1例)。结果：服汤剂的74例中，有效72例，无效2例；服片剂的62例中，有效60例，无效2例。1～3天咯血停止者67例，4～7天 45例，7天以上 20例，平均4.2天。服药时不可同服蛋白质类饮食如牛奶、鸡蛋等，以免影响有效成分的吸收。--《中医杂志》禹纯璞，等，1984，(8)：33 亦有用地榆、甘草各12g，加水400ml，煎服。每日1剂。共治疗33例(其中肺结核咯血24例，其他原因咯血9例)。结果：服药3天内止血21例，其中1天以内止血4例；3～7天止血12例。对肺结核咯血显效占62%。--《中医杂志》许学爱，等.1961，(4)：14

（21）**治疗溃疡病出血**：①取地榆每日12g，煎汤，分2次服。大量失血者配合输血，少数患旨并用抗酸药及止痛剂。对大量失血并发休克的15例同时配合输血抢救。共治疗60例，其中呕血34例，便血56例。呕血者，用药后31例立即停止，另2例再呕血1次，1例再呕血3次，以后停止。便血者，用药后41例未再便血，另14例再便血1～3次后完全停止，仅1例持续14d。大便黑转黄或潜血试验转阴平均5天。最后60例均获治愈，无1例死亡和手术。临床观察发现内服地榆对溃疡有直接收敛作用，因之达到止血目的。地榆亦有止痛作用。治疗过程中发生便秘较多。--《中华内科杂志》杨景宽，等，1960，(3)：248 ②以地榆75g，制成煎剂200ml，每次服100ml，每日3次，共治疗胃溃疡出血者11例，十二指肠溃疡出血者6例，胃及十二指肠溃疡出血者2例，胃溃疡疑似癌变出血者1例。用药5天以内者6例，6～10天者9例，11～

15天者3例，16天以上者2例。最短者3天，最长者29天，全部在服药后即见效，大便由柏油色逐渐变褐，直至黄色。大便潜血试验阴转之日数，最短者3天，最长者29天，一般均在5～15天。--《中华内科杂志》孙绍武，1966，(3)：249

（22）**治疗细菌性痢疾**：用地榆片(每片含 0.175g)，每次6片，每日服3次，小儿酌减。共治疗91例。结果：总有效率95.6%。另治疗健康带菌者43例，1星期后复查，阴转率为88.37%。--《湖南医药杂志》邵阳市卫生局防疫站，1978。(3)：18

（23）**治疗皮肤病**：用地榆火炙焦黄，研细过筛，以凡士林配成30%地榆膏，外敷患部。敷药前依皮损情况分别以油类或1：8000高锰酸钾液洗或敷。治疗湿疹，皮炎，足癣，瘙痒等各种皮肤病109例。结果治愈(皮肤外观正常，痒感完全或基本消失)47例，平均治愈为8.31天，显效(皮损消退，痒感减轻70%以上)26例，有效(皮损及痒感均减退30%以上)24例，尢效12例。以湿疹及湿疹样皮炎的治愈率最高。对脂溢性湿疹及上肢静脉曲张性湿疹共26例全部有效。--《中华皮肤科杂志》汪心治，等，1963，9(5)：324

（24）**治疗小儿肠伤寒**：用地榆30g，白花蛇舌草15g，水3碗煎至50ml，内服，4岁以下减半，每日2～3次，待体温下降后改为每日服1次，至大便培养阴性为止。治疗57例14岁以下的患儿。结果：49例治愈，8例无效。治愈退热平均为7.3天，治疗中未见副反应。--《广州新医药通讯》，1971，(1)：13

合萌

【别名】 合萌《中国药用植物》，水茸角《中藏经》，合明草《本草拾遗》，水皂角《分类草药性》，术排豆、木稗《广西中兽医药用植物》，独木根、野皂角《中国药用植物志》，梳子树《江西民间草药》，野含羞草、蜈蚣杨柳、野槐树、夜关门《湖南药物志》，禾镰草、野兰《江西草药》，野鸭树草、野寒豆、野豆萁《上海常用中草药》，海柳、拉田草《隔建中草药》。

【名释】 因其形如皂角树，故名田皂角。生于潮湿之处，又名水皂角。

【来源】 为豆科植物田皂角 *Aeschynomene indica* L.的地上部分。

【植物形态】 一年生亚灌木状草本，高30～100cm，无毛；多分枝。偶数羽状复叶，互生；托叶膜质，披针形，长约1cm，先端锐尖；小叶20～30对，长圆形，长3～8mm，宽1～3mm，先端圆钝，有短尖头，基部圆形，无小叶柄。总状花序腋生，花少数，总花梗有疏刺毛，有粘质；膜质苞片2枚，边缘有锯齿；花萼二唇形，上唇2裂，下唇3裂；花冠黄色，带紫纹，旗瓣无爪，翼瓣有爪，较旗瓣稍短，龙骨瓣较翼瓣短；雄蕊10枚合生，上部分裂为2组，每组有5枚，花药肾形；子房无毛，有子房柄。荚果线状长圆形，微弯，有6～10荚节，荚节平滑或有小瘤突。花期夏秋，果期10～11月。见（图409）

本植物的茎（**梗通草**）、叶（**合萌叶**）、根（**合萌根**）均供药用，详见下述。

【生长分布】 生于潮湿地、水边、田边路旁。邹平各地均有分布。

【采收加工】 9～10月采收，齐地割取地上部分，鲜用或晒干用。

【主含成分】 种子中含脂肪酸，液体石蜡(nujols)，油醇(oleyl alcohol)和甾醇(sterols)：△5,7-甾醇(△5,7-sterol)，二氢-β-谷甾醇(dihydro-β-sitosterol)。

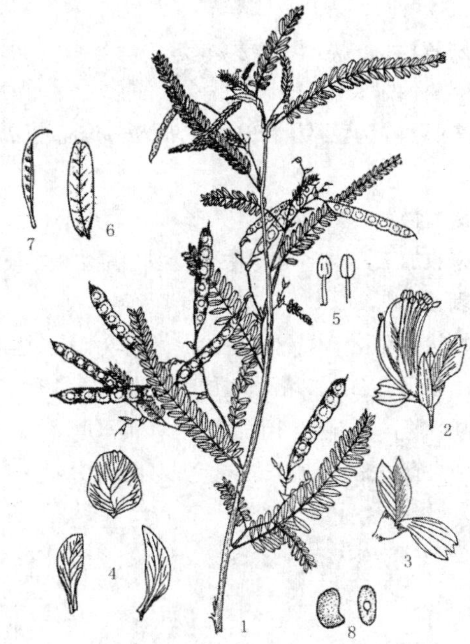

（图409）田皂角

1.植株上部 2.去掉花冠的花 3.花萼 4.花瓣 5.雄蕊 6.小叶 7.雌蕊 8.种子

【性味归经】 味甘、苦，性微寒。

【功用主治】 清热利湿，怯风明目，通乳。主治热淋，血淋，水肿，泄泻，痢疾，疖肿，疮疥，目赤肿痛，眼生云翳，夜盲，关节疼痛，产妇乳少。

《本草拾遗》引《纲目》："主暴热淋，小便赤涩，小儿瘈病，明目下水，止血痢。"

《植物名实图考》："为去风杀虫之药。"

《天宝本草》："消风除胀效为先，虚气螬疳黄走胆，能敷肿毒即时安。"

《分类草药性》："治火肿；蒸鸡，利水通淋。"

《湖南药物志》："除时疫瘴气，祛风化痰，托毒生肌。主治痢疾。"

《河北中草药》："清热解毒，利尿除湿。治热病烦渴及邪热上炎之牙痛、眼结膜炎，尿路感染，肠炎，痢疾，黄疸型肝炎，腹水。外用治疮疖脓肿，外伤出血，荨麻疹。"

【用量用法】 内服：煎汤，15～30g。外用：煎水熏洗，或捣烂敷，适量。

【附方】 （1）**治血淋**：田皂角、鲜车前草各30g，水煎服。--《浙江药用植物志》

（2）**治疮疖**：合萌30g，紫薇30g，水煎，加糖服。--《湖南药物志》

（3）**治胆囊炎**：田皂角15g，海余沙9g，水煎限。--《福建药物志》

（4）**治小儿疳积**：(合萌)全草15～60g，水煎服。--《湖南药物志》

（5）**治夜盲**：田皂角30g，水煎服；或加猪(羊)肝60～90g，同煎服，--《浙江药用植物志》

（6）**治外阴肿痛，瘙痒**：田皂角、蛇床子、地肤子各30g，苦参15g，煎水熏洗。--《安徽中草药》

（7）**治荨麻疹**：刚皂角15～30g，煎汤外洗。--《浙江药用植物志》

（8）**治外伤出血**：鲜田皂角适量，洗净，捣烂外敷。--《浙江药用植物志》

梗通草

【别名】 梗通草《饮片新参》，白梗通《本草正义》，野通草、气通草、水通草《江苏中药名实考》。

【来源】 为豆科植物田皂角 *Aeschynomene indica* L.茎中的木质部。

【原植物】 参见“合萌”。

【采收加工】 9～10 月拔起全株，除去根、枝叶及茎顶端部分，剥去茎皮，取木质部，晒干。

【性状鉴别】 本品呈圆柱状，上端较细，长达 40cm，直径 1～3cm。表面乳白色，平滑，具细密的纵纹，并有皮孔样凹点及枝痕，质轻脆，易折断，断面类白色，不平坦，隐约可见同心性环纹，中央有小孔。气微，味淡。见（图 410）

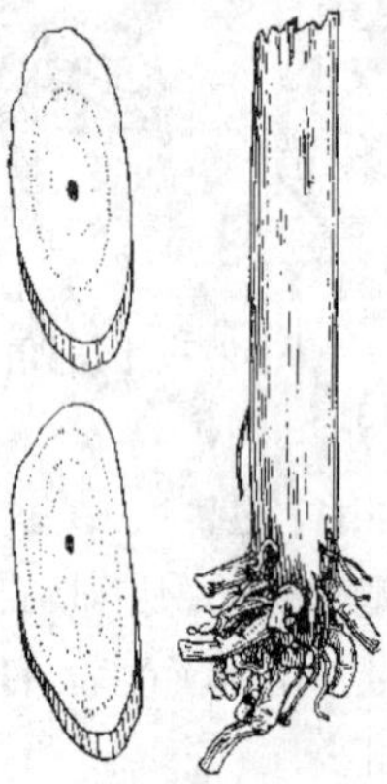

（图 410）**梗通草（示饮片）**

【性味归经】 味淡、微苦，性凉。

【功用主治】 清热，利尿，通乳，明目。主治热淋，小便不利，水肿，乳汁不通，夜盲。

《天目山药用植物志》：“解毒利尿，祛风明目，杀虫止痢。治暴热淋病，小便赤涩，血痢，夜盲，小儿疳积。”

《安徽中草药》：“清热，利尿，通乳。主治疖肿，热病烦渴.小便不利，乳汁不通。”

《湖北中草药志》：“清热解毒，明目，止血.平喘，利尿。”

【用量用法】 内服：煎汤，6～15g。

【使用注意】 《饮片新参》：“溲多者忌用。”

【附方】 **治乳汁不通**：梗通草 6g，猪蹄汤煎服。--《安徽中草药》

合萌叶 味甘，性微寒。解毒，消肿，止血。主治痈肿疮疡，创伤出血，毒蛇咬伤。内服：捣汁饮，60～90g。外用：研末调涂；或捣烂敷，适量。

附方 （1）**治痈肿**：合萌干叶研末，调浓茶，敷患处。--《福建中草药》

（2）**治创伤出血**：合萌鲜叶杵烂或揉碎敷患处。

（3）**治毒蛇咬伤，眼蒙眼花**：合萌鲜叶 90g，捣烂，加入水，擂汁服。

合萌根 味甘、苦，性寒。清热利湿，消积，解毒。主治血淋，泄泻，痢疾，疳积，目昏，牙痛，疮疖。内服：煎汤，9～15g，鲜品 30～60g。外用：捣烂敷，适量。

附方 （1）**治血淋**：田皂角鲜根或茎 30g，鲜车前草 30g。水煎服。--《福建中草药》

（2）**治痢疾，暑热腹泻**：鲜田皂角根 30g，水煎，加白糖温服。--《河北中草药》

（3）**治胆囊炎**：田皂角鲜根或茎 24～30g，水煎服。--《福建中草药》

（4）**治小儿疳积**：鲜田皂角根 30g，猪肝 60g，水炖服。--《福建药物志》

（5）**治眼睛视物不明**：水皂角净根 120g，炖猪蹄子二服。--《四川中药志》（1960 年）

（6）**治风火牙痛**：合萌根 21g，同鸭蛋炖服。--《江西民间草药》

（7）**治疖肿**：田皂角根(鲜)21g，水煎去渣，加入鸭、鸡蛋各 1 个，同煮服；另用鲜叶适量，捣烂外敷。--《江西草药》

合欢皮

【别名】 合欢皮《本草拾遗》，合昏皮《千金要方》，夜合皮《独行方》，合欢木皮《纲目》。

【来源】 为豆科植物合欢 *Albizia julibrissin* Durazz.的树皮。

【植物形态】 合欢 又名芙蓉树（邹平），青堂《古今注》(崔豹)，黄昏《千金要方》，合昏《新修本草》，夜合《本草图经》，萌葛、乌赖树《白一选方》，交枝树《本草蒙筌》，宜男《群芳谱》，马缨《畿辅通志》，绒树《植物名实图考》，乌树《本草便读》，茸花枝《分类草药性》，绒花树、马缨花、蓉花树《中国高等植物图鉴》。落叶乔木，高达 16m。树冠开展，树干灰黑色，嫩枝、花序和叶轴被绒毛，托叶线状披针形，较小，早落；二回羽状复叶，互生；总叶柄长 3～5cm，总叶柄近基部及最顶 1 对羽片着生处各有一枚腺体；羽片 4～12（～20）对；小叶 10～30 对，线形至长圆形，长 6～12mm，宽 1～4mm，先端有小尖头，有缘毛，中脉紧靠上边缘。头状花序在枝顶排成圆锥状花序，花粉红色，花萼管状，长 3mm，花冠长 8mm，裂片三角形，长 1.5mm；花萼、花冠外均被短柔毛。雄蕊多数，基部合生，花丝细长；子房上位，花柱几与花丝等长，柱头圆柱形。荚果，长 9～15cm，宽 1.5～2.5cm。花期 6～7 月；果期 8～10 月。见(图 411)

本植物的花（**合欢花**）也供药用，详见下述。

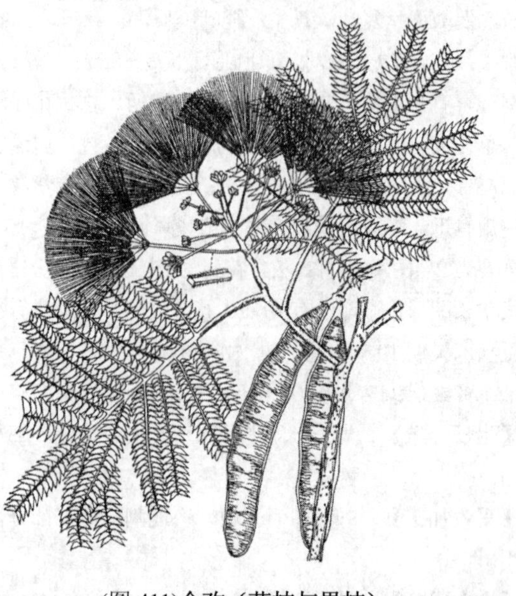

(图 411)**合欢（花枝与果枝）**

【生长分布】 村旁路边、庭院及公园常见种植，邹平广布。

【采收加工】 夏秋间剥皮，切段，晒干或炕干。

【栽培要点】 **生物学特性** 喜温暖向阳环境，耐寒和干旱。对土壤要求不严，在砂质壤土和粘壤土中生长迅速。

栽培技术 用种子繁殖：春季育苗，播种前将种子浸泡 8～10 小时后取出播种。开沟条播，沟距 60cm.覆土 2～3cm，播后保持畦土湿润，约 10 天发芽。1 小时 m^2 用种量约 150kg。苗出齐后，应加强除草松土追肥等管理工作。第 2 年春或秋季移栽，株距 3～5m。移栽后 2～3 年，每年春秋季除草松窝，以促进生长。

病虫害防治 病害主要有溃疡病危害，可用 50%退菌特 800 倍液喷洒。虫害有天牛和木虱危害，用煤油 1 公斤加 80%敌敌畏乳油 50 克灭杀天牛，木虱用 40%乐果乳油 1500 倍液喷杀。

【性状鉴别】 本品呈浅槽状或卷成单筒状，长 40～80mm，厚 1～3mm。外表面灰褐色，稍粗糙，皮孔红棕色，椭圆形。内表面平滑，淡黄白色，有纵直的细纹理。质硬而脆，易折断，折断面裂片状。气微香，味微涩，稍刺舌，而后喉部有不适感。见（图 412）

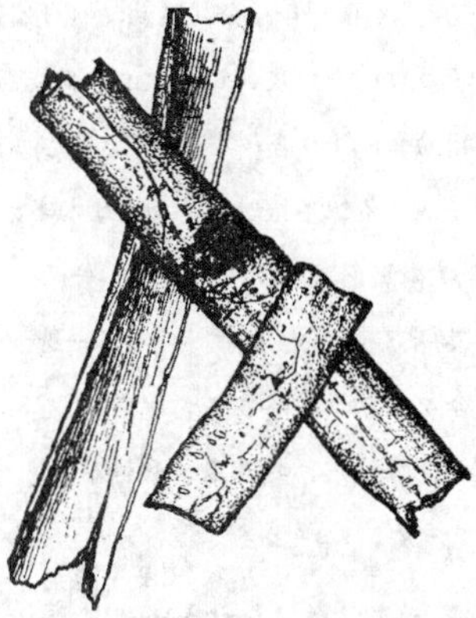

（图 412）**合欢（树皮）外形**

【显微鉴别】 （1）皮横切面：木栓层细胞数十(树皮)，常含棕色物及草酸钙方晶。皮层窄，散有石细胞及含晶木化厚壁细胞，单个或成群。中柱鞘部位为 2～6 列石细胞及含晶木化细胞组成的环带。韧皮部宽广，外侧散有石细胞群，内侧韧皮纤维与薄壁细胞及筛管群相间排列成层；石细胞群与纤维束周围均有含晶木化厚壁细胞。射线宽 1～5 列细胞。见(图 413)

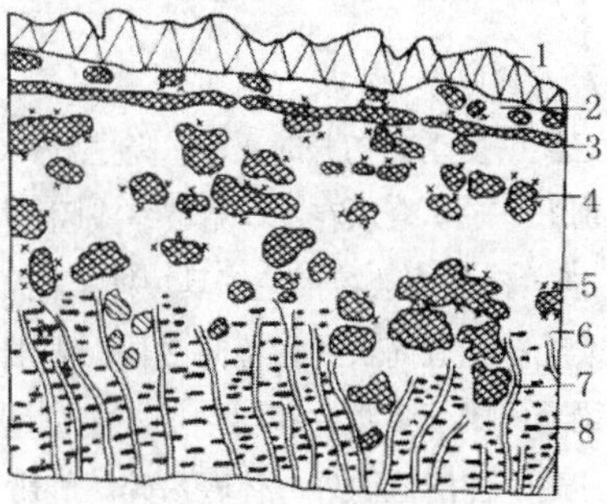

（图 413）**合欢(树皮)横切面简图**

1.木栓层 2.皮层 3.石细胞环节 4.石细胞群 5.草酸钙方晶 6.韧皮部 7.射线 8.纤维束

（2）粉末特征：米黄色。①纤维大多成束，细长，直径 7～25μm，壁极厚，淡黄棕色，木化。纤维束周围有含晶细胞，形成晶纤维。②石细胞众多，类方形、类长方形或类多角形，直径 11～60μm，壁极厚，木化，孔沟明显。石细胞群周围的厚壁细胞常含疗品。③含晶细胞类方形或类长圆形，直径 16～24μm，壁不均有增厚，微木化，胞腔含方晶。④草酸钙方晶呈多面形，少数呈立方形或扁方形，直径约至 16μm。⑤韧皮薄壁细胞较小，壁稍厚，径向面观纹孔圆形；切向面观呈连珠状增厚。此外，有木栓细胞、筛管、淀粉粒。见（图 414）

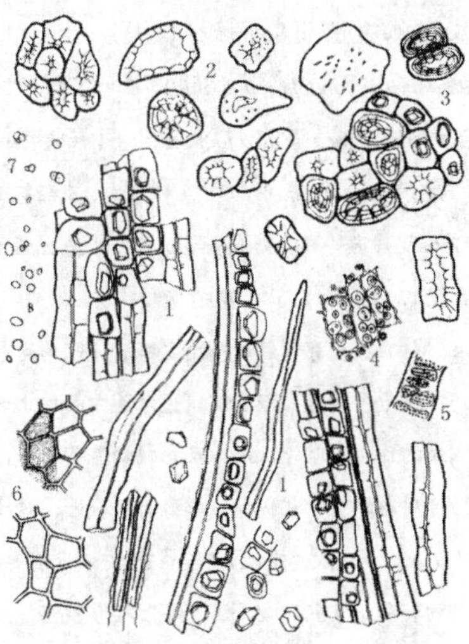

（图 414）**合欢(树皮)粉末特征**

1.纤维及晶纤维 2.石细胞 3 含晶厚壁细胞 4.韧皮薄壁细胞 5.筛管分子 6.木栓细胞 7.淀粉粒

【理化鉴别】 （1）取本品粉末 0.5g，加生理盐水 5ml，水浴煮沸 2 分钟，滤过。取滤液 2ml，加 2%红细胞生理盐水混悬液 2ml，摇匀，可见溶血现象。(检查皂甙类)

（2）取本品粉末 2g，加甲醇 15ml，冷浸过夜，滤过。取滤液 1ml，加铁氰化钾-三氯化铁试剂数滴，显蓝色。(检查酚类和鞣质)

（3）取第（2）项甲醇提取液浓缩至约 4ml，取浓缩液 1ml，加浓盐酸数滴及锌粉少许，在沸水浴上加热，显樱红色。(检查黄酮)

（4）取粉末 1g，加水 10m1 置 60℃温浸 1 小时，滤过，取滤液各 3 滴，分置两支试管中，一管中加 0.1mol/L 盐酸溶液 5ml；另一管中加 0.1mol/L 氰氧化钠溶液 5ml，强力振摇 1min，碱液管泡沫比酸液管泡沫高一倍以上。

【主含成分】 含木脂体糖甙：左旋-丁香树脂酚-4-O-β-D-呋喃芹菜糖基-(1→2)-β-D-吡喃葡萄糖甙[*syringaresinob-4- O-β-D-apiofuranosyl-(1→2)-β-D-glucopyranoside*]，左旋-丁香树脂酚-4-O-β-D-呋喃芹菜糖基-(1→2) -β-D-吡喃葡萄糖基-4′ -O-β-D-吡喃葡萄糖甙[*syringaresinol-4-O-β-D-apiofuranosyl-(1→2)-β-D-glucopyranosyl-4′-O-β-D-glucopyranoside*]，左旋-丁香树脂酚-4, 4′-bis-O-β-D-呋喃芹菜糖基-(1→2)-β-D-吡喃葡萄糖甙[*syringaresinol-4, 4′-双-O-β-D-apiofuranosyl-(1→2)-β-D-glucopyranoside*]，左旋-丁香树脂酚-4-O-β-D-吡喃葡萄糖甙(*syringaresinol-4-O-β-D-glucopyranoside*)，左旋-丁香树脂酚-4，4′-双-O-β-D-吡喃葡萄糖甙(*syringaresinol-4, 4′-bis-O-β-D-glucopyranoside*)。还含有丁香酸甲酯-4-O-β-D-呋喃芹菜糖基-(1→2)-β-D-吡喃葡萄糖甙[*syringic acid methyl* ester-4-O-β-D-apiofuranosyl-(1→2)-β-D-gtucot]yrano side]，秃毛冬青甲素-4-O-β-D-吡喃葡萄糖甙(glaberide-4- O-β-D-glucopyrano side)，秃毛冬青甲素-4-O-β-D-呋喃芹菜糖基-(1→2)-β-D-吡喃葡萄糖甙[glaberide Ⅰ-4-O-β-Dapiofu--ranosyl-(1→2)-β-D-glucopyranoside]，右旋 5，5′-甲氧基落叶松脂醇-4-O-β-D-呋喃芹菜糖基-(1→2)-β-D-吡喃葡萄糖甙[5，5′-dlmethoxylaricjresinol-4-O-β-D-apiofuranosyl-(1→2)-β-D-glucopyranoside]和-5，5′-二甲氧基-7-氧代落叶松脂醇-4′-O-β-D-呋喃芹菜糖基-(1→2)-β-D-吡喃葡萄糖甙(5, 5′-dimethoxy-7-oxolariciresinol-4′-O-β-D-apiofur-anosyl(1→2)-β-D-glucopyranoside)。此外，干皮中还含 21-[4-(亚乙基)-2-四氢呋喃异丁烯酰]剑叶莎酸{21-［4-(ethylidene)-2-tetrahydrofuranmethacryloyl］machaerinic acid}，剑叶莎酸甲酯(machaerinic acid methyl ester)，金合欢酸内酯(acacic acid lactone)，剑叶莎酸内酯(machaerinic acid lactone)，金合欢皂甙元(acacigenin)B，7，3′，4′-三羟基黄酮(7，3′，4′-trihydroxyflavone)，α-菠菜甾醇葡萄糖甙(α-spinasleryl glucoside)及合欢三萜内酯甲(julibrotriterpenoidal lactone A)。山合欢树皮含鞣质。

【药理】（1）**抗生育作用** 合欢皮冷水提取物具有显著的抗生育作用，羊膜腔内给药可使中孕大鼠胎仔萎缩，色泽苍白而中止妊娠。人妊娠子宫肌条在合欢皮提取液的作用下收缩，张力及振幅均显著增加，而收缩频率则明显减少，合欢皮的作用与缩宫素相似，但起效时间较慢，持续时间长。合欢皮抗生育有效成分为皂甙，合欢皮总皂甙 1.78mg/kg 皮下注射有显著抗着床作用，能减少人鼠妊娠动物数和正常胚胎数，妊娠终止率为 86%。丁妊娠第 4～6d 给药也有显著抗早孕效果，妊娠终止率为 40%。合欢皮总甙腹腔注射可使妊娠 6～7 天大鼠胎胞萎缩死亡，死亡率为 88%。70μg/kg 腹腔注射(小鼠 LD_{50} 的 1/50)每日 1 次共 3 天，不能使幼年雌鼠子宫增重，表明其无雌激素样活性。合欢皮的多种同属植物的树皮均具有显著的兴奋子宫和致流产作用。

（2）**抗过敏** 合欢皮煎剂大鼠灌胃给药可抑制其腹膜肥大细胞脱颗粒，体外试验也有类似作用。合欢皮煎剂可明显抑制抗原(马血清)对大鼠的致敏过程和抗体产生过程。其有效成分似为一耐热的水溶性物质。

（3）**抗肿瘤作用** 合欢皮所含多糖对小鼠移植性肿瘤 S_{180} 抑制率为 73%。

【性味归经】 味甘，性平。归心、肝、脾经。

【功用主治】 安神解郁，活血消痈。主治心神安，忧郁，不眠，内外痈疡，跌打损伤。

《本经》："主安五脏，利心志，令人欢乐无忧。久服轻身明目，得所欲。"

《本卓拾遗》："杀虫。"

《日华子》："煎膏，消痈肿，并续筋骨。，"

《纲目》："和血，消肿，止痛。"

《得配本草》："治肺痈，又能补心脾之阴。"

《药性集要》："和血，补阴亏。"

《苹金袠本草述录》："补阴气，宁心志，解郁结。"

《分类草药性》："消瘰疬。"

《饮片新参》："平肝开胃，安神止汗。"

【临床应用】（1）**用于心神不宁，忧郁失眠**。合欢皮入心肝二经，善和心志解肝郁而安神，为忿怒、忧郁，烦躁不眠者所常用。可单味煎服，亦可与柏子仁、远志、郁金等同用，以增强养心开郁，安神定志作用。

（2）**用于内外痈疡**。合欢皮和血解毒以消痈肿。治疗肺痈，咳吐脓血，可单用本品煎服，如《千金要方》黄昏汤。肺痈久不愈者，可与白蔹煎服，如《景岳全书》合欢饮。现常与清热解毒，排脓之品如鱼腥草、冬瓜仁、桃仁等同用，疗效更佳。治疗其他痈疽疮肿，常与蒲公英、野菊花等同用，以清热解毒而消痈肿、，

（3）**用于跌打损伤**。合欢皮有活血消肿，长肌肉续筋骨之功，常与乳香、没药等同用，如《续本事方》以本品配乳香、麝香为末，温酒调服，以活血消肿。若创口溃破，本品外用，可配乳香、没药、紫草等，以活血止痛生肌，方如《伤科补要》玉红膏。

《纲目》谓朱震亨云："长肌肉，续筋骨，与白蜡同入膏用神效。"

《本经逢原》："合阿胶煎膏，治肺痿吐血。"

《得配本草》："配白芥子内服、外敷治跌打折骨。"

《本草用法研究》："得酒良。"

【用量用法】 内服：煎汤，10～15g，或入丸、散。外用：研末调敷，适量。

【使用注意】 风热自汗，外感不眠者禁服。孕妇慎服。

【附方】（1）**治心烦失眠**：合欢皮 9g，夜交藤 15g。水煎服。--《浙江药用植物志》

（2）**治咳有微热，烦满，胸心甲错，是为肺痈**：黄昏(是合昏皮也)于掌大一片。细切，以水三升，煮取一升，分三服。--《千金要方》

（3）**治肺痈久不敛口**：合欢皮、白蔹，二味同煎服。--《景岳全书》

（4）**治跌扑伤损筋骨**：①夜合树皮(炒干，末之)四两，入麝香、乳香各一钱。每服三大钱，温酒调，不饥不饱时服。--《续本事方》 ②夜合树(去粗皮，取白皮，锉碎，炒令黄微黑色)四两，芥菜子(炒)一两。上为细末，酒调，临夜服；粗滓署疮上，扎缚之。此药专接骨。--《百一选方》

（5）**治夜盲**：合欢皮、千层塔各 9g，水煎服。--《青岛中草药手册》

（6）**治蜘蛛咬疮**：合欢皮，捣为末，和铛下墨，生油调涂。--《本草拾遗》

合欢花

【别名】 合欢花《本草衍义》，夜合花《本草衍义》，乌绒《雷公炮制药性解》，芙蓉花。

【名释】 陈藏器："其叶至暮则合，故云合昏。"亦称夜合。《植物名实图考》："京师呼(合欢树)为绒树，以其花似绒线，故名。"其花丝细长而密，故以绒喻之，干燥时深色，而称乌绒。

【来源】 为豆科植物合欢 *Albizia julibrissin* Durazz.的花或花蕾。

【原植物】 参见"合欢皮"。

【采收加工】 夏季花初开时采收，除去枝叶，晒干。

【性状鉴别】（1）**合欢花**：本品皱缩成团。花细长而弯曲，长 0.7～1 cm，淡黄棕色或淡黄褐色，具短梗。花萼筒状，先端 5 小齿，疏生短柔毛；花冠筒长约为萼筒 2 倍，先端 5 裂，裂片披针形，疏生短梁毛；雄蕊多数，花丝细长，黄棕色或黄褐色，下部合生，上部分离，伸出冠筒外。体轻易碎。气微香，味淡。

（2）**合欢米**：花蕾米粒状，青绿色或黄绿色，有毛。下部 1/3 被萼筒包裹。

【显微鉴别】 粉末特征：灰黄色。①非腺毛单细胞，微弯曲，长 81～447μm，直径 8～16μm，壁较厚，表面有疣状突起，

有的可见菲薄横隔。②草酸钙方晶双锥形、类方形、长方形或菱形，直径3～13μm，含晶细胞成群或数个纵行排列。③复合花粉粒扁球形，为l6合体，直径81～146μm，中央8个分体排列成上下交叠的十字形，其余8个围在四周；单个分体类方形或长球形，外壁儿光滑。④花丝表皮细胞表面观长条形或长方形，垂周壁平直，具纵向弯曲的细条状角质纹理。

【主含成分】 花中已鉴定25种芳香成分，主要芳香成分为反-芳樟醇氧化物(*1inalooloxide*)，芳樟醇(*1inaloo1*)，异戊醇(*isopentano1*)，α-罗勒烯(*α-ocillerle*)和2，2，4-三甲基嘧丁烷(*2，2，4-trimethyloxetane*)等。此外，还含矢车菊素-3-葡萄糖甙(*cyaniding-3-glucoside*)。

【药理】 **抑制作用**：实验研究表明，合欢花煎剂灌服，能明显减少小鼠的自发活动及被动活动，明显协同巴比妥类药物的中枢抑制作用，延长戊巴比妥钠、笨巴比妥钠所致小鼠麻醉时间，促使阈下剂量的戊巴比妥钠、异戊巴比妥钠引起小鼠麻醉，一次给药或连续给药3天均有显著效果。合欢花煎剂给家兔灌服未见脑电有明显改变，也九抗戊四氮所致小鼠惊厥作用。

【性味归经】 味甘、苦，性平。归心、脾经。

【功用主治】 解郁安神，理气开胃，消风明目，活血止痛。主治忧郁失眠，胸闷纳呆，风火眼疾，视物不清，腰痛，跌打伤痛。

《医学入门·本草》："主安五脏，利心志，耐风寒，令人欢乐无忧，久服轻身明目。"

《本草便读》(张秉成)："能养血。"

《分类草药性》："能清心明目。"

《饮片新参》："和心志，开肖，理气解邯，治不眠。"

《四川中药志》(1960午版)："能合心志，开胃理气，消风明目，解郁。治心虚失眠。"

《东北常用中草药手册》："治咧喉疼痛。"

【临床应用】 (1)**用于忧郁失眠**。合欢花能养心安五脏，解郁宁神，临床常与柏子仁、远志、郁金、酸枣仁等同用，以养心解郁安神，亦可加入于甘麦大枣汤中应用。

(2)**用于心脾气郁，胸闷不舒，纳呆食少等症**。常与佛手、郁金、广木香、麦芽等同用以舒郁开胃。

(3)**用于腰脚疼痛，跌打伤痛**。合欢花能理气活血，和络止痛，可与牛膝、红花等药同用，方如《圣惠方》之夜合花丸。

【用量用法】 内服：煎汤，3～9g，或入丸、散。

【附方】 (1)**治神烦不宁，抑郁失眠**：合欢花、柏子仁各9g，白芍6g，龙齿15g，琥珀粉3g(分2次冲服)。煎服。--《安徽中草药》

(2)**治湿浊中阻，食欲不振**：合欢花、扁瓢化、厚朴花各6g煎服。--《安徽中草药》

(3)**治腰脚疼痛久不瘥**：夜合花四两，牛膝(去苗)一两，红蓝花一两，石盐一两，杏仁(汤浸去皮，麸炒微黄)半两，桂心一两。上药捣罗为末，炼蜜和捣百余杵，丸如梧桐子大。每日空心，以温洒下三十九，晚食前再服。--《圣惠疗》之"夜合花丸"

(4)**治打磕损疼痛**：夜合花末，酒凋服二钱匕。--《子母秘录》

(5)**治心肾不交失眠**：合欢花、官桂、黄连、夜交藤。煎服。

(6)**治风火眼疾**：合欢花配鸡肝、羊肝或猪肝，蒸服。

(7)**治眼雾不明**：合欢花、一朵云，泡酒服。(5～7均出自《四川中药志》)

紫穗槐

【来源】 为豆科植物紫穗槐*Arnorpttn fruticosa* L.的叶。

【植物形态】 紫穗槐 又名穗花槐、紫翠槐《中国高等植物图鉴》，绵槐《山东植物志》。落叶灌木，高1～4m。小枝被疏毛，渐变秃净。奇数羽状复叶；小叶11～25枚，卵形、椭圆形或披针状椭圆形，长1.5～4cm，宽0.6～1.5cm，先端钝而有小凸尖，基部圆形，两面有白色短柔毛或变秃净。穗状花序集生于枝条上部，长7～15cm；花萼长2～3mm，裂片较萼管为短；花冠紫色，旗瓣心形或圆倒卵形，长约6mm，无翼瓣和龙骨瓣；雄蕊10，每5个1组，包于旗瓣之中，伸出花冠外。荚果下垂，扁平，略弯曲，长7～9mm，宽约3mm。有疣状腺点，花期5月，果期6～7月。见(图415)

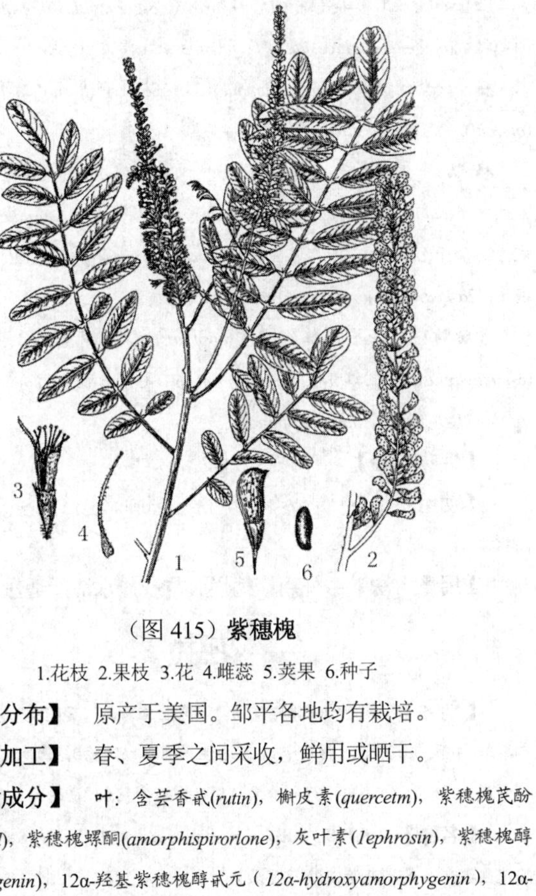

(图415)**紫穗槐**

1.花枝 2.果枝 3.花 4.雌蕊 5.荚果 6.种子

【生长分布】 原产于美国。邹平各地均有栽培。

【采收加工】 春、夏季之间采收，鲜用或晒干。

【主含成分】 **叶**：含芸香甙(*rutin*)，槲皮素(*quercetm*)，紫穗槐芪酚(*amorphastibol*)，紫穗槐螺酮(*amorphispirorlone*)，灰叶素(*1ephrosin*)，紫穗槐醇甙元(*amorphigenin*)，12α-羟基紫穗槐醇甙元(*12α-hydroxyamorphygenin*)，12α-羟基圆锥黄檀醇(*12α-hydroxydalpano1*)。

果实：含灰叶素，ll-羟基灰叶素(*11-hydroxytephrosin*)，左旋6-羟基-6α，l2α-去氪-α-异灰叶素(*6-hydroxy-6α，l2α-dehydro-α-toxicaro1*)，3-O-去甲紫穗槐醇甙元(*3-O-demethylamorphigenin*)，7，4′-二甲氧基肄黄酮(*7，4′-dimethoxyisoflavone*)，5，7-二羟基-8-牻牛儿基黄烷酮(*5，7-dihydroxy-8-geranylflavanone*)，紫穗槐醇甙元-β-D-葡萄糖甙(*amorphigenin-β-D-glucoside*)，l2α-羟基紫穗槐醇甙(*l2α-hydroxyamorphin*)，水化紫穗槐醇甙(*amorpho1*)。

成熟的果实：含甘油脂(*glyceride*)，挥发油(*essential oil*)，紫穗槐醇甙(*aiilorphin*)，6α，l2α-去氢鱼藤素(*6α，l2α-dehydrodeguelin*)，7，2′，4′，5′-四甲氧基异黄酮(*7，2′，4′，5′-tetrarnethoxyisoflavone*)，少量7，8-去氢紫

穗槐醇甙元(*7，8-dehydroamorphigenin*)，紫穗槐醇甙元(*amorphigenin*)，水化紫穗槐醇(*amorphigenol*)，22，23-二氢紫穗槐醇甙元(*22，23-dihydroamorphigenin*)，6α，l2α-去氢-α-异灰叶素(*6α，l2α--α-toxicarol*)，α 和 β-蒎烯(*pinene*)，柠檬烯(*limonene*)，龙脑(*borneol*)，桉叶素(*cineol*)，乙酸芳樟醇酯(*linalyl acetate*)，芳樟醇(*linalool*)，松油醇(*terpineol*)，紫穗槐果素(*amorfrutin*)A、B，对-甲基异丙基苯(*p-cymol*)，松油烯-4-醇(*terpinen-4-ol*)，α-松油醇(*α-terpineol*)。

种子的粗油：含类脂成分为三酰甘油(*triglycerid*) 75％，甾醇酯(*esterified sterols*)占 14％，磷脂(*phospholipid*)占 3.08％，游离甾醇占 4.4％，游离脂肪酸占 3.77％，其中游离脂肪酸含 76.21％亚油酸(*linoleic acid*)，9.92％棕榈酸(*palmitic acid*)，5.07％硬脂酸(*stearic acid*)及少量油酸(*oleic acid*)，亚麻酸(*linolenic acid*)，棕榈油酸(*pal mitoleic acid*)，花生酸(*arachidic acid*)。

种子的类脂：含大量磷脂酰胆碱(*phosphatidyl choline*)。

种子：含脂溶性维生素：维生素 E，维生素 D_3，维生素 K_3，维生素 A，鱼藤酮(*rotenone*)，紫穗槐醇甙，紫穗槐醇甙元，紫穗槐醇甙元-β-D-葡萄糖甙，5，7-二羟基-8-牻牛儿基-4-黄烷酮(*5，7-hydroxy-8-geranylflavan-4-one*)，芹菜素-5-葡萄糖甙(*apigenin-5-glucoside*)，6α，l2α-去氧-α-异灰叶素。

根：含紫穗槐醌(*amorphaquinone*)，刺芒柄化素(*formollonetin*)，芒柄花甙(*oilonhl*)，紫藤甙(*wistin*)，紫德槐醇甙元。

根皮：含紫穗槐宁(*anqorinin*)，紫穗槐灵(*anloritin*)，紫穗槐辛(*amorisin*)，紫穗槐亭(*amoritin*)，紫穗槐定(*amoradin*)，紫穗槐地辛(*amoradicin*)，紫穗槐醇甙，还含有色藤酮，12α-羟基鱼藤蚓(*12α-hydroxyrolenone*)，12α-羟基紫穗槐醇甙元(*12α-hvdroxyamorphigenin*)等鱼藤酮类物质。

紫穗槐：还含有阿佛洛莫生(*afromosin*)，8-甲基巴拿马黄檀异黄酮(*8-methylrelusin*)，圆锥黄檀醇(*dalpanol*)，6′-O-D-β-吡喃葡萄糖基圆锥黄檀醇(*6′-O--D-β-glucopyranosyldalpanol*)。

【性味归经】 味微苦，性凉。

【功用主治】 清热解毒，祛湿消肿。主治痈疮，烧伤.烫伤，湿疹。

【用量用法】 外用：捣烂放，或煎水洗，适量。

花生

【别名】 花生《酉阳杂俎》，落花生《滇南本草图说》，落花参《滇南本草》，番豆、土露子《物理小识》，长生果《本经逢原》，落地生《刘启堂经验秘方》，及地果《南城县志》，番果《现代实用中药》，长果。

【名释】 本品果实由子房柄伸长入地后生长，似花落地而生成，故有落花生之名。最早产于国外，荚果如豆，而有番豆之名。土露子、地果，均言其长于土中也。《南越笔记》云："以清微有参气，亦名落花参。"

【来源】 为豆科植物落花生 *Arachis hypogaea* L.成熟种子。

【植物形态】 一年生草本。茎高 30～70cm，匍匐或直立，有棱，被棕黄色长毛。偶数羽状复叶，互牛；叶柄长 2～5cm，被棕色长毛；托叶大，基部与叶柄基部连生，披针形，长 3～4cm，脉纹明显。小叶通常 4 枚，椭圆形至倒卵形，有时为长圆形，长 2～6cm，宽 1～2.5cm，先端圆或钝。花黄色，单生或簇生于叶腋，开花期几无花梗；萼管细长，萼齿上面 3 个合生，下面 1 个分离成二唇形；花冠蝶形，旗瓣近圆形，宽大，翼瓣与龙骨瓣分离；雄蕊 9，合生，1 个退化，花药 5 个长圆形，4 个近于圆形；花柱细长，柱头顶生，疏生细毛，子房内有 1 至数个胚珠，胚珠受精后，子房柄伸长至地下，发育为荚果。荚果长椭圆形，种子间常缢缩，果皮厚，革质，具突起网脉，长 1～5cm。种子 1～4 颗。花期 6～7 月，果期 9～10 月。见（图 416）

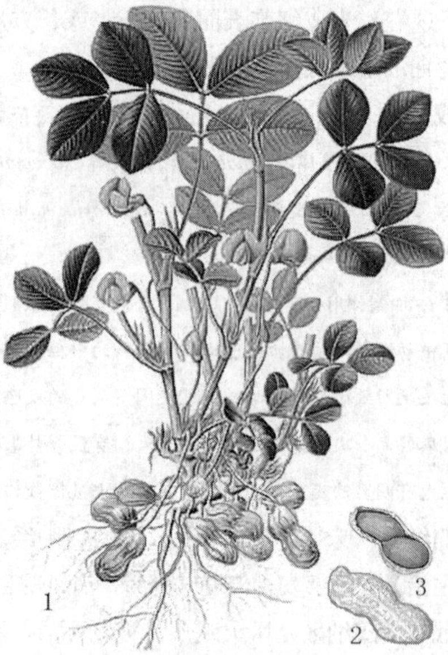

（图 416）**落花生**

1.植株 2.荚果 3.果实纵剖（示种仁）

本植物的种皮（**花生衣**）、种子中的脂肪油（**花生油**）、茎叶（**花生棵**）、根（**花生根**）也供药用。其中，花生根性平味淡，功能祛风除湿通络，主治风湿关节炎。其余项详见下述。

【生长分布】 原产于南美洲。邹平各地均有种植。

【采收加工】 秋末挖取果实，剥去果壳，取种子晒干。

【栽培要点】 **生物学特性** 对土壤有广泛的适应性，喜暖，土壤宜疏松砂壤，pH 值 6～7，有机质含量 1％左右为宜。

栽培技术 种子繁殖，多采取穴栽，行距 30cm，穴距 30cm 左右，每穴播种 2～3 粒，覆土 3～6cm，10 天后出苗，播种期以"小暑"前后为宜。旱地要在雨后抢晴播种；水田应适墒播种。花生种子含油量高，萌芽期需要充足的氧气，缺氧易造成烂种烂芽。

田间管理 苗期应适当浇水，勿使土壤太干。并进行查苗补缺、清棵蹲苗、中耕除草、定向整蔓摘心、培土压蔓。

病虫害防治 虫害主要有蚜虫、斜纹夜蛾，病害主要为叶斑病、锈病等。蚜虫可选用 50％马拉硫磷 1000 倍液或 50％辟蚜雾可湿性粉剂 2000 倍液喷雾。斜纹夜蛾可选用 80％敌敌畏乳油 1000 倍液或 90％晶体敌百虫 800 倍液或 20％速灭杀丁乳油 300～6000 倍液喷雾。叶斑病和锈病可选用 75%百菌清可湿性粉剂 600～800 倍液或 25％粉锈宁可湿性粉剂 800～1000 倍液或 0.5:1:100 波尔多液喷雾，每隔 8～10 天一次，连喷 2～4 次。

【性状鉴别】 种子短圆柱形或一端较平截，长 0.5～1.5cm，直径 0.5～0.8cm。种皮棕色或淡棕红色，不易剥离，子叶两枚，类白色，油润，中间有胚芽。气微，味淡，嚼之有豆腥味。

【主含成分】 含卵磷脂(*lecilhine*)，氨基酸，如 γ-亚甲基谷氨酸(*γ-nlethylene glutamic acid*)，γ-氨基-α-亚甲基丁酸(*γ-amino-α-methylene butyric acid*)。含嘌呤(*purine*)，生物碱，如花生碱(*araehine*)，甜菜碱(*betaine*)，胆碱(*choline*)。含维生素有维生素 B 族中的维生素(*vitamin*)B_1，泛酸(*pantothenic acid*)，

生物素(biotin)和维牛素 C。含甾醇，有 β-谷甾醇(β-sitosterol)，菜油甾醇(campesterol)，豆甾醇(stignmsterol)，胆甾醇(cholesterol)，24-亚甲基胆甾醇(24-methylene cholesterol)。含木聚糖(xylan)和葡萄甘露聚糖（glucomannan），微量元素铬铁钴锌等。

【药理】 （1）**对血凝的影响** 服用花生对多种血凝障碍患者的出血有不同程度的缓解效果，如血友病、血小板减少性紫癜等，但对严重出血患者疗效差。从花生米中分得一种胰蛋白酶抑制剂，其延缓纤维蛋白溶解的活性较从大豆中分得者为强，于大剂量时还能延缓凝血酶生成。

（2）**细胞凝集作用** 从花生中提得的花生凝集素能使经神经氨酸酶处理的红细胞凝集，也能使胸腺细胞、急性淋巴细胞性白血病细胞凝集，对于胸腺细胞的凝集能力以对小鼠者最强，人次之，对豚鼠者较弱。以花生凝集素凝集试验可将胸腺细胞分为两个亚群，反映胸腺细胞分化的程度，呈阳性者为幼稚 T 细胞，呈阴性者是成熟或接近成熟的 T 细胞。

【性味归经】 味甘、性平。归脾、肺经。

【功用主治】 健脾养胃，润肺化痰。主治脾虚不运，反胃不舒，乳妇奶少，脚气，肺燥咳嗽，大便燥结。

《滇南本草》："盐水煮食，治肺痨。""炒用燥火行血，治一切腹内冷积肚疼。"

《滇南本草图说》："补中益气。""盐水煮食养肺。"

《本草备要》："补脾润肺。"

《本经逢原》："能健脾胃，饮食难消运者宜之。"

《医林纂要·药性》："和脾，醒酒，托痘毒。"

《药性考》："生研用下痰，炒熟用开胃醒脾，滑肠，干咳者宜餐，滋燥润火。"

《纲目拾遗》："多食治反胃。"

《现代实用中药》："甘温养胃，调气耐饥，润肺补脾。""炒熟果肉供食用，有营养作用，治脚气及妇人乳汁缺乏。"

《河北中草药》："有润燥祛痰的作用，多用于痰嗽(生用)，大便燥结。"

【用量用法】 内服：煎汤，30～100g，或生研冲汤，每次10～15g，或炒熟、煮熟食，30～60g。

【使用注意】 体寒湿滞、肠滑便泄者慎服。

《滇南本草》："生用，水泻。""小儿不宜多食，生虫变为疳疾(积)，忌之。"

《滇南本草图说》："多则滞气。""炒食动火，小儿多食则生疳痰(积)。"

《纲目拾遗》："然其性能动火生痰，常人只宜少吃。""近见人以花生入糖汤煮，浸酱油入素供，更为生痰，老人尤不宜多食。""凡被马踢伤者，忌服花生，服之疮愈增痛。"

【附方】 （1）**治久咳，秋燥，小儿百日咳**：花生(去嘴尖)，文火煎汤调服。-- 《杏林医学》

（2）**治脚气**：生花生肉(带衣用)100g，赤小豆 100g，红皮枣 100g。煮汤，1 日数回饮用。-- 《现代实用中药》

（3）**治妊娠水肿、羊水过多症**：花生 125g，红枣 10 粒，大蒜 1 粒。水炖至花生烂熟，加红糖适量服。-- 《福建药物志》

（4）**治乳汁少**：花生米 90g，猪脚一条（用前腿），共炖服。-- 《陆川本草》

（5）**治四日两头疟**：炒熟花生，每日食一二两，不半日而愈。-- 《纲目拾遗》

花生衣

味甘、微苦、涩，性平。凉血止血，散瘀。主治血友病，类类血友病，血小板减少性紫癜，手术后出血，咳血，咯血，便血，衄血，子宫出血。内服：煎汤，10～30g。

附方 （1）**治疗血小板减少性紫癜**：①花生衣 60g，冰糖适量，水炖服。-- 《福建药物志》 ②花生衣 30g，大小蓟各 60g，煎服。-- 《浙江药用植物志》

（2）**治血小板减少性紫癜，鼻衄，齿龈出血等症**：①宁血糖浆(生花生衣 500g，制成 1000ml)，每次 10～20ml(每 1ml 含生药 0.5g)，每日 3 次。 ②花生衣片，每片 0.3g。每次服 4～6 片，每日 3 次。饭后服用，儿童酌减。-- 《全国中草药汇编》

（3）**治疗各种出血症**：将落花生衣制成 100% 注射液。一般少量出血症，每日肌内注射 1～2 次，每次 2～5ml，通常在 1～2 天内即可收到止血效果。严重大出血可行静脉注射，每日 1～2 次，每次 20～40ml，在数小时至 12h 内即可止血。用于内、儿、外、妇产科等出血症 285 例，80% 以上病例都获得较满意的止血效果，尤其是对血友病，原发性及继发性血小板减少性紫癜，肝病出血，手术后出血，癌肿出血及胃、肠、肺、子宫等内脏出血的止血效果更为明显。-- 《常州卫生》（江苏），1971，(2)：4～7 及《烟台医药通讯》（山东），1972，(3)：26

（4）**治疗慢性气管炎**：取落花生衣 60g，加水煎约 10h 以上，浓缩到 100ml，加糖适量，每日 2 次分服，10 天为 1 疗程。治疗 407 例，近期控制 8 例，显效 74 例，好转 230 例，无效 95 例。-- 《医药卫生科技资料选编》（河南省开封市卫生局）.1972：70

（5）**治疗冻伤**：将花生皮炒黄，研成细粉。每 50g 加醋 100ml 调成浆状，另取樟脑 1g，用少量酒精溶解后加入调匀。涂于冻伤处厚厚一层，用布包好。治疗。50 余例，一般 2～3 天即愈。-- 《医疗卫生技术革新资料选编》（中国人民解放军北京军区后勤部卫生部）.1971)：12

花生油

味甘，性平。润燥滑肠去积。主治蛔虫性肠梗阻，胎衣不下，烫伤。内服：60～125g。外用：涂抹，适量。

附方 （1）**治蛔虫性肠梗阻**：花生油 60ml，葱头 9g，炖服；继用凤尾草 30g，水煎，冲玄明粉 15g 服。

（2）**治烫伤**：花生油 500ml(煮沸待冷)，石灰水(取熟石灰粉 500g，加冷开水 1000ml，搅匀静置，滤取澄清液)500ml，混合调匀。涂抹患处。（1～2 方均出自《浙汀药用植物志》）

花生棵

味甘、淡，性平。清热解毒，宁神降压。主治跌打损伤，痈肿疮毒，失眠，高血压。内服：煎汤，30～60g。外用：鲜品捣敷，适量。

附方 （1）**治失眠**：(落花生)鲜叶 60g，浓煎成 15～20ml，睡前服。-- 《全国中草药汇编》

（2）**治疗高血压病**：花生叶及秆各 30g，每日煎服，28 天为 1 疗程。-- 《民间偏方与中草药新用途》

金雀花

【别名】 金雀花、金鹊花、阳雀花《滇南本草》，锦鸡儿《救荒本草》，黄雀花《纲目拾遗》，斧头花《浙江中药手册》，娘娘袜子《湖南药物志》。

【名释】《花镜》:“仲夏开黄花，其形尖，旁开两瓣，势如飞雀可爱。”由此而名金雀花。《百草镜》:“白花者名银雀，最难得。”音转为阳雀。

【来源】为豆科植物锦鸡儿 *Caragana sinica* (Buchoz) Rehd 的花。

【植物形态】锦鸡儿 又名千口针《湖南药物志》，锈花针(江西)。灌木，高 1～2m。小枝有棱，无毛，黄褐色或灰色。托叶三角形，硬化成刺，长达 8mm 或更长。叶轴脱落或宿存并硬化成刺，长达 2～2.5cm；小叶 2 对，羽状排列，上面一对较大，倒卵形或长圆状倒卵形，长 1～3.5cm，宽 5～15mm，先端圆或微凹，有针尖，基部楔形，两面无毛，下面网脉明显。花单生，长 2.8～3.1cm，花梗长约 1cm，中部有关节，节上有极细的小苞片；花萼钟形，长 12～14mm，基部偏斜；花瓣黄色带红色，凋谢时为褐红色，长达 3cm，先端钝圆，基部楔形，旗瓣狭倒卵形，具短爪，翼瓣长圆形，爪长为瓣片之半，耳短，龙骨瓣比翼瓣短；雄蕊 10，二体；子房无毛。荚果圆筒形，长 3～3.5cm，宽约 5mm，褐色，无毛，稍扁。化期 4～5 月，果期 6～7 月。见（图 417）

本植物的根（**锦鸡儿根**）也供药用，详见下述。

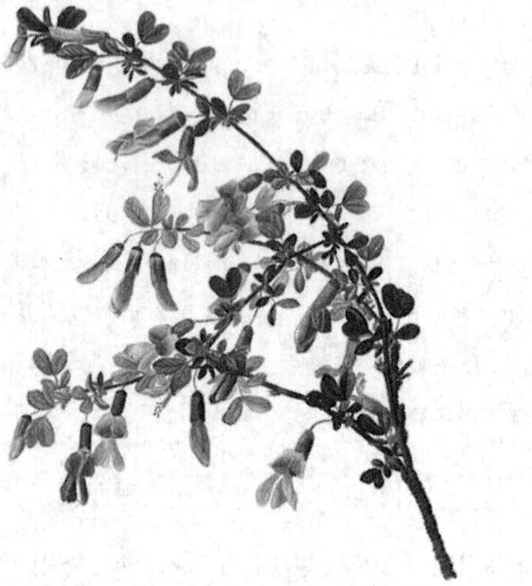

（图 417）**锦鸡儿**

【生长分布】生于丘陵山坡、草原、沙地、沟边、路旁及灌丛。邹平南部山区有分布。

【采收加工】每年 4～5 月花盛开时采摘，晒干或炕干。

【性状鉴别】本品为蝶形花，呈长形，花冠美色或赭黄色；花萼钟状，基部具囊状凸起，萼齿 5 裂；花冠旗瓣狭倒卵形，基部粉红色；翼瓣顶圆钝，基部伸长晕短耳状，具长爪；龙骨瓣宽而钝，直立；雄蕊 10，二体，(9)+1。气微，味淡。

【性味归经】味甘，性微温。归脾、肾经。

【功用主治】健脾益肾，和血祛风，解毒。主治虚劳咳嗽，头晕耳鸣，腰膝酸软，气虚，带下，小儿疳积，痘疹透发不畅，乳痈，痛风，跌扑损伤。

《滇南本草》:“主补气补血，劳伤气血，寒热痨热，畏凉发热，咳嗽，妇女白带口久，气虚下陷者良效。头晕耳鸣，腰膝酸疼，一切虚劳伤损，服之效。或煨笋、鸡、猪肉食亦可。”

《纲目拾遗》:“和血祛风，亦入乳痈药用。”“大能透发痘疮，以其得先春之气，故能解毒攻邪。”

《植物名实图考》:“滋阴，补阳。蒸鸡蛋，治头痛。”

《草木便方》:“明目除风泪，利肾窍，治耳鸣。”

《天目山药用植物志》:“祛风活血，通经络。治跌打损伤，痛风，寒咳，小儿疳积，劳伤乏力，口腔糜烂。”

《陕西中草药》:“补血健脾，活血砝风，止咳。治干血劳，小儿疳积，神经衰弱，头晕头痛，耳鸣眼花，风湿疼痛，虚劳咳嗽。”

【用量用法】内服：煎汤，3～15g，或研末。

【使用注意】《陕西中草药》:“忌生、冷及酸味饮食。”

【附方】（1）**治虚劳咳嗽**：阳鹊花(蜜炙)30g，枇杷芋、羌活各 9g，水煎服。

（2）**治干血劳**：阳雀花 120～250g，或鲜品 1000～1500g，蒸后分多次服。

（3）**治头晕头痛**：阳鹊花 30g，大麻 2.4g，水煎服。（1～3 方均出自《陕西中草药》）

（4）**健脾补肾，明目聪耳**：阳雀花，同猪肉做汤或蒸鸡蛋服。--《重庆草药》

（5）**治风湿关节痛**：锦鸡儿 120g，白酒 500g，浸泡 1 星期，每服半酒杯，每口服 2 次，连服数口。--《河北中草药》

（6）**治跌扑损伤** 金雀花干研一钱，酒下。--《白草镜》

锦鸡儿根

【别名】锦鸡儿根《天目山药用植物志》，心皮《植物名实图考》，金雀花根《纲目拾遗》，板参、阳雀花根《草木便方》，阳雀花根皮《四川中药志》，土黄芪、野黄芪《浙江中药手册》。

【来源】科植物锦鸡儿 *Caragana sinica* (Buchoz) Rehd.的根或根皮。

【原植物】参见“锦鸡儿”。

【采收加工】每年 8～9 月，挖起根部，洗净泥沙，剪成单枝，除玄细根和尾须，刮去表面黑褐色粗皮，用木棒轻轻把根皮敲破，抽去术心，切成 15～16cm 短节，晒干。

【性状鉴别】根呈圆柱形，未去栓皮时褐色，有纵皱纹，并有稀疏而不规则的凸出横纹。已除去栓皮者多为淡黄色，间有横裂痕。质坚韧，横断面皮部淡黄色，木部淡黄棕色。折断面纤维性。气微，味微苦，嚼之有豆腥味。根皮多呈卷筒状。多折断或呈块片，长 5～20cm，直径 1～2cm，厚 3～6mm，外表面栓皮多已除净，旱黄棕色，残存棕色横长皮孔，稀疏而明显。内表面呈浅棕色，有细纹。质较硬，折断面淡黄白色，带粉性，呈纤维状。气微，味微苦。见(图 418)

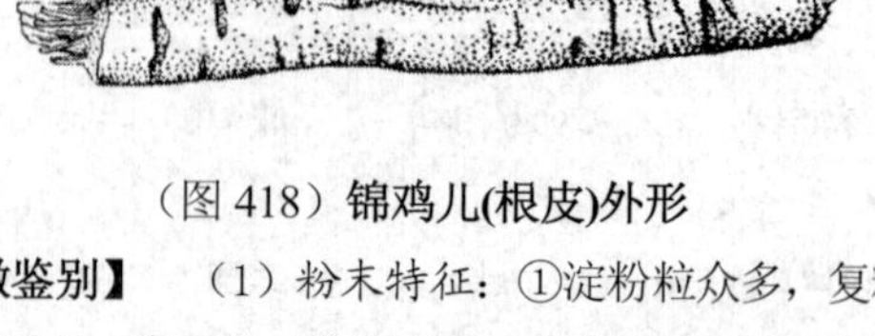

（图 418）**锦鸡儿(根皮)外形**

【显微鉴别】（1）粉末特征：①淀粉粒众多，复粒由 2～4 粒组成，圆形、类圆形，脐点明显，有条形、人字形、三叉状。

层纹不明显。②晶纤维多见，常成束或2～3条并列，多已碎断。单条纤维细长，平直或弯曲，壁厚，胞腔细小；纤维束周围的薄壁细胞中含大量草酸钙方晶。③草酸钙方晶，除上述晶纤维中的方品外，尚有散落的单个方晶，呈方形或多面体状。④韧皮薄壁细胞成碎块状，圆形或长圆形。见(图420)

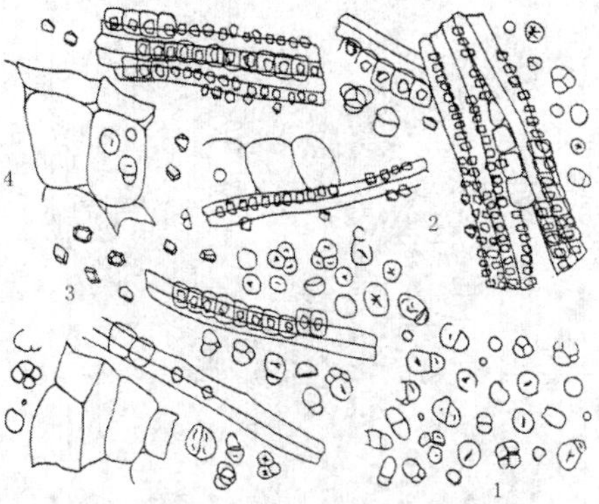

（图420）锦鸡儿(根皮)粉末特征

1.淀粉粒 2.晶纤维 3.方晶 4.韧皮薄肇细胞

（2）根横切面：木栓层多已除去。韧皮部较宽，韧皮纤维7～40个成束或散在，周围有晶鞘薄壁细胞，内含草酸钙棱晶；韧皮薄壁细胞有璧孔；射线2～5列。木纤维束周围无结晶，木射线细胞及木薄壁细胞均有明显壁孔；导管为网纹。淀粉粒圆形或类圆形，脐点星状或裂隙状，层纹明显。见(图419)

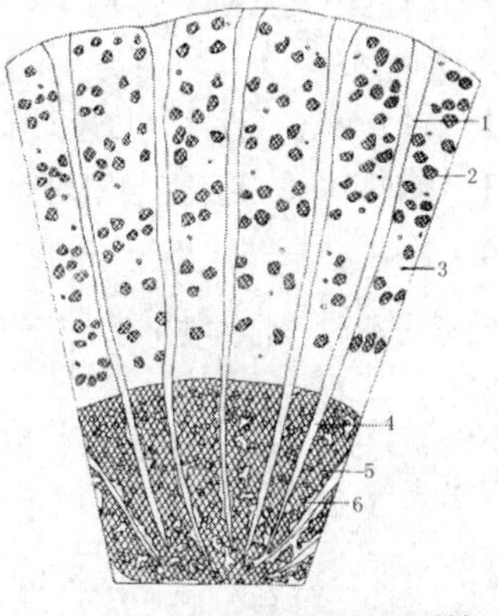

（图419）锦鸡儿(根)横切面简图

1 韧皮射线 2.韧皮纤维束 3.草酸钙方晶 4.术射线 5.水纤维求 6.导管

（3）根皮横切面：木栓层大部已刮去，韧皮部较宽，韧皮纤维2～20(～40)成束，剧围薄壁细胞内含草酸钙疗品，形成晶鞘纤维；韧皮薄擘细胞有擘孔；射线2～3(～5)列，放射状排列，至外缘多弯曲。

【主含成分】 根含β-谷甾醇(*β-sitostero1*)，胆甾醇(*cholesro1*)，菜油甾醇(*campestero1*)，菜子甾醇(*brassicastero1*)，β-谷甾醇-3β-O-葡萄糖甙(*β-sitosterol-3β-O-glucoside*)，β-谷甾醇-3 –0-（6′ -O-油酰）-β-D-吡喃葡萄糖甙[*β-sitosteryl 3-O-(6'-O-oleoyl) -β-D-glucopyranoside*]，6'-O-棕榈酰基-β-D-葡萄糖基谷甾醇(*6'-O-dmitoyl-β-D-glucosyl sitostero1*)，6'-O-硬脂酰-β-D-葡萄糖基谷甾醇(*6'-O-stearoyl-β-D-glucosyl sitostero1*)，脂肪酸(*fatty acid*)，(+)-α-葡萄素[*(+)-α-viniferin*]，刺楸根皂甙(*kalopanax saponin*)F，竹节人参皂甙(*chikusetsu saponin*)Ⅳ，锦鸡儿甙(*caraganoside*)A，刺楸根皂甙(*kalopa Tlaxsaponin*)F_1，雪胆甙(*hemsloside*)Ma_3，惚木皂甙(*araloside*)。

【药理】 （1）**降压作用**：本品醇或醚提取物均有较强的降压作用。麻醉猫腹腔注射醇提取物1g/kg(相当于原生药30g/kg)，于30～120分钟内可使血压下降30%～60%，醚提取物0.15～0.3g/kg，于30～60分钟内下降35%～60%，均可持续4小时以上。血压下降时对呼吸、心率无明显影响。连续给药无明显快速耐受现象。对部分实验兔及大鼠电有降压作用。锦鸡儿不加强乙酰胆碱的降压作用，切断双侧迷走神经或小剂量阿托品均不影响其降压效果，也无神经节阻断作用，可见其降压原理与外周胆碱能系统无关。苯海拉明不影响其降压作用，表明其降压与组胺释放无关。对于脊髓猫本品无降压效果，但第4脑室给药则小剂量即有显著之降压作用，能抑制阻断颈动脉血流之升压反射，并可使其翻转为降压效应，本品还能加强刺激颈动脉窦所致减压反射，故认为本品降压作用的作用部位在中枢。有报道说，由于先给以人剂量的阿托品可对抗奉品的降压作用，但于本品降压过程中再给以阿托品则不能对抗其降压作用，而认为上述结果似提示本品与阿托品可能在脑干网状结构内竞争间同一受体.此外，本品还对肾上腺素及刺激内脏人神经所引起的升压反应均有增敏作用。

（2）**对血液流变学的影响** 本品根茎甲醇提取硅胶柱层析制备之注射液0.1g/kg、0.2g/kg静注可显著降低高分子葡聚糖所致血瘀家兔的全血粘度、全血还原粘度、血浆粘度，并明显降低纤维蛋白原含量，缩短血小板电泳时间，抑制血小板粘附，表明其可改善血液的浓、粘、凝、聚状态。

（3）**其他作用** 本品乙醇浸膏在筛选试验中具有较强的抑制蛋白激酶C活性及抑制鼻咽癌细胞(KB)细胞生长活性。

（4）**毒性** 本品毒性很小，其醇提出物腹腔注射对小鼠的LD_{50}为10.4g/kg，相当于原生药309.7g/kg。

【性味归经】 味甘、辛、微苦，性平。归肺、经。

【功用主治】 补肺健脾，活血祛风。主治虚劳倦怠，肺虚久咳，妇女血崩，白带，乳少，风湿骨痛，痛风，半身不遂，跌打损伤，高血压病。

《纲目拾遗》："治跌打损伤，又治咳嗽，暖筋骨，疗痛风，性能追风活血，兼通血脉，消结毒。"

《植物名实图考》："根去皮，煮猪心，治痨证。"

《草木便方》："利窍，祛风除湿.(治)湿热疥癣，风痹，洗服妇阴痒痛。"

《分类草药性》："补脾，理气虚风温，肝疼，手足麻木，杨梅结毒丹田。"

《天宝本草》："清肺益脾。治头晕，咳嗽，哮喘，五劳七伤，细曲.."

《四川中药志》(1960年版)："健脾胃，通经利尿，催乳。治虚损劳热，淋疾，白带，喘嗽及阴脱。"

《天目山药用植物志》："炖猪蹄爪食，治劳伤乏力，煎服并含漱治口腔糜烂，炖雌鸡食治筋骨酸痛。"

《湖南药物志》："滋阴补阳，补气补血。治痢疾，咳逆，乳痈，女子阴中痛，淋病，白浊，白带，月经不调。"

《浙江药用植物志》："治高血压病，盗汗，牙周炎。"

【用量用法】 内服：煎汤，15～30g。外用：捣敷，适量。

【附方】 （1）**治头痛、头晕、耳鸣眼花**：鲜锦鸡儿根皮30g，鸡蛋2个，水煎，吃蛋喝汤。--《河南中草药手册》

（2）**治劳倦乏力**：锦鸡儿根30g，鸡1只。酒水炖服。--《福建药物志》

（3）**治红崩、白带**：阳雀花根、白胭脂花根、羊奶奶根各15g，煨水服。

（4）**治黄疸病**：阳雀花根、过路黄各30g，煨水服。

（5）**治肾虚劳弱**：阳雀花根、美人蕉根、倒触伞、小夜关门各30g，炖猪蹄吃。（3~5方均出自《贵州草药》）

（6）**治淋病、白浊**：锦鸡儿根皮、枸杞根、薏苡根各等分，猪精肉120g，煮食。

（7）**治月经不调**：锦鸡儿根皮6~9g，党参6~9g，水煎服。（6~7方均出自《湖南药物志》）

（8）**治风湿关节痛**：①锦鸡儿根120g，白酒500g。浸泡1月后，每服半酒杯，日服2次。或鲜根皮30~60g，猪蹄1个，黄酒、水各半，炖服，连服数日。--《河南中草药手册》 ②锦鸡儿60g，虎杖30g，煎服。--《安徽中草药》

（9）**治乳汁不足**：锦鸡儿30g，猪蹄1只。水炖至肉烂，食肉喝汤。

（10）**治半身不遂**：锦鸡儿45g，柘树根、红藤各30g，水煎服。（9~10方均出自《安徽中草药》）

（11）**治跌打损伤**：①金雀根捣汁和酒服，渣罨伤处。--《纲目拾遗》引《济世良方》 ②锦鸡儿30g，落得打15g，水煎服。--《安徽中草药》

（12）**治胃脘痛**：锦鸡儿根30g，枳壳10g，徐长卿15g，甘草9g，水煎服。--《浙江中医学院学报》1990，14(5)：19

（13）**治胃下垂**：锦鸡儿30g，枳壳12g，水煎服。

（14）**治痈肿疮疡**：锦鸡儿、野菊花各15g，水煎服；另取锦鸡儿花捣烂外敷。（13~14方均出自《安徽中草药》）

（15）**治高血压病**：①金雀根30g，水煎，加白糖适量冲服。 ②或金雀根皮、青葙子各30g，青木香15g，水煎，分2次服，7天为1疗程。--《浙江药用植物志》

豆茶决明

【别名】 水皂荚、山梅豆、关门草《东北药用植物志》，水皂角、金豆子《贵州民间方药集》，水通《民间常用草药汇编》，山扁豆《河北中草药》，山茶叶《东北常用中草药手册》。

【来源】 为豆科植物豆茶决明 *Cassia nomame* (Sieb.) Kitag 的全草。

【植物形态】 一年生草本，高30～60cm。叶互生，偶数羽状复叶，长5～10cm；叶柄细，长4～10mm；托叶锥形，长3～7mm；小叶8～28对，线状长圆形，长5～9mm，宽1.5～3mm，先端具短刺尖，两端略呈斜形，全缘。花黄色，腋生，1～2朵；花梗短，长约5～10mm；苞片1对，锥形，或线状披针形；萼5深裂，裂片披针形或广披针形，外面被细毛；花瓣5，倒卵形，长4～7mm；雄蕊4，稀5；子房密被短柔毛。荚果条形，扁平，开裂，长3～5cm，宽5～6mm，密被灰黄色毛。种子6～12颗，扁平，近菱形，浅黄棕色，长约3mm。花期7～8月，果期8～9月。见（图421）

【生长分布】 生于山坡草地、田野的湿地草丛。邹平南部山地丘陵区有分布。

【采收加工】 每年7～8月开花盛期采收，割取地上部分，晒干。

【性状鉴别】 全草长30～60cm。茎枝圆柱形，呈棕黄色，基部灰黑色，表面有纵纹及疣状皮孔，呈黄白色；质硬易折断，断面白色，松泡中空。叶多卷缩，或脱落，棕绿色或黑绿色；质脆易碎。残存荚果呈棕褐色。气微，味淡。

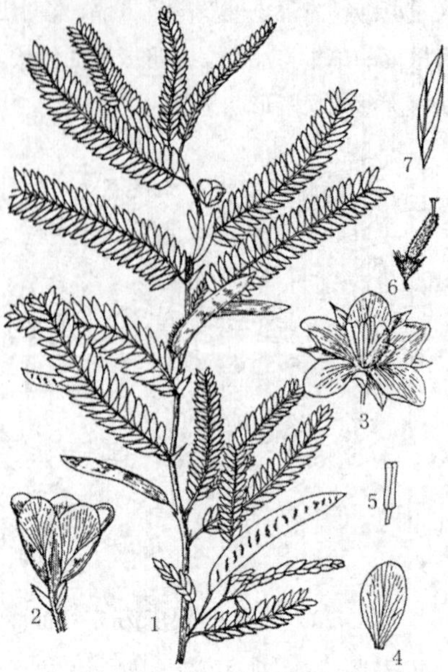

（图421）豆茶决明

1.植株上部 2.花 3.花（顶面观）4.花瓣 5.雄蕊 6.雌蕊 7.小叶

【主含成分】 **种子**：含大黄素甲醚(*physcion*)，大黄素甲醚-9-蒽酮(*physcion-9-anthrone*)，大黄素-9-蒽酮(*emodin-9-anthrone*)，大黄素甲醚-10，10′-二蒽酮(*physcion-10，10′-bianthrone*)。

植物干燥地上部分：含大黄酚(*chrysophano1*)，大黄素甲醚(*physcion*)，大黄素(*emodin*)。

【性味归经】 味甘、苦，性平。归肾、肺、大肠经。

【功用主治】 清热利尿，通便。主治水肿，脚气，黄疸，咳嗽，习惯性便秘。

《东北药用植物志》："为利尿剂，治肾脏炎。并为健胃剂。代茶用，有化痰止渴之功。"

《东北常用中草药手册》："清热利尿，健胃通便。治水肿，肾炎，口渴，咳嗽，慢性便秘。"

【用量用法】 内服：煎汤，6～15g，或泡水代茶。

【附方】 **治肾炎**：水皂角(带果的茎叶)15~30g，煎服。--《东北药用植物志》

决明子

【别名】 决明子《本经》，草决明、羊明《吴普本草》，羊角《广雅》，马蹄决明《本草经集注》，还瞳子《医学正传》，狗屎豆《生草药性备要》，假绿豆《中国药用植物志》，马蹄子《江苏省植物药材志》，羊角豆《广东中药》，野青豆《江西草药》，大号山土豆《台湾药用植物志》，猪骨明、猪屎蓝豆、夜拉子、羊尾豆《南方主要有毒植物》。

【名释】 《纲目》："以明目之功而名。"与石决明相区别，故名草决明。种子形似马蹄，故称马蹄决明。荚果细长弯曲，成对生于叶腋，似羊角状，故又有羊角、羊角豆等名。

【来源】 为豆科植物决明 *Cassia obtusifolia* L.和小决明 *Cassia tora* L.的成熟种子。

【植物形态】 （1）**决明** 又名钝叶决明《中药鉴别手册》，假花生(云南、广东)。 一年生半灌木状草本，高 0.5～2m。上部分枝多。叶互生，羽状复叶；叶柄长 2～3cm；小叶 3 对，叶片倒卵形或倒卵状长圆形，长 2～6cm，宽 1.5～3.5cm，先端圆形，基部楔形，稍偏斜，下面及边缘有柔毛，最下 1 对小叶间有 1 条形腺体，或下面 2 对小叶间各有一腺体。花成对腋生，最上部的聚生；总花梗极短；小花梗长约 1～2cm；萼片 5，倒卵形；花冠黄色，花瓣 5，倒卵形，长 12～15cm，基部有爪；雄蕊 l0，发育雄蕊 7，3 个较大的花药先端急狭成瓶颈状；子房细长，花柱弯曲。荚果细长，近四棱形，长 15～20cm，宽 3～4mm，果柄长 2～4cm。种子多数，菱柱形或菱形略扁，淡褐色，光亮，两侧各有 1 条线形斜凹纹。花期 6～8 月，果期 8～l0 月。见(图 422)

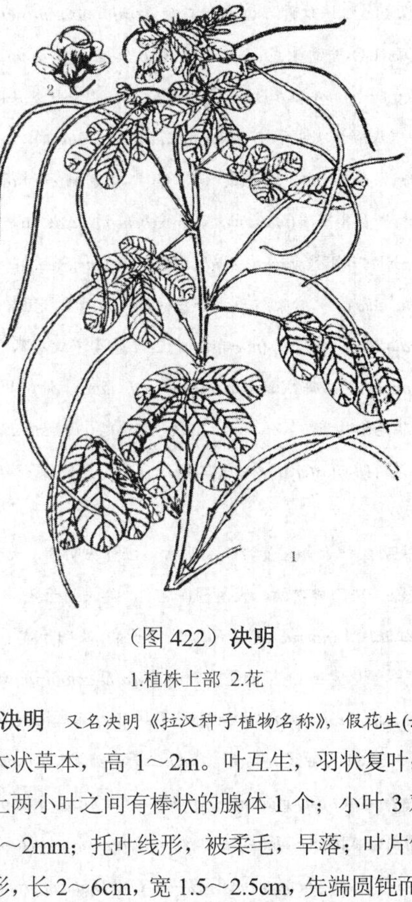

（图 422）决明

1.植株上部 2.花

（2）**小决明** 又名决明《拉汉种子植物名称》，假花生(云南、广东)。一年生半灌木状草本，高 1～2m。叶互生，羽状复叶；叶柄无腺体，在叶轴上两小叶之间有棒状的腺体 1 个；小叶 3 对，膜质；小叶柄长 1.5～2mm；托叶线形，被柔毛，早落；叶片倒卵形或倒卵状长椭圆形，长 2～6cm，宽 1.5～2.5cm，先端圆钝而有小尖头，基部渐狭，偏斜，上面被稀疏柔毛，下面被柔毛。花通常 2 朵生于叶腋；总花梗长 6～10mm；花梗长 1～1.5cm；萼片 5，稍不等大，卵形或卵状长圆形，膜质，外面被柔毛，长约 8mm；花黄色，花瓣 5，下面 2 片略长，长 12～15mm，宽 5～7mm；雄蕊 10，能育雄蕊 7；子房线状，无柄，被白色细毛，花柱内弯。果纤细，近扁，呈弓形弯曲，长 15～24cm，直径 4～6mm，被疏柔毛。种子多数，菱形，灰绿色，有光泽。花期 6～8 月，果期 9～10 月。见(图 423)

上述二种植物的全草或叶（**决明棵子**）也供药用，详见下述。

【生长分布】 决明生于丘陵、路边、荒山；小决明生于山坡、河边。邹平有栽培。

【采收加工】 秋末果实成熟，荚果变黄褐色时采收，将全株割下晒干，打下种子，去净杂质即可。

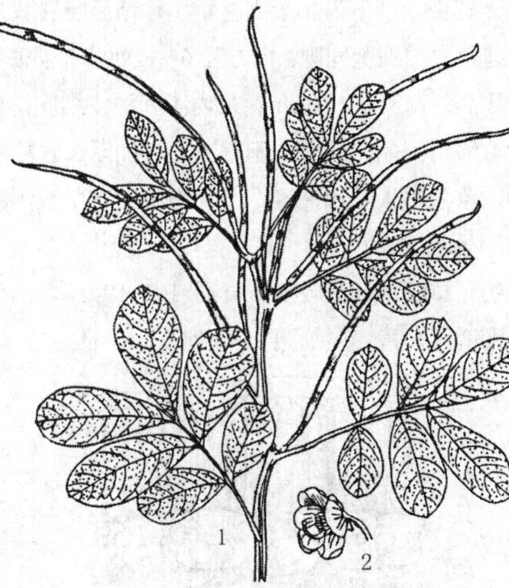

（图 423）小决明

1.植株上部 2.花

【栽培要点】 **生物学特性** 喜高温湿润气候，需阳光充足，以盛夏高温多雨季节生长最快。适宜的土壤为疏松肥沃的砂壤土，低洼、阴坡地不宜栽种。忌连作。

栽培技术 种子繁殖。播种前以温水浸种，捞出稍凉。北方 4 月中旬条播，行距 55～65cm，开 5～70cm 沟，将种子均有撒入沟内，覆土 3cm 左右，稍加镇压。播后保持土壤湿润，7～10 天可出苗。或穴播，每穴 7～8 粒，每 1 小时 m^2 用种量 15～22.5kg。

田间管理 出苗高 5cm，拔去过密的弱苗，15cm 时结合中耕除草按株距 30cm 定苗，苗高 40cm 左右进行最后一次中耕培土，可防倒伏。开花前追肥 1～2 次，每 1 小时 m^2 用硫酸铵 120kg，过磷酸钙 225kg，混合撒于植株两旁侧，结合培土埋入。四季注意排水防涝，出苗后及时除草浇水。

病虫害防治 病害有灰斑病：于发病前或发病初期用 40％灭菌丹 400～500 倍液喷雾。轮纹病：茎、叶、荚均可感染，防病方法同上。虫害有蚜虫为害，酶期较最。

【性状鉴别】 （1）**决明** 呈四棱性短网柱形，一端钝圆，另一端倾斜并有尖头，长 4～6mm，宽 2～3mm。表面棕绿色或暗棕色，平滑，有光泽，背腹面各有 1 条凸起的棱线，棱线两侧各有 1 条从脐点向合点斜向的浅棕色线形凹纹。质坚硬。横切面种皮薄；胚乳灰白色，半透明；胚黄色，两片子叶重叠呈 S 状折曲。完整种子气微，破碎后有微弱豆腥气；味微苦，稍带粘性。见(图 424-1)

（2）**小决明** 短网柱形，长 3～5mm，宽 2～2.5mm。棱线两侧各有 l 条宽广的浅黄棕色带。见(图 424-2)

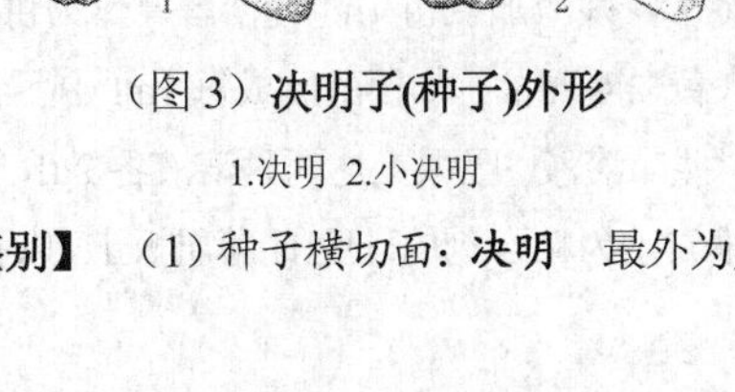

（图 3）决明子(种子)外形

1.决明 2.小决明

【显微鉴别】 （1）种子横切面：**决明** 最外为厚的角质层，

表皮为 1 列栅状细胞，壁不均有加厚，在细胞的 1/2 和下 1/3 处各有 1 条光辉带；以下为 1 列支柱细胞，略呈哑铃状，壁厚，相邻两细胞间有大的细胞间隙；内方为 6～8 列营养层薄擘细胞，内含草酸钙簇晶，直径 3～10μm；最内 1 列种皮细胞排列整齐，长方形，含草酸钙棱晶。胚乳细胞壁不均有加厚，含粘液质、糊粉粒、色素、草酸钙簇晶和油滴。子叶细胞内含草酸钙簇晶，直径 3～10μm。见(图 425)

小决明　草酸钙簇晶较多，直径 10～19μm，部分支柱细胞外侧擘特别增厚，营养层细胞 5～6 列。

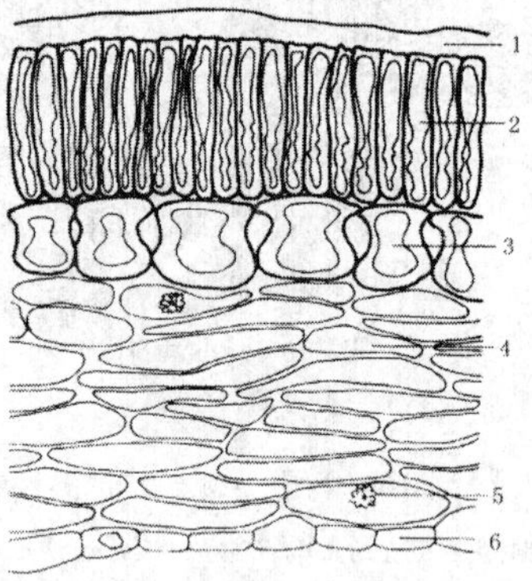

（图 425）决明(种皮)横切面详图

1.角质层 2.表皮细胞 3.支持细胞 4.营养层薄型细胞 5.草酸钙簇晶 6.种皮内层薄壁细胞

（2）粉末特征：**决明**　呈黄棕色。①角质层透明平滑，表面可见波状弯曲的网状花纹。③栅状细胞侧壁不均有增厚，表面观细胞多角形，壁厚。③支柱细胞侧面观呈哑铃状，表面观呈类圆形或多角形，并可见上下两层同心圆圈。④种皮薄壁细胞含草酸钙簇晶和棱晶。⑤胚乳细胞壁不均匀增厚，含糊粉粒及草酸钙簇晶。⑥子叶细胞含草酸钙簇晶，直径 3～10μm。

小决明　与决明的区别为：①角质层碎片较少，表面观可见多角形的网状花纹。②部分支柱细胞表面观不见两层同心圆圈，只见一层圆圈，内为一弯曲的细线。③草酸钙簇晶较多且大，直径 l0～l9μm。

【理化鉴别】　（1）取本品粉末 0.2g，进行微量升华，将升华物置显微镜下观察，可见针状或羽状黄色结晶，加氢氧化钾试液，结晶溶解，并呈红色。(检查蒽醌类衍生物)

（2）取本品粉末 0.5g，加稀硫酸 20ml 匀氯仿 10ml，微沸回流 15 分钟，放冷后，移入分液漏斗中，分取氯仿层，加氢氧化钠试液 10ml，振摇，放置，碱液层呈显红色。如显棕色，则分取碱液层加过氧化氢试液 1～2 滴，再置水浴中加热 4 分钟，即显红色。(检查蒽醌类衍生物)

（3）薄层色谱　取本品粉末 1g，加甲醇 10ml，浸渍 1 小时，滤过，滤液蒸干，残渣加水 10ml 使溶解，再加盐酸 1ml，置水浴上加热 30 分钟，立即冷却，用乙醚分 2 次提取，每次 20ml，合并乙醚液，蒸干，残渣加氯仿 1ml 使溶解，作为供试品溶液。另取大黄素、大黄酚对照品，加甲醇制成每 1ml 中各含 1mg 的混合溶液，作为对照品溶液。吸取上述两种溶液各 2μl，分别点于同一以羧甲基纤维素钠为粘合剂的硅胶 H 薄层板上，以石油醚(30～60℃)-甲酸乙酯-甲酸(15：5：1)的上层溶液为展开剂，展开，取出，晾干，置紫外光灯(365nm)下检视。供试品色谱中，在与对照品色谱相应的位置上，显相同的橙色荧光斑点；置氨气中熏后，斑点变为红色。

【主含成分】　（1）**决明**：种子含大黄酚(*chrysophano1*)，大黄素甲醚(*physcion*)，美决明子素(*obtusifolin*)，黄决明素(*chryso obtusin*)。决明素(*obtusin*)，橙黄决明素(aurantio-obtusin)，葡萄糖基美决明子素(*gluco-obtusifolin*)，葡萄糖基黄决明素(*gluco-chryso-obtusin*)，葡萄糖基橙黄决明素(*glucoaurantio-obtusin*)，红镰玫素(*rubrofusarin*)，决明子甙(*cassiaside*)，决明蒽酮(*torosachrys-one*)，异决明种内酯(*isotoralactone*)，决明子内酯(*cassialactone*)，2，5-二甲氧基苯醌(*2，5-dimethoxyben zoquinone*)，决明种内酯(*toralactone*)，大黄素(*emodin*)，芦荟大黄素(*aloe-emodin*)，大黄酚-9-蒽酮(*chrysophanol-9- anthrone*)，决明子甙(*cassiaside*)B 及 C，红镰玫素-6-O-龙胆二糖甙(*rubrofusarin-6-O-gentiobioside*)，意大利鼠李蒽醌-1-O-葡萄糖甙(*alaternin-1-O-β-D- glucopyranoside*)，大黄素甲醚-8-O-葡萄糖甙(*physcion-8-O-β-D-glucopyranoside*)，1-去甲基决明素(*1-desmeth-y lobtusin*)，l-去甲基橙黄决明素(*1- desmethylaurantio-obtusin*)，1-去甲基黄决明素(*1-desmethylchryso-obtusin*)，大黄酚 10，10′-联蒽酮(*chrysophanol-10，10′-bianthrone*)，大黄素-8-甲醚(*uuestin*)，苯甲酸(*benzoic acid*)。另含油 4.65％～5.79％，其中主成分为棕榈酸(*palmitic acid*)，硬脂酸(*stearic acid*)，油酸(*oleic acid*)，亚油酸(*1inoleic acid*)。又含能被蒸汽挥发的油 0.014％，其中二氢猕猴桃内酯(*dihydroactincdiolide*)，间-甲酚(*m-creso1*)，2-羟基-4-甲氧基苯乙酮(*2-hydroxy-4-methoxy-acetophenone*)，棕榈酸甲酯(*methyl palmitate*)，油酸甲酯(*methyloleate*)为主成分。在非皂化物质中，有 C_{16}～C_{31} 烷，胆甾醇(*cholestero1*)，豆甾醇(*stigm-astero1*)，β-谷甾醇(*β-sitostero1*)，1，3-二羟基-3-甲基蒽醌(*1，3-dihydroxy-3-meth-ylanthraquinone*)。

（2）**小决明**：种子含大黄酚，决明素，橙黄决明素，大黄素，芦荟大黄素，大黄素甲醚，决明种内酯，大黄酸(*rhein*)，美决明子素，黄决明素，红镰玫素，去甲基红镰玫素(*norrubrofusa rin*)，决明子甙，决明子甙 B，红镰玫素-6-O-龙胆二糖甙，红镰玫素-6-O-芹糖葡萄糖甙{*6-[α-D-apiofuranosyl-(1→6)-O-β-D-glucopyranosyloxy]rubrofusarin*}，决明种内酯-9-β-龙胆二糖甙(*toralactone-9-β-gentiobioside*)即是决明子甙 C，大黄酚-1-O-三葡萄糖甙{*chrysophanol-1-O-[β-D-glucopyranosyl(1→3)-O-β-D-glucopyranosyl-(1→6)-O-β-D-glucopyranoside]*}，大黄酚-1-O-四葡萄糖甙[*chrymphanol-1-O-β-D-glucopyranosyl-(1→3)-O-β-D-gluco-pyranosyl-(1→3)-O-β-D-glucopyranosyl-(1→6)-O-β-D glucopyranoside*]，美决明子素-2，O-葡萄糖甙(*obtusifolin-2-O-β-D-glu-copyranoside*)，半乳糖配甘露聚糖(*galactomannan)*，葡萄糖(*glucose*)，半乳糖(*galactose*)，木糖(*xylose*)，棉子糖(*raffinose*)以及胱氨酸（*cysine*），天冬氨酸（*asparic acid*），γ-羟基精氨酸(*γ-hydroxyarginine*)等。又种子油中含少量锦葵酸(*malvalic aeid*)，苹婆酸(*sterculic acid*)及菜油甾醇(*campestero1*)，β-谷甾醇(*β-sitostero1*)等 15 种甾醇类化合物。

【药理】　（1）**抗菌作用**　决明子醇提物对葡萄球菌、白喉杆菌、伤寒、副伤寒、大肠杆菌均有抑制作用，而水提物则无效。决明子的根和种子均呈现抗菌活性，从中分得的 2，5-二甲氧基苯醌对葡萄球菌、大肠杆菌均呈强抗菌活性，8-O-甲基大黄酚(8－0-methylchrysophano1)仅对葡萄球菌有抗菌活性。从根及种子获得的化合物通过纸片法观察对金黄色葡萄球菌 209P 及大肠杆菌 NiHJ 的抗菌活性，并测定了最小抑菌浓度，证明苯醌(2，5-二甲氧基苯醌)、大黄素型蒽醌类(大黄素、大黄素-8-甲醚)、四氢蒽(决明蒽酮)及萘-α-吡喃酮类(决明种内酯、异决明种内酯)抗菌活性强，而红镰玫素等萘-γ-吡喃酮无抗菌活性。有资料表明天然蒽醌中以 1，8-二羟基蒽醌类衍生物的抗菌活性最强，如大黄酸、大黄素等，由于该类化合物抑制细菌中核酸的生物合成和呼吸过程而产生抗菌活性。

（2）**抗真菌作用** 决明子水浸剂(1：4)在试管中对石膏样毛癣菌、许兰黄癣菌、奥杜盎小芽胞癣菌等皮肤真菌有不同程度抑制作用。决明子含大黄酚-9-蒽酮，体外对红色毛癣菌、须毛癣菌、犬小孢子菌、石膏样小孢子菌、地丝菌均有较强抑制作用。

（3）**降压作用** 决明子水浸液、醇-水浸液、醇浸液对麻醉犬、猫、兔等皆有降压作用。在慢性实验中，煎剂每日 2g(生药)/kg，无降压作用。决明子注射液 0.05g/100g 体重静脉注入可使自发遗传性高血压大鼠收缩压明显降低，同时也使舒张压显著降低，其降压效果、降压幅度、作用时间均优于静脉注射利血平 0.3mg/kg 组大鼠。

（4）**对高脂血症的影响** 含 7％决明子的高脂饮料喂养小鼠 2 星期，决明子不能影响血清总胆固醇(TC)水平，但能明显升高血清高密度脂蛋白胆固醇(HDL-C)含量及提高 HDL-C/TC 比值，即明显改善体内胆固醇的分布状况，而有利于预防动脉粥样硬化。决明子散有降低实验性高脂血症大鼠血浆总胆同醇和三酰甘油(甘油三酯)的作用，使之分别比模型组降低 29％和 73％，还能降低肝中三酰甘油和抑制血小板聚集的作用，其值分别比模型组降低 49％和 59％。有资料证明决明中蒽醌类化合物具有降血脂作用。

（5）**抗血小板聚集作用** 决明具有抗二磷酸腺苷(ADP)、花生四烯酸(AA)、胶原(collagen)诱导的血小板聚集作用。决明中的 3 个蒽醌化合物橙黄决明素、黄决明素、大黄素有微弱的抗血小板聚集活性。从中还发现 3 个蒽醌糖甙类化合物葡萄糖基美决明子素、葡萄糖基橙黄决明素和葡萄糖基黄决明素均具有强的血小板聚集抑制作用。对决明分得 17 个 9，10-蒽醌化合物进行抑制 AA、ADP、胶原诱导大鼠血小板聚集活性进行筛选，结果抑制从诱导：葡萄糖基美决明子素和葡萄糖基橙黄决明素与阿司匹林相当，葡萄糖基黄决明素约为阿司匹林的 3 倍；抑制 ADP 诱导：上述 3 个蒽醌糖甙类化合物为阿司匹林的 5～50 倍；抑制胶原诱导：上述 3 个蒽醌糖甙类化合物为阿斯匹林的 2～5 倍。并发现，在 9，10-蒽醌的化合物结构中引进羟基、甲氧基或羟基成甙后，使之抑制血小板聚集活性增强。

（6）**对免疫功能的影响** 决明子水煎醇沉剂 15g/kg 皮下注射可使小鼠胸腺萎缩，外周血淋巴细胞 ANAE 染色阳性率明显降低，使 2，4-二硝基氯苯(DNCB)所致小鼠皮肤迟发型超敏反应受抑，但对血清溶血素形成无明显影响，另外决明子水煎醇沉剂可使小鼠腹腔巨噬细胞吞噬鸡红细胞百分率和吞噬指数明显增高，溶菌酶水平也明显高于对照组。上述结果表明决明子对细胞免疫功能有抑制作用，对体液免疫无明显影响，而对巨噬细胞吞噬功能有增强作用。

（7）**保肝作用** 决明子热水提取物口服 670mg/kg 对四氯化碳中毒小鼠肝脏有弱的解毒作用。决明子经石油醚脱脂、氯仿提取，再用甲醇提取，结果该甲醇提取物有显著的护肝作用。进一步从中分得大黄酚-1-O-三葡萄糖甙、大黄酚-1-O-四葡萄糖甙在 1mg/ml 时对四氯化碳损伤的肝细胞有弱的保护作用，还发现芦荟大黄素也有类似的抗肝毒作用。深入的药理及植化研究还表明决明子甙、红镰玫素-6-O-龙胆二糖甙和红镰玫素-6-O-芹糖葡萄糖甙是决明子保肝的主要活性成分。

（8）**泻下作用** 决明子具有缓泻作用。其流浸膏口服后泻下作用在 3～5h 达到高峰。从水煎液中得 50％乙醇可溶部分，依次用醋酸乙酯、丁醇，分别得到各可溶部分及水溶部分。将泻下活性最高的丁醇部分用葡聚糖凝胶柱分离出数个组分，将具有活性的组分用酸水解，得到相同的大黄酚、二蒽酮及 d-葡萄糖。口服这些组分后，可从大肠内检测到亚硝基二苯胺的缩合物及大黄酚蒽酮，但对用氯霉素处理而抑制肠内细菌增殖的小鼠，其泻下活性减半，蒽酮生成也降低。可见，其泻下成分可能与番泻甙 A 在小鼠内的作用方式相同，即在肠内细菌作用下，生成对肠管作用的物质而发挥作用。决明子含有的泻下物质之一，系相当于番泻甙 A 的大黄酚二蒽酮甙。

（9）**对胃液分泌的影响** 对做了胃瘘的狗，空腹时给决明子流浸膏可促进胃液的分泌。

（10）**抑制 15-羟基前列腺素脱氢酶(15-0H PGDH)作用** 具有利尿作用的前列腺素 E_2 经 15-羟基前列腺素脱氢酶作用转变为 15-酮代前列腺素而被排到体外，通过抑制此体内反应可使利尿作用延长。决明子水提取液具有抑制 15-OH PGDH 活性。用乙烷、氯仿、甲醇、水依次提取，再用柱析法分离酶活性抑制物质，发现蒽醌衍生物决明素及美决明子素的 IC_{50} 分别为 1.064×10^{-4}mol/L，1.666×10^{-3}mol/L，共存的蒽醌衍生物大黄酚及大黄素甲醚的 IGI)分别为 1.789×10^{-4}mol/L，1.236×10^{-3}mol/L，抑制活性均较弱。

（11）**毒性** 实验证明药用植物中的蒽醌化合物具有致痛性。大部分羟基蒽醌甙元对鼠伤寒沙门菌 TA-1537 有致突变作用。对哺乳动物细胞的测试表明，羟基蒽醌类化合物致生殖毒性有明显的构效关系，当 1，3 位羟基(如大黄素)和侧链有羟甲基(如 2-羟基蒽酮、芦荟大黄素)时，这些蒽醌化合物就有致生殖毒性。但决明子本身的毒性尚待研究。

【炮制】 （1）**炒决明子**：取净决明子，置锅内，用文火加热，炒至微鼓起，有香气逸出时，取出放凉。用时捣碎。

（2）**盐决明子**：取净决明子，加盐水拌匀，闷透，置锅内，用文火加热，炒至表面棕褐色，微鼓起，有香气逸出时，取出放凉。每决明子 100kg，用食盐 2kg。

饮片性状：①炒决明子形如决明子，微鼓起，色泽加深，略带焦斑，质稍松脆，微有香气。②盐决明子形如决明子微鼓起，味略咸。

【性味归经】 味苦、甘、咸，性微寒。归肝、肾、大肠经。

【功用主治】 清肝明目，利水通便。主治目赤肿痛，羞明泪多，青盲，雀目，头痛头晕，视物昏暗，肝硬化腹水，小便不利，习惯性便秘，肿毒，癣疾。

《本经》："主青盲，目淫，肤赤，白膜，眼赤痛，泪出。久服益精光，轻身。"

《别录》："疗唇口青。"

《药性论》："明目，利五脏……除肝家热。朝朝取一匙，挼令净，空心吞之，百日见夜光。"

《食疗本草》："主肝家热毒气，风眼赤泪。"

《日华子》："助肝气，益精；水调末涂，消肿毒；协太阳穴治头痛。又贴脑心止鼻洪；作枕胜黑豆，治头风，明目。"

《本草衍义补遗》："益肾，解蛇毒。"

《本草汇言》："祛风散热，清肝明目之药也……贴心胸，止吐血、衄血。作枕统治头脑耳目一切风热诸病。"

《生草药性备要》："治小儿五疳，去翳明目，能擦癣癞。"

《医林纂要·药性》："泻邪水。"

《本草推陈》："为缓下利尿剂，并有强壮作用，能增进视力。用于高血压，视力减退，肾脏病，肝脏病，小便不利，头重头昏等症有著效。"

《湖南药物志》:"明目，利尿。治昏眩，脚气，浮肿，肺痈，胸痹。"

《常用中草药手册》(广州部队):"清肝明目，利水通便。治肝炎，肝硬化腹水，高血压，小儿疳积，夜盲，风热眼痛，习惯性便秘。"

【临床应用】 (1)**用于目赤肿痛，羞明多泪，翳障雀目等**。决明子功能清肝明目，为眼科常用之品。用于风热上壅所致目赤肿痛，羞明多泪，可配菊花、桑叶、青葙子等同用。若肝火上扰目赤肿痛，可配栀子、木贼草、夏枯草等药清肝泻火。用于风热攻注眼目，忽生翳膜，可与升麻、山栀、黄芩等药同用，方如《圣惠方》决明子散。雀目、久患不瘥，可配合地肤子同服。

(2)**用于头痛头晕、视物昏花等**。决明子既能清肝明目，又能兼益肾阴。如治肝阳上亢所致的高血压头痛头晕，可与夏枯草、钩藤、白蒺藜、石决明等品配伍应用，可收降血压之效。如治肝肾阴虚所致的视物昏花、眼睑干涩，青盲内障等症，可与何首乌、桑椹、女贞子、密蒙花等益肾明目药同 用；也可与杞菊地黄丸、石斛夜光丸等配合久服，有改善视力之效。

(3)**用于肠燥便秘或习惯性便秘**。决明子有缓下通便的作用，可单味泡茶饮或煎服。如肠燥便秘共者，亦可与瓜蒌仁、郁李仁等润肠通便药配用。

《本草经集注》:"蓍实为之使。"

《本草经疏》:"得沙苑蒺藜、甘菊花、枸杞子、生地黄、女贞实、槐实、谷精草补肝明目益精，除肝脏热之要药。得生地黄、甘菊花、荆芥、黄连、甘草、元参、连翘、木通，治暴赤风眼泪痛。"

《得宜本草》:"得甘菊治热毒赤眼。"

《得配本草》:"得生甘草治发背初起；配地肤子治青盲雀目。"

【用量用法】 内服：煎汤，6～15g，大量可用至 30g，或研末，或泡茶饮。外用：研末调敷，适量。

【使用注意】 脾胃虚寒及便溏者慎服。

《本草经集注》:"恶大麻子。"

《本经逢原》:"不宜久服，久服令人患风……肝虚血弱者，过用虚风内扰。"

《本草用法研究》:"有虚弱性腹泻者忌用。"

《福建药物志》:"孕妇慎用。"

《浙江药用植物志》:"决明的种子和叶均有毒，误食大量能引起腹泻。"

【附方】 (1)**治急性结膜炎**：草决明、菊花、蝉蜕、青葙子各 15g，水煎服。--《青岛中草药手册》

(2)**治急性角膜炎**：决明子 15g，菊花 9g，谷精草 9g，荆芥 9g，黄连 6g，木通 12g，水煎服。--《四川中药志》(1979 年)

(3)**治失明，目中无他病，无所见，如绢中视**：马蹄决明二升捣筛，以粥饮服方寸匕。忌鱼、蒜、猪肉、辛菜。--《僧深集方》之"决明散"

(4)**治夜盲症**：决明子、枸杞子各 9g，猪肝适量。水煎，食肝服汤。--《浙江药用植物志》

(5)**治雀目**：决明子二两，地肤子一两。上药捣细罗为散。每于食后，以清粥饮调下一钱。--《圣惠方》

(6)**治视物不清**：草决明(炒)二钱，白蒺藜(炒，去刺)四钱，防风二钱。为细末。用猪肝一块，竹刀薄剖，入末药在内，饭上蒸熟，去药食之。--《冯氏锦囊》之"还明散"

(7)**治风热偏头痛**：决明子、野菊花各 9g，川芎、蔓荆子、全蝎各 6g，水煎服。--《浙江药用植物志》

(8)**治高血压病**：①决明子适量，炒黄，捣成粗粉。加糖泡开水服，每次 3g，每日 3 次。 ②决明子 15g，夏枯草 9g，水煎连服 1 个月。--《全国中草药汇编》

(9)**治慢性便秘及卒中后顽固便秘**：决明子 1 升。炒香，研细末，水泛为丸。每日 3 次，每回 3g，连服 3～5 天，大便自然通顺，且排出成形粪便而不泄泻，此后继续每日服少量，维持经常通便，并能促进食欲，恢复健康。--《本草推陈》

(10)**治习惯性便秘**：决明子 18g，郁李仁 18g，沸水冲泡代茶。--《安徽中草药》

(11)**治小儿疳积**：草决明子 9g。研末，鸡肝一具，捣烂，白酒少许，调和成饼，蒸熟服。--《江西草药》

(12)**治口腔炎**：决明子 60g，浓煎频频含漱。--《安徽中草药》

(13)**治真菌性阴道炎**：决明子适量，水煎熏洗外阴及阴道。--《浙江药用植物志》

(14)**治发背**：草决明(生用)一升捣碎，生甘草一两重，亦切碎，水三升，煮取一升。温分二服。--《普济方》

(15)**治癣久不瘥者**：决明子为细末，入少轻粉拌匀。先以物擦癣，令微破，以药敷之。--《百一选方》

(16)**治疗高脂血症**：①用决明子制剂观察治疗高胆固醇血症 100 例。治疗前血清胆固醇在 5.64～12.584mmol/L(210～484mg%)之间，平均为 6.422mmol/L(247.0mg%)。治疗后为 2.6～5.408mmol/L(100～208mg%)，平均为 4.001mmol/L(153.9mg%)，平均下降 2.42lmmol/L(93.1mg%)。2 星期内有 82%降至正常水平；4 星期内降至正常水平者占 96%，总有效率达 98%。服药后有 85%病例的头晕、头痛、乏力等症状有所改善。有 5 例因故停药后又逐渐上升，再行服药后仍可下降。另有 5 例因剂量偏小(每日煎服 25g)降胆固醇效果不显，改用治疗剂量(每日煎服 50g)，则均恢复到正常水平。提示本品降低血清胆固醇系暂时性的，为达到治疗目的需要长期服用并维持一定的剂量，量少则难以达到治疗效果。制剂与用法：煎剂，决明子 50g，水煎，分 2 次服；糖浆(每 100ml 含生药 75g)，每次 20ml，每日服 3 次；片剂(每片含生药 3g)，每日服 3 次，每次 5 片。3 种剂型疗效观察无明显差异。副反应发生率占 9%，主要为腹胀、腹泻与恶心，多见于服药初期，均不影响继续服药，可自行消失。--《新医药学杂志》佳木斯医学院附属医院"三病"科研组，1974，(3)：30 ②又治疗高脂血症 48 例，用草决明糖浆(每 100ml 含生药 75g)，口服每次 20ml，每日 3 次，两个月为 1 疗程。降低胆固醇有效率为 95.8%；三酰甘油为 86.7%；8 脂蛋白为 89.5%。统计学处理，对降低血清胆固醇及 β 脂蛋白有非常显著意义(P<0.01)，对降三酰甘油亦有显著意义(P<0.01)。--《中国医院药学杂志》于俭，1987，7(9)：395

(17)**治疗真菌性阴道炎**：取决明子 30g，加水适量，煮沸 15 分钟，乘热用药液熏外阴，待温时浸洗外阴，每日 1 次，每次 15～20 分钟。治疗 22 例，经 1 疗程治疗后均有较好疗效，其中 2 次以上白带涂片阴性者 14 人，1 次或 2 次阴性者 8 人。--《中华医学杂志》苏州市第 1 人民医院妇科，1978，(2)：69

(18)**治疗小儿疳积**：取草决明 20g，鸡内金、山楂各 10g，鲜母鸡肝 1 具。将鸡肝捣如泥状，并将上 3 味药研为细粉，拌匀搓成团块如鸡蛋大小，以清洁布包紧，丝线扎口，然后用第 2 次的淘米水 500ml 在瓦罐内煎煮，得 100ml 汤汁送服，每日 1 剂，空腹服完，先食药，后饮汁。治疗小儿患者 l45 例，痊愈 127 例(面色红润，饮食正常，体重增加 3kg，大便色黄成形)，好转 15 例，无效 3 例，一般 1 剂见效。-- 《湖北中医杂志》聂家绍，1986，(6)：53

决明棵 味咸，微苦，性平。祛风清热，解毒利湿。主治风热感冒，流感，急性结膜炎，湿热黄疸，急慢性肾炎，带下，瘰疬，疮痈疖肿，乳腺炎。内服：煎汤，9～15g。

附方 （1）**治急慢性肾炎**：决明全草 30g，猪瘦肉适量，水炖服。--《福建药物志》

（2）**治肾虚眼花**：用草决明花 9～15g,切碎拌鸡蛋炒吃。

（3）**治脱肛**：用草决明根 6g，炖猪大肠吃。（2～3 方均出自《云南中草药》）

紫荆皮

【别名】 紫荆皮《开宝本草》，肉红、内消《纲日》，紫荆木皮《本草经疏》，白林皮《分类草药性》。

【名释】 《本草纲目》："其木似黄荆而色紫，故名。其皮色红而消肿，故疡科呼为肉红、内消。"

【来源】 为豆科植物紫荆 *Cercis chinensis* Bunge 的树皮。

另：豆科植物云南紫荆 *crcis chinensis* Hu et Cheng 的树皮紫荆皮也入药。分布于云南。

【植物形态】 紫荆 又名满条红(陕西、江西、湖南)，紫花树、清明花(湖南)。落叶小乔木或大灌木，高可达 15m。树皮幼时暗灰色而有光滑，老时粗糙而作片裂。幼枝有细毛。单叶互生；叶柄长达 3cm；叶片近圆形，长 6～14cm，宽 5～14cm，先端急尖或骤尖，基部深心形.上面无毛，下面叶脉有细毛，全缘。花先叶开放，4～10 朵簇生于老技上；小苞片 2，阔卵形，长约 2.5mm；花梗细，长约 6～15mm；花萼钟状，5 齿裂；花玫瑰红色，长约 1.5～1.8cm，花冠蝶形，大小不等；雄蕊 10，分离，花丝细长；雌蕊 1，子房无毛，具柄，花柱上部弯曲，柱头短小，呈压扁状。荚果狭长方形，扁平，长 5～14cm，宽约 1～1.5cm，沿腹缝线有狭翅，暗褐色。种子 2～8 颗，扁，近圆形，长约 4mm。花期 4～5 月，果期 5～7 月。见(图 426)

本植物的根（**紫荆根**）也供药用，详见下述。

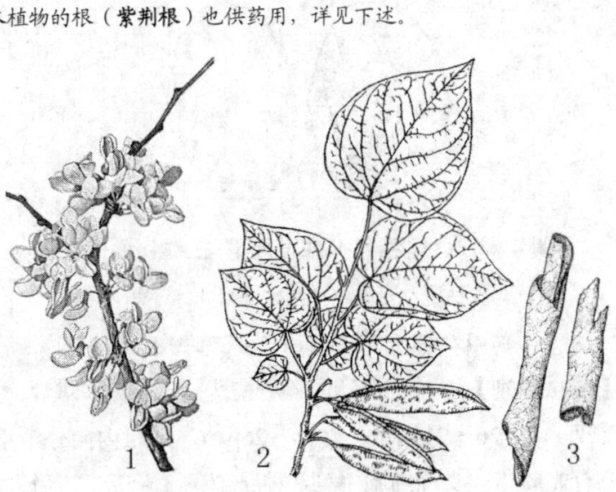

（图 426）**紫荆**

1.花枝 2.果枝 3.树皮

【生长分布】 邹平多栽培于公园、路旁、庭院。

【采收加工】 每年 7～8 月剥取树皮，晒干。

【栽培要点】 **生物学特性** 性喜光、向阳，耐寒。宜肥沃土壤，怕涝、萌蘖性强。

栽培技术 种子繁殖、育苗移栽为主，也可用分蘖、压条繁殖法。种子繁殖：种子用湿沙层积贮藏，播种时用 60℃温水浸泡 2 天，幼苗移栽 1 次，追肥 2～3 次，3 年生苗定植。

病虫害防治 病害主要有立枯病，危害幼苗，可喷硫酸铜液防治。虫害主要有刺蛾，夏、秋季为害树木。

【性状鉴别】 树皮呈筒状或槽状或不规则的块片，向内卷曲，长 6～25cm，宽约 3cm，厚 3～6mm，外表灰棕色，粗糙，有皱纹，常显鳞甲状；内表面紫棕色，或红棕色，有细纵纹理。质坚实，不易折断，断面灰红棕色。对光照视，可见细小的亮点。气无，味涩。

【显微鉴别】 （1）皮横切面：木栓层数列细胞，棕色。皮层中有石细胞群和纤维束及晶纤维束，石细胞壁较薄。射线喇叭状，韧皮部有纤维及晶纤维束散在。薄壁细胞内充满淀粉粒。

（2）粉末特征：红棕色。①晶鞘纤维长 450～700μm，直径 20～35μm，草酸钙棱晶直径 20～30μm。②石细胞类圆形，直径 60～200μm。③淀粉粒众多。

【理化鉴别】 取本品粉末 1g，加石油醚 10ml，振摇 10 分钟，过滤，滤液置水浴上蒸干，残渣加 5%香醛硫酸溶液 2～3 滴，即显红色，放置后颜色加深。(检查挥发油)

【主含成分】 主含鞣质、挥发油。油中主要成分为 α-蒎烯、β-蒎烯、苧烯、龙脑（*borneol*）、乙酸龙脑酯（*bornylacetate*）等。

【药理】 （1）**抗炎镇痛作用** 本品树皮煎剂 20g/kg 灌服对二甲苯所致小鼠耳肿胀及角叉菜胶所致小鼠足肿胀均有显著抑制作用，并能明显抑制醋酸所致小鼠扭体次数，表明有明显抗炎、镇痛作用。但对戊巴比妥钠所致小鼠睡眠时间及阈下剂量所致小鼠睡眠数均无协同效果，表明无镇静作用。

（2）**对肠道平滑肌的影响** 本品树皮煎剂 40mg/ml 浓度可抑制离体大鼠十二指肠平滑肌的自发运动，使收缩幅度降低，频率减慢。20mg/ml 还显著拮抗乙酰胆碱、氯化钡所致肠管痉挛，表明有解痉作用。

（3）**抗病原微生物作用** 本品树皮煎剂于体外对金黄色葡萄球菌、绿脓杆菌、大肠杆菌和痢疾杆菌以及红色毛癣菌等有一定抑制作用，曾报告还可抑制流感病毒，并延缓埃可病毒所致细胞病变。

（4）**毒性** 本品树皮煎剂灌服对小鼠的 LD_{50} 为 100.5±10.8g/kg。

【性味归经】 味苦，性平。归肝经。

【功用主治】 活血，通淋，解毒。主治妇女月经不调，瘀滞腹痛，风湿痹痛，小便淋痛，喉痹，痈肿，疥癣，跌打损伤，蛇虫咬伤。

《日华子》："紫荆木通小肠，皮梗同用。"

《开宝本草》："主破宿血，下五淋，浓煮服之。"

《纲目》："活血行气，消肿解毒，治妇人血气疼痛，经水凝涩。"

《分类草药性》："治跌打损伤，咽喉、牙痛，女人月经不凋，红崩白带，散血止痛。癣疮。"

《四川中药志》（1960 年版）："治喉痹.外用涂蛇虫咬伤。"

《河北中草药》："治风湿性关节炎。"

【用量用法】 内服：煎汤，6～15g，或浸酒，或入丸、散。外用：研末调敷，适量。

【使用注意】 孕妇禁服。

【附方】 （1）**治妇人血气**：紫荆皮为末，醋糊丸，樱桃大。每酒化服一丸。--《妇人良方补遗》

（2）**治鹤膝风挛**：真紫荆皮。老酒煎，候温常服。--《直指方》

（3）**治产后诸淋**：紫荆皮五钱。半酒半水煎，温服。--《妇人良方补遗》

（4）**治一切痈疽、发背、流注、诸肿毒冷热不明者**：川紫荆皮(炒)五两，独活(去节，炒)三两，赤芍药(炒)二两，白芷(生)一两，木蜡(又名望见消、阳春雪，随加减妙，即石菖蒲)。为末。用葱汤调热敷。--《外科集验方》之"冲和仙膏"，又名：黄云膏、仙膏

（5）**治内消初生痈肿**：白芷、紫荆皮。为末酒调。--《外科集验方》

（6）**治痔疮肿痛**：紫荆皮五钱，新水食前煎服。--《直指方》

（7）**治伤眼青肿**：紫荆皮。小便浸七日，晒研。用生地黄汁、姜汁调敷，不肿用葱汁。--《永类钤方》

紫荆根 味苦，性平。破瘀活血，消痈解毒。主治妇女月经不调，瘀滞腹痛，痈肿疮毒，痄腮，狂犬咬伤。用法：煎汤，6～12g。外用：捣敷，适量。

附方 （1）**治血枯闭经**：紫荆根30g，鬼针草、八月雪、珍珠菜根、金钱草各9g。放锅内同炒，加黄酒适量闷干。水煎，冲红糖、黄酒服。--《浙江药用植物志》

（2）**治疯狗咬伤**：鲜紫荆根皮酌加砂糖捣烂，敷伤门周围。--《福建民间草药》

白扁豆

【别名】 藊豆《别录》，白藊豆《宝庆本草折衷》，南扁豆《滇南本草》，白扁豆、沿篱豆、蛾眉豆《纲目》，羊眼豆《药品化义》，凉衍豆《本草乘雅半偈》，白藊豆子《要药分剂》，膨皮豆《广州植物志》，茶豆《江苏植物志》，小刀豆、树豆《四川中药志》，藤豆《中国药用植物图鉴》，火镰扁豆、眉豆《中药志》。

【来源】 为豆科植物扁豆 *Dolichos lablab* L.白色成熟种子。

【植物形态】 一年生缠绕草质藤本，长达6m。茎常呈淡紫色或淡绿色，无毛或疏被柔毛。三出复叶；叶柄长4～14cm；托叶披针形或三角状卵形，被白色柔毛；顶生小叶柄长1.5～3.5cm，曲侧小叶俩较短，长2～3mm，均被白色柔毛；顶生小叶宽三角状卵形，长5～10cm，宽约与长相等，先端尖，基部广楔形或截形，全缘，两面均被短柔毛，沿叶脉处较多，基出3主脉，侧脉羽状；侧生小叶斜卵形，两边不均等。总状花序腋生，长15～25cm，直立，花序轴较粗壮；2～4花或多花从生于花序轴的市上，小苞片舌状，2枚，早落；花萼宽钟状.先端5齿，上部2齿几乎完全合生，其余3齿近相等，边缘密被白色柔毛；花冠蝶形，门色或淡紫色，长约2cm，旗瓣广椭圆形，先端向内微凹，翼瓣斜椭圆形，近基部处一侧有耳状突起，龙骨瓣舟状，弯曲几成直角；雄蕊10，1枚单生，其余9枚的花丝部分连合成管状，将雌蕊包被；子房线形，有绢毛，基部有腺体，花柱近先端有白色髯毛，柱头头状。荚果镰形或倒卵状长椭圆形，扁平，长5～8cm，宽1～3cm，先端较宽，顶上具一向下弯曲的喙，边缘粗糙。种子2～5颗，扁椭圆形，白色、红褐色或近黑色，长8～13mm，宽6～9mm，厚4～7mm，种脐与种脊长而隆起，一侧边缘有隆起的白色半月形种阜。花期6～8月，果期9月。见上(图427)

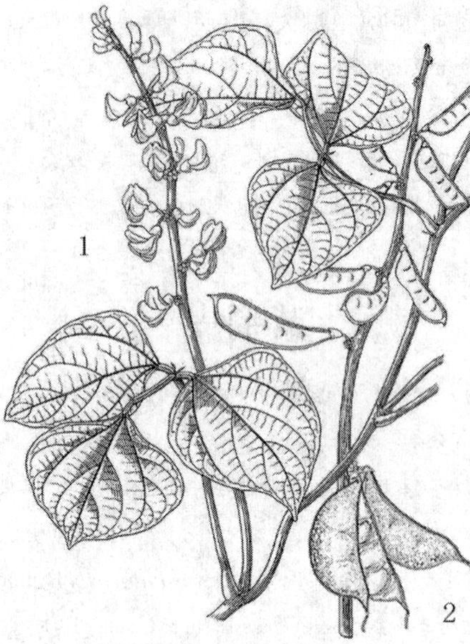

（图427）**扁豆**

1.花枝 2.果枝 3.花瓣 4.雄蕊

本植物的种皮（**扁豆衣**）、花（**扁豆花**）、叶（**扁豆叶**）也供药用，详见下述。

【生长分布】 原产印度、菲律宾等地。邹平各地均有栽培。

【采收加工】 秋季种子成熟时，摘取荚果，剥出种子，晒干，拣净杂质。

【性状鉴别】 种子扁椭圆形或扁印形，长0.8～1.3cm，宽6～9mm，厚约7mm。表面淡黄白色或淡黄色，平滑，稍有光泽，有的可见棕褐色斑点，一侧边缘有隆起的白色半月形种阜，长7～10mm，剥去后可见凹陷的种脐，紧接种阜的一端有珠孔，另一端有种脊。质坚硬，种皮薄而脆，子叶2片，肥厚，黄白色。气微，味淡，嚼之有豆腥气。见(图428-A)

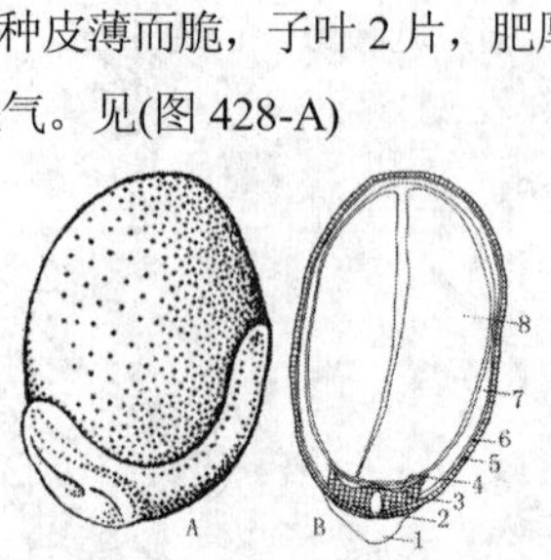

（图428）**白扁豆**（A.种子外形 B.横切面简图）

1.种阜 2.管胞岛 3.星状组织 4.维管束

5，栅状细胞 6.支柱细胞 7.薄壁细胞 8.子叶

【显微鉴别】 种子横切面：种皮为1列栅状细胞，种脐部位为2列，长26～213μm，宽5～26μm，壁自内向外渐增厚，近外方有光辉带；支柱细胞1列，种脐部位3～5列，哑铃状，长12～109μm，宽34～54μm，缢缩部宽10～25μm，其下为10数列薄壁细胞，多切向延氏。最内1列种皮细胞小，类方形。子叶细胞内含淀粉粒。种脐部位栅状细胞的外侧有种阜，细胞类圆形

或小规则长圆形。内含淀粉粒，内侧有管胞岛，椭圆形细胞壁网状增厚，其二侧有星状组织，细胞星芒状，有大型的细胞间隙，有的胞腔含棕色物。见(图 428-B)

【理化鉴别】 取本品粉末 1g，加 70%乙醇 10ml 回流提取，滤过，取滤液蒸干，滴加醋酐 2～3 滴和硫酸 1～2 滴，显黄色，变为红色、紫红色、污绿色。(检查甾类)

【栽培要点】 **生物学特性** 喜温暖湿润气候，怕寒霜，受霜害后，轻者影响生长，重者死亡。苗期需潮湿，应注意浇水。花期要求干旱，空气和土壤湿度大，容易落花。喜欢肥沃、排水良好的砂质壤土种植。种子发芽率 90%以上。温度在 16～20℃，有足够的湿度，播种后 10～14 天出苗。

栽培技术 用种子繁殖。春播，由于种子顶土能力弱，故播种前应先浇水，待可耕时立即下种，穴播，每穴放种子 2～3 粒，覆土 0.6～1cm，略镇压。行株距(30～60)cm×45cm。

田间管理 出苗后不久即应培土。生长初期，应注意浇水，保持土壤潮湿。苗高 50～60cm 支架。花期不宜浇水，以免落花。应追肥，以磷、钾肥为主。

病虫害防治 病害有锈病，春天发生，防治可用町湿性硫黄粉 500g 加 100kg 水喷射。虫害有蚜虫、红蜘蛛，用 2.5%敌杀死防治。豆荚螟可在初孵幼虫期喷洒触杀剂防治。

【主含成分】 种子含油 0.62%，其中，棕榈酸(*palmitic acid*)占 8.33%，亚油酸(*1inoleic acid*)占 57.95%，反油酸(*elaidic acid*)占 15.05%，油酸(*oleic acid*)占 5.65%，硬脂酸(*stearic acid*)占 11.26%，花生酸(*arachidic acid*)占 0.58%，山萮酸(*behenic acid*)占 10.40%。又含葫芦巴碱(*1rigonelline*)，蛋氯酸(*methionone*)，亮氨酸(*1eucine*)，苏氨酸(*threonine*)，维生素(*vitamin*)B_1 及 C，胡萝卜素(*carotene*)，蔗糖(*sucrose*)，葡萄糖(*glucose*)，水苏糖(*stachyose*)，麦芽糖(*maltose*)，棉子糖(*raffinose*)，L-2-哌啶酸(*L-2-pipecolic acid*)和具有毒性的植物凝集素(*phytoagglutinin*)。还含甾体。

【药理】 (1) **抗菌、抗病毒作用** 100%白扁豆煎剂用平板纸片法，对痢疾杆菌有抑制作用；对食物中毒引起的呕吐、急性胃肠炎等有解毒作用。白扁豆水提物对小鼠 Columbia SK 病肇有抑制作用。

(2) **对免疫功能的影响** 20%白扁豆冷盐浸液 0.3ml，对活性 E-玫瑰花结的形成有促进作用，即增强 T 淋巴细胞的活性，提高细胞的免疫功能。

(3) **毒性** 白扁豆中含对人的红细胞非特异性植物凝集素。不溶于水的凝集素有抗胰蛋白酶活性，可抑制实验动物生长，故属毒性成分。另含一种酶，有非竞争性抑制胰蛋白酶的活性，加热亦降低其活性，于 10mg/kg 浓度时，由于抑制了凝血酶，可使枸橼酸血浆的凝固时间由 20s 延长至 60s。

用白扁豆提取的凝集素可区分人和羊、牛的红细胞，因为此凝集素仅凝集人的红细胞，法医可用此探测人血。

【炮制】 **炒白扁豆**：取净白扁豆，置锅内，用文火炒至微黄色，略具焦斑时，取出放凉。用时捣碎。

饮片性状 炒白扁豆形如白扁豆，表面微黄色，略带焦斑，有香气。

【性味归经】 味甘、淡，性平。归脾、胃经。

【功用主治】 健脾，化湿，消暑。主治脾虚生湿，食少便溏，白带过多，暑湿吐泻，烦渴胸闷。

《别录》："主和中，下气。"

《药性论》："主解一切草木毒，生嚼及煎汤服，取效。"

《食疗本草》："疗霍乱吐痢不止，末，和醋服之。""主呕逆，久食头不白。"

《日华子》："补五脏。"

《本草图经》："主行风气，女子带下，兼杀一切草木及酒毒，亦解河豚毒。"

《宝庆本草折衷》："《续说》云：张松谓白扁豆又治脾胃虚弱，心忪满闷，身热烦渴，伤暑伏热，口苦舌干，倦不思食。"

《滇南本草》："治脾胃虚弱，反胃冷吐，久泻不止，食积痞块，小儿疳积，解酒毒，调五脏。"

《纲目》："止泄痢，消暑，暖脾胃，除湿热，止消渴。"

《随息居饮食谱》："安胎。"

【临床应用】 (1) **用于脾胃虚弱，湿自内生，而致泄泻、水肿及妇女带下**。白扁豆能健脾除湿，味薄气轻，多作佐使。治脾虚腹泻，或食少便溏，可助茯苓、白术、山药等共奏补脾止泻之功，如《局方》参苓白术散中用之。若脾虚水肿，可单用本品炒黄，磨粉调服。治妇女带下清稀，可与莲顶配用。若胃阴不足，食少口渴，《临证指南》多用生扁豆配麦冬、石斛之类养胃益阴。

(2) **用于感受暑湿，脾胃不和**。若伤暑身热无汗，恶心呕吐，腹痛泄泻，白扁豆常佐香薷、厚朴，以祛暑化湿，如《局方》香薷散；再加藿香、制半夏、茯苓之类则加强健脾祛湿，和胃泄浊之功，如《局方》六和汤。治外感暑邪发热，或伤暑后微热，眩晕，可与金银花、荷叶、西瓜翠衣等配用，以清热透表，解暑化湿。用治暑热津伤口渴及心脾积热之消渴，可与犬花粉同用，如《仁存堂经验方》之金豆丸。

(3) **用于药物、食物及乙醇等中毒引起的吐泻腹痛**。单用或配伍应用。

《本草蒙筌》："加十味香薷饮内，治暑殊功；佐参苓白术散中，止泻立效。"

《本草新编》："味轻气薄，单用无功，必须同补气之药共用为佳。"

《本经逢原》："得木瓜，治伤暑霍乱。"

《得配本草》："配花粉，治消渴饮水；配龙芽，疗肠风下血；配香薷，治寒热吐泻；合绿豆，解热毒痢。恐气滞，同陈皮炒；治吐泻，醋制；止湿火吐血，炒炭。"

【用量用法】 内服：煎汤，10～15g，或生品捣研水绞汁，或入丸、散。外用：捣敷，适量。

【使用注意】 不宜多食，以免壅气伤脾。健脾止泻宜炒用；消暑养胃解毒宜生用。

《本草经集注》："患寒热病者不可食。"

《食疗本草》："患冷气人勿食。"

《食鉴本草》(柴裔)："多食壅气。"

《随息居饮食谱》："患疟者忌之。"

【附方】 (1) **治脾胃虚弱，饮食不进而呕吐泄泻者**：白扁豆一斤半(姜汁浸，去皮，微炒)，人参(去芦)、白茯苓、白术、甘草(炒)、山药各二斤，莲子肉(去皮)、桔梗(炒令深黄色)、薏苡仁、缩砂仁各一斤。上为细末。每服二钱，枣汤调下，小儿量岁数加减服。--《局方》之"参苓白术散"

(2) **治妇人赤白带下**：白扁豆炒黄为末，米饮调下。--《妇人良方》

(3) **治慢性肾炎，贫血**：扁豆 30g，红枣 20 粒，水煎服。--《福建药物志》

(4) **治霍乱**：扁豆一升，香薷一升。上二味，以水六升，煮取二升，分服。单用亦得。--《千金要方》

（5）**治伏暑引饮，口燥咽干，或吐或泻**：用白扁豆(微炒)、厚朴(去皮，姜汁炙)各二钱，香薷(去土)二钱。水一盏，入酒少许，煎七分，沉冷。不拘时服。一方加黄连姜汁炒黄色，如有抽搦，加羌活。--《卫生易简方》

（6）**治心脾肠热，口舌下燥生疮**：扁豆(炒)、蒺藜子(炒)各二两。上二味，粗捣筛。每服五钱匕，水一盏半，煎至一盏，去滓，日三服，不拘时。--《圣济总录》之"扁豆汤"

（7.）**治一切药毒**：白扁豆(生)晒干为细末，新汲水调下二三钱匕。--《百一选方》

（8）**治中砒霜毒**：①白扁豆生研，水绞汁饮。--《永类钤方》 ②白扁豆不以多少为细末，入青黛等分细研，再入甘草末少许，巴豆一枚，去壳不去油，别研为细末，取一半入药内。以砂糖一大块水化开，添成一大盏饮之。毒随利去后，却服五苓散之类。--《百一选方》

（9）**治疖肿**：鲜扁豆适量。加冬蜜少许，同捣烂敷患处。--《福建药物志》

（10）**治恶疮连痂痒痛**：捣扁豆封，痂落即差。--《肘后方》

扁豆花

【别名】 扁豆花《本草图经》，南豆花《广东中药》。

【来源】 为豆科植物扁豆 *Dolichos lablab* L.的种皮。

【原植物】 参见"白扁豆"。

【采收加工】 每年7～8月间采收未完全开放的花，晒干或阴干。

【性状鉴别】 花呈扁平不规则三角形，长、宽约1cm。下部有绿褐色钟状花萼，萼齿5，其中有2齿几合生，外被白色短柔毛。花瓣5，皱缩，黄白、黄棕或紫棕色，未开放的花外为旗瓣包围，开放后，广卵圆形的旗瓣则向外反折；两侧为翼瓣，斜椭圆形，基部有小耳；龙骨瓣镰钩状，几弯成直角。雄蕊10，其中9枚基部联合，内有一柱状雌蕊，弯曲。质软，体轻。气微香，味淡。见(图429)

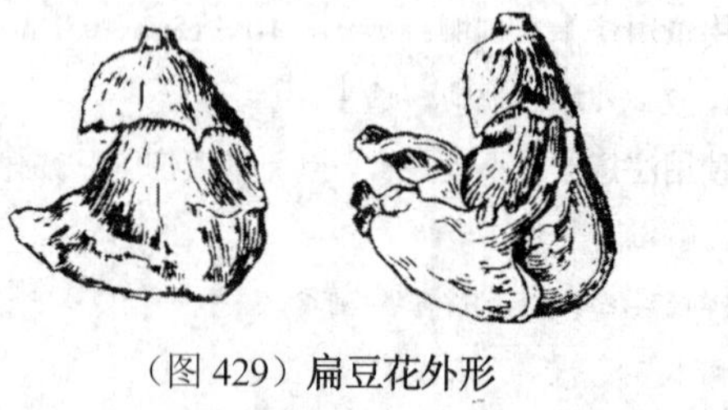

（图429）**扁豆花外形**

【理化鉴别】 （1））取本品粗粉1g，加水20ml，微沸20分钟，趁热滤过，取滤液点于滤纸上，再点加0.3%茚三酮溶液，热吹风，显紫红色。(检查氨基酸)

（2）取本品粗粉0.5g，加乙醇10ml，温浸30分钟，滤过，滤液浓缩至约2ml，加浓盐酸2～3滴，并慢慢加入锌粉少许，放于温水浴中数分钟，显红色。(检查黄酮)

（3）薄层色谱取本品粗粉0.5g，加氯仿10ml，冷浸24h，滤过，滤渣挥尽氯仿后，加乙醇15ml，冷浸24小时，滤过，滤液浓缩至1ml，作供试品溶液。另取对照品槲皮素和芦丁制成对照品溶液。吸取二溶液点于硅胶G-CMC层析板上，用乙酸乙酯-丁酮-甲酸-水(5：3：1：0.5)展开，干后喷5%三氯化铝乙醇溶液，紫外灯下观察：供试品色谱中，在与对照品色谱相应位置处显相同颜色的荧光斑点。

【显微鉴别】 粉末特征：粉末土黄色。①花粉粒类圆形、长圆形，直径35～50μm，表面有细网状雕纹，具3个萌发孔。②非腺毛甚多，1～3细胞，完整者42～380(～600) μm，顶端细胞甚长，先端多锐尖。③腺毛头部4～8细胞，倒卵形，柄1～3细胞。④萼片表皮细胞表面观呈多角形，垂周壁平直或稍弯曲，可见腺毛、非腺毛或毛脱落痕；气孔不定式。⑤花冠表皮细胞表面观呈类多角形或不规则形，壁稍弯曲，表面有细密的角质纹理；横切面观外壁向外隆起，或略呈乳突状。⑥草酸钙棱晶成片存在于萼片薄壁细胞中，呈长双柱形。⑦有花粉囊内壁细胞，形状不规则，壁螺状增厚。⑧药隔细胞壁菲薄。见(图430)

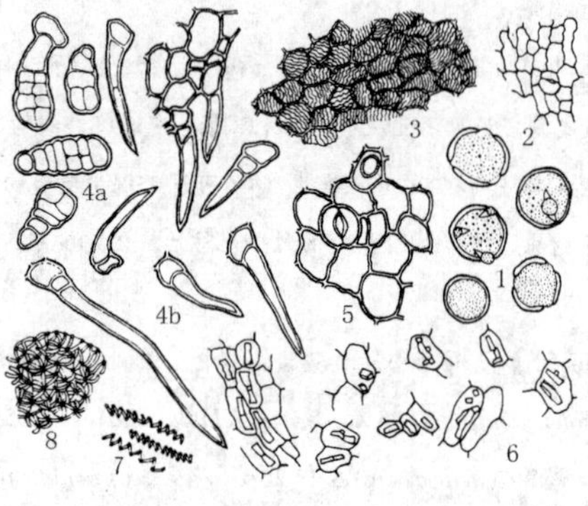

（图430）**扁豆花粉末特征**

1.花粉粒 2.药隔细胞(表面观) 3.花冠表皮细胞(表面观) 4.萼片表皮(a.腺毛 b.非腺毛) 5.气孔 6.草酸钙棱晶 7.导管 8.花粉囊内壁细胞

【主含成分】 含有原花青甙(*proanthocyanidins*)，黄酮类(*flavonoids*)，花青素(*anthocyanidins*)，香豆精(*conmarins*)。

【药理】 扁豆花煎液62.5mg/ml，在试管内可抑制宋内型、福氏型痢疾杆菌生长。

【性味归经】 味甘，性平。

【功用主治】 解暑化湿，和中健脾。主治夏伤暑湿，发热，泄泻，痢疾，赤白带下，跌打伤肿。

《本草图经》："主女子赤白下，干末，米饮和服。"

《纲目》："焙研服，治崩带。作馄饨食，治泄痢。擂水饮，解中一切药毒垂死。功同扁豆。"

《岭南采药录》："敷跌打伤，去瘀生新，消肿散青黑。"

《全国中草药汇编》："解暑化湿，止泻，止带。主治中暑发热，呕吐泻泄，白带。"

《福建药物志》："主治淋浊、腹泻、慢性肾炎、贫血、糖尿病。"

【临床应用】 （1）**用于暑湿，暑温证**。扁豆花味甘性平，功效与扁豆相似。因其气芳香，而长于解暑化湿，故暑湿、暑温之证每多用之，治暑邪挟湿在表，无汗口渴，头目昏重，可配金银花、连翘、荷叶、竹叶、西瓜翠衣等加强辛凉透达、涤暑清热之功，如《温病条辨》清络饮、新加香薷饮等。

（2）**用于泄泻，痢疾，赤白带下**。扁豆花化湿之外，又能和中健脾，故对夏季暑湿泻痢疗效较好。临床常与藿香、佩兰、厚朴等芳香化湿理气药同用。妇女赤白带下证属脾虚湿胜者以及食物毒药中毒者亦可用之。

（3）**外用**。扁豆花捣烂外敷伤肿，有良好消肿止痛作用。

【用量用法】 内服：煎汤，3～9g，或研末服，或捣汁。外用：捣敷，适量。

【附方】 （1）**治暑温，发汗后暑证悉减，但头微胀，目不了了，余邪不解者**：鲜荷叶边二钱，鲜银花二钱，西瓜翠衣二钱，鲜扁豆花一枝，丝瓜皮二钱，鲜竹叶心二钱。水二杯，煮取一杯。每日二服。凡暑伤肺经气分之轻证皆可用之。--《温病条辨》之“清络饮”

（2）**治暑温，形似伤寒，右脉洪大，左手反小，面赤口渴，但汗不出者**：香薷二钱，银花三钱，鲜扁豆花三钱，厚朴二钱，连翘二钱。水五杯，煮取二杯。先取一杯，得汗止后服；不汗再服；服尽不汗，再作服。--《温病条辨》之“新加香薷饮”

（3）**治一切泄痢**：白扁豆花正开者，择净勿洗，以滚汤瀹过，和小猪脊肉一条，葱一根，胡椒七粒，酱汁拌匀，就以瀹豆花汁和面，包作小馄饨，炙熟食之。--《纲目》引《必用食治方》

（4）**治伤暑腹泻**：扁豆花 15g，香薷 9g，厚朴 6g。水煎服。--《福建药物志》

（5）**治小儿腹泻**：白扁豆花、木槿花各 20g，焦山楂 10g，炒山药 15g，鸡内金 6g。加水 500ml，煎煮至 300ml，滤出药液，再加 300ml 水，煎至 150ml。合并两次药液，浓缩至 300ml。每日 3 次，每次 100ml。--《辽宁中医杂志》1980，(5)：16之“扁槿花煎剂”

（6）**治妇人白崩**：白扁豆花(紫者勿用)焙干为末。炒米煮饮入烧盐，空心服。--《奇效良方》

（7）**治疟疾**：扁豆花 9 朵，白糖 9g，清晨用开水泡服。--《湖南药物志》

（8）**解食物中毒**：(扁豆)鲜花或叶，捣绞汁，多量灌服。--《本草钩沉》

扁豆叶

味微甘，性平。消暑利湿，解毒消肿。主治暑湿吐泻，疮疖肿毒，蛇虫蛟伤。内服：煎汤，6～15g，或捣汁服。外用：捣敷，或烧存性研末调敷，适量。

附方 （1）**治霍乱**：白扁豆叶一把，同白梅一枚，并仁研烂，新汲水调服。--《本草述钩元》

（2）**治吐利后转筋**：生捣(扁豆)叶一把，以少醋浸汁服。--《食疗本草》

扁豆皮

味甘，性微温；归脾、胃经。消暑化湿，健脾和胃。主治暑湿内蕴，呕吐泄泻，胸闷纳呆，脚气浮肿，妇女带下。内服：煎汤，3～9g。

附方 （1）**治暑湿困阻，头昏胸闷**：扁豆衣、厚朴花、薄荷各 6g，桑叶、茯苓各 9g，鲜荷叶半张，煎服。

（2）**治脾胃湿困，不思饮食**：扁豆衣、茯苓、炒白术、神曲各 9g，藿香、佩兰各 6g，煎服。（1～2 方均出自《安徽中草药》）

皂荚

【别名】 皂荚《本经》，鸡栖子《广志》，皂角《肘后方》，大皂荚《千金要方》，长皂荚《本草图经》，悬刀《外丹本草》，长皂角《直指方》，乌犀、大皂角《纲目》。

【名释】 李时珍：“荚之树皂，故名。”皂者，乌黑色之谓也。皂荚紫黑色，故以皂为名。其形如角如刀，故又名皂角、悬刀。以长大者为佳，而缀以“长、大”之称。乌犀者，犀以角著名，故乌犀隐指乌角。鸡栖者，暮也，为乌黑之隐语，鸡栖子即皂角也。

【来源】 为豆科植物皂荚 *Gleditsia sinensis* Lain 的果实。

【植物形态】 乔木，高达 15m。刺粗壮，通常分枝，长可达 16cm，圆柱形。小枝无毛。一回偶数羽状复叶，长 12～18cm；小叶 6～14 片，长卵形、长椭圆形至卵状披针形，长 3～8cm，宽 1.5～3.5cm，先端钝或渐尖，基部斜圆形或斜楔形，边缘有细锯齿，无毛。花杂性，排成腋生的总状花序；花萼钟状，有 4 枚披针形裂片；花瓣 4，白色；雄蕊 6～8；子房条形，沿缝线有毛。荚果条形，不扭转，长 12～30cm，宽 2～4cm，微厚，黑棕色，被白色粉霜。花期 4～5 月，果期 9～10 月。见(图 431)

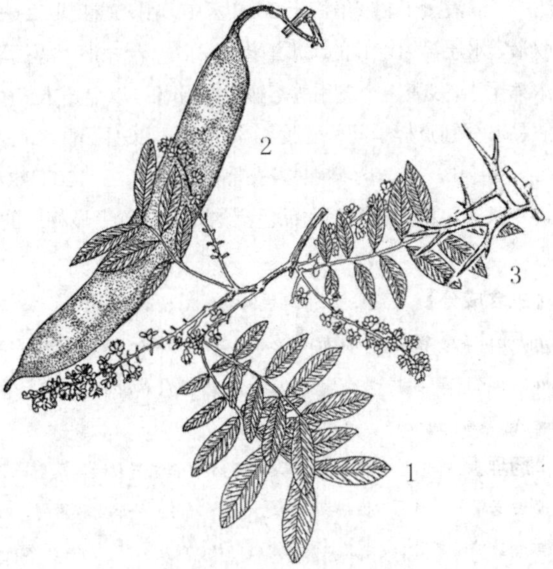

（图 431）**皂荚**

1.花枝 2.荚果 3.枝刺

本植物的不育果实(**猪牙皂**)、种子(**皂荚子**)、棘刺(**皂角刺**)、茎皮及根皮(**皂荚树皮**)也供药用，详见下述。

【生长分布】 生于路边、沟旁、住宅附近。邹平个别家庭有种植。

【采收加工】 栽种 5～6 年后即结果，秋季果实成熟变黑时采摘，晒干。

【栽培要点】 **生物学特性** 喜温暖向阳的地区，对土壤要求不严，只要排水良好即可，山区、平坝、边角隙地均可栽培。

栽培技术 用种子繁殖：10月采下果实，取出种子，随即播种；若春播，需将种子在水里泡胀后，再行播种。育苗时，开 1.3m 宽的高畦，撒施一层腐熟堆肥作为基肥，然后按行距 33cm，开深约 6～10cm 的横沟，把种子每隔 4～6cm 播 1 粒，播后施人畜粪水，并盖草木灰，最后盖土与畦面齐平。如遇天旱，要经常浇水。苗出齐后，要浅薅，并施人畜粪水，以后再中除、追肥 2～3 次。第 2 年再行 1～2 次中除、追肥等管理，到秋后即可移栽。移栽可按株距 7～10m 开穴，栽前把幼苗挖起，稍加修剪，每穴栽苗 1 株，盖土压实，最后再覆松土，使稍高于地面，浇水定根。

田间管理 栽后 3～4 年，每年要在穴边松土除草，并旋草木灰或渣滓肥，促使迅速生长。

【性状鉴别】 果实呈扁长的剑鞘状而略弯曲，长15～20cm，宽2～3.5cm，厚0.8～1.5cm，表面深紫棕色至黑棕色，被灰色粉霜，种子所在处隆起，基部渐狭而略弯，有短果柄或果柄痕。两侧有明显的纵棱线，摇之有响声，质硬，剖开后，果皮断面黄色，纤维性。种子多数.扁椭圆形，黄棕色，光滑。气特异，有强烈刺激性，粉末嗅之有催嚏性，味辛辣。

【理化鉴别】 (1)取本品粉末0.5g，加乙醇5ml，煮沸2～3分钟，放冷，滤过，取滤液0.5ml，置小瓷皿中，蒸干，放冷，加醋酐3滴，搅匀，加硫酸2滴，渐呈红紫色。(检查三萜类皂甙)

(2)取生理盐水稀释的2%新鲜兔血1ml，沿管壁加入本品生理盐水浸液(1：0.1g)若干，迅速发生溶血现象。(检查皂甙)

(3)薄层色谱取本品粗粉1g，加甲醇30ml，加热回流6小时，滤过，滤液蒸干，残渣溶于20ml水中，用乙醚提取2～3次，回收醚液，水层再用饱和的正丁醇提取3次，合并正丁醇提取液，减压浓缩至于，残渣用少量甲醇溶解，作供试液，以皂角甙C(GSaC)作对照品。分别点样于同一硅胶G薄层板，以正丁醇-乙醇-氨水(10：2：5)展开，用20%磷钳酸乙醇液喷雾后，于120℃烘烤10分钟，供试液色谱中在与对照品色谱的相应位置上显相同的深蓝色斑点。

【主含成分】 荚果含三萜皂甙：皂荚甙(*gledinin*)，其甙元为皂荚甙元(*gledigenin*)，皂荚皂甙(*gleditschia saponin*)。尚含蜡醇(*ceryl alcoho1*)，二十九烷(*nonacosane*)，正二十七烷(*heptacosane*)，豆甾醇(*stigmastero1*)，谷甾醇(*sitostero1*)，鞣质(*tannin*)等。

【药理】 (1)**祛痰作用** 本品含皂甙可刺激胃粘膜，反射地引起呼吸道粘膜分泌增加。属恶心性祛痰药。皂荚煎剂lg/kg给麻痹猫灌胃，呼吸道分泌液较给药前明显增加。本品祛痰作用较桔梗、前胡为弱，而与款冬花相似。

(2)**抗菌作用** 皂荚浸剂在试管内对堇色毛癣菌和星形奴卡菌和某些皮肤真菌有抑制作用。

(3)**毒性** 皂荚有溶血作用。但高等动物一般对其吸收很少，故口服并无溶血毒性，而主要表现为局部粘膜刺激作用。但如服用量过大或胃肠粘膜有损伤，则可产生溶血和其他组织细胞毒作用，特别是中枢神经系统，可致先痉挛后麻痹，最后呼吸衰竭死亡。国内曾报告因服大剂量皂角煎剂(200g，混以老醋一杯)而中毒死亡者，服后呕吐、腹泻，继之痉挛、昏迷，终致死亡。病理检查见胃粘膜腐蚀.肠粘膜充血水肿，脑充血水肿。脑、心、肺、脾、肾等脏器内红细胞呈消失现象，肝、脾有含铁血黄素吞噬之现象，说明有大量溶血。

【性味归经】 味辛、咸，性温，有毒。归肺、肝、胃、大肠经。

【功用主治】 祛痰止咳，开窍通闭，杀虫散结。主治痰咳喘满，中风口噤，痰涎壅盛，神昏不语，癫痫，喉痹，二便不通，痈肿疥癣。

《本经》："主风痹死肌，邪气，风头泪出，利九窍，杀精物。"

《别录》："疗腹胀满，消谷，除咳嗽囊结，妇人胞不落，明目益精。"

《药性论》："主破坚癥，腹中痛，能坠胎。将皂荚于酒中取尽其精，于火内煎之成膏，涂帛贴一切肿毒，兼能止疼痛。"

《日华子》："通关节，除头风，消痰，杀劳虫，治骨蒸，开胃及中风口噤。"

《纲目》谓王好古云："搜肝风，泻肝气。"

《纲目》谓汪机云："烧烟，熏久痢脱肛。"

《纲目》："通肺及大肠气，治咽喉痹塞，痰气喘咳，风疠疥癣。"

《本草述》："主治中暑风，喉塞肿痛，风邪痫疾.风涎眩晕，胸膈痞塞。痰逆呕吐反胃，除风湿肿满，利二便关膈。"

《得配本草》："开窍通关，达三焦之气，宣膀胱之滞，搜风逐痰，辟邪化谷。"

【临床应用】 (1)**用于顽痰壅塞，咳喘气急**。皂荚味辛、咸，能开壅塞之肺气，软化稠厚之顽痰，用治咳喘痰多，胸满气急，难以平卧之实证最宜。如《金匮要略》皂荚丸，以本品单味为末，炼蜜和丸，枣汤送服，治疗咳逆上气，时时吐浊，但坐不得眠，有祛邪而不伤正之意，若咳喘痰黄，胶固难咯者，可与清化痰热之海浮石、海蛤粉等同用。近年来临床上治慢性气管炎咳喘痰多者，常用本品与猪胆汁、草河车制片剂内服，能起到较好的祛痰止咳作用。

(2)**用于中风、癫痫，痰壅气闭，神昏不语，牙关紧闭**。皂荚辛能开闭，成能涌泄。凡上述窍闭诸证，可用之以涌吐壅塞之痰，使咽喉疏通，再进他药。如《传家秘宝方》之救急稀涎散。亦可与细辛为末，搐鼻取嚏，以通关窍，如《丹溪心法附余》通关散。

(3)**用于二便不通**。皂荚味辛，能"通肺及大肠气"，并能"宣膀胱之滞"，故能通二便。治大便秘结，可与能"治风秘"之刺蒺藜同用，如《圣济总录》皂荚散。亦可与行气利肠胃之枳壳同用，如《严氏济生续方》皂角丸。或用本品纳入肛内，如《普济方》治产后大肠燥热，大便坚硬不通，以本品为末，炼蜜和丸，纳入肛内。近有用本品与细辛为末，加蜂蜜制成肛门栓剂，治轻症动力性肠梗阻。治大小便关格不通，可单用本品，如《世医得效方》"用不蛀皂角烧灰，米汤调下即通。"若脏腑实热，二便不通，可与泻火通便之大黄，清利湿热之滑石同用，如(古今医鉴)颠倒散。

(4)**用于痈肿、疥癣**。皂荚外用，能散结消肿，杀虫止痒，如痈疽肿毒，用本品与蓖麻仁捣烂外敷，留顶透气，初起者可消，已成者自溃。若痈肿溃后，用本品与南星、大米(炒黑)、臭小粉(炒焦)，各为末和匀，蜜调，围敷疮口，以散结消肿。若疮口脓腐未尽，可用本品煎水洗涤，擦干后，再敷以黄柏细粉，可洁疮去腐。治疥疮，用本品与楝根皮为细末.脂膏调涂，如《证治准绳》治疥疮方。治疮癣，可与雄黄、蛇床子、轻粉等入黄蜡中制膏剂外搽，如《证治准绳》神异膏。

《本草经集注》："柏实为之使。"

《本草衍义》："暑中湿热时或久雨，合苍术烧，辟温疫邪湿。"

《赤水玄珠》："得麝香，则通窍。"

《得配本草》："配蛤蜊壳，消乳痈；佐白矾，吐风涎；佐海石，去膈上横结之痰；佐铁花，坠痰秽上逆之气；使羊肉，治肠风；合半夏末，取鼻嚏。"

【用量用法】 多入丸、散，1～3g。外用：研末搐鼻，或煎水洗，或研末掺或调敷，或熬膏涂，或烧烟熏，适量。

【使用注意】 体虚及孕妇、咯血者禁服。

《别录》："不入汤。"

《本草经集注》："恶麦门冬。畏空青、人参、苦参。"

《品汇精要》："妊娠不可服。"

《本草备要》："年老气虚人忌用。"

《得配本草》："阴虚痰盛、热极生风者禁用。"

【附方】（1）**治咳逆上气，时时唾浊，但坐不得眠**：皂荚八两(刮去皮，用酥炙)末之，蜜丸梧子大，以枣膏和汤服三丸，日三夜一服。--《金匮要略》之"皂荚丸"

（2）**治痰喘咳嗽**：长皂荚三条(去皮、子)，一荚入巴豆十粒，一荚入半夏十粒，一荚入杏仁十粒，用姜汁制杏仁，麻油制巴豆，蜜制半夏，一处火炙黄色，为末。每用一字，临卧以姜汁调下。--《余居士选奇方》

（3）**治卒中风口**：大皂荚一两(去皮、子，研末卜-筛)。以三年大醋和，左我 右，右 左，干更涂之。--《千金要方》

（4）**治中风口噤不开，涎潮**：皂角一梃，去皮，涂猪脂炙令黄色，为末。每服一钱匕，非时温酒服；如气实脉盛，凋二钱匕；如牙关不开，用白梅揩齿，口开即灌药，以吐出风涎差。--《简要济众方》

（5）**治头风头痛，暴发欲死**：长皂荚一梃(去皮、弦、子)。切碎，蜜水拌微炒，研为极细末。每用一二厘吹入鼻内，取嚏；再用一分，以当归、川芎各一钱，煎汤调下。--《余居士选奇方》

（6）**治大小便不通，关格不利**：烧皂荚，细研。粥饮下三钱，立通。--《证类本草》引孙真人方

（7）**治发背内疼如刺，脓未溃，发渴狂躁，止内疼**：皂角(烧存性)、生甘草。上二味，各四两。为末。每服一钱，无灰酒调下，不拘时。--《刘涓子鬼遗方》之"调脓散"

（8）**治便毒痈疽**：皂角(用尺以上者)一条，捶碎，法醋煮烂，研成膏敷之。--《直指方》

（9）**治乳痈**：皂荚(烧存性，研细)、蛤粉等分。上研匀。温酒调下半钱，未散稍加服药，次仍以手揉之。--《卫生家宝产科备要》)

（10）**治小儿毒气攻腮赤肿**：皂角二两(去核)，天南星二钱(生用)，糯米一合为末。上为细末，姜汁调涂。--《普济方》

（11）**治九种喉痹，急喉痹、缠喉风、结喉烂、重舌、木舌、飞丝入口**：大皂角四十梃，切碎，用水三斗浸一夜，煎至一斗半；入人参末五钱，甘草末一两，煎至五升，去渣，入无灰酒一升，釜煤二匕，煎如饧，入瓶封埋地中一夜。每温汤送服一匙，或扫入喉内，以恶涎吐尽为度，后含甘草片少许。--《串雅内编》之"黑龙膏"

（12）**治失音**：用皂角一梃去皮、子，萝卜三枚，切片，水二盏，煎一盏服之，不过三四服，即声出。--《卫生易简方》

（13）**治大肠风毒，泻血不止**：皂荚(长一尺二寸者)五梃(去黑皮，涂酥三两，炙尽为度)，白羊精肉十两。上药，先捣皂荚为末，后与肉同捣令熟，丸如梧桐子大。每于食前以温水下二十丸。--《圣惠方》

（14）**治大风诸癞**：长皂角二十条，炙，去皮、子，以酒煎稠，滤去渣，候冷，入雪糕，丸如梧子大。每酒下五十丸。--《直指方》之"皂角丸"

（15）**治风癣疥癞皮肤麻木，死肌，风痹顽皮等症**：大皂荚二十条(去皮、子、弦)。切碎，水十五碗，熬成稠膏，每日用少许搽患处；再以十茶匙枸杞子调服。--《马敬思自得录方》

（16）**治䵟䵳斑点**：皂荚末半升，杏仁半两。上都研令细，每夜用唾调涂之。--《普济方》

（17）**治落眉**：皂角(焙)、鹿角(煅灰)，等分为末。用生姜捣匀频擦眉棱骨上，则眉渐生。--《解围元薮》之"生眉方"

（18）**治食诸鱼骨鲠，久不出**：以皂荚末少许吹鼻中，使得嚏，鲠出。--《圣惠方》

（19）**治齿疳风蠹** 皂荚(不虫中者)二两，升麻一两，二味入瓶子内，固济，留一孔，烧令烟绝，取出细研；杏仁(去皮、尖、双仁，研)一两，凝水石(捣末)二两。上四味，共研匀。每用一钱匕，患处贴之。--《圣济总录》之"皂荚散"

（20）**治癣疥疮痒不可忍**：皂角三枚(煨，去皮、子)，黄连半两为末，腻粉二钱半。上将皂角为末，用米醋二大盏同煎如稀饧，用绵滤去柤，入黄连末、腻粉调令匀。候癣发时恶水出便可先用构树白皮搔，破后涂药，三两上便愈。--《证治准绳》

（21）**治小儿头疮粘肥及白秃**：皂角烧黑，为末，去痂敷之。--《卫生杂兴》

（22）**治心腹痞满，呕吐不止，破积聚者**：皂荚一梃(用长一尺二寸，火烧留性，净盆合之，四面土壅合物，令出烟)，巴豆十二个(白面一两二钱，同炒令黄色为度)。上为末，醋面糊为丸，绿豆大，每服十丸，盐汤下，食后加减。--《宣明论》之"五积丹"

（23）**治疗小儿厌食症**：用皂角置于铁锅内，先武火，后文火煅存性，剥开荚几，以内无生心为度，研细为末，瓶装备用。每次 1g，每日 2 次，用糖拌匀吞服。治疗小儿厌食症 110 例，痊愈 86 例，好转 18 例，无效 6 例，有效病例疗程 3～10 天，平均 5 天。--《湖北中医杂志》汪贻魁，1987，(1)：25

（24）**治疗产后急性乳腺炎**：皂角研末，75%乙醇或白酒调湿，再以纱布将药末包成大小约 1cm×0.5cm×0.5cm 的小包，塞在患乳同侧鼻孔内.如为双侧乳腺炎，可以交替塞鼻。观察 43 例，治愈 36 例。--《中华医学杂志》许怀瑾，1973，(11)：685

（25）**治疗急性肠梗阻**：用葛根、皂角子 500g，加水 4000ml，放于铁锅内熬 40 分钟，去渣置火炉上，使药液温度适宜；另用 10 层纱布制成 0.33m×0.33m 纱垫 4 块，浸药液后稍稍除去水分，即置于腹部热敷，每日 2～3 次，每次反复更换持续 1 小时，并根据病情适当给予抗菌素、补液及胃肠减压，治疗 44 例，治愈 37 例，好转 1 例，失败 6 例。一般热敷 1～6 小时即有缓解倾向。若热敷后症状加重者，应积极准备手术。--《河南医学院学报》王锦云，1965，9(4)：203

猪牙皂

【别名】 猪牙皂《别录》，牙皂《本事方》，小皂《本经逢原》，眉皂《中药志》。

【来源】 为豆科植物皂荚 *Gleditsia sinensis* Lain.的不育果实。

【原植物】 参见"皂荚"。

【性状鉴别】 果实圆柱形，略扁，弯曲作镰刀状，长 4～12cm，直径 0.5～1.2cm。表面紫棕色或紫黑色，被灰白色蜡质粉霜，擦去后有光泽，并有细小疣状突起及线状或网状裂纹，先端有鸟喙状花柱残基，基部具果梗痕。质硬脆，断面棕黄色，外果皮革质，中果皮纤维性，内果皮粉性，中间疏松，有灰绿色或淡棕黄色丝状物。纵向剖开可见整齐的凹窝，偶有发育不全的种子。气微、有刺激性，味微苦、辛，粉末有催嚏性。不育果实见下（图 432）

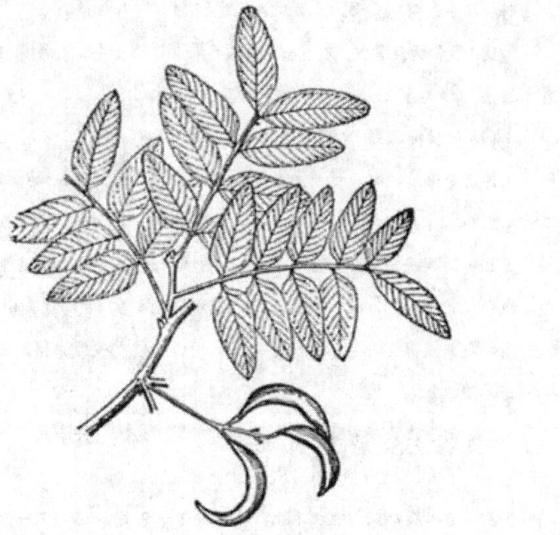

（图 432）**皂荚（示不育果）**

1.花 2.不育果枝

【显微鉴别】 猪牙皂果实(中部)横切面：外果皮 1 列细胞，类方形，排列紧密，外具角质层。中果皮外侧有石细胞组成的断续环带，维管束常斜向排列，纤维束多位于维管束内侧或外侧，草酸钙棱晶常见于石细胞群及维管束旁的薄壁细胞中，并有少数草酸钙簇晶；中果皮内侧有厚壁性孔纹细胞 1 至数列，类方形或长方形，其内外侧常伴有少量纤维束。内果皮厚，白色，由径向延长的薄壁细胞组成，并可见少数草酸钙小簇晶。见(图 433)

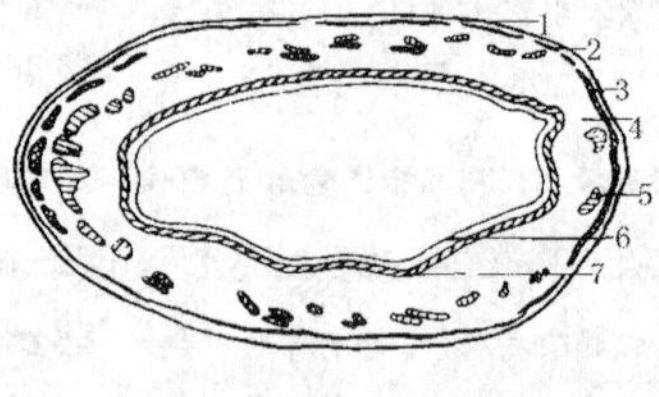

（图 433）**皂荚(不育果实)横切面简图**

1.外果皮 2.石细胞 3.纤维束 4.中果皮 5.维管束 6.内果皮 7.孔纹细胞环带

【药理】 除具有皂荚的药理作用外，猪牙皂在体外有杀死丝虫幼虫和溶血作用。

【余项】 参见“皂荚”。

【附方】 （1）**治急慢惊风，昏迷不醒**：猪牙皂角一钱，生半夏一钱，北细辛三分，共碾细末。用灯心蘸药入鼻孔，得嚏为验，不则难疗。用姜汤调少许服之，亦效。-- 《婴童类萃》之“通关散”

（2）**治风湿手足腰腿疼痛等症**：用猪牙皂角(不蛀者)一斤。锉碎为细末，用多年米醋，熬成膏子。夹纸摊贴大效。-- 《普济方》

（3）**治偏头风**：猪牙皂角(去皮筋)、香白芷、白附子各等分。上为末。每服一钱，腊茶调下，右疼右边卧，左疼左边卧，皆疼仰卧，食后服。-- 《证治准绳》

（4）**治白癜风**：猪牙皂角四两，草乌头半两，硫黄、白芷各一两。上为末，先用生姜揩患处，如面药一般洗之。-- 《普济方》

（5）**治疗急性肠梗阻**：猪牙皂 60g，捣开，放文火上烧烟，对准肛门熏约 10～15 分钟，即有肠鸣声；如未见效，再用前法熏 1～2 次。治疗便秘、肠梗阻、肠扭转 10 例，9 例见效。-- 《新医学》江苏省灌云县图河公社医院，1973，4(2)：119

皂荚子

【别名】 皂荚子《雷公炮制论》，皂角子《千金要方》，皂子、皂儿《博济方》，皂角核《妇人良方》。

【来源】 为豆科植物皂荚 *Gleditsia sinensis* Lam.的种子。

【原植物】 参见“皂荚”。

【采收加工】 秋季果实成熟时采收，剥取种子，晒干。

【炮制】 **炒猪牙皂**：取净砂子置锅内，用中火炒热，加入净猪牙皂，拌炒至疏松鼓起，呈深棕色，取出，筛去砂子，放凉。或取净猪牙皂置锅内，用文火炒至表面色泽加深、发亮时取出，放凉。**饮片性状**：本品微鼓起，色泽深棕色，有光泽，气微香，有刺激性。

【性状鉴别】 干燥种子呈长椭圆形，一端略狭尖，长 1.1～1.3cm，宽 0.7～0.8cm，厚约 0.7cm。表面棕褐色，平滑而带有光泽。较狭尖的一端有微凹的点状种脐，有的不甚明显。种皮剥落后可见 2 片大型鲜黄色的子叶，质极坚硬，气微，味淡。

【主含成分】 种子含树胶(*gum*)。种子内胚乳含由半乳糖(*galactose*)与甘露糖(*mannose*)，按摩尔比 1：3.9～4.0 组成的多糖。

【性味归经】 味辛，性温。归肺、大肠经。

【功用主治】 润肠通便，祛风散热，化痰散结。主治大便燥结，肠风下血，痢疾里急后重，痰喘肿满，疝气疼痛，瘰疬，肿毒，疮癣。

《本草图经》：“核中白肉，入治肺药。又炮核取中黄心，嚼饵之，治膈痰吞酸。”

《本草衍义》：“疏导五脏风热壅。”

《纲目》谓李东垣云：“和血润肠。”

《纲目》：“治风热大肠虚秘，瘰疬，肿毒，疮癣。”

《本草崇原》：“治疝气并睾丸肿痛。”

《医林纂要 · 药性》：“益心润肺，通大肠燥结，杀疳虫。”

《本草求原》：“疏风热，去麻痹。”

《天目山药用植物志》：“消痰破坚，通窍，搜风，杀虫。治中风口噤、急喉痹、风痫痰喘肿满。”

【用量用法】 内服：煎汤，5～9g，或入丸、散。外用：研末调敷，适量。

【使用注意】 孕妇及体虚者禁服。

【附方】 （1）**治大肠风秘**：皂荚子三百粒。破作两片，慢火炒燥，入酥一枣大，又炒燥，又入酥，炒至焦黑为度。为细末，蜜丸桐子大。每服三十丸，煎蒺藜、酸枣仁汤，空心下，良久未利，再服，渐加至百丸，以通为度。-- 《妇人良方》

（2）**治肠风下血**：皂荚子、槐实各一两。用粘谷糠炒香，去糠为末。陈粟米饮下一钱。-- 《圣惠方》之“神效散”

（3）**治痢疾里急后重**：枳壳、皂荚子等分。炒令干燥为末，米饮为丸，如梧桐子大。每服三十丸，空心米饮下。-- 《普济方》

（4）**治下痢不止**：皂角子瓦焙为末，米糊丸，梧子大。每服四五十丸，陈茶下。-- 《纲目》引《医方摘要》

（5）**治腰脚风痛，不能履地**：皂角子，洗净，以少酥熬香为末，蜜丸，梧子大。每空心以蒺藜子、酸枣仁汤下三十丸。-- 《千金要方》

（6）**治瘰疬满项不破，及肿疼痛**：不蛀皂子三百个。酒一升半，化硇砂一两，同浸皂子七日，以文武火熬成，候酒尽为度。每至临卧，含化三粒。--《博济方》

（7）**治气毒结成瘰疬，肿硬如石，疼痛**：皂荚子一两(烧灰)，槲白皮末一两。同研令细。每于食前以温酒调下二钱。--《圣惠方》

（8）**治一切疔肿**：皂荚子取仁，作末敷之。--《千金要方》

（9）**治一切恶疮**：皂角子十五粒，冷水送下，并二三服。--《普济方》

（10）**治鼾黯斑点**：皂荚子(末)半两，杏仁半两(汤浸去皮尖研如膏)。上药合研令匀。每夜用津唾涂之。--《圣惠方》

皂荚刺

【别名】 皂荚刺《本草衍义补遗》，皂荚刺《圣惠方》，皂刺《医学入门·本草》，天丁明《纲目》，皂角针《江苏植物药材志》，皂针《中药材手册》。

【来源】 为豆科植物皂荚 *Gleditsia sinensis* Lam.的棘刺。

【原植物】 参见“皂荚”。

【采收加工】 全年均可采，但以9月至翌年3月间为宜，切片晒干。

【性状鉴别】 完整的棘刺为主刺及1～2次分枝；扁圆柱状，长5～18cm，基部粗8～12mm，末端尖锐；分枝刺螺旋形排列，与主刺成60º～80º角，向周围伸出，一般长约1～7cm；于次分枝上又常有更小的刺，分枝刺基部内侧常呈小阜状隆起；全体紫棕色，光滑或有细皱纹。体轻，质坚硬，不易折断。

商品多切成斜薄片，一般呈长披针形，长2～6cm，宽3～7mm，厚1～3mm。常带有尖细的刺端，切面木质部黄白色，中心髓部松软，呈淡红色。质脆，易折断，无臭。味淡。

【显微鉴别】 （1）刺的横切面：最外一层表皮细胞外被角质层。皮层薄，有的薄壁细胞含少量淀粉粒。中柱鞘处有厚壁纤维和厚壁细胞断续环列。薄壁细胞常含草酸钙方晶或簇晶。韧皮部呈新月形，极小。木质部发达，由木化的木薄壁细胞、纤维和导管组成。髓宽广，占整个断面的一半以上，髓细胞大形，不规则，常含少量棕色物质。

（2）粉末特征：棕褐色，纤维性。①表皮细胞有棕色内含物及小颗粒状晶体，表面观可见气孔。②中柱鞘纤维多碎断，微黄色，壁厚，胞腔不明显，周围薄壁细胞含草酸钙方晶，直径17～22μm，簇晶直径6～8μm，形成晶鞘纤维。纤维束厚壁性，分隔纤维，薄壁性纤维有的具单纹孔。③木薄壁细胞方形或类多角形，具纹孔。④有螺纹导管及具缘纹孔导管碎片散在。⑤髓细胞大形，具众多单纹孔。

【理化鉴别】 取本品粉末1g，加乙醇20ml，置水浴上回流15分钟，滤过。取滤液1ml，加镁粉少量与盐酸3～4滴，显红色。(检查黄酮)

【性味归经】 味辛，性温。归肝、肺、胃经。

【功用主治】 消肿透脓，搜风，杀虫。主治痈疽肿毒，瘰疬，疠风，疮疹顽癣，产后缺乳，胎衣不下。

《本草图经》：“米醋熬嫩刺针作浓煎，以敷疮癣有奇效。”

《纲目》为杨士瀛云：“能引诸药上行，治上焦病。”

《本草衍义补遗》：“治痈疽已溃，能引至溃处，甚验。”

《纲目》：“治痈肿，妒乳，风疠恶疮，胞衣不下，杀虫。”

《本草崇原》：“去风化痰，败毒攻毒。定小儿惊风发搐，攻痘疮起发，化毒成浆。”

《本草求原》：“能出风毒于血中，治风杀虫，破散痈疽恶疮，腹内肠脏生疮。”

《江苏植物药材志》：“搜风杀虫，治瘰疬恶疮。”

《四川中药志》(1960年版)：“治风热疮、疹疮，并能通乳。”

《吉林中草药》：“活血散瘀。治跌扑，疮肿未溃。”

《全同中草药汇编》：“活血消肿，排脓通乳。主治痈肿疔毒未溃，急性乳腺炎，产后缺乳。”

【临床应用】 （1）**用于痈疽肿毒**。皂角刺辛散温通，攻走血脉，有消肿托毒排脓之功，内服外敷均可。凡痈疽肿毒，未成能消，已成能溃。治疮痈初起，常配穿山甲、金银亿、赤芍等消肿溃坚，清热解毒药同用以增强解毒消肿之功，如《校注妇人良方》仙方活命饮。治气血不足，痈肿欲溃不溃，则可与黄芪、当归等补益气血药同用，以扶止托毒，促其早溃，如《外科正宗》透脓散。治妇人乳痈，《纲目》引《仁斋直指方》以本品一两配蚌粉一钱和研酒服；治瘰疬，以本品配白及末少许外敷取效亦良。

（2）**用于麻风，顽癣**。皂角刺祛风杀虫功同皂荚。治疠风，古方以本品研末，煎人黄汤调服，如《保命集》之二圣散；亦可用大风子油凋涂；《本草汇言》以本品配苦参同用，通治疠风，风癣，风屑瘙痒。治顽癣，取本品嫩刺，以米醋浓煎，取汁外涂。

（3）**用于产后乳汁不下**。皂角刺温通经脉，有活血通乳之功，治产后缺乳，或乳汁不下，常配伍穿山甲、王不留行、通草同用，以增强其通经下乳的功效。

《本草汇言》：“姚继元云：治疠风癞疾，风癣风疮，瘙痒风屑，与苦参同用，其力更倍。”

《四川中药志》(1960年版)：“配黄芪、通草、当归炖猪蹄服，下乳汁。”

【用量用法】 内服：煎汤，3～9g，或入丸、散。外用：醋煎涂，或研末撒，或调敷，适量。

【使用注意】 疮痈已溃者及孕妇禁服。

【附方】 （1）**治痈疽恶毒，外发内发，欲破未破，在四肢肩背肚腹之外者，则痛极大肿，在胸膈腰胁肚腹肠胃之内者，则痛极大胀**：皂荚刺飞尖一两，乳香、没药、当归、川芎、甘草各二钱，白芷、花粉、金银花各五钱。水、酒各二碗，煎一碗半。毒在上，食后服；毒在中半饱服；毒在下，空心服。未成可消，已成即溃。--《本草汇言》引《医鉴初集》

（2）**治痈疽，癌，瘰，恶疮**：生发(烧，留性)三分，皂荚刺(烧，带生)二分，白及一分。上为细末。干掺或井水调敷。

（3）**治乳痈**：皂荚刺(半烧带牛)半两，真蚌粉二钱。上药研细。每服一钱，酒调下。（2～3方均出自《仁斋直指方》）

（4）**治产后乳汁不泄，结毒**：皂角刺、蔓荆子各烧存性，等分为末。每温酒服二钱。--《袖珍方》

（5）**治疮肿无头**：皂角刺，烧灰阴干为末。每服三钱，酒调，嚼葵花子三五个，煎药送下。--《儒门事亲》

（6）**治痔疾，肛边痒痛不止**：皂荚刺二两(烧令烟尽)，臭樗皮一两(微炙)，防风一两(去芦头)，赤芍药一两，枳壳一两(麸炒微黄，去瓤)。上药捣罗为末，用酽醋一斤，熬一半成膏，次下余药，和丸，如小豆大。每于食前，煎防风汤下二十丸。--《圣惠方》之"皂荚刺丸"

（7）**治腹内生疮在肠脏**：皂角刺不拘多少，好酒一碗，煎至七分，温服。小饮酒者，水煎亦可。--《纲目》引《简氏经验方》

（8）**治大风疠疮，体废肢损，形残貌变者**：皂角刺飞尖一斤(微炒，研为极细末)，赤链蛇一条(切碎，洒煮，去骨取肉，焙)，胡麻仁三两，生半夏二两，真铅粉一两。俱炒燥，研为末，和皂荚刺末，一总水泛为丸，如绿豆大，晒干，入净磁瓶内。每早晚各服三钱，白汤下。--《本草汇言》

（9）**治胎衣不下**：皂角刺烧为末。每服一钱，温酒调下。--《纲目》引《熊氏妇人良方补遗》

（10）**治小儿重舌**：皂角刺烧灰，入脑子少许。漱口，掺入舌下，涎出自效。--《普济方》

（11）**治顽癣**：新鲜皂角刺 2.5kg。将皂角刺捣碎，按熬清膏法熬成稠膏，再加入糖醋少许,使稀稠适度。先用细磁片将癣部白皮刮去，然后将药膏抹上一层，少时毒水泌出，应注意拭去。每日 1 次，数次即效，停 2~3 天再抹第 2 次。--《天津中草药》

（12）**治乳汁不足**：皂角刺、王不留行各 6g，黄芪 15g，猪蹄 2 只。煎煮至肉烂，去药渣，吃肉喝汤。--《安徽中草药》

（13）**治鼻咽癌**：皂刺和皂角树枝 360g，煎汤至黄酒色，每日服 3 次，分 2 日服完。--《抗癌本草》

皂荚树皮 味辛，性温。解毒散结，祛风杀虫。主治淋巴结核，无名肿毒，风湿骨痛，疥癣，恶疮。内服：煎汤，3～15g；或研末。外用：煎水熏洗，适量。

附方 （1）**治淋巴结核及疮毒**：皂角树根、天葵子、老君须、九子连环草、红土茯苓、刺龙包根、何首乌各 9g，蒲公英、夏枯草各 30g，水煎服。--《秦岭巴山天然药物志》

（2）**治肺风恶疮，皮肤瘙痒**：木乳(阴干，炙煮)、蒺藜子(炙，去角)、黄芪(锉)、人参、枳壳(去瓤，麸炒)、甘草(炮)等分。上为散，每服一钱，沸汤点服。--《普济疗》之"木乳散"

（3）**治产后子宫脱垂**：皂角树皮、川楝树皮各半斤，皂角核一合，石莲一合(炒，去心)。为粗末，煎汤，乘热以物固定，坐熏洗之，挹干，便吃补气丸药一服，仰睡。--《妇人大令良方》之"皂角散"

黑豆

【别名】 黑豆《日华子》，大豆《本经》，乌豆《肘后方》，尗、菽《纲目》，黑大豆《本草图经》，冬豆子《四川中药志》。

【名释】 《纲目》："豆、尗皆荚谷之总称也。篆文尗，象荚生附茎下垂之形，豆象子在荚中之形。"

【来源】 为豆科植物大豆 *Glycine max* (L.) Merr 的黑色种子。

【植物形态】 大豆 又名大菽《管子》。一年生直立草本，高 60～180cm。茎粗壮，密生褐色长硬毛。叶柄长，密生黄色长硬毛；托叶小，披针形；三出复叶，顶生小叶菱状卵形，长 7～13cm，宽 3～6cm，先端渐尖，基部宽楔形或圆形，两面均有白色长柔毛，侧生小叶较小，斜卵形；叶轴及小叶柄密生黄色长硬毛。总状花序腋生；苞片及小苞片披针形，有毛；花萼钟状，萼齿 5，披针形，下面 1 齿最长，均密被白色长柔毛；花冠小，白色或淡紫色，稍较萼长；旗瓣先端微凹，翼瓣具 1 耳，龙骨瓣镰形；雄蕊 10，二体；子房线形，被毛。荚果带状长圆形，略弯，下垂，黄绿色，密生黄色长硬毛。种子 2～5 颗，黄绿色或黑色，卵形至近球形，长约 1cm。花期 6～7 月，果期 8～10 月。见（图 434）

本植物的种皮（**黑豆皮**）、种芽（**大豆黄卷**）、种子加工品（**淡豆豉、豆汁、豆腐、豆腐渣、豆酱**）等也供药用，详见下述。

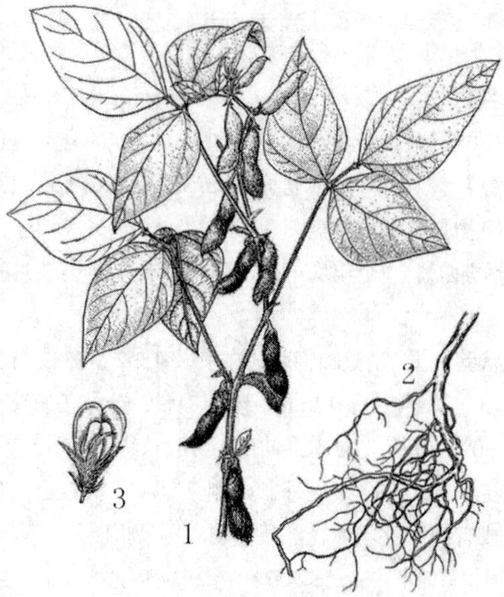

（图 434）大豆

1.根 2.植株上部（示荚果） 3.花

【生长分布】 邹平各地广泛栽培。

【采收加工】 8～10 月果实成熟后采收，晒干，碾碎果壳，拣取黑色种子。

【性状鉴别】 为椭圆形而略扁，长 6～10cm，直径 5～7mm，厚 1～6mm。表面黑色，略有光泽，有时具横向皱纹，一侧边缘具长圆形种脐。种皮薄，内表面呈灰黄色，除去种皮，可见到 2 片子叶，黄绿色，肥厚。质较坚硬。气微，具豆腥味。

【显微鉴别】 粉末特征：①种皮栅状细胞顶面观呈长多角形，壁厚，孔沟明显；侧面观呈长柱形，长 37～102μm，直径 9～10μm，胞壁自一端向另端渐增厚；底面观多边形，内含棕黑色物。②支柱细胞哑铃状或骨状，长 26～170μm，宽 20～73μm，中部缢缩，宽 12～26μm；顶面观呈类圆形，胞腔明湿。③子叶细胞多角形、类圆形或长圆形，有的旱栅状，内含众多细小糊粉粒、脂肪油滴、少量细小淀粉粒和细小草酸钙结晶。④草酸钙棱晶，柱晶长 18～33μm，宽 3～10μm。

【主含成分】 含较丰富的蛋白质、脂肪和碳水化合物、胡萝卜素(*carotene*)，维生素(*vitamin*)B_1、B_2，烟酸(*nicotinic acid*)等。含异黄酮类：大豆甙(*daidzin*)，染料木甙(*genistin*)。含皂甙类：大豆皂醇(*soyasapogenol*)A、B、C、D、E，与甙元结合的糖有葡萄糖，木糖，半乳糖，阿拉伯糖，鼠李糖和葡萄糖醛酸，甙元与糖的比例为 1: 1。胆碱(*choline*)，叶酸(*folic acid*)，亚叶酸(*folinic acid*)，泛酸(*pantothenic acid*)，生物素(*biotin*)，唾液酸(*sialic acid*)，维生素 B_{12}，

水解产物中含乙酰丙酸(*levulinic acid*)。

【药理】 （1）**降脂、抗动脉粥样硬化及减肥作用** 本品所含皂甙有明显的降血脂作用，可使高脂饲料所致高脂血症家兔血中胆固醇及三酰甘油(甘油三酯)明显降低。对于高糖饲料所致肥胖小鼠，本品皂甙可抑制其体重增加，减少血清、肝中脂质含量和体内脂肪含量，此效果可能与其能抑制胰岛素的作用有关。本品所含磷脂也有显著降脂、抗动脉粥样硬化作用，大豆磷脂口服可使血胆固醇明显降低，动脉粥样硬化及心肌损伤减轻，此可能与磷脂可增加细胞膜的流动性和完整性，促进脂酶活性及抗脂质过氧化等作用有关。于动脉粥样硬化患者也可见血脂、动脉粥样硬化指数等明昆降低。

（2）**保肝及抗脂肪肝作用** 本品所含皂甙有明显保肝作用，对于过氧化脂质所致大鼠肝损伤，大豆总皂甙可显著抑制之，使血清转氨酶及游离脂肪酸明显降低。本品所含磷脂可使细胞膜磷脂酰胆碱及亚油酸含量增高，细胞膜流动性加大，肝内脂肪蓄积减少。

（3）**对心血管系统的影响** 本品总黄酮在离体及整体试验中有显著扩张冠脉，增加心肌营养性血流量作用，同时可见冠脉阻力降低，心率减慢，心肌收缩力减小，血压下降等。于麻醉犬还能明显增加脑血流量，同时伴有血管阻力降低。此外，还能提高小鼠耐常压缺氧能力，对抗垂体后叶素所致急性心肌缺血对心律紊乱无明显影响。但大豆甙元则有明显抗心律失常作用。大豆总皂甙腹腔注射也可显著延长小鼠闭塞窒息死亡时间。对于培养乳鼠心室肌细胞，大豆总皂甙于 1.56～50μg/ml 浓度可呈剂量依赖性抑制心肌细胞群落的自发性搏动，去除药物或再加入肾上腺素均可使搏动恢复。向培养基中加入大豆皂甙5μg/ml使心肌细胞动作电位的波幅、波宽，超射、最大舒张电位、阈电位、最大除极速度等各电参数立即减小，Ca^{2+}则可使其所致动作电位抑制逆转，表明大豆皂甙对培养心肌具有钙通道阻滞作用。从其中分得的单体Ⅰ、A_1、A_2可能为其钙拮抗的主要有效成分，于 2μg/ml 即有显著效果。此外，大豆皂甙还能防治内毒素所致大鼠血管内散布凝血(DIC)时血小板、纤维蛋白原的降低和纤维蛋白降解产物(FDP)的增高，抑制凝血酶所致 DIC 肾小球中纤维凝块的形成，在体外大豆总甙及其单体Ⅰ、Ⅱ、Ⅲ、A_1和A_2还能抑制纤维蛋白原向纤维蛋白的转化，总甙和皂甙Ⅰ、Ⅱ还能促进纤溶活性。从大豆叶中提得的皂甙侧脑室注射，可使大鼠血压升高，心率加快，利血平化或损毁垂体均可使此作用减弱，大豆叶皂甙的上述中枢心血管效应较大豆皂甙为弱。

（4）**抗氧化及抗衰老作用** 大豆皂甙对阿霉素所致小鼠死亡有显著保护效果。灌服 200mg/kg 可显著抑制阿霉素所致小鼠心肌过氧化脂质(LPO)的升高，抑制率为 70％，腹腔注射对阿霉素所致心肌 LP0 升高的 ID_{50} 大豆皂甙为 27.9mg/kg，其所含 5 种单体皂甙的 ID_{50} 分别为Ⅰ54.5mg/kg、Ⅱ288.4mg/kg、Ⅲ33.9mg/kg、A_1为 26.3mg/kg、A_2为 17.8mg/kg。对阿霉素所致血清 ALT(丙氨酸转氨酶)、AST(天冬氨酸转氨酶)的升高和胆固醇的降低大豆皂甙也均可显著对抗之。对 NADPH 依赖的小鼠肝微粒体脂质过氧化反应大豆皂甙及其单体皂甙对丙二醛形成的抑制弱而对 H_2O_2 生成的抑制强，表明其主要抑制脂质过氧化的起始反应。对于黄嘌呤-黄嘌呤氧化酶所致体外培养大鼠心肌细胞氧化性损伤，大豆皂甙Ⅰ20μg/ml 可显著拮抗之，并显著降低其自由基含量。本品所含磷脂可使动物心肌线粒体内膜呼吸酶细胞色素氧化酶活力显著增加，心肌细胞膜胆固醇/磷脂比值及神经磷脂/磷脂酰胆碱比值下降，心电图异常改善。

（5）**抗肿瘤作用** 大豆皂甙元能诱导人早幼粒白血病细胞 HL-60 分化，作用弱且不完全，但当与乳香有效成分 BC-4 或 Ara-C 合用则能明显抑制 HL-60 细胞的生长，并表现明显的分化诱导活性，与 cDDP 合用也能增强对 HL-60 细胞生长的抑制。对于小鼠 B_{16} 黑色素瘤细胞，大豆甙元于 l0～40μg/ml 浓度可抑制其增殖，并明显降低其克隆形成能力及于体内的成瘤能力，并在抑制生长的同时增加黑色素的生成，明显改变 B_{16} 细胞形态，表明也能诱导 B_{16} 细胞的分化。

（6）**其他作用** 大豆总甙有明显的抗病毒作用，能明显抑制单纯疱疹病毒Ⅰ型(HSV-Ⅰ)、柯萨奇病毒 $B_3(CoxB_3)$等的复制，对 HSV-Ⅰ、HSV-Ⅱ、脊髓灰质炎病毒Ⅰ型(Polio-Ⅰ)、CoxB3、水疱性口炎病毒(VSV)及腺病毒Ⅲ型(ADV-Ⅲ)所致细胞感染均有明显保护效果，作用机制可能与其能直接杀伤病毒有关。另有报道，大豆磷脂还有明显的加强和延长胰岛素降血糖效果，还能改善胆石症患者胆汁中磷脂/胆固醇比值，增加胆汁溶解胆固醇的能力。曾报道喂饲大豆磷脂可使小鼠、家兔神经细胞胞体增大，核网致密，神经纤维的膜和轴突增粗，着色加深，并可使吗啡中毒鼠脊神经节细胞中高尔基体的减弱恢复正常。

（7）**体内过程** 大豆甙元于大鼠、小鼠和人肠道吸收较快，但吸收率于大鼠 24h 仅约 l 半，人吸收较多，于血中大豆甙元可与血浆蛋白疏松结合，于体内大部分被代谢，主要于肝脏形成结合物，并以此形式从体内排出。

（8）**毒性** 大豆总黄酮小鼠静注的 LD_{50} 为 815±10.3 mg/kg，每日服 0.9g/kg 或 1.8g/kg 连续 4 星期无明显毒性。大豆皂甙的溶血指数小于 100。大豆皂甙 100mg/kg 腹腔注射不引起小鼠死亡，家兔 5mg/kg 灌胃 4 星期无明显毒性。

【炮制】 **炒黑大豆**：取黑大豆，用清炒法炒至裂口，有香气溢出为度。

饮片性状：炒黑大豆形态与黑大豆相似，唯种皮裂开，稍卷曲。

【性味归经】 味甘，性平。归脾、肾经。

【功用主治】 活血利水，祛风解毒，健脾益肾。主治水肿胀满，风毒脚气，黄疸浮肿，肾虚腰痛，遗尿，风痹筋挛，产后风痉，口噤，痈肿疮毒，药物、食物中毒。

《本经》：“涂痈肿，煮汁饮，杀鬼毒，止痛。”

《吴普本草》：“杀乌头毒。”

《别录》：“逐水胀，除胃中热痹，伤中淋露，下瘀血，散五脏结积内寒，杀乌头毒。炒为屑，主胃中热，去肿除痹，消谷，止腹胀。”

《食经》（崔禹锡）：“煮饮汁，疗温毒水肿，除五淋，通大便，去结积。”

《食疗本草》：“主霍乱吐逆。主中风脚弱，产后诸疾。若和甘草煮汤饮之，去一切热毒气。善治风毒脚气，煮食之，主心痛，筋挛，膝痛，胀满。杀乌头、附子毒。和饭捣涂一切毒肿。疗男女阴肿，以绵裹内之。杀诸药毒。”

《本草拾遗》：“炒令黑，烟未断，及热投酒中，主风痹、瘫缓、口噤、产后诸风。”

《日华子》：“调中下气，通经脉。”

《食鉴本草》（宁源）：“散瘀血。治湿痹。”

《纲目》：“治肾病，利水下气，制诸风热，活血。”“煮汁，解礜石、砒石、甘遂、天雄、附子、射罔、巴豆、芫青、斑蝥、百药之毒及蛊毒。治下痢脐痛。冲酒治风痉及阴毒腹痛。”

《本草汇言》：“煮汁饮，能润肾燥，故止盗汗。”

《本草汇纂》：“祛风散热，利水下气，活血解毒，明目镇心，泽肌补骨，止渴生津。”

《四川中药志》（1960 年版）：“治黄疸浮肿，肾虚遗尿。”

《山东中草药手册》：“解毒利尿，滋补强壮。主治痈肿，水肿，肾虚体弱。”

《安徽中草药》：“治肾虚腰痛，青光眼，阴虚头晕眼花。”

《全国中草药汇编》：“健脾益肾，养阴除烦。主治阴虚烦热，自汗盗汗，风湿痹症。"

《福建药物志》:"补脾益肾，凉血解毒。治急、慢性肾炎，水肿，巴豆中毒，斑蝥中毒。"

【用量用法】 内服：煎汤，9～30g，或入丸、散。外用：研末掺，或煮汁涂，适量。

【使用注意】 脾虚腹胀、肠滑泄泻者慎服。

《别录》:"久服令人身重。"

《本草经集注》:"恶五参、龙胆。"

《纲目》:"服蓖麻子者忌炒豆，犯之胀满；服厚朴者亦忌之，动气也。"

《四川中药志》(1960年版):"脾弱滑肠者勿用。"

【附方】 (1) **治卒肿满，身面皆洪大**：大豆一升。以水五升，煮二升，去豆，纳酒八升，更煮九升。分三四服，肿瘥后渴，慎不可多饮。--《肘后方》

(2) **治急慢性肾炎**：黑大豆60~95g，鲫鱼125~155g，水炖服。

(3) **治妊娠水肿**：黑大豆95g，大蒜1粒。水煎，调红糖适量服。(2~3方均出自《福建药物志》)

(4) **治脚气入腹，心闷者**：浓煮大豆汁饮一大升，水止更饮。--《外台》引张文仲方

(5) **治小儿丹毒**：浓煮大豆汁涂之良，瘥，亦无瘢痕。--《千金要方》

(6) **治痘疮湿烂**：黑大豆研末敷之。--《纲目》

(7) **治小儿汤火疮**：水煮大豆汁涂上，易瘥，无斑。--《子母秘录》

(8) **治小儿头疮**：黑大豆适量，炒存性，研末，水调敷患处。--《四川中药志》(1960年版)

(9) **治黑头疔**：黑大豆(或豆腐渣)泡水中使之胀软，捣烂放温暖处。发霉后敷患处，能使疖毒疔肿消退或出头而愈。--《天目山药用植物志》

(10) **治急性淋巴管炎**：大豆、井里青苔各适量。捣烂敷患处。

(11) **治对口疮**：大豆适量，活鲫鱼1条。捣烂敷患处(已溃者敷疮口周围)。(10~11方均出自《福建药物志》)

(12) **治消渴**：乌豆置牛胆中阴干百日，吞之。--《肘后方》

(13) **治肾虚消渴难治者**：天花粉、大黑豆(炒)。上等分为末，面糊丸，如梧桐子大。黑豆百粒(煎)汤下。--《普济方》之"救活丸"

(14) **治肾虚体弱**：黑豆、何首乌、枸杞子、菟丝子各等分共研细末。每服6g，每日3次。--《山东中草药手册》

(15) **治肾虚腰痛、夜尿频数**：黑大豆适量。置猪小肚内炖服。--《四川中药志》(1960年)

(16) **治小儿胎热**：黑豆二钱，甘草一钱，灯芯七寸，淡竹叶一片，水煎服。--《全幼心鉴》

(17) **治青光眼**(绿风内障)：黑豆100粒，菊花5朵，皮硝18g，煎水，乘热熏洗，每日数次。--《安徽中草药》

黑豆皮

黑豆皮 味甘，性凉；归肝、肾经。养阴平肝，祛风解毒。主治眩晕，头痛，阴虚烦热，盗汗，风痹，湿毒，痈疮。内服：煎汤，6～15g。外用：捣敷，适量。

附方 (1) **治阴虚头晕眼花**：穞豆衣9g，生地12g，枸杞子、菊花各9g，煎服。--《安徽中草药》

(2) **治痈肿**：黑豆衣15g，金银花30g，连翘15g，蒲公英30g，水煎服。--《山东中草药手册》

黄豆

【别名】 黄豆《日用本草》，黄大豆《食鉴本草》(宁源)。

【来源】 为豆科植物大豆 *Glycine max* (L.) Merr 的黄色种子。

【原植物】 参见"黑豆"。

【生长分布】 邹平各地广泛种植。

【采收加工】 8～10月果实成熟后采收，取其种子晒干。

【性状鉴别】 种子黄色，黄绿色。种皮薄，除去种皮，可见2片子叶。黄绿色，肥厚。质坚硬。气微，具豆腥味。

【主含成分】 干大豆中含蛋白质36%，其质量与数量居植物蛋白之首，另外含脂肪18%，碳水化合物25%，同时含有胡萝卜素(*carotene*)，维生素(*vitamin*)B_1、B_2，烟酸(*nicotinic acid*)、粗纤维素、硫胺素、核黄素、尼克酸、抗坏血酸、维生素B等以及丰富的钙、磷、铁等微量元素。大豆油含亚油酸和卵磷脂。

【药理】 参见"黑豆"。

【炮制】 **炒黄豆**：取黄豆，用清炒法炒至裂口，有香气溢出为度。

饮片性状：炒黄豆形态与黄豆相似，唯种皮裂开，稍卷曲。

【性味归经】 味甘，性平。归脾、胃、大肠经。

【功用主治】 宽中导滞，健脾利水，解毒消肿。主治食积泻痢，腹胀食呆，疮痈肿毒，脾虚水肿，外伤出血。

《日用本草》:"宽中下气，利大肠，消水胀。治肿毒。"

《本草汇言》:"煮汁饮，能润脾燥，故消积痢。"

《本经逢原》:"误食毒物，黄大豆生捣研水灌吐之；诸菌毒不得吐者，浓煎汁饮之。又试内痈及臭毒腹痛，并与生黄豆嚼，甜而不恶心者，为上部有痈脓，及臭毒发痧之真候。"

《贵州民间方药集》:"用于催乳，研成末外敷，可止刀伤出血，及拔疔毒。"

【用量用法】 内服：煎汤，30～90g，或研末。外用捣敷，或炒焦研末调敷。

【使用注意】 内服不宜过量。

《纲目》:"多食壅气、生痰、动嗽，令人生豆，发面黄疮疥。"

《本草汇纂》:"患黄水疥疮者不宜食，又忌同猪肉食。"

【附方】 (1) **治单纯性消化不良**：黄豆500g，血藤5kg。将血藤煮取汁，浓缩前把磨好的豆浆倒进血藤汁中煮沸20分钟，过滤去渣，浓液烘干研粉备用。小儿每次0.5~1.0g，每日服4次。--《全国中草药新医疗法展览会资料选编》

(2) **治黄疸**：黄大豆120g，青矾60g，海金沙(炒)15g。共研末，米汤泛为丸。每日服9~15g，分21天服完。

(3) **治痧症**：生大豆嚼食(不拘量)，以口中觉有腥味为度。(2~3方均出自《湖南药物志》)

(4) **治痘后生疮**：黄豆烧研末，香油调涂。--《纲目》

(5) **治诸痈疮**：黄豆，浸胖捣涂。--《随息居饮食谱》

(6) **治疗多发性神经炎**：用黄豆、米糠各1500g。将黄豆炒枯磨成细粉，与米糠拌匀，备用。每餐取100g，水调作饼，加食油适量，置于待蒸的饭面上，

随饭蒸熟，餐前食服。每日3次，10天为1疗程。共用此方治疗100例，均获全愈。疗程最短者4天，最长者15天，平均8.5天。--《上海中医药杂志》张利人，1983，(3)：33

大豆黄卷

【别名】 大豆黄卷《本经》，大豆卷《本草经集注》，大豆蘖、黄卷《食经》(崔禹锡)，卷蘖《食疗本草》，黄卷皮《本草图经》，豆蘖《纲目》，豆黄卷《长沙药解》，菽蘖《本经疏证》。

【来源】 为豆科植物大豆 *Glycine max* (L.)Merr.的种子发芽后晒干而成。

【原植物】 参见“黑豆”。

【加工制作】 取大豆洗净，浸泡至外皮微皱，捞出，置竹箩内，上盖湿蒲包或湿布，每日淋水1～2次，促使发芽。至芽长0.5～1cm时，取出摊在篮内，先置有风处吹至半干(防止脱壳)，再行晒干即成。

【性状鉴别】 种子椭圆形或肾形，稍扁，长0.7～1.4cm，宽5～8mm；表面灰黄色、黑褐色或紫褐色，光亮，有横向皱纹，一侧有长圆形种脐，长2～3mm。种皮常裂开、破碎或脱落。子叶黄色，肥厚，胚根细长，伸出种皮之外，弯曲，长0.5～1cm；质脆易断。也有少数未发芽的种子，种皮完整。气无，味淡，有油腻感。见(图435)

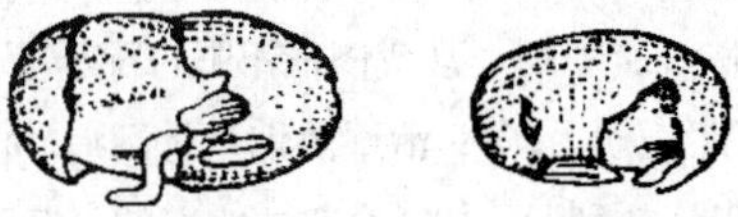

(图435) **大豆黄卷(发芽种子)外形**

【显微鉴别】 粉末特征：黄白色或黄褐色。①栅状细胞顶面观呈长多角形，壁甚厚，孔沟明显；底面观胞腔内含棕黄色或棕黑色物；断面观呈长柱形，长48～102μm，直径9～10μm，壁自内向外渐增厚。②支柱细胞哑铃状或骨状，长26～170μm，宽20～73μm，缢缩部宽12～26μm，其顶面观呈类圆形，胞腔明显。③糊粉层细胞形小，呈类方形，壁较厚。④种脐部位栅状细胞内侧的星状组织碎片少见，细胞类圆形、圆多角形或不规则形，壁较厚，有大型的细胞间隙。见(图436)

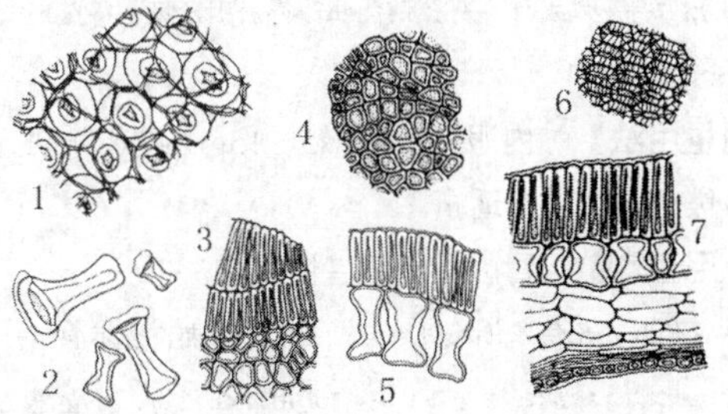

(图436) **大豆(发芽种子)粉末特征**

1.支持细胞顶面观及下方的薄壁细胞 2.支持细胞侧面观 3.两层栅状细胞及星状组织 4.栅状细胞底面观 5.栅状细胞及支持细胞 6.栅状细胞顶面观 7.种皮组织及糊粉层

【理化鉴别】 薄层色谱：取样品粗粉0.5g，加70%乙醇7ml，沸水浴上加热20分钟，放冷滤过，滤液浓缩至0.2ml，吸取20μl点样。以脯氨酸、亮氨酸和天冬酰胺作对照，点于硅胶G(青岛)板上。展开剂：一为正丁醇-醋酸-水(3：1：1)；二为酚-水(75：25)作双向展开，展距10cm。用1%茚三酮丙酮液喷雾后，于105℃烤5分钟。样品色谱中在与对照品色谱相对应的位置上可见紫红色斑点。

【炮制】 **制大豆黄卷：** 取大豆黄卷置锅内，加入用淡竹叶、灯芯草煎成之药汁共煮，至药汁吸尽后，取出晒干。每大豆黄卷50kg，用淡竹叶2kg，灯芯草1kg。

饮片性状： 制大豆黄卷形似大豆黄卷，粒坚韧，味微苦，豆腥气较轻而微清香。

【性味归经】 味甘，性平。归脾、胃、肺经。

【功用主治】 清热透表，除湿利气。主治湿温初起，暑湿发热，食滞脘痞，湿痹，筋挛，骨节烦疼，水肿胀满，小便不利。

《本经》：“主湿痹，筋挛，膝痛。”

《别录》：“主五脏胃气结积，益气，止毒，去黑肝，润泽皮毛。”

《本草经集注》：“治腹胀满。”

《千金·食治》：“去黑痣。宜肾。”

《食疗本草》：“破妇人恶血。”

《本草图经》：“蓐妇药中用之。”

《纲目》：“除胃中积热，消水病胀满。”

《全国中草药汇编》：“清热，除湿，解表。主治暑湿发热，麻疹不透，胸闷不舒，骨节疼痛。”

《河北中草药》：“解表退热，祛湿除烦。适用于感冒发热，暑湿，湿温之表证。”

【临床应用】 (1) **用于暑湿表证。** 大豆黄卷能清透表邪，分利水湿，治暑湿、湿温初起，发热恶寒，胸闷脘痞者，常配藿香、佩兰、滑石、通草等芳香化湿、淡渗利尿药同用；若发热恶寒无汗或汗出不彻，可配伍香薷以增强解表发汗作用；若湿热内蕴，烦热胸痞者，可配黄芩、栀子、半夏等以增强泄热宣透作用。

(2) **用于湿痹筋挛，水肿胀满。** 本品有清利湿热宣痹之功，治湿痹筋挛，骨节疼痛，肢体重着，可配伍薏苡仁、蚕沙、秦艽等，以祛湿蠲痹，舒筋止痛。若治水肿喘急，二便不利，可与大黄、橘皮同用，以利水降气，消肿除满，如《圣济总录》大豆散。

《吴普本草》：“得前胡、乌喙、杏仁、牡蛎、天雄、鼠屎，共蜜和佳。”

《本草经集注》：“得前胡、乌喙、杏人、牡蛎良。”

《本草求原》：“水煎调阴秋石服，治肾火冉冉上冲，脑后常生疮，和其阴阳也。”

《得配本草》：“配大黄、橘皮、青葱，治水肿喘急。”

《中草药学》(南药)：“治小便不利，水肿，腹肿，配槟榔、木香等。”

【用量用法】 内服：煎汤，6～15g，或捣汁服，或入散剂。

【使用注意】 《吴普本草》：“不欲海藻、龙胆。”《本草经集注》：“恶五参、龙胆。”

【附方】 (1) **治周痹注，五脏留滞，胃中结聚，益气出毒，润皮毛，补肾气：** 大豆蘖一斤，炒香熟，为末。每服半钱，温酒调下，空心，加至一钱，日三服。--《宣明论方》

（2）**治头风，湿痹，筋挛膝痛，胃中积热，大便结涩**：大豆黄卷(炒)一升，酥半两，为末，食前温水服一匙，日二服。--《普济方》之"黄卷散"

（3）**治水病，通身肿满，喘急，大小便涩**：大豆黄卷(醋拌炒干)、大黄(微煨去皮)各一两，捣罗为散。每眼二钱匕，临卧时，煎葱、橘皮汤调下，平明以利大肠为度。--《圣济总录》之"大豆散"

（4）**治老人痰火，咳嗽频发，胸胁满闷，百节攻痛，形羸气弱，饮食少进**：大豆黄卷一斤，晒干炒燥，为细末。每晚服一钱，黑枣泡汤调下。--《方脉正宗》

（5）**治阴痫慢惊，服温热药太多，而却生热证，反为急惊；又治吐虫**：大豆黄卷(晒干)、贯众、板蓝根、甘草(炙)各一两。上同为细末。每服半钱或一钱，白水煎，放冷服。甚者用药三钱，浆水入油数滴煎之。--《小儿卫生总微论方》

（6）**治小儿撮口及发噤**：以初生时豆芽，烂研，以乳汁调与儿吃，或生研绞取汁，少许与服亦得。--《圣惠方》

（7）**治黑痣、面黑 润毛**：大豆黄卷一升，炒令香为末。空心暖酒下一匙。--《普济方》

淡豆豉

【别名】 淡豆豉《本草汇言》，香豉《伤寒沦》，豉《别录》、淡豉、大豆豉《纲目》。

【名释】 "豉"为形声字。或曰"豉"声旁兼表意，谓其为佐味者，乃食品之支派也。豉有淡咸二种，淡者入药，故名淡豆豉。

【来源】 为豆科植物大豆 *Glycine max* (L.) Merr 的黑色的成熟种子经蒸罨发酵等加上而成。

【原植物】 参见"黑豆"。

【加工制作】 将黑大豆洗净。另取桑叶、青蒿的煎液拌入豆中，候吸尽后置蒸笼内蒸透，取出稍晾，再置容器内，用煎煮过的桑叶、青蒿覆盖，在25～28℃和80%相对湿度下使其发酵，至长满黄衣时取出，除去药渣，加适量水搅拌，置容器内，保持50～60℃再闷15～20天，俟其充分发酵，至有香气逸出时，取出，略蒸，干燥。每大豆100kg，用桑叶、青蒿10kg；或用青蒿、桑叶、苏叶各10kg，麻黄2.5kg，或用鲜辣蓼、鲜青蒿、鲜佩兰、鲜苏叶、鲜藿香、鲜薄荷及麻黄各2kg。

【性状鉴别】 本品呈椭圆形略扁，长0.6～1cm，直径0.5～0.7cm。表面黑色，皱缩不平，无光泽，一侧有棕色的条状种脐，珠孔不明显。子叶2片，肥厚。质柔软，断面棕黑色。气香，味微甘。

【理化鉴别】 （1））取本品1g研碎，加水10ml，加热至沸，并保持微沸数分钟，滤过，取滤液0.5ml。点于滤纸上，待干，喷以1%吲哚醌-醋酸(10：1)的混合液，干后，在100～110℃烘约10分钟，显紫红色。

（2）取本品1g，研碎，加水10ml，在50～60℃水浴中温浸1小时，滤过，取滤液1ml，加1%硫酸铜溶液与40%氢氧化钾溶液各4滴，振摇，应无紫红色出现。

【炮制】 **炒豆豉**：取净豆豉，置锅内，用文火炒至表面微焦，有香气逸出时，取出放凉。

饮片性状：炒豆豉形如淡豆豉，表面有焦斑，气微香。

【性味归经】 味苦、辛，性平。归肺、胃经。

【功用主治】 解肌发表，宣郁除烦。主治外感表证，寒热头痛，心烦，胸闷，懊侬不眠。

《别录》："主伤寒头痛寒热，瘴气恶毒，烦躁满闷，虚劳喘吸，两脚疼冷。又杀六畜胎子诸毒。"

《药性论》："主下血痢如刺者，治时疾热病发汗，又寒热风，胸中疮生者。"

《食疗本草》："能治久盗汗。"

《日华子》："治中毒药，蛊气，疟疾，骨蒸，并治犬咬。"

《宝庆本草折衷》："制砒毒。"

《本草元命苞》："口舌生疮，豉末含之。"

《纲目》："下气，调中。治伤寒温毒发痘，呕逆。"

《本经逢原》："治误食鸟兽肝中毒。"

《随息居饮食谱》："治湿热诸病。"

《会约医镜》："安胎孕。"

【临床应用】 （1）**用于外感表证**。淡豆豉能发散外邪，为外感表证所常用，单用力弱，常与其他药物配伍使用，且多用于外感初起，风寒、风热均宜。治疗风热表证，可与金银花、连翘、薄荷等清热解表之品同用，如《温病条辨》银翘散；治疗风寒表证，可与辛温解表之葱白同用，如《肘后方》的"葱豉汤"。

（2）**用于心胸烦闷，懊憹不眠**。淡豆豉性质轻浮，善于宣郁调中，凡寒热暑湿之气，郁结胸脘而不能发越者，皆可用之。如治疗热郁胸中，心胸烦闷，甚或懊侬不眠，配栀子以清热除烦，如《伤寒论》的"栀子豉汤"；治湿热郁蒸之酒疸，心中懊侬热痛，配大黄、栀子以清热利湿，如《金匮要略》的"栀子大黄汤"；若寒痰郁肺日久，阴雨天即发，坐卧不安者，用其宣肺散邪解毒，可与砒石制丸服用，如《本事方》的"紫金丹"。古方有用本品与大蒜、薤白、黄连等配合应用，治疗湿郁肠胃，暴痢下血。

（3）**其他作用** 淡豆豉单味煎服治疗损伤瘀聚，腹满胀闷。捣烂外敷还可治疗痈疮肿毒。

《本草经集注》："暑热烦闷，冷水渍饮二三升；患脚入，恒将其酒浸以滓敷脚，皆瘥。"

《药性论》："得醯良。"

《本草元命苞》："薤白同煎，除伤寒暴痢腹疼；酒病未安，葱豉煎汤顿饮。"

《纲目》："得葱则发汗，得盐则能吐，得酒则治风，得薤则治痢，得蒜则止血，炒熟又能止汗。"

【用量用法】 内服：煎汤，5～15g，或入丸剂。外用：捣敷，或炒焦研末调敷，适量。

【使用注意】 胃虚易泛恶者慎服。

《本草经疏》："凡伤寒传入阴经与夫直中三阴者，皆不宜用。热结胸中，烦闷不安者，此欲成结胸，法当下，不宜复用汗吐之药，并宜忌之。"

【附方】 （1）**治作寒有数种，人不能别，初觉头痛身热，脉洪，起一二日**：用葱白一虎口，豉一升。以水三升，煮取一升。顿服取汗，不汗复更作，加葛根二两，升麻三两，五升水煎取二升，分再服，必得汗。若得汗，更加麻黄二两。--《肘后方》

（2）**治痰饮头痛寒热，呕逆，如伤寒**：淡百豉二合，制半夏五钱，茯苓

三钱，生姜十片，水煎服。--《方脉正宗》

（3）**治发汗吐下后，虚烦不得眠，心中懊憹**：栀子十四个(擘)，香豉四合(绵裹)。上二味，以水四升，先煎栀子，得二升半，纳豉，煮取一升半，去滓。分为一服，温进一服，得吐者止后服。--《伤寒论》之"栀子豉汤"

（4）**治风热攻心，烦闷不已**：豉二合，青竹茹一两，米二合。上以水三大盏，煎豉、竹茹，取汁一盏半，去滓，下米煮粥。温温食之。--《圣惠方》

（5）**治伤寒心狂欲走**：豉(炒令香熟)三两，芒硝(烧令白，于湿地上用纸衬出火毒)四两。上二味，每取豉半两，先以水一盏，煎取七分，去滓，下芒硝末三钱匕，再煎三二沸。空腹，分温二服，如人行三里更一服，日夜可四服。--《圣济总录》之"香豉汤"

（6）**治伤寒汗出不解，已三四日，胸中闷**：豉一升，盐一合。水四升，煎取一升半。分服当吐。--《梅师集验方》

（7）**治温毒发斑，大疫难救**：黑膏生地黄半斤(切碎)，好豉一升，猪脂二斤。合煎五六沸，令至三分减一，绞去滓，末雄黄、麝香如大豆者纳中，搅和。尽服之，毒从皮中出。--《肘后方》

（8）**治大头瘟痹，头痛发热，胸胀气急**：淡豆豉八钱，连翘一两，生姜五片，葱白五茎。水五大碗，煎二碗半，徐徐服。--《方脉正宗》

（9）**治多年肺气喘急，响嗽，晨夕不得眠**：信砒石一钱半(研尽如粉)，豆豉(好者)一两半，(水略润少时，以纸浥干，研成膏)。上用膏子和砒同杵极均，丸如麻子大。每服十五丸，小儿量大小与之，并用极冷腊茶清临卧吞下，以知为度。--《本事方》之"紫金丹"

（10）**治疟疾腹胀，寒热，遍身疼**：淡豆豉五合，槟榔五钱。水二碗，煎一碗，得吐即愈。--《肘后方》

（11）**治血痢不止**：淡豆豉二两，大蒜肉一两五钱(火煨熟)。共捣成膏，丸梧子大。每早服百丸，白汤下。--《博济方》

（12）**治伤寒暴痢腹痛**：豉一升，薤白(切)一握。以水三升先煮薤，内豉更煮汤，色黑去豉。分为二服，不差再服。--《药性论》

（13）**治泻痢虚损**：淡豉二两，白术三钱，甘草五分。上同杵为膏，丸如梧子大。每服三四丸，以米饮汤下。如未愈及赤白痢腹满胁痛者加一二丸。--《宣明论方》之"二胜丸"

（14）**治小儿一二岁，面色萎黄，不进饮食，腹胀如鼓，或生青筋，口渐羸瘦**：淡豆豉十粒，巴豆一粒略去油。上研匀如泥，丸粟米大。每服十丸，姜汤下，无时服。--《普济方》之"淡豆豉丸"

（15）**治痔漏**：豆豉(炒)、槐子(炒)等分，为末。每服一两，水煎空心服。--《卫生易简方》

（16）**治小便不通连**：根葱一根(不洗去泥土)，生姜一片，淡豆豉二十一粒，盐二匙。同研捶作饼，放铫子上烘热，饼掩脐中，以厚绵絮系定，良久气通自利，不然再换。--《片玉心书》

（17）**治胎毒又能助养脾元，消化乳食**：淡豆豉煎浓汁，与儿饮三五口，其毒自下。--《小儿病源方论》

（18）**治虚劳冷，骨节疼痛无力**：豉二升，地黄八斤。上二味再遍蒸，暴干为散。食后以酒一升，进二方寸匕，日再服之。亦治虚热。--《千金要方》

（19）**治鼻衄，终日不止，心神烦闷**：豉二合，艾叶如鸡子大，鹿角胶二两(杵碎，炒令黄燥)。上二件药，以水二大盏，煎取一盏二分，分为三服，徐徐服之。--《圣惠方》

（20）**治咽喉肿痛，语声不出**：豉半升，水二大盏，煎至一大盏，去滓，分为二服，相继稍热服之，令有汗出瘥。--《圣惠方》

（21）**治口疮**：豆豉四两，炒，捣罗为散，每用绵裹一钱匕，含之，日五七次。--《圣济总录》之"豆豉散"

（22）**治头疮久不瘥，及白秃**：豆豉半升，龙胆草、芜荑各一分。上药一处用湿纸裹，盐泥固济，火煅存性，碾为末，以生清油半斤熬取四两。下药急搅匀，得所，瓷合收。敷神效。--《世医得效方》之"如圣黑膏"

（23）**治阴茎上疮痛烂**：豉一分，蚯蚓湿泥二分。水研和，涂上，干易。禁热食、韭菜、蒜。--《药性论》

（24）**治蝮蛇螫**：豉四两，椒三两(去目)，熏陆香三两，白矾三两(烧灰)。上件药相和烂捣。以唾调敷被咬处。--《圣惠方》

豆腐

【来源】 为豆科植物大豆 *Glycine max*(L.)Merr.种子的加工制成品。

【加工制作】 多用黄大豆，以水浸约1天左右(夏季可较短)，待豆浸胖后，带水磨碎，滤去渣滓，入锅煮沸，即成豆腐浆，再点以盐卤或石膏，即凝成豆腐花，然后用布包裹，榨去部分水分，即成。

【性味归经】 味甘，性凉。归脾、胃、大肠经。

【功用主治】 泻火解毒，生津润燥，和中益气。主治目赤肿痛，肺热咳嗽，消渴，休息痢，脾虚腹胀。

《食鉴本草》(宁源)："宽中益气，和脾胃，下大肠浊气，消胀满。"

《纲目》："清热散血。"

《食物本草》："凡人初到地方，水土不服，先食豆腐，则渐渐调妥。"

《医林纂要·药性》："清肺热.止咳，消痰。"

《本草求真》："治胃火冲击，内热郁蒸，症见消渴、胀满。并治赤眼肿痛。"

《食物考》："和中利脏，解毒下结。"

《本草求原》："解硫黄毒。"

《随息居饮食谱》："清热，润燥，生津，解毒，补中，宽肠，降浊。"

【用量用法】 适量煮食。外用：切片敷贴，适量。

【附方】 （1）**治赤眼肿痛**：黑神散、消风散等分，白汤调，食后睡时服。仍用豆腐切片敷其上，盐就者可用，酸浆者不可用。--《证治要诀类方》

（2）**治咸哮，痰火吼喘(包括急性支气管哮喘)等**：豆腐1碗，饴糖60g，生萝卜汁半酒杯。混和煮一沸。每日2次分服。--《食物中药与便方》

（3）**治杖疮青肿**：豆腐切片贴之，频易。或以烧酒煮贴之，色红即易，不红乃已。--《纲目》引《拔萃方》

（4）**治烧酒醉死，心头热者**：用热豆腐细切片，遍身贴之，贴冷即换之，苏省乃止。--《纲目》

（5）**治休息痢**：醋煎白豆腐食之。--《普济方》

豆汁

【别名】 豆腐浆、腐浆《纲目拾遗》，豆浆《秘方集验》。

【来源】 为豆科植物大豆 *Glycine max*(L.)Merr.种子制成的浆汁。

【加工制作】 参见"豆腐"。

【性味归经】 味甘，性平。归肺、大肠、膀胱经。

【功用主治】 清肺化痰，润燥通便，利尿解毒。主治虚劳咳嗽，痰火哮喘，肺痈，湿热黄疸，血崩，便血，大便秘结，小便淋浊，食物中毒。

《食物考》："清热下气，利便通肠，止淋浊。"

《纲目拾遗》谓陈廷庆云："入阴分。泻火，通淋浊。"

《纲目拾遗》："清咽，祛腻，解盐卤毒。"

《随息居饮食谱》："清肺补胃，润燥化痰。"

【用量用法】 内服：50～250ml。

【附方】 （1）**治虚羸**：腐浆煮粥食。--《纲目拾遗》之"甜浆粥"

（2）**宁嗽补血**：豆腐浆，五更冲鸡蛋，白糖点服。--《纲目拾遗》

（3）**治痰火吼喘**：饴糖二两.豆腐浆一碗，煮化顿服。--《仙拈集》

（4）**治肺痈肺痿**：用芥菜卤陈年者，每日将半酒杯冲豆腐浆服。服后胸中一块，必塞上塞下。塞至数次，方能吐出恶脓。日服至愈。

（5）**治淋症**：用六一散冲腐浆食.

（6）**治大便下血**：荸荠一斤或半斤，豆腐浆不冲水者一大碗。将腐浆炖极热，捣荸荠汁，乘热冲入饮之。(4～6方均出自《纲目拾遗》)

（7）**治血崩**：生豆腐浆一碗，生韭菜汁半碗入浆内。空心服一二次。--《纲目拾遗》引《不药良方》)

（8）**治脚气肿痛，难走者**：热豆腐浆加松香末。捣匀敷。--《纲目拾遗》

（9）**治伤寒十日不汗**：用未点豆腐浆一大碗，调好白蜜，热服，即出汗愈。--《纲目拾遗》引张卿子方

（10）**治黄疸**：每日空心冷吃生豆腐浆一碗，吃4～5次自愈，忌食生萝卜。--《纲目拾遗》引《刘羽仪经验方》

（11）**治疗急性妊娠中毒症**：对92例先兆子痫及子痫患者采用豆浆饮食，即每日给纯黄豆制的豆浆(黄豆与水之比为1: 8) 2000ml，加糖200g，分6次进食，仍可自由饮水。一般持续2～4天，改用无盐普食。豆浆饮食的第2日开始，可酌给水果或藕粉，以缓解饥饿感。对照组41例，给无盐普食。其他治疗措施(避免声光刺激，给镇静剂及镇痉剂)两组均相同。结果豆浆饮食组的水肿消退及血压下降至正常水平的时间，均较对照组为快；豆浆饮食组的死亡率为零，对照组为2.43%。认为豆浆饮食含钙低，含盐少，含维生素B_1及烟酸较多，进食的水分又较多，故有降低血压及利尿的作用。--《中华妇产科杂志》李宝星，等，1957，5(4)：285

豆腐渣

豆腐渣 味甘、微苦，性平。凉血，解毒。主治肠风便血，无名肿毒，疮疡湿烂，臁疮不愈。内服：炒黄，清茶调服，9～15g。外用：涂敷，适量。

附方 （1）**治肠风下血**：雪花菜(即豆腐渣)用未曾滤出浆者，带水锅内炒燥为末，每服9g，日三次。。紫血块者，白糖汤下；红血块者，砂糖汤下。--《纲目拾遗》引《慈航活人书》，

（2）**治一切恶疮，无名肿毒**：用豆腐渣，在砂锅内焙热，看红肿处大小，量作饼子贴上，冷即更换，以愈为度。--《纲目拾遗》

（3）**治臁疮、裙边疮烂臭起沿**：生豆腐渣捏成饼，如疮大小，先用清茶洗净，绢帛拭干，然后贴上，以帛缠之，一日一换，其疮渐小，肉渐平。--《养素园传信方》

（4）**治脚上皮蛀生水孔而皮湿烂者**：豆腐渣贴三日即愈，不要落生水。--《纲目拾遗》引《不药良方》

豆酱

【来源】 为用大豆、蚕豆、面粉等作原料，经蒸罨发酵，并加入盐水制成的糊状食品。根据以大豆或以面粉为主原料，可分为"豆瓣酱"和"甜面酱"。

【主含成分】 （1）**豆瓣酱**（100g）：含水分39g，蛋白质20.9g，脂肪11.2g，碳水化合物2g，灰分24.9g，钙245mg，磷174mg，铁16.1mg，硫胺素(thiamine)0.05mg，核黄素(riboflavine)0.78mg，烟酸(nicotinicacid)2.1mg。

（2）**甜面酱**(100g)：含水分47g，蛋白质5.8g，脂肪1.2g，碳水化合物37g，灰分6.3g，钙32mg,磷104mg，铁5.7mg。

【性味归经】 味咸、甘，性平。归脾、胃经。

【功用主治】 清热解毒。主治蛇虫蜂螫毒，烫火伤，疠疡风，浸淫疮，中鱼、肉、蔬菜毒。

《别录》："主除热，止烦满，杀百药、热汤及火毒。"

《食疗本草》："主火毒，杀百药。"

《日华子》："杀一切鱼、肉、菜蔬、蕈毒；并治蛇、虫、蜂虿等毒。"

《纲目》："能制食物之毒。""酱汁灌入下部，治大便不通；灌耳中，治飞蛾虫蚁入耳；涂猘犬咬及汤火伤灼未成疮者有效；又中砒毒，调水服解。"

《本草汇言》："祛时行暑热、疠毒、瘴气。"

《本草求真》："解肾热邪。"

《本草再新》："除一切热毒，杀虫消肿。"

《随息居饮食谱》："治胎气上冲，及虚逆呕吐，亦解鸦片毒。"

【用量用法】 内服：汤饮化服，适量。外用：调敷，或化汁涂，适量。

【使用注意】 不宜多食。

《食疗本草》："多食发小儿无辜，生痰动气。妊娠合雀肉食之，令儿面墨。"引自《纲目》

《纲目》谓苏颂云："麦酱和鲤鱼食，生口疮。"

《随息居饮食谱》："痘痂新脱时食之则瘢黑。"

【附方】 （1）**治百药、百虫、百兽之毒损人者**：豆酱，水洗去汁，以豆瓣捣烂一盏，白汤调服；再以豆瓣捣烂，敷伤损处。--《方脉正宗》

（2）**治人卒中烟火毒**：黄豆酱一块，调温汤一碗灌之。--《本草汇言》

（3）**治汤火烧灼未成疮**：豆酱汁敷之。--《肘后方》

（4）**治疠疡风**：酱清合石硫黄细末，日日揩之。--《外台》

（5）**治手足指掣痛不止**：酱清和蜜温涂之。--《千金要方》

（6）**治轻粉中毒，服轻粉口破者**：以三年陈酱，化水频漱之。--《濒湖集简方》

（7）**治浸淫疮癣**：酱瓣和人尿涂之。--《千金翼方》

（8）**治妊娠下血**：豆酱二升。漉去汁，熬令燥，末。酒服方寸匕，日五六服。--《古今录验方》之"豆酱散"

（9）**治妊娠尿血**：豆酱一大盏(微焙令干)，生干地黄二两。上为末，每于食前，以粥饮调下一钱。--《海上方》

野大豆

【别名】 野大豆《沙漠地区药用植物》，穞豆、稆豆《本草拾遗》，䓥豆《救荒本草》，零乌豆、马料豆《本草汇言》，细黑豆、料豆《本经逢原》，

马豆《本草经解》，野毛豆《百草镜》，驴豆《药性考》，鹿豆、饿马黄《植物名实图考》，野料豆《饮片新参》，柴豆、野黄豆、山黄豆、野毛扁豆《中药大辞典》。

【名释】 形似大豆而野生，故名。《集韵·语韵》："穞，禾自生。或从吕。" "穞"，亦写作"稆"。可充饲料喂马，故名马料聂，简称料豆。零乌豆者，零即细，乌即黑，其名犹同细黑豆，皆以形色命名。驴豆、鹿豆，皆为穞豆音转之名。

【来源】 为豆科植物野大豆 *Glycine soja Sieb.et Zucc* 种子。

【植物形态】 一年生缠绕草本。茎细瘦，各部疏生黄色长硬毛。三出复叶，薄纸质，顶生小叶卵状披针形，长1～5cm，宽1～2.5cm，先端急尖，基部圆形，两面有白色短柔毛，侧生小叶斜卵状披针形；托叶卵状披针形，急尖，有黄色柔毛；小托叶狭披针形，有毛。总状花序腋生；花梗密生黄色长硬毛；花萼钟状，萼齿5，上面2齿连合，披针形，有黄色硬毛；花冠紫红色，长约4mm。荚果长椭圆形，长约3cm，密生黄色长硬毛。种子2～4颗，黑色。花、果期8～9月。见下（图437）

本植物的根茎叶（**野大豆棵**）也供药用，详见下述。

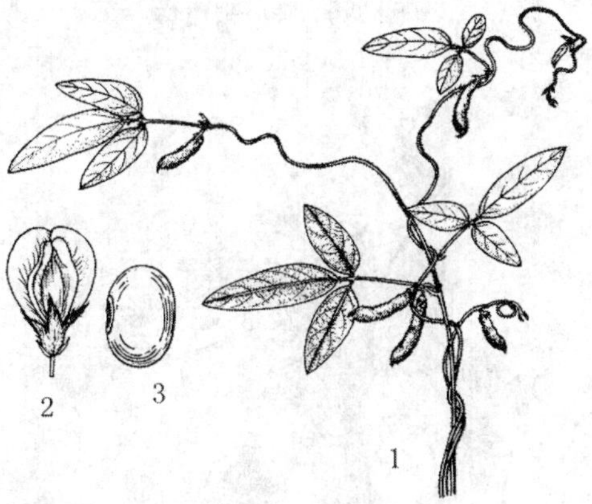

(图437）**野大豆**

1.植株上部 2.花 3.种子

【生长分布】 生于潮湿的河岸、田旁或山野、灌丛。邹平各地均有分布。

【采收加工】 秋季果实成熟时，割取全株，晒干，打开果荚，收集种子再晒至足干。

【性状鉴别】 呈圆矩形而略扁，外表黑褐色，有黄白色斑纹，微具光泽，质坚硬。内有子叶2片，黄色。嚼之微有豆腥气。

【性味归经】 味甘，性凉。归肾、肝经。

【功用主治】 补益肝肾，祛风解毒。主治肾虚腰痛，风痹，筋骨疼痛，阴虚盗汗，内热消渴，日昏头晕，产后风痉，小儿疳积，痈肿。

《本草拾遗》："去贼风风痹，妇人产后冷血，炒令焦黑，及热投酒中，渐渐饮之。"

《本草汇言》："解内热消渴，止阴虚盗汗。"

《本草备要》："每晨盐水吞或盐水煮食，补肾。"

《本草经解》："甘平润燥清热，故生涂痈肿。煮汁杀鬼毒止痛也。"

《事亲述见》："补五脏，益中，助十二经脉，调中，暖肠胃，舒筋。"（引自《纲目拾遗》）

《纲目拾遗》："壮筋骨，止盗汗，补肾活血，明目益精。煮汁服，解乌、附、丹石药毒。"

《本草再新》："健脾除风，利湿消肿。"

《饮片新参》："养肺平肝，清头目。"

《上海常用中草药》："平肝明目，又有强壮作用。治头晕眼花、小儿疳积。"

【用量用法】 内服：煎汤，9～15g，或入丸、散。

【使用注意】 本品润燥滑肠，脾虚泄泻者慎服。

【附方】 （1）**治妊娠腰痛酸软**：马料黑豆二合，炒焦，熟白酒一碗，煎至七分，空心下。--《纲目拾遗》引《产家要览》

（2）**治肾虚腰痛，并治阴亏目昏**：腰式乌豇豆、马料豆各一两。煮汤入盐少许，五更时，乘热服。忌铁器。--《纲目拾遗》引《慈航活人书》

（3）**明目补肾，兼治筋骨疼痛**：小红枣十二枚，冷水洗净去蒂，甘州枸杞子三钱，小马料豆四钱。水二碗煮，早晨空心，连汤共食之。--《纲目拾遗》引《不药良方》

（4）**治阴亏目昏，老眼失明**：马料豆、甘枸杞、女贞子各十两(阴亏目昏除女贞子)。为末，炼蜜丸梧子大。早晚服二三钱。--《纲目拾遗》引《慈航活人书》

（5）**治盗汗**：莲子七个，黑枣七个，浮麦一合，马料豆二合，水煎服。--《奇方类编》

（6）**治产后中风，口噤目瞪，角弓反张**：黑料豆，锅内炒极焦，冲入热黄酒内，服之，再服回生丹。--《纲目拾遗》引《姚希周经验方》

（7）**治疳积，开胃消食，健脾补肾**：马料豆、白蒺藜(去刺)各一斤。炒，磨末，蜜丸梧子大。每服二三钱，开水送下。--《百草镜》之"黑白丸"

（8）**治小儿消化不良，消瘦**：野大豆种子15g，鸡内金6g，水煎服。--《沙漠地区药用植物》

（9）**治肝痈初起**：野料豆鲜者七钱，干者五钱，鸡肝一具。同煮食；煎服亦可。--《百草镜》

（10）**治阴症手足紫黑**：黑料豆三合，炒熟，好酒烹，滚热服，加葱须同烹更妙。--《年希尧集验方》）

（11）**治中附子、川乌、天雄、斑蝥毒**：马料豆煎汁饮之。--《纲目拾遗》引《不药良方》

野大豆棵

野大豆棵 味甘，性凉。清热敛汗，舒筋止痛。主治盗汗，劳伤筋痛，胃脘痛，小儿食积。内服：煎汤，30～120g。外用：捣敷或研末调敷，适量。

附方 （1）**治盗汗**：野大豆藤或荚果30～120g，红枣30～60g，加糖煮，连汁全部吃下。

（2）**治伤筋**：野大豆鲜根加山天萝根皮、酒糟或酒捣烂，烘热包敷患处。（1～2方均出自《天日山药用植物志》）

（3）**治胃痛，跌扭腰痛**：野大豆根15g，水煎服。--《湖南药物志》

甜地丁

【别名】 甜地丁《全国中草药汇编》，米布袋《救荒本草》，地丁、小丁黄《吉林中草药》痒痒草、地电、猫耳朵草(江苏)。

【来源】 为豆科植物米口袋 *Gueldenstaedtia multiflora* Bunge、狭叶米口袋 *Gueldenstaedtia stenophylla* Bunge、光滑米口

袋 *Gueldenstaedtia maritima Maxim.* 的带根全草。

另：豆科植物少花米口袋 *Gueldenstaedtia pauctiflora* (Pall.) Fisch.; *Amblytropis pauciflora* (Palls.) Kitag.、蓝花米口袋 *Gueldenstaedtia coelestis* (Diels) Simpson、小米口袋 *Gueldenstaedtia verna* (Georgi) A.Bor 的带根全草也作甜地丁入药。少花米口袋主要分布于东北地区；蓝花米口袋主要分布于四川、云南；小米口袋主要分布于东北、华北地区。

【植物形态】 （1）**米口袋** 多年生草本。根圆锥状。茎缩短，在根颈丛生。托叶三角形，具有长柔毛；奇数羽状复叶；小叶 11～21，椭圆形、卵形或长椭圆形，长 6～22mm，宽 3～6mm；伞形花序有花 4～6 朵；花萼钟状，上面 2 萼齿较大，与花梗均被有长柔毛；花冠多紫色，变异者白色，旗瓣卵形，长约 13mm，翼瓣长约 10mm，龙骨瓣短，长 5～6mm；雄蕊 10，二体；子房圆筒状，花柱内卷。荚果圆筒状，无假隔膜，长 17～22mm。种子肾形，具凹点，有光泽。花期 4 月，果期 5～6 月。见(图 438)

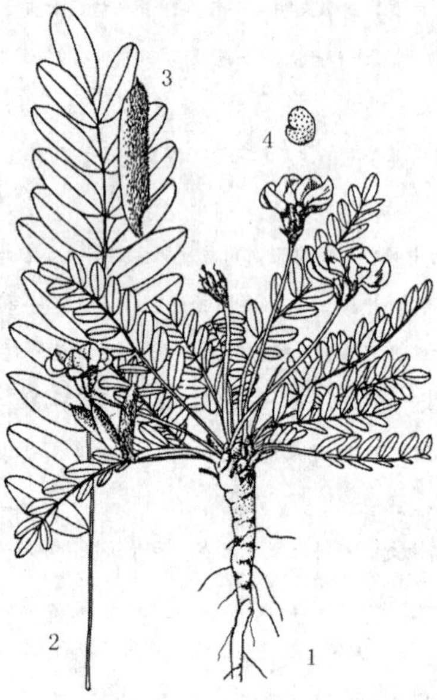

（图 438）**米口袋**

1.植株 2.复叶 3.荚果 4.种子

（2）**狭叶米口袋** 多年生草本。主根细而长。茎缩短，在根颈丛生。托叶宽三角形，外被疏长毛；奇数羽状复叶；小叶 7～19，长椭圆形或条形，长 6～35mm，宽 1～6mm，先端急尖、钝尖或截形，具细尖头，两面有疏柔毛。伞形花序具花 2～3 朵；总花梗长 5～10cm；花萼钟状，被有密长柔毛，上面 2 萼齿较大；花冠粉红色；旗瓣圆形，长 6～8mm，先端微缺，翼瓣长约 7mm，龙骨瓣长约 4.5mm；雄蕊 10，二体。荚果圆筒形，无假隔膜，长 1.4～1.8cm，稀达 2cm，被疏柔毛。种子肾形，直径约 1.5mm，有凹点和光泽。见(图 439)

（3）**光滑米口袋** 又名海滨米口袋。多年生草本；植株矮小，全株无毛。奇数羽状复叶，长约 6.5cm，丛生于短茎的上端，小叶 9～15；小叶长圆形或长倒卵形，先端圆形或近截形，或微凹，有短尖头，基部圆形或宽楔形，全缘，无毛。花序梗由叶丛中抽出，通常比叶短或近等长，由 2～3 花组成伞形花序，稀为 4 或 5 花；花梗极短，基有 1 苞片，萼下有 2 苞片；花萼钟状，萼齿 5，不等长；花冠紫色，旗瓣卵圆形，长 1～1.2cm，翼瓣斜长倒卵形，长 7～9mm，龙骨瓣约为旗瓣的 1/2，有爪；子房条形，无柄、无毛。荚果圆柱形，长 1.3～1.7cm，无毛。花期 4～5 月；果期 5～6 月。见（图 440）

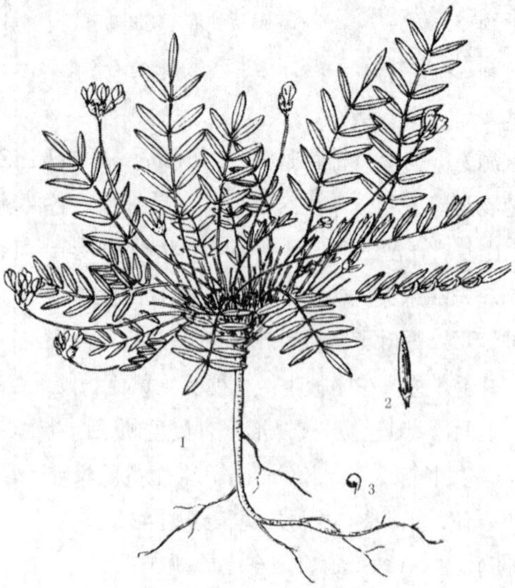

（图 439）**狭叶米口袋**

1.植株 2.荚果 3. 种子

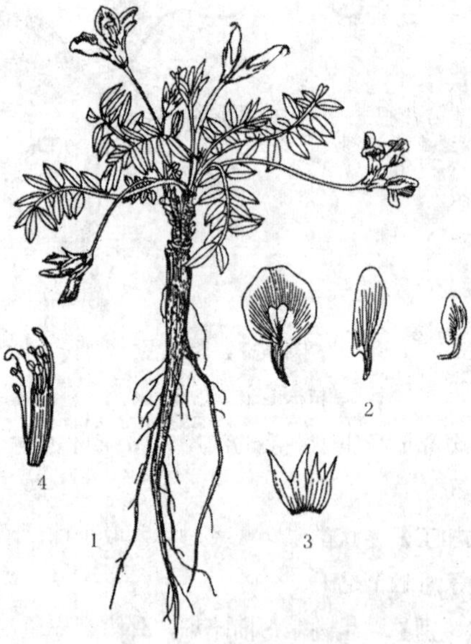

（图 440）**光滑米口袋**

1.植株 2.花瓣 3.花萼展开 4.雄蕊和雌蕊

【生长分布】 米口袋和狭叶米口袋生于沟边、草地、路旁或山坡。光滑米口袋生于干旱山坡、海滩沙地等。前二种邹平各地均有生长；后一种主产于邹平南部山区。

【采收加工】 夏、秋季采收，鲜用或扎把晒干。

【性状鉴别】 米口袋根呈长圆锥形，有的略扭曲，长 9～18cm，直径 0.3～0.8cm；表面红棕色或灰黄色，有纵皱纹、横向皮孔及细长侧根；质硬，断面黄白色，边缘绵毛状，中央浅黄色，颗粒状。茎短而细，灰绿色，有茸毛。单数羽状复叶，丛生，具托叶，叶多皱缩、破碎，完整小叶片展平后椭圆形，长 0.5～2cm，宽 0.2～1cm，灰绿色，有白色茸毛，有的无毛。有时可见伞形花序，蝶形花冠紫色或黄棕色。荚果圆柱形，长1.5～2.5cm，棕色，有白色茸毛，有的无毛；种子黑色，细小。气微，味淡、微甜，嚼之有豆腥味。

【显微鉴别】 （1）叶表面制片：上下表皮细胞均呈多角形，垂周壁平直。气孔内陷，不等式，少数不定式。非腺毛甚多，由2细胞组成，基部细胞较小，上部细胞较长，壁厚，有疣状突起，长250～1200μm，直径15～20μm。

（2）粉末特征：灰黄色（白花米口袋全草粉末）。木栓细胞类长方形或不规则形，棕黄色或红棕色，壁不甚厚，少数呈重叠状。非腺毛较少，由单细胞组成，略弯曲，壁厚，表面有疣突。长70～730μm，直径15～20μm。纤维成束，众多，长棱形，长可达1800μm，直径13～20μm；少数壁薄，成束或散在。导管网纹、具缘纹孔或梯纹，直径30～50μm。薄壁细胞偶见，类长方形或类长圆形，有的壁呈连珠状增厚。叶表皮细胞不规则，气孔平轴式，可见众多非腺毛脱落后的痂痕，直径约23～30μm。淀粉粒众多，大小不一，类圆、长圆、不规则形，直径3～20μm，单粒，有的多个聚集成团。方晶较多，直径15～60μm。

（3）米口袋根横切面：木栓细胞数列，壁栓化并木化。栓内层较窄，有裂隙，并有较多纤维束，纤维直径10～25μm，壁厚，可见层纹，不木化或微木化，有些纤维弯曲生长，在横切面可见纵断部分。中柱占根的大部分。射线较宽；韧皮部有裂隙，散有较多的厚壁纤维束；形成层成环；木质部导管较大，直径20～70μm，单个存在或2～3个成束，木纤维成束，壁厚，木化或微木化。薄壁细胞含较多淀粉粒，射线及邻近形成层的细胞中更多。见（图441）

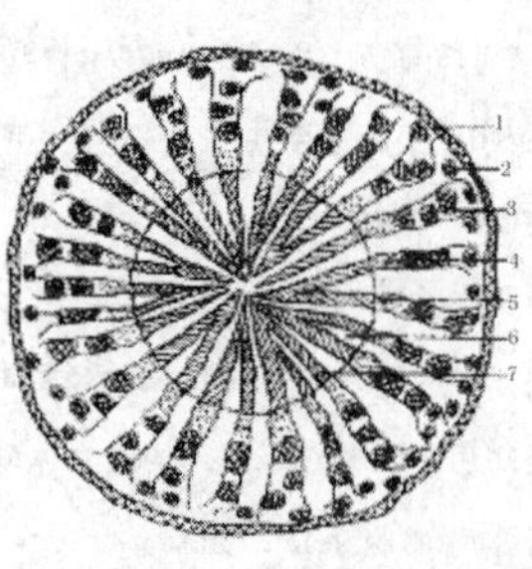

（图441）**白花米口袋根横切面简图**

1.木栓层 2.皮层纤维束 3.韧皮纤维束 4.韧皮部 5.形成层 6.木质部 7.射线

【理化鉴别】 （1）取米口袋粉末2g，加1%酸性乙醇液20ml，水浴上回流5分钟，冷却后滤过，滤液在水浴上蒸干，残渣用1%盐酸溶解，滤过。取滤液分别滴于白瓷板上，各加碘化铋钾试剂产生橘黄色沉淀；加硅钨酸试剂产生白色沉淀；加25%磷钼酸乙醇液产生黄色沉淀，再加氨水1滴，沉淀溶解呈蓝色溶液。(检查生物碱)

（2）取本品粉末2g，加甲醇20ml，回流提取，提取液滤过，浓缩至4ml。取提取液1ml，加浓盐酸4～5滴及镁粉少许，在水浴上加热3分钟，溶液呈红棕色。(检查黄酮)

（3）薄层色谱取上述甲醇液，作供试品溶液。另取槲皮素对照品制成对照品溶液。分别吸取二溶液点于硅胶H 1%CMC(湿法铺板，105～110℃活化1小时)薄层板上，以氯仿-甲醇-甲酸(20∶10∶3)展开12cm。用1%三氯化铝乙醇液喷雾，置紫外光 灯(365nm)下观察，供试品色谱图上与对照品色谱图相应位置，均显黄绿色斑点。

【主含成分】 根含叶虱硬脂醇(*psyllostearyl alcohol*)，β-谷甾醇(*β-sitosterol*)，大豆皂醇(*soyasapogenol*)B和E。

【性味归经】 味甘、苦，性寒。归心、肝经。

【功用主治】 清热解毒，凉血消肿。主治痈肿疔疮，丹毒，肠痈，瘰疬，毒虫咬伤，黄疸，肠炎，痢疾。

《吉林中草药》："清热解毒。治肠痈及诸疮肿毒。"

《内蒙古中草药》："清热解毒，消痈肿。主治化脓性炎症，痈疽疔疮，高热烦躁，黄疸，肠炎，痢疾，瘰疬。"

【用量用法】 内服：煎汤，6～30g。外用：鲜品捣敷，或煎水洗，适量。

【附方】 （1）**治肠痈(慢性阑尾炎)**：地丁60g，红藤60g。水煎，每日服2次。

（2）**治急性脓肿，疔疮**：板蓝根30g，地丁、金银花、大青叶、蒲公英各15g。水煎，每日服3次。外用鲜地丁，捣烂敷患处。

（3）**治疔毒**：地丁30g，甘草9g，明矾3g。水煎，黄酒为引，每日服2次。

（4）**治烫火伤**：地丁研末，香油调涂患处。(1～4方均出自《吉林中草药》)

（5）**治急性传染性肝炎**：地丁30g，水煎服。--《内蒙古中草药》

（6）**治指头感染**：地丁、野菊花各30g，水煎服。--《沙漠地区药用植物》

鸡眼草

【别名】 鸡眼草、掐不齐《救荒本草》，人字草《本草求原》，小蓄片《南京民间草药》，牛黄黄、炸古基《中国主要植物图说》，妹子草、红花草、地兰花《中医药实验研究》，土文花、满路金鸡、细花草《贵州民间药物》，鸳鸯草、夜关门、老鸦须、铺地龙《湖南药物志》，蚂蚁草《上海常用中草药》，白斑鸠窝《四川中药志》，莲子草、花花草、夏闭草、花生草、白扁蓄、小关门、瞎眼草《浙江民间常用草药》，小号苍蝇草、红骨丹《福建中草药》。

【名释】 《救荒本草》："生荒野中，塌地生叶如鸡眼大。"故名鸡眼草。叶用指甲掐后，小叶沿羽状脉断开而不齐，互相嵌入如人字形，故有掐不齐、人字草之称。生于空旷野地，伏地而生，乃蚂蚁喜居之处，或因其子招引蚂蚁，故名蚂蚁草。

【来源】 为豆科植物鸡眼草 *Kummerowia striata* (Thunb.) *Schneidl.*和长萼鸡眼草 *Kummerowia stipulacea* (Maxim.) Makino的全草。

【植物形态】 （1）**鸡眼草** 又名公母草《植物名实图考》，三叶人字草《广西本草选编》。一年生草本，直立、斜升、披散或平卧，多分枝，高（5～）10～45㎝，茎和枝上被倒生的白色细毛。叶为三出羽状复叶；托叶大，膜质，卵状长圆形，比叶柄长，长3～4㎜，具条纹，有缘毛；叶柄极短；小叶纸质，倒卵形、长倒卵形或长圆形，较小，长6～22㎜，宽3～8㎜，先端圆形，稀微缺，基部近圆形或宽楔形，全缘；两面沿中脉及边缘有白色粗毛，但上面毛较稀少，侧脉多而密。花小，单生或2～3朵簇生于叶腋；花梗下端具2枚大小不等的苞片，萼基部具4枚小苞片，其中1枚极小，位于花梗关节处，小苞片常具5～7条纵脉；花萼钟状，带紫色，5裂，裂片宽卵形，具网状脉，外面及边缘具白毛；花冠粉红色或紫色，长5～6毫米，较萼约长1倍，旗瓣椭圆形，下部渐狭成瓣柄，具耳，龙骨瓣比旗瓣稍长或近等长，翼瓣比龙骨瓣稍短。荚果椭圆形或倒卵形，稍侧扁，长3.5～5mm，较萼稍长或长达1倍，先端短尖，表面具网纹，被小柔毛，种子1颗。花期7～9月，果期8～10月。见下（图442）

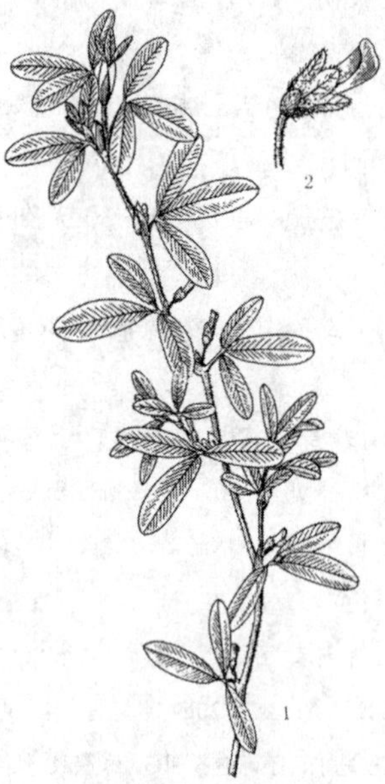

（图442）**鸡眼草**

1.植株上部 2.花 3.复叶

（2）**长萼鸡眼草** 又名斑珠科《植物名实图考》，竖毛鸡眼草《中华本草》，大山斑鸠窝《四川中药志》。与鸡眼草的主要区别：花萼较鸡眼草长；小叶先端微凹，而鸡眼草的小叶先端钝尖。见（图443）

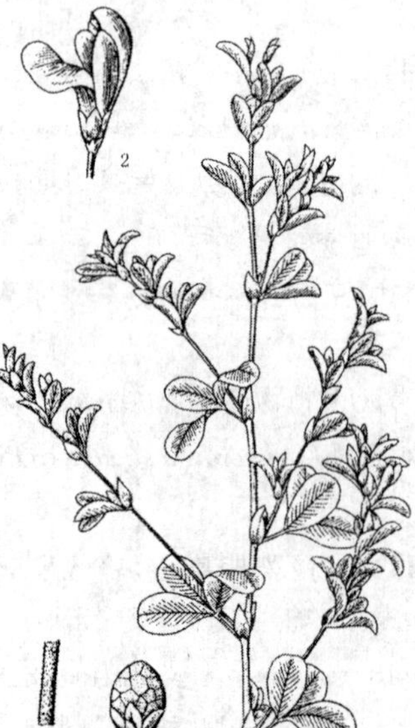

（图443）**长萼鸡眼草**

1.植株上部 2.花 3.荚果 4.茎一段

【生长分布】 生于山坡、路旁。邹平各地均有分布。

【采收加工】 7～8月采收，鲜用或晒干。

【性状鉴别】 （1）**鸡眼草** 茎枝圆柱形，多分枝，长5～30cm，被白色向下的细毛。三出复叶互生，叶多皱缩，完整小叶长椭圆形或倒卵状长椭圆形，长5～15mm；叶端钝圆，有小突刺，叶基楔形；沿中脉及叶缘疏生白色长毛；托叶2片。花腋生，花萼钟状，深紫褐色，蝶形花冠浅玫瑰色，较萼长2～3倍。荚果卵状矩圆形，顶端稍急尖，有小喙，长达4mm。种子1粒，黑色，具不规则褐色斑点，气微，味淡。

（2）**长萼鸡眼草** 茎多分枝，较粗壮，长10～25cm，疏被向上生长的硬毛。三小叶，完整小叶倒卵形或椭圆形，长7～20mm，宽3～12mm；叶端圆或微凹，具短尖，叶基楔形；上面无毛，下面中脉及叶缘有白色长硬毛。花簇生于叶腋，花梗有白色硬毛，花萼钟状，花冠暗紫色。荚果卵形，长约3mm。种子黑色，平滑。气微，味淡。

【显微鉴别】 （1）鸡眼草茎横切面：表皮细胞1列，细胞多为椭圆形，外被角质层，尚有非腺毛或其残基。表皮下可见1～3列细胞组成的厚角组织，常连续成环。韧皮部外侧具帽状纤维束，其周围可见草酸钙方晶，纤维壁微木化。形成层成波状环。木质部纤维众多，其束间形成层内方几全为纤维束，细胞壁木化。髓部宽大。

（2）鸡眼草叶表面制片：上表皮细胞垂周壁浅波状弯曲。下表皮细胞垂周壁波状弯曲。上下表皮均有平轴式气孔。非腺毛常为2(1～3)个细胞，基部细胞甚短，顶细胞长，先端渐尖，壁密生壁疣。

【主含成分】 鸡眼草茎叶含有染料木素(*genistein*)，异荭草素(*isoorientin*)，异槲皮甙(*isoquercitrin*)，异牡荆素(*isovitexin*)，山柰酚(*kaempfero1*)，木犀草素-7-O-葡萄糖甙(*1uteolin-7-O-glucoside*)，槲皮素(*quercetin*)，芸香甙(*rutin*)，β谷甾醇(*β-sitostero1*)，β-谷甾醇葡萄糖甙(*β-sitosterolglucoside*)，黄酮甙类。种子中含有黎豆胺(*stizolamine*)。

【药理】 5%鸡眼草煎剂用平板稀释法，对金黄色葡萄球菌有抑制作用。鸡眼草水浸剂在体外对4种痢疾杆菌和大肠杆菌无抗菌作用，仅醇浸液对弗氏痢疾杆菌显示微弱作用。长萼鸡眼草水浸液在体外对弗氏、舒氏、志贺痢疾杆菌均有一定的抗菌作用(平板法)。

【性味归经】 味甘、辛、微苦，性平。

【功用主治】 清热解毒，健脾利湿，活血止血。主治感冒发热，暑湿吐泻，黄疸，痈疖疔疮，痢疾，疳疾，血淋，咯血，衄血，跌打损伤，赤白带下。

《本草求原》："治跌打扑肿，解毒。"

《植物名实图考》："除火毒。中暑捣取汁，凉水饮之。"

《南京民间草药》："利小便。"

《民间常用草药汇编》："治吐血，下痢及小儿疳疾。"

《湖南药物志》："治跌打损伤，红白痢疾。"

《贵州民间药物》："止血，治腹痛。"

《天目山药用植物志》："利尿通淋，解热止痢。治中暑腹中绞痛，腰部酸痛伴微热，疟疾，肿毒作痛。"

《浙江民间常用草药》："利湿健脾，解热止痢。治小儿疳积，黄疸肝炎，赤白久痢。"

《常用中草药手册》(广州部队)："清肝热，消积滞。主治风热感冒，目赤肿痛，消化不良，急性肝炎。"

《陕西中草药》："收敛、固脱。治子宫脱垂，脱肛。"

【用量用法】 内服：煎汤，9～30g，鲜品30～60g或捣汁，或研末。外用：捣敷，适量。

【附方】 (1)**治上呼吸道感染**：鸡眼草15g，水煎服。--《内蒙古中草药》

(2)**治中暑发痧**：鲜鸡眼草90～120g。捣烂，冲开水服。--《福建中草药》

(3)**治腹泻、痢疾**：鸡眼草、马齿苋、地锦草各30g(均鲜品)，水煎服。

(4)**治黄疸型肝炎**：鲜鸡眼草、鲜车前草各60g，水煎服。或鸡眼草、六月雪、阴行草各15g，水煎服。(3～4方均出自《安徽中草药》)

(5)**治小儿疳积** 鸡眼草全草15g，水煎服，连服3天。--《浙江民间常用草药》

(6)**治水肿，尿路感染，小便涩痛**：鲜鸡眼草120～180g，水煎服。--《内蒙古中草药》

(7)**治痨伤咳嗽咯血和虚肿**：大山斑鸠窝60g，炖肉服。--《四川中药志》(1979年)

(8)**治跌打损伤**：①鲜鸡眼草60g。酒、水各半煎，白糖调服。或鲜叶捣烂外敷。--《内蒙古中草药》 ②大山斑鸠窝60g，土三七60g，大血藤60g，红牛膝60g，泡酒，每服1小杯。亦治陈旧性外伤疼痛。--《四川中药志》(1979)

(9)**治子宫脱垂，脱肛**：鸡眼草6～9g，作汤剂内服。--《陕西中草药》

(10)**治夜盲**：(三叶人字草)全草9g，研粉，与猪肝30～60g蒸食。--《广西本草选编》

(11)**治迎风流泪**：鸡眼草、狗尾草各90g，猪肝120g。水炖至肝熟，食肝喝汤。--《安徽中草药》

(12)**治龋齿疼痛**：鲜鸡眼草全草搓成球形，置杯内，滴茶油3～4滴。每天放鼻前嗅数次，每次2分钟。--《浙江药用植物志》

(13)**治疗过敏性紫癜**：鲜鸡眼草60g(10岁以下儿童15～30g)。每日1剂，水煎早晚各服1次，7天为1疗程，服用1疗程未痊愈者，可继服第2疗程。共治疗33例，服药1～2个疗程后，痊愈(紫癜及兼症均完全消失)19例。占57.58%；显效(紫癜及兼症明显减轻或基本消失)9例，占27.27%；有效(紫癜及兼症减轻或部分消失)3例，占9.1%；无效2例，占6.10%。总有效率为93.90%。--中国中药杂志》麦小苔，等，1996，21(2)：121

木蓝山豆根

【别名】 山豆根、土豆根。

【来源】 为豆科植物花木蓝 *Indigofera kirilowii* Maxim.ex Palibin 的根。

另：豆科植物多花木蓝 *Indigofera amblyantha* Craib、华东木蓝 *Indigofera fortunei* Craib、宜昌木蓝 *Indigofera decora Lindl.var.ichangensis* (Craib) Y.Y.Fang et C.Z.Zheng、甘肃木蓝 *Indigofera potaninii* Craib 的根亦作木蓝山豆根。分别分布于河北、山西；江苏、安徽；安徽、浙江；甘肃等地。

【植物形态】 花木蓝 又名山扫帚、山花子《全国中草药汇编》，吉氏木蓝《中国主要植物图说·豆科》，朝鲜庭藤、苦扫根、扫帚花、山蓝(山东)，山绿豆、山枝子(河南)。小灌木，高30～100cm。茎直立，幼枝被白色丁字毛，不久即脱落。叶互生，叶柄长1～2.5cm；托叶披针形；奇数羽状复叶，长12cm；小叶7～11片，叶片宽卵形、菱献卵形或椭圆形，长1.5～4cm，宽1～2.3cm，先端急尖，有短尖，基部宽楔形，全缘，两面疏被白色贴生丁字毛。总状花序腋生，与叶序近等长；花萼短管状，5齿裂，裂齿三角形；花冠蝶形，淡红色，稀白色，长1.5cm；雄蕊10，二体；子房无柄。荚果线状圆柱形，长3.5～7cm。种子数粒，长圆形。花期7～8月，果期8～9月。见(图444)

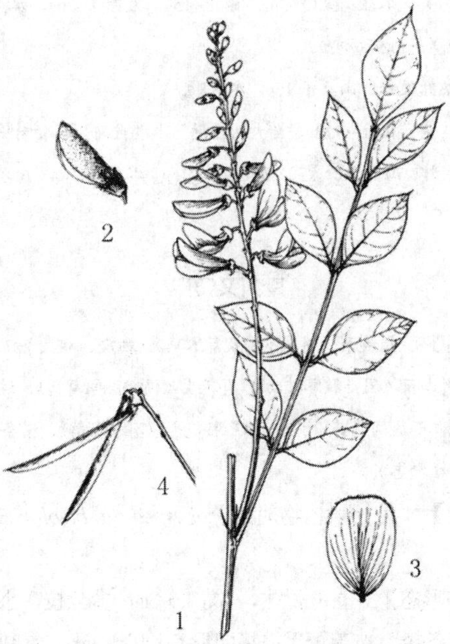

(图444)**花木蓝**

1.花枝 2.花 3.旗瓣 4.荚果

【生长分布】 生于山坡灌丛及疏林内或岩石缝中。邹平南部山区有分布。

【采收加工】 秋季采收，鲜用或晒干。

【性状鉴别】 根圆柱形，头部略膨大或呈不规则结节状，顶端有残留茎基，其下着生圆柱形根数条，略扭曲，扭曲处稍肥大呈结节状，少有分支和须根。长15～45cm，直径0.3～0.8cm。表面灰黄色至灰褐色，有纵皱纹及凸起的横长皮孔，栓皮有时呈鳞片状脱落，脱落处呈类白色至淡黄色。质坚硬，不易折断，断面纤维状，皮部呈类白色至浅棕色，木部淡黄色，有放射状纹理。气微，味微苦。

【显微鉴别】 根横切面：花木蓝韧皮部纤维数十个成束，密集在近形成层部位，近皮层的韧皮纤维束较稀少，常数个至十几个成群。木射线宽1～4列，较平直。木质部半径与皮部宽度之比约为1：1。

【主含成分】 叶、花、未成熟果实含芸香甙(rutin)。

【性味归经】 味苦，性寒。

【功用主治】 清热利咽，解毒，通便。主治暑温，热结便秘，咽喉肿痛，肺热咳嗽，黄疸，痔疮，秃疮，蛇、虫、犬咬伤。

《安徽中草药》："清热解毒，消肿利咽，利尿通便。"

《河北中草药》："除实热，解疮毒，通肠利便。治咽喉、口腔肿痛，肺热咳嗽，烦渴，黄疸及热结便秘；蛇虫咬伤，痔疮肿痛，秃疮。”

《全国中草药汇编》：“清热解毒，消肿止痛。主治流行性乙型脑炎，咽喉肿痛，肺炎，蛇咬伤。”

【用量用法】 内服：煎汤，15～30g。外用：研末敷，或捣汁搽，适量。

【附方】 （1）**治乙型脑炎**：木蓝山豆根30g，大青叶、板蓝根各30～60g，水煎，分4次服。

（2）**治咽喉肿痛**：木蓝山豆根15g，射干6g，甘草3g，水煎服。

（3）**治肺炎**：木蓝山豆根30g，银花15g，大青叶30g，水煎服。（1～3方均出自《浙江药用植物志》）

（4）**治热结便秘**：山豆根15g，水煎服。

（5）**治痔疮**：山豆根12g，猪大肠适量。水煮至肉烂，食肉喝汤。

（6）**治水肿**：山豆根、黄芪、茯苓皮各15g，水煎眼。（4～6方均出自《安徽中草药》）

胡枝子

【别名】 胡枝子、随军茶《救荒本草》，扫皮、胡枝条《青岛木本植物名录》，虾夷山荻《国产牧草植物》，野花生《福建民间草药》，过山龙、羊角梢、豆叶柴《江西民间草药》，夜合草、假花生《闽东本草》，横条、横笆子、扫条《内蒙古植物志》。

【来源】 为豆科植物胡枝子 *Lespedeza bicolor* Turcz.的枝叶。

【植物形态】 直立灌木，高1～3m，多分枝，小枝黄色或暗褐色，有条棱，被疏短毛；芽卵形，长2～3mm，具数枚黄褐色鳞片。羽状复叶具3小叶；托叶2枚，线状披针形，长3～4.5mm；叶柄长2～7（～9）cm；小叶质薄，卵形、倒卵形或卵状长圆形，长1.5～6cm，宽1～3.5cm，先端钝圆或微凹，稀稍尖，具短刺尖，基部近圆形或宽楔形，全缘，上面绿色，无毛，下面色淡，被疏柔毛，老时渐无毛。总状花序腋生，比叶长，常构成大型、较疏松的圆锥花序；总花梗长4～10cm；小苞片2，卵形，长不到1cm，先端钝圆或稍尖，黄褐色，被短柔毛；花梗短，长约2mm，密被毛；花萼长约5mm，5浅裂，裂片通常短于萼筒，上方2裂片合生成2齿，裂片卵形或三角状卵形，先端尖，外面被白毛；花冠红紫色，极稀白色，长约10mm，旗瓣倒卵形，先端微凹，翼瓣较短，近长圆形，基部具耳和瓣柄，龙骨瓣与旗瓣近等长，先端钝，基部具较长的瓣柄；子房被毛。荚果斜倒卵形，稍扁，长约10mm，宽约5mm，表面具网纹，密被短柔毛。花期7～9月，果期9～10月。见（图445）

本植物的根（**胡枝子根**）也供药用，详见下述。

【生长分布】 生于山地灌木林下。邹平南部山区广布。

【采收加工】 夏、秋季采收，鲜用或切段晒干。

【主含成分】 **枝叶**：含槲皮素(*quercetin*)，山柰酚(*kaempferol*)，三叶豆甙(*trifolin*)，异槲皮素(*isoquercetin*)，荭草素(*orientin*)，异荭草素(*isoorientin*)，必需氨基酸，鞣质。

种子：含有儿茶精(*catechin*)，表儿茶精(*epicatechin*)，中性脂(*neutrallipids*)，糖脂类(*glycolipids*)，磷脂类(*phospolipids*)。

【药理】 （1）**抗炎镇痛作用** 胡枝子叶总黄酮 lg/kg 腹腔注射对角叉菜胶、琼脂、右旋糖酐及甲醛性大鼠足肿均有显著抑制作用，并能显著抑制组胺所致大鼠皮肤毛细血管通透性增加，对于切除肾上腺大鼠的角叉菜胶性足肿仍具有显著的抗炎效果。从本品茎枝中提得的总黄酮对小鼠还有镇痛活性，此黄酮可能属槲皮素类成分。

（2）**抗过敏作用** 胡枝子叶总黄酮可显著对抗大鼠皮肤被动过敏反应。

（3）**对肾功能的影响** 本品所含黄酮灌服1～2g/kg，可使甘油所致急性肾功能不全大鼠尿素及尿量排泄增多。本品及多种同属植物如尖叶铁扫帚 *Lespedeza hedysaroides*(Pall)Kitag.、头状胡枝子 *L.capitata* Michx.、山豆花 *L.tometosa*(Thunb.)Sieb.均有显著的降血氮效果。

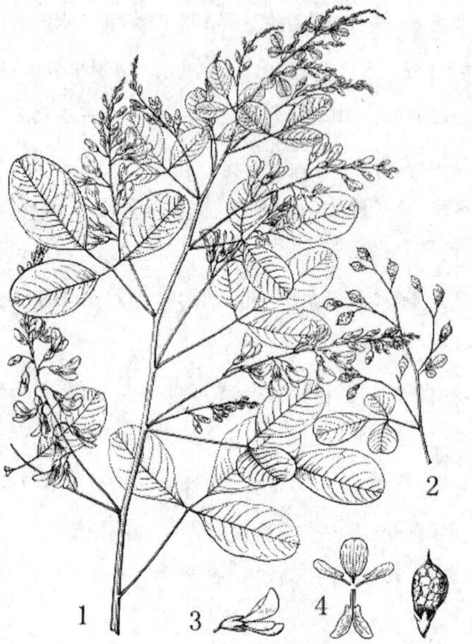

（图445）**胡枝子**

1.花枝 2.果枝 3.花 4.花瓣 5.果实

【性味归经】 味甘，性平。

【功用主治】 清热润肺，利尿通淋，止血。主治肺热咳嗽，感冒发热，百日咳，淋证，吐血，衄血，尿血，便血。

《内蒙古中草药》：“润肺解热，利尿止血。主治感冒发热，咳嗽，眩晕头痛，小便不利，便血，尿血，吐血。”

【用量用法】 内服：煎汤，9～15g，鲜品30～60g，或泡作茶饮。

【附方】 （1）**治肺热咳嗽，百日咳**：胡枝子鲜全草30～60g，冰糖15g。酌冲开水炖1h服，每日服3次。

（2）**治小便淋漓**：胡枝子鲜全草30～60g，车前草15～24g，冰糖30g。酌加水煎，每日服2次。（1～2方均出自《福建民间草药》）

（3）**治尿血，便血**：胡枝子15～24g，水煎服。--《内蒙古中草药》

胡枝子根 味甘，性平。归心、肝经。祛风除湿，活血止痛，止血止带，清热解毒。主治感冒发热，风湿痹痛，跌打损伤，鼻衄，赤白带下，流注肿毒。内服：煎汤，9～15g，鲜品30～60g，或炖肉，或浸酒。外用：研末，调敷，适量。

附方 （1）**治风湿**：胡枝子根30～60g，与猪脚煲服。--《广西民族药简编》

（2）**治跌打损伤后筋骨痛**：胡枝子根9～15g，矮地茶15～30g，朱砂根、

金樱根、血党各9g，水煎服。--《湖南药物志》

（3）**治腰膝疼痛**：胡枝子根、瘦猪肉各60g，黄酒250g，开水一碗冲服，分二服。--《闽东本草》

（4）**治鼻衄**：胡枝子根15g，与冰糖炖服。--《秦岭巴山天然药物志》

（5）**治妇女赤白带下**：胡枝子根30g，用猪瘦肉120g炖汤，以汤煎药服。

（6）**治流注肿毒**：胡枝子根皮，研极细末，鸡蛋白调敷。（5~6方均出自《江西民间草药》）

山豆花根

【别名】 山豆花根、小毛香、山花生《安徽中草药》，小雪人参、白土子《贵州民间草药》，山油麻、公油麻《湖南药物志》，山豆花《中药大辞典》，山豆花、毛胡枝子《山东植物志》，白胡枝子、白荻、绒毛胡枝子(贵州)。

【来源】 为豆科植物山豆花 *Lespedeza tomentosa* (Thunb.) Sieb.的根。

【植物形态】 草本状灌木，高60～90cm，或更高可达2m。植株全部被黄白色柔毛。枝有细棱。三出复叶，互生；托叶线形，有毛；顶生小叶较大，叶片长圆形或卵状长圆形，长3～6cm，宽1.5～2.5cm，侧生小叶较小，长1～3cm，宽1～2.2cm，先端圆形，有短尖，基部钝，全缘，上面疏生短柔毛，下面密被棕色柔毛。总状花序腋生，花密集，花梗无关节；无瓣花腋生，呈头状花序；小苞片线状披针形；花萼浅杯状，萼5裂，裂片披针形，先端尖，密被柔毛；花冠蝶形，淡黄色，旗瓣椭圆形，长约1cm，翼瓣和龙骨瓣近等长；雄蕊10，二体；子房有绢毛，长条形，花柱细，柱头头状。荚果倒卵状椭圆形或椭圆形，表面密被绒毛。种子1颗。花期7～9月，果期9～10月。见（图446）

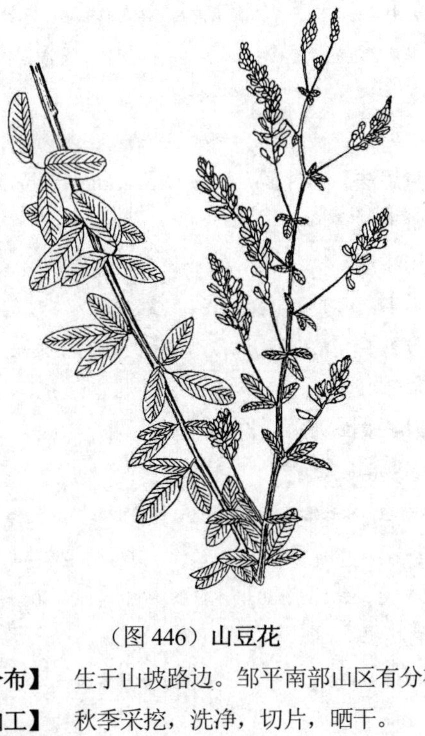

（图446）**山豆花**

【生长分布】 生于山坡路边。邹平南部山区有分布。

【采收加工】 秋季采挖，洗净，切片，晒干。

【主含成分】 地上部分含异鼠李素-3-O-新橙皮糖甙(*imrhamnetin-3-O-neohesperidoside*)，槲皮素-3-O-葡萄糖甙(*quercetin-3-O-glucoside*)，山柰酚-3-O-刺槐二糖甙(*kaempferol-3-O-robinobioside*)，山柰酚-3-O-鼠李糖基-(1→2)-半乳糖甙[*kaempferol-3-O-rhamnosyl-(1→2)-galactoside*]，山柰酚-3-O-鼠李糖基-(1→6)-半乳糖甙[*kaempferol-3-O-rhamnosyl-(1→6)- galactoside*]，异鼠李素-3-O-芸香糖甙(*isorhamnetin-3-O-rutinoside*)，胡枝子素(*lespedezaflavanone*)。还含有三叶豆甙(*trifolin*)。

【药理】 同属植物头伏胡枝子 *Lespedeza capitata* 的提取物有降低血胆固醇的作用。

【性味归经】 味甘、微淡，性平。

【功用主治】 健脾补虚，清热利湿，活血调经。主治虚劳，血虚头晕，水肿，腹水，痢疾，经闭，痛经。

《贵州民间药物》："滋补。治虚劳、虚肿。"

《贵州草药》："健脾补虚。"

《安徽中草药》："利水消肿，治肾炎，肝硬化腹水。"

《湖南药物志》："清热祛湿。主治痢疾。"

【用量用法】 内服：煎汤，15～30g。

【附方】 （1）**治虚劳**：鲜白土子30g，炖肉吃。--《贵州草药》

（2）**治虚劳水肿**：山豆花根30g，水煎或炖猪瘦肉服。--《湖南药物志》

（3）**治肾炎、肝硬化腹水**：山豆花根30g，黄老母鸡1只。将鸡宰杀，从尾部切开，去肠杂(蛋花、肫肝仍放肚内)，洗净，再将山豆花根放入鸡肚内，将鸡放入去盖的瓦罐中，将瓦罐放在盛水的铁锅内，蒸8小时后，去药渣。吃肉喝汤，当日吃不完，次日加少量水蒸后再吃。每星期只吃1只，连吃3只为1疗程。--《安徽中草药》

（4）**治痢疾**：山豆花根30g(或全株45g)，人字草30g，水煎服。--《湖南药物志》

苜蓿

【别名】 苜蓿《别录》，牧蓿《尔雅》(郭璞注)，木粟《尔雅翼》，怀风、光风、连枝草《西京杂记》，光风草《纲目》。

【名释】 苜蓿，古大宛语"buksuk"的音译。《纲目》："葛洪《西京杂记》云：乐游苑多苜蓿。风在其间，常萧萧然。日照其花有光采。故名怀风，又名光风。"

【来源】 为豆科植物紫花苜蓿 *Medicago sativa* L.的全草。

【植物形态】 紫花苜蓿 又名紫苜蓿。多年生草本，高30～100cm。根粗而长。茎直立或有时斜升，多分枝，无毛或疏生柔毛。三出复叶；托叶狭披针形或锥形长5～10mm，全缘或稍有齿，下部与叶柄合生刊、叶长圆状倒卵形、倒卵形或倒披针形，长7～30mm，宽3.5～13mm，先端钝或圆，具小刺尖.基部楔形，叶缘上部有锯齿，中下部全缘，上面无毛或近无毛，下面疏生柔毛。短总状花序腋生，具5～20多朵花，花通常较密集；苞片小，条状锥形；花萼筒状钟形，有毛，萼齿锥形或狭披针形；花紫色或蓝紫色。荚果螺旋形，通常卷曲1～2.5圈，密被毛，无刺。种子小，1肾形，1～10颗。花期6～7月，果期7～8月。见下(图447)

苜蓿的根（**苜蓿根**）也供药用，详见下述。

【生长分布】 原产于欧洲及亚洲西部。生于田边、路旁、空闲荒地。邹平各地均有野生或栽培。

【采收加工】 夏、秋间收割，鲜用或切段晒干备用。

【性状鉴别】 紫花苜蓿茎长30～100cm，有蔓生茎，多分枝，光滑。三出复叶，多皱缩卷曲，完整小叶倒卵形或倒披针形，长 1～2.5cm，宽约 0.5cm，仅上部叶缘有锯齿，两面均有白色长柔毛；小叶柄长约 1mm；托叶披针形，长约 5mm。总状花序腋生。花萼有柔毛，萼齿狭披针形，急尖，花冠暗紫色，长于花萼。荚果螺旋形，2～3 绕不等，黑褐色，稍有毛。种子 1～10 颗，肾形，小，黄褐色。气微，味淡。

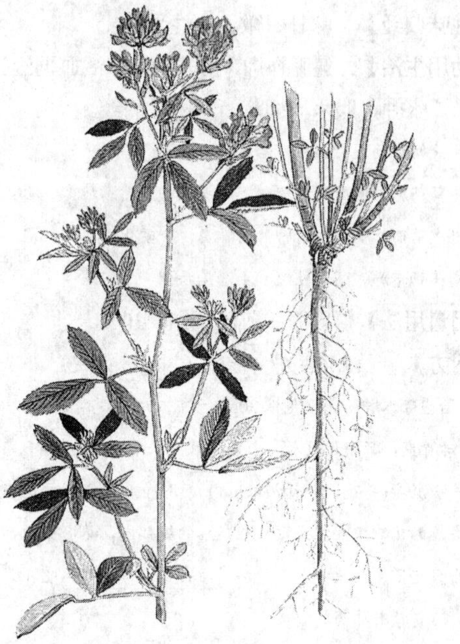

（图 447）紫花苜蓿

【主含成分】 **全草**：含皂甙(*saponin*)，卢瑟醇(*1ucerno1*)，苜蓿二酚(*sativo1*)，香豆雌酚(*coumestro1*)，刺芒柄花素(*formononetin*)，大豆素(*daidzein*)等异黄酮衍生物，小麦黄素(*tricin*)，瓜氨酸(citrulline)，刀豆酸(canaline)。

叶：含 β-甲基-D-葡萄糖甙(*β-methyl-D-glucoside*)，4-O-甲基内消旋肌醇(*ononito1*).1-半乳庚酮糖(*1-galactoheptulose*)。

花：含花色甙：本种的蓝色和紫色花主要含飞燕草素 3，5-二葡萄糖甙(*Delphinicin-3，5-diglucoside*)，矮牵牛素(*petunidin*)和锦葵花素(*malvidin*)。花中挥发油成分有：芳樟醇(*1inaloo1*)，月桂烯(*myrcene*)及柠檬烯(*1imonene*)。

种子：含高水苏碱(*homostachydrine*)，水苏碱(*stachy drine*)及唾液酸。

叶茎：含果胶酸(*pectic acid*)。

此外，还含 4 种苜蓿甙(*medicoside*)。

【药理】 （1）**抗动脉粥样硬化作用** 本品地上部分制得的总皂甙有显著的降血脂、抗动脉粥样硬化作用。苜蓿皂甙降脂作用机制可能与其能防止内、外源性胆固醇在肠中的吸收，促进胆固醇降解成胆酸排出，以及增强网状内皮系统(RES)功能从而加速 LDL 的非受体途径清除等有关。本品所含皂甙用酸处理可使其预防高胆甾醇血症的能力至少增强 5 倍，于大鼠及猴均可抑制其对肠内胆固醇吸收的能力。种子也有明显降脂效果，但停止服用后所有的脂蛋白浓度均回升至药前水平。

（2）**对免疫功能的影响** 苜蓿皂甙 1g/kg 饲服，可显著增强大鼠 RES 对血中炭粒的吞噬廓清，使吞噬系数 α 明显增高，$t_{1/2}$时间明显缩短。从本品根中提得的苜蓿多糖具有显著的免疫增强效果，体外试验于 31～500μg/ml 浓度可显著增强植物血凝素(PHA)、刀豆球蛋白 A(ConA)、脂多糖(LPS)及美洲商陆(PWM)诱导的淋巴细胞增殖反应。125mg/k9 和 250mg/kg 腹腔注射 5 天，可使小鼠脾淋巴指数明显增大，使脾淋巴细胞昆著增多，并可部分或完全拮抗环磷酰胺所致脾淋巴细胞数的显著减少；上述剂量也能使小鼠淋巴细胞对 ConA 的反应分别提高 60％和 156％，对 PWM 诱导的 IgM 抗体牛成分别提高 51％和 78％，并完全拈抗环磷酰胺对 LPS 刺激所致抗体生成的抑制。本品皂甙所含苜蓿酸钠盐及其甙均可抑制淋巴细胞的分裂指数、存活率、生长率及生存时间。

（3）**其他作用** 从本品中提得的小麦黄素有轻度的雌激素样作用及抗氧化作用，可防止肾上腺素的氧化。分得的槲皮素也有抗氧化活性。从本品中分得的 4 个苜蓿甙每日 10mg/kg 灌服，可增强大鼠体力，延长游泳时间。小麦黄素还能抑制离体肠平滑肌，于 $2×10^{-5}$ 浓度可显著抑制离体兔小肠收缩，小麦黄素也能抑制离体豚鼠肠管，4mg 小麦黄素注入在位兔小肠腔可使其蠕动收缩减慢。此外，本品全草的提取物可抑制结核杆菌生长，对小鼠脊髓灰白质炎有效。从本品根中分得一种化合物对 10 种酵母菌的最低抑菌浓度(MIC)为 3～15μg/ml，最低杀菌浓度为 6～24μg/ml。本品种子和地上部分对胰蛋白酶有较强抑制作用。

（4）**毒性** 苜蓿皂甙 2.4g/只喂饲家兔 3.5 月未见对体重增长，肝、肾、造血功能等有明显毒性，小鼠灌服的 LD_{50} 为 26.6±3.6g/kg，相当于生药 90.3±12.4g/kg，胃内过度膨胀使膈肌上抬可能是死因之一。

【性味归经】 味苦、涩、微甘，性平。

【功用主治】 清热凉血，利湿退黄，通淋排石。主治热病烦满，黄疸，肠炎，痢疾，浮肿.尿路结石，痔疮出血。

《别录》："主安中，利人，可久食。"

《食疗本草》："利五脏，轻身，洗去脾胃间邪气，诸恶热毒。"

《日华子》："去腹藏邪气，脾胃间热气，通小肠。"

《本莩衍义》："利大小肠。"

《本草药性大全》："祛诸恶，解热毒，退酒疸，利通小肠，安中益气。"

《现代实用中药》："治尿酸性膀胱结何。"

《内蒙古中草药》："开冒，利尿排石，治尿路结石、浮肿。"

《广西本草选编》："清热凉血，利尿迎淋。主治黄疸、小便不通、痔疮出血。"

《青岛中草药手册》："健胃，利尿，主治痢疾，肠炎。"

【用量用法】 内服：煎汤，15～30g；或捣汁，鲜品 90～150g；或研末，3～9g。

【使用注意】 《食疗本草》："少食好，多食当冷气入筋中，即瘦人。"《食物本草》（姚可成）："苜蓿不可同蜜食，令人下利。"

【附方】 （1）**治热病烦满，目黄赤，小便黄，酒疵**：(苜蓿)捣汁，眼一升，令人吐利即愈。--《新修本草》

（2）**治各种黄疸**：苜蓿、茵陈、车前草、萹蓄各 15g，大枣 10 个，水煎服。--《青岛中草药手册》

（3）治**黄疸，膀胱结石，小便不通，痔疮出血**：苜蓿全草 15～30g，水煎服；或用鲜全草 60～90g，捣烂取汁服。--《广西本草选编》

（4）**治肠炎**：苜蓿 15～30g，水煎服。或鲜草 60～90g，捣汁服。--《秦岭巴山天然药物志》

（5）**治细菌性痢疾**：苜蓿 30g，水煎，加蜂蜜 30g，分 2 次冲服。--《青岛中草药手册》

（6）**治浮肿**：苜蓿叶 15g(研末)，豆腐 1 块，猪油 90g，炖熟，1 次服下，连续服用。--《吉林中草药》

（7）**治尿路结石**：苜蓿、金钱草、穿山甲、木通、五灵脂各 9g，水煎服。

--《青岛中草药手册》

苜蓿根 味苦，性寒。清热利湿，通淋排石。主治热病烦满，黄疸，尿路结石。内服：煎汤，15～30g，或捣汁。

附方 （1）**治黄疸，尿路结石**：南片蓿根15～30g，水煎服。--《中草药手册》(苏医)

（2）**治尿路结石**：鲜苜蓿根捣汁温服，每次半茶杯，日服2次。--《吉林中草药》

（3）**治夜盲症**：鲜苜蓿根30g，切碎，水煎服。--《浙江药用植物志》

辟汗草

【别名】 辟汗草《植物名实图考》，野苜蓿、品川获《中国主要植物图说·豆科》，铁扫把《四川中药志》，散血草《陕四植物药调查》，省头草、野长生果、鸡头花草《上海常用中草药》，鸡虱子草《四川常用中草药》，黄香草木犀《吉林中草药》，臭苜蓿、败毒草《陕西中草药》，香马料《黑龙江省主要野生药用植物的鉴别及中草药新制剂》，蛇退草《贵州草药》。

【来源】 为豆科植物草木犀 *Melilotus suaveolens* Ledeb.的全草。

【植物形态】 一年生或两年生草本，高 40～100（～250）cm。茎直立，粗壮，多分枝，具纵棱，微被柔毛。羽状三出复叶；托叶镰状线形，长 3～5（～7）毫米，中央有 1 条脉纹，全缘或基部有 1 尖齿；叶柄细长；小叶倒卵形、阔卵形、倒披针形至线形，长 15～25（～30）mm，宽 5～15mm，先端钝圆或截形，基部阔楔形，边缘具不整齐疏浅齿，上面无毛，粗糙，下面散生短柔毛，侧脉 8～12 对，平行直达齿尖，两面均不隆起，顶生小叶稍大，具较长的小叶柄，侧小叶的小叶柄短。总状花序长 6～15（～20）cm，腋生，具花 30～70 朵，初时稠密，花开后渐疏松，花序轴在花期中显著伸展；苞片刺毛状，长约 1mm；花长 3.5～7mm；花梗与苞片等长或稍长；萼钟形，长约 2mm，脉纹 5 条，甚清晰，萼齿三角状披针形，稍不等长，比萼筒短；花冠黄色，旗瓣倒卵形，与翼瓣近等长，龙骨瓣稍短或三者均近等长；雄蕊筒在花后常宿存包于果外；子房卵状披针形，胚珠（4）6（～8）粒，花柱长于子房。荚果卵形，长 3～5mm，宽约 2mm，先端具宿存花柱，表面具凹凸不平的横向细网纹，棕黑色；有种子 1～2 粒。种子卵形，长 2.5mm，黄褐色，平滑。花期 5～9 月，果期 6～10 月。见(图 448)

【生长分布】 生于山坡、田边、路旁。邹平南部山区多有分布。

【采收加工】 6～8 月开花期割取地上部分，鲜用或晒干，切段备用。

【药材鉴别】 全株或切成小段。茎直立，多分枝，外表有纵棱，绿色或黄绿色。三出复叶，互生，有柄，小叶片多皱缩，展平后长椭圆形或倒披针形，长 1～3cm，宽 0.5～1cm，先端钝圆或近平截，有纤柔小齿；基部楔形，边缘有细齿；托叶线形，长约 5mm。总状花序纤细，腋生或顶生，花多数，小形，长 3～4mm；花萼钟形，花冠蝶形，黄色，二体雄蕊，质轻脆或稍韧，气芳香。

【主含成分】 草木犀茎叶及花含挥发油，油中主要成分为香豆精(*conmarin*)。

【药理】 草木犀有抗疟作用，能使疟原虫形态破坏、死亡，使感染鸡疟的红细胞数减少或消失。小花草木犀含高量蛋白质，为良好牧草饲料，但曾报告马、羊等牲畜食本品过多可引致麻痹，可能与含香豆精类化合物有关。

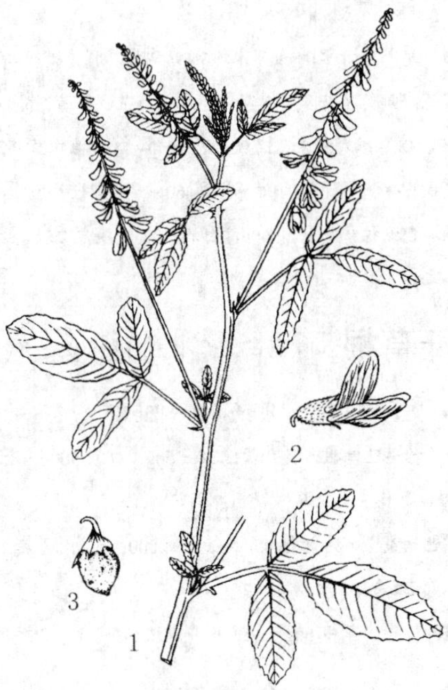

(图 448) **草木樨**

1.植株上部 2.花 3.荚果

【性味归经】 味辛、甘、微苦，性凉，小毒。

【功用主治】 清暑化湿，健胃和中。主治暑湿胸闷，头胀头痛，痢疾，疟疾，淋症，带下，口疮，口臭，疮疡，湿疮，疥癣，淋巴结核。

《四川中药志》（1960 年版）："清热解毒，杀虫，利小便。治皮肤疮，风丹，赤白痢，淋病。"

《上海常用中草药》："和中，健胃，化湿。治暑湿胸闷，口腻口臭，头胀头痛。"

《贵州草药》："清热解毒，敛阴止汗。治白口疮，虚汗，皮肤瘙痒。"

《陕西中草药》："止痢截疟，健胃化湿。治痢疾，疟疾，口臭，头痛。"

《安徽中草药》："治颈淋巴结结核，湿疮疥癣。"

《河北中草药》："健脾胃，整肠道。适用于消化不良，痢疾后重，脘腹不适，湿热带下之症。"

《福建药物志》："治疖、疮毒。"

《浙江药用植物志》："芳香化浊，清暑湿。"

【用量用法】 内服：煎汤，9～15g，或浸酒。外用：捣敷，或煎水洗，或烧烟熏，适量。

【使用注意】 内服不可过量。

《福建药物志》："印度草木犀含香豆精，小量毒性不大，大量可导致恶心，呕吐，眩晕，心脏抑制及四肢发冷。"

【附方】 （1）**治暑热胸闷头胀**：省头草、淡竹叶、丝瓜络各 9g，鲜荷叶半张，水煎服。--《安徽中草药》

（2）**治暑热暑湿**：省头草、藿香、通草各9~15g，水煎服。--《浙江药用植物志》

（3）**治赤白痢疾**：草木犀、仙鹤草各15g，青木香9g，水煎服。--《青岛中草药手册》

（4）**治疟疾**：省头草30g，煎汤。在疟发前1小时服用。--《吉林中草药》

（5）**治尿路感染**：省头草、车前草、海金砂藤各15g，煎服。--《安徽中草药》

（6）**治白口疮**：辟汗草(印度草木犀)捣绒取汁，搽患处。--《贵州草药》

（7）**治湿疮疥癣**：省头草、黄柏、苍术、白芷、雄黄、艾叶各9g，蜈蚣5条。共研细末，以草纸卷成条，点燃熏患处。--《安徽中草药》

（8）**治皮肤瘙痒**：辟汗草(印度草木犀)60g，煨水洗患处。--《贵州草药》

（9）**治颈淋巴结核**：省头草60g，白酒500g，浸泡7天，每服药酒15~30g，每日2~3次。--《安徽中草药》

辟汗草根

味微苦，性平。清热散结，敛阴止汗。主治淋巴结核，虚汗。内服：煎汤，9～15g。

附方　（1）**治淋巴结核**：臭苜蓿根30~60g，白酒500g，浸泡1星期后服用。每次1酒盅，每日3次。--《陕西中草药》

（2）**治淋巴结炎**：草木犀根45g，以白酒500g浸泡1星期。每服1酒杯，每日3次。--《河北中草药》

（3）**治虚汗**：辟汗草根60g。炖肉吃，或煨水服。--《贵州草药》

含羞草

【别名】　含羞草《岭南采药录》，知羞草《南越笔记》，怕羞草《生草药性备要》，喝呼草《广西通志》，惧内草《植物名实图考》，怕丑草《广州植物志》，望江南《南宁市药物志》，感应草(广西)。

【名释】　本品原植物稍有触动，叶即闭合，故有含羞草、喝呼草、惧内草、知羞草、怕丑草、感应草诸名。

【来源】　为豆科植物含羞草 *Mimosa Pudica* L.的全草。

【植物形态】　多年生草本，栽培者常一年生，高约40cm；野生者多为披散半灌木状草本，高达达1m。有散生、下弯的钩刺及倒生刚毛。叶对生，羽片通常4，指状排列于总叶柄之顶端；叶柄长1.5～4cm；托叶披针形，长5～10mm，有刚毛。小叶10～20对，触之即闭合而下垂；小叶片线状长圆形，长8～13mm，先端急尖，基部近圆形，略偏斜，边缘有疏生刚毛。头状花序具长梗，单生或2～3个生于叶腋，直径约1cm；花小，淡红色；苞片线形，边缘有刚毛；萼漏斗状，极小，短齿裂；花冠钟形，上部4裂，裂片三角形，外面有短柔毛；雄蕊4，基部合生，伸出花瓣外；子房有短柄，无毛，花柱丝状，柱头小。荚果扁平弯曲，长约14mm，先端有喙，有3～4节，每节有1颗种子，荚缘波状，具刺毛，成熟时荚节脱落。种子阔卵形。花期3～4月，果期5～11月。见（图449）

【生长分布】　原产于热带美洲。生于旷野、山溪边、草丛或灌木丛中。邹平多散生于公园草坪（为随草种而入）。

【采收加工】　夏季采收全草，除去泥沙，洗净，鲜用，或扎成把，晒干。

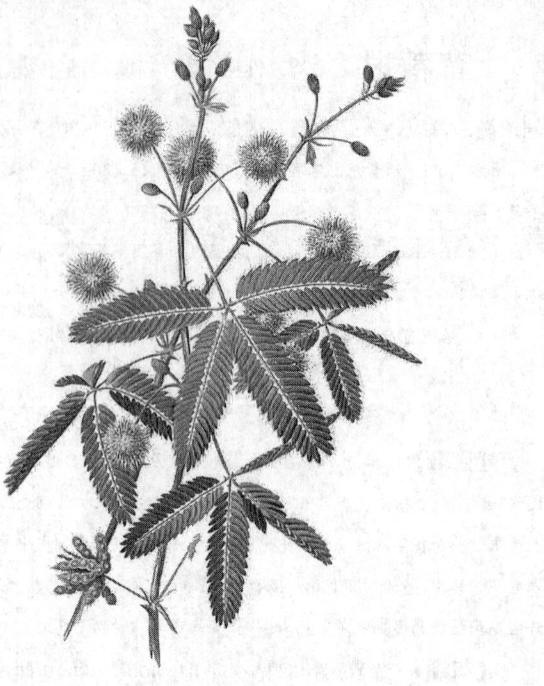

（图449）含羞草

【主含成分】　叶：含收缩性蛋白质(*contractile protein*)。磷腺苷(*ATP, adenosine triphosphae*)和三磷腺苷酶(*ATPase,adeno sine triphosphatase*)，亦含含羞草碱(*mimcksine*)，含羞草甙(*mimoside*)，D-松醇(*D-pinito1*)和硒化合物，其中一种为亚硒酸盐(*selenite*)。

全草：含含羞草碱(*mimosine*)，含羞草甙，D-松醇(*D- pinito1*)，硒化合物，其中一种为亚硒酸盐，蛋白质，鞣质，2″-O-鼠李糖基荭草素(*2″-O-rhamnosyl-orientin*)和2″-O-鼠李糖基异荭草素(*2″-O-rhanmosylisoorientin*)。

种子：含油约17%，性质似大豆油，油中的脂肪酸组成为：亚麻酸(*1inolenic acid*)0.4%，亚油酸(*1inoleic acid*)51%，油酸(*oleic acid*)31%，棕榈酸(*palmitic acid*)8.7%，硬脂酸(*stearic acid*)8.9%，另含谷甾醇(*sitostero1*)。亦含山萮酸(*beh-enic acid*)5.7%，粘液质(*mucilage*)，硒化合物，其中一种为亚硒酸盐。

【药理】　含羞草碱能轻度抑制碱性磷酸酶，对含金属的酶系统抑制不显著。饲料中含0.5%~1.0%的含羞草碱即可使火鼠或小鼠生长停滞、脱发、白内障。

【性味归经】　味甘、涩、微苦，性微寒，小毒。

【功用主治】　凉血解毒，清热利湿，镇静安神。主治感冒，小儿高热，支气管炎，肝炎，胃炎，肠炎，结膜炎，泌尿系结石，水肿，劳伤咳血，鼻衄，血尿，神经衰弱，失眠，疮疡肿毒，带状疱疹，跌打损伤。

《生草药性备要》："止痛消肿。"

《本草求原》："敷疮。"

《岭南采药录》："治眼热作痛。"

《广西中药志》："止痛，消肿，散瘀。治跌打损伤，痈疮。"

《常用中草药手册》（广州部队）："安神镇静。主治神经衰弱，失眠。"

《广西本草选编》："凉血止衄。主治急性肝炎，肺结核咯血，鼻衄，血尿，小儿疳积，结膜炎，带状疱疹。"

《安徽中草药》："止血收敛，治劳伤咳血。"

《青岛中草药手册》："清热利水。主治肠炎，肾炎，疝气，感冒，疟疾。"

《全国中草药汇编》："清热利尿，化痰止咳。主治小儿高热，支气管炎，泌尿系结石。"

《西双版纳傣药志》："用于全身水肿。"

【用量用法】 内服：煎汤，15～30g，鲜品30～60g，或炖肉。外用：捣敷，适量。

【使用注意】 孕妇禁服。

《广西中药志》："孕妇忌服。有麻醉作用，内服不宜过量。"

【附方】 （1）**治小儿高热**：含羞草9g，水煎服。--《全国中草药汇编》

（2）**治急性肌炎**：含羞草全草15～60g，水煎服。--《广西本草选编》

（3）**治急性肠炎**：含羞草60g，水煎服。--《青岛中草药手册》

（4）**治胃肠炎、泌尿系结石**：含羞草15g，木通10g，海金沙10g，车前草15g，水煎服。--《四川中药志》（1979年）

（5）**治劳伤咯血**：含羞草9g，仙鹤草、旱莲草、藕节各15g，水煎服。或含羞草、姜黄各等量研末，每次1.5～3g，每日2次，酌情加酒冲服。

（6）**治神经衰弱，失眠**：含羞草9g，夜交藤30g，水煎服。（5～6方均出自《安徽中草药》）

（7）**治神经衰弱**：含羞草30g，远志9g，酸枣仁9g，水煎服。--《青岛中草药手册》

（8）**治无名肿毒，带状疱疹**：鲜含羞草令草(或鲜叶)适量，捣烂敷患处。--《浙江药用植物志》

（9）**治跌打损伤**：①含羞草、伸筋卓各15g，煎水，加酒少许温服。--《安徽中草药》 ②含羞草60g，元胡9g，研末，酒拌匀外敷。--《青岛中草药手册》

芸豆

【别名】 芸豆《山东植物志》，菜豆《浙江药用植物志》，云豌豆、四季豆、龙爪豆《植物名实图考》，唐豇、隐元豆《植物学大辞典》，云豆、六月鲜、龙骨豆、二生豆、三生豆、唐豆《中国主要植物图说·豆科》，白饭豆、白豆、粉豆《陆川本草》，角豆、芸豆(东北)。

【来源】 为豆科植物蔓生芸豆 *Phaseolus vulgaris* L.及其变种矮生芸豆 *Phaseolus vulgaris* L.*var.humilis* Alef.的荚果。

【植物形态】 （1）**蔓生芸豆** 一年生缠绕草本。长2～3m，被柔毛。羽状复叶，具长柄；小叶3，顶生小叶阔卵形至菱状卵形，长4～16cm，宽3～11cm，先端急尖，基部圆形或宽楔形，两面沿叶脉有疏柔毛；侧生小叶偏斜，托叶小，基部着生。总状花序腋生，短于叶，花数朵。生于总梗的顶端；花梗长5～8mm；小苞片斜卵形或近圆形，脉明显，较萼长；花萼钟状，萼齿上部2枚连合，有疏短柔毛；花冠白色、黄色，后变淡紫红色，长约1.5～2cm，旗瓣近方形，翼瓣长圆形而小，龙骨瓣的上端卷曲一圈或近两圈，侧方无角状突起；雄蕊10，二体，(9)+1；荚果条状，膨胀或稍扁，长10～15cm，宽约1cm，无毛。种子长圆形或肾形，白色、褐色、蓝黑或绛红色，光亮而有花斑，长约1.5cm。花期5～7月，果期7～8月。见（图450）

（2）**矮生芸豆** 与上种的区别在于：本品植株矮小，直立，高30～50cm。

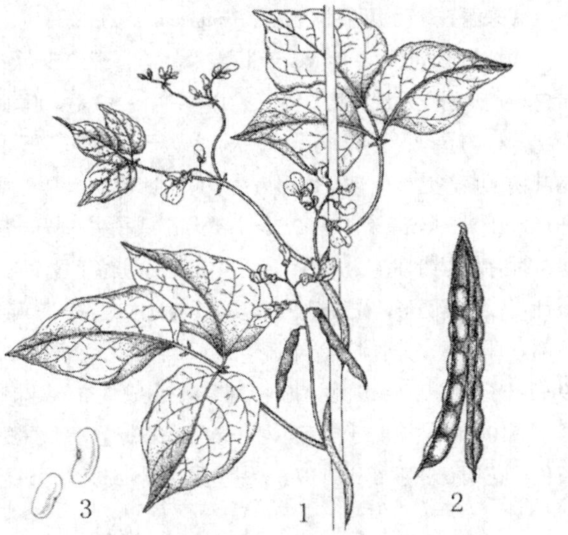

（图450）芸豆

1.植株一部分 2.荚果 3.种子

【生长分布】 起源于亚洲西部。邹平各地均有种植。

【采收加工】 夏、秋季采摘荚果，鲜用。

【主含成分】 **种子**：含三萜类、黄酮、有机酸、糖、蛋白质、植物凝集素及数种其他成分。

未发芽种子和叶轴：含β-谷甾醇(*β-sitostero1*)，豆甾醇(*stig mastero1*)和菜油甾醇(*campestero1*)。

【药理】 （1）**免疫激活作用** 从本品中提得的一种植物血凝素PHA为一种非特异性凝集素，除能凝集人的红细胞外，体外试验或注射是一种很强的致有丝分裂原，能强烈促进淋巴细胞母细胞转化，激活细胞免疫。PHA作为免疫学试剂及免疫激活剂广泛用于免疫学研究及肿瘤等患者以激活细胞免疫。

（2）**终止妊娠作用** 从芸豆中分得3种PHA蛋白均具有终止妊娠作用，蛋白A、B、C于每30g体重0.125mg、0.25mg及0.50mg腹腔注射均可使小鼠早孕妊娠终止率达100%，而天花粉蛋白0.125mg为50%，其中以蛋白A和B作用为强，蛋白A0.05mg剂量有效率仍可达80%，而B为67%。对于小鼠中孕，0.2mg/30g体重有效率蛋白A为66.6%，8为53.3%，天花粉为77.7%。。

（3）**过敏原性** 皮下注射3天所致小鼠速发型超敏反应，芸豆蛋白A、B均较天花粉为弱，豚鼠致敏试验菜豆B的抗原性也较弱。

（4）**毒性** 菜豆蛋白A、B及天花粉0.8mg/20g体重腹腔注射对小鼠的死亡率为50%、10%及40%，菜豆蛋白B腹腔注射小鼠的LD_{50}为55mg/kg。

【性味归经】 味甘、淡，性平。

【功用主治】 滋养解热，利尿消肿。主治暑热烦渴，水肿，脚气。

【临床应用】 内服：煎汤，60～120g。

【附方】 **治水肿**：白饭豆120g，蒜米服。--《陆川本草》

豌豆

【别名】 豌豆《绍兴本草》，蜱豆《四民月令》，蹓豆《广雅》，荜豆《千金翼方》，寒豆《品汇精要》，麦豆《浙江药用植物志》，雪豆《广州植物志》，兰豆(广西)。

【名释】 《纲目》："其苗柔弱宛宛，故得豌名。"因本品生长于冬季，与小麦收种季节相同，故有寒豆、麦豆之名。

【来源】 为豆科植物豌豆 *Pisum sativum* L.的种子。

【植物形态】 一年或二年生攀援草本，长达 2m。全株绿色，带白粉，光滑无毛。羽状复叶，互生，小叶 2～3 对，叶轴末端有羽状分枝的卷须；托叶卵形，叶状，常大于小叶，基部耳状，包围叶柄或茎，边缘下部有细锯齿；小叶片卵形、卵状椭圆形或倒卵形，长 2～4cm，宽 1.5～2.5cm，先端圆或稍尖，基部楔形，全缘，时有疏锯齿。花 2～3 朵，腋生，白色或紫色；萼钟状，萼齿披针形；旗瓣圆形，先端微凹，基部具较宽的短爪，翼瓣近圆形，下部具耳和爪，龙骨瓣近半圆形，与翼瓣贴生；雄蕊 10，二体，(9)+1；子房线状，长圆形，花柱弯曲与子房成直角。荚果圆筒状，长 5～10cm，内含种子多粒，种子球形，青绿色，干后变为淡绿黄色。花期 6～7 月，果期 7～9 月。见（图 451）

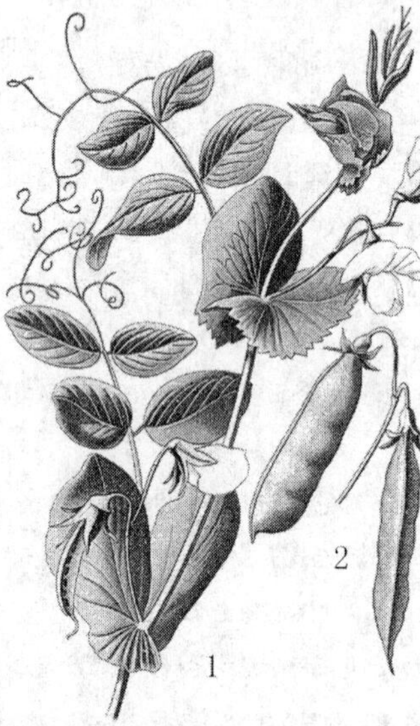

（图 451）豌豆

1.植株上部 2.荚果

本植物的果实（**豌豆荚**），味甘，性平，功能解毒敛疮，可治而后糜烂；花（**豌豆花**），味甘，性平，功能清热凉血，主治咳血、衄血、月经过多；嫩茎叶（**豌豆苗**），味甘，性平，功能清热解毒，凉血平肝，主治暑热、消渴、高血压、疔毒、疥疮。

【生长分布】 邹平各地均有栽培。

【采收加工】 夏、秋果实成熟时采收荚果，晒干，打出种子。

【性状鉴别】 种子圆球形，直径约 5mm。表面青绿色至黄绿色、淡黄白色，有皱纹，可见点状种脐。种皮薄而韧，除去种皮有 2 枚黄白色肥厚的子叶。气微，味淡。

【显微鉴别】 种子横切面：种皮的表皮为 1 列栅状细胞，壁厚，由内侧向外方渐增厚。栅状细胞的内方是 1 列支持细胞，呈哑铃形，胞间隙明显。向内方是多列薄壁细胞，内侧几列细胞常颓废。胚乳细胞小。子叶细胞多角形，内含淀粉粒，糊粉粒和少量脂肪油滴。

【主含成分】 豌豆种子含植物凝集素、氨基酸、有机酸、糖、胺类及其他成分。

【性味归经】 味甘，性平。归脾、胃经。

【功用主治】 和中下气，通乳利水，解毒。主治消渴，吐逆，泄利腹胀，霍乱转筋，乳少，脚气水肿，疮痈。

《绍兴本草》："调顺营卫，益中平气。"

《日用本草》："煮食下乳汁。"

《纲目》："研末涂痈肿、痘疮。"

《本草从新》："理脾胃。"，

《随息居饮食谱》："和中生津止渴，下气通乳消胀。"

《福建药物志》："利水，止痒，益脾。治呕逆。"

【用量用法】 内服：煎汤，60～125g，或煮食。外用：煎水洗，或研末调涂，适量。

【使用注意】 《冯氏锦囊·药性》："多食发气痰。"

【附方】 (1) **治霍乱，吐利转筋，心膈烦闷**：豌豆三合，香薷三两。上药以水三大盏，煎至一盏半，去滓。分为二三服，温温服之，如人行五里再服。--《圣惠方》

(2) **治消渴(糖尿病)**：青豌豆适量，煮熟淡食。--《食物中药与便方》

(3) **治脚气，抬肩喘**：豌豆二升，水五斗，葱白十茎(擗碎)，椒三分。煮取汤二斗。倾入两瓷瓮，以脚各安在一瓮中浸，遣人从膝上淋洗百遍。--《圣济总录》之"豌豆汤淋渫方"

(4) **治痘疹**：豌豆四十九粒，绿豆四十九粒(二味各烧成灰)，油发一握(烧)，珍珠七粒。上共为细末。用胭脂取汁调匀，以针挑破黑头，纳药于中，更用胭脂水涂四畔。--《秘传经验痘疹方》之"四圣珍珠散"

(5) **治鹅掌风**：白豌豆一升，入楝子同煎水。早、午、晚洗，每日七次。--《万氏秘传外科心法》

葛根

【别名】 葛根、鸡齐根《本经》，干葛《阎氏小儿方》，甘葛《滇南本草》，粉葛《草木便方》，黄葛根《天宝本草》，葛麻茹《陆川本草》，葛子根《山东中药》，葛条根《陕西中药志》。

【名释】 《说文》："从艸，曷声。"《尔雅·释诂》："曷，止也。"本品蔓生缠绕，遇之则遏止难行，声旁兼表义，故名"葛"。

【来源】 为豆科植物野葛 *Pueraria lobata* (Willd.) Ohwi 的块根。

另：豆科植甘葛藤 *Pueraria thomsonii* Benth.的块根也作葛根入药。主产于两广及云南等地。

【植物形态】 野葛 又名葛《本经》，絺綌草《说文》，鹿藿、黄斤《别录》，葛藤《中国高等植物图鉴》，野扁葛《中药大辞典》。多年生落叶藤本，长达 10m。全株被黄褐色粗毛。块根圆柱状，肥厚，外皮灰黄色，内部粉质，纤维性很强。茎基部粗壮，上部多分枝。三出复叶；顶生小叶柄较长；叶片菱状圆形，长 5.5～19cm.宽 4.5～18cm，先端渐尖，基部圆形，有时浅裂，侧生小叶较小，斜卵形，两边不等，背面苍白色。有粉霜，两面均被白色伏生短柔毛；托叶盾状着生，卵状长椭圆形，小托叶针状。总状花序腋生或顶生，花冠蓝紫色或紫色；苞片狭线形，早落，小苞片卵形或披针形；萼钟状，长 0.8～1cm，萼齿 5，披针形，上面 2 齿合生，下面 1 齿较长；旗瓣近圆形或卵圆形，先端微凹，基部有两短耳，翼瓣狭椭圆形，较旗瓣短，常一边的基部有耳，龙骨瓣较翼瓣稍长；

雄蕊 10，二体；子房线形，花柱弯曲。荚果线形，长 6～9cm，宽 7～10mm，密被黄褐色长硬毛。种子卵圆形，赤褐色，有光泽。花期 4～8 月，果期 8～l0 月。见(图 452)

本植物的花（**葛花**）、叶（**葛叶**）、藤茎（**葛蔓**）、种子（**葛谷**）、块茎所含的淀粉（**葛粉**）均供药用，详见下述。

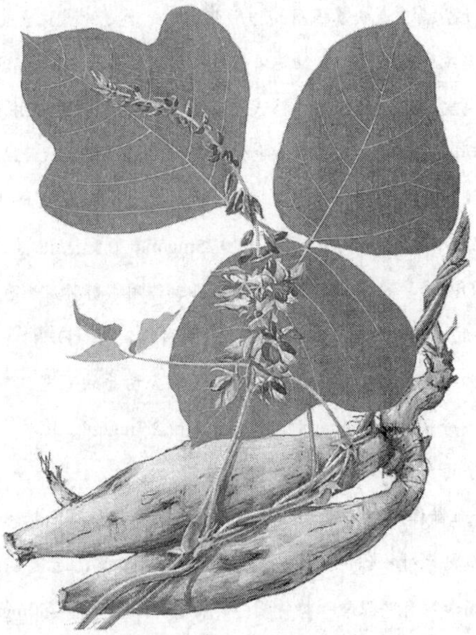

（图 452）**野葛（块根与花叶）**

【生长分布】 生于山沟、坡谷、路边较阴湿的地方。邹平南部山区有分布。

【采收加工】 每年冬季叶片枯黄后到发芽前采挖生长 3～4 年品种。把块根挖出，去掉藤蔓（可切下根头作种），除去泥沙，刮去粗皮，切成 1.5～2cm 厚的斜片，晒干或烘干。

【性状鉴别】 完整的块根多呈圆柱形。饮片常为斜切、纵切、横切的片块，大小不等。表面褐色，具纵皱纹，可见横向皮孔和不规则的须根痕。质坚实，断面粗糙，黄白色，隐约可见 l～3 层同心环层。纤维性强，略具粉性。气微、味微甜。见(图 453)

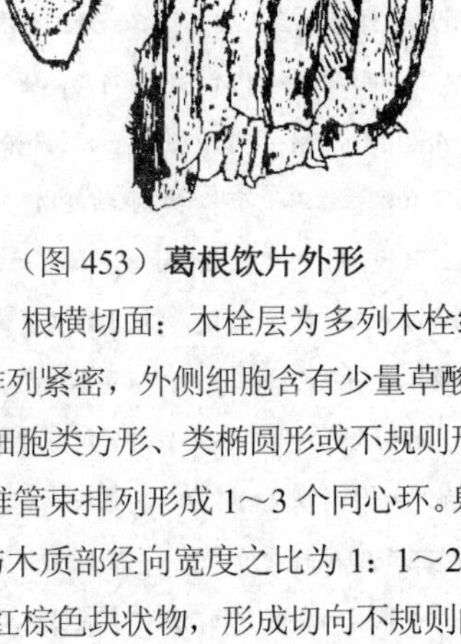

（图 453）**葛根饮片外形**

【显微鉴别】 根横切面：木栓层为多列木栓细胞。栓内层为 4～5 列细胞，排列紧密，外侧细胞含有少量草酸钙方晶， 内侧偶见石细胞，石细胞类方形、类椭圆形或不规则形，直径 32～66μm，壁厚。异形维管束排列形成 1～3 个同心环。射线较窄，4～5 列细胞，韧皮部与木质部径向宽度之比为 1：1～2，韧皮部具少数分泌细胞，内含红棕色块状物，形成切向不规则的条状，晶鞘纤维众多。木质部导管密集，径向辐射状排列，直径 38～115μm。晶鞘纤维众多。薄壁细胞中充满淀粉粒。见(图 454)

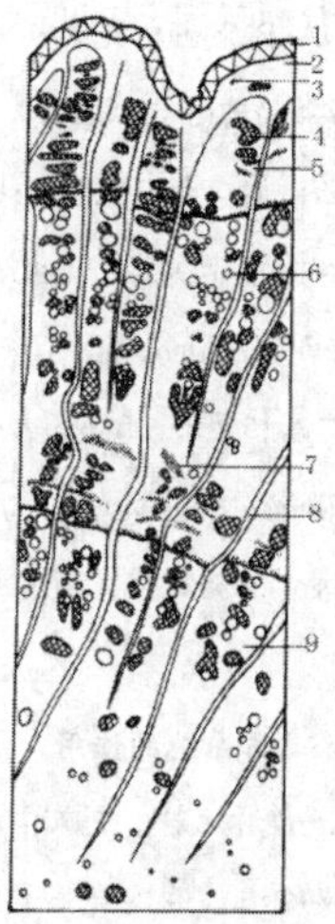

（图 454）**野葛根横切面简图**

1.木栓层 2.皮层 3.石细胞 4.晶鞘纤维束 5.韧皮部 6.木质部 7.射线

【理化鉴别】 （1）取本品粉末 0.5～1g，加乙醇 25ml，80℃热浸 30rain，放冷，滤过，滤液点于滤纸上，喷洒 1%三氯化铝乙醇液，干燥后在紫外光灯下(254nm)显蓝色荧光，用氨水薰后颜色更亮。(检查异黄酮)

（2）薄层色谱取上述提取液蒸去乙醇，残渣加水溶解后用氯仿萃取去杂质，水液蒸干，用乙醇溶解后作供试液；另以葛根素为对照品。分别点样于同一硅胶 G 薄层板上，以氯仿-甲醇(8：2)展开，晾干，在紫外光(254nm)下供试液色谱中在与对照品色谱相应位置上，显相同的蓝色荧光斑点。

【栽培要点】 **生物学特性** 适应性强，在向阳湿润的荒坡、林边都可栽培。土壤以深厚、肥沃、疏松的夹沙上较好。

栽培技术 用扦插、根头、压条、种子等方法繁殖，但以扦插和根头繁殖为常用。扦插繁殖：在冬季采挖葛根时，把较粗人的藤子割 F，剪去头尾，选取中间健壮部分，剪成长 33cm 的短段，每段有 2～3 个芽，埋于湿润的细沙中，堆藏阴凉湿润处，清明前后发芽时，取出栽种，按行株距各 0.6～1m 开窝，施堆肥或木灰，每窝栽插条 2～3 根。根头繁殖：在采挖时，把葛根头切下 10～12cm 作种，随挖随栽，每窝栽种 1 株。

田间管理 栽后第 1 年松窝 3 次，第 1 次在出苗后，第 2 次在 6～7 月，第 3 次在冬季落叶后。以后每年鳗进行 2 次，第 1 次在早春发芽时，第 2 次在冬季落叶后。在每次中除后，施追肥 1 次，肥料以人畜粪水为主。当茎藤长约 65cm 时要摘去顶芽，以促使多发侧藤，有利块根生长。

病虫害防治 金龟子，咬食叶片，可用 90%晶体敌百虫 1000 倍液喷叶面防治。斑蝥，咬食花瓣，可于露水未干时，捕捉，晒干作药用。

【主含成分】 野葛根含大豆甙元(*daidzein*)，大豆甙(*daidzin*)，葛根素(*puerarin*)，4′-甲氧基葛根素(4′-methoxypue rarin)，大豆甙元-4′，7-二葡萄糖甙(*daidzein 4′，7-digluCoside*)，大豆甙元-7-(6-O-丙二酰基)葡萄糖甙[*daidzein-7-(6-O-malonyl)-glucoside*]，染料木素(*genistein*)，刺芒柄花素(*formononetin*)，大豆甙元-8-C-芹菜糖基(1→6)-葡萄糖甙[*daidzein-8-C-apiosyl(1→6)-glucoside*]，染料木素-8-C-芹菜糖基(1→6)-葡萄糖甙(*genistein-8-C-apiosyl(1→6)-glucoside*)，葛根素木糖甙(*puerarinxyloside*，*PG-2*)，3′-羟基葛根素(3′-*hydroxypuerarin*，*PG-1*)，3′-甲氧基葛根素(3′-*methoxypuerarin*，

PG -3)，4′ -O-葡萄糖基葛根素(*4′-O-glucosyl puerarin*，*PG-6*)，葛根酚(*puerarol*)，葛根甙(*pueroside*)A、B，刺芒柄花素-7-葡萄糖甙(*formononetin-7-glucoside*)，羽扇烯酮(*lupenone*)，β-谷甾醇(*β-sitosterol*)，二十二烷酸(*docosanoic acid*)，二十四烷酸(*tetracosanoic acid*)，1-二十四烷酸甘油酯(*glycerol1monoettracosan-，oate*)，尿囊素(*allantoin*)，β-谷甾醇-β-D-葡萄糖甙(*β- sitosteryl-β-D-glucoside*)，6，7-二甲氧基香豆精(*6，7-dimethoxycoumarin*)，5-甲基海因(*5-methylhydantoin*) 以及槐花二醇(*sophoradiol*)，广东相思子三醇(*cantoniensistriol*)，大豆皂醇(*soya-sapogenol*)A、B，葛根皂醇(*kudzusapogenol*)C、A和葛根皂醇B甲酯(*kudzus-apogenol B methylester*)为甙元的三萜皂甙。葛藤亦含有大豆甙元，大豆甙，葛根素和β-谷甾醇。

【药理】 （1）**对心血管系统的作用**：①对心功能的影响：葛根总黄酮30mg/kg或葛根素20mg/kg静脉注射，使麻醉犬心率明显减慢，每搏输出量增加，总外周阻力下降，主动脉压、左室舒张末压及左室压力上升速度(dp/dt)稍下降，左室作功减少，心肌耗氧量下降，心肌工作效率提高。房室交界区传导时间延长，心室肌有效不应期明显延长，心房肌稍有延长。②对心肌代谢的影响：葛根总黄酮30mg/kg或葛根素20mg/kg静脉注射，可降低犬心肌氧利用率和心肌耗氧率；总黄酮还能降低心肌对乳酸和丙酮酸的利用率和消耗量。③抗心肌缺血作用：对静脉注射0.5u/kg垂体后叶素造成急性心肌缺血的大鼠，皮下或腹腔注射葛根醇浸剂10g/kg，或腹腔注射葛根水浸剂l0g/kg或葛根提取物(E21～22)0.02和0.05g/kg，均有明显保护作用。对引起急性心肌缺血的犬，静注葛根总黄酮20～30mg/kg，能解除冠状血管痉挛。增加冠脉血流量。④对急性心肌梗死(AMI)的影响：给结扎冠状动脉前降支造成急性心肌缺血的犬，静注葛根总黄酮30mg/kg，能改善心肌代谢，使冠状窦和冠状静脉的血氧含量明显增加，从梗死区引出的冠状静脉血乳酸的含量明显减少，表明心肌耗氧量降低，乳酸产生减少。⑤抗心律失常作用：SDD300或200mg/kg灌胃，能明显对抗氯化钡所致小鼠心律失常，使窦性心律的持续时间明显延长，而Dn的作用较弱。葛根乙醇提取物3.42g/kg或大豆甙元0.59/kg灌胃，能明显对抗乌头碱或氯化钡所致大鼠心律失常，完全预防氯化钙所致大鼠心室纤颤，并减少氯仿所致小鼠室颤的发生率，减少大鼠结扎冠脉后心室纤颤的发作时间。葛根素则对氯化钡和氯仿所致心室纤颤无明显影响。⑥扩张血管、改善微循环作用：葛根及其有效成分有显著扩冠作用。葛根总黄酮lmg/kg冠脉内注入，总黄酮或葛根素20mg/kg静注，或总黄酮1～2mg/kg动脉注射，均可使冠状血管明显扩张，阻力下降，血流量增加。在静注时也使其他血管扩张，表明葛根素有改善微循环作用，但不及冠脉明显。⑦抗高血压作用：葛根的丙酮提取物PA_3和PA_5，甲醇提取物PM_1，PM_3～PM_5，水提取物PW_2等均能使麻醉犬血压下降；但甲醇提取物PM_2使血压上升。给麻醉犬静注葛根总黄酮5～30mg/kg，血压立即下降，持续6～8分钟；给不麻醉高血压犬静注20mg/kg，血压极短暂升高后持续下降15～18分钟；给肾型高血压犬每日灌胃葛根煎剂20g/只，或醇浸剂2g/kg，连用14或12天，能使多数动物血压下降。葛根素100mg/kg腹腔注射，能使自发性高血压大鼠(SHR)血压显著下降，血浆肾素活性(PRA)明显降低，对SHR的这些作用均强于对正常大鼠的作用。SDD300mg/kg灌胃，能使清醒的SHR血压明显下降，2h达高峰，收缩压下降12.8％，血浆中血管紧张素(A_{II})下降52.4％。SDD300mg/kg灌胃对正常Wistar大鼠，可使PRA下降24.7％。SDD25mg/kg静注，使麻醉猫收缩压下降18.6％，舒张压下降43％。⑧β-受体阻断作用：葛根浸膏0.5～5mg(生药)/ml能明显阻滞异丙肾上腺素(I_{so})0.17～1.7μg/ml对兔离体心房肌的兴奋作用和兔离体回肠、大鼠子宫的松弛作用，而阻滞I_{so}对离体豚鼠支气管的松弛作用和兔后肢血管扩张作用的效力较差。葛根浸膏750mg(生药)/kg，静注能明显阻断麻醉犬或猫用静注I_{so} l0μg/kg所致的心脏兴奋作用(心动过速)和心电图变化；阻断静注肾上腺素(Adr)10μg/kg的舒张血管降压反应，而保留其缩血管的升压反应；对去甲肾上腺素(NE)的缩血管作用无明显影响。葛根也能对抗μg对蛙心的兴奋作用，但所需剂量较大。此外，葛根素对脑皮质的α-受体无影响，表明葛根素的作用可能不是通过肾上腺素受体而发挥的。⑨对动脉内皮细胞的作用：在细胞培养液中加入葛根素250μg/ml，可使体外培养的牛动脉内皮细胞中的糖胺多糖代谢减慢，动脉内壁表面糖胺多糖相对减少，有利于防治动脉粥样硬化。葛根素也使内皮细胞羟脯氨酸代谢减慢，使动脉内壁的胶原或胶原纤维含量相对减少，有利于防止血小板粘附、聚集及血栓形成。

（2）**抗血小板聚集作用** 葛根素0.25mg/ml，0.5mg/ml及1.0mg/ml时，在体外对ADP诱导的大鼠血小板聚集有抑制作用、静脉注射也有效。葛根素对ADP诱导的人及动物的小板聚集均有抑制作用，对ADP诱导的大鼠血小板聚集的ID_{50}为0.43mg/ml；对MDA和5-HT联合诱导的家兔、绵羊及人的血小板聚集的ID_{50}分别为1.31mg/ml，0.6mg/rnl和2.7mg/ml。此外，葛根素还能抑制凝血酶诱导的5-HT从血小板释放。

（3）**降血糖作用** 给家兔灌胃葛根水煎剂有轻微降血糖作用，但对肾上腺素性兔高血糖无对抗作用。葛根素500mg/(kg·d)灌胃，连续4～5天，对小鼠四氧嘧啶性高血糖有明显降血糖作用，其最低有效剂量为250mg/kg。阿司匹林能加强葛根素的降血糖作用，并能明显改善四氧嘧啶性高血糖小鼠的耐糖量。葛根素与阿司匹林合用，对肾七腺素性高血糖也有降糖作用。

（4）**降血脂作用** 葛根所含异黄酮类化合物有降血脂作用，其中大豆甙元和刺芒柄花素能降低血清胆固醇，染料木素(金雀异黄素，genistein)能降低二三酰甘油(甘油三酯)，大豆甙也有较强的降血脂作用。葛根素500mg/(kg·d)或葛根素250mg加阿可匹林50mg/(kg·d)灌胃，连续9d，对小鼠四氧嘧啶性高血糖有明显降低血清胆固醇作用，但对血清游离脂肪酸和三酰甘油无明显作用。

（5）**解热作用** 葛根粉15g/kg灌胃，对皮下注射蛋白胨引起发热的家兔有明显解热作用，10g/kg时尚有效，5g/kg时无效。葛根煎剂2g(生药)/kg灌胃或乙醇浸剂2g(生药)/kg灌胃，对静注伤寒混合菌苗引起发热的家兔，前者有微弱解热作用，而后者有明显而较持久的解热作用，且能使体温降至正常以下达4～5小时，7小时渐趋正常。葛根的丙酮提取物PA_4、PA_5，甲醇提取物PM_2，水提取物PW_3有使小鼠正常体温下降作，而甲醇提取物PM_4、PM_5，水提取物PW_2有使体温上升的作用。另有报道，大豆甙或大豆甙元30rag/kg皮下注射.对大鼠并无降温作用。

（6）**对平滑肌的作用** 葛根含有收缩和舒张平滑肌的成分，其丙酮提取物PA_3，PA_4，PA_5，甲醇提取物PM_2，PM_4对离体豚鼠回肠有罂粟碱样作用，而甲醇提取物PM_1，PM_3，PM_5的作用相反；丙酮提取物PA_5，甲醇提取物PM_2对豚鼠离体结肠带有松弛作用，而甲醇提取物PM_3有收缩作用；丙酮提取物PA_3，PA_5及甲醇提取物PM_2对大鼠离体子宫有罂粟碱样作用。葛根醇浸膏和总黄黄酮可拮抗乙酰胆碱或前列腺素$F_{2\alpha}$所致大鼠离体回肠的收缩，对正常状态下的大鼠离体回肠也有明显的松弛作用。从葛根中提取的1种牛物碱有很强的乙酰胆碱样作用，对副交感神经有显著兴奋作用，其作用强度与毛果芸香碱相同，约为氯化乙酰胆碱作用强度的1/10。葛根去异黄酮后的水提取物MTF-l01对离体小鼠小肠有乙酰胆碱样作用，1g/kg灌胃或十二指肠给药使在位小肠收缩力增加62.5％，并能增加在位小肠内压。大豆甙无对小鼠离体肠管有明显解痉作用，能对抗乙酰胆碱所致肠痉挛，其作用强度约为罂粟碱的1/3。

（7）**益智作用** 研究表明葛根对东莨菪碱、乙醇或二氧化碳所致学习记忆障碍有明显保护作用，对小鼠记忆过程有明显促进作用。小鼠跳台法和大鼠操作式条件反射试验，葛根醇提取物6g/(kg·d)或总黄酮1.5g/(kg·d)灌胃，连续5天，或总黄酮500mg/(k·d)皮下注射连续3天，均能对抗东莨菪碱所致小鼠记忆获得障碍和40%乙醇所致记忆再现障碍；葛根醇提取物尚能对抗东莨菪碱所致大鼠操作式条件反射抑制。东莨菪碱能降低小鼠大脑皮层和海马乙酰胆碱含量，并降低海马胆碱乙酰转移酶活性；而葛根醇提取物能显著对抗东莨菪碱上述作用，提示可能是葛根改善学习记忆作用机制之一。

（8）**抗肿瘤作用** 葛根成分S_{86019}(医科院药物研究所提供)在浓度为14～22μg/ml时对人急性早幼粒细胞白血病HL-60细胞株呈时间及浓度依赖性抑制作用，并使细胞由原始的早幼粒阶段发育为趋向成熟的中幼粒、晚幼粒及成熟的杆状核、分叶核细胞，表明S_{86019}是一种有效的HL-60细胞分化诱导剂。流式细胞光度术分析表明，S_{86019}对HL-60细胞的周期移行呈G_1期阻断作用，使G_1期细胞百分率(G_1%)增高，S期细胞百分率(S%)下降。葛根提取物灌胃给小鼠和静注给家兔，能使OK_{432}或LPS激发的动物血清中产生肿瘤坏死因子(TNF)。TNF对瘤细胞有直接伤害作用，并可诱导其他细胞因子产生，使免疫有关细胞激活。家兔血清TNF活性与血清治疗的肿瘤重量的相关系数为一0.659。葛根灌胃能增啦小鼠腹腔巨噬细胞的吞噬能力。

（9）**抗缺氧作用** 葛根大豆甙元固体分散物(SDD)1.5g/kg灌胃，对小鼠有明显抗常压耐缺氧作用。大豆甙4′位的羟基为甲氧基、乙氧羰基次甲氧基取代后，其抗缺氧作用增强。

（10）**抗氧化作用** 葛根甲醇提取物有较强的抗氧化作用，在亚油酸中加入0.1%的效力相当于100×10^{-6}的δ-生育酚。在猪油中葛根素的抗氧化作用强于α-生育酚(α-tocophero1)。

（11）**解毒作用** 葛根素240mg/kg腹腔注射，能显著提高大鼠致杀死灌胃或静注的LD_{50}值；对静注染毒的犬，用葛根素治疗，可对抗溴氰菊酯所致血压升高和心律不齐。葛根素解溴氰菊酯中毒的机制可能与其β受体阻滞、扩张血管及抗心律小齐等作用相关。此外，葛根制剂有一定的解酒作用。

（12）**其他作用** 根据家兔角膜反射和豚鼠皮肤反射试验，葛根素有微弱局麻作用。野葛异黄酮成分250mg/kg对小鼠四氯化碳性肝损害的AST活性的抑制率为50.7%，对小鼠高脂性肝病ALT活性的抑制率为73%，表明有一定的保肝作用。葛根能增加未成熟小鼠子宫的重量，表明有雌激素样作用，其有效成分可能为大豆黄酮。给小鼠灌服葛根制剂有避孕作用，可能与葛根异黄酮有雌激素样作用相关。此外，葛根水煎剂对痢疾杆菌有抑制作用。葛根素5×10^{-2}mg/ml时对大鼠晶体醛糖还原酶(AR)的抑制率为96%，其IC_{50}为3.41×10^{-2}mg/ml。野葛根的异黄酮成分大豆甙元-7-(6-O-丙二酰基)葡萄糖甙对AR的IC_{50}为5.2×10^{-5} mol/ml。其制剂可用于糖尿病并发病(白内障、视网膜病、神经病和肾脏疾病)的治疗。葛根或葛根素对改善视网膜血管阻塞，改善视功能有一定作用。葛根水提取物对15-羟前列腺素脱氢酶的抑制率为60.7%。大豆甙及其类似物有抑制醛脱氢酶I(ALDH-1)的作用，可用于治疗乙醇中毒。此外，葛根对安定受体、α-受体、血管紧张素Ⅱ受体、β-羟基-β-甲基戊二酸(HMG)辅酶A还原酶和胆囊收缩素等有不同程度的抑制作用。

（13）**药代动力学** ①大豆甙元(或^{14}C-大豆甙元)500mg/kg大鼠灌胃，吸收较快，30分钟后血中可测出.6～8h达高峰；吸收不完全，约达64.6%。分布范围广泛，肾、肝含量最高，血浆、肺、心次之，肌肉、脾和脑中较少；约42.4%与血浆蛋门结合。体内代谢迅速，尿中多以结合形式排出，原形排出很少。主要由尿中排出，静脉给药24小时尿中排出给药量的71.2%，自粪排出17.4%；口服给药，24小时自尿排出34.3%，自粪排出33.1%；胆汁也是一条主要排出途径，静脉给药24小时胆汁排出47.4%，口服给药则为39.1%。 ②葛根素其体内过程与大豆甙相似，大鼠灌胃吸收较快而不完全，24h自粪及胃肠道回收的药物为用量的37.3%。静注后肾内含量较高，肝次之，脑中较低；血浆蛋白的结合率24.6%。大鼠体内代谢和排泄均较快，不易蓄积。葛根素静脉注射，在大鼠和犬体内的药时过程符合开放二：房室模型，在家兔符合开放三房室模型。实验表明3种动物不同剂量间药物动力学过程均为线性一级动力学过程。但在3种动物间的动力学过程有较大差别。以9.0mg/kg剂量组为例，大鼠、家兔和狗的$t_{1/2}α$分别为0.8，3.4，7.6分钟；$t_{1/2β}$分别为11.4，20.8和66.6分钟；平均滞留时间分别为0.18小时，0.76小时和1.29小时，均有显著差异。动物越小，其对葛根素的分布越快，代谢或/和排泄机能越强，并预示犬对葛根素的处置与人体接近。另有报道，葛根素30mg/kg静脉注射，其药时过程符合开放式二室模型，其$t_{1/2}α$和$t_{1/2β}$分别为5.7分钟和27.5分钟。给健康志愿者静注葛根素5mg/kg；其体内过程为线性动力学过程，符合开放式二室模型，其$t_{1/2}α$、$t_{1/2β}$和平均滞留时间(MRT)分别为10.3分钟，74.0分钟和1.28小时。其药代动力学过程与狗相似，体内分布快且广，消除快，无代谢饱和现象及不易积蓄等特点。

（14）**毒性**：①急性毒性试验 葛根醇浸膏、总黄酮和葛根素小鼠静脉注射的LD_{50}分别为2.1g/kg，1.6～2.1g/kg和0.738g/kg。葛根醇浸膏10g/kg和20g/(kg·d)，连续3天，大豆甙元1g/kg和5g/kg灌胃，0.8g/kg腹腔注射，葛根素lg/kg静脉注射，均未见小鼠出现中毒症状或死亡。②亚急性毒性 实验给小鼠灌胃葛根醇浸膏1g/(kg·d)，大豆甙元25rag/kg，50mg/kg和100mg/(kg·d)，连用2个月；给狗服用醇浸膏2g/(kg·d)，连续14天大豆甙元25mg/kg和50mg/(kg·d)，连续2个月。对动物行为、血象、肝肾功能及心、肝、脾、肾等实质脏器均未见异常改变。③三致试验 以葛根素进行的Ames试验、染色体畸变试验、微核试验、致畸试验和精子畸型试验等均为阴性，表明葛根素注射液无致突和致畸作用。

【炮制】 （1）**炒葛根**：取葛根片，置锅内，用文火炒至表面黄色，略带焦斑，取出，放凉。

（2）**煨葛根**：取麸皮撒在热锅中，加热至冒烟时，投入葛根片，迅速翻动，炒至表面呈焦黄色，取出，筛去麸皮，放凉。每葛根片100kg，用麸皮30kg。

饮片性状：①炒葛根形如葛根片，表面黄色，偶见焦斑。②煨葛根形如葛根片，表面微黄色，米黄色或深黄色。

【性味归经】 味甘、辛，性平。归脾、胃经。

【功用主治】 解肌退热，发表透疹，生津止渴，升阳止泻。主治外感发热，头项强痛，麻疹初起、疹出不畅，温病口渴，消渴病，泄泻，痢疾，高血压，冠心病。

《本经》："主消渴，身大热，呕吐，诸痹，起阴气，解诸毒。"

《别录》："疗伤寒中风头痛，解肌发表出汗，开腠珲，疗金疮，止痛，胁风痛。""生根汁，疗消渴，伤寒壮热。"

《本草经集注》："杀野鸽(钩吻)、巴豆、百药毒。" "生者捣取汁饮之，解温病发热。葛根为屑，疗会疮断血，亦疗疟及疮。"

《药性论》："能治天行上气，呕逆，开胃下食，主解酒毒，止烦渴。熬屑治金疮，治时疾寒热。"

《新修本草》："根末之，主猘狗啮，并饮其汁。"

《本草拾遗》："生者破血，合疮，堕胎。解酒毒，身热赤，酒黄，小便赤涩。可断谷不肌。"

《日华子》："治胸膈热，心烦闷，热狂。止血痢，通小肠，排脓、破血。敷蛇虫啮，解罯毒箭。"

《开宝本草》："小儿热痞，以葛根浸捣汁饮之良。"

《医学启源》："《主治秘要》云，其用有四：止渴一也；解渴二也；发散表邪三也；发散小儿疮疹难出四也。"

《滇南本草》："治胃虚消渴，伤风，伤暑，伤寒，解表邪，发寒热往来，湿疟。解中酒热毒，小儿痘疹初出要药。"

《本草蒙攀》："生根汁止热毒吐衄，去热燥消渴。"

《纲目》："散郁火。"

【临床应用】 （1）**用于外感发热，头痛，项强**。葛根轻清升散，功善发表解肌退热，凡外感发热，服之叮奏热退身凉之效。感受风寒，恶寒发热，项背强痛者，用葛根既能解散表邪，又能升津舒筋，其无汗者配麻黄、桂枝，有汗者配桂枝、门芍等同用，如《伤寒论》葛根汤、桂枝加葛根汤。近年来临床借葛根舒项背之效，用其治高血压患者之头痛、项背不舒，亦有佳效。如外感风寒，寒郁化热，发热熏，恶寒轻，头目作痛，几渴鼻干者，常配柴胡、黄芩、石膏同用以解肌清热，如《伤寒六持》柴葛解肌汤。证属时气壮热烦闷者，可取鲜葛捣汁饮服，或配栀子同用以泄热除烦。

（2）**用于麻疹初起，透发小畅**。葛根药性升发，长于透发麻疹，治小儿麻疹，发而不透者，常与升麻相须为用，以透疹解表，如《局方》升麻葛根汤，或与荆芥、薄荷等同用亦佳。

（3）**用口渴**。葛根又能"鼓舞胃气上行，生津液"，治疗口渴之症，无论外感、内伤每多用之。可单用或配伍使用，如《普济方》治小儿热渴不止，单用葛根煮散频服；《圣惠疗》治消渴烦躁，皮肤干燥，单用葛根捣汁饮服。若口渴因温病热盛所致者，宜与石膏、知母、芦根同用；因于内热消渴者，宜与养阴牛津之天花粉、麦冬、生地黄同用，如《类证治裁》天花粉散。

（4）**用于泄泻，痢疾**。葛根主入阳明经，能升发脾胃清阳之气而止泻痢。用于湿热泻痢伴有表证者，常配专清肠胃湿热之黄连、黄芩同用，如《伤寒论》葛根黄芩黄连汤；如系脾虚泄泻，清阳不升者，第与补气健脾之人参、白术、茯苓相伍，如《小儿药证直诀》白术散。如与黄芪、人参、升麻等同用，又可用于气虚清阳不升之耳鸣、耳聋。

（5）**治醉酒及服药过剂，心中闷乱**。

《药鉴》："入柴胡疗肌表，功为第一；同升麻通毛窍，效实无双。"

《药品化义》："佐健脾药有醒脾之力，且脾主肌肉，又主四肢。如阳气郁遏于脾胃之中，状非表证，饮食如常，但肌表及四肢发热如火，以此同升麻、柴胡、防风、羌活升阳散火，清肌退热，薛立斋常用神剂也。若金疮、若中风、若痉病以致口噤者，捣生葛根汁同竹沥灌下即醒。"

《本草经解》："同香薷、生地煎服，可以预防热病。"

《得宜本草》："得香豉治伤寒头痛，得粟米治小儿热渴。"

《得配本草》："得葱白，治阳明头痛；佐健脾药，有醒脾之功；佐粟米，治热渴虚烦；同升、柴，有散火之力。"

【用量用法】 内服：煎汤，10～15g，或捣汁。外用：捣敷，适量。

【使用注意】 解表、透疹、生津宜生用；止泻多煨用。

《医学启源》："《主治秘要》云：益胃生津液不可多用，恐损胃气。"

《本草经疏》："五劳七伤，上盛下虚之人，暑月虽有脾胃病，不宜服。"

《本草正》："其性凉，易于动呕，胃寒者所当慎用。"

《本草从新》："夏月表虚汗多，尤忌。"

《药义明辨》："凡中气虚而热郁于胃者，不可轻投。"

【附方】 （1）**治太阳病，项背强几几，无汗恶风**：葛根四两，麻黄二两(去节)，桂枝二两(去皮)，生姜三两(切)，甘草二两(炙)，芍药二两，大枣十二枚(擘)。以水一斗，先煮葛根、麻黄，减二升，去白沫，内诸药，煮取三升，去滓。温服一升，复取微似汗。--《伤寒论》之"葛根汤"

（2）**治伤寒及时气温病及头痛、壮热、脉大，始得一日**：葛根四两，水一斗，煎取三升，乃内豉一升，煎水升半。一服。捣生葛根汁，服一二升亦为佳。--《肘后方》

（3）**治大人小儿时气温疫，头痛发热，肢体烦痛，及疮疹已发及未发**：升麻、白芍药、甘草(炙)各十两，葛根十五两。上为粗末。每服三钱。用水一盏半，煎取一中盏，去滓稍热服，不计时候。日二三服，以病气去，身清凉为度。小儿量力服之。--《局方》之"升麻葛根汤"

（4）**治时气烦渴不止**：葛根二两(锉)，葱白五茎(切)。上件药，以水二大盏，煎至一大盏，去滓，内白粳米半合，豉半合，以生绢裹煎，良久候烂，去米、豉，放冷。不计时候，温服。--《圣惠方》

（5）**治消渴肾渴，日饮石水者**：葛根三两，天花粉二两，铅丹一两(炒飞)，附子一两(炮，去皮、脐)。上为末，炼蜜丸梧桐子大。每服十九，日进三服。春夏去附子。--《古今医统》之"子和葛根丸"

（6）**治太阳病桂枝证，医反下之，利遂不止，脉促者，表未解也，喘而汗出者**：葛根半斤，甘草二两(炙)，黄芩三两，黄连三两。以水八升，先煮葛根，减二升，内渚药，煮取二升，去滓。分温再服。--《伤寒论》

（7）**治暑天痢疾**：干葛、乌梅、甘草三味。浓煎汤一碗服之。--《沈氏经验方》

（8）**治酒醉不醒**：葛根汁，一斗二升饮之。取醒止。--《千金要方》

（9）**治酒疸**：葛根四两，朱砂、木香各二钱。为末。每服三钱，温酒调，辰、午、申时各一服。--《卫生易简方》

（10）**治中风因饮酒过节，不能言语，手足不遂，精神恍惚**：生葛根长一尺径一寸，生姜汁一合，竹沥二升。上三味，先取生葛根，洗刮去皮土，捣研压取汁，葛滓再捣，以竹沥沃，复压取汁尽为度，将生姜汁和匀，同用厚棉滤过，银石铫内煎三五沸，瓷器盛。不拘时候，食前温服。如觉腹内气转作声似痛，即食后温服。--《圣济总录》之"葛根汤"

（11）**治胃受邪热，心烦喜冷，呕吐不止**：葛根二钱，半夏钱半(汤洗七次)，甘草(炙)一钱。水一盏，入竹茹一块，姜五片，煎七分，去滓。冷服，不拘时。--《卫生易简方》

（12）**治心热吐血不止**：生葛根汁半大升，顿服。--《广利方》

（13）**治鼻衄，终日不止.心神烦闷**：生葛根，捣取汁，每服一小盏。--《圣惠方》

（14）**治热毒下血，或因吃热物发动**：生葛根二斤。捣取汁一升，并藕汁一升，相和服。--《梅师集验方》

（15）**治蜘蛛等诸般虫咬**：葛粉，生姜汁调敷。--《医学纲目》

（16）**治金疮中风痉**：生葛根一斤(锉)。以水五升，煮取二升，去滓。每热服一小盏，日三四服。--《圣惠方》

（17）**治大便不通六七日，腹中有燥屎，寒热烦迫，短气，汗出，胀满，亦治大小便不通**：生葛根二升，猪膏三升，大黄一两。上三味㕮咀，以水七升，煮取五升，去滓，内膏，煎取二升，澄清。强人顿服，羸人再服。--《千金要方》之"濡藏汤"

（18）**治时毒头面肿赤**：葛根、牛蒡子、管仲、甘草、豆豉各五钱。上件共为细末。每服三钱，用水调服。--《杏苑生春》之"葛根牛蒡子散"

（19）**治服药过剂及诸菜毒，心中闷乱**：捣生葛根，取汁半盏或一盏饮之；或以根一两细锉，水二盏同煎至一盏，去滓温服。--《普济方》

（20）**治疗冠心病心绞痛**：每日给予葛根素500mg加入5%葡萄糖500ml内静脉滴注，1星期为1疗程。共观察30例，测定治疗前后血管血栓烷B_2、血脂、6-酮-$PGF_{1α}$及高密度脂蛋白的变化。结果表明：葛根素除能明显缓解心绞痛、改善缺血心电图、降低心肌耗氧量外，尚能提高患者血管6-K-$PGF_{1α}$和HDL水平，同时降低TXB_2/6-K-$PGF_{1α}$比值。--《中西医结合杂志》杨国君，等，1990，10(2)：82

（21）**治疗高血压病**：每日用葛根30g，槐米15g，茺蔚子15g，煎汤500ml。早晚各服250ml，或泡水当茶饮。连服1月为1疗程。治疗原发性高血压50例，其中Ⅰ期20例，Ⅱ期27例，Ⅲ期3例。治疗结果：血压下降至正常范围，临床症状改善，维持1年以上者9例，维持半年以上者6例，维持3个月以上者8例；服药期间血压下降，症状有不同程度缓解19例；无效(服药1个月，病情、血压无变化)8例。总有效率为84%。疗程最短1个月，最长13个月。以Ⅰ、Ⅱ期疗效明显，取效快，降压维持时间长。--《湖北中医杂志》黄骏，1985，(1)：27

（22）**治疗椎基底动脉供血不足**：每次口服葛根素片(每片含50mg)2片，每日3次，2星期为1疗程。治疗23例，其中年龄最大77岁。最小48岁，平均62.5岁。病程最长1年，最短10天。结果：显效9例，有效13例，无效1例，总有效率为95.6%。起效时间：最快4天，最长10天，平均7天。该药水溶性较差，起效虽较慢，但对肝、肾等器官无不良影响，长期服用无不良反应。--《武汉医药情报通讯》李云宝，等，1988，4(4)：6

（23）**治疗偏头痛**：每次口服葛根片(每片含葛根素100mg)5片，每日3次，可连续服药2~22个月。治疗53例，结果缓解13例，显效12例，好转19例，无效9例，总有效率83.0%。药物起效时间一般在用药2星期后。--《中华内科杂志》高秀贤，等，1977，新2卷(6)：326

（24）**治疗视网膜动脉阻塞**：每次用葛根素注射液50mg肌内注射，每日2次，或每次200~400mg加入5%或10%葡萄糖溶液500ml静脉滴注，每日1次，一般20d为1疗程。治疗26例(26只眼)，治疗前对数视力为2.84±1.86，视力中位数为数指。经过平均35.4d的治疗后，对数视力达到3.74±1.41，视力中位数为0.1，差别有显著性。其中10只眼治疗前后眼底荧光血管造影检查结果表明：视网膜循环时间由治疗前的6.9±0.6s缩短到治疗后的4.5±0.6s(P<0,001)。在检眼镜下所看到的动脉变细甚至"中断"的动脉血管中，造影时均有荧光素通过。--《中国中医眼科杂志》雷启天，1993，3(1)：19

（25）**治疗突发性耳聋**：每次口服葛根片(每片相当生药1.5g，系乙醇提取物)1~3片.每日3次；肌内注射葛根黄酮100mg，每日2次；部分患者加服维生素B。治疗早期突发性耳聋100例，痊愈25例，显效16例，进步35例，无效24例，有效率76%。据观察，病程越短，治愈率越高；病程超过1个月者，只有个别患者能治愈。经葛根素治愈的患者往往需要用药1~2个月。少数患者于服药后感头胀，减量后即可消失MJ。--《中华医学杂志》北京市耳鼻咽喉科研所听力组，1973，53(10)：591

（26）**治疗腹部手术后腹胀**：取葛根、皂角各250g，加水2000ml，煎汤去渣盛于器皿中，用毛巾2条，轮换沾取药水置脐为中心热敷。治疗109例(外科79例，妇产科30例)，除3例无效外，其余病例均于2~6小时内肠鸣音恢复正常，腹胀逐渐消失，有效率达97.2%，腹胀缓解最短者3h，最长者3天。--《湖北卫生》保康县医院中西医结合小组，1977，(7)：11

葛花

【别名】 葛花《别录》，葛条花《中药志》。

【来源】 为豆科植物野葛 *Pueraria lobata* (Willd.) Ohwi 的花。

【原植物】 参见"葛根"。

【采收加工】 立秋后当花未全放时采收，去枝叶，晒干。

【性状鉴别】 野葛花花蕾呈扁长圆形。开放的花皱缩，花萼灰绿色至灰黄色，萼齿5，披针形，约与萼筒等长或稍长，上面2齿合生，长8～11mm，下面裂片最长1片可长达15mm，其他2片长5～7mm，内外均有灰白色毛。花冠蓝色至蓝紫色，久置则呈灰黄色；旗瓣近圆形或长圆形，高6～15mm，宽6～12mm，先端中央缺刻，深0.5～1.0mm；翼瓣窄三角形，长6～12mm，宽2～5mm，基部附属体一侧甚小或缺，弦侧附属体明显长大于宽，龙骨瓣长5～13mm，宽3～5mm，弦侧基部有三角形附属体。花药长0.6～0.9mm，宽0.3～0.5mm。无臭，味淡。

【显微鉴别】 野葛花粉末特征：粉末灰棕蓝色。①萼片上下表皮都着生非腺毛及腺毛，非腺毛单列，基部2个细胞小型，先端细胞细长，末端锐尖；腺毛多细胞头，内含浅黄色内含物；上表皮细胞内侧有含1个单棱晶的厚壁细胞。②旗瓣上表皮细胞壁方形，呈乳突状，外覆有厚(19～23μm)瘤状角质层；中央部的上表皮细胞高19～26μm，下表皮细胞高18～24μm，宽8～14μm，表面有厚9～11μm的角质层。③花粉粒，显微镜下P×E=(20.4～23.8)×(22.1～23.8) μm，扫描电镜下长球形，P×E=(20～23)×(23～25) μm，表面网眼较小，点状，孔状，网眼内颗粒状纹饰少。

【主含成分】 从野葛新鲜花中提得挥发油，其中性油中含1-辛烯-3-醇(*1-oclen-3-ol*)，丁香油酚(*eugeno1*)，芳樟醇(*1inaloo1*)，酸性油中得苯甲酸甲酯(*methyl benzoate*)，丙酸甲酯(*methyl propionate*)，异戊酸甲酯(*methyl isovalerate*)，正己酸甲酯(*methyl caproate*)。另外得尼泊尔鸢尾黄酮(*irisolidonce*)，染料木素(*genistein*)，大豆素(*daidzein*)，槲皮素(*quercetin*)，葛花甙(*kakkalide*)，鹰嘴豆芽素(*hiochanin*)A，刺芒柄花素(*formononetin*)，芒柄花甙(*ononin*)，降紫香甙(*sissotrin*)，又从中提得三萜皂甙：槐花二醇(*sophoradio1*)，槐花皂甙(*kaikasapoilin*)。此外，还分得β-谷甾醇(*β-sitosterol*)，β-谷甾醇-3-O-β-D-葡萄糖(*3-sitostero-3-O-β-D-glucose*)。

【药理】 （1）**解酒作用** 葛花所含异黄酮部分灌服，可使喂饲乙醇小鼠血中乙醇、乙醛浓度显著下降。葛花多种提取部分对乙醇所致机体代谢紊乱也有显著保护效果，其中对乙醇诱发的小鼠血糖升高，本品甲醇提取物4.5g/kg可抑制95.1%而接近正常，从中分得之色氨酸衍生物(N-酰基-N_1-葡萄糖基-色氨酸)0.4g/kg抑制率为64%，而异黄酮或三萜皂甙部分lg/kg无影响；对乙醇诱导的血三酰甘油(甘油三酯)升高，在上述剂量时三萜皂甙可明显降低之而甲醇提取物及异黄酮无效；对于尿素氮的升高，甲醇提取物无效而异黄酮及甲醇提取物均可显著降低。

(2)**保肝作用**　对于高脂饮食所致小鼠轻度肝损伤，本品甲醇提取物1g/kg有显著保护效果，2g/kg作用更强，对ALT升高的抑制率达94.1%，而异黄酮125mg/kg或三萜皂甙250mg/kg也均有显著效果。对于四氯化碳所致小鼠肝损伤，本品甲醇提取物4g/kg无显著影响，但异黄酮及三萜皂甙于lg/kg可使AST及ALT显著下降。

【性味归经】　味甘，性凉。归脾、胃经。

【功用主治】　解酒醒脾，止血。主治伤酒烦热口渴，头痛头晕，脘腹胀满，呕逆吐酸，不思饮食，吐血，肠风下血。

《别录》："主消酒。"

《滇南本草》："治头目眩晕，憎寒壮热，解酒醒脾胃，酒毒酒痢，饮食不思，胸膈饱胀发呃，呕吐酸痰。酒毒伤胃，吐血呕血。消热，解酒毒。"

《纲目》："治肠风下血。，"

《本草汇言》："专解酒毒酒积。"

《医林纂要·药性》："清肺。"

《中草药学》(南药)："治痔疮大便带血及烦渴。"

【用量用法】　内服：煎汤，3～9g；或入丸、散。

【使用注意】　《本经逢原》："无酒毒者不可服。服之损人天元，以大开肌肉，而发泄伤津也。"

《得配本草》："因酒已成弱者，禁用。"

【附方】　(1)**防酒醉，醉则不损人**：葛花并小豆花子，末为散。服三二匕。又时进葛根饮、枇杷叶饮。--《肘后方》

(2)**治饮酒中毒**：葛花一两。上一味，捣为散，沸汤点一大钱匕，不拘时候，亦可煎服。--《圣济总录》之"葛花散"

(3)**解酒毒**：甘草、干葛花、葛根、缩砂仁、贯众各等分。上为粗末。水煎三五钱，去滓服之。--《儒门事亲》之"葛根散"

(4)**治饮酒太过，呕吐痰逆，心神烦乱，胸膈痞塞，手足战摇，饮食减少，小便不利**：莲花青皮(去瓤)三分，木香五分，橘皮(去白)、人参(去芦)、猪苓(去黑皮)、白茯苓各一钱五分，神曲(炒黄)、泽泻、干生姜、白术各二钱，白豆蔻仁、葛花、砂仁各五钱。为极细末，秤和匀。每服三钱匕，白汤调下，但得微汗，酒病去矣。--《脾胃论》之"葛花解酲汤"

(5)**治饮酒过度，酒积热毒，损伤脾胃，呕血吐血，发热烦渴，小便赤少**：葛花一两，黄连一钱，滑石一两(水飞)，粉草五钱。其为细末，水叠为丸。每服一钱，白滚水下。此药可治胃热实火。脾胃寒冷，吞酸吐酸苦禁忌。--《滇南本草》之"葛花清热丸

葛叶　味甘、微涩，性凉。止血，主治外伤出血。外用：，适量捣烂敷。

葛蔓　味甘，性寒。清热解毒，消肿。主治喉痹，疮痈疖肿。内服：煎汤，5～10g，鲜品30～60g，或烧存性研末。外用：烧存性，研末调敷，适量。

附方　(1)**治喉痹**：葛蔓烧为灰，水服方寸匕。--《新修本草》

(2)**治疖子初起**：葛蔓烧灰，水调敷之。--《千金要方》

(3)**治妇人乳痈**：葛蔓烧灰，酒服二钱，三服效。--《卫生易简方》

(4)**治中水毒、溪毒，下部虫蚀生疮**：葛藤不拘多少。上一味，以水煮取浓汁，洗下部，并导灌入下部。--《圣济总录》之"葛藤洗方"

葛谷　味甘，性平。归大肠、胃经。健脾止泻，解酒。主治泄泻，痢疾，饮酒过度。内服：煎汤，10～15g，或入丸、散。

治热毒下痢：葛谷炒研末，白汤调服二钱，极验。--《本草汇言》

葛粉　味甘，性寒。归胃经。解热除烦，生津止渴。主治烦热，口渴，醉酒，喉痹，疮疖。内服：开水或蜂蜜、米粥调服，l0～30g。外用：撒或调敷，适量。《品汇精要》："多食行小便，使人利。"

附方　(1)**治胸中烦热或渴，心躁**：葛粉四两，粟米半斤。以水浸粟米经宿，来日漉出，与葛粉同拌令匀，煮粥食之。--《圣惠方》之"葛根粉粥"

(2)**治小儿壮热，呕吐，不下食**：葛粉二两。以水三合相和凋粉，于铜纱罗中，令遍。沸汤中煮熟食之。--《食医心镜》之"葛粉汤"

(3)**治中风，狂邪惊走，心神恍惚，言语失志者**：葛根捣取粉四两，粱粟米饭半升。上二味，以浆水浸饭，漉出，入葛粉拌匀，于豉汁内急火煮熟。著五味葱白食之，日三。仍勿杂食。--《圣济总录》之"葛粉饭"

(4)**治血痢**：葛粉三两，蜜一两。上以新汲水四合搅调。空心顿服之。--《食医心镜》

(5)**治小儿夏月痱子及热疮**：葛粉三两，甘草一两(生锉)，石灰一两(炒)。上件药捣罗为末，以绵揾扑于疮上。--《圣惠方》之"葛粉散"

(6)**治小儿馥疮**：以葛粉挹之。--《普济方》

(7)**治褥疮**：干葛研粉过筛后高压消毒备用。使用前先清洗褥疮创面，再将葛粉均有撒布创面，盖上消毒凡士林纱布。每日换药1次。--《钦州医药》1980，(1)：55

刺槐花

【来源】　为豆科植物刺槐 *Robinia pseudoacacia* L.的花。

【植物形态】　落叶乔木，高10～25m；树皮灰褐色至黑褐色，浅裂至深纵裂，稀光滑。刺槐小枝灰褐色，幼时有棱脊，微被毛，后无毛；具托叶刺，长达2cm；冬芽小，被毛。羽状复叶长10～25(～40)cm；叶轴上面具沟槽；小叶2～12对，常对生，椭圆形、长椭圆形或卵形，长2～5cm，宽1.5～2.2cm，先端圆，微凹，具小尖头，基部圆至阔楔形，全缘，上面绿色，下面灰绿色，幼时被短柔毛，后变无毛；小叶柄长1～3mm；小托叶针芒状，总状花序花序腋生，长10～20cm，下垂，花多数，芳香；苞片早落；花梗长7～8mm；花萼斜钟状，长7～9mm，萼齿5，三角形至卵状三角形，密被柔毛；花冠白色，各瓣均具瓣柄，旗瓣近圆形，长16mm，宽约19mm，先端凹缺，基部圆，反折，内有黄斑，翼瓣斜倒卵形，与旗瓣几等长，长约16mm，基部一侧具圆耳，龙骨瓣镰状，三角形，与翼瓣等长或稍短，前缘合生，先端钝尖；

雄蕊二体，对旗瓣的1枚分 离；子房线形，长约1.2cm，无毛，柄长2～3mm，花柱钻形，长约8mm，上弯，顶端具毛，柱头顶生。荚果褐色，或具红褐色斑纹，线状长圆形，长5～12cm，宽1～1.3（～1.7）cm，扁平，先端上弯，具尖头，果颈短，沿腹缝线具狭翅；花萼宿存，有种子2～15粒；种子褐色至黑褐色，微具光泽，有时具斑纹，近肾形，长5～6mm，宽约3mm，种脐圆形，偏于一端。花期4～6月，果期8～9月。见（图455）

本植物的**树皮、茎皮、根皮**：味苦，性凉，功能清热解毒，祛风止痛，主用于咽喉肿痛，风火牙痛，恶疮，阴痒，睾丸肿痛，痔疮肿痛。根（**刺槐根**）也供药用，详见下述。

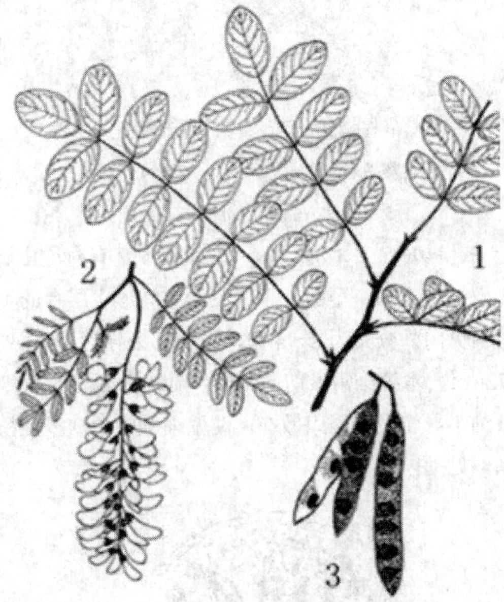

（图455）**刺槐**

1.叶枝 2.花枝 3.荚果

【生长分布】 原产于美国东部。生于公路旁及村舍、山坡。邹平各地广泛栽培。

【采收加工】 每年6～7月花盛开时采收，摘取花，晾干.

【栽培要点】 **生物学特性** 为热带树种，在黄河流域、长江下游，生长发育较佳。性喜温暖、向阳。土壤以深厚、疏松、肥沃、排水良好的砂壤土最好。能耐干旱、抗盐、耐碱。

栽培技术 一般采用种子繁殖，亦可用分蘖、分根及扦插繁殖。

田间管理 刺槐为浅根性树类，大风后每易摇撼根部，敞应注意用土培压根际，以免倾倒。

病虫害防治 有四点刺蛾为害叶部；斑衣蜡蝉为害干部，可用叶蝉散防治；星天牛亦为害干部。

【性状鉴别】 花呈飞鸟状，未开放者为钩镰状，长1.3～1.6cm。下部为钟状花萼，棕色，被亮白色短柔毛，先端5齿裂，基部有花柄，其近上端有1关爷，节上略粗，节下狭细。上部为花冠，花瓣5，皱缩，有时残破或脱落，其中旗瓣1枚，宽大，常反折，翼瓣2枚，两侧生，较狭，龙骨瓣2枚，上部合生，钩镰状，雄蕊10枚，9枚花丝合生，1枚花丝下部参与连合，子房线形，棕色，花柱弯生，先端有短柔毛。质软，体轻。气微，味微甘。

【显微鉴别】 粉末特征：淡黄绿色。①花瓣破片上表皮细胞垂周壁波状弯曲、略弯曲或平直，爪部细胞纵向伸长，细胞外壁具明显的角质层纹理；下表皮细胞形似上表皮。②花萼上表皮细胞多角形，花萼基部细胞纵向伸长，有时可见非腺毛；下表皮细胞形同上表皮，但非腺毛密生，且见气孔。③非腺毛随处可见，完整者长131～413μm，直生或稍弯曲，多为2细胞.基部细胞短小，顶细胞长。④花萼内薄擘细胞可察见，有的细胞内含黄棕色或浅红紫色物质。⑤花丝内、外表皮细胞狭长方形。⑥子房外表皮破片有时可见，细胞狭小，长20～39μm，宽9～15μm。⑦花粉粒直径 30～35μm，壁平滑。⑧导管细小，常为螺纹。⑨草酸钙方晶或可察见，长4～10μm。

【主含成分】 花含洋槐甙(*robinin*)，刀豆酸(*canaline*)，蓖麻毒蛋白(*ricin*)，鞣质类，黄酮类。

【性味归经】 味甘，性平。

【功用主治】 止血。主治大肠下血，咯血，吐血，血崩。

《贵州民间方药集》："治大肠下缸，咯血，吐血，血崩。"

《沙漠地区药用植物》："泡茶治高血压。"

【用量用法】 内服：煎汤，9～15g，或泡茶饮。

刺槐根 味苦，性微寒。凉血止血，舒筋活络。主治便血，咯血，吐血，崩漏，劳伤乏力，风湿骨痛，跌打损伤。内服：煎汤，9～30g。

附方 **治劳伤乏力，面黄肌瘦**：(刺槐)根 30g，九节萝卜(百部)21～24g。水煎，冲黄酒、红糖，早晚空腹各服1次，忌食酸辣。--《天目山药用植物志》

苦参

【别名】 苦参《本经》，苦骨《纲目》，川参《贵州民间方药集》，凤凰爪《广西中兽医药用植物》，牛参《湖南药物志》，地骨《全国中草药汇编》，野槐根、山槐根《中草药学》(南药)，地参《新华本草纲要》。

【名释】 形似人参而味极苦故名。

【来源】 为豆科植物苦参 *Sophora flavescens* Ait的根。

【植物形态】 苦参 又名水槐、苦识《本经》，地槐、菟槐、骄槐、白茎、虎麻、岑茎、禄白、陵郎《别录》，野槐《纲目》，好汉枝《全国中草药汇编。落叶半灌木，高1.5～3m。根网柱状，外皮黄白色。茎直立，多分枝，具纵沟；幼枝被疏毛，后变无毛。奇数羽状复叶，长20～25cm，互生；小叶15～29，叶片披针形至线状披针形，长3～4cm，宽1.2～2cm，先端渐尖，基部圆，有短柄，全缘，背面密生平贴柔毛；托叶线形。总状花序顶生，长15～20cm，被短毛，苞片线形；萼钟状，扁平，长6～7mm，5浅裂；花冠蝶形，淡黄白色；旗瓣匙形，翼瓣无耳，与龙骨瓣等长；雄蕊10，花丝分离；予房柄被细毛，柱头圆形。荚果线形，先端具长喙，成熟时不开裂，长5～8cm。种子间微缢缩，呈不明显的串珠状，疏生短柔毛。种子1～7颗，近球形，黑色。花期5～7月，果期7～9月。见下(图456)

本植物的种子（**苦参实**），味苦，性寒，能清热解毒，通便，杀虫，主治急性菌痢，大便秘结，蛔虫症。

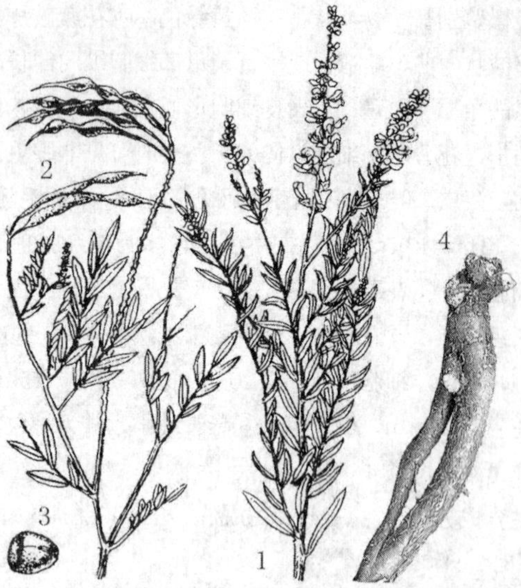

（图 456）苦参

1.花枝 2.果枝 3.种子 4.根

【生长分布】 生于向阳山坡草丛及溪沟边。邹平南部山区有分布。

【采收加工】 每年 9～10 月采挖生长 3 年以上全株，除去地上部分及芦头、须根及泥土杂质，切片，晒干或烘干。

【栽培要点】 **生物学特性** 对土壤要求不严，一般砂壤和粘壤土均可生长，为深根性植物，应选择地下水位低，排水良好地块种植。当年播种的幼苗多不开花，冬季叶子变黄脱落进入休眠，至翌年春重新返青生长。6 月孕蕾开花，7～8 月中旬果实成熟，全年生长期约 210 天。

栽培技术 种子繁殖：播种前用 40～45℃温水浸 10～12 小时，或进行沙藏，1：3 混合放在 0～10℃左右条件下处理 20～30 天，南方 3～4 月，北方 4 月播种，按行距 65cm，株距 30cm 穴播，每穴播种 8～10 粒，覆上 2～3cnl。1 小时 m^2 播种量 22.5～37.5kg，播后温度在 15～19℃，有足够湿度约 25 天即出苗。苗高 15～16cm 时，匀苗、补苗，每穴留苗 3～4 株。

田间管理 及时除草、浇水、培土，每年追肥 1～2 次，第 1 次在 5 月中、下旬，第 2 次在 8 月间，以粪肥和厩肥为丰。

【性状鉴别】 根长圆柱形，下部常分枝，长 10～30cm，直径 1～2.5cm。表面棕黄色至灰棕色，具纵皱纹及横生皮孔。栓皮薄，常破裂反卷，易剥落，露出黄色内皮。质硬，不易折断。折断面纤维性。切片厚 3～6mm，切面黄白色，具放射状纹理。气微，味苦。见(图 457)

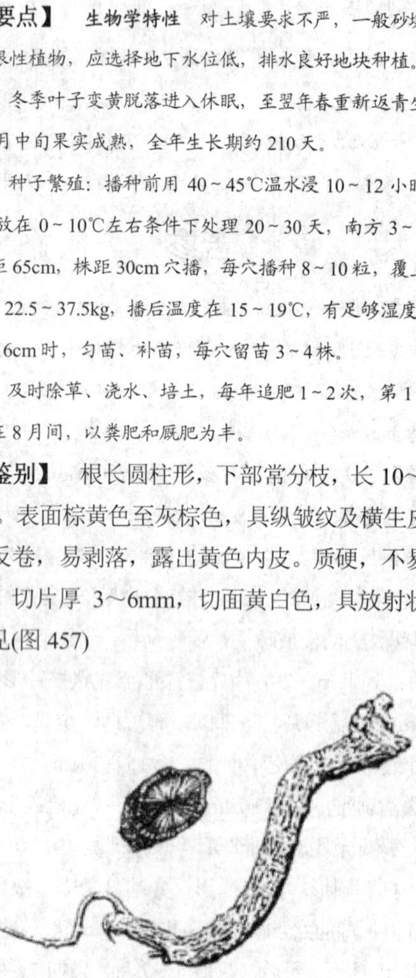

（图 457）苦参（根）及饮片外形

【显微鉴别】 （1）粉末特征：淡黄色。①纤维众多，成束，非木化，平直或稍弯曲，直径 11～27μm，纤维周围的细胞中含草酸钙方晶，形成晶纤维。②导管主为具缘纹孔导管，淡黄色或黄色，直径 27～126μm，具缘纹孔椭圆形，排列紧密，有的数个纹孔口连成线状。③木栓细胞表面观多角形，多层磨叠，平周壁表面有不规则细裂纹。④薄壁细胞类圆形或类长方形，有的垂周壁呈不均有连珠状，胞腔内含细小草酸钙针晶，长达 11μm。此外，有众多淀粉粒及少数石细胞。见下(图 459)

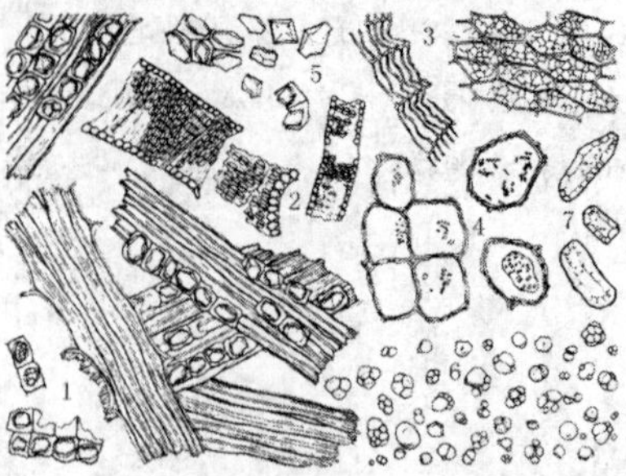

（图 459）苦参(根)粉末特征

1.纤维及晶纤维 2.导管 3.木栓细胞 4.溥壁细胞

5.草酸钙方晶 6.淀粉粒 7.石细胞

（2）根横切面：木栓层为 8～12 列细胞，有时栓皮剥落。韧皮部有多数纤维常数个至数十个成束。束间形成层有的不明显。木质部自中央向外分叉为 2～4 束，木质部束导管 1～2 列，直径至 11～72μm，木纤维常沿切向排列。射线宽 5～15 列细胞，中央有少数细小导管及纤维束散在。薄壁细胞中含众多淀粉粒及草酸钙方晶。见(图 458)

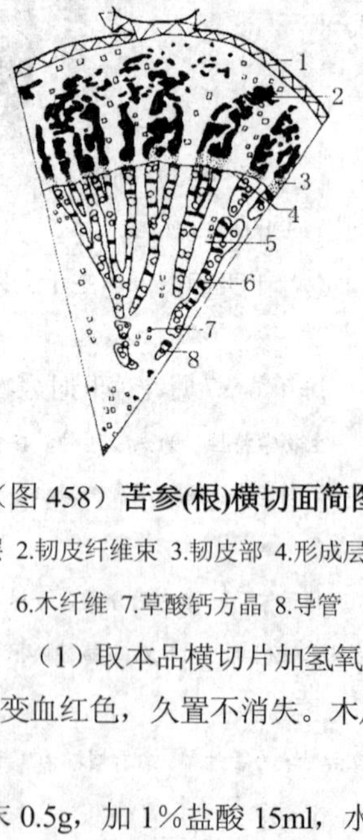

（图 458）苦参(根)横切面简图

1.木栓层 2.韧皮纤维束 3.韧皮部 4.形成层 5.射线

6.木纤维 7.草酸钙方晶 8.导管

【理化鉴别】 （1）取本品横切片加氢氧化钠试液数滴，栓皮即呈橙红色，渐变血红色，久置不消失。木质部不呈现颜色反应。(检查色素)

（2）本品粉末 0.5g，加 1％盐酸 15ml，水浴加热 10 分钟，滤过。分取滤液于 3 支小试管中，分别加入碘化铋钾、碘化汞钾及碘化钾碘试剂，均产生沉淀。(检查生物碱)

（3）取本品粉末 0.5g，加甲醇 10ml，加热回流 10 分钟，滤过。取滤液 1ml，置试管中，加镁粉少量与盐酸 3～4 滴，加热，显红色。另取滤液 5μl，点于滤纸上，喷以 5％三氯化铝乙醇溶液，晾干，置紫外光灯(254nm)下观察，显黄绿色荧光。(检查黄酮)

（4）薄层色谱 取本品粉末 0.5g，加氯仿 25ml，浓氨试液 0.3ml，放置过夜，滤过，滤液蒸干，残渣加氯仿 0.5ml 使溶解，作为供试品溶液。另取氯化苦参碱和槐定碱对照品，加乙醇制成每1ml各含0.2mg的混合溶液，作为对照品溶液。吸取上述两种溶液各4μl，分别点于同一用2%氢氧化钠溶液制备的硅胶G薄层板上，以苯-丙酮-甲醇(8：3：0.5)为展开剂，展开，展距约8cm，取出，晾干，再以甲苯-醋酸乙酯-甲醇-水(2：4：2：1)10℃以下放置后的上层溶液为展开剂，展开，展距与第1次相同，取出，晾干，依次喷以碘化铋钾试液和亚硝酸钠乙醇试液。供试品色谱中，在与对照品色谱相应的位置上，显相同的两个棕色斑点。

【含量】 《中华人民共和国药典》2005年版规定：本品按干燥品计算，含苦参碱（$C_{15}H_{24}N_2O$）和氧化苦参碱（$C_{15}H_{24}N_2O_2$），不得少1.2%。

【主含成分】 根中含生物碱：苦参碱(*matrine*)，氧化苦参碱(*oxymatrine*)，N-氧化槐根碱(*N -oxysophocarpine*)、槐定碱(*sophoridine*)，右旋别苦参碱(*-allomatrine*)，有旋异苦参碱(*i-somatrine*)，右旋槐花醇(*sophorano1*)，(+)槐花醇N-氧化物(*sophoranol N-oxide*)，左旋槐根碱(*sophocarpine*)，左旋槐胺碱(*sophoramine*)，右旋-N-甲基金雀花碱(*N-methyleytisine*)，左旋臭豆碱(*anagyrine*)，赝靛叶碱(*baptifoline*)。

根中还含多种黄酮类化合物：苦参新醇(*kusheno1*)A、B、C、D、E、F、G、H、L、J、K、L、M、N、O，苦参查耳酮(*kuraridin*)，苦参查耳酮醇(*kuraridino1*)，苦参醇(*kurarino1*)，新苦参醇(*neokurarino1*)，降苦参醇(*norkurarino1*)，异苦参酮(*isokurarinone*)，刺芒柄花素(*formononetin*)，苦参酮(*kurarinone*)，降苦参酮(*norkurarinone*)，甲基苦参新醇C(*methylkushenol C*)，l-山槐素(*1maackiain*)，三叶豆紫檀甙(*trifolirhizin*)及三叶豆紫檀甙丙二酸酯(*trifolirhizin-6´-O-malonate*)，苦参素(*kushenin*)，异脱水淫羊藿素(*isoanhy droicaritin*)，降脱水淫羊藿素(*noranlhydroicaritin*)，黄腐醇(*xanthohumo1*)，异黄腐醇(*isoxanthohumo1*)，木犀草素-7-葡萄糖甙(*1uteolin-7-glucos de*)。

此外，根中还含有三萜皂甙：苦参皂甙(*sophoraflavoside*)Ⅰ、Ⅱ、Ⅲ、Ⅳ，大豆皂甙(*soyasaponin*)以及醌类化合物：苦参醌(*kushequinone*)A。

【药理】 （1）**对心血管系统的作用** ①对心脏的作用：苦参中所含的苦参碱、槐根碱、氧化苦参碱、槐定碱、槐胺碱等生物碱对离体豚鼠乳头肌标本均呈剂量依赖的正性肌力作用，过量时，出现自发性收缩或兴奋性降低，其效能排列顺序为：氧化苦参碱>槐定碱>槐根碱>槐胺碱>苦参碱。 ②抗心律失常作用：苦参碱和氧化苦参碱能显著对抗氯化钡、乌头碱和氯仿-肾上腺素诱发的大鼠心律失常，氯仿诱发的小鼠心室纤颤，提高乌头碱诱发大鼠心律失常所需的量，还可对抗结扎冠脉前降支所致的大鼠心律失常。槐定碱可对抗乌头碱、毒毛花苷G、氯化钡、氯化钙、肾上腺素、氯仿、四氯化碳、电刺激、心肌缺血等导致的各种心律失常。实验表明，苦参碱、氧化苦参碱、槐定碱、槐根碱和槐胺碱等苦参碱型生物碱对心脏具有负性频率、负性自律性和延长有效不应期的作用，这是其发挥抗心律失常作用的药理学基础，阻钠内流和非特异性对抗肾上腺素能系统可能是其作用机制。 ③抗心肌缺血作用：苦参总碱有对抗垂体后叶素对犬、大鼠和离体兔心的冠状血管收缩作用，可增加流量和保护心脏缺血。苦参碱和槐定碱能提高血浆中cAMP含量和cAMP/cGMP比值，这对增加冠脉血流量具有重要意义。 ④对血管及血压的影响：家兔血压试验和离体兔耳灌流试验均表明苦参有明显的扩张血管作用，以对离体血管作用持续较长。苦参的扩血管作用不能被阿托品和心受体阻断剂甲氰咪胍所对抗。100%苦参注射液1ml/kg静注也可使猫血压下降，对离体灌流肾血管有扩张作用，使灌流量增加，但对后肢血管无明显影响。

（2）**对中枢神经系统的作用** 苦参碱、氧化苦参碱、槐根碱有类似地西泮(安定)的中枢抑制作用，这种作用与增加脑内γ-氨基丁酸和甘氨酸的含量有关，呈较明显的量效关系。扭体法和烫尾法测痛试验表明氧化苦参碱具有镇痛效能，但对士的宁和戊四氮惊厥不但无保护作用，反能加强上的宁的致惊作用和增加其死亡动物数。尚有降低大鼠正常体温的作用。

（3）**平喘及抗过敏作用** 苦参煎剂、苦参总碱和苦参结晶碱对实验性哮喘豚鼠有显著的平喘作用。苦参碱能明显对抗组胺、乙酰胆碱、氯化钡兴奋气管平滑肌和肠肌的作用，在无钙情况下这种对抗作用更为明显。苦参碱还能对抗乙酰胆碱激动M受体的作用。苦参总碱和氧化苦参碱能抑制大鼠气管匀浆中的磷酸二酯酶活性，从而提高细胞内的cAMP水平。研究表明氧化苦参碱明显抑制变应原诱导的肥大细胞脱颗粒作用，其抑制效应与药物浓度呈正相关。氧化苦参碱可能是直接插入细胞膜脂双层或作用于膜表面的其他结构，从而降低细胞膜的流动性，稳定细胞膜，抑制过敏介质的释放。槐根碱对乙酰胆碱和组胺所致的豚鼠哮喘有显著的对抗作用，其肌注平喘的ED_{50}为1.8±0.9mg/kg，其活性和治疗指数分别为氨茶碱的72倍和31倍，但槐根碱对离体气管的松弛作用反较氨茶碱弱。槐根碱不影响肾上腺髓质释放儿茶酚胺，主要是兴奋中枢β受体，使脑内cAMP含量升高，产生平喘效果。总之，苦参碱型生物碱平喘机制是多方面的，但主要是兴奋中枢β受体和抑制慢反应物质形成。

（4）**对免疫系统的影响** 苦参碱、氧化苦参碱和槐根碱等苦参碱型生物碱在1/5LD_{50}剂量下对小鼠免疫功能都有抑制作用，即抑制巨噬细胞的吞噬功能，对巨噬细胞有直接细胞毒作用，减少空斑形成细胞数和抗体几何平均滴度，但对溶菌酶含量无影响。其抑制强度顺序是槐定碱>槐根碱>苦参碱>槐胺碱>氧化苦参碱。

（5）**对血液系统的作用** 静注或肌注30mg/kg苦参总碱和100mg/kg氧化苦参碱对正常家兔外周白细胞有明显的升高作用，对家兔经X线1548×10^{-4}C/kg(600伦)全身照射所致的白细胞减少症有显著治疗作用，而苦参碱似无治疗作用。氧化苦参碱对家兔经^{60}Coγ-射线1290×10^{-4}C/kg(500伦)全身照射后引起的白细胞减少症，剂量率在79.98×10^{-4}C/(kg·min)时显示一定治疗作用，而剂量率为309.6×10^{-4}C/(kg·min)时无防治作用。氧化苦参碱尚能防止因丝裂霉素C(MMC)所致的白细胞减少症。

（6）**抗肿瘤作用** 苦参总碱、苦参碱、氧化苦参碱及槐根碱对小鼠肉瘤S_{180}有明显的抑制作用，对小鼠子宫颈癌U_{14}、肉瘤S_{37}腹水型肉瘤S_{180}A和艾氏腹水癌(ECA)均有一定的抑制作用。氧化苦参碱可提高环磷酰胺的代尉激活，并使其剂量减少一半，而抑瘤作用仍相当于原剂量，与环磷酰胺合用对艾氏腹水癌有协同抑制作用，并可使环磷酰胺引起白细胞降低的毒性明显减轻。苦参煎液8mg/ml作用于体外培养的人早幼粒白血病细胞，可显著诱导白血病细胞向单核巨噬细胞方向分化。苦参碱对慢性粒细胞白血病人外周血多向造血祖细胞集落产率有显著的抑制作用。苦参尚可促进K_{562}人类红白血病细胞系的诱导分化，使细胞增殖能力明显下降。

（7）**抗炎作用** 苦参碱肌注能明最对抗巴豆油诱发小鼠和大鼠耳郭炎症，长期给药时其作用随剂量增加而增强。对角叉菜胶诱发的大鼠炎症和小鼠腹腔注射冰醋酸所致的渗出性炎症也有明显的抑制作用，但对大鼠由埋藏棉球诱发肉芽组织增生的慢性炎症却无影响。苦参碱的抗炎作用与垂体-肾上腺系统无关，其抗炎作用可能是通过直接作用方式。氧化苦参碱能明显对抗巴豆油、角叉菜胶和冰醋酸诱发的渗出性炎症，对大鼠由棉球诱发的慢性炎症无效。氧化苦参碱抗炎作用也与垂体-肾上腺系统无关，可能是直接抑制炎症反应。

（8）**抗病原微生物作用** 体外实验表明，1%苦参碱对痢疾杆菌、大肠杆菌、变形杆菌、乙型链球菌及金黄色葡萄球菌均有较明显的抑菌作用。醇浸膏在体外有抗滴虫作用。苦参乙醇提取物对锥白病沙门杆菌有抑制和杀灭作用，且比对照组土霉素、四环素、黄连素等效果好。苦参粗提液在体内、外对柯萨奇病毒 B(CVB)都有显著的抗病毒作用。苦参总黄酮、乙醇提取物和总生物碱在体外对贾第虫有杀灭或抑制其生长作用，3种制剂中以乙醇提取物作用最强。

（9）**其他作用** 苦参能明显提高鸡胚细胞姐妹染色单体交换率和小鼠骨髓嗜多染红细胞微核率，并呈现明显剂量一反应关系。苦参碱和氧化苦参碱随着浓度的增加对 Na^+-K^+-AT-Pase 活性有抑制作用，苦参碱的作用较氧化苦参碱强。苦参甲醇提取物及其所含成分苦参酮和降苦参酮灌胃给药均能增强小鼠小肠推进功能，防治盐酸-乙醇所致大鼠急性胃粘膜损伤。

（10）**体内过程** 家兔静注学参碱，血药浓度-时间曲线呈双指数型，符合开放式二室模型，$t_{1/2\alpha}$ 为 1.37 分钟，$t_{1/2\beta}$ 为 76.58 分钟，CI 为 23.59ml/(min·kg)，Vd 为 2.61L/kg，12 小时尿中及胆汁的原形药累积排出量分别为给药量的 9.39％、0.37％，大鼠灌胃苦参碱后组织含量依次为肾、肝、肺、脑、心、血，48 小时尿，24 小时粪及 12 小时胆汁的原形药累积排出量分别为给药量的 53.7％、0.36％和 0.27％。

(11)**毒副作用** 苦参总碱小鼠灌服的 LD_{50} 为 1.18±0.1 g/kg。苦参浸膏小鼠灌服或肌注的 LD_{50} 分别为 14.5g/kg 及 14.4g/kg。犬每日肌注苦参浸膏 0.1g/kg，13 天为 1 疗程，共用 1～3 个疗程及鸽肌注苦参生物碱 100mg/kg 均未见明显毒性反应。槐根碱 15mg/kg 可使家兔呼吸麻痹致死。小鼠肌注和静注氧化苦参碱的 LD_{50} 为 256.74±57.36mg/kg 和 144.2±22.8mg/kg。另有报道槐胺碱、苦参碱和氧化苦参碱腹腔注射小鼠的 LD_{50} 分别为 142.63mg/kg，150mg/kg 和 750 mg/kg。槐根碱和槐定碱灌胃小鼠的 LD_{50} 为 241.5mg/kg 和 243mg/kg。苦参生物碱对冷血和温血动物均有引起痉挛和麻痹呼吸中枢的作用，较大剂量可使小鼠出现躁跳、痉挛性抽搐等兴奋现象，家兔静注可因呼吸困难而死亡。

【炮制】 （1）**苦参炭**：取苦参片，置热锅中，用武火炒全表面焦黑色，内部焦黄色，喷淋清水少许，灭尽火星，取出，凉透。苦参炭止血治痢，常用于热痢、便血。

（2）**麸苦参**：取麸皮撒在热锅中，加热至冒烟时，投入苦参片，迅速翻动，炒至表面现黄色，取出，筛去麸皮，放凉。苦参片每 100kg，用麸皮 18kg。

饮片性状：①苦参炭 形如普参，表面焦黑色，内部焦黄色，气微，味微占。②麸苦参 形如苦参，表面黄色，气微，味苦。

【性味归经】 味极苦，性寒。归心、肺、肾、大肠经。

【功用主治】 清热燥湿，祛风杀虫。主治湿热泻痢，肠风便血，黄疸，小便不利，水肿，带下，阴痒，疥癣，麻风，皮肤瘙痒，湿毒疮疡。

《本经》：“主心腹结气，癥瘕积聚，黄疸，溺有余沥，逐水，除痈肿，补中，明目止泪。”

《别录》：“养肝胆气，安五脏，定志益精，利九窍，除伏热肠游，止渴，醒酒，小便黄赤，疗恶疮下部䘌，平胃气，令人嗜食轻身。”

《本草经集注》：“病人酒渍饮之多差，患疥者一两服亦除，盖能杀虫。”

《药性沦》：“治热毒风，皮肤烦燥牛疮，赤癞眉脱，主除大热嗜唾（《纲目》作“睡”），治腹中冷痛，中恶腹痛，除体闷，治心腹积聚。”

《新修本卓》：“治胫酸，疗恶虫。”

《日华子》：“杀疳虫。炒带烟出为末，饭饮下，治肠风泻血并热痢。”

《本草图经》：“古今方用治疮疹最多，亦可治癞疾。”

《珍珠囊》：“祛湿。”

《滇南本草》：“凉血，解热毒，疥癞，脓窠疮毒最良。疗皮肤瘙痒，血风癣疮，顽皮白屑，肠风下血，便血。消风，消肿毒，消痰毒。”

《本草蒙筌》：“疗温病狂言，致心燥结胸垂死。”“止卒暴心疼，除痈肿，杀疥虫。”

《纲目》：“伏汞，制雌黄、焰消。”

《本草汇言》：“祛风泻火，燥湿杀虫之药也。”

《本草从新》：“治梦遗滑精。”

【临床应用】 （1）**用于湿热诸证**。苦参味苦，性寒，有清热燥湿之功，可用于湿热引起的各种病证，如泻痢，便血，黄疸，小便不利，水肿，带下，阴痒等。治湿热泄泻，痢疾，可单用取效，或配白头翁、黄芩等加强清肠止痢作用，因苦参亦有凉血止血之功肠风便血、痔漏下血最为相宜，配地黄勾丸服用，如《外科大成》苦参地黄丸，现代临床亦用治真菌性肠炎、滴虫性肠炎等。治疗黄疸，用苦参配菌陈、栀子、龙胆卓等药可利湿退黄，古方有用配龙胆草、牛胆汁、生姜汁治谷疸者，现代临床亦用于急性传染性黄疸型肝炎。苦参性主降泄，能清利膀胱湿热以司气化而通淋涩，故凡湿热蕴结膀胱所致小便不利，淋沥涩痛或水肿等，均可单用本品，或与车前子、滑石、泽泻伍用以清利膀胱湿热。治疗湿热所致带下色黄气臭，阴部作痒、宫颈糜烂者，用苦参既能清下焦湿热，利湿别浊，又能杀虫止痒，常配黄柏、椿根皮等清热燥湿药内服，同时用苦参配黄柏、蛇床子等煎汤外洗阴部或灌洗阴道则可提高疗效，如《疡医大全》塌痒方、《经验方》蛇床子散。单用苦参煎汤熏洗，亦治阴蚀疮。

（2）**用于疥癣、麻风、皮肤瘙痒**。苦参有祛风杀虫，燥湿止痒之功，可内服，又可外用。治疥疮，单用苦参煎洗或配蛇床子、白矾、荆芥穗同煎洗，如《济生方》苦参汤；亦可与枯矾、硫黄同用，油调外敷。治诸癣疾、皮肤瘙痒、风疹块等，可配荆芥、防风等祛风化湿药同用内服，如《局方》苦参丸、《外科正宗》消风散，或配川椒、百部等煎汤外洗。

（3）**用于时行热病，痈肿疮毒，水火烫伤，口舌生疮，中耳炎，烦躁，失眠，心悸等**。治水火烫伤可用苦参研末，油调敷患处；治时行热病，壮热不退，心神烦闷者，可配黄芩、升麻同用，以助其泻火退热作用，方如《圣惠方》苦参丸；与青黛、五倍子等研末外敷亦治口舌生疮；中耳炎，与冰片配制成滴耳剂，可治脓耳。对于癌症，本品也有一定的抗癌作用，可用于肠癌、肝癌、子宫癌等，以及癌症因放、化疗引起的白细胞减少。

《本草经集注》：“玄参为之使。”

《药鉴》：“同菊花明目，止泪益精；同麦冬解渴，生津利窍；同槐花除肠风下血，及热痢刮痛难当；同茵陈疗湿病狂言，致心燥结胸垂死；少入麻黄，能扫遍身痒疹；佐以山栀，能止卒暴心疼。”

《得宜本草》：“得枳壳，治风癞毒热。”

《得配本草》：“得桔矾，治齿缝出血.鼻疮脓臭；配牡蛎，治赤白带下；配白术、牡蛎、雄猪肚，治梦遗；配生地、黄芩，治妊娠尿难；佐荆芥，治肾脏风毒。”

《本草述钩元》：“同牡蛎粉、白术、青黛，治童子胃热羸瘦疳蛔。”

《本草用法研究》：“合泽泻、栀子仁、竹叶，治习惯性便秘。”

【用量用法】 内服：煎汤，3～10g，或入丸、散。外用：煎水熏洗，或研末敷，或浸酒搽，适量。

【使用注意】 脾胃虚寒者禁服。反藜芦。

《本草经集注》：“恶贝母、漏芦、菟丝子。”

《医学入门·本草》：“胃弱者慎用。”

《本草经疏》：“久服能损肾气，肝肾虚而无大热者勿服。”

《本草用法研究》：“凡恶寒腹泻，体温低，尿多而清白者，皆当禁服。孕妇亦忌。”

【附方】 （1）**治痢疾**：陈苦参七两，粉甘草七两，碾为末。用姜一钱与陈茶一撮煎水，用煎药，大人服一钱，婴儿服二分至五分。-- 《众妙仙方》

（2）**治血痢不止**：苦参炒焦为末，水丸梧子大。每服十五丸，米饮下。--《仁存堂经验方》

（3）**治痔漏出血，肠风下血，酒毒下血**：苦参(切片，酒浸湿，蒸晒九次为度，炒黄为末，净)一斤，地黄(酒浸一宿，蒸熟，捣烂)四两，加蜂蜜为丸。每服二钱，白滚汤或酒送下，日服二次。-- 《外科大成》“苦参地黄丸”

（4）**治齿缝出血**：苦参一两，枯矾一钱，为末，日三揩之。-- 《普济方》

（5）**治谷胆，食毕头旋，心怫郁不安而发黄，由失饥火食，胃气冲熏所致**：苦参三两，龙胆一合。为末，牛胆丸如梧子大。以生麦汁服五丸，日三服。-- 《肘后方》

（6）**治妊娠小便难，饮食如故**：当归、贝母、苦参各四两。上三味，末之，炼蜜丸如小豆大。饮服三丸，加至十丸。-- 《金匮要略》

（7）**治大小便不利**：苦参、滑石、贝齿各等分。卜三味捣筛为散。每服饮下一匕，或煮葵根汁服之，弥佳。-- 《外台》

（8）**治赤白带下**：苦参二两，牡蛎一两五钱。为末，以雄猪肚一个，水三碗煮烂，捣泥和丸，梧子大。每服百丸，温酒下。-- 《积善堂经验方》

（9）**治疥疮**：苦参、蛇床子、白矾、荆芥穗各等分。上四味煎汤，放温洗。-- 《济生方》之“苦参汤”

（10）**治时气壮热小解，心神烦闷，毒气在胸膈**：苦参二两(锉)，黄芩一两，川升麻二两。上件药，捣筛为散。每服五钱，以水一大盏，煎至五分，去滓。不计时温服，频服，当吐为效。-- 《圣惠方》之“苦参散”

（11）**治漏脓肥疮，脓窠疮，腊梨头，遍身风癞，瘾疹疥癣，瘙痒异常，麻木不仁，诸风手足酸痛，皮肤破烂，阴囊痒极，并妇人阴痒，湿痒**：苦参(为朱)一斤，鹅毛(香油炒存性)六两。黄米糊丸，朱砂为衣。茶汤送下，日进二次。或随病作散擦或洗、贴。-- 《王秋泉家秘》之“神功至宝丹”

（12）**治鼠漏诸恶疮**：苦参二斤，露蜂房二两，曲二斤，水三斗，渍药二宿，去滓，黍米二升，酿熟稍饮，日三。一方加猬皮更佳。-- 《肘后方》

（13）**治阴蚀疮**：苦参、防风、露蜂房、甘草(炙)各等分。上咀，水煎浓汁洗疮。-- 《证治准绳》之“洗毒汤”

（14）**治心肺积热，肾脏风毒攻于皮肤，时生疥癣，瘙痒难忍，时出黄水，及大风手足烂坏，眉毛脱落，一切风疾**：苦参三十二两，荆芥(去梗)十六两。上为细末，水糊为儿，如梧桐子大。每服三十丸，好茶吞下，或荆芥汤下，食后服。-- 《局方》之“苦参丸”

（15）**治酒齄鼻**：苦参净末四两，当归身末二两。用酒糊丸，如梧桐子大，每服七八十丸，食后热茶下。-- 《古今医鉴》之“参归丸”

（16）**治面黑皯黯风刺**：苦参一斤，赤芍药、冬瓜子各四两，玄参二两。上为末，每服一钱，用洗面上。-- 《普济方》

（17）**治白癜风**：苦参五斤，露蜂房五两，刺猬皮一个。上药咀片，水三斗煮一斗去渣用汁，细酒曲五斤，炊黍米三斗作饭，拌曲同药汁，如酿酒法，酒成榨去糟，食前温服一二杯。-- 《疡医大全》之“白癜风酒”

（18）**治瘰疬结核**：苦参四两捣末，牛膝汁丸如绿豆火。每暖水下二十丸，日三服。-- 《备急方》(张义仲)

（19）**治中耳炎**：苦参 1.5g，冰片 0.3g，麻油(或用菜油)9g。将麻油煎沸，加入苦参，炸焦变黑捞出，稍冷加入冰片细粉，冷后使用。用时用药棉蘸尽耳内脓液，再用药油滴耳，每日 2～3 次。-- 《中草药学》(南药)

（20）**治小儿口疮**：苦参、黄丹、五倍子、青黛各等分，研为末，敷。-- 《外科理例》

（21）**治嗜睡眠**：苦参三两，白术二两，大黄一两。捣末蜜丸如梧子大。每食后服三十丸。-- 《医心方》

（22）**治梦遗食减**：苦参三两，白术五两，牡蛎粉四两。为末，用雄猪肚一具，洗净，砂罐煮烂，石臼捣和药，干则入汁，丸小豆大。每服四十丸，米汤下，日三服。-- 《保寿堂方》

（23）**治卒头痛如破，非中冷，又非中风**：苦参、桂、半夏等分。捣，下筛，苦酒和以涂痛则瘥。-- 《肘后方》

（24）**治疗细菌性痢疾**：①将苦参制成 50％的煎剂、注射剂及含生药 0.5g 的片剂，煎剂每次 20～30ml，每日服 3 次；注射剂每次 2～4ml，每日 2 次，肌内或静脉注射，或 4～8ml 加入 10％葡萄糖液 500ml 内静脉滴注；片剂每次 2～4 片，每日服 4 次。均 7～10 天为 1 疗程。系统观察 129 例，结果全部治愈。大便次数恢复正常时间：最长者 10 天，最短者 1 天，平均 4 天。粪便色泽与形状恢复正常时间：最长者 10 天，最短昔 1 天，平均 4.4 天。-- 《中草药通讯》齐齐哈尔市富拉尔基传染病防治院，等，1972，(1)：44 ②用无味苦参碱片(每片 0.3g)，成人每次 0.6g，每日服 3 次，饭后服用；儿童按 40～50mg/(kg·d)，总量分 3 次口服，5～7 天为 1 疗程。用于治疗菌痢、肠炎 200 多例，平均有效率达 95％。一般无不良副反应，极少数患者可出现轻微而短暂的头昏、恶心。--《中华医学杂志》，1978，(12)：764 ③用 100％苦参注射剂行双侧天枢、止泻穴穴位注射，每穴 1ml，每日 1 次，连续 5～19 天。用于菌痢 40 例，其中急性菌痢 37 例(轻型 11 例，中型 14 例，重型 12 例)，慢性菌痢急性发作者 3 例。结果：治愈 38 例，占 95％，好转 1 例，总有效率为 97.5％，无效 1 例。平均治疗时间为 5.55 天。1 个月内无复发病例。-- 《医学实践》汪清县医院内科，1976，(4)：31 ④取苦参 10g，研成细面，以温水调匀后敷脐部。以脐眼为中心，面积达 $10cm^2$，约 1mm 厚度，然后敷盖二层纱布，外裹腹带，每次持续时间 2～3 小时，每日敷 2 次。治急性菌痢 80 例，治愈 69 例，好转 8 例，治愈率 86％，总有效率达 96％。苦参敷脐后，患者腹部有发热感，肠蠕动稍增强，排气通顺，腹痛、便次及里急后重症状逐渐减轻，同时出现多尿现象。-- 《辽宁医药》，1971，(3)：20

（25）**治疗滴虫性肾盂肾炎**：用苦参胶囊(每囊含生药 5g)，每次 4 丸，每日服 3 次，连服 15 天；对照组甲硝唑，每次 600mg 每日服 3 次，疗程 15 天。苦参组治 91 例，甲硝唑组治 83 例。结果：苦参组治愈(症状、体征完全消失，连续尿常规、尿沉渣及分泌物涂片检查和尿培养三次阴性)87 人，占 95.6％，好转(症状、体征消失，或明显减轻，尿常规近正常，但尿培养滴虫阳性)2 人，无效2人，复发6人，总有效率为97.8%；甲硝唑组治愈76人，占91.6%。好转3人，无效4人，复发9人，总有效率为95.2%。两组疗效相近，但临床症状、体征消失，尿常规恢复正常所需平均日数苦参组均较甲硝唑组短，副反应也少于甲硝唑组。--《四川中医》高文武，1983，(3)：28

（26）**治疗湿疹、皮炎等皮肤病**：用100%苦参注射液肌注，每次2~4ml，每日2次；并配合口服苦参片(每片含生药0.3g)，每次2~4片，每日3~4次，均7天为1疗程。用于急性与亚急性湿疹、阴部湿疹及皮炎共148例，其中痊愈(症状基本消失，皮疹基本消退)率为6.1%，显效(症状明显减轻，皮损明显消退)率29.7%，总有效率为79%。亦可用于荨麻疹、银屑病等皮肤病，有肯定的止痒及抗过敏作用。--《中草药通讯》北京医学院附属医院皮肤科，等，1976，(1)：35

（27）**治疗宫颈炎**：以苦参总碱为主要原料制成"妇得康"泡沫气雾剂，宫颈上药，每星期2次，5次为1疗程。治疗宫颈炎748例，总有效率达98.9%，治愈率69.6%，基本治愈16.5%，好转12.8%，无效1.1%。--《中草药》林正宜，1980，(1)：21　以苦参结晶碱泡沫气雾剂治宫颈糜烂50例，全部有效，治愈率达80%。--《中成药研究》黄光中，1979，(2)：42

（28）**治疗肺、心疾病**：用苦参浸膏片(Ⅱ)号(每片含干浸膏0.2g)，每次4~6片，饭后服，每日3次，15~20天为1疗程；苦参总碱注射液(每支2ml含苦参总碱50mg)，每次2ml肌注，每日1~2次，15~20天为1疗程。氧化苦参碱注射液(每支2ml含氧化苦参碱50mg)50~100mg，加10%葡萄糖液20ml静注，每日1~2次，或100~250mg，加5%~10%葡萄糖液250~300ml静滴，每日1次，10天为1疗程。共治疗肺、心疾患者40例53例次，其中口服11例次(肺心4、慢支1、慢支并肺气肿4，哮喘1，高心1)，结果好转5例次，无效6例次；肌注苦参总碱13例次(肺心7、哮喘1、风心3、冠心1、高心1)，结果好转8例次，无效5例次；静脉注射氧化苦参碱29例次(肺心12，慢支1，慢支并肺气肿5，肺炎2，肺癌2，冠心3，高心1，风心3)，结果显效4例次，好转17例次，无效8例次。总有效率64.6%，口服给药者45.5%，肌注给药者61.5%，静脉注射给药者72.4%。用药过程中无严重毒副反应，个别有头昏、恶心等症状。--《贵阳中医学院学报》刘秀武，1981，(1)：34

（29）**治疗颞颌关节功能紊乱症**：于颞颌关节压痛敏感点注射苦参注射液，每次2~4ml，每日或间日1次，3~7次为1疗程。观察100例，治愈(1陆床症状消失，恢复正常功能)47例，好转(临床症状减轻或基本消失，但因天气及咬硬物等影响，仍有轻微不适感或轻微疼痛)53例，总有效率100%。治疗时间最短者3次痊愈，长者7次。疼痛一般在注射后2~5天逐渐减轻或消失。弹响多在短期内消失，以后又发作，若无疼痛可不治疗。开口(过大或过小)、口型等异常情况随疼痛减轻和消失而逐渐恢复正常。--《新医学》李桐曾，1977，(7)：329

（30）**治疗失眠**：用50%苦参糖浆，成人20ml，小儿5~15ml，1次口服或鼻饲，以代替镇静催眠药。观察101人次，有效率达95%，速效(服药后15分钟即能入睡)者51例，占50.5%，显效(服药后在30分钟内入睡)者31例，占30.7%；良效(服药后在60分钟内入睡)者14例，占13.8%；无效(服药后60分钟以上入睡或未睡)者5例，占5.0%。入睡最快者为3分钟，睡眠维持时间3~12小时。对感染性患者的催眠作用尤佳，未见明显副反应。--《中草药通讯》重庆红十字会医院儿科，1979，(2)：38

（31）**治疗心律失常**：①以30%苦参煎剂每日上下午各服50ml；或以苦参片剂(每片含生药1.5g)每日服4次，每次5片，均连服2~8星期。用于频发性室性早搏32例，结果显效(自觉症状改善，无早搏出现)13例，进步(自觉症状明显改善，每分钟早搏在1~3次以内)者16例，无效3例，总有效率90.6%[1引。--《新医药学杂志》胡克，1978，(7)：41　②以苦参片剂(每片含生药2g)每次服3~10片(平均5片左右)，每日3次(个别患者以苦参注射液肌内注射，每次2~4ml，每日2次。4~8星期后改用服苦参片)。疗程最短8星期，最氏9个月，平均11星期。治快速心律失常167例，均有一定疗效，其中期前收缩者150例，显效(原有心律失常消失，未再复发或偶有3~5次/min以下期前收缩发生，自觉症状好转)39例，有效(原有心律失常减少1/2~1/3，持续4星期以上，自觉症状减轻，服其他抗心律失常药不能控制，加服苦参后心律失常消失或减少1/2~1/3持续4星期以上)54例，有效率为62%。--《新医药学杂志》苦参观察协作组，1977，(7)：24

（32）**治疗白细胞减少症**：以苦参结晶碱注射液肌注，每次200~400mg，每日1~2次，3~7天查白细胞总数1次。共观察251例，总有效率72.5%，其中放疗引起的30例，显效22例，占73.33%，总有效28例，总有效率93.33%，白细胞升高率72.55%；化疗引起的20例，显效8例，占40%，总有效例13例，总有效率65%，白细胞升高率52.15%。可见对放疗引起的白细胞降低较化疗引起的白细胞降低效果为好。--《中成药研究》黄光中，1979，(2)：42

（33）**治疗老年急非淋白血病**：苦参注射液500mg加入5%葡萄糖500ml静滴，每日1次，共治26例。没对照组32例，予阿糖胞苷10mg，每日2次皮下注射；维生素D330万u肌注，每日或隔日1次。苦参组与对照组均4星期为1疗程。结果两组分别为完全缓解4例、7例，部分缓解为8例、10例，未缓解为14例、15例，总缓解率为46.15%、53.13%。两组疗效比较无显著性差异($P>0.05$)。表明其主要成分苦参碱对白血病有抑制作用，且无明显毒副反应，仅1例出现皮肤散在皮疹。--《中医药学报》王来慈，等，1993，(1)：18

槐花

【别名】　槐花、槐蕊《日华子》。

【来源】　为豆科植物槐 *Sophora japonica* L.的花及花蕾。

【植物形态】　槐　又名豆槐、白槐、细叶槐、金药树、护房树《中国主要植物图说·豆科》。落叶乔木，高8～20m。树皮灰棕色，具不规则纵裂，内皮鲜黄色，具臭味；嫩枝暗绿褐色，近光滑或有短细毛，皮孔明显。奇数羽状复叶，互生，长15～25cm，叶轴有毛，基部膨大；小叶7～15，柄长约2mm，密生白色短柔毛；托叶镰刀状，早落；小叶片卵状长圆形，长2.5～7.5cm，宽1.5～3cm，先端渐尖具细突尖，基部宽楔形，全缘，上面绿色，微亮。背面伏生白色短毛。圆锥花序顶生，长15～30cm；萼钟状，5浅裂；花冠蝶形，乳白色，旗瓣阔心形，有短爪，脉微紫，翼瓣和龙骨瓣均为长方形；雄蕊10，分离，不等长；子房筒状，有细长毛，花柱弯曲。荚果肉质，串珠状，长2.5～5cm，黄绿色，无毛，不开裂，种子间极细缩。种子1～6颗，肾形，深棕色。花期7～8月，果期10～11月。见下(图460)

本植物的果实（**槐角**）、叶（**槐叶**）、枝（**槐枝**）、树皮和根皮的韧皮部（**槐白皮**）、树脂（**槐胶**）、根（**槐根**）均供药用，详见下述。

【生长分布】　邹平各地广泛栽培。

【采收加工】　夏季花蕾形成时采收，及时干燥，除去枝、梗和杂质。亦可在花开放时，在树下铺布、席等，将花打落，收集晒干。开放的花朵习称“槐花”，花蕾习称“槐米。”

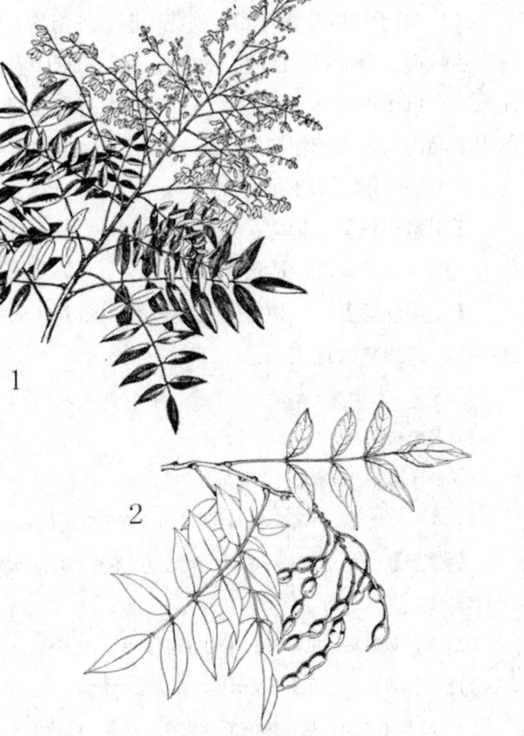

（图 460）**槐树**

1.花枝 2.果枝

【栽培要点】 **生物学特性** 对气候适应性较强，在土层较深厚的地方均可栽培，以湿润、深厚、肥沃、排水良好的砂质壤土为佳。但石灰性及轻度盐碱地也能正常生长。

栽培技术 用种子繁殖或分株繁殖。种子繁殖：3月上旬用80℃清水浸种5~6小时，捞出后掺入两倍的湿沙，拌匀平摊于室内，堆积厚度20~25cm，上面用湿沙盖严，为避免种子裸露，可再覆盖1层塑料薄膜，保温保湿。每隔3~5天翻倒1次。至3月下旬至4月上旬种子有25%~30%裂嘴后，即可播种。大田垄播，按50~65cm行距作垄。播时在垄上开浅沟条播，每1小时m^2需用种子150~250kg。播后覆土2~3cm，压实保墒。分株繁殖：从老树脚下挖取分蘖苗进行移栽。栽前按1.5~2.5m的行株距开穴，每穴栽苗1株，栽完填土踏实，浇水封歧。数年后即成材。

田间管理 育苗期间，每年中耕除草和追肥2~3次。

病虫害防治 病害有腐烂病，发病时通常于幼苗绿色枝干上先出现溃疡病斑，然后逐渐扩大，严重时甚至全株死亡。防治应加强水肥管理，保护伤口，提高苗木的生长势，并于早春在树干上刷白涂剂(生石灰5份，硫黄粉1.5份，食盐2份，水36份)；如苗木上已发生病斑，可用100%托布津1000倍液喷洒。虫害有槐尺蠖，一年发生3代，防治不及时能吃光树叶。防治应于：3月前在树冠下及周围松土中挖蛹，发现初龄幼虫时，应立即喷松毛虫杆菌500倍液或Bt乳剂500倍液。

【性状鉴别】 （1）**槐米** 呈卵形或椭圆形，长2～6mm，直径2～3mm。花萼下部有数条纵纹。萼的上方为黄白色未开放的花瓣。花梗细小。体轻手捻即碎。气微，味微苦涩。见(图461)

（2）**槐花** 多皱缩而卷曲，花瓣多散落。完整者花萼钟状，黄绿色，先端5浅裂；花瓣5，黄色或黄白色，1片较大，近圆形，先端微凹，其余4片长圆形；雄蕊10，其中9个基部联合，花丝细长；雌蕊圆柱形，弯曲。体轻。气微，味微苦。

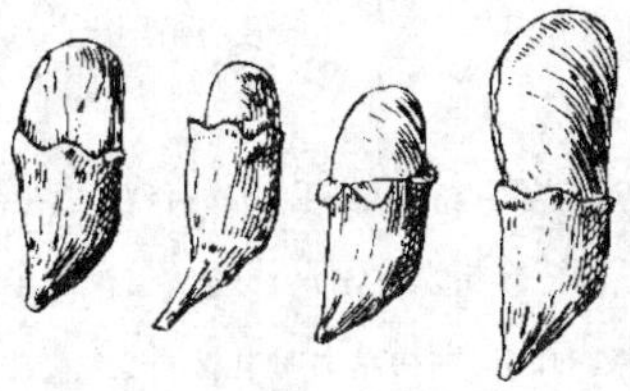

（图461）**槐米（花蕊）外形**

【显微鉴别】 粉末特征：黄绿色。①花粉粒类球形或钝三角形，直径14～22μm，具3个萌发孔。②非腺毛1～6细胞，长64～709μm，直径7～23μm，壁厚9μm，具不规则角质螺纹，有的可见微小疣状突起。③萼片表皮细胞表面观多角形，可见非腺毛及毛脱落痕迹；气孔不定式，副卫细胞4～8个。此外，可见花冠表皮细胞、花粉囊内壁细胞及草酸钙方晶。见(图462)

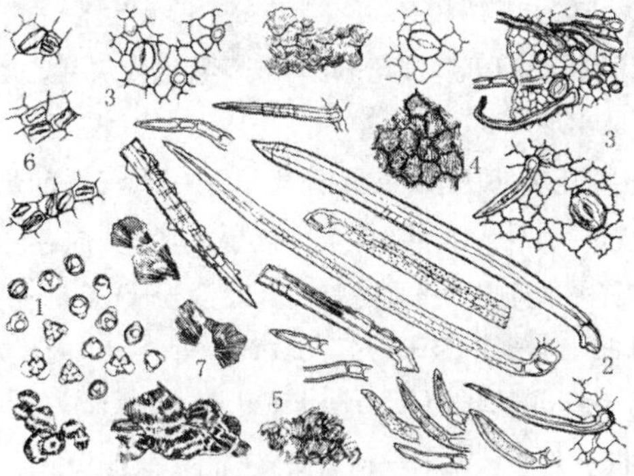

（图462）**槐(花)粉末特征**

1.花粉粒 2.非腺毛 3.萼片表皮 4.花冠表皮细胞

5.花粉囊内壁细胞 6.草酸钙方晶 7.芸香甙结晶

【理化鉴别】 取本品0.2g，加乙醇5ml，水浴温热5分钟，滤过。取滤液2ml，加镁粉少许，混匀，滴加盐酸数滴，即显樱红色。(检查黄酮)

【含量】 《中华人民共和国药典》2005年版规定：按干燥品计算，含无水芦丁（$C_{27\text{小时}30}O_{16}$）槐花不得少于6.0%，槐米不得少于15.0%。

【主含成分】 槐花与槐米所含成分基本相似。主含三萜皂甙：赤豇皂甙(*azukisaponin*)Ⅰ、Ⅱ、Ⅴ，大豆皂甙(*soyasaponin*)Ⅰ、Ⅲ，槐花皂甙(*kaikasaponin*)Ⅰ、Ⅱ、Ⅲ。还含黄酮类：槲皮素(*quercetin*)，芸香甙(*rutin*)，异鼠李素(*isorhamnetin*)，异鼠李素-3-芸香糖甙(*isorhamnetin-3-rutinoside*)，山柰酚-3-芸香糖甙(*kaempferol-3-rulinoside*)。又含白桦脂醇(*betulin*)，槐花二醇(*sophoradio1*)。花油中含月桂酸(*1auric acid*)，十二碳烯酸(*dodecenoic acid*)，肉豆蔻酸(*myrislic acid*)，十四碳烯酸(*tetradecenoic acid*)，十四碳二烯酸(*1etradecadienoic acid*)，棕榈酸(*palmitic acid*)，十六碳烯酸(*hexadecenoic acid*)，硬脂酸(*stearic acid*)，十八碳二烯酸(*octadecadienoic acid*)，十八碳三烯酸(*octadecatrienoic acid*)，花生酸(*arachidic acid*)等脂肪酸和β-谷甾醇(*β-sitostero1*)。还含鞣质。

【药理】 （1）**抗菌作用** 槐花水浸剂(1：5)在试管内对堇色毛癣菌、许兰黄癣菌、奥杜盎小芽胞癣菌、羊毛状小芽胞癣菌、星状奴净菌等皮肤真菌有不同程度的抑制作用。

（2）**凝血、止血作用** 槐米炭去鞣质和未去鞣质的提取液，分别对小鼠出血、凝血时间进行比较，结果表明，在 190℃以前制成的槐米炭的凝血、止血作用随制炭温度增强而增强，以 190～195℃制得的槐米炭凝血作用最强，生槐米水煎液凝血、止血作用不明显。实验表明制炭后止血、凝血作用与鞣质含量有关。

（3）**抗氧化作用** 芸香甙可显著抑制红细胞自氧化，并可减少红细胞自氧化过程中脂质过氧化产物丙二醛(MDA)的含量，说明芸香甙对红细胞的自氧化溶血损伤有-定的保护作用，并可能与抑制脂质过氧化反应有关；灌胃芸香甙 20～80mg/kg 不仅可显著减少小鼠血浆中 MDA 含量，也可显著提高大鼠血浆中超氧化物歧化酶(SOD)活性，并有一定的量效关系，结果进一步提示芸香甙抗脂质过氧化作用可能与提高 SOD 活性有关。

（4）**其他作用** 槐花提取物对 15-羟前列腺素脱氰酶抑制活性 34.4％，抑制率 60.6％，有强的抑制活性。抑制 15-羟前列腺素脱氧酶可延长前列腺素 E_2(PGE_2)利尿作用。槐花液在家兔肠腔内有刺激肠粘膜而产生渗出液。

（5）**毒性** 槐米水提取物对人血淋巴细胞具有致突变作用，并能抑制人淋巴细胞的生长和分裂增殖。

【炮制】 （1）**炒槐花**：取净槐花置锅内，用文火炒至表面微黄色，取出放凉。

（2）**槐花炭**：取净槐花置锅内，用中火炒至表面焦褐色，内呈老黄色时，喷淋清水少许，灭尽火星，取出，凉透。槐花炭凉血止血，常用于便血、痔血等症。

饮片性状：①炒槐花形如槐花，表面微黄色，有香气。②槐花炭形如槐花，表面焦褐色，里面老黄色，味涩。槐花炭中鞣质含量比生品增加 4 倍。

【性味归经】 味苦，性微寒。归肝、大肠经。

【功用主治】 凉血止血，清肝明目。主治肠风便血，痔疮下血，血痢，尿血，血淋，崩漏，吐血、衄血，肝热头痛，目赤肿痛，痈肿疮疡。

《日华子》："治五痔，心痛，眼赤，杀腹藏虫及热，治皮肤风，并肠风泻血，赤白痢。"

《珍珠囊》："凉大肠之热。"

《宝庆本草折衷》："炒末水调下，治中河豚毒。"

《纲目》："炒香频嚼，治失音及喉痹，又疗吐血、衄血，崩中漏下。"

《本草正》："清心、肺、肝、大肠之火，除五内烦热，心腹热疼，杀疳虫。治痈疽疮毒，阴疮湿痒，痔漏，解杨梅恶疮，下疳伏毒。"

《医林纂要·药性》："泄肺逆，泻心火，清肝火，坚肾水。"

《本草求真》："治大、小便血，舌衄。"

《本草用法研究》："凉血清肝，除下焦湿热之邪，祛风疗痔。"

【临床应用】 （1）**用于血热出血证**。槐花苦寒而入肝、大肠经，善凉血止血，凡血热所致的各种出血证，均可使用，尤常用于下部出血。如《经验方》以槐花配荆芥研末服，治肠风便血；如大肠热盛，出血鲜红，可配山栀、黄芩等以加强清肠止血作用。痔疮出血，大便燥结，可与地榆、黄芩、枳壳、麻仁等同用。下痢脓血，可与白头翁汤配合应用。崩中漏下，配黄芩、棕榈炭；血淋、血尿，配小蓟、白茅根。至于上部出血之吐血，可配侧柏叶或黄连；与乌贼骨同研吹鼻可治鼻衄；与荆芥研末内服外用治齿衄；单用研术掺患部，又可治舌衄。

（2）**用于肝热目赤头痛**。槐花常与夏枯草、山栀、黄芩、菊花等同用，以清肝明目。现代有用槐花每日 10～15g，煎汤代茶饮，用治高血压和预防脑溢血有一定效果。

（3）**用于痈肿疮疡疔毒**。槐花内服、外用均有解毒之功，常与清热解毒之金银花、连翘、蒲公英、紫花地丁等同用。《濒湖集简方》有单用槐花，水酒煎服，治疗饧梅疮毒的记载。现代还有单用本品内服，治疗银屑病，如与祛风养血之白蒺藜、防风、生地、赤芍等同用，其效尤佳。

【用量用法】 内服：煎汤，5～10g，或入丸、散。外用：煎水熏洗，或研末撒，适量。

【使用注意】 脾胃虚寒及阴虚发热而无实火者慎服。止血宜炒用，清热降火宜生用。

《本草衍义》："不可过剂。"

《本草经疏》："胃虚寒者勿服。"

《本经逢原》："虚寒无实火禁用。"

《本草用法研究》："腹泻者，肠胃虚弱而消化不良者，脉搏沉细者均忌。"

【附方】 （1）**治大肠下血**：槐花、荆芥穗等分。为末，酒服一钱匕。--《经验方》

（2）**治肠风脏毒**：槐花(炒)、柏叶(烂杵，焙)、荆芥穗、枳壳(去穰，细切，麸炒黄)等分。为细末，用清米饮调下二钱，空心食前。--《本事方》

（3）**治暴热下血**：生猪脏一条，洗净，控干，以炒槐花末填满扎定，米醋炒，锅内煮烂，擂，丸弹子大，日干。每服一丸，窄心，当归煎酒化下。--《永类钤方》

（4）**治赤白痢疾**：槐花(微炒)三钱，白芍药(炒)二钱，枳壳(麸炒)一钱，甘草五分，水煎服。--《本草汇言》

（5）**治诸痔出血**：槐花二两，地榆、苍术各一两五钱，甘草一两。俱微炒，研为细末，每早、晚各食前服二钱。气痔(因劳损中气而出血者)人参汤调服；酒痔(因酒积毒过多而出血者)陈皮、干葛汤调服；虫痔(因痒而内有虫动出血者)乌梅汤调服；脉痔(因劳动有伤，痔窍血出远射如线者)阿胶汤调服。--《本草汇言》引《杜氏家抄方》

（6）**治脱肛**：槐花、槐角等分炒香黄，为细末，用羊血蘸药，炙热食之，以酒送下。或云以猪膘去皮，蘸药炙服。--《百一选方》

（7）**治小便尿血**：槐花(炒)、郁金(煨)各一两。为末，每服二钱，淡豉汤下。--《箧中秘宝方》

（8）**治血淋**：槐花烧过，去火毒，杵为末。每服一钱，水酒送下。--《滇南本草》

（9）**治血崩**：陈槐花一两，百草霜半两。为末，每服二四钱，温酒调下；若昏愦不省人事，则烧红秤锤淬酒下。--《良朋汇集》之"槐花散"

（10）**治白带不止**：槐花(炒)、牡蛎(煅)等分。为末，每酒服三钱，取效。--《摘玄方》

（11）**治吐血不止**：槐花不拘多少，火烧存性，研细，入麝香少许。每服三钱匕，温糯米饮调下。--《圣济总录》之"槐香散"

（12）**治热吐**：皂角(去皮，烧烟绝)、白矾(熬沸定)、槐花(炒黄黑色)、甘草(炙)各等分。上为末，每服二钱，白汤凋下。--《苏沈良方》之"槐花散"

（13）**治舌出血不止，名曰舌衄**：槐花晒干研末，敷舌上，或火炒，出火毒，为末敷。--《奇效良方》之"槐花散"

（14）**治牙宣出血或痛**：槐花、荆芥穗各等分。为末，擦牙，仍煎点服。

--《直指方》之“荆愧散”

（15）**治衄血**：乌贼骨、槐花等末入鼻。一方，槐花、仁生半炒，末入鼻。--《直指方》

（16）**治中风失音**：槐花一味炒香熟，三更后床上仰卧，随意服。--《世医得效方》之“独行散”

（17）**治疮疡**：槐花三合，金银花五钱。酒二碗煎服之，取汗。--《医学启蒙》之“槐花金银花酒”

（18）**治疗疮肿毒，一切痈疽发背，不问已成未成，但掀痛者**：槐花(微炒)、核桃仁二两，无灰酒一一钟。煎千余沸，热服。--《纲目》引《医方摘要》

（19）**治吹奶**：槐花三分，蛤粉三分，麝香一分细研。上药捣细罗为散，不计时候，以热酒调下一钱。--《圣惠方》

（20）**治乳岩，硬如石者**：槐花炒黄为末，黄酒冲服三钱，即消。--《串雅内编》

（21）**治鹅掌风**：槐枝花熬煎汤，以手熏之，及热后将瓦松擦之，过一会以水洗之，又熏又擦，每日三五次，不过三二日全愈，神效。瓦松无有，用瓦草亦效。--《洞天奥旨》之“槐花汤”

（22）**解河豚毒**：槐花、脑子。上为细末，水调灌之。--《百一选方》

（23）**治疗银屑病**：取槐花炒黄研成细粉或蜜丸，每次3g，每日2次，饭后用温开水送服。临床观察53例，痊愈6例，显著进步22例，进步19例，无效6例。此药对有胃肠道疾病的人有一定副反应，服药时加用维生素B_1、B_6可以缓解。也有部分患者开始有腹泻，几久后自行消失，因此服药宜从小剂量开始，2~3天后加至全量。--《皮肤病防治研究通讯》四川省皮肤病防治研究所牛皮癣防治小组，1972，(3)：207

（24）**治疗颈淋巴结核**：取槐米2份，糯米1份，炒黄研末，每天早晨空腹服2匙(约10g).服药期间禁止服糖。临床治疗30多例，均获治愈。--《江苏省中草药新医疗法展览资料选编》1970：75

(25)**治疗急性乳腺炎**：每日用槐米30g，蚤休、生甘草各15g。烘干研末，分早晚2次，以水、酒送服；配合局部热敷。治疗32例，均获愈。治愈时间最短2d，最长7天。一般服药2d肿痛消失，体温正常，4d而愈。--《陕西中医》李兆鼎，1985.(4)：174

槐角

【别名】 槐角、槐荚《宝庆本草折衷》，槐实《本经》，槐子《本草经集注》，槐豆《本草原始》，槐连灯、九连灯、天豆《河南中药手册》，槐连豆《中药材手册》。

【来源】 豆科植物槐 *Sophora japonica* L.的果实。

【原植物】 参见“槐花”。

【采收加工】 每年11～12月果实成熟时采收。将打落或摘下果实，晒至于透成黄绿色时，除去果柄及杂质，或以沸水稍烫后再晒至足干。

【性状鉴别】 荚果圆柱形，有时弯曲，在种子间缢缩而呈念珠状，长1～6cm，直径0.6～1cm。表面黄绿色或黄褐色，皱缩而粗糙，稍有光泽。背缝线一侧有黄色带，顶端有突起的残留柱基，基部常有果柄残留。质柔润，易在缢缩处折断，断面果肉黄绿色，有粘性，呈半透明角质状。种子1～6颗，肾形或长圆形，长8～10mm，宽5～8mm，棕黑色，表面平滑，有光泽，一侧有下凹的灰白色圆形种脐，质坚硬，子叶2枚，黄绿色。气微，味微苦。嚼之有豆腥气。

【显微鉴别】 果实横切面：外果皮细胞1列，长方形。外壁角质化，表面观可见环式气孔。中果皮为多列薄壁细胞，内含草酸钙短柱晶和棱晶，近种脐的一端有多数小形石细胞群散在，并有维管束。内果皮细胞1列，细胞小，切向延长。种皮外侧为1列栅状细胞，壁木化，排列整齐，其下方有1列鞋底状的支持细胞，内侧为数列薄壁细胞。种脐凹入处内侧有一椭圆形管胞岛，由多数梯纹或网纹管胞组成，管胞岛旁两侧为星状组织，细胞类圆形。子叶外围为胚乳细胞。见(图463)

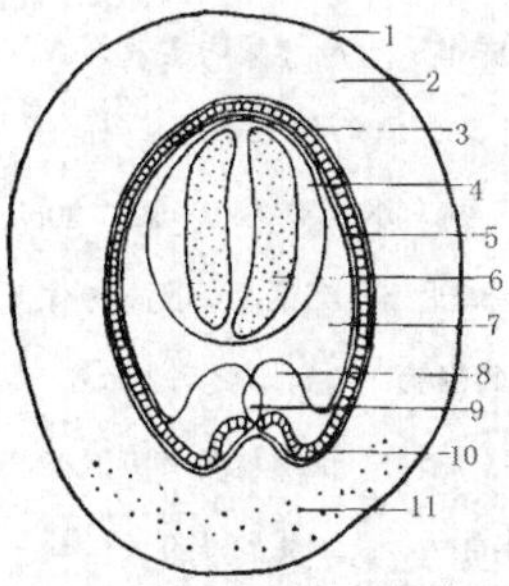

（图463）**槐(果实)横切面简图**

1.外果皮 2.中果皮 3.内果皮 4.胚乳 5.下皮 6.子叶
7.营养层 8.星状组织 9.管胞岛 10.种皮 11.石细胞群

【理化鉴别】 （1）取本品粗粉1g，加乙醇5ml，水浴温热5分钟，滤过。取滤液2ml，加镁粉少许，混匀，滴加盐酸数滴，溶液渐变樱红色。(检查黄酮)

（2）薄层色谱:取上述乙醇提取液2ml，蒸干，加0.5ml甲醇溶解，作供试液；另取芸香甙与槲皮素对照品，加甲醇制成每1ml各含5mg的混合溶液作为对照品溶液。吸取上述两种溶液各10μl，分别点于同一纤维素薄层板上，以正丁醇-水-冰醋酸(4：5：1)展开17.5cm，取出，晾干，喷5%三氯化铝($AlCl_3$)乙醇溶液，在紫外光灯(365nm)下检视。供试品色谱中，在与对照品色谱相应的位置上，显相同颜色的荧光斑点。

【主含成分】 （1）**果实**：主含黄酮类：染料木素(*genistein*)，染料木素-7-β-D-纤维素二糖甙(*genistein-7-β-D-cdlobioside*)，染料木素-7-二葡萄糖基鼠李糖甙(*genislein-7-diglucorhamnoside*)，山柰酚(*kaempferol*)，山柰酚-3-O-鼠李糖基二葡萄糖甙(*kaempferol-3-O-rhamnodiglucoside*)，山柰酚-3，7-O-二葡萄糖甙(*kaempferol-3，7-O-diglucoside*)，槲皮素(*quercetin*)，芸香甙(rutin)，槐属甙(*sophorieoside*)，槐属双甙(*sophorabioside*)，槐属黄酮甙(*sophoranavonoloside*)。还含三萜类化合物和赖氨酸(*lycine*)，天冬酰胺(*asparagine*)，精氨酸(*arginine*)，丝氨酸(*serine*)，天冬氨酸(*aspartic acid*)，谷氨酸(*glutamic acid*)，苏氨酸(*threonine*)，丙氨酸(*alanine*)，脯氨酸(*proline*)，色氨酸(*tryptophan*)，缬氨酸(*valine*)，苯丙氨酸(*phenylalanine*)，亮氨酸(*leucine*)，异亮氨酸(*isoleucine*)等游离氨基酸。

（2）**种子**：含生物碱：金雀花碱(*cytisine*)，N-甲基金雀花碱(*N-methylcytisine*)，槐根碱(*sophocarpine*)，苦参碱(*matrine*)，黎豆胺(*stizolamine*)。还含半乳糖甘露聚糖(*galactomannan*)，磷脂(*phospholipid*)和植酸钙镁(*phytin*)，植物血凝素(*lectin*)等。又含油9.9%，在游离和结合的脂肪酸中，油酸(*oleic acid*)占22.3%，亚油酸(*linoleic acid*)占53%，亚麻酸(*linolenic acid*)占

12%，还有棕榈酸，硬脂酸，十八碳烯酸(*octadecenoic acid*)，十八碳二烯酸(*octadecadienoic acid*)，十八碳三烯酸(*octadecatrienoic acid*)。

【药理】 （1）**对心血管系统的作用** 槐角提取液对心脏具有正性肌力作用，使心肌收缩力增强。静注0.1～0.7g/kg可使麻醉家兔血压下降，降压作用随剂量递增而增强，持续时间也随之延长，普萘洛尔(心得安)对其降压有拮抗作用，但不受阿托品、苯海拉明、普鲁管因、妥拉苏林等的影响。

（2）**抗氧化作用** 芸香甙可显著抑制红细胞自氧化，并可减少红细胞自氧化过程中脂质过氧化产物丙二醛(MDA)的含量，说明芸香甙对红细胞的自氧化溶血损伤有-定的保护作用，并可能与抑制脂质过氧化反应有关；灌胃芸香甙20～80mg/kg不仅可显著减少小鼠血浆中MDA含量，也可显著提高大鼠血浆中超氧化物歧化酶(SOD)活性，并有一定的量效关系，结果进一步提示芸香甙抗脂质过氧化作用可能与提高SOD活性有关。

（3）**对血糖的影响** 槐角水提取液10g/kg、20g/k9小鼠灌胃，按葡萄糖试剂盒法测定血糖含量，证明槐角有提高小鼠血糖作用。

（4）**对血清胆固醇的影响** 槐角水提取液给小鼠连续灌胃，按硫-邻苯二甲醛法测定血清胆固醇(TC)含量，证明槐角有降低小鼠血清胆固醇的作用，其降低胆固醇机制，认为槐角所含黄酮类物质有关。

（5）**抗炎作用** 大鼠植入羊毛球后，用槐属甙20mg/kg腹腔注射，连续7天，能明显抑制发炎过程的增生期，但不能抑制渗出期。

（6）**维生素P样作用** 芸香甙具有维持血管抵抗力，降低其通透性，减少脆性等作用。

（7）**其他作用** 槐角水提取液可以提高小鼠的运动耐力，增加小鼠的体重，使小鼠耐缺氧能力提高。槐属甙、染料木素和山萘酚具有抗生育活性及降ALT(丙氨酸转氨酶)活性，芸香甙在200mg/ml浓度时，对水疱性口炎病毒有最大的抑制作用。

（8）**毒性** 以寇氏改良法静注槐角提取液测得小鼠LD_{50}为14215±30mg/kg。槐角浸膏能使家兔及豚鼠的红细胞减少，尤以荚果作用为强，槐实中的种子提取液能使兔、猪、人的红细胞凝集。所含的植物凝集素有促进淋巴细胞的转化。用Ames试验分点试验法和平皿渗入试验法证明槐角不含诱变活性物质。

【炮制】 （1）**炒槐角**：取槐角，置锅内，用文火炒至微黄色，取出，放凉。

（2）**槐角炭**：取净槐角，置热锅内，用武火炒至表面焦黑色，内部黄褐色时，喷淋清水少许，火尽火星，取出，及时摊晾，凉透。

饮片性状：①炒槐角形如槐角，表面显黄色，微带焦斑。②槐角炭形如槐角，表面焦黑色，内部焦褐色，味苦。

【性味归经】 味苦，性寒。归肝、大肠经。

【功用主治】 凉血止血，清肝明目。主治痔疮出血，肠风下血，血痢.崩漏，血淋，血热吐衄，肝热目赤，头晕目眩。

《本经》："主五内邪气热，止涎唾，补绝伤，五痔，火疮，妇人乳瘕，子藏急痛。"

《别录》："堕胎。久服明目，益气，头不白，延年。"

《药性论》："主治大热，难产。"

《本草拾遗》："杀虫去风，明目除热泪，头脑心胸间热风烦闷，风眩欲倒，心头吐涎如醉，漾漾如船车上者。"

《日华子》："治丈夫女人阴疮湿痒，催生。"

《本草图经》："嫩房角作汤以当茗，主头风，明目，补脑。"

《本草衍义》："疏导风热。"

《珍珠囊》："凉大肠之热。"

《纲目》谓李杲云："治口齿风，凉大肠，润肝燥。"

《汤液本草》："珍云，与桃仁治证同。"

《滇南本草》："采子服之，止血散疸。""槐角治五痔肠风下血，赤白热泻痢疾。"

《会约医镜·奉草》："清心、肺、脾、肝、大肠之火，治心腹热痛。"

《本草求原》："润肝养血。治疳、疔、血痢、崩血。"

【临床应用】 （1）**用于痔疮出血，血痢，崩漏，血淋、尿血，血热吐衄**。槐角凉血止血，与槐花同功，其止血之力虽不及槐花，而清热则过之，且其质润，兼能润肠，对诸证兼热结便秘者尤宜，用治痔漏下血，大便干结，有单用研末服，能使大便转软，出血渐止；或与地榆、黄柏、当归、枳壳等配伍，如《局方》槐角丸。治血痢可配黄连、阿胶；崩中漏下配茜草炭、贯众炭；血淋尿血，常与利尿通淋之车前草、木通等同用。至于吐血、咯血、鼻衄、齿衄等上部血热出血证，本品亦可随证配合应用。

（2）**用于肝热目赤，头晕目眩**。槐角既能清肝火，又能润肝燥，故常用于肝火上炎之目赤肿痛，可与黄连同用；肝热未尽而两目昏涩者，可与黄芩、木贼、苍术等配伍，如《赤水玄珠》槐子散。如肝火偏盛，血热生风所致的头晕目眩，心胸烦闷者，可单用或与清热平肝药同用。

此外，槐角外用，可治阴疮湿痒，水火烫伤。

《本草经集注》："景天为之使。"

《得宜本草》："得牛胆明目通神；得苦参治内外痔。"

【用量用法】 内服：煎汤，5～15g，或入丸、散，或嫩角捣汁。外用：水煎洗，或研末掺，或油调敷，适量。

【使用注意】 脾胃虚寒、食少便溏及孕妇慎服。

《滇南本草》："性寒不可多食。"

《本草经疏》："病人虚寒，脾胃作泄，及阴虚血热而非实热者，外证似同，内因实异，即不宜服。"

《本草新编》："不可久服，久服则大肠过寒，转添泄利之苦矣。"

《本经逢原》："胃虚食少及孕妇勿服。"

【附方】 （1）**治五种肠风泻血，粪前有血名外痔，粪后有血名内痔，大肠不收名脱肛，谷道四面胬肉如奶名举痔，头上有孔名瘘，并皆治之**：槐角(去枝梗炒)一斤，地榆、当归(酒浸一宿，焙)、防风(去芦)、黄芩、枳壳(去穰，麸炒)各半斤。上为末，酒糊丸，如梧桐子大。每服三十九，米饮下，不拘时候。--《局方》之"槐角丸"

（2）**治内外痔疮，大便秘结，反复出血将干**：槐角掰成小段，加上适量红糖水拌匀闷透，置铁锅中加细沙炒至老黄酥脆，去沙后将槐角置通风处备用。每日4～6g，每日1～2次，代茶频饮。--《中医杂志》1983，(7)：14

（3）**治赤痢毒血**：槐角子四两(酒洗，炒)，白芍药二两(醋炒)，木香五钱(焙)，共为末。每早服三钱，白汤调下。--《本草汇言》

（4）**治妇人崩淋下血**：槐角子八两(酒洗，炒)，丹参四两(醋拌，炒)，香附二两(童便浸，炒)。共为末，饴糖为丸梧子大。每早服五钱，米汤下。--《陈

氏产宝》

（5）**治血淋并妇人崩漏不止**：槐子(炒黄)、管仲(炒黄)各等分。共为末。每服五钱，用醶醋一钟煎，滚三五沸，去渣温服。--《良朋汇集》

（6）**治小便尿血**：槐角子三钱，车前、茯苓、木通各二钱，甘草七分，水煎服。--《杨氏简易方》

（7）**治吐血、咯血、呕血、唾血，或鼻衄、齿衄、舌衄、耳衄**：槐角子八两，麦门冬(去心)五两。用净水五十大碗，煎汁十五碗，慢火熬膏。每早午晚各服三大匙，白汤下。--《本草汇言》引《柳氏集》

（8）**治目热昏暗**：槐子、黄连(去须)各二两。捣罗为末，炼蜜丸如梧桐子大。每于食后以温浆水下二十丸，夜临卧再服。--《圣惠方》之"明目槐子丸"

（9）**治头目眩运，涕唾稠粘，皮肤瘙痒**：愧角四两(慢火麸炒黄黑)，荆芥穗三两，菊花二两，皂角(去皮弦、子，酥炙黄)一两。上件同为细末，炼蜜为丸，每一两作一十丸。每服一丸，细嚼，茶清送下，食后。--《杨氏家藏方》

（10）**治高血压病**：槐角、黄芩各9g，煎服。--《安徽中草药》

（11）**治白发**：槐子四钱，旱莲草四分，生地黄半两。上为细末，无灰酒一瓶，将药投入酒内，密封之，浸二十日。取酒饮一醉后，觉来须发尽黑。--《普济方》之"一醉散"

（12）**治牙痛**：槐角(取其二子三子一角者)不拘多少，河水洗净仍泡于盆中，二二日浑如泥，以布取汁，用桑柴火为膏，其膏汁每一碗，大约用青盐、蒺藜、石脂、破故纸各三两为细末，和匀以瓦器晒干，仍为细末。每日清晨未梳洗之时擦于齿上，候洗漱之。--《医统》引《经验秘方》

（13）**治发背，人中热毒，眼花头晕，口甘舌苦，心惊背热，四肢麻木，觉有红晕在背后**：取槐子一大抄，拣净，铁杓内炒褐色，用好酒一碗煎滚，去渣热服，酒尽大汗即愈，如未退，再依前煎服，纵成脓昔亦无不愈。--《医使》

（14）**治疝气偏坠，肿痛不可忍**：槐子一钱，炒褐色为末，入盐三分，空心黄酒送下。--《万病回春》

（15）**治伤寒狐惑，多眠声嗄，及唇口生疮**：槐子、桃仁、艾各一两，枣子十五个。上锉，每服五钱，水煎温服。--《寿世保元》

（16）**治烫火疮**：槐子烧灰为末，香油调上即好。--《万病回春》

槐叶　味苦，性平。归肝、胃经。清肝泻火，凉血解毒，燥湿杀虫。主治小儿惊痫，壮热，肠风，尿血，痔疮，湿疹，疥癣，痈疮疔肿。内服：煎汤，10～15g；或研末。外用：煎水熏洗，或捣汁涂，适量。

附方　(1)**治霍乱吐泻，心烦闷乱**：甘草(炙微赤，锉)一分，槐叶一两，桑叶一两。上件药，捣筛为散。每服三钱，以水一中盏，煎至六分，去滓，不计时候温服。--《圣惠方》

（2）**治野鸡痔、下血肠风，明目**：嫩槐叶一斤，蒸，如造炙法，取叶碾作末，如茶法煎呷之。--《食医心镜》

（3）**治外痔红肿，内痔脱出**：鲜槐叶捣烂绞汁，调苦参末涂患处。--《安徽中草药》

（4）**治慢性湿疹**：新鲜槐叶放置沸水中冲洗净，捣烂如泥状，先用开水洗净患部，将槐叶泥敷患处，外以纱布包扎，每日更换1次。--《中医杂志》1959，(5)：39

（5）**治皮肤瘙痒，疥癣**：槐叶煎水洗。--《安徽中草药》

（6）**治鼻窒，气息不通**：槐叶五升，葱白(切)一升，豉一合。以水五升，煮取二三升，分温三服。--《千金要方》

槐枝　味苦，性平。散瘀止血，清热燥湿，祛风杀虫。主治崩漏，赤白带下，痔疮，阴囊湿痒，心痛，目赤，疥癣。内服：煎汤，15～30g，浸酒或研末。外用：煎水熏洗，或烧沥涂，适量。

附方　（1）**治崩中或赤白，不问年月远近**：槐枝，烧灰，食前酒下方寸匕。--《梅师集验方》

（2）**治痔核**：槐枝，浓煎汤，先洗痔，便以艾灸痔上七壮，以知为度。--《传信方》

（3）**治九种心痛**：新生槐枝一握，去两头。细切，以水三升，煮取一升。顿服。--《千金要方》

（4）**治皮肤瘙痒，疥癞**：嫩槐枝煎水洗。--《安徽中草药》

槐白皮　味苦，性平。祛风除湿，敛疮生肌，消肿解毒。主治风邪外中，身体强直，肌肤不仁，热病口疮，牙疳，肠风下血，痔疮，痈疽疮疡，阴部湿炝，水火烫伤。内服：煎汤，6～15g。外用：煎水含漱或熏洗，或研末撒，适量。

附方　（1）**治中风身直，不得屈伸反复者**：槐皮(黄白皮)，切之。以洒水共六升，煮取一升。去滓，适寒温，稍稍服之。--《肘后方》

（2）**治破伤风、迷闷不省人危急者，但气绝心腹温可治**：槐树枝皮，旋用刀刻取一块，连粗皮在外，安在破伤处，用艾蘸于槐皮上灸百炷不妨。如疮口痛苦，灸至小痛，不痛者灸至痛，然后用火摩，不拘时候。--《普济方》

（3）**治热病口疮**：黄连一分(去须)，槐白皮半两，甘草根半两。上件药，细锉，用水一大盏，煎至半盏，去滓，温含冷吐。

（4）**治牙齿疼痛**：槐白皮一握，荆芥穗半两。上件药，以醋一升，煎至五合，入盐少许，热含冷吐，以差为度。(3～4方出自《圣惠方》)

（5）**治脉痔有虫或下脓血，熏痔**：槐白皮二斤。细锉，以水一斗五升，煎至一斗，去滓倾盆中坐熏，冷即再暖，虫当随便利自出，更捣槐白皮末，绵裹一钱，内下部中。--《圣济总录》之"槐白皮汤"

（6）**洗疽疮，化毒气，散脓汁，生肌肉，止痛疼**：槐白皮一两，桑白皮、降真香、防风各半两。上细切，水三升，煎至升半，代猪蹄汤洗。--《卫济宝书》之"槐白皮汤"

（7）**治阴下湿痒成疮**：猪蹄阿脚，槐白皮(切)一斤。以水煮洗疮，一日五六遍。--《救急方》

（8）**治阴疮，阴边如粟粒，生疮及湿痒**：槐白皮一大握，盐三指一撮。以水二大升，煮取一升洗之，日三五遍，适寒温用。若涉远恐冲风，即以米粉和涂之。--《必效方》

（9）**治火烫伤**：槐根二层皮或花，烘干研末外敷。--《中草药学》(江西)

槐胶　味苦，性寒；归肝经。平肝，息风，化痰。主治中风口噤，筋脉抽掣拘急或四肢不收，破伤风，顽痹，风热耳聋，耳闭。内服：入丸、散，0.3～1.5g。《得配本草》："血虚气滞，二者禁用。"

附方　（1）**治破伤风，口眼偏斜，四肢拘急，腰背强硬**：槐胶二两，白花蛇二两(酒浸，去皮、骨，炙令微黄)，独活一两，白附子一两(炮裂)，防风一两(去芦头)，干蝎半两(微炒)，干姜半两(炮裂)，天南星半两(炮裂)，天麻一两，麝香一分(细研)。上件药，捣细罗为散，入麝香研令匀。每服，研薄荷汁半合，入酒三合，暖令温，调下一钱，不计时候服。--《圣惠方》之“槐胶散”

（2）**治破伤风，身体拘急，口噤，眼亦不开**：辟宫子一条(亦名守宫，酒浸三日，曝干，捣罗为末)，腻粉半分。上件药，同研令匀。以煮槐胶和丸，如绿豆大。不计时候，拗口开，以温酒灌下七丸，逡巡汗出瘥。未汗再服。--《圣惠方》之“辟宫子丸”

槐根 味苦，性平。散瘀消肿，杀虫。主治痔疮，喉痹.蛔虫症。内服：煎汤，30～60g。外用：煎水洗或含漱，适量。

附方 （1）**治五痔**：煮槐根洗之。--《姚僧坦集验方》

（2）**治女子痔疮**：槐花根60g，蒿菌60g，炖猪大肠服。--《重庆草药》

白斑三叶草

【别名】 三消草、螃蟹花《贵州民间药物》，金花草、菽草翘摇《中国高等植物图鉴》，白三叶《长白山植物药志》，兰翅摇《新华本草纲要》，白花苜蓿《中国主要植物图说·豆科》，白花三叶草、白车轴草、白三草、车轴草、荷兰翅摇。

【来源】 为豆科植物白车轴草 *Trifolium repens* L的全草。

【植物形态】 短期多年生草本，生长期达5年，高10～30cm。主根短，侧根和须根发达。茎匍匐蔓生，上部稍上升，节上生根，全株无毛。掌状三出复叶，叶柄细长，10～30cm；小叶倒卵形至近圆形，8～20（～30）mm，宽8～16（～-25）mm，先端凹头至钝圆，边缘具细锯齿，表面无毛，背面微有毛，叶面中心下具弧形或“八”字形的白晕。花序球形，顶生，直径15～40mm；总花梗甚长，比叶柄长近1倍。花冠白色、乳黄色或淡红色，具香气。子房线状长圆形，花柱比子房略长。荚果长圆形，种子阔卵形，通常3粒。花、果期5～10月。见下（图464）

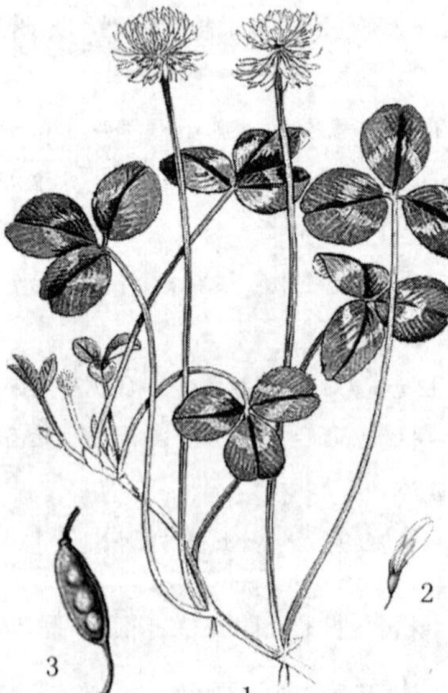

（图464）白车轴草

1.植株 2.花 3.荚果

【生长分布】 原产欧洲和小亚细亚。邹平公园均见栽培。

【采收加工】 夏至秋季之间花盛期采收全草，晒干。

【性状鉴别】 全草皱缩卷曲。茎圆柱形，多扭曲，直径5～8mm，表面有细皱纹，节间长7～9cm，节上有膜质托叶鞘。三出复叶，叶柄长达10cm；托叶椭圆形，抱茎。小叶3，多卷折或脱落，完整者展平后呈倒卵形或倒心形，叶面有白色斑痕，长1.5～2cm，宽1～1.5cm，边缘具细齿，近无柄。花序头状，直径1.5～2cm，白色，有总花梗，长可达20cm。气微，味淡。

【主含成分】 **全草**：含多种三萜皂甙，有车轴草皂甙(*cloversaponin*)Ⅰ、Ⅱ、Ⅲ、Ⅳ、Ⅴ的甲酯，β-D-吡喃葡萄糖醛酸基大豆皂醇B甲酯(*β-Dglucuronopyranosylsoyasapogenol B methyl ester*)，大豆皂甙Ⅰ甲酯(*soyasaponin Ⅰ methyl ester*)，大豆皂甙Ⅱ甲酯(*soyasaponin Ⅱmethyl ester*)及赤豆皂甙Ⅱ甲酯(*azukisaponin Ⅱmethyl ester*)等。

全草、根、种子：含异黄酮。有刺芒柄花素7-(C''_2-对羟基苯甲酰)-O-β-D-葡萄糖甙[*formononetin-7-(C''_2-P-hydroxybenzoyl)-O-β-D-glucoside*]。

叶：含胡萝卜素(*carotene*)和抗坏血酸(*ascorbic acid*)，葡萄糖(*glucose*)，果糖(*fructose*)，D-肌醇甲醚(*D-pinito1*)，α，β-甲基葡萄糖甙(*α, β-methyl glucoside*)，亚麻苦甙(*1inamarin*)，氰甙(*cyanogenic glucoside*)，甘油酸(*glyceric acid*)。

种子：含有三种黄酮，即7，4′-二羟基黄酮(*7，4′-dihydroxyflavone*)，4′-羟基-7-甲氧基黄酮(*4′-hydroxy-7-methoxyflavone*)，3，5-去羟异鼠李素(*geraldone*)。此外，种子还含2，3-二羟基-2，4-环戊二烯-1-酮(*2，3-dihy-droxy-2，4-cyclopentadien-1-one*)，2R，3R-丁二醇(*2R，3R-butandio1*)，3-羟基-2-甲基-4-吡喃酮(*3-hydroxy-2-methyl-4-pyranone*)。以及两种铁氧化还原蛋白(*ferredoxin*)，半乳糖甘露聚糖(*galactoma nnan*)。

本种的变种 *Trifolium repens var.1adino* 含有多种异黄酮，有鹰嘴豆芽素(*biochanin*)A，染料木素(*genistein*)，刺芒柄花素(*formonentin*)，大豆素(*daidzein*)及香豆雌酚(*coumestro1*)等。

【性味归经】 味微甘，性平。

【功用主治】 清热，凉血，宁心。主治癫痫，痔疮出血，硬结肿块。

《贵州民间药物》：“清热，凉血。治癫病。”

《全国中草药汇编》：“清热，凉血，安神镇惊。主治癫痫，痔疮出血。”

【用量用法】 内服：煎汤，15～30g。外用：捣敷，适量。

【附方】 （1）**治癫病**：三消草30g，水煎服。并用15g捣绒包患者额上，使病人清醒。

（2）**治痔疮出血**：三消草30g，酒、水各半煎服。（1～2方均出自《贵州民间药物》）

山野豌豆

【别名】 落豆秧、山豌可、山豆苗、宿根草藤、百碗碗、涝豆秧《国产牧草植物》，宿根巢菜《重要牧草栽培》，山野豌豆、山黑豆《东北药用植物志》，透骨草、草藤《吉林中草药》，大巢菜《东北常用中草药手册》，野豌豆、胡不姿《沙漠地区药用植物》，豆豆苗、芦豆苗《中国高等植物图鉴》。

【来源】 为豆科植物山野豌豆 *Vicia amoena* Fisch.的嫩茎叶。

【植物形态】 多年生草本，高30～100cm。茎攀援状，四棱形，有疏长柔毛。偶数羽状复叶，互生，有卷须；小叶4～6对，叶片椭圆形或长网形，长1～3.5cm，宽6～12mm，先端钝圆或微凹，具小尖刺，基部网形，背面有粉霜，两面被伏贴柔毛；托叶戟形，有毛。总状花序腋生，约有10～30朵花，与叶近等长；花梗有毛；花冠紫色或淡紫色；萼短筒形至钟形，萼齿5，狭披针形或三角形；旗瓣倒卵形或圆形，先端微凹，翼瓣比龙骨瓣稍长，龙骨瓣先端渐狭略呈三角形；雄蕊10，二体，(9)+1，其中1枚与雄蕊管中部合生；子房无毛，具长柄，花柱顶部周围有腺毛。荚果长圆形，膨胀，棕褐色，长约20mm，两端急尖。种子2～4颗，近球形。花期7～9月，果期8～9月。见（图465）

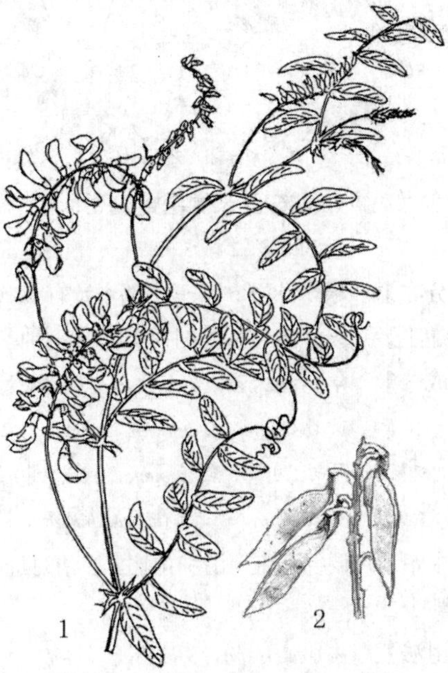

（图465）**山野豌豆**（1.患者 2.果枝）

【生长分布】 生于山坡、路旁、灌丛中。邹平南部山区有分布。

【采收加工】 7～9月采收植株上部的嫩茎叶，晒干。

【性味归经】 味甘，性平。

【功用主治】 祛风除湿，活血止痛。主治风湿疼痛，筋脉拘挛，阴囊湿疹，跌打损伤，无名肿毒，鼻衄，崩漏。

《东北药用植物志》："疗热毒，软坚。外用洗风湿、风气疼痛，毒疮。"

《吉林中草药》："活血止痛，败毒燥湿。"

《东北常用中草药手册》："散风祛湿，活血止痛。治风湿疼痛，筋骨拘挛，阴囊湿疹，筋骨麻小，扭挫伤，闪岔气。"

【用量用法】 内服：煎汤，6～15g，鲜品30～45g。外用：煎水熏洗，或研末调敷，适量。。

【附方】 （1）**治风湿痛**：山野豌豆、菖蒲适量。煎水熏洗。

（2）**治无名肿毒**：山野豌豆适量，研细末，用蜡调敷。

（3）**治阴囊湿疹**：山野豌豆、花椒、艾叶各9g，煎水熏洗，每日1次。（1～3方均出自《吉林中草药》）

（4）**治碰伤、摔伤、局部肿痛**：野豌豆9g，水煎服。或鲜草捣烂外敷。

（5）**治鼻衄、子宫功能性出血**：野豌豆全草、茜草各15g，水煎服。（4～5方均出自《沙漠地区药用植物》）

大巢菜

【别名】 大巢菜《纲目》，薇《诗经》，垂水《尔雅》，薇菜、巢菜、野豌豆《品汇精要》，野麻豌《草木便方》，箭筈豌豆《植物学大辞典》，救荒野豌豆、春巢菜、普通苕子、野菜豆、黄藤了《中国主要植物图说·豆科》，苕子《广州植物志》，马豆草《云南药用植物名录》，肥田草《贵州草药》，麦豆藤《广西药用植物名录》。

【来源】 为豆科植物救荒野豌豆 *vicia sativa* L.的全草或种子。

【植物形态】 一年生或二年生草本，高15～90（～105）cm。茎斜升或攀援，单一或多分枝，具棱，被微柔毛。偶数羽状复叶长2～10cm，叶轴顶端卷须有2～3分支；托叶戟形，通常2～4裂齿，长0.3～0.4cm，宽0.15～0.35cm；小叶2～7对，长椭圆形或近心形，长0.9～2.5cm，宽0.3～1cm，先端圆或平截有凹，具短尖头，基部楔形，侧脉不甚明显，两面被贴伏黄柔毛。花1～2（～4）腋生，近无梗；萼钟形，外面被柔毛；花冠紫红色或红色，旗瓣长倒卵圆形，先端圆，微凹，中部缢缩，翼瓣短于旗瓣，长于龙骨瓣；子房线形，微被柔毛，胚珠4～8，子房具柄短，花柱上部被淡黄白色髯毛。荚果线长圆形，长约4～6cm，宽0.5～0.8cm，表皮土黄色种间缢缩，有毛，成熟 时背腹开裂，果瓣扭曲。种子4～8，圆球形，棕色或黑褐色，种脐长相当于种子圆周1/5。花期3～7月，果期4～9月。见（图466）

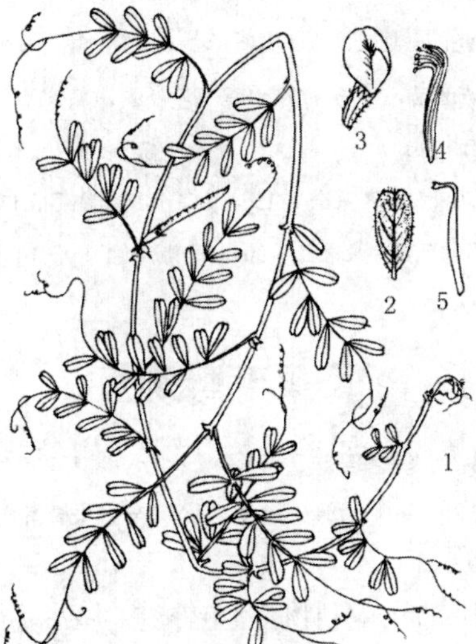

（图466）**救荒野豌豆**

1.植株 2.小叶 3.花 4.雄蕊 5.雌蕊

【生长分布】 生于山脚草地、路旁、灌木林下。邹平南部山区有分布。

【采收加工】 4～5月采割，晒干，或鲜用。

【主含成分】 **全草**：含维生素类、黄酮类、甾类、香豆素类、类胡萝卜素物质、多种氨基酸、矿物质等。

种子：含氨基酸、胺类、卵磷脂、巢菜碱甙等。

【性味归经】 味甘、辛，性寒。

【功用主治】 益肾，利水，止血，止咳。主治肾虚腰痛，遗精，黄疸，水肿，疟疾，鼻衄，心悸，咳嗽痰多，月经小调，疮疡肿毒。

《本草拾遗》："调中，利大小肠。"

《海药本草》："主利水道，下浮肿，润大肠。"

《品汇精要》："益气，润肌，清神，强志。"

《草木便方》："活血，破血，止血，生肌。治五黄疸肿，利脏热，截疟，平胃，明耳目。"

《四川中药志》(1960年版)："生血，治肾虚遗精，腰痛，湿热黄肿。"

《云南中草药》："拔脓攻毒。主治痈疽发背，疔疮，痔疮。"

《福建药物志》："清热利湿，和血祛瘀。治浮肿，疟疾，鼻衄，心悸，遗精，月经不调，疔疮。"

《秦岭巴山天然药物志》："补肾调经，祛痰止咳。主治肾虚腰痛，月经不调，咳嗽痰多。"

【用量用法】 内服：煎汤，15～30g。外用：捣敷，或煎水洗，适量。

【附方】 (1) **治肾虚遗精**：野豌豆 30g，黄精 15g，天冬 15g，朱砂 0.6g，仙茅 12g，杜仲 9g，加猪蹄炖服。-- 《青岛中草药手册》

(2) **治阴囊湿疹**：野豌豆 30g，艾叶 15g，防风 15g，水煎服或趁热熏洗。-- 《青岛中草药手册》

(3) **治疟疾**：肥田草 30g，煨水服。

(4) **治鼻血**：肥田草 30g，煨甜酒吃。

(5) **治月经不调**：肥田草种子、小血藤各 15g。泡酒服。

(6) **治咳嗽痰多**：肥田草种子 30g，煨水服。(3～6 方出均自《贵州草药》)

(7) **治疔疮**：大巢菜、盐卤捣敷。-- 《草药手册》(江西)

(8) **治痈疽发背，疔疮，痔疮**：马豆草 9g，水煎服。外用：，适量煎水洗患处。-- 《云南中草药》

(9) **治小儿疳积**：巢菜全草 15g，煮蛋食。或巢菜根 15g，水煎服。

(10) **治眼蒙夜盲**：巢菜全草 30g，蒸猪肝食。(9～10 方均出自《湖南药物志》)

长柔毛野豌豆

【别名】 长柔毛野豌豆《山东植物志》，毛野豌豆《贵州中药名录》，毛型野豌豆《中国主要植物图说·豆科》，毛苕子《中国高等植物图鉴》，毛叶苕子《贵州植物志》。

【来源】 为豆科植物长柔毛野豌豆 *Vicia villosa* Roth 的种子。

【植物形态】 长柔毛野豌豆 又名冬巢菜《中国主要植物图说·豆科》。一年生草本，攀援或蔓生，植株被长柔毛，长 30～150cm，茎柔软，有棱，多分枝。偶数羽状复叶，叶轴顶端卷须有 2～3 分支；托叶披针形或二深裂，呈半边箭头形；小叶通常 5～10 对，长圆形、披针形至线形，长 1～3cm，宽 0.3～0.7cm，先端渐尖，具短尖头，基部楔形，叶脉不甚明显。总状花序腋生，与叶近等长或略长于叶；具花 10～20 朵，一面向着生于总花序轴上部；花萼斜钟形，长约 0.7cm，萼齿 5，近锥形，长约 0.4cm，下面的三枚较长；花冠紫色、淡紫色或紫蓝色，旗瓣长圆形，中部缢缩，长约 0.5cm，先端微凹；翼瓣短于旗瓣；龙骨瓣短于冀瓣。荚果长圆状菱形，长 2.5～4cm，宽 0.7～1.2cm，侧扁，先端具喙。种子 2～8，球形，直径约 0.3cm，表皮黄褐色至黑褐色，种脐长相等于种子圆周 1/7。花、果期 4～10 月。见（图 467）

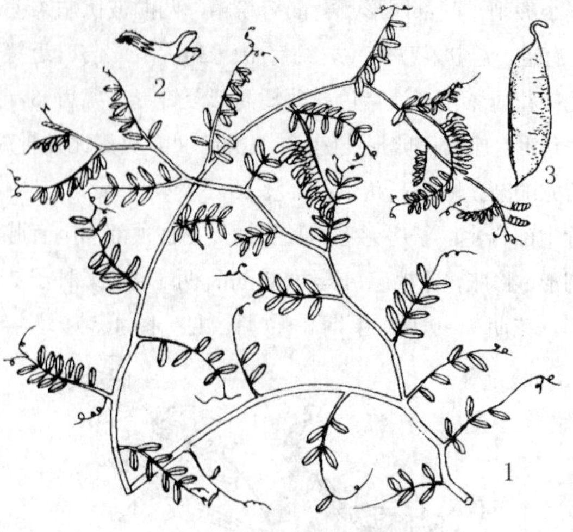

(图 467) 长柔毛野豌豆

1.植株 2.花 3.荚果

【生长分布】 原产欧洲。邹平北部乡镇有栽培。

【采收加工】 夏季果实成熟时采收，打下种子，晒干。

【主含成分】 **种子**：含植物凝集素(*1ectin*)，清蛋白(*alburain*)，刀氨酸(*canavanine*)和 β-氨基丙腈(*β-aminopropionitrile*)。

全草：含类胡萝卜素物质：胡萝卜素(*carotene*)，叶黄素(*1utein*)，玉蜀黍黄质(*zeaxanthin*)，堇黄质(*violaxanthin*)，新黄质(*neoxanthin*)等。

【功用主治】 调经通乳，消肿止痛。主治月经不调，经闭，水肿，产后乳少。

【用量用法】 内服：煎汤，9～15g。

绿豆

【别名】 绿豆《开宝本草》，青小豆《圣惠方》。

【来源】 为豆科植物绿豆 *Vigna radiata* (Linn.) Wilczek 的种子。

【植物形态】 一年生直立或顶端微缠绕草本。高约 60cm，被短褐色硬毛。三出复叶，互生；叶柄长 9～12cm；小叶 3，叶片阔卵形至菱状卵形，侧生小叶偏斜，长 6～10cm，宽 2.5～7.5cm，先端渐尖。基部圆形、楔形或截形，两面疏被长硬毛；托叶阔卵形，小托叶线形。总状花序腋生，总花梗短于叶柄或近等长；苞片卵形或卵状长椭圆形，有长硬毛；花绿黄色；萼斜钟状，萼齿 4，最下面 1 齿最长，近无毛；旗瓣肾形，翼瓣有渐窄的爪，龙骨瓣的爪截形，其中一片龙骨瓣有角；雄蕊 10，二体；子房）已柄，密被长硬毛。荚果圆柱形，长 6～8cm，宽约 6.5mm，成熟时黑色，被疏褐色长硬毛。种子绿色或暗绿色，长圆形。花期 6～7 月，果期 8 月。见下(图 468)

本植物的花（**绿豆花**）、芽（**绿豆芽**）、叶（**绿豆叶**）、种皮（**绿豆皮**）、种子的淀粉（**绿豆淀粉**）也供药用。绿豆皮与绿豆淀粉详见后述。

绿豆花：味甘性寒，内服：煎汤 30～60g 能解酒毒。

绿豆芽：味甘性凉，能清热消暑，解毒利尿，煎汤或绞汁内服可治暑热烦渴，酒毒，小便不利，目翳；

绿豆叶：味苦性寒，能和胃解毒，捣汁内服或绞汁外擦可治霍乱吐泻，斑疹，疔疮，疥癣，药毒，火毒。

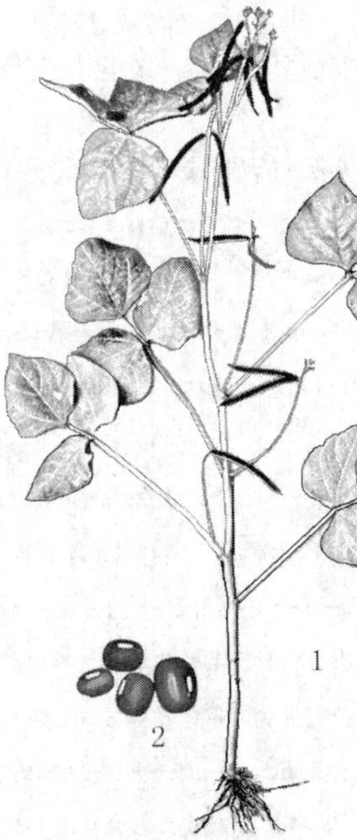

（图 468）**绿豆**

1.植株 2.种子

【生长分布】 原产于缅甸、印度。邹平各地广泛种植。

【采收加工】 立秋后种子成熟时采收，拔取全株，晒干，打下种子，簸净杂质。

【栽培要点】 **生物学特** 对土地要求不太严，沙壤、轻沙壤土均可种植。绿豆不能连作或与豆科作物重茬，前茬可选禾本科作物。

性栽培技术 绿豆可以春播和夏播，种子繁殖，春播在4月下旬到5月上、中旬。 夏播在6月中、下旬，要力争早播。 绿豆种子有10%的小硬粒子，播后很难发芽，易造成缺苗断垄，应在播种前筛去。亩播种量一般在1.5～2kg，播种深度在3～5cm为宜。

田间管理 ①间苗定苗：当绿豆出苗后达到两叶一心时，要剔除疙瘩苗。4片叶时定苗，株距在13～16cm，单作行距在40cm左右，每亩1～1.25万苗为宜。 ②中耕锄草：绿豆从出苗到开花封垄，一般最少锄四遍， 中耕深度由浅到深再到浅。③灌排水：绿豆开花结荚期是需肥水高峰期，如果此期遇旱要及时浇水，使土壤保持湿润状态。但往往开花结荚期处在雨季，使茎叶徒长，造成大量落花、落荚，或积水死亡，要及时排水。④摘心：绿豆生长后期植株徒长时摘心。

病虫害防治 月下、中旬开花期防治蚜虫，每亩40%乐果乳油1000倍液40～50kg喷雾；7月下旬、8月上旬结英期防治豆象，每亩用50%辛硫酸磷2000倍液15～30kg喷雾。

【性状鉴别】 种子短矩圆形，长4～6mm。表面绿黄色、暗绿色、绿棕色，光滑而有光泽。种脐位于种子的一侧，白色，条形，约为种子长的1/2。种皮薄而坚韧，剥离后露出淡黄绿色或黄白色2片肥厚的子叶。气微，嚼之具豆腥气。

【显微鉴别】 粉末特征：灰白色或类白色。①淀粉粒极多，主为单粒，肾形、长圆形、类圆形、圆三角形或卵圆形，有的一端稍尖凸，直径3～30μm，脐点短缝状、星状或点状，有的辐射状开裂，少数层纹可见。②种皮栅状细胞成片，顶面呈类多角形或稍延长，孔沟细密，胞腔细小或不明显，稍下胞腔条状；底面观胞腔大，可见含一晶体。③种皮支持(滴漏)细胞侧(断)面观呈哑铃状，长17～55μm，侧壁中部厚至8μm；表面观呈类圆形或长圆形，直径 14～38μm，可见环状增厚壁。④星状细胞呈不规则多角形，有多数浅短分枝状突起，枝端较平截，细胞直径19～34μm，胞腔内含黄棕色物。⑤色素块较多，黄棕色或红棕色，存在于星状细胞或薄壁细胞中。⑥主为螺纹或环纹导管，直径5～14μm。见(图469)

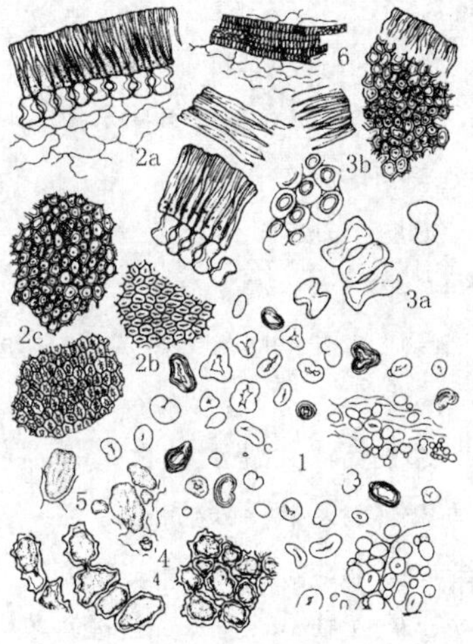

（图 469）**绿豆(种子)粉末特征**

1.淀粉粒 2.种皮栅状细胞(a，侧面观 b.顶面观 c.底面观) 3.种皮支持细胞(a.侧面观 b.表面观) 4.星状细胞 5.色素块 6.导管

【主含成分】 种子中含胡萝卜素(*carotene*)，核黄素(*riboflavine*)；蛋白质以球蛋白类(*blobulin*)为主，其组成含蛋氨酸(*methiomine*)，色氨酸(*tryptphane*)和酪氨酸(*tymsine*)。糖类主要有果糖(*fructose*)，葡萄糖(*glucose*)，麦芽糖(*maltose*)。磷脂成分有磷脂酰胆碱(*phosphatidylcholine*)，磷脂酰乙醇胺(*phosphatidylethanolamine*)，磷脂酰肌胺(*phosphatidylinosito1*)，磷脂酰甘油(*phosphatidylglycero1*)，磷脂酰丝氨酸(*phosphatidylserine*)，磅%脂酸(*phosphatidic acid*)。

【药理】 （1）**降脂及抗动脉粥样硬化作用** 绿豆粉及发芽绿豆的粉有显著降脂作用。能防治动脉粥样硬化，其机制就在于它的降脂作用。作为主要有效成分的多糖和球蛋白，能抑制胆固醇从肠道吸收，促进胆固醇于肝脏的降解和排泌胆汁内胆盐，绿豆多糖还可增强血清脂蛋白脂酶活性，促进脂蛋白中三酰甘油(甘油三酯)水解而易被组织细胞清除和利用。

（2）**抗肿瘤作用** 有报告称对于吗啡加亚硝酸钠诱发的小鼠肺瘤和肝瘤，喂饲含绿豆粉的饲料，可降低诱发肿瘤的数目和大小。从绿豆芽中分离纯化的苯丙氨酸解氨酶于体外对小鼠L_{1210}白血病细胞的生长有抑制作用，抑制作用与时间呈正相关。

（3）**其他作用** 绿豆含丰富胰蛋白酶抑制剂，可以保护肝脏，减少蛋白分解，减少氮质血症，从而保护肾脏。有报告对于磷烧伤家兔，局部用赤石脂糊剂吸附磷，全身服用绿豆汤，可显著改善肾功能，抑制血尿素氮的升高，促进肌酐排泄，降低血肌酐量，增加尿量，明显降低血磷水平，促进尿磷排泄，并明显减轻肾脏和肝脏的损伤。

（4）**毒性** 绿豆粉于家兔实验性动脉粥样硬化症防治作用研究中，服用3.5月和6月未见明显毒性。

【性味归经】 味甘，性寒。归心、肝、胃经。

【功用主治】 清热，消暑，利水，解毒。主治暑热烦渴，感冒发热，霍乱吐泻，痰热哮喘，头痛日赤，口舌生疮，水肿尿少，疮疡痈肿，风疹丹毒，药物及食物中毒。

《纲目》谓孙思邈云："主寒热热中，止泄利、卒游，利小便腹满。"

《食疗本草》："补益，和五脏，安精神，助十二经脉。又研汁煮饮，服之治消渴。又去浮风，益气力，润皮肉，可常食之。"

《日华子》："益气，除热毒风，厚肠胃。作枕明目，治头风头痛。"

《开宝本草》："主丹毒烦热，风疹，热气奔豚，生研绞汁服。亦煮食，消肿下气，压热解毒。"

《绍兴本草》："解诸热毒。"

《日用本草》："除烦热，消丹毒风疹，解一切药草鱼牛马金石等毒。"

《纲目》："治痘毒，利肿胀。"

《本草汇言》："清暑热，静烦热，润燥热，解毒热。"

《本草述》："治痰喘。"

《冯氏锦囊·药性》："除湿消肿，益气除热，解酒毒烦热，并百药毒及一切痈肿痘毒。"

《本经逢原》："解附子、砒石、诸石药毒。"

《会约医镜·本草》："清火清痰，疗痈肿痘烂。"

《甘肃中草药手册》："治感冒发烧，胃痛吐泻。"

《湖南药物志》："用于火眼，心火上炎，口舌生疮。"

【临床应用】 （1）**用于暑热烦渴**。绿豆甘寒，清热生津，功能清热消暑而止烦渴，可单味使用，亦可配合薏仁等同用，增强其消暑化湿之力。

（2）**用于疮疡肿毒**。绿豆能清心胃之热而解毒，常配大黄同用，以增强其泻热解毒之力。

（3）**用于水肿，小便不利**。本品淡渗利水，用治多种水肿，实肿或虚肿，以及小便不利，通常可与附子、陈皮、良姜相伍，共奏行气利水之功。

（4）**用于砒石、巴豆、附子等热剂中毒**。本品甘寒，功能清热解毒，古今常用解多种口服中毒，通常与甘草、黄连、干葛相伍，以增强其解毒之力，如《活幼心书》绿豆饮。

《医林纂要·药性》："解毒须合甘草更验。"

《得配本草》："得大麻仁，消血痢；配赤小豆，解痘毒。连皮用。"

《本草用法研究》："同赤小豆、黑大豆、甘草节治天行痘疮；同胡椒各半，治霍乱；同黄土黑豆、鸡子清治中砒霜毒；同苡米清暑利湿甚妙。"

【用量用法】 内服：煎汤，15～30g，大剂量可用 120g，或研末，或生研绞汁。外用：研末调敷，适量。

【使用注意】 药用不可去皮。脾胃虚寒滑泄者慎服。

《食疗本草》"今人食(绿豆)皆挞去皮，即有少壅气，若愈病须和皮，故不可去。"

《本草拾遗》："反榧子壳，害人。"

《本草经疏》："脾胃虚寒滑泄者忌之。"

【附方】 （1）**治解暑热烦渴**：①绿豆淘净，下锅加水，大火一滚，取汤停冷色碧。食之。如多滚则色浊，不堪食矣。--《遵生八笺》之"绿豆汤" ②绿豆淘净，下汤煮熟，入米同煮食之。--《寿世青编》之"绿豆粥" ③绿豆30g，薏仁 15g，水煎服。每日 3 次，每次 1 剂。--《甘肃中草药手册》

（2）**治感冒发烧**：绿豆 30g，带须葱白 3 个，水煎，白糖调服，每日 2 次。--《甘肃中草药手册》

（3）**治暑热霍乱**：绿豆五合，煮汤，顿冷，调六一散三钱服。--《本草汇言》

（4）**治饮食不住口，仍易饥饿近似中消**：绿豆、橘皮、小麦各一升，炒熟为末，每用末一升，滚水调服。--《寿世青编》之"豆麦汤"

（5）**治霍乱吐泻诸药不纳**：绿豆、胡椒各四十九粒。上研碎，水浸煎服。如渴甚，研为细末，以新汲井水调服，神效。--《经验秘方》

（6）**治头风头痛，明目**：用绿豆作枕，枕之即无头风赤眼患。--《普济方》

（7）**治胃痛**：绿豆 30g，猪苦胆 1 个。绿豆装入猪苦胆内，待胆汁干燥后，取豆研末。每服 6g，每日 2 次，开水送下。--《甘肃中草药手册》

（8）**治十种水气**：绿豆一合半，大附子一只(去皮、脐，切作两片)。水三碗，煮熟，空心卧时食豆。次日将附子两片作四片，再以绿豆二合半，如前煮食。第三日别以绿聂、附子如前煮食，第四日如第二日法煮食。水从小便下，肿自消，未消再服。忌生冷、毒物、盐、酒六十日。--《朱氏集验方》

（9）**治虚肿**：生绿豆一合(研末)，橘皮二钱，良姜一钱(锉)，煎汤，候冷，调绿豆末得所，然后略煨，连三日，空心服。--《普济方》

（10）**治小便不通，淋沥**：青小豆半斤，冬麻子三合(捣碎，以水二升淘，绞取汁)，陈橘皮一合(末)。上以冬麻子汁煮橘皮及豆，令熟食之。--《圣惠方》

（11）**治风燥血热，大便结燥，小水赤涩**：绿豆一升，怀熟地四两，麦门冬五两。以水五升煮汁。徐徐代茶饮之。--《本草汇言》

（12）**治一切风湿、雀斑、酒刺、白屑风皮肤作痒**：绿豆半升，滑石、向芷、白附子各一.钱。共为细末。每用三匙，早晚洗面时汤调洗患上。《外科正宗》之"玉肌散"

（13）**治小儿丹肿**：绿豆五钱，大黄二钱。为末，用生薄荷汁入蜜调涂。

（14）**治火眼**：绿豆 60g，水煎服。--《湖南药物志》

（15）**治金石丹火药毒，并酒毒、烟毒、煤毒为病**：绿豆一升，生捣末。豆腐浆二碗调服。一时无豆腐浆，用糯米泔顿温亦可。--《本草汇言》

（16）**解砒、附子、巴豆中毒不久者**：鸡蛋清 5 个，绿豆粉 120g，调服；或绿豆 120g，甘草 60g，水煎服。--《内蒙古中草药》

（17）**解乌头毒**：绿豆 120g，生甘草 60g，水煎服。--《上海常用中草药》

（18）**治食物中毒，消化不良，菌痢**：①生绿豆 5kg，鲜猪胆汁 1000ml。将生绿豆磨粉，过 100 目筛，与猪胆汁混合成丸，似绿豆大。每日服 3 次，每次 6～12g。--《湖北中草药志》；②食物中毒急救可用生绿豆适量，用水浸泡后研磨，去渣取汁，大量灌服。--《食物中药与便方》

（19）**治烫伤**：绿豆研末，调鸡蛋清涂患处。另用绿豆 30g，乳香 12g，朱砂 3g，甘草 1.5g。共为细末。每次服 6～8g。--《福建药物志》

绿豆衣

味甘，性寒。归心、胃经。清暑止渴，利尿解毒，退目翳。主治暑热烦渴，泄泻，痢疾，水肿，痈肿，丹毒，目翳。内服：煎汤，9～30g，或研末。外用：研末和水洗，适量。

附方 （1）**治暑热烦渴**：绿豆皮 12g，鲜荷叶 30g，白扁豆花 9g，水煎服。--《山东中草药手册》

（2）**治中暑防暑**：绿豆衣、扁豆衣各 9g，水煎代茶饮。--《湖北中草药志》

（3）**治头晕**：绿豆衣 15g，桑叶 12g，荷叶 9g，煎汤当茶饮。--《内蒙古

中草药》

（4）**治水肿**：绿豆皮 15g，冬瓜皮 30g，赤小豆 30g，水煎服。--《山东中草药手册》

（5）**治夜寐不安，头中刺痛**：绿豆衣 15g，阿胶 12g。巴戟、石决明、柏子仁各 9g，生地 18g，朱砂莲 6g，水煎服。--《湖北中草药志》

（6）**治斑疸目生翳**：绿豆皮、白菊花、谷精草等份，为末。每用一钱，以干柿饼一枚，粟米泔一盏，同煮干。食柿，日三服。--《直指方》

（7）**治麻疹合并肠炎**：绿豆皮 15g，煎水，加白糖 15g 冲服，至痊愈为止。--《全国中草药新医疗法展览会资料选编》

绿豆淀粉 味甘，性寒。清热消暑，凉血解毒。主治暑热烦渴，痈肿疮疡，丹毒，烧烫伤，跌打损伤，肠风下血，酒毒。内服：水调服，9～30g。外用：调敷，或粉扑，适量。

附方 （1）**治霍乱吐利**：绿豆粉、白糖各二两，新汲水调服。--《生生编》

（2）**治发背内溃及诸恶疮攻心呕痛吐疼**：乳香(通明者)一两(用水外浸，以乳钵研细)，真绿豆粉(研)四两。上二味合研极细。每服一钱匕，新水调下。--《圣济总录》之"托里汤"

（2）**治一切肿毒初起**：绿豆粉(炒黄黑色)，猪牙皂荚 4 两，为末。用米醋调敷之，皮破者油调之。--《秘传经验方》

（4）**治恶疮发闷，呕逆霍乱**：绿豆粉三钱，乳香、没药各二钱，研细，井花水调服。--《卫生易简方》

（5）**治痘后痈毒初起**：绿豆、赤小豆、黑大豆等份，为末。醋调，时时扫涂，即消。--《医学正传》之"三豆膏"

（6）**治阴蚀疮**：绿豆粉、蛤蟆灰各二钱半，胭脂一钱二分。上为细末，干掺。--《外科集验方》之"豆坯散"

（7）**治口舌生疮，久不差**：绿豆粉半两，荜茇半两。上二味捣罗为末，糯米粥为丸，如绿豆大。先用冷水漱口，后含化 1 丸，咽津无妨。--《圣济总录》之"金粉丸"

（8）**治阴茎生疮**：蚯蚓二分，绿豆粉一分。水研涂上，下又敷之。--《朱氏集验方》

（9）**治火烧烫伤**：绿豆粉不拘多少，炒令微焦，研细。以生油涂疮上。--《圣济总录》之"定痛膏"

（10）**治夏月痱子痒痛**：绿豆粉四两(微炒)，滑石半两(研)。拌匀研粉，绵扑子扑之。--《百一选方》之"玉女英"

（11）**治磕扑损伤，接骨**：绿豆粉半升，人发、葱白各二两(同炒九次)，用自然铜半两(醋淬七次)。共研为末。以醋调成膏贴之。--《卫生易简方》

（12）**治解误服热剂，烦渴闷乱，或作吐，或狂渴**：绿豆粉一两，净黄连、干葛、甘草各半两。上除绿豆粉外，余三味或晒或焙，为末，入乳钵同绿豆粉杵匀。每服半钱至一钱，温豉汤调服。--《活幼心书》之"绿豆饮"

（13）**解砒石毒**：绿豆粉、寒水石等分。以蓝根汁调服三五钱。--《卫生易简方》

（14）**治哮喘**：绿豆粉适量，雄黄 3g，豆豉 30g，明矾 3g，研细，水泛为丸，似梧桐子大。每日服 1 次，每次 10 粒，小儿减半。--《湖北中草药志》

（15）**解酒毒**：绿豆粉烫皮，多食之。--《纲目》

（16）**治高血压**：绿豆粉适量，同猪胆汁调成糊状，为丸如梧桐子大，晒干。每服 10 粒，每日 2～3 次。--《福建药物志》

赤小豆

【别名】 赤小豆《本经》，小豆《肘后方》，赤豆《日华子》，红豆《纲目》，红小豆《本草原始》，猪肝赤《本经逢原》，杜赤豆《本草便读》，小红绿豆、虱牳豆《陆川本草》，朱赤豆《中药材手册》，金红小豆、朱小豆《药材学》，茅柴赤、米赤豆《中药大辞典》。

【来源】 为豆科植物赤小豆 *Vigna umbellata* (Thunb.) Ohwi et Ohash 和赤豆 *Vigna angularis* (Willd.) Ohwi et Ohash 的种子。

【植物形态】 （1）**赤小豆** 一年生草本。茎长可达 1.8m，密被倒毛。三出复叶；叶柄长 8～16cm；托叶披针形或卵状披针形；小叶 3 枚，披针形、长圆状披针形，长 6～10cm，宽 2～6cm，先端渐尖，基部阔三角形或近圆形，小叶全缘或具 3 浅裂，两面均无毛，纸质；小叶具柄，脉 3 出。总状花序腋生，小花多枚，花柄极短；小苞 2 枚，披针状线形，长约 5mm，具毛；萼短钟状，萼齿 5；花冠蝶形，黄色，旗瓣肾形，顶面中央微凹，基部心形，翼瓣斜卵形，基部具渐狭的爪，龙骨瓣狭长，有角状突起；雄蕊 10，二体，花药小；子房上位，密被短硬毛。花柱线形。荚果线状扁圆柱形。种子 6～10 颗，暗紫色，长圆形，两端圆，有直而凹陷的种脐。花期 5～8 月，果期 8～9 月。见(图 470)

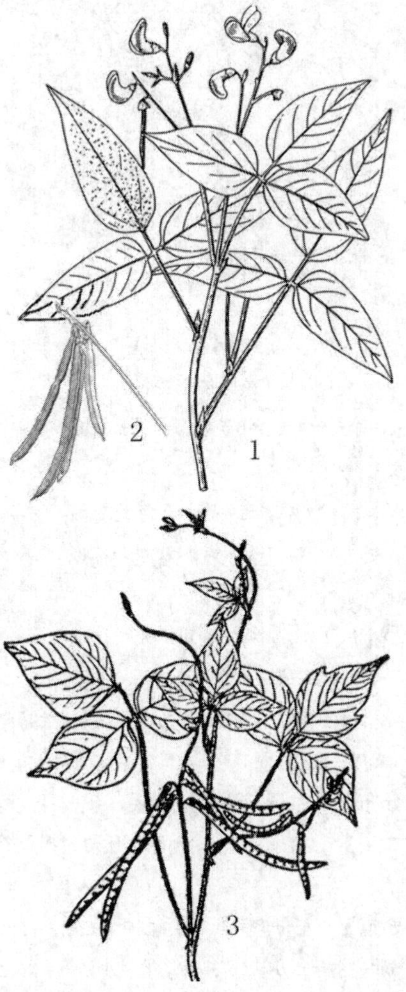

（图 470）赤小豆

1.植株（披针形叶） 2.荚果 3.植株（长圆状披针形叶）

（2）**赤豆** 又名红饭豆《增订伪药条辨》。一年生直立草本，高30～90cm。茎上有白色长硬毛。三出复叶；托叶披针形，被白色长柔毛，小托叶线形；叶柄长达20cm，被疏长毛；顶生小叶卵形，侧生小叶斜方状卵形，长5～10cm，宽3.5～7cm，先端短尖或渐尖，基部三角形或近圆形，全缘或微3裂，两面被疏长毛；小叶柄很短；基出脉3条。花2～6朵，着生于腋生的总花梗顶部，黄色；小苞片线形，较萼长；萼钟状，5齿裂，萼齿三角形；旗瓣扁圆形或近肾形，常稍歪斜，顶端凹，翼瓣宽于龙骨瓣，具短爪及耳，龙骨瓣上端弯曲近半卷，其中一片在中下部有一角状突起，基部有爪；雄蕊10枚，分成9与1二体；子房线形，花柱弯曲，近先端有毛。荚果圆柱形稍扁，成熟时种子间缢缩，含种子6～10粒。种子椭圆形，两端截形或圆形，暗红色，种脐白色，不凹。花期7～8月，果期8～9月。见下(图471)

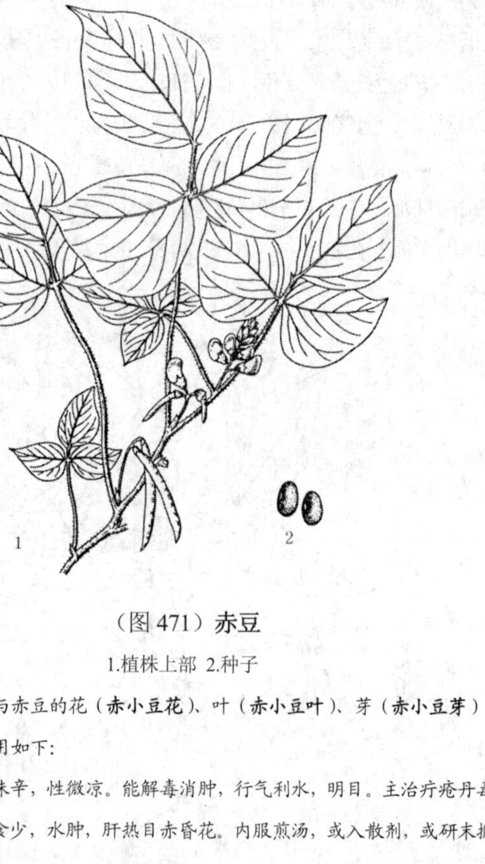

（图471）赤豆

1.植株上部 2.种子

上述赤小豆与赤豆的花（**赤小豆花**）、叶（**赤小豆叶**）、芽（**赤小豆芽**）也供药用，功效应用如下：

赤小豆花：味辛，性微凉。能解毒消肿，行气利水，明目。主治疔疮丹毒，饮酒过度，腹胀食少，水肿，肝热目赤昏花。内服煎汤，或入散剂，或研末撒，或鲜品捣敷。

赤小豆叶：味甘、酸、涩，性平。固肾缩尿，明目，止渴。可主治小便频数，肝热目糊，心烦口渴。煎汤服，或捣汁服。

赤小豆芽：味甘，性微凉。清热解毒，止血，安胎。主治肠风便血，肠痈，赤白痢疾，妊娠胎漏。内服：煎汤，或入散剂，或鲜品炒熟食用。

【生长分布】 原产于亚热带地区。邹平各地均有种植。

【采收加工】 秋季荚果成熟而未开裂时拔取全株，晒干，打下种子。

【栽培要点】 **生物学特性** 赤小豆适应性强，一般农田都可栽种。以向阳，土壤疏松，中等肥力(过肥易徒长，结荚少)为好，不宜连作。

栽培技术 用种子繁殖：4月上旬至5月上、中旬播种，开1.3m宽的高畦，按行距各33cm开窝，每窝播种子5～6粒，1小时m^2用种子量22.5～30kg，播后盖人畜粪水拌湿的火灰1把。可与其他作物如甘薯间作，也可在果园空闲地上点播。

田间管理 苗高8～10cm时，中耕除草1次，并施人畜粪水拌火灰，旋后培土。在未封垅前，再除草1次。生长2个月后，要打顶去尖。

病虫害防治 锈病：用65%代森锰锌500倍液防治。病毒病：除去中心病株，结合蚜虫防治。虫害有潜叶蝇、红蜘蛛及蚜虫等。

【性状鉴别】 （1）**赤小豆** 种子圆柱形而略扁，两端稍平截或圆钝，长5～7mm，直径3～5mm。表面紫红色或暗红棕色。平滑，稍具光泽或无光泽；一侧有线形突起的种脐，偏向一端，白色，约为种子长度的2/3，中央凹陷成纵沟；另侧有一条不明显的种脊。质坚硬，不易破碎；剖开后种皮薄而脆，子叶2枚，乳白色，肥厚，胚根细长，弯向一端。气微，味微甘，嚼之有豆腥气。见（图472-1)

（2）**赤豆** 种子近矩圆形而稍扁，直径4～6mm，与赤小豆的主要区别为种脐平而不突起，中央也不凹陷。见(图472-2)

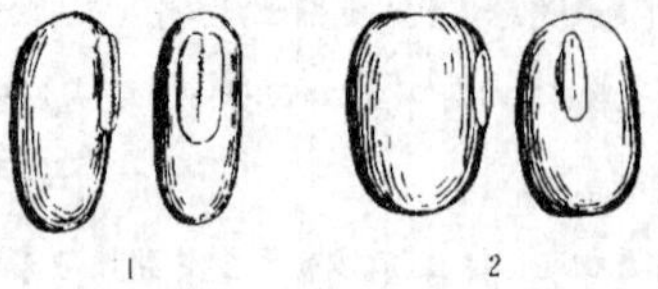

（图472）赤小豆（种子）外形

1.赤小豆 2.赤豆

【显微鉴别】 （1）**赤小豆** 种子横切面：种皮表皮为1列栅状细胞，壁自内向外逐渐增厚，胞腔含淡红棕色物质，近外侧有1条光辉带。表皮下有1列哑铃状的支柱细胞。薄壁细胞约10余列，位于支柱细胞内方，其内侧数列细胞颓废。位于种脐部位的表皮为2列栅状细胞，外侧有种阜，细胞含众多淀粉粒；内侧有管胞岛，细胞壁网状增厚，其两侧为星状组织，有大型细胞间隙，细胞呈星状。子叶表皮细胞近方形，叶肉细胞含淀粉粒及草酸钙结晶；淀粉粒众多，近圆形、肾形或圆三角形，直径4～35(～70)μm，脐点星状或裂缝状，层纹明显；草酸钙方晶直径3～13μm，簇晶6～16μm。见(图473)

（2）**赤豆** 子叶叶肉细胞不含草酸钙簇晶，草酸钙方晶直径3～6μm。

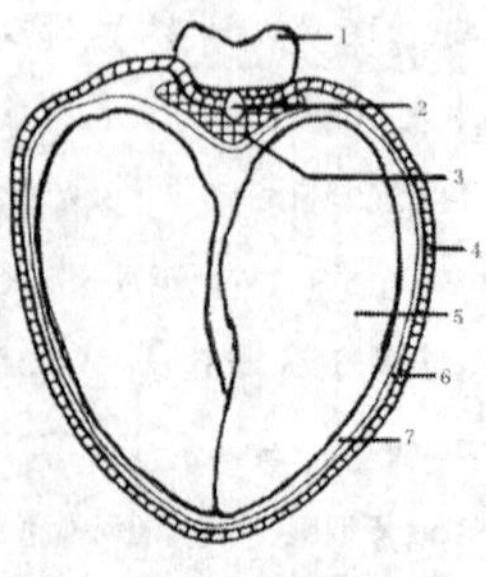

（图473）赤小豆（种子）横切面简图

1.种脐 2.管胞岛 3.星状组织 4.栅状细胞 5.子叶 6.支柱细胞 7.薄壁细胞

【理化鉴别】 本品粗粉1g，加70%乙醇10ml，沸水浴上加热20分钟，冷后滤过，取滤液0.2ml，在水浴上蒸干，加醋酐2～3滴、硫酸1～2滴，显黄色，渐变为红色、紫红色。(检查三萜皂甙)

【主含成分】 （1）赤小豆：含糖类，三萜皂甙(triterPenoid saponin)。每百克含蛋白质20.7g，脂肪0.5g，碳水化物58g，粗纤维4.9g，灰分3.3g，钙67mg，磷305mg，铁5.2mg，硫胺素(thiamine)0.31mg，核黄素(riboflavine)0.1lmg，烟酸(nicotinic acid)2.7mg等。

（2）赤豆：分离得到3-呋喃甲醇-β-D-吡喃葡萄糖甙(3-furanmethanol-β- D-glucopyranoside)，右旋儿茶精-7-O-β-D-吡喃葡萄糖甙(calechin-7-O-β-D-glucop-yranoside)和1D-5-O-(α-D吡喃半乳糖基)-4-O-甲基肌醇[1D-5-O-(α-D-galactopy-ranosyl)-4-O-methyl-myoinosito1]。还分离得到6个齐墩果烯低聚糖甙(oleanene-oligoglycosides)：赤豆皂甙(azukisaponin)，即是3-O-β-D-吡喃葡萄糖基(1→2)β-D一吡喃葡萄糖醛酸基]槐花二醇{3-O-β-D- glucopyranosyl (1→2)-β-D-glucuronopyranosylj sophoradiol}；赤豆皂甙Ⅱ，即是3-O-［β-D-吡喃葡萄糖基(1→2)-β-D-吡喃葡萄糖醛酸基］大豆皂醇B{3-O-[β-D-glucop- yranosyl (1→2) β-D- glucuronopyranosyl]soyasapogenol B}；赤豆皂甙Ⅲ，即是3-O-[β-D-吡喃葡萄糖基(1→2)-β-D-吡喃葡萄糖醛酸基]赤豆皂醇{3-O-[β-D-glucopyranosyl(1→2)-β-D-glucuronopyranosyl] azukisapogenol}；赤豆皂甙Ⅳ，即是(1→2)-β-D-吡喃葡萄糖基-28-O-吡喃葡萄糖基(1→6)-β-D-吡喃葡萄糖基]刺叶丝石竹酸{3-O-[β-D-glucopyranosyl]- 28-O- [β-D-glucopyra-nosyl(1→6)-β-D-glucopyranos-yl]gypsogenic acid}；赤豆皂甙Ⅴ，即是3-O-[α-L-吡喃鼠李糖基(1→2)-β-D-吡喃葡萄糖基(1→2)-β-D-吡喃葡萄糖醛酸基]大豆皂醇B{3-O[α-L-rhanmopyranosyl (1→2)-β-D-glucopyranosyl(1→2)-β-D-glucuronopyranosyl]soyasapogenol B}和赤豆皂甙Ⅵ，即是3-O-[β-D-吡喃葡萄糖基(1→2)-β-D-吡喃葡萄糖醛酸基]-29-O-β-D-吡喃葡萄糖基(1→6)-β-D-吡喃葡萄糖基)赤豆皂醇{3-O-[β-D-glucopyranosyl (1→2)-β-D- glucuropyranosyl]- 29-O-β-D-glucopyranosyl (1→6)- β-D-gtucopyranosyl}azukisapogenol}。从赤豆的热水提取物中还得到三种黄烷醇鞣质(flavanol tannins)：D-儿茶精(D-catechin)、D-表儿茶精(D-epicatechin)和表没食子儿茶精(epigallocatechin)。从新鲜种子中分离到原矢车菊素(procyanidin)B_1和B_3。

【药理】 从赤小豆中分得一种胰蛋白酶抑制剂，其相对分子质量为7000左右，为一以酪氨酸为N-末端，由54个氨基酸残基组成的单一多肽。其对酸、碱、热均较稳定，对胰蛋白酶有较强的不可逆竞争性抑制作用，Km和Ki值分别为1.43×10^{-3}mmol/L和2.4×10^{-6}mmol/L。在体外对人体精子有显著抑制作用，并能显著抑制人精子的顶体酶，抑制摩尔比为1：1.39，抑制常数为1.1×10^{-3}。

【性味归经】 味甘、酸，性微寒。归心、小肠、脾经。

【功用主治】 利水消肿退黄，清热解毒消痈。主治水肿，脚气，黄疸，淋病，便血，肿毒疮疡，癣疹。

《本经》："主下水，排痈肿脓血。"

《别录》："主寒热，热中，消渴，止泄，利小便，吐逆，卒澼，下胀满。"

《药性论》："能消热毒痈肿，散恶血不尽，烦满。治水肿皮肌胀满。捣薄涂痈肿上。主小儿急黄、烂疮，取汁令洗之，不过三度差。能令人美食。末与鸡子白调涂热毒痈肿。通气，健脾胃。"

《食疗本草》："和鲤鱼烂煮食之，甚治脚气及大腹水肿。散气，去关节烦热，令人心孔开，止小便数。"

《食性本草》："坚筋骨，疗水气，解小麦热毒。"

《蜀本草》："病酒热，饮汁。"

《日华子》："赤豆粉，治烦，解热毒，排脓，补血脉。"

《医学入门·本草》："催难产。下乳汁及产后心闷烦满不食。乃行水通气健脾之剂。"

《纲目》："辟温疫。"

《医林纂要·药性》："清热解毒，去小肠火，利小便，行水，散血，消肿，通乳，下胎。"

《本草再新》："清热和血，利水通经，宽肠理气。治泻吐，解热毒。"

【临床应用】 （1）**用于水肿，脚气**。赤小豆有利水消肿及健脾之功。可单用煎服，食豆饮汁，或与茯苓、猪苓、泽泻等利水渗湿药配用。脚气浮肿并可煎汁温渍足膝。若遍身水肿，气急不得坐卧.以赤小豆，配桑白皮泻肺行水消肿；治卒大腹水肿，《补缺肘后方》以本品配白茅根利水消肿。脾虚水肿发现代临床营养不良性水肿、慢性肾炎肾病综合征，可以本品与鲤鱼、乌鱼煮食。

（2）**用于湿热黄疸，热淋等**。赤小豆利水，亦清小肠火，可使湿热从小便出。若伤寒瘀热发黄初起，黄疸尚轻，兼寒热者，赤小豆与麻黄、连翘等同用，以发表清热，利湿退黄如《伤寒论》麻黄连轺赤小豆汤；若急黄色如金黄，神识昏迷，可于清热开窍药中加入本品，如与麝香、熏陆香、瓜蒂等研末内服，并吹鼻，如《圣惠方》赤小豆立散；若热淋，血淋，《修真秘旨》以本品为末，葱汤调服。

（3）**用于热毒疮疡，痈疽，丹毒，痄腮等**。赤小豆外用能清热解毒，散瘀排脓消痈，常单味研末以醋或鸡子清或蜂蜜或清水调敷。《纲目》治痄腮腮颊热肿，以赤小豆末和芙蓉叶末同用调涂；风瘙瘾疹，则赤小豆与荆芥研末调涂。用于便毒下血，肠痈等，亦取本品散血、解毒消痈之功。若热毒便下鲜血，及肠痈脓已成，赤小豆单味煎眼或配当归同用，如《金匮要略》赤小豆当归散；治肠痈，亦常配薏苡仁等同用，如《疡科捷径》之赤豆薏苡仁汤。

《本草拾遗》："赤小豆和桑根白皮煮食之，主温（《品汇精要》作"湿"）气痹肿；小豆和通草煮食之，当下气无限，名脱气丸。"

《品汇精要》："作末合鸡子白调涂热毒痈肿；作末合葛花末服，饮食不知醉；作末合醋，傅疽初发。"

《纲目》："和鲤鱼、蠡鱼、鲫鱼、黄雌鸡煮食，并能利水消肿。"

《得配本草》："得鲤鱼，治脚气；得通草，下心气；得杏仁，泄肉里湿热；配鸡子白，敷疽后痈毒；配芒根末.治痈疽神效；佐桑白，去水肿；合黄蜡，治水谷积痢。"

《药笼小品》："同芙蓉花捣烂，敷一切疮疽。"

【用量用法】 内服：煎汤，10～30g，或入散剂。外用：生研调敷，或煎汤洗，适量。

【使用注意】 阴虚津伤者慎用，过剂可渗利伤津。

《本草经集注》："性逐津液，久食令人枯燥。"

《食性本草》："久食瘦人。"

《本草经疏》："凡水肿胀满，总属脾虚，当杂补脾胃药中用之，病已即去，勿过剂也。"

《本草省常》："同羊肉伤人。"

《随息居饮食谱》："蛇咬者百日内忌之。"

【附方】 （1）**治水肿**：①遍身洪肿，若肿从脚起，稍上进者则杀人。

小豆一石，煮令极烂，取汁四五斗。温渍膝以下，日二渍，若已入腹，但服小豆，慎勿杂食。--《龙门药方》 ②水肿坐卧不得，头面身体悉肿。桑枝烧灰淋汁，煮赤小豆，空心食令饱，饥即食尽，不得吃饭。--《梅师集验方》

（2）**治卒大腹水病**：白茅根一大把，小豆三升。煮取干，去茅根食豆。水随小便下。--《肘后方》

（3）**治水气、脚气**：赤小豆五合，葫一头，生姜一分(并破碎)，商陆根一条(切)。同水煮，豆烂汤成，适寒温，去葫等。细嚼豆，空腹食之，旋旋啜汁令尽，肿立消便止。--《本草图经》

（4）**治黄疸**：①伤寒瘀热在里，身必黄。麻黄(去节)三两，连轺二两，赤小豆一升，杏仁去皮、尖)四十个，大枣(擘)十二枚，生梓白皮(切)一升，生姜(切)三两，甘草(炙)二两。上八味，以水一斗，先煮麻黄再沸，去上沫，纳诸药，煮取二三升，去滓。分温三服，半日服尽。--《伤寒论》之"麻黄连轺赤小豆汤" ②急黄身如金色。赤小豆一两，丁香一分，黍米一分，瓜蒂半分，熏陆香一钱，青布五寸烧灰，麝香一钱(细研)。上药捣细罗为散，都研令匀。每服不计时候，以清粥饮调下一钱；若用少许吹鼻中，当下黄水。--《圣惠方》

（5）**治男子女人热淋、血淋**：赤小豆三合。慢火炒熟，为末。煨葱(细锉)一茎，暖酒调二钱服。--《修真秘旨》

（6）**治便血**：①肠痈便毒，能食，脓已成，或先血后便之近血。赤小豆二三升(浸令芽出，暴干)，当归三两。上二味，杵为散。浆水服方寸匕，日三服。--《金匮要略》之"赤小豆当归散" ②治肠痔大便常血。小豆一升，苦酒五升。煮豆熟，出干，复纳清酒中，候酒尽止，末。酒服方寸匕，日三度。--《肘后方》

（7）**治大小肠痈，湿热气滞瘀凝所致**：赤小豆、薏苡仁、防风、甘草，煎汤服。--《疡科捷径》之"赤豆薏苡仁汤"

（8）**治水谷痢**：小豆一合，和蜡三两。顿服愈。--《必效方》

（9）**治冷极泄泻久作，肠滑不禁，小思饮食**：红豆、大附子(炮，去皮脐)、干姜(炮)各半两，舶上硫黄(另研)二两。上四味为末，研匀。每服二钱，空心，半稀、仁稠粟米饮下，至晚又一服。重者十服必效，轻者三五服安。--《卫生宝鉴》之"玉粉散"

（10）**治诸呕逆膈气，反胃吐食**：丁香、胡椒、砂仁、红豆各21粒。上为末，姜汁糊为丸如皂角子大。每一丸，以大红枣一枚去核填药，面裹煨熟，去面细嚼，白汤下，空心日三服。--《卫生宝鉴》之"红豆丸"

（11）**治难产，坐草数日，困乏不能生，此为母先有病，经络俱闭所然**：赤小豆三升，黄明胶二升，水九升。煎令熟，去豆内胶，烊令清服之，须臾更一服。--《经效产宝》

（12）**治妇人吹奶**：①赤小豆三合，酒研烂，去渣。温服，留渣敷患处。--《急救良方》 ②妇人乳肿不得消。小豆、莽草等分，为末。苦酒和敷之佳。--《梅师集验方》

（13）**治小儿天火丹，肉中有赤如丹色，大者如手，甚者遍身，或痛或痒或肿**：赤小豆二升，末之，鸡子白和如薄泥敷之。干则易，一切丹并用此方。--《千金要方》

（14）**治痈初作**：小豆末醋敷之，亦消。--《小品方》

（15）**治痄腮及痈疽发背，疮疖**：赤小豆为细末，以新汲水调敷疮上及四边，赤肿处干则再敷之。--《证治准绳》

（16）**治腮颊热肿**：赤小豆末，和蜜涂之，一夜即消；或加芙蓉叶末尤妙。--《纲目》

（17）**治小儿重舌**：赤小豆，末，醋和涂舌上。--《千金要方》

（18）**治乳汁不下**：煮赤小豆，取汁饮即下。--《王岳产书》

（19）**治神经性皮炎、荨麻疹、急慢性湿疹、接触性皮炎、药疹、女阴瘙痒疹，尤宜于湿疹疮面**：赤小豆60g，苦参60g，煎水1000ml。冷渍患处，作冷湿敷亦可，每日2～3次，每次持续30分钟。--《疮疡外用本草》

（20）**治遍身瘾疹疼痛成疱**：赤小豆、荆芥穗，晒为末，鸡子清调薄敷。--《世医得效方》

（21）**治伤寒鼻塞**：赤豆、皂角(炙过)等分。上为末，以葱油调，贴囟。--《普济方》

（22）**治疗扭伤及血肿**：将赤小豆磨成粉，用凉水调成糊，涂敷受伤部位，厚0.2～1.0cm，外用纱布包扎，24h后解除。共治52例，其中砸伤30例，碰撞伤8例，挤压伤5例，关节扭伤8例，外伤手术后血肿1例。血肿在头面、胸、股、胫前，膝旁，腕旁，手足背及指、趾末节和第2节部分，血肿范围2.5cm×3cm～21cm×18cm。血肿伴有剧烈疼痛及功能障碍，尤以指趾甲下血肿为甚。关节扭伤为拇掌、腕、肘、踝关节均有青紫肿痛，功能障碍。疗效：均敷1～2次而愈。受伤后速敷者效高，当天涂敷者，血肿范围<5cm×7cm者，1次治愈；伤后多日的血肿，2次治愈；拇掌、腕、肘、踝关节扭伤后当日涂敷，2次治愈。--《中西医结合杂志》梅应国，1985，5(10)：630

（23）**治疗外伤性血肿及疖疮**：赤小豆研细末，加鸡蛋白调成糊状，涂满患处，再用棉垫固定，每日1～2次。治疗皮下组织、肌腱等闭合性外伤及疖疮86例，其中疖疮18例，外伤68例，结果临床效果良好。86例除3例疖疮因并发感染加用抗生素外，其余83例，均在3～6天内收功。--《湖北中医杂志》李传兴，1990，(2)：封三

（23）**治顽固性呃逆**：取鲜猪苦胆1个，放入赤小豆20粒，挂房檐下阴干后共研细粉，即成胆豆散。用法：每日服2g，分2次用白开水冲服。共治26例，其中首次发病者24例，第2次发病者2例，病程1个月以上者21例。结果：2天内治愈者22例，其余4例均在4天内治愈。--《山东医药》楚凤琴，1980，(9)：56

豇豆

【别名】 缸豆《救荒本草》，夅䝀《唐韵》，羊角、豆角《医林纂要·药性》，角豆、饭豆、腰豆、长豆、浾豆、裙带豆《中国主要植物图说·豆科》，浆豆《贵州民间方药集》。

【名释】 《纲目》："此豆红色居多，荚必双生，故有豇、夅䝀之名。"

【来源】 为豆科植物豇豆 *Vigna unguiculata* (L.) Walp.的种子。

【植物形态】 一年生缠绕草本。茎无毛或近无毛。三出复叶，互生；顶生小叶片菱状卵形，长5～13cm，宽4～7cm，先端急尖，基部近圆形或宽楔形，两面无毛，侧生小叶稍小，斜卵形；托叶菱形，长约1cm，着生处下延成一短距。总状花序腋生，花序较叶短，着生2～3朵花；小苞片匙形，早落；萼钟状，萼齿5，三角状卵形，无毛；花冠蝶形，淡紫色或带黄白色，旗瓣、翼瓣有耳，龙骨瓣无耳；雄蕊10，二体，(9)+1；子房无柄，被短柔毛，花柱顶部里侧有淡黄色髯毛。荚果条形，下垂，长20～30cm，宽在1cm以内，稍肉质而柔软。种子多颗，肾形或球形，褐色。花期6～9月，果期8～10月。见下（图474）

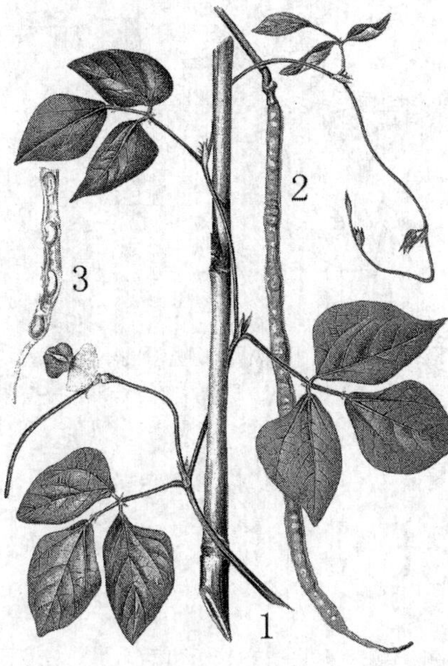

（图 474）**豇豆**

1.植株上部 2.荚果 3.荚果（示种子）

本植物的荚壳（**豇豆荚**）、叶（**豇豆叶**）、根（**豇豆根**）均供药用。

豇豆荚：味甘，性平。补肾健脾，利水消肿，镇痛，解毒。主治腰痛，肾炎，胆囊炎，带状疱疹，乳痈。内服：煎汤，或烧灰研末调敷。

豇豆叶：味甘、淡，性平。利小便，解毒。主治淋症，小便不利，蛇咬伤。内服：煎汤，或捣敷。

豇豆根：味甘，性平。健脾益气，消积，解毒。主治脾胃虚弱，食积，白带，淋浊，痔血，疔疮。内服：煎汤，或捣敷；或烧灰存性研末调敷。

【生长分布】 邹平各地广泛栽种。

【采收加工】 8～9月采摘荚果，晒干，打下种子。

【栽培要点】 **生物学特性** 喜温、耐热，生长发育适温为 20～30℃，15C 以下植株生长缓慢。

长江流域豇豆从3月下旬至8月上旬均可播种。

栽培技术 种子繁殖：一般春种4月中旬至下旬；夏种5月上旬至6月中旬；秋种7月下旬至8月上旬，以春、夏茬栽培为主。行距 60～70cm，株距 25～30cm，每穴点3～4粒，亩用种量2～3kg。

田间管理 出苗后施1次稀薄人粪尿，甩蔓前定苗，每穴留两株壮苗，其余拔除。缓苗或间苗后要浇一遍水，但雨水较多应抓紧排水，及时中耕，甩蔓后要及时插架。当第一花序座住荚时，结合浇水亩追硫酸铵 20kg 或施入粪尿 1000kg，以后停止中耕，但仍要控制肥、水，防止茎叶生长过旺，不利于营养生长向生殖生长转化。直到主蔓上约有一半以上花序开始结荚时再次浇水、追肥，亩施人粪尿 1500～2000kg，过磷酸钙 5～7kg，钾肥 5kg。结荚盛期不能断水，保持畦面湿润。

病虫害防治：豇豆主要病害有锈病、病毒病、煤霉病；虫害有豆野螟、蚜虫和地老虎。①锈病一般在气温 24℃左右，湿度大时易引起。可选用 25%粉锈宁可湿性粉剂 2000～3000 倍液，50%萎锈灵乳油 800～1000 倍液，间隔 7～10 天喷1次药。②煤霉病 可用 50%托布津 1000 倍液或 65%代森锌 600～800 倍液防治，每10天1次，共2～3次。③豆野螟 用 10%氯氰菊酪乳油或 80%敌敌畏乳油 1000 倍液喷雾，连喷3～4次即可。④地老虎 防治幼虫可用 2.5%敌百虫粉剂 1.5～2kg 加 10kg 细土制成毒土，撒在植株周围，当虫龄较大时用 80%敌敌畏乳油 1000～1500 倍液灌根杀虫。

【主含成分】 种子含多种氨基酸：胱氨酸(*cystme*)，天冬氨酸(*aspartic acid*)，苏氨酸(*threonine*)，丝氨酸(*serine*)，谷氨酸(*glutamic acid*)，脯氨酸(*proline*)，甘氨酸(*glycine*)，丙氨酸(*alanine*)，缬氨酸(*valine*)，蛋氨酸(*methionine*)，异亮氨酸(*isoleucine*)，亮氨酸(*1eucine*)，酪氨酸(*tyrosine*)，苯丙氨酸(*phenylalanine*)，赖氨酸(*1ysine*)，组氨酸(*histidine*)，精氨酸(*arginine*)和色氨酸(*tryptophane*)。

还含一种能抑制胰蛋白酶和糜蛋白酶的蛋白质。

嫩豇豆和发芽种子含抗坏血酸(*ascorbic acid*)。

【性味归经】 味甘、咸，性平。归脾、肾经。

【功用主治】 健脾利湿，补肾涩精。主治脾胃虚弱，泄泻痢疾，吐逆，肾虚腰痛，遗精，消渴，白带，白浊，小便频数。

《滇南本草》："治脾土虚弱，开胃健脾。久服令人白胖。"

《纲目》："理中益气，补肾健肖，和五脏，调营卫，生精髓。止消渴，吐逆，泄痢，小便数。解鼠莽毒。"

《本草从新》："散血消肿，清热解毒。"

《医林纂要·药性》："补心泻肾，渗水，利小便，降浊升清。"

《民间常用草药汇编》："治腰痛，乳痈，镇痛，消肿。"

《四川中药志》（1960 年版）："滋阴补肾，健脾胃，消食。治食积腹胀，白带，白浊及肾虚遗精。"

《贵州草药》："清肝利湿，清热解毒，敛汗，止血。主治血尿，盗汗，毒蛇咬伤。"

【用量用法】 内服：煎汤，30～60g，或煮食，或研末，6～9g。外用：捣敷，适量。

【使用注意】 《得配本草》："气滞便结者禁用。"

【附方】 (1)**治食积腹胀，嗳气**：生豇豆适量，细嚼咽下，或捣绒泡冷开水服。--《常用草药治疗手册》

（2）**治白带，白浊**：豇豆、藤藤菜，炖鸡肉服。--《四川中药志》（1960）

（3）**治肾虚腰膝无力**：豇豆煮熟，加食盐少许当菜吃。--《安徽中草药》

（4）**治血尿**：豇豆子研末。每次 3g，酒、水各半吞服。

（5）**治盗汗**：豇豆子 60g，冰糖 30g，煨水服。（4～5 方均出自《贵州草药》）

（6）**治毒蛇咬伤**：豇豆、山慈姑、樱桃叶、黄豆叶，捣绒外敷。--《常用草药治疗手册》

（7）**治莽草中毒**：豇豆 60g，煎服。--《安徽中草药》

长豇豆

【别名】 长豇豆《新华本草纲要》，长豆角。

【来源】 为豆科植物长豇豆 *Vigna unguiculata* (L.) Walp.*var.sesquipedalis* (L.) Ohashi 的种子。

【植物形态】 一年生缠绕草本。茎无毛或近无毛。三出复叶，顶端小叶菱形，先端急尖，两侧小叶斜阔椭圆形，长 7～14cm，宽 5～8cm；托叶菱形，两端渐狭急尖，下部 1/3 处着生茎上。花冠蝶形，淡紫色而带黄白，长 1.9～2.5cm，具短柄。花序生 2～3 朵花，较叶短；小苞片匙形，顶端急尖，早落；萼钟状，无毛，皱缩，萼齿 5，线披针形；翼瓣有截形耳，龙骨瓣无耳；子房无毛；腺体筒状，有槽纹，筒口圆齿状；花柱上部里面被髯毛；柱头上面有一三角形突起。荚果厚，肉质，长 30～90cm，宽约 12mm。种子长圆形，两端圆，长 9～13cm，宽 5～12mm。花期 7～8 月，果期 8～9 月。见（图 475）

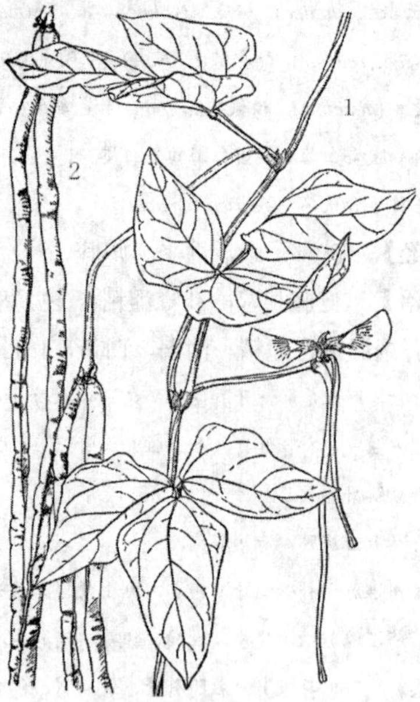

（图 475）长豇豆

1.植株 2.果实

【生长分布】 邹平各地广泛种植。

【采收加工】 8～9 月采摘荚果，晒干，打下种子。

【栽培要点】 参见“豇豆”。

【主含成分】 籽苗含 D-氨基正丁酸(*D-amino-n-butyric acid*)。

【性味归经】 味甘，性平。

【功用主治】 健胃，补气。主治食欲不振。

【用量用法】 内服：煎汤，30～60g，或煮食，或研末，6～9g。

饭豇豆

【别名】 饭豇豆《山东植物志》，饭豆（日用本草），白豆《孙真人食忌》，眉豆、白日豆、甘豆《广州植物志》，白饭豆《常见抗癌本草》。

【名释】 本品可掺入粥饭蒸煮食用，故名饭豆。因种子色白又名白豆。

【来 源】 为豆科植物饭豇豆 *Vigna unguiculata* (L.) Walp.*var.cylindrica* (L.) Ohashi 的种子。

【植物形态】 一年生草本，高 20～40cm。三出复叶；叶柄长 6～11cm；顶生小叶片卵状菱形，长 5～8cm，宽 4～7.5cm，先端急尖，基部宽楔形或近圆形，全缘。两侧小叶片斜卵形；托叶长椭圆状披针形，基部着生处下延为短距。总状花序腋生，花 2～3 朵生于序轴上部；总花梗长 4～11cm，在序轴与总花梗间有一肉质蜜腺；花长约 2cm；萼筒状，浅绿色，萼齿披针形，上面 2 萼齿常合生，外面有皱纹；化冠蝶形，黄白色，略带紫色，极突出，旗瓣圆形，龙骨瓣弯拱；雄蕊 2 束(9)+1；子房有胚珠数粒，花柱沿腹面有毛。荚果线状圆柱形，略扁，长 7～13cm，宽 6～7mm；种子 5～10 颗，长椭圆形或近肾形，长 7～9mm，黄白色，或暗红色。花期 7～8 月，果期 9～10 月。见（图 476）

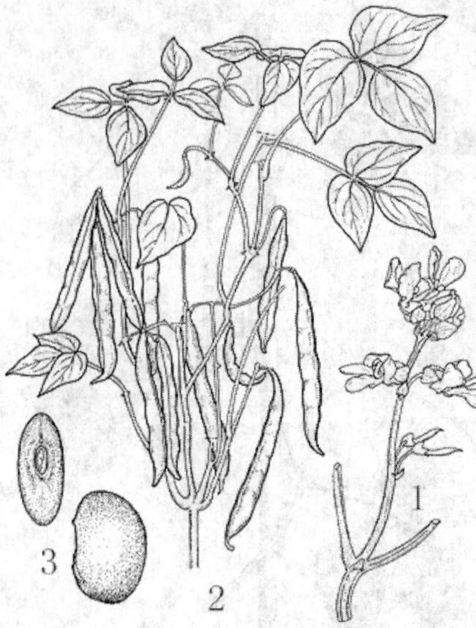

（图 476）饭豇豆

1.花枝 2.果枝 3.种子

【生长分布】 邹平各地均有种植。

【采收加工】 8～9 月采摘荚果，晒干，打下种子。

【栽培要点】 参见“豇豆”。

【性味归经】 味甘、咸，性平；归脾、肾经。

【功用主治】 补中益气，健脾益肾。丰治脾。肾虚损，水肿。

《孙真人食忌》：“肾病宜食。”

《食疗本草》：“补五脏，调中，助十二经脉。”

《日华子》：“暖肠胃。”

《食物考》：“调中益肾助脉。”

《福建药物志》：“调中益气，健脾益肾。”

【用量用法】 内服：煮食，90～150g。

【附方】 治水肿：白饭豆 140g.蒜米 20g，白糖 30g，水煎服。--《常见抗癌本草》

紫藤

【别名】 紫藤、招豆藤《本草拾遗》，朱藤《梦溪笔谈》，藤花菜《救荒本草》，藤萝《普济方》，黄环、小黄藤、小黄草《植物名实图考》，紫金藤《江苏药材志》，轿藤、黄纤藤《草药手册》(江西)。

【来源】 为豆科植物紫藤 *Wisteria sinensis* Sweet 的茎或茎皮。

【植物形态】 落叶攀援灌木，高达 10m。茎粗壮，分枝多，茎皮灰黄褐色。奇数羽状复叶，互生，长 12～40cm；有长柄，叶轴被疏毛；小叶 7～13，叶片卵形或卵状披针形，长 4～11cm，宽 2.5cm，先端渐尖，基部圆形或宽楔形，全缘，幼时两面有白色疏柔毛.小叶柄被短柔毛。总状花序侧生，下垂，长 15～30cm，花大，长 2.5～4cm；花萼钟状，先端浅裂，萼齿 5，上部萼齿不明显，疏生柔毛；花冠蝶形，紫色或深紫色，旗瓣大，外反，基部有 2 个附属体，翼瓣基部有耳，龙骨瓣钝，镰状，先端微弯；雄蕊 10，二体；花柱内弯，柱头顶生，半球状。荚果长条形，扁

平，长10～20cm，密生黄色绒毛。种子偏圆形，1～3颗。花期4～5月，果期9～11月。见（图477）

本植物的根（**紫藤根**）、种子（**紫藤子**）均供药用，**紫藤根**：味甘，性温。祛风除湿，舒筋活络。主治痛风，痹症。内服：煎汤。**紫藤子**见下述。

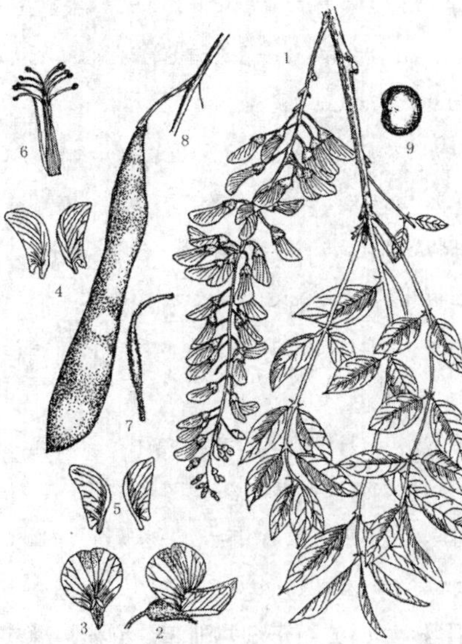

（图477）**紫藤**

1.花枝 2.花 3.旗瓣 4.翼瓣 5.龙骨瓣 6.雄蕊 7.雌蕊 8.荚果 9.种子

【生长分布】 生于山坡、疏林缘、溪谷两旁，空旷草地。邹平庭园、公园多有栽培。

【采收加工】 夏季采收茎或茎皮，晒干。

【栽培要点】 **生物学特性** 性喜湿润，避风向阳，耐寒耐旱。土壤宜肥沃，排水良好的沙壤土。

栽培技术 用播种、扦插、压条。嫁接繁殖均可。播种繁殖：于秋后采种晒干贮藏，次年早春浸种，气温10～13℃即可发芽。扦插繁殖：可于秋季，选当年生茎部枝条长8～10cm，带种扦插，如控制温度16℃则生根较快。变种可用嫁接繁殖：以实生苗作砧木。春夏进行嫁接。定植宜选空旷地，以利根系发展与枝蔓攀援，寒冷地区应选向阳避风处，防止晚霜使嫩叶受冻。定植后设立棚架，以便枝蔓牵引。

病虫害防治 有刺蛾、赤杨毛虫、紫藤叶虫等为害叶，可用敌百虫防治。

【主含成分】 茎皮含α-L-吡喃鼠李糖基(1→5)-β-D-呋喃木糖基(1→3)-α-香树脂醇[*α-L-rhamnopyranosyl(1→5)- β-D-xylofuranosyl(1→3) -α-amyrin*]，β-谷甾醇(*β-sitosterol*)，三十烷醇(*triacontanol*)，12-羟基三十烷-4，7-二酮(*12-hydroxytriaeontan-4，7-dione*)，原甾醇(*protosterol*)B和山柰酚(*kaempferol*)。

【性味归经】 味甘、苦，性微温，小毒。

【功用主治】 利水，除痹，杀虫。主治水癃病，浮肿，关节疼痛，肠寄生虫病。

《本草拾遗》："作煎如糖，下水良。主水癃病。"

《秦岭巴山天然药物志》："健脾利湿，解毒杀虫。治食物中毒，腹痛吐泻，蛔虫病，关节疼痛，蛲虫病。"

【用量用法】 内服：煎汤，9～15g。

【附方】 （1）**治休息痢肠滑**：藤萝二两，捣细为散，每于食前以粥饮调下二钱。--《普济方》

（2）**治蛔虫病**：紫藤茎皮、红藤各9g，水煎服。--《秦岭巴山天然药物志》

紫藤子

【别名】 紫藤子《本草拾遗》，紫藤豆、藤花子、紫金藤子《江苏药材志》，藤箩子《青岛中草药手册》，土木鳖《中草药手册》(苏州医学院)。

【来源】 为豆科植物紫藤 *Wisteria sinensis* Sweet 的种子。

【原植物】 参见"紫藤"。

【采收加工】 冬季果实成熟时采收，除去果壳，晒干。

【药材鉴别】 本品呈扁圆形或略呈肾圆形，一面平坦，另面稍隆起，直径1.2～2.3cm，厚2～3mm；表面淡棕色至黑棕色，平滑，具光泽，散有黑色斑纹，种子一端有细小合点，自合点分出少数略凹下的弧形脉纹条，另端侧边凹陷处有黄白色椭圆形的种脐，并有种柄残迹。质坚硬，种皮薄，剥去后可见黄白色坚硬的子叶2片。嚼之有豆腥气，微有麻舌感。

【炮制】 **炒紫藤子**：取净药材，置锅内，用文火炒至鼓起，取出，放凉。

饮片性状：炒紫藤子形如紫藤子，色泽加深，质变松脆，易碎。

【性味归经】 味甘，性微温，小毒。

【功用主治】 活血，通络，解毒，驱虫。主治筋骨疼痛，腹痛叶泻，小儿蛲虫病。

《江苏药材志》："治筋骨疼痛，泡酒服。"

《天目山药用植物志》："治食物中毒，腹痛、吐泻，驱除肠寄生虫(蛲虫)。"

【用量用法】 内服：煎汤(炒熟)，15～30g，或浸酒。

【附方】 （1）**治食物中毒**：藤萝子15g，醉鱼草根15g，鱼腥草12g，水煎，分2次服。

（2）**治小儿蛲虫病**：藤萝子9g，醉鱼草12g，鱼腥草9g，水煎，早晚空腹各服2次。（1～2方均出自《青岛中草药手册》）

酢浆草

【别名】 酢浆草《新修本草》，酸箕《药录》(李当之)，三叶酸草《千金要方》，酸母草、鸠酸草、小酸茅《新修本草》，雀林草《外台秘要》，酸浆、赤孙施《本草图经》，酸啾啾、田字草《百一选方》，酸浆草《履巉岩本草》，雀儿草、酸母草《永类钤方》，酸饺草《滇南本草》，小酸苗《品汇精要》，酸草《摘元方》，三叶酸、三角酸、雀儿酸《纲目》，斑鸠草、酸味草《生草药性备要》，酸迷迷草《纲目拾遗》，三叶酸浆《植物名实图考》，酸酸草《分类草药性》，酸斑苋《岭南采药录》，咸酸草、酸酢草《福建民间草药》，酸得溜《江苏省植物药材志》，铺地莲《南宁市药物志》，酸梅草、三叶破铜钱、黄花梅《江西民间草药》，老鸭嘴、满天星《广西中药志》，黄花草、六叶莲、野王瓜草、王瓜酸、冲天泡、长血草《湖南药物志》，酸芝草、酸批子《闽东本草》，东阳火草、水晶花《上海常用中草药》，蒲瓜酸、鹁鸪酸《浙江民间常用草药》，斑鸠酸、三梅草、老鸦酸《新华本草纲要》。

【名释】 酢，同"醋"。本植物味酸如醋浆，故名。

【来源】 为酢浆科植物酢浆草 *Oxalis corniculata* L.的全草。

【植物形态】 多年生草本。根茎细长，茎细弱，常褐色，匍匐或斜生，多分枝，被柔毛。总叶柄长2～6.5cm；托叶明显；小叶3片，倒心形，长4～10mm，先端凹，基部宽楔形，上面无毛，叶背疏生平伏毛，脉上毛较密，边缘具贴伏缘毛；无柄。花单生或数朵组成腋生伞形花序；花梗与叶柄等长；花黄色，萼片长卵状披针形，长约 4mm，先端钝；花瓣倒卵形，长约 9mm，先端圆，基部微合生；雄蕊的花丝基部合生成筒；花柱 5。蒴果近圆柱形，长 1～1.5cm，略具 5 棱，有喙，熟时弹裂；种子深褐色，近卵形而扁，有纵槽纹。花期 5～8 月，果期 6～9 月。见下（图 478）

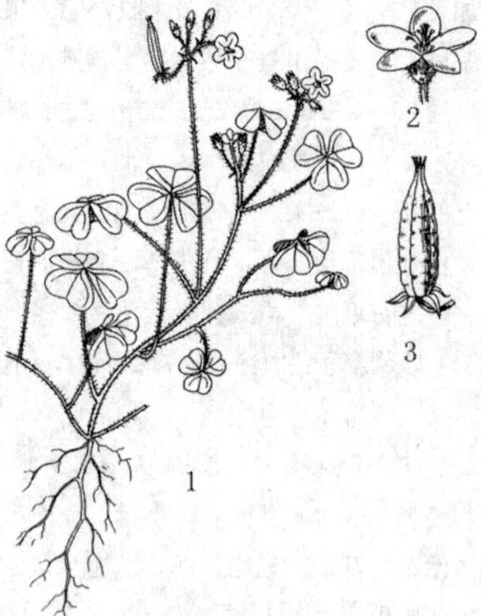

（图 478）**酢浆草**

1.植株 2.花 3.蒴果

【生长分布】 生于荒地、田野、道旁。邹平广布。

【采收加工】 全年均可采收，尤以夏、秋季为宜，洗净，鲜用或晒干。

【药材鉴别】 段片状。茎、枝被疏长毛。叶纸质，皱缩或破碎，棕绿色。花黄色，萼片、花瓣均 5 枚。蒴果近圆柱形，有 5 条棱，被柔毛，种子小，扁卵形，褐色。具酸气。味咸而酸涩。

【主含成分】 全草含抗坏血酸(*ascorbic acid*)，去氢抗坏血酸(*dehydroascorbic acid*)，丙酮酸(*pyruvic acid*)，乙醛酸(*glyoxalic acid*)，脱氧核糖核酸(*deoxyribonucleic acid*)，牡荆素 (*vitexin*)，异牡荆素(*isovitexin*)，牡荆素-2″-O-β-D-吡喃葡萄糖甙(*vitexin-2″-O-β-D-glucopyranoside*)，以及 17 种化合物：如 2-庚烯醛(*2-heptenal*)，2-戊基呋喃(*2-pentylfuran*)，反式植醇(*transsphyto1*)，并含中性类脂化合物(neutral lipid)，糖脂(*glycolipide*)，磷脂(*phospholipide*)以及脂肪酸(C_{10}～C_{14})，α-生育酚(*α-tocophero1*)，β-生育酚(*β-tocophero1*)

【药理】 (1) **抗菌作用** 50%酢浆草煎剂用平板挖沟法对金黄色葡萄球菌、福氏痢疾杆菌、伤寒杆菌、绿脓杆菌、大肠杆菌均有抑制作用。

(2) **毒性** 同属植物毛莨酢浆草 *0xalis cernutl* 能损伤家畜如牛的肾脏，使其血中非蛋白氮(NPN)明显升高。

【性味归经】 味酸，性寒；归肝、肺、膀胱经。

【功用主治】 清热利湿，凉血散瘀，解毒消肿。主治湿热泄泻，痢疾，黄疸，淋证，带下，吐血，衄血，尿血，月经不调，跌打损伤，咽喉肿痛，痈肿疔疮，丹毒，湿疹，疥癣，痔疮，麻疹，烫火伤，蛇虫咬伤。

《新修本草》："主恶疮病瘘，捣敷之；杀诸小虫。解热渴。"

《本草图经》："治妇人血结不通。"

《履巉岩本草》："治妇人赤白带下，血淋，热淋。"

《滇南本草》："止久泻滑痢，赤白痢疾或休息痢。"

《纲目》："主小便诸淋，赤白带下……治沙石淋。煎汤洗痔痛脱肛甚效。捣涂汤火、蛇蝎伤。制砂、汞、硇、矾、砒石。"

《生草药性备要》："杀嗞止痛，散热消肿，理跌打，散瘀血。又干水止痒。"

《医林纂要·药性》"补肺，泻肝，除湿热，去瘀血，敛阴出治节。治吐血，衄血，去一切逆血瘀血及血热痈毒。"

《分类草药性》："截疟，塞鼻；洒炒热敷鱼口，治红白痢症。"

《岭南采药录》："治麻疹，蛇毒，疥疮。"

《贵州民间药物》："行血止痛，清热利尿，接骨。治尿结，黄疸。"

《中圈药用植物图鉴》："治流火(丝虫病初期)。"

《湖南药物志》："活血行气，通经活络，止呕，消食。主治发热，咳嗽，心胃气痛。"

《常用中草药手册》(广州部队)："凉血，安神。治脚癣，皮肤湿疹。"

《江西草约》："治齿龈腐烂，肺痨咯血，崩漏。"

《福建药物志》："治小儿夜啼，产褥热，产后腹痛，乳腺炎初起。"

《浙江药用植物志》："治疝气，妊娠恶阻。"

【临床应用】 (1) **用于湿热泄泻，痢疾，淋病，带下**。酢浆草性寒，有清热利湿之功，可用于湿热内蕴引起的泄泻、痢疾、黄疸、淋病、赤白带下等证，单用或配伍其他清热利湿之品同用，以增强疗效。如治泄泻、痢疾，可单味煎服或加红糖蒸服；治黄疸，可配茵陈、金钱草、平地木、土大黄等以清利退黄；治淋症，可用鲜品捣汁，入蜜调服；配海金沙、金钱草可用于沙石淋症；治妇女赤白带下，可用本品煎汤，酒凋服。

(2) **用于吐血，衄血，尿血，月经不凋，跌打损伤**。酢浆草味酸，性寒，有凉血止血，散瘀消肿之效，可去一切逆血瘀血。故常用于血热妄行而致出血及瘀血内停诸证，多单味煎服或捣烂外敷。治吐衄，可酌加食盐煎服；治湿热尿血，可本品配玉米须同煎代茶饮服；用本品治月经不调，可配益母草、泽兰等泡酒服。

(3) **用于咽喉肿痛，痈疽疔疮，丹毒，湿疹，带状疱疹，疥癣，烫火伤，毒蛇咬伤**。酢浆草有清解热毒之殊功，热毒引起的咽喉肿痛及外科、皮肤诸证均可用本品治之，多单味煎服或配半枝莲、马齿苋等以增强清热解毒疗效，并可用本品捣敷煎水外洗，以配合内治。

(4) **有清心安神作用**。可配松针、大枣治疗心热而致失眠、多梦、健忘；《摘玄疗》载有用本品配车前草治疗大便不通。

《履巉岩本草》："治血淋、热淋，捣取汁，入蜜同服。"

《纲目》："同地钱、地龙，治沙石淋。"

《得配本草》："配车前草汁、砂糖通二便。"

【用量用法】 内服：煎汤，9～15g，鲜品 30～60g，或研末，或鲜品绞汁饮。外用：煎水洗，或捣烂敷，或捣汁涂，或煎水漱口，适量。

【使用注意】 孕妇及体虚者慎服。

《陕西中草药》："内服后忌油腻。"

【附方】 (1) **治急性腹泻**：酢浆草(鲜)60g，洗净，取冷开水半碗，擂汁，一次顿服。-- 《江西草药》

（2）**治痢疾**：①(酢浆草)全草研末，每次 15g，开水冲服。②酢浆草 6g，车前子 3g，合萌 9g。捣烂冲开水服。--《湖南药物志》

（3）**治湿热发黄**：酸浆草 15g，土大黄 15g，泡开水当茶喝。--《常用民间草药手册》(贵州)

（4）**治小便赤涩疼痛**：酸浆草。上一味，采嫩者，洗研绞取自然汁，每服半合，酒半盏和匀，空心服之，未通再服。--《圣济总录》

（5）**治湿热尿血**：酸浆草 9g，包谷须 30g，煎水，当茶喝。--《常用民间草药手册》(贵州)

（6）**治妇人赤白带下**：三叶酸草，阴干为末，空心酒下三钱匕。--《千金要方》

（7）**治吐衄**：酢浆草 12g，食盐数粒，水煎服。--《闽东本草》

（8）**治妇女经漏，淋漓不断**：鲜酸浆卓 60g，捣烂取汁，酌加红糖炖服。--《河南中草药手册》

（9）**治月经不凋**：(酸浆草)配对叶草、益母草、红牛膝、泽兰泡酒服。--《四川中药志》(1962 年)

（10）**治咽喉肿痛**：(酢浆草)鲜全草 30～60g，食盐少许，共捣烂用纱布包好，含于口中；或煎汤漱口，并治口腔炎。--《闽东本草》

（11）**治乳痈**：酸浆草、马兰各 30g，水煎服。药渣捣烂，敷患处。

（12）**治丹毒**：鲜酸浆草 60g，鲜蒿蒿、鲜野薄简各 30g。共捣汁，加麻油少许渊涂患处。(11～12 方均出自《河南中草药手册》)

（13）**治瘰疬**：(酢浆草)鲜品 30g(切碎)，鸡蛋 1 个，共煮熟服食；另取鲜品捣烂调鸡蛋白涂敷患处。--《中草药手册》(福建晋江)

（14）**治黄疸型肝炎**：酢浆草 15～30g，水煎服；或用鲜草和米泔水捣汁服，每日 1 剂。--《浙南本草新编》

（15）**治二便不通**：酸草一大把，车前草一握，捣汁，入砂糖一钱，调服一盏，不通再服。--《纲目》引《摘玄方》

（16）**治肾炎水肿**：酢浆草鲜草 30g，洗净，阴至半十，切碎，加水炖汁，分 3 次服，每日 1 剂，服至水肿消退。忌食盐 120 天。--《浙南本草新编》

（17）**治妇人产后子宫脱出**：用酸浆草煎汤，用草坐不开孔，才熏收一半，稍温下手洗，并收入而安。--《普济方》

（18）**治产后腹痛**：(酢浆草)鲜全草 30g，鸡蛋 3 个，酒适量，水煎，分 3 次服。--《壮族民间用药选编》

（19）**治腰带疮**：(酢浆草)全草同石胡荽捣烂，香油调搽。--《湖南药物志》

（20）**治疝气**：酸浆草 1 人握，约 15g，以甜酒酿煎汤服下，再将渣乘热敷在痛处，连续使用 3～4 次。--《北京中医》1954，3(6)：20

（21）**治痔**：雀林草 1 大握，粗切，以水 2 大升，煮取 1 升，顿服尽，重作一剂，无不瘥者。--《外台》引崔氏疗痔方

（22）**治脱肛**：鲜酢浆草适量，煎汤熏洗患处。--《青岛中草药手册》

（23）**接骨(未破皮者)**：①酸浆草、猪殃殃等量，捣烂敷患处。②酸浆草、蛇莓等量，捣烂敷患处，同时另各取 15g 泡酒内服。③酸浆草、鹅不食草、泽兰叶等量，共捣烂，加适量面粉和成糊状，外包伤处，一日一换。

（24）**治跌打损伤**：①酸浆草捣烂，用烧酒调匀外搽。②酸浆草、泽兰，煎烧酒外搽。(23～24 方均出自《贵阳民间药草》)

（25）**治咳嗽**：酢浆草(蜜炙)9g，桑白皮(蜜炙)3g，水煎服。--《陕西中草药》

（26）**治咳喘**：鲜酢浆草 30g，紫菀 9g，煎服。--《安徽中草药》

（27）**治小儿牙疳**：酢浆草捣烂，甘草 3g，水煎服。

（28）**治梅毒**：(酢浆草)全草捣烂，用布包绞汁搽。

（29）**治鼻疳**：酢浆草 120g，鸡蛋 1 枚。冷水同浸于砂罐内，每日早晚鼻嗅数次。(27～29 方均出自《湖南药物志》)

（30）**治毒蛇咬伤**：(酢浆草)鲜全草、车前草、积雪草各 30g，捣敷患处。--《闽东本草》

（31）**治疗急性咽峡炎**：取新鲜酢浆草 30g 或其干品 9g(以鲜品为好)，加水煎服，少量多次频饮当茶，小儿可加白糖、蜜糖或冰糖。共观察 40 例，服用本品后，全部病例于 2 天内好转(热度降低，咽痛减轻，咽及扁桃体充血减轻)。32 例于 3 天内基本痊愈(体温正常，咽痛基本消失，咽部及扁桃体充血明显减轻，淋巴结无压痛)；5 例于 4 天内痊愈；3 例于 5 天内痊愈。--《赤脚医生杂志》何旭辉，等，1975，(3)：58

（32）**治疗扭伤，血肿，感染**：鲜酢浆草洗净加少许食盐，捣烂敷患处，表面用纱布或塑料薄膜包扎。共治 109 例，其中各种扭伤肿胀 54 例，骨折后血肿 27 例，各种外伤感染 16 例，静脉炎 12 例。一般用药 3～6 天后即见效。--《福建药物志》(一) 福建省医药研究所.第 1 版.福州：福建人民出版社.1983：230

（33）**治疗失眠**：鲜酢浆草 5kg，松针(*Pinusyunnanensis* Feanch.)1kg，火枣 500g。前两药加水 2L，煎 1 小时，过滤去渣。另将大枣捣碎加水 2L．煎 1 小时，过滤去渣。将两液混合，加适量糖及防腐剂。每日 3 次，每次服 15～20ml。治疗 5000 余例，有一定镇静、安眠效果。--《全同中草药新医疗法展览会资料选编》(技术资料部分)(安徽) 1972：21

截叶铁扫帚

【别名】 夜关门、千里光、半天雷、绢毛胡枝子、小叶胡枝子。

【来源】 为豆科植物截叶胡枝子 *Lespedeza cuneata* (Dum.Cour.) G.Don 的全草。

【植物形态】 直立小灌木，高达 1m。枝细长，薄被微柔毛。3 出复叶互生，密集，叶柄极短，长不及 2mm，每叶下有细刺 1 枚，长约 1mm；小叶极小，线状楔形，长 4～10mm，先端钝或截形，有小锐尖，在中部以下渐狭，上面通常近秃净，下面被灰色丝毛。花 1～4 朵生于叶腋，具极短的柄；小苞片卵形；萼长 3～4 毫米，深 5 裂，裂片线状锥尖，被柔毛；花冠蝶形，黄白色，

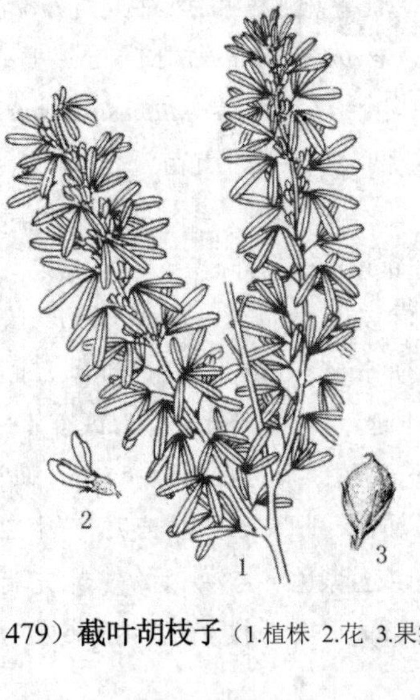

(图 479) **截叶胡枝子** (1.植株 2.花 3.果实)

有紫斑，生于下部花束的，常无花瓣；旗瓣椭圆形，有爪，龙骨瓣不甚弯曲；雄蕊 10，2 体；雌蕊 1，子房上位，花柱内曲，柱头小，顶生。荚果细小，无柄，长约 3 毫米，薄被丝毛。花期 6～9 月。果期 10 月。见上（图 479）

【生长分布】 生于山坡、荒地或路边。邹平黄山等南部山区均有分布。

【采收加工】 全株夏秋采收，晒干。

【性味归经】 味甘，性平。归肝经。

【功用主治】 平肝明目，祛风利湿，散瘀消肿。治病毒性肝炎、痢疾、慢性支气管炎、小儿疳积、风湿关节、夜盲、角膜溃疡、乳腺炎。

【用量用法】 内服：煎汤，15～30g。外用：煎水洗，或捣烂敷，适量。

【附方】 （1）**夜盲、急性结膜炎**：截叶铁扫帚 30 g，叶下珠 15g，水煎服。

（2）**小儿疳积**：截叶铁扫帚，葫芦茶、淮山各 15g，共研末，每周岁每次 1.5g，日服 3 次，开水送服。

（3）**慢性支气管炎**：截叶铁扫帚、鱼腥草各 30g，一支黄花，兖州卷柏各 6g，桑白皮 9g，炖猪肺服。

（4）**乳腺炎**：截叶铁扫帚、梵天花各 30g，水煎，酌加酒调服，渣捣烂敷。

（5）**腹泻、脱肛**：本品（连根）60 克，腹泻加红枣 10 个，脱肛加猪直肠一段，水煎煮服食。属于脾气下陷者较为适用。

（6）**急性结膜炎**：本品、地胆草各 30 克，决明子 12 克，宜白散（生石膏 30 克，青黛 3 克，射干 6 克同研细末）12 克，水煎服。

老鹳草

【别名】 老鹳草《纲目拾遗》，五叶草、老官草《滇南本草》，五瓣花、老贯草《滇南本草图谱》，天罡草《分类草药性》，五叶联、破铜钱《贵州民间方药集》，老鸹筋《东北资源植物手册》，贯筋《新疆药材》，五齿耙、老鸹嘴《河北药材》，鹌子嘴《山东中药》，老鸹草。

【名释】 蒴果先端宿存花柱长喙状，如鹳之喙，故名老鹳草。音转为老鸹草、老官草、老贯草。天罡者，北斗七星之柄也，亦以状其蒴果先端而名。小花 5 瓣，而称五瓣花。叶裂片，5～9，故言之为五叶草。

【来源】 为牻牛儿苗科植物牻牛儿苗 *Erodium stephanianum* Willd.、老鹳草 *Geranium wilfordii* Maxim.、野老鹳草 *Geranium carolinianum* L.、鼠掌老鹳草 *Geranium sibiricum* L.的全草。

【植物形态】 （1）**牻牛儿苗** 又名太阳花(东北)、长嘴老鹳草、绵绵牛、车车路《全国中草药汇编》。一年生或二年生草本，高 l0～50cm。根圆柱形。茎平铺地面或斜升，多分枝，具柔毛。叶对生；叶柄长 4～6cm；托叶披针形，长 5～10mm，边缘膜质；叶片长卵形或长圆状三角形，长 4～6cm，宽 3～4cm，二回羽状深裂，羽片 5～9 对，基部下延，小羽片条形，全缘或有 1～3 粗齿，两面具柔毛。伞形花序，腋生；花序梗长 5～15cm，通常有 2～5 花，花梗长 1～3cm；萼片长圆形，先端具芒尖，芒长 2～3cm；花瓣 5，倒卵形，淡紫色或蓝紫色，与萼片近等长，先端钝圆，基部被白毛；雄蕊 10，2 轮，外轮 5 枚无药，内轮 5 枚具药，蜜腺 5；子房密被白色长柔毛。蒴果，长 3～4cm，先端具长喙，成熟时 5 个果瓣与中轴分离，喙部呈螺旋状扭曲，其内侧有棕色的毛。花期 4～8 月，果期 6～9 月。见(图 480)

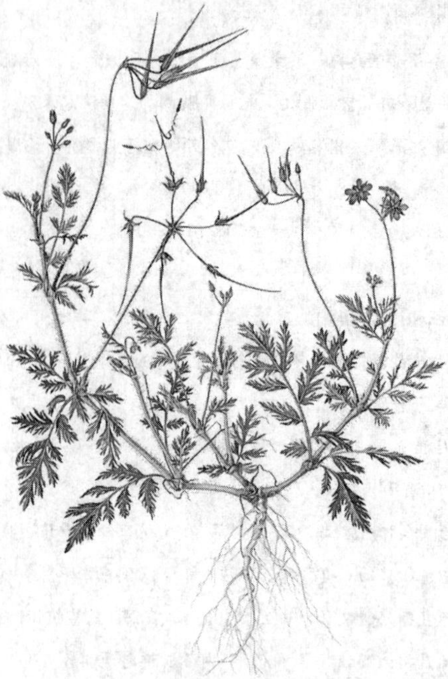

（图 480）**牻牛儿苗**

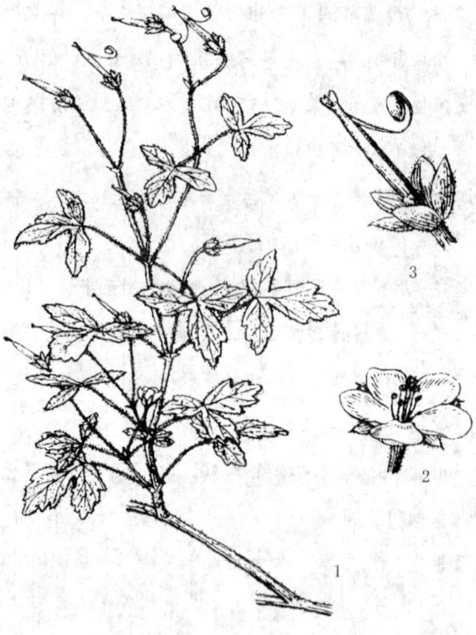

（图 481）**老鹳草**

1.植株一部分 2.花 3.果实

（2）**老鹳草** 又名鸭脚老鹳草《全国中草药汇编》。多年生草本，高 30～80cm。茎直立或下部稍蔓生，有倒生柔毛。叶对生；基生叶和下部叶有长柄，向上短；托叶狭披针形，先端渐尖，有毛；叶片肾状三角形，基部心形，长 3～5cm，宽 4～6cm，3 深裂，中央裂片稍大，卵状菱形，先端尖，上部有缺刻或粗牙齿，齿顶有短凹尖，下部叶有时近 5 深裂，上下两面多少有伏毛。花单生叶腋，或 2～3 渐花成聚伞花序；花梗在花时伸长，果时弯曲下倾；萼片 5，卵形或披针形，先端有芒，长 5～6mm，被柔毛；花瓣 5，淡红色或粉红色，与萼片近等长，具 5 条紫红色纵脉；雄蕊 10，基部连合，花丝基部突然扩大，扩大部分具缘毛；子房上位，5

室，花柱 5。蒴果，有微毛，果熟时 5 个果瓣与中轴分离，喙部向上内卷，长约 2cm。花期 7～8 月，果期 8～10 月。见（图 481）

（3）**野老鹳草** 多年生草本，茎直立或斜伸，高 20～70cm，下部稍匍匐，密生细柔毛。中下部叶互生，上部叶对生，似荷叶型，直径 5～20cm，多 4 掌状深裂，裂片条形，每裂片又分 2 裂，深度约叶片的 1/3，小裂片之中间裂片多再分 3 齿裂， 深度约为叶片 1/5，顶端尖，两边裂片多再 2 齿裂；两面有柔毛，下面叶脉隆起。伞形聚伞花序 2～6 朵，成对集生茎顶端或叶腋，花瓣 5，浅粉色，有暗纹三条；萼片 5，与花瓣等长或略长，萼片卵形或卵状披针形，顶端尖，背面密生柔毛；雄蕊 10；花柱 5 裂。蒴果长约 1.5～2cm，被短糙毛，先端有长喙，成熟开裂时 5 果瓣向上拳卷。种子长圆形，黑褐色，有网纹或近平滑。花期 4～5 月，果期 6～7 月。见（图 482）

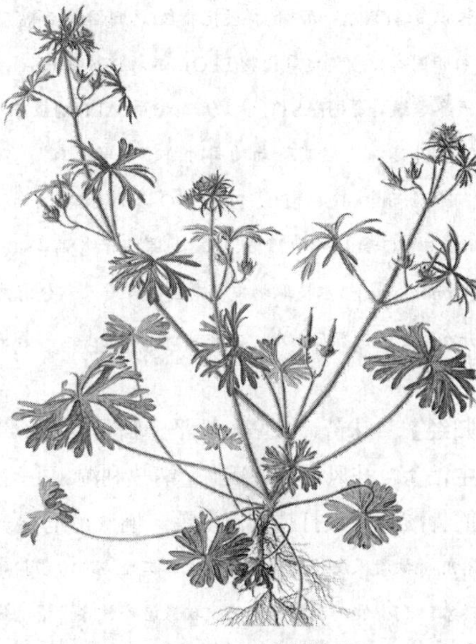

（图 482）**野老鹳草**

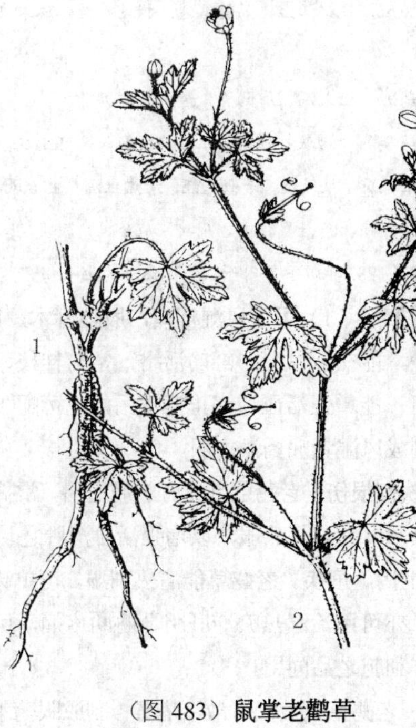

（图 483）**鼠掌老鹳草**

1. 植株基部及根 2. 植株上部

（4）**鼠掌老鹳草** 又名西伯利亚老鹳草。多年生草本，高 20～100cm。根直立，分枝或不分枝，通常单一，稀 2～3。茎细长，伏卧或上部斜向上，多分枝，略有倒生毛。叶对生；基生叶和下部茎生叶有长柄，顶部的柄短，柄具倒生柔毛或伏毛；托叶披针形，长渐尖；基生叶早枯萎，与茎生叶同形，肾状五角形，基部宽心形，长 3～6cm，宽 4～8cm，掌状 5 深裂，裂片倒卵形或狭倒卵形，基部楔形，上部羽状分裂或具齿状深缺刻；上部叶 3 深裂，上下两面有疏伏毛，下面沿脉毛较密。花通常单个腋生；花柄长 4～5cm，丝状，具倒生柔毛或伏毛，近中部具 2 披针形苞片，有倒生微柔毛，在果期向侧弯；萼片氏圆状披针形，长约 4mm，边缘膜质；花瓣淡红色或白色带紫色脉纹，长近于萼片。蒴果长 1.5～2cm，具微柔毛。花期 6～7 月，果期 7～9 月。见（图 483）

【生长分布】 牻牛儿苗生于山坡、草地、田埂、路边及村庄住宅附近，邹平各地广泛分布。老鹳草和鼠掌老鹳草生于山区、丘陵的山坡、路边和林下，多分布于邹平南部山区。

【采收加工】 夏、秋季果实将成熟时，割取地上部分或将全株拔起，去净泥土和杂质，晒干。牻牛儿苗习称“长嘴老鹳草”；老鹳草、野老鹳草习称“短嘴老鹳草”。

【性状鉴别】 （1）**牻牛儿苗** 全株被白色柔毛。茎类圆形，长 30～50cm 或更长，直径 1～7mm，表面灰绿色或带紫色，有分枝，节明显而稍膨大，具纵沟及稀疏茸毛，质脆，折断后纤维性。叶片卷曲皱缩，质脆易碎，完整者为二回羽状深裂，裂片狭线形，全缘或具 1～3 粗齿。蒴果长椭圆形，长约 4cm，宿存花柱长 2.5～3cm，形似鹳喙，成熟时 5 裂，向上卷曲呈螺旋状。气微，味淡。

（2）**老鹳草** 茎较细，直径 1～3m，具纵沟，表面微紫色或灰褐色，有倒伏毛。叶肾状三角形，3～5 深裂，裂片近菱形，边缘具锯齿，两面具伏毛。蒴果长约 2cm，宿存花柱长 1～2cm，成熟时 5 裂，向上卷盐呈伞形。气微，味淡。

（3）**野老鹳草** 全草多数不带根，卷曲成团，灰绿色。茎枝纤细，长约 30～50cm，直径 1～5mm，有纵沟纹，被柔毛。叶皱缩，多破碎，展平后完整叶多 4 深裂，裂片较宽，条形，每裂片又分 2 裂，深度约叶片的 1/3，小裂片之中间裂片多再分 3 齿裂，深度约为叶片 1/5，顶端尖，两边裂片多再 2 齿裂；两面有柔毛。果实具长 1～1.5cm 的喙。种子长圆形，黑褐色。无臭，味淡。以身干、灰绿色、叶多、无根、无泥杂者为佳。

（4）**鼠掌老鹳草** 茎多分枝，略有倒生毛。叶肾状五角形，掌状 5 深裂，裂片卵状披针形，羽状深裂或齿状深缺刻，有毛。蒴果长 1.5～2cm，宿存花柱成熟时 5 裂，向上卷曲呈伞形。气微，味淡。

【显微鉴别】 （1）**老鹳草** 叶表面观：下表皮细胞垂周壁深波状弯曲，有时呈连珠状增厚。非腺毛多为单细胞，少数为 2～3 细胞，长 65～450μm，直径 13～25μm，壁具疣状突起。腺毛多见，头部单细胞，长圆形或类圆形，直径 9～20μm；柄部 1～3 细胞。气孔不定式或不等式，副卫细胞 4～6 个。草酸钙簇晶圆簇状，直径 7～30μm。

（2）**牻牛儿苗** 叶表面观：下表皮细胞垂周壁波状弯曲，与毛基相连的表皮细胞具角质纹理。非腺毛较多，单细胞，长76～612μm，直径约22μm，壁具细小疣状突起。腺毛头部单细胞，类圆形或扁圆形，直径13～16μm；柄部1～4细胞，基部细胞常较长。气孔不定式或不等式，副卫细胞4～6个。叶肉中草酸钙簇晶较多，也有圆簇状结晶，直径11～34μm。见（图484）

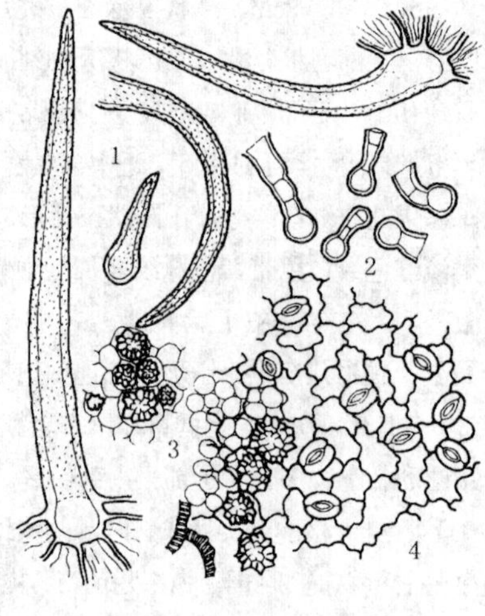

(图484)栊牛儿苗(叶)表面观

1.非腺毛 2.腺毛 3.叶肉(示草酸钙簇晶) 4.下表皮细胞（示气孔）

【理化鉴别】 取本品粗粉0.5g，加乙醇10ml，于水浴上温浸30分钟，滤过，滤液加浓盐酸数滴，再加镁粉少许，老鹳草溶液变成红棕色至红色，而栊牛儿苗为微红色。(检查黄酮)

【主含成分】 （1）**牻牛儿苗**：全草含挥发油，油中主要成分为牻牛儿醇(*geraniol*)，又含槲皮素(*quereetin*)及其他色素。

（2）**老鹳草**：全草含老鹳草鞣质(*geraniin*)2.2%，干叶含老鹳草鞣质9.5%，金丝桃甙(*hyperin*)0.21%。

（3）**鼠掌老鹳草**：全草含青蟹肌醇(*scyllo-inositol*，*scyllitol*)，山柰酚(*kaempferol*)，槲皮素(*quercetin*)，原儿茶酸(*protocatechuic acid*)，没食子酸(*gallic acid*)，山柰酚-7-α-L-鼠李糖甙(*kaempferol-7-α-L-rhamnoside*)，并没食子酸(*dlagic acid*)，山柰酚-3，7-α-L-二鼠李糖甙即山柰甙(*kaempferol-3*，*7-α-L-dirhamnoside*，*kaempferitrin*)，短叶老鹳草素(*brevifolin*)及鞣云实精(*eorilagin*)及一种新成分短叶老鹳草酸乙酯(*ethyl brevifolincarboxylate*)。

【药理】 （1）**抗病毒抗菌作用** 牻牛儿苗煎剂滴入鼻腔对感染流感病毒的小鼠具有较明显的保护作用，死亡率明显降低，其煎剂和粗提物黄酮在体外均有明显的抗流感病毒的作用；其全草煎剂对金黄色葡萄球菌、乙型链球菌、肺炎链球菌、卡他球菌、福氏痢疾杆菌有较明显抑制作用，对亚洲甲型流感病毒京科68-1株、副流感Ⅰ型仙台株均有显著抑制作用，除去煎剂中鞣酸对病毒抑制的影响不大，但对其抑菌作用有一定影响。西伯利亚老鹳草煎剂在体外对金黄色葡萄球菌、卡他奈球菌和福氏痢疾杆菌具高度抗菌作用；对普通变形杆菌作用次之；对绿脓杆菌、溶血链球菌和伤寒杆菌又次之；对黄疸出血型等钩端螺旋体也有抑制作用。

牻牛儿苗和鼠掌老鹳草提取物的灭菌水溶液，在体外对福氏痢疾杆菌、宋内痢疾杆菌、大肠杆菌、肠炎沙门菌、金黄色葡萄球菌敏感株和绿脓杆菌均有抑制作用。其中对金黄色葡萄球菌、福氏菌和绿脓菌作用较好，对肠炎菌和宋内菌作用次之，对大肠菌作用最差。

（2）**抗炎作用** 鼠掌老鹳草煎剂灌服10g/kg对大鼠蛋清性关节炎有明显抑制作用，但对甲醛性关节炎无效，并能使大鼠肾上腺内维生素C的含量明显降低，推测其抗炎作用可能与其加强肾上腺皮质功能有关。

（3）**对肝脏的作用** 老鹳草(*G.thunbergii*)的丙酮、水和热水提取液以及老鹳草鞣质均可降低因喂饲过氧化玉米油引起的肝损害的大鼠血清和肝脏内脂质过氧化物的浓度，使升高的天冬氨酸转氨酶和丙氨酸转氨酶浓度降低。

（4）**止咳作用** 小鼠氨雾引咳法及电刺激猫喉上神经引咳法实验，均证明醇沉煎剂有明显镇咳作用。小鼠酚红排泌法及离体豚鼠气管实验，分别证明醇沉煎剂无明显祛痰和平喘作用。

（5）**抑制诱变作用** 老鹳草的主要鞣质(*geraniin*)对Trp-P-2等诱变剂有抑制作用。老鹳草鞣质的水解产物并没食子鞣质(*ellagic acid*)对最终致癌物(*ultimate carcinogen*)苯并芘-7，8-二醇-9，10-环氧化物(*benzopyrene-7*，*8-diol-9*，*10-epoxide*)的诱变活性具有明显抑制作用。

（6）**抗氧化作用** 大鼠喂饲过氧化玉米胚芽油5天，产生高脂血症伴有肝损伤，血清总胆固醇(TC)、动脉粥样硬化指数(总胆固醇-高密度脂蛋白胆固醇/高密度脂蛋白胆固醇)、脂质过氧化物(LPO)、游离脂肪酸(FFA)、三酰甘油(甘油三酯)(TG)、天冬氨酸转氨酶(AST)、丙氨酸转氨酶(ALT)均显著升高；肝脏中TC、TG、LP0也升高。上述实验动物同时给予老鹳草鞣质50mg/(kg·d)或100mg/(kg·d)则可使血清中TC、LP0、FFA、TG及动脉粥样化指数、AST和ALT均降低；肝脏中TC和LPO也降低。上述结果提示老鹳草鞣质具有抗氧化作用。老鹳草(*G.thunbergii*)热水提取物中，老鹳草鞣质人部分消失，而分解产物鞣云实精和并没食子酸则相应增加。上述分解产物亦具有野著抑制脂质过氧化及肝损伤的作用。

【性味归经】 味苦、微辛，性平。归肝、大肠经。

【功用主治】 祛风通络，活血，清热利湿。主治风湿痹痛，肌肤麻木，筋骨酸楚，跌打损伤，泄泻，痢疾，疮毒。

《滇南本草》："祛诸风皮肤发痒，通行十二经络。治筋骨疼痛，风痰痿软，手足筋挛麻木，利小便，泻膀胱积热，攻散诸疮肿毒，退痨热发烧，治风火牙疼，疥癞痘疹等症。兼解诸痨热，其应如响。敷跌打损伤，能定痛治瘀。"

《药性考》："去风，疏经活血，筋健络通。损伤痹症，麻木皮痕，浸酒常饮。"

《现代实用中药》："止久泻，厚肠胃，调中健脾。"

《贵州民间方药集》："治跌打损伤，止刀伤出血，又可止咳，益肺气。"

《全国中草药汇编》："祛风湿，活血通经，清热止泻。主治风湿性关节炎，跌打损伤，一瞧骨神经痛，急性胃肠炎，痢疾，疱疹性角膜炎。"

《四川中药志》（1982年版）："用于疯狗咬伤，蛇虫咬伤。"

【临床应用】 （1）**用于风湿痹痛，肢体麻木，筋骨酸楚**。老鹳草辛散苦燥，能祛除风湿，舒筋活络，常与桂枝、当归、红化、芍药等配伍，能增强活血通络止痛作用，也可配丁公藤、稀莶草、桑枝等制成风湿骨痛药酒内服。

（2）**用于跌打损伤**。老鹳草可活血舒筋通络，常捣烂加酒炒热外敷，或配当归、红花等煎服，以增强活血消肿之功。

（3）**用于泄泻、痢疾**。老鹳草能清热利湿，可单味煎服，或配凤尾草同用。亦可用治湿热瘀滞肝胆之胁肋疼痛，可与柴胡、郁金等疏肝活血利胆之品同用。

（4）**其他** 老鹳草外敷尚可散诸疮毒；制成眼药水滴眼，可治疱疹性角膜炎。

【用量用法】 内服：煎汤，9～15g，或浸酒，或熬膏。外用：捣烂，加酒炒热外敷，或制成软膏涂敷，适量。

【附方】 （1）**治风湿痹痛**：老鹳草 250g，桂枝、当归、赤芍、红花各 18g，酒 1000ml，浸 1 星期，过滤，每次饮 1 小盅，每日 2 次。--《浙江药用植物志》

（2）**治肌肤麻木，坐骨神经痛**：老鹳草适量，清水煎成浓汁，去渣过滤，加糖收膏。每服 9～15g，每日 2 次，温开水兑服。--《四川中药志》（1982）

（3）**治腰扭伤**：老鹳草根 30g，苏木 15g，煎汤，血余炭 9g 冲服，每日 1 剂，每日服 2 次。--《全国中草药新医疗法展览会资料选编》

（4）**治妇人经行，预染风寒，寒邪闭塞了宫，令人月经参差，前后日期不定，经行发热，肚腹膨胀，腰肋作疼，不能受胎**：五叶草五钱，川芎二钱，大蓟二钱，吴白芷二钱。引水酒一小杯，和水煎服。晚间服后忌风。--《滇南本草》

（5）**治急慢性肠炎、下痢**：扰牛儿苗 18g，红枣 9 枚，煎浓汤，一日三回分服。--《现代实用中药》

（6）**治咽喉肿痛**：老鹳草 15～30g，煎汤漱口。

（7）**治疮毒初起**：鲜老鹳草适量。捣汁或浓煎取汁，搽擦患处。（6～7 方均出自《浙江药用植物志》）

（8）**治蛇虫咬伤**：老鹳草鲜品，雄黄末少许，捣烂外敷伤口周围。--《四川中药志》(1982 年)

（9）**治疗细菌性痢疾初期治疗的病例**：用老鹳草全草(干)每日 30g，水煎成 400～600ml，分 2～3 次口服。以后改为老鹳草片剂，每日 15～18 片(折合干草 30g)，分 3 次口服，以 7～10 天为 1 疗程。共治疗 203 例，其中符合急性典型菌痢诊断者 l43 例，非典型菌痢 31 例，慢性菌痢 29 例。治愈 172 例，占 84.7%；好转 28 例，占 13.8%；无效 3 例，占 1.5%。总有效率为 98.5%，急性病例治愈率高于慢性菌痢患者(P<0.01)。治愈病例中临床症状消失平均日数分别为腹泻 3.1 天，腹痛 4.1 天，里急后重 2.7 天，大便外观恢复正常 3.6d。细菌培养阴转情况：肛拭培养阳性者 73 例，达临床治愈 6()例，占 82.2%，细菌培养转阴 64 例，阴转率 87.7%。说明老鹳草治疗菌痢的近期疗效较好。--《新医药学杂志》中国人民解放军第 411 医院传染科，1974，(7)：33 也有用老鹳草胶囊(每粒含生药约 4.5g)，成人每次服 2 粒，儿童每次 1 粒，每日 4 次，或用老鹳草片(每片重 0.25g，含生药 1.2g)，成人每次服 6 片，儿童每次 3 片，每日 4 次。共治疗 182 例，其中急性典型细菌性痢疾 113 例，急性非典型细菌性痢疾 69 例，结果前者显效 61 例(占 54.0%)，有效 50 例(占 44.2%)，无效 2 例(占 1.8%)；后者显效 46 例(占 66.7%)，有效 21 例(占 30.4%)，无效 2 例(占 2.9%)，两组总有效率为 97.8%，经统计学分析，老鹳草对两组总有效率和显效率无显著性差异。--《中草药通讯》青海互助七族自治县卫生防疫站，1974，(5)：48

（10）**治疗乳腺增生病**：用于单味干或鲜老鹳草每日 30～60g，当茶冲服或煎服，每日 2～3 次，30～60d 为 1 疗程，月经期照常服药。共治疗 58 例，用药时间最少 15 天，最多 l80d，大多数患者服药在 30～60d(服药时间长短与乳腺增生程度有关)，结果临床治愈(疼痛与肿块消失)30 例，占 51.7%；显效(疼痛消失，肿块缩小仅留残根)24 例，占 41.3%；无效 4 例，占 6.8%；总有效率为 93.2%。本组患者用药后对疼痛全部有效，一般在服药后 10 天左右疼痛消失，肿块在服药 15 天后开始变软，以后逐渐缩小!丁消失。用药后少数患者 m 现轻度缓泻，1～2 天后好转，不需停药。--《中医杂志》畅崇典，1983，(9)：30

（11）**治疗疱疹性角膜炎**：取老鹳草干全草 100g，加水煎成 50ml，过滤后高压灭菌，加防腐剂 10%，尼泊金液 1.5ml，即得 20% 眼药水。每小时滴眼 1 次。初期除同时用 1% 阿托品散瞳外，不加用其他药物治疗。共治疗各种类型疱疹性角膜炎 31 例，结果显效 18 例，有效 11 例，无效 2 例，有效率 93.4%。其中树枝型 6 例(包括 1 例浅层点状角膜炎)，有 2 例仅用本品治疗，显效、有效各 1 例，另 4 例加用可的松液滴眼治疗，显效、无效各 2 例；盘状型 16 例，有 7 例仅用本品治疗，显效 3 例，有效 4 例，另 9 例加用可的松治疗，显效 7 例，有效 2 例；混合型(盘状兼溃疡)9 例，有 3 例仅用本品治疗，显效 1 例，有效 2 例，另 6 例合并可的松治疗，显效 4 例，有效 2 例。结果表明，20% 老鹳草眼药水合并可的松滴眼，对盘状型、混合型疱疹性角膜炎，可减少角膜基质炎症浸润，加速痊愈；但对树枝状角膜炎效果则不明显，加用可的松反使溃疡愈合迟缓，不利角膜上皮修复，故以仅用老鹳草眼药水点眼为宜。--《新医药学杂志》遵义医学院附属医院眼科，1973，(3)：19

旱金莲

【别名】 金莲花《广西中草药》，金莲花、大红乌《植物名实图考》，吐血丹(广西)，荷叶七(云南)。

【来源】 为旱金莲科植物旱金莲 *Tropaeolum majus* L.的全草。

【植物形态】 一年生或多年生攀援状肉质草本，全株光滑死毛。根有时块状。叶互生；叶柄长 10～20cm，着生于叶片近中心处；叶盾状近圆形，宽约 5～10cm，有主脉 9 条，由叶柄着生处向四方发出，边缘有波状钝角，下面通常被毛或有乳凸点。花单生于叶腋，有长梗；多为黄色或橘红色，宽 2.5～5cm；萼片 5，基部合生，其中 1 片延长成为一长距；花瓣 5，上面 2 瓣常较大，下面 3 瓣较小，基部狭窄成爪状，近爪处边缘有毛状裂；雄蕊 8，花丝分离，不等长；子房 3 室，花柱 1，柱头 3 裂，线形。果实成熟时分裂成 3 个小核果。花期春、夏季。见（图 485）

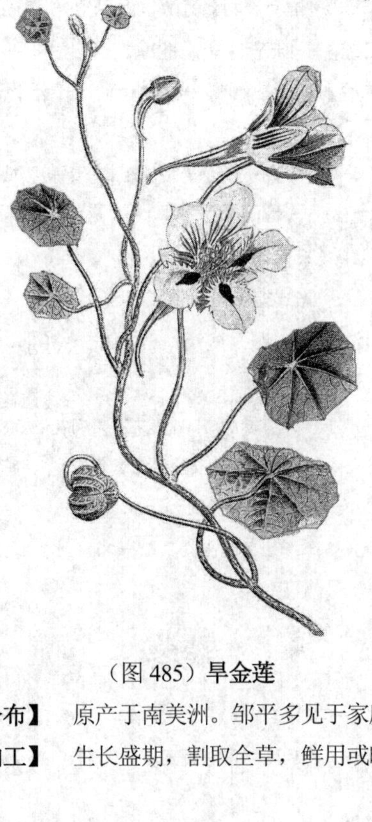

（图 485）**旱金莲**

【生长分布】 原产于南美洲。邹平多见于家庭盆栽。

【采收加工】 生长盛期，割取全草，鲜用或晒干。

【栽培要点】 **生物学特性** 喜温暖湿润气候，喜阳光充足，不耐寒。南方多年生栽培；北方作一年生植物栽培。以疏松肥沃、富含腐殖质的壤土栽培为宜。

栽培技术 用种子或扦插繁殖。种子繁殖，育苗移栽法：春季将种子用40～45℃温水浸泡1d，再行播种于苗床，5月移栽于盆钵中或露地栽培。扦插繁殖：选嫩枝作插穗，插穗具有3～5个芽，除去下部叶片，扦插后需遮荫。约经2星期即能生根再移栽。

田间管理 幼苗生长高20cm时，要用细竹竿设立支架，用绳缚牢，以利生长，并追施稀粪水1次，现蕾开花前再施1次稀肥水。并经常浇水，保持一定的湿度。

【主含成分】 **种子**：含旱金莲甙(*glucotropaeolin*)，α-苯基桂皮腈(*α—phenylcinnamic acid nitrile*)，异硫氰酸苄酯(*benzyl isothiocyanate*)；精油含旱金莲素(*tropaeolin*)。

茎叶：含异槲皮甙(*isoquercitroside*)，槲皮素-3-三葡萄糖甙(*quercetol-3-triglucoside*)，绿原酸(*chlorogenic acid*)。

花：含山柰酚葡萄糖甙(*kaempferol glucoside*)，并含多种类胡萝卜素，含量较多的有叶黄素(*lutein*)，玉蜀黍黄素(*zeaxanthin*)，α-胡萝卜素(*α-carotene*)，β-胡萝卜素(*β-carotene*)。

全草：含木质素(*lignin*)，并含一种旱金莲硫代葡萄糖甙。

【药理】 (1) **抗菌作用** 种子所含异硫氰酸苄酯为广谱抗菌药，对酵母菌、20种真菌和几十种其他菌株均有抗菌作用。对革兰阴性或阳性菌的抑菌浓度为一百万至三百万分之一。

(2) **对心血管作用** 旱金莲挥发油成分旱金莲素对猫静脉注射1.5μl/kg，可扩张冠脉，增加冠脉流量70%～118%，增加心收缩幅度22%，血管扩张作用可持续30～60分钟。

(3) **毒性** 异硫氰酸苄酯给小鼠、豚鼠及大鼠腹腔注射LD_{50}分别为76～107mg/kg，6mg/kg及72mg/kg。口服时LD_{50}分别为134mg/kg，81mg/kg及128mg/kg。旱金莲素给小鼠口服LD_{50}为16μl/kg，大鼠为250μl/kg，猫为22μl/kg。

【性味归经】 味辛、酸，性凉。

【功用主治】 清热解毒，凉血止血。主治目赤肿痛，疮疖，吐血，咯血。

《广西民间常用中草药手册》："清热解毒。治目赤肿痛，恶毒大疮。"

《广西本草选编》："凉血止血。主治吐血，咯血。"

《台湾药用植物志》："治支气管炎。"

《福建药物志》："治结膜炎。"

【用量用法】 内服：煎汤，鲜品15～30g。外用：捣烂敷，或煎水洗，适量。

【附方】 (1) **治目赤肿痛**：金莲花、野菊花适量，捣烂，敷眼眶。

(2) **治恶毒大疮**：金莲花、雾水葛、木芙蓉各适量。共捣烂，敷患处。(1～2方均出自《广西民间常用中草药手册》)

(3) **治吐血，咯血**：(金莲花)鲜全草15～30g，水煎服。--《广西本草选编》

蒺藜

【别名】 蒺藜《毛诗传》，茨《诗经》，蒺藜子、旁通、屈人、止行、豺羽、升推《本经》，即藜《别录》，白蒺藜子《药性论》，杜蒺藜《圣惠方》，刺蒺藜《本草衍义》，土蒺藜《御药院方》，白蒺藜《医学入门.本草》，旱草《本草经解》，三角蒺藜《本草求真》，三角刺《中国药用植物志》，八角刺《青海药材》，蒺骨子、野菱角、地菱《江苏植物药材志》，硬蒺藜《中药材品种论述》，蒺藜菁英《山东中药》，蒺藜狗子(吉林、辽宁、四川)，七里丹(湖南)，陀罗刺(甘肃)，菱角刺(四川)。

【名释】 顾炎武《音学五书·音论卷下》："《诗.墙有茨》传：'茨，蒺藜也。'蒺藜正切茨字。"《说文》曰："荠，蒺藜也。"引《诗》作"墙有荠"，故朱骏声《说文通训定声》渭"茨"此义乃"荠"之借，并释之："荠即蒺藜之合音。"急读则为茨、为荠，缓读则为蒺藜。

【来源】 为蒺藜科植物蒺藜 *Tribulus terrestris* L.的果实。

【植物形态】 一年生草本。茎通常由基部分枝，平卧地面，具棱条，长可达1m左右；全株被绢丝状柔毛。托叶披针形，形小而尖，长约3mm；叶为偶数羽状复叶，对生或互生；较大的复叶与较小的复叶交互对生；大复叶长3～5cm；宽1.5～2cm，通常具6～8对小叶；小复叶长1～2cm，具3～5对小叶；小叶对生，长圆形，长4～15mm，先端尖或钝，表面无毛或仅沿中脉有丝状毛，背面被以白色伏生的丝状毛。花淡黄色，小型，整齐，单生于小复叶的叶腋；花梗长4～10mm，有时达20mm；萼5，卵状披针形，渐尖，长约4mm，背面有毛，宿存；花瓣5，倒卵形，先端略呈截形，与萼片互生；雄蕊10，着生与花盘基部，基部有鳞片状腺体。子房5心皮。果实为离果，五角形或球形，由5个呈星状排列的果瓣组成，每个果瓣具长短棘刺各1对，背面有短硬毛及瘤状突起。有种子2～3。花期5～8月，果期6～9月。见(图486)

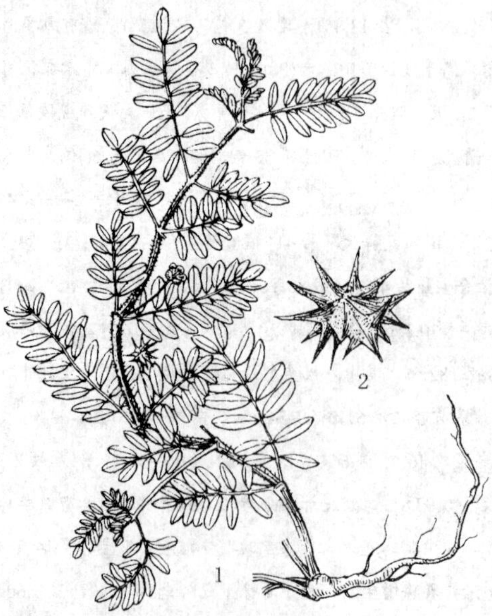

(图486) 蒺藜

1.植株 2.果实

本植物的花(**蒺藜花**)、苗(**蒺藜苗**)、根(**蒺藜根**)也供药用。其中，蒺藜花研末服治白癜风。蒺藜根研末外擦治牙齿外伤动摇。蒺藜苗详见下述。

【生长分布】 生于路边、荒丘、堤堰及田间。邹平广布。

【采收加工】 8～9月果实由绿色变成黄白色，大部分已成熟时，割取全株，晒几天，脱粒，再晒干。

【性状鉴别】 蒺藜复果多由5分果瓣组成，放射状排列呈五棱状球形，直径7～12mm。商品常裂为单一的分果瓣，斧状三角形，长3～6mm，淡黄绿色，背面隆起，有纵棱及多数小刺，并有对称的长刺和短刺各1对，成“八”字形分开，两侧面粗糙，有网纹，灰白色；果皮坚硬，木质，内含种子3～4粒。种子卵圆形，稍扁，有油性。气微，味苦。

【显微鉴别】 粉末特征：灰黄色或黄绿色。①内果皮石细胞椭圆形、类三角形、长条形或不规则形，直径15～43μm，长约至118μm，壁厚4～15μm，有的纹孔较密，壁厚者胞腔不明显。②内果皮纤维常上下数层纵横交错排列；纤维长短不一，直径4～27μm，壁厚，木化。③中果皮薄壁细胞含草酸钙方晶。④种皮细胞表面观类多角形，垂周壁连珠状增厚，内平周肇具条状增厚，木化；断面观类方形，垂周壁条状增厚，向内向外约至细胞的1/2。另可见内胚乳细胞及导管。见（图487）

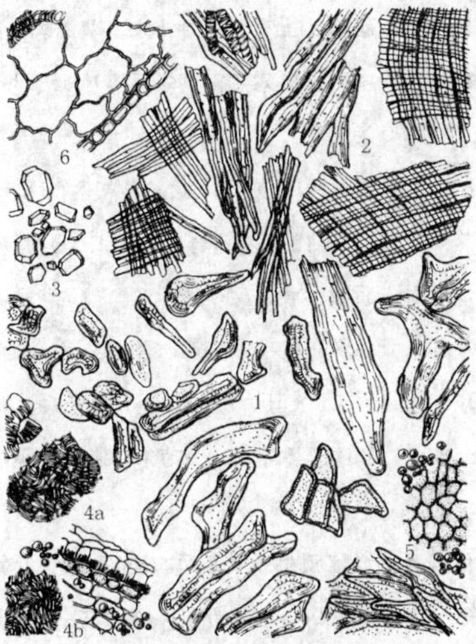

（图487）**蒺藜(果实)粉末特征**

1.内果皮石细胞 2.内果皮纤维 3.草酸钙方晶 4.种皮细胞(a.表面观 b.断面观) 5.内胚乳细胞 6.导管

【理化鉴别】 （1）取本品粉末5g，加水20ml，水浴锅上加热15分钟，滤过。取滤液5ml，置具塞试管中，强烈振摇后，放置15分钟，泡沫无明显消失。(检查皂甙)

（2）取本品粉末5g，加70%乙醇20ml，浸泡3小时，滤过。取滤液5ml，置蒸发皿中蒸干，残渣加少量醋酐溶解，再加浓硫酸数滴，呈红紫色。(检查皂甙)

【主含成分】 **果实**：含刺蒺藜甙(*tribuloside*)即银椴甙(*tiliroside*)，山柰酚(*kaempferol*)，山柰酚-3-葡萄糖甙(*kaempferd-3-glucoside*)，山柰酚-3-芸香糖甙(*kaempferol-3-rutinoside*)，槲皮素(*quercetin*)，维生素C。还含薯蓣皂甙元(*diosgenin*)。

种子：含痕量哈尔满(*harman*)，种子油中的主要脂肪酸有棕榈酸(*palmitic acid*)，硬脂酸(*stearic acid*)，油酸(*oleic acid*)，亚油酸(*linoleic acid*)及亚麻酸(*linolenic acid*)等。

【药理】 （1）**降压及抗心肌缺血作用** 麻醉狗用水提取物有轻度降压作用，醇提物20mg/kg，可使血压迅速下降，生物碱部分对狗血压无影响。因刺蒺藜提取物有抗胆碱酯酶活性，其泽压作用乃由胆碱能神经功能加强所致。内服阿托品或切断两则迷走神经，能阻断降压作用。蒺藜皂甙尚具明显的抗心肌缺血作用。

（2）**延缓衰老作用** 蒺藜总皂甙口服100mg/kg，240mg/kg，连续35天，对D-半乳糖所致小鼠亚急性衰老模型动物的体重减轻、脾脏及胸腺萎缩有抑制作用，并降低其血胆固醇及血糖水平，延长大鼠游泳时间，增加幼年小鼠肝及胸腺重量，对老年小鼠脾内色素颗粒的沉着和聚积呈明显改善趋势。

（3）**性强壮作用** 刺蒺藜所含主要为呋甾醇二糖甙类(*furostanol bisglycosides*)给雄性大鼠灌服，可促进其精子形成，兴奋赛托利细胞(*sertoli cell*)活性，增强性反射和性欲；雌性大鼠服用后，可促进发情，提高生殖能力。此种制剂毒性很小，不致畸。男性病人应用上述制剂可增性欲，改善和延长勃起时间，增加精子的数日和运动。对女性可改善卵巢功能，对性欲缺乏和不孕症有效。还可预防更年期综合征。

（4）**其他作用** 刺蒺藜果实的生物碱部分对离体大鼠小肠和蛙腹直肌可抑制乙酰胆碱产生的收缩，并有中等利尿作用；水提取部分对大鼠小肠也有抗乙酰胆碱作用，其利尿作用不显著。本品的利尿作用是由于所含的钾盐和生物碱引起，轻度腹水和水肿病人应用生物碱部分也有轻度利尿作用。

【炮制】 （1）**炒蒺藜**：取净蒺藜置锅内，用文火炒至微黄色，取出放凉，去刺。

（2）**盐蒺藜**：取净蒺藜用盐水拌匀，闷透，置锅内，用文火炒至表面黄色，取出放凉。每蒺藜100kg，用食盐2kg。

饮片性状：①炒蒺藜为小规则的三棱形颗粒，表面微黄色。②盐蒺藜形如蒺藜，表面浅黄色，味微咸。

【性味归经】 味苦、辛，性平。归肝经。

【功用主治】 平肝，解郁，祛风明目。主治头痛，眩晕，胸胁胀痛，乳房胀痛，乳闭不通，经闭，缎瘕，目赤翳障，风疹瘙痒，白癜风，疮疽，瘰疬。

《本经》：“主恶血，破癥结积聚，喉痹，乳难。久服长肌肉，明目，轻身。”

《别录》：“主身体风痒，头痛，咳逆伤肺，肺痿，止烦，下气，小儿头疮，痈肿。”

《药性沦》：“治诸风疬疡，破宿血，疗吐脓，主难产，去躁热。”

《日华子》：“治风，明目最良。”“治奔豚肾，肺气胸膈满，催生并堕胎。益精，疗肿毒，及水脏冷，小便多，止遗沥、泄精、溺血。”

《本草图经》：“主痔漏，阴汗，及妇人发乳，带下。”

《本草蒙筌》：“疗双目赤疼，翳生不已。治遍身白癜，瘙痒难当。”

《医学入门·本草》：“治鼻久塞，咽喉卒痛，齿痛齿落。”

《纲目》：“治风秘，及蛔虫心腹痛。”

《本草正》：“除喉痹、癣疥、痔瘰、癜风、通身湿烂、恶疮、乳岩、带下。”“凉血养血，亦善补阴。”

《眼科全卡;》：“行血，生新血，去风止痒。”

《本草备要》：“泻肺气而散肝风。”

《医林纂要·药性》：“补肝祛风，坚肾去湿，泻肺泄热，通行上下。”

《本草再新》：“镇肝风，泻肺火，益气化痰，散湿破血，消痈疽，散疮毒。”

《南京民间药草》：“治红、白痢疾，”

《江苏药植志》：“镇痛，治胁痛，疗渚伤。”

《中国民族药志》：“治浮肿，高血压，肝炎黄疸及感冒发烧(蒙族)。润燥通便，消石，通经，利尿。治淋病，各种结石，小便不利，大便秘，及热病引起的肿胀(维族)。”

【临床应用】 （1）**用于头痛，眩晕**。刺蒺藜苦泄辛散，性甲入肝，既能平肝阳，又能散风邪，故为治头痛、眩晕之要药。治肝阳上亢之头痛、眩晕，常配天麻、生白芍、生石决明等药，以共奏平肝潜阳息风之功。治头风头痛，证属风热者，常配桑叶、菊花、蔓荆子等药，以疏风散热止痛；若属风寒者，常配白芷、川芎、防风等药，以疏风散寒止痛。

（2）**用于胸胁或乳房胀痛，经闭，癥瘕等证**。刺蒺藜能疏肝解郁，治肝气郁结所致的胸胁或乳房胀痛，常与疏肝理气止痛之香附、郁金、橘叶、青皮等药配伍。治产后乳难，证属肝郁气滞者，常配香附、柴胡、漏芦等药，以疏肝解郁通乳；若伴气血双亏者，又当配生黄芪、当归、王不留行等药，以补气养血通乳。现代有用刺蒺藜配三七治冠心病，配青橘叶治乳房小叶增生者，均有一定效果。气滞而致血瘀的经闭、癥瘕，用其配活血药可行气活血而消瘀滞，如治经闭，常配当归、川芎、红花等药，以活血通经；治癥瘕，常配丹参、蟅虫、鳖甲等药，以化瘀消瘕。

（3）**用于目赤翳障**。刺蒺藜善平肝散风明目，用治肝经风热，目赤多泪，或痛或痒，证轻而热不甚者，单用即效；证重而热盛者，常配菊花、决明子、青柑子等药，以疏风清肝明目。若生翳膜，可与谷精草、密蒙花、蝉衣等明目退翳药同用。若兼肝肾亏虚者，又当于补肝肾之枸杞子、菟丝子、女贞子等药中掺入本品。

（4）**用于风疹瘙痒，白癜风**。刺蒺藜，能祛风止痒，为治风疹瘙痒所常用。证属风邪偏盛者，多配荆芥、蝉衣、防风等药，以增强祛风止痒之力；属血热灾风者，多配荆芥穗、生地黄、紫草等药，以凉血祛风止痒；属风邪夹湿者，多配地肤子、苦参、自鲜皮等药，以祛风除湿止痒；属病久兼礼虚者，多配当归、制首乌、苏术等药，以养血活血怯风止痒。若治白癜风，可单用，或配紫草、何首乌、土茯苓等药，以凉血祛风利湿。

（5）**用于疮疽，瘰疬**。刺蒺藜能活血而消疮肿，治疮疽，可配银花、蒲公英、赤芍等药，以清热解毒消肿；治瘰疬，可配连翘、玄参、猫爪草等药，以解毒散结消瘰。

《五十二病方》："治瘙，以蒺藜、白蒿封之。"

《本草经集注》："乌头为之使。"

《握灵本草》："治风秘，同牙皂为末；治月事不通，同当归为末；催生下胎衣，同贝母为末。"

《得宜本草》："得鸡子油，治偏枯。"

【用量用法】 内服：煎汤，6～9g，或入丸、散。外用：水煎洗，或研末调敷，适量。

【使用注意】 血虚气弱及孕妇慎服。

《本草汇言》："阴虚不足，精髓血津枯燥致疾者，俱禁用之。"

《得配本草》："肝虚、受孕，二者禁用。"

【附方】 （1）**治伤寒头痛，身热，关节疼痛**：蒺藜子(炒，去刺)、白芷、附子(炮)、白僵蚕(炒)等分。上四味捣罗为散，每服二钱匕。茶清或酒调下，不拘时候。-- 《圣济总录》"四白散"

（2）**治肝肾风毒上攻，目赤痛痒，昏花羞明，多泪**：黄芪、独活、自蒺藜各等分为末。每服二钱，薄荷酒调服。-- 《医学入门》之"四生散"

（3）**治眼疾，翳障不明**：刺蒺藜四两(带刺炒)、葳蕤三两(炒)。共为散。每早食后服三钱，白汤调服。

（4）**治胸痹，膈中胀闷不通或作痛**：刺蒺藜一斤(带刺炒)，磨为细末。每早、午、晚各服四钱，白汤调服。

（5）**治肺痈、肺痿，咳唾脓血腥秽**：刺蒺藜五两(带刺炒)，百合、川贝各一两(炒)。共为细末。每早晚各服三钱，白汤调送。

（6）**治乳胀不行，或乳岩作块作痛**：刺蒺藜二三斤(带刺炒)，为末。每早、午、晚不拘时，白汤作糊调服。

（7）**治恶血积聚或成癥瘕**：刺蒺藜一斤(带刺炒)，干漆二两(炒)。俱为末，水发为丸，绿豆人。每晚饭后、临睡服二钱，酒下。（3～7 方均出自《本草汇青》引《方龙潭家秘》）

（8）**治少小洞注下痢**：蒺藜子二升，捣汁温服。以瘥为度。《千金要方》

（9）**治蛔虫攻心，其痛如刺，吐出清水**：七月七日采蒺藜子不计多少，阴干为散，每服半钱或一钱匕，饮服，日三。量大小加减，无时。-- 《小儿卫生总微论方》之"三角散"

（10）**治小便不通，腹胀**：土蒺藜炒黄为末，黄酒调下。-- 《寿世保无》

（11）**治一切脚气，不问虚实寒热**：刺蒺藜八两(带刺炒)，木瓜五两(炒)。共为末。每早服五钱，白汤调服。

（12）**治黄疸**：刺蒺藜五两(带刺炒)，茵陈草四两(炒)，俱为末。每早晚各取五钱，水二碗煎汤饮。（11～12 方均出自《本草汇言》引《方龙潭家秘》）

（13）**治阴疝牵引小腹痛**：蒺藜(去角炒)、附子(炮，去皮、脐)、栀(子)各等分。上为末，每服三钱，水一盏半，煎至六分，去滓，食前温服。-- 《宣明论方》之"蒺藜汤"

（14）**行经**：当归、杜蒺藜各等分。上为末，米饮汤调服，食前。-- 《儒门事亲》之"当归散"

（15）**治身体风痒，燥涩顽痹**：刺蒺藜四两(带刺炒，磨为末)，胡麻仁二两(泡汤去衣，捣如泥)，葳蕤三两(炒磨为末)，金银花一两(炒磨为末)。四味炼蜜为丸。早晚各服三钱，白汤下。-- 《本草汇言》引《方龙潭家秘》

（16）**治白癜风疾**：白蒺藜子六两，生捣为末。每汤服二钱，日二服。-- 《纲目》引《孙真人食忌》

（17）**治一切疔肿**：蒺藜子一升，烧为灰，酽醋和，封上，经宿便瘥。或针破头封上，更佳。-- 《千金要方》

（18）**治瘰疬脓溃不干**：刺蒺藜八两(带刺炒)，牡丹皮三两(炒)，当归身四两(炒)。共为末，蜜丸早晚用。-- 《本草汇言》引《方龙潭家秘》

（19）**治口常有疮**：蒺藜了(炒去角)、扁豆(炒)各三两。上二味，捣罗为散，如茶点吃。-- 《圣济总录》之"蒺藜子散"

（20）**治疗白癜风**：取白蒺藜浸膏(10：1)，加糖粉(1：4)制成冲剂。每包重30g，每服半包，每日 2次，温开水冲服。共治27例，其中病程1个月以内1例，1年以内13例，1～5年8例，5年以上5例。结果：痊愈(白斑完全消失，不留痕迹，无新皮疹出现)4例；显效(白斑部分消失或大部分白斑中有岛屿状色素生长，无新皮疹出现)7 例；好转(少数白斑中有点状色素生长，无新皮疹出现)11例；无效(皮疹无变化，白斑继续扩大或出现新的皮疹)5例，总有效率81.5%。观察还表明，病程短者见效快。血压偏低及孕妇慎用。-- 《河北医药》河北医学院三院皮肤科，等，1981，(2)：45

（21）**治疗手部脱屑发痒症**：白蒺藜、生甘草各100g，浸于75％乙醇300ml内，过滤备用。先将患部洗净，再用棉球蘸药液擦患部，每日 2～3 次。共治40例，除1例因故中断治疗外，余39例均获愈。半年后随访30例，仅1例复发，症状较前轻而不痒，再用本法治愈。-- 《湖南医药杂志》王玉清，1982，

(3): 11

（22）**治疗疖痈**：取鲜蒺藜果或干蒺藜去刺，粉碎为面，加红糖等量，醋调成糊状敷患处，盖以塑料布或油纸，包扎固定，药糊干后再敷，至炎症消失为止。治疗疖肿21例，乳腺炎7例，痈3例，除1例加服中药外，其余均单用该方外敷而获效。一般用药3～7天痊愈。--《中西医结合杂志》冯广斌，1983，3(1): 51

（4）**治疗小儿秋季腹泻**：2岁以内者用刺蒺藜30～40g，2岁以上者40～60g，加水煎至500ml左右，温洗双下肢膝以下部位(水温以能耐受为度)，并不断搓揉足底、足背及腓肠肌，每次温洗15～20分钟，每日早晚各1次。用治30例，除有脱水现象补液外，未用其他药物。结果：止泻时间平均为3.11天，退烧和腹胀消失时间平均分别为2.31和3.51天。--《山东医刊》高树迎，1990，(9): 25

（23）**治疗冠心病心绞痛**：蒺藜皂甙胶囊(即心舒通胶囊)或片。分为两个剂量组，一组口服0.1g(2粒或2片)，另一组口服0.15g(3粒或3片)，饭后服用，连服两星期为1疗程，疗程间不间断。共治疗406例，其中合并高血压者72例，高血脂(三项值增高)者27例，糖尿病者2例。按世界卫生组织(WHO)和1979年中国制定的诊断与疗效标准评定，全部病例均为心绞痛型，经1～2疗程的治疗后缓解心绞痛症状334例，总有效率为82.3%，显著高于对照组疗效(67.2%)。心电图观察，显著改善者41例，改善173例，总有效率为52.7%，无改变192例，对照组总有效率35.8%，两组比较差别有显著性意义(P<0.05)。对于胸闷，心悸气短，心前区痛，头痛头晕等症均有不同程度的好转。研究结果表明：该药改善心电图的有效率较高，并显著高于对照组，与交叉验证结果54.7%相一致，说明其疗效是比较可靠的。而且对症状的疗效也较高，缓解心绞痛的疗效显著高于对照组。--《中西医结合杂志》王博文，等，1990，10(2): 85

蒺藜苗

【别名】 蒺藜苗《纲目》，蒺藜蔓《千金翼方》。

【来源】 为蒺藜科植物蒺藜 *Tribulus terrestris* L.的茎叶。

【原植物】 参见“蒺藜”。

【采收加工】 夏季采收，鲜用或晒干。

【主含成分】 叶：含多种黄酮甙，主要有槲皮素-3-龙胆二糖甙(*quercetin-3-gentiobioside*)，槲皮素-3-芸香糖甙(*quercetin-3-rutinoside*)，槲皮素-3-葡萄糖甙(*quereetin-3-glucoside*)，槲皮素-3-龙胆三糖甙(*quercetin-3-gentiotrioside*)，槲皮素-3-鼠李龙胆二糖甙(*quercetin-3-rhamnogen tiobioside*)，槲皮素-3-龙胆二糖甙-7-葡萄糖甙(*quercetin-3-gentiobioside-7-glucoside*)，山柰酚(*kaempfero1*)，山柰酚-3-葡萄糖甙(*kaempferol-3-glucoside*)，山柰酚-3-龙胆二糖甙(*kaempferol-3-gentiobioside*)，山柰酚-3-芸香糖甙(*kaempferol-3-rutinoside*)，山柰酚-3-对香豆酰葡萄糖甙(*kaempferol-3-p-coumaroylglucoside*)，山柰酚-3-龙胆二糖甙-7-葡萄糖甙(*kaempferol-3-gentiobioside-7-glucoside*)，异鼠李素-3-葡萄糖甙(*isorhamnetin-3-glucoside*)，异鼠李素-3-龙胆二糖甙(*isorhamnetin-3-gentiobio side*)，异鼠李素-3-芸香糖甙(*isorhamnetin-3-rutinoside*)，异鼠李素-3-对香豆酰葡萄糖甙(*isorhamnetin-3-P coumaroylglucoside*)，异鼠李素-3-龙胆三糖甙(*isorhamnetin-3-gentiotrioside*)，异鼠李素-3，7-二葡萄糖甙(*isorhamnetin3，7-diglucoside*)，异鼠李素-3-龙胆二糖甙-7-葡萄糖甙(*isorhamnetin-3-gentiobioside-7-glucoside*)，异鼠李素-3-龙胆三糖甙-7-葡萄糖甙(*isorhamnetin-3 –gentiotrioside-7-glucoside*)。

果实和茎：含槲皮素(*quercetin*)和山柰酚。

茎及叶：含水溶性多糖H，相对分子质量约为10万。

【药理】 （1）**对心血管系统的作用** 蒺藜茎叶总皂甙制剂(*tribusponin*)对猫和兔可增强其心脏收缩力，减慢心率，扩张冠状动脉和外周血管，并显示缓和的降压作用。

（2）**抗动脉粥样硬化和抗血小板聚集作用** 经口给家兔蒺藜叶总皂甙10mg/kg，连续60d，能显著降低实验性高胆固醇血症的胆固醇水平。此外，也具有阻止动脉、心肌及肝脏的脂质沉着作用。

（3）**强壮与延缓衰老作用** 蒺藜茎叶总皂甙口服160mg/kg、240mg/kg，共6d或8d，能增强小鼠耐高温和抗寒冷能力，延长小鼠游泳时间。口服240mg/kg，共8d，或腹腔注射30mg/kg、50mg/kg，均引起大鼠肾上腺内维生素C含量明显下降。延长缺氧小鼠的存活时间，切除肾上腺后此作用不再复现。腹腔注射50mg/kg，共9d或7天，即可抑制注射大剂量氢化可的松引起的小鼠“耗竭”现象，又能使处于应激状态的大鼠肾上腺内维生素C的降低得以缓解，这些作用可能与肾上腺皮质功能有关，调节其功能免遭耗竭，这种强壮作用及其作用强度与人参皂甙颇为相似。

【性味归经】 味辛，性平。归脾、肺、肝经。

【功用主治】 祛风，除湿，止痒，消痈。主治暑湿伤中，呕吐泄泻，鼻塞流涕，皮肤风痒，疥癣，痈肿。

《别录》：“主风痒，可煮以浴。”

《纲目》：“煮汤，洗疥癣风疮作痒。”

【用量用法】 内服：煎汤，5～10g，或入丸、散，或捣汁服。外用：煎水洗，捣烂敷，或熬膏搽，适量。

【附方】 （1）**治小儿中暑吐利**：白蒺藜苗，研汁服。--《普济方》

（2）**治鼻塞多年，不闻香臭，水出不止**：蒺藜子苗二握，以水一大盏，煮取半盏，仰卧，先满口含饭，以汁一合，灌入鼻中，不通再灌之，大嚏。--《圣惠方》之“灌鼻蒺藜汁方”

（3）**治痈肿**：蒺藜蔓(净洗)三寸截之，取得一升。以水三升，煮取二升，去滓，纳铜器中，煮取一升，纳小器中，煎如稠糖，取涂疮肿。--《千金翼方》

（4）**治蛲虫**：蒺藜子并苗叶，阴干烧存性细研，每服二钱匕，食后煎芜荑酒调下，日三。--《圣济总录》之“蒺藜茶”

（5）**治蠼螋尿疮**：熟捣蒺藜叶，以水和涂，燥复易之。--《千金要方》

铁苋菜

【别名】 铁苋菜、人苋、海蚌含珠、撮斗撮金珠《植物名实图考》，六合草、半边珠《草木便方》，野黄麻《天宝本草》，血见愁、小耳朵草《江苏省植物药材志》，玉碗捧真珠、粪斗草《福建民间草药》，凤眼草《药材资料汇编》，肉草、喷水草《广西中兽医药志》，痢疾草《江西民间草药》，野麻草《闽南民间草药》，蚌壳草、铁灯碗《四川中药志》，七盏灯《重庆中药》，血布袋、布袋口《中国药用植物图鉴》，皮撮珍珠、田螺草《湖南药物志》，野苦麻《闽东本草》，猫眼菜《常用中草药手册》(广州部队)，寒热草《上海常用中草药》，叶里仙桃、金畚斗、金盘野苋菜《浙江民间常用草药》，沙罐草《陕西中草药》，灯盏窝《贵州草药》，金石榴、茶丝黄《台湾药用植物志》，水芥(江苏)，下合草、瓦片草(四川成都)。

【名释】 形似苋菜，色似铁，故名铁苋菜。可治疗外伤出血、子宫出血，故名血见愁。果实球形似珠，藏于蚌状苞片之内，故称海蚌含珠。

【来源】 为大戟科植物铁苋菜 *Acalypha australis* L.的全草。

【植物形态】 一年生草本，高30～50cm。茎直立，分枝，被微柔毛。叶互生；叶柄长2～5cm；叶片卵状菱形或卵状椭圆形，长2～7.5cm，宽1.5～3.5cm，先端渐尖，基部楔形或圆形，基出脉3条，边缘有钝齿，两面均粗糙无毛。穗状花序腋生；花单性，雌雄同株；通常雄花序极短，长2～10mm，生于极小苞片内；雌花序生于叶状苞片内；苞片展开时肾形，长1～2cm，合时如蚌，边缘有钝锯齿，基部心形；花萼四裂；无花瓣；雄蕊7～8枚；雌花3～5朵；子房被疏柔毛，3～4室；花柱羽状分裂至基部。蒴果小，三角状半圆形，被粗毛；种子卵形，长约2mm，灰褐色。花期5～7月，果期7～10月。见(图488)

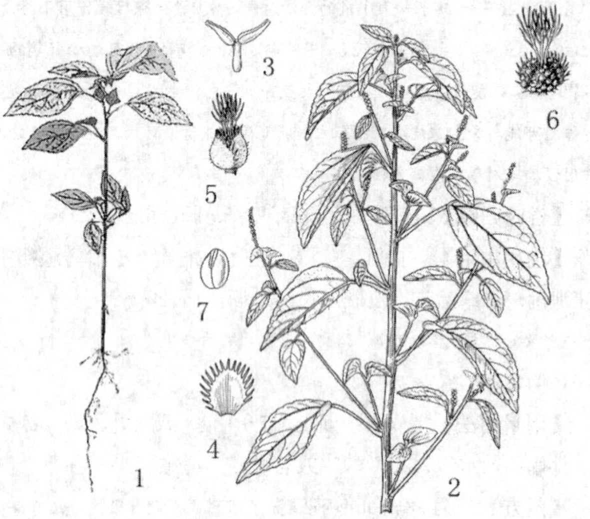

（图488）**铁苋菜**

1.幼株 2.成株上部 3.雄蕊 4.雌蕊 5.雌花的萼片 6.幼果 7.种子

【生长分布】 生于田间、路旁、沟边、村近。邹平广布。

【采收加工】 5～7月间采收，除去泥土，晒干或鲜用。

【性状鉴别】 全草长20～40cm，茎细，单一或分枝，棕绿色，有纵条纹，具灰白色细柔毛。单叶互生，具柄；叶片膜质，卵形或卵状菱形或近椭圆形，长2.5～5.5cm，宽1.2～3cm，先端稍尖，基部广楔形，边缘有钝齿，表面棕绿色，两面略粗糙，均有白色细柔毛。花序自叶腋抽出，单性，无花瓣；苞片呈三角状肾形。蒴果小，三角状半圆形，直径3～4cm，表面淡褐色，被粗毛。气微，味苦、涩。

【主含成分】 全草含没食子酸(*gallic acid*)、铁苋(*acalyphine*)。

【药理】 （1）**抗菌作用** 铁苋菜煎剂用试管稀释法1: 128对志贺痢疾杆菌，1: 32对史氏痢疾杆菌、变形杆菌、伤寒杆菌、绿脓杆菌、金黄色葡萄球菌，均有抑制作用。铁苋菜中的没食子酸在体外对金黄色葡萄球菌、肺炎链球菌、甲型链球菌、卡他双球菌均有抑制作用，为铁苋菜中抗菌的主要成分。

（2）**平喘作用** 铁苋菜所含没食子酸有平喘作用。给豚鼠和猫腹腔注射铁苋菜中提取出的没食子酸120mg/kg，约30分钟有明显拮抗支气管收缩作用，这种效应可维持120分钟。

【性味归经】 味苦、涩，性凉；归心、肺、大肠、小肠经。

【功用主治】 清热利湿，凉血解毒，消积。主治痢疾，泄泻，吐血，衄血，尿血，便血，崩漏，小儿疳积，痈疖疮疡，皮肤湿疹。

《草木便方》："止泻痢，治虚热，牙痛腮肿，二便热结。"

《天宝本草》："利水通淋，走小肠，红痢煎酒下，白痢用茶下。"

《本草推陈》："止痢，止血，用于急性菌痢，阿米巴痢疾，吐血，下血，刀疮，跌打伤。"

《中国药用植物图鉴》："镇咳。治肺病。"

《天目山药用植物志》："消痈肿。治睾丸肿大。"

《常用中草药手册》(广州部队)："清热利湿，收敛止血。主治肠炎，痢疾，吐血，衄血，便血，咳嗽气喘，皮炎，湿疹。"

《江西草药》："凉血解毒。"

《贵州草药》："平喘。"

《东北常用中草药手册》："通经。"

《四川常用中草药》："清热，利大小便。治腹泻，痢疾腹痛，食积饱胀。"

《广西本草选编》："主治功能性子宫出血，小儿疳积，萎黄病，血淋。"

《福建药物志》："消肿解毒。治瘘管。"

【用量用法】 内服：煎汤，10～15g；鲜品30～60g。外用：水煎洗或捣敷，适量。

【使用注意】 老弱气虚者慎服，孕妇禁服。

【附方】 （1）**治痢疾，肠炎**：鲜(铁苋菜)全草30～60g，水煎服；或焙干研粉，每次3g，每日3次，开水送服；或鲜(铁苋菜)全草、鲜地锦草各30g，水煎服。-- 《浙江药用植物志》

（2）**治阿米巴痢疾**：铁苋菜根、凤尾草根(均鲜)各30g，腹痛加南瓜藤卷须(鲜)15g，水煎浓汁，早晚空腹服。

（3）**治吐血**：铁苋菜60g，淡竹叶15g，水煎服。（2～3方均出自《江西草药》）

（4）**治吐血，便血，尿血**：(铁苋菜)全草30g，煎服；或配地榆、甘草，疗效更确切。-- 《中草药学》(南药)

（5）**治疳积**：铁苋菜鲜全草30～60g，同猪肝煎煮服食。或用铁苋菜鲜品15g，姜、葱各30g，捣烂，加入鸭蛋清拌匀，外敷脚心1夜，隔3天1次，连敷5～7次。重病例内服、外敷并同。-- 《浙南本草新编》

（6）**治小儿积滞泄泻**：铁苋15g，水煎服。-- 《草药手册》(江西)

（7）**治毒蛇咬伤**：铁苋菜、半边莲、大青叶各30g，水煎服。-- 《江西草药》

（8）**治丹疹，湿疹**：灯盏窝捣绒，取汁外擦。

（9）**治哮喘咳血**：灯盏窝60g，煎水服。（8～9方均出自《贵州草药》）

（10）**治乳汁不足**：(铁苋菜)鲜品15～30g，或干品6～10g，煎水，煮鱼服。-- 《东北常用中草药手册》

（11）**治疟疾**：铁苋菜90g，于发作前2～3小时服，连服1～3次。-- 《全国中草药汇编》

（12）**治小儿腹胀，睾丸肿大**：(铁苋菜)全草适量，水煎服。-- 《天目山药用植物志》

（13）**治瘘管**：①野麻草30～90g，羊肉250g，水炖服。②鲜野麻草捣烂取汁30g，羊肉190g，或鳗鱼适量，酒水各半炖服。-- 《福建药物志》

（14）**治疗肠炎，菌痢**：铁苋菜(全草)鲜品60～90g，或干品30～45g，煎水服，每日1剂，分2次服用。共治疗泄泻、痢疾患者160例，其中服药后立即见效，临床症状、体征全部消失83人，占51.88%，服药后1天内临床症状、体征全部消失59人，占36.88%，服药后2天内，临床症状、体征全部消失14

人，占 8.75%，连续服药 3 天未见明显好转 4 人，占 2.5%，总有效率 97.5%。--《新医药资料》江西药科学校，1971，(6): 12　另有报道用同样方法治疗肠炎，痢疾 134 例，其中肠炎 119 例，临床治愈率 97.4%；菌痢 15 例，临床治愈率 80%。一般连服 3 天水煎剂，服用 3 天未治愈者加用针灸(天枢、足三里、上巨虚)及配合西药治疗。--《江苏医药》吴万春，等，1977，(9): 37

（15）**治疗阿米巴痢疾**：野麻草(全草)30g，加水煎至 100ml，分 2 次 ld 服完，鲜品加倍。凡内服野麻草煎剂的患者，均作体格检查及检出大便中阿米巴变形虫者，方予应用。共治疗 27 例，症状完全消失，并大便中检查变形虫 3 次以上均系阴性者 27 例，2 天消失者 13 例，占 48.1%，3 天消失者 10 例，占 37%，4d 消失者 3 例，占 11.1%，6 天消失者 1 例，占 3.7%，总治愈率 100%。--《福建中医药》，1956，(1): 18

（16）**治疗上消化道出血**：将血见愁、地榆各等量，经煎煮、过滤、浓缩、醇提、压片，制成血愈片，每片 0.25g(相当于生药 2.5g)。每次服 4 片，每日 3～4 次。共治疗上消化道出血 105 例，出血原因以十二指肠球部溃疡居多，少数患者系胃溃疡、胃粘膜脱垂、十二指肠憩室、贲门憩室、十二指肠炎、胃多发性息肉所致。一般入院后即服本品，给予流质饮食，伴呕血者暂予禁食，由静脉补液，呕血停止后改流质，大便隐血阴转后继续服药 3 天以巩固疗效。治疗结果，101 例经过良好，如呕血停止，大便隐血转为阴性，有效率为 96.1%。大便隐血阴转日数，最短者药后 24 小时，最长者 18 天。其中 1～3 天阴转者 30 例，4～5 天者 26 例，6～8 天者 30 例，9～18d 者 15 例，平均 5.75 天。--《新医药学杂志》林宗广，1978，5: 37

金刚纂

【别名】　金刚纂《滇志》，火秧竻《生草药性备要》，纯阳草《丹房本草》，阿黎树、羊不挨、龙骨刺《广西中兽医药志》，杨丫《岭南草药志》，火虹、火巷、美泽大戟《除害灭病爱国卫生运动手册》，金刚树、千年剑《南方主要有毒植物》，火焰、臭松、苔哥刺《福建中草药》，小青龙、紫木通、百步回阳、圆金刚《云南中草药》，龙骨树、羊不挨《广西本草选编》，霸王鞭《浙江药用植物志》。

【名释】　霸王鞭、金刚树以干形名，千年剑以叶形名。其干多刺，故名羊不挨、龙骨刺、苔哥刺。树汁有毒，触之起泡，故名火秧竻、火虹、火焰。火巷为火虹之音转。属大戟科，叶形相肖而光泽，故名美泽大戟。

【来源】　为大戟科植物金刚纂 *Euphorbia antiquorum* L.的茎。

【植物形态】　灌木，高达 1m。含白色乳汁；分枝圆柱状或具不明显的 3～6 棱，小枝肉质，绿色，扁平或有 3～5 个肥厚的翅，翅的凹陷处有一对利刺。单叶互生；具短柄；托叶皮刺状，坚硬；叶片肉质，倒卵形，卵状长圆形至匙形，长 4～6cm，宽 1.5～2cm，先端钝圆有小尖头，基部渐狭，两面光滑无毛。杯状聚伞花序，每 3 枚簇生或单生，总花梗短而粗壮，长约 4mm；总苞半球形，黄色，直径约 1cm，5 浅裂，裂片边缘撕裂；雌雄花同生于总苞内；雄花多数，有一具柄雄蕊，鳞片倒披针形，边缘撕裂，中部以下合生；腺体 4 枚，2 唇形，下唇大，宽倒卵形，无花瓣状附属物；雌花无柄，生于总苞中央，仅有一个 3 室的上位子房，花柱分离，基部多少合生，先端 2 裂。蒴果球形，光滑无毛，直径约 1cm，分果爿稍压扁。花期 4～5 月。见下（图 489）

本植物的花蕊（**金刚纂蕊**）利尿解毒，鸡蛋包煎内服，可治臌胀。叶（**金刚纂叶**）也供药用，详见下述。

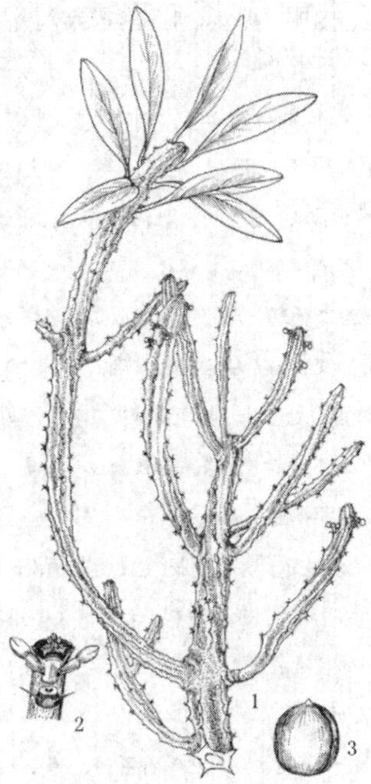

（图 489）**金刚纂**

1.植株 2.花序枝 3.蒴果

【生长分布】　原产于印度。邹平多盆栽。

【采收加工】　全年均可采收，去皮、刺，鲜用；或切片，晒干，炒成焦黄。

【药材鉴别】　茎枝肥厚，圆柱状，或有 3～6 钝棱，棕绿色；小枝肉质，绿色，扁平，有 3～5 翅状纵棱。气微，味苦。

【主含成分】　**茎**：含蒲公英赛醇 (*taraxerol*)，3α-无羁萜醇 (*friedelan-3α-ol*)，3β-无羁萜醇(*friedelan-3β-ol*)，蒲公英赛酮(*taraxerone*)。**茎皮**：含蒲公英赛醇。**根**：含蒲公英赛醇。**乳汁**：含大戟二烯醇(*euphol*)，β-香树脂醇乙酸酯(*β-amyrin acetate*)，大戟醇(*euphorbol*)，环木菠萝烯醇(*cycloartenol*)，3-O-当归酰巨大戟萜醇(*3-O-angeloylingenol*)。

【药理】　**促癌作用**：小鼠背部皮肤剃毛，涂以 3-甲基胆蒽和火秧竻提取物，30 星期后，背部皮肤出现数量不等的乳头样肿瘤，发生率为 l0%，若单独涂以 3-甲基胆蒽，发生率为零，表明火秧竻为一较弱的促癌物质。

【性味归经】　味苦，性寒，有毒。归胃、大肠、肝经。

【功用主治】　利尿通便，拔毒去腐，杀虫止痒。主治水肿，臌胀，泄泻，痢疾，食积，痞块，疔疮，痈疽，疥癣。

《滇南本草》："主治一切丹毒，单腹胀，水气，血肿之症。通大小便，胸中食积，消痞块。"

《生草药性备要》："治无名肿毒，火疮。"

《本草求原》："其汁胶治大小便闭。"

《岭南采药录》："杀虫，蚀腐肉，凡患牛程蹇，捣敷之。"

《岭南草药志》："泻水，拔毒，消肿。加米共炒焦，煎水，反能止霍乱吐泻。"

《常用中草药手册》(广州部队)："去湿热，消肿拔毒。治急性胃肠炎，恶疮，痈肿，癣，皮肤病。"

《云南中草药》："截疟。"

《广西民族药简编》："治吐血，急慢性肝炎。"

《福建药物志》："消肿拔脓，杀虫止痒。"

【用量用法】 内服：煎汤，1～3g，或入丸剂。外用：剖开，焙热贴，或取汁涂，适量。

【使用注意】 本品有毒，必须同大米炒焦方可内服。孕妇禁服。其汁胶不可入目。

《滇南本草》："不可多服。若生用，性同大黄、芒硝之烈。欲止其毒，双手放在冷水内即解也。用者须审虚实，慎之。"

《本草求原》："服后二便通，即食精肉汤以解其毒。否则削肠腐骨。"

《广西本草选编》："皮肤与火秧务树液接触，引起皮炎、水泡；入眼引起失明；误食少量引起剧泻，大量则刺激口腔粘膜，并有呕吐、头晕、昏迷、肌肉颤动等症状，皮肤中毒可用清水洗涤。如误食过量中毒，可给予鸡蛋清、牛奶等服，以及静脉注射葡萄糖盐水等解救。

【附方】 （1）**治臌胀**：火秧竻胶(茎梗割开流出之白胶)、炒米粉、百草霜。上三味和匀为小丸，晒干，朱砂为衣。大人服3g，小孩服2.1g，用山楂、砂仁、白芍煎水送服，隔日清晨服1次。服后待泻四五次时，可服温白粥则泻止。戒盐及盐制食品100d。

（2）**治大便秘结**：火秧竻汁，加适量番薯粉，为小丸如绿豆大，用新瓦焙干候用，每服1丸。(1～2方均出自《岭南草药志》)

（3）**治无名肿毒，大疮**：火秧竻割开两边，用火焙热贴之。--《生草药性备要》

（4）**治癣**：金刚纂鲜茎去皮捣烂绞汁，或调醋，涂患处。--《福建药物志》

（5）**治足底挫伤瘀血或脓肿**：火秧竻茎捣汁加入面粉调匀，煮熟外敷；或鲜茎捣烂加热外敷。--《福建中草药》

（6）**治疟疾**：火秧竻心，切成黄豆大，用龙眼肉包裹，于发病前5小时吞服。--《岭南草药志》

金刚纂叶 味苦、辛、微酸，性寒，有毒；归胃、大肠、肝经。泻热导滞，活血解毒。主治热滞泄泻、痢疾，痧秽吐泻转筋，跌打瘀积，乳痈，疔疮。内服：煎汤，去净乳汁，加米共炒焦，3～6g。外用：捣烂加热敷，或调敷，适量。注意：本品有毒，必须同大米炒焦方可内服；孕妇禁服；其汁胶不可入目。

附方 （1）**治急性胃肠炎，吐泻腹痛，抽筋**：火秧竻鲜叶7片，去头尾流净乳汁，加米15g共炒至焦黄色，水2碗煎服。--《广东中草药》

（2）**治霍乱**：火秧竻叶，开水洗净，嚼烂咽下，以食至舌头有难过时即止。--《岭南草药志》

（3）**治蛇头疔**：火秧竻叶捣碎，用冷开水洗去汁，取渣加蜂蜜或红糖捣匀外敷。--《福建中草药》

（4）**治乳腺炎**：金刚纂叶适量捣烂，冷开水冲洗去乳汁，调蜜敷患处。--《福建药物志》

（5）**治足底挫伤瘀血或脓肿**：火秧叶捣烂加热外敷。--《福建中草药》

乳浆大戟

【别名】 乳浆大戟《河北中草药》，咪咪草《湖南药物志》，烂疤眼《中国高等植物图鉴》，乳浆草、奶浆草、猫眼草(通称)。

【来源】 为大戟科植物乳浆大戟 *Euphorbia esula* L.的全草。

【植物形态】 多年生草本，高15～40cm。有白色乳汁，无毛。根茎伸长，直生或匍匐。茎有纵条纹，基部淡紫色。短枝和营养枝上的叶密集，条形，无柄，长1.5～3cm；长枝或生花的茎上的叶互生，无柄，披针形或倒披针形，先端钝圆，微凹或具凸尖，全缘。杯状聚伞花序顶生，通常具5伞梗，每伞梗再二至三回分叉，顶端常有短的续发的枝叶；苞叶对生，半圆形或宽心形，先端短骤凸；总苞杯状，4裂，腺体4，位于裂片之间，黄色，呈新月形，两端呈短角状；雄花8～12，每花具雄蕊1，雌花1，位于中部；子房有长梗，超出雄花之外，花柱3枚，柱头2裂。蒴果卵状球形，径3～3.5mm，3分果爿。种子长圆状卵形，长约2mm，灰色，有棕色斑点。花期5～7月，果期7～8月。见（图490）

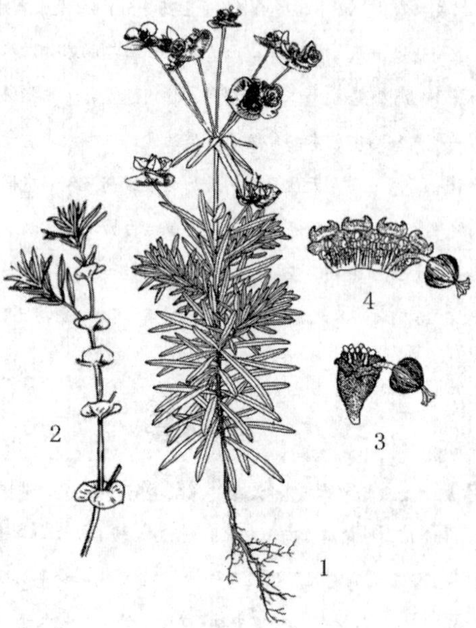

（图490）**乳浆大戟**

1.植株全形 2.不育枝 3.杯状聚伞花序 3.花序展开

【生长分布】 生于山坡草地或砂质地上。邹平南部山区有分布。

【采收加工】 春、夏季采收，鲜用或晒干用。

【主含成分】 **根**：含巨大戟萜醇3，20-二苯甲酸酯(*ingenol 3，20-dibenzoate*)，麻风树烷二萜(*jatrophane diterpene*)，乳浆大戟酮(*esulone*)A、B。

茎叶：含24-亚甲基环木菠萝烯醇乙酸酯(主要成分)(*24-methylenecvcloartenol acetate*)，环木菠萝烯醇乙酸酯(*cycloarteno1 acetate*)及羽扇豆醇(*1upeo1*)，又含环木菠萝烯醇(*cycloarteno1*)。

植株表皮叶蜡：含α及β-香树脂醇(*α 及 β-amyrin*)，δ-香树脂酮(*δ-amyrenone*)，24-亚甲基环木菠萝烯醇、利扇豆醇乙酸酯。

地上部分：含24-亚甲基环木菠萝烯醇(*methylene cycloarteno1*)，山柰酚3.β-葡萄糖醛酸(*kaempferol-3-β-glucosiduronic acid*)。又含β-谷甾醇(*β-sitostero1*)，1-二十六烷醇(*1-hexacosano1*)，正二十九烷(*n-nonacosane*)，正三十一烷(*n-hentriacontane*)，正二十五烷(*n-pentacosane*)，正二十六烷(*n-hexacosane*)、正二十七烷(*n-heptacosane*)、正二十八烷(*n-octacosane*)、正三十烷(*n-triacontane*)、正三十二烷(*n-dotriacontane*)、正三十三烷(*n-tritriacontane*)，还含刺激剂及弱肿瘤促进剂3-0-(2E，4Z)-癸二烯酰巨大戟萜醇［*3-O-(2E，4Z)-decadienoylingeno1*］即

大戟因子 E_1，3-O-(2，4，6)-癸三烯酰巨大戟萜醇［*3-O-(2，4，6)-decatrienoyl-ingenol*］即大戟凶子 E_1，及 3 –0-(2，4，6，8)-十二碳四酰烯巨大戟萜醇［*3-O-(2，4，6，8)-dodecatetraenoylgenol*］即大戟因子 B_3。

乳汁：还含巨大戟萜醇 6-十四碳 2，4，6，8，10-五烯酸酯［*ingenol 6-tetradeca-2，4，6，8，10- pentenoate*]，巨大戟萜醇 6-十二烷酸酯(*ingenol 6-dodecanoate*)。

【药理】 乳浆大戟地上部分乙酸乙酯提取物对小鼠耳有刺激作用，对二甲基苯并蒽的致癌作用有促进作用。乳浆大戟乳汁中含有化合物巨大戟萜醇6十四碳-2，4，6，8，10-五烯酸酯，有较高的刺激性和致炎性；另一种化合物巨大戟萜醇 6-十二烷酸酯刺激性较小，但在小鼠背部皮肤上表现出致癌活性。从整个植物中得到的巨大戟萜醇 3，20-二苯甲酸酯有抑制 P_{388} 活性的作用。

【性味归经】 味微苦，性平，有毒。归大肠、膀胱经。

【功用主治】 利尿消肿，散结，杀虫。主治水肿，臌胀，瘰疬，皮肤瘙痒。

《河北中草药》："利尿，逐水。主治水肿，腹水，杀灭蝇蛆。"

《湖南药物志》："利尿消肿，收敛止痒。"

【用量用法】 内服：煎汤，0.9～2.4g。外用：捣敷，适量。

【附方】 （1）**治颈淋巴结结核**：乳浆大戟全草 9g，切碎水煎，再将 3 个鸡蛋打入煮熟，单吃鸡蛋，7 天 1 次，连吃 7～10 次。如已破成瘘，则用全草熬膏或研末麻油调敷，脓汁尽后改上生肌药。

（2）**治烧烫伤**：乳浆大戟叶研粉，麻油调敷。（1～2 方均出自《湖南药物志》）

泽漆

【别名】 泽漆《本经》，漆茎《广雅》，猫儿眼睛草、五凤灵枝《履巉岩本草》，五凤草、绿叶绿花草《纲目》，凉伞草《质问本草》，五盏灯、五朵云《贵州民间方药集》，白种乳草《福建民间草药》，五点草、五灯头草、乳浆草《江苏省植物药材志》，肿手棵、马虎眼《山东中药》，倒毒伞、一把伞《四川中药志》，乳草《泉州本草》，龙虎草、铁骨伞《草药手册》(江西)，九头狮子草《湖南药物志》，灯台草《山西中草药》，癣草(福建)。

【来源】 为大戟科植物泽漆 *Euphorbia helioscopia* L.的全草。

【植物形态】 一年生或二年生草本，高 l0～30cm。全株含白色乳汁。茎丛生，基部斜升，无毛或仅分枝略具疏毛，基部紫红色，上部淡绿色。叶互生；无柄或因突然狭窄而具短柄；叶片倒卵形或匙形，长 1～3cm，宽 0.5～1.8cm，先端钝圆，有缺刻或细锯齿，基部楔形，两面深绿色或灰绿色，被疏长毛，下部叶小，开花后渐脱落。杯状聚伞花序顶生，伞梗 5，每伞梗再分生 2～3 小梗，每小伞梗又第三回分裂为 2 叉，伞梗基部具 5 片轮生叶状苞片，与下部叶同形而较大；总苞杯状，先端 4 浅裂，裂片钝，腺体 4，盾形，黄绿色；雄花 10 余朵，每花具雄蕊 l，下有短柄，花药歧出，球形；雌花 l，位于花序中央；子房有长柄，伸出花序之外；子房 3 室；花柱 3，柱头 2 裂。蒴果球形，直径约 3mm，3 裂，光滑。种子褐色，卵形，长约 2mm，有明显凸起网纹，具白色半圆形种阜。花期 4～5 月，果期 5～8 月。见下(图 491)

【生长分布】 生于山坡、沟边、路旁、荒野及湿地。邹平南部山区有分布。

【采收加工】 4～5 月开花时采收，除去根及泥沙，晒干。

【性状鉴别】 全草长约 30cm，茎光滑无毛，多分枝，表面黄绿色，基部呈紫红色，具纵纹，质脆。叶互生，无柄，倒卵形或匙形，长 1～3cm，宽 0.5～1.8cm，先端钝圆或微凹，基部广楔形或突然狭窄，边缘在中部以上具锯齿；茎顶部具 5 片轮生叶状苞，与下部叶相似。多歧聚伞花序顶生，有伞梗；杯状花序钟形，黄绿色。蒴果无毛。种子卵形，表面有凸起网纹。气酸而特异，味淡。

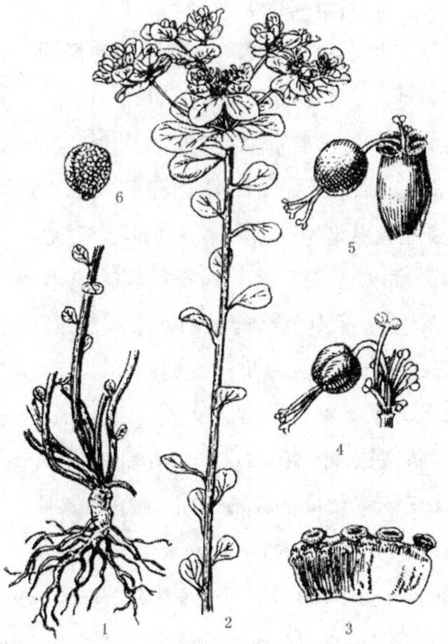

（图 491）**泽漆**

1.植株下部 2.植株上部 3.总苞纵剖面 4.雄花和雌花 5.杯状聚伞花序 6.种子

【显微鉴别】 （1）茎横切面：表皮一列细胞，切向延长，外被角质层。皮层为数列薄壁细胞，切向延长，细胞皱缩。韧皮部狭窄，细胞皱缩。柱鞘纤维由一至十数个纤维组成一束，作切向多单列断续排列或成环，壁木化。形成层不明显。木质部宽广，由导管、纤维、木薄壁细胞组成；导管单列放射状排列；射线细胞呈类方形、长方形、矩形，排列整齐。髓部多中空。近髓部导管细小为螺纹孔。见(图 492)

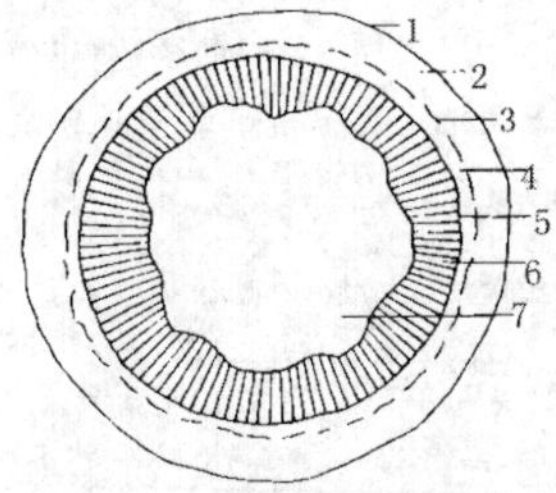

（图 492）**泽漆(茎)横切面简图**

1.表皮 2.皮层 3.纤维 4.韧皮部 5.形成层 6.木质部 7.髓

（2）粉末特征：淡黄绿色。①纤维众多，多成束，稀有单个散在直径 15～35μm，木化，有的具单纹孔、螺纹；②具缘纹孔、网纹孔导管，直径 25～40μm。③叶表皮细胞类多角形，内含有细小的方晶或短棒状草酸钙结晶。见下(图 493)

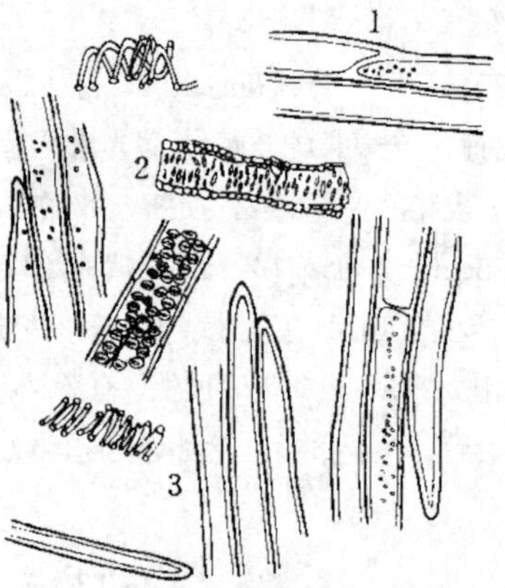

（图 493）泽漆(全草)粉末特征图

1.纤维 2.导管 3.非腺毛

【理化鉴别】 取本品粉末 2g，加甲醇 20ml，加热回流 10 分钟，趁热滤过，滤液蒸下，残渣加沸水 10ml，溶解后，趁热滤过，滤液照下述方法试验：①取滤液 2ml，加镁粉少许与盐酸 4～5 滴，加热数分钟，显樱红色。(检查黄酮) ②取滤液 1 滴，点于滤纸上，喷以 1%三氯化铝甲醇溶液，十后置紫外光灯(365nm)下观察，显黄绿色荧光斑点。(检查黄酮)

【主含成分】 **全草**：含槲皮素-5，3-二-D-半乳糖甙(*quercetin-5，3-di-D-galactoside*)，菜豆凝血素(*phasin*)，丁酸(*butyric acid*)，泽漆醇(*helioscopiol*)，β-二氢岩藻甾醇(*β-dihydrofucosterol*)，葡萄糖，果糖，麦芽糖，槲皮素(*quercetin*)，槲皮素-3-双半乳糖甙(*heliosin*)，金丝桃甙(*hyperin*)，没食子酸(*gallic acid*)，琥珀酸(*succinic acid*)，泽漆双环氧萜(*euphohelin*)A～E，大戟甙(*euphornin*)A～K，泽漆萜(*euphoscopin*)A～L，泽漆内酯(*helloscopinolide*)A、B、C，泽漆环氧萜(*euphohelionone*)，表泽漆萜(*epieuphoscopin*)A～F，泽漆三环萜(*euphohelioscopin*)A、B，泽漆鞣质(*helioscopinin*)A、B，泽漆新鞣质(*helioscopin*)A、B，鞣云实精(*corilagin*)，石榴叶鞣质(*punicafolin*)，老鹳草鞣质(*geraniin*)，杜英鞣质(*elaeocarpusin*)，夫罗星鞣质(*furosin*)，原诃子酸(*terchebin*)，野梧桐鞣质灵(*mauotusinin*)，鹅耳枥鞣质(*carpinusin*)，泽漆平新鞣质(*euphorscopin*)，泽漆灵新鞣质(*euphorhelin*)，1-O-没食子酰-β-D-葡萄糖(*1-0 –galloyl-β-D-glucose*)，1，6-二-O-没食子酰-β-D-葡萄糖(*1，6-di-O-galloyl-β-D-glucose*)，1，2，6-三-O-没食子酰-β-D-葡萄糖(*1，2，6-tri-O-galloyl-β-D-glucone*)，1，2，3，6-四-O-没食子酰-β-D-葡萄糖(*1，2，3，6-tetra-O-galloyl-β-D-glucose*)，1，3，4，6-四-O-没食子酰-β-D-葡萄糖(*1，3，4，6tetra-O-galloyl-β-D-glucose*)，1，2，3，4，6-五-O-没食子酰-β-D-葡萄糖(*1，2，3，4，6-penta-O-galloyl-β-D-glucose*)，三十一烷(*hentriacontane*)，二十八烷(*octacosane*)，二十六醇(*hexacosanol*)，二十八醇(*octacosanol*)，十六烷酸(*hexadecanioc acid*)，β-谷甾醇(*β-sitosterol*)，羽扇豆醇(*lupeol*)，乙酸羽扇豆醇酯(*lupeol acetate*)，乳汁含间-羟苯基甘氨酸(*m-hydroxyphenyl glycine*)，3，5-二羟基苯甲酸(*3，5-dihydroxybenzoic acid*)。

干乳汁：含橡胶烃(聚萜烯)13%，树脂 62%，水溶性物 25%。

种子：含水分 7.74%，脂肪油 32.61%，蛋白质 17.43%，纤维素 33.82%，糖及糖甙 2.18%。

种子油：含有脂肪酸成分，如软脂酸(*palmitic acid*)，花生酸(*arachidic acid*)，油酸(*oleic acid*)，亚油酸(*linoleic acid*)，山萮酸(*behenic acid*)。

【药理】 （1）**镇咳和祛痰作用** 所含槲皮素-3-双半乳糖甙和金丝桃甙均有镇咳作用。金丝桃甙有较强的止咳作用，小鼠氨雾法证明，口服 500mg/kg 金丝桃甙的镇咳作用不亚于口服可待因 80mg/kg，但泽漆中金丝桃甙含量很少。槲皮素-3-双半乳糖甙与金丝桃甙结构和作用相似，是泽漆的主要止咳成分。此外，临床实验室检查发现，服泽漆片(泽漆浸膏)的患者，痰中酸性粘多糖纤维减少，因此推测，泽漆可能抑制酸性粘多糖合成而有祛痰作用。

（2）**抗癌作用** 泽漆对小鼠肉瘤 S_{180}、S_{37}、小鼠白血病 L_{160} 等瘤株均有抑制作用。从泽漆中分离得 2 个单体物质泽漆萜 A 和 B，研究证明，均具有抗癌活性。

（3）**其他作用** 泽漆在临床上对结核病有一定疗效，但其水煎液、稀醇提出液及蒸馏液在试管内对结核杆菌均无抑制作用。

（4）**毒性** 泽漆的乳状汁液对皮肤、粘膜有很强的刺激性。接触皮肤可致发红，甚至发炎溃烂，可治赘疣。但临床用其煎液内服，即使剂量大至 150g/d，也未见明显毒性反应，可能因有毒成分不溶于水。如误服鲜草或乳白汁液后，口腔、食管、胃粘膜均可发炎、糜烂，有灼痛、恶心、呕吐、腹痛，腹泻水样便，严重者可致脱水，甚至出现酸中毒。

【性味归经】 味辛、苦，性微寒，有毒。归肺、大肠、小肠经。

【功用主治】 行水消肿，化痰止咳，解毒杀虫。主治水气肿满，痰饮喘咳，疟疾，菌痢，瘰疬，结核性瘘管，骨髓炎。

《本经》："主皮肤热，大腹水气，四肢面目浮肿，丈夫阴气不足。"

《别录》："利大小肠，明目，轻身。"

《药性论》："治人肌热，利小便。"

《新修本草》："逐水，主蛊毒。"

《日华子》："止疟疾，消痰退热。"

《本草备要》："止咳，杀虫。"

《医林纂要·药性》："泻肺降气，行水去热。"

《药性考》："治瘰疬癣疮。"

《植物名实图考》："煎熬为膏，敷无名肿毒。"

《贵州民间方药集》："内服可除风湿，止疼痛。"

《四川中药志》(1960 年版)："外用治痒子及一切恶毒，梅疮。"

【临床应用】 （1）**用于水气肿满**。泽漆行水消肿之功较强，临床可以单行，或配枣肉为丸，使利水而不伤正。若肺脾失调，症见水肿盛满、喘息不安者，又可配人参、白术、桑白皮等，补脾泻肺。

（2）**用于咳嗽痰多**。泽漆能消痰止咳，泻肺降气。治痰饮内停，咳逆上气而脉沉者，可配半夏、白前、甘草等同用，如《金匮要略》泽漆汤。现代用泽漆或其提取物治疗慢性气管炎，有一定疗效。

（3）**用于瘰疬、无名肿毒、结核性瘘管、癣疮等症**。泽漆有消痰散结，解毒杀虫之功，可熬膏外涂或稀释后用纱布塞瘘管。泽漆与秋牡丹根、蒲公英等合用内服，亦可治骨髓炎。

《本草经集注》："小豆为之使。"

《得宜本草》："得大黄、葶苈，疗心下伏瘕。"

【用量用法】 内服：煎汤，3～9g，或熬膏，入丸、散用。外用：煎水洗，或熬膏涂，或研末调敷，适量。

【使用注意】 气血虚弱和脾胃虚者慎用。

《本草经集注》："恶薯蓣。"

《本草汇言》："性善走泄，如胃虚人亦宜少用。"

《得配本草》："气血虚者禁用。"

《青岛中草药手册》："对皮肤及粘膜有刺激性，有溶解结核病纤维素的作用，对结核病须严格掌握适应证，以免引起原硬结病灶溶解播散。"

【附方】 （1）**治水气通身洪肿，四肢无力，喘息不安，腹中响响胀满，眼不得视**：泽漆根十两，鲤鱼五斤，赤小豆二升，生姜八两，茯苓三两，人参、麦冬、甘草各二两。上八味细切，以水一斗七升，先煮鱼及豆，减七升，去滓，内药煮取四升半。一服三合，日三，人弱服二合，再服气下喘止，可至四合，晬时小便利，肿气减或小溏下。-- 《千金要方》"泽漆汤"

（2）**治十种水气**：泽漆十斤于夏间拣取嫩叶，入酒一斗，研取汁，约二斗。上于银锅内，以慢火熬如稀饧即止，于瓷器内收。每日空心，以温酒调下一茶匙，以愈为度。-- 《圣惠方》

（3）**治水肿盛满，气急喘嗽，小便涩赤如细者**：泽漆叶(微炒)五两，桑根白皮(炙黄，锉)三两，白术一两，郁李仁(汤浸，去皮，炒熟)三两，杏仁(汤浸，去皮、尖、双仁，炒)一两半，陈橘皮(汤浸，去白，炒干)一两，人参一两半。上七味，粗捣筛。每服五钱匕，用水一盏半，生姜一枣大，拍破，煎至八分，去滓温服。以利黄水三升及小便利为度。-- 《圣济总录》

（4）**治心下有物大如杯，不得食者**：葶苈二两(熬)，大黄二两，泽漆四两。捣筛，蜜丸，和捣千杵。服如梧子大二丸，日三服，稍加。-- 《补缺肘后方》

（5）**治肺原性心脏病**：鲜泽漆茎叶 60g，洗净切碎，加水 500g，放鸡蛋 2 只煮熟，去壳刺孔，再煮熬数分钟。先吃鸡蛋后喝汤，每日 1 剂。-- 《草药手册》(江西)

（6）**治脚气赤肿，行步作疼**：猫儿眼草不以多少(锉碎)，入鹭鸶藤、蜂窝各等分。每服一两，水五碗，煎至二碗，趁热熏洗。-- 《履巉岩本草》

（7）**治瘰疬**：猫儿眼睛草二捆，井水二桶，锅内熬至一桶，去滓澄清，再熬至一碗，瓶收。每以椒、葱、槐枝，煎汤洗疮净，乃搽此膏。-- 《纲目》引《便民方》

（8）**治癣疮有虫**：猫儿眼草，晒干为末，香油调搽。-- 《卫生易简方》

（9）**治骨髓炎**：泽漆、秋牡丹根、铁线莲、蒲公英、紫堇、甘草。煎服。-- 《高原中草药治疗手册》

（10）**心下伏瘕（大如杯，不能进食）**：用泽漆四两，大黄、葶苈各三两，捣烂筛细，加蜜成丸，如梧子大。每服二丸，一天服三次。--- 《纲目》

（11）**水所蛊病（按：此病的病象是腹满，湍息、浮肿）**：用泽漆晒干，研为末，加枣肉和成丸子，如弹子大。每服二丸，白开水送下。一天服二次。如腹中觉暖、小便通畅，即为服药见效。

（12）**防治流行性腮腺炎**：取泽漆 1 两（干的 5 钱），加水 300 毫升，浓煎至 150 毫升，每次 50 毫升，日服 3 次，以愈为度。治疗 140 例，均于 3～7 天内治愈，无 1 例发生合并症。对高烧病孩曾配合一般对症处理。流行期间对密切接触者可试用于预防，一般按上述剂量连服 3 天。（11～12 均出自《中药大辞典》）

（13）**治神经性皮炎**：鲜泽漆白浆敷癣上或用椿树叶捣碎同敷。-- 《兄弟省市中草药单方验方新医疗法选编》

（14）**治癌肿**：①淋巴肉瘤：泽漆 15g，蛇六谷(先煎)、土茯苓各 30g，穿山甲 9g，水煎服，日 1 剂。-- 《抗癌中草药制剂》　②宫颈癌：泽漆 100g，加水适量，与鸡蛋 3 个共煮，煮食蛋喝汤，每日 1 剂。-- 《陕西中草药》

（15）**治乳汁稀少**：鲜泽漆 30g，黄酒适量，炖服。-- 《福建药物志》

（16）**治天行赤眼（急性流行性出血性结膜炎）**：泽漆 30g（鲜者加倍），生白矾 6g，用水 500ml，煮开 5min 后，首先口服 30ml，然后趁热熏洗双眼，每次熏洗 15～20min，每日 2～3 次。-- 《山东中医杂志》1988，(5)：47

（17）**治疗急、慢性支气管炎**：用泽漆中提取的泽漆新甙口服，每日 4 次，每次 60mg，疗程 5 天，治疗急性支气管炎 57 例，慢性支气管炎 270 例，显效率：急性支气管炎组为 61.4%；191 例慢性支气管炎单纯型组为 41.31%，79 例慢性支气管炎喘息型组为 16.44%。对慢性支气管炎肺虚咳痰型的疗效非常显著，高于脾虚痰湿型(19<0.01)。对偏寒证的疗效最高，寒热错杂证次之，偏热证疗效最差，偏寒证组疗效非常显著，优于偏热证组(P<0.01)。常见副反应有：口干、咽痛、咳痰难出、唇疮、尿热、便秘等。-- 《中西医结合杂志》黄吉赓，等，1985，(1)：39　用泽漆各种制剂治疗慢性气管炎，认为确有一定的化痰止咳清热功效，从实验室检查分析，它具有抑制支气管腺体中酸性粘多糖合成和使痰量减少的双重作用，并能促进支气管粘膜上皮炎症病理的修复，故在治疗后痰中各种细胞成分均明显减少。-- 《中成药研究》上海中医学院附属曙光医院中心实验室，等.1918：27

（18）**防治流行性腮腺炎**：取泽漆 30g(干品 15g)，加水 30ml，浓煎至 150ml，每次 50ml，日服 3 次，以愈为度，治疗 140 例，均于 3～7 天内治愈，无 1 例发生合并症。对高烧病孩曾配合一般对症处理。流行期间对密切接触者可试用于预防，一般按上述剂量连服 3 天。--湖北科技(医药部分)，1972，(8)：47

（19）**治疗结核性瘘管**：用泽漆膏治疗结核性肛瘘 58 例，其中单纯性 22 例，复杂性 36 例，经手术切开管道，刮除腐败组织后，对较小创面直接均有涂布，较大创面用泽漆膏纱条敷盖，分别经 15～20 天的治疗，全部治愈，无 1 例复发。但浸膏的刺激性较大，可引起不同程度的疼痛，应适当加入镇痛剂；对创面新鲜者用量宜少，对创面腐败而分泌物多者，用量要多。-- 《山东医刊》黄乃健，1961，(8)：15

（20）**治疗细菌性痢疾**：①浓缩煎剂：取猫儿眼睛草 1kg 洗净切碎，煎煮 2 次过滤，浓缩至 1000ml，加适量防腐剂。成人每次 5ml，日服 3 次，儿童酌减。　②冲剂：每 1 相当鲜猫儿眼睛草 12.9g。成人每次 2～3g，日服 3 次，儿童酌减。共治疗急性菌痢 79 例，显效 44 例，有效 13 例；慢性菌痢急性发作 1 例，无效；慢性迁延性菌痢 2 例，显效 1 例，无效 1 例。平均体温恢复正常 1.55 天，便次复常 2.17 天，腹痛消失 2.68 天，右下腹压痛消失 2.46 天，里急后蘑消失 1.97 天，大便成形 2.7 天。-- 《医药卫生专辑》青海省医学科学情报站，1972，（10）：1

（21）**治疗无黄疸型传染性肝炎**：用泽漆制成片剂或膏剂内服，片剂每次 6～8 片(每片含量 0.2g)，膏剂每次 2g，均每日 3 次，饭后服，服后宜多饮开水。25 天为一疗程，共观察 100 例，经一疗程后痊愈(症状、体征消失，肝功能正常)1 例，基本治愈(症状、体征基本消失，肝肿大在 1cm 以内，肝功能正常)51 例，进步(症状、体征有所改善，肝功能基本正常)10 例，无变化 31 例。对症状消退和改善、肝脾回缩及肝功能恢复有一定疗效。远期效果尚难肯定。治疗中部分患者有口干、多尿，未见其他不良反应。--上海铁道医学院.泽漆治疗无黄疸型肝炎 100 例临床分析及疗效观察.1960

叶象花

【别名】 叶象花《文山中草药》，箭叶叶上花，细叶叶上花、一品红《云南药用植物　名录》，叶上花《广西药用植物名录》，墨西哥火草《台湾药用植物志》，草本一品红《海南植物志》。

【来源】 为大戟科植物猩猩草 *Euphorbia heterophylla* L.的全草。

【植物形态】 一年生草本，高约lm。茎单生。有斜升开展的粗状分枝，被稀疏的短柔毛或无毛。茎下部及中部的叶互生，花序下部的叶对生；叶柄长2～3cm；托叶腺点状；叶形多变化，卵形，椭圆形，披针形或线形，长4～10cm，宽2.5～5cm，呈琴状分裂或不裂，边缘有波状浅齿或尖齿或全缘，两面被稀疏的短柔毛；花序下部的叶通常部分或全部红色。杯状聚伞花序多数在茎及分枝顶端排成密集的伞房状；总苞钟状，绿色，宽3～4mm，先端5裂；腺体1～2，杯状，无花瓣状附属物。雄花20或更多，苞片膜质，先端撕裂；子房卵形，3室；花柱3，离生，先端2浅裂。蒴果卵圆状三棱形，直径约5mm，无毛；种子卵形，灰褐色，表面有疣状突起，无种阜。花果期8月。见（图494）

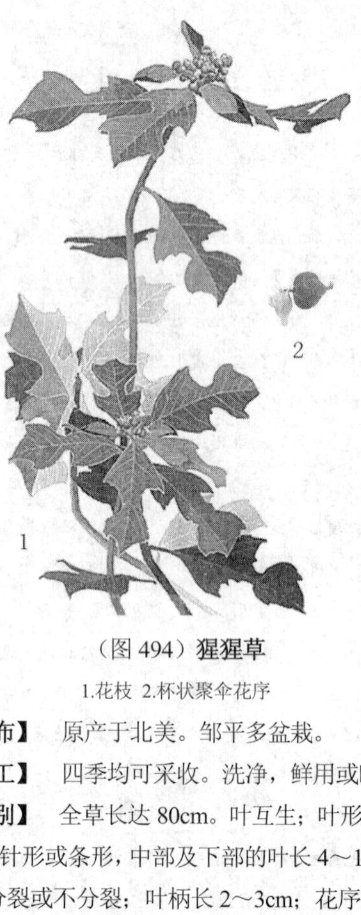

（图494）**猩猩草**

1.花枝 2.杯状聚伞花序

【生长分布】 原产于北美。邹平多盆栽。

【采收加工】 四季均可采收。洗净，鲜用或晒干。

【性状鉴别】 全草长达80cm。叶互生；叶形多 变化，卵形、椭圆形、披针形或条形，中部及下部的叶长4～10cm，宽2.5～5cm，提琴状分裂或不分裂；叶柄长2～3cm；花序下部的叶基部或全部紫红色。杯状花序多数在茎及分枝顶端排列成密集的伞房状；总苞钟形，宽3～4mm，顶端5裂；腺体1～2，杯状，无花瓣状附属物。蒴果近球形，直径5mm，无毛；种子卵形，有疣状突起。

【主含成分】 种子含N-乙酰氨基半乳糖(*N-acetylgalactosamine*)。

【药理】 叶象花的花、叶热水提取物体外对结核杆菌H_{37}有抑制作用，而茎、根提取物无效。叶或植物的浆汁含有毒性成分，食后出现呕吐、腹泻、谵妄等症状。

【性味归经】 味苦、涩，性寒，有毒。归肝经。

【功用主治】 凉血调经，散瘀消肿。主治月经过多，外伤肿痛、出血，骨折。

《河北中草药》："可用于慢性支气管炎。"

《全国中草药汇编》："调经止血，止咳，接骨，消肿。治月经过多，风寒咳嗽，跌打损伤，外伤出血，骨折。"

【用量用法】 内服：煎汤，3～9g。外用：鲜品适量捣敷。

【附方】 （1）**治月经过多，跌打损伤**：叶象花6～9g，水煎服，I3服2次。

（2）**治外伤出血，骨折**：叶象花鲜叶适量，捣烂敷患处，2～3天换药1次。（1～2方均出自《文山中草药》）

地锦

【别名】 地锦、地噤《本草拾遗》，地锦草《嘉祐本草》，地联、夜光、承夜《吴普本草》草血竭、血见愁草《世医得效方》，血见愁《乾坤秘韫》，小虫儿卧单、铁线草《救荒本草》，酱瓣草《庚辛玉册》，血风草、马蚁草、雀儿卧单、猢狲头草《纲目》，扑地锦《本草原始》，奶花草《植物名实图考》，奶草、奶汁草、铺地锦、铺地红、红莲草《福建民间草药》，斑鸠窝、三月黄花《民间常用草药汇编》，地蓬草、铁线马齿苋、蜈蚣草《江西民间草药》，奶疳草、红茎草《浙江民间草药》，红斑鸠窝、地马桑、红沙草、凉帽草、小苍蝇翅草《四川中药志》，红丝草、小红筋草《杭州药用植物志》，仙桃草《湖南药物志》，莲子草、软骨莲子草、九龙吐珠草《闽东本草》，地瓣草《贵州草药》，粪脚草、粪触脚、花被单、血经基《上海常用中草药》，铺地草《福建药物志》，被单草《秦岭植物志》，星星草、斑雀草、多叶果《东北草本植物志》，凤凰窝、九头狮子草《陕西中草药》，家鷊子蓑衣（邹平）。

【名释】 李时珍曰："赤茎布地，故曰地锦。"又云："专治血病，故俗称为血竭、血见愁。"扑地锦者，铺地锦也。《植物名实图考》云："断之有白汁，同鲢鱼煮服，通乳有效……今俗方治血病不甚采用，而通乳则里妪皆识，故标奶花之名，以著其功用云。"

【来源】 为大戟科植物地锦 *Euphorbia humifusa* Willd.、毛地锦 *Euphorbia humifusa* Willd.*var.pilosa* Thell、斑地锦 *Euphorbia supine* Rafin 的全草。

【植物形态】 （1）**地锦** 一年生匍匐草本,有白色乳汁。茎纤细，近基部分枝，带紫红色，无毛。叶对生；叶柄极短；托叶线形，通常3裂；叶片长圆形，长4～10mm，宽4～6mm，先端钝圆，基部偏狭，边缘有细齿，两面无毛或疏生柔毛，绿色或

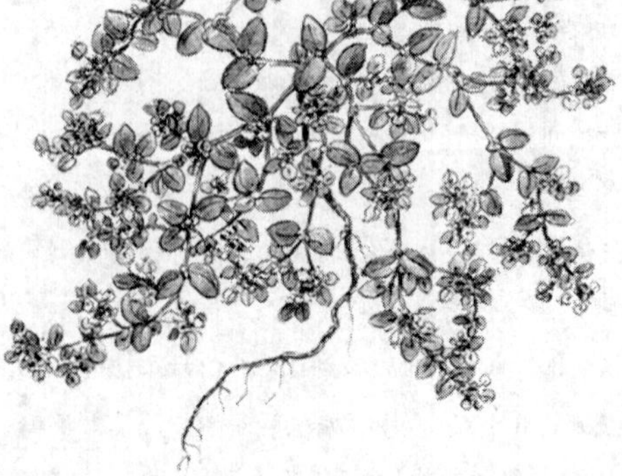

（图495）**地锦草**

淡红色。杯状花序单生于叶腋；总苞倒圆锥形，浅红色，顶端 4 裂，裂片长三角形；腺体 4，长圆形，有白色花瓣状附属物；子房 3 室；花柱 3，2 裂。蒴果三棱状球形，光滑无毛；种子卵形，黑褐色，外被白色蜡粉，长约 1.2mm，宽约 0.7mm。花期 6～10 月，果实 6～10 月。见(图 495)

（2）**毛地锦** 本变种与原种的区别是：茎、叶的背面及果实的表面有白色柔毛。见(图 496)

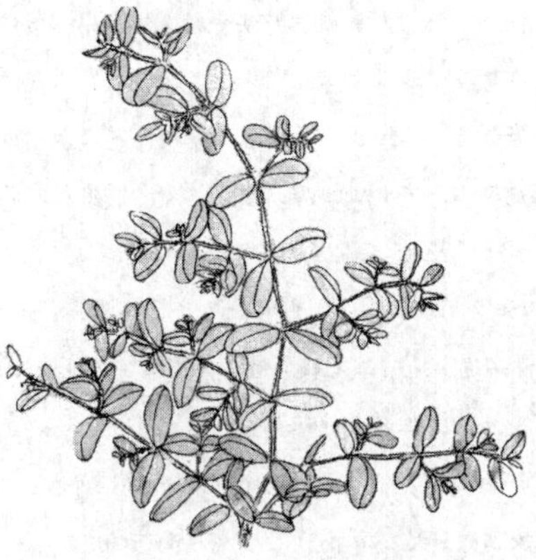

（图 496）**毛地锦**

（3）**斑地锦** 本种与地锦相似，主要区别是：全株有白色细柔毛，叶片中央有一紫斑，背面有柔毛；蒴果表面密生白色细柔毛；种子卵形，有角棱。花果期与地锦草同。见(图 497)

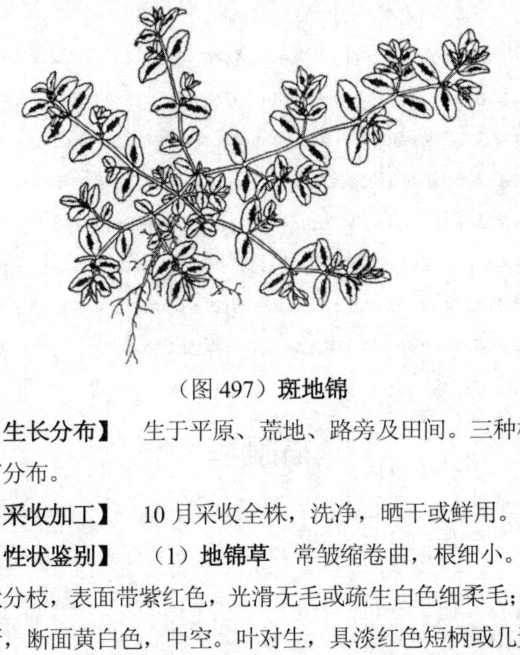

（图 497）**斑地锦**

【生长分布】 生于平原、荒地、路旁及田间。三种植物邹平均有分布。

【采收加工】 10 月采收全株，洗净，晒干或鲜用。

【性状鉴别】 （1）**地锦草** 常皱缩卷曲，根细小。茎细，呈叉状分枝，表面带紫红色，光滑无毛或疏生白色细柔毛；质脆，易折断，断面黄白色，中空。叶对生，具淡红色短柄或几无柄；叶片多皱缩或已脱落，平展后呈长椭圆形，长 5～10mm，宽 4～6mm；绿色或带紫红色：通常无毛或疏生细柔毛；先端钝圆，基部偏斜，边缘具小锯齿或呈微波状。杯状聚伞花序腋生，细小。蒴果三棱状球形，表面光滑，种子细小，卵形，褐色。无臭，味微涩。

（2）**毛地锦** 茎、叶的背面及果实的表面有白色柔毛。

（3）**斑地锦** 叶上表面具一紫斑，下表面有毛；蒴果密被白色细柔毛；种子卵形，有棱。

【主含成分】 （1）**地锦草**：含有三种黄酮甙，其中两个甙的甙元为山柰酚(*kaempferol*)，另一个甙的甙元为槲皮素(*quercetin*)。还含香豆精类成分：东莨菪素(*scopoletin*)，伞形花内酯(*umbelliferone*)，阿牙潘泽兰内酯(*ayapin*)。又含棕榈酸(*palmitic acid*)，没食子酸(*gallic acid*)，没食子酸甲酯(*methylgallate*)和内消旋肌醇(*mesoinositol*)。

（2）**斑叶地锦**：含 β 香树脂醇乙酸酯(*β-amyrin acetate*)，乙酸蒲公英赛醇酯(*taraxeryl acetate*)，乙酸羽扇烯醇酯(*lupenyl acetate*)，3β 一乙酰氧基-30-去甲羽扇豆烷-20-酮(*3β-acetoxy-30-norlupaPr-20-one*)，α-香树脂酮醇(*α-amyrenonol*)，谷甾醇(*sitosterol*)，乙酸粘霉烯醇酯(*glut-5-en-3β-yl acetate*)，乌苏-9(11)，12-二烯-3β-醇［*ulsa-9(11)，l2-dien-3β-01*］，斑叶地锦素(*eumaculin*)A，紫云英甙(*astragalin*)，异槲皮甙(*isoquercitrin*)，山柰酚-3-O-(2″-O-没食子酰)-β-D-葡萄糖甙［*kaempferol-3-O-(2″-O-gal-loyl)-β-D-glucoside*］，槲皮素-3-O-(2″-O-没食子酰)-β-D-葡萄糖甙［*quercetin-3-O-(2"-galloyl) -β-D-glucoside*］，1，3，4，6-四-O-没食子酰-β-D-葡萄糖(*1，3，4，6-tetra-O-galloyl-β-D-glucose*)，老鹳草鞣质(*geraniin*)。

【药理】 (1)**抗菌和抗寄生虫作用** 地锦草的乙醇提取物及从中进一步提得的黄色结晶物地锦素在体外均对金黄色葡萄球菌有较强的抗菌作用；对肠道致病菌如各种痢疾杆菌、伤寒和副伤寒杆菌、变形杆菌、致病性大肠杆菌及其他某些细菌均有程度不同的抗菌作用。煎剂在 3.125％浓度时，体外对钩端螺旋体也有较好抑菌效果，抗菌范围相当广泛。地锦素体外最小抑菌浓度在 0.002～0.63mg/ml 间，最敏感的是白喉杆菌(0.002mg/ml)，其次是金黄色葡萄球菌和耐青霉素金黄色葡萄球菌(0.005m9/ml)，致病性大肠杆菌为 0.63mg/ml，各种肠道致病菌介于两者之间。但用于实验治疗疗效不佳，进一步研究发现，地锦素在体外与小鼠全血，兔红细胞或血清预先保温 30 分钟则可使其抗菌作用降低，表明红细胞及血清对药效有一定影响。而地锦素给小鼠皮下注射，其尿液仍具有抗菌作用。地锦素乙酸乙酯提取部分表现出由于控制嘌呤系统转换酶活性而达到抗寄生虫作用。

（2）**解毒作用** 地锦草能减轻六六六中毒小鼠各脏器如心、肝、脾、肾组织的严霓损害，效果优于维生素 C。

（3）**止血作用** 取全草干粉撒于犬股动脉切开处，止血效果明显。

（4）**毒性** 地锦草毒性很小，地锦草水煎醇提取物给家兔 20mg/kg 灌胃；大鼠 15g/kg，每日 2 次，灌胃给药，连续 16d，均未见任何异常现象。

【性味归经】 味辛，性平。归肝、大肠经。

【功用主治】 清热解毒，利湿退黄，活血止血。主治痢疾，泄泻，黄疸，咳血，吐血，尿血，便血，崩漏，乳汁不下，跌打肿痛及热毒疮疡。

《嘉祐本草》："主通流血脉，亦可用治气。"

《品汇精要》："主调气和血。"

《纲目》："主痈肿恶疮，金刃扑损出血，血痢、下血，崩中，能散血止血，利小便。"

《本草求原》："治蛇伤。"

《民间常用草药汇编》："治胃部痞满疼痛，冷骨风，臭痰，痔疮及下乳。"

《浙江民间草药》："健胃止泻，治小儿疳积。"

《上海常用中草药》："止血，利尿，健胃，活血，解毒。治黄疸，痢疾，腹泻，尿路感染，便血，尿血，子宫出血，痔疮出血，跌打肿痛，女人乳汁不通，头疮，皮肤疮毒。"

《全国中草药汇编》："外用治下肢溃疡，皮肤湿疹，烧烫伤。"

【临床应用】 （1）**用于湿热诸证及热毒疮疡**。地锦草能清热解毒，利湿退黄。治热毒泻痢，大便脓血，可单用，亦可与马齿苋、黄连、黄柏或辣蓼草等药配伍以清热凉血，解毒止痢；湿热黄疸可配茵陈、栀子等煎服，以清热利湿退黄；湿热下注，小便淋沥涩痛，单用或配白茅根、车前草等，可利尿通淋。本品又善解毒疗疮，内服或外敷，可治痈肿疔疮、臁疮、带状疱疹，毒蛇咬伤等。

（2）**用于出血症**。地锦草凉血止血兼能活血散瘀，用治多种内外出血证，能止血而不留瘀。如治血热吐血、衄血，可配生地、丹皮同用；治便血、血痢、痔疮出血，可配地榆、槐花同用；崩漏，可配蒲黄、茜草等。外用可止外伤出血。此外，其活血之功，配入活血消肿方中，亦用治跌扑损伤，瘀血郁滞之肿痛。

（3）**民间用于治疗小儿伤食泄泻和疳积羸弱之证**。挟滞者与焦山楂、神曲、麦芽等配伍，以健脾助运，化积除疳；脾虚则可合参苓白术散应用，以扶脾养胃。

《植物名实图考》："同鲢鱼煮服，通乳有效。"

【用量用法】 内服：煎汤，10～15g，鲜者可用15～30g，或入散剂。外用：鲜品捣敷，或干品研末撒，适量。

【使用注意】 血虚无瘀及脾胃虚弱者慎服。

《本草汇言》："凡血病而因热所使者，用之合宜，设非血热为病，而胃气薄弱者，当斟酌行之。"

《本草从新》："非血滞血瘀勿用。"

【附方】 (1)**治脏毒赤白**：地锦草采得后，洗，曝干为末，米饮服一钱。--《经验方》

（2）**治细菌性痢疾**：地锦草30g，铁苋菜30g，凤尾草30g，水煎服。--《单方验方调查资料选编》

（3）**治急性尿道感染**：铺地草、海金沙、爵床各60g，车前草45g，水煎服。--《福建药物志》

（4）**治妇女血崩**：草血竭嫩者蒸熟，以油、盐、姜腌食之，饮酒一二杯送下，或阴干为末，姜、酒调服一二钱。--《世医得效方》

（5）**治牙齿出血**：鲜地锦草，洗净，煎汤漱口。--《泉州本草》

（6）**治金疮出血不止**：血见愁草研烂涂之。--《世医得效方》

（7）**治妇人乳汁不通**：取鲜地锦草全草30～45g(干的24～36g)和瘦猪肉120～180g，酌加红酒或开水，炖2小时后服。--《福建民间草药》

（8）**治小儿疳积**：地锦草全草6～9g。同鸡肝一具或猪肝90g煮熟，食肝及汤。--《江西民间草药》

（9）**治咽喉发炎肿痛**：鲜地锦草15g，成酸甜草15g。捣烂绞汁，调蜜泡服，日三次。

（10）**治痈疮疔毒肿痛**：鲜地锦草，洗净，和酸饭粒、食盐少许敷患处。（9～10方均出自《泉州本草》）

（11）**治风疮疥癣**：血见愁草同满江红草捣末敷。--《纲目》引《乾坤秘韫》

（12）**治缠腰蛇(带状疱疹)**：鲜地锦草捣烂，加醋搅匀，取汁涂患处。--《福建中草药》

（13）**治臁疮烂疮**：斑鸠窝为末外搽。

（14）**治火眼**：斑鸠窝熬水洗，或蒸猪肝食。（13～14方均出自《贵阳民间药草》）

（15）**治跌打肿痛**：鲜地锦草适量，同酒糟捣匀，略加面粉外敷。--《湖南药物志》

（16）**治趾间鸡眼**：(将鸡眼)割破出血，以血见愁草捣敷之。--《纲目》引《乾坤秘韫》

（17）**治血痢不止**：地锦草晒研，每服二钱，空心米饮下。--《乾坤生意》

（18）**治小便血淋**：血风草，井水擂服。--《刘长春经验方》

（19）**治功能性子宫出血**：地锦草二斤。水煎去渣熬膏。每日二次，每服一钱半，白酒送服。--《中草药新医疗法资料选编》(内蒙古

（20）**治湿热黄疸**：地锦全草五、六钱。水煎服。--《江西民间草药》

（21）**治脾劳黄疸**：草血竭、羊膻草、桔梗、苍术各一两，甘草五钱。为末，先以陈醋二碗入锅，下皂矾四两，煎熬良久，下药末，再入白面，不拘多少，和成一块，丸如小豆大，每服三、五十丸，空腹醋汤下，一日二服。--《乾坤生意秘韫》之"如圣丸

（22）**治奶汁不通**：地锦草七钱。用公猪前蹄一只炖汤，以汤煎药，去渣，对甜酒二两，温服。--《江西民间草药》

（23）**治项虎(对口疮)**：鲜地锦草加醋少许，捣烂外敷。--《福建中草药》

（24）**治蛇咬伤**：鲜地锦草捣敷。--《湖南药物志》

（25）**治疗细菌性痢疾**：用鲜地锦草150～200g或干品30～50g(儿童用量适减)煎汁，虚者可用米汤代水浓煎并加红糖30g，分3～4次服用。治疗562例，结果痊愈(3天内症状消失，大便检查阴性)474例；有效(症状减退未尽，须配其他治疗方法)50例；无效(用药3天症状无改善或恶化)38例。--《上海中医药杂志》邓汉成，1990，(3)：23

（26）**治疗小儿腹泻**：用100%地锦草糖浆，大于2岁小儿每次10～15ml，日服3次。治疗41例。结果痊愈29例，好转8例，无效4例。--《福建药物志》福建省医药研究所.第1版.福州：福建人民出版社，1979：270

（27）**治疗"粪毒"(钩蚴性皮炎)**：用鲜地锦草捣烂外敷，干燥后即换，每日数次，直至痊愈。治疗124例由钩蚴穿入皮肤所致的皮炎，症见局部皮肤红肿，奇痒不止，甚至搔抓后感染化脓。结果：治疗1天症状消失者58例，治疗2d症状消失者34例，治疗3天症状消失者29例，无效者3例。除5例因感染严重配合抗菌素治疗外，其余均迅速减轻奇痒症状。--《新医药学杂志》顾天培，1977，(6)：48

猫眼草

【别名】 猫眼草、打碗花、打碗棵、打盆打碗《河北中药手册》，猫儿眼《中国药用植物图鉴》，耳叶大戟《东北植物检索表》，华北大戟《秦岭植物志》，细叶猫眼草。

【名释】 杯状花序顶面观似猫眼而得名。

【来源】 为大戟科植物猫眼草 *Euphorbia lunulata* Bunge 的全草。

【植物形态】 多年生草本，高达40cm。茎通常分枝，基部坚硬。下部叶鳞片状，早落；中上部叶狭条状披针形，长2～5cm，宽2～3mm，先端钝或具短尖，两面无毛。杯状聚伞花序顶生者通常有4～9伞梗，基部有轮生叶与茎上部叶同形；腋生者具伞梗1；每伞梗再2～3分叉，各有扇状半圆形或三角状心形苞叶1对；总苞杯状，无毛，先端4裂，裂片间无片状附属物，腺体4，新月形，黄褐色，两端有短角；雄蕊1；子房3室，花柱3，分离，

柱头2浅裂。蒴果扁球形，无毛；种子长圆形，长约2mm，光滑，一边有纵沟，无网纹及斑点。花期4～6月，果期6～8月。见(图498)

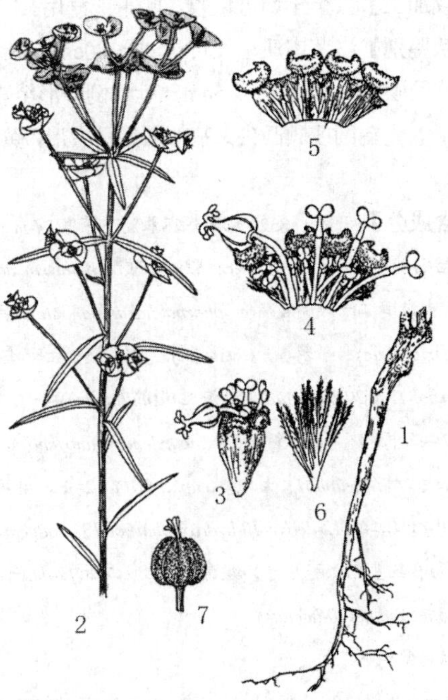

（图498）猫眼草

1.植株上部 2.根 3.杯状聚伞花序 4.展开的杯状花序

5.展开的总苞示腺体 6.杯状总苞内的附属鳞片 7.蒴果

【生长分布】 生于山坡、山谷或河岸向阳处。

【采收加工】 夏季采割地上部分，除去杂质，晒干。

【性状鉴别】 全草长20～40cm。茎呈圆柱形，直径2～3mm；表面黄绿色，基部呈紫红色，具纵纹；质脆易折断。叶互生，无柄，叶片狭长形，易脱落往往皱缩，长2.5～5cm，宽2～3mm。茎上部的分枝处有的叶轮生。花序顶生或生于上部叶腋，多歧聚伞花序，基部的叶状苞片呈半月形至三角状肾形。蒴果三棱状卵圆形，光滑，气特异，味淡。

【显微鉴别】 （1）茎横切面：表皮为1列类长方形细胞，纵向延长。皮层细胞大小不一，卵圆形、长方形，切向延长；中柱鞘纤维束排列呈1轮，于韧皮部外侧，每个纤维群由10余个至20多个纤维组成；木质部由导管、木薄壁细胞、木纤维组成，导管较大而稀少；木射线细胞1～3列，狭长而小。髓部薄壁细胞圆形；中央全为空隙。(图499)

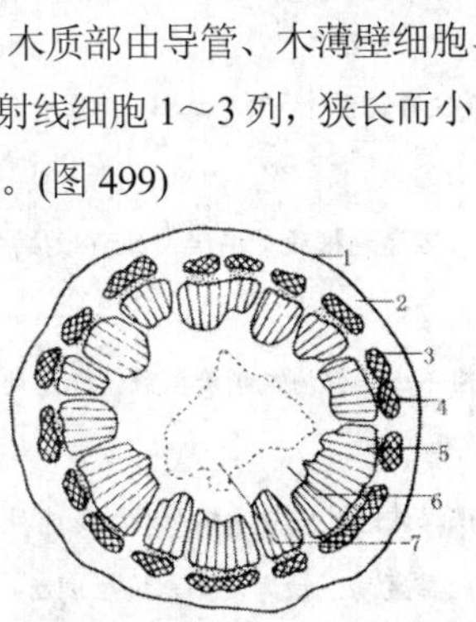

（图499）猫眼草(茎)横切面简图

1.表皮 2.皮层 3.柱鞘纤维 4.韧皮部 5.木质部 6.髓 7.空隙

（2）叶表面观：上表皮细胞壁较平直，未见气孔；下表皮细胞壁略呈波状弯曲，气孔多数，不定式。

（3）茎的表面观：表皮细胞类长方形、长条形，纵向延长，气孔多数。

【理化鉴别】 （1）取本品1g，加乙醇10ml，在水浴上煮沸。滤过，取滤液1ml置试管中，滴加三氯化铁试剂，振摇后溶液呈污绿色。(检查酚性物质)

（2）取滤液lml，加镁粉少许，振摇后滴加数滴浓盐酸，溶液呈樱红色。(检查黄酮)

【主含成分】 **地上部分**：含山柰酚(*kaempferol*)，槲皮素(*quercetin*)，槲皮甙(*quercitrin*)，山柰酚-3-L-鼠李糖甙(*kaempferol-3-L-rhamnoside*)，6，7-二羟基香豆精(*6，7-dihydroxyconmarin*)。**种子**：含猫眼草素(*maoyancaosu*)。

【药理】 （1）**止咳作用** 猫眼草黄酮甙一号水溶液以5g(生药)/ml浓度0.3ml、0.1％黄酮甙二号水溶液0.3ml、0.2％挥发油0.3ml分别给小鼠腹腔注射，发现黄酮甙一号和二号均有不同程度的止咳作用，半数致咳时间分别为47.33s和46.26s。猫眼草酒浸膏200mg/kg、250mg/kg腹腔注射，半数小鼠咳嗽所需喷氨雾时间可比对照组延长50％、42％；总黄酮250mg/kg、320mg/kg腹腔注射，分别比对照组延长28％及57％；总黄酮所含单体山萘酚200mg/kg、槲皮素200mg/kg均使之延长34％。

（2）**祛痰作用** 小鼠酚红法表明黄酮甙一号与二号腹腔注射均有祛痰作用，一号效果较好。口服总黄酮260mg/kg，可使小鼠气管抽洗酚红浓度为空白对照组的290％；大鼠毛细血管法表明，总黄酮中的山萘酚、槲皮素及其相应的甙均有一定的祛痰作用。

（3）**平喘作用** 猫眼草酒浸膏250mg/kg、总黄酮150mg/kg腹腔注射对组胺喷雾引起的豚鼠抽搐反应抑制率达57.1％和14.3％，提示猫眼草酒浸膏有一定的平喘作用。猫眼草黄酮甙一号、黄酮甙二号和挥发油水溶液均无明显预防组胺引起的豚鼠支气管哮喘作用。

（4）**抗菌作用** 酒精煎剂(1：1 000)、水煎剂(1：300)试管内对结核菌有抑制效力，可能对肺炎链球菌、甲链球菌、卡他球菌、流感杆菌亦有抑制作用。

（5）**毒副反应** 猫眼草总黄酮急性毒性实验表明，小鼠口服半数致死量为1.25±0.05g/kg，亚急性毒性实验中，狗口服125mg/kg·d，连续4星期，对体重、血象、肝功能、肾功能等无明湿变化。

【性味归经】 味苦，性微寒，有毒。归肺、膀胱、肝经。

【功用主治】 镇咳，祛痰，散结，逐水，拔毒，杀虫。主治痰饮咳喘，水肿，瘰疬，疥癣，无名肿毒。

《山东中草药手册》：“逐水，解毒散结。”

《内蒙古中草药》：“利尿消肿，化痰散结，杀虫止痒。主治水肿，二便不通，痰饮咳嗽，疥癣，肿毒。”

《全国中草药汇编》：“拔毒止痒。外用治颈淋巴结核，疮癣瘙痒。”

《秦岭巴山天然药物志》：“镇咳祛痰，平喘。”

【用量用法】 内服：煎汤，3～9g，或入丸剂。外用：熬膏外敷，或研末调敷，适量。

【使用注意】 有毒，内服宜慎。

【附方】 （1）**治慢性气管炎**：①猫眼草(去根)、葶苈子、沙参各等分。共为细末，压成0.5g片剂。每次服4片，每日3次。10天为1疗程。疗程之间停药7～10天。 ②猫眼草、白头翁各4份，炒叶仁(去皮、尖)、麻黄各1份。共为细末，水泛为丸，如绿豆大。每次服3g(30粒)，每日3次。10天为1疗程。

病程之间停药7～10天。--《全国中草药汇编》

（2）**治久喘咳，浮肿**：以气虚者为宜，猫眼草9g，杏仁6g，半夏6g，茯苓12g，桂枝3g，水煎服。--《天津中草药》

（3）**治下肢水肿**：猫眼草15g，鸡子2枚。加水同煮，去汤，吃鸡子，每日1次。--《山东中草药手册》

（4）**治颈淋巴结结核已破成管**：猫眼草煎熬成膏。适量外敷患处。--《河北中药手册》

（5）**治无名肿毒**：猫眼草适量熬成膏，摊布上贴患处。

（6）**治钱癣**：猫眼草煎汁涂抹。（5～6方均出自《天津中草药》）

（7）**治癣疮发痒**：猫眼草研末，香油或花生油、猪油调敷患处。--《河北中药手册》

铁海棠

【别名】 铁海棠《福建民间草药》，玉麒麟、番鬼刺《广西中药志》，海棠《广西药用植物名录》，万年刺、霸王鞭、千脚刺《贵州草药》，细龙骨《广西本草选编》，爬壁刺《贵州中草药名录》，麟麟刺《全国中草药名鉴》，虎刺《中国高等植物图鉴》，老虎笋、狮子隽《广州植物志》,独节枝(云南)。

【来源】 为大戟科植物铁海棠 *Euphorbia milii* Ch.des Moulins的茎、叶、根及乳汁。

【植物形态】 多刺灌木，高可达im。茎直立或稍攀援状，刺硬而尖，长1～2.5cm，成5行排列于茎的纵棱上。叶互生，通常生于嫩枝上，无柄；叶片倒卵形或长圆状匙形，长2.5～5cm，先端浑圆而具凸起，基部渐狭，楔形。2～4个杯状聚伞花序生于枝端，排列成具长花序梗的二歧聚伞花序；总苞钟形，先端5裂，腺体4，无花瓣状附属物；总苞基部具2苞片，苞片鲜红色，倒卵状圆形，直径约10～12mm；花单性，雌雄花同生于萼状总苞内；雄花多数，具雄蕊1；雌花单生于花序中央，子房上位，花柱3枚，柱头2浅裂。蒴果扁球形。花期5～9月，果期6～10月。见下（图500）

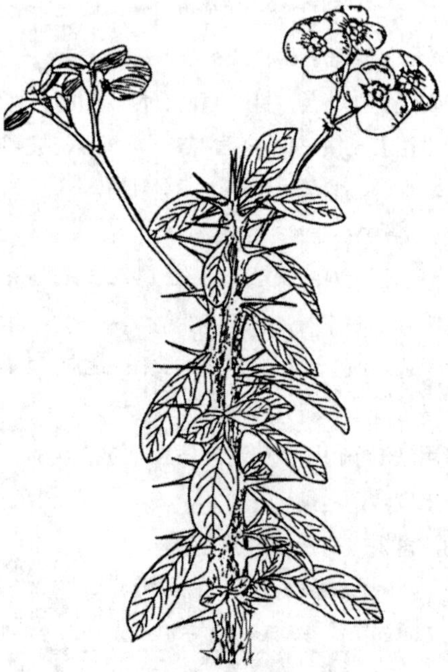

（图500）铁海棠

本植物的花（**铁海棠花**）也供药用：味苦、涩，性凉，小毒。凉血止血。鲜品10--15朵内服：煎汤，可治崩漏，白带过多。

【生长分布】 原产于非洲马达加斯加。邹平多盆栽。

【采收加工】 全年均可采收，晒干或鲜用。

【性状鉴别】 茎肉质，长可达20～80cm，绿色，有纵棱，棱上有锥状的硬刺，刺长1～2.5cm。叶片倒卵形至矩圆状匙形，长2.5～5cm，先端圆或具凸尖，基部渐狭呈楔形，黄绿色。气微，味苦、涩。

【主含成分】 **茎**：含24-亚甲基环木菠萝烯醇(*24-methylenecycloartenol*)，β-谷甾醇(*β-sitosterol*)，β-香树脂醇乙酸酯(*β-amyrin acetate*)，大戟醇(*euphorbol*)，大戟醇二十六烷酸酯(*e-uphorbol hexacosanoate*)，巨大戟萜醇三乙酸酯(*ingenol triacetate*)，亭牙毒素(*tiyatoxin*)，12-去氧巴豆醇13，20-二乙酸酯(*12-deoxyphorbol-13，20-diacetate*)，铁海棠碱(*milliamine*)A～I。

叶：含24-亚甲基环木菠萝烯醇(*24- methylenecycloartenol*)，β-谷甾醇(*β-sitosterol*)，大戟二烯醇(*euphol*)、大戟醇(*eupborbol*)，12-去氧4β-羟基巴豆醇-13-十二烷酸，20-乙酸二酯(*12-deoxy-4β-hydroxyphorbol-13 –dodecano ate-20-acetate*)、12-去氧-4β-羟基巴豆醇13-十八烷酸-20-乙酸二酯(*12-deoxy-4β-hydroxyphorbol-13-octadecanoate-20-acetate*)。

根：含铁海棠碱A、B。

乳汁：含α-香树脂醇(*α-amyrin*)，12-去氧-4β-羟基巴豆醇-13-十二烷酸酯-20-乙酸酯(*12-deoxy-4β-hydroxyphorbol-13-dode-canoate-20-acetate*)，12-去氧巴豆醇-13，20-二乙酸酯，β-谷甾醇，亭牙毒素。

【性味归经】 味苦、涩，性凉，小毒。

【功用主治】 解毒，排脓，活血，逐水。主治痈疮肿毒，烫火伤，跌打损伤，横痃，肝炎，水臌。

《广西中药志》："解疮毒，泻水气。治恶疮、横痃，大腹水肿。"

《广西本草选编》："主治跌打肿痛，痈疮肿毒。"

《福建药物志》："化瘀消肿，排脓解毒。"

【用量用法】 内服：煎汤，鲜者9～15g，或捣汁。外用：捣敷，适量。

【使用注意】 本品有毒，过量易致腹泻，宜慎服。

《广西本草选编》："根、茎毒性较大，误服可致腹泻。如泻不止，用甘草15～30g，水煎服。"

【附方】 （1）**治痈疮肿毒**：铁海棠鲜根适量，捣烂同酒糟热敷患处。--《广西中药志》

（2）**治对口疮**：鲜铁海棠茎叶，酌加红糖，捣烂外敷，每日换1次。--《福建民间草药》

（3）**治鱼口便毒**：万年刺根适量捣烂，加酒炒热，包患处。--《贵州草药》

（4）**治竹木刺入肉不出**：铁海棠树液数滴，滴患处，待竹木刺露出皮肤，即可拔出。--《广西中草药》

（5）**治烫火伤**：铁海棠鲜叶适量，捣烂绞汁涂患处。--《福建药物志》

（6）**治跌打重伤，脑震荡**：铁海棠全草捣烂调酒，取汁灌服。--《广西民族药简编》

（7）**治横痃**：鸡蛋1个，穿刺小孔，铁海棠汁滴入蛋内，用湿沙纸包裹五层，煨熟。连服2个。--《广西中药志》

大戟

【别名】 大戟《本经》，邛钜《尔雅》，红芽大戟《小儿药证直诀》，紫大戟《三因方》，下马仙《纲目》，京大戟《江苏南部种子植物手册》。

【名释】 根能戟人咽喉，且与茜草科植物红芽大戟相别，故名。

【来源】 为大戟科植物大戟 *Euphorbia pekinensis* Rupr.的根。

【植物形态】 大戟 又名乳浆草《植物名实图考》，龙虎草、九头狮子草、将军草、膨胀草、黄花火戟、黄芽大戟、千层塔、搜山虎、穿山虎《中药大辞典》。多年生草本，高30～80cm，含白色乳汁。根圆锥状。茎直立，被白色短柔毛，基部分枝。叶互生，长圆状披针形至披针形，长3～8cm，宽5～13mm，先端钝尖，基部狭楔形，边缘有细锯齿，下面稍被白粉，散生柔毛。总花序通常有5伞梗，基部有卵形或卵状披针形苞片多5枚，轮生；每伞梗再作2至数回分枝，其基部着生多3叶，有的2或4叶，每小枝又作一至数回叉状分枝，基部分叉处着生近圆形叶1对。杯状花序，总苞钟状，顶端4～5裂，腺体4～5，椭圆形，无花瓣状附属物；花单性，雌雄同株；雄花有雄蕊1枚；雌花子房球形，3室，花柱3，顶端2裂。蒴果三棱状球形，表面有疣状突起。种子卵形，光滑。花期6～9月，果期7～10月。见下（图501）

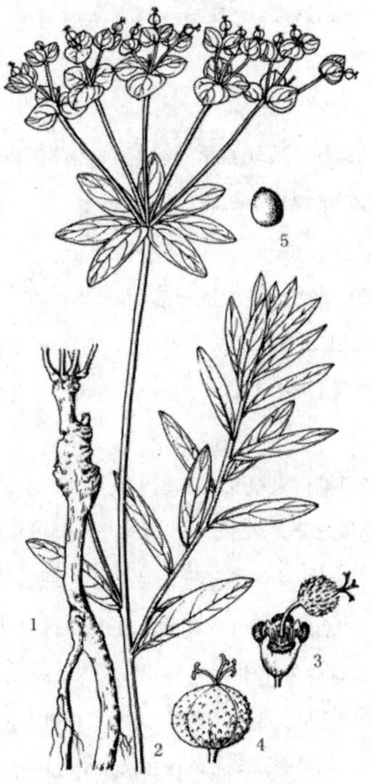

（图501）**京大戟**

1.根 2.花枝 3.花序 4.蒴果 5.种子

【生长分布】 生于山坡、路旁、荒地、草丛、林缘及疏林下。邹平南部山区有分布。

【采收加工】 秋季地上部分枯萎后至早春萌芽前，挖掘地下根，除去残茎及须根，洗净泥土，切段或切片晒干或烘干。

【性状鉴别】 根呈不规则长圆锥形，略弯曲，常有分枝，长10～20cm，直径0.5～2cm，近根头部偶有膨大至4cm；根头常见茎的残基及芽痕。表面灰棕色或棕褐色，粗糙，具纵直沟纹及横向皮孔，支根少而扭曲。质坚硬，不易折断，断面类棕黄色或类白色，纤维性。气微，味微苦、涩。

【显微鉴别】 根横切面：木栓层为10～20余列木栓细胞。皮层狭窄。韧皮部散有多数乳汁管，直径30～90μm。形成层成环。木质部占根的大部分；射线宽广；导管大多径向排列，其旁散有单个或成束的非木化纤维。薄壁细胞中含草酸钙簇晶，直径15～53μm，偶见方晶；并含淀粉粒。见(图502)

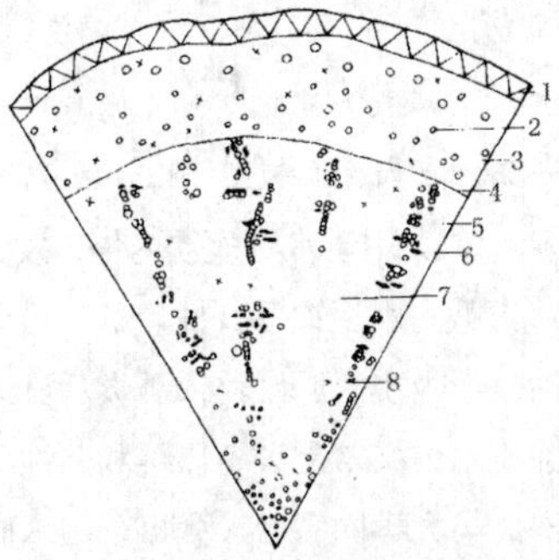

（图502）**大戟(根)横切面简图**

1.木栓层 2.乳汁管 3.韧皮部 4.形成层 5.木质部 6.纤维 7.射线 8.草酸钙簇晶

【理化鉴别】 将根切成薄片，加冰醋酸与浓硫酸各1滴，在扩大镜下观察，可见乳汁管中所含乳汁显红色。

【主含成分】 **根**：含三萜类成分大戟酮(*euphorbon*)，生物碱，大戟色素体(*euphorbia*)A、B、C等。另含树胶、树脂。

新鲜叶：含维生素C 110～112mg％。

【药理】 （1）**致泻作用** 大戟能刺激肠管，引起肠蠕动增加产生泻下作用。其乙醇提取物及热水提取物均可使实验动物产生泻下。

（2）**利尿作用** 大戟根醇提物，可引起狗的肾容积明显减少，未见利尿作用。对大鼠先造成实验性腹水后，再灌服大戟煎剂或醇浸液，则可产生明显的利尿效应。

（3）**降压作用** 大戟提取液对末梢血管有扩张作用，并能拮抗肾上腺素的升压作用。

（4）**其他作用** 醇提取物有兴奋离体妊娠子宫作用。

（5）**毒性** 大戟有强烈刺激性，接触皮肤引起皮炎，口服对口腔、咽喉粘膜以及胃肠粘膜引起充血、肿胀、甚至糜烂，而导致腹痛、泄泻、脱水、虚脱、呼吸麻痹而死亡。我国历代本草记载，大戟与甘草配伍是禁忌的，属十八反之列，动物试验证明，小鼠腹腔注射大戟、甘草乙醇浸出液或灌服煎剂，可增加大戟的毒性。

【炮制】 （1）**醋大戟**：取净大戟置锅内，用米醋和适量水，浸拌1～2h，用文火煮至醋液被吸尽时，取出，晾至六、七成干时，切厚片，干燥。或取净大戟片，用米醋拌匀，闷润至透，置锅内，用文火炒干，取出放凉。每大戟100kg，用米醋30kg。醋制可降低毒性，缓和峻泻作用。

（2）**煨大戟**：取净大戟，以面皮包裹，置炉旁煨至面皮焦黄色，取出，剥去面皮，趁热切薄片，放凉。每大戟100kg，用面粉50kg。煨制可降低毒性。

饮片性状：①醋大戟形如大戟片，色泽加深，略具醋味。②煨大戟为不规则长圆形或圆形薄片，色泽加深。

【性味归经】 味苦、辛，性寒，有毒。归肺、脾、肾经。

【功用主治】 泻水逐饮，消肿散结。主治水肿，胸腹积水，痰饮积聚，二便不利，痈肿，瘰疬。

《本经》："主蛊毒，十二水，腹满急痛，积聚，中风皮肤疼痛，吐逆。"

《别录》："主颈腋痈肿，头痛，发汗，利大小肠。"

《药性论》："下恶血癖块、腹内雷鸣，通月水，善治瘀血，能堕胎孕。"

《日华子》："泻毒药，泄天行黄病、温疟，破瘕结。"

《本草图经》："治瘾疹风及风毒脚肿，并煮水热淋，日再三便愈。"

《医学启源》："泻肺。"

《本草正》："性峻利，善逐水邪痰涎，泻湿热胀满。"

《青岛中草药手册》："治结核性腹膜炎，淋巴结核等。"

【临床应用】 （1）**用于水湿痰饮内停，发为身面浮肿，臌胀，胸胁痞满等**。大戟泻水逐饮，其性峻猛，可单味煎服或研末服，现代常用于治疗血吸虫病肝硬化或肝炎后肝硬化腹水以及多种原因引起的胸腔积水。又常配大枣以缓和药性，顾护脾胃，如《活法机要》以本品与大枣同煮后，食枣，治水肿腹大。对水肿腹胀、悬饮属实证、重症者，亦可配甘遂、芫花等峻下逐水药同用，其逐水之力更峻，如《伤寒论》十枣汤、《丹溪心法》舟车丸。若佐以行气药同用，亦能助其利水逐饮之功，如《纲目》以本品配广木香，治疗水气肿胀。若痰饮内伏，颈项、胸背、腰膀隐痛，筋骨牵引疼痛，可以本晶配甘遂、白芥子为丸以祛痰逐饮，如《三因方》控涎丹。

（2）**用于痈疽肿毒，瘰疬痰核**。大戟能消肿散结，化痰解毒，内服、外敷均可，如《外科正宗》太乙紫金丹，以本品配山茨菇、五倍子等，治疗各种疮痈肿毒；《医学纲目》百祥丸以本品单味内服，治疱疹黑陷，寒战咬牙戛齿，身黄肿紫及吐痢。

《日华予》："小豆为之使。"

《纲日》："得枣即不损脾。"

《得宜本草》："得甘遂、白芥子，疗水气胀满；得干姜，治水肿喘息。"

【用量用法】 内服：煎汤，0.5～3g，或入丸、散。外用：研末或熬膏敷，或煎水熏洗，适量。

【使用注意】 虚寒阴水患者及孕妇禁服。体弱者慎服。反甘草。

《本草经集往》："反甘草。"

《药性论》："反芫花、海藻。毒，用菖蒲解之。"

《新修本草》："畏菖蒲、芦草、鼠屎。"

《日华了二》："恶薯蓣。"

《本经逢原》："脾胃肝肾虚寒，阴水泛滥，犯之立毙，不可不审。"

【附方】 （1）**治水肿**：枣一斗，锅内入水，上有四指，用大戟并根苗盖之遍，盆合之，煮熟为度。去大戟不用，旋旋吃，无时。--《活法机要》

（2）**治水病，无问年月深浅**：大戟、当归、橘皮各一大两(切)，以水二大升，煮取七合，顿服，利水二三斗。--《兵部手集》

（2）**治通身肿满喘息，小便涩**：大戟(去皮，细切，微炒)二两，干姜(炮)半两一匕二味捣罗为散。每服三钱匕，用生姜汤调下，良久，糯米饮投之，以大小便利为度。--《圣济总录》之"大戟散"

（4）**治太阳中风，下利呕逆，表解里未和，其人漐漐汗出，发作有时，头痛，心下痞鞭满，引胁下痛，干呕短气，汗出不恶寒**：大戟、芫花(熬)、甘遂各等分，各别捣为散。以水一升半，先煮大枣肥者十枚，取八合，去滓，内药末，强人服一钱匕，羸人服半钱，温服之，平旦服。若下少病不除者，明日更服，加半钱，得快下利后，糜粥自养。--《伤寒论》之"十枣汤"

（5）**治忽患胸背、手脚、颈项、腰膀隐痛不可忍，连筋骨牵引钓痛，坐卧不宁，时时走易不定；或头痛不可举，或神意昏倦多睡，或饮食无味，痰唾稠粘，夜间喉中如锯声，多流唾涎，手脚重，腿冷痹，气脉不通**：甘遂(去心)、紫大戟(去皮)、白芥子(真者)各等分。上为末，煮糊丸如梧子大。食后临卧，淡姜汤或熟水下五、七丸至十丸，如疾猛气实，加丸数不妨。--《三因方》之"控涎丹"

（6）**治腹胀如石，或阴囊肿大**：大戟、芫花、甘遂、海藻各等分，为末。醋调涂，或用白面调药敷肚下；先用熟水嚼甘草，后以药敷肚上。--《赤水玄珠》

（7）**治黄疸，小水不通**：大戟一两，茵陈二两，水浸，空心服。--《本草汇言》引《大氏方》

（8）**治温疟寒热腹胀**：大戟五钱，柴胡、姜制半夏三钱，广皮一钱，生姜三片。水二大碗，煎七分服。--《方脉正宗》

（9）**治中风发热**：大戟、苦参各等分，研末。以药半升，白酢浆一斗，煮三沸，适寒温洗之，从上下，寒乃止，立瘥。小儿三指撮，浆水四升煮洗之。--《千金要方》之"大戟洗汤方"

（10）**治风瘾疹**：大戟末三两，以水二斗(升)煮取一升涂之。--《圣惠方》

（11）**治颈项腋间痈疽**：大戟三两(酒浸，炒，焙干)，当归、白术各二两(共为末)，生半夏(姜水炒，为末)，打糊丸如梧桐子大。每服二钱，食后白汤下。--《方脉正宗》

（12）**治淋巴结核**：大戟 60g，鸡蛋 7 个。将药和鸡蛋共放砂锅内，水煮3h，将蛋取出，每早食鸡蛋 1 个，7 天为 1 疗程。--《全国中草药新医疗法展览会资料选编》

（13）**治小瘤**：先用甘草煎膏，笔蘸妆瘤旁四围，干而复妆，凡三次，后以大戟、芫花、甘遂，上等分为末，米醋调，别笔妆敷其中，不得近着甘草处，次日缩小，又以甘草膏妆小晕三次，中间仍用大戟、芫花、甘遂如前，自然焦缩。--《直指方》

（14）**治牙齿摇痛**：大戟咬于痛处，良。--《纲目》引《生生编》

（15）**治疗急慢性肾炎水肿**：大戟根洗净，刮去粗皮，切片，每 500g 以食盐 9g，加水适量拌匀，吸入后晒干或烘干呈淡黄色，研成细末装入胶囊。日服 2 次，每次 0.5～0.6g，隔日 1 次，空腹温开水送下，6～9 次为 1 疗程。共观察 60 余例，均有显著的消肿作用，一般经治 5～7 天后水肿即完全消失。患者服药后有不同程度的恶心、呕吐、腹泻。其泻下作用常在服药后 2～4 小时最为剧烈；如症状严重，可进食水果或冷糖开水，反应即可减轻。服药别间用低盐饮食，禁食生冷、辛辣、鱼及猪头肉等发物。禁用于孕妇、心力衰竭、食道静脉曲张及体弱者。--《全国中草药新医疗法展览会资料选编》，1970：63

（16）**治疗晚期血吸虫病腹水或其他肝硬变腹水**：大戟鲜根洗净，晒干磨粉，用小火焙成咖啡色，装入胶囊，成人每次 0.6～0.9g，隔日或隔 2 日服药 1 次，7～8 次后停药 1 星期，以后视病情再服。若腹水已退，可选用人参养荣丸等调理。治 20 例，经服药 5～36 次不等，显效(腹水消失，健康改善，体力基本恢复)9 例，好转(腹水显著减少，全身情况改善)9 例，无效 2 例。治程中主要反应为腹泻、恶心、呕吐及腹痛等，经数小时后可自行消失；但亦有人观察到，一般服粉剂 0.6g 时药物反应都能耐受，如超过 1.8g 时，则反应增重，有恶寒、震颤、头昏、烦躁、口干，有时呈极度恐惧感。反应可持续2~6小时，如及时处理即可缓解。禁忌证同前。-- 《中草药经验介绍》湖北中医学院，1970：3

一品红

【别名】 一品红《全国中草药汇编》猩猩木、老来娇《中国高等植物图鉴》,状元红《广西药用植物名录》,圣诞树《台湾药用植物志》。

【来源】 为大戟科植物一品红 *Euphorbia pulcherrima* Willd. 的全株。

【植物形态】 灌木。根圆柱状，极多分枝。茎直立，高1~3(4)m，直径1~4(5)cm，无毛。叶互生，卵状椭圆形、长椭圆形或披针形，长6~25cm，宽4~10cm，先端渐尖或急尖，基部楔形或渐狭，绿色，边缘全缘或浅裂或波 状浅裂，叶面被短柔毛或无毛，叶背被柔毛；叶柄长2~5cm，无毛；无托叶；苞叶5~7枚，狭椭圆形，长3~7cm，宽1~2cm，通常全缘，极少边缘浅 波状分裂，朱红色；叶柄长2~6cm。花序数个聚伞排列于枝顶；花序柄长3~4mm；总苞坛状，淡绿色，高7~9mm，直径6~8mm，边缘齿状5裂，裂 片三角形，无毛；腺体常1枚，极少2枚，黄色，常压扁，呈两唇状，长4~5mm，宽约3mm。雄花多数，常伸出总苞之外；苞片丝状，具柔毛；雌花1枚，子 房柄明显伸出总苞之外，无毛；子房光滑；花柱3，中部以下合生；柱头2深裂。蒴果，三棱状圆形，长1.5~2.0cm，直径约1.5cm，平滑无毛。种子卵状，长约1cm，直径8~9mm，灰色或淡灰色，近平滑；无种阜。花果期10至次年4月。见（图503）

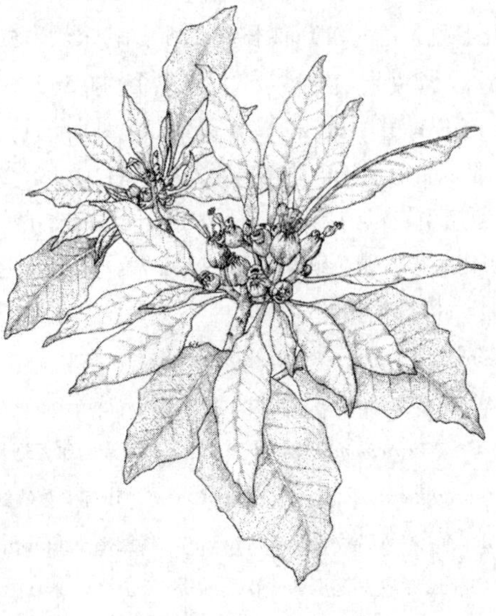

（图503）**一品红**

【生长分布】 原产于墨西哥。邹平多盆栽。

【采收加工】 夏、秋季割取地上部分，鲜用或晒干。

【主含成分】 全草含植物甾醇(*phytosterol*)，β-香树脂素乙酸酯(*β-amyrin acetate*)，环木菠萝烯醇(*cycloartenol*)，计量尼醇(*germanicol*)，计量尼醇乙酸酯(*germanicol acetate*)。

【性味归经】 味苦、涩，性凉，有毒。

【功用主治】 调经止血，活血定痛。主治月经过多，跌打肿痛，骨折，外伤出血。

《全国中草药汇编》："调经止血，接骨消肿。主治月经过多，跌打损伤，外伤出血，骨折。"

【用量用法】 内服：煎汤，3~9g。外用：鲜品捣敷，适量。

黄珠子草

【别名】 黄珠子草《广西中药志》，珍珠草、鱼骨草、日开夜闭《南宁市药物志》，地珍珠、假芋《广西药植名录》。

【来源】 为大戟科植物黄珠子草 *Phyllanthus virgatus* Forst.f. 的全草。

【植物形态】 一年生草本，高达60cm。有时主茎不明显，枝通常自茎基部分出。全株无毛。单叶互生，几无柄；托叶膜质，卵状三角形，长约1mm，粉红色；叶片近革质，线状披针形、长圆形或狭椭圆形，长5~25mm，宽2~7mm，先端钝或急尖，基部圆而稍偏斜，上面绿色，下面略带白霜。花小，单性同株；通常1朵雌花和2~4朵雄花簇生于叶腋；雄花花梗长约2mm，萼片6，雄蕊3，化丝分离，花盘腺体6；雌花花梗长约5mm，花萼6深裂，紫红色，外折，子房球形，3室，具鳞片状凸起，花柱分离，2深裂；花盘不分裂。蒴果扁球形，直径2~3mm，果皮紫红色，具鳞片状凸起，果梗丝状，长5~12mm，萼片宿存；种子具细疣点。花期4~5月，果期6~11月。见（图504）

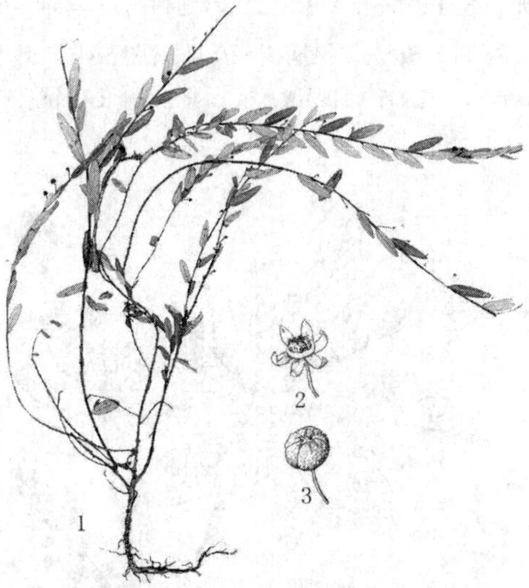

（图504）**黄珠子草**

1.植株 2.雌花 3.蒴果

【生长分布】 生于田野、路边湿润出。原产于两广地区，随花草引种，邹平黛溪河边及住宅小区有分布。

【采收加工】 夏、秋采收，晒干或鲜用。

【性味归经】 味甘、苦，性平。归脾经。

【功用主治】 健脾消积，利尿通淋，清热解毒。主疳积，痢疾，淋病，乳痈，牙疳，毒蛇咬伤。

《南宁市药物志》："全草，消食，退翳。治疳积及疳积入眼。"

《广西药植名录》："全草，补脾胃，治淋病，骨哽喉，小儿疳积。根，治乳房胀肿。"

【用量用法】 内服：煎汤，9~15g。外用：捣敷，或煎水洗，或含漱，适量。

【附方】（1）小儿疳积：鲜全草3~5钱，水煎服或蒸猪瘦肉服。

（2）乳腺炎：鲜全草捣烂外敷，并用全草水煎外洗。（1~2方均出自《全国中草药汇编》）

蓖麻子

【别名】蓖麻子《新修本草》，萆麻子《雷公炮炙论》，蓖麻仁《圣济总录》，大麻子《中国药用植物志》，红大麻子《药材学》。

【名释】《新修本草》云："叶似大麻叶而甚大，其子如蜱，又名萆麻。"则大麻子之义亦在其中。李时珍云："蓖亦作螕。螕，牛虱也。其子有麻点，故日蓖麻。"

【来源】为大戟科植物蓖麻 *Ricinus communis* L.的种子。

【植物形态】蓖麻 又名萆麻《新修本草》，牛蓖子草、红蓖麻、勒菜、杜麻、草麻《中药大辞典》。高大一年生草本，在热带或南方地区常成多年生灌木或小乔木。幼嫩部分被白粉，绿色或稍呈紫色，无毛。单叶互生，具长柄；叶片盾状圆形，直径15～60cm，有时大至90cm，掌状分裂至叶片的一半以下，裂片5～11，卵状披针形至长圆形，先端渐尖，边缘有锯齿，主脉掌状。圆锥花序与叶对生及顶生，长10～30cm或更长，下部生雄花，上部生雌花；花单性同株，无花瓣；雄花萼3～5裂；雄蕊多数，花丝多分枝；雌花萼3～5裂；子房3室，每室1胚珠；花柱3，深红色，2裂。蒴果球形，长1～2cm，有软刺，成熟时开裂，种子长圆形，光滑有斑纹。花期5～8月，果期7～10月。(图504)

本植物的叶（**蓖麻叶**）、根（**蓖麻根**）、种子所榨取的脂肪油（**蓖麻油**）也供药用，详见下述。

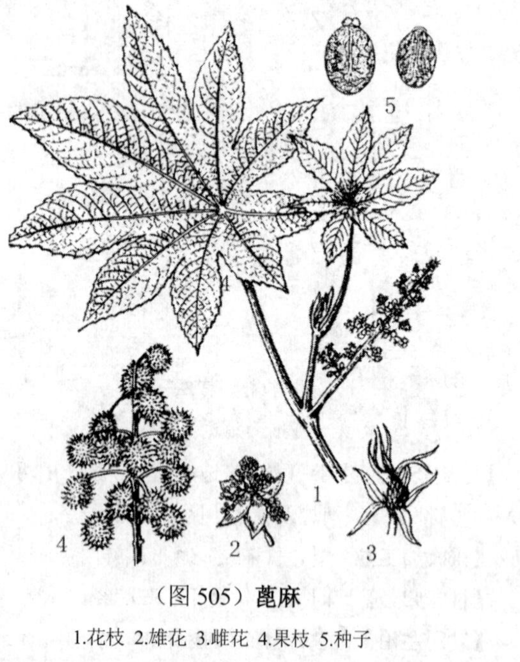

（图505）蓖麻

1.花枝 2.雄花 3.雌花 4.果枝 5.种子

【生长分布】原产于非洲。邹平北部乡镇多有栽种。

【采收加工】当年8～11月蒴果呈棕色、未开裂时，选晴天，分批剪下果序，摊晒，脱粒，扬净。

【栽培要点】**生物学特性** 喜温暖湿润气候，生长适宜温度为20~28℃，种子发芽温度不低于10℃。苗期土壤含水量12%~14%，花果期土壤含水量15%~20%。出苗至果实成熟需85~115天。耐干旱，耐盐碱及弱酸土壤。以阳光充足、土层深厚、疏松肥沃、排水良好的土壤栽培为宜。

栽培技术 种子繁殖：选粒大、饱满、充分成熟的种子，用45~50℃温水浸种24h左右捞出，摊置于20℃的室内催芽，待种子露白后，北方4月中旬，南方2~3月播种，穴播，按行株距各65cm~100cm开穴，每穴播4~5粒，覆土，稍加镇压，浇水。

田间管理 出苗后，苗高12~15cm时要间苗、补苗，苗高25cm时定苗，每穴留壮苗2~3株，并结合松土除草、培土，施人畜粪肥，6~7月再施1次，适当增施磷、钾肥。有6片真叶时，摘去主茎顶芽，促使侧枝生长。整枝修剪，控制植株生长，剥芽保花，去掉未成花序的腋芽，7月剪去营养枝，促秋籽成熟。对多年生蓖麻，可砍伐更新，离地面30cm左右，将主干或一级枝锯伐，保留3~4个侧芽，培育新枝。

病虫害防治 病害有根腐病，为害植株根部，使之发黑呈水渍状腐烂，植株枯萎，可喷撒石灰或70%五氯硝基苯粉剂，并及时开沟排除积水。虫害有红蜘蛛，为害嫩梢，可喷20%三氯杀螨砜可湿性粉剂600倍液或用烟草石灰水防治。另有叶蝉、地老虎、棉铃虫、刺蛾、蓖麻夜蛾为害。

【性状鉴别】种子椭圆形或卵形，稍扁，长0.9～1.8cm，宽0.5～1cm。表面光滑，有灰白色与黑褐色或黄棕色与红棕色相间的花斑纹。一面较平，一面较隆起，较平的一面有1条隆起的种脊；一端有灰白色或浅棕色突起的种阜。种皮薄而脆，胚乳肥厚，白色，富油性。子叶2，菲薄。无臭。味微苦辛。

【显微鉴别】种子横切面：外种皮细胞1列，长方形，外被角质层，其下为3～4列薄壁细胞，再下为1列栅状细胞，壁厚，木化；内种皮为数列薄壁细胞，其中散有螺纹导管。胚乳和子叶均含糊粉粒。

【理化鉴别】（1）取本品(带种皮)粉末约0.5g，加50%乙醇5ml，冷浸2小时，滤过。取滤液蒸至约0.5ml，用毛细管滴于滤纸上，喷以茚三酮试液，烘，现紫红色斑点。(检查氨基酸)

（2）取本品粉末1g，加盐酸水溶液(pH2)10ml，沸浸30分钟，滤过。滤液浓缩至1.5ml，分为3份，分别于小试管中滴加碘化铋钾、碘化汞钾、碘一碘化钾试液各2滴，分别产生橘红、棕、棕红色沉淀。(检查生物碱)

【主含成分】**种子**：含蛋白质(*protein*)18%~26%，脂肪油(oil)64%~71%，碳水化合物(*carbohydrate*)2%，酚性物质(*phenolic substance*)2.50%，蓖麻毒蛋白(*ricin*)及蓖麻碱(*ricinine*)0.087%~0.15%。脂肪油的组成绝大部分为三酰甘油(甘油三酯(*triglyceride*)及甘油酯(*glycerol ester*)，还有少量的甾醇(*sterol*)，磷脂(*phospholipid*)，游离脂肪酸(*free fattyacid*)，碳氢化合物(*hydrocarbon*)及蜡(*wax*)，甘油酯的脂肪酸中蓖麻油酸(*ricinoleic acid*)84%~91%，油酸(*oleic acid*)3.1%~5.9%，亚油酸(*linoleic acid*)2.9%~6.5%，硬脂酸(*stearic acid*)1.4%~2.1%，棕榈酸(*palmitic acid*)0.9%~1.5%；磷脂含量0%~0.12%，其中磷脂酰乙醇胺(*phosphatidyl ethanolamine*)及其降解产物占83%，磷脂酰胆碱(*phosphatidyl choline*)占13%，其他磷脂占4%；磷脂的脂肪酸组成为：棕榈酸(27.7%)，硬脂酸(12.9%)，油酸(18.5%)，亚油酸(33.2%)而不含蓖麻油酸；游离脂肪酸含量0.3%，其中蓖麻油酸占78.5%，十八碳二烯酸(*octadecadienoic acid*)占8.4%，十八碳烯酸(*octadecenoic acid*)占5.2%；蓖麻毒蛋白有蓖麻毒蛋白D，酸性蓖麻毒蛋白(*acidic ricin*)，碱性蓖麻毒蛋白(*basic ricin*)，蓖麻毒蛋白E及蓖麻毒蛋白T等。种子还含凝集素(*agglutinin*)和脂肪酶(*lipase*)。

种皮：含30-去甲羽扇豆-3β醇-20-酮(*30-norlupan-3β-01-20-one*)。

【药理】 （1）**泻下作用** 蓖麻油本身无刺激性，局部用于皮肤可作润肤剂，但内服后在小肠内可被胰脂肪酶水解生成蓖麻油酸和甘油，前者是一种不饱和羟基脂肪酸，与其他阴离子表面活性剂一样，可减少小肠对电解质和水分吸收，加快肠内容输送速度，对空腹成人4ml即可产生泻下作用，但常规用量为15～60ml，服药后2～6小时可排出1～2次大量半固体粪便。由于蓖麻油作用于小肠，会影响营养物的吸收，一般只在需要迅速全肠道排空时才推荐应用，如进行肠道检查时。

（2）**抗肿瘤作用** 生蓖麻子灌胃，连续30天，对人肺癌裸小鼠移植瘤有明显抑制作用。蓖麻油提取物(蓖麻油经皂化、酸化后提得粗脂肪酸混合物，经重结晶得抗癌活性成分，用吐温-80助溶，亦可制成提取物的多相脂质体)腹腔注射，对小鼠肉瘤S_{180}具有较强的抑制作用，尤其当将其包封于脂质中时，可使毒性明显下降，较大剂量时抑瘤率可达58%；对ARS腹水癌的抑制作用亦十分显著，64%的小鼠腹水癌被完全治愈，生命延长率大于136%。小鼠静注蓖麻毒蛋白(R)，对艾氏腹水癌可减少腹水生成并延长小鼠存活时间；亦可使白血病P_{388}小鼠生存期延长；对吉田肉瘤也有抑制生长的作用。将具有细胞毒作用的R与可以特异性识别靶细胞表面相应抗原的单克隆抗体偶联构成免疫毒素，对靶细胞有特异性杀伤作用，可作为导向药物应用于某些肿瘤治疗。蓖麻凝集素可抑制HeLa细胞蛋白质合成，特异性抗蓖麻凝集素血清可防止这一作用，而特异性抗R血清则不能防止这一作用。

（3）**抗艾滋病毒作用** 重组的细胞表面分子CD_4(rCD_4)与R的活性亚单位的结合物，对艾滋病毒(HIV)感染的Hq细胞有特异性杀伤作用，而对未感染HIV的Hq细胞的杀伤力只有前者的1/1000，此种特异性杀伤作用可被rgp120、rCD4所阻断。去糖基的R的A链与人类对HIV蛋白gp41和p24的单克隆抗体的结合物2×10^{-9}mol/L，在体外对感染HIV的人T细胞具细胞毒作用。

（4）**免疫反应蓖** 麻毒蛋白(R)具有很强的变应原作用。R可引起豚鼠过敏反应，苯海拉明可解救。R对猴、猫免疫过程中，由于其肝毒作用，首先使白蛋白水平下降，随后由于肝再生使白蛋白水平缓慢上升，γ球蛋白上升，相当于对R出现特异性抗体，β球蛋白显著降低，可能表明R对蛋白质合成的破坏作用。很可能由于抗原抗体相互作用的结果，在免疫过程中，R丧失了其致热原的作用。小鼠经绵羊红细胞(SRBC)免疫后产生的初次体液免疫功能，R对之有明显抑制作用。小鼠腹腔注射R对巨噬细胞的吞噬功能有明显的抑制作用，静注对猴E-玫瑰花结形成率有抑制，表明对细胞免疫也有一定的抑制作用。

（5）**对心血管和呼吸系统的作用** 麻醉猫静注R 250～500μg/kg，血压立即升高，脉搏和呼吸加快，潮气量增加，异丙肾上腺素兴奋β受体的作用减弱，其增加脉率的作用被消除，降血压作用减弱；对静注肾上腺素、去甲肾上腺素、乙酰胆碱、5-羟色胺和组胺引起的脉率变化，在应用R以后均减少，但藜芦碱的α受体兴奋反应仍然如常。静注R 30mg/kg，血压降至零，心跳停止于舒张期，出现潮式呼吸而死亡，心电图出现R-R间期延长，P波消失，T波倒置等现象。蓖麻碱口服亦能引起血压下降，呼吸抑制等。

（6）**其他作用** 大鼠皮下注射R 20μg/kg，可致体温显著升高，但潜伏期很长，达3.5h，持续时间亦很长，注射后6小时，体温仍维持在较高水平，灌服解热药如阿司匹林、非那西丁和氨基比林均有显著退热作用，氯丙嗪也有退热作用怛。对家兔、豚鼠和猫也能引起发热。家兔静注或皮下注射R引起发热的同时，白细胞减少；预先应用氮芥使家兔白细胞减少时，R的致热作用减弱，反复皮下注射R，其致热作用减弱，表明对R产生耐受，但与LPS(脂多糖)之间并无交叉耐受现象。

（7）**体内过程** R在体内不易被各种酶水解，故维持较久，水解后则很快排出。小鼠腹腔或静脉注射，5小时内在各组织和器官内均保持较高浓度，最高为脾，依次为肾、心、肝和胸腺，然后迅速下降，经10～12小时肝脏中消失，其他器官组织经10～30小时消失。主要由尿排出，排泄量在5～7小时达高峰。

（8）**毒性** 小鼠灌服生蓖麻子LD_{50}为4 557mg/kg，制蓖麻子(蓖麻子与鸡蛋混和后加温100℃ 3h，制成实验用蓖麻子毒性明显减少，LD_{50}大于10g/kg。蓖麻予对各种动物的致死量(g/kg)有明显不同，母鸡14、母鸭4、母鹅0.4、兔0.9、小猪2.3、猪1.3、奶牛2、小山羊0.5、山羊5.5、绵羊1.25、马0.1。对小鼠静注的LD_{50}为6～12μg/kg。小鼠腹腔或静注R致死量后10h至数日内死亡，特点是中毒过程较长，有时发生慢性痉挛、角弓反张、呼吸麻痹和腹泻。急性中毒兔血清转氨酶明显升高，肝组织中等脂肪变性，肝细胞呈灶状或带状坏死，慢性毒性试验中，对肝脏仍有损害，但较急性者轻；对肾脏除高剂量急慢性中毒死亡兔血尿素氮明显升高外，其余各组无变化，各组肾切片基本正常，表明肾脏损伤是急慢性中毒死亡的次要原因；急性短时给药未见白细胞下降，慢性高剂量组可使粒细胞下降，血小板未见降低。

【炮制】 **蓖麻子霜**：取净蓖麻子仁，炒热研成细末，用多层吸油纸包裹，压榨去油，反复数次，至松散成粉不再粘结成饼为度，取出碾细。

【性味归经】 味甘、辛，性平，小毒。归肝、脾、肺、大肠经。

【功用主治】 消肿拔毒，泻下导滞，通络利窍。主治痈疽肿毒，瘰疬，乳痈，喉痹，疥癞癣疮，烫伤，水肿胀满，大便燥结，口眼歪斜，跌打损伤。

《新修本草》："主水癥。"

《日华子》："治水胀腹满，细研水服；催生，敷产人手足心；疮痍疥癞，亦可研敷。"

《本草衍义补遗》："能出有形质之滞物，故取胎产、胞衣、剩骨、脓血者用之。"

《本草蒙筌》："其性善收，涂巅顶，收生肠脱肛甚捷；涂口眼㖞僻，即牵正复元。驱卒仆风痫，消中满水胀，兼逐尸疰恶气，又主寒热风虚。"

《纲目》："主偏风不遂，失音口噤，头风耳聋，舌胀，喉痹，齁喘，脚气毒肿，丹瘤，汤火伤，针刺入肉，女人胎衣不下，子肠挺出，开通关窍经络，能止诸痛，消肿追脓拔毒。"

《本草汇言》："逐顽痰。"

《江西中药》："通窍泻滞，用于便秘及外科。"

《东北常用中草药手册》："治乳腺炎。"

《陕甘宁青中草药选》："内服通便逐水，外用活血通络，去腐。"

《福建药物志》："治扭伤。"

【临床应用】 （1）**用于痈疽肿毒、瘰疬、乳痈等**。蓖麻子外用，能消肿拔毒，疮疖肿毒初起者，用之能消散；已溃者，用之能提脓拔毒。常单用，亦可配松香、巴豆、乳香、没药等拔毒生肌、活血消痈药同用，方如《疡医大全》治痈疽疔疮起、瘰疬、小儿鳝拱头、臁疮久不收口之千捶膏。

（2）**用于口眼㖞斜、跌打肿痛等**。蓖麻子外用，又能通经络、止痛。治风邪外袭，经络痹阻，口眼㖞斜，可捣敷患侧；治跌打肿痛，可配止痛活血的草乌头、乳香外用。

（3）**用于便秘、水肿**。蓖麻子内服，可泻下通滞，用治大便燥结，服之可缓泻；治水肿，可去油久蒸后内服，有利尿消肿之功，方如《古今医鉴》法蒸蓖麻膏。

（4）**用于下垂病及催产**。蓖麻子捣敷百会穴，可治胃下垂、子宫下垂及脱肛；敷涌泉穴，又可催产、下胎衣，用于死胎、难产、胎衣不下。

【用量用法】 内服：入丸剂，1～5g；生研或炒食。外用：捣敷或调敷，适量。

【使用注意】 孕妇及便滑者禁服。本品内服外用均可能引起中毒，重者可危及生命。有报道外用蓖麻子还可致过敏性休克。

《本草蒙筌》："服过(蓖麻)者，一生忌食豆入喉，误犯之，顷刻作腹胀倾命。"

《本草经疏》："脾胃薄弱、大肠不固之人，慎勿轻用。"

《广西本草选编》："怀孕和经期妇女忌服。"

【附方】 （1）**治痈疽、发背、附骨痈等疮**：用蓖麻子去皮，研为泥，旋摊膏药贴之，消肿散毒。-- 《普济方》之"白膏药"

（2）**治喉痹**：草麻子，取肉捶碎，纸卷作筒，烧烟吸之。-- 《医学正传》之"圣烟筒"

（3）**治咽中疮肿**：草麻子一枚(去皮)，朴硝一钱，同研。新汲水作一服，连进二三服效。-- 《医准》

（4）**治瘰疬**：蓖麻子炒熟，去皮，烂嚼，临睡服三二枚，渐加至十数枚。-- 《本草衍义》

（5）**治疠风，手指挛曲，节间痛不可忍，渐至断落**：蓖麻一两(去皮)，黄连一两(锉如豆)。以小瓶子入水一升，同浸，春夏三日，秋冬五日。后取蓖麻子一枚，擘破，以浸药水。平旦时一服，渐加至四五枚，微利不妨，瓶中水少更添。忌动风食。-- 《医准》

（6）**治诸骨哽**：蓖麻子七粒，去壳研细，入寒水石末，缠令干湿得所。以竹篾子挑二三钱入喉中，少顷以水咽之即下。-- 《魏氏家藏方》

（7）**治汤火伤**：草麻子、蛤粉等分。末，研膏。汤损用油调涂，火疮用水调涂。-- 《养生必用方》

（8）**治面上雀子斑**：蓖麻子、密陀僧、硫黄各二钱。上用羊髓和匀，临睡敷上，次早洗去。-- 《体仁汇编》

（9）**治诸般针刺入肉不出**：用蓖麻子去壳烂研，先以帛衬伤处，敷上，频看，若见刺出即拔出。恐药紧弩出好肉，或加白梅肉同研敷尤好。-- 《卫生易简方》

（10）**治犬咬伤**：蓖麻子五十粒，去壳，以井水研膏，先以盐水洗咬处，次以蓖麻膏贴。-- 《袖珍方》

（11）**治十种水气，五蛊瘴气**：蓖麻子去壳，用麻布包压去油，薄摊在木杓内，仰放在锅中，水面上以锅排盖住煮二十余沸，以药无白色为度，取出。每服六钱，滚水化开，空心温服，不过二三剂，以小便大利为效。-- 《古今医鉴》之"法蒸蓖麻膏"

（12）**治小儿癫疝**：蓖麻仁三枚，棘刚子(去皮)三十枚，石燕子(烧)一枚，滑石(末)二钱，麝香(研)半钱匕。上五味捣研匀，稀面糊和丸，如绿豆大，每服十五丸，空心，煎灯心汤下。-- 《圣济总录》之"蓖麻丸"

（13）**治风气头痛不可忍**：乳香、蓖麻仁等分。捣饼，随左右贴太阳穴。-- 《纲目》

（14）**治耳聋**：草麻一百颗(去皮)，大枣五枚(去皮、核)。上二味熟捣，青如杏人，纳耳中。-- 《千金要方》

（15）**治口眼㖞斜**：蓖麻子仁七七粒，研作饼，右㖞安在左手心，左㖞安在右手心，却以铜盂盛热水，坐药上，冷却换，五六次即正。-- 《妇人良方》

（16）**治子宫脱下**：蓖麻仁、枯矾等分。为末，安纸上托入，仍以蓖麻仁十四枚，研膏涂顶心。-- 《摘元方》

（17）**治难产及胞衣不下**：取蓖麻子七枚，去壳研膏，涂脚心，若胎及衣下，便速洗去，不尔子肠出；即以此膏涂顶，肠当自入。-- 《海上集验方》

（18）**治暴患脱肛**：蓖麻子一两，烂杵为膏，捻作饼子，两指宽大，贴囟上；如阴证脱肛，生附子末、葱、蒜同研作膏，依前法贴之。-- 《活幼心书》

（19）**治疗胃下垂**：蓖麻子仁 98%，五倍子 2%。二药按上述比例混匀，打成烂糊，制成直径约 1.5cm，厚 1cm 的"蓖倍膏"药饼备用。用法：点准百会穴，剃去药饼大一块头发，把药饼紧贴百会穴上，用纱布绷带扎住，不使移动。贴后每日早、中、晚 3 次，以搪瓷杯盛半杯开水，将杯底置于药饼上进行热熨，每次 10 分钟左右，以温热而不烫痛皮肤为度。贴药饼 1 次，连续 5 昼夜内不需更换。共治疗 61 例，显效 28 例，占 45.9%；好转 18 例，占 29.5%；无效 15 例，占 24.6%；总有效率为 75.4%。在治疗过程中，除个别患者有轻度头昏外，其他尚无不良反应。部分病例在涂药热熨时，腹部有较强的牵引感觉，停止热熨后，牵引感觉即随之消失。可见热熨对胃的升提有很大关系。-- 《新医药学杂志》陈得心，等，1974，(2)：26

蓖麻叶 味苦、辛，性平，小毒。祛风除湿，拔毒消肿。主治脚气，风湿痹痛，痈疮肿毒，疥癣瘙痒，子宫下垂，脱肛，咳嗽痰喘。外用：捣敷，或煎水洗，或热熨，适量；内服：煎汤，5～l0g，或入丸、散。

附方 （1）**治脚气肿满**：蓖麻叶(二斤)。上件药，细锉和匀，分为四度用。每度，以水三斗，煮取二斗，去渣，看冷暖，于避风处淋蘸。-- 《圣惠方》

（2）**治脚气从足至膝、胫肿满连骨痛或不仁者**：用蓖麻子叶切蒸，薄裹，二三易即消。-- 《卫生易简方》

（3）**治关节风湿痛，肌肤麻痹**：蓖麻茎叶水煎，乘热蒸洗患处。-- 《宁夏中草药手册》

（4）**治毒攻手足，疼痛顽麻**：蓖麻叶二斤，椒枝一斤。上件药细锉。以水二斗，煎取一斗，去渣。看冷热，避风淋蘸。-- 《圣惠方》

（5）**治痈肿初起**：鲜蓖麻叶适量，加红糖少许，捣烂敷患处。

（6）**治鹤膝风初起**：鲜蓖麻叶适量，放在蒸笼内蒸热，敷于患处，冷则更换。（5～6 方均出自《安徽中草药》）

（7）**治痈疖已溃**：干蓖麻叶热水浸软贴患处，如有鲜叶更好。-- 《中医药实验研究》

（8）**治子宫不收(名瘣疾)，有痛不忍者**：蓖麻叶(有丫角者好)，飞过白矾为末，以纸片摊药托入。-- 《世医得效方》

（9）**治脱肛、子宫脱垂**：蓖麻叶、石榴皮各等量。煎水熏洗患处。-- 《安徽中草药》

（10）**治子宫下垂**：用鲜蓖麻叶适量，捣烂炒熟敷百会穴和关元穴。-- 《广西本草选编》

（11）**治阴道滴虫**：鲜蓖麻叶 2～3 片，加水 1000ml，煮沸后坐浴。-- 《安

徽中草药》

（12）**治咳嗽痰涎**：九尖蓖麻子叶三钱，飞过白矾二钱。上用猪肉四两，薄批，棋盘利开，掺药二味，荷叶裹，文武火煨熟。细嚼，自汤送下，后用干食压之。--《世传神效名方》

（13）**治年深日远，咳嗽涎喘，夜卧不安**：经霜桑叶、经霜蓖麻叶、御米壳(去蒂，蜜炒)各一两。上为细末，炼蜜为丸，如弹子大。每服一丸，食后，白汤化下，日进一服。--《普济方》之"无忧丸"

（14）**治肾囊肿大疝气痛**：蓖麻叶和盐捣烂，敷脚底涌泉穴。--《岭南采药录》

（15）**治手足皲裂**：夏天将蓖麻叶放手掌中搓烂，外搽。--《宁夏中草药手册》

蓖麻根

味辛、性平，小毒。祛风解痉，活血消肿。主治破伤风，癫痫，风湿痹痛，痈肿瘰疬，跌打损伤，脱肛，子宫脱垂。内服：煎汤，15～30g。外用：捣敷，适量。

附方 （1）**治破伤风**：红骨蓖麻根120～250g，蝉蜕15～30g，九里香30～60g。水1000ml，煎至200ml，分3次服，每日1剂。儿童剂量酌减。--《广东省医药科技资料选编》

（2）**治小儿惊风**：红蓖麻鲜根60～90g，水煎服。--《云南中草药》

（3）**治风湿性关节炎，风瘫，四肢酸痛，癫痫**：蓖麻根15～30g，水煎服。--《常用中草药手册》(广州空军)

（4）**治风湿痹痛，跌打损伤**：蓖麻根9～12g，水煎服。--《陕甘宁青中草药选》

（5）**治瘰疬**：白茎蓖麻根30g，冰糖30g，豆腐一块。开水炖服；渣捣烂敷患处。--《福建中草药》

（6）**治子宫脱垂**：蓖麻根、棕榈根各60g，党参15g，猪膀胱一个。加水炖熟后，加红酒半杯调服。--《福建药物志》

（7）**治臌胀**：蓖麻根30g，通打根15g，煨水服。--《贵州草药》

（8）**治外伤出血**：蓖麻根研末，撒布患处。--《云南中草药》

（9）**治疗癫痫**：取红蓖麻根(红茎红叶者)60g，鸡蛋1～2个，黑醋适量。先将鸡蛋破壳煮熟，再放入黑醋、蓖麻根水煎服。每日1剂，连服数日。据38例观察，19例近期有效。--《全国中草药新医疗法展览会资料选编》，1970：210

蓖麻油

【来源】 为大戟科植物蓖麻 *Ricinus communis* L.的的种子所榨取的脂肪油。

【原植物】 参见"蓖麻子"。

【性状鉴别】 本品为几乎无色或微带黄色的澄清粘稠液体；气微，味淡而后微辛。

【理化鉴别】 （1）本品在乙醇中易溶，与无水乙醇、氯仿、乙醚或冰醋酸能任意混合。

（2）相对密度在 25℃时应为 0.956～0.969。折光率应为1.478～1.480。酸值应不大于2.0。皂化值应为176～186碘值应为82～90。

（3）取本品1g，加乙醇4ml，应澄清溶解，再加乙醇15ml，溶液不得发生浑浊。(检查他种油类)

【主含成分】 蓖麻油脂肪酸部分主含顺式-蓖麻酸(*ricinoleic acid*)，还含棕榈酸(*palmitic acid*)，硬脂酸(*stearic acid*)，花生酸(*arachidic acid*)，油酸(*oleic acid*)，亚油酸(*linoleic acid*)，亚麻酸(*linolenic acid*)，二羟基硬脂酸(*dihydroxystearic acid*)，甘油酯组成为三蓖麻酸酯(*triricinolein*)，二蓖麻酸酯类(*diricinoleins*)，单蓖麻酸酯类(*monoricin01eins*)及非蓖麻酸酯类(*nonricinoleins*)。

【药理】 （1）**抗癌作用** 蓖麻油经提纯后的活性成分制成乳剂或多相脂质体，给接种 S_{180} 瘤细胞的小鼠腹腔注射，每日200～400mg/kg，连续给药7天，对小鼠 S_{180} 实体瘤具较强的抑制作用，尤其当将其包封于脂质体中时，可使毒性明显下降，在较高剂量时抑瘤率可达58％。每日200mg/kg给接种ARS腹水癌细胞的小鼠注射，连续7天，亦能抑制ARS腹水癌的发生，64％的小鼠腹水癌被完全治愈。生命延长率大于136％($P<0.001$)。

（2）**引产作用** 对妊娠17天(预产期前4d)的昆明小鼠，用蓖麻油和天然乳剂混合制成的乳剂一次灌胃24g/kg，24h内提前分娩率为33.3％，24～48h内提前分娩率为46.6％，总提前分娩率为80％；一次灌胃14g/kg，24h内无提前分娩，再次口服14g/kg，24～48小时内提前分娩率13％；一次灌胃8g/kg，连续灌胃3次，均无提前分娩。而对照组全部在96小时后自然分娩，无提前者。说明本品对正常妊娠小鼠有明显的引产作用，并有量效关系。

（3）**促宫颈成熟作用** 给妊娠19d大鼠口服蓖麻油乳剂5g，8小时后处死，结果对妊娠晚期大鼠宫颈具有强烈而良好的扩张和软化作用，而对胎仔、胎盘无直接损伤作用。

（4）**急性毒性** 蓖麻油乳剂的 LD_{50}>40g/kg，有稀便、竖毛现象。

【性味归经】 味甘、辛，性平，有毒。归大肠经。

【功用主治】 滑肠，润肤。主治肠内积滞，腹胀，便秘，疥癣癣疮，烫伤。

《新修本草》："主风虚寒热，身体疮痒浮肿，尸疰恶气，笮取油涂之。"

《本草蒙筌》："敷疥癣疮痍。"

《本草经读》："能轻泻。"

《广西民族药简编》："种子油涂患处，治烧烫伤，疥疮。"

《浙江药用植物志》："润肠通便。治肠内积滞，大便秘结。"

【用量用法】 内服：10～20ml。外用：涂敷，适量。

【使用注意】 胃弱者及孕妇禁服。

【附方】 （1）**治猥退风半身不遂，失音不语**：蓖麻子脂一升，酒一斗。铜钵盛，脂着酒中，一日，煮之令熟，服之。--《千金要方》

（2）**治舌张塞口**：蓖麻仁四十粒，去壳研油、涂纸上，作拈。烧烟熏之，未退再熏，以愈为度。--《经验良方》

（3）**治风口㖞**：蓖麻油、巴豆油。上二味，等分，并相和。如右㖞即点左口角，如左㖞即点右口角。仍急觑，方正，当急揩去药。--《圣济总录》之"治风㖞方"

（4）**催产**：蓖麻油适量，炒鸡蛋，内服。个别患者宫缩强烈、腹泻严重，不宜随意服用。

雀儿舌头

【别名】 雀儿舌头《新华本草纲要》，黑钩叶《秦岭植物志》，草桂花(云南)。

【来源】 为双子叶植物药大戟科植物雀儿舌头 *Leptopus*

chinensis (Bunge) Pojar.的根。

【植物形态】 小灌木，老枝褐紫色，被毛，后无毛。叶互生，卵形、椭圆状卵形至披针形，先端渐尖，基部楔形或圆形，稍不对称，全缘；叶柄短；托叶小。花单性，雌雄同株，簇生或单生叶腋；花梗细长，长于叶柄，花丝分离，退化雌蕊小。蒴果球形或扁球形，光滑。花期4～6月，果期7～9月。见（图506）

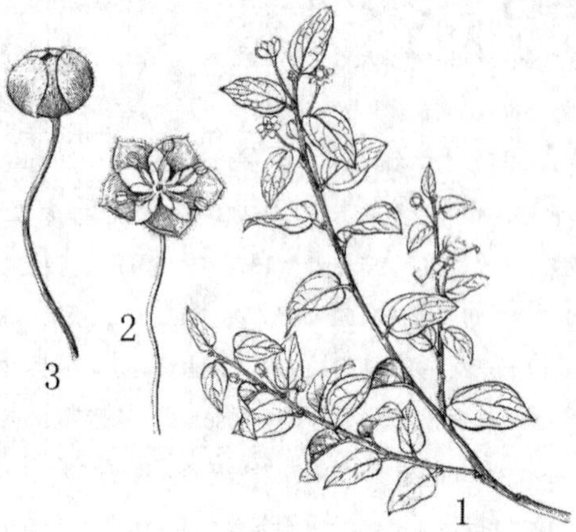

（图506）**雀儿舌头**

1.花枝 2.花 3.蒴果

【生长分布】 生岩崖、山坡、沟谷、路旁、林缘。邹平南部山区有分布。

【采收加工】 秋季采挖，鲜用或晒干。

【性味归经】 味辛，性温。归胃、大肠二经。

【功用主治】 理气止痛。治脾胃气滞所致、脘腹胀痛、食欲不振、寒疝腹痛、下痢腹痛。

【用量用法】 内服：煎汤，6～12g。

珍珠透骨草

【来源】 大戟科植物地构叶 *Speranskia tuberculata*（Bunge）Baill.的全草。

【植物形态】 多年生草本，高15～50cm。根茎横走，淡黄褐色。茎直立，丛生，被灰白色卷曲柔毛。叶互生；无柄或具短柄；叶片披针形至椭圆状披针形，厚纸质，长1.5～7cm，宽0.5～2cm，先端钝尖或渐尖，基部阔楔形或近圆形，先端全缘，下面2/3部分具稀大齿牙，两面被白色柔毛，下面并具腺体。总状花序顶生，密被短柔毛；花小，单性，同株；雄花位于花序的上端，具长卵状椭圆形或披针形的叶状苞2枚，苞片内通常具1～3朵花；萼片5，稀4枚；花瓣5，稀4枚，呈鳞片状；黄色腺体盆状，与花瓣互生；雄蕊10～15；花序下部的花略大，中间1朵为雌花，两侧为雄花；苞2枚，雌花具较长的花梗；萼片5～6；花瓣6；子房上位，花柱3枚，均2裂。蒴果三棱状，顶端开裂；每室有种子1枚，三角状倒卵形，绿色。花期4～5月。果期5～6月。见（图507）

【生长分布】 多生于山坡草丛或灌丛中。邹平南部山区有分布。

【采收加工】 夏秋采收，洗净，晒干，切碎用。

【性状鉴别】 茎圆柱形或微有棱，长10～20cm，下端直径1～2mm；表面淡绿色至灰绿色，被有灰白色柔毛；质坚硬，易折断，断面黄白色。叶多卷曲皱缩，灰绿色，被灰白色柔毛；质脆，易脱落。有时花序上留有圆形小花和果实。气微，味淡。

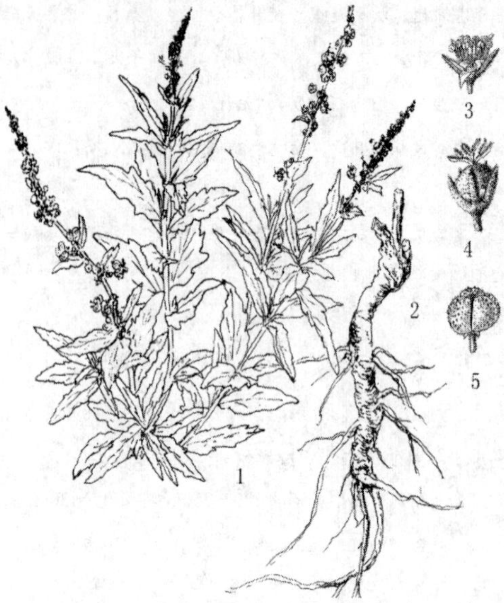

（图507）**地构叶**

1.植株上部 2.植株根部 3.雄花 4.雌花 5.果实

【性味归经】 味甘、辛，性温。入肺经、肝经。

【功用主治】 祛风除湿，解毒止痛。用于风湿关节痛。外用治疮疡肿毒。

【用量用法】 内服：煎汤，9～15g，或入丸、散。外用：煎水熏洗，适量。

【附方】 （1）**治风气疼痛，不拘远年近日**：透骨草二两，穿山甲二两，防风二两，当归三两，白蒺藜四两，白芍三两，稀莶四两(去茎用叶，九蒸九晒)，海风藤二两，生地四两，广皮一两，甘草一两。以上为末，用猪板油一斤，炼蜜为丸梧桐子大。早晚各服五钱，酒下。--《周益生家宝方》

（2）**治风湿性关节炎，筋骨拘挛**：透骨草三钱，制川乌、制草乌各一钱，伸筋草二钱，水煎服

（3）**治阴囊湿疹，疮疡肿毒**：透骨草、蛇床子、白藓皮、艾叶，煎水外洗。（2～3方均出自《陕甘宁青中草药选》）

（4）**治肿毒初起**：透骨草、漏芦、防风、地榆等分，煎汤绵蘸，乘热不住荡之。--《杨诚经验方》

花椒

【别名】 花椒《日用本草》，火椒《尔雅》，秦椒、蜀椒《本经》，南椒《雷公炮炙论》，巴椒、蓎藙《别录》，陆拨《药性论》，汉椒《日华子》，点椒《纲目》，川椒、红椒、大红袍《中药志》。

【名释】 椒，《说文》作茮从尗，本为豆之总名，椒之目如豆，故称椒。果实成熟时开裂如花，故名花椒。

【来源】 为芸香科植物花椒 *Zanthoxylum bungeanum* Maxim.或青椒 *Zanthoxylum schinifolium* Sieb.etZucc.的果皮。

【植物形态】 （1）**花椒** 又名蜀椒、川椒、红椒、红花椒、大红袍。落叶灌木或小乔木，高3～7m。具香气。茎干通常有增大的

皮刺，当年生枝具短柔二色。奇数羽状复叶互生；叶轴腹面两侧有狭小的叶翼，背面散生向上弯的小皮刺；叶柄两侧常有一对扁平基部特宽的皮刺；小叶无柄；叶片 5～11，卵形或卵状长圆形，长 1.5～7cm，宽 1～3cm，先端急尖或短渐尖，通常微凹，基部楔尖，边缘具钝锯齿或为波状圆锯齿，齿缝处有大而透明的腺点，上面无刺毛，下面中脉常有斜向上生的小皮刺，基部两侧被一簇锈褐色长柔毛，纸质。聚伞圆锥花序顶生，长 2～6cm，花轴密被短毛，花技扩展；苞片纳小，早落；花单性，花被片 4～8，一轮，狭三角形或披针形，长 1～2mm；雄花雄蕊 4～8，通常 5～7；雌花心皮 4～6，通常 3～4，无子房柄，花柱外弯，柱头头状。成熟心皮通常 2～3，蓇葖果球形，红色或紫红色，密生粗大而凸出的腺点、种子卵圆形，直径约 3.5mm，有光泽。花期 4～6 月，果期 9～10 月。见上(图 508)

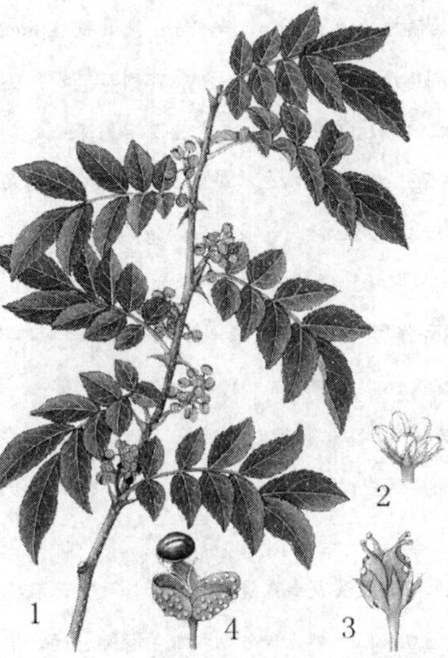

（图 508）**花椒**

1.果枝 2.雄花 3.雌花 4.果实

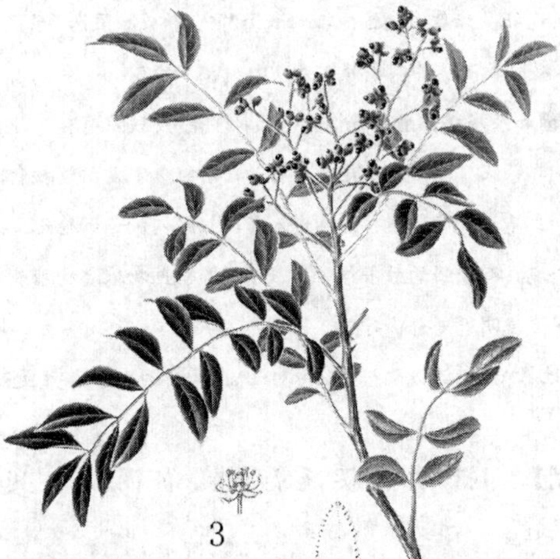

（图 509）**青椒**

1.果枝 2.叶 3.雄花 4.果实

（2）**青椒** 又名崖椒、小花椒、香椒、青花椒、山椒、狗椒。与前种的区别在于：小叶片 15～21，对生或近对生，呈不对称的卵形至椭圆状披针形，长 1～3.5cm，宽 0.5～1cm；主脉下陷，侧脉不明显。伞房状圆锥花序顶生；花被明显分为花萼和花瓣，排成两轮；无子房柄，蓇葖果表面草绿色、黄绿色至暗绿色，表面有细皱纹，腺点色深，呈点状下陷，先端有极短的喙状尖。花期 8～9 月；果期 10～11 月。见（图 509）

上述两种花椒的种子（**椒目**）、叶（**花椒叶**）也供药用，详见下述。

【生长分布】 花椒，邹平各地广泛种植。青椒，邹平南部山区有分布。

【采收加工】 9～10 月果实成熟，选晴天，剪下果穗，摊开晾晒，待果实开裂，果皮与种子分开后，晒下。

【性状鉴别】 （1）**花椒**：由 1～2 个球形分果组成，偶由 3～4 个。每一分果直径 4.5～5mm，自先端沿腹缝线或腹背缝线开裂.常呈基部相连的两瓣状。分果顶端具微细小喙，基部大多具 1～2 个颗粒状未发育离生心皮，直径 1～2mm。外表面深红色、紫红色或棕红色，皱缩，有众多点状凸起的油点。内果皮光滑，淡黄色，薄革质，与中果皮部分分离而卷曲。果柄直径约 0.8mm，被稀疏短毛。果皮革质，稍韧，有特异香气，味持久麻辣。见（图 510-1）

（2）**青椒**：多为 2～3 个上部离生的小蓇葖果，集生于小果梗上，蓇葖果球形，沿腹缝线开裂，直径 3～4mm。外表面灰绿色或暗绿色，散有多数油点及细密的网状隆起皱纹；内表面类白色，光滑。内果皮常由基部与外果皮分离。残存种子呈卵形，长 3～4mm，直径 2～3mm，表面黑色，有光泽。气香，味微甜而辛。见（图 510-2）

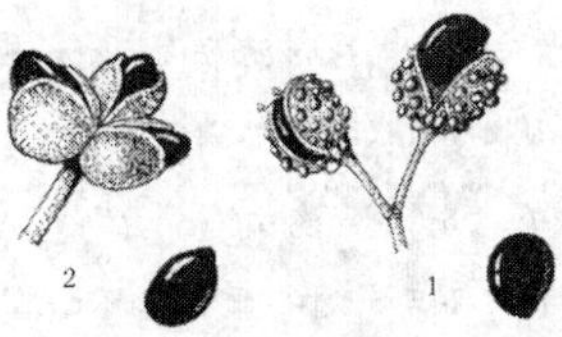

（图 510）**花椒(果皮)外形**

1.花椒 2.青椒

【显微鉴别】 果皮横切面：花椒外果皮表皮细胞 1 列，平周壁角质纹理稀疏，有气孔；下皮细胞 1～2 列，较大，细胞内均含棕色块状物及颗粒状色素。中果皮宽广，具椭圆形油室 9～12 个；维管束外韧型，14～20 个环列，其外有木化厚壁纤维群，薄壁细胞含较多草酸钙簇晶及少量草酸钙方晶。内果皮细胞多为梭形，少数类圆形、类方形或呈石细胞状，上下层细胞常镶嵌状排列，内表皮细胞 1 列，小型。见(图 511)

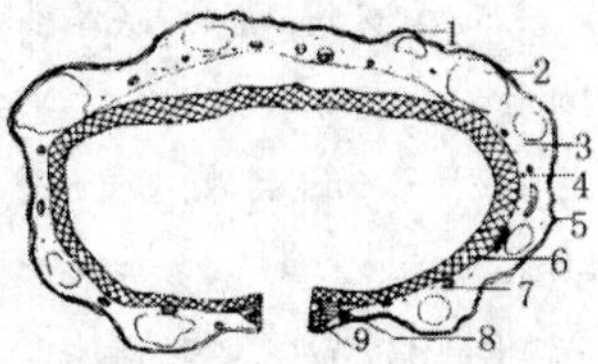

（图 511）**花椒(果皮)横切面简图**

1.外果皮 2.油室 3.中果皮 4.草酸钙结晶 5.下皮细胞

6.内果皮 7.维管束 8.腹缝维管束 9.厚壁细胞

【理化鉴别】 取本品粉末 2g，加乙醚 10ml，充分振摇，浸渍过夜，滤过，滤液挥至约 1ml，作为供试品溶液。另取花椒对照药材 2g，同法制成对照药材溶液。照薄层色谱法试验，吸取上述两种溶液各 5μl，分别点于同一硅胶 G 薄层板上，以正已烷-醋酸乙酯（4：1）为展开剂，展开，取出，晾干，置紫外光灯（365nm）下检视。供试品色谱中，在与对照药材色谱相应的位置上，显相同的红色荧光主斑点。

【主含成分】 **果皮**：含挥发油，主要成分为柠檬烯(limonene)占总油量的 25.10%，1，8-桉叶素(*1，8-cineole*)占 21.79%，月桂烯(*myrcene*)占 11.99%，还含 α-和 β-蒎烯(*pinene*)，香桧烯(*sabinene*)，β-水芹烯(*β-pheltandrene*)，β-罗勒烯-X(*β-ocimene-X*)，对-聚伞花素(*p-cymene*)，α-松油烯(*α-terpinene*)，紫苏烯(*perillene*)，芳樟醇(*linalool*)，4-松油烯醇(*ter-pinen-4-ol*)，爱草脑(*estragole*)，α-松油醇(*α-terpine-1*)，反式丁香烯(*trans caryophllene*)，乙酸松油醇酯(*terpinyl acetate*)、律草烯(*humulene*)，乙酸橙花醇酯(*neryl acetate*)，β-荜澄茄烯(*β-cadinene*)，乙酸牻牛儿醇酯(*geranyl acetate*)，橙花叔醇异构体(*nerolidol isomer*)等。还含香草木宁碱(*kokusaginine*)，茵芋碱(*skimmianine*)，单叶芸香品碱(*haplopine*)，2′-羟基-N-异丁基[2E，6E，8E，10E]-十二碳四烯酰胺[*2′-hydroxy-N-isobutyl-[2E，6E，8E，10E]-dodecatatraenamide*]，青椒碱(*schinioline*)就是 N-甲基-2-庚基-4-喹啉酮(*N-methyl-2-heptyl-4-guinoli-none*)，脱肠草素(*herniarin*)，二十九烷(*nnonacosane*)。

果实的挥发油：含量最多的是 4-松油烯醇，占 13.46%，还有辣薄荷酮(*piperitone*)占 10.64%，芳樟醇占 9.10%，香桧烯占 9.7%，柠檬烯占 7.30%，邻-聚伞花素(*o-cymene*)占 7.00%，月桂烯占 3.00%以及 α-和 β-蒎烯，α-松油醇等。花椒籽挥发油中的主成分是芳樟醇占 18.5%，其次是月桂烯占 10.2%和叔丁基苯(*tert-butylbenzene*)占 11.8%，还有香桧烯，α-蒎烯，柠檬烯，1，3，3-三甲基-2-氧杂双环[2.2.2]辛烷[*1，3，3-trimethyl－2-oxabicyclo[2.2.2]octane*]，松油醇，辣薄荷酮、(E)-3-异丙基-6-氧代-2-庚烯醛[*(E)-3-impropyl－6-oxo-2-heptenal*]，(E)-8-甲基-5-异丙基-6，8-壬二烯-2-酮[*(E)- 8-methyl-5-isopropyl-6，8-nonadiene-2-one*]，4-(2，2-二甲基-6-亚甲基环己基)-3-丁烯-2-酮[*4-(2，2-dimethyl-6-nlethylenecyclohexyl)-3-buten-2 -one*]，α-羟基-4，6-二甲氧基苯乙酮(*α-hydroxy-4，6-dimethoxyacelophenone*)，1，1-二甲基-4，4-二烯内基-5-氧代-2-环己烯(*1，1-dimethyl-4，4-diallyl－5-oxocyclohex-2-one*)，β-古芸烯(*β-guounene*)，长叶烯(*longifolene*)，α-金合欢烯(*α-farnesene*)，7-荜澄茄烯(*7-cadinene*)，丁香二环烯(*clovene*)。

【药理】 （1）**对消化系统的影响** ①抗实验性胃溃疡作用 花椒水提取物 5g/kg，10g/kg 灌服，能抑制水浸应激性小鼠胃溃疡和吲哚美辛-乙醇致小鼠胃溃疡形成，也能抑制结扎大鼠幽门性胃溃疡形成，但不抑制盐酸性大鼠胃溃疡形成。与此相反，花椒醚提取物只抑制盐酸性大鼠胃溃疡形成。②对肠平滑肌运动的双向作用 花椒水煎剂 4mg/ml 时，兴奋离体兔空肠的自发活动，在水煎剂 12mg/ml 时则抑制其自发活动，表现出低浓度时兴奋，高浓度时抑制的双向作用。花椒水煎剂能对抗阿托品对离体小肠的抑制作用，但不能对抗肾上腺素、苯海拉明、罂粟碱、维拉帕米和美散痛的抑制作用，可能是通过组胺样作用兴奋肠管活动。而其抑制作用能对抗烟碱、毒扁豆碱、乙酰胆碱、组胺、氯化钡和酚妥拉明兴奋肠管活动，但不能对抗利血平化肠管的兴奋活动。表现出抗胆碱样和抗组胺样作用，其抑制肠管活动可能与促进肠管儿茶酚能神经释放儿茶酚胺机制有关。茵芋碱可能是花椒抑制肠管活动的活性成分。给小鼠灌服 20g/kg 花椒水煎剂或 10g/kg 花椒水提取物均能抑制胃肠墨汁推进运动，但可被酚妥拉明对抗。花椒水煎剂也能对抗吗啡或阿托品抑制胃肠推进运动，整体实验也显示出花椒兴奋和抑制肠甲滑肌的双向作用。③抗腹泻作用 给小鼠灌服 20g/kg 花椒水煎剂抑制蓖麻油引起的刺激小肠性腹泻和番泻叶引起的刺激大肠性腹泻。花椒水提取物 5g/kg，10g/kg 能抑制番泻叶引起的腹泻，作用时间 8h 以上，但抗蓖麻油引起的腹泻作用产生缓慢而短暂。而花椒醚提取物 3.0ml/kg，6.0ml/kg 抑制蓖麻油引起的腹泻，作用强日持久，对番泻叶引起的腹泻无作用。由于水提取物能抑制胃肠推进运动作用，而醚提取物则无此作用。④保肝作用 给大鼠每日灌服一次花椒水提取物 2.5g/kg，5.0g/kg，连续 5 天，能防止四氯化碳诱发急性肝损害大鼠血清丙氨酸转氨酶(ALT)升高。但对血清天冬氨酸转氨酶(AST)升高无保护作用。花椒水提取物和醚提取物，十二指肠给药均无利胆作用。

（2）**镇痛抗炎作用** 花椒的水煎剂、醚提取物和水提取物都能减少洒石酸锑钾或乙酸引起的小鼠扭体反应次数，延长热痛反应的潜伏期。花椒中所含的茵芋碱可能是其镇痛的活性成分之一。给小鼠灌服 3.0ml/kg，6.0ml/kg 的醚提取物或 5g/kg，10g/kg 的水提取物，都能抑制二甲苯引起的小鼠耳壳炎性肿胀和降低乙酸所致的小鼠腹腔毛细血管通透性增高。给大鼠灌服 3.0ml/kg 醚提取物或 2.5g/kg 和 5g/kg 水提取物也能抑制角叉菜胶引起的足跖肿胀，作用较皮下注射氢化可的松 25mg/kg 持久，显示出较强的抗炎活性。花椒中所含的 1，8-桉叶素可能是醚提取物镇痛抗炎的活性成分之一。

（3）**局部麻醉作用** 花椒水浸液、挥发油或水溶物都具有局部麻醉作用，能可逆地阻滞蟾蜍离体坐骨神经冲动传导和降低其兴奋性。随着浓度的提高，神经动作电位消失速度加快、持续时间延长。花椒稀醇浸液也有局部麻醉作用。在家兔角膜之表面麻醉中，效力较地卡因稍弱。在豚鼠之浸润麻醉中，效力强于普鲁卡因。

（4）**对实验血栓形成及凝血系统的影响** 给大鼠灌服花椒水提取物 10g/k，20g/k 或醚提取物 3.0ml/kg，都能预防电刺激颈动脉引起血栓形成。凝血功能测定表明，花椒水提取物能延长血浆凝血酶原时间、凝血酶原消耗时间、白陶土部分凝血活酶时间和凝血酶时间。而其醚提取物仅延长凝血酶原消耗时间。另，花椒水提取物还能呈浓度依赖性地抑制试管内 ADP 或胶原诱导兔血小板聚集，0.15g/ml 的水提取物液，抑制率分别为 50%～88%。

（5）**抑菌和杀疥螨作用** 花椒挥发油对 11 种皮肤癣菌和 4 种深部真菌均有一定的抑制和杀灭作用，其中羊毛小孢子菌和红色毛癣菌最敏感，实验证明月桂氮卓酮和二甲亚砜能促进挥发油进入真菌细胞内加速细胞死亡。花椒的氯仿提取物对疥螨具有较强的触杀作用，且杀螨率与药物浓度及触杀的时间呈正相关。动物实验证明对兔疮疥疗效显著。

（6）**毒性** Ames 试验表明，花椒对 TA_{98} 和 TA_{100} 均呈阳性反应，对 TA_{100} 作用较弱。

【炮制】 （1）**炒花椒**：取净花椒，置锅内，用文火炒至出汗，有香气逸出时，取出放凉。

（2）**盐炒花椒**：取净花椒，置锅内，用文火炒至有响声，喷淋盐水，炒干，取出放凉。每花椒 100kg，用食盐 2kg。

饮片性状：①炒花椒 形如花椒，外表面焦黄色或棕褐色，内表面深黄色，香气浓郁。②盐炒花椒 色泽加深，略具咸味。

【性味归经】 味辛，性温，小毒。归脾、胃、肾经。

【功用主治】 温中止痛，除湿止泻，杀虫止痒。主治脾胃虚寒之脘腹冷痛，蛔虫腹痛，呕吐泄泻，肺寒咳喘，龋齿牙痛，阴痒带下，湿疹皮肤瘙痒。

《本经》："秦椒，主风邪气，温中，除寒痹，坚齿发，明目。久服轻身，好颜色，耐老，增年通神。""蜀椒，主邪气咳逆，温中，逐骨节皮肤死肌，寒湿痹痛，下气。久服之头不白，轻身增年、、"

《别录》："秦椒，疗喉痹，吐逆，疝瘕；去老血，产后余疾，腹痛；出汗，利五脏。""蜀椒，除六腑寒冷，伤寒，温疟，大风，汗不出，心腹留饮，宿食，肠澼下利，泄精，女子字乳余疾。散风邪，瘕结，水肿，黄疸，鬼疰，蛊毒。杀虫、鱼毒。开腠理，通血脉，坚齿发，调关节，耐寒暑。"

《药性论》："秦椒，能治恶风，遍身四肢痛痹，口齿浮肿摇动。主女人月闭不通，治产后恶血痢、多年痢。主生发，疗腹中冷痛。""蜀椒，能治冷风、顽头风，下泪，腰脚不遂，虚损留结，破血，下诸石水。能治嗽，除齿痛。"

《千金·食治》："去心下冷气，除五脏六腑寒，百骨节中积冷。"

《食疗本草》："秦椒灭瘢，长毛去血，蜀椒下乳汁。."

《日华子》："蜀椒，破癥结，开胃，治天行时气，温疾，产后宿血，治心腹气，壮阳，疗阴汗，暖腰膝，缩小便。"

《本草图经》："补下，宜用蜀椒也。"

《珍珠囊》："明目，温中，止精泄。"

《纲目》谓朱丹溪云："能下肿湿气。"

《医学入门·本草》："发汗，散风寒，治目翳，水泻，止呕吐，涩遗精，温脾胃与肾，通关益气。"

《纲目》："散寒除湿，解郁结，通三焦，补右肾命门，杀蛔虫，止泄泻。"

《本草从新》："能下行，导火归元。破血通经。"

《医林纂要·药性》："补肝润命门，治冲任寒气上逆及阴汗泄精，破血分寒阻，暖胃燥脾湿，除胀满，寒痰，去饮食毒，泻肺，开闭塞。"

《重庆堂随笔》："解轻粉毒(去目)，解水银毒。"

《随息居饮食谱》："秦椒，止痛行瘀。""川椒，涤秽舒郁，辟邪。"

《青藏高原药物图鉴》："醒酒，催产，治梅毒性鼻炎。"

【临床应用】（1）**用于脾胃阳虚，中焦寒盛之脘腹冷痛，呕吐，泄泻**。花椒温中散寒，尤善止痛，用治中气虚寒，腹痛呕吐，多与干姜、人参配伍，以温阳补虚，散寒止痛，方如《金匮要略》大建中汤；下焦虚寒，脐腹冷痛，亦可与附子、胡椒同用，以温散下焦之寒邪，如《世医得效方》椒附丸、《普济方》椒红丸；除内服外，本品亦可外用，如《孙真人方》治心腹冷痛，以花椒炒热，布裹，熨痛处；治寒疝腹痛，亦可如法用之。治寒湿伤中或夏伤暑湿之泄泻，可与苍术、肉豆蔻合用，以温中燥湿，如《普济方》椒术丸、《小儿卫生总微论方》川椒丸。

（2）**用于咳喘**。花椒尚能温肺散寒止咳平喘，《肘后方》治卒得咳嗽，与杏仁配伍；《普济方》疗咳又配款冬花，以增强化痰止咳之功。治喘不得卧，可与桑白皮、葶苈子合用，以泻肺平喘，如《圣济总录》蜀椒丸。

（3）**用于蛔虫腹痛**。花椒有杀虫功效，尤善驱蛔，为杀虫止痛之要药。用治蛔虫所致的腹痛呕吐，每与安蛔药乌梅为伍。伴有面白肢冷等寒象者，除配乌梅、槟榔等驱虫药外，又须加干姜、肉桂等温阳散寒之品。若伴有身热、面赤、烦躁等热象者，可与乌梅、黄连、黄柏等安蛔、清热泻火之品合用。现代常用本品治疗胆道蛔虫症，蛔虫性肠梗阻。

（4）**用于湿疹皮肤瘙痒、阴痒**。多煎水外洗，花椒常配苦参、蛇床子、白鲜皮等，以清热燥湿止痒。

（5）**用于齿痛**。花椒有麻醉止痛作用，各种牙痛均可用之。治风牙、虫牙疼痛，可与露蜂房配伍，以祛风止痛，如《局方》如神散，或与细辛、白芷、荜茇等同用，以增强止痛之功，如《局方》细辛散。

《本草经集注》："(蜀椒)杏仁为之使。"

《得宜本草》："得地黄汁，调养真元；得白茯苓，补益心肾。"

《得配本草》："得醋煎熟，入白矾稍许服，治伤寒呕衄；得生地自然汁，煎稠，和丸，治元藏伤惫；配乌梅.伐肝气；配益智仁，缩小便；配茯苓蜜丸，补益心肾；配茴香，枣肉丸。治久泻；配苍术，醋丸，治飧泄不止。"

【用量用法】 内服：煎汤，3～6g，或入丸散。外用：煎水洗，或含漱，或研末调敷，适量。

【使用注意】 阴虚火旺者禁服，孕妇慎服。

《本草经集注》："(秦椒)恶栝楼，防葵、畏雌黄。""(蜀椒)畏款冬。"

《别录》："(蜀椒)多食令人乏气，口闭者杀人。"

《千金·食治》："久食令人乏气失明，黄帝云.一卜月勿食椒，损人心，伤血脉。"

《新修本草》："畏橐吾、附子、防风。"

《纲目》谓孟诜云："十月食椒，损气伤心，令人多忘。"

《食鉴本草》："肺胃素有热者，忌服。"

《本经疏》："肺胃素有火热，或咳嗽生痰，或嘈杂醋心，呕吐酸水，或大肠积热下血，咸不宜用。凡泄泻由于火热暴注而非积寒积冷者忌之。阴痿脚弱，由于精血耗竭而非命门火衰，虚寒所致者，不宜入下焦药用；咳逆，非风寒外邪壅塞者不宜用；字乳余疾，由于本气自病者不宜用；水肿、黄疸因于脾虚而无风湿邪气者不宜用；一切阴虚阳盛，火热上冲，头目肿痛，齿浮、口疮、衄血、耳聋、咽痛、舌赤、消渴、肺痿咳嗽、咯血、吐血等证，法所咸忌。"

《本经逢原》："闭口者有毒，误食之，戟人咽喉，气欲绝，或吐下白沫。"

《本草省常》："多食损肺，生邪火，牙痛，目昏。""服龙骨忌之。"

《随息居饮食谱》："多食动火堕胎。"

【附方】（1）**治心胸中大寒痛，呕不能食，腹中寒，上冲皮起，出见有头足，上下痛不可触近**：蜀椒二合(炒去汗)，干姜四两，人参二两。水煎去滓，纳胶饴一升，微火煎，分温再服，如一炊顷，可饮粥二升。--《金匮要略》之"大建中汤"

（2）**治胸中气满，心痛引背**：蜀椒(出汗)一升，半夏(洗)一升，附子(炮)一两。上三味捣筛，蜜和为丸，如梧子大。一服五丸，日三。--《外台》引张文仲"蜀椒丸"

（3）**治久患冷气，心腹结痛，呕吐，不下食**：蜀椒(开口者)半两，面三两。上先以醋浸椒，经宿漉出，以面拌令匀，以少水煮，和汁吞之。--《食医心鉴》

（4）**治冷虫心痛**：川椒四两，炒出汗，酒一碗淋之。服酒。--《寿域神方》

（5）**治脾胃气虚弱，多困羸瘦，面黄口淡，不思饮食**：蜀椒(去目)十两，厚朴(去粗皮，姜汁炙)十两，附子(炮，去皮、脐)二两，以水一斗，文武火熬，候水尽为度，焙干，同杵为末，炼蜜并糯米粉同为糊，和丸，如梧桐子大。每服二十丸至三十丸。空心温酒下。如大肠滑泄，生姜米饮下。--《普济方》之"蜀椒丸"

（6）**治膏瘅，其人饮少小便多**：秦椒一分，出汗瓜蒂二分。末。水服方寸匕，日三服。--《伤寒类要》

（7）**治肺气喘急，坐卧不得**：蜀椒(去目并闭口，炒出汗)一两，干姜(炮)半两，猪牙皂荚(去皮，涂酥炙)一两，葶苈子(隔纸炒)三分。上四味，捣罗为末，以枣肉和丸，如梧桐子大。每服三丸，煎桑根白皮汤下，不拘时候。--《圣济总录》之"蜀椒丸"

（8）**治骤腹疼，注下，或滑肠频并，多有冷沫**：川椒(去目)、干姜(生用)、附子(去皮、脐，生用)三味各等分。上为粗末。每服三钱，水二盏，煎至八分，温服不拘时。--《普济方》之"椒附汤"

（9）**治水泻无度**：以椒二两(去目)，醋二升。煮至醋尽，焙干，为末，糊丸，绿豆大，瓷盒收之。每服十丸、十五丸，米饮下。--《小儿卫生总微沦方》之"椒红丸"

（10）**治冷痢**：川椒(微炒出汗)三分。捣罗为末，炼蜜和丸，如绿豆大。每服以粥饮下五丸，日三四服。--《圣惠方》

（11）**治蛔虫性肠梗阻**：花椒 9g，麻油 12%。将麻油置锅中烧热，投入花椒，炸至微焦，去花椒，取油，1 次服完。如梗阻时间过长，中毒症状明显，并有肠坏死，或有阑尾蛔虫可能者，皆不宜服。--《中草药通讯》1973，(1)：52

（12）**治寒疝腹痛**：椒二合，干姜四两。水四升，煮取二升，去滓，纳饴一斤，又煎，取半分。再服，数数服之。--《肘后方》

（13）**治肝肾虚，风攻眼目昏暗，时见虚花**：蜀椒(去目并闭口者，炒出汗)、熟干地黄(焙)各一两，苍术(米泔浸，切一睦干)五两。上三味，捣罗为末，炼蜜和丸，如梧桐子大。每服二十丸，温酒或盐汤下。--《圣济总录》

（14）**回乳**：花椒 10~15g，加水 400~500ml，浸泡 2 小时，煎煮至 250ml，加红糖 50~100g。于断奶当日趁热 1 次服下，每日 1 次，连用 1~3 次。--《食物药用指南》

（15）**治齿痛**：①蜀椒，醋煎含之。--《食疗本草》　②蜀椒(去目并闭口，炒出汗)，盐(研)、土蜂房各一分。上三味，粗捣筛。每服五钱匕，以水三盏，入葱白三寸拍破，煎十余沸。热漱冷吐，日三五度。--《圣济总录》

（16）**治产后阴下脱**：蜀椒一升，吴茱萸一升，戎盐半鸡子大。上三味捣，以绵裹如鸡子大，纳阴中，日一易，二十日愈。--《外台》引《古今录验》

（17）**治妇人阴痒不可忍，非以热汤泡洗不能已者**：花椒、吴茱萸、蛇床各一两，藜芦五钱，陈茶一撮，烧盐二两。水煎熏洗。--《医级》

（18）**治手足心风肿**：椒、盐末等分，醋和敷之，良。--《肘后方》

（19）**治手足皴裂**：椒四合，水煮之去滓。渍之半食顷，出令燥，须臾复浸。干涂羊猪髓脑。--《深师方》

（20）**治久患口疮**：蜀椒去闭口者，以水洗之，以面拌煮作粥，空心吞之三五匙，饭压之，再服瘥。--《食疗本草》

（21）**治秃疮**：①用先洗净，好花椒末不以多少调数，三五次效。--《普济方》　②川椒四两，浸酒，日以搽之。--《外科证治全书》

（22）**治冻疮**：蜀椒(去目并闭口者，炒出汗)、盐各二两。上二味以清酒五升，煎至二升，数数蘸之，其药可五六日用。--《圣济总录》

（23）**治疗胆道蛔虫病**：每剂用花椒 20 粒，食醋 100g，加水 50ml，蔗糖少许，煎沸后取出花椒，待温后一次口服。呕吐者，可以少量多次短时间内服用，小儿酌情减量，服药后症状未完全消失者 4 小时后可再服 1 剂。胆道感染较重，或呕吐不能进食者，配用抗生素、输液支持疗法。共治 106 例，治疗标准：临床症状、体征消失后 48 小时无复发为临床治愈，症状明显减轻者为好转。本组[06 例，治愈及好转者 95 例，占 89.62%。--《解放军医学杂志》张世祺，等，1988，13(2)：139

（24）**治疗蛲虫病**：花椒 30g，加水 1000ml，煮沸 40~50 分钟，过滤。取滤液 25~30ml 保留灌肠，每日 1 次，连用 3~4 次。治疗 108 例，临床症状均消失，粪检 3 次，虫卵皆为阴性。--《全国中草药新医疗法展览会资料选编》(传染病第二分册).1970：67

（25）**用于止痛**：取花椒果皮制成 50% 的注射液，痛时肌内注射或穴位注射，每次 2ml。共观察 266 例，其中腹痛(溃疡痛、肠痉挛、胆绞痛)246 例，有效 240 例；肝区痛 4 例均有效；腰痛 3 例，有效 2 例；其他疼痛(头痛、心绞痛)13 例，有效 5 例。266 例中疼痛完全缓解者 186 例，部分缓解者 68 例，无效 12 例。注射后一般 10~15 分钟疼痛缓解，可持续 2~4 小时。治疗过程中未见副反应。--《辽宁医学》，1966，(1)：l3

（26）**治疗鸡眼**：用大蒜 1 头，葱白 10cm，花椒 3~5 粒，共捣烂如泥，视鸡眼大小取不同量药泥敷于鸡眼上。用卫生纸搓一细条围绕药泥，以便药泥集中于病变部位。胶布包扎，密封，24 小时后去胶布及药泥。3 天后鸡眼开始发黑，逐渐脱落，最多半月即完全脱落。本法最多使用 2 次。共治 158 例，192 个鸡眼，结果全部治愈，且无副反应及后遗症。--《中两医结合杂志》杨向东，l989，9(8)：490

（27）**治疗顽癣**：川椒(去籽)25g，紫皮大蒜 100g。先将川椒研粉，再与大蒜混合，舂成药泥，装入瓶内备用。敷药方法：用温水浸泡、洗净、擦干患处，再以棉签敷上薄薄一层药泥，用棉球反复揉搓，使药物渗入皮肤，每日 1~2 次，10 天为 1 疗程。皮损基本痊愈，即用羊蹄根煎液洗擦患处，每星期 2~3 次，坚持 2~3 月，以巩固疗效。共治疗久治不愈的癣 45 例(头癣 3 例，手足癣 18 例，体癣 11 例，甲癣 13 例，平均病程 1 年)，治疗标准以皮损消失半年内无复发为治愈。结果本组病例经 1~3 疗程全部治愈。随访部分病人 1 年，无 1 例复发。--《中西医结合杂志》阮育民，等，1990，10(4)211

（28）**治疗真菌性阴道炎**：花椒油制成栓剂，每晚自行放入阴道 1 粒，5 天为 1 疗程，停药 2 天复查白带，以未找到真菌孢子体且自觉症状消失者为治愈。共治白带中有真菌孢子体者 418 例(70% 有局部瘙痒、白带多，或阴道粘膜充血、水肿等临床表现)，结果 1 个疗程治愈者 315 例，占 75.36%；2 个疗程治愈者 29 例，占 6.94%；总治愈率为 82.3%。临床疗效与制霉菌素阴道片相当。--《药学通报》徐凌云，等，1988。23(5)：291

（29）**回乳**：干燥生花椒 7~8 粒，装入胶囊内，每次 2 个胶囊于引产后开始服用，每日 3 次，连服 3~4 天。此法用于 163 例中期妊娠引产的产妇回乳，有效者 153 例(服药后乳房无肿胀疼痛，无乳汁分泌)，占 93.9%。妊娠月份越小，有效率越高。--《第二军医大学学报》陈绍芸，1987.8(3)232

椒目

【别名】 椒目《本草经集注》，川椒目《赤水玄珠》。

【来源】 同"花椒"。用药部位为种子。

【原植物】 参见"花椒"。

【采收加工】 9～10 月果实成熟时采摘，晾干，待果实开裂，果皮与种子分开时，取出种子。

【性状鉴别】 种子类圆形，直径 3～4mm，外表面黑色，具光泽，密布细小疣点。表皮脱落后露出黑色多边形网状纹理。

种脐椭圆形，种脊明显。种皮质硬脆，剥除后可见淡黄色胚乳或子叶，胚乳发达；子叶肥厚，位于胚乳中央，有的种子内面大部中空，仅残留黄白色胚乳。气芳香浓烈，味辛辣凉口。

【显微鉴别】 （1）种子横切面：花椒目表皮细胞1列，长方形，大小相近。向内为1至数列栅状细胞，壁薄，其下有众多石细胞，相聚成带，细胞形态各异，大小不一，纹孔及孔沟清晰。内种皮细胞数列，垂周壁网状增厚。胚乳细胞多列，多角形，细胞壁薄；子叶表皮细胞1列，其下有1～2列栅状细胞，海绵组织细胞排列较疏松。胚乳细胞及子叶细胞内含油滴及糊粉粒。

（2）粉末特征：①表皮细胞多角形，长28～80μm，直径20～58μm，垂周壁连珠状增厚，少数均有增厚，有的细胞较大，内充满黄棕色透明分泌物。②栅状细胞多破碎，垂周壁连珠状增厚。③石细胞类圆形、类方形或椭圆形，长26～52μm，直径14～40μm，纹孔和孔沟清晰。④内种皮细胞平周壁网状增厚明显，木化。另有胚乳的油滴及棕色块。

【理化鉴别】 取花椒目粉末0.5g，加1%盐酸15ml，水浴温热15分钟，滤过，取滤液1ml于小试管中，加碘化铋钾试剂数滴，产生橙红色或棕红色絮状沉淀。(检查生物碱)

【性味归经】 味苦、辛，性温，小毒。归脾、肺、膀胱经。

【功用主治】 利水消肿，祛痰平喘。主治水肿胀满，哮喘。

《本草经集注》：“利去水。”

《药性论》：“主十二种水气。”

《日华子》：“主膀胱急。”

《新修本草》：“主水腹胀满，利小便。”

《本卓衍义》：“治盗汗。行水又治水蛊。”

《纲目》谓朱丹溪云：“止气喘。”

《医学入门·本草》：“专渗水。”

《药性能毒》：“治痔瘘肿痛。”

《眼科全书》：“除湿热，治盗汗，利渗行功，所以湿热下行，目白明。”

《本草备要》：“治水臌，除胀，定喘，及肾虚耳鸣”

《医林纂要·药性》：“坚肾，润命门，行阴水，安相火。”

《要药分剂》：“行积水，逐留饮。”

《本草求原》：“燥湿，消水蛊，妊娠水肿，水喘。”

《杭州药用植物志》：“适用于心脏病水肿，膀胱炎，小便不利，及神经性喘息等。”

《河北中草药》：“用于寒湿水肿及诸寒喘逆之症。”

【临床应用】 （1）**用于水肿胀满，小便不利**。椒目专行水道，利水消肿之力颇佳，治水肿，小便不利有殊功。如《千金要方》治久水.腹夫如鼓，单用椒目一味即可取效。本品亦可与其他利水药配伍，以增加疗效，如仲景治肠间有水气，腹满，与防己、葶苈子等同用，以增强泄水之功，方如《金匮要略》已椒苈黄丸；《普济疗》治水肿，以本。锗与利水专药茯苓皮相伍；若水肿较甚，属正盛邪实者，可配时遂等峻猛之品，以峻下逐水消肿，如《圣济总录》椒目丸。

（2）**用于哮喘气急**。椒目利水逐饮之功，可用于水饮犯肺而致喘息不得卧。故丹溪有“椒日劫喘”之说，《丹溪心法》有劫喘方即以本品单味研末，生姜汤调服。

（3）**其他** 椒目配麻黄根可用于盗汗；与巴豆、菖蒲、松脂同用，可治疗肾虚耳鸣耳聋；配苍术可治疗眼目生花。

《药性论》：“和巴豆、菖蒲、松脂以蜡溶为筒子，内耳中，抽肾气虚，耳中如风水鸣，或如打钟磬之声，卒暴聋，一日一易，若神验。”

《得配本草》：“得猪上唇，治盗汗。”

【用量用法】 内服：煎汤，2～5g，或研末，1.5g，或制成丸、片、胶囊剂。外用：研末或醋调敷，适量。

【使用注意】 阴虚火旺者禁服。

《医学入门·本草》：“不宜久服。”

【附方】 （1）**治久水，腹肚如大鼓者**：椒目(水沉者)，取熬之，捣如膏油。服方寸匕。--《千金要方》

（2）**治腹满口舌干燥，此肠间有水气**：防己、椒目、葶苈(熬)、大黄各一两。上四味，末之，蜜丸如梧子大。先食饮服一丸，日三服，稍增，口中有津液渴者，加芒硝半两。--《金匮要略》之“已椒苈黄丸”

（3）**治水肿**：椒目4.5g，葶苈子6g，车前子15g(布包)，泽泻12g，冬瓜皮30g，大枣5枚。煎服。或椒目研细末，每日2次，每次1.5～3g，温开水送下。--《安徽中草药》

（4）**劫喘**：椒目研极细末，一二钱，生姜汤调下止之。气虚不用。--《丹溪心法》

（5）**治暴宿食留饮**：椒目二两，巴豆一两(去皮、心)。熬，捣.以枣膏丸如麻子。服二丸，下，痛止。--《肘后方》

（6）**治盗汗**：①用椒目微炒，捣为极细末。用半钱匕，以生猪上唇煎汤一合调，临卧服。无不效。--《本草衍义》 ②椒目、麻黄根等分。为细末。每服一钱，无灰热酒食后调服。--《证治准绳》之“椒目散”

（7）**治久年眼生黑花，不可见者**：椒目(炒)一两，苍术(炒)二两。上为末.醋糊丸，梧桐子大。每服二十丸，醋汤送下。--《续本事方》

（8）**治妇人不问年老少，经血妄行如崩**：川椒目做炒出汗，尽放地上出毒，为细末。用陈米一勺，乌梅半个，煎汤服。--《普济方》引《经验良方》

（9）**治痔瘘、脱肛**：川椒目二钱，研末，空心，水送下。--《卫生易简方》

（10）**治疝气**：(花椒)子3～6g，研末，开水吞服。--《湖南药物志》

（11）**治疗哮喘**：将椒目研粉，装胶囊或制成片剂，每日服2～3次，每次量相当于生药3～4.5g。观察103例气喘患者(多数为慢性喘息性支气管炎)，结果平均有效率为94.3%，显效以上占40.8%。对咳、痰、喘的有效率分别为82.8%、72.3%、93.2%。以平喘疗效最高，平均显效以上达64.1%。少数有头昏、恶心、痰血、热感等副反应，但不影响服药。--《单味椒目制剂平喘作用的1临床观察》上海市杨浦区中医医院.1973

花椒叶

味辛，性热；归脾、胃、大肠经。温中散寒，燥湿健脾，杀虫解毒。主治奔豚，寒积，霍乱转筋，脱肛，脚气，风弦烂眼，漆疮，疥疮，毒蛇咬伤。内服：煎汤，3～9g。外用：煎汤洗浴，或鲜叶捣敷，适量。

附方 （1）**治脱肛**：花椒叶、土茯苓叶。捣烂，香油调敷。--《湖南药物志》

（2）**治蛇毒**：以闭口椒并叶，捣敷之。--《肘后方》

樗白皮

【别名】 樗白皮《药性论》，臭树皮（邹平），樗皮《日华子》，臭椿皮《滇南本草》，苦椿皮《陕西中药志》。

【来源】 为苦木科植物臭椿 *Ailanthus altissima* (Mill.) Swingle 的根皮或树干皮。

【植物形态】 臭椿 又名臭树芽树（邹平），山椿、虎目《本草拾遗》，虎眼树《四声本草》，鬼目《本草图经》，大眼桐《纲目》，樗树、白椿《中药大辞典》。落叶乔木，高可达 20m。树皮平滑有直的浅裂纹，嫩枝赤褐色，被疏柔毛。奇数羽状复叶互生，长 45～90cm；小叶 13～25，揉搓后有臭味，卵状披针形，长 7～12cm，宽 2～4.5cm，先端渐尖，基部斜截形，全缘，仅在基部通常有 1～2 对粗锯齿，齿顶端背面有 1 腺体。圆锥花序顶生；花杂性，白色带绿；雄花有雄蕊 10；子房为 5 心皮，柱头 5 裂。翅果长圆状椭圆形，长 3～5mm。花期 4～5 月，果熟期 8～9 月。见（图 512）

本植物的果实（**凤眼草**）、叶（**樗叶**）均供药用详见下述。

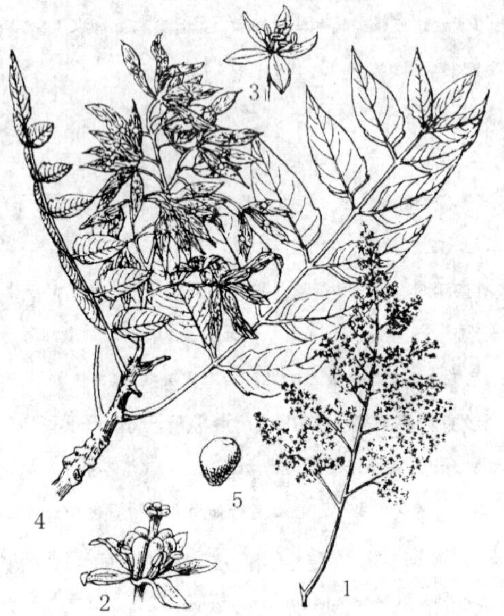

（图 512）**臭椿**

1.果枝 2.花枝 3.雄花 4.两性花 5.种子

【生长分布】 生于向阳山坡杂木林或村边、房前屋后。邹平各地广泛分布。

【采收加工】 春、夏季剥取根皮或干皮，刮去或不刮去粗皮，切块片或丝，晒干。

【炮制】 （1）**炒樗白皮**：取樗白皮丝或片置锅内，用文火炒至表面呈黄色，取出放凉。

（2）**樗白皮炭**：取樗白皮丝，置锅内，用武火炒至外表呈黑色，内部黑褐色，喷淋清水少许，灭尽火星，取出凉透。

饮片性状：①炒樗白皮形如樗白皮，表面黄色。②樗白皮炭外表黑色，内部呈黑褐色。味苦、涩。

【性状鉴别】 根皮呈扁甲块片或不规则卷片状，长宽不一，厚 2～5(～10)mm，外表面灰黄色或黄棕色，粗糙，皮孔明显，纵向延长，微突起，有时外面栓皮剥落，呈淡黄白色；内表面表面淡黄色，较平坦，密布细小棱形小点或小孔。质坚脆，折断面强纤维性，易与外皮分离。微有油腥臭气，折断后更甚，味苦。干皮多呈扁平块状，厚 3～5mm 或更厚；外表面暗灰色至灰黑色，具不规则纵横裂，皮孔大，去栓皮后呈淡棕黄色；折断面颗粒性。见（图 513）

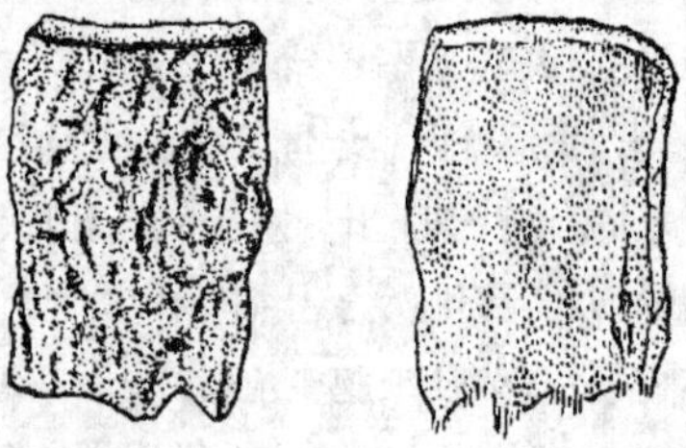

（图 513）**樗白皮（根皮）外形**

【显微鉴别】 （1）根皮横切面：木栓细胞切向延长，排列整齐，厚达数十列，其内侧有环列的石细胞群。韧皮部有成束或偶有单个散在的纤维和石细胞群。石细胞直径 24～30μm，长可达 150μm，壁甚厚，黄色，孔沟明显，有的含有草酸钙方晶。纤维较多，直径 20～40μm，壁厚，小化。射线宽 2～4 列细胞，外部扩大成喇叭状；有的薄壁细胞含草酸钙簇晶和方晶。见（图 514）

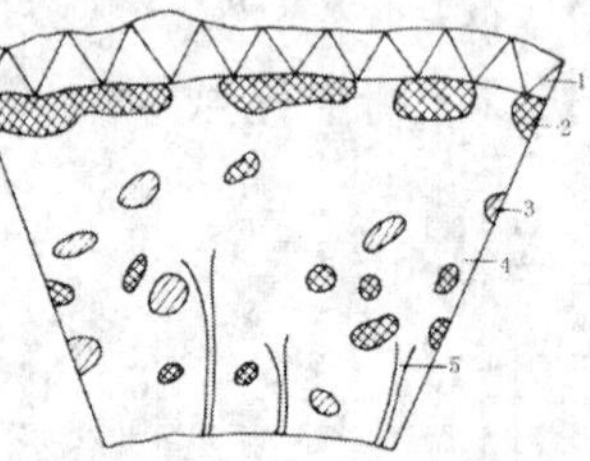

（图 514）**臭椿(根皮)横切面简图**

1.木栓层 2.石细胞 3，纤维 4.皮层 5.射线

（2）粉末特征：根皮粉末浅黄色。①石细胞黄色，类圆形、类方形、类长方形或不规则状，直径 24～30μm，长可达 150μm，壁甚厚，孔沟明显，胞腔常含草酸钙方晶。②纤维直径 20～40μm，壁厚，木化，有的末端呈波状或有锯齿状突起。③草酸钙簇晶直径 15～50μm，方晶呈多面形或双锥形，直径 11～50μm。④淀粉粒多而细小，直径 2～14μm，多为单粒，也有 2～3 个分粒组成的复粒，脐点裂缝状，飞鸟状或星状，层纹不明显。干皮特征与根皮相似，但石细胞、草酸钙方晶较根皮为多，而草酸钙簇晶较少。

【理化鉴别】 取本品粗粉 5g，加甲醇 50ml，振摇放置过夜，滤过，滤液供以下试验。 ①取滤液 1ml，加 3%碳酸钠溶液 1ml，在沸水中加热 3 分钟再置冰浴中冷却，加入新配制的重氮化试剂 1～2 滴，溶液立即呈深红色。(检查内酯类) ②取滤液 2ml，置水浴上蒸干，残渣加冰醋酸 1ml 使溶解，加乙酸酐～浓硫酸(19∶1)试剂 1ml，溶液由黄绿色迅速变为污绿色。(检查甾体类)

【主含成分】 **树皮**：含臭椿苦酮(*ailanthone*)，臭椿苦内酯(*amarolide*)，11-乙酰臭椿苦内酯(*11-acetyl amarolide*)，苦木素(*quassin*)，新苦木素(*neoquassine*)等。

根皮：中含臭椿苦内酯、11-乙酰臭椿苦内酯、臭椿双内酯(*shinjudilactone*)，丁香酸(*syringic acid*)，香草酸(*vanillic acid*)，β-谷甾醇(*β-sitosterol*)，壬

二酸(*azelaic acid*)，D-甘露醇(*D-mannito1*)，苦楝素(*mersosin*)，鞣质，赭红(*phlobaphene*)等。

种子：含油约35%及2，6-二甲氧基醌(*2，6-dimethaxyquinone*)，臭椿苦酮，臭椿内酯(*ailantholide*)，楂杷壬酮(*chaparrinone*)，苦木素等。

叶：含异槲皮甙(*isoquercetin*)，维生素C等。

【药理】 **抗癌作用**：樗白皮含楂杷壬酮具有抗癌活性，对人体鼻咽癌(KB)细胞细胞毒活性的 ED_{50} 为 0.142μg/ml。整体试验对小鼠淋巴细胞白血病 P_{388} 也显示一定的活性。臭椿苦酮有较强的抗阿米巴原虫作用。

【性味归经】 味苦、涩，性寒。归大肠、胃、肝经。

【功用主治】 清热燥湿，涩肠，止血，止带，杀虫。主治泄泻，痢疾，便血，崩漏，痔疮出血，带下，蛔虫症，疮癣。

《药性论》："治赤白痢，肠滑，痔疾，泻血不住。"

《食疗本草》："主疳痢，杀蛔虫。"

《本草拾遗》："主赤白久痢。口鼻中疳虫，去疥䘌，主鬼疰，传尸，蛊毒，下血。"

《日华子》："止泻及肠风，能缩小便。"

《本草衍义补遗》："能涩血。"

《本草药性大全》："止女人月信过度，久痢，带漏崩中，禁男子夜梦遗精滑泄，肠风痔瘘。"

《纲目》："制硫黄、砒石、黄金。"

《医林纂要·药性》："泄肺逆，燥脾湿，行气分湿热。"

《本草再新》："去肺胃之痰火。"

《药性考》："性利行滞。脏毒湿病，溺闭淋浊，疳痢癣证，疗疥杀虫，洗服俱应。"

《现代实用中药》："内服治妇人子宫出血及产后出血，子宫炎，肠炎，赤痢，肠出血，膀胱及尿道炎症，淋病等，有消炎，制泌，止血之功；又治神经痛及肝脏、脾脏等疾患。"

【临床应用】 （1）**用于泄泻，痢疾**。樗白皮苦寒直入大肠清热燥湿，味涩又能收敛固涩，故大肠湿热蕴结之痢疾、泄泻和久病肠虚滑脱之证均可用之，对泻痢日久，正虚而湿热未清者尤为相宜。临床每随证配伍应用，治热毒初痢，多配伍黄连、黄柏、黄芩，旨在清热燥湿，泻火解毒。治湿阻气滞之肠风下利腹痛，甚或便血，以之配苍术、枳壳，共奏解毒化湿，行气化滞之功，如《本事方》椿皮丸。泻痢日久，肠虚不固，又当配温涩之品，以收敛固脱，如《卫生宝鉴》诃黎勒丸治休息痢，即以本品配诃子、丁香共用；若正虚较甚，可配益气之品，如《本草衍义》人参樗皮散即以之配人参，清、补、涩并举以治痢下脓血，日久正虚不瘥。

（2）**用于崩漏，便血，痔疮下血，带下**。樗白皮既能收敛止血，又能泻火凉血，敞脾虚或血热之下部出血均可应用。治阴虚血热，经行不止及崩中漏下，以本品配白芍、黄芩、龟版滋阴清热，收敛止血，如《妇人良方》固经丸；治便血属下部热蕴，常与地榆同用，方如《普济疗》地榆散。本品有清热燥湿，收敛止带作用，可用于湿热带下或脾虚带下。湿热带下，每配黄柏、山栀、车前子同用；脾虚带下，则常与白术、茯苓配伍。

（3）**用于蛔虫症及疮癣**。樗白皮尚有杀虫之功，内服治蛔虫腹痛，可配使君子、旨楝皮共用。外用燥湿杀虫止痒，用治皮肤疮癣，可煎汤外洗，或熬膏涂敷。

《四声本草》："丰疳痢，得地榆同疗之。"

《得配本草》："配参末米饮下，治挟热痢。"

【用量用法】 内服：煎汤，6～12g，或入丸、散。外用：煎水洗，或熬膏涂，适量。

【使用注意】 脾胃虚寒者慎服。

《食疗本草》："若和猪肉、热面频食则中满，盖壅经脉也。"

《本草经疏》："脾胃虚寒者不可用，崩漏属。肾家真阴虚者亦忌之.以其徒燥故也，凡滞下积气未尽者亦不宜遽用，不入汤剂。"

《冯氏锦囊》："忌油腻，湿面，青菜，果子，甜物，鸡、猪、鱼、羊、蒜、薤等味。"

【附方】 （1）**治泄泻里急后重，数至圊**：樗根皮(锉)一两，枳壳(去瓤，麸炒)半两，甘草(炙，锉)一分。上二三味，捣罗为散。每服二钱匕，粥饮调下，食前一服止。--《圣济总录》之"樗根散"

（2）**治疳痢晓夜无度**：取樗根浓汁一鸡子壳许。上一味，以和粟米泔一鸡子壳许，灌下部。再度即差，其验如神。小儿减半用之。--《必效方》

（3）**治久赤白痢不止**：樗树皮一两(炙黄，锉)，甘草一分(炙微赤，锉)，川椒五粒(去目，及闭口苦，微炒去汗)。上件药，以水二大盏，浸一宿，煎至中盏内七分，去滓，食前分温服。--《圣惠方》之"樗树皮散"

（4）**治休息痢**：樗白皮二两，诃子五钱(去核)，母丁香三十粒。为末糊丸，梧子大。每服三钱，陈米汤入醋少许送下，日二次。--《医宗必读》

（5）**治下痢诸药不效**：樗白皮一握，粳米五十粒，葱白一握，甘草一二寸，豉一合。水一升，取半升顿服。小儿量大小加减。--《世医得效方》

（6）**治下血经年** 樗根白皮三钱，水一盏，煎七分，入酒半盏服。--《仁存堂经验方》

（7）**治肠风下血不止**：樗根皮(锉，炒)，臭橘(暴干，锉，炒)各三两。上为末，每服一钱，煎皂荚子汤调下，米饮亦得。--《普济方》之"樗根散"

（8）**治功能性子宫出血，肠出血**：椿皮、槐花各9g，黄柏6g，侧柏炭15g，水煎服。(《山西中草药》)

（9）**治大便秘结**：用樗根汁、麻油、泔淀三味合灌之，亦下。--《华佗神医秘传》

（10）**治赤白带有湿热者**：①白芍五钱，良姜(炒，灰)三钱，黄柏(炒成炭)二钱，椿皮一两半。上为末，粥丸，每服三五十丸，米饮下。--《赤水玄珠》"樗皮丸" ②樗白皮12g，黄柏、黄芩各9g，鸡冠花、翻白草各15g，水煎服。--《华山药物志》

（11）**治产后子肠下出，不可收拾者**：樗枝(取皮焙干)一握。上用水五升，连根葱五茎，汉椒一撮，同煎至三升，去滓，倾在盆内乘热熏，候通手淋洗，如冷，倾入五升瓶内，再煎一沸，依前用，一服可作五度用。洗了睡少时，忌盐、藏酢酱、湿面、发风毒物及用心、劳力、房劳等事。--《妇人良方》

（12）**治妇人阴痒突出**：臭椿皮、荆芥穗、藿香各等分。上锉，煎汤熏洗。--《妇科心镜》之"椿根皮汤"

（13）**治滴虫性阴道炎**：樗皮15g，水煎服。另用千里光全草30g，薄荷、蛇床子各15g，水煎，外洗。--《中草药学》(江西)

（14）**治梦遗泄精，少食体倦**：高良姜(烧灰)二钱，黄柏、芍药(烧灰存性)各二钱，樗树根皮一两五钱。上为细末，面糊丸如梧子大。每服三十丸，空心茶汤下。--《摄生众妙方》之“樗树根丸”

（15）**治肝脾大**：椿根白皮熬膏；摊布上敷患处，每日换1次。

（16）**治膀胱炎、尿道炎**：椿根白皮12g(鲜品45g)，鲜车前草60g，煎服。（15~16方均出自《安徽中草药》）

（17）**治关节疼痛**　臭椿根皮30g，酒水各半，猪脚1只。同炖服。--《福建药物志》

（18）**治疗溃疡病**：将樗皮剥下后，去外层青皮，用内面厚白皮。晒干炒黄研粉，制成丸、散或片内服。每日3次，每次6~9g。共治胃及十二指肠溃疡患者419例，结果，临床控制185例，显效89例，有效101例，无效44例。疗效同制药方法有关，生品或炒成黑炭者较差。服药后有轻度口干咽干，极少数出现恶心、呕吐。--《湖北科技》(医药部分)，1972(1)：13

（19）**治疗蛔虫症**：臭椿根皮制成50%煎剂或研末制成丸剂，分别施用于蛔虫症患者。服法：煎剂早晚各服15ml，3天为1疗程，总量90ml；丸剂每次3g，每日4次，其中又分3天和5天两个疗程组。治疗前后及服药期间均不禁食油类，亦不服用泻剂。结果：煎剂组治疗38例，排出蛔虫者23例，驱虫率为60.52%。治疗后1~2星期复查粪便者19人，阴转率为54.28%。丸剂3天疗程组治疗20例，驱虫率为75%，虫卵阴转率为61.1%；丸剂5天疗程组治疗25例，驱虫率92%，虫卵转阴率81.82%。服药期间有部分病例出现轻度胃肠刺激症状，均于停药后自行消退。--《山东医刊》谢成业，1960，(10)：11

风眼草

【别名】　风眼草《汇品精要》，椿荚《圣济总录》，樗荚、鬼目《纲目》，凤眼子《兽医常用中草药》，樗树凸凸《山东中药》，樗树子《山西中药志》，臭椿了《江苏药材志》，春铃子《医药卫生》

【来源】　同“樗白皮”。药用部位为臭椿的果实。

【原植物】　参见“樗白皮”。

【采收加工】　8~9月果熟时采收，除去果柄，晒干。

【性状鉴别】　本品为菱状长椭圆形，扁平，长3~4.5cm，宽1~1.5cm。表面淡黄棕色，具细密的纵脉纹，微具光泽；中央隆起呈扁球形，其上有一明显的横向脊纹通向一侧边；常无果柄。种子1颗，扁心形，长约5mm，宽约4mm，种皮黄色，内有2片富油质的子叶，呈淡黄色。气微，味苦。见（图515）

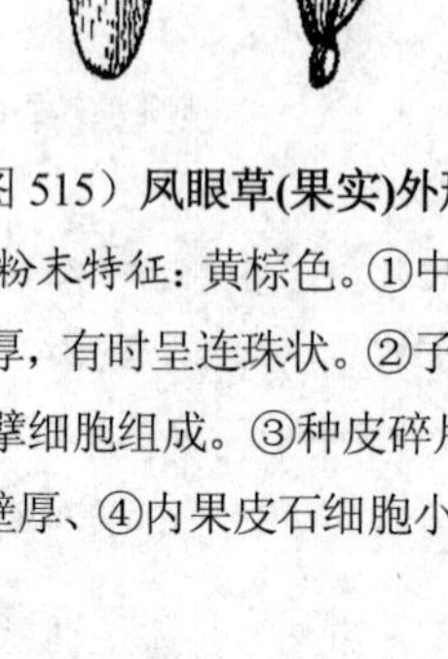

（图515）风眼草(果实)外形

【显微鉴别】　粉末特征：黄棕色。①中果皮组织碎片众多，细胞壁大多不均匀增厚，有时呈连珠状。②子叶组织碎片淡黄色，由多角形、类方形薄壁细胞组成。③种皮碎片黄棕色，多角形细胞较子叶细胞为小、壁厚、④内果皮石细胞小，木化，直径约10μm。⑤导管螺纹，细小，直径8~10μm。⑥草酸钙簇晶与方晶细小。⑦脂肪油滴众多。

【理化鉴别】　取本品粉末2g，加无水乙醇20ml，置水浴上回流30分钟，滤过，滤液照下述方法试验：①取滤液1~2滴，点于滤纸上，置紫外光灯(365nm)下检视，显蓝紫色荧光。(检查内酯类)　②取滤液2ml，加7%盐酸羟胺甲醇溶液2~3滴，加10%氰氧化钠溶液2~3滴，置水浴上微热。冷后用稀盐酸调节pH为3~4，加1%三氯化铁乙醇溶液1~2滴，溶液显紫红色。(检查内酯类)

【主含成分】　翅果含脂肪油(*fatty oil*)及苦味成分(*bitterprinciple*)。

【药理】　（1）**抗菌作用**　本品在试管内对痢疾杆菌的有效杀菌浓度为1：4，对伤寒杆菌作用更强，有效杀菌浓度为1：64，调整pH至7.0~7.6时，杀菌作用增强2~4.7倍，说明其杀菌不是由于药物本身的较强酸性所致。

（2）**灭阴道滴虫作用**　风眼草煎剂体外试验有杀火阴道滴虫的作用。

【性味归经】　味苦、涩，性凉。

【功用主治】　清热燥湿，止痢，止血。主治痢疾，白浊，带下，便血，尿血，崩漏。

《嘉祐本草》：“主大便下血。”

《东北药用植物志》：“祛风，利尿，明目。主治白淋，小儿痫痫，下血经年，产后肠脱，女子虹崩。治一切风痹，活血，洗疮风疽。”

《中国药用植物图鉴》：“为止血药，治肠风便血，小便下血。”

《上海常用中草药》：“治痢疾，白带等症。”

《北方常用中草药手册》：“涩精，助阳。治遗精阳萎。”

《甘肃中草药手册》：“凉血止血，疏散风热。主治皮肤风疹(荨麻疹)。”

《广西本草选编》：“降血压。”

《安徽中草药》：“清热止血，止痢止带。”

《全国中草药汇编》：“清热利尿，止痛，止血。主治胃痛，便血，尿血。外用治阴道滴虫。”

《华山药物志》：“治慢性气管炎。”

【用量用法】　内服：煎汤，3~9g；或研末。外用：煎水洗，适量。

【使用注意】　脾胃虚寒便溏者慎服。

【附方】　（1）**治小儿水泻痢疾**：风眼草蜜水炒，为细末。每服一钱，水煎，空心服。--《万病回春》

（2）**治男子妇人赤白痢疾**：风眼草三分，粟壳二钱，母黑豆二十丸，公枣儿三枚。上为粗末，加蜜一匙，水二盏，煎至一盏，去滓。空心温服此药后仰睡，忌冷水。白痢白粟壳，赤痢赤粟壳。--《普济方》之“金风散”

（3）**治大便下血，湿热痢疾**：风眼草9g，槐花9g，黄柏6g，白头翁15g，马齿苋30g，水煎服。--《青岛中草药手册》

（4）**治肠风泻血**：椿荚，一半生用，一半烧存性，捣罗为散。每服1钱匕，温米饮调下，不拘时候。--《圣济总录》之“椿荚散”

（5）**治尿血**：风眼草9g，水煎服。--《湖北中草药志》

（6）**治白带，尿道炎**：风眼草60g，炒黄研面，每服6g，白开水送服。--《辽宁常用中草药手册》

（7）**治带下腥臭**：风眼草9g，黄柏9g，鸡冠花9g，水煎服。--《青岛中草药手册》

（8）**治妇女经闭不通，发热劳症**：凤眼草(为末)一两，红花(炒)二钱。水三钟，煎一钟，入黑糖五钱，空心服。服三五剂，见血方止。--《良朋汇集》

（9）**治高血压病**：(凤眼草)果实30g，水煎冲红糖服。--《广西本草选编》

（10）**治肺脓疡**：凤眼草、大青叶各30～60g，水煎服，每日2剂。--《浙江药用植物志》

（11）**治误吞鱼刺**：①椿树子烧研，酒服二钱。--《纲目》引《生生编》；②香春树子(阴干)半碗。擂碎，热酒冲服。良久连骨吐出。--《纲目》引《保寿堂经验方》

（12）**治痔漏**：凤眼草、赤皮葱、花椒(捣碎)。浆水滚过，置盆内，令热气熏痔，但通手即洗之。--《卫生易简方》

（13）**治股癣**：凤眼草15g，水煎服，并取药汁外洗患处。--《浙江药用植物志》

（14）**治疗慢性气管炎**：将春铃子干燥压粉，用等量蜂蜜制丸，每丸重6g。每次3g，每日3次，10天为1疗程。治疗520例，服药3个疗程后，有效率为88.25％，显效率为43.26％。其中单纯型疗效高于喘息型，虚寒型高于痰热型，显示有一定止咳祛痰作用，但平喘作用较差。副反应有口干、恶心、大便干燥，除个别需停药外，均自行消失。--《医药卫生》西安，1973，(1)：3

（15）**治疗疟疾**：凤眼草针剂(每支2ml，含生药0.2g)于发病前2～3小时肌内注射，成人每次2～4ml，儿童1～2ml。共治150例，有效128例，有效率达85.3％。--《福建药物志》(一)，福建省医药研究所，第1版，福州：福建人民出版社.1979：251

樗叶

【别名】 樗叶《新修本草》，臭树芽叶（邹平），臭椿叶《福建药物志》。

【来源】 同“樗白皮”。药用部位为臭椿的叶。

【原植物】 参见“樗白皮”。

【采收加工】 春、夏季采收，鲜用或晒干。

【性状鉴别】 叶多皱缩，破碎，完整者展平后为奇数羽状复叶，叶轴长，多折断，灰黄色，具小叶10余对，每小叶片卵状披针形，长7～12cm，宽2～4cm，先端渐尖，基部一侧圆，一侧斜，近基部边缘常有1～2对粗锯齿。上表面暗绿色，下表面灰绿色。叶柄长4～6mm。有时可见短的顶枝，黄褐色。质脆，易破断。气微，味淡。

【主含成分】 叶含芸香甙(*rutin*)，阿福豆甙(*afzelin*)，槲皮甙(*quercitrin*)，异槲皮甙(*isoquercitrin*)，山柰酚(*kaempferol*)，槲皮素(*quercetin*)及氨基酸(*amino acid*)。

【性味归经】 味苦，性凉。

【功用主治】 清热燥湿，杀虫。主治湿热带下，泄泻，痢疾，湿疹，疮疥，疖肿。

《新修本草》：“主洗疮疥，风疽。水煮叶汁用之。”

《浙江药用植物志》：“水煎服，可治疖肿。”

《福建药物志》：“清热利湿，凉血止痛。”

【用量用法】 内服：煎汤，6～15g，鲜品30～60g，或绞汁。外用：煎水洗，适量。

【附方】 （1）**治白带**：鲜臭椿叶60g，茶油炒食；或用鸡、鸭肉炖服。

（2）**治肺痈**：鲜臭椿叶适量。捣烂绞汁1杯服。上述1～2方均出自《福建药物志》

苦楝皮

【别名】 苦楝皮《证类本草》，楝木皮、楝树枝皮《千金要方》，苦楝树白皮、东行楝根白皮《圣惠方》，楝皮《斗门方》，楝根皮《奇效良方》，楝根木皮《纲目》，苦楝树皮《湖南药物志》，苦楝根皮《安徽中草药》。

【来源】 为楝科植物楝 *Melia azedarach* L.的树皮及根皮。

注：本品另一来源为楝科植物川楝 *Melia toosendan* Sieb.et Zucc.的树皮及根皮。主产于甘肃、河南等地。

【植物形态】 楝　又名苦楝《云南药用植物名录》，楝树《广西药用植物名录》，翠书(山西、江苏、浙江)，紫花树(山西、江苏、浙江)，森树(山西、广东、广西)，火枪树、金斗木(广东)，相心树、花纹木(广西)。落叶乔木，高15～20m。树皮暗褐色，纵裂，老枝紫色，有多数细小皮孔。二至三回奇数羽状复叶互生；小叶卵形至椭圆形，长3～7cm，宽2～3cm，先端长尖，基部宽楔形或圆形，边缘有钝尖锯齿，上面深绿色，下面淡绿色，幼时有星状毛，稍后除叶脉上有白毛外，余均无毛。圆锥花序腋生或顶生；花淡紫色，长约1cm；花萼5裂，裂片披针形，两面均有毛；花瓣5，平展或反曲，倒披针形；雄蕊管通常暗紫色，长约7mm；子房上位。核果圆卵形或近球形，长1.5～2cm，淡黄色，4～5室，每室具1颗种子。花期4～5月，果期10～11月。见下(图516)

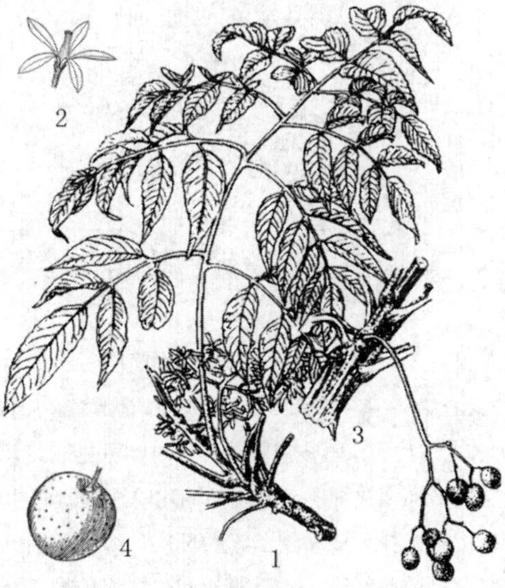

(图516)楝

1.花枝 2.果枝 3.花 4.果实

本植物的叶（**苦楝叶**）、花（**苦楝花**）、果实（**苦楝子**）均供药用，详见下述。

【生长分布】 生于旷野或路旁，常栽培于屋前房后。邹平各乡镇均有家庭种植。

【采收加工】 春、秋季采收，剥取干皮或根皮，除去泥沙，切丝，晒干。

【性状鉴别】 干皮：呈不规则块片状、槽状或半卷筒状，长宽不一，厚3～7mm。外表面粗糙，灰棕色或灰褐色，有交织的纵皱纹及点状灰棕色皮孔。除去粗皮者淡黄色；内表面类白色或淡黄色。质韧，不易折断，断面纤维性，呈层片状，易剥离成薄片，层层黄白相间，每层薄片均可见极细的网纹。无臭，味苦。

根皮：呈不规则片状或卷曲，厚 1～5mm。外表面灰棕色或棕紫色，微有光泽，粗糙，多裂纹。见(图 517)

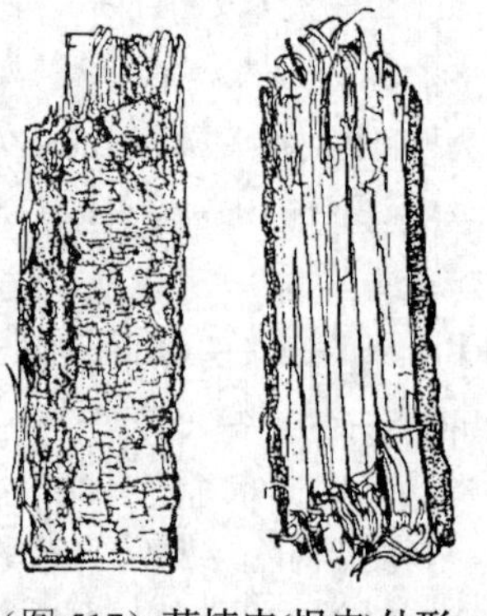

（图 517）苦楝皮(根皮)外形

【显微鉴别】 （1）干皮横切面：外侧有 3～4 条木栓组织层带。木栓层常已深入到韧皮部。老皮多已不见皮层。韧皮部有切向延长的纤维束与薄壁组织相间排列成层；纤维束周围的薄壁细胞中含草酸钙方晶形成晶鞘纤维；方晶直径 6～31μm，纤维壁厚，木化。初生射线喇叭形，开口处的细胞常含有草酸钙簇晶。薄壁细胞中含淀粉粒，圆形、类圆形或卵圆形，单粒或由 2～5 个分粒组成的复粒。见(图 518)

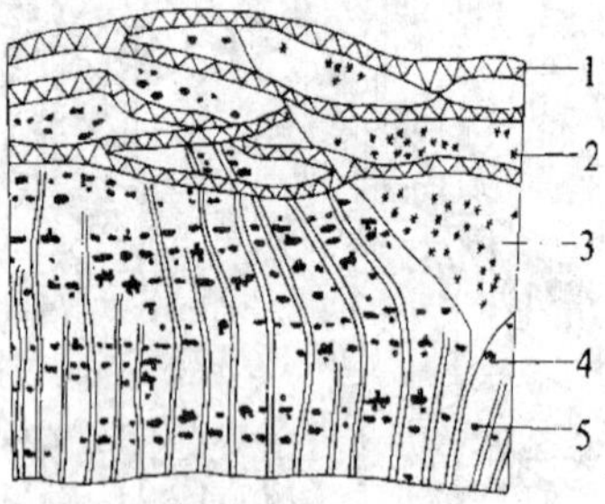

(图 518)楝(干皮)横切面简图

1.木栓层 2.草酸钙簇晶 3.初生射线 4.草酸钙方晶 5.纤维束

（2）根皮横切面：落皮层较厚，其内侧可见射线及颓废筛管群；木栓层为多列木栓细胞。韧皮部韧皮射线波状弯曲，宽 3～5 列细胞；韧皮纤维排列成多层断续的环层，纤维束周围的细胞含草酸钙方晶，形成晶纤维。本品薄壁细胞含淀粉粒，有的含草酸钙方晶。见上(图 519)

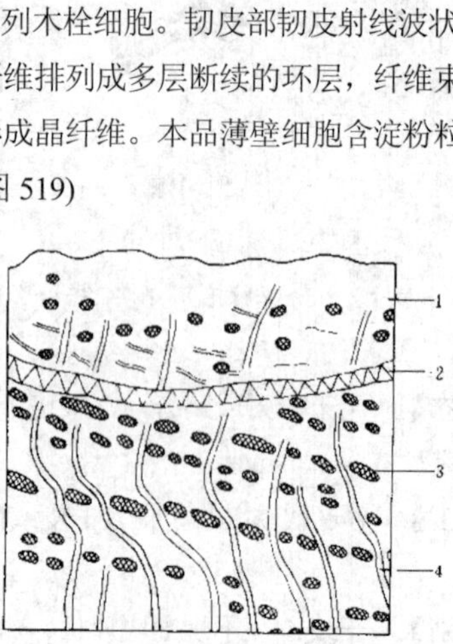

(图 519)楝(根皮)横切面简图

1.落皮层 2.木栓层 3.纤维束 4.韧皮射线

（3）粉末特征：红棕色。①纤维甚长，直径 15～27μm，壁极厚，木化；纤维束周围的细胞常含草酸钙方晶，形成晶纤维；含晶细胞壁不均匀木化增厚，厚约至 14μm，方晶正立方形或多面形，direct径 13～29μm。②木化韧皮薄壁细胞常紧附纤维束旁，类长方形、长条形或类圆形.长 43～130μm，直径 15～37μm，壁稍厚，微木化，具稀疏纹孔。此外，有木栓组织碎片，有的含红棕色物；淀粉粒单粒直径约至 13μm；稀有簇晶。见(图 520)

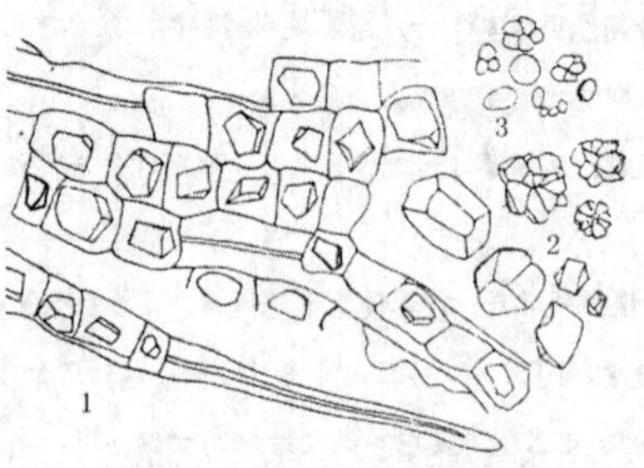

（图 520）楝(根皮)粉末特征

1.晶鞘纤维 2.草酸钙结晶 3.淀粉粒

【理化鉴别】 取本品粉末约 1g，加乙醚 10ml，浸渍 2 小时，时时振摇。滤过。取滤液 1ml，挥干后，滴加对二甲氨基苯甲醛试液数滴，显红色；另取滤液 1ml，置试管中，挥干后，加醋酐 lml，搅拌，沿管壁加硫酸数滴，醋酐层显绿色，硫酸层显红色至紫红色。(检查三萜类)

【主含成分】 **楝树皮**：中含有川楝素(*toosendanin*)，苦楝酮(*kulinone*)，苦楝萜酮内酯(*kulactone*)，苦楝萜醇内酯(*kulolactone*)，苦楝萜酸甲酯(*methylkulonate*)，苦楝子三醇(*melianotrio1*)，葛杜宁-3-O-β-D-吡喃葡萄糖甙(*7α-aeetoxy-14β, 15β-epoxy-gedunan-1-ene-3-O-β-D-glucopyranoside*)，1，8-二羟基-2-甲基蒽醌-3-O-β-D-吡喃半乳糖甙(*1，8-dihydroxy-2-methylanthraquinone-3-O-β-D-galactopyranoside*)， 1，5-二羟基-8-甲氧基-2-甲基蒽醌-3-O-α-L-吡喃鼠李糖甙(*1，5 dihydroxy-8-metho-xy-2-methylanthraquinone-3-O-α-L-rhamnopyranoside*)，4′，5-二羟基黄酮-7-O-α-L-吡喃鼠李糖基-(1→4) -β-D-吡喃葡萄糖甙[*4′，5-dihydroxyflavone-7-O-α-L-rhanlnoPyranosyl-(1→4) -β-D-glucopyranoside*]，异川楝素(*isotoosendanin*)。另有 β-谷甾醇(*β-sitostero1*)，正十三烷及水溶性成分。

楝树木材：含印楝波灵(*nimbolin*)A 及 B，秦皮酮(*fraxinellone*)，葛杜宁(*gedunin*)。

楝树根：含芹菜素-5-O-β-D-吡喃半乳糖甙(*apigenin-5-O-β-D-galactopyranoside*)。

【药理】 （1）**驱虫作用** 经猪试验表明，该药煎剂或醇提取物均对猪蛔虫有抑制以至麻痹作用。驱蛔作用的有效成分为川楝素，比乙醇提取物的作用强。低浓度(1: 5000～9000)的川楝素，对整条猪蛔虫及其节段(头部及中部)有明显的兴奋作用，表现为自发活动增强，间歇地出现异常的剧烈收缩，破坏其运动的规律性(活动增强与减弱相交替)，持续 10～24h，最后逐渐转入痉挛性收缩。川楝素能透过虫体表皮，直接作用于蛔虫肌肉，扰乱其能量代谢，导致收缩性疲劳而痉挛。此浓度的川楝素对蛔虫神经一肌肉的兴奋作用不被阿托品所阻断，提示川楝素并非拟胆碱药。高浓度(1: 1000)的川楝素对猪蛔虫特别是头部的神经节有麻痹作用。这种麻痹作用，可能是虫体受药物作用后呈间歇性痉挛收缩的结果。经 Amlmon 法和瓦氏呼吸器分别测定虫体匀浆的胆碱酯酶活力和呼吸酵解，结果证明均无明显影响，表明川楝素不是通过糖代谢而起作用。另从蛔虫肌肉中的 ATP 和无机磷的实验结果中可以看出，川楝素能使 ATP 的分解代谢加快，从而造成蛔虫有能量供应短缺而导致收缩疲劳，而被排出体外。高浓度的苦楝皮药液(25%～50%)在体外对小鼠蛲虫也有麻痹作用。

（2）**对呼吸中枢的影响**　大剂量的川楝素(每只大鼠，静脉或肌内注射 2mg)能引起大鼠呼吸衰竭。这主要是由于该成分对中枢的抑制作用。延脑呼吸中枢部位直接给予川楝素(每只大鼠 0.10～0.15mg)，能支持上述结果。中枢兴奋药尼可刹米对川楝素引起的呼吸抑制有轻微的对抗作用。

（3）**对神经肌肉传递功能的影响**　川楝素对大鼠有不可逆地阻遏间接刺激引起的肌肉收缩，但不影响神经的兴奋传导，也不降低肌肉对直接刺激的反应；川楝素是 1 个选择性地作用于突触前的神经肌肉传递阻断剂。其作用部位在突触前神经末梢，作用方式是抑制刺激神经诱发的乙酰胆碱释放。电子显微镜观察表明川楝素对小白鼠神经肌肉接头的亚显微结构有明显的作用，表现在突触间隙宽度增加和突触囊泡数目减少。这两种变化不同时出现在同一个接头。

（4）**抗肉毒中毒**　川楝素对肉毒中毒动物具有治疗作用。对致死量 A 型肉毒中毒的小鼠，中毒后 6 小时给予川楝素，有明显治疗作用；对致死量 A 型肉毒中毒的猴子，中毒后 24 小时给予川楝素，可治愈半数以上动物；对 B 型肉毒中毒的小鼠，川楝素也有保护作用。此外，川楝素能明显增强抗毒血清对肉毒中毒小鼠和家兔的治疗作用。

（5）**对心乳头肌电和机械特性的影响**　川楝素浓度依赖性地使快反应电位复极至 90%的时程(APD 90)延长，用氯化钡阻断 I_{k1}，可取消川楝素延长 APD 90 的作用，川楝素使慢反应电位的 APD 延长和收缩力(FC)增强，用氯化钡后，可取消川楝素的上述作用，但延长 APD 的作用存在。提示川楝素抑制 I_{k1} 其正性肌力作用是继发于 APD 的延长及钙通道的失活减慢。此外，川楝素可使离体蛙心收缩节律异常，持续 lh 左右可自动恢复。

（6）**其他作用**　川楝素(200mg/kg)家兔灌胃以及浓度为 0.2×10 4mg 的川楝素均对在位兔及离体兔肠的张力和收缩力有显著增加。浓度为 0.2×10.3mg 的川楝素能使肠肌呈现痉挛性收缩。此兴奋作用能被苯海拉明所对抗，而不被阿托品所阻断。10%苦楝皮水浸液对多种致病性真菌有抑制作用。苦楝根皮提取物治疗小鼠实验性曼氏血吸虫病，从动物体内存活虫数及孵化试验等方面证实，有一定疗效。

（7）**体内过程**　用氚标记川楝素，在恒河猴身上作药代动力学研究表明，其在体内分布迅速而广泛，在组织中贮存量较大，分布浓度由高到低依次为胆、肝、十二指肠、脾、肾、胃、延脑，4 次重复给药后组织中药物有蓄积。

（8）**毒性**　川楝素小鼠腹腔、静脉、皮下和口服的 LD_{50} 分别为 13.8±1.2mg/kg、14.6±0.9mg/kg、14.3±1.5mg/kg 和 244.2±44.0mg/kg。大鼠皮下注射和家兔静注的 LD_{50} 分别为 9.8mg/kg 和 4.2mg/kg。川楝素对胃有刺激性，其程度因动物种类而异，口服川楝素后，大鼠胃粘膜发生水肿、炎症及溃疡，部分犬呕吐。还可引起犬、兔、猴肝细胞肿胀变性、肝窦极度狭窄，小鼠血浆 ALT 升高，灌服大剂量川楝素，可引起动物急性中毒致死，死亡原因是由于血管通透性增加，引起内脏出血，血压下降而形成急性循环衰竭。小鼠蓄积性毒性的 LD_{50} 为 18.7mg/kg，蓄积系数为 1.13，属强蓄积性药物。猴亚急性中毒最明显的表现是 ALT 升高，其次是肌无力。大体解剖发现，各剂量组的动物均有不同程度的内脏瘀血。显微镜检发现，猴小血管内膜表面有棕黄色颗粒沉积，日剂量越大沉积越多。肝细胞肿胀，胞浆疏松，可见枯否细胞及吞噬颗粒；脑血管扩张充，部分细管内皮细胞肿胀，胶质细胞和小血管周围间隙明显增加。

【性味归经】　味苦，性寒，有毒；归脾、胃、肝经。

【功用主治】　杀虫，疗癣。主治蛔虫病，钩虫病，蛲虫病，阴道滴虫病，疥疮，头癣。

《别录》："疗蛔虫，利大肠。"

《本草经集注》："根，以苦酒摩涂疥甚良；煮汁作糜，食之去蛔虫。"

《日华子》："治游风热毒，风疹，恶疮疥癞，小儿壮热，并煎汤浸洗。"

《滇南本草》："根皮，杀小儿寸白虫。"

《本草汇言》："去虫杀疥之药也。"

《药性能毒》："治妇人心痛。"

《生草药性备要》："治虫积肚痛，消热毒。煲肉食退热，用二皮同片糖煲水饮，亦治疴痢虫出，洗嵫癞。"

《医林纂要·药性》："杀疳，治疸。"

《本草求原》："吐蛊毒……治虫耗津液而成消渴。""洗疥、疳、疔、痔妙。"

《现代实用中药》："树皮对绦虫、蛔虫、蛲虫都有效。"

《湖南药物志》："治冻疮。"

《陕西中草药》："清热燥湿，治阴道滴虫。"

【临床应用】　（1）**用于蛔虫病，钩虫病，蛲虫病，阴道滴虫病**。苦楝皮有杀虫的功效，能驱杀多种肠道寄生虫，其中以驱蛔效果最好。治蛔虫病可单用煎眼，或配伍芜荑、使君子、槟榔等，以增强疗效，如《小儿卫生总微沦方》抵圣散。配槟榔既可驱蛔，又可用于钩虫病。治蛲虫病、阴道滴虫病，亦可单用或配百部、苦参、鹤虱、蛇床子等，煎浓汁坐浴或灌肠。

（2）**用于头癣，疥疮**。苦楝皮有燥湿解毒止痒功效，治上述之症可研末，用醋或油脂调涂患处。

【用量用法】　内服：煎汤，6～15g，鲜品 15～30g，或入丸、散。外用：煎水洗，或研末调敷，适量。

【使用注意】　体弱及肝肾功能障碍者、孕妇及脾胃虚寒者均慎服。亦不宜持续和过量服用。苦楝皮有·定的毒副反应，服药中毒后可有头痛、头晕、恶心、呕吐、腹痛等症状。严重中毒，可出现内脏出血、中毒性肝炎、精神失常、呼吸中枢麻痹，甚至休克、昏迷死亡。

《新修本草》："此有两种，有雄有雌。雄者根赤无子有毒，服之多使人吐不能止，时有至死者。雌者根白有子微毒，用当取雌者。"

《福建药物志》："苦楝根皮驱虫有效，但有一定的毒性，应结合患者的年龄、体质等情况，慎重投药。"

【附方】　（1）**治蛔虫病**：①小儿蛔虫：楝木，削去苍皮，以水煎取汁饮之，量大小多少。此为有小毒。--《千金要方》　②治蛔虫日夜咬人，腹内痛不可忍：苦楝树白皮二斤，去粗者，锉。上以水一斗，煎至三升，去滓，于银器内以慢火熬成膏。每日于五更初，以温酒调下半匙，以虫下为度。--《圣惠方》

（2）**治小儿虫痛不可忍者**：苦楝根白皮二两，白芜荑半两，为末，每服一钱，水一小盏，煎取半盏，放冷，待发时服。量大小加减，无时。--《小儿卫生总微论方》之"抵圣散"

（3）**治钩虫病**：苦楝皮(去粗皮)5kg，加水 25 kg，熬成 5kg；另用石榴皮 24g，加水 2.5kg 熬成 lkg。再把两种药水混合搅匀，成人每次服 30g。--《湖南药物志》

（4）**治蛲虫病**：①楝根皮二钱，苦参二钱，蛇床子一钱，皂角五分。共为末，以蜜炼成丸，如枣大。纳入肛中或阴道内。--《药物图考》"楝皮杀虫丸" ②苦楝根皮、猪牙皂角、蛇床子等量。研细末。用棉球蘸麻油，再将药末洒棉球上，纳入肛门。或用苦楝皮 15g，百部 30g，乌梅 6g。煎水 40～50ml。晚间作保留灌肠，连用 2～4 天。--《安徽中草药》

（5）**治五种虫**：以楝皮去其苍者，焙干为末，米饮下三钱匕。--《斗门方》

（6）**治蠼螋疮**：楝树枝皮烧灰，和猪膏敷之。--《千金要方》

（7）**治伤寒䘌蚀下部，腹中疞痛**：东引苦楝根白皮一两(锉)，狼牙一两，白矾灰一两，猪胆三枚(取汁用酒三合相和重汤煮如膏)。上件药，捣罗为末，用猪胆膏和丸，如梧桐子大。每服食前，以桃枝汤下二十丸。--《圣惠方》

（8）**治痢疾**：苦楝树皮 12g，骨碎补 9g，荆芥 6g，青木香 6g，槽木花 9g，水煎服。--《湖南药物志》

（9）**治浸淫疮** 苦楝根，晒干，烧存性，为末。猪脂调敷。湿则干掺。先用苦参、大腹皮煎汤洗。--《外科集验方》之"苦楝散"

（10）**治瘾疹**：楝皮浓煎浴。--《斗门方》

（11）**治瘘疮**：楝树白皮、鼠肉、当归各二两。熬成膏，敷之孔上，令生肉。--《刘涓子鬼遗方》之"坐肉肉"

（12）**治虫牙痛**：(苦楝)树皮水煎漱口。--《湖南药物志》

（13）**治疥疮风虫**：楝根皮、皂角(去皮、子)各等分。为末，猪脂调涂。--《奇效良方》

（14）**治顽固性湿癣**：楝根皮，洗净晒干烧灰，调茶油涂抹患处，隔日洗去再涂，如此三四次。--《福建中医药》1959，(2)：43

（15）**治疗阴道滴虫**：新鲜的楝树根皮 200g，放入 1000～1500ml 的普通水中煮沸 20 分钟过滤得棕色味苦的液体，经窥阴器每次注入阴道 5ml，再放入浸有该液的纱布球，第 2 日晨取出，5～10 次为 1 疗程。或将楝根皮用其有效成分与甘油明胶做成 3～59 如指头大的栓剂，每晚睡前塞 1 枚于阴道内，隔日 1 次，5 次为 1 疗程。共治疗滴虫性阴道炎患者 33 例，1 个疗程或不到 1 个疗程后全部治愈。白带悬滴复查，滴虫均示阴性。--《中华妇产科杂志》严家祥，1959，(3)：193

（16）**治疗钩虫病**：新鲜苦楝树二层皮 60g(成人每日量)水煎约 2～3 小时，煎成药液 20～30ml 作 1 次服，连服 3 天。治疗钩虫阳性患者 121 例，服药 7 天后进行复检，钩虫转阴人数为 109 例，阳性 12 例，疗效达 90%。另以本药材 90g，如前法煎服和复查，治疗钩虫阳性患者 200 例，结果转阴人数为 196 例，阳性 4 例，疗效达 98%。在 321 例服药过程中，仅有 1 例出现腹泻，另 1 例有头晕、腹痛现象，余无任何不良反应。--《广东中医》，1959，(5)：192

苦楝叶

【来源】 为楝科植物楝 *Melia azedarach* L.的叶。

【原植物】 参见"苦楝皮"。

【采收加工】 夏、秋采收，鲜用或晒干。

【主含成分】 楝叶含芸香甙(*rutin*)，山柰酚-3-芸香糖甙(*kaempfel-ol-3-O-β-rutinoside*)。

【药理】 苦楝叶的不完全纯化物能抑制病毒对哺乳类动物细胞的感染，其抑制高峰出现在作用后的 2h，且能维持 15h 以上，随后下降，但如再次加入苦楝叶提取物，又能出现抑制高峰。与苦楝叶提取物一起培养的细胞的上清液中未测到干扰素，细胞提取物中双链 RNA 依赖蛋白激酶也未增加。苦楝叶提取物作用后细胞的抗病毒的状态不能通过细胞间的流动物传递，也不能通过细胞之间的直接接触传递。苦楝叶提取物的作用依赖于细胞活跃的新陈代谢，而放线菌素 D 可部分逆转之。以上说明苦楝叶的该提取物非干扰素样的物质，其抗病毒的活性机制尚待进一步研究。

【性味归经】 味苦，性寒，有毒。

【功用主治】 清热燥湿，杀虫止痒，行气止痛。主治湿疹瘙痒，疮癣疥癞，蛇虫咬伤，滴虫性阴道炎，疝气疼痛，跌打肿痛。

《医学入门·本草》："皮、叶治游风疹疮疥癞，小儿壮热，煎汤浸洗。"

《纲目》："疝入囊痛，临发时煎酒饮。"

《广东中药》："治跌打肿痛，止刀伤出血。"

【用量用法】 外用：煎水洗、捣敷或绞汁涂，适量；内服：煎汤，5～10g。

【附方】 （1）**治皮肤瘙痒或湿疹(包括头皮瘙痒)**：鲜苦楝叶心(枝尖鲜嫩叶)1 握。清水煎汤洗患处。--《泉州本草》

（2）**治干癣、湿癣、风癣，不拘年月**：楝实半升(如无实，以根皮代之)，楝叶及嫩枝(细锉)、凌霄花及藤(锉细)各一升，枳壳(去穰)、蛇床子、地榆、丹参、皂荚(并细锉)各三两。煎水淋洗。--《证治准绳》

（3）**治疝气走入肾囊痛**：苦楝树叶，碎切。临发时，酒煎下。--《急救良方》

（4）**治肿毒**：苦楝树叶、乌桕树蕊二味酌量。捣烂敷患处。--《岭南草药志》

（5）**治蜈蚣蜂伤**：楝树枝、叶汁，涂之良。--《纲目》引《简便单方》

（6）**治疟疾**：苦楝树叶、亚婆子叶各 9g，清水煎服，不拘时。孕妇忌用。--《岭南草药志》

（7）**治疗化脓性皮肤病**：取苦楝树叶洗净切碎，每 500g 加水 3000ml，煎沸 40～60 分钟，冷却过滤，装入消毒玻璃瓶中备用。每 1000ml 溶液内加入 10% 石炭酸溶液 5ml 防腐。用法：先用苦楝树叶溶液洗涤创口表面脓痂，然后用消毒纱布浸透药液作创面湿敷，每 3～4 小时在纱布上加滴该药液以保持湿润。如创面广泛或患部不易湿敷时，可每日用该药液洗涤创面 3 次。一般用药后第 1 日即见创面干燥，红晕消退，瘙痒显著减轻，续治 2～4 天后即结痂落屑。共治疗脓疱疮、湿疹样皮炎、慢性湿疹等疾患 34 例，痊愈 25 例。--《中级医刊》黄少侠，1959，(10)：39

苦楝花

【来源】 为楝科植物楝 *Melia azedarach* L.的花。

【原植物】 参见"苦楝皮"。

【采收加工】 4～5 月采收，晒干、阴干或烘干。

【性味归经】 味苦，性寒。

【功用主治】 清热祛湿，杀虫，止痒。主治热痱，头癣。

《纲目》："热痱，焙末擞之。铺席下，杀蚤、虱。"

《本经逢原》："烧烟辟蚊虫。"

【用量用法】 外用：研末撒或调涂，适量。

【附方】 （1）**治痱子瘙痒**：苦楝花不拘多少，焙干，捣罗为细末，入蚌粉、滑石末各少许，研匀。日频敷之。--《圣济总录》

（2）**治头癣**：苦楝花适量。研细面，用鲜肉汤和白酒调涂患处。--《河南中草药手册》

苦楝子

【别名】 苦楝子《本草图经》，土楝实《本草汇言》，苦心子《福建药物志》，楝枣子、楝果子(江苏)，土楝子(上海)。

【来源】 为楝科植物楝 *Melia azedarach* L.的果实。

【原植物】 参见"苦楝皮"。

【采收加工】 秋后果实成熟呈黄色时采收，晒干、阴干或烘干。

【性状鉴别】 核果长圆形至近球形，长1.2～2cm，直径1.2～1.5cm。外表面棕黄色至灰棕色，微有光泽，干皱。先端偶见花柱残痕，基部有果梗痕。果肉较松软，淡黄色，遇水浸润显粘性。果核卵圆形，坚硬，具4～5棱，内分4～5室，每室含种子1颗。气特异，味酸、苦。

【主含成分】 **果实**：含有苦楝子酮(melianone)，苦楝子醇(meliano1)，苦楝子内酯(melialactone)，7-二十三醇(7-tricosano1)，儿茶精(catechin)，羽扇豆醇(*1upeo1*)，β-谷甾醇(*β-sitostero1*)，β-谷甾醇-3-O-葡萄糖甙(β-sitosteryl-3-O-glu coside)，香草醛(*vanillin*)，桂皮酸(*cinnamicacid*)，印楝子素(*azadira chtin*)，1-桂皮酰苦楝子醇酮(*1-cinnamoylmelianolone*)，苦楝子二醇(*melianodio1*)，苦楝新醇(melianonino1)。

种子：含6-乙酰氧基-11α-羟基-7-酮基-l4β，15β-环氧苦楝子新素-1，5-二烯-3-O-α-L-吡喃鼠李糖甙(6-acetoxy-11α-hydroxy-7-OX0-14β，15β-epoxymeliacin-15-diene-3-O-α-L-rhamnopyranoside)，印楝沙兰林(*salannin*)，印楝德林(*meldenin*)，6-乙酰氧基-7-酮基-14β，15β-环氧苦楝子新素-l，5-二烯-3-O-β-D-吡喃木糖甙(6-acetoxy-7-OX0-14β，15β-epoxymeliacin-15-diene-3-O-β-D-xylopyranosi-de)，6，11-二乙酰氧基-7-酮基-14β，15β-环氧苦楝子新素-1.5-二烯-3-O-β-D-吡喃葡萄糖甙(6，ll-diacetoxy-7-oxo-14β，15β-poxymeliacin-1，5-diene-3-O-β-D-glucopyranoside)

种子油：含多种脂肪酸，其中不饱和酸约占85%，主要成分为亚油酸(*1inoleic acid*)，油酸(*oleic acid*)。

果实油：含肉豆蔻酸(*myristic acid*)，亚油酸，油酸，棕榈酸(*palmitic acid*)，棕榈油酸(*palmitoleic acid*)。

【药理】 苦楝子的乙醇浸液、水浸液及煎液的抗真菌实验证明，乙醇浸液抗真菌作用最强，l0%楝子乙醇浸液即有明显的抑菌作用，尤其对白色念珠菌、新生隐球菌呈现较强的抑菌作用，而水浸液和煎液的抑菌作用较差。

【性味归经】 味苦，性寒，小毒；归肝、胃经。

【功用主治】 行气止痛，杀虫。主治脘腹胁肋疼痛，疝痛，虫积腹痛，头癣，冻疮。

《得配本草》："泄阳明、厥阴之邪热，专主中焦乳病。"

《岭南采药录》："煎水洗，能治手足爆坼及冻疮等。"

《现代实用中药》："果实有收敛作用。治心腹疝痛，蛔虫腹痛。果肉捣烂涂冻伤。"

【用量用法】 内服：煎汤，3～10g。外用：研末调涂，适量。

【使用注意】 脾胃虚寒者禁服。不宜过量及长期服用。内服量过火，可有恶心、呕吐等副反应，甚至中毒死亡。行气止痛炒用。杀虫生用。

【附方】 （1）**治胃痛，肝气不舒的胸胁痛、疝痛**：苦楝子、延胡索各9g，水煎服。--《北方常用中草药手册》

（2）**治腹痛，腹胀**：苦楝子15g，食盐0.3g，水煎，酌加黄酒1匙服。--《福建药物志》

（3）**治疝气**：苦楝子7枚，酸枣核5枚。焙干研末。开水冲服。--《湖南药物志》

（4）**治月经痛**：苦楝了、当归、川芎、香附各9g，水煎服。--《陕甘宁青中草药选》

（5）**治蛔虫病**：苦楝子3枚(去皮)，板蓝根9g，水煎服。--《湖南药物志》

（6）**治秃疮，头癣**：苦楝子研末，调猪板油、茶油、醋、松油均可，敷患处。--《福建药物志》

（7）**治头疮**：苦楝子十四枚，杏仁七枚，上件药炒令烟尽，捣罗为末。入腻粉半钱，更研令匀，以生油调涂。--《圣惠方》

（8）**治乳疬溃烂经年将穿膜者**：苦楝实1两(经霜者佳)，雄鼠粪七钱，露蜂房鼢钱。俱炒微焦，研细末。每用三钱，食后酒调服，间日1服。服药完，痛即止，不数日脓血收敛。--《本草汇言》

（9）**治瘰疬**：苦楝子、皂荚根、乌桕根、黄荆根各等量，加桐油适量，捣烂，外敷。--《安徽中草药》

（10）**治泻血不止**：苦楝子炒黄，为末，蜜丸如桐子大。米饮下十九至二十九。--《卫生易简方》

（11）**治肾消膏淋，病在下焦**：苦楝子、茴香等分，为末。每温酒服一钱。--《圣惠方》

（12）**治痔**：苦楝子二十枚，白矾一两。上二味，炒焦为散，入麝香研末。临卧贴之。--《圣济总录》之"苦楝散"

（13）**治疗急性乳腺炎**：将苦楝子连皮和仁，捣碎晒干炒黄，研细末。每次以苦楝子末9g，红糖60g，用黄酒或开水100～200ml冲服，每日1～2次，连服2～5天。共治43例，其中初诊时未化脓者34例，服药2～4次，均在3天内治愈。已化脓之9例，在切开排脓或抽脓后眼药6～12次，一般4～8d后亦愈。--《中级医刊》郝天恩，1965，(7)：454

（14）**治疗头癣**：苦楝子烤黄研成细末，用熟猪油或植物油调成50%油膏。将患者头发剃光或剪短，用清水洗净，再用5%～10%明矾水洗一遍，擦干，涂油膏(厚2～3mm)，每日1次，连续10天为1疗程。上法共治头癣150例，一般2～3个疗程即愈。有效率98%。--《江西中医药》中国医学科学院皮肤性病研究所，1959.(3)：5

椿白皮

【别名】 椿白皮《食疗本草》，香椿皮《经验方》，椿皮《纲目》，春颠皮《分类草药性》。

【来源】 为楝科值物香椿 *Toona sinensis* (A.Juss.) Roem.的树皮或根皮。

【植物形态】 香椿 又名香树芽树（邹平），椿《新修本草》，猪椿《食疗本草》，红椿《植物名实图考》，大红椿树《台湾药用植物志》，毛椿、马泡子树(云南)，春阳树(四川)，椿甜树(四川、湖北)，椿芽树(四川、广西)。落叶乔木，高达16m。树皮暗褐色，成片状剥落，小枝有时具柔毛。偶数羽状复叶互生，长25～50cm，有特殊气味；叶柄红色，基部肥大；小叶8～10对，小叶柄长5～10mm；叶片长圆形至披针状长圆形，长8～15cm，宽2～4cm，先端尖，基部偏斜，圆或阔楔形，全缘或有疏锯齿.上面深绿色，无毛，下面色淡，叶脉或脉间有长束毛。花小，两性，圆锥花序顶生；花芳香；花萼短小，5裂；花瓣5，白色，卵状椭圆形；退化雄蕊5，与5枚发育雄蕊互生；子房上位，5室，花盘远较子房为短。蒴果椭圆形或卵圆形，长约2.5cm，先端开裂为5瓣。种子椭圆形，一端有翅。花期5～6月，果期9月。见（图521）

本植物的叶（**春叶**）、果实（**香铃子**）、花（**椿花**）也供药用详见下述。

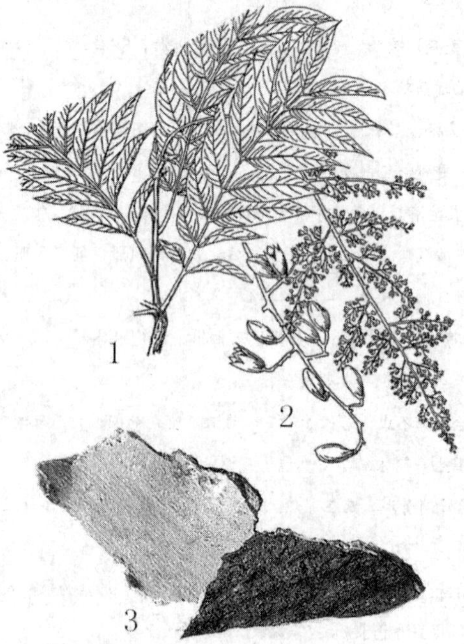

（图521）香椿

1.花枝 2.果枝 3.树皮（椿白皮）

【生长分布】 生于房前屋后、村边、路旁。邹平各地广泛种植。

【采收加工】 全年均可采，干皮可从树上剥下，鲜用或晒干；根皮须先将树根挖出，刮去外面黑皮，以木棰轻捶之，使皮部与木质部分离，再行剥取，并宜仰面晒干，以免发霉发黑，亦可鲜用。

【性状鉴别】 本品呈半卷筒状或片状，厚0.2～0.6cm。外表面红棕色或棕褐色，有纵纹及裂隙，有的可见圆形细小皮孔。内表面棕色，有细纵纹。质坚硬，断面纤维性，呈层状。有香气，味淡。

【显微鉴别】 （1）树皮横切面：木栓层细胞10余列，呈红棕色。皮层较薄，由数列切向延长的薄壁细胞组成，内侧散有成束的纤维，纤维壁增厚呈层纹状，微木化。韧皮部较宽，韧皮纤维数个成束，断续排列成环状，壁略呈层纹状增厚，木化；射线宽2～5列细胞。皮层和韧皮部薄壁细胞含草酸钙方晶、簇晶。

（2）粉末特征：淡红棕色。①纤维甚多，直径10～40μm，壁厚，有的呈波浪形，木化；孔沟明显，层纹有的明显，有的与草酸钙方晶、簇晶形成晶纤维。②草酸钙方晶，直径5～35μm。③草酸钙簇晶较多，直径5～37μm，存在于薄壁细胞内或散在。有的薄壁细胞内含点状红棕色物质。

【性味归经】 味苦、涩，性微寒；归大肠、胃经。

【功用主治】 清热燥湿，涩肠，止血，止带，杀虫。主治泄泻，痢疾，肠风便血，崩漏，带下，蛔虫病，丝虫病，疮癣。

《雷公炮炙论》："利溺涩。"

《新修本草》："主甘𧏾"

《食疗本草》："女子血崩及产后血不止，月信来多，亦止赤带下，疗小儿疳痢。"

《医林纂要·药性》："泄肺逆，燥脾湿，去血中湿热。治泄泻，久痢，肠风，崩、带，小便赤数。"

《本草易读》："除一切下血，血崩，血痢，肠风，脏毒。杀诸般疳虫，蛔虫，疥虫，鬼疰，传尸，赤白带浊之疾，精尿遗泄之疴。"

《分类草药性》："治吐血；发表散寒，攻小儿痘疹。"

《中国药用植物图鉴》："治痔疮，跌打损伤，接骨，消伤肿痛。"

《福建药物志》："治脱肛，传染性肝炎，坐骨神经痛，视力减退."

《广西民族药简编》："树皮水煎服，治咳嗽气喘，肺结核咳血。"

《湖北中草药志》："用于丝虫病，疝气痛。"

【临床应用】 （1）**用于久泻久痢，肠痔便血，崩漏带下**。椿白皮苦能燥湿，寒能除热，涩可收敛，用治以上诸证，尤宜于病久火有湿热者，每单用取效；或随证配伍，如久泻久痢及便血，分别与诃子、滑石、白矾、槐角子等伍用，以增加止痢、止血之效。如《脾胃论》诃黎勒丸，配诃子、母丁香治休息痢；《丹溪心法》方，配滑石治湿气下痢、便血、白带；《卫生宝鉴》椿皮散，配明矾、槐角子治血痢及肠风下血；崩漏不止，配陈棕炭、艾叶炭，以加强涩血止血之力；若出血日久，气血两虚，则加配人参、黄芪等补气摄血之品。

（2）**用于蛔虫病，疮癣**。治蛔虫病多内服；疮癣疥癞，内服或外用。配伍仙鹤草、薄荷或千里光、蛇床子煎水熏洗可治阴道滴虫。

《得宜本草》："得诃黎勒、母丁香，醋糊治休息痢；得苍术、枳壳治脾毒肠风；得干姜、白芍、黄柏治湿热白带。"

【用量用法】 内服：煎汤，6～15g，或入丸、散。外用：煎水洗，或熬膏涂，或研末调敷，适量。

【使用注意】 泻痢初起及脾胃虚寒昔慎服。

《本草经疏》："脾胃虚寒者不可用，崩带属肾家真阴虚肯亦忌之，以其徒燥故也。凡滞下积气未尽者，亦不宜遽用。"

【附方】 （1）**治休息痢，昼夜无度，腥臭不可近，脐腹撮痛，诸药不效**：诃子(去核梢)五钱，椿根白皮一两，母丁香三十个。上为细末，醋面糊丸如梧桐子大。每服五十丸，陈米饭汤入醋少许送下，五更，三日三服。--《脾胃论》之"河黎勒丸"

（2）**治湿气下利，大便血，白带，去脾胃陈积之疾** ①椿根白皮，为末，酒糊丸服。--《丹溪心法》之"固肠丸" ②椿根皮四两，滑石二两。上为末，粥丸桐子大。空心，白汤下一百丸。--《丹溪心法》

（3）**治血痢及肠风下血** 椿白皮二阿，槐角子四两，明白矾二两。上为末。每服三钱，热米饮调下。--《卫生宝鉴》之“椿皮散”

（4）**治痔漏下血疼痛** 东行椿根白皮。上为细末，醋糊和丸如梧桐子大。每服七十丸，卒心用米汤送下。--《证治准绳》之“椿皮丸”

（5）**治女子血崩及产后血出不止，月事来多** 取细椿木根一大握，东引者，洗之。以水一大升煮分再服，便断。亦治带下。--《普济方》

（6）**治妇人白带，男子白浊** ①椿根白皮、滑石等分。为末，粥丸梧子大。每空腹自汤下百丸。 ②椿根白皮一两半，干姜(炒黑)、白芍药(炒黑)、黄檗(炒黑)各二钱。为末，如上法丸服。--《丹溪心法》

（7）**治小儿疳疾**：椿根白皮(日干)二两。为末，以粟米淘净研浓汁，和丸梧子大。十岁儿三四丸，米饮下，量大小加减。--《子母秘录》

（8）**治腹中痞块**：香椿白皮二斤(切碎)。入锅内煎水，去渣，熬成膏，摊布上。先以姜擦去腹皮垢腻，以火烘热药，贴痞块上，其初微痛，半日后即不痛，侯其自落。或加麝香少许，贴后，周围破烂出水。--《岭南采药录》

（9）**治胃及十二指肠溃疡**：香椿树根皮 18g，水煎服。--《单方验方新医疗法选编》(徐州市)

（10）**治吐血**：椿根皮 15g，煎水服。--《西昌中草药》

（11）**治麻疹**：香椿树皮 30g，芫荽 15g，加水 200ml，煎至 100ml，分 2 次服，每日 1 剂.--《赤脚医生杂志》1978，(3)：14

（12）**治失音**：新鲜椿树皮(刮 2-粗皮)45～50g，(有热象者用白糖，有寒象者用红糖）1汤匙。煎汤分 2 次服。一般服 2～3 剂可愈。对肺热津伤、肺气耗散及声带充血所致的失音尤宜。--《新中医》1984，(I)：24

（13）**治尿路感染，膀胱炎**：椿根皮、车前草各 30g，川柏 9g，水煎眼。

（14）**治疮疥癣癞**：鲜椿根皮 30g，水煎洗搽患处。

（15）**治滴虫性阴道炎**：椿根皮、千里光、蛇床子各 30g，水煎作阴道冲洗剂。（13～15 方均出自《食物中药与便方》）

（16）**治诸恶疮，发背，疔肿等症**：明乳香三钱，椿根白皮五钱，芝麻一钱。上为末。水二盅，煎三五滚，热服，被拥汗出即解。--《遵生八笺·灵秘丹药》之“化毒消肿方”

（17）**治坐骨神经痛**：香椿皮、蔓性千斤拔、牡荆、桑寄生各 30g，和鸡炖服，隔日 1 剂。--《福建药物志》

椿叶

【别名】 椿叶《纲目》，椿木叶《新修本草》，春尖叶《重庆草药》。

【来源】 为楝科植物香椿 *Toona sinensis*(A.Juss.)Roem.的叶。

【原植物】 参见“椿白皮”。

【采收加工】 春季采收，多鲜用。

【性味归经】 味辛、苦，性平。归脾、胃经。

【功用主治】 祛暑化湿，解毒，杀虫。主治暑湿伤中，恶心呕吐，食欲不振，泄泻，痢疾，痈疽肿毒，疥疮，白秃疮。

《新修本草》：“主洗疮疥，风疽，水煮叶汁用之。”

《生生编》：“嫩芽瀹食，消风袪毒。”

《饮片新参》：“化暑湿，透热，利水道，消肿。”

《福建药物志》：“治小儿惊风，漆过敏。”

《广西民族药简编》：“治皮肤溃疡。”

《山西中草药》：“燥湿止痛，透疹。”

【用量用法】 内服：煎汤，鲜叶 30～60g。外用：煎水洗，或捣敷，适量。

【使用注意】 气虚汗多者慎服。

《食疗本草》：“椿芽多食动风，熏十二经脉、五脏六腑，令人神昏血气微。”

《随息居饮食谱》：“有宿疾者勿食。”

《饮片新参》：“气虚汗多者忌用。”

【附方】 （1）**治瘴气恶心，四肢疼痛，口吐酸水，不思饮食，憎寒壮热，发过引饮**：香椿嫩叶(酒浸、焙)三两，甘草(炙)、南壁土(向日者)、腊茶各一两。上四味，捣罗为散。每服二钱匕，用酒调下。--《圣济总录》

（2）**治气滞食欲不振**：嫩香椿叶适量，切碎，用开水泼成半生半熟，加酱油食用。--《山西中草药》

（3）**治赤白痢疾**：鲜香椿叶 60g，水煎服。--《福建药物志》

（4）**治疮痈肿毒**：鲜香椿嫩叶、大蒜等量。加食盐少许，共捣烂敷患处。--《食物中药与便方》

（5）**治小儿头生白秃，发不生出**：以椿、楸、桃叶心，取汁，傅之。--《肘后方》

（6）**治丝虫病**：香椿、杉木、枫树三者的嫩枝叶等分，成人每日每次约为 60～120g，水煎，去渣，调入醋 1 匙，每日分 2～3 次乘热服。--《食物中药与便疗》

香铃子

【别名】 香椿子《东北药用植物志》，椿树子《生生编》，香椿铃《陕西中药志》。

【来源】 为楝科植物香椿 *Toona sinensis* (A.Juss.) Roenl.的果实。

【原植物】 参见“椿白皮”。

【采收加工】 秋季采收，晒干。

【性状鉴别】 果实椭圆形或卵圆形，深褐色，长约 2.5～3.5cm，先端开裂为 5 瓣，钟状，深裂至全长的 2/3 左右，裂片披针形，先端尖，外表黑褐色，有细纹理，内表面黄棕色，光滑，厚约 2.5mm，质脆。果轴呈圆锥形，顶端顿尖，黄棕色，有五条棕褐色棱线。断面可见内心松泡，黄白色，半透明，基部斜口状。种子椭圆形，一端有翅。种仁细小，不明显。气微弱。见（图 522）

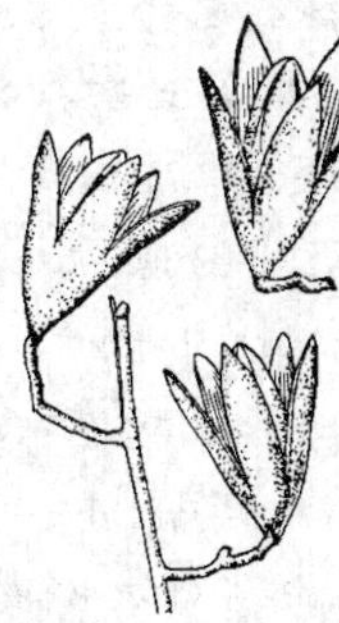

（图 522）**香铃子（果实）外形**

【性味归经】 味辛、苦，性温。归肺、肝、大肠经。

【功用主治】 祛风，散寒，止痛。主治外感风寒，风湿痹痛，胃痛，疝气痛，痢疾。

《民间常用草药汇编》："发汗，治心胃气痛。"

《青岛中草药手册》："收敛止血，祛风燥湿，止痒。主治赤白痢疾，虚火头晕，尿道炎，遗精，便血。"

《福建药物志》："治百日咳。"

【用量用法】 内服：煎汤，6～15g，或研末服。

【附方】 （1）**治外感身痛**：香椿子、鹿衔草各15g，煎水服。--《西昌中草药》

（2）**治胸痛**：香椿子、龙骨。研末开水冲服。

（3）**治疝气痛**：香椿子15g，水煎服。（2～3方均出自《湖南药物志》）

（4）**治胃、十二指肠溃疡，慢性胃炎**：香椿果6～9g，水煎服。--《广西本草选编》

（5）**治虚火头痛**：香铃子6g，白菊花9g，生牡蛎18g，水煎服。--《青岛中草药手册》

（6）**治误吞鱼刺**：香椿树子(阴干)半碗，擂碎，热酒冲服。良久连骨吐出。--《纲目》引《保寿堂方》

椿花

【别名】 椿树花《万县中草药》，椿花《杨氏家藏方》，椿芽树花《民间常用草药汇编》，春尖花《重庆草药》。

【来源】 为楝科植物香椿 *Toona sinensis (A.Juss.) Roem.*的花。

【原植物】 参见"椿白皮"。

【采收加工】 5～6月采花，晒干。

【性味归经】 味辛、苦，性温。

【功用主治】 祛风除湿，行气止痛。主治风湿痹痛，久咳，痔疮。

【用量用法】 内服：煎汤，6～15g。外用：煎水洗，适量。

【附方】 （1）**治风湿疼痛** ①椿树花、种子各9g，水煎或炖肉服。--《万县中草药》）②椿花60g，羊肉500g，炖服。--《四川中药志》(1982)

（2）**治久年虚痨咳嗽** 春尖花、鹿衔草各15g，熬水服。--《重庆草药》

（3）**治痔疾** 臭橘、鸡冠花、椿花三味各等分。上件㕮咀。每用药末二两，水三升，煎五七沸，乘热淋渫。--《杨氏家藏方》之"椿花散"

瓜子金

【别名】 瓜子金《植物名实图考》，丁萬、苦远志《滇南本草》，金锁匙、神砂草、地藤草《植物名实图考》，远志草《分类草药性》，山黄连、瓜子草《民间常用草药汇编》，小金盆、鸡拍翅《重庆草药》，竹叶地丁《浙江中草药手册》，银不换《南宁市药物志》，铁线风、瓜子莲、女儿红《湖南药物志》，歼疟草、散血丹《江西民间草药验方》，小叶地丁草、小叶瓜子草、高脚瓜子草、铁铣草《浙江民间常用草药》，通性草、黄瓜仁草《常用中草药手册》(广州部队)，接骨红、地风消、铁箭风《贵州草药》，小丁香、小万年青、蓝花地丁《云南中草药选》，火草杆、慢惊药、地丁《红河中草药》，金牛草《全国中草药汇编》，直立地丁、紫花地丁、苦草《云南药用植物名录》，辰砂草、惊风草、瓜米细辛、鱼胆草《贵州民间方药集》，七寸金、蚋仔草、铁钓竿《台湾药用植物志》，铁甲草《福建药物志》，紫金花《广西药用植物名录》，小远志《贵州中草药名录》。

【名释】 叶形似瓜子，茎被灰褐色细柔毛，近似金色，故名瓜子金、瓜子草、神(辰)砂草。擅治喉痹，故称金锁匙，即《植物名实图考》所谓"通关"之义。女儿红、散血丹等，皆因其活血调经之功而得名。

【来源】 为远志科植物瓜子金 *Polygala japonica* Houtt.的根及全草。

【植物形态】 多年生草本，高10～30cm。茎自基部丛生，直立或斜生，木质，细长，绿褐色或绿色。枝圆柱形，具纵棱，被卷曲短柔毛。单叶互生；叶柄长约1mm，黄褐色，被短柔毛；叶纸质至近革质，卵形至卵状披针形，长1～2.3cm，宽5～9mm，绿色，先端尖，基部圆形至阔楔形，全缘，两面近无毛或被短柔毛；主脉在上表面凹陷，并被卷曲短柔毛，侧脉3～5对。花两性，总状花序与叶对生，叶腋外生；花少，长约7mm，具早落披针形小苞片；萼5片宿存，外轮3枚小，披针形，长4mm，外面被短柔毛，内轮2枚大，花瓣状，卵形至长圆形，长约6.5mm，基部具爪；花瓣3，白至紫色，基部合生，侧生花瓣长圆形，长约6mm，基部内侧被短柔毛，龙骨瓣舟状，顶背具条裂鸡冠状附属物；雄蕊8，长达6mm，花丝几乎全部合生成鞘，1/2以下与花瓣贴生，鞘两侧具缘毛，花药卵形，顶孔开裂；子房倒卵形，直径约2mm，具翅，花柱肥厚，弯曲，长约5mm，柱头2，间隔位于花柱先端。蒴果圆形，绿色，直径约6mm，具阔翅，无毛。种子卵形，长约3mm，直径约1.5mm，黑色，密被白色短柔毛。花期4～5月，果期5～7月。见下(图523)

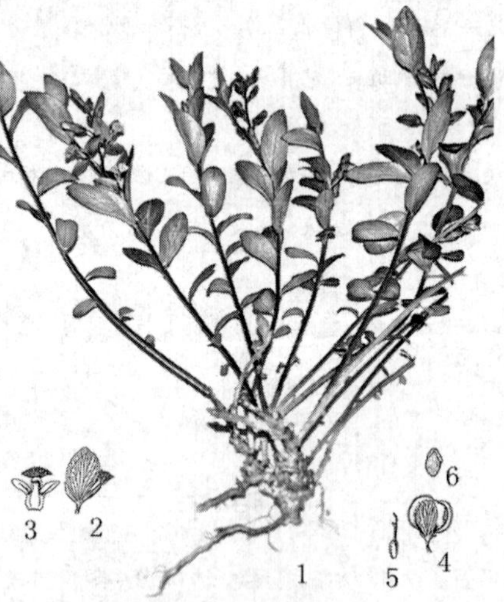

（图523）瓜子金

1.植株 2.花 3.展开花冠示雄蕊 4，雌蕊 5.蒴果及宿存花萼 6.种子

【生长分布】 生长山坡或田梗上。邹平南部山区有分布。

【采收加工】 秋季采集全草，洗净，晒干。

【性状鉴别】 根圆柱形，稍弯曲，直径可达4mm，表面黄褐色，有纵皱纹，质硬，断面黄白色。茎少分枝，长10～30cm，灰绿色或灰棕色，被细柔毛。叶皱缩，展平后呈卵形或卵状披针形，长1～3cm，宽0.5～1cm，侧脉明显，先端短尖，基部圆形或楔形，全缘，灰绿色；叶柄短，有柔毛。总状花序腋生，最上的花序低于茎的顶端；花多皱缩。蒴果圆而扁，长约7mm，具较宽翅，边缘无缘毛，萼片宿存。种子扁卵形；褐色，密被柔毛，基部有3长裂的种阜。气微，味微辛苦。

【显微鉴别】 叶表面观：下表皮细胞垂周壁波状弯曲，平周壁具角质纹理，气孔不定式或不等式，副卫细胞4～6个。上表皮细胞垂周壁稍波状弯曲，平周壁具角质纹理，气孔极少。非腺毛单细胞，少数有2细胞，长66～206μm，常弯曲，外壁有疣状突起，顶端常具有一凸头。叶肉薄壁细胞中含草酸钙簇晶，直径20～33μm。见(图524)

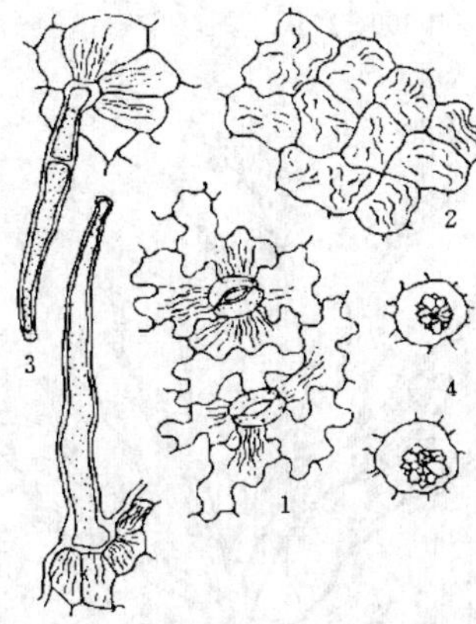

(图524)瓜子金(叶)表面观

1.下表皮细胞及气孔 2.上表皮细胞 3.非腺毛 4.草酸钙簇晶

【理化鉴别】 取本品粗粉0.5g，置带塞试管中，加热水10ml，用力振摇1min，即生成持续性泡沫，放置30分钟仍不消失。(检查皂甙)

【主含成分】 根：含三萜皂甙，树脂，脂肪油，远志醇(polygalito1)及四乙酸酯(tetracetyl polygalito1)。

地上部分：含瓜子金皂甙(*polygalasaponin*)甲、乙、丙、丁与瓜子金皂甙Ⅰ~ⅪⅩ(*polygalasaponin Ⅰ~ⅪⅩ*)。

叶：含山柰酚-3-O-6"-O-(3-羟基-3-甲基戊二酰基)葡萄糖甙[*kaempferol-3-O-6"-O- (3-hydroxy-3-methylglutaryl)glucoside*]，紫云英甙(*astragalin*)，山柰酚-3-(6"-乙酰基)葡萄糖甙[*kaempferol 3-(6"-acetyl)glucoside*]，山柰酚3，7-二葡萄糖甙(*kaempferol 3，7-diglucoside*)。

【药理】 (1)**镇静催眠** 作用瓜子金水煎剂0.5~1.0g/kg腹腔注射，对小鼠的自由活动有显著的抑制作用。对巴比妥钠有协同作用，但不能延长睡眠时间，亦无对抗咖啡因的惊厥作用。

（2）**溶血作用** 已开花植株的根及地上部分的5%浸液均有溶血作用；根的溶血作用与远志根(全远志)的溶血作用相当。

（3）**毒性** 瓜子金水煎剂给小鼠腹腔注射的LD_{50}为1.7g/kg；口服LD_{50}为46±5.84g/kg。给小鼠腹腔注射瓜子金煎剂1.0g/kg时，即出现中毒症状，表现为伏地不动，活动减少，四肢无力，不能攀爬。但经24h后仍能存活。随剂量增加症状更为明显，呼吸渐弱，最后死亡。

【性味归经】 味苦、微辛，性平；归肺、肝、心经。

【功用主治】 祛痰止咳，散瘀止血，宁心安神，解毒消肿。主治咳嗽痰多，跌打损伤，风湿痹痛，吐血，便血，心悸，失眠，咽喉肿痛，痈肿疮疡，毒蛇咬伤。

《生草药性备要》："理跌打，去瘀生新；能接骨续筋，止痛消肿，散毒。"

《植物名实图考》："破血，起伤，通关。"

《分类草药性》："走表散寒，治头风，开胃进食。"

《中国药用植物志》："根：镇咳祛痰，与远志同类；全草：治蛇咬。"

《民间常用草药汇编》："除湿健胃，治怔忡、黄疸。外用捣涂，消疮毒红肿。"

《四川中药志》（1960年版）："止血崩，治跌打损伤，肠风下血，淋病，痨伤咳嗽。"

《中国药用植物图鉴》："根：为镇静、祛痰剂，能益智安神，散郁化痰，消痈肿。治支气管炎，肺炎，咳嗽多痰，惊悸，健忘，痈疽疮肿，喉痹。"

《江西草药》："清热解毒，活血止血。治牙痛，下肢溃疡，白喉，子宫出血，便血，毒蛇咬伤，白膜遮睛，流脑，风湿性关节炎，痢疾。"

《陕西中草药》："安神镇静，止咳化痰，活血消肿，镇痛，除湿。主治神经衰弱，心悸失眠，咽喉肿痛，胸痛，小儿惊风，痔疮红肿。"

《云南中草药》："主治流感，偏头痛，小儿高热，麻疹不透，小儿疳积，疟疾。"

《台湾药用植物志》："治健忘，梦遗，阳痿。"

【用量用法】 内服：煎汤，6～15g，鲜品30～60g，或研末，或浸酒。外用：捣敷，或研末调敷，适量。

【附方】 （1）**治痰咳**：瓜子金根60g，酌加水煎，顿服。--《福建民间草药》

（2）**治咳嗽**：瓜子金60g(或根15~30g)，柿根30g，南沙参15g，煎服。--《安徽中草药》

（3）**治百日咳**：辰砂草15g，煎水，兑蜂蜜服。--《贵阳民间药草》

（4）**治跌打损伤，疔疮痈疽**：瓜子金研末，每次6g，每日3次，用黄酒送服。另取药粉适量，用黄酒调敷。--《浙江民间常用草药》

（5）**治刀伤，接骨**：辰砂草研末或捣绒，敷刀伤处；骨折，辰砂草30g，捣绒，拌酒糟外包患处。--《贵州草药》

（6）**治关节炎**：瓜子金根60~90g，煎水服，每日1~2次。--《福建民间草药》

（7）**治吐血**：辰砂草15g，煎水服。--《贵州草药》

（8）**治妇女月经不调，或前或后**：瓜子金7株，加白糖60g，捣烂绞汁，经后3天服之。--《泉州本草》

（9）**治失眠**：瓜子金15g，煎水服。--《安徽中草药》

（10）**治急性扁桃体炎**：瓜子金、白花蛇舌草各15g，车前6g，煎水服。--《江西草药》

（11）**治咽喉肿痛，扁桃体炎**：鲜瓜子金30g，切碎捣烂，加冷开水1碗绞汁，频频含咽。

（12）**治淋巴结炎**：瓜子金、百蕊草各15g，抱石莲12g，煎水服。

（13）**治毒蛇咬伤**：鲜瓜子金30~60g，加冷开水绞汁服。另将药渣加生半夏1粒，捣烂敷伤口。（11~13方均出自《安徽中草药》）

（14）**治小儿感冒**：辰砂草3g，蓝布正15g，射干1.5g，煎水服。

（15）**治小儿惊风**：辰砂草6g.佛顶珠3g，煎水服。

（16）**治头痛**：辰砂草、水皂角各15g，青鱼胆12g，蓝布正9g，煎水服。（14~16方均出自《贵阳民间药草》）

（17）**治疟疾**：瓜子金(鲜)18~30g，酒煎，于疟发前2h服。--《江西草药》

（18）**治疗失眠**：取瓜子金50g(或鲜品100g)，用砂锅武火煎煮2次，药液过滤合并，文火浓缩再过滤，加单糖浆适量，使成50ml。临睡前顿服。治疗各精神病引起的失眠症160例次，有效(服药后睡眠时间达4h以上)146例次，其中睡眠时间达6小时以上者114例次(78.08%)。多数在服药30分钟后入睡。未见不良副反应。--《新医药学杂志》福州市精病院，1973，(3)：16

(19)**治疗骨髓炎、骨关节结核、多发性脓肿**：取瓜子金250g，加酒2000g，蒸制成药酒。每日2次，每次25～50g；亦可服药片，每次5片；或流浸膏每次20ml，每日3次(儿童及经期妇女酌减)。据21例骨髓炎患者观察，治愈11例，显效1例，好转7例；骨关节结核16例，治愈4例，显效3例，好转6例；多发性脓肿7例，全部治愈。药物本身无明显副作用，药酒及流浸膏服后偶有恶心、呕吐、上腹部不适、头昏、心悸，一般可对症处理，严重者停药；粗制片剂有时刺激咽喉，局部觉痛。药酒的效果似优于其他制剂。实践证明，若配合抗痨药及手术治疗疗效较著。--《中草药通讯》南京铁道医学院附属医院.1970，(5～6)：45

远志

【别名】 远志《本经》，葽绕、蕀蒬《尔雅》，棘菀、细草《本经》，小鸡腿、小鸡眼《全国中草药汇编》，小草根《中药材品种论述》。

【名释】 葽绕，叠韵联绵词，应与妖娆、窈娆同义。远志草茎细小，随风招摇，故得葽绕之名。棘菀，《毛诗传》："菀，小貌。""棘"与"芥"音近，《方言》："芥，草也。""棘菀"与"小草"之名同义；或因茎叶细如棘针而得名。"蒬"与"菀"音近借用，故亦作"棘蒬"。《本草经考注》："棘菀、要绕，共小草蒙茸之义。"远志，颜师古《急就篇》注云："远志主益智惠而强志，故以为名。"夏纬瑛认为此说牵强，当是"棘菀"之倒呼而来。《尔雅义疏》："(远志)茎叶俱绝细，俗名线儿草。"

【来源】 为远志科植物远志 *Polygala tenuifolia* Willd.的根。

【植物形态】 远志 又名细叶远志《中药大辞典》。多年生草本，多分枝，高25～40cm。根圆柱形，长而微弯。茎直立或斜生，多数，由基部丛生，细柱形，质坚硬，带绿色，上部多分枝。单叶互生，叶柄短或近于无柄；叶片线形，长1～3cm，宽1.5～3mm，先端尖，基部渐狭，全缘，中脉在上面下陷，下面隆起，无毛或稍被柔毛。春季茎顶抽出总状花序，长5～12cm，花小，稀疏；萼片5，其中2枚呈花瓣状，绿白色；花瓣3，淡紫色，其中1枚较大，呈龙骨瓣状，先端着生流苏状附属物；雄蕊8，花丝基部合生；雌蕊1，子房倒卵形，扁平，2室，花柱弯曲，柱头2裂。蒴果扁平，圆状倒心形，长、宽各4～5mm，绿色，光滑，边缘狭翅状，无睫毛，基部有宿存的萼片，成熟时边缘开裂。种子卵形，微扁，棕黑色，密被白色绒毛。花期5～7月，果期6～8月。见(图525)

本植物的地上部分(**小草**)也供药用，详见下述。

【生长分布】 生于向阳山坡或路旁。邹平南部山区多分布。

【采收加工】 每年秋季返苗后或春季出苗前，采挖生长3～4年植株的根，除去泥土和杂质，用木棒敲打，使其松软，抽出木心，晒干即可。去除木心的远志称"远志肉"、远志筒"。如采收后不去木心，直接晒干者，称"远志棍。"

【栽培要点】 **生物学特性** 喜冷凉气候，忌高温，耐干旱。宜选向阳、排水良好砂质壤土，其次是粘壤及石灰质壤。而粘土和低湿地不宜种植。

栽培技术 用种子繁殖，直播或育苗移栽。在蒴果七八分成熟时采收种子。直播，春播于4月中、下旬，秋播于10月中、下旬或11月上旬，按行距20～30cm开浅沟。条播，1小时m^2播种量11.25～15kg，播后覆土1.5～2cm，稍加镇压，浇足水。播种后15天开始出苗，秋播在次年春季出苗。育苗移栽：于3月上、中旬，在苗床上条播，覆土1cm，10天左右出苗。苗高5cm左右，按行株距(15～20)cm×(3～6)cm定植，选择阴雨天或午后进行。

田间管理 远志植株矮小，须勤中耕除草，种子发芽期和幼苗期需适量浇水外，生长后期不宜经常浇水。每年春、冬季及4、5月间，各追肥1次，以磷肥为主，1小时m^2施磷肥300～375kg，或过磷酸钙187.5～262.5kg。

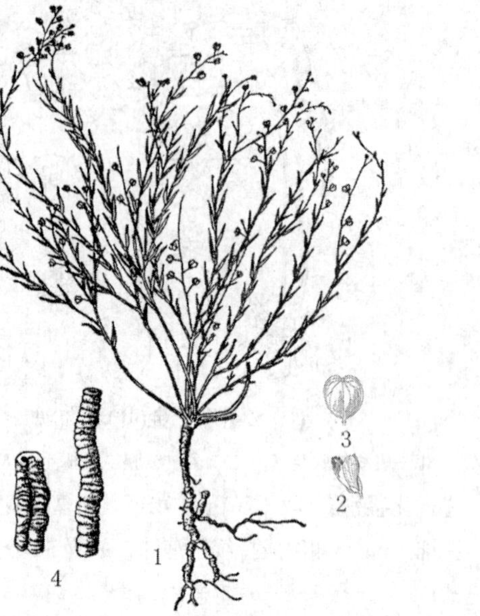

(图525)**远志**

1.植株 2.花 3.蒴果 4.根皮

【性状鉴别】 根圆柱形，稍弯曲，长3～15cm，直径2～8mm。表面灰黄色至浅棕色，粗糙不平，有支根痕及深陷的横沟纹。质脆易断，断面皮部棕黄色，木部黄白色，易与皮部剥离。远志肉呈长圆筒状，无木部。气微，味苦、微辛，有刺喉感。

【显微鉴别】 根横切面：木栓层为3～6列木栓细胞，外层1～2列细胞扁平，切向延长，径向壁较整齐；内侧2～4列细胞不规则形，壁略呈微波状弯曲，有纹孔，壁呈间断状。皮层薄壁细胞有纹孔群，有时有隔而形成母子细胞，细胞内充满脂肪油滴，遇苏丹III试剂显红色。韧皮部宽广。木质部导管散在或数个成群；木薄壁细胞壁木化增厚。射线较窄，1～2(～3)列细胞。无髓。见(图526)

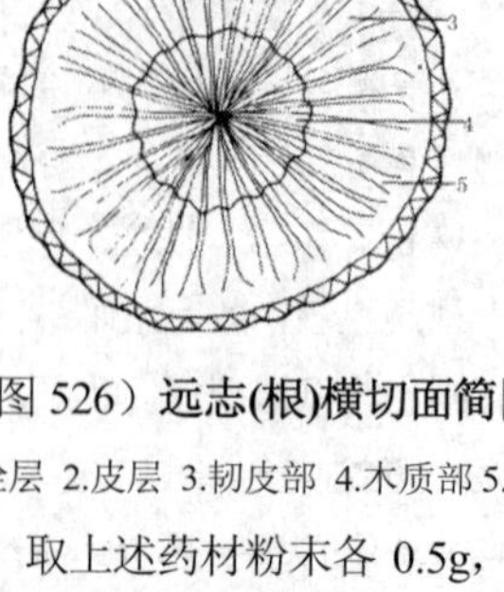

(图526)**远志(根)横切面简图**

1.木栓层 2.皮层 3.韧皮部 4.木质部 5.射线

【理化鉴别】 取上述药材粉末各0.5g，于索氏提取器中用乙醚脱脂，再用甲醇提取，提取液浓缩至5ml，作为样品溶液。另取远志总皂甙甲醇溶液为对照溶液，吸取两溶液各5μl，点于同一硅胶-G薄层板上，以氯仿甲醇。水(26：14：3.5)为展开剂，展距 17cm，取出挥尽溶剂，紫外光灯(365nm)下检视，样品液色谱在与对照液色谱相应的位置均应显 4 个相同的蓝色荧光斑点。

【主含成分】 从远志根中分离出远志皂甙（*Onjisaponin*）A、B、C、D、E、F、G。皂甙水解后可分得两种皂甙元结晶，远志皂甙元 A（*Tenuigenin A*）和远志皂甙元 B（*Tenuigenin B*）。还分离出远志酮（*Onjixanthone*）Ⅰ和Ⅱ、5-脱水-D-山梨糖醇（*5-An- hydro-D-sorbitol*）、N-乙酰基-D-葡萄糖胺（*N-Acetyl-D-glucosamine*）、皂甙细叶远志素（*Tenuifolin*），即 2β，27-二羟基-23-羧基齐墩果酸的 3-β-葡萄糖甙。尚含 3,4,5-三甲氧基桂皮酸（*3,4,5-Trimethoxycinnamic acid*）、远志醇（*Polygalitol*）、细叶远志定碱（*Tenuidine*）、脂肪油、树脂。

【药理】 （1）**中枢镇静与抗惊厥作用** 远志根皮、未去木心的远志全根和根部木心与巴比妥类催眠药均有协同作用。小鼠灌服 3.125g/kg，可促使注射阈下催眠剂量戊巴比妥钠的小鼠入睡。而同等剂量对五甲烯四氮唑所致惊厥的对抗作用，则以远志全根较强，根皮次之，根部木心则无效。中医临床应用安神益智，治疗惊悸、健忘、梦遗与失眠的药理基础与此相符。

（2）**祛痰作用** 远志含远志皂甙 A 及 B 等，能刺激胃粘膜，引起轻度恶心，可反射性地增加支气管的分泌而有祛痰作用。实验证明，根皮对小鼠祛痰的最低有效量为 1.25g/kg，而远志木心用至 50g/kg 亦无祛痰作用，这是因为其皂甙含量很低，仅为根皮的 4%，这与传统远志以根皮入药理论相符。麻醉犬灌胃 1g/kg 的远志煎剂无祛痰作用。可能因动物处于麻醉状态，不易引起反射性增加分泌所致。

（3）**降压作用** 麻醉犬静注 100%远志注射液 0.25ml/kg，可使血压降低原水平的 60%～70%。麻醉兔静注 0.5ml/kg，也可使血压下降原水平的 40%～50%，但此作用仅维持 1～2 分钟，重复给药未见快速耐受现象。

（4）**溶血作用** 远志试管内试验有强的溶血作用，这是因为其所含皂甙可破坏红细胞膜之故。其根皮部的溶血作用远较根木心部为强。用藤山法测得的溶血指数：远志根皮为 3926，全根为 2585，根部木心为 43，提纯皂素为 34031。

（5）**子宫收缩作用** 离体及在位试验均证明，远志流浸膏可使豚鼠、兔、猫、犬的已孕和未孕子宫收缩增强，肌张力增加，此作用为其含皂甙对子宫肌的直接刺激所致。远志水煎剂经乙醇沉淀处理制成的 100%注射液对大鼠、小鼠离体未孕子宫亦具强烈的收缩作用。

（6）**抑菌作用** 用纸片法测得 10%远志煎剂对肺炎链球菌有抑制作用。而远志乙醇浸液在体外对革兰阳性菌及痢疾杆菌、伤寒杆菌、人型结核杆菌均有明显的抑制作用。

（7）**其他作用** 远志水溶性提取物对 TA98 菌株回变菌落数有明显抑制作用，说明其有抗突变效应。

（8）**毒性** 远志根皮小鼠灌胃给药的 LD_{50} 为 10.03±1.98g/kg，全根的 LD_{50} 为 16.95±2.01g/kg，而根部木心用至 75g/kg 仍无死亡。小鼠灌胃 100%远志注射液 LD_{50} 为 22.52g/kg。

【炮制】 （1）**制远志**：取甘草，加适量水煎汤，加入净远志段，用文火煮至汤吸尽，取出干燥。每远志段 100kg，用甘草 6kg。甘草制协同补脾益气，安神益智作用。

（2）**炒远志**：取制远志肉，置热锅内，用武火炒至表面焦黑色，内部焦褐色，取出，喷淋清水少许，灭净火星，晒干。

（3）**蜜远志**：取炼蜜 用适量开水稀释后，加入净远志段拌匀，闷透，置锅内，用文火加热，炒至不粘手为度，取出放凉。每远志段 100kg，用炼蜜 25kg。蜜远志偏于润肺祛痰。

（4）**朱砂远志**：取制远志加水湿润后，撒入朱砂细粉，拌匀，晾干。每制远志 100kg，用朱砂 2kg。朱远志偏于安神定惊。

说明：远志皮部皂甙含量相当于木部的 25 倍。远志用甘草水煮制比浸制的皂甙含量高，甘草水煮后 80℃烘干，再文火炒至微焦，远志皂甙的含量还可提高约 1%，祛痰作用也较好。

饮片性状：①制远志形如远志段，味微甜。②炒远志形如远志段，表面焦黑色，内面焦褐色。③蜜远志形如远志段，色泽加深，味甜。④朱砂远志形如远志段，外被朱砂细粉。

【性味归经】 味辛、苦，性微温。归心、肺、肾经。

【功用主治】 宁心安神，祛痰开窍，解毒消肿。主治心神不安，惊悸失眠，健忘，惊痫，咳嗽痰多，痈疽发背，乳房肿痛。

《本经》：“主咳逆伤中，补不足，除邪气，利九窍，益智慧，耳目聪明，不忘，强志倍力。久服轻身不老。”

《别录》：“利丈夫，定心气，止惊悸，益精，去心下膈气、皮肤中热、面目黄。好颜色延年。”

《本草经集注》：“杀天雄、附子毒。”

《药性论》：“治心神健忘，安魂魄，令人不迷，坚壮阳道，主梦邪。”

《日华子》：“主膈气惊魇，长肌肉，助筋骨。妇人血噤失音，小儿客忤，服无忌。”

《纲目》谓王好古云：“（治）肾积奔豚。”

《纲目》：“治一切痈疽。”

《遵生八笺 · 灵秘丹药》：“治胃膈痞闷，去忧郁，润肌肤，壮筋骨。”

《药性通考》：“能交心肾。”

《本草再新》：“行气散郁，并善豁痰。”

《本草求原》：“（治）喉痹痈疮，胸痹心痛，阴虚盗汗。”

《福建药物志》：“主治腹痛，泄泻，消化不良，乳腺炎，蛇伤。”

【临床应用】 （1）**用于心神不安，惊悸失眠，健忘等**。远志入心、肾，辛散温行，既能助心气。开心郁，又能交通心肾，故有安神定志之功。惊恐所致的惊悸不安，多与茯神、龙齿、朱砂等镇静安神药同用，方如《张氏医通》远志丸。思虑过度，心气内耗所致的心神不安、失眠、健忘等，多与人参、石菖蒲、茯神同用，以益气安神，方如《千金要方》开心散。若属于心气虚而不能下交于肾，肾气虚而不能上交于心者，亦应配合补心益肾之品，如人参、地黄、五味子等以交通心肾。它如益气养血、心脾两补之归脾汤，气血阴阳俱补的人参养荣汤，滋阴清热、补心安神的天王补心丹等方均用本品，亦借其安神定志的作用。

（2）**用于痰阻心窍所致的精神错乱，神志恍惚，癫痫**。远志有良好的祛痰开窍利气之功，治上述诸症，临床常与菖蒲、郁金、白矾等同用，以增强效果。其化痰作用，尚可应用于痰饮阻肺之咳嗽痰多以及外感风寒，肺气受郁之咯痰不爽，多与桔梗、杏仁、陈皮等共用以开郁宣肺、利气化痰。现代常用本品制成流浸膏，糖浆等多种制剂，用治咳嗽痰多难咯，可使痰液稀释而易于咯出。

（3）**用于痈疽发背，乳房胀痛**。远志苦温，善通气血之壅滞。治上述诸证，以属于寒凝气滞，痰湿入络者为宜。不论内服外敷，均有消散肿痛的功效，《三因方》远志酒，即单用本品浸酒饮，药渣外敷，治痈疽发背疖毒。

《本草经集注》："得茯苓、冬葵子、龙骨良。"

《本草汇言》："远志同人参、茯苓、白术能补心；同黄芪、甘草、白术能补脾；同地黄、枸杞、山药能补肾；同白芍、当归、川芎能补肝；同人参、麦冬、沙参能补肺；同辰砂、金箔、琥珀、犀角能镇惊；同半夏、胆星、贝母、白芥子能消惊痰；同牙皂、钩藤、天竺黄能治急惊。"

《本草正》："以其气升，故同人参、甘草、枣仁，极能举陷摄精，交接水火。但可为佐，用不宜多。"

《绛雪园古方选注》："远志通肾，使阴精上奉于心，佐以五味，收摄神明，一通一敛，则营有所主而长养矣。"

《得宜本草》："得茯苓入肾通阳，得枣仁通心安神。"

《得配本草》："得甘草、陈皮治脾经郁结；配川贝、茯神除痰郁、开心窍；佐茯苓，入肾经以泄邪；佐麦冬，散心郁以宁神。"

《衷中参西录》："其性善理肺……若以甘草辅之，诚为养肺要药。"

【用量用法】 内服：煎汤，3～10g，浸酒或入丸、散。外用：研末酒调敷，适量。

【使用注意】 阴虚火旺、脾胃虚弱者以及孕妇慎服。用量不宜过大，以免引起呕恶。

《雷公炮炙论》："凡使先须去心，若不去心，服之令人闷。"

《本草经集注》："畏真珠、藜芦、蜚蠊、齐蛤。"

《药性论》："畏蛴螬。"

《本草正》："虚火上实者当避。"

《本经逢原》："一切阴虚火旺，便浊遗精，喉痹肿痛，勿用。"

《本草从新》："不可多用独用，纯虚无滞者忌。"

【附方】 （1）**治心气不定，五脏不足，甚者忧愁，悲伤不乐，忽忽喜忘，朝瘥暮剧，暮瘥朝发，发则狂眩**：菖蒲、远志(去心)、茯苓各二分，人参三两。上四味，捣，下筛。服方寸匕后食，日三。蜜和丸如梧桐子，服六七丸，日五，亦得。--《外台》引《古今录验》之"茯神丸"

（2）**治耳目昏重，精神恍惚**：用远志二两，枣仁二两，当归一两，苍耳仁五钱，枸杞子、甘菊花各四两。为丸。每早晚各服三钱，白汤下。--《本草汇言》引《本草切要》

（3）**治健忘**：远志、石菖蒲等分，煎汤常服。--《卫生易简方》

（4）**治不寐**：远志肉、酸枣仁(炒)、石莲肉等分，水煎服。--《种杏仙方》

（5）**治小儿惊痰**：远志(去心)煎汤。随时饮之。--《普济方》

（6）**治久心痛**：远志(去心)、菖蒲(细切)各一两。上二味，粗捣，筛。每服三钱匕，水一盏，煎至七分，去滓，不拘时温服。--《圣济总录》

（7）**治妇人无病而不生育**：远志一两，当归身二两。炒燥和匀，每用药一两，浸酒二壶。每日随量早晚饮之。

（8）**治气郁成鼓胀，诸药不效者**：远志肉(麸拌炒)四两。每日取五钱，加生姜三片，煎服。（7～8方均出自《本草汇言》）

（9）**治小便赤浊**：远志半斤(甘草水煮，去心)，茯神(去木)、益智仁各二两。上为细末，酒煮面糊为丸，如梧子大。每服五十丸，临卧枣汤送下。--《朱氏集验方》之"远志丸"

（10）**治男子痿弱**：续断二两，薯蓣二两，远志(去心)二两，蛇床子二两，肉苁蓉二两。上五味捣筛，以雀卵和丸如小豆。以酒下七丸至十丸，百日知之，神良。--《外台》引《备急方》之"远志丸"

（11）**治一切痈疽、发背、疖毒，不问虚实寒热**：远志(汤洗去泥，捶去心)为末。酒一盏，调末三钱，迟顷，澄清饮之，以滓敷病处。--《三因方》

（12）**治吹乳**：远志酒煎服，滓敷患处。--《袖珍方》

（13）**治女儿乳痈**：远志不拘多少，用米泔浸洗捶去心。上为末。每服三钱，用好酒一钟调。--《景岳全书》

（14）**治口疮**：五倍子、远志(去心)各半两。上同研为粗末，用纱罗隔过。掺少许于舌上，吐出。--《朱氏集验方》之"远志散"

（15）**治喉痹作痛**：远志肉为末，吹之，涎出为度。--《直指方》

（16）**治被蛇螫**：取远志嚼令碎，以敷之；并纳一片子于螫疮孔中，数易之。--《外台》引《崔氏方》

（17）**治脑风头痛不可忍**：远志(去心)，捣罗为细散。每用半字，先含水满口，即嗃药入鼻中，仍揉痛处。--《圣济总录》之"远志散"

（18）**治中风，舌不能言**：远志不拘多少。甘草水泡，不去骨，为末。鸡子清调敷天突、咽喉、前心三处。--《古今医鉴》

（19）**治阑尾炎**：黄柏30g，远志20g，煎汤(先煎远志10分钟)，温服。--《吉林中医药》1987，(2)：16

（20）**治疗轻微脑功能障碍综合征**：用菖蒲、远志制成智力糖浆，每次10～15ml，每日3次，口服。治疗100例，结果显效70例，有效20例，无效10例。此外，对智力发育差及健忘的儿童，也有一定疗效。--《上海中医药杂志》瞿秀华，1982，(10)：28

（21）**治疗急性乳腺炎**：远志12g，加60度白酒15g，稍浸片刻，再加清水1碗，用砂锅煎煮沸后20分钟，约半小碗量1次乘温顿服，每日1剂。共治62例产后急性乳腺炎，结果，42例服药1剂，20例服药2剂均告痊愈(体温降至正常，症状及局部红肿全部消失，患侧腋下淋巴结缩小且无压痛)。--《新医药通讯》黄积标，1973，(6)：15

小草

【来源】 为远志科植物远志 *Polygala tenuifolia* Willd.的地上部分。

【原植物】 参见"远志"。

【采收加工】 春、夏季采收全草，鲜用或晒干。

【炮制】 取原药材，除去杂质，淋湿润软，切段，干燥。

【性状鉴别】 为不规则的小段，茎、叶混合。茎细小，灰绿色质脆易折断。叶线形，皱缩，多脱落。气微，味微苦。

【性味归经】 味辛、苦，性平。归肺、心经。

【功用主治】 祛痰，安神，消痈。主治咳嗽痰多，虚烦，惊恐，梦遗失精，胸痹心痛，痈肿疮疡。

《别录》："主益精，补阴气，止虚损，梦泄。"

《本经逢原》："利窍，兼散少阴风气之结。"

《得配本草》："去血中郁热，散少阴风结。痘热不起，用以发之。"

【用量用法】 内服：煎汤，3～10g，或入丸、散。外用：捣敷，适量。

【附方】 （1）**治虚劳忧思过度，遗精白浊，虚烦不安**：小草、黄耆(去芦)、麦门冬(去心)、当归(去芦，酒浸)、酸枣仁(炒，去（壳）各一两，石斛(去根)、人参、甘草(炙)各半两。上㕮咀。每服四钱，水一盏半，加生姜五片，煎至八分，去滓温服，不拘时候。—《济生方》之"小草汤"

（2）**治心风烦热，恍惚，狂言狂语，时复惊恐，不自觉知，发作有时**：

小草一两，柏子仁一两，犀角屑半两，赤茯苓一两，铁精一两(细研)，龙齿三分(细研)．天竺黄一两(细研)，生干地黄一两，琥珀末一两(细研)。上件药，捣细罗为散，入研了药令匀。每服不计时候，以竹叶汤调下一钱。——《圣惠方》

(3)**治胸痹心痛，逆气膈中，饮不下**：小草三分，桂心三分，蜀椒三分(汗)，干姜二分，细辛三分，附子二分(炮)。上六味，捣合下筛，和以蜜丸如梧子大。先食，米饮汁服三丸，日三，不知稍增，以知为度。忌猪肉、冷水、生葱、生菜。——《外台》引《范汪方》之"小草丸"

黄栌枝叶

【来源】 为漆树科植物红叶黄栌 *Cotinus coggygria* Scop.*var.cinerea* Engl.的枝叶。

【原植物】 红叶黄栌 又名光叶黄栌，灰毛黄栌《植物学报》，西山红叶(北京)。落叶灌木或小乔木，高2～4m。树皮暗灰色，鳞片状；小枝灰色，生有柔毛。单叶互生，叶片倒卵形或卵圆形，长3～8cm，宽2.5～6cm，先端圆或微凹，基部圆形或阔楔形，全缘，两面或尤其叶背显著被灰色柔毛；侧脉6～11对，先端常叉开。圆锥花序，被柔毛；花杂性，径约3mm；花梗长7～10mm；花萼无毛，裂片卵状三角形，长约1.2mm，宽约0.8mm；花瓣卵形或卵：披针形，长2～2.5mm，宽约1mm，无毛；雄蕊5，长约1.5mm，花药卵形，与花丝等长；花盘5裂，紫褐色；子房近球形，径约0.5mm，花柱3，分离，不等长，果肾形，长约4.5mm，宽约2.5mm，无毛。小坚果，扁肾形，不育花梗残存，成紫色细长羽毛状。见(图527)

本植物的枝叶（**黄栌根**）也供药用详见下述。

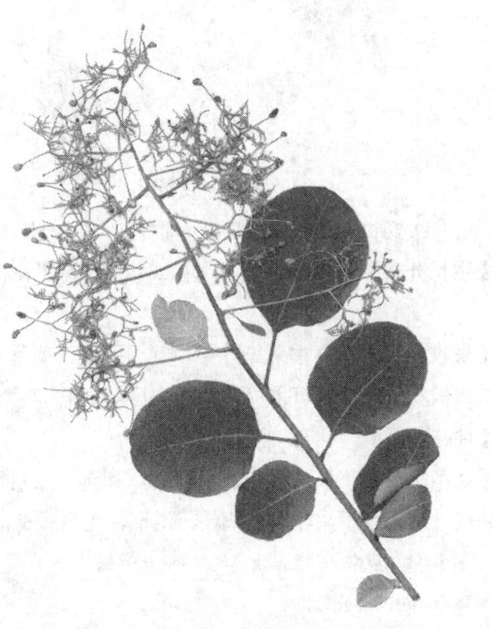

（图527）**红叶黄栌花果枝**

【生长分布】 生于山坡杂木林和岩石缝隙。邹平城区及黄山、于祖山景区有引种。

【采收加工】 夏、秋季采收，扎成把，晒干。

【性状鉴别】 叶片纸质多缩皱，破碎，完整者展平后卵圆形至倒卵形，长3～8cm，宽2.5～10cm。灰绿色，两面均被白色短柔毛，下表面沿叶脉处较密；叶柄长1～（4～）7.5cm。气微香，味涩、微苦。

【显微鉴别】 （1）叶的横切面：上、下表皮均被较明显的角质层，在毛基周围的角质层呈放射状，气孔不定式，下表面居多；非腺毛多为单细胞，偶见分隔单列非腺毛，此分隔非腺毛长103～（305～）412μm，直径27μm，以下表面为多；腺毛柄为单细胞，腺头为多细胞。栅栏组织通常2～3列，海绵组织排列疏松，并有草酸钙棱晶(方晶)及簇晶。维管束近于环状，位于横切面的中心。韧皮部明显，其中具有树脂道；木质部较发达，导管呈放射状排列，中柱鞘为纤维群排列成连续的环，在中脉的基本组织中散有草酸钙棱晶及簇晶。在上、下表皮内侧通常各有数层厚角细胞。见(图528)

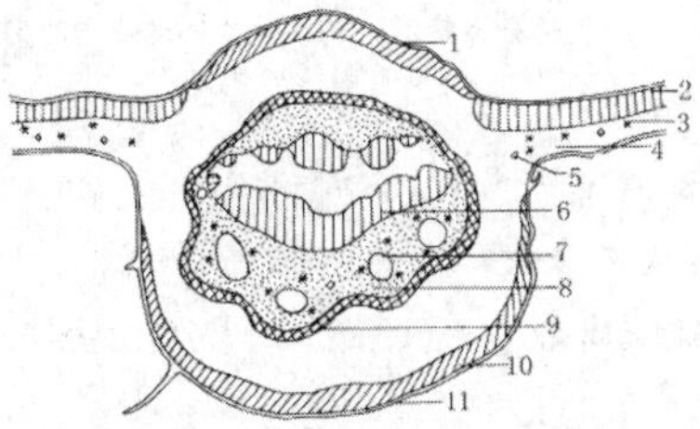

(图528)**光叶黄栌叶横切面简图**

1.上表皮 2.栅栏组织 3.草酸钙簇晶 4.海绵组织 5.草酸钙方晶 6.木质部 7.树脂道 8.韧皮部 9.中柱鞘纤维 10，厚角组织 11.下表皮

（2）叶柄的横切面：叶柄细长，取其中间直径1.1mm部分切片观察，表皮为1层细胞，外具毛茸，角质层明显。表皮下有3～5层厚角细胞。皮层薄壁细胞有些具有草酸钙簇晶；有些细胞有黑色团块。中柱鞘纤维为连续的环状；韧皮部分布有树脂道，平均直径约为64μm，细胞中有黑色团块；形成层较明显；木质部维管束呈环状排列。髓部为基本组织，有些细胞中有黑色块。见(图529)

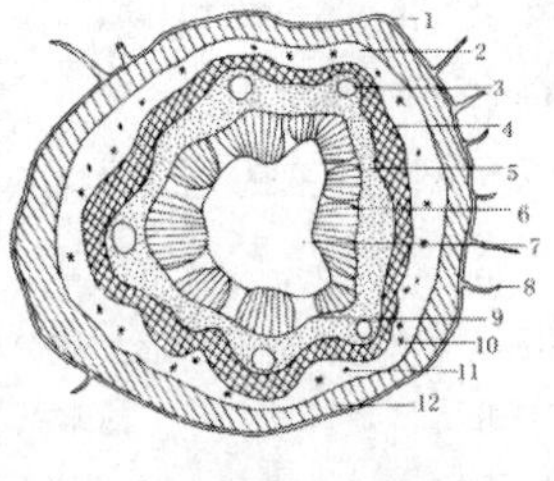

（图529）**光叶黄栌叶柄横切面简图**

1.表皮 2.皮层 3.树脂道 4.中柱鞘纤维 5.韧皮部 6.木质部 7.髓部 8.毛茸 9.形成层 10.草酸钙簇晶 11.黑色团块 12.厚角组织

【主含成分】 叶含鞣质，有没食子酸(*gallic acid*)，没食子酸四糖(*gallic acid tetrasaccharide*)，三没食子酰葡萄糖(*trigalloyl glucose*)，三甲基没食子酰葡萄糖(*trimethylgalloylg1ucose*)；黄酮类有飞燕草素-3-半乳糖甙(*delphinidin-3-galactoside*)，越橘花青甙(*idaein*，*cyanidin-3-galactoside*)，矮牵牛素-3-葡萄糖甙(*petunidin-3-glucoside*)，矢车菊素单葡萄糖甙(*cyanidin monoglucoside*)，飞燕草素单葡萄糖甙(*delphinidin monoglucoside*)，芍药花素单葡萄糖甙(*peonidin monoglucoside*)等；还含挥发油。

【药理】 叶中提得的总黄酮甙，80～160mg/kg给小鼠灌胃，对甲醛引起的实验性关节炎有抗炎作用；此外，还能抑制细胞脱落，并增加毛细血管抵抗力，对蛋清性足肿亦有效。

【性味归经】 味苦、辛，性寒。

【功用主治】 清热解毒，活血止痛。主治黄疸型肝炎，丹毒，漆疮，水火烫伤，结膜炎，跌打瘀痛。

《贵州草药》："散瘀止痛，清热解毒。"

《山西中草药》："主治黄疸型传染性肝炎.水火烫伤皮肤未破。"

《安徽中草药》："清热利湿。"

《全国中草药汇编》："主治丹毒、漆疮。"

南药《中草药学》："清湿热。主治黄疸型肝炎，水、火烫伤。"

《河北中草药》："祛瘀止痛，用于跌打损伤，诸瘀肿痛。"

【用量用法】 内服：煎汤，9～15g。外用：煎水洗或捣烂敷，适量。

【附方】 （1）**治丹毒疼痛**：黄栌枝叶煨水洗患处；再用桑白皮 9g 煨水服。--《贵州草药》

（2）**治漆疮**：黄栌枝(或叶)，煎水洗患处。--《安徽中草药》

（3）**治水火烫伤，皮肤未破**：黄栌适量，煎汤洗患处。--《山西中草药》

（4）**治急性眼结膜炎**：黄栌叶、菊花各 9g，煎服；药渣煎水熏患眼。--《安徽中草药》

黄栌根

【来源】 为漆树科植物红叶黄栌 *Cotinus coggygrid* Scop.*var.cinerea* Engl.的根。

【植物形态】 参见"黄栌枝叶"。

【采收加工】 全年均可采根，洗净，切段晒干。

【性味归经】 味苦、辛，性寒。

【功用主治】 清热利湿，散瘀，解毒。主治黄疸，肝炎，跌打瘀痛，皮肤瘙痒，赤眼，丹毒，烫火伤，漆疮。

《本草拾遗》："除烦热，解酒疸目黄，煮服之。"

《日华子》："洗汤、火、漆疮及赤眼。"

《贵州草药》："散瘀止痛，清热解毒。"

《陕西中草药》："祛风毒，活血散瘀。主治皮肤瘙痒症，跌打损伤，骨折，虚肿。"

《全国中草药汇编》："主治急性黄疸型肝炎，慢性肝炎(迁延性肝炎)，无黄疸型肝炎，麻疹不出。"

【用量用法】 内服：煎汤，10～30g。外用：煎水洗，适量。

【附方】 （1）**治肝炎**：①黄栌，成人每日 30g，小儿减半，煎 2 次，合并一起，早晚各服 1 次。外用枝、叶煎水洗或叶捣烂敷患处。--《全国中草药汇编》 ②黄栌根、栀子各 15g，茵陈 30g,煎服。--《安徽中草药》

（2）**治妇女产后劳损**：毛黄栌根皮 60g，加蕲艾根 30g，水煎，冲入黄酒、红糖，早晚饭前各服 1 次；忌食酸辣、芥菜、萝卜菜。--《天目山药用植物志》

（3）**治漆疮**：煎黄栌汁，洗之，最良。--《杨氏产乳方》

黄连木

【来源】 为漆树科植物黄连木 *Pistacia chinensis* Bunge 的叶芽、叶或根、树皮。

【植物形态】 黄连木 又名黄楝树《救荒本草》，凉茶树《八闽通志》，胜铁力木《峤南琐记》，楷木《淮南草木谱》，楷树《中国高等植物图鉴》，倒鳞木《贵州植物志》，木黄连(湖南)，木蓼树、田苗树(湖北)，黄连树(云南)。落叶乔木，高达 20m 以上。树皮暗褐色，呈鳞片状剥落；幼枝灰棕色，具细小皮孔，疏被柔毛或近无毛；冬芽红色，有特殊气味。偶数羽状复叶，小叶 5～7 对，对生，纸质，披针形，长 5～10cm，宽 1.5～2.5cm，先端渐尖，全缘，两面主脉间 5 有细微柔毛。圆锥花序顶生；花单性，雌雄异株；雄花排成密集总状花序，长 5～8cm，花基具小苞片 2，萼片 1～2；雌花排成疏散圆锥花序，长 18～20cm，花小，无花瓣；子房上位，球形，无毛，径约 0.5mm，花柱厚肉质，红色。核果倒卵状球形，略压扁，径约 5mm，成熟时紫红色，干后具纵向细条纹，先端细尖。花期 3～4 月，果期 9～11 月。见（图 530）

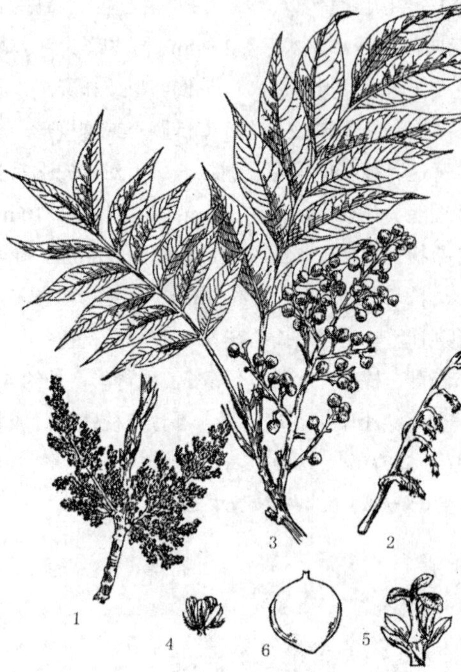

（图 530）**黄连木**

1.雄花枝 2.雌花枝 3.果枝 4.雄花 5.雌花 6.核果

【生长分布】 生于山坡、沟谷或栽培。邹平南部山区有分布。

【采收加工】 春季采集叶芽，鲜用；夏、秋季采叶，鲜用或晒干；根及树皮全年可采，洗净，切片，晒干。

【性味归经】 味苦、涩，性寒。

【功用主治】 清暑，生津，解毒，利湿。主治暑热口渴，咽喉肿痛，口舌糜烂，吐泻，痢疾，淋证，无名肿毒，疮疹。

《食鉴本草》(柴裔)："主治消渴，解暑，利水道。"

《物理小识》："治痢及霍乱。"

《食物考》："微甘代茗，盐食酸甜，解喉痛哽，味如橄榄，消热酒醒，舌烂口糜，嚼汁解悯。"

《药检》："生津明目，清积热，解毒。"

《四川常用中草药》："清热解毒。树皮治痢疾，皮肤痒疮，脓疮，癣癞，小儿头疮。幼芽治目赤肿痛。"

《湖南药物志》："清火退热，生津止渴。"

《青岛中草药手册》："主治急性胃肠炎，痢疾，支气管炎，外伤出血等症。"

《浙江药用植物志》："清热，利湿，解毒。主治淋症，痔疮；外治漆疮及无名肿毒。"

《福建药物志》："清热解暑。主治痢疾，皮肤瘙痒，湿疹，外伤出血，预防中暑。"

【用量用法】 内服：煎汤，15～30g，叶芽随食，适量。外用：捣汁涂，或煎水洗，适量。

【附方】 (1) **治痢疾腹泻**：黄连木叶15g，水煎服。--《青岛中草药手册》

(2) **治淋证**：黄连木叶，研末，用淘米水对白糖冲服。--《湖南药物志》

(3) **治无名肿毒**：黄连木(根或叶)、虎杖、博落回、黄连、黄柏、栀子各等分，研末。先涂九里光膏(即九里光浓煎成膏)，后撒药末。--《湖南药物志》

(4) **治风湿疮或漆疮初起**：黄连木叶或树皮150g，板栗根皮120～150g。捣细，用初沸米汤冲泡，加盖闷1～2h后擦洗患处。--《天目山药用植物志》

(5) **治痔疮**：黄连木(根或叶)15g，牛奶根15g，地榆9g，槐根15g，银花9g，水煎服。--《湖南药物志》

(6) **治外伤出血**：黄连木叶、蛤蟆草、土三七各适量。共研末成散剂，外敷局部。

(7) **治支气管炎**：黄连木叶24g，地龙9g。共研细末。分3次冲服，每服9g。(6～7方均出自《青岛中草药手册》)

元宝槭

【来源】 为槭树科植物元宝槭 *Acer truncatum* Bunge 的根皮。

【植物形态】 元宝槭 又名槭《说文解字》，五角枫《长白山植物药志》，平基槭《经济植物手册》，五脚树《中国树木分类学》，元宝树(河北)。落叶乔木，高8～10m。树皮灰褐色或深褐色，深纵裂；小枝无毛，当年生枝绿色，多年生枝灰褐色；冬芽小，卵圆形，鳞片尖锐。叶对生；叶柄长3～5cm，无毛；叶纸质，长5～10cm，宽8～12cm，常5裂，稀7裂，基部截形；裂片三角状，裂片间缺刻成锐角，边缘全缘，长3～5cm，宽1.5～2cm，上面深绿色，无毛，下面淡绿色，嫩时脉腋被丛毛；主脉5条，掌状。花黄绿色，杂性，雄花与两性花同株；萼片5，黄绿色；花瓣5，黄色或白色，长圆倒卵形；雄蕊8，着生于花盘内缘，花药黄色，花丝无毛；花盘微裂；子房扁形，无毛，花柱短，2裂，柱头反卷，微弯曲。小坚果扁平，翅长圆形，常与果等长，张开成锐角或钝角。花期4月，果期8月。见（图531）

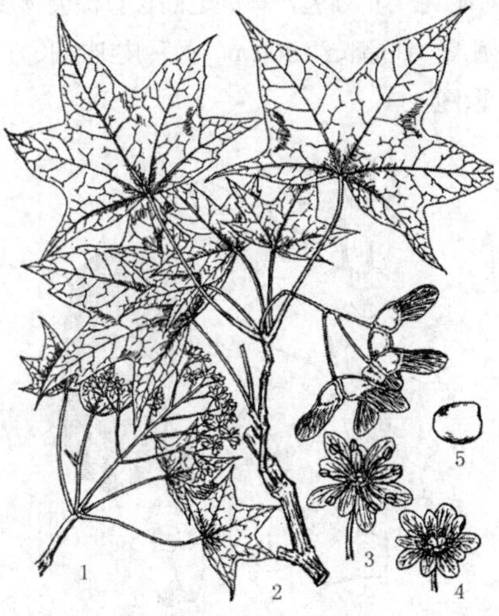

（图531）元宝槭

1.花枝 2.雄花 3.两性花 4.果枝 5.种子

【生长分布】 生于山区、丘陵。邹平有引种。

【采收加工】 夏季采挖，洗净，切片，晒干。

【性味归经】 味辛、微苦，性微温。

【功用主治】 祛风除湿，舒筋活络。主治腰背疼痛。

【用量用法】 内服：煎汤，15～30g，或浸酒，9～15g。

凤仙花

【别名】 凤仙花《救荒本草》，金凤花《世医得效方》，灯盏花《滇南本草》，好女儿花《纲目》，指甲花《草木便方》，海莲花《河北药材》，指甲桃花《山东中药》，金童花《江西民间草药》。竹盏花《药材学》。

【名释】 《纲目》："其花头翅尾足，俱翘翘然如凤状，故以名之。""女人多采其花及叶包染指甲。"故名指甲花。其叶似桃叶，其花似桃花，其实状如小桃，故名小桃红。《纲目》："宋光宗李后讳凤，宫中呼为好女儿花。"

【来源】 为凤仙花科植物凤仙花 *Impatiens balsamina L.*的花。

【植物形态】 凤仙花 又名小桃红、夹竹桃、海蒳、染指甲草《救荒本草》，凤仙、旱珍珠《纲目》。一年生草本，高40～100cm。茎肉质，直立，粗壮。叶互生；叶柄长约1～3cm，两侧有数个腺体；叶片披针形，长4～12cm，宽1～3cm，先端长渐尖，基部渐狭，边缘有锐锯齿，侧脉5～9对。花梗短.单生或数枚簇生叶腋，密生短柔毛；花大，通常粉红色或杂色，单瓣或重瓣；萼片2，宽卵形有疏短柔毛；旗瓣圆，先端凹，有小尖头，背面中肋有龙骨突；翼瓣宽大，有短柄，2裂，基部裂片近圆形，上部裂片宽斧形，

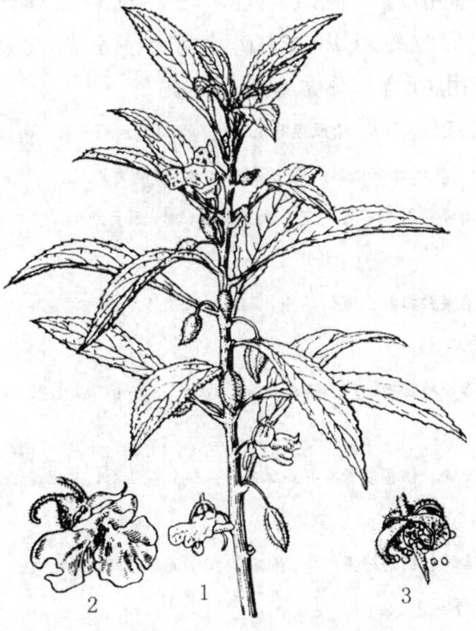

（图532）凤仙花

1.植株上部 2.花 3.崩裂的蒴果

先端2浅裂；唇瓣舟形，被疏短柔毛，基部突然延长成细而内弯的距；花药钝。蒴果纺锤形，熟时一触即裂，密生茸毛。种子多数，球形，黑色。见(图532)

本植物的果实（**急性子**）、茎（**凤仙透骨草**）、根（**凤仙根**）均供药用，详见下述。

【生长分布】 原产于亚洲热带。邹平常见庭院盆栽。

【采收加工】 夏、秋季开花时采收，鲜用或阴、烘干。

【性状鉴别】 为干燥皱缩的花朵，顶端卷曲，表面红色或白色，单瓣或重瓣。花萼3，1枚形大如花瓣；花瓣5枚，旗瓣圆形，先稿凹入；翼瓣各在一侧合生成2片。雄蕊5，雌蕊柱形，先端5裂。气微，味微酸。

【主含成分】 全株含芹菜素-4′-O-β-D-呋喃木糖基(1→4)-O-β-D-吡喃葡萄糖甙[*apigenin-4′-O-β-D-xylofuranosyl(1→4)-O-β-D-glucopyranoside*]和有抗菌活性的2-甲氧基-1，4-萘醌(*2-methoxy-1，4-napthoquinone*)。

【药理】 凤仙花水浸液(1：3)在试管内对堇色毛癣菌、许兰黄癣菌等多种致病真菌均有不同程度的抑制作用。凤仙花煎剂对金黄色葡萄球菌、溶血性链球菌、绿脓杆菌、伤寒杆菌和痢疾杆菌也有不同程度的抑制作用。

【性味归经】 味甘、苦，性微温。

【功用主治】 祛风除湿，活血止痛，解毒杀虫。主治风湿皮体痿废，腰胁疼痛，妇女经闭腹痛，产后瘀血未尽，跌打损伤，骨折，痈疽疮毒，毒蛇咬伤，白带，鹅掌风，灰指甲。

《纲目》："主治蛇伤，擂酒服即解。活血消积。"

《医林纂要·药性》："花可洗疮解毒。"

《本草求原》："治偏废。"

《开宝本草》："治鼻血不止。"

《山东中草药手册》："活血通经。"

《安徽中草药》："活血通经，解毒利尿。"

《全国中草药汇编》："活血通经，祛风止痛，外用解毒。主治闭经，跌打损伤，瘀血肿痛，风湿性关节炎，痈疖疔疮，蛇咬伤，手癣。"

【用量用法】 内服：煎汤，1.5～3g，鲜品可用至3～9g，或研末，或浸酒。外用：鲜品研烂涂，或煎水洗，适量。

【使用注意】 体虚及孕妇慎服。

【附方】 （1）**治风湿卧床不起**：金凤花、柏子仁、朴消、木瓜煎汤洗浴，每日二三次。内服独活寄生汤。--《扶寿精方》

（2）**治腰胁引痛不可忍者**：(凤仙花)研饼，晒干为末。空心每酒服三钱。--《纲目》

（3）**治腰胁扭痛**：凤仙花9g，研末。每次1.5g，白酒送下，每日服2次。--《吉林中草药》

（4）**治经闭腹痛，产后瘀血未尽**：凤仙花3～6g，水煎服。--《山东中草药手册》

（5）**治跌扑伤损筋骨，并血脉不行**：凤仙花三两，当归尾二两，浸酒饮。--《兰台集》

（6）**治跌打损伤肿痛**：鲜凤仙花，捣如泥涂肿处，干后再上，血散肿愈。--《吉林中草药》

（7）**治骨折疼痛异常，不能动手术投接，可先服本酒药止痛**：干凤仙花3g(鲜者9g)，泡酒。内服lh后，患处麻木，便可投骨。--《贵州民间方药集》

（8）**治痈疖疮毒**：凤仙花、木芙蓉叶等量研末，醋凋敷患处。--《安徽中草药》

（9）**治指甲痈(即代指)**：(凤仙)花捣红糖敷患处，日换2次。

（10）**治百日咳，呕血，咯血**：(凤仙花)鲜花7～15朵，水煎服，或和冰糖少许炖服更佳。（述9～10方均出自《闽东本草》）

（11）**治鹅掌风**：鲜凤仙花外擦。--《上海常用中草药》

（12）**治灰指甲**：先用小刀将患指指甲刮去一层，再用凤仙花捣烂敷患处，纱布包扎，每日换2～3次。--《安徽中草药》

（13）**治蛇咬伤**：(凤仙花)鲜花120～150g，捣烂，取自然汁服，渣敷伤口周围。--《广西本草选编》

急性子

【别名】 急性子《救荒本草》，金凤花子《世医得效方》，凤仙子《纲目》。

【名释】 其蒴果成熟时，触之即迸裂，性颇急速，故名。

【来源】 为凤仙花科植物凤仙花 *Impatiens balsamina* L.的种子。

【原植物】 参见"凤仙花"。

【采收加工】 8～9月当蒴果由绿转黄时，要及时分批采摘，否则果实过熟就会将种子弹射出去，造成损失。将蒴果脱粒，筛去果皮杂质，即得药材急性子。

【性状鉴别】 种子扁圆形或扁卵圆形，长2～3.5mm，宽2～3mm。表面棕褐色，粗糙，有细密疣状突起及短条纹，一端有突出的种脐。质坚硬，剖开后，种皮薄；子叶2枚，肥厚，半透明，油质。气微，味淡，微苦。

【显微鉴别】 （1）种子横切面：外种皮外被腺毛及非腺毛。下皮层1列细胞。色素层细胞含棕红色物质，外侧近下皮层分布有大形薄壁细胞，内含草酸钙针晶束。内种皮1列细胞，壁稍增厚。子叶薄壁细胞含淀粉粒及糊粉粒。

（2）粉末特征：浅棕色。外种皮细胞垂周壁波状弯曲，有腺毛或非腺毛。腺毛头部单细胞或2～8细胞，直径20～60μm；柄为单细胞。非腺毛为单细胞，与腺毛同含黄棕色物质。含草酸钙针晶细胞椭圆形，针晶长约50μm。内种皮细胞长方形或多角形，壁稍增厚。见(图533)

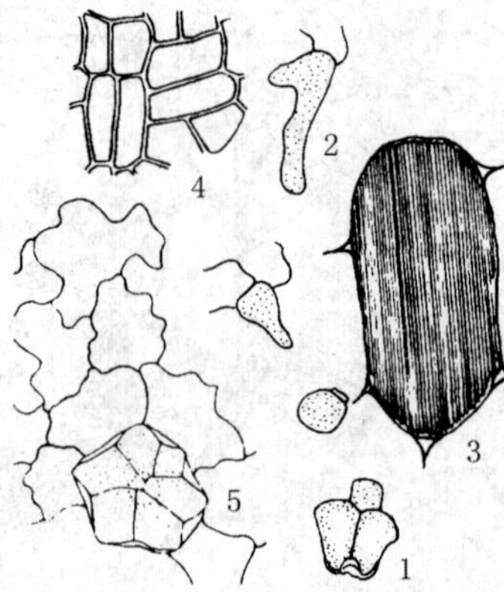

（图533）**凤仙花(种子)粉末特征**

1.腺毛 2.非腺毛 3.含草酸钙针晶细胞 4.外种皮 5.内种皮

【理化鉴别】 取本品粉末1g，加乙醇20ml，浸泡4h，滤过。取滤液1ml，置蒸发皿中蒸干，残渣加冰醋酸1ml溶解，再加醋酐与硫酸(19：1)混合液3～4滴，显红色，逐渐变为紫红色、污绿色。(检查甾类)

【主含成分】 含脂肪油17.9%，油内含十八碳四烯酸(*parinaric acid*)约27%。又含甾醇类成分：凤仙甾醇(*balsaminasterol*)，α-菠菜甾醇(*α-spinasterol*)，β-谷甾醇(*β-sitosterol*)。还含三萜类成分：β-香树脂醇(*β-amyrin*)，凤仙萜四醇-A(*hosenkol-A*)。另含9-十八碳烯酸-1-甘油酯[(*R*、*z*)-*glycerol-1-(9-octadecenoate)*]，棕榈酸(*palmitic acid*)，硬脂酸(*stearic acid*)，油酸(*oleic acid*)和棕榈酸乙酯(*ethyl palmitate*)，硬脂酸乙酯(*ethyl stearate*)，油酸乙酯(*ethyl oleate*)，类脂(*lipids*)，蔗糖(*sucrose*)，车前糖(*planteose*)，蒽醌甙(*anthraquinone glycoside*)等。

【药理】 (1)**抗生育作用** 急性子煎剂3g/kg给小鼠灌胃，连续10d，第5日开始雌雄合笼，停药35天后剖检，避孕率达100%，此作用可能与抑制排卵，使子宫和卵巢萎缩有关。

(2)**对子宫平滑肌的作用** 急性子糖浆对小鼠离体子宫；煎剂、酊剂、水浸剂对未孕兔离体子宫及已孕或未孕豚鼠离体子宫均有明显的兴奋作用，使收缩频率增加，张力增强乃至强直收缩。麻醉兔静注或肌注急性子水浸剂0.05～0.3g/kg，亦有兴奋子宫作用。

(3)**抗菌作用** 水煎剂对金黄色葡萄球菌、溶血性链球菌、绿脓杆菌、福氏痢疾杆菌、宋内痢疾杆菌、伤寒杆菌均有不同程度的抑制作用。

(4)**其他作用** 急性子水浸剂或酊剂对离体兔肠有抑制作用。体外试验，急性子对胃淋巴肉瘤细胞敏感。

【炮制】 **炒急性子**：取净急性子，置锅内，用文火炒至表面色泽变深，有香气逸出时，取出放凉。

饮片性状：形如急性子，微鼓起，色泽略加深，略具香气。

【性味归经】 味辛、微苦，性温，小毒。归肝、脾经。

【功用主治】 行瘀降气，软坚散结。主治经闭，痛经，产难，产后胞衣不下，噎膈，痞块，骨哽，龋齿，疮疡肿毒。

《纲目》："治产难，积块，噎膈，下骨哽，透骨通窍。"

《本经逢原》："软坚，搜顽痰，下死胎。"

《玉楸药解》："软坚化骨，消癖，落牙。"

《医林纂要·药性》："解蛇虫毒、、"

《本草再新》："治诸恶疮，败一切火毒。"

《本草正义》："治外疡坚块，酸肿麻木，阴发火症。研末熬膏贴患处，极能软峰消肿。"

《本草用法研究》："滑窍软坚，行瘀降气。"

《四川中药志》(1982年版)："用于产后瘀血不尽腹痛，血滞经闭，痛经，痰核瘰疬，梅核气。"

【临床应用】 (1)**用于妇女经、产瘀滞之证**。急性子之性急速，善行瘀滞。故妇女痛经、经闭，可与丹参、泽兰、益母草等同用；亦可以本品研末为丸，用当归煎汤送服。若临产困难，阵缩无力，可用本品催生顺气，如《濒湖集简方》用本品为末，水调内服；亦可与车前子同研服。若产后胞衣不下，或产后恶露不净，瘀滞腹痛，单用本品煎汤加红糖和服，或研末用温酒送服，以行瘀滞。

(2)**用于噎膈**。急性子能行瘀降气，并可搜痰。噎膈者，痰瘀交阻，气滞胸膈，咽食不下，可以酒浸之后晒干研末为丸服。近来临床上常用本品治食管癌，可配威灵仙、半枝莲、瓜蒌仁、生牡蛎等化痰软坚之品，或配蜣螂、丹参、水蛭等破瘀消积之品同用。

(3)**用于痞块**。急性子破瘀散结，可用以外敷。如《本经逢原》用本品"同独瓣蒜捣涂，痞块即消；加麝香、阿魏尤捷。"若小儿痞积，可与水红花子、人黄、皮硝配用内服，以下瘀消积。

(4)**用于骨哽咽喉、龋齿**。急性子能软坚化骨，可嚼烂噙化；亦可与威灵仙煎服。若龋齿疼痛欲落，可用《摘元方》之法，将本品研末，加入白砒少许，点于病齿根部，能拔牙止痛。

(2)**用于疮疡肿毒**。急性子软坚消肿，多外用。如与大黄、五倍子、人中白等炒黄研末，米醋调敷之《沈氏尊生》金箍膏。若外疡坚硬，酸痛麻木，张山雷单用本品研末熬膏，贴敷患处。

【用量用法】 内服：煎汤，3～4.5g。外用：研末或熬膏敷贴，适量。

【使用注意】 内无瘀积者及孕妇禁用。

《纲目》："缘其透骨，最能损齿，与玉簪根同，凡服者不可着齿也，多用亦戟人咽。"

《本草用法研究》："非实证积聚不用，虚弱人禁用。"

《山西中草药》："妊娠忌用。"

【附方】 (1)**治经闭腹痛，产后瘀血未尽**：急性子9g，捣碎，煎水，加红糖适量服。--《安徽中草药》

(2)**治产难催生**：凤仙子二钱，研末，水服，勿近牙。外以蓖麻子，随年数捣涂足心。--《濒湖集简方》

(3)**治胎衣不下**：凤仙子炒黄为末，黄酒温服一钱。--《经验广集》

(4)**治噎食不下**：凤仙花子，酒浸三宿，晒干为末，酒丸绿豆大。每服八粒，温酒下，不可多用。--《纲目》引《摘元方》

(5)**治胃贲门癌**：急性子、海浮石、煅花蕊石各9g，海螵蛸30g，煅代赭石6g，共研细末，和水为丸，如绿豆大。每服6丸，早晚各1次。

(6)**治食管癌**：急性子、黄药子、代赭石、半枝莲各30g，水煎服，每日1剂。(5～6方均出自《抗癌本草》)

(7)**治小儿痞积**：急性子、水红花子、大黄各一两。俱生研末，每味取五钱，外用皮硝一两拌匀。将白鹁鸽或白鸭一个，去毛屎，剖腹，勿犯水，以布拭净，将末装入内，用绵扎定，砂锅内入水三碗，重重纸封，以小火煮干，将鸽(鸭)翻调焙黄色，冷定。早晨食之，日西时疾软，三日，大便下血，病去矣，忌冷物百日。--《纲目》引孙天仁《集效方》

(8)**治骨哽**：金凤花子嚼烂噙化下。无子用根亦可，口中骨自下，便用温水灌漱，免损齿。鸡骨尤效。一方擂碎，水化服。--《世医得效方》)

(9)**治单、双喉蛾**：白金凤花子研末，用纸管取末吹入喉内，闭口含之，日作二三次。--《闽南民间草药》

(10)**治跌打损伤，阴囊入腹疼痛**：急性子、沉香各1.5g，研末冲开水送服。--《闽东本草》

(11)**治丝虫病象皮肿**：急性子60g，苍术60g，蝎尾10只，蛇蜕30g，蜈蚣2条，研粉，每日3次，每次吞服1.5～3g，连服3月。--《四川中药志》(1982年)

(12)**治月经困难**：凤仙子三两。研细蜜丸。一日三回，每回一钱，当归

三钱煎汤送服。--《现代实用中药》

(13)**牙齿欲取**：金凤花子研末，入砒少许，点疼牙根取之。--《摘元方》

(14)**治肾囊烂尽，只留二睾丸**：取凤仙花子和甘草为末，麻油调敷，即生肌。--《岭南采药录》

凤仙透骨草

【别名】 凤仙透骨草《中药材品种论述》，透骨草《本草正》，凤仙梗、凤仙花梗《疡医大全》，凤仙花秸、凤仙花杆《江苏省植物药材志》。

【来源】 为凤仙花科植物凤仙花 *Impatiens balsamina* L.的茎。

【植物形态】 参见"凤仙花"。

【采收加工】 夏秋间植株生长茂盛时取地上部分，除去叶及花果，洗净，晒干。

【性状鉴别】 茎长柱形，有少数分枝，长30～60cm，直径3～8mm，下端直径可达2cm。表面黄棕色至红棕色，干瘪皱缩，具明显的纵沟，节部膨大，叶痕深棕色。体轻质脆，易折断，断面中空，或有白色、膜质髓部。气微，味微酸。

【显微鉴别】 (1)茎表面观：表皮细胞外侧平周壁微显角质纹理；无气孔。非腺毛由1～(8～)～20个细胞组成，直径24～42μm，有的具短分枝，表面有角质线纹。

(2)茎横切面：表皮外被薄的角质层，并有非腺毛。厚角细胞4～5列。皮层少数细胞含草酸钙针晶束。内皮层细胞有时有淀粉粒。中柱鞘由1～3列薄壁细胞组成。韧皮部狭窄，木质部导管单个散在，髓宽阔，约占茎半径的2/3，少数细胞含草酸钙针晶。见下(图534)

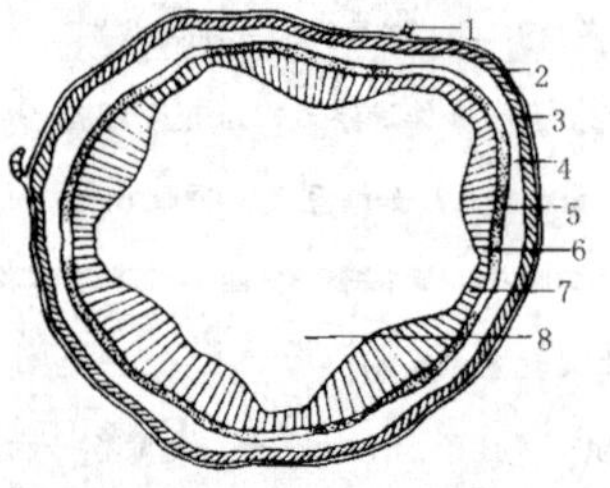

(图534)凤仙花(茎)横切面简图

1.毛茸 2.表皮 3.厚角组织 4.皮层 5，韧皮部 6.形成层 7.木质部 8.髓

【理化鉴别】 取本品粉末1g，加甲醇l0ml，浸泡2h，并时时振摇，滤过。取滤液2ml，加2%铁氰化钾-2%三氯化铁试剂(两种溶液临用时等量混合)2～3滴，显蓝色。(检查酚类)

【主含成分】 **全株**：含芹菜素-4′-O-β-D-呋喃木糖基(1→4)-O-β-D-吡喃葡萄糖甙[*apigenin-4′-O-β-D-xylofuranosyl(1→4)-O-β-D-glucopyranoside*]和有抗菌活性的2-甲氧基-l，4-萘醌(*2-methoxy-1，4-napthoquinone*)。

茎：含山柰酚-3-葡萄糖甙(*kaempferol-3-gluco side*)，槲皮素-3-葡萄糖甙(*quercetin-3-glucoside*)，蹄纹天竺素-3-葡萄糖甙(*pelargonidim-3-glucoside*)，矢车菊素-3-葡萄糖甙(*cyaniding-3-glucoside*)及飞燕草素-3-葡萄糖甙(*delphinidin-3-glucoside*)等。

【性味归经】 味苦、辛，性温，小毒。

【功用主治】 祛风湿，活血止痛，解毒。主治风湿痹痛，跌打肿痛，闭经，痛经，痈肿，丹毒，鹅掌风，蛇虫咬伤。

《本草正》："透骨通窍。"

《采药书》(汪连仕)："合金创，入骨补髓，兼治难产。"

《纲目拾遗》："白花者，追风散气；红花者，破血堕胎。"

《中草药学》(南药)："祛风湿，活血，止痛。"

《湖北中草药志》："用于风湿痹痛，跌打损伤，经闭痛经，痈肿疔疖，蛇虫咬伤。"

【用量用法】 内服：煎汤，3～9g，或鲜品捣汁。外用：鲜品捣敷，或煎汤熏洗，适量。

【使用注意】 孕妇禁服。

【附方】 (1)**治风湿关节痛**：透骨草、木瓜各15g，威灵仙12g，桑枝30g，水煎服。--《湖北中草药志》

(2)**治寒湿气袭于经络血脉之中为痛，痛于两臂两股腰背环跳之间**：凤仙梗(捣汁)、老姜汁、蒜汁、葱汁、韭汁各等分。熬至此膏滴水成珠，用蓖麻子油同黄蜡收起。每以此膏烘热贴上，追出湿气水液自愈。--《疡医大全》之"蠲痛五汁膏"

(3)**治跌打损伤**：透骨草、当归、赤芍各9g，水煎服。如伤处未破，并可用鲜透骨草适量，捣烂敷伤处，1～2小时后，局部皮肤起小泡时，立即除去敷药。--《浙江药用植物志》

(4)**治癣**：土大黄、凤仙花梗、枯白矾(水飞)。共捣，麻布包扎，蘸醋擦之。--《疡医大全》

(5)**治鹅掌风**：透骨草、一枝黄花各60g，蒸汤温浸患处，每次浸半小时，每日3～5次，连浸7～10天。

(6)**治疮疖痈肿，蛇虫咬伤**：鲜透骨草适量，捣烂外敷。(5～6方均出自《浙江药用植物志》)

凤仙根

【别名】 凤仙根《纲目》，金凤花根《世医得效方》。

【来源】 为凤仙花科植物凤仙花 *Impatiens balsamina* L.的根。

【植物形态】 参见"凤仙花"。

【采收加工】 秋季采挖根部，洗净，鲜用或晒干。

【主含成分】 根(培养)含指甲花醌(*1awsone*)，2-甲氧基-1，4-萘醌(*2-methoxy-1，4-naphthoquinone*)，东莨菪素(*scopoletin*)，异秦皮定(*isofraxidin*)，菠菜甾醇(*spinastero1*)，亚甲基-3，3′-双指甲花醌(*methylene-3，3′-bilawsone*)。

【性味归经】 味苦、辛，性平。

【功用主治】 活血止痛，利湿消肿。主治跌扑肿痛，风湿骨痛，白带，水肿。

《纲目》："治鸡、鱼骨哽，误吞铜铁，杖扑肿痛。散血通经，软坚透骨。"

《分类草药性》："治一切崩带，风湿瘫痪，筋骨疼痛。"

《岭南采药录》："去红肿之毒。浸酒甚佳。"

【用量用法】 内服：煎汤，6～15g，或研末，3～6g；或浸酒。外用：捣敷，适量。

【使用注意】 孕妇慎服。

【附方】 (1)**治跌扑伤，红肿紫瘀，溃烂**：凤仙根、茎捣敷。--《本草正义》

（2）**治跌打损伤**：凤仙花根适量，晒干研末，每次 9～15g。水酒冲服，每日1剂。

（3）**治白带**：凤仙花根 30g，墨鱼 30g，水煎服，每日 1 剂。（2～3 方均出自《江西草药》）

（4）**治水肿**：(凤仙)鲜根每次 4～5 个，炖猪肉吃。3～4 次效。--《泉州本草》

（5）**治骨鲠喉**：金凤花根，嚼烂噙下，骨自下。使用温水灌漱，免损齿，鸡骨尤效。--《世医得效方》

南蛇藤

【别名】 南蛇藤《植物名实图考》，金银柳《盛京通志》，过山枫、挂廓鞭、香龙草《中国药用植物志》，过山龙《江西中药》，大南蛇、老龙皮《湖南药物志》，穿山龙《泉州本草》，老牛筋《东北常用中草药手册》，黄果藤《全国中草药汇编》。

【名释】 《植物名实图考》："黑茎长韧，参差生叶，叶如南藤，面浓绿，背青白，光润有齿。根茎一色，根圆长，微似蛇，故名。"

【来源】 为卫矛科植物南蛇藤 *Celastrus orbiculatus* Thunb 的茎藤。

【植物形态】 南蛇藤 又名蔓性落霜红《中国树木分类学》，南蛇风《中国高等植物图鉴》，黄藤（山东、东北、河北、山西），地南蛇(江西)。落叶攀援灌木，高达 3～8m。小枝圆柱形，灰褐色或暗褐色，有多数皮孔。单叶互生；叶柄长 1～2cm；叶片近圆形、宽倒卵形或长椭圆状倒卵形，长 5～10cm，宽 3～7cm，先端渐尖或短尖，基部楔形，偶为截形，边缘具钝锯齿。腋生短聚伞花序，有花 5～7 朵，花淡黄绿色，雌雄异株；花萼裂片 5，卵形；花瓣 5，卵状长椭圆形，长 4～5mm；雌花具有 5 雄蕊；雌蕊 1，子房上位，近球形，柱头 3 裂；雄花的雄蕊稍长，雌蕊退化。蒴果球形，直径 7～8mm。种子卵形至椭圆形，有红色肉质假种皮。花期 4～5 月，果熟期 9～10 月。见下（图 535）

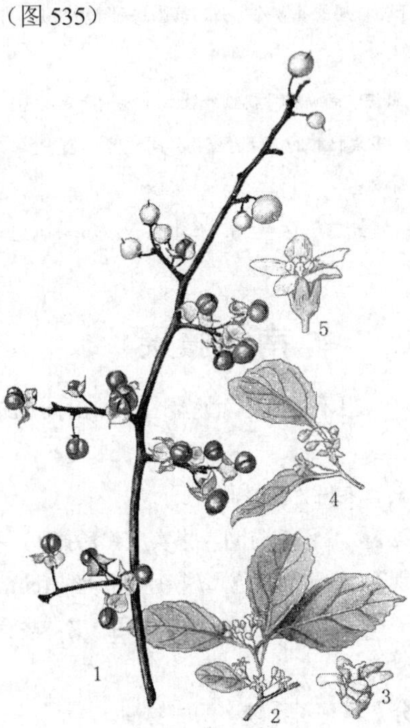

（图 535）**南蛇藤**

1.果枝 2.雌花枝 3.雌花 4.雄花枝 5.雄花

本植物的根（**南蛇藤根**）、叶（**南蛇藤叶**）、果实（**南蛇藤果**）也供药用详见下述。

【生长分布】 生于丘陵、山沟及山坡灌丛中。邹平鹤伴山、雪花山等处有分布。

【采收加工】 春、秋季采收，鲜用或切段晒干。

【药理】 从滇南蛇藤(*Celastrus paniculatus*)种子中提出一种粗油，对大鼠有镇静及安定作用。用逆流分溶的方法进一步提纯后，得到 Mal-III，仍具有安定作用，但 200mg/kg 使猫流涎、腹泻、震颤；再进一步提纯后得 Mal-IIIA，对猫仍有安定作用，而无副反应；如于沸水浴中加热 4h 后，安定作用消失。将 Mal-IIIA 混悬于吐温 80 后，注射于狗、猫、猴、小鼠、大鼠腹腔，均有明显的安定作用，并能增强环己巴比妥的作用，对小鼠具有降温作用，小剂量(10mg/kg)能对抗五甲烯四氮唑对大鼠的致死作用，但加大剂量则增强其毒性。Mal-mA 尚能减少动物自发活动，对麻醉猫，并有降压作用，对大鼠有中等利尿作用，对离体肠管有拮抗致痉剂作用。滇南蛇藤种子的油亦具有解痉作用(对大鼠子宫等)，并使血管收缩，但无抗菌活性；种子中提出的苦味树脂，有降压作用，小量使蛙心率减慢，大量使心脏停止于舒张期。

【性味归经】 味苦、辛，微温；归肝、脾、大肠经。

【功用主治】 祛风除湿，通经止痛，活血解毒。主治风湿关节痛，四肢麻木，瘫痪，头痛，牙痛，疝气，痛经.闭经，小儿惊风，跌打扭伤，痢疾，痧症，带状疱疹。

《湖南药物志》："散血通经，祛风湿，强筋骨，解毒消炎。主治瘫痪。四肢麻木，腰腿痛，头昏痛，痢疾，小儿惊风，呕吐，牙痛，肠风，痔漏，脱肛，肛痒，经闭。"

《河北中草药》："活血行气，解毒止痛。"

《全国中草药汇编》："祛风活血，消肿止痛。主治风湿性关节炎，跌打损伤。"

《浙江药用植物志》："治疝气痛，带状疱疹。"

【用量用法】 内服：煎汤，9～15g，或浸酒。

【使用注意】 孕妇慎服。

【附方】 （1）**治风湿性筋骨痛、腰痛、关节痛**：南蛇藤、凌霄花各 l20g，八角枫根 60g。白酒 250g，浸 7 天。每日临睡前服 15g。--《中草药学》(江西)

（2）**治筋骨痛**：南蛇藤 15～30g，水煎服。

（3）**治牙痛**：南蛇藤 30g，煮蛋食。

（4）**治小儿惊风**：南蛇藤 9g.大青根 4.5g，水煎服。

（5）**治一切痧症**：南蛇藤 15g，水煎，兑酒服。

（6）**治痢疾**：南蛇藤 15g，水煎服。

（7）**治肠风，痔漏，脱肛，肛痒**：南蛇藤、槐米，煮猪大肠食。（2～7 方均出自《湖南药物志》）

（8）**治疝气痛**：南蛇藤 15g，黄酒煎服。--《浙江药用植物志》

（9）**治经闭、腰痛**：南蛇藤 12g，水煎服。--《湖南药物志》

（10）**治扭伤肿痛**：南蛇眛 30g，内红消 15g，骨碎补 30g，白茅根 30g，杜仲 15g，水酒炖服。每日 1 剂。--《安义草药》

（11）**治带状疱疹**：南蛇藤加水磨成糊状，外敷患处，每日 4～5 次。--《浙江药用植物志》

南蛇藤根

【来源】 为卫矛科植物南蛇藤 *Celastrus orbiculatus Thunb.* 的根。

【原植物】 参见"南蛇藤"。

【采收加工】 8～10月采收，洗净鲜用或晒干。

【性状鉴别】 本品呈圆柱形，细长而弯曲，有少数须根，外表棕褐色，具不规则的纵皱。主根坚韧，不易折断，断面黄白色，纤维性；须根较细，亦呈圆柱形，质较脆，有香气。

【主含成分】 含南蛇藤醇(celastrol)，卫矛醇(dulcitol)。

【药理】 （1）**抗菌、抑瘤作用** 从南蛇藤根皮中提出1种红色结晶，体外能抑制枯草杆菌、金黄色葡萄球菌、普通变形杆菌、大肠杆菌；对吉田肉瘤亦有抑制效力。

（2）**毒性** 该红色结晶给小鼠腹腔注射的 LD_{50} 为 30～60mg/kg。

【性味归经】 味辛、苦，性平；归肝、脾经。

【功用主治】 祛风除湿，活血通经，消肿解毒。主治风湿痹痛，跌打肿痛，闭经，头痛，腰痛，疝气痛，痢疾，肠风下血，痈疽肿毒，水火烫伤，毒蛇咬伤。

《植物名实图考》："治无名肿毒，行血气。"

《江西草药》："治肠风便血。"

《安徽中草药》："治偏头痛，痢疾。"

《湖北中草药志》："治水火烫伤。"

《全国中草药汇编》："祛风活血，消肿止痛。主治风湿性关节炎，跌打损伤，腰腿痛，闭经。"

【用量用法】 内服：煎汤，15～30g，或浸酒。外用：研末调敷，或捣敷，适量。

【使用注意】 孕妇禁服。

【附方】 （1）**治关节痛**：南蛇藤根30g，猪蹄1个，酌加酒水各半煎服。--《福建民间草药》

（2）**治风湿腰痛**：南蛇藤干根30g，稀莶草15g，桂皮6g，猪脊骨1条，乌豆60g。酒水各半共炖，分3次饭前服，每日1剂。--《常用青草药选编》

（3）**治跌打损伤**：①南蛇藤根30～60g，猪赤肉125g。酌加酒水各半炖服。--《福建民间草药》 ②南蛇藤根皮120g，研末，每次6g，开水、黄酒送服，并用白酒调末外敷。--《青岛中草药手册》

（4）**治肠风便血**：南蛇藤根、五味子根各60g，水煎服，白糖为引。--《江西草药》

（5）**治经闭，腰痛**：南蛇藤根、金樱子根各15g，水煎服。--《草药手册》(江西)

（6）**治偏头痛**：南蛇藤根、臭大青叶各15g，煎服。--《安徽中草药》

（7）**治牙痛**：南蛇藤根30g，鸡蛋2个，共水煮，吃蛋和汤。--=《湖南农村常用中草药》

（8）**治夏季发痧，呕吐腹痛**：南蛇藤根15g，青木香9g，煎服。--《中草药学》(江西)

（9）**治湿疹瘙痒**：南蛇藤根120g，猪肉60g，加水煎服。--《福建民间草药》

（10）**治疔疮痈肿**：南蛇藤干根或鲜根，磨烧酒，频频涂抹患处，以保持湿润为度。另取鲜南蛇藤根60g(干者减半)，水煎，早晚分服。气虚者加盐肤木30g，黄芪15g，同炖服。--《常用青草药选编》

（11）**治气性坏疽**：南蛇藤根皮研末，调桐油涂患处。--《中草药手册》(福州军区)

（12）**治水火烫伤**：南蛇藤根适量，研末，植物油调涂。--《湖北中草药志》

南蛇藤叶

【来源】 为卫矛科植物南蛇藤 *Celastrus orbiculatus* Thunb. 的叶。

【原植物】 参见"南蛇藤"。

【采收加工】 春季采收，晒干。

【主含成分】 含山柰酚-7-α-L-鼠李糖甙(*kaempferol-7-α-L-rhamnoside*)，山柰酚-3，7-二-α-L-鼠李糖甙(*kaempfero-3，7-α-L-rhamnoside*)，山柰酚-3-β-D-葡萄糖-7-α-L-鼠李糖甙(*kaempferol-3-β-D-gluco-7-α-L-*二 *rhamnoside*)，槲皮素-3-β-D-葡萄糖-7-α-L-鼠李糖甙(*quercetin-3-β-D-gluco-7-α-L-rhamnoside*)，槲皮素-3，7-二-α-L-鼠李糖甙(*quercetin-3，7-α-L-rhamnoside*)。

【性味归经】 味苦、辛，性平。

【功用主治】 祛风除湿，解毒消肿，活血止痛。主治风湿痹痛，疮疡疖肿，疱疹，湿疹，跌打损伤，蛇虫咬伤。

《中国药用植物志》："治毒蛇咬伤，加雄黄、穿山甲研粉末，和大麦面用。"

《广西本草选编》："治疱疹。"

《全国中草药汇编》："解毒，散瘀。主治跌打损伤，多发性疖肿。"

【用量用法】 内服：煎汤，15～30g。外用：鲜品捣敷，或干品研末调敷，适量。

【使用注意】 孕妇慎服。

【附方】 （1）**治毒蛇咬伤**：鲜南蛇藤叶适量，捣烂如泥，酌加雄黄、烧酒共捣匀，敷于伤口周围及肿处。另用鲜南蛇藤茎叶309，水煎服。--《战备草药手册》

（2）**治蜂、虫伤**：南蛇藤叶捣烂外敷。--《湖南药物志》

（3）**治湿疹，多发性脓肿，跌打损伤**：南蛇藤叶21～24g，煎服。--《南京地区常用中草药》

（4）**治疱疹**：南蛇藤叶15～21g，水煎服，或用鲜叶捣烂外敷。--《广西本草选编》

南蛇藤果

【来源】 为卫矛科植物南蛇藤 *Celastrus orbiculatus* Thunb. 的果实。

【原植物】 参见"南蛇藤"。

【采收加工】 9～10月间，果实成熟后摘下，晒干。

【性状鉴别】 蒴果黄色，球形，直径约1cm，3裂，干后呈黄棕色。种子每室2粒，有红色肉质假种皮。略有异臭，味甘酸而带腥。

【主含成分】 种子含较多的脂肪油。

【性味归经】 味甘、微苦，性平。

【功用主治】 养心安神，和血止痛。主治心悸失眠，健忘多梦，牙痛，筋骨痛，腰腿麻木，跌打伤痛。

《山东中药》："安神。"

《山西中药志》："消散痈肿，调心脾，安五脏，和心志。"

《山东中草药手册》："养心安神，理气解郁。治失眠多梦。"

《东北常用中草药手册》："补脾安神，和血止痛。治神经衰弱，惊悸不安，心烦，头痛。"

《北方常用中草药手册》："强筋骨，治跌打损伤。"

《长白山植物药志》："开胃。治健忘。"

【用量用法】 内服：煎汤，6～15g。

【使用注意】 孕妇慎服。

【附方】 （1）**治神经衰弱，失眠头痛**：南蛇藤果9g，水煎服。

（2）**治惊悸不安，心烦**：南蛇藤果、丹参各9g水煎服。（1～2方均出自《安徽中草药》）

（3）**治牙痛**：南蛇藤果实50g，煮鸡蛋。每次吃2个，每日1次。--《东北药用植物》

（4）**治腰腿麻木**：南蛇藤果实25g，水煎服。--《东北药用植物》

鬼箭羽

【别名】 鬼箭羽《日华子》，卫矛、鬼箭《本经》，六月凌《植物名实图考》，四面锋、篦箕柴《浙江中药手册》，四棱树《中国药用植物志》，山鸡条子《东北药用植物志》，四面戟《药材学》，见肿消(江苏)，麻药(广东)。

【名释】 鬼者，言其怪异也。本品枝条上生栓翅如箭羽，故名鬼箭羽、鬼箭。古人称箭羽为卫，《释名·释兵》："(矢)其旁曰羽，如鸟羽也……齐人曰卫。"本品枝呈四棱似矛，而栓翅较宽如羽，故名卫矛。

【来源】 为卫矛科植物卫矛 *Euonymus alatus* (Thunb.) *Sieb.* 的具翅状物枝条。

【植物形态】 卫矛 又名鬼见愁《中国树木学》，千层皮、四棱茶《辽宁经济植物志》，山扁榆(河北)，鬼篦子(江苏)，四方柴(浙江)，篦梳风(湖南)，四棱棒(四川)。落叶灌木，植株光滑无毛，高2～3m。多分枝。小枝通常四棱形，棱上常具木栓质扁条状翅，翅宽约1cm或更宽。单叶对生；叶柄极短；叶片薄，稍膜质，倒卵形、椭圆形至宽披针形，长2～6cm，宽1.5～3.5cm，先端短渐尖或渐尖，边缘有细锯齿，基部楔形或宽楔形，表面深绿色，背面淡绿色。聚伞花序腋生，有花3～9朵，花小，两性，淡黄绿色，径约3mm；萼4浅裂，裂片半圆形，边缘有不整齐的毛状齿；花瓣4，近圆形，边缘有时呈微波状；雄蕊4，花丝短，着生于肥厚方形的花盘上，花盘与子房合生。蒴果椭圆形，绿色或紫色，1～3室，分离。种子椭圆形或卵形，淡褐色，外被橘红色假种皮。花期5～6月，果期9～10月。见（图536）

【生长分布】 生于山坡、河谷边、灌丛中。邹平南部山区有分布。

【采收加工】 全年均可采，割取枝条后，取其嫩枝，晒干。或收集其翅状物，晒干。

【性状鉴别】 为具翅状物的圆柱形枝条，顶端多分枝，长约40～60cm，枝条直径2～6mm，表面较粗糙，暗灰绿色至灰黄绿色，有纵纹及皮孔，皮孔纵生，灰白色，略突起而微向外反卷。翅状物扁平状，靠近基部处稍厚，向外渐薄，宽4～10mm，厚约2mm，表面深灰棕色至暗棕红色，具细长的纵直纹理或微波状弯曲，翅极易剥落，枝条上常见断痕。枝坚硬而韧，难折断，断面淡黄白色，粗纤维性。气微，味微苦。

注：市售木翅为破碎扁平的薄片，长短大小不一，宽约4～10mm，两边不等厚，靠枝条生长的一边厚可至2mm，向外渐薄，表面土棕黄色，微有光泽，两面均有微细密致的纵条纹或微呈波状弯曲，有时可见横向凹陷槽纹，质轻而脆，易折断，断面平整，暗红色，气微，味微涩。

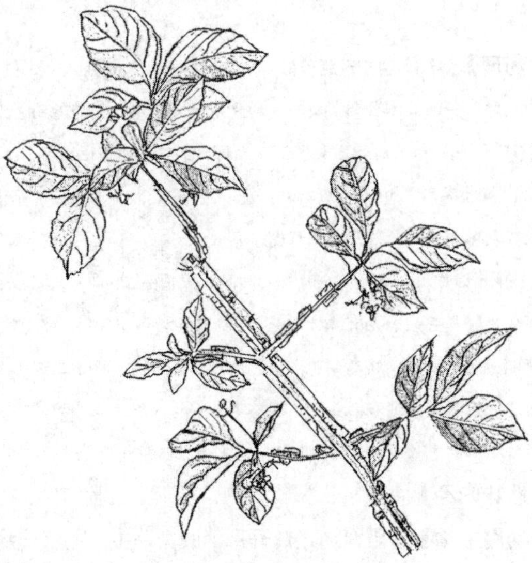

（图536）卫矛

【显微鉴别】 （1）枝条横切面：表皮细胞1列，外壁显著突起，被厚角质层。皮层为10余列细胞组成，外侧为2～3列，形较小。壁微增厚的厚角细胞，其下方数列不规则形薄壁细胞，内含叶绿体；内侧的薄壁细胞较大，壁有时微木化，部分细胞具壁孔，薄壁细胞中含较多的草酸钙簇晶，直径约17～34μm。韧皮部较薄，细胞大多皱缩，形成层不明显。本质部较宽，由导管、管胞、木纤维等组成，胞壁厚，木化。射线细胞单列，木化，具壁孔。木质部常有年轮。髓部由薄壁细胞组成，常呈斜"十"字形，有少数草酸钙簇晶。枝翅由下皮部位的表皮破裂后，变为数列扁平薄壁性的分生细胞，并不断向外分裂和栓化而成。

（2）粉末特征：枝翅全为木栓化细胞的碎片，淡黄棕色，细胞长方形或方形，一般长约58μm，宽约49μm，壁微增厚。枝条中常见有方形的木栓细胞，片状增厚的厚角细胞碎片、纤维及网状、螺纹增厚的导管和散在的簇晶。纤维直径17～20μm，导管直径13～17μm，簇晶大小为17～34μm。

【理化鉴别】 （1）呈色反应：取本品粉末10g，加乙醇50ml，热提1小时，滤过，滤液蒸干，残渣用氯仿溶解，取氯仿溶液作如下试验：a.取溶液1ml，蒸去氯仿，残渣加1ml醋酐溶解，加入1滴浓硫酸，醋酐层成绿色。(检查甾醇类化合物) b.取溶液1ml，加入浓硫酸1ml，氯仿溶液自黄色转变成深红色。(检查植物甾醇、三萜)

（2）薄层色谱：取上述氯仿溶液，以6β-羟基豆甾-4-烯-3-酮、β-谷甾醇、豆甾-4-烯-3，6-二酮及豆甾-4-烯-3-酮作对照，同点于硅胶G板上，以苯-乙醚(3：2)为展开剂，展距17.5cm。用1%香草醛硫酸显色，供试品与对照品在相对应位置上显黄棕色或紫色斑点。

【主含成分】 带翅枝条中含4-豆甾烯-3-酮(*stigmast-4-en-3-one*)，4-豆甾烯-3，6-二酮(*stigmast-4-en-3，6-dione*)，β-谷甾醇(*β-sitostero1*)，6-β-羟基-4-豆甾烯-3-酮(*6-β-hydroxystigmast-4-en-3-one*)，去氢双儿茶精(*dehydr odicatechin*)A，香橙素(*arornadendrin*)，d-儿茶精(*d-catechin*)，$\triangle^4$β-谷甾烯酮($\triangle^4$*β-sitosterone*)，鬼箭羽碱(*alatamine*)，雷公藤碱(*wilfordine*)，卫矛羰碱(*evonine*)，新卫矛羰碱(*neoevonine*)，卫矛碱(*euonymine*)。还含有草酰乙酸钠(*sodium oxalacetate*)。

【药理】 (1)**调节血脂作用** 鬼箭羽水煎液3.6g/(kg·d)灌胃，共60d，对喂高胆固醇饲料的日本鹌鹑具有一定的调节血脂作用，能降低高密度脂蛋白3-胆固醇(HDL_3-c)和血浆总胆固醇(TC)，升高HDL_2-c，使HDL_2-c/HDL_3-c比值升高，增加卵磷脂胆固醇酰基转移酶(LCAT)活力，从而调节脂质代谢和减轻动脉粥样硬化(AS)病变程度。

(2)**降血糖作用** 本品煎剂提得的草酰乙酸钠(*sodium oxalacetate*)对正常或四氧嘧啶性糖尿病的家兔有降低血糖、尿糖及增加体重作用。对正常麻醉犬，静脉点滴能引起低血糖及胰岛细胞增殖，胰β-细胞增生，同时有胰α-细胞之萎缩，说明草酰乙酸钠能刺激β-细胞，调整不正常的代谢过程，加强胰岛素的分泌。每日给糖尿病患营口服100～1000mg，有降血糖作用。

【性味归经】 味苦、辛，性寒。归肝、脾经。

【功用主治】 破血通经，解毒消肿，杀虫。主治癥瘕结块，心腹疼痛，闭经，痛经，崩中漏下，产后瘀滞腹痛，恶露不下，疝气，历节痹痛，疮肿，跌打伤痛，虫积腹痛，烫火伤，毒蛇咬伤。

《本经》："主女子崩中下血，腹满汗出，除邪，杀鬼毒蛊疰。"

《别录》："主中恶腹痛，去白虫，消皮肤风毒肿，令阴中解。"

《药性论》："破陈血，能落胎。主中恶腰腹痛及百邪鬼魅。"

《日华子》："通月经，破瘕结，止血崩带下，杀腹藏虫及产后血咬肚痛。"

《开宝本草》："疗妇人血气。"

《本草图经》："疗卒暴心痛。"

《医学入门》："下乳汁，杀虫，祛风邪。"

《冯氏锦囊·药性》："专治女科，善疗血气。"

《本经逢原》："治贼风历节诸痹，妇人产后血晕。"

《医林纂要·药性》："催生。"

《本草求原》："专治恶气而血瘀滞者，亦疗血晕、血结聚于胸胁，及经闭、历节痹痛。"

《陕西中药志》："解漆毒，治疝痛。"

《湖南药物志》："疏散风寒，辟瘟疫邪气。治狂犬伤，蛇虫咬伤，感冒，头痛，跌打损伤，全身时痛时痒。"

《陕西中草药》："治烫火伤。"，

《中草药学》(南药)："治白带过多，过敏性皮炎。"

《湖北中草药志》："截疟，治疟疾。"

【临床应用】 (1)**用于经闭，癥瘕，痛经，产后瘀阻腹痛，瘀滞崩中，跌打伤痛，疝气痛，关节痛**。鬼箭羽苦辛行散入血，既善破瘀散结，又善活血消肿止痛，药力较强，凡瘀血阻滞之证，皆可酌选。治经闭、癥瘕、痛经、产后瘀阻腹痛，常配当归、红花、益母草等药，以增强活血化瘀之力，方如《局方》当归散、《圣惠方》鬼箭羽散；治崩中下血，可配三七、蒲黄、茜草等药，以增强化瘀止血之功；治跌打伤痛，可配大黄、红花、赤芍等药，以增强化瘀消肿止痛之效；治疝气痛，可配川楝子、延胡索、荔枝核等药，以增强疏肝理气止痛之功；治关节痛，常配羌活、独活、牛膝等药，以共 奏祛风湿、通经络、止疼痛之功。

(2)**用于虫积腹痛**。鬼箭羽既能止痛，又能杀虫，古云其能治虫积腹痛，可配苦楝皮、槟榔、南瓜子等药，以增强杀虫之力。

(3)**用于疮肿，毒蛇咬伤**。鬼箭羽既能化瘀消肿，又能解毒杀虫，常用于风邪、热毒、虫毒浸淫肌肤诸疾。治疮肿，可配蒲公英、地丁草、金银花等药，以增强解毒之力；治疹毒瘙痒，可配白蒺藜、地肤子、蛇床子等，共奏祛风解毒止痒之功；治毒蛇咬伤，可配半边莲、蚤休、徐长卿等药，以增强解毒之力。

《纲目》："凡妇人产后血运血结，血聚于胸中，或偏于少腹，或连于胁肋者，四物汤四两，倍当归，加鬼箭羽、红花、玄胡索各一两，为末，煎服。"

《得配本草》："得归尾、延胡，治小儿枕硬痛；配川山甲，治鬼疟日发。"

《本草用法研究》："同防风、独活、当归、寄生，治筋骨酸痛。"

《中国药物学》："配白蒺藜、防风、蝉衣、僵蚕等.治风疹；配赤芍、红花、苏木等破瘀血，下死胎，治癥瘕积聚；配木香、砂仁等，治中恶腹痛。"

《陕西中药志》："配当归、红花，治经闭经痛。"

《本草钩沉》："治子宫出血，腹痛，瘀血成块者，与蒲黄、五灵脂等同用。"

【用量用法】 内服：煎汤，4～9g，或泡酒或入丸、散。外用：捣敷，或煎汤洗，或研末调敷，适量。

【使用注意】 孕妇、气虚崩漏者禁服。

《品汇精要》："妊娠不可服。"

《中国药学大辞典》："无瘀积者禁用。"

《本草用法研究》："虚人不宜用。"

【附方】 (1)**治腹内包块**：卫矛6g，赤芍9g，红花9g，赤木3g，水煎服。--《辽宁常用中草药手册》

(2)**治经闭，瘀血腹痛**：鬼箭羽9g，丹参15g，赤芍12g，益母草30g，香附9g，水煎服。--《山东中草药手册》

(3)**治月经不调**：卫矛茎枝15g，水煎，兑红糖服。--《湖南药物志》

(4)**治血崩**：卫矛10g，当归10g，甘草10g，水煎，日服2次。--《东北药用植物》

(5)**治产后败血不散，儿枕块硬，疼痛发歇，及新产乘虚，风寒内搏，恶露不快，脐腹坚痛**：红蓝花、鬼箭(去中心木)、当归(去苗，炒)各一两。上为粗散，每服三钱，酒一大盏，煎至七分，去滓，粥食前温服。--《局方》之"当归散"

(6)**治产后血晕，闷绝欲死**：鬼箭羽一两，当归一两(锉，微炒)，益母草一两。上件药捣细罗为散。每服不计时候，以童子小便半盏、酒半盏相和，暖过，调下二钱。--《圣惠方》之"鬼箭羽散"

(7)**治妇人乳无汁**：鬼箭五两。以水六升，煮取四升，一服八合，日三。亦可烧作灰，水服方寸匕，日三。--《千金要方》之"单行鬼箭汤"

(8)**治风入心腹痵急**：鬼箭羽如鸡子大一块，甘草一尺(炙，锉)，麻黄四两(去根节煎，掠去沫，焙干)，石膏如鸡卵一块。上四味，粗捣筛。每服五钱匕，水一盏半，煎至八分去滓.空心、临卧各一服。慎外风。--《圣济总录》之“鬼箭汤”

（9）**治肾炎**：鬼箭羽茎皮 60g，水煎取汁，用药汁打鸡蛋茶喝。--《河南中草药手册》

（10）**治鬼疟**：鬼箭羽、鲮鲤甲(烧存性)各一分一日二味，捣罗为细散。每服一字，啗在鼻中，临发时用。--《圣济总录》之“一字散”

（11）**治风湿痛**：卫矛茎(连翅)60～90g，水煎服。--《浙江民间常用草药》

（12）**治干咳**：卫矛、红枣各 30g，煎服。--《浙江民间草药》

（13）**治感冒**：卫矛茎枝 30g，水煎服。--《福建药物志》

（14）**治跌打损伤**：卫矛 50g，赤芍 25g，红花、桃仁各 15g，大黄 5g，共研细粉，每服 5g，日服 3 次。--《东北药用植物》

（15）**用于正骨手术局部麻醉**：麻药(卫矛)60g，黑老虎 30g，牛耳枫 30g，珍珠盖凉伞 30g，浸酒适量外用。--《粤北草药》

（16）**治漆性皮炎**：鬼箭羽枝叶适量，加白果叶等量，煎水洗患处。或单用本品枝叶亦可。--《陕西中草药》

（17）**治全身时痛时痒**：卫矛 9～12g，穿山甲 6g，大蒜 500g，水煎服。--《湖南药物志》

（18）**治风疹** 卫矛、蝉退、刺蒺藜各 9g，防风 6g，水煎服。--《河北中草药》

（19）**治烫火伤** 鬼箭羽木栓质翅研成细粉，撒患处，或蛋黄油调敷患处。--《陕西中草药》

（20）**治慢性活动性肝炎**：取鬼箭利 6g，儿童用 3g。多数病例配伍红花 10g。共治 21 例，均有典型慢性活动性肝炎症状。治疗 1～2 个月后，显效 14 例，主要症状消失，肝功能恢复正常；好转 6 例，主症消失或明显改善，肝功明显好转，但未达正常水平；无效 1 例。l8 例检测 HBsAg，阳性 14 例，治疗后滴度下降 1 例，上升 2 例，无 1 例转阴。--《浙江中医杂志》缪正秋，1985，20(9)：397

冬青卫矛

【别名】 冬青卫矛《贵州药用植物名录》，冬青（邹平），四季青《中国树木分类学》，调经草《贵州草药》，正木、八木《中药大辞典》，大叶黄杨《药用植物名录》（广西药植园）。

【来源】 为卫矛科植物冬青卫矛 *Euonymus japonicus* Thunb. 的叶、枝或根。

【植物形态】 常绿灌木或小乔木，植株高 3～8m。小枝近四棱形。单叶对生；叶柄长约 1cm；叶片厚革质，倒卵形，长圆形至长椭圆形，长 3～6cm，宽 2～3cm，先端钝尖，边缘具细锯齿，基部楔形或近圆形，上面深绿色，下面淡绿色。聚伞花序腋生，总花梗长 2.5～3.5cm。一至二回二歧分枝，每分歧有花 5～12 朵，花白绿色，4 数；花盘肥大。蒴果扁球形，径约 1cm，淡红色，具 4 浅沟；果梗四棱形。种子棕色，有橙红色假种皮。花期 6～7 月，果期 9～10 月。见（图 537）

本植物的叶（**冬青叶**）、枝（**冬青枝**）、根（**冬青根**）也供药用，见下述。

冬青叶 味苦，性微温。解毒消肿。主治疮疡肿毒。外用：，适量鲜品捣敷。

冬青枝 味苦、辛，性微温。祛风湿，强筋骨，活血止血。主治风湿痹痛，腰膝酸软，跌打伤肿，骨折，吐血。内服：煎汤 15～30g；或浸酒。

冬青根 味辛、苦，性温；归肝经。活血调经，祛风湿。主治月经不调，痛经，风湿痹痛。内服：煎汤 15～30g。孕妇慎服。

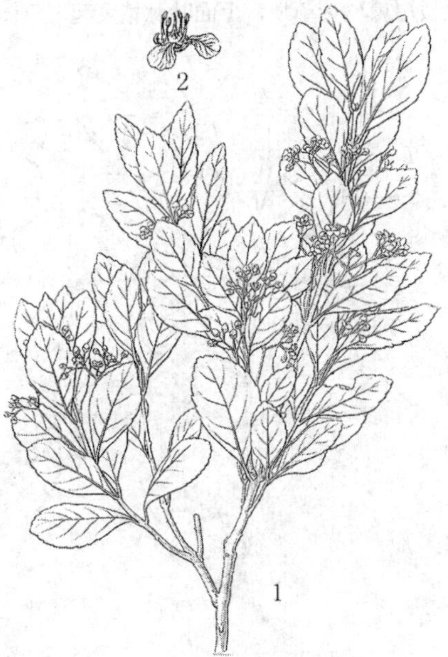

（图 537）**冬青卫矛**

1.果枝 2.花

【生长分布】 生于土壤湿润的向阳地，多栽培作绿篱。邹平多见于公园、街道两旁作绿化。

【性味归经】 苦、辛，微温。

【功用主治】 祛风温，强筋骨，活血止血。主治风湿痹痛，腰膝酸软，跌打伤肿，骨折，吐血。

【用量用法】 内服：煎汤，15～30g，或浸酒。

扶芳藤

【别名】 滂藤《本草拾遗》，岩青杠、岩青藤、万年青《贵州民间药物》，卫生草、千斤藤、山百足《广西药植名录》，抬络藤《浙江天目山药植志》，白对叶肾、对叶肾、白垟络、土杜仲、藤卫矛《浙江民间常用草药》，尖叶爬行卫矛《贵州草药》，攀缘丝棉木《草药手册》（江西），坐转藤《常用中草药手册》（南川），小藤仲、爬墙虎、铁草鞋《文山中草药》，换骨筋《云南思茅中草药选》，绿皮杜仲、棉花杜仲、惊风草《中华本草》。

【来源】 为卫矛科植物扶芳藤 *Euonymus fortunei* (Turcz.) Hand.Mazz.的带叶茎枝。

【植物形态】 常绿灌木，匍匐或攀援，高约 1.5m，茎枝常有多数细根及小瘤状突起。单叶对生；具短柄；叶片薄革质，椭圆形、椭圆状卵形至长椭圆状倒卵形，长 2.5～8cm，宽 1～4cm，先端尖或短尖，边缘具细齿，基部宽楔形。聚伞花序腋生，呈二歧分枝；萼片 4，花瓣 4，绿白色，近圆形，径约 2mm；雄蕊 4，着生于花盘边缘；子房与花盘相连。蒴果黄红色，近球形，稍有 4 凹线。种子被橙红色假种皮。花期 6～7 月，果期 9～10 月。见下（图 538）

【生长分布】 生于林缘或攀援于树上或墙壁上。

【采收加工】 茎、叶全年可采，清除杂质，切碎，晒干。

【性状鉴别】 茎枝呈圆柱形。表面灰绿色，多生细根，并具小瘤状突起。质脆易折，断面黄白色，中空。叶对生，椭圆形，长 2～8cm，宽 1～4cm，先端尖或短锐尖，基部宽楔形，边缘有细锯齿，质较厚或稍带革质，上面叶脉稍突起。气微弱，味辛。

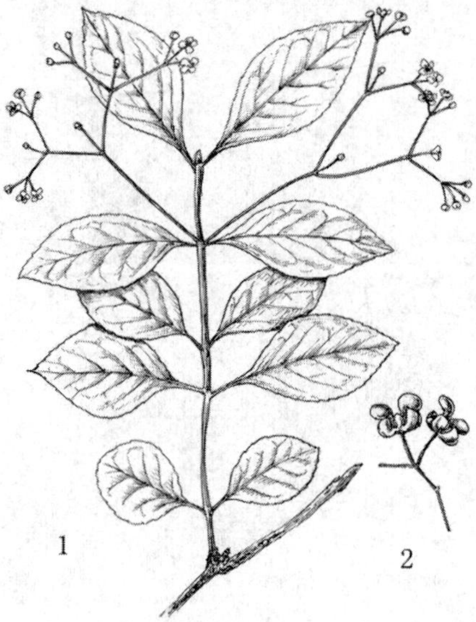

（图 538）扶芳藤

1.果枝 2.果实

【主含成分】 含卫矛醇（dulcitol），种子含前西红柿红素（prolycopene）和前-γ-胡萝卜素（pro-γ-carotene）。

【性味归经】 味苦、甘、微辛，微温。归肝、脾、肾三经。

【功用主治】 舒筋活络，益肾壮腰，止血消瘀。主肾虚腰膝酸痛，半身不遂，风湿痹痛，小儿惊风，咯血，吐血，血崩，月经不调，子宫脱垂，跌打骨折，创伤出血。

《本草拾遗》："主一切血，一切气，一切冷，大主风血。以酒浸服。"

《贵州民间药物》："活血，杀虫。治跌打损伤。"

《广西药植名录》："通经。治血崩，吐血。"

《浙江天目山药植志》："行气活血。治腰膝疼痛，关节酸痛。"

【用量用法】 内服：煎汤，15～30g，或浸酒，或入丸、散。外用：研粉调敷，或捣敷，或煎水熏洗，适量。

【使用注意】 《贵州民间药物》：孕妇忌服。

【附方】 （1）**治跌打损伤**：岩青杠茎二两，泡酒服。

（2）**治癞头**：岩青杠嫩叶尖一两。捣烂，调煎鸡蛋一至二个，摊纸上，做成帽样，戴头上；三天后，又将岩青杠嫩叶尖混合核桃肉捣烂包于头上，一天换一次。（1～2 方均出自《贵州民间药物》）

（3）**治腰肌劳损，关节酸痛**：扶芳藤一两，大血藤五钱，梵天花根五钱。水煎，冲红糖、黄酒服。

（4）**治慢性腹泻**：扶芳藤一两，白扁豆一萷，红枣十枚，水煎服。（3～4 方均出自《浙江民间常用草药》）

（5）**治咯血**：扶芳藤六钱，水煎服。--《草药手册》（江西）

（6）**治风湿疼痛**：扶芳藤泡酒，日服二次。

（7）**治骨折（复位后小夹板固定）**：扶芳藤鲜叶捣敷患处，一至二天换药一次。（6～7 方均出自《文山中草药》）

（8）**治创伤出血**：换骨筋茎皮研粉撒敷。--《云南思茅中草药选》

黄杨木

【别名】 黄杨木《纲目》，乌龙木《全国中草药汇编》。

【来源】 为黄杨科植物黄杨 *Buxus sinica* (Rehd.et Wils.) Cheng 和雀舌黄杨 *Buxus bodinieri* Lévi.的茎枝。

【植物形态】 （1）**黄杨** 名出《酉阳杂俎》，又名山黄杨《履巉岩本草》，千年矮、小黄杨《分类草药性》，锦熟黄杨《中国植物志》，百日红、万年青、豆板黄杨、瓜子黄杨。常绿灌木或小乔木，高 1～6m。树皮灰色，栓皮成有规则的剥裂；枝圆柱形，有纵棱，灰白色，小枝四棱形，被短柔毛或外方相对两侧面无毛，节间长 0.5～2cm。叶对生；叶柄长 1～2mm，上面被毛；叶片革质，阔椭圆形、长圆形，通常中部以上较宽，先端圆或钝，常有小凹口，长 1～3cm，宽 0.8～2cm，叶面光滑，中脉凸出，下半段常有微细毛，侧脉明显，中脉上常密被白色短线状钟乳体。穗状花序腋生，单性，雌雄同株，花密集，花序轴被毛；雌花多存于花序上部。蒴果近球形，长 6～10mm，宿存花柱长 2～3mm，由 3 心皮组成，沿室背 3 瓣裂，成熟时黑色，径约 1cm。花期 3～4 月，果期 5～7 月。见（图 540）

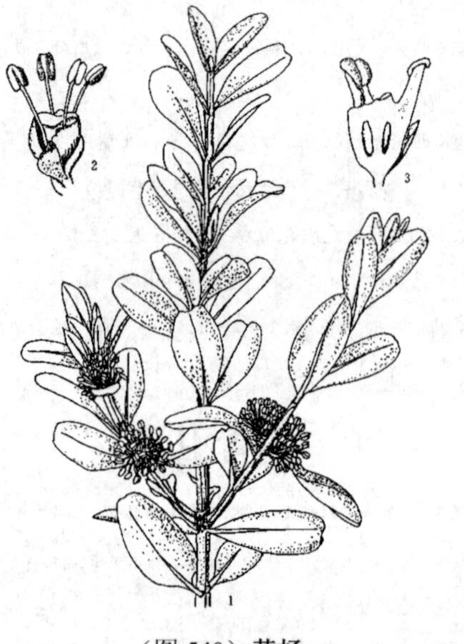

（图 540）黄杨

1.花枝 2.雄花 3.雌花纵剖

（2）**雀舌黄杨** 名出《中药大辞典》，又名匙叶黄杨《浙江药用植物志》，石黄杨、万年青《浙江药用植物志》。常绿灌木，高 3～4m。枝圆柱形，小枝四棱形，被短柔毛，后变无毛。叶薄革质，叶柄长 1～2mm；叶片通常匙形，大多数中部以上最宽，长 2～4cm，宽 8～18mm，先端圆或钝，往往有浅凹口或小尖凸头，基部狭长楔形，叶面绿色，光亮，叶背苍灰色，中脉两面凸出，侧脉极多。头状花序腋生，长 5～6mm，花密集，花序轴长约 2.5mm；雄花约 10 朵，花梗长 0.4mm，萼片卵圆形，长约 2.5mm，不育雌蕊有柱状柄，末端膨大；雌花外萼片长约 2mm，内萼片长约 2.5mm，受粉期间子房长 2mm，花柱长 1.5mm，略扁，柱头倒心形，下延达花柱 1/3～1/2 处。蒴果卵形，长 5mm，宿存花柱直立，长 3～4mm。花期 2 月，果期 5～8 月。见下（图 539）

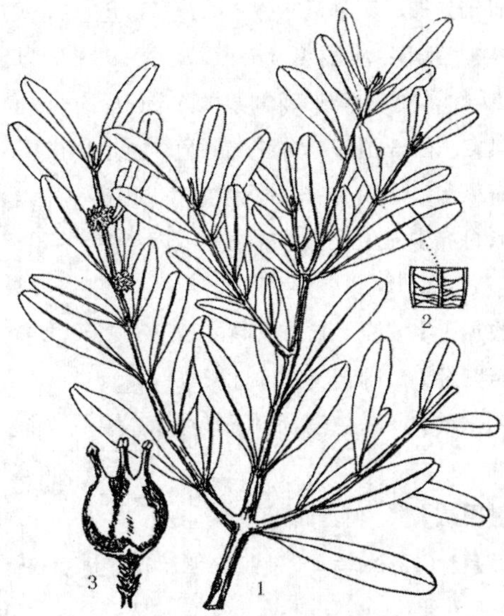

（图 539）**雀舌黄杨**

1.花枝 2.叶背面 3.蒴果

上述两种黄杨的茎枝叶（**黄杨叶**）、果实（**黄杨果**）、根（**黄杨根**）也供药用，详见下述。

【生长分布】 生于山谷、溪边、林下。邹平多供观赏或作绿篱。

【采收加工】 全年均可采，鲜用或晒干。

【性味归经】 味苦，性平。归心、肝、肾三经。

【功用主治】 祛风除湿，理气，止痛，驱虫。主治风湿痹痛，胸腹气胀，疝气疼痛，牙痛，跌打伤痛，蚊虫叮咬。

《分类草药性》："治一切风湿，头痛，九种气痛，红白痢。"

《四川中药志》（1960 年版）："治风湿，牙痛，气痛.疝痛，胸腹气张，跌打损伤，妇人难产，及暑月疖疮。"

【用量用法】 内服：煎汤，9～15g，或浸酒。外用：鲜品捣烂敷，适量。

【附方】 （1）**治跌打损伤**：①黄杨木泡酒服。-- 《四川中药志》（1960 年版） ②黄杨木干枝叶 30g，青石蚕(水龙骨)12～15g，嫩竹叶、厚朴各 9～15g。水煎，早、晚空腹各服 1 次。-- 《天目山药用植物志》

（2）**治痔疮出血**：嫩枝(带叶)30g，梦花树根 15g，水煎服。-- 《恩施中草药手册》

（3）**驱蚊虫**：鲜黄杨木剁碎，清淡气味可驱虫。

黄杨叶 味苦，性平。清热解毒，消肿散结。主治疮疖肿毒，风火牙痛，跌打伤痛。内服：煎汤，9g，或浸酒。外用：鲜叶捣烂敷，适量。

附方 （1）**治暑月生疖**：黄杨叶捣烂，涂之。-- 《纲目》

（2）**治无名肿毒**：鲜千年矮叶 1 把，捣绒，调蜂蜜敷患处。-- 《贵州草药》

（3）**治湿疹作痒**：黄杨叶，烘干，研细粉，扑患处。

（4）**治风火牙痛**：黄杨叶，煎水含漱。（3～4 方均出自《安徽中草药》）

（5）**治跌打损伤**：黄杨叶 9g，浸酒饮之。-- 《青岛中草药手册》

（6）**治外伤出血**：鲜千年矮叶，捣烂，外敷。-- 《恩施中草药手册》

（7）**束胎易产**：大腹皮三钱，人参、陈皮各半钱，白术、芍药各一钱，甘草(炙)二钱，紫苏茎叶半钱，归身尾一钱。上作一服，入青葱五叶，黄杨脑七个，以水煎。食后服。于八九个月服十数帖。-- 《丹溪心法》"达生散"

黄杨果 味苦，性凉。清暑热，解疮毒。主治暑热，疮疖。内服：煎汤，3～9g。外用：捣敷，适量。

黄杨根 味苦、微辛，性平。祛风止咳，清热除湿。主治风湿痹痛，伤风咳嗽，湿热黄疸。内服：煎汤，9～15g，鲜品 15～30g。

附方 （1）**治风湿**：千年矮根、三角风各 30g，泡酒 500ml。每次服 30ml。-- 《贵州草药》

（2）**治筋骨痛**：黄杨根 15～30g，煎酒服。-- 《湖南药物志》

（3）**治湿热黄疸**：黄杨须根、茵陈、风尾草各 15g，煎服。-- 《安徽中草药》

（4）**治劳伤咳嗽**：千年矮根、秋海棠根、淫羊藿根、黄椒根、五香血藤各 15g，泡酒 500ml。每次服 30ml。

（5）**治伤风咳嗽**：千年矮根及叶各 15g，煨水服。（4～5 方均出自《贵州草药》）

小叶鼠李果

【别名】 琉璃枝、挠胡子、鼠李子、黑格令、臭李子《内蒙古中草药》。

【来源】 为鼠李科植物小叶鼠李 *Rhamnus parvifolia* Bunge 的果实。

【植物形态】 小叶鼠李 又名驴子刺《中国高等植物图鉴》，大绿《中国植物学杂志》，麻绿、叫驴子刺《台湾药用植物志》。灌木，高约 2m。灌木，高 1.5～2 米；小枝对生或近对生，紫褐色，初时被短柔毛，后变无毛，平滑，稍有光泽，枝端及分叉处有针刺；芽卵形，长达 2mm，鳞片数个，黄褐色。叶纸质，对生或近对生，稀兼互生，或在短枝上簇生，菱状倒卵形或菱状椭圆形，稀倒卵状圆形或近

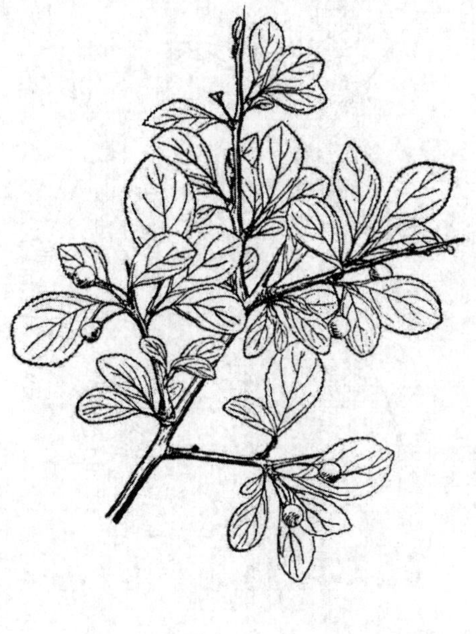

（图 541）**小叶鼠李**

圆形，长1.2～4cm，宽0.8～2(3)cm，顶端钝尖或近圆形，稀突尖，基部楔形或近圆形，边缘具圆齿状细锯齿，上面深绿色，无毛或被疏短柔毛，下面浅绿色，干时灰白色，无毛或脉腋窝孔内有疏微毛，侧脉每边2～4条，两面凸起，网脉不明显；叶柄长4～15mm，上面沟内有细柔毛；托叶钻状，有微毛。花单性，雌雄异株，黄绿色，4基数，有花瓣，通常数个簇生于短枝上；花梗长4～6mm，无毛；雌花花柱2半裂。核果倒卵状球形，直径4～5mm，成熟时黑色，具2分核，基部有宿存的萼筒；种子矩圆状倒卵圆形，褐色，背侧有长为种子4/5的纵沟。花期4～5月，果期6～9月。见（图541）

【生长分布】 生于向阳石灰岩山坡。邹平南部山区有分布。

【采收加工】 8～9月果熟后采收，鲜用或晒干。

【性味归经】 味苦，性凉，小毒。

【功用主治】 清热泻下，解毒消瘰。主治热结便秘，瘰疬，疥癣，疮毒。

【用量用法】 内服：煎汤，1.5～3g。外用：捣敷，适量。

【附方】 **治诸疮**：鼠李子捣敷患处。--《内蒙古中草药》

冻绿刺

【别名】 冻绿刺《湖南药物志》，圆鼠李、黑子《中国树木分类学》，鸭屎树、野苦楝子、洞皮树、老鹳眼《湖南药物志》，山绿柴、黑乌枝刺《浙江药用植物志》，黑旦子、偶栗子《新华本草纲要》，冻绿(浙江)，冻绿树(安徽)。

【来源】 为鼠李科植物圆叶鼠李 *Rhamnus globosa* Bunge 的茎、叶或根皮。

【植物形态】 落叶灌木，稀小乔木，高2～4m。小枝对生或近对生，灰褐色，顶端具针刺，当年生幼枝被短柔毛。叶近对生，或簇生于短枝上；叶柄长4～6mm，被密柔毛；托线状披针形，宿存，被微毛；叶片近圆形、倒卵状圆形或卵圆形，长2～6cm，宽1.2～4cm，先端突尖或短渐尖，基部宽楔形或近圆形，边缘具锯齿，上面绿色，初时被密柔毛，下面淡绿色，被柔毛；

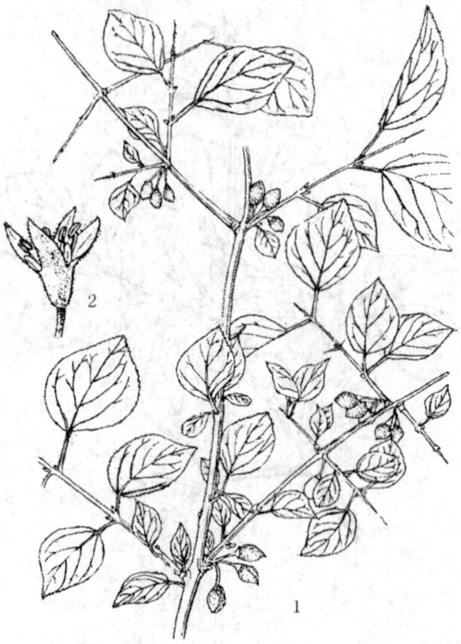

（图542）**圆叶鼠李**（1.果枝 2.花）

花单性，雌雄异株，聚伞花序腋生；花黄绿色，有短柔毛；花萼4裂；花瓣4，匙形；雄蕊4，与花瓣几等长；子房圆球形，花柱2～3浅裂或半裂。核果球形或倒卵状球形，径约6mm，基部有宿存萼筒，具2、稀3分核，成熟时黑色。种子黑褐色，有光泽，背面基部有纵沟。化期5～6月，果期7～10月。见（图542）

【生长分布】 生于山坡裸岩旁或灌丛中。邹平南部山区有分布。

【采收加工】 夏、秋季采收，晒干。

【性味归经】 味苦、涩，性微寒。

【功用主治】 杀虫消食，下气祛痰。主治寸白虫，食积，瘰疬，哮喘。

【用量用法】 内服：煎汤，9～15g。

【附方】 （1）**治寸白虫**：圆叶鼠李茎叶12g，柿树根9g，陈白灰3g，水煎服。

（2）**治哮喘**：圆叶鼠李根皮240g，斑鸠石、海金沙各60g，鸡蛋9枚。(蛋)煮熟，分3个早晨食完，每次服药汁1小杯。

（3）**治瘰疬**：圆叶鼠李茎枝30g，水煎服。（1～3方均出自《湖南药物志》）

大枣

【别名】 大枣《本经》，壶《尔雅》，木蜜《广记》，干枣、美枣、良枣《别录》，红枣《梅师方》，干赤枣《宅庆本草折衷》，胶枣《日用本草》，南枣《食物本草》，白蒲枣、半官枣(浙江)，刺枣(四川)。

【名释】 《埤雅》："大曰枣，小曰棘。棘，酸枣也。枣性高，故重朿。棘性低，故并朿。朿音次。枣、棘皆有刺针，会意也。"

【来源】 为鼠李科植物枣 *Ziziphus jujuba* Mill.的果实。

【植物形态】 落叶灌木或小乔木，高达10m。有长枝、短枝和新枝，长枝平滑，无毛，幼枝纤细略呈"之"形弯曲，紫红色或灰褐色，具2个托叶刺，长刺可达3cm，粗直，短刺下弯，长4～6mm；短枝短粗，长圆状，自老枝发出；当年生小枝绿色，下垂，单生或2～7个簇生于短枝上。单叶互生，纸质，叶柄长1～6mm，长枝上的可达1cm；叶片卵形、卵状椭圆形.长3～7cm，宽2～4cm，先端钝圆或圆形，具小尖头，基部稍偏斜，近圆形，边缘具细锯齿，上面深绿色，无毛，下面浅绿色，无毛或沿脉被疏柔毛；基生三出脉。花黄绿色，两性，常2～8朵着生于叶腋成聚伞花序；萼5裂，裂片卵状三角形；花瓣5，倒卵圆形，基部有爪；雄蕊5，与花瓣对生，着生于花盘边缘；花盘厚，肉质，圆形，5裂；子房2室，与花盘合生，花柱2半裂。核果长圆形或长卵圆形，长2～3.5cm，直径1.5～2cm，成熟时红色，后变红紫色，中果皮肉质、厚、味甜，核两端锐尖。种子扁椭圆形，长约1cm。花期5～7月，果期8～9月。见下 (图543)

本植物的果核（**枣核**）、叶（**枣叶**）、树皮（**枣树皮**）、根（**枣树根**）均供药用，详见下述。

【生长分布】 生于山区、丘陵、平原、村庄院落等地。原产于我国。邹平各地广泛栽培。

【采收加工】 秋季果实成熟时采收，一般随采、随晒。选干燥的地块搭架铺上席箔，将枣分级分别摊在席箔上晾晒，当枣的含水量下降到15%以下时可并于箔，然后每隔几日揭开通风，当枣的含水量下降到10%时，即可贮藏。大枣果皮薄，含水分多，采用阴干方法制干。亦可选适宜品种，加工成黑枣。

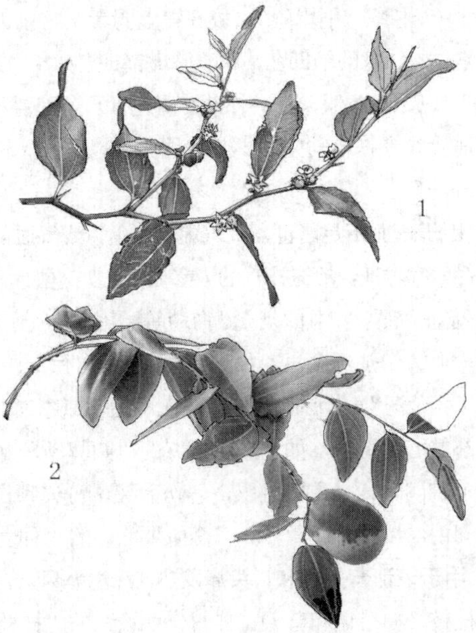

（图 543）**大枣**

1.花枝 2.果枝

【性状鉴别】 果实椭圆形或球形，长 2～3.5cm，直径 1.5～2.5cm，表面暗红色，略带光泽，有不规则皱纹。基部凹陷，有短果柄。外果皮薄，中果皮棕黄色或淡褐色，肉质，柔软，富糖性而油润。果核纺锤形，两端锐尖，质坚硬。气微香，味甜。

【显微鉴别】 枣果肉横切面：外果皮最外为1列表皮细胞，胞腔充满棕红色物质并有颗粒状物；外被厚 5～7.5μm的角质层；内侧为 4～6 层厚角细胞.内含无色半透明团块状物。中果皮由类圆形薄壁细胞组成，细胞间隙大，散列不规则走向的细小维管束；薄壁细胞含颗粒状团块和草酸钙方晶及簇晶。见(图 544)

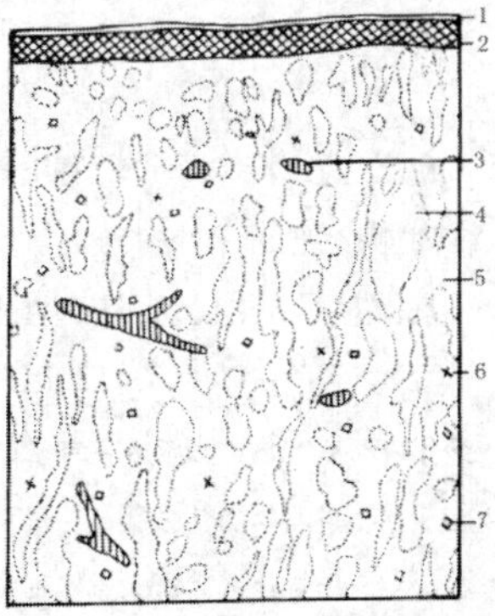

（图 544）**枣(果肉)横切面简图**

1.角质层及表皮 2.厚角组织 3.维管束 4.裂隙

5.中果皮 6.草酸钙簇晶 7.草酸钙方晶

【理化鉴别】 取大枣果肉碎块，用乙醇浸泡过夜。①取浸出液滴于滤纸上，置紫外灯(365nm)下观察，显蓝色荧光。(检查香豆素类) ②取浸出液 1ml，加 3%碳酸钠溶液 1ml，于水浴上加热 3～5 分钟，放冷，再加入重氮化试剂，溶液呈紫红色。(检查香豆素类) ③取浸出液 1ml，加盐酸羟胺试液及 10%氢氧化钾的甲醇溶液至呈碱性，于水浴上加热至反应完全，冷却，加盐酸酸化，并加入 1%三氯化铁试液，混匀，溶液呈橙红色。(检查香豆素类) ④取浸出液适量置蒸发皿中，于水浴上浓缩至干，加稀盐酸溶解，滤过。在 3 支试管中各加入 2ml 滤液，分别加1滴碘化铋钾、碘化汞钾、硅钨酸试剂，各自产生橘红色、黄色、白色沉淀。(检查生物碱)

【栽培要点】 **生物学特性** 喜干燥冷凉气候，喜光、耐寒、耐旱、耐盐碱，能耐 31.3℃的低温，也能耐 39.3℃的高温。向阳干燥的山坡、丘陵、荒地、平原及路旁均可种植，以砂土或砂壤土最宜栽培，不适于低洼水涝地。

栽培技术 用种子、分株及嫁接繁殖。①种子繁殖：春季播种的种子须经沙藏处理，在解冻后播种，秋播在10月中下旬进行，按行距33cm开沟，深7～10cm，每隔7～10cm播种1粒，覆土2～3cm，浇水保湿。②分株繁殖：将老株根部发出的新枝连根劈下栽种。嫁接的枣树生长较快，刺较少，结果较早。多以酸枣为砧木，采用芽接、切接、皮下接、根接等方法。育苗1～2年即可。定植可在春季发芽前和秋季落叶后进行，在山坡地种植，应修鱼鳞坑、小台田、水平梯田，行株距为3m×3m；缓坡地行株距5m×4m或6m×5m。定植穴的直径为80～100cm，每穴施土粪肥25～50kg，定植后立即灌水。

田间管理 在萌动期，展叶后及现蕾期均应灌水，一般冬、春季施基肥(如堆肥、厩肥、骨粉等)，在开花前每株施硫酸铵、过磷酸钙0.5～1kg，适当进行中耕除草。幼年枣园可与矮生作物如花生、豆类、红薯间作。

病虫害防治 病害有枣疯病，发现病株随即拔除，并全部烧掉。虫害有步曲虫(枣尺蠖)、桃小食心虫、枣粘虫、刺蛾(刺毛虫)、枣叶壁虱等。除选育抗病虫新品种外，还可采用清园、刮树皮、剪虫枝、堵树洞、刷白、等方法，并喷施药剂。

【主含成分】 **果实**：含生物碱：光千金藤碱(*stepharine*)，N-去甲基荷叶碱(*N-nornuciferine*)，巴婆碱(*asmilobine*)。又含三萜酸类化合物：白桦脂酮酸(*betulonic acid*)，齐墩果酸(*oleanoic acid*)，马斯里酸(*maslinic acid*)即是山楂酸(*cratagolic acid*)，3-O-反式对-香豆酰马斯里酸(*3-O-trans-P-coumaroylmaslinic acid*)，3-O-顺式对香豆酰马斯里酸(*3-O-cis-P-coumaroylmaslinic acid*)，白桦脂酸(*betulinic acid*)，麦珠子酸(*alphitolic acid*)，3-O-反式对香豆酰麦珠子酸(*3-O-trans-p-coumaroyl alphitolic acid*)，3-O-顺式对-香豆酰麦珠子酸(*3-O-cis-p-coumaroylalphitolic acid*)。还含皂甙类化合物：大枣皂甙(*zizyphus saponin*)Ⅰ、Ⅱ、Ⅲ和酸枣皂甙(*jujuboside*)B。另含环磷酸腺甙(*cyclic adenosine 3′，5′-monophasphate c-AMP*)和环磷酸鸟甙(*cyclic guanosine 3′，5′-monophosphate，cGMP*)。果实的水溶性浸出物中含果糖(*fructose*)，葡萄糖(*glucose*)，蔗糖(*sucrose*)，果糖和葡萄糖的低聚糖及少量的阿拉伯聚糖及半乳糖醛酸聚糖；果实所含的主要脂肪酸是油酸(*oleic acid*)，所含的甾醇有谷甾醇(*sitosterd*)、豆甾醇(*stigmastero1*)和少量的链甾醇(*desmostero1*)，果肉中还含芸香甙(*rutin*)，含量可达3385mg/100g，维生素C 540～972mg/100g以及核黄素(*riboflavine*)，硫胺素(*thiamine*)，胡萝卜素(*carotene*)，烟酸(*nicotinic acid*)等。又含鞣质(*tannin*)，香豆精衍生物(*coumarin deriva fives*)，类脂类(*1ipids*).树脂类(*resins*)，苹果酸(*malic acid*)等。

种仁：含酸枣仁皂甙A、B、B_1。又含吲哚乙酸(*indole acetic acid*)。还含赖氨酸(*1ysine*)，天冬氨酸(aspartic acid)，天冬酰胺(*asparagine*)，甘氨酸(*glycine*)，谷氨酸(*glutamic acid*)，丙氨酸(*alanine*)，脯氨酸(*proline*)，缬氨酸(*valine*)，亮氨酸(*1eucine*)等氨基酸和包括硒在内的36种微量元素。

【药理】 （1）**中枢抑制作用** 大枣具有催眠及增强睡眠作用。以延长硫喷妥钠作用为指标分离出苯甲醇糖甙类(无刺枣苄甙)Ⅰ及Ⅱ、催吐萝芙木醇及其糖甙类(长春花甙、无刺枣催吐醇甙Ⅰ及Ⅱ)和柚皮素-C-糖甙类[6, 8-二-C-葡萄糖基-2(S)-柚皮素和 6，8-二-C-葡萄糖基-2(R)-柚皮素]。其中的柚皮素-C-糖甙类已证明可减少自发活动及对刺激的反射作用，并具有引起僵住症(*catalepsy*)的作用。

（2）**护肝作用** 对四氯化碳损伤肝脏的家兔模型，每日喂给大枣煎剂 30％30ml/kg(即 9g/kg)，共1星期，结果血清总蛋白与清蛋白较用药前有所增加，食欲改善。表明大枣有护肝作用。

（3）**增强肌力作用** 小鼠每日灌服大枣煎剂 30％0.3ml/10g(即 9g/kg)，共 3 星期，结果其体重较对照组明显增加。在游泳试验中，其游泳时间较对照组明显延长。

（4）**抗变态反应作用** 大枣乙醇提取物每日腹腔注射 100mg/kg，连续 5 天显示出与硫唑嘌呤同样的对大鼠 IgE 引起的反应素性抗体(*reaginic antibody*)有特异性抑制作用，而对非反应素性抗体不抑制。其活性成分为乙醇提取过程中生成的乙基-α-D-呋喃果糖甙，其衍生物对 5-羟色胺和组胺有拮抗作用，并也有抗变态反应作用。用抗 IgE 抗体在体外刺激致敏者外周血嗜碱性白细胞，可使白三烯 D_4(LTD_4)释放增加，如加入大枣提取液则可抑制 LTD_4的释放。提示其在抗Ⅰ型变态反应中起重要作用。抗变态反应方药如小柴胡汤、葛根汤、麦门冬汤等含有大枣，均可使白细胞内 cAMP 升高，除去大枣后此作用消失。提示大枣所含 cAMP 易透过白细胞膜，使细胞内 cAMP 升高，抑制了 LTD_4的释放，因而抑制 r 变态反应。

（5）**抗肿瘤作用** 大鼠自由饮用 N-甲基-N′-硝基-N-亚硝基胍(MNNG)连续 l0 个月，可诱发腺胃腺癌，若同时喂服大枣(干果，每日约 lg)则可明显减少腺胃腺癌发生率，胃肠道恶性肿瘤总发生率亦降低。表明长期喂饲大枣似有降低胃肠道恶性肿瘤发生率的作用。小鼠灌服大枣煎剂能明显降低环磷酰胺所致姐妹染色单体互换(SCE)值升高，表明有抗突变作用。

【炮制】 （1）**炒大枣**：取净大枣，置锅内，用武火加热，炒至表面焦黑色，取出，摊开放凉。

（2）**蒸大枣**：大枣洗净，置蒸笼内，蒸半小时，取出，干燥。

饮片性状 ①炒大枣 形如大枣，表面焦黑色。②蒸大枣 形如大枣，表面棕黑色。

【性味归经】 味甘，性温。归心、脾、胃经。

【功用主治】 补脾胃，益气血，安心神，调营卫，和药性。主治脾胃虚弱，气血不足，食少便溏，倦怠乏力，心悸失眠，妇人脏躁，营卫不和。

《本经》："主心腹邪气，安中养脾，助十二经。平胃气，通九窍，补少气、少津液，身中不足，大惊，四肢重，和百药。久服轻身长年。"

《吴普本草》："主调中益脾气，令人好颜色，美志气。"

《别录》："补中益气，强力，除烦闷，疗心下悬，肠澼。"

《本草经集注》："杀乌头毒。"

《食疗本草》："主补津液，强志。""洗心腹邪气，和百药毒，通九窍，补不足气。""蒸煮食，补肠胃，肥中益气。""小儿患秋痢，与虫枣食，良。"

《日华子》："润心肺.止嗽，补五脏，治虚劳损，除肠胃癖气。"

《珍珠囊》："纯阳温胃。"

《本草汇言》："补中益气，壮心神，助脾胃，养肝血，保肺气，调营卫，生津之药也。"

《本草再新》："滋肾暖胃，治阴虚。"

《随息居饮食谱》："杀川椒毒。"

【临床应用】 （1）**用于脾胃虚弱，倦怠乏力，食少便溏**。大枣能"安中养脾"，"平胃气"；故脾胃虚弱者，常以大枣作食疗之品；更常作参、术的辅助药，用于脾虚诸证，如《局方》的"参苓白术散"，以枣汤凋服，以增补益脾胃之效。若脾胃不和，干呕恶心，腹胀食少者，常与生姜、甘草同用，以调和脾胃，如《局方》的"枣汤"。

（2）**用于气血不足诸证**。凡气虚、血虚，或气血两虚者，每为常用之品。气虚证，常与补气的人参同用，如《醒园录》的"参枣丸"。血虚证，常与养血的当归、白芍等同用。若气血两虚之证，常于补气养血方中加用大枣，如《正体类要》的"八珍汤"，《三因方》的"养荣汤"。若心脾两虚，气血不足，惊悸失眠，可将本品加入于补益心脾剂中，如《济生方》的"归脾汤"。情志抑郁，思虑过度，脏阴暗耗，致成脏躁，悲伤欲哭，可欠频作，常与甘草、小麦同用，以润养脏阴，如《金匮要略》的"甘麦大枣汤"。

（3）**用于表证营卫不和，头痛发热，汗出恶风**。常与生姜同用，可助桂枝、白芍调和营卫，如《伤寒论》的"桂枝汤"。

（4）**用于药性峻烈、有毒之剂中**。以大枣之味大甘，可缓和或减少某些峻烈药物的毒性和副反应，如《伤寒沦》"逐水之十枣汤"，《金匮要略》泻肺之"葶苈大枣泻肺汤"，《千金要方》治历节疼痛之"大枣汤"等方中，皆用大枣，一则取其缓解大戟、甘遂、芫花、附子之毒性和葶苈子之峻烈之性；二取甘味护养胃气，以防伤正。

（5）**治贫血、过敏性紫斑、肝炎、肝硬化等症**。常以大枣煎服。

《日华子》："合光粉烧疗疳痢。"

《纲日》谓成无己云："邪在荣卫者，辛甘以解之，故用姜、枣以和荣卫，生发脾胃升腾之气。"

《本草汇言》："配合生姜，主发脾胃升达之气；佐用陈皮，调畅中脘虚滞之痰。"

《得宜本草》："主治和营，得生姜则兼和卫。得小麦，治脏躁悲伤。"

【用量用法】 内服：煎汤，9～15g。

【使用注意】 凡湿盛、痰凝、食滞、虫积及齿病者，慎服或禁服。

《别录》："生枣，多食令人多寒热，羸瘦者不可食。"

《千金·食治》："生枣多食令人热渴气胀。"

《日华子》："牙齿有病人，切忌啖之，亦不宜合生葱食。"

《医学入门·本草》："心下痞，中满呕吐者忌之。多食动风，脾反受病。"

《本草经疏》："小儿疳病不宜食，齿痛及患痰热者不宜食。"

《本草汇言》："胃痛气闭者，小儿热疳腹大者，蛔结腹痛及一切诸虫为病者，咸忌之。"

《本草省常》："服元参、白薇者忌之。"

《随息居饮食谱》："凡小儿、产后，及温热、暑湿诸病前后，黄疸、肿胀疳积、痰滞并忌之。"

【附方】 （1）**治久患脾泻，脏腑虚滑，不进饮食**：青州枣子去核，

以木香掰破如枣核大，置枣中，十数枚，以水一盏，煮侯软熟。温嚼吃，以所煮汁送下。--《普济方》

（2）**治脾胃湿寒，饮食减少，长作泄泻，完谷不化**：白术四两，干姜二两，鸡内金二两，熟枣肉半斤。上药四味，白术、鸡内金皆用生者，每味各自轧细，焙熟，再将干姜轧细，共和枣肉，同捣如泥，作小饼，木炭火上炙干。空心时，当点心，细嚼咽之。--《衷中参西录》之"益脾饼"

（3）**治中风惊恐虚悸，四肢沉重**：大枣(去核)七枚，青粱粟米二合。上二味以水三升半，先煮枣取一升半，去滓，投米煮粥食之。--《圣济总录》

（4）**治小儿脓血痢，每日三二十行**：枣四颗肥干著，栀子四枚，干姜一分。上件药同烧为灰，细研为散。每服以粥饮调下半钱，日三四服。--《圣惠方》之"必效方"

（5）**治喜怒伤肝，胸中菀结，或系呕血者**：大枣五十枚(去核，焙，别捣)，生干地黄半斤(切，焙)，阿胶(炙令燥)，甘草(炙，锉)各三两。上四味，除大枣外，粗捣筛，再作一处捣匀。每服五钱匕，水一盏半，煎至八分，去滓温服，日二夜一，不计时。--《圣济总录》之"大枣汤"

（6）**治悬饮**：芫花(熬)、甘遂、大戟各等分。上三味捣筛，以水一升五合，先煮肥大枣十枚，取八合，去滓，纳药末。强人服一钱匕，羸人服半钱匕，平旦温服之，不下者，明日更加半钱。得快利之后，糜粥自养。--《伤寒论》之"十枣汤"

（7）**治伤中经脉急，上气咳嗽**：枣二十枚，去核，以酥四两，微火煎，入枣肉中，滴尽酥。常含一枚，微微咽之。--《圣惠方》

（8）**治肺疽，吐血并妄行**：红枣(和核烧存性)。百药煎(煅)各等分。上为细末。每服二钱，米汤调下。--《三因方》之"二灰散"

（9）**治口干**：干枣肉三两，甘草(炙)、杏仁、乌梅各二两。上四味捣，以蜜和丸如枣核。含，以润差止。--《外台》引张文仲方

（10）**治高血压**　大枣 10～15 枚，鲜芹菜根 60g，水煎服。--《延安地区中草药手册》

（11）**治眼生赤脉息肉，急痛不开，如芥在眼碜痛**：大枣五枚(取肉)，竹叶二握(洗)，黄连(去须，捣末)半两。上三味，以水三盏，于铜器中，煎取一盏，澄滤极清，又煎取半盏，瓷器盛。旋取以铜箸点之。--《圣济总录》

（12）**疗耳聋鼻塞不闻声音香臭者**：大枣(去皮、核)十五枚，蓖麻子(去皮)三百颗。二味和捣，绵裹塞耳鼻，日一次。--《食疗本草》

（13）**治重舌**：用黑枣一个，去核留肉，包青矾一钱，火煨熟。取清水浓调，以笔蘸点舌下，数次即消。--《医方一盘珠》

（14）**治小儿口疮**：小红枣，去核，入些微白矾，烧存性，为末。加入雄黄末、孩儿茶各一分，和匀搽之。先用荆芥煎汤洗口，后敷药立效。--《鲁府禁方》

（15）**治走马牙疳**：枣(去核，包信石，烧)，黄柏，同为末，布患处。--《海上方》

（16）**治疗非血小板减少性紫癜**：用生红枣洗净后内服，每日 3 次，每日吃 10 只，直至紫癜全部消失。一般每人约需用 500～1000g 红枣。--《上海中医药杂志》1962，(2)：22

（17）**治疗内痔出血**：用枣炭散(即大枣 90g，硫黄 30g。置砂锅或铁锅内混匀共炒，当冒烟起火，大枣全部呈焦炭状时离火，凉后碾成细末)，成人每日 3g，分 3 次饭前 30 分钟以白开水送服，小儿酌减，6d 为 1 疗程，如便血不止，可连续服用。共治 120 例，于 1 疗程后统计，结果Ⅰ期(78 例)、Ⅱ期(24 例)、Ⅲ期(18 例)内痔出血的有效率分别为 85.9%、79.1%、66.7%，总有效率 81.6%。--《新医药学杂志》唐上市中医院痔瘘科，1974，(7)：40

枣核

【来源】　为鼠李科植物 *Ziziphus jujuba* Mill.的果核。

【原植物】　参见"大枣"。

【采收加工】　加工枣肉食品时，收集枣核。

【性味归经】　味苦，性平。

【功用主治】　解毒，敛疮。主治臁疮，牙疳。

《别录》："主腹痛邪气。"

《宝庆本草折衷》："主恶气卒疰杵。"

《本草药性大全》："以口常含受气，自生津液。"

《纲目》："核，烧，研，掺胫疮良。"

【用量用法】　外用：烧后研末敷，适量。

【附方】　（1）**治内外臁疮**：用北枣核烧灰，干敷之。--《普济方》

（2）**治走马牙疳**：陈年南枣核烧灰研末撒之。--《不药良方》

（3）**治红线锁目(眼疾)**：南枣核二十一粒。将核截两断，去仁净，以铜绿塞孔中，仍将枣核合上，以纸贴封，一起放炉中烧红以碗盖，存性。每日只用七个，研极细末，调生男乳，水抹三日立效。--《纲目拾遗》

枣叶

【来源】　为鼠李科植物枣 *Ziziphus jujuba* Mill.的叶。

【原植物】　参见"大枣"。

【采收加工】　春、夏季采收，鲜用或晒干。

【性味归经】　味甘，性温。

【功用主治】　清热解毒。主治小儿发热，疮疖，热痹，烂脚，烫火伤。

《本经》："覆麻黄，能令出汗。"

《别录》："枣叶散服使人瘦，久即呕吐，揩热痹疮良。"

《日华子》："治小儿壮热，煎汤浴。"

《药性考》："止反胃。"

《本草求原》："洗疳、痔、疔、烂脚、结毒。"

【用量用法】　内服：煎汤，3～10g。外用：煎水洗，适量。

【附方】　（1）**治小儿天行五日以后，热不歇者**：枣叶一握，麻黄一两(去根、节)，葱白(切)一合，豉一合。上四味切，以童子小便二升煮煎，取九合，去滓，分服之。--《外台秘要》

（2）**治火灼疮**：枣叶、菊花。上煎汤，用猪胆水汤和浴。--《普济方》

（3）**治伏热遍身痱痒**：枣叶一升，好滑石二两。用水数碗，共合-处，熬三炷香。乘热浴洗，二三次即愈。--《鲁府禁方》

（4）**治反胃，呕吐食，数日不定**：干枣叶一两，藿香半两，丁香二(一)分。上件药，捣细罗为散。每服二钱，以水一小盏，入生姜半分，煎至六分，即去生姜。不计时候，和滓热服。--《圣惠方》

枣树皮

【来源】　为鼠李科植物枣 *Ziziphus jujuba* Mill.的树皮。

【原植物】　参见"大枣"。

【采收加工】 全年皆可采收，从枣树主干上将老皮刮下，晒干，以春季最佳。

【性味归经】 味苦、涩，性温。

【功用主治】 涩肠止泻，镇咳止血。主治泄泻，痢疾，咳嗽，崩漏，外伤出血，烧烫伤。

《青岛中草药手册》："止泻，止血。治腹泻，痢疾，崩漏，外伤出血等。"

《全国中草药汇编》："消炎。治气管炎，肠炎。"

【用量用法】 内服：煎汤，6～9g，或研末，1.5～3g。外用：煎水洗，或研末撒，适量。

【附方】 （1）**治腹泻**：枣树皮一束，炒焦为末。车前子 9g，煎汤送下，早晚各服 1.5g，饭前服。

（2）**治刀伤**：枣树皮 9g，当归 3g。各炒为极细末，瓶装备用。如遇刀伤，流血不止，以此药粉干撒患处，结痂牢固，不易感染。（1～2 方均出自《中药通报》1956，2(3)：122）

（3）**治目昏不明**：枣树皮、老桑树皮等分。烧研。每用一合，井水煎，澄，取清洗目，一日三洗。昏者复明。忌荤、酒、房事。--《纲目》

（4）**治疗腹泻**：枣树皮，炒成炭灰状，压成细粉。成人每次 6g，每日 3 次，连服 3 天为 1 疗程，可连服 1～2 疗程。共治 2843 例，痊愈者 1657 例，治愈率达 58%。无毒副反应。对各种腹泻均有疗效，对饮食失调所致者效果尤好。--《山东医刊》刘桂芳，等，1961，(11)：封底

（5）**治疗慢性气管炎**：用枣树皮制成提纯枣树片(每片 150mg，相当于生药 3g)，每次 1 片，每日服 2 次；或用枣树皮研粉制成生药片，每次 1g，每日服 3 次。观察 686 例，近期总有效率为 84.6%，其中提纯枣树片组 253 例，总有效率达 92.4%。服药后一般痰量减少，由浓变稀，咳嗽减轻，多数患者睡眠好，食欲增加。服生药片患者，多数有口干，少数有胃脘胀闷，鼻衄，便秘等不良反应。--《天津医学通讯》，1971，(9)：24 另外，曾用枣树皮提取物与猪胆汁配伍制成复方枣树片，于发病高峰的秋冬季治疗老年性慢性气管炎 127 例，结果有效率为 73.2%。--《天津医学院新医学》，1972，(2)：28

(6)**治疗烧伤**：取枣树皮(不含木质之粗皮)，碎为粗粉，加 95% 乙醇 5000ml 浸渍 1 天，再加蒸馏水至 10000ml 浸渍 3～5 天。过滤制成枣树皮酊。用时每 100ml 加利多卡因注射液 0.2g，以喷雾器喷于创面，每口数次，结痂后酌减。治疗Ⅱ度烧伤 257 例，当天即可形成痂膜，平均 3 天硬痂形成；Ⅲ度烧伤 21 例，平均 7 天焦痂脱落；另 15 例Ⅱ度烧伤感染者，4d 硬痂形成，感染控制。共治 293 例，未发现毒副反应。--《时珍国药研究》秦元才，等，1993，(1)：46

枣树根

【来源】 为鼠李科植物枣 *Ziziphus jujuba Mill.* 的根。

【原植物】 参见"大枣"。

【采收加工】 秋后采挖，鲜用或削片晒干。

【性味归经】 味甘，性温。

【功用主治】 调经止血，祛风止痛，补脾止泻。主治月经不调，不孕，崩漏，吐血，胃痛，痹痛，脾虚泄泻，风疹，丹毒。

《分类草药性》："治吐血，崩症。调经种子。"

《四川中药志》（1960 年版）："下乳，清热，调经。治湿气及小儿风丹。"

《重庆草药》："行气活血，调经助孕，为妇科用药。治月经不调，多用于月经提前或不孕，红崩白带，兼配合用于吐血。"

【用量用法】 内服：煎汤，10～30g。外用：煎水洗，适量。

【附方】 （1）**治胃痛**：鲜枣树根 60g，猪舌头 1 个，炖熟吃。

（2）**治关节酸痛** 枣树根 30g，五加皮 15g，水煎服。（1～2 方均出自江西《草药手册》）

（3）**治乳痈**：枣树根 60g，炖猪肺食。--《湖南药物志》

（4）**治小儿五色丹遍身**：枣树根四两，丹参三两，菊花一两半。上件药细锉和匀。每用二两，以水五升，煎至三升，去滓，看冷热避风洗浴。--《圣惠疗》

（5）**治荨麻疹(风丹)**：枣子根同樟树皮煎水洗浴，日 2 次。--《四川中药志》（1960 年）

（6）**治黄胖病**：枣树根 60g，姜皮 6g，水煎服。--《湖南药物志》

（7）**治发不易长**：东行枣根三尺，上横安甑上中心，蒸之，两头汁出，收之。涂即发长。--《圣惠方》

酸枣仁

【别名】 酸枣仁《雷公炮制论》，枣仁《药品化义》，酸枣核《江苏省植物药材志》。

【名释】 味酸而名。

【来源】 为鼠李科植物酸枣 *Ziziphus jujuba* Mill.*var.spinosa* (Bunge) Hu ex H.F.Chow 的种子。

【植物形态】 酸枣 又名棘《诗经》，樲《尔雅》，山枣《本草经集注》，野枣《述异记》。落叶灌木，稀为小乔木，高 1～3m。老枝灰褐色，幼枝绿色；于分枝基部处具刺 1 对，1 枚针形直立，长达 3cm，另 1 枚向下弯曲，长约 0.7cm。单叶互生；托叶针状；叶片长圆状卵形至卵状披针形，先端钝，基部圆形，稍偏斜，边缘具细锯齿。花小，2～3 朵簇生于叶腋；花萼 5 裂，裂片卵状三角形；花瓣 5，黄绿色，与萼片互生，雄蕊 5，与花瓣对生；花盘明显，10 浅裂；子房椭圆形，埋于花盘中，花柱 2 裂。核果肉质，近球形，成熟时暗红褐色，果皮薄，有酸味。花期 6～7 月，果期 9～10 月。见下(图 545)

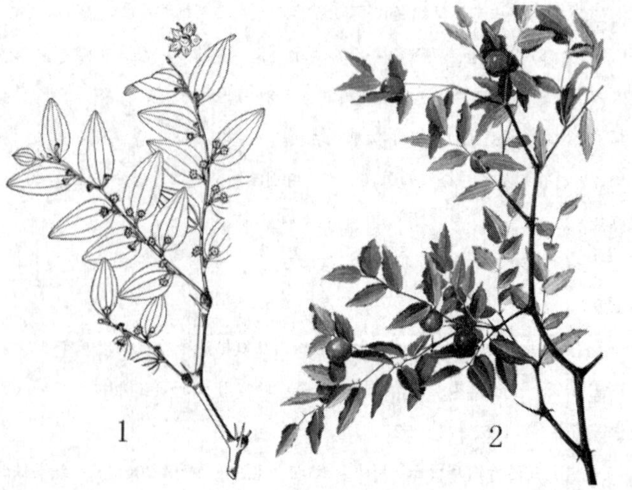

（图 545）**酸枣**

1.花枝 2.果枝

本植物的果肉（**酸枣肉**）、花（**酸枣花**）、叶（**酸枣叶**）、棘刺（**棘针**）、树

皮（**酸枣树皮**）、根（**酸枣根**）、根皮（**酸枣根皮**）也供药用。

酸枣肉：味酸，甘，性平。止血止泻。主治出血，腹泻。内服：煎汤，9～15g；或入丸、散。

酸枣花：味苦，性平。敛疮，明目。主治金刃创伤，瘘管，目昏不明。内服：煎汤，3～6g。外用：，适量捣敷。

酸枣叶：味苦，性平。敛疮解毒。主治臁疮。外用：，适量捣敷；或研末调敷。

酸枣根：味涩，性温。安神。主治失眠，神经衰弱。内服：煎汤，15～30g。

酸枣根皮：味涩，性温。止血，涩精，收湿敛疮。主治便血，崩漏，滑精，带下，烧烫伤。内服：煎汤，15～30g。外用：，适量捣烂敷；或熬膏涂。

棘针、**酸枣树皮**详见下述。

【生长分布】 生于向阳或干燥的山坡、山谷、丘陵、平原、路旁以及荒地。性耐干旱，常形成灌木丛。邹平黄山南麓及南部丘陵沟谷广布。

【采收加工】 9～10 月果实呈红色时，摘下浸泡 1 夜，搓去果肉，捞出，碾破核壳，淘取酸枣仁，晒干。

【性状鉴别】 种子扁圆形或扁椭圆形，长 5～9mm，宽 5～7mm，厚约 3mm。表面紫红色或紫褐色，平滑有光泽，有的具纵裂纹。一面较平坦，中间有 1 条隆起的纵线纹；另一面稍凸起。一端凹陷，可见线形种脐；另端有细小凸起的合点。种皮较脆，胚乳白色，子叶 2，浅黄色，富油性。气微、味淡。见(图 546)

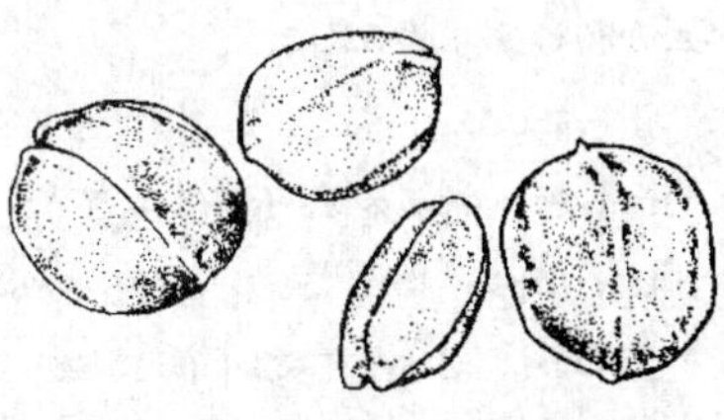

（图 546）**酸枣仁(种子)外形**

【显微鉴别】 （1）粉末特征：棕红色。种皮栅状细胞棕红色，表面观多角形，直径约 15μm，壁厚，木化，胞腔小；内种皮细胞棕黄色，表面观长方形或类方形，壁连珠状增厚，木化；子叶表皮细胞含细小草酸钙簇晶及方晶。

（2）种子横切面：种皮最外为 1 列黄色或棕黄色的栅状细胞，长 70～90μm，壁厚，木化，靠外侧有 1 条明显的光辉带，外被厚约 5μm的角质层；营养层细胞颓废，棕色；最内 1 列细胞方形或长方形，垂周壁增厚，稍木化。于一端有 1 较大的种脊维管束。胚乳细胞类多角形，含大量糊粉粒及脂肪油。粘液层厚 20～30μm。子叶表皮细胞及其附近的薄壁细胞含草酸钙小簇晶，直径 3～5μm；薄壁细胞均充满糊粉粒及脂肪油。见(图 547)

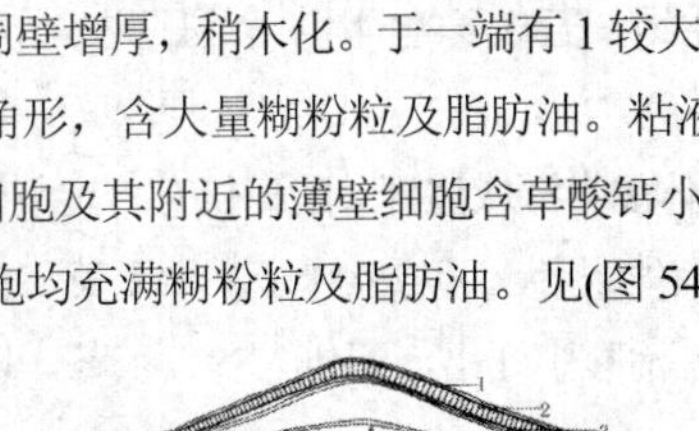

（图 547）**酸枣(种子)横切面简图**

1.角质层 2.种皮 3.营养层 4.胚乳 5.种脊维管束 6.子叶 7，维管束 8.粘液层 9.草酸钙簇晶

【理化鉴别】 薄层色谱：取本品粉末 1g，加乙醚 20ml，加热回流 1 小时，滤过，滤渣用乙醚 10ml 洗涤，弃去乙醚液，挥干，加正丁醇 20ml，加热回流 1 小时，滤过，滤液蒸干，残渣加甲醇 0.5ml 溶解，作供试液。另取酸枣仁皂甙 A、B 为对照品，加甲醇制成每 1ml 各含 1mg 的混合溶液，作对照品溶液。吸取上述溶液各 10μl，分别点样于同一硅胶 G 薄层板上，用以水饱和的正丁醇展开，取出，80℃烘干，喷以 10%磷钼酸乙醇溶液，于 100℃烘约 5 分钟。供试品色谱在与对照品色谱相应位置上，显相同颜色的斑点。

【主含成分】 含生物碱：酸枣仁碱(*sanjoinine*)A、B、D、E、F、G_1、G_2、I_a、I_b、K，其中碱 A 就是欧鼠李叶碱(*frangu foline*)，碱 E 就是荷叶碱(*nuciferine*)，碱 I_a 就是棣荷叶碱(*norntlciferine*)，碱 I_b 就是去甲异紫堇定(*norisocorydine*)，碱 K 就是右旋的衡州乌药碱(*coclaurine*)，N-甲基巴婆碱(*N-methylasirnilobine*)，酸李碱(*zizyphusine*)，5-羟基-6-甲氧基去甲阿朴啡(*caaverine*，*5-hydroxy-6-methoxynoraporphine*)，安木非宾碱(*amphibine*)D。还含酸枣仁环肽(*sanjoinenine*)。还含三萜类：白桦脂酸(*betulinic acid*)，白桦脂醇(*betulin*)，美洲茶酸(*ceanothic acid*)，麦珠子酸(*alphitolic acid*)，酸枣皂甙(*jujuboside*)A、B，以及胡萝卜甙(*daucostero1*)。又含黄酮类：斯皮诺素(*spinosin*)，即是 2''-O-β-D-吡喃葡萄糖基当药素(*2''-O-β-D-glucopyranosvlswertisin*)，酸枣黄素(*zivulgarin*)，6′′′-芥子酰斯皮诺索(*6′′′-sinapoylspinosin*)，6′′′-阿魏酰斯皮诺素(*6′′′-feruloylspinosin*)，6′′′-对香豆酰斯皮诺素(*6′′′-p-coumaroylsp-inosin*)，当药素(*swertisin*)，6，8-二-C-葡萄糖基芹菜素(*vicenin II*)，芹菜素-6-C-［(6-0-对羟基苯甲酰)-β-D-吡喃葡萄糖基(1→2)］-β-D-呋喃葡萄糖甙[*apigenin-6-C-[(6-O-P-hydroxybenzoyl) -β-D-glucopyranosyl(1→2)] -β-D glucopy-ranoside*]等。还含苏氨酸(*threonine*)，缬氨酸(*valine*)，蛋氨酸(*methionine*)，亮氨酸(*1eucine*)，异亮氨酸(*isoleucine*)，赖氨酸(*1ysine*)，苯丙氨酸(*phenylalanine*)等 17 种氨基酸和钾、钠、钙、锌、铁、铜、锰等多种金属元素。又含阿魏酸(*ferulic acid*)，维生素 c 及植物甾醇，环磷酸腺苷(*cvclic adenosine 3′，5′-monophosphate*)。

【药理】 （1）**中枢抑制作用** ①镇静催眠：酸枣仁对小鼠、大鼠、豚鼠、猫、兔及犬均有镇静催眠作用。对动物被动运动有明显抑制作用，可使小鼠从滚笼中落下，剂量加大，作用增强。酸枣仁与多种镇静催眠药也有明显的协同作用。炒酸枣仁煎剂灌服亦有相似作用。两者之间并无差别。酸枣仁虽具明显的镇静催眠作用，但其本身即使在大剂量下也不引起动物麻醉。连续服用酸枣仁 6d，小鼠睡眠逐渐变浅，维持时间也缩短，至第 6 日时已不能在相同剂量下使动物进入睡眠，提示长期连续应用时可出现耐受性，但与异戊巴比妥无交叉耐受，所形成的耐受性停药 1 星期后即可消失。酸枣仁所含黄酮碳甙斯皮诺素及其他黄酮类成分、正丁醇、乙酸乙酯部分与水煎剂灌胃给药 30～40 分钟后有镇静催眠作用，而石油醚部分则无效。 ②镇痛、抗惊与降体温：酸枣仁煎剂 5g/kg 小鼠腹腔往射用热板法测试表明有镇痛作用。人临床也证明酸枣仁 15g 以上对头痛、胁痛、胃痛等有镇痛作用。酸枣仁水溶性提取物可明显降低半数致惊厥量的戊四唑的惊厥率和死亡率。对于士的宁所致惊厥，则仅能延长惊厥率的潜伏期和死亡时间，对死亡率无明显影响。但也有报告酸枣仁煎剂 5g/kg 腹腔注射可明显降低士的宁小鼠的致死率。酸枣仁对兔因咖啡因或电击所致惊厥无明显保护。酸枣仁煎剂 2.5g/kg 或 5g/kg 给大鼠腹腔注射，或 40g/kg 给猫灌服，均有降体温作用。

（2）**对心血管系统的作用** ①抗心律失常和抗心肌缺血：酸枣仁醇提物

的水溶液 2g/kg 静脉注射能明显对抗氯化钡和改善乌头碱诱发的大鼠心律失常。4g/kg腹腔注射或1.5g/kg静脉注射也能明显改善脑垂体后叶素引起大鼠心肌缺血的 EKG 变化。酸枣仁水煎醇沉液腹腔注射 12.5g/kg 或静脉注射 3.6～8.0g/kg 具有预防及治疗乌头碱、氯仿、氯化钡诱发的实验动物(小鼠和大鼠)心律失常的作用。能抑制离体蛙心率和收缩力，也抑制在体兔心率及豚鼠心率、左心室内压峰值(LVSP)与左心室内压变化速率(dp/dt)。切断家兔迷走神经不能消除其对心脏作用，对 β 受体亦无明显阻断作用，可能为对心肌直接作用。醇提取物的水溶液 1：500～1：50 在离体豚鼠心脏灌流时，对心率、心肌收缩力和冠脉流量均无明显影响。把酸枣仁总皂甙加入到大鼠心肌细胞的培养液中，发现其 33ug/ml 能明显减轻缺氧缺糖、氯丙嗪和丝裂霉素 C 所致心肌细胞释放乳酸脱氢酶。说明酸枣仁总皂甙对上述损伤有保护作用。 ②降压作用：麻醉大鼠、犬和猫静注酸枣仁醇提取物的水溶液，均有明显降压作用，但其对中枢加压反射无影响，对颈上神经节神经节无阻断，与 α 受体也无关。肾型高血压大鼠于手术前或手术次日起给予炒熟的酸枣仁每日 20～30g/kg 自由取食时，均有显著的降压效果。 ③降血脂和防治动脉粥样硬化作用：酸枣仁总皂甙每日 64mg/kg 腹腔注射，连续 20d，能显著降低正常饲养大鼠的胆固醇总量(TC)和低密度脂蛋白胆固醇(HDL-C)，显著升高高密度脂蛋白胆固醇(HDL-C)和高密度脂蛋白胆固醇第 2 亚组分(HDL_2-C)。酸枣仁总皂甙能显著降低高脂饲养大鼠的血清三酰甘油(TG)，显著升高 HDL_2-C。说明酸枣仁总皂甙通过降低血脂和调理血脂蛋白可能对动脉粥样硬化的形成和发展有抑制作用。高脂饲料家兔加喂酸枣果肉粉每日 10g/kg，3 个月后，实验组的 TC、LDL 和 TG 水平明显低于对照组，而 HDL 和 HDL/LDL 水平明显高于对照组。主动脉和心脏冠状动脉粥样硬化(AS)病理切片结果表明，冠状动脉粥样硬化(AS)病变明显轻于对照组。口服酸枣油 2.5ml/kg 或酸枣浸膏 20g/kg，连续 53 天，可明显降低日本种雄性鹌鹑高脂模型的 TC、LDL 和 TG，肝脂肪变性亦明显减轻。酸枣油灌胃可明显抑制大鼠的血小板聚集反应，而酸枣浸膏则无明显影响。

（3）**对减压耐缺氧耐力的影响** 小鼠灌服酸枣仁煎剂 0.1g 生药/次，与缺氧对照组进行缺氧耐力比较，发现对照组进入模拟高度之存活率为 45％时，酸枣仁组为 80％。同时断头进行脑组织耗氧量测定，发现酸枣仁组耗氧比缺氧对照组和平原对照组都显著减少。酸枣仁总皂甙 100mg/kg 腹腔注射对小鼠常压缺氧和异丙肾上腺素加重的缺氧及亚硝酸钠所致的携氧障碍均能显著延长存活时间，通过研究酸枣仁总皂甙对家兔凝血酶诱导的血小板聚集和产生血栓烷 B_2 的影响，发现酸枣仁总皂甙对缺氧的保护作用与抗血小板聚集和减少血栓烷 B_2 生成有关。

（4）**对烧伤的防治作用** 酸枣仁醇提取物单用或与五味子合用，均能提高烫伤小鼠的存活率，延长存活时间，以酸枣仁 5g/kg 与五味子 1g/kg 合用时效果最好。酸枣仁对小鼠烫伤性水肿的发展有明显的抑制作用。还能推迟大鼠烫伤性休克的发生和延长存活时间。

（5）**免疫增强作用** 酸枣仁提取褐色浸膏物 5g/kg 口服，连续 20d，能明显提高小鼠淋巴细胞转化值，小鼠抗体溶血素生成也明显高于对照组，能明显增强小鼠的单核巨噬细胞的吞噬功能，可明显增加小鼠的迟发型超敏反应并能拮抗环磷酰胺引起的小鼠迟发型超敏反应的抑制。酸枣仁及肉的多糖每日口服 0.1g/kg，共给药 16d，均能提高小鼠淋巴细胞转化值和明显促进小鼠抗体溶血素生成，因此能增强小鼠的细胞免疫和体液免疫功能，并且对放射性损伤小鼠有一定保护作用。

（6）**其他作用** 酸枣仁对子宫有兴奋作用；酸枣果肉还可增强小鼠饮食和体重，增强体力，提高学习和记忆功能。

（7）**毒性** 酸枣仁及其提取物口服毒性很小，小鼠灌服煎剂 50g/kg 未见中毒症状。灌服 15g/ml 的水溶性提取物 1ml/20g 体重也未见有死亡发生。大鼠慢性毒性实验证明酸枣仁的毒性也很小。腹腔注射煎剂对小鼠的 LD_{50} 为 14.3±2.0g/kg。小鼠皮下注射 50％醇浸出物 20g/kg，可于 30～60 分钟内死亡。

【炮制】 **炒酸枣仁**：取净酸枣仁，置锅内，用文火加热炒至表面微鼓起，色微变深，有香气逸出时，取出放凉。用时捣碎。

饮片性状：炒酸枣仁形如酸枣仁，表面微鼓起，色泽加深，微具焦斑，略有香气。质较酥脆。

注：酸枣仁从五代开始，即有“睡多生使，不得睡炒熟”的记载。以后历代文献多遵此说，并一直沿用至近代。但经研究证实，酸枣仁生、熟作用一致，并非生用醒睡，炒用安眠，而炒后味香易服，便于煎出成分增加治疗作用。且微炒或炒黄时，酸枣仁的水提取物及乙醚提取物含量较高。按中医理论，在温剂中用炒枣仁，清剂中用生枣仁较为合理。

【性味归经】 味甘，性平。归心、肝经。

【功用主治】 宁心安神，养肝，敛汗，士治虚烦不眠，惊悸怔忡，体虚自汗、盗汗。

《本经》：“主心腹寒热，邪结。气聚，四肢酸疼，湿痹。久服安五脏，轻身延年。”

《别录》：“主烦心不得眠，脐上下痛，血转久泄，虚汗烦渴，补中，益肝气，坚筋骨，助阴气，令人肥健。”

《药性论》：“主筋骨风，炒末作汤服之。”

《新修本草》：“补中益气。”

《本草汇言》：“养气安神，荣筋养髓，和胃运脾。”

《医林纂要·药性》：“补心，收散，敛肺，泻肝。皆酸之用。”

《本草再新》：“平肝理气，润肺养阴，温中和湿，敛气止汗，益志定可，聪耳明目。”

【临床应用】 （1）**用于心肝血虚所致的虚烦不眠，多梦易醒，心悸怔忡**。酸枣仁能养心阴，益肝血而宁心安神，为滋养性安神药。单用即有效，为增强疗效，亦常与何首乌、龙眼肉、柏子仁等配伍。若肝虚有热，虚烦不眠，常与川芎、知母、茯苓等同用，以增强清热除烦安神之效，如《金匮要略》酸枣仁汤。若心脾两虚，怔忡不眠，常配人参、茯神、龙眼肉等共奏益气养血安神之效，如《济生方》归脾汤。若阴虚阳亢，心悸不寐者，又常与柏子仁、生地、五味子等同用，以滋阴安神，如《摄牛秘剖》天王补心丹。

（2）**用于体虚自汗或盗汗**。酸枣仁有一定敛汗作用，尤宜于虚汗而兼有心烦失眠者，可与五味子、山茱萸、白芍等同用，如《直指小儿方》治睡中汗出，配伍人参、茯苓，以增强补气敛汗之功。

《本草切要》：“酸枣仁佐归、参可以敛心；佐归、芍可以敛肝；佐归、术可以敛脾；佐归、麦可以敛肺；佐归、柏可以敛肾；佐归、苓可以敛肠胃、膀胱；佐归、芪可以敛气而灌溉营卫；佐归、地可以敛血而荣养真阴。”

《绛雪园古方选注》：“枣仁与远志，有相须之理。”

《得宜本草》：“得人参、茯苓，治盗汗；得辰砂、乳香，治胆虚不寐。”

《得配本草》：“得生地、无味子敛自汗(心火盛不用)；配地黄、粳米治骨蒸不眠。”

【用量用法】 内服：煎汤，6～15g，或研末，每次3～5g，或入丸、散。

【使用注意】 有实邪及滑泻者慎服。

《本草经集注》：“恶防己。”

《本草经疏》：“凡肝、胆、脾三经有实邪热者勿用，以其收敛故也。”

《轩岐救正论·药性微蕴》：“凡命门火衰滑泄，及素患梦遗者忌用之。”

《得配本草》：“肝旺烦躁，肝强不眠，心阴不足，致惊悸者，俱禁用。”

《本草求真》：“性多润，滑泄最忌。”

【附方】 （1）**治虚劳虚烦不得眠**：酸枣仁二升，甘草一两，知母二两，茯苓二两，芎藭二两。上五味，以水八升，煮酸枣仁得六升，纳渚药煮取三升。分温三服。--《金匮要略》之“酸枣仁汤”

（2）**治思虑过度，劳伤心脾，健忘怔忡**：白术一两，茯神（去木）一两，黄芪（去芦）一两，龙眼肉一两，酸枣仁（炒，去壳）一两，人参半两，木香（不见火）半两，甘草（炙）二钱半。上口父 咀。每服四钱，水一盏半，生姜五片，枣一枚，煎暂七分，去滓温服，不拘时候。--《济生方》之“归脾汤”

（3）**治骨蒸，心烦不得眠卧**：酸枣仁二两。以水二大盏半，研滤取汁，以米二合煮作粥，候临熟，入地黄汁一合，更微煮过。不计时候食之。--《圣惠方》之“酸枣仁粥”

（4）**治胆虚睡卧不安，心多惊悸**：酸枣仁一两。炒熟令香，捣细罗为散。每服二钱，以竹叶汤调下，不计时候。--《圣惠方》

（5）**治心脏亏虚，神志不守，恐怖惊惕，常多恍惚，易于健忘，睡卧不宁，梦涉危险，一切心疾**：酸枣仁（微炒，去皮）、人参各一两，辰砂（研细，水飞）半两，乳香（以乳钵坐水盆中研）一分。上四味研和停，炼蜜丸如弹子大。每服一粒，温酒化下，枣汤亦得，空心临卧服。--《局方》

（6）**治虚劳，烦热不得睡卧**：酸枣仁（微炒）、榆叶、麦门冬（去心焙）各二两。上为末，炼蜜和捣百余杵，丸如梧桐子大。每服不计时候，以糯米粥饮下三十丸。--《普济方》之“酸枣仁丸”

（7）**治睡中汗出**：酸枣仁、人参、茯苓各等分，为末。每服二钱，用米饮调下。--《直指小儿方》

（8）**治肝脏风虚，目视𥆧𥆧，常多泪出**：酸枣仁、五味子、蕤仁（汤浸，去赤皮）各一两。上件药，捣细罗为散。每于食后，以温酒调下一钱。--《圣惠方》

（9）**治胆风毒气，虚实不调，昏沉睡多**：酸枣仁一两（生用），全梃蜡茶二两，以生姜汁涂炙，令微焦，捣罗为散。每服二钱，水七分，煎六分，无时温服。--《简要济众方》

（10）**治疗失眠**：每晚睡前1h左右服生枣仁或炒枣仁散，或两者交替服用，每次3g、5g或10g，最多有1次服30g，连服7天。治疗失眠患者87例，有效率为73.5%，并表明生品与炒用同样有效。有7例1次口服生或炒枣仁散20～30g，未发观任何副反应及麻醉作用。又用以酸枣仁、玄胡为主药的复方酸枣仁安神胶囊，每次1粒（重0.5g，相当原生药5g），睡前30分钟温开水吞服，连服3天为1疗程，一般1～2疗程。治疗失眠症172例，有效率为84.15%，优于朱砂安神丸（有效率67.06%），与甲喹酮（安眠酮，有效率81.61%）相仿。以耳穴贴炒酸枣仁，主穴为耳神门、皮质下，配穴为心、肾、脑点。每次选1～2穴，双耳同时应用。一般5天换药1次（夏季3天），4次1疗程。一般1疗程。观察30例，结果：9例显效，19例进步，2例无效。--《新中医》焦新民，1992，（11）：35

棘针

【别名】 棘针《本经》，白棘《本经》，棘刺《别录》，赤龙爪《普济方》。

【来源】 为鼠李科植物酸枣 *Ziziphus jujuba* Mill.*var.spinosa*(Bunge)Hu ex H.F.Chow 的棘刺。

【原植物】 参见“酸枣仁”。

【采收加工】 常年均可采，晒干。

【性味归经】 味辛，性寒。

【功用主治】 清热解毒，消肿止痛。主治痈肿，喉痹，尿血，腹痛，腰痛。

《本经》：“主心腹痛，痈肿溃脓，止痛。”

《别录》：“主决刺结，治丈夫虚损，阴痿，精自出，补肾气，益精髓。”“疗腰痛，喉痹不通。”

【用量用法】 内服：煎汤，3～6g，或入丸、散。外用：煎汁涂，或研末嗃鼻，适量。

【附方】 （1）**治诸恶肿失治有脓**：烧棘针作灰，水服之，经宿头出。--《千金要方》

（2）**治疔肿**：曲头棘针四百枚，橘皮三两。上二味，以水三升，煮取半升。服一合；涂肿上亦得。--《古今录验方》

（3）**治肾脏冷气卒攻，脐腹疼痛拘撮甚者**：槟榔一分(两)，棘针钩子一合(微炒)。上药，捣粗罗为散，都作一服，以水一大盏，煎至五分，又入好酒半中盏，更煎三五沸。去滓。不计时候，稍热分为二服。

（4）**治头风疼痛**：倒钩棘针四十九个(烧存性)，丁香一个，麝香一皂子。为末，随左右塞鼻。(3～4方均出自《圣惠方》)

（5）**治产后黄肿，头痛，四肢沉重**：荆芥、槐角、棘针、真红花各三分。酒煎研送。忌鱼腥。--《叶氏女科》

（6）**治小儿喉痹**：棘针烧灰。水服半钱。--《圣惠方》

（7）**治尿血**：棘针二升。水三升，煮取二升。分三服。--《外台》引苏澄方

（8）**治小儿一切疳**：棘针、瓜蒂等分。捣细罗为散。每用黍粒大吹入鼻中，日二度佳。--《圣惠方》之“吹鼻散”

（9）**治小儿天风口噤，乳不下**：白棘烧末，水服一钱匕。--《子母秘录》

（10）**治倒睫拳毛**：木鳖子二个(今炒)，木贼一百二十节，地龙二条(去土)，赤龙爪一百二十个。上为细末。摘去倒睫，每日以纸捻蘸药嗃之，一日三五次。--《普济方》

（11）**治齿虫** 腐烂棘针二百枚(即是枣木刺朽落地者)。以水二升，煎取一升含之，日四五度以瘥为度。--《小品方》之“腐棘刺漱汤”

酸枣树皮

【来源】 为鼠李科植物酸枣 *Ziziphus jujuba* Mill.*var.spinosa*(Bunge)Hu ex H.F.Chow 的树皮。

【原植物】 参见“酸枣仁”。

【采收加工】 全年均可采剥，洗净，晒干。

【性味归经】 味涩，性平。

【功用主治】 敛疮生肌，解毒止血。主治烧烫伤，外伤出血，崩漏。

《陕甘宁青中草药选》："收敛消炎。主治烧伤。"

《内蒙古中草药》："活血，止血，消炎，生肌。主治便血，烫火伤.月经不调，崩漏。"

《安徽中草药》："消肿解毒，止血。"

【用量用法】 内服：煎汤，15～30g。外用：研末，撒布或调涂，或浸酒搽，或煎水喷涂，或熬膏涂，适量。

【附方】 （1）**治烧烫伤**：①治烧伤(Ⅰ～Ⅱ度)：酸枣树皮晒干研末，用60％乙醇浸泡(高出药末lcm为宜)，48h后取出浸液过滤后喷涂创面。--《陕甘宁青中草药选》 ②酸枣树皮500g，黄柏125g。加水1500ml，煎成300ml。喷涂创面。--《沙漠地区药用植物》 ③酸枣树皮碾成细粉，麻油调涂患处。--《安徽中草药》 ④酸枣树皮二层皮(80％)，虎杖(20％)共熬成膏。以木梓树油(乌桕油)调搽，每日数次。--《中草药学》(南药)

（2）**治外伤出血**：酸枣树白皮研细粉，撒敷患处，加压包扎。--《安徽中草药》

葡萄

【别名】 蒲萄《本经》，蒲陶《汉书》，草龙珠《纲日》，赐紫樱桃、琐琐葡萄《群芳谱》，山葫芦《中国树木分类学》，菩提子《亨利氏中国植物名录》，索索葡萄(新疆)，乌珠玛、葡萄秋(内蒙古)。

【来源】 为葡萄科植物葡萄 *Vitis vinifera* L.的果实。

【植物形态】 落叶木质缠绕藤本，长10～20m。小枝圆柱形，有纵棱纹，无毛或被稀疏柔毛。卷须2叉分枝，每隔2节间断与叶对生。叶卵圆形，显著3～5浅裂或中裂，长7～18cm，宽6～16cm，中裂片顶端急尖，裂片常靠合，基部常缢缩，裂缺狭窄，间或宽阔，基部深心形，基缺凹成圆形，两侧常靠合，边缘有22～27个锯齿，齿深而粗大，不整齐，齿端急尖，上面绿色，下面浅绿色，无毛或被疏柔毛；基生脉5出，中脉有侧脉4～5对，网脉不明显突出；叶柄长 4～9cm，几无毛；托叶早落。圆锥花序 密集或疏散，多花，与叶对生，基部分枝发达，长10～20cm米，花序梗长2～4cm，几无毛或疏生蛛丝状绒毛；花梗长1.5～2.5mm，无毛；花蕾倒卵 圆形，高 2～3mm，顶端近圆形；萼浅碟形，边缘呈波状，外面无毛；花瓣5，呈帽状粘合脱落；雄蕊5，花丝丝状，长 0.6～1mm，花药黄色，卵圆形，长 0.4～0.8mm，在雌花内显著短而败育或完全退化；花盘发达，5浅裂；雌蕊1，在雄花中完全退化，子房卵圆形，花柱短，柱头扩大。果实球形或椭圆形，直径1.5～2cm；种子倒卵椭圆形，顶短近圆形，基部有短喙，种脐在种子背面中部呈椭圆形，种脊微突出，腹面中棱脊突起，两侧洼穴宽沟状，向上达种子 1/4处。花期4～6月，果期8～10月。见(图548)

本植物的叶（**葡萄叶**）、根（**葡萄根**）均供药用，详见下述。

【生长分布】 葡萄原产于欧洲、西亚和北非一带。邹平各地广泛种植。

【采收加工】 夏、秋季果实成熟时采收，鲜用或风干。

【性状鉴别】 鲜品为圆形或椭圆形，干品均皱缩，长3～7mm，直径2～6mm，表面淡黄绿色至暗红色。顶端有残存柱基，微凸尖，基部有果柄痕，有的残存果柄。质稍柔软，易被撕裂，富糖质，气微，味甜微酸。

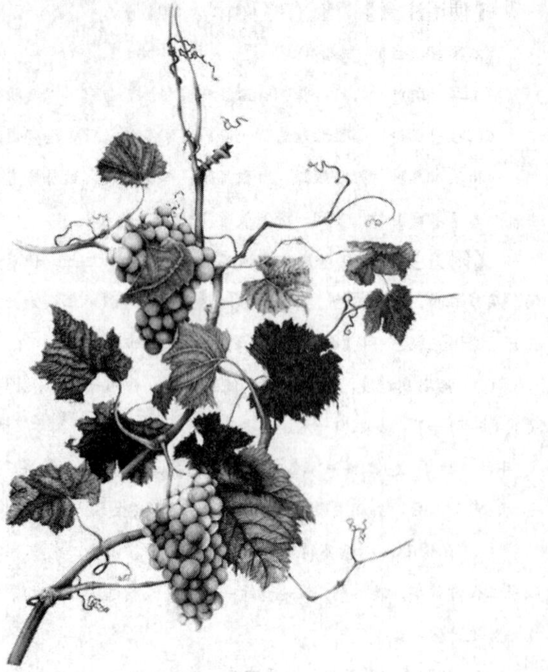

（图548）**葡萄**

【显微鉴别】 果实横切面：外果皮表皮细胞1层，排列整齐，切向延长，壁稍厚，外被角质层。中果皮广阔，中果皮内侧细胞有众多草酸钙簇晶，排列成断续的环带。中果皮细胞还有散在簇晶、柱晶、不规则晶体以及棕黄色内含物。果皮外侧维管束为外韧型，果实中心的维管束倒转为内韧型，常4个在一起。

【理化鉴别】 取本品粗粉2g，加50％乙醇10ml，浸渍30分钟，滤液照下述方法试验：①取滤液 1ml，加碱性酒石酸铜试液 2ml，发生棕红色沉淀。(检查还原糖) ②纸色谱：用上述滤液点样于新华滤纸(1号)，用正丁醇醋酸水(4：1：5)上层液15ml。加甲醇3ml为展开剂，展距15cm，用 α-萘酚硫酸试剂显色，显2个蓝色斑点，其中1个与果糖对照品一致。

【主含成分】 **果实**：含葡萄糖(*glucose*)，果糖(*fructose*)，少量蔗糖(*sucrose*)，木糖(*xylose*)，酒石酸(*tartaric acid*)，苹果酸(*malic acid*)。并含各种花色素的单葡萄糖甙和双葡萄糖甙。

果皮：含矢车菊素(*cvani(1in*)，芍药花素(*peonidin*)，飞燕草素(*delphinidin*)，矮牵牛素(*petUrlidin*)，锦葵花素(*malvidin*)，锦葵花素-3-β-葡萄糖甙(*oenin*)。还含原矢车菊酚低聚物(*proeyanidolo1igomers*)。

【药理】 **(1)抗氧化** 葡萄中所含的黄酮原矢车菊酚的低聚物具抗氧化活性，能清除实验系统中的氧自由基，抑制脂质过氧化。

(2)**抗贫血** 葡萄中还具有抗恶性贫血作用的维生素B12,常饮红葡萄酒，有益于治疗恶性贫血。

（3）**抗菌作用** 葡萄中含有天然的聚合苯酚，能与病毒或细菌中的蛋白质化合，使之失去传染疾病的能力，常食葡萄对于脊髓灰白质病毒及其它一些病毒有良好杀灭作用，而使人体产生抗体。

【性味归经】 味甘、酸，性平；归肺、脾、肾经。

【功用主治】 补气血，强筋骨，利小便。主治气血虚弱，肺虚咳嗽，心悸盗汗，烦渴，风湿痹痛，淋病，水肿，痘疹不透。

《本经》："主筋骨湿痹，益气倍力，强志，令人肥健耐饥，忍风寒。久食轻身，不老延年。可作酒。"

《别录》："逐水，利小便。"

《药性论》："除肠间水气，调中治淋，通小便。"

《本草图经》："治时气发疮疹不出者，研酒饮之。"

《滇南本草》："大补气血，舒筋活络。泡酒服之，治阴阳脱症，又治盗汗虚证。汁，治咳嗽。"

《滇南本草图说》："治痘症毒，胎气上冲，煎汤饮之即下。"

《医林纂要·药性》："敛肺，解烦。"

《百草镜》："利水甚捷，除遍身浮肿。"

《本草再新》："暖胃健脾，治肺虚寒嗽，破血积疝瘕。"

《随息居饮食谱》："补气，滋肾液，益肝阴，强筋骨，止渴，安胎。"

【用量用法】 内服：煎汤，15～30g，或捣汁，或熬膏，或浸酒。外用：浸酒涂擦，或捣汁含咽；或研末撒，适量。

【使用注意】 阴虚内热、胃肠实热或痰热内蕴者慎服。糖尿病患者、便秘者、脾胃虚寒者应少食。忌与海鲜、鱼、萝卜、四环素同食，服用人参者忌食，吃后不能立刻喝水，否则易引发腹泻。

《食疗本草》："其子不宜多食，令人心卒烦闷，犹如火燎，亦发黄病；凡热疾后不可食之，(食之)目暗、骨热，久成麻疖病。"

《绍兴本草》："多食亦喜生疮疹。"

《本经逢原》："多食令人泄泻。"

《医林纂要·药性》："多食生内热。"

《食物考》："多食发痔。"

《本草省常》："多食生热痰。"

【附方】 (1)**强肾**：琐琐葡萄、人参各一钱，火酒浸一宿，晨涂于手心，摩擦腰脊，能助膂力强壮，若卧时摩擦腰脊，力能助肾之坚强，服之尤为得力。--《本经逢原》

(2)**治热淋，小便涩少，碜痛沥血**：葡萄(绞取汁)五合，藕汁五合，生地黄汁五合，蜜五两。上相和，煎为稀饧，每于食前服二合。--《圣惠方》

(3)**除烦止渴**：生葡萄捣滤取汁，以瓦器熬稠，入熟蜜少许，同收，点汤饮。--《居家必用事类全集》

(4)**治咽喉红肿，热气尚浅者**：甜葡萄汁加元胡粉，徐徐饮之。--《喉科金钥》"清凉饮"

(5)**治牙龈肿痛，势欲成痈者**：葡萄干、焰硝。将葡萄去核，填满焰硝煅之，焰过，取置地下成炭，研末，擦之，涎出任吐，自瘥。--《医级》"葡硝散"

(6)**治时气或疮疹发不出**：葡萄子生为末，每服一二钱，温酒或米饮调下。--《卫生易简方》

(7)**治脑漏百病**：葡萄一斤，苹果六十个(去皮)，大黄桃二十个(去皮)，花红果十个(去皮)。共捣熬成膏，入好谷酒二十斤内，埋土地二十一日取饮。和蜜，每服一钱，开水下，忌荤菜同食。又治小儿急慢惊风，苏叶汤小。--《滇南本草》

(8)**治吹乳**：葡萄一枚，于灯焰上燎过，研细，热酒调服。--《圣济总录》之"葡萄酒"

葡萄秧 味甘，性平。归肾经。祛风除湿，利水消肿，解毒。主治风湿痹痛，水肿，腹泻，风热目赤，痈肿疔疮。内服：煎汤，10～15g，或捣汁。外用：捣敷，适量。

附方 (1)**治风寒湿痹，筋骨疼痛，瘫痪麻木**：葡萄藤或根、嫩桑枝、蚕沙各30g。加黄酒与水等量煎，每日2～3次分服。--《食物中药与便方》

(2)**治水肿**：葡萄心(嫩叶)与蝼蛄(去头尾)同研，露七日，曝干。为末，淡酒调下，暑月用佳。--《活法机要》

(3)**治疔肿**：葡萄细藤嫩标，研之，以无灰酒调，去滓，随量而饮；仍以滓贴患处，软帛系之。--《宝庆本草折衷》

(4)**治疗坐骨神经痛**：用葡萄秧制成注射液(每1ml含新鲜玫瑰香葡萄秧1g，1支2ml)肌内注射，每次1支，每日1支，2星期为1疗程，一般使用2～4个疗程。治疗31例，有效25例，无效6例，有效率84%。大部分患者用药1～2天自觉疼痛缓解，有的在注射后1小时内剧痛缓解。--《中草药通讯》北京制药工业研究所，等，1975，(3)：23

(5)**治疗婴儿腹泻**：用葡萄叶制成冲剂(每包含鲜叶10g或干叶5g)，1岁以上小儿每次1包，1岁以下小儿减半，每日服3次。治疗60例，治愈48例，其中40例3天以内治愈，其余4～5天内治愈。本品无论急性或迁延性腹泻均有效，病程短者疗效高，对抗生素无效患者也同样有效。无任何副反应。--《人民军医》第七军医大学第一附属医院小儿科，1974，(2)：22

葡萄根 味甘，性平。祛风通络，利湿消肿，解毒。主治风湿痹痛，肢体麻木，跌打损伤，水肿，小便不利，痈肿疔毒。内服：煎汤，15～30g，或炖肉。外用：捣敷，或煎汤洗，适量。

附方 (1)**治风湿性关节炎，坐骨神经痛**：葡萄根30g水煎服或和猪尾骨炖服。--《福建药物志》

(2)**治风湿疼痛，瘫痪麻木**：葡萄根、老鹳草、伸筋草、桑枝各9g，水煎服，每日2次。--《内蒙古中草药》)

(3)**治跌打损伤疼痛，风毒流痰(包括寒性脓疡，骨结核等)**：葡萄根或藤60～90g，加水、酒合煎服；并用鲜根捣烂敷患处

(4)**治肝炎，黄疸**：鲜葡萄根30～90g，水煎服。(3～4方均出自《食物中药与便方》)

(5)**治妊娠恶阻，胎气不安**：葡萄根25g，苏梗12g，水煎服。--《四川中药志》(1979年)

山葡萄秧

【别名】 野葡萄、黑水葡萄《全国中草药汇编》，山藤藤秧《全国中药新疗法选编》。

【来源】 为葡萄科植物山葡萄 *Vitis amurensis* Rupr.的根或茎藤。

【植物形态】 落叶木质藤本，长达15m。幼枝带红色，初具细毛，后变无毛。单叶互生；叶柄长4～12cm，被柔毛；叶片宽卵形，长4～17cm，宽3.5～18cm，先端尖锐，基部宽心形，3～5裂或不裂，边缘具粗锯齿，上 面无毛，下面叶脉有短毛。花单

性，雌雄异株，圆锥花序与叶对生，长 8～13cm，花序轴具白色丝状毛；花小，雌花内具 5 个退化雄蕊；雄花内雌蕊退化；花萼盘形，无毛；花瓣 5；雄蕊 5；子房上位。浆果球形，直径约 1cm，黑色。花期 5～6 月，果熟期 8～9 月。见(图 549)

本植物的果实（**山葡萄果**）也供药用。**山葡萄果**：味酸，性凉。清热利尿。主治烦热口渴，尿路感染，小便不利。内服：煎汤，10 ~ 15g。

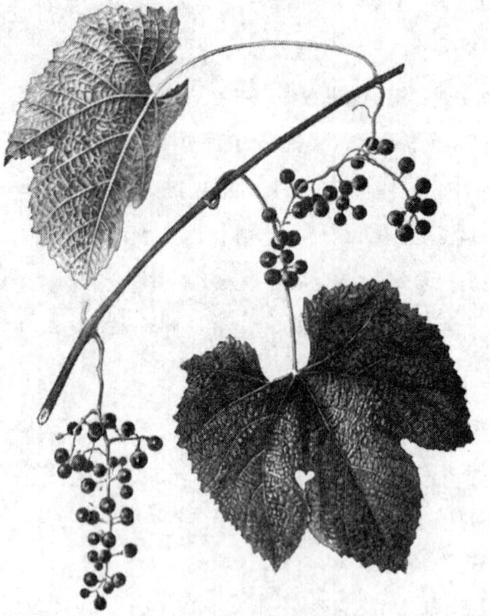

（图 549）**山葡萄**

【生长分布】 生于山坡疏林、山沟、灌丛。邹平南部山区分布较广。

【采收加工】 秋、冬季采收，洗净，切片或段，晒干。

【显微鉴别】 茎横切面：表皮细胞或有部分残留。皮层细胞多已颓废，皮层内可见多数裂隙，亦见草酸钙针晶束。维管束环列。整个韧皮部被木栓层环分割为 2～3 同心环(或外方 1～2 环脱落)；韧皮部外侧为帽状初生韧皮纤维束，纤维细胞多角形，排列不很整齐，壁木化；次生韧皮部纤维束带状，数层断续环列，纤维细胞切向稍长，排列整齐，壁亦木化。韧皮束的外方及两侧具草酸钙簇晶(外侧较多)和方晶。形成层连续成环。木质部中可见年轮。髓宽大，内见草酸钙针晶束。髓射线明显。(图 550)

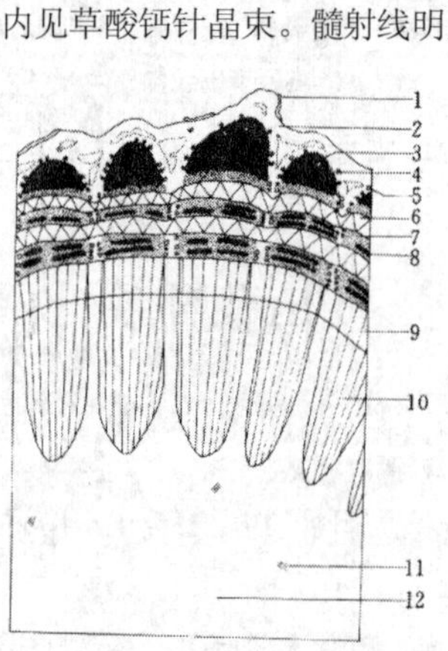

（图 550）**山葡萄(二年生茎)横切面简图**

1.残存表皮 2.皮层 3.初生韧皮纤维 4.草酸钙簇晶 5.草酸钙方晶 6.木栓层 7.韧皮部 8.次生韧皮部纤维 9.第二年木质部 10.第一年木质部 11.草酸钙针晶束 12.髓

【性味归经】 味辛，性凉。

【功用主治】 祛风止痛。主治风湿骨痛，胃痛，腹痛，神经性头痛，术后疼痛，外伤痛。

【用量用法】 内服：煎汤，3～9g。

【附方】 **治外伤痛、胃肠道疼痛、神经性头痛、术后疼痛等**：山藤藤秧(根、藤)，制成 10％煎剂，每次口服 10 ~ 20ml；或制成 15％注射液，每次肌注 2ml。-- 《全国中草药新医疗法展览会资料选编》

蘡薁

【别名】 蘡薁《本草经集注》，薁《诗经》，燕薁、蘡舌《广雅》，山葡萄《新修本草》，山蒲桃《本草拾遗》，蘡薁子《本草图经》，烟黑《救荒本草》，野葡萄《植物名实图考》，猫眼睛《民间常用草药汇编》。

【来源】 为葡萄科植物蘡薁 *Vitis adstricta Hance* 的果实。

【植物形态】 落叶木质藤本。幼枝有锈色或灰色绒毛；卷须有 1 分枝或不分枝。单叶互生；叶柄长 1～3cm；叶片宽卵形，长 4～8cm，宽 2.5～5cm，3 深裂，中央裂片菱形，再 3 裂或不裂，有少数粗牙齿，侧生裂片不等 2 裂或不裂，上面疏生短毛，下面被锈色或灰色绒毛。花杂性，异株，圆锥花序长 5～8cm，轴和分枝有锈色短柔毛；花直径约 2mm，无毛；花萼盘形，全缘；花瓣 5，早落；雄蕊 5。浆果球形，熟时紫色，直径 8～10mm。花期 4～5 月，果期 5～8 月。见下（图 551）

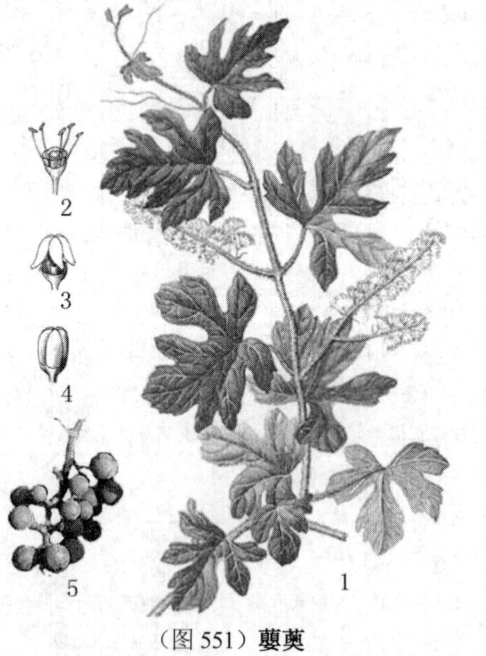

（图 551）**蘡薁**

1.植株 2.除去花瓣（示雄蕊与花盘） 3.花（花瓣脱落） 4.花蕾 5.果实

【生长分布】 生于山坡灌丛。邹平南部山区广布。

【采收加工】 夏、秋季果实成熟时采收，鲜用或晒干。

【性味归经】 味甘、酸，性平。

【功用主治】 生津止渴。主治暑月伤津口干。

《新修本草》："止渴，悦色益气。"（引自《纲目》）

《医林纂要·药性》："益肺。"

《食物考》："温脾悦膝。"

《本草省常》："益气力，止渴，悦色。"

《安徽中草药》："预防中暑，口干渴。"

【用量用法】 内服：适量，嚼食。

蘡薁藤

【别名】 蘡薁藤《纲目》，野葡萄藤《百一选方》，接骨藤《贵州民间方药集》，甘古藤、酸古藤、禾黄藤《中医药实验研究》，禾花子藤《江西民间草药》，猫耳藤、山红羊、山苦瓜《泉州本草》，小平布藤、野桑叶《福建药物志》。

【来源】 为葡萄科植物蘡薁 *Vitis adstricta* Hance 的茎叶。

【原植物】 参见"蘡薁"。

【采收加工】 夏、秋季采收，洗净，茎切片或段，鲜用或晒干。

【性味归经】 味甘、淡，性凉。

【功用主治】 清热，利湿，止血，解毒消肿。主治淋病，痢疾，崩漏，哕逆，风湿痹痛，跌打损伤，瘰疬，湿疹，痈疮肿毒。

《新修本草》："治哕逆大善，伤寒呕哕更良。"

《本草拾遗》："汁滴目中，去热翳赤障。"

《纲目》："止渴，利小便。"

《福建药物志》："凉血止血，消肿解毒。治崩漏，湿疹，项痈，臁疮。"

【用量用法】 内服：煎汤，15～30g，或捣汁。外用：捣敷，或取汁点眼、滴耳，适量。

【附方】 （1）**治血淋**：蘡薁藤 15g，车前草 15g，凤尾草 9g，小蓟 9g，藕节 15g，水煎服。-- 《中医药实验研究》

（2）**治痢疾**：蘡薁茎 30g，水煎。红痢加白糖、白痢加红糖 30g，调服。-- 《江西民间草药》

（3）**治崩漏**：蘡薁叶，研末，每次 9g，热酒冲服。-- 《福建药物志》

（4）**治羊痫风**：鲜蘡薁茎(拣粗人的去皮)90g。水煎 2 次分服，每日 1 剂，连续服用 3～5 剂。-- 《江西民间草药》

（5）**治呕啘又厥逆**：蘡薁藤断之当汁出，器承，取饮一升。-- 《补缺肘后方》

（6）**治风湿关节痛**：蘡薁茎 45g。酒、水各半煎 2 次，分服。-- 《江西民间草药》

（7）**治跌打损伤**：蘡薁全草 60g。水酒各半煎服。-- 《泉州本草》

（8）**治瘰疬**：蘡薁茎及根 30g。水煎 2 次，每日饭后各服 1 次。-- 《江西民间草药》

（9）**治皮肤湿疹**：鲜蘡薁叶，捣绞汁抹患处。

（10）**治乳风(乳腺炎)或风眼**：干蘡薁全草、蒲公英、山甘草头各 21g，清水煎服。

（11）**治脚臁疮经久不愈**：鲜蘡薁叶捣敷患处，以愈为度。（9～11）方均出自《泉州本草》

（12）**治耳痈**：新鲜蘡薁藤，洗净，截 1 段，以一端对患者耳道，以口从另一端吹之，使藤汁滴入耳内。-- 《江西民间草药验方》

（13）**治外伤出血**：蘡薁叶，晒干研粉，外用。-- 《单方验方调查资料选编》

蘡薁根

【别名】 蘡薁根《纲目》，野葡萄根《乾坤生意秘韫》。

【来源】 为葡萄科植物蘡薁 *Vitis adstricta* Hance 的根。

【原植物】 参见"蘡薁"。

【采收加工】 秋、冬季采挖根部，洗净.切片或段，鲜用或晒干。

【性味归经】 味甘，性平；归肝、膀胱经。

【功用主治】 清热利湿，解毒消肿。主治湿热，黄疸，热淋，痢疾，痈疮肿毒，瘰疬，跌打损伤。

《纲目》："治下焦热痛淋闷，消肿毒。"

《民间常用草药汇编》："治胃痛，疗瘰疬，通经利尿。"

《贵州民间方药集》："消肿，消膨胀。外用于跌打损伤，治筋骨疼痛，接骨。"

《福建药物志》："通经络，祛风湿。治肝炎，风湿关节痛，水肿，咳嗽，荨麻疹，乳腺炎，颈淋巴结核，痈疽肿毒。"

【用量用法】 内服：煎汤，15～30g，鲜品倍量。外用：捣敷，或研末敷，适量。

【附方】 （1）**治黄疸型传染性肝炎**：蘡薁干根 15g，白英干全草 15g，茵陈 15g，水煎服。-- 《福建中草药》

（2）**治男妇热淋及女人腹痛**：野葡萄根七钱，葛根三钱。水煎一盅，煎七分，入童子小便三分，空心温服。-- 《乾坤生意秘韫》

（3）**治痢疾**：蔾萸根 30g，水煎，红痢加白糖、白痢加红糖 30g，调服。-- 《江西民间草药》

（4）**治关节风湿痛**：蘡薁鲜根 60～120g，水煎调酒服。-- 《福建中草药》

（5）**治赤游风肿**：野葡萄根捣如泥，涂之。-- 《世医通变要法》

（6）**治湿痰流注**：蘡薁根 60g，瘦猪肉 60g。酒、水各半同煮，去渣，取汤连服。--《江西民间草药验方》

（7）**治肺痈**：鲜萸薁根 60g，鲜海金沙 45g，煎服。-- 《泉州本草》

（8）**治瘰疬**：蘡薁鲜根 60g，水煎或调酒服。

（9）**治乳痈**：蘡薁根 60g，香菇 15g，水煎服。（8～9 方均出自《福建中草药》）

（10）**治多发性脓肿**：蘷萸鲜根 30g，地耳草 15g，水煎或调酒服。

（11）**治荨麻疹**：蘡薁根、黑豆各 30g，猪瘦肉适量，水炖服。（10～11 方均出自《福建药物志》）

（12）**治疗急性黄疸型传染性肝炎**：取蘡薁根 60g，黄酒 1 汤匙，瘦肉 60g，水 120g 煎服。每日 1 剂。上午煎 1 次，喝汤；下午再煎 1 次，汤、肉并食。14d 为 1 疗程，共治 95 例，一般临床症状消失时间平均为 4.5 天，肝肿消失时间为 16.8d，黄疸消退时间为 23.7 天.丙氨酸转氨酶恢复正常时间平均为 25.4d.--《全国中草药新医疗法展览会资料选编》(传染病第 1 分册).1970：35

白蔹

【别名】 白蔹《本经》，兔核《本经》，白根、昆仑《别录》，猫儿卵《纲目》，鹅抱蛋《植物名实图考》，见肿消《南京民间草药》，穿山老鼠《浙江中药手册》，白水罐、山地瓜《东北药用植物志》，铁老鼠、母鸡带仔、老鼠瓜薯《广西中药志》，山栗子、八卦牛、白浆罐《辽宁经济植物志》，野红薯《全国中草药汇编》，地老鼠、野蕃薯《浙江药用植物志》，母鸡抱蛋《贵州中草药名录》。

【名释】 古人多用块根以敛疮，块根肉色白，故名白敛，敛从“艹”作“白蔹”。

【来源】 为葡萄科植物白蔹 *Ampelopsis japonica* (Thunb.) Makino 的块根。

【植物形态】 白蔹 又名白草《本经》，山葡萄秧《全国中草药汇编》，乌藤《贵州中草药名录》。落叶攀援木质藤本，长约 lm。块根粗壮，肉质，长纺锤形、卵形或长圆形，深棕褐色，数个相聚。茎多分枝，幼枝带淡紫色，光滑，有细条纹；卷须与叶对生。掌状复叶互生；叶柄长 3～5cm，微淡紫色，光滑或略具细毛；叶片长 6～10cm，宽 7～12cm；小叶 3～5，羽状分裂或羽状缺刻，裂片卵形至椭圆状卵形或卵状披针形，先端渐尖，基部楔形，边缘有深锯齿或缺刻，中间裂片最长.两侧的较小，中轴有阔翅，裂片基部有关节，两面无毛。聚伞花序小，与叶对生，花序梗长 3～8cm，细长，常缠绕；花小，黄绿色；花萼 5 浅裂；花瓣、雄蕊各 5；花盘边缘稍分裂。浆果球形，径约 6mm，熟时白色或蓝色，有针孔状凹点。花期 5～6 月，果期 9～10 月。见(图 552)

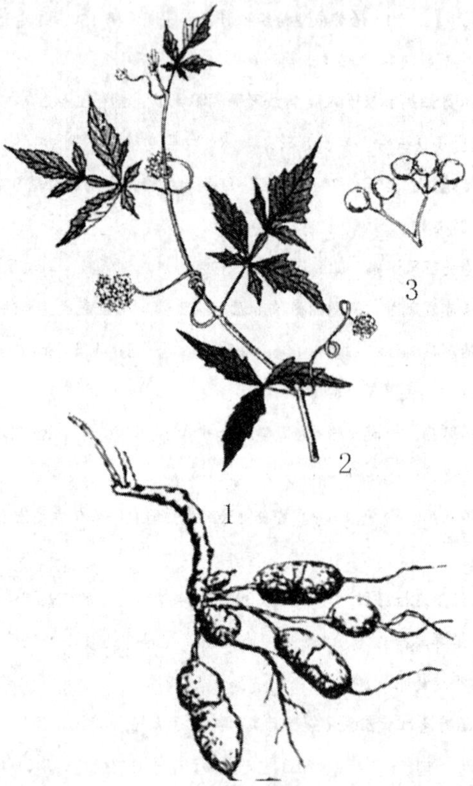

（图 552）白蔹

1.根部 2.花枝 3.果实

本植物的果实（白蔹子）也供药用。

白蔹子：味苦，性寒。清热，消痈。主治温疟，热毒痈肿。内服：煎汤，6～109。外用:，适量研末敷。

【生长分布】 生于山地、荒坡及灌木林中。邹平南部山区有分布。

【采收加工】 春、秋季采挖，除去茎及细须根，洗净，多纵切成两瓣、四瓣或斜片，晒干。

【性状鉴别】 块根长圆形或纺锤形，多纵切成瓣或斜片。完整者长 5～12cm，直径 1.5～3.5cm。表面红棕色或红褐色，有纵皱纹、细横纹及横长皮孔，栓皮易层层脱落，脱落处显淡红棕色，剖面类白色或淡红棕色，皱缩不平。斜片呈卵圆形，长 2.5～5cm，宽 2～3cm，切面类白色或浅红棕色，可见放射状纹理，周边较厚，微翘起或略弯曲。体轻，质硬脆，粉性。气微，味微甜。

【显微鉴别】 （1）粉末特征：淡红棕色。淀粉粒单粒棍棒形、长圆形、长卵形、肾形、扁三角形或菱形，有的两端尖，直径 3～13(～26)μm，长至 25(～43) μm，脐点、层纹不明显；复粒少数；草酸钙针晶散在或成束存在于粘液细胞中，针晶长 86～169μm；粘液细胞类圆形或椭圆形，长 108～224μm，直径 66～9lμm，内含淡黄色粘液质，有的含针晶束；草酸钙簇晶直径 25～78μm，棱角宽大，有的似方晶；具缘纹孔导管直径 35～60(～83) μm，具缘纹孔排列成梯状或网状，纹孔口线形；木薄壁细胞长方形，壁稍厚，连珠状，单纹孔形状大小不一。此外，有石细胞、木纤维及木栓细胞。见(图 553)

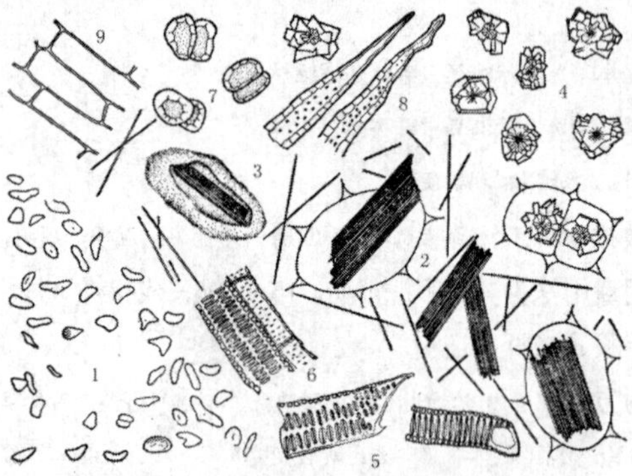

（图 553）白蔹(块根)粉末特征

1.淀粉粒 2.草酸钙针晶 3.粘液细胞 4.草酸钙簇晶 5.导管 6.木薄壁细胞 7.石细胞 8.木纤维 9.木栓细胞

（2）根横切面：木栓层为 2～6 列木栓细胞，有时脱落。韧皮部射线宽广，韧皮束呈窄条状，形成层成环。木质部导管稀疏排列，周围有木纤维及木化薄壁细胞。薄壁组织中散有粘液细胞，内含草酸钙针晶束；薄壁细胞充满淀粉粒，有的内含草酸钙簇晶。

【主含成分】 **块根**：含粘质和淀粉，酒石酸(*tartaric acid*)，β-谷甾醇(*β-sitostero1*)，延胡索酸(*fumaric acid*)，胡萝卜甙(*daucostero1*)。

叶：含没食子酸(*gallic acid*)，1，2，6-三-O-没食子酰基-β-D-吡喃葡萄糖甙(*1，2，6-tri-O-galloyl-β-D-glucopyranoside*)，1，2，3，6-四-O-没食子酰基-β-D-吡喃葡萄糖甙(*1，2，3，6-tetra-O-galloyl-β-D-glucopyranoside*)，1，2，4，6-四-O-没食子酰-β-D-吡喃葡萄糖甙(*1，2，4，6-tetra-O-galloyl-β-D-glucopyranoside*)，1，2，3，4，6-五-O-没食子酰基-β-D-吡喃葡萄糖甙(*1，2，3，4，6-penta-O-galloyl-β-D-glucopyranoside*)，二没食子酸(*digallic acid*)，1，4，6-三-O-没食子酰基-β-D-吡喃葡萄糖甙(*1，4，6-tri-O- galloyl-β-D-gluco-pyranoside*)，2，4，6-三-O-没食子酰基-D-吡喃葡萄糖甙(*2，4，6-tri-O-galloyl-D-glucopyranoside*)，2，3，4，6-四-O-没食子酰基-D-吡喃葡萄糖甙(*2，3，4，6-tetra-O-galloyl-D-glucopyranoside*)，6-O-二没食子酰基 1，2，3-三-O-没食子酰基-β-D-吡喃葡萄糖甙(*6-O-digal-loyl-1，2，3-tri-O- galloyl-β-D-glucopyranoside*)，槲皮素-3-O-α-L-鼠李糖甙(*querceti-3-O-α-L-rhamnoside*)，槲皮素-3-O-(2-O-没食子酰基) -α-L-鼠李

糖甙[*quercetin-3-O-(2-O-galloyl)-α-L-rhamnoside*]。

【药理】 （1）**抗菌作用** 白蔹水浸剂(1：3)在试管内对同心性毛癣菌、奥杜盎小芽胞癣菌、腹股沟和红色表皮癣菌等皮肤真菌有不同程度的抑制作用。水煎剂用平板稀释法对金黄色葡萄球菌有抑制作用。用试管打孔法，浓度>1：40时，对痢疾杆菌生跃有显著的抑制作用。

（2）**抗癌作用** 体外试验对人宫颈癌细胞培养系JTC-26有抑制作用，抑制率在90%以上。

（3）**其他作用** 白蔹煎剂本身无镇痛作用，但可显著增强黑附片和炙川乌的镇痛作用，拮抗黑附片、炙川乌和炙草乌对离体蛙心的收缩作用。

【性味归经】 味苦、辛，性微寒；归心、肝、脾经。

【功用主治】 清热解毒，散结止痛，生肌敛疮。主治疮疡肿毒，瘰疬，烫伤，湿疮，温疟，惊痫，血痢，肠风，痔漏，白带，跌打损伤，外伤出血。

《本经》："主痈肿疽疮，散结气，止痛，除热，目中赤，小儿惊痫，温疟，女子阴中肿痛。"

《别录》："下赤白，杀火毒。"

《药性论》："治面上疱疮。"

《日华子》："止惊邪，发背、瘰疬、肠风、痔漏、刀箭疮、扑损。温热疟疾，血痢，汤火疮，生肌止痛。"

《本草图经》："今医治风、金疮及面药方多用之。"

《本草发挥》谓李东垣云："涂一切肿毒，敷疔疮，治发背。"

《纲目》："解狼毒毒。"

《植物名实图考》："炖酒(服)，散寒气，能补益。"

《萃金裘本草述录》："清少阳上逆之火，泄厥阴亦郁之热，治虚风劳热，消败浊瘀脓，收敛疮口，解散风毒，消瘰疬，开结滞，平痔漏，清赤目，理痈脓，收带浊，止血痢，除酒皶，灭粉刺。"

【临床应用】 （1）**用于疮疡肿毒瘰疬**。白蔹清热解毒，散结消痈，为治疮痈要药。疮痈肿毒，无论已溃未溃，或溃后久不敛口者，均可应用。热毒疮痈初起，肿硬不消者，单用本品内服，或配银花、连翘、蒲公英等清热解毒之品，以促使消散。亦可配赤小豆或大黄、黄芩，研末调敷。如脓成难溃，可配穿山甲、皂角刺等内服，以促使排脓消痈；若疮疡溃后久不收敛者，配黄芪、当归以补气益血、托毒生肌，并配白及、乌贼骨等研末外用，有敛疮生肌之效。治疗瘰疬，白蔹可配玄参、大黄等外敷，有良好的清热散结作用，方如《圣惠方》白蔹散。

（2）**用于烫伤，湿疮等**。白蔹有清热解毒、生肌敛疮作用，治水火烫伤，可单味研末，香油调敷患处；亦可配伍侧柏叶、地榆等同用。湿疮流水，可配漏芦、槐白皮、五加皮等煎水淋洗，如《医宗金鉴》漏芦汤。若治外伤出血，与白及研末外敷，有收敛止血作用；若配白芷、菊花、杏仁等祛风散结润肤之品，还可用治酒皶、粉刺、雀斑等证。

（3）**其他**。白蔹清热解毒之功，还用于治疗热盛小儿惊痫，时邪温疟，以及湿热带下，血痢、肠风等证，可分别配伍清热、化痰、开窍、清利湿热之品共同使用。

《本草经集注》："代赭为之使。"

《本草衍义》："白蔹、白及，多见于敛疮方中，二物多相须而行。"

《本经逢原》："同地肤子治淋浊失精，同白及治金疮失血，同甘草解狼毒之毒。"

《得宜本草》："得白芷，治诸物哽咽；得附子，治风痹筋急。"

【用量用法】 内服：煎汤，3～10g。外用：研末撒或调涂，适量。

【使用注意】 脾胃虚寒及无实火者禁服；孕妇慎服。反乌头。

《本草经集注》："反乌头。"

《本草经疏》："痈疽已溃者不宜服。"

《本经逢原》："阴疽色淡不起，胃气弱者，非其所宜。"

《广西本草选编》："孕妇和痈疮已溃者慎服。"

【附方】 （1）**治痈肿**：①白蔹二分，藜芦一分，为末，酒和如泥，贴上，日三。--《肘后方》 ②白蔹、乌头(炮)、黄芩各等分。捣末筛，和鸡子白敷上。--《普济方》之"白蔹散" ③白蔹、大黄、黄芩各等分。上三味捣筛，和鸡子白，涂布痈上，燥辄易之。--《刘涓子鬼遗方》

（2）**治痈毒令内消**：白芷、白及、白蔹各等分。研为细末，新汲水调敷。--《证治准绳》之"金黄散"

（3）**治疮口不敛**：白蔹、白及、络石藤各半两，取干者。为细末，干撒疮上。--《鸡峰普济方》之"白蔹散"

（4）**治瘰疬生于颈腋，结肿寒热**：白蔹、甘草、玄参、木香、赤芍药、川大黄各半两。上药细罗为散，以醋调为膏，贴于患上，干即易之。--《圣惠方》之"白蔹散"

（5）**治冻耳成疮、或痒或痛者**：黄柏、白蔹各半两。为末，先以汤洗疮，后用香油调涂。--《直指方》之"白蔹散"

（6）**治聤耳出脓血**：白蔹、黄连(去须)、龙骨、赤石脂、乌贼鱼骨(去甲)各一两。上五味，捣罗为散。先以绵拭脓干，用药一钱匕，绵裹塞耳中。--《圣济总录》之"白蔹散"

（7）**治面黑生皯干疱**：白蔹十二铢，生矾石、白石脂各六铢，杏仁三铢。上四味研，和鸡子白，夜卧涂面上，旦用井花水洗之。--《千金要方》

（8）**治鼻赤**：白蔹、杏仁、白石脂等分，研末，鸡子清调涂，旦洗。--《四科简效方》

（9）**治白癜风、遍身斑点瘙痒**：白蔹三两，天雄三两(炮裂，去皮、脐)，商陆一两，黄芩二两，干姜二两(炮裂.锉)，踯躅花一两(酒拌炒令干)。上药捣罗为细散，每于食前，以温酒调下二钱。--《圣惠方》之"白蔹散"

（10）**治皮肤中热痱、瘰疬**：白蔹、黄连各二两，生胡粉一两。上捣筛，容脂调和敷之。--《刘涓子鬼遗方》之"白蔹膏"

（11）**治风痹肿，筋急展转易常处**：白蔹半两，附子六铢。上二味，治下筛，酒服半刀圭，日三，不知增至一刀圭，身中热行为候，十日便觉。--《千金要方》之"白蔹散"

（12）**治烫火灼烂**：白蔹末敷之。--《备急方》

（13）**治扭挫伤**：见肿消2个，食盐适量，捣烂外敷。--《全国中草药新医疗法展览会资料选编》

（14）**治金疮箭在肉中不出**：白蔹二两，半夏三两(汤洗十遍，生姜浸一宿，熬过)。上二味为末，调水服方方寸匕，日三服。--《刘涓子鬼遗方》

（15）**治吐血不止**：白蔹三两，阿胶二两(炙令燥)。上二味，粗捣筛。每服二钱匕，酒水共一盏，入生地黄汁二合，同煎至七分，去滓温服。如无地黄汁，入生地黄一分同煎亦得。--《圣济总录》之“白蔹汤”

（16）**治诸物哽咽**：白蔹、白芷等分。为末，水服二钱。--《圣惠方》

（17）**治湿热白带**：白蔹、苍术各 6g，研细末，每服 3g，每日 2 次，白糖水送下。--《全国中草药汇编》

（18）**治胎衣不下或子死腹中**：生半夏、白蔹各半两。上为细末，滴水为丸，如桐子大。食后，用半夏汤下三二丸，渐渐加至五七丸。--《保命集》

（19）**治腹股沟疝**：白蔹 30g，水煎加白糖冲服。--《青岛中草药手册》

（20）**治疗急慢性菌痢**：取白蔹晒干或焙干研末，装入胶囊(每粒药末 0.3g)，每次 6 粒，日服 3 次。急性菌痢 3 天为 1 疗程，慢性菌痢 5 天为 1 疗程，均在症状消失后停药，症状未消失者，连用 2 个疗程总结疗效。共治疗菌痢 140 例，结果：急性菌痢 116 例，痊愈(临床症状及体征消失，每日大便 2 次以下，外观正常，隔日检查粪便 1 次，连续 2 次粪便培养痢疾杆菌阴性)106 例，好转(临床症状明显好转，粪便性状显著改善，每日便次明显减少)6 例，无效 4 例，总有效率 96.55％；慢性菌痢 24 例，痊愈 17 例，好转 5 例，无效 2 例，总有效率 91.66％。症状消失时间：急性菌痢平均为 3.38±0.87 天；慢性菌痢平均为 6.06±2.62d。服药过程中，有 1 例皮肤潮红发痒，1 例轻度头晕、恶心、烦躁，停药后自行消失。--《中西医结合杂志》宁俊华，等，1986，6(8)：500

乌蔹莓

【别名】 乌蔹莓《新修本草》，拔、茏葛《尔雅》，龙尾、虎葛《尔雅》(郭璞注)，五叶莓(陶弘景)，笼草、乌蔹草《蜀本草》，五叶藤《履巉岩本草》，五爪龙《简便方》，五爪龙草《医学正传》，赤葛、赤泼藤《纲目》，五龙草《本草述》，五爪龙藤《文堂集验方》，母猪藤《草木便方》，五叶茑《现代实用中药》，血五甲《贵州省中医验方秘方》，过山龙《南京民间药草》，猪婆藤、五爪藤、鸡丝藤《中国土农药志》，五爪金龙《浙江民间草药》，小母猪藤《四川中药志》，地老鼠、铁散仙、酸甲藤、五甲藤、铁称陀《湖南药物志》，五将草、过江龙《草药手册》(江西)，地五加《贵州草药》，野葡萄藤、老鸦眼睛藤、老鸦藤、黄眼藤《上海常用中草药》，止血藤《南京地区常用中草药》，五爪绒《台湾药用植物志》。

【名释】 本品茎叶如白蔹，浆果黑色，故曰乌敛。

【来源】 为葡萄科植物乌蔹莓 *Cayratia japonica (Thunb.) Gagnep.*的全草或根。

【植物形态】 多年生草质藤本。茎带紫红色，有纵棱；卷须二歧分叉，与叶对生。鸟趾状复叶互生；小叶 5，膜质，椭圆形、椭圆状卵形至狭卵形，长 2.5～8cm，宽 2～3.5cm，先端急尖至短渐尖，有小尖头，基部楔形至宽楔形，边缘具疏锯齿，两面脉上有短柔毛或近无毛，中间小叶较大而具较长的小叶柄，侧生小叶较小；叶柄长可达 4cm 以上；托叶三角状，早落。聚伞花序呈伞房状，通常腋生或假腋生，具长梗，有或无毛；花小，黄绿色；花萼不明显；花瓣 4，先端无小角或有极轻微小角；雄蕊 4，与花瓣对生；花盘肉质，浅杯状；子房陷于 4 裂的花盘内。浆果卵圆形，径 6～8mm，成熟时黑色。花期 5～6 月；果期 8～10 月。见(图 554)

【生长分布】 生于山坡、路旁、灌木林较湿润出，常攀援于其他植物。邹平南部山区广布。

【采收加工】 夏、秋季割取藤茎或挖出根部，除去杂质，洗净，切段，晒干或鲜用。

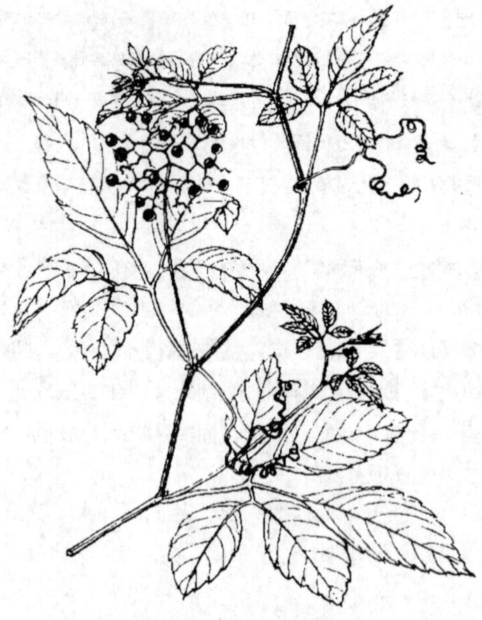

（图 554）**乌蔹莓**

【性状鉴别】 茎圆柱形，扭曲，有纵棱，多分枝，带紫红色；卷须二歧分叉，与叶对生。叶皱缩；展平后为鸟足状复叶，小叶 5，椭圆形、椭圆状卵形至狭卵形，边缘具疏锯齿，两面中脉有毛茸或近无毛，中间小叶较大，有长柄，侧生小叶较小；叶柄长可达 4cm 以上。浆果卵圆形，成熟时黑色。气微，味苦、涩。

【显微鉴别】 （1）茎横切面：呈不规则椭圆形。表皮细胞外被乳状突起的角质层，有的细胞含红棕色色素。皮层狭窄，外侧棱脊处有厚角组织，内侧纤维束断续排列成环；粘液细胞散在，内含草酸钙针晶束；有的薄壁细胞含红棕色色素。维管束外韧形，数个排列成环。髓部也有粘液细胞，含有草酸钙针晶束。薄壁细胞含淀粉粒，有的含有红棕色色素。见（图 555）

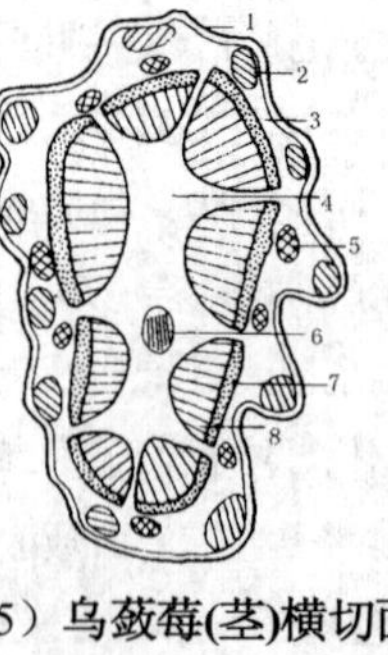

（图 555）**乌蔹莓(茎)横切面简图**

1.表皮 2.厚角组织 3.皮层 4.髓 5.纤维束 6.粘液细胞 7.韧皮部 8.木质部

（2）叶横切面：表皮外方被角质层，下表皮具非腺毛。叶肉组织中散有粘液细胞，内含草酸钙针晶束。中脉有 4 个外韧型维管束。上、下表皮凸起处具厚角组织。见(图 556)

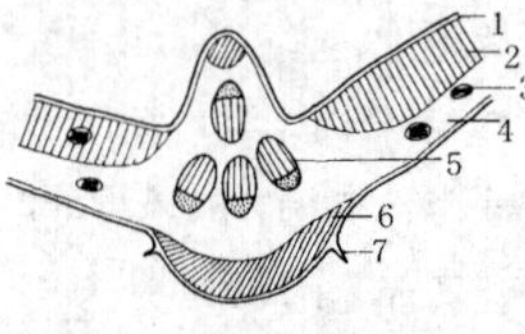

（图 556）**乌蔹莓(叶)横切面简图**

1.表皮 2.栅栏组织 3.粘液细胞 4.海绵组织 5.维管束 6.厚角组织 7.非腺毛

【主含成分】 全草：含挥发油(0.005％)：樟脑(*camphor*)，香桧烯(*sabinene*)，玷𤪏烯(*copaene*)，β-波旁烯(*p-bourbonene*)，别香橙烯(*alloaromadendrene*).β-榄香烯(*β-elemene*)，γ-和δ-荜澄茄烯(*cadinene*)，δ-荜澄茄醇(*δ-cadinol*)，檀香萜醇(*santalol*)，4，8-二甲基喹啉(*4，8-dimethyl quinoline*)，棕榈酸甲酯(*methylpalmitate*)，α-水芹烯(*α-phellandrene*)，乙酸龙脑酯(*bornyl acetate*)，辣薄荷酮(*piperitone*)，α-松油醇(*α-terpineol*)，6，10，14-三甲基-2-十五烷酮(*6，10，14-trimethyl-2-pentadecanone*)，1-二十烷炔(*1-eicosyne*)，十甲基环己硅氧烷(*decamethylcyclohexasiloxane*)等30种成分。还含芹菜素(*apigenin*)，木犀草素(*luteolin*)、木犀草素-7-O-葡萄糖甙(*luteolin-7-O-glueoside*)，羽扇豆醇(*lupeol*)，β-谷甾醇(*β-sitosterol*)，棕榈酸(*palmitic acid*)以及阿拉伯聚糖(*araban*)，粘液质，硝酸钾，氨基酸等。

根：含生物碱、鞣质、淀粉，树胶、粘液质等。

果皮：含乌蔹色甙(*cayratinin*)即是飞燕草素-3-对香豆酰槐糖甙-5-单葡萄糖甙(*delphinidin-3-P-coumaroylsophoroside-5-monoglucoside*)。

【药理】 (1)**抗病毒、抗菌解热作用** 乌蔹莓注射液在鸡胚内对抗流行性感冒病毒A_3/沪防-77-56-E_2及京科68-1株等有明显的抑制作用。在人胚肾组织培养中乌蔹莓注射液对腺病毒3型、副流感病毒仙台株有明显的抑制作用，对鼻病毒及E-$CH0_{11}$型病毒无明显抑制作用。乌蔹莓挥发油对小鼠感染流感病毒A_3型和细胞感染单纯疱疹病毒Ⅰ型均具明显抗病毒活性。体外试验，1％与10％乌蔹莓注射液对肺炎链球菌、金黄色葡萄球菌、流感杆菌等致病性细菌具有不同程度的抑制作用。乌蔹莓注射液皮下注射对由皮下注射肺炎链球菌和流感杆菌引起的家兔体温升高也有明显的降低或延缓作用。

(2)**抗炎作用** 乌蔹莓水煎醇沉液28g/kg和乌蔹莓醇提取液25g/kg灌胃，对二甲苯所致小鼠耳郭炎症，对大鼠塑料环肉芽肿与对大鼠蛋清性、角叉菜胶足肿胀3种动物不同炎症模型均有不同程度对抗作用，对以渗出和肉芽组织增生为主的炎症过程均有抑制作用。对去肾上腺大鼠抗蛋清、角叉菜胶足肿胀，乌蔹莓仍有一定抗炎作用，说明其抗炎作用与垂体一肾上腺系统无关。

(3)**对凝血和免疫功能的影响** 分别给大鼠灌服乌蔹莓水煎醇沉液25g/kg和乌蔹莓醇提取液25g/kg，连续14d，用XTN-RⅡ型体外血栓形成和血小板粘附两用仪分别测定血栓长度和重量及血小板粘附率，结果表明乌蔹莓醇提取液能使血栓长度和血栓干重明显减少及血小板粘附率明显降低，而乌蔹莓水煎醇沉液则无作用。乌蔹莓能显著抑制ADP、胶原诱导的大鼠血小板聚集，同时也明显抑制白陶土部分凝血活酶时间(KPTT)和凝血酶时间(TT)。乌蔹莓能显著地增强小鼠腹腔巨噬细胞吞噬的功能，但对大鼠外周血T淋巴细胞有抑制趋势，而对B淋巴细胞却有增强作用，对胸腺重量有明显抑制作用，对脾脏重量有轻度抑制作用，说明乌蔹莓有抗凝血和增强细胞免疫作用。

(4)**毒性** 乌蔹莓水煎醇沉液小鼠腹腔注射的LD_{50}为51.12g/kg；乌蔹莓醇提取液的LD_{50}为102.8g/kg。

【性味归经】 味苦、酸，性寒。归心、肝、胃经。

【功用主治】 清热利湿，解毒消肿。主治热毒痈肿，疔疮，丹毒，咽喉肿痛，蛇虫咬伤，水火烫伤，风湿痹痛，黄疸，泻痢，白浊，尿血。

《本草经集注》："捣敷疮肿、蛇虫咬处。"

《新修本草》："主风毒热肿，游丹，蛇伤，捣敷并汁饮。"

《履巉岩本草》："治痈疽发背，捣烂署患处。"

《纲目》："凉血解毒，利小便；根擂酒服，消疖肿。"

《药性考》："(治)尿血喉痹，扑跌伤残。""捣敷一切肿毒恶疮，去邪热。"

《草木便方》："母猪藤根补益强，疮毒捣涂虚损良，清热解毒消结核，能涂九子虚气疡。"

《分类草药性》："去风散痰。治五种黄病、母猪风。"

《江苏省植物药材志》："热水泡，熏腿可止痛。"

《贵阳民间药草》："治风湿瘫痪。"

《湖南药物志》："治偏头风，痔疮。"

【用量用法】 内服：煎汤，15～30g，浸酒或捣汁饮。外用：捣敷，适量。

【附方】 (1)**治一切肿毒、发背、乳痈、便毒、恶疮初起者**：五叶藤或根一握，生姜一块。捣烂，入好酒一盏，绞汁热服，取汗，以渣敷之。用大蒜代姜亦可。--《寿域神方》

(2)**治项下热肿，俗名虾蟆瘟**：五叶藤捣敷之。--《丹溪纂要》

(3)**治发背，臀痈，便毒**：乌蔹莓全草水煎2次过液，将2次煎汁合并一处，再隔水煎浓缩成膏，涂纱布上，贴敷患处，每日换1次。

(4)**治臁疮**：鲜乌蔹莓叶，捣烂敷患处，宽布条扎护，每日换1次。或晒研末，每药末30g，同生猪脂90g，捣成膏，将膏摊纸上，贴敷患处。(3～4方均出自《江西民间草药》)

(5)**治喉痹**：马兰菊、五爪龙草、车前草各一握，上三物，杵汁，徐徐饮之。--《医学正传》

(6)**治乳腺炎**：鲜乌蔹莓，捣烂敷患处。--《青岛中草药手册》

(7)**治淋巴腺炎**：乌蔹莓叶适量，和等量水仙花鳞茎，红糖少许，共捣烂，加温敷患处。

(8)**治带状疱疹**：乌蔹莓根，磨烧酒与雄黄，抹患处。(7～8方均出自《福建药物志》)

(9)**治肺劳咯血**：乌蔹莓根9～12g，煎服，或加侧柏、地榆、青石蛋各9g，同煎服。--《浙江民间草药》

(10)**治风湿关节疼痛**：乌蔹莓根30g，泡酒服。--《贵州草药》

(11)**治风湿瘫痪，行走不便** 母猪藤45g，大山羊30g，大风藤30g，泡酒500g，每服15～30g，日服2次，经常服用。--《贵阳民间药草》

(12)**治白浊，色白若泔浆浊，在尿后不痛者，乃湿热所致**：五爪龙藤连根一两，土茯苓、牛膝各八钱，生白酒三碗，煎至一碗，空心服三次愈，并治下疳如神。--《文堂集验方》

(13)**治黄疸病**：用(乌蔹莓)鲜根30g，泡酒每次服1杯。--《重庆草药》

(14)**治毒蛇咬伤，眼前发黑，视物不清**：鲜乌蔹莓全草捣烂绞取汁60g，米酒冲服。外用鲜全草捣烂敷伤处。--《江西民间草药》

(15)**治蜂螫伤**：①五爪龙鲜叶，煎水洗。--《草药手册》(江西) ②乌蔹莓、紫花地丁、捧草、野菊花各30g。水煎服，每日1帖。--《上海赤脚医生杂志》1977，(4)：封底

(16)**治跌打损伤**：五爪龙捣汁，和童尿、热酒服之，取汗。--《简便方》

爬山虎

【别名】 爬山虎《本草拾遗》，地锦、地噤《本草拾遗》，常春藤、土鼓藤《植物名实图考》，红葡萄藤、红葛《中国树木分类学》，大风藤、过风藤《江西中药》，三角枫藤、蝙蝠藤、爬岩虎、野枫藤、日光子、枫藤、爬龙藤、野葡萄、腹水藤、三叶茄《浙江民间常用草药》，假葡萄藤《广西本草选编》，

走游藤、飞天蜈蚣《全国中草药汇编》，大叶山天蓼《浙江药用植物志》，爬树龙、红风藤《广西药用植物名录》。

【来源】 为葡萄科植物爬山虎 *Parthenocissus tricuspidata* (Sieb.et Zucc.) Planeh、五叶爬山虎 *Parthenocissus quinquefo lia* (L.)Planch.或同属植物的藤茎或根。

【植物形态】 （1）**爬山虎** 又名爬墙虎《中国高等植物图鉴》。落叶木质攀援大藤本。枝条粗壮；卷须短，多分枝，枝端有吸盘。单叶互生；叶柄长8～20cm；叶片宽卵形，长10～20cm，宽8～17cm，先端常3浅裂，基部心形，边缘有粗锯齿，上面无毛，下面脉上有柔毛，幼苗或下部枝上的叶较小，常分成3小叶或为3全裂，中间小叶倒卵形，两侧小叶斜卵形，有粗锯齿。花两性，聚伞花序通常生于短枝顶端的两叶之间；花绿色，5数；花萼小，全缘；花瓣先端反折；雄蕊与花瓣对生；花盘贴生于子房，不明显；子房2室。浆果，熟时蓝黑色，直径6～8mm。花期6～7月，果期9月。见（图557-1）

（2）**五叶爬山虎** 又名五叶地锦。与爬山虎主要区别：叶为掌状5小叶，小叶倒卵圆形、倒卵椭圆形或外侧小叶椭圆形。见（图557-2）

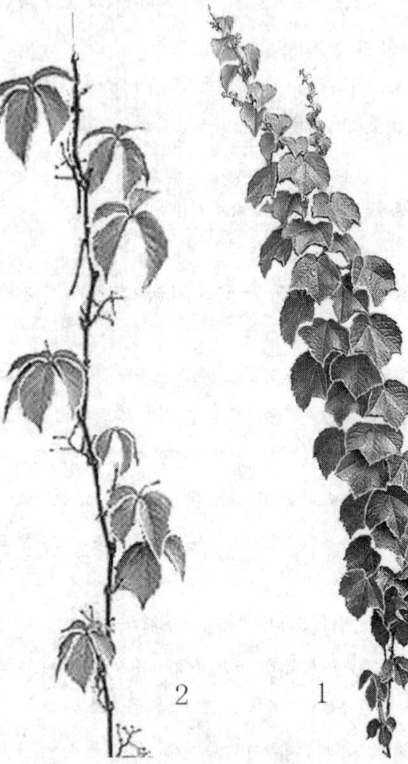

（图557）**爬山虎**

1.爬山虎 2.五叶爬山虎

【生长分布】 生于峭壁及岩石上。邹平南部山区广布，庭院住所常见栽培。

【采收加工】 秋季采收藤茎，去掉叶片，切段；根部于冬季挖取，洗净，切片，晒干，或鲜用。

【性状鉴别】 藤茎呈圆柱形。灰绿色，光滑。外表有细纵条纹，并有细圆点状突起的皮孔，呈棕褐色。声略膨大，节上常有叉状分枝的卷须，叶互生，常脱落。断面中央有类白色的髓，木部黄白色，皮部呈纤维片状剥离。气微，味淡。

【主含成分】 **叶**：含矢车菊素(*cyanidin*)。**冠瘿**：含羟乙基赖氨酸(*1ysopine*)，羟乙基乌氨酸(*octopinic acid*)。

【药理】 爬山虎的粘液质对于口腔、消化道粘膜有轻度消炎作用。

【性味归经】 味辛、微涩，性温。

【功用主治】 祛风止痛，活血通络。主治风湿痹痛，中风半身不遂，偏正头痛，产后血瘀，腹生结块，跌打损伤，痈肿疮毒，溃疡不敛。

《本草拾遗》："主破老血，产后血结，妇人瘦损，小能饮食，腹中有块，淋沥不尽，赤白带下，天行心闷，并煎服之，亦浸酒。"

《江西中药》："活血祛风。凡筋骨疼痛，及妇人赤白带下等之由于血滞者，皆主治之。近时用作祛风止痛药，适用于关节风湿，腰脚软弱等症。"

《浙江民间常用草药》："祛风湿，通经络，止血。"

《广西本草选编》："祛风止痛，去腐生肌。"

《全国中草药汇编》："祛风通络，活血解毒。主治风湿关节痛，外用治跌打损伤，痈疖肿毒。"

【用量用法】 内服：煎汤，15～30g，或浸酒。外用：煎水洗，或磨汁涂，或捣烂敷，适量。

【附方】 （1）**治风湿痹痛**：假葡萄藤 30～60g，水煎服；或用倍量浸洒内服外擦。--《广西本草选编》

（2）**治风湿性关节炎**：①爬山虎藤茎或根30g，石吊兰30g，炖猪脚爪连服3～4次。 ②地锦藤茎、卫茅、高粱根各30g。水煎，用黄酒冲服。--《浙江民间常用草药》

（3）**治半身不遂**：爬山虎藤15g，锦鸡儿根60g，大血藤根15g，千斤拔根30g，冰糖少许，水煎服。

（4）**治偏头痛，筋骨痛**：爬山虎藤30g，当归9g，川芎6g，大枣3枚，水煎服。（3～4方均出自《江西草药》）

（5）**治偏头痛**：爬山虎根30g，防风9g，川芎6g。水煎服，连服3～4剂。

（6）**治便血**：爬山虎藤茎、黄酒各500g。加适量水煎，每日服4次，分2d服完。

（7）**治疖子，损伤**：鲜爬山虎根捣烂，和酒酿拌匀敷患处；另取根15～30g，水煎服。（5～7方均出自《浙江民间常用草药》）

（8）**治痈疮溃烂和蛇伤后溃烂**：假葡萄藤120～180g，水煎外洗。--《广西本草选编》

（9）**治带状疱疹**：爬山虎根磨汁外搽。--《浙江民间常用草药》

扁担木

【别名】 扁担木《全国中草药汇编》，吉利子树、急糜子科《救荒本草》，铜箍散《植物名实图考》，孩儿拳头、葛妃麻、棉筋条《全国中草药汇编》，二裂解宝叶、月亮皮、葛巴麻(河南)，哨儿菜(山东)，圪柏麻、葛荆麻(陕西)，版筒柴(福建)。

【来源】 为椴树科植物小花扁担杆 *Grewia biloba G.Don var.parviflora (Bge.) Hand.-Mazz.*的枝叶。

【植物形态】 落叶灌木。树皮灰褐色，平滑；小枝灰褐色；当年生枝及叶、花序均密生灰黄色星状毛。叶菱状卵形，长3～13cm，宽1～7cm，先端渐尖，有时不明显3裂，基部阔楔形至圆形，边缘有不整齐细锯齿，基出3脉，上面粗糙，疏生星状毛，下面密生星状毛；叶柄长3～10mm，密生星状毛；托叶细条形，长5～7mm，宿存。聚伞花序近伞状与叶对生，常有l0余花或3～4花；花梗长4～7mm，密生星状毛；萼片5，绿色，条状披针形，先端尖，长5～6mm，宽1.5～2mm，外面密生星状毛，里面有单毛；花瓣5，与萼片互生，细小，淡黄绿色，长约1.2mm；雄蕊多数，花丝无毛，花药黄色；雌蕊长度不超出雄蕊，子房有毛，花柱合一，顶端分裂。核果橙红色，2～4组合，有光泽，2～4裂，每裂有2种子；种子淡黄色，径约7mm。花期6～7月，果期8～9月。见（图558）

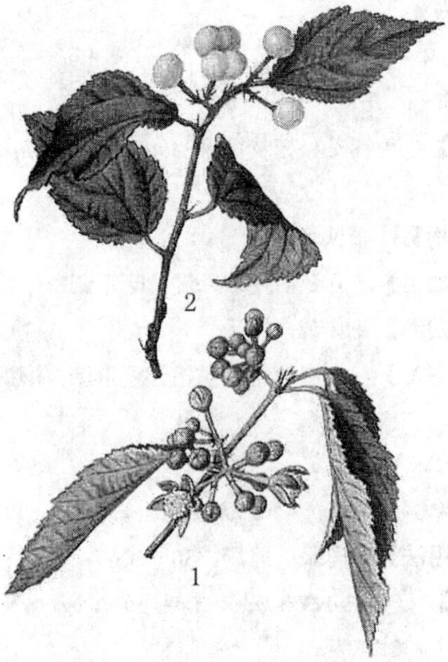

（图558）**小花扁担杆**

1.花枝 2.果枝

【生长分布】 生于山坡、沟谷路旁灌丛中。邹平南部山区有分布。

【采收加工】 春、夏季采收，晒干。

【性味归经】 味甘、苦，性温。

【功用主治】 健脾益气.祛风除湿。主治小儿疳积，脘腹胀满，脱肛，妇女崩漏，带下，风湿痹痛。

【用量用法】 内服：煎汤，9～15g，或浸酒饮。

苘麻

【别名】 苘麻《新修本草》，䔰《诗经》，顷《汉书》(郑幺注)，青麻《中国药用植物志》，白麻《古今录验方》，野棉花、叶生毛《湖南药物志》，磨盘草、车轮草《草药手册》(江西)，点圆子草、馒头姆、孔麻《上海常用中草药》，磨仔盾、毛盾草、野火麻《福建药物志》，野芝麻、紫青、绿箐、野苘、野麻、鬼馒头草、金盘银盏《新华本草纲要》。

【来源】 为锦葵科植物苘麻 *Abutilon theophrasti* Medic.的全草或叶。

【植物形态】 一年生亚灌木状草本，高达1～2m。茎枝被柔毛。叶互生；叶柄长3～12cm，被星状细柔毛；托叶早落；叶片圆心形，长5～10cm，先端长渐尖，基部心形，两面均被星状柔毛，边缘具细圆锯齿。花单生于叶腋，花梗长1～3cm，被柔毛，近顶端具节；花萼杯状，密被短绒毛，裂片5，卵形，长约6mm；花黄色，花瓣倒卵形，长约lcm；雄蕊柱平滑无毛；心皮15～20，长1～1.5cm，先端平截，具扩展、被毛的长芒2，排列成轮状，密被软毛。蒴果半球形，直径约2cm，长约1.2cm，分果爿15～20，被粗毛，顶端具2长芒。种子肾形，褐色，被星状柔毛。花期7～8月。见（图559）

本植物的种子（**苘麻子**）、根（**苘麻根**）也供药用，详见下述。

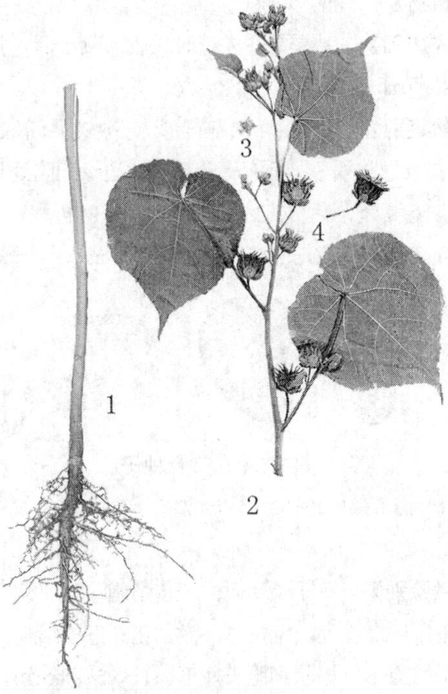

（图559）**苘麻**

1.根部 2.植株上部 3.花 4.果实

【生长分布】 常见于河沟及池塘边。邹平广布。

【采收加工】 夏季采收，鲜用或即可干。

【主含成分】 叶含芸香甙(*rutin*)。

【性味归经】 味苦，性平。

【功用主治】 清热利湿，解毒开窍。主治痢疾，中耳炎，耳鸣，耳聋，睾丸炎，化脓性扁桃体炎，痈疽肿毒。

《上海常用中草药》："解毒，祛风。治痢疾，中耳炎，耳鸣，耳聋，关节酸痛。"

《福建药物志》："清热利湿。主治中耳炎、睾丸炎、痢疾、化脓性扁桃体炎。"

【用量用法】 内服：煎汤，10～30g。外用：捣敷，适量。

【附方】 （1）**治慢性中耳炎**：苘麻鲜全草60g，猪耳适量，水煎服；或苘麻15g，糯米30g，毛蚶20粒，水煎服。--《福建药物志》

（2）**治小儿聤耳有疮及恶肉**：白麻取皮一合，花燕脂十颗(雄黄少许)。上捣筛，细研，敷耳中令满，一两度愈。--《外台秘要》引《古今录验方》

（3）**治化脓性扁桃体炎**：苘麻、一枝花各15g，天胡妥9g。水煎服或捣烂绞汁服。--《福建药物志》

（4）**治痈疽肿毒**：(苘麻)鲜叶和蜜捣敷。如漫肿无头者，取鲜叶和红糖捣敷，内服子实一枚，日服2次。--《福建民间草药》

（5）**治小便不通**：秫麻烧灰，黄酒调服。--《鲁府禁方》

苘麻子

【别名】 苘实《新修本草》，顷麻子《杨氏产乳方》，䔖实《圣济总录》，䔖麻子《鲁府禁方》，空麻子、野苎麻子、冬葵子《江苏省植物药材志》，青麻子、苘麻种子(北京中草药手册)，顷子、野棉花子、白麻子《全国中草药汇编》。

【来源】 为锦葵科植物苘麻 *Abutilon theophrasti* Medic.种子。

【原植物】 参见"苘麻"。

【采收加工】 秋季果实成熟时采收，晒干后，打下种子，筛去果皮及杂质，再晒干。

【性状鉴别】 种子三角状扁肾形，一端较尖，长3.4～4mm，宽约3mm。表面暗褐色，散有稀疏短毛，边缘凹陷处具淡棕色的种脐。种皮坚硬.剥落后可见胚根圆柱形，子叶折叠呈"W"字型，胚乳与子叶交错。气微，味淡。见（图560-a）

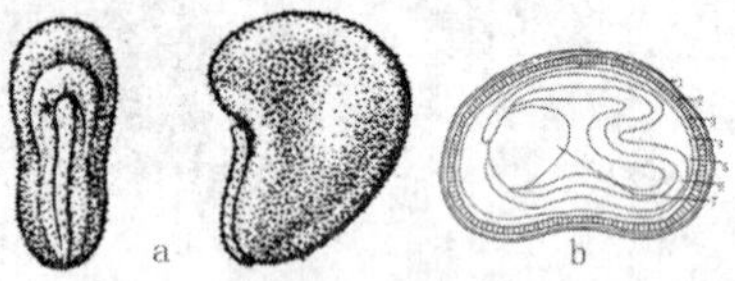

（图560）**苘麻种子**

a.外形 b.横切面（1.表皮 2.皮层 3.栅状细胞层 4.色素层 5.胚乳 6.子叶 7.胚根）

【显微鉴别】 种子横切面：表皮细胞1列，扁长方形，有的分化成单细胞非腺毛，壁稍厚，微木化。下皮细胞1列，略径向延长，类长方形。栅状细胞长柱形，长75～88μm，近外端处可见光辉带，壁极厚，下部壁木化，上部壁非木化，有时可见线形胞腔，近1/3处胞腔膨大，内含细小球形结晶，加20%硫酸结晶不溶解，色素层细胞4～5列，扁长圆形，内含黄棕色或红棕色物。胚乳与子叶细胞含脂肪油与糊粉粒，于二叶细胞中另含少数草酸钙簇晶。见（图560-b）

【性味归经】 味苦，性平。

【功用主治】 清利湿热，解毒消痈，退翳明目。主治赤白痢疾，小便淋痛，痈疽肿毒，乳腺炎，目翳。

《新修本草》："主赤白冷热痢，散服饮之；吞一枚，破痈肿。"

《纲目》："主眼翳瘀肉，起倒睫拳毛。"

《湖南药物志》："明目，止痢。"

《陕甘宁青中草药选》："消炎，利尿，通乳。主治小便不利，产后乳汁不下，乳房胀痛。"

【用量用法】 内服：煎汤，6～12g，或入散剂。

【附方】 （1）**治赤白痢**：顷麻子一两。炒令香熟，为末，以蜜浆下一钱，不过再服。--《杨氏产乳方》

（2）**治腹泻**：苘麻子焙干，研细末。每次3g，每日服2次。--《吉林中草药》

（3）**治尿道炎，小便涩痛**：苘麻子15g，水煎服。--《长白山植物药志》

（4）**治一切眼疾**：苘麻子一升(拣去土，杵为末)。上一味，以豮猪肝一片如手大，薄批作五七片，于药末中蘸匀炙干，再蘸再炙，末尽为度，捣为散，每服一字，空心，临卧，陈米饮调下，服五七服，加半字，又五七服，加至半钱止。--《圣济总录》之"炙肝散方"

（5）**治腰痛眼疾，乌须黑发**：䔖麻子(去壳)一斤，白军姜四两。共为细末，蒸饼，糊为丸，如梧子大。每服二十五丸，空心黄酒送下，以干物压之。--《鲁府禁方》

（6）**治乳汁不通**：苘麻子12g，王不留行15g，穿山甲6g，水煎服。--《长白山植物药志》

（7）**治瘰疬**：苘麻果实连壳研末，每星期6～9g(小儿减量)，以豆腐干1块切开，将药末夹置豆腐干内，水煎，以汤内服，以豆腐干贴患处。如无果实，可用苘麻幼苗(约15cm高上下)2～3株，作为1剂，同豆腐煮，服用法同上。--《江西民间草药》

苘麻根

【来源】 为锦葵科植物苘麻 *Abutilon theophrasti* Medic.的根。

【原植物】 参见"苘麻"。

【采收加工】 立冬后挖取，洗净晒干。

【性味归经】 味苦，性平。

【功用主治】 利湿解毒。主治小便淋沥，痢疾，急性中耳炎，睾丸炎。

《本草图经》："治痢。"

《福建药物志》："清热利湿。主治中耳炎，睾丸炎。"

【用量用法】 内服：煎汤，30～60g。

【附方】 （1）**治小便淋沥**：取苘麻根50～100g，酌加水煎，饭前服，每日2次。--《福建民间草药》

（2）**治急性中耳炎**：苘麻根30g，夏枯草9g，小毛毡苔15g，水煎服。

（3）**治睾丸炎**：苘麻根、苦蘵根、苍耳草根各15g，鸭蛋1个，酒水煎服。（2～3方均出自《福建药物志》）

蜀葵花

【别名】 蜀葵花《千金·食治》，吴葵华《别录》，侧金盏《尔雅翼》，白淑气花《滇南本草》，棋盘花《分类草药性》，蜀其花《本草推陈》，蜀季花、麻杆花、舌其花、大蜀季花、果木花、木槿花《中国经济植物志》，熟季花《北京中草药手册》，秫秸花、端午花《河北中药手册》，大秫花、饼子花《安徽中草药》，公鸡花(《滇南本草》整理本)，镲钹花、擀杖花《陕西中药名录》，单片花《新华本草纲要》，咣咣花（邹平）。

【来源】 为锦葵科植物蜀葵 *Althaea rosea* (L.) Cav.的花。

【植物形态】 蜀葵 又名戎葵《尔雅》，胡葵《千金要方》，一丈红《草木记》，白蜀葵、小蜀芪《滇南本草》。二年生直立草本，高达2m。茎枝密被刺毛。叶互生；叶柄长5～15cm，被星状长硬毛；托叶卵形，长约8mm，先端具3尖；叶近圆心形，直径6～16cm，掌状5～7浅裂或波状棱角，裂片三角形或圆形，中裂片长约3cm，宽4～6cm，上面疏被星状柔毛，粗糙，下面被星状长硬毛或绒毛。花腋生，单生或近簇生，排列成总状花序式，具叶状苞片，花梗长约5mm，果时延长至1～2.5cm，被星状长硬毛；小苞片杯状，常6～7裂，裂片卵状披针形，长8～10mm，密被星状粗硬毛，基部合生；萼钟状，直径2～3cm，5齿裂，裂片卵状三角形，长1.2～1.5cm，密被星状粗硬毛；花大，直径6～10cm，有红、白、粉红、黄、黑紫等色；单瓣或重瓣，花瓣倒卵状三角形，长约4em，先端凹缺，基部狭，爪被长髯毛；雄蕊柱无毛，长约2cm，花丝纤细，长约2mm，花柱分枝多数，微被细毛。果实盘状，直径约2cm，被短柔毛，分果爿近圆形，多数，背部厚达1mm，具纵槽。花期2～8月。见（图561）

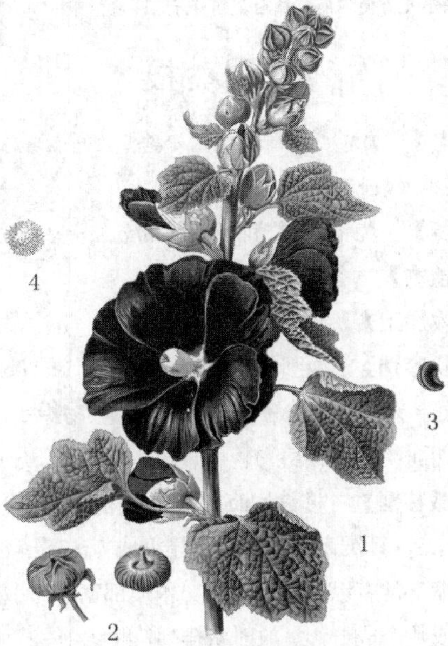

（图561）**蜀葵**

1.花枝 2.果实 3.种子 4.花粉粒

本植物的茎叶（**蜀葵苗**）、种子（**蜀葵子**）、根（**蜀葵根**）均供药用，详见下述。

【生长分布】 原产我国西南地区。邹平各地广泛栽培。

【采收加工】 夏、秋季采收，晒干。

【栽培要点】 **生物学特性** 喜阳光充足及温暖气候，耐寒。宜在排水良好的肥沃土壤栽种。

栽培技术 用种子繁殖或分株繁殖。种子繁殖：夏、秋播种为宜，6～7月种子成熟，采下即播，约1星期后发芽，当真叶2～3枚时，移植1次，次年可开花。分株繁殖：花后至春季抽梢前进行，常作二年生栽培，生长期可施液肥。

病虫害防治 蜀葵锈病，为害叶片，可在春季和夏季于植株上喷洒波尔多液。播种前应进行种子消毒。

【性状鉴别】 花卷曲，呈不规则的圆柱状，长2～4.5cm。有的带有花萼和副萼，花萼杯状，5裂，裂片三角形，长1.5～2.5cm，副萼6～7裂，长5～10mm，两者均呈黄褐色，并被有较密的星状毛。花瓣皱缩卷折，平展后呈倒卵状三角形，爪有长毛状物。雄蕊多数，花丝联合成筒状。花柱上部分裂呈丝状。质柔韧而稍脆。气微香，味淡。

【显微鉴别】 粉末特征：粉棕色。①花粉粒圆球形，淡黄色，直径107～154μm，外壁具刺状突起，萌发孔及孔沟均不易察见。②星状毛，常为3～10分枝，每分枝为单细胞，稍有弯曲，直径13～33μm，长82～740μm，细胞壁较厚，胞腔明显。③螺纹导管细长，直径8～14μm。④花丝表皮细胞排列较紧，多与导管在一起。见(图562)

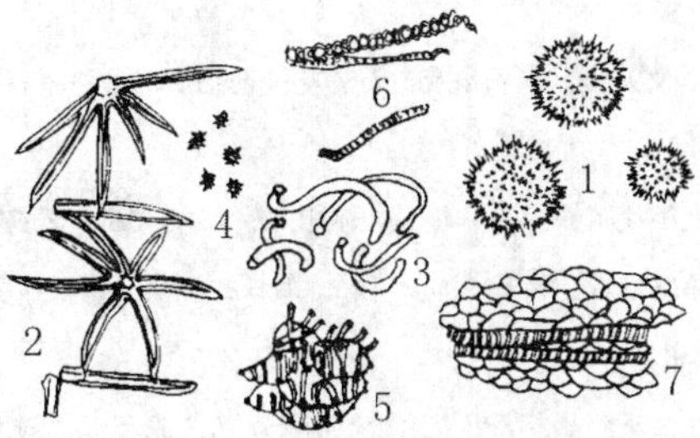

（图562）**蜀葵(花)粉末特征**

1.花粉粒 2.星状毛 3.非腺毛 4.草酸钙簇晶 5.花粉囊内壁细胞 6.导管 7.花丝细胞和导管

【理化鉴别】 取粗粉1g，加2%盐酸甲醇溶液5ml浸渍20分钟，滤过，滤液显紫红色；取滤液滴于白瓷板内，滴加硫酸，显橙黄色。

【主含成分】 花含1-对羟基苯基-2-羟基-3-(2，4，6)-三羟基苯基-1，3-丙二酮[*1-P-hydroxyphenyl-2-hydroxy-3-(2，4，6)-trihydroxyphenyl-1，3-propandione*]，二氢山柰酚葡萄糖甙(*dihydrokaempferolglucoside*)及蜀葵甙(*herbacin*)。

【药理】 （1）**镇痛抗炎作用** 蜀葵花乙醇提取物5g/kg、10g/kg灌胃对小鼠醋酸性扭体反应及大鼠光辐射热甩尾反应有显著的抑制作用。对醋酸所致的小鼠腹腔毛细血管通透性增加、大鼠角叉菜胶及右旋糖酐性足浮肿有明显的抑制作用。能显著抑制炎症组织内前列腺素E(PGE)的释放。

（2）**不良反应** 蜀葵花乙醇提取物80g/kg给小鼠灌胃。可见小鼠自发活动减少，连续观察72h无一死亡。小鼠静脉注射的LD_{50}为2.76±0.08g/kg。

【性味归经】 味甘、咸，性凉。

【功用主治】 和血止血，解毒散结。主治吐血，衄血，月经过多，赤白带下，二便不通，小儿风疹，疟疾，痈疽疖肿，蜂蝎螫伤，烫伤，火伤。

《别录》："主理心气不足。"

《千金·食治》："定心气。"

《本草拾遗》："治小儿风疹。花有五色，白者疗痎疟，去邪气。"

《珍珠囊》："治带下，赤治赤，白治白。"

《汤液本草》："珍云：赤(者)治血燥，白(者)治气燥。"

《滇南本草》："凡白带，筋骨疼良效。""行经络，治手足痿软，筋骨疼痛，止妇人白带。"

《纲目》："治带下，目中溜火，和血润燥，通窍，利大、小肠。"

《药性考》："能通关格。"

《本草求原》："治沙淋、血淋，亦利二便、关格。"

《分类草药性》："治红崩，吐血。"

《贵州草药》："清热凉血，消肿解毒。治血崩，烫伤火伤，无名肿毒。"

《全国中草药汇编》："解毒散结。治梅核气，解河豚毒。"

【用量用法】 内服：煎汤，3～9g，或研末，1～3g。外用：研末调敷，或鲜品捣敷，适量。

【使用注意】 孕妇禁服。

【附方】 （1）**治月经不调**：蜀葵花3～9g，水煎服。--《浙江药用植物志》

（2）**治妇人白带下，脐腹冷痛，面色萎黄，日渐虚损**：白蜀葵花五两。

阴干，捣细罗为散，每于食前，以温酒调下二钱。如赤带下，亦用赤花。--《圣惠方》

（3）**治二便关格，胀闷欲死**：蜀葵花一两捣烂，麝香半钱，水一大盏，煎服。--《纲目》

（4）**治大小便不畅**：蜀葵花 6g，水煎服。--《青岛中草药手册》

（5）**治尿路结石**：蜀葵 90g，研末，每日服 2 次，每次服 6g，温开水送服。--《湖北中草药志》

（6）**治痎疟及邪热**：蜀葵花白者，阴干，为末服之。--《本草图经》

（7）**治喉中有异物感，吞咽不畅**：蜀葵花 3g，开水泡，当茶饮。--《湖北中草药志》

（8）**治酒齄赤鼻**：蜀葵花研末，腊猪脂和匀，夜敷旦洗。--《纲目》引《仁存方》

蜀葵苗

【别名】 蜀葵苗《纲目》，葵茎《千金要方》，赤葵茎《圣惠方》。

【来源】 为锦葵科植物蜀葵 *Althaea rosea (L.) Car.*的茎叶。

【原植物】 参见“蜀葵花”。

【采收加工】 夏、秋季采收，鲜用或晒干。

【性味归经】 味甘，性凉。

【功用主治】 清热利湿，解毒。主治热毒下痢，淋证，无名肿毒，水火烫伤，金疮。

《千金·食治》：“除客热，利肠胃。”

《本草拾遗》：“叶，烧为末，敷金疮；煮食，主丹石发热结；捣碎，敷火疮；又叶炙煮，与小儿食治热毒，下痢及大人丹痢；捣汁服亦可，恐腹痛即暖饮之。”

《本草蒙筌》：“理恶疮，散血。”

《纲目》：“作蔬食，滑窍治淋，润燥易产。”

《安徽中草药》：“解毒排脓，治疮疖，水火烫伤，羊胡疮。”

【用量用法】 内服：煎汤，6～18g，或煮食，或捣汁。外用：捣敷，或烧存性研末调敷，适量。

【使用注意】 不可久食。

《千金要方》：“不可久食，钝人志性，若食之被狗啮者，疮永不瘥。”

《医林纂要·药性》：“天行病后忌食。”

《食物考》：“忌猪肉。”

【附方】 （1）**治小便出血**：酒服葵茎灰方寸匕，日二。--《千金要方》

（2）**治小儿口疮**：赤葵茎炙十为禾，蛋和含。--《圣惠方》

（3）**治疮疖，水火烫伤**：鲜蜀葵茎叶捣烂外敷，干则换；或干品研末，麻油调敷患处，每日 2 次。

（4）**治羊胡疮**：蜀葵茎叶(烧存性)研末，麻油调搽。（1~4 方均出自《安徽中草药》）

（5）**治产后吹奶作痛**：葵茎及子，捣筛为散，酒服方寸匕。--《妇人良方》

蜀葵子 味甘，性寒。利尿通淋，解毒排脓，润肠。主治水肿，淋症，带下，乳汁不通，疮疥，无名肿毒。内服：煎汤，3～9g；或研末。外用：研末调敷，适量。注意：脾胃虚寒及孕妇慎服。

附方 （1）**治水肿，大小便不畅，尿路结石**：蜀葵子研粉，每服 6g，开水送服，每日 2 次。--《陕西中草药》

（2）**治石淋**：用五月五日葵子，微炒，捣罗为末。每于食前，以温酒调下一钱，当下石出。--《圣惠方》

（3）**治痈毒无头**：杵蜀葵(子)末敷之。--《经验后方》

（4）**治小儿大便不通**：捣白花胡葵子末，煮汁服。--《千金要方》

蜀葵根

【别名】 蜀葵根《本草拾遗》，葵花根《卫生宝鉴》，土黄蓍《滇南本草》，棋盘花根《贵州草药》。

【来源】 为锦葵科植物蜀葵 *Althaea rosea* (L.) Car.的根。

【原植物】 参见“蜀葵花”。

【采收加工】 冬季挖取，刮去栓皮，洗净，切片，晒干。

【性状鉴别】 根圆锥形，略弯曲，长 5～20cm，直径 0.5～1cm；表面土黄色，栓皮易脱落。质硬，不易折断，断面不整齐，纤维状，切面淡黄色或黄白色。气淡，味微甘。

【显微鉴别】 根横切面：木栓层为数列木栓细胞。皮层为横切面的 1/5，纤维束众多，断续排列成 4～7 层环带。韧皮部较窄，多压缩，常有纵裂隙至皮层。木质部宽，约占横切面的 3/5，导管单个或数个成群，呈放射状排列，射线 1～2 列细胞。见（图 563）

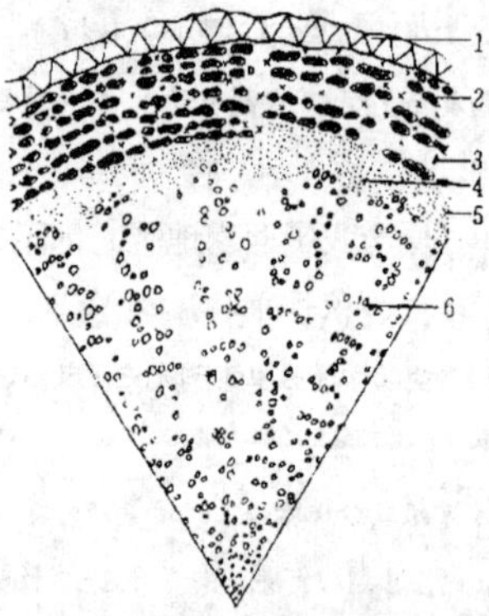

（图 563）**蜀葵(根)横切面简图**

1.木栓层 2.皮层纤维束 3.草酸钙簇晶 4.裂隙 5.韧皮部 6.木质部导管

【理化鉴别】 参见“蜀葵花”。

【主含成分】 根含粘液质(*mucilage*)，一年生根的粘液质含戊糖(*pentose*)7.78％，戊聚糖(*pentosan*)6.87％，甲基戊聚糖(*methylpentosan*)10.59％及糖醛酸(*uronic acid*)20.04％。

【性味归经】 味甘、咸，性微寒。

【功用主治】 清热利湿，凉血止血，解毒排脓。主治淋证，带下，痢疾，吐血，血崩，外伤出血，疮疡肿毒，烫伤烧伤。

《本草拾遗》：“主客热，利小便，散脓血恶汁。”

《本草衍义》：“治带下，排脓血、恶物极验。”

《本草汇言》：“治肠胃生痈极验。”

《药性考》：“利便除热。”

《分类草药性》：“治红崩，吐血，白带。”

《贵州草药》："清热凉血，润燥止血，消肿解毒，主治大便不通，小便不利。"

《陕西中草药》："清热解毒，止痢。治刀伤，烧伤，痢疾。"

【用量用法】 内服：煎汤，9～15g。外用：捣敷，适量。

【附方】 （1）**治小便淋沥**：葵花根一撮(洗净)。锉碎，用水煎五七沸服。--《卫生宝鉴》之"葵花散"

（2）**治小便血淋**：葵花根二钱，车前子一钱，水煮，日服之。--《纲目》引《简便单方》

（3）**治赤白带下**：蜀葵根 15g，椿根白皮 12g，鸡冠花根 30g，煎服。或蜀葵花研细末，每次 3g，每日 2 次，加白糖适量，米汤调服。

（4）**治热毒下痢**：蜀葵花根 15g，地锦草 30g，煎服。(3～4 方均出自《安徽中草药》)

（5）**治肠痈**：蜀葵根一钱，大黄一钱，水煎服。--《经验良方》之"蜀葵汤"

（6）**治血崩，吐血**：棋盘花根 100g，煨甜酒吃。--《贵州草药》

（7）**治妇女倒经(经闭、鼻中流血)**：蜀葵根 15～60g，水煎服。--《湖北中草药志》

（8）**治毒肿不问硬软**：蜀葵根、茄子根、冬瓜根各五两。并烧，候烟绝即出，勿令作灰。细研，以生麻油凋涂，于故帛上贴之。--《圣惠方》

（9）**治内痈有败脓败血，腥秽殊甚，脐腹冷痛**：单叶红蜀葵根、白芷各一两，白枯矾、白芍药各五钱。为末，黄蜡溶化，和丸梧子人。每空心米饮下二十九，待血出尽，服十宣散补之。--《坦仙皆效方》之"怀忠丹"

（10）**治诸疮肿痛不可忍者**：葵花根，去黑皮捣，若硐，点井花水少许，若不稠，不须用水，以纸花如膏贴之。--《济生拔萃》

棉花

【别名】 棉花《纲目拾遗》，绵花《纲目》。

【来源】 为锦葵科植物陆地绵 *Gossypium hirsutum* L.的种子上的棉毛。

另：锦葵科植物草棉 *Crossypium herbaceum* L.、树棉 *Gossypium arboreum* L.及海岛棉 *Gossypium barbade* HsP L.种子上的棉毛也作棉花。主产于云南及两广地区。

【植物形态】 陆地棉 又名大陆棉《中国树木分类学》，高地棉《广州常见经济植物》，美洲棉《经济植物手册》，墨西哥棉《华北经济植物志要》，美棉《中国植物志》。一年生草本，茎高 0.6～1.5m。小枝有疏长毛。叶阔卵形，直径 5～12cm，长、宽近相等或较宽，基部心形，常 3 浅裂，稀为 5 裂，中裂片常深裂达叶片的一半，裂片宽三角状卵形，先端突渐尖，基部宽，上面近无毛，沿脉有粗毛，下面有疏长柔毛；叶柄长 3～14cm，有疏柔毛；托叶卵状镰形，长 5～8mm，早落。花单生于叶腋}花梗通常略短于叶柄；副萼 3，离生，基部心形，有 1 腺体，边缘有 7～9 齿，连齿长达 4cm，宽约 2.5cm，有长硬毛和纤毛；花萼杯状。裂片 5，三角形，有缘毛；花白色或淡黄色，后变淡红色或紫色，长 2.5～3cm；雄蕊柱长 1～2cm。蒴果卵圆形，长 3.5～5cm，有喙，3～4 室；种子分离，卵圆形，有白色长棉毛和灰白色不易剥离的短纤毛。花期 8～9 月；果期 9～10 月。见下(图 564)

本植物的及上述三种来源植物的种子（**棉籽**）、种子的脂肪油（**棉籽油**）、外果皮（**棉桃壳**）、根（**棉花根**）均供药用，详见下述。

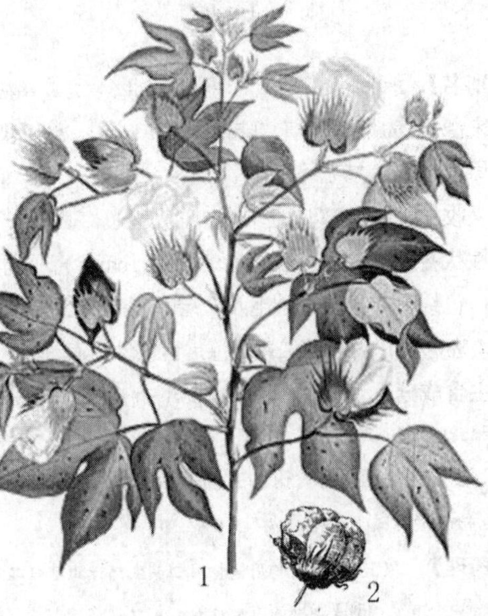

(图 564)陆地棉

1.植株中上部 2.蒴果

【生长分布】 原产美洲墨西哥。邹平各乡镇广泛栽培。

【采收加工】 秋季采收，晒干。

【栽培要点】 **生物学特性** 陆地棉喜温暖的气候、较强的光照、深厚的耕层、中性反应和质地疏松的轻壤土，以及较高的土壤肥力等条件，适应能力较强。

栽培技术 用种子繁殖。在冬前或早春精选种子，选出成熟饱满，具有品种特性的种子。播种时应用多菌灵或 TY 乳油浸种。我国棉花栽培方式有直播栽培，育苗移栽和地膜覆盖 3 种。育苗移栽已成为我国棉区争取早熟、高产、优质的主要措施。

田间管理 棉花的一生，经过播种出苗、苗期、蕾期、花铃期、吐絮期等 5 个时期。各生育期特点不同，田间管理要求各异。管理的中心任务是：根据棉花各个生育期的特点，运用看苗诊断技术，正确判断苗情，采取针对性技术措施，实行因苗培管。

病虫害防治 棉立枯病，苗期幼茎基部受害。棉炭疽病，常与立枯病混合发生，发病初期可喷 65％代森锌可湿性粉剂 500～600 倍液防治。棉枯萎病，用 50％多菌灵可湿性粉剂 250 倍液、波美 0.5 度石硫合剂浇灌病穴。棉蚜，用 50％碎蚜雾可湿性粉剂 6000～7000 倍液喷杀。棉红蜘蛛，可用波美 0.2～0.3 度石硫合剂、20％三氯杀螨醇乳油 600～1000 倍液喷杀。棉铃虫，用 50％棉铃宝乳油。20％灭多威乳油、30％灭铃灵乳油 1000 倍液喷杀。

【性味归经】 味甘，性温。

【功用主治】 止血。主治吐血，便血，血崩.金疮出血。

《纲目》："血崩，金疮，烧灰用。"

《药性考》："御寒却冷。烧灰止血，冻瘃敷稳。"

【用量用法】 内服：烧存性研末，5～9g。外用：烧研撒，适量。

【附方】 （1）治血崩：棉花(烧灰存性)，百草霜各 99，温开水调匀服。--《福建药物志》

（2）**治肠风泻血**：破絮(烧灰)、枳壳(去瓤，麸炒)各五钱。为末。每服二钱，入麝香少许，同陈米饭调下，食前服。--《普济方》之"絮灰散"

棉籽

【别名】 木棉子《本草经疏》，棉花核《兰台轨范》，棉花子《百草镜》。

【来源】 为锦葵科植物陆地绵 *Gossypium hirsutum* L.的种子

【原植物】 参见"棉花"。

【采收加工】 榨取棉绒时，收集种子，晒干。

【性状鉴别】 种子呈卵状，长约 1cm，直径约 0.5cm。外被 2 层白色绵毛，一层长棉毛及一层短茸毛，少数仅具 1 层长棉毛。质柔韧，研开后，种仁黄褐色，富油性。有油香气，味微辛。

【主含成分】 种子含棉酚(*gossypol*)，棉紫色素(*gossypurpurin*)，痕量 6-甲氧基棉酚(*6-methoxygossypo1*)，6，6′-二甲氧基棉酚(*6，6′-dimethoxygossypo1*)。油的脂肪酸组成为棕榈酸(*palmitic acid*)，油酸(*oleic acid*)，亚油酸(*1inoleic acid*)，硬脂酸(*stearic acid*)。

【药理】 （1）**抗生育作用** 食用粗制生棉籽油可引起男性不育，实验证实棉油中含有的棉酚是抗生育有效成分。人口服棉酚剂量一般为 20mg/d，75 天起效；实验鼠经口给药，棉酚剂量一般为 15～30mg/kg，5 星期左右出现不育。棉酚抗生育的作用机制尚不清楚。形态学观察可见精子细胞和粗线精母细胞明显损伤，而线粒体是损伤最早而严重的靶细胞器。有报道棉酚干扰粗线期精母细胞核内的组蛋白合成。也有报道棉酚特异性抑制乳酸脱氢同功酶 X(精子特异酶)。棉酚也可抑制睾丸腺苷环化酶(AC)活性，棉酚可能在功能上阻断人体绒毛膜促性腺激素生成 cAMP 的某环节从而使黄体细胞的生孕酮作用受到抑制。棉酚可延缓孕卵转运速度、阻滞和破坏胚胎早期发育。醋酸棉酚具有降低大鼠睾丸内腺苷酸环化酶(AC)活性，从而导致睾丸细胞催化 ATP 生成的 cAMP 量减少，间质细胞合成、释放的睾酮浓度降低，以致可能影响睾丸内精子的生成及副睾内精子的成熟。长期服棉酚的大鼠和猴的交配行为均未见异常。棉酚对同种或异种动物的血清睾酮、促卵泡激素(FSH)、促黄体激素(1，H)影响都不一致。棉酚遗传效应研究表明染色体无明显变；姐妹染色单体交换率(SCE)亦与对照组无明显差异。Ames 试验表明棉酚无致突变性。停药并恢复生育功能鼠所生子代的生长及生育均正常。棉酚抗生育活性与其左旋体有关。棉酚结构上的醛基与羟基被取代后即失去活性。棉酚作为抗生育药有两个突出不良反应：①低血钾；②有可能导致绝育。棉酚加赋形剂(如 PVP 等)在猕猴阴道内、人阴道内、体外均有杀精子作用，可望作为一种阴道避孕剂，雌大鼠灌服棉酚(100mg/kg)可见明显抗着床作用。给雌大鼠灌服棉酚(80mg/kg)有明显抗早孕作用。大鼠宫内一次性注射棉酚(每侧 1.5mg/0.15ml)可达到抗早孕作用；棉酚对子宫内膜造成的损伤，多数是可逆的，可逐步修复。

（2）**抗微生物作用** 体外试验，棉酚对某些细菌有抑制作用；棉酚能抑制 A 型流感病毒 PR_8 的繁殖。棉酚对人类免疫缺陷病毒(HIV)有抑制作用。

（3）**其他作用** 棉酚灌胃有止咳作用，但祛痰平喘作用不明显。棉酚对吉田肉瘤有显著抑制作用，对艾氏腹水癌也有一定效果。棉酚对锥虫有弱的抑制作用。

（4）**体内过程** 大鼠口服标记棉酚迅速通过粪(83.5%)、呼气(11.7%)、尿(2.5%)排出，标记物主要分布于胃、肠和肝中，未见长期定位的累积现象。

（5）**毒性** 小鼠口服 LD_{50} 醋酸棉酚为 2200mg/kg，甲酸棉酚为 4623mg/kg。每日口服 20mg 棉酚，常见副反应为乏力(12.6%)，消化道反应(4.15%)，性功能改变(5%)。乏力可能与体内钾减少有关。在有效剂量下对雄性动物如公牛、公羊的生发上皮有严重损害作用。有报给大鼠口服最小抗生育剂量的棉酚 1 年，或稍大一些的剂量的棉酚半年，都未出现明显的毒性。但中等剂量的棉酚可引起大鼠心肌线粒体肿胀，嵴减少；抑制肝脏的解毒功能。棉酚 PVP 泡腾片及赋型剂对家兔阴道局部有刺激性，但仍属可接受范围。

【性味归经】 味辛，性热，有毒。归肝、肾、脾胃经。

【功用主治】 温肾，通乳，活血止血。主治阳痿，腰膝冷痛，白带，遗尿，胃痛，乳汁不通，崩漏，痔血。

《本草经疏》："祛风湿、寒湿。"

《本经逢原》："解梅疮毒，痔漏，脱肛，下血。"

《药性考》："补虚，暖腰，治损。"

《现代实用中药》："有促进母乳分泌之效。"

《民间常用草药汇编》："温肾，止痛。治白带，小儿遗尿。"

《广东中药》："滋阴补肾。"

《上海常用中草药》："催乳，补肾，强腰膝.暖胃止痛，止血。主治乳汁缺少，腰膝无力，胃寒作痛，大便出血。"

《青岛中草药手册》："治子宫功能性出血。"

《福建药物志》："镇静止痛，治精神病。"

《四川中药志》(1982 年版)："补肾壮阳。用于肾虚阳痿，月经过多。"

【用量用法】 内服：煎汤，6～10g，或入丸、散。外用：煎水熏洗，适量。

【使用注意】 阴虚火旺患者禁服。

注：棉花子有毒，内服宜控制剂量，中毒症状表现为：初见头昏痛，胃中灼热感，恶心呕吐，腹胀腹痛，继而出现精神委靡，下肢麻痹，腰酸背痛等症状，严重者可神志昏迷，抽搐，瞳孔散大，对光反射迟钝或消失，血压下降。个别患者可因呼吸、循环衰竭而死亡。

【附方】 （1）**治阳痿不起**：棉花子(水浸，晒干，烧酒拌炒，去壳用仁)半斤，破故纸(盐水炒)、韭菜子(炒)各二两。为末，葱汁为丸，梧子大。每服二钱，空心酒下。--《纲目拾遗》引《祝氏效方》

（2）**治腰膝无力**：棉花子 9～15g，打碎煎服；也可配合土杞子等。--《上海常用中草药》

（3）**治虚怯劳瘵，久嗽吐血不止**：棉花子不拘多少，童便浸一宿，为末。每服一钱，侧柏叶汤下。--《集效方》

（4）**治乳汁缺少**：棉花子 9g。打碎，加黄酒 2 匙，水适量，煎服。

（5）**治胃寒作痛**：新棉花子炒黄黑色，研末。每日服1～2 次，每次 6g，用淡姜汤或温开水调服。(4～5 方均出自《上海常用中草药》)

（6）**治痔漏肠红**：棉花子炒黄黑，去壳，为末，陈米糊入砂糖为丸，如桐子大。每口空心清汤下三钱，服三斤断根。--《惠直堂经验方》

（7）**治痔漏**：棉花子仁六两，乌梅六两。共捣烂为丸，梧桐子大。早晚各服三钱，开水送下。--《周益生家宝方》

（8）**治盗汗不止**：棉子仁三至四钱，每日煎汤一碗，空心服三四日即止。--《纲日拾遗》引《刘氏效方》

（9）**治风湿性腰痛**：棉籽 1000g，食盐少许。将棉籽炒热，加少量食盐水，用布包裹，敷腰部痛处。--《湖北中草药志》

（10）**治血崩如泉流不止**：棉花子，铜器炒烟尽为末。每服二钱，空心黄酒调下。--《古今医鉴》之"断源散"

（11）**治子宫功能性出血**：棉花子(炒焦)、陈棕炭、贯众炭各 9g。共研细末。每日服 3 次，每次 9g，开水送服。--《青岛中草药手册》

棉籽油

又名卫生油（邹平），棉花油《纲目拾遗》。味辛，性热。解毒杀虫。主治恶疮，疥癣。外用：涂擦，适量。

棉桃壳

又名棉花皮（邹平），棉花壳《百草镜》。味辛，性温。温胃降逆，化痰止咳。主治噎膈，胃寒呃逆，咳嗽气喘。内服：煎汤，9～15g。

附方　（1）**治膈食，膈气**：用棉花壳八、九月采，不拘多少，煎当茶饮之。忌食鹅。--《百草镜》

（2）**治食管痉挛**：棉花壳 9～15g，煎汤当茶喝。--《青岛中草药手册》

（3）**治慢性气管炎**：将棉桃壳及侧柏叶粉碎，水煮，合并药液，浓缩成浸膏，烘干压成 0.4g 的片剂(每片相当于棉桃壳 0.75g，侧柏叶 0.25g)。每日 3 次，每次 3～4 片，10d 为 1 疗程。--《全国中草药汇编》

棉花根

【别名】　棉花根《上海常用中草药》，草棉根皮《中国药用植物图鉴》，蜜根《上海常用中草药》，土黄芪《全国中草药汇编》。

【来源】　为锦葵科植物陆地绵 *Gossypium hirsutum* L.的根或根皮。

【原植物】　参见“棉花”。

【采收加工】　秋季采挖，洗净，切片，晒干；或剥取根皮，切段，晒干。

【性状鉴别】　根呈圆柱形，稍弯曲，长 10～20cm，直径 0.4～2cm。表面黄棕色，有不规则纵皱纹及横裂皮孔，皮部薄，红棕色，易剥离。质硬，折断面纤维性，黄白色，无臭，味淡。

【显微鉴别】　根横切面：木栓层为多列木栓细胞，局部有破裂。栓内层为数列薄壁组织。韧皮部稍宽厚，韧皮纤维常数十个相集成束，与薄壁组织相间排列，纤维壁较薄，非木化，纵切面末端常见 2～3 分叉；韧皮射线呈漏斗状，韧皮部有时可见粘液腔，切向 140～288μm，径向 60～90μm。形成层成环。木质部占根的大部分，导管单个散列，或数个相连；木纤维常数十个相集成束，多角形，壁木化，纵切面末端也可见 2～3 分叉；木射线宽 1～4 列细胞，壁部分木化；初生木质部四原型。本品薄壁细胞内含有淀粉粒。见（图 565）

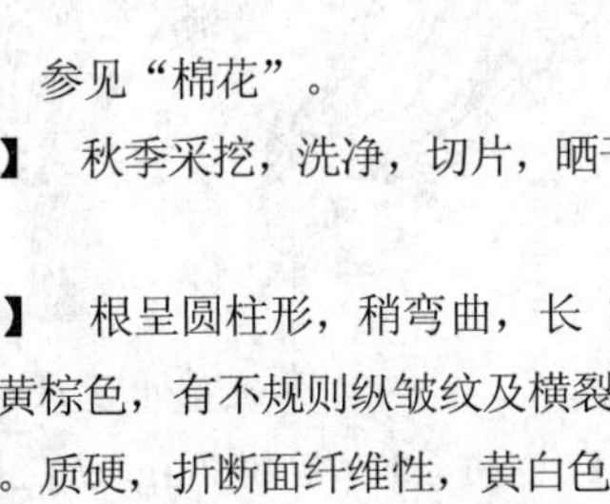

（图 565）**陆地棉(根)横切面简图**

1.木栓层 2.粘液腔 3.韧皮部 4.形成层 5.导管 6.射线

【理化鉴别】　（1）取棉根粗粉 0.5g，加乙醚 5ml 冷浸 24h，滤过，滤液置蒸发皿中挥去乙醚，残留物呈黄棕色，加硫酸 1 滴呈血红色；加三氯化锑氯仿溶液呈玫红色。(检查棉酚)

（2）薄层色谱　取陆地棉根粉末 1g，加乙醚 10～15ml，冷浸 24h，滤过，滤液浓缩至 2ml。以棉酚作对照，点于硅胶 G 板上，以醋酸乙酯-石油醚-冰醋酸(22：20：8)为展开剂。展距 10cm。用 20%三氯化锑氯仿溶液为显色剂，喷雾后 110℃烤 10 分钟，样品与对照品色谱在相应的位置处，显红色斑点。

【主含成分】　陆地棉根皮含棉酚，棉紫色素(*gossypurpurin*)，精氨酸(*arginine*)，天冬酰胺(*asparagine*)，甜菜碱，草酸(*oxalic acid*)，水杨酸，油酸(*oleic acid*)，棕榈酸(*palmitic acid*)及少量挥发油，挥发油含糠醛(*furfural*)，香草乙酮。

【药理】　（1）**止咳、祛痰、平喘作用**　棉根皮水煎剂或分离出的棉酚及天冬酰胺给小鼠灌胃，均有明显的止咳作用。小鼠灌服棉根煎剂及其提取物均有较强的祛痰作用，尤以乙醇提取物和总树脂部分作用为最强。豚鼠口服棉根皮粗提树脂或天冬酰胺对组胺和乙酰胆碱混合型喘具有一定的平喘作用。棉根皮水煎剂和棉酚对慢性气管炎的病理过程，均有减轻炎症细胞浸润的作用。

（2）**抗菌作用**　体外试验表明，棉根皮煎剂、提取物树脂部分及棉酚，对某些细菌有轻度抑制作用。

（3）**其他作用**　棉根提取物可引起小鼠胸腺萎缩，肾上腺重量增加，具有增强或改善肾上腺皮质功能的作用，但未见有增强机体防御能力的作用。棉根皮制剂具有轻微的缩宫作用，但较麦角微弱。

（4）**毒性**　棉花根溶液能迅速引起动物睾酮、肝、肾、肌肉组织的损害。

【性味归经】　味甘，性温；归肺经。

【功用主治】　止咳平喘，通经止痛。主治咳嗽，气喘，月经不调，崩漏。

《草药新纂》：“催生。”

《中国药用植物图鉴》：“根皮为通经剂(用于月经困难及闭止)，止血剂。”

《天目山药用植物志》：“民间治月经闭止及痛经。”

《上海常用中草药》：“止咳平喘，又有强壮作用，适用于咳嗽气喘，小儿营养不良等症。”

《湖北中草药志》：“用于疝气，乳汁不通，崩漏等症。”

《福建药物志》：“主治哮喘，遗精，胃痛。”

【用量用法】　内服：煎汤，15～30g。

【使用注意】　孕妇慎服。

【附方】　（1）**治慢性支气管炎**：①复方棉花根 30%注射液，每次 2～4ml，每日 1 次，肌内注射，10 天为 1 个疗程。　②棉花根、大青叶各 30g，紫金牛 15g，陈皮 9g。水煎，每日 1 剂，分 2 次服。10 天为 1 个疗程，共服 10 个疗程。：③复方棉根片，每服 4 片，每日 3 次。--《全国中草药汇编》

（2）**治体虚咳嗽气喘**：棉花根、葵花头、薄菜各 30g，煎服。--《上海常用中草药》

（3）（3）**治肺结核**：棉花根、仙鹤草各 30g，枸骨根 15g，鲜金不换叶 10 片，水煎服。--《浙江药用植物志》

（4）（4）**治神经衰弱，月经不调**：棉花根 15～30g，水煎服或浸酒服。

（5）**治慢性肝炎**：棉花根 30g，地骨皮 18g，水煎服。(4～5 方均出自《浙江民间常用草药》)

（6）**治乳糜尿**：棉花根皮30g。水煎2次，每次煮沸30分钟(至棉花根成紫红色为度)，两次药液浓缩后，加适量糖精调味，每日3次分服，10天为1疗程。--《浙南本草新编》

（7）**治月经不调**：棉花根皮15~30g，水煎服或浸酒服。

（8）**治乳汁不通**：棉花根30g，香附12g，川楝9g，水煎服。(7~8方均出自《湖北中草药志》)

（9）**治肝癌**：棉花根、半边莲各30g，鳖甲、丹参各15g，三棱、莪术各12g，水蛭6g，平地木、水红子各9g。每日1剂，水煎服。--《肿瘤要略》

（10）**治肺癌**：棉花根、山海螺各30g，补骨脂、天葵子各15g，水煎服。--《实用抗癌药物手册》

木槿花

【别名】 木槿花《日华子》，里梅花《岭外代答》，朝开暮落花《纲目》，疟子花《群芳谱》，篱障花、喇叭花《中国树木分类学》，白槿花《中国药用植物志》，白玉花《福建民间草药》，藩篱花、猪油花《民间常用草药汇编》，榈树花、大碗花《江苏植物药材志》，碗盖花、扁状花、苦松花《中国经济植物志》，水槿花、槿铃花、新米花、饭汤花、旱莲花、水昌花、槿树花、三七花《浙江民间常用草药》，扦金花《恩施中草药手册》，灯盏花、木荆花《湖南药物志》，芭壁花《山东中草药手册》，木红花《广西本草选编》，肉花、白饭花、白面花、白木棉花《福建药物志》，白水绵花、白棉花《广东药用植物简编》。

【来源】 为锦葵科植物木槿 *Hibiscus syriacus* L.的花。

【植物形态】 木槿 又名舜《诗经》，朝菌《庄子》，椵、榇《尔雅》，日及(《尔雅》郭璞注)，藩篱草《仁斋直指方》，木棉、榈树《中国树木分类学》，平条树《江苏植物药材志》，芙蓉树、槿树《中国经济植物志》，金树扭、菜园篱、槿头树、幢篱、万年篱、红花槿《浙江民间常用草药》，木桂花树、巴壁树、扦刺树、菜花树《湖南药物志》，篱沿树、清明篱《草药手册》(江西)，白布篱、白水锦《福建药物志》，水锦花、白水锦花《台湾药用植物志》。落叶灌木，高3～4m。小枝密被黄色星状绒毛。叶互生；叶柄长5～25mm，被星状柔毛；托叶线形，长约6mm，疏被柔毛；叶片菱形至三角状卵形，长3～10cm，宽2～4cm，具深浅不同的3裂或不裂，先端钝，基部楔形，边缘具不整齐齿缺，下面沿叶脉微破毛或近无毛。花单生于枝端叶腋间，花梗长4～14mm，被星状短绒毛；小

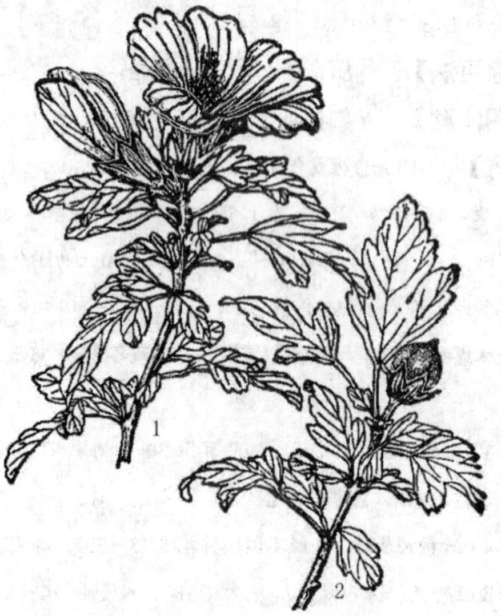

（图566）**木槿**（1.花枝 2.果枝）

苞片6～8，线形，长6～15mm，宽1～2mm，密被星状疏绒毛；花萼钟形，长14～20mm，密被星状短绒毛，裂片5，三角形；花钟形，淡紫色，直径5～6cm，花瓣倒卵形，长3.5～4.5cm，外面疏被纤毛和星状长柔毛；雄蕊柱长约3cm；花柱枝无毛。蒴果卵圆形，直径约12mm，密被黄色星状绒毛。种子肾形，背部被黄色长柔毛。花期7～10月。见(图566)

本植物的果实（**木槿子**）、叶（**木槿叶**）、根（**木槿根**）、皮（**木槿皮**）均供药用，详见下述。

【生长分布】 原产于我国中部。邹平各地均有栽培，多用作公园、街道、城内河边绿化。

【采收加工】 夏、秋季选晴天早晨，花半开时采摘，晒干。

【性状鉴别】 本品多皱缩成团或不规则形，长2～4cm，宽1～2cm，全体被毛。花萼钟形，黄绿色或黄色，先端5裂，裂片三角形，萼筒外方有苞片6～7，条形，萼筒下常带花梗，长3～7mm，花萼、苞片、花梗表面均密被细毛及星状毛；花瓣5片或重瓣，黄白色至黄棕色，基部与雄蕊合牛，并密生白色长柔毛；雄蕊多数，花丝下部连合成筒状，包围花柱，柱头5分歧，伸出花丝筒外。质轻脆，气微香，味淡。见(图567)

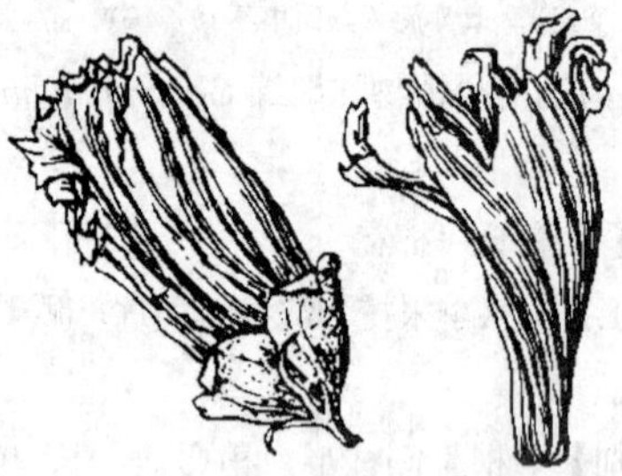

（图567）**木槿花外形**

【理化鉴别】 （1）取本品粉末1g，加乙醇30ml，水浴加热5分钟，滤过，滤液供下列实验用：取滤液3ml浓缩至1ml，加镁粉少量，混匀，滴加浓盐酸数滴，可见大量气泡产生，溶液呈橘红色。(检查黄酮甙)；取滤液1ml，加1%三氯化铝乙醇溶液2滴，溶液呈黄绿色，日光下可见明显黄绿色荧光。(检查黄酮甙)

（2）取本品粉末1g，加水10ml，煮沸5分钟，滤过，取滤液1ml，加费林试剂1ml，置沸水浴中加热，可见大量红色氧化亚铜沉淀产生。(检查多糖)

【显微鉴别】 粉末特征：淡黄棕色。①苞片内外表面有多种毛茸，基部分布甚密。星状毛及簇生毛2～15分枝，每分枝单细胞，稍扭曲，长21～301μm，壁厚，部分星状毛中可见顶端钝圆的分枝；单细胞非腺毛，长85～278μm，壁厚，部分稍扭曲。腺毛短棒状，头部由3～6个细胞组成，长39～79μm，宽24～43μm，柄单细胞，长13～32μm，宽16～27μm。外表面以星状毛为主，内表面以非腺毛、二分枝簇生毛及腺毛为主。叶肉组织中草酸钙簇晶甚多。②花萼外表面密布星状毛和簇生毛，2～15分枝，每分枝单细胞，多扭曲，偶见顶端钝圆状分枝，长19～270μm。内表面上部边缘密布明显扭曲的非腺毛及二分枝簇生毛，形小，稍向内部则毛茸长度增加，可达750μm，基部密布细长单细胞非腺毛及长柱状腺毛，非腺毛长可达1306μm，壁薄，平直或

扭曲，腺毛头部由17～26个细胞组成，长130～270μm，宽16～27μm，柄单细胞。叶肉组织中有草酸钙簇晶。③花冠内外表面具棒槌状腺毛，头部由6～15个细胞组成，长80～138μm，宽32～59μm，柄单细胞，长15～27μm，宽20～40μm，基部边缘密布单细胞非腺毛及二分枝簇生毛，每分枝单细胞壁薄，长321～1730μm，宽16～30μm。叶肉组织中草酸钙簇晶可见。④花粉粒圆球形，甚大，直径108～210μm，外壁具钝头锥形刺状雕纹，长26～33μm，具散孔。⑤花药内壁细胞具条状纹理。见下(图568)

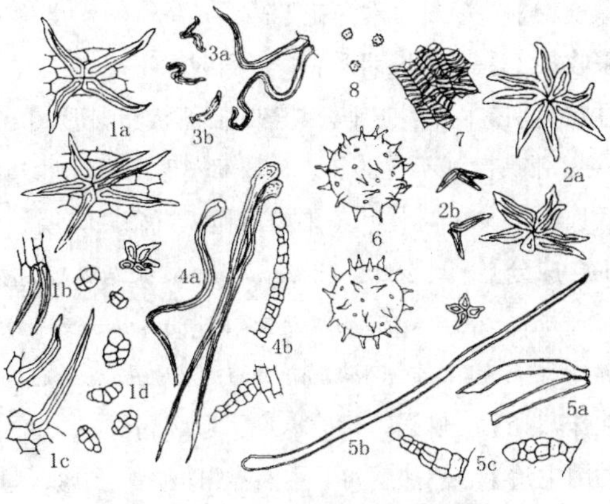

（图568）木槿(花)粉末特征

1a.苞片表面的星状毛 1b.簇生毛 1c.单细胞非腺毛 1天.腺毛 2a.花萼外表面的星状毛 2b.簇生毛 3a.花萼内表面顶端边缘簇生毛 3b.非腺毛 4a.花萼内表面基部的非腺毛 4b.腺毛 5a.花冠表面的簇生毛碎片 5b.单细胞非腺毛 5c.腺毛 6.花粉粒 7.花药内壁细胞 8.草酸钙簇晶

【栽培要点】 **生物学特性** 喜温暖，喜光，半阴亦能生长。对气候、土壤适应性较强，耐干旱、瘠薄，山坡、平地均可栽种。以向阳、肥沃、排水良好的砂质壤土栽种为好。

栽培技术 用扦插、压条、分株繁殖等。通常用扦插繁殖：春季萌芽前剪取健壮枝条，截切15～20cm小段，直接插于田间，或在苗床上按行株距(30～40)cm×(5～8)cm，把插条的三分之二插入土中，浇水，盖草。当年幼苗长至80cm以上，于落叶后或次年春发芽前移栽定植。

田间管理 扦插成活后，除草追肥1次，以后6、8、10月浅耕除草各1次，在8月中耕除草后，须施人畜粪水1次。

【主含成分】 **花**：含胡萝卜素类色素：叶黄素-5，6-环氧化物(*lutein-5,6-epoxide*)，隐黄质(*cryptoxanthin*)，菊黄素(*chrysanthemaxanthin*)，花药黄质(*antheraxanthin*)。

花瓣：含花旗松素-3-O-β-D-吡喃葡萄糖甙(*taxifolin-3-O-β-D-glucopyranoside*)，蜀葵甙元-7-β-D-吡喃葡萄糖甙(*herbacetin-7-β-D-glucopyranoside*)，山柰酚-3-α-L-阿拉伯糖甙-7-α-L-鼠李糖甙(*kaempferol-3-α-L- arabinoside-7-α-L-rhamnoside*)，飞燕草素-3-O-葡萄糖甙(*delphinidin-3-O-glucoside*)，矢车菊素-3-O-葡萄糖甙(*cyaniding- 3-O-glucoside*)，矮牵牛素-3-O-葡萄糖甙(*petunidin-3-O-glucoside*)，蹄纹天竺素-3-O-葡萄糖甙(*pelargonidin-3-O-glucoside*)，芍药花素-3-O-葡萄糖甙(*peonidin-3-O-glucoside*)，锦葵花素-3-O-葡萄糖甙(*malvidin-3-O-glucosid e*)，飞燕草素-3-O-(6′-丙二酰基)-β-D-吡喃葡萄糖甙[*delphinidin-3-O-(6′-malonyl)-β-D-glucopyranoside*]，矢车菊素-3-O-(6′-丙二酰基)-β-D-吡喃葡萄糖甙[*cyaniding-3-O-(6′-malonyl)-β-D-glucopyranoside*]，矮牵牛素-3-O-(6′-丙二酰基)-β-D-吡喃葡萄糖甙[*petunidin-3-O-(6′-malonyl)-β-D-glucopyranoside*]，蹄纹天竺素-3-O-(6′-丙二酰基)-β-D-吡喃葡萄糖甙[*pelargonidin-3-O-(6′-malonyl)-β-D-glucopyranoside*]，芍药花素-3-O-(6′-二丙二酰基)-β-D-吡喃葡萄糖甙[*peonidin-3-O-(6′-malonyl)-β-D-glucopyranoside*]及锦葵花素-3-O-(6′-丙二酰基)-β-D-吡喃葡萄糖甙[*malvidin-3-O-(6′-jmalonyl)-O-D-glucopyranoside*]。

花蕾：含β-胡萝卜素(*β-carotene*)，叶黄素(*lutein*)，隐黄质，菊黄质，花药黄质，木槿粘液质(*hibiscus-mucilage*)SF。

【性味归经】 味甘、苦，性凉。归脾、肺、肝经。

【功用主治】 清热利湿，凉血解毒。主治肠风泻血，赤白下痢，痔疮出血，肺热咳嗽，咳血，白带，疮疖痈肿，烫伤。

《日华子》："治肠风泻血并赤白痢，炒用作汤，代茶吃，治风。"

《滇南本草》："治妇人白浊带下，男子遗精。"

《纲目》："消疮肿，利小便，除湿热。"

《本草汇言》："善治赤白积痢，干涩不通，下坠欲解而不解，捣汁和生白酒温饮即止。"

《药性纂要》："作汤代茶，治风痰喘逆。"

《医林纂要·药性》："清肺宁心，渗湿去热。白花轻浮入肺.肺热咳嗽吐血者宜之。且治肺痈，以甘补淡渗之功。"

《青岛中草药手册》："凉血，清热。治疮肿，利小便，除湿热，反胃吐食.红色花能治肠风下血，白色花能治白带白痢。"

《福建药物志》："治咳血，咳嗽，痢疾，黄疸，急淋，肾炎，门带，顽癣，疔疮，带状疱疹。"

【用量用法】 内服：煎汤，3～9g，鲜者30～60g。外用：研末或鲜品捣烂调敷，适量。

【附方】 （1）**治下痢噤口**：红木槿花去蒂，阴干为末，先煎面饼二个，醮末食之。--《济急仙方》

（2）**治吐血，下血，赤白痢疾**：木槿花9～13朵。酌加开水和冰糖炖半小时，饭前服，每日服2次。--《福建民间草药》

（3）**治咳血**：鲜木槿花30g，冰糖15g，水煎服。--《福建药物志》

（4）**治痔疮出血**：木槿花、槐花炭各15g，地榆炭9g，煎服。--《安徽中草药》

（5）**治妇人白带**：木槿花二钱(为末)，入人乳半钟，将花末拌于乳内，饭上蒸熟，食之效。--《滇南本草》

（6）**治湿热白带**：木槿花30g，猪瘦肉120g，水炖，食肉喝汤。--《安徽中草药》

（7）**治白带**：白木槿花、败酱草、白鸡冠花各15g。每日1剂，水煎，分2次服。--《福建药物志》

（8）**治风痰壅("壅"原作"拥")逆**：木槿花晒干焙研，每服一二匙，空心沸汤下，白花尤良。--《纲目》引《简便单方》

（9）**治疮疖**：鲜木槿花，捣烂外敷，干则更换。--《安徽中草药》

（10）**治盗汗**：取木槿花开而再合者，焙干为末，每用一钱，猪皮煎汤调下，食后临卧。--《小儿卫生总微论方》

（11）**治反胃**：千叶白槿花，阴干为末，陈米汤调送三五口，不转，再将米饮调服。--《袖珍方》之"槿花散"

（12）**治疗细菌性痢疾**：木槿花洗净晒干，研末备用。每次2g，小儿酌减，每隔2h服1次，3～5天为1疗程。试治300例，症状控制者96.3%，一般服药后体温迅速下降，大便于2～3天内好转。

木槿子

【别名】 朝天子《饮片新参》，槿树子、烔树子、川槿子《药材学》，木槿果《浙江药用植物志》。

【来源】 为锦葵科植物木槿 *Hibiscus syriacus* L.的果实。

【原植物】 参见"木槿花"。

【采收加工】 9～10月果实现黄绿色时采收，晒干。

【性状鉴别】 本品为卵圆形或长椭圆形，长1.5～3cm，直径1.0～1.6cm。表面黄绿色，或棕黄色，密被黄色短绒毛，有5条纵向浅沟及5条纵缝线；顶端短尖，有的沿缝线开裂为5瓣；基部有宿存钟状花萼，5裂，萼下有狭条形的苞片7～8枚，排成1轮，或部分脱落；有残余的短果柄；果皮质脆。种子多数，扁肾形，长约3mm，宽约4mm；棕色至深棕色，无光泽，四周密布乳白色至黄色长绒毛。气微，味微苦；种子味淡。见（图569）

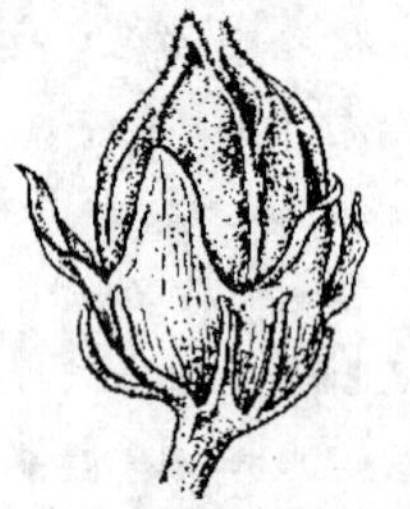

（图569）**木槿子(果实)外形**

【显微鉴别】 粉末特征：粉末棕黄色。①星状毛淡黄色，由2～10数个角：次细胞组成，基部合并一簇；脱落的单个毛呈长梭形、楔形、长三角状分枝，平直或弯曲，长50～460μm，直径17～34μm，先端尖或钝，壁增厚，木化，厚10～17μm。层纹明显，表面可见螺状角质纹。②薄壁细胞内有时可见草酸钙簇晶，直径13～35μm。③内果皮石细胞黄色，1～2列排列紧密，壁极厚，可见孔沟及壁孔，层纹明显。

【理化鉴别】 取本品粉末2g，加乙醇10ml，热浸2～3小时，滤过，滤液照下述方法试验：①取滤液2～3ml，蒸干，加醋酐1ml溶解，沿管壁加8滴浓硫酸，在两液交界面出现猩红色环，溶液上层渐变绿。(检查皂甙) ②取滤液滴于滤纸上，置紫外光灯(365nm)下检视，显暗蓝紫色荧光。

【主含成分】 种子油含锦葵酸(*malvic acid*)，肸大海酸(*sterculinic acid*)，十四碳三烯酸(*tetradecatrienoic acid*)，十六碳三烯酸(*hexadecatrienoic acid*)，十六碳一烯酸(*hexadecenoicacid*)，硬脂酸(*stearic acid*)，十八碳一烯酸(*octadecenoic acid*)，十八碳二烯酸(*octadecadienoic acid*)，十八碳三烯酸(*octadecatrienoic acid*)，还含α、β、γ-生育酚(*α、β、γ-tocophero1*)，β-谷甾醇(*β-sitostero*))，菜油甾醇(*campesterol*)，α、β-胡萝卜素(*α、β-carotene*)，3，4-二羟基-β-胡萝卜素(*3，4 –dihydroxy-β-carotene*)。

【性味归经】 味甘，性寒。归肺经。

【功用主治】 清肺化痰，止头痛，解毒。主治痰喘咳嗽，支气管炎，偏正头痛，黄水疮，湿疹。

《纲目》："主治偏正头风，烧烟熏患处。又治黄水脓疮，烧存性，猪骨髓调涂之。"

《饮片新参》："清肺化痰，治肺风痰喘，咳嗽爵痹。"

《青岛中草药手册》："治支气管炎。煎汤熏洗治偏正头痛。"

【用量用法】 内服：煎汤，9～15g。外用：煎水熏洗，适量。

【附方】 **治咳嗽痰喘**：①朝天了9～15g，丝瓜藤50g，煎服。--《安徽中草药》 ②木槿果9～15g，水煎服。--《浙江药用植物志》

木槿叶

【来源】 为锦葵科植物木槿 *Hibiscus syriacus* L.的果实。

【原植物】 参见"木槿花"。

【采收加工】 生长期采摘，鲜用或晒干用。

【性状鉴别】 叶多皱缩，完整叶多菱状卵圆形，长3～6cm，宽2～4cm。常具深浅不等的3裂，基部楔形，叶两面均疏被星状毛，叶柄长5～25mm，托叶条形。质脆，气微，味淡。

【主含成分】 叶含肥皂草素(*saponaretin*)，肥皂草甙(*saponarin*)，β-胡萝卜素(*β-carotene*)，叶黄素(*1utein*)，隐黄质(*cryptoxanthin*)，菊黄质(*chrysanthemaxanthin*)，花药黄质(*antheraxanthin*)，木槿粘液质(*hibiscusmucilage SL.*)。

【性味归经】 味苦，性寒。归大肠、胃经。

【功用主治】 清热解毒。主治赤自痢疾，肠风，痈肿疮毒。

《品汇精要》："主肠风，痢后热渴。"

《本草汇言》："性滑而利，善治赤白积痢，干涩不通，下坠欲解而不解，捣汁和生白酒温饮即止。""苦寒能除诸热，滑利能导积滞"。

《医林纂要·药性》："沐发去污，亦町食，宣肠胃。"

【用量用法】 内服：煎汤，3～9g，鲜品30～60g。外用：捣敷，适量。

【附方】 （1）**治疔疮疖肿**：木槿鲜叶，和食盐捣烂敷患处。--《福建中草药》

（2）**治足背痈疽肽尽，生肉平满**：槿叶四两(阴干为末)，白及、赤小豆各二两。共为末，用新汲水调和，摊纸上贴之。--《刘涓子鬼遗方》

（3）**治大肠脱肛**：槿皮或叶煎汤熏洗，后以生五倍子、白矾等分为末，敷上。--《急救方》

木槿根

【来源】 为锦葵科植物木槿 *Hibiscus syriacus L.*的果实。

【原植物】 参见"木槿花"。

【采收加工】 全年均可采挖，洗净，切片，鲜用或晒干。

【性味归经】 味甘，性凉。归肺、大肠经。

【功用主治】 清热解毒，消痈肿。主治肠风，痢疾，肺痈，肠痈，痔疮肿痛，赤白带下，疥癣，肺结核。

《本草拾遗》："止肠风泻血，又主痢后热渴，作饮服之，令人得睡，并炒用。"

《滇南本草》："治疮痈。"

《纲目》："洽赤白带下，肿痛疥癣，洗目令明，润燥活血。"

《医林纂要·药性》："治肺痈、肠痈，能下行。"

《药性集要》："擦恶痒疮虫。"

《民间常用草药汇编》："治肺结核。"

【用量用法】 内服：煎汤，15～25g，鲜品50～100g。外

用：煎水熏洗，适量。

【附方】（1）治痢疾：木槿根 50～100g，水煎服。--《浙南本草新编》

（2）治妇女白带：鲜木槿根 50～100g，装入约 500g 重的公鸡腹内(去肠杂并洗净)，酌加开水炖 2h，饭前分 2～3 次吃完鸡肉和汁。

（3）治水肿：鲜木槿根 50g，灯心草(鲜全草)50g，水煎，食前服，每日服 2 次。（2～3 方出自《福建民间草药》）

（4）治皮肤顽癣：木槿根或茎皮 30g，水煎洗患处；或木槿根和茎皮 9g，浸酒 100ml。浸1星期后，加水杨酸 5g，安息香 10g，甘油 10g，共拌匀，涂擦患处。--《福建药物志》

（5）治急淋：木槿根、茅根各 60g，水煎服。--《福建药物志》

（6）治肾炎：鲜木槿根 50～100g，灯心草(鲜全草)50g，水煎服。

（7）治湿热带下：鲜木槿根 100～150g，水煎服。（6～7 方出自《福建中草药》）

（8）治消渴：木槿根 30～60g，水煎，代茶常服。--《福建民间草药》

（9）治骨疽：木槿花根 30g，煎水服，并用叶捣绒外包患处。

（10）治妇女阴痒：木槿花根、八月瓜根各 15g，研末，放在猪尿泡内炖吃。（9～10 方出自《贵州草药》）

木槿皮

【别名】木槿皮《纲目》，槿皮《救急方》，川槿皮《养生经验合集》，椈树皮、白槿皮《江苏省植物药材志》，芦树皮、槿树皮、碗盖花皮《中国经济植物志》。

【来源】为锦葵科植物木槿 *Hibiscus syriacus* L.的茎皮及根皮。

【原植物】参见“木槿花”。

【采收加工】茎皮于 4～5 月剥取，晒干。根皮于秋末挖取根，剥取根皮，晒干。

【性状鉴别】本品多内卷成长槽状或单筒状，大小不一，厚1～2mm。外表面青灰色或灰褐色，有细而略弯曲纵皱纹，皮孔点状散在。内表面类白色至淡黄白色，平滑，具细致致的纵纹理。质坚韧，折断面强纤维性，类白色。气微，味淡。见（图 570）

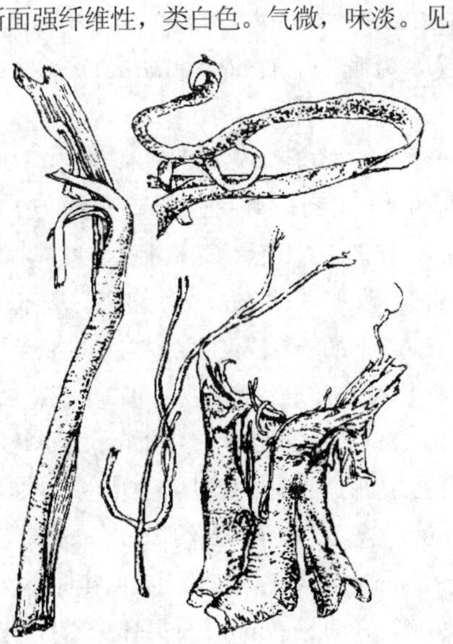

（图 570）木槿皮外形

【显微鉴别】粉末特征：灰白色。①淀粉粒细小，类球形、卵圆形或椭圆形。直径 3～10μm。②纤维成束，多破碎，直径 10～20μm，壁厚薄不一，微木化，纹孔细小，圆形或斜裂缝状。③草酸钙簇晶众多，直径 15～45μm，棱角钝尖或宽。

【理化鉴别】取本品粉末 2g，加乙醇 10ml，热浸 2～3 小时，滤过，滤液照下述方法试验：

（1）取滤液 2～3ml，蒸干，加醋酐 1ml 溶解，沿管壁加 8 滴浓硫酸，在两液交界面出现猩红色环，溶液上层渐变绿。(检查皂甙)

（2）取滤液滴于滤纸上，置紫外光灯(365nm)下检视，显暗蓝紫色荧光。

【主含成分】茎皮：含辛二酸(*suberic acid*)，1-二十八醇(*1-octacosanol*)，β-谷甾醇(*β-sitosterol*)，1，22-二十二碳二醇(*1，22-docosanediol*)，白桦脂醇(*betulin*)，古柯三醇(*erythrotriol*)，壬二酸(*nonanedioic acid*)；又含脂肪酸包括肉豆蔻酸(*myristic acid*)，棕榈酸(*palmitic acid*)，月桂酸(*lauric acid*)；另含铁屎米酮(*canthin-6-one*)。根皮：含鞣质(*tannin*)，粘液质(*mucilage*)。

【药理】从木槿皮中分得 7 个单体化合物，其中的古柯三醇有抑制肿瘤细胞生长作用。据报道其茸毛可引起皮炎。

【性味归经】味甘、苦，性微寒；归大肠、肝、脾经。

【功用主治】清热利湿，杀虫止痒。主治湿热泻痢，肠风泻血，脱肛，痔疮，赤白带下，阴道滴虫，皮肤疥癣，阴囊湿疹。

《本草拾遗》：“止肠风泻血，又主痢后热渴，作饮服之，令人得睡，并炒用。”

《纲目》：“治赤白带下，肿痛疥癣，洗目令明，润燥活血。”

《本草汇言》：“善治疥癣，虫蚀诸肿痛且痒。”

《医林纂要·药性》：“补肺，渗湿，去热，安心神，通利关窍。治肺痈，肠痈，肠血，衄血，消渴，心烦不眠。下治二肠，通利二便，疗肠风泄泻，亦杀疥癣。”

《饮片新参》：“治黄疸。”

【用量用法】外用：酒浸搽擦，或煎水熏洗，适量；内服：煎汤，3～9g。

【使用注意】无湿热者慎服。

《本草骈比》：“体弱无湿热、虫疾者忌用。”

【附方】（1）治-切顽癣：①川槿皮三钱，大斑蝥七个，或小用十个(去头足)，巴豆五个(去油)。共为细末，一处用酽醋调搽，稍时作痛起泡，泡落即愈。--《鲁府禁方》②川槿皮二钱，轻粉五分，斑蝥七个，大枫子七个。河、井水共一钟，煎一半，露一宿，笔蘸涂之。--《外科正宗》③木槿皮 60g，米醋 120ml。浸汁外涂，每日数次。--《安徽中草药》

（2）治牛皮癣：川槿皮一两，大风子仁十五个，半夏五钱。河、井水各一碗，浸露七宿，入轻粉一钱于水中，用秃笔扫涂，有臭涎出方妙，但忌洗澡，能于夏月治之尤效。--《串雅内编》

（3）治脚癣：木槿皮 60g，75％乙醇 60ml。浸泡 2d 后，外擦患处。--《安徽中草药》

（4）治赤白带下：槿根皮二两(切)，以白酒一碗半，配一碗，空心服之。--《纂要奇方》

（5）治大肠脱肛：槿皮或叶煎汤熏洗，后以白矾、五倍末敷之。--《救

急方》

野西瓜苗

【别名】 野西瓜苗《救荒本草》，秃汉头《救荒本草》，野芝麻《曲靖专区中草药手册》，和尚头《甘肃中草药手册》，山西瓜秧《东北常用中草药手册》，小秋葵、香铃草、打瓜花《全国中草药汇编》，灯笼花、黑芝麻、尖炮草《云南植物志》，天泡草《贵州中草药名录》。

【名释】 叶似家西瓜叶而得名。

【来源】 为锦葵科植物野西瓜苗 *Hibiscus trionum* L.的全草或根。

【植物形态】 一年生直立或平卧草本，高25～70cm。茎柔软。被白色星状粗毛。叶2型；叶柄长2～4cm，被星状粗硬毛和星状柔毛；托叶线形，被星状粗硬毛；下部的叶近圆形，边缘具齿裂，中上部的叶掌状3～5深裂，直径3～6cm，中裂片较长，两侧裂片较短，裂片倒卵形至长圆形，通常羽状全裂，上面疏被粗硬毛或无毛，下面疏被星状粗刺毛。花单生于叶腋，花梗长约2.5cm，果时延长达4cm，被星状粗硬毛；小苞片12，线形，长约8mm，被粗长硬毛，基部合生；花萼钟形，淡绿色，长1.5～2cm，被粗长硬毛或星状粗长硬毛，裂片5，膜质，三角形，具纵向紫色条纹，中部以上合生；花淡黄色，内面基部紫色，直径2～3cm，花瓣5，倒卵形，长约2cm，外面疏被极细柔毛；雄蕊柱长约5mm，花丝纤细，长约3mm，花药黄色；花柱枝5，无毛。蒴果长圆状球形，直径约1cm，被粗硬毛，果爿5，果皮薄，黑色。种子肾形，黑色，具腺状突起。花期7～10月。见（图571）

本植物的种子（**野西瓜子**）也供药用。**野西瓜子**：味辛，性平。补肾，润肺。主治肾虚头晕，耳鸣、耳聋，肺痨咳嗽。内服：煎汤，9～15g。

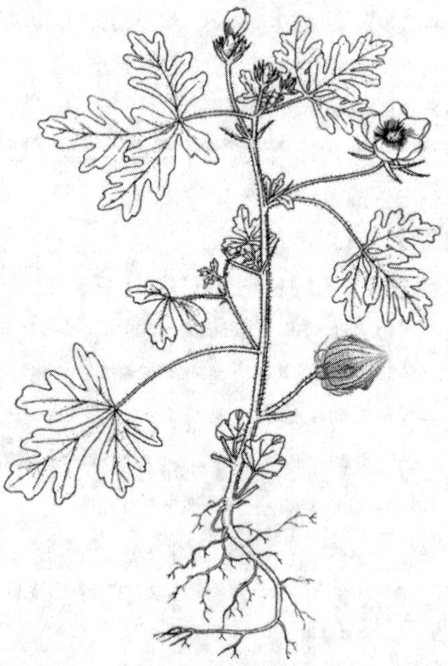

（图571）**野西瓜苗**

【生长分布】 生于平原、山野、丘陵或田埂。邹平各地均有分布。

【采收加工】 夏、秋季采收，去净泥土，晒干。

【性状鉴别】 本品茎柔软，长30～60cm。表面具星状粗毛。单叶互生，叶柄长2～4cm；完整叶片掌状3～5全裂，直径3～6cm，裂片倒卵形，通常羽状分裂，两面有星状粗刺毛。质脆。气微，味甘淡。

【药理】 野西瓜苗茎、叶的浸出液(除去粘液)，对动物有利尿作用，使K+、Na+、Cl的排出也增加，作用强于茶碱。

【性味归经】 味甘，性寒。

【功用主治】 清热解毒，利咽止咳。主治咽喉肿痛，咳嗽，泻痢，疮毒，烫伤。

《救荒本草》："捣敷疮肿，拔毒。"

《江苏省植物药材志》："治腹痛。"

《贵州草药》："疏风止咳，解毒，生肌。"

《山西中草药》："利小便。"

《青岛中草药手册》："清热解毒，止咳，祛湿。主治伤风感冒，咽喉痛，咳嗽，关节炎，烫、火伤等。"

《长白山植物药志》："治急性支气管炎咳嗽，急性风湿性关节炎，肠炎，痢疾。"

【用量用法】 内服：煎汤，15～30g，鲜品30～60g。外用：鲜品捣敷，或干品研末油调涂，适量。

【附方】 （1）**治伤风感冒，嗓子痛**：野西瓜苗9g，防风9g，黄芩15g，黄柏9g，前胡15g，紫菀9g，半夏9g，水煎服。--《青岛中草药手册》

（2）**治风热咳嗽**：小秋葵根15g，白糖9g，煎水服。--《贵州草药》

（3）**治腹痛**：野西瓜苗15g，水煎服，每日2次。--《沙漠地区药用植物》

（4）**治急性关节炎**：野西瓜苗15～30g(鲜品60～90g)，水煎服。--《东北常用中草药手册》

（5）**治烫、火伤**：野西瓜苗研末香油调，外敷烫伤处。--《青岛中草药手册》

锦葵

【别名】 锦葵《嘉祐本草》，荍《诗经》，蚍衃《尔雅》，荆葵《诗疏》(陆玑)，钱葵《草花谱》，旌节花《植物名实图考》，小白淑气花、淑气花、棋盘花《云南植物志》，小熟季花《陕西中药名录》，茄花、冬苋菜《贵州中草药名录》，冬寒菜《广东药用植物简编》，麦秸花《江苏植物志》。

【来源】 为锦葵科植物锦葵 *Malva sinensis* Cav.的花、叶和茎。

【植物形态】 二年生或多年生草本，高50～90cm。分枝多，疏被粗毛。叶互生；叶柄长4～8cm，近无毛，但上面槽内被长硬毛；托叶偏斜，卵形，具锯齿，先端渐尖；叶圆心形或肾形，具5～7圆齿状钝裂片，长5～12cm，宽几相等，基部近心形至圆形，边缘具圆锯齿，两面均无毛或仅脉上疏被短糙状毛。花3～11朵簇生，花梗长1～2cm，无毛或疏被粗毛；小苞片3，长圆形，长3～4mm.宽1～2mm，先端圆形，疏被柔毛；萼杯状，长6～7mm，萼裂片5，宽三角形，两面均被星状疏柔毛；花紫红色或白色，直径3.5～4cm，花瓣5，匙形，长约2cm，先端微缺，爪具髯毛；雄蕊柱长8～10mm，被刺毛，花丝无毛；花柱分枝9～11，被微细毛。果扁圆形，径约5～7mm，分果爿9～11，肾形，被柔毛。种子黑褐色，肾形，长2mm。花期5～10月。见下（图572）

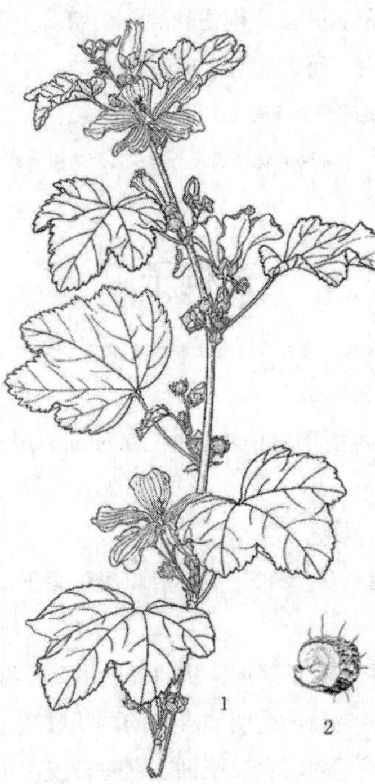

（图 572）**锦葵**

1.花枝 2.种子

【生长分布】 公园及花卉圆有栽培。

【采收加工】 夏、秋季采收，晒干。

【性味归经】 味咸，性寒。

【功用主治】 利尿通便，清热解毒。主治大小便不畅，带下，淋巴结结核，咽喉肿痛。

【用量用法】 内服：煎汤，3～9g；或研末，1～3g，开水送服。

青桐叶

【来源】 为梧桐科植物青桐 *Firmiana plantanifolia* (L.f.) Marsili 的叶。

【原植物】 青桐 又名梧桐《本草经集注》，榇、梧《尔雅》，青梧《品汇精要》，桐麻、瓢羹树《草木便方》，耳桐《中国树木分类学》，春麻《湖南药物志》。落叶乔木，高达 16m。树皮青绿色，平滑。单叶互生，叶柄长 8～30cm；叶片心形，掌状 3～5 裂，直径 15～20cm，裂片三角形，先端渐尖，基部心形，两面无毛或略被短柔毛；基生脉 7 条。圆锥花序顶生，长约 20～50cm，下部的分枝长达 l2cm，花单性或杂性，淡黄绿色；萼管长约 2mm，裂片 5，长条形，向外卷曲，长 7～9mm，外面被淡黄色短柔毛，无花瓣；雄花由 10～15 枚雄蕊合生，花丝愈合成一圆柱体，约与萼片等长；雌花常有退化，雄蕊围生子房基部，子房由 5 心皮联合，部分离生，花柱长，柱头 5 裂。蓇葖果 5，纸质，有柄，长 6～11cm，宽 1.5～2.5cm，被短绒毛或几无毛，在成熟前每个心皮由腹缝开裂成叶状果瓣。种子 4～5，球形，直径约 7mm，干时表面多皱纹，着生于叶状果瓣的边缘。花期 6～7 月，果熟期 10～11 月。见(图 573)

本植物的花（**青桐花**）、种子（**青桐子**）、树皮（**青桐白皮**）、根（**青桐根**）均供药用，详见下述。

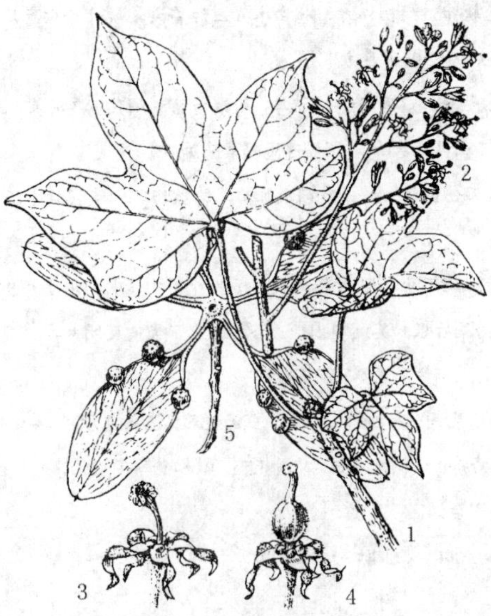

(图 573)**青桐**

1.叶枝 2.花序 3.蓇葖果穗 3.雄花 4.雌花

【采收加工】 原产中国。邹平公园、庭院有栽培。

【采收加工】 夏、秋季采集。随采随用，或晒干。

【性状鉴别】 叶片多皱缩破碎，完整者心形，掌状 3～5 裂，直径 15～30cm，裂片三角形，先端渐尖，基部心形，表面棕色或棕绿色，两面均无毛或被短柔毛，基生脉 7 条；叶柄与叶片等长。气微，味淡。

【主含成分】 含芸香甙(*rutin*)，β-香树脂醇(*β-amyrin*)，β-香树脂醇乙酸酯(*β-amyrin acetate*)，β-谷甾醇(*β-sitosterol*)，三十一烷(*hentriacontane*)，还含甜菜碱(*betaine*)，胆碱(*choline*)，水溶性多糖(*polysaeharide*)及果胶(*pectin*)。

【药理】（1）**降压作用** 梧桐叶浸膏对麻醉狗及猫静注 0.25～0.5g/kg，血压下降持续 15 分钟至 lh；降压与扩张末梢血管有关；降压同时心率减慢。

（2）**镇静作用** 叶浸膏 0.5g/kg 腹腔注射可降低小鼠主发活动。

（3）**毒性** 叶浸膏灌胃 6g/只，不致引起死亡。静注 LD_{50} 为 8.3g/kg。

【性味归经】 味苦，性寒。

【功用主治】 祛风除湿，解毒消肿，降血压。主治风湿痹痛，跌打损伤，痈疮肿毒，痔疮，小儿疳积，泻痢，高血压病。

《中国药用植物图鉴》："煎汁内服有催生作用，包瘦猪肉煨熟食肉，治小儿疳积。外用町治背痈，熏治白带。"

《贵州民间方药集》："镇咳祛痰，除风湿，治麻木。外用止刀伤出血。"

《常用中草药手册》(广州部队)："清热解毒。治痈疮肿毒。"

《全国中草药汇编》："镇静，降压，祛风，解毒。治冠心病，高血压，风湿关节痛，阳痿，遗精，神经衰弱，银屑病。

【用量用法】 内服：煎汤，10～30g。外用：鲜叶敷贴，煎水洗，或研末调敷，适量。

【附方】（1）**治风湿骨痛，跌打骨折，哮喘**：梧桐叶 15～30g，水煎服。--《常用中草药手册》(广州部队)

（2）**治发背欲死**：梧桐子叶，鏊上煿成灰，绢罗，蜜调敷之，干即易之。--《肘后方》

（3）**治手足发背，止痛消肿**：梧桐叶(鲜的捣烂或初秋采取阴干)、紫花地丁各等分。研细砂糖调敷。--《疡医大全》之"紫桐散"

（4）**治软疖**：用梧桐叶，将白水煮三炷香火，俟叶冷贴患处。--《万氏秘传外科心法》之“贴肿毒方”

（5）**治臁疮**：取(梧桐)鲜叶洗净，用银针密刺细孔，再用米汤或开水冲泡。全叶敷患处，日换两次。--《福建民间草药》

（6）**治刀伤出血**：梧桐叶研成细末，外敷伤口。--《验方汇集》(福州台江区)

（7）**治泄泻不止，服诸药罔效**：梧桐叶不拘多少。用水数碗，煎数十沸取出，只浴两足后跟，其泻即止。若浴之近上，大便反闭。--《增补内经拾遗方论》引《海上仙方》之“梧桐濯足汤”

（8）**治小儿痢**：梧桐叶三四片，煎汤洗足，三五次愈。--《蕙怡堂经验方》

（9）**治痔疮**：梧桐叶7张，硫黄1.5g。以水醋各半煎汤，先熏后洗。--《验方汇集》(福州台江区)

（10）**治脱肛**：梧桐叶一片，用开水稍泡，取出，贴患处。--《湖北中草药志》

（11）**长发**：梧桐叶半斤，大麻仁半斤。上二味，捣碎，以米泔汁斗，煮至五升，去滓，每日洗头，半月即发长。--《圣惠方》

（12）**治疗高血压病**：临床观察高血压患肯80例，52例几服梧桐叶糖浆，每次10ml(含生药2g)，每日3次；28例除口服外，并加用梧桐叶注射液，每日1支(含总黄酮甙20mg)，肌内注射。经治2个月，显效[舒张压下降2.66kPa(20mmHg)以者者]23例，好转[舒张压下降1.33～2.66kPa(10～20mmHg)之间]37例，总有效率为75%。治疗前后曾对6()例病人进行血清胆固醇检查对照，治疗前血清胆固醇平均值为6.49mmool/L(249.5mg%)，治疗后血清胆固醇平均值为4.75mmol/L(175.9mg%)，平均下降1.91mmol/L(73.6mg%)。60例中，有57例治疗后胆固醇下降，下降率占95%。其中显著下降[1.3mmol/L(50mg%以上)]41例，占下降总数72%。在治疗初期出现有恶心、胃部不适、腹痛、腹胀等消化道反应。--《中草药通讯》陕西纺织职工医院，1973，(4)：14

（13）**治疗银屑病**：用梧桐叶注射液(每1ml含黄酮甙10～20mg)每次2ml，每日1～2次，或每次4ml，每日1次。也可加大剂量至每次4ml，每日2次。15天为1疗程。治疗265例，观察其中资料完整者164例。结果临床治愈和基本治愈共51例，占33.1%；显效41例，有进步49例，总有效率86.0%。治愈时间最短10天，一般为1个月左有。23例无效者，多系用药时间短及未能持续用药者，1例掌蹠脓疱型患者疗效亦不显著。治疗中发现，年龄小.病程短的患者治愈率及显效率较高，年龄大，病程长，屡次复发，曾接受多种药物治疗的患者治疗效果较差。开始用梧桐叶治疗对皮肤有一定好转，当恢复到一定程度时即无明湿效果，必须加外用药或换用其他药物。但少数病程在10年以上患者也获得满意疗效。此外，进行期疗效远比稳定期好。前者治愈率为22.0%，显效率为70.8%，后者则分别为ll.1%及41.9%。进行期患者用药后疗效出现快，持续用药皮疹逐渐消退，直到完全消失，留有减色斑而治愈；稳定期则疗效出现较迟，皮损恢复到一定程度即停滞不前，在治疗中除个别患者注射部位有短期疼痛外，无其他不良反应。大多数患者在用药前及用药期间定期检查血、尿常规及肝功、血压等，均未发现异常。后对临床治愈和基本治愈的49例进行闻访，其中32例(占65.3%)于停药后15天到1年内复发，但多数复发后病情减轻，再用梧桐叶治疗仍有效。--《新医药学杂志》西安医学院药理教研组冠心病组，1974，(3)：134

青桐花　味甘，性平。利湿消肿，清热解毒。主治水肿，小便不利，无名肿毒，刨伤红肿，头癣，汤火伤。内服：煎汤，6～15g。外用：研末凋涂，适量。

附方　（1）**治水肿**：干梧桐花9～15g，水煎服。

（2）**治烧烫伤**：干梧桐花研粉调涂。(1～2方均出自广州部队编写的《常用中草药手册》)

青桐子

【别名】　梧桐子《本草经集注》，瓢儿果、桐麻豌《四川中药志》，凤眼果、红花果《福建药物志》。

【来源】　为梧桐科植物青桐 *Firmiana plantanifolia* (L.f.) Marsili 的种子。

【原植物】　参见“青桐”。

【采收加工】　秋季种子成熟时将果枝采下，打落种子，除去杂质，晒干。

【性状鉴别】　种了球形，状如豌豆，直径约7mm，表面黄棕色至棕色，微具光泽，有明显隆起的网状皱纹。质轻而硬，外层种皮较脆易破裂，内层种皮坚韧。剥除种皮，可见淡红色的数层外胚乳，内为肥厚的淡黄色内胚乳，油质，子叶2片薄而大，紧贴在内胚乳上，胚根在较小的一端。见(图574)

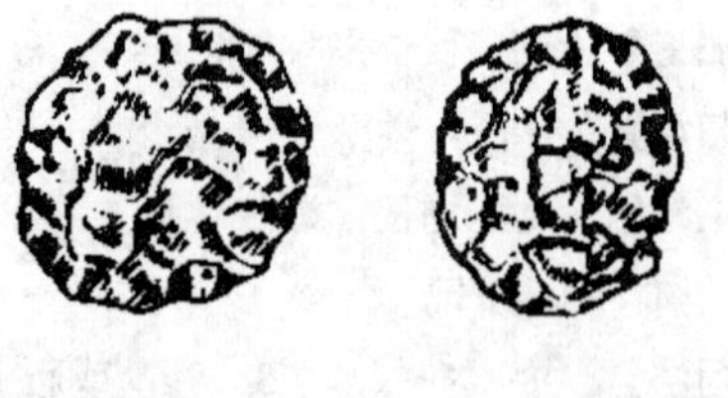

(图574)**梧桐子(种子)外形**

【显微鉴别】　粉末特征：淡黄色。①外种皮石细胞表面观多角形，直径6～22μm，侧面观长方形，长38～48μm，细胞腔小。②内种皮栅状细胞长柱状，长约190μm，两端平截，直径10～13μm，层纹及胞腔不明显。③外胚乳为浅红棕色薄壁细胞，细胞壁呈念珠状增厚，直径15～30μm。④淀粉粒存在于内胚乳细胞中，单粒类球形、长椭圆形、广卵形、梨形或不规则形，盲径3～13μm，脐点点状、短缝状、人字状及星状，层纹不明显。

【主含成分】　含脂肪油其脂肪酸有苹婆酸(*oterculic acid*)，锦葵酸(*malvalic acid*)等，还含具止血作用的生物碱及咖啡碱(*caffein*)。

【药理】　（1）**降压作用**　给麻醉兔、猫静注青桐子总生物碱(TAW)0.3g/kg、0.6g/kg和1.2g/kg，能使血压迅速下降，但不持久，同时出现心率减慢；将TAW0.3g/kg静注犬，2.5g/kg注入麻醉猫十二指肠，也呈现血压下降；实验还表明TAW降压作用与M受体有关，可能是抑制胆碱酯酶导致兴奋M受体。

（2）**止血作用**　青桐子煎剂可使大鼠创伤性出血时间缩短；但对家兔凝血时间、凝血酶原时间、血浆复钙时间及血小板汁数等皆无明显影响。青桐子总生物碱84mg/kg腹腔注射或168mg/kg灌肖，对大鼠断尾出血皆有明显的止血作用，对大鼠实验性动脉血栓的形成有明显的促进作用。给家兔每日灌服梧桐子粉混悬液6g/kg，连续3天，实验结果证明，梧桐子具有明显的促进血小板聚集作用。青桐子总生物碱对兔循环血小板聚集亦有促进作用。因此，青桐子及其总生物碱的止血作用机制，可能与其促进血小板粘附和聚集有关。

（3）**毒性** 梧桐子煎剂120g/kg，水酊剂50g/kg一次灌胃，对小鼠无明显毒性。梧桐子总生物碱0.84g/kg、1.68g/kg、3.36g/kg注射小鼠及1.68g/kg、4.2g/kg灌胃小鼠，无中毒及死亡。青桐子的水溶性提取物，每1g含原生药量9g，给大鼠一次灌胃150g/kg(按体重计算相当人用量100倍)，对大鼠无明显毒性。

【性味归经】 味甘，性平。归心、肺、肾经。

【功用主治】 顺气和胃，健脾消食，止血。主治胃脘疼痛，伤食腹泻，疝气，须发早白，小儿口疮，鼻衄。

《纲目》："捣汁涂，拔去白发，根下必生黑者。又治小儿口疮，和鸡子烧存性研掺。"

《食物考》："清心益肺，解热利咽，舒脾开胃。"

《本草再新》："温中补气，保肺，固肾滋水。"

《本草求原》："熟食开胃醒脾。"

《随息居饮食谱》："润肺，清热，治疝。"

《四川中药志》(1979年版)："顺气和胃。"

《常用中草药手册》(广州部队)："健脾消滞。"

【用量用法】 内服：煎汤，3～9g，或研末，2～3g。外用：煅存性研末敷，适量。

【使用注意】 《本草衍义》："炒作果，动风气。"

《调疾饮食辨》："多食令人耳聋，素有耳病人不宜入口也。"

《本草求原》："生食尤益。"

《陕西中药志》："咳嗽多痰者勿食用。"

【附方】 (1)**治伤食腹痛腹泻**：①(青桐子炒焦研粉。冲服，每服3g。--《常用中草药手册》(广州部队) ②梧桐子(炒焦)15g，青藤香12g，共为细末，每服3g，开水送服。--《四川中药志》(1979年)

(2)**治疝气**：梧桐子炒香，剥壳食之。--《贵州省中医经验秘方》

(3)**治白发**：梧桐子9g，何首乌15g，黑芝麻9g，熟地15g，水煎服。--《山东中草药手册》

(4)**治久哮**：用梧桐子一连，纸包湿，放在火煨，取出安地上，出火气为末。空心，井花水一盏送下，痰出即愈。--《普济方》

青桐白皮

味甘、苦，性凉。祛风除湿，活血通经。主治风湿痹痛，月经不调，痔疮脱肛，丹毒，恶疮，跌打损伤。内服：煎汤，10～30g。外用：捣敷，或煎水洗，适量。

附方 (1)**治疝气肿痛，痔疮肿痛，出血**：梧桐树根白皮30～60g，盐炒至黄色，再加水煎服。--《四川中药志》(1979年)

(2)**治须发黄赤**：梧桐木白皮烧研，和乳汁，涂须发。--《纲目》

青桐根

味甘，性平。祛风除湿，调经止血，解毒疗疮。主治风湿关节疼痛，吐血，肠风下血，月经不调，跌打损伤。内服：煎汤，9～15g，鲜品30～60g，或捣汁服。外用：捣敷，适量。

附方 (1)**治风湿疼痛**：梧桐鲜根30～45g(干的24～36g)。酒水各半同煎1小时，内服，加1个猪脚同煎更好。--《福建民间草药》

(2)**治哮喘**：梧桐根15～30g，水煎服。--《常用中草药手册》(广州部队)

(3)**治骨折**：梧桐根皮、三百棒、震天雷、大血藤，捣敷或水煎服。

(4)**治热淋**：梧桐根(去粗皮)，捣烂，浸淘米水内，用布绞汁，加白糖服。

(5)**治肿毒**：梧桐根、水桐根、挂花树根皮、苎麻根。皆去粗皮，捣烂外敷，亦可内服。(3～5方均出自《湖南药物志》)

鸡腿堇菜

【别名】 鸡腿堇菜《中国植物志》，红桦头草、走边疆《陕西中草药》，鸡腿菜、鸡蹬腿、胡森堇菜《长白山植物药志》，鹌鸪腿(辽宁)。

【名释】 羽状托叶形似鸡腿，故名。

【来源】 为堇菜科植物鸡腿堇菜 *Viola acuminata* Ledeb.的全草。

【植物形态】 多年生草本，高10～40cm。通常无基生叶。根茎较粗，垂直或倾斜，密生多条淡褐色根。茎直立，通常2～4条丛生，无毛或上部有毛。叶互生；叶柄下部者较长，上部者较短；托叶大，叶状，草质，通常羽状深裂呈流苏状，或浅裂呈牙齿状；叶片心形、卵状心形或卵形，长1.5～5.5cm，宽1.5～4.5cm，先端锐尖、短渐尖至长渐尖，基部通常心形，边缘有钝齿，两面有细短毛或仅叶脉有毛。花淡紫色或近白色，具长梗；花梗细，超出于叶，上部有2枚线形小苞片；萼片5，线状披针形，基部有附属物，末端截形；花瓣5，近白色或淡紫色，较小；距通常直，长1.5～3.5mm，呈囊状，末端钝；雄蕊5，花丝短而宽；子房上位，1室，圆锥状，无毛，花柱基部微向前膝屈，向上渐增粗，先端具短喙。蒴果椭圆形，长约1cm，无毛，先端渐尖。花、果期5～9月。见(图575)

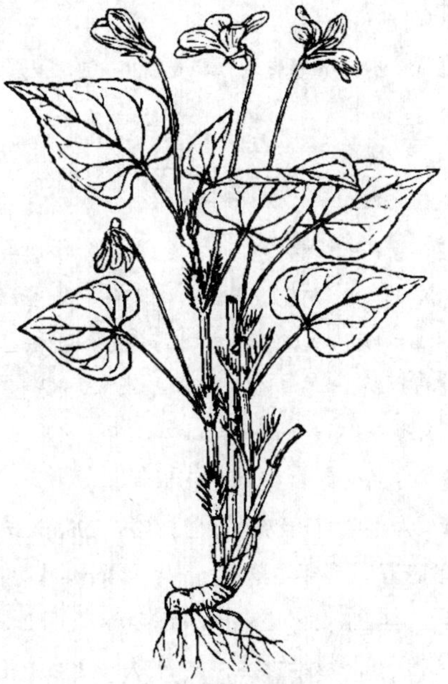

(图575) **鸡腿堇菜**

【生长分布】 生于杂木林下、林缘、灌丛、山坡草地或溪谷湿地等处。邹平摩诃山群有分布。

【采收加工】 夏、秋季采收，鲜用或晒干。

【药材鉴别】 多皱缩成团。根数条，棕褐色。茎数枝丛生，托叶羽状深裂，多卷缩成条状，叶片心形。有时可见椭圆形蒴果。气微，味微苦。

【显微鉴别】 （1）叶表皮特征：上表皮细胞垂周壁波状弯曲，外壁可见细密角质层纹理。下表皮细胞形似上表皮，但角质层纹理偶见。气孔生于下表皮，不等式。单细胞非腺毛长91～255μm，先端尖，壁具小疣点。

（2）茎横切面：表皮细胞1列，外被角质层。表皮下可见1列厚角细胞，断续排列成环，茎的棱角处，有2～3列厚角细胞。皮层薄壁细胞6～8列。维管束环列，韧皮部外方具纤维束，纤维细胞壁不很厚，木化。老茎的束间部分细胞壁亦加厚且木化，而与韧皮部外方的纤维连成一体。髓宽大，有的薄壁细胞内含淀粉粒。见（图576）

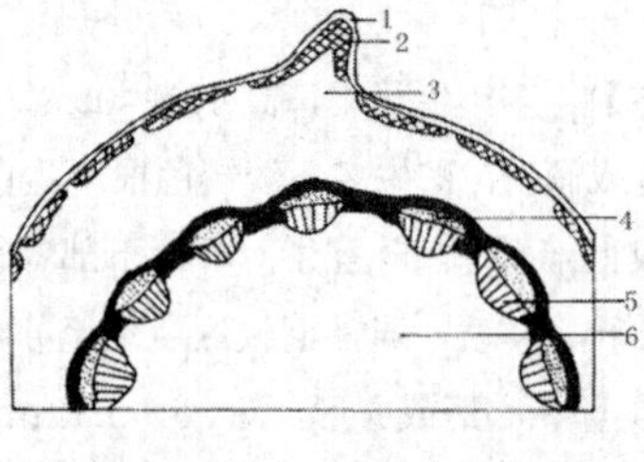

（图576）**鸡腿堇菜(茎)横切面简图**

1.表皮 2.厚角组织 3.皮层薄壁组织 4.韧皮部 5.木质部 6.髓

【性味归经】 味淡，性寒。

【功用主治】 清热解毒，消肿止痛。主治肺热咳嗽，急性传染性肝炎，疮疖肿毒，跌打损伤。

《陕西中草药》："清热解毒，消肿止痛。主治肺热咳嗽，跌打肿痛，疮疖肿痛。"

【用量用法】 内服：煎汤，9～15g，鲜品30～60g，或捣汁服。外用：捣敷，适量。

【附方】 治急性传染性肝炎：鸡腿堇菜30g，茵陈15g，水煎服。--《山西中草药》

紫花地丁

【别名】 紫花地丁《纲目》，堇堇菜、箭头草《救荒本草》，地丁、羊角子《乾坤秘韫》，独行虎《纲目》，地丁草《本草再新》，宝剑草《植物名实图考》，辽堇菜《中国植物图鉴》，野堇菜《东北师范大学科学研究通报》，光瓣堇菜《中国高等植物图鉴》，犁头草《河南中草药手册》，紫地丁、兔耳草《中药大辞典》，金剪刀(江苏)，小角了花(黑龙江)。

【名释】 未开之花，似"丁"字，花开紫色，故名。

【来源】 为堇菜科植物紫花地丁 *Viola philipica* Cav.的全草。

【植物形态】 多年生草本，高4～14cm，果期高可达20cm以上。根茎短，垂直，淡褐色，长4～13mm，粗2～7mm；节密生，有数条细根。叶多数，基生，莲座状；叶柄于花期长于叶片1～2倍，具狭翅，于果期长可达10cm以上，上部具较宽的翅；叶片下部者通常较小，呈三角状卵形或狭卵形，上部者较长，呈长圆形、狭卵状披针形或长圆状卵形，长1.5～4cm，宽0.5～1cm，先端圆钝，基部截形或楔形，稀微心形，边缘具较平的圆齿，两面无毛或被细短毛，果期叶片增大；托叶膜质，苍白色或淡绿色，2/3～4/5与叶柄合生，离生部分线状披针形。花梗通常多数，细弱，与叶片等长或高出叶片；花紫或淡紫色，稀呈白色，喉部色较淡并带有紫色条纹；萼片5，卵状披针形或披针形，基部附属物短，末端圆或截形；花瓣5，倒卵形或长圆状倒卵形；距细管状，长4～8mm，末端圆；雄蕊5，花药长约2mm，药隔先端的附属物长约1.5mm；子房卵形，花柱棍棒状，柱头三角形。蒴果长圆形，长5～12mm，无毛。种子卵球形，长1.8mm，淡黄色。花、果期4月中旬～9月。见(图577)

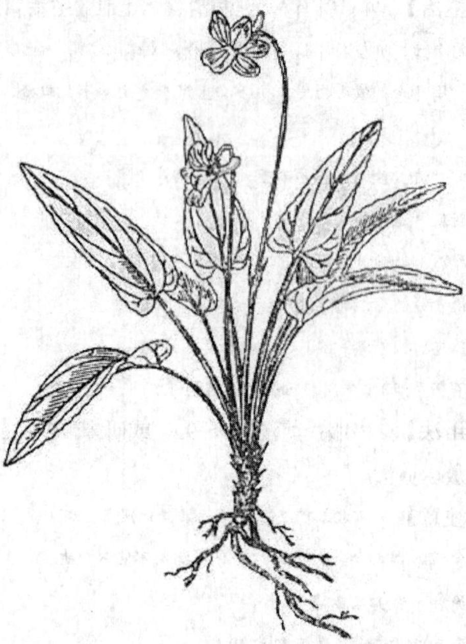

（图577）**紫花地丁**

【生长分布】 生于田间、荒地、山坡草丛、林缘或灌丛中。邹平广布。

【采收加工】 5～6月间果实成熟时采收全草，洗净，晒干。

【性状鉴别】 全草多皱缩成团。主根淡黄棕色，直径1～3mm，有细纵纹。叶灰绿色，展平后呈披针形或卵状披针形，长4～10cm，宽1～4cm，先端钝，基部截形或微心形，边缘具钝锯齿，两面被毛；叶柄有狭翼。花茎纤细；花淡紫色，花瓣距细管状。蒴果椭圆形或裂为三果爿，种子多数。气微，味微苦而稍粘。

【显微鉴别】 （1）叶表面观：上表皮细胞垂周壁略平直，有串珠状增厚，表面有明显角质纹理，气孔较少，不等式、下表皮细胞垂周壁略弯曲，增厚现象不明显，表面亦有角质纹理。上下表皮均有单细胞非腺毛，有两种类型：一种稍短，呈圆锥形，壁厚，有明显疣状突起，长50～85μm，直径20～30μm；另一种长，略弯曲，壁有短线纹，长160～360μm，直径20～30μm。叶肉组织中可见草酸钙簇晶，直径15～40μm。

（2）根横切面：最外层为4～6层木栓细胞，壁木栓化并微木化；栓内层广阔，薄壁细胞类圆形。韧皮部宽广，可见散在的筛管群，韧皮射线不明显。形成层环状，细胞扁平。木质部由导管、纤维管胞、木纤维和木薄壁细胞组成；导管散列或2～4个成群排列，多角形或类圆形，壁木化；木纤维发达，排列在导管的周围，壁木化；木射线宽，细胞壁不木化。薄壁细胞中含有大量淀粉粒与草酸钙簇晶，淀粉粒多为单粒，类球形，直径2～18μm，草酸钙簇晶直径20～30μm，栓内层尚可见到与草酸钙簇晶同细

胞或单独存在于细胞中的类方形棱晶，长径 10～25μm。(图 578)

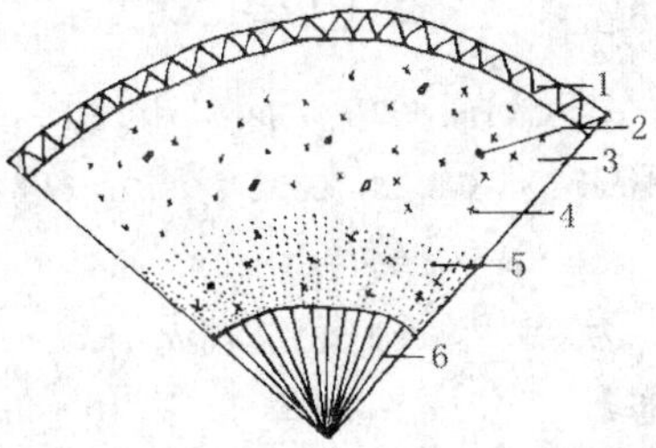

（图 578）**紫花地丁(根)横切面简图**

1.木栓层 2.草酸钙棱晶 3.栓内层 4.草酸钙簇晶 5.韧皮部 6.木质

【理化鉴别】（1）取紫花地丁粉末 2g，加甲醇 20ml，在水浴上回流 30 分钟，滤过。滤液在水浴上浓缩至一定量，供下列实验：a.取上述溶液 1ml，加 2mol/L 醋酸钠-2mol/L 乙酸(1：3)混合液 1ml，再加 0.01mol/L 三氯化铝溶液 lml，显黄色。(检查黄酮类） b.取上述溶液 lml，置蒸发皿中，蒸去甲醇，加饱和硼酸丙酮试剂 1ml，蒸干，再加 10%枸橼酸丙酮试剂 lml，蒸干，在紫外光灯(254nm)下显浅苹果绿色荧光。(检查黄酮类)

（2）薄层色谱　取紫花地丁粉末 2g，加甲醇 20ml，在水浴上回流 30 分钟，滤过，滤液浓缩后，作供试品溶液。另取对照品槲皮素和芦丁制成对照品溶液。分别取上述各溶液，点样于同一硅胶 H-l%CMC 薄层板上，以氯仿，甲醇-甲酸(20：10：3)展开，取出，晾干，在紫外光灯下观察荧光后，用 1%氯化铝乙醇液喷雾，干后在紫外光灯下观察，供试品色谱在与对照品色谱的相应位置，显相同颜色的荧光斑点。

【主含成分】 紫花地丁全草含棕榈酸(*palmitic acid*)，对羟基苯甲酸(*p-hydroxybenzoic acid*)，反式对羟基桂皮酸(*1rans-P-hydrox-ycinnamic acid*)，琥珀酸(*succinic acid*)，地丁酰胺(*violyedoenamide*)即是二十四碳酰对羟基苯乙胺(*tetracosanoyl-p-hydroxyphenethylamine*)，山柰酚-3-O-吡喃鼠李糖甙(*kaemp ferol -3-O-rhamnopyranoside*)。又分离得到抑制爱滋病毒活性的大分子成分，系相对分子质量介于 10000 到 15000 的磺化聚糖。

【药理】 **抗病原微生物作用**：100%煎剂对金黄色葡萄球菌、肺炎链球菌、甲型链球菌、乙型链球菌、大肠杆菌、流感杆菌、白喉杆菌、绿脓杆菌、白色葡萄球菌、白色念珠菌有不同程度的抑制作用。1：4 水浸剂对堇色毛癣菌亦有抑制作用。本品醇和水提取物(浓度分别为 31mg/州和 62mg/ml)对钩端螺旋体有抑制作用。紫花地丁提取物在低于毒性剂量的浓度下，可完全抑制爱滋病毒(HIV)的生长。紫花地丁的二甲亚砜提取物有很强的体外抑制 HIV 活性，相应的甲醇提取物也有此活性。但不及二甲亚砜提取物，这些提取物同时还有细胞毒性作用。

【性味归经】 味苦、辛，性寒。归心、肝经。

【功用主治】 清热解毒，凉血消肿。主治疔疮痈疽，丹毒，痄腮，乳痈，肠痈，瘰疬，湿热泻痢，黄疸，目赤肿痛，毒蛇咬伤。

《纲目》："主治一切痈疽发背，疔肿，瘰疬，无名肿毒，恶疮。"

《得宜本草》："主治乳痈疽疗。"

《玉楸药解》："行经泄火。散肿消毒。"

《医林纂要 · 药性》："补肝燥脾，平血热，去蕴湿。"

《药性切用》："泻热解毒，为外科敷治专药。"

《要药分剂》："能治黄疸内热。"

《本草用法研究》："通营破血。"

《上海常用中草药》："治目赤肿痛，麦粒肿，乳痈，肠炎腹泻，毒蛇咬伤。"

《陕西中草药》："治阑尾炎。"

《青岛中草药手册》："治败血性炎症，腮腺炎。"

《中草药学》(南药)："治稻田皮炎，肠炎，痢疾。"

《贵州民间方药集》："外治刀伤，跌打；内服止内出血。"

《长白山植物药志》："治烫火伤。"

【临床应用】 **用于各种痈疮肿毒及目赤肿痛等，尤宜于疔疮与丹毒。**紫花地丁苦寒能清热解毒，辛能散结，功擅消痈肿；既入气分，又入血分，可兼清气分、血分之热，常配金银花、蒲公英、野菊花等清热解毒药同崩，如《医宗金鉴》五味消毒饮；用于温热病热入营分，可配犀角、玄参、牡丹皮等清营凉血药同用；用于麻疹热毒炽盛可配紫草、牛蒡了等祛风透疹药同用；用于肝热日赤肿痛可配菊花、蝉蜕等同用；用于毒蛇咬伤可配雄黄内服及外敷。

【用量用法】 内服：煎汤，10～30g，鲜品 30～60g。外用：捣敷，适量。

【使用注意】 阴疽漫肿无头及脾胃虚寒者慎眼。

《本草图解》："痈疽已溃及阴证平塌忌之。"

《本经逢原》："漫肿无头，不赤不肿者禁用，以其性寒，不利阴疽也。"

【附方】（1）**治痈疮疖肿**：紫花地丁、野菊花、蒲公英、紫背天葵子各一钱二分，银花二钱。水煎服，药渣捣敷患处。--《医宗金鉴》

（2）**治乳吹并一切毒**：黄花地丁(即蒲公英)、紫花地丁各八两。以长流水洗净，用水熬汁去渣，又熬成膏摊贴。--《惠直堂经验方》之"地丁膏"

（3）**治疮毒气入腹，昏闷不食**：紫花地丁、蝉蜕、贯仲各一两，丁香、乳香各二钱。上为细末。每服二钱，空心温酒下。--《证治准绳》

（4）**治腮腺炎**：鲜紫花地丁 9g，白矾 6g。共捣烂外敷患处，每日换 1 次。--《青岛中草药手册》

（5）**治淋巴结核**：地丁 15g，夏枯草 l2g，元参 9g，大贝母 9g，牡蛎 15g，水煎服。--《青海常用中草药手册》

（6）**治阑尾炎**：紫花地丁、金银花各 30g，连翘、赤芍各 15g，黄柏 9g，水煎服。--《宁夏中草药手册》

（7）**治肠炎痢疾**：紫花地丁、红藤各 30g，蚂蚁草 60g，黄芩 10g，煎服。--《中草药手册》(苏州医学院)

（8）**治黄疸内热**：地丁末，酒服三钱。--《乾坤秘韫》

（9）**治前列腺**　炎紫花地丁、紫参、车前草各 15g，海金沙 30g。煎汤，每日 1 剂，分 2 次服，连眼数日。--《中草药手册》(苏医)

（10）**治热病发斑**：紫花地丁、生地各 15g，赤芍、丹皮、连翘各 9g，生石膏 30g(先煎)，煎服。--《安徽中草药》

（11）**治麻疹热毒**：紫花地丁、连翘各 6g，银花、菊花各 3g，水煎服。--《陕甘宁青中草药选》)

（12）**治日赤肿痛**：紫花地丁、菊花、薄荷各 9g，赤芍 6g，水煎服。--《青岛中草药手册》

（13）**治毒蛇咬伤**：鲜犁头草、鲜瓜子金、鲜半边莲各适量。共捣如泥，敷患处。

（14）**治外伤出血**：鲜犁头草、鲜酸浆草各适量。共捣烂，敷患处，用纱布包扎。（13～l4方均出自《河南中草药手册》）

（15）**治疗扁桃体炎**：用紫花地丁注射液(每lml相当于生药lg)治疗19例，病程2～5天，扁桃体充血肿大Ⅱ度者9例，Ⅲ度者6例，有扁桃体脓灶者4例，采用肌注，每次2～4ml，每日2～3次，用药1天后，头痛、发烧、颌下淋巴结肿大消退。全组均在3天内恢复，最短者经用药1天即愈。--《河北新医药》孟庆珍，等，1977，(4)：68

斑叶堇菜

【来源】 为堇菜科植物斑叶堇菜 *Viola variegata* Fisch. ex Link 的全草。

【植物形态】 多年生草本，高3～12cm。根茎通常短而细。叶均基生，呈莲座状；叶柄长短不一，长1～7cm；托叶淡绿色或苍白色，近膜质，2/3与叶柄合生，披针形；叶片圆形或卵圆形，长1.2～5cm，宽1～4.5cm，先端圆或钝，基部明显呈心形，边缘具平而圆的钝齿，上面绿色，沿叶脉有明显的白色斑纹，下面通常稍带紫红色，两面通常密被短粗毛。花红紫以或暗紫色，下面通常色较淡；萼片通常带紫色，长圆状披针形或卵状披针形，具3脉；花瓣倒卵形，下方花瓣基部白色并有堇色条纹；距筒状，长3～8mm；雄蕊5，下方2枚雄蕊的距细而长；子房近球形，花柱棍棒状。蒴果椭圆形，无毛或疏生短毛；幼果球形通常被短粗毛。种子淡褐色，附属物短。花期4～8月，果期6～9月。见（图579）

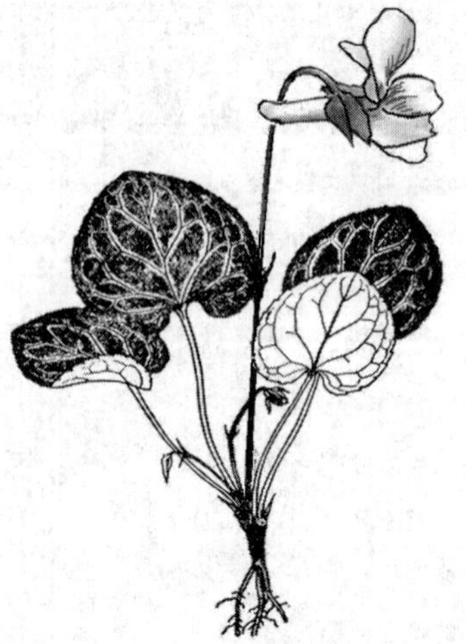

（图579）**斑叶堇菜**

【生长分布】 生于山坡草地、林下、灌从中或阴处岩石缝隙中。邹平南部山区有分布。

【采收加工】 5～8月间果实成熟时采收全草，洗净，晒干。

【性状鉴别】 多皱缩成团。湿润展开后，叶基生，宽卵形，基部下延叶柄，边缘有圆锯齿，绿色或枯绿色，叶脉有类白色斑纹，基部有披针状托叶。花茎长于叶，淡棕紫色。气微，味微苦。

【性味归经】 味甘，性凉。

【功用主治】 清热解毒；凉血止血。主痈疮肿毒，创伤出血

【用量用法】 内服：煎汤，9～15g。外用：捣敷，适量。

三色堇

【别名】 三色堇《中国药用植物图鉴》，蝴蝶花《中国药用植物图茶》，游蝶花《台湾药用植物志》，貓脸花，鬼脸花，人面花，蝴蝶花。

【名释】 花通常有紫、白、黄三色组成，故名。

【来源】 为堇菜科植物三色堇 *Viola tricolor* L.的全草。

【植物形态】 一年或多年生草本，高10～40cm。地上茎较粗，直立或稍倾斜，有棱，单一或分枝。基生叶叶片长卵形或披针形，具长柄；茎生叶叶片卵形、长圆状圆形或长圆状披针形，先端圆或钝。基部圆，边缘具稀疏的圆锯齿或钝锯齿；上部叶叶柄较长，下部者较短；托叶大型，叶状，羽状深裂。花大，直径约3.5～6cm，每个茎上有3～10朵，通常每花有紫、白、黄三色（也有单色或双色的）；花梗稍粗，单生叶腋；小苞片对生，极小，卵状三角形；萼片长圆状披针形，基部附属物发达；花距细长，5～8mm。蒴果椭圆形，长8～12mm，无毛。花期4～7月，果期5～8月。见（图580）

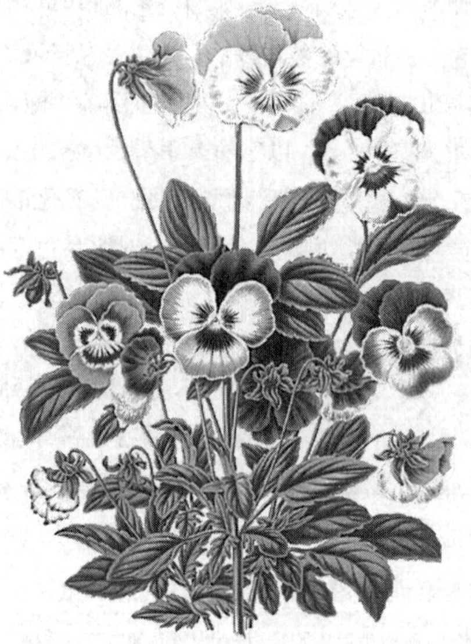

（图580）三色堇

1.植株 2.带巨雄蕊 3.雌蕊

【主含成分】 **茎叶**：含堇菜甙(*violutoside*)。

花：含芸香甙(*rutin*)，生育酚(*tocopheno1*)，番茄烃(*1ycopene*)，六氢番茄烃(*phytofluene*)，β-胡萝卜素(*β-carotene*)，叶黄素(*xanthophyll，lutein*)，堇黄质(*violaxanthin*)，9，9′-，9，13′-，9，15和9，13-二-顺式堇黄质(*di-cisviolaxanthin*)四种异构体，9，13-和15-顺式堇黄质(*cis-violaxanthin*)，花药黄质(antheraxanthin)，9，9′-顺式花药黄质(*9，9′-cis antheraxanthin*)，黄体呋喃素(*1uteoxanthin*)，三色堇黄酮甙(*violanthin*)，异堇黄质(*auroxanthin*)。

全草：含槲皮素(*quercetin*)，木犀草素(*1uteolin*)，木犀草素-7-葡萄糖甙(*1uteolin-7-glucoside*)，原儿茶酸(*protocatechuic acid*)，反式-咖啡酸(*caffeic acid*)，顺式及反式的对香豆酸(*P-coumanic acid*)，对羟基苯甲酸(*p-hydroxybenzoic acid*)，对羟基苯乙酸(*p-hydroxyphenylacetic acid*)，水杨酸(*salicylic acid*)，香草酸(*vanillic acid*)，龙胆酸(*gentisic acid*)和痕量的丁香酸(*syringic acid*)，阿魏酸(*ferulic acid*)。还含糖类：其中主要的水溶性多糖系由D-葡萄糖(*D-glucose*)，D-半乳糖(*D-galactose*)，L-阿拉伯糖(*L-arabinose*)按摩尔比2：1.8：1.1组成；少量

的单糖有 D-半乳糖醛酸(*D-galacturonic acid*)，D-木糖(*D-xylose*)及 L-鼠李糖(*L-rhamnose*)，果胶(*pectin*)，部分含 D-半乳糖醛酸、D-葡萄糖及 D 半乳糖。另含 4 个萜烯(*terpene*)和 4 个三萜(*triterpene*)以及甾类化合物(*steroid*)等。

【生长分布】 原产欧洲。邹平公园、花坛、街道两边多作绿化。

【采收加工】 5～7 月当果实成熟期，采收全草，去净泥土，晒干。

【性状鉴别】 叶多皱缩着生在茎上，托叶较大，羽状分裂，叶片宽披针形，基生叶有长柄。花较人，多色。气微香，味微苦。

【药理】 全草制剂内服使支气管腺体分泌增强，粘液稀释而便于排出，可治呼吸道炎症，全草能促进尿中 Cl⁻排泄。叶有缓泻作用。三色堇可减少葡萄糖转运，果糖并不影响游离葡萄糖的吸收速率，轻微减少蔗糖的水解速率及所产生的已糖和水的吸收。

【性味归经】 味苦，性寒。

【功用主治】 清热解毒，止咳。主治疮疡肿毒，小儿湿疹，小儿瘰疬，咳嗽。

《中国药用植物图鉴》："为止咳剂.苏联民间崩治小儿瘰疬。"

《湖南药物志》："解毒清血。"

《台湾药用植物志》："全草对小儿皮肤病患者，为清血药；昔日用为利尿药及发汗药，或作轻泻剂。治皮肤病(湿疹)，腺病质。"

【用量用法】 内服：煎汤，9～15g。外用：捣敷，适量。

柽柳

【别名】 柽柳《本草图经》，柽《诗经》，河柳《毛诗传》，殷柽《尔雅》(郑玄注)，雨师《诗疏》(陆玑)，人柳《三辅旧事》，赤柽木《日华子》，三春柳《开宝本草》，春柳《本草图经》，三眠柳《本草衍义》，长寿仙人柳《履巉岩本草》，观爵柳《卫生易简方》，垂缕柳、雨丝、蜀柳《纲目》，西河柳《本草汇言》，赤柽柳《本草备要》，两湖柳、红筋条《中国树木分类学》，桧柽柳《中国高等植物图鉴》，华北柽柳、钻天柳、溪河柳、香椿柳《中药大辞典》，山柽柳《山西中草药》，西湖杨(江苏)，红荆条(山东)，红柳(新疆)。

【名释】 《纲目》："按罗愿《尔雅翼》云：天之将雨，柽先知之，起气以应；又负霜雪不凋，乃木之圣者也。故字从圣。又名雨师。或曰得雨则垂垂如丝，当作雨丝。又《三辅旧事》云：汉武帝苑中有柳，状如人，号曰人柳，一日三起三眠。则柽柳之圣，又不独知雨、负雪而已。今俗称长寿仙人柳。亦曰观音柳，谓观音用此洒水也。"《本草衍义》云："今人渭之三秀柳，以其一年三秀，故名。"其皮赤，故名冠"赤"、"红"字样。生于水旁，故有溪河柳、西河柳、西湖柳诸名。

【来源】 为柽柳科植物柽柳 *Tamarix chinensis Lour.*的嫩枝叶。

【植物形态】 灌木或小乔木，高 3～6m。幼枝柔弱，蓝绿色，开展而下垂；老干红紫色或暗紫色，条状裂。叶鳞片状，钻形或卵状披针形，长 1～3mm，半贴生，背面有龙骨状脊。每年开花 2～3 次；春季在去年生小枝上侧生总状花序，花稍大而稀疏；夏、秋季在当年生幼枝顶端形成总状花序，组成顶生大型圆锥花序，常下弯，花略小而密生，每朵花具 1 线状钻形的绿色小苞片；花 5 数，粉红色；萼片卵形；花瓣椭圆状倒卵形，长约 2mm；雄蕊着生于花盘裂片之间，长于花瓣；子房圆锥状瓶形，花柱 3，棍棒状。蒴果长约 3.5mm，3 瓣裂 花期 4～9 月，果期 6～10 月。见(图 581)

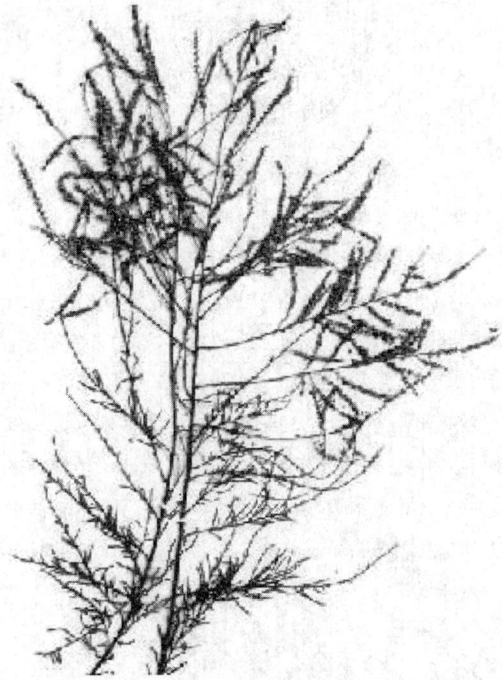

(图 581）**柽柳**

【生长分布】 喜生于河流冲积地、海滨、滩头、潮湿盐碱地和沙荒地。邹平各地均有分布。

【采收加工】 未开花时采下幼嫩枝梢，阴干。

【栽培要点】 **生物学特性** 适应性强，对气候土壤要求不严，耐碱，耐旱。在粘壤土、砂质壤土及河边冲积土中均可生长，常栽于河边、路边、沟边、庭院等处。

栽培技术 用种子或扦插育苗繁殖。种子繁殖：3～4 月播种育苗，行距 15～18cm，开沟条播，覆土约 1 cm，苗高 15cm 时，按株距 12cm 间苗。春秋季时按行株距(1～2)m×1 m，穴深 1m 移栽，栽后浇水。扦插育苗繁殖：在早春未发芽前，选 2～3 年生枝，剪成 17～20cm 长的插条。畦面按行距 33cm 开深 15cm 的横沟，再按株距 10cm 把插条插入沟中，上端露出 3cm 左右，覆土压实，保持土壤湿润并适当追肥。2 年后移栽，宜在早春发芽前进行，按行株距 1m×1cm 开穴，每穴栽种 1 株，成活后浇人畜粪水。

田间管理 移栽后，夏季应松土除草，冬季施土杂肥。第 2 年夏、冬季再松土除草，追肥各 1 次。

病虫害防治 虫害有蓑衣虫、蚜虫等。

【性状鉴别】 柽柳枝细圆柱形，直径 0.5～1.5mm，表面黄绿色，节较密，叶鳞片状，钻形或卵状披针形，长 1～3mm，背面有龙骨状脊。质脆，易折断，断面黄白色，中心有髓。气微，味淡。

【显微鉴别】 （1）柽柳茎枝横切面：木栓层为多列木栓细胞。皮层窄.近木栓处有 2～4 列厚壁细胞，壁稍厚，木化。中柱鞘纤维壁木化；纤维束周围细胞含硫酸钙结晶，形成晶纤维。韧皮部较窄，木质部导管多单个散在或 2～3 个相聚；髓射线宽 2～3 列细胞。髓部小。见下(图 582)

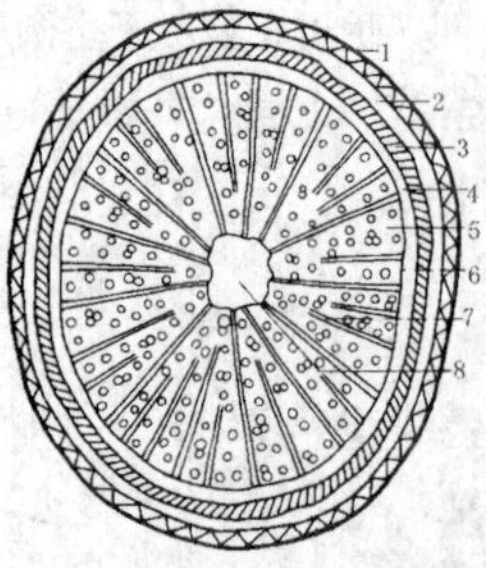

（图 582）**柽柳(茎枝)横切面简图**

1.木栓层 2.皮层 3.中柱鞘纤维 4.韧皮部 5.木质部 6.形成层 7.射线 8.髓部

（2）柽柳粉末特征：灰绿色。叶表皮细胞横断面观类方形，外壁稍隆起，有的(叶缘)呈乳头状突起，角质层厚 6～9μm，内缘细齿状；表面观类方形、多角形或长方形，垂周壁细密连珠状增厚，有的可见半月形角质突起；气孔下陷，副卫细胞 4～6 个，有的特小；硫酸钙结晶直径 5～34μm，棱角大多明显，另有少数呈方形或小针状结晶；纤维(枝)直径 8～25μm，壁稍厚，木化或微木化；纤维周围细胞含硫酸钙结晶，形成晶纤维；髓薄壁细胞类圆形，有的含硫酸钙结晶，此外，有薄壁细胞及叶柄基部纤维和导管等。见(图 583)

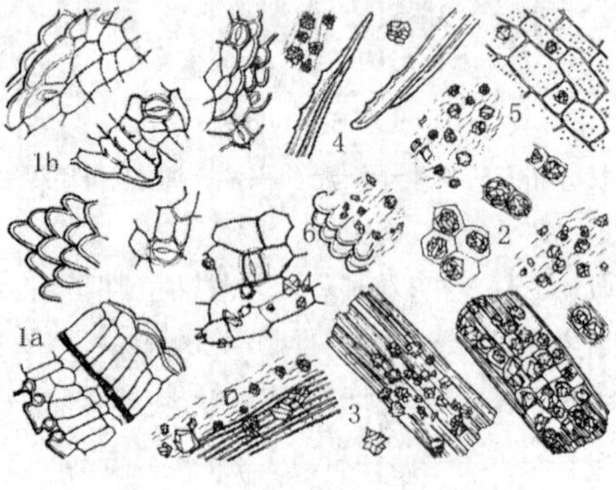

（图 583）**柽柳(嫩枝叶)粉末特征**

1a.叶表皮细胞及气孔横断面 1b.叶表皮细胞及气孔表面观 2.硫酸钙结晶 3.纤维 4.叶柄基部纤维 5.薄壁细胞

【理化鉴别】 （1）取柽柳粉末 1g，加甲醇 10ml，在水浴上回流提取 20 分钟，滤过，滤液供以下试验：①取滤液 1ml，加镁粉少许，加盐酸 3～4 滴，在水浴上加热，显橘红色。(检查黄酮)。②取滤液分别滴在滤纸片上，用氨蒸气熏显黄色，喷 1%三氯化铝乙醇液，显明显黄色。(检查黄酮)。③取滤液 1ml，置蒸发皿中，在水浴上蒸干，加饱和硼酸丙酮试液 1ml，10%枸橼酸丙酮试液 1ml，在水浴上蒸干，在紫外光灯下观察，可见强烈的黄绿色荧光。(检查黄酮)

（2）薄层色谱　取柽柳粉末 2g，加甲醇 25ml，在水浴上回流 1 小时，滤过，滤液回收甲醇。残渣溶于 2ml 甲醇中，滤过，滤液供点样用。以槲皮素为对照品。同点于硅胶 G 薄层板上，用苯-甲醇(8：2)为展开剂，展距 10cm，用氨熏后紫外光灯下观察。供试品色谱中在与对照品色谱相应位置处显相同颜色斑点。

【主含成分】 从干燥柽柳嫩枝叶中分得柽柳酚(*tamarixinol*)，柽柳酮(*tamarixone*)，柽柳醇(*tamarixol*)，β-谷甾醇(*β-sitosterol*)，胡萝卜甙(*daucosterol*)，槲皮素-3′，4′二甲醚(quereetir)3′，4′ -dimethylether)，硬脂酸(stearie acid)，正三十一烷(*hentriacontane*)，12-正三十一烷醇(*12-hentriacontanol*)，三十二烷醇乙酸酯(*dotriacontanyl acetate*)。又分得山柰酚-4′-甲醚(*kaempferol-4′-methylether*)，山柰酚-7，4′-二甲醚(*kaempferol-7，4′-dimethylether*)，槲皮素(*quercetin*)，槲皮素-3′-甲醚(*quercetin-3′-methylether*)即异鼠李素(*isorhamnetin*)，没食子酸(*gallic acid*)。没食子酸甲酯-3-甲醚(*methyl gallate-3-methyl ether*)及反式的 2-羟基-4-甲氧基桂皮酸(*2-hydroxy-4-methoxycinnamic acid*)。

【药理】 （1）**对呼吸系统的作用**　柽柳煎剂 5g/kg 腹腔注射，对氨水喷雾所致的小鼠咳嗽有明显抑制作用，但小鼠酚红法试验表明无祛痰作用；1g/kg 腹腔注射，对组胺喷雾所致豚鼠哮喘无明显平喘作用。另报道，以 1×10^{-5}g 组胺使正常豚鼠离体气管致痉，5 分钟后加入柽柳醇提物或水提物 1×10^{-4}g(生药)，显示强大而持久的抗组胺作用，5 分钟内对抗强度超过 100%。

（2）**保肝作用**　柽柳的 70%乙醇提取物灌胃给药，对四氯化碳(CCl_4)诱发的急性肝炎小鼠有保肝作用，给药组小鼠的天冬氨酸转氨酶(AST)和丙氨酸转氨酶(ALT)值比对照组明显降低，并可减轻 CCl_4 所致肝窦的增加，减轻肝组织变性程度。

（3）**抗菌作用**　柽柳煎剂在体外对肺炎链球菌、甲型链球菌、白色葡萄球菌和流感杆菌有抑制作用。柽柳成分柽柳酮及柽柳醇对抗药性金黄色葡萄球菌有较强抑制作用。

（4）**解热作用**　柽柳浸膏溶液 12g/kg 皮下注射，对人工发热家兔有一定解热作用。

（5）**毒性**　柽柳煎剂小鼠腹腔注射的 LD_{50} 为 21.6g/kg。2 只豚鼠腹腔注射柽柳煎剂 5g/kg，观察 48h，未见异常；另 2 只腹腔注射 5g/kg，在 4h 内死亡。

【性味归经】 味甘、辛，性平。归肺、胃、心经。

【功用主治】 疏风，解表，透疹，解毒。主治风热感冒，麻疹初起，疹出不透，风湿痹痛，皮肤瘙痒。

《开宝本草》："主剥驴马血入肉毒。"

《纲目》："消痞，解酒毒，利小便。"

《东医宝鉴·汤液篇》："主疥癣及一切恶疮。"

《本草汇言》："凉血分，发痧疹，解痧毒。"

《本草备要》："治痧疹不出，喘嗽闷乱。"

《本经逢原》："去风，煎汤浴风疹身痒效。"

《得配本草》："解瘟疫之躁乱，开肌肉之邪结，一切风火疠气，非此不能达表。"

《药性切用》："疏风解毒，能使痧疹、斑邪外达。"

《现代实用中药》："为解热利尿药，治急性或慢性关节风湿。"

【临床应用】 （1）**用于麻疹**。柽柳具开发升散之性，善于达表透疹，为治麻疹初期，透发不畅的常用药。可单味煎服，亦常与荆芥、薄荷、牛蒡子等同用，益增透疹之效。

（2）**用于感冒咳嗽，风湿痹痛**。治感冒发热头痛，可配荆芥、防风或羌活、板蓝根等以助解表，伴咳嗽咽痛者，加配牛蒡子、蝉衣。用于风寒湿痹，历节风痛，一般与羌活、独活、薏苡仁、威灵仙等祛风湿药同用，如与忍冬藤、鸡血藤、丹皮、赤芍、地龙等相配，又可用于关节红肿疼痛之风湿热痹。

（3）**其他**。本品尚可用于肾炎水肿、慢性气管炎。煎汤熏洗治风疹瘙痒。

《医学广笔记》："砂糖调服，可治疹后痢。"

【用量用法】 内服：煎汤，10～15g，或入散剂。外用：煎汤擦洗，适量。

【使用注意】 麻疹已透及体虚多汗者禁服。

【附方】 (1) **治痧疹发不出，喘嗽，烦闷，躁乱**：①西河柳叶，风干为末。水调四钱，顿服立定。--《纲目拾遗》引《急救方》 ②蝉退一钱，鼠粘子(炒研)一钱五分，荆芥穗一钱，玄参二钱，甘草一钱，麦门冬(去心)三钱，干葛一钱五分，薄荷叶一钱，知母(蜜炙)一钱，西河柳五钱，竹叶三十片，水煎服。--《医学广笔记》之"竹叶柳蒡汤" ③西河柳煎汤，去渣。半温，用芫荽蘸水擦之，但勿洗头面。乳母及儿，仍以西河柳煎眼。--《纲目拾遗》

(2) **治麻疹伏而过期不出**：西河柳为末，以茅根煎汤下三四钱，白水下亦可。--《麻科活人全书》之"独圣散"

(3) **治斑疹麻瘄不出，或因风而闭者**：西河柳叶、樱桃核，煎汤洗之。--《纲目拾遗》引《经验方》

(4) **治一切风，不问远近**：柽叶半斤(细锉。如无，枝叶亦可)，荆芥半斤(细锉)。以水五升，煮取二升，滤去滓，澄清。白蜜五合，竹沥五合，上相和，以新瓷瓶盛，用油单子盖紧系于釜中，以重汤煮，勿令入水，从初五更煮至日出后即佳。每服一小盏，日三服。--《普济方》之"柽叶煎"

(5) **治感冒，发热，头痛**：柽柳、薄荷各9g，荆芥6g，绿百衣9g，牛姜3g，水煎服。--《青岛中草药手册》

(6) **治风湿痹痛**：西河柳、虎杖根、鸡血藤各30g，水煎眼。--《浙江药用植物志》

(7) **治痞**：用观音柳煎汤，露一宿，至五更饮数次，痞自消。--《卫生易简方》

(8) **治酒病**：长寿仙人柳，不以多少，晒干为细末。每服一钱，用酒调下。--《履巉岩本草》

(9) **治疗肾炎**：每日取西河柳30g，水煎分2次空腹温服，15天为1疗程，连服1~4个疗程。用于急性肾炎迁延期及慢性肾炎10例，病程3个月至2年不等，尿蛋白+~+++。结果：显效(症状消失，尿检阴性)8例，有效(症状消失，尿蛋白微量~+)2例。获效时间7~20d，平均14d。服药期间未见明显副反应。

秋海棠

【别名】 八月春、断肠花《群芳谱》，相思草《漳州府志》，断肠草《大观录》。

【来源】 秋海棠科植物秋海棠 *Begonia evansiana* Andr.的全草。

【植物形态】 多年生草本，地下具块茎。茎直立，光滑，高约60cm。叶斜卵形，先端尖，边缘有细锯齿，基部斜心脏形，上面具细刺毛，下面和叶柄带紫红色，叶腋间生有小珠芽，落地生新苗。花粉红色，雌雄同株；雄花花被4，外2片形圆而大，雄蕊多数，花丝成一总柄，药黄色；雌花花被5或较少，在内者较小，子房下位，花柱3歧，柱头扭曲状。蒴果具不等大3翅，胞背裂开。花果期7～9月。见（图584）

【生长分布】 原产于中国长江以南各省区。邹平多盆栽。

【采收加工】 夏秋采块茎，初冬采果，晒干或鲜用。

【化学成份】 全草含草酸。

【性味归经】 味酸、涩，性凉。

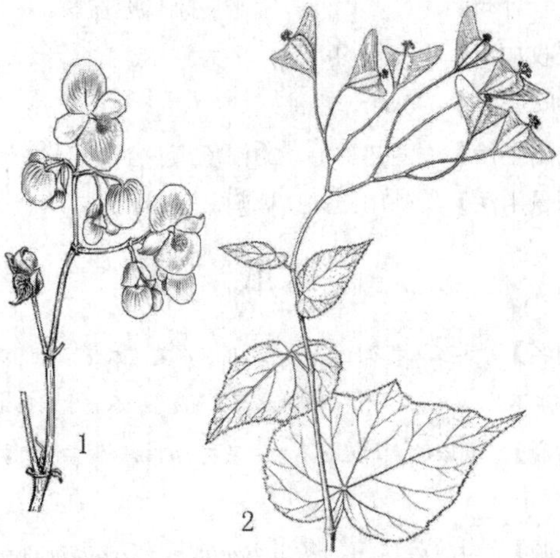

（图584）**秋海棠**

1.花枝 2.果枝

【功用主治】 凉血止血，散瘀，调经。用于吐血，衄血，咳血，崩漏，白带，月经不调，痢疾。外用治跌打损伤。

【用量用法】 内服：煎汤5～15g。外用：研粉敷患处，适量。

【使用注意】 有微毒，会引起皮肤瘙痒、呕吐、拉肚子、咽喉肿痛、呼吸困难等症状。

四季海棠

【别名】 蚬肉海棠《梧州草药及常见病多发病处方选》。

【来源】 为秋海棠科植物四季海棠 *Begonia semperflorens* Link et Otto 的花和叶。

【植物形态】 四季海棠 又称秋海棠、虎耳海棠、瓜子海棠。多年生常绿草本，茎直立，稍肉质，高15～45cm。有发达的须根；根呈纤维状。全株无毛，基部多分枝，绿色或淡红色。单叶互生；叶柄着生于叶片基部；叶稍肉质，卵形或宽卵形，长5～8cm，宽3.5～7.5cm，先端圆钝，基部稍心形略偏斜，边缘有锯齿和睫毛，两面光亮，绿色或紫红色；主脉通常微红。花有红、粉红或白色，单瓣或重瓣，品种甚多，数朵集生在腋生的总花梗上，花单性，雌雄同株异花，雄花较大，径约1～2cm，花被片4，内面2片较小；雌花稍小，花被片5。蒴果绿色，并有红色的3翅，其中一翅稍大。花期全年。见（图585）

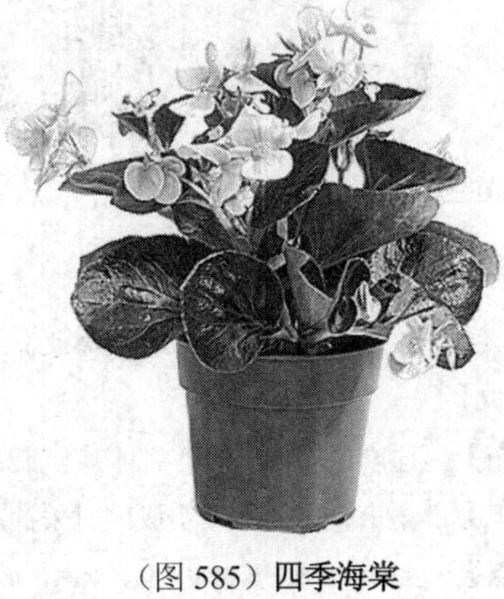

（图585）**四季海棠**

【生长分布】 原产巴西。邹平多见家庭盆栽。

【采收加工】 全年均可采，多为鲜用。

【性味归经】 味苦，性凉。

【功用主治】 清热解毒。主治疮疖。

【用量用法】 外用：鲜品捣敷，适量。

冬瓜

【别名】 冬瓜《本草经集注》，白瓜、水芝《本经》，白冬瓜《别录》，地芝《神仙本草》，濮瓜(孟冼)，东瓜《瀛涯胜览》，枕瓜《中国药用植物志》。

【名释】 果实成熟时已近冬季，果皮上白粉如雪霜，果实越冬不坏，故名冬瓜。

【来源】 为葫芦科植物冬瓜 *Benincasa kispida* (Thunb.) Cogn. 的果实。

【植物形态】 一年生攀援草本。茎长大粗壮而略呈方形，密被黄褐色刺毛，卷须分枝。单叶互生；具长柄，柄长达 10ml 以上；叶片阔卵形或近于肾形，长 15～30cm，宽与长几相等，具 5～7 棱角或呈浅裂状，先端尖，基部心形，边缘具锯齿，两面均被粗毛，叶脉网状。花单性，雌雄同株，单生于叶腋；雄花花梗长 5～15cm，花萼管状，5 裂，裂片三角状卵形，边缘具锯齿，花冠黄色，5 裂几至基部，直径 6～10cm，花瓣外展，长 3～5cm，雄蕊 5，联生成 3 枚，其中 2 枚较宽，花药 2 室，另外 1 枚较窄，花药 1 室；雌花柄短，长不及 5cm，子房下位，长椭圆形，密被柔毛，柱头 3 裂，略扭曲。瓠果肉质。椭圆形或长方状椭圆形、有时近圆形，长 30～60cm，直径 20～35cm；果皮淡绿色，表面具一层白色蜡质的粉末，果肉白色肥厚：果梗圆柱形，具纵槽.种子多数，白色或黄白色；卵形或长卵形，边缘通常具一棱边，有的栽培品种边缘平滑。花期 5～6 月。果期 6～8 月。见（图 586）

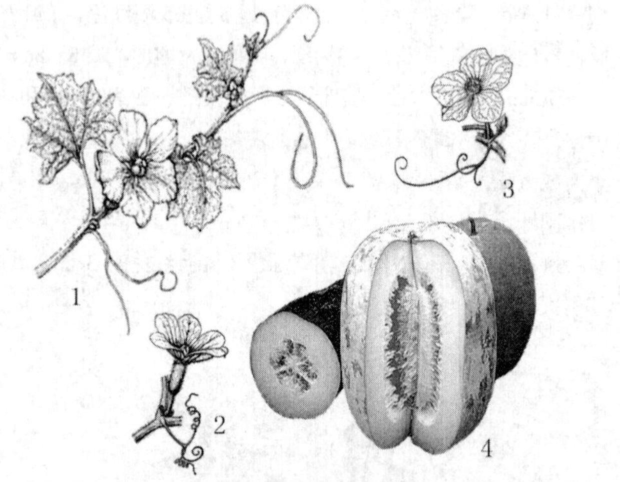

（图 586）冬瓜

1.雌花枝 2.雌花 3.雄花 4.果实

本植物的叶（**冬瓜叶**）、藤（**冬瓜藤**）、果皮（**冬瓜皮**）、种子（**冬瓜子**）均供药用，详见下述。

【生长分布】 原产于中国南方。邹平广泛栽培。

【采收加工】 夏末、秋初，果实成熟时采摘。

【栽培要点】 **生物学特性** 喜温暖气候。耐热，怕涝，忌低温。宜选排水良好、土层深厚的砂壤 L 或粘壤土栽培，不宜在低洼地栽种。

栽培技术 用种子繁殖.育苗移栽法。春播于 2～3 月，秋播于 7 月上旬，以春播为宜。种子经浸种、催芽，在苗床或营养钵上育苗。当瓜苗长 3～4 片真叶时，按行株距 2m×1m 开穴移栽，每 1 小时 m^2 植 4500 株左右。

田间管理 苗期施 2～3 次稀薄人畜粪水，座果期勤施浓粪水或腐熟饼肥，或复合吧。整个生长期，注意松土、除草、培土，干旱季节及时浇水，多雨期及时排水。苗蔓长 30cm 以上，在畦面铺草，引蔓爬行生长；或搭 2m 高棚架，引蔓上棚生长；或插支架,引蔓上架生长。结果初期前，及时摘除全部侧蔓；座果后，选留植株中部侧蔓 2～3 条，其余侧蔓摘除，主蔓打顶或不打顶。开花期，人工辅助授粉。

病虫害防治 枯萎病、炭疽病、白粉病，为害根部、藤蔓、叶子，防治方法参见“黄瓜”条。

【主含成分】 冬瓜每 500g 含蛋白 1.5g，糖 8g，粗纤维 15g，灰分 1.1g，钙 72mg，磷 45mg，铁 1.1mg，胡萝卜素(*carotene*)0.04mg，硫胺素(*thiamine*)0.04mg，核黄素(*riboflavine*)0.08mg，烟酸(*nicotinic acid*)1.1mg，维生素 C(*vitamin C*)61mg。

【性味归经】 味甘、淡，性微寒。归肺、大小肠、膀胱经。

【功用主治】 利尿，清热，化痰，生津，解毒。主治水肿胀满，淋证，脚气，痰喘，暑热烦闷，消渴，痈肿，痔漏；并解丹石毒、鱼毒、酒毒。

《别录》：“主治小腹水胀，利小便，止渴。”

《本草经集注》：“解毒，消渴，止烦闷。”

《食疗本草》：“益气耐老，除胸心满，去头面热。”

《日华子》：“治胸膈热，消热毒痈肿，切摩痱子。”

《本草图经》：“主三消渴疾，解积热，利大、小肠，压丹石毒。”

《本草衍义》：“治发背及一切痈疽。削一大块置疮上，热则易之，分散热毒气。”

《日用本草》：“差五淋。”

《滇南本草》：“润肺，消热痰，止咳嗽，利小便。治痰吼气喘，姜汤下。又解远方瘴气，又治小儿惊风。”

《品汇精要》：“解鱼中毒。”

《玉楸药解》：“清金止渴，利水消胀。治消渴，水胀，泻痢，淋涩，痈疽，痔瘘，解食中毒，洗头面䵳黷”

《药性切用》：“泻热消肿，利水益脾。”

《重庆堂随笔》：“凉而润肺，甘能养胃，极清暑湿，止烦渴，利二便，消胀满，治暑湿霍乱泻痢有殊功。”

《本草再新》：“清心火，泻脾火，利湿去风，消肿止渴，解暑化热。”

《随息居饮食谱》：“清热，养胃，生津，涤秽，除烦，消痈，行水，解鱼、酒毒。孕妇常食，泽胎化毒，令儿无病。”

《中国药用植物图鉴》：“为利尿剂，主治肾炎水肿。”

【临床应用】 （1）**用于水肿胀满，小便不利**。冬瓜禀阴土之气以生，为利水消肿良药，常与赤小豆共用，加强甘淡渗利作用。如《杨氏家藏方》冬瓜丸。对于肝硬化腹水、慢性肾炎水肿，则伍以鲤鱼，以补虚利水。

（2）**用于热病烦渴，消渴引饮**。冬瓜甘寒，功擅生津清热，对于中暑烦渴，可选用鲜冬瓜捣烂绞汁，多量饮服。而对胃火灼津消渴者，常配黄连同用，一以泻胃火，一以生津液。如《经验良方》瓜连丸。

【用量用法】 内服：煎汤，60～120g，或煨熟服，或捣汁服。外用：捣敷，或煎水洗，适量。

【使用注意】 脾胃虚寒者不宜过食。

《食疗本草》："热者食之佳，冷者食之瘦人。煮食练五脏，为其下气故也。欲得体瘦轻健者可长食之，欲得肥则勿食也。"

《本草经疏》："若虚寒肾冷、久病滑泄者不得食。"

《医林纂要·药性》："癞者忌食，善溃也。"

《本草省常》："常食发黄疸、脚气诸症并牙疼及湿痒诸疮。"

《随息居饮食谱》："冷食则滑肠耳。"

《食鉴本草》(费伯雄)："多食动胃火，令人牙龈齿痛。"

【附方】 （1）**治十种水气，浮肿喘满**：用冬瓜一枚，先于头边切一盖子，取去中间瓤不用，以赤小豆水淘净，倾满冬瓜中，再用盖子合了，用竹签签定，以麻线系，纸筋、黄泥固济，窨干，用糯糠两大箩，埋冬瓜在内，以火着糠内煨之，候火尽取出，去泥刮冬瓜令净，薄切作片子，并豆一处焙干。七为细末，水煮面糊为丸，如梧桐子大。每服五十丸，煎冬瓜子汤送下，不拘时候，小便利为验。-- 《杨氏家藏方》之"冬瓜丸"

（2）**治水肿**：鲤鱼一头重一一斤以上，煮熟取汁，和冬瓜、葱白作羹食之。-- 《本草述》

（3）**治热淋，小便涩痛，壮热，腹内气壅**：冬瓜一斤，葱白一握，去须细切，冬麻子半升。上捣麻子，以水二大盏绞取汁，煮冬瓜、葱白作羹，空腹食之。-- 《圣惠方》之"冬瓜羹"

（4）**治伤寒后痢日久，津液枯竭，四肢浮肿，口干**：冬瓜一枚，黄土泥厚裹五寸，煨令烂熟，去土绞汁服之。-- 《古今录验》

（5）**治老人消渴烦热，心神狂乱，躁闷不安**：冬瓜半斤去皮，豉心二合绵包，葱白半握。上以和煮作羹，下五味调和，空心食之，常作粥佳。-- 《养老奉亲书》之"冬瓜羹"

（6）**治消渴能饮水，小便甜，有如脂麸片，日夜六七十起**：冬瓜一枚，黄连十两。上截瓜头去瓤，入黄连末，火中煨之，候黄连熟，布绞取汁，一服一大盏，日再服，但服二三枚瓜。以差为度。一方云以瓜汁和黄连末，和如梧桐子大，以瓜汁空肚下三十丸，日再服，不瘥，增丸数。忌猪肉、冷水。-- 《外台》引《近效方》

（7）**治小儿生一个月至五月，乍寒乍热，渴者**：绞冬瓜汁服之。-- 《千金要方》

（8）**治痈肿瘰疬发背欲死者**：取冬瓜截去头，合疮上，瓜当烂，截去更合之，瓜未尽疮已敛矣，即用膏养之。-- 《肘后方》

（9）**治痔疮肿痛**：冬瓜煎汤洗之。-- 《袖珍方》

（10）**治马汗入疮**：于冬瓜烧研，洗净敷之。-- 《纲目》

（11）**治哮喘**：未脱花蒂的小冬瓜一个，剖开填入适量冰糖，入蒸笼内蒸取水，饮服三四个即效。-- 《中医秘验方汇编》

（12）**面黑令白方**：冬瓜一个，竹刀去皮切片，酒一升半，水一升，煮烂滤去滓，熬成膏，瓶收，每夜涂之。-- 《圣济总录》

（13）**治食鱼中毒**：饮冬瓜汁。-- 《小品方》

冬瓜叶 味苦，性凉；归肺、大肠经。清热，利湿，解毒。主治消渴，暑湿泻痢，疟疾，疮毒，蜂螫。内眼：煎汤，9～15g。外用：研敷，适量。

附方 （1）**治消渴不止**：冬瓜苗嫩叶水煎代茶饮。-- 《泉州本草》

（2）**治积热泻痢**：冬瓜叶嫩心，拖面煎饼食之。-- 《海上名方》

（3）**治多年恶疮**：用冬瓜叶阴干，瓦上焙，研细，掺疮湿处。-- 《急救良方》

冬瓜藤 味苦，性寒；归肺、肝经。清肺化痰，通经活络。主治肺热咳痰，关节不利，脱肛，疮疥。内服：煎汤或捣汁，9～15g，鲜品加倍。外用：煎水或烧灰洗，适量。

冬瓜皮

【别名】 冬瓜皮《开宝本草》，白瓜皮、白东瓜皮《全国中草药汇编》。

【来源】 为葫芦科植物冬瓜 *Benincase hispide* (Thunb.) Cogn. 的外层果皮。

【原植物】 参见"冬瓜"。

【采收加工】 食用冬瓜时，收集削下的外果皮，晒干。

【性状鉴别】 果皮为不规则的薄片，通常内卷或筒状或双筒状，大小不一。外表面黄白色至暗绿色，光滑或被白粉。内表面较粗糙，有筋状维管束。体轻而脆，易折断。气微，味淡。

【主含成分】 含挥发性成分：E-2-己烯醛(*E-2-hexenal*)，正己烯醛(*n-hexenal*)，甲酸正己醇酯(*n-hexyl formate*)，2，5-二甲基吡嗪(*2，5-dimethylpyrazine*)，2，6-二甲基吡嗪(*2，6-dimethylpyrazine*)，2，3，5-三甲基吡嗪(*2，3，5-trimethylpyrazine*)，2-甲基吡嗪(*2-methylpyrazine*)，2-乙基-5-甲基吡嗪(*2-ethyl-5-methylpyrazine*)。又含三萜类化合物：乙酸异多花独尾草烯醇酯(*isomuhiflorenyl acetate*)，粘霉烯醇(*glutinol*)，西米杜鹃醇(*simiarenol*)，5，24-葫芦二烯醇(*cucurbita-5，24-dienol*)；胆甾醇衍生物：24-乙基胆甾-7，25-二烯醇(*24-ethylcholesta-7，25-dienol*)，24-乙基胆甾 7，22，25-三烯醇(*24-ethylcholesta-7，22，25-trienol*)，24-乙基胆甾-7-烯醇(*24，ethylcholesta-7-enol*)，24-乙基胆甾-7，22-二烯醇(*24-ethylcholesta-7，22-dienol*)。另含维生素(*vitamin*)B_1、B_2、C，烟酸(*niacin*)，胡萝卜素(*carotene*)，葡萄糖(*glucose*)，果糖(*fructose*)，蔗糖(*sucrose*)，有机酸，淀粉，以及钠、钾、钙、铁、锰、锌等无机元素。

【性味归经】 味甘，性微寒。归肺、脾、小肠经。

【功用主治】 清热利水，消肿。主治水肿，小便不利，泄泻，疮肿。

《滇南本草》："止渴，消痰，利小便，治中风皆效(务本)。熬水洗痔，良。"

《纲目》："主驴马汗入疮肿痛，阴干为末涂之，又主折伤损痛。"

《药性切用》："行皮间水湿，善消肤肿。"

《重庆堂随笔》："解风热，消浮肿。"

《本草再新》："走皮肤，去湿追风，补脾泻火。"

《本草害利》："益脾，以皮行皮，故通二便，泻热毒，止消渴。"

《现代实用中药》："利湿，消暑，和脾。"

《江苏省植物药材志》："治腹泻，足跗浮肿。"

《四川中药志》(1960年版)："治心脏及肾脏病之水肿、喘逆胀满等。"

《福建药物志》："治乳糜尿、鱼蟹中毒、小便不利。"

【用量用法】 内服：煎汤，15～30g。外用：煎水洗，适量。

【使用注意】 《四川中药志》(1960 年版)："因营养不良而致之虚肿慎用。"

【附方】 （1）**治水肿**：冬瓜皮 30g，五加皮 9g，姜皮 12g，水煎服。--《湖南药物志》

（2）**治肾脏炎，小便不利，全身浮肿**：冬瓜皮 20g，西瓜皮 20g，白茅根 20g，玉蜀黍蕊 15g，赤百 100g。水煎，每日 3 次分服。--《现代实用中药》

（3）**治体虚浮肿**：冬瓜皮 30g，杜赤豆 60g，红糖适量。煮烂，食豆服汤。--《浙江药用植物志》

（4）**治咳嗽**：冬瓜皮(经霜者)五钱，蜂蜜少许，水煎服。--《滇南本草》

（5）**治夏日暑热口渴，小便短赤**：冬瓜皮、西瓜皮等量，煎水代茶饮。--《四川中药志》(1960 年)

（6）**治消渴不止，小便多**：冬瓜皮、麦冬各 30～60g，黄连 10g，水煎，每日 2～3 次分服。--《食物中药与便方》

（7）**治妇人乳痈毒气不散**：冬瓜皮研取汁，当归半两研细。上以冬瓜汁调涂之，以愈为度。--《普济方》

（8）**治跌仆伤损**：干冬瓜皮一两，真牛皮胶一两(锉)。入锅内炒存性，研末。每服五钱，好酒热服，仍饮酒一瓯，厚盖微取汗。--《摘玄方》

（9）**治手足冻疮**：冬瓜皮、干茄根二味煎汤热洗，不过三次即效。--《医便》

（10）**催乳**：冬瓜皮 30g，加鲜鲫鱼(洗净，去肠杂)，同炖服。--《安徽中草药》

（11）**治疗糖尿病**：用冬瓜皮(一般包括外果皮及中果皮)1000g，加水 2000g，沸后煎 30 分钟，滤液浓缩至 500ml 静置冷却。另取麝香 1.5g，与适量 95%乙醇共研磨成浆，兑入上述浓液中，搅匀后置冰箱或阴凉处备用。每次口服 15～20ml，每日 3 次，10 天为 1 疗程。治疗糖尿病 21 例，经 3～6 个月观察，三多症状有不同程度的改善或消失，其中烦渴改善者 15 例，尿量减少者 14 例，饥饿感减轻或消失者 15 例，症状改善大多数出现在 1 个疗程左右。--《中医杂志》邓居林，1981，22(7)：546

冬瓜子

【别名】 冬瓜子《新修本草》，白瓜子《本经》，瓜子、瓜瓣《金匮要略》，冬瓜仁《别录》，瓜犀《荆楚岁时记》。

【来源】 为葫芦科植物冬瓜 *Benincase hispide* (Thunb.) Cogn. 的种子。

【采收加工】 食用冬瓜时，收集成熟种子，洗净，晒干。

【性状鉴别】 种子长椭圆形或卵圆形，扁平，长 1～1.5cm，宽 0.5～1cm，厚约 0.2cm。表面黄白色，略粗糙，边缘光滑(单边冬瓜子)或两面外缘各有 1 环纹(双边冬瓜子)。一端稍尖，有 2 个小突起，较大的突起上有珠孔，较小的为种脐，另一端圆钝。种皮稍硬而脆，剥去种皮，可见子叶 2 枚，白色，肥厚，胚根短小。体轻，富油性。气无，味微甜。

【显微鉴别】 种子横切面：种皮外表皮细胞 1 列，近栅状，壁稍厚，微木化；下皮层 10 余列薄壁细胞，壁微木化，具纹孔；内侧为 2～3 列石细胞；通气薄壁组织 1 列细胞，紧靠石细胞，细胞间隙较大；两端有维管束；内表皮 1 列细胞。珠心表皮 1 列细胞，外被角质层，内侧为残存的珠心及胚乳。中央有 2 枚子叶，细胞含脂肪油及糊粉粒。见(图 587)

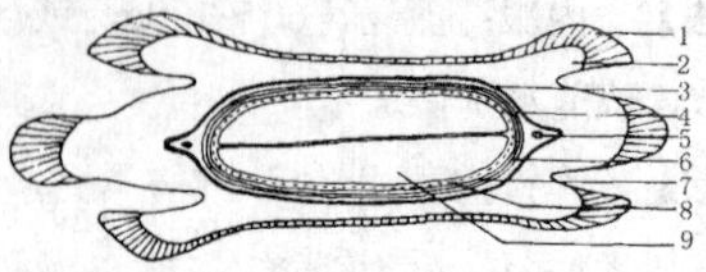

(图 587) 冬瓜(种子)横切面简图

1.种皮外表皮 2.下皮层 3.石细胞层 4.通气薄壁组织 5.维管束 6，种皮内表皮 7.珠心表皮 8.残存珠心及胚乳 9.子叶

【理化鉴别】 取本品粗粉 1g，加水 20ml，煮沸 10 分钟，放冷，滤过。取滤液，置带塞的试管中，激烈振摇，产生持久性泡沫。(检查皂甙)

【主含成分】 含油 14%，其中三酰甘油(*triglyceride*)的含量在 72%～96%之间，所含主要脂肪酸为亚油酸(*1inoleic acid*)，油酸(*oleic acid*)，硬脂酸(*stearicacid*)，棕榈酸(*palmitic acid*)，以及十八碳二烯酸(*octadecadienoic acid*)，十八碳三烯酸(*octadecatrienoic acid*)等。又含脂类(*lipid*)。内有磷脂酰胆碱(*phosphatidyl choline*)，磷脂酰乙醇胺(*phosphatidyl ethanolamine*)，磷脂酰丝氨酸(*phosphatidyl serine*)，磷脂酰肌醇(*phosphatityl inosito1*)，神经鞘磷脂(*sphingomyelin*)，脑苷脂(*cerebroside*)。还含甾醇类化合物：β-谷甾醇(*β-sitostero1*)，菜油甾醇(*campestero1*)，豆甾醇(*stigmastero1*)，24-乙基胆甾-7，25-二烯醇(*24-ethylcholesta-7，25-dieno1*)，24-乙基胆甾-7，22，25-三烯醇(*24-ethylcholesta-7，22，25-trieno1*)，24-乙基胆甾-7-烯醇(*24-ethylcholesta-7-eno1*)，24-乙基胆甾-7，22-二烯醇(*24-ethy1cholesta-7，22-dieno1*)，24α-乙基-5α 一胆甾-8，22-二烯醇(*24α-ethyl-5α-cholesta-8，22-dieno1*)，24β-乙基-5α-胆甾-8，22-二烯醇(*24β-ethyl-5α-cholesta-8，22-dieno1*)，24β-乙基-5α-胆甾-5，25(27)-二烯醇[*24β-ethyl-5α-cholesta-8，25(27)-dieno1*]、24β-乙基-5α-胆甾-8，22，25(27)-三烯醇[*24β-ethy-15α-cholesta-8，22，25(27)-trieno1*]。又含三萜类化合物：粘霉烯醇(*glutino1*)，西米杜鹃醇(*simiareno1*)，5，24-葫芦二烯醇(*cucurbita-5，24-dieno1*)。去脂肪后的种子中含蛋白质 25%，内有多种氨基酸。另含 4 个具有抑制胰蛋白酶活力的组分以及硒、铬等无机元素。

【药理】 （1）**免疫促进作用** 冬瓜子热水提取后，经透析得透析内液，此液对小鼠淋巴细胞的致丝裂活性呈浓度依赖性。透析内液为 B 细胞致丝裂剂，有 PBA(无性系 B 细胞激活剂)活性及佐剂活性，使 PFC(空斑形成细胞)数显著增高，呈现免疫促进作用。

（2）**对胰蛋白酶的抑制作用** 从冬瓜子中分离出胰蛋白酶抑制剂，得到 4 个具有抑制胰蛋白酶活力的组分，其中两个组分属小分子胰蛋白酶抑制剂。

【炮制】 炒冬瓜子：取冬瓜子，微火炒带黄色或微有香味。

饮片性状：炒冬瓜子形如冬瓜子，表面微黄，略具香气。

【性味归经】 味甘，性微寒。归肺、大肠经。

【功用主治】 清肺化痰，消痈排脓，利湿。主治痰热咳嗽，肺痈，肠痈，白浊，带下，脚气，水肿，淋证。

《本经》："主令人悦泽，好颜色，益气不饥，久服轻身耐老。"

《别录》："主烦满不乐。"

《食疗本草》："除心胸气满，消痰止烦。"

《食经》(崔禹锡)："利水道，去淡水。"

《日华子》："去皮肤风，剥黑䵟 润肌肤。"

《滇南本草图说》："治肠痈。"

《本草经疏》："开胃醒脾，治热痢后重。"

《本草述》："主治心经蕴热，小水淋痛，并鼻面酒瘡如麻豆，疼痛，黄水出。"

《长沙药解》："清肺润肠，排脓决瘀。"

《医林纂要·药性》："润心，明目，毓神。"

《本草省常》："生性平，清肺生津；炒性温，润肠和中。"

《本草撮要》："疟疾寒热，肠胃内壅，最为要药。"

《山西中药志》："治消渴，外治热毒痈肿。"

《中国药用植物图鉴》："治痔疮肿痛。"

【临床应用】 （1）**用于痰热咳嗽，肺痈，肠痈**。冬瓜子性寒滑而疏利，能上清肺胃蕴热，下导大肠之壅滞，有良好的清热祛痰排脓作用。用于肺热咳嗽，咯痰黄稠者，可配前胡、贝母、瓜蒌等同用，以加强清化痰热之功。用治肺痈咳吐脓痰者，常配苇茎、薏苡仁、桃仁等同用，以清热排脓，方如《千金要方》苇茎汤。用于肠痈，常与大黄、牡丹皮等同用，以加强泻热破瘀排脓之功，方如《金匮要略》大黄牡丹汤。

（2）**用于白浊、带下等证**。冬瓜子甘淡而寒，能清利湿热，可用治湿热下注所致的白浊，带下，小便不利，淋证等，多与黄柏、萆薢、苍术等同用。

（3）**其他** 冬瓜子还可用治肠燥便秘，多配伍火麻仁、郁李仁、杏仁等同用。

【用量用法】 内服：煎汤，10～15g，或研末服。外用：研膏涂敷，适量。

【使用注意】 脾胃虚寒者慎服。

《别录》："久服寒中。"

《得配本草》："中寒者禁用。"

《陕西中药志》："虚寒肾冷，久病滑泻者忌用。"

【附方】 （1）**治痰热咳嗽**：冬瓜子 15g，浙贝母、牛蒡子、枇杷叶各 9g，黄芩 6g，煎服。

（2）**治咽喉肿痛**：冬瓜子、连翘各 15g，射干 6g，桔梗、生甘草各 4.5g，水煎服。（1～2 方均出自《安徽中草药》）

（3）**治消渴不止，小便多**：干冬瓜子、麦门冬、黄连各二两，水煎饮之。--《摘玄方》

（4）**治遗精白浊**：冬瓜仁炒为末，空心米饮调下五钱许。--《普济方》

（5）**治白带**：①冬瓜仁 15g，柳树根 30g，紫茉莉根 30g，龙葵 15g，水煎服。--《中草药手册》(福建军区后勤部) ②冬瓜子 100g，金银花 80g，土茯苓 80g。碎成细粉，过筛，混匀，备用。每日 2～3 次，每次 3～5g，水煎服。--《实用蒙药学》

（6）**治男子五劳七伤，明目**：白瓜子七升，绢袋盛，搅沸汤中三遍，暴干；以酢五升浸一宿，暴干；治下筛。酒服方寸匕，日三服之。--《千金要方》

（7）**治伤身痛**：冬瓜仁研末，温酒送服，每次 9g。--《福建药物志》

西瓜

【别名】 西瓜《纲目》，寒瓜《本草经集注》，天生白虎汤《食物本草》(汪颖)。

【名释】 本种自西域传入，故名西瓜。

【来源】 为葫芦科植物西瓜 *Citrullus lanatus* (Thunb.) Matsum.Et Nakai 的果瓤。

【植物形态】 一年生蔓性草本。茎细弱，匍匐，有明显的棱沟。卷须 2 歧，被毛。叶互生；叶柄长 3～12cm；叶片三角状卵形、广卵形，长 8～20cm，宽 5～18cm，三深裂或近三全裂，中间裂片较长，两侧裂片较短，裂片再作不规则羽状深裂或二回羽状分裂，两面均为淡绿色，边缘波状或具疏齿。雌雄同株，雄花、雌花均单生于叶腋，雄花直径 2～2.5cm，花梗细，被长柔毛；花萼合生成广钟形，被长毛，先端 5 裂，裂片窄披针形或线状披针形；花冠合生成漏斗状，外面绿色，被长柔毛，上部 5 深裂，裂片卵状椭圆形或广椭圆形，先端钝，雄蕊 5，其中 4 枚成对合生，1 枚分离，花丝粗短；雌花较雄花大，花萼和雄花相似；子房下位，卵形，外面多少被短柔毛，花柱短，柱头 5 浅裂。瓠果近圆形或长椭圆形，径约 30cm，表面绿色、浅绿色，多具深浅相间的条纹。种子多数，扁形，略呈卵形，黑色、红色、白色或黄色，或有斑纹，两面平滑，基部钝圆，经常边缘稍拱起。花、果期夏季。见（图 588）

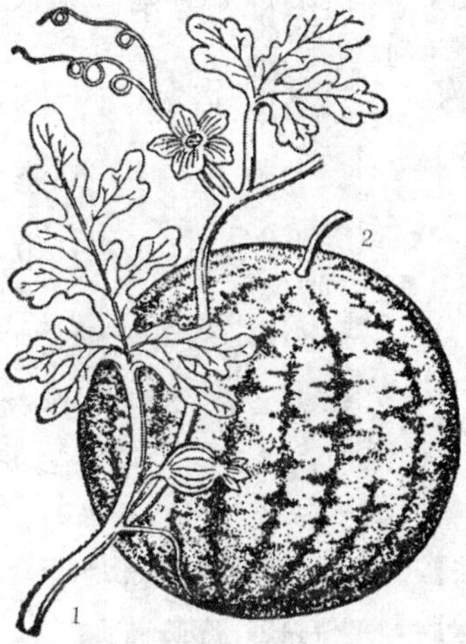

（图 588）**西瓜**（1.花枝 2.果实）

【生长分布】 原产非洲。邹平各地均有栽培。

【采收加工】 夏季采收成熟果实，一般鲜用。

【栽培要点】 **生物学特性** 喜温暖气候。耐热、不耐低温、耐旱、喜光。对土壤适应性较广，宜选河岸冲积土和耕作层深厚的砂质壤土栽培。

栽培技术 用种子繁殖，直播或育苗移栽法。直播法：春播于 3～4 月，将经浸种、消毒、催芽的种子，按行株距 2m×0.4m 开穴播种，每穴播种子 4 粒。播前施基肥，播后用松土覆盖 2～3cm，瓜苗长 3～4 片真叶时定苗，每穴选留良苗 1 株。育苗移栽法：春播于 2～3 月，将按上法处理的种子，播于保温苗床上的营养土块或营养钵上，每块(袋)播种 2 颗，待出苗后，将其中 1 株弱苗去除。当瓜苗长出 3～4 片真叶时，即可带土块或带袋移栽。

田间管理 苗期加强中耕除草、松土，防止土壤板结。座果前施 1～2 次稀薄人畜粪水。座果后重施结果肥。每 1 小时 m^2 共用人畜粪水 22500kg，复合肥 150～225kg。在采收高峰时，应采收一批，旌追肥 1 次。采用 3 种整枝蔓方式：单蔓式，每株只留主蔓，去除所有子蔓；双蔓式，除主蔓外，在植株 F 部 3～4 节间留 1 条子蔓，其余子蔓全部去除；三蔓式，除主蔓外，在植株下部 3～

4节间选留2条子蔓.其余子蔓均去除。在阴雨天，辅以人工授粉，提高结果率。

【主含成分】 **西瓜汁**：含瓜氨酸(*citrulline*)，α-氨基-β-(1-咪唑基)丙酸[*α-amino-β-(1-imidazolyl)propionic acid*]，丙氨酸(*alanine*)，α-氨基丁酸(*α-aminobutyric acid*)，γ-氨基丁酸(*γ-aminobutyric acid*)，谷氨酸(*glutamic acid*)，精氨酸(*arginine*)，磷酸(*phosphoric acid*)，苹果酸(*malic acid*)，乙二醇(*glyco1*)，甜菜碱(*betaine*)，腺嘌呤(*adenine*)，果糖(*fructose*)，葡萄糖(*glucose*)，蔗糖(*sucrose*)，维生素(*vitamin*)A、B，及C，β-及γ-胡萝卜素(*carotene*)，番茄烃(*1ycopene*)，六氢番茄烃(*phytofluene*)以及钾盐为主的盐类等。又含挥发性成分，内有乙醛(*acetaldehyde*)，丁醛(*butylaldehyde*)，异戊醛(*isopentatal*)，己醛(*hexal*)。

瓜瓤：含总糖28620 mg/kg，可滴定酸932 mg/kg，蛋白质1650.9 mg/kg，氮264.2 mg/kg，鞣质(*tannin*)31.3 mg/kg，钾342 mg/kg，钠26.6 mg/kg，钙18.3 mg/kg，镁48.6 mg/kg，铁0.1 mg/kg，磷37.8 mg/kg，锌0.3 mg/kg，锰0.1 mg/kg，硼0.2 mg/kg；总提取物约3%，且含天冬氨酸(*aspartic acid*)，苏氨酸(*threonine*)，丝氨酸(*serine*)，谷氨酸，组氨酸，丙氨酸(*alanine*)，半胱氨酸(*cysteine*)，缬氨酸(*valine*)，蛋氨酸(*methionine*)，异亮氨酸(*isoleueine*)，亮氨酸(*1eucine*)，酪氨酸(*tyrosine*)，苯丙氨酸(*phenylalanine*)，赖氨酸(*1ysine*)，组氨酸(*histidine*)，脯氨酸(*proline*)，精氨酸(*arginine*)等氨基酸。

【性味归经】 味甘，性寒。归心、胃、膀胱经。

【功用主治】 清热除烦，解暑生津，利尿。主治暑热烦渴，热盛津伤，小便不利，喉痹，口疮。

《饮膳正要》："主消渴，治心烦，解酒毒。"

《日用本草》："消暑热，解烦渴，宽中下气，利小水，治血痢。"

《滇南本草》："治一切热症，痰涌气滞。"

《食物本草》(汪颖)："疗喉痹。"

《医学入门·本草》："病热口疮者食之立愈。"

《玉楸药解》："甘寒疏利，清金利水。涤胸膈烦躁，泄膀胱热涩。"

《随息居饮食谱》："清肺胃，治火毒，时证。"

《中国药用植物图鉴》："西瓜汁常用于糖尿病有效。"

【用量用法】 内服：取汁饮，或作水果食，适量。

【使用注意】 中寒湿盛者禁服。

《延寿书》："北人禀厚，食之犹惯，南人禀薄，多食易至霍乱，冷病终身也。"

《纲目》："西瓜、甜瓜皆属生冷。世俗以为醍醐灌顶，甘露洒心，取其一时之快，不知其伤脾助湿之害也。"

《随息居饮食谱》："中寒多湿，大便滑泄，病后、产后均忌之。"

《医林纂要·药性》："多食寒中，且郁湿成热，作疟痢。"

【附方】 (1)**治阳明热甚，舌燥烦渴者，或神情昏冒、不寐、语言懒出者**：好红瓤西瓜剖开，用汁一碗，徐徐饮之。--《本草汇言》

(2)**治心烦口渴，胃热苔糙**：西瓜汁、鲜生地汁各适量，饮用。

(3)**治中暑，小便不利**：西瓜汁适量，冲莲子心汤服。(2~3方均出自《安徽中草药》)

(4)**治夏、秋腹泻，烦躁不安**：西瓜、夫蒜。将西瓜切开十分之三，放入大蒜七瓣，用草纸包七至九层，再用黄泥全包封，用空竹筒放入瓜内出气，木炭火烧干。研末，开水吞服。--《草医草药简便验方汇编》

(5)**治口疮甚者**：用西瓜浆水徐徐饮之。--《丹溪心法》

(6)**治阳性水肿**：大西瓜一个，开一小孔，灌入捣烂的紫皮大蒜2头，蒸熟后，服汁。每次1碗，每日服2次。--《吉林中草药》

(7)**治烫伤**：将7~11月间熟透的大西瓜，去瓜子，取瓤连汁密闭在干净玻璃瓶内，放置3~4个月，待产生似酸梅汤气味，过滤应用。先将烫伤部用冷等渗盐水或冷开水洗净，再将脱脂棉花在澄清的西瓜液中浸湿，敷于患处。每日换数次，一般1、Ⅱ度烫伤，1星期可愈，Ⅲ度者2星期可愈。--《河北中医药集锦》

(8)**治兽咬肿痛**：西瓜瓤、南瓜瓤，调水敷患处。--《湖南药物志》

(9)**治痔突出，坐立不便**：用西瓜煮汤熏洗。--《卫生易简方》

西瓜皮

【别名】 西瓜皮《纲目》，西瓜青《摄生众妙方》，西瓜翠衣《临证指南医案》，西瓜翠《药材资料汇编》。

【来源】 为葫芦科植物西瓜 *Citrullus lanatus* (Thunb.) Matsum.et Nakai 的外层果皮。

【原植物】 参见"西瓜"。

【采收加工】 夏季收集西瓜皮，削去内层柔软部分，洗净，晒干。也有将外面青皮削去，仅取其中间部分者。

【性状鉴别】 外层果皮常卷成管状、纺锤状或不规则形的片块，大小不~，厚0.5~1mm。外表面深绿色、黄绿色或淡黄白色，光滑或具深浅不等的皱纹，内表面色稍淡，黄白色至黄棕色，有网状筋脉(维管束)，常带有果柄。质脆，易碎，无臭，味淡。

【显微鉴别】 粉末特征：淡黄褐色。①表皮细胞表面观多角形，黄绿色，壁较厚，角质化。②淀粉粒细小，单粒呈长圆形或卵圆形，两端略尖，脐点和层纹不明显，最大颗粒长仅8μm左右，常充塞于薄壁细胞中或散落于细胞外。③石细胞，成群或单个散生，淡黄棕色，基不规则圆形或多角形，直径20~28μm。④导管稀少，环纹或螺纹，直径17~27μm。

【主含成分】 鲜品含总糖12755.6 mg/kg，可滴定酸1214.1 mg/kg，蛋白质3383.6 mg/kg，氮541.2 mg/kg，鞣质(*tannin*)297 mg/kg，钾413.6 mg/kg，钠50.6 mg/kg，钙3.3 mg/kg，镁4.6 mg/kg，铁0.2 mg/kg，磷3.3 mg/kg，锌0.4 mg/kg，锰0.04 mg/kg，硼0.04 mg/kg，总提取物约2%。

还含氨基酸：天冬氨酸(*aspartic acid*)，苏氨酸(*threonine*)，丝氨酸(*serine*)，谷氨酸(*glutamic acid*)，甘氨酸(*glycine*)，丙氨酸(*alanine*)，半胱氨酸(*cysteine*)，缬氨酸(*valine*)，蛋氨酸(*methionine*)，异亮氨酸(*isoleucine*)，亮氨酸(*1eucine*)，酪氨酸(*tyrosine*)，苯丙氨酸(*phenylalanine*)，赖氨酸(*1ysine*)，组氨酸(*histidine*)，精氨酸(*arginine*)，脯氨酸(*proline*)，以谷氨酸和赖氨酸含量较高。

【性味归经】 味甘，性凉。归心、胃、膀胱经。

【功用主治】 清热，解渴，利尿。主治暑热烦渴，小便短少，水肿，口舌生疮。

《得配本草》："西瓜多食寒中助湿。伤瓜者，即以其皮煎服。"

《药性切用》："泻皮间湿热，治肤黄、肤肿。"

《要药分剂》："能解皮肤间热。"

《本草再新》："能化热除烦，去风利湿。"

《随息居饮食谱》："凉惊涤暑。"

《草木便方》（《草金裘本草述录》）："清金除烦，利水通淋，涤胸膈躁烦，泄膀胱热涩，治天行火疟，风瘟热证最佳之品，脾胃湿热取汁热服。"

《饮片新参》："清透暑热，养胃津。"

《江苏省植物药材志》："为利尿剂。治肾脏炎浮肿，糖尿病，黄疸。并能解酒毒。"

《四川中药志》(1960年版)："清暑热，解毒，治热病烦渴，口舌生疮，扭伤腰痛。"

《上海常用中草药》："主治中暑发热，烦闷口渴，小便量少色黄；急性热病发高热，口渴，汗多，烦躁；冬季因气候干燥而出现的咽喉干痛及嘴唇燥裂。"

《吉林中草药》："治膀胱炎、尿道炎。"

《福建药物志》："治痢疾、小儿夏季热、扁桃体炎、天疱疮、烫伤、脱肛、丹毒。"

【用量用法】 内服：煎汤，9～30g，或焙干研末。外用：烧存性研末撒，适量。

【使用注意】 中寒湿盛者禁服。

《四川中药志》1960年版："脾胃虚寒者忌用。"

【附方】 (1)**治气臌、水臌**：大两瓜一枚，阳春砂仁四两，独头蒜四十九枚。先将西瓜蒂边开一孔，用瓢挖出瓜瓤，只留沿皮无子者，将砂仁及蒜装入，仍用蒂盖好，用酒坛泥以陈酒化开，涂于瓜上令遍，约厚一寸为度，即于泥地上挖一小坑，用砖将瓜搁空，以炭火煅之，须四周均灼，约煅半日息火，待其自冷，次日打开，取出瓜炭及药研细，磁瓶贮之。每服二三钱，丝瓜络二钱煎汤调服，忌盐一月。每煅一瓜约用炭二十斤为准。--《串雅内编》

(2)**治肾脏炎，水肿**：西瓜皮(须用连髓之厚皮，晒干者入药为佳，若中药店习用之"西瓜翠衣"则无著效)干者40g，白茅根鲜者60g，水煎，每日3次分服。--《现代实用中药》

(3)**治高血压**：西瓜翠衣10～12g，草决明子10g，煎汤代茶。

(4)**治糖尿病，口渴，尿混浊**：西瓜皮、冬瓜皮各15g，天花粉12g，水煎服。(3～4方均出自《食物中药与便方》)

(5)**治闪挫腰痛，不能屈伸者**：西瓜青为片，阴干为细末，以盐酒调，空心服。--《摄生众妙方》

(6)**治脱肛**：西瓜皮50g，冰糖适量，水煎服。--《福建药物志》

(7)**治小儿夏季热**：西瓜翠衣、金银花各15g，太子参9g，扁豆花、薄荷(后下)各6g，鲜荷叶半张，煎服。--《安徽中草药》

(8)**治牙痛**：经霜西瓜皮，烧灰，敷患处牙缝内。--《本草汇言》引《广笔记》

(9)**治心热躁，口舌生疮**：西瓜翠衣15g，炒栀子6g，赤芍9g，黄连、生甘草各4.5g，煎服。--《安徽中草药》

(10)**治脑痈**：用盐西瓜皮晒干，烧灰存性为末。香油调敷。--《普济方》

(11)**治咽喉干燥疼痛或口唇燥裂**：西瓜翠衣30g，水煎，每日服2次，连服数日。--《吉林中草药》

(12)**治丹毒**：鲜西瓜皮适量，捣烂，绞汁涂患处。--《福建药物志》

(13)**治烧伤**：西瓜皮研细末，香油调搽伤处。--《青岛中草药手册》

(14)**治坐板疮**：用八、九月的西瓜皮，刮薄存一粒米厚者，日中晒脆研细。疮有脓则干掺，无脓将自己津涎调末敷上，少顷疮中即流出水来，敷二次即愈。--《种福堂公选良方》

(15)**治疗肾炎**：取西瓜1个，9kg上下为宜，于一端挖一个5～6方寸的口，取出瓜瓤，放入紫皮大蒜312g，冬瓜皮94g，如加白蔻仁、砂仁各106g则效果更佳，将原皮盖口，竹签扎牢，外糊1层1.5～2cm厚的泥，放入自制窑内用木柴火烧4～7小时，冷却后，破泥壳，取黑炭研末而成"肾宁散"。每日服6～7g，早、晚饭前各服一半，以白茅根煎液为引，有的适当给以补肝药物及抗炎剂，给无盐或低盐饮食。在一般情况下，都采用连续治疗方法。共治疗500多例肾炎，据收集到的近200例资料统计，彻底治愈无复发者占29.03%，基本治愈，恢复工作者占31.45%，疗效显著(尿蛋白仍有少量)占12.42%。另有报道，用肾宁散为主治疗慢性1肾炎，治疗期间，除降压药外，停用其他治疗肾炎西药。A组：肾宁散7g，每日2次；白茅根50g，煎水400ml，分2次与肾宁散同服。8组(有反复感冒，影响病情者)：肾宁散7g，每日2次；白茅根50g，黄芪30g，煎水400ml，分2次与肾宁散同服。治疗期间，每星期测清晨尿常规1次，治疗前后测24h尿蛋白定量及肾功能各1次。共治疗44例。结果：两组增进食欲，利尿消肿作用明显(60%～80%)；降低感冒发病率分别为：A组20%，8组76%，$P<0.05$；尿蛋白消失率：A组35.5%，8组70%，$P<0.05$；红细胞消失率：两组无明显差异；肾功能损害：6例BUN，Cr升高者，用药后无改善。--《福建药物志》(第1版)福建医药研究所.福州：福建人民出版社，1983：336

西瓜霜

【别名】 西瓜霜《疡医大全》，西瓜硝《本草再新》。

【来源】 为葫芦科植物西瓜 *Citrullus lanatus* (Thunb.) Matsum.et Nakai 的果皮和皮硝混合制成的白色结晶性粉末。

【原植物】 参见"西瓜"。

【加工制作】 选用重3～3.5kg的西瓜，切开瓜蒂，挖出部分瓜瓤，装满皮硝，盖上切下的瓜蒂，用竹签钉牢，悬挂于阴凉通风处，待瓜皮外面析出白霜时，刮下此霜即成西瓜霜。另法：将西瓜皮切碎与硝按10：15的比例拌匀，装满入黄沙缸内，封盖好，置于通风处，待缸的外面生霜时，刮下西瓜霜亦可。收集的西瓜霜，宜存放石灰缸中，置阴凉干燥处，防潮、防热。

【性状鉴别】 本品呈白色粉粒状结晶，形似盐，遇热熔化。气微，味微咸。

【性味归经】 味咸，性寒。归脾、肺经。

【功用主治】 清热解毒，利咽消肿。主治喉风，喉痹，白喉，口疮，牙疳，久嗽咽痛，目赤肿痛。

《疡医大全》："治咽喉口齿，双蛾喉痹。"

《本草再新》："治喉痹久嗽。"

《上海常用中草药》："清热消肿。"

【用量用法】 外用：入散剂，吹喉，适量；内服：开水或汤药冲服，0.5～1.5g。

【使用注意】 《全国中草药汇编》："虚寒患者忌用。"

【附方】 (1)**治一切喉证，肿痛白腐，退炎消肿**：西瓜霜五钱，西月石五钱，飞朱砂六分，僵蚕五分，冰片五分。研极细末，吹患处。阴虚白喉忌用。--《喉沙症治概要》之"玉钥匙"

(2)**治白喉**：西瓜霜二两，人中白一钱(煅)，辰砂二钱，雄精二分，冰片一钱。共研细末，再乳无声。如非白喉，减去雄精。--《治喉捷要》

西瓜子仁 味甘，性平。归肺、大肠经。清肺化痰，和中润肠。主治久嗽，咯血，便秘。内服：煎汤，9～15g，或生与炒熟食。《医林纂要·药性》：“多食惹咳生痰。”

西瓜子壳

味淡，性平。归胃、大肠经。止血。主治吐血，便血。内服：煎汤，60～90g。

西瓜根叶

味淡、微苦，性凉。归大肠经。清热利湿。主治水泻，痢疾，烫伤，萎缩性鼻炎。内服：煎汤，10～30g。外用：鲜品捣汁搽，适量。

甜瓜

【别名】 甜瓜《开宝本草》，甘瓜《别录》，香瓜《滇南本草》，果瓜《纲目》，熟瓜《本草从新》，穿肠瓜《纲目拾遗》。

【来源】 为葫芦科植物甜瓜 *Cucumis melo* L.的果实。

【植物形态】 一年生匍匐或攀援草本。茎、枝有棱，有黄褐色或白色的糙毛和疣状突起。卷须单一，被微柔毛。叶互生；叶柄长 8～12cm，具槽沟及短刚柔毛；叶片厚纸质，近圆形或肾形，长宽均 8～15cm，上面被白色糙硬毛，下面沿脉密被糙硬毛，边缘不分裂或 3～7 浅裂，裂片先端圆钝，有锯齿。花单性,雌雄同株；雄花数朵，簇生于叶腋；花梗纤细，长 0.5～2cm，被柔毛；花萼筒狭钟形，密被白色长柔毛，裂片近钻形；花冠黄色，长约 2cm，裂片卵状长圆形，急尖；雄蕊 3，花丝极短，药室折曲，药隔顶端引长；雌花单生，花梗被柔毛；子房长椭圆形，密被长柔毛和硬毛，花柱长 1～2mm，柱头靠合。果实形状、颜色变异较大，一般为球形或长椭圆形，果皮平滑，有纵沟或斑纹，果肉白色、黄色或绿色。种子污白色或黄白色，卵形或长圆形。花、果期夏季。(图 589)

本植物的果柄（**甜瓜蒂**）、种子（**甜瓜子**）、叶（**甜瓜叶**）、花（**甜瓜花**）、果皮（**甜瓜皮**）、茎（**甜瓜茎**）、根（**甜瓜根**）均供药用，详见下述。

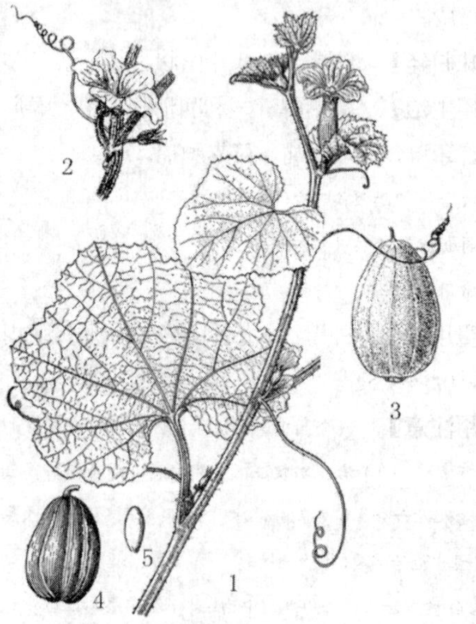

（图 589）**甜瓜**

1.果枝 2.雄花枝 3～4.果实 5.种子

【生长分布】 本品为我国之最早种植瓜类之一，适应性强，广泛种植。邹平各地均有栽种。

【采收加工】 7～8 月果实成熟时采收，鲜用。

【栽培要点】 **生物学特性** 喜温暖气候。耐热、不耐寒、喜光、耐旱而又较湿润。宜选排水良好、土层深厚的冲积砂壤土栽培。

栽培技术 用种子繁殖，直播或育苗移栽法。直播法：春播于 3～4 月，将经浸种、催芽的种子，按行株距 2m×0.4m 开穴点播。每穴下种 2～3 颗，覆土 2～3cm。当瓜苗长出 2～3 片真叶时间苗、定苗，每穴留壮苗 1 株。育苗移栽法：春播于 2～3 月，在保温苗床上用营养土块或营养袋点播，每块(袋)播种子 2 粒，当瓜苗长 2～3 片真叶时，去弱苗留壮苗 1 株，长出 3～4 片真叶时按上法移植进大田。

田间管理 苗期注意松土、除草，追提苗肥 1 次，分蔓期追肥 2 次，结果期追肥 2 次。1 小时 m^2 用原粪液 30000kg，草木灰 1500kg。为防果实接触地面造成腐烂或肉质变硬，在瓜蔓下铺草 1 层。甜瓜整枝采用 6 蔓式，当主蔓有 5～6 叶时，留 4 叶摘心，当子蔓发生后，留 2 条强壮的子蔓，其余子蔓均摘除。当子蔓有 5～6 叶时，留 4 叶摘心，以后在每条子蔓上各留 3 条孙蔓，即成 6 蔓式。

【主含成分】 含球蛋白 2.68%，枸橼酸(*citric acid*)等有机酸，β-胡萝卜素(*β-carotene*)。

【性味归经】 味甘，性寒。归心、胃经。

【功用主治】 清暑热，解烦渴，利小便。主治暑热烦渴，小便不利，暑热下痢腹痛。

《食疗本草》：“止渴，益气，除烦热，利小便，通三焦间壅塞气。”

《嘉》右本草》：“主口鼻疮。”

《本草衍义》：“暑月服之，不中暑气。”

《滇南本草》：“治风湿麻木，四肢疼痛。”

《食物考》：“性滑通肠。”

《本草省常》：“利大小肠。,”

《随息居饮食谱》：“涤热，疗饥。治暑痢。”

【用量用法】 内服：生食，或煎汤，或研末，适量。

【使用注意】 脾胃虚寒、腹胀便溏者禁服。

《孙真人食忌》：“患脚气病人勿食甜瓜，其患永不除。又五月甜瓜沉水者杀人。又多食发黄疸病，动冷疾，令人虚羸。解药力。两蒂者杀人。”

《食疗本草》：“多食令人阴下湿痒，生疮。动宿冷病，癥癖人不可食之。若食之饱胀，入水自消。多食令人惙惙虚弱，脚手无力。”

《嘉祐本草》：“多食令人发虚热，破腹。”

《本草衍义》：“多食，未有不下利者，贫下多食，至深秋作痢，为难治，为其消损阳气故也。”

《本草蒙筌》：“多啖生痰。”

《龙鱼河图》：“五月瓜沉水者，食之得冷病，终身不瘥；九月被霜者，食之冬病寒热；与油饼同食发病。多食瓜作胀者，食盐花即化。”（引自《纲目》）

《本草述》：“入药用瓜之团而短者良，若长如瓠子者不可用也。”

《玉楸药解》：“甜瓜甘寒疏利，甚清暑热，但泄胃滑肠，阳衰土湿者食之必泄利，生冷败脾以此为最。”

【附方】 （1）**治热渴**：以甜瓜去皮，食后徐徐吃之，煮皮作羹亦佳。-- 《古今医统》

（2）**治肢血恶痢，痛不可忍**：以水浸甜瓜数枚食之即愈。-- 《本草求真》

（3）**治痔漏**：用穿肠瓜焙存性为末，每末一两，加蝉蜕末三钱五分。以

金银花五钱，浸酒一二日，煎数滚，调药末，每服二钱七分，空心金银花酒下。--《纲目拾遗》

（4）**治小儿中风，口眼斜僻**：用甜瓜瓤以水绞取汁，和大枣面捜作饼子，炙令热熨。正便止，勿令太过。--《普济方》

甜瓜蒂

【别名】 甜瓜蒂《本草经集注》，瓜蒂《本经》，瓜丁《千金翼方》，苦丁香《宝庆本草折衷》，甜瓜把《山东中药》。

【来源】 为葫芦科植物甜瓜 *Cucumis melo* L.的果柄。

【原植物】 参见“甜瓜”。

【采收加工】 夏季采收成熟果实，在食用时将切下的果柄收集，阴干或晒干。

【性状鉴别】 果柄细圆柱形，常扭曲，长 3～6cm，直径 0.2～0.4cm，连接瓜的一端略膨大，直径约 8mm，有纵沟纹；外表面灰黄色，有稀疏短毛茸。带果皮的果柄较短，长 0.3～2.6cm，略弯曲或扭曲，有纵沟纹，果皮部分近圆盘形，直径约 2cm，外表面暗黄色至棕黄色，皱缩，边缘薄而内卷，内表面黄白色至棕色。果柄质轻而韧，不易折断，断面纤维性，中空。气微，味苦。见(图 590)

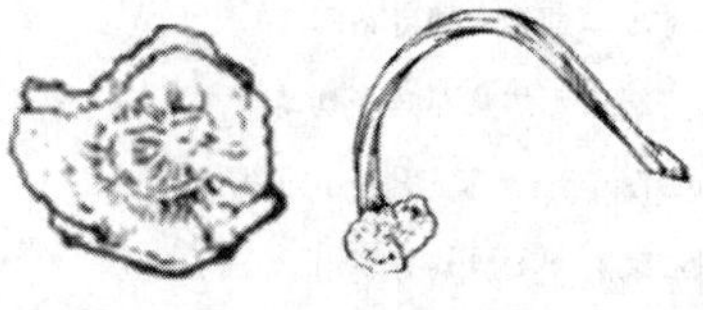

（图 590）甜瓜蒂（果柄）外形

【显微鉴别】 （1）果柄横切面：表皮外被角质层。皮层有一圈由数列厚壁细胞组成的环，细胞多角形，腔大。维管束双韧型，木质部外侧的导管较大。髓部细胞常破碎成空洞状。见(图 591)

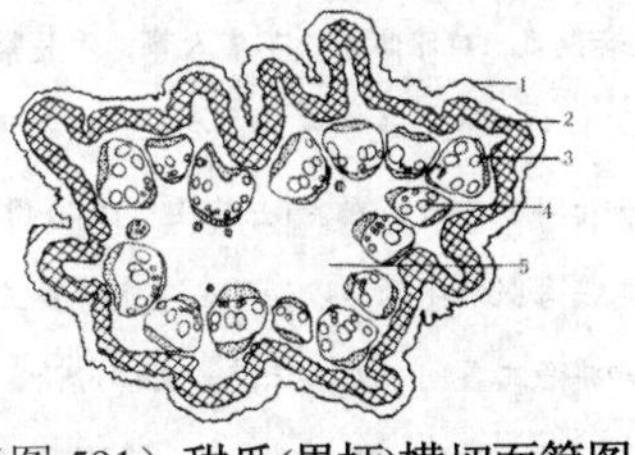

（图 591）甜瓜(果柄)横切面简图

1.表皮 2.皮层厚壁细胞 3.韧皮部 4.木质部 5.髓

（2）粉末特征：灰黄色。腺毛较少，头部 6 细胞，含黄色物质；分枝状非腺毛 3～4 细胞，每一细胞长 120～250μm，直径 12～18μm；非腺毛 2～8 细胞，长 170～465μm，直径约 28μm，壁具短条状突起；石细胞类圆形或类方形，壁厚或稍薄，孔沟明显。此外，皮层纤维长可达 1mm 以上(解离观察)，直径约 40μm，木化，腔大，具斜壁孔，边缘常微波状，多碎断。见(图 592)

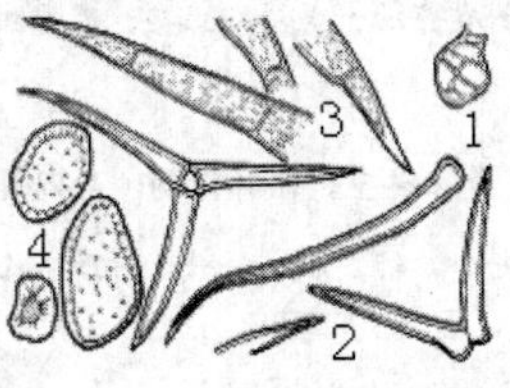

（图 592）甜瓜果柄粉末特征

1.腺毛 2.分枝状非腺毛 3.非腺毛 4.石细胞

【理化鉴别】 取本品粉末 0.5g，加乙醇 10ml，回流 30 分钟，滤过。取滤液置蒸发皿中蒸干，残渣加 5%磷钼酸乙醇液 1～2 滴，烘烤后显深蓝色。(检查葫芦素类)

【主含成分】 含甾醇，皂甙，氨基酸，葫芦苦素(*cucurbitacin*)B、D、E，异葫芦苦素(*isocucurbitacin*)B，葫芦苦素 B-2-O-β-D-吡喃葡萄糖甙(*cucurbitacin B-2-O-β-D-glucopyranoside*)。还含 α-菠菜甾醇(*α-spinasterol*)。

【药理】 （1）**保肝作用** 甜瓜蒂注射液 3.6mg/kg、2.6mg/kg 皮下注射，连续 6d，对大鼠由四氯化碳中毒引起的血清丙氨酸转氨酶(ALT)升高均有明显的降酶作用。甜瓜蒂中有效成分葫芦苦素 B 0.2mg/kg，皮下注射，连续 6d 能有效地控制实验性肝损伤引起的大鼠肝细胞变性、坏死的发展，使 ALT 明显下降，肝小叶中央坏死区大部分修复，肝细胞浆疏松，空泡变性和脂肪变性明显减少，肝糖原蓄积增多，肝组织炎症反应较对照组减轻。相同剂量的葫芦苦素 E 亦有效。给实验性肝硬变大鼠长疗程(6 星期)皮下注射上述剂量的葫芦苦素 B 能明显抑制肝纤维组织增生，防治肝脂肪变性以及肝硬变的形成和发展。葫芦苦素 E 按 0.2mg/kg 给家兔静注后，血浆 cAMP 水平升高，cGMP 水平无明显变化，cAMP/cGMP 比值增加。实验结果发现葫芦苦素 E 在降低四氯化碳所致火鼠 ALT 升高的同时也能使血浆或肝脏的 cAMP/cGMP 的比值恢复正常水平，从而促使损伤的肝细胞修复，肝功能恢复正常。体外实验证明小量葫芦苦素 B 就能抑制苯并(a)芘在大鼠肝微粒体中代谢，抑制终致癌物质形成的作用。

（2）**细胞毒与抗癌作用** 体外实验证实葫芦苦素 B、D、E 与 1 对 KB 细胞(人鼻咽癌)和 HeLa 细胞(人宫颈癌)均有强效细胞毒作用，ED_{50}0.005～0.01μg/ml；对肉瘤 S_{180} 与艾氏腹水癌小鼠采用葫芦苦素 D 治疗，所得肿瘤生长抑制效果与体外实验相仿。采用体外与体内方法研究证明葫芦苦素 D、E、I、二氢与四氢葫芦苦素 D 以及葫芦苦素 E 甲醚(EME)均有抗癌效果，其中以 EME 作用较强，两种葫芦苦素氢化物效力较弱。葫芦苦素 8 与 BE(均 0.5mg/kg，腹腔注射，连续 10 天；葫芦苦素 BE：含 B 59.9%，E 18.6%，总葫芦苦素 87.0%对带瘤小鼠肉瘤 S_{37} 有较强的抑制作用；葫芦苦素 E 0.2mg/kg，腹腔注射，连续 7 天还可使肝癌小鼠肝内 DNA 明显增加，核酸代谢改善。葫芦苦素 B 对大鼠 Walker 癌和小鼠 Lewis 肺癌也有疗效。葫芦苦素 D 对体外培养的慢性淋巴白血病和淋巴肉瘤病人的淋巴细胞有较强的细胞毒作用，其效力是正常淋巴细胞的 5 倍。葫芦苦素与 ^{3}H.氢化可的松竞争 HeLa 细胞内的糖皮质激素受体，阻止 ^{3}H-氢化可的松与受体结合。葫芦苦素与该受体结合是产生细胞毒作用的必需步骤；其受体结合亲和力的大小与细胞毒活性的强弱有关。

（3）**对免疫功能的影响** 甜瓜蒂粉(含葫芦苦素)喷鼻给药或瓜蒂素(即甜瓜蒂 22 号，含葫芦苦素 B13.3%，E27.5%，总葫芦苦素 64.8%)片、葫芦苦素 B、E 片口服治疗慢性肝炎，除肝功能改善外还可使病人外周血淋巴细胞数量、0-T 反应阳性率、淋巴细胞转化率及玫瑰花环结合率等明显增加，表明葫芦苦素能提高细胞免疫功能。给小鼠肌注葫芦苦素 B，连续 5 天，0.8mg/kg 可使碳廓清率和巨噬细胞吞噬率均显著提高；0.4mg/kg 则明显增加溶血素的含量，而 0.2mg/kg 即可使空斑形成数量和 T 淋巴细胞转化率及 T 细胞数量(0.1mg/kg)显著增加。由此表明，葫芦苦素 B 对小鼠免疫反应有明显增强作用，但主要作用于细胞免疫，对体液免疫也有较强作用。

（4）**对心血管系统的作用** 葫芦苦素 D 能增加大鼠毛细血管通透性，作用强度与组胺相仿，但其作用不是通过组胺或 5-羟色胺释放机制。葫芦苦素对小鼠也能增加毛细血管通透性。麻醉猫、狗、猴静注较大剂量葫芦苦素 D 后

X3 压缓降伴心动缓慢。降压可能是毛细血管通透性升高，血容量减少所致，心脏抑制居次要地位。

（5）**其他作用** 初步实验表明葫芦苦素 B 5.9mg/kg 灌胃对小鼠有抗炎作用。早期有人自甜瓜蒂中分离出甜瓜毒(*melotoxin*)，含葫芦苦素 B、E 等成分，以大于 20mg/kg 剂量给犬口服可引起剧烈呕吐，终至呼吸麻痹而死亡，如皮下注射或静注则无催吐作用，表明药物是通过刺激胃感觉神经反射地兴奋呕吐中枢而致吐。葫芦苦素 D 静注可使清醒猫和狗发生腹泻，对麻醉狗也有明显刺激肠蠕动效果，但对离体豚鼠回肠蠕动无影响。二氢葫芦苦素 D 可抑制小鼠排卵、受精和黄体形成，有避孕作用。

（6）**体内过程** 小鼠口服 ^{3}H-葫芦苦素 B 后 15 分钟即可吸收入血，4h 达峰值，血药浓度变化属二室模型，$t_{1/2}\alpha$ 为 2.3h，$t_{1/2}\beta$ 为 10.6 小时。肝、胆、肾、肺、胃及脾含量较高，脑组织较低。其血浆蛋白结合率可达 88.7%。胆汁中含量较高，有肝肠循环。服药后 96 小时，尿、粪排泄量分别为给药量的 58.3% 与 35.8%。

（7）**毒性** ①急性毒性：小鼠的 LD_{50}：甜瓜蒂注射液 6.87±0.2 mg/kg (尾静脉)；葫芦苦素 8 14.0±3.0 mg/kg (灌胃)；1.0±0.07 mg/kg (皮下注射)；葫芦苦素 C 6.3 mg/kg (灌胃)，4.6 mg/kg (皮下注射)，1.75 mg/kg (腹腔注射)，0.96 mg/kg (静注)。②亚急性毒性：大鼠每日口服葫芦苦素 BE(2mg/kg)，连续 2 个月，无明显毒性反应。如剂量加大至 5mg/kg 或更大则可使部分大鼠死亡。狗连服葫芦苦素 BE 3 个月，每日 0.12mg/kg、0.3mg/kg 或 0.9mg/kg，在剂量较大时部分动物未到期即死亡，主要症状为贫血与肝损害，其余脏器未见明显病变。

【性味归经】 味苦，性寒，有毒。归脾、胃、肝经。

【功用主治】 涌吐痰食，除湿退黄。主治中风，癫痫，喉痹，痰涎壅盛，呼吸不利，宿食不化，胸脘胀痛，湿热黄疸。

《本经》："主大水，身面四肢浮肿，下水，杀蛊毒，咳逆上气及食诸果，病在胸腹中，皆吐下之。"

《别录》："去鼻中息肉，疗黄疸。"

《食疗本草》："主瘥黄黄疸及暴急黄。"

《日华子》："治脑塞热齆，眼昏，吐痰。"

《汤液本草》："除偏头疼。"

《本草蒙筌》："逐咽喉窒塞风痰。逐胸中寒。止呃逆气冲。"

《医学入门·本草》："(主)风痫、风疹。"

《纲目》："治风眩、头痛、癫痫、喉痹，头目有湿气。"

《本草汇言》："吐痰食之药也。"

《本草通玄》："(治)病在上焦。"

《食物本草会纂》："治酒后反食。"

《本草再新》："泻心火，健脾土，利湿消水，止头痛衄血。"

《本草便读》(张秉成)："苦寒通于胃腑，吐膈上蓄聚之热痰；研散纳之鼻中，治头内蕴留之水湿。"

《中国药用植物图鉴》："作解毒用，急救催吐。"

《全国中草药汇编》："主治食积不化，食物中毒，癫痫痰盛。外用治急、慢性肝炎、肝硬化。"

【临床应用】 （1）**用于中风、癫痫、喉痹等证，见痰涎壅塞咽喉，影响呼吸者，或宿食停滞不化，胸脘胀痛，欲吐不出者。**急用甜瓜蒂催吐其壅塞之痰，或未化之食，均可单用本品，研末服之；若与赤小豆为散，用香豉煎汁和服，则共奏酸苦涌泄之效，如《伤寒论》瓜蒂散。

（2）**用于湿热黄疸。**可用甜瓜蒂除湿热而退黄，常单用甜瓜蒂一味，水煎内服，如《金匮要略》一物瓜蒂汤；亦可用本品研末吸入鼻中，使流出黄水，引去湿热之邪，如《千金翼方》瓜丁散，现临床常用此法治急性黄疸型肝炎，可取得较好的退黄效果。

《汤液本草》："得麝香、细辛，治鼻不闻臭香。"

《得配本草》："得麝香、雄黄末塞鼻，治息肉；配井华水，治发狂欲走；配香豉、赤小豆，吐膈利；配丁香同煅研末吹鼻，治阴黄。"

【用量用法】 内服：煎汤，3～6g，或入丸、散，0.3～1.5g。外用：研末吹鼻，适量。

【使用注意】 体虚、失血及上部无实邪者禁服。本品有毒，不宜大量服用，过量则易出现头晕眼花，脘腹不适，呕吐，腹泻，严重者可因脱水，造成电解质紊乱终致循环衰竭及呼吸中枢麻痹而死亡。

《伤寒论》："诸亡血、虚家，不可与。"

《本草衍义补遗》："胃弱者勿用，病后、产后，宜深戒之。"

《本草经疏》："能损胃伤血，耗气伤神，凡胸中无寒，胃家无食，皮中无水，头面无湿，及胃虚气弱，诸亡血诸产后似中风倒仆，心虚有热，癫痫，女劳谷疸，元气尪羸，脾虚浮肿，切勿误用。"

《本草备要》："中上部无实邪者禁用。"

《本经逢原》："膈上无热痰邪热者切禁。"

《中国药用植物图鉴》："忌服大量，以免中毒。"

《全国中草药汇编》："心脏病者忌用。"

【附方】 （1）**治风涎暴作，气塞倒卧**：甜瓜蒂约半寸许，曝极干，不限多少，为细末。量疾，每用一二钱匕，腻粉一钱匕，以水半合同调匀灌之，良久涎自出，或觉有涎，用诸药行化不下，但如此服，涎即出。或服药良久涎未出，含沙糖一块，下咽，即涎出。--《本草衍义》

（2）**治中风失音闷乱，口眼㖞斜，不省人事，牙关紧闭**：防风三两(去芦)，瓜蒂三两(拣净研破，以纸卷定，连纸锉细，去纸，用粗罗子罗过，另放末，将渣炒微黄，次入末一处同炒黄用)，藜芦(去苗及心)加减用之，或一两，或半两，或一分。上各为粗末。每服约半两，以齑汁三茶盏，煎三五沸，去盏汁，次入一盏，煎至三沸，却将原二盏同一处煮三沸，去滓澄清，放温，徐徐服之。牙关紧闭者，鼻内灌之。不必尽剂，以吐为度。--《儒门事亲》之"三圣散"

（3）**治病如桂枝证，头不痛，项不强，寸脉微浮，胸中鞕 气上冲咽喉，不得息者，此为胸中有寒也，当吐之**：瓜蒂一分(熬黄)，赤小豆一分。上二味，各别捣筛为散剂，合，治之取一钱匕，以香豉一合，用热汤七合，煮作稀糜，去滓，取汁和散。温顿服之，不吐者，少少加，得快吐乃止。--《伤寒论》

（4）**治风痫，缠喉风，咳嗽，遍身风疹，急中涎潮**：甜瓜蒂不限多少，细碾为末。壮年一字，十五以下、老年半字，早晨井花水下，一食顷，含沙糖一块，良久涎如水出，年深，涎尽有一块如涎，布水上如鉴矣。涎尽，食粥一两日。如吐多困甚，即咽麝香汤一盏，即止矣。麝香细研温水调下。--《经验后方》

（5）**治太阳中暍，身热疼重，而脉微弱，此以夏月伤冷水，水行皮中所致，又治诸黄**：瓜蒂二七个，锉，以水一升，煮取五合，去滓顿服。--《金匮要略》之"一物瓜蒂汤"

（6）**治热病毒热，通贯脏腑，深入骨髓之间，或为黄疸、黑疸、赤疸、**

白疸、谷疸、马黄等疾，喘急须臾不绝：上瓜蒂二七枚，捣碎，以水一中盏，煎至五分，去滓，温服。--《圣惠方》

（7）治湿家，头中寒湿，头疼鼻塞而烦者：瓜蒂末，口含水，嗃一字许入鼻中，出黄水。--《类证活人书》

（8）治湿热头痛，眼赤生星及翳膜：甜瓜蒂为末，嗃入鼻孔，口含冷水，取出黄水则愈。--《眼科锦囊》之"独圣散"

（9）治小儿咸齁喘：甜瓜蒂七枚(研细)。冷水调，澄清服，即痰涎喘定，次日再服，三度病除。--《疑难急症简方》

（10）治牙齿痛：瓜蒂七枚，炒黄研散，以麝香相和，新绵裹，病牙处咬之。--《圣济总录》之"瓜蒂散"

（11）治鼻齆，息肉，鼻痔等证：瓜蒂一钱，明矾一钱，雄黄半钱，华阴细辛一钱。上为末，以雄犬胆汁和丸，绵包塞鼻中。--《普济方》之"黄白散"

（12）治耳重：瓜蒂、麝香(研)、地龙、地丁各半两。上四味，捣罗为散。每以少许，掺耳内。--《圣济总录》之"抵圣散"

（13）治疟：瓜蒂二七枚。捣，水渍一宿服之。--《千金要方》

（14）治诸痔　瓜蒂(为末)三钱，密陀僧二钱(另研)，朱砂五分，冰片少许。上为末，干以唾调敷。--《古今医统大全》之"辰砂膏"

（15）治疗急性黄疸型传染性肝炎：用5%的甜瓜蒂水浸出液，每日2～3次，食后口服。年龄10个月～3岁者，每次1ml；4～12岁者，每次1.5～2ml；成人每次3～5ml。共治103例，10天以内治愈者占46.6%，15天以内治愈者占92.2%。肝肿恢复至肋缘下1.5cm以内，在30天之内者占35.92%，在40d以内者占97.09%。黄疸在5天内消失者占70.87%，10天内消失者占95.14%。尿三胆试验阳性及肝功能异常的病例，治疗后全部恢复正常。追踪观察1～2年未发现肝硬化或死亡病例。临床治疗中均未见任何副反应。或用瓜蒂散(甜瓜蒂用文火焙黄，研粉)0.1g吹入两侧鼻内，每日1次，3天为1疗程，需要间隔3～7天方可继续2～3疗程。治疗黄疸型病毒性肝炎高胆红质血证188例，经过1个月的治疗观察，显效(黄疸明显消退，血清胆红素恢复正常)153例，占81.4%；有效(黄疸明显减退，血清胆红素显著下降.但未正常)31例，占16.4%；无效4例，总有效率为97.8%。与对照组比较(用西医保肝治疗)两组有非常显著性差异。

（16）治疗慢性肝炎：用甜瓜蒂水煮液的氯仿转溶物(或制成瓜蒂素片)和醇提取的葫芦素B及E片剂。水煮液每日量3～4.5mg，醇提取物每日量为0.6mg和0.9mg，均分为3次口服，同服乙酸钠，每次200mg。对60例迁延型、慢性肝炎病人的临床观察，总有效率为81.7%；对309例慢性肝炎病人的临床疗效观察，总有效率69.9%，显效46.6%，其中对慢性迁延性肝炎有效率为64%，慢性活动性肝炎有效率71.6%。临床研究表明，本药不仅能改善症状，缩小肝脾肿大，而且退黄、降酶效果好。

（17）治疗原发性肝癌：从瓜蒂中提取葫芦素，制成葫芦素片口服，开始0.3mg，逐渐增加至0.5～0.6mg，每日3次，饭后眼，3个月为1疗程。共治疗169例，其中早期肝癌5例，中晚期肝癌164例，结果治疗后症状及体征改善，食欲增加占53%，肝区痛减轻以至消失占63%，腹胀减轻占53%，瘤体缩小占52%，生活能自理占52%，免疫功能改善占79%，但甲胎蛋白下降者仅9例。生存期2～11月者占29%，12～23月者29%，24～35月者4.3%，36～47月者1.2%，48月以上者占3.1%。临床观察表明，葫芦素治疗肝癌的效果与病的型、期有关，对早、中期的疗效较好，单纯型总有效率为80%，显效率66%；硬化型总有效率65%，显效率28%；炎症型除1例显效外，均无效。此外，疗效还与治疗剂量大小有一定关系，每日1.8mg时总有效率77%，其中显效率40%；每日0.6～0.9mg时，总有效率56%，显效率33%。但每日剂量增加至2.1mg时，易出现恶心、食欲减退与腹泻等副反应，研究表明该药较5-氟尿嘧啶在改善症状、消除肝痛、缩小瘤体、延长生存期及恢复体力等方面，具有明显的优势。

（18）治疗慢性鼻炎：取甜瓜蒂粉3g，黄连粉0.9g，冰片0.3g。共研细末，制成鼻炎散，装瓶备用。使用时将药粉装入喷粉器喷入鼻腔，以撒布鼻甲粘膜为度，每日1次，3次为1疗程。共治慢性鼻炎324例，结果通气良好者276例，通气改善者40例，无效者8例；鼻甲红肿消退者312例，仍苍白者12例；脓分泌物转为清水样并逐渐达到鼻腔干净者312例，仍有脓鼻涕者12例。治疗中鼻腔干燥不适者247例，鼻出血和鼻涕带血丝者78例。全部病例治疗后未发现鼻甲萎缩病变。（15～18方均出自《中华本草》(第五本)国家中医药管理局编委会，上海科技出版社，1999：518）

甜瓜子

【别名】　甜瓜子《开宝本草》，甘瓜子《别录》，甜瓜仁、甜瓜瓣《本经逢原》。

【来源】　为葫芦科植物甜瓜 *Cucumis melo* L.的种子。

【原植物】　参见"甜瓜"。

【采收加工】　夏、秋季采收甜瓜的种子，阴干。

【性状鉴别】　种子长卵形，扁平，长6～8mm，宽3～4mm，厚约1mm。一端稍狭，顶端平截，有不明显的种脐，另一端圆钝。表面黄白色至淡棕色，平滑，稍具光泽，放大镜下可见细密纵纹理。质较硬而脆，除去种皮后，有白色膜质的胚乳，包于子叶之外；子叶白色，富油性。气微，味淡。

【显微鉴别】　粉末特征：黄棕色。①种皮外一侧石细胞淡黄绿色或无色，多延长呈长方形、长条形或不规则形，壁波状弯曲或呈瘤状突起，直径5～58μm，长33～215μm，壁厚2～17μm，层纹较明显，纹孔圆点状或斜裂缝状。②种皮内侧石细胞金黄色。断面观细胞类圆形，壁甚厚，细胞界限不明显，层纹及孔沟隐约可见；表面观类长方形，壁深波状弯曲，彼此嵌合紧密，纹孔裂缝状或点状，孔沟隐约可见。③星状细胞不规则形，具多个短分枝状突起，直径约25μm，壁稍厚，木化。④种皮下皮细胞表面观长方形或不规则形，直径11～49μm，长约至95μm，壁波状弯曲或呈短小突起，与邻细胞相接形成明显的细胞间隙，纹孔稀疏，有的具网状增厚。⑤子叶细胞含糊粉粒。⑥内胚乳细胞界限不明显，有横条纹及较密的交错纹理。见（图593）

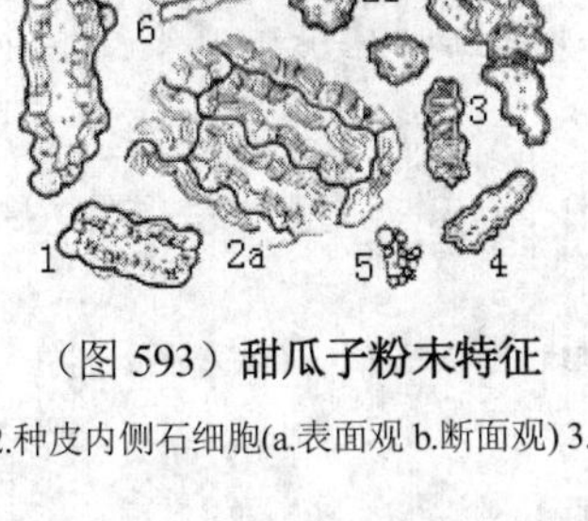

（图593）甜瓜子粉末特征

1.种皮外侧石细胞 2.种皮内侧石细胞(a.表面观 b.断面观) 3.星状细胞 4.种皮下

皮细胞 5.子叶细胞 6.内胚乳细胞

【理化鉴别】 取本品粉末 2g，加乙醇 25ml，加热回流 30 分钟，趁热过滤，滤液照下述方法试验：

①取滤液 1ml，加氯化钠明胶试液 2 滴，发生白色沉淀。

②取滤液 1ml，加 5% α-萘酚乙醇溶液 2～3 滴，摇匀，沿管壁加硫酸 0.5ml，两液接界处显紫红色环。(检查糖、多糖)

③取滤液 10ml，分置 3 支试管中，一管中加硅钨酸试液，发生灰白色沉淀；一管中加碘铋化钾试液，发生橘红色沉淀；一管中加碘化汞钾试液，发生黄色沉淀。(检查生物碱)

【主含成分】 **种子**：含蛋白 30.6%，脂肪 48.7%，维生素 C，胡萝卜素和多种氨基酸。脂肪油中有亚油酸(*1inoleic acid*)，肉豆蔻酸(*myristic acid*)的甘油酯，卵磷酯(*1ecithin*)，胆甾醇(*tholestero1*)。尚含球蛋白(*globulin*)及谷蛋白(*glutelin*)5.78%和半乳聚糖(*galactan*)，葡萄糖(*glucose*)，树胶，树脂等。

果仁：含脂类 49.4%，其中中性脂类占 91.5%，糖脂类占 6.4%，磷脂类占 2.1%。

【药理】 （1）**驱虫作用** 全种子及去皮种子的水、乙醇或乙醚提取液和种子脂肪油均对猫有驱虫作用。体外试验对蛔虫和绦虫一般以 1：10 的浓度在 10 分钟至 1.5h 内都能杀死，但去皮种子的乙醇和乙醚提取液对绦虫的作用则特别弱，在 1.5～3h 仍不能杀死。将全种子的水提取液对猫作体内试验，1～4g/kg 即达到全部杀死蛔虫和绦虫的作用。

（2）**其他作用** 本植物的提取物可抑制真菌。

（3）**毒性** 甜瓜子提取物和脂肪油对猫的剂量到 3g 时仍未发现任何毒性。

【炮制】 **炒甜瓜子**：取净甜瓜子，置锅内，用文火加热，炒至颜色加深，取出放凉，用时捣碎。

饮片性状：甜瓜子参见"药材鉴别"项。炒甜瓜子形如甜瓜子，表面淡黄色或棕色。

【性味归经】 味甘，性寒。归肺、胃、大肠经。

【功用主治】 清肺，润肠，散结，消瘀。主治肺热咳嗽.口渴，大便燥结，肠痈，肺痈。

《别录》："主腹内结聚，破溃脓血，最为肠、胃、脾内壅要药。"

《食疗本草》："热，补中宜人。"

《本草拾遗》："止月经太过，为末去油，水调服。"

《纲目》："清肺润肠，和中止渴。"

《青岛中草药手册》："主治骨折，疮痈，驱绦虫、蛔虫，急性阑尾炎，心烦口渴。"

《全国中草药汇编》："清肺，润肠，化痰，排脓。主治肺脓疡，慢性支气管炎，大便不畅。"

【用量用法】 内服：煎汤，10～15g，或研末，3～6g。

【附方】 （1）**治慢性气管炎**：甜瓜子 60g，研粉，每次 6g，开水送服，每日 2 次。--《浙江药用植物志》

（2）**治肺水肿，渗出性胸膜炎**：冬瓜子、甜瓜子各 120g，打碎煮汤代茶饮。--《施今墨对药》

（3）**治心烦口渴**：甜瓜子 9g，麦门冬 12g，天花粉 12g，煎服。--《青岛中草药手册》

（4）**治肠痈，肺痈**：甜瓜子 30g，加白糖适量，捣烂研细，以开水冲服。--《食物中药与便方》

（5）**治肠痈已成，小腹肿痛，小便似淋，或大便艰涩下脓**：甜瓜子一合，当归(炒)一两，蛇蜕皮一尺。研粗末。每服四钱，水一盏半，煎一盏，食前服，利下恶物为妙。--《圣惠方》

（6）**治口臭**：甜瓜子作末，蜜和。每日空心洗漱，含一丸如枣核大，亦敷齿。--《千金要方》

（7）**治无故腰腿疼痛难忍**：用甜瓜子三两，酒浸十日，曝干炒为末。每服三钱，空心温酒调下，日三服。--《卫生易简方》

（8）**治风湿相搏，腰脚疼痛**：甜瓜子三两(净，炒黄色)，干木瓜一两半(去皮穰)，威灵仙一两，川乌头半两(炮，去皮脐)。上为细末，酒煮面糊为丸，如梧桐子大。每服三十丸，温酒送下。避风处少息，汗出为度，服药后当日忌食热物及相反药物，如半夏、瓜蒌、贝母、白及之类。如病在上食后服，病在下食前服。--《重订瑞竹堂经验方》之"甜瓜子丸"

（9）**治打扑伤损疼痛**：甜瓜子二合，橘子仁二合。上微炒，捣细罗为散。每服以暖酒调下二钱，日三服。--《圣惠方》

甜瓜叶 味甘，性寒。祛瘀，消积，生发。主治跌打损伤，小儿疳积，湿疮疥癞，秃发。内服：煎汤，9～15g。外用：捣敷，或捣汁涂，适量。

甜瓜花 味甘、苦，性寒。理气，降逆，解毒。主治心痛，咳逆上气，疮毒。内服：煎汤，3～9g。外用：捣敷，适量。

甜瓜皮 味甘、微苦，性寒。清暑热，解烦渴。主治暑热烦渴，牙痛。内服：煎汤，3～9g。外用：泡水漱口，适量。

甜瓜茎 味苦、甘，性寒。归肺、肝经。宣鼻窍，通经。主治鼻中息肉，鼻塞不通,经闭。内服：煎汤，9～15g。外用：研末，嗃鼻，或熬膏涂搽。

甜瓜根 味甘、苦，性寒。祛风止痒。主治风热湿疮。外用：煎水洗，适量。

黄瓜

【别名】 黄瓜《本草纲目拾遗》，胡瓜《千金·食治》，王瓜《滇南本草》，刺瓜《植物名实图考》。

【名释】 黄瓜是由西汉时期张骞出使西域带回中原的，称为胡瓜。五胡十六国时，后赵皇帝石勒忌讳"胡"字，汉臣襄国郡守樊坦将其改为"黄瓜"。

【来源】 为葫芦科植物黄瓜 *Cucumis sativus* L.的果实。

另：还有一种形状似无刺黄瓜，即油瓜，从荷兰等国家培育引进，广泛以温室作物种植，也作黄瓜入药。

【植物形态】 一年生蔓生草本。茎枝伸长，有纵沟及棱，被白色硬糙毛。卷须细，不分枝，具白色柔毛。单叶互生；叶柄稍粗糙；叶片三角状宽卵形，膜质，长、宽均 12～18cm，两面甚粗糙，掌状 3～5 裂，裂片三角形并具锯齿，有时边缘具缘毛。花单性，雌雄同株；雄花，常数朵簇生于叶腋，花梗细，被柔毛，花萼筒狭钟状圆筒形，密被白色长柔毛，花萼裂片钻形，开展与花萼近等长；花冠黄白色，长约 2cm，花冠裂片长圆状披针形，急尖；雄蕊 3，花丝近无；雌花单生，或稀簇生，花梗粗壮，被柔毛。子房纺锤形，柱头 3。果实长圆形或圆柱形，长 10～30(～50)cm，熟时黄绿色，表面粗糙，具有刺尖的瘤状凸起，极稀近于平滑。种子小，狭卵形，白色，无边缘。花、果期为夏、秋季。见（图 594）

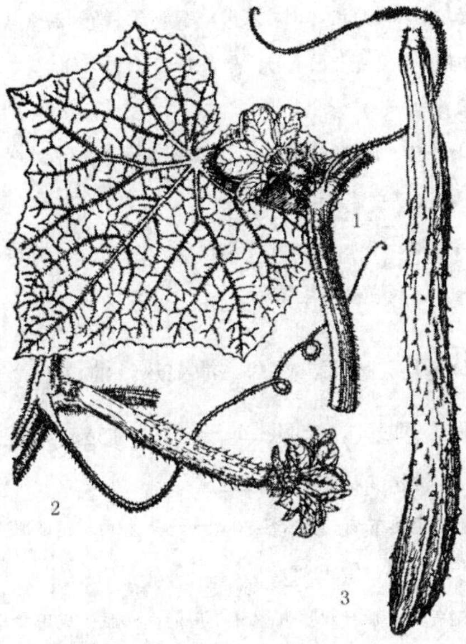

（图 594）**黄瓜**

1.雄花枝 2.雌花枝(去掉叶片) 3 果实

【生长分布】 我国夏季常用蔬菜之一，有西域传入。邹平各地广泛种植。

【采收加工】 夏季采收果实，鲜用。

【栽培要点】 **生物学特性** 喜温暖气候。不耐高温，不耐寒冷。对土壤条件要求不严，宜选富含有机质、肥沃、保水保肥力强粘质壤土栽培。

栽培技术 用种子繁殖，育苗移栽法。育苗移栽法，南方春播于 2～3 月，将经浸种、催芽的种子播于保温苗床内的营养钵上，每钵下种 2 颗，待出苗后选留壮苗 1 株。1 小时 m^2 地移栽的瓜苗约需种子 1500～1875kg。当瓜苗长出 3～4 片真叶时，按行株距 60cm×20cm 带土移栽进大田。1 小时 m^2 定植株数约为 60000 株。

田间管理 苗期施提苗肥 1 次、抽蔓肥 1 次。盛果期，一般采收 2～3 次追肥 1 次，追肥以人畜粪尿和复合肥为主。适时灌溉和排水，避免干旱和渍水。定期松土、除草、培土。瓜苗抽蔓后及时插架引蔓上架和绑蔓，当主蔓满架时摘心，促使下面子蔓结瓜。

病虫害防治 枯萎病、疫病、霜霉病、炭疽病、自粉病，始发病时用 50％多菌灵可湿性粉剂 500 倍液；或用 75％百菌清可湿性粉剂 800 倍液；或用 50％托布津可湿性粉剂 500 倍液；或用 20％粉锈宁乳油 2000 倍液，每 7～10 天交替喷雾或灌根

【主含成分】 含甙类成分，已分离得到芸香甙(*rutin*)，还有异槲皮甙(*isoquercitrin*)和精氨酸(*arginine*)的葡萄糖甙，又得到组成甙类的糖成分：葡萄糖(*glueose*)，鼠李糖(*rhamnose*)，半乳糖(*galactose*)，甘露糖(*mannose*)，木糖(*xylose*)和果糖(*fructose*)。又含咖啡酸(*caffeic acid*)，绿原酸(*chlorogenic acid*)。以及天冬氨酸(*aspartic acid*)，组氨酸(*histidine*)，缬氨酸(*valine*)，亮氨酸(*1eucine*)等氨基酸。尚含维生素(*vitamin*)B_2、C。另含挥发成分(E，Z)-2，6-壬二烯醇(*2，6-nonadieno1*)，2，6-壬二烯醛(*2，6-nonadienal*)，(z)-2-壬烯醛[*(z)-2-nonenal*]，(E)-2-壬烯醛(*(E)-2-nonenal*)。种子含甾醇成分，松藻甾醇(*codistero1*)，25(27)-去氢多孔甾醇[*25(27)-dehydroporiferasterol*]，赪桐甾醇(*cleroslero1*)，异岩藻甾醇(*isofucostero1*)，豆甾醇(*stigmastero1*)，菜油甾醇(*campestero1*)，谷甾醇(*sitostero1*)，25(27)-去氢菠菜甾醇[*25(27)- dehydrochondrillastero1*]，24β一乙基一7，25(27)胆甾二烯醇(*24β-ethyl-25(27)- dehydrolathosteml*)，燕麦甾醇(*avenastero1*)，菠菜甾醇(*spinastero1*)，24-甲基-7-胆甾烯醇(*24-methyllathostero1*)，22-二氢菠菜甾醇(*22-dihydrospinastero1*)。还含脂肪油，其中油酸(*oleic acid*)占 58.49％，亚油酸(*1inoleic acid*)22.29％，棕榈酸(*palmitic acid*)6.79％，硬脂酸(*stearic acid*)3.72％。

黄瓜头部的苦味成分是葫芦苦素(*cucurbitacin*)A、B、C、D。

【药理】 家兔十二指肠给予黄瓜匀浆，收集腹腔淋巴液和血浆，检查 12h 内产生的干扰素，均无明显作用。但如给予黄瓜的水解产物，则可增加淋巴液中的干扰素。提示黄瓜先经过初步消化(可能经胃的消化)后，可能有诱生干扰素的作用，在给药后 7 小时作用最强，但对血浆干扰素无影响。其有效成分对胰蛋白酶敏感，但对热、酸稳定。大鼠口服黄瓜乙醇提取物 250mg/kg 不能降低血糖，对葡萄糖负荷后的血糖峰值亦无抑制作用。

【性味归经】 味甘，性凉。归肺、脾、胃经。

【功用主治】 清热，利水，解毒。主治热病口渴，小便短赤，水肿尿少，水火烫伤，汗斑，痱疮。

《日用本草》："除胸中热，解烦渴，利水道。"

《滇南本草》："解疮癣热毒，消烦渴。"

《本经逢原》："清热利水，善解火毒。"

【用量用法】 **内服**：煮熟，或生食，或绞汁服，适量。外用：生擦，或捣汁涂，适量。

【使用注意】 中寒吐泻及病后体弱者禁服。

《千金·食治》："不可多食，动寒热，多疟病，积瘀血热。"

《食疗本草》："发痓气，令人虚热上逆，少气，发百病及疮疥，损阴血脉气，发脚气。天行后不可食。小儿切忌，滑中、生疳虫。不与醋同食。"

《滇南本草》："动寒痰，胃冷者食之，腹痛吐泻。"

《滇南本草图说》："患诸病后忌食。"

《医林纂要·药性》："忌落花生。"

【附方】 （1）**治风热气盛，烦躁如狂**：熟黄瓜一枚(水五合挼取汁)，竹沥三合，川朴消二两(细研)，蜜一合。上件药相和令匀，不计时候，温服二合。--《圣惠方》

（2）**治骨蒸劳热，皮肤干燥，心神烦热，口干，小便赤黄**：熟黄瓜一枚，头上取破，去瓤，纳黄连末二两，却以纸封口，用大麦面裹，文火烧，令面黄熟为度，去面，研为丸，如梧桐子大。每于食后以温水下二十丸。--《圣惠方》

（3）**治小儿热痢**：嫩黄瓜同蜜食下余枚，良。--《海上名方》

（4）**治小儿四岁发黄**：黄瓜生捣绞汁，三合与饮。不过三饮已。--《幼科证治大全》

（5）**治水病肚胀至四肢肿** 用胡瓜一个，破作两片不出子，以醋煮一半，水煮一半，俱烂，空心顿服，须臾下水。--《千金髓方》

（6）**治外障**：黄瓜一条去瓤，纳皂矾少许，以水洗之。--《疡医大全》

（7）**治杖疮锨肿**：六月六日取黄瓜入瓷瓶中，水浸之，每以水扫于疮上，立效。--《医林集要》

（8）**治烫火伤**：①以五月五日，掐黄瓜入瓶内，挂檐下，取水刷之，良。

--《医方摘要》 ②老黄瓜不拘多少，入瓷瓶内收藏，自烂为水。涂伤处。立时痛止，即不起泡。--《伤科汇纂》

（9）**治汗斑**：①黄瓜蘸硼砂拭之，汗出为度。--《王氏医存》 ②黄瓜一段(去瓤)，硼砂适量，研末，纳黄瓜内，取汁擦。--《湖南药物志》

（10）**治痤痱**：黄瓜一枚，切作段子，擦痱子上。--《杨氏家藏方》

（11）**治疗汤火烫伤**：农历7月间取老黄瓜温水洗净，切碎，榨汁，纱布过滤，加入10%辛荠粉。瓶贮备用。先将患部常规消毒处理，用药棉蘸取黄瓜汁涂于伤面。经治16例均获愈。1~5天治愈者8例，6~10天治愈者5例，11~20天治愈者3例。本品止痛迅速，轻伤屯时止痛。重症数小时后疼痛亦可得以缓解。--《新中医药》林蔚光，1958，9(4)：759

（12）**治疗皮肤汗斑**：取新鲜黄瓜捣烂取汁，将硼砂研细后徐徐投入黄瓜汁内，直至饱和为止。先将患处洗净擦干，然后涂药，每日1次。经治18例，治愈17例。治愈时间：涂药1次者1例，3次者13例，5次者2例。随访至今未复发，愈后无疤痕及色素沉着。--《河南中医》刘孝敏，1985，(4)：30

黄瓜霜 味甘、咸，性凉。清热明目，消肿止痛。主治火眼赤痛，咽喉肿痛，口舌生疮，牙龈肿痛，跌打掀肿。外用：点眼、吹喉或撤布，适量。

制法：将成熟的果实剐去瓜瓤，用朱砂、芒硝各9g，两药和匀，灌入瓜内，倒吊阴干，待瓜外出霜，刮下晒干。

附方 （1）**治风渭眼**：用秋王瓜一枚，竹刀去瓤，以盆硝装在瓜内，悬背阴处下，用瓷器接滴下硝水及每日扫取瓜上霜，亦用瓷器收贮，点眼。亦治风赤。--《卫生易简方》

（2）**治咽喉肿痛**：老黄瓜一条去子，用好皮硝填满阴干，为末。每用少许吹入喉内，即愈。--《古今医统》之“一提金”

（3）**治喉闭**：老黄瓜一条(剐去瓜瓤)，殊砂、芒硝各二钱，二药和匀，灌入瓜内，倒吊阴干，候瓜外出霜，刮下晒干。倘遇患此症，吹之即愈。--《焦氏喉科枕秘》

（4）**治噎食**：老黄瓜挖出瓤，入皮硝、硼砂，放有风无日之处，俟其皮外生霜，扫下收用。每以一二分，开水冲服。--《王氏医存》

（5）**治急心痛**：黄瓜一条，剖对开，去肉去子，入明矾末填内，合住，线捆好，悬挂阴干，待皮上起白霜，将霜刮下，研细，贮瓷瓶内，封固。凡心痛欲死，急不可待者，但有微微气息，即可将瓜霜点眼四角治之。--《河南中医》1982，(3)：40

（6）**治疗口腔炎**：用芒硝填入黄瓜内，在黄瓜外皮上渗出芒硝白霜即为黄瓜霜。用棉签蘸药粉撒布于口内患处，不易撒布可吹入，每日3~4次。共治疗口腔炎50例，一般1天后见效。重者2~3天见效，未见不良反应。--《江苏医药》唐桂文，1977，(3)：44

黄瓜皮 味甘、淡，性凉。清热，利水，通淋。治水肿尿少，热结膀胱，小便淋痛。内服：煎汤，10~15g，鲜品加倍。

附方 **治水肿**：①黄瓜皮15~30g，水煎服。--《内蒙古中草药》 ②金衣15g，醋煎，空腹服，每日服2次。--《吉林中草药》 ③黄瓜皮30g(焙干)，琥珀6g，共研细末，每服6g。--《辽宁常用中草药手册》

黄瓜子 味甘，性凉、无毒。归脾、胃、大肠经。续筋接骨，祛风，消痰。主治骨折筋伤，风湿痹痛，老年痰喘。内服：研末，3~10g，或入丸、散。外用：研末调敷，适量。

附方 （1）**治骨折**：黄瓜子、甜瓜子、生鹿角、桑白皮、土虫各9g，线麻灰3g。共研细末，加入1/3荞面合匀，用米醋调成干稀合适，摊饼，敷整复后的骨折部位，包扎固定。--《吉林中草药》

（2）**治伤筋骨折**：古钱1枚(于炭火中烧红醋煅49次，再和硫黄、硼砂一同置于砂壶内密封，炼红烧透，制成炭用)，黄瓜子49g，麝香1.5g(另研)。先将前二味碎成细粉，与麝香一同混匀。每次1~2g，每日1~2次，白酒为引送服。--《实用蒙药学》

（3）**治跌打损伤，风湿性腰腿痛**：黄瓜子30g(焙黄)，蛇蜕1条。共研细末，分3次服。--《辽宁常用中草药手册》

（4）**治老年哮喘**：黄瓜子(炒黄研末)、核桃仁、杏仁、蜂蜜各15g，混合捣碎，睡前服9g。--《吉林中草药》

黄瓜叶 味苦，性寒。清湿热，消毒肿。主治湿热泻痢，无名肿毒，湿脚气。内服：煎汤，10~15g，鲜品加倍，或绞汁饮。外用：捣敷，或绞汁涂，适量。

附方 （1）**治湿热下痢**：黄瓜叶30g，水煎，加白糖适量服。--《青岛中草药手册》

（2）**治脚湿气**：黄瓜叶捣烂，取汁，用酒煮沸服；或用叶焙干，研末，以酒泡食。--《湖南药物志》

（3）**治高血压**：黄瓜嫩叶30g，丹参15g，水煎服；或制成片剂，每日3次分服。--《福建药物志》

黄瓜藤 味苦，性凉。归心、肺经。清热，化痰，利湿，解毒。主治痰热咳嗽，癫痫，湿热泻痢，湿痰流注，疮痈肿毒，高血压病。内服：煎汤，15~30g，鲜品加倍。外用：煎水洗，或研末撒，适量。

附方 （1）**治癫痫**：①黄瓜藤6~15g，煎水200ml，分早晚2次服，可长期连服。--《北京中医学院学报》1959(1)：218 ②黄瓜藤、苍耳草、米仁根各309。水煎服。--《浙江药用植物志》

（2）**治腹泻**：黄瓜藤120g，耩萹60g，水煎服。--《湖南药物志》

（3）**治噤口痢**：黄瓜藤(不拘多少，连茎叶，经霜者晒干烧灰存性出火毒)。上用香油调，纳脐中，即效。--《古今医鉴》之“纳脐膏”

（4）**治高血压**：黄瓜茎藤250g，水煎服；或研细粉，每次3g，吞服，每日3次。--《浙江药用植物志》

（5）**治黄水疮**：黄瓜藤(阴干，火焙存性)，枯矾。共为细末，搽疮上。--《滇南本草》

（6）**治疗高血压病**：用单味黄瓜藤片(每片含生药3g)，每次6片，每日服3次，4星期为1疗程。治疗高血压患者20例(其中Ⅰ期3例，Ⅱ期4例，Ⅲ期13例)，经1~2个疗程治疗，结果：近朗治愈8例，有效9例，无效3例；总有效率达85%。该药无明显副反应和毒性反应。--《河北新医药》中国人民解放军第111野战医院，1974，(6)：29

黄瓜根 味苦、微甘，性凉。归胃、大肠经。清热，利湿，解毒。主治胃热消渴，湿热泻痢，黄疸，疮疡肿毒，孵耳流脓。内服：煎汤，10～15g，鲜品加倍，或入丸剂。外用：捣敷，适量。

附方 （1）**治消渴**：黄瓜根、黄连等分，捣末蜜和，丸如梧子，食后服十九，以差为度。--《龙门石窟药方》

（2）**治黄疸肝炎**：黄瓜根，捣烂，取汁，每日早晨温服 1 盅(约 10ml)。--《内蒙古中草药》

（3）**治小儿腹泻**，湿热下痢：黄瓜根、六合草，水煎加白糖服。--《四川中药志》（1960 年）

（4）**治禁口痢**：黄瓜根，捣烂贴肚脐上。--《贵州省中医验方秘方》

（5）**治化脓性耳聋，耳炎**：黄瓜根一味，削如枣核。塞耳，数日干，耵聍脓血自出尽，即差。--《圣济总录》之"黄瓜根方"

南瓜

【别名】 南瓜《滇南本草》，麦瓜、癞瓜《滇南本草》，番南瓜《群芳谱》，番瓜《本草求原》，倭瓜《植物名汇》，阴瓜《植物名实图考》，北瓜、金冬瓜、冬瓜《广州植物志》，伏瓜《民间常用草药汇编》，金瓜《陆川本草》，老缅瓜、窝瓜、饭瓜《中国药用植物图鉴》，番蒲《草药手册》(江西)。

【来源】 为葫芦科植物南瓜 *Cucurbita mosfhata* (Duch.eX Lam.) Duch.ex Poir.的果实。

【植物形态】 一年生蔓生草本，茎长达 2～5m。常节部生根，密被白色刚毛。单叶互生；叶柄粗壮，长 8～19cm，被刚毛；叶片宽卵形或卵圆形，有 5 角或 5 浅裂，长 12～25cm，宽 20～30cm，先端尖，基部深心形，上面绿色，下面淡绿色，两面均被刚毛和茸毛，边缘有小而密的细齿。卷须稍粗壮，被毛，3～5 歧。花单性，雌雄同株；雄花单生，花萼筒钟形，长 5～6mm，裂片条形，长 10～15mm，被柔毛，上部扩大成叶状，花冠黄色，钟状，长约 8cm，5 中裂，裂片边缘反卷，雄蕊 3，花丝腺体状，长 5～8mm，药室折曲；雌花单生，子房 1 室，花柱短，柱头 3，膨大，先端 2 裂，果梗粗壮，有棱槽，长 5～7cm，瓜蒂扩大成喇叭状。瓠果形状多样，外面常有纵沟。种子多数，长卵形或长圆形，灰白色。花期 6～7 月，果期 8～9 月。见下（图 595）

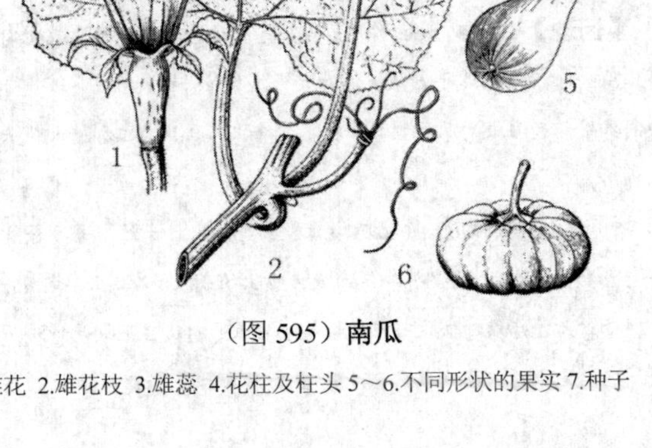

（图 595）**南瓜**

1.雌花 2.雄花枝 3.雄蕊 4.花柱及柱头 5～6.不同形状的果实 7.种子

【生长分布】 原产南美。邹平各地广泛栽培。

【采收加工】 夏、秋两季，采收成熟果实，一般鲜用。

【栽培要点】 **生物学特**性 喜温暖气候。不耐高温、不耐低温、喜光。对土壤要求不严格，宜选择土层深厚、保水保肥力强的土壤栽培。

栽培技术 用种子繁殖，直播或育苗移栽法。直播法：春播于 2～3 月，播前种子经浸种、催芽，按行株距 3m×0.6m 开穴点播，每穴施基肥 5～10kg，下种 2～3 粒，出苗后每穴定苗 1 株。育苗移栽法：春播于 2～3 月，在保温苗床卜，用营养钵育苗，待瓜苗长 3～4 片真叶时，按上法移栽定植。

田间管理 苗期经常松土除草，施 1～2 次速效性提苗液肥，后再施 1 次养蔓肥。结果期，重施1～2 次重肥。阴雨天，应辅以人工授粉。

【主含成分】 含瓜氨酸(*citrulline*)，精氨酸(*arginine*)，天冬酰胺(*asparagine*)，胡芦巴碱(*trigonelline*)，腺嘌呤(*adenine*)，维生素(*vitamin*)B 和 C，葡萄糖(*glucose*)，蔗糖(*stlcrose*)，戊聚糖(*pentasan*)，甘露醇(*mannito1*)等。还含α-、β-胡萝卜素(*carotene*)，β-胡萝卜素 5，6-环氧化物(*β-carotene-5*，*6-epoxide*)，β-隐黄质(*β-cryptoxanthin*).叶黄素(*1utein*)，蒲公英黄素(*taraxanthin*)，玉蜀黍黄质(*zeaxanlhin*)，黄体呋喃素(*1uteoxanthin*)，异堇黄质(*auroxanthin*)。又含葫芦苦素 B(*cucurbitacin B*)。

【性味归经】 味甘，性平。归肺、脾、胃经。

【功用主治】 解毒消肿。主治肺痈，哮证，痈肿，烫伤，毒蜂螫伤。

《滇南本草》："横行经络，分利小便。"

《滇南本草图说》："补中气而宽利。"

《医林纂要·药性》："益心，敛肺。"

《食物考》："开胃益气。"

《随息居饮食谱》："解鸦片毒，治烫火伤。"

《中国药用植物图鉴》："治干性肋膜炎、肋间神经痛，有消炎止痛作用。"

《福建药物志》："治毒蜂螫伤。"

【用量用法】 内服：蒸煮，或生捣汁服，适量。外用：捣敷，适量。

【使用注意】 气滞湿阻者禁服。

《滇南本草》："胃中有积者，吃之，令人气胀作呃逆，发肝气疼；胃气疼者，动气，不宜多吃。"

《滇南本草图说》："多食发脚疾及瘟病。同羊肉食之令人滞气。"

《纲目》："多食发脚气，黄疸。"

《食物考》："疟疾尤忌。"

《本草求原》："忌与猪肝、赤豆、荞麦面同食。"

《本草省常》："百病人皆忌之。"

《随息居饮食谱》："凡时病、疳、疟、疸、痢、胀满、脚气、痞闷、产后、痧痘皆忌之。"

【附方】 （1）**治肺痈**：南瓜 500g，牛肉 250g，煮熟食之(勿加盐、油)，连服数次后，则服六味地黄汤 5～6 剂。--《岭南草药志》

（2）**治冷哮**：匾式老南瓜一个，挖盖去子，入大麦糖二斤，候冬至蒸一个时辰为度，每晨取二调羹，滚水冲服。--《鲟溪单方选》

（3）**治胸膜炎、肋间神经痛**：南瓜肉煮熟，摊干布上，敷贴患部。--《食物中药与便方》

（4）**治糖尿病**：南瓜 250g(煮熟)，每晚服食。5 天后，每日早晚各吃 250g。

--《大众医学》1983，(3)：2

（5）**解鸦片毒**：①生南瓜捣汁频灌。--《随息居饮食谱》 ②取南瓜根、藤、花、叶及瓜，涤净捣烂，绞汁服之。为济缓急之需，于盛夏时将瓜、根、藤、花、叶取而捣汁，置瓮中窨藏，待用可也。--《救迷良方》

（6）**治火药伤人及汤火伤**：生南瓜捣敷。--《随息居饮食谱》

（7）**治肿疡**：老南瓜晒干，研末，黄醋调敷患处。--《湖南药物志》

（8）**治外伤出血**：南瓜适量，捣烂敷伤口。--《壮族民间用药选编》

南瓜蒂

【来源】 为葫芦科值物南瓜 *Cucurbita moschata* (Duch.ex Lain.) Duch.ex Poir.的瓜蒂。

【性状鉴别】 本品呈5～6角形的盘状，直径2.5～5.5cm，上附残存的柱状果柄。外表淡黄色，微有光泽，具稀疏刺状短毛及突起的小圆点。果柄略弯曲，粗约1～2cm，有隆起的棱脊5～6条，纵向延伸至蒂端。质坚硬，断面黄白色，常有空隙可见。见（图596）

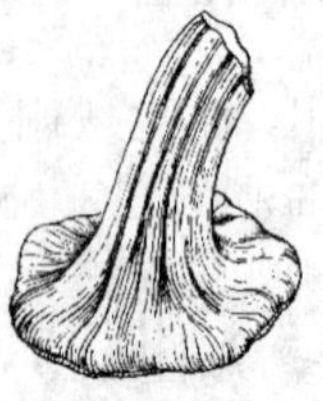

（图596）**南瓜蒂外形**

【采收加工】 秋季采收成熟的果实，切取瓜蒂，晒干。

【性味归经】 味苦、微甘，性平。

【功用主治】 解毒，利水，安胎。主治痈疽肿毒，疔疮，烫伤，疮溃不敛，水肿腹水，胎动不安。

《安徽药材》："焙末用麻油调涂，治疔疮，背疽。"

《民间常用草药汇编》："排痰，安胎。外敷治痈疽，散肥水疙瘩。"

《陕西中药志》："主治百日咳。煅炭研末油调涂，治冻疮。"

《上海常用中草药》："煅炭外敷，能收口生肌。"

《浙江药用植物志》："治疔疮肿毒，乳头破裂或糜烂。"

【用量用法】 内服：煎汤，15～30g，或研服末。外用：研末调敷，适量。

【附方】 （1）**治疔疮**：老南瓜蒂数个，焙研为末，麻油调敷。--《行箧检秘》

（2）**治对口疮**：南瓜蒂烧灰，调茶油涂患处，连涂痊愈为止。--《岭南草药志》

（3）**治无名肿毒**：老南瓜蒂1个，烧炭存性，研末，陈酒冲服一半，另一半用麻油调涂患处。亦可试用于乳岩。--《河南中医》1982，(3)：40

（4）**治慢性骨髓炎**：经霜南瓜蒂，焙干敲碎，研为细末，和麻油调成糊状敷于疮面，外用纱布固定，7天后换药1次。如朽骨或瘘管脱出，则改用其他外治药物。--《浙江中医杂志》1983，(3)：118

（5）**治急性乳腺炎**：南瓜蒂磨洗采水涂患处。--《广西民族药简编》

（6）**治乳癌(已溃、未溃部行)**：南瓜蒂烧灰存性，研末，每服2个，黄酒60g，调和送下。每天早晚各服1次。能饮酒者，可加大酒量。已经溃烂者，亦可用香油调南瓜蒂灰外敷。--《常见抗癌中草药》

（7）**治烫伤**：南瓜蒂晒干烧灰存性，研末，茶油调搽。--《草药手册》(江西)

（8）**治骨哽喉**：南瓜蒂灰、血余灰、冰糖各适量，米糊为丸服。--《岭南草药志》

（9）**治鼻息肉**：南瓜蒂1个，煅存性，台枯矾3g，研极细末，每用少许点息肉处，数次自消失。--《泉州本草》

（10）**治浮肿，腹水，小便不利**：南瓜蒂烧存性，研末。每日1～2g，每日3次，温水送服。--《食物中药与便方》

（11）**治子宫脱垂**：老南瓜蒂6个，将瓜蒂剖开，煎取浓汁顿服。每日1次，5天为1疗程。--《山东中医杂志》1984，(3)：50

（12）**治疗晚期血吸虫病**：程度较轻的腹水，取带柄的南瓜蒂，置于瓦片上焙焦存性，研末吞服；每次0.5g左右，每日3次，连服2～3星期。据34例观察，服药后有4例尿量显著增加，腹水逐渐消失，食量增加1倍以上；23例腹围有所缩小，体重减轻，食欲增加，精神改善，但尿量增加不显著，腹水消失迟缓；8例无效。服药期间忌盐，注意休息及补充营养。--《江苏中医》昆山县血吸虫病防治站，1966，(3)：29

南瓜子

【来源】 为葫芦科值物南瓜 *Cucurbita moschata* (Duch.ex Lain.) Duch.ex Poir.的种子。

【采收加工】 夏、秋季食用南瓜时，收集成熟种子，除去瓤膜，洗净，晒干。

【性状鉴别】 种子扁圆形，长1.2～1.8cm，宽0.7～1cm。表面淡黄白色至淡黄色，两面平坦而微隆起，边缘稍有棱，一端略尖，先端有珠孔，种脐稍突起或不明显。除去种皮，有黄绿色薄膜状胚乳。子叶2枚，黄色，肥厚，有油性。气微香，味微甘。

【显微鉴别】 种子横切面：种皮外表皮，为1列栅状细胞，壁稍厚，微木化，下皮为8列薄壁细胞，细胞类圆形或不规则长圆形，石细胞层1列细胞，类圆形，其内为薄壁细胞，细胞壁向外突起呈乳头状，细胞间隙较大；种子两端各有一维管束；种子内表皮为1列薄壁细胞。子叶2片，细胞中含有脂肪油和糊粉粒。

【主含成分】 含油16.4%，其中主要脂肪酸为亚油酸(*1inoleic acid*)，油酸(*oleic acid*)，棕榈酸(*painfitic acid*)及硬脂酸(*stearic acid*)。还有亚麻酸(*1inolenic acid*)，肉豆蔻酸(*myristic acid*)。还含类脂成分，内有三酰甘油(*triglyceride*)，二酰甘油(*diglyceride*)，单酰甘油(*monoglyceride*)，甾醇(*stero1*)，甾醇酯(*sterolester*)以及磷脂酰胆碱(*phosphatidyl choline*)，磷酯酰乙醇胺(*phosphatidylethanolamine*)，磷脂酰丝氨酸(*phosphatidylserine*)，脑苷脂(*cerebroside*)等。脱脂的种子中分得有效成分：南瓜子氨酸(*cucurbitine*)。

【药理】 （1）**驱虫作用** 南瓜子仁体外对牛肉绦虫或猪肉绦虫均有麻痹作用。1：500南瓜子氨酸使体外犬绦虫明显兴奋，甚至挛缩，并与槟榔碱有协同作用。犬灌服南瓜子氨酸，对水泡绦虫、豆状绦虫和曼氏裂头绦虫均有驱虫作用。

（2）**抗血吸虫作用** 小鼠感染血吸虫尾蚴当日开始，每日每鼠灌服南瓜子1～3g，连续28天，能显著降低血吸虫童虫的成长率，减虫率达85.3%～95.7%。剂量愈大，疗效愈佳。若在感染尾蚴后1星期或2星期开始给药，则效果较差。感染尾蚴的猪每日灌服265.5g去油南瓜子粉，连续28天，亦有满意疗效。和南瓜子似，南瓜子氨酸对性发育前期的童虫有抑制作用，实验感染血吸虫小鼠灌服南瓜子后，在宿主肝内能杀灭部分童虫，表现为炎性反应和虫体退行性变化。南瓜子或南瓜子氨酸均不再能杀灭血吸虫成虫，而大剂量则可使虫体萎缩、生殖器官退化、子宫内虫卵减少、变性和消失。雌虫较雄虫敏感。但这些变化均可在停药后迅速恢复正常。南瓜子氨酸对成虫体内核糖核酸和磷酸酶的含量与分布无明显影响。

（3）**其他作用**　家兔静注 150～250mg/kg 南瓜子氨酸出现血压升高与呼吸由加深加快，用 1：3 300～1：20000 南瓜子氨酸盐可使豚鼠或兔的离体回肠肌收缩受到明显抑制。

（4）**体内过程**　小鼠灌服或腹腔注射 ^{14}C-南瓜子氨酸 100～200mg/kg 后，4h 或 24h，发现标记药物均以肝肾含量最高，上述两种途径给药后 24h，在各组织中分布无明显差别。小鼠静注 100mg/kg 南瓜子氨酸后，血浓度下降很快，5 分钟时血浓度仅为立即取血的 1/5，1h 后含量甚微。药物主要从尿排出。尿中代谢物分离结果表明，其中南瓜子氨酸占 97%。并报告药物能进入虫体，但不掺入虫体组织蛋白质合成。

（5）**毒性**　小鼠灌服南瓜子氨酸过氯酸盐与盐酸盐的 LD_{50} 分别为 1.25g/kg 与 1.10g/kg，小鼠腹腔注射南瓜子氨酸过氯酸盐 1.2～2.0g/kg 30 分钟后，出现体态不稳，对外界刺激反应敏感，其中 1.6～2.0mg/kg 剂量组给药后 4～5 小时可兴奋狂躁，阵发性痉挛，抽搐死亡，未死者均于停药后 1 星期左右恢复正常。从病理检查表明：南瓜子与南瓜子氨酸对正常小鼠的肝、肺、肾、十一指肠等可出现暂时性病理损伤，肝糖原减少与脂肪增加，停药后可迅速恢复正常。治疗中未见宿主组织对虫体的包围或产生炎症现象。

【性味归经】　味甘，性平。归大肠经。

【功用主治】　杀虫，下乳，利水消肿。主治绦虫、蛔虫、血吸虫、钩虫、蛲虫病，产后缺乳，产后手足浮肿，百日咳，痔疮。

《现代实用中药》："为绦虫驱除药。"

《广西中药志》："治晚期血吸虫病。"

《安徽药材》："能杀蛔虫及血吸虫。"

《中国药用植物图鉴》："治产后手足浮肿，对糖尿病患者亦有效。"

《四川中药志》（1960 年版）："疗营养不良之萎黄病。"

《辽宁常用中草药手册》："健脾。治腹痛胀满。"

《青岛中草药手册》："催乳，治产后缺乳。"

《四川中药志》（1979 年版）："用于蛲虫病。"

《本草骈比》："止顿咳，消肿。""治百日咳，痔疮。"

《福建药物志》："益肾。"

【临床应用】　用于绦虫、蛔虫、蛲虫、钩虫病等，尤其宜于驱绦虫，可单用，亦常配槟榔同用，可增强疗效。

《四川中药志》（1960）："配花生仁、胡桃仁治营养不良之面色萎黄病。"

【用量用法】　内服：煎汤，30～60g，或研末，或制成乳剂。外用：煎水熏洗，适量。

【附方】　（1）**治绦虫病**：①南瓜子、石榴根皮各 30g，水煎，分 3 次服，连服 2d。--《四川中药志》（1960 年）　②南瓜子 60～120g，去皮生食，或炒熟研粉，早晨空腹服下，半小时后，再用槟榔 60～120g，石榴皮 30g，水煎服。2h 后如不大便，再用芒硝 6～9g，开水冲服。--《山东中草药手册》

（2）**治小儿蛔虫**：南瓜子 30g，韭菜叶 30g，水竹沥 60g，开水冲服。--《湖南药物志》

（3）**治血吸虫病**：南瓜子炒黄，碾细末。每日服 60g，分 2 次，加白糖，开水冲服。以 15 天为 1 疗程。--《验方选集》

（4）**治钩虫病**：南瓜子榨油，每次 1 茶匙，内服后 4h 服泻下剂。--《泉州本草》

（5）**治产后缺奶**：南瓜子 60g，研末，加红糖适量，开水冲服。--《青岛中草药手册》

（6）**治产后手脚浮肿，糖尿病**：南瓜子 30g，炒熟，水煎服。--《食物中药与便方》

（7）**治百日咳**：南瓜种子，瓦上炙焦，研细粉。赤砂糖汤调服少许，一日数回。--《江西中医药》1953，(3)：20

（8）**治内痔**：南瓜子 1kg，煎水熏之，每日 2 次，连熏数日。--《岭南草药志》

（9）**治疗绦虫病**：用南瓜子 30～150g(有大剂量用至 200～300g)，槟榔 40～150g(亦有大剂量用至 300g)。晨起空腹嚼食南瓜子或冲服南瓜子粉，半小时后再服槟榔煎剂，再过 0.5～2h 服硫酸镁 50～150ml，小儿用量减半。据各地 300 例左右统计，排虫率达 90%～100%。药后排虫时间 30 分钟至数小时不等，一般在用药后 2h 许出现腹胀痛、肠鸣、欲排便感。多数病人一次即排出完整之虫，亦有少数需服 2 次或 2 次以上，随后腹痛等症消失，大便检查绦虫卵转阴。此外，南瓜子与槟榔、石榴皮联合治疗猪肉绦虫、短小绦虫亦有较好。疗效。副反应有恶心呕吐、腹痛腹泻、头痛头晕等。

（10）**治疗血吸虫病**：①用去油粉剂，每日 240～300g，10 岁以下减半，10～16 岁服 160～200g。　②水浸膏：(每 1ml 相当于生药 4g)，急性病例每日服 180ml，慢性病例每日服 60ml，儿童酌减。均以 30 天为 1 疗程。共计治 73 例急性患者，药后 1～5 天体温下降的占 89%；6～14 天下降的占 11%；75.3% 的患者 1～10 天内体温降正常，随之症状消失，病情好转。治疗结束时半数患者肝脏明显缩小，约 3/4 患者肝区压痛消失，多数患者大便虫卵阴性。此外，体重、血象、肝功能、心电图等 1 般情况均好转服药期间有轻度腹泻、恶心、食欲减退等，不久可自行消失。浸膏剂反应较粉剂为轻。治疗中有 3 例晚期病人黄疸指数上升，停药后 2 例下降，1 例仍持续上升并发生肝昏迷，故对晚期病例应用宜慎。

（3）**治疗蛔虫病**：南瓜子煎服或炒熟吃。儿童一般每次用 30～60g，于早晨空腹时服，观察 5～13 岁粪检阳性患儿 56 例。服药后 1～2 天 51 例排出蛔虫.；第 5～10 天 48 例复查大便，有 33 例转为阴性。

南瓜瓤

味甘，性凉。解毒，敛疮。主治痈肿疮毒，烫伤，创伤。用法：内服适量，捣汁。外用：捣敷，适量。

附方　（1）**治肿疡**：南瓜瓤、马齿苋，捣烂，敷患处。--《湖南药物志》

（2）**治汤火伤**：伏月收老南瓜瓤连子，装入瓶内，愈久愈佳。凡遇汤火伤者，以此敷之。--《慈航活人书》

（3）**治枪子入肉**：南瓜瓤敷之。晚收南瓜，浸盐卤中备用。--《随息居饮食谱》

（4）**治打伤眼球**：南瓜瓤捣敷伤眼，连敷 12 小时左右，其痛则止，轻者痊愈。

（5）**治鼠咬伤**：南瓜瓤、老鼠瓜，共捣烂敷伤几。（4～5 方均出自《岭南草药志》）

（6）**治误吞农药(乐果)中毒**：生南瓜瓤、生萝卜片等量，捣烂绞汁灌服，可立刻催吐，且能解毒。--《食物中药与便方》南瓜蒂

南瓜花 味甘，性凉。清湿热，消肿毒。主治黄疸.痢疾，咳嗽，痈疽肿毒。内服：煎汤，9～15g。外用：捣烂或研末调敷，适量。

南瓜卷须 治妇人乳缩(即乳头缩入体内)疼痛。

附方 **治妇人乳缩，剧烈疼痛**：南瓜须一握，加食盐少许杵烂，用开水泡服。--《江西中医药》1954，(12)：49

南瓜叶 味甘、微苦，性凉。清热，解暑，止血。主治暑热口渴，热痢，外伤出血。内服：煎汤，10～15g，鲜品加倍，或入散剂。外用：研末撒，适量。

附方 （1）**治夏季热**：南瓜叶、苦瓜叶、丝瓜叶、梨子皮各9g，煎水服。--《万县中草药》

（2）**治风火痢**：南瓜叶(去叶柄)7～8片，水煎，加食盐少许服之，5～6次即可。--《闽东本草》

（3）**治小儿疳积**：南瓜叶500g，腥豆叶(即大眼南子叶)250g，剃刀柄60g，晒干研末。每次15g，蒸猪肝服。--《岭南草药志》

（4）**治汗斑**：南瓜叶适量，揉出水后，蘸硫黄粉搽患处。--《壮族民间用药选编》

（5）**治刀伤**：南瓜叶，晒干研末，敷伤口。--《闽东本草》

南瓜藤 味甘、苦，性凉。入肝、胃、肺经。清肺，平肝，和胃，通络。主治肺痨低热，肝胃气痛，月经不调，火眼赤痛，水火烫伤。内服：煎汤，15～30g，或切断取汁。外用：捣汁涂或研末调敷，适量。

附方 (1)**治虚劳内热**：秋后南瓜藤，齐根剪断，插瓶内，取汁服。--《随息居饮食谱》

（2）**治肺结核低热**：南瓜藤15g，水煎服。--《浙江药用植物志》

（3）**治胃痛**：南瓜藤汁，冲红酒服。--《闽东本草》

（4）**治肺癌**：南瓜藤1500～2500g，水煎，在2～3天内服完。--《常见抗癌中草药》

（5）**治各种烫伤**：南瓜藤汁涂伤处，每日数次。--《福建中医药》1957，2(1)：8

（6）**治坐板疮**：南瓜藤一枝，瓦上焙干，研细末，以桐油调敷。--《同寿录》

（7）**预防麻疹**：取干南瓜藤切段洗净，加水煎煮，滤过再煎，浓缩至每10ml含生药3g，加少许蔗糖即成。6个月以内儿童每次5ml，6个月至3岁每次10ml，均每日3次，连服4天。给麻疹流行区44例易感儿童用药结果，有5例在服药4个月后，1例在服药2个月后有风疹现象，但均未发麻疹。服药期间未发现任何毒副反应。--《上海中医药杂志》华忠国，1957，(3)：30 另据在麻疹流行区89名易感儿童用上药，结果：其中有直接接触史30人中只有3人发病，但症状很轻，且无并发症发生。统计表明，对控制易感者发病有效率达96.25%，对控制接触史易感者有效率达90%。--《福建中医药》李钦藩，1962，(6)：6

南瓜根 味甘、淡，性平。归肝、膀胱经。利湿热，通乳汁。主治湿热淋证，黄疸，痢疾，乳汁不通。内服：煎汤，15～30g，鲜品加倍。外用：磨汁涂或研末调敷，适量。

附方 （1）**治小便赤热涩痛**：南瓜根15g，车前草、水案板、水灯芯各9g，水煎服。--《万县中草药》

（2）**治湿热**：发黄南瓜根炖黄牛肉服。--《重庆草药》

（3）**治乳汁不下**：南瓜根30～60g，炖肉服。--《民间常用草药汇编》

（4）**治痢疾**：南瓜根，水煎服。--《湖南药物志》

（5）**治便秘**：南瓜根45g，浓煎灌肠。--《闽东本草》

（6）**治头风疼痛**：南瓜根榨汁搽头部。--《泉州本草》

（7）**治疟疾**：南瓜根120g，烂泥巴树根30g，三白草15g，煮鸡食。

（8）**预防麻疹**：南瓜根180～240g，水煎服。每日1次，共服4次。

（9）**治痈疽发背**：南瓜根磨浓汁-，加鸡蛋清调匀，搽患处。（7～9方均出自《湖南药物志》）

（10）**治烫伤**：南瓜根150g，炉甘石30g，冰片1.5g，研细，麻油调擦。--《万县中草药》

葫芦

【别名】 葫芦《饮片新参》，匏、瓠《诗经》.匏瓜《论语》，甜瓠《新修本草》，壶卢《日华子》，腰舟《鹖冠子》(陆佃注)，瓠匏《滇南本草》，瓠𤬪《群芳谱》，葫芦瓜《本草求原》。

【来源】 为葫芦科植物葫芦 *Lagenaria siceraria* (Molina) Standl.、瓠瓜 *Lagenaria siceraria* (Molina) Standl.*var.depressa* (Ser.) Hara 的果实。

【植物形态】 （1）**葫芦** 一年生攀援草本。茎、枝具沟纹，被粘质长柔毛，老后渐脱落。叶柄纤细，长16～20cm，被毛，叶片卵状心形或肾状卵形，长、宽约10～35cm，不分裂或3～5裂，具5～7掌状脉，先端锐尖，边缘有不规则的齿，基部心形，弯缺开张，半圆形或近圆形，两面均被微柔毛，叶背及脉上较密。卷须纤细，初时有微柔毛，上部分2歧。雌雄同株，雌、雄花均单生；雄花：花梗细，比叶柄稍长，花梗、花萼、化冠均被微柔毛，花萼筒漏斗状，长约2cm，裂片披针形，长5mm，花冠白包，裂片皱波状，长3～4cm，宽2～3cm，先端微缺而顶端有小尖头，5脉；雄蕊3，花丝长3～4mm，花药长8～10mm，长圆形，药室折曲；雌花花梗比叶柄稍短或近等长；花萼和花冠似雄花；花萼筒长2～3mm；子房中间缢缩，密生粘质长柔毛，花柱粗短，柱头3，膨大，2裂。果实初为绿色，后变白色至带黄色，由于长期栽培，果形变异很大，因不同品种或变种而异，有的呈亚铃状，中间缢细，下部和上部膨大，上部大于下部，长数10cm，有的仅长10cm（小葫芦），有的呈扁球形、棒状或杓状，成熟后果皮变木质。种子白色，倒卵形或三角形，先端截形或2齿裂，稀圆，长约20mm。花期7～8月，果期8～9月。见下(图597)

（2）**瓠瓜** 瓠瓜在古文中常指所有的葫芦，有长形、圆形、扁圆形及“葫芦形”等四种形状；但现在一般特指果形如梨形的葫芦变种。由于成熟的匏

瓜果实对半剖开后可以做水瓢使用，所以很多地区专门种植瓠瓜做水瓢，也叫它"瓢葫芦"。本种与葫芦的主要区别在于：瓠果梨形，直径约 30cm。见(图 598)

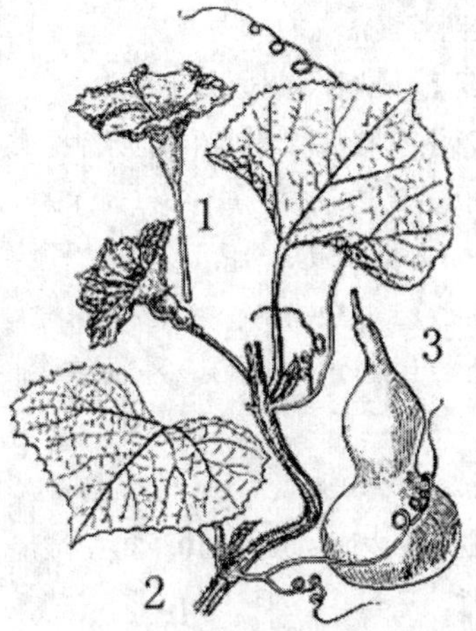

（图 597）**葫芦**

1.雄花 2.雌花枝 3.果实

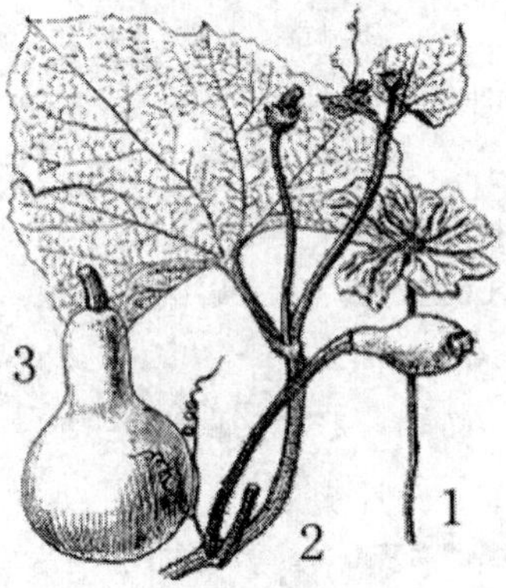

（图 598）**瓠瓜**

1.雄花 2.雌花枝 3.果实

【生长分布】 邹平各地广泛种植。

【采收加工】 秋季采摘已成熟但外皮尚未木质化的果实，去皮用。

【栽培要点】 **生物学特性** 喜温暖气候。不耐低温、喜光，对土壤条件要求不严格，但宜选择富含腐殖质的保肥和保水力强的壤土栽培。

栽培技术 用种子繁殖，直播法。4 月份播种，将经浸种、催芽的种子，在宽 1.5m 的畦面上，按行株距 60cm×60cm 开穴点播，每穴播种 3～4 颗，播后覆土 2～3cm。

田间管理 出苗后注意松土除草，排水防渍，灌水防旱。苗期施提苗肥 1 次，摘心后施分蔓肥 1 次，果实迅速生长时施果肥 1 次，开始采收后再分期追肥 2 次，促使后续瓜生长。苗开始抽蔓时，开始插人字形支架引苗蔓上架。一般于主蔓 6 叶左右进行第 1 次摘心，当侧蔓结果后进行第 2 次摘心，以促使第 2 次侧蔓抽生和结瓜，此后，可任其自然生长或再进行第 3 次摘心

【主含成分】 葫芦杂交种果实含 22-脱氧葫芦苦素(*22-deoxoeucurbitacin*)D 及少量 22-脱氧异葫芦苦素(*22-deoxoisocucurbitacin*)D。

【药理】 从瓠瓜中分离出两种胰蛋白酶抑制剂具胰蛋白酶抑制作用。

【性味归经】 味甘、淡，性平。归肺、脾、肾经。

【功用主治】 利水，消肿，通淋，散结。主治水肿，腹水，黄疸，消渴，淋病，痈肿。

《本草经集注》："利水道。"

《千金·食治》："主消渴，恶疮，鼻口中肉烂痛。"

《宝庆本草折衷》："止渴，消热。"

《饮膳正要》："主消水肿，益气。"

《本草元命苞》："(主)黄疸。"

《滇南本草》："苦能下水，令人吐，除面目风邪，四肢浮肿；甜能利水，通淋，除心肺烦热。"

《食物本草》(姚可成)："治石淋。"

《医林纂要·药性》："利二便。"

《本草再新》："治腹胀。"

《湖南药物志》："治吐血、臌胀。"

《全国中草药汇编》："利水、消肿、散结。主治水肿、腹水、颈淋巴结结核。"

【用量用法】 内服：煎汤，9～30g，或煅存性研末。

【使用注意】 脾胃虚寒者禁服。

《宝庆本草折衷》："多食吐人。"

《本草元命苞》："脚气不可食，虚胀尤宜忌。"

【附方】 （1）**治头面、全身浮肿**：霜打葫芦、黄瓜皮各 15g，蝼蛄 7 个(焙)，小青蛙 2 个(焙)。共研末，匀 4 次，黄酒冲服，每日服 1 次。

（2）**治水肿**：葫芦瓤子 1 个，赤小豆 30g，水煎，每日服 2 次。

（3）**治肾炎**：葫芦瓤子 1 个，枸杞、党参、黄芪各 9g，水煎，每日服 2 次。（1～3 方均出自《吉林中草药》）

（4）**治脚气浮肿**：葫芦瓜 30g，鲫鱼 60～120g，煮食。--《湖南药物志》

（5）**治高血压，烦热口渴，肝炎黄疸，尿路结石**：鲜葫芦捣烂绞汁，以蜂蜜调服，每服半杯至1杯，每日 2 次。或煮水服亦可。--《食物中药与便方》

（6）**治龂断，或退或肿，牙齿动摇疼痛**：甜葫芦八两，牛膝四两。为粗散，每用五钱，水一盏半，煎至一盏，去渣，微热漱，多时吐多，误咽不妨，食后并临卧，日漱三四眼。--《普济方》之"二圣散"

葫芦子

味甘，性平。清热解毒，消肿止痛。主治肺炎，肠痈，牙痛。内服：煎汤，9～15g。

附方 （1）**治肺炎**：葫芦子(捣碎)、鱼腥草各 15g，煎服。--《安徽中草药》

（2）**治阑尾炎**：葫芦子、大血藤、繁缕各 30g，水煎后分 2 次服。--《食物中药与便方》

（3）**治龋齿疼痛**：葫芦子半升，以水五升，煮取三升，去滓，含漱，口吐之。--《圣惠方》

（4）**治齿龈或肿或露、齿摇疼痛**：(壶卢)子八两，同牛膝四两，每服五钱，煎水含漱，日三四次。--《御药院方》

葫芦秧

味甘，性平。解毒，散结。主治食物、药物中毒，龋齿痛，鼠瘘，痢疾。内服：煎汤，6～30g，或煅存性研末。《千金·食治》："扁鹊云患脚气虚胀者，不得食之，其患永不除。"

附方 （1）**治痢疾**：葫芦花 6g，黄瓜叶 4.5g，生石膏粉少许，水煎服。--《湖南药物志》

（2）**预解胎毒**：七、八月，或三伏日，或中秋日，剪壶卢须如环子脚者，

阴干，于除夕夜煎汤浴小儿，可免出痘。--《唐瑶经验方》

（3）**防治中毒**：瓠匏叶晒干，捣碎为末，盛于磁器内，随身边，或走路口渴，用末 3g，入水饮，不中水毒；或蛇虫蜈蚣扒过(之物，人误食中毒)，此末亦可解。加雄黄，能解哑瘴山岚之毒；加松笔(头)，解一切(火毒)；凡中毒药，但可　二钱，开水送下。--《滇南本草》

陈葫芦瓢

【别名】 旧壶卢瓢《海上方》，破瓢《孙天仁集效方》，陈壶卢瓢、败瓢《纲目》，败瓠《食物本草会纂》，葫芦壳《药材学》，葫芦瓢《中草药学》(南药)，陈瓠壳《福建药物志》。

【来源】 为葫芦科植物葫芦 *Lagenaria sicerari* (Molina) Standl、瓠瓜 *Lagenaria siceraria* (Molina) Standl.*var.depressa* (Ser.) Hara 和亚腰葫芦 *Lagenaria siceraria* (Molina) Standl.*var.microcarpa* (Naud.) Hara 的老熟果实或果壳。

【原植物】 参见“葫芦”、“亚腰葫芦”。

【采收加工】 ①葫芦和瓠瓜：秋末冬初采取老熟果实，切开，除去瓤心种子，打碎，晒干。②小葫芦：秋季采取外壳呈黄色的老熟果实，用瓷片刮去外层薄皮后晒干。

【性状鉴别】 （1）**葫芦**：果实呈哑铃状，中部缢细，上部和下部膨大。下部小，卵形，连于果柄；上部大，类球形，顶端有花柱基。表面黄棕色，较光滑。质坚硬。气微，味淡。见（图599）

（2）**瓠瓜**：多为破碎的果壳块片，形状不规则，大小不一，厚 4～7mm。外表面淡黄色，较光滑；内表面黄白色。质坚硬。气微，味淡。

（3）**小葫芦**：果实形状同葫芦而较小，长 8～10cm。

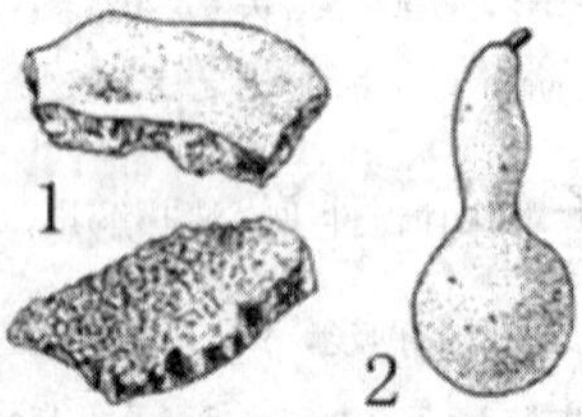

（图 599）**陈葫芦瓢外形**

1.果皮 2.果实

【显微鉴别】 粉末特征：灰黄色。①木化薄壁细胞成片，多破碎，完整者呈类多角形、类圆形、长方形或不规则形，直径 30～132μm，壁厚 3～6μm，有时可见数个纹孔相集成圆形纹孔域。②石细胞黄色，多成群，长椭圆形、三角状、不规则形，直径 33～48μm，壁厚，纹孔孔沟明显。③螺纹导管直径 l4～26μm，木化。

【理化鉴别】 （1）取本品粉末 1g，加水适量并加热提取，滤过，取滤液 lml，加入新鲜配制的碱性酒石酸铜试液 5 滴，在沸水浴中加热，溶液由绿色变为红棕色，静置后有红棕色沉淀产生。(检查糖类)

（2）取本品粉末 1g，加 50%乙醇 10ml，浸约 2h，滤过，滤液滴于滤纸上，喷茚三酮试液，烘后即显紫红色斑点。(检查氨基酸)

（3）取本品粉末 0.5g，加乙醇 20ml，置水浴上温浸 30 分钟，滤过，滤液置蒸发皿中蒸干，加 5%磷钼酸乙醇液 2 滴，烘烤后显深蓝色(检查葫芦素)。

【性味归经】 味甘、苦，性平。

【功用主治】 利水，消肿。主治水肿，臌胀。

《纲目》：“消胀杀虫，治痔漏下血，崩中，带下赤白。”

《饮片新参》：“利水，消皮肤肿胀。”

《陕西中药志》：“主治各种水肿，消渴，小便淋痛，痈肿恶疮等症。”

《四川中药志》(1982 年版)：“清热除烦。用于黄疸，口舌生疮，心热烦躁。”

《福建药物志》：“润肺止渴。”

【用量用法】 内服：煎汤，10～30g，或烧存性研末。外用：烧存性研末调敷，适量。

【使用注意】 虚寒滑泄者慎服。

【附方】 （1）**治水肿**：①陈瓠壳 60g，大蒜梗 30g，水煎服。 ②陈瓠壳 60g，红糖 30g。水煎，饭前服。--《福建药物志》

（2）**治肾炎水肿**：葫芦壳 24g，半边莲 15g，冬瓜皮 30g，煎服。--《安徽中草药》

（3）**治中满臌胀**：用三五年陈壶卢瓢一个，以糯米一斗作酒，待熟，以瓢于炭火上炙热，入酒浸之，如此三五次，将瓢烧存性，研末。每服三钱，酒下，神效。--《余居士选奇方》

（4）**治热淋，小便短赤**：葫芦壳 30g，金钱草 12g，石苇 12g，薏苡根 12g，水煎服。

（5）**治湿热黄疸**：葫芦壳 30g，金钱草 15g，满天星 15g，刺黄芩 15g，薄菜(干油菜)15g，水煎服。

（6）**治口舌生疮，心热烦躁**：葫芦壳 30g，水蜡烛根 12g，水灯心 l2g，水煎服。(4～6 方均出自《四川中药志》l982 年)

（7）**治大便下血**：败瓢(烧存性)、黄连等分研末。每空心温酒服二钱。--《纲目》引《简便方》

（8）**治赤白崩中**：旧壶卢瓢(炒存性)、莲房(煅存性)等分研末。每服二钱，热水调服。三服，有汗为度，即止。甚者五服止，最妙。忌房事、发物、生冷。--《纲目》引《海上方》

（9）**治胎动不安**：葫芦瓜壳 10g，益母草 10g，水煎服。--《湖南药物志》

（10）**治汤火伤灼**：旧壶卢瓢烧灰，傅之。--《濒湖集简方》

腰葫芦

【别名】 腰葫芦、约葫芦（邹平），苦匏《国语》，蒲卢《礼记》，苦瓠《本经》，约壶、约腹壶《广志》，苦瓠瓠《新修本草》，亚腰壶卢《简便单方》，长柄茶壶卢《濒湖集简方》，药壶卢、苦壶卢《纲目》，细颈葫芦、长柄葫芦《本经逢原》，金葫芦《药材资料汇编》，京葫芦、小葫芦《江苏植物药材志》。

【来源】 为葫芦科植物亚腰葫芦 *Lagenaria siceraria* (Molina) Standl *var.microcarpa* (Naud.) Hara 的果实。

【植物形态】 一年生攀援草本。茎、枝具沟纹，被软柔毛。叶互生；叶柄长 10～20cm，顶端有 2 腺体，被毛；卷须纤细，上部分 2 歧，初时被微柔毛；叶片卵状心形或肾状卵形，长、宽均

10～30cm，不分裂或3～5裂，先端锐尖，基部心形，弯缺开张，边缘有不规则的齿；掌状脉5～7。雌雄花均单生；雄花花梗细，比叶柄稍长，花萼筒漏斗状，裂片披针形；花冠白色，裂片皱波状，雄蕊3，药室折曲。雌花花梗比叶柄稍短或近等长；花萼和花冠似雄花；子房中间缢缩，花柱粗短，柱头3，2裂。植株结实较多；果实哑铃状，下部大于上部，长不足10cm。花期7～8月，果期8～9月。见（图600）

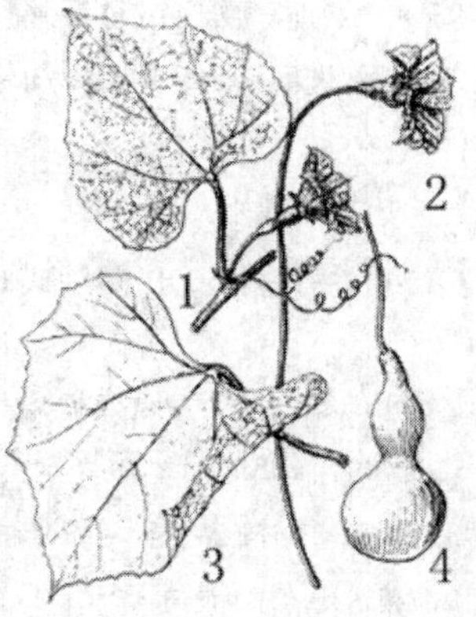

（图600）**亚腰葫芦**

1.雌花枝 2.叶片 3.雄花 4.果实

本植物的花（**小葫芦花**）、种子（**小葫芦子**）、茎蔓（**小葫芦秧**）均供药用，详见下述。

【生长分布】 邹平各地均有栽培。

【采收加工】 秋季采收成熟而未老的果实，去皮用。

【性味归经】 味苦，性寒。归肾、肺、脾经。

【功用主治】 利水，消肿，清热散结。主治水肿，黄疸，消渴，癃闭，痈肿恶疮，疥癣。

《本经》："主大水，面目、四肢浮肿。下水，令人吐。"

《药性论》："治气疾。"

《新修本草》："主水肿、石淋，吐呼（'呼'一作'呀'）嗽，囊结，疰蛊，痰饮。又煮汁，渍阴，疗小便不通。"

《本草拾遗》："煎取汁滴鼻中，出黄水，去伤寒鼻塞，黄疸。主急黄。又取未破者（《医心方》作'未硬者'），煮令热，解开，熨小儿闪癖。"

《本草元命苞》："疗蛊毒下血，烂若豚肝。"

《纲目》："治痈疽恶疮，疥癣，龋齿有虫𧏾者。"

《本草述》："治偏头风。"

《植物名实图考》："能吐人，凡瘴毒多以吐解。"

【用量用法】 内服：煎汤，6～9g，或入丸、散。外用：煎水熏洗、煮汁涂或滴鼻。

【使用注意】 虚寒体弱者禁服。

《新修本草》："服之过分，令人吐利不止。"

《本经逢原》："伤胃气，不可轻试。"

【附方】 （1）**治水通身肿**：①苦瓠膜二分，葶苈子五分。上二为合捣为丸。服如小豆大五丸，日三。 ②大枣七枚，苦瓠膜如枣核大。一服三丸，如十五里，又服三丸，水出更服一丸。--《千金要方》）

（2）**治水肿**：苦瓠一枚。以水一石，煮一炊久，去滓，煎汁令堪丸，如胡豆。一服二丸，当小便下，后作小豆羹饭，慎勿饮水。--《外台》引《必效方》

（3）**治石水，四肢瘦，腹肿**：杏仁(汤浸，去皮、尖，炒)、苦瓠 (取膜微炒)各一两。上味，捣罗为末，煮面糊和丸，如小豆大。每服十丸，米饮下，日三服，水出为度。--《圣济总录》之"杏仁丸"

（4）**治臌胀**：金葫芦(束腰葫芦)9g，虫笋9g，煎汤3碗，每日分3次服完。--《中医杂志》1955，(3)：21

（5）**治腹胀黄肿**：亚腰壶卢连子烧存性。每服一个，食前温酒下，不饮酒者白汤下。--《简便单方》

（6）**治黄疸**：苦胡芦瓤如大枣许，以童子小便二合浸之，二两食顷。取两酸枣许汁，分纳两鼻孔中。--《外台》引崔氏方

（7）**治诸疮癣疥，小儿疥癣浸淫疮，渐展不止**：苦瓠二两，蛇蜕皮半两(烧灰)，露蜂房半两(微炒)。为细末。生油调涂故帛上贴。--《幼科证治大全》

（8）**治恶疮癣癞**：苦瓠一枚，煮汁搽之，日三度。--《肘后方》

（9）**治颈淋巴结核**：将小葫芦挖一洞，去籽，水煎片刻。拔于淋巴结核处。--《陕甘宁青中草药选》

（10）**治腋下瘿瘤**：长柄茶壶卢(烧存性)，研末搽之，以消为度。--《濒湖集简方》

（11）**治胬肉血翳**：秋间取小柄壶卢，或小药壶卢，阴干，于紧小处锯断，内挖一小孔如眼孔大。遇有此病，将眼皮上下用手挣开，将壶卢孔合定。初虽甚痛苦，然瘀肉、血翳皆渐下，不伤睛也。--《保寿堂经验方》

（12）**治眼暗**：苦瓠中白，绞取汁1合，以酢一升，古文钱七枚，浸之，微火煎之减半，以米许大纳眦中。--《千金要方》

（13）**治头风**：苦瓠搅碎取汁，苇管之属搐入鼻。其药上冲脑门，须臾恶涎流下稠浓，勿以昏晕为疑。一方以苦葫芦子，捣细罗，吹半字于鼻中。--《圣惠方》

（14）**治疗糖尿病**：取亚腰葫芦(苦壶卢)每日30g，煎服，每日2次；片剂每片0.3g(含生药0.2g)，每次3～5，每口2次；针剂(浓度为50%)每次2ml，每日2次肌注。治疗前及刚开始用药时，服用西药量及主食定量均不变。用药观察期限平均为3个月。共治原发性糖尿病患者26例，结果显效5例［血糖由明显升高降至正常范围至5.6～14.56mmol/L(100～260mg%)之间，症状明显改善，停用胰岛素或D_{860}、D_{B1}者］，进步16例(血糖及尿糖均有不同程度下降，症状改善；减少胰岛素及D_{860}用量；或增加主食而不增加降糖西药的用量者)，无效5例(血糖及尿糖无较大变化；症状无改善或部分改善，同时原用西药量亦无改变者)，总有效率为80.8%。--《中华内科杂志》北京医学院附属人民医院内科内分泌组，等，1977，(3)：136

小葫芦花

散结，拔毒，敛疮。主治鼠瘘。外用：研末撒敷，适量。

小葫芦子

味苦，性寒；归肺、脾、肾经。利水，通窍，杀虫，解毒。主治小便不利，水肿，鼻塞，鼻息肉，龋齿，聤耳，疥癣。内服：入丸、散，3～6g。外用：煮汁涂，或煎水含漱，或研末撒，适量。

附方 （1）**治小便不通，腹胀气急闷**：蝼蛄三枚，微炒，苦瓠子三十粒，微炒。上件药，捣细罗为散。每服，以冷水调下一钱。

（2）**治人腹水肿，诸药无效**：苦葫芦子二两，微炒。上件药，捣细罗为

散。不计时候，以粥饮渊下二钱。

（3）**治鼻塞，眼昏头疼，胸闷**：苦葫芦子一两，以童子小便一中盏浸之，夏一日，冬七日。取汁少许，滴入鼻中。(脑泻散)

（4）**治鼻内息肉**：苦葫芦子、苦丁香等分。入麝香少许，为末。纸拈点之。

（5）**治齿䘌口臭**：苦瓠子为末，蜜丸半枣大。每日漱口了，含一丸，仍涂齿龈上，涎出，吐去妙。

（6）**治聤耳出脓**：干苦瓠子一分，黄连半钱，为末，以绵先缴净，吹入半字，日二次。上述1～6方出均自《圣惠方》

小葫芦秧 杀虫解毒。主治麻疮，白秃疮。外用：煎水洗浴，适量。

附方 **治小儿白秃**：苦瓠藤同裹盐荷叶煎浓汁洗，三五次愈。--《圣济总录》

瓠子

【别名】 瓠子《新修本草》，甘瓠《诗经》，甜瓠《千金·食治》，净街槌《清异录》，葫芦、龙密瓜、天瓜《滇南本草》，长瓠《纲目》，扁蒲《群芳谱》。

【来源】 为葫芦科植物瓠子 *Lagenaria siceraria* (Molina) Standl.*var.hispida* (Thunb.) Hara 的果实。

【植物形态】 一年生攀援草本。茎、枝具沟纹，被粘质长柔毛，老后渐脱落。叶互生；叶柄长达20cm，被毛；顶端有2腺体；卷须纤细，上部分2歧；叶片卵状心形或肾状卵形，长、宽均10～35cm，不分裂或稍浅裂，边缘有小齿。花单性，雌雄同株；花白色。雄花花萼筒漏斗状，裂片披针形，花冠裂片皱波状；雄蕊3，药室折曲；雌花花萼和花冠似雄花；子房圆柱状，密被粘质长柔毛。果实粗细均匀而呈圆柱状，稍弯曲，长60～80cm，绿白色，果肉白色。花期7～8月，果实8～9月。见（图601）

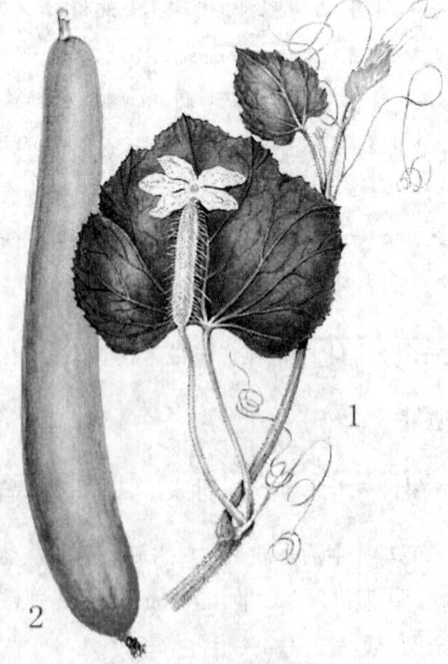

（图601）**瓠子**

1.花枝 2.果实

本植物的种子（**瓠子子**）、瓠子老熟果皮皮（**瓠子皮**）也供药用。

瓠子子：解毒，活血，辟秽。主治咽喉肿痛，跌打损伤，山岚瘴气。内服：煎汤，3～9g。外用：，适量煎汤擦浴。

瓠子皮：味苦、淡，性寒。利水消肿。主治面目四肢浮肿，腹胀，小便不通。内服：煎汤，12～15g。

【生长分布】 邹平各地均有栽培。

【采收加工】 夏、秋两季果实成熟时采收，鲜用或晒干。

【主含成分】 果实含葫芦苦素(*cucurbitacin*)D。

【药理】 人服用煮熟的果实后20～40分钟可引起呕吐，9小时后发生急性胃痛和腹泻，18小时后恢复。分析结果提示与瓠子果实中葫芦苦素D含量高有关。

【性味归经】 味甘，性平。

【功用主治】 利水，清热，止渴，除烦。主治水肿腹胀，烦热口渴，疮毒。

《千金·食治》："主消渴恶疮，鼻口中肉烂痛。"

《新修本草》："通利水道，止渴消热。"

《本草约言》："主利大肠，润泽肌肤。"

《本草蒙筌》："瓤煮渍阴处，疗小便闭难。"

《广群芳谱》："除烦，治心热，调心肺，治石淋，吐蛔虫，压丹石毒。"

【用量用法】 内服：煎汤，鲜者60～120g，或烧存性研末。外用：烧存性研末调敷，适量。

【使用注意】 中寒者禁服。

《千金·食治》："扁鹊云患脚气虚胀者，不得食之。"

《滇南本草》："作菜不可多食，多则腹痛，心寒，呕吐。"

《本草约言》："不可多食，能发疮疥，泄泻。"

【附方】 （1）**治左瘫右痪**：瓠子烧灰，酒下。

（2）**治小儿初生，周身无皮**：用瓠子烧灰，调菜油搽之。

（3）**治痰火腿脚疼痛**：瓠子烤热包之。

（4）**治诸疮脓血流溃，杨梅结毒，横痃、鱼口**：瓠子用荞面包好，以火烧焦，去面为末，服之。（1～4方均出自《滇南本草》）

西葫芦

【别名】 西葫芦（陕西），西葫芦角瓜、美洲南瓜。

【名释】 本品19世纪由西方传入，且外形有点似葫芦，故名。

【来源】 为葫芦科植物西葫芦 *Cucurbita pepo L.*的果实。

【植物形态】 一年生攀援草本，具软毛；卷须有分枝。叶互生，叶片心状卵圆形至肾状卵圆形，长10～40cm，宽与长略相等，稍有角裂或3浅裂，先端短尖或钝圆，边缘具短齿，基部心形；叶柄长5～30cm，顶端具腺齿2枚。花单生，夕开早萎；雄花具长柄，较叶柄为长；雌花柄较短。花萼长2～3cm，萼漏斗状，5裂，裂齿狭三角形，被柔毛；花瓣5，白色，广卵形或倒卵形，长3～4cm，宽2～3cm，边缘皱曲。雄花雄蕊3枚，花药结合，一药具1室，另二药各具2室；雌花子房椭圆形，有绒毛，花柱短，柱头3枚，各2裂。果实倒卵状长椭圆形或长圆棒形，嫩时略柔软，绿色，老熟后，外皮变硬，呈白色或黄色。种子多数，白色，倒卵状长椭圆形，先端平截或有2角。花期6月。果期7月。见下（图602）

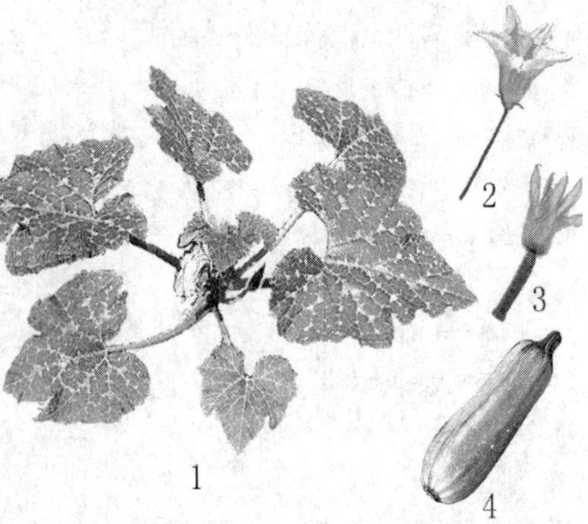

（图 602）**西葫芦**

1.植株 2.雄花 3.雌花 4.果实

【生长分布】 原产北美洲。邹平各地广泛栽培。

【采收加工】 7～9月采摘果实，鲜用。

【栽培要点】 原产美洲。邹平各地广泛栽培。

【药理】 含有一种干扰素的诱生剂，可刺激机体产生干扰素，提高免疫力，发挥抗病毒和肿瘤的作用。

【性味归经】 味甘，性凉。

【功用主治】 清热利尿、除烦止渴、润肺止咳、消肿散结。可用于辅助治疗水肿腹胀、烦渴，疮毒以及肾炎、肝硬化腹水等症。

【用量用法】 内服：煎煮或捣汁，适量。

【使用注意】 脾胃虚寒的人应少吃。不宜生吃。

丝瓜

【别名】 丝瓜《救荒本草》，天丝瓜、天罗、蛮瓜《本事方》，绵瓜《续本事方》，布瓜《古今合璧事类备要》，天罗瓜《普济方》，鱼鲅《奇效良方》，天吊瓜、纯阳瓜《滇南本草》，天络丝《医学正传》，天罗布瓜《妇人良方补遗》，虞刺、洗锅罗瓜《纲目》，天罗絮《群芳谱》，纺线《医林纂要·药性》，天骷髅《采药书》(汪连仕)，菜瓜《植物名汇》，水瓜《岭南采药录》，缣瓜《中国药用植物志》，絮瓜、砌瓜《广州植物志》，坭瓜《广阿中兽医药用植物》。

【名释】 《纲目》云："此瓜老则筋丝罗织，故有丝、罗之名。"

【来源】 为葫芦科植物丝瓜 *Luffa cylindrica* (L.) Roem.的鲜嫩果实或霜后下枯的老熟果实(天骷髅)。

注：葫芦科植物有棱丝瓜 *Luffa acutangula* (L.) Roxb.的果实也作丝瓜。主产我国两广地区。

【植物形态】 一年生攀援草本。茎枝粗糙，有棱沟，有微柔毛。茎须粗壮，通常2～4枝。叶互生；叶柄粗糙，长10～12cm，近无毛；叶片三角形或近圆形，长宽均为10～20cm，通常掌状5～7裂，裂片三角形，中间较长，长8～12cm，先端尖，边缘有锯齿，基部深心形，上面深绿色，有疣点，下面浅绿色，有短柔毛，脉掌状，具白色长柔毛。花单性，雌雄同株；雄花通常10～20朵生于总状花序的顶端，花序梗粗壮，长12～14cm，花梗长2cm；花萼筒钟形，被短柔毛；花冠黄色，幅状，开后直径5～9cm，裂片5，长圆形，长0.8～1.3cm，宽0.4～0.7cm，里面被黄白色长柔毛，外面具3～5条突起的脉，雄蕊5，稀3，花丝6～8mm，花初开放时稍靠合，最后完全分离；雌花单生，花梗长2～10cm；花被与雄花同，退化雄蕊3，子房长圆柱状，有柔毛，柱头3，膨大。果实圆柱状，直或稍弯，长15～30cm，直径5～8cm，表面平滑，通常有深色纵条纹，未成熟时肉质，成熟后干燥，里面有网状纤维，由先端盖裂。种子多数，黑色，卵形，扁，平滑，边缘狭翼状。花、果期夏秋季。见(图 603)

本植物果实的维管束（**丝瓜络**）、种子（**丝瓜子**）、叶（**丝瓜叶**）、茎（**丝瓜藤**）、茎中液汁（**天罗水**）、果皮（**丝瓜皮**）、果蒂（**丝瓜蒂**）、花（**丝瓜花**）、根（**丝瓜根**）均供药用，详见下述。

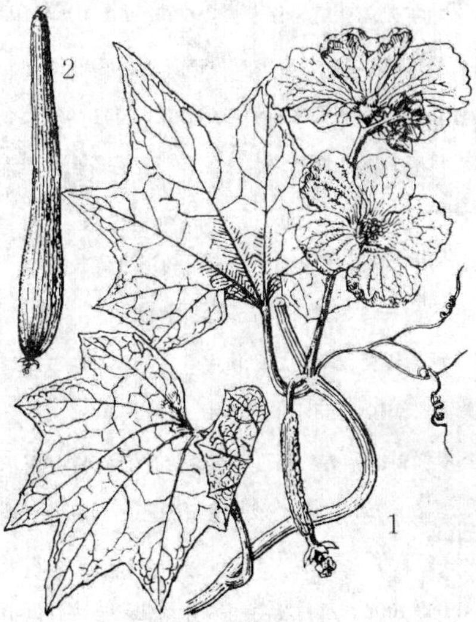

（图 603）**丝瓜**

1.花枝 2.果实

【生长分布】 原产于热带或亚热带地区。邹平各地广泛栽培。

【采收加工】 嫩丝瓜于夏、秋间采摘，鲜用。老丝瓜(天骷髅)于秋后采收，晒干。

【栽培要点】 **生物学特性** 喜温暖气候，耐高温、高湿，忌低温，对土壤适应性广。

栽培技术 用种子繁殖，直播或育苗移栽法。直播法：3～4月，整地作畦，宽约3m。种子经浸种催芽，于畦面两边播种2行。株距35cm，开穴，每穴播3粒种子，1小时m^2约需种子300～450g。育苗移栽法：2～3月，在保温苗床上，用营养钵育苗，当瓜苗长出2～3片真叶时，即可移植。

田间管理 苗期，每星期追肥1次。结果期，每采收1～2次，追肥1次，肥料以人畜粪尿和复合肥为主。设棚架高2m。上棚前的侧蔓均摘除，上棚后的侧蔓一般不再摘除。盛果期，摘除过密的老黄叶和多余的雄花，把搁在架上或被卷须缠绕的幼瓜调整垂挂在棚内生长，摘除畸形瓜。

病虫害防治 霜霉病，为害叶子，发病始期喷40%乙磷铝300倍液或1:1:200波尔多液，交替喷洒，隔7～10天喷1次，连续3～4次。白粉病，为害叶子。发病始期喷50%托布津800倍液或25%粉锈宁4000倍液，隔10天1次，连续喷3～4次。黄守瓜虫及成虫为害叶子，幼虫为害根，瓜蚜为害嫩茎和叶子，均可对症施药。

【性状鉴别】 丝瓜果实(瓠果)长圆柱形，长20～60cm，肉质，绿而带粉门色或黄绿色，有不明显的纵向浅沟或条纹，成熟后内有坚韧的网状瓜络。

【主含成分】 丝瓜果实含三萜皂甙成分：丝瓜甙(1ycyoside)A、E、F、J、K、I、、M，3-O-β-D-吡喃葡萄糖基常春藤皂甙元(*3-O-β-D-glucopyranosyl hederagenin*)，3-O-β-D-吡晡葡萄糖基齐墩果酸(*3-O-β-D-glucopyranosyloleanolic add*)。还含丙二酸(*malonic acid*)、枸橼酸(*citric acid*)等脂肪酸，甲氨甲酸萘酯(*carbaryl*)，瓜氨酸(*citrulline*)等。此外，在丝瓜组织培养液中还提取到一种具抗过敏活性物质泻根醇酸(*bryonolic acid*)。

【药理】 （1）**抗病毒作用** 鲜嫩丝瓜提取物(L043)腹腔注射时对刚断奶小鼠皮下感染乙型脑炎病毒有明显预防作用，感染病毒前注射L043，保护率可达60%～80%。在感染病毒后注射L043，保护率只有20%～27%，L043对乙型脑炎病毒无直接灭活作用。初步实验提示，L043是一种干扰素诱生剂，其有效成分可能是双链RNA，尚需进一步证实。丝瓜牙(种子发芽后剪去叶及根)提取物(L042)对乙型脑炎病毒也有相似的作用，L042的有效成分可被乙醇沉淀，主要含多糖和核酸。家兔静注L042具有明显的诱生干扰素作用，其有效成分是核酸，多糖部分无效。

（2）**抗过敏作用** 丝瓜组织培养细胞中的泻根醇酸(BA)，不仅具有与甘草次酸(GA)几乎相同的抗过敏作用(大鼠Ⅰ型过敏反应)，而且显示了比GA强几倍的抑制小鼠耳触性Ⅳ型过敏反应的作用；另外，对组胺、血清素或舒缓激肽引起的小鼠足趾肿胀，BA显示了比GA强10倍或10倍以上的抑制效果。BA不同于GA，完全不抑制甾体类激素的代谢酶活性(BASK)。泻根醇酸是一个有意义的抗过敏药，其在丝瓜人工培养液中含量很高，而且易于转化为作用更强的衍生物。

（4）**毒性** L043 100μg/ml对培养的兔肾细胞没有毒性。小鼠每次腹腔注射L043 200μg/只，76小时内注射8次，全部存活，免静注L043 6μg/kg，体温未见升高。小鼠每4h腹腔注射120μg/只，共6次；或每8小时注射1次，共3次，随后每12小时1次共5次。以上小鼠全部存活。小鼠口服BASK 4g/kg，亦不引起死亡，小鼠腹腔注射泻根醇酸lg/kg，2星期内无死亡。

注：从有棱丝瓜种子中分离得一种糖蛋白，对妊娠小鼠可引起中期流产作用。对无细胞系统可抑制蛋白质合成。

【性味归经】 味甘，性凉；归肺、肝、胃、大肠经。

【功用主治】 清热化痰，凉血解毒。主治热病身热烦渴，咳嗽痰喘，肠风下咀，痔疮出血，血淋，崩漏，痈疽疮疡，乳汁不通，无名肿毒.水肿。

《丹溪心法》："痘疮初出时，或未见，时人有患者，宜预服此药。多者令少，重者令轻。"

《滇南本草》："治五脏虚冷，补肾补精，或阴虚火动，又能滋阴降火。久服能乌须黑发，延年益寿。"

《滇南本草图说》："解热，凉血，通经，下乳汁，利肠胃。并治痰火及痈疽疮，齿䘌，胎毒。"

《本草蒙筌》："解毒，亦治痘疮脚痈。多取烧灰，敷上即效。"

《医学入门·本草》："治男妇一切恶疮，小儿痘疹余毒，并乳疽、疔疮。"

《生生编》："暖胃补阳，固气和胎。"(引自《纲目》)

《纲目》："煮食，除热利肠。老者烧灰存性服，去风化痰，凉血解毒，杀虫，通经络，行血脉，下乳汁，治大小便下血，痔漏崩中，黄积，疝痛卵肿，血气作痛，痈疽疮肿，齿䘌，痘疹胎毒。"

《本草汇言》："利大小二便。"

《药性纂要》："少食润肺清热，多食滑肠。"

《本草备要》："消浮肿。"

《得配本草》："治吐血不止。"

《药性切用》："老丝瓜力能通经活络，热痹宜之。酒炒用。"

《采药书》(汪连仕)："天骷髅，治妇人白带血淋，臌胀积聚，一切筋骨疼痛。"

《食物考》："清胃解毒。"

《本草求原》："主血热各病。"

《随息居饮食谱》："调营，补阳，理疝。老者入药能补能通，化湿除黄，息风止血。"

《草全裘本草述录》："止吐血、衄血。"

【临床应用】 （1）**用于肠风下血、血淋或血崩不止等证。** 丝瓜有清热凉血之功，配槐花炭、棕榈炭等凉血止血药同用，有相得益彰之妙。

（2）**用于水肿**。可与冬瓜皮、灯心、车前草等相伍，以增利水消肿之效。

《食物本草》(姚可成)："同鸡、鸭、猪、鱼烹食佳，除热利肠。"

《得配本草》："得灯心、葱白，治小儿浮肿。得槐花烧研，治下血危笃。配棕榈炭，治血崩不止。配五倍子，搽玉茎疮痛。入凉血药，治吐衄不止。"

《本草撮要》："得槐花治肠风下血，得芦根、佻仁治痫痘疮出不快。"

【用量用法】 内服：煎汤，9～15g，鲜品60～120g，或烧存性为散，每次3～9g，外用：捣汁涂，或捣敷，或研末调敷，适量。

【使用注意】 脾胃虚寒或肾阳虚弱者不宜多服。

《滇南本草》："不宜多食，损命门相火，令人倒阳不举。"

《本草汇言》谓陈羽陵云："脾胃寒弱之人，中年肾阳衰怯，命门无火之证，须禁食之。"

《本经逢原》："丝瓜嫩者寒滑，多食泻人。"

《广群芳谱》："不可生食。多食败阳，."

《食鉴本草》(柴裔)："秋后冷露生者，食之寒精，宜慎之。"

《药性切用》："肠滑者忌。"

【附方】 （1）**治痰嗽**：丝瓜烧存性，为细末，枣肉为丸，如弹子大。每服一丸，好酒下。--《摄生众妙方》之"化痰儿"

（2）**治肠风**：绵瓜不拘多少，烧灰存性。酒调二钱，空心下。--《续本事方》

（3）**治下血甚，不可救者**：丝瓜(一个，烧灰存性)、槐花各等分(如气弱减分)，为末，每服二钱，饭饮调服。--《普济方》之"丝瓜散"

（4）**治痔漏，脱肛**：丝瓜(烧灰)、多年石灰、雄黄各五钱，为末。以猪胆、鸡子清及香油和调，贴之，收上乃止。--《纲目》引《孙天仁集效方》

（5）**治酒痢便血，腹痛，或如鱼脑五色腥秽者**：用干丝瓜一枚，连皮烧作灰存性，为末，酒调二钱，空心服。一方煨食之。--《普济方》引《经验良方》之"丝瓜散"

（6）**治疮毒脓疱**：嫩丝瓜捣烂，敷患处。--《湖南药物志》

（7）**治痈疽疮口大窟**：生丝瓜取汁，笔蘸抹。--《直指方》

（8）**治玉茎疮溃**：丝瓜连子捣汁，和五倍子末，频搽之。--《纲目》引

朱丹溪方

（9）**治肺热面疮**：苦丝瓜、牙皂荚并烧灰，等分，油调搽。--《纲目》引《摘玄方》

（10）**治手足冻疮**：老丝瓜烧存性，和腊猪脂涂之。--《纲目》引《海上方》

（11）**发疮疹**：丝瓜连皮烧炭存性，百沸汤调下。--《直指小儿疗》

（12）**治无论是痘非痘，但婴儿身热，吹欠烦闷，睡中惊悸，喷嚏，眼涩，鼻涕，出气粗，手足酸软**：丝瓜(阴干)三分，升麻、芍药、桔梗、甘草各二分，水煎温服。--《新本草纲目》

（13）**治筋骨疼痛**：生丝瓜切片晒干，研末，每次3g，用酒吞服。--《贵州草药》

（14）**治卵肿偏坠**：丝瓜架上初结者，留下，待瓜结尽叶落取下，烧存性为末，炼蜜调成膏。每晚好酒服一匙，如在左左睡，在右右睡。--《纲目》引《保寿堂经验方》

（15）**治小肠气痛，绕脐冲心**：连蒂老丝瓜烧存性，研末。每服三钱，热酒调下。甚者不过二三服即消。--《纲目》

（16）**治水肿**：丝瓜1条，冬瓜皮9g，艾叶6g，通草3g，车前草6g，水煎服。--《湖南药物志》

（17）**治乳汁不通**：丝瓜连子烧存性，研。酒服一二钱，被覆取汗即通。--《纲目》引《简便单方》

（18）**治喉风**：用天罗瓜研，灌漱。如无生瓜时，用甘草一根，穿入瓜内，候干取出，研细为末，沸汤灌漱。--《普济方》

（19）**治血崩**：棕榈(烧灰)、丝瓜等分，为细末，空心酒调下。--《奇效良方》

（20）**治大小二便热结不通**：用老丝瓜一个，甘草二钱，木通三钱。煎汤，频频饮之。

丝瓜络

【别名】 丝瓜络《本草再新》，天萝筋《脉因证治》，丝瓜网《医林纂要·药性》，丝瓜壳《分类草药性》，瓜络、絮瓜瓤《广州植物志》，天罗线《药材资料汇编》，丝瓜筋《江苏省植物药材志》，丝瓜瓤《河北药材》，千层楼《湖南药物志》，丝瓜布《四川常用中草药》。

【来源】 为葫芦科植物丝瓜 *Luffa cvlindrica* (L.) Roem.成熟果实的维管束。

【原植物】 参见“丝瓜”。

【采收加工】 秋季果实成熟，果皮变黄，内部干枯时采摘，搓去外皮及果肉；或用水浸泡至果皮和果肉腐烂，取出洗净，除去种子，晒干。

【性状鉴别】 整体由维管束纵横交错而成。多呈长圆形状，略弯，两端稍细，长短不一，长可达70cm，直径5～10cm。表面黄白色，粗糙，有数条浅纵沟，有时可见残存的果皮和膜质状果肉。体轻，质韧，富弹性；横断面可见3个空腔，偶见残留黑色种子。气微，味淡。见（图604）

【显微鉴别】 维管束粉末特征：白色。经组织离析后观察，①纤维成束或单个散在，壁木化，胞腔较小，两端斜尖，常断裂，直径约 17～40μm。②木薄壁细胞少，两端平直，壁较厚，有壁孔。③导管众多，均为螺纹，直径约34μm左右。

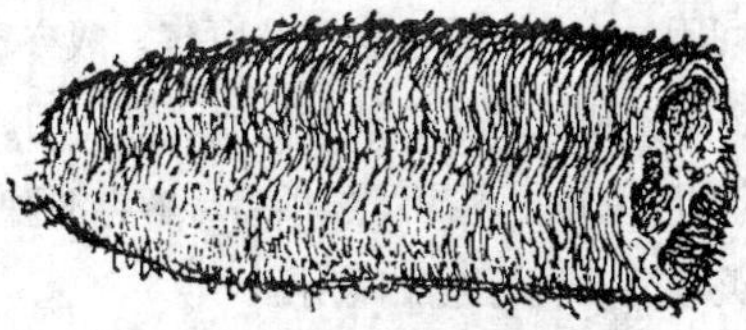

（图604）丝瓜络外形

【主含成分】 丝瓜络含木聚糖(xylan)，甘露聚糖(*mannan*)，半乳聚糖(*galactan*)等。

【药理】 （1）**镇痛和抗炎作用** 丝瓜络水煎剂小鼠腹腔给药，扭体法(5g/kg)及热板法和电刺激法(10g/kg)有明显镇痛作用，纳络酮不能对抗其镇痛作用，表明其镇痛作用与阿片受体无!关。大鼠腹腔注射给药10g/kg，对角叉菜胶致足跖肿及棉球肉芽肿有明显抑制作用。

（2）**镇静作用** 小鼠腹腔注射水煎剂 10g/kg、20g/kg 对戊 巴比妥钠阈下催眠剂量有明显协同作用。

（3）**毒性** 水煎剂小鼠腹腔注射，改良寇氏法计算，LD_{50} 为 137.40±16.71g/kg。

【炮制】 （1）**炒丝瓜络**：取净丝瓜络小块置锅内，用文火加热，炒至深黄色，取出放凉。

（2）**丝瓜络炭**：取丝瓜络块置锅内，用武火加热炒至表面焦黑色，内部焦褐色时，喷淋清水，取出，晾干。

饮片性状：①炒丝瓜络 形如丝瓜络块，表面褐黄色，微焦。②丝瓜络炭 形如丝瓜络块，表面焦黑色，内部焦褐色。

【性味归经】 味甘，性凉。归肺、肝、胃经。

【功用主治】 通经活络，解毒消肿。主治胸胁疼痛，风湿痹痛，经脉拘挛，乳汁不通，肺热咳嗽，痈肿疮毒，乳痈。

《脉因证治》：“治疝。”

《医林纂要·药性》：“凉血渗血，通经络，托痘毒。”

《药性切用》：“热痹宜之。”

《药性考》：“快痘，疏风行痰，下乳，消痈肿瘰，解毒杀虫，便血痔漏。”

《本草冉新》：“和血脉，化痰顺气。”

《随息居重订霍乱论》：“霍乱身黄之主药。”

《分类草药性》：“治乳肿疼痛，火煅存性冲酒服。研末调香油涂汤火伤。”

《本草用法研究》：“清热化痰通络。”

《现代实用中药》：“为清凉性活血、通经、解毒药，能通乳汁，发痘疮，及痈疽不敛等症。又为止痛、止血药，用于肠出血、赤痢、妇人子宫出血、睾丸炎肿、痔疮流血等。”

《山东中药》：“治小便不利，关节肿痛。”

《全国中草药汇编》：“清热解毒，活阻通络，利尿消肿。主治筋骨酸痛，胸胁痛，闭经，乳汁不通，乳腺炎，水肿。”

《四川中药志》(1979年版)：“用于胸痹、坐骨神经痛、中风后半身不遂、跌扑损伤。”

【临床应用】 （1）**用于胸胁疼痛、风湿痹痛、经脉拘挛、乳汁不通等证**。丝瓜络善入经络，能祛风活血，通络止痛。因其药力较缓和，临床多配伍其他药物同用。如用治胸胁疼痛，属气滞络阻者，常配郁金、桔梗、枳壳等宽胸理气药同用。用于风湿痹痛、经脉拘挛，常与桑枝、秦艽、海风藤等配伍以祛风通络。

用治妇女乳胀乳痛，乳汁不畅，则可配伍穿山甲、路路通、王不留行等通乳药同用。本品甘凉清热化痰顺气，故亦常用治痰热咳嗽，可与瓜蒌、桑白皮、贝母等清热化痰之品同用。

（2）**用于痈肿疮毒、乳痈**。丝瓜络可解毒消肿，常配连翘、金银花、蒲公英等清热解毒之品同用。

（3）**其他应用**：丝瓜络炒炭用可止血，用治便血、崩漏等出血证。

【用量用法】 内服：煎汤，5～15g，或烧存性研末，每次1.5～3g。外用：煅存性研末调敷，适量。

【附方】 （1）**治胸胁疼痛**：炒丝瓜络、赤芍、白芍、延胡索各 9g，青皮 6g，煎服。--《安徽中草药》

（2）**治胸痹及心气痛**：丝瓜络 15g，橘络 3g，丹参 10g，薤白 12g，水煎服。--《四川中药志》（1979 年）

（3）**治咳嗽多痰，胸胁痛**：老丝瓜络烧存性，研细。白糖拌服，每次 2g，每日 2～3 次，温开水送服。--《食物中药与便方》）

（4）**治风湿性关节痛**：丝瓜络 15g，忍冬藤 24g，威灵仙 12g，鸡血藤 15g，水煎服。--《山东中草药手册》

（5）**治手臂痛**：丝瓜络 10cm，秦艽 6g，羌活 3g，红花 4.5g，水煎服。--《常见病验方选编》(中医研究院)

（6）**治中风后半身不遂**：丝瓜络、怀牛膝各 10g，桑枝、黄芪各 30g，水煎服。--《四川中药志》（1979 年）

（7）**治乳少不通**：丝瓜络 30g，无花果 60g，炖猪蹄或猪肉服。--《四川中药志》（1979 年）

（8）**治小肠气痛，绕脐冲心**：丝瓜络，烧存性研末。每服三钱，热酒调下。--《本草用法研究》

（9）**治急性乳腺炎，疮疖肿毒**：丝瓜络、丹皮各 9g，金银花、蒲公英各 15g，炒枳壳 l2g，煎服。--《安徽中草药》

（10）**治湿疹**：丝瓜络 60g，水煎，熏洗患处。--《山东中草药手册》

（11）**治痔漏，脱肛**：丝瓜络，烧存性。同多年石灰、雄黄为末，以猪胆汁、鸡子清及香油和调，贴之收上乃止。--《本草用法研究》

（12）**治水肿，腹水**：丝瓜络 60g，水煎服。--《山东中草药手册》

（13）**治经事不行**：丝瓜络(煅，研)，每三钱，酒下。--《鲆溪单方选》）

（14）**治绣球风及女阴瘙痒**：丝瓜络 30g，蒜瓣 60g，煎水 10000ml。坐浴，每日 2～3 次，每次 20～30 分钟。--《疮疡外用本草》

（15）**治疗急性乳腺炎**：取干丝瓜络 1 节，长约 15cm，分成 3 等分，剪断，焙干，放入碗内点燃烧成灰，然后将 60 度粮食白酒 30～50ml 倒入碗内，稍凉后，即用纱布过滤，将滤液 1 次顿服，如不会喝酒，可将滤液分 3～4 次服完；再将滤渣用纱布包好，敷在红肿部位，胶布固定，绷带扎好，每 24h 更换 1 次。共治疗 30 例，其中治疗 1 次痊愈者 21 例，2 次者 3 例，3 次者 3 例，总有效率为 90%。病后 24～48h 内立即接受此疗法者效果显著，超过 48h 以上的疗效不理想。治疗中未见副反应。--《湖南医药杂志》陈寿芳，等，1983，(1)：14

丝瓜子

【来源】 为葫芦科植物丝瓜 *Luffa cvlindrica* (L.) Roem.成熟的种子。

【原植物】 参见“丝瓜”。

【采收加工】 秋季果实老熟后，在采制丝瓜络时，收集种子，晒干。

【鉴别鉴别】 丝瓜种子长卵形，扁，长 8～20mm，径 5～11mm，厚约 2mm，种皮黑色，边缘有狭翅，翅的一端有种脊，上方有叉状突起。种皮硬，剥开后可见膜状灰绿色的肉种皮包于子叶之外。子叶 2 片，黄白色。气微，味微香。见（图 605）

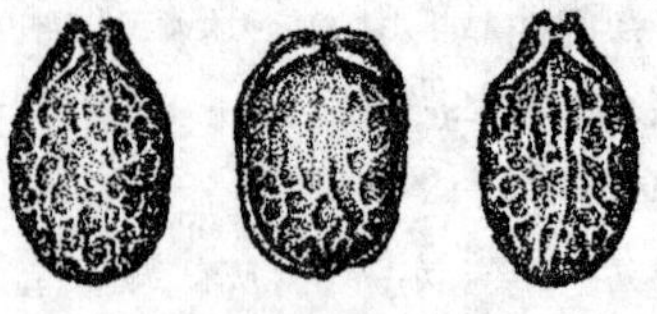

（图 605）**丝瓜子外形**

【主含成分】 丝瓜种子含水分 6.4%，固定油(fixed oil)43.3%，碳水化合物(carbohydrate)4.2%，蛋白质 40.23%，灰分 4.2%，纤维(fiber)1.2%。油中的脂肪酸有：棕榈酸(*palmitic acid*)，硬脂酸(*stearic acid*)，油酸(*oleicacid*)，亚油酸(*1inoleic acid*)，亚麻酸(*1inolenic acid*)，十七烷酸(*margaric acid*)，花生四烯酸(*arachidonic acid*)；糖类中有鼠李糖(*rhamnose*)，果糖(*fructose*)，葡萄糖(*glucose*)，半乳糖(*galactose*)，水苏糖(*stachynose*)，棉子糖(*raffinose*)，蔗糖(*sucrose*)。又含赖氨酸(*1ysine*)，组氨酸(*histidine*)，苏氨酸(*threonine*)，苯丙氨酸(*phenylalanine*)，酪氨酸(*tyrosine*)，缬氨酸(*valine*)，蛋氨酸(*methionine*)，胱氨酸(*cystine*)，亮氨酸(*1eucine*)，异亮氨酸(*isoleucine*)，色氨酸(*tryptophane*)，丝氨酸(*serine*)，甘氨酸(*glycine*)，精氨酸(*arginine*)，谷氨酸(*glutamic acid*)，天冬氨酸(*aspartic acid*)，丙氨酸(*alanine*)，脯氨酸(*proline*)，γ-氨基丁酸(*γ-aminobutyric acid*)等氨基酸。还含三萜及三萜皂甙成分：丝瓜甙(*1ucyoside*)N、P，泻根醇酸(*bryonolic acid*)。另含多种核糖体失活蛋白(*ribosome inactivating protein*)：丝瓜多肽(*1uffin*)-a、-b、-s，α-及 β-丝瓜多肽。尚含丝瓜苦味质(*1uffein*)。

【药理】 （1）**堕胎作用** 丝瓜种子含两种糖蛋白，对小鼠可产生中期流产。

（2）**细胞毒作用** 种子中所含糖蛋白在无细胞系统可抑制蛋白质合成，对人绒毛膜癌细胞可抑制其对胸腺嘧啶脱氧核苷摄取。

（3）**抗艾滋病毒作用** 血清艾滋病阴性供者外周血单核细胞，先以植物血凝素兴奋，再以人免疫缺陷病毒(HIV-1)感染，丝瓜种子所含核糖体失活蛋白在对单核细胞无毒的浓度时，可抑制该病毒复制，能显著降低逆转录酶活性。

（4）**其他作用** 丝瓜种子所含丝瓜甙 N 和 P 在体外应用纤维蛋白板法(*fibrin plate method*)证明具有较强的纤溶活性。丝瓜苦味质经生物素处理后，体外实验，浓度为 8.3×10^{-8}mol/L 时，42h 内使小鼠淋巴肉瘤细胞减少约 30%。丝瓜子有杀昆虫作用。

（5）**毒性** 粤丝瓜种子所含的皂甙对蛙心有洋地黄样作用，并能溶血，对鱼有很强毒性，对蛙的最小致死量 0.2g/kg。醇浸膏 lmg/kg 可使狗致死，并产生流涎、呕吐及腹泻，死后检查有严重肠道刺激，尤以小肠明显。

【性味归经】 味苦，性寒。

【功用主治】 清热，利水，通便，驱虫。肺热咳嗽，肠风下血，痔漏，便秘，蛔虫病。

《食物本草》（姚可成）：“苦者：主大水，面目四肢浮肿，下水，令人吐。甜者：除烦止渴，治心热，利水道，调心肺，治石淋，吐蛔虫，压丹石。”

《得宜本草》：“通经络，解热毒。”

《医林纂要 · 药性》：“治肠风，痔瘘，崩漏，下乳。”

《得配本草》："捣汁。入谷道，导大便不通，捷如响应。"

《全国中草药汇编》："清热化痰，润燥，驱虫。主治咳嗽痰多、蛔虫病、便秘。"

《浙江药用植物志》："主治肺热咳嗽。"

《福建药物志》："破气。治睾丸炎。"

【临床应用】 《得宜本草》："得槐花，治肠风下血；得芦根、桃仁，治痈。"《得配本草》："佐芦根、桃仁，治痈肿、肺痈。"

【用量用法】 内服：煎汤，6～9g，或炒焦研末。外用：研末调敷，适量。

【使用注意】 脾虚者及孕妇慎服。

《得配本草》："脾虚者禁用，恐致泄泻。"

《食物本草》(姚可成)："若患脚气、虚胀、冷气人食之病增。"

【附方】 (1)**治蛔虫病**：黑丝瓜子仁，成人每日40～50粒，儿童每日30粒，捣烂后装入胶囊，睡前1次服，连服2d，排虫率甚高。--《浙南本草新编》

(2)**治腰痛不止**：丝瓜子仁炒焦，擂酒服，以渣敷之。--《妇人良方补遗》

(3)**治双单蛾风**：丝瓜子一两二钱，牙皂角一两(切碎)。二味放新瓦上，文火炙干，为极细末，加冰片少许，收贮瓷瓶封固。每遇蛾风，用少许吹鼻中，打喷嚏二三次，即消。在左吹右，在右吹左，双蛾左右并吹。--《奇验喉证明辨》之"捷妙散"

丝瓜叶

【来源】 为葫芦科植物丝瓜 *Luffa cvlindrica* (L.) Roem 的叶。

【原植物】 参见"丝瓜"。

【采收加工】 夏、秋两季采收，晒干或鲜用。

【主含成分】 含三萜类及其皂甙成分：21β-羟基齐墩果酸(*21β-hydroxyoleanolic acid*)，3-O-β-D-吡喃葡萄糖基马斯里酸(*3-O-β-D-glucopyranosylmaslinic acid*)，3-O-β-D-吡喃葡萄糖基-2α-羟基棉根皂甙元(*3-O-β-D-glucopyranosyl-2α-hydroxygypsogenin*)，21β-羟基常春藤皂甙元3-O-β-D、吡喃葡萄糖甙(*2lβ-hydroxyhederagenin3-O-β-D-glucopyranoside*)，丝瓜素(*lycyin*)A 即是 21β-羟基棉根皂甙元(*2lβ-hydrOxygypsogenin*)，齐墩果酸-3-葡萄糖甙(*oleanolic acid-3-glucoside*)，齐墩果酸-3-葡萄糖-28-二葡萄糖甙(*oleanolic acid-3-glucosyl-28-diglucoside*)，齐墩果酸(*oleanolic acid*)，常春藤皂甙元(*hederagenin*)，丝瓜甙(*lucyoside*)A～I，人参皂甙(*ginsenoside*)Re 及-Rg_1，剑叶莎酸内酯(*machaerinic acid lactone*)等。还含黄酮类成分：芹菜素(*apigenin*)，挥发油，丙二酸(*malonic acid*)，棕榈酸(*palmitic acid*)，亚油酸(*linoleic acid*)，亚麻酸(*linolenic acid*)和高级烷烃。又含甲氨甲酸萘酯(*carbaryl*)、磺基奎诺糖基二脂酰基甘油(*sulfoquinovosyl diacylglycerols*)。

【药理】 (1)**对平滑肌的作用** 丝瓜叶或全草的水提醇沉物可明显降低乙酰胆碱对离体豚鼠回肠的收缩作用，对组胺的作用也有类似影响，但较弱，煎剂对回肠则有轻度兴奋作用，对离体兔子宫有极显著的兴奋作用。水提醇沉物对免离体十二指肠无明显作用。

(2)**其他作用** 煎剂对蟾蜍腹直肌则有明显兴奋作用。对大鼠后肢灌流无显著影响，对麻醉犬有降压作用。沸水浸液能明显降低小鼠血清及心肌的过氧化脂质(LPO)。小鼠腹腔注射水提醇沉物20g(鲜生药)/kg，无明显毒性反应，腹腔注射煎剂 lg/只，亦无显著毒性。

【性味归经】 味苦，性微寒。

【功用主治】 清热解毒，止血，祛暑。主治痈疽，疔肿，疮癣，蛇咬，汤火伤，咽喉肿痛，创伤出血，暑热烦渴。

《滇南本草》："晒干为末，治绞肠痧。"

《纲目》："癣疮，频挼掺之。疗痈疽，丁肿、卵㿗。"

《本经逢原》："捣汁生服，解一切蛇伤之毒，即以滓盦伤处，干即易之。"

《随息居饮食谱》："绞汁服，治痧秽腹痛，性能消暑解毒。"

《岭南采药录》："煎服，治鹅喉。"

《上海常用中草药》："清暑热。外用止血消炎。主治暑天烦热口渴，天疱疮，顽癣，创伤出血。"

《安徽中草药》："凉血解毒。"

《全国中草药汇编》："清热解毒，化痰止咳。主治百日咳，咳嗽。"

《福建药物志》："治咽喉炎，神经性皮炎，多发性毛囊炎。"

【用量用法】 内服：煎汤，6～15g，鲜品 15～60g，或捣汁，或研末。外用：煎水洗，或捣敷，或研末调敷，适量。

【附方】 (1)**治鱼脐疔疮**：丝瓜叶、连须葱、韭菜。上同入石钵内，捣烂如泥。以酒和服，渣贴腋下，如病在左手，贴左腋下，右手贴右腋，在左足贴左胯，右足贴右胯，如在中则贴心脐，并用布帛包住，候肉下红丝处皆白，则可为安。--《世医得效方》

(2)**治疔毒初起**：丝瓜叶十片，明矾二钱，雄黄二钱。先将丝瓜叶捣极烂，调二味药末。以鹅翎敷疔疮上，随干随润，一日即消。--《洞天奥旨》

(3)**治天疱疮**：鲜丝瓜叶适量，洗净，捣烂外敷患处。--《上海常用中草药》

(4)**治虫癣**：清晨采露水丝瓜叶擦患处。--《纲目》引《摄生众妙方》

(5)**治汗斑**：丝瓜叶、硼砂、冰片，捣烂外敷。--《南宁市药物志》

(6)**治肾囊风热瘙痒**：丝瓜叶四两，苍耳草一两，野菊花二两，煎水服或外用洗。--《重庆草药》

(7)**治神经性皮炎**：鲜丝瓜叶洗净，研细后在患处摩搽，直到局部发红，甚至见隐血为止。每7天1次，2次为1个疗程。--《中医杂志》1961，(3)：23

(8)**治汤火伤**：丝瓜叶30g，大黄30g，黄柏15g，黄连6g，研末，香油调搽。--《湖南药物志》

(9)**治创伤出血**：丝瓜叶干粉外敷伤口，用消毒纱布包扎。--《上海常用中草药》

(10)**治伤暑霍乱**：丝瓜叶一片，白霜梅肉一枚并核中仁。同研极烂，新汲水调服，入口立瘥。--《医学广笔记》

(11)**治绞肠痧(急性腹痛)**：鲜丝瓜叶适量，捣绒绞汁，冲淘米水服。--《贵州草药》

(12)**治流行性腮腺炎**：鲜丝瓜叶、鲜鸭跖草(竹叶菜)各30～60g，洗净，捣烂外敷，每日2次。--《食物中药与便方》

(13)**治吐衄**：丝瓜叶捣汁，兑冷开水服。--《湖南药物志》

(14)**治妇人血崩**：丝瓜叶炒黑研末。每用6～15g，酒冲服之。--《闽南民间草药》

(15)**治阴子偏坠**：丝瓜叶(烧存性)三钱，鸡子壳(烧灰)二钱，温酒调服。--《纲目》引《余居士选奇方》

丝瓜藤

【来源】 为葫芦科植物丝瓜 *Luffa cvlindrica* (L.) Roem 的藤茎。

【原植物】 参见“丝瓜”。

【采收加工】 夏、秋两季采收，洗净，鲜用或晒干。

【主含成分】 丝瓜藤人参皂甙(*ginsenoside*)-Re、Rg，丝瓜甙(*lucyoside*)A～I。

【药理】 （1）**止咳祛痰作用** 小鼠口服丝瓜藤煎剂、鲜汁及藤的甲醇提取物(L_{13})对二氧化硫或氨水引起的咳嗽都有一定的止咳作用。麻醉狗口服丝瓜藤煎剂 5g/kg，对呼吸道粘液分泌量无明显影响。小鼠口服丝瓜藤的甲醇提取物有明显增加呼吸道排泌酚红的作用。

（2）**抗菌、抗病毒作用** 丝瓜藤粉煎剂与乙醇浸剂对呼吸道常见细菌有较弱的抑制作用，对肺炎球菌作用稍强，但鲜汁无抑菌作用。鲜嫩丝瓜藤提取物(Elcv)对乙型脑炎病毒也有相似的抗病毒作用。对培养的兔肾细胞滤泡性口腔炎病毒感染前 18h 加入 Elcv，有明显的抗感染作用，抑制病毒特异性病变所需 E1cv 最小量为 0.0125mg/ml，如在病毒感染前 4h 才加入 Elcv 或 E1cv 经 1001℃ 30 分钟处理后再加入，均不能抑制病毒特异性病变。家兔静注 Elcv 5mg/kg，具有诱生干扰素作用，Elcv 也是一种核酸类的干扰素诱生剂。

【性味归经】 味苦，性微寒。归心、脾、肾经。

【功用主治】 舒筋活血，止咳化痰，解毒杀虫。主治腰膝酸痛，肢体麻木，月经不调，咳嗽痰多，鼻渊，牙宣，龋齿。

《纲目》：“主治齿䘌 脑漏，杀虫解毒。”

《得配本草》：“解热毒，止久痢。”

《药性考》：“疗牙宣，卷须稀痘。”

《本草再新》：“和血脉，活经络，滋肾水，止阴痛，补中健脾，消水肿。妇人经水不调，血枯血少，腰膝四肢麻木，产后惊风，亦兼用之。”

《岭南采药录》：“解暑热。”

《安徽中草药》：“止咳平喘。”

《全国中草药汇编》：“通经活络，止咳化痰。主治腰痛，咳嗽，鼻炎，支气管炎。”

《中草药学》(南药)：“主治慢性气管炎，腰痛(包括扭挫伤、腰肌劳损)。”

《福建药物志》：“治小儿高热惊厥，牙痛。”

【用量用法】 内服：煎汤，30～60g，或烧存性，研末，每次 3～6g。外用：煅存性，研末调敷，适量。

【附方】 （1）**治肾虚腰痛**：丝瓜藤连根，焙燥研细末。黄酒送服，每次 3g，每日 2 次。--《食物中药与便方》

（2）**治气管炎**：丝瓜藤 30g，苦杏仁、百部子 9g，煎服。--《安徽中草药》

（3）**治鼻中时时流臭黄水，甚者脑亦时痛**：丝瓜藤近根三五寸许，烧存性，为细末，酒调服之。--《医学正传》

（4）**治牙宣露痛**：①用丝瓜藤阴干，临时火煅俘性，研搽。--《纲目》引《海上妙方》 ②丝瓜藤一握，川椒一撮，灯心一把，水煎浓汁，漱吐，其痛立住。--《纲目》引《惠生堂方》

（5）**治阳旺**：用丝瓜小藤捣烂，敷玉茎，阳即倒矣。--《寿世宝元》

（6）**治疗慢性气管炎**：取丝瓜藤(干)90～240g，切碎浸泡后煮 1 小时以上滤过，药渣加水再煎，两次煎液合并浓缩至 100～150ml，加糖适量。每次 50～100ml，每日服 2～3 次，10 天为 1 疗程。治疗 1 000 余例，通过不同季节反复验证，总有效率在 70％左右，显效率在 30％左右。另以丝瓜藤提取物：L_{13} 每日量 1200mg，L_{14} 每日量 400mg，均分 2 次服，10 天为 1 疗程。据 93 例 4 个疗程的观察结果，总有效率为 60％～63％，显效率为 13％～25％。与煎剂比较无明显差异。此外，曾分别以丝瓜络、缝瓜叶鲜汁及天罗水共验证 350 例，结果总有效率均低于丝瓜藤。但也有用天罗水观察 100 例，2 个疗程的有效率达 96％，显效率达 50％。丝瓜藤及其提取物的主要作用是镇咳及祛痰，平喘作用较差、无明显抑菌消炎作用；疗效与剂量及丝瓜藤的经霜与否均无明显差异；对单纯型的疗效较喘息型好；无肺气肿者效果比合并肺气肿者好；用药时间以 4～7 个疗程较好，延长疗程其疗效未见明显升高；疗效与病程无明显规律性；疗效与季节有明显差异，以夏季疗效最高，秋冬较低。约 20％病例有嘈心、口干等副反应，程度轻微。提取物则几乎无副反应。对肝、肾功能无明显影响。

天罗水

【来源】 为葫芦科植物丝瓜 *Luffa cvlindrica (L.) Roem* 茎中液汁。

【原植物】 参见“丝瓜”。

【采收加工】 夏、秋两季，取地上茎切断，将切口插入瓶口，放置一昼夜即得。

【主含成分】 丝瓜汁含皂甙(*saponin*)，粘液(*mucus*)，小聚糖(*xvlan*)，脂肪(*fat*)，蛋白质(*protein*)，维生素(*vitamin*)B 及 C 等。

【性味归经】 味甘、微苦，性微寒。

【功用主治】 清热解毒，止咳化痰。主治肺痈，肺痿，咳喘，肺痨，夏令皮肤疮疹，痤疮，烫伤。

《纲目拾遗》：“治双单蛾，饮一杯即愈。又可消痰火，化痰成水，解毒如神。兼清内热，治肺痈、肺痿。”

《中国药用植物图鉴》：“加白糖煮沸内服，可作镇咳剂、脚气水肿的利尿剂；又能治头痛、腹痛、感冒、酒中毒等。”

《福建药物志》：“治肺痈、肺结核，烫伤。”

【用量用法】 内服：50～100ml。外用：涂搽或洗，适量。

【附方】 （1）**治慢性支气管炎，咳喘，咯血，肺痈，吐脓痰**：丝瓜水每次服 1 酒杯(约 50～60ml)，每日 2～3 次。--《食物中药与便方》

（2）**治痰火**：经霜丝瓜，自根至蔓留尺五长，断，余藤不用，将断蔓就地脉接水二日，用瓶罐扎严，埋地，不要漏土。每一料，盛者可取二碗水，小者亦取得水一碗，共埋地下。临用，痰火甚者二两，轻者一两，以麦米白糖化，对甜为则。缓，化糖连瓜水重汤炖，取下露一夜，一气饮之；急则煮化，放冷饮下，即消痰利膈。如米糖无，以白砂糖亦好。--《鲁府禁方》之“秋露白”

（3）**治肺结核**：天罗水 20～30ml，炖冰糖服。--《福建药物志》

（4）**治面疱，肺风粉刺，皮脂腺分泌过多，毛囊炎等**：用丝瓜水擦洗。--《食物中药与便方》

丝瓜皮 味甘，性凉。清热解毒。主治金疮，痈肿，疔疮，坐板疮。内服：煎汤，9～15g，或入散剂。外用：研末调敷，或捣敷，适量。《滇南本草》：“阴素太虚者，多食又能滑精，故有名倒阳菜者。”

附方 （1）**治背痈**：丝瓜皮单味捣敷患处。-- 《泉州本草》

（2）**治坐板疮痒者**：丝瓜皮阴干为细末，烧酒调搽。-- 《摄生众妙方》

（3）**治睾丸肿痛**：黄丝瓜壳1枚，橘子皮15g，焙下，研成末，用甜酒或烧酒煮开水冲服。

（4）**治痄腮**：老丝瓜皮30g，葫芦瓜皮30g，研末，以油脚调敷患处。（3～4方均出自《湖南药物志》）

丝瓜蒂

味苦，性微寒。清热解毒，化痰定惊。主治痘疮不起，咽喉肿痛，癫狂，痫证。内服：煎汤，1～3g，或入散剂。外用：研为细粉吹喉，或嗜鼻，适量。注意：脾胃虚弱者慎服。

附方 （1）**治痘疮不起**：丝瓜蒂3个，煎汤，调沙糖服。-- 《泉州本草》

（2）**治喉痛**：丝瓜蒂(煅末)、白鹅屎(煅)、冰片，研合吹喉。-- 《南宁市药物志》

（3）**治羊痫风**：甜丝瓜蒂(即丝瓜)七个(为末)，白矾一钱。无根水(即缸内、池内水)调送吐痰，过五日再一服愈。-- 《疑难急症简方》

（4）**治癫狂不止，得之惊忧之极者**：丝瓜蒂半两为末，每服一钱，开水调一盏投之，即大吐，后熟睡，勿令惊起，即效。

（5）**治通身黄疸**：丝瓜蒂焙干三四钱，为细末。每用半字于鼻内吹入，一日一度，并三日。（4～5方均出自《急救良方》）

丝瓜花

味甘、微苦，性寒。清热解毒，化痰止咳。主治肺热咳嗽，咽痛，鼻窦炎，疔疮肿毒，痔疮。内服：煎汤，6～9g。外用：捣敷，适量。

附方 （1）**治肺热咳嗽，喘急气促**：丝瓜花、蜂蜜，煎服。-- 《滇南本草》

（2）**治红肿热毒疮，痔疮**：丝瓜花、铧头草各15g，生捣涂敷。-- 《重庆草药》

（3）**治眼痛**：丝瓜花9g，猪肝60g，茶油9g，共蒸食。-- 《湖南药物志》

（4）**治外伤出血**：丝瓜花、秋葵叶，晒干研粉，加冰片少许，同研末外用。-- 《单方验方调查资料选编》

丝瓜根

味甘、微苦，性寒。活血通络，清热解毒。主治偏头痛，腰痛，痹证，乳腺炎，鼻炎，鼻窦炎，喉风肿痛，肠风下血，痔漏。内服：煎汤，3～9g，鲜品30～60g，或烧存性研末。外用：煎水洗，或捣汁涂，适量。

附方 （1）**治偏头痛**：鲜丝瓜根90g，鸭蛋2个，水煮服。-- 《草药手册》(江西)

（2）**治腰痛不止**：丝瓜根烧仔性，为末，每温酒服二钱。-- 《纲目》引《卫生杂兴》

（3）**治风湿性关节炎**：丝瓜根四两，豆腐半斤，水炖服。-- 《中草药手册》(福州军区后勤部卫生部)

（4）**治急性风湿性关节炎**：丝瓜根30g，忍冬藤15g，防己、苍术、黄柏各9g，水煎服。-- 《浙南本草新编》

（5）**治鼻炎**：丝瓜根500g，黄栀子250g共研细粉。每服9g，每日3次。-- 《全国中草药汇编》

（6）**治鼻窦炎**：丝瓜根30g，水煎服。-- 《湖南药物志》

（7）**治喉风肿痛** 丝瓜根，以瓦瓶盛水浸，饮之。-- 《纲目》引《海上名方》

（8）**治肠风下血痔漏脱肛**：丝瓜根(经霜者)阴干，每服三钱，用真菜油一点入罐底.水煎服。-- 《滇南本草》

（9）**治痔疮，大便出血**：鲜丝瓜根60g，鲜蒲公英60g，鲜无花果60g，鲜臭椿根30g，煎水服。-- 《草药手册》(江西)

（10）**治诸疮久溃**：丝瓜老根，熬水扫之，大凉即愈。-- 《纲目》引《包会应验方》

（11）**治下消**：鲜丝瓜根头30～60g，合水蛙3～7只炖服。专服汤，二二次效。-- 《泉州本草》

（12）**治淋证**：丝瓜根30g，蒸精肉食。-- 《湖南药物志》

（13）**治乳少**：丝瓜根60g，煮猪脚食。-- 《湖南药物志》

苦瓜

【别名】 苦瓜《滇南本草》，锦荔枝、癞葡萄《救荒本草》，红姑娘《群芳谱》，凉瓜《广州植物志》，癞瓜《民间常用草药汇编》，红羊《泉州本草》。

【来源】 为葫芦科植物苦瓜 *Momordica charantia* L.的果实。

【植物形态】 一年生攀缘草本。多分枝，茎枝被细柔毛。卷须不分枝，纤细，长可达20cm，被微柔毛。叶柄细，初时被白色柔毛，后变近无毛，长约4～6cm；叶片轮廓为卵状椭圆状肾形或近圆形，膜质，长宽均约为4～12cm，上面绿色，背面淡绿色，脉上被明显的微柔毛，5～7深裂，裂片卵状长圆形，边缘具粗锯齿或者不规则的小裂片，先端多半钝圆形，基部弯曲成半圆形，叶脉掌状。雌雄同株；雄花单生，有柄，长5～15cm，中部或基部有苞片，苞片肾状圆心形，萼筒钟形，5裂，裂片卵状披针形，先端渐尖，花冠黄色，5裂，长1.5～2cm，先端钝圆或微凹，雄蕊3，贴生于萼筒之喉部；雌花单生，有柄，长5～100m，基部有苞片，子房纺锤形，具刺瘤，先端有喙，花柱细长，柱头3枚。

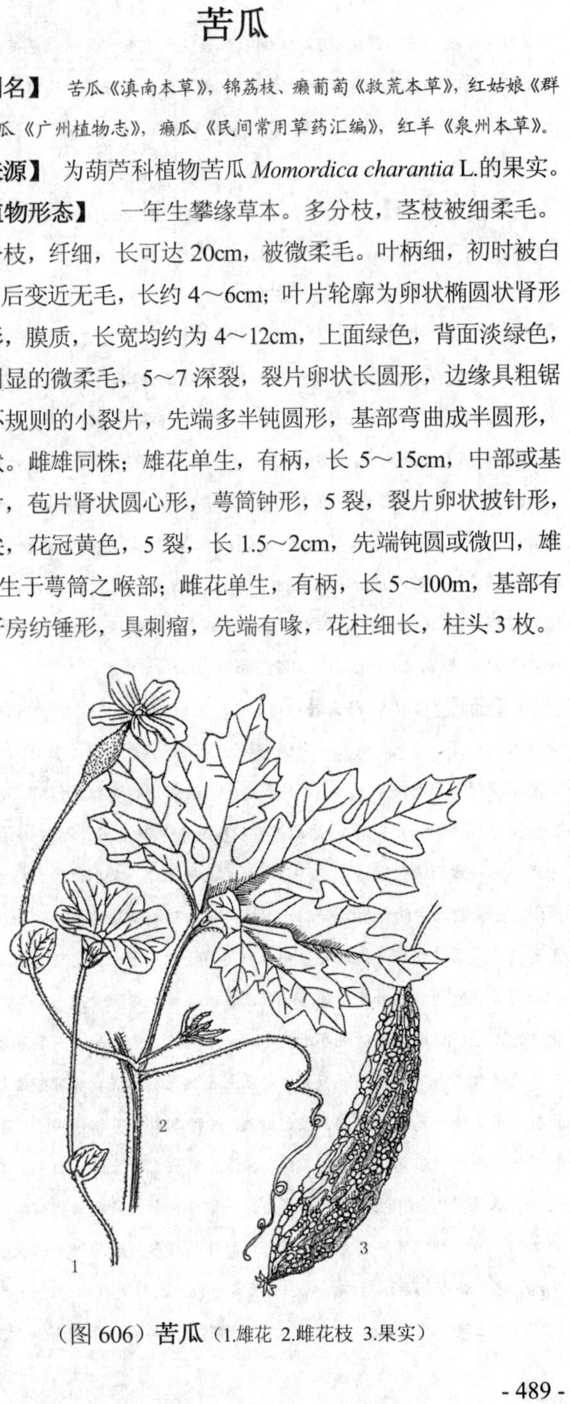

（图606）苦瓜（1.雄花 2.雌花枝 3.果实）

果实为长椭圆形、卵形或两端狭窄，长 8～30cm，全体具钝圆不整齐的瘤状突起，成熟时橘黄色，自先端 3 瓣开裂。种子椭圆形扁平，两端均有角状齿，两面均有凹凸不平的条纹，包于红色肉质的假种皮内。花期 6～7 月，果期 9～10 月。见上（图 606）

本植物的种子（**苦瓜子**）、花（**苦瓜花**）、叶（**苦瓜叶**）、藤（**苦瓜藤**）、根（**苦瓜根**）均供药用，详见下述。

【生长分布】 原产于亚热带地区。邹平有栽种。

【采收加工】 秋季采收果实，切片晒干或鲜用。

【栽培要点】 **生物学特性** 喜温暖气候。较耐热、耐低温，喜湿，但不耐渍。宜选土层深厚、肥沃、排水便利的低地栽培。

栽培技术 用种子繁殖，直播或育苗移栽法。直播法：3～4 月播种，播前种子经浸种、催芽，后按行株距 lm×0.4m 开穴点播，每穴下种 2～3 粒，覆土 2～3cm。育苗移栽法：春播于 2～3 月，用营养钵育苗，幼苗长 2～3 片真叶时，按上法移栽定植。

田间管理 苗期勤施淡肥，当进入旺盛生长期前，应施以充足的肥料。夏季高温干旱时，宜适时灌水和加强追肥。幼苗开始抽蔓时，及时插人字形支架或搭棚架，人工引蔓上架或上棚。适当剪除基部细弱的侧枝及过密的衰老黄叶，以利通风透光。

【性状鉴别】 干燥的苦瓜片呈椭圆形或矩圆形，厚约 2～8mm，长 3～15cm，宽 0.4～2cm，全体皱缩，弯曲，果皮浅灰棕色，粗糙，有纵皱或瘤状突起，中间有时夹有种子或种子脱落后留下的孔洞，质脆，易断，气微味苦。

【主含成分】 果实含苦瓜混甙(*charantin*)，是 β-谷甾醇-β-D-葡萄糖甙(*β-sitosterol-β-D-glucoside*)和 5，25-豆甾二烯醇-3-葡萄糖甙(*5，25-stigmasta-dien-3-β-ol-β-D-glucoside*)等分子混合物。还含 5-羟色胺(*serotonin*)和谷氨酸(*glutamic acid*)，丙氨酸(*alanine*)，β-丙氨酸(*β-alanine*)，苯丙氨酸(*phenylalanine*)、脯氨酸(*proline*)，α-氨基丁酸(*α-minobutyric acid*)，瓜氨酸(citrulline)等多种氨基酸以及半乳糖醛酸(*galacturonie acid*)，果胶(*pectin*)。又含类脂(*1ipid*)，其中脂肪酸为棕榈酸(*palmitic acid*)，硬脂酸(*stearic acid*)，油酸(*oleic acid*)，亚油酸(*1inoleic acid*)，亚麻酸(*linolenic acid*)，桐酸(*elaeostearic acid*)。

【药理】 （1）**降血糖作用** 正常饥饿大鼠服苦瓜果汁 250mg/只，120 分钟后血糖显著降低，服果汁甲醇提取物 250mg/只也有降血糖倾向，但只有服无皂甙甲醇提取物(150mg/只)才具有统计学显著性的降血糖作用。苦瓜提取物一方面通过抑制糖异生酶类(葡萄糖-6-磷酸酶和果糖 1，6-二磷酸酶)抑制葡萄糖合成，另一方面通过激活 G- 6-PD 增加葡萄糖氧化。苦瓜汁降血糖作用依赖于 β-细胞分泌胰岛素的作用。苦瓜水溶性提取物对非胰岛素依赖的糖尿病人口服葡萄糖 50g 后可明显降低血糖，对灌服葡萄糖的正常大鼠也可降低血糖。每日食油煎苦瓜作为食物补充，亦可明显改善糖耐量。糖耐量改善与增加血清胰岛素含量无关。苦瓜果汁对成年后发生的糖尿病患者的糖耐量有显著改善，可使 73％患者改善，其余 27％无反应。苦瓜未成熟果实水提取物可强力刺激肥胖高血糖小鼠离体胰岛 β-细胞胰岛素的释放，这种刺激作用部分可逆，与 D-葡萄糖和其他常用的促胰岛素分泌剂不同，其作用不被 L-肾上腺素抑制。各种成熟阶段的苦瓜果实均含有两种抑制性成分，一种可抑制大鼠副睾脂肪细胞已糖激酶的活性，另一种则可抑制大鼠肠段对葡萄糖的摄取。这两种抑制性成分均可用热水、热乙醇或热丙酮提取。从苦瓜果实的酸性乙醇提取物中进一步分离得 P、F_1、F_2，三部分，果实的 P 部分对仓鼠脂肪细胞有抗脂肪分解和刺激[^{3}H]葡萄糖参入脂质的作用，含皂甙的 F_1 部分可抑制脂肪分解和[^{3}H]葡萄糖参入脂质，F_2 部分则增加[^{3}H]葡萄糖参入脂质。提示苦瓜果实中存在拟似胰岛素作用的化合物。从苦瓜果实中分离到一种降血糖肽(*polypeptide-P*)，最小分子量约 11000(166 个残基)，皮下注射对动物和人均有显著降血糖作用。另有报道，正常成年大鼠喂饲含苦瓜(干重)0.02％、0.1％和 0.5％的饲料 8 星期，并无降血糖作用，而血清胆固醇水平却有显著降低。

（2）**抗癌作用** 在体外，苦瓜果实粗提蛋白质对淋巴瘤细胞(由鼠白血病病毒诱发的淋巴瘤小鼠胸腺取得，称 CBA/DI 细胞)具有细胞毒作用，有剂量依赖性，药物与细胞需接触 24h，但是经药物处理后的这种细胞接种小鼠后并不减少肿瘤的发生。必须先用苦瓜粗提蛋白处理 CBA/DI 细胞，用此细胞接种小鼠后再隔星期腹腔注射 1 次药物，其抗淋巴瘤作用最好。如隔星期注射苦瓜粗提蛋白 8μg，且淋巴瘤细胞又是预先处理过的，则淋巴瘤发生显著减少，治疗 73 天，该动物即不发牛淋巴瘤，且停药 6 个月亦不发生，可以认为全部 CBA/DI 肿瘤细胞均已被杀死。苦瓜粗提蛋白也能防止小鼠接种白血病细胞 P_{388} 或 L_{1210} 引起的肿瘤，但也需要动物和瘤细胞均接触提取物。小鼠腹腔注射苦瓜粗提蛋白 8μg，每星期 2 次共 30 天，其胸腺 T 细胞对刀豆球蛋白 A(ConA)引起的[^{3}H]胸腺嘧啶脱氧核苷掺入比对照组更多更早，提示免疫功能加强可能有助于苦瓜提取物的抗肿瘤作用。苦瓜粗提物能剂量依赖性杀死人白血病性淋巴细胞，而同样剂量并不影响正常人淋巴细胞活力，其有效成分耐热，对胰蛋白酶敏感，其作用并非由于苦瓜种子中含有的植物血凝素。

（3）**抗病毒作用** 苦瓜中所含能使核糖体失活的蛋白质(RIP)，在体外，对感染单纯疱疹病毒-I(HSV-1)或脊髓灰质炎病毒 1 的人类上皮细胞，2(HEP-2)具有明显抗病毒作用，表现为减少病毒产生，减少 HSV-I 斑块形成，对感染细胞蛋白质合成的抑制比非感染细胞显著，提示 RIP 抑制厂病毒感染细胞蛋白质的合成，从而损害了病毒复制，而且 RIP 更易进入感染细胞。近年从果实中分离得一种人类免疫缺陷病毒(HIV)的新抑制剂，定名为 MAP_{30} (Momordica Anti-HIV Protein)是一种碱性蛋白质，分子量约 30kDa，可剂量依赖性抑制无细胞 HIV 1 感染和复制。提示 MAP_{30} 可能是治疗 HIV-1 感染的一种有效治疗剂。

（4）**对免疫功能的影响** 小鼠单次注射无毒性的微克剂量 MCI 时，可延迟同种移植的皮肤排斥反应，抑制脾细胞对刀豆球蛋白(ConA)和植物血凝素(PHA)的反应，但对细菌脂多糖(LPS)的反应则无抑制作用，还能消除 T 细胞依赖性抗原(绵羊红细胞)引起的空斑形成细胞(PFC)反应，也能减少自然杀伤(NK)细胞活性，增加巨噬细胞介导的白发性细胞毒作用。在体外，MCI 在不产生细胞毒浓度时，可抑制淋巴细胞对 PHA 和 ConA 反应，但不抑制对 LPS 的反应，也能明显增加巨噬细胞依赖性细胞毒作用。

（5）**其他作用** 狗每日服苦瓜果实醇提物 1.75g，共 60 天，可使睾丸重量明显减轻，副睾重最未有改变，75％细精管完全缺乏 1～8 步精细胞，睾丸中 RNA、蛋白质、唾液酸和酸性磷酸酶均减少.而胆固醇含量却升高，可产生不育。用微核试验证明苦瓜绿色果实含有抗突变有效成分。苦瓜制剂在体外对鸡蛔虫有抗寄生虫作用，比哌嗪更有效。

（6）**毒性** 正常成年大鼠喂饲含 0.02％、0.1％和 0.5％苦瓜(干重)饲料 8 星期，对动物进食、生长和器官重量无不良影响，血常规也正常。狗服苦瓜果实醇提取物每日 1.75g，共 60 天，对体重无明显影响，血清丙氨酸转氨酶、碱性和酸性磷酸酶，血清蛋白、胆固醇、胆红素、磷脂、三酰甘油、游离胆固醇、磷酸肌酸、血糖、血中尿素均在正常范围，非酯化脂肪酸升高，除白细胞轻度上升外，血常规无异常。总之，苦瓜醇提物可产生不育，而对一般代谢无改变。

【性味归经】 味苦，性寒。归心、脾、肺经。

【功用主治】 祛暑涤热，明目，解毒。主治暑热烦渴，消渴，赤眼疼痛，痢疾，疮痈肿毒。

《滇南本草》："泻六经实火，清暑益气，止烦渴。"

《生生编》："除邪热，解劳乏，清心明目。"（引自《纲目》）

《中国药用植物图鉴》："健胃。"

《湖南药物志》："止痛消肿。民间应用蚊虫咬。"

《青岛中草药手册》："滋养强壮。"

《全国中草药汇编》："主治肠炎，便血。外用治痱子。"

《四川中药志》（1979年版）："治胃气痛。"

《浙江药用植物志》："主治消化不良。"

《福建药物志》："清热利湿。主治咽喉炎，汗斑。"

【用量用法】 内服：煎汤，6～15g，鲜品 30～60g，或煅存性研末。外用：鲜品捣敷，或取汁涂，适量。

【使用注意】 脾胃虚寒者慎服。

《滇南本草》："脾胃虚弱吃之，令人作泄腹痛。"

《本草求原》："火盛膨胀及噎膈病愈后均忌。"

《随息居饮食谱》："中寒者勿食。"

【附方】 （1）**治中暑暑热**：鲜苦瓜截断去瓤，纳好茶叶再合起，悬挂阴干。用时取 6～9g 煎汤，或切片泡开水代茶服。

（2）**治烦热消渴引饮**：苦瓜绞汁调蜜冷服。

（3）**治痢疾**：鲜苦瓜捣绞汁 1 小杯泡蜂蜜服。

（4）**治痈肿**：鲜苦瓜捣烂敷患处。（1～4 方均出自《泉州本草》）

（5）**治汗斑**：鲜苦瓜去瓤及种子，用砒霜 0.6g，研末，纳入瓜内，以物盖口，用火烤出汁，取汁涂患处。-- 《福建药物志》

（6）**治疗糖尿病**：用苦瓜片剂(每片含生药 0.5g)，每次口服 15～25 片，每日 3 次，餐前 1 小时服，2 个月为 1 疗程。治疗糖尿病 29 例，其中轻型 12 例，中型 12 例，重型 3 例，危型 2 例。服药 1～2 个疗程后，显效 19 例，好转 4 例，无效 2 例，4 例加重；显效率 65.5%，有效率为 79.3%；主要副反应为腹痛、肠鸣、腹泻等消化道反应。

苦瓜子

【来源】 为葫芦科植物苦瓜 *Momordica charantia* L.的种子。

【采收加工】 秋后采收成熟果实，剖开，收取种子，洗净，晒干。

【主含成分】 从种子中分到巢菜碱甙（*vicine*），海藻糖(*mycose*)，24β-乙基-5α-胆甾-7，反式-22E，25(27)-蔓烯 3β-羟基-3-O-β-D-吡喃葡萄糖甙[*3-O-β-D-glucopyranosyl-24β-ethyl-5α-cholesta-7，trans-22E，25(27)- trien-3β- ol*]，苦瓜子甙(*momorcharaside*) A、B。从种仁中得到核糖体失活蛋白 α-和 β-苦瓜素(*momorcharin*)。

【药理】 （1）**堕胎作用** 从苦瓜种子分离所得的α-与 β-苦瓜素均能引起小鼠早期和中期流产，对培养的小鼠胚胎早期器官发生阶段有致畸作用，使头、躯干和肢体发生异常，对胚胎内脏卵黄囊的超微结构研究证明，内胚层出现紊乱，顶部表面膜内凹程度减少，细胞间隙膨胀。苦瓜素在体外对小鼠胚胎的致畸作用可能是对内脏卵黄囊的损害所致。

（2）**对免疫功能的影响** α-与 β-苦瓜素在低于细胞毒作用浓度时，对刀豆球蛋白 A(ConA)、植物血细胞凝集素(PHA)和脂多糖(LPS)诱发的小鼠细胞有丝分裂反应均有显著抑制作用，并呈剂量依赖性，此外，同种异体抗原(*alloantigen*)产生的淋巴增殖反应以及在体外产生的原发细胞毒性淋巴细胞反应均可被 α-与 β-苦瓜素明显抑制。与此相反，细胞毒性淋巴细胞的细胞溶解作用和自然杀伤(NK)细胞在体外则不受苦瓜素伤害，而吞噬细胞的作用却明显降低。整体试验证明，给小鼠一次注射无毒微克量苦瓜素，可明显抑制迟发型超敏反应以及对绵羊红细胞抗体的形成。同样，巯基乙酸酯诱发的巨噬细胞移行也被抑制，而整体试验中对 NK 细胞的激活则不受明显影响。提示苦瓜素强力免疫抑制作用不是由于直接淋巴细胞毒性或免疫效应动力学参数改变所致。

（3）**对物质代谢的影响** 苦瓜种子的甲醇提取物(250mg/只)对血糖却有升高倾向；对 IDDM 模型大鼠饥饿血糖和葡萄糖负荷后的血糖均有明显降血糖作用。NIDDM 模型大鼠的饥饿血糖有轻度升高，提示 β-细胞功能存在。从苦瓜种子中分离的皂甙对促皮质素、胰高血糖素和肾上腺素促进离体大鼠脂肪细胞的脂肪分解作用具有非竞争性抑制作用，对双丁丁酰 cAMP 诱导的脂肪分解也有拮抗作用。苦瓜种子中存在拟示胰岛素作用的化合物。从苦瓜种子及其组织中分离到一种降血糖肽(*polypeptide-P*)，最小相对分子质量约 11000(166 个残基)，皮下注射对动物和人均有显著降血糖作用。苦瓜种子生理盐水提取物加不同容量丙酮所得沉淀 AP_1、AP_2 和 AP_3，分别含植物血凝素(*1ectin*)、堕胎蛋白和皂甙。AP_1 和 AP_3 可抑制激素诱发的脂肪分解作用，纯化的植物血凝素和皂甙相似均有抗脂肪分解作用，但是 AP_2 和堕胎蛋白(α-与 β-苦瓜素)没有这种作用。

（4）**抗癌作用** 苦瓜种子的抗白血病作用与其激活鼠淋巴细胞有关。从苦瓜种子提纯的一种植物凝血素(*1ectin*)和另一种蛋白质(苦瓜抑制蛋白)，对正常人外周血淋巴细胞由丝裂原刺激的蛋白质和 DNA 合成有抑制作用，对白血病人的外周血淋巴细胞的蛋白质和 DNA 合成也有抑制作用。植物凝血素的作用比旨瓜抑制蛋白更快、更显著，可能由于前者更易穿透入细胞所致。苦瓜种子中所含苦瓜子甙 A 在 100μg/ml 时对移植性肿瘤细胞肉瘤 S_{180} 的 DNA 和 RNA 生物合成的抑制率分别为 58%和 55%，巢菜碱甙和海藻糖单用时抑制作用不明显，但将其与苦瓜子甙 A 等量混合，总浓度为 100μg/ml 时，对 S_{180} 细胞 DNA 和 RNA 合成抑制率分别为 44%和 40%，提示合用时有一定协同作用。

（5）**抗病毒作用** 从苦瓜种子中分离得到一种人类免疫缺陷病毒(HIV)的新抑制剂，定名为 MAP3。(*Momordica Anti HIV Prolein*)是一种碱性蛋白质，相对分子质量约为 30kDa，可剂量依赖性抑制无细胞 HIV-I 感染和复制。提示 MAP_{30} 可能是治疗 HIV-I 感染的一种有效治疗剂。

（6）**其他作用** 苦瓜未成熟果实阴于后取出种子，磨粉用苯、甲醇和 50%乙醇提取，只有甲醇提取物有明显镇痛作用，小鼠扭体试验时，其 ED_{50} 为皮下注射 5mg/kg，小鼠夹尾试验的 ED_{50} 为皮下注射 6.7mg/kg，纳洛酮不能逆转其镇痛作用。对大鼠的镇痛作用则小得多。

【性味归经】 味苦、甘，性温。

【功用主治】 温补肾阳。主治肾阳不足，小便频数，遗尿，遗精，阳痿。

《纲目》："益气壮阳。"

《本草求原》："解误食疔牛中毒，擂水灌。"

【用量用法】 内服：煎汤，9～15g。

苦瓜花 味苦，性寒。清热解毒，和胃。主治痢疾，胃气痛。内服：煎汤，6～9g，或焙焦研末入散。

附方 **治痢疾**：取鲜苦瓜花12个，捣烂取汁，和蜜适量；赤痢加入红曲3g，白痢加入六一散9g，开水冲服。--《闽南民间草药》

苦瓜叶 味苦，性凉。清热解毒。主治疮痈肿毒，梅毒，痢疾。内服：煎汤，10～15g，鲜品30～60g，或研末。外用：煎水洗、捣敷或捣汁涂，适量。

附方 （1）**治疔毒痛不可忍**：(苦瓜)叶晒干研末酒送服9g，极效。

（2）**治热毒疮痈**：(苦瓜)鲜叶捣绞汁抹患处。（1~2方均出自《泉州本草》）

（3）**治杨霉疮**：取(苦瓜)叶，晒干为末，每服三钱，无灰酒下。--《滇南本草》

（4）**治痢疾**：苦瓜鲜叶60~90g，地苍30g，毛茎紫金牛60g。捣烂取汁，炖温服。--《福建药物志》

（5）**治鹅掌风**：先用苦瓜叶煎汤洗，后以米糠油涂之。--《福州台江验方汇集》

苦瓜藤 味苦，性寒。清热解毒。主治痢疾，疮痈肿毒，胎毒，牙痛。内服：煎汤，3～12g。外用：煎水洗或捣敷，适量。

附方 （1）**治红白痢疾**：苦瓜藤一握。红痢煎水服，白痢煎酒服。--《草药手册》(江西)

（2）**治疮毒**：(苦瓜)藤适量捣敷疮毒或煎水洗。--《梧州草药及常见病多发病处方选》

（3）**治小儿胎毒**：用(苦瓜)茎适量煎水洗。--《陆川本草》

苦瓜根 味苦，性寒。清湿热，解毒。主治湿热泻痢，便血，疔疮肿毒，风火牙痛。内服：煎汤，10～15g，鲜品30～60g。外用：煎水洗，或捣敷，适量。

附方 （1）**治肠炎，阿米巴痢疾，结肠炎，消化不良**：（苦瓜）根30g，白糖适量，水煎服。--《浙江药用植物志》

（2）**治大便带血**：鲜苦瓜根120g，水煎服。《草药手册》(江西)

（3）**治白喉**：苦瓜根30g，苋菜根30g，捣烂，冲二道淘米水服。--《湖南药物志》

（4）**治疔疮**：苦瓜根研末调蜂糖敷。

（5）**治风火牙痛**：苦瓜根捣烂敷下关穴。（4~5方均出自《草药手册》）

瓜蒌

【别名】 瓜蒌《本经》，果赢《诗经》，王菩《吕氏春秋》，地楼《本经》，泽巨、泽冶《吴普本草》，王白《广雅》，天瓜《尔雅》(郭璞注)，瓜蒌《针灸甲乙经》，泽姑、黄瓜《别录》，天圆子《东医宝鉴》，柿瓜《医林纂要·药性》，狗使瓜《中药通报》，野苦瓜《贵州民间方药集》，杜瓜、大肚瓜《浙江中药手册》，药瓜《四川中药志》，鸭屎瓜《广东中药》，山金匏(南药《中草药学》)，大圆瓜(山东)，吊瓜(浙江)。

【名释】 《纲目》："赢与蓏同。许慎云：木上曰果，地下曰蓏。此物蔓生附木，故得兼名。栝楼即果赢二字音转也。……后人又转为瓜蒌。"

【来源】 为葫芦科植物栝楼 *Trichosanthes kirilowii* Maxim.的果实。

另：葫芦科植物双边栝楼 *Trichosanthes rosthornii* Harms的果实也作瓜蒌。主产于四川。

【植物形态】 多年生攀援藤本，长可达10m。块根圆柱状，肥厚，富含淀粉。茎较粗，多分枝，具纵棱及槽，被白色伸展柔毛。叶互生；叶柄长3～10cm，具纵条纹，被长柔毛；卷须3～7分歧，被柔毛；叶片纸质，轮廓近圆形或近心形，长宽均约5～20cm，常3～5(～7)浅裂至中裂，稀深裂或不分裂而仅有不等大粗齿，裂片菱状倒卵形、长圆形，先端钝，急尖，边缘常再浅裂，基部心形，弯缺深3～4cm，表面深绿色，粗糙，背面淡绿色，两面沿脉被长柔毛状硬毛，基出掌状脉5条，细脉网状。雌雄异株；雄总状花序单生或与一单花并生，或在枝条上部者单生，总状花序长10～20cm，粗壮，具纵棱及槽，被微柔毛，顶端有5～8花，单花花梗长约15cm，小花梗长约3mm，小苞片倒卵形或阔卵形，长1.5～2.5(～3) cm，宽1～2cm，中上部具粗齿，基部具柄，被短柔毛；花萼筒筒状，长2～4cm，先端扩大，径约10mm，中、下部径约5mm，被短柔毛，裂片披针形，长10～15mm，宽3～5mm，全缘；花冠白色，裂片倒卵形，长约20mm，宽约18mm，先端中央具1绿色尖头，两侧具丝状流苏，被柔毛；花药靠合.长约6mm，径约4mm，花丝分离，粗壮，被长柔毛；雌花单生，花梗长7.5cm，被柔毛；花萼筒圆筒形，长2.5cm，径1.2cm，裂片和花冠同雄花；子房椭圆形，绿色，长2cm，花柱长2cm，柱头3。果实椭圆形或圆形，长7～10.5cm，成熟时黄褐色或橙黄色。种子卵状椭圆形，压扁，长11～16mm，宽7～12mm，淡黄褐色，近边缘处具棱线。花期5～8月，果期8～10月。见(图607)

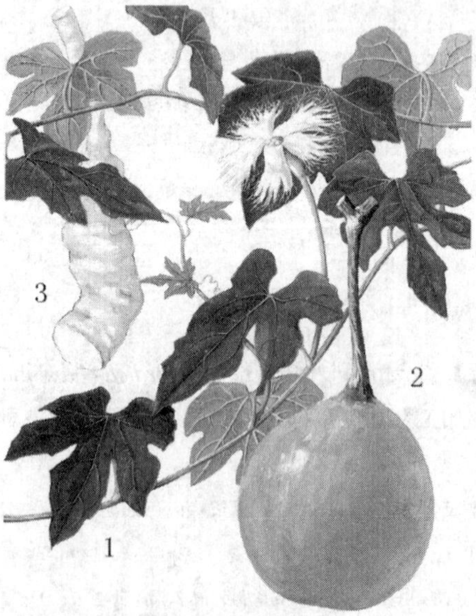

（图607）栝楼

1.花枝 2.果实 3.根

【生长分布】 生长于山坡草丛、林边、阴湿山谷中。邹平各地均有栽培。

【采收加工】 8～10月果实成熟一批采摘一批。采时，用剪刀在距果实15cm出连茎剪下，悬挂通风干燥处晾干。

【栽培要点】 **生物学特性** 喜温暖潮湿气候。较耐寒，不耐干旱。选择向阳、土层深厚、疏松肥沃的砂质壤土地块栽培为好。不宜在低洼地及盐碱地栽培。

栽培技术 用种子、分根及压条繁殖，生产上以分根繁殖为主。种子直播：9～10月选橙黄色短柄的成熟果实。翌春于3～4月间，将种子用40～50℃温水浸泡1昼夜，取出晾干，并经用湿砂催芽，按穴距2m下种，上覆土3～4cm。播后15～20天出苗。分根繁殖：北方在3～4月份，南方在10～12月份，将块根和芦头全部挖出，选择无病虫，新鲜的作种，分成7～10cm的小段。注意雌、雄株的根要适当搭配，以利授粉。按行株距2m×0.3m挖穴播种.1个月左右即可出苗。压条繁殖：在夏、秋季，将健壮茎蔓拉于地面，在叶的基部压土，待根长出.剪断茎部，长出新茎，成为新株。翌年可移栽。

田间管理 栽种后，每年春、冬季各中耕除草1次。每次中耕除草后，均结合施肥。当茎蔓生长至30cm以上时，需搭棚架引蔓上架。茎蔓上架后，注意修枝打杈，去掉弱蔓、徒长茎蔓、过多腋芽分枝，促使养分集中，以利结果。开花结果期应进行人工授粉，重施基肥。

病虫害防治 虫害有黄守瓜，成虫5月开始咬食叶片，幼虫蛀食根部。幼虫期可用30倍烟碱水灌根。瓜蒌透翅蛾，7月开始蛀食茎蔓，引起整枝枯死。瓜蚜，为害幼嫩心叶。还有黑足黑守瓜等为害。

【性状鉴别】 果实类球形或宽椭圆形，长7～10cm，直径6～8cm。表面橙红色或橙黄色，皱缩或较光滑，顶端有圆形的花柱残基，基部略尖，具残存果梗。质脆，易破开，内表面黄白色，有红黄色丝络，果瓤橙黄色，粘稠，与多数种子粘结成团。具焦糖气，味微酸甜。

【主含成分】 栝楼的成熟果实含三萜皂甙，有机酸，树脂，糖类和色素。果实所含的蛋白质与其块根所含的蛋白质不同，无中期妊娠引产作用。从果肉中分离出丝氨酸蛋白酶(*serine protease*)A及B，其组成氨基酸均为：天冬氨酸(*aspartic acid*)，苏氨酸(*threonine*)，丝氨酸(*serine*)，谷氨酸(*glutamic acid*)，脯氨酸(*proline*)，甘氨酸(*glycine*)，丙氨酸(*alanine*)，半胱氨酸(*cysteine*)，缬氨酸(*valine*)，蛋氨酸(*methionine*)，异亮氨酸(*isoleucine*)，亮氨酸(*1eucine*)，酪氨酸(*tyrosine*)，苯丙氨酸(*phenylalanine*)，赖氨酸(*1ysine*)，组氨酸(*histidine*)，精氨酸(*arginine*)，色氨酸(*tryptophane*)。果肉中也含17种氨基酸(上述氮基酸中除去色氨酸)和11种无机元素：钾、钠、钙、镁、铜、锌、铁、锰、钴、镍、锶，以钾、钙、镁、铁的含量较高。

【药理】 （1）**对心血管系统的作用** 具有扩张冠脉、抗心肌缺血、改善微循环、抑制血小板聚集、耐缺氧、抗心律失常等作用(参见“瓜蒌皮”药理)。

（2）**抗溃疡作用** 日本栝楼(*T.kirilowii var.japonica*)果实的5%乙醇提取物(TKE)，剂量为100～1000mg/kg时对实验性溃疡(水浸，组胺，血清素，盐酸-乙醇，0.6mol/L盐酸，0.2mol/L氢氧化钠，35%氯化钠引起的溃疡，Shay溃疡，醋酸引起的溃疡)，有很强的保护作用。剂量为500～1000mg/kg，TKE减少幽门结扎胃酸分泌量，但剂量为100mg/kg时，对胃分泌无影响。另外，TKE对乙酰胆碱引起的小鼠离体回肠的收缩有抑制作用。

（3）**抗菌作用** 1：5～1：1瓜蒌煎剂或浸剂，在体外对人肠杆菌等革兰阴性肠内致病菌有抑制作用；并对葡萄球菌、肺炎链球菌、甲型溶血性链球菌、流感杆菌、奥杜盎小芽胞癣菌及星形奴卡菌等也有一定抑制作用。

（4）**抗癌作用** 1：5瓜蒌煎剂在体外(玻片法)能杀死小鼠腹水癌细胞。动物实验瓜蒌对癌细胞的作用不够明显。

（5）**抗衰老作用** 果蝇繁殖实验证明，2.5%瓜蒌醇提液可明显增强果蝇生殖力，延缓其随龄退化。

（6）**毒性** 瓜蒌与黑附片、炙川乌、炙草乌配伍后，毒性反应均重于相应之单味煎剂组。其他不良反应参见“瓜蒌皮”药理项。

【性味归经】 味甘、微苦，性寒。归肺、胃、大肠经。

【功用主治】 清热化痰，宽胸散结，润燥滑肠。主治肺热咳嗽，胸痹，结胸，消渴，便秘，痈肿疮毒。

《别录》：“主胸痹，悦泽人面。”

《本草图经》：“主消渴。”

《注解伤寒论》：“泄胸中郁热。”

《珠珍囊补遗药性赋》：“治乳痈。”

《本草衍义补遗》：“治嗽之要药。”“洗涤胸膈中垢腻，治消渴之细药也。”

《滇南本草》：“治寒嗽，伤寒结胸，解渴，止烦。”

《本草蒙筌》：“味甘补肺捷，性润下气佳，令垢涤郁开，俾火弥痰降。凡虚怯痨嗽当求。解消渴生津，悦皮肤去皱。下乳汁，炒香酒调末服，止诸血。”

《纲目》：“润肺燥，降火，治咳嗽，涤痰结，利咽喉，利大肠，消痈肿疮毒。”

《本草新编》：“消郁，开胃。”“祛痰。”

《长沙药解》：“清心。”“消咽痛，治肺痿，涤痰涎，止咳嗽，通乳汁，下胞衣，理吹奶，调乳痈，解消渴，疗黄疸，通小便，润大肠，断吐血，收脱肛，平痈肿，医疮疡。”

《要药分剂》：“治吐血、泻血、赤血痢。”

《重庆堂随笔》：“舒肝郁，润肝燥，平肝逆，缓肝急。”

【临床应用】 （1）**用于肺热咳嗽**。栝楼清肺润燥，又能涤痰宽胸，对痰热阻肺，肺气壅遏之咳嗽胸闷，或咳痰黄稠不易咯出，胸膈痞满者，尤为相宜，常配伍清肺泄热的黄芩、枳实、胆南星等，如《医方考》清气化痰丸；与养阴清肺药配伍，可用于肺燥阴伤，干咳痰少者；若咳血不止，可与乌梅、杏仁等止咳化痰，敛肺药同用。

（2）**用于胸痹结胸**。栝楼利气开郁，涤痰散结，前人谓“能洗涤胸膈中垢腻郁热。”临床上凡胸膈痞闷，或脘腹胀满诸证，均可应用。治痰浊壅塞胸膈，胸阳痹阻，胸背疼痛，不得安卧的胸痹证，常配伍宣通胸阳的薤白和祛痰散结的半夏等，如《金匮要略》栝楼薤白半夏汤。现代临床用于冠心病的治疗，可配伍红花、桃仁等活血化瘀之品。治痰热互结的伤寒结胸证，常配黄连、半夏泻火祛痰消痞，如《伤寒论》小陷胸汤。

（3）**用于消渴**。栝楼甘寒性润解渴，故消渴方中多用之。古方有单用本品煎汤当茶饮，或熬膏常服以取效者；临床亦常配伍黄连、麦门冬等，以增强清热生津之功，如《范汪方》栝楼汤，《近效方》麦门冬丸，单用亦效，如《圣惠方》用栝楼煎成膏服。

（4）**用于肠燥便秘**。栝楼润燥滑肠，适用于津液不足，肠燥便秘，可与生地、麻仁等养阴润肠药同用。若津亏气滞，大便不通，多配枳壳，以利气通便；食滞便秘，可配六曲、山楂以消食导滞通便。

（5）**用于乳痈及各种痈肿疮毒**。栝楼清热消肿散结，对痈肿初起未成脓者尤为适宜。治乳痈可配伍当归、乳香、没药等活血散瘀之品，如《妇人良方》神效瓜蒌散；治疮疡肿毒，可与金银花、甘草、牛蒡子等同用，如《瑞竹堂经验方》栝楼散。

《本草经集注》："枸杞为之使。"

《得宜本草》："得文蛤，治痰嗽；得杏仁、乌梅，治肺痿咳血。"

《得配本草》："得赤小豆，治肠风下血；得乌梅，治咳血；配葱白、神曲，治酒癖呕吐；配青黛、香附，治妇人夜热。佐川连，治便毒；佐枳实，治结胸。"

《衷中参西录》："与山甲同用，善治乳痈；若与赭石同用，善止吐衄。"

《施今墨对药》："风化硝，全瓜蒌伍用，治疗习惯性便秘以及各种原因引起的大便硬结，腑行不畅等症，均有良效。""瓜蒌、薤白伍用，古人善治胸痹。然胸痹一证，以痰浊、血瘀二者较为常见。属痰浊者，参合二陈汤之辈治之；属血瘀者，常伍以紫丹参、葛根、降香为治。"

【用量用法】 内服：煎汤，9～20g，或入丸、散。外用：捣敷，适量。

【使用注意】 脾胃虚寒，便溏及寒痰、湿痰者慎服。反乌头。

《本草经集注》："恶干姜，畏牛膝、干漆，反乌头。"

《本草述》："若用之于寒痰，湿痰，气虚所结之痰，饮食积聚之痰，皆无益而有害者也。"

《本经逢原》："脾胃虚及呕吐自利者不可用。"

《本草便读》（张秉成）："冷滑大肠，脾虚无火，大便不实者不可用。"

【附方】 （1）**治肺热痰实壅滞，润肺化痰，利咽膈**：大栝楼五枚(去壳取瓤并子，点刺，令极匀细微，以白面同和作饼子，焙干，捣罗为末,秤三两)，杏仁(去皮、尖、双仁，麸炒令黄，研令极细)、山芋各三两，甘草(炙，取末)一两。上四味，更用盐花三分，细研同和匀，每服一钱，沸汤点服。--《圣济总录》之"栝楼汤"

（2）**治干咳无痰**：熟瓜蒌捣烂绞汁，入蜜等分，加白矾一钱，熬膏，频含咽汁。--《纲目》引《简便单方》

（3）**治肺痿咳血不止**：栝蒌五十个(连瓤，瓦焙)，乌梅肉五十个(焙)，杏仁(去皮、尖，炒)二十一个。为末。每服一捻，以猪肺一片切薄，掺末入内，炙熟，冷嚼咽之，日二服。--《圣济总录》

（4）**治胸痹不得卧，心痛彻背者**：栝楼实一枚(捣)，薤白三两，半夏半斤。白酒一升。上药同煮取四升，温服一升，日三服。--《金匮要略》

（5）**治痰饮胸膈痞满**：用大栝楼(洗净，捶碎)、半夏(汤浸七次，锉)。俱焙干为末，用洗栝楼水熬成膏，研为丸，如梧桐子大，生姜汤下二十丸。--《卫生易简方》

（6）**治肝气躁急而胁痛**：大瓜蒌(连皮捣烂)一枚(重一、二两者)，粉甘草二钱，红花七分，水煎服。--《医学心悟》之"瓜蒌散"

（7）**治小结胸病，正在心下，按之则痛，脉浮滑者**：黄连一两，半夏半升(洗)，栝楼实大者一枚。上三味，以水六升，先煮栝蒌，取三升，去滓，内诸药，煮取二升，去滓，分温三服。--《伤寒论》之"小陷胸汤"

（8）**治伤寒中风五六日已上，胸中烦，干呕**：栝楼实一两，柴胡(去苗)八两，黄芩(去黑心)三两，甘草三两(炙)。上四味，锉如麻豆，每服五钱匕，水一盏半，煎取一盏，去滓温服。--《圣济总录》之"栝楼实汤"

（9）**治消渴小便多**：栝楼薄切，炙，取五两，水五升，煮取四升，随意饮之。--《肘后方》

（10）**疗消渴，肌肤羸瘦，或虚热转筋，不能自止，小便数方**：栝楼六分，黄连六分，汉防己六分，铅丹六分(研)。上四味，捣筛为散，每食后取酢一合，水二合，和服方寸匕，日三服。--《外台》引《肘后方》

（11）**治乳痈**：栝楼一两，乳香一钱。上为细末，每服一钱，温酒调下。--《卫济宝书》之"栝楼散"

（12）**治一切痈疽已溃未溃者**：栝楼一一个(杵细)，大甘草节二钱，没药一钱(研末)。上用酒二碗，煎一碗，去渣，入没药服。--《外科精要》

（13）**治热游丹赤肿**：栝楼末二大两，酽醋调涂之。--《产乳集验方》

（14）**治吐血**：栝楼(取端正者，纸筋和泥，包裹于顶间留一眼子)煅存性，地坑内放一一宿，去泥，捣罗为散，每服三钱匕，糯米饮调下。--《圣济总录》

（15）**治时疾发黄，心狂烦热，闷不认人**：大栝楼实一枚(黄者)，以新汲水九合浸，淘取汁，下蜜半大合，朴消八分，合搅，令消尽。分再服。--《海上集验方》

（16）**治中风，口眼㖞斜**：以栝蒌绞取汁，和大麦面，和作饼子，炙令热，熨正便止，勿令太过。--《圣惠方》

（17）**治五色痢疾久不愈**：瓜蒌一个(黄色者，以炭火煅存性，用碗盖定地下一宿，出去火毒)。上研为细末，作一服，用温酒调服。--《朱氏集验方》

（18）**治肠风下血**：栝蒌一个(烧为灰)，赤小豆半两。上二味，杵罗为末，空心酒调下一钱匕。--《圣济总录》

（19）**治便毒初发**：黄瓜蒌一个，黄连五钱。水煎，连服效。--《纲目》引《永类钤方》

（20）**治小儿大肠随肛带出，转久不能收之**：以生栝蒌取汁涂之。--《小儿卫生总微论方》

（21）**治风疮疥癞**：生栝蒌一二个打碎，酒浸一日夜，热饮。--《乾坤秘韫》

（22）**治产后乳无汁**：栝楼末，井花水服方寸匕，日二服。--《经效产宝》

（23）**治赤眼痛不可忍**：小团瓜蒌(曝干)、槐花(炒)、赤芍药。上等分为末，每服二钱，临卧温酒下。--《卫生家宝》

（24）**治咽痛烦闷，咽物即痛，因于虚热**：瓜蒌一枚，白僵蚕(微炒)五分，桔梗七钱半，甘草(炒)三钱。上为细末，少许干掺。--《赤水玄珠》引《三因方》之"发声散"

（25）**治疗冠心病**：瓜蒌制成片剂(每片相当生药 2.6g)，每次口服 4 片，每日 3 次。共治疗 100 例，观察时间为 2 星期至 14 个月。结果心绞痛症状改善方面：显效 9 例，改善 67 例，无效 24 例，总有效率 76%。临床症状改善随疗程延长而逐渐增高。其中 85 例心电图随访结果：显效 5 例，改善 40 例，无改变 35 例，加重 5 例，总有效率 52.9%。本组病例慢性冠状动脉供血不足较多，共 46 例，心电图有效率为 60.9%，其中以 V5 导联中 S-T 段的改善较为明显(有效率 76.9%)，说明本品对左室前壁的供血不足者有一定的改善作用。本组中服药后胃内不适 2 例，大便次数增多 3 例，余无不良反应。--《新医药学杂志》上海第二医学院附属第三人民医院冠心病防治小组，等，1974，(3)：20

瓜蒌子

【别名】 瓜蒌子《药典》，栝楼子《雷公炮制论》，瓜蒌仁《丹溪心法》，栝楼仁《药性类明》，瓜米《四川中药志》。

【来源】 为葫芦科植物栝楼 *Trichosanthes kirilowii* Maxim. 的种子。

【原植物】 参见"瓜蒌"。

【采收加工】 秋季分批采摘成熟果实，将果实纵剖，瓜瓤和种子放入盆内，加木灰反复搓洗，取种子冲洗干净后晒干。

【性状鉴别】 卵状椭圆形，扁平，长1.1～1.8cm，宽0.6～1.2cm，厚约3.5mm。表面光滑，淡棕色或棕褐色。沿边缘有1圈不甚明显的棱线，顶端稍尖，有1色浅的短条状种脐，基部钝圆或稍偏斜。种皮坚硬，剖开后内表面淡绿色，子叶2片，富油性。气微，味淡，有油腻感。见（图608）

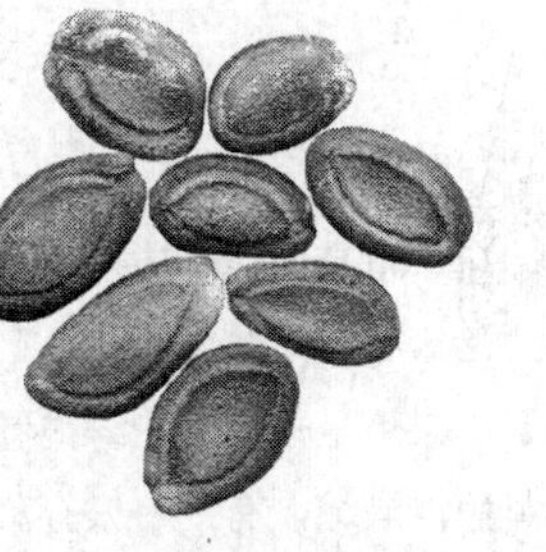

（图608）瓜蒌子外形

【显微鉴别】 种子横切面：种皮表皮细胞1列，长方形，长36～55μm，直径10～22μm，壁具条状增厚纹理，在棱线处表皮细胞延长呈栅状；外被角质层。厚壁细胞6～15列，壁木化；外侧细胞较小，向内细胞大小不 ，排列不规则；最内1～2列为石细胞，石细胞类方形或多角形，壁厚10～15μm，排列紧密。腔隙薄壁组织为4～6列星状细胞，壁微木化。色素层细胞挤压皱缩，界线不清楚。种脊维管束位于腔隙薄壁组织两端。外胚乳外层细胞的外侧壁角质化，其余细胞皱缩，内胚乳细胞1列，类长方形，内含脂肪油滴及糊粉粒。子叶细胞充满糊粉粒及脂肪油滴。

【主含成分】 富含油脂，脂肪油含量约26%，其中饱和脂肪酸占30%，不饱和脂肪酸占66.5%，以栝楼酸(*trichosanic acid*)为主成分。从种子中分离得到2种有抗血栓形成作用的甘油酯：1-栝楼酸-2-亚油酸-3-棕榈酸甘油酯(*1-trichosanoyl-2-linoleoyl-3-palmitoyl-glucerin*)，1-栝楼酸-2，3-二亚油酸甘油酯(*1-trichosanoyl-2，3-dilinoleoyl-glycerin*)以及1，3-二栝楼酸-2-亚油酸甘油酯(*1，3-ditrichosanoyl-2-linoleoyl glycerin*)等。种子油中含有多种甾醇成分：菜油甾醇(*campesterol*)，豆甾醇(*stigmasterol*)，7-菜油甾烯醇(*7-campestenol*)，谷甾醇(*sitosterol*)，7，22-豆甾二烯-3-醇(*7，22-stigmastadien-3-ol*)，7，25-豆甾二烯-3-醇(*7，25-stigmastadien-3-ol*)，7，24-豆甾二烯-3-醇(*7，24-stigmastadien-3-ol*)，7，22，25-豆甾三烯-3-醇(*7，22，25-stigmstatrien-3-ol*)，α-菠菜甾醇(*α-spinasterol*)，7-豆甾烯醇(*7-stigmastenol*)，5，25-豆甾二烯醇(*5，25-stigmastadienol*)等。种子还含三萜类成分：栝楼萜二醇(*karounidiol*)，栝楼萜二醇-3-苯甲酸酯(*karounidiol-3-benzoate*)，7-氧代二氢栝楼萜二醇(*7-oxodihydrokarounidiol*)，5-去氢栝楼萜二醇(*5-dehydrokarounidiol*)。又含多种氨基酸，以谷氨酸(*glutamic acid*)，精氨酸(*arginine*)，天冬氨酸(*aspartic acid*)和亮氨酸(*leucine*)含量较高。还含一种能使核糖体失去活性的栝楼糖蛋白(*trichokirin*)。

【药理】 （1）**泻下作用** 栝楼仁所含脂肪油致泻作用较强。

（2）**抑制血小板聚集** 栝楼仁的主要成分栝楼酸，对胶原、二磷酸腺苷、肾上腺素刺激的血小板聚集有浓度依赖性抑制作用，抑制效价和亚麻酸(LNA)大致相同，其机制是抑制血小板环氧合酶的活性，减少血栓素(TXA2)的产生而引起的，而12HETE产生增加是它的继发性结果。

（3）**抗癌作用** 栝楼仁体外有抗癌作用。从栝楼种子提取出的栝楼子糖蛋白具有核糖体灭活作用，栝楼子糖蛋白偶联单克隆抗体(抗原为Thyl，2)可选择性杀灭表达Thyl，2抗原的白血病细胞；栝楼子糖蛋白免疫毒素进入细胞的机制与蓖麻毒蛋白A链免疫毒素不同，前者在体内应用前景更好。

（4）**其他作用** 栝楼子、仁均有扩张豚鼠离体心脏冠脉作用。从栝楼子中提纯出一植物凝集素(57KDa糖蛋白)，不促进人体淋巴细胞有丝分裂。

（5）**毒性** 内服过量栝楼仁可引起胃部不适、恶心呕吐和腹痛泄泻。

【炮制】 （1）**炒瓜蒌子**：取净瓜蒌子，置热锅内，用文火加热，炒至鼓起，取出，放凉。炒后寒性减弱，长于润肺化痰。

（2）**蜜瓜蒌子**：取炼蜜用适量开水稀释后，加入捣碎的瓜蒌子拌匀，闷透，置热锅内，用文火加热，炒至颜色加深，不粘手为度，取出，放凉。每栝楼子100kg，用炼蜜5kg。蜜炙能增强润肺止咳作用。

（3）**瓜蒌子霜**：取净瓜蒌子，碾成泥状，用布包严后蒸至上气，压去油脂，碾细。制霜后滑肠作用显著减弱，且可除去恶心呕吐作用。

饮片性状：①炒瓜蒌子微鼓起，表面呈微黄色，具香气。②蜜瓜蒌子表面深黄色，微最光泽，有甜味，具香气。③瓜蒌子霜为黄白色松散粉末，微显油性。

【性味归经】 味甘、微苦，性寒。归肺、胃、大肠经。

【功用主治】 清肺化痰，滑肠通便。主治痰热咳嗽，肺虚燥咳，肠燥便秘，痈疮肿毒。

《食疗本草》："下乳汁，又治痈肿。"

《日华子》："补虚劳，口干，润心肺。疗手面皴，吐血，肠风泻血，赤白痢。"

《品汇精要》："消结痰，散痈毒。"

《本草蒙筌》："一切血瘕并治。"

《药品化义》："利热痰老痰。"

《药性切用》："主润燥豁痰。"

《要药分剂》："炒黄酒服，止一切血。"

《本草再新》："解郁，祛风，生津止渴，止腰腿痛。"

《衷中参西录》："其开胸降胃之力较大，""且善通小便。"

《饮片新参》："清肺，化热痰；润肠，通大便。"

【临床应用】 （1）**用于痰热咳嗽**。瓜蒌子甘寒清润，化痰泄热，为治热痰燥痰之要药。用于热痰内结，咳嗽喘急，痰黄稠粘，每与其他清热化痰之品如黄芩、杏仁、半夏配伍，如《医方考》清气化痰丸；或与黄连、杏仁、竹沥等配用；若肺痈咳吐脓血，常与桔梗、薏苡仁等配伍，如《济生方》桔梗汤。

（2）**用于肠燥便秘**。栝楼子质润多脂，有滑肠通便之功，单用或与火麻仁、郁李仁等同用于燥热便秘。

（3）**用于痈疽恶疮**。栝楼子能化痰散结消肿，可配伍乳香、没药等活血祛瘀药.如《百一选方》神仙灵宝膏。

【用量用法】 内服：煎汤，9～15g，或入丸、散。外用：研末调敷，适量。

【使用注意】 脾胃虚冷作泄者禁服。反乌头。胃弱者宜去油取霜用。

《本草经集注》："恶干姜，畏牛膝、干漆，反乌头。"

《本草汇言》："脾胃虚冷作泄者勿服。"

《本草正》："气味悍劣，善动恶心呕吐，中气虚者不宜用。"

《药性纂要》："如胃弱者宜去油取霜用。"

【附方】 （1）**治肺脏蕴热痰嗽，胸膈塞满**：瓜蒌子(去壳，别研)、半夏(汤泡七次，焙，取末)各一两。上件和匀，生姜自然汁打面糊为丸，如梧桐子大，每服五十丸，食后用姜汤送下。--《济生续方》之"半夏丸"

（2）**治诸咳嗽不止，不拘寒痰、热痰、风痰、湿痰、气闭痰、食积痰**：用栝楼仁一斤，去壳，研细，绞去油，净霜三两，配陈胆星、川贝母各一两和匀。每遇痰证，除虚劳血痰不治外，每用一钱。寒痰，用生姜汤调下；热痰，灯心汤下；风痰，用制附子三分煎汤下；湿痰，白术汤下；气闭痰，牙皂汤下；食积痰，枳实汤下；如气虚不运生痰，浓煎人参汤下。--《本草汇言》

（3）**治胸膈痛彻背，心腹痞满，气不得通及治痰嗽**：大栝楼去穰取子，熟炒别研，和子皮面糊为丸，如梧桐子大，米饮下十五丸。--《医准》

（4）**治胃气痛方**：瓜蒌一个，取仁炒熟。煎酒服，连服六七日。--《万氏秘传外科心法》

（5）**治伤寒热盛发黄**：用栝楼霜五钱，白汤调服。--《本草汇言》

（6）**治大便燥结**：栝楼子、火麻仁各9g，水煎服。--《山西中草药》

（7）**治发背诸恶疮**：瓜蒌5个(取产细研)，乳香5块(如枣子大，亦细研)。以白砂蜜一斤，同熬成膏，每服二三钱，温酒化下，日进二服，无不立效。--《百一选方》之"神仙灵宝膏"

（8）**治小便不通，因伤火酒炙，并秽垢败精不行，胀闭溺窍**：用栝楼霜五钱，川牛膝一两(微炒)。共为极细末和匀。每服三钱，白汤调送。--《本草汇言》

（9）**下乳汁**：栝楼子淘洗控干，炒令香熟，瓦上榻令白色，为末。酒调下一匕，合面卧少时。--《姚僧垣集验方》

（10）**疗胞衣不下**：栝楼实一个，取子，研令细，酒与童子小便各半盏。煎至七分，去滓温服。--《妇人良方》

（11）**治产后恶露不尽，或经后瘀血停滞肠胃作痛**：薏苡仁四钱，桃仁、牡丹皮、瓜蒌仁各二钱。水二钟，煎八分，食前并空心服。--《外科正宗》

（12）**治热游丹毒**：栝楼子仁(末)二大两，酽醋调涂。--《产乳集验方》

瓜蒌皮

【别名】 瓜蒌皮《药典》，栝楼皮《雷公炮制论》，栝楼壳《中药形性经验鉴别法》，瓜壳《四川中药志》。

【来源】 为葫芦科植物栝楼 *Trichosanthes kirilowii* Maxim. 的果皮。

【原植物】 参见"瓜蒌"。

【采收加工】 取成熟的瓜蒌果实，用刀切成2～4瓣至瓜蒂处，将种子和瓤一起取出，平放晒干或用绳子吊起晒干。

【显微鉴别】 （1）粉末特征：浅橙黄色。外果皮细胞多角形，长径19～57μm；气孔不定式；石细胞多角形或类疗形，直径20～62μm，棕黄色，壁厚4～11μm，纹孔较细密，胞腔甚大；木纤维狭长纺锤形，直径15～47μm，末端有时分叉，壁有裂隙状纹孔；中果皮内层薄壁细胞不规则多角形，内果皮细胞条状，壁极薄，两层细胞长径常互相垂直；草酸钙结晶不规则块状，直径9～38μm。

（2）果皮横切面：外果皮细胞1列，为近方形角质化厚壁细胞，外壁及侧壁均增厚，内为数层色素细胞，其下为石细胞环带，环的内侧为宽广的薄擘组织，其中有多数双韧型维管束，木质部多向外弯曲。本品薄壁细胞含少量草酸钙结晶。见(图609)

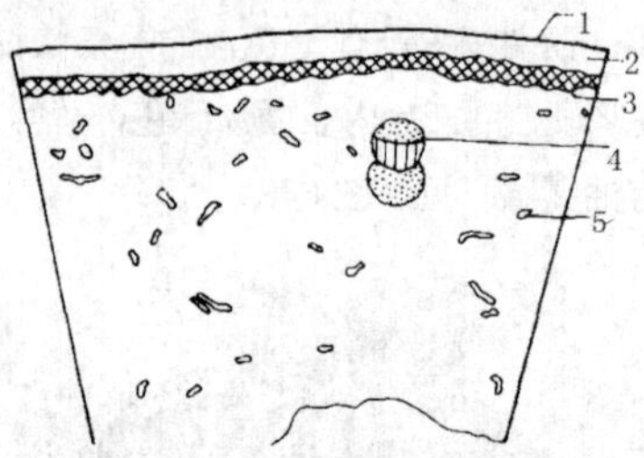

（图609）**瓜蒌皮横切面简图**

1.外表皮 2.色素层 3.石细胞环 4.大维管束 5.小维管束

【性状鉴别】 果瓣呈舟状，边缘内卷曲，长7～10cm。外表面橙红色或橙黄色，皱缩，有的有残存柱基或果梗残迹，内表面黄白色。质较脆，易折断。具香甜气，味甘、微酸。

【主含成分】 果皮：均含少量挥发油，其中挥发性的酸性部分有壬酸(*nonanoic acid*)，癸酸(*capric acid*)，月桂酸(*1auric acid*)，肉豆蔻酸(*myristic acid*)，支链十四烷酸，3种支链十五烷酸，正十五烷酸(*pentadecanoic acid*)，支链十六烷酸，棕榈油酸(*palmitoleic acid*)，棕榈酸(*palmitic acid*)，亚油酸(*1inoleic acid*)，亚麻酸(*1inolenic acid*)和硬脂酸(*stearic acid*)。以棕榈酸的含量最高，其次是亚麻酸和亚油酸。栝楼皮中的月桂酸和肉豆蔻酸的含量大大高于中华栝楼皮中的含量，而栝楼皮中的硬脂酸的含量又大大低于中华栝楼皮中的含量。还含7-豆甾烯醇(*△7-stigmasteno1*)，7-豆甾烯醇-β-D-葡萄糖甙(*△7-stigmastenol-β-D-glucopyranoside*)，β-菠菜甾醇(*β-spinastero1*)以及一组以二十二烷醇(*docosano1*)与二十四烷醇(*tetracosano1*)为主的饱和脂肪醇混合物和一组以棕榈酸，硬脂酸和二十二烷酸(docosanoic acid)为主的饱和脂肪酸混合物。又含苏氨酸(*threonine*)，丝氨酸(*serine*)，天冬氨酸(*aspartic acid*)，谷氨酸(*glutamic acid*)，脯氨酸(*proline*)，甘氨酸(*glycine*)，丙氨酸(*alanine*)，半胱氨酸(*cysteine*)，缬氨酸(*valine*)，蛋氨酸(*methionine*)，异亮氨酸(*isoleucine*)，亮氨酸(*1eucine*)，酪氨酸(*tyrosine*)，苯丙氨酸(*phenylalanine*)，赖氨酸(*1ysine*)，组氨酸(*histidine*)，精氨酸(*arginine*)等17种氨基酸和钾、钠、钙、镁、铜、锌、铁、锰、钴、镍、锶等ll种无机元素。

【药理】 （1）**对心血管系统的作用** ①扩张冠脉：瓜蒌注射液(用瓜蒌皮提取制成)能显著扩张豚鼠离体心脏的冠脉。每lml灌注液中含生药量为2.5mg或5.0mg时，可使冠脉流量分别增加55％或71％。在离体兔心试验中也取得类似结果。瓜蒌注射液对垂体后叶素引起的离体豚鼠心脏冠脉流量减少也有明显的拮抗作用。②抗心肌缺血：瓜蒌注射液对垂体后叶素引起的大鼠心肌缺血有明显的保护作用；对异丙肾上腺素所致大鼠心肌缺血也有保护作用，瓜蒌可降低心肌脂质过氧化程度，提高SOD活性，减少心肌游离脂肪酸(FFA)的产生，并可提高ca^{2+}-Mg^{2+}ATPase活性以降低胞内ca^{2+}超载。瓜蒌注射液对家兔心肌缺血再灌注损伤有保护作用，它能减轻缺血再灌注区丙二醛(MDA)的升高反应，提高SOD活性。缩小梗死范围，降低再灌注性出血等作用。③扩张微血管及改善微循环：静注瓜蒌注射液l0g(生药)/kg时，能使正常家兔肠系膜微动脉直径显著增大，lmin后尚未恢复，提示有扩张微血管作用。瓜蒌可对抗去甲肾上腺素、氯化钾引起的大鼠主动脉条收缩反应。瓜蒌注射液能明显延缓缺氧家兔微循环障碍的发生，其机制可能与增加红细胞的表面电荷有关。④抑制血小板聚集：瓜蒌注射液体外能明显抑制ADP或AA诱导的家兔血小板聚集性和TXA，合成释放反应。对ADP或胶原诱导的大白鼠血小板聚集也有明显抑制作用。能明显抑制家兔结扎冠脉所致的血小板聚集和TXB2的变化，显著缩小梗塞范围。⑤耐缺氧：瓜蒌注射液能明显提高小鼠对常压、低压缺氧的耐受力；对预先皮下注射异丙肾上腺素的小鼠，在低压缺氧下也能提高存活率；此注射液不延长司可巴比妥钠对小鼠睡眠时间，提示其提高耐缺氧能力的作用与中枢神经系统无关。⑥抗心律失常：腹腔注射瓜蒌皮水煎剂2.5g(生药)/kg可明显延长正常大鼠心电图的P-R、Q-T、R-R间期，对氯化钙诱发的大鼠室颤和毒毛花苷G所致的豚鼠心律失常有明显的预防作用，对由乌头碱所致的大鼠心律失常有使心律失常潜伏期延长的趋势，但统计学无显著差别。

（2）**祛痰作用**：动物实验证明，自瓜蒌皮分离的总氨基酸有良好的祛痰效果。

（3）**泻下作用**：瓜蒌皮中一种酸性醇不溶物是强烈的致泻物质。

（4）**抗癌作用**：瓜蒌皮的体外抗癌效果比瓜蒌仁好，且以60％乙醇提取物的作用最强。自瓜蒌皮的醚浸出液中得到的类白色非晶体性粉末，也有体外抗癌作用。

（5）**毒性**：瓜蒌注射液的毒性甚低，小鼠腹腔注射LD_{50}为363±33g/kg，静注LD_{50}为306±22g/kg，犬亚急性毒性试验，每日30g/kg，静注21天，除个别犬在给药第3星期胃纳差，部分犬给药后出现肝细胞局部轻度浊肿外，也未见其他明显毒性反应。体重、心电图、血象，肝功，肾功，尿常规均无明显变化。镜检，心、脾、肺、肾及肾上腺均未见异常。

【炮制】 （1）**炒栝楼皮**：取栝楼皮丝置锅内，用文火加热，炒至棕黄色，略带焦斑，取出放凉，筛去灰屑。

（2）**蜜栝楼皮**：取炼蜜用适量开水稀释后，加入栝楼皮丝，拌匀，闷透，置锅内，用文火加热，炒至棕黄色不粘手为度，取出放凉。每栝楼皮100kg，用炼蜜25kg。

饮片性状：①炒栝楼皮 黄棕色，略带焦斑。②蜜栝楼皮 黄红色，有光泽，味甜。

【性味归经】 味甘、微苦，性寒。归肺、胃经。

【功用主治】 清肺化痰，利气宽胸散结。主治肺热咳嗽，胸胁痞痛，咽喉肿痛，乳癖乳痈。

《药性切用》："主宽胸除热。"

《药笼小品》："能和肝阳，开胸涤痰。"

《本草便读》(张秉成)："清于肺部。"

《衷中参西录》："敛肺，宁嗽，定喘。"

《饮片新参》："化热痰，生津润肺。"

《江苏省植物药材志》："为镇咳镇静药，有解热利尿的效能，治急性气管炎、咳嗽、胃闷、胃痛，能利膈，宽胃，豁痰，宁咳，并治黄疸、水肿，解酒。"

《四川中药志》(1960年版)："治咽喉疼痛，大便燥结及乳痈。"

《重庆草药》："除火清热，治肠热，止血。"

《上海常用中草药》："清热化痰，宽胸利气，消痈肿。"

【临床应用】 （1）**用于肺热咳嗽**。瓜蒌皮长于清肺化痰，又能利气宽胸，为肺热咳喘，痰涎壅盛常用之品。《时病论》清宣金脏法，用本品配牛蒡子、川贝母、马兜铃，治疗热烁肺金，咳逆胸闷，身体发热；若喘促不宁，痰涎壅滞，大便闭结，肺气不降者，常用本品配杏仁、大黄等泻热定喘，如《温病条辨》宣白承气汤。

（2）**用于胸胁痞痛**。对于痰热壅结不甚之一般胸胁疼痛，或大便不实而不宜于瓜蒌仁之滑润者，用瓜蒌皮亦效。可单用或与薤白、半夏同用，痰热互结者加黄连。

（3）**用于乳癖**。瓜蒌皮利气散结，为治乳癖要药。如现代临床上用于治疗乳腺小叶增生，有较好疗效。常配夏枯草、海藻等软坚散结之品及当归、赤芍药等活血药同用。

《上海常用中草药》："治肺热咳嗽，咳吐黄痰或浓痰、肺痈等，可配合大青叶、冬瓜子、生苡仁、前胡等；治胸痛可配合薤白头；肋痛可配合丝瓜络、枳壳等；乳痈肿痛，可配合蒲公英等。"

【用量用法】 内服：煎汤，9～12g，或入散剂。外用：烧存性研末调敷，适量。

【使用注意】 脾虚者慎服。反乌头。

《本草经集注》："恶干姜，畏牛膝、干漆，反乌头。"

《四川中药志》(1960年版)："凡脾胃虚寒，无湿热者忌用。"

【附方】 （1）**治阳明温病，下之不通，喘促不宁，痰涎壅滞，脉右寸实大，肺气不降**：生石膏五钱，生大黄三钱，杏仁粉二钱，栝楼皮一钱五分。水五杯，煮取二杯，先服一杯，不知，再服。--《温病条辨》之"宣白承气汤"

（2）**治胸闷咳嗽**：栝蒌果皮15g，陈皮9g，枇杷叶(去毛)9g，水煎服，冰糖为引。--《江西草药》

（3）**治肺痈**：瓜蒌皮、冬瓜子各15g，薏苡仁、鱼腥草各30g，煎服。

（4）**治肋间神经痛**：瓜蒌皮15g，柴胡4.5g，丝瓜络12g，郁金、枳壳各9g，煎服。(3～4方均出自《安徽中草药》)

（5）**治咽喉肿痛，语声不出**：瓜蒌皮(细锉，慢火炒赤黄)、白僵蚕(去头，微炒黄)、甘草(锉，炒黄色)各等分。上为细末，每服一二钱，用温酒调下，或浓生姜汤调服，更用半钱绵裹，噙化咽津亦得，并不计时候，日二两服。--《御药院方》之"发声散"

（6）**治热病头痛发热**：大栝楼一枚，去瓤，细锉，磁器中热汤泡服。--《鱼孚溪单方选》

（7）**治牙疼**：露蜂房、瓜蒌皮等分，烧灰去火毒擦牙。或以乌桕根、韭菜根、荆柴根、葱根四味煎汤温漱。--《世医得效方》

（8）**治疗喘息型气管炎及肺心病哮喘**：用栝楼皮制成灭菌水溶液(每1ml相当于生药5g)，每次用12～16ml静注，每日1次，10～15天为1疗程。观察35例，其中喘息型气管炎13例，肺心病哮喘22例，年龄最大73岁，最小18岁。观察结果：控显率45％，总有效率82.5％。对轻、中、重度病情具有同样效果，但病程愈长，疗效愈差。主要副反应为唇麻、身热，少数病例有气喘、头晕、恶心等。继续用药无影响，不必停药。

（9）**治疗冠心病**：用瓜蒌注射液(每支2ml，含瓜蒌生药10g)4ml，每日肌注1次；或8ml，加入于50％葡萄糖20nll中，每日静注1次；或12ml加入5％或10％葡萄糖250～500ml，每日静滴1次。半个月为1疗程(大部分采用肌注，少部分静注，极个别静滴)。共治疗25例，其中冠心病心绞痛型22例(包括陈旧性前间壁心肌梗死1例，提示高侧壁小灶性心肌梗死1例，同时伴心律失常4例，伴高血压8例)；心律失常型3例(伴高血压1例)。中医分型：气滞血瘀兼阴虚9例(有心绞痛8例)；兼阳虚1例(伴心绞痛)；兼阴阳两虚14例(有心绞痛13例)；气滞血瘀兼痰浊1例。结果：伴心绞痛22例，疗效显著者17例，改善3例，无效2例。对轻、中、重度心绞痛均有效，尤其对中重度的效果更显著。心电图复查，疗效显著者12例次，改善2例次，无效10例次，加重1例次。在中医分型中，似对阴阳两虚，气滞血瘀型效果较好。但本品没有显著的降压和降脂作用。

天花粉

【别名】 天花粉《本草图经》，栝楼根《本经》，白药《本草图经》，瑞雪《纲目》，天瓜粉《重庆堂随笔》，花粉《增订伪药条辨》，屎瓜根《四川中药志》，栝楼粉、蒌粉《药材学》。

【来源】 为葫芦科植物栝楼 *Trichosanthes kirilowii* Maxim. 的根。

【原植物】 参见“瓜蒌”。

【采收加工】 春、秋季均可采挖，以秋季采者为佳。挖出后，洗净泥土，刮去粗皮，切成10～20cm长段，粗大者可再切对开，晒干。

【性状鉴别】 不规则圆柱形、纺锤形或瓣块状，长8～40cm，直径2～5cm。外皮黄棕色，有纵皱纹及横长皮孔；外皮刮去后较光滑，黄白色，有横皱纹及残留栓皮斑块，纵剖面可见黄色纵条纹。质坚实，断面淡黄白色，粉性，导管孔明显，略呈放射状排列。气微，味微苦。见(图 610)

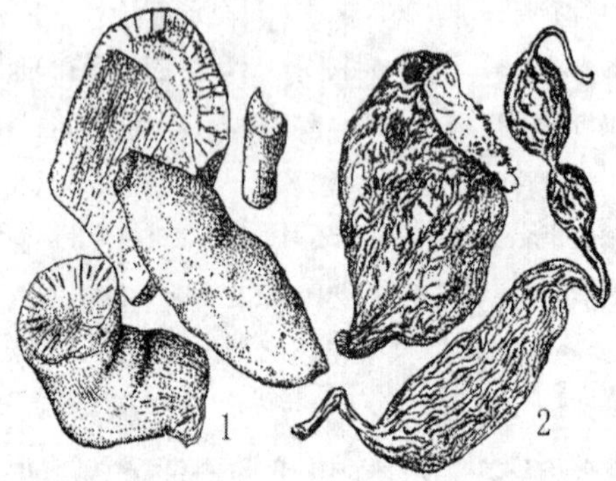

（图 610）**天花粉（瓜蒌根）外形**

1.刮皮天花粉 2.带皮天花粉

【显微鉴别】 （1）根横切面：木栓层为14～20列木栓细胞，黄色。皮层有1～4列石细胞断续排列成环，石细胞长方形、椭圆形或多角形，长至180μm，直径至140μm。韧皮部较窄。形成层不明显。木质部宽广，导管3～5(～10)个成群，或单个散在，直径至360μm，次生木质部束常排列为一次二歧状，有的木质部导管附近常有木间韧皮部。本品薄壁细胞含淀粉粒。见(图 611)

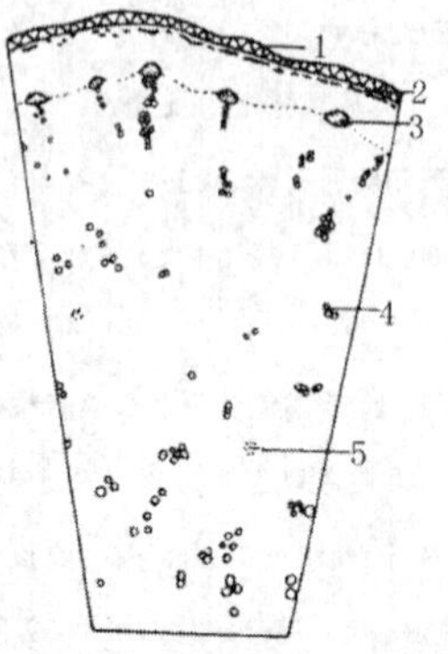

（图 611）**瓜蒌根横切面简图**

1.木栓层 2.石细胞环 3.韧皮部 4.导管 5.斜走导管

（2）粉末特征：淡黄白色。淀粉粒单粒较少，类圆形，直径5～35(～45) μm，脐点点状、短缝状或人字状，大粒层纹明显；复粒多见，由2～14（～18）分粒组成，常有1～3个大分粒与10多个小分粒复合；石细胞类方形、类长方形、类三角形或类圆形，少数有短钝的突起或分枝，直径40～140μm，有的长达180μm，壁厚4～15(～20) μm，有的一侧壁较薄，纹孔、孔沟细密，层纹多不明显；具缘纹孔导管多破碎，完整者直径约至400μm，具缘纹孔直径 6～9μm，排列紧密；木纤维多为纤维管胞，常碎断，直径 30～50μm，壁厚 4～8μm。此外，有木薄擘细胞及韧皮纤维。见(图 612)

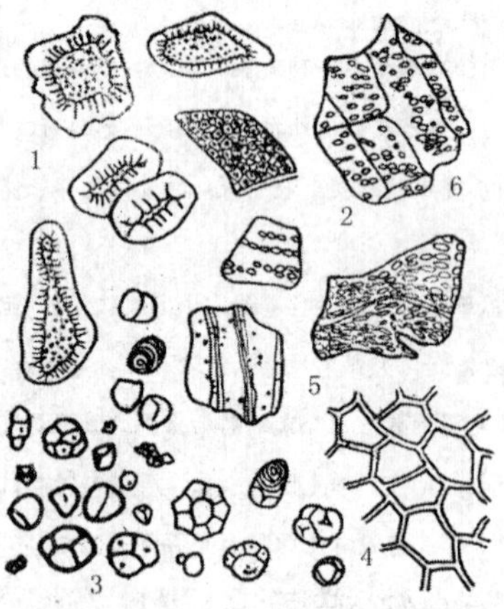

（图 612）**瓜蒌根粉末特征**

1.石细胞 2.导管 3.淀粉粒 4.木栓细胞 5.纤维 6.含淀粉粒的木薄壁细胞

【理化状鉴别】 取本品粉末2g，加50%乙醇20ml，超声处理30分钟，滤过，滤液作为供试品溶液。另取瓜氨酸对照品，加50%乙醇溶解，制成每1ml含1mg的溶液，作为对照品溶液。吸取上述供试品溶液6μl及对照品溶液1μl，分别点于同一硅胶G薄层板上，以正丁醇-无水乙醇-冰醋酸-水(8：2：2：3)为展开剂，展开，取出，晾干，喷以茚三酮试液，在105℃烘至斑点显色清晰。供试品色谱中，在与对照品色谱相应的位置上，显相同颜色的斑点。

【主含成分】 **鲜根汁**：分离出天花粉蛋白(*trichosanthin*)，还得到多种氨基酸：α-羟甲基丝氨酸(*α-hydroxymelhylserine*)，天冬氨酸(*aspartic acid*)，苏氨酸(*threonine*)，丝氨酸(*serine*)，谷氨酸(*glutamic acid*)，瓜氨酸(*citrulline*)，甘氨酸(*glycine*)，缬氨酸(*valine*)，酪氨酸(*tyrosine*)，苯丙氨酸(*phenylalanine*)，组氨酸(*histidine*)，赖氨酸(*lysine*)，精氨酸(*arginine*)，鸟氨酸(*ornithine*)以及肽类(*peptide*)，核糖(*ribose*)，木糖(*xylose*)，阿拉伯糖(*arabinose*)，葡萄糖(*glucose*)，半乳糖(*galactose*)等.

鲜根：还含7-豆甾烯-3β-醇(*stligmasta-7-en-3β-ol*)，7-豆甾烯-3β-醇-3-O-β-D-吡喃葡萄糖甙(*stigmasta –7-en-3β-ol-3-O-β-D-glucopyranosjde*)，泻根醇酸(*bryonolic acid*)，葫芦苦素(*Cucurbitacin*)B及D、23，24-二氢葫芦苦素(*23，24-dihydrocucurbitacin*)B。

根：含降血糖作用的多糖：栝楼根多糖(*trichosan*)A、B、C、D、E；根茎含具有抗癌和免疫活性的多糖，系由葡萄糖，半乳糖，果糖(*fructose*)，甘露糖(*mannose*)，木糖和小量蛋白质组成。

【药理】 （1）**致流产和抗早孕作用** 给孕期10～12d小鼠皮下注射天花粉蛋白粗制剂0.2mg/只，5天后止孕有效率在75%以上，给孕期30天以上的犬肌注 0.5mg/kg，可使胎犬死亡并娩出。给孕期 l4d 左右的家兔肌内注射 4mg/只或阴道内给药 32mg/只，也有致流产作用。结晶天花粉蛋白脂质体(TPL)腹腔注射抗早孕剂量为 2μg/只，而单纯天花粉剂量为 40μg/只，其抗孕率各为 66.7％与 70％，小鼠腹腔注入 8μg/只 TPL 混悬液，其抗早孕率为 83.3％，说明小剂量 TPL 即有明显的抗早孕活性。注射用天花粉能促进妊娠后期大鼠娩出胎鼠，并增强其在位子宫的自发活动，还可提高妊娠大鼠子宫 $PGF_{2\alpha}$ 含量，对动物血浆和子宫孕酮浓度则无明显影响。结果提示，该药促进子宫 $PGF_{2\alpha}$ 合成和释放是增强妊娠子宫自发活动的重要原因。天花粉能增强假孕兔的子宫自发活动，并增强子宫肌条对 15-Me-$PGF_{2\alpha}$ 和催产素的反应，但对假孕兔的子宫 $PGF_{2\alpha}$ 和 PGE 含量、子宫肌离体释放量以及子宫组织形态均无明显影响，提示天花粉增强妊娠子宫活动还存在胎仔胎盘外子宫的 $PGF_{2\alpha}$ 和 PGE 无关的作用途径。体外培养试验，天花粉蛋白对孕期 5 天的兔胚泡有损伤作用。注射于早孕兔亦有明显的抗早孕作用，可使胚泡坏死、液化，终致完全吸收。天花粉蛋白引产作用原理认为是：①天花粉蛋白直接作用于胎盘的滋养层细胞，并有一定的细胞专一性；②天花粉蛋白能选择地使胎盘绒毛合体滋养层细胞变性坏死，解体的细胞碎块留在血窦中，引起凝血，造成循环障碍和进一步的大量组织坏死，胎盘绒毛坏死是原发的，循环障碍是继发的；③胎盘绒毛的损伤反映在功能方面，HCG 和甾体激素迅速下降到先兆流产的临界水平以下。由于胎盘形态和功能严重损伤的结果，破坏了母体和胎儿之间的内分泌关系和代谢物的交换，并假定可能通过尚未弄清楚的机制。引起前列腺素合成的增加，发动宫缩而导致流产。此外，天花粉蛋白可提高子宫对垂体后叶素的敏感性，并使小鼠离体子宫，免在体子宫及慢性子宫瘘管收缩增强，通过对子宫平滑肌直接兴奋而导致流产。

（2）**抗癌作用** 天花粉蛋白对滋养层细胞和绒癌细胞高度专一的亲和性，具有特殊的细胞毒作用，并证明天花粉蛋白对靶细胞的原初损伤部位是核糖体。天花粉蛋白可抑制鼠的恶性肿瘤(MBL-2)的生长。接种艾氏腹水癌细胞后，腹腔注射天花粉 0.2ml/只(5mg/kg)的小鼠无明显腹水，生存期明显延长。腹腔注射 5mg/kg，对小鼠实验性肝癌腹水型也有一定治疗作用，可减少腹水量，延长存活期。对移植性肝癌实体瘤也有轻度抑制作用。天花粉 0.2mg/只腹腔注射，可增强荷瘤小鼠红细胞粘附免疫复合物的能力，抑制艾氏腹水癌细胞生长。精制天花粉蛋白对离体绒癌细胞增殖的抑制浓度 ID_{50} 为 16.0μg/ml，而结晶天花粉蛋白 ID_{50} 为 3.3μg/ml，天花粉多糖 1 天 s。则为 70.0μg/ml。天花粉蛋白体外可抑制肺癌细胞株(A_{549})，大肠癌细胞株(HT-29)，骨肉瘤细胞株(HDS)和人羊膜细胞株(WISH)生长，其 IC_{50} 分别为 l8.3、42.1、41.4 和 79.7μg/ml。采用 MTT 法，天花粉蛋白(TCS)对结肠癌、肝细胞癌、不同分化程度的胃癌细胞及 ras 癌基因阳性细胞(wed 均具高效直接杀伤作用，对肺腺癌细胞和 ras 癌基因阴性细胞(Ref)具轻度抑制作用，对 Hela 细胞则无作用。流式细胞仪检测证实天花粉蛋白为胃癌细胞的周期非特异性抑制药物，透射电镜表明天花粉蛋白对胃癌细胞超微结构的损害主要表现在细胞内质网与线粒体的肿胀变形。由天花粉蛋白偶联单克隆抗体而得的免疫毒素对肝癌细胞毒性很强，对治疗肝癌颇具潜力。由天花粉蛋白与抗 CEA 单抗偶联物即免疫毒素，体外毒素试验证实免疫毒素具有杀伤肿瘤细胞作用，对不同肿瘤细胞 CEA(B_3lgG)含量分析，发现这一作用与肿瘤细胞表面 CEA 含量成正比，体内实验同样表明，免疫毒素对潜伏期和生长期的人结肠癌裸鼠移植瘤有明显的抑瘤作用，其抑瘤率分别为 76～80％和 68～72％，并能延长荷瘤裸鼠生存时间，而对于宿主未出现明显的毒副反应。由天花粉蛋白和抗人黑色素瘤单抗(Ng76)构建的免疫毒素(Ng76 TCS)对体外培养的人黑色素瘤细胞 M_{21} 具有强烈的抑制活性，IC_{50} 为 5.6×10^{-10}mol/L。

（3）**对免疫系统的影响** 天花粉蛋白同时具有免疫刺激和免疫抑制两种作用。①免疫刺激作用：表现在给小鼠每只每日灌服天花粉水煎剂 65mg/0.5ml 共 7 天可使小鼠脾脏的白髓成分较对照组明显增殖，生发中心增大，边缘区增宽，IgM B 淋巴细胞及 IgM 浆细胞的数量明显增多，巨噬细胞分布区也有所扩大，提示天花粉对脾脏免疫细胞的形成和分化有促进作用。小鼠每日灌服天花粉水提液 0.5m](浓度 65mg/ml)，共 7 天，结果表明小鼠颌下腺内 PNA、DBA 受体显著增加，IgG 明显增多，酸性粘多糖也高于对照组，提示天花粉与促进唾液腺内半乳糖和乙胺半乳糖的合成以及增加机体免疫功能有关。采用被动皮肤过敏试验(PCA)观察天花粉蛋白对小鼠 IgE 抗体生成的影响，结果表明：天花粉蛋白可刺激体液免疫系统，使机体产生抗天花粉蛋白的 IgE 抗体，而 AI(OH)，佐剂可加强这一反应。②天花粉蛋白有免疫抑制作用：C_{57}BL/6N 小鼠在接受过敏原卵清蛋白免疫注射的前 1 天先注射不同剂量的天花粉蛋白，通过 PCA 滴度的比较观察天花粉蛋白对 IgE 抗体生成的影响，结果表明：用天花粉预处理小鼠的 IgE 抗体的产生都比对照组低，1μg/(25g 只)的天花粉蛋白就有明显抑制活性，而且在加强免疫后的 2 次应答表现更为显著。C_{57}BL/6J 小鼠在腹腔注射 4×108 羊红细胞(SRBC)的前 2d,腹腔注射天花粉蛋白 100μg/(25g 只)，4d 后.用改良的溶血空斑试验对脾脏内的空斑形成细胞(PFC)进行计数，免疫注射后的第 7 天，14d，2ld.分别测定免疫小鼠血清凝集素的滴度，结果表明天花粉蛋白可显著抑制 PFC 的形成和血清凝集素的抗体滴度。以七结果提示天花粉蛋白对体液免疫有抑制作用。此外，天花粉蛋白也可抑制细胞免疫反应，用 C_{57}BL/6J 小鼠的脾细胞、淋巴细胞和胸腺细胞进行离体细胞培养，发现天花蛋白可抑制刀豆素 A(ConA)或植物血凝素(PHA)诱发的淋转，且抑制强度与剂量直接相关。采用混合淋巴细胞反应(MLR)观察同种异型抗原对 T 细胞的特异性激活作用，结果表明：l0μg/ml 天花粉蛋白可明显抑制 MLR 中的蛋白质、RNA 和 DNA 的生物合成。^{51}Cr 释放试验也显示，lμg /ml 天花粉蛋白在体外可明显抑制同种异型细胞毒 T 淋巴细胞的初次反应。体内试验表明，给 C_{57}BL/6J 小鼠腹腔注射天花粉蛋白 0.2mg/(25g 只)，连续 2d，取脾细胞做离体淋巴培养，发现小鼠的脾细胞对 Con-A 和脂多糖所诱发的淋转反应表现不同程度的抑制作用，其中 ConA 的抑制作用比对脂多糖更为明显。用 CBA 和 WHT 小鼠进一步证明，用同样剂量的天花粉蛋白 1 次腹腔注射也可明显抑制小鼠对羊红细胞所产生的迟发型超敏反应。

（4）**抗艾滋病病毒** 体外试验表明，天花粉蛋白可抑制艾滋病病毒(HIV)在感染的免疫细胞内的复制，减少免疫细胞中受病毒感染的活细胞数，其有效抑制浓度为 0.05～10μg/ml。临床资料表明，用结晶纯天花粉蛋白针剂治疗后，患者 CD4 细胞数呈上升趋势，血清 HIV 抗原水平下降，呈一定的治疗效果。天花粉有很强的抑制人免疫缺陷病毒(HIV)的 DNA 复制和蛋白质合成的作用。一种能抑制 HIV 感染和复制的蛋白质已从天花粉中分离、纯化得到，这种蛋白质被称为抗-HIVTAP29。l：400 天花粉煎剂对猴免疫缺陷病毒(SIV)亦有明显的抑制作用。对于天花粉蛋白抗 HIV 的机制，目前有如下认识：①作用于受 HIV 感染的单核一巨噬细胞内 HIV 复制特别有效。②抑制合胞体的形成，lμg/ml 的天花粉蛋白可抑制 80％合胞体的形成，2μg/ml 则可全部抑制。此外，艾滋病人静脉滴注天花粉蛋白 2 次以上之后，CD4 细胞数开始明显回升，也提示这一机制起作用的可能。③诱发免疫抑制和杀伤，其诱发免疫抑制作用通过 CD8 细胞发挥作用。

（5）**对血糖的影响** 天花粉提取液给正常家兔服用后，可使血糖升高，对饥饿兔这一作用更为明显，并增加饥饿家兔的肝、肌糖原含量。栝楼根多糖

A、B、C、E 给正常小鼠皮下注射 7 小时后，血糖明显下降，而栝楼根多糖 D 在给药 24h 后稍有降血糖作用。栝楼根多糖 A 给阿脲诱导的高血糖小鼠皮下注射 7 小时后，有显著的剂量依赖性降血糖作用。

（6）**抗菌抗病毒及破坏遗传链作用** ①抗菌：天花粉煎剂在体外对溶血性链球菌、肺炎链球菌及白喉杆菌有一定抑制作用；对金黄色葡萄球菌、伤寒杆菌、绿脓杆菌、痢疾杆菌及变形杆菌的作用均较弱。②抗病毒：采用病变抑制法和 ^{125}I 放射免疫法在 3 种细胞培养系统上测定了天花粉蛋白对 7 种病毒的抑制作用。结果表明，天花粉蛋白浓度在 10μg/ml 以下时，对细胞无明显的毒性作用，在 0.001～10μg/ml 时对乙型脑炎，柯萨奇 B)、麻疹、腺病毒 3 型、单纯疱疹病毒Ⅰ型、水泡性口炎病毒及乙型肝炎病毒等均有明显的抑制作用，并且这种抑制作用随天花粉蛋白的浓度增大而提高，浓度在 0.0lμg/ml 时可以抑制由 l00$TCID_{50}$ 病毒引起细胞病变的 50%。提示天花粉可能是继干扰素之后另一种具有广谱抗病毒作用的蛋白。③破坏遗传链：天花粉蛋白质有核酸酶活性，对 DNA 有使双螺旋松弛作用。以天花粉蛋白质与限制性内切酶同时作用于双链 DNA 时，DNA 更易于降解，说明天花粉蛋白可使双链 DNA 解链并降解单链 DNA 及 RNA。

（7）**体内过程** 天花粉蛋白肌注后 1min 即在血清中检测，4h 后达高峰，最高血药浓度约为肌注量的 5%。人体静注天花粉蛋白 GLQ223 后，血浆中的药物迅速被清除。血浆中最高药物浓度可达 876±60μg/L(36μg/kg 组)，16 小时后降为 lμg/L 左右，半衰期为 4.3h。药物主要以原形从肾脏排泄。静注后，药物首先集中于肝脏，而后经肾脏和胆汁排泄，24h 内肾脏排出率为 67%。羊膜腔内给药，天花粉蛋白只能保留在腔内，缓慢透过羊膜和胎盘屏障，进入母体血循环的药量很小。

（8）**毒性** ①过敏反应：天花粉对人、动物均可引起过敏反应。天花粉蛋白有较强的抗原性，用其给小鼠或豚鼠致敏后，再给决定注射量均呈过敏反应甚至死亡。过敏反应与天花粉引起肥大细胞的脱颗粒和组胺释放有关，此反应可用于建立筛选抗过敏药的模型。也有报道，天花粉过敏原性不强。②一般毒性试验：成年雌犬肌注天花粉蛋白粗制剂 0.2～2.0μg/kg，可出现精神委靡，食欲减退，心电图 S-T 段降低，经 3～5 天恢复正常，少数犬丙氨酸转氨酶轻度升高，并出现全身毛细血管和小静脉扩张郁血，肝、肾实质细胞轻度变性，剂量增至 3～4mg/kg 时，大部分动物在 1～2 星期后由于严重衰竭而死亡。心电图 S-T 段随病程逐渐降低，T 波明显倒置，有多发性早搏出现。肾功能检查，非蛋白氮急剧升高。可达 142.8mmol/L(200mg%)左右，同时有血钠、血氯下降，血钾升高，二氧化碳结合力降低，呈代谢性酸中毒。病理检查显示，大剂量组动物出现多脏器(包括肾上腺皮质)出血点，肾脏近曲小管大片坏死，以及肝实质细胞小灶性坏死。此外，动物用药后可见白细胞总数升高，可达 3～4 万/mm^3，嗜中性白细胞百分率增加至 90%，一星期后可降至正常。脑电图观察可见天花粉蛋白对中枢具有中等抑制作用，给兔、猴肌注或静注后均出现类似巴比妥钠引起的病理性慢波。家兔股四头肌局部刺激试验，结果发现局部有程度不等的充血及散在的点状出血。③小鼠亚急性 LD_{50} 的测定：结果为：皮下注射，观察 10 天，原汁冰干天花粉 2.26mg/只，天花粉蛋白粗制剂 0.6mg/只，透析天花粉蛋白 0.29mg/只，结晶天花粉蛋白 0.236mg/只。

【性味归经】 味甘、微苦，性微寒。归肺、胃经。

【功用主治】 清热生津，润肺化痰，消肿排脓。主治热病口渴，消渴多饮，肺热燥咳，疮疡肿毒。

《本经》："主消渴，身热，烦满，大热，补虚安中，续绝伤。"

《别录》："除肠胃中痼热，八疸身面黄，唇干，口燥，短气，通月水，止小便利。"

《新修本草》："大宜服石虚热人服之。"

《日华子》："通小肠，排脓，消肿毒，生肌长肉.消扑损瘀血，治热狂时疾，乳痈，发背，痔瘘疮疖。"

《医学启源》："《主治秘要》：心中枯渴，非此药不能除。"

《本草蒙筌》："大降膈上热痰。""治偏疝。"

《医学入门·本草》："下乳汁。"

《本草汇言》："退五脏郁热。"

《药性能毒》：（治）"热疽。""身燥瘙痒。"

《长沙药解》："舒痉病之挛急，解渴家之淋癃。"

《医林纂要·药性》："补肺，敛气，降火，宁心，兼泻肝郁，缓肝急。"

《得配本草》："除酒毒，疗热疝。"

《一本堂药选》："(疗)瘰疬结核。""扑痱子.粉汗烂。"

《本草求原》："泄心经内外之火，使肺金之气直达于小肠膀胱。"

《增订治疗汇要》："平肝火。"

《中国药用植物志》："治湿疹及其他皮肤病。"

【临床应用】 （1）**用于热病口渴**。天花粉清热邪，生津液，凡邪热伤津而见口渴者，可单用或与其他药配伍使用。如伤寒邪入少阳，寒热往来，胸胁苦满而见口渴者，张仲景以小柴胡汤去半夏加栝楼根；温病邪在卫分，表证未解而口渴较甚者，吴鞠通于银翘散中加花粉；若温病热盛，阴液耗伤，可与鲜生地、鲜石斛、麦冬等清热养阴药同用，如《时病论》清热保津法。温病热入营分，热毒炽盛，耗伤津液者，可于清热凉营，解毒开窍疗中加入本品，如《温热经纬》神犀丹。仲景《金匮》栝楼牡蛎散治百合病渴不差，用配牡蛎，同为散服；治太阳痉病，津液不能濡润的身体强，与桂枝、芍药、甘草等共用，如栝楼桂枝汤。

（2）**用于消渴**。天花粉生津止渴疗效显著，为治消渴所常用。消渴属肺肾阴虚者，可配麦门冬、生地黄等清滋肺肾药同用，如《仁斋直指方》天花散；属肺胃火盛，阴亏津伤者，可与黄连、生地黄、藕汁等泻火养阴药配伍，如《丹溪心法》消渴方；若消渴而阴两虚者，可配黄芪、葛根、知母等益气养阴之品，如《衷中参西录》玉液汤。

（3）**用于肺热燥咳**。天花粉能润肺，化肺中燥痰，凡肺热燥咳宜清宜润者，可以本品配天冬、麦冬、生地等清肺润燥之品，如《沈氏尊生书》滋燥饮。此外，《本草汇言》用本品配杏仁、贝母、桔梗，治内热痰多咳嗽；《濒湖集简方》则天花粉与人参同用，治虚热咳嗽。

（4）**用于疮疡肿毒**。天花粉清热解毒，有善通经排脓，用于疮疡早期，可促其消散，内服常配银花、白芷、穿山甲等清热疏风活血散结之品同用，例如《妇人良方》仙方活命饮，《证治准绳》天花刮毒散；本品外敷亦有效，常配黄柏、大黄等，例如《外科正宗》如意金黄散。对疮疡已溃而脓未尽者，配伍生黄芪、生甘草等同用，可收托毒排脓生肌之效。此外，本品亦可治疗肺经火盛，咽喉肿痛，配伍桔梗、荆芥、甘草等宣肺利咽之品。

（5）**现代临床试用于引产，并用于治疗恶性葡萄胎及绒毛膜**

上皮癌。均有较好疗效。

《本草经集注》："枸杞为之使。"

《本草经解》："同川连，治心火乘金消渴；同人参、麦冬，治肺津枯消渴；同麦冬、竹叶，治心火烦渴。"

《得配本草》："得乳香治乳痈，得白蜜治发黄，配牡蛎为散治百合病渴，配淡竹沥治伤寒烦渴，配赤小豆敷痈毒，入辛酸药导肿气，入滋补药治消渴。"

《衷中参西录》："疔痈初起者，与连翘、山甲并用即消；疮疡已溃者，与黄芪、甘草(皆须用生者)并用，更能生肌排脓。"

【用量用法】 内服：煎汤，9～15g，或入丸、散。外用：研末撒布或调敷，适量。

【使用注意】 脾胃虚寒、大便溏泄者慎服。反乌头。少数病人可出现过敏反应。

《本草经集注》："恶干姜，畏牛膝、干漆，反乌头。"

《本草经疏》："脾胃虚寒作泄者勿服。"

《药品化义》："但脾气虚寒者忌之，若汗下亡阳作渴亦不宜用。"

《本经逢原》："其性寒降，凡胃虚吐逆，阴虚劳嗽误用，反伤胃气，久必泄泻喘咳，病根愈固矣。凡痰饮色白清稀者，皆当忌用。"

《得配本草》："胃虚湿痰，亡阳作渴，病存表者禁用。"

《本草求原》："若木火不达，热结本于阳郁，及热淫兼于阴湿者勿用。"

【附方】 (1) **治虚劳烦热，口干舌燥，烦渴**：栝楼根、甘草(炙微赤，锉)、杏仁(汤浸去皮尖、双仁，麸炒微黄)、乌梅肉(微炒)，以上各一两。上件药，捣罗为末，煮枣肉，入少许蜜和丸如弹子大。每服以绵裹一丸含，咽津，日四五服。

(2) **治热病烦渴，诸藏不安**：以生栝蒌根，捣绞取汁，每服一合，时时服之。(1~2方均出自《圣惠方》)

(3) **治太阳痉病，身体强，几几然，脉反沉迟**：栝楼根二两，桂枝三两(去皮)，芍药三两，甘草二两(炙)，生姜三两(切)，大枣十一枚(劈)。上六味，以水九升，煮取三升，分温三服,微取汗。-- 《金匮要略》"栝楼桂枝汤"

(4) **治小便不利，有水者，其人苦渴**：栝楼根二两，茯苓、薯蓣各三两，附子一枚(炮)，瞿麦一两。上五味，末之，炼蜜丸梧子大，饮服三丸，日三服，不知，增至七八丸，以小便利，腹中和为知。--《金匮要略》之"栝楼瞿麦丸"

(5) **治下痢，口干咽燥，常思饮水，烦躁**：栝楼根、白茯苓、甘草(炙)各半两，麦门冬(去心)二钱半。上㕮咀，每服五钱，水一盏半，枣二枚(擘破)，煎至七分，去滓服，不拘时。-- 《证治准绳》之"栝楼根汤"

(6) **治消渴，日饮一石水者**：栝楼根三两，铅丹二两，葛根三两，附子一两。上四味，末之，蜜丸如梧子，饮服一丸，日三，渴则服之。春夏减附子。-- 《千金要方》

(7) **治肾虚消渴无方可治者**：天花粉、大黑豆(炒)各等分。上为末，面糊丸如梧桐子大，每服百粒，以黑豆汤吞下。-- 《卫生家宝》之"救活丸"

(8) **治内热痰多咳嗽**：用天花粉一两，杏仁、桑皮、贝母各三钱，桔梗、甘草各一钱。水煎服。-- 《本草汇言》

(9) **治虚热咳嗽**：天花粉一两，人参三钱，为末。每服一钱，米汤下。-- 《濒湖集简方》

(10) **治小儿久嗽，咯唾鲜血**：用天花粉，不拘多少，为细末，每服一钱，蜜汤调下，无时。-- 《普济方》之"独胜散"

(11) **治肝经火盛，胁肋胀闷，遍身走注疼痛**：天花粉五钱，牡丹皮、白芍药、白芥子各二钱。水煎服。-- 《本草汇言》

(12) **治男妇大小，不拘壮盛老弱，一切疸疾**：天花粉一两，茵陈五钱，水煎代茶饮。-- 《本草汇言》

(13) **治男子尿精**：瓜蒌根、泽泻、土瓜根各二两。上三味捣合下筛，以牛膝和为丸如梧子，先食服三丸良。-- 《外台》

(14) **治大风疾内热积毒**：天花粉三两，大黄三钱，朴硝二钱，甘草(炒)五钱。上为细末，面糊丸如绿豆大，每服二十丸至三十丸，白汤下。-- 《医统大全》之"解毒丸"

(15) **治䘌虫及蛲虫侵食下部**：栝楼根四两，葶苈子四分。凡二物，治合下筛，以艾汁浸绵裹，内下部中，日三易。-- 《医心方》之"栝楼散"

(16) **落胎**：瓜蒌根四两，肉桂五两，牛膝三两，瞿麦一两。上切，以水七升，煎二升三合，去滓。温分三服，服后如人行五里又进一服，无忌。-- 《妇人良方》

(17) **治胎死腹中，其证指甲青，涨闷，舌青，甚者口中作屎臭**：瓜蒌根一味，焙干为细末，每服二钱，倒流水调下，二服取效。-- 《百一选方》

(18) **治乳无汁**：栝楼根(切)一升，酒四升。煮三沸，去滓，分三服。-- 《千金要方》

(19) **治产后吹奶**：乳香一钱(研)，瓜蒌根末一两。上研令匀，温酒调二钱服。-- 《妇人良方》之"瓜蒌散"

(20) **治痘热极生风，发搐**：瓜蒌根二钱，白僵蚕一钱。慢火同炒老黄色，为末。每服二三分，薄荷汤下。-- 《赤水玄珠》之"瓜蒌散"

(21) **治痈未溃**：栝楼根、赤小豆等分为末，醋调涂。-- 《杨文蔚方》

(22) **治疮属纯阳，肿痛发热**：天花粉三两，姜黄、白芷、赤芍药各一两。上为末，茶汤调搽患处。-- 《外科枢要》之"抑阳散"

(23) **治疬核不拘久近，已破未破**：花粉、苦参各五钱，皂刺四十九个(炒黄)，土茯苓三斤。共煎汤，当茶饮。忌牛。-- 《仙拈集》之"四妙散"

(24) **治外肾肤囊肿痛**：天花粉二两，甘草三钱。上件㕮咀，每服二钱，无灰酒一盏，煎七分，空心温投。不能饮者止用水煎，少入酒同服。-- 《活幼心书》之"天花散"

(25) **治天疱疮**：用天花粉、软滑石各等分为末，水调搽。-- 《普济方》

(26) **治疮疹入眼成翳**：栝楼根半两，蛇皮二钱。上同为细末，用羊子肝一个，批开，入药末二钱，麻缠定，米泔煮熟，频与食之。小儿未能食肝，令乳母多食。-- 《阎氏小儿方论》

(27) **治喉风，牙关紧闭**：天花粉、薄荷、嫩艾叶为末。每服二钱，茶下，甚者西瓜汁下或井水，夜间服。-- 《国医宗旨》之"银钥匙"

(28) **治脾经火盛，口齿牙龈肿痛**：天花粉五钱，白芍药、薄荷各三钱，甘草一钱，水煎服。-- 《本草汇言》

(29) **用于引产(中期妊娠引产、死胎引产和抗早孕)**：早期曾用"天皂合剂"(天花粉 60mg~1g，猪牙皂 4mg)阴道给药，成功率在 90%~93%左右，但副反应较大，后改用天花粉针剂肌注或腔注(羊膜腔注射)。用量：注射用天花粉 5~8mg/人次，或精制天花粉蛋门 2mg/人次，或结晶天花粉蛋白 1.2~1.8mg/人次。注射前必须先用 0.1μg 作皮试，次以 0.2mg 作试探注射。本法自 70 年代推广以来，全国各地的病例已无法统计，见于报道者总计已在万例以上，成功率在 95%~99%左行。腔注的成功率高于肌注(多在 97%以上)。平均引产时间从 165h~80h 不等。腔注的胎儿排出时间亦较肌注为短。以上副反应有发热、头昏、咽痛、颈项不利、骨节酸痛等，偶有皮疹，肌注局部有红肿疼痛。以上副反应2～3天后自行消退，一般不需作特殊处理。腔注的副反应较肌注为轻。选用的制剂越精，相对副反应也越少。

（30）**治疗恶性滋养叶肿瘤**：各地在开展天花粉引产的同时，发现天花粉对胎盘滋养叶细胞有明显抑制作用而用于恶性葡萄胎和绒毛膜上皮癌治疗。方法有"天皂合剂"放置阴道、天花粉针剂肌注或静脉滴注。其中静脉滴注的副反应较少，因而逐渐替代了前2种方法。剂量和疗程各地报道不一致，一般首次剂量4～10mg，溶入5％葡萄糖注射液500ml内静脉缓慢滴注(滴往前先作皮试)，每隔3～5天滴注1次，3～7次为1疗程。因重复使用有耐药现象，故需逐渐加大剂量，最大剂量可达16～20mg/次，总剂量40mg左右。通常用药2～3次后可见效果。各地报道的病例数合计恶性葡萄胎近百例，除个别晚期者外全都治愈，绒癌40余例，治愈率在50％～60％左右。本品对绒癌经手术、放疗后尿妊娠反应持续阳性者有显著的扫尾疗效；对绒癌脑转移的病人配合化疗也有明最效果，但不足以治愈广泛转移的晚期病例。配用地塞米松可减轻副反应。

（31）**用于异位妊娠**：用天花粉治疗非急性大出血的宫外孕71例，年龄最小22岁，最大40岁。方法与剂量：早期曾采用注射天花粉10mg，1983年后改用结晶天花粉2.4mg肌注，均需先作皮试与试探注射。一星期后尿HCG定量无明显下降者，再追加注射1次。临床观察以治疗后尿HCG定量<312u/L而未作手术者为有效，71例中61例有效(85.9％)。尿HCG转阴时间：有效的61例中，1星期内转阴者35例(57.4％)，8～14天转阴者19例(31.2％)，最快的3天转阴，有2例超过28天转阴。注射次数：61例中有56例注射1次成功，5例注射了2次。副反应及处理同引产(见前)。（29～31均引自《中华本草》（第五本）国家中医药管理局编委会，1999：591）

紫薇

【别名】 紫薇《滇南本草》，鹭鸶花、五里香、红薇花、百日红《曲洧旧闻》，佛相花《八闽通志》，满堂红《涌幢小品》，怕痒花、猴刺脱《群芳谱》，痒痒花《滇南本草》，宝幡花、五爪金龙《湖南药物志》，狗骨头(江西)，紫金标(山东、江西)，紫兰花、阿米茶(广西)，紫荆花(贵州)，紫金花、蚊子花(广东)。

【来源】 为千屈菜科植物紫薇 *Lagerstroemia indica* L.的花。

【植物形态】 紫薇 又名猴郎达树《酉阳杂俎》，不耐痒树《曲洧旧闻》，痒痒树、搔痒树《滇南本草》，无皮树《灌圃草木识》，怕痒树、紫槿树、紫荆《湖北中草药志》，抓痒树(四川、云南)。落叶灌木或小乔木，高达7m。树皮平滑，灰色或灰褐色。枝干多扭曲，小枝纤细，有4棱，略成翅状，叶互生或有时近对生；几无叶柄；叶片纸质，椭圆形、倒卵形或长椭圆形，长2.5～7cm，宽1.5～4era，先端短尖或钝形，有时微凹，基部阔楔形或近圆形，无毛或下面沿中脉有微柔毛；侧脉3～7对。花淡红色、紫色，常呈圆锥花序顶生；花梗长3～1mm；花萼长7～10mm，萼筒外部无棱槽，先端通常6浅裂，裂片卵形；花瓣6，皱缩，长12～20mm，有长爪；雄蕊36～42，外面6枚着生于花萼上，比其余长，花药大，绿色；雌蕊1，花柱细长，柱头头状。蒴果椭圆状球形，长1～1.3cm，成熟时紫黑色。种子有翅，长约8mm。花期6～9月，果期9～12月。见（图613）

本植物的叶（**紫微叶**）、根（**紫微根**）、皮（**紫微皮**）均供药用，详见下述。

【生长分布】 喜生于阴湿肥沃的土壤上。原产于亚洲南部及澳洲北部。邹平各公园、街道边多有栽培。

【采收加工】 5～8月采花，晒干。

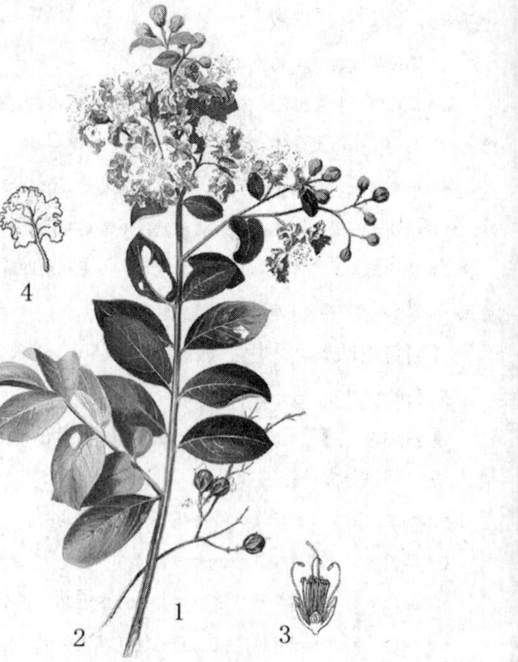

（图613）紫微

1.花果枝 2.果枝 3.去花瓣示雄蕊、雌蕊 4.花瓣

【性状鉴别】 花淡红紫色，直径约3cm；花萼绿色，长约1cm，先端6浅裂，宿存；花瓣6，下部有细长的爪，瓣面近圆球而呈皱波状，边缘有不规则的缺刻；雄蕊多数，生于萼筒基部，外轮6枚，花丝较长。气微，味淡。

【主含成分】 花含紫薇碱(*1agerine*)，印车前明碱(*1agerstroemine*)，双氢轮叶十齿草碱(*dihydroverticillatine*)，十齿草明碱(*decamine*)，十齿草次碱(*decinine*)，十齿草碱(*decodine*)等生物碱；飞燕草素-3-阿拉伯糖甙(*delphinidin-3-arabinoside*)，矮牵牛素-3-阿拉伯糖甙(*petunidin-3-arabino side*)，锦葵花素-3-阿拉伯糖甙(*malvinidin-3-arabinoside*)等花色甙。

【性味归经】 味苦、微酸，性寒。

【功用主治】 清热解毒，活血止血。主治疮疖痈疽，小儿胎毒，疥癣，血崩，带下，肺痨咳血，小儿惊风。

《滇南本草》："治产后血崩不止，崩中，带下淋沥，洗疥癞癣疮。"

《岭南采药录》："治小儿烂头胎毒。煮油搽之，煎水洗之。"

《民间常用草药汇编》："行血。"

《重庆草药》："退火，解毒，散瘀。"

《湖南药物志》："消风清热，活血止痛，解毒。"

《安徽中草药》："凉血止血。"

《青岛中草药手册》："治肺结核咳血。"

《云南中草药》："活血调经，止血消火。主治月经不调，血崩.疥疮。"

【用量用法】 内服：煎汤，10～15g，或研末。外用：研末调敷，或煎水洗，适量。

【使用注意】 孕妇禁服。

【附方】 （1）**治风丹**：紫薇花30g，煎水煮捞糟服。--《重庆草药》

（2）**治痈疽肿毒，头面疮疖，手脚生疮**：紫薇根或花研末，醋调敷，亦可煎服。--《湖南药物志》

（3）**治产后崩漏**：紫薇花、灶心土各15g，煎水，服时兑白酒少许。--《安徽中草药》

（4）**治肺结核咳血**：紫薇花、鱼腥草等量，研末，每服 9g。--《青岛中草药手册》

（5）**治小儿惊风**：(紫薇)干花 3 ~ 9g，煎服。--《恩施中草药手册》

紫薇叶 味微苦、涩，性寒。清热解毒，利湿止血。主治痈疮肿毒，乳痈，痢疾，湿疹，外伤出血。内服：煎汤，10～15g；或研末。外用：捣敷，或研末敷，或煎水洗，适量。

附方 （1）**治痈疮肿毒，刀伤**：紫薇鲜叶捣烂外敷。--《广西本草选编》

（2）**治赤白痢疾，急性传染性黄疸型肝炎**：紫薇根、叶各 15g，水煎服。--《青岛中草药手册》

（3）**治湿疹作痒**：鲜紫薇叶，捣烂，纱布包擦；或干叶煎水温洗。--《安徽中草药》

（4）**治创伤出血**：紫薇叶 30g，人发灰 4.5g，研极细末，外用。--《青岛中草药手册》

紫薇根 味微苦，性微寒。清热利湿，活血止血，止痛。主治痢疾，水肿，烧烫伤，湿疹，痈肿疮毒，跌打损伤，血崩，偏头痛，牙痛，痛经，产后腹痛。内服：煎汤，10～15g。外用：研末调敷，或煎水洗，适量。孕妇禁服。

附方 （1）**治痈疽肿毒，头面疮疖，手脚生疮**：(紫薇)根或花研末，醋调敷，亦可煎服。--《湖南药物志》

（2）**治痢疾**：紫薇根、白头翁各 15g，煎服。--《安徽中草药》

（3）**治赤白痢疾，急性传染性黄疸型肝炎**：紫薇根、叶各 15g，水煎服。--《青岛中草药手册》

（4）**治烧烫伤，湿疹**：紫薇根适量，水煎外洗。--《广西本草选编》

（5）**治偏头痛**：紫薇根 30g，猪瘦肉 60g(或鸡、鸭蛋各 1 个)，同煮服。

（6）**治牙痛**：紫薇鲜根 30g，煮猪精肉食。或煎水取汁，煮鸡蛋 2 只服。（5 ~ 6 方均出自江西《草药手册》）

（7）**治痛经**：紫薇根、丹参各 9g，制香附、益母草各 12g，川芎 4.5g，煎服。--《安徽中草药》

（8）**治关节结核**：紫薇根 60g，水煎服。并于患处隔姜艾灸，每日灸 1 ~ 2 次。--《广西本草选编》

（9）**治藤黄中毒，黄疸**：鲜紫薇根 30g，水煎糖调服。--《草药手册》(江西)

紫薇皮 味苦，性寒。清热解毒，利湿祛风，散瘀止血。主治无名肿毒，丹毒，乳痈，咽喉肿痛，肝炎.疥癣，鹤膝风，跌打损伤，内外伤出血，崩漏带下。内服：煎汤，10～15g，或浸酒，或研末。外用：研末调敷，或煎水洗，适量。

附方 （1）**治无名肿毒**：怕痒树树皮研末，调酒敷患处。--《贵州草药》

（2）**治乳房红肿**：紫荆皮 120g，打粉加蜂糖调匀外敷。--《重庆草药》

（3）**治肝炎**：怕痒树根皮、黄饭花根各 15g，煨水服。

（4）**治癣疥**：怕痒树根皮研末，调醋敷患处。

（5）**治鹤膝风**：怕痒树树皮研末，每次 3g，用酒吞服。

（6）**治产后流血不止**：怕痒树根皮、益母草、荠菜各 15g，煨水服。

（7）**治白带**：怕痒树根皮、胭脂花根、白鸡冠花各 15g，煨水服。（3 ~ 7 方均出自《贵州草药》）

（8）**治妇女月经提前，腹痛(经水鲜红者)**：紫荆皮、黄柏皮、粉丹皮各 9g，煎水服。

（9）**治跌打损伤、红肿久不消退者**：紫荆皮 90g，黄柏皮、青皮、雄黄、栀子、大黄、三棱、文术各 30g，打粉，加面粉调和外敷。（8 ~ 9 方均出自《重庆草药》）

酸石榴

【别名】 酸石榴《纲目》，楉榴《广雅》，安石榴《博物志》，丹若《酉阳杂俎》，金罂《纲目》，金庞《群芳谱》，若榴木《中国植物志》，醋石榴《海上集验方》，山力叶(东北)，海石榴(河南)，榭石榴（台湾）。

【名释】 《纲目》引《博物志》：“汉张骞出使西域，得涂林安石国榴种以归，故名安石榴。”“安石”，乃西亚古国名，波斯语 arsaces 的音译。《纲目》：“榴者瘤也，丹实垂垂如赘瘤也。”故简称石榴。

【来源】 为石榴科植物石榴 *Punica granatum* L.一种味酸的果实。

【植物形态】 落叶灌木或乔木，高通常 3～7m，稀达 10m。枝顶常成尖长刺，幼枝有棱角，无毛，老枝近圆柱形。叶对生或簇生；叶柄短；叶片长圆状披针形，纸质，长 2～9cm，宽 1～1.8cm，先端尖或微凹，基部渐狭，全缘，上面光亮；侧脉稍细密。花 1～5 朵生枝顶；花梗长 2～3mm；花径约 3cm；萼筒钟状，长 2～3cm，通常红色或淡黄色，6 裂，裂片略外展，卵状三角形，外面近顶端有一黄绿色腺体，边缘有小乳突；花瓣 6，红色、黄色或白色，与萼片互生，倒卵形，长 1.5～3cm，宽 1～2cm，先端圆钝；雄蕊多数，着生于萼管中部，花药球形，花丝细短；雌蕊 1，子房下位或半下位，柱头头状。浆果近球形，直径 5～12cm，通常淡黄褐色、淡黄绿色或带红色，果皮肥厚，先端有宿存花萼裂片。种子多数，钝角形，红色、粉红至白色，晶莹透明。花期 5～6 月。果期 7～8 月。见(图 614)

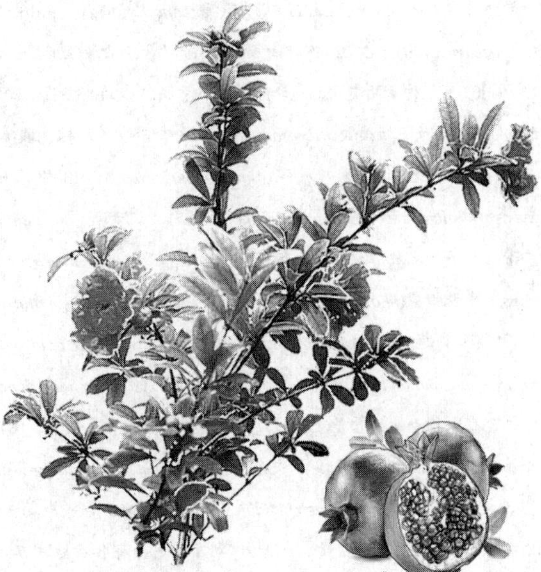

（图 614）**石榴**（1.花枝 2.果实）

本植物的果皮（**石榴皮**）、花（**石榴花**）、叶（**石榴叶**）、根（**石榴根**）均供药用，详见下述。

【生长分布】 生于向阳山坡或栽培于庭园等处。原产于中国西域，汉代传入中原。邹平各地均有种植。

【采收加工】 9～10月果熟时采收，鲜用。

【栽培要点】 **生物学特性** 喜温暖向阳的环境，耐旱、耐寒，也耐瘠薄，不耐涝和荫蔽。对土壤要求不严，但以排水良好的夹沙土栽培为宜。

栽培技术 用扦插、压条或分株繁殖。扦插繁殖，育苗移栽：在冬季进行，选取直径1cm左右粗、健壮枝条，剪成6～7节长的插条。然后在1.3m宽的苗床上，按行距33cm开横沟，深约16cm，每隔10～13cm扦插1根，露出地面约1/4，盖土压紧。培育1～2年，在冬季落叶后至早春发芽前移栽，行、株距各3m左右。压条繁殖：4月芽萌动前压条的，夏季才能生根，7～8月可分割，次春移植；7～8月压条的，当年可生根，次春同时分割和移植。分株繁殖：在冬季至早春发芽前，把树脚萌发的小苗连根挖起栽种。

田间管理 扦插萌芽后，要注意培养主干，只留1～2芽生长，其余除去。中耕除草、追肥3次，在4、6、8月进行，可施人畜粪水。移栽后，每年中耕除草3次，在4、7、9月进行；追肥2次，在3月及11月用人畜粪水、厩肥等，在树周开沟施用。冬季要修剪1次，使树冠枝条稀疏均匀。分株繁殖的管理，与育苗移栽相同。

病虫害防治 虫害有介壳虫，用50%杀螟松乳油1000倍液喷雾，每隔10日1次，连喷3～4次。

【主含成分】 果实可食用部分占果实总重的52%，其中包括78%的果汁和22%的种子。新鲜果汁含水分85.4%，总糖10.6%，果胶1.4%，有机酸(以枸橼酸计)0.1g/100ml，维生素C 0.7mg/100ml，游离氨基酸19.6mg/100ml，灰分0.05g/100ml。果汁含所有必需氨基酸，其中的缬氨酸(*valine*)和蛋氨酸(*methionine*)含量相当高。果汁还含有钾、钙、镁、钼、铜、铁、钴、铬和其他微量元素，但果汁中铁、铜、钠、镁、锌的含量均低于种子，而元素钾则例外。果胶中含糖，分别是甘露糖(*mannose*)、半乳糖(*galactose*)、鼠李糖(*rhamnose*)、阿拉伯糖(*arabinose*)、葡萄糖(*glucose*)，以及糖酸：半乳糖醛酸(*galacturonic acid*)。果皮中还含有熊果酸(*ursolic acid*)。

种子的脂类含11种脂肪酸，最主要的是辛酸(*caprylic acid*)，占36.3%，其次是硬脂酸(*stearic acid*)，占22.5%，油酸(*oleic acid*)和亚油酸(*linoleic acid*)分别占5.1%和10.3%，种子脂类中的饱和脂肪酸占总脂肪酸的83.6%。种子油主含石榴酸(*punicic acid*)即栝楼酸(*trichosanic acid*)，并含较少量的棕榈酸(*palmitic acid*)，硬脂酸，还含4-甲基月桂酸(*4-methyllauric acid*)，13-甲基硬脂酸(*13-methylstearic acid*)，十九酸(*nonadecanoic acid*)，二十一酸(*heneicosanoic acid*)，二十三酸(*tricosanoic acid*)等，但不含有油酸和亚油酸。去油的种子渣含磷脂，包括磷脂酰胆碱(*phosphatidylcholine*)，磷脂酰乙醇胺(*phosphatidylethanolamine*)，磷脂酰肌醇(*phosphatidylinositol*)，磷脂酸(*phosphatidic acid*)，溶血磷脂酰肌醇(*lysophosphatidylinositol*)，溶血磷脂酰胆碱(*lysophosphatidylcholine*)。种子渣中也含有比种子油的含量更低的石榴酸。种皮含四种花色素：飞燕草素-3-葡萄糖甙(*delphinidin-3-glucoside*)，矢车菊素-3-葡萄糖甙(*cyaniding-3-glucoside*)，飞燕草素-3，5-二葡萄糖甙(*delphinidin-3，5-diglucoside*)，矢车菊素-3，5-二葡萄糖甙(*cyaniding-3，5-digluco side*)。此外，种子中还含有β-谷甾醇(*β-sitosterol*)和甘露醇(*D-mannitol*)。

【药理】 （1）**雌性激素样作用** 石榴子油注射于摘除卵巢的成年雌性小鼠或幼年雌鼠，有雌性激素样作用。

（2）**抗菌作用** 试管稀释法，酸石榴皮煎剂1：2560对白喉杆菌，1：1280对金黄色葡萄球菌、史氏及福氏痢疾杆菌以及变形杆菌等有抑制作用。水浸剂1：40对堇色毛菌、红色表皮癣菌、奥杜盎小孢子菌及星形奴卡菌等10余种皮癣菌，均有抑制作用。

【性味归经】 味酸，性温。归肺、肾、大肠三经。

【功用主治】 生津止渴，收敛固涩，止泻止血。主治津亏口燥咽干，烦渴，久泻，久痢，便血，崩漏等病症。

《食疗本草》："治赤白痢腹痛者，取一枚并子捣汁顿服。"

《本草拾遗》："止渴。"

《蜀本草》："《图经》云：止痢。"

《纲目》："止泻痢，崩中，带下。"

《随息居饮食谱》："解渴，醒酲。"

《广西本草选编》："主治扁桃体炎，咽炎，口腔炎。"

【用量用法】 内服：煎汤，6～9g，或捣汁服，或烧存性研末服。外用：烧灰存性撒，适量。

【使用注意】 不宜过量服用。

《别录》："损人肺，不可多食。"

《食疗本草》："多食损齿令黑。"

《日用本草》："其汁恋膈成痰，损肺气，病人忌食。"

《医林纂要·药性》："多食生痰，作热痢。"

【附方】 （1）**治肠滑久痢**：醋石榴一枚，擘破，炭火簇烧令烟尽，急取出不令作灰，用瓷碗盖一宿，出火毒，捣为散。每服用醋石榴一瓣，以水一盏，煎汤调下二钱匕。久泻亦治。--《圣济总录》之"黑神散"

（2）**治小便不禁**：柏白皮三两(锉)，石榴二颗(烧为灰，细研)。上药，以水三大盏，煮柏皮，取汁二大盏，去滓。每于食前，以汁一小盏，调石榴灰二钱服之。--《圣惠方》

（3）**治诸疮**：酸石榴一枚，白矾一两。上用酸石榴札作窍子，纳白矾，慢火内深焙，烧半日存性，为散。贴之，取愈为度。--《圣济总录》之"石榴散"

甜石榴

【别名】 天浆《酉阳杂俎》，甘石榴《纲目》。

【来源】 为石榴科植物石榴 *Punica granatum* L.一种味甜的果实。

【原植物】 参见"酸石榴"。

【生长分布】 同酸石榴。

【采收加工】 9～10月果熟时采收，鲜用。

【栽培要点】 参见"酸石榴"。

【性味归经】 味甘、酸、涩，性温。

【功用主治】 生津止渴，杀虫。主治咽燥口渴，虫积，久痢。

《别录》："主咽燥渴。"

《滇南本草》："治筋骨疼痛，四肢无力，化虫，止痢，或咽喉疼痛肿胀，齿床出血，退胆热，明目。同文蛤为末，亦能乌须。"

【用量用法】 内服：煎汤，3～9g，或捣汁饮。

【使用注意】 不宜过量服用。

《别录》："损人肺，不可多食。"

《食疗本草》："多食损齿令黑。"

《日用本草》："其汁恋膈而成痰。损肺气，病人忌食。"

《医林纂要·药性》："多食生痰，作热痢。"

石榴皮

【别名】 酸石榴《纲目》，石榴壳《雷公炮炙论》，安石榴酸实壳《别录》，酸石榴皮《肘后方》，酸榴皮《纲目》，西榴皮《闽东本草》。

【来源】 为石榴科植物石榴 *Punica granatum* L.的果皮。

【原植物】 参见"酸石榴"。

【采收加工】 秋季果实成熟，顶端开裂时采摘，除去种子及隔瓤，切瓣晒干，或微火烘干。

【性状鉴别】 果皮半圆形或不规则块片，大小不一，厚1.5～3mm。外表面黄棕色、暗红色或棕红色，稍具光泽，粗糙，有棕色小点，有的有突起的筒状宿萼或粗短果柄。内表面黄色或红棕色，有种子脱落后的凹窝，呈网状隆起。质硬而脆，断面黄色，略显颗粒状。气微，味苦涩。

【显微鉴别】 （1）粉末特征：黄绿色。石细胞无色、淡黄色或黄棕色，类圆形、长方形或不规则形，有的有短分枝，枝端圆钝或膨大，有的边缘呈波状，直径25～121μm，长达238μm，壁厚5～46μm，层纹明显，孔沟有分叉，有的含棕色物；草酸钙簇晶直径 3～27μm棱角较宽；方晶直径 3～15μm；果皮表皮细胞断面观呈类方形，外壁稍厚，角质层厚 10～17μm；表面观呈圆多角形，角质层表面呈颗粒性；导管主要为螺纹导管，直径约4μm；另有网纹导管，直径至 25μm；淀粉粒单粒类圆形，直径3～7μm；复粒由2～3分粒组成；棕色块形状不规则。见(图615)

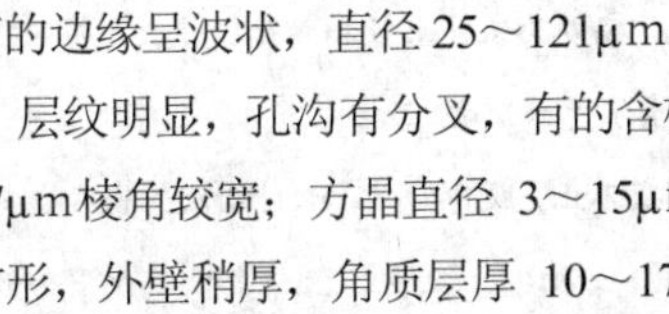

（图615）**石榴(果皮)粉末特征**

1.石细胞 2.木化薄擘细胞 3.草酸钙簇晶 4.草酸钙方晶 5.果皮表皮细胞 6.导管 7.淀粉粒 8.棕色块

（2）果皮横切面：外果皮为一列表皮细胞，排列较紧密，外被角质层。中果皮较厚，薄壁细胞内含淀粉粒及草酸钙簇晶或方晶；石细胞单个散在，类圆形，长方形或不规则形，少数分枝状，壁较厚，胞腔大具纹孔；维管束散在。内果皮薄壁细胞较小，亦含淀粉粒及草酸钙簇晶或方晶；石细胞较小。

【理化鉴别】 取本品粉末1g，加水10ml，置60℃水浴中加热10分钟，趁热滤过。取滤液1ml，加1%三氯化铁乙醇溶液1滴，显景绿色。(检查鞣质)

【主含成分】 **果皮**：含鞣质(*tannin*)10.4％，蜡(*wax*)0.8％，树脂(*resin*)4.5％，甘露醇(*D-mannito1*)1.8％，粘液质(*mucilage*) 0.6％，没食子酸(*gallic acid*)4.0％，苹果酸(*malic acid*)、果胶(*pectin*)和草酸钙(*calcium oxalate*)4.0％，树胶(*gum*)3.2％，菊糖(*inulin*)1.0％，非结晶糖2.7％。从鞣质中分得：石榴皮苦素(*granatin*)A、B，石榴皮鞣质(*punicalin*)，2，3-O-连二没食子酰石榴皮鞣质(*punicalagin*)。还含反油酸(*elaidic acid*)，异槲皮甙(*isoquercetrin*)，矢车菊素-3-葡萄糖甙(*cyaniding-3-glucoside*)，矢车菊素-3，5-二葡萄糖(*cyaniding-3，5-diglucoside*)，蹄纹天竺素-3-葡萄糖甙(*pelargonidin-3-glucoside*)，蹄纹天竺素-3，5-二葡萄糖甙(*pelargonidin-3，5-diglucoside*)。果皮的甲醇提取物中分得四聚没食子酸(*tetmmeric gallic acid*)，有抑制碳酸脱氢酶的活性。

果皮、茎皮、树皮：均含生物碱，已分离出：石榴皮碱(*pell etierinepuni- cine*)，异石榴皮碱(*isopelletierine*)，伪石榴皮碱(*pseudopelletierine*)，N-甲基异石榴皮碱(*N-methy lisopelletie rine*)等。从树皮所含鞣质中分离出：石榴皮鞣质，2，3-O-连二没食子酰石榴皮鞣质，2-O-没食子酰-4，6-(S，S)并没食子酸连二没食子酰-D-葡萄糖[*2-O-galloyl-4，6-(s，s)-gallagyl-D-glucose*]，2，3-(s)-六羟基联苯二甲酰基-D-葡萄糖[*2，3-(S)-hexahydroxydiphenoyl-D-glucose*]，6-O-没食子酰-2，3-(s)-六羟基联苯二甲酰基-D-葡萄糖[*6-O-galloyl-2，3-(s)-hexahydro xydiphenoyl- D-glucose*]，长梗马兜铃素(*pedunculagin*)，石榴皮新鞣质(*punicacortein*)A、B、C、D，石榴皮葡萄糖酸(*punigluconin*)，木麻黄鞣质(*casuariin*)，木麻黄鞣宁(*casuarinin*)。

【药理】 （1）**收敛作用** 石榴皮含多量鞣质，当它们与粘膜、创面等接触后，能沉淀或凝固局部的蛋白质，使在表面形成较为致密的保护层，有助于局部创面愈合或保护局部免受刺激。

（2）**抗菌作用** 石榴皮煎剂在试管内对志贺、施氏、福氏和宋内等4种痢疾杆菌均有抗菌作用，对志贺作用最强，施氏、福氏次之，对宋内痢疾杆菌作用较差。比较400种中药对于伤寒杆菌、霍乱弧菌、葡萄球菌等试管内杀菌力，证明石榴皮抑制伤寒杆菌作用最强。此外，体外实验证明对结核杆菌、大肠杆菌、变形杆菌、绿脓杆菌等多种细菌均有抑制作用。石榴皮水煎液灌服或石榴皮醇提取物腹腔注射，对小鼠烫伤后接种绿脓杆菌模型的体内试验，无明显保护作用。石榴皮水浸剂(1：4)在试管内对董氏毛癣菌，同心性毛癣菌等多种皮肤真菌均有不同程度抑制作用。以上抗菌作用，可能与所含大量鞣质有关。

（3）**抗病毒作用** 鸡胚法实验证明，石榴皮煎剂稀释到1：1万～1：10万仍有抑制流感病毒(甲型PR。株)的作用。采用细胞培养技术，证实鞣质是石榴皮抗生殖器疱疹病毒的有效成分。其特点不仅能够抑制病毒在细胞内的增殖，更为重要的是显示较强的直接杀灭病毒和阻止及吸附细胞的作用。

（4）**驱虫作用** 石榴皮煎剂有驱肠虫作用。其机理系作用于寄生虫的肌肉，使其陷于持续收缩，而具驱虫之效。

（5）**其他作用** 从石榴皮甲醇提取物中分得一种化合物，对牛红细胞的碳酸酐酶活性有强的抑制作用，1μg/ml时抑制率为80.2％，10μg/ml时为83.3％。石榴皮水煎去渣给兔灌胃，每日2次，可治疗兔子由消化机能紊乱失去生理平衡所致的腹泻。

（6）**毒性** 石榴皮含鞣质较多，对胃肠粘膜有刺激作用。石榴皮总碱毒性约为石榴皮毒性的25倍。对蛙、小鼠、豚鼠、兔及猫的毒性是致运动障碍及呼吸麻痹。石榴皮总碱对心脏有暂时性兴奋作用，使心搏减慢；对自主神经有烟碱样作用，lg/kg引起脉搏变慢及血压上升，大剂量使脉搏显著加快；对骨骼肌有藜芦碱样作用。

【炮制】 （1）**炒石榴皮**：取净石榴皮块，置热锅内，用文火加热炒至色略深，筛去灰渣。

（2）**石榴皮炭**：取石榴皮块，置热锅内，用武火加热，炒至表面焦黑色，内部棕褐色。喷水适量，灭尽火星，取出凉透。

饮片性状：①炒石榴皮形如石榴皮，色略深。②炒石榴皮炭形如石榴皮，表面焦黑色，内部焦褐色。

【性味归经】 味酸、涩，性温，小毒。归大肠经。

【功用主治】 涩肠止泻，止血，驱虫。主治泄泻，痢疾，肠风下血，崩漏，带下，虫积腹痛，痈疮，疥癣，烫伤。

《别录》："疗下痢，止漏精。"

《药性论》："治筋骨风，腰脚不遂，行步挛急疼痛。主涩肠，止赤白下痢，取汁止目泪下^，治漏精。"

《本草拾遗》："主蛔虫。"

《日用本草》："止赤白带下及下虚漏精。"

《滇南本草》："治久痢脓血，大肠下血。"

《本草蒙筌》："染皓发，理虫牙。"

《纲目》："止泻痢，下血，脱肛，崩中带下。"

《生草药性备要》："治瘤子疮，止泻痢，洗疝痛。"

《本草求原》："洗癞疥癣。"

《草药新纂》："治久泄，盗汗，喉症。"

《科学的民间草药》："驱除钩、绦虫。"

【临床应用】 （1）**用于泄泻，痢疾**。石榴皮酸涩而温，收敛止泻作用较强。对于久泻、久痢，滑脱不禁，甚至脱肛者用之颇宜，常配赤石脂、禹余粮或煅龙骨、煨诃子以加强涩肠止泻作用，如《圣惠方》石榴皮散；泻痢属虚寒者，须与温阳散寒之干姜、附子等同用。石榴皮不仅擅治虚寒久泻，如与清热燥湿之黄连、白头翁等同用，亦治湿热泻痢。

（2）**用于肠风下血，崩漏，带下**。石榴皮收敛之性，亦可用于止血止带。肠风下血属热者配侧柏叶凉血止血；虚寒便血者配炮姜炭以温经止血。月经过多，崩漏久不止，可在辨证施治的基础上加用石榴皮以提高疗效。妊娠胎漏，配阿胶、艾叶以养血止血安胎。带下清稀属寒者，配干姜、苍白术、黑荆芥以温脾止带；湿热带下，可与清利湿热之椿白皮、黄柏、凤尾草等配伍。现代有用本品研末敷于宫颈糜烂处，治宫颈炎有效。此外，内服亦治下元虚寒，精滑不禁。

（3）**用于肠寄生虫病**。石榴皮杀虫止痛常与乌梅、槟榔、川椒等同用，治疗蛔虫、绦虫等引起的腹痛有良好效果。

（4）**其他**。石榴皮外用可治痈肿疮毒，溃疡久不收口，体癣疥癞，水火烫伤。

《滇南本草》："治日久水泻，同炒砂糖煨服；同马兜铃煎，治小儿疳虫蛊毒。并洗膀胱。"

《滇南本草图说》："同水金凤熬水，盈洗周身两膀，可强筋壮骨，力胜百人。"

《得配本草》："得茄梗，治肠血；配槟榔，杀虫。"

【用量用法】 内服：煎汤，3～10g，或入丸、散。外用：煎水熏洗，研末撒，或调敷，适量。

【使用注意】 本品有一定毒性，用量不宜过大，以免中毒。

《雷公炮炙论》："勿令犯铁。"

《本草从新》："能恋膈成痰，痢积未尽者，服之太早，反为害也。"

《本草便读》（张秉成）："涩人气血，枯人肠胃，不可多服。"

【附方】 （1）**治暴泻不止及痢赤白**：酸石榴皮，烧存性，不以多少，干为末。空心，米饮调下二钱。--《袖珍方》引《经验方》

（2）**治产后泻**：酸石榴皮(米醋炒)、香附子。上二味，为末，每服二钱，米饮下。--《朱氏集验方》之"榴附散"

（3）**治小儿冷热痢**：酸石榴皮三分(炙令焦，锉)，黄连三分(去须，锉)，赤石脂三分。上药捣粗罗为末。以水二升，煎至五合，去滓，纳蜡一两，更煎三五沸。不计时候，温服半合，量儿大小，以意加减。--《圣惠方》

（4）**治虚寒客于下焦，肠滑洞泄，困极欲死**：酸石榴皮(微炒)、干姜(炮)各一两，黄柏(去粗皮，炙)、阿胶(炙令燥)各三分。上四味，粗捣筛。每服四钱匕，用水二盏，煎至四分，去渣，空心温服。或无黄柏，用黄连亦得。--《圣济总录》之"石榴皮汤"

（5）**治久痢成疳，便下白色，食不为肌肤**：石榴皮(焙，锉)二两，无食子四枚，厚朴(去粗皮，生姜汁炙)、干姜(炮)各一两半，枳实、附子(炮裂，去皮、脐)各二两。上六味，捣罗为末，米饭和丸如梧子大。每服三十丸，食前，生姜汤下，日再。--《圣济总录》之"石榴丸"

（6）**治血痢日夜不止，腹中疞痛，心神烦闷**：酸石榴皮一两，枳壳一两(麸炒微黄，去瓤)，当归三分(锉，微炒)。上件药，捣细罗为散。每服不计时候，以粥饮调下二钱。--《圣惠方》

（7）**治积年肠风下血不止**：酸石榴皮二两(慢火焙令黄)，侧柏叶二两(慢火煨令黄)。上件药，捣细罗为散。每于食前以木贼汤调下二钱。--《圣惠方》

（8）**治痔疮肿痛出水**：石榴皮一两，黄柏五钱。煎汤洗过，以冰片一二厘，纳入痔疮破烂处，立效。--《本草汇言》

（9）**治脱肛**：石榴皮、陈壁土，加白矾少许浓煎熏洗，再加五倍子炒研，敷托上之。--《医钞类编》

（10）**治虚劳尿精**：石榴皮、桑白皮(切)各五合。上二味，以酒五升，煮取三升，分三服。--《千金要方》

（11）**治蛔去心痛，腹中疞刺痛不可忍，往往吐酸水**：酸石榴皮三分，槟榔(炮，锉)一分，桃符一两半(碎锉，分为五度用)，胡粉一分(微炒，别研)。上四味，先粗捣筛前二味，后以胡粉拌匀，分为五服煎。每服，水一盏，入一分，酒半盏，同煎至七分，去渣，空心温服，至晚再服。--《圣惠方》

（12）**治寸白虫**：紫槟榔十个，向阳石榴皮十七片。上水煎，露一宿(服)，以下虫为度。--《直指方》

（13）**治丁肿恶毒**：以针刺四畔，用榴末着疮上，以面围四畔炙之，以痛为度，仍用榴末敷上，急裹。经宿，连根自出也。--《肘后方》

（14）**治臁疮**：石榴皮煎取浓汁，稍冷拂疮上，冷如冰雪即成痂。--《世医得效方》

（15）**治冻疮久烂不愈**：石榴皮、冬瓜皮、甘蔗皮三味，烧灰存性，研末敷。--《本草汇言》

（16）**治霉疮**：石榴皮、香附子各十钱，甘草二分。上三味，以水一升，煮取五合，去渣温服。--《霉疠新书》之"石榴皮汤"

（17）**治牛皮癣**：石榴皮(炒炭)，研细末1份，麻油2份，调成糊状。用时将药油摇匀，以毛笔蘸药匀涂患处，每日2次。--《全国中草药新医疗法展览会技术资料选编》

（18）**治烫火伤**：石榴皮研末，加冰片、麻油调匀外敷。--《陕甘宁青中草药选》

（19）**治疗细菌性痢疾**：①每日用石榴皮30g，煎浓顿服，或用石榴皮煎汤浓缩，烘干制成片剂，每服4片，每日4次(1天量含生药15g)。共治疗急性菌痢72例，服药7~10天后，症状消失率100%，粪便镜检恢复率97.22%，细菌转阴率89.47%，治愈率95.8%。少数患者服药后有轻微头痛、头晕和恶心等副反应，无需处理，于治疗结束后短期内即可消失。--《新医药学杂志》中国人民解放军第155陆军医院传染科，1973，(7)：10 ②每日用石榴皮汤(石榴皮30g)或石榴皮汤Ⅱ号(石榴皮、木香各30g；加服TMP 0.1内服，每日2次)浓煎分3次服。共治疗菌痢204例，总有效率分别为97.66%和100%，平均治愈时间分别为3.81天和2.18d。--《医学资料》第143医院3科，1981，(增刊2)：31

（20）**治疗阿米巴痢疾**：用60%石榴皮煎液每服20ml，每日3次，饭后服，连服6d为1疗程。如无效可再服1~2个疗程，2疗程之间停药3天。40例患者1疗程后随访半年，均无任何症状，其中36例连续粪检3次均为阴性。服药期间偶有恶心、耳鸣，能自行消失。--《上海中医药杂志》毛文洪，等，1962，(7)：22

（21）**治疗小儿消化不良**：用鲜石榴果皮30g，捣烂敷肚脐，胶布固定，每日换药1次。经治24例(其中单纯性消化不良11例，中毒性消化不良13例)，有效率100%。治疗1次而愈者12例；2次而愈者5例；3次而愈者4例；好转3例。--《河南中医学院学报》刘成林，等，1977，(4)：45

（22）**治疗烧伤**：取1cm×1cm的纱布块置于50%石榴皮煎液中浸湿。患处清创后，将湿纱布块平列贴于患处，两纱布块之间留1mm宽间隙，成人用暴露法，儿童取包扎法。如纱布块被渗出液浸湿，应及时更换，至无液体渗出，纱布干燥停止换药，待其痊愈而纱布自行脱落。用治45例，其中1度3例，浅Ⅱ度34例，深Ⅱ度10例，结果均获愈，更换纱布1次而愈者16例；2次而愈者24例；3次而愈者5例。--《吉林中医药》王宝山，1983，(5)：29

（23）**治疗化脓性中耳炎**：用石榴皮30g(烤焦，放凉，捣碎)，冰片2g。共研细粉，瓶贮密封备用。先用过氧化氢溶液洗净患耳，用棉签擦干，然后取药粉少许吹入耳内，每日或隔日1次，一般10~20次即可痊愈。治疗36例，治愈28例，好转5例，无效3例，总有效率91.5%。--《山东中医杂志》王殿祥，1984，(4)：42

石榴花 味酸、涩，性平。凉血，止血。主治衄血，吐血，外伤出血，月经不调，红崩白带，中耳炎。内服：煎汤，3～6g，或入散剂。外用：研末撒或调敷，适量。

附方 （1）**治鼻衄不止**：①酸石榴花一分，黄蜀葵花一钱。上二味，捣罗为散，每服一钱匕，水一盏，煎至六分，不拘时候温服。--《圣济总录》之"二花散" ②石榴花适量，研末。每次用一分，吹入鼻孔。--《贵州草药》

（2）**治肺痈**：石榴花、牛膝各6g，银花15g，百部9g，白及、冰糖各30g，煨水服。--《贵州草药》

（3）**治九窍出血**：石榴花，揉塞之。--《纲目》

（4）**治金疮刀斧伤破血流**：石灰一升，石榴花半斤。捣末，取少许敷上。--《海上集验方》

（5）**治中耳炎**：石榴花，瓦上焙干，加冰片少许，研细，吹耳内。--《草药手册》(江西)

（6）**治疗痢疾**：采摘3-4朵石榴花，洗净并捣成碎粒，然后加入半碗酸奶，拌匀食之。

石榴叶 味酸、涩，性温。收敛止泻，解毒杀虫。主治泄泻，痘风疮，癞疮，跌打损伤。内服：煎汤，15～30g。外用：煎水洗，或捣敷，适量。

附方 **治急性肠炎，水泻不止**：石榴树叶60g，生姜15g，食盐30g，炒黑。煎汤代茶，频频饮服。另用葱白、大粒食盐各适量，放锅内炒热，布包敷于腹部。--《全国中草药汇编》

石榴根 味酸、涩，性温。驱虫，涩肠，止带。主治蛔虫，绦虫，久泻，久痢，赤白带下。内服：煎汤，6～12g。

附方 （1）**治寸白虫**：以醋石榴东引根一握，净洗，细锉， 用水三升，煎取半碗以下，去滓，五更初温服尽，至明取下虫一大团，永绝根。--《十全方》

（2）**治蛔虫病，绦虫病**：石榴根皮、苦楝根皮、槟榔各15g， 煎服。--《安徽中草药》

（3）**治女子血脉不通，妇人赤白带下**：用安石榴根东生者，取一握，炙干，浓煎一大盏服之。--《斗门方》

（4）**治肾结石**：石榴树根、金钱草各30g，煎服。--《中草药手册》(苏医)

（5）**治牙疳，鼻疳，衄血**：石榴根皮6g，水煎服。--《草药手册》(江西)

（6）**驱除绦虫**：用干燥石榴根皮的内皮25g，加水300ml浸泡1d后，用文火煎至100ml，于上午9时顿服。服药前1天不进晚餐。服药当日早晨及服药后2h各服硫酸镁20~25g。如绦虫头部未排出，隔3~4星期再行第2次治疗。绦虫排出后应进软食，暂时禁食油脂类食物。观察9例(猪肉绦虫5例，牛肉绦虫4例)，除1例因服药后立即引起呕吐而未生效外，其余均1次治愈。有胃炎者不宜用。--《中华寄生虫传染病》1958，(3)：191

聚藻

【别名】 聚藻《本草图经》，水藻、水蕴、鳃草、牛尾蕴《纲目》，藻《植物名实图考》，金鱼草《广晴本草选编》，草纱《台湾药用植物志》，小二仙草《陕阿中药名录》，泥茜《海南植物志》，狐尾藻、杂《江苏植物志》，狗尾巴草、狐尾草(云南)。

【来源】 为小二仙草科植物穗状狐尾藻 *Myriophyllum spicatum* L.的全草。

【植物形态】 多年生沉水草本。根状茎匍匐，生于泥中，节上生须根。茎圆柱形，光滑，常分枝，依水的深浅不同而长度不一，长可达2m，节间长3～4cm。叶4～6枚轮生；无柄；深绿色，长椭圆形至披针形，长2～3cm，羽状深裂，裂片线形，细密，13～20余对，互生和近对生。穗状花序顶生，长5～10cm，挺立于水面，果期沉于水中；花单性，4至多数轮生，雌雄花同株；雄花居上部，苞片绿色，边缘红色，长圆形，小苞片卵形，萼管钟状，花萼4，卵状三角形，花瓣4，红色变绿，舟状匙形，早落，雄蕊8，淡绿色或黄绿色，长2mm；雌花生下部，萼管几平截或具浅齿，花瓣4，卵圆形，先端钝，粉红色，早落，子房下位，4室，柱头4，羽状，向外反转。果球形，直径1.5～3mm，分成4个分果爿。花期4～10月。见（图616）

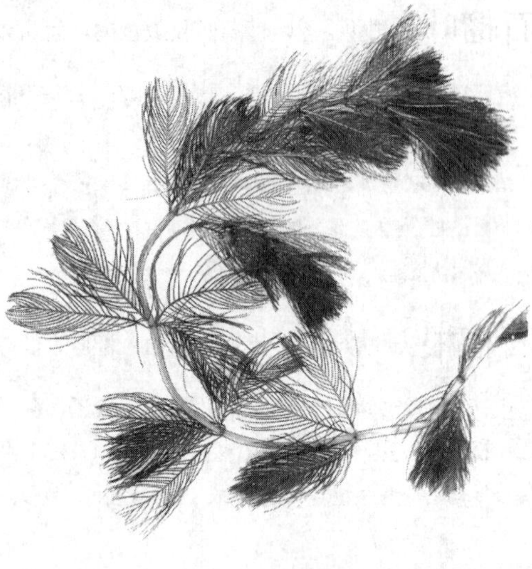

（图616）**穗状狐尾藻**

【生长分布】 生于池沼、湖泊、沟渠中。邹平黛湖、黛溪河均有生长。

【采收加工】 从4月至10月，隔2个月采收1次，每次采收池塘中1/2的聚藻，鲜用，晒干或烘干。

【主含成分】 含大量的脱植基叶绿素(*chlorophyllide*)。

【性味归经】 味甘、淡，性寒。

【功用主治】 清热，凉血，解毒。主治热病烦渴，赤白痢，丹毒，疮疖，烫伤。

《纲目》谓孙思邈云："但有患热毒肿并丹毒者，取渠中藻菜切，捣敷之，厚三分，干即易。"

《广西本草选编》："清热解毒。治痢疾，烧烫伤。"

《台湾药用植物志》："全草为清凉剂、消毒剂。治慢性赤痢，叶捣汁服。"

【用量用法】 内服：煎汤，鲜品15～30g，或捣汁。外用：鲜品捣敷，适量。

【附方】 （1）**治烧烫伤**：鲜金鱼草全草捣烂，取汁涂。

（2）**治痢疾**：金鱼草全草30～60g，水煎，加红糖少许服。（1～2方均出自《广西本草选编》）

芹菜

【别名】 旱芹《履巉岩本草》，云芎、南芹菜《滇南本草》，香芹、蒲芹《本草推陈》，和蓝鸭儿芹《中国植物图鉴》，药芹、水英《中国药用植物图鉴》，野芹《上海常用中草药》。

【名释】 生于陆地，与水芹对言，又名旱芹。

【来源】 为伞形科植物旱芹 *Apium graveolens* L.的带根全草。

【植物形态】 一年生或二年生草本。茎直立，高40～80cm，有棱，光滑。基生叶长圆形至倒卵形，长7～18cm，宽3.5～8cm，3浅裂至3全裂，裂片近菱形，边缘有圆锯齿或锯齿，两面光滑；叶柄长2～26cm，基部扩大成鞘；茎上部叶有短柄，叶片阔三角形，通常3全裂。复伞形花序顶生或与叶对生；通常无总苞片和小总苞片；伞幅l3～16；小伞形花序有花7～29；花梗长1～1.5mm；萼齿小或不明显；花瓣白色或黄绿色，卵圆形，先端有内折小舌片；花　柱基压扁，花柱短，向外反曲。双悬果圆形或长椭圆形，果棱尖锐，合生面略收缩；每棱槽内有油管1，合生面有油管2。花期5～6月；果期7月。见（图617）

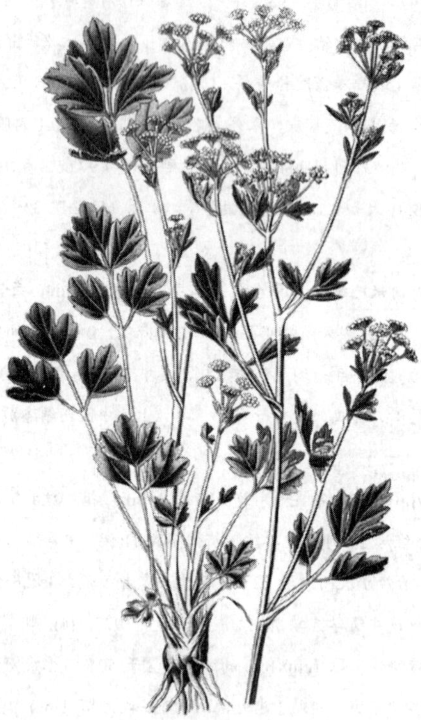

（图617）**旱芹**

【生长分布】 原产于地中海沿岸的沼泽地带。我国芹菜栽培始于汉代，至今已有2000多年的历史。起初仅作为观赏植物种植，后作食用，经过不断地驯化培育，形成了细长叶柄型芹菜栽培种，即本芹(中国芹菜)。邹平各地广泛种植。

【采收加工】 春、夏季采收，洗净，多为鲜用。

【主含成分】 **全草**：含补骨脂素(*psoralen*)，花椒毒素(*xanthotoxin*)，香柑内酯(*bergapten*)，异茴芹香豆精(*isopimpinellin*)。还含挥发油，其主要成分有：d-柠檬烯(*d -limonene*)，月桂烯(*myrcene*)，异丁酸(*isohutyric acid*)，缬草酸(*valerie acid*)，3-异亚丁基-3α，4-二氢苯酞(*3-isobutylidene-3α，4-dihydrophthalide*)，3-异亚戊基-3α，4-二氢苯酞(*3-isovalidene-3α，4-dihydrophthalide*)，3-异亚丁基苯酞(*3-isobutylidenephthalide*)，3-异亚戊基苯酞(*3-isovalidene phthalide*)，顺式-3-己烯基丙酮酸酯(*cis-3-hexen-1-yl-Pyruvate*)。

根：含丁基苯酞(*butylphthalide*)、新川芎内酯(*neocnidilide*)，川芎内酯(*cnidilide*)，(Z)-藁本内酯[*(Z)-ligustilide*]，洋川芎内酯(*senkyunolide*)。

叶：含补骨脂素、花椒毒素，香柑内酯，抗坏血酸胆碱(*choline ascorbate*)。叶的挥发油含辛烯-4，5-二酮(*octane-4，5-dione*)，2-异丙基氧化乙烷(*2-isopropyloxyethane*)，香桧酰基乙酸酯(*sabinyl acetate*)，1，4-丁二醇(*1，4-butanedio1*)。

种子：含芹菜甲素-3-丁基苯酞(*3-n-butylphthalide*)，芹菜乙素(*3-n- butyl-4，5-dihydrophthalide*)，邪蒿素(*seselin*)，香柑内酯，芸香亭(*rutaretin*)，洋芹素

(*celereoin*)，洋芹甙(*celeroside*)，芹菜香豆精甙(*apiumoside*)，异槲皮甙(*isoquercitrin*)，危勒联因(*vellein*)，芹菜香豆精(*apiumetin*)，紫花前胡甙(*nodakenin*)，肉豆蔻醚酸(*myristicic acid*)，8-羟基-5-甲氧基补骨脂素(*8-hydroxy-5-methoxypsoralen*)，伞形花内酯(*umbelliferone*)，(一)-2，3-二氢2（1-羟基-1-羟异苯基)-7 小时-呋喃(3，2g) [1]苯并吡喃-7-酮[*(一)-2，3-dihydro-2(1-hydroxy-1-hydroxymethylethyl)-7 小时-furo(3，2g) [1]-benzopyran-7-one*]，紫花前胡甙元(*nodakenetin*)。

【药理】 （1）**抗惊厥和抗癫痫作用** 芹菜甲素 100mg/kg，150mg/kg；芹菜乙素 200mg/kg，300mg/kg 分别腹腔注射，均有对抗小鼠和大鼠最大电休克作用。甲素和乙素 50mg/kg，250mg/kg 可对抗小鼠最小电休克作用。由戊四唑诱发的小鼠阵挛性惊厥，甲素和乙素 250mg/kg，腹腔注射抗惊率可达 70～80%。甲素和乙素对大鼠听源性惊厥也有明显的对抗作用。用马桑内酯 0.9～1.5mg/kg 肌内注射制造的实验性癫痫慢性发作模型，芹菜甲素 700mg/kg 灌胃能明显降低大鼠癫痫发作的程度和次数，延长潜伏期。脑形态学结果表明，芹菜甲素对大鼠大脑顶叶皮层细胞、胶质细胞和小脑蚓部蒲肯野细胞均有一定的保护作用。芹菜子挥发油对小鼠有镇静和抗惊厥作用，生物碱部分能对抗苯丙胺的兴奋和电休克所致的惊厥，但不能对抗戊四唑及士的宁惊厥。

（2）**对学习记忆的影响** 小鼠每日灌胃芹菜提取液 1ml(内含芹菜甲素和乙素约 0.0748g)连续 1 个月，对中老年和青年小鼠的学习记忆有明显的促进作用，在 Y 一迷宫中，中年鼠起初仅是记忆得到改善，随着小鼠逐渐进入老年期并持续服用提取液其学习和记忆能力得到显著地改善。

（3）**降压作用** 芹菜乙醇浸膏酸性部分的提取物，在一定剂量范围内对大鼠降压作用和作用持续时间随着剂量的增加而增强，且降压作用温和、稳定。芹菜粗提取物静脉注射可使犬、免血压明显下降；血管灌流，可引起血管扩张；主动脉弓灌流法中，它能对抗烟碱、山梗菜碱引起的升压反应，其作用可能与主动脉弓化学感受器反射作用有关。芹菜乙醇浸膏碱性部分提取物无降压作用。

（4）**其他作用** 芹菜甲素 9.5×10^{-7}mol/L 有较强的解除乙酰胆碱和氯化钡引起的大鼠离体回肠痉挛作用。芹菜种子提取物可使未孕和已孕子宫收缩。芹菜乙醇提取物可增加犬尿量，减少氯离子和尿素排出。芹菜子挥发油对荚膜组织胞浆菌、白色念珠菌等多种真菌有抑制作用。

（5）**毒性** 小鼠口服 dl-芹菜甲素，LD_{50} 为 3.0±0.9g/kg，最大电休克 ED_{50} 为 186±14mg/kg，治疗指数 16。狗亚急性毒性及慢性毒性试验，大鼠抗生育试验均未见明显异常。

【性味归经】 味甘、辛、微苦，性凉。归肝、胃、肺经。

【功用主治】 平肝，清热，祛风，利水，止血，解毒。主治肝阳眩晕，风热头痛，咳嗽，黄疸，小便淋痛，尿血，崩漏，带下，疮疡肿毒。

《履巉岩本草》："大能杀百虫。"

《滇南本草》："发散疮痈，攻疮毒，治头热，止头疼，祛风。""补中益气，兼治黄疸，亦治妇人赤白带下，烦躁最良，同南苏叶煎服。"

《生草药性备要》："补血，祛风，去湿。敷洗诸风之症。"

《中国药用植物图鉴》："捣汁可治小便淋痛，小便出血。"

《上海常用中草药》："利尿止血，降血压。主治小便出血，高血压。"

《中草药学》(南药)："主治高血压动脉硬化，乳糜尿，神经痛，关节痛。"

《河北中草药》："止咳，清热。用于风热咳嗽，月经不调。"

《全国中草药汇编》："凉血止血。主治崩中带下。"

《台湾药用植物志》："(治)肺胃肠三部有内热困聚以致发生出血症等现象，如牙龈出血、鼻腔出血、大便出血等。""治心脏病、疼痛、冻伤。"

【用量用法】 内服：煎汤，9～15g，鲜品 30～60g，或绞汁，或入丸剂。外用：捣敷，或煎水洗，适量。

【使用注意】 《滇南本草》："肚腹有积滞，食之令人发病。"

《生草药性备要》："生疥癞人勿服。"

【附方】 （1）**治高血压、高血压动脉硬化**：(旱芹)鲜草适量捣汁，每服 50～100ml；或配鲜车前草 60～120g，红枣 10 只，煎汤代茶。--《中草药学》(南药)

（2）**降胆固醇**：芹菜根 10 个，大枣(红枣)10 枚。洗净后捣碎，将渣及汁全部放入锅中，加水 200ml，煎熬后去渣，为 1 日量。每次 100ml，每日服 2 次，连服 15～20 天。以鲜芹菜根效果为好。--《上海中医药杂志》1965，(2)：16

（3）**治肺热咳嗽，多痰**：芹菜根 30g，冰糖适量，水煎服。--《西宁中草药》

（4）**治喘息型慢性气管炎**：芹菜根 15g，荆芥穗 6g，花椒 10 粒，茯苓 9g，冰糖 12g。先将芹菜根、花椒、茯苓加水煎 10 分钟，然后再加入荆芥穗，再煎 5 分钟，冲冰糖 6g 服。第 2 次煎 10 分钟，冲冰糖服。10 天为 1 疗程。--《全国中草药汇编》

（5）**治肺痈**：芹菜根、鱼腥草各鲜用 30g，瘦猪肉酌量，炖服。--《福建药物志》

（6）**治湿气**：（旱芹）不以多少，干为细末，面糊为丸，如梧桐子大。每服三十九至四十九，空心食前，温酒、盐汤服之。大能杀百虫。--《履巉岩本草》

（7）**治小便不通**：鲜芹菜 60g，捣绞汁，调乌糖服。--《泉州本草》

（8）**治妇女月经不调，崩中带下，或小便出血**：鲜芹菜 30g，茜草 6g，六月雪 12g，水煎服。--《全国中草药汇编》

（9）**治痈肿**：①鲜芹菜 30～60g，散血草、红泽兰、铧头草各适量，共捣烂，敷痈肿处。--《陕西草药》 ②鲜芹菜 60g，甘草 9g，蒲公英 15g，赤芍 9g，水煎洗患处。--《西宁中草药》

（10）**治反胃呕吐**：鲜芹菜根 30g，甘草 15g，水煎，加鸡蛋 1 个冲服。--《河北中草药》

柴胡

【别名】 柴胡《本经》，茈胡、地薰《本经》，山菜、茹草《吴普本草》，柴草《品汇精要》。

【来源】 为伞形科植物柴胡 *Bupleurum chinense* DC.或狭叶柴胡 *Bupleurum scorzonerifolium* Willd.的根。

【植物形态】 （1）**柴胡** 又名山柴胡、山根菜、蚂蚱腿、《中药大辞典》，硬苗柴胡(东北)，狗头柴胡(山东)。多年生草本，高 40～85cm。主根较粗大，坚硬。茎单一或数茎丛生，上部多回分枝，略呈"之"字形曲折。叶互生；基生叶倒披针形或狭椭圆形，长 4～7cm，宽 6～8mm，先端渐尖，基部收缩成柄；茎生叶长圆状披针形，长 4～12cm，宽 6～18mm，先端渐尖或急尖，有短芒尖头，基部收缩成叶鞘，抱茎，脉 7～9，上面鲜绿色，下面淡绿色，常有白霜。复伞形花序多分枝，顶生或侧生，梗细，常水平伸出，形成疏松的圆锥状；总苞片 2～3，或无，狭披针形，长 1～5mm，宽 0.5～1.2mm，很少1～5脉；伞辐3～8，纤细，不等长，长1～3cm；小总苞片5～7，披针形，长3～3.5mm，宽0.6～1mm，先端尖锐，3脉，向叶背凸出，小伞形花序有花5～10，花柄长约1.2mm，直径1.2～1.8mm；花瓣鲜黄色，上部内折，中肋隆起，小舌片半圆形，先端2浅裂；花柱基深黄色，宽于子房。双悬果广椭圆形，棕色，两侧略扁，长2.5～3mm，棱狭翼状，淡棕色，每棱槽中有油管3，很少4，合生面4。花期7～9月，果期9～11月。见(图618)

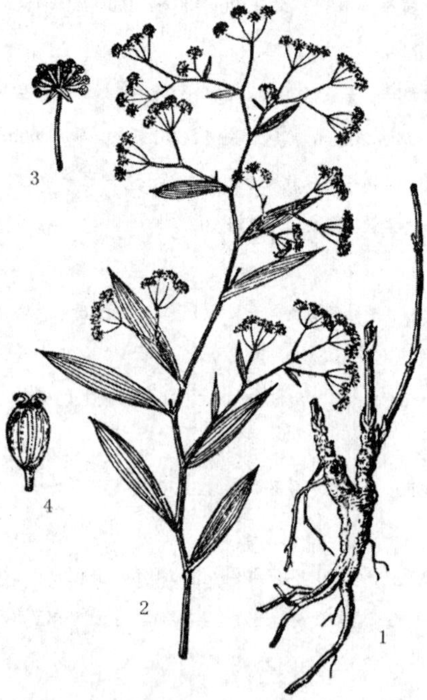

（图618）**柴胡**

1.根部 2.植株上部 3.小伞形花序 4.果实

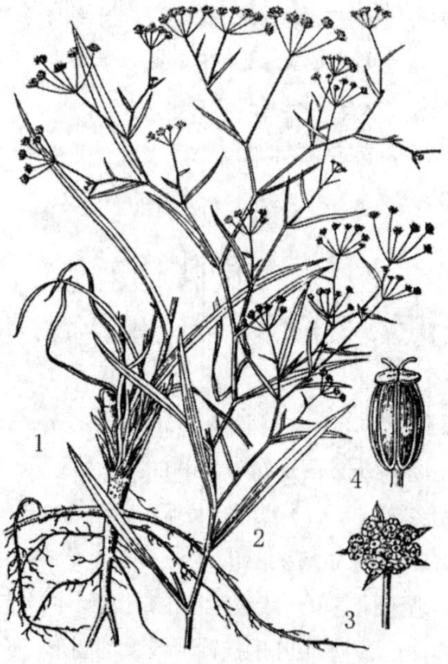

（图619）**狭叶柴胡**

1.根部 2.植株上部 3.小伞形花序 4.果实

（2）**狭叶柴胡** 又名软苗柴胡《中药志》，红柴胡《中国植物志》，红柴胡《山东植物志》，香柴胡、细叶柴胡(东北)，蚂蚱腿(辽宁)，软柴胡(北方地区)，小柴胡(甘肃)。多年生草本，高30～60cm。主根发达，圆锥形，外皮红褐色，质疏松而稍脆。茎单一或数分枝，略呈"之"字形曲折，基部留有多数棕红色或黑棕色的叶柄残留纤维。叶细线形，长6～16cm，宽2～7mm，先端长渐尖，基部稍变窄，抱茎，质厚，稍硬挺，常对折或内卷，3～7脉，叶缘白色，骨质；上部叶小，同形。总苞片1～4，针形，极细小，1～3脉，常早落；小总苞片5，线状披针形，细而尖锐；小伞形花序有花常9～11；花柄长1～1.5mm。双悬果深褐色，棱浅褐色，粗钝，略凸，每棱槽中有油管5～6，合生面4～6。花期7～9月，果期9～11月。见(图619)

【生长分布】 生于向阳旱荒山坡、林缘灌丛。邹平南部山区多分布。

【采收加工】 春、秋两季均可采挖。抖净泥土，晒干。

【栽培要点】 **生物学特性** 喜温暖湿润气候。耐寒、耐旱、怕涝。宜选干燥山坡，土层深厚、疏松肥沃、富含腐殖质的砂质壤土栽培。不宜在粘土和低洼地栽种。

栽培技术 繁殖方法：用种子繁殖，直播或育苗移栽法。从2～3年生，健壮、无病虫害的植株上采集种子。9～10月果实稍带褐色时，收割全株，晾干、脱粒、扬净。贮藏备用。直播法，春播于3～4月，秋播在10月，以秋播为宜，条播，按株距15～20cm开沟，深2cm，将种子均匀撒入沟内，薄覆细土，稍加镇压，浇水，每1小时m^2用种量22.5kg。育苗移栽法，条播或撒播，按行距6～10cm开沟播种，浇水，保持土壤湿润。培育1年，按行株距6×6cm开穴栽种。种子发芽率约50%，温度在20℃，并有一定湿度，播后约7天出苗，温度低于2℃，则要10天出苗。

田间管理 出苗后经常松土除草、追肥。苗高10cm时间苗、补苗。10～11月增施浓人粪或腐熟饼肥、堆肥等。雨季应注意松土、培土。

病虫害防治 根腐病，高温多雨季节易发病。用50%退菌特1000倍液喷射。黄凤蝶，6～9月幼虫为害叶片、花蕾，可用90%敌百虫800倍液，每隔5～7天喷1次，连续2～3次；或用青虫菌300倍液喷雾。赤条蝽蟓，用90%敌百虫800倍液喷杀。

【性状鉴别】 （1）**柴胡（北柴胡）**：呈圆柱形或长圆锥形，长6～15cm，直径0.3～0.8cm。根头膨大，顶端残留3～15个茎基或短纤维状叶基，下部分枝。表面黑褐色或浅棕色，具纵皱纹、支根痕及皮孔。质硬而韧，不易折断，断面显纤维性，皮部浅棕色，木部黄白色。气微香，味微苦。

（2）**狭叶柴胡（南柴胡）**：根较细，圆锥形，顶端有多数细毛状枯叶纤维，下部多不分枝或稍分枝。表面红棕色或黑棕色，靠近根头处多具细密环纹。质稍软，易折断，断面略平坦，不显纤维性。具败油气。

【显微鉴别】 根横切面：①**北柴胡**：木栓细胞7～8列。皮层狭窄，有7～11个油室，径向40～80μm，切向48～68μm，周围分泌细胞6～8个。韧皮部有油室，直径约27μm。形成层环状。木质部大，约占4/5，直径较大的导管多切向排列，木纤维群排列成数个断续环状。见(图620-A) ②**南柴胡**：木栓细胞6～10列。皮层狭窄，有油室8～12个，径向50～60μm，切向70～102μm，周围分泌细胞8～10个。韧皮部油室多，径向17～27μm，切向2～80μm，含黄色油状物。木质部导管多径向排列，木纤维群较少，

散在，老根中有时成断续环状。见(图 620-B)

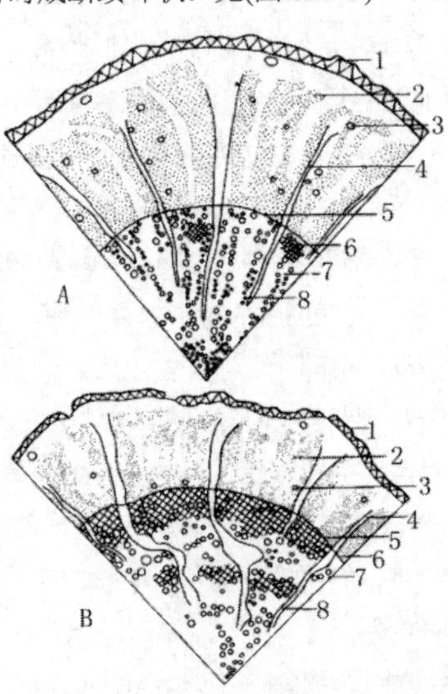

（图 620）**柴胡(A.北柴胡 B.南柴胡)根横切面简图**

1.木栓层 2.韧皮部 3.油室 4.韧皮射线 5.木纤维 6.形成层 7.木质部 8.木射线

【理化鉴别】 （1）取柴胡根用水浸软，作横切片，滴加无水乙醇和硫酸等量混合的溶液 1 滴，初显黄绿色或绿色，5～10 分钟后由蓝绿色变为蓝色，持续 lh 以上，最后变污蓝色而消失。(检查柴胡皂甙)

（2）取本品粉末 0.5g，加水 10ml，用力振摇产生持久泡沫。

（3）取本品粉末 0.5g，加甲醇 20ml，置 80℃水浴回流 1 小时，放冷，滤过，滤液浓缩至 5ml，滤过，滤液作为供试品溶液。另取柴胡皂苷 a、柴胡皂苷 d 对照品，加甲醇制成每 lml 各含 0.5mg 的混合溶液，作为对照品溶液。照薄层色谱法试验，吸取上述两种溶液各 5μl，分别点于同一硅胶 G 薄层板上，以醋酸乙酯-乙醇-水(8：2：1)为展开剂，展开，取出，晾干，喷以 2%对二甲氨基苯甲醛的 40%硫酸溶液，60℃加热至斑点显色清晰，分别置日光及紫外光灯(365nm)下检视。供试品色谱中，在与对照品色谱相应的位置上，显相同的颜色斑点或黄色荧光斑点。

【主含成分】 （1）**北柴胡**：根含挥发油 0.15%，内有戊酸(*pentanoic acid*)，已酸(*hexanoic acid*)，庚酸(*heptanoic acid*)，2-庚烯酸(*2-heptenoic acid*)，辛酸(*octanoic acid*)，2-辛烯酸(*2-octenoic acid*)，壬酸(*nonanoic acid*)，2-辛烯酸(*2-nonenoic acid*)，苯酚(*pheno1*)，邻-甲氧基苯酚(*o-methoxypheno1*)，γ-庚内酯(*γ-heptalactone*)，γ-辛内酯(*γ-octalactone*)，γ-癸内酯(*γ-decalactone*)，丁香油酚(*eugeno1*)，γ-十一烷酸内酯(*γ-undecalactone*)，甲苯酚(*creso1*)，乙基苯酚(*ethylpheno1*)，百里香酚(*thymo1*)，玛索依内酯(*messoia lactone*)，乙酸香苯醛酯(*vanillin acetate*)，还有 2-甲基环戊酮(*2-methylcyclopentanone*)，柠檬烯(*1imonene*)，月桂烯(*myrcene*)，右旋香荆芥酮(*carvacrone*)，反式香苇醇(*carveo1*)，胡薄荷酮(*pulegone*)，桃金娘醇(*myrteno1*)，α-松油醇(*α-terpineo1*)，芳樟醇(*1inalool*)，牻牛儿醇(*geranio1*)，正十二烷(*n-tridecane*)，(E)-牻牛儿基丙酮[*(E)-geranyl acetone*]，α-荜澄茄油烯(*α-cubebene*)，δ-荜澄茄烯(*δ-cadinene*)，獐草烯(*humulene*)，反式丁香烯(*caryophyllene*)，长叶烯(*longifolene*)，努特卡扁柏酮(*nootkatone*)，十六酸(*hexadecanoic acid*)，六氢金合欢基丙酮(*hexahydrofarnesyl acetone*)。又含柴胡皂甙(*saikosaponin*)a、c、d、S_1，柴胡皂甙 S_1，即 3-O-α-L-吡喃阿拉柏糖基(1→3)β-D-吡喃葡萄糖醛酸基齐墩果酸-28-β-D-吡喃葡萄糖酯[*3-O-α-L- arabinopyranosyl(1→3)-β-D-glucuronopyranosyl oleanolic acid-28-β-D-glucopyranosylester*]。还含侧金盏花醇(*adonito1*)，α-菠菜甾醇(*α-spinastero1*)。另含多糖，命名为柴-III-5311，系酸性多糖，相对分子质量约 80000，由半乳糖(*galactose*)，葡萄糖(*glucose*)，阿拉伯糖(*arabinose*)，木糖(*xylose*)，核糖(*ribose*)，鼠李糖(*rhamnose*)及一未知成分组成，其中葡萄糖和核糖的含量较少。茎叶含黄酮类成分：山柰酚(*kaempfero1*)，山柰酚-7-鼠李糖甙(*kaempferol-7-rhamnoside*)，山柰甙(*kaempferitrin*)，山柰酚-3-O-α-L-呋喃阿拉伯糖甙-7-O-α-L-吡喃鼠李糖甙(*kaempferol-3-O-α- L-arabinopyranoside-7-O-α-L-rhamnopyranoside*)。

（2）**南柴胡**：根含挥发油，内有：β-松油烯(*β-terpinene*)，柠檬烯，樟烯(*camphene*)，β-小茴香烯(*β-fenchene*)，胡薄荷酮，异龙脑(*isoborneo1*)，β-松油醇(*β-terpineo1*)，芳樟醇，α-玷巴烯(*α-copaene*)，葎草烯，α-金合欢烯(*α-farnesene*)，香橙烯(*aromadendrene*)，顺式的和反式的丁香烯，β-榄香烯(*β-elemene*)，γ-衣兰油烯(*γ-muurolene*)，广藿香烷(*patchoulane*)，努特卡扁柏酮，喇叭茶醇(*1edo1*)。又含柴胡总甙 0.15%，其中柴胡皂甙 a 0.05%，柴胡皂甙 d 微量，柴胡皂甙 c 0.10%。地上部分含黄酮类化合物：山柰酚，山柰酚-7-鼠李糖甙，槲皮素（*quercetin*），异槲皮素（*isoquercetin*），异鼠李素（*isorhamnetin*），芸香甙(*rutin*)，水仙甙(*narcissin*)。

注：柴胡根含柴胡皂甙，茎叶不含柴胡皂甙；叶含挥发油多，约为根的 3 倍，说明根与茎叶的质量有差异。

【药理】 （1）**抗炎作用** 柴胡皂甙 478mg/kg 和柴胡挥发油 400mg/kg 腹腔注射对角叉菜胶所致大鼠足肿胀均有明显的抑制作用。柴胡皂甙尚能抑制右旋糖酐、5-羟色胺、巴豆油或醋酸引起的鼠足肿。柴胡皂甙 a 和 d 具有抗渗出(肉芽囊法)和抗肉芽肿作用(棉球肉芽肿法)。大鼠肌注 2%柴胡皂甙水溶液 50mg/kg、25mg/kg 和 6%低右旋糖酐 0.1ml/只，能明显抑制由右旋糖酐引起的足浮肿，剂量增加抑制作用也增强。柴胡皂甙对许多炎症过程包括渗出、毛细血管通透性、致炎介质的释放、白细胞游走和结缔组织增生等都有影响。小柴胡汤的抗炎作用机制，除直接作用于炎症部位外，还可解除皮质酮对 ACTH 分泌的抑制，由此激活了脑垂体一肾上腺系统而对大鼠足跖浮肿发挥抗炎效果。

（2）**对中枢神经系统的作用** ①解热作用：家兔静脉注射大肠杆菌引起发热后，皮下注射柴胡醇浸膏 5%水溶液 2.42g(生药)/kg，出现明显解热作用。20%柴胡水煎剂 2g/kg 对过期伤寒混合菌苗所致家兔发热，也有明显的解热作用。分别将柴胡根或茎叶的水煎液给家兔灌胃，可使肌内注射发酵牛奶致热的家兔体温明显下降，尤其柴胡根水煎剂的降温作用更为明显，认为与柴胡所含的皂甙、挥发油等有效成分比茎、叶高有关。口服柴胡皂甙 800mg/kg，不仅可使伤寒和副伤寒混合菌苗致热大鼠体温下降，而且也能使体温正常的大鼠出现明显的降温。柴胡皂甙元 A 也有显著的退热降温作用。②镇静及抗惊厥作用：柴胡皂甙和柴胡皂甙元 A 等均有明显的镇静作用。口服柴胡粗皂甙 200～800mg/kg 即能使小鼠出现镇静作用。小鼠攀登实验和大鼠条件性回避反应，证明了柴胡总皂甙和皂甙元 A 有明显的运动抑制和安定作用。小鼠口服总皂甙 500mg/kg 及腹腔注射皂甙元 Al00mg/kg 均能明显延长环已巴比妥钠引起的睡眠时间，后者还能拮抗甲基苯丙胺、去氧麻黄碱及咖啡因对小鼠的兴奋作用。0.7%柴胡皂甙在蜗牛神经节细胞上有抗戊四氮作用，2%的柴胡浸膏任氏溶液对离体蛙的坐骨神经有较强的麻醉作用，与 0.5%普鲁卡因的效力比为 1.7。③镇痛作用：小鼠压尾法或醋酸扭体法均证明了口服柴胡粗皂甙有明显的镇痛作用。电击鼠尾法实验证实柴胡皂甙 478mg/kg(1/4LD_{50})能使痛阈明显增高。柴胡粗皂甙元 A 与糖浆状残余物腹腔注射 50mg/kg 或 100mg/kg 均能抑制小鼠腹腔注射醋酸引起的扭体反应，糖浆状残余物对压迫法所致疼痛也有明显镇痛作用。有人认为柴胡皂甙亦可通过松弛平滑肌紧张而发挥镇痛作用。④镇咳作用：柴胡总皂甙及柴胡皂甙元A有较强的镇咳作用，机械刺激致咳法证明，豚鼠腹腔注射总皂甙镇咳的 ED_{50} 为 9.1mg/kg，其效果与磷酸可待因 7.6mg/kg 相近。柴胡皂甙元A镇咳作用与剂量有关，豚鼠腹腔注射 100～200mg/kg 镇咳作用最明显。

（3）**对肝脏的作用** 醋炙柴胡和醋拌柴胡能显著降低四氯化碳中毒小鼠的血清丙氨酸转氨酶(ALT)，有轻度减轻肝脏损伤的作用。柴胡对伤寒菌苗、乙醇、四氯化碳、D-半乳糖胺等所致的肝损害有明显的抗损伤和促进胆汁的分泌作用。柴胡皂甙能抑制 D-半乳糖胺、四氯化碳及*萘硫氰酸酯所致的实验性肝损害。柴胡皂甙 20mg/kg 腹腔注射能抑制 D-半乳糖胺引起的大鼠肝损害，显著降低血清天冬氨酸转氨酶(AST)、ALT 活性。柴胡皂甙及柴胡皂甙 a、b_1、b_2、C、d 对实验性肝损害有显著抑制作用。柴胡皂甙 d 并对四氯化碳造成的慢性肝炎也有显著效果。柴胡皂甙 a 能降低四氯化碳引起的实验性肝损伤小鼠血清中 ALT 的含量，降低肝脏中过氧化脂质的三酰甘油的含量，增高肝脏中还原型谷胱甘肽(GSH)的含量。说明柴胡皂甙 a 具有抑制肝脏中过氧化反应，减少自由基对肝脏损伤作用，具有促进肝脏的解毒能力，保护肝细胞免受损伤和促进肝脏中脂质代谢的作用。柴胡皂甙 d 可抑制四氯化碳引起的肝细胞微粒体酶系中葡萄糖-6-磷酸酶活性的降低以及 5'-核苷酸酶活性的增加，从而减轻了四氯化碳引起的实验性肝损伤作用。

（4）**对胃肠道的作用** 柴胡皂甙具有抑制幽门结扎引起的十二指肠溃疡大鼠的胃酸分泌的作用，从而增加胃液的 pH，减弱胃蟹白酶活性，对大鼠胃壁注射稀醋酸引起的溃疡也有促进治疗作用。柴胡皂甙浓度在 1×10^{-4}～2×10^{-4} 单位时，能兴奋离体肠平滑肌，且不为阿托品所对抗。柴胡粗皂甙 3×10^{-6} 单位浓度时，对离体豚鼠小肠能增强乙酰胆碱引起的收缩作用.但对组胺引起的收缩无影响，提示粗皂甙可能具有抗胆碱酯酶作用。用从柴胡的热水提取物中分离精制的酸性多糖部分 BR-2 灌服，对小鼠乙醇溃疡，捆束水浸应激性溃疡及大鼠幽门结扎溃疡均有显著抑制作用。对盐酸-乙醇溃疡，BR-2 无论口服或腹腔、皮下注射作用均很明显，BR-3 和 BR-5 显示中度活性。BR-2 能增加粘液分泌和胃粘膜组织及胃液中己糖胺和唾液酸的含量，但对胃粘膜中前列腺素 $E_2(PGE_2)$ 的含量无影响，而且即使进行消炎痛预处理，BR-2 仍有作用，表明 BR-2 的抗溃疡作用同 PG 无关。

（5）**对免疫功能的影响** 小鼠腹腔注射柴胡多糖 100mg/kg，可显著增加脾系数、腹腔巨噬细胞吞噬百分数及吞噬指数和流感病毒血清中和抗体滴度，但不影响脾细胞分泌溶血素，柴胡多糖对正常小鼠迟发超敏反应无作用，但可以完全及部分恢复环磷酰胺或流感病毒对小鼠迟发超敏反应的抑制。柴胡多糖还能明显提高刀豆球蛋白(ConA)活性的脾淋巴细胞转化率及自然杀伤细胞的活性。实验表明柴胡多糖能提高小鼠体液和细胞免疫功能，并使免疫抑制状态有一定程度的恢复。给 NZB/MF 雌性小鼠(自身免疫病模型)投与柴胡皂甙，能延长该小鼠的生存期。但也有实验表明，柴胡煎剂、柴胡皂甙对动物胸腺有抑制作用，致使机体免疫功能降低。

（6）**对心血管系统和血脂的影响** 柴胡醇浸出液、柴胡皂甙均能降低兔血压，抑制离体蛙心和豚鼠心脏。犬静脉注射柴胡皂甙 5mg/kg 可出现短期的降压反应及心率减慢。粗皂甙有明显的溶血作用。柴胡皂甙不同结构具有不同类型的溶血活性，其强度为 $d>a>b_1>b_2>C$，并且柴胡皂甙在一定浓度范围内，其溶血作用能为腺嘌呤、肌酐所抑制。柴胡皂甙有降低高脂血症动物血清胆固醇的作用。肌内注射柴胡皂甙 a 和 d，能增加经由葡萄糖-C^{14} 的肝脂肪和胆固醇的形成；能降低大鼠由于喂饲胆固醇而升高了的血浆胆固醇、三酰甘油和磷脂的水平；还能加速腹腔注射的胆固醇-C^{14} 和其代谢产物的粪便排泄，从而认为，柴胡皂甙降低血浆胆固醇的作用机理，是以增加胆汁和粪便排泄量来实现的。

（7）**抗菌抗病毒的作用** 柴胡煎剂(1：1)在体外对结核杆菌生长有抑制作用，对金黄色葡萄球菌有轻度的抑菌作用，对疟原虫、钩端螺旋体及牛痘病毒也有抑制作用。柴胡水煎液有较好的抑制流感病毒 A_3 的能力。柴胡注射液 12.0g/kg 腹腔注射乳鼠，对抑制流行性出血热病毒有一定作用。柴胡皂甙 a 和 d 体外实验对流感病毒有抑制作用。

（8）**抗肿瘤作用** 柴胡皂甙 d 腹腔注射或口服对小鼠移植肉瘤 S_{180}、P_{388} 及艾氏腹水癌细胞均呈明显的抑制作用，且能延长动物的生命。柴胡对腹水瘤细胞腺苷酸环化酶(AC)活性。兰纯种白兔制备其有抗癌效应的肿瘤坏死因子，以肝癌细胞作为靶细胞，结果使癌细胞坏死、裂解；用人宫颈癌(HeLa)细胞和肺腺癌细胞亦得同样结果。

（9）**对代谢的影响** 柴胡皂甙 a、c、d 混合物(3：2：2)每日按 100g 体重肌注 2mg，连续 4d，能明显增加大鼠肝切片的蛋白质生物合成，使亮氨酸-^{14}C 掺入蛋白质明显增加。柴胡皂甙有促进禁食 18h 大鼠血糖升高作用，腹腔给葡萄糖(300mg)4h 后，肝糖原量明显增加，且与给药量呈平行关系。柴胡皂甙 a 和 d 可增高正常或麻醉大鼠血糖，可能与其兴奋脑垂体释放 ACTH 从而引起肾上腺皮质激素分泌量的增加有关。由于柴胡皂甙诱发皮质固醇分泌并伴有暂时的高血糖及胰岛素分泌过低，从而抑制脂肪分解和抑制胰岛素促进脂肪的生成作用，使血中脂肪量降低。

（10）**其他作用** 柴胡多糖具有抗辐射损伤的作用，可降低其辐射敏感性，提高机体防卫功能。柴胡黄酮和柴胡皂甙对血浆乙酰胆碱酯酶具有竞争-非竞争型混合抑制作用，减少乙酰胆碱水解，发挥其对胃肠、免疫、中枢神经、骨骼肌和平滑肌等生理调控机能。柴胡皂甙对胰蛋白酶有较强的抑制作用，推测柴胡治疗急性胰腺炎，可能是通过该作用实现的。柴胡中的皂甙及其衍生物能抑制 Na+-K+-ATP 酶的活性，从而直接引起水盐和能量代谢的变化，这些变化作为一种刺激促进了 ACTH、醛固酮和加压素、皮质酮的分泌、诱生抗病毒、抗炎、抗过敏、抗溃疡等作用，而抑制 cAMP 磷酸二酯酶的活性，则可使这些作用得到进一步的加强和延续。柴胡的醇提取物 CH-l 和柴胡分离组分 CH-3、CH-4 对小鼠肝制备腺苷酸环化酶(AC)具有较高浓度时抑制 AC 和较低浓度时活化 AC 的双重作用。这 3 个柴胡组分活化 AC 作用强于 10^{-8}mool/L 异丙肾上腺素(ISP)而与 10^{-7}mowl/L ISP 的作用接近。柴胡的另两个分离组分 CH-5(柴胡粗皂甙)和 CH-7 能显著抑制小鼠肝制备 AC 的活性。在一定浓度范围内，这两个组分抑制 AC 的作用有明显的量效关系。柴胡组分对 AC 酶的抑制，可能与柴胡的退热、中枢镇静作用、抗炎、免疫调节、消化系统调节作用等有关。

（11）**体内过程** 柴胡皂甙口服从消化道吸收较差，并有部分被失活，故用于抗炎作用时，口服剂量要比肌肉注射剂量大 10 倍，才能达到相同的作用强度。本品排泄慢，主要从粪便中排泄，柴胡皂甙 a 和 d 第 2 日内粪便排泄量为 50%，第 7 天为 85%，少量经肾排出。

（12）**毒性** 柴胡醇浸膏(10%)豚鼠皮下注射，最小致死量(MLD)为 100mg/kg 体重。柴胡皂甙的 LD_{50} 因动物种类给药途径不同，差别很大。小鼠口服的 LD_{50} 为 4.7g/kg；腹腔注射 LD_{50} 为 1.906 ± 0.21g/kg；背部皮下注射为 1.75g/kg；尾静脉注射为 0.07g/kg。柴胡挥发油小鼠腹腔注射 LD_{50} 为 1.19 ± 0.12mg/kg。柴胡注射液毒性极微，未见毒理反应。柴胡皂甙和柴胡挥发油中毒均呈现中枢抑制作用，动物活动减少，甚至匍匐不动，可因抑制加深而死亡。柴胡皂甙有溶血作用，其溶血强度为 d>a>b_1>b_2>c。

【炮制】 （1）**醋柴胡**：取柴胡片加醋拌 100kg，用醋 20kg。醋柴胡能增强疏肝止痛作用，多用于肝郁气滞的胁痛，腹痛及月经不调等。

（2）**蜜柴胡**：取蜜置锅内，加热至沸，入柴胡，用文火加热，炒至微黄色，不粘手为度，取出放凉。柴胡 100kg 用炼蜜 12.5kg。蜜柴胡兼有润肺止咳作用，用于有汗兼有咳嗽者。

（3）**鳖血柴胡**：取柴胡片用鳖血及适量黄酒或清水拌匀，稍闷，置锅内，用文火加热，炒干，取出放凉。每柴胡片 100kg，用鳖血 12.5kg，黄酒 12.5kg。鳖血柴胡有益阴清肝退热的功效，多用于热入血室，骨蒸劳热。

饮片性状 ①柴胡：为不规则的厚片，表面粗糙，皮部浅棕色，木部黄白色，纤维性；周边黑褐色或红棕色，具有纵皱纹，支根痕及皮孔，有的可见纤维状叶茎。气微香，味微苦。②醋柴胡：色泽加深，具醋香气。蜜柴胡：色泽加深，微粘手，味微苦而甜。③鳖血柴胡：色泽加深，具血腥气。

【性味归经】 味苦、辛，性微寒。归肝、胆经。

【功用主治】 解表退热，疏肝解郁，升举阳气。主治外感发热，寒热往来，疟疾，肝郁胁痛乳胀，头痛头眩，月经不调，气虚下陷之脱肛、子宫脱垂、胃下垂。

《本经》："主心腹，去肠胃中结气，饮食积聚，寒热邪气，推陈致新，久服轻身明目益精。"

《别录》："除伤寒心下烦热，诸痰热结实，胸中邪逆，五脏间游气，大肠停积，水胀，及湿痹拘挛。亦可作浴汤。"

《药性论》："治热劳骨节烦疼，热气，肩背疼痛，宣畅血气，劳乏羸瘦，主下气消食，主时疾内外热不解，单煮服良。"

《千金要方》："苗汁治耳聋，灌耳中。"

《四声本草》："主痰满，胸胁中痞。"

《日华子》："补五劳七伤，除烦止惊，益气力，消痰止嗽，润心肺，添精补髓，天行温疾，热狂乏绝，胸胁气满，健忘。"

《珍珠囊》："去往来寒热，胆痹，非柴胡梢子不能除。"

《医学启源》："除虚劳烦热，解散肌热，去早晨潮热；妇人产前产后必用之药也；善除本经头痛，非他药所能止；治心下痞，胸膈中痛。《主治秘要》云：少阳经分药，能引胃气上升，以发散表热。"

《滇南本草》："伤寒发汗解表要药。退六经邪热往来，痹痿。除肝家邪热，痨热，行肝经逆结之气，止左胁肝气疼痛。治妇人血热烧经，能调月经。"

《纲目》："治阳气下陷，平肝、胆、三焦、包络相火，及头痛眩运，目昏赤痛障翳，耳聋鸣，诸疟，及肥气寒热，妇人热入血室，经水不调，小儿痘疹余热，五疳羸热。"

《本草备要》："散十二经疮疽血凝气聚。"

【临床应用】 （1）**用于外感发热，少阳证寒热往来**。柴胡轻清升散，善于退热。凡外感表证，发热盛者，每常用之。治外感风寒，憎寒壮热，头痛身疼，无汗者，常与羌活、独活、川芎等同用，以发汗解表退热，如《小儿药证直诀》败毒散；若外感温邪，发热头痛，不恶寒而口渴者，常与葛根、知母、黄芩等同用，以解肌清热，如《医学心悟》柴葛解肌汤。本品是少阳经药，善于疏解半表半里之邪，凡邪在半表半里，出现寒热往来，胸胁苦满，不欲饮食，心烦喜呕，口苦咽干，目眩等少阳证时，柴胡为必用之品，常与黄芩、半夏等同用，以和解少阳之邪，如《伤寒论》小柴胡汤；若上述少阳证兼见心下痞硬或满痛，大便秘结等阳明腑实证时，可与黄芩、大黄、枳实等同用，以和解少阳，内泻热结，如《伤寒论》大柴胡汤。治疟疾，但热不寒，或热多寒少，口苦而干等证，常与黄芩、半夏、草果等同用，如《济生方》清脾汤；亦可与常山、乌梅等配伍，以增散邪清热，去痰截疟之效。本品不仅用于外感发热，亦可用于内伤发热。治气虚发热，须与人参等甘温益气之品同用，以益气升清而退热，如《奇效良方》愚鲁汤。若阴虚潮热，须与鳖甲、地骨皮、知母等同用，以滋阴退热，如《杨氏家藏方》鳖甲丸。

（2）**用于肝郁诸证**。柴胡能条达肝气而疏郁结，治肝气郁结，胁肋胀痛者，常与枳壳、香附、川芎等同用，以疏肝郁而止痛，如《景岳全书》柴胡疏肝散。若肝郁血虚，两胁作痛，头痛目眩，妇女月经不调，乳房作胀等，常与当归、白芍、白术等同用，以疏肝养血，柔肝健脾，如《局方》逍遥散。现代临床上还将本品用于肝炎、胆囊炎等肝胆疾患，因湿热郁滞而见黄疸、胁痛等证，与茵陈、栀子等同用，以疏泄肝胆，清利湿热。

（3）**用于脾胃气虚，清阳下陷诸证**。柴胡之性主升，能升阳举陷。如中气不足，清阳下陷，懒言恶食，倦怠嗜卧，四肢无力，胃下垂，脱肛，妇女子宫脱垂等证，常用本品与升麻共佐黄芪以补气升阳，如《脾胃论》补中益气汤。

（4）**其他**。柴胡尚用于急性眼胞红肿疼痛，耳聋，龈肿，口糜，口疮等病证，盖取其升清气，散郁火之功。

《本草经集注》："半夏为之使。"

《医学启源》："以柴胡为主，草龙胆为使，治眼疾中必用之药也。"

《纲目》："行手足少阳，以黄芩为佐；行手足厥阴，以黄连为佐。"

《药鉴》："君黄芩，伤寒门实为要剂；主常山，温疟症诚作主方；与白芍同用，能抑肝而散火；同黄连同用，能凉心而解热。"

《本草正》："热结不通者，用以佐当归、黄芩。"

《得配本草》："得益气药，升阳气。得清气药，散邪热。得甘草，治余热伏暑。得朱砂、猪胆汁，治小儿遍身如火。配人参，治虚劳邪热。配决明子，治眼目昏暗。佐地骨皮，治邪热骨蒸。"

【用量用法】 内服：煎汤，3～10g，或入丸、散。外用：煎水洗，或研末调敷，适量。

【使用注意】 真阴亏损，肝阳上亢及肝风内动之证禁服。解热生用，用量宜大；疏肝醋炒，宜用中量；升阳生用，宜用小量。

《本草经集注》："恶皂荚，畏女菀、藜芦。"

《纲目》谓李东垣云："欲上升则用根，以酒浸；欲中及下降则用梢。"

《滇南本草》："伤寒症发汗用柴胡，至四日后方可用；若用在先，阳症引入阴经，当忌用。发汗用嫩蕊，治虚热调经用根好。"

《医学入门·本草》："元气下绝及阴火多汗者，误服必死。"

《本草正》："性滑，善通大便，凡溏泄脾薄者当慎用之。"

《本草经疏》："病人虚而气升者忌之，呕吐及阴虚火炽炎上者同忌。"

《得配本草》："外感生用、多刚，升气酒炒、少用。"

【附方】 （1）**治伤寒五六日，中风**：症见往来寒热，胸胁苦满，嘿嘿不欲食，心烦喜呕，或胸中烦而不呕，或渴，或腹中痛，或胁下痞鞕，或心下悸，小便不利，或不渴，身有微热，或咳 柴胡半斤，黄芩三两，人参三两，半夏半升(洗)，甘草(炙)、生姜各三两(切)，大枣一二枚(擘)。上七味，以水一斗二升，煮取六升，去滓，再煎取三升。温服一升，日二服。--《伤寒论》之“小柴胡汤”

（2）**治伤寒初觉发热，头疼脚痛**：柴胡(去苗)半两，黄芩(去黑心)、荆芥穗各1分。上三味，锉如麻豆大。每服五钱匕，水一盏半，生姜一枣大(拍碎)，煎至八分，去滓，入生地汁一合，白蜜半匙，更煎三五沸，热服。--《圣济总录》之“解毒汤”

（3）**治外感风寒，发热恶寒，头疼身痛，痎疟初起**：柴胡一至三钱，防风一钱，陈皮一钱半，芍药二钱，甘草一钱，生姜三五片。水一钟半，煎七八分，热服。--《景岳全书》之“正柴胡饮”

（4）**治伤寒壮热，头痛体疼，口干烦渴**：石膏、黄芩、甘草、赤芍药、葛根各一两，麻黄(去节)、柴胡(去苗)各半两。上捣罗为散。三岁小儿每服一钱，水一小盏，入生姜少许，葱白三寸，豉二十粒，同煎至五分，滤去滓，温服，不计时候，汗出为效。量儿大小加减。--《局方》之“柴胡散”

（5）**治伤寒日数过多，心中气闷，或发疼痛，狂言不定，烦躁不得睡，大小便不通**：柴胡(去苗)一两，夫黄一两，朴硝一两，甘草半两，枳壳一两(去穰)。上五味为末。每服三大钱，水三盏，煎至六分，温服，一日只二服，不可多服。候大小便通，即自然汗出。--《博济方》之“柴胡散”

（6）**治妊妇寒热头痛，嘿嘿不欲食，胁下痛，呕逆痰气；及产后伤风，热入胞宫，寒热如疟，并经水适来适断；病后劳复，余热不解**：柴胡一两，黄芩、人参、甘草(炙)各一分半。上锉如麻豆大。每服五钱，水一盏半，煎一盏，去滓，温服。--《类证活人书》之“黄龙汤”

（7）**治肺疟，烦热呕逆**：知母一两，柴胡二两(去苗)，人参一两(去芦头)，甘草半两(炙微赤，锉)，麦门冬一两(去心)，杏仁一两(汤浸，去皮、尖、双仁，麸炒微黄)。上件药，捣罗为散。每服四钱，以水一中盏，煎至六分，去滓，不计时候温服。--《圣惠方》

（8）**治疟疾，寒多热少，腹胀**：柴胡、半夏、厚朴、陈皮各二钱，水二碗，煎八分，不拘时候服。--《本草汇言》

（9）**治胁肋疼痛，寒热往来**：柴胡二钱，川芎、枳壳(麸炒)、芍药各一钱半，甘草(炙)五分，香附一钱半，水一钟半，煎八分，食前服。--《景岳全书》之“柴胡疏肝散”

（10）**治黄疸**：柴胡一两(去苗)，甘草一分。上都细锉作一剂，以水一碗，白茅根一握，同煎至七分，绞去滓。任意时时服，一日尽。--《孙尚药方》

（11）**治肝黄，面色青，四肢拘急，口舌干燥，言语謇涩，爪甲青色**：柴胡一两(去苗)，甘草半两(炙微赤，锉)，决明子半两，车前子半两，羚羊角屑半两。上件药，捣罗为散。每服三钱，以水一中盏，煎至五分，去滓，不计时候温服。--《圣惠方》之“柴胡散”

（12）**治劳黄，四肢无力，骨节烦疼，或时吐逆，不能下食，鼻中干燥，身热疼闷，渐觉羸瘦，寒热不定**：柴胡一两(去苗)，茵陈半两，犀角半两，麦门冬一两(去心)，鳖甲二两(涂醋炙微黄，去裙襕)，甘草半两(炙微赤，锉)。上件药，捣罗为散。每服四钱，以水一中盏，煎至六分，去滓，不计时候温服。--《圣惠方》之“柴胡散”

（13）**治积热下痢不止**：柴胡、黄芩各四钱，水煎服。--《圣惠方》

（14）**治肝郁气滞，脾胃湿热，便结府实等型胰腺炎**：柴胡 15g，黄芩、胡连、木香、延胡索各 10g，杭芍 15g，生大黄 15g(后下)，芒硝 10g(冲服)。水煎服，每日 1 剂，重者 2 剂。--《中西医结合治疗常见外科急腹症》

（15）**治胸中大气下陷，气短不足以息，或努力呼吸，有似乎喘；或气息将停，危在顷刻。其兼证或寒热往来，或咽干作渴，或满闷怔忡，或神昏健忘，种种病状，诚难悉数。其脉象沉迟微弱，关前尤甚；其剧者，或六脉不全，或参伍不调**：生箭芪六钱，知母三钱，柴胡一钱五分，桔梗一钱五分，升麻一钱，煎服。--《衷中参西录》之“升陷汤”

（16）**治眼暴赤肿痛**：柴胡、苍术、甘草等分。上为末，白水煎。如头痛壮热，则用生姜、葱煎(服)。--《朱氏集验方》之“柴胡散”

（17）**治眼赤痛微肿，眦赤烂多**：柴胡(去苗)、蕤仁(去皮，研)、黄连(去须)、升麻各一两。上四味，粗捣筛。以水三升，煎取一升半，滤去滓，微热淋洗，如冷再暖，洗三两遍。--《圣济总录》之“柴胡洗眼汤”

（18）**治耳聋不闻雷声**：柴胡一两，香附一两，川芎五钱，为末，早晚开水冲服三钱。--《医林改错》之“通气散”

（19）**治肾虚牙齿断肿，膈上热**：柴胡(去苗)一两，枳壳(去瓤，麸炒)、厚朴(去粗皮，生姜汁炙烟尽)各三分，黄连(去须)半两。上四味，粗捣筛。每用五钱匕，水二盏，煎至一盏，去滓，食后，分二服。--《圣济总录》之“柴胡汤”

（20）**治舌本强，两边痛**：柴胡(去苗)、升麻各一两，栀子仁半两。上三味，捣罗为散。每服一钱匕，熟水调下，日三。--《圣济总录》之“柴胡散”

（21）**治大人小儿口疮**：柴胡、吴茱萸各等分。上为细末，每用一钱，好酒调敷脚心。--《普济方》

（22）**治口糜生疮**：柴胡(去苗)、地骨皮各一两。上二味，粗捣筛，每服三钱匕，水一大盏，煎至六分，去滓，细细含咽之。--《圣济总录》

（23）**退热**：①用柴胡注射液(每支 2ml，含生药 8g)及柴胡糖浆临床观察 197 例发热患者，其中感冒 115 例，扁桃体炎 39 例，大叶性肺炎 16 例，急性支气管炎 21 例，急性咽炎 6 例。以北柴胡注射液治疗 110 例，总有效率为 54.54%。其剂量不同，疗效有异，肌注 2ml 者，总有效率为 31.47%，4ml 者为 68.54%，6ml 者为 89.91%，2～4ml 注射后 30～60 分钟退热 0.4～1℃，而有回升现象，6ml 注射后有出汗，体温下降未见回升；柴胡糖浆口服 20ml(相当生药 3g)，每日 3 次，治 87 例，总有效率为 78.15%，服后约 90min，体温逐渐下降，3h 可达正常。如不维持，4h 后又可逐渐上升。--《贵州药讯》曹飞豫，1981，(1)：33 ②用柴胡注射液滴鼻，也有明显的退热作用。用法：使患者平卧，取头后伸位，用注射器抽取药液，两侧鼻孔各滴 1～3 滴后，轻轻按摩鼻翼，再继续滴完全量。用量：小儿 0.3～0.5ml，成人 0.5～0.8ml。用于 60 例发热患者，其中感染性疾病所致的发热 45 例，普通感冒 10 例，其他发热(如输液反应等)5 例。结果显效 48 例，有效 4 例，无效 8 例，普通感冒均系显效。--《泸州医学院学报》徐玲，等，1983，(3)：57

（24）**治疗病毒性肝炎**：柴胡注射液 10～20ml 加入 50%葡萄糖液静注或 5%葡萄糖液 250～500ml 静滴，每日/1 次，10 次为 1 疗程，治疗病毒性肝炎 120 例，其中急性病例 97 例，有效率为 98.4%；慢性病例 23 例，有效率为 100%，对改善症状、回缩肝脾、恢复肝功及乙肝抗原阴转均有较好作用。--《中西医结合资料选编》（甘肃），1978，1

（25）**治疗流行性腮腺炎**：用柴胡注射液(每 1ml 相当于原生药 1g)，每次 2ml(10 岁以下首剂 3ml)，每日 2 次，肌内注射。治疗 28 例，治愈 27 例，其中 24 小时治愈 7 例，48 小时治愈 15 例，72 小时治愈 5 例。合并颌下淋巴结炎 1

例疗效不显。未发现副反应和其他不良反应。--《中医杂志》李宗其，等，1988，(2): 62

（26）**治疗高脂血症**：用干柴胡、罗汉果(调味用)混合水煎2次，每次煎2小时以上，煎出液过滤澄清浓缩。口服每次20ml(相当于干柴胡3g)，每日3次，3星期为1疗程。治疗86例，治疗前三酰甘油为2.66±1.09mmol/L (242.18±98.87mg%)，胆固醇 5.67±1.04mmol/L(217.96±40.06mg%)，治疗后三酰甘油降为1.61±0.566mmol/L(145.96±51.42mg%)，胆固醇5.90± 0.87mmol/L(226.88±33.46mg%)。三酰甘油平均降低1.06±0.132 mmol/L (96.24±12.02mg%)，下降率为39.7%。--《新中医》徐腊金，1986，(6): 14

（27）**治疗单疱病毒角膜炎**：用柴胡注射液(每1ml相当于原生药1g)采取滴眼、球结膜下注射及肌内注射3种方法综合治疗。滴眼，柴胡注射液加生理盐水配制成10%眼液，每次1~2滴，每1小时1次。球结膜下注射，每次0.3~0.5ml，隔日1次。肌内注射，每次2ml，每日1~2次。病变程度重，症状严重者，合并使用10%阿托品溶液散瞳，每日1~2次。共治疗21例，除3例外，其余18例均获得满意效果。--《中草药通讯》吴德凡，1978，(12): 29

（28）**治疗多形红斑**：用柴胡注射液(每2ml含原生药4g)每次2ml肌内注射，每日2次。治疗13例，结果全部治愈，其中5天治愈者5例，7天治愈者6例，10天治愈者2例。--《皮肤病防治研究通讯》刘鹏飞，1979，(2): 110

蛇床子

【别名】 蛇床子、蛇米《本经》，蛇珠《吴普本草》，蛇粟《广雅》，蛇床仁《药性论》，蛇床实《千金要方》，气果、双肾子《分类草药性》，癞头花子《浙江中药手册》，野茴香《草药手册》(江西)。

【名释】 《纲目》："蛇虺喜卧于下食其子，故有蛇床、蛇粟诸名。"

【来源】 为伞形科植物蛇床 *Cnidium monnieri* (L.) Cuss.的果实。

【植物形态】 蛇床 又名盱、虺床《尔雅》，马床《广雅》，思益、绳毒、枣棘、墙蘼《别录》，秃子花《中药大辞典》，野胡萝卜(东北、甘肃、河北、江苏)，野芫荽(山东、浙江)。一年生草本，高20~80cm。根细长，圆锥形。茎直立或斜上，圆柱形，多分枝，中空，表面具深纵条纹，棱上常具短毛。根生叶具短柄，叶鞘短宽，边缘膜质，上部叶几全部简化成鞘状；叶片轮廓卵形至三角状卵形，长3~8cm，宽2~5cm，二至三回三出式羽状全裂；末回裂片线形至线状披针形，长3~10mm，宽1~1.5mm，具小尖头，边缘及脉上粗糙。复伞形花序顶生或侧生，直径2~3cm；总苞片6~10，线形至线状披针形，长约5mm，边缘膜质，有短柔毛；伞辐8~25，长0.5~2mm；小总苞片多数，线形，长3~5mm，边缘膜质，具细睫毛；小伞形花序具花15~20；萼齿不明显；花瓣白色，先端具内折小舌片；花柱基略隆起，花柱长1~1.5mm，向下反曲。分生果长圆形，长1.3~3mm，宽1~2mm，横剖面近五角形，主棱5，均扩展成翅状，每棱槽中有油管1，合生面2，胚乳腹面平直。花期4~6月，果期5~7月。见(图621)

【生长分布】 生于低山坡、田野、路旁、沟边、河边湿地。邹平各地广布。

【采收加工】 夏、秋两季果实成熟时采收。摘下果实晒干；或割取地上部分晒干，打落果实，筛净或簸去杂质。

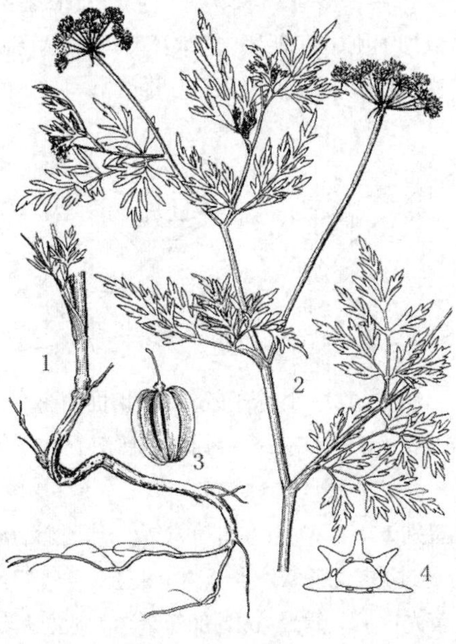

(图621) **蛇床**

1.根 2.植株上部 3.果实 4.分果横切面

【性状鉴别】 双悬果细小，椭圆形，长1.8~3.2mm，直径约2mm。表面灰棕色或黄褐色，顶端有2枚向外弯曲的花柱基，基部有的具小果柄。分果背面有翅状突起的纵棱5条，接合面平坦，略内凹，中间有纤细的心皮柄附着(心皮柄2分裂达到基部)。果皮松脆，揉搓易脱落，种子细小，显油性。气香，特异，味辛，嚼之有麻舌感。

【显微鉴别】 （1）粉末特征：黄褐色。外果皮表皮细胞表面观类长方形或类多角形，垂周壁微波状或深波状弯曲，表面具角质纹理，气孔不等式，副卫细胞4个；网纹细胞类方形或类圆形，壁稍厚，非木化或微木化，具条状或网状增厚；油管碎片黄棕色或深红棕色，有的可见横隔，表面隐约可见细胞痕迹；镶嵌层(内果皮)细胞壁有的呈念珠状增厚。另有内胚乳细胞和脂肪油滴。见(图622)

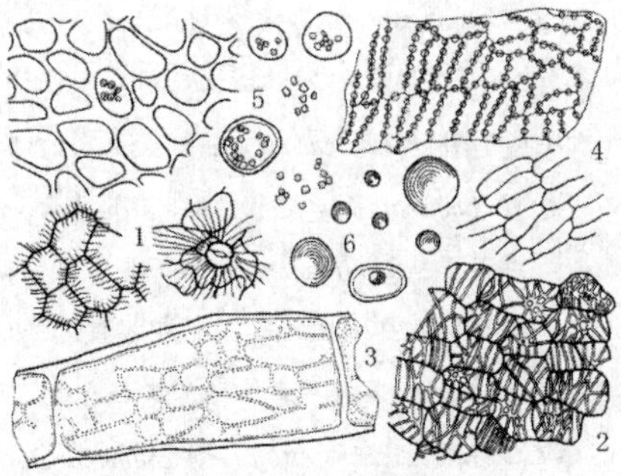

(图623) **蛇床子(果实)粉末特征**

1.外果皮表皮细胞 2.网纹细胞 3.油管碎片 4.镶嵌(内果皮)细胞 5.内胚乳细胞 6.脂肪油滴

（2）分果横切面：外果皮为1列表皮细胞，外被角质层。中果皮厚，纵棱异常突出，其间夹有条状网纹及孔纹细胞，以维管柱内侧为多；油管6个，在接合面2个，背面每2个纵棱间1个，油管扁长圆形，切向径约110μm；维管柱位于果棱中部，木质部导管类圆形或多角形，并伴有少数纤维，韧皮部位于束柱两侧。

内果皮为1～2列扁长形细胞，长短不一。种皮细胞常颓废，于接合面中央为数列细胞；有细小种脊维管束。内胚乳细胞含脂肪油及糊粉粒，糊粉粒中含细小簇晶。见(图623)

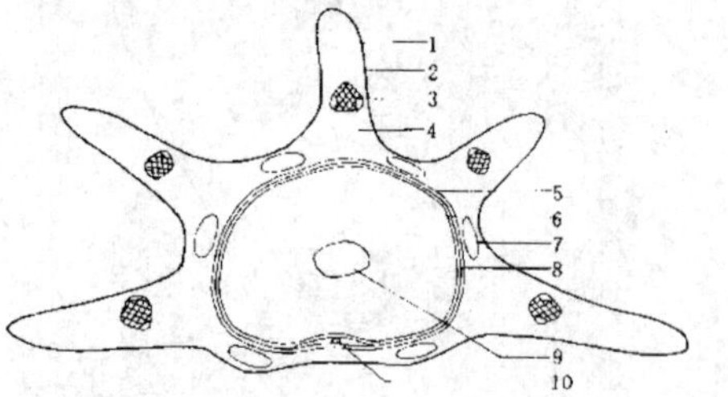

（图622）**蛇床子(分果)横切面简图**

1.果棱 2.外果皮 3.维管柱 4.中果皮 5.内果皮 6.胚乳 7.油管 8.种皮 9.胚 l0.种脊维管束

【理化鉴别】 （1）取本品粉末2g，加乙醇20ml，加热回流30分钟，滤过。取滤液数滴点于白瓷板上，置紫外光灯(365nm)下显蓝紫色荧光；另取滤液2ml，加等量3%碳酸钠溶液，加热5分钟，放冷，再加新制重氮对硝基苯胺试液1～2滴，即显樱红色。

（2）取本品粉末0.5g，加乙醚适量，热提5分钟，滤过。滤液浓缩至lml，加7%盐酸羟胺甲醇2～3滴，20%氢氧化钾乙醇液3滴，在水浴上微热，冷后，加稀盐酸调节pH至3～4，再加1%三氯化铁乙醇液1～2滴，显紫色。(检查香豆素)

【含量】 《中华人民共和国药典》2005年版规定，本品用薄层扫描法测定，含蛇床子素($C_{15}H_{16}0_3$)不得少于1.0%。

【主含成分】 果实含挥发油，从中分得27个组分，鉴定了其中的20个，它们是：环葑烯(*cyclofenchene*)、α-和β-蒎烯(*pinene*)，樟烯(*camphene*)，月桂烯(*myrcene*)，柠檬烯(*1imonene*)，α-和β-松油烯(*terpinene*)，3，5-二甲基苯乙烯(*3，5-dimethylstyrene*)，异龙脑(*isoborneo1*)，薁(*azulene*)，乙酸龙脑酯(*bornylacetate*)，1(7)，8(10)-对萌二烯-9-醇[*1(7)，8(10)-P-menthadien-9-ol*]，二戊烯氧化物(*dipentene oxide*)，反式丁香烯(*caryophyllene*)，反式-β-金合欢烯(*β-farnesene*)，α-荜澄茄油烯(*α-cubebene*)，α-香柑油烯(*α-bergamotene*)，β-甜没药烯(*β-bisabolene*)和α-榄香烯(*α-elemene*)。另有报道，从挥发油中分得：欧芹酚甲醚(*osthole*)，香柑内酯(*bergapten*)，β-桉叶醇(*β-eu- desmo1*)，乙酸龙脑酯。又从果实的醇提取物中分得：消旋的喷嚏木素(*umtatin*)，蛇床酚(*cnidimo1*)A和B，欧芹酚甲醚，橙皮油内酯烯醇(*auraptenol*)，去甲基橙皮油内酯烯醇(*demethyl auraptenol*)，欧前胡内酯(*imperatorin*)，香柑内酯，花椒毒素(*xanthotoxin*)，花椒毒酚(*xanthotoxo1*)，异茴芹香豆精(*isopimpinellin*)，异栓翅芹醇(*isogosfero1*)，香叶木素(*diosmetin*)，对香豆酸(*P-coumaric acid*)。另有报道，从醇提取物中分得：欧芹酚甲醚，香柑内酯，异茴芹香豆精，花椒毒素，哥伦比亚内酯(*eolumbianadin*)，O-乙酰基哥伦比亚甙元(*0-acetyl columbianetin*)，食用当归素(*eduhin*)又名蛇床明素(*cnidimine*)，台湾蛇床子素(*cniforin*)A即3′-异丁酰氧基0-乙酰基哥伦比亚甙元(*3′-isobu tyryloxy-O-acetyl columbianetin*)等香豆精类成分以及棕榈酸(*palmitic acid*)、β-谷甾醇(*β-sitostero1*)。

【药理】 （1）**对心血管系统的作用** ①抗心律失常作用：蛇床子水提取物(SWE)50g生药/kg或蛇床子总香豆素(TCCM)200mg/kg、400mg/kg腹腔注射对氯仿诱发的小鼠室颤，SWE 8.75g生药/kg或TCCM 80mg/kg静注对氯化钙诱发的大鼠室颤及对乌头碱诱发的大鼠心律失常均有预防作用，对后者还有明显的治疗作用。②对心肌动作电位及心房自搏频率的影响：欧芹酚甲醚抑制Ba2+诱发的自发电活动；降低高K+除极化慢反应动作电位的幅度(APA)及动作电位最大上升速率(Vmax)并缩短50%动作电位时程(APD50)，延长90%动作电位时程(APD90)；对家兔离体窦房结优势起搏细胞窦博周期(SCL)，APA及Vmax亦有抑制作用，此外，欧芹酚甲醚具有钙拮抗作用。③对心电图和血流动力学的影响：麻醉开胸犬，静注7.5～15mg/kg蛇床子素后，收缩期血压、舒张期血压、平均血压、左室收缩压、室内压最大上升速率及心输出量、总外周阻力均降低，在10分钟时为作用高峰；静注7.5mg/kg，心电图无影响，但静注15mg/kg，心电图的P-R间期略延长，且室内压最大下降速率也降低，提示欧芹酚甲醚有抑制心脏作用，且外周阻力降低，血压下降，故在临床应用时应引起注意。

（2）**性激素样作用** 蛇床子浸膏20mg每日小鼠皮下注射，连续32d，能延长交尾期，缩短交尾休期。对去势小鼠，相同剂量连续用21天，出现交尾，并能使子宫及卵巢重量增加。蛇床于提取物亦有雄性激素样作用，其作用部位可能在中枢。对小鼠前列腺、精囊、提肛肌重量有增加作用。

（3）**抗真菌、病毒、滴虫及杀精作用** 蛇床子提取物在试管内对絮状表皮癣菌、石膏样小芽胞菌、羊毛状小芽胞菌有抑制作用。对接种新城鸡瘟病毒的鸡胚能延长生命6小时。蛇床子浸膏(1: 2)体外试验有杀灭阴道滴虫的作用。蛇床子浸膏液杀精效果随药液浓度增加而增加，于20s内抑制人精子的最低有效浓度是30%，每1ml精液与不同剂量的蛇床子浸膏粉混合，其抑制精子活动最低有效剂量为250～300mg。蛇床子浸膏液对离体人精子制动后l0、30、60及120分钟没有精于复活，制动后精子瞬间(20s内)经生理盐水洗涤孵育可以复活，制动后精子染色光镜检查无明显变化。

（4）**祛痰和平喘作用** 蛇床子总香豆精对豚鼠平滑肌有直接扩张作用，对豚鼠吸入致痉剂所致的药物性哮喘有明显保护作用；在体外能松弛组胺致痉的气管平滑肌，增加豚鼠灌流量，并有一定的祛痰作用。蛇床子总香豆精对组胺等生物活性物质所致的豚鼠气管平滑肌收缩的对抗作用可被β受体阻滞剂普萘洛尔阻断，蛇床子总香豆精可能具有β受体激动剂的作用。

（5）**抗变态反应** 用鹌鹑肠管的Magnus氏法实验表明，蛇床子丙酮提取物呈现较强的抗组胺样作用。欧芹酚甲醚能较强地抑制小鼠被动皮肤过敏反应，对整体豚鼠组胺性喘息具

有保护作用，对慢反应物质(SRSA)引起的豚鼠离体回肠收缩以及豚鼠离体回肠的Schuhz-Dzle反应呈明显拮抗和阻断作用，并能抑制大鼠腹腔肥大细胞脱颗粒。以上作用均呈一定的剂量依赖关系。

（6）**局部麻醉作用** 蛇床子提取液1g生药/ml具有阻滞蟾蜍离体坐骨神经传导的作用，其穿透坐骨神经的能力相似于普鲁卡因。卜述浓度的蛇床子提取液0.2ml豚鼠皮内注射，呈现一定的浸润麻醉作用。蛇床子提取液中加入微量肾上腺素后，不仅其麻醉作用强度增强，而且局麻持续时间也明显延长。给家兔椎管内注入药液0.4ml/kg后lmin内显效，局麻持续时间可达15.3±9.2分钟。

（7）**抗诱变作用** 采用沙门菌哺乳动物微粒体系统Ames试验、离体细胞的姐妹染色单体互换(SCE)、小鼠骨髓细胞染色体畸变(CA)、多染红细胞微核(MN)实验等表明，蛇床子水提物有较强的抗诱变性能。

（8）**延缓衰老作用** 氢化可的松造型小鼠用蛇床子0.3～1.2g/kg灌胃，连续16d，在游泳、爬绳等体力方面均有明显提高，使造型小鼠血清超氧化物歧化酶(SOD)数值升高，雌二醇(E_2)/睾酮(T)比值降低。蛇床子可降低蛋黄乳液造型小鼠血清总胆固醇含量，提高环磷酰胺免疫抑制小鼠的吞噬功能及胸腺指数和脾指数；还可增加去势大鼠贮精囊重量。提示蛇床子在增强体力、降低血中

胆固醇、提高免疫力、调节SOD及性激素(E_2/T)水平方面均有一定作用。

（9）**对血浆前列腺素和环核苷酸的影响** 蛇床子总香豆精和水提物能提高醋酸氢化可的松所致阳虚大鼠血浆中降低了的PGE_2、$PGF_{2\alpha}$和cAMP水平及cAMP/cGMP值，使其恢复正常，并使阳虚动物不出现阳虚症状或症状不明显。其补肾壮阳机理之一可能是通过影响体内环核苷酸和前列腺素代谢实现的。

（10）**其他作用** 蛇床子总香豆精能明显地延长戊巴比妥钠所致小鼠的睡眠。100％蛇床子提取液明显增强阈下催眠剂量戊巴比妥钠对小鼠催眠作用。欧芹酚甲醚对缩宫素、氯化钾、高K^+除极化后Ca^{2+}诱导大鼠离体子宫平滑肌收缩产生抑制作用，对氯化钙累积量效曲线呈非竞争性拮抗效应，100μmol/L欧芹酚甲醚能显著抑制缩宫素诱导依赖细胞内Ca^{2+}收缩反应，对依赖细胞外Ca^{2+}的收缩无明显影响，提示其对子宫平滑肌抑制作用类似维拉帕米，与拮抗Ca^{2+}有关，且主要通过抑制平滑肌细胞膜上电位依赖性Ca^{2+}通道和影响胞内Ca^{2+}释放所致。蛇床子总香豆精5g/kg灌胃，每星期6次，持续90d，能防治泼尼松引起的骨质疏松；用蛇床子总香豆精治疗去卵巢大鼠胫骨骨小梁的面积比模型组增加40％，并降低骨高转化率，指标接近对照组(除类骨质外，但矿化延迟时间不变)，提示蛇床子总香豆精可能防止绝经早期由骨高转化率引起的骨丢失。

（11）**毒性** 蛇床子总香豆精小鼠口服LD_{50}为2.44±0.05g/kg。100％蛇床子提取液20ml/kg腹腔注射，注药后30分钟内小鼠活动减少，呈现镇静作用，观察48h未见小鼠死亡。兔眼角膜实验中，未见结膜红肿、充血。

【性味归经】 味辛、苦，性温。归脾、肾经。

【功用主治】 温肾壮阳，燥湿杀虫，祛风止痒。主治男子阳痿，阴囊湿痒；女子宫寒不孕，寒湿带下，阴痒肿痛，风湿痹痛，湿疮疥癣。

《本经》："主妇人阴中肿痛，男子阴痿湿痒，除痹气，利关节，癫痫，恶疮。久服轻身。"

《别录》："温中下气，令妇人子脏热，男子阴强，好颜色，令人有子。"

《药性论》："治男子、女人虚，湿痹，毒风，㾦痛，去男子腰疼。浴男女阴，去风冷，大益阳事。主大风身痒，煎汤浴之差。疗齿痛及小儿惊痫。"

《日华子》："治暴冷，暖丈夫阳气，助女子阴气，扑损瘀血，腰胯疼，阴汗湿癣，四肢顽痹，赤白带下，缩小便。"

《珍珠囊补遗药性赋》："治风湿痒及阴疮。"

《长沙药解》："吹聍耳。"

《医林纂要·药性》："坚肾，润命门，去下部寒湿，去风杀虫。"

《药性考》："散寒，补肾，强阳，益阴，祛风燥湿，除痹腰疼，疗癣疥癞，专益命门。"

《分类草药性》："治膀胱疝气，大补中气。"

【临床应用】 （1）**用于阳痿及宫寒不孕**。蛇床子有温肾助阳作用，治疗肾阳虚衰引起的男子阳痿，女子宫冷不孕，可与枸杞子、菟丝子、五味子、肉桂等同用，以益肾补火，助阳兴痿；《千金要方》治肾阳虚寒，阳痿不起的天雄丸，即以本品配伍菟丝子、五味子、肉苁蓉等药而成。《方脉正宗》以蛇床子与鹿角胶、山萸肉、车前子等同用，治疗妇女寒湿带下，亦取其温肾燥湿之功。取蛇床子温肾散寒，燥湿祛风之功，还常与桑寄生、杜仲、狗脊、独活等补肾壮骨、祛风除湿药同用，以治疗肾虚感受寒湿之腰痛。

（2）**用于男子阴囊湿痒，女子阴痒带下，湿疹疥癣**。蛇床子可燥湿祛风，杀虫止痒。治阴囊湿疹，女子阴痒带多，可单用或与苦参、黄柏、明矾等煎汤外洗；《外科大成》以本品与威灵仙、当归尾、苦参，水煎熏洗，并服龙胆泻肝汤，治肾囊风瘙痒作痛。治女子阴痒带下，还可以本品与枯矾研末为丸，作坐药使用；现在临床上治疗妇女滴虫性阴道炎、宫颈糜烂，常以蛇床子配合他药做成软膏或栓剂使用，疗效亦很昆著。若治湿疹疥癣，可与枯矾、苦参、黄柏、硼砂等研末，油调外搽；治秃疮、疥疮、湿注游风，瘙痒水多者，可以蛇床子配伍枯矾、雄黄、雌黄、大枫子等研末调擦，如《疡科纲要》蛇床子散。

《品汇精要》："合猪脂，治小儿癣疮。"

《得宜本草》："得五味、菟丝子疗阳痿；得乌梅治产后阴脱。"

《得配本草》："得乌梅，洗阴脱阴痛；得川连、轻粉，吹耳内湿疮；配白矾，煎汤洗妇人阴痒。"

【用量用法】 内服：煎汤，3～9g，或入丸、散剂。外用：煎汤熏洗，或做成坐药、栓剂，或研细末调敷，适量。

【使用注意】 下焦湿热或相火易动，精关不固者禁服。

《本草经集注》："恶牡丹、巴豆、贝母。"

《本草经疏》："肾家有火及下部有热者勿服。"

《本经逢原》："肾火易动，阳强精不固者勿用。"

《药义明辨》："肝肾有湿热者忌之。"

【附方】 （1）**治阳痿不起**：菟丝子、蛇床子、五味子各等分。上三味末之，蜜丸如梧子。饮服三十丸，日三。--《千金要方》

（2）**治妇人子脏偏僻，冷结无子**：蛇床子、芫花各等分。上为末，取枣大纱囊盛，如小指长。纳阴中，避风冷。--《妇人良方》

（3）**治妇人阴寒，温阴中坐药**：蛇床子，末之，以白粉少许，和合相得，丸如枣大。绵裹纳之。--《金匮要略》之"蛇床子散"

（4）**治产后阴下脱，亦治产后阴中痛**：蛇床子一升，布裹炙熨之。--《千金要方》

（5）**治妇人白带，脐腹冷痛，面色萎黄，日渐虚困**：蛇床子一两，白芷一两。上件药，捣细罗为散。每于食前以粥饮调下二钱。--《普济方》

（6）**治妇人阴痒**：蛇床子一两，白矾二钱。煎汤，频洗。--《濒湖集简方》

（7）**治肾囊风疙瘩作痒，搔之作痛**：蛇床子、威灵仙、归尾、苦参各五钱。水煎熏洗。--《外科大成》之"蛇床子汤"

（8）**治小儿卒阴囊肿痒**：蛇床子一两，柳虫中屑一两。上药以水一大碗，煎六七沸。洗之，取其滓以绵裹，熨儿肿处妙。--《圣惠方》

（9）**治阴汗**：蛇床子、石菖蒲各等分，为末。一日三两次涂搽。--《卫生易简方》

（10）**治大风癞病**：蛇床子、莨菪子等分。上二味，捣罗为散。每量多少，浓煎汁洗疮，逐日服神虎丸。十日疮渐干，半月后须眉渐生。--《圣济总录》

（11）**治冷疮疼痛不止**：蛇床子一两，乳香半两。为末，用时入薤白捣稀稠得所，可疮贴之。--《普济方》

（12）**治疮癣**：蛇床子一两(为末)，白矾一两(枯过，为末)。上用斑蝥煎，麻油调，涂疮上。--《澹寮集验方》之"搽疮药"

（13）**治疥疮瘙痒，搔之皮起作痂**：蛇床子半两，黄连(去须)三分，胡粉(结砂子)一两，水银(同胡粉点水研令黑)一分。上件药，以生麻油和稀滑。每用药

时，先以盐浆水洗疮令净，后以药涂之，干即更换，不过三五度瘥。-- 《局方》

（14）**治耳内湿疮**：蛇床子、黄连各一钱，轻粉一分，为末，吹之即愈。-- 《仙拈集》之“三妙散”

（15）**治冬月喉痹肿痛，不可下药者**：蛇床子烧烟于瓶中，日含瓶口吸烟，其痰自出。-- 《圣惠方》

（16）**治牙疼**：用蛇床子，不拘多少，煎水热。含漱之，即止。-- 《古今医鉴》之“漱牙止痛方”

（17）**治肛门奇痒**：蛇床子、楝树根各三钱，防风二钱，甘草一钱，皂角三分。共为细末，炼蜜成条。塞入粪门，听其自化，连塞二三次。-- 《吉人集验方》

（18）**治脱肛**：蛇床子、甘草各一两，上为末，热汤调服一钱，日进三服。-- 《普济方》之“蛇床散”

（19）**治小儿痔疾疼痛，硬肿不消**：蛇床子半两(末)，荆芥半两(末)，蜗牛三七枚。上药研烂，涂纸上。每发时，先用白矾热水洗净后，在被褥上安药，令儿坐其上。-- 《圣惠方》之“坐药方”

（20）**治疗成人疥疮**：取蛇床子、百部各 250g，粉碎，冷开水浸 30 分钟后，加入 75％乙醇 4000ml，浸 15 天，取上清液，制成酊剂。先用温水肥皂洗擦全身，再将蛇百酊剂擦遍颈项以下全身皮肤，每日 1 次。有皮肤损害处或结节表面，每日搽药 2 次，5 天后洗澡更换衣服、被单，1 星期后复查。以此方法治疗 152 例，治愈 108 例，显效 29 例，无效 15 例，有效率 90.01％；同时配合 20％硫黄软膏每日外搽 1 次，治疗 128 例，治愈 94 例，显效 30 例，无效 4 例，有效率 96.9％，疗效满意，外用未见明显全身毒副反应。-- 《浙江中医杂志》邹明祥，1991），(1)：18

（21）**治疗滴虫性阴道炎**：先用 10％蛇床子煎液 500ml 冲洗阴道，后放入 0.5g 的蛇床子阴道用片剂 2 片，连续治疗 5～7 天为 1 疗程。经近百例观察，多数经 1 疗程即可治愈，滴虫转阴，痒感消失，阴道清洁，白带消失或显著减少。-- 《中医杂志》桂承会，1956，(5)：250

（3）**治疗急性渗出性皮肤病**：取蛇床子 60g，用纱布包好，加水 1500ml，煮沸 30 分钟，以棉垫浸透后拧半干，温敷局部，盖以油纸或塑料布包扎，保持一定温湿度，维持 0.5～1 小时，每日包 4～6 次。临床观察 380 例，大都治疗 5～10 天，渗出物明显减少，炎症消退。未出现任何副作用。-- 《科技资料》湖北医学院，1972，(1)：47

（4）**治疗哮喘**：用蛇床子总香豆精治疗支气管哮喘和喘息型支气管炎发作期患者 118 例，80mg/次，日服 3 次，对照组 78 例口服热参片(河南联合制药厂生产)8mg/次，日服 3 次，均以 10 天为 1 疗程。结果蛇床子总香豆精平喘总有效率为 87.3％，对照组有效率为 76.9％，经统计学处理，两组间有显著差异($P<0.05$)。蛇床子总香豆精能明显增高哮喘患者的呼气高峰流速值，治疗后提高 10％以上者达 81.8％。少数患者服后有轻微口干、思睡，轻度胃部不适(饭后服可避免)，但均不影响治疗，停药后症状自然消失。-- 《中草药》陈志春，1988，19(9)：410

芫荽

【别名】 芫荽《日用本草》，香菜《韵略》，香荽《本草拾遗》，胡菜《外台》，园荽《东轩笔录》，胡荽《食疗本草》，莞荽《普济方》，莛荽菜、莛葛草、满天星《湖南药物志》。

【名释】 《纲目》：“其茎柔叶细而根多须，绥绥然也。张骞使西域始得种归，故名胡荽。”

【来源】 为伞形科植物芫荽 *Coriandrum sativum* L.的带根全草。

【植物形态】 一年生或二年生草本，高 30～100cm。全株无毛，有强烈香气。根细长，有多数纤细的支根。茎直立，多分枝，有条纹。基生叶一至二回羽状全裂，叶柄长 2～8cm；羽片广卵形或扇形半裂，长 1～2cm，宽 1～1.5cm，边缘有钝锯齿、缺刻或深裂；上部茎生叶三回至多回羽状分裂，末回裂片狭线形，长 5～15mm，宽 0.5～1.5mm，先端钝，全缘。伞形花序顶生或与叶对生，花序梗长 2～8cm；无总苞；伞辐 3～8；小总苞片 2～5，线形，全缘；小伞形花序有花 3～10，花白色或带淡紫色，萼齿通常大小不等，卵状三角形或长卵形；花瓣倒卵形，长 1～1.2mm，宽约 1mm，先端有内凹的小舌片；辐射瓣通常全缘，有 3～5 脉；花柱于果成熟时向外反曲。果实近球形，直径约 1.5mm。背面主棱及相邻的次棱明显，胚乳腹面内凹，油管不明显，或有 1 个位于次棱下方。花果期 4～11 月。见（图 624）

本植物的种子（**芫荽子**）也供药用，详见下述。

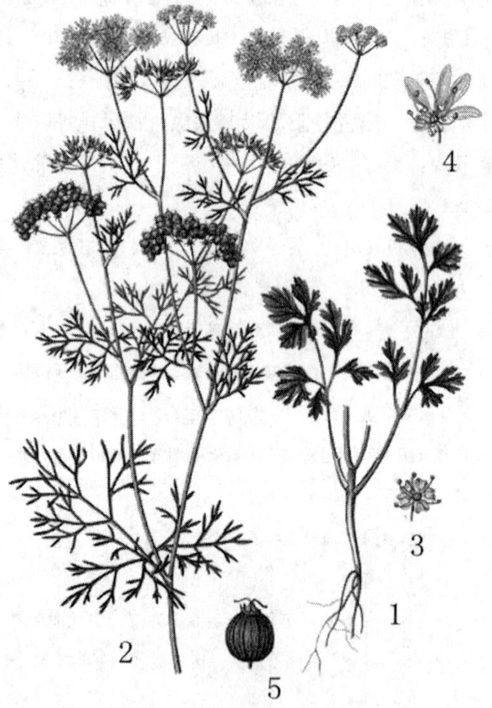

（图 624）**芫荽**

1.植株下部 2.植株上部 3.中心花 4.边花 5.果实

【生长分布】 原产于地中海地区。邹平各地广泛种植。

【采收加工】 全年均采收，洗净，晒干。

【性状鉴别】 多卷缩成团，茎、叶枯绿色，干燥茎直径约 1mm，叶多脱落或破碎，完整的叶一至二回羽状分裂。根呈须状或长圆锥形，表面类白色。具浓烈的特殊香气，味淡微涩。

【主含成分】 全草含维生素(*vitamin*)C 98.1mg/100g，以及正癸醛(*decanal*)，壬醛(*nonanal*)和芳樟醇(*1inaloo1*)等。地上部分含 4 个异香豆精类物质：芫荽异香豆精(*coriandrin*)，二氢芫荽异香豆精(*dihydrocoriandrin*)，芫荽异香豆酮(*coriandrone*)A、B。叶子含香柑内酯(*bergapten*)，欧前胡内酯(*imperatorin*)，

伞形花内酯(*umbelliferone*)，花椒毒酚(*xanthotexo1*)和东莨菪素(*scopoletin*)。此外，尚含有槲皮素-3-葡萄糖醛酸甙(*quercetin-3- glucuronide*)，异槲皮甙(*isoquercitrin*)，芸香甙(*rutin*)，维生素 C 和无机元素铝、钡、铜、铁、锂、锰、硅、钛等。

【性味归经】 味辛，性温；归肺、脾、肝经。

【功用主治】 发表透疹，消食开胃，止痛解毒。主治风寒感冒，麻疹、痘疹透发不畅，食积，脘腹胀痛，呕恶，头痛，牙痛，脱肛，丹毒，疮肿初起，蛇伤。

《食疗本草》："利五脏，补筋脉，主消谷能食。可和生菜食治肠风。热饼裹食甚良。"

《嘉祐本草》："消谷，治五脏，补不足，利大小肠，通小腹气，拔四肢热，止头痛，疗痧疹。豌豆疮不出，作酒喷之立出。通心窍。"

《日用本草》："消谷化气，通大小肠结气，治头疼，齿痛，解鱼、肉毒，消蛊毒。"

《医林纂要·药性》："外散阴气，辟邪气，发汗，托疹。"

《本草再新》："清热除烦。"

《分类草药性》："治小儿痘疹不出，辟四时不正之气，发表散寒，治鼻塞不通。"

《黑龙江中药》："治便秘，妇人乳汁稀少。"

《湖南药物志》："治肛门瘙痒，咳血。"

《吉林中草药》："治浮肿，小便不通。"

《青藏高原药物图鉴》："治胃溃疡，水肿。"

《四川中药志》(1979年版)："治胃寒胀痛，风寒感冒。"

《西双版纳傣药志》："治疮疖初起，脓肿未溃。"

【临床应用】 (1) **用于风寒感冒，麻疹，痘疹透发不畅。**胡荽辛香温散，既善发表散寒，又善解毒透疹。治风寒感冒，常配荆芥、葱白、生姜等同用。治麻疹、痘疹初起透发不畅，或因感受风寒，麻疹出而复隐，单用本品内服：煎汤、外洗均宜，也可配浮萍、蝉衣、薄荷等，以增强解毒透疹之力。

(2) **用于食积气滞，脘腹胀痛或呕恶。**胡荽辛香行散，且兼降气，故善理气开胃而消食止痛止呕。治上述食积气滞诸证，轻者单用；重者常配陈皮、香附、焦三仙等，以增强药效。兼呕恶者，又常配半夏、生姜等。

(3) **其他。**胡荽有升散止痛之功，可治头痛，牙痛，脱肛等；又有解毒行散之能，可治丹毒、疮肿、蛇伤等。

【用量用法】 内服：煎汤，9～15g，鲜品 15～30g，或捣汁服。外用：煎汤洗，或捣敷，或绞汁服，适量。

【使用注意】 疹出已透，或虽未透出而热毒壅滞，非风寒外束者禁服。

《千金·食治》："叶不可久食，令人多忘。华佗云：胡荽菜，患胡臭人，患口气臭，蜃齿人，食之加剧。腹内患邪气者，弥不得食，食之发宿病。金疮尤忌。"

《食疗本草》："久冷人食之脚弱。又不得与斜蒿同食，食之令人汗臭难瘥。不得久食，此是薰菜，损人精神。"

《本草拾遗》："根发痼疾。"

《纲目》："凡服一切补药及药中有白术、牡丹者，不可食此。伏石钟乳。"

《本草经疏》："气虚人不宜食，疹痘出不快非风寒外侵及秽恶之气触犯者不宜用。"

《医林纂要·药性》："多食昏目、耗气。"

【附方】 (1) **治风寒感冒，头痛鼻塞：**苏叶 6g，生姜 6g，芫荽 9g，水煎服。--《甘肃中草药手册》

(2) **治小儿疹痘，欲令速出：**胡荽三两，细切。以酒两大盏，煎令沸，沃胡荽，便以物合定，不令气出，候冷去滓，微微从项以下，喷背膂及两脚胸腹令遍，勿喷于面。--《圣惠方》之"胡婆酒"

(3) **治热毒气盛，生疱疮如豌豆：**胡荽一握(细切)，生地黄三两(细切)。上药相和，捣绞取汁，空心顿服。--《圣惠方》

(4) **治孩子赤丹不止：**胡荽汁敷之。--《兵部手集方》

(5) **治咳血：**胡荽、海藻等量洗净泥沙，加适量油盐煮 3～4h，每日吃 3 次，每次 1 碗。--《湖南药物志》

(6) **治消化不良，腹胀：**鲜芫荽全草 30g，水煎服。

(7) **治虚寒胃痛：**鲜芫荽 15～24g，酒水煎服。(6～7 方均出自《福建中草药》)

(8) **治胃寒胀痛：**芫荽 15g，胡椒 15g，艾叶 6g，水煎服。--《四川中药志》(1979 年)

(9) **治妊娠恶阻：**鲜芫荽 1 把，加苏叶、藿香各 3g，陈皮、砂仁各 6g。煎沸后倾入大壶内，将壶口对准患者鼻孔，令其吸气。--《中医杂志》1964，(1)：24

(10) **治小肠积热，小便不通：**葵根一大握，胡荽二两，滑石一两(为末)。上三味，将二味细锉，以水二升，入滑石末，温分三服。亦治血淋。--《圣济总录》之"葵根饮"

(11) **治浮肿：**胡荽适量，放鲫鱼腹中，用香油煎食。--《吉林中草药》

(12) **治肛门脱出：**胡荽(切)一升，炒，以烟熏肛。--《子母秘录》

(13) **治肛门瘙痒：**胡荽研末，加熟蛋黄，共捣烂，调麻油塞入肛门，连用 3 次。--《湖南药物志》

(14) **治中蛊毒：**胡荽根捣汁半盏，不计时候服之，其蛊立下，和酒服之更妙。--《圣惠方》

(15) **治众蛇毒：**合口椒、胡荽苗等分，捣敷之。--《千金要方》

芫荽子

【别名】 芫荽子《普济方》，胡荽子《千金·食治》。

【来源】 为伞形科植物芫荽 *Coriandrum sativum* L.的果实。

【原植物】 参见"芫荽"。

【采收加工】 8～9 月果实成熟时采收，晒干。

【性状鉴别】 果实为 2 小分果合生的双悬果，呈圆球形，直径 3～5mm。淡黄棕色至土黄棕色，顶端可见极短的柱头残迹，多分裂为 2，周围有宿存的花萼 5 枚。表面较粗糙，有不甚明显的波状纵棱 10 条与明显的直纵棱 10 条相间排列。基部钝圆，有时可见小果柄或果柄痕。小分果背面隆起，腹面中央下凹，具 3 条纵行的棱线，中央稍直，两侧呈弧形弯曲，有时可见悬果柄。质稍坚硬。气香。用手揉碎则散发浓烈的特殊香气。味微辣。

【理化鉴别】 ①取本品粗粉 2g，加乙醚 10ml，振摇提取 30 分钟，滤过，取滤液 2ml 挥干，加 1%香荚醛硫酸溶液 1～2 滴，即现玫瑰色。(检查挥发油) ②取本品粗粉 5g，加甲醇 30ral，置水浴上加热回流10分钟，滤过，取滤液5ml，浓缩至约0.5ml，分别于滤纸上滴加2点，其中一点上加1%三氯化铝乙醇液，置紫外光灯下观察，滴加三氯化铝乙醇液的蓝色荧光斑明显加强。(检查黄酮素)

【主含成分】 果实：含挥发油1%~1.4%，脂肪26%。挥发油含α、β-蒎烯(α、β-pinene)，樟烯(camphene)，柠檬烯(1imonene)，水芹烯(phellandrene)，芳樟醇(1inaloo1)，樟脑(camphor)，松油醇(terpineo1)，龙脑(borneo1)，乙酸牻牛儿酯(geranyl acetate)，牻牛儿醇(geranio1)。脂肪油中含脂肪酸：棕榈酸(palmitic acid)，棕榈油酸(palmitoleic acid)，硬脂酸(stearic acid)，亚油酸(1inoleic acid)和较高数量油酸系列的不饱和酸。还含酚类，黄酮，黄酮甙，黄酮醇类物质。尚含葡萄糖，果糖，蔗糖和一个三萜衍生物：芫荽甾醇甙(coriandrino1)。果实渣含12.79%蛋白质，其中有相当多的缬氨酸(valine)，赖氨酸(1ysine)，苏氨酸(threonine)，苯丙氨酸(phenylalanine)。

种子：含挥发油1%，脂肪20%~25%，糖类20%，含氮物质13%~15%，无机物7%。挥发油的主要成分(约70%)是d-芳樟醇(1inaloo1)，其他尚有α、β-蒎烯，二戊烯(dipentene)，即柠檬烯，α、β、γ-松油烯(α、β、γ-terpinene)，对-聚伞花素(P-cymene)，栊牛儿醇，龙脑，水芹烯，乙酸龙脑酯(bornyl acetate)，乙酸牻牛儿酯，乙酸芳樟醇酯(1inalyl acetate)，樟烯，月桂烯(myrcene)，樟脑。脂肪酸的组成主要有棕榈酸，油酸(oleic acid)，岩芹酸(petroselinic acid)和亚油酸。种子所含磷脂主要成分为：磷脂酰胆碱(phosphatidylcho1ine)，磷脂酰乙醇胺(phosphatidylethanolamine)，磷脂酰肌醇(phosphatidylinosito1)。还含有多量油酸，少量△5,6-十八碳烯酸(△5，6-octadecenoic acid)，以及黄酮甙，β-谷甾醇，D-甘露醇和芫荽萜酮二醇(coriandrinonedio1)。

【药理】 胡荽子可降低小鼠链脲霉素性糖尿病的高血糖水平，降低体重消失率，它不影响血浆胰岛素的降低，能阻止小鼠链脲霉素性糖尿病的发展。

【性味归经】 味辛、酸，性平。归肺、胃、大肠经。

【功用主治】 健胃消积，理气止痛，透疹解毒。主治食积，食欲不振，胸膈满闷，脘腹胀痛，呕恶反胃，泻痢，肠风便血，脱肛，疝气，麻疹，痘疹不透，秃疮，头痛，牙痛等。

《千金·食治》："消谷，能复食味。"

《食疗本草》："治食着诸毒肉，吐卜血不止，肠头出。"

《本草拾遗》："主小儿秃疮，油煎敷之。亦丰蛊毒，五野鸡病及食肉中毒下血，煮令子拆，服汁。"

《饮膳正要》："消食，治五脏不足，杀鱼、肉毒。"

《纲目》："发痘疹，杀鱼腥。"

《黑龙江中药》："祛痰，健胃，整肠，驱风。治胃肠机能衰弱，食欲不振，胃痛痞闷，鼓肠疝痛，肺脓疡，支气管扩张，慢性气管炎及间歇热者。"

《四川中药志》(1960年版)："治头痛。"

《山东中草药手册》："治中耳炎。"

《吉林中草药》："治恶心反胃。"

《贵州草药》："治胸膈满闷。"

《四川中药志》(1979年版)："收涩固肠，止血止痛。用于痔漏脱肛，泻痢出血，牙齿疼痛。"

【用量用法】 内服：煎汤，6～12g，或入丸、散。外用：煎水含漱，或熏洗，适量。

【使用注意】 有火热者禁服。

【附方】 (1)**治消化不良，食欲不振**：芫荽子6g，陈皮9g，生姜3片，神曲9g，水煎服。--《川东中草药手册》)

(2)**治恶心反胃**：胡荽子、萝卜子各50g。研末，每次10g，日服2次。--《吉林中草药》

(3)**治胆道蛔虫**：胡荽子50g，捣碎，加水300ml，浓煎取汁，1次服用。5岁以下小儿减半。--《新医学》1974，5(6)：298

(4)**治痢疾亦治泻血**：芫荽子一合。捣碎，赤者用冰糖调，白者用生姜自然汁调，温服。一方酒调服。--《普济方》

(5)**治肠风下血不止，变成痔疾**：胡荽子、补骨脂各半两。上二味，捣罗为散。每服二钱匕，陈米饮渊下，食前服。--《圣济总录》之"胡荽子散"

(6)**治五痔结核，痒痛时有脓血，远年不差**：胡荽子(用纸盛锅内，慢火炒令香熟)、芸苔子(用纸盛锅内炒)、破故纸(生用)。上三味各适量，捣罗为细末。每服三钱，煨核桃一个，烂嚼后用米饮调下，空心服。--《卫生家宝》

(7)**治脱肛痔漏**：胡荽子一升，乳香少许，粟糠半升或一升。上先泥成炉子，止留一小眼，可抵肛门大小，不令透烟火，熏之。--《儒门事亲》

(8)**治肠头出**：秋冬捣胡荽子(适量)，醋煮，熨已出肠头。--《食疗本草》

(9)**治麻疹透发不畅**：芫荽子9g，水煎服，或芫荽子适量，置炭中烟熏。--《浙江药用植物志》

(10)**治齿痛**：胡荽子五合，水五合，煮一合，含之。--《卫生易简方》

(11)**治中耳炎**：芫荽子略炒，加枯矾等量，冰片少许。研极细末。每用少许吹入耳中。--《山东中草药手册》

胡萝卜

【别名】 胡萝卜《绍兴本草》，黄萝卜《本草求原》，胡芦菔、红芦菔《随息居饮食谱》，丁香萝卜《现代实用中药》，金笋《广州植物志》，红萝卜《岭南草药志》，伞形棱菜《广西药用植物名录》。

【来源】 为伞形科植物胡萝卜 *Daucus carota* L. *var. sativa* Hoffm.的根。

【植物形态】 二年生草本，高达120cm。根肉质，长圆锥形，粗肥，呈橙红色或黄色。茎单生，全株被白色粗硬毛。基生叶叶柄长3～12cm；叶片长圆形，二至三回羽状全裂，末回裂片线形或披针形，先端尖锐，有小尖头；茎生叶近无柄，有叶鞘，末回裂片小或细长。复伞形花序；花序梗长10～55cm，有糙硬毛；总苞片多数，呈叶状，羽状分裂，裂片线形；伞辐多数，结果期外缘的伞辐向内弯曲；小总苞片5～7，不分裂或2～3裂；花通常白色，有时带淡红色；花柄不等长。果实圆卵形，棱上有白色刺毛。花期5～7月。见下(图625)

本植物的叶(**胡萝卜叶**)、果实(**胡萝卜子**)均供药用，详见下述。

【生长分布】 原产于亚洲西南部。邹平各地广泛种植。

【采收加工】 冬季采挖根部，除去茎叶、须根，洗净。

【栽培要点】 **生物学特性** 喜冷凉、充足日光、中性土种植，不宜粘土或排水不良土地种植。

种植技术 种子繁殖。将种子均匀撒入田内，覆细土，稍镇压，再用草覆盖，保持土壤湿润，5~6天后发芽，11天左右齐苗。

田间管理 发芽后，一般间苗2~3次，按行距12cm×6cm定苗，追肥宜在生长前，以基肥为主。

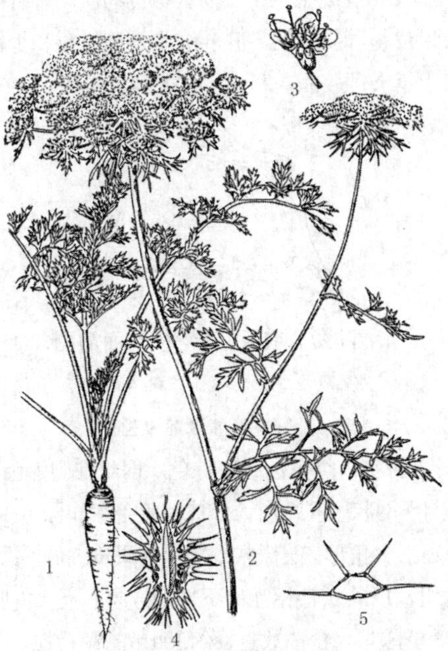

（图 625）胡萝卜

1.根及基生叶 2.花序 3.边花 4.果实 5.分果横切面

【主含成分】 根含 α-、β-、γ-和 δ-胡萝卜素(*carotene*)，番茄烃(*lyeopene*)，六氢番茄烃(*phytofluene*)等多种类胡萝卜素；维生素 B_1(0.1mg%)、B_2(0.3mg%)和花色素。还含糖 3%～15%，脂肪油 0.1%～0.7%，挥发油 0.014%，伞形花内酯(*umbellifoerone*)等。根中挥发油的含量随生长而减少，胡萝卜素含量则随生长而增多。挥发油中含 α-蒎烯(*α-pinene*)，樟烯(*camphene*)，月桂烯(*myrcene*)，d-水芹烯(*d-phellandrene*)，甜没药烯(*bisabo1ene*)等。

【药理】 干胡萝卜石油醚提取部分，分离出的无定形黄色成分，溶于杏仁油，注射于兔或狗均有明显降血糖作用。

【性味归经】 味甘、辛，性平。归脾、肝、肺经。

【功用主治】 健脾和中，滋肝明目，化痰止咳，清热解毒。主治脾虚食少，体虚乏力，脘腹痛，泄痢，视物昏花，雀目，咳喘，百日咳，咽喉肿痛，麻疹，水痘，疖肿，汤火伤，痔漏。

《绍兴本草》："下气，调利肠胃。"

《日用本草》："宽中下气，散胃中邪滞。"

《纲目》："下气补中，利胸膈肠胃，安五脏，令人健食，有益无损。"

《医林纂要·药性》："润肾命，壮元阳，暖下部，除寒湿。"

《本草省常》："黄者养气，红者养血，久食令人强健。"

《本草撮要》："以锅底灰煨之，去外皮，治痰喘。"

《岭南采药录》："凡出痘疹，始终以此煎水饮，能消热解毒。"

《现代实用中药》："治久痢。"

《岭南草药志》："治水痘，百日咳，小儿发热。"

《吉林中草药》："清热解毒，止痛。治痔漏，脱肛，胃痛，腹痛。"

《福建药物志》："滋肝明目，凉血润肠。治高血压，痢疾，毛囊炎。"

【用量用法】 内服：煎汤，30～120g，或生吃，或捣汁，或煮食。外用：煮熟捣敷，或切片烧热敷，适量。

【使用注意】 《本草省常》："宜熟食，多食损肝难消，生食伤胃。"

【附方】 （1）**治胃痛**：胡萝卜 50g，麻黄 150g。先将胡萝卜用慢火烘焦，与麻黄共研细末。每服 3g，日服 2 次，热酒冲服。--《吉林中草药》

（2）**治痢疾**：胡萝卜 30～60g，冬瓜糖 15g，水煎服。--《福建药物志》

（3）**治夜盲症**：羊肝 500g，切片，入沸水煮 2～3 分钟，捞出；胡萝卜 1～2 个，捣汁拌肝片，加调味品，随意食用。--《青海常用中草药手册》

（4）**治小儿百日咳**：红萝卜 125g，红枣 12 枚(连核)。以水 3 碗煎成 1 碗，随意分服。

（5）**治小儿发热**：红萝卜 60g，水煎，连服数次。

（6）**治水痘**：红萝卜 125g，风栗 90g，芫荽 90g，煎服。

（7）**治麻疹**：红萝卜 125g，芫荽 90g，荸荠 60g。加多量水，久熬成 2 碗，ld 内分服。（4～7 方均出自《岭南采药录》）

（8）**治臁疮**：胡萝卜适量，用水煮熟，趁热捣烂，敷患处。

（9）**治痔疮，脱肛**：胡萝卜切片，用慢火烧热，趁热敷患处。凉了再换，每回轮换 6～7 次。（8～9 方均出自《吉林中草药》）

胡萝卜叶 味辛、甘，性平。理气止痛，利水。主治脘腹痛，浮肿，小便不通，淋痛。内服：煎汤，30～60g，或切碎蒸熟食。

附方 （1）**治产后腹痛**：胡萝卜缨子适量，日服 2 次。--《吉林中草药》

（2）**治浮肿**：胡萝卜英 500g(切碎)，蒸熟服食，连服 1 星期。--《上海中医药杂志》1956，(1)：23

胡萝卜子 味苦、辛，性温；归脾、肾经。燥湿散寒，利水杀虫。主治久痢，久泻，虫积，水肿，宫冷腹痛。内服：煎汤，3～9g，或入丸、散。

小茴香

【别名】 小茴香《本草蒙筌》，蘹香《药性论》，蘹香子《新修本草》，茴香子《开宝本草》，土茴香《本草图经》，野茴香《履巉岩本草》，大茴香《朱氏集验方》，谷茴香、谷香《现代实用中药》，香子《中国药用植物志》，小香《四川中药志》。

【名释】 "茴"字声符"回"，兼表意。《千金·食治》："除口气，臭肉和水煮，下少许，即无臭气，故曰茴香。酱臭末中亦香。"即有去臭气，回复香气之功，以此得名茴香。

【来源】 为伞形科植物茴香 *Foeniculum vulgare* Mill.的果实。

【植物形态】 二年生草本，栽培者为一年生，具强烈香气。茎直立，高 0.4～2m，光滑无毛，灰绿色或苍白色，上部分枝开展，表面有细纵沟纹。茎生叶互生；较下部的茎生叶叶柄长 5～15cm，中部或上部叶的叶柄部或全部成鞘状，叶鞘边缘膜质；叶片轮廓为阔三角形，长约 30cm，宽约 40cm，四至五回羽状全裂；末回裂片丝状，长 0.5～5cm，宽 0.5～lcm。复伞形花序顶生或侧生，径 3～15cm，花序梗长达 25cm；无总苞和小总苞；伞辐 6～30，长 1.5～10cm；小伞形花序有花 l4～30 朵，花柄纤细，不等长，长 0.3～1.2cm；花小，无萼齿；花瓣黄色，倒卵形或近倒卵形，淡黄色，长约 1.5mm，宽约 lmm，中部以上向内卷曲，先端微凹；雄蕊 5，花丝略长于花瓣，花药卵圆形，淡黄色，纵裂；子房下位，2 室，花柱基圆锥形，花柱极短，向外叉开或贴伏在花柱基上。双悬果长圆形，长 3.5～6mm，宽 1.5～2mm，主棱 5 条，尖锐；每棱槽内有油管 l，合生面有油管 2，胚乳腹面近平直或微凹。花期 5～6 月，果期 7～9 月。见(图 626)

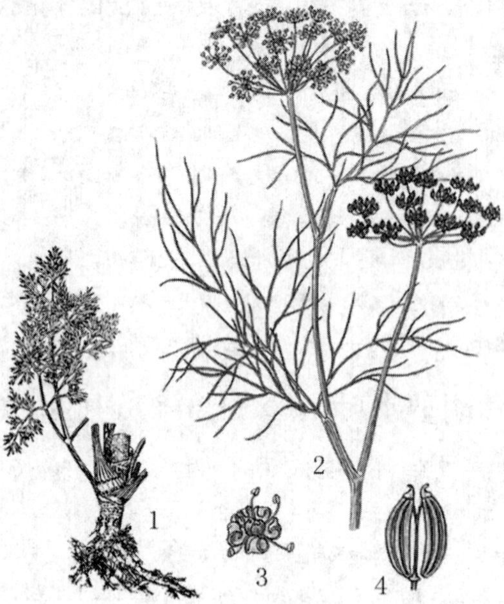

（图 626）**茴香**

1.植株下部 2.植株上部 3.花 4.双悬果

【生长分布】 原产地中海沿岸。邹平各地广泛栽种。

【采收加工】 8～10 月果实呈黄绿色，并有淡黑色纵线时，选晴天割取地上部分，脱粒，扬净；亦可采摘成熟果实，晒干。

【栽培要点】 **生物学特性** 喜湿润凉爽气候，耐盐，适应性强，对土壤要求不严，但以选地势平坦、肥沃疏松、排水良好的砂壤土或轻碱性黑土为宜。前茬以玉米、高粱、荞麦和豆类为好。

栽培技术 多用种子繁殖。春播 3～4 月；秋播 9～10 月。条播，按行距 25cm 开沟，沟深 5～7cm；亦可穴播，按行株距 30era×30cm 开穴。种子拌细土后均匀撒入沟或穴中，覆土 1.5～2.5cm，稍镇压。每 1 小时 m^2 用种量 15～30kg。10～15 天出苗。

田间管理 苗高 10～12cm 间苗，每穴留苗 2 株，苗高 20～23cm 时，每穴留苗 1 株。生长初期中耕宜浅，施氮肥为主；开花前期增施磷、钾肥，促进开花结实。天旱要适时灌溉。

病虫害防治 病害有灰斑病，可于播种前将种子用 50℃水浸 3～5 分钟，晾干后播种。虫害有黄翅茴香螟为害果实，可用 7216 微生物杀虫剂粉喷撒，防治幼虫，效果可达 87%～99%。

【性状鉴别】 双悬果细圆柱形，两端略尖，有时略弯曲，长 4～8mm，直径 1.5～2.5mm；表面黄绿色至棕色，光滑无毛，顶端有圆锥形黄棕色的花柱基，有时基部有小果柄，分果长椭圆形，背面隆起，有 5 条纵直棱线，接合面平坦，中央色较深，有纵沟纹。横切面近五角形，背面的四边约等长。气特异而芳香，味微甜而辛。

【显微鉴别】 （1）分果横切面：外果皮为 1 列切向延长的扁平细胞，外被角质层。中果皮为数列薄壁细胞；有 6 个油管，果棱间各 1 个，接合面 2 个，内含红棕色油脂；维管束位于果棱部位，周围有大形网纹细胞，韧皮部位于木质部两侧上方。内果皮为 1 列细胞。种皮细胞扁平，内含棕色物质。种脊维管束位于接合面的内果皮与种皮之间。胚乳细胞含糊粉粒和少数脂肪油，糊粉粒含细小草酸钙簇晶。胚小，位于胚乳中央。见(图 627)

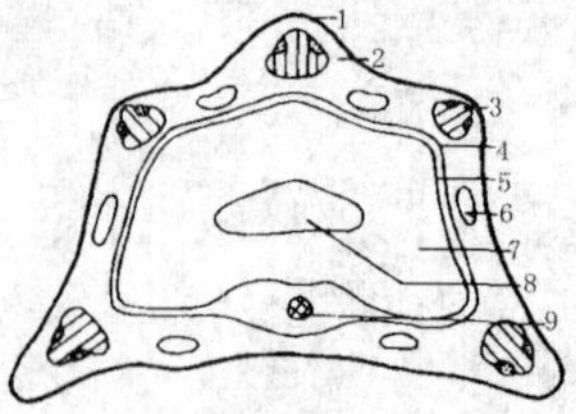

（图 627）**茴香(果实)横切面简图**

1.外果皮 2.中果皮 3.维管束 4.内果皮 5.种皮 6.油管 7.胚乳 8.胚 9.种脊维管

（2）粉末特征：绿黄色或黄棕色。网纹细胞徕色，壁颇厚，木化，具卵圆形网状壁孔；油管显黄棕色奎深红棕色，常已破碎。分泌细胞呈扁平多角形；镶嵌状细胞为内果皮细胞，由 5～8 个狭长细胞为 1 组，以其长轴相互作不规则方向嵌列；内胚乳细胞多角形，无色，壁颇厚，含多数直径约 l0μm的糊粉粒，每一糊粉粒中含细小簇晶 1 个，直径约 7μm.见（图 628）

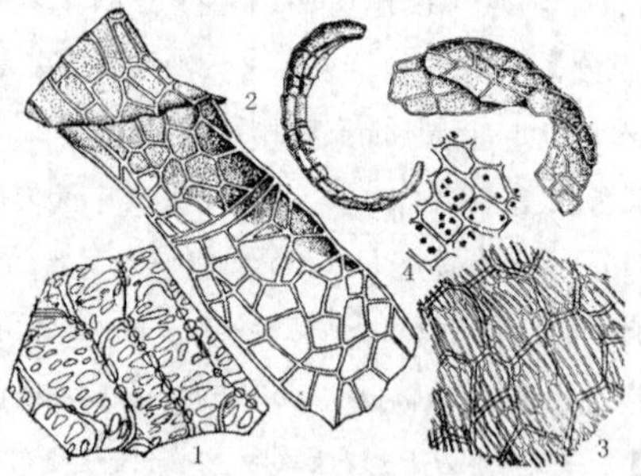

（图 628）**小茴香（果实）粉末图**

1.具网纹壁孔细胞 2.油管碎片 3.镶嵌状细胞（内果皮）4.内胚乳细胞及小簇晶

【理化鉴别】 （1）取本品粉末 0.5g，加乙醚适量，冷浸 1 小时滤过。滤液浓缩至约 lml，加 7%盐酸羟胺甲醇液 2～3 滴，20%氯氧化钾乙醇液 3 滴，水浴微热，冷却后，加稀盐酸调节 pH3～4，再加 1%三氯化铁乙醇溶液 2 滴，显紫色。(检查香豆素)

（2）取本品粉末 0.5g，加乙醚适量，冷浸 1 小时，滤过。滤液浓缩至约 1ml，加 0.4% 2,4-二硝基苯肼 2mol/L 盐酸溶液 2～3 滴，显橘红色。(检查茴香脑)

（3）薄层色谱 取本品粉末(60 目)2g，加乙醚 6ml，冷浸 4 小时，滤过，滤液浓缩至干，残渣用氯仿溶解至 1ml 作供试液；另取茴香脑氯仿溶液为对照品。分别点样于同一硅胶 G-1%CMC 薄层板上，以以石油醚-醋酸乙酯(8.5：1.5)展开，用 2，4-二硝基苯肼试剂显色，供试液色谱在与对照品液色谱的相应位置显相同色斑。

【主含成分】 果实所含挥发油的组成很复杂，主要成分为反式-茴香脑(*trans-anethole*) 63.4%，其次为柠檬烯(*1imonene*) 13.1%，小茴香酮(*fenchone*) 12.1%，其他有爱草脑(*estragole*) 4.7%，γ-松油烯(*γ-terpinene*) 2.7%，α-蒎烯(*α-pinene*) l.9%，月桂烯(*myrcene*) 0.7%，β-蒎烯(*β-pinene*) 0.4%，樟脑(*camphor*) 0.2%，樟烯(*camphene*) 0.1%，甲氧苯基丙酮(*methoxyphenyl acetone*) 0.1%及痕量的香桧烯(*sabinene*)，α-水芹烯(*α-phellandrene*)，对-聚伞花素(*P-cymene*)，1，

8-桉叶油素(*1，8-cineole*)，4-松油醇(*4-terpineol*)，反式-小茴香醇乙酸酯(*trans-fencho-lacetate*)，茴香醛(*anisaldehyde*)等。果实脂肪油中经鉴定的十六种脂肪酸组成有：10-十八碳烯酸(*10-octadecenoic acid*) 38.0%，花生酸(*arachic acid*) 31.4%，棕榈酸(*plmitic acid*) 21.2%，山嵛酸(*behenic acid*) 2.8%，肉豆蔻酸(*myristic acid*) 2.2%，硬脂酸(*stearic acid*) 2.2%，月桂酸(*lauric acid*) 0.2%，十五碳酸(*pentadecanoic acid*) 0.2%，二十一碳酸(*henicosanoic acid*) 0.2%等。果实还含豆甾醇(*stigmasterol*)，伞形花内酯(*umbelliferone*)，由棕榈酸、花生酸、山嵛酸与大于十八碳的高级醇所成的蜡混合物，β-谷甾醇(*β-sitosterol*)，花椒毒素(*xanthotoxin*)，α-香树脂醇(*α-amyrin*)欧前胡内酯(*imperatorin*)，香柑内酯(*bergapten*)及印度榅桲素(*marmesin*)。

【药理】 （1）**消化系统方面** ①对胃肠运动的影响：小茴香对家兔在体肠蠕动有促进作用，茴香脑 2.5×10^{-5}g/ml 对小鼠离体肠管有兴奋作用，浓度增高则出现松弛作用，松弛的肠管对乙酰胆碱亦无反应。小茴香挥发油对小鼠离体肠管初期为兴奋作用，随后则使之弛缓，此松弛作用约为罂粟碱的25%，茴香脑约为28%，茴香酮约3%，茴香醛约为4%，柠檬烯约为2%，桉叶油素约为1%。挥发油作用于豚鼠回肠纵行肌肌束，增强其收缩，EC_{50}为6～7μg/ml。小茴香丙酮浸出物对鹌鹑离体直肠有兴奋作用，有效成分是茴香脑，收缩反应是组胺样作用。将充水的微小气球植入兔幽门括约肌层，记录气球内压的变化观察胃运动，在静注戊巴妥钠抑制胃运动的状态下，口服小茴香24mg/kg，可使胃运动出现有意义的恢复，尤以给药后30分钟和35分钟时，与对照组比较有非常显著差别。②抗溃疡作用：小茴香600mg/kg 十二指肠或口服给药，对大鼠胃液分泌的抑制约38.9%，对Shay溃疡胃液分泌的抑制为34.9%，而对应激性溃疡胃液分泌的抑制为33.8%。但小茴香末口服或十二指肠给药，不论对阿司匹林诱发的大鼠溃疡或应激性溃疡均无明显效果。

（2）**对气管的作用** 小茴香挥发油对豚鼠气管平滑肌有松弛作用，将挥发油溶于12%乙醇给麻醉豚鼠灌胃，可使气管内液体分泌增加，切断胃神经不产生影响，认为此作用不是通过胃反应引起。

（3）**对肝胆的作用** 对部分肝摘除大鼠，给小茴香挥发油10天,肝组织再生增加，肝的重量比对照组增加。小茴香有利胆作用，能促进胆汁分泌，并使胆汁固体成分增加。

（4）**性激素样作用** 雄大鼠给小茴香丙酮浸出物15天，睾丸、输精管的总蛋白含量减少，精囊和前列腺的总蛋白则明显增加，这些器官的酸性、碱性磷酸酶活性降低；雌大鼠用丙酮浸出物10天，出现阴道内角化及性周期促进，乳腺、输卵管、子宫内膜、子宫肌层重量增加，认为小茴香有雌激素样作用。另有报道，认为有效成分为茴香脑及其聚合物如二聚茴香脑。

（5）**其他作用** 小茴香挥发油、茴香脑对青蛙都有中枢麻痹作用，对蛙心肌开始稍有兴奋，接着引起麻痹。对神经肌肉呈箭毒样麻痹，肌肉自身的兴奋性减弱。由小茴香提取的植物聚多糖有抗肿瘤作用。挥发油对真菌孢子、鸟型结核杆菌、金黄色葡萄球菌，有灭菌作用。

【炮制】 （1）**炒小茴香**：取净小茴香，用文火炒至微黄色，略具焦斑，或炒至深黄色，取出放凉。

（2）**盐制小茴香**：取净小茴香，用盐水拌匀，吸尽后，用文火炒至微黄色，取出放凉。每小茴香100kg，用食盐2kg。

饮片性状：①炒小茴香形如小茴香，表面微黄色至棕黄色，具焦斑，香气更浓。②盐小茴香形如小茴香，表面淡黄色，香气更浓，略有咸味。

【性味归经】 味辛，性温。归肝、肾、膀胱、胃经。

【功用主治】 温肾暖肝，行气止痛，和胃。主治寒疝腹痛，睾丸偏坠，脘腹冷痛，食少吐泻，胁痛，肾虚腰痛，痛经。

《千金·食治》："主蛇咬疮久不瘥，捣敷之。又治九种瘘。"

《新修本草》："主诸瘘，霍乱及蛇伤。"

《日华子》："治干、湿脚气并肾劳㿗疝气，开胃下食，治膀胱痛，阴疼。"

《开宝本草》："主膀胱间冷气及盲肠气，调中止痛，呕吐。"

《本草衍义》："疗膀胱肿痛，调和胃气并小肠气。"

《纲目》谓李东垣云："补命门不足。"

《伤寒蕴要》："暖丹田。"

《明医指掌》："除疝气，腹痛腰疼，调中暖胃。"

《玉楸药解》："治水土湿寒，腰痛脚气，固瘕寒疝。"

《得配本草》："运脾开胃，理气消食，治霍乱呕逆，腹冷气胀，闪挫腰痛。"

《药性切用》："醒脾。"

《药性考》："开胃下食，补火温肠，㿗疝脚气，逐冷扶阳，霍乱腹痛。"

《本草省常》："暖腰膝，壮筋骨。"

《随息居饮食谱》："杀虫辟秽，制鱼肉腥臊冷滞诸毒。"

【临床应用】 （1）**用于寒疝，睾丸肿痛**。小茴香味辛、性温、气香，能温肾祛寒，理气疏肝，主散下焦寒邪而止痛，为治疗寒疝常用要药。临床根据病情加减治之。治寒疝痛甚者，可与肉桂、吴茱萸等同用，以加强温肾散寒之力；若气滞明显，小腹胀痛者，可与木香，川楝子同用，以行气止痛，如《瑞竹堂方》川楝茴香散。治睾丸肿痛，可与橘核、荔枝核等配伍；若治阴囊肿硬积水之㿗疝，可同车前子或加甘遂研末，以酒冲服；如气郁化火，阴囊肿痛发热，可与川楝子、山栀等以清热理气止痛。

（2）**用于胃寒呕吐食少，脘腹冷痛**。小茴香芳香，有温中散寒，理气和胃，开胃进食之功。治脘腹冷痛可与高良姜、母丁香、甘草等同用，以增强其温中散寒，理气止痛之功，如《卫生家宝》鸡舌香汤；若气逆呕吐，可与半夏、生姜、吴茱萸同用，以温中和胃，降逆止吐。

（3）**其他**。小茴香能温肾暖腰，常与杜仲、续断、狗脊等同用，治疗肾虚腰痛。与菟丝子、淮山药、青盐相伍，治肾虚腰膝无力，如《医统》青盐丸。女子经行少腹冷痛，经色暗紫有块，可配当归、红花以温经散寒，活血止痛。本晶炒热布包温熨腹部，治寒证腹痛有良效。

《日华子》："得酒良。"

《本草经疏》："得炒砂仁、食盐，则主中恶、腹痛、霍乱、吐逆。"

《得宜本草》："得生姜、盐，治睾丸肿大。"

《本草从新》："得盐则入肾。"

【用量用法】 内服：煎汤，3～6g，或入丸、散。外用：研末调敷，或炒热温熨，适量。

【使用注意】 阴虚火旺者禁服。

《本草汇言》："倘胃、肾多火，得热即呕，得热即痛，得热即胀诸证，与阳道数举、精滑梦遗者，宜斟酌用也。"

《本草述》："若小肠、膀胱并胃腑之证患于热者，投之反增其疾也。"

《得配本草》："肺、胃有热及热毒盛者禁用。"

【附方】 （1）**治小肠气疼闷，不省人事**：小茴香(盐炒)、枳壳(麸炒)

各一两，没药半两。诸药为末。每服一钱，热酒调下。--《圣惠方》

（2）**治寒疝疼痛**：川楝子四钱，木香三钱，茴香二钱，吴茱萸一钱(汤泡)。长流水煎服。--《医方集解》之"导气汤"

（3）**治睾丸偏坠**：蘹香(盐水炒)五钱，橘核(去壳，研，压去油)、山查肉各一两。为散。每服三四钱，空心温酒调服。--《张氏医通》之"香橘散"

（4）**治外肾肿胀**：茴香(炒)、全蝎(炒)、穿山甲(炙)、木香各等分。为末。每服二钱，酒调下。--《医统》之"四圣散"

（5）**治胃痛，腹痛**：小茴香子、良姜、乌药根各6g，炒香附9g，水煎服。--《江西草药》

（6）**治寒气停滞心腹，腹痛泄泻**：茴香一两(微炒)，甘草二两(炙，锉)，高良姜二两(去芦，河水浸三日，逐日换水，切作片子，以麻油四两炒微黑色，晾干)，盐三两(炒)。诸药合后再炒令热，急用碗盛，以碗盖，勿令透气，候冷碾为末。每服二钱，白汤点服。--《卫生家宝》之"鸡舌香汤"

（7）**治胁下疼痛**：小茴香一两(炒)，枳壳五钱(麸炒)。上为末，每服三钱，盐汤调下。--《袖珍方》

（8）**治肾虚腰痛，转侧不能，嗜卧疲弱者**：小茴香(炒，研末)。破开猪腰子，作薄片，不令断，层层掺药末，水纸裹，煨熟。细嚼，酒咽。--《证治要诀》

（9）**治腰痛**：川芎一两五钱(盐炒)，茴香三两(炒)，苍术二两(葱白炒)，酒煮糊丸，盐、酒任下。--《慎斋遗书》之"三仙丹"

（10）**治下消小便如膏油**：茴香(炒)、苦楝(炒)各等分。上为细末，每服三钱，温酒一盏，食前调服。--《济生拔萃》

（11）**治一切水气，四肢肿满**：茴香子(炒)、乌药(生用)、高良姜(汤浸，焙干)、青橘皮(去瓤)各一两。上药捣筛。每服二钱匕，酒半盏，煎数沸，去滓，稍热服。--《圣济总录》之"妙香汤"

（12）**治结阴下血腹痛**：馕香子(炒)三两，草乌头(蛤粉同炒裂，去皮、脐，锉)一两。上研令匀。每服三钱，水一盏，入盐少许，煎至八分，去滓，露至五更，冷服。--《圣济总录》之"穰香子汤"

（13）**治小便夜多及引饮不止**：茴香不以多少，淘净，入少盐，炒为末，用纯糯米瓷一手大，临卧炙软熟，蘸茴香末啖之，以温酒送下。--《普济方》

（14）**治遗尿**：小茴香6g，桑螵蛸15g。装入猪尿胞内，焙干研末。每次3g，日服2次。--《吉林中草药》

（15）**治小便不通**：茴香子(炒)、马蔺花(炒)、葶苈(纸上炒)各等分。上为散，每服二钱，温酒调下，食前服，以通为度。--《普济方》之"茴香子散"

（16）**治虚气冲上，耳鸣而聋**：茴香(炒)、木香、荜澄茄(去蒂)。共为末，外以青盐为末，入糯米粉内，煮糊为丸。每服三四十粒，盐汤下。--《澹寮集验方》之"青盐下气丸"

（17）**治牙痛**：用茴香、橘梗烧灰存性，为末敷，干则油调。--《卫生易简方》

（18）**治蛇咬久溃**：小茴香捣末敷之。--《千金要方》

（19）**治疗箝闭小肠疝**：取小茴香15g，小儿减半，开水泡茶热服，每服1小碗。服后15分钟，患者自觉肠鸣，腹内咕咕作响，暖气矢气，腹股沟处及阴囊肿物随即消失平复，疼痛骤然消除。服药15分钟后不效者，可按上述再服1次.30分钟后不效者，应考虑手术治疗。以此法治箝闭性小肠疝15例(其中小儿7例，成人8例)，除成人2例服药无效行手术治疗外，其余13例均治愈。--《中华外科杂志》邹世民，1959，(7)：657 另有报道用小茴香15g，开水冲泡热服，局部热敷，并轻轻按摩阴囊，治疗8例嵌顿性腹股沟疝，痊愈6例，2例无效。--《江苏中医》江炳新，等，1962，(1)：27

（20）**治疗睾丸鞘膜积水和阴囊象皮肿**：用小茴香15g，食盐3.6g，共炒焦为末，再加青壳鸭蛋1个，同煎为饼。睡前用酒送服，4天为1疗程，休息5天，再服第2疗程。经1~7个疗程治疗，64例中有59例治愈，无效5例。--《福建中医药》傅子钧，1960，(4)：7

茴香茎叶 味甘、辛，性温。理气和胃，散寒止痛。主治恶心呕吐，疝气，腰痛，痈肿。内服：煎汤，10～15g，或捣汁、浸酒。外用：捣敷，适量。

附方 （1）**治卒肾气冲胁，如刀刺痛，喘息不得**：生捣茴香茎叶汁一合，投热酒一合服之。--《食疗本草》

（2）**治腰痛并或时挫闪**：用茴香茎叶，捣汁一碗，分三服，渣敷痛肿处。--《急救良方》

（3）**治肾虚耳鸣**：茴香叶适量，捣绒取汁。右耳鸣滴左耳心，左耳鸣滴右耳心。--《贵州草药》

（4）**治小儿麻疹发热，疹出不透**：用小茴香鲜全草6~9g，水煎服，并用鲜全草揉搓全身。--《广西本草选编》

（5）**治恶毒痈肿，或连阴髀间疼痛急挛，牵入少腹不可忍**：茴香苗叶，捣取汁一升服之，日三四用，其滓贴肿上。--《本草图经》

（6）**治鼻疳赤烂**：茴香叶二钱(烧灰)，铜青、轻粉各五分。上为末干贴。--《景岳全书》之"兰香散"

茴香根 味辛、甘，性温。温肾和中，行气止痛，杀虫。主治寒疝，耳鸣，胃寒呕逆、腹痛，风寒湿痹，鼻疳，蛔虫病。内服：煎汤，9～15g，鲜品加倍，或鲜品捣汁，或泡酒。外用：捣敷，或煎汤洗，适量。阴虚火旺者禁服。

附方 （1）**治疝气痛**：茴香根15g，茴香子、吴茱萸各3g，臭牡丹花和根、通花根各9g，煨水服。--《贵州草药》

（2）**治耳鸣**：小茴香根30g，响铃草、泡参各9g，煨水服。--《西昌中草药》

（3）**治风湿关节痛**：茴香根、白茯苓、兔茯苓各30g，煨水服。--《贵州草药》

（4）**治鼻疳**：茴香根、南瓜子、头发灰各等分。研末，酒调敷患处。

（5）**治蛔虫**：茴香根、南瓜子、头发灰各等分。研末，每次9g，开水冲服。(4~5方均出自《湖南药物志》)

邪蒿

【别名】 邪蒿《千金·食治》，香芹《山东植物志》。

【来源】 为伞形科植物香芹 *Libanotis seseloides* (Fisch.et Mev.ex Turcz.) Turcz.的根。

【植物形态】 多年生草本，高40～120cm。根颈粗短，有环纹，顶端残留枯萎叶鞘纤维；根圆柱形，径0.5～1.5cm，灰色或灰褐色。茎直立，粗壮，光滑，无毛，下部有棱角状突起深条纹。茎节处有短柔毛。基生叶叶柄长4～18cm；叶片轮廓椭圆形或宽椭圆形，长5～18cm，宽4～10cm，三回羽状全裂，末回裂片线形至线状披针形，先端有小尖头，边缘反卷，中肋突出，长3～15mm，宽1～4mm，无毛或沿叶脉及边缘有短硬毛；茎生叶叶柄短，顶部叶无柄，仅有叶鞘；叶片与基生叶相似。复伞形花序多分枝，顶生或侧生，直径2～7cm；总苞片0～5，线形或锥形；伞辐8～20，内侧和基部有粗硬毛；小伞形花序有花15～30；小总苞片8～14，线状披针形，边缘有毛；萼齿三角形或披针状锥形；花柱长，开展，卷曲。子房密生短毛。分生果卵形，长2.5～3.5mm，宽约1.5mm，果棱显著，有短毛；每棱槽内有油管3～4，合生面油管6。花期7～9月，果期8～10月。见（图629）

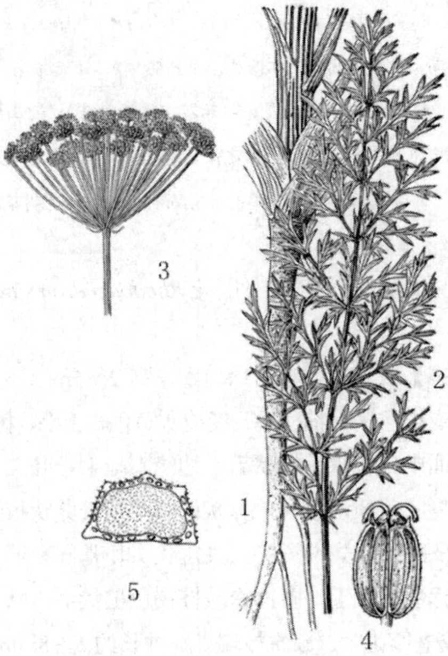

（图629）**邪蒿**

1.植株根部 2.叶 3.花序 4.果实 5.分果横切面

【生长分布】 生于开阔的山坡、草地、林缘、灌丛间及草甸。邹平南部山区广布。

【采收加工】 春、夏季未开花前采挖，去除茎叶，洗净，扎成束晒干。

【主含成分】 根和果实含食用当归素(*edultin*)。

【性味归经】 味辛，性平；归脾、胃经。

【功用主治】 化浊，醒脾，通脉。主治湿阻痞满，胃呆食少，痢疾，疮肿。

《千金·食治》："主胸膈中臭恶气，利肠胃。"

《纲目》谓孟诜云："通血脉，续不足气。"

《食医心镜》："治五脏邪气厌谷者；治脾胃肠游，大渴热中，暴疾，恶疮。以煮令熟，和酱醋食之。"

【用量用法】 内服：煎汤，6～20g。

【使用注意】 不宜生食。

《纲目》谓孟诜云："生食微动气(一作风)，不与胡荽同食，令人汗臭气。"

水芹

【别名】 水芹《千金翼本草》，楚葵《尔雅》，水靳、水英《本经》，芹菜《尔雅》郭璞注，水芹菜《滇南本草》，野芹菜《湖南药物志》。

【来源】 伞形科水芹菜属植物水芹 *Oenanthejavanica* （Blume）DC.的全草。

【植物形态】 多年生草本，高15～80cm。全株无毛。茎直立或基部匍匐，节上生根。基生叶叶柄长达10cm，基部有叶鞘；叶片轮廓三角形或三角状卵形，一至二回羽状分裂，末回裂片卵形或菱状披针形，长2～5cm，宽1～2cm，边缘有不整齐的尖齿或圆齿；茎上部叶无柄，叶较小。伞形花序顶生；花序梗长达16cm；无总苞；伞辐6～16，长1～3cm；小总苞片2～8，线形；小伞形花序有花10～25；萼齿线状披针形；花瓣白色，倒卵形；花柱基圆锥形，花柱直立或叉形，每棱槽内有油管1，合生面油管2。花期6～7月，果期8～9月。见（图630）

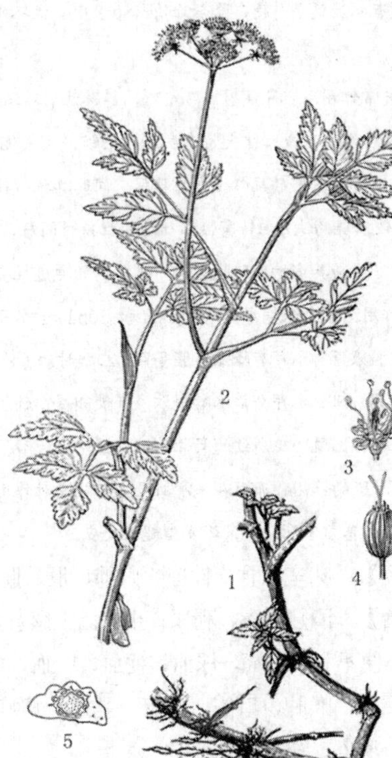

（图630）**水芹**

1.植株根部 2.植株上部 3.花 4.果实 5.分生果横切面

【生长分布】 生于浅水低洼湿地或池沼、水沟中。邹平各地河流水际岸边均有分布。

【采收加工】 6～8月采收，晒干或鲜用。

【性状鉴别】 多皱缩成团，茎细而弯曲。匍匐茎节处有须状根。叶皱缩，展平后，基生叶三角形或三角状卵形，一至二回羽状分裂，最终裂片卵形至菱状披针形，长2～5cm，宽1～cm，边缘不整齐尖齿或圆锯齿，叶柄长7～15cm，质脆易碎。气微香，味微辛、苦。

【主含成分】 超叶中含缬氨酸（L-valine），丙氨酸（alanine），异亮氨酸（isoleucine)1-二十醇（1-eicosanol），1-二十二醇（1-do-cosanol），1-二十四醇（1-tetracosanol），β-谷甾醇（β-sitosterol)和C15-C29饱和碳氢化合物]。细胞壁上含多糖，主要同葡萄糖（glucose），半乳糖（galactose），木糖（xylose），阿拉伯糖（arabinose)等组成。另含5-AMP、ADP、ATP、CDP、GDP，5-UMP、UDP、及UDP-D-葡萄糖，UDP-D-半乳糖，UDP-D-木糖，UDP-D-阿拉伯糖的结合物。根中含香豆精（coumarin），伞形花内酯（um-belliferone），二十二烷酸

（behenicacid），二十九烷酸（montanicacid），蜂花酸（三十烷酸，melissicacid），虫漆蜡酸（三十二烷酸，lacceroicacid），硬脂酸（stearicacid），花生酸（arachicacid），二十六烷酸（ceroticacid），β-水芹烯（β-phellandrene），石竹烯（caryophyllene），α-蒎烯（α-pinene），莳萝油脑（dillapiol），油酸（ole-icacid），亚油酸（linoleicacid），十产烷酸（palmiticacid），全草含异鼠李素（isorhamnetin），樟烯（camphene），β-蒎烯（β-pinene），香芹烯（carvacrol），丁香油酚（eugenol）。

【药理作用】 （1）**保肝作用** 50%水芹注射液 10ml/kg，皮下注射每日 1 次，共 6 次，对四氯化碳所致大鼠急性肝损伤有明显的保护作用，血清丙氨酸转氨酶转氨酶平均下降 37%。50%水芹全草水提取物对四氯化碳所致大鼠肝损伤也具有一定退黄和降酶作用。水芹煎液 12g 生药/kg 灌胃对 α-萘异氰酸酯所致大鼠肝炎有明显退黄作用，降低血清胆管上皮变性坏死病理改变可明显减轻。

（2）**抗心律失常作用** 水芹注射液 3ml/kg，静脉注射对乌头碱、氯化钡、及氯化钙-乙酰胆碱诱发大鼠或心律失常有良好的抗钡、及氯化钙-乙酰胆碱诱发大鼠或小鼠心律失常有良好的抗心律失常作用。同时其抗心律失常作用与利多卡因，奎尼丁比较出现的快，但转窦性心律后的维持时间短，且易发生反复。水芹的抗心律失常可能与其影响细胞膜对钾、钠、钙的通透性有关。

（3）**降血脂作用** 家兔喂饲水芹 100g/kg 和 30ml/kg 水芹浸汁（含水芹 50g），共 30 天，实验表明，水芹有降低β脂蛋白、三酰甘油（甘油三酯）作用。

（4）**抗过敏作用** 50%水芹全草水醇提取液可使卵蛋白致敏的肠管收缩幅度下降，也可使组胺及乙酰胆碱所致的肠管收缩培强明显缓解。这种作用不是通过受体而是对平滑肌的作用，而且在平滑肌呈兴奋状态时作用明显。此外，水芹有抑制 2，4-二硝基氯苯所致小鼠迟发型超敏反应。

【性味归经】 味辛、甘，性凉。归肺、肝、膀胱经。

【功用主治】 清热解毒，利尿，止血。主感冒，暴热烦渴，吐泻，浮肿，小便不利，淋痛，尿血，便血，吐血，衄血，崩漏，经多，目赤，咽痛，喉肿，口疮，牙疳，乳痈，痈疽，瘰疬，痄腮，带状疱疹，痔疮，跌打伤肿。

《本经》：“主女子赤沃。止血养精，保血脉，益气，令人肥健嗜食。”

《千金·食治》：“益筋力，去伏热。治五种黄病，生捣绞汁冷服一升，日二。”

崔禹锡《食经》：“利小便，除水胀。”

孟诜：“食之养神益力，杀石药毒。”

《本草拾遗》：“茎叶捣绞取汁，去小儿暴热，大人酒后热毒、鼻塞、身热，利大小肠。”

《日华子本草》：“治烦渴，疗崩中带下。”

《医林纂要》：“补心，去瘀，续伤。”

《草再新》：“除烦解热，化痰下气，治血分，消瘰疬结核。”

《随息居饮食谱》：“清胃涤热，祛风，利口齿咽喉头目。”

《中国药植志》：“嫩茎捣汁服，可治高血压症。”

《贵州民间方药集》：“解热利尿，驱风。治风湿神经疼痛。”

【用量用法】 内服：煎汤，30～60g，或捣汁饮。外用：捣汁涂，适量。

【使用注意】 脾胃虚寒者，慎绞汁服。

【附方】 （1）**治小儿发热，月余不凉**：水芹菜、大麦芽、车前子，水煎服。--《滇南本草》

（2）**治小便淋痛**：水芹菜白根者，去叶捣汁，井水和服。--《圣惠方》

（3）**治小便不利**：水芹三钱，水煎服。--《湖南药物志》

（4）**治白带**：水芹四钱，景天二钱，水煎服。--《湖南药物志》

（5）**治小便出血**：水芹捣汁，日服六、七合。--《圣惠方》

（6）**治小儿霍乱吐痢**：芹叶细切，煮熟汁饮。--《子母秘录》

（7）**治痄腮**：水芹捣烂，加茶油敷患处。--《湖南药物志》

杜鹃花

【别名】 杜鹃花《纲目》，红踯躅《洛阳花木记》，山踯躅、山石榴、映山红《纲目》，杜鹃《广群芳谱》，艳山红《分类草药性》，山归来、艳山花《贵州民间方药集》，满山红、清明花《江西民间草药验方》，红柴爿花、灯盏红花、山茶花《浙江民间常用草药》，虫鸟花、报春花《江西草药》，迎山红《烟台医药》，红花杜鹃《中草药学》，春明花(福建)，长春花(浙江)，应春花(河南)。

【名释】 因清明时节杜鹃鸟鸣时开花而得名，亦称清明花。其花似羊踯躅花而色红，故有红踯躅等名。

【来源】 为杜鹃花科植物杜鹃花 *Rhododendron simsii* Planeh. 的花。

【植物形态】 落叶或半常绿灌木，高 2～5m。多分枝，幼枝密被红棕色或褐色扁平糙伏毛，老枝灰黄色，无毛，树皮纵裂。花芽卵形，背面中部被褐色糙伏毛，边缘有睫毛。叶二型；春叶纸质，较短，夏叶革质，较长，卵状椭圆形或长卵状披针形，长 3～6cm，宽 2～3cm，先端锐尖，具短尖头，基部楔形，全缘，表面疏被淡红棕色糙伏毛，背面密被棕褐色糙伏毛，脉上更多。花 2～6 朵，成伞形花序，簇生枝端；花梗长约 5～8mm；花萼 5 深裂，裂片卵形至披针形，长 3～7mm，外面密被糙伏毛和睫毛；化冠宽漏斗状，玫瑰色至淡红色、紫色，长 3～5cm，5 裂，裂片近倒卵形，上方 1 瓣及近侧 2 瓣里面有深红色斑点；雄蕊 l0，稀 7～9，花丝中下部有微毛，花药紫色；子房卵圆形，5 室，长 5～8mm，密被扁平长糙毛，花柱细长。蒴果卵圆形，长 1～1.2cm，密被棕色糙毛，花萼宿存。花期 4～6 月，果期 7～9 月。见（图 631）

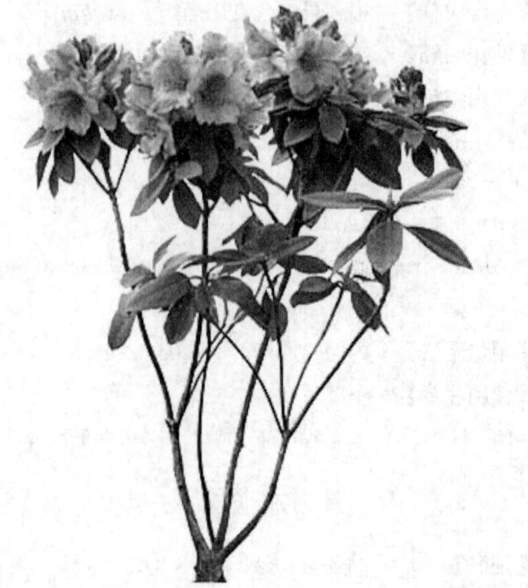

（图 631）**杜鹃花**

本植物的叶（**杜鹃花叶**）、根（**杜鹃花根**）均供药用，详见下述。

【生长分布】 生于丘陵山地或平地，疏灌丛。邹平多盆栽。

【采收加工】 4～5月花盛开时采收，烘干。

【主含成分】 花含花色甙类和黄酮甙类。

【药理】 （1）**止咳祛痰作用** 小鼠腹腔注射映山红煎剂有止咳作用(氨水喷雾引咳法)，其醋酸乙酯提取物、氯仿提取物及其母液，分离出的结晶甲和结晶乙(黄酮化合物)也有镇咳作用。小鼠灌服煎剂有祛痰作用(酚红法)。豚鼠腹腔注射煎剂无平喘作用(组胺喷雾法)。

（2）**抗白内障作用** 糖尿病性白内障的形成与患者体内醛糖还原酶活性增加有关。从一种栽培的红翼瓣杜鹃花(*red wingazalea*，*Rhododendron cultivar*)中分离出一种新的黄酮醇甙，对此酶有很强的抑制作用，经鉴定此物质为2"-乙酰槲皮甙。

【性味归经】 味甘、酸，性平。

【功用主治】 和血，调经.止咳，祛风湿，解疮毒。主治吐血，衄血，崩漏，月经不调，咳嗽，风湿痹痛，痈疖疮毒。

《分类草药性》："治吐血、崩症，去风寒，和血。"

《四川中药志》1960年版："治腹痛下痢，红崩，吐血，痔出血及内伤咳嗽。"

《浙江民间常用草药》："活血调经，消肿止痛。"

《贵州草药》："行血，止痛，利湿，止血。治流鼻血。"

《安徽中草药》："治痈疖疮毒。"

《全国中草药汇编》："清热解毒，化痰止咳，止痒。主治支气管炎，荨麻疹。外用治痈肿。"

《贵州民间方药集》："治月经不调，血崩，跌打损伤，鼻血，风湿疼痛。"

【用量用法】 内服：煎汤，9～15g。外用：捣敷，适量。

【附方】 （1）**治流鼻血**：映山红花(生的)15~30g，煎水服。--《贵州草药》

（2）**治疔痈疖毒**：杜鹃花5~7个，或嫩叶适量，嚼烂敷患处。禁忌鱼腥。

（3）**治癞痢头**：杜鹃花60g，油桐花30g。焙干研末，桐油调搽(先剃头)。（上述2~3方均出自江西《草药手册》）

（4）**治白带过多**：映山红花15g，猪蹄1对。水炖，食肉喝汤。--《安徽中草药》

（5）**治月经不调、经行腹痛者**：可用杜鹃花10g，月季花5克，益母草20g，水煎服，每日1剂。经闭干瘦者，可用杜鹃花60g，水煎服。

杜鹃花叶

味酸，性平。清热解毒，止血，化痰止咳。主治痈肿疮毒，荨麻疹，外伤出血，支气管炎。内服：煎汤，10～15g。外用：鲜品捣敷，或煎水洗，适量。《全国中草药汇编》："孕妇忌服。"

附方 （1）**治指疔，各种阳性肿毒**：新鲜杜鹃的枝头嫩叶适量，捣烂如泥，敷于患处，每日换药2次。--《江西民间草药验方》

（2）**治对口疮**：(杜鹃)鲜叶和侧柏叶等量捣烂，调鸡蛋清或蜜敷患处。

（3）**治荨麻疹**：(杜鹃)鲜叶煎汤浴洗。

（4）**治外伤出血**：杜鹃花鲜叶捣烂，外敷伤口。（2~4方均出自《福建中草药》）

（5）**治眼外伤红肿**：(杜鹃花)嫩叶捣烂，加人乳，外敷。--《浙江民间常用草药》

（6）**治慢性气管炎**：(映山红)叶30g，鱼腥草24g，胡颓子叶15g，羊耳菊9g，水煎服。--《浙江药用植物志》

（7）**治疗慢性气管炎**：用迎山红干叶研粉，制成1:1酊剂，每服10~20ml，每日2次。治疗1000余例，近期有效率达80%，以镇咳、祛痰效果显著。副反应较少，如每日用量超过生药90~120g时，可产生头昏、恶心、呕吐、心跳变慢等现象，多数在停药后即可消失。

杜鹃花根

味酸、甘，性温。和血止血，消肿止痛。主治月经不调，吐血，衄血，便血，崩漏，痢疾，脘腹疼痛，风湿痹痛，跌打损伤。内服：煎汤，15～30g，或浸酒。外用：研末敷，或鲜根皮捣敷，适量。《全国中草药汇编》："孕妇忌服。"

附方 （1）**治月经不调**：(杜鹃花)根、香茶菜根、益母草各15g，月月红花9g，水煎服。--《浙江民间常用草药》

（2）**治鼻出血**：①映山红根15g，黄芩6g，青黛3g，煎服。--《安徽中草药》 ②(杜鹃)根30g，藕节或荷叶蒂15个，水煎服。--《湖南药物志》

（3）**治崩漏**：杜鹃花根、金樱根各30g，绵毛旋覆花根24g，茜草根15g，粉干葛12g，水煎服。--《江西民间草药验方》

（4）**治经行淋漓不尽**：映山红根、贯众炭各15g，荆芥炭12g，煎服。--《安徽中草药》

（5）**治肠炎，痢疾，便血**：(杜鹃)根12~15g，水煎服。重症用30g。--《湖南药物志》

（6）**治胃痛**：(杜鹃)根12g，青木香茎叶15g，桔饼15g，甜酒煎服。--《草药手册》(江西)

（7）**治痛经，闭经，风湿关节痛，跌打损伤**：(杜鹃)根12~15g，虎刺12g，红牛膝15g，水煎兑酒服。--《湖南药物志》

（8）**治跌打损伤**：杜鹃花根皮(鲜)适量，酒糟少许，捣烂外敷。--《江西草药》

（9）**治产后腹痛**：(映山红)鲜根60g，水煎服。--《浙江药用植物志》

（10）**治气郁胸闷** (杜鹃)干根30g，从毛榕干根18g，猪肋骨2支，水炖服。无肝火者加酒服。

（11）**治乳痈初起** (杜鹃)干根15~30g，水炖服。外用鲜叶配香附捣烂敷。（10~11方均出自《福建中草药》）

（12）**治白带**：杜鹃花根、三白草根各15g，水煎去渣，用猪肉汤兑服。--《江西民间草药验方》

点地梅

【别名】 点地梅《中药大辞典》，佛顶珠、地胡椒、五岳朝天、小虎耳草《草木便方》，铜钱草、白花草《中国树木分类学》，索河花《植物名汇》，喉咙草，五朵云、汉先桃草《中国药用植物志》，喉癣草《浙江中医杂志》，小一口血《四川中药志》，喉蛾草《本草推陈》，清明花《贵州草药》，白花珍珠草、五角星草《上海常用中草药》，天星草、天吊冬、顶珠草《云南中草药》，仙牛桃、金牛草《陕西中草药》。

【名释】 因花小色白，形似梅花，点点如星，故名。

【来源】 为报春花科植物点地梅 *Androsace umbellate* (Lour.) Merr.的全草或果实。

【植物形态】 一年生或二年生无茎草本。全株被节状的细柔毛。主根不明显，具多数须根。叶全部基生，平铺地面；叶柄长1～4cm，被开展的柔毛；叶片近圆形或卵圆形，直径5～20mm，先端钝圆，基部浅心形至近圆形，边缘具三角状钝牙齿，两面均被贴伏的短柔毛。花葶通常数枚自叶丛中抽出，高4～15cm，被白色短柔毛。伞形花序4～15花；苞片数枚，卵形至披针形，长3.5～4mm；花梗纤细，长1～3cm，果时伸长可达6cm，被柔毛并杂生短柄腺体；花萼5深裂，几达基部，裂片长卵形或卵状披针形，长3～4mm，果期伸长达5mm并呈星状水平开展，具3～6条明显纵脉；花冠白色，直径4～6mm，筒部长约2mm，短于花萼，喉部黄色，5裂，裂片倒卵状长圆形，长2.5～3mm，宽1.5～2mm；雄蕊着生于花冠筒中部，长约1.5mm，花丝短；子房球形，花柱短，胚珠多数。蒴果近球形，商径2.5～4mm，先端5瓣裂，裂瓣膜质，白色，具宿存花萼。种子棕褐色，长圆状多面体形，直径0.6～0.8mm。花期4～5月，果期6月。见（图632）

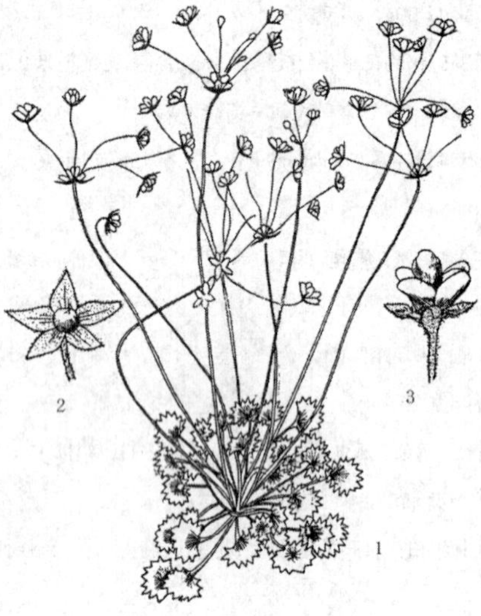

（图632）点地梅

1.植株 2.花 3.果实及花萼

【生长分布】 生于山坡、荒地、路旁等处。邹平南部山区分布较广。

【采收加工】 清明前后采收全草，晒干。

【性状鉴别】 全草皱缩，被白色节状细柔毛。根细须状。叶基生，多皱缩碎落，完整者呈近圆形或卵圆形，黄绿色，直径5～20mm，边缘具三角状钝牙齿，两面均被贴伏的短柔毛；叶柄长1.0～4.0cm，有白毛。花葶纤细，有的可见顶生伞形花序，小花浅黄色，或已结成球形蒴果，具深裂的宿萼。质脆，易碎。气微，味辛而微苦。

【主含成分】 全草含皂甙、鞣质酚类物质和糖类，并有生物碱沉淀反应。

【药理】 （1）**对心血管系统的作用** 乙醇浸剂1：5000对离体蛙心，1：500～1：1000对豚鼠或兔心脏均有兴奋作用，使心脏收缩加强并迅速停止在收缩状态；对在体豚鼠或兔心脏亦有强心作用，能增强离体兔肠及大鼠子宫平滑肌兴奋性，使收缩加强。乙醇浸剂经用戊醇及碱性醋酸铅除去皂甙后仍有强心作用，但所用剂量有所增加，且不易使已兴奋的心脏停止在收缩状态。

（2）**对血液系统的影响** 乙醇浸剂在试管内对豚鼠及兔红细胞有较强的溶血作用。

（3）**其他作用** 所含皂甙可引起气管粘膜的分泌，内服有祛痰作用。所含鞣质有收敛性，可用作粘膜保护剂和止血，有抗菌作用，动物试验有致肝癌作用。本品提取物具有杀精子作用，对人精子立即杀死的最低有效浓度为0.02%。并认为杀精子作用的主要成分为皂甙。

【性味归经】 味苦、辛，性微寒。

【功用主治】 清热解毒，消肿止痛。主治咽喉肿痛，口疮，牙痛，头痛，赤眼，风湿痹痛，哮喘，淋浊，疔疮肿毒，烫火伤，蛇咬伤，跌打损伤。

《开宝本草》："主疗喉痹，齿风痛，及诸疮疥。"

《分类草药性》："治蛇伤，解毒，诸淋，退火，涂火疔疮，诸疮未老先白头，泡酒扫毒除肿。"

《中国药用植物志》："治喉痛，跌打损伤。"

《贵阳民间药草》："祛风清热。治劳伤腰痛，咽痛口糜。明目散翳。"

《四川中药志》（1960年版）："治目赤生翳，筋骨疼痛，遗精，崩症及寒湿带下而虚弱者。"

《民间常用草药汇编》："治偏正头痛，牙痛。"

《贵州民间方药集》："祛风，除湿，清热，补虚，止痛。"

《贵州草药》："祛风湿，强筋骨，温阳，利湿。主治风湿关爷痛，肾虚阳痿。"

《陕西中草药》："健胃。治消化不良，胃痛。"

《云南中草药》："消炎生肌，收敛止痛。主治鹅口疮，哮喘，慢性喉炎，结膜炎。"

《安徽中草药》："清热解毒，活血止痛。"

《浙江药用植物志》："治小儿肺炎，百日咳。"

【用量用法】 内服：煎汤，9～15g，或研末，或泡酒，或开水泡代茶。外用：鲜品捣敷，或煎水洗、含漱，适量。

【附方】 （1）**治咽喉肿痛，白口疮**：佛顶珠为极细末，吹在患处。--《贵阳民间药草》

（2）**治扁桃体炎，咽喉炎，口腔炎**：①喉咙草15g，金莲花6g，水煎服。--《山西中草药》②喉咙草、连翘各15g，桔梗、生甘草各6g，服或开水冲泡代茶饮。--《安徽中草药》

（3）**治牙痛**：点地梅15g，水、醋煎含漱。--《青岛中草药手册》

（4）**治目赤生翳**：点地梅全草12～15g，水煎服；并用鲜草捣烂外敷；或用鲜草捣烂绞汁滴患眼。--《广西本草选编》

（5）**治眼结膜炎**：喉咙草15g，菊花9g，煎服并熏洗。--《安徽中草药》

（6）**治五淋白浊**：佛顶珠、苦竹、白糖各30g。加水3小碗，煎成2碗，1剂3次分服。--《贵阳民间药草》

（7）**治哮喘**：鲜天星草30～60g(干品15～30g)，水煎服。--《云南中草药》

（8）**治咯血**：佛顶珠9g，炕干研末兑酒吞。--《贵阳民间药草》

（9）**治小儿肺炎**：点地梅全草、江南星蕨、前胡各3g，龙芽草4.5g，水煎服。--《浙江药用植物志》

（10）**治跌打损伤或久坐腰酸腰痛**：佛顶珠30g，仙桃草15g，乱头发3g。泡酒250ml。每日2次，每次服量不超过30ml。--《贵阳民间药草》

（11）**治跌打损伤，腰肌扭伤作痛**：喉咙草30g，地鳖虫9g(捣碎，酒浸片

刻)，水煎服。--《安徽中草药》

二色补血草

【别名】 二色补血草《甘肃中草药手册》，蝎子花菜、蛇蚕花、野菠菜《救荒本草》，燎眉蒿《甘肃中草药手册》，补血草、扫帚草、匙叶草、血见愁《北方常用中草药手册》，秃子花(陕西中草药)，苍蝇花《宁夏中草药手册》，白花菜棵(河南中草药手册)，矾松《山西中草药》，盐云草、盐云参、闹蝇花、蝇子花、苍蝇架(内蒙古)。

【名释】 因能补血止血，且花初时淡红色，而后变白色，故名。

【来源】 为白花丹科植物二色补血草 *Limonium bicolor* (Bunge) Kuntze 的根或全草。

【植物形态】 多年生草本，高 30～60cm。全株光滑无毛。根圆柱状，棕褐色。茎丛生，直立或倾斜。叶多基生，莲座状，叶片匙形或长倒卵形，长约 20cm，宽 1～4cm，近于全缘，基部渐窄成扁平的柄。花序圆锥状；花葶丛生，直立或斜生，通常有 3～4 棱角有时具沟槽，上部有分枝；花着生枝端，密集，略偏近花序中央；萼筒漏斗状，棱上有毛，缘部 5 裂，折叠，干膜质，初时淡紫红或粉红色，而后变为白色，花后宿存；花瓣 5，匙形至椭圆形，黄色；雄蕊 5，着生于花瓣基部；子房长圆形，花柱 5，分离，柱头头状。蒴果具 5 棱。花、果期 7～10 月。见（图 633）

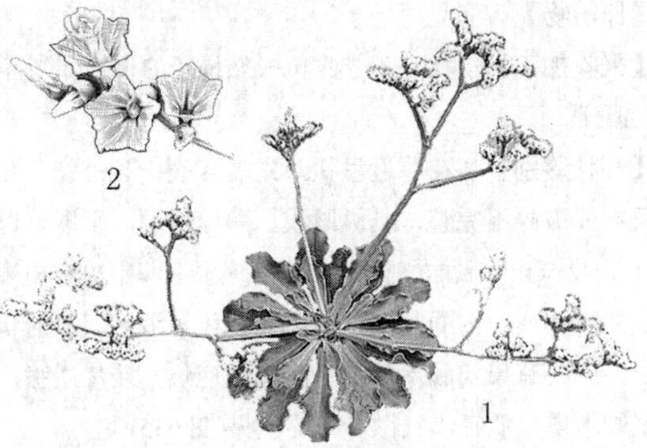

（图 633）二色补血草

1.植株 2.花枝

【生长分布】 生于盐碱地及沙地。邹平北部乡镇盐碱地有分布，现已少见。

【采收加工】 春至冬季均可采挖，洗净晒干即可。

【性状鉴别】 根圆柱形，棕褐色。茎丛生，细圆柱形，呈“之”字形弯曲，长 30～60cm，光滑无毛，断面中空。叶多脱落，基生叶匙形或长倒卵形，长约 20cm，宽 1～4cm，近于全缘，基部渐窄成翅状。外苞片长圆状宽卵形，边缘狭膜质，第一内苞片与外苞片相似，边缘宽膜质。花萼漏斗状，沿脉密生细硬毛，萼檐紫色、粉红色或白色，花冠黄色。气微，味微苦。

【药理】 （1）**止血作用** 二色补血草水煎剂 15g(生药)/kg、乙醇提取液 15g(生药)/kg 灌胃，均使大鼠出血时间明显缩短，对凝血时间无明显影响。二色补血草醇提液 20g(生药)/kg 灌胃，对大鼠实验性动脉血栓形成有明显促进作用，提示止血作用可能与其促进血小板粘附和聚集作用有关。乙醇提取物 3g(生药)/kg、10g(生药)/kg 灌胃，均使家兔循环血小板聚集率明显增加，但对凝血时间、凝血酶原时间、血浆复钙时间及纤维蛋白溶解时间、血小板计数、毛细血管通透性均无明显影响。乙醇提取物及水煎剂，均使离体兔耳血管灌注量明显减少。

（2）**毒性** 二色补血草煎剂给小鼠 1 次灌服的 LD_{50} 为 58.37±10.77g(生药)/kg。给予较大剂量后，小鼠活动降低，呼吸、心跳变快，有时大便变稀，小鼠死前多会全身抽搐。中毒死亡多发生在给药后 2h 内。

【性味归经】 味甘、微苦，性微温；归脾、肝、膀胱经。

【功用主治】 益气血，散瘀止血。主治病后体弱，胃脘痛，消化不良，妇女月经不调，崩漏，带下，尿血，痔血。

《甘肃中草药手册》：“补血益气，活血调经。治病后体弱，消化不良，月经不调。”

《北方常用中草药手册》：“止血散瘀。治子宫功能性出血，宫颈癌及其他出血。”

《陕甘宁青中草药选》：“治肾盂肾炎，尿血。”

《内蒙古中草药》：“根：补气益血，滋养强壮。主治诸虚体弱，食欲不振。叶：温中健胃。主治胃溃疡，胃痛，胃癌。花枝：止血散瘀。主治功能性子宫出血，宫颈癌及其他出血。”

《山西中草药》：“治宫颈癌伴发出血。”

【用量用法】 内服：煎汤，15～30g。

【附方】 （1）**治子宫功能性出血，宫颈癌，肾盂肾炎，尿血**：二色补血草 15～60g，水煎服。--《陕甘宁青中草药选》

（2）**治子宫功能性出血**：补血草 30g，水煎服；或制成 50%注射液，每次 2ml，肌内注射。--《宁夏中草药手册》

（3）**治功能性子宫出血，宫颈癌伴发出血**：矾松 15g，仙鹤草 15g，水煎服。--《山西中草药》

（4）**治月经不调**：二色补血草 30g，水煎服。

（5）**治胃癌**：二色补血草、薏苡仁、菱角各 30g，水煎服。（上述 4～5 方均出自《内蒙古中草药》）

柿子

【名释】 柿子《滇南本草图说》

【来源】 为柿科植物柿 *Diospyros kaki* Thunb.的果实。

【植物形态】 落叶大乔木，高达 20m。树皮深灰色至灰黑色，长方块状开裂；枝开展，有深棕色皮孔，嫩枝有柔毛。单叶互生，略革质；叶柄长 8～20mm；叶片卵状椭圆形至倒卵形或近圆形，长 5～18cm，宽 2.8～9cm，先端渐尖或钝，基部阔楔形，全缘，上面深绿色，主脉生柔毛，下面淡绿色，有短柔毛，沿脉密被褐色绒毛。花杂性，雄花成聚伞花序，雌花单生叶腋；总花梗长约 5mm，有微小苞片；花萼下部短筒状，4 裂，内面有毛；花冠黄白色，钟形，4 裂；雄蕊在雄花中 16 枚，在两性花中 8～16 枚，雌花有 8 枚退化雄蕊；子房上位，8 室，花柱自基部分离。浆果有多种形状，如卵圆形、半球形、四方形等，但大都呈陀螺形，直径 3.5～15cm，橙黄色或鲜黄色，基部有宿存萼片。种子褐色，椭圆形。花期 5～6 月，果期 10～11 月。见下(图 634)

本植物的宿存花萼（**柿蒂**）、果实的加工品（**柿饼、柿霜**）、叶（**柿叶**）、根（**柿树根**）均供药用，详见下述。

【生长分布】 原产我国。邹平南部山区广泛栽种。

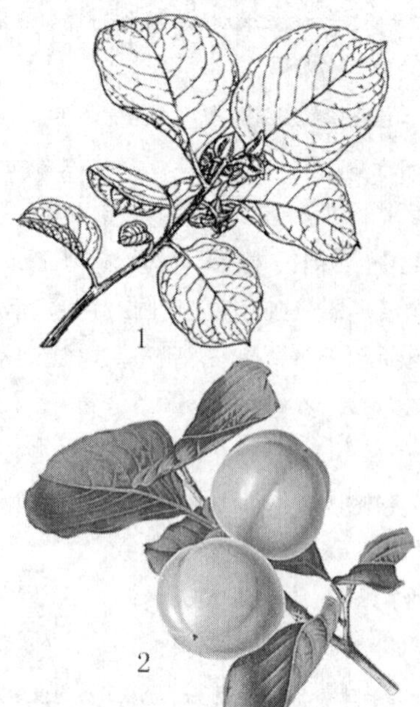

（图 634）**柿**

1.花枝 2.果枝

【采收加工】 霜降至立冬间采摘，经脱涩红熟后，方可食。

【主含成分】 果实含蔗糖，葡萄糖，果糖。未熟果实含鞣质，其组成主要是花白甙(*leucoanthocyanin*)。又含瓜氨酸(*L-citrulline*)。新鲜柿子含碘49.7mg%。

【食用注意】 (1) 柿子不能空腹吃。因含有大量的鞣酸，可与胃酸反应结成“胃柿石”。

(2) 柿子不要与易刺激胃酸分泌的食物同食。如地瓜、酒、酸菜等。原因同上。

(3) 柿子不要与含蛋白高的食物一起吃。如蟹、鱼、虾等。因蛋白质与柿中鞣酸相遇，易凝结成鞣酸蛋白，聚于肠胃中，形成结石。

(4) 吃柿子后要漱口。柿子含糖量高，且含大量果胶和鞣酸，极易粘贴在牙齿表面，生成牙结石，形成龋齿。

【性味归经】 味甘、涩，性凉；归心、肺、大肠经。

【功用主治】 清热，润肺，生津，解毒。主治咳嗽，吐血，热渴，口疮，热痢，便血。

《别录》：“主通鼻耳气，肠澼不足。”“软熟柿解酒毒，止口干，压胃间热。”

《千金·食治》：“主火疮，金疮，止痛。”

《食经》（崔禹锡）：“主下痢，理痈肿，口焦，舌烂。”

《食疗本草》：“主补虚劳不足。”

《日华子》：“润心肺，止渴，涩肠，疗肺痿，心热，嗽，消痰，开胃。亦治吐血。”

《嘉枯本草》：“红柿补气，续经脉气。醂柿涩下焦，健脾胃气，消宿血。”

《湖南药物志》：“解桐油毒。”

【用量用法】 内服：适量，作食品，或煎汤；或烧炭研末，或在未成熟时捣汁冲服。

【使用注意】 凡脾胃虚寒，痰湿内盛，外感咳嗽，脾虚泄泻，疟疾等症，禁食鲜柿。

《本草图经》：“凡食柿不可与蟹同，令人腹痛大泻。”

《本草经疏》：“肺经无火，因客风寒作嗽者忌之；冷痢滑泄，肠胃虚脱者忌之；脾家素有寒积及感寒腹痛、感寒呕吐者，皆不得服。”

《随息居饮食谱》：“凡中气虚寒，痰湿内盛，外感风寒，胸腹痞闷，产后、病后、泻痢、疟、疝、痧痘后皆忌之。”

【附方】 (1) **治地方性甲状腺肿**：柿未成熟时，捣取汁，冲服。

(2) **治桐油中毒**：柿子或柿饼2~3个内服。(1~2方均出自《草药手册》江西)

(3) **治疗慢性气管炎**：用柿子浸出液制成无菌水溶液(每2ml含柿子0.6g)，于膻中、定喘、肺俞、天突穴行穴位注射。每穴注0.3~0.5ml，每次取1~2穴，交替取穴，每日或隔日1次，7次为1疗程。治疗194例，近期控制71例(36.5%)，显效66例(34%)，好转51例(26.2%)，无效6例，总有效率96.7%。据观察，本品具有祛痰、镇咳作用，且祛痰强于镇咳。但注射时有疼痛感，去除蛋白后则疼痛轻微。--《中西医结合资料》中国人民解放军北京军区后勤部卫生部，1970，(4)：69

柿蒂

【别名】 柿蒂《本草拾遗》，柿钱《洁古家珍》，柿丁《中药志》，柿子把《中药材手册》，柿萼《药材学》。

【来源】 为柿科植物柿 *Diospyros kaki* Thunb.的宿存花萼。

【原植物】 参见“柿子”。

【采收加工】 秋、冬季收集成熟柿子的果蒂(带宿存花萼)，去柄，晒干。

【性状鉴别】 花萼近盘状，先端4裂，裂片宽三角形，多向外反卷或破碎不完整，具纵脉纹，萼筒增厚，平展，近方形，直径1.5～2.5cm，表面红棕色，被稀疏短毛，中央有短果柄或圆形凹陷的果柄痕；内面黄棕色，密被锈色短绒毛，放射状排列，具光泽，中心有果实脱落后圆形隆起的疤痕。裂片质脆，易碎，萼筒坚硬木质。质轻，气微，味涩。见(图 635)

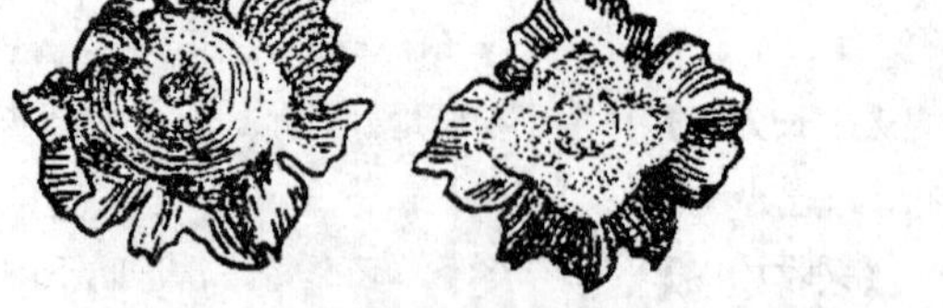

（图 635）**柿蒂(宿萼)外形**

【理化鉴别】 薄层色谱：取本品粗粉0.1g，加70%乙醇4ml，浸泡过夜，滤过。滤液在水浴上蒸干，加乙醇0.5ml溶解后供点样。另以没食子酸与槲皮素醇溶液为对照品。分别点样在硅胶G板上，用甲苯-甲酸乙酯-甲酸(5：4：1)，展开10cm。取出晾干。以1%三氯化铁醇试剂喷雾显色，没食子酸呈蓝黑色。以2%三氯化铝醇试剂喷后显色，于紫外光灯(254nm)下观察，槲皮素显黄绿色荧光。

【显微鉴别】 粉末特征：棕色。①非腺毛较多，单细胞，直径20～26μm，一种长150～300μm，壁厚约8μm，含棕色物质；另一种长可至850μm，壁厚约5μm。②石细胞众多，有分枝，一般直径约80μm，少数达180μm，壁厚5～30μm，纹孔细密，孔沟明显。③草酸钙方晶直径 6～30μm。④下表皮细胞近方形或多角形；气孔不定式，副卫细胞 5～7 个。⑤腺毛少见，头部由 2～3 个细胞组成，直径约 30μm，胞腔内充满棕红色物质，柄 1～2 个细胞。见(图 636)

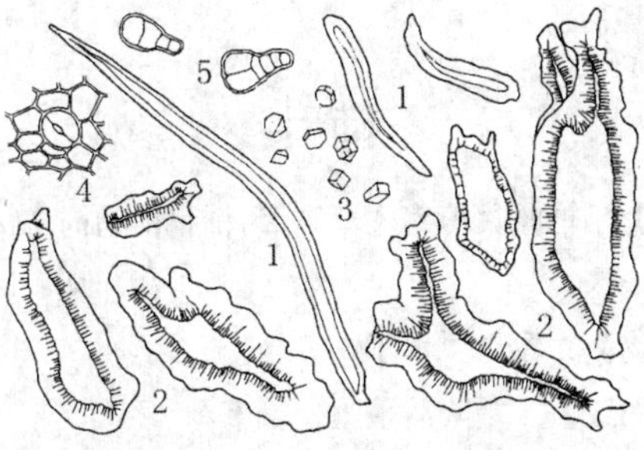

（图 636）**柿蒂(宿萼)粉末特征**

1.非腺毛 2.石细胞 3.草酸钙方晶 4.下表皮及气孔 5.腺毛

【主含成分】 含羟基三萜酸(*hydroxytriterpenic acid*)0.37%，其中有齐墩果酸(*oleanolic acid*)，白桦脂酸(*betulinic acid*)，熊果酸(*ursolic acid*)和 19α-羟基熊果酸(*19α-hydroxy ursolic acid*)。其他有机酸有硬脂酸(*stearic acid*)，棕榈酸(*palmitic acid*)，琥珀酸(*succinic acid*)，丁香酸(*syringic acid*)，香草酸(*vanillic acid*)，没食子酸(*gallic acid*)。此外，还有无羁萜(*friedelin*)，β-谷甾醇，β-谷甾醇葡萄糖甙(*β-sitosteryl-β-D-glucoside*)，三叶豆甙(*trifolin*)，金丝桃甙(*hyperin*)，山柰酚(*kaempferol*)，槲皮素(*quercetin*)。又含葡萄糖，果糖，脂肪油等，还含鞣质。

【药理】 （1）**抗心律失常作用** 0.5%柿蒂提取物 50mg/kg 腹腔注射，能显著对抗氯仿诱发的小鼠室颤；亦能对抗乌头碱、氯化钡所致大鼠心律失常；柿蒂提取物 12.5mg/(kg·d)腹腔注射，连续 5 天，能对抗毒毛花苷 G(哇巴因)所致豚鼠室性心律失常。

（2）**镇静作用** 柿蒂提取物 100mg/kg 腹腔注射，可使小鼠自发活动明显减少，增强阈下剂量戊巴比妥钠的催眠作用，延长其睡眠时间，并明显拮抗吗啡引起的小鼠竖尾反应。

（3）**抗生育作用** 在家兔抗生育筛选中，初步证实柿蒂有一定的抗生育作用，柿蒂“柄”优于柿蒂“蒂”，柿蒂柄的抗生育率为 79.6%。

【性味归经】 味苦、涩，性平；归胃经。

【功用主治】 降逆下气。主治呃逆，噫气，反胃。

《本草拾遗》：“煮服之，止哕气。”

《滇南本草》：“治气隔反胃。”

《青岛中草药手册》：“温中下气。治呕逆、呃逆及夜尿等症。”

【临床应用】 （1）**用于呃逆**。柿蒂味苦，善降胃气，为治胃失和降而致呃逆的要药。临床可单用，或与代赭石、刀豆子合用，以加强降逆止呃之功。呃逆证情虽有寒热虚实之异，但均可以本品配伍应用。如胃寒呃逆，可配半夏、生姜；胃热呃逆，配竹茹、黄连；虚寒呃逆，配人参、丁香；痰浊、食滞犯胃而致呃逆者，又可与苍术、厚朴、陈皮、半夏等同用。至于治噫气、反胃，亦取其降胃气之功。

（2）**柿蒂外用，治聍耳流脓**。

《得宜本草》：“得丁香，治呃逆不止。”

【使用注意】 内服：煎汤，5～10g，或入散剂。外用：研末撒，适量。

【附方】 （1）**治呃逆不止**：柿蒂，烧灰存性为末。黄酒调服，或用姜汁、砂糖等分和匀，炖热徐服。--《村居救急方》

（2）**治呃逆**：柿钱、丁香、人参各等分。上为细末，水煎，食后服。--《洁古家珍》之“柿钱散”

（3）**治伤寒呕哕不止**：干柿蒂七枚，白梅三枚。上二味，粗捣筛，只作一服，用水一盏，煎至半盏，去滓温服，不拘时。--《圣济总录》

（4）**治胸满咳逆不止**：柿蒂、丁香各一两。上细切。每服四钱，水一盏半，姜五片，煎至七分，去滓热服，不拘时候。--《济生方》之“柿蒂汤”

（5）**治伤寒咳逆、噎、汗**：柿蒂、丁香各一钱，甘草(炙)、良姜各半钱一七为末。热汤点二钱，乘热服，不以时。--《中藏经》之“丁香散”

（6）**治血淋**：干柿蒂烧存性为末。每服二钱，空心米饮调服。--《奇效良方》之“柿蒂散”

（7）**治聤耳**：柿蒂 4.5g，细辛 0.9g，海螵蛸 6g，梅片 0.3g。共研细末，拭净耳内脓水，吹入药末。--《湖南药物志》

柿饼

【别名】 柿饼《日用本草》，火柿《别录》，乌柿《本草经集注》，干柿《日华子》，白柿《本草图经》，柿花《纲目》，柿干《本草备要》。

【来源】 为柿科植物柿 *Diospyros kaki* Thunb.的果实经加工后的柿饼。

【原植物】 参见“柿子”。

【加工制作】 秋季将未成熟的果实摘下，剥除外果皮，日晒夜露，经过 1 个月后，放置席圈内，再经 1 个月左右，即成柿饼。

【性味归经】 味甘，性平，微温。

【功用主治】 润肺，止血，健脾，涩肠。主治咯血，吐血，便血，尿血，脾虚消化不良，泄泻，痢疾，喉干音哑，颜面黑斑。

《别录》：“火柿主煞毒，疗金疮，火疮，生肉止痛。”

《本草经集注》：“乌柿，火熏者断下，又疗狗啮疮。”

《食疗本草》：“厚肠胃，涩中，健脾胃气，消宿血。”“治秋痢。”

《本草拾遗》：“日干者温补，多食去面皮干，除腹中宿血；火干者，人服药口苦及欲吐逆，食少许立止。”

《日华子》：“润声喉，杀虫。”

《日用本草》：“健脾胃，消宿血，涩肠止泻，杀小虫，润喉音，治小儿秋深久痢。”

《纲目》：“白柿治反胃，咯血，血淋，肠澼，痔漏下血。”

《本草通玄》：“止胃热口干，润心肺，消痰。治血淋、便血。”

【用量用法】 内服：嚼食，或煎汤，或烧存性入散剂，适量。

【使用注意】 脾胃虚寒，痰湿内盛者，慎服。

【附方】 （1）**治痰嗽带血**：青州大柿饼，饭上蒸熟，批开，每用 1 枚，掺真青黛一钱。卧时食之，薄荷汤下。--《丹溪纂要》

（2）**治吐血、咯血、嗽血、咳血，及小便淋血、肠风泻血、痔热流血等证**：柿饼一斤(青州出者，去蒂核)，枇杷叶(刷去毛)、白果肉(去衣)、怀熟地各四两，生姜皮一两(炒焦黑)，百部五两，天门冬、麦门冬(俱去心)各六两。用水五十碗，熬至十碗，滤出渣，再如法煎，共三次，取汁共三十碗，总和一处，

入砂锅内慢火熬至五碗，加炼蜜六两，收贮净磁瓶内。每早、午、晚各服十余茶匙，白汤调服。--《本草汇言》

（3）**治热淋涩痛**：干柿、灯心等分。水煎日饮。--《纲目》

（4）**治小便血淋**：①白柿、乌豆盐花煎汤，入墨汁服之。--《经验方》②干柿，烧灰存性，为末，米饮调服。--《世医得效疗》之"柿焚散"

（5）**治肠风下血**：棉花核(炒黑，去壳)三两，侧柏叶(炒黑)四丽，槐米(炒)一两。柿饼蒸烂捣丸，清晨滚汤下四五钱。--《绛囊撮要》之"柿饼丸"

（6）**治反胃**：柿饼同干饭日日食之，绝不用水饮。--《经验方》

（7）**治咳嗽吐痰**：干柿烧灰存性，蜜丸，滚水下。--《滇南本草》

柿霜

【来源】 柿霜《滇南本草》，为柿科植物柿 *Dioslyros kaki* Thunb.的果实制成"柿饼"时外表所生的白色粉霜。

【原植物】 参见"柿子"。

【加工制作】 取近成熟的柿子，剥去外皮，日晒夜露(防雨、防虫蝇，防尘)，约经月余后，放置席圈内，再经月余，即成柿饼。其上生有白色粉霜，用洁净竹片刮下即成柿霜。除去杂质及残留宿萼，过40目筛。将柿霜放锅内加热熔化，成饴状时，倒入模型中，晾至七成干，用刀铲下，再晾至全干，刷净，即成柿霜饼。贮干燥瓷缸内，置石灰箱内保存，防潮。

【性状鉴别】 （1）**柿霜** 呈白色粉末状，质轮，易潮解。气微，味甜，具有清凉感。

（2）**柿霜饼** 呈扁圆形，底平，上面微隆起，直径约6cm，厚约6mm，灰白色或淡黄色，平滑。质硬，易破碎，易潮解。气味同柿霜。

【主含成分】 含熊果酸(*ursolic acid*)，齐墩果酸（*oleanolic acid*），白桦脂酸(*betulinic acid*)，三萜酸和糖类。另含柿萘醇酮(*shinanolone*)。

【性味归经】 味甘，性凉；归心、肺、胃经。

【功用主治】 润肺止咳，生津利咽，止血。主治师热燥咳，咽干喉痛，口舌生疮，吐血，咯血，消渴。

《滇南本草》："治气膈不通。"

《滇南本草图说》："消痰止嗽。"

《本草蒙筌》："治劳嗽。"

《纲目》："清上焦心肺热，生津止渴，化痰宁嗽，治咽喉口舌疮痛。"

《本草经疏》："长于清肃上焦火邪，兼能益脾开胃。"

《本草求真》："专清肺胃之热。""治肠风痔漏。"

《随息居饮食谱》："甘凉清肺。治吐血，咯血，劳嗽，上消，咽喉、口舌诸病甚良。"

【用量用法】 内服：冲服，3～9g，或入丸剂噙化。外用：撒敷，适量。

【使用注意】 风寒咳嗽患者禁服。

《滇南本草图说》："忌同蟹食。"

【附方】 （1）**治伤酒内热，多痰，多嗽，多喘，及老人谈火为患**：柿霜、黄芩(酒炒)、天门冬(去心，酒煮捣膏)、橘红、瓜蒌霜各一两，海石(煅)、桔梗、真青黛各五钱，风化硝三钱。除天门冬捣膏外，余药俱为细末，和入天门冬膏，炼蜜丸，弹子大。食后禽化一丸。--《本草汇言》

（2）**治咽喉嗽痛**：柿霜、硼砂、天冬、麦冬各二钱，元参一钱，乌梅肉五分，蜜丸含化。--《杂病源流犀烛》之"柿霜丸"

（3）**治臁胫烂疮**：柿霜、柿蒂等分，烧研敷之。--《卫生杂兴》

（4）**治慢性气管炎，干咳喉痛**：柿霜12～18g，温水化服，每日2次分服。--《全国中草药汇编》

柿叶

【来源】 柿叶《滇南本草》，为柿科植物柿 *Diospyros kaki* Thunb.的叶。

【原植物】 参见"柿子"。

【采收加工】 霜降后采收，晒干。

【主含成分】 含黄酮甙，鞣质，酚类，树脂，香豆精类化合物，还原糖，多糖，挥发油，有机酸，叶绿素等。

【药理】 （1）**对心血管系统的作用** 柿叶提取物能使麻醉狗冠脉血流量平均增加78.3%，对大鼠实验性心肌缺血保护率为60%；可抑制氯化钾引起的离体家兔大动脉的收缩，抑制率为75.1%。分别静注柿叶醇提取物50mg/kg、100mg/kg对麻醉狗能增加心输出量，心脏指数与心搏指数，减慢心率；减轻心脏后负荷，对前负荷无明显影响；明显增加冠脉流量，降低分钟张力时间指数，使心脏每分钟耗氧量下降。

（2）**对血液的影响** 柿叶能使小鼠出血时间缩短44.7%；凝血时间缩短34.3%。柿叶有效成分琥珀酸100mg/kg静注能提高兔红细胞电泳率，使血浆和全血比粘度下降，对实验性血栓有明显的抑制作用。

（3）**其他作用** 柿树叶对亚硝胺所诱发的小鼠前胃鳞状上皮增生与癌变有阻止作用。柿叶提取物DK-$N_3$150mg/kg、300mg/kg分别给小鼠腹腔注射，连续7天，能明显抑制抗体形成；并能有效防止淋巴细胞对羊红细胞的溶血作用。柿树叶制成注射液在体外对金黄色葡萄球菌、卡他球菌有一定抑制作用，给免腹腔注射有解热作用。

【性味归经】 味苦，性寒；归肺经。

【功用主治】 止咳定喘，生津止渴，活血止血。主治咳喘，消渴及各种内出血，臁疮。

《滇南本草》："经霜叶敷臁疮。"

《本草再新》："治咳嗽吐血，止渴生津。"

《分类草药性》："治咳嗽气喘，消肺气胀。"

《湖南药物志》："治高血压。"

【用量用法】 内服：煎汤，3～9g，或适量泡茶。外用：研末敷，适量。

【附方】 （1）**治高血压**：柿叶研末，每次服6g。

（2）**治紫癜风**：柿叶研末，每次服3g，每日服3次。（1～2方均出自《湖南药物志》）

（3）**治疗出血**：取秋季自然脱落柿树叶，洗净晒干，研细过筛内服，每次5g(重者10g)，每日3次。治疗胃溃疡出血4例，平均9天止血；肺结核出血5例，均有效；支气管扩张咯血5例，止血4例，减少1例；肿瘤放疗出血5例，止血4例，减少1例；功能性子宫出血7例，止血5例，减少2例；痔瘘便血60例，止血34例，减少16例，无效10例；另鼻衄6例，月经过多5例，眼底出血1例，红斑狼疮出血1例，尿血1例，皆有一定效果。--《学术活动简讯》北京中医学院，1972，(2)：27

（4）**治疗血小板减少性紫癜**：取经霜打落之柿树叶（"四棱柿"、"牛心柿"的树叶均可）洗净晒干，研细末，早晚各服 3g，1 个月为 1 疗程。2 个疗程无显效者，可不必再服。适应于血小板减少性紫癜急性症状已缓解，但血小板计数仍低于正常值，并有散在紫癜出现或轻度出血征象的患者。--《上海中医药杂志》徐光棣，1966，(2)：80

（5）**治疗面部褐斑**：将柿叶研成细粉，加入熔化的凡士林中搅拌，以成膏为度，装瓶备用。每日用本品搽面部褐斑处 3 次，一般用 1 瓶(45g)后，褐斑减轻或消退，少数重度患者用 3 瓶后见效。共治疗面部黄褐斑 247 例，其中痊愈 50 例，占 20.2%；显效 118 例，占 47.8%；有效 78 例，占 31.6%；无效 1 例，占 0.4%。--《新医药杂志》紫松岩，1979，(1)：57

柿根 味涩，性平。清热解毒，凉血止血。主治血崩，血痢，痔疮，蜘蛛背。内服：煎汤，30～60g。外用：鲜品捣敷，适量。

附方 （1）**治血痢，红崩**：柿子根、红斑鸠窝各 60g，第 1 剂煎水服，第 2 剂炖肉服。--《重庆草药》

（2）**治蜘蛛背**：紫背草、狐柿子根皮，砍烂，糟炒缚之。--《证治准绳·疡医》之"柿根膏"

软枣

【别名】 软枣《千金·食治》，君迁子《本草拾遗》，梬枣、小柿、楔枣《广志》，牛奶柿《古今注》(崔豹)，丁香柿《日用本草》，红蓝枣《纲目》，黑枣《中国高等植物图鉴》。

【名释】 似枣而软故名。

【来源】 为柿科植物君迁子 *Diospyros lotus* L.的果实。

【植物形态】 落叶乔木，高达 15m。树皮灰黑色或灰褐色，长方形小块状裂；幼枝灰绿色，有短柔毛。单叶互生；叶柄长 5～25mm；叶片椭圆形至长圆形，长 5～13cm，宽 2.5～6cm，先端渐尖，基部钝圆或阔楔形，上面深绿色，初时密生柔毛，有光泽，下面近白色，至少在脉上有毛。花单性，雌雄异株，簇生于叶腋；花淡黄色至淡红色；雄花 1～3 朵腋生，近无梗；花萼钟形，4 裂，稀 5 裂，裂片卵形，先端急尖，内面有绢毛，花冠壶形，4 裂，边缘有睫毛，雄蕊 16 枚，每 2 枚连生成对，子房退化；雌花单生，几无梗；花萼 4 裂，裂至中部，两面均有毛，裂片先端急尖，花冠壶形，裂片反曲，退化雄蕊 8，花柱 4。浆果近球形至椭圆形，初熟时淡黄色。后则变为蓝黑色，被白蜡质。花期 5～6 月，果期 10～11 月。见（图 637）

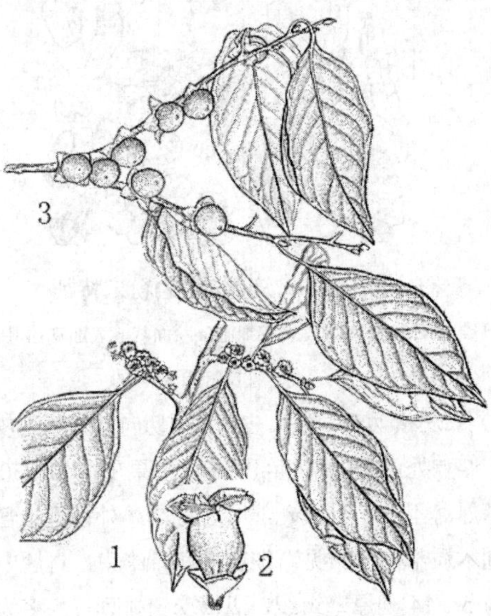

（图 637）君迁子（1.花枝 2.花 3.果枝）

【生长分布】 生于山坡、山谷或林缘。邹平南部山区有分布、家庭有栽培。

【采收加工】 10～11 月果实成熟时采收，晒干或鲜用。

【主含成分】 果实含鞣质。

【药理】 （1）**抗致突变和抗癌变作用** 以原植物叶加工成黑枣叶茶，用该茶的醇提取物 10mg/只灌胃，对由肌氨酸乙酯亚硝胺合成法诱发的小鼠前胃(食管的延伸部分)和食管上皮增生有显著的预防和抑制其发生癌变的作用，小鼠前胃癌变抑制率为 70%以上，食管肿瘤抑制率为 40%以上。

（2）**抗染色体损伤的作用** 提前 14d 让受试小鼠自由饮用 5%黑枣叶茶水，能明显降低由环磷酰胺诱发的骨髓嗜多染红细胞(PCE)微核率，差异极为显著，表明黑枣叶有较强的抗诱变能力，具有修复染色体损伤的功能。

【性味归经】 味甘、涩，性凉。

【功用主治】 清热，止渴。主治烦热，消渴。

《本草拾遗》："止渴，去烦热，令人润泽。"

《海药本草》："主消渴，烦热，镇心。久服轻身，亦得悦人颜色也。"

【用量用法】 内服：煎汤，15～30g。

【使用注意】 脾胃虚寒者慎服。

《千金·食治》："多食动宿病，益冷气，发咳嗽。"

《食物考》："多餐引痰，忌同蟹食，腹痛吐泻，木香解得。"

连翘

【别名】 连翘《本经》，旱连子《药性论》，大翘子《新修本草》，空翘、空壳《中药志》，落翘《新华本草纲要》，连、异翘《尔雅》，兰华、折根、轵、三廉《本经》，连草《尔雅》(郭璞注)，大翘《新修本草》，黄花杆、黄寿丹《中国植物志》，黄花树、黄链条花、黄花条、黄绶丹《新华本草纲要》。

【名释】 果实成熟后先端开裂翘起，而基部相连，故名。

【来源】 为木犀科植物连翘 *Forsythia suspense* (Thunb.) Vahl 的果实。

【植物形态】 落叶灌木。小枝土黄色或灰褐色，拱形开展，略呈四棱形，疏生皮孔，中空，节部具实心髓。叶先为单叶，再 3 裂至 3 出复叶；叶柄长 0.8～1.5cm，无毛；叶片卵形、宽卵形或椭圆状卵形至椭圆形，长 2～10cm，宽 1.5～5cm，先端锐尖，基部圆形至楔形，叶缘除基部外具锐锯齿或粗锯齿。花通常单生或 2 至数朵着生于叶腋，鲜黄色，先于叶开放；花梗长 5～6mm；花萼绿色，裂片 4，长圆形或长圆状椭圆形，边缘具睫毛；花冠鲜黄色，裂片 4，倒卵状椭圆形，长 1.2～2cm，宽 6～10mm；雄蕊 2，着生在花冠管基部；花柱细长，柱头 2 裂。蒴果卵球形，2 室，长 1.2～2.5cm，宽 0.6～1.2cm，先端喙状渐尖，表面疏生瘤点；果梗长 0.7～1.5cm。花期 3～4 月，果期 6～9 月。见下(图 638)

本植物的茎叶（**连翘茎叶**）也供药用，详见下述。

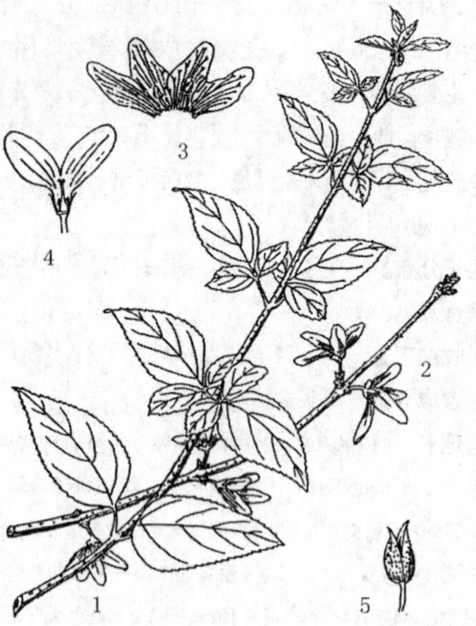

（图 638）**连翘**

1.叶枝 2.花枝 3.花冠展开 4.花纵剖 5.果实

【生长分布】 生于山坡、山沟灌丛。邹平南部山区如白云山、鹤伴山、会仙山、摩诃山等山阴面均有分布，许多花圃公园等处均有植株。

【采收加工】 当果实呈青色尚未成熟时采下，置沸水中稍煮片刻或放蒸笼内蒸约 0.5 小时，取出晒干，习称“青翘”。果实熟透变黄，果壳裂开时采收，筛去种子及杂质，习称“老翘”。

【栽培要点】 **生物学特性** 喜温暖潮湿气候。适应性强，耐寒、耐瘠薄。喜阳光充足。对土壤要求不严，腐殖土及砂质砾土中都能生长。

栽培技术 采用种子、压条、扦插繁殖。①种子繁殖：可于 3 月底至 4 月上旬，50℃的温水中浸泡 10～12 小时，取出，晾干后播种。或在 9～10 月种子用湿沙进行层积处理，翌春取出播种，可以提高发芽率。行距 30cm 左右，覆土 1～2cm，再盖草保持土壤湿润。苗高 15～20cm 时间苗，按株距 10cm 定苗，并追施人畜粪水，当年秋季或第 2 年早春移栽。②压条繁殖：在雨季到来之前，将母株上较长的当年生枝条向下压弯，埋入母株附近的土中 3～4cm，然后灌水，经常保持湿润，第 2 年早春移栽。③扦插繁殖：在秋季落叶后或早春发芽前选用 1～2 年生健壮枝条，剪取长 20cm 左右，只留上部 2～3 片叶，其余的叶摘掉。按行株距 25cm×15cm，插入苗床中，使插条露出土面 1～2 个节，插后立即灌水，经常保持湿润，扦插成活后 20～30 天开始施肥，3～4 次，当年即可移栽。移栽时，按穴距 2m×1.5m 开穴，施少量腐殖熟堆肥或厩肥，栽时使根自然舒展，埋土压实。连翘的结果率很低，在移栽时必须使长花柱植株和短花柱植株相间栽培，才能提高结果率。

田间管理 生长期中必须进行合理修剪，去弱留强，才能多结果实。冬季修剪时，以疏剪为主，短截为辅。除每墩保持 3～7 条旺盛的主干外，其余瘦弱的、枯老的枝条可视情况剪除。修剪后应施用追肥或厩肥、堆肥加过磷酸钙等，在株旁开沟施入后覆土。6 月间应清除从基部新发的多余徒长枝，并按具体情况进行中耕除草、摘心等工作。

病虫害防治 病害主要为立枯病。虫害有钻心虫、蜗牛及蝼蛄。钻心虫危害茎杆木质部髓心，可用 80 敌敌畏原液药棉堵塞蛀孔毒杀，蜗牛可清晨撒石灰粉防治，或人工捕杀，蝼蛄可用毒谷类防治。

【性状鉴别】 果实长卵形至卵形，稍扁，长 1～2.5cm，直径 0.5～1.3cm。老翘多自先端开裂，略向外反曲或裂成两瓣，基部有果柄或其断痕，果瓣外表面黄棕色，有不规则的纵皱纹及多数凸起的淡黄色瘤点，基部瘤点较少，中央有 1 条纵凹沟；内表面淡黄棕色，平滑，略带光泽，中央有一条纵隔，种子多已脱落，果皮硬脆，断面平坦。青翘多不开裂，表面绿褐色，瘤点较少，基部多具果柄，内有种子多数，披针形，微弯曲，长约 0.7cm，宽约 0.2cm，表面棕色，一侧有窄翅。气微香，味苦。见(图 639)

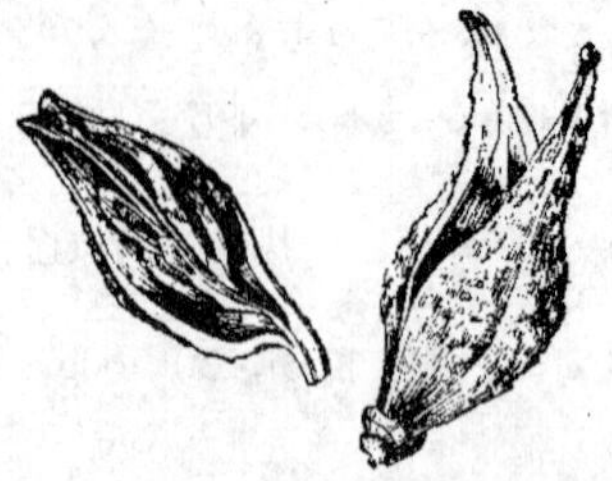

（图 639）**连翘（果实）外形**

【显微鉴别】 （1）果皮粉末特征：淡黄棕色。内果皮纤维较多，多成束，有时上下层纵横交错；短梭形或不规则形，边缘不平整或有凹凸，有的中部狭细，长 80～224μm，直径 24～32μm，壁厚 8～18μm 木化，纹孔较少，孔沟细；右细胞极多，单个散在或成群；类多角形、类长方形、类圆形或类方形，直径 36～48μm，壁厚 8～22μm，有的壁一边较薄，纹孔疏密不一，孔沟隐约可见；果皮表皮细胞无色或微带黄色；断面观呈类方形，表面观呈类方形或类多角形，垂周壁增厚，稍弯曲，外平周壁表面微现不规则或网状角质纹理；中果皮细胞棕黄色，壁厚，部分连珠状，纹孔偶见。另有螺纹导管及管胞，直径约 14μm。见(图 640)

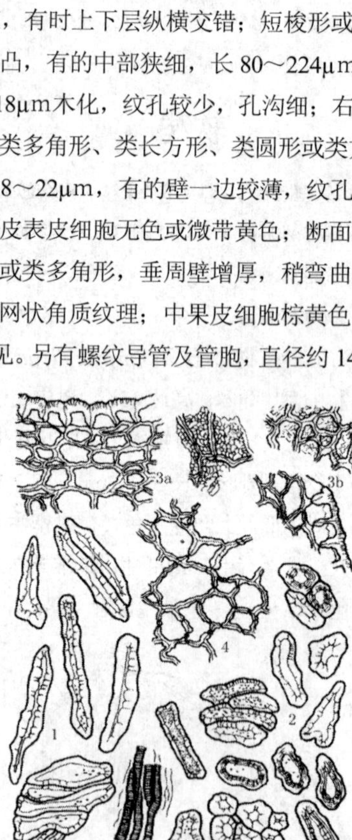

（图 640）**连翘(果皮)粉末特征**

1.内果皮纤维 2.石细胞 3.果皮表皮细胞(a.断面观 b.表面观) 4.中果皮细胞 5.导管及管胞

（2）果皮横切面：外果皮为 1 列切向延长的表皮细胞，外被角质层，瘤点处可见薄壁组织隆起。中果皮由 l0～30 列薄壁细胞组成，壁厚薄不一，具纹孔，罕含方晶；外韧型维管束，大小不一，老翘木质部内侧常见石细胞群和纤维束，青翘中有时可见。内果皮为 5～14 列厚壁组织，纵横交错排列，大多为木化的纤维束并夹有石细胞群，壁厚薄不均。最内层为 1 列较小的切向延长的内表皮细胞。

【理化鉴别】 （1）取本品粉末1g，加70%乙醇10ml热浸，浸出液蒸干。残渣以1ml冰醋酸溶解后，倾入小试管，沿管壁加入硫酸lml，两液层问出现紫红色环。(检查三萜皂甙)

（2）取本品粉末0.5g，加乙醚5ml，振摇5分钟，滤过，滤液置小试管中，加7%盐酸羟胺甲醇溶液3滴，20%氢氧化钾甲醇溶液3滴，于水浴中微热2分钟，放冷，加1%盐酸，使呈微酸性，再加1%三氯化铁乙醇溶液2滴，呈紫红色。(检查香豆精)

（3）薄层色谱　取本品粉末3g，加水20ml，煎煮30分钟，加6mol/L盐酸，调节pH至2，即用乙醚20ml提取，回收乙醚后的残渣，再溶于乙醇0.5m1中，作为供试品溶液。另取齐墩果酸配制成对照品溶液。吸取上述两种溶液，分别点于同一硅胶H 1%CMC薄层板上，以氯仿-甲醇(20：1)为展开剂，展开，取出，晾干，喷以10%硫酸，于110℃烤10分钟，供试品色谱中，在与对照品色谱相应的位置上，显相同的灰黑色斑点。或碘熏后，呈相同的黄棕色斑点。

【含量】 用65%乙醇作溶剂，按《中华人民共和国药典》2005年版醇溶性浸出物测定法项下的冷浸法测定，醇溶性浸出物"青翘"不得少于30.0%，"老翘"不得少于l6.0%。

【主含成分】 含木脂体类化合物：连翘甙(*forsythin*，*phillyrin*)，连翘甙元(*phillygenin*)，右旋松脂酚(*pinoresino1*)，右旋松脂醇葡萄糖甙(*pinoresinol-β-D-glucoside*)。黄酮类化合物：芸香甙(*rutin*)。苯乙烷类衍生物：连翘脂甙(*forsythoside*)A、C、D、E，连翘种甙(*suspensaside*)，毛柳甙(*salidroside*)。乙基环己醇类衍生物：株木甙(*cornoside*)，连翘环己醇(*rengyo1*)，异连翘环己醇(*isorengyo1*)，连翘环己醇氧化物(*rengyoxide*)，连翘环己醇酮(*rengyolone*)，连翘环己醇甙(*rengyoside*)A、B、C。三萜类化合物：白桦脂酸(*betulinic acid*)，齐墩果酸(*oleanolic acid*)，熊果酸(*ursolic acid*)，β-香树脂醇乙酸酯(*β-amyrin acetate*)，异降香萜烯醇乙酸酯(*isobauerenylacetate*)，20(S)-达玛-24烯-3β，20-二醇-3-乙酸酯[*20(S)-dammar-24-ene-3β，20-diol-3-acetate*]等。

【药理】 （1）**抗微生物作用**　连翘是一种广谱而有效的抗微生物药物，体外试验对许多种细菌有抑制作用，对其最敏感的细菌有：金黄色葡萄球菌、溶血性链球菌、卡他球菌、绿脓杆菌、猪霍乱杆菌、炭疽杆菌、白喉杆菌；中度敏感的细菌有绿色链球菌、肺炎杆菌、大肠杆菌、肠炎杆菌、伤寒杆菌、甲型副伤寒杆菌、乙型副伤寒杆菌、福氏痢疾杆菌、宋内痢疾杆菌、志贺痢疾杆菌、斯密兹痢疾杆菌、霍乱弧菌、鼠疫杆菌、人型结核杆菌；较低敏感度的细菌有普通变形杆菌。连翘对某些真菌亦有抑制作用，它们是许兰黄癣菌、堇色毛癣菌、须癣毛菌、同心性毛癣菌、石膏样小芽胞癣菌、犬小孢子菌、絮状表皮癣菌、紧密着色芽生菌和星形奴卡菌。连翘的抗微生物主要成分为连翘脂甙和连翘酚(即连翘甙)，后者在试管中对金黄色葡萄球菌的最小抑菌浓度为1/5120，对志贺痢疾杆菌为1/1280，对白喉杆菌及副伤寒(甲)杆菌为l/640。实验表明连翘所含的苯丙甙类(*phenylpropanoid glycolsides*)有很强的抗菌活性，4种苯丙烷类糖甙抑制金黄色葡萄球菌的最低浓度为：连翘种甙4.1mmol/L(2.6m9/ml)，连翘脂甙A 3.2mmol/L(2.0mg/ml)，而下列成分的抑制金黄色葡萄球菌的最低浓度皆大于l0mg/ml：连翘甙元，右旋松脂醇，连翘甙，右旋松脂醇葡萄糖甙。连翘属不同种植物的果实对金黄色葡萄球菌的最低抑菌浓度(W/V，%)不尽相同：连翘果实6%，金钟花(*F.viridissima*)果实l4%，朝鲜连翘(F.koreana)果实l2%。连翘脂甙B为抗真菌活性成分。连翘与金银花同为银翘散中抗菌的主要成分，且抑菌作用相似，但金银花对沙门菌属，特别是伤寒杆菌的抑菌作用似超过连翘，而后者对痢疾杆菌的抑制作用则较好，两者合用无协同作用。连翘与黄连、黄芩组成的复方，体外抑菌作用比单用连翘更强。实验和临床都证明，连翘有抗结核杆菌作用，对小鼠实验性结核病有一定疗效，对豚鼠则无效。连翘有抗钩端螺旋体的作用，其强度不及黄连、荔枝草或金银花、黄芩，而与黄柏、蚤休相似。无论在鸡胚内还是鸡胚外试验，连翘种子挥发油都显示了明显的抗流感病毒活性，皮下注射连翘种子挥发油，对流感病毒感染的小白鼠有明显的保护作用。连翘对单纯疱疹病毒和脊髓灰质炎病毒没有抑制作用。此外，连翘对阴道滴虫亦有一定的抑制作用。

（2）**抑制磷酸二酯酶、脂氧酶作用**　连翘的苯丙烷类糖甙有抑制脂氧酶活性的作用。木酯素类有抑制磷酸二酯酶活性的作用，而甙元部分比甙的作用强。不同成分对cAMP的磷酸二酯酶的抑制作用是不同的。连翘种甙的IC_{50}为18.3×10^{-5}mol/1.；连翘脂甙A的IC_{50}为11.0×10^{-5}mol/L。

（3）**镇吐作用**　连翘能抑制洋地黄对鸽静脉注射的催吐作用，减少呕吐次数，但不改变呕吐的潜伏期，其镇吐效果与注射氯丙嗪2h后的作用相仿。它又能抑制犬皮下注射阿朴吗啡所引起的呕吐，故推测其镇吐作用原理可能是抑制延脑的催吐化学感受区。

（4）**抗肝损伤作用**　连翘对用四氯化碳造成肝损伤的大鼠有明显减轻肝脏变性及坏死的作用，使大多数动物的肝糖原及核糖核酸含量恢复或接近正常，血清丙氨酸转氨酶活性显著降低，这表明其有抗肝损伤作用.临床观察连翘对急性肝炎有较好的效果。连翘的这种作用可能与其含有齐墩果酸和熊果酸有关，该成分尚有降低链脲佐菌素(*streptozotocin*)引起的大鼠糖尿病模型和尿糖作用。

（5）**抗炎作用**　连翘有抗醋酸致小鼠血管通透性亢进的作用，但其有效成分尚不明。

（6）**其他作用**　慢性阻塞性肺疾病患者内弹性蛋白酶抑制剂缺乏或活力降低，弹性蛋白酶过多可能是肺气肿的主要机制。实验表明，连翘有显著抑制弹性蛋白酶活力的作用，且有剂量依赖关系。连翘水提液静脉注射对自发高血压大鼠有明显降压作用，连翘甙和连翘甙元亦有降压作用。

【性味归经】 味苦，性微寒；归肺、心、胆经。

【功用主治】 清热解毒，消肿散结。主治风热感冒，温病，热淋尿闭，痈疽，肿毒，瘰疬，瘿瘤，喉痹。

《本经》："主寒热，鼠瘘瘰疬，痈肿恶疮，瘿瘤，结热，蛊毒。"

《别录》："去白虫。"

《药性论》："主通利五淋，小便不通，除心家客热。"

《日华子》："通小肠，排脓，治疮疖，止痛，通月经。"

《医学启源》："泻心经客热，一也；去上焦诸热，二也；为疮疡须用，三也。"

《纲目》谓李杲云："散诸经血结气聚，消肿。"

《纲目》谓王好古云："治耳聋浑浑焞焞。"

《本草衍义补遗》："泻心火，降脾肾湿热。"

《医学入门·本草》："散火解郁。"

《医林纂要·药性》："活血止痛生肌。"

《山西中草药》："治湿疹。"

《全国中草药汇编》："主治风热感冒，咽喉肿痛，急性肾炎，肾结核，斑疹，丹毒，痈疖肿毒。"

【临床应用】 （1）**用于外感热病，身热烦渴，斑疹，热淋。** 连翘清降之中兼能升浮宣散，故能表里及气血俱清。治外感风热或温病初起，常与金银花、薄荷等清热透表药同用，如《温病条辨》银翘散；若表未解而里热已盛者，可加用生石膏、知母以清解里热，如《衷中参西录》寒解汤。热邪入里，初涉营分而致心烦谵语，或斑疹隐隐，用此除心中客热，可与犀角、生地、金银花等配伍，以清营透热，如《温病条辨》清营汤。治血热斑疹，又能凉血化斑，可与紫草、丹皮、赤芍等清热凉血药同用。对于上中二焦郁热，症见身热烦渴、咽痛口疮、便秘溲赤者，可与栀子、大黄等配伍以凉膈泄热，如《局方》凉膈散。本品不仅善清心火，又能利尿，用治心火下移所致的热淋、小便涩痛，与白茅根、栀子等配伍，能加强清热利尿之功。

（2）**用于热毒而致的疮毒痈肿，瘰疬，喉痹及瘿瘤。** 连翘清热解毒兼能散结，为治外疡内痈的要药，有"疮家圣药"之誉。治痈肿初起，红肿未溃者，常与蒲公英、皂角刺、穿山甲等解毒消肿药同用，如《外科真诠》加减消毒饮；若疮疡溃烂，红肿脓出不愈者，可与金银花、天花粉、牡丹皮等配伍，以解毒排脓，如《疡医大全》连翘解毒汤；治乳痈肿痛，可与瓜蒌、青皮、橘叶等配合以行滞散结消痈，如《证治准绳》连翘饮；对于疮疡久溃不敛者，又当与黄芪、当归等补气血药同用，如《证治准绳》连翘黄芪汤。若治肠痈腹痛，宜配合红藤、败酱草、大黄等活血消痈之品。治痰火凝结之瘰疬，多与夏枯草、牡蛎、玄参等解毒软坚散结药配伍；治瘿瘤则常与散结消瘿之夏枯草、海藻、黄药子等同用。本品解毒之功，亦用治喉痹，可与解毒利咽之山豆根、板蓝根、马勃等同用。此外，尚可治丹毒、牛皮癣等。

《汤液本草》："与鼠粘子同用，治疮疡别有神效。"

《医学入门·本草》："治血证实者，与黄连同为中焦佐使。"

《本草汇言》："连翘从荆芥而治风热，从芩、连而治火热，从大黄而治燥热，从苍、柏而治湿热，从归、地而治血热，从贝、半而治痰热，从山栀而治郁热，从甘、麦而治烦热，从金银花、紫花地丁而治疔肿疮毒之热。"

《得宜本草》："得瞿麦、大黄、甘草治项边马刀；得脂麻治瘰疬结核。"

《得配本草》："配木通，泻心火；同鼠粘，疗痘毒。"

《用药心得十讲》："连翘与莲子同用，可入心经；与金银花同用，清热解毒散风热；与赤小豆同用，可清利湿热；与荆芥、薄荷同用，可辛凉解表。"

【用量用法】 内服：煎汤，6～15g，或入丸、散。

【使用注意】 脾胃虚弱者，慎服。

《本草蒙筌》："虚者勿投。"

《本草经疏》："痈疽已溃勿服，火热由于虚者勿服，脾胃薄弱易于作泄者勿服。"

【附方】 （1）**治太阴风温、温热、温疫、冬温，初起但热不恶寒而渴者**：连翘一两，银花一两，苦桔梗六钱,薄荷六钱，竹叶四钱，生甘草五钱，芥穗四钱，淡豆豉五钱，牛蒡子六钱。上杵为散。每服六钱，鲜苇根汤煎，香气大出，即取服，勿过煮。病重者，约二时一服，日三服，夜一服；轻者三时一服，日三服，夜一服；病不解者，作再服。--《温病条辨》

（2）**治上中二焦邪郁生热，胸膈热聚，症见身热口渴，面赤唇焦，胸膈烦热，口舌生疮，或咽痛吐衄，便秘溲赤，或大便不畅，舌红苔黄，脉滑数**：川大黄、朴硝、甘草(爁)各二十两，山栀子仁、薄荷(去梗)、黄芩各十两，连翘二斤半。上药为粗末，每服二钱，水一盏，入竹叶七片，蜜少许，煎至七分，去滓，食后温服；小儿可服半钱，更随岁数加减服之。得利下，住服。--《局方》之"凉膈散"

（3）**治疮疡疖肿，一切恶疮，疼痛，烦渴，大便溏泄，虚热不宁**：连翘、山栀子、甘草、防风各等分。上为粗末，每服三钱，水一盏，煎至七分，去滓，温服.不拘时候。--《外科精义》之"连翘散"

（4）**治肠痈**：连翘15g，黄芩、栀子各12g，金银花18g，水煎服。

（5）**治乳腺炎**：连翘15g，蒲公英30g，王不留行9g，野菊花15g，水煎服。（4～5方均出自《青岛中草药手册》）

（6）**治瘰疬结核不消**：连翘、鬼箭羽、瞿麦、甘草(炙)各等分。上为细末。每服二钱，临卧米泔水调下。--《杨氏家藏方》之"连翘散"

（7）**治舌破生疮**：连翘五钱，黄柏三钱，甘草二钱，水煎含漱。--《玉樵医令》

（8）**治口臭**：连翘为末糊丸，食蒜韭之后，茶吞二三钱，口中浊气化为清气。--《赤水玄珠》之"内府治口臭方"

（9）**治过敏性紫癜**：连翘12g，红枣30g，水煎服。--《宁夏中草药手册》

（10）**治耳病，忽然昏闭不闻**：连翘一两，苍耳子二两，水煎浓汁徐徐服。--《玉樵医令》

（11）**治便秘**：将干燥连翘去梗洗净曝干，装罐备用。每次用15～30g，沏水或煎沸当茶饮。持续服1～2星期，亦可便下停服。--《山东中医杂志》1985,(5): 44

（12）**治疗急性肺脓疡**：将连翘制成1ml含1g的注射液，用气管内滴入合并肌内注射法治疗。气管内滴入一般1次用6～10ml，急性期每日1次，症状好转后隔日1次，脓肿趋向萎缩或闭合时1星期2次。共治疗25例，结果：痊愈14例，占56%；好转10例，占40%；死亡1例，占4%，有效率为96%。其中13例空洞闭合，3例缩小，2例未闭，7例无空洞，病灶炎症均有不同程度的吸收消散。伴有发热的20例中，除1例反复发热，1例低热外，其余18例的退热时间平均为12.38天，住院日数平均为50.13天。平均滴入总剂量239.96ml，平均滴入次数为26.8次。药物对气管刺激引起咳嗽，故初期可用较小剂量，用3～4ml(但往往疗效不明显)，待习惯后逐渐增加，用6～10ml。如仍用刺激咳嗽，可手术前给予镇静剂。--《广东中医》赵巢，等，1961.(4): 135

连翘茎叶 味苦，性寒。清热，解毒，退黄。主治黄疸，发热。内服：煎汤，15～30g。

附方 **治伤寒瘀热在里，身发黄**：麻黄(去节)二两，连轺(连翘根也)二两，杏仁(去皮、尖)四十个，赤小豆一升，大枣(擘)十二枚，生梓白皮(切)一升，生姜(切)二两，甘草(炙)二两。以水一斗，先煮麻黄，再沸，去上沫，纳诸药，煮取三升，去滓，分温三服，半日服尽。--《伤寒论》之"麻黄连轺赤小豆汤"

秦皮

【别名】 秦皮《本经》，岑皮《吴普本草》，梣皮《别录》，樊槻皮《本草经集注》，秦白皮《药性论》，桪木皮《本草拾遗》，蜡树皮《中药志》。

【名释】 因树上放养白蜡虫，故名白蜡树。

【来源】 本品为木犀科植物苦枥白蜡树 *Fraxinus rhynchophylla* Hance、白蜡树 *Fraxinus chinensis* Roxb.的干燥枝皮

或干皮。

另：木犀科植物尖叶白蜡树 *Fraxinus szaboaria* Lingelsh.和宿柱白蜡树 *Fraxinus stylosa* Lingelsh.的树皮亦作秦皮。主要分布于南方地区。

【植物形态】 （1）**苦枥白蜡树** 又名梣木《淮南子》，苦枥木《淮南子》（高诱注），石檀《别录》，苦树《唐本草》，盆桂《日华子本草》，樊鸡木《集韵》，秦木《纲目》，秤星树《植物名实图考》，大叶梣、大叶白蜡树、花曲柳。落叶乔木，高约 10m。树皮灰褐色，较平滑，老时浅裂；小枝亦平滑，皮孔稀疏，阔椭圆形；芽短阔，密被褐色绒毛。单数羽状复叶，对生；叶轴光滑无毛；小叶通常 5 片，罕有 3 或 7 片，小叶柄长 5～15mm，光滑无毛；叶片卵形，罕有长卵形或阔卵形，顶端 1 片最大，长 8～11cm，宽 4.5～6.5cm，基部一对最小，长 4～6cm，宽 3～4.5cm，先端渐尖，基部阔楔形或略呈圆形，边缘有浅粗锯齿，上面光滑，下面沿中脉下部之两侧有棕色柔毛。花与叶同时开放，或稍迟于叶，圆锥花序生于当年小枝顶端及叶腋；花小，花萼杯状，4 裂；无花冠；雄蕊 2，外露；雌蕊 2，心皮合生，柱头 2 裂。翅果倒长披针形，窄或稍宽，长约 3cm，先端窄圆或窄尖。花期 5～6 月。果期 8～9 月。见（图 641-1）

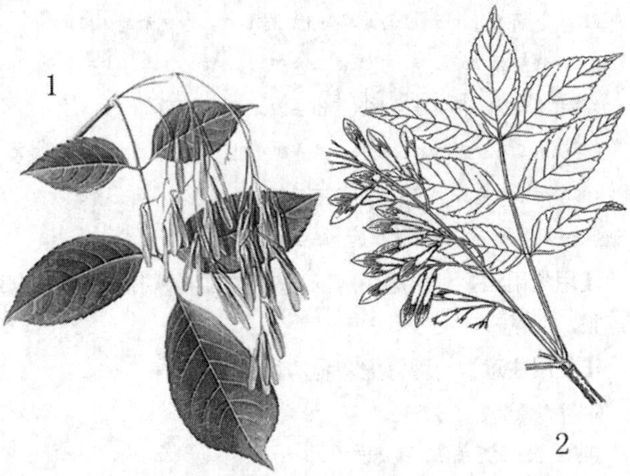

（图 641）白蜡树

1.苦枥白蜡树（大叶梣） 2.白蜡树（小叶梣）

（2）**白蜡树** 又名梣《淮南子》，白杩木(浙江)，水白蜡(云南)，小叶梣。形态与上种相近，主要区别点为：小叶小，卵形或圆卵形，长 2～4cm，宽 1.5～2.5cm，最下一对小叶不较其他小叶小，或微小；叶两面光滑无毛。有花冠，花瓣线形，淡绿色。花期 5 月。果期 9 月。见（图 641-2）

【生长分布】 多生于山谷杂木林中。邹平多作为城市绿化树种栽培于街道两边。

【采收加工】 栽后 5～8 年，树干径达 15cm 以上时，于春、秋两季剥取树皮，切成 30～60cm 长的短节，或切成丝，晒干。

【栽培要点】 **生物学特性** 喜温暖湿润气候。喜光。对土壤要求不严，黄壤、黄棕壤等土壤上均能生长。

栽培技术 用种子及扦插繁殖。 ①种子繁殖：3 月份播种前将种子用温水浸泡 24h，或混拌湿沙在室内催芽，待种子萌动后，可条播于苗床内，每 1 小时 m^2 需种 45kg。苗床管理注意适量浇水、中耕、除草、施肥。一般每 1 小时 m^2 产苗 30 万～45 万株，当年苗高可达 30～40cm。 ②扦插繁殖：在春季萌芽前选择健壮无病虫害的枝条，截成 16～20cm 小段，在苗床上按行距 30cm 开沟，深 12～15cm，每隔 6～10cm 扦插 1 根，插条的顶芽露出床面，压实土壤。插后经常淋水，保持土壤湿润，并及时抹去下部的幼芽，保证顶芽正常生长，一年生苗高可达 40～50cm。苗高 80～100cm 左右，即可移栽造林。

病虫害防治 病害有煤烟病，防治需注意通风、透光。虫害有蚜虫、介壳虫等，可用石硫合剂喷杀。糖槭介，6～7 月用 50％杀螟松稀释 1000 倍液喷洒。

【性状鉴别】 （1）枝皮呈卷筒状或槽状，长 10～60cm，厚 1.5～3mm。外表面灰白色、灰棕色至黑棕色或相间呈斑状，平坦或稍粗糙，并有灰白色圆点状皮孔及细斜皱纹，有的具分枝痕；内表面黄白色或棕色，平滑。质硬而脆，断面纤维性，黄白色。无臭，味苦。（2）干皮为长条状块片，厚 3～6mm。外表面灰棕色，有红棕色圆形或横长的皮孔及龟裂状沟纹。质坚硬，断面纤维性较强。见(图 642)

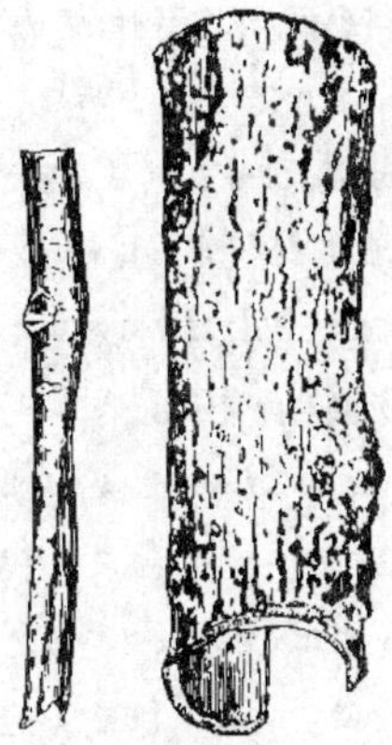

（图 642）秦皮（示枝皮与干皮）

【理化鉴别】 （1）取药材少许，加热水浸泡，浸出液在日光下可见碧蓝色荧光。(检查马栗树皮甙和马栗树皮素)

（2）取粉末 1g，加 95%乙醇 10ml，回流 10 分钟，滤过，取醇溶液 2 滴入试管中，加水 10ml 稀释，在反射光下显天蓝色荧光(检查马栗树皮甙)。另取醇溶液 1ml，加 1%三氯化铁试液 2～3 滴，呈暗绿色，再加氨试液 3 滴，以 5 倍水稀释，对光观察显深红色。(检查马栗树皮素)

（3）薄层色谱取粉末 1g，加乙醇 10ml，加热回流 10 分钟，放冷，滤过，滤液作为供试品溶液。另取马栗树皮甙和马栗树皮素，加乙醇制成每 1ml 各含 5mg 的混合溶液，作为对照品溶液。吸取上述两种溶液各 3μl，分别点于同一硅胶 G 薄层板上，以甲苯-醋酸乙酯-甲酸-乙醇(3：4：1：2)为展开剂，展开，取出，晾干，在紫外光灯(365nm)下检视。供试品色谱中，在与对照品色谱相应的位置上，显相同颜色的荧光斑点。

【主含成分】 白蜡树的树皮含马栗树皮素，秦皮素(*fraxetin*)。

【药理】 （1）**抗菌作用** 秦皮煎剂用含药平板法，1：50 对金黄色葡萄球菌、痢疾杆菌，1：20 对大肠杆菌等有抑制作用。体外试验显示，秦皮对表皮葡萄球菌、卡他球菌、绿脓杆菌、猪霍乱杆菌、肠炎杆菌、伤寒杆菌、白喉杆菌、人型结核杆菌和牛型结核杆菌等有抑制作用。此外，秦皮对甲型流感病毒 57-4 株和钩端螺旋体也有抑制作用。马栗树皮素用试管稀释法，50～100μg/ml 对福氏、宋内及史氏痢疾杆菌有抑制作用，马栗树皮素临床对菌痢疗效良好，对氯霉素、四环素类等抗生素有抗药性的病例亦有效。

（2）**抗炎、镇痛作用** 大鼠腹腔注射马栗树皮甙 10mg/kg，对角叉莱胶性、右旋糖酐性、5-羟色胺性及组胺性"关节炎"有抑制作用。对甲醛性关节炎模型的抑制作用比角叉菜胶引起的"关节炎"的作用弱。马栗树皮素在大剂量时对角叉菜胶性"关节炎"亦有抑制作用。马栗树皮素能抑制大鼠的棉球肉芽肿，对豚鼠紫外线照射背部引起的红斑反应有抑制作用。对组胺引起的毛细血管通透性增加，有显著的抑制作用。

（3）**对"痛风"等关节炎的影响**　马栗树皮素、秦皮素都有增加尿量和增加尿酸从组织中排出的作用，故可用于"痛风"性关节炎。

（4）**对花生四烯酸代谢的影响**　马栗树皮素有较强的选择性抑制脂氧酶的活性。马栗树皮素浓度在 10^{-7}mool/L 以上时，有抑制脂氧酶活性；反之，浓度在 10^{-7}～10^{-4}mol/l 之间时，却增加血栓烷 $B_2(TXB_2)$的生成；浓度在 10^{-3}mol/L 时，脂氧酶和环氧酶都几乎完全被抑制。马栗树皮素对血小板脂氧酶的 IC_{50} 为 0.64μmol/L，而对环氧酶的 IC_{50} 为 447μmol/L。马栗树皮素是通过抗氧化作用或通过铁螯合作用以外的其他方式，特异性地抑制血小板脂氧酶的。致敏豚鼠离体肠系膜血管经抗原攻击后，会产生白三烯而产生强烈的收缩作用。马栗树皮素 7.5×10^{-6}mol/L 能对抗抗原攻击引起的灌流量减少，提示该成分对过敏反应释放白三烯引起的血管收缩有保护作用。马栗树皮素的减少血液凝固，促进血液循环的作用，现已用于临床。马栗树皮素和马栗树皮甙注射液可使兔血管收缩、血压上升，但对离体免肠呈抑制作用。

（5）**止咳祛痰作用**　马栗树皮素有止咳、祛痰、平喘作用。

（6）**体内过程**　口服后在小肠上部吸收，胃和大肠不吸收。注射后可出现于胆囊及尿中，肾上腺、睾丸及肾巾很甲-即出现，亦可至脑中。大鼠无论口服或静脉注射，尿中及大便中皆有排出，以原形为主，豚鼠则主要在体内破坏。

（7）**毒性**　毒性很低，马栗树皮素 1g/kg 腹腔注射于小鼠，皆不致死，但也有报告皮下注射 250mg/kg 即可致死的。

【性味归经】　味苦、涩，性寒；归肝、胆、大肠经。

【功用主治】　清热燥湿，清肝明目，止咳平喘。主治湿热泻痢，带下，目赤肿痛，睛生疮翳，肺热气喘咳嗽。

《本经》："主风寒湿痹，洗洗寒气，除热，目中青翳白膜，久服头不白，轻身。"

《别录》："疗男子少精，妇人带下，小儿痫，身热。可作洗目汤。皮肤光泽，肥大有子。"

《药性论》："主明目，去肝中久热，两目赤肿疼痛，风泪不止；治小儿身热，作汤浴差。"

《本草拾遗》："得木皮、叶，煮洗蛇咬，亦作屑傅之。"

《日华子》："洗肝，益精，明目，(治)小儿热惊，皮肤风痹，退热。"

《纲目》谓张元素云："治女子崩中。"

《履巉岩本草》："治天蛇毒，似癞非癞。"

《汤液本草》："主热痢下重，下焦虚。"

《本草汇言》："敛精，收泪，息崩，止痢。"

《医林纂要·药性》："坚肾泻肝，平相火，止惊痫。"

《本草便读》(张秉成)："主少阳协热之痢疾，逐水行皮，洗厥阴湿火之阳邪，祛风明目。"

《现代实用中药》："治肠炎下痢，有消炎解热，收敛止泻之效。"

《吉林中草药》："治肠风下血。"

《陕西中草药》："治麦粒肿。"

《山西中草药》："清热，燥湿，明目，止痢。"

《青岛中草药手册》："收敛止血，健胃明目。"

《中草药学》(南药)："主治慢性气管炎，牛皮癣。"

【临床应用】　（1）**用于湿热泻痢、带下**。秦皮苦寒兼涩，燥中有收，有良好的清热燥湿，止痢止带之功，适用于湿热所致的泄泻、痢疾、带下之证，临床可单用，或配伍其他药物同用。如治疗泄泻，可与黄连、葛根等配用；治疗痢疾，与白头翁、黄连、黄柏等同用，如属慢性久痢，则可配椿根皮、石榴皮等收涩止痢药同用。用治湿热带下，本品常配椿白皮、黄柏等同用。《本草汇言》还以之配当归、丹参治妇人赤白带下及血崩不止。

（2）**用于肝经郁热所致的目赤肿痛及睛生疮翳**。秦皮能清肝明目，消肿退翳，常与黄连、竹叶等同用，或单用煎汁洗眼。本品尚用治肝经火热所致的小儿惊痫发热，亦取其清肝之功。

（3）**用于咳嗽气喘**。近年来发现秦皮有祛痰止咳平喘之功，用于慢性支气管炎，特别是肺热痰阻之咳喘证有良效。临床可单用，亦可配伍其他清肺化痰、止咳平喘药同用。

（4）**其他作用**。秦皮尚可治风湿痹痛，外用可治牛皮癣。

《本草经集注》："大戟为之使。"

《纲目》谓王好古云："与紫草同用，治目病以增光晕尤佳。"

《本草经解》："同柴胡、甘草，治急劳烦热。"

《得宜本草》："得黄连、阿胶、白头翁，治产后下利。"

《得配本草》："配滑石、川连，洗赤眼生翳；配川连、竹叶，治眼暴赤。"

《本草用法研究》："同鼠尾草、蔷薇根治血痢连年；同大黄共研末，沙糖煎汤调服一钱，微利，治肝脾积热，眼弦挑针。"

【用量用法】　内服：煎汤，6～12g。外用：煎水洗眼或取汁点眼，适量。

【使用注意】　脾胃虚寒者，禁服。

《本草经集注》："恶茱萸。"

《药性论》："恶苦瓠、防葵。"

《本草汇言》："倘脾虚胃寒之人，尤宜少之。"

《本经逢原》："胃虚少食者，禁用。"

【附方】　（1）**治急性菌痢**：秦皮、苦参各 12g，炒莱菔子、广木香各 9g。共为细末，开水调服，每次 9～12g，每日 3～4 次。--《国医论坛》1986.(2)：52

（2）**治下赤连年方**：鼠尾草、蔷薇根、秦皮。上三味等分，㕮咀，以水淹煎，去滓，铜器重釜煎，成丸如梧子，服五六丸，日三，稍增，瘥止。亦可浓汁服半升。--《千金要方》

（3）**治慢性细菌性痢疾**：秦皮 12g，生地榆、椿皮各 9g，水煎服。--《河北中药手册》

（4）**治急性肝炎**：秦皮 9g，茵陈、蒲公英各 30g，黄柏 9g，大黄 9g，水煎服。--《山西中草药》

（5）**治小儿惊痫发热及变蒸发热**：秦皮、茯苓各一钱，甘草五分，灯心二十根，水煎服。--《儿科撮要》

（6）**治伤寒病热.毒气入眼，生赤脉、赤膜、白肤、白翳者，及赤痛不得见光，痛毒烦恼者**：秦皮、升麻、黄连各一两。用水四升，煮取二升半，冷之，取汤以滴眼中，须臾复用，日五六遍乃佳。忌猪肉、冷水。--《外台》引张文仲之"秦皮汤"

（7）**治眼目肿痛有翳，胬肉，多泪难开**：秦皮三两，防风(去芦头)、黄连(去须)、甘草(炙微赤，锉)各一两半。七件药，捣粗罗为散。每服三钱，以水一中盏，入淡竹叶二七片，煎至六分，去滓。每于食后温服之。--《圣惠方》

（8）**治肝经风热，目赤睛痛，隐涩难开，经久不瘥**：秦皮(去粗皮)、黄柏(去粗皮)、黄连(去须)、甘草(生用)、五倍子各等分，㕮咀，每用一大匙，水一中碗，入砂糖一弹子大，同煎至八分，绵滤令净，乘热洗至冷，觉口中苦为度，药冷再暖，两次洗。--《杨氏家藏方》之"光明散"

（9）**治麦粒肿，大便干燥**：秦皮 9g，大黄 6g，水煎服。孕妇忌服。--《河北中药手册》

（10）**治天蛇毒疮(草间花蜘蛛螫伤成疮，似癞非癞)**：秦皮浓煎服，蚌粉、滑石、贝母末敷。--《直指方》

（11）**治牛皮癣**：秦皮 30~60g，煎水洗患处，每日或隔 2~3 天洗 1 次，每次煎水可洗 3 次(温水)。--《全国中草药汇编》

（12）**治疗细菌性痢疾**：①秦皮煎剂，每 40ml 含生药 18g，治疗小儿菌痢共 50 例。1 岁以下每日 8~10ml，1~3 岁 10ml，3 岁以上 15ml，分 4 次口服。体温恢复正常时间平均为 1.9 天；大便次数恢复正常平均为 8.1 天；21 例粪便培养至第 3 天以后均转为阴性。服药后有 5 例发生呕吐。--《中华儿科杂志》西安医学院第一附属医院，1959，10(3)：237 ②秦皮素，各家所用的剂量不一。有人按每日口服 50mg 的剂量，制成合剂，不论年龄大小，分 4 次服。治疗 66 例(成人 30 例，小儿 36 例)，有肯定的疗效，但与对照组用合霉素及四环素者相比，效果较差。--《中华内科杂志》张孝秩，1961，9(2)：78 有人按 50~100mg/kg.d 的剂量，分 2~3 次服，疗程 5~6d，并按病情需要，配合各种对症处理，治疗 77 例，有效率在 71%以上。--《上海中医药杂志》张孝秩，1962，(9)：30 有人用秦皮乙素按 5mg/kg.d 的剂量治疗 67 例，痊愈者 41 例，进步 11 例，无效 15 例。--《中华儿科杂志》余鼎新，1962，11(5)：353

（13）**治疗慢性气管炎**：用秦皮(苦枥白蜡树树皮)制成 1：1 的喷雾液，喷射至气雾室空间，令患者在气雾室，每次吸入 30 分钟(每次吸入量为 2ml)，每日 1 次，10 次为 1 个疗程，共观察治疗 480 例，其中治疗 2 个疗程者 422 例，显效率 53.5%，总有效率 92.9%；治疗 5 个疗程者 58 例，显效率 81%以上，总有效率 98.3%。又用秦皮浸膏片(每片含浸膏 0.3g)，每日 3 次，每次 2 片口服，10 天为 1 个疗程，观察 3 个疗程，共 50 例，显效率 64%，总有效率为 96%。本品有明显止咳、祛痰、平喘作用，且见效较快。--《中草药通讯》沈阳部队 221 医院，1973，(1)：21

（14）**治疗银屑病**：用 50%秦皮注射液，每日 1 支肌注(每支 2ml)。共治 20 例，其中静止期 13 例，进行期 7 例。结果治愈 9 例，显效 3 例，进步 7 例.无效 1 例，1 般 20~40 天获效。--《临床皮肤科杂志》张肖羽，1982，(2)：106

迎春花

【别名】 迎春花《纲目》，金腰带《群芳谱》，清明花《贵州民间药物》，金梅花《云南中草药》，金梅《滇志》，黄梅《植物学大辞典》，阳春柳《云南中草药》，四方消《陕西中药名录》。

【来源】 为木犀科植物迎春花 *Jasminum nudiflorum* Lindl. 的花。

【植物形态】 落叶灌木，直立或匍匐，高 0.3~5m。小枝四棱形，棱上多少具狭翼。叶对生，三出复叶，小枝基部常具单叶；叶轴具狭翼，叶柄长 3~10mm；小叶片卵形、长卵形或椭圆形、狭椭圆形，稀倒卵形，先端锐尖或钝，具短尖头,基部楔形，叶缘反卷；顶生小叶片较大，长 1~3cm，宽 0.3~1.1cm，无柄或基部延伸成短柄，侧生小叶片长 0.6~2.3cm，宽 0.2~1.1cm，无柄或基部延伸成短柄；单叶为卵形或椭圆形，有时近圆形。花单生于去年生小枝的叶腋，稀生于小枝顶端；苞片小叶状，披针形、卵形或椭圆形；花梗长 2~3mm；花萼绿色，裂片 5~6 枚，窄披针形，先端锐尖；花冠黄色，径 2~2.5cm，花冠管长 0.8~2cm，宽 3~6mm，向上渐扩大，裂片 5~6 枚，长圆形或椭圆形，长 0.8~1.3cm.宽 3~6mm，先端锐尖或圆钝；雄蕊 2，着生于花冠筒内；子房 2 室。花期 4~5 月。见（图 643）

本植物的叶（**迎春花叶**）、根（**迎春花根**）均供药用，详见下述。

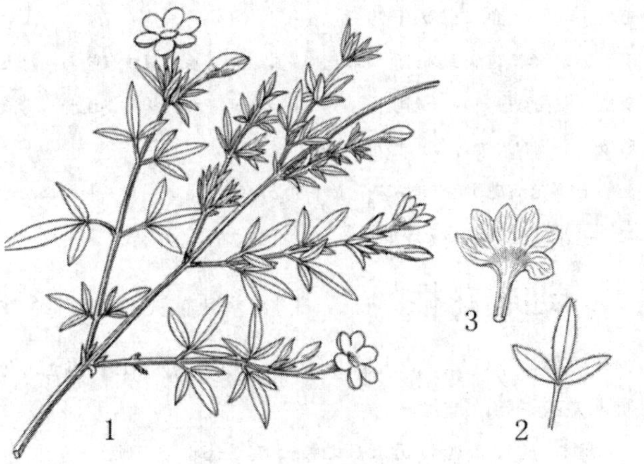

（图 643）迎春花

1.花枝 2.花纵剖 3 叶.

【生长分布】 原产中国华南和西南的亚热带地区。邹平多盆栽，或公园、路边绿化种植。

【采收加工】 4~5 月开花时采收，鲜用或晾干。

【性状鉴别】 花皱缩成团，展开后，可见狭窄的黄绿色叶状苞片；萼片 5~6 枚，条形或长圆状披针形，与萼筒等长或较长；花冠棕黄色，直径约 2cm。花冠筒长 1~1.5cm。裂片通常 6 枚，倒卵形或椭圆形，约为冠筒长的 1/2。气清香，味微涩。

【性味归经】 味苦、微辛，性平。

【功用主治】 清热解毒，活血消肿。主治发热头痛，咽喉肿痛，小便热痛，恶疮肿毒，跌打损伤。

《贵州民间药物》："解热利尿。治发热头痛，小便热痛。"

《贵州草药》："解毒。治无名肿毒，发高烧。"

《青岛中草药手册》："活血散毒，消肿止痛。主治跌打损伤，刀伤出血。"

【用量用法】 内服：煎汤，10~15g，或研末。外用：捣敷或调麻油搽，适量。

【附方】 （1）**治发热头痛**：金腰带花 15g，煎水服。--《贵州民间药物》

（2）**治咽喉肿痛**：迎春花 15g，点地梅、甘草各 3g，水煎服。--《万县中草药》

（3）**治小便热痛**：金腰带花、车前草各 15g，煎水服。--《贵州民间药物》

（4）**治肿毒恶疮**：迎春花为末，酒调服，出汗即愈。--《卫生简易方》

（5）**治无名肿毒，发高烧**：金腰带花30g，煎水服。--《贵州草药》

（6）**治臁疮**：迎春花适量，为末，调香油外敷。--《青岛中草药手册》

（7）**治跌打损伤，刀伤出血**：迎春花适量，捣烂外敷患处。--《中国药用花卉》

迎春花叶 味苦，性寒。清热，利湿，解毒。主治感冒发热，小便淋痛，外阴瘙痒，肿毒恶疮，跌打损伤，刀伤出血。内服：煎汤，10～20g。外用：煎水洗，或捣敷，适量。

附方 （1）**治风热感冒**：迎春花茎叶、水荆芥、车前草各10g，水煎服。--《四川中药志》(1979年)

（2）**治口腔炎**：迎春花叶6～9g，水煎服。--《中国药用花卉》

（3）**治小便淋漓涩痛**：迎春花茎叶、银花藤、马鞭草、车前草各10g，水煎服。--《四川中药志》(1979年)

（4）**治阴道滴虫病**：①迎春花叶尖捣绒消毒后，用纱布包药，晚上塞入阴道，次晨取出。--《云南中草药》 ②迎春花叶、苦参各适量，水煎冲洗阴道。--《四川中药志》(1979年)

（5）**治痈疮肿毒**：迎春花花或叶30g，水煎服，或用嫩尖和叶捣烂外敷患处。--《四川中药志》(1979年)

迎春花根 味苦，性平。清热息风，活血调经。主治肺热咳嗽，小儿惊风，月经不调。内服：煎汤，15～30g。外用：研末撒或调敷，适量。

附方 （1）**治热淋，小儿热咳**：迎春花3～6g，水煎服。

（2）**治小儿惊风**：迎春花根6g，香油数滴为引，水煎服。（上述1～2方均出自《云南中草药》）

（3）**治月经不调**：迎春花根30g，红泽兰根15g，炖猪肉服。--《四川中药志》(1979年)

（4）**治烧伤**：迎春花根适量，烧灰，调麻油涂患处；伤面流黄水者，以细粉掺患处。--《万县中草药》

茉莉花

【别名】 茉莉花 麻花《纲目》，白末利《北户录》，小南强《清异录》，柰花《铅丹杂录》，鬘华《群芳谱》，末梨花《中国树木分类学》。

【名释】 为梵文"*mallika*"的音译之名。

【来源】 为木犀科植物茉莉 *Jasminum sambac (L.) Ait.*的花。

【植物形态】 茉莉 又名末利《南方草木状》，抹厉《洛阳名园记》，没利《梅溪诗集》，末丽(洪迈)。直立或攀援灌木，高达3m。小枝圆柱形或稍压扁状，有时中空，疏被柔毛。叶对生，单叶；叶柄长2～6mm，被短柔毛，具关节。叶片纸质，圆形、卵状椭圆形或倒卵形，长4～12.5cm。宽2～7.5cm，两端圆或钝，基部有时微心形，除下面脉腋间常具簇毛外，其余无毛。聚伞花序顶生，通常有花3朵，有时单花或多达5朵；花序梗长1～4.5cm，被短柔毛，苞片微小，锥形；花梗长0.3～2cm；花极芳香；花萼无毛或疏被短柔毛，裂片线形；花冠白色，花冠管长0.7～1.5cm，裂片长圆形至近圆形。果球形，径约1cm，呈紫黑色。花期5～8月，果期7～9月。见（图644）

本植物的叶（**茉莉花叶**）、根（**茉莉花根**）也供药用，详见下述。

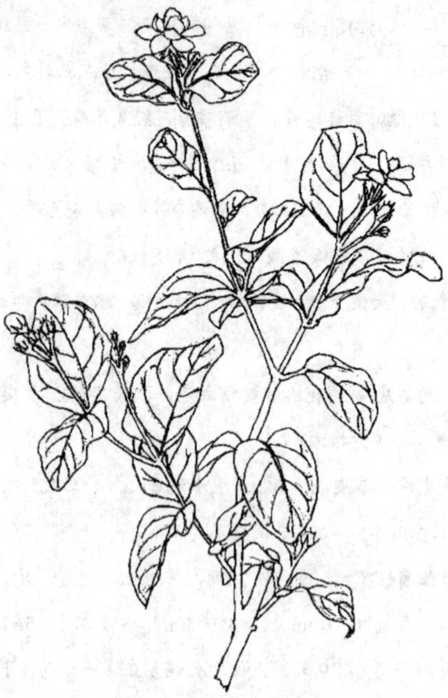

（图644）**茉莉**

【生长分布】 原产印度。邹平多为盆栽培。

【采收加工】 夏季花初开时采收，立即晒干或烘干。

【性状鉴别】 花多呈扁缩团状，长1.5～2cm，直径约1cm。花萼管状，有细长的裂齿8～10个。花瓣展平后呈椭圆形，长约1cm，宽约5mm，黄棕色至棕褐色，表面光滑无毛，基部连合成管状；质脆。气芳香，味涩。

【主含成分】 芳香成分主要有芳樟醇(*linalool*)，乙酸苯甲酯(*benzyl acetate*)，顺式-丁香烯(*cis-caryophyllene*)，乙酸3-己烯酯(*3-hyexenyl acetate*)，苯甲酸甲酯(*methyl benzoate*)，顺-3-苯甲酸己烯酯(*fis-3-hexenyl benzoate*)，邻氨基苯甲酸甲酯(*methyl anthranilate*)，吲哚(*indole*)，顺式-茉莉酮(*cisjasmone*)，素馨内酯(*jasminelactone*)及茉莉酮酸甲酯(*methyl jasmonate*)等数十种。从花的乙醇提取物中分得9′-去氧迎春花甙元(*9′-deoxyjasminigenin*)，迎春花甙(*jasminin*)和8，9-二氢迎春花甙(*8，9-dihydrojasminin*)。

【性味归经】 味辛、微甘，性温；归脾、胃、肝经。

【功用主治】 理气止痛，辟秽开郁。主治湿浊中阻，胸膈不舒，泻痢腹痛，头晕头痛，目赤，疮毒。

《食物本草》(姚可成)："主温脾胃，利胸膈。"

《药性切用》："功专辟秽治痢，虚人宜之。"

《本草再新》："解清虚火，能去积寒。并能治疮毒，消疽瘤。"

《随息居饮食谱》："和中下气，辟秽浊。治下痢腹痛。"

《饮片新参》："平肝解郁，理气止痛。"

《现代实用中药》："洗眼，治结膜炎。"

《四川中药志》(1960年版)："能避瘟疫，醒脑。治目赤肿痛，耳心痛。"

《福建药物志》："安神。治头痛头晕。"

【用量用法】 内服：煎汤，3～10g，或代茶饮。外用：煎水洗目，或菜油浸滴耳，适量。

【附方】 （1）**治湿浊中阻，脘腹闷胀，泄泻腹痛**：茉莉花6g(后下)，青茶10g，石菖蒲6g。水煎温服。--《四川中药志》(1979年)

（2）**治目赤肿痛**：茉莉花6g，千里光、野菊花各10g，水煎熏洗并内服。

--《四川中药志》(1979年)

(3)**治头晕头痛**：茉莉花15g，鲢鱼头1个，水炖服。--《福建药物志》

(4)**治腹胀腹泻**：茉莉花、厚朴各6g，木香9g，山楂30g，水煎服。--《青岛中草药手册》

(5)**治目赤肿痛，迎风流泪**：茉莉花、菊花各6g，金银花9g，水煎服。--《中国药用花卉》

(6)**治耳心痛**：茉莉花用菜油浸泡，滴入耳内。--《四川中药志》

(7)**治妇人难产**：用茉莉花7朵，泡汤，连花吞下，即产。--《食鉴本草》(柴裔)

茉莉花叶 味辛、微苦，性温。疏风解表，消肿止痛。主治外感发热，泻痢腹胀，脚气肿痛，毒虫螫伤。内服：煎汤，6～10g。外用：煎水洗或捣敷，适量。

附方 **治赤白痢**：末利花叶捣车前草汁，和蜜一匙，顿服一升，日三。--《龙门石窟药方》

茉莉花根 味苦，性热，有毒。归肝经。麻醉，止痛。主治跌打损伤及龋齿疼痛，亦治头痛，失眠。内服：研末，1～1.5g，或磨汁。外用：捣敷，或塞龋洞，适量。内服宜慎。

附方 (1)**续筋接骨止痛**：茉莉根捣绒，酒炒包患处。--《四川中药志》(1960年)

(2)**治骨折、脱臼、跌打损伤引起的剧烈疼痛**：①茉莉根1g，川芎3g。研细末，酒冲服。②茉莉根、接骨木、洋金花、透骨消(连钱草)各适量。捣烂，酒炒包患处。--《四川中药志》(1979年)

(3)**治头顶痛**：茉莉根、蚤休根，捣烂敷痛处；并先以磁针轻扎头部。

(4)**治龋齿**：茉莉根研末，熟鸡蛋黄，调匀，塞入龋齿。

(5)**治失眠**：茉莉根0.9～1.5g，磨水服。(3～5方均出自《湖南药物志》)

女贞子

【别名】 女贞子《本草经》，女贞实《本经》，冬青子《济急仙方》，爆格蚤《分类草药性》，白蜡树子《中药形性经验鉴别法》，鼠梓子《广西中药志》。

【名释】 《纲目》："此木凌冬青翠，有贞守之操，故以贞女状之。"

【来源】 为木犀科植物女贞 *Ligustrum lucidum* Ait.的果实。

【植物形态】 女贞 又名 桢木《山海经》，女贞木《典术》，冬青、蜡树《纲目》，小叶冻青《医林纂要》，水蜡树《植物名实图考》，鼠梓木《新本草纲目》，青蜡树、白蜡树、大叶蜡树《中国植物志》。常绿灌木或乔木，高可达25m。树皮灰褐色。枝黄褐色、灰色或紫红色，圆柱形，疏生圆形或长圆形皮孔。单叶对生；叶柄长1～3cm，上面具沟；叶片革质，卵形、长卵形或椭圆形至宽椭圆形，氏6～17cm，宽3～8cm，先端锐尖至渐尖或钝，基部圆形，有时宽楔形或渐狭。圆锥花序顶生，长8～20cm，宽8～25cm；花序梗长达3cm；花序基部苞片常与叶同型，小苞片披针形或线形，凋落；花无梗或近无梗；花萼无毛，长1.5～2mm，齿不明显或近截形；花冠长4～5mm，裂片长2～2.5mm，反折；花丝长1.5～3mm，花药长圆形，长1～1.5mm；花柱长1.5～2mm，柱头棒状。果肾形或近肾形，长7～10mm，径4～6mm，深蓝黑色，成熟时呈红黑色，被白粉。花期5～7月，果期7月至翌年5月。见(图645)

本植物的叶(**女贞叶**)、树皮(**女贞皮**)、根(**女贞根**)均供药用，详见下述。

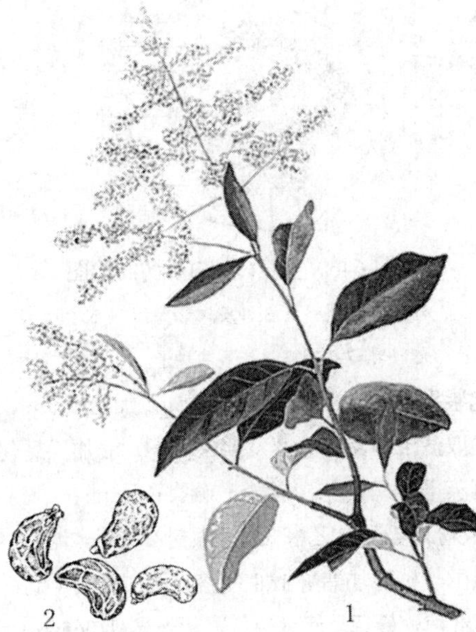

(图645)女贞

1.果枝 2.果实

【生长分布】 原生于中国长江流域及南方各地。邹平多作为城市绿化树种。

【采收加工】 每年12月果实变黑而有白粉时打下，除去梗、叶及杂质，晒干或置热水中烫过后晒干。

【栽培要点】 **生物学特性** 喜温暖湿润气候，喜光耐荫，不甚耐寒。对大气污染的抗性较强，对二氧化硫、氯气、氟化氢及铅蒸气均有较强抗性，也能忍受较高的粉尘、烟尘污染。对土壤要求不严，以砂质壤土或粘质壤土栽培为宜，但在红、黄壤土上亦能生长。

栽培技术 用种子繁殖，或扦插。秋末冬初果实成熟时采下，剥取种子，随即播种育苗，苗床宽1.3m，按沟心距0.3m开横沟，深约1cm，播幅10cm，把种子匀播沟内，施稀人畜粪，再盖细土。每1小时m^2用种子量300～375kg。育苗期每年中耕除草4次，在4、6、8、11月进行，并在4月和11月中耕除草后各追施人畜粪水1次，培育2年移栽。在4～5月，按行株距3m×3m左右开穴，每穴栽种1株。

田间管理 栽后每年4、10月各松土1次。结合追施肥1～2次。为了综合利用，有条件地区，可在树上放养白蜡虫。

病虫害防治 虫害有天牛幼虫为害树干，可用棉球蘸5倍90%敌百虫液塞进虫孔毒杀。

【性状鉴别】 果实呈卵形、椭圆形或肾形，长6～8.5mm，直径3.5～5.5mm。表面黑紫色或棕黑色，皱缩不平，基部有果梗痕或具宿萼及短梗。外果皮薄，中果皮稍厚而松软，内果皮木质，黄棕色，有数条纵棱，破开后种子通常1粒，椭圆形，一侧扁平或微弯曲，紫黑色，油性。气微，味微酸、涩。

【显微鉴别】 果实横切面：外果皮为1列细胞，外壁及侧壁加厚，其内常含油滴。中果皮为12～25列薄壁细胞，近内果皮处有7～12个维管束散在。内果皮为4～8列纤维组成棱环。种皮最外为1列切向延长的表皮细胞，长68～108μm，径向60～80μm，常含油滴。内为薄壁细胞，棕色。胚乳较厚，内有子叶。见(图646)

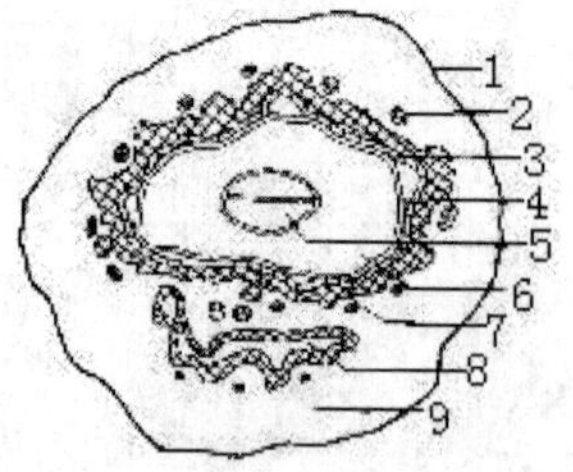

（图646）女贞(果实)横切面简图

1.外果皮 2.维管束 3.种皮 4.薄壁组织 5.子叶

6.胚乳 7.内果皮 8.未发育种子 9.中果皮

【理化鉴别】 （1）取粉末约0.5g，加乙醇5ml，振摇5分钟，滤过。取滤液少量，置蒸发皿中蒸干，滴加三氯化锑氯仿饱和溶液，再蒸干，呈紫色。(检查三萜类)

（2）取粉末1g，加乙醇3ml，振摇5分钟，滤过。滤液置蒸发皿中，蒸干，残渣加醋酐1ml使溶解，加硫酸1滴，先显桃红色，继变紫红色，最后呈污绿色；置紫外光灯(365nm)下观察，显黄绿色荧光。(检查三萜皂甙)

（3）薄层色谱取本品粉末5g，加7%硫酸的乙醇-水(1：3)溶液50ml，加热回流2h，放冷后，用氯仿振摇提取3次(50ml、25ml、25m1)，氯仿液以水振摇洗涤后，用无水硫酸钠脱水，滤过。氯仿液蒸干，以甲醇1ml溶解作供试液。另取齐墩果酸氯仿溶液作对照液，分别点样于硅胶G(青岛)薄板上，以氯仿乙醚(1：1)展开，喷以20%硫酸，于105℃烘烤显色，供试品色谱与对照品色谱在相应的位置上显相同颜色的斑点。

【主含成分】 果实：含齐墩果酸(*oleanolic acid*)，乙酰齐墩果酸(*acetyloleanolic acid*)，熊果酸(*ursolic acid*)，乙酰熊果酸(*acetylursolic acid*)，对-羟基苯乙醇(*p-hydroxyphenethyl alcoho1*)，3，4-二羟基苯乙醇(*3，4-dihydroxyphenethyl alcoho1*)，β-谷甾醇(*β-sitostero1*)，甘露醇(*mannito1*)，外消旋-圣草素(*eriodictyo1*)，右旋-花旗松素(*taxifolin*)，槲皮素(*quercetin*)，女贞甙(*1igustroside*)，10-羟基女贞甙(*10-hydroxy ligustroside*)，女贞子甙(*nuezhenide*)，橄榄占甙(*oleuropein*)，10-羟基橄榄苦甙(*10-hydroxy oleuropein*)，对-羟基苯乙基-β-D-葡萄糖甙(*P-hydroxyphen ethyl-β-D-glucoside*)，3，4-二羟基苯乙基-β-D-葡萄糖甙(*3，4-dihydrox yphenethyb-β-D-glucoside*)，甲基-α-D-吡喃半乳糖甙(*methylm-α-D-galactopyranoside*)，洋丁香酚甙(*acteoside*)，新女贞子甙(*neonuezhenide*)，女贞甙酸(*1igustrosidic acid*)，橄榄苦甙酸(*oleuropeinic acid*)及代号为GI-3的裂环烯醚萜甙。还含有由鼠李糖，阿拉伯糖，葡萄糖，岩藻糖组成的多糖，及总量为0.39%的7种磷脂类化合物，其中以磷脂酰胆碱(*phosphatidyl choline*)含量最高，占总量的56.52%±1.34%。并含有钾、钙、镁、钠、锌、铁、锰、铜、镍、铬、银等11种元素，其中铜、铁、锌、锰、铬、镍为人所必需微量元素。还含含8-表金银花甙(*8-epikingiside*)。

种子：含女贞子酸(*1igustrin*)(其结构为五环三萜酸，具有免疫激活作用)。

【药理】 （1）**抗炎作用** 多种实验炎症模型证实女贞子有明显的抗炎作用。其抗炎机制涉及：①激活垂体-肾上腺皮质系统，促进皮质激素的释放；②抑制PGE的合成或释放；③降低豚鼠血清补体活性，对抗炎性介质组胺引起的大鼠皮肤毛细血管通透性增高。女贞子的抗炎有效成分齐墩果酸50mg/kg、100mg/kg皮下注射，连续3天，对角叉菜胶和甲醛引起的大鼠足跖肿胀、二甲苯所致的小鼠耳郭肿胀及乙酸引起的小鼠腹腔毛细血管通透性增高均有明显抑制作用。齐墩果酸100mg/kg皮下注射，连续7天，使大鼠炎性组织释放PGE量减少，抑制大鼠棉球肉芽组织增生，同时伴有肾上腺增重及胸腺缩小。

（2）**对免疫功能的影响** 女贞子有促进免疫功能的作用。水煎剂12.5g/kg，25g/kg连续灌胃7天，均可使幼小鼠胸腺、脾脏重量明显增加。25g/kg连续灌胃7天还能使成年小鼠脾脏重量增加。女贞子有促进小鼠体液免疫系统的作用，明显提高血清溶血素抗体活性，升高正常小鼠IgG含量，且对抗环磷酰胺的免疫抑制作用。女贞子在体内体外对淋巴细胞转化均有促进作用。女贞子水提取物在体外明显增强亚适量PHA(植物血凝素)、ConA(刀豆球蛋白A)和PWM(美洲商陆有丝分裂原)引起的淋巴细胞增殖，还显著地增强异种(人)淋巴细胞引起的大鼠局部移植物抗宿主反应，消除恶性肿瘤患者抑制性T细胞的活性，使正常人和恶性肿瘤患者的淋巴细胞混合培养时PHA或ConA的增殖反应不同程度得到恢复。每日给小鼠灌胃女贞子煎剂12.5g/kg，连续5天，可明显增强绵羊红细胞所致小鼠迟发性超敏反应。人外周血淋巴细胞实验表明，女贞子可使Ea花环形成细胞百分率(EaRFC%)提高，可促进T淋巴细胞对低剂量PHA的应答，而且促进的程度与EaRFC%的增高率成正相关关系，这表明女贞子可通过增强细胞表面受体的活性而促进T淋巴细胞的活性。氢化可的松可抑制淋巴细胞代谢，故可抑制受胰酶抑制的淋巴细胞的EaRFC%的恢复。女贞子虽然可促进胰酶处理过的E受体恢复，但完全不能对抗氢化可的松的作用，表明它对细胞代谢无影响，而且其作用可因代谢受抑而被消除，提示女贞子可能是促进细胞内的受体迅速分泌到细胞表面，从而增强表面受体的结合能力。实验表明，女贞子对小鼠脾细胞产生白介素-2(IL-2)的影响，在不同免疫状态下具有不同的调节作用，可使环磷酰胺降低的IL-2升高，使硫唑嘌呤引起的IL-2超常升高受抑制，而对正常组无明显影响，显示了明显的双相调节作用。齐墩果酸和女贞子多糖是女贞子调节机体免疫功能的两种活性成分。大量实验表明，齐墩果酸具有肯定的促进淋巴细胞增殖和动物巨噬细胞吞噬功能以及迟发超敏的效应，并与白介素2具有协同作用。152例双盲临床观察显示：肿瘤病人服用扶正女贞素(其结构与齐墩果酸完全一致)400mg每日3次，1～2月后，巨噬细胞吞噬功能显著增强；对细胞免疫有明显增强作用，E玫瑰花结形成率和旧结核菌素试验阳性率显著提高；但对体液免疫则无明显影响。女贞子多糖能使小鼠脾重增加，脾细胞对ConA的增殖反应显著增强，使小鼠耳郭对2，4-二硝基氯苯致敏后再次攻击产生的迟发性过敏反应增强。

（3）**对变态反应的抑制作用** 女贞子对Ⅰ、Ⅲ、Ⅳ型变态反应具有明显抑制作用。齐墩果酸是女贞子抑制变态反应的主要有效成分。实验表明，齐墩果酸50mg/kg，100mg/kg皮下注射显著抑制反向皮肤过敏反应和反向被动*Arthus*反应。齐墩果酸100mg/kg明显减轻豚鼠*Forssman*皮肤血管炎及大鼠主动*Arthus*反应。齐墩果酸，亦显著抑制绵羊红细胞或DNCB所致小鼠迟发性超敏反应，这些结果说明齐墩果酸对Ⅱ、Ⅲ、Ⅳ型变态反应具有明显抑制作用。

（4）**对脂质代谢的影响** 女贞子有降低血脂预防动脉粥样硬化的作用。对灌饲胆固醇和猪油的家兔口服女贞子，可降低家兔的血清胆固醇和三酰甘油(甘油三酯)，有预防和消减动脉粥样硬化斑块以及减轻斑块厚度的作用，能减少冠状动脉粥样硬化病变数和减轻其阻塞程度。临床用女贞子降血脂效果甚佳，总胆固醇和β-脂蛋白均明显下降。齐墩果酸对正常大鼠血脂无明显作用，但对实验性高血脂症大鼠和兔有明显的降血脂作用，能明显降低血清总胆固醇、过氧化脂质水平，降低动脉壁总胆固醇含量及粥样硬化斑块发生率，减少脂质在家兔主要脏器的沉积，升高高血脂症前列环素/血栓烷 $A_2(PGI_2/TXA_2)$比值，表明齐墩果酸对动脉粥样硬化形成有显著的抑制作用。女贞子有改善老龄小鼠脑和肝脏脂质代谢的作用。高龄小鼠连续口服女贞子醇提取液 40d，结果脑内丙二醛(MDA)量为 0.091mmol/L/mg 蛋白，较未给药高龄小鼠组脑内 MDA 量(0.19mmol/L/mg 蛋白)，显著降低，与低龄小鼠脑内量相似；同样，高龄小鼠用药组肝内 MDA 量也仅 0.109mmol/L/mg 蛋白，远较老龄对照组的 0.173mmol/L/mg 蛋白为低。同时，给予女贞子的高龄小鼠肝内 SOD(超氧化物歧化酶)活性较未服药的高龄对照组的 SOD 活性增高 59%。

（5）**降血糖作用** 从女贞子中提取得到一种无色棱形晶状体，通过阿脲造成小鼠高血糖模型和四氧嘧啶小鼠高血糖模型筛选，发现此化合物具有良好的稳定的降血糖作用。女贞子水煎剂 15g/kg，30g/kg 给小鼠灌胃，连续 10d，可以降低正常小鼠的血糖，对四氧嘧啶引起的小鼠糖尿病有预防和治疗作用，并可对抗肾上腺素或葡萄糖引起的血糖增高。齐墩果酸 50mg、100mg 皮下注射，连续 7 天，亦能降低正常血糖及由四氧嘧啶、肾上腺素或葡萄糖引起的血糖增高。因此，齐墩果酸可能是女贞子降血糖的主要成分。

（6）**保肝作用** 齐墩果酸对四氯化碳引起的大鼠急性肝损伤有明显的保护作用，可降低血清丙氨酸转氨酶及肝内三酰甘油(甘油三酯)的蓄积，促进肝细胞再生，防止肝硬变。

（7）**对造血系统的影响** 采用扩散盒血浆凝块法，证实女贞子药液 0.2ml[1g(生药)/ml]给小鼠皮下注射，每日 2 次，连续 3 天，能促进红系造血祖细胞(CFU-E)生长，对粒系祖细胞(CFU-D)却显著减少，骨髓细胞形态学显示红系增殖大于粒系，粒红比值亦相应变化，说明女贞子对红系造血有促进作用。女贞子对化疗或放疗所致白细胞减少，有升高作用。小鼠每日给醇提女贞子干制剂 40g/kg 灌胃，能明显对抗环磷酰胺所致白细胞下降。齐墩果酸是女贞子中升白细胞的有效成分，但对 $^{60}Co\gamma$ 射线照射引起的白细胞减少无效。

（8）**抗诱变和抗 HPD(血卟啉衍生物)光氧化作用** 将女贞子的甲醇或水提取物加入变异原物质苯并芘 B(a)P(2μg/板)，通过使用沙门菌(*salmo nella*)TA-98 株的 *Ames* 试验进行抗变异原性的研究，结果表明，女贞子甲醇、水提取物均具有抗变异原性。其有效成分为齐墩果酸、熊果酸(乌索酸)。应用果蝇伴性隐性致死(SLRL)试验法研究女贞子对诱变物环磷酰胺和乌拉坦诱发突变效应的保护作用，实验结果证明女贞子煎剂有显著抑制突变作用。用微核试验法也证明女贞子与齐墩果酸有降低环磷酰胺和乌拉坦所致微核率升高的作用，显示了明显的染色体损伤保护作用。女贞子能够对抗 HPD 的光氧化作用，体内应用能够明显减轻 HPD 对小鼠的皮肤光敏反应。女贞子 60mg(生药)/ml，能明显减少 HPD 5μg/ml 合并照光 10 分钟引起的红细胞丙二醛含量的增加，明显对抗红细胞膜乙酰胆碱酯酶活力的抑制。小鼠腹腔注射 HPD 20mg/kg，照光 4h，女贞子 20g(生药)/kg，腹腔注射 1 次，明显减轻耳的光敏反应。女贞子对 $^1O_2$ 产生的效率比对照组低 3.5×10^{-4} 倍。

（9）**其他作用** 女贞子煎剂 2.5g/kg 灌胃，连续 3～6d，可使家兔眼内压有轻度下降，但不能阻止水负荷所致的兔眼压升高。女贞叶醋酸乙酯总提物有延长小鼠在急性减压缺氧条件下的存活时间；改善家兔对后叶素引起的急性心肌缺血的心电图；增加离体兔心的冠脉流量；改善金黄地鼠夹囊的微循环；增加狗心肺制备的心输出量、心率、主动脉压、降低其中心静脉压、改善心电图。50%女贞子煎剂用平板挖沟法，对金黄色葡萄球菌、福氏痢疾杆菌、伤寒杆菌、绿脓杆菌和大肠杆菌等均有抑制作用。

（10）**毒性** 女贞子对动物毒性很小，兔 1 次服新鲜成熟果实 75g 未见中毒现象。

【炮制】 （1）**酒女贞子**：取净女贞子，用黄酒拌匀、稍闷后昏蒸罐内密封，隔水炖或置适宜容器内蒸，至酒被吸尽，色泽黑润时，取出干燥。每 100kg 女贞子，用黄酒 20kg。酒女贞子能改变寒滑之性，增强补肝肾的作用。

（2）**盐女贞子**：取净女贞子，加盐水拌匀，闷透，置锅内用文火炒至干，取出，放凉。每女贞子 100kg，用盐 0.6kg，水 10kg。

（3）**醋女贞子**：取净女贞子加醋拌匀，置容器内蒸上气后，取出，晒干。每 100kg 女贞子，用醋 12kg。

饮片性状 ①酒女贞子：形如女贞子，色泽黑润，表面附有白色粉霜，略具酒香气。②盐女贞子：形如女贞子，有咸味。③醋女贞子：形如女贞子，略具醋香气。

【性味归经】 味甘、苦，性凉；归肝、肾经。

【功用主治】 补益肝肾，清虚热，明目。主治头昏目眩，腰膝酸软，遗精，耳鸣，须发早白，骨蒸潮热，目暗不明。

《本经》："主补中，安五脏，养精神，除百疾，久服肥健，轻身不老。"

《本草蒙筌》："黑发黑须，强筋强力……多服补血去风。"

《纲目》："强阴，健腰膝，变白发，明目。"

《本草经疏》："凉血，益血。"

《本草正》："养阴气，平阴火，解烦热骨蒸，止虚汗，(治)消渴及淋浊，崩漏，便血，尿血，阴疮，痔漏疼痛。亦清肝火，可以明目止泪。"

《本草从新》："益肝肾。"

《医林纂要·药性》："坚补肾水，安养阳气。"

《得配本草》："善行水。"

《药性切用》："为阴虚有火，不胜腻补之良药。"

《本草再新》："养阴益肾，补气舒肝。治腰腿痛，通经和血。"

《药论》(沈文彬)："清肺火肠红有验，补肝血。"

《江苏省植物药材志》："治颈淋巴腺结核，肺结核潮热，水肿腹水等。"

《广西中药志》："治老人大便虚秘。"

《广西本草选编》："主治肾虚腰痛，慢性肝炎，神经衰弱，眩晕，遗精，月经不调。"

《安徽中草药》："治白细胞减少症。"

《全国中草药汇编》："主治慢性苯中毒。"

【临床应用】 （1）**用于头晕目眩，腰膝酸软，须发早白，骨蒸潮热等**。女贞子甘苦而凉，既善补益肝肾，又能清虚热，尤适用于肝肾亏损，虚热内生之证。用于头晕目眩，腰酸遗精，脚弱无力，常与旱莲草同用，如《医方集解》二至丸，亦可配入六味地黄汤中应用；用于肾虚精亏，须发早白，可与熟地、当归、枸杞子、何首乌等配用；阴虚兼内热，表现为头昏腰酸、潮热心烦者，可配伍龟版、鳖甲、地骨皮、白薇等滋阴清热。

（2）**用于目睹不明之症**。女贞子能益阴明目，用于肝肾阴虚，精血亏乏所致视力减弱、目暗不明，常与熟地、枸杞子、菟丝子等品同用；若兼肝火上炎者，则可加入决明子、青葙子清肝明目之品。现多用于中心性视网膜炎、早期老年性白内障、视神经炎等。

【用量用法】 内服：煎汤，6～15g，或入丸剂。外用：熬膏点眼，适量。

【使用注意】 清虚热宜生用，补肝肾宜熟用。脾胃虚寒泄泻及阳虑者，慎服。

《本草经疏》："变白家，当杂保脾胃药及椒红温暖之类同施，不则恐有腹痛作泄之患。"

《本草汇言》："如命门火衰，肾间阳气虚而脾胃薄弱，饮食不增，腹痛泄泻者，又当禁用。"

《得配本草》："脾胃虚寒，肾阳不足，津液不足，内无虚热，四者禁用。"

【附方】 （1）**补腰膝，壮筋骨，强阴肾，乌髭发**：冬青子(即女贞实，冬至日采，不拘多少，阴干，蜜酒拌蒸，过一夜，粗袋擦去皮，晒干为末。瓦瓶收藏。或先熬干，旱莲膏旋配用)，旱莲草(夏至日采，不拘多少)，捣汁熬膏，和前药为丸。临卧酒服。一方加桑椹干为丸，或桑椹熬膏和入。--《医方集解》

（2）**治须发早白**：女贞实一斗(如法去皮)，每斗用马料黑豆一斗，拣净，淘洗晒干，同蒸透，九蒸九晒。先将女贞实为末，加生姜自然汁三两，好川椒(去闭口者及蒂，为末)三两，同黑豆末和匀，蜜丸如梧子大。先食服四五钱，白汤或酒吞。--《医学广笔记》之"乌须神方"

（3）**治脂溢性脱发**：女贞子10g，何首乌10g，菟丝子10g，当归10g。水煎服，每日1剂，连服2个月。--《四川中药志》(1979年)

（4）**治阴虚骨蒸潮热**：女贞子、地骨皮各9g，青蒿、夏枯草各6g，煎服。--《安徽中草药》

（5）**治神经衰弱**：女贞子、鳢肠、桑椹子各15～30g，水煎服。或女贞子1000g，浸米酒1000g，每日酌量服。--《浙江民间常用草药》

（6）**治白细胞减少症**：炙女贞子、龙葵各45g，煎服。--《安徽中草药》

（7）**治风热赤眼**：冬青子不拘多少，捣汁重汤熬膏，净瓶收固，每用点眼。--《济急仙方》

（8）**治视神经炎**：女贞子、草决明、青葙子各一两，水煎服。--《浙江民间常用草药》

（9）**治口腔炎**：女贞子9g，金银花12g，煎服。

（10）**治月经不调，腰酸带下**：女贞子、当归、白芍各6g，续断9g，煎服。(9～10方均出自《安徽中草药》)

（11）**治慢性苯中毒**：女贞子、旱莲草、桃金娘根各等量。共研细粉，炼蜜为丸。每丸6～9g，每服1～2丸，每日3次，10d为1疗程。--《全国中草药汇编》

（12）**治疗白细胞减少症**：用100%的女贞子注射液肌内注射，每次2～4ml，每日1～2次。共治疗白细胞减少症29例，结果显效10例，有效16例，无效3例。女贞子注射液用于预防和治疗肿瘤患者因放疗、化疗所致白细胞减少，可使白细胞回升至正常水平，使化疗和放疗继续进行。--《中医研究资料选编》北京市中医研究所中药研究室.1977：78

（13）**治疗高脂血症**：将女贞子制成蜜丸，每丸含生药5.3g，每次1丸，1月为1疗程。观察30例，对降低血清胆固醇有效率为70.6%，最大下降幅度为82mg%(2.132mmol/L)；降β-脂蛋白有效率为91.6%，最大下降幅度为13.156mmol/L(506mg%)。经统计学处理，治疗前后有显著性差异。服药期间有10例患者初期出现大便次数增多或溏薄，继续用药后逐渐恢复正常，未发现其他毒副反应。--《辽宁中医杂志》彭悦，1981，(6)：36 另有报道，用女贞子糖浆剂(每1ml含女贞子0.75g)，每日3次，每次30ml，4星期为1个疗程，于服药前后的早晨空腹取血检验血脂变化。共观察42例，结果：其中12例高血清总胆固醇(T-ch)者，显效(T-ch下降≥1mmol/L)10例(83.3%)，无效2例(16.7%)；42例高血清三酰甘油(TG)者，显效(TG下降≥0.3mmol/L)22例(52.4%)，有效(TG下降<0.3mmol/L)14例(33.3%)，无效6例(14.3%)；14例低血清高密度脂蛋白(HDL)者，显效(HDL上升≥0.3mmol/L)8例(57.1%)，有效(HDL上升<0.3mmol/L)4例(28.6%)，无效2例(14.3%)。观察期间未见毒副反应。--《中医杂志》孙玉文，1993，34(8)：493

女贞叶

【别名】 女贞叶 名出《纲目》，冬青叶《海上方》，土金刚叶、爆竹叶《贵州民间方药集》。

【来源】 为木犀科植物女贞 *Ligustrum lucidum* Ait.的叶。

【原植物】 参见"女贞子"。

【采收加工】 全年均可采，鲜用或晒干。

【主含成分】 女贞叶含齐墩果酸(*oleanolic acid*)，对-羟基苯乙醇(*P-hydroxyphenylethyl alcohol*)，大波斯菊甙(*cosmossin*)，木樨草素-7-葡萄糖甙(*luteolin-7-glucoside*)，及丁香甙(*syringin*)，熊果酸(*urmlic acid*)。

【药理】 （1）**对心血管作用** 女贞叶醋酸乙酯总提取物，在犬心肺制备实验中能增加每分钟输出量。增加离体兔心冠脉流量。改善金黄地鼠夹囊循环。显著延长小鼠急性缺氧条件下存活时间。对垂体后叶素引起的家兔急性心肌缺血心电图有改善作用。

（2）**镇咳作用** 女贞枝、叶水浸浓缩液对氨水喷雾法所致小鼠咳嗽，有明显镇咳作用。

（3）**对中枢作用** 女贞叶中所含熊果酸，具有明显的安定与降温作用，能明显降低人鼠的正常体温，减少小鼠活动，协同戊巴比妥睡眠作用和抗戊四唑惊厥作用。

（4）**抗菌作用** 体外试验，熊果酸对革兰氏阳性菌、阴性菌和酵母菌有抗菌作用。MIC(μl/ml)：葡萄球菌300，革兰阳性菌50～400，阴性菌200～800，酵母菌100～700。

（5）**抗炎作用** 熊果酸有糖皮质激素样作用。大鼠每日腹腔注射12.5mg/kg，连续7天，能延缓植入羊毛球的炎症过程.可使肝糖原增加，心和横纹肌糖原降低。

（6）**其他作用** 熊果酸具有降低血清丙氨酸转氨酶的作用；还能延长艾氏腹水癌小鼠的生命。

（7）**毒性** 熊果酸给小鼠腹腔注射，LD_{50}为680mg/kg。女贞叶醋酸乙酯总提物50mg/kg犬静注，小鼠静注250mg/kg，观察24h，均未见不良影响。

【性味归经】 味苦，性凉。

【功用主治】 清热明目，解毒散瘀，消肿止咳。主治头目昏痛，风热赤眼，口舌生疮，牙龈肿痛，疮肿溃烂，水火烫伤，肺热咳嗽。

《纲目》："除风散血，消肿定痛。治头目昏痛，诸恶疮肿"

《陕西中草药》："清热解毒。可治口疮、牙龈肿痛及烫火伤。"

《安徽中草药》："清热解毒，活血消肿。"

《贵州民间方药集》："外敷止因伤出血，消炎消肿，治汤火伤。内服可止咳嗽，止吐血。"

【用量用法】 内服：煎汤，10～15g。外用：捣敷，或绞汁含漱，或熬膏涂或点眼，适量。

【附方】 （1）**治风热赤眼**：①雅州黄连二两，冬青叶四两，水浸三日夜，熬成膏，收点眼。--《纲目》 ②鲜女贞叶适量，加朴硝少许，捣烂敷眼周围。--《福建药物志》

（2）**治口舌生疮，舌肿胀出**：女贞叶捣汁，含浸吐涎。--《纲目》

（3）**治口疮，牙龈肿痛**：冬苛叶 15g，玄参、麦冬各 9g，水煎服。--《万县中草药》

（4）**治疗疮肿毒**：鲜女贞叶捣烂敷患处，干则更换。--《安徽中草药》

（5）**治肺疮溃烂久者**：女贞叶，以水煮乘热贴之，频频换易，米醋煮亦可。--《纲目》

（6）**治臁疮**：鲜女贞叶 15～30 片，加水适量煎汁，熏洗患处，再取煎熟的女贞叶贴于疮 u 匕；或用鲜女贞叶捣烂外敷，日换 2～3 次。--《中医杂志》l984，(8)：7

（7）**治火烫伤**：①女贞叶、酸枣树皮、金樱子树皮。麻油熬成膏，搽患处。--《湖南药物志》②冬青叶 15g，虎杖 30g。研细末，调菜油外敷。--《万县中草药》

（8）**治烧伤，放射性损伤，皮肤感染，下肢溃疡，昆虫性皮炎，食管炎**：女贞叶 250g，麻油 500g。共入锅内熬，待女贞叶枯焦后捞出，加入黄蜡(夏日 9g，冬日 7.5g)溶化，冷却成膏，局部外涂。食管炎用本药膏加冰片，让病人慢慢吞服。--《河南中医》1983(1)：38

（9）**治白癜风**：女贞枝叶烧灰，淋取汁涂之；亦可作稠煎敷之。亦可作面膏涂瘅瘊殊效，兼灭瘢疵。--《普济方》

（10）**治疗冠心病**：用女贞叶制成注射液(每 lml 含醋酸乙酯总提取物 10mg)，肌内注射，每次 4ml，每日 2～3 次，20～30 天为 1 疗程，用 2～3 个疗程；静脉注射，每次 5～20ml，加 25％葡萄糖或生理盐水 40ml，每日 1 次，20 天为 1 疗程，用 1～2 个疗程。治疗冠心病 100 例，其中有不同程度心绞痛者 51 例，另有合并心肌梗死、高血压、脑血栓形成、糖尿病者。对心绞痛有效率为 50.7％，显效率为 8.2％。观察结果表明，以病程短者心电图疗效较高。--《中医杂志》章金球，1982，(3)：24

（11）**治疗小儿肺炎**：用女贞叶煎剂(每 10ml 含生药 30g)，每次 5～10ml，日服 3～4 次。治疗 60 例，治愈 37 例，好转 12 例，无效 11 例，有效率为 81.7％。另根据辨证施治，用女贞叶与麻黄、杏仁、黄芩等配伍，分别制成不同的女贞叶合剂（肺炎Ⅰ、Ⅱ、Ⅲ号），用于风热型、痰热型、湿热型小儿肺炎，每次 5～10ml，日服 3～4 次，共观察 40 例患儿，有效率为 85％，70％的患儿 1 星期内退热，绝大部分在 1～2 星期内啰音消失、胸透恢复正常，1 星期内咳嗽停止。--《赤脚医生杂志》江苏新医学院第二附属医院儿科，1975，(12)：32

（12）**治疗急性菌痢**：每日用女贞叶 30g(鲜品 60g)，煎汤 200ml，加 TMP0.1g，分 2 次口服，疗程 5～7 天。观察 300 例，平均 15.94 小时体温恢复正常，3.44 天症状消失，3.02 天粪便转阴，5.41 天大便培养转阴。平均治愈日数为 5.79 天，治愈率为 99.67％。无反复，无副反应。与痢特灵或痢特灵加 TMP 对照组相比，有显著差异(P<0.05)。50％女贞叶煎剂药敏试验示，对福氏和史密痢疾杆菌有抑制作用。--《福建中医药》高大智，1982，(5)：34

（13）**治疗烧烫伤**：将鲜女贞叶 1500g，加水煎至 500ml，过滤，再煎沸浓缩成 250ml 备用。先按外科常规清创，然后将女贞叶水涂于创面，采用暴露疗法，涂药 2～3 次即成薄薄的一层痂膜。如系全身烧烫伤，可同时予以青、链霉素肌内注射 3～4 天，对水、电解质紊乱者应加以纠正。经治 150 例烧烫伤全部治愈，其中浅Ⅱ度未感染化脓创面平均 10 天愈合，感染未化脓创面平均 20d 愈合；深Ⅱ度未感染化脓创面平均愈合时间 15 天，感染化脓创面平均愈合时间为 23 天。4 例Ⅲ度小面积未植皮者疤痕愈合时间平均为 40 天。--《中西医结合杂志》陆寿者，1987，(6)：370

女贞皮

味微苦，性凉。强筋健骨。主治腰膝酸痛，两脚无力，水火烫伤。内服：煎汤，30～60g，或浸酒。外用：研末调敷，或熬膏涂，适量。

附方 （1）**治风虚，补腰膝**：女贞皮切片，浸酒煮饮之。--《纲目》

（2）**治烫伤**：女贞树皮晒干研末，茶油调敷伤处。--《浙江民间常用草药》

（3）**治慢性气管炎**：女贞树皮 120g(干品 60g)。切碎，水煎 3～4h，去渣加糖，分 3 次服，连服 20d。--《四川中草药通讯》1972(4)：23

女贞根

味苦，性平；归肺、肝经。行气活血，止咳喘，祛湿浊。主治哮喘，咳嗽，经闭，带下。内服：炖肉 45g，或浸酒。

附方 （1）**治盐齁，乳齁**：女贞根 45g，炖五花肉，早晚空心服，隔 1 星期，可再如法炖服。--《贵州省中医验方秘方》

（2）**治干病经闭，咳嗽**：女贞根 250g，女儿茶根、红藤各 120g。泡酒，早晚各服 1 杯。--《重庆草药》

莕菜

【别名】 荇菜《新修本草》，莕菜《诗经》，菁、接余《乐雅》，萎余《说文》，凫葵《新修本草》，水镜草《造化指南》，莕丝菜《保生余录》，荇丝菜、金莲儿、藕蔬菜《救荒本草》，靥子菜《野菜谱》，金莲子、番公须《纲目》，水铜钱、马脚草、马脚莲《湖南药物志》，水荷叶、水葵《长白山植物药志》，莲花菜、小萍蓬草《吉林中草药》，莲叶莕菜《东北植物检索表》，小叶荷叶(江苏)。

【来源】 为龙胆科植物莕菜 *Nymphoides peltatfvm* (Gmel.) O.Kuntze 的全草。

【植物形态】 多年生水生草本。茎圆柱形，多分枝，密生褐色斑点，在水中有不定根，又于水底泥中生地下茎，匍匐状。叶漂浮，圆形，近革质，长 1.5～8cm，基部心形，下面紫褐色，密生腺体，粗糙；上部的叶对生，其他的为互生；叶柄长 5～1 0cm，基部变宽，抱茎。花序束生于叶腋；花金黄色，花梗圆柱形，不等长，稍短于叶柄；花萼 5 深裂，裂片椭圆状披针形；花冠直径 2.5～3cm，分裂至近基部，喉部有 5 束长柔毛，裂片阔倒卵形，先端圆形，边缘宽膜质，近透明，有不整齐的细条裂齿；雄蕊花丝基部疏被长柔毛；在短花柱的花中，雌蕊长 5～7mm，花柱 1～2mm，柱头小，花丝长 3～4mm，花药常弯曲，长 4～6mm；在长花柱的花中，雌蕊长 7～17mm，花柱长达 10mm，柱头大，2 裂，花丝长 1～2mm，花药长 2～3.5mm；腺体 5，黄色，环绕子房基部。蒴果无柄，椭圆形，成熟后不开裂，花柱宿存，种子大，褐色，椭圆形，边缘密生睫毛。花、果期 4～10 月。见下（图 647）

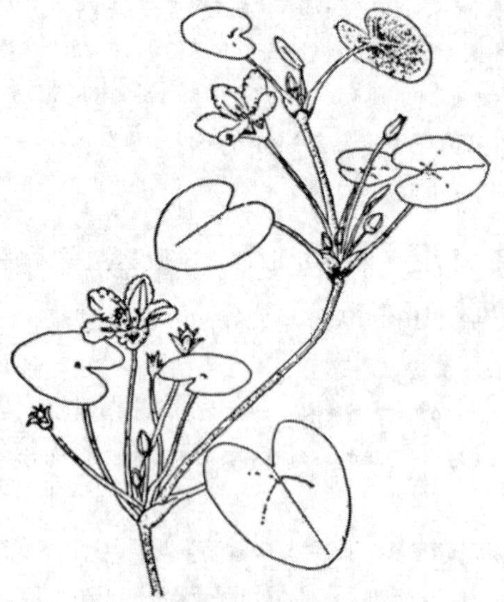

（图 647）莕菜

【生长分布】 生于湖泊、池塘或不甚流动的溪流中。邹平各各地均有分布。

【采收加工】 夏、秋季采收，鲜用或晒干。

【性状鉴别】 全草多缠绕成团。茎细长，多分枝，节处生不定根。叶片多皱缩，完整叶片近圆形或卵状圆形，长 1.5～7cm，基部深心形，近革质。叶柄长 5～10cm，基部渐宽，抱茎。上部的叶对生，其他部位叶互生。气微，味辛。

【主含成分】 叶含芸香甙(*rutin*)，槲皮素-3β-巢菜糖甙(*quercetin-3β-vicinoside*)，番菜还含熊果酸(*ursolic acid*)，β-谷甾醇(*β-sitostero1*)，β-香树脂醇(*β-amyrin*)，槲皮素(*quercetin*)，白桦脂酸(*betulinic acid*)，齐墩果酸(*oleanolic acid*)。

【性味归经】 味辛、甘，性寒。

【功用主治】 发汗透疹，利尿通淋，清热解毒。主治感冒发热无汗，麻疹透发不畅，水肿，小便不利，热淋，诸疮肿毒，毒蛇咬伤。

《新修本草》："主消渴，去热淋，利小便。"

《开宝本草》："捣汁服之，疗寒热。"

《品汇精要》："主诸淋，解蛊毒。"

《纲目》："捣敷诸肿毒，火丹游肿。"

《医林纂要·药性》："除烦，解热，消痰，行水。"

《吉林中草药》："解热，利尿。治消渴，痈疽，虫毒，蜂螫等。"

《全国中草药汇编》："发汗，透疹，清热，利尿。主治感冒发热无汗，麻疹透发不畅，荨麻疹，水肿，小便不利，外用治毒蛇咬伤。"

《浙江药用植物志》："清热解毒。主诸疮肿毒。"

【用量用法】 内服：煎汤，10～15g。外用：鲜品捣敷，适量。

【使用注意】 《本草省常》："服甘草者忌之。"

【附方】 （1）**治感冒发热无汗**：莕菜、防风、苏叶各 10g，水煎服。

（2）**治麻疹透发不畅**：香菜、牛蒡子各 10g，水煎服。

（3）**治荨麻疹**：蕃菜 10g，苦参 6g，水煎服。

（4）**治水肿，小便不利**：香菜 10g，冬瓜皮 30g，水煎服。（1～4 方均出自《全国中草药汇编》）

（5）**治热淋，小便不利**：凫葵二斤，粟米半升。先用盐、豉汁五升，煎令沸，下米煮十余沸，下凫葵煮作粥。空心任意量多少食之。--《普济方》

（6）**治诸疮肿毒**：鲜(莕菜)全草适量，捣烂取汁外涂。

（7）**治热淋，小儿便秘**：苔菜 15g，破铜钱 9g，小通草 6g，水煎，分 3 次服。（6～7 方均出自《浙江药用植物志》）

（8）**治痈疽及疮疖**：荇丝菜或根、马蹄草茎或子各取半碗，同苎麻根五寸，去皮，以石器捣烂，敷毒四周，春、夏、秋日换四五次，冬换二三次。换时以荞水洗之。--《保生余录》

（9）**治痈毒，蜂螫**：鲜水镜草适量，捣烂敷患处。--《吉林中草药》

（10）**治谷道生疮**：荇叶捣烂，绵裹纳下部，日三次。--《范汪方》

当药

【别名】 当药《长白山植物药志》，獐牙菜、加达《高原中草药治疗手册》，中国当药《中国北部植物图志》，淡花当药《全国中草药汇编》，淡味当药《浙江民间常用草药》，水黄连《长白山植物药志》，兴安獐牙菜《内蒙古中草药》，苦草，小方杆，乌金散《中药大辞典》，北方獐芽菜《山东植物志》。

【来源】 为龙胆科植物北方獐牙菜 *Swertia diluta* (Turcz.) Benth.Et Hook.f.的全草。

【植物形态】 一年生草本，高 20～70cm。茎直立，四棱形，棱上有窄翅，分枝多，细弱，斜升。叶对生，无柄，线状披针形至线形，长 1～4.5cm，宽 0.3～1cm，两端渐狭，全缘；下面中脉明显突起。复总状聚伞花序圆锥状，顶生和腋生；花萼绿色，萼片 5，裂片线形，长 6～12mm，先端锐尖，背面中脉明显；花直径 1～1.5cm，花冠浅蓝色，有紫色条纹，5 裂，裂片椭圆状披针形，长 8～12mm，先端急尖，基部有 2 个腺窝，腺窝窄长圆形，沟状，边缘具长柔毛状流苏；雄蕊 5，花丝线形；子房无柄，椭圆状卵形至卵状披针形，花柱粗短，柱头 2 裂，裂片半圆形。蒴果狭卵形，长至 1.2cm。种子深褐色，长圆形，表面有小瘤状突起。花、果期 8～10 月。见（图 648）

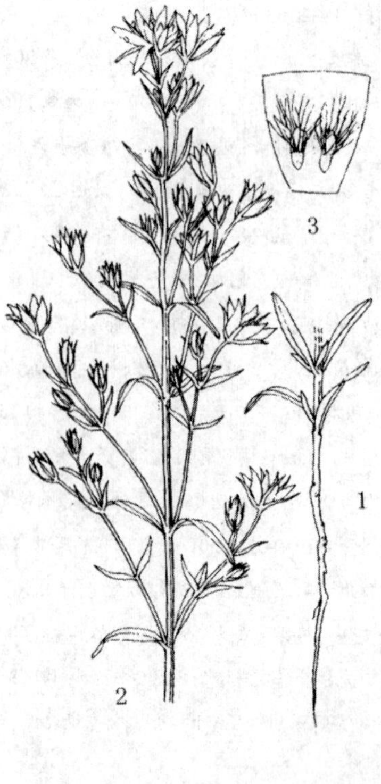

（图 648）**北方獐芽菜**

1.植株下部 2.植株上部 3.腺窝

【生长分布】 生于较高的阴湿山坡、林下、田边或谷地。邹平南部山区有分布。

【采收加工】 7～10 月采收全草，洗净，晒干或鲜用。

【性状鉴别】 全草长 20～40cm。茎纤细，多分枝，具 4 棱，浅黄色，有时略带紫褐色。叶对生，多皱缩。完整叶片披针形或长椭圆形，长 2～4cm，宽 3～10mm，先端尖，基部楔形，全缘，无柄。有时在顶部或叶腋可见聚伞花序。花冠淡蓝紫色，5 深裂，基部内侧有 2 个腺体，其边缘有流苏状毛。气微，味微苦。

【性味归经】 味苦，性寒；归肝、胃、大肠经。

【功用主治】 清热解毒，利湿健胃。主治骨髓炎，咽喉炎，扁桃体炎，结膜炎，肝炎，消化不良，痢疾，疮痈疥癣，毒蛇咬伤。

《内蒙古中草药》："清热，健胃，利湿。主治消化不良，胃炎，黄疸。"

《长白山植物药志》："清湿热，健胃。主治黄疸肝炎，痢疾。外用治疗疮肿。"

【用量用法】 内服：煎汤，5～159g，或研末冲服。外用：捣敷，或捣汁外搽，适量。

【附方】 （1）**治骨髓炎**：淡味当药、南岭荛花、山莓根皮各一钱，鲜珍珠菜根二两。加黄酒半斤，隔水炖，以煮沸为度，取汁每天服三次，每次 30 毫升。药渣外敷患处。

（2）**治结膜炎**：淡味当药五钱至一两，水煎冲白糖服。或研细末，每次三至五分，开水送服，日服三至五次。

（3）**治蕲蛇、竹叶青蛇咬伤**：伤口冲洗后，取淡味当药加食盐捣烂外敷。另取二两，水煎服。(上述 1～3 方均出自《中药大辞典》1977 年)：

（4）**治黄疸型肝炎**：当药 25g，水煎服。

（5）**治急、慢性痢疾**：当药 15g，水煎服。

（6）**治疮毒肿痛**：(淡花当药)鲜草捣烂外敷。(上述 4～6 方均出自《长白山植物药志》)

（7）**治消化不良**：当药 9g，水煎服或研面，每次 1.5g，日服 2 次。

（8）**治火眼，牙痛，口疮**：当药 6g，水煎服，日 2 次。（7～8 方均出自《内蒙古中草药》）

罗布麻

【别名】 茶棵子（邹平），泽漆、漆茎《救荒本草》，吉吉麻《江苏省植物药材志》，羊肚拉角《陕西草药》，红花草、野茶、泽漆麻《陕西中草药》，茶叶花、红麻《内蒙古中草药》，披针叶茶叶花、小花野麻《甘肃中草药手册》，野茶叶、草本夹竹桃、小花罗布麻《沙漠地区药用植物》，红柳子《全国中草药汇编》，茶叶花《山东植物志》，泽漆棵、盐柳(山东)，野柳树(江苏、安徽)，野麻，夹竹桃麻，茶花麻。

【名释】 罗布麻是新疆塔里木盆地特有植物，罗布泊地区盛产，为优质的编织原料，楼兰出土的 3800 年前的女性干尸就穿着用罗布麻织的衣物。由于该地区最早使用该植物作为纺织原料，故名罗布麻。

【来源】 为夹竹桃科植物罗布麻 *Apocynum venetum* L 的叶。

【植物形态】 直立半灌木，高 1.5～3m。全株具乳汁；枝条圆筒形，光滑无毛，紫红色或淡红色。叶对生；叶柄长 3～6mm；叶片椭圆状披针形至卵圆状长圆形，长 1～5cm，宽 0.5～1.5cm，先端急尖至钝，具短尖头，基部急尖至钝，叶缘具细牙齿，两面无毛。圆锥状聚伞花序一至多歧，通常顶生，有时腋生；苞片膜质，披针形，长约 4mm，宽约 1mm；花 5 数；花萼裂片披针形或卵圆状披针形，两面被柔毛；花冠筒钟形，紫红色或粉红色，花冠筒长 6～8mm，直径 2～3mm，花冠裂片卵圆状}乏圆形，与冠筒几乎等长；雄蕊着生寸二花冠筒基部，花药箭头状，隐藏在花冠喉内，背部隆起，腹部粘生在柱头基部，花丝短；雌蕊长 2～2.5mm，花柱短，上部膨火，下部缩小，柱头基部辐状，先端 2 裂；子房由 2 枚离生心皮组成；花盘环状，肉质，着生在花托上。蓇荚果 2 枚，平行或叉生，下垂，长 8～20cm，直径 2～3mm。种子多数，卵圆状长圆形，黄褐色，长 2～3mm，直径 0.5～0.7mm，先端有一簇白色绢质种毛，长约 1.5～2.5cm。花期 4～9 月，果期 7～12 月。见(图 649)

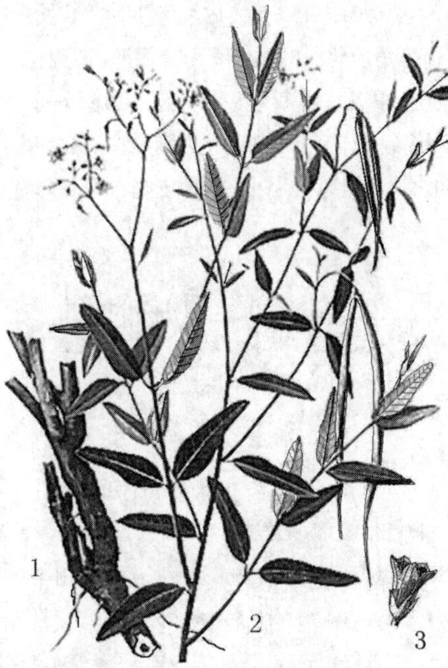

（图 649）**罗布麻**

1.根部 2.花果枝 3.花

【生长分布】 生于盐碱荒地、河湾两岸周围。邹平北部乡镇多有分布。

【采收加工】 夏、秋季采收，晒干。

【性状鉴别】 叶多皱缩卷曲，有的破碎，完整叶片展平后，呈椭圆状披针形或卵圆状披针形，长 2～5cm，宽 0.5～2cm，淡绿色或灰绿色，先端钝，具小芒尖，基部钝圆或楔形，边缘具细齿，常反卷，两面无毛，下面叶脉突起；叶柄细，长约 4mm。质脆。气微，味淡。

【理化鉴别】 薄层色谱：取本品粉末 0.5g，用 5%盐酸 lml 湿润后，加乙酸乙酯 15ml，置水浴上加热回流 lh，滤过，滤液蒸十，加甲醇 lml 溶解残渣，作供试品液，另以槲皮素甲醇液作对照品。分别点样于同一硅胶 G 0.5%CMC 薄层板上，用甲苯-氯仿-丙酮-甲酸(5：8：7：2)展开，置紫外光下(365ma)下检视，供试品色谱中，在与对照品色谱的相应位置上显相同颜色的荧光斑点。

【显微鉴别】 （1）叶表面观：上、下表皮细胞多角形，垂周壁平直或微弯曲。上、下表皮均被非腺毛，尤以主脉为多；非腺毛单细胞，圆锥形，壁具疣状突起或光滑，长 50～70μm，基部直径 20～40μm。气孔为平轴式，少数不定式。见(图 650)

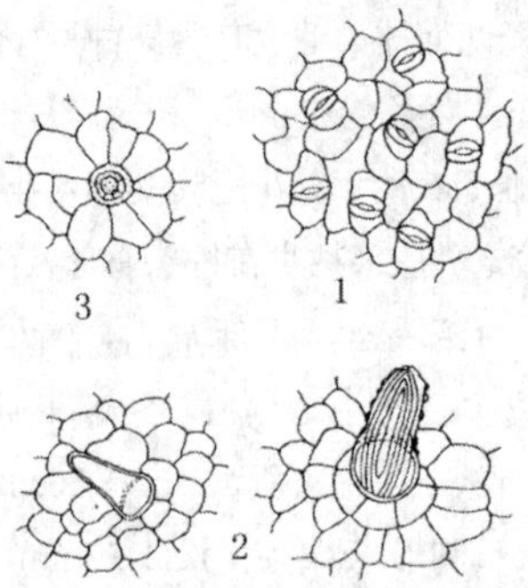

（图 650）罗布麻(叶)表面观

1.下表皮 2.非腺毛 3.非腺毛顶面观

（2）叶横切面：上、下表皮细胞 1 列，近长方形，表皮外侧的平周壁稍呈角质化。叶肉组织为等面型，上表皮内栅栏组织多为 2 列细胞，下表皮内多为 1 列细胞，细胞较短，内含少数草酸钙方晶，海绵组织 2～4 列细胞。主脉维管束双韧型，维管束周围及韧皮部散有乳汁管。主脉上、下表皮内方为数列厚角组织。见(图 651)

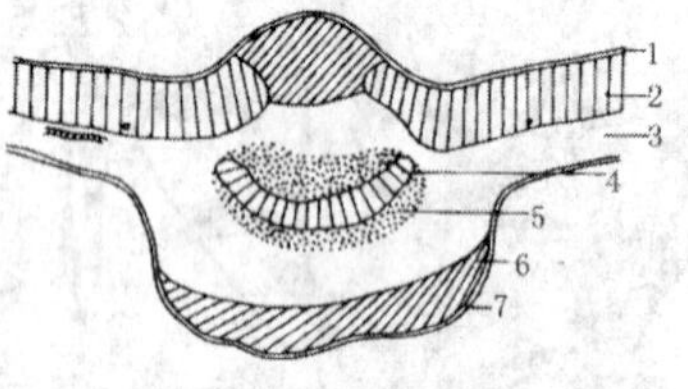

（图 651）罗布麻(叶)横切面简图

1.上表皮 2.栅栏组织 3.海绵组织 4.木质部 5.韧皮部 6.下表皮 7.厚角组织

【栽培要点】 **生物学特性** 罗布麻对环境条件要求不严，成片地分布于盐碱、沙荒地区，耐寒、耐旱、耐碱又耐风，适于多种气候和土质。

栽培技术 可用种子繁殖、根茎切段繁殖和分株繁殖。 ①种子繁殖：罗布麻种子小，每 1g 种子有 2000 粒，宜在含盐碱较少的砂壤上直播，4 月上旬做畦，每 1 小时 m^2 播种最 7.5kg，将其与湿沙 拌匀播下，幼苗出土后，锄草松土，加强管理，可留苗 15 万余株，其余幼苗可移栽别处，风沙大的地区宜育苗移栽。 ②根茎切段繁殖：将直根和横走根，切成 10～15cm 的小段，每段上带有不定芽，按行株距 60cm×30cm 挖穴，每穴 1～2 条，以早春或冬季栽植最好。③分株繁殖：在春、秋两季进行，将近地面根茎处发生的株丛铲下，带少量须根，进行分株移栽。

田间管理 罗布麻出苗后，要及早除草间苗，追施硫酸铵 1 次，5 对真叶后即可移栽定植。生长过程中其横走根能不断发出新苗，使植株增多。过多时要移出，以利通风透光，使麻苗正常生长。

病虫害防治 茎斑病在发生初期可喷洒波尔多液。锈病在 8 月起流行，可喷 25%粉锈宁 1000 倍液防治。

【主含成分】 **叶**：中含有槲皮素(*quercetin*)，异槲皮甙(*isoquercitrin*)，金丝桃甙(*hyperoside*)，芸香甙(*rutin*)，右旋儿茶精(*catechin*)，蒽醌(*anthraquinone*)，谷氨酸(*glutamic acid*)，丙氨酸(*alanine*)，缬氨酸(*valine*)等多种氨基酸，二十九烷(*nonacosane*)，三十烷醇(*1-riacontanol*)，三十一烷(*hentriacontane*)，羽扇豆醇棕榈酸酯(*1upenyl palmitate*)，棕榈酸蜂花醇酯(*myricyl palmitate*)，棕榈酸十六醇酯(*hexadecyl palmitate*)，内消旋肌醇(*meso-inositol*)，β-谷甾醇(*β-sitosterol*)，氯化钾，鞣质及多糖，羽扇豆醇(*1upeol*)，异秦皮定(*isofraxidin*)和东莨菪素(*scopoletin*)等。

根：含加拿大麻甙(*cymarin*)，K-毒毛旋花子次甙-β(*K-strophanthin-β*)及毒毛旋花子甙元(*strophanthidin*)。

【药理】 （1）**对心脏的影响** 罗布麻叶煎剂 0.25g/kg 或罗布麻叶中提得的黄酮甙 10～15mg/kg 给犬静注，1～10 分钟后也可见心率明显减慢，30 分钟后恢复，但煎剂剂量增至 1g/kg、黄酮甙增至 20mg/kg 时可出现心律失常，ST 段压低，T 波变形。

（2）**降压作用** 犬和猫静注罗布麻叶煎剂 0.25g/kg 可使血压降为正常水平的 69.4%；罗布麻叶黄酮甙 5～15mg/kg 给犬和猫静注，亦使血压下降 12.6%～36.7%，作用维持 3～10 分钟，煎剂无明显快速耐受现象，而黄酮甙则有。两者均不能拮抗 α-肾上腺素受体，均有部分 M-胆碱能受体兴奋作用，降压作用可被苯海拉明阻断 1/2 以上，表明其降压作用大部分是通过释放组胺或直接影响组胺受体的结果。

（3）**降血脂和血小板解聚作用** 对 *Triton* 诱发的大鼠内源性高脂血症，罗布麻叶水提取浸膏 17g/kg 灌服可降低其三酰甘油和胆固醇含量，但对高脂膳食小鼠形成的外源性高胆固醇症则无影响。临床用罗布麻袋泡茶治疗的高脂血症患者可见高密度脂蛋白显著升高。中、老年人服用罗布麻茶后对 ADP 和肾上腺素所致血小板聚集均有明显解聚作用。

（4）**抗辐射和抗化疗药及自由基损伤作用** 罗布麻叶水浸膏可保护辐射所致小鼠造血功能损害，口服或腹腔注射均可改善 $^{60}Co\gamma$ 射线所致白细胞数下降，并延长小鼠存活天数；若口服并用腹腔注射则存活天数更长。由于从罗布麻叶中提得的槲皮素口服对小鼠仍可延长 $^{60}Co\gamma$ 射线照射的存活日数，明显增加白细胞计数，提示槲皮素可能是罗布麻叶抗辐射的有效成分之一。罗布麻叶对小鼠骨髓无致微核作用，而具抗环磷酰胺致微核作用，且有剂量效应关系；罗布麻所含肌醇能对抗环磷酰胺引起的幼鼠脾脏萎缩及生长阻滞作用，并可减轻环磷酰胺对染色体的损伤，降低环磷酰胺诱发的微核。罗布麻叶中的三十烷醇肌注也可明显降低环磷酰胺引起的小鼠微核率升高，对抗环磷酰胺所致小鼠脾脏、胸腺的萎缩。。临床服用罗布麻也可见红细胞超氧化物岐化酶（SOD）明显升高。

（5）**其他作用** 本品治疗高血压患者可见睡眠明显改善，实验表明其醚溶部分可明显协同戊巴比妥钠所致小鼠睡眠，从中分得的异秦皮定及金丝桃甙可能是镇静成分。本品浸膏 1g/kg(每 1g 相当于生药 7.7g)灌服，对水负荷大鼠于药后 6～24h 可明显增加尿量，尿钠及尿钾排量均明显增加，但尿钠、钾浓度无明显改变；0.1g/kg 静注于水负荷家兔或犬也均见明显利尿，由于本品浸膏炽灼残渣仍有利尿作用，表明浸膏利尿作用与所含无机盐有关。此外，1：2000 本品叶煎剂可使离体兔肠肌和大鼠子宫收缩幅度明显减小、频率变慢。罗布麻浸膏对人胚肺二倍体纤维母细胞培养可延缓细胞核随培养时间延长而增大的倾向，并使细胞传代次数由对照的 77 代增至 80 代，提示有减轻细胞衰老作用。

（6）**毒性** 罗布麻根煎剂对猫致死量为 0.46±0.12g/kg。罗布麻叶煎剂小鼠腹腔注射 LD_{50} 为 10.6g/kg，口服的 LD_{50} 为 66.9g/kg。大鼠一次口服罗布麻叶煎剂 15g/kg 和 50g/kg 无明显毒性。所含黄酮甙小鼠腹腔注射 LD_{50} 为 398mg/kg。罗布麻根强心甙对猫的平均致死量为 3.2mg/kg。另有报道认为根的强心甙对猫的平均致死量为0.8mg/kg，药后ld的平均药物蓄积量为62%±9.9%。

【性味归经】 味甘、微苦，性凉。

【功用主治】 清热平肝，利水消肿。主治高血压，眩晕，头痛，心悸，失眠，水肿尿少。

《江苏省植物药材志》："乳汁可愈合伤口。"

《中国药用植物图鉴》："嫩叶，蒸炒揉制后代茶，有清凉去火，防止头晕和强心的功用。"

《陕西中草药》："清凉泻火，强心利尿，降血压。治心脏病，高血压，神经衰弱，肾炎浮肿。"

《陕甘宁青中草药选》："清热泻火，平肝熄风，养心安神，利水消肿。主治高血压，神经衰弱，眩晕，脑震荡后遗症，心悸，失眠，浮肿。"

《全国中草药汇编》："治惊痫抽搐，防治感冒。"

【用量用法】 内服：煎汤，5～10g，或泡茶。

【使用注意】 不宜过量使用。

【附方】 （1）**治高血压，头痛失眠**：①罗布麻、钩藤各3～6g，红枣4个，水煎服，每日2次。--《食物中药与便方》 ②罗布麻9g(开水浸泡)，玉竹9g，煎汁兑服，日服3次。--《内蒙古中草药》

（2）**治肝炎腹胀**：罗布麻、玄胡索各6g，甜瓜蒂4.5g，公丁香3g，木香9g。共研末，每次1.5g，每日2次，开水送服。--《新疆中草药手册》

（3）**治疗高血压病**：①每日用罗布麻叶3～6g，开水泡当茶喝；或早、晚定时煎服。共治596例。结果症状消失或显著减轻者254例，减轻212例；其中血压下降至18.62/11.97kPa(140/90mmHg)以下者143人，收缩压或舒张压下降2.66kPa(20mmHg)以上者268人，总有效者528例，占88.6%。服药时间越长则疗效越高，超过半年的可达93.3%；但罗布麻的疗效与病程长短无明显关系。对头痛、眩晕、脑胀、失眠多梦和浮肿有较好的缓解作用。副反应较多为肠鸣、腹泻，偶有胃痛、胃口不好、口干、口苦。--《中草药通讯》西北植物研究所，1972，(4)：12 ②罗布麻制成浸膏片，每片0.5g，每次3片，每日服3次(15片相当于原生药12g)。服药时间最短者为1个月，最长者3年。单用罗布麻叶组130例，原用降压药治疗无效或效果不显、舒张压仍在14.63kPa(110mmHg)以上而加用罗布麻叶片组50例。单用罗布麻叶片组，Ⅰ期显效为43.8%，总有效率84.4%；Ⅱ期显效为40%，总有效率为81.4%；Ⅲ期显效为25%，总有效率为67.9%，可见对Ⅰ期、Ⅱ期疗效较好。降压药加罗布麻叶片组，总有效率Ⅱ期为70.4%，Ⅲ期为69.6%。虽然从统计资料看疗效低于前组，但因本组病情较重，说明罗布麻叶仍有降压作用或与其他降压药有协同作用。从高血压病的中医分型看，总有效率肝阳上亢型为77.2%，阴虚阳亢型为77.1%，肝肾阴虚型为66.7%，阴阳两虚型为50.0%，对前两型疗效较好。对主要症状的改善，总有效率头晕为82.4%，头痛为79.5%，失眠为74%，肢体麻木为34.4%，耳鸣未见起效。从降压时间看，罗布麻叶降压作用缓和。--《新疆医学院学报》洪秀芳，等，l981，(4)：208

（4）**治疗高脂血症**：用罗布麻冲剂(每包12g，含黄酮甙按芸香甙计100mg)每次1包，每日3次，开水冲服；或罗布麻胶囊(每粒含黄酮甙按芸香甙计25mg)每次4粒，日服3次，均连服3个月。经治83例，显效[胆固醇下降1.3mmol/L(50mg%)，三酰甘油下降0.77mmol/L(75m9%以上)]46例；有效(胆固醇下降0.78mmol/L(30mg%)，三酰甘油下降0.55mmol/L(50mg%以上))17例；无效(未达以上标准者)20例，总有效率75.9%。未发现有明显不良反应，对肝、肾功能无损害。--《中医杂志》刘顺美，等，1988，(2)：20

（5）**治疗感冒**：用泽漆麻500g，加水5000ml，煎至2500ml，加防腐剂。每日服2次，每次50～100ml。或制成50%注射液，每日2～3次，每次2ml，肌注。共治120例，治愈107例，占89.2%。风寒型疗效优于风热型。治疗中发现泽漆麻对气管平滑肌似有松弛作用。部分有气喘者，服药3天气喘即明显减轻或消失。--《医学技术资料》总后勤卫生部，1972，(15)：78

（6）**治疗慢性气管炎**：吸罗布麻雪茄烟(内含罗布麻30%，晒烟叶70%，少量冰片，甲级香料)每日吸量不超过5支，每次不超过半支，平时吸烟量大者，可酌情增加。观察时间一般为1～1.5月。结果l06例中显效34例，好转67例，无效5例，有效率为95.3%。认为罗布麻烟对镇咳、定喘、怯痰、改善症状，均有一定效果。--《中草药通讯》北京市石景山发电厂卫生所，1978，(2)：33

（7）**治疗心力衰竭**：取罗布麻根15g，制成80%煎剂。凡Ⅱ度或Ⅲ度充血性心力衰竭患者入院后给煎剂每次100ml，日服2次；心率减全70～80次/min时改为维持量，每日1次，约50ml。于用药后3～5天开始分析强心效果，结果显效31例，有效16例，无效3例。多数患者服药后3天内心率逐渐降至80次以下，降至正常后即改用维持量。部分患者用药后，在心电图上呈现毛地黄效应样改变，S-T段斜行下降，并与T波前段融合。副反应和毒性反应：主要是恶心、腹泻等消化道症状；如能及时减量，反应可减轻或消失，反之则继续发展而出现呕吐。心脏方面，主要是心动过缓和期前收缩，及时停药后可消失。--《罗布麻治疗心力衰竭的临床观察》陕西省冠心病、高血压病防治研究协作组.1973

夹竹桃

【别名】 夹竹桃《植物名实图考》，拘那夷、拘孥儿《竹谱详录》，棋那卫、柳叶桃《花历百詠》，枸那、桃叶桃《化镜》，叫出冬《中国树木分类学》，枸那异《植物名实图考》，水甘草《现代实用中药》，九市肿、大节肿《湖南药物志》，白羊桃《云南中草药》，红花夹竹桃《全国中草药汇编》，状元竹、柳竹桃《福建药物志》，柳条花(东北)，三季红、二季白(江苏)，洋桃(河南)，柳叶树(山东)，洋桃梅(山西)，四季红(广西)，红羊皮(云南)。

【来源】 为夹竹桃科植物夹竹桃 *Nerium indicum* Mill.的叶及枝皮。

【植物形态】 常绿直立大灌木，高达5m。全株含水液，无毛，枝条灰绿色。叶3～4枚轮生，下技为对生，叶柄扁平，基部稍宽，长5～8cm；叶片窄拨针形，长11～15cm，宽2～2.5cm；先端急尖，基部楔形，叶缘反卷，表面深绿色，背面淡绿色，有多数洼点，侧脉扁平，密生而平行，每边达120条，直达叶缘。顶生聚伞花序；着花数朵；苞片披针形，花萼5深裂，红色，内面基部具腺体；花芳香；花冠深红色或粉红色，单瓣或重瓣，花冠筒内被长柔毛，花冠裂片5，倒卵形；副花冠鳞片状，先端撕裂；雄蕊5，着生于花冠筒中部以上，花丝短，被长柔毛，花药箭头状，与柱头连生，基部具耳，药隔延长呈丝状；无花盘；心皮2，离生，柱头近圆球形。蓇荚2，离生，平行或并连，长圆形，两端较窄，长10～23cm，绿色，无毛，具细纵条纹。种子长圆形，先端钝，基部窄，褐色，种皮被锈色短柔毛，先端具黄褐色绢质种毛，种毛长约1cm。花期几乎全年，果期一般在冬、春季。栽培很少结果。见下(图652)

【生长分布】 原产于印度、尼泊尔、伊朗。邹平各乡镇花卉园及家庭多有栽培。

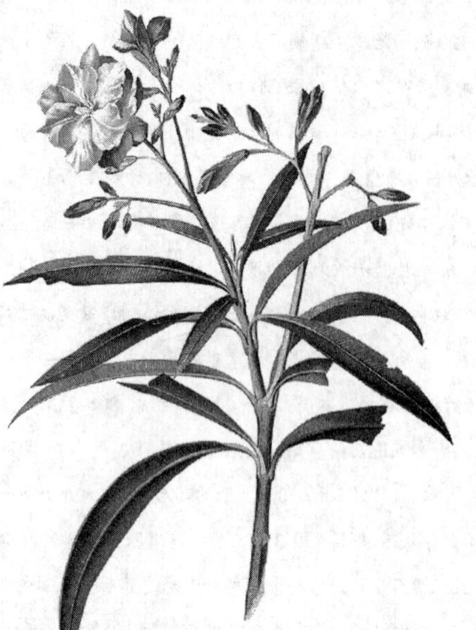

（图 652）**夹竹桃**

【采收加工】 2～3 年生以上的植株，整枝修剪时，可采集叶片及枝皮，晒干或炕干。

【性状鉴别】 叶狭披针形，长可达 15cm，宽约 2cm，先端渐尖，基部楔形，全缘稍反卷，上面深绿色，下面淡绿色，主脉于下面凸起，侧脉细密而平行；叶柄长约 5mm。厚革质而硬。气特异，味苦，有毒。

【显微鉴别】 叶横切面：复表皮 1～3 列细胞，最外 1 列细胞较小，外被厚角质层。等面叶，上表皮内方栅栏细胞 2 列，细胞较长，上表皮内方栅栏细胞 1 列，细胞较短；海绵组织细胞间隙较大，下表皮内方可见气孔窝，有的表皮细胞外壁延伸呈非腺毛状。主脉维管束双韧型。薄壁组织中散有乳管群。

【主含成分】 **树皮**：含多种强心甙：夹竹桃甙(odoroside)A、B、D、F、G、H、K，欧夹竹桃甙乙(adynerin)，齐墩果酸(oleanolic acid)，熊果酸(ursolic acid)，芸香甙(rutin)等。

叶：含夹竹桃甙(oleandrin)，16-去乙酰基去水夹竹桃甙(16-deacetyt anhydro oleandrin)，欧夹竹桃甙乙，△16-去氰欧夹竹桃甙乙(△16-dehydroa dynerin)。

【药理】 （1）**强心作用** 本品含多种强心甙，具有显著的强心作用，其粗制剂及各单体甙的强心作用和吸收、毒性有不同。其叶、茎、皮、木心及花的粗提取物均有显著强心作用，皮及木心的作用较强，叶的作用次之，花的作用最弱。类似洋地黄的强心作用，且生物效价较后者为高。

（2）**镇静作用** 夹竹桃叶煎剂和醇提取物皮下注射能抑制小鼠自发活动，延长环己巴比妥的睡眠时间，拮抗咖啡因和苯丙胺所致活动亢进，镇静作用可能为所含强心甙或甙元所致。

（3）**其他作用** 夹竹桃叶浸剂及醇提取液对大鼠和豚鼠均有显著利尿作。欧洲夹竹佻(红花夹竹桃 N.oleandr)含糖甙的提取物对大鼠子宫有催产作用，对小鼠则可引起流产，所含粗多糖对有丝分裂和巨噬细胞介导的细胞毒性有兴奋作用，在肿瘤坏死因子试验中亦呈现免疫兴奋作用。

（4）**毒性** 猫静滴夹竹甙的毒性反应主要是恶心、呕吐，多数猫在给药后尿量增多，精神呈抑制状态，活动减少，嗜睡，食欲不振，严重者发生惊厥而死亡。麻醉犬(体重 8kg)静滴 1：20000 夹竹桃甙 1ml/min，8min 后，先发生心率减慢、血压略有升高，继续静滴，12 分钟后心缩不规则，20 分钟后发生传导阻滞，心率却逐渐增加，42 分钟心跳停止于舒张期。夹竹桃甙对鸽的平均致死量为 0.44±0.04mg/kg，其效价相当了于洋地黄毒甙的 1.8 倍。

【性味归经】 味苦，性寒，大毒；归心经。

【功用主治】 强心利尿，祛痰定喘，镇痛，祛瘀。主治心脏病心力衰竭，喘咳，癫痫，跌打肿痛，血瘀经闭。

《岭南采药录》：“堕胎，通经。”

《广西中药志》：“(叶)有强心作用。民间用新鲜叶治跌打。”

《中国药用植物图鉴》：“催吐。”

《湖南药物志》：“通利关节。主治心脏病，心力衰竭。”

《云南中草药》：“祛风解痉，杀虫。”

《青岛中草药手册》：“强心利尿。主治心脏病，心力衰竭，水肿。”

《全国中草药汇编》：“祛痰杀虫。主治癫痫，外用治甲沟炎，斑秃。”

【用量用法】 内服：煎汤，0.3～0.9g；研末，0.05～0.1g。外用：捣敷，或制成酊剂外涂，适量。

【使用注意】 有毒，严格控制剂量。毒性反应主要为头痛，恶心，呕吐，腹痛，腹泻，以及心律失常，传导阻滞。孕妇禁服。

【附方】 （1）**治心力衰竭**：夹竹桃叶粉末 0.1g，加等量小苏打，装入胶囊。成人量：每日 0.25～0.3g，分 3 次口服。症状改善后改为维持量，每日 0.1g。--《福建药物志》

（2）**治哮喘**：夹竹桃叶 7 片，粘米 1 小杯。同捣烂，加片糖煮粥食之，但不宜多服。--《岭南采药录》

（3）**治癫痫**：(白花夹竹桃)小叶 3 片，铁落 60g，水煎，日服 3 次，2 天服完。--《云南中草药》

（4）**治化脓性感染**：三季红鲜叶适量，捣成糊状，外敷患处，覆以纱布，再用橡皮胶贴牢，每日更换 1～3 次。伴有全身发热及有败血症预兆者，同时用其他方法联合治疗。--《中草药通讯》1977，(5)：353

（5）**治斑秃**：夹竹桃老叶(11～12 月雨后采)，阴干，研末，过筛，装有色瓶内，用乙醇泡浸 1～2 星期，配成 10％酊剂外搽。--《全国中草药汇编》

（6）**治秃疮，顽癣**：夹竹桃花晒干研细末，加等量枯矾末和匀，以茶油调搽患处。--《安徽中草药》

（7）**治疗冻伤**：将夹竹桃叶烘干研末过筛。取夹竹桃粉 0.5g 放入盆内，热开水 2 000ml 冲开拌匀，水温到 40～50℃时，将冻伤部位放入浸泡 0.5 小时以上，水温降低时，可加热水。每日 1 次，连续 7 天。共治疗 400 例，均在 7 天内治愈。--《新中医》李志如，等，1975，(6)：48

（8）**治疗外伤**：夹竹桃叶阴干碾粉，每 100g 夹竹桃叶粉溶于 95％的乙醇 100ml 中，浸泡 15～30 天，倒出上面黑液，用棉签蘸涂患处，每日 3 次。共治疗 100 例外伤，痊愈 57 例，显效 25 例，有效 14 例，无效 4 例，有效率 96％。注意皮肤损害、骨折、骨裂、内脏损害或破裂者不宜采用。--《云南医药》李志如，等，1977，(8)：35

白首乌

【别名】 白首乌《山东中药》，泰山何首乌、山东何首乌、地葫芦、山葫芦《中药材品种论述》，大根牛皮消《中药大辞典》，隔山消《纲目》，白何乌、白何首乌《东医寿世宝元》，隔山撬《分类草药性》，白木香、野蕃薯(浙江)，一肿三消(湖南)，和平参、山花旗(广东)，张果老(江西)。

【来源】 为萝藦科植物戟叶牛皮消 *Cynanchum bungei* Decne.的块根。

另：萝藦科植物牛皮消 *Cynanchum auriculatum* Royle ex Wight 的块根也作白首乌。主产于华东、中南等地。

【植物形态】 多年生缠绕性木质草本；根上部细长，中下部增大成块状或纺锤形，表面黄褐色。茎纤细，绿色或带紫色，被微毛。叶对生，戟形或三角状心形，长3.5～10cm，宽2～5cm，先端渐尖，全缘，基部心形，两面疏被短柔毛；叶柄纤细，长1～3.5cm。伞形聚伞花序腋生，总花梗长1～2cm，顶端有披针形小苞片，通常有花6～8朵；花萼5深裂，裂片卵状披针形，向下反卷；花冠绿白色，5深裂，裂片披针形，反卷；副花冠5，披针形，内面中间有舌状片；雄蕊5，着生在花冠基部，花丝相连成管状，包围雌蕊，花药环生在柱头周围，花粉块长卵形，每室1个，下垂；子房上位，由2枚分离心皮组成，花柱2，分离，柱头连合，基部五角状，顶端全缘。蓇荚果单生或双生，长角状，基部狭，中部粗圆柱状，先端长渐尖，长7～9cm，直径0.8～1cm，有细纵纹；种子扁卵形，褐色，有白色绢质种毛。花期6～7月；果期8～9月。见（图653）

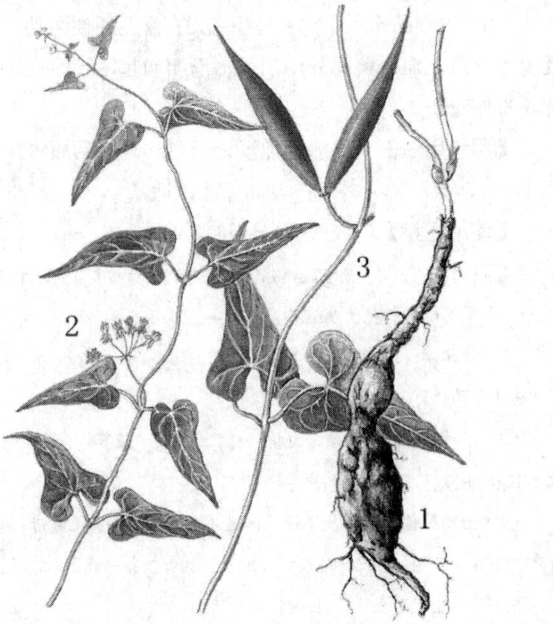

（图653）**白首乌**

1.根部 2.花枝 3.果枝

【生长分布】 生于山坡石缝及土壤较肥沃的林边或林下。邹平南部山区有分布。

【采收加工】 春初或秋季采挖块根，洗净泥土，除去残茎和须根，晒干，或趁鲜切片晒干。鲜品随采随用。

【栽培要点】 **生物学特性** 牛皮消适应性较强，最适宜生长温度为25～30℃，喜通风和充足光照。以选疏松肥沃、排水良好的砂壤土栽培为好。

栽培技术 用分根繁殖。选用中等大小的根，直径1～1.5cm，长6cm的为种栽。4月中旬栽种，按行株距(30～40)cm×(15～20)cm开穴，施农家肥做基肥，栽种后覆土约3cm压实。

田间管理 苗期给以充足水分。苗高5cm左右时，松土除草，并施第1次追肥，在搭架前再除草1次，当茎蔓生长到6～8常，有3～4个分枝时，施第2次追肥，并搭架，以利茎蔓攀援生长。8月上旬再施1次磷、钾肥。

病虫害防治 虫害有中华萝藦叶甲为害，可实行轮作，冬前翻地及发生期用5%西维因粉喷于植株和地面。

【性状鉴别】 块根呈不规则团块状或类圆形，长1.5～7cm，直径约5cm。表面棕色或棕褐色，凹凸不平，具纵皱纹及横长皮孔。质坚硬，断面类白色，粉性，有稀疏黄色放射状纹理。质坚硬，断面类白色，粉性，具鲜黄色放射状纹理。气微，味苦甘涩。

【显微鉴别】 （1）根横切面：木栓层为10余列木栓细胞。皮层有3～9列石细胞断续排列成环带；石细胞类长方形、半圆形或类多角形，直径7～30cm，纹孔及孔沟明显。形成层环明显。木质部导管3至数个相聚，木射线宽10余列细胞，木质部束导管周围可见木间韧皮部，筛管群明显可见。薄壁细胞含淀粉粒，草酸钙簇晶稀少。

（2）粉末特征：石细胞类多角形、类长方形、梭形或不规则形，直径15～75μm，壁厚5～22μm，孔沟较细密；淀粉粒单粒类圆形、长圆形或卵圆形，脐点人字状、星状、点状或裂缝状，层纹不明显；复粒由2～3个分粒组成；草酸钙簇晶直径12～43μm。此外，有木栓细胞、导管和木纤维。

【主含成分】 根含羟基苯乙酮为甙元的甙类成分：戟叶牛皮消甙(*bungeiside*)A、B、C、D；还含4-羟基苯乙酮(*4-hydroxyacetophenone*)，2，4-二羟基苯乙酮(*2，4-dihydroxyacetophenone*)，布卢门醇(*blumeno1*)A，左旋的春日菊醇(*1eucanthemito1*)，7-O-葡萄糖基甘草甙元(*7-O-glucosylliquiritigenin*)，β-谷甾醇葡萄糖甙(*β-sitosterol glucoside*)以及磷脂成分。

【药理】 （1）**抗氧化作用** 白首乌灌饲小鼠，可改善动物因吸臭氧(O_3)造成的体重减轻、体温降低、体力减弱、御寒能力下降等一系列生理功能减退的变化，并降低肝、脑、肺过氧化脂质含量和脑单胺氧化酶(MAO-B)活性，升高红细胞超氧化物歧化酶(SOD)活性，使之接近对照组水平。

（2）**调节免疫功能** 白首乌总磷脂200mg/kg灌胃，连续10天可明显提高正常小鼠末梢血外周血酸性萘酯酶(ANAE)阳性淋巴细胞(即T淋巴细胞)的比值和绝对值，对因环磷酰胺引起的免疫抑制现象有一定的预防和治疗作用。给正常小鼠灌服白首乌水可溶清膏和白首乌总甙，均可使细胞免疫和体液免疫功能明显增强。白首乌总甙还能对抗N-乙酰苯肼引起的胸腺萎缩。白首乌粉灌服小鼠能对抗吸入嗄引起的胸腺、脾脏萎缩，并使胸腺和脾脏呈淋巴细胞增生。白首乌总甙可使接种*Lewis*肺癌小鼠脾系数、外周血单核细胞百分率和总数、腹腔巨噬细胞吞噬率和吞噬指数、外周血淋巴细胞总数和ANAE阳性淋巴细胞百分率、T辅助/T抑制细胞比值均显著提高，溶血空斑形成细胞(PFC)及特异性玫瑰花结形成试验抗原结合细胞数(ABC)也明显高于对照组，白首乌总甙对环磷酰胺引起的上述指标的抑制作用均有明显对抗作用。白首乌及含白首乌的复方在刀豆球蛋白A(ConA)刺激下均有显著增强大鼠脾细胞产生白介素-2(IL-2)的作用，但白首乌及其复方均有促进血清IL-2抑制因子产生的作用。

（3）**抗肿瘤作用** 白首乌甾体甙25mg/kg、125mg/kg、250mg/kg腹腔注射，对小鼠艾氏腹水癌有显著治疗作用，抑瘤率分别为34%、40%、42%。白首乌甾体甙125mg/kg腹腔注射，可使EAC小鼠生命延长33%，该药可能对S期有阻滞作用。白首乌总甙225mg/kg腹腔注射，对小鼠皮下移植的*Lewis*肺癌有一定抑制作用，抑瘤率38.68%，并能够增强环磷酰胺对*Lewis*肺癌的抑制效应，能使*Lewis*肺癌实体瘤G，期细胞增多、S期细胞减少。白首乌总甙对体外培养的小鼠EAC和小鼠肉瘤(S_{180})腹水瘤细胞有一定的直接细胞毒作用，并能抑制其DNA生物合成。白首乌甾体酯甙62.5mg/kg、125mg/kg、250mg/kg腹腔注射，对小鼠S_{180}实体瘤也有抑制作用，抑瘤率分别为24.8%、53.1%、69.9%。用^{3}H-TdR掺入细胞DNA方法观察不同类型的瘤细胞(EAC，S_{180})、小鼠肝癌(H-22)、人肝癌(H-7402)、人鼻咽癌(CNE_2)对白首乌甾体酯甙的敏感性，其中以H-22最为敏感，其ED_{50}<3μg/孔，其他瘤细胞ED_{50}=12～25μg/孔。对培养的瘤细胞在倒置显微镜下观察，给药组多数瘤细胞肿胀，核质疏松，可见核内空泡及胞浆空泡，有些瘤细胞膜破裂，胞浆溢出。

（4）**对心脏的影响**　含白首乌总磷酯0.1g的任氏液在八木氏离体蛙心上呈明显的强心作用。但含白首乌C_{21}总甾甙5～50mg%(醇溶)的台氏液灌流20分钟，对豚鼠心室肌细胞动作电位时程APD_{90}有明显缩短作用，并可显著抑制心肌细胞收缩力，C_{20}总甙(水溶)的作用与醇溶总甙相似，但效应稍弱于醇溶总甙。白首乌C_{21}总甾甙200mg/kg可使小鼠平均耗氧量降低33.3%，存活时间延长54%。白首乌总甾体酯甙液可明显降低心肌细胞悬液的耗氧量，并与药物浓度呈量效关系。但白首乌C_{21}总甾甙对家兔窦房结细胞电活动和白首乌粗甾甙对人红细胞2，3-二磷酸甘油酯(2，3-DPG)水平均无明显影响。

（5）**降血脂作用**　大鼠高脂血症模型试验证明，白首乌总甙部分及原生药粉均能显著降低血清总胆固醇，总甙剂量200mg/kg或原生药粉5g/kg时降脂作用更明显，其降脂途径可能与调节肝细胞内ATP酶(ATPase)、琥珀酸脱氢酶(SDH)、6-磷酸葡萄糖酶等酶的活性有关。白首乌总甙还有一定降脂、促动脉平滑肌细胞增生的作用。

（6）**对溶血性贫血模型的影响**　用N-乙酰苯肼造成大鼠溶血性贫血(血虚证模型)，白首乌总甙灌服可明显改善动物一般症状和体征，对N-乙酰苯肼造成肝组织损伤及肝组织SDH、酸性磷酸酶(ACP)、6-磷酸葡萄糖酶、ATPase、非特异性酯酶(NSE)等多种酶和肝组织内糖原、核糖核酸(RNA)的改变均有明显保护作用，并可减少血清及肝组织内脂质过氧化产物的生成，对胸腺及肾上腺也有一定增重作用。

（7）**促进毛发生长作用**　用皮片显微投影法观察家兔耳郭外侧的毛干和毛孔，发现b2首乌总磷酯外涂可促进耳毛生长，增加毛干及毛孔的直径，并使其分布曲线右移和毛孔群间距离缩小。

（8）**体内过程**　^{3}H-白首乌总甙在小白鼠体内以肝、脾、肾上腺、肺和胆汁中含量较高，尤以肝脏为著；其对淋巴器官较敏感，并可透过血脑和血睾屏障，绝大部分经肾脏从尿液中排出体外。

（9）**毒性**　白首乌煎剂30g/kg、生药粉24g/kg、精制粉40g/kg分别灌胃，小鼠均未见毒性反应及死亡。总甙灌胃、腹腔注射的LD_{50}分别为4.897±0.066g/kg和0.749±0.072g/kg，总甙元灌胃、腹腔注射的LD_{50}分别为6，878±1.366g/kg和0.288±0.034g/kg，中毒症状表现为步态不稳、震颤、转圈及运动失调等，死前出现耳静脉及四爪充血、口唇及尾紫绀、心跳及呼吸减慢，可能因呼吸肌麻痹死亡，尸检仅见胃肠明显充气。

【性味归经】　味甘、微苦，性平；归肝、肾、脾、胃经。

【功用主治】　补肝肾，强筋骨，益精血，健脾消食，解毒疗疮。主治腰膝酸痛，阳痿遗精，头晕耳鸣，心悸失眠，食欲不振，小儿疳积，产后乳汁稀少，疮痈肿痛，毒蛇咬伤。

《纲目》："主腹胀积滞。"

《草木便方》："醋磨涂癣。"

《分类草药性》："消食积，下乳，补虚弱。"

《山东中药》："为滋养、强壮、补血药，并能收敛精气，乌须经衰弱，痔疮，肠出血，阴虚久疟，溃疡久不收口。鲜者并有润肠通便的作用，适用于老人便秘。"

《江西草药》："清热解毒，顺气止痢。用于毒蛇咬伤，胃痛，痢疾，小儿高热。"

《东北常用中草药手册》："补益肝肾，强壮筋骨。主治神经衰弱，阳痿遗精，腰腿疼痛，关节不利。"

《陕西中草药》："治胃痛腹胀，肾虚腰痛，小儿痞块，白带，乳汁不足。"

《贵州民间方药集》："外用治疮毒，鱼口。"

【临床应用】　（1）**用于肝肾不足所致的腰膝酸痛，阳痿，遗精，头晕耳鸣，心悸，失眠，须发早白**。白首乌具有补肾益精，强筋壮骨之功。用治上症，每单用久服取效。或随症配伍，如肾虚腰痛，关节不利，配杜仲、续断、怀牛膝；阳痿精冷，精滑不禁，配淫羊藿、菟丝子、金樱子；头晕耳鸣，心悸失眠，则与酸枣仁、远志、合欢皮等同用。

（2）**用于脾胃虚弱**。食欲不振，消化不良，小儿疳积，常与鸡内金配伍，以健脾消食；脾虚食滞，脘腹胀痛，须与理气消食之山楂、麦芽、莱菔子等同用。

（3）**生鲜品作用**。白首乌生用，有润肠通便之功，用于肠燥便秘，痔疮出血。鲜品外用，可治疮痈初起，红肿热痛，跌打肿痛，毒蛇咬伤。

【用量用法】　内服：煎汤，6～15g，鲜品加倍；研末，每次1～3g，或浸酒。外用：鲜品捣敷，适量。

【使用注意】　内服不宜过量。

【附方】　（1）**治腰腿疼痛，关节不利**：白首乌15g，牛膝6g，菟丝子9g，补骨脂6g，枸杞子9g，水煎服。--《山西中草药》

（2）**治阳痿**：隔山撬、淫羊藿、山药、党参各9～12g，水煎服。--《陕甘宁青中草药选》

（3）**治神经衰弱，阳痿，遗精**：白首乌15g，酸枣仁9g，太子参9g，枸杞子12g，水煎服。--《山西中草药》

（4）**治四肢倦怠，小便不快，阳道不兴，将有浮肿之渐者**：当归、白何首乌、良姜、干姜、青皮、陈皮、香附子、益智仁各一钱，枣二枚。水煎服。--《东医寿世宝元》之"当归白何乌汤"

（5）**治小儿脾胃虚弱，消化不良，食积，腹泻**：隔山撬、糯米草、鸡屎藤各等分，研末备用。每次9g，加米粉18g，蒸熟食。

（6）**治食滞，脘腹胀满**：隔山撬30g，土当归(杏叶防风)30g，马兰30g，水煎服。（5～6方均出自《四川中药志》1982年）

（7）**治气膈噎食，转食**：隔山消二两，鸡肫皮一两，牛胆南星、朱砂各一两，急性子二钱。为末，炼蜜丸，小豆大。每服一钱，淡姜汤下。--《纲目》引《孙天仁集效方》

（8）**治胃气痛，年久未愈**：隔山消6g，万年荞3g打成细粉，每日3次，每次用开水吞服3g。--《常用民间草药手册》(贵州)

（9）**治胃痛，痢疾腹痛**：白首乌、蒲公英各9g，水煎服。--《安徽中草药》

（10）**治太阴证腹痛自利不渴**：白何乌、白术、白芍药、炮姜、干姜各二钱，陈皮、炙甘草各一钱，水煎服。--《东医寿世宝元》白何乌理中汤)

（11）**治乳汁不足**：牛皮消根(去皮)30g，母鸡1只(去内脏)。将药放入鸡腹内，炖熟，去药渣，汤肉同服。不放盐。--《湖北中草药志》

（12）**治脚气水肿**：白首乌、车前子各6g。水煎去渣，每日分2次服。--《食物中药与便方》

（13）**治食疟**：隔山消(细末)15g，地牯牛3个(去头、脚，焙焦，研末)。混合，用米汁送下。--《贵阳民间药草》

（14）**治无名肿毒**：鲜牛皮消适量，捣烂，兑酒或醋少许，敷患处。--《湖北中草药志》

（15）**治毒蛇咬伤**：耳叶牛皮消30g，青木香根30g，杜衡30g，研末。每服3～9g，每日3次。另用耳叶牛皮消根、竹叶椒根、射干根(均鲜)各适量，捣烂外敷。--《江西草药》

鹅绒藤

【别名】 鹅绒藤《宁夏中草药手册》，羊奶角角、牛皮消《中药大辞典》，软毛牛皮消《青海省中草药野外辨认手册》，祖马花、趋姐姐叶、老牛肿《全国中草药汇编》，牛角秧。

【来源】 为萝藦科植物鹅绒藤 *Cynanchum chinense* R.Br.茎中的白色浆乳汁及根。

【植物形态】 多年生缠绕草本，全株被短柔毛。主根圆柱形，长约20cm.直径约5mm，干后灰黄色。叶对生，薄纸质；叶柄长2.5～5cm；叶片宽三角状心形，长4～9cm，宽4～7cm，先端锐尖，基部心形，叶面深绿色，叶背苍白色，两面均被短柔毛，脉上较密。伞形聚伞花序腋生，二歧，有花约20朵；花萼外被柔毛；花冠白色，裂片5，长圆状披针形；副花冠二形，杯状，上端裂成10个丝状体，分为2轮；外轮约与花冠裂片等长，内轮略短；花粉块每室1个，下垂，花柱头先端2裂。蓇葖果双生或仅有1个发育，细圆柱状，向端部渐尖，长达11cm，直径约5mm。种子长圆形，先端具白色绢质种毛。花期6～8月，果期8～10月。见（图654）

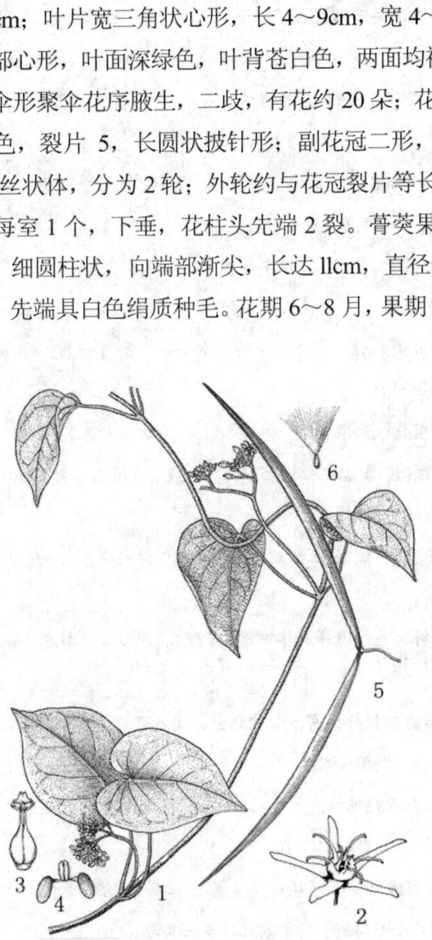

（图654）鹅绒藤

1.花枝 2.花 3.雌蕊 4.花粉器 5.蓇葖果 6.种子

【生长分布】 生于山坡向阳灌木丛中或路旁、河畔、田埂边。邹平各地有分布。

【采收加工】 夏、秋季间随采乳汁随用。根挖出后洗净，晒干。

【性状鉴别】 根呈圆柱形，长约20cm，直径5～8mm。表面灰黄色，平滑或有细皱纹，栓皮易剥离，剥离处显灰白色。质脆，易折断，断面不平坦，黄色，中空。气微，味淡。

【性味归经】 味苦，性寒。

【功用主治】 清热解毒，消积健胃，利水消肿。主治小儿食积，疳积，胃炎，十二指肠溃疡，肾炎水肿及寻常疣。

《河北中草药》：“(藤茎浆)外用治寻常性赘疣。”

《全国中草药汇编》：“根：祛风解毒，健胃止痛。治小儿食积。”

【用量用法】 内服：煎汤，15g。外用：浆汁涂患处，适量。

【附方】 （1）**治疗寻常疵**：取新鲜鹅绒藤去根叶洗净，其茎备用。患处常规消毒，用注射针头(或消毒的衣针)在疵中央轻挑几针，使其略出血。将鹅绒藤鲜茎剪断使有乳汁溢出，取其汁涂于患处，每日2～3次，疣赘层层自行脱落，一般7～10去除，且不易复发。

（2）**治小儿食积**：用根5钱，水煎服。

萝藦

【别名】 萝藦《本草经集注》，芄兰《诗经》，雚《尔雅》，莞《说文》，雀瓢《诗疏》(陆玑)，苦丸《本草经集注》，白环藤、熏桑、鸡肠《本草拾遗》，羊角菜、羊奶科、合钵儿、细丝藤、过路黄、婆婆针扎儿《救荒本草》，婆婆针袋儿《袖珍方》，羊婆奶、婆婆针线包《纲目》，奶浆藤、奶浆草《民间常用草药汇编》，野隔山消《湖南药物志》，小隔大撬《陕西中草药》，老婆筋《河南中草药》，天鹅绒《天津中草药》，小青布、大洋泡奶、刀口药《安徽中草药》，野蕻、千层须《江西草药》，洋尕啦瓢（邹平）。

【名释】 萝，爬蔓缠绕之植物；藦，依附接触他物之植物。地上藤茎常缠绕他物而上升，故称萝藦。芄，是植物圆团而离离地横向延引，有如串珠横延于地上之状。兰，即“蘭”，是植物横向阻隔界断后又有所延引状。芄、蘭二字实际上意思差不多，都是指草的形状，都是说草的形状长的是一团团若散开来的球球的样子。芄重在言其团团之形，蘭则重在言其横生纠结、离离若断。实际上，此二字所表示的都是芄蘭自主生长时的状态，即不缠绕、不依赖他物时的状态，正是柔若无骨、自含团团、离离若断之意的形象写照。相比而言，“芄蘭”较“萝藦”更恰当、更本质。想上古时人烟稀少，所见之芄兰多为自然生长、自主生长之野态，故名之为芄兰。后世之人庭院众多种植此物，其多蔓延于篱垣间，多现缠缘攀升之态，故又称之萝藦。

【来源】 为萝蘑科植物萝藦 *Metaplexis japonica* (Thunb.) Makino的全草或根。

【植物形态】 多年生草质藤本，长达8m。全株具乳汁；茎下部木质化，上部较柔韧，有纵条纹，幼叶密被短柔毛，老时毛渐脱落。叶对生，膜质；叶柄长3～6cm，先端具丛生腺体；叶片卵状心形，长5～12cm，宽4～7cm，先端短渐尖，基部心形，叶耳圆，长1～2cm，上面绿色，下面粉绿色，两面无毛；侧脉10～12mm，在叶背略明显。总状式聚伞花序腋生或腋外生；总花梗6～

12cm，被短柔毛；花梗长约8mm，被短柔毛；小苞片膜质，披针形，先端渐尖；花萼裂片披针形，外面被微毛；花冠白色，有淡紫红色斑纹，近辐状；花冠裂片张开，先端反折，基部向左覆盖；副花冠环状，着生于合蕊冠上，短5裂，裂片兜状；雄蕊连生成圆锥状，并包围雌蕊在其中；花粉块下垂；子房由2枚离生心皮组成，无毛，柱头延伸成一长喙，先端2裂。蓇葖果叉生，纺锤形，平滑无毛，长8～9cm，先端渐尖，基部膨大。种子扁平，褐色，有膜质边，先端具白色绢质种毛。花期7～8月，果期9～12月。见（图655）

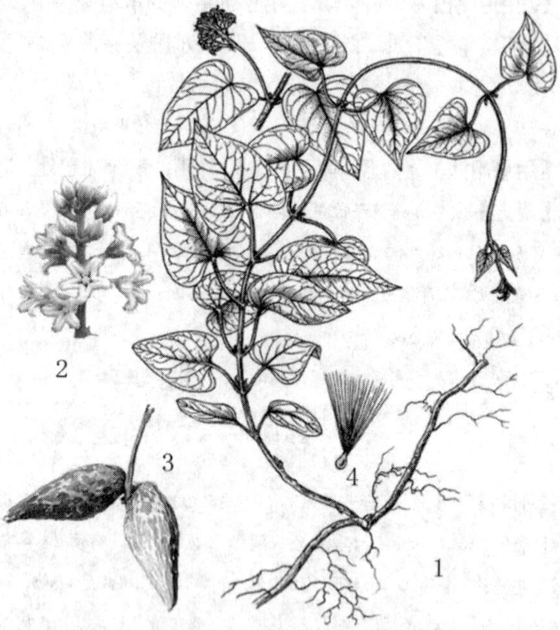

（图655）**萝藦**

1.植株 2.花序 3.果实 4.种子

本植物的果实（**萝藦果**）、果壳（**天浆壳**）也供药用，详见下述。

【生长分布】 生于山坡、路旁、河边、林边、荒地、灌木丛中。邹平各地均有分布。

【采收加工】 7～8月采收全草，鲜用或晒干。块根夏、秋季采挖，洗净，晒干。

【性状鉴别】 草质藤本。卷曲成团。叶皱缩，完整叶湿润展平后叶片呈卵状心形，长5～12cm，宽4～7cm，背面叶脉明显，侧脉5～7对。根细长，直径2～3mm，浅黄棕色。茎圆柱形，扭曲，直径1～3mm，表面黄白色至黄棕色，具纵纹，节膨大；折断面髓部常中空，木部发达，可见数个小孔。气微，味甘平。

【主含成分】 **根**：含酯型甙，从中分得妊烯型甙元成分苯甲酰热马酮(*benzoylramanone*)，萝藦甙元(*metaplexigenin*)，异热马酮(*isoramanone*)，肉珊瑚甙元(*sarcostin*)，萝藦米宁(*gagaminin*)，二苯甲酰萝藦醇(*dibenzoylgagaimo1*)，去酰萝藦甙元，去酰牛皮消甙元(*deacylcynanchogenin*)，夜来香素(*pregularin*)，去羟基肉珊瑚甙元(*utendin*)等。

茎、叶：也含妊烯类甙，在其水解产物中有加拿大麻糖(*D-cymarose*)，洋地黄毒糖(*digitoxose*)；以及肉珊瑚甙元，萝藦甙元，苯甲酰热马酮，夜来香素，去羟基肉珊瑚甙元等。其乳汁含蛋白酶。

【性味归经】 味甘、辛，性平。

【功用主治】 补精益气，通乳，解毒。主治虚损劳伤，阳痿，遗精白带，乳汁不足，丹毒，瘰疬，疔疮，蛇虫咬伤。

《本草经集注》："补益精气，强盛阴道。"

《本草拾遗》："主蜘蛛、蚕咬，折取汁，点疮上，此汁烂丝，煮食补益。叶：主目热赤，接碎滴目中。"

《纲目》："取汁敷丹毒赤肿及蛇虫毒。蜘蛛伤，频治不愈者，捣封三度，能烂丝毒，即化作脓也。"

《民间常用草药汇编》："下乳。"

《重庆草药》："治虚弱白带。"

《吉林中草药》："治外伤出血。"

《全国中草药汇编》："根：补气益精。主治体质虚弱，阳痿，白带，乳汁不足，小儿疳积。外用治疔疮，五步蛇咬伤。全草：强壮，行气活血，消肿解毒。主治肾虚遗精，乳汁不足。外用治疮疖肿毒，虫蛇咬伤。"

【用量用法】 内服：煎汤，15～60g。外用：鲜品适量，捣敷。

【附方】 （1）**治小儿疳积**：①萝藦茎叶适量，研末。每服3～6g，白糖调服。--《江西草药》 ②奶浆藤30g，木贼草15g，研末。每次用15g，蒸鸡肝吃，3天为1次，连吃5次。--《贵州草药》

（2）**治疣瘊，刺瘊，扁平疣**：于患处周围用针挑破见血，点萝藦茎藤白汁，待白干，一次即愈。--《吉林中草药》）

（3）**治诸般打扑损伤，皮破血出，痛不可忍**：婆婆针袋儿，擂水化服，渣罨疮口上。--《袖珍方》

（4）**治骨、关节结核**：萝萆干根30～45g，加水适量，文火煎6～8h，浓缩至300ml，去渣，服时加酒适量，1次服(解饮酒者加45～60g)。药渣同上法再煎服1次。3个月为1疗程，可连服2～3个疗程。小儿酌减。--《全国中草药汇编》

（5）**治吐血虚损**：萝藦、地骨皮、柏子仁、五味子各三两。上为细末，空心米饮下。--《不居集》

（6）**治阳痿**：萝藦根、淫羊藿根、仙茅根各三钱。水煎服，每日一剂。--《江西草药》

（7）**治肾炎水肿**：萝藦根一两，水煎服。每日一剂。--《单方验方新医疗法选编》(徐州)

（8）**治痨伤**：奶浆藤根，炖鸡服。--《四川中药志》

（9）**治瘰疬**：萝藦根七钱至一两。水煎服，甜酒为引，每日一剂。--《江西草药》

（10）**下乳**：奶浆藤三至五钱，水煎服；炖肉服可用一至二两。--《民间常用草药汇编》

（11）**治丹火毒遍身赤肿不可忍**：萝藦草，捣绞取汁敷之，或捣敷上。--《梅师集验方》

（12）**治诸般打扑损伤，皮破血出，痛不可忍**：婆婆针袋儿，擂水化服，渣罨疮口上。--《袖珍方》

（13）**治五步蛇咬伤**：萝藦根三钱，兔耳风根二钱，龙胆草根二钱。水煎服，白糖为引。--《江西草药》

（14）**治白癜风**：萝藦草，煮以拭之。--《广济方》

（15）**治疗带状疱疹**：用萝藦乳汁点涂局部，1日2～3次，一般涂药1天，疱疹即停止扩散，并开始干结，3～4天后肿消痛解，结痂痊愈。

萝藦果 味甘、微辛，性温。补肾益精，生肌止血。主治虚劳，阳痿，遗精，金疮出血。内服：煎汤，9～18g，或研末服。外用：捣敷，适量。

附方 （1）**补益虚损**：萝藦四两，五味子、酸枣仁、柏子仁、枸杞根皮、干地黄各三两。为末。每服方寸匕，酒下，日三服。--《千金要方》

（2）**治肾虚阳痿**：萝藦子、补骨脂各9g，枸杞子12g，煎服。--《安徽中草药》

天浆壳 味甘、辛，性平。清肺化痰，散瘀止血。主治咳嗽痰多，气喘，百日咳，惊痫，麻疹不透，跌打损伤，外伤出血。内服：煎汤，6～9g。外用：捣敷，适量。

附方 （1）**治百日咳**：萝藦壳9g，冰糖适量，煎服。

（2）**治支气管炎**：萝藦壳、金沸草各9g，前胡6g，枇杷叶9g，煎服。（1～2方均出自《安徽中草药》）

（3）**治跌打损伤，外伤出血**：天浆壳 9～15g，加开水捣烂，再用开水1杯浸泡，取汁内服，用渣外敷伤处。--《陕西中草药》

隔山消

【别名】 隔山消《纲目》，隔山撬《分类草药性》，隔山锹《天宝本草》。

【来源】 为萝藦科植物耳叶牛皮消 *Cynanchum wilfordii* (Maxim.) Hemsl.的块根。

【植物形态】 草质藤本。肉质根近纺锤形，长约10cm，直径约2cm，灰褐色。茎被单列毛。叶对生；叶片薄纸质，卵形，长5～6cm，宽2～4cm,先端短渐尖，基部耳状心形，两面被微柔毛；基脉3～4条，放射状，侧脉4对。近伞房状聚伞兵花序半球形，有花15～20朵，花序梗被单列毛；花萼外面被柔毛；花冠淡黄色，辐状，裂片长圆形，外面无毛，内面被长柔毛；副花冠裂片近四方形，比合蕊柱短，先端截形，基部紧狭；花粉块每室1个，长圆形，下垂，花柱细长柱状略突起。蓇葖果单生，披针形，长达12cm，直径约1cm。种子卵形，顶端具长约2cm的白色绢质种毛。花期5～9月，果期7～10月。见（图656）

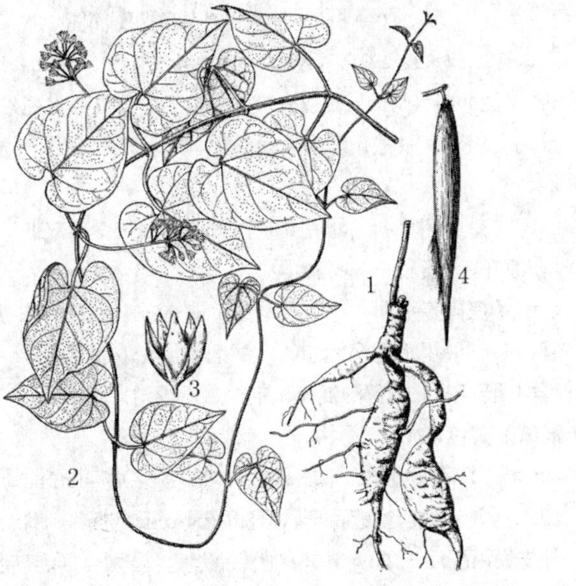

（图656）**耳叶牛皮消**

1.块根 2.花枝 3.花 4.果实

【生长分布】 生于的山坡、山谷或灌木丛中、路边草地。邹平南部山区有分布。

【采收加工】 秋季采收,洗净,切片，晒干。

【性状鉴别】 根圆柱形或纺锤形，长10～20cm，直径1～4cm，微弯曲，表面白色或黄白色，具纵皱纹及横长皮孔，栓皮破裂处显黄白色木部。质坚硬，折断面不平坦，灰白色，微带粉状。气微，味苦甜。

【性味归经】 味甘、微苦，性微温。归脾、胃、肾三经。

【功用主治】 补肝肾，强筋骨，健脾胃，解毒。主肝肾两虚，头昏眼花，失眠健忘，须发早白，阳痿，遗精，腰膝酸痛，脾虚不运，脘腹胀满，食欲不振，泄泻，产后乳少，鱼口疮毒。

《纲目》："主腹胀积滞。"

《草木便方》："醋磨涂癣。"

《分类草药性》："消食积，下乳，补虚弱。"

《贵州民间方药集》："外用治疮毒、鱼口。"

《陕西中草药》："滋阴养血，健脾顺气，镇静止痛，催乳。治胃痛腹胀，虚劳，肾虚腰痛，阳萎，小儿痞块，白带，乳汁不足。"

《南方主要有毒植物》："治肾炎水肿，胃及十二指肠溃疡。"

《江西草药》："清热解毒，顺气止痢。"

【用量用法】 内服：煎汤，9～15g。外用：鲜品捣敷，适量。

【附方】 （1）**治痢疾**：耳叶牛皮消根一两。水煎服，每日一剂。--《江西草药》

（2）**治食积饱胀**：隔山消一钱。打成粉子，用开水吞服，每天一次。--《常用民间草药手册》(贵州)

（3）**治胃气痛，年入未愈**：隔山消二钱，万年荞一钱。打成细粉，每天三次，每次用开水吞一钱。--《常用民间草药手册》(贵州)

（4）**治多年老胃病**：隔山消一两，鸡屎藤五钱，炖猪肉服。--《贵阳民间药草》

（5）**治气膈噎食，转食**：隔山消二两，鸡肫皮一两，牛胆南星、朱砂各一两，急性子二钱。为末，炼蜜丸，小豆大。每服一钱，淡姜汤下。--《孙天仁集效方》

（6）**治小儿痞块**：隔山撬一两。煎水加白糖当茶喝，每日三、五次。--《陕西中草药》

（7）**治小儿疳疾，隔食，并能开胃健脾**：隔山消、苦荞头、鸡屎藤、马蹄草、鱼鳅串、侧耳根。研末，加石柑子叶、鸡内金，蒸鸡子服。--《四川中药志》

（8）**治食疟**：隔山消(细末)五分，地牯牛三个(去头、脚，焙焦，研末)。混合，用米汁送下。--《贵阳民间药草》

（9）**催乳**：隔山撬一两，炖肉吃。--《陕西中草药》

徐长卿

【别名】 徐长卿《本经》，鬼督邮、石下长卿《本经》，别仙踪《本草图经》，料刁竹《生草药性备要》，尖刀儿苗《救荒本草》，钓鱼竿、逍遥竹、一枝箭《简易草药》，英雄草、料吊《本草求原》，土细辛、九头狮子草《植物名实图考》，竹叶细辛《植物名汇》，铃柴胡《植物学大辞典》，生竹《岭南采药录》，一枝香、牙蛀消、线香草《中国药用植物志》，天竹、溪柳、蛇草《福建民间草药》，瑶山竹《广西中兽医药用植物》，黑薇《东北药用植物志》，山刁竹、蛇利草、药王《南宁市药物志》，对叶莲《贵阳民间药草》，上天梯、老君须、香遥边、摇边竹、摇竹消、三百根《湖南药物志》，寮刁竹、千云竹《常用中草药手册》(广州部队)，痢止草《全草选编·传染病》，铜锣草、蜈蚣草《东北药用植物志》，小对叶草、对月莲(贵州)，对声连(云南)，天竹香(浙江、福建)，一线香、马尾瑶逍(江西)，观音竹、刁竹根、天竹根(福建)，寮竹细辛(四川)。

【名释】 《纲目》："徐长卿，人名也，常以此药治邪病，人遂以名之。"

【来源】 为萝藦科植物徐长卿 *Cynanchum paniculatum* (Bunge) Kitag.的根及根茎，或带根全草。

【植物形态】 多年生直立草本，高达40～70cm。根细呈须状，可多达50余条以上，形如马尾，具特殊香气。茎细而刚直，不分枝，无毛或被微毛。叶对生，无柄；上、下叶对成"十"字交互生长；叶片披针形至线形，长4～13cm，宽3～15cm，先端渐尖，基部渐窄，两面无毛或上面具疏柔毛，叶缘稍反卷，有睫毛，上面深绿色，下面淡绿色；主脉突起。圆锥聚伞花序，生近顶端叶腋，长达7cm，有花10余朵；花萼5深裂，卵状披针形；花冠黄绿色，5深裂，广卵形，平展或向外反卷；副花冠5，黄色，肉质，肾形，基部与雄蕊合生；雄蕊5，相连成筒状，花药2室，花粉块每室1个，下垂，臂短、平伸；雌蕊1，子房上位，由2枚离生心皮组成，花柱2，柱头五角形，先端略为突起。蓇葖果呈角状，单生，长约6cm，表面淡褐色。种子多数，卵形而扁，暗褐色，先端有一簇白色细长毛。花期5～7月，果期9～12月。见(图657)

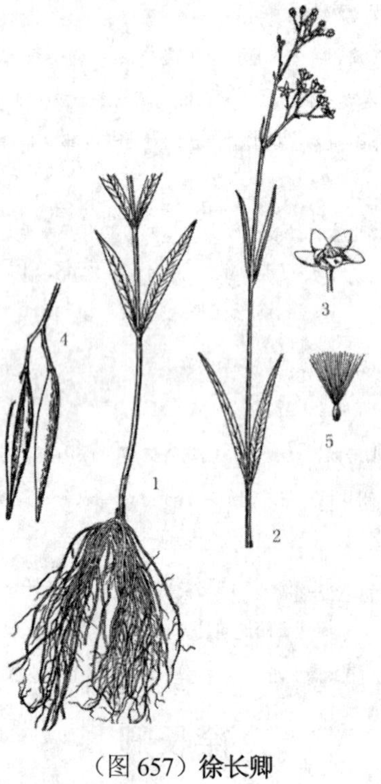

(图657) **徐长卿**

1.植株下部 2.花枝（植株上部） 3.花 4.果实 5.种子

【生长分布】 生于阳坡草丛中。邹平南部山区有分布。

【采收加工】 夏、秋季采收，根茎及根，洗净切段晒干；全草切段晒干。

【栽培要点】 **生物学特性** 对气候的适应性较强。土壤以肥沃、疏松的砂质壤土较好。

栽培技术 用种子和分株繁殖。种子繁殖：春季4月中旬播种，条播，行距30～35cm，播后覆土、浇水，5月上旬出苗，苗出齐后进行间苗1次，株距10～14cm。分株繁殖：宜在早春老株尚未萌芽前或晚秋枯苗后进行，行株距为40cm×10cm，开沟栽种，覆土压实后浇水。

田间管理 生长期间注意除草、浇水。苗高3～6cm时，追肥1次，以后再追肥3次，肥料以人畜粪水为主。以后每年中耕除草3次，每次中耕后，都要追肥1次。

病虫害防治 病害有根腐病，要注意排水、松土预防；虫害有蚜虫、椿象，可用化学制剂加水喷杀。

【性状鉴别】 （1）全草带有根部，茎单一或少有分枝，长20～60cm，直径1～2mm；表面淡黄绿色，基部略带淡紫色，具细纵纹，或被毛；质稍脆，折断面纤维性。叶对生，叶片扭曲，易破碎，完整者长披针形，表面淡黄绿色，具短柄或几无柄。（2）根茎不规则柱状，有盘节，长0.5～3.5cm，直径2～4mm；有的顶端附圆柱形残茎，长1～2cm，断面中空。根簇生于根茎节处，圆柱形，细长而弯曲，长10～16cm，直径1～1.5mm；表面淡黄棕色至淡棕色，具微细纵皱纹，并有纤细须根；质脆，易折断，断面粉性，皮部类白色或黄白色，形成层环淡棕色，木部细小。气香，味微辛、凉。

【显微鉴别】 （1）根横切面：表皮细胞外侧壁增厚。皮层宽阔，薄壁细胞含淀粉粒或草酸钙簇晶。内皮层凯氏点明显。维管束形成层不明显。木质部细胞均木化。见(图658)

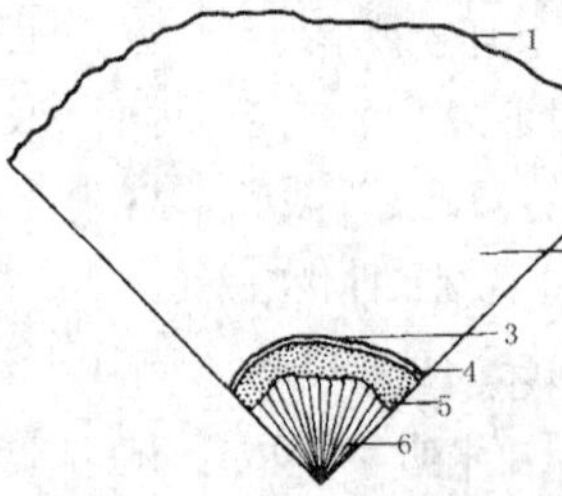

(图658) **徐长卿(根)横切面简图**

1.表皮 2.皮层 3.内皮层 4.中柱鞘 5.韧皮部 6.木质部

（2）茎横切面：表皮外被角质层。皮层最外1列外皮层细胞壁切向增厚。中柱鞘纤维断续成环。维管束双韧型。髓部有大空腔。

（3）叶横切面：栅栏细胞1列。中脉维管束双韧型。薄壁细胞含草酸钙簇晶。

【理化鉴别】 （1）取本品粉末0.5g，置试管中，加水2ml，管口盖一块用水湿润的滤纸，滤纸上加氯亚胺基-2，6-二氯醌1份与四硼酸钠32份的混合试剂少量，混匀，将试管加热至微沸，滤纸显蓝色。

（2）薄层色谱：取本品粉末1g，加乙醚10ml，密塞，振摇10分钟，滤过。滤液挥干残渣加丙酮1ml使溶解，供点样。另以丹皮酚丙酮溶液(2mg/ml)为对照品溶液。分别点样于硅胶G薄层板上，用环己烷-醋酸乙酯(3：1)展开。以盐酸酸性 5%的三氯化铁乙醇溶液喷雾，热风吹至斑点显色清晰。供试液色谱在与对照品色谱相应的位置上，显相同蓝褐色斑点。

【含量】 《中华人民共和国药典》2005 年版规定：本品按干燥品计算，含丹皮酚($C_9H_{10}O_5$)不得少于 1.3%。

【主含成分】 **全草**：含牡丹酚(*paeonol*)，异牡丹酚(*isopaeonol*)，赤藓醇(*erythritol*)，三十烷(*triacontane*)，十六烯(*hexadecene*)，硬脂酸癸酯(*decylstearate*)。另含甾体化合物：β-谷甾醇(*β-sitosterol*)，直立白薇甙(*cynatratoside*)B，徐长卿甙(*cynapanoside*)A、B、C 及 3β，14β-二羟基-5-孕甾烯-20-酮(*3β，14β-dihydroxypregn-5.En-20-one*)。

根：含新徐长卿甙(*neocynapanoside*)A。

【药理】 （1）**对中枢神经系统的作用** ①镇痛作用：徐长卿 5g/kg 或 10g/kg 给小鼠腹腔注射，10min 出现镇痛作用，1 小时后仍未消失。牡丹酚也可使小鼠痛阈提高。异牡丹酚亦具有明显的镇痛效应，其作用强度与牡丹酚相仿，大剂量异牡丹酚的作用强于牡丹酚，小剂量的作用较牡丹酚持久。此外，异牡丹酚的剂量-效应关系较明显。②镇静作用：牡丹酚可使动物自发活动明显减少，并随剂量增加而作用增强；能明显抑制咖啡因所致兴奋，又能延长睡眠时间和巴比妥对动物的麻醉周期，并具有抗惊厥作用。③解热作用：口服牡丹酚，对伤寒菌苗静注引起的小鼠发热有明显解热作用，给药 30 分钟达高峰，持续 3h。对小鼠三联疫苗所致发热，也有解热作用。

（2）**对心血管系统的作用** ①降压作用：所含牡丹酚具有降压作用，此外，还有其他不明降压成分。②抗心肌缺血：能增加冠脉血流量，改善心肌代谢，从而缓解心肌缺血。③抗心律失常：牡丹酚于 100μg/ml 浓度即可显著抑制培养乳鼠心肌细胞搏动频率，并随浓度增大而增强。此外，牡丹酚还能使心肌细胞动作电位幅度、时程及 V_{max} 显著抑制。

（3）**对实验性高脂血症及动脉粥样硬化病变的影响** 对喂饲胆固醇高脂血症兔每日给徐长卿 3g/kg，在第 5 周和第 9 周血清总胆固醇和 β-脂蛋白均明显降低，嗜碱性粒细胞升高，同时可见动脉粥样斑块形成及小动脉脂质沉积较轻。牡丹酚 100mg/kg 腹腔注射，每日 1 次，连续 6 星期，可显著抑制家兔食饵性动脉粥样硬化斑块形成，但对血脂影响不明显。用结晶紫染色法及 ^{3}H-TdR 掺入法研究表明，牡丹酚(10～160μg/ml)能显著抑制兔主动脉平滑肌细胞脱氧核糖核酸(DNA)合成和细胞增殖以及拮抗超氧阴离子自由基对血管内膜损伤。

（4）**抑制血小板聚集及抗血栓形成** 牡丹酚 50μg/ml，100μg/ml 及 200μg/ml 浓度，能显著抑制凝血酶诱导的血小板聚集，并抑制血小板 5-羟色胺（5-HT）的释放。牡丹酚还能抑制内毒素、胶原、二磷酸腺苷(ADP)诱导的大鼠或人血小板聚集，牡丹酚能使兔阻小板内 cAMP 含量升高，可能是其抗血小板聚集的机制之。此外，牡丹酚还可显著延长内毒素所致纤维蛋白凝固时间。

（5）**抗炎和抗变态反应作用** 牡丹酚具有显著的抗炎作用，豚鼠腹腔注射 0.15g/kg 连续 5 天，能显著抑制豚鼠 Forssman 皮肤血管炎反应、大鼠反向皮肤过敏反应、大鼠主动和被动 Arthus 型足跖肿胀；牡丹酚对绵羊红细胞、牛血清清蛋白诱导小鼠迟发型足跖肿胀、对二硝基氟苯引起小鼠接触性皮炎均有明显的抑制作用。实验表明，牡丹酚并不显著影响特异性抗体的形成，但可选择性地抑制补体经典途径溶血活性，还可调节细胞免疫功能。

（6）**抗菌作用** 平板打洞法证明，金黄色葡萄球菌对徐长卿呈中度敏感，对大肠杆菌、宋内痢疾杆菌、绿脓杆菌、伤寒杆菌不敏感，徐长卿对甲型链球菌有抑制作用。试管稀释法证明，全植物煎剂 1：4 对福氏痢疾杆菌、伤寒杆菌，1：2 对绿脓杆菌、大肠杆菌、金黄色葡萄球菌有抑制作用。牡丹酚在体外，1：15000 对大肠杆菌、枯草杆菌，1：2000 对金黄色葡萄球菌有抑制作用。

（7）**对平滑肌的作用** 徐长卿注射液可使豚鼠离体回肠张力下降，并可对抗氯化钡($BaCl_2$)引起的回肠强力收缩。但对乙酰胆碱、组胺、$BaCl_2$ 引起豚鼠离体回肠的强烈收缩，则均有显著对抗作用。300mg/kg，600mg/kg 的异牡丹酚、牡丹酚对小鼠胃肠蠕动有明显抑制作用，以 600mg/kg HMA 抑制作用最强。

（8）**其他作用** 牡丹酚对苯并(a)芘在大鼠肝微粒体代谢有抑制作用。牡丹酚对实验动物子宫收缩有一定抑制作用和具有抗早孕的作用，其抗早孕率为 88，76%。

（9）**体内过程** 牡丹酚口服能迅速吸收、代谢和排泄。用 ^{14}c 标记牡丹酚，大鼠灌胃 16.6mg/kg，20 分钟后血中浓度达到最高水平，然后急速下降，给药 3h 后以肝脏分布最高，依次为肾、脾和肺。给药 24 小时内尿和粪中排出率分别为 89%和 5%，从尿中检出牡丹酚及其代谢产物二羟基苯乙酮、2，5-二羟基-4-甲氧基苯乙酮三种物质分别占 11.4%，21.0%及 67.6%。

（10）**毒性** 牡丹酚小鼠静注、腹腔注射、口服给药后 48 小时，其 LD_{50} 分别为 1 96mg/kg，781mg/kg，3430mg/kg。小鼠单次腹腔注射观察 72 小时其 LD_{50} 为：牡丹酚磺酸钠 6.9g/kg，牡丹酚油剂为 735mg/kg；牡丹酚磺酸钠 30mg/kg，60mg/kg，100mg/kg 和 200mg/kg(相当临床剂量 15～100 倍)静注，对麻醉犬的血压、呼吸频率、心率及心电图均无明显影响。妊娠小鼠腹腔注射牡丹酚，对其心、肝、肾和生殖系统毒性较小。大鼠腹腔注射牡丹酚磺酸钠 250mg/kg，500mg/kg，750mg/kg，每日 1 次，连续 30 天，血清丙氨酸转氨酶(ALT)、锌浊度、肌酐、尿素氮均无影响，各脏器病理检查，除大剂量组个别大鼠胃粘膜有水肿(未见溃疡)外，余无异常改变。剂量为 200mg/kg，400mg/kg 时对胎存、胎仔数和骨骼发育无明显影响；牡丹酚磺酸钠 60mg/kg，200mg/kg 家兔静注，连续 30 天，解剖除大剂量组胃粘膜增生、假膜水肿外，各脏器未见异常病理改变。牡丹酚 0.7g/kg 口服可使眼分泌物稍增加，眼粘膜充血。

【性味归经】 味辛，性温；归肝、胃经。

【功用主治】 祛风除湿、行气活血，去痛止痒，解毒消肿。主治风湿痹痛，腰痛，脘腹疼痛，牙痛，跌扑伤痛，小便不利，泄泻，痢疾，湿疹，荨麻疹，毒蛇咬伤。

《本经》："主鬼物百精，蛊毒疫疾，邪恶气，温疟，久服强悍轻身。"

《别录》："益气延年。"

《本草经集注》："宜腰脚。"

《生草药性备要》："浸酒要药，能除风湿最效。"

《药性考》："(除)关格之症，辟瘟宜服。"

《本草求原》："治跌打散瘀。"

《岭南采药录》："治小儿患腹胀，青筋交加出现于腹皮。又治颠狗咬伤。"

《南京民间药草》："苗浸酒漱口，可治牙痛。"

《广西中药志》："驱寒，散瘀止痛，解蛇毒。治腹痛，霍乱，跌打，蛇伤。"

《福建民间草药》："益气，逐风，强腰膝，解蛇毒。"

《贵阳民间药草》："补气补血，行血活血，为治月经不调要药。"

《中国药用植物图鉴》："为强壮镇静药，治晕车晕船。"

《广东中药》："主治痈积。"

《湖南药物志》："发表，解毒止痛，开胃。"

《吉林中草药》："利尿，强壮，镇静止痛，驱寒散瘀，解蛇毒，通络和血。治脚气，水肿，腹水，胀满，寒性腹痛。"

《四川中药志》(1982年版)："治神经性皮炎，湿疹。"

【临床应用】 (1)**用于风湿痹痛，脘腹疼痛，痛经，跌打伤痛及牙痛等症**。徐长卿辛散温通，能祛邪而行气血，故有良好的止痛作用。治风寒湿痹，关节疼痛，筋脉拘挛，常与威灵仙、木瓜等同用，以蠲痹舒筋止痛；若肝肾素虚，寒湿痹阻，腰膝酸软疼痛，可与杜仲、续断、独活等同用，以补肝肾，强腰膝而止痛。治气滞寒凝，脘腹疼痛，常与高良姜、香附同用，以温中散寒，理气止痛。治气滞血瘀，经来腹痛，常与川芎、当归、香附等同用，以行气活血，调经止痛。治跌打伤痛，可与当归、乳香、没药同用，以活血散瘀，消肿止痛。亦可煎汤熏洗，或用鲜品捣烂，敷于患处。治龋齿牙痛，除内服外，尤可煎水含嗽。近年来，本品亦常用以缓解癌肿及手术后疼痛，多制成注射剂使用。

(2)**用于小便不利，泄泻，痢疾**。徐长卿能除湿利水，治小便不利，可与赤苓、车前子等同用；若湿热下注，小便淋沥，可与茅根、木通、冬葵了等同用，以清热利尿通淋。现有用本品治痢疾，泄泻，常单味煎服，亦取其除湿、行气止痛之功；若湿热盛者，可配黄连、木香、黄芩等，以清湿热，而行气滞。

(3)**用于湿疹，风痒，顽癣**。徐长卿能祛风止痒，善治风淫湿侵所致的瘙痒性皮肤病，可单味内服，或煎汤外洗，亦可配伍利湿祛风之品苦参、地肤子、白鲜皮等同用。

(4)**用于毒蛇咬伤**。可配合半边莲、七叶一枝花，以解毒消肿。

(5)**治疟疾**。疟发前数小时煎服。

(6)**镇静醒神和胃作用**。可用治晕车、晕船之头晕、恶心之症。

【用量用法】 内服：煎汤，3～10g，不宜久煎；研末，1～3g，或入丸剂，或浸酒。

【使用注意】 体弱者慎服。

【附方】 (1)**治风湿痛**：(徐长卿)根24～30g，猪赤肉120g，老酒60g。酌加水煎成半碗，饭前服，日2次。--《福建民间草药》

(2)**治慢性腰痛**：徐长卿、虎杖各9g，红四块瓦5g，研末。每次0.6～1g，每日2～3次，温开水吞服。--《湖北中草药志》

(3)**治寒气腹痛**：徐长卿9g，小茴香6g，煎服。

(4)**治外伤肿痛**：鲜徐长卿根、生栀子等量，同捣烂外敷；另用徐长卿9g，煎水，服时兑黄酒适量。(3～4方均出自《安徽中草药》)

(5)**治血虚经闭**：对叶莲6～9g，煨甜酒内服或炖肉吃；或研末吞服3g。

(6)**治月经过多**：对叶莲6g，马蹄草6g，月月红6g，朱砂莲6g，海螵蛸3g，共为末，每用酒吞服3g。

(7)**治肺热，盗汗，咳嗽**：对叶莲6g，鹿含草6g，研成细末，混合成散剂，兑汽水或蒸肉，一次服用，连用3剂。(5～7方均出自《贵阳民间药草》)

(8)**治精神分裂症(啼哭、悲伤、恍惚)**：徐长卿15g，泡水当茶饮。--《吉林中草药》

(9)**治小儿高热抽搐**：徐长卿根9g，钩藤4g，煎服。

(10)**治肾盂肾炎**：徐长卿、旱莲草、蔚蓄各15g，石菖蒲、海金砂各9g，煎服。(9～10方均出自《安徽中草药》)

(11)**治皮肤瘙痒**：徐长卿适量，煎水洗。--《吉林中草药》

(12)**治腿肚生疮**：(徐长卿)全草捣烂敷。--《湖南药物志》

(13)**治带状疱疹，接触性皮炎，顽固性荨麻疹，风湿性皮炎**：徐长卿6～12g，水煎服，并煎汤洗患处。--《湖北中草药志》

(14)**治结膜炎**：鲜徐长卿适量，切碎，调入鸡蛋内，以麻油煎熟食之。--《安徽中草药》

(15)**治支气管哮喘**：徐长卿9g，水煎服。--《青岛中草药手册》

(16)**治痢疾，肠炎**：痢止草3～6g，水煎服，每日1剂。--《全编·传染病》

(17)**治蛇伤，虫螫**：取(徐长卿)15g，酌加水煎成半碗温服；渣捣烂敷伤口周围。--《福建民间草药》

(18)**治疗神经衰弱**：用徐长卿全草分别制成散剂、丸剂(蜜丸)和胶囊。散剂每次10～15g，每日2次；丸剂(每丸含生药5g)，每次2丸，每日2次；胶囊，每个0.5g，每服10个，每日2次，约20d为1疗程。头痛、失眠、健忘、易疲乏、焦虑，上述五项具备任何三项者诊为神经衰弱。共治疗300例，经2-3个疗程治疗后，头痛(274例)有效率为94 1%，失眠(290例)有效率为95.5%，焦虑(251例)有效率为95.21%，健忘(243例)有效率为93%，心悸(232例)有效率为95.2%。--《中医杂志》毕谦，等，1983，(10)：38

(19)**治疗腱鞘囊肿**：徐长卿全草(干品)200g，浸入50%乙醇500ml，10天后即可使用。局部常规消毒，用不锈钢针穿刺囊肿如梅花样，力求把囊肿刺透，接着将徐长卿酊剂棉球湿敷，加盖敷料并用胶布固定，干燥后再加入药液，经常使棉球保持湿度，隔日针刺囊肿1次，依上法湿敷药棉，7天之内囊肿即可完全消失，皮肤不留任何痕迹。共治疗35例，均全部治愈，7个月后追访仅发现1例复发。--《广西中医药》黄辉然，1987，6(10)：255

(20)**治疗慢性胃窦炎**：用徐长卿注射液(每2ml含相当生药4g)穴位注射，每次4ml，每穴2ml，选取与疾病所在部位相对应经络穴位，按左足三里、右胆囊穴；右足三里、左胆囊穴，两组交替使用，每周注射3次，10次为1疗程，1疗程后休息1星期，观察3个疗程。共治40例，单纯型慢性胃窦炎21例，其中显效6例，好转12例，无效3例；伴有型慢性胃窦炎19例，显效13例，好转6例。两型总有效率为92.5%。--《中医杂志》徐明光，1980，(5)：50

(21)**治疗银屑病**：徐长卿根制成注射液(每1ml含生药结晶40mg)，每次4ml肌注，每日2次，皮损轻者20天为1疗程，重者40天为1疗程，一般不超2个疗程。共治150例，治愈73例，显效27例，好转28例，无效22例。治愈率48.7%，总有效率85.7%。--《江苏中医杂志》周立新，1985，(5)：7

(22)**治疗慢性化脓性中耳炎**：成人每次用徐长卿注射液2支(每支2ml含生药4g)，儿童酌减，每星期注射3次，10次为1疗程，一侧患者，注射同侧肩髃穴；双侧患者注射两侧肩髃穴。治疗期间，除部分病例同时用3%过氧化氢溶液滴洗耳腔外，停用其他药物。2月后复查1次，68例经1疗程治疗后，耳腔内干燥无脓者29例(占42.7%)，基本干燥或有不同程度好转者33例(占48.5%)，无效者6例(占8.8%)。除1例患者注射穴位局部出现脱皮外，无其他不良反应。--《上海医学》马瑞寅，1978，(9)：80

地梢瓜

【别名】 地梢瓜《救荒本草》，女青《新修本草》，山角、地瓜儿《植物名汇》，羊不奶果、小丝瓜、浮瓢棵《河南中草药手册》，老瓜瓢、沙奶奶、马奶奶《内蒙古中草药》，沙奶草、细叶牛皮消、雀瓜、罗汉草《沙漠地区药用植物》，地瓜子(内蒙古、新疆)，地葛(东北)，地瓜瓢(吉林)，盘龙草(辽宁)，牛梢瓜、羊奶草(陕西)，羊巴奶(安徽)。

【来源】 为萝藦科植物地梢瓜 *Cynanchum thesioides* (Freyn) K.Schum 的全草。

【植物形态】 地梢瓜 又名地梢花《江苏南部种子植物手册》，砂奶奶、列骨瓢《指示植物》，细叶白前《中药大辞典》。多年生直立草本，高 20～40cm，全株密被灰黄色短柔毛。茎圆柱形，多分枝。叶对生，线形或线状披针形，长 3～7.5cm，宽 2～5mm，先端尖，全缘，叶缘稍反卷，基部楔形，上面绿色，下面淡绿色，叶下面中脉隆起，两面密被灰黄色短柔毛；有短柄。伞状聚伞花序腋生，总花梗长 2～5mm；花萼 5 深裂，裂片披针形，外面被柔毛；花冠钟形，黄白或绿白色，5 深裂，裂片长圆状披针形；副花冠杯状，5 裂，裂片三角状披针形，长于合蕊柱；花粉块每室 1 个，下垂。蓇葖果纺锤形，长 3～6.5cm，直径 1～1.5cm，表面有细纵纹，被灰黄色柔毛；种子扁平，暗褐色，长达 8mm，种毛白色绢质，长达 2cm。花期 5～8 月，果期 8～10 月。见（图 659）

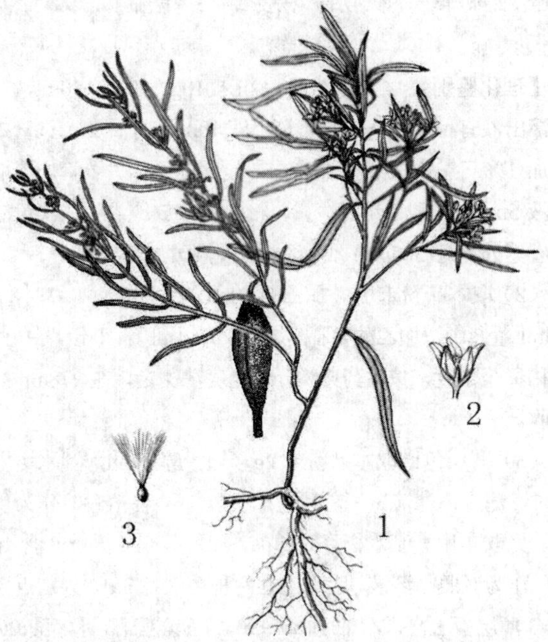

（图 659）**地梢瓜**

1.植株（示蓇葖果） 2.花 3.种子

【生长分布】 地梢瓜生于荒地、田边、山坡、沙丘或干旱山谷、河沟岸等处。邹平各地均有分布。

【采收加工】 夏、秋季采收，洗净，晒干。

【性状鉴别】 全草长 15～30cm，常弯曲，地上部分被短柔毛。根细长，褐色，有长根。茎不缠绕，多自基部分枝，圆柱形，具纵皱；体轻，质脆，易折断。叶对生，多破碎或脱落，完整者展平后呈条形，长 3～5cm，宽 2～5cm，全缘。花小，黄白色。蓇葖果纺锤形，表面具纵皱纹。气微，味涩。

【主含成分】 全草含 β-谷甾醇(*β-sitosterol*)，胡萝卜甙(*daucosterol*)，阿魏酸(*ferulic acid*)，琥珀酸(*succinic acid*)，蔗糖(*sucrose*)，槲皮素(*quercetin*)，1，3-O-二甲基-肌醇(*1，3-O-dimethyl-myo-inosit-1*)；β-香树脂醇乙酸酯(*β-amyrin acetate*)，羽扇豆醇乙酸酯(*lupeol acetate*)，α 香树脂醇正辛烷酸酯(*α-amyrin caprylate*)，1，3-二棕榈酰-2-山梨酰甘油(glyceride-1，3 dipalmito-2-sorbate)，柽柳素(tamarixetin)，柽柳素-3-O-β-D-半乳糖甙(*tamarixetin–3-O-β-D-galactopyranoside*)，地梢瓜甙(*thesioideoside*)。

【药理】 本品提取物于体内、体外都有一定的抗病毒作用。

【性味归经】 味甘，性凉。

【功用主治】 清虚火，益气，生津，下乳。主治虚火上炎，咽喉疼痛；气阴不足，神疲健忘，虚烦口渴，头昏失眠；产后体虚，乳汁不足。

《内蒙古中草药》："清热降炎，消炎止痛，通乳。主治乳汁不通，咽喉痛。"

《青岛中草药手册》："主治气血亏虚，脑神经衰弱，咽喉肿痛。"

《全国中草药汇编》："益气，通乳。主治体虚乳汁不下，外用治瘊子。"

【用量用法】 内服：煎汤，15～30g。

【附方】 （1）**治脑神经衰弱**：地梢瓜全草 500g，水煎取汁，用药汁打鸡蛋(2 个)茶喝。日服 2 次。

（2）**治气血亏虚**：地梢瓜全草 30g，土黄芪 60g，水煎服。

（3）**治咽喉痛**：地梢瓜 30g(全草 60g)，水煎服。或鲜果嚼服。（1～3 方均出自《河南中草药手册》）

香加皮

【别名】 香加皮《四川中药志》，五加皮、北五加皮、杠柳皮《科学的民间药草》，臭五加《山东中药》，山五加皮《山西中药志》，香五加皮《四川中药志》。

【名释】 本品常充当五加皮使用，故得诸"五加"之名。香气浓郁奇特，久嗅令人头晕，因人喜恶，而有"香"、"臭"之称。叶似柳叶，果实似豇豆，从木，故名杠柳。

【来源】 为萝藦科植物杠柳 *Periploca sepium* Bunge 的根皮。

【植物形态】 杠柳 又名木羊角科、羊桃、小桃花《救荒本草》，羊角条(河北、河南)，羊角桃(山西)，羊角梢、立柳、阴柳、钻墙柳(江苏)。落叶蔓性灌木，长达 1.5m。具乳汁，除花外全株无毛。叶对生，有的三叶轮生；叶柄长约 3mm；叶片膜质，卵状长圆形，长 5～9cm，宽 1.5～2.5cm，先端渐尖，基部楔形；侧脉多数。聚伞花序腋生，有花数朵；花萼 5 深裂，裂片先端钝，花萼内面基部有 10 个小腺体；花冠紫红色，花张开直径 1.5～2cm，花冠裂片 5，中间加厚呈纺锤形，反折，内面被长柔毛；副花冠环状，10 裂，其中 5 裂片丝状伸长，被柔毛；雄花着生于副花冠内面，花药包围着柱头；心皮离生；花粉颗粒状，藏在直立匙形的载粉器内。蓇葖果双生，圆柱状，长 7～12cm，直径约 5mm，具纵条纹。种子长圆形，先端具长约 3cm 的白色绢质种毛。花期 5～6 月，果期 7～9 月。见下(图 660)

【生长分布】 生于低山丘的林缘、沟坡、河边沙质地或地埂等处。邹平南部山区有分布。

【采收加工】 夏、秋季挖取全根，除去须根，洗净，用木棒轻轻敲打，剥下根皮，晒干或炕干。10 年以上根皮产量质量较好。

【栽培要点】 **生物学特性** 对气候选择不严，宜在山坡或河边向阳处栽种。土壤以深厚、肥沃、排水良好的黄色夹沙土较好。

栽培技术 用种子、分株和根插繁殖，以分株和根插繁殖为主。分株繁殖：

在冬季落叶后或早春发芽前，把老株旁长出的分蘖苗挖起，剪去过长须根和部分枝干，按行株距各约 1.7m 开窝，每窝栽苗 1 株，盖土踩紧。根插繁殖：在冬、春季把老根挖起，切成 20cm 左右长的插条，开窝扦插，每窝 2 根。

田间管理 栽后 1～2 年内，在春、夏、冬季各松窝、除草 1 次，并追施人畜粪水 2 次，在春、冬两季松窝后进行。

病虫害防治 虫害有蚜虫等，可用敌百虫防治。

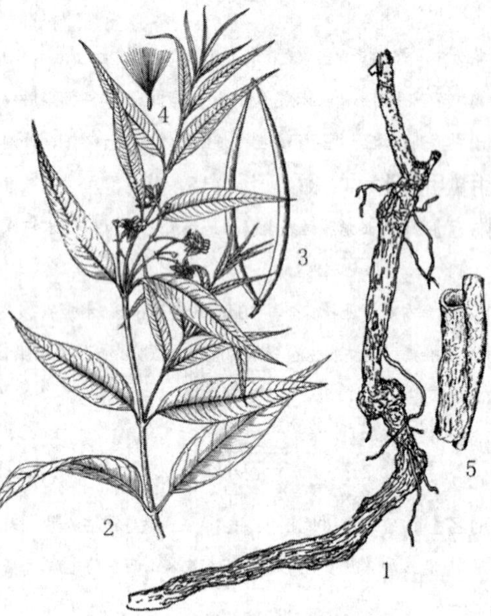

（图 660）**杠柳**

1.根 2.花枝 3.果实 4.种子 5.根皮

【性状鉴别】根皮呈卷筒状或槽状，少数呈不规则块片状，长 3～12cm，直径 0.7～2cm，厚 2～5mm。外表面灰棕色至黄棕色，粗糙，有横向皮孔，栓皮常呈鳞片状剥落，露出灰白色皮部；内表面淡黄色至灰黄色，稍平滑，有细纵纹。体轻，质脆，易折断，断面黄白色，不整齐。有特异香气，味苦。

【显微鉴别】 （1）根皮横切面：木栓层为 10～30 列细胞；栓内层宽厚，细胞多切向延长，薄壁细胞中含草酸钙方（棱）晶；有石细胞及乳汁管；射线宽 1～5 列细胞；韧皮部乳汁管较多，切向延长椭圆形，长至 80μm，直径 35μm。见下（图 661）

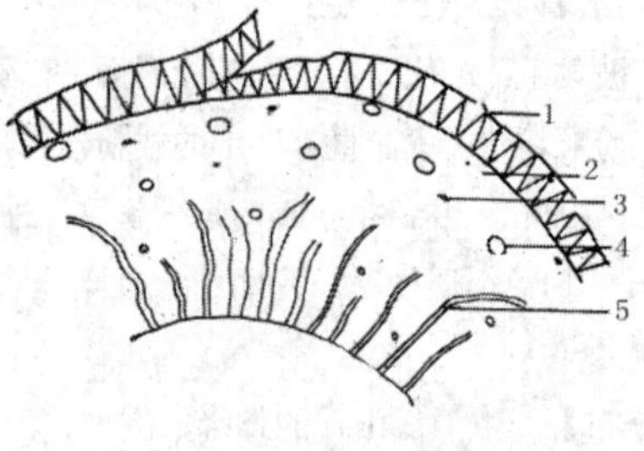

（图 661）**香加皮横切面简图**

1.木栓层 2.栓内层 3.石细胞 4.乳汁管 5.射线

（2）粉末特征：淡棕色。石细胞淡黄色或棕色，长方形、类多角形或长条形，直径 24～70μm，壁厚至 28μm，孔沟短或偶有不明显；乳汁管直径 30～72μm，内含无色油滴状物；草酸钙方晶多存在于薄壁细胞中，直径 5～20μm，有的一个细胞含数个结晶；含晶细胞纵向连接。结晶排列成行；分泌细胞形大，呈椭圆形，直径 36～130μm，长约至 306μm，壁非木化，胞腔内偶见油滴状分泌物；木栓细胞壁薄，平直或微波状弯曲，黄棕色；淀粉粒直径 3～11μm，脐点点状；复粒由 2～7 个分粒组成；韧皮薄壁细胞长梭形，有的端壁连珠状增厚，部分表面可见网状微细纹理。见(图 662)

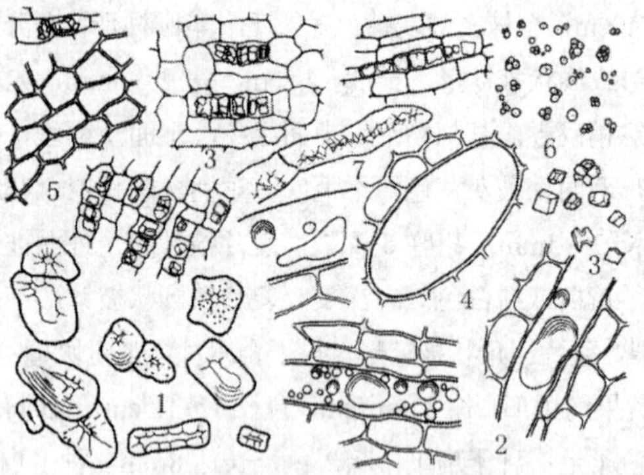

（图 662）**杠柳（根皮）粉末特征**

1.石细胞 2.乳汁管 3.草酸钙方晶 4.分泌细胞 5.木栓细胞 6.淀粉粒 7.韧皮薄壁细胞

【理化鉴别】 （1）取本品粉末 10g，加水 150ml，加热蒸馏，馏出液有特异香气，收集馏出液 10ml，分置 2 个试管中。一管内加 1%三氯化铁溶液 1 滴，即显红棕色。另一管加硫酸肼饱和溶液 5ml 与醋酸钠结晶少量，稍加热，放冷，生成淡黄绿色沉淀，置紫外光灯(365nm)下观察，显强烈黄色荧光。

（2）取本品粉末 1g，加乙醇 10ml，加热回流 1 小时，滤过，置 25ml 量瓶中，加乙醇稀释至刻度。取 1ml 置 20m1 置瓶中，加乙醇稀释至刻度，按《药典》分光光度法测定，在 278nm 处有最大吸收。

（3）薄层色谱取本品粉末 2g，加甲醇 30ml，置水浴上回流 1 小时，滤过，滤液蒸干，残渣加甲醇 2ml 使溶解，作为供试品溶液。另取 4-甲氧基水杨醛对照品，加甲醇制成每 1ml 含 1mg 的溶液，作为对照品溶液。吸取上述两种溶液各 2μl，分别点于同一硅胶 G 薄层板上，以石油醚(60～90℃)-醋酸乙酯-冰醋酸(20：3：0.5)展开，取出，晾干，喷以二硝基苯肼试液。供试品色谱中，在与对照品色谱相应的位置上，显相同颜色的斑点。

【含量】 《中华人民共和国药典》2005 年版本品项下含量测定法，本品于 60℃干燥 4h，含 4-甲氧基水杨醛($C_8H_8O_3$)不得少于 0.20%。

【主含成分】 根皮含甾类糖甙：杠柳毒甙(*periplocin*)即北五加皮甙(*periploeoside*)G、K、H_1、H_2、A、B、C、D、E、L、M、N、J、K、F、O，杠柳甙(*periploside*)A、B、C，杠柳加拿大麻糖甙(*periplocymarin*)，β-谷甾醇-β-D-葡萄糖甙(*β-sitosteryl-β-D-glucoside*)；游离孕烯醇类化合物：5-孕甾烯-3β，20(R)-二醇-3 单乙酸酯[*5-pregnene-3β，20(R)-diol-3-monoaeetate*]，21-O-甲基-5-孕甾烯-3β，14β，17β，20，21-五醇(*21-O-methyl-5-pregnene-3β，14β，17β，20，21-pento1*)，21-O-甲基-5，14-孕甾二烯-3β，17β，20，21-四醇(*21-O-methyl-5，14-pregnadiene-3β，17β，20，21-tetro1*)，21-O-甲基-5-孕甾烯-3β，14β，17β，21-四醇-20-酮(*21-O-methyl-5-pregnene-3β，14β，17β，21-tetrol-20-one*)，昔斯马洛甙元(*xysmalogenin*)及夹竹桃烯酮(*neridienone*)A，还含北五加皮寡糖(*periplocae oligosaecharide*)C_1、D_2、F_1、F_2，4-甲氧基水杨醛

(4-methoXysalicylaldehyde)及β-谷甾醇(β-sitostero1)。

【药理】 （1）**强心、升压作用** 香加皮含多量强心甙，北五加皮甙具有显著的强心作用，主要强心成分为杠柳甙。实验表明香加皮醇提取物对离体蟾蜍心脏及在位蛙心均有剂量依赖性强心作用，但剂量过大则可使心脏停搏于收缩期，对衰竭心脏强心作用更为显著。粗提取物的猫单位为 0.176g 原生药，其氯仿乙醇提取物对猫的致死量为 1.6mg/kg。杠柳甙的猫单位为 0.121mg。杠柳甙甙元与毒毛花苷甙元结构颇相似，因而杠柳甙具有与毒毛花苷相类似的作用特点，表现为作用产生迅速，持续时间短(约 1d)，无蓄积作用，能增加肺循环等。杠柳甙强心作用机制也在于其对心肌细胞膜 Na^+-K^+-ATP 酶的抑制，对 Mg^{2+}-ATP 酶抑制作用弱。杠柳甙脱去一分子葡萄糖成为杠柳加拿大麻糖甙(萝藦苦甙)，也具有相同特点的强心作用，其效价为每克 2703 猫单位，消除速率每小时为 0.0136～0.0157mg/kg。此外，香加皮醇提取物对兔和猫都有升压作用。

（2）**对中枢神经系统的作用** 香加皮的氯仿-乙醇提取物对小鼠无镇静作用。香加皮水蒸气蒸馏所得“杠柳脑”皮下注射则引起小鼠兴奋，对声、光等刺激的反应性增强。香加皮的多种制剂均不能对抗巴比妥的中枢抑制作用。杠柳脑、香加皮酊及香加皮蒸出液均可缩短蟾蜍脊髓反射的潜伏期。

（3）**增强呼吸系统功能的作用** 杠柳甙对呼吸有轻度兴奋作用，可使动脉血的氧合血红蛋白含量升高，氧合血红蛋白的动-静脉差值增大，并促进脑组织对氧的摄取，提高骨骼肌内的氧张力。

（4）**抗癌作用** 香加皮氯仿-甲醇(10: 1)组分对肉瘤 S_{180} 细胞有抑制作用，有效组分为甙类。

（5）**其他作用** 杠柳甙有抗胆碱酯酶作用，并因此而能增强大鼠、豚鼠和猫对乙酰胆碱的敏感性。杠柳甙还有抗放射作用，能使微波照射小鼠的生命延长 1.46 倍。此外，香加皮还有较强的杀虫作用，1: 50浸液对 28 星瓢虫有胃毒作用，杀虫率达 88%，1: 10浸液可使豆蚜、烟草蚜 100%杀灭。

（6）**毒性** 香加皮有较强毒性，较小剂量注射即可引起蟾蜍、小鼠死亡；兔、犬静注可使血压先升后降，呼吸麻痹而于数分钟内死亡；香加皮制剂 1g/kg 给猫灌服即可致死。北五加皮粗甙家鸽最小致死量为 2.62±0.11mg/kg。临床报道，服用北五加皮后致中毒者并不少见，主要表现为严重心律失常。说明北五加皮其毒性反应与洋地黄类药物相似，胃肠道反应如恶心呕吐是过量早期表现。

【性味归经】 味苦、辛，性微温，有毒；归肝、肾、心经。

【功用主治】 祛风湿，利水消肿，强心。主治风湿痹痛，水肿，小便不利，心力衰竭。

《四川中药志》(1960 年版)：“强心镇痛，除风湿。治风寒湿痹，脚膝拘挛及筋骨疼痛，少量能强心。”

《中国药用植物图鉴》：“浸酒作为强心剂。”

《陕甘宁青中草药选》：“祛风湿，壮筋骨，强腰膝。”

《上海常用中草药》：“强筋通络。”

《青岛中草药手册》：“主治阴囊水肿，皮肤、阴部湿痒。”

【临床应用】 （1）**用于风湿痹痛**。香加皮辛散苦燥，能祛风胜湿，是治风湿痹证常用之药，常与桂枝、独活等同用，以祛风湿，温经脉而止痛。若痹证日久，筋脉拘挛，可与白芍、木瓜、牛膝等同用，养血舒筋，蠲痹止痛。

（2）**用于水肿，小便不利**。香加皮有利水之功，凡水肿、小便不利者常与茯苓皮、大腹皮、赤小豆等同用，以利水消肿。本品有强心作用，对心力衰竭之心慌、气短、脚肿，有一定的疗效。

（3）**治阴囊水肿，皮肤、阴部瘙痒**。可用香加皮内服：煎汤并外洗。

【用量用法】 内服：煎汤，4.5～9g，或浸酒，或入丸、散。外用：煎水外洗，适量。

【使用注意】 本品有毒，不可作五加科植物五加皮的代用品，亦不宜过量或持续长期服用。

《四川中药志》1960 年版：“血热，肝阳上亢者忌用。”

【附方】 （1）**治风湿性关节炎，关节拘挛疼痛**：穿山龙、白藓皮、五加皮各 15g。用白酒泡 24h，每日服 10ml。

（2）**治水肿，小便不利**：五加皮、陈皮、生姜皮、茯苓皮、大肤皮各 9g，水煎服。(1～2 方均出自《陕甘宁青中草药选》)

（3）**治阴囊水肿**：五加皮 9g，仙人头 30g，煎服。--《山东中草药手册》

（4）**治皮肤、阴部湿痒**：五加皮适量，煎汤外洗。--《青岛中草药手册》

（5）**治疗慢性充血性心力衰竭**：北五加皮粗甙提取物(强心甙总甙相对含量为 11.2%)制成片剂或装胶囊，每片(粒)10mg。每次口服 20mg，每日 3～4 次，服 2～3 天后改用维持量，每日 20～40mg。共治 21 例(风湿性心脏病 12 例，高血压性心脏病 8 例，先天性心脏病 1 例)，其中心力衰竭Ⅰ度 2 例，Ⅱ度 12 例，Ⅲ度 7 例。合并有心房颤动 14 例。结果显效(心力衰竭控制，恢复正常，或心力衰竭减轻Ⅰ度以上者)12 例，有效(心力衰竭基本控制或减轻)9 例。服药过程中，部分病例有轻度恶心，呕吐，腹泻。--《新医药杂志》中医研究院西苑医院，1974，(8)：37

白薇

【别名】 白微《本草经集注》，薇、春草《尔雅,，芒草《尔雅》(郭璞注)，白幕、薇草、骨美《别录》，龙胆白薇《药材资料汇编》，山烟根子，拉瓜瓢，白马薇，巴子根，老君须，老虎瓢根，婆婆针线包，东白微。

【来源】 为萝藦科植物白薇 *Cynanchum atratum* Bge.的干燥根及根茎。

另：萝藦科植物蔓生白薇 *Cynanchum versicolor* Bge.的根及根茎也作白薇入药。多分布于东北。

【植物形态】 白微 又名直立白薇。多年生草本，高 40～70cm。植物体具白色乳汁。根茎短，簇生多数细长的条状根，根长达 20cm 以上，直径 2～3mm,外皮土黄色。茎直立，绿色， 圆柱形，通常不分枝，密被灰白色短柔毛。叶对生；具短柄；叶片卵形，或卵状长圆形，长约 5～10cm，宽约 3～7cm，先端短渐尖，基部圆形，全缘，两面均被白色绒毛，尤以叶背及脉上为密；侧脉 6～7 对。花多数，在茎梢叶腋密集成伞形聚伞花序；无总花梗，花深紫色，直径约 10mm；花萼绿色，5 深外面有绒毛，内面基部有小腺体 5 个。花冠幅状，5 深裂，外面有短柔毛，并具缘毛；副花冠 5 裂，裂片盾状圆形，与合蕊柱等长；花药先端具一圆形的膜片；花粉块每室 1 个，下垂，长圆状膨大；柱头扁平。蓇葖果单生，长 5～9cm，直径 5～15mm，先端渐尖，基部钝形，中间膨大。种子多数，卵圆形，有狭翼，长约 4mm；种毛白色，长约 3cm。花期 5～7 月，果期 8～10 月。见下（图 663）

【生长分布】 生于山地灌木丛中。邹平南部山区有分布。

【采收加工】 早春、晚秋均可采收。以秋季采收为佳。采掘后，除去地上部分，洗净，晒干。

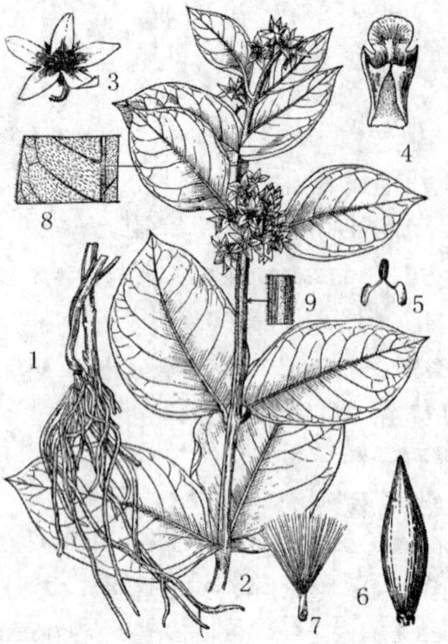

（图 663）白薇

1.根部 2.花枝 3.花 4.雌蕊 5.花粉器 6.果实 7.种子 8.叶背放大 9.茎放大

【性状鉴别】 根茎多弯曲，粗短，有结节，直径 0.5～1.2cm；顶端有数个圆形凹陷茎痕，或有短茎基，下方及两侧簇生多数须根。根圆柱形，略弯，形似马尾，长 5～25cm,直径 1～2mm；表面黄棕色至棕色，具细纵皱纹或平滑，质脆，昀折断，断面平坦；皮部发达，黄白色至淡黄棕色；木部小，黄色。气微，味微苦。

【显微鉴别】 （1）根横切面：表皮 1 列细胞。皮层宽阔，薄壁细胞含淀粉粒及草酸钙簇晶。内皮层细胞壁厚。中柱鞘为 1～2 列薄壁细胞。韧皮部狭窄，形成层明显；木质部导管、木纤维及木薄壁细胞均木化）

（2）根茎横切面：表皮细胞径向延长。皮层有乳汁管，有时可见石细胞。维管束双韧型。髓部有石细胞散在。本品薄壁细胞含淀粉粒及草酸钙簇晶。

【理化鉴别】 取本品在荧光灯下观察，外表显褐紫色荧光，断面皮部显蓝色荧光。

【主含成分】 根含直立白薇甙(*cynatratoside*)、白前甙(*glaucoside*)、白前甙元(*glaucogenin*)和直立白微新甙(atratoside)。

【药理】 白薇油能直接加强心肌收缩，同时有解毒、利尿作用。对心脏的作用白薇甙能使心肌收缩作用增强，心率变慢，可用于治疗充血性心力衰竭。抗菌作用本品还有对肺炎球菌有抑制作用。

【性味归经】 味苦、咸，性寒。归肺、胃、肝三经。

【功用主治】 清热益阴，利尿通淋，解毒疗疮。主治温热，身热斑疹，热骨蒸，肺热咳嗽，产后虚烦，热淋，血淋，咽喉肿痛，疮痈肿毒，毒蛇咬伤。

《本经》：“主暴中风，身热肢满，忽忽不知人，狂惑邪气，寒热酸疼，温疟洗洗，发作有时。”《别录》：“疗伤中淋露。下水气，利阴气，益精，久服利人。”

陶弘景：“疗惊邪，风狂，痓病。”

《纲目》：“治风温灼热多眠，及热淋，遗尿，金疮出血。”

《本草述》：“主治患痰虚烦。”

《要药分剂》：“清虚火，除血热。”

《现代实用中药》：“治卒中患者之四肢浮肿，又用于急性热病中末期之灼热及衰弱病之消耗热，肺结核之骨蒸潮热等，有清凉性滋养之效；又用于小溲赤涩，肺热咳嗽等证。”

《民间常用草药汇编》：“清肺热。治吐血及老年咳嗽。”

《南方主要有毒植物》：“治肾炎、肺结核、尿路感染、水肿等。”

【用量用法】 内服：煎汤，5～15g，或入丸、散

【使用注意】 《本草经集注》：“恶黄芪、大黄、大戟、干姜、干漆、大枣、山茱萸。”

《本草经疏》：“凡伤寒及天行热病，或汗多亡阳过甚，或内虚不思食，食亦不消，或下后内虚，腹中觉冷，或因下过甚，泄泻不止，皆不可服。”

《本草从新》：“血热相宜，血虚则忌。”

【附方】 （1）**治体虚低烧，夜眠出汗**：白薇、地骨皮各四钱，水煎服。--《河北中药手册》

（2）**治肺结核潮热**：白薇三钱，葎草果实三钱，地骨皮四钱，水煎服。

（3）**治尿道感染**：白薇五钱，车前草一两，水煎服。2～3 方均出自《常用中草药》（南京）

（4）**治妇人乳中虚，烦乱呕逆**：生竹茹二分，石膏二分，桂枝一分，甘草七分，白薇一分。上五味末之，枣肉和丸弹子大。以饮服一丸，日三夜二服。有热者倍白薇，烦喘者加柏实一分。--《金匮要略》

（5）**治郁冒血厥，居常无苦，忽然如死，身不动，默默不知人，目闭不能开，口噤不能语，又或似有知，而恶闻人声，或但如眩冒，移时乃寤**：白薇一两，当归一两，人参半两。上为散，每服五钱，水二盏，煎至一盏，去滓，温服。--《全生指迷方》

（6）**治妇人遗尿，不知出时**：白薇、芍药各一两。上二味，治下筛。酒服方寸匕，日三。--《千金方》

（7）**治火眼**：白薇一两，水煎服。--《湖南药物志》

（8）**治肺实鼻塞，不知香臭**：百部二两，款冬花、贝母（去心）、白薇各一两。上为散，每服一钱，米饮调下。--《普济方》

（9）**治金疮血不止**：白薇末贴之。--《儒门事亲》

（10）**治瘰疬**：鲜白薇、鲜天冬各等分，捣绒敷患处。--《贵州草药》

（11）**治风湿关节痛**：白薇、臭山羊、大鹅儿肠根各五钱，泡酒服。--《贵州草药》

四叶葎

【别名】 四叶葎《中药大辞典》，苯拉拉藤《广西药用植物名录》，四叶草、四方草、冷水丹、风车草《江西草药》，四角金《中药大辞典》，地胡椒、四倍叶、娘饭团《浙江药用植物志》，四叶拉拉藤《广西植物名录》，小锯子草、四棱香草《抗癌中草药》，四叶蛇舌草、蛇舌癀、天良草(福建)。

【来源】 为茜草科植物四叶葎 *Galium bungei* Steud.的全草。

【植物形态】 多年生丛生近直立草本，高 30～50cm。根红色。茎细长，有四棱，通常无毛或节上被微毛。叶 4 片轮生；近无柄；叶片卵状长圆形或披针状长圆形，长 0.8～2.5cm，宽 3～6mm，先端尖或钝尖，基部楔形，全缘，两面中脉及边缘疏生短刺状毛。花小，十数朵组成聚伞花序顶生或腋生；花黄绿色；花

萼4裂；花冠辐状，径1～2mm；雄蕊4，外伸；子房下位，2室，花柱2枚，基部连合，柱头头状。双悬果扁球形，直径2mm，具鳞片状短毛；种子1颗。花、果期5～7月。见（图664）

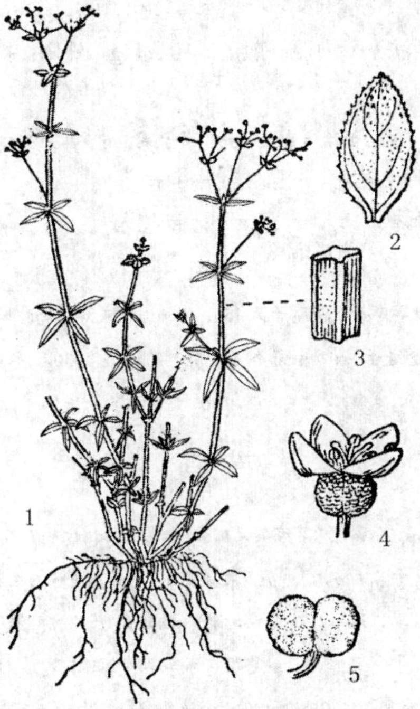

（图664）**四叶葎**

1.植株 2.叶 3.茎放大 4.花 5.果实

【生长分布】 生于山区、丘陵之水沟边及林下阴湿处。邹平南部山区常见。

【采收加工】 夏季花期采收，鲜用或晒干。

【性味归经】 味甘、苦，性平。

【功用主治】 清热解毒，利尿消肿。主治尿道感染，痢疾，咳血，妇女赤白带下，小儿疳积，痈肿疔毒，跌打损伤，毒蛇咬伤。

《江西草药》："清热解毒，消肿止痛，通利小便。主治痢疾，热淋，赤白带，咳血，跌打损伤，蛇头疔。"

《四川常用中草药》："舒筋，活血。治跌打损伤，骨折，红肿疼痛，劳伤吐血等症。"

《安徽中草药》："利湿消肿，止血。主痈肿疔疖，尿路感染，咯血。"

《福建药物志》："消肿解毒。主治肺炎，食管炎，尿道炎，毒蛇咬伤。"

【用量用法】 内服：煎汤，15～30g。外用：鲜品捣敷，适量。

【附方】 （1）**治尿路感染，赤白带下**：鲜四叶荐30g，煎服。--《中草药手册》(苏州医学院)

（2）**治痢疾**：四叶穕15～30g，水煎服，红糖为引，每日1剂。

（3）**治咳血**：鲜四叶律6g，洗净捣烂，冷开水送服。（2～3方均出自《江西草药》）

（4）**治食管炎**：四叶莛、狭叶韩信草、积雪草、酢浆草各15g，水煎服。--《福建药物志》

（5）**小儿疳积**：四叶律根30g，研成细粉，分成6包。取上药粉1包盛于碗内，用烧开的甜酒冲兑，加盖，候稍冷，连药粉于早晨空腹时服下，连服5包，第6包药粉用猪肝30g蒸服。一般服1个疗程而愈。--《全国中草药汇编》

（6）**治痈肿疔疖**：鲜四叶莛适量，加白酒少许，捣烂外敷。--《安徽中草药》

（7）**治跌打损伤**：四叶萑根30g，水煎，水酒兑服，每日1剂。

（8）**治蛇头疔**：鲜四叶穕适量，捣烂外敷。（7～8方均出自《江西草药》）

蓬子菜

【别名】 蓬子菜《救荒本草》，黄牛衣《江苏省植物药材志》，黄牛尾《江苏植物志》，铁尺草、月经草《四川常用中草药》，黄米花、柳夫绒蒿、疔毒蒿、鸡肠草《东北常用中药手册》，喇嘛黄《沙漠地区药用植物》，土茜草、白茜草(江苏)。

【来源】 为茜草科植物蓬子菜 *Galium verum* L.的全草。

【植物形态】 多年生直立草本。根茎粗短，根圆柱形，粗长而弯曲，稍木质。茎丛生，基部稍木质化，四棱形，幼时有柔毛。叶6～10片，轮生；无柄；叶片线形，长1～5cm，宽1～2mm，先端急尖，上面稍有光泽，仅下面沿中脉二侧被柔毛，边缘反卷。聚伞花序集成顶牛的网锥花序状，稍紧密；花序梗有灰白色细毛；花具短柄；萼筒全部与子房愈合，无毛；花冠辐状，淡黄色，花冠筒极短，裂片4，卵形，雄蕊4，伸出；子房2室，花柱2，柱头头状。双悬果2，扁球形，直径约1.8～2mm，无毛。花期6～7月，果期8～9月。见(图665)

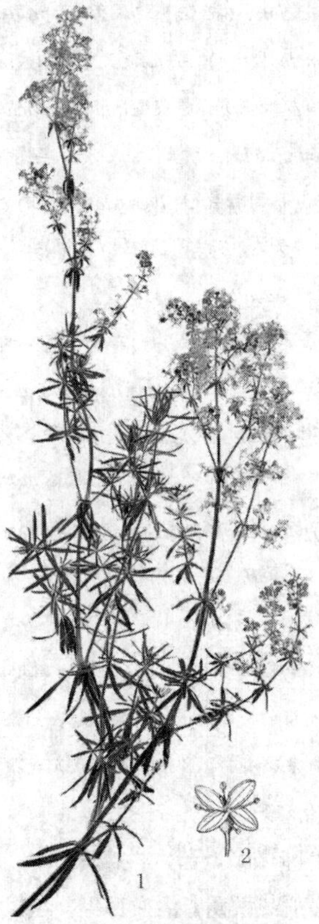

（图665）**蓬子菜**

1.植株 2.花

【生长分布】 生于山区、丘陵之山坡、路边杂草丛及梯田石缝间，邹平南部山区如雕窝峪、摩诃山有分布。

【采收加工】 夏、秋季采收，鲜用或晒干。

【性状鉴别】 根圆柱形，弯曲，主根不明显，支根多条丛生于根茎，长约 15cm，直径 0.2～0.5cm。表面灰褐色或浅棕褐色，有细皱纹，外皮剥落处显出橙黄色木部。质稍硬。断面类白色或灰黄色，用扩大镜观察可见多数小孔，并有同心排列橙黄色环纹。气微，味淡。见(图 666)

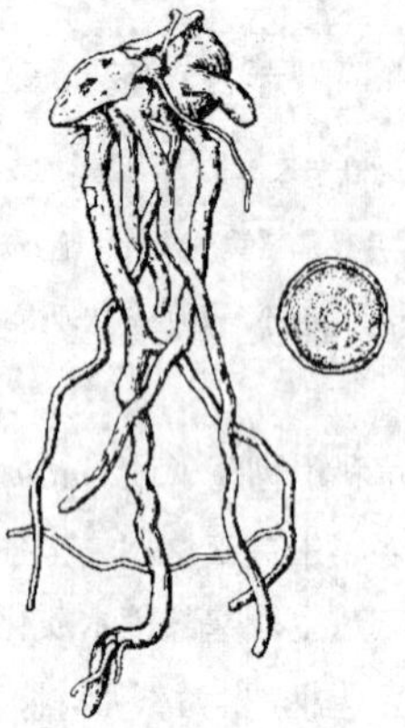

（图 666）**蓬子莱(根)外形**

【主含成分】 **根**：含甲基异茜草素樱草糖甙(*rubiadin primeveroside*)，蓬子菜根双糖甙(*galiosin*)即是紫茜素-3-羧酸樱草糖甙(*purpurin-3-carboxylic acid primeveroside*)，蓬子菜根甙(*galeide*)即是伪紫茜素葡萄糖甙(*pseudopurpurin glucoside*)。

地上部分：含环烯醚萜类成分：车叶草甙(*asperuloside*)，水晶兰甙(*monotropein*)，桃叶珊瑚甙(*aucubin*)，6-乙酰基鸡屎藤次甙(*6-acetylscandoside*)，鸡屎藤次甙甲醚(*scandoside methyl ether*)，去乙酰基交让木甙(*deacetvldaphvlloside*)，都桷子甙(*geniposide*)；有机酸成分：根皮酸(*phloretic acid*)，2-哌啶酸(*pipecolic acid*)，绿原酸(*chlorogenic acid*)；黄酮类成分：芸香甙(*rutin*)，喇叭茶甙(*palustroside*)，槲皮斋 3-葡萄糖甙(*3-glucosylquercetin*)，槲皮素-7-葡萄糖甙(*7-glucosylquercetin*)，槲皮素-3，7-二葡萄糖甙(*3，7-di91ucosylquercetin*)，木犀草素-7-葡萄糖甙(*7-glucosylluteolin*)。

开花期地上部分：含环烯醚萜类成分：车叶草甙，水晶兰甙，鸡屎藤次甙(*scandoside*)，去乙酰基车叶草甙酸(*deacetylasperulosidic acid*)，都桷子甙酸(*geniposidic acid*)，车叶草甙酸(*asperulosidic acid*)，交让木甙(*daphylloside*)，V_1 环烯醚萜(V_1 *iridoid*)，即 10-去乙酰基-10-对羟基苯丙酰基车叶草甙(*10-deacetyl-10-p-hydroxyphenylpropionyl asperuloside*)和 V_3 环烯醚萜(V_3 *iridoid*)，即 3，4-二氢车叶草甙(*3，4-dihydmasperuloSide*)。另含挥发油，内含甲基香草醛(*methylvanillin*)，向日葵素(*piperonal*)。

【药理】 全草有利胆作用，其有效成分车叶草甙具有缓泻及降压作用。对蓬子菜采用不同溶媒所得的提取物进行抑菌试验，结果表明：以水提取法抑菌效果为最强，水提醇沉法略有抑菌作用，醇提法则无抑菌作用。其新鲜植物的液汁或煎剂，外用可治皮疹

【性味归经】 味微辛、苦，性微寒。

【功用主治】 清热解毒，活血通经，祛风止痒。主治肝炎，腹水，咽喉肿痛，疮疖肿毒，跌打损伤，妇女经闭，带下，毒蛇咬伤，荨麻疹，稻田皮炎。

《东北常用中草药手册》：“消肿祛瘀，解毒止痒。主治急性荨麻疹，疮疖疔毒。”

《吉林中草药》：“活血通经，解毒，利尿。治痈肿疔疮，跌打损伤，经闭，崩漏，带下，黄疸，蛇咬伤。”

《四川常用中草药》：“清热，解毒，行血，散瘀。治喉痹肿痛，跌打损伤，骨折，妇女血气痛，蛇咬伤等症。”

《内蒙古中草药》：“利尿，通经。主治经闭，腹水。”

【用量用法】 内服：煎汤，10～15g。外用：捣敷，或熬膏涂，适量。

【附方】 （1）**治传染性肝炎**：蓬子菜 30g，茵陈 30g，板蓝根 15g，水煎服。-- 《单方验方新医疗法选编》(徐州)

（2）**治疖疮走黄**：蓬子菜 15g，黄酒煎，每日服 2 次，将渣捣烂敷患处。-- 《吉林中草药》

（3）**治急性荨麻疹**：①蓬子菜 15g，水煎服；或鲜品捣汁擦患处。-- 《内蒙古中草药》 ②蓬子菜、地肤子各 10g，水煎服；或各 30g，水煎洗浴。-- 《山西中草药》

茜草

【别名】 茜草《本草经集注》，娃娃拳头、拉拉秧（邹平），茹藘《诗经》，茹卢本《五十二病方》，茅蒐《毛诗传》，藘茹《黄帝内经》，蒐《说文》，茜根《本经》，蒨草、地血、牛蔓《诗疏》(陆玑)，芦茹《刘涓子鬼遗方》，血见愁、西天王草、四岳近阳草、铁塔草、风车草《土宿本草》，过山龙《格致余论》，地苏木、活血丹《纲目拾遗》，五叶藤《履巉岩本草》，土茜苗《救荒本草》，八仙草《纲目拾遗》，锯子草《植物名实图考》，四轮草、穿骨草、山龙草、拈拈草、涩涩草、草本入骨丹、红根藤、红根草、锯锯草、粘蔓草、破血丹、小女儿红《中药大辞典》，涩拉秧《中药志》，四敛梗、舒筋草、小血藤《中药材品种论述》，红龙须根《贵州民间方药集》，沙茜秧根《河南中药手册》，五爪龙、满江红、九龙根《江苏省植物药材志》，红棵子根、拉拉秧子根《山东中药》，小活血龙《浙江民问草药》，土丹参、四方红根子《闽东本草》，红茜根《江苏省药材志》，入骨丹、红内消《中药志》。

【名释】 茜，亦作蒨，《玉篇·草部》：“蒨，青葱之貌。”谓草盛。

【来源】 为茜草科植物茜草 *Rubia cordifolia* L.的根。

【植物形态】 多年生攀援草本。根数条至数十条丛生，外皮紫红色或橙红色。茎四棱形，棱上生多数倒生的小刺。叶四片轮生，具长柄；叶片形状变化较大，卵形、三角状卵形、宽卵形至窄卵形，长 2～6cm，宽 1～4cm，先端通常急尖，基部心形，上面粗糙，下面沿中脉及叶柄均有倒刺，全缘，基出脉 5。聚伞花序圆锥状，腋生及顶生；花小，黄白色，5 数；花萼不明显；花冠辐状，直径约 4mm，5 裂，裂片卵状三角形，先端急尖；雄蕊 5，着生在花冠管上；子房下位，2 室，无毛。浆果球形，直径 5～6mm，红色后转为黑色。花期 6～9 月，果期 8～10 月。见下(图 667)

本植物的地上部分（**茜草藤**）也供药用，详见下述。

【生长分布】 生于沟沿、田边、灌丛、林缘及山坡路旁。邹平各乡镇均有分布。

【采收加工】 每年挖去生长 2～3 年以上植株根部，洗净，切片，晒干。

【性状鉴别】 根圆柱形，有的弯曲，完整的老根留有根头。根长 10～30cm，直径 0.1～0.5cm；表面红棕色，有细纵纹及少数

须根痕；皮、木部较易分离，皮部脱落后呈黄红色。质脆，易断，断面平坦，皮部狭，红棕色，木部宽，粉红色，有众多细孔。气微，味微苦。

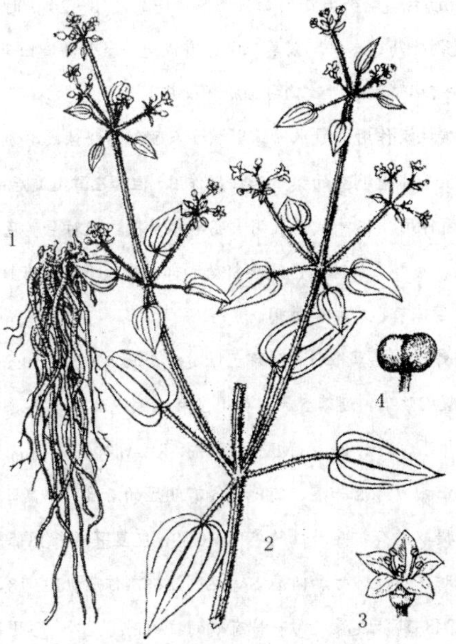

（图 667）**茜草**

1.根 2.花果枝 3.花 4.果实

【显微鉴别】 根横切面：木栓层为 6～ 10 列细胞，细胞扁平，切向延长，有棕色内含物，栓内层为 3～6 列细胞，部分细胞含草酸钙针晶束，针晶束与根的长轴平行排列。韧皮薄壁细胞亦含针晶束。木质部由导管、管胞、木纤维、木薄壁细胞组成，导管直径 20～130μm。木栓层、韧皮部和木质部三者径向宽度之比为 1：1：4.5。见(图 668)

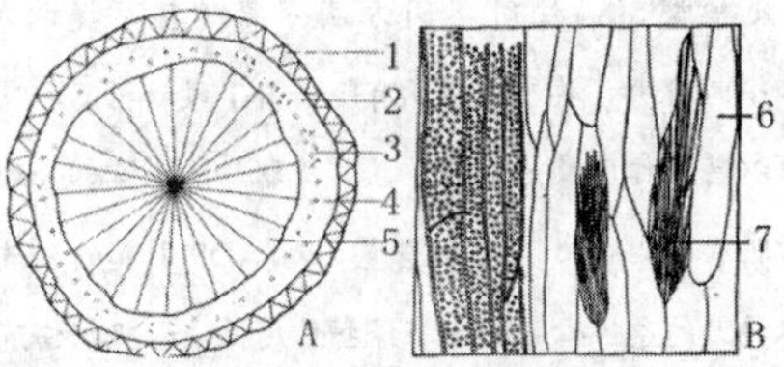

（图 668）**茜草(根)横切面 A 和纵切面 B 简图**

1.木栓层 2.栓内层 3.韧皮部 4.针晶束 5.木质部 6.韧皮薄壁细胞 7.针晶束

【理化鉴别】 薄层色谱 （1）取本品粉末(60 目)50mg，用甲醇 10ml 浸泡过夜，超声波振荡 30 分钟，将提取液浓缩至 lml，供点样用。另取大叶茜草甙丙、茜草甙、大叶茜草甙乙、大叶茜草甙甲为对照品。分别点样于硅胶 G 薄层板上，以乙酸乙酯-甲醇甲酸(4：1：0.1.并以水饱和)展开，日光下斑点显黄色或橙色。氨蒸气薰后，斑点显红色。(检查蒽醌甙)

（2）取本品粉末(60 目)100mg，用甲醇 10ml 浸泡过夜，超声波振荡 30 分钟，提取液稍浓缩，通过小硅胶柱，石油醚乙酸乙酯(4：1)洗脱出游离蒽醌成分，浓缩至 1ml，供点样用。另取羟基茜草素、茜草素为对照品。分别点样于硅胶 G 薄层板上，用苯-甲酸乙酯-甲醇-甲酸(3：1：0.2：0.1，并以水饱和)展开。羟基茜草素为橘黄色，茜草素为紫红色。

（3）取本品粉末(60 目)50mg 包于滤纸内，用 70％乙醇 10ml 浸泡过夜，加热 10 分钟，滤过，滤液蒸干，以甲醇 2ml 溶解供点样用。另取茜草萘酸甙Ⅰ、茜草萘酸甙Ⅱ、茜草萘酸为对照品，分别点样于硅胶 G 薄层板上，用氯仿-甲醇-异丙醇-甲酸(5.5：2.5：2：2 滴)展开，以 15％硫酸水溶液喷后，吹风机热气流中烘烤。茜草萘酸甙Ⅰ为灰色，茜草萘酸甙Ⅱ为紫色，茜草萘酸为橘黄色。

【栽培要点】 **生物学特性** 喜温暖湿润气候。适应性较强，以肥沃的砂质壤土栽培为宜。

栽培技术 用种子、扦插、分株繁殖。种子繁殖：10 月种子成熟采收。播种期 10 月下旬或 3 月上旬，按行距 30～50cm 开浅沟，条播，覆土压实。扦插繁殖：3 月，选择呈圆形而未枯的老藤，剪成 3 个节以上约 33cm 长的插条，在已整好的地上：开 1.3m 宽的畦，按行株距 50cm×33cm 开穴，深约 15～20cm，每穴插 2～3 根，插条顶端露出畦面，填土压紧，浇水。分株繁殖：11 月上旬或 3 月，将植株根部挖起，剪去粗根入药，留下根茎分切成每丛有芽 2～3 个，并带有 9cm 长须根的小段，按行株距 35cm×30cm，深 20cm 开穴，每穴栽种 1 株，覆土，压实，浇水。

田间管理 苗高 30cm 左右，应搭支架以利生长。苗期喜荫，用玉米间作，生长期注意松土除草、灌溉。施肥要看苗施肥，以防植株徒长，第 1 年 4 月下旬追施人畜粪肥，第 2 年 4 月施 1 次追肥，第 3、4 年可增施磷、钾肥。每年要摘除花轴。

病虫害防治 病害有根腐病，6～7 月发生，使枝叶凋萎，叶片发黄，根部发黑腐烂，逐渐枯死，发病初期，可用 2％石灰水或退菌特 50％的可湿性粉剂 600 倍液喷射；褐斑病，7 月发生，为害叶部，可用 1：1：120 波尔多液或代森锌 65％可湿性粉剂 600 倍液喷射。白粉病，可用波美 0.5 度石硫合剂喷射。虫害有蚜虫。

【主含成分】 **根**：含蒽醌衍生物：茜草素(*alizarin*)，羟基茜草素(*purpurin*)，异茜草素(*purpuroxanthine*，*xanthopurpurin*)，1-羟基-2-甲基蒽醌(*1-hydroxy-2-methylanthraquillone*)，1，4-二羟基-6-甲基蒽醌(*1，4-dihydroxy-6-methylanthraquinone*)，去甲虎刺醛(*nordamnacantal*)，大黄素甲醚(*physcion*)，1-羟基-2-甲氧基蒽醌(*1-hydroxy-2-methoxyanthraquinone*)，1，4-二羟基-2-甲基-5-(或 8)-甲氧基蒽醌(*1, 4-dihydroxy-2-methyl-5-(or 8)- methoxyanthraquinone*)，1，3-二甲氧基-2-羧基蒽醌(*1，3-dimethoxy-2-carbx)xyanthraquinone*)，1，3-二羟基-2-甲基蒽醌(*1，3-dihydroxy-2-methylanlhraquinone*，*rubiadin*)，1，3-二羟基-2-乙氧基甲基蒽醌(*1，3 dihydroxy-2-ethoxymethylanthraquinone*)，2-甲基 1，3，6-三羟基蒽醌(*2-methyl-1，3，6-trihydroxvanthraquinone*)，1，4-二羟基-2-乙氧基羰基蒽醌(*1，4-dihydroxy-2-carboethoxy-anthraquinone*)，1-羟基-2-羧基-3-甲氧基蒽醌(*1-hydroxy –2-carboxy-3-methoxyanthraquinone*)，1-羟基-2-甲基与(或 7)-甲氧基蒽醌［*1-hydroxy –2-methyl-6(or 7)- methoxyanthraquinone*］，1，3-二羟基-2-甲氧基甲基蒽醌(*1，3-dihydroxy-2-methoxymethylanthraquinone*)，1-甲氧基-2-甲氧基甲基-3-羟基蒽醌(*1-methoxy-2-methoxymethyl-3-hydroxyanthraquinone*)，4-羟基-2-羧基蒽醌(*4-hydroxy-2-earboxyanthraquinone*)，1，4-二羟基-2-羟甲基蒽醌(*1，4-dihydroxy –2-hydroxymethylanthraquinone*)，1-羟基-2-羟甲基蒽醌(*1-hydroxy-2-hydroxymethylanthraquinone*)，3-甲酯基-l-羟基蒽醌(*3-carbomethoxy-1-hydroxy-anthraquinone*)，1，4-二羟基-2-甲基蒽醌(*1, 4-dihydroxy-2-methy-lanthraquinone*)，乌楠醌(*tectoquinone*)，1，2-二羟基蒽醌-2-O-β-D-木糖-(1→6)-β-D-葡萄糖甙[*1，2-dihydroxyanthraquinone-2-O-β-D-xylosyl(1→6)- β-D-glucoside*，*ruberythric acia*]，1，3，6-三羟基-2-甲基蒽醌-3-O-(6′-0-乙酰基)-鼠李糖-(1→2)-β-葡萄糖甙[*1,*

3，6-trihydroxy-2-methvlanthraquinone-3-O-(6′- 0-acetyl) -β-rhamnosyl-(1→2)- β-glucoside]，1，3，6-三羟基-2-甲基蒽醌-3-O-α-鼠李糖-(1→2)-β-葡萄糖甙[1，3，6-trihydroxy-2-methylanthraquinone-3-O-α-rhamnosyl-(1→2)-β-glucoside]，1，3-二羟基-2-羟甲基蒽醌-3-O-木糖(1→6)-葡萄糖甙[1，3-dihydroxy-2-hydroxymethylanthraquinone-3-O-xylosyl-(1→6)-glucoside，lucidinprimevoroside]，1-乙酰氧基-6-羟基-2-甲基蒽醌-3-O-α-鼠李糖-(1→4)-α-葡萄糖甙[1-acetoxy-6-hydroxy-2-methylanthraquinone-3-O-α-rhamnosyl-(1→4)-α-glucoside]，1，3，6-三羟基-2-甲基蒽醌-3-O-(6′-O-乙酰基)-β-D-葡萄糖甙[1，3，6-trihydroxy-2-methylanthraquinone-3-O-(6′-O-acetyl) -β-D-glucoside]，1，3，6-三羟基-2-甲基蒽醌-3-O-(3′-O-乙酰基)-鼠李糖-(1→2)-葡萄糖甙[1，3，6-trihydroxy –2-nlethylanthraquinone-3-O-(3′-O-acetyl)-α-rhamnosyl-(1→2)-glucoside]及异茜草素-3-O-β-D-葡萄糖甙(xanthopurpurin-3-O-β-D-gtucoside)。萘醌衍生物：大叶茜草素(molluginrubimaillin)，2-氨基甲酰基-3-甲氧基-1，4-萘醌(2-carbamoyb-3-methoxy-l，4-naphthoquinone)，2-氨基甲酰基-3-羟基-1，4-萘醌(2-cabamoyl-3-hydroxy-1，4-naphthoquinone)，去氢-α-拉杷醌(dehydro-α- lapachone)，呋喃大叶茜草素(furomollugin)，二氢大叶茜草素(dihydromollugin)，茜草内酯(rubilactone)，2′-甲氧基大叶茜草素(2′-nlethoxymollugin)，2′-羟基大叶茜草素(2′-hydroxymollugin)，1′-甲氧基-2′-羟基二氢大叶茜草素(1′-methoxy- 2′-hydroxydihydromollugin)，1′，2′-二羟基二氢大叶茜草素(1′，2′-dihydroxydihydromollugin)，2-羧甲基-3-异戊烯基-2，3-环氧-l，4-萘醌(2-carboxymethyl-3-prenyl-2，3-epoxy-l，4-naphthoquinone)，钩毛茜草聚萘醌(rubioncolin)。萘氢醌衍生物：2-甲酯基-3-异戊烯基-1，4-萘氢醌双-β- D-葡萄糖甙(2- cartxmmthoxy-3-prenyl-1，4-naphthohydroquinone-di-β- D-glucoside)，3-甲酯基-2-(3′-羟基)-异戊基-1，4-萘氢醌-l-O-β- D-葡萄糖甙[3-carbom ethoxy-2-(3′-hydroxy)-isopentyl-1，4-naphthohydroquinone-l-O-β- D-glucoside]等。具抗癌作用的环己肽：RA(rubia akane)-Ⅰ～XVI，三萜化合物：黑果茜草萜(rubiprasin)A、B，茜草阿波醇(rubiarbono1)D，齐墩果酸乙酸酯(oleanolic acid acetate)，齐墩果醛乙酸酯(oleanolic aldehyde acetate).其他：6-甲氧基都桷子甙酸(6-methoxygeniposidic acid)，东莨菪素(scopoletol，scopoletin)，脂肪酸(fatty acids)，β-谷甾醇(β-sitostero1)及胡萝卜甙(daucostero1)等。

全草：尚含1，3，6-三羟基、2-甲基蒽醌-3-O-木糖-(1→2)-(6′-O-乙酰基)-葡萄糖甙[1，3，6-trihydroxy-2-methylanthraquinone-3-O-xylosyl-(1→2)-(6′-O-acetyl)-glucoside]，茜草萜三醇(rubiatrio1)，及右旋-异落叶松脂醇(isolariciresino1)。

【药理】 （1）**止血作用** 家兔口服适量茜草温浸液2～4h内，或腹腔注射同种剂量之茜草液后30～60分钟均有明显的促进血液凝固作用。表现为复钙时间、凝血酶原时间及自陶土部分凝血活酶时间缩短。茜草炭口服也能明显缩短小白鼠尾部出血的时间。茜草还能明显地纠正肝素所引起的凝血障碍。

（2）**抗血小板聚集作用** 在试管内，大叶茜草素对花生四烯酸(AA)和胶原诱导的家兔血小板聚集有很强的抑制作用，IC_{50}约为86.6mmol/L，对血小板激活因子(PAF)诱导的聚集也有一定的抑制性。2-甲基-1，3，6-三羟基蒽醌对胶原诱导的血小板聚集有很强抑制作用，对凝血酶、AA和PAF诱导的作用虽较弱，但仍有显著性。1，3，6-三羟基-2-甲基蒽醌-3-O-(3′-O-乙酰基)-2-鼠李糖-(1→2)-葡萄糖甙、异茜草素-3-O-β-D-葡萄糖甙及异茜草素为胶原诱导的血小板聚集的选择性抑制剂。

（3）**升高白细胞作用** 茜草的粗提取物具有升高白细胞作用。其升高白细胞的有效成分之一为带芳香环的酚羧酸式，该有效成分的衍生物茜草双酯已有人工合成。茜草双酯对正常小鼠、犬的白细胞有升高作用，小鼠1次口服2.5mg/只，给药8h后白细胞明显升高，给药组为对照组的151.9％(P<0.05)。犬1次口服200mg/只，给药6小时白细胞明显增加，18～24小时达最高峰.48～72h逐渐恢复到给药前水平。茜草双酯还有促进小鼠骨髓造血干细胞增殖和分化的作用，防治环磷酰胺所致狗白细胞减少症。

（4）**镇咳祛痰作用** 氨水喷雾引咳法及酚红排泌法，分别证明小鼠口服茜草根煎剂75g/kg，有明显的镇咳和祛痰作用，但加乙醇沉淀后的滤液则无效。

（5）**抗菌作用** 体外试验表明，茜草根水提取液对金黄色葡萄球菌有一定的抑制作用，对肺炎链球菌、流感杆菌和部分皮肤真菌也有抑制作用。茜草素对金黄色葡萄球菌也有抑制作用。

（6）**抗癌作用** 茜草根所含的环己肽类化合物RA(rubia akane)-V 10mg/kg，RAⅦ4mg/kg腹腔注射，连续5天，对小鼠淋巴细胞白血病P_{388}均有显著疗效。RA-V对小鼠淋巴白血病L_{1210}、MM_2乳腺癌；RA-Ⅶ对小鼠L_{1210}、B_{16}黑色素瘤、结肠腺癌(*Colon*$_{38}$、*Lewis*肺癌、艾氏癌等有明显的活性。小鼠体内肿瘤试验表明，从茜草根提取的有抗癌活性的单体RC-l8，能显著延长P_{388}、L_{1210}和B_{16}的小鼠寿命，但对*Lewis*肺癌和肉瘤S_{180}无明显抑制作用。RC-18抗瘤谱的实验结果提示，RC-l8可能发展成为一种有效的抗癌剂。此外，2-甲氧基羰基-3-异戊烯基-2，3-环氧-l，4-萘醌和二萘氢醌衍生物体外试验，对仓鼠肺(V_{79})细胞、淋巴白血病(P_{388})和人鼻咽癌细胞(KB)有抗癌活性。整体试验中对小鼠腹水型S_{180}有效。

（7）**对尿路结石的作用** 20％茜草(R.finctorum L)制剂喂饲小鼠，能防止实验性肾和膀胱结石的形成，尤其对碳酸钙结石的形成有抑制作用。茜草根提取液给大鼠灌服能明显提高尿液稳定性，降低尿石形成的危险性，日一有一定的降尿钙作用。

（8）**对实验性心肌梗死的治疗作用** 持续性结扎犬的左冠状动脉前降支，造成犬心肌梗死模型，静注用不同方法分离的茜草提取物茜Ⅰ、茜Ⅱ 200mg/kg，每4小时1次，共3次，均有降低S-T段的抬高和缩小心肌梗死范围的作用。其中以茜Ⅱ作用最为明显。茜草提取物的水溶部分给小鼠腹腔注射可明显地增加心肌和脑组织中ATP的含量，对ADP引起的大鼠血小板聚集有解聚作用。对麻醉犬的急性心肌缺血有保护作用，使心肌损伤范围减小，损伤程度减轻，能增加冠状动脉流量。

（9）**对平滑肌的作用** 茜草根煎剂能对抗乙酰胆碱所致的离体兔肠痉挛，有解痉作用。根的水提取物对离体豚鼠子宫有兴奋作用。

（10）**其他作用** 茜草根温浸液有扩张蛙蹼血管的作用。茜草素与芦丁相似，能抑制大鼠皮肤结缔组织的通透性。

（11）**毒性** 小鼠灌服茜草根煎剂150g/kg，无死亡发生。羟基茜草素、茜草素对蚯蚓、囊尾蚴、蜗牛等有毒，但对哺乳动物和人等则相对无毒性。小鼠口服茜草双酯淀粉糊200mg无任何毒性反应；腹腔注射油酸乙酯茜草双酯混悬液的LD_{50}为3 012.4±66.4mg/kg。狗长期毒性结果表明，每日口服茜草双酯5.4g/只，连续90d，未见毒性反应，剂量增至9.6g/只，则出现明显毒性反应，个别动物死亡。茜草根提取物对沙门菌属伤寒杆菌TA_{100}和TA_{98}有致突变作用，主要由其活性物质蒽醌衍化物光泽定(lucidin)所致。

【炮制】 （1）**茜草炭**：取净茜草段或片，置锅内用武火加热，炒至表面焦黑色，内部棕褐色，喷淋清水少许，灭尽火星，取出再炒至水气逸尽，取出，晾干，凉透。炒炭后寒性降低，性变收涩，止血作用增强。

（2）**炒茜草**：取净茜草段或片，置锅内用文火加热，炒黄。

（3）**酒制茜草**：取净茜草片与黄酒拌匀，置锅内用文火微炒，取出，晾干。每茜草片100kg，用黄酒25kg。

饮片性状：①茜草炭形如茜草片或段，呈焦黑色，内部棕褐色。略具焦糊气，味苦。②炒茜草形如茜草，表面焦黄色。③酒制茜草形如炒茜草，微具酒气。

【性味归经】 味苦，性寒；归肝、心经。

【功用主治】 凉血止血，活血化瘀。主治血热咯血、吐血、衄血、尿血、便血、崩漏，经闭，产后瘀阻腹痛，跌打损伤，风湿痹痛，黄疸，疮痈，痔肿。

《本经》："主寒湿风痹，黄疸，补中。"

《别录》："止血，内崩下血，膀胱不足，踒跌，蛊毒。久服益精气，轻身。""主痹及热中，伤跌折。"

《纲目》谓徐之才云："汁，制雄黄。"

《药性论》："主治六极伤心肺，吐血、泻血用之。"

《日华子》："止鼻洪，带下，产后血晕，乳结，月经不止，肠风痔瘘，排脓，治疮疖，泄精，尿血，扑损瘀血。"

《伤寒类要》："治心痹，烦心，心中热。"

《珍珠囊》："去诸死血。"

《要药分剂》谓杨士瀛云："专于行血活血，治女子经水不通。"

《珍珠囊补遗药性赋》："理风寒，解中虫毒。"

《纲目》："通经脉，治骨节风痛。"

《药鉴》："治痘家红紫干枯。"

《本草经疏》："行血凉血。"

《得宜本草》："疗霉毒。"

《医林纂要·药性》："泻肝补心，收散渗湿。"

《纲目拾遗》："《葛祖方》治风气痛，通经下胎，鬼箭打，瘕痞，蛇伤。"

《重庆堂随笔》："晓岚先生云：能解巴蜡虫毒。"

《本草求原》："清热导瘀。"

《灵验本草》："利尿，发汗。"

《国药提要》："强壮。"

《现代实用中药》："适用于小儿及孕妇软骨病。"

《重庆草药》："散瘀生新，兼祛风湿。治风湿瘙痒，湿热痒疮，草毒。"

【临床应用】 （1）**用于血热妄行之多种出血证**。茜草性寒入血分，能凉血止血，且能化瘀。凡血热妄行之出血证均可选用，兼瘀者尤宜。治血热咯皿、吐血、衄血、尿血等证，轻者单用，重者可配小蓟、白茅根、山栀子等，以增强凉血止血之功，方如《十药神书》十灰散。治大肠蕴热之肠风便血，常配黄芩、地榆、槐角等药，以清肠凉血止血。治血热崩漏，常配生地、生蒲黄、侧柏叶等药，以凉血止崩；若气虚不摄，冲任虚损，漏下不止者，再配炙黄芪、山萸肉、乌贼骨等药，以补气摄血，收涩固脱。

（2）**用于瘀血经闭，产后瘀阻腹痛，跌打损伤肿痛，兼热者尤宜，因茜草有活血祛瘀之功且能凉血**。治瘀血经闭，可单用，或配丹参、赤芍、当归等药同用，则可增强活血通经作用；若为血枯兼瘀之经闭，又当配制首乌、熟地黄、川芎等，以养血活血通经。治产后瘀阻腹痛，属热者，常配败酱草、红藤、赤芍等药，以清热化瘀止痛；属寒滞者，常配当归、川芎、炮姜等药，以散寒暖宫、化瘀止痛；兼气虚血亏者，常配炙黄芪、人参、当归等药，以补虚化瘀。治跌打损伤瘀肿，常配红花、川断、骨碎补等药，以活血消肿疗伤。

（3）**用于风湿痹痛**。茜草活血通经，故亦治风湿痹痛，若属热痹者，常配忍冬藤、络石藤、秦艽等药，以清热通络止痛；属风寒湿痹者，又当与川乌、独活、海风藤等同用，以祛风除湿、散寒通痹。

（4）**用于黄疸**。茜草凉血清瘀热而退黄，用治湿热黄疸，可配茵陈、山栀、大黄等药，以清热凉血，利湿退黄。

（5）**用于疮痈，痔肿**。茜草能凉血化瘀以消散疮痈，治热毒疮疡或乳痈，常配蒲公英、银花、地丁等药；治痔疮肿痛，常配大黄、虎杖、地榆等药。

《本草经疏》："佐地榆，治横痃鱼口。"

《本草汇言》："配归、芍用，大能益妇人。"

《得宜本草》："得生地，乌髭发；得阿胶、侧柏，疗妇人败血。"

《得配本草》："配黑豆、炙甘草煮，治血渴；配石榴皮，治脱肛；佐乌梅、生地，治鼻衄不止。"

【用量用法】 内服：煎汤，10～15g，或入丸、散，或浸酒。

【使用注意】 脾胃虚寒及无瘀滞者慎服。

《本草经集注》："畏鼠姑。"

《本草蒙筌》："勿犯铜铁。"

《本草经疏》："病人虽见血症，若加泄泻、饮食不进者，勿服。"

《本草正》："气虚不摄血及脾寒者勿用。"

《本草汇言》："精虚血少者，脾虚胃弱者，阴虚火胜者，俱禁用之。"

《本草从新》："无瘀滞者忌投。"

《本草求真》："血虚发热者忌用。"

【附方】 （1）**治吐血不定**：茜草一两，生捣罗为散。每服二钱，水一中盏，煎至七分，放冷，饭后服之良。--《简要济众方》

（2）**治吐血后虚热躁渴及解毒**：茜草(锉)、雄黑豆(去皮)、甘草(炙、锉)各等份。上三味，捣罗为细末，井华水和丸如弹子大。每服一丸，温水化下，不拘时候。--《圣济总录》之"茜草丸"

（3）**治衄血无时**：茜草根、艾叶各一两，乌梅肉(焙干)半两。上为细末，炼蜜丸如梧子大，乌梅汤下三十丸。--《本事方》之"茜梅丸"

（4）**治咯血、尿血**：茜草9g，白茅根30g，水煎服。--《河南中草药手册》

（5）**治月经过多，子宫出血**：茜草根7g，艾叶5g，侧柏叶6g，生地10g。水500ml，煎至200ml，去渣后，加阿胶10g，溶化。每日3次分服。--《现代实用中药》

（6）**治女子经水不通**：茜草一两。黄酒煎，空心服。--《经验广集》

（7）**治跌打损伤**：茜草根30～60g，水酒各半炖服；或茜草根和地鳖虫各15g，酒水各半炖服。--《福建药物志》

（8）**治风湿痛，关节炎**：鲜茜草根120g，白酒500g。将茜草根洗净捣烂，浸入酒内1星期，取酒炖温，空腹饮。第1次要饮到八成醉，然后睡觉，覆被取汗，每日1次。服药后7天不能下水。--《江苏验方草药选编》

（9）**治脚气并骨节风痛因血热者**：茜草根一两，木瓜、牛膝、羌活各五钱，水煎服。--《本草汇言》

（10）**治黄疸**：茜草根水煎代茶饮。--《本草汇占》引《方脉正宗》

（11）**治肾炎**：茜草根30g，牛膝、木瓜各15g，水煎备用。另取童子鸡1只，去肠杂，蒸出鸡汤后，取汤一半同上药调服，剩下鸡肉和汤同米炖吃。--《福建药物志》

（12）**治热病，下痢脓血不止**：茜根一两，黄芩三分，栀子一分，阿胶半两(捣碎，炒令黄燥)。上件药，捣筛为散。每服四钱，以水一中盏，煎至六分，去滓，不拘时候温服。--《圣惠方》之"茜根散"

（13）**治脱肛不收**：茜草、石榴皮各一握。酒一盏，煎七分，温服。--《圣惠方》

（14）**治牙痛**：鲜茜草30~60g，水煎服。--《河南中草药手册》

（15）**治风热喉痹**：茜草一两，作一服。降血中之火。--《丹溪治法心要》

（16）**治痈疽，蚀恶肉**：漆头芦茹、矾石、硫黄、雄黄各二分。上四味捣筛，搅，令箸兑头，纳疮口中，恶肉尽止，勿使过也。--《刘涓子鬼遗方》

（17）**治疔疮**：地苏木，阴干为末。重者八钱，轻者五钱，好酒煎服；如放黄者，冲酒服。渣罨疔上。--《纲目拾遗》

（18）**治乳痈**：茜草、枸橘叶各9g，水煎，酌加黄酒服。外用鲜茜草茎叶捣烂敷患处。--《河南中草药手册》

（19）**治时行瘟毒，痘疮正发**：煎茜草根汁，入酒饮之。--《奇效良方》

（20）**治干瘙(即疥)**：取茹卢本，斋之，以酒渍之，后日一夜，而以涂之，已。--《五十二病方》

（21）**治疗软组织损伤**：取茜草根200g，川军100g，共锉粗末，布包煮20分钟，先洗，温后敷患部，冷后放置，可再次加热使用。共治300例，用药3~8d，以肿胀全消，活动功能恢复为痊愈，反之为无效，仅肿消仍疼痛者为好转。结果：痊愈260例，好转16例，无效2例，不明者22例，治愈率为86.67%。--《陕西中医》李鹤轩，1987，8(1)：35

（22）**治疗拔牙出血**：茜草、1%呋喃西林、薄荷油各适量。先将茜草磨细，过80目筛，再加入后二药，调和拌匀，并用干热法间歇灭菌消毒(温度80℃，每日1次，每次1h，连续7天)备用。拔牙后，用喷粉器将茜草粉喷洒于拔牙创内，创面不需再用纱布卷或棉球压迫。一般在喷药后1~2分钟，拔牙刨内即有血块凝结。30分钟后复查创口，仍有出血者可再喷1次。如血块过高可除去，令患者漱口后，再喷药即能止血。喷药后5分钟内拔牙创有血凝结且不出血者为有效，超过15rain仍有出血者为无效。共观察1041例(拔牙1361个)，有效者1022例，无效19例。无效者中有17例在喷药15分钟拔牙创仍有出血或血块凝结较松，经去除过高或凝结较松之血块，漱口后再次喷药，均能止血；2例失败，因拔牙时牙龈边缘有撕裂等。追踪观察46例术后24~48h的情况，除1例血块凝结稍差外，余45例复查拔牙创，不但血块凝结良好，且无炎症。--《北京医学院学报》赵嫩，1979，(2)：139

（23）**治疗龋齿疼痛**：茜草根(干)1g，用纱布包好，放在消毒碗内，加乳汁(人乳或牛乳)10ml，浸泡数分钟，待药液成淡红色即可应用。用时将茜草乳浸液用棉球或滴管滴入牙痛患者两眼的泪囊口处，每1~2分钟滴1次，每滴1次可取出象虫一样的蛋白纤维样异物，数量不等，直至取完为止。共观察1700例，一般1次止痛，少数病例2次止痛。用药后30分钟症状减轻，1~3h症状消失。--《新医学》田继亭，1974，5(10)：532

（24）**治疗慢性气管炎**：鲜茜草18g(干品9g)，橙皮18g，加水200ml，煎成100ml。每13服2次，每次50ml。或将茜草、橙皮煎汁浓缩压片,每片0.6g(含生药茜草、橙皮各0.5g)。每日服3次，每次10~15片。皆10天为1疗程。治123例，1个疗程后显效率为40.7%；2个疗程后显效率为69.1%。据观察，喘息型疗效略优于单纯型；不吸烟者疗效较高；男性显效率高于女性；年龄小、病程短、病情轻者疗效均较好。茜草止咳作用较强，祛痰、平喘次之，并有一定的消炎作用；服药后肺部干、湿罗音及哮鸣音多数减少或消失。半年后随访1次，显效以上为36.6%，复发率为46.5%。1年后第2次随访，显效以上仍为33.3%，复发率为65.2%。服药期间未发现严重的副反应。--《医学资料》福建军区卫生部，1972，(3)：10

茜草藤

【名释】 茜草藤《四川中药志》

【来源】 为茜草科植物茜草 *Rubia cordifolia* L.的地上部分。

【原植物】 参见"茜草"。

【采收加工】 夏、秋季割去地上部分，切段，鲜用或晒干。

【性状鉴别】 干燥茎下端粗约3～4mm，呈形，外表面淡紫红色或棕红色；上端茎呈四方形，枯绿色，茎的，上有粗糙细毛刺。体轻，质脆，易断，断面平整，内心色白而松，茎节上轮生叶片，叶柄及叶背中肋上均有倒刺毛。叶多脱摧气微，味微苦。

【主含成分】 全草含茜草萜酸及茜草香酸。

【性味归经】 味苦，性凉。

【功用主治】 止血，行瘀。治吐血，血崩，跌打损伤，风痹，腰痛，痈毒，疔肿。

《履巉岩本草》："大能活血，治使血等疾。"

《植物名实图考》："行血，治腰痛。"

《民间常用草药汇编》："止血，和血，行血。治风痹，寒湿，黄疸。"

《四川中药志》（1960年版）："配成药酒，作打药、补药或测经药用。治风湿瘙痒、痒疮、粪毒发痒，煮水外洗。"

《上海常用中草药》："活血消肿。治跌打损伤，痈肿。"

【用量用法】 内服：煎汤，9～15g，鲜品30～60g，或浸酒。外用：煎水洗，或捣敷，适量。

【使用注意】 《四川中药志》(1960年版)："凡血虚发热泄泻无瘀滞者均忌用。"

【附方】 （1）**治热症吐血，妇女血崩，经出色黑**：茜草茎60g，熬水服。--《四川中药志》（1960年）

（2）**治跌打愈后，筋骨酸痛**：干茜草头24g，合猪脚节炖服。--《泉州本草》

（3）**治疔疽**：茜草鲜嫩叶略加食盐，捣烂，敷疔疽疮头。--《现代实用中药》

（4）**治痈肿**：新鲜(茜草)茎叶适量，捣烂外敷。--《上海常用中草药》

毛打碗花

【别名】 毛打碗花《山东植物志》，狗狗秧、狗娃秧、打碗花、夫儿苗《河南中草药手册》，马刺楷（甘肃、青海），扶子苗（邹平）。

【来源】 为旋花科植物毛打碗花 *Calystegia dahurica* (Herb.)

Choisy的带根全草。

【植物形态】 多年生草本。除萼片和花冠外，植物体各部分均被柔毛。茎缠绕，有细棱。单叶互生；叶柄长1～4cm；叶片通常为卵状长圆形，长4～6cm，宽1～3cm，基部戟形，基裂片不明显伸展，圆钝或2裂。花单生于叶腋；苞片宽卵形，先端稍钝；萼片5，卵形；花冠淡红色，漏斗形，冠檐微5裂；雄蕊5，内藏；子房卵形，柱头2裂，裂片卵形。蒴果卵形，稍长于萼片，为增大的宿存萼片和苞片所包被。种子卵圆形，黑色。花期7～9月，果期8～10月。见（图669）

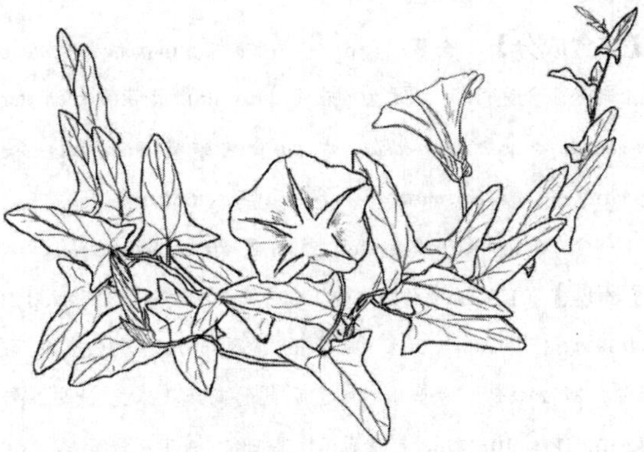

（图669）**毛打碗花**

【生长分布】 生于路边、山坡灌丛边、沟堤水坝上。邹平南部山区分布较多。

【采收加工】 夏、秋季连根挖取，洗净，切段，晒干。

【性味归经】 味甘，性寒。

【功用主治】 清肝热，滋阴，利水通便。主治肝阳上亢，头晕，日眩，小便不利。

《河南中草药手册》："清热，滋阴，降压，利尿。"

【用量用法】 内服：煎汤，15～30g。

【附方】 （1）**治高血压**：狗狗秧根30g，煎服，每日服2次。

（2）**治小便不利**：狗狗秧全草(连根)45g，糠谷老2～3个，水煎服。（1～2方均出自《河南中草药手册》）

打碗花

【别名】 打碗花《山东植物志》，扶子苗（邹平北部乡镇），富子根、兔儿苗、狗儿秧、秧子根《救荒本草》，打破碗、蒲(铺)地参、盘肠参《滇南本草》，燕覆子《植物名实图考》，面根草、狗儿完《天宝本草》，面根藤、奶浆藤《分类草药性》，小旋花《植物学大辞典》，南面根《民间常用草药汇编》，常春藤叶天剑、狗儿蔓《陕西中草药》，米线草(《滇南本草》整理本)，兔儿草、富苗秧、扶秧、走丝牡丹(江苏)，钩耳藤、喇叭花、狗耳苗(四川)，扶苗、扶子苗(山东)，旋花苦蔓(山西)，老母猪草(云南)。

【名释】 花形似打破之碗，故名。因本植物能健脾扶正，又名扶子苗。

【来源】 为旋花科植物打碗花 *Calystegia hederacea* Wall.的全草。

【植物形态】 一年生草本，高8～40cm。具细长白色的根。植株通常矮小，蔓性，光滑，茎自基部分枝，平卧，有细棱。单叶互生；叶柄长1～5cm；基部叶片长圆形，长2～5cm，宽1～2.5cm，先端圆，基部戟形，上部叶片3裂，中裂片长圆形或长圆状披针形，侧裂片近三角形，全缘或2～3裂，叶基心形或戟形。花单一腋生；花梗长于叶柄；苞片宽卵形；萼片5，长圆形；花冠淡粉红色或淡紫色，钟状，冠檐近截形或微裂；雄蕊5，花丝基部扩大，贴生于花冠管基部，被小鳞毛；子房卵球形，柱头2裂，裂片长圆形，扁平。蒴果卵球形，外包宿存萼片。种子黑褐色，表面有小疣。花期夏季。见（图670）

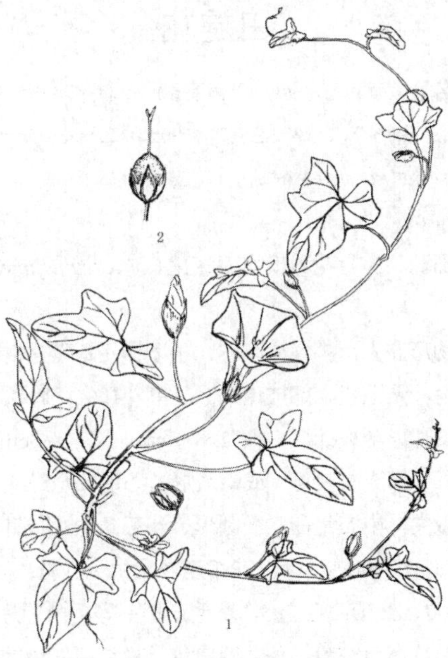

（图670）**打碗花**

1.植株 2.果实

【生长分布】 生长于农田、沟边、荒地、路旁。邹平各地广泛分布。

【采收加工】 夏、秋季采收，洗净，鲜用或晒干。

【性状鉴别】 叶互生，有长柄，叶片淡绿色，多皱缩破碎，完整叶片展平后呈戟形。茎细长，常盘曲扭卷，表面灰棕色或灰褐色，有纵向棱线而扭曲；质脆，易折断。根茎细长，直径约1mm，表面灰黄色，有细纵皱纹。气微，味淡。

【主含成分】 根茎含防己内酯(*columbin*)，掌叶防己碱(*palmatine*)。叶、花含山柰酚-3-半乳糖甙(*kaempferol-3-galactoside*)。

【性味归经】 味甘、微苦，性平。

【功用主治】 健脾，利湿，调经。主治脾胃虚弱，消化不良，小儿吐乳，疳积，五淋，带下，月经不调。

《天宝本草》："健脾开胃，疗瘦肥肌。"

《分类草药性》："治白带，通月经并五淋，小儿呕吐乳症。"

《民间常用草药汇编》："治疳积和产后感冒。"

《四川中药志》(1960年版)："健胃消食，补虚弱，下乳汁。治妇女白带。"

《陕西中草药》："活血，调经，利尿。主治月经不调，消化不良，糖尿病。"

【用量用法】 内服：煎汤，10～30g。

【附方】 （1）**治小儿脾弱气虚**：面根藤根，鸡矢藤，做糕服。

（2）**治肾虚耳聋**：鲜面根藤根、响铃草各120g，炖猪耳朵服。（1～2方均出自《重庆草药》）

（3）**治疗跖疣及寻常疣**：用新鲜打碗花(即面根藤)叶、茎适量，清水洗净，捣烂或取其茎中乳白色液体浸透3～5层纱布，加压敷贴疣体表面，最外层及周围用胶布密封固定，每隔24～48h换新药1次。连续治疗至疣体全部自然脱落。治疗跖疣及手足部寻常疣40例，治愈33例(82 5％)，好转4例(10％)，无效3例(7.5％)。观察中发现外敷打碗花不但能控制疣体增生，而且对其有明显的腐蚀作用，而对疣体周围的正常皮肤未发现腐蚀现象。-- 《中西医结合杂志》褚京津，1990，10(11)：693

田旋花

【别名】 田旋花《宁夏中草药手册》，拉拉菀、野牵牛《宁夏中草药手册》，车子蔓、曲节藤《沙漠地区药用植物》，中国旋花、箭叶旋花《中国高等植物图鉴》，扶田秧、扶秧苗(江苏)，白花藤、面根藤(四川)，三齿草藤(甘肃)，燕子草(山东)，田福花(新疆)。

【来源】 为旋花科植物田旋花 *Convolvulus arvensis* L.的全草或花。

【植物形态】 多年生草本。根茎横走；茎平卧或缠绕，有纵纹及棱角，无毛或上部被疏柔毛。单叶互生；叶柄长1～2cm；叶片卵状长圆形至披针形，长2.8～7cm，宽1～3cm，先端钝或具小尖头，基部大多戟形，或为箭形及心形，全缘或3裂，侧裂片展开，微尖，中裂片卵状椭圆形、狭三角形或披针状长圆形，微尖或近圆；基部叶脉掌状。花1至多朵生于叶腋；总花梗长3～8cm；苞片2，线形；花萼5，有毛，稍不等，内萼片边缘膜质；花冠漏斗形，白色或粉红色，或白色具粉红或红色的瓣中带，或粉红色具红色或白色的瓣中带，5浅裂；雄蕊5，稍不等长，花丝基部扩大，有小鳞毛；雌蕊较雄蕊稍长，子房有毛，2室，柱头2，线形。蒴果卵状球形，或圆锥形，无毛。种子4颗，卵圆形，暗褐色或黑色。花期6～8月，果期7～9月。见（图671）

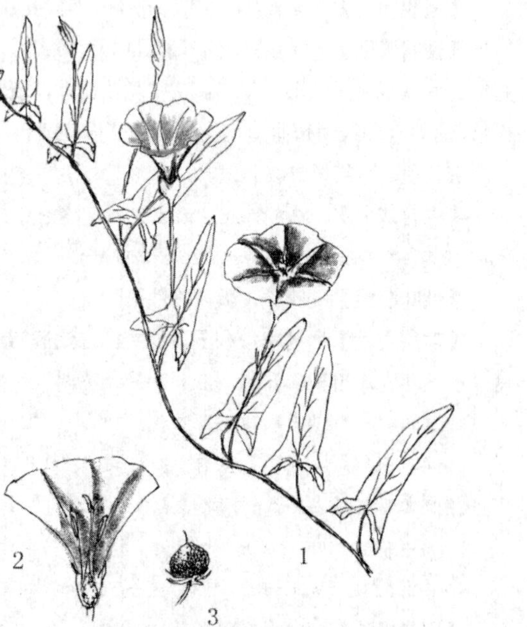

（图671）**田旋花**

1.植株 2.花纵剖 3..果实

【生长分布】 生于耕地及荒坡草地、村边路旁。邹平各地广泛分布。

【采收加工】 全草夏、秋季采收，洗净，鲜用或切段晒干。或在6～8月花开时摘取花朵，鲜用或晾干。

【性状鉴别】 全草多皱缩卷曲成团状，根茎细长，具须根。茎细圆柱形，具棱角及条纹，上部被疏毛。叶互生，多卷曲或脱落，完整者展平后呈三角状卵形、卵状长圆形或狭披针形，长2.8～7cm，宽0.4～3cm，先端钝圆，具小尖头，基部戟形、心形或箭形，全缘；叶柄长1～2mm。花序腋生，花1～3朵；花冠宽漏斗状，白色或粉红色，花梗细弱，长3～8cm。蒴果类球形。种子4颗，黑褐色。气微，味咸。

【主含成分】 **全草**：含β甲基马栗树皮素(*β-methylaesculelin*)。

地上部分：含黄酮甙，甙元为槲皮素(quercetin)，山柰酚(kaempferol)，正烷烃(*n-alkanes*)，正烷醇(*n-alkanols*)，α-香树脂醇(*α-amyrin*)，菜油甾醇(*campesterol*)，豆甾醇(*stigmasterol*)及β-谷甾醇(*β-sitosterol*)，

地下部分：含咖啡酸(caffeic acid)。红古豆碱(cuscohygrine)。

【药理】（1）**心血管作用** 地上部分的70％醇浸膏静脉注射10mg/kg，能使麻醉猫血压下降25％～50％，持续lh，降压作用机制为向肌性，扩张离体兔耳血管，减慢心率。对垂体后叶素引起的高血压家兔.静脉注射醇浸膏10mg/(kg·d)，连续10～12d，可使血压恢复正常。采用冠状窦法，给麻醉猫静脉注射10～50mg/kg，可增加冠脉流量33％。从其中提取的总生物碱，同样具有降压作用，但对冠脉流量无影响。黄酮部分对心血管无明显作用。

（2）**其他作用** 田旋花能对抗大鼠的电惊厥，但不能对抗戊四唑及士的宁引起的惊厥。

【性味归经】 味辛，性温，有毒。

【功用主治】 祛风，止痛，止痒。主治风湿痹痛，牙痛，神经性皮炎。

【用量用法】 内服：煎汤，6～10g。外用：酒浸涂患处，适量。

【附方】 （1）**治风湿性关节痛**：田旋花根9g，水煎服。

（2）**治牙痛**：田旋花鲜花3份，胡椒1份。共研末混匀，塞蛀孔，或置病牙上咬紧，勿咽下。

（3）**治神经性皮炎**：鲜草(田旋花)适量。用70％乙醇浸24h，每日涂2次。（1～3方均出自《沙漠地区药用植物》）

菟丝子

【别名】 菟丝子《本经》，菟丝实《吴普本草》，吐丝子《本草求原》，无娘藤米米《中药形性经验鉴别法》，黄藤子、龙须子《东北药用植物志》，萝丝子《江苏省植物药材志》，黄网子、黄萝子、豆须子《山东中草药手册》，缠龙子《河南中药手册》，黄丝子《辽宁常用中草药手册》。

【名释】 该植物的种子经水煮后，种皮破裂露出黄白色细长螺旋状的胚，犹张口吐丝，又名“吐丝子”。菟丝之名见“菟丝”项。

【来源】 为旋花科植物菟丝子 *Cuscuta chinensis* Lam.的种子。

【植物形态】 **菟丝子** 又名黄丝(北方)，豆寄生(江苏)，无根草(内蒙古、陕西、山西、河南、江苏)，金丝藤(山西、江西)，无根藤、无娘藤(四川、贵州、云南)。一年生寄生草本。茎缠绕，黄色，纤细，直径约lmm，

多分枝，随处可生出寄生根，伸入寄主体内。叶稀少，鳞片状，三角状卵形。花两性，多数簇生成小伞形或小团伞花序；苞片小，鳞片状；花梗稍粗壮，长约lmm；花萼杯状，长约2mm，中部以下连合，裂片5，三角状，先端钝；花冠白色，壶形，长约3mm，5浅裂，裂片三角状卵形，先端锐尖或钝，向外反折，花冠筒基部具鳞片5，长圆形，先端及边缘流苏状；雄蕊5，着生于花冠裂片弯缺微下处，花丝短，花药露于花冠裂片之外；雌蕊2，心皮合生，子房近球形，2室，花柱2，柱头头状。蒴果近球形，稍扁，直径约3mm，几乎被宿存的花冠所包围，成熟时整齐地周裂。种子2～4颗，黄或黄褐色，卵形，长约1.4～1，6mm，表面粗糙。花期7～9月，果期8～10月。见(图672)

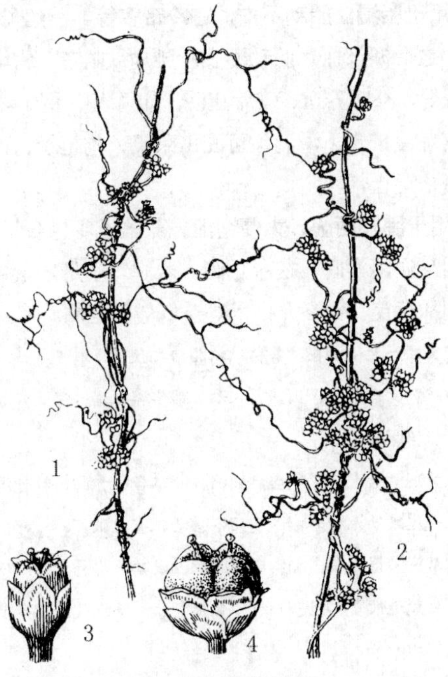

(图672）**菟丝子**

1.花序株 2.果序株 3.花 4.果实

【生长分布】 多寄生于田边、路旁、荒地、灌木丛中、山坡向阳处的豆科、菊科蒿属、马鞭草科牡荆属等草本或小灌木上。

【采收加工】 9～10月采收成熟果实，晒干，打出种子，簸去果壳、杂质。

【栽培要点】 **栽培技术** 用种子繁殖。种子采集后需进行冬化处理和药剂拌种。6月中、下旬整地施肥，浇一遍水。先播种大豆，采取条播，行距30cm，每1小时m^2用豆种180～225kg，出苗后精心管理，保证全苗。待豆棵长到20～25cm，即第3对真叶刚长出时，则可播菟丝子，方法是顺豆棵地垄散播，尽量靠近亚棵，以利于缠绕上豆棵，用种量每1小时m^2约22.5kg左右。

田间管理 菟丝子出苗前及时拔除人灰菜和甜穗谷，因该杂草籽粒和菟丝子相仿，收获时不易去除。出苗期间要注意保持地面湿度，天晴地发干时，应适当浇水。只要豆棵长得旺盛，杂草不易成荒，一般不用锄草。

【性状鉴别】 种子类圆形或卵圆形，腹棱线明硅，两侧常凹陷，长径1.4～1.6mm，短径0.9～1.1mm。表面灰棕色或黄棕色，微粗糙，种喙不明显；于扩人镜下可她表面有细密深色小点，并有分布不均匀的白色丝状条纹；种脐近圆形，位于种子顶端。种皮坚硬，不易破碎，用沸水浸泡，表面有粘性，煮沸全种皮破裂，露出黄白色细长卷旋状的胚，称"叶丝"。除去种皮可见中央为卷旋3周的胚，胚乳膜质套状，位于胚周围。气微，味微苦、涩。

【性状鉴别】 种子表皮细胞1列，在脐点处为2列，类方形，少数为长方形，壁木化，角隅处呈角状突起，径向长62.5～75μm。栅状细胞2列，外列细胞木化，径向长17.5～27.5μm；内列细胞非木化，径向长27.5～32.5μm，外侧近交界处有光辉带。营养层明显，有分泌物。胍乳最外层细胞壁加厚，非木化，含大油滴和糊粉粒。见(图673)

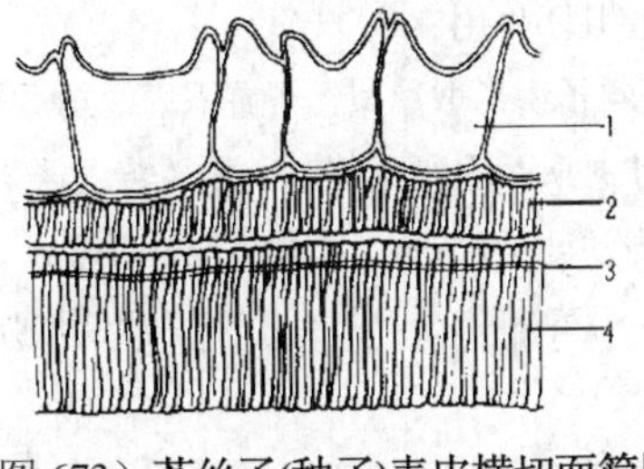

（图673）**菟丝子(种子)表皮横切面简图**

1.表皮 2.外栅状细胞层 3.光辉带 4.内栅状细胞层

【理化鉴别】 （1）取菟丝子lg，加水10ml，冷浸12h，滤过。取滤液2ml，加α-萘酚试液2～3滴，沿管壁加硫酸1ml，与硫酸的接触面产生紫红色环。(检查糖类)

（2）取菟丝子1g，加甲醇10ml，冷浸12h，滤过。取滤液2ml，加镁粉少许及盐酸数滴，溶液呈桃红色。(检查黄酮类)

【主含成分】 菟丝子种子含槲皮素(*quercetin*)，紫云英甙(*astragalin*)，金丝桃甙(*hyperin*)及槲皮素3-O-β-D-半乳糖-7-O-β-葡萄糖甙(*quercetin-3-O-β-D-galactoside-7-O-β-glucoside*)。

【药理】 （1）**增强性腺功能** 雌性小鼠灌胃给予菟丝子醇浸液和水煎液的混合液0.5g，每日1次，连续给药4天，可显著增加子宫重量，促进阴道上皮细胞角化，故具有雌激素样活性。雌性大鼠灌服煎剂10g/kg，每日2次，连续5天，可使垂体前叶、卵巢和子宫重量增加，但血浆中促黄体生成激素(LH)无明显改变；卵巢绒毛膜促性腺激素/促黄体生成素(HCG/LH)受体特异结合力及Hc(VLH受体数增加；使去卵巢大鼠的垂体对注射黄体生成素释放激素(LRH)的LH分泌反应提高，提示菟丝子对下丘脑-垂体-性腺(卵巢)轴功能有兴奋作用。

（2）**对造血系统的作用** 小鼠皮下注射菟丝子注射液，每日2次，共3天，对受环磷酰胺抑制的粒系祖细胞(CFU-D)的生长有促进作用。

（3）**增强免疫功能** 菟丝子黄酮能提高小鼠腹腔巨噬细胞吞噬功能、活性E玫瑰花结形成率和抗体的生成。

（4）**对心血管的作用** 菟丝子所含的黄酮静脉注射对犬实验性心肌缺血具有明显的防治作用，能减轻心肌缺血的程度和范围，改善缺血心脏血流动力学，增加心肌营养性血流量和冠脉流量，减少冠脉阻力而使缺m心肌供血量增加；同时减慢心率，降低血压，减少左室作功，降低心肌耗氧量，而使心肌能量消耗下降，冠状静脉窦血氧含量提高，冠状静脉-动脉血氧差减少；在体外能抑制花生四烯酸诱导的血小板聚集。

（5）**其他作用** 小鼠灌服菟丝了水提取物1g/kg，每星期3次，连续36星期，可明显抑制：甲基苯蒽诱发的皮肤乳头状瘤的生长和皮肤癌的发生。菟丝子在体外还具有清除超氧阴离子自由基、羟自由基和抑制鼠肝匀浆脂质过氧化作用。菟丝子水提取物可防治四氯化碳引起的大鼠肝损害。

【炮制】 （1）**炒菟丝子**：取净菟丝子置锅内，用文火加热炒至微黄，有爆裂声时，取出放凉。

（2）**菟丝子饼**：取菟丝子，置锅内，加适孽水，边煮边铲，煮至吐丝为度，取出，放置过夜，压平，切成块，干燥。

（3）**盐菟丝子**：取净笕丝子用盐水拌匀，稍闷，置锅内，用文火加热炒干，取出放凉。菟丝子每100kg，用食盐2kg。盐制增强其补肾作用。

（4）**酒菟丝子**：取净菟丝子，用黄酒拌匀，置适宜容器内煮至酒被吸尽，取出，干燥。菟丝子每 l00kg，用黄酒 20～30kg。酒制增强其温肾壮阳作用。

（5）**酒菟丝子饼**：取净菟丝子置锅内，加适量水煮至开裂，不断翻动，待水被吸尽呈稠粥状时，加入黄酒拌匀，取出，压成大片，切成长方块(长约 2cm，宽约 1.5cm，厚约 lcm，干燥。菟丝子每 100kg，用黄酒 15kg，白面 15kg。酒制增强其温肾壮阳作用。

饮片性状 ①炒菟丝子：形如菟丝子，黄棕色，有裂几，气香，味淡。②菟丝子饼：为黄棕色块，气微，味淡。③盐菟丝子：形如菟丝子，色泽加深，有裂口，味微成。④酒菟丝子：形如菟丝子，具酒气。⑤洒菟丝子饼：呈小长方块，表面灰褐色或棕黄色，略具酒气。

【性味归经】 味辛、甘，性平；归肝、肾、脾经。

【功用主治】 补肾益精，养肝明目，固胎止泄。主治腰膝酸痛，遗精，阳痿，早泄，不育，消渴，淋浊，遗尿，目昏耳鸣，胎动不安，流产，泄泻。

《本经》："主续绝伤，补不足。益气力，肥健，汁去面鼾 久服明目，轻身延年。"

《雷公炮炙沦》："补人卫气，助人筋脉。"

《别录》："养肌强阴，坚筋骨，主茎中寒，精自出，溺有余沥，口苦燥渴，寒血为积。"

《药性论》："治男子女人虚冷，添精益髓，去腰疼膝冷，久服延年，驻悦颜色，又主消渴热中。"

《日华子》："补五劳七伤，治鬼交泄精，尿血，润心肺，，"

《纲目》谓王好古云："补肝脏风虚。"

《本草汇言谓王靖远云："专补肝脏风虚，活利腰膝间，一切顽麻痿痹诸疾。"

《本草经疏》："为补脾、肾、肝三经要药。"

《本草汇言》："补肾养肝，温脾助胃之药也。主男子阳道衰微，阴茎痿弱，或遗精梦泄，小便滑涩；治女人腰脊酸疼，小腹常痛，或子宫虚冷、带下淋沥，或饮食减少，人便不实，是皆男妇足三阴不足之证。"

《湖南药物志》："舒筋活气，退热祛寒。"

【临床应用】 （1）**用于腰膝酸软或痛，遗精，阳痿，不育，淋浊，遗尿，消渴等**。菟丝子味辛甘性平，入肝肾，阴阳双补，益阴而不腻，温阳而不燥，可单味煎服。若配鹿茸、附子、茴香、巴戟天等，可加强壮阳之功；配熟地、山萸肉、枸杞子、五味子等，可助其滋阴之力。肝肾亏虚，精关不同，梦遗滑精者，多与煅牡蛎、金樱子等固精止遗之品同用，如《景岳全书》固真丸；心肾不足，梦寐频泄，小便白浊者，多与石莲子、茯苓等益心安神之品同用，如《局方》茯菟丸；肾虚精少，婚后久不生育者，则与枸杞子、覆盆子、五味子等相伍，以填精种子，如《摄生众妙方》五子衍宗丸。若腰膝冷痛，酸软无力，常与鹿角胶、棒心、附子等相伍，以温补肝肾，强壮腰膝。菟丝子配莲须、芡实、茯苓之类，可治肾气亏虚、膀胱不约之小便频多，如《医级》固真丹；小便不禁者，还可加肉从蓉、附子、牡蛎、五味子、鸡内金等，以加强其温肾固涩之功，如《圣济总录》菟丝子散；膏淋、白浊，则选配车前子、泽泻、茯苓、萆薢、莲了、桑螵蛸等分清别浊、益肾固涩之品，如《普济方》菟丝丸。

（2）**用于两目昏暗，视力减退，头昏耳鸣等**。肝肾阴虚，精血不足，无力上荣头目诸症，常用菟丝子配熟地、车前子，以滋肾养肝明目，如《圣惠方》驻景丸；加防风、菊花、石决明、女贞予等，更可增强其祛风明目除翳之功。

（3）**用于胎漏，胎动不安，官冷带多等**。菟丝子益肾安胎，治肝肾虚损之胎漏下血、胎动不安、腰痛欲嗔昔，常配桑寄生、川断、阿胶等，补肾养血、安胎止漏，如《衷中参听录》寿胎丸。若妇人子宫虚冷，带下淋漓，可配山茱萸、枸杞子、白术、赤石脂等，益肾祛湿止带。

（4）**用于脾肾两虚，大便溏泄**。菟丝子多与石莲子、山药、茯苓等同用，温阳实脾，祛湿止泻；若脾气小足，饮食减少，大便不实，则加黄芪、党参、白术等益气健脾之品。

《本草经集注》："得酒良，薯蓣、松脂为之使。"

《本草经疏》："君莲实、山药、人参，能实脾止泻，嗜食；加五味子、肉豆蔻、砂仁，能治肾泄。"

《本经逢原》："老人肝肾气虚，腰痛膝冷，合补骨脂、杜仲用之，诸筋膜皆属于肝也。气虚瞳子无神者，以麦门冬佐之，蜜丸服。"

《得配本草》："得元参，补肾阴而不燥；配熟地，补营血而不热；配麦冬治赤浊；配肉豆蔻进饮食(胃暖则开)；佐益智仁，暖卫气；使车前子治横生，调鸡子治日眩。"

《本草求原》："同参、地治阳气虚，气逆，加沉香。"

【用量用法】 内服：煎汤，6～15g，或入丸、散。外用：炒研调敷，适量。

【使用注意】 阴虚火旰、阳强不痿及大便燥结之证禁服。

《千金要方》："菟丝子忌兔肉。"

《本草经集注》："恶藿菌。""宜丸不宜煮。"

《本草经疏》："肾家多火，强阳不痿者忌之，大便燥结者亦忌之。"

《本经逢原》："阳强小痿、人便燥结、小水赤涩者勿用，以其性偏助阳也。"

《得配本草》："孕妇、血崩、阳强、便结、肾脏有火、阴虚火动，六者禁用。"

【附方】 （1）**补肾气，壮阳道，助精神，轻腰脚**：菟丝子一斤(淘净，酒煮，捣成饼，焙干)，附子(制)四两。共为末，酒糊丸，梧子大。酒下五十丸。-- 《扁鹊心书》之"菟丝子丸"

（2）**治精气不足，肾水涸燥，咽干多渴，耳鸣头晕，目视昏，面色黧黑，腰膝疼痛，脚膝酸弱，屡服药不得痊者**：菟丝子(淘净，酒蒸，擂)二两，五味子一两。上为末，炼蜜丸如荆子大。每服七十丸，空心盐汤或酒送下。-- 《普济方》引《济生方》之"双补丸"

（3）**治心肾不足，精少血燥，心下烦热，怔忡不安，或口干生疮，目赤头晕，小便赤浊，五心烦热，多渴引饮，及精虚血少，不受峻补者**：菟丝子(淘，酒蒸，擂)二两，麦门冬(去心)二两。上为细末，炼蜜为丸，如梧桐子大，每服七十丸。空心、食前用盐汤送下或熟水亦得。-- 《医方类聚》引《济生续方》

（4）**治心气不足，思虑太过，肾经虚损，真阳不固，溺有余沥，小便白浊，梦寐频泄**：菟丝子五两，朗茯苓三两，石莲子(去壳)二两。上为细末，酒煮糊为丸，如梧桐子大。每服三十丸，空心盐汤下。常服镇益心神，补虚养血，清小便。-- 《局方》之"茯菟丸"

（5）**治肾中水火两损，阳事不刚，易于走泄，骨软筋麻，饮食减少，畏寒**：熟地一两，山茱萸五钱，菟丝子一两，巴戟天五钱，水煎服。-- 《辨证录》

（6）**治丈夫腰膝积冷痛，或顽麻无力**：①菟丝子(洗)秤一两，牛膝一两。同浸于银器内，用酒浸过一寸五日，曝干，为末，将原浸酒再入少醇酒作糊，搜和丸，如梧桐子大。空心酒下二十丸。-- 《经验后方》 ②菟丝子(酒浸十日，水淘，焙干为末)二两，更入杜仲一两，蜜炙，捣。用薯蓣末，酒煮为糊，丸如梧桐子大，空心用酒下五十丸。-- 《经验后方》之"固阳丹"

（7）**治阴虚阳盛，四肢发热，逢风如炙如火**：菟丝子、五味子各一两，生干地黄三两。上为细末。米饮调下二钱，食前。-- 《鸡峰普济方》

（8）**治消渴，遗精，白浊**：菟丝子(酒浸通软，乘湿研，焙干，别取末)十两，白茯苓、干莲肉各三两，五味子(酒浸，别为末)七两。上为末，别碾干山药末六两，将所浸酒余者，沫酒煮糊，搜和得所，捣数千杵，丸如梧子大。每服五十丸，空心，食前米汤下。《三因方》之"玄菟丹"

（9）**治膏淋**：菟缝子(酒浸，蒸，捣，焙)，桑螵蛸(炙)各半两，泽泻一分。上为细末，炼蜜为丸，如梧桐子大。每服二十丸，空心用清米饮送下。-- 《普济方》之"菟丝丸"

（10）**治小便淋涩**：车前子(焙)，菟丝子。上为末，炼蜜为丸，食后服之。-- 《医方类聚》引《千金月令》之"驻景丸"

（11）**治虚劳小便利**：菟丝子(酒浸，别捣)、鹿茸(去毛，酥炙)、肉从蓉(酒浸，去皱皮，切，焙)、五味子各二两。上四味，捣罗为禾，醋煮面糊和丸，如梧桐子大，每服五十丸，空心米饮下。-- 《瓷济总录》

（12）**治肝肾俱虚，眼常昏暗**：菟丝子五两(酒浸三日，曝干，别捣为末)，车前子一两，熟干地黄二两。上件药，捣罗为末，炼蜜和捣，丸如梧桐子大。每于空心以温酒下三十丸。晚食前再服。-- 《圣惠方》之"驻景丸"

（13）**治滑胎**：菟丝子(炒熟)四两，桑寄生二两，川续断二两，真阿胶二两。上药将前味轧细，水化阿胶和为丸，一分重(干足一分)。每服二十丸，开水送下，日再服。气虚者，加人参二两。大气陷者，加生黄芪三两。食少者，加炒白术二两。凉苦，加炒补骨脂二两。热者，加生地二两。-- 《衷中参西录》之"寿胎丸"

（14）**治脾肾两虚，大便溏泄**：菟丝子、石莲子各9g，茯苓12g，山药15g，煎服。--《安徽中草药》

（15）**治关节炎**：菟丝子6g，鸡蛋壳9g，牛骨粉15g。研面，每服6g，每日3次。-- 《辽宁常用中草药手册》

（16）**治痔下部痒痛如虫啮**：菟丝子熬令黄黑，末，以鸡子黄和涂之。亦治谷道中刺痛。

（17）**治卒肿满，身面皆洪大**：菟丝子一升，酒五升，渍二三宿，每服一升，口三服。

（18）**治面上粉刺**：捣菟丝子，绞取汁涂之。（16～18方均出自《肘后方》）

（19）**治白癜风**：冤丝子9g，浸入95%乙醇60g内，2～3天后取汁，外涂，每日2～3次。-- 《青岛中草药手册》

菟丝

【别名】 菟丝《本经》，唐(诗经)，蒙《毛诗传》，王女《尔雅》，菟芦《本经》鵽萝、复实、赤网《吴普本草》，兔丘《广雅》，菟缕、菟累《别录》，野狐浆草《圣惠方》，火焰草《庚辛玉册》，金线草、野狐丝《群芳谱》，黄丝草《本草述》，金丝草《药性考》，无根金丝草《采药志》，缠豆藤、豆马黄《李氏草秘》，莫娘藤《分类草药性》，吐血丝《岭南采药录》，兔儿丝、黄腊须《河北药材》，盘死豆、黄乱丝《山东中药》，麻棱丝、缠丝蔓《山东中草药手册》。

【名释】 本品茎细如丝，多寄生于豆类植物，豆类植物根下生长根瘤菌，其形似兔，故古人称之为兔丝子，因是草本，后名菟丝子。

【来源】 为旋花科植物菟丝子 *Cuscuta chinensis* Lain.的全草。

【原植物】 参见"菟丝子"。

【采收加工】 秋季采收全草，晒干或鲜用。

【性状鉴别】 干燥茎多缠绕成团，呈棕黄色，柔细，直径约1mm。叶退化成鳞片状，多脱落。花簇生于茎节，成球形。果实圆形或扁球形，大小不一，棕黄色。气微，味苦。

【主含成分】 全草含对淋巴细胞具致有丝分裂作用的菟丝子多糖，还含卵磷脂(*1ecithin*)及脑磷脂(*eephalin*)。

【性味归经】 味苦、甘，性平。

【功用主治】 清热解毒，凉血止血，健脾利湿。主治痢疾，黄疸，吐血，衄血，便血，血崩，淋浊，带下，便溏，目赤肿痛，咽喉肿痛，痈疽肿毒，痱子。

《本经》："汁去面䵟"

《本草经集注》："其茎挪以浴小儿，疗热痱。"

《本草蒙筌》："解热毒痱疹，散痒塌痘疮。"

《药鉴》："利水，治湿热。"

《百草镜》："治瘰淋浊痢，带下，黄疸，预解痘毒，敷红丝疔。"

《药性考》："凉血散血。治痈疽肿毒诸症。性寒凉血，吐、衄、崩、便、咳、咯(诸血)能截(服之能止)，解诸药毒，瘴疠幷息。"

《李氏草秘》："治血，解痘疮毒，难产酒煎服。"

《纲目拾遗》："葛祖治狐骚气，辟汗愈疟。"

《植物名实图考》："治跌打，利小便。"

《四川中药志》（1960年版）："行血，生精，洗汗斑及散疹。"

《陕西中药志》："内用有滋阴作用；煎汤外用治阴疮，阴肿，阴痒，阴痛及阴道滴虫病。"

《浙江药用植物志》："补肝肾，安胎。主治遗精，崩漏，带下，习惯性流产，小儿单纯性消化不良，目赤肿痛，咽喉肿痛。"

【用量用法】 内服：煎汤，9～15g，或研末。外用：煎水洗，或捣敷，或捣汁涂、滴患处，适量。

【附方】 （1）**治小便不通**：金丝草一握，同韭菜根头煎汤洗小肚。-- 《慈惠小编》

（2）**治细菌性痢疾、肠炎**：鲜菟丝子全草30g，每日1剂，煎服2次。--《中草药新医疗法资料选编》(内蒙古)

（3）**治小儿单纯性消化不良**：金丝草研粉，每次0.9～1.5g，温开水送服，每日2～3次。

（4）**治目赤肿痛，咽喉肿痛**：鲜金丝草适量。捣烂取汁，滴眼或滴喉。（3～4方出自《浙江药用植物志》）

地瓜

【别名】 地瓜《闽杂记》，朱薯《闽书》，山芋、甘薯《群芳谱》，红山药《农政全书》，红薯《汲县志》，金薯《甘薯录》，番诸《医林纂要·药性》，番茹、番薯、土瓜《纲目拾遗》，玉枕薯《台湾府志》，红苕《广州植物志》，白薯《岭南草药志》，甜薯(山西、河南)。

【名释】 《闽书》："番薯，万历中闽人得之外国。"

【来源】 为旋花科植物甘薯 *Ipomoea batatas* (L.) Lam.的块根。

【植物形态】 一年生草本，植物体有乳汁。地下具圆形、椭圆形或纺锤形的块根。茎平卧或斜升，偶有缠绕，多分枝，圆柱形或具棱，绿或紫色，节上易生不定根。单叶互生；叶柄长2.5～20cm，被疏柔毛或无毛；叶片形状、颜色因品种不同而异，通常为宽卵形，长4～13cm，宽3～13cm，全缘或3～5裂，先端渐尖，基部心形或近于平截，两面被疏柔毛或近于无毛。聚伞花序腋生，有花1～7朵，钟状或漏斗状，苞片小，披针形，早落；萼片5，不等长；花冠粉红色、白色、淡紫色或紫色；雄蕊5，内藏，花丝基部被毛；子房2～4室，被毛或有时无毛。蒴果，通常少见。花期9～12月。因长期营养繁殖，该植物很少开花结果。见（图674）

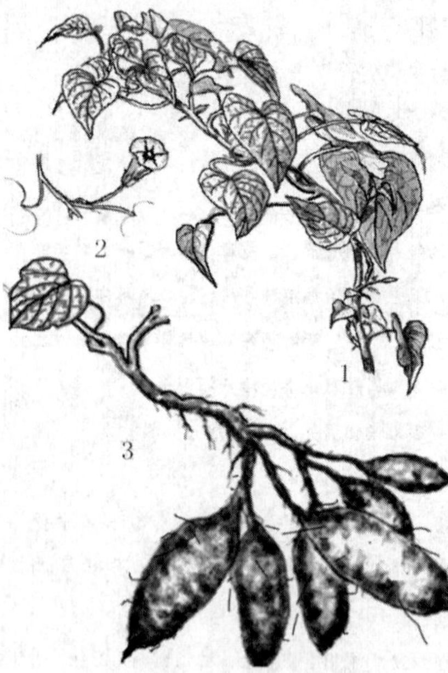

（图674）**番薯全株**

1.植株地上部分 2.花 3.块根

【生长分布】 原产于南美洲。邹平各乡镇广泛种植。

【采收加工】 秋、冬季采挖，洗净，切片，晒干。或鲜番薯窖藏。

【性状鉴别】 常呈类圆形斜切片，宽2～4cm，厚约2mm，偶见未去净的淡红色或灰褐色外皮。切面白色或淡黄白包，粉性，可见淡黄棕色的筋脉点或线纹，近皮部可见一圈淡黄棕色的环纹，质柔软，具弹性手弯成弧状而不折断。气清香，味甘甜。

【显微鉴别】 粉末特征：白色。①淀粉粒众多，单粒圆球形、类三角形，大小不一，脐点星状、飞鸟状或点状；复粒由2～10个分粒组成，长38μm，直径3～36μm。②导管多为网纹，亦有梯纹，直径5～35μm。

【主含成分】 含并没食子酸(*ellagic acid*)和3，5-二咖啡酰奎宁酸(*3, 5-dicaffeoylquinic acid*)。

【药理】 番薯热水提取物对眼晶体醛糖还原酶有较强的抑制作用。从番薯分离出的并没食子酸和3，5-二咖啡酰奎宁酸，为有效成分。

【性味归经】 味甘，性平；归脾、肾经。

【功用主治】 补中和血，益气生津，宽肠胃，通便秘。主治脾虚水肿，便泄，疮疡肿毒，大便秘结。

《医林纂要·药性》："止渴，醒酒，益肺，宁心(生用之效)；益气，充饥，佐谷食(熟用之效)。"

《纲目拾遗》："补中，和血，暖胃，肥五脏。白皮白肉者，益肺气生津。煮时加生姜一片，调中与姜枣同功；(同)红花煮食，可理脾血，使不外泄。"

《本卓求原》："凉血活血，宽肠胃，通便秘，去宿瘀脏毒，舒筋络，止血热渴，产妇最宜。和鲫鱼、鳢鱼食，调中补虚。"

《随息居饮食谱》："煮食补脾胃，益气力，御风寒，益颜色。凡渡海注船者，不论生熟，食少许即安。"

《岭南采药录》："醋煮服，治全身肿。"

【用量用法】 内服：生食或煮食，适量。外用：捣敷，适量。

【使用注意】 湿阻中焦，气滞食积者慎服。

《药性切用》："生食甘凉伐气，晒干磨粉，尤能滞气，多食损人。"

《本草省常》："多食令人胀满，生食伤脾胃。"

《随息居饮食谱》："惟性大补，凡时疫、疟、痢、肿胀、便秘等证，皆忌之。"

【附方】 （1）**治乳疮**：白番薯捣烂敷患处，见热即换，连敷数天。

（2）**治疮毒发炎**：生番薯洗净磨烂，敷患处，有消炎去毒生肌之效。（1～2方均出自《岭南草药志》）

（3）**治酒湿入脾，因而飧泄者**：番薯煨熟食。

（4）**治湿热黄疸**：番薯煮食，其黄自退。（1～4方均出自《金薯传习录》）

（5）**治疗子宫收缩痛**：用生地瓜180g，置于温火慢烤，直到全部烤熟为止，趁热送服。服用时间一般选择产妇感到宫缩痛剧时服用，必要时翌日可用同样剂量重复1次。通过63例的观察，止痛迅速，服后15～20分钟即起作用，大多数于第2日再服1次后，即达到止痛的目的；疗效满意；无副反应。由于产后子宫内潴留有羊膜碎块所引起的子宫收缩痛，服烤地瓜无效。--《中华妇产科杂志》王继云，1960，(3)：230

牵牛子

【别名】 牵牛子《雷公炮制论》，草金铃《雷公炮炙论》，金铃《本草图经》，黑牵牛、白牵牛《直指方》，黑丑、白丑《纲目》，丑牛子(云南、四川)，二丑《中药材手册》。

【名释】 《本草经集注》："此药始出田野人牵牛易药，故以名之。"

【来源】 为旋毛科植物牵牛 *Pharbitis nil* (L.) Choisy.、圆叶牵牛 *Pharbitis purpurea* (L.) Voig、裂叶牵牛 *Pharbitis hederacea* (L.)

Choisy.的种子。

【植物形态】 （1）**牵牛** 又名盆甑草《酉阳杂俎》，狗耳草《纲目》，牵牛花《花镜》，勤娘子、姜花《植物名实图考》，裂叶牵牛、喇叭花、牵牛郎、大牵牛花。一年生缠绕性草本。茎左旋，长2m以上，被倒向的短柔毛及杂有倒向或开展的长硬毛。叶互生；叶柄长2～15cm；叶片宽卵形或近圆形，浅3裂，深度约为叶径的1/3，偶有5裂，长4～15cm，宽4.5～14cm，基部心形，中裂片长圆形或卵圆形，渐尖或骤尖，侧裂片较短，三角形，裂口锐或圆，叶面被微硬的柔毛。花腋生，通常2朵着生于花序梗顶端，花序梗长短不一，被毛；苞片2，线形或叶状；萼片5，近等长，狭披针形，不外翻，其中3片较宽，外面有白色长毛，基部更密；花冠漏斗状，长5～10cm，蓝紫色渐变为淡紫红色或粉红色，花冠管色淡；雄蕊5，不伸出花冠外，花丝不等长，基部稍阔，有毛；雌蕊1，子房无毛，3室，柱头头状。蒴果近球形，直径0.8～1.3cm，3瓣裂。种子5～6颗，卵状三棱形，黑褐色或米黄色。花期7～9月，果期8～10月。见(图675)

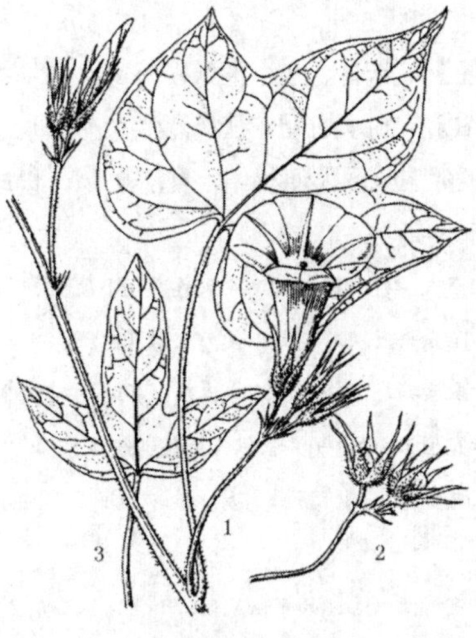

（图675）**牵牛**

1.花枝 2.果实 3.叶

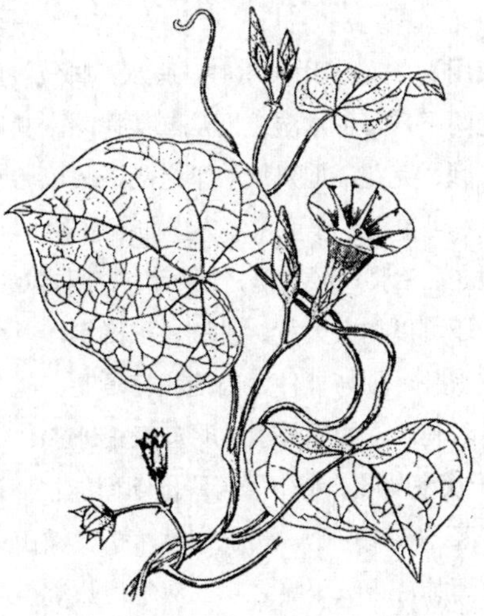

（图676）**圆叶牵牛**

（2）**圆叶牵牛** 又名毛牵牛、紫花牵牛《紫花牵牛》，紫花牵牛《广州植物志》，牵牛花、喇叭花(通称)，连簪簪(四川)，打碗花(山西)。形态与牵牛相似，主要区别点是：叶片圆心形或宽卵状心形，长4～18cm，宽3.5cm，通常全缘。花腋生，1～5朵成伞形聚伞花序，萼片卵状披针形。见(图676)

（3）**裂叶牵牛** 又名牵牛《山东植物志》，小牵牛《中药鉴定学》。形态与牵牛相似，主要区别点是：叶片卵圆形，深3裂，深凹度约为叶径的4/5，叶柄通常较花柄长。花腋生，通常1～3朵，萼片卵状披针形，果期基部卵圆形，密被金黄色疣基毛，外翻；花梗有长柔毛。见(图677)

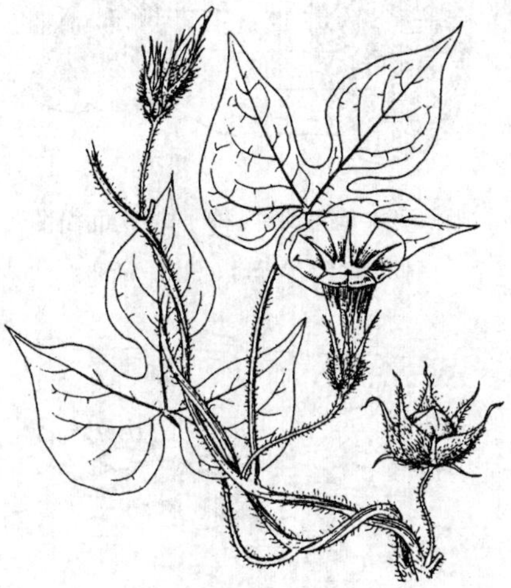

（图677）**裂叶牵牛**

【生长分布】 原产美洲。生于山坡、路旁、田边、宅旁或山谷林内。邹平各地广布。

【采收加工】 秋季果实成熟未开裂时将藤割下，晒干，种子自然脱落，除去果壳杂质。

【性状鉴别】 种子似桔瓣状，略具3棱，长5～7mm，宽3～5mm。表面灰黑色(黑丑)，或淡黄白色(白丑)，背面弓状隆起，两侧面稍平坦，略具皱纹，背面正中有一条浅纵沟，腹面棱线下端为类圆形浅色种脐。质坚硬，横切面可见淡黄色或黄绿色皱缩折叠的子叶2片。水浸后种皮呈龟裂状，有明显粘液。气微，味辛、苦，有麻舌感。见(图678)

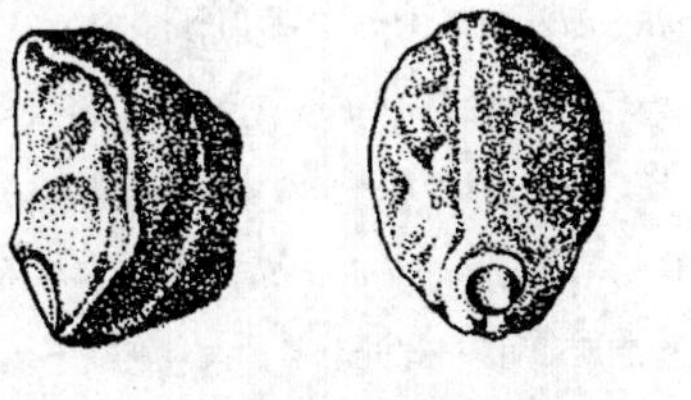

（图678）**牵牛子（种子）外形**

【理化鉴别】 （1）取本品粗粉2g，加石油醚20ml，浸泡2～4h，滤过。滤渣加甲醇20ml，冷浸4h，滤过。取滤液3ml，置蒸发皿内蒸干，加浓硫酸1滴，于水浴上加热，残渣呈红色至紫红色。(检查牵牛子甙)

（2）用毛细管将上述甲醇提取液滴在滤纸上，再滴加5%磷钼酸试液，于120℃烘烤2分钟，则显蓝至蓝黑色斑点。(检查牵牛子甙)

【显微鉴别】 种子横切面：表皮细胞1列，略呈切向延长，有的含棕色物，间有分化成单细胞的非腺毛。表皮下方为1列扁小的下皮细胞。栅状细胞层由2～3列细胞组成，靠外缘有一光辉带。营养层由数列切向延长的细胞及颓废细胞组成，有细小维管束，薄壁细胞中含细小淀粉粒。内胚乳最外 1～2 列细胞类方形.壁稍厚，内侧细胞的壁粘液化。子叶薄壁组织中散有多数圆形的分泌腔，直径约至 108μm；薄壁细胞中充满糊粉粒及脂肪油滴，并含草酸钙簇晶直径约 18μm。见(图 679、680)

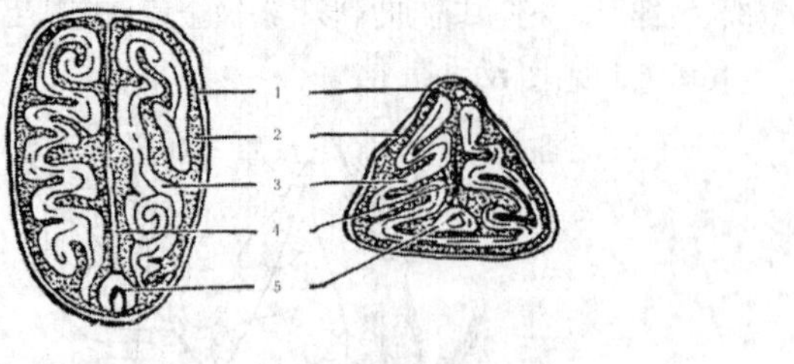

（图 679）圆叶牵牛(种子)横切面简图

1.种皮 2.胚乳 3.子叶 4.中隔 5.胚根

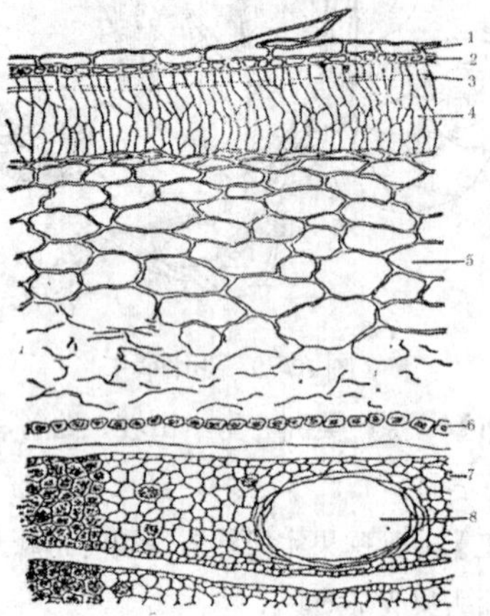

（图 680）牵牛子(种子)横切面简图

1.表皮 2.下皮细胞 3.光辉带 4.栅状细胞 5.营养层 6.内胚乳 7.子叶 8.分泌腔

【主含成分】 （1）**牵牛**：种子含牵牛子甙(*pharbitin*)约 3%，系树脂性甙，用碱水解得到牵牛子酸(*pharbitic acid*)，巴豆酸(*tiglic acid*)，裂叶牵牛子酸(*nilic acid*)，α-甲基丁酸(*α-methylbutyric acid*)及戊酸(*valerie acid*)等。牵牛子酸为混合物，分离得到牵牛子酸 A、B、c、D，以后二者为主；牵牛子酸 C 系由番红醇酸(*ipurolic acid*)与 2 分子 D-葡萄糖(*D-glucose*)，2 分子 L-鼠李糖(*L-rhamnose*)，1 分子异鼠李糖(*D-quinovose*)缩合而成的甙，牵牛子酸 D 比牵牛子酸 C 多含 1 分子鼠李糖。种子还含生物碱：裸麦角碱(*chanoclavine*)，野麦碱(*elymoclavine*)，狼尾草麦角碱(*penniclavine*)，田麦角碱(*agroclavine*)，麦角醇(*lysergol*)等。又含脂肪油 11%及其他糖类。未成熟种子含多种赤霉素及其葡萄糖甙：赤霉素(*gibberellin*)A_3、A_5、A_{20}、A_{26}、A_{27}；赤霉素葡萄糖甙Ⅰ、Ⅱ、Ⅲ、Ⅳ、Ⅴ、Ⅵ、Ⅶ、F-Ⅶ。

（2）**圆叶牵牛**：种子含赤霉素 A_3、A_5、A_8、A_{19}、A_{20}、A_{26}、A_{27}、A_{29}、A_{33}、A_{44}、A_{55}。又含圣苯素-7-O-β-D-吡喃木糖基-O-β-D-吡喃阿拉伯糖甙(*eriodictyol-7-O-β-D-xylopyranosyl-O-β-D-arabinopyranoside*)，2-羟基-1-苯基-l，4-戊二酮(*2-hydro xy-l-phenyl-1，4-pentadione*)，2，3，22，23-四羟基胆甾-6-酮(*brassinone*)，栗木甾酮(*castasterone*)和麦角类生物碱(*ergot alkaloid*)。

【药理】 （1）**泻下及利尿作用** 牵牛子甙有强烈的泻下作用。牵牛子甙在肠道内遇胆汁及肠液分解出牵牛子素。刺激肠道，增进蠕动，导致泻下。据动物实验，黑丑与白丑泻下作用并无区别。牵牛子的泻下作用机制与硫酸镁、大黄不同，在泻下时不引起血糖的剧烈变化，但能加速菊糖在肾脏中的排出，可能有利尿作用，但经煎煮后即失去作用。除去牵牛子甙后的水溶液，似仍有泻下作用，故除已知的牵牛子甙外，可能还有其他泻下成分。牵牛子水提取物 20μg /ml 对由猪新鲜肾皮质中分离精制的 15-羟前列腺素脱氢酶具有抑制作用，抑制率达 65 7%，从而延长了前列腺素 E_2 的利尿作用。

（2）**对平滑肌作用** 牵牛子甙能兴奋离体兔肠和离体大鼠子宫。牵牛子甙水解产物的碱性盐，能使使豚鼠小肠、人肠和盲肠收缩，其敏感顺序为大肠>小肠>商肠，而煎剂及牵牛子甙本身无此作用。

（3）**其他作用** 体外试验黑丑、白丑对猪蛔虫有某些驱虫效果。

（5）**毒性** 牵牛子甙小鼠皮下注射 LD_{50} 为 37.5mg/kg。对人有毒性，但不大。大剂量除对胃肠的直接刺激引起呕吐、腹痛、腹泻与粘液血便外，还可能刺激肾脏，引起血尿，重者尚可损及神经系统，发生语言障碍，昏迷。

【炮制】 **炒牵牛子**：取净牵牛子置锅内，用文火加热，炒至微鼓起，颜色加深微带焦斑，有香气逸出时，取出放凉。 炒后易于捣碎和煎出有效成分，药性缓和，毒性降低，以消痰涤饮，多用于痰饮咳嗽，水肿胀满，大便不通，气逆喘咳。

炒牵牛子性状：形如牵牛子，表面微鼓起或有裂隙，色略深或黄带焦斑，有焦香气。

【性味归经】 味苦、辛，性寒，有毒；归肺、肾、大肠经。

【功用主治】 利水通便，祛痰逐饮，消积杀虫。主治水肿，腹水，脚气，痰壅喘咳，大便秘结，食滞虫积，腰痛，阴囊肿胀，痈疽肿毒，痔漏便毒等。

《别录》："主下气，疗脚满水肿，除风毒，利小便。"

《药性论》："治痃癖气块，利大小便，除水气虚肿。落胎。"

《日华子》："取腰痛，下冷脓，泻蛊毒药，并一切气壅滞。"

《纲目》谓李东垣云："除气分湿热，三焦壅结。"

《纲目》谓王好古云："利大肠，下水积。色白者，泻气分湿热上攻喘满，破血中之气。"

《纲目》："逐痰消饮，通大肠气秘风秘，杀虫，达命门。"

《本草汇言》："逐积追虫，行水消胀。"

《医林纂要 · 药性》："(黑牵牛)补肝，润肾命，行水，破痃癖，去下焦积湿郁热。"

【临床应用】 （1）**用于水肿，腹水，脚气肿胀**。牵牛子既能利尿，乂能泻下，可使水湿之邪从二便排除。其逐水之力虽略缓于甘遂、大戟、芫花，但仍属峻下之品，故以治水湿停滞而正气未衰暂为宜。可单用，亦可入复方。如治水肿，《千金要方》单用本品研末服之；治脚气胫肿满，《肘后方》用本品制蜜丸服；若体质壮实者，还可以加大大黄、甘遂、槟榔等，以增强其泻下逐水之功；肾虚水肿，则与杜仲、肉桂、补骨脂、胡芦巴等同用，补泻兼施，温阳利水，如《医学发明》灭真丹。

（2）**用于痰壅喘咳**。牵牛子苦降泄下而能祛痰逐饮，痰饮去则肺气得以宣降，咳喘可平，常配伍葶苈子、桑白皮、杏仁、厚朴等助其化痰泻肺，止咳平喘之功。对于痰热壅盛之小儿肺胀喘满，胸高气急，两肋扇动，陷下作坑，两鼻窍张，闷乱嗽渴，声嘎不鸣，痰涎潮塞，俗云马脾风者，则用牵牛子与大黄、槟榔研末服，泻热化痰，下气平喘，如《田氏保婴集》牛黄夺命散；若热盛动风，小儿急惊抽搐，身热面赤引饮，小便黄赤者，宜用牵牛子配青黛、天竺黄等清热涤痰，凉血熄风之品，如《续易简方沦》利惊丸。此外，痰湿阻滞，三焦不顺之胸膈壅塞，头昏目眩，涕唾痰涎者，可以牵牛子配皂角为丸，荆芥姜汤送下，如《博济方》利膈丸；还可加白矾、半夏曲、陈皮、萝卜等以加强化痰除湿，宽胸除痞之效。

（3）**用于二大便秘结，食滞，虫积等**。牵牛子少用则通大便，消积滞，故大便秘结者每单用本品即效，亦可选配大黄、槟榔等加强其清热泻下通便之功，如《素问病机气宜保命集》大黄牵牛散；若兼心腹气闷，可加木香、青皮行气消胀；宿食不消，宜加莱菔子消食化积；久挟积滞，固伤生冷，遂作痢疾，经久不瘥者，则加槟榔、肉豆蔻等除积止痢，如《杨氏家藏方》万应丸。治疗虫积腹痛，常配槟榔、使君子、芜荑等驱虫药，杀虫去积，通便排虫。

《食疗本草》："和山茱萸服之，去水病。"

《日华子》："得青木香、干姜良。"

《汤液本草》："以气药引则入气，以大黄引则入血。"

《本草经疏》："黑牵牛得白木香、槟榔、使君子能追虫取积。"

《得宜本草》："得茴香治水饮病，得大黄治马脾风病。"

《得配本草》："得皂角，治痰壅肠结；得川楝子，治湿热便闭(精隧阻塞则二便闭，加穿山甲、茴香更有力)。"

《本草求原》："用盐水炒黑，佐桂、沉、杜、故纸，补泻互用，治阳虚秘滞；同川楝、茴香、山甲，治湿热在精道，阻塞二阴之界，致二便不通；同故纸、荜澄、槟榔、青木香，治颓疝。"

【用量用法】 内服：煎汤，3～10g，丸、散，每次0.3～lg，每日2～3次。炒用药性较缓。

【使用注意】 孕妇禁服，体质虚弱者慎服。不宜多服、久服，以免引起头晕头痛，呕吐，剧烈腹痛腹泻，心率加快，语言障碍，突然发热，血尿，腰部不适，甚至高热昏迷，四肢冰冷，口唇发绀，全身皮肤青紫，呼吸急促短浅等中毒反应。

《纲目》谓李东垣云："辛热雄烈，泄人元气。"

《本草衍义补遗》："若非病形与证俱实者勿用。"又"不胀满、不大便秘者勿用。"

《品汇精要》："妊娠不可服。"

《纲目》："病在血分及脾胃虚弱而痞满者，则不可取快一时及常服，暗伤元气也。"

《药性切用》："气虚者忌之。"

《本草用法研究》："肺与大肠无水湿邪滞坚结者，不可轻投，"

【附方】 （1）**治水肿**：牵牛子末之，水服方寸匕，日一，以小便利为度。--《千金要方》

（2）**治停饮肿满**：黑牵牛头末四两，茴香一两(炒)，或加木香一两。上为细末，以生姜自然汁调一二钱，临卧服。--《儒门事亲》之"禹功散"

（3）**治腰脚湿气疼痛**：黑牵牛、大黄各二两，白术一两。上为细末，滴水丸如桐子大。每服三十丸，食前生姜汤下。如要快利，加至百丸。--《世传神效名方》之"牛黄白术丸"

（4）**治伤寒瘀热在内，湿气郁而不散，熏发肌肉，小便不利，身体发黄**：牵牛子(炒)半斤(只取末一二两)，赤茯苓(去黑皮)、木香、陈橘皮(汤浸，去白，焙)各半两。上四味，为散。每服二钱匕，煎葱白汤调下，不计时候。--《圣济总录》之"消湿散"

（5）**治气筑奔冲不可忍**：黑牵牛半两，槟榔一分(锉)。上为末，每服一大钱，浓煎紫苏牛姜汤调下。--《卫生家宝方》之"牵牛丸"

（6）**治惊痫，啼哭烦躁，面赤痰喘**：黑丑头末一两，雄黄一两，天竺黄二两。为末，饭丸粟米大。每岁五丸，入粥内与食。--《婴童类萃》

（7）**治大肠风秘，壅热结涩**：牵牛子(黑色。微炒，捣取其中粉)一两，别以麸炒去皮、尖桃仁(末)半两。以熟蜜和丸如梧桐子。温水服三二十丸。不可久服。--《本草衍义》

（8）**治新久积聚，胸胁胀满等症**：大黄、黑牵牛(头末)各四两，甘遂半两，芒硝三两。上为细末，滴水为丸，如桐子大。每服八十丸，温水食前送下，量虚实加减，或五六十丸亦得。--《普济方》引《海岱居士方》之"牛黄利膈丸"

（9）**治一切所伤，心腹痞满刺痛，积滞不消**：黑牵牛二两(炒，末)，五灵脂(炒)，香附(炒)各一两。上为末，醋糊丸如小豆大。每服三十丸，食后生姜汤下。--《卫生宝鉴》之"消滞丸"

（10）**治小儿心腹气胀，喘粗，不下食**：牵牛子(微炒)、木香、马兜铃各一份。上件药，捣粗罗为散。每服一钱，以水一小盏，煎至五分，去渣，不计时候，量儿大小，以意加减。--《圣惠方》

（11）**治小儿疳证**：木香二钱半，黑牵牛半两(生用)。为细末，面糊为丸，如绿豆大。三岁儿三十丸，用米饭汤送下，不拘时服。--《奇效良方》

（12）**治一切虫积**：牵牛子二两(炒，研为末)，槟榔一两，使君子肉五十个(微炒)。俱为末。每服二钱，沙糖调下，小儿减半。--《永类钤方》

（13）**治冷气流注，腰疼不能俯仰**：延胡索二两，破故纸(炒)二两，黑牵牛子三两(炒)。上为细末，煨大蒜研，搜丸如梧桐子大。每服三十丸，煎葱须盐汤送下，食前服。--《杨氏家藏方》之"牵牛丸"

（14）**治肾气作痛**：黑牵牛(炒熟)、白牵牛(炒熟)，等分。上为末。每服挑三钱匕，猪腰一副，薄切开缝，入川椒五十粒，茴香一百粒，以牵牛末遍掺入肾中，线系湿纸数裹煨，香熟，出火气。灯后空心嚼吃，好酒送下，少顷就枕，天明取下恶物即愈。--《直指方》之"腰子散

（15）**治膀胱蕴热，风湿相乘，阴癞肿胀，大小便不利**：白牵牛(略炒)二两，白术半两，桑白皮、陈皮、木通各半两。上为末，每服二钱，姜汤凋下，空腹进。初进一服，未觉再进。--《三因方》之"三白散"

（16）**治一切痈疽发背，无名肿毒**：牵牛黑、白者各一合。用布包槌碎，好酒一碗，煎至八分，露一夜。温热服，以大便出脓血为度。--《鲁府禁方》

（17）**治咽喉诸疾肿痛生疮**：黑牵牛(炒)、甘草(炒)各四两，防风一两，牛蒡子(炒)八两。上件各慢火炒令熟，与防风同为细末。每服二钱，沸汤一大盏，点药澄清，服不拘时候。--《御药院方》之"利膈散"

（18）**治风热赤眼**：黑丑仁为末，凋葱白汤，敷患处。--《泉州本草》

（19）**治疗癫痫**：用牵牛子制成的蜜丸(每丸重6g，含牵牛子3g)和粗提牵牛子甙制成的片剂(每片0.1g，相当含生药1.5g，2片相当于1蜜丸)，12岁以下儿童，每日服1～2次，每次1/2～1丸(或1～3片)；12岁以上患者。每日2次，每次1～15丸(或1.5～4片)。开始先用小剂量，以后逐渐增加用量，直至出现疗效。共观察115例，结果总有效率为56.7%，片剂与丸剂疗效相似。副反应主要表现为腹泻，一般为软便或稍稀，约1～2个月后逐渐恢复正常，多不影响治疗和疗效，未发现对造血、肝、肾功能有不良影响。--《新医药学杂志》吴永珮，1978，(10)：33

（20）**治疗蛔虫病**：先将黑白丑各等分，研成粉末，然后用鸡蛋1个煎至成块时把药粉撒在蛋上，卷成筒状，待煎熟鸡蛋后，于早上空腹服食，成人每次用3~4.5g，小儿0.5~3g，每隔3天1次，严重者可服3次，一般病者服2次。共治疗41例，服用2~3次后均愈。服药后一般有轻微腹泻，大便次数增多，个别病人会出现短暂的腹痛。--《新中医》杨子元，等，1977，(1)：47

（21）**治疗淋巴结核**：用二丑30~60g，壁钱若干个(1岁1个，成人20个)，糯米500g。将糯米炒黄，壁钱、二丑在米炒烫放入，等米冷后一同加工成粉。每次用粉30g，煮糊吃，每日2次，服完上药为1疗程。共治疗30余例，轻者1个疗程治愈，重者2个疗程即可。--《安徽单验方选集》安徽省卫生局.第1版合肥：安徽人民出版社 1972：77

茑萝松

【别名】 茑萝松《植物名实图考》，茑萝《花历百咏》，翠翎草《采药书》(汪连仕)，金凤毛《纲目拾遗》，女罗《汉英韵府》，锦屏封《广州植物志》，金丝线《广西药用植物名录》。

【名释】 叶似鸟羽，又为爬蔓性草本，故名“茑萝”。萝，指爬蔓植物。

【来源】 为旋花科植物茑萝 *Quamoclit pennata* (Desr.) Boj. 的全草。

【植物形态】 一年生柔弱缠绕草本，长可达4m。全株无毛。叶互生；叶柄长0.8～4cm，基部常具假托叶；叶片卵形或长圆形，长2～10cm，宽1～6cm，羽状深裂至中脉，具10～18对线形至丝状的细裂片，裂片平展，先端锐尖。由少数花组成聚伞花序，腋生；总花梗大多超过叶，长1.5～10cm，花直立，花柄长0.9～2cm，在果时增粗成棒状；萼片绿色，5枚，稍不等长，椭圆形至长圆状匙形；花冠高脚碟状，深红色，花冠管上部稍膨大，冠檐开展，5浅裂；雄蕊5，伸出花冠外，柱头头状。蒴果卵圆形，4室，4瓣裂，隔膜宿存，透明。种子4颗，卵状长圆形，长5～6mm，黑褐色。花期7～9月，果期8～10月。见（图681）

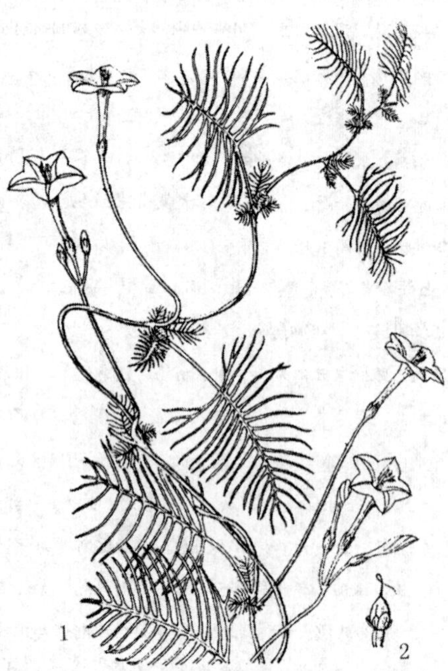

（图681）茑萝松

1.植株的一部分 2.花的纵切 3.雌蕊 4.雄蕊 5.果实

【生长分布】 原产热带美洲。邹平各地在庭园、墙垣、花卉园常有栽种。

【采收加工】 夏、秋季采收，晒干；鲜用多随采随用。

【性状鉴别】 全草多缠绕成团。茎纤细，黄绿色，光滑无毛。叶枯绿色，互生，多皱缩，完整者展平后，长3～6cm，羽状细裂，裂片条状，有的基部再2裂，枯绿色，质脆易碎。有的可见聚伞花序，花条形，湿润后花冠筒较长，外表面淡红色，顶端膨大，5浅裂，呈五角星状，深红色，气微，味淡。

【性味归经】 味甘，性寒。

【功用主治】 清热解毒，凉血止血。主治耳疔，痔漏，蛇咬伤。

【用量用法】 内服：煎汤，6～9g。外用：鲜品捣敷，或煎水洗，适量。

斑种草

【来源】 紫草科植物斑种草 *Bothriospermum chinense* Bunge 的全草。

【植物形态】 一年生或二年生草本，高20cm～40cm。茎通常分枝，有开展的硬毛。基生叶和茎下部叶有柄，叶片匙形或倒披针形，长2cm～6cm，宽0.5～1.5cm，顶端钝圆，基部渐狭成柄，边缘皱波状，两面有糙毛及伏毛；上部叶渐小，无柄。花序长5cm～15cm；苞片卵形或斜卵形，花梗长2mm～8mm；花萼5裂，裂片狭披针形，长3mm～5mm；花冠淡蓝色，长3mm～4mm，5裂，喉部有5个附属物；雄蕊5个，内藏，生于冠筒上部；子房4裂，花柱内藏。小坚果4个，着生在平的花托上，肾形，长2mm～2.5mm，具网状皱褶及粒状突起，腹面具横凹陷。花期3～4月；果熟期5～6月。见（图682）

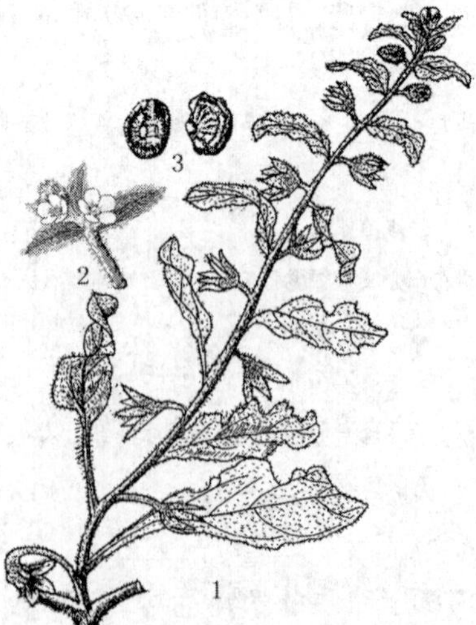

（图682）斑种草

1.植株分支 2.花序 3.小坚果腹、侧面观

【生长分布】 多生于山坡、草地、河岸。邹平南部山区有分布。

【采收加工】 夏季采收，鲜用或晒干。

【性味归经】 味微苦，性凉。归胃、大肠二经。

【功用主治】 清热燥湿，解毒消肿。可治湿疮、湿疹、瘙痒难忍，流汁绵绵及火热毒盛之痈疽疮疖或无名肿毒。

【用量用法】 内服：煎汤，9～15g。

附地菜

【别名】 附地菜《植物名实图考》，鸡肠草《别录》，鸡肠《本草经集注》，搓不死、豆瓣子棵《山东经济植物》，地胡椒《贵州草药》，伏地菜《全国中草药汇编》，伏地草、山苦菜《福建药物志》，地瓜香《长白山植物药志》。

【来源】 为紫草科植物附地菜 *Trigonotis peduncularis* (Trev.) Benth.ex Baker et Moore 的全草。

【植物形态】 一年生草本，高 5～30cm。茎基部略呈淡紫色，通常自基部分枝，纤细，直立或斜升，具平伏细毛。单叶互生；下部叶无柄，上部叶具短柄或长柄；叶片匙形、椭网形或长圆形，长 2～5cm，宽 5～20mm，先端圆钝或尖锐，基部宽楔形或渐狭，两面均具糙伏毛。聚伞花序成总状，顶生，幼时卷曲，后渐次伸长，长 5～20cm；花小，通常生于花序的一侧；叶状苞片 2～3；花梗短，花后延长 3～5mm；花萼长 1～2.5mm，5 深裂，裂片卵形；花冠蓝色，稀紫色或白色，长 2～2.5mm，5 裂，裂片倒卵形，平展，喉部具 5 枚白色或带黄色附属物；花冠筒与花冠裂片等长；雄蕊 5，内藏，着生在花冠筒上部，不伸出花冠外；雌蕊 1，子房 4 深裂，花柱基生，柱头头状。小坚果 4，斜三棱锥状四面体形，长 0.8～1mm，黑色有光泽，表面具细毛，有短柄，背面具 3 锐棱。花期 4～6 月，果期 7～9 月。见下（图 683）

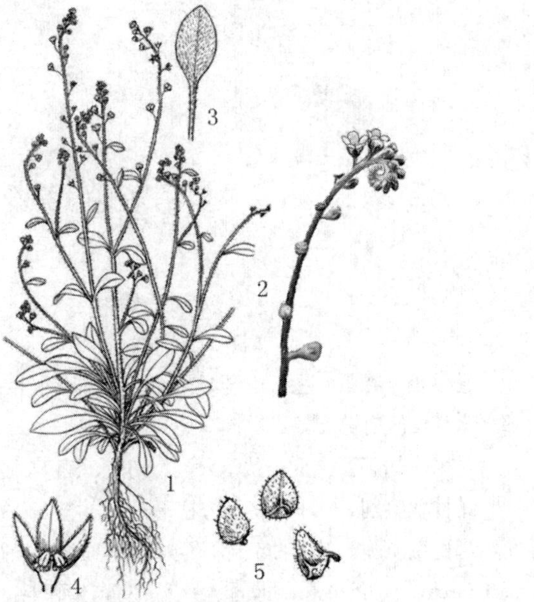

（图 683）附地菜

1.植株 2.花枝 3.叶 4.花萼及果实 5.小坚果

【生长分布】 生于田野、路旁、荒草地或丘陵林缘、灌木林间。邹平南部乡镇多有分布。

【采收加工】 初夏采收，鲜用或晒干。

【性状鉴别】 全草多皱缩成团。湿润展开后，根细长圆锥形。茎 1 至数条，纤细多分枝，基部淡紫棕色，上部枯绿色，有短糙毛。基生叶有长柄，叶片椭圆状卵形，长可达 2cm，两面有糙毛，茎生叶几无柄，叶片稍小。总状花序细长，可达 20cm，可见类白色或蓝色小花，有时具四面体形的小坚果。有青草气，味微苦涩。

【主含成分】 **花**：含有飞燕草素-3，5-二葡萄糖甙(*delphinidin-3，5-diglucoside*)。

地上部分：含有挥发油(volatile oils)0.013％～0.023％，其中含有 74 种成分包括：21 种脂肪酸(*fatty acids*)，20 种醇(*alcohols*)，14 种碳氢化合物(*hydrocarbons*)，12 种羰基化合物(*carbonyls*)等。内有牻牛儿醇(*geranio1*)，α-松油醇(α-terpineo1)萜类化合物等。

【性味归经】 味苦、辛，性平。

【功用主治】 行气止痛，解毒消肿。主治胃痛吐酸，痢疾，热毒痈肿，手脚麻木。

《别录》："主毒肿，止小便利。"

《本草经集注》："疗蠼螋溺。"

《药性论》："洗手足水烂，主遗尿。"

《食疗本草》："作灰和盐，疗一切疮，及风丹遍身如枣大痒痛苦，捣封上，日五六易之。亦可生食，煮作菜食益人，去脂膏毒气。又烧敷疳匶。亦疗小儿赤白痢，可取汁一合，和蜜服之甚良。"

《贵州草药》："驱风，镇痛。"

《全国中草药汇编》："温中健胃，消肿止痛，止血。"

【用量用法】 内服：煎汤，15～30g，或研末服。外用：捣敷，或研末擦，适量。

【附方】 （1）**治胃痛吐酸吐血**：附地菜 3～6g，煎服；研粉冲服 0.9～1.5g。--《全国中草药汇编》

（2）**止小便利**：鸡肠草一斤。于豆豉汁中煮，调和作羹食之，作粥亦得。--《食医心镜》

（3）**治热肿**：鸡肠草敷。--《补缺肘后方》

（4）**治气淋，小腹胀，满闷**：石韦(去毛)一两，鸡肠草一两。上件药，捣碎，煎取一盏半，去滓，食前分为三服。--《圣惠方》

（5）**治风热牙痛，浮肿发歇，元脏气虚，小儿疳积**：鸡肠草、旱莲草、细辛等分。为末，每日擦三次。--《普济方》之"去痛散"

（6）**治手脚麻木**：地胡椒 60g，泡酒服。

（7）**治胸肋骨痛**：地胡椒 30g，煎水服。（6～7 方均出自《贵州草药》）

荆条子

【来源】 为马鞭草科植物荆条 *Vitex negundo* L. *var. heterophylla* (Franch.) Rehd.的果实。

【植物形态】 荆条 又称荆棵（河北、山东）、荆梢子、黑谷子、七枝箭（河北、陕西）。灌木或小乔木，高 1～2.5m。幼枝四方形，老枝圆筒形，灰褐色，密被有微柔毛。叶具长柄，为掌状复叶，小叶 5，有时 3，披针形或椭圆形披针形，长 3～7cm，宽 0.7～2.5cm，先端渐尖，基部楔形，边缘缺刻状锯齿，缘具切裂状锯齿或羽状裂，背面灰白色，被柔毛。圆锥花序顶生，长 10～20cm。花小，花萼钟状，具 5 齿裂，宿存；花冠蓝紫色，二唇形，雄蕊 4，2 强；雄蕊和花柱稍外伸。核果，直径 3～4mm，包于宿存花萼内。种

子圆形，径约 2mm，具网纹，黑色。花期 5～9 月，果期 8～11 月。见下（图 684）

本植物的叶（**荆条叶**）：味辛、苦，性凉，具有解表化湿，杀虫止痒之功。主治伤暑，外感，湿疹，虫咬等证。

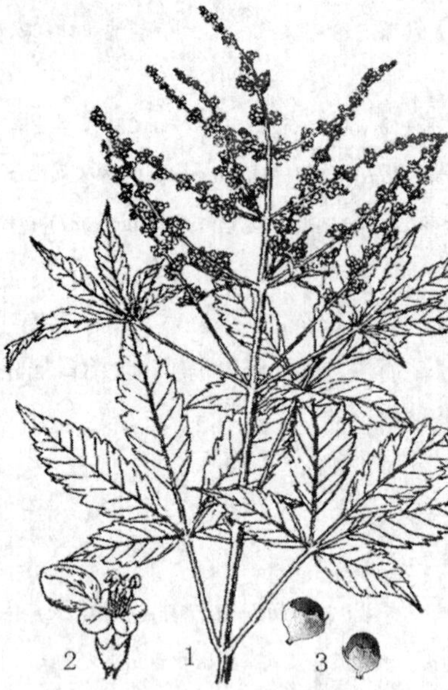

（图 684）**荆条子**

1.花果枝 2.花 3.果实

【生长分布】 生于山地阳坡上，形成灌丛。邹平南部山区广布。

【采收加工】 8～11 月果实成熟时采摘，晾干或晒干。

【性状鉴别】 果实连同宿存花萼及短果柄呈梨形，长 3～5.5mm，直径 1.5～3mm，宿萼灰褐色，密被灰白色绒毛，整个果实的 2/3 或更多，萼筒先端 5 齿裂，外面具 5～10 调脉纹。果实近球形，上端稍大略平圆，有花柱脱落的凹痕，基部稍狭尖，棕褐色。质地坚硬，不易破碎，断面黄棕色，4 室，每室有黄白色种子一粒或不育。气香，味微苦涩。

【性味归经】 味辛、苦，性温；归肺、胃、肝经。

【功用主治】 祛风解表，止咳平喘，理气止痛。主治外感咳嗽，哮喘，中焦积滞症等。

【用量用法】 内服：煎汤，5～10g，或入、丸散。

【使用注意】 湿热燥咳无积滞者禁用。

土香薷

【别名】 土香薷《浙江民间常用草药》，香草头、土薄荷、土藿香、野紫苏《浙江民间常用草药》，鱼香草(四川)，水芳花、山苏子(黑龙江、吉林、河北、山西)，边枝花(浙江)，酒饼叶、排香草(广西)，蜜蜂草(福建、河北)，臭荆芥。

【来源】 为唇形科植物香薷 *Elsholtzia ciliata* (Thunb.) Hyland.的全草。

【植物形态】 一年生直立草本，高 0.3～0.5m，具密集的须根。茎通常自中部以上分枝，钝四稜形，具槽，无毛或被疏柔毛，常呈麦秆黄色，老时变紫褐色。叶卵形或椭圆状披针形，长 3～9cm，宽 1～4cm，先端渐尖，基部楔状下延成狭翅，边缘具锯齿，上面绿色，疏被小硬毛，下面淡绿色，主沿脉上疏被小硬毛，余部散布松脂状腺点，侧脉约 6～7 对，与中肋两面稍明显；叶柄长 0.5～3.5cm，背平腹凸，边缘具狭翅，疏被小硬毛。穗状花序长 2～7cm，宽达 1.3cm，偏向一侧，由多花的轮伞花序组成；苞片宽卵圆形或扁圆形，长宽约 4mm，先端具芒状突尖，尖头长达 2mm，多半退色，外面近无毛，疏布松脂状腺点，内面无毛，边缘具缘毛；花梗纤细，长 1.2mm，近无毛，序轴密被白色短柔毛。花萼钟形，长约 1.5mm，外面被疏柔毛，疏生腺点，内面无毛，萼齿 5，三角形，前 2 齿较长，先端具针状尖头，边缘具缘毛。花冠淡紫色，约为花萼长之 3 倍，外面被柔毛，上部夹生有稀疏腺点，喉部被疏柔毛，冠筒自基部向上渐宽，至喉部宽约 1.2mm，冠檐二唇形，上唇直立，先端微缺，下唇开展，3 裂，中裂片半圆形，侧裂片弧形，较中裂片短。雄蕊 4，前对较长，外伸，花丝无毛，花药紫黑色。花柱内藏，先端 2 浅裂。小坚果长圆形，长约 1 毫米，棕黄色，光滑。花期 7～10 月，果期 8～12 月。见（图 685）

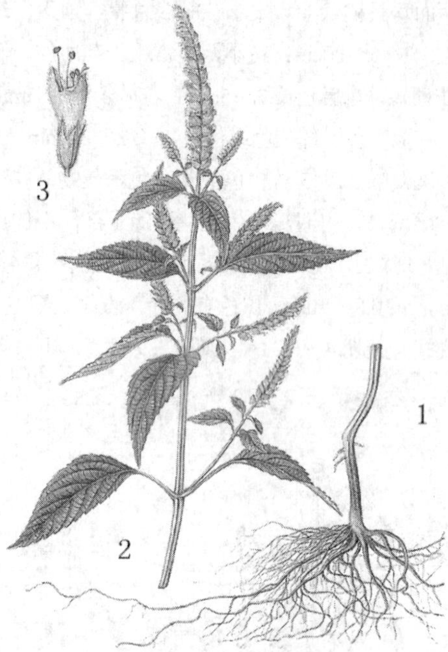

（图 685）**香薷**

1.根 2.花枝 3.花

【生长分布】 生于山区、丘陵之山坡、沟谷、路旁、溪边。邹平南部山区有分布。

【采收加工】 夏、秋季采收，切段，晒干，或鲜用。

【性状鉴别】 本品茎呈方柱形，多分枝，长 30～50cm，表面紫褐色；质脆。叶卷曲皱缩，展平后呈卵形或椭圆状披针形，长 3～9cm，宽 l～4cm，上面暗绿色，有疏生硬毛，下面淡绿色，散生多数亮黄色腺点；叶柄长 0.5～3cm，有小硬毛。顶生假穗状花序，稍偏向一侧，花淡紫色。揉搓后有特异清香，味辛凉。

【显微鉴别】 （1）叶表面观：上表皮细胞壁波状弯曲，角质纹理明显，非腺毛单细胞，短小，呈锥形，也有多细胞非腺毛。下表皮叶脉上非腺毛 1～4(6)细胞，表面有疣状突起上、下表皮均有腺鳞和小腺毛。

（2）茎表面观：表皮细胞多角形，非腺毛 5～9 细胞，多呈扭曲状，常中部1～2细胞缢缩，壁上有疣状突起。另有腺毛及腺鳞。

【理化鉴别】 薄层色谱 （1）取本品粉末100g，用挥发油提取器提出挥发油，吸取一定量，用乙醚制成10%溶液，作供试品溶液；另取石竹烯为对照品，制成对照品溶液。吸取二溶液，分别点样于同一硅胶G-CMC薄板上，以己烷展开15cm，用5%香草醛浓硫酸溶液喷后，于100℃烘5分钟。供试液色谱中，在与对照品色谱的相应位置上，显相同的玫瑰紫色斑点。

（2）取上述供试品溶液，另取对聚伞花素为对照品。分别点样于同一硅胶GF254-CMC薄板上，以己烷展开15cm，置紫外光灯(254nm)下检视。供试品色谱中，在与对照品色谱的相应位置上，显相同的红色斑点。

【主含成分】 全草含黄酮类，甾醇类，三萜类，烷烃类及有机酸类等化合物。

【性味归经】 味辛，性微温；归肺、胃经。

【功用主治】 发汗解暑，化湿利尿。主治夏季感冒，中暑，泄泻，小便不利，水肿，湿疹，痈疮。

《四川中药志》(1960年版)："发表，利尿，解暑，健胃，消肿。治夏季感冒发热，头痛，身痛，水肿，小便不利及下利腹痛呕吐等症。"

《广西本草选编》："主治夏季感冒，中暑，急性胃肠炎，急性肾炎，偏头痛。"

【用量用法】 内服：煎汤，9～15g，鲜品加倍。外用：捣敷，煎水含漱，或熏洗，适量。

【使用注意】 《四川中药志》(1960年版)："热病汗多表虚者忌用。"

【附方】 （1）**治发热身痛**：香薷6g，算盘子树6g，紫苏9g，五谷草6g，食盐少许，水煎服。--《湖南药物志》

（2）**治暑热口臭**：香薷鲜全草30g，水煎服。或(香薷)全草、佩兰、藿香各3g，水煎服。--《浙江民间常用草药》

（3）**治偏头痛**：用香薷(全草)30g，水煎，趁热熏痛侧头部。

（4）**治口腔炎，口臭**：用香薷全草9～15g，水煎含漱。

（5）**治湿疹，皮肤瘙痒**：用香薷鲜全草适量，水煎外洗。（3～5方均出自《广西本草选编》）

夏至草

【别名】 夏至草《陕西中草药》，夏枯草、白花夏枯草《滇南本草》，白花益母《植物名实图考》，灯笼棵《江苏植物药材志》，风轮草《陕西中草药》，小益母草《全国中草药汇编》，假芜蔚、假益母草(江苏)，风车草(河北)。

【来源】 为唇形科植物夏至草 *Lagopsis supina* (Steph.) IK.-Gal 的全草。

【植物形态】 多年生草本，高15～35cm，茎直立，方柱形，分枝，被倒生细毛。叶对生；有长柄，被细毛；叶片轮廓近圆形，直径1.5～2cm，掌状3深裂，裂片再2深裂或有钝裂齿，两面均密生细毛，下面叶脉凸起。春夏开花，花轮有花6～10朵，无梗或有短梗，腋生；苞片与萼筒等长，刚毛状，被有细毛；花萼钟形，外面被有细毛，喉部有短毛，具5脉和5齿，齿端有尖刺，上唇3齿较下唇2齿长；花冠白色，钟状，长约7mm，外面被有短柔毛，冠筒内面无毛环，上唇较下唇长，直立，长圆形，内面有长柔毛，下唇平展，有3裂片；雄蕊4，二强，不伸出；花柱先端2裂，裂片相等，圆形。小坚果褐色，长圆形三棱状，长1.5mm，具网纹，网间隙浅凹状。花期3～4月，果期5～6月。见(图686)

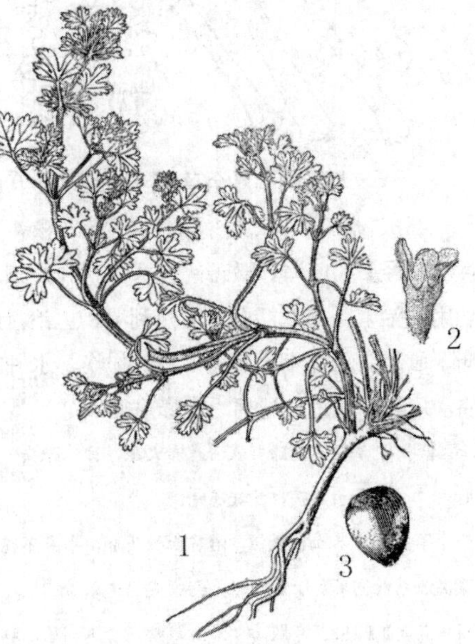

（图686）**夏至草**（1.植株 2.花 3.小坚果）

【生长分布】 生于村边、路旁、荒地、林园等处。邹平各乡镇均有分布。

【采收加工】 夏至前盛花期采收，晒干或鲜用。

【性状鉴别】 本品茎呈类方柱形，有分枝，长12～30cm，被倒生细毛。叶对生，黄绿色至暗绿色，多皱缩，完整叶片展平后呈掌状3全裂，裂片具钝齿或小裂，两面密被细毛；叶柄长。轮伞花序腋生；花萼钟形，萼齿5，齿端有尖刺；花冠钟状，类白色。小坚果褐色，长卵形。质脆。气微，味微苦。

【显微鉴别】 （1）茎横切面：表皮细胞1列，外被角质层；亦具腺毛、非腺毛或其残基。表皮下棱角处厚角组织显著；内皮层细胞1列，可见凯氏点。维管组织连续成环(嫩茎中断续环列)，棱角处较宽厚。髓宽大，中心常形成腔隙。见(图687)

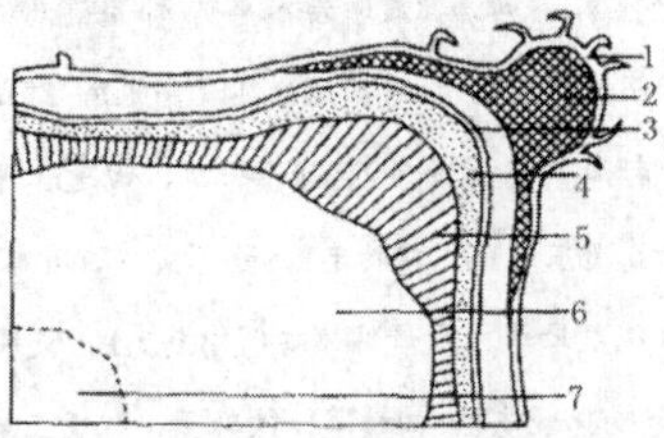

（图687）**夏至草茎横切面简图**

1.表皮及非腺毛 2.厚角组织 3.内皮层 4.韧皮部 5.木质部 6.髓 7.腔隙

（2）叶表面特征：上表皮细胞垂周壁波状弯曲。下表皮细胞垂周壁深波状或波状弯曲。气孔以下表皮为多，常为不定式，亦见直轴式或不等式。非腺毛刚直、屈膝状或镰状弯曲，长103～312μm，多为2细胞，壁薄。具疣点；腺毛有两类，一类由1～2细胞的柄部和1～4细胞的头部组成，另一类为鳞状腺毛，柄部单细胞，头部常为8细胞。见下(图688)

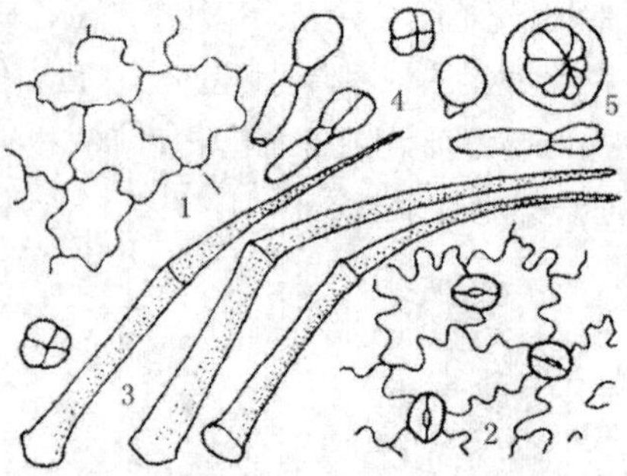

（图 688）**夏至草(叶)表面特征**

1.上表皮 2.下表皮 3.非腺毛 4.腺毛 5.腺鳞

【性味归经】 味辛、微苦，性寒；归肝经。

【功用主治】 养血活血，清热利湿。主治月经不调，产后瘀滞腹痛，血虚头昏，半身不遂，跌打损伤，水肿，小便不利，目赤肿痛，疮痈，冻疮，牙痛，皮疹瘙痒。

《滇南本草》："清肝热，除肝风，暴赤火眼，目珠胀痛，外障可用。""开肝郁，行肝气。""止牙齿疼痛，烧洗冻疮。"

《陕西中草药》："活血，调经。治贫血性头昏，半身不遂，月经不凋。"

《青藏高原药物图鉴》："治沙眼、结膜炎、遗尿等。"

《四川中药志》（1982 年版）："活血祛瘀，清热利尿，解毒。用于产后瘀滞腹痛，跌打损伤，水肿，疮痈，皮肤痒疹。"

【用量用法】 内服：煎汤，9～12g，或熬膏。

【使用注意】 《滇南本草》："外障可用，内障不可用。"

《四川中药志》（1982 年版）："孕妇慎用。"

【附方】 （1）***治产后瘀滞腹痛，跌打损伤***：夏至草 15g，川刘寄奴 15g，金丝梅 15g，香通 15g，水煎服。

（2）***治水肿，小便不利***：夏至草 30g，马鞭草 30g，水煎浓汁服。（1～2 方均出自《四川中药志》1982 年）

益母草

【别名】 益母草《本草图经》，蓷《诗经》，萑《尔雅》，鵻《诗经》(毛传)，益母、茺蔚、益明、大札《本经》，臭秽《尔雅》(刘歆注)，贞蔚《别录》，苦低草《千金要方》，郁臭草《本草拾遗》，土质汗、夏枯草《近效方》，野天麻、火炊、负担《经效产宝》，辣母藤《履巉岩本草》，郁臭苗《救荒本草》，猪麻《纲目》，益母艾《生草药性备要》，扒骨风《分类草药性》，红花艾《岭南采药录》，坤草《青海药材》，枯草《药材资料汇编》，苦草、田芝麻棵、小暑草《江苏省植物药材志》，益母蒿《东北药用植物志》，地落艾《陆川本草》，陀螺艾《广西药用植物图志》，红花益母草、月母草《四川中药志》，旋风草《陕西中药志》，油耙菜、野油麻《湖南药物志》，四棱草、铁麻干、红梗玉米膏、地母草《中药志》。

【名释】 《纲目》："此草及子皆充盛密蔚，故名茺蔚。"《尔雅义疏》："此草气近臭恶，故蒙臭秽之名。"段注《说文》："臭秽即茺蔚也。"因善治妇科诸疾，女为坤，故称益母草、坤草。

【来源】 为唇形科植物益母草 *Leonurus japonicus* Houtt.的全草。

【植物形态】 一年生或二年生草本，高 30～100cm。茎直立，四棱形，被微毛、叶对生；叶形多种；叶柄长 0.5～8cm。一年生植物基生叶具长柄，叶片略呈圆形，直径 4～8cm，5～9 浅裂，裂片具 2～3 钝齿，基部心形；茎中部叶有短柄，3 全裂，裂片近披针形，中央裂片常再 3 裂，两侧裂片再 1～2 裂，最终小裂片宽度通常在 3mm 以上，先端渐尖，边缘疏生锯齿或近全缘；最上部叶不分裂，线形，近无柄，上面绿色，被糙伏毛，下面淡绿色，被疏柔毛及腺点。轮伞花序腋生，具花 8～15 朵；小苞片针刺状，无花梗；花萼钟形，外面贴生微柔毛，先端 5 齿裂，具刺尖，下方 2 齿比上方 3 齿长，宿存；花冠唇形，淡红色或紫红色，长 9～12mm，外面被柔毛，上唇与下唇几等长，上唇长圆形，全缘，边缘具纤毛，下唇 3 裂，中央裂片较大，倒心形；雄蕊 4，二强，着生在花冠内面近中部，花丝疏被鳞状毛，花药 2 室；雌蕊 1，子房 4 裂，花柱丝状，略长于雄蕊，柱头 2 裂。小坚果褐色，三棱形，先端较宽而平截，基部楔形，长 2～2.5mm，直径约 1.5mm。花期 6～9 月，果期 7～10 月。见（图 689）

本植物的花（**益母草花**）、果实（**茺蔚子**）也供药用，详见下述。

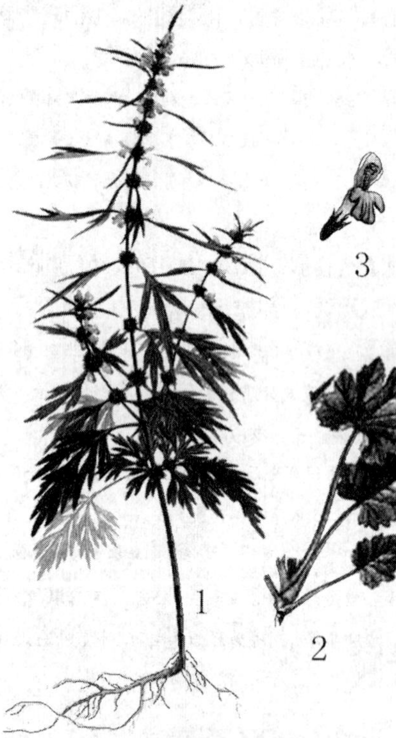

（图 689）**益母草**

1. 植株 2.基生叶 3.花

【生长分布】 生于田埂、路旁、沟谷或山坡草地、村头等地。邹平各乡镇均有分布。

【性状鉴别】 本品茎呈方柱形，四面凹下成纵沟，长 30～60cm，直径约 5mm。表面灰绿色或黄绿色，密被糙伏毛。质脆，断面中部有髓。叶交互对生，多脱落或残存，皱缩破碎，完整者下部叶掌状 3 裂，中部叶分裂成多个长圆形线状裂片。上部叶羽状深裂或浅裂成 3 片。轮伞花序腋生，花紫色，多脱落。花序上的苞叶全缘或具稀齿，花萼宿存，筒状，黄绿色，萼内有小坚果 4。气微，味淡。

【显微鉴别】 （1）茎横切面：表皮细胞外壁较厚，并有角质层。非腺毛 1～4 细胞，长 160～320μm，基部直径 24～40μm，腺毛头部1～4细胞，直径20～24μm，柄单细胞。皮层为数列薄壁细胞，内含小针晶，长4～16μm，四棱处皮层外侧有6～8列厚角细胞，内皮层细胞较大。中柱鞘纤维束散在，微木化。术质部在棱角处较发达。髓细胞含长方晶，长12～48μm，宽4～20μm，并有针晶，长8～28μm。见（图690）

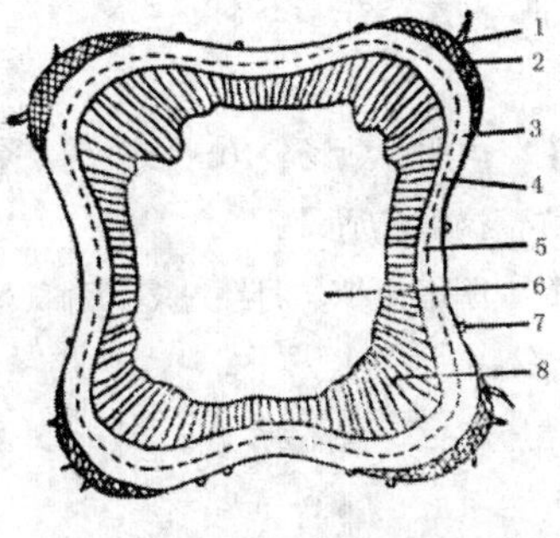

（图690）**益母草茎横切面简图**

1.非腺毛 2.厚角组织 3.皮层 4.内皮层 5.韧皮部 6.髓部 7.腺毛 8.木质部

（2）叶表面观：上表皮细胞垂周壁略呈波状弯曲，有众多单细胞非腺毛，呈圆锥状，长64～110μm，壁厚约6μm，壁上有疣状突起，毛茸基部直径20～40μm，周围有4～7表皮细胞呈放射状排列，表面有角质条状纹理，腺毛头部1～4细胞，直径20～24μm，柄单细胞。下表皮细胞较小，非腺毛较密，多数为2细胞，长100～240μm，表面有疣状突起，顶端细胞胞腔较窄，另有少数腺毛及腺鳞，头部8细胞，育径32～36μm。见下（图691）

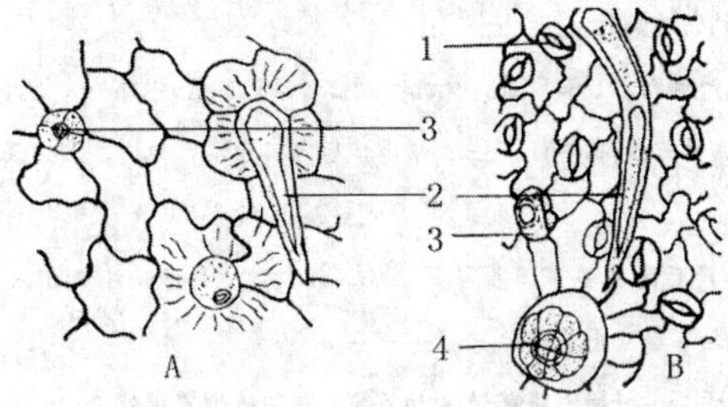

（图691）**益母草叶表皮表面观**

A.上表皮（2.非腺毛 3.腺毛） B.下表皮（1.气孔 2.非腺毛 3.腺毛 4.腺鳞）

【理化鉴别】 （1）取本品粗粉1g，加乙醇10ml，冷浸过夜，滤过。蒸干滤液，残渣加稀盐酸4ml溶解，滤过。取滤液1ml，加改良碘化铋钾试液2滴，产生橙色沉淀。(检查生物碱)

（2）薄层色谱 本品粉末5g，加盐酸-甲醇(1：100)液50ml，冷浸过夜，滤过，取滤液45ml减压浓缩，再加入蒸馏水5ml，滤过，蒸干，加正丁醇1ml溶解，作供试液；另以水苏碱、益母草碱对照。分别点样于同一硅胶G-CMC板上，以正丁醇-乙酸乙酯-盐酸(4：0.5：1.5)展开，喷以改良碘化铋钾试剂，生物碱斑点显橙红色。

【栽培要点】 **生长习性** 喜温暖湿润气候，对土壤要求不严，但以向阳、肥沃、排水良好的砂质壤土栽培为宜。

栽培技术 用种子繁殖。冬性益母草，必须秋播，第2年夏季才能开花结果；春性益母草，秋、春、夏三季播种均可开花结果。播种按行距27cm，穴距20cm，深3～5cm，开浅穴播种。

田间管理 苗高7cm时，间苗2～3次，至苗高17cm左右定苗，每穴留壮苗2～3株，每1小时m^2保持存苗45万～60万株产量最高。秋播者中耕除草3～4次，第1次在12月间苗时，第2年视杂草及植株生长情况进行2～3次。春播者进行2～3次，中耕宜浅。播种前除施基肥外，在生长期可结合中耕除草进行追肥，以人畜粪尿、尿素等氮肥为主。

病虫害防治 病害有白粉病，在发病前后用25％粉锈宁1000倍液防治。菌核病，可喷1：500的瑞枯霉；或喷1：1：300倍波尔多液；或喷40％菌核利500倍液等防治。还有花叶病等为害。虫害有蚜虫，春、秋季发生，用化学制剂防治。小地老虎于早晨捕杀，或堆草诱杀。

【主含成分】 全草含益母草碱(*leonurine*)，水苏碱(*stachydrine*)，前西班牙夏罗草酮(*prehispanolone*)，西班牙夏罗草酮(*hispanolone*)，鼬瓣花二萜(*galeopsin*)，前益母草二萜(*preleoheterin*)及益母草二萜(*leoheterin*)。

【药理】 （1）**对子宫的作用** 益母草煎剂、乙醇浸膏及所含益母草碱等对兔、猫、犬、豚鼠、小鼠等多种动物的子宫均呈兴奋作用。用益母草煎剂给于兔离体子宫，无论未孕、早孕、晚期妊娠或产后子宫，均呈兴奋作用，对在位子宫，经快速静注，0.5分钟后即出现兴奋作用，其强度与作用时间随用量加大而增长。益母草兴奋子宫的有效成分主要存在于叶部，根部作用很弱，茎部无效。益母草对子宫兴奋作用的机制与兴奋子宫肌上组胺H_1受体及肾上腺素α受体有关。

（2）**对心血管系统的作用** 益母草对离体豚鼠心脏，用异丙肾上腺素造成心肌缺血模型，能显著增加冠脉流量及相当显著地减慢心率作用，对所致的动物肠系膜微循环障碍均有明显促进其恢复的作用。静注益母草制剂使麻醉狗明显增加冠脉流量，降低冠脉阻力，减慢心率及减少心输出量和左心室作功的作用。益母草注射液对犬实验性心肌梗死具有减轻病变程度，减小梗死范围，保护心肌超微结构等作用。益母草对异丙肾上腺素所致大鼠心肌缺血有改善或恢复缺血性心电图、增加冠脉流量、改善微循环、减慢心率等作用。益母草对肾上腺素及异丙肾上腺素

（3）**抗血小板聚集及抗血栓形成** 体外实验表明，益母草及其提取物有拮抗ADP诱导的正常动物血小板聚集作用。体内实验亦证明益母草能显著减少外周循环中的血小板总数和肺泡壁毛细血管内血小板及其聚集物。对大鼠冰水游泳或大面积烫伤引起的血小板聚集活性增高也有显著抑制作用。益母草的乙醇提取液可使小鼠血小板内cAMP含量明显升高，但对动脉壁前列环素PGI_2样物质活性无影响，推测其抗血小板聚集的机制可能是益母草具有抑制磷酸二酯酶活性，或通过激素等起作用。大鼠灌胃益母草煎剂可使血栓形成时间延长，长度缩短，重量减轻，还可使血小板计数减少，聚集功能减弱，凝血酶原时间和白陶土部分凝血活酶时间延长，以及血浆纤维蛋白原减少，优球蛋白溶解时间缩短。益母草对兔肺循环红色血栓有显著溶解作用，但对白色血栓的溶解不明显，只是在一定程度上减弱其在体内继续增长的趋势。益母草能使全血低切比粘度及高切比粘度有较大的下降。并试用于高血粘症患者有较好的疗效。益母草还有显著降低红细胞聚集性的作用。采用毛细血管法和加热法，益母草注射液以16～48mg/kg剂量给药，使家兔血液粘度及纤维蛋白原降低，给药后12h降低作用最显著。

（4）**对免疫功能的作用** 用^3H-胸腺嘧啶(*thymidine*)参入法表明，前西班牙夏罗草酮对由刀豆球蛋白A(Con A)活化的小鼠T淋巴细胞有较强的促进增殖作用，其作用是单独使用Con A的5～8倍，表明前益母草素能够增强机体的细胞免疫功能。

（5）**对吸中枢的作用** 麻醉猫静注益母草碱后，呼吸频率及振幅均呈显

著增加，但大剂量，呼吸则由兴奋转抑制，且变为微弱而不规则，在切断两侧迷走神经后，仍有呼吸兴奋作用，故认为本品可能对呼吸中枢有直接兴奋作用。

（6）**对肠平滑肌的作用** 小剂量益母草碱能使离体肠管紧张性弛缓，振幅扩大；大剂量则振幅变小，而频率增加。

（7）**其他作用** 以肌酐(Cr)、尿素氮(BUN)、滤过钠排泄分数(EFNC)、肾血流量(RBF)及动物存活情况作为观察指标，证明益母草治疗狗缺血型初发期急性肾功能衰竭具有显著效果。兔静注益母草碱 1mg/kg，可见尿量显著增加。益母草碱对蛙神经肌肉标本呈箭毒样作用。益母草水煎剂在试管内具有一定的抑制皮肤真菌作用。益母草碱在较高浓度时能使兔血悬液发生溶血作用。

（8）**毒性** 益母草毒性较小。小鼠静注益母草注射液，其 LD_{50} 为 30～60mg/kg。小鼠静注益母草总碱 LD_{50} 为 0.572±0.037g/kg，家兔皮下注射 30mg/kg，连续 2 星期未见毒性反应。慢性毒性试验，未见动物的心、肝、肺、肾的病理损伤。

【性味归经】 味辛、苦，性微寒；归肝、肾、心包经。

【功用主治】 活血调经，利尿消肿，清热解毒。主治月经不调，经闭，胎漏难产，胞衣不下，产后血晕，瘀血腹痛，跌打损伤，小便不利，水肿，痈肿疮疡。

《本经》："主隐疹痒。可作浴汤。"

《新修本草》："敷丁肿，服汁使丁肿毒内消；又下子死腹中，主产后胀闷，诸杂毒肿，丹游等肿；取汁如豆滴耳中，主聍耳；中虺蛇毒，敷之。"

《本草拾遗》："苗子入面药，令人光泽。捣苗，敷乳痈恶肿痛者；又捣苗绞汁服，主浮肿下水，兼恶毒肿。"

《本草衍义补遗》："治产前产后诸疾，行血养血；难产作膏服。"

《本草蒙筌》："去死胎，安生胎，行瘀血，生新血。治小儿疳痢。"

《纲目》："活血破血，调经解毒。治胎漏，产难，胎衣不下，血运，血风，血痛，崩中漏下，尿血，泻血，疳，痢，痔疾，打扑内损，瘀血，大便、小便不通。"

《本草崇原》："清热而解毒，凉血以安胎。"

《本草新编》："下乳。"

《医林纂要·药性》："补肝和脾，燥湿行血。"

【临床应用】 （1）**用于血瘀所致月经不调、痛经、经闭、产后腹痛、恶露不尽**。益母草性善走散，有活血通经，祛瘀生新之功，为妇人经产要药，配伍当归、芍药、丹参等品，能增强活血祛瘀作用，如《医学心悟》益母胜金丹；治疗痛经，可配伍当归、赤芍、木香等活血行气药，如《医学入门》益母丸；气虚兼瘀滞而经行不畅，经行腹痛，面色少华，则宜与补气养血药同用，如益母八珍汤；如经行愆期，甚或闭止不行，腹中有瘕块，则与桃仁、川芎、川牛膝等破瘀消瘕药配用；因血分有热而经行先期，血紫，少腹阵痛，口渴，面赤心烦者，宜与生地、川柏、丹皮、青蒿等凉血清热药同用。用于跌打伤痛，可配乳香、没药、沉香等，以活血祛瘀止痛。

（2）**用于水肿、小便不利**。益母草性滑而利，有行水消肿之功。近治疗肾炎水肿，与白茅根、车前子等利尿药同用，可提高利尿消肿疗效。

（3）**用于疔疮，乳痈**。益母草有清热解毒之效，临床多与菊花、金银花、紫花地丁等清热解毒药配伍以治之。

（4）**其他**。用益母草配伍木贼草、决明子等清肝明目药，可治血风眼障、血灌瞳仁；配伍羌活、防风、天麻等药，可治血风攻头作痛、眼痛。现代临床常用本品配伍夏枯草、黄芩、钩藤等治疗高血压引起的头痛眩晕等病。

《丹房镜源》："制硫黄、雌黄、砒石。"（引自《纲目》）

《得配本草》："得山楂炭，治产后血不止；入凉血药，治热血贯瞳仁；佐当归，去风热。"

【用量用法】 内服：煎汤，10～15g，熬膏或入丸、散。外用：煎水洗，或鲜草捣敷，适量。

【使用注意】 阴虚血少、月经过多、瞳仁散大者均禁服。

《经效产宝》："忌铁器。"

《本草正》："血气素虚兼寒，及滑陷不固者皆非所宜，不得以其益母之名，谓妇人所必用也。"

《本经逢原》："若脾胃不实，大肠不固者勿用，为其性下行也。"

《得配本草》："崩漏、瞳子散大，二者禁用。"

《药性切用》："无瘀勿用。"

【附方】 （1）**治痛经**：益母草 30g，香附 9g，水煎，冲酒服。

（2）**治产后瘀血痛**：益母草、泽兰各 30g，红番苋 120g，酒 120ml，水煎服。（1～2 方均出自《福建药物志》）

（3）**治难产**：益母草捣汁七大合，煎减半，顿服。无新者，以干者一大握，水七合煎服。

（4）**治胎死腹中**：益母草捣烂，以暖水少许和，绞取汁，顿服之。（3～4 方均出自《独行方》）

（5）**治产后血晕，心闷乱，恍惚**：生益母草汁三合(根亦得)，地黄汁二合，小便一合，鸡子三枚(取清)。煎三、四沸，后入鸡子清，匀搅，作一服。--《经效产宝》

（6）**治产后恶露不下**：益母草，捣，绞取汁。每服一小盏，入酒一合，暖过搅匀服之。--《圣惠方》

（7）**治子烦，妊娠因服药致胎动不安，有似虚烦不得卧者**：益母二两(洗，焙)。上为细末，以枣肉为丸，如弹子大。每服一丸，细嚼，煎人参汤送下。--《妇人良方》之"益母丸"

（8）**治赤白带下，恶露下不止**：益母草(开花时采)，为细末。每服二钱，空心温酒下，一日三次。--《证治准绳》

（9）**治折伤筋骨，遇天阴则痛**：益母草不拘多少，用水煎膏，随病上下，食前后服，酒化下。--《医宗说约》之"益母膏"

（10）**治尿血**：服益母草汁一升差。--《外台》

（11）**治急性肾炎浮肿**：①鲜益母草 180～240g(干品 120～140g，均用全草)，加水 700ml，文火煎至 300ml，分 2 次服，每日 1 剂。--《全国中草药汇编》 ②益母草 60g，茅根 30g，金银花 15g，车前子、红花各 9g，水煎服。--《青岛中草药手册》

（12）**治小儿疳痢，痔疾**：益母草叶煮粥食之，取汁饮之亦妙。--《食医心鉴》

（13）**治赤白杂痢困重**：益母草(爆干)、陈盐梅(多年者烧存性)等分。为末，每服三钱，白痢于姜汤下，赤痢甘草汤下，连服。--《卫生家宝》

（14）**治小儿鼻疳痒**：益母草根末一分，麝香一钱，定粉一分，密陀僧一分。上药都研令细，干贴鼻内立效。--《圣惠方》

（15）**治耳聋**：益母草一握(洗)。上研取汁，少灌耳中。--《圣济总录》

（16）**治妇人勒乳后疼闷，乳结成痈**　益母草，捣细末，以新汲水调涂于奶上，以物抹之，生者捣烂用之。

（17）**治疔肿至甚**：益母草茎叶，捣烂敷疮上，又绞取汁五合服之，即内消。（16～17方均出自《圣惠方》）

（18）**治喉闭肿痛**：益母草捣烂，新汲水一碗，绞取汁顿饮；随吐愈，冬月用根。--《卫生易简方》

（19）**治粉刺面皯，黑白斑驳**：益母草不限多少，烧灰，上以醋浆水和作团，以大火烧令通赤，如此可五度，即细研，夜卧时加粉涂之。--《圣惠方》

（20）**治疗急性肾小球肾炎**：每日用干益母草90～120g，或鲜益母草180～240g(小孩酌减)，用水700ml(以浸没益母草为度)，文火煎至300ml。共治疗80例，除少数病例并发炎疵兼用抗生素治疗，以及有肾变性综合征兼用综合疗法外，皆单用益母草治疗，结果全部治愈，治愈时间5～36d。--《中医杂志》姚轶尘，等，1966，(4)：26

（21）**治疗冠心病**：用益母草注射液8支(每支含生药4g)，加入5%葡萄糖溶液500ml，静脉滴注，每日1次，2星期为1疗程，有效者给予第2个疗程，无效改用他药。共治疗100例，结果显效者45例；改善者39例；无效者16例，总有效率84%。--《中医杂志》王哲身，等，1985，(3)：29

（22）**治疗血瘀高血粘症**：益母草注射液12～15ml，加入5%葡萄糖浓液250ml中，静脉缓慢滴入，每甘1次，连续滴注15天为1疗程，治疗前后观察血液流变学的改变，并测定血液β脂蛋白、总胆固醇和三酰甘油含量，以及头晕、头痛、近期记忆力减退、失眠及肢体麻木等临床症状的改善情况。共观察105例，结果治疗5～7天后，便有明显效果，头晕有效率91.3%，头痛有效率73%，失眠有效率81%，肢体麻木有效率82%；93例作单腿闭目直立试验，96.6%都有不同程度的改善；有100例血粘度降低及其他血液流变学改善，有效率为94.5%；观察65例血小板聚集率均有不同程度降低；73例B脂蛋白降低。--《山西医药杂志》邹其俊，1989，(1)：13

（23）**治疗妇产科出血性疾病**：取益母草、马齿苋各30g，水煎服，每日1剂，共服9剂。治疗100例，结果痊愈83例，好转13例，了已效4例，其中服药1～3剂血止者55例，4～6剂血止者18例，7～9剂血止苦10例。痊愈率为83%，总有效率为96%。--《中医杂志》李秀珍，1990，(7)：47

益母草花　味甘、微苦，性凉。养血，活血，利水。主治贫血，疮疡肿毒，血滞经闭，痛经，产后瘀阻腹痛，恶露不下。内服：煎汤，6～9g。

茺蔚子

【别名】　茺蔚子《本经》，益母子《本草经解》，冲玉子《湖南药材手册》，益母草子《江苏药材志》，小胡麻《江苏省药材志》。

【来源】　为唇形科植物益母草 *Leonurus japonicus* Houtt.的果实。

【原植物】　参见“益母草”。

【采收加工】　夏、秋季在全株花谢、果实成熟时割取全株，晒干，打下果实，除去叶片、杂质。

【性状鉴别】　小坚果长圆形，具三棱，长2～3mm，直径1～1.5mm，上端平(果实)外形截，下端渐窄，有凹入的果柄痕。表面灰褐色或褐色，有稀疏深色斑点。切面果皮褐色，胚乳、子叶白色，富油质，气微、味苦。图片参见“益母草”。

【显微鉴别】　(1) 果实横切面：外果皮为1列浅黄色径向延长的细胞。中果皮为2～3列类方形薄壁细胞，近内果皮的细胞中含草酸钙方晶。内果皮坚硬，为1列径向延长的石细胞,木化。种皮为1列切向延长的棕色色素细胞。胚乳和子叶细胞含糊粉粒及脂肪油。见(图692)

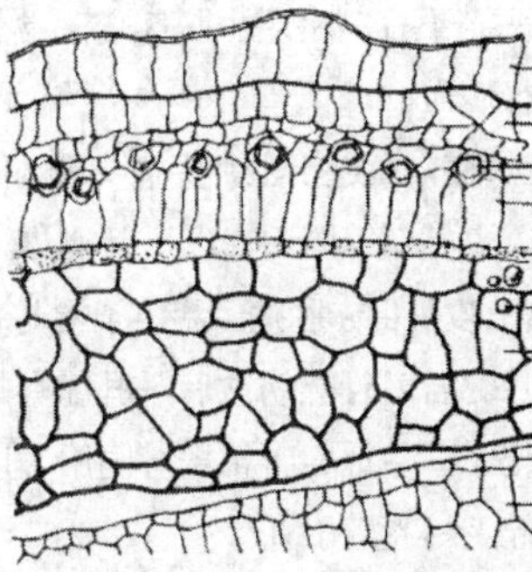

(图692)茺蔚子横切面简图

1.外果皮 2.中果皮 3.草酸钙方晶 4.内果皮 5.种皮 6.脂肪油滴 7.胚乳 8.子叶

【理化鉴别】　薄层色谱取本品粗粉5g，加盐酸-甲醇(1：100)液50ml冷浸过夜，滤过，取滤液45ml浓缩，再加入蒸馏水5ml，再次滤过，浓缩后，加正丁醇至2ml，作供试液，另取水苏碱作对照品，分别点样于硅胶G板上，用正丁醇-乙酸乙酯-盐酸(4：0.5：1.5)展开。干后以碘化铋钾试剂显色，供试品色谱中在与对照品色谱相应的位置处显相同的橙红色斑点。

【主含成分】　含益母草宁碱(*leonurinine*)，水苏碱(*stachydrine*)及脂肪油26%，油中主成分为油酸(*oleic acid*)占油总量的63.75%及亚麻酸(*linolenic acid*)占21.13%，另含维生素A样物质0.04%。

【药理】　(1) **降压作用**　茺蔚子水浸出液或醇一水浸出液对麻醉动物静脉注射有轻微降压作用。

(2) **毒性**　人一次口服茺蔚子30g以上，可于4～6小时后出现中毒反应，症状为全身无力，下肢不能活动，周身酸麻疼痛。重者汗多呈虚脱状态。

【炮制】　**炒茺蔚子**　取净茺蔚子，置锅内，用文火加热炒至鼓起有爆裂声时，取出，放凉。

饮片性状：炒茺蔚子形如茺蔚子，表面微鼓起，色泽加深。

【性味归经】　味甘、辛，性微寒，小毒；归肝经。

【功用主治】　活血调经，清肝明目。主治妇女月经不调，痛经，闭经，产后瘀滞腹痛；肝热头痛，头晕，目赤肿痛，目生翳障。

《本经》：“主明目，益精，除水气，久服轻身。”

《别录》：“疗血逆大热.头痛心烦。”

《日华子》：“治产后血胀。”

《开宝本草》：“作煎及捣绞取汁服之，下死胎也。”

《履蟾岩本草》：“去热气。”

《日用本草》：“舂仁，生食补中益气，通妲脉，填精髓，止渴，润肺。”

《医学入门·本草》：“善行瘀血，养新血。治血逆心烦，益心力，逐水气浮肿，去风热疮毒。治折伤内损有瘀，天阴则痛。”

《纲目》：“治风解热，顺气活血，养肝益心，安魂定魄，调女人经脉，崩中带下，产后胎前诸疾。”

《得配本草》：“制三黄、砒石。”

《本草求原》：“益精，通血脉，养肝，凡肝气虚而滞，致经脉不调，崩中、带下最宜。”

【临床应用】 （1）**用于妇女经产瘀血诸症**。茺蔚子入肝经血分，善行瘀血，为妇科所常用。治血瘀气滞，月经不调，少腹作痛，常与当归、川芎、香附等同用，以活血行气而调经脉。若血滞经闭，或产后恶露不行。瘀滞少腹疼痛，常与当归、蒲黄、五灵脂等同用，以行瘀血。

（2）**用于肝经热盛，血逆于上，头痛头晕，心烦不宁**。茺蔚子常与菊花、黄芩、夏枯草等同用，以平肝泄热。

（3）**用于肝热上攻，目赤肿痛**。茺蔚子常与青葙子、决明子等同用，以清肝明目。若时行热病愈后，肝虚有热，视力减弱，或生翳膜，常与枸杞子、生地、青葙子等同用，以养肝益精，清热明目，如《审视瑶函》茺蔚子丸。

【用量用法】 内服：煎汤，6～9g，或入丸、散，或捣汁。

【使用注意】 瞳孔散大者及孕妇禁服。

《经效产宝》：“忌铁器。”

《本草从新》：“虽日行中有补，终是滑利之品，非血滞、血热者勿与。”

《本草用法研究》：“血崩者禁用。患内障者、水肿不由于静脉郁血而由于虚弱性者、腹泻者均忌用。”

【附方】 （1）**治子宫脱垂**：茺蔚子15g，枳壳12g，水煎服。-- 《湖南药物志》

（2）**治头昏晕，目赤肿痛**：茺蔚子10g，菊花10g，白蒺藜10g，川牛膝10g，水煎服。-- 《四川中药志》(1979年)

（3）**治高血压**：茺蔚子、黄芩各9g，夏枯草、生杜仲、桑寄生各15g，水煎服。-- 《青岛中草药手册》

（4）**治乳痈恶痛**：用茺蔚子捣敷及取汁服。

（5）**治小儿疳痢痔疾**：茺蔚子煮食之。

（6）**治耳聍**：茺蔚子汁滴耳中。(4～6方均出自《普济方》)

（7）**治疗高血压**：用茺蔚子、桑枝、桑叶各等份制成洗剂(生药75g)、糖浆(每ml含生药6g)、注射液(每1ml含生药0.45g)3种剂型。用法：每晚临睡前双脚浸泡于40～50℃洗剂中30～40分钟；糖浆剂每日服3次，每次30～40ml。7天为1疗程；注射液肌内注射，每日2次，每次2ml，7天为1疗程。共瘉214例，其中一期高血压134例，二期高血压52例，三期高血压28例，结果各期显效分别为132例、31例、18例；有效分别为2例、17例、4例，无效分别为0例、4例、6例，有效率分别为100%、92.3%、78.6%，总有效率为95.3%。以上结果表明，该疗法对一期高1缸压疗效较好，对二期和三期的疗效次之。-- 《辽宁中级医刊》杨天开，等，1979，(11)：34

錾菜

【别名】 錾菜《本草拾遗》，楼台草、玉蓉草《滇南本草》，白花益母草《植物名实图考》，对月草、白花茺蔚《中国药用植物志》，玉山米草(河北)。

【来源】 为唇形科植物白花益母草 *Leonurus pseudomacranthus* Kitag.的全草。

【植物形态】 多年生草本，茎直立，高60～120cm。茎四棱形，被粗毛，绿色，有时呈紫色。叶对生；基生叶有长柄，叶片近革质，卵圆形，长6～7cm，3裂达中部，边缘有粗锯齿，两面均生灰白色粗硬毛，并散布黄色腺点；茎生叶具短柄，叶片卵形，边缘3裂，裂片有大形尖齿状缺刻，基部楔形；茎中部以上之叶不裂，具齿或全缘；花序上的叶卵形至披针形，两面均有粗糙毛。轮伞花序腋生，多花，远离而向顶端密集组成长穗状；小苞片少数，刺状，直伸，长5～6mm，基部相连接，具糙硬毛，绿色；化梗无。花萼管状，萼齿先端针刺状；花冠唇形，白色，常带紫纹，长1.8cm，管内有毛环；下唇3裂，中裂片圆心形；雄蕊4，花柱伸出花冠外，柱头2裂。小坚果长约2.5mm，黑褐色，有3棱，先端截形，基部楔形，表面平滑。花期8～9月，果期9～10月。见(图693)

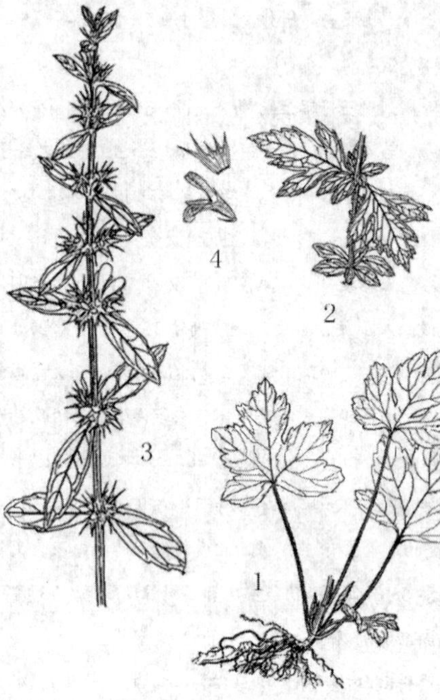

（图693）**白花益母草**

1.基生叶 2.植株中部 3.植株上部 4.花与花萼

【生长分布】 生于山坡、丘陵之山坡、草丛、路旁。

【采收加工】 8～10月采收，晒干。

【显微鉴别】 叶表面观：上表皮细胞垂周壁平直，非腺毛密集，1～3细胞，长140～640μm，基部直径40～80μm，壁厚10～16μm，胞腔较窄，表面隐现螺状纹理，并有疣状突起，毛茸顶端的细胞较长，约占全长2/3；腺毛少数，头部1～4细胞，商径20～24μm。下表皮细胞垂周壁波状弯曲，有腺鳞，头部8细胞，直径52～56μm；气孔不定式；非腺毛与腺毛特征与上表面柑同。见(图694)

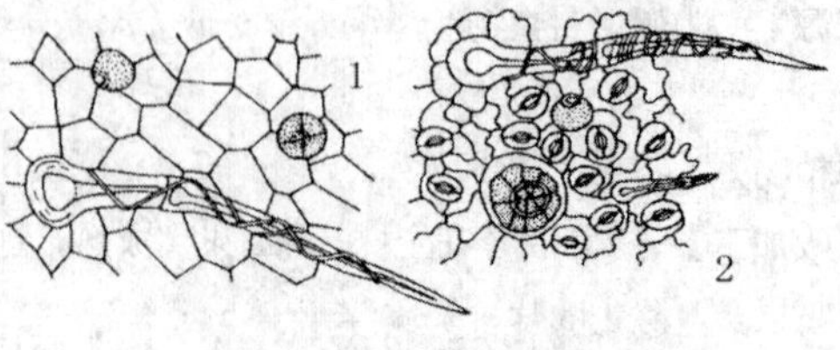

（图694）**錾菜(叶)表面观**

1.上表皮 2.下表皮

【性状鉴别】 本品茎呈方柱形，长40～95cm，表面有纵槽，密被贴生的微柔毛，节间处尤密。叶对生，近革质，暗绿色，多已脱落或破碎，完整者展平后呈卵圆形，长6～7cm，宽4～5cm，3裂，边缘有疏粗锯齿，两面肯小硬毛，下面散有黄色腺点，叶脉在上面下陷，在下面隆起，使之叶面具有皱纹，叶柄长1～2cm；中部以上的叶长圆形，边缘有疏锯齿，叶柄长不及1cm。轮伞花序腋生，花萼筒状，长7～8mm，萼齿长3～5mm，花冠唇形，灰白色，长约1.8cm。小坚果长圆状三棱形，黑色，表面光滑。气微，味淡。

【性味归经】 味辛，性平。

【功用主治】 活血调经，解毒消肿。主治月经不凋，闭经，痛经，产后瘀血腹痛，崩漏，跌打伤痛，疮痈。

《本草拾遗》："主破血，产后腹痛，煮汁服之。亦捣碎敷丁疮。"

《滇南本草》："主治一切筋骨痿软，脱阳脱阴，夜多盗汗，妇人血崩，跌打损伤，小儿黑(痘)。"

【用量用法】 内服：煎汤，6～15g，或研末。外用：捣敷；或研末敷；适量。

【使用注意】 《陕西草药》："孕妇忌用。"

【附方】 （1）**治产后瘀血腹痛**：鳌菜15g，红花6g，水煎，冲黄酒1盅服。--《草药手册》(江西)

（2）**治经期不准，腰腹疼痛**：鳌菜9g，鸡冠花15g，茜草9g，水煎服。--《辽宁常用中草药手册》

（3）**治小儿黑痘及痘顶不起者**：楼台草叶烧灰服之。

（4）**治绞肠痧肚痛或阴症**：楼台草梗研末酒服三钱。(3~4方间出自《滇南本草》)

（5）**治急性腹痛**：鳌菜茎30g，捣汁服。--《湖南药物志》

泽兰

【别名】 泽兰《本经》,虎兰、龙枣《本经》，水香《吴普本草》，小泽兰《雷公炮炙论》，虎蒲《别录》，地瓜儿苗《救荒本草》，红梗草《滇南本草》，风药《纲目》，奶孩儿《纲目拾遗》，蛇王草、蛇王菊、捕斗蛇草《岭南采药录》，接古草《植物名汇》，地环秧、地溜秧《河北药材》，甘露秧《中药材手册》，草泽兰《陕西中药志》，方梗草(江苏)，麻泽兰(贵州)，矮地瓜儿苗(吉林)，野麻花(内蒙古)。

【名释】 叶似兰草，多生泽傍，故名。

【来源】 为唇形科植物地瓜儿苗 *Lycopus lucidus* Turcz.、毛叶地瓜儿苗 *Lycopus lucidus* Turcz.*var.hirtus* Regel 地上部分。

【植物形态】 （1）**地瓜儿苗** 多年生草本，茎直立，可达1.7m。地下根茎横走，多节、圆柱状、有鳞片和须根。茎不分枝，四棱形，节多呈紫红色，无毛或在节上有毛丛。叶交互对生，具极短柄或无柄；茎下部叶多脱落，上部叶椭圆形，狭长圆形或呈披针形，长5～10cm，宽1，5～4cm，先端渐尖，基部渐狭呈楔形，边缘具不整齐的粗锐锯齿，表面暗绿色，无毛，略有光泽，下面具凹陷的腺点，无毛或脉上疏生白色柔毛。轮伞花序多花，腋生；小苞片卵状披针形，先端刺尖，较花萼短或近等长，被柔毛；花萼钟形，长约4mm，两面无毛，4～6裂，裂片狭三角形，先端芒刺状；花冠钟形白色，长4.5～5mm，外面无毛，有黄色发亮的腺点，上、下唇近等长，上唇先端微凹，下唇3裂，中裂片较大，近圆形，2侧裂片稍短小；前对能育雄蕊2，超出于花冠，药室略叉开，后对雄蕊退化，仅花丝残存或有时全部消失，有时4枚雄蕊全部退化，仅有花丝、花药的残痕；子房长圆形，4深裂，着生于花盘上，花柱伸出于花冠外，无毛，柱头2裂不均等，扁平。小坚果扁平，倒卵状三棱形，长1～1.5mm，暗褐色。花期6～9月，果期8～10月。见(图695)

（2）**毛叶地瓜儿苗** 与地瓜儿苗的主要区别：茎四条棱上均有毛；叶上面短柔毛，下面有长柔毛及腺点。

上述两种植物的根茎（**地笋**）也供药用，详见下述。

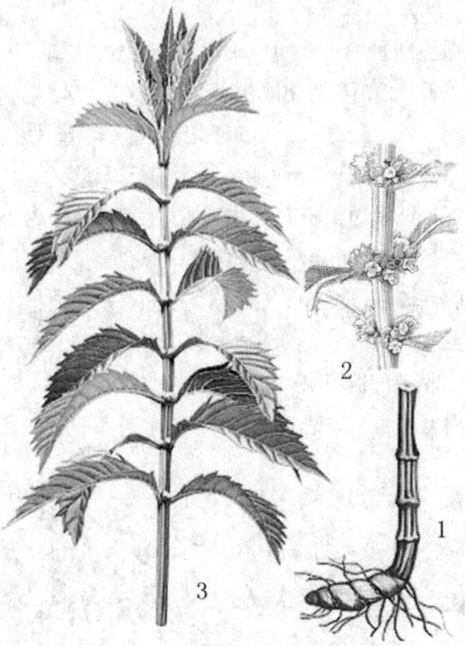

（图695）**地瓜儿苗**

1.根及根茎 2.轮伞花序 3.植株上部

【生长分布】 生于山坡沼泽地及沟边、水边湿地。邹平南部山区有野生，个别家庭有种植。

【采收加工】 夏、秋季节茎叶生长茂盛时采收。割取地上部切段，晒干。

【栽培要点】 **生长习性** 喜温暖湿润气候。在6、7月高温多雨季节生长旺盛。耐寒，不怕水涝，喜肥，在土壤肥沃地区生长茂盛，以选向阳、土层深厚、富含腐殖质的壤土或砂壤土栽培为宜；不宜在干燥、贫瘠和无灌溉条件下栽培。

栽培技术 用根茎或种子繁殖。生产上以根茎繁殖为主。根茎繁殖：在采挖根茎时，选色白、粗壮、幼嫩的根茎，切成10~15cm长小段，按行距30~45cm，株距15~20cm，立即栽种，每穴栽2~3段，覆土厚5cm，稍镇压后浇水。冬种的于次年春出苗，春种10天左右出苗。每1小时m^2用种量750~900kg。种子繁殖：种子采收后，于3~4月间条播，行距30cm。播后覆土，稍加镇压。种子发芽率50%~60%。土壤温度在17~20℃左右，有足够的湿度，播种后，约10天左右出苗。每1小时m^2播种量3，75kg。

田间管理 幼苗期注意除草、松土。当苗高30cm，封垄以后，可以不进行除草，但此时应注意浇水，保持土壤湿润。苗高10~15cm及第1次收割以后，都应进行追肥，施用腐熟人畜粪水，或施用硫酸铵每1小时 m^2 225～300kg。种值2～3年后，植株丛生，应行翻栽。

病虫害防治 病害有锈病，可用敌锈钠200～300倍液，加少许合成洗衣粉，喷雾防治。虫害有尺蠖，6、7月发生。可用90%敌百虫800～1000倍液喷雾。紫苏野螟，幼虫为害叶部，北京于7～9月间出现，防治方法：清园，处理残株，收获后翻耕土地，减少越冬虫源。

【性状鉴别】 本品茎呈方柱形，四面均有浅纵沟，长50～100cm，直径2～5mm，表面黄绿色或稍带紫色，节明显，节间长2～11cm；质脆，易折断，髓部中空。叶对生，多皱缩，展平后呈披针形或长圆形，边缘有锯齿，上表面黑绿色，下表面灰绿色，有棕色腺点。花簇生于叶腋成轮状，花冠多脱落，苞片及花萼宿存。气微，味淡。

【显微鉴别】 （1）叶表面观：上表皮细胞垂周壁较平直，有少数非腺毛，角质层隐现波状层纹。非腺毛1～5细胞，表面隐现疣状突起，长75～360μm，叶脉上的毛长可达520μm，基部细胞较宽，直径32～80μm，并有少数腺毛，腺头1～2细胞，直径16～28μm，柄单细胞。下表皮细胞垂周壁波状弯曲，腺鳞较多，头部直径55～80μm，6～8细胞，亦有少数单细胞头腺毛，叶脉上非腺毛较多，长80～520μm，表面有疣状突起。气孔直轴式。 ②茎表面观：表皮细胞长方形，角质层有纹理；腺毛头部1～2细胞，柄单细胞；腺鳞头部直径56～60μm，6～8细胞。气孔稀少。偶见非腺毛。见(图696)

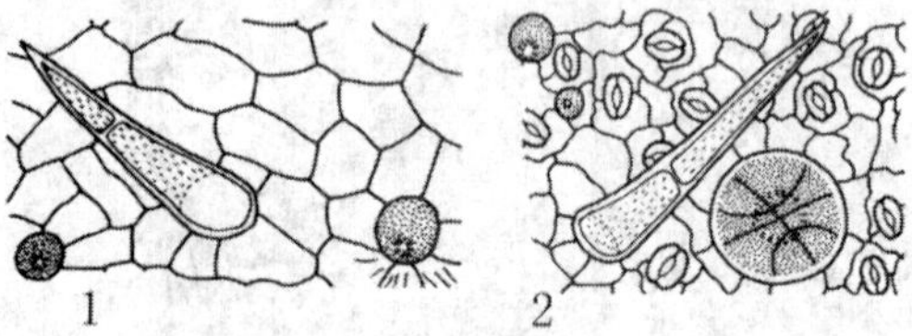

1　　2

（图696）地瓜儿苗（叶）表面观

1.上表皮 2.下表皮

【理化鉴别】 薄层色谱：取本品粗粉100g，置挥发油测定器中进行蒸馏，所得粗挥发油用乙醚提取，无水硫酸钠脱水，回收乙醚得挥发油。取挥发油0.1ml溶于石油醚1ml中作供试品液。另以α-蒎烯作对照品。分别点样于硅胶G-CMC薄板上，用己烷展开，置紫外光灯(365nm)观察，供试品液色谱中，在与对照品色谱相应位置，显相同的色斑。

【主含成分】 全草含糖类：葡萄糖(*glucose*)，半乳糖(*galactose*)，泽兰糖(*lycopose*)，水苏糖(*stachyose*)，棉子糖(*raffinose*)，蔗糖(*sucrose*)，另含虫漆蜡酸(*lacceroic acid*)，白桦脂酸(*betulinic acid*)，熊果酸(*ursolic acid*)，β-谷甾醇(*β-sitosterol*)。

【药理】 （1）**对微循环和血液流变学的影响** 其全草的水浸膏腹腔注射2g/kg均可使模拟航天飞行中失重引起血瘀的兔明显改善微循环障碍，口服4g/kg连续4d，对兔异常的血液流变也有较好的改善作用，使血液粘度、纤维蛋白原含量及红细胞聚集指数均低于对照组。

（2）**对血液凝固作用的影响** 泽兰煎剂胃饲大鼠，作体外血栓形成试验，发现对血栓形成时间、血栓长度、血栓湿重等指标有一定抑制作用，但无统计学意义，对血栓干重则有明显抑制作用，提示泽兰对血栓形成有轻度抑制作用。

（3）**强心作用** 地笋全草制剂有强心作用。

【性味归经】 味苦、辛，性微温；归肝、脾经。

【功用主治】 活血化瘀，行水消肿，解毒消痈。主治妇女经闭，痛经，产后瘀滞腹痛，癥瘕，身面浮肿，跌打损伤，痈肿疮毒。

《本经》："主乳妇内衄，中风余疾，大腹水肿，身面四肢浮肿，骨节中水，金疮，痈肿疮脓。"

《雷公炮炙论》："能破血，通久积。"

《别录》："（主）产后、金疮内塞。"

《药性论》："主产后腹痛，频产血气衰冷成劳瘦羸；又治通身面目大肿，主妇人血沥腰痛。"

《日华子》："通九窍，利关脉，养血气，破宿血，消癥瘕，产前产后百病，通小肠，长肉生肌，消扑损瘀血，治鼻洪吐血，头风目痛，妇人劳瘦，丈夫面黄。"

《医林纂要·药性》："补肝泻脾，和气血，利筋脉。主治妇人血分，调经去瘀。"

《岭南采药录》："治蛇伤，散毒疮。"

【临床应用】 （1）**用于妇女经、产诸证**。泽兰功能活血化瘀，行而不峻，为妇产科血脉不调，瘀血阻滞证之常用药。治经闭、痛经，常与当归、川芎、香附、延胡索等同用，以活血行气，调经止痛。若妇女阴虚血弱，月经微少，渐至不通及室女经闭成劳者，可配当归、芍药、炙甘草同用，以养血益阴而通经，使之"消中有补，不致损真"，如《鸡峰普济方》泽兰汤。若产后恶露不尽，少腹疼痛，与当归、赤芍、益母草、延胡索等同用，以活血止痛，祛瘀生新。

（2）**用于浮肿、腹水**。泽兰既能活血，又能行水，因而可治水湿泛溢而致浮肿和腹水，尤对血瘀气滞而见水肿者更为适宜。常与利水之品同用。如张文仲《备急方》治产后水肿方，即以本品与防己为末，醋汤调服，以增进活血行水之效。若水肿患者，用本品配以白术、茯苓等，用"防己为之使"，以健脾利水，其效更佳。

（3）**用于痈肿疮毒**。泽兰能活血而消痈肿。痈肿初起，可单味或与银花、连翘、当归等同煎服，并可用鲜泽兰捣烂外敷。

《本草经集注》："防己为之使。"

《本草经疏》："泽兰，得炒黑豆、炮干姜、当归、芎劳、干地黄、牛膝、益母草、赤芍药、蒲黄、五灵脂，治产后恶露不尽，少腹作痛，俗名儿枕痛；寒月加桂；多水及内热虚劳人，去桂，加童便；去瓦灵脂，加人参、鳖甲、香附、麦冬，治产后诸虚百病；肺热者，去人参。"

《本经逢原》："为产科之要药，更以芎、归、童便佐之。功效胜于益母。"

《得宜本草》："功挚破血消瘕。得当归，能通经；得防己，治产后水肿。"

《本草求真》："入补气补血之味同投，则消中有补，不致损真，诚佳品也。"

《质问本草》："得白芨，攻消痈肿；佐当归，立通经闭。瘀血喧胀，非此莫除。"

【用量用法】 内服：煎汤，6～12g，或入丸、散。外用：鲜品捣敷，或煎水熏洗，适量。

【使用注意】 无血瘀或血虚者慎服。

《本草从新》："性虽和缓，终是破血之品，无瘀者勿轻用，古方泽兰丸甚多，近今禀赋渐薄，不可常用。"

《得配本草》："血虚枯秘者禁用。"

《本草汇纂》："无瘀者勿用。"

【附方】 （1）**治经候微少，渐渐不通，手足骨肉烦痛，日就羸瘦，渐生潮热，其脉微数**：泽兰叶三两，当归、白芍药各一两，甘草半两。上为粗末。每服五钱匕，水二盏，煎至一盏，去滓温服，不以时。--《鸡峰普济方》

（2）**治经闭腹痛**：泽兰、铁刺菱各 9g，马鞭草、益母草各 15g，土牛膝 3g，同煎服。--《浙江民间草药》

（3）**治产后恶露不尽，腹痛往来，兼胸闷少气**：泽兰(熬)、生干地黄、当归各三分，芍药、生姜各十分，甘草六分，大枣十四个。上细切，以水九升，煮取三升，分为三服。--《妇人良方》引温隐居"泽兰汤"

（4）**治妊娠堕胎，胞衣不出**：泽兰叶(切碎)，滑石末各半两，生麻油少许。上三味，以水三盏，先煎泽兰至一盏半，去滓，入滑石末并油，更煎三沸，顿服之，未下更服。--《圣济总录》

（5）**治产后气血暴虚，未得安静，血随气上，迷乱心神，故眼前生花；极甚者，令人闷绝不知人，口噤，神昏，气冷者**：泽兰叶、人参各一分。荆芥穗一两，川芎半两。上为末，温酒、热汤各半盏，调一钱.急灌之，下咽即开眼，气定，省人事。--《产育宝庆集》之"清魂散"

（6）**治产后血虚，风肿，水肿**：泽兰叶、防己等分。上为末，每服二钱，温酒调下。不能饮者，醋汤调亦可。--《妇人良方》引张氏方

（7）**治水肿**：地瓜儿苗、积雪草各 30g，一点红 25g，水煎服。--《福建药物志》

（8）**治产后阴翻(产后阴户燥热，遂成翻花)**：泽兰四两，煎汤熏洗二三次，再入枯矾煎洗之。

（9）**治疮肿初起及损伤瘀肿**：泽兰，捣，封之良。（8～9 方均出自《濒湖集简方》）

（10）**治一切乳痈初起**：泽兰一两，青皮三钱，白及五钱，橘叶三十片。上水煎半盏，加酒半盅，冲服立消。--《仙拈集》之"泽兰煎"

（11）**治痈疽发背**：泽兰全草 60～120g，煎服；另取叶一握，调冬蜜捣烂敷贴，日换两次。

（12）**治蛇咬伤**：泽兰全草 60～120g，加水适量煎服；另取叶一握捣烂，敷贴伤口。（11～12 方均出自《福建民间草药》）

（13）**治疗流行性出血热**：治疗方法：以平衡盐液扩容为基础，中西医结合综合治疗，普遍使用 20%红花、泽兰注射液 20～30ml，加 25%或 50%葡萄糖注射液等量，静脉注射，每日 1～2 次。发热期体温超过 39℃，中毒症状明显者，每日加用静脉滴注氢化考地松 100～300mg，热退 1～2 天后即停用。除有 2 例在弥散性血管内凝血(DIC)继发纤溶阶段曾用氨基己酸外，其他病例未使用止血剂。本组 40 例，按 1975 年全国《流行性出血热疾病诊断、临床分型和疗效判定标准》分析，轻型 18 例，中型与重型各 9 例，危重型 4 例。结果出血现象 7 天内停止者 39 例，占 97.5%；血小板计数 12d 内恢复正常 36 例，占 90%；DIC 阳性 9 例中 8 例均在 3 天内转阴。40 例中痊愈 39 例，占 97.5%，死亡 1 例，占 2.5%。--《中医药学报》李绍球，1988，(5)：35 另有报道，用泽兰和红花分别配制成 20%的泽兰注射液和 20%的红花注射液，预防流行性出血热 DIC 发生。在一般治疗的同时，给予 20%泽兰和红花注射液各 30ml，加入 10%葡萄糖溶液 20ml 中，静脉推注，每日 1 次，共观察 66 例；另有 50 例在一般治疗基础上，加用潘生丁口服，每次 0.1g，每日 4 次；还设 66 例仅作一般治疗为对照组。结果：经两次化验表明(治疗第 3 日和第 7 日各做 DIC 诊断指标 1 次)，对照组出现 DIC 阳性者 8 例(12.1%)，潘生丁组 3 例(6%)，红花泽兰组无一例 DIC 阳性者。经统计学处理，红花泽兰组 DIC 发生率非常显著低于对照组($P<0.05$)；红花泽兰组 DIC 发生率虽较潘生丁组低，但未有显著性差异($P>0.05$)。--《中医杂志》湖南省溆浦县人民医院，等，1981，(1)：17

地笋 味甘、辛，性平。功能化瘀止血，益气利水。主治衄血，吐血，产后腹痛，黄疸，水肿，带下，气虚乏力。用量用法：内服煎汤，4～9g，或浸酒。外用捣敷，或浸酒涂，适量。

薄荷

【别名】 薄荷《雷公炮制论》，蕃荷菜《千金·食治》，南薄荷《本草衍义》，猫儿薄苛《履巉岩本草》，野薄荷、升阳菜《滇南本草》，薄苛《品汇精要》，蔢荷《本草蒙筌》，夜息花(山东)，仁丹草(四川、江苏)，见肿消(江苏)，水益母，接骨草(云南)，土薄荷、鱼香草、香薷草(四川)。

【来源】 为唇形科植物薄荷 *Mentha haplocalyx* Briq.的全草或叶。

【植物形态】 多年生芳香草本，茎直立，高 30～80cm。具匍匐的根茎，深入土壤可至 13cm，质脆，容易折断。茎锐四棱形，多分枝，四侧无毛或略具倒生的柔毛，角隅及近节处毛较显著。单叶对生；叶柄长 2～15mm；叶形变化较大，披针形、卵状披针形、长圆状披针形至椭圆形，长 2～7cm，宽 1～3cm，先端锐尖或渐尖，基部楔形至近圆形，边缘在基部以上疏生粗大的牙齿状锯齿，侧脉 5～6 对，上面深绿色，下面淡绿色，两面具柔毛及黄色腺鳞，以下面分布较密。轮伞花序腋生，轮廓球形，花时径约 18mm，愈向茎顶，则节间、叶及花序递渐变小；总梗上有小苞片数枚，线状披针形，长在 2mm 以下，具缘毛；花柄纤细，长 2.5mm，略被柔毛或近无毛；花萼管状钟形，长 2～3mm，外被柔毛及腺鳞，具 10 脉，萼齿 5，狭三角状钻形。长约 0.7mm，缘有纤毛；花冠淡紫色至白色，冠檐 4 裂，上裂片先端 2 裂，较大，其余 3 片近等大，花冠喉内部被微柔毛；雄蕊 4，前对较长。常伸出花冠外或包于花冠筒内，花丝丝状，无毛，花药卵圆形，2 室，药室平行；花柱略超出雄蕊，先端近相等 2 浅裂，裂片钻形。小坚果长卵球形，长 0.9mm，宽 0.6mm，黄褐色或淡褐色，具小腺窝。花期 7～9 月，果期 10～11 月。见下(图 697)

本植物的加工制品（**薄荷油**、**薄荷露**、**薄荷脑**）均供药用，详见下述。

【生长分布】 生于山沟、河旁、水塘边湿地。邹平南部乡镇分布较广。

【采收加工】 夏、秋季茎叶茂盛或花开至 3 轮时，选晴天分次采割。摊晒 2d，稍干后扎成小把，再晒干或阴干。

【性状鉴别】 本品茎方柱形，有对生分枝，长 15～40cm，直径 0.2～0.4cm；表面紫棕色或淡绿色，棱角处具茸毛，节间长 2～5cm；质脆，断面白色，髓部中空。叶对生，有短柄；叶片皱缩卷曲，完整叶片展平后呈披针形、卵状披针形、长圆状披针形至椭圆形，长 2～7cm，宽 1～3cm，边缘在基部以上疏生粗大的

牙齿状锯齿，侧脉5～6对；上表面深绿色，下表面灰绿色，两面均有柔毛，下表面在扩大镜下可见凹点状腺鳞。茎上部常有腋生的轮伞花序，花萼钟状，先端5裄裂，萼齿狭三角状钻形，微被柔毛；花冠多数存住，淡紫色。揉搓后有特殊香气，味辛、凉。

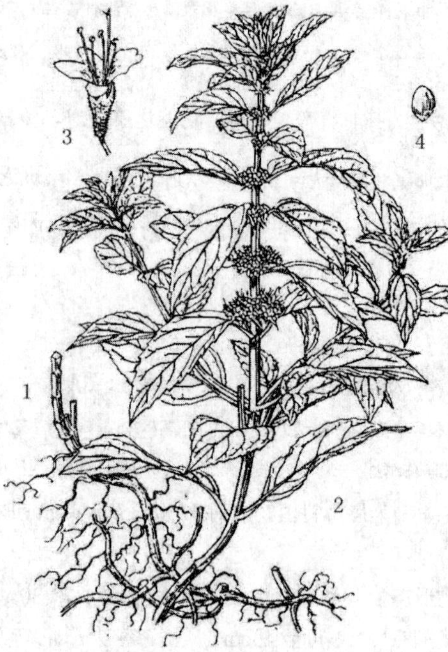

（图697）**薄荷**

1.根茎 2.花枝 3.花 4.果实

【显微鉴别】　（1）茎横切面：表皮细胞1列，外被角质层齿疣，有时具毛。四角有明显的棱脊，向内有十数列厚角细胞，内缘为数列薄壁细胞，细胞间隙大，清晰可见。维管束于四角内皮层细胞1列，凯氏点处较发达，于相邻两角间具数个小维管束。韧皮部狭窄。形成层成环。木质部于四角处较发达，由导管、木薄壁细胞及木纤维等组成。髓部由薄壁细胞组成，中央常有空洞。茎的各部细胞内有时含有针簇状或扇形橙皮甙结晶。见(图698)

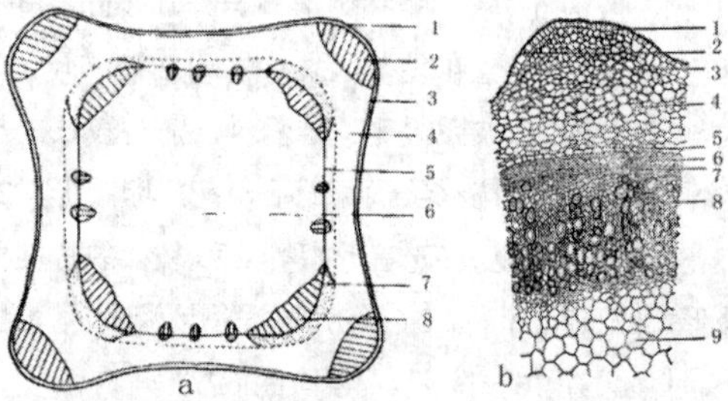

（图698）**薄荷茎横切面简图（a）与详图（b）**

a (1.表皮 2.厚角组织 3.皮层 4.内皮层 5.形成层 6.髓 7.韧皮部 8.木质部)

b (1.表皮 2.橙皮甙结晶 3.厚角组织 4.皮层 5.内皮层 6.韧皮部 7.形成层 8.木质部 9.髓)

（2）叶横切面：上表皮细胞长方形、下表皮细胞较小，均扁平，具气孔：表皮有腺鳞腺头为多细胞，腺柄为单细胞，并有多细胞非腺毛；叶肉栅栏组织为1列薄壁细胞，少有2列的；海绵组织4～5列不规则薄壁细胞；主脉维管束外韧性，木质部导管常2～4个排列成行，韧皮部较小，细胞多角形，主脉上下表皮内侧有若干列厚角细胞；薄壁细胞和少数导管内有簇针状橙皮甙结晶。见(图699)

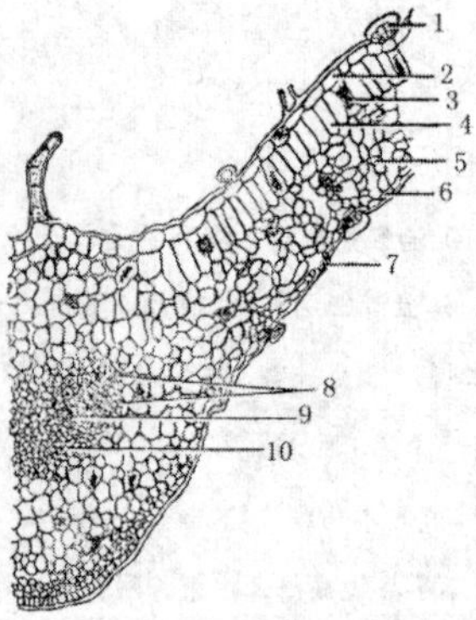

（图699）**薄荷叶横切面详图**

1.腺鳞 2.上表皮 3.橙皮甙结晶 4.栅栏组织 5.海绵组织 6.下表皮 7.气孔 8.厚角组织 9.木质部 10.韧皮部

（3）**粉末特征**：淡黄绿色。表皮细胞壁薄，呈波状，下表皮有众多直轴式气孔；腺鳞的腺头呈扁圆球形，由8个分泌细胞排列成辐射状，直径61～99μm，常皱缩，腺头外围有角质层，与分泌细胞的间隙处贮有浅黄色油质，腺柄单细胞，四周表皮细胞极短，作辐射状排列；小腺毛头部椭圆形，单细胞，直径15～26μm，内含淡黄色分泌物；柄部1～2细胞；非腺毛多碎断，完整者l～8细胞，稍弯曲，壁厚2～7μm，疣状突起较细密；橙皮甙结晶存在于茎、叶表皮细胞及薄壁细胞中，淡黄色，略呈扇形或不规则形；叶片上表皮细胞表面观不规则形，壁略弯曲；下表皮细胞壁弯曲，细胞含淡黄色橙皮甙结晶；气孔较多，为直轴式。见（图700）

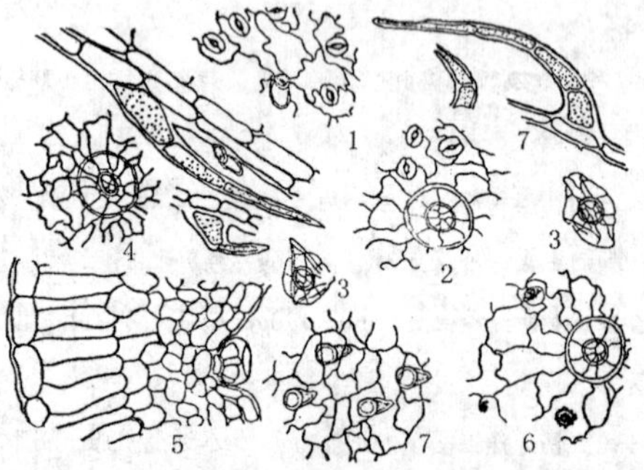

（图700）**薄荷(叶)粉末特征图**

1.表皮(示直轴式气孔，单细胞头的腺毛) 2.腺鳞(顶面观) 3.腺鳞(示角质层皱缩) 4.腺鳞(底面观) 5.腺鳞(侧面观) 6.橙皮甙结晶(醇浸后用水合氯醛液透明) 7.非腺毛(示小腺毛和非腺毛)

【理化鉴别】　（1）取叶粉末少量进行微量升华，所得油状升华物加硫酸2滴及香草醛结晶少量，初显黄色至橙黄色，再加水1滴，即变紫红色。(检查薄荷脑)

（2）薄层色谱　取全草粉末0.5g，加石油醚(60～90℃)5 ml，密塞，振摇数分钟，放置30分钟，滤过，滤液作为供试品溶液。另取薄荷脑对照品配成每1ml含2mg的石油醚溶液，作为对照品溶液。吸取上述供试品溶液10～20μl，对照品溶液l0μl，分别点于同一硅胶G薄板上，以苯-醋酸乙酯(19：1)展开约15cm，取出，晾干后，喷以2%香草醛硫酸溶液-乙醇(2：8)的混合溶液，于100℃烘约5～10分钟。供试品色谱在与对照品色谱相应的位置上，显相同颜色的斑点。

【栽培要点】 **生长习性** 薄荷对环境的适应性较强，喜温暖、湿润气候。根茎在5～6℃可萌发出苗，植株生长适宜温度为20～30℃，根茎具有较强的耐寒力，如土壤保持一定湿度，冬季在-30～-20℃的地区仍可越冬。喜阳光，不宜在荫蔽处栽培，薄荷对土壤要求不严，但以疏松、肥沃、湿润的夹沙土或油沙土较好。土壤pH5.5～6.5为宜，微碱性土壤也能栽培。

栽培技术 用种子、扦插、分枝和根茎繁殖。在生产上，一般采用根茎繁殖法。在秋季收获后，使根茎留在土里，栽种前挖出，选节间短、色白、粗壮、无病虫害的根茎，切成6～10cm长的小段作为繁殖材料，栽种期自11月～3月初均可，因地而异。栽种地应多施底肥深翻，整平后，按行距25cm开沟，沟深6～8cm，将种用根茎撒入沟内，随即覆土，耙平压实，每1小时m^2约需用根茎1125～1500kg。

田间管理 生长期中除进行中耕除草、疏通沟道、防止雨后积水、及时灌溉外，最重要的是追肥，一般为4次，即4月齐苗后；5～6月生长盛期；7月头刀薄菏收割后和8月下旬二刀薄荷自高15cm左右时。所施肥料以氮肥为主，同时辅以磷钾肥。薄荷易退化，要注意选种留种。

病虫害防治 病害有锈病，应及时排除田间积水，发病初期喷25%粉锈宁1000倍液，或1: 1: 200波尔多液交替喷治，在收获前20d停止喷药。斑枯病又称白星病，应及时摘除烧毁，发病初期喷1：1：200波尔多液或65%代森锌可湿性粉剂500倍液喷洒。虫害有地老虎，可用90%敌百虫原粉800倍液或500%杀螟松100倍液喷雾。

【主含成分】 鲜薄荷叶含油1%～1.46%，油中主成分为；左旋薄荷醇(*menthol*)，含量62.3%～87.2%。还含左旋薄荷酮(*menthone*)，异薄荷酮(*isomenthone*)，胡薄荷酮(*pulegone*)，乙酸癸酯(*decyl acetate*)，乙酸薄荷酯(*menthyl acetate*)，苯甲酸甲酯(*methylbenzoate*)，α-及β-蒎烯(*pinene*)，β-侧柏烯(*β-thujene*)，3-戊醇(*3-pentol*)，2-已醇(*2-hexanol*)，3-辛醇(*3-octanol*)，右旋月桂烯(*myrcene*)，柠檬烯(*limonene*)及桉叶素(*cineole*)，α-松油醇(*α-terpineol*)等。又含黄酮类成分：异瑞福灵(*isoraifolitl*)，木犀草素-7-葡萄糖甙(*luteolin-7-glucoside*)，薄荷异黄酮甙(*menthoside*)。又有机酸成分：迷迭香酸(*rosmarinic acid*)，咖啡酸(*caffeic acid*)。又有氨基酸成分：天冬氨酸(*aspartic acid*)，谷氨酸(*ghltamic acid*)，丝氨酸(*serine*)，甘氨酸(*glycine*)，苏氨酸(*threonine*)，丙氨酸(*alanine*)，天冬酰胺(*asparagine*)，缬氨酸(*valine*)，亮氨酸(*leucine*)和异亮氨酸(*isoleucine*)，苯丙氨酸(*phenylalanine*)，蛋氨酸(*methionine*)，赖氨酸(*lysine*)。最近，从叶中又分得抗炎以二羟基-1，2-二氢萘二羧酸为母核的多种成分。

【药理】 （1）**对中枢神经系统的作用** 内服少量薄荷有兴奋中枢神经的作用，通过末梢神经使皮肤毛细血管扩张，促进汗腺分泌，增加散热，有发汗解热作用。薄荷油少量内服，同样有发汗、解热和中枢兴奋作用。而圆叶薄荷油和欧薄荷油则有中枢抑制作用，50mg/kg能明显延长戊巴比妥钠诱导的睡眠时间，两者不同剂量给药均能降低小鼠和大鼠的体温，但对大鼠的条件反射没有影响。薄荷提取物1g/kg皮下注射，对小鼠醋酸扭体反应的抑制率为30%～60%，其有效成分为薄荷醇。左旋薄荷酮也有较强镇痛作用，100mg/kg灌胃，对小鼠醋酸扭体反应的抑制率为41.3%，其强度与氨基比林相当。

（2）**局部作用** 薄荷制剂局部应用町使皮肤粘膜的冷觉感受器产生冷觉反射，引起皮肤粘膜血管收缩；薄荷油对皮肤有刺激作用，并可慢慢渗透入皮肤内，引起长时间的充血。薄荷油外用能麻醉神经末梢，具有清凉、消炎、止痛和止痒作用。薄荷油的主成分薄荷醇对皮肤有相似的作用，也能刺激神经末梢冷觉感受器，首先产生冷感，以后有轻微刺灼感，并能反射性引起皮肤粘膜血管收缩和深部组织血管扩张；薄荷醇尚有局麻作用和局部止痛作用。薄荷酮对皮肤的刺激性强于薄荷醇，其乙醇溶液有防腐作用。

（3）**解痉作用** 薄荷及其有效成分均有解痉作用。薄荷的乙醇提取物，对乙酰胆碱或组胺所致豚鼠离体回肠收缩有显著抑制作用。薄荷油对小鼠离体小肠也有解痉作用(抗乙酰胆碱)，但对小肠内容物无明显推进作用，推测其健胃作用可能是由于其嗅、味感觉引起。薄荷醇、薄荷酮对离体兔肠也有抑制作用，后者的作用更强些。

（4）**保肝利胆作用** 薄荷注射液皮下注射，对四氯化碳所致肝损害有一定保护作用，能使丙氨酸转氨酶活性明显降低，肝细胞肿胀变性较对照组轻，但坏死病变较重。薄荷的丙酮干浸膏或50%甲醇干浸膏500mg/kg十二指肠给药，对麻醉大鼠有显著利胆作用，其中含挥发油较多的丙酮干浸膏作用更强，其主要有效成分为薄荷醇。薄荷酮也有相似的利胆作用。

（5）**抗早孕及对子宫的作用** 薄荷对小鼠有抗早孕作用。于孕第6日将4μl薄荷油注入右侧宫角，于孕第11日剖检，可见胚珠坏死，妊娠终止率达100%；于孕第4～11日肌注薄荷油1次，也有一定抗早孕作用，作用有剂量相关性，在0.035ml/只剂量时的抗着床率达100%。终止妊娠原因可能为子宫收缩加强，或对蜕膜组织的直接损伤。在家兔孕后第6日或第9日，于右侧宫角游离端及近阴道端分别注射40%薄荷油各0.5ml，于第12日处死动物，结果给药前与处死前血浆中孕酮及雌二醇水平与对照组比无明显差异，但给药组的人绒毛膜促性腺激素(HCG)水平显著下降，组织切片见滋养叶明显变性坏死。表明薄荷油对家兔也有终止早孕和抗着床作用，此作用可能与绒毛膜损害有关，也可能由于局部刺激引起子宫收缩有关。进一步研究则认为薄荷油终止早孕及抗着床的作用机理可能与子宫收缩无关，对α及β受体也皆无影响，但能轻度加强缩宫素的作用，主要与对滋养叶的损害有关。薄荷热水提取物体外实验对人宫颈癌JTC-26株有抑制作用。

（6）**对心血管的作用** 薄荷油对离体蛙心有麻痹作用，血管灌流有血管扩张作用。薄荷酮能使家兔及犬呼吸兴奋，血压下降，对离体蛙心也有抑制作用。

（7）**对呼吸系统的作用** 给麻醉兔吸入薄荷醇蒸汽81mg/kg，能促进呼吸道分泌，降低分泌物比重；吸入243mg/kg则降低粘液排出量。薄荷醇能减少呼吸道的泡沫痰，使有效通气腔道增加。薄荷醇尚能促进分泌，使粘液稀释而表现祛痰作用。薄荷醇的抗刺激作用导致气管产生新的分泌，而使稠厚的粘液易于排出，故有祛痰作用；也有报道薄倚醇对豚鼠及人均有良好止咳作用。

（8）**抗炎作用** 薄荷提取物250mg/kg腹腔注射，对大鼠角叉荣胶性足肿的抑制率为60%～100%，主要有效成分为薄荷醇。由薄荷叶中提取的以二羟基-1，2-二氢萘二羧酸为母核的多种成分具有抗炎作用，其中1(3，4-二羟基苯基)-3[2-(3，4-二羟基苯基)-1-羧基]乙氧基羰基-6，7-二羟基-1，2-二氢萘-2-羧酸有明姓抗炎作用，其抗3α-羟甾类脱氢酶的IC_{50}为28.0μg/ml，而阿司匹林抗此酶的IC_{50}为150.0μg/ml。

（9）**促进透皮吸收作用** 以裸鼠皮肤制作透皮吸收实验模型，表明薄荷醇能显著促进醋氨酚透皮吸收作用，其助渗作用在给药后2h有显著增加，其作用强度随时间推移而继续增加。在志愿者前臂内侧皮肤进行苍白试验，薄荷醇本身不引起皮肤苍白反应，但能明显增强曲安缩松所致的皮肤苍白反应，且有剂量相关性。实验结果表明薄荷醇对曲安缩松有显著促进吸收作用。

（10）**抗微生物作用** 薄荷水煎剂(1: 20)在体外对孤儿病毒($ECH0_{11}$)有抑

制作用；如在感染同时给药，尚可延缓病变出现时间。薄荷煎剂 10mg/ml 在原代乳兔肾上皮细胞培养上能抑制 10～100TCID$_{50}$(半数组织培养感染量)的单纯疱疹病毒(HSV)感染，增大感染量则无抑制作用。增大薄荷浓度至 100mg/ml 则呈对细胞的毒性作用。薄荷水煎剂对表皮葡萄球菌、金黄色葡萄球菌、变形杆菌、支气管包特菌、黄细球菌、绿脓杆菌、蜡样芽胞杆菌、藤黄八叠球菌、大肠杆菌、枯草杆菌、肺炎链球菌等均有较强抗菌作用。此外，对炭疽杆菌、白喉杆菌、甲型链球菌、乙型链球菌、福氏痢疾杆菌、伤寒杆菌及人型结核杆菌等也均有抑制作用。薄荷除对多种细菌有较强抗菌作用外，对白色念珠菌、青霉菌属、曲霉菌、小孢子菌属、喙孢属和壳球孢属等多种真菌也有较强抑制作用。薄荷油尚能驱除犬及猫体内的蛔虫。从薄荷全草中提取出的 d-8-乙酰氧基莳萝艾菊酮对蚊、虻、蠓、蚋等多种昆虫均有较好的驱避效果，对皮肤无刺激作用和过敏反应。

（11）**其他作用** 薄荷油对蛙神经肌肉有轻度箭毒样作用。薄荷的水提取物对刀豆球蛋白 A(Con A)诱发的组胺释放有抑制作用。薄荷提取物对钙通道阻滞剂受体有抑制作用。薄荷提取物对钙通道阻滞剂受体、腺甘酸环化酶有抑制作用，对放射线所致皮肤损害有明显保护作用。

（12）**毒性** 小鼠 LD$_{50}$：薄荷醇天然品皮下注射为 5000～6000mg/kg；大鼠皮下注射 1000mg/kg；猫口服或皮下注射其混悬液均为 800～l000mg/kg。薄荷醇合成品皮下注射 l400～1600mg/kg；猫口服或皮下注射均为 1500～1600mg/kg。在大鼠或小鼠饲料中加消旋薄荷醇 7.5×10^{-3} 或 4.0×10^{-3}，经 l03 星期的饲养，未发现有致癌作用。

【性味归经】 味辛，性凉；归肺、肝经。

【功用主治】 散风热，清头目，利咽喉，透疹，解郁。主治风热表证，头痛目赤，咽喉肿痛，麻疹不透，隐疹瘙痒，肝郁胁痛。

《药性论》："能去愤气，发毒汗，破血，止痢，通利关节。"

《千金·食治》："却肾气，令人口气香洁。主辟邪毒，除劳弊。"

《新修本草》："主贼风伤寒，发汗。恶气心腹胀满，霍乱，宿食不消，下气。煮汁服，亦堪生食。人家种之，饮汁发汗，大解劳乏。"

《食疗本草》："解劳，与薤相宜，发汗，通利关节。杵汁服，去心脏风热。"

《食性本草》："能引诸药入营卫。疗阴阳毒，伤寒头痛。"

《日华子》："治中风失音，吐痰，除贼风，疗心腹胀，下气，消宿食及头风等。"

《本草图经》："治伤风，头脑风，通关格及小儿风涎，为要切之药。"

《本草衍义》："小儿惊风，壮热，须此引药；治骨蒸劳热，用其汁与众药熬为膏。"

《医学启源》："《主治秘要》云：去高颠及皮肤风热。"

《纲目》谓李东垣云："清头目，除风热。"

《履巉岩本草》："凉上膈，去风痰。"

《纲目》谓王好古云："能搜肝气，又主肺盛有余肩背痛，及风寒汗出。"

《滇南本草》："上清头目诸风，止头痛、眩晕，发热，祛风痰。治伤风咳嗽，脑漏鼻流臭涕，退男女虚劳发热。"

《纲目》："利咽喉、口齿诸病。治瘰疬，疮疥，风瘙隐疹。捣汁含漱，去舌胎语涩；挪叶塞鼻，止衄血，涂蜂螫蛇伤。"

《本草述》："治中风，癫痫，伤燥热郁。"

《药性切用》："宣滞解郁。"

《本草从新》："疏逆和中。"

《医林纂要·药性》："愈牙痛，已热嗽，和口气，开声音，解郁暑，止烦渴，生津液，止血痢，通小便。"

《本草再新》："消目翳。"

【临床应用】 （1）**用于风热表证**。薄荷味辛性凉，善于疏散风热。凡外感风热，邪在卫分，发热，微恶风寒，无汗或有汗不畅。头痛者，本品为常用之药，常与银花、连翘、荆芥等同用，共奏辛凉解表之效，如《温病条辨》银翘散。本品芳香善透，张锡纯称之"其力内至脏腑筋骨，外至腠理皮毛，皆能透达。"用"治温病初得，头疼，周身骨节酸疼，肌肤壮热，背微恶寒，无汗，脉浮滑者"，常与蝉退、生石膏、甘草同用，以透邪退热，如《衷中参西录》清解汤。

（2）**用于风热上攻，头痛目赤，咽喉肿痛，鼻渊等证**。薄荷辛散清凉，其性升浮，故头面风热之证每常用之。治风热头痛、目赤，可与桑叶、菊花等同用，以散风热而清头目。若肝郁化火，目赤肿痛，头晕头痛，可配夏枯草、决明子等同用。治风热上壅，咽喉肿痛，常与僵蚕、桔梗、生甘草等同用，以散风热而利咽喉，如《咽喉秘集》六味汤。若咽喉肿痛，甚至化脓，则须与解毒利咽之板兰根、山豆根、银花、连翘等同用。治鼻渊初起，证属风热，头痛鼻塞，时流浊涕，色黄腥臭者，常与苍耳子、辛夷、黄芩等同用，以散风热而通鼻窍。

（3）**用于麻疹，隐疹**。薄荷善于宣散，治麻疹初期，风热外束，疹发不畅.用之有助于疹子透发，常与牛蒡子、柽柳等同用，更增透疹之功。治隐疹瘙痒，可配蝉衣研末服，以散风止痒；若血热生风，瘙痒不止，亦可与赤芍、丹皮、荆芥等同用，以凉血祛风而止痒。

（4）**用于肝气郁结诸证**。薄荷之气芳香，入肝经气分，以疏肝解郁。治肝气郁结，两胁不舒，或乳房胀痛，月经不调等证，常与柴胡、当归、白芍等药物同用，可助柴胡增强疏肝之效，如《局方》逍遥散。

（5）**其他**。薄荷外敷可治疮疡初起，局部肿痛；研末擦牙，治风热牙痛；泡水漱口，治口腔糜烂口臭等。

《药鉴》："与地骨皮同用，能退骨蒸之热；与桑白皮同用，能泻肺经之邪；佐甘菊，并能清心明目。"

《药品化义》："同川芎达巅顶，以导壅滞之热。"

《得配本草》："配生地、春茶，治脑热鼻渊；配花粉，治热痰；配蝉蜕、僵蚕，治风瘙隐疹；配生姜汁，治眼弦赤烂；配白蜜，白糖，化痰利膈。入逍遥散疏肝郁。捣取自然汁，滴聍耳；捣取自然汁和姜汁、白蜜，擦舌胎语涩。"

《药性集要便读》："同连翘能清心凉膈，同钩藤去肝火惊风。"

【用量用法】 内服：煎汤，3～6g，不可久煎，宜作后下，或入丸、散。外用：煎水洗，或捣汁涂敷，适量。

【使用注意】 表虚汗多者禁服。

《药性论》："新病瘥人勿食，令人虚汗不止。"

《千金·食治》："形瘦疲倦者不可久食，动消渴病。"

《本经逢原》："多服久服，令人虚冷；阴虚发热，咳嗽自汗者勿施。"

《本草从新》："辛香伐气.多服损肺伤心，虚者远之。"

《随息居饮食谱》："多服耗散真气，致生百病。"

【附方】 （1）**治伤风咳嗽，鼻塞声重**：野薄荷二钱，陈皮二钱，杏仁二钱(去皮尖)。引用竹叶十五片，水煎服。--《滇南本草》

（2）**治温病初得，头疼，周身骨节酸疼，肌肤壮热，背微感寒无汗，脉浮滑者**：薄荷叶四钱，蝉退(去足、土)三钱，生石膏(捣细)六钱，甘草一钱五分，水煎服。--《衷中参西录》止"清解汤"

（4）**治心肺壅热，头目不清，咽喉不利，精神昏浊，小儿膈热**：薄荷二两，桔梗三两，防风二两，甘草一两。为末，每服四钱，灯心煎汤下。--《扁鹊心书》止"薄荷散"

（4）**清上化痰，利咽膈，治风热**：薄荷末炼蜜丸，如芡子大，每噙一丸，白砂糖和之亦可。--《简便单方》

（5）**治火刑金燥，热极生风，痰凝喘嗽，口燥舌干，咽喉肿痛，鼻息不利，上焦一切浮火之症**：薄荷叶四两，粉甘草一两，官硼砂五钱，嫩桔梗一两。为极细末，炼蜜和大丸，噙化口中。--《活人方》之"上清丸"

（6）**治风热攻目，昏涩，疼痛，旋眩，咽喉壅塞，语声不出**：薄荷叶、恶实(微炒)各一两，甘菊花，甘草(炙)各半两。上四味，捣罗为散。每服一钱匕，生姜温水调下，食后临卧服。--《圣济总录》之"薄荷散"

（7）**治眼弦赤烂**：薄荷，以生姜汁浸一宿，晒干为末，每用一钱，沸汤泡洗。--《明目经验方》

（8）**治结膜炎**：将薄荷叶用冷开水洗净后，浸入乳汁中10~30分钟。患眼用5%盐开水冲洗后，取薄荷叶盖于患眼上，经10分钟可再换1叶，每天数次。--《福建药物志》

（9）**治脑漏，鼻流臭涕**：野薄荷不拘多少。水煎，点水酒服。--《滇南本草》

（10）**治一切牙痛，风热肿痛尤妙**：薄荷、樟脑、花椒各等分。上为细末，擦患处。--《医学统旨》之"擦牙定痛散"

（11）**治口疮**：薄荷、黄柏，等分。为末，入青黛少许搽之。--《赤水玄珠》之"赴筵散"

（12）**治血痢**：薄荷叶煎汤单服。--《普济方》

（13）**治干湿疥疮，皆以湿热而生，通身奇痒不休** 薄荷一两，百部一两，地肤子一两。每日煎水洗一二次。--《吉人集验方》

（14）**治皮肤隐疹不透，瘙痒**：薄荷叶10g，荆芥10g，防风10g，蝉蜕6g，水煎服。--《四川中药志》(1979年)

（15）**治发背初觉小，后五七日赤热肿高**：乳香一两，青薄荷四两。上二味和研匀，厚罨患处。上以青生绢剪靥盖之，觉干，再以新水润之。常令湿润，三五度其热毒自然消失。--《刘涓子鬼遗方》之"乳香膏"

（16）**治瘰疬结成颗块，疼痛，穿溃，脓水不绝，不计远近**：薄荷一束如碗大(阴干)，皂荚十梃(长一尺二寸不蛀者，去黑皮、涂醋，炙令焦黄)。捣碎，以酒一斛，挼经三宿，以烧饭和丸，如梧桐子大，每于食前，以黄芪汤下二十丸，小儿减半服之。--《圣惠方》之"薄荷丸"

（17）**治疗慢性荨麻疹**：取薄荷15g，桂圆干6粒，水煎服，每日2次，按照发疹轻重情况，可连服2~4星期。治疗40例，显效32例，好转4例，无效4例。--《福建医药杂志》奄杏仙，1980，(5)：6

（18）**治疗肉瘤**：用薄荷油涂擦肉瘤局部，每日2次，疗程最长45天，最短20d，共治疗11例，均获满意效果。--《湖北中医杂志》王金学，1982.(1)：25

薄荷油 制法：新鲜薄荷茎和叶，用水蒸气蒸馏，再冷冻，部分脱脑加工得到的挥发油。本品为无色或淡黄色的澄清液体。有特殊清凉香气，味初辛、后凉。存放日久，色渐变深。本品与乙醇、氯仿或乙醚能任意混合。相对密度应为0.888～0.908。旋光度：取本品置1天m的管中，依法测定为-17°～-24°。折光率应为1.456～1.466。味辛，性凉。疏风，清热。主治外感风热，头痛目赤，咽痛，齿痛，皮肤风痒。内服：开水冲，1～3滴。外用：涂擦，适量。

薄荷露 为薄荷鲜茎叶的蒸馏液。本品为无色的水溶液，有薄荷的特殊香气，有清凉感。味辛，性凉。散风热，清头目。主治风热客表，头痛，目赤，发热，咽痛，牙痛。内服：水冲服，3～6ml。体虚及素有鼻衄者不宜。

薄荷脑 为薄荷全草(干、鲜均可)经水蒸气蒸馏，提取出薄荷油，再将薄荷油在零度以下冷却，即有薄荷脑析出。将粗制品再一次蒸馏、结晶，即成商品薄荷脑。本品为无色针状或棱柱状结晶或白色结晶性粉末；有薄荷的特殊香气，味初灼热后清凉；乙醇溶液显中性反应。本品在乙醇、氯仿、乙醚、液状石蜡或挥发油中极易溶解，在水中极微溶解。本品熔点为42～44℃。取本品精密称定，加乙醇制成每1ml中含0.1g的溶液，依法测定，比旋度为49～-50°味辛，性凉。疏风，清热。主治风热感冒，头痛，目赤，咽喉肿痛，齿痛，皮肤瘙痒。多入片剂含服，0.02～0.1g。外用：入酯剂、软膏剂，涂搽。

紫苏叶

【别名】 紫苏叶《药性论》，苏《别录》，苏叶《本草经集注》，紫菜《植物名实图考》。

【名释】 "紫"言茎叶之色，"苏"言其气香舒畅。

【来源】 为唇形科植物紫苏 *Perilla frutescens* (L.) Britt.的干燥叶(或带嫩枝)。

【植物形态】 紫苏 又名桂荏《尔雅》，赤苏《肘后方》，紫苏《食疗本草》、红紫苏、皱紫苏《中药大辞典》，白苏《山东植物志》，红苏(河北、江苏、广东、广西)，黑苏(江西)，白紫苏(西藏)，香苏(东北、河北)，臭苏(广东)，苏麻(湖北、四川)。一年生草本，具特异芳香。茎直立，高30～100cm，紫色或绿紫色，圆角四棱形，上部多分伎，紫色关节，具有的长柔毛。叶对生；叶柄长2.5～7.5cm，有紫色或白色节毛；叶片皱，圆卵形，长4～12cm，宽2.5～10cm，先端突尖或长尖，基部圆形或广楔形，边缘有锯齿，两面紫色，或上面绿色，下面紫色；两面疏生柔毛，下面有细油点。总状花序稍偏侧，顶生及腋生；苞卵形，全缘；花萼钟形，外面下部密生柔毛，先端唇形，上唇3裂，下唇2裂；花冠管状，先端2唇形，紫色，上唇2裂，裂片方形，先端微凹，下唇3裂，二侧裂片近圆形，中裂片横椭圆形；雄蕊4，2强，生于花冠管中部；子房4裂，花柱出自子房基部，柱头2裂。小坚果褐色，卵形，含1种子。花期6～7月。

果期 7～8 月。见下（图 701）

本植物的茎（**紫苏梗**）、种子（**紫苏子**）均供药用，详见下述。

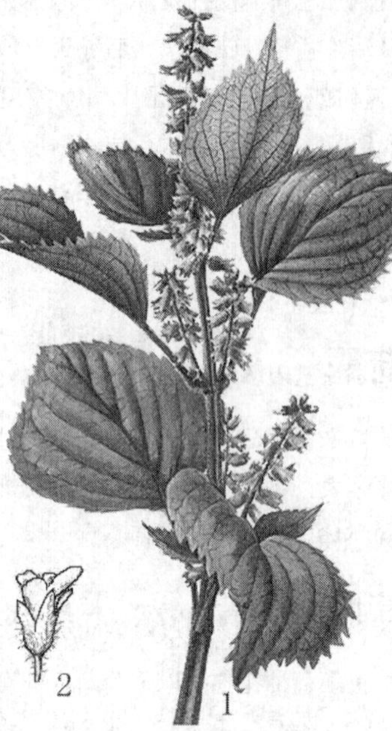

（图 701）**紫苏**

1.植株上部 2.花

【生长分布】 生于山地、路旁、村边或荒地。邹平各地均有种植。

【采收加工】 夏季枝叶茂盛时采收，除去杂质，晒干。

【栽培要点】 **生长习性** 喜温暖、湿润气候，在阳光充足的环境下生长旺盛，产量较高。以疏松、肥沃、排灌方便的壤土栽培为宜。

栽培技术 用种子繁殖，直播和育苗移栽法。采种时，应选留叶片两面均是紫色的作种。直播法，北方 4 月中、下旬；南方 3 月下旬播种。条播、穴播均可。条播行距 50cm，开 0.5 ~ 1cm 浅沟，每 1 小时 m^2 用种量 11.25kg 左右，穴播行株距 30cm×50cm。育苗移栽法：南方 3 月；北方 4 月播种育苗，5 月上旬移栽。

田间管理 生长期注意间苗、补苗，每穴留苗 2 ~ 3 株。中耕除草、追肥 2 ~ 3 次，干旱时浇水，雨季则应排水。

病虫害防治 病害有斑枯病，发病初期用代森锰锌 70％胶悬剂干粉喷粉防治。锈病发病初期可喷 25％粉锈宁 1000 倍液防治。虫害有银纹夜蛾，可用 90％晶体敌百虫 100 倍液，亦可用 5％西维因粉剂喷粉防治。

【性状鉴别】 本品叶片多皱缩卷曲、破碎，完整者展平后呈卵圆形，长 4～11cm，宽 2.5～9cm。先端长尖或急尖，基部圆形或宽楔形.边缘具圆锯齿。两面紫色或上表面绿色，下表面紫色，疏生灰白色毛，下表面有多数凹点状的腺鳞。叶柄长 2～7cm，紫色或紫绿色。质脆。带嫩枝者，枝的直径 2～5mm，紫绿色，断面中部有髓。气清香，味微辛。

【显微鉴别】 （1）叶表面观：上表皮细胞垂周壁波状弯曲，外壁角质层纹理呈断续波状；下表皮细胞较小，垂周壁波状弯曲，角质层纹理不明显。两面均有腺鳞和腺毛，以下表面为多，腺鳞的腺头扁圆形，4～8 细胞，直径 44～104μm，柄单细胞；腺毛腺头 1～2 细胞，柄单细胞。非腺毛 1～7 细胞，中部细胞有时缢缩，长 80～980μm，基部直径 30～100μm。气孔直轴式，下表皮较多。见(图 702)

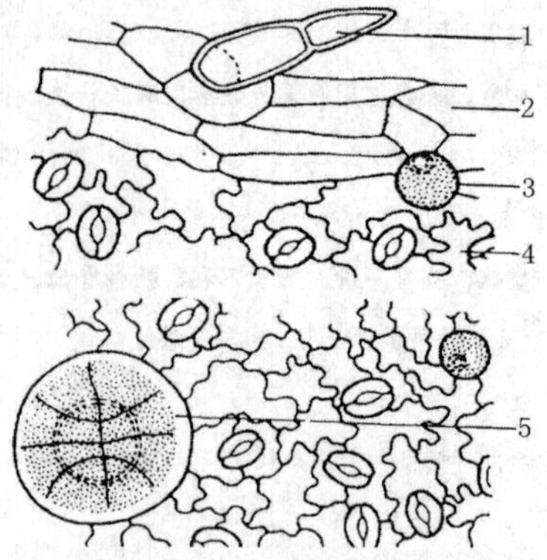

（图 702）**紫苏叶下表皮细胞表面观**

1.非腺毛 2.叶脉处 3.腺毛 4.下表皮细胞 5.腺鳞

【理化鉴别】 （1）本品叶的表面制片：表皮细胞中某些细胞内含有紫色素，滴加 10％盐酸溶液，立即显红色；或滴加 5％氢氧化钾溶液，即显鲜绿色，后变为黄绿色。

（2）取本品粗粉 0.7g，置 500ml 圆底烧瓶中，加水 250ml，混匀，连接挥发油测定器，自测定器上端加水至刻度、并溢流入烧瓶中为止，再加石油醚(60～90℃)1.5ml，连接回流冷凝管，加热至沸，并保持微沸 2 小时，放冷，分取石油醚层作为供试品溶液。另取紫苏叶对照药材 0.7g，同法制成对照药材溶液。照《药典》薄层色谱法试验，吸取上述两种溶液各 10μl，分别点于同一硅胶 G 薄层板上，以石油醚(60～90℃)-醋酸乙酯(19：1)为展开剂，展开，展距 15cm，取出，晾干，喷以二硝基苯肼试液，放置。供试品色谱中，在与对照药材色谱相应的位置上，显相同颜色斑点。

【主含成分】 叶含挥发油，其成分主要有紫苏醛(*perillaldehyde*)，柠檬烯(*1imonene*)，β-丁香烯(*β-caryophyllene*)，α-香柑油烯(*α-bergamotene*)及芳樟醇(*linalool*)等。还含紫苏醇-β-D-吡喃葡萄糖甙(*perillyl-β-D-glucopyranoside*)，紫苏甙(*perilloside*)B、C 及 1，2-亚甲二氧基-4-甲氧基-5-烯丙基-3-苯基-β-D-吡喃葡萄糖甙(*1，2-methylenedioxy-4-methoxy-5-allyl-3-phenyl-β-D-glucopyranoside*)。

【药理】 （1）**镇静作用** 紫苏醛 100mg/kg 灌胃，能显著延长环己巴比妥的睡眠作用时间，但不能减少大鼠的运动量。

（2）**解热作用** 用紫苏叶煎剂及浸剂 2g/kg 经口给予伤寒混合菌苗发热的家兔，有微弱的解热作用。

（3）**兴奋性膜抑制作用** 0.2％紫苏醛对刺激蛙坐骨神经诱发的动作电位有抑制作用；0.1％紫苏醛可使蜗牛食管下神经节兴奋性细胞(RC-1)的自发性动作电位消失。水提取物 400mg/kg 或紫苏醛 50mg/kg 静脉注射，对刺激猫上喉头神经引起的喉头神经反射有抑制作用。

（4）**对胃肠道的作用** 紫苏能促进消化液分泌，增强胃肠蠕动。紫苏酮能促进小鼠小肠蠕动，其灌胃的 ED_{50} 为 11mg/kg，为 LD_{50} 的 1/7。紫苏酮 15mg/kg 促进炭末排出的效力强于蓖麻油 60mg/kg 或硫酸镁 100mg/kg。体外实验，紫苏酮浓度为 10^{-6}g/ml、10^{-5}g/ml 和 10^{-4}g/ml 时，对小鼠空肠纵行肌有剂量依存性松弛作用，而对环状肌则增强其自主性运动；在浓度为 10^{-5}g/ml 时能对抗阿托品 10^{-6}g/ml 引起的松弛作用，表明紫苏酮可能兴奋小肠环状肌而促进肠内容物通过小肠。

（5）**止咳祛痰平喘作用** 紫苏能减少支气管分泌物，缓解支气管痉挛。

紫苏成分丁香烯对离体豚鼠气管有松弛作用，对丙烯醛或枸橼酸所致咳嗽有明显的镇咳作用，小鼠酚红法实验尚表明有祛痰作用。紫苏成分芳樟醇也有平喘作用。

（6）**止血作用** 紫苏注射液1～2ml/(kg·d)肌内注射，连续3天，能明显缩短家兔凝血时间；15ml/kg 皮下注射，明显缩短小鼠出血时间；2ml/kg 静脉注射，能明显缩小大鼠微动、静脉口径，并能收缩微动脉分枝处的毛细血管前括约肌，使毛细血管血流减慢，甚至停止。局部用药也有收缩微血管作用。此外，紫苏叶对血小板聚集尚有较弱的促聚作用，对血小板帆栓形成有促进作用。

（7）**抗凝血作用** 紫苏水提液随剂量相关地显著延长凝血时间；体内或体外实验，紫苏均能抑制 ADP 或胶原诱导的血小板聚集。紫苏尚能降低血细胞比容和全血粘度。

（8）**升高血糖作用** 紫苏油 0.35ml/kg 灌胃，可使家兔血糖升高。紫苏油中的主要成分紫苏醛作成肟(oxim)后，其升血糖作用增强。

（9）**对免疫功能的影响** 紫苏叶的乙醚提取物能增强脾淋巴细胞免疫功能，相反，乙醇提取物和紫苏醛有免疫抑制作用。紫苏叶的热水提取物 25mg/ml 对化合物 48/80 诱导的大鼠肥大细胞组胺释放有明显抑制作用，其抑制率为 31％～60％。

（10）**抗微生物作用** 紫苏叶蒸馏物有广谱抗菌作用，主要有效成分为紫苏醛。紫苏醛在抗真菌及抗革兰阳性和阴性细菌方面有明显协同作用。紫苏叶油对自然污染的黑曲霉菌、青霉菌、酵母菌也有明显抑制作用。紫苏煎剂(1:20)在体外对孤儿病毒(E-CHO_{11})有抑制作用。

（11）**其他作用** 紫苏对腺苷酸环化酶有轻度抑制作用，对放射线皮肤损害有保护作用。紫苏叶提取物有显著抗氧化作用。紫苏成分迷迭香酸有抗炎症作用。

（12）**毒性** 紫苏成分3-取代呋喃类化合物紫苏酮、白苏烯酮、异白苏烯酮和紫苏烯均能致动物广泛肺水肿和大量腹腔渗出物产生，与霉烂甘薯的有毒成分甘薯苦醇(*ipomeano1*)中毒的症状极为相似。前 3 种成分小鼠腹腔注射的 LD_{50} 均小于 10mg/kg，并可使动物在 24h 内死亡。给山羊静脉注射紫苏酮 100mg/kg，给安格斯小母牛静脉注射 30 mg/kg 均可致死，而口服 40mg/kg，动物仍可存活。另有报道，紫苏酮小鼠腹腔注射的 LD_{50} 为 13.6mg/kg，灌胃为 78.9mg/kg。紫苏醇也有毒性、刺激性和致敏作用。丁香油酚大鼠灌胃的 LD_{50} 为 1.95mg/kg，可致后肢及下腭瘫痪，并因循环衰竭而死亡。

【性味归经】 味辛，性温；归肺、脾、胃经。

【功用主治】 散寒解表，宣肺化痰，行气和中，安胎，解鱼蟹毒。主治风寒表证，咳嗽痰多，胸脘胀满，恶心呕吐，腹痛吐泻，胎气不和，妊娠恶阻，食鱼蟹中毒。

《别录》："主下气，除寒中。"

《食疗本草》："除寒热，治冷气。"

《日华子》："补中益气。治心腹胀满，止霍乱转筋，开胃下食，并一切冷气，止脚气，通大小肠。"

《本草图经》："通心经，益脾胃。"

《履巉岩本草》："止金疮出血，疗痔疾，煎汤洗之。"

《滇南本草》："发汗，解伤风头痛，定吼喘，下气，宽膨，消胀，消痰。"

《纲目》："解肌发表，散风寒，行气宽中，消痰利肺，和血，温中，眦痛，定喘，安胎，解鱼蟹毒，治蛇犬伤。"

《本草崇原》："主下气杀谷，除饮食，辟口臭，去邪毒，辟恶气。"

《本经逢原》："能散血脉之邪。"

《医林纂要·药性》："补肝，泻肺，舒气，行血，祛风，散寒，肝之药也。"

【临床应用】 （1）**用于风寒表证**。紫苏叶有良好的解表作用，治外感风寒，见恶寒发热，头痛无汗，常配羌活、防风等同用，以发汗散邪，如《通俗伤寒论》苏羌达表汤；若风寒表证兼夹气滞胸闷、噫气者，常与香附、陈皮、甘草同用，以解表理气，如《局方)香苏散；若外感咳嗽痰稀者，常配杏仁、桔梗、前胡等，以散邪宣肺，如《温病条辨》杏苏散；若患者体虚气弱.复感风寒者，配人参等同用，以扶正祛邪，如《局方》参苏饮。

（2）**用于气滞、气逆诸证**。紫苏叶能行气、消痰、散结，治气滞湿阻，胃气不和，胸脘不舒，恶心呕吐，常与藿香、陈皮、半夏等同用，以行气化湿，和中止呕，如《局方》藿香正气散中用之；又如《湿热条辨》治湿热呕吐，紫苏叶配黄连以清利湿热，和中止呕；若痰浊阻肺，肺气上逆，咳喘痰多者，可配杏仁、莱菔，有消痰定喘作用。若气滞痰凝，咽中似有物阻，常配半夏、厚朴同用，以行气散结，降逆化痰，如《金匮要略》半夏厚朴汤中用之。

（3）**用于妊娠子悬、恶阻**。紫苏叶有安胎作用，治子悬因胎气上冲，心腹胀痛，常与陈皮、大腹皮、当归等同用，以行气安胎，如《济生方》紫苏饮。若妊娠恶阻，呕吐痰饮，胸满不食，常与半夏、茯苓、生姜等同用，以和胃止呕安胎。

《本草图经》："与橘皮相宜。"

《纲目》："紫苏，同橘皮、砂仁，则行气安胎；同藿香、乌药，则温中止痛；同香附、麻黄，则发汗解肌；同芎䓖、当归，则和血散血；同木瓜、厚朴，则散湿解暑，治霍乱、脚气；同桔梗、枳壳，则利膈宽肠；同杏仁、莱菔子，则消痰定喘也。"

《药鉴》："入独活、苍术，兼除脚气；同石膏、白芷，亦治口臭。"

《本草汇言》："茹仲贞先生曰：紫苏，同橘皮、砂仁，则行气温中；同苍术、白术，则健脾散湿；同防风、前胡，则发汗解肌；同荆芥、薄荷、升麻，则升达巅顶之阳；同连翘、木香、黑山栀，则启拔沉滞之郁，乃宣通四旁之药也。"

《本草崇原》："紫苏配杏子，主利小便，消水肿，解肌表，定喘逆，与麻黄同功而不走泄正气。"

《本草经解》："同陈皮，治感寒上气；同人参，治虚咳上气。"

【用量用法】 内服：煎汤，5～10g。外用：捣敷、研末掺或煎汤洗，适量。

【使用注意】 阴虚、气虚及温病者慎服。

《纲目》："李廷飞曰：不可同鲤鱼食，生毒疮。"

《本草经疏》："病属阴虚，因发寒热或恶寒及头痛者，慎毋投之，以病宜敛宜补故也。火升作呕者亦不宜。"

《本草通玄》："久服泄人真气。"

《药性切用》："气虚者禁用。"

【附方】 （1）**治伤风发热**：苏叶、防风、川芎各一钱五分，陈皮一钱，甘草六分。加生姜二片煎服。--《不知医必要》之"苏叶汤"

（2）**治卒得寒冷上气**：干苏叶三两，陈橘皮四两，酒四升煮取一升半，分为再服。--《肘后方》

（3）**治咳嗽、坠痰涎、润肺**：紫苏、贝母、款冬花、汉防己各一分。上四味研为细末，每服一钱，水一茶碗，煎至七分，温温服之。--《博济方》

（4）**治咳逆短气**：紫苏茎叶(锉)一两，人参半两。上二味，粗捣筛，每服三钱，水一盏，煎至七分，去滓，温服，日再。--《圣济总录》之“紫苏汤”

（5）**治伤寒啘不止**：赤苏一把，水三升，煮取二升，稍稍饮。--《肘后方》

（6）**治吐乳**：紫苏、甘草、滑石等分，水煎服。--《慎斋遗书》

（7）**治噎膈病吐逆，饮食不进**：紫苏叶二两，白蜜、姜汁各五分，和匀，微火煎沸。每服半匙，空心细呷。--《寿世青编》之“苏蜜煎”

（8）**治胎气不和，凑上心腹，胀满疼痛，谓之子悬**：大腹皮、川芎、白芍药、陈皮(去白)、紫苏叶、当归(去芦，酒浸)各一两，人参、甘草(炙)各半两。上细切，每服四钱，水一盏半，生姜五片，葱白七寸，煎至七分，空心温服。--《济生疗》之“紫苏饮”

（9）**治妊娠犯伤寒**：专以清热和胎为主，各随六经所见之症治之，不可与常病同治，恐致损胎，宜此方为主。紫苏、黄芩(酒炒)、白术(土炒)各钱半，甘草一钱，葱、姜引。--《医方一盘珠》之“四味紫苏和胎饮“

（10）**治脚气冲心，闷乱不识人事，呕逆不下饮食**：紫苏茎叶一两半，吴茱萸(汤浸去涎，炒黄)、橘皮(汤浸去白瓤，焙)各一分。上捣筛。每服三钱，水一盏，煎至七分，去滓，入童子小便一合，温服。--《普济方》

（11）**治脚气上气，不问冷热一切气**：紫苏叶一两半(锉)、白茯苓(去黑皮)一两、陈橘皮(汤浸去白，焙)半两。上为散，每服三钱，水一盏，入生姜半分拍破，同煎至七分，去滓，空腹温服，日晚再服。--《普济方》

（12）**治水气虚肿，小便赤涩**：陈皮(去白)一两，防己、木通、紫苏叶各五钱。上为末，每服二钱，姜三片，水煎，食前服。--《赤水玄珠》

（13）**治乳痈肿痛**：紫苏煎汤频服，并捣封之。--《海上名方》

（14）**治阴囊生疮溃烂，皮脱子欲坠者，此名脱囊症，乃湿热也**：用紫苏叶为末，湿则掺之，干则清油调搽。--《片玉心书》

（15）**治恶疮，疥癣**：以大苏叶研细，罯敷。--《普济方》

（16）**治金疮出血**：嫩紫苏叶、桑叶，同捣贴之。--《永类钤方》

（17）**治攧扑伤损**：紫苏捣敷之，疮口自合。--《谈野翁试验方》

（18）**治蛇虺伤人**：紫苏捣汁饮之。--《千金要方》

（19）**治疗慢性气管炎**：取干苏叶与少量干姜(10: 1)，制成25%苏叶药液。每日早晚各服1次，每次100ml，10天为1疗程。两疗程间隔3天。观察552例，经4个疗程后近期控制62例(11.2%)，显效150例(27.2%)，好转213例(38.6%)，无效127例(23%)。对单纯型(434例)和喘息型疗效相似。对咳、喘、痰三症均有一定疗效。用药后多数患者反映食欲增加，部分患者睡眠较前安静，心跳减轻，个别病例出现利尿作用，浮肿消退。仅个别患者出现口干、唾液减少等副反应，一般均较轻微，为时短暂，不须处理，可自行消失。--《防治气管炎》吉林省怀德县卫生局，1972.(1)：10

（20）**治疗宫颈出血**：将紫苏叶制成水提液(每1ml含原生药2g)，分装成5ml安瓿密封消毒备用。并以此制成止血纸或止血棉球(或纱布)。止血纸以擦镜头纸为材料.1g纸浸润5ml紫苏注射液，一次浸润后，再以60℃烤箱烘干，烘干时间为24～30h；止血棉球(或纱布)则以无菌棉球(或纱布)充分浸润紫苏注射液即可。使用时可直接将本止血剂贴敷出血处，一般不需用纱布填塞。共治108例，其中活检出血86例(息肉摘除者34例，糜烂及其他活检者52例)，非检查出血者22例(包括宫颈癌出血、囊肿穿刺出血、冰冻治疗后出血、外伤及药物灼伤出血等)。出阻量一般为数毫升至数十毫升不等，个别达数百毫升。治疗结果：显效(止血时间≤15分钟)58例；良效(止血时间≤30分钟)22例；有效(止血时间≤45rain)6例；无效(止血时间>45分钟)22例，总有效率为79.63%。--《中医杂志》曹毅，等，1988，(8)：49

紫苏梗

【别名】 紫苏梗《本草蒙筌》，紫苏茎《雷公炮炙论》，苏梗《药品化义》，紫苏枝茎、苏茎《侣山堂类辨论药》。紫苏杆《湖南药物志》，紫苏草《江苏省植物药材志》。

【来源】 为唇形科植物紫苏 *Perilla frutescens* (L.) Britt.的茎。

【原植物】 参见“紫苏叶”。

【采收加工】 9～11月采收，割取地上部分，除去小枝、叶片、果实，晒干。

【性状鉴别】 呈方柱形，四棱钝圆，长短不一，直径0.5～1.5cm。表面紫棕色或暗紫色，四面有纵沟及细纵纹，节部稍膨大，有对生的枝痕和叶痕。体轻，质硬，断面裂片状。切片厚2～5mm，常呈斜长方形，木部黄白色，射线细密，旱放射状，髓部白色，疏松或脱落。气微香，味淡。见下（图703）

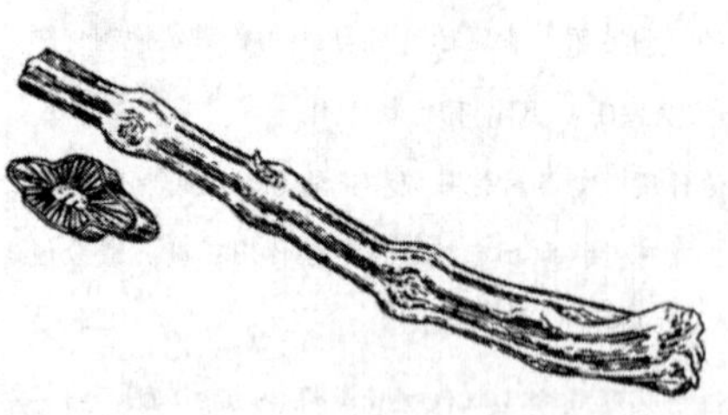

（图703）**紫苏梗(茎)外形及饮片**

【显微鉴别】 茎横切面：茎呈圆角状四方形。表皮细胞切向延长，外壁被角质层，幼茎有较多的非腺毛、腺毛和腺鳞。非腺毛4～8细胞；腺毛头部1～2细胞；腺鳞直径约56μm。皮层较薄，外侧有厚角细胞，角隅处较多。中柱鞘纤维束断续排列成环。韧皮部窄。形成层环明显。木质部导管径向排列。髓部较大。见(图704)

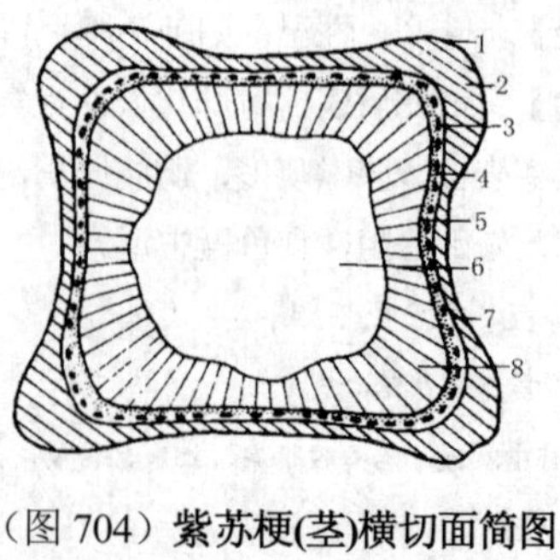

（图704）**紫苏梗(茎)横切面简图**

1.表皮 2.厚角组织 3.中柱鞘纤维 4.韧皮部 5.形成层 6.髓 7.皮层 8.木质部

【主含成分】 地上部分含紫苏酮(*perillaketone*)，异白苏烯酮(*isoegomaketone*)，白苏烯酮(*egomaketone*)，紫苏烯(*perillene*)，亚麻酸乙酯(*ethyllinolenate*)，亚麻酸(*1inolenic acid*)及β-谷甾醇(*β-sitosterol*)等。

【药理】 **孕激素样作用**：根据孕酮可以使雌激素激发的动物子宫内膜碳酸酐酶活性增加，并与孕酮剂量成线性关系的效应，在连续3天肌注已烯雌酚的基础上，给予紫苏梗注射液 0.1g，0.2g，0.4g 和 0.6g(生药)，腹腔注射，连续 4d，其作用与孕酮相似，使小鼠子宫内膜碳酸酐酶的活性剂量相关性显著增加，说明其治疗先兆流产及安胎的机制也与孕酮相同。此外，紫苏梗也能使小鼠子宫内膜较明显增厚，表明其与孕酮一样，也能促进子宫内膜腺体的增长。

【性味归经】 味辛，性温；归脾、胃、肺经。

【功用主治】 理气宽中，安胎，和血。主治脾胃气滞，脘腹痞满，胎气不和，水肿脚气，咯血吐衄。

《本草图经》："宣通风毒。"

《宝庆本草折衷》："止霍乱转筋，破瘕痞结气，治四肢挛急。"

《明医指掌》："利周身，气滞最好。"

《本草蒙筌》："下诸气略缓，体虚者用宜。"

《医学入门·本草》："治风寒湿痹，及筋骨疼痛，脚气。"

《本草通玄》："能行气安胎。"

《本草崇原》："主宽中行气，消饮食，化痰涎。治噎膈反胃，止心腹痛。"

《得配本草》："疏肝，利肺，理气，和血，解郁，止痛，定嗽，安胎。"

【临床应用】 （1）**用于气滞诸证**。紫苏梗理气功同紫苏叶而力缓，颇宜气滞轻症及体虚者。用治脾胃气滞，胸腹痞闷，脘胀嗳气，食欲不振，甚则恶心呕吐，常配橘皮、半夏等，如《圣济总录》苏橘汤。若脾胃气滞偏寒者配生姜；郁久化热者佐以黄连；如食积气滞者，配山楂、莱菔子等以行气消食。治妊娠胎气不和，胸腹胀满，恶心呕吐，可与陈皮、砂仁或半夏、生姜等同用。脚气肿胀，可配桑白皮或吴茱萸等。至于气血逆乱而致咯衄、吐血等症，可与白茅花等相伍。如《直指方》茅苏汤。

（2）**其他**。紫苏梗还可用解食鱼胆中毒，及治疗食鱼虾引起的过敏性瘙痒症。

【用量用法】 内服：煎汤，5～10g，或入散剂。

【附方】 （1）**治伤寒胸中痞满，心腹气滞，不思饮食**：紫苏茎(锉)一两，陈橘皮(汤浸，去白，焙)二两，赤茯苓(去黑皮)一两半，大腹皮(锉)、旋覆花各一两，半夏(汤洗七遍，焙)半两。上六味，细切如麻豆大。每服五钱匕，水一盏半，入生姜一分(拍碎)，枣三枚(擘破)，同煎至七分，去渣，温服。--《圣济总录》之"苏橘汤"

（2）**治伤寒及温病瘥后，起早及饮食多，致劳复**：紫苏茎叶(锉)一两，生姜(切)半两，豉一二合。上三味，用水二盏半，煎至一大盏，去滓。食前温服，日二服。--《普济方》之"紫苏饮"

（3）**治上气暴咳**：紫苏茎叶二升，大豆一升。上二味，以水四升煮大豆，次下紫苏，煮取一升五合。分为三服，昼二夜一。忌醋、鲊、咸、酸、油腻等。--《外台秘要》

（4）**治孕妇胎气不和，胸闷恶心**：苏梗、半夏各 9g，生姜 3 片，陈皮 5g，水煎服。--《中医中药与临床研究》1986，(3)：47

（5）**治水肿**：紫苏梗 24g，火蒜根 9g，老姜皮、冬瓜皮各 15g，水煎服。--《湖南药物志》

（6）**治脚气，上气不止**：紫苏茎叶三分(两)，白前一两，桑根白皮二两(锉)。上件药，捣粗罗为散、每服四钱，以水一中盏，入生姜半分，煎至六分，去滓，不汁时候，温服。--《圣惠方》

（7）**治脚气冲心，闷乱不识人事，呕逆不下饮食**：紫苏茎叶一两半，吴茱萸(汤浸去涎，炒黄)、桶皮(汤浸，去白瓤，焙)各一分。上捣筛，每服三钱，水一盏，煎至七分，去滓，入童子小便一合，温服。--《普济方》之"紫苏汤"

（8）**治吐血，衄血** 白茅三钱，紫苏攀叶二钱。上散。新汲水一碗，煎七分，乘热调生蒲黄二钱，旋服。仍以大蒜两颗煨熟，捶扁，贴敷两脚心，少倾，自觉胸中有蒜气，其血立止。若下部出血，可以煨蒜敷两掌心。--《直指方》之"茅苏汤"

（9）**治上焦有热，咯血瘀血，烦闷燥渴**：黑豆三合，紫苏茎叶二条，乌梅二个。上，水大碗同煎，临熟入姜汁三大匙，食前旋服。--《直指方》

紫苏子

【别名】 紫苏子《药性论》，苏子《本草经集注》，黑苏子《饮片新参》，铁苏子《江苏省植物药材志》，任子(河北、甘肃)。

【来源】 为唇形科植物紫苏 *Perilla frutescens* (L.) Britt.的果实。

【原植物】 参见"紫苏叶"。

【采收加工】 秋季果实成熟时采收，除去杂质，晒干。

【性状鉴别】 本品呈卵圆形或类球形，直径约 1.5mm。表面灰棕色或灰褐色.有微隆起的暗紫色网纹，基部稍尖，有灰白色点状果梗痕。果皮薄而脆，易压碎。种子黄白色，种皮膜质.子叶2，类白色，有油性。压碎有香气，味微辛。见（图 705）

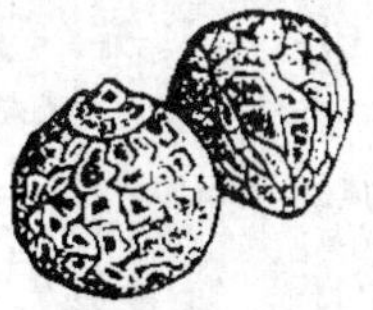

(图 705)紫苏子(果实)外形

【显微鉴别】 果实横切面：外果皮被角质层。中果皮为 2～3 列薄壁细胞，有维管束散在，其内为 1 列色素细胞，表面观呈多角形，棕色，其下为 1 列内果皮异形石细胞，长 120～140μm，直径 30～40μm，石细胞顶端有 8～10 个柱状突起，外壁有圆钩状突起，孔沟细窄，木化。果皮的内表皮细胞壁微木化，有密集的小单纹孔。种皮外层为 1 列壁呈条纹或网纹增厚的细胞，表面观圆形或椭圆形，前者直径 40～52μm，后者长径 48～80μm，短径 36～48μm，其下为 2～3 列薄壁细胞。子叶含油滴。见下(图 706)

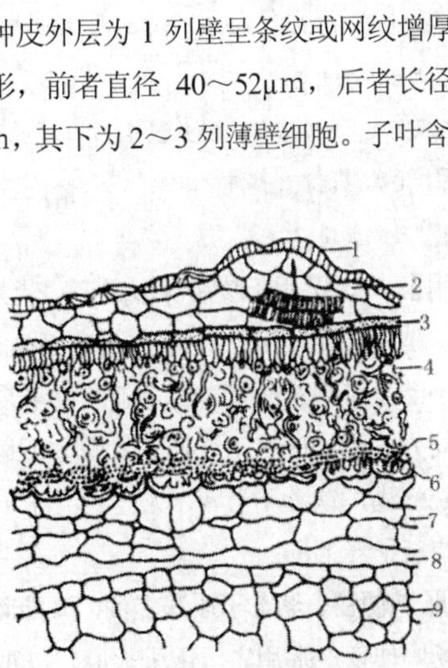

（图 706）紫苏子(果实)横切面详图

1.角质層纹 2.中果皮 3，色素层 4.异形石细胞 5.内表皮细胞 6.种皮 7.薄壁组织 8.裂隙 9.子叶

【理化鉴别】 取本品粉末 2g，加乙醚 20ml，温浸 0.5h 后

滤过。取乙醚提取液 2ml，置玻璃皿上，室温挥去乙醚，将残渣与无水硫酸钠 1～2 粒直接加热，产生气泡并有刺激性特臭的白色气体(丙烯醛)。(检查油脂类化合物)

【主含成分】 种子含蛋白质 17%、油 51.7%，油中富含不饱和脂肪酸和亚麻酸(*1inolenic acid*)56.8%，亚油酸(*1inoleic; acid*)17.6%。

【药理】 (1) **抗癌作用** 给由 7，12-二甲基苯并蒽和 1，2-二甲基肼诱发的乳腺癌、结肠癌和肾母细胞瘤的大鼠喂饲含 10% 紫苏油(富含 α-亚麻酸)的饲料有抗癌作用。

(2) **其他作用** 给易于中风的自发性高血压大鼠(SHR-SP)喂紫苏油可延长其存活率，使生存时间延长。紫苏油还可提高大鼠学习能力。

(3) **毒性** 紫苏子 2.3～15.5g/kg 喂牛，可产生非典型间质性肺炎，但紫苏子在霜冻期后则无此毒性。

【炮制】 (1) **炒紫苏子**：取净紫苏子置锅内，用文火炒至有爆裂声逸出香气时，取出放晾。

(2) **蜜紫苏子**：取炼蜜用适量开水稀释后，加入净紫苏子拌匀，闷透，置锅内，用文火炒至深棕色，不粘手为度，取出放晾。每紫苏子 100kg，用炼蜜 10kg。蜜炙苏子偏于润肺止咳。

(3) **紫苏子霜**：取净紫苏子炒至曝裂，取出碾碎，用洁布或吸油纸包裹，压榨去油，至油尽净，手捏松散成粉，取出研细。紫苏子霜用于脾虚患者。

饮片性状 ①炒紫苏子：形如紫苏子，外表灰褐色，有细小爆裂口，具焦香气。②蜜紫苏子：外表深棕色，有细裂口，具蜜香气，味微甜。③紫苏子霜：为灰白色的粗粉末，气微香。

【性味归经】 味辛，性温；归肺、大肠经。

【功用主治】 降气，消痰，平喘，润肠。主治痰壅气逆，咳嗽气喘，肠燥便秘。

《别录》："主下气，除寒中。"

《药性论》："主上气咳逆，治冷气及惯脚中湿风结气。"

《日华子》："主调中，益五脏，下气，止霍乱、呕吐、反胃，补虚劳。肥健人，利大小便，破瘕结，消五膈，止嗽，润心肺，消痰气。"

《本草衍义》："治肺气喘急。"

《纲目》："治风顺气，利膈宽肠，解鱼蟹毒。"

《本草经疏》："定喘，消痰，降气。"

《本草通玄》："治蛇犬伤。"

【临床应用】 (1) **用于咳喘痰多之证**。紫苏子性主降，能降上逆之肺气，消壅滞之痰涎。故用治咳嗽气喘，痰多难咯，胸膈满闷，甚则不能平卧之证颇宜，可与前明、半夏、陈皮、厚朴等同用，如《局方》苏子降气汤。若老人脾虚不运，食滞夹痰，咳喘痰多，胸脘痞满，饮食不消者，常与白芥子、莱菔子配伍，以化食消痰，如三子养亲汤。

(2) **用于肠燥便秘**。紫苏子质润多油，又能降气，有助大肠传导之功，故肠燥便秘之症用之，常配火麻仁、瓜蒌仁、杏仁等同用，以加强润肠通便之力。

《本草经集注》："苏子，主下气，与橘皮相宜同疗。"

《本草经解》："同良姜、广皮丸，治风湿脚气；同粳米，治上气咳逆。"

《得配本草》："得川贝，降气止嗽；配萝卜子、桑白皮，治消渴变水。"

《衷中参西录》："苏子与人参同用，又能降逆气之因虚而逆。"

【用量用法】 内服：煎汤，5～10g，或入丸、散。

【使用注意】 肺虚咳喘，脾虚便溏者禁服。

《医学入门·本草》："脾胃气虚常泄者禁用。"

《本经逢原》："性主疏泄，气虚久嗽，阴虚喘逆，脾虚便溏者皆不可用。"

【附方】 (1) **治小儿久咳嗽，喉内痰声如拉锯，老人咳嗽吼喘**：苏子一钱，八达杏仁一两(去皮、尖)，年老人加白蜜二钱。共为末，大人每服三钱，小儿服一钱，白滚水送下。--《滇南本草》之"苏子散"

(2) **治气喘咳嗽，食痞兼痰**：紫苏子、白芥子、萝卜子。上三味，各洗净，微炒，击碎，看何征多，则以所主者为君，余次之，每剂不过三钱，用生绢小袋盛之，煮作汤饮，随服，代茶水啜用，不宜煎熬太过。若大便素实者，临服加熟蜜少许，若冬寒，加生姜三片。--《韩氏医通》

(3) **治久嗽失音**：真苏子二两，杏仁三十枚，诃子三枚，百药煎二两。为末，热酒调下一钱。--《赤水玄珠》

(4) **治气结心胀喘急**：苏子末三钱，草豆蔻二钱，萝卜子末(炒)三钱，橘红末一钱。每服一钱，姜汤调下。--《心医集》

(5) **治积痰宿滞**：真苏子(微焙)一两，白芥子(微焙)一两，韭菜子(微焙)一两。上共研为末，用河水三碗煎一碗，如稀粥样，带热服下，候腹中声响，大解去积痰宿滞为验。--《医学正印》之"三子散"

(6) **治冷气心腹痛，防胀不能下食**：紫苏子一合(微炒)，桂心末二钱。捣碎紫苏子，以水二大盏，绞滤取汁，入米二合，煮粥候热，入桂末食之。--《圣惠方》

(7) **顺气、滑大便**：紫苏子、麻子仁。上二味不拘多少，研烂，水滤取汁，煮粥食之。--《济生方》之"紫苏麻仁粥"

(8) **治大便不通者**：紫苏子(去皮研)、橘皮(洗)各二两，知母一两。上为末，用生姜汁调成稀膏，于重汤上煮，不住手搅。候可，丸如梧桐子大。蜜汤下三十粒。--《全生指迷方》

(9) **治消渴变水，服此令水从小便出**：紫苏子(炒)三两，萝卜子(炒)三两。为末，每服二钱，桑根白皮煎汤服，日二次。--《圣济总录》

(10) **治脚气及风寒湿痹，四肢挛急，脚肿不可践地**：紫苏子二两。杵碎，水二升，研取汁，以苏子汁煮粳米二合作粥，和葱、豉、椒、姜食之。--《圣惠方》

(11) **治梦遗**：苏子一升，炒为末，酒调方寸匕，日再服。--《外台》

(12) **治食蟹中毒**：紫苏子捣汁饮之。--《金匮要略》

(13) **治疗顽固性咳嗽**：取紫苏子、白芥子、莱菔子三药，按比例组合，洗净，微炒，击碎装袋，加水适量湿润 2h，取出加 4～5 倍水，大火煎 1h，第 2、3 次加水 2～3 倍，文火煎 0.5h，合并煎液，浓缩滤过，放冷加 2% 熟蜜与适量防腐剂搅匀，调整体积分装于 10ml 安瓿，熔封，100℃流通蒸汽灭菌 30 分钟。每日上下午各服 10ml，7 天为 1 疗程。共观察 40 例，结果：显效(服药 3～5 天咳嗽停止，自觉症状消失)25 例，占 62.5%，有效(服 3～5 天，咳嗽明显减轻，第 2 疗程结束，咳嗽基本消失)15 例，占 37.5%，总有效率 100%。服药后气喘减轻，止咳效果快，痰易咯出，有怪味(服药后吃一只橘子，怪味消除)，无他不良反应。--《中药通报》沈顺琴，等，1986，11(8)：504

(14) **治疗肠道蛔虫病**：取生紫苏子捣烂或咬碎嚼食，每次用量，4～10 岁 20～50g；成人 50～70g，每日 3 次，空腹服。连服 3 天(多吃几日亦可)。若蛔虫引起胃痛、胆绞痛及呕吐者，用花椒 3g，米醋 250ml，熬水，稍温后一次顿服，待蛔安痛止，再吃紫苏子。治疗 100 例，服药后排出蛔虫背 92 例。排出最少者 2 条，最多者 147 条，服药后无一例出现副反应。-- 《四川中医》刘天峰，1986.(8)：47

白苏子

【别名】 白苏子《饮片新参》，荏子《别录》，玉竹子《中药志》。

【来源】 为唇形科植物白苏 *Perilla frutescens* (L.) Britt.的果实。

【生长分布】 邹平各地均有种植。

【采收加工】 秋季果实成熟时，割取地上部分，打下果实，除去杂质，晒干。

【栽培要点】 参见“紫苏叶”。

【植物形态】 白苏 又名荏《别录》，“莸”(陶弘景)，南苏《滇南本草》，白紫苏、假紫苏《生草药性备要》，家苏《植物名实图考》，山紫苏、臭苏、犬屎苏《中药大辞典》。与紫苏区别如下表：

白苏与紫苏主要鉴别点

部位	白苏	紫苏
株毛	毛密而长。	毛细。 茎（饮片）近于无毛。
叶色	绿色。	紫色，或紫绿色。
花色	白色，少数紫红色。	紫红色。
果实	灰白色、棕灰色；果萼稍大	紫棕色、褐色。
气味	香气稍逊	气清香

白苏的叶（**白苏叶**）、梗（**白苏梗**）也供药用，详见下述。

【性状鉴别】 果实呈卵圆形或类球形，长径 2.5～3.5mm，短径 2～2.5mm。表面灰白色，有明显的微隆起的网纹。质脆。压碎后有香气。味微辛。

【显微鉴别】 粉末特征：果皮表皮细胞呈网状增厚，波状弯曲，中央呈突起状。内果皮石细胞较大，长 96～112μm。

【主含成分】 种子油含左旋紫苏醛(*perilaldehyde*)，白苏烯酮（*egomaketone*），松茸醇（*matsutake alcohol*），和左旋芳樟醇（*linalool*），种子中的脂肪油主要为甘油三亚油酸酯（*linolein*）和甘油三棕榈酸酯（*palmitin*），此外，种子中还含 α-亚麻酸（*α-linolenic acid*）。

【药理】 （1）**调血脂作用** 白苏子脂肪肪油 0.2g/kg、1.0g/kg 连续 20d 给予高脂血症小鼠，可使其血清总胆固醇(TC)分别下降 13.9%、29.7%。脂肪油以 0.4g/kg、1.0g/kg 给高脂血症大鼠口服，连续 20d，显著降低大鼠血清 TC 和 LDL -C(低密度脂蛋白胆固醇)含量，提高高密度脂蛋白胆固醇(HDL-C)/TC 和 HDL-C/LDL-C 比值；降低血清三酰甘油(TG)作用较弱。对 HDL-C 含量无明显影响，但可改变其亚组分比例，提高 HDL_2-C/HDL-C 和 HDL_2-C/HDL_3-C 比值。苏子油可降低大鼠血清总胆固醇和三酰甘油的水平；若与 Mg 合用作用更为迅速。苏子油富含 α-亚麻酸(α-LNA)。α-LNA 在较显著降低血浆总胆固醇的同时，不产生胆固醇在肝脏的累积，而亚油酸有产生胆固醇在肝脏的累积作用。因此，富含 α-LNA 的苏子油比富含亚油酸的传统食用油对人体更有益。

（2）**对肿瘤的抑制作用** 含 12% 苏子油的食物给以 N-甲基-N-亚硝基胍诱癌的大鼠喂饲，在 35 星期时观察到结肠癌发生率显著下降。在 10 星期时，粪便中肿瘤促进剂胆汁酸含量没有明显变化，但结肠内去氧胆酸诱导的结肠粘膜乌氨酸脱羧酶活性(促瘤标志)显著降低。可见，苏子油的作用是降低结肠粘膜对肿瘤促进剂的敏感性。含 5.0% 苏子油的食物给大鼠自断起喂 7 周龄，可显著抑制静注腹水瘤细胞的肺转移，减少肺表面转移灶数。苏子油还能明显抑制化学制癌剂 7，12-二甲基苯并蒽或皮下移植瘤株所致乳腺癌的发生率，减少肿瘤重量和体积、延氏肿瘤出现的时间；对结肠癌和肾脏肿瘤等均有明显抑制作用。

（3）**抗血栓作用** 3 周龄雄性大鼠给予含 10% 苏子油的食物 5～6 星期，血小板磷脂二十碳五烯酸(EPA)/花生四烯酸(AA)比率比喂含红花油的大鼠显著升高；当胶原蛋白浓度在 7.5～10μg 时，苏子油组大鼠血小板聚集作用(全或无现象测定)显著低于红花油组，但在较高浓度(15～20μg/ml)(比浊法测定)时，两组无显著性差别。提示在胶原蛋白阈浓度以下评估血小板聚集作用较重要。苏子油组大鼠血小板释放 5-羟色胺也避著降低。

（4）**其他作用** 苏子油对过敏反应及炎症有抑制效果。苏子油能提高视觉功能和学习行为活动，主要原因是增加神经系统中 DHA 的含量。苏子油喂食大鼠，其收缩压比正常食物组和红花油组均显著降低，血小板聚集也下降。

【性味归经】 味辛，性温；归肺、胃、大肠经。

【功用主治】 降气祛痰，润肠通便。主治咳逆痰喘，气滞便秘。

《别录》：“主咳逆，下气。”

《食疗本草》：“生食，止渴润肺。”

《滇南本草》：“开胃健脾，同陈皮化痰疏风。”

《饮片新参》：“开肺气，止逆，治咳喘，通肠腑。”

【用量用法】 内服：煎汤，5～10g。

【附方】 （1）**防治流感**：白苏子 6g，青蒿、马兰、连钱草各 9g，水煎服。

（2）**治痰饮咳嗽**：白苏子 9～15g，橘皮 9～15g，水煎服。（1～2 方均出自《福建药物志》）

白苏叶

【别名】 白苏叶《别录》，荏叶《别录》。

【来源】 为唇形科植物白苏 *Perilla frutescens* (L.) Britt.的叶。

【原植物】 参见“白苏子”。

【采收加工】 夏、秋季采收，置通风处阴干。或连嫩茎采收，切成小段，晾干。

【主含成分】 含紫苏醛(*perillalclehyde*)，紫苏酮(*perillaketone*)，香薷酮(*elsholtziaketone*)，左旋柠檬烯(*1imonene*)，蒎烯(*pinene*)，肉豆蔻醚(*myrislicin*)，莳萝油脑(*dillapio1*)，豆甾醇(*stigmastero1*)。

【药理】 （1）**对神经系统的作用** 小鼠灌服白苏叶甲醇提取物 2g/kg，可使腹腔注射环己巴比妥钠的睡眠时间延长 84%。挥发油主要有效成分系紫苏醛和豆甾醇。叶提取物中分离得到的紫苏醛，左旋柠檬烯，紫苏酮，香薷酮，肉豆蔻醚和莳萝油脑化学类型化合物，各以相当于提取物 2g/kg 的量给小鼠口服，也有延长戊巴比妥钠睡眠时间作用，其中含莳罗油啮和肉豆蔻醚型化合物的叶提取物作用最强。

（2）**轻泻作用**　含紫苏酮型物质(PK)的叶提取物 lg/kg 口服，可显著促进小鼠小肠内容物推进，0.25g/kg 剂量即有此作用。将 PK 类物质继续分离得到的紫苏酮 19mg/kg 促进小肠内容物推进率可达 138%，在 3.8～15mg/kg 剂量依赖性试验中，口服 15mg/kg 时作用达峰值，口服的 ED_{50} 为 ll.0mg/kg。将 PK15mg/kg、60mg/kg 注入十二指肠，也可使小肠内容物推进增加。在体外空肠纵行肌孵育液中加入 10^{-6}g/ml、10^{-5}g/ml、和 10^{-4}g/ml 的 PK，有剂量依赖性松弛作用。而 10^{-5}g/ml 的 PK 可拮抗阿托品引起的环形肌松弛。因此，PK 可以作为新的轻泻剂，它可刺激环形肌蠕动，松弛纵行肌。

（3）**对免疫系统的影响**　白苏叶汁给小鼠腹腔注射，可使腹腔渗出液中中性粒细胞聚积。叶汁还可使造模而升高的小鼠血清肿瘤坏死网子水平下降。白苏叶的抗过敏物质在体外有直接抑制巨噬细胞产生 TNF 的能力。白苏提取物还能抑制 IgE 的产生。

（4）**抑菌作用**　白苏叶中得到的白苏油对接种和自然污染的细菌(变形杆菌)、真菌(酵母菌、黑曲霉菌和青霉菌)均有抑制作用，抑制力同予或明显优于苯甲酸、尼泊金乙酯。其含紫苏醛、蒎烯、柠檬烯成分的提取液口服可延长感染绿脓杆菌的小鼠存活率。

（5）**其他作用**　从白苏中得到的化合物有黄嘌呤氧化酶抑制作用，可治疗痛风。白苏子全草热水提取物 100μg/ml 对牛心磷酸二酯酶的抑制活性平均为 36.3%，其中的三氯甲烷可溶性组分抑制活性为 62.6%，不溶于三氯甲烷组分几乎无抑制活性。

（6）**毒副反应**　小鼠口服紫苏酮的 LD_{50} 为 78.9mg/kg，腹腔注射的 15_{50} 为 13.6mg/kg。

【性味归经】　味辛，性温；归肺、脾经。

【功用主治】　疏风宣肺，理气消食，解鱼蟹毒。主治感冒风寒，咳嗽气喘，脘腹胀闷，食积不化，吐泻，冷痢，中鱼蟹毒，男严阴肿，脚气肿毒，蛇虫咬伤。

《别录》："主凋中，去臭气。"

《食疗本卓》："治男子阴肿。"

《本草拾遗》："捣敷虫咬。"

《日华子》："调气，润心肺，长肌肤，益颜色，消宿食，止上气咳嗽，去狐臭，敷蛇咬。"

《滇南本草》："治伤寒发热，无汗头疼，一切风寒，痰涌结而霍乱转筋，咳嗽吐痰，小儿风症，定痛止喘。"

《生草药性备要》："下气，除风湿。"

《福建药物志》："散寒解表，理气消胀。主治流感，感冒，腹部胀痛，咳嗽，风湿痹痛，疟疾，鱼及蟹中毒，背痛。"

【用量用法】　内服：煎汤，5～10g，或研末。外用：和醋捣敷，适量。

【使用注意】　阴虚者慎用。

【附方】　（1）**治蛔虫**：白苏叶，研末，每次用 3g(小儿酌减)，调白糖 6g，用开水送下，每日早晚和饭前各服1次。

（2）**治冷痢**：白苏茎叶 9～15g，红糖少许。酌加开水炖服。（1～2 方均出自 《福建民间草药》）

（3）**治感冒风寒**：白苏 15g，水煎，加冰糖调服后睡取微汗。

（4）**治脚气肿胀**：鲜白苏茎叶 30g，牡荆叶 21g，丝瓜络、老大蒜便 15g，冬瓜皮 21g，橘皮 9g，生姜 9g。水煎，熏洗患处。（3～4 方均出自《草药手册》江西）

（5）**治寒湿腹胀痛，鱼蟹中毒**：干白苏全草 21g，生姜 9g，水煎，用炒食盐少许冲服。--《福建中草药》

白苏梗

【来源】　为唇形科植物白苏 *Perilla frutescens* (L.) Britt.的茎。

【原植物】　参见“白苏子”。

【采收加工】　秋季果实成熟时，割取老茎，除去果实及枝叶，晒干。

【性状鉴别】　干燥的茎，叶片大多脱落，常带有果穗。茎圆角四方形，四边有槽，表面黄绿色，易折断；断面木质部黄白色，中心有白色疏松的髓。残帮的叶片，皱缩、卷曲或破碎不整，黑绿色，背面较淡，两面均具白色毛。气香，味微苦辛。

【药理】　白苏梗注射液分别以 0.1g(生药)/只、0.2g(生药)/只、0.4g(生药)/只、0.6g(生药)/只给小鼠腹腔注射，连续 4 天，能激发动物子宫内膜碳酸酐酶活性增长，而且随所给剂量的增加而增加，与孕酮作用相似。

【性味】　味辛，性温。

【功用主治】　顺气消食，止痛，安胎。主治食滞不化，脘腹胀痛，感冒，胎动不安。

《滇南本草》："治伤寒发热，无汗头痛”“补中益气。”

《福建药物志》："散寒解表，理气消张。主治感冒，腹部胀痛。”

【用量用法】　内服：煎汤，5～10g。

糙苏

【别名】　糙苏《内蒙古中草药》，山苏子《内蒙古中草药》，山芝麻、续断《秦岭巴山天然志》。

【来源】　为唇形科植物糙苏 *Phlomis umbrosa* Turcz.的根及全草。

【植物形态】　糙苏　又名大叶糙苏《内蒙古中草药》，常山(河北)，小兰花烟(山西)。多年生草本，茎直立，高 50～150cm。根较长，红褐色，较肥大，常数个集生。茎四棱形，疏被向下的短硬毛。叶对生，叶柄长 1～12cm，密被短硬毛；叶片圆卵形或卵状长圆形，长 5.2～12cm，宽 2.5～12cm，先端急尖，基部浅心形或圆形，边缘具粗锯齿，阳面被疏柔毛及星状柔毛。轮伞花序通常 4～8 花，多数；苞片线状钻形，较坚硬，常呈紫红色，被星状毛；花萼管状，长约 10mm，外面被星状毛，萼齿 5，先端具小刺尖，边缘被丛毛；花冠通常粉红色，长约 1.7cm，唇形，外面背部上方被短柔毛，上唇外面被绢状柔毛，边缘具不整齐的小齿，下唇外而密被绢状柔毛，3 裂，裂片卵形或近圆形，中裂片较大；雄蕊 4，前对较长，后对基部无附属物，花丝无毛，化药 2 室；雌蕊子房 2，合生，花柱单，柱头 2 裂。小坚果卵状三棱形，先端无毛。花期 6～9 月，果期 7～10 月。见下（图 707）

【生长分布】　生于疏林下、林缘、草丛、路旁草坡上。邹平南部山区有分布。

【采收加工】　夏、秋季采收，洗净，晒干。

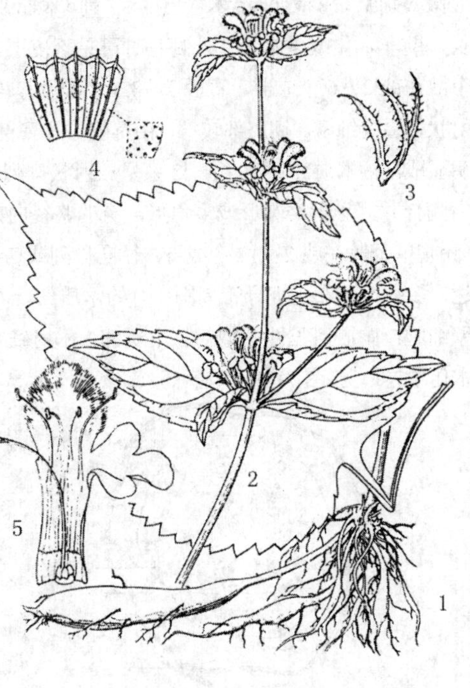

（图 707）糙苏

1.根 2.植株上部 3.苞片 4.花萼展开 5.花冠展开

【性状鉴别】 根粗，须根肉质。茎长方柱形，长 50～150cm，多分技，表面绿褐色，具浅槽，疏被硬毛；质硬而脆，断面中央有髓。叶对生，皱缩，展平后近圆形、圆卵形或卵状长圆形，长 5.2～12cm，先端急尖，基部浅心形或圆形，边缘具锯齿，两面均疏被短柔毛；叶柄长 1～12cm，疏被毛。轮伞花序密被白色毛；苞片线状钻形，紫红包花萼宿行呈蜂窝状。气微香，味涩。

【理化鉴别】 （1）取本品粉末 5g，加甲醇 35ml，置水浴上回流 15 分钟，滤过。取滤液 2ml，置水浴上蒸干，残渣加水 2ml 使溶解，滴加 l0%α-萘酚的乙醇溶液 2 滴，振摇，沿管壁缓缓加入硫酸 0.5ml，两液接界处呈紫红色环，(检查糖类)

（2）取上述甲醇提取液 lml，加饱和硼酸的丙酮溶液与 l0% 枸橼酸的丙酮溶液各 0.5ml，置水浴上蒸干，残渣置紫外光灯下检视，显黄绿色荧光。

【主含成分】 全草含山栀甙甲酯(*shanzhiside methvl ester*)，琥珀酸(*succinic acid*).水苏素(*betonicine*)。

【性味归经】 味辛，性平。

【功用主治】 祛风化痰，利湿除痹，祛痰，解毒消肿。主治感冒，咳嗽痰多，风湿痹痛，跌打损伤，疮痈肿毒。

《内蒙古中草药》："清热消肿，治疮痈肿毒。"

《秦岭巴山天然药物志》："祛风活络，强筋壮骨，消肿，主治感冒，风湿性关节痛，腰痛，跌打损伤，疮疖肿毒。"

【用量用法】 内服：煎汤，3～10g。

【附方】 治疗感冒：用糙苏全草制成醇浸膏片，内服，每次 1.2～2.4g，每日 3 次，儿童酌减；或制成冲剂，日服 2 次，每次 7.5g。观察 100 例，结果：75 例于 48 小时内主要症状(发热、头痛、全身酸痛、鼻塞、咽喉痛)消失或改善。一般在眼药后 48 小时症状即减轻，2～3 天内便可治愈。--《民间草药糙苏的药物研究及治疗感冒的临床观察》河南省中草药调查组，等. 1973：3

丹参

【别名】 丹参《本经》，郄蝉草《本经》，赤参、木羊乳《吴普本草》，逐马《本草经集注》，奔马草《四声本草》，山参《日华子》，紫丹参《现代实用中药》，红根《中国药用植物志》，山红萝卜《浙江中药手册》，活血根、靠山红、红参《江苏植物药材志》，烧酒壶根、野苏子根、山苏子根《东北药用植物志》，大红袍《河北药材》，蜜罐头、血参根、朵朵花根《山东中药》，蜂糖罐《陕西中药志》，红丹参(湖北)。

【名释】 根形似人参，皮赤而肉紫，故名丹参、紫丹参、血参根。

【来源】 为唇形科植物丹参 *Salvin miltiorrhiza* Bunge 的根。

【植物形态】 多年生草本，茎直立，高 30～l00cm，根肥厚、肉质，表皮红色。全株密被淡黄色柔毛及腺毛。茎四棱形，具槽，上部分枝。叶对生，奇数羽状复叶；叶柄长 1～7cm；小叶通常 5，稀 3 或 7 片，顶端小叶最大，侧生小叶较小，小叶片卵圆形至宽卵圆形，长 2～7cm，宽 0.8～5cm，先端急尖或渐尖，基部斜圆形或宽楔形，边缘具圆锯齿，两面密被白色柔毛。轮伞花序组成顶生或腋生的总状花序，每轮有花 3～10 朵，下部者疏离，上部者密集；苞片披针形，上面无毛，下面略被毛；花萼近钟状，紫色；花冠二唇形，蓝紫色，长 2～2.7cm，上唇直立，呈镰刀状，先端微裂，下唇较上唇短，先端 3 裂，中央裂片较两侧裂片长且大；发育雄蕊 2，着生于下唇的中部，伸出花冠外，退化雄蕊 2，线形，着生于七唇喉部的两侧，花药退化成花瓣状；花盘前方稍膨大；子房上位，4 深裂，花柱细长，柱头 2 裂，裂片不等。小坚果长圆形，熟时棕色或黑色，长约 3.2cm，径 1.5mm，包于宿萼中。花期 5～9 月，果期 8～l0 月。见(图 708)

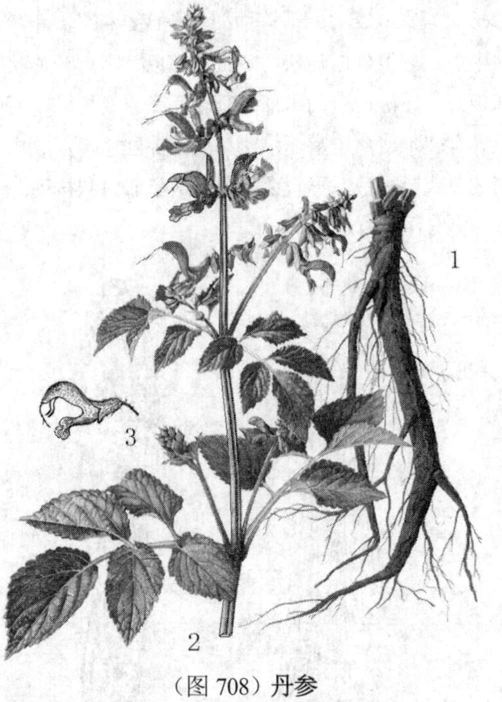

（图 708）丹参

1.根及根茎 2.植株上部 3.花

【生长分布】 生于山坡、林下草地或沟边。邹平南部山区均多分布。

【采收加工】 每年 10～11 月地上部枯萎或翌年春季萌发前

将全株挖出，除去残茎叶，摊晒，使根软化，抖去泥砂(忌用水洗)，运回晒至5～6成干，把根捏拢，再晒8～9成干，又捏一次，把须根全部捏断晒干。

【栽培要点】 **生长习性** 喜温和湿润气候，耐寒，适应性强。以地势向阳，土层深厚，中等肥力，排水良好的砂质壤土栽培为宜。

栽培技术 种子、分根或扦插繁殖。①种子繁殖：采收6月以后成熟的种子，陈种子不宜采用。可随采随播或秋季9月播种，北方多为春播，在3～4月条播或点播，行株距(25～40)×(20～30)cm。每1小时m^2播种量约7.5kg。②分根繁殖：南方各地多在2～3月，随挖随栽(华北在3～4月)，种根应选中上段萌芽力强的部分，直径0.7～1cm，健壮、无病虫、皮色红的一年生根为好，不能用老根、细根作种，选好的根条掰成约5cm节段。按行株距各25～30cm开穴，深5～7cm，每穴放入根条1～2段，边掰边栽，覆土约3cm。每1小时m^2用种根375～600kg。

田间管理 生长期中耕除草3次，第1次在返青或出苗后，苗高6cm时进行，第2次在6月，第3次在7～8月，封垄后不再进行。追肥结合中耕除草进行2～3次，第1次以氮肥为主，以后配施磷钾肥。遇干旱天气要灌水，雨季及时排水，以免烂根。

病虫害防治 病害有叶斑病，要及时清除基部病叶，注意排水，冬季处理残株。菌核病，可实行水旱轮作，疏沟排水，及时拔除病株，并用50%氯硝胺0.5kg加石灰10kg，撒在病株茎基及土面，防止蔓延。或用50%速克灵1000倍液浇灌。根腐病，可实行轮作，选用健壮无病种苗，发病初期用50%托布津800～1000倍液浇灌。还有根结线虫病等为害。虫害有粉纹夜蛾，可在幼龄期喷90%敌百虫800倍液防治。棉铃虫可在蕾期喷50%锌硫磷乳油1500倍防治。

【性状鉴别】 根茎短粗，顶端有时残留红紫色或灰褐色茎基。根1至数条，长圆柱形，直或弯曲，有时有分枝和根须，长10～20cm，直径0.2～1cm。表面砖红色或红棕色，粗糙，具纵皱纹及须根痕；老根外皮疏松，多显紫棕色，常呈鳞片状脱落，有时皮部裂开，显出白色的木部。质硬而脆，易折断，断面疏松，不平坦，有裂隙或略平整而致密，皮部棕红色，形成层环明显，木部灰黄色或紫褐色，导管束黄白色，呈放射状排列。气微，味微苦涩。见（图709）

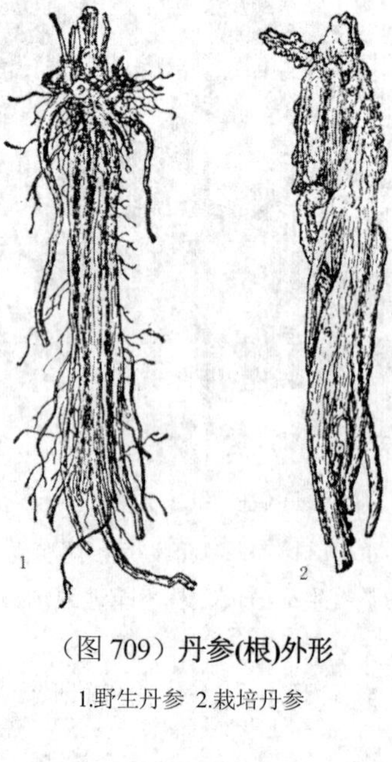

（图709）**丹参(根)外形**

1.野生丹参 2.栽培丹参

【显微鉴别】 根横切面：木栓层3～7列，木栓细胞长方形，切向延长，壁非木化或微木化；外侧有时可见落皮层。皮层窄，纤维单个散在或2～6个成群，直径7～32μm，壁厚4～13μm，孔沟放射状，层纹细密。韧皮部较窄，由筛管群和薄壁细胞组成。形成层明显成环。木质部宽广，4～12束呈放射状排列，有些相邻的束在内侧合并，导管类圆形或多角形，有的略径向延长，直径15～65μm，单个散在或2～12个成群，径向排列或切向排列；木纤维发达，多成群分布于大导管周围；有的木质部束内有1～2群木化薄壁细胞；中心可见四原型初生木质部；木射线宽广，射线细胞多木化增厚。见(图710)

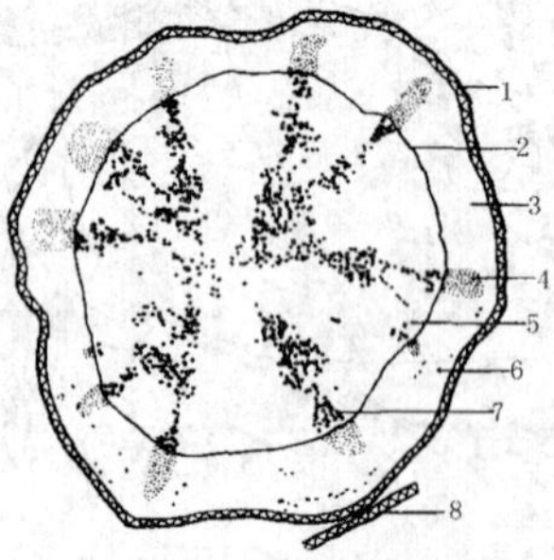

（图710）**丹参(根)横切面简图**

1.木栓层 2.形成层 3.皮层 4.韧皮部 5.导管 6.厚壁细胞 7.木质部 8.落皮层

【理化鉴别】 （1）取本品粉末5g，加水50ml，煎煮15～20分钟，放冷，滤过，滤液置水浴上浓缩至黏稠状，放冷后，加乙醇3～5ml使溶解，滤过，取滤液数滴，点于滤纸条上，干后，置紫外光灯(365nm)下观察，显亮蓝灰色荧光。将滤纸条悬挂在浓氨溶液瓶中(不接触液面)，20分钟后取出，置紫外光灯(365nm)下观察，显淡亮蓝绿色荧光。

（2）取①项下的滤液0.5ml，加三氯化铁试液1～2滴，显污绿色。

（3）取本品粉末1g，加乙醚5ml，置具塞试管中，振摇，放置1小时，滤过，滤液挥干，残渣加醋酸乙酯1ml使溶解，作为供试品溶液。另取丹参对照药材1g，同法制成对照药材溶液。再取丹参酮Ⅱ$_A$对照品，加醋酸乙酯制成每1ml含2mg的溶液，作为对照品溶液。按薄层色谱法试验，吸取上述三种溶液各5μl，分别点于同一硅胶G薄层板上，以苯醋酸乙酯(19：1)为展开剂，展开，取出，晾干。供试品色谱中，在与对照药材色谱相应的位置上，显相同的暗红色斑点。

【品质含量】 本品含丹参酮Ⅱ$_A$($C_{19}H_{18}O_3$)不得少于0.20%。

【主含成分】 **根**：主含脂溶性的二萜类成分和水溶性的酚酸成分，还含黄酮类，三萜类，甾醇等其他成分。

根茎：含丹参酮Ⅰ、Ⅱ$_A$、Ⅱ$_B$，隐丹参酮，丹参新醌B，二氢丹参酮Ⅰ，亚甲基丹参醌。

【药理】 **（1）对心、脑血管系统的影响**：①对心脏的作用：丹参注射液能使豚鼠及家兔、麻醉犬离体心脏的心率减慢，心收缩力先有短暂的抑制，而后逐渐加强。丹参酮Ⅱ$_A$磺酸钠具有类似维拉帕米样L-型钙通道阻断剂作用，其阻断作用呈非电压依赖性。②对血管和血压的作用：丹参煎剂、丹参注射液给麻醉犬或兔静注，均显示不同程度的降压作用。而丹参酮Ⅱ$_A$磺酸钠则出现血压轻度升高。丹参注射液的降压效应能被阿托品阻断，但不能影响肾上腺素或异丙肾上腺素的作用。丹参煎液有扩张血管的作用。③对冠脉流量的影响：麻醉犬或猫，静滴丹参注射液 3～4g/kg，冠脉流量明显增加，冠脉阻力明显下降，但心肌耗氧量有所增加。对实验性急性心肌梗死犬和猫，离体猫、猪的冠状动脉、恒速灌注丹参素能明显扩张冠状动脉，使冠脉流量显著增加，并能对抗吗啡、普萘洛尔(心得安)的缩冠脉效应。而丹参酮Ⅱ$_A$磺酸钠、原儿茶醛等却显著收缩离体冠脉，提示丹参的不同单体化合物对冠状动脉的效应不尽一致。④对心肌缺血和心肌梗死的作用：对垂体后叶素引起的家兔或大鼠急性心肌缺血，丹参煎剂、复方丹参(丹参、降香)注射液、丹参素能改善或对抗其心电的异常。给大鼠腹腔注射丹参水提物 5g(生药)/kg，对于结扎冠状动脉引起的急性心肌缺血有明显的预防作用，左室心肌缺血面积显著缩小，丹参注射液可改善缺血心脏的冠脉流量。丹参酮Ⅱ$_A$磺酸钠对麻醉犬左前降支结扎心肌梗死后即期的 ST 段抬高，左心室功能的损伤及 24h 后的心肌梗死范围均有良好的影响，但对同样的病理模型犬的冠状动脉内注射丹参酮Ⅱ$_A$磺酸钠，其对心外膜心电图的改变无明显的保护作用。皮下注射异丙肾上腺素导致兔心肌梗死，使循环嗜中性白细胞呈被激活状态，丹参酮灌胃能明显抑制嗜中性白细胞溶酶体释放，吞噬及粘附，且呈量一致关系；减少血清及心肌丙二醛(MDA)，升高心肌超氧化物歧化酶(SOD)的活性，抑制白细胞向缺血心肌的浸润及心肌中前列腺素 E_2(PGE_2)合成；显著减少心肌坏死并与嗜中性白细胞功能呈显著正相关，丹参酮有防治心肌梗死的作用。丹参素具有很强的抗氧化作用。丹参能防止细胞外 Ca^{2+}进入细胞内，对抗高浓度 Ca^{2+}对心肌的损害，从而保护心肌，减轻异常电活动。⑤对脑循环及畸缺血的影响：用动物模型观察丹参对家兔软脑膜微循环作用，结果表明丹参可使血流速度增快，流态改善，红细胞有不同程度解聚。丹参对缺血后脑组织有明显的保护作用，使缺血后脑组织及线粒体、粗面内质网等超微结构的改变明显减轻，丹参水溶性成分迷迭香酸有温和的抗血栓形成作用。丹参对脑血管痉挛引起的脑损伤有防治作用，在恢复脑血流、抗脂质过氧化物方面优于钙拮抗剂尼莫地平。丹参对急性脑缺血有肯定的预防和治疗作用。丹参可明显减轻阻断大脑中动脉后大鼠脑组织含水量，减轻脑水肿，对缺血修复带来良好效果。⑥对心肌、脑组织能量代谢的作用：以生物发光法测定结果，丹参注射液 225～450mg(生药)/只腹腔注射，可使小鼠心肌、脑中 ATP 含量明显增加，有利于能量代谢和氧效应的调节。⑦对心和脑 Na^+-K^+-ATP 酶的抑制作用：丹参酮Ⅱ$_A$磺酸钠在体外能可逆性抑制大鼠心、脑微粒体 Na^+-K^+-ATP 酶，并具有浓度依赖性，且对心微粒体 Na^+-K^+-ATP 酶的抑制作用较强，降低 Na^+或 ATP 浓度则增强或减弱其抑酶作用。动力学分析表明丹参酮Ⅱ$_A$磺酸钠对脑微粒体 Na^+-K^+-ATP 酶的作用与 Na^+的竞争性拮抗剂和 ATP 的反竞争性拮抗剂相似。有 K^+及 Mg^{2+}存在时则表现为非竞争性或混合型抑制，但对心肌微粒体 Na^+-K^+-ATP 酶的作用则略有差别，可见 Na^+-K^+-ATP 酶在调节心脏收缩和维持中枢神经系统兴奋性方面起着十分重要的作用。⑧对微循环的影响：丹参不仅可以增加冠心病患者和动物的血液流速，而且可以增加全血和红细胞 2，3-DPG（2，3-二磷酸甘油）含量，明显改善缺氧动物的氧分压和血氧饱和度，而血压、心率和血管管径无显著变化。丹参对去甲肾上腺素造成的微循环障碍，不论在口径、流速、流量及流态、毛细血管数等方面有明显改善，尤以微动脉为甚，其中对微动脉口径扩大作用较对流速的增快明显。

（2）**对血脂和动脉粥样硬化的作用**：丹参煎剂灌胃对动脉粥样硬化家兔，可降低血和肝中的三酰甘油。丹参能抑制家兔实验性冠状动脉大分支粥样斑块的形成。用细胞模型实验方法，发现丹参素具有降低细胞内胆固醇合成及抗脂蛋白电泳迁移率明显减慢，氧化脂蛋白中，丙二醛(MDA)含量明显减少以及氧化脂蛋白对细胞的毒性反应明显减弱，提示丹参素可用于动脉粥样硬化的防治。丹参能减轻纤维蛋白凝块对血管内皮的损伤作用。丹参素有降低细胞内胆固醇内源性合成及抗氧化酶修饰低密度脂蛋白(LDL)的作用。丹参素还具有抑制牛主动脉平滑肌细胞氧化修饰 LDL 的作用。丹参酮Ⅱ$_A$具有抗氧化作用，可防止 LDL 的氧化，从而保护动脉内皮细胞，维持其分泌 PGI_2 的正常功能。丹参可刺激动脉内皮细胞(EC)分泌 PGI_2 从而具有抗动脉粥样硬化的作用。

（3）**对血液系统的影响**：①抗凝血、促纤溶作用：动物实验表明，丹参具有抗内、外凝血系统的功能，可使复钙时间(RT)、凝血酶原时间(PT)及白陶土部分凝血活酶(KPTT)延长，并促进纤维蛋白降解。丹参中三种化学提取物均有抗凝作用，其中丹参酮最强，原儿茶醛次之，第三为丹参素。②抑制血小板聚集的抗血栓形成：丹参注射液可抑制 ADP 诱导的兔血小板聚集，使血小板粘附降低；对体外血栓形成有抑制作用和抑制凝血功能。丹参酮Ⅱ$_A$磺酸钠对犬血小板粘附、聚集和释放均有抑制作用。乙酰丹酚酸 A 是丹参有效成分衍生物，体外实验表明其对 ADP、胶原、花生四烯酸和凝血酶诱导的大鼠和兔血小板聚集有明显抑制作用，对胶原诱导的血小板 5-羟色胺释放也有显著抑制作用，提示可能是一种作用广泛的血小板功能抑制剂。迷迭香酸是丹参水溶性成分之一，具有温和的抗血栓作用。丹参对血栓烷岛(TXB_2)的抑制率为 96.64％。TXB_2受到抑制，血栓烷 A_2(TXA_2)合成减少，从而达到抗血小板聚集及抗凝血作用。丹参素有抑制血小板合成与释放 TXA 二等前列腺素类缩血管物质的能力。③对红细胞膜的作用：丹参能增加冠心病患者和急性缺氧大鼠全血和红细胞 2，3-二磷酸甘油酸(2，3-DPG)的含量，而 2，3-DPG 与维持红细胞的双凹稳定性、形态可塑性、耐久性和坚韧性有关。丹参酮Ⅱ$_A$磺酸钠可保护体外循环中犬红细胞的正常形态。将兔红细胞放入含有 0.1mg/ml 丹参酮Ⅱ$_A$磺酸钠的 0.45％氯化钠溶液中，溶血量几乎只有对照组的一半，丹参酮Ⅱ$_A$磺酸钠还有保护蛋白变性的作用，并提高红细胞膜的机械强度，从而保护红细胞作用。丹参酮Ⅱ$_A$磺酸钠不仅对低渗性红细胞膜溶血有保护作用，而且对热(50℃)低 pH 皂素性引起溶血和免疫性淋巴细胞参与的羊红细胞溶血也有一定作用。丹参酮Ⅱ$_A$黄酸钠能减少红细胞在低渗条件下的溶血，药物的保护作用是由于红细胞肿胀程度减轻，而不是肿胀后不破裂，可能是由细胞膜承受切向张力增加所致。④对红细胞与内皮细胞粘附特性的影响：体外，丹参注射液通过同时作用于健康人红细胞和培养的人脐静脉内皮细胞，从而使红细胞与内皮细胞粘附的数目减少，强度减弱，这可能是丹参能改善血液循环状况的机制之一；同时发现在体外预防用丹参较治疗用时效果更佳。

（4）**对耐缺氧能力的作用**：丹参酮Ⅱ$_A$磺酸钠腹腔注射 200mg/kg，可显著延长小鼠在缺氧情况下的存活时间，氧耗速度较对照组稍减慢，小鼠死亡时存余氧含量较对照组低，小鼠缺氧达到氧含量为 6％，心脏和脑组织中乳酸含量较正常组显著增加。丹参素腹腔注射，均能显著延长小鼠耐缺氧的生存时间。丹参酮Ⅱ$_A$磺酸钠可使离体兔左心室乳头肌在缺氧条件下，电刺激收缩幅度下降一半所需时间明显延长，表明其可减少心肌对氧的需求。丹参能防止或减轻缺氧心肌超微结构的变化，对缺氧心肌有保护作用。

（5）**对免疫功能的影响**：丹参在提高体液免疫功能方面有促进作用。丹参可提高大鼠血中淋巴细胞转化，增强机体免疫功能。丹参注射液能降低小鼠腹腔巨噬细胞的吞噬百分率及吞噬指数，能使 T 淋巴细胞的转化率下降并抑制正常小鼠足垫的迟发型超敏反应(DTH)，丹参注射液与环磷酰胺合用具有协同抑制效应，但小鼠的血清溶菌酶、中性粒细胞的吞噬作用和抗体形成细胞无明显影响。丹参注射液 12g/kg 肌注可使大鼠移植心脏的存活期明显延长，在家兔心脏移植模型中，将丹参注射液与泼尼松合用，其抗排斥效果较两者单独使用时有明显的增强。丹参注射液能延长小鼠同种异体移植心肌组织的存活期，丹参组的移植心脏的心电存活数明显高于对照组，可减轻移植物的毛细血管损伤，保护心肌细胞，减轻免疫细胞浸润，丹参还可能直接对抗体液和细胞免疫的排斥反应。

（6）**抗炎及抗过敏作用**：肌注丹参注射液 5g(生药)/只，对角叉菜胶所致大鼠足跖部炎症有明显抑制作用，肿胀抑制率达 51%；丹参注射液对中性粒细胞趋化性及吞噬酵母多糖时溶酶的释放有明显抑制作用。丹参酮灌胃对组胺引起的大鼠血管通透性增高，对蛋清、角叉菜胶和右旋糖酐所致大鼠急性关节肿以及对大鼠渗出性甲醛腹膜炎反应均有明显抑制作用；对明胶所致小鼠的白细胞游走和亚急性甲醛性关节肿都有明显的抑制作用，但对大鼠棉球肉芽肿无效。丹参酮能使大鼠血中前列腺素 $F_{2\alpha}(PGF_{2\alpha})$和 PGE 水平降低，这可能是抗炎作用的机制之一。丹参酮抗炎效应是通过显著抑制白细胞化学运动，阻止白细胞向炎症区的过度游走和聚集，防止溶酶体酶、氧化代谢产物等过多释放，减轻组织损伤，以控制炎症发展。丹参对豚鼠喘息有显著的保护作用，对小鼠被动皮肤过敏和肥大细胞脱颗粒有较显著抑制作用。

（7）**对肝脏的作用**：①对肝损伤的保护作用：丹参对急性肝细胞损伤有明显保护作用。丹参对肝脏微循环障碍有良好的纠正作用，其促使肝窦血流的恢复时间接近酚妥拉明阳性对照组，还可见滴入丹参后，肝窦广泛开放，部分原先休止的肝窦也可开通，肝脏微循环障碍得以纠正。②对肝细胞再生的促进作用：丹参注射液对大鼠部分肝切除后 DNA 合成及细胞分裂增殖有促进作用。能明显抑制正常及损伤鼠肝细胞脂质过氧化反应，诱导细胞色素 P_{450}的合成；并能增加损伤肝细胞 DNA、RNA 及蛋白质的含量，有利于促进肝细胞再生与修复；能促进铜兰蛋白的合成，间接有利于肝细胞再生与修复。此外，尚可促进损伤肝细胞尿素合成，这对降低血氨和防止肝性脑病的发生将有一定作用。丹参口服液对肝细胞代谢及促进受损肝细胞的再生均产生有益作用。③抗肝纤维化作用：丹参可以抑制纤维增生，防止实验性肝硬变的发生。丹参能促进免疫纤维化大鼠前白蛋白和自蛋白的合成，并纠正其氨基酸代谢紊乱，改善肝功能。丹参注射液对免疫性肝纤维的肝损伤有保护作用。④对肝细胞膜流动性影响：丹参可抑制脂质过氧化反应，维护肝细胞膜流动性。丹参保护作用机制是多方面如改善微循环、促进肝细胞再生、抑制纤维化、免疫调节及抗自由基等。

（8）**抗胃溃疡作用**：丹参水溶液 15g/kg 灌胃对利血平诱导大鼠胃溃疡有明显保护作用，溃疡抑制率达 75%；对乙酸性慢性胃溃疡也有促进愈合作用，且水溶组与水煎组抗溃疡效果相似，提示丹参抗溃疡作用的有效成分是其水溶性酚类，而其脂溶性部分的总丹参酮不仅无抗溃疡效果，相反有促进溃疡发生的作用。

（9）**对胆汁分泌的影响**：实验证明，CCl_4 能使小鼠胆汁分泌明显减少，乃系肝脏功能受损所致；丹参注射液灌胃，对正常小鼠未见直接的利胆作用，但对 CCl_4 损伤的小鼠却能使其胆汁分泌恢复正常。

（10）**对肿瘤的影响**：100%丹参煎剂灌胃，可延长 *Ehrlich* 腹水癌小鼠的存活时间。用琼脂平板法证实丹参小鼠艾氏腹水癌有抗肿瘤效应。用 ^{125}IUdR 掺入法证明，丹参对小鼠肉瘤 S_{180}瘤细胞有细胞毒作用。能抑制其 DNA 合成。应用艾氏腹水癌、肝癌、肉瘤 S_{180}和白血病 L_{615}进行的动物实验表明丹参对环磷酰胺、喜树碱的抗癌活性有增效作用。紫丹参醌 A 120mg/kg 或 150mg/kg 腹腔注射，小鼠 *Lewis* 肺癌、黑色素瘤 B_{16}和肉瘤 S_{180}的生长有抑制作用，抑制率为 35.8%～67.8%，并可使白血病 P_{388}小鼠的生存时间明显延长。但在动物实验中亦发现丹参会促进癌转移，单用丹参注射液腹腔注射对 *Lewis* 肺癌小鼠自发肺转移及对大鼠 $Walker_{256}$癌细胞血行翻散均有明显促进作用。亦有实验证明，丹参酮 $Ⅱ_A$磺酸钠对接种于小鼠肌肉 *Lewis* 癌生长及其肺转移无促进作用。

（11）**对中枢神经系统的作用**：①镇静作用：丹参有明显的镇静作用，但不能引起动物睡眠。丹参抗惊厥作用不明显，但对抗苯丙胺的精神运动兴奋作用却较显著。复方丹参注射液对中枢神经系统有抑制作用。②对脑电图的影响：丹参注射液可使正常健康人脑电图变化为 α-节律减少，波幅降低，由少渐多地出现 4～7c/s θ 波活动，符合脑电图思睡、浅睡、中睡各期变化，未达到深睡程度。同阿米妥钠比较，作用温和缓慢，类似生理睡眠。③镇痛作用：丹参注射液有镇痛作用。其镇痛作用是中枢性的。

（12）**对呼吸系统的影响**：①对肺损伤的保护作用：丹参注射具有保护肺毛细血管内皮细胞和肺Ⅱ型上皮细胞的作用。可能是一种氧自由基清除剂。对于急性出血坏死性胰腺炎早期应用丹参，可以防止肺损伤以致并发急性呼吸窘迫综合征。丹参可明显减轻肺泡炎的严重程度，降低肺湿重/体重，并可抑制脂质过氧化物的产生，可阻抑博莱霉素引起的急性肺损伤。②对油酸型呼吸窘追综合征的预防作用：丹参可以减轻油酸所致大鼠某些肺部病变和肺系数下降，与地塞米松的预防效果相似，早期预防性应用，可以减轻呼吸窘迫综合征的发生。③对低氧性肺血管收缩反应的影响：复方丹参注射液可对抗低氧所致的肺动脉压升高，降低肺血管阻力，心输出量和每搏输出量皆明显高于静注葡萄糖的对照组；同时还可改善缺氧动物动脉血氧分压和降低严重缺氧所致的心电图 ST 段下移程度。提示复方丹参注射液对缺氧心肌具有保护作用。可用于防治低氧性肺动脉高压症和辅助治疗慢性肺心病。④对低氧性腺泡内肺动脉构型重组的阻抑效应：丹参注射液不仅能扩张（肺动脉）IAPA 管径，减轻低氧对内皮细胞的损伤，还能阻抑 IAPA 肌化增强现象，提示丹参在阻抑低氧性 IAPA 构型重组和肺动脉压升高方面，具有十分重要作用。⑤对肺纤维化的保护作用：给小鼠肌注丹参注射液 1 个月，发现丹参可明显抑制平阳霉素所致的肺纤维化，使肺重、肺系数明显减少，肺羟脯氨酸含量明显降低，肺纤维化病变明显受到抑制，肺组织中仅有少量炎症细胞浸润。⑥对实验性矽肺的预防作用：染尘后用丹参治疗的大鼠肺冲洗液中酸性磷酸酶和乳酸脱氢酶活性和脂质含量均显著低于矽肺对照组，丹参治疗后矽肺大鼠的肺干霞及肺胶原蛋白含量均显著低于矽肺对照组，总之，表明丹参具有明显的抑制矽肺病变的作用，抑制率为 100%。

（13）**改善肾功能**：丹参注射液可有效地保护狗原位肾缺血时对肾小管上皮所造成的损害，对兔缺血的肾脏有一定的保护和修复作用，可增加兔肾动脉血流量。丹参浸膏对腺嘌呤诱发的肾功能不全大鼠，均能降低血尿素氮、肌酐，使肾小球滤过率(GFR)、肾血浆流量(RPE)、肾血流量(RBF)显著增加，肾脏功能明显改善，能显著增加尿中尿素、肌酐、钠和无机磷的排出。

（14）**抗氧化作用**：丹参不论对黄嘌呤氧化酶-黄嘌呤系统产生的自由基及 PMA 刺激白细胞所产生的自由基的清除作用优于超氧化物歧化酶。丹参注射液 10g/kg 能明显提高老龄小鼠红细胞、心、肝、肾中 SOD 活性，在同一老龄小鼠也相应的显著降低血清、心、肝、肾中过氧化脂质(LPO)含量。

（15）**抗菌作用**：体外抑菌试验，总丹参酮对金黄色葡萄球菌和其耐药菌株有较强的抑菌作用。总丹参酮有 10 个单体成分，分别进行抑菌试验，只有隐丹参酮、二氢丹参酮Ⅰ、羟基丹参酮、丹参酮Ⅱ-B 和丹参酸甲酯有抑制作用。总丹参酮及其单体对人型结核菌 $H_{37}RV$ 均有不同程度的抑菌效果，以丹参新醌的效果最强。总丹参酮对真菌铁锈色毛发癣菌和红色毛发癣菌也有抑制作用。

（16）**促进骨折愈合**：丹参可从邻近骨组织中调动更多的钙，以更好地满足新骨形成对钙的需要，从而使骨折愈合加速。给实验性骨折家兔肌注丹参注射液，制石蜡标本，染色后作盯见光和偏振光观察，发现在炎症反应阶段丹参使扩张充血的毛细血管提前出现；在清扫阶段，丹参组血肿内含铁血黄素较对照组提前出现；在细胞活动及纤维骨性骨痂、原始骨性骨痂、继发骨性骨痂的出现时间方面，丹参组均比对照组提前，提示经丹参作用后，骨折的愈合各阶段均比对照组提前，从而促进了骨折的愈合。

（17）**对皮肤伤口愈合的作用**：静注丹参后，在皮肤切口处较早出现巨噬细胞及成堆异物巨细胞，创伤修复的清除阶段较对照组提前出现；切门处的组织出现丰富而充血的毛细血管，并较对照组出现血管性、胶原性及疤痕性肉芽组织为早，证明丹参亦可促进皮肤的切口早日愈合。

（18）**性激素样作用**：用子宫重量法及阴道涂片法实验，2%总丹参酮淀粉悬液 0.2ml/只给小鼠灌胃，每日 1～2 次，连用 3 天，证明丹参酮有较温和的雌激素洋活性，2%丹参酮淀粉悬液 lml/只灌胃，每日 2 次，连续给药 5 天，结果证明丹参酮对去睾丸大鼠再给予丙酸睾酮呈明显的对抗作用，因此，丹参酮除具有雌激素样活性外，还具有抗雄性激素样作用。

（19）**体内过程**：小鼠灌服隐丹参酮后，其在胃肠道的半衰期为 3.5h。体内的分布以肝和肺为最多，脑和心次之，脾、血浆及肾依次递减。若静脉内给药，隐丹参酮的分布在脑、肺和心较高；依次为肝、血浆、肾及脾。大鼠灌服隐丹参酮后，以原形药自尿中排出很少，24h 仅排出给药量的 0.21%；48h 内共排出 0.34%。收集 20h 内胆汁，测出原形药为给药量的 0.8%。

（20）**毒性**：丹参煎剂给小鼠腹腔注射，48h 内，43g/kg 组未见动物死亡，而 64g/kg 组 l0 只动物死亡 2 只。丹参水提乙醇溶解部分，小鼠一次腹腔注射的 LD_{50} 为 80.5±3.1g(生药)/kg。小鼠腹腔注射丹参注射液的 LD_{50} 为 36,7±3.8g(生药)/kg；家兔每日腹腔注射丹参液 2.4g/kg，连续 14d，未见毒性反应，血象、肝肾功能和体重均无异常改变，实质性脏器除明显充血外，亦未见特殊变化。小鼠每日灌胃 2%丹参酮混悬液 0.5ml，连续 14d，大鼠每日灌胃 2.5ml，连续 10 天，也未见毒性反应。

【炮制】 **酒丹参**：取净丹参饮片，用黄酒拌匀，闷润至透，置锅内，用文火炒干，取出，放凉。每丹参 100kg，用黄酒 l0kg。酒丹参多用于产后瘀血腹痛。

饮片性状：酒丹参形如丹参，表面黄褐色，略具酒香气。味微苦、涩。

【性味归经】 味苦，性微寒；归心、心包、肝经。

【功用主治】 活血祛瘀，调经止痛，养血安神，凉血消痈。主治妇女月经不调，痛经，经闭，产后瘀滞腹痛，心腹疼痛，癥瘕积聚，热痹肿痛，跌打损伤，热入营血，烦躁不安，心烦失眠，痈疮肿毒。

《本经》："主心腹邪气，肠鸣幽幽如走水，寒热积聚，破瘕除瘕，止烦满，益气。"

《吴普本草》："治心腹痛。"

《别录》："养血，去心腹痼疾，结气，腰脊强，脚痹，除风邪留热，久服利人。"

《本草经集注》："疗风痹。"

《药性论》："能治脚弱，疼痹；主中恶，治百邪鬼魅，腹痛气作，声音鸣吼；能定精。"

《四声本草》："治风软脚。"

《日华子》："养神定志，通利关脉，治冷热劳，骨节疼痛，四肢不遂；排脓止痛，生肌长肉，破宿 m，补新生血，安生胎，落死胎，止血崩带下；调妇人经脉不匀，血邪心烦；恶疮疥癣，瘿赘肿毒，丹毒，头痛，赤眼，热温狂闷。"

《滇南本草》："补心生血，养心定志，安神宁心，健忘怔忡，惊悸不寐。"

《品汇精要》："主养阴血，除邪热。"

《纲目》："活血，通心胞络，治疝痛。"

《全国中草药汇编》："祛瘀生新，活血调经，清心除烦。主治月经不调，经闭腹痛，产后瘀血腹痛，神经衰弱失眠，心烦，心悸，肝脾肿大，关节疼痛。"

【临床应用】 （1）**用于月经不调，痛经，经闭，产后瘀滞腹痛**。丹参有活血祛瘀，调经止痛之功，为妇科调经要药。用治瘀血引起的月经不调，痛经经闭诸证，常配红花、桃仁、益母草等同用，兼寒者可配吴茱萸、肉桂、艾叶、小茴香等温里散寒药同用，夹虚者可配用当归、黄芪、白芍、熟地等益气养血之品。产后瘀滞腹痛者，则可配当归、川芎、五灵脂等活血祛瘀药同用。

（2）**用于心腹疼痛，癥瘕积聚**。丹参可活血止痛，软坚消瘕。用治胸痹心痛，常与活血行气之川芎、降香同用，或配冰片、檀香以行气活血止痛。现用于冠心病心绞痛有良放。用治血瘀气滞之脘腹疼痛，可配香附、郁金、木香、砂仁等疏肝理气之品同用。用于瘀久而致的癥瘕积聚、腹中痞块，可配活血理气软坚散结之三棱、莪术、鳖甲、郁金等以软坚消瘕。现常用于肝脾肿大、宫外孕、恶性肿瘤等病证。

（3）**用于热痹肿痛，跌打损伤等**。丹参可通行血脉，用于热痹关节红肿疼痛，可配伍忍冬藤、赤芍、秦艽、桑枝等清热消肿，祛风通络药同用。用于跌打损伤，则可配当归、川芎、红花等以活血止痛，

（4）**用于热入营血烦躁不安及心悸失眠等**。丹参入心经，既可凉血活血，又可养心安神，用于热入营血烦躁不安，斑疹隐隐，可与玄参、连翘、银花等同用，方如《温病条辨》清营汤。用于心血不足，虚热内扰所致心悸失眠，常配生地、柏子仁、酸枣仁等同用。

（5）**用十二痈疮肿毒**。《日华子》谓本品能"排脓止痛，去肌长肉。"现多用于疔疮痈肿或乳痈初起，常配银花、连翘、蒲公英等清热解毒之品同用。

《药性纂要》："与白蒺藜同用，则和肝，运脾，宽心膈。"

《得宜本草》："得山楂炭、益母草，清产后瘀血发热。"

《得配本草》："配白芷、芍药、猪脂，敷乳痈。"

【用量用法】 内服：煎汤，5～15g，大剂量可用至 30g。

【使用注意】 妇女月经过多及无瘀血者禁服；孕妇慎服；反藜芦。

《本草经集注》："畏碱水，反藜芦。"

《本草经疏》："妊娠，无故勿服。"

《药品辨义》："忌醋。"

《本经逢原》："大便不实者忌之。"

《药性切用》："血虚无瘀者勿用。"

《重庆堂随笔》："行血宜全用，入心宜去梢用。"

【附方】 （1）**治经水不调**：丹参一斤，切薄片，于烈日中晒脆，为细末，用好酒泛为丸。每服三钱，清晨开水送下。--《集验拔萃良方》之"调

经九”

（2）**治妇人经脉不调，或前或后，或多或少，产前胎不安，产后恶血不血；兼治冷热劳，腰脊痛，骨节烦疼**：用丹参洗净，切，晒，为末。每服二钱，温酒调下。--《妇人良方》之“丹参散”

（3）**治痛经**：丹参15g，郁金6g，水煎，每日1剂，分2次服。--《全国中草药汇编》

（4）**治经血涩少，产后瘀血腹痛，闭经腹痛**：丹参、益母草、香附各9g，水煎服。--《陕甘宁青中草药选》

（4）**治落胎身下有血**：丹参十二两，以酒五升，煮取三升，温服一升，日三服。--《千金要方》

（5）**治心腹诸痛属半虚半实者**：丹参一两，檀香、砂仁各一钱半，水煎服。--《时方歌括》之“丹参饮”

（7）**治急、慢性肝炎，两胁作痛**：茵陈15g，郁金、丹参、板蓝根各9g，水煎服。--《陕甘宁青中草药选》

（8）**治寒疝，小腹及阴中相引痛，自汗出欲死**：丹参半两，杵为散，每服，热酒调下一钱匕。--《肘后方》

（9）**治阴疼痛或肿胀**：丹参一两，槟榔一两，青橘皮半两(汤浸，去白瓤，焙)，茴香子半两。上药捣细罗为散。每于食前以温酒调下二钱。--《圣惠方》

（10）**治腹中包块**：丹参、三棱、莪术各9g，皂角刺3g，水煎服。--《陕甘宁青中草药选》

（11）**治血栓闭塞性脉管炎**：丹参、金银花、赤芍、土茯苓各30g，当归、川芎各15g，水煎服。--《全国中草药汇编》

（12）**治腰痛并冷痹**：丹参、杜仲、牛膝、续断各三两，桂心、干姜各二两。上为末，炼蜜为丸，如梧桐子大。每服二十丸，日二夜一。--《千金要方》

（13）**治妇人卒然风狂，妄言妄动，不避亲疏，不畏羞耻**：丹参八两，醋拌炒，研极细末，每早晚各服三钱，淡盐汤调灌，三日即愈。--《本草汇言》引杨石林方

（14）**治惊痫发热**：丹参、雷丸各半两，猪膏二两，同煎，七上七下，滤去滓，盛之。每以摩儿身上，日三次。--《千金要方》之“小儿摩膏”

（15）**治神经衰弱**：丹参15g，五味子30g，水煎服。--《陕甘宁青中草药选》

（16）**治产后虚喘**：人参三两，附子五钱(童便制)，丹参五钱(盐水炒)，水五碗，煎二碗，徐徐进之，半日许喘即霍然而定。--《本草汇言》引仲淳方

（17）**治疮痈或乳痈初起**：丹参四钱，金银花三钱，连翘四钱，知母八钱，穿山甲二钱(炒捣)，瓜蒌五钱(切丝)，生明乳香四钱，生明没药四钱，煎服。--《衷中参西录》之“消乳汤”

（18）**治妇人乳肿痛**：丹参、赤芍各二两，白芷一两。上三味，以苦酒渍一夜，猪脂六合，微火煎三上下，膏成敷之。--《刘涓子鬼遗方》

（19）**治热油火灼，除痛生肌**：丹参八两，细锉，以水微调，取羊脂二斤，煎三上三下，以敷疮上。--《肘后方》

（20）**治小儿天火丹发遍身，赤如绛，痛痒甚**：丹参、桑皮各二两，甘菊花、莽草各一两。上为粗末，每服三匙，水三碗，煎二碗，避风浴。--《幼幼新书》引张涣方之“丹参散”

（21）**治风热皮肤生瘖瘟，苦痒成疥**：丹参四两(锉)，苦参四两(锉)，蛇床子三合(生用)。上药以水一斗五升，煮至七升，去滓，乘热洗之。--《圣惠方》

（22）**治风癣瘙痒**：丹参三两，苦参五两，蛇床子二两，白矾二两(研细)。上药除白矾外，为散。用水三斗，煎取二斗，滤去滓，入白矾搅令匀。乘热于避风处洗浴，至水冷为度，拭干了，用藜芦末粉之，相次用之，以愈为度。--《圣惠方》之“丹参汤”

（23）**治疗心脏血管疾病**：①复方丹参注射液(每1ml含丹参、降香各1g)治疗冠心病及心肌梗死伴心绞痛患者311例，有效率为82.5%，显效者21.5%，改善61%，无效17.5%；心电图改善，显效21%，改善29.8%，无效46.8%，有2.4%患者加重。--《Traditional Chinese Medicine》Shanghai Cooperative Group for the St udy of Danshinonal L~I~-A J，1984，(4)：20 ②丹参酮Ⅱ-A磺酸钠注射液治疗108例冠心病患者，剂量为40～80mg，加入5%葡萄糖注射液500ml静滴或25%葡萄糖注射液20ml静脉推注，每日1次，14天为1疗程。大多数患者用2个疗程，近期疗效：心绞痛缓解率为86%，胸闷改善率为93.1%，心电图改善率为54.7%。--《中草药通讯》上海丹参201临床协作组，1978，(1)：37 ③复方丹参片(每片含丹参0.75g，三七0.225g，冰片0.025g)口服，每次3片，每口3次，观察415例冠心病患者，其中337例心绞痛的显效率为34.7%，总有效率为85.6%；329例的心电图显效率为20.1%，总有效率为58.1%；400例副反应的观察，除个别患者有胃部不适，略有呕吐，均未发现肝、肾功能损害。--《中草药通讯》，1977，(12)：18 ④丹参舒心片(每片含丹参提取物0.2g)，每次口服2片，每日3次，一日量相当含丹参60g。治疗冠心病323例，疗程，1～9个月，心绞痛的总有效率为57.3%，对高血压和高血压并发冠心病的患者，有不同程度的降压作用。--《心血管疾病》上海丹参舒心片协作组，1974，(1)：5 ⑤肺心病：26例患者用丹参注射液30ml(每1ml含生药1.5g)加入10%葡萄糖液或5%低分子右旋糖酐500ml中静滴，10～14天为1个疗程，结果8例显效，12例好转，6例无效，总有效率为77%。--《中西医结合杂志》周宏奎，等，1984，(4)：220

（24）**治疗脑血管疾病**：①丹参注射液8ml(相当于生药16g)加入10%葡萄糖注射液500ml中静脉滴注，治疗43例缺血性中风患者，每日1次，14d为I疗程，用药期间未用其他扩血管药。治疗结果：36例有效(83.7%)；6例无效(13.9%)；死亡1例。22例丹参治疗组患者测定治疗前后血液流变指标，丹参治疗后全血粘度下降，血浆粘度下降，红细胞电泳时间加快，接近正常水平，有显著的统计学意义。对照组51例，用低分子右旋糖酐、碳酸氢钠、烟酸等治疗，有效率为60.8%，无效33.3%，3例死亡。--《上海医学》上海第一医学院华山医院神经科，1978，(2)：64 ②丹参注射液6～10支(共含生药约20g)加入5%葡萄糖液500ml静滴，每日1次，7～10天为1疗程。36例患者治疗前后均作血液流变学检查。治疗后36例中显效12例(33%)，好转13例(36%)，有效8例(22%)，无效2例，死亡1例。用药后血液流变学多数指标均有下降而趋于正常。以全血比粘度、血浆比粘度、全血还原比粘度下降明显；纤维蛋白原下降也很明显；但血细胞比容无明显变化。--《交河北医药》河县泊镇医院内科，1982，(4)：42 ③复方丹参注射液(每2ml含丹参、降香各2g)16ml加入低分子右旋糖酐500ml中静脉滴注，治疗脑血栓形成128例，每日1次，14天为1疗程。对照组128例，用尿激酶4万单位加入低分子右旋糖酐500ml，静脉滴注，每日1次，10天为1疗程。结果复方丹参组和尿激酶组的总有效率分别为75%和82.03%。差异无显著性(P>0.05)。见效时间复方丹参组和尿激酶组分别统计96例和105例，结果显示：复方丹参起效较缓慢，3～7天内见效28例(29.2%)，8～14d以上68例(70.8%)，疗程恢复期较长。尿激酶起效时间快，3～7天内见效94例(89.5%)，8～14天11例(10.5%)。复方丹参的优点是：临床应用时，可避免用尿激酶时需对凝血机制的监测，在鉴别诊断和凝血机制监测条件

不完备时，以用复方丹参制剂为佳。--《徐州医学院学报》吴沙青，等，1987，(1)：50 ④治疗蛛网膜下腔出血：丹参注射液(每支含生药2g)8~10支加入10%葡萄糖液500ml中静滴，20%甘露醇250ml和50%葡萄糖100ml，每日3~4次，交替注射3~5天，10天为1疗程。对症处理给以降压及软化血管药物。对照组用止血、镇痛、降颅压药及激素等。治疗后丹参组显效以上21人，占87.5%，死亡1人，10 4.17%，对照组显效以上15人，占62.5%，死亡4人.占16.6%。--《河北中医》张存志，等，1988，(1)：6

（24）**治疗呼吸系统疾病**：①治疗小儿重症肺炎：治疗组用丹参注射液(每支2ml含丹参3g)，少数用复方丹参注射液(每支2ml含丹参、降香各2g)，每次2ml，每日1~2次，加入10%葡萄糖内静脉滴注，连续用药3天以上，一般连用5~7天，少数8~12天。治疗组50例，对照组34例，用常规方法治疗。两组抗感染、吸氧、强心、平喘、雾化吸入等综合治疗相同。治疗组痊愈47例，对照组痊愈31例。从呼吸困难缓解、退热、哕音消失时间、住院天数等比较，丹参注射液辅助治疗重症肺炎较对照组为优(P<0.01)。--《中西医结合杂志》潘洁超，1990，(9)：566 ②治疗迁延性肺炎：13例患儿用过多种抗生素及其他西药(丙种球蛋白、输血浆及新鲜血，部分病例加用过理疗及皮质激素)治疗，病程超过1个月，均未见明显效果。在原来治法不变的情况下加用丹参素(从丹参提取的水溶性单体)静脉滴注，用量为40~60mg，每日2次，疗程5~9天，结果痊愈者7例，好转者6例。--《中医杂志》时毓民，等，1982，(12)：27 ③治疗小儿支气管哮喘：用丹参片(每片含生药1g)，每次2~3片，每日3次，连服6个月。40例小儿哮喘患者，治愈2例，显效14例，有效21例，无效3例，总有效率92.5%。酮替芬(甲哌噻庚酮 ketotifen)又寸照组20例，治愈1例，显效6例，有效11例，无效2例，总有效率90%。两组疗效无明显差异(P>0.05)，丹参组未见明显副反应，酮替芬组多数患者初有嗜睡，数星期后才能减轻或消失，个别出现记忆减退及胃肠道副反应。--《中医杂志》许德金，等，1991，(2)：41

（25）**治疗肝炎**：①用丹参注射液(每1ml含生药1.5~2g)，15~20ml加在10%葡萄糖液250ml中，静脉滴注，30天为1个疗程。83例慢性肝炎患者经1~3个疗程治疗，近期治愈者28例(33.7%)，显著进步39例(47.0%)，无效者16例(19.3%)。--《南京中医学院学报》齐承义，等，1985，(1)：29 ②急性病毒性肝炎：丹参注射液(每1m!含生药1.5g)静滴，每次15~20ml，每日1次，2星期为1疗程。大多数病例1~1.5疗程，少数2疗程以上；部分辅以中药汤剂，食欲差者加用消化酶、B族维生素等。104例治疗后，痊愈85例，好转16例，无效3例。--《陕西中医》乔富渠，等，1980，(6)：15

（26）**治疗慢性肾功能不全**：丹参注射液(每1ml含1.5g生药)每次16~20ml，加入5%葡萄糖500ml中静脉滴注，每日1次，14天为1疗程，48例患者治疗结果：对轻度肾功能损害的显效率为40%，有效率为40%；对中度损害的显效率为12.5%，有效率为50%；对重度损害的显效率为12.5%，有效率为53.1%。丹参除改善肾功能降低氮质血症外，对消肿、增加尿量、降低血压和改善消化道症状等方面的作用也较明显。--《上海中医药杂志》张镜人，等，1981，(1)：17

（27）**治疗神经系统疾病**：①丹参注射液16ml加入10%葡萄糖液500ml中，每日静滴1次，2~3星期为1疗程，间隔1星期，继续下一疗程。治疗多种神经系统损害(腰神经根受压，颈神经根受压，脊髓压迫症，脊髓肿瘤切除术后，脊髓侧索硬化症)患者82例，显效19例，有效57例，无效6例，总有效率92.6%。--《上海中医药杂志》杨志良，等，1987，(2)：28 ②丹参30g，每日1剂，水煎，早晚分2次服。1个月为1疗程。治疗神经衰弱患者100例，对失眠、头痛、头晕等症状均有一定疗效，而对失眠的疗效最为明显，痊愈及显效者高达75%，但对记忆力减退、注意力不集中及耳鸣疗效较差。--《山西医药杂志》顾华清，等，1988，(6)：367 ③醒癫汤(丹参、乌药各1009)煎服，每日1剂，疗程3~5天，治疗青少年初发癫狂证14例，均获临床治愈。--《浙江中医杂志》龚振祥，等，1990，(5)：203

（28）**治疗糖尿病并发慢性多发性周围神经炎**：①丹参注射液：按糖尿病病情给予降糖药，以丹参注射液(每1ml含原生药1.5g)10~14ml加入50%葡萄糖20ml中，静推，每日1次，20天为1疗程，间隔10天，间隔期口服复方丹参片，每日3次，每次4片。37例患者经治疗2个疗程后，优者7例(肢端感觉正常，麻木、蚁行、袜子式感觉全消，疼痛消除，肢体粗细活动操作正常)；良者22例(肢端感觉正常，疼痛大减，夜间及寒冷时稍有疼痛，肢体活动稍有改善)，以上皆感觉型；中者3例(感觉明显好转，肢体疼痛稍减，夜间及寒冷时疼痛较甚，难以入睡，肢体活动无变化)，2例属感觉型，1例运动型；差者5例(肢端感觉、疼痛及肢体活动无变化)；运动型3例，共济失调型2例。3例未控制性糖尿病中，2例中效，1例差效。--《新中医》胡同斌，1989，(2)：23 ②丹参注射液60ml(含丹参120g)和生地注射液60ml(含生药120g)治疗糖尿病神经病变，将两药同时加入林格溶液500ml中静脉滴注，隔日1次，共14次。23例糖尿病神经病变患者除用胰岛素或D-860降糖治疗外，停用其他有关治疗神经病变药物。治病后患者肢体麻木、疼痛、无力、发凉及多汗、膝反射消失、腓肠肌压痛症状和体征均得到改善。血糖值平均由12.376mmol/L(221mg)降至10.528mmol/L(188mg)，统计学处理无显著性差异(P>0.05)；腓神经运动传导速度(腓MNCV)由39.27±4.19提高到50.12±6.75，同侧足背静脉血气分析，Pv02、02ST分别由治疗前53.2±12.5、81.8±13.6降低为40.9±10.8、69.9±18.3，腓MNCV和足背Pv02呈负相关(r=-0.52，P<0.0l)。丹参和生地具有活血养阴作用，本法治疗糖尿病神经病变疗程短，疗效显著。--《中西医结合杂志》毕小利，等，1988，(2)：84

（29）**治疗流行性出血热**：①丹参加平衡液组：治疗34例。其中用200%丹参静脉注射液20ml，加入平衡盐液静滴，治疗15例；用200%丹参液口服，每次20ml，每日2次(相当丹参生药日量80g)同时加用平衡盐液，治疗19例。平衡盐液组治疗33例，用等渗复方醋酸钠液或含糖复方醋酸钠液，每日用量为发热期1000~2000ml，低血压期按晶三胶一约3000~4000ml，少尿期约1000ml。治疗结果：丹参加平衡盐液组退热快，较平衡液组快1.14d，尿蛋白恢复正常时间，丹参加平衡液组较平衡液组平均快2.64d；两组各有1例死亡。--《湖北中医杂志》朱启贵，等，1980，(1)：43 ②发热期用丹参注射液(每1ml含生药2g)10~15ml加入平衡盐液或10%葡萄糖液500ml中静滴，每日2次；休克期或伴有DIC倾向时，日用量可达80g，少尿期用丹参注射液20~30ml加入25%葡萄糖液500ml中静滴，每日1次；1980~1981年治疗63例，与1979年不用丹参治疗130例比较，平均退热时间明显缩短。缩短少尿时间，提高越期率，减少出血等均有较满意的效果。--《陕西中医》阎晓萍，等，1984，(2)：13 ③对照组按常规方法单用西药治疗44例患者，治疗组72例，除用上述西药外，另加丹参注射液(每1ml含生药1.5g)15g，加入10%葡萄糖250~500ml中静脉滴注，每日1次，从入院时间用到多尿期为止。治疗组在持续发热时间、蛋白尿转阴时间、血小板和非蛋白氮恢复时间方面，均较对照组明显缩短，经治疗后，治疗组死亡4例(5.6%)，对照组死亡8例(18.2%)，差异显著。--《湖北中医杂志》荣进刚，等，1986，(6)：19 ④复方丹参注射液10~12ml

加入10%葡萄糖液500ml内静滴，直到多尿早期为止。此外，结合各期情况给予相应的基础治疗，治疗流行性出血热患者60例，其中发热期38例，发热期与低血压休克两期重叠者13例，低血压休克期9例。60例对照组应用平衡液、呋塞米(速尿)、利尿合剂、吲哚美辛(消炎痛)等综合治疗。治疗组总越期率为88.3%，对照组为18.3%。--《新中医》胡长乐，1989，(2)：27

（30）**治疗急性乳腺炎**：丹参注射液(每1ml含丹参1g)穴位注射郄上穴，垂直刺入2cm深，强刺激使会感向上臂传导，然后快速推药完毕，治疗急性乳腺炎60例，轻者1次即愈，重者隔日再注射1次即愈。--《陕西中医函授》王炳炎，1990，(2)：43

（31）**治疗中、晚期青光眼**：丹参制剂包括丹参注射液(每1ml含生药2g)，丹女注射液(每1ml含丹参2g，女贞子1g)，丹参注射液(每1ml含丹参2g，川芎0.5g)]治疗中、晚期青光眼94人116只眼，分3组治疗，每日肌注2ml，30天为1疗程。经5个疗程治疗，58只眼视力有不同的进步(50%)，49只眼视力保持不变(42.3%)，视力下降者仅9例(7.8%)；43只眼可保持原有视野(37.1%)，62只眼在治疗后视野有不同程度扩大(53.5%)，退步者11只眼(9.5%)，105只限(90.5%)的视野保持原状或者有不同程度的扩大。3组药物疗效无疆著差异。--《中草药》蒋幼芹，等，1980，11(12)：553

（32）**治疗鼻炎**：取丹参液(1ml含丹参、降香生药各1g)注射于双侧下鼻甲粘膜下，双侧各1ml，每星期2次，6～8次为1疗程。第1疗程后疗效不满意者，隔1星期后行第2疗程。药量每侧增至1.5ml，注射后用1%麻黄素棉片压迫注射部位以防出血，治疗过敏性鼻炎50例，显效者33例，好转者10例，无效7例，总有效率86%。--《中医杂志》张冠生，1984，(9)：43 另有报道用丹参注射液1～2ml缓慢注入每侧鼻甲粘膜下，每日1次，10次为1疗程，治疗萎缩性鼻炎81例，经1疗程后，显效、好转69例(85.8%)，无效12例。--《广西医学》钟衍琛，1987，(10)：261

（33）**治疗卒聋**：丹参注射液8ml中加入6%右旋糖酐-40 250～500ml，每日1次，14次为1疗程，共2个疗程，个别病人辅以654-2注射液、维生素B类、培他定等药。治疗16例，痊愈2例(听力基本恢复正常)，显效9例(听力提高30分贝以上)，进步4例(听力提高10分贝以上)，无效1例，总有效率93.8%。--《福建中医药》严拱成，1984，(2)：19

（34）**治疗硬皮病**：丹参注射液(每1ml含生药2g)，每次8～16ml加入右旋糖酐-40或5%～10%葡萄糖液500ml静脉滴注，每日1次，10～20天为1疗程，连续或间歇应用。治疗16例患者，显著好转6例(37.6%)，好转、无效各5例(各31.2%)，总有效率68.8%。--《新医药学杂志》上海第一医学院华西医院皮肤科，1978，(8)：48

蛤蟆草

【别名】 蛤蟆草、癞蛤蟆草（邹平），水羊耳《生草药性备要》，过冬青、天明精《经验广集》，风眼草、赖师草、隔冬青《采药书》(汪连仕)，雪里青《慈航活人拈》，皱皮葱《纲目拾遗》，癞子草、野芝麻、癞客蚂草、野薄荷《草木便方》，癞虾蟆《分类草药性》，虾蟆草《药物图考》，膨胀草、沟香薷《中国药用植物网鉴》，麻麻草、青蛙草《民间常用草药汇编》，野猪菜《上海常用中草药》，雪见草《山东中药志》，雪见草(江苏、江西、湖北、贵州)。

【名释】 叶表面形似癞蛤蟆皮肤，或似荔枝果皮，故名蛤蟆草、癞蛤蟆草、荔枝草等。

【来源】 为唇形科植物荔枝草 *Salvia plebeia* R.Br.的全草。

【植物形态】 一年生或二年生草本，高15～90cm。多分枝。主根肥厚，向下直伸，有多数须根。茎方形，直立，被灰白色倒向短柔毛。基生叶丛生，贴伏地面，叶片长椭圆形至披针形，叶面有明显的深皱折；茎生叶对生，叶柄长0.4～1.5cm，密被短柔毛；叶片长椭圆形或披针形，长2～6cm，宽0.8～2.5cm，先端钝或锐尖，基部楔形渐狭，边缘具小圆齿或钝齿，上面有皱折，被柔毛，下面密被微柔毛及金黄色小腺点，纸质。轮伞花序有2～6朵花，聚集成顶生及腋生的假总状或圆锥花序，花序轴被开展短柔毛和腺毛；苞片细小，卵形或披针形，略被毛；花萼钟形，长约3mm，外面密被黄褐色腺点，沿脉被开展短柔毛，二唇形，上唇半圆形，先端有3小尖头，下唇2裂片，为三角形，萼筒长约2.5mm；花冠紫色或淡紫色，长5～6mm，冠筒直伸，内面基部有毛环，上唇盔状，长圆形，长1.8～2.5mm，先端微凹，外面被有短柔毛，下唇长约1.7～2mm，有3裂片，侧裂片半圆形，中裂片大，倒心形，先端浅波状；能育雄蕊2，花丝长约1.5mm；药隔长1.5～2mm，伸商或略弯，上、下臂近等长，2下药室不育，膨大，互相粘合；花柱与花冠等长，先端不等2裂，子房4裂，花柱着生于子房底部。小坚果倒卵圆形，直径0.4mm，褐色，光滑，有小腺点。花期4～5月，果期6～7月。见(图711)

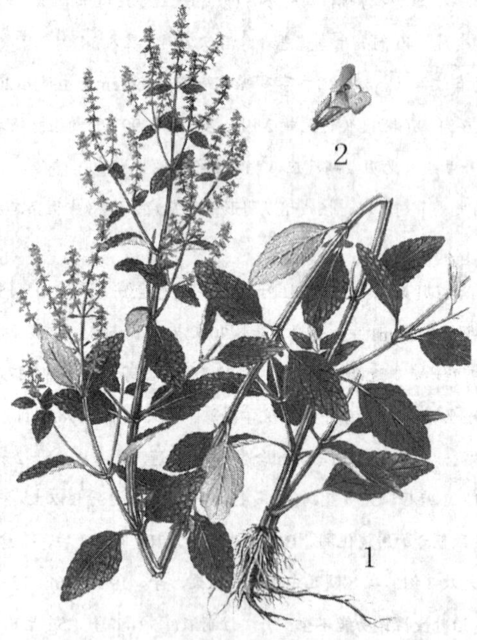

（图711）荔枝草

1.植株 2.花

【生长分布】 生于山坡、路旁、荒地、河边湿地。邹平各乡镇均有分布。

【采收加工】 6～7月割取地上部分，除净泥土，扎成小把，晒干或鲜用。

【性状鉴别】 全草长15～80cm，多分枝。茎方柱形，直径2～8mm，表面灰绿色至棕褐色，被短柔毛，断面类白色，中空。叶对生，常脱落或破碎，完整叶多皱缩或卷曲，展开后呈长椭圆形或披针形，长1.5～6cm，边缘有圆锯齿或钝齿，背面有金黄色腺点，两面均被短毛；叶柄长0.4～1.5cm，密被短柔毛。轮伞花序顶生或腋生，花序具花2～6，集成多轮的假总状或穗状花序；花冠多脱落；宿存花萼钟状，长约3mm，灰绿色或灰棕色，背面有金黄色腺点及短柔毛，内藏棕褐色倒卵圆形的小坚果。气微，味苦、辛。

【显微鉴别】 叶表面观：上表皮细胞呈不规则多边形，壁较平直；下表皮细胞略小，壁弯曲。气孔直轴式为主，以下表皮为多。上下表皮均有多数非腺毛，由2～3细胞组成，长116～160μm，基部的细胞膨大，直径约40μm，上部细胞缢缩变狭而渐尖，外壁有小刺状突起。非腺毛基部附近的表皮细胞壁常增厚。见(图712)

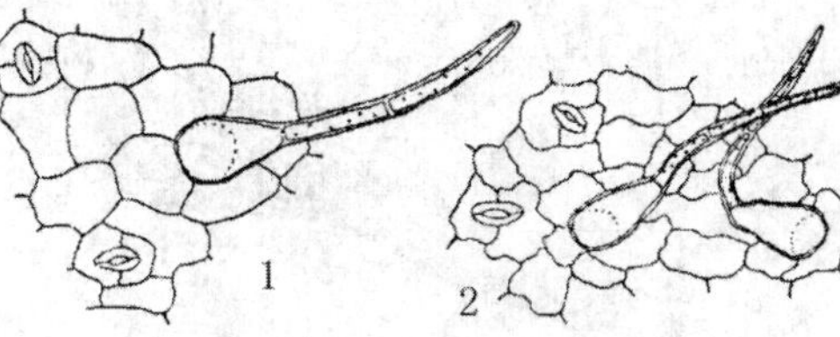

（图712）**荔枝草(叶)表面观**

1.上表皮 2.下表皮

【理化鉴别】 （1）取本品粉末2g，加乙醇适量，热提10分钟，滤过。滤液蒸干，残渣加水5ml，煮沸，趁热滤过。取滤液lml，加镁粉少许，盐酸数滴，溶液显樱红色。(检查黄酮类)

（2）另取上述滤液，加1%三氯化铝乙醇溶液，呈鲜黄色。(检查黄酮类)

【主含成分】 全草含高车前甙(*homoplantaginin*)，粗毛豚草素(*hispidulin*)，楔叶泽兰素(*eupafolin*)即是尼泊尔黄酮素(*nepetin*)，楔叶泽兰素-7-葡萄糖甙(*eupafolin-7-glucoside*)即是尼泊尔黄酮甙(*nepitrin*)，4-羟基苯基乳酸(*4-hydroxyphenyl lactic acid*)，咖啡酸(*caffeic acid*)。

【药理】 （1）**抗微生物作用** 煎剂体外试验(直接镜检1.9mg/ml，培养法3.9mg/ml)可抑制或杀死钩端螺旋体；醇提液试管内试验抑制金黄色葡萄球菌、八叠球菌、枯草杆菌。本品所含咖啡酸对单纯疱疹病毒具有体外抑制作用。

（2）**止咳、平喘作用** 其煎剂可延长二氧化硫所致小鼠咳嗽潜伏期，但无镇咳作用，却可延长组胺所致豚鼠翻倒时间，即有平喘作用。

【性味归经】 味苦、辛，性凉；归肺、胃经。

【功用主治】 清热解毒，凉血散瘀，利水消肿。主治感冒发热，咽喉肿痛，肺热咳嗽，咳血，吐血，尿血，崩漏，痔疮出血，肾炎水肿，自浊，痢疾，痈肿疮毒，湿疹瘙痒，跌打损伤，蛇虫咬伤。

《生草药性备要》："治跌打伤，去瘀，洗痔疮。"

《本草从新》："治咽喉急闭。"

《采药书》（汪连仕）："凉血，止崩漏，散一切痈毒。"

《纲目拾遗》："《葛祖遗方》治咽喉十八症，消痈疡，杨梅、痔疮。"

《草木便方》："解毒。白秃、疮癞、风癣除，脚胫疮痒黄水止.杀虫，干水。"

《天宝本草》："专治咳嗽，耳边疮黄水相得，拔疔去毒黄糖捣，肺金火胜能消克。"

《分类草药性》："治一切久年癍疮，洗痔疮、痒疮。"

《江苏省植物药材志》："水煎服，治腹胀。"

《江西草药》："活血，凉血，止血，消肿。"

《广西本草选编》："治扁桃体炎，咽炎，支气管炎，高血压，膀胱结石，急性肾炎，肺结核咯血，胃出血，血小板减少性紫癜，湿疹，荨麻疹，漆过敏，流行性腺腮炎。"

《四川中药志》（1979年版）："清热解毒，化痰止咳。用于痈肿疮毒，痔疮，咽喉肿痛，肺热咳嗽。"

【临床应用】 （1）**用于咽喉肿痛，痈肿热毒等症。**荔枝草有清热解毒、凉血消肿作用。咽喉肿痛，可用鲜品捣汁，开水冲服或含漱，也可与土牛膝、大青叶等清热解毒药同用以增强疗效。痈肿热毒，用鲜品捣敷外，并配以银花、紫花地丁、野菊花内服。

（2）**用于水肿，小便不利等症。**荔枝草有利水消肿之功，近年来用治疗肾炎水肿，常配杠板归、六月雪、玉米须等清热利尿消肿之品。亦可用鲜品捣烂，加食盐少许，敷于脐部，并除臌胀病腹水。

【用量用法】 内服：煎汤，9～30g(鲜品15～60g)，或捣绞汁。外用：捣敷，或绞汁含漱及滴耳，亦可煎水外洗，适量。

【附方】 （1）**治喉痛或生乳蛾**：用荔枝草捣烂，加米醋绢包裹，缚箸头上，点入喉中数次。--《救生苦海》

（2）**治双单蛾**：雪里青一握，捣汁，半茶钟滚水冲服，有痰吐出，如无痰，将鸡毛探吐。若口干，以盐汤、醋汤止渴，切忌青菜、菜油。--《集效方》

（3）**治小儿高热**：荔枝草15g，鸭跖草30g，水煎服。

（4）**治急性乳腺炎**：荔枝草60g，鸭蛋2只，水煮，服汁食蛋。或鲜全草适量，捣烂，塞入患侧鼻孔，每日2次，每次20～30分钟。（3～4方均出自《浙江药用植物志》）

（5）**治痈肿疮毒**：荔枝草30g，银花藤30g，野菊花30g，水煎服；或荔枝草、铧头草适量，捣敷患处。--《四川中药志》(1979年)

（6）**治耳心痛，耳心灌脓**：癞子草捣汁滴耳。--《重庆医药》

（7）**治咳血，吐血，尿血**：鲜荔枝草根15～30g，瘦猪肉60g，炖汤服。--《中草药学》(江西)

（8）**治血小板减少性紫癜**：荔伎草15～30g，水煎服。--《全国中草药汇编》

（9）**治痔疮**：①雪里青汁，炒槐米为末，柿饼捣，丸如桐子大。每服三钱，雪里青煎汤下。--《慈航活人书》 ②荔枝草二两，和五倍子七枚，砂锅煎水熏洗。--《岭南采药录》

（10）**治鼠瘘**：过冬青五六枚，同鲫鱼入锅煮熟，去草及鱼，饮汁数次。--《经验广集》

（11）**治跌打伤**：荔枝草30g，捣汁，以滚甜酒冲服，其渣杵烂，敷伤处。--《江西中医药》1957，(6)：57

（12）**治慢性肾炎，尿潴留**：鲜荔枝草适量，加食盐捣烂敷脐部；同时取鲜车前草，苎麻根各60g，水煎服。--《浙江药用植物志》

（13）**治白浊**：雪里青草，生白酒煎服。--《纲目拾遗》

（14）**治湿疹，皮炎**：鲜蛤蟆草适量。以65%乙醇浸泡2天，取酒涂患处。--《青岛中草药手册》

（15）**治小儿疳积**：荔枝草汁入茶杯内，用不见水鸡软肝一个，将银针钻数孔，浸在汁内，汁浮于肝，放饭锅上蒸熟食之。--《医方集听》

（16）**治高血压病**：荔枝草、棕榈子、爵床各30g，海州常山叶15g，水煎服。--《浙江药用植物志》

（17）**治疗急性扁桃体炎**：用鲜荔枝草1kg或干草500g，洗净后加水1000ml，煎煮浓缩成汤500ml，每次服50ml，每日2次，5天为1疗程，个别高热患者每日3次，共观察5000例，治疗后患者症状能迅速改善，3天内绝大多数患者体温下降至正常，占83.3％；咽喉疼痛随着体温下降而减轻，甚至消失，占76.9％，扁桃体肿大治疗后明显缩小，甚至恢复正常，血象亦从增高而降至正常。--《中草药》葛饮思，1983，14(12)：555

（18）**治疗慢性气管炎**：①片剂：每片重0.5g。每次5g，每日2次。②鲜草注射液：每1ml约含生药，1.4g，每日2次，每次5ml，肌内注射。③挤汁煮沸剂：取鲜草(去根)500g，捣烂挤汁，药渣再加水250ml，煮沸至100ml左右去渣，将两汁混合，再加热煮沸冷却，为1人的一日量，分2次服。④鲜草蒸馏煮沸剂：用秋季采集的鲜荔枝草(去根)，先蒸馏后煎煮，然后2次药液混合，每人每日40ml，分2次服；或以去根的干草(夏季采集)，按上法制成药液，每人每日60ml，分2次服。约10天为1疗程。共治疗2 619例，观察1疗程562例，近控34例(6％)，显效103例(18.3％)；2疗程2 054例，近控167例(8.1％)，显效541例(26.4％)。初步认为近期控制率鲜草火于干草；不同剂型中以注射液疗效较高；对止咳、祛痰、平喘及哮鸣音消失均有相似疗效，但见效时间大部分在24小时以后。--《参考资料(一)》山东省卫生局攻克老年慢性气管炎办公室，1974：16

（19）**治疗阴道炎，宫颈糜烂**：用鲜荔枝草500g，洗净切碎，加水3～3.5kg，煮沸10分钟，过滤即成冲洗剂；另取鲜草500g，洗净切碎，加水1000ml，煮烂，放在2层纱布内挤出药汁，再用6层纱布过滤，浓缩至500ml。治疗时先用冲洗剂冲洗阴道，然后用干棉球浸吸浓缩剂纳入阴道内宫颈处。每日治疗1次，7天为1疗程，间隔2～3天再进行第2疗程。观察441例，其中阴道炎140例，宫颈糜烂301例。结果阴道炎经1疗程治愈者82例，2疗程治愈者33例，3疗程治愈者14例，治愈率92.14％；宫颈糜烂经1、2、3疗程治愈者分别为67例、72例、97例，治愈率78.41％。未治愈者也有不同程度的好转。--《赤脚医生》，1972，(7)：10

黄芩

【别名】 黄芩《本经》，腐肠《本经》)，黄文、虹胜、经芩、印头、内虚《吴普本草》，空肠《别录》，元芩、土金茶根《东北药植志》，山茶根。

【来源】 为唇形科植物黄芩 *Scutellaria baicalensis* Georgi. 的干燥根

【植物形态】 黄芩 又名空心草、黄金茶。多年生草本，高30～80cm。茎钝四棱形，具细条纹，无毛或被上曲至开展的微柔毛，绿色或常带紫色；自基部分枝多而细。叶交互对生；无柄或几无柄；叶片披针形至线状披针形，长1.5～4.5cm，宽3～12mm，先端钝，基部近圆形，全缘，上面深绿色，无毛或微有毛，下面淡绿色，沿中脉被柔毛，密被黑色下陷的腺点。总状花序顶生或腑生，偏向一侧，长7～15cm；苞片叶状，卵圆状披针形至披针形，长4～11cm，近无毛；花萼二唇形，紫绿色，上唇背部有盾状附属物，果时增大，腊质；花冠二唇形，蓝紫色或紫红色，上唇盔状，先端微缺，下唇宽，中裂片三角状卵圆形，宽7.5mm，两侧裂片向上唇靠合，花冠管细，基部骤曲；雄蕊4，稍露出，药室裂口有白色髯毛；子房褐色，无毛，4深裂，生于环状花盘上，花柱细长，先端微裂。小坚果4，卵球形，长1.5mm，径1mm，黑褐色，有瘤。花期6～9月，果期8～10月。见下（图713）

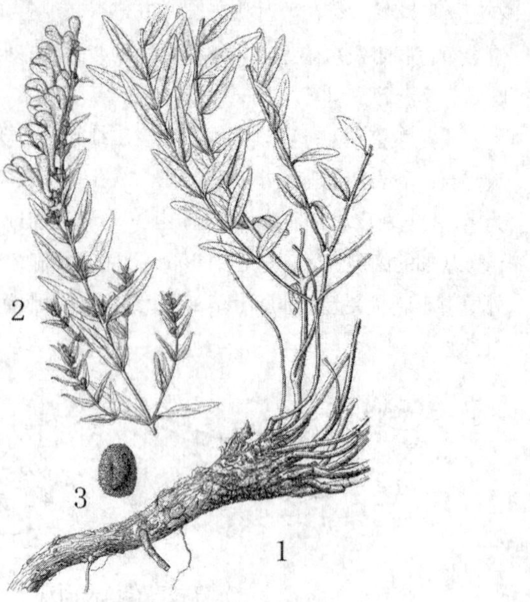

（图713）**黄芩**

1.植株 2.花序枝 3.小坚果

【生长分布】 生于向阳干燥山坡、荒地上，常见于路边。邹平摩诃山群有分布。

【采收加工】 春季至夏初采收（秋季亦可）。选生长3～4年的植株。将根挖出后除去茎苗、须根及泥土，晒至半干时撞去栓皮，再晒至全干。

【性状鉴别】 本品呈圆锥形，扭曲，长8～25cm，直径1～3cm。表面棕黄色或深黄色，有稀疏的疣状细根痕，上部较粗糙，有扭曲的纵皱纹或不规则的网纹，下部有顺纹和细皱纹。质硬而脆，易折断，断面黄色，中心红棕色；老根中心呈枯朽状或中空，暗棕色或棕黑色。气微，味苦。

栽培品较细长，多有分枝。表面浅黄棕色，外皮紧贴，纵皱纹较细腻。断面黄色或浅黄色，略呈角质样。味微苦。

【显微鉴别】 本品粉末黄色。韧皮纤维单个散在或数个成束，梭形，长60～250μm，直径9～33μm，壁厚，孔沟细。石细胞类圆形、类方形或长方形，壁较厚或甚厚。木栓细胞棕黄色，多角形。网纹导管多见，直径24～72um。木纤维多碎断，直径约12μm，有稀疏斜纹孔。淀粉粒甚多，单粒类球形，直径2～10μm，脐点明显，复粒由2～3分粒组成。

【理化鉴别】 取本品粉末1g，加乙酸乙酯-甲醇(3：1)的混合溶液30ml，加热回流30分钟，放冷，滤过，滤液蒸于，残渣加甲醇5ml使溶解，取上清液作为供试品溶液。另取黄芩对照药材1g，同法制成对照药材溶液。再取黄芩苷对照品、黄芩素对照品、汉黄芩素对照品，加甲醇分别制成每1ml含1mg、0.5mg、0.5mg的溶液，作为对照品溶液。照薄层色谱法试验，吸取上述供试品溶液、对照药材溶液各2μl及上述三种对照品溶液各1μl，分别点于同一聚酰胺薄膜上.以甲苯乙酸乙酯-甲醇-甲酸(10：3：1：2)为展开剂，预饱和30分钟，展开，取出，晾干，置紫外光灯(365nm)下检视。供试品色谱中，在与对照药材色谱相应的位置上，显相同颜色的斑点；在与对照品色谱相应的位置上，显三个相同的暗色斑点。

【主含成分】 黄芩根含黄芩甙元、黄芩甙、汉黄芩素、汉黄芩甙和黄芩新素，还含苯甲酸、β-谷甾醇等。茎叶中含黄芩素甙。

【药理】 （1）**抗炎抗变态反应** 黄芩甙、黄芩甙元对豚鼠离体气管过敏性收缩及整体动物过敏性气喘，均有缓解作用，并与麻黄碱表现协同。甙元的磷酸钠盐较硫酸钠盐作用强，黄芩甙元能抑制离体气管及回肠之Sehultz-Dale反应，对豚鼠被动性皮肤过敏反应、组织胺皮肤反应亦表现抑制，在抗变态反应方面，甙元较甙作用强。黄芩此种抗变态反应，是由于伤害了肥大细胞的酶激活系统（SH-酶），抑制了过敏性介体的释放，因而不产生过敏反应，此外它对平滑肌本身，也有直接的松弛作用。黄芩甙元及黄芩甙均能抑制过敏性之浮肿及炎症，二者并能降低小鼠：耳毛细血管的通透性，后者尚能防止低气压引起的小白鼠肺出血。

（2）**抗微生物作用** 黄芩有较广的抗菌谱，在试管内对痢疾杆菌、白喉杆菌、绿脓杆菌、葡萄球菌、链球菌、肺炎双球菌以及脑膜炎球菌等均有抑制作用，煎剂作喉头喷雾，对脑膜炎带菌者亦有效，即使对青霉素等抗菌素已产生抗药性的金黄色葡萄球菌，对黄芩仍属敏感。试管内对人型结核杆菌的抑制作用，报告不一致，煎剂对小白鼠实验性结核病有效，但对豚鼠则无效。试管内对流感病毒PR株有抑制作用，鼠疮染病毒后，能使之减轻肺部损伤和延长存活日期。对多种皮肤致病性真菌，体外亦有抑制效力，并能杀死钩端螺旋体。

（3）**降压、利尿作用** 黄芩酊剂、浸剂、煎剂、醇或水提取物、黄芩甙对麻醉犬、猫、兔静脉、肌肉注射或灌胃，均可引起降压作用。浸剂口服能降低正常及慢性肾性高血压犬的血压，酊剂可使神经性高血压犬血压回至正常。浸剂口服的降压作用，以云南产者为最佳，河北次之，西北的较差。黄芩的降压原理，一般认为系直接扩张血管，也可能作用于血管感受器，反射地引起降压。黄芩同属植物盔状黄芩 *Scutellariagalericulata* 则无降压作用。在急性利尿实验中，黄芩甙元作用最强，汉黄芩素次之，黄芩甙更差。黄芩醇提取物及煎剂（正常人及家兔）亦有利尿作用。

（4）**对血脂及血糖的作用** 黄芩及三黄制剂（黄连：黄芩：大黄为1：1：1）对正常家兔血清中总胆甾醇/总磷脂之比值无影响，但能降低饲养胆甾醇7周后家兔的此种比值，对切除甲状腺家兔的此种比值，三黄制剂亦能降低之。黄芩能使血糖轻度上升。

（5）**利胆，解痉作用** 黄芩煎剂和乙醇提取液可增加犬、兔胆汁排泄量，黄芩甙元较黄芩甙作用明显，汉黄芩素无影响；黄芩甙使结扎总输胆管的家兔在1～6小时内胆红素（较对照组）增高，但24～48小时后则使之降低。黄芩酊剂、煎剂对在位肠管有明显的抑制作用，酊剂可拮抗毛果芸香碱引起的肠管运动增强现象，切断迷走神经后并不影响其作用，用小白鼠小肠段进行解痉的效价测定，汉黄芩素只有弱的解痉作用，黄芩甙元则无解痉效力。

（6）**镇静作用** 黄芩甙能抑制小白鼠的自发活动，作用强度与剂量有关，黄芩煎剂可抑制小鼠阳性条件反射，此作用可能是由于它加强了皮层抑制过程所致，可用于神经兴奋性增高及失眠的高血压患者。

（7）**其他作用** 黄芩根茎的酊剂静脉注射，对士的宁中毒的蛙、猫、狗，可消除强直性痉挛的症状，并使动物免于死亡。黄芩甙、葡萄糖醛酸可降低小鼠士的宁中毒死亡率，前者10mg就能提高其半数致死量约2.5倍。从测定四氯化碳中毒小鼠的肝糖元含量，以葡萄糖醛酸组含量较高，黄芩甙次之，黄芩甙元最低。

（8）**毒性** 黄芩毒性极低，煎剂给兔灌胃，醇提取液静脉注射，仅呈活动减弱，黄芩浸剂4g/kg给狗灌胃8周，亦未见任何毒性反应，如将黄芩浸剂2g/kg静脉注射于健康兔，先表现镇静，以后死亡，可见静脉注射比口服毒性大得多。黄芩提取物肌肉及静脉注射，可使正常家兔白细胞总数短时间内显着降低。

【炮制】 （1）**酒黄芩**：取黄芥片喷淋黄酒，拌匀，用文火微炒，取出，晾干。（每黄芩100kg，用黄酒10～15kg）

（2）**炒黄芩**：取黄芩片用文火炒至表面微焦为度，取出，放凉。

（3）**黄芩炭**：取黄芩片用武火炒至表面焦褐色、边缘带黑色为度，但须存性，喷淋清水，取出，晒干。

【性味归经】 苦，性寒。归肺、心、肝、胆、大肠经。

【功用主治】 味清热泻火，燥湿解毒，止血，安胎。主肺热咳嗽，热病高热神昏，肝火头痛，目赤肿痛，湿热黄疸，泻痢，热淋，吐衄血，崩漏，胎热不安，痈肿疔疮。

《本经》："主诸热黄疸，肠澼，泄利，逐水，下血闭，（治）恶疮，疽蚀，火疡。"

《别录》："疗痰热，胃中热，小腹绞痛，消谷，利小肠，女子血闭，淋露下血，小儿腹痛。"

陶弘景："治奔豚，脐下热痛。"

《药性论》："能治热毒，骨蒸，寒热往来，肠胃不利，破壅气，治五淋，令人宣畅，去关节烦闷，解热渴，治热腹中疠痛，心腹坚胀。"

《日华子本草》："下气，主天行热疾，疔疮，排脓。治乳痈，发背。"

《珍珠囊》："除阳有余，凉心去热，通寒格。"

李杲："治发热口苦。"

《滇南本草》："上行泻肺火，下行泻膀胱火，（治）男子五淋，女子暴崩，调经清热，胎有火热不安，清胎热，除六经实火实热。"

《纲目》："治风热湿热头疼，奔豚热痛，火咳，肺痿喉腥，诸失血。"

《本草正》："枯者清上焦之火，消痰利气，定喘嗽，止失血，退往来寒热，风热湿热，头痛，解瘟疫，清咽，疗肺痿肺痈，乳痈发背，尤祛肌表之热，故治斑疹、鼠瘘，疮疡，赤眼；实者凉下焦之热，能除赤痢，热蓄膀胱，五淋涩痛，大肠闭结，便血、漏血。"

《科学的民间药草》："外洗创口，有防腐作用。"

【临床应用】 （1）**用于湿温、暑湿、胸闷呕恶，湿热痞满、黄疸泻痢**。本品性味苦寒，功能清热燥湿，善清肺胃胆及大肠之湿热，尤长于清中上焦湿热。治湿温、暑湿证，湿热阻遏气机而致胸闷恶心呕吐、身热不扬、舌苔黄腻者，常配滑石、白豆蔻、通草等药用，如《温病条辨》黄芩滑石汤；若配黄连、干姜、半夏等，可治湿热中阻，痞满呕吐，如《伤寒论》半夏泻心汤；若配黄连、葛根等，可治大肠湿热之泄泻、痢疾，如《伤寒论》葛根黄芩黄连汤；若配茵陈、栀子，可治湿热黄疸。

（2）**用于肺热咳嗽、高热烦渴**。本品主入肺经，善清泻肺火及上焦实热，用治肺热壅遏所致咳嗽痰稠，可单用，如《丹溪心法》清金丸；若配苦杏仁、桑白皮、苏子，可治肺热咳嗽气喘，如《万病回春》清肺汤；若配法夏，可治肺热咳嗽痰多，如《袖珍方大全》黄芩半夏丸。本品苦寒，清热泻火力强，配薄荷、栀子、大黄等，可用治外感热病，中上焦热盛所致之高热烦渴、面赤唇燥、尿赤便秘、苔黄脉数者，如《和剂局方》凉膈散。

（3）**用于血热吐衄**。本品能清热泻火以凉血止血，可用治火毒炽盛迫血妄行之吐血、衄血等证，常配大黄用，如《圣济总录》大黄汤。本品经配伍，也可用治其他出血证，如配地榆、槐花，用治血热便血；配当归，用治崩漏，如《古今医鉴》子芩丸。

（4）**用于痈肿疮毒**。本品有清热泻火，清解热毒的作用，可用治火毒炽盛之痈肿疮毒，常与黄连、黄柏、栀子配伍，如《外台秘要》黄连解毒汤。若治热毒壅滞痔疮热痛，则常配黄连、大黄、槐花等药用。

（5）**用于胎动不安**。本品具清热安胎之功，用治血热胎动不安，可配生地黄、黄柏等药用，如《景岳全书》保阴煎；若配白术用，可治气虚血热胎动不安，如《医学入门》芩术汤；若配熟地黄、续断、人参等药用，可治肾虚有热胎动不安，如《景岳全书》泰山磐石散。

【用量用法】 内服：煎汤，3～9g，或入丸、散。外用：煎水洗，或研末调敷，适量。

【使用注意】 枯芩为生长年久的宿根，中空而枯，体轻主浮，善清上焦肺火，主治肺热咳嗽痰黄。子芩为生长年少的子根，体实而坚，质重主降，善泻大肠湿热，主治湿热泻痢腹痛。

《药对》："山茱萸、龙骨为之使。恶葱实。畏丹砂、牡丹、藜芦。"

《本草经疏》："脾肺虚热者忌之。凡中寒作泄，中寒腹痛，肝肾虚而少腹痛，血虚腹痛，脾虚泄泻，肾虚溏泻，脾虚水肿，血枯经闭，气虚小水不利，肺受寒邪喘咳，及血虚胎不安，阴虚淋露，法并禁用。"

【附方】 （1）**治小儿心热惊啼**：黄芩(去黑心)、人参各一分。捣罗为散。每服一字匕，竹叶汤调下，不拘时候服-- 《圣济总录》之"黄芩散"

（2）**泻肺火，降膈上热痰**：片子黄芩，炒，为末，糊丸，或蒸饼丸梧子大。服五十丸。--《丹溪心法》

（3）**治慢性气管炎**：黄芩、葶苈子各等分，共为细末，糖衣为片，每片含生药 0.8g，每日三次，每次片。--《中草药新医疗法资料选编》（内蒙古）

（4）**治上呼吸道感染，肠炎**：黄芩切碎，加四倍量水浸泡四小时，过路残渣，再加二倍水浸泡两次，合并滤液，用 20%明矾液倒入浸液中，调节 pH 为 3.5(每 100kg 黄芩，需明矾 6～8kg)，产生黄色沉淀，静置四小时，弃去上层清液，将沉淀物装人布袋中加水过滤，烘干，粉碎，造粒打片。侮次服二至三片。--《中草药新医疗法资料选编》（辽宁）

（5）**治少阳头痛及太阳头痛，不拘偏正**：片黄芩，酒浸透。晒干为末。每服 5g，茶、酒任下。--《兰室秘藏》

（6）**治太阳与少阳合病，自下利者**：黄芥 150g，芍药 100g，甘草 100g(炙)，大枣十二枚(擘)，上四味，以水一斗、煮取三升)去滓。温服一升，日再夜一服。--《伤寒论》

（7）**治淋，亦主下血**：黄芩 200g，细切，以水五升，煮取二升，分服。--《千金翼方》

（8）**治吐血衄血，或发或止，皆心脏积热所致**：黄芩 50g（去心中黑腐），捣细罗为散。每服 15g，以水一中盏，煎至六分。不计时候，和滓温服。--《圣惠方》

（9）**治崩中下血**：黄芥，为细末。每服 5g、烧秤锤淬酒调下。--《本事方》

（10）**治妇人四十九岁已后，天癸却行或过多不止**：黄芩心枝条者二两（重用米醋，浸七日，炙干，又浸又炙。如此七次）。为细末，醋糊为丸，如梧桐子大。每服七十丸，空心温酒送下，日进二服。--《瑞竹堂经验方》

（11）**安胎**：白术、黄芩、炒曲。上为未，粥丸，服。--《丹溪心治》

（12）**治肝热生翳，不拘大人小儿**：黄芩 50g，淡豉 150g，为末。每服 15g，以熟猪肝裹吃，温汤送下，日二服。忌酒、面。--《卫生家宝方》

（13）**治眉眶痛，属风热与痰**：黄芩(酒浸，炒)、白芷。上为未，茶清调 10g。--《丹溪心法》

（14）**治灸疮血出**：酒炒黄芩 10g，为末，酒服。--《怪证奇方》

（15）**治火丹**：杵黄芩末，水调敷之。--《梅师集验方》

（16）**治产后血渴，饮水不止**：黄芩（新瓦上焙干）、麦门冬（去心）)各 25g。上件，细切。每服 15g，水一盏半，煎至八分，去滓温服，不拘时候。--《杨氏家藏方》)

（17）**治汗后余毒颊肿痛**：黄芩、瓜蒌、甘草上口父咀.每服 25g 白水煎服。--《普济方》

（18）**治白癜风**：黄芩末，用茄蒂蘸搽，好。--《仁术便览》

（19）**治疔舌下疮**：对于舌红、苔黄滑腻、脉细数患者，用炒黄芩 10g，煎汤，含于口中，漱口，然后徐徐嚥饮，每日 3～5 次。一般 3～5 天痊愈。

半枝莲

【别名】 半枝莲、牙刷草《江苏植药志》，通经草、紫连草、并头草《南京民间药草》，小韩信草、水韩信《广西药植图志》，小耳挖草《南宁市药物志》，溪边黄芩、金挖耳《江西民间草药验方》，野夏枯草、方草儿、半向花、半面花、偏头草、四方草《浙江民间常用草药》，耳挖草《广西中草药》，小号向天盏、虎咬红、再生草《福建中草药》，赶山鞭《常用草药治疗手册》(成都)，狭叶向天盏《新医疗法资料选编》(福建)，狭叶韩信草，四方马兰。

【来源】 为唇形科植物半枝莲 *Scutellaria barbata* Don 的干燥全草。

【植物形态】 多年生草本，高 15～50cm。茎四棱形，无毛或在花序轴上部疏被紧贴小毛，不分枝或具或多或少的分枝。叶对一；叶柄长 1～3mm；叶片卵形、三角状卵形或披针形，长 1～3cm，宽 0.4～1.5cm，先端急尖或稍钝，基部宽楔形或近截形，边缘具疏浅钝齿，上面橄榄绿色，下面带紫色，两面沿脉疏生贴伏短毛或近无毛，侧脉 2～3 对，与中脉在下面隆起。花对生，偏向一侧，排列成 4～10 的顶生或腑生的总状花序；下部苞叶叶状，较小，上部的逐渐变得更小，全缘；花梗长 1～2mm，有微柔毛，中部有 1 对长约 0.5mm 的针状小苞片；花萼长 2～2.5mm，果时达 4mm，外面沿脉有微柔毛，裂片具短缘毛，盾片高约 1mm，果时高约 2mm；花冠蓝紫色，长 1～1.4cm，外被短柔毛，花冠筒基部囊状增大，宽 1.5mm 向上渐宽，至喉部 3.5mm，上唇盔状，长约 2mm，下唇较宽，中裂片梯形，长约 3mm，侧裂片三角状卵形；雄蕊 4，前对较长，具能育半药，退化半药不明显，后对较短，具全药，花丝下部疏生短柔毛；花盘盘状，前方隆起，后方延伸成短子房柄；子房 4 裂，花柱细长。小坚果褐色，扁球形，径约 1mm，具小疣状突起。花期 5～10 月，果期 6～11 月。见下（图 714）

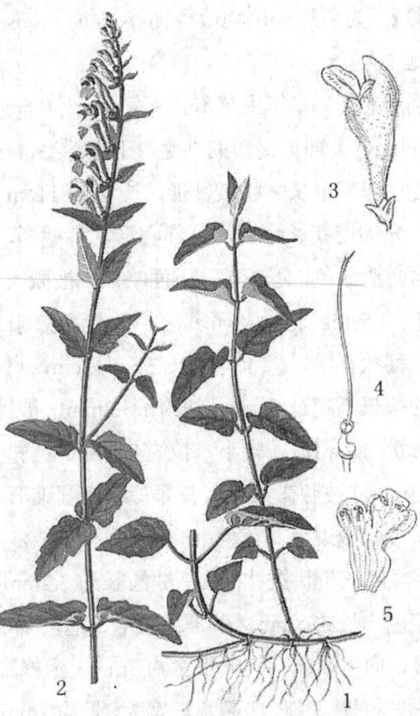

（图 714）**半枝莲**

1.植株下部 2.花枝 3.花 4.雌蕊 5.花纵剖示雄蕊

【生长分布】 生于溪沟边、田边或湿润草地上。邹平摩诃山群有分布。

【采收加工】 夏、秋二季茎叶茂盛时采挖，洗净，晒干。

【栽培要点】 **生长习性** 喜温暖湿润气候，宜选疏松肥沃、排水良好的壤土或砂质壤土栽培。

栽培技术 用种子繁殖或分株繁殖，以种子繁殖为主。种子繁殖：多采用直播，北方春季 3～4 月播种，南方以秋播 10 月上旬播种为好。条播或穴播，条播，按行距 25cm 开条沟，沟内先浅透水，将种子与草木灰拦成种子灰均匀播入，薄覆细土 0.7～1cm，穴播者按行株距 25cm×25cm 开穴，播种。播种量每 1 小时 m^2 需种子 4.5～6.0kg。分株繁殖：在春、秋季进行。先将老株挖起，选健壮无病者分成 3～4 根茎为一株丛，穴栽于整好的畦上，行株距为 25cm×25cm。

田间管理 直播在苗高 5～7cm 时进行匀苗，补苗需带土移栽，以利成活。施肥可结合中耕进行，可施用清淡人畜粪水。从第 2 年起，分别在 3 月和 5，7，9 月收获后进行追肥 1 次，可施人畜尿或硫酸铵等。久旱要浇水，多雨季节要清理墒沟。

【性状鉴别】 全草长 15～30cm。根纤细。茎四棱形，直径 2～5mm，表面黄绿色至暗紫色。叶对生，皱缩或卷栩，展平后呈卵状披针形，长 1.5～3cm，宽 0.5～1cm，被疏柔毛，上面深绿色，下面灰绿色；叶柄短或近无机柄。枝顶有偏于一侧的总状花序，具残存的宿萼，有时内藏四个小坚果。茎质软，易折断。气微，味苦涩。

【显微鉴别】 叶表面观：表皮细胞长角形，垂周壁波状弯曲，上表皮细胞较大，有的细胞含橙皮甙结晶，以气孔周围为多见；气孔直轴式。非腺毛 1～4 细胞，壁具疣状突起，基部细胞有入射状纹理。腺鳞较多，头部类圆形，4～10 余细胞，直径 25～47μm，形大者类圆形或椭圆形，有的边缘凹凸，由数十个细胞组成，直径 140～266μm。另有小腺毛，头部类圆形，1～2 细胞，直径约 28μm，柄短，单细胞。

【理化鉴别】 （1）取本品粉末 10g，加 80%乙醇 50ml，置水浴上回流 0.5h，趁热滤过。取滤液 1ml，加镁粉少许及浓盐酸数滴，渐显绯红色。（检查黄酮类）

（2）取上滤液 1ml，加 1%三氯化铁试液 1～2 滴，溶液显墨绿色。（检查酚类）

（3）取上滤液 4ml，置水浴上蒸干，残渣加 5%盐酸 5ml，搅拌溶解，滤过。滤液分置 3 支试管内分别加碘化铋钾试液、碘化汞钾试液、硅钨酸试液各 1～2 滴，各试管均产生沉淀。（检查生物碱）

【主含成分】 全草含红花素（*carthamidin*），异红花素（*iso-carthamidin*），高山黄芩素（*scutellarein*），高山黄铃甙（*scutel-larin*），β-谷甾醇（*β-sitosterol*），硬脂酸（*steraric acid*），生物碱，多糖等。

【药理】 （1）**抑菌作用** 半枝莲 50%煎剂用平板挖沟法，对金黄色葡萄球菌、福氏痢疾杆菌、伤寒杆菌、绿脓杆菌、大肠杆菌有抑制作用。

（2）**解痉祛痰作用** 本品所含的红花素有较强的抗由组胺引起的平滑肌收缩作用，并有较好的祛痰作用。

（3）**抑瘤作用** 用美蓝氏试管法筛选试验表明，本品对急性粒细胞型白血病细胞有很轻度的抑制作用；用细胞呼吸器法筛选实验表明，对急性粒细胞型白血病血细胞的抑制率大于 75%。

（4）**免疫调节作用** 本品所含的多糖在体外可促进 ConA 诱导的小鼠脾细胞淋巴细胞转化，其最适浓度为 400r/ml。Sc 给药 1 周后可明显提高小鼠外周血淋巴细胞中酯酶阳性细胞的百分率，促进 DNCB 诱导的迟发型变态反应。但大剂量给药（200mg/kg）可抑制小鼠胸腺指数，对脾指数无影响。

（5）**其它作用** 抑制 ATP 生成：本品所含的黄芩素能抑制吲哚-3-乙酸氧化酶与 ATP 生成，能抑制 Heliothiszea 幼虫的生长。黄芩素甙有增加脑血流量，降低脑血管阻力，提高血脑屏障通透性，以及对抗由二磷酸腺工苷引起的血小板凝聚作用。

（6）**毒性**：半边莲煎剂小鼠 iv 的 LD_{50} 为 6.10±0.26g（生药）/kg。浸剂大鼠 ig 的 LD_{50} 与 75.1±13.1g（生药）/kg。大鼠每日 ip0.1、0.3 和 1.0g（生药）/kg，连续 3 个月，体重、尿沉渣及尿蛋白检查均无异常发现。病理检查，除部分大鼠肾脏有轻度浊肿外，未见显着器质性变化。黄芩素甙小鼠 po 最大耐受量为 10g/kg，iv 的 LD50 为 1314mg/kg。

【性味归经】 味辛、苦，性寒。归肺、肝、肾三经。

【功用主治】 清热解毒，散瘀止血，利尿消肿。主热毒痈肿，咽喉疼痛，肺痈，肠痈，瘰疬，毒蛇咬伤，跌打损伤，吐血，衄血，血淋，水肿，腹水及癌症。

《南京民间药草》："破血通经。"

《广西药植图志》："消炎，散瘀，止血。治跌打伤，血痢。"

《南宁市药物志》："消肿，止痛。治跌打，刀伤，疮疡。"

《泉州本草》："清热，解毒，祛风，散血，行气，利水，通络，破瘀，止痛。内服主血淋，吐血，衄血。外用治毒蛇咬伤，痈疽，疔疮，无名肿毒。"

广州部队《常用中草药手册》："清热解毒。治癌见到改善症状的效果；阑尾炎，肝炎。"

成都《常用草药治疗手册》："治食道癌、胃癌、子宫癌。"

【用量用法】 内服：煎汤，15～30g，鲜品加倍，或入丸、散。外用：鲜品捣敷，适量。

【使用注意】 血虚者不宜，孕妇慎服。

【附方】 （1）**治吐血、咯血**：鲜狭叶韩信草一至二两，捣烂绞汁，调蜜少许，炖热温服，日二次。--《泉州本草》

（2）**治尿道炎，小便尿血疼痛**：鲜狭叶韩信草一两，洗净，煎汤，调冰糖服，日二次。--《泉州本草》

（3）**治热性血痢**：小韩信草二两，煎服。（《广西药植图志》）

（4）**治痢疾**：鲜狭叶韩信草三至五两，捣烂绞汁服；或干全草一两，水煎服。--《福建中草药》

（5）**治肝炎**：鲜半枝莲五钱，红枣五个，水煎服。--《浙江民间常用草药》

（6）**治胃气痛**：干狭叶韩信草一两，和猪肚或鸡一只（去头及脚尖，内脏），水、酒各半炖热，分二、三次服。--《泉州本草》）

（7）**治咽喉肿痛**：鲜狭叶韩信草八钱，鲜马鞭草八钱，食盐少许。水煎服。--《福建中草药》

（8）**治咽喉炎、扁桃体炎**：半枝莲、鹿茸草、一枝黄花各三钱。水煎服。--《浙江民间常用草药》

（9）**治肺脓疡**：半枝莲、鱼腥草各一两。水煎服。--《浙江民间常用草药》

（10）**治蛇头疔、淋巴腺炎**：鲜狭叶韩信草-至二两，调食盐少许，捣烂外敷。--《福建中草药》

（11）**治淋巴结核**：半枝莲二两，水煎服。或半枝莲、水龙骨各一两，加瘦猪肉适量，煮熟，吃肉和汤。

（12）**治癌症**：半枝莲、蛇葡萄根各一两，藤梨根四两，水杨梅根二两，白茅根、凤尾草、半边莲各五钱。水煎服。

（13）**治背痈**：鲜半枝莲根捣烂外敷。要留出白头，一天敷二次。另取全草一两，水煎服，服四、五次即可排脓。排脓后，用根捣汁滴入孔内，并用纱布包扎，一天换二次。（11～13方均出《浙江民间常用草药》）

（14）**治跌打损伤**：小韩信草捣烂，同酒糟煮热敷。--《广西药植图志》

（15）**治一切毒蛇咬伤**：鲜狭叶韩信草，洗净捣烂，绞汁，调黄酒少许温服，渣敷患处。--《泉州本草》

（16）**治毒蛇咬伤**：鲜半枝莲、观音草各-至二两，鲜半边莲、鲜一包针各四至八两。水煎服。另取上述鲜草洗净后加食盐少许，捣烂取汁外敷。--《浙江民间常用草药》

（17）**用于癌瘤**：取半枝莲1两，水煎两次，上、下午分服，或代茶。据36例食管癌、肺癌患者的观察，用药后部分患者有近期症状的改善，但尚未见有根治疗效。另有用半枝莲、白英各1两，水煎服，每日1剂。用于肺癌，对改善症状亦有一定效果。

（18）**治疗子宫肌瘤**：半枝莲、白花蛇舌草1:1量代茶饮。稍煎煮一下更好。2个月即见显效。

藿香

【别名】 藿香《别录》，排香草、野藿香《中药大辞典》，五香（邹平），土藿香，山藿香，野苏，猫把，青茎薄荷，大叶薄荷，绿荷荷，川藿香、苏藿香，野藿香，猫尾巴香，猫巴虎，拉拉香，八蒿，鱼香，鸡苏，水麻叶，何香。

【来源】 为唇形科植物藿香 *Agastache rugosa* (Fisch. et Mey.) O.Ktze.的地上部分。

【植物形态】 多年生草本。茎直立，高0.5～1.5m，四棱形，粗达7～10mm，上部被极短的细毛，下部无毛，在上部具能育的分枝。叶心状卵形至长圆状披针形，长4.5～11cm，宽3～6.5cm，向上渐小，先端尾状长渐尖，基部心形，稀截形，边缘具粗齿，纸质，上面橄榄绿色，近无毛，下面略淡，被微柔毛及点状腺体；叶柄长1.5～3.5cm。轮伞花序多花，在主茎或侧枝上组成顶生密集的圆筒形穗状花序，穗状花序长2.5～12cm，直径1.8～2.5cm；花序基部的苞长不超过5mm，宽约1～2mm，披针状线形，长渐尖，苞片形状与之相似，较小，长约2～3mm；轮伞花序具短梗，总梗长约3mm，被腺微柔毛。花萼管状倒圆锥形，长约6mm，宽约2mm，被腺微柔毛及黄色小腺体，多少染成浅紫色或紫红色，喉部微斜，萼齿三角状披针形，后3齿长约2.2mm，前2齿稍短。花冠淡紫蓝色，长约8mm，外被微柔毛，冠筒基部宽约1.2mm，微超出于萼，向上渐宽，至喉部宽约3mm，冠檐二唇形，上唇直伸，先端微缺，下唇3裂，中裂片较宽大，长约2mm，宽约3.5mm，平展，边缘波状，基部宽，侧裂片半圆形。雄蕊伸出花冠，花丝细，扁平，无毛。花柱与雄蕊近等长，丝状，先端相等的2裂。花盘厚环状。子房裂片顶部具绒毛。成熟小坚果卵状长圆形，长约1.8mm，宽约1.1mm，腹面具棱，先端具短硬毛，褐色。花期6～9月，果期9～11月。见（图715）

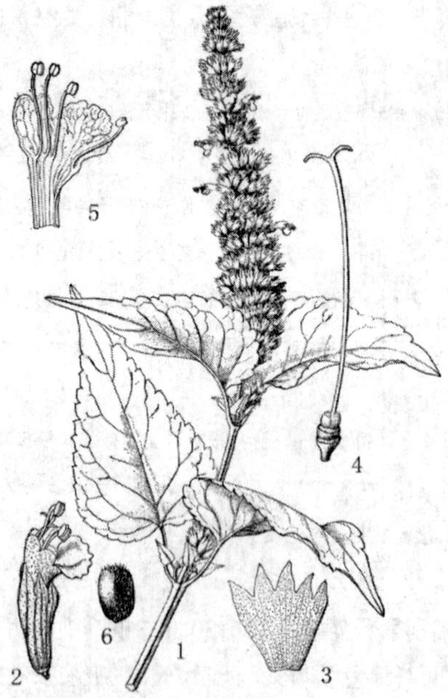

（图715）**藿香**

1.花序枝 2.花 3.花萼 4.雌蕊 5.花瓣纵剖示雄蕊 6果实.

【生长分布】 生于山坡、溪谷边、山路旁。邹平南部山区广布。

【采收加工】 6～7月，当花序抽出而未开花时，择晴天割取全草，薄摊晒至日落后，收回堆叠过夜，次日再晒。第2次在10月收割，迅速晾干，晒干或烤干。

【性状鉴别】 地上产分长30～90cm，常对折或切断扎成束。茎方柱形，多分枝，直径0.2～1cm，四角有棱脊，四面平坦或凹入成宽沟状；表面暗绿色，有纵皱纹，稀有毛茸；节明显，常有叶柄脱落的疤痕，节间长 3～10cm；老茎坚硬、质脆，易折断，断面白色，髓部中空。叶对生；叶片深绿色，多皱缩或破碎，完整者展平后呈卵形，长 2～8cm，宽 1～6cm，先端尖或短渐尖，基部圆形或心形，边缘有钝锯齿，上表面深绿色，下表浅绿色，两面微具毛茸。茎顶端有时有穗状轮伞花序，呈土棕色。气芳香，味淡而微凉。

【显微鉴别】 （1）茎表面观：表皮胞多角形，轴向延长。具气孔及毛茸，气孔直轴式。非腺毛多为 1～4 细胞；腺毛头部 1～2 细胞，柄单细胞；腺鳞偶见，头部多为 8 个细胞，柄单细胞。

（2）叶表面观：表皮细胞垂财壁波状弯曲。气孔直轴式，主要分布在下表皮，上下表皮者具毛茸，以下表皮为多面手邮，上表皮非腺毛多为 1～2 细胞，长 16～80μm，下表皮非腺毛多为 1～4 细胞，长 70～460μm，毛茸圆锥形，表面有疣状突起，基部邻细胞 3～4，呈放射状排列，角质层纹理较明显；腺毛头部 1～2 细胞，以单细胞较多见，柄单细胞；腺鳞头部 8 个细胞，扁圆球形，直径 56～80μm，柄单细胞。

【理化鉴别】 （1）取该品粗粉 2g，加石油醚 20ml，置水浴回流 30 分钟，滤过。取滤液 1ml，加 1%香草醛盐酸试液 0.5ml，上层石油醚层显黄绿色，放置后下层渐显紫褐色。（检查挥发油）

（2）薄层色谱：取该品粉末 75g，置挥发油测定器中蒸出挥发油。取 0.1ml 挥发油加环已烷至 1ml，作供试液。另取甲基黄苏丹III制成对照液，吸取两深液点于硅胶 G-CMC 板上，用石油醚-乙酸乙酯（95：5）上行展开；取出，晾干，喷以 5%茴香醛浓硫酸试液，于 110℃加热 3-5 分钟，供试液色谱中与对照液色谱相应处显相同颜色的斑点。

【主含成分】 藿香含挥发油 0.28%，主要成分为甲基胡椒酚（*methyl-chavicol*）占 80%以上。并含有茴香脑（*anethole*），茴香醛（*anisaldehyde*），柠檬烯（*limonene*），对甲氧基桂皮醛（*P-methoxycinnamaldehyde*），α-和-β-蒎烯（*pinene*），3-辛酮（*3-octanone*），1-辛烯-3-醇（*1-octen-3-ol*），芳樟醇（*linalool*），1-丁香烯（*1-carypholene*），β-榄香烯（*β-elemene*），β-葎草烯（*β-humu-lene*），α-衣兰烯（α--farnesene），γ-毕澄茄烯（*γ-cadinene*），菖蒲烯（*calamenene*）；还含有顺式-β，γ-已烯醛（*cis-β，γ-hexenal*）。黄酮类化合物：刺槐素（*acacetin*），椴树素（*tilianin*），蒙花甙（*linarin*），藿香甙（*agastachoside*），异藿香甙（*isoagastachoside*），藿香精（*agastachin*）。根含马斯里酸（*mas-linic acid*）即是山楂酸（*crateglic acid*），齐墩果酸（*oleanolic acid*），3-O-乙酰基齐墩果醛（*3-O-acetyl oleanolic aldehyde*），刺槐素，椴树素，藿香甙，胡萝卜甙（*daucosterol*），β-谷甾醇（*β-sitosterol*），去氢藿香酚（*dehydro-agastol*），1-亚甲基-6，8-二羟基-5-甲氧基-7-（1，1-二甲基羟甲基）-1，2，3，4，9，10，10，a-七氢-9-菲酮[*1-methylene-2，4a-dimethyl-6，8-dihydroxy-5-methoxy7-(1，1-dim-ethyl-hydroxy methyl)-1，2，3，4，10，10a-heptahydro-9-phenanthroxe*]。

【药理】 （1）**抗真菌作用** 实验证明，藿香煎剂（8%～15%）在试管内对许兰毛癣菌等多种致病性真菌有抑制作用，乙醚浸出液、醇浸出液、水浸出液亦能抑制多种致病性真菌，试验表明，藿香乙醚浸出液、醇浸出液、水浸出液及煎剂对趾间毛癣菌及足跖毛癣菌的抑菌浓度分别是 3%、5%、10%、15%,提示浸出液的抗菌能力比煎剂为强。

（2）**抗钩端螺旋体作用** 藿香水煎剂在浓度为 15mg/ml 时对钩端螺旋体有抑制作用；当浓度增至 31mg/ml 时对钩端螺旋体有杀灭作用。

（3）**抗病毒作用** 有报告指出，藿香中的黄酮类物质有抗病毒作用。从藿香中分离出来的成分可以抑制消化道及上呼吸道病原体——鼻病毒的生长繁殖，藿香中有抗病毒作用的成分是黄酮（黄碱素成分），以该成分为主合成的药物用于鼻病毒感染者，抗病毒性更强、内服易吸收，效果良好。

（4）**对消化系统的作用** 藿香中的挥发油有刺激胃黏膜、促进胃液分泌、帮助消化的作用，但藿香煎剂对胆囊无收缩作用。

【性味归经】 味辛，性微温。入肺、脾、胃经。

【功用主治】 祛暑解表，化湿和胃。主治夏令感冒，寒热头痛，胸脘痞闷，呕吐泄泻，妊娠呕吐，鼻渊，手，足癣。

《别录》："疗风水毒肿，去恶气，疗霍乱、心痛。"

《本草图经》："治脾胃吐逆，为最要之药。"

《珍珠囊》："补卫气，益胃气，进饮食，又治吐逆霍乱。"

《汤液本草》："温中快气。肺虚有寒，上焦壅热，饮酒口臭，煎汤漱。"

《本草述》："散寒湿、暑湿、郁热、湿热。治外感寒邪，内伤饮食，或饮食伤冷湿滞，山岚瘴气，不伏水土，寒热作疟等症。"

《本草再新》："解表散邪，利湿除风，清热止渴。治呕吐霍乱，疟，痢，疮疥。梗：可治喉痹，化痰、止咳嗽。"

【临床应用】 （1）**用于湿阻脾胃、脘腹胀满、湿温初起**。若湿阻中焦、脘闷纳呆者，与佩兰等同用；若湿温初起，可配薄荷、茵陈、黄芩等同用。

（2）**用于呕吐、泄泻等**。可配半夏同用；如湿热者，可配黄莲、竹茹；脾胃虚弱者，可配党参、甘草；妊娠呕吐，可配砂仁同用。

（3）**用于暑湿症**。其治暑湿，不论偏寒、偏热，都可应用，临床经常与佩兰配伍同用。

（4）**用于发热恶寒、恶寒发热、胸脘满闷**。可配伍紫苏、陈皮等药。

（5）**用于鼻渊**。常可配猪胆汁等同用。

【用量用法】 内服：煎汤，6～0g，或入丸、散。外用：煎水先，或研末搽，适量。

【使用注意】 藿香叶偏于发表，藿香梗偏于和中，鲜藿香解暑之力效强，夏季以沸水冲浸代茶，可作清暑饮料。

《本草经疏》："阴虚火旺，胃弱欲呕及胃热作呕，中焦火盛热极，温病热病，阳明胃家邪实，作呕作胀，法并禁用。"

《本经逢原》："其茎能耗气，用者审之。"

【附方】 （1）**治疗暑泻**：藿香、苍术、槟榔各 1000g，厚朴 600g，黄连 300g，木香 500g，地锦草 3000g。加清水 80～100L，浸泡 1 小时，煎至 25ml，冷却后，分装瓶内。成人每次 100ml，开水冲服，轻者每日 2 次，重者每日 3 次。恶心呕吐重者，可少量多次，每次 30～50ml，频频咽下，每日 6～10 次，或加入生姜汁数滴冲服。儿童酌减。治疗 128 例，显效 74 例，有效 46 例，无效 8 例。一般服药后 1 日即可见效。--《中医杂志》，1983；（8）：40

（2）**治疗中焦湿热症**：藿香、陈皮、茯苓各 15g，砂仁、厚朴、半夏、槟榔、黄芩各 10g，柴胡 12g，水煎服，每日 1 剂。治疗 32 例，全部治愈。平均服药 9 剂。--《中原医刊》，1990；17（3）：31

（3）**治疗夏令皮炎**：藿香、青蒿、黄柏、苦参、地骨皮各 9g，水煎服。治疗 60 例，用药 1 个疗程（7 天为 1 疗程）后，痊愈 30 例，显效 9 例，无效 12 例。--《浙江中医杂志》，1985；（6）：374〕

（4）**治疗婴幼儿腹泻**：①藿香、苍术各 6g，野麻草 15g，车前子 9g，厚朴、陈皮各 4g，粉甘草 3g，生姜 3 片，大枣 5~7 枚。水煎服。治疗 112 例，全部治愈。--《福建中医药》，1984；（1）：13 ②藿香、紫苏各 4g，苍术、厚朴各 6g，砂仁 3g，云苓 9g，车前子 6g，水煎服。治疗 36 例，痊愈 25 例，好转 8 例，无效 3 例。疗效优于对照组。--《河南中医》，1990；（4）：37

（5）**治疗急性卡他性结膜炎**：藿香 15~30g，水煎服，每日 1 剂，早晚各服 1 次。如发病 3~4 天，发炎较厉害者，可加入白茅根 30g，用上药煎服。治疗病毒性传染性结膜炎患者 34 例，痊愈 31 例，无效 3 例。--《福建医药杂志》，1976；（1）：28

（6）**治伤寒头疼，寒热，喘咳，心腹冷痛，反胃呕恶，气泻霍乱，脏腑虚鸣，山岚瘴疟，遍身虚肿，产前、后血气刺痛，小儿消伤**：大腹皮、白芷、紫苏、茯苓(去皮)各 50g，半夏曲、白术、陈皮(去白)、厚朴(去粗皮，姜汁炙)、苦梗各 100g，藿香(去士)150g，甘草(炙)125g。上为细末，每服 10g，水一盏，姜三片，枣一枚，同煎至七分，热服。如浓出汗，衣被盖，再煎并服。--《局方》之"藿香正气散"

（7）**治暑月吐泻**：滑石(炒)100g，藿香 12.5g，丁香 2.5g。为末，每服 5~10g，淅米泔调服。--《禹讲师经验方》

（8）**治霍乱吐泻**：陈皮(去白)、藿香叶(去士)。上等分，每服 25g，水一盏半，煎至七分，温服，不拘时候。--《百一选方》之"回生散"

（9）**治疟**：高良姜、藿香各 25g。

（10）**香口去臭**：藿香洗净，煎汤，时时噙漱。--《摘元方》

（11）**治小儿牙疳溃烂出脓血，口臭，嘴肿**：土藿香，入枯矾少许为末，搽牙根上。--《滇南本草》

（12）**治胎气不安，气不升降，呕吐酸水**：香附、藿香、甘草各 10g，为末，每服 10g，入盐少许，沸汤调服之。--《圣惠方》

（13）**治冷露疮烂**：藿香叶、细茶等分。烧灰，油调涂叶上贴之。--《包会应验方》

（14）**治刀伤流血**：土藿香、龙骨，少许为末，外敷。--《滇南本草》

（15）**治手足癣**：藿香 30g、黄精、生军、皂矾各 12g，将上药浸于米醋 1000 毫升内 7~8 日，去渣，将患部浸入药液内，每日 1~3 次，每次 20~30 分钟，次数愈多，时间愈长，效果愈佳。--《江苏中医》1964（5）：8

（16）**治上呼吸道感染发热**：藿香 10g、香薷 6g、野菊花 15g、青蒿 l0g，制成冲剂，每 6 小时 1 次，每次 15g，开水冲服。--《江苏中医》，1987（7）：11

地椒

【别名】 地椒《嘉佑本草》，地花椒《海上名方》，百里香《植物学大辞典》，山椒《中国药植图鉴》，山胡椒《辽宁经济植物志》。

【来源】 为唇形科植物地椒 *Thymus quinquecostatus* Cêlak. 的全草。

【植物形态】 矮小半灌木状草本，有强烈香气。匍匐茎末端多成不育枝或偶成花枝。茎具四棱，枝紫色，密被绒毛；花枝高 2～10cm。叶对生，2～4 对，卵形，长 0.5～1cm，侧脉 2～3 对，两面有凹陷腺点；下部叶柄长约为叶片一半，上部叶柄变短。花序头状；花萼略唇形，喉部具毛环；花冠紫红色至粉红色，二唇形，长 6.5～8mm；雄蕊 4，二强，伸出。小坚果近圆球形或卵圆形。花期 6～8 月，果期 9 月。见（图 716）

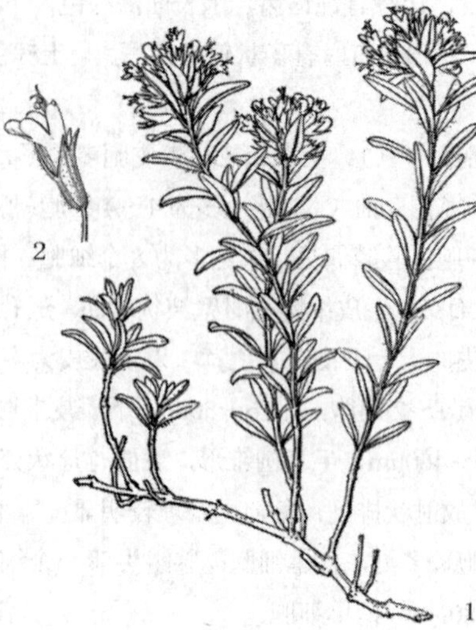

（图 716）**地椒**

1.植株 2.花

【生长分布】 生于山地、杂草丛。邹平南部山区有分布。

【采收加工】 夏、秋季花盛开时采收，除去杂质，阴干或鲜用。

【性状鉴别】 茎方柱形，多分枝，长 5～18cm，直先约 1mm；表面紫褐色，幼茎被白色柔毛。节明显，匍匐茎节上具细根。叶多皱缩，展平后呈卵圆形，长 0.3～1cn，宽 1.5～4mm，先端钝或稍锐尖，基部楔形，全缘，下面腺点明显。小花集成头状，紫色或淡紫色。小坚果近圆形或卵圆形，压扁状。气芳香，味辛。

【主含成分】 茎、叶含挥发油，油中主要为芳樟醇、龙脑、香芹酚（carvacrol）、对伞花烃、麝香草酚；叶尚含齐墩果酸、熊果酸、咖啡酸。

【药理】 （1）**消炎作用** 花的煎剂或流浸膏可用于支气管炎或其他上呼吸道疾患作保护剂。

（2）**止痛作用** 也可用于神经炎或脊神经根炎作止痛剂，此皆因其中含百里香酚之故。

【性味归经】 性温，味辛，有小毒。

【功用主治】 温中散寒，驱风止痛。治吐逆，腹痛，泄泻，食少痞胀，风寒咳嗽，咽肿，牙疼，身痛，肌肤瘙痒。

《嘉佑本草》："主淋爍肿痛。"

《中国药植图鉴》："为镇痉、驱风、强壮剂。主治痉挛性咳嗽，百日咳，炎症，喉头肿痛。"

《新疆中草药手册》："祛风，止咳化痰，治感冒。"

《陕西中草药》："温中散寒，健脾消食，祛风镇痛。治胃寒痛，小腹胀满，消化不良，周身疼痛，牙痛。"

《陕甘宁青中草药选》："清暑解热，和胃止呕。"

【用量用法】 内服：煎汤，5～15g，研末或浸酒。外用：研末撒或煎水洗，适量。

【使用注意】 不宜过量，有小毒。

【附方】 (1)**治感冒**：百日咳地椒一钱，水煎服。--《宁夏中草药手册》

(2)**预防中暑、感冒**：地椒泡水当茶饮。--《陕甘宁青中草药选》

(3)**治百日咳，喉头肿痛**：地椒、三颗针、车前草各三钱，水煎服。--《陕甘宁青中草药选》

(4)**治胃寒痛，消化不良**：地椒三钱，水煎服。--《陕西中草药》

(5)**治消化不良，腹泻**：地椒五钱，滑石一两，甘草二钱，麦芽四钱。水煎服。--《陕甘宁青中草药选》

(6)**治外伤周身痛**：地椒一至二两。白酒一斤，浸泡二十四小时，每次服二至三酒盅，每日二次。--《陕西中草药》

(7)**治月经不调**：地椒五钱，白龙苍菜一两。每日一剂，煎服二次。--《中草药新医疗法资料选编》(内蒙古)

(8)**治慢性湿疹，皮肤瘙痒**：地椒五钱，蒲公英一两。水煎外洗。--《陕甘宁青中草药选》

(9)**治牙痛**：地花椒、川芎藭尖等分，为末，擦之。--《海上名方》

韩信草

【别名】 韩信草、大力草、耳挖草《生草药性备要》，金茶匙《本草求原》，大韩信草《南宁市药物志》，顺经草《贵阳民间药草》，调羹草、红叶犁头尖《湖南药物志》，大叶半枝莲、笑花草《广西中草药》，虎咬癀、向天盏《福建中草药》。印度黄芩、半枝莲、合耳花、龙游香草、钩头线《中华本草》。

【名释】 传说汉将韩信曾卖鱼被打伤，被邻人用一种草煎汤治瘉，后从军打仗，他就用该草为士兵疗伤，效果奇好，士兵问叫什么草，他也不知，即被后人喊作“韩信草”。

【来源】 为唇形科植物韩信草 *Scutellaria indica* L.的全草。

【植物形态】 为多年生草本；茎单生或数茎丛生，全体被毛，细瘦，方柱形，高 10～37cm。叶对生；叶柄长 5～15mm；叶片草质至纸质，心状卵圆形至椭圆形，长 1.5～3cm，宽 1.2～3.2cm，先端钝或圆，基部圆或多少呈心形，边缘有圆锯齿，两面被柔毛或糙伏毛。花蓝紫色，对生，多朵集成偏向一侧的顶生总状花序，长 3～9cm；苞片卵圆形，两面都有短柔毛；小梗基部有 1 对刚毛状小苞片；花萼钟状，长 2mm，外面被粘柔毛，具 2 唇，全缘，萼筒背生 1 囊状盾鳞；花冠蓝紫色，2 唇形，长约 19mm，外面被腺体和短柔毛，上唇先端微凹，下唇有 3 裂片，中裂片圆状卵圆形；雄蕊 4 枚，为二强雄蕊，不伸出；花柱细长，子房光滑，4 裂。小坚果 4 个，卵形，有小瘤状突起。花期 4～5 月，果期 6～9 月。见(图 717)

【生长分布】 生于山地或丘陵地、疏林下，路旁空地及草地上。邹平南部山区有分布。

【采收加工】 春、夏季采收，洗净，鲜用或晒干。

【性状鉴别】 全草长 10～25cm，全体被毛，叶上尤多。根纤细。茎方柱形，有分枝，表面灰绿以。叶对生，叶片灰绿色或绿褐以，多皱缩，展平后呈卵圆形长 1.5～3cm，宽 1～2.5cm，先端圆钝，基部浅心形或平截，边缘有钝齿；叶柄长 0.5～2.5cm。总状花序顶生，花偏向一侧，花冠蓝色，二唇形，多已脱落。长约 1.5cm。宿萼钟形，萼筒背部有一囊状盾鳞，呈“耳挖”状。小坚果圆形，淡棕色，气微，味微苦。

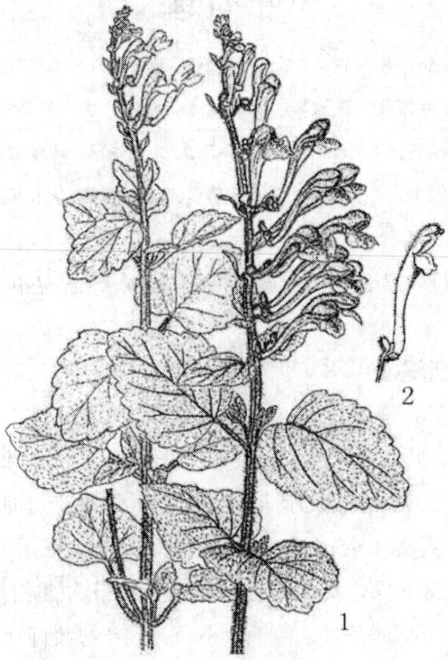

(图 717) **韩信草**

1.植株 2.花

【主含成分】 全草含黄芩素等黄酮类、酚性成分、氨基酸、有机酸。

【性味归经】 味辛、苦；性寒。归心、肝、肺三经。

【功用主治】 清热解毒，活血止痛，止血消肿。主痈肿疔毒，肺痈，肠痈，瘰疬，毒蛇咬伤，肺热咳喘，牙痛，喉痹，咽痛，筋骨疼痛，吐血，咯血，便血，跌打损伤，创伤出血，皮肤瘙痒。

《生草药性备要》：“治跌打，蛇伤，祛风散血，壮筋骨，消肿，浸酒妙。”

《南宁市药物志》：“消肿止痛，祛风散瘀。治跌打，蛇伤，疮疡。”

《贵阳民间药草》：“平肝清热。治肝火旺，烦躁。”

《泉州本草》：“清热解毒，消肿退癀，逐血破瘀，排脓消痈，凉血止血，利咽喉。主治一切喉癀，亦治肺火高热喘咳，吐血，咳血咯血，瘀血作痛，刀伤出血，恶疮痈肿，虎、犬咬伤。”

【用量用法】 内服：煎汤，10～15g，或捣汁，鲜品 30～60g，或浸酒。外用：捣敷，或煎汤洗，适量。

【使用注意】 《广西中草药》：“孕妇慎服。”

【附方】 (1)**治跌打损伤，吐血**：鲜韩信草二两。捣，绞汁，炖酒服。

(2)**治吐血、咯血**：鲜韩信草一两。捣，绞汁，调冰糖炖服。

(3)**治劳郁积伤，胸胁闷痛**：韩信草一两。水煎服。或全草半斤。酒-斤，浸三天。每次一两，日二次。

(4)**治痈疽，无名肿毒**：鲜韩信草捣烂，敷患处。

(5)**治一切咽喉诸症**：鲜韩信草一至二两。捣，绞汁，调蜜服。(1～5 方均出自《泉州本草》

(6)**治牙痛**：韩信草、入地金牛各二钱。水煎服。--《岭南采药录》

(7)**治白浊、白带**：韩信草一两。水煎或加猪小肠同煎服。

(8)**治毒蛇咬伤**：鲜韩信草二两。捣烂绞汁冲冷开水服，渣敷患处。(7～8 方均出自《福建中草药》)

草石蚕

【别名】 草石蚕《本草纲目拾遗》，地蚕《日用本草》，甘露子、滴露《饮膳正要》，甘露儿《救荒本草》，土蛹《余冬录》，宝塔菜《中国植物图鉴》，蜗儿菜《江苏植药志》，土虫草《陆川本草》，地牯牛草、地纽《贵州草药》，地蚕、土蚰、土人参、土蕊子、毛菜、风子草、螺丝菜《中华本草》，白虫草，白冬虫夏草，土虫草。

【来源】 为唇形科植物草石蚕 *Stachys siebolidii* Miq.的块茎及全草。

【植物形态】 多年生草本，直立。基部有匍匐枝，枝端有螺蛳形的块茎。茎高 30～120cm，方形，四棱，上有倒生的长刺毛。叶对生，叶片卵形或长椭圆形，长约 3～12cm，宽 1.5～6cm，先端尖锐或长尖，基部心脏形或浅心形，边缘有圆锯齿，两面有长柔毛；叶柄长 1～5cm。苞片披针形，两面有长柔毛。花 2～6 轮，每轮通常 6 朵，集成间断的穗形总状花序，顶生于枝梢；小花柄基部有 1 对脱落性的刚毛状小苞片；花萼狭钟状，连齿长约 9mm，外被具腺柔毛，10 脉，齿 5，三角形，具刺尖头；花冠粉红色至紫红色，长约 1.2cm，筒内具毛环，上唇直立，下唇 3 裂，中裂片近圆形。小坚果卵球形，黑褐色，具小瘤；花期 7-8 月，果期 9 月。见下（图 718）

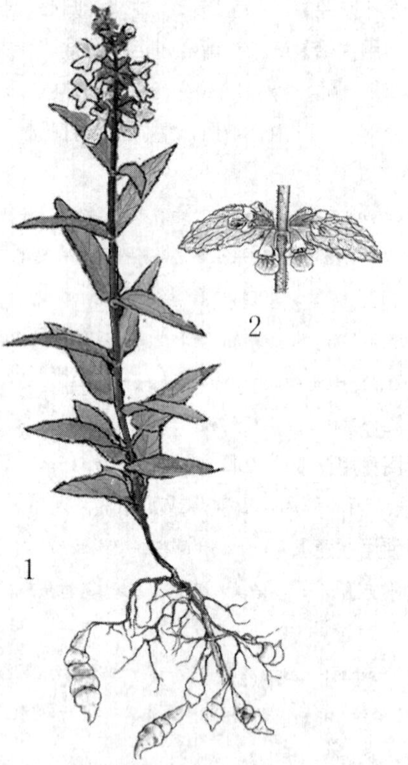

（图 718）**草石蚕**

1.植株 4.花叶

【生长分布】 生于湿润地或近水边。邹平南部山区有分布。

【采收加工】 春、秋季采收。挖取块茎，洗净，晒干。

【栽培要点】 **生长习性** 对气候要求不严，而以稍凉爽的气候较好。土壤以肥沃、疏松的油砂土为宜。

栽培技术 用块茎繁殖。在 11 月倒苗后至春季发芽前，随挖随栽。在整好的地上，开 1.3m 宽的畦，按行、株距各约 25cm，开穴，深约 7cm，每穴栽块茎 2-3 个，盖土 3-4cm 厚，每 1 小时 m^2 用块茎 300-375kg。

田间管理 出苗后，中耕除草、追肥 2 次，第 1 次在 4 月，第 2 次在 5 月，可施人畜粪水。6 月地上茎高 33cm 时，可行摘心，促使块茎生长。

【性状鉴别】 根茎呈螺蛳状，长 1.5～4cm，直径 3～7mm。表面棕黄色，多皱缩，扭曲，具 5～15 个环节，节间可见点状芽痕及根痕。质坚脆，易折断，断面平坦，白色。气微，味微甘。用水浸泡后易膨胀，节结明显。

【性味归经】 味甘，性平。归肺、肝、脾三经。

【功用主治】 解表清肺；利湿解毒；补虚健脾。主风热感冒；虚劳咳嗽；黄疸；淋证；疮毒肿痛；毒蛇咬伤。

《饮膳正要》："利五脏，下气，清神。"

《江苏植药志》："治心痛。"

《陆川本草》："滋养强壮，清补肺金，功类冬虫草。治身体羸瘦，虚劳咳嗽，小儿疳积。"

《贵州草药》："清肺解表。全草：治风热感冒；根：治肺痨。"

【用量用法】 内服：煎汤，全草 15～30g，根 30～60g，或浸酒，或焙干研末。外用：煎汤洗，或捣敷，适量。

【使用注意】 《泉州本草》："因虚劳引致瘫痪者不可用。"《闽东本草》："脏寒者忌用。多服令人泻。"

【附方】 （1）**治风热感冒**：草石蚕全草二两，煎水服。--《贵州草药》

（2）**治肺痨**：草石蚕根四两。炖猪肺常吃。（1～2 方均出自《贵州草药》）

毒蛆草

【别名】 毒蛆草《中国土农药志》，粘人裙《中国药植志》，一马光《陕西植药调查》）一抹光、一扫光、小青《贵州草药》，药蛆草、麻荆芥《中药通报》，接生草，老婆子针线《全国中草药汇编》，蝇毒草，倒刺草。

【来源】 毒蛆草科（透骨草科）毒蛆草 *Phryma leptostachya* L. *var. asiatica* Hara 的全草。

【植物形态】 多年生草本，高达 80 ～100cm。茎直立，4 棱形，不分枝或于上部花序分枝，分枝叉开，绿色或淡紫色，遍布倒生短柔毛或于茎上部有开展的短柔毛，少数近无毛。叶对生；叶片卵状长圆形、卵状披针形、卵状椭圆形至卵状三角形或宽卵形，草质，长 3～11（～16）cm，宽 2～8cm，先端渐尖，基部楔形，中、下部叶基部常下延，边缘有（3～）5 至多数钝锯齿，两面散生短柔毛；侧脉每侧 4～6 条；叶柄长 0. 5～4cm，被短柔毛，有时上部叶柄极短或无 柄。穗状花序生茎顶及侧枝顶端，被微柔毛或短柔毛；花序梗长 3～20cm；花序轴纤细，长 10～30cm；苞片钻形至线形，小苞片 2。花通常多数，疏离，出自苞腋，在序轴上对生或于下部互生，具短梗，于蕾期直立，开放时斜展至平展，花后反折。花萼筒状，有 5 纵棱，外面常有微柔毛，内面无毛，萼齿直立；花冠漏斗状筒形，蓝紫色、淡红色至白色，外面无毛，内面于筒部远轴面被短柔毛；雄蕊 4，着生于冠筒内面基部上方，无毛；花丝狭线形，花药肾状圆形。雌蕊无毛；子房斜长圆状披针形，花柱细长，柱头 2 唇形，下唇较长。瘦果狭椭圆

形，种子 1。花期 6～10 月，果期 8～11 月。见下（图 719）

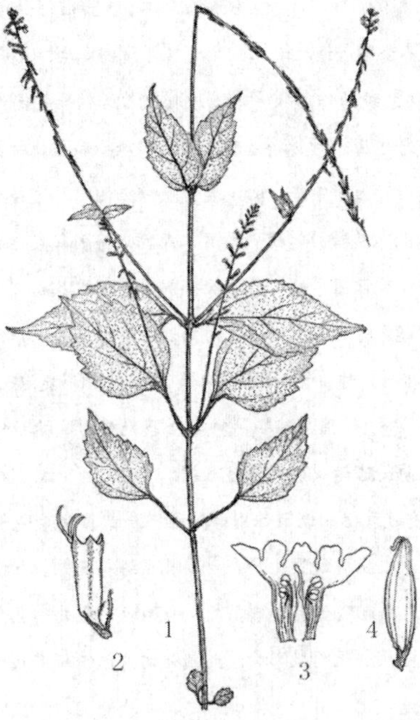

（图 719）**毒蛆草**

1.植株地上部分 2.花萼 3.花冠纵剖 4.瘦果

【生长分布】 生林下或林边阴湿处。

【采收加工】 夏季采挖，鲜用，或晒干用。

【主含成分】 根含木脂体成分透骨草灵-Ⅱ及有杀虫作用的乙酸透骨草醇酯等。

【药理】 根含透骨草素（phrymarolin）及透骨草醇乙酸酯(leptostachyol acetate)，后者为杀虫成分。根及叶的鲜汁或水煎液对菜粉蝶、家蝇和三带喙库蚊的幼虫有强烈毒性。民间用全草煎水消灭蝇蛆和菜青虫。

【性味归经】 味苦，性凉。

【功用主治】 清热利湿，活血消肿，解毒杀虫。主治疥疮，湿疹，黄水疮，疥疮，湿疹，跌打损伤，骨折，杀蛆虫。

《峨嵋药植》："搽疮毒。"

《四川中药志》："解毒清热，治黄水疮，疥疮及虫疮。"

【用量用法】 内服：煎汤，5～15g。外用：鲜叶捣烂敷患处，适量。

【附方】 （1）**治疮毒**：老婆子针线捣烂，加猪油及花椒粉末调搽。--《峨嵋药植》

（2）**治黄水疮**：老婆子针线、黄蔗叶，捣绒，涂。

（3）**治疥疮**：老婆子针线、花椒、木鳖子、冰片、黄柏、硫黄。共为末，麻油调涂。

（4）**治虫疮**：老婆子针线、雄黄、花椒、硫黄。共研细，调猪油搽。（2～4 方均出自《四川中药志》）

（5）**治疮毒发烧**：一抹光根五钱至一两，煎水服。--《贵州草药》

辣椒

【别名】 辣椒《植物名实图考》，番椒《群芳谱》，辣茄《花镜》，辣虎《食物考》，腊茄《药检》，海椒、辣角《遵义府志》，鸡嘴椒《广州植物志》，红海椒《中国高等植物图鉴》，辣子、牛角椒、大椒《全国中草药汇编》，七姐妹、班椒(湖南)。

【名释】 味辛辣似花椒，故名。自明代从国外传入，故称番椒、海椒。

【来源】 为茄科植物辣椒 *Capsicum annuum* L.的果实。

【植物形态】 一年生或有限多年生草本，高 40～100cm。单叶互生，技顶端节不伸长而成双生或簇生状；叶片长圆状卵形、卵形或卵状披针形，长 4～13cm，宽 1.5～4cm，全缘，先端尖，基部渐狭。花单生，俯垂；花萼杯状，不显著 5 齿；花冠白色，裂片卵形；雄蕊 5；雌蕊 1，子房上位，2 室，少数 3 室，花柱线状。浆果长指状，先端渐尖且常弯曲，未成熟时绿色，成熟后呈红色，橙色或紫红色，味辣。种子多数，扁肾形，淡黄色。花、果期 5～11 月。见(图 720)

本植物的叶（**辣椒叶**）、茎（**辣椒茎**）、根（**辣椒根**）均供药用，详见下述。

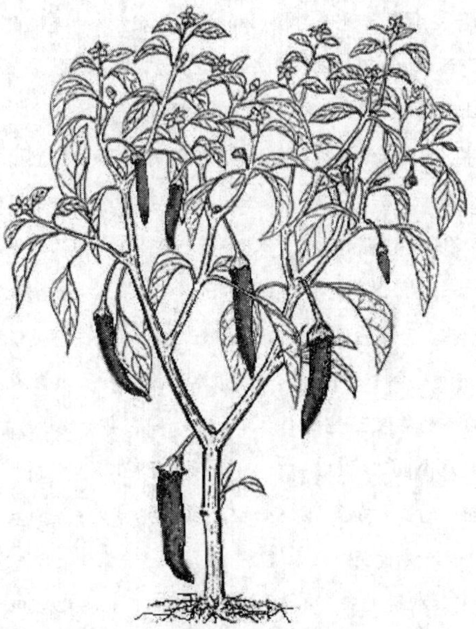

（图 720）**辣椒**

【生长分布】 原产墨西哥，明朝末年传入中国。邹平各地广泛种植。

【采收加工】 青椒一般以果实充分肥大，皮色转浓，果皮坚实而有光泽时采收；干椒可待果实成熟一次采收。可加工成腌辣椒、清酱辣椒、虾油辣椒。干椒可加工成干制品。

【性状鉴别】 果实形状、大小因品种而异。一般为长圆锥形而稍有弯曲，基部微圆，常带绿棕色，具 5 裂齿的宿萼及稍粗壮而弯曲或细直的果柄。表面光滑或有沟纹，橙红色、红色或深红色，具光泽，果肉较厚。质较脆，横切面可见中轴胎座，有菲薄的隔膜将果实分为 2～3 室，内含多数黄白色，扁平圆形或倒卵形种子。干品果皮皱缩，暗红色，果肉干薄。气特异，催嚏性，味辛辣如灼。

【显微鉴别】 粉末特征：暗橙色或红橙色，味极辣。①外果皮细胞方形、多角形或不规则形，壁颇厚，略具壁孔。②中果皮薄壁细胞含众多油滴(新鲜粉末)及红色或黄色杂色体，也有含草酸钙砂晶的。③石细胞有 2 种：内果皮石细胞壁较薄，波状，半透明，有念珠状壁孔；种皮石细胞较大，壁厚，波状，有较大的壁孔，其横断面呈"u"字形(外壁较薄)。④内胚乳细胞多角形，充满糊粉粒。见下(图 721)

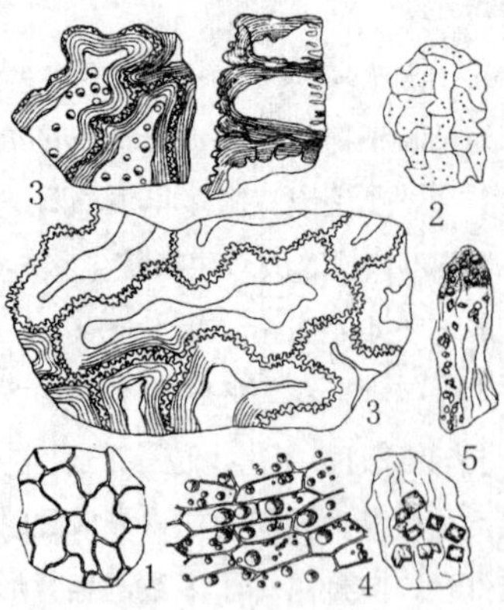

（图 721）辣椒(果实)粉末特征

1.表皮细胞 2.内果皮石细胞 3.种皮石细胞 4.薄壁细胞与油滴 5.辣椒碱结晶

【栽培要点】 **生长习性** 喜温暖，害怕寒冷，尤怕霜冻，又忌高温和曝晒，喜潮湿又怕水涝，比较耐肥。宜在土层深厚肥沃，富含有机质和透水性好的砂壤土和两合土上种植。不宜与茄科植物连作。

栽培技术 用种子繁殖，有直播和育苗移栽两种方式。直播法：冬季翻耕休闲，惊蛰雪融后，每 1 小时 m^2 施土杂厩肥 75000kg，并铺撒翻耕均匀，按 0.7～1.0m 开沟作垄，灌水保墒。清明前后，在垄上开浅沟，条行直播，稀撒种子(种子撒播前需用温水浸种)，盖土 1cm 厚，以不见种子为度。真叶在 2～3 片时，间苗一次。7～8 片叶时，按株距 15～16cm 定苗。育苗移栽法：北方在 3 月中下旬，南方约在 1 月中上旬，把用温水消毒的种子，按每 $10m^2$ 160～220g 撒播于浇过底水的苗床上，当有 1～2 片真叶时分苗；并把健壮的苗移入营养钵，分苗温床温度应在 20℃以上，当有 8～10 片真叶展开，约 60d 左右可移栽。

田间管理 定植缓苗后，要连锄几遍，以促根系生长。雨季要注意及时排水；热雨后应进行"涝浇园"，在定植后 10～15 天进行第 1 次追肥，促茎叶生长，每 1 小时 m^2 可施硫铵 225～300kg。开沟施入。在开始座果后进行第 2 次追肥。每 1 小时 m^2 可施硫铵 150～225kg，草木灰 1500～2250kg，施后立即浇水。应注意及时防治棉铃虫，可在虫蛀果前及时喷药。

【主含成分】 **辣椒果实**：含辣椒碱类成分，主要有辣椒碱(*capsaicin*)，二氢辣椒碱(*dihydrocapsaicin*)，去甲双氢辣椒碱(*nordihydmcapsaicin*)，高辣椒碱(*homocapsaicin*)，高二氢辣椒碱(*homodihydrocapsaicin*)，壬酰香草胺(*nonoyl vaniltylamide*)，辛酰香草酰胺(*decoyl vanillylamide*)。还含多种低沸点和高沸点挥发性羧酸，如异丁酸(*isobutyric acid*)，异戊酸(*isovaleric acid*)，正-戊酸(*n-valeric acid*)，巴豆油酸(*crotonic acid*)，顺式-2-甲基丁烯酸(*tiglic acid*)，庚酸(*enanthic acid*)，癸酸(*capric acid*)，异癸酸(*isodecanoic acid*)，丙酮酸(*pyruvic acid*)，辛酸(*caprylic acud*)和月桂酸(*1aurie acid*)等。此外还含 β-胡萝卜素(*β-carotene*)，隐黄质(*cryptoxanthin*)，玉米黄质(*zeaxanthin*)，辣椒红素(*capsanthin*)，辣椒玉红素(*capsorubin*)，堇黄质(*violaxanthin*)，茄碱(*solanine*)，茄啶(*solanidine*)及柠檬酸(*citric acid*)，酒石酸(*tautaric acid*)，苹果酸(*malic acid*)等。

种子：含茄碱，茄啶，4α-甲基-5α-胆甾-8(14)-烯-3β-醇[*4α-methyl-5α-cholest-8(14)-en-3β-ol*]，环木菠萝烷醇(*cycloartano1*)，环木菠萝烯醇(*cycloarteno1*)，24-亚甲基环木菠萝烷醇(*24-methylenecycloartano1*)及羽扇豆醇(*1upeo1*)。

【药理】 （1）**对消化系统的作用** 辣椒酊或辣椒碱内服可作健胃剂，有促进食欲、改善消化的作用。巴索夫胃瘘狗实验证明，辣椒水能刺激口腔粘膜，反射性地加强胃的运动。用各种辣椒制成的调味品，人口服后，可增加唾液分泌及淀粉酶活性。大剂量口服可产生胃炎、肠炎、腹泻、呕吐等，曾有报告辣椒对离体动物肠管有抑制及解痉作用。辣椒碱灌胃，可促进幽门结扎大鼠胃溃疡形成，但不影响胃液成分。辣椒碱还可促进利血平对大鼠的致溃疡作用十二指肠给药，不会促进结扎十二指肠大鼠胃溃疡发生，但可增加胃液总酸度。

（2）**对循环系统的作用** 辛辣物质刺激人舌的味觉器官，反射性引起血压上升，特别是舒张压，对脉搏无明显影响。辣椒碱或辣椒制剂给麻醉猫、犬静脉注射可引起短暂血压下降、心跳变慢及呼吸困难，这是刺激睛及冠脉区的化学感受器或伸张感受器引起的。对离体豚鼠心房则有直接的兴奋作用，对大鼠后肢血管也有收缩作用。外用作为涂擦剂，可使皮肤局部血管反射性扩张，促进局部血液循环。对皮肤有发赤作用。但也有人认为辣椒仅强烈刺激感觉神经末梢，引起温暖感，对血管则很少影响，高浓度也不发泡，不能视为发赤剂。

（3）**抗菌、杀虫作用** 辣椒碱对蜡样芽胞杆菌及枯草杆菌有昆著抑制作用，但对金黄色葡萄球菌及大肠杆菌无效。

（4）**对脂质过氧化的调节作用** 肺组织与二氧化氮等气体刺激剂接触之后，可引起肺组织中脂质过氧化物产生，长期给与辣椒碱，则可明显抑制脂质过氧化作用；如在接触气体刺激剂前后用辣椒碱短期处理也有效。辣椒碱单独处理对脂质过氧化系统死明显影响。大鼠肺切片体外研究表明辣椒碱还能抑制吸烟诱导的脂质过氧化作用。辣椒碱体内、体外处理，对氯仿等化学刺激剂诱导的肺和肝组织切片脂质过氧化、Fe^{2+}/抗坏血酸诱导的肺和肝线粒体和微粒体部分脂质过氧化均有显著的抑制作用，还能抑制 Fe^{2+}/抗坏血酸诱导的红细胞膜脂质过氧化。对紫外辐射引起的脂质体膜脂质过氧化作用，低剂量辣椒碱有促进脂质过氧化作用，高剂量有抑制作用。

（5）**其他作用** 辣椒地上部分的水煎剂对离体大鼠子宫有兴奋作用。辣椒碱可引起动物窒息，特别是豚鼠，作用类似组胺、5-羟色胺或乙酰胆碱。给予辣椒碱前 30 分钟给予上述物质的拮抗剂，唯有乙酰胆碱拮抗剂阿托品可阻止窒息发生，故认为辣椒碱可促进乙酰胆碱释放。辣椒碱 0.5～2μg/kg 给豚鼠静脉注射，可致支气管收缩，它亦可使离体气管环收缩增加。辣椒碱在大鼠右侧前肢桡神经、尺神经、正中神经处进行处理，可阻断针刺效应。脊髓后角的 P 物质含量，处理侧比非处理侧减少约 55%。另外，辣椒碱 950mg/kg 连续给予，在 15 天时，其未处理侧 P 物质也减少，针刺镇痛作用消失。辣椒碱能剂量依赖性地(1～l00nmol/L)引起人红细胞溶血。含 5%辣椒或 15m9%辣椒碱与无胆碱食物一起喂饲大鼠，可使肝脏中性脂质的增加较对照组少。在体外鼠伤寒沙门菌试验中，从辣椒中得到的含油树脂类物质有较弱但明确的致突变活性。

【性味归经】 味辛，性热；归脾、胃经。

【功用主治】 温中散寒，下气消食。主治胃寒气滞，脘腹胀痛，呕吐，泻痢，风湿痛，冻疮。

《食物本草》(姚可成)："消宿食，解结气，开胃口，辟邪恶，杀腥气诸毒。"

《百草镜》："熏壁虱，洗冻瘃，浴冷疥，泻大肠经寒游。"引自《纲目拾遗》

《食物宜忌》："温中下气，散寒除湿，开郁去痰，消食，杀虫解毒。治呕逆，疗噎膈，止泻痢，祛脚气。"引自《纲目拾遗》

《药检》："能祛风行血，散寒解郁，导滞，止游泻，擦癣。"引自《纲目拾遗》

《食物考》："温中散寒，除风发汗，冷癖能蠲，行痰去湿。"

【食疗作用】 （1）**健胃、助消化**。辣椒对口腔及胃肠有刺激作用，能增强肠胃蠕动，促进消化液分泌，改善食欲，并能抑制肠内异常发酵。我国一些医学、营养专家对湘、川等省进行调查，发现这些普遍喜食辣椒的省区，胃溃疡的发病率远低于其他省区。这是由于辣椒能刺激人体前列腺素 E_2 的释放，有利于促进胃黏膜的再生，维持胃肠细胞功能，防治胃溃疡。

（2）**预防胆结石**。常吃青椒能预防胆结石。青椒含有丰富的维生素，尤其是维生素 C，可使体内多余的胆固醇转变为胆汁酸，从而预防胆结石，已患胆结石者多吃富含维生素 C 的青椒，对缓解病情有一定作用。

（3）**抗癌**。红辣椒能防治乳癌，最近发现红辣椒和红苹果等“红皮”水果和蔬菜对乳腺癌等肿瘤疾病有防治作用。

（4）**改善心脏功能**。以辣椒为主要原料，配以大蒜、山楂的提取物及维生素 E，制成“保健品”，食用后能改善心脏功能，促进血液循环。此外，常食辣椒可降低血脂，减少血栓形成，对心血管系统疾病有一定预防作用。

（5）**降血糖**。牙买加的科学家通过实验证明，辣椒素能显著降低血糖水平。

（6）**缓解皮肤疼痛**。辣椒素能缓解诸多疾病引起的皮肤疼痛。

【用量用法】 内服：入丸、散，1～3g。外用：煎水熏洗或捣敷，适量。

【使用注意】 阴虚火旺及诸出血者禁服。胃及十二指肠溃疡，急性胃炎，肺结核以及痔疮或眼部疾病患者忌用。体型偏瘦者、甲亢患者、肾炎患者、慢性胃肠病、皮炎、慢性气管炎及高血压患者慎用。

《食物宜忌》：“食之走风动火，病目，发疮痔。凡血虚有火者忌服。”引自《纲目拾遗》

《药性考》：“多食眩旋，动火故也。久食发痔，令人齿痛咽肿。”

《全国中草药汇编》：“对胃及十二指肠溃疡，急性胃炎，肺结核以及痔疮患者忌用。”

【附方】 （1）**治痢积水泻**：辣茄 1 个，为丸，清晨热豆腐皮裹，吞下。-- 《纲目拾遗》引自《医宗汇编》

（2）**治冻瘃**：剥辣茄皮，贴上即愈。-- 《纲目拾遗》引蔡云白方

（3）**预防冻疮**：风雪寒冷中行军或长途旅行，可用 20%辣椒软膏擦于冻疮好发部位，如耳轮、手背、足跟等处。如冻疮初起尚未溃烂，用辣椒适量煎水温洗；或用辣椒放在麻油中煎成辣油，涂患处。

（4）**治风湿性关节炎**：辣椒 20 个，花椒 30g。先将花椒煎水，数沸后放入辣椒煮软，取出撕开，贴患处，再用水热敷。（3～4 方出自《全国中草药汇编》）

辣椒叶

味苦，性温。消肿活络，杀虫止痒。主治水肿，顽癣，疥疮，冻疮，痈肿。外用：鲜品捣敷，适量。

辣椒茎

味辛、甘，性热。散寒除湿，活血化瘀。主治风湿冷痛，冻疮。外用：煎水洗，适量。

辣椒根

味辛、甘，性热。散寒除湿，活血消肿。主治手足无力，肾囊肿胀。冻疮。内服：煎汤，9～15g。外用：煎水洗，或热敷，适量。

附方 （1）**治手足无力，有如瘫痪**：辣椒头 2 个，鸡脚 15 对（由膝以上截出），花生肉 60g，红枣 6 粒。用水、酒各半，隔水炖五六分钟，服数次便有效。

（2）**治肾囊肿胀**：辣椒头、猪精肉煎汤服。（1～2 方出自《岭南采药录》）

（3）**治月内风**：辣椒根 30～60g，炖鸡服。-- 《福建药物志》

朝天椒

【别名】 朝天椒《山东植物志》，指天椒《岭南采药录》，长柄椒《苏南种子植物手册》。

【来源】 为茄科植物朝天椒 *Capsicum annuum* L. *var. conoides* Irish 的果实。

【植物形态】 一年生草本。植物体多二歧分枝。单叶互生；叶卵形，长 4～7cm，宽 2～4cm，全缘，先端尖，基部渐狭；有柄。花常单生于叶腋间；萼钟状，先端 5 齿；花冠白色或带紫色，5 裂；雄蕊 5，着生于花冠桂部，花药纵裂；雌蕊 1，子房 2 室，花柱细长，柱头略呈头状。浆果圆锥形、矩圆状、圆柱形、圆形等，长 1.5～3cm，通常直立，萼宿存。果实成熟后红色或紫色，味极辣。全年可开花结果。见（图 722）

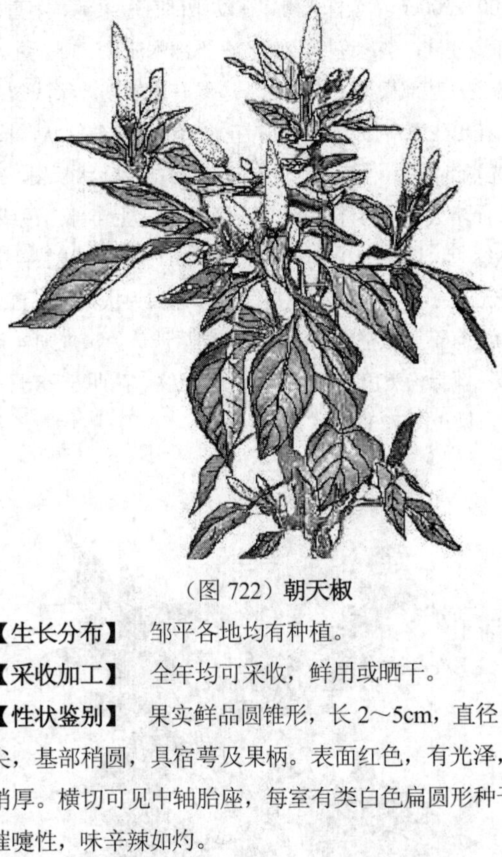

（图 722）朝天椒

【生长分布】 邹平各地均有种植。

【采收加工】 全年均可采收，鲜用或晒干。

【性状鉴别】 果实鲜品圆锥形，长 2～5cm，直径 1cm，顶端渐尖，基部稍圆，具宿萼及果柄。表面红色，有光泽，光滑，果肉稍厚。横切可见中轴胎座，每室有类白色扁圆形种子。气特异，催嚏性，味辛辣如灼。

【主含成分】 茎、叶中含多种二萜甙类成分：辣椒萜甙(capsianoside)A、B、C、D、G、H、Ⅱ。果实中含辣椒萜甙Ⅱ、Ⅲ、C、D。

【性味归经】 味辛，性温。

【功用主治】 活血，消肿，解毒。主治疮疡，脚气，狂犬咬伤。

《岭南采药录》：“敷手疮，洗脚气，治狗咬伤。”

【用量用法】 外用：适量，煎水洗，或捣敷。

【附方】 **治癫狗、胎狗咬伤**：指天椒子、假蒟、紫苏、青苔、片糖。捣烂敷。-- 《岭南采药录》

洋金花

【别名】 洋金花《药物图考》，洋蓖麻子花（邹平），曼陀罗花《法华经》，蔓陀罗花、千叶蔓陀罗花、层台蔓陀罗花《洛阳花木记》，山茄花《扁鹊心书》，押不芦《癸辛杂识》，胡茄花《本草原始》，大闹杨花、马兰花《生草药性各要》，风茄花《本草求原》，佛花、天茄弥陀花《和汉药考》，洋大麻子花、美东大麻子花、虎茄花《山东中药》，风麻花、酒醉花《陕西中药志》，羊惊花、枫茄花、广东闹羊花、大喇叭花《全国中草药汇编》。

【名释】 本品羊食后骚乱而得名，洋金花疑为羊惊花之讹。曼陀罗，为梵语"*mandarava*"之音译。《纲目》云："曼陀罗，梵言杂色也。"此花有白、紫等色，故言曼陀罗花。诸"茄"名，《纲目》云："茄乃因叶形尔。"相传汉北回回地方亦有此花，故称胡茄花，讹为虎茄花，花酿酒饮使人癫狂，而名风茄花，风言疯也。

【来源】 为茄科植物曼陀罗 *Datura stramonium* L.、白花曼陀罗 *Datura metel* L.和毛曼陀罗 *Datura innoxia* Mill.的花。

【植物形态】 （1）**曼陀罗** 又名洋蓖麻子（邹平）。一年生草本，高 100～200cm，全株光滑，在幼嫩部有短柔毛。茎直立，粗壮，上部多分枝，淡绿色或带紫色，下部木质化。叶互生，阔卵形，先端尖，基部楔形，不对称，边缘有不规则波状浅裂；叶柄半圆形。花单生于叶腋或枝叉间；花梗直立；花萼筒状，长 2.5～4.5cm，先端 5 浅裂，筒部有 5 棱，花后自基部环状断裂，宿存部分随果实而增大，并向外反折；花冠漏斗状，上半部白色或紫色，下半部淡绿色，长 6～10cm，直径 3～5cm，先端 5 浅裂；雄蕊 5，不伸出花冠；子房卵形，密生柔针毛，柱头头状。蒴果直立，卵形，表面生有不等长坚硬的针刺，成熟后淡黄色，规则 4 瓣裂；种子多数，肾形，黑色，表面有细孔状网纹。花期 6～8 月；果期 8～10 月。见（图 723）

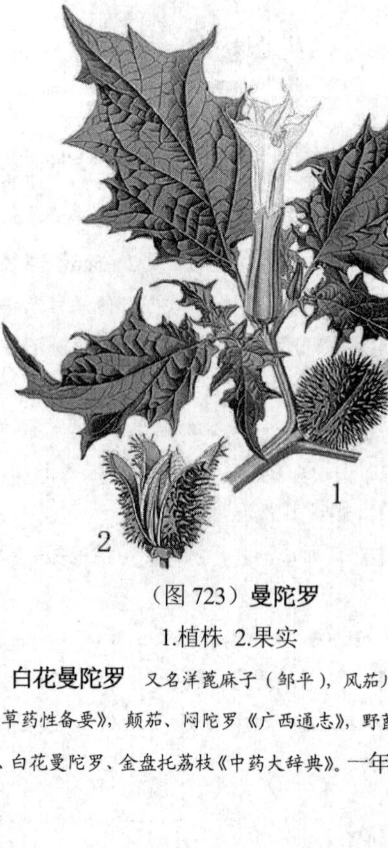

（图 723）**曼陀罗**

1.植株 2.果实

（2）**白花曼陀罗** 又名洋蓖麻子（邹平），风茄儿、山茄子《纲目》，大颠茄《生草药性备要》，颠茄、闷陀罗《广西通志》，野蓖麻、猪颠茄、猪波罗、老鼠愁、白花曼陀罗、金盘托荔枝《中药大辞典》。一年生草本，高 30～150cm，全株光滑近无毛。茎直立，上部多分枝，基部稍木质。单叶互生或茎上部叶近对生，卵形或阔卵形，长 5～19cm，宽 4～12cm，先端尖，基部两侧不相等，全缘或呈微波状或每边有 3～4 短齿；叶柄长 2～5cm。花单生于叶腋或枝叉间斜升；花萼筒状无棱角，长 4～9cm，先端 5 裂，裂片三角形或披针形，花后花萼筒基部环状断裂，宿存部分增大呈浅盘状；花冠白色，长漏斗状，长 4～17ccm，开放后呈喇叭状，5 裂，裂片先端有小尖头；雄蕊 5；子房疏生短刺毛。蒴果近球状或扁圆形，斜升或横生，直径约 3cm，表面疏生短硬刺，成熟后不规则开裂；种子多数，三角形而扁，浅褐色。花、果期 9～11 月。见（图 724）

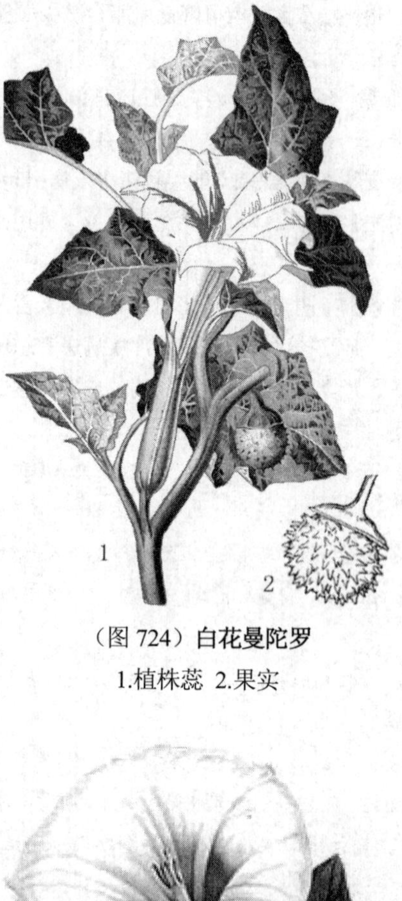

（图 724）**白花曼陀罗**

1.植株蕊 2.果实

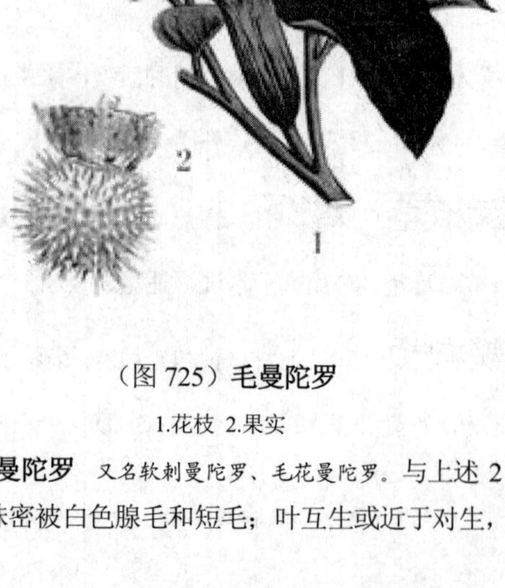

（图 725）**毛曼陀罗**

1.花枝 2.果实

（3）**毛曼陀罗** 又名软刺曼陀罗、毛花曼陀罗。与上述 2 种的主要区别：全株密被白色腺毛和短毛；叶互生或近于对生，叶片广卵形，长 8～20cm，宽 5～12cm，叶全缘或疏生波状齿；花白色或淡蓝色，萼管基部宿存，边缘向外反折；蒴果近圆形，斜垂，表面生密生柔韧的长刺，成熟时不规则开裂；种子淡褐色。花期 5～9 月。果期 6～10 月。见下（图 725）

上述植物的果实或种子（**曼陀罗子**）、叶（**曼陀罗叶**）、根（**曼陀罗根**）均供药用，详见下述。

【生长分布】 生于村边、路旁、垃圾堆、荒地。邹平各地均有分布。

【采收加工】 在 7 月下旬至 8 月下旬盛花期，于下午 4～5 时采摘、晒干；遇雨可用 50～60℃烘 4～6 小时即干。

【栽培要点】 **生长习性** 喜温暖湿润气候，气温 5℃左右种子开始发芽；气温低于 2～3℃时，植株死亡。以向阳、土层疏松肥沃、排水良好的砂质壤土栽培为宜。忌连作。前作不宜选茄科植物。

栽培技术 用种子繁殖，直播或育苗移栽法。直播法：在 3 月下旬至 4 月中旬进行，行株距 43cm×33cm，每穴播种 6～7 颗，每 1 小时 m^2 用种量 7.5kg。育苗移栽法：在套种、间种田中或前作还未成熟时，为了经济利用土地，可在 3 月播种育苗，5～6 月上旬幼苗有 4～6 片真叶时移栽。

田间管理 苗高 10～12cm 时匀苗、补苗，每穴留壮苗 1～2 株，结合中耕除草、施人畜粪水 1 次。苗高 33cm 时，再中耕除草、追肥 1 次，并培土以防倒伏。追肥前期以氮肥为主，后期施氮肥配合磷钾肥，做到前轻后重，有利总生物碱含量增加。留种应选主干第 1 个分枝所结果实取出种子，用水洗净晒干。

病虫害防治 病害有黑斑病，可清洁田园，烧毁残株，发病初喷 50%退菌特 1000 倍液。虫害有烟青虫，可在幼虫初孵期或幼龄期用 90%晶体敌百虫 1000 倍液喷杀。还有桃蚜、二十八星瓢虫等为害。

【性状鉴别】 （1）**南洋金花（曼陀罗与白曼陀罗花）** 花萼已除去，花冠及附着的雄蕊皱缩成卷条状，长 9～16cm，黄棕色。展平后，花冠上部呈喇叭状，先端 5 浅裂，裂片先端短尖，短尖下有 3 条明显纵脉纹，裂片间微凹陷；雄蕊 5，花丝下部紧贴花冠筒，花药扁平，长 1～1.5cm。质脆易碎，气微臭，味辛苦。

（2）**北洋金花（毛曼陀罗花）** 带有花萼。萼筒长 4～9cm，顶端 5 裂，裂片长约 1.5cm，表面密生毛茸。花冠长 10～18cm，先端裂片三角形，裂片间有短尖。花药长约 1cm。

【理化鉴别】 （1）本品乙醇浸出液浓缩至稠膏状，用 1%盐酸溶解，滤过。滤液加浓氨试液使成碱性，用乙醚提取，提取液在水浴上蒸干，加 4 滴发烟硝酸，再蒸发至干，残渣显浅黄色，加新配的氢氧化钾无水乙醇饱和溶液数滴，即显紫堇色，后为棕红色。(检查生物碱)

（2）薄层色谱取本品粉末 1g，加氨水 1ml 碱化，用氯仿提取，滤过，水浴挥去溶剂，残渣加氯仿 1ml 溶解为供试液，以 0.2%硫酸阿托品乙醇液与 0.3%氢溴酸东莨菪碱的乙醇溶液为对照品液，分别吸取上述 2 种溶液各 10μl，点于同一硅胶 G 薄层板上，以乙酸乙酯-甲醇-浓氨液(17：2：1)展开，取出，晾干，改良碘化铋钾溶液显色，供试液色谱在与对照品色谱相应位置上有相同的色斑。

【显微鉴别】 粉末特征：①白曼陀罗花灰棕色。花粉粒类球形或扁球形，3 孔沟不甚明显，表面有自两极放射的细条状纹饰；腺毛 2 种，短腺毛头部 2～6 细胞，柄部 1～2(～3)细胞；长腺毛头部单细胞，柄部 2～6 细胞；非腺毛 1～5 细胞，稀有 10 细胞以上，壁具疣状突起，有的非腺毛中间细胞皱缩；花冠表皮有气孔，不定式，副卫细胞 3～8 个；花萼、花冠薄壁细胞中有草酸钙砂晶、方晶及簇晶。此外，有黄棕色条块、花粉囊内壁细胞及螺纹、环纹导管。②毛曼陀罗花非腺毛壁光滑或微具疣点；花粉粒外壁有条状雕纹，两极为网纹。见(图 726)

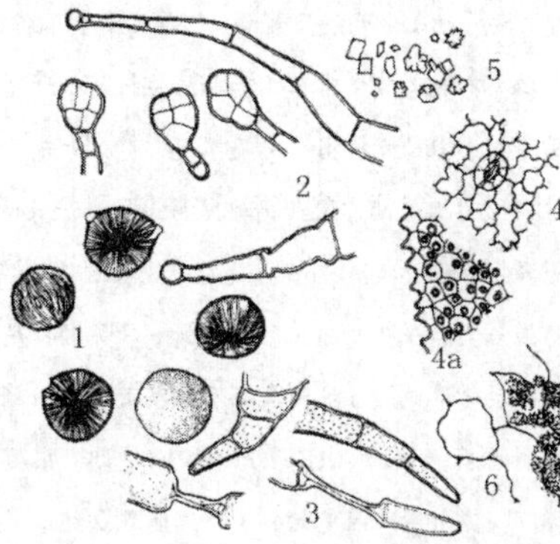

（图 726）**白曼陀罗(花)粉末特征**

1.花粉粒 2.腺毛 3.非腺毛 4.花冠表皮(a 上表皮 b 下表皮) 5.草酸钙方晶与簇晶 6.草酸钙砂晶

【主含成分】 （1）**曼陀罗**：花含生物碱 0.14%～0.33%，其中天仙子碱 (*hyoscine*) 即东莨菪碱 (*scopolamine*) 为 0.03%～0.09%，天仙子胺 (*hyoscyamine*)又名莨菪碱为 0.08%～0.28%。还含阿托品(*atropine*)。

（2）**白花曼陀罗**：花含莨菪烷型生物碱 0.12%～0.82%，其中天仙子碱(*hyoscine*)即东莨菪碱(*scopolamine*)为 0.11%～0.15%，天仙子胺(*hyoscyamine*)又名莨菪碱为 0.01%～0.37%。还含阿托品(*atropine*)。

（3）**毛曼陀罗**：花含生物碱 0.19%～0.53%，其中东莨菪碱为 0.17～0.53%，莨菪为 0.01～0.49%。还含阿托品，酪胺（tyramine)。

【药理】 （1）**对中枢神经系统的作用** ①对行为的影响：兔侧脑室注射东莨菪碱 6mg/kg，可出现闭眼，侧卧、翻正反射消失，约经 40 分钟左右恢复，但活动仍较少。东莨菪碱与冬眠合剂合用于人、猴、犬均可产生全身麻醉。东莨菪碱与戊巴比妥或眠尔通合用也可使小鼠活动明显减少，表现出与中枢抑制药的协同作用。阿托品与东莨菪碱不同，人应用大剂量阿托品时，出现以兴奋为主的精神症状。给家兔侧脑室注射阿托品(1.0～6.0mg/kg)后，于出现翻正反射消失的同时，发生阵发性强烈抽搐，甚至强直性惊厥，角弓反张。毒扁豆碱能取消东莨菪碱引起的脑电去同步化反应。毒扁豆碱所引起的脑电去同步化反应，亦能被东莨菪碱拮抗。东莨菪碱对脑电的作用比阿托品强 4～20 倍。②对条件反射的影响：大鼠皮下注射东莨菪碱 0.05～100mg/kg，能不同程度地阻断回避性条件反射和二级条件反射，阻断率与剂量呈平行关系。在抑制大鼠回避性条件反射时，东莨菪碱影响二级条件反射及条件反射最强，阿托品则较弱。③对痛觉的影响：能显著提高痛阈，具有一定强度的镇痛作用，并能加强哌替定的镇痛作用，对抗去甲肾上腺素侧脑室注射引起的痛阈降低和哌替定镇痛作用的减弱。小鼠腹腔注射洋金花总碱 0.2mg/只，15 分钟后，对辐射热的痛阈可提高 54.7%。④与神经递质的相互影响：能促进脑内乙酰胆碱的释放，而使脑组织中乙酰胆碱含量下降。东莨菪碱对大脑皮层和皮层下某些部位主要是抑制作用，如使意识消失，产生麻醉等，认为这与其阻滞大脑皮层和脑干网质结构 M-胆碱受体有关，也可能与它在中枢神经系统对抗去甲肾上腺素的作用有关。但是对延髓和脊髓则有不同程度的兴奋作用，特别是对延髓的呼吸中枢，兴奋作用较明显。为此，东莨菪碱可提高清醒犬的呼吸频率，从而抵消冬眠药物(哌替定和氯丙嗪)减慢呼吸的作用控引。

（2）**对循环系统的作用** ①对心脏的作用：洋金花生物碱在小剂量时兴奋迷走中枢使心率减慢，剂量较大时，则阻滞心脏M胆碱受体，使心率加快。东莨菪碱能解除迷走神经对心脏的抑制，使交感神经作用占优势，故心率加快，其加速的程度随迷走神经对心脏控制的强弱而不同。在迷走神经控制最强的青壮年作用明显，但对老年人的心率无明显影响。阿托品有类似作用，而且更强。较高浓度的莨菪类药物具有抗心律失常作用和非特异性的钙通道阻滞作用。东莨菪碱和阿托品合用有抗心肌梗死作用。另据报道，静注大剂量东莨菪碱对狗心脏呈负性变力效应。②对血管的作用：离体兔耳血管灌流表明，20mg 的东莨菪碱可以拮抗去甲肾上腺素 20μg/0.1ml 引起的血管收缩作用，阿托品的血管解痉作用比东莨菪碱强。实验证明，阿托品有阻断α受体的作用。由高钾所致之兔基底动脉和肠系膜动脉环收缩可被阿托品及东莨菪碱所阻断，且呈量效关系。当甘油致家兔急性肾功能衰竭(ARF)在严重缺血时期，东莨菪碱却有解除血管痉挛，改善微循环，增加肾血流量的作用。同时预防组血浆内血管紧张素Ⅱ含量明显比对照组减少，故认为该药可能抑制血管紧张素Ⅱ的产生。③对血流动力学的影响：出血性休克犬静注洋金花总碱，心排血量未见增加，但输血以补充血容量后，洋金花总碱能使心排血量增加。说明洋金花对心排血量的影响与血容量有关。麻醉兔静注东莨菪碱 l0～20mg/kg，能拮抗静注 5μg/kg 肾上腺素或去甲肾上腺素的升压作用。④对微循环的影响：洋金花生物碱有改善微循环的作用，东良菪碱能改善失血性犬的微循环。洋金花注射液可拮抗肾上腺素或去甲肾上腺素引起的微血管收缩，能改善大鼠气管微循环，并可延长动物存活期。休克病例使用中药麻醉后显示四肢转暖，脉压增宽，尿量增加等一系列微循环灌流改善的表现。甲皱微循环观察，发现休克病人使用中麻后，停滞的血流重新活跃起来，流速加快，减少的管襻数也逐渐增加，视野显得清楚，在休克的动物，亦见相似情况。洋金花生物碱改善微循环的作用，可能与其抗儿茶酚胺有关。

（4）**抗氧化和清除自由基作用** 洋金花总生物碱动脉注射 0.03mg/kg，对兔脑完全性缺血后再灌注脑组织脂质过氧化物增高有明显的抑制作用，能明显地提高血液和大脑皮层超氧化物歧化酶(SOD)活性，降低丙二醛(MDA)含量，以上作用可能主要与东莨菪类药有改变膜脂相态，增加膜流动性而使膜功能提高，稳定细胞膜，保护线粒体和溶酶体，增加膜钙泵活性和 Ca^{2+}通道阻滞等生物膜作用有关。

（4）**对呼吸系统的影响** 东莨菪碱能兴奋呼吸中枢，使呼吸加快，并能对抗冬眠药物的呼吸抑制。洋金花生物碱具有抑制呼吸道腺体分泌，松弛支气管平滑肌的作用。这是药物作用于效应细胞的M胆碱受体，阻滞乙酰胆碱作用的结果。洋金花能加强正常动物和模型动物的“排痰”功能。这一方面是由于抑制了粘液的过度分泌，另一方面是由于改善了纤毛运动，从而有利于痰的排除。静脉注射东良菪碱 4mg/kg 对麻醉家兔有“静态”通气、抑制对 CO_2 反应性的效应。东莨菪碱 0.2 mg/kg 静注对家犬实验性肠源性休克有一定防治作用，是与其疏通微循环，防止肺水肿和改善呼吸功能有关，但剂量要恰当。

（5）**对体温的影响** 洋金花总碱或东莨菪碱在中麻时，可使病人周围血管扩张，体表温度升高，而体温下降，但术后 2～6 小时体温出现回升。

（6）**对胆碱脂酶活力的影响** 精神病患者应用洋金花麻醉治疗次晨的血胆碱酯酶活力的变化与给药途径有关，以静注给药胆碱酯酶活力平均值有显著提高，而肌注则不明显。

（7）**其他作用** ①散瞳和调节麻痹：用 5～50%洋金花滴眼进行扩瞳实验，证明 20%洋金花比 1%阿托品扩瞳力强。扩瞳作用在滴药后 10 分钟开始最大，持续 4 小时，3～4 天瞳孔恢复正常，对眼及远视力无影响。②抑制多种腺体分泌：抑制唾液腺分泌，故感口干。抑制汗腺，散热困难，体温升高，尤以夏天明显，体温升高大多在 48 小时内自行消退。③松弛平滑肌：东莨菪碱能降低胃肠道的蠕动及张力，能阻断胆碱能神经的功能，使膀胱逼尿肌松弛，尿道括约肌收缩，引起尿潴留心。此外，东莨菪碱麻醉对失血性休克兔的肾小球及肾小管周围的毛细血管扩张，近曲小管上皮的光镜结构与超微结构均接近正常形态。

（8）**体内过程** 洋金花生物碱能迅速从消化道吸收，以肾浓度最高，肝次之。大鼠静注 ^{3}H-东莨菪碱后，肺内浓度最高，肾次之，其次是肝、胃、肠、心、脑、睾丸、血浆和脂肪，静注后 30rain 内药物浓度平均为血浆浓度的 3 倍。在脑内以纹状体，大脑皮层，海马回的药物浓度较高，膈区次之，而间脑、低位脑干及小脑浓度较低。^{3}H-东莨菪碱的药代动力学符合二室模型。大鼠静注东莨菪碱后 48 小时内，从尿中排出的总放射性为给药剂量的 62%，其中原形药为 12%，绝大部分在给药后 8 小时内排出，尤以第 1 小时排出最多，约占总排出量的一半。48 小时内经胆汁排出的放射性为给药剂量的 25%，说明相当部分为肠道再吸收了。从尿、粪排出的总放射性约为给药量的 87%，表明药物排泄也较完全。静注 1 小时内无论尿、粪或胆汁中排出的原形药仅占排出总放射量的 1/4～1/5，说明 ^{3}H-东莨菪碱在体内大部分迅速被代谢。离体组织温孵实验结果表明，肝脏是大鼠代谢东莨菪碱的主要脏器，代谢活性很高。东莨菪碱的代谢有较大的种属差异和个体差异，兔代谢能力最强，猫较弱，犬最差。

（9）**毒性** 洋金花注射液小鼠静注的 LD_{50} 为 8.2mg/kg。洋金花总碱犬静注的 MLD 约为 75～80mg/kg，2.5mg/kg 给犬静注 1 次，3 天后处死，其 13 种主要脏器与对照组比较，未见明显的形态差异。洋金花总碱能诱发 DNA 损伤。

【性味归经】 味辛，性温，有毒；归肺、肝经。

【功用主治】 平喘止咳，麻醉止痛，解痉止搐。主治哮喘咳嗽，脘腹冷痛，风湿痹痛，癫痫、惊风；外科麻醉。

《履巉岩本草》：“治寒湿脚，面上破，生疮，晒干为末，用少许贴患处。”

《纲目》：“主治诸风及寒湿脚气，煎汤洗之。又主惊痫及脱肛，并入麻药。”

《生草药性备要》：“少服止痛，通关利窍，去头风。”

《草金袭本草述录》：“主惊痫，阳厥气逆，多怒而狂。”

《本草便读》（张秉成）：“止疮疡疼痛，宣痹着寒哮。”

《内蒙古中草药》：“定喘，止咳，祛风，止痛。主治关节痛，哮喘，咳嗽，胃肠痉挛，神经性偏头痛，蛇咬伤，跌打损伤。”

《全国中草药汇编》：“主治支气管哮喘，慢性喘息性支气管炎，胃痛，牙痛，风湿痛，损伤疼痛，手术麻醉。”

【临床应用】 （1）**用于哮喘咳嗽**。洋金花功能平喘止咳，性味辛温，尤宜于寒性哮喘，可单味服用，或用本品与烟叶各等分，制成卷烟燃吸。现多用于慢性喘息性支气管炎，支气管哮喘。

（2）**用于脘腹疼痛，风湿痹痛，跌打伤痛，手术麻醉**。洋金花能麻醉止痛，可广泛应用于多种疼痛疾病。用于脘腹疼痛，可单味水煎或研末服。治风湿痹痛、跌打伤痛，可泡酒服，亦可配合川芎、当归、姜黄等活血止痛药同用或煎水洗浴。用于手术麻醉，古代早有使用，如《扁鹊心书》之睡圣散，以本品与火麻花等分为末，热酒调服，即昏睡不知痛。《世医得效方》则以本品作整骨止痛的麻药。近年来，以本品为主，配伍川芎、当归、草乌、防己等制成外科手术麻醉止痛剂。

（3）**用于癫痫或小儿慢惊**。洋金花解痉止痛，可与全蝎、天麻、南星等息风化痰药同用。现有用于精神病之兴奋躁动及顽固性失眠者，用本品可使之安静或入睡。

【用量用法】 内服：煎汤，0.3～0.5g，宜入丸、散用，如作卷烟分次燃吸，每日量不超过 1.5g。外用：煎水洗，或研末调敷，适量。

【使用注意】 内服宜慎。外感及痰热喘咳、青光眼、高血压、心脏病及肝肾功能不全者和孕妇禁用。本品有毒，用量过大易致中毒，出现口干、皮肤潮红、瞳孔散大、心动过速、眩晕头痛、烦躁、谵语、幻觉、甚至昏迷，最后可因呼吸麻痹而死亡。

【附方】 （1）**治哮喘**：①曼陀罗花五两，火硝一钱，川贝一两，法夏八钱，泽兰六钱，冬花五钱。上共研细末，用老姜一斤，捣烂取汁，将药末合匀，以有盖茶盅一只盛贮封固，隔水蒸 1 小时久，取出，以熟烟丝十两和匀，放通风处，吹至七、八成干(不可过于干燥，恐其易碎)时，贮于香烟罐中备用。每日以旱烟筒或水烟袋，如寻常吸烟法吸之。--《外科十三方考》之“立止哮喘烟” ②风茄花 0.4g、甘草 3g、远志 4g。研细粉和匀，分成 10 份，每次 1～3 份，睡前或发作前 1 小时顿服，每次不超过 3 份。--《浙江药用植物志》

（2）**治慢性气管炎**：曼陀罗花 0.1g，金银花、远志、甘草各 0.5g(每丸含量)。共研细末，加适量蜂蜜制成蜜丸。每次服 1 丸，每日 2 次，连服 30 天。--《全国中草药汇编》

（3）**治溃疡病**：洋金花一个花(约 0.4～0.5g)，甘草粉 9g，炒白芍 21g，陈皮 12g，煅瓦楞 15g，白芨 9g，贝母 9g。水煎浓缩至 100ml，每次服 50ml，每日 2 次，30～40 天为 1 疗程。--《中西医结合杂志》1982，(1)：41

（4）**治风湿关节疼**：①曼陀罗花 30g，白酒 500g。将花放酒内泡半个月，每次饮半小酒盅(约 5ml)，每日 2 次。--《内蒙古中草药》 ②曼陀罗花 9g，水煎，烫洗患处。--《全国中草药汇编》

（5）**治肌肉疼痛、麻木**：洋金花 6g，煎水外洗。--《广西本事选编》

（6）**治(病)人难忍艾火灸痛，服此即昏睡小痛，亦不伤人**：山茄花(八月收)、火麻花(八月收，“一说七月收”)。阴干，共研末。每服三钱，小儿只一钱，茶酒任下。 一服后即昏睡，可灸五十壮，醒后再服再灸。--《扁鹊心书》

（7）**治骨折疼痛，关节疼痛**：曼陀罗全草晒干研末，每服 0.03g。--《全国中草药汇编》

（8）**治小儿慢惊**：曼陀罗花七朵(重一字)，天麻二钱半，全蝎(炒)十枚，天南星(炮)、丹砂、乳香各二钱半，为末，每服半钱，薄荷汤调下。--《御药院方》

（9）**治阳厥气逆多怒而狂**：朱砂(水飞)半两，曼陀罗花二钱半。上为细末。每服二钱，温酒调下，若醉便卧，勿令惊觉。--《证治准绳》之“祛风一醉散”

（10）**治面上生疮**：曼陀罗花，晒干研末，少许贴之。--《卫生易简方》

（11）**治化脓性骨髓炎**：洋金花研粉，加适量面粉糊拌匀，制成 2mm 大药线，高压消毒备用。用时先清洁患处，然后将药线插入瘘管内，盖上纱布，每 2～3 天换药 1 次。--《广西本草选编》

（12）**治疗慢性气管炎**：用洋金花注射液每 5 天肌注 1 次，一般注射 4～5 次，每次注射液中含东莨菪碱 0.5～1g，根据病人年龄、性别、体质强弱等情况，用量略有不同。一般在注射后 10～15 分钟出现反应迟钝；15～20 分钟进入浅睡，40～60 分钟进入深睡；3～4 小时后苏醒，醒后呼吸通顺，略有倦意。共治疗慢性气管炎 1200 例，临床控制率为 70%，显效率为 17%。--《全国防治慢性气管炎工作会议材料》，1972：9 又以洋金花的各种制剂(注射剂、酒剂、片剂、烟、肛门栓)治疗慢性气管炎 600 余例，使洋金花的用量保持在 0.01mg/kg 左右，临床控制率达 50%～60%。--《医学资料汇编》中国人民解放军总医院，1975，(9)：1 另据报道，用洋金花 15g，研成极细末，倒入装有纯 60 度粮食白酒 500ml 之瓶中摇匀，密封存放 7 天后，每日服酊剂 3 次，每次服 1～2ml，最大量不得超过 2ml，服 1 疗程(500ml 药液)后不愈者，可按上法继续服用。共治疗慢支 100 例，治愈 33 例(33%)，有效 55 例(55%)，无效 12 例(12%)，总有效率 88%。—《新疆中医药》刘康平，1990，(1)：封三

（13）**治疗强直性脊椎炎**：取洋金花注射液(每支 2ml，每 1ml 含生药相当于东莨菪碱量 0.5mg)或洋金花酊剂(每 10ml 含生药相当于东莨菪碱量 0.5mg)于每晚睡前肌内注射或口服酊剂 1 次。成人注射液量每次从 0.5～1ml(酊剂量 5～10ml)开始，以后每 3～5 天增加药量，待递增至每日注射液 6～7ml(酊剂量 55～60ml)时，即为每日常用剂量。一般以 3 个月为 1 疗程，共治疗患者 34 例，显效 21 例(61.8%)，有效 10 例(29.4%)，无效 3 例(8.8%)。与西药对照组比较，近期疗效无显著性差异，但远期复发率，两药综合治疗组高达 76.5%，而洋金花治疗组 31 例，却无一例复发，有显著性差异。-《中医杂志》田常炎，等，1988，29(4)：286

（14）**用于眼科检查**：取 0.5%的洋金花溶液滴眼，每眼滴 3 次，每隔 10 分钟 1 次，滴完最后 1 次后 30 分钟，作视网膜检影验光和眼底检查，同时与 2%后马托品溶液散瞳验光作比较，各观察 400 例 800 只眼，结果用 0.5%洋金花溶液滴眼散瞳验光，每眼平均的屈光度稍高于用 2%后马托品溶液散瞳验光的屈光度，故验光的正确性亦较高，但对瞳孔散大和调节麻痹恢复需 1 星期左右，较 2%后马托品溶液滴眼恢复为迟。-《新医药通讯》谢如兰，1980，(2)：18

曼陀罗子

【别名】 曼陀罗子《纲目》，洋蓖麻子（邹平），醉葡萄《广西通志》，天茄子、胡茄子《分类草药性》，狗核桃《贵州民间方药集》，风茄果《浙江中药手册》，笃仙桃《陆川本草》，洋大麻子、山大麻子《中国土农药志》，伏茄子《重庆草药》，醉仙桃《上海常用中草药》。

【来源】 为茄科植物曼陀罗 *Datura stramonium* L.、白花曼陀罗 *Datura metel* L.和毛曼陀罗 *Datura innoxia* Mill.的果实及种子。

【原植物】 参见“洋金花”。

【采收加工】 夏、秋季果实成熟时采收，亦可晒干后取出种子。

【性状鉴别】 （1）**白花曼陀罗子** 蒴果近球形或扁球形，直径约 3cm，茎部有浅盘状宿萼及短果柄。表面黄绿色，疏生粗短刺。果皮木质化，成熟时作不规则 4 瓣裂。种子多数，扁平，三角形，宽约 3mm，淡褐色。气特异，味微苦。有毒。见（图 727）

（图 727）**白花曼陀罗子**

（2）**曼陀罗子** 与白花曼陀罗子的主要区别：蒴果卵形，表

面生有不等长坚硬的针刺，成熟后淡黄色，种子肾形，黑色，表面有细孔状网纹。

（3）**毛曼陀罗**　蒴果生于下垂的果梗上，近圆形，密生柔韧针状刺并密被短柔毛，熟时先端不规则裂开。种子多数，肾形，淡褐色或黄褐色。

【性味归经】　味辛、苦，性温，有毒；归肝、脾经。

【功用主治】　平喘，祛风，止痛。主治喘咳，惊痫，风寒湿痹，脱肛，跌打损伤，疮疖。

《纲目》："主治诸风及寒湿脚气，煎汤洗之。又主惊痫及脱肛，并入麻药。"

《分类草药性》："治跌打损伤，追(逐)瘀血，通经络。"

《贵州民间方药集》："熏治牙痛。"

《四川中药志》(1960年版)："能祛风胜湿，定喘消肿。治风寒湿痹，关节肿痛，泻痢等症。"

【用量用法】　内服：煎汤，0.15～0.3g，或浸酒。外用：煎水洗，或浸酒涂擦，适量。

【使用注意】　曼陀罗全株有毒，以种子最毒，吃3粒可引起中毒。中毒症状为口干，口渴，皮肤发红，干燥，头晕，瞳孔散大，心跳加快，躁动，抽搐，痉挛；食大量则血压下降，昏睡，呼吸停止而死亡。

《四川中药志》1960年版："无瘀积、体虚者忌用。"

【附方】　（1）**治脱肛**：曼陀罗花子(连壳)一对，橡碗十六个。上捣碎，水煎三五沸，入朴硝热洗，其肛自上。--《儒门事亲》

（2）**治风湿痛**：醉仙桃2只，浸高粱酒500ml，10天后饮酒，每日1～2次，每次不超过10ml。--《上海常用中草药》

（3）**治跌打损伤**：曼陀罗子3g，泡酒180ml。每次服10ml。--《民间常用草药汇编》

（4）**治腹痛腹泻**：曼陀罗子以酒浸泡，酌量内服。--《湖南药物志》

（5）**治蛞蝼疖**：白花曼陀罗果烧灰，调茶油涂患处。--《福建药物志》

曼陀罗叶

味苦、辛，性温，有毒。镇咳平喘，止痛拔脓。主治喘咳，痹痛，脚气，脱肛，痈疽疮疖。内服：煎汤，0.3～0.6g，或浸酒。外用：适量煎水洗；或捣汁涂。

附方　（1）**治喘息**：曼陀罗叶少许，和烟草中，吸其烟。--《现代实用中药》

（2）**治胃肠及胆道绞痛**：(白花曼陀罗)叶晒干研粉，每次1g，开水冲服。--《浙江药用植物志》

（3）**治顽固性溃疡**：曼陀罗鲜叶，用银针密刺细孔，再用开水或米汤冲泡，然后贴患处，每日换2次。--《福建民间草药》

（4）**治皮肤痒起水泡**：曼陀罗鲜叶适量，捣烂取汁涂患处。--《闽南民间草药》

（5）**治蛇咬伤，跌打损伤**：(曼陀罗)鲜叶捣烂外敷。--《陕甘宁青中草药选》

曼陀罗根

味辛、苦，性温，有毒。镇咳，止痛，拔脓。主治喘咳，风湿痹痛，疖癣，恶疮，狂犬咬伤。内服：煎汤，0.9～1.5g，外用：适量煎水熏洗，或研末调涂。

附方　（1）**治筋骨疼痛**：曼陀罗干根30g，浸酒250ml，10天后饮酒，每日1～2次，每次不超过3g。--《南方主要有毒植物》

（2）**治牛皮癣**：剥取曼陀罗根皮，晒干，研末，加醋及枯矾擦患处。--《广西中药志》

（3）**治手掌心破痒流黄水**：曼陀罗鲜根9g，雄黄9g，明矾9g，水适量，煎数沸取起。

枸杞

【别名】　枸杞《别录》，苟起子《本草经集注》，枸杞红实《宝庆本草折衷》，甜菜子《救荒本草》，杞子《藏府药式补正》，狗奶子《广雅疏证》，红耳坠、血枸子《中药材手册》，红青椒、榆蹄《河南中药手册》，枸杞果《河北药材》，地骨子、枸茄茄《山西中药志》，红耳坠、血枸子《中药材手册》，枸地芽子《四川中药志》、枸杞豆、血杞子《药材学》。

【名释】　枸杞二字，枸应作勾，杞应言棘，《纲目》："枸、杞二树名，此物棘如枸之刺，茎如杞之条，故兼名之。"

【来源】　为茄科植物枸杞 *Lycium chinense* Mill.的果实。

注：枸杞正品来源为为茄科植物宁夏枸杞 *Lycium barbarum* L.的果实。主产于宁夏、新疆、陕西、甘肃等西北地区。邹平有少量盆栽。

【植物形态】　（1）**枸杞**　又名杞《诗经》，枸檵《毛诗传》，枸忌《本经》，苦杞《广雅》，仙人仗《抱朴子》，地仙《日华子》，枸棘《本草衍义》，津枸杞(天津)，红珠子刺(福建)。蔓生落叶灌木，长达2米余。枝条细长，幼枝有棱角，外皮灰色，无毛，通常具短棘，生于叶腋，长约0.5～2cm。叶互生或数片丛生；叶片卵状菱形至卵状披针形，长2～6cm，宽0.6～2.5cm，先端尖或钝，基部狭楔形，全缘，两面均无毛。花紫色，边缘具密缘毛；花萼钟状，3～5裂；花冠管部和裂片等长，管之下部急缩，然后向上扩大成漏斗状，管部和裂片均较宽；雄蕊5，着生花冠内，稍短于花冠，花药丁字形着生，花丝通常伸出。浆果卵形或长圆形，长10～15mm，直径4～8mm，种子黄色。花期6～9月，果期7～10月。见(图728)

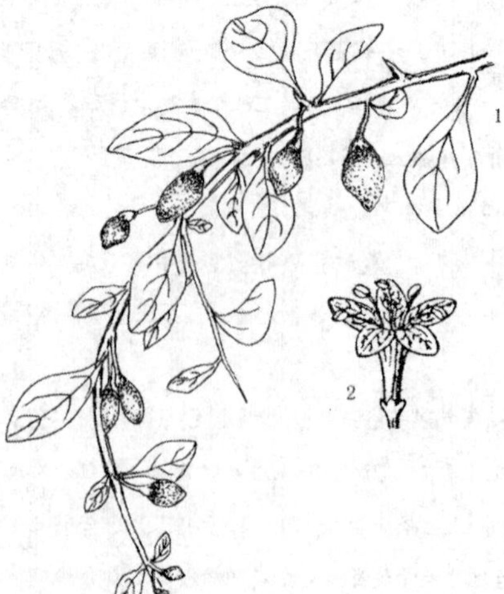

(图728) **枸杞**

1.果枝 2.花

（2）**宁夏枸杞**　又名西枸杞《纲目》，中宁枸杞《拉汉种子植物名称》。与枸杞主要区别：栽培品种多为大灌木，高1～3m。主茎数条，粗壮，叶多数片簇生，披针形或长圆状披针形，花常单1或2～6朵簇生，浆果长椭圆形，8～20mm，直径5～10mm，尖处有小白点。见(图729)

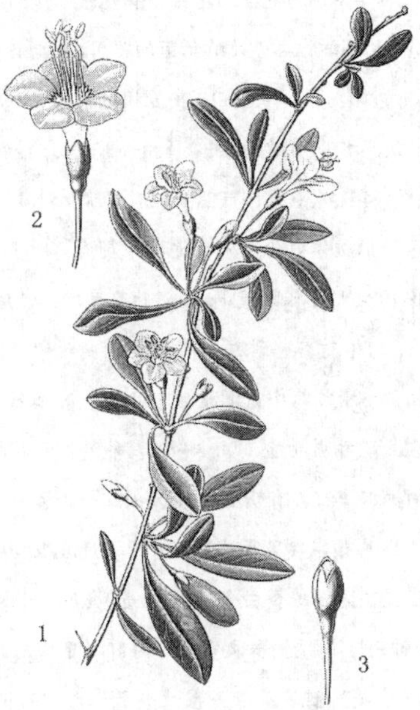

（图729）**宁夏枸杞**

1.花果枝 2.花 3.幼果

【生长分布】 枸杞多生于沟岸及山坡或灌溉地埂和水渠边等处，邹平各地广布。宁夏枸杞多为盆栽。

【采收加工】 6～1 1月果实陆续红熟，要分批采收，迅速将鲜果摊在芦篇上，厚不超过3cm，一般以1.5cm为宜，放阴凉处晾至皮皱，然后曝晒至果皮起硬，果肉柔软时去果柄，再晒干；晒干时切忌翻动，以免影响质量。遇多雨时宜用烘干法，先用45～50℃烘至七、八成干后，再用55～60℃烘至全干。

【栽培要点】 **生长习性** 枸杞适应性强。喜光照。对土壤要求不严，耐盐碱、耐肥、耐旱、怕水渍。以肥沃、排水良好的中性或微酸性轻壤土栽培为宜。

栽培技术 用种子繁殖或扦插繁殖。种子繁殖：采果大、色鲜艳、无病虫斑的成熟果实，用30～60℃温水浸泡，搓揉种子，洗净，晾干备用。在播种前用湿沙(1: 3)拌匀，置20℃室温下催芽，待有30%种子露白时或用清水浸泡种子一昼夜，再行播种。春、夏、秋季均可播种，以春播为主。扦插繁殖：在优良母株上，采粗0.3cm以上的已木质化的一年生枝条，剪成18～20cm长插穗，扎成小捆竖在盆中用100×10^{-6}α-萘乙酸浸泡2～3小时，然后扦插，填土踏实。

田间管理 于5月施尿素和6～7月施磷、钾复合肥。10月下旬～11月上旬施羊粪、猪粪、厩肥、饼肥等作基肥。栽后当年秋季在主干上部的四周选3～5个生长粗壮的枝条作主枝，并于20cm左右处短截，第2年春在此枝上发出新枝时于20～25cm处短截作为骨干枝。第3、4年仿照第2年办法继续利用骨干枝上的徒长枝扩大，加高充实树冠骨架。经过5～6年整形培养进入成年树阶段。成年树修剪，每年春季剪枯枝、交叉枝和根部萌蘖枝，夏季去密留疏，剪去徒长枝、病虫枝及针刺枝。秋季全面修剪，整理树冠，选留良好的结果枝。

病虫害防治 病害有枸杞黑果病，为害花蕾、花和青果。可在结果期用1: 1: 100波尔多液喷射；雨后立即喷50%退菌特可湿性粉剂600倍液，效果较好。根腐病，可用50%托布津1000～1500倍液或50%多菌灵1000～1500倍液浇注根部。虫害有枸杞实蝇，防治可在越冬成虫羽化时，在杞园地面撒50%西维因粉45kg/hm^2，摘除蛆果深埋、秋冬季灌水或翻土杀死土内越冬蛹。枸杞负泥虫可在春季灌溉松土，破坏越冬场所杀死虫源，4月中旬于杞园地面撒5%西维因粉(1kg兑细土5～7kg)，杀死越冬成虫。枸杞蛀果蛾可于4月上、中旬第一代幼虫为害时，喷90%敌百虫800～1000倍液防治。还有枸杞蚜虫、枸杞瘿螨等为害。

【性状鉴别】 （1）**枸杞**（津血杞、杜杞子） 果实呈椭圆形或圆柱形，两端略尖，长10～15mm，直径3～5mm。表面鲜红色或暗红色，具不规则的皱纹，无光泽。质柔软而略滋润。内有20～50粒种子，类肾形，扁而翘长1.5～1.9mm，宽1～1.7mm，表面浅黄色或棕黄色。气微，味甜。见（图730）

（2）**宁夏枸杞**（西枸杞） 果实呈椭圆形或纺锤形，略压扁，长6～20mm，直径3～10mm。表面鲜红色至暗红色，顶端有小凸起状的花柱痕，基部有白色的果柄痕。果皮柔韧，皱缩；果肉肉质，柔润。内藏多数种子，种子形状与上种略同。气微，味甜，嚼之唾液染成红黄色。见（图730）

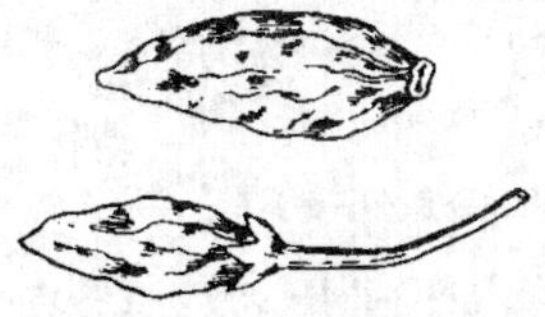

（图730）**枸杞(果实)外形**

【显微鉴别】 （1）宁夏枸杞果粉末特征：黄橙色或暗红色。种皮石细胞表面观不规则多角形或长多角形，垂周壁深波状弯曲或微波状弯曲，直径37～117μm，长至196μm，壁厚5～27μm；断面观类疗形或扁方形，侧壁及内壁增厚，内壁稍弯曲，外壁粘液化；外果皮细胞表面观类多角形或长多角形，垂周壁细波状弯曲或平直，外平周壁表面有较细密平行角质条纹；中果皮薄壁细胞类多角形，胞腔内含橙红色或红棕色色素颗粒；有的含草酸钙砂晶；另有内胚乳细胞，含脂肪油滴及糊粉粒。(图731)

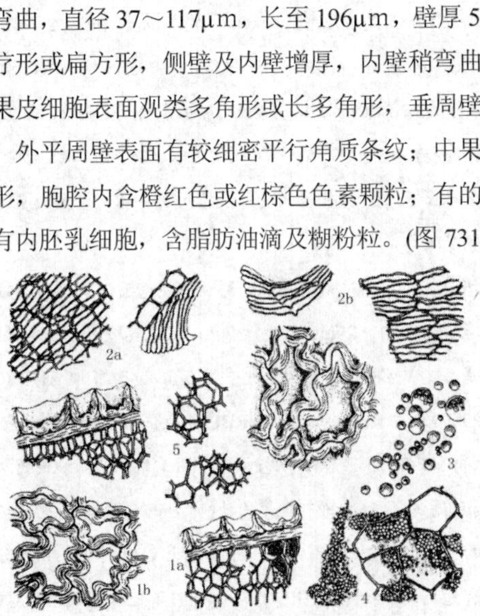

（图731）**宁夏枸杞(果实)粉末特征**

1.种皮石细胞(a.断面观 b.表面观) 2.果皮表皮细胞(a.断面观 b.表面观)

3.中果皮薄甓细胞 4.草酸钙砂晶 5.内胚乳细胞

（2）宁夏枸杞果皮横切面：外果皮1列细胞，切向壁增厚，非木化或微木化，外被角质层，外缘不规则细齿状。中果皮为10余列细胞，最外层细胞略切向延长，其下细胞类圆形、长圆形、类长方形，向内细胞渐增大，最内侧有的细胞较小，壁稍增厚；细胞含众多橙红色素颗粒，有的含草酸钙砂晶；维管束双韧型，多数，散列，导管细小。内果皮1列细胞，细胞壁全面增厚，木

化。见(图 732)

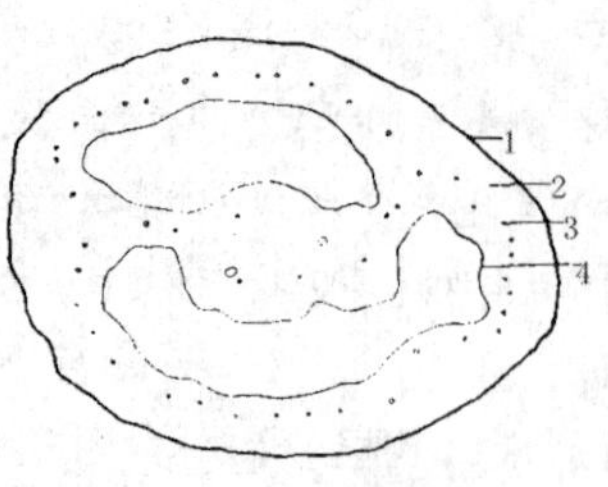

（图 731）宁夏枸杞(果皮)横切面简图

1.外果皮 2.中果皮 3.维管束(双纫型) 4.内果皮

【主含成分】 （1）**枸杞**: 成熟果实含甜菜碱，玉蜀黍黄质(*zeaxanthin*)，酸浆果红素(*physalien*)。还含氨基酸：亮氨酸(*1eucine*)，缬氨酸(*valine*)，脯氨酸(proline)，丙氨酸(*alanine*)，酪氨酸(*tyrosine*)，谷氨酰胺(*glutamine*)，甘氨酸(*glycine*)，谷氨酸(*glutamic acid*)，天冬氨酸(*aspartic acid*)，天冬酰胺(*asparagine*)，组氨酸(*histidine*)，色氨酸(*tryptophan*)。又含挥发性成分，主要是藏红花醛(*safranal*)，β-紫罗兰酮(*β-ionone*)，3-羟基-β-紫罗兰酮(*3-hydroxy-β-ionone*)，左旋 l，2-去氢-α-香附子烯(*1，2-dehydro-α-cyperene*)，马铃薯螺二烯酮(*solavetivone*)。另报道，100g 果实含胡萝卜素(*carotene*)3.39mg，硫胺素(*thiamine*)0.23mg，核黄素(*riboflavine*)0.33mg，烟酸(*nicotinic acid*)1.7mg，维生素(*vitamin*)C 3.0mg。种子含油，其中非皂化部分含有多种甾醇。另含具促进免疫作用的多糖，含量 5.42％～8.23％，又含牛磺酸(*taurine*)，γ-氨基丁酸(*γ-aminobutanoic acid*)。

（2）**宁夏枸杞**: 成熟果实含甜菜碱(*betaine*)，阿托品(*atropine*)，天仙子胺(*hyoscyamine*)。又含玉蜀黍黄质，酸浆果红素，隐黄质(*cryptoxanthin*)，东莨菪素(*scopolefin*)，胡萝卜素，硫胺素，核黄素，烟酸，维生素 C。种子含氨基酸：天冬氨酸，脯氨酸，丙氨酸，亮氨酸，苯丙氨酸(*phenylalanine*)，丝氨酸(*serine*)，甘氨酸，谷氨酸(*glutamic acid*)，半胱氨酸(*cysteine*)，赖氨酸(*1ysine*)，精氨酸(*arginine*)，异亮氨酸(*isoleucine*)，苏氨酸(*threonine*)，组氨酸，酪氨酸，色氨酸，蛋氨酸(*methionine*)。还含钾、钙、钠、锌、铁、铜、锰、硒、铬、锶、铅、镍、镉、砷、钴、镁等元素。另含具促进免疫作用的多糖，含量为 7.09%。又含牛磺酸，γ-氨基丁酸。

【药理】 （1）**对免疫功能的影响** ①免疫调节作用：给老年小鼠腹腔注射枸杞多糖(LBP)1～20mg/kg.连续 7 天，可使其脾溶血空斑形成细胞(PFC)值达到正常成年小鼠水平。在给予枸杞多糖 5mg/kg 时可使 ^{3}H-TdR 掺入值提高约 l0 倍。应用超适剂量绵羊红细胞(SRBC)免疫法(S0I)表明，适宜剂量的 LBP 对老年小鼠抑制性 T 细胞(Ts)有明艟调节作用，增强 Ts 细胞的活性。低剂量 LBP(5mg/kg)可增加 Ts 细胞抑制抗体的功能，当剂量增加到 25mg/kg、50mg/kg 时，对 Ts 细胞功能的增强作用明显下降。说明 LBP 对淋巴细胞有选择性药理作用，并且有免疫调节功能。LBP 对小鼠 T、H 淋巴细胞因子呈双向调节作用，剂量大至 1mg/ml 时呈抑制作用，小至 10^{-5}mg/ml 时呈增长作用。②免疫增强作用：LBP10mg/kg 给小鼠灌胃，连续 7 天，能显著地增加巨噬细胞 C3b 和 Fc 受体的数量和活力，并能减弱醋酸氧化可的松对巨噬细胞 C3b 和 Fc 受体的抑制作用。LBP5mg/kg、10mg/kg，腹腔注射，可提高小鼠脾脏 T 淋巴细胞的增殖功能，增强细胞毒 T 淋巴细胞(CTL)的杀伤功能，特异杀伤率由 33%提高到 67%，可以对抗环磷酰胺(CY)对小鼠 T 淋巴细胞、CTlL 和自然杀伤细胞(NK 细胞)的免疫抑制作用，T 淋巴细胞的相对增殖指数由 33%提高到 l05%，CY 对 CTL 的抑制率由 51%降到 l9%和 36%，NK 细胞的杀伤率由 9.5%，提高到 15%～l6%；LBP5mg/kg 腹腔注射，K 细胞的杀伤率由 12.4%提高到 l8%，说明 LBP 增强正常小鼠和 CY 处理的小鼠的 T 细胞免疫反应与 NK 细胞的活性。枸杞子提取液作用于第 35 代 2BS 细胞(体外培养的正常人胚肺二倍体成纤维细胞)，细胞则多见分裂，增殖数呈线性上升，受此作用的巨噬细胞数量增多，体积增大，伪足增多及吞噬红细胞的能力增强。枸杞子水煎剂 10m9/(k9.d)灌服，连续 9d 能增加大鼠中性粒细胞吞噬死酵母菌的作用，并能恢复注射过环磷酰胺的小鼠白细胞数，恢复率(%)为 79.24±18.20。枸杞子水煎剂、枸杞多糖都能增加溶血空斑(PFC)汁数，水煎剂增加 PFC 计数(/106)为 1246。枸杞子水煎剂 2()Om9/只灌胃，连续 14d 和 30 天，可明显对抗铅降低外周 T 淋巴细胞数，抑制迟发型变态反应和降低抗体效价等免疫毒性，表明枸杞对铅的免疫毒性有明显的拮抗作用。LBP 用生理盐水配成 1mg/ml 的浓度，腹腔给药 0.2ml/只小鼠，连续 7 天，实验结果，LBP 对环磷酰胺和 ^{60}Co 照射所致的白细胞数降低有明显的升白细胞作用。枸杞水浸液对小鼠灌胃后全身给予 X 线照射，进行了淋巴细胞转化率、腹腔巨噬细胞吞噬功能、抗体分泌功能的检测和胸腺、脾重影响的观察，结果显示：枸杞水浸液具有明显的抗 X 射线辐射作用，用药组之系列免疫指标与对照组比较，具有非常显著性差异。给大鼠灌服枸杞袋泡茶 2ml/只，持续 2 星期，可明显提高免疫球蛋白含量(尤其是 IgM)和补体活性。

（2）**延缓衰老作用** 枸杞提取液在试管内有明显抑制小鼠肝匀浆过氧化脂质（LPO）的生成，并呈剂量反应关系：小鼠体内试验证实，枸杞提取液 0.5mg(生药)/kg、5mg(生药)/kg 灌胃，共 20d，可明显抑制肝 LP0 生成，并使血中谷胱甘肽过氧化物酶(GSH PX)活力和红细胞超氧化物歧化酶(SOD)活力增高；人体试验显示可明显抑制血清 LP0 生成，使血中 GSH-PX 活力增高，但红细胞 SOD 活力来见升高，提示枸杞提取液具有延缓衰彦作用。

（3）**抗肿瘤作用** 用枸杞子的丙酮提取液对致癌剂诱导的突变株 TA_{98}、TA_{100} 有抑制突变作用，抑制率分别为 91.8％、82.6％，说明枸杞子含有抗突变物质和具有抗御、阻断致突变作用。枸杞子冻干粉混悬液对大鼠肉瘤 W_{256}、LBP 对小鼠肉瘤 S_{180} 均能提高其机体的免疫能力并有一定的抑瘤作用，LBP10mg/kg 腹腔注射，共 7 天，可使小鼠的 T 淋巴细胞增殖反应从 0.3％(正常)提高到 24.6％，LBPl0～20mg/kg 抑瘤率为 31％，39％，环磷酰胺 l2.5mg/kg 单次皮下注射的抑瘤率为 14％，与 LBPl0mg/kg 合用的抑瘤率为 54％，有明显的协同作用；用枸杞了冻干粉混悬液治疗大鼠肉瘤 W_{256} 一星期内白细胞即有明显回升，第 l4 日细胞回升到正常水平。枸杞子 20g(生药)/kg 灌胃，连续 7 天，能减轻环磷酰胺引起的小鼠外周白细胞减少，其升高率为 30.6%。LBP5～10mg/kg 腹腔注射 C_{57}BL/6 小鼠，可明显促进小鼠脾细胞增殖，将这种脾细胞以 2×100/ml 经 125～1000u/ml 白介素-2 体外诱导 4d，用[^{125}I]UdR 释放分析测 LAK 细胞活性，发现注射 LBP 组小鼠脾细胞 LAK 细胞活性比注射生理盐水组提高 26％～80％，LBP 注射老龄小鼠可显著促进脾细胞增殖，且 LAK 细胞活性可提高 l20％～200％。通过细胞体外培养方法试验证明，枸杞子、叶对人胃腺癌 KAT0-III细胞，枸杞果柄、叶对人宫颈癌(HeLa)细胞均有明显抑制作用，其作用机制主要表现在抑制细胞 DNA 合成，干扰细胞分裂，细胞再殖能力下降。用 C_{37}BL 纯系小鼠及可移愤性 *Lewis* 肺癌模型实验，结果表明，单独使用枸杞多糖对肿瘤生长无明显抑制作用，而枸杞多糖结合放疗显示明显的放射增敏作用，得到剂量修饰因子平均为 2.05。枸杞多糖对急性乏氧肿瘤细胞也具有一定的放射增敏效应，本品对机体无明显的毒性反应。

（4）**降血脂与保肝、抗脂肪肝作用** 枸杞可降低大鼠血中胆固醇。有轻微抗家兔实验性动脉粥样硬化形成的作用。长期(75 天)饲喂含枸杞水提物(0.5％与 1％)或甜菜碱(0.1％)的饲料对四氯化碳引起的肝损害有保护作用，能抑制四氯化碳引起的血清及肝中的脂质变化，缩短硫喷妥钠睡眠时间，减少酚四溴酞钠(BSP)潴留，降低天冬氨酸转氨酶。小鼠灌服枸杞水浸液对四氯化碳引起的肝损害有轻微的抑制脂肪在肝细胞内沉积和促进肝细胞新生的作用。用天冬氨酸甜菜碱也观察到对四氯化碳中毒性肝炎的保护效果。甜菜碱的保肝作用可能与其作为甲基供体有关。给长期用电击加低剂量-γ射线照射5月龄雄性应激大鼠腹腔注射LBP5mg/kg和10mg/kg，5次/2星期，共给药15次，实验结果证明，给药组脾和脑匀浆总脂水平与对照组接近，同时脾匀浆MDA(丙二醛)含量显著降低，此外，LBP10mg/(kg·d)、15mg/(kg·d)共1星期，对四氯化碳导致小鼠肝脂质过氧化损伤亦起到明显保护作用。

（5）**对造血系统的影响** 每只灌服10%枸杞煎剂0.5ml，连续10d，对正常小鼠造血功能有促进作用，可使白细胞增多。LBP10mg/kg腹腔注射，连续3天，小鼠骨髓中爆式红系集落形成单位(BFU-E)和红系集落形成单位(CFU-E)分别上升到对照组的342%和192%，外周血网织红细胞比例于给药后第6日上升到对照组218%，LBP注射后还可促进小鼠脾脏T淋巴细胞分泌集落刺激因子，提高小鼠血清集落刺激活性水平；在体外培养体系中，LBP对粒-单系祖细胞无直接刺激作用，但可加强集落刺激因子集落刺激活性。

（6）**抗遗传损伤** *Ames*试验表明LBP对二氨基芴在TA_{100}菌株的致突变活性具有明显抑制作用，在姐妹染色单位互换(SCE)研究中，加入LBP后，丝裂霉素C所诱发的人淋巴细胞SCE频率明显降低，两者均有明显的剂量反应关系。老年人口服枸杞子后具有抗丝裂霉素诱发SCE作用，提高DNA损伤后的修复能力，降低SCE频率，对遗传物质损伤具有保护作用。

（7）**降血糖作用** 宁夏枸杞提取物可引起大鼠血糖显著而持久的降低，碳水化合物耐量升高，认为其降血糖作用乃由于其中含有胍的衍生物。早期研究也报道枸杞有降血糖作用。

（8）**其他作用** 枸杞水提取物有降低血压、抑制心脏、兴奋肠道等拟胆碱作用，甜菜碱无此作用。枸杞提取物能促进乳酸杆菌之生长，并刺激其产酸。枸杞水煎剂(13.23%浓度)给予小鼠口服0.3ml/20g，每日1次，30天后可使小鼠皮肤羟脯氨酸含量增加15.5%，能显著增强小鼠的耐缺氧能力，能显著延长小鼠游泳时间。甜菜碱为生物刺激剂，每吨饲料中加入甜菜碱4～6kg可使雌雏鸡和雄雏鸡体重分别超过对照组12%～13%与17%～18%；每吨饲料中加入甜菜碱8kg，可增加产蛋量，超过对照组24.3%。

（9）**毒性** 枸杞毒性很小。甜菜碱进入体内以原形排出，大鼠静注2.4g/kg，未见毒性反应。小鼠腹腔注射25g/kg，10分钟内出现全身痉挛，呼吸停止。枸杞水提取物小鼠皮下注射的LD_{50}为8.32g/kg，而甜菜碱为18.78g/kg，表明前者毒性较后者大1倍多。

【性味归经】 味甘，性平；归肝、肾、肺经。

【功用主治】 养肝，滋肾，润肺。主治肝肾亏虚，头晕目眩，目视不清，腰膝酸软，阳痿遗精，虚劳咳嗽，消渴引饮。

《本草经集注》："补益精气，强盛阴道。"

《药性论》："能补益精诸不足，易颜色，变白，明目，安神，令长寿。"

《食疗本草》："坚筋，耐老，除风，补益筋骨，能益人，去虚劳。"

《纲目》谓王好古云："主心病嗌干，心痛，渴而引饮，肾病消中。"

《纲目》："滋肾，润肺，明目。"

《本草汇言》："润肺生津，补肾添精。"

《本草述》："疗肝风血虚，眼赤痛痒昏翳。""治中风眩晕，虚劳，诸见血证，咳嗽血，痿、厥、挛，消瘅，伤燥、遗精，赤白浊，脚气，鹤膝风。"

【临床应用】 （1）**用于肝肾阴虚诸证**。枸杞子味甘质润，长于滋阴、益精、养血，为肝肾亏虚者之要药，可久用长服。治肝肾阴亏，虚阳上僭，头晕目眩者，常与清肝、潜阳之桑叶、菊花、牡蛎等同用 营肝肾阴虚，目失所养，两目干涩疼痛，羞明流泪，视物不清，常与清肝、滋肾之菊花、地黄等同用，如《医级》杞菊地黄丸。治肝肾阴亏，肝体失养，疏泄失常，胁肋隐痛，咽干口燥，舌红少津，常与滋阴、养血之沙参、麦冬、当归以及疏肝止痛之川楝子同用，如《柳州医话》一贯煎。治肝肾两亏，筋骨失养，腰膝酸软无力，常与补肝肾，强筋骨之杜仲、续断、桑寄生等同用。治肾阳不足，阳痿遗精等证，可按《景岳全书》所谓"善补阳者必于阴中求阳"之法，用附子、肉桂配以熟地及本品等滋补阴血之品同用，"则阳得阴助而生化无穷"。

（2）**用于阴虚劳嗽**。枸杞子味甘入肺，能润肺生津补虚。常与养阴润肺止嗽之知母、贝母、麦冬、百部等同用。

（3）**用于消渴**。枸杞子有滋肾润肺、生津止渴之功。消渴患者，可用本品单味蒸熟嚼食。如与滋阴生津止渴之生地、黄芪、天花粉、山药等同用，其效更佳。

《药鉴》："并麦冬同生地入葙子，治肾虚目疾如神，佐杜仲同芡实加牛膝，疗房劳腰疼甚捷。"

《本草正》："此物微助阳而动性，故用之以助熟地最妙。"

《药品化义》："人参固气令精不遗，枸杞滋阴使火不泄，二品相须而用。"

《本草经解》："同五味，治疰夏；同熟地、白茯、白术，治肾虚目暗。"

《得宜本草》："得杜仲、萆薢，治肾虚腰痛；得青盐、川椒，治肝虚目暗。"

《得配本草》："得麦冬，治干咳；得北五味，生心液；配椒、盐，理肾而除气痛；佐术、苓，补阴而不滑泄。"

《蘑庆堂随笔》："枸杞子与元参、甘草同用，名坎离丹，可以交通心肾。"

【用量用法】 内服：煎汤，5～15g，或入丸、散、膏、酒剂。

【使用注意】 脾虚便溏者慎服。

《本草经疏》："若病脾胃薄弱，时时泄泻者勿入。"

《本草汇言》："如脾胃有寒痰冷癖，时作泄泻者勿入。"

【附方】 （1）**治肝肾不足，眼生花歧视，或干涩眼痛**：枸杞子、菊花、熟地黄、山萸肉、茯苓、山药、丹皮、泽泻。为末，炼蜜为丸。每服二、三钱，温水下。--《医级》之"杞菊地黄丸"

（2）**治肝肾不足，眼目昏暗，瞻视不明，茫茫漠漠，常见黑花，多有冷泪**：枸杞子三两，巴戟(去心)一两，甘菊(拣)四两，苁蓉(酒浸，去皮，炒，切，焙)二两。上为细末，炼蜜丸，如梧桐子大。每服三十丸至五十丸，温酒或盐汤下，空心食前服。--《局方》之"菊睛丸"

（3）**治肾经虚损，眼目昏花，或云翳遮精**：甘州枸杞子一斤，好酒润透，分作四分，四两用蜀椒一两炒，四两用小茴香一两炒，四两用脂麻一两炒，四两用川楝肉炒，拣出枸杞，加熟地黄、白术、白茯苓各一两，为末，炼蜜丸，如梧子大，日服五七十丸。--《瑞竹堂经验方》之"死神丸"

（4）**治男子肾脏虚耗，水不上升，眼目昏暗，远视不明，渐成内障**：枸杞子(酒蒸)四两，白茯苓(去皮)八两，当归二两，菟丝子(酒浸，蒸)四两，青盐(另研)一两。上为细末，炼蜜和丸，如桐子大。每服七十丸，食前用白汤送下。--《证治准绳》之"杞苓丸"

（5）**治肾虚腰痛**：枸杞子、地骨皮各一斤，川萆薢、川杜仲各十两。俱晒燥，微炒，以好酒三斗，净罈内浸之，煮一日，滤出渣，早晚随量饮之。--《千金要方》

（6）**治痹证属风湿**：枸杞子一斤，其汉防己四两(俱用酒拌炒)，真羌、独活各一两，川牛膝、木瓜各五钱。俱微炒，研为末，炼蜜丸梧子大。每早服三钱，白汤下。--《圣惠方》

（7）**治虚劳烦渴不止**：枸杞子(酒拌微炒)八两，地骨皮(微炒)十两，共研为末；麦门冬(去心)、熟地黄各四两，酒煮捣膏，和前药共为丸，梧子大。每早晚各服四钱，白酒下。--《千金要方》

（8）**治虚劳，下焦虚伤，微渴，小便数**：枸杞子一两，黄芪(锉)一两半，人参(去芦头)一两，桂心三分，当归一两，白芍药一两。捣筛为散。每服三钱，以水一中盏，入生姜半分，枣三枚，饧半分，煎至六分，去滓，食前温服。--《圣惠方》之"枸杞子散"

（9）**安神养血，滋阴壮阳，益智，强筋骨，泽肌肤，驻颜色**：枸杞子(去蒂)五升，圆眼肉五斤。上二味为一处，用新汲长流水五十斤，以砂锅桑柴火慢慢熬之，渐渐加水煮至杞圆无味，方去渣，再慢火熬成膏，取起，磁罐收贮。不拘时频服二三匙。--《摄生秘剖》之"杞圆膏"

（10）**治劳伤虚损**：枸杞子三升，干地黄(切)一升，天门冬一升。上三物，细捣，曝令干，以绢罗之，蜜和作丸，大如弹丸。日二。--《古今录验》"枸杞丸"引《医心方》

（11）**治一切痈疽恶毒，溃烂不已；及瘰疬结核，马刀肉瘿，延结不休；或风毒流注，上愈下发，左消右起，延串不止；或便毒鱼口，杨梅破烂，日久不合**：枸杞子一味，每早晚一两干嚼，以川萆薢五钱，煎汤传送，服百日痊愈。--《外科全书》引《本草汇言》

（12）**治疗与免疫功能异常有关的疾病，枸杞子有调节人体免疫功能作用**：①用宁夏枸杞子提取物胶囊，每粒 25mg 口服，每次 50mg，每日 2 次，4 星期为 1 疗程，共 2 个疗程，观察对 30 例 60 岁以上老年人免疫功能的调节作用，服药前细胞免疫值低于平均值的老年人在服药后第 4 星期即有效果，于 8 星期时更为突出。本组病例之淋巴母细胞转化率(LCT)、F-玫瑰花试验(E-RFC)之值均略低于平均值，免疫球蛋白 IgG、IgM 高于正常值，胆固醇及 β-脂蛋白接近正常值，而三酰甘油高于正常值。服药 4 星期及 8 星期测定，仅胆固醇及 LCT 及男性 E-RFC 有显著差异，其他各项指标均不显著，女性尤以胆固醇脂更为昆著。85%以上老年人在服药后，睡眠及食欲均有明显改善，其中体力增强和感冒次数减少者占 29%～58%，30%的男性老人夜尿次数减少。--《中药药理与临床》盛宝珠，1988，(2)：43 ②用宁夏枸杞子粗提取物 25mg，入胶囊 1 粒。每次服 2 粒，早晚各 1 次，2 个月为 1 疗程，观察对银屑病等皮肤病患者免疫功能影响，设用枸杞子胶囊组 50 例，服安慰剂组 20 例作对照。结果服枸杞子组 T-淋巴细胞转化率(LRT)和活性 E 花环(EaRFC)均显增高；临床发现枸杞子对其中 27 例各型银屑病的疗效较为明显，有效率为 73.5%，其细胞免疫指标亦有明显提高，而对照组 3 人均无效。--《中药药理与临床》李喜舜，1988，(2)：45 ③用枸杞子多糖(LBP)，每次口服 50mg，早晚各 1 次，共服 2 个月以上，治疗 20 例原发性肝癌，结果能改善症状和免疫功能低下状态，延长生存期，平均存活期达 11 个月，存活 1～3 月 3 例，4～6 月 6 例，7～9 月 1 例，10、12 月 4 例，16～18 月 3 例，18～21 月 1 例，22～24 月 2 例。服用 LBPl～2 星期后精神好转者 90%(18/20)，食欲增加者 80%(16/20)，肝区胀痛不适减轻者 45%(9/20)，睡眠改善者 65%(13/20)，大便规律者 70%(14/20)。服用 2 个月后进行免疫功能测定，OT 试验由阴性转阳性者 8 例(40%)，LBT 有不同程度的升高，Et-RFC 有 6 例上升 10%～20%，Ea-RFC 有 8 例上升 5%～10%；LBT、Et-RFC、Ea-RFC 三项均升高者 6 例(30%)；AFP 转阴者 7 例，SG-PT、r-GT、ARP 均转正常。同时可减少化疗药物 5-Fu、喃氟啶对造血系统的抑制等毒副反应，也增强抗癌免疫监视系统。--《中药药理与临床》顾树南，1990，(6)：38

（13）**治疗男性不育症**：每晚嚼食枸杞子 15g，连服 1 个月为 1 疗程，一般精液常规检查正常后再服 1 个疗程，服药期间忌房事。共治 42 例，均属精液异常而不能生育者，结果经 1 个疗程治疗，精液常规转正常者 23 例，2 个疗程转正常者 10 例，6 例无精子者无效，3 例效不佳。2 年后随访，精液转正常的 33 例均已有后代。--《新中医》董德卫，1988，(2)：20

地骨皮

【别名】 地骨皮《大观本草》，杞根、地骨、地辅、地节《本经》，枸杞根、苟起根《本草经集注》，枸杞根皮《药性论》，山杞子根、甜齿牙根、红耳坠根《河南中药手册》，山枸杞根、狗奶子根皮《山东中药》，红榴根皮《中药材手册》，狗地芽皮《四川中药志》。

【来源】 为茄科植物枸杞 *Lycium chinense* Mill.和宁夏枸杞 *Lycium barbarum* L.的根皮。

【原植物】 参见"枸杞"。

【采收加工】 早春、晚秋采挖根部，洗净泥土，剥取皮部，晒干。或将鲜根切成 6～10cm 长的小段，再纵剖至木质部，置蒸笼中略加热，待皮易剥离时，取出剥下皮部，晒干。

【性状鉴别】 根皮呈筒状、槽状或不规则卷片，大小不一，一般长 3～10cm，直径 0.5～1.5cm，厚 1～3mm。外表面土黄色或灰黄色，粗糙，有不规则纵裂纹，易成鳞片状剥落；内表面黄白色至灰黄色，较平坦，具细纵条纹。体轻，质脆，易折断，断面不平坦，分内外两层，外层(落皮层)较厚，黄棕色；内层灰白色。气微，味微甘而后苦。见（图 733）

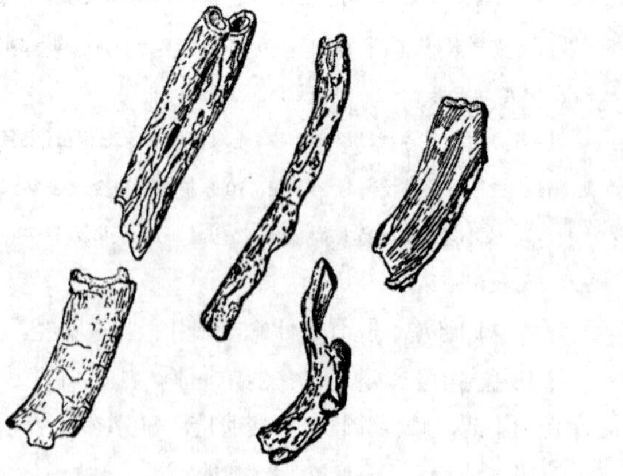

（图 733）**地骨皮(根皮)外形**

【显微鉴别】 （1）粉末特征：米黄色。草酸钙砂晶随处散在，有的薄壁细胞充满砂晶，形成砂晶囊；纤维常与射线细胞连接；纤维梭形或纺锤形，长 110～230μm，直径 17～48μm，壁厚 3～11μm，木化或微木化，具稀疏斜纹孔，有的胞腔含黄棕色物；淀粉粒单粒类圆形或椭圆形；复粒由 2～8 分粒组成。此外，可见石细胞、木栓细胞及落皮层薄壁细胞。见（图 734）

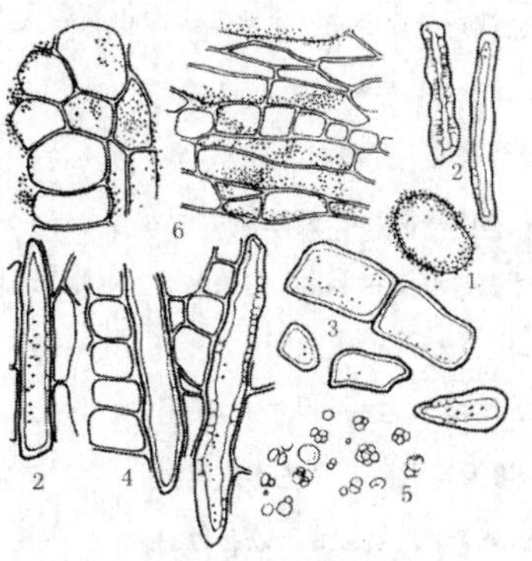

（图 734）**枸杞(根皮)粉末特征**

1.草酸钙砂晶 2.纤维 3.石细胞 4.韧皮射线 5.淀粉粒 6.薄壁细胞

（2）根皮横切面：落皮层较厚，有 2～3 条木栓组织环带，最内的木栓层为完整的环带，外侧的则交错连接，可见颓废的筛管及射线细胞。韧皮部较宽，占根皮厚度一半；纤维单个散在或少数成束，偶见石细胞；射线宽 1～2 列细胞。本品薄壁细胞含淀粉粒，有的含草酸钙砂晶。见(图 735)

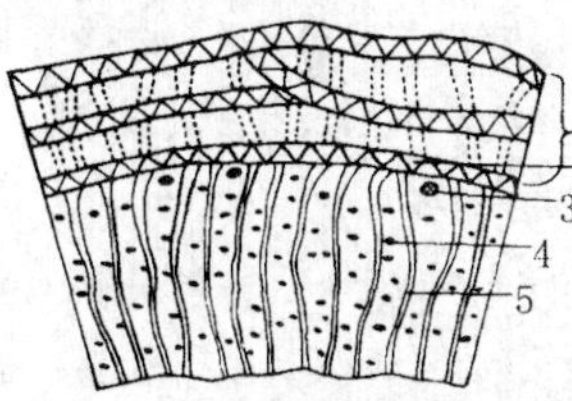

（图 735）**枸杞(根皮)横切面简图**

1.落皮层 2.木栓层 3.行细胞 4.纤维束 5.韧皮射线

【主含成分】 （1）**枸杞根皮**：含生物碱：甜菜碱(betaine)，苦可胺(*kukoamine*)A 及用于免疫调节剂，杀病毒剂，肿瘤抑制剂等的 1，2，3，4，7-五羟基-6-氮杂双环（3.3.0）辜烷[*1，2，3，4，7-pentahydroxy-6-nitro-bicyclo（3.3.0）-octane*]和 1，4，7，8 四羟基-6-氮杂双环（3.3.0）辛烷［*1，4，7，8-tetrahydroxy-6-nitrobicyclo（3.3.0）-octane*］。又含抗肾素作用兼抗血管紧张素Ⅰ转变酶活性作用的枸杞环八肽(*lyciumin*)A 和 B。还含具抗血管紧张素Ⅰ转变酶活性作用的有机酸：(S)-9-羟基-l0E，12Z-十八碳二烯酸[*(s)-9-h-ydroxy-10E, 12Z-octadecadienoic acid*]和 (s)-9-羟基-10E，12Z，15Z-十八碳三烯酸[*(S)-9-hycIroxy-10E, 12Z, 15Z-octadecatrienoic acid*]。尚含枸杞酰胺(*1yciumanfide*)即是乙酸橙黄胡椒酰胺酯(*aurantiamideacetate*)，亚油酸(*1inoleic acid*)，亚麻酸(*1inolenic acid*)，蜂花酸(*melissic acid*)，桂皮酸(*einnamic acid*)，柳杉酚(*sugiol*)，5α-豆掰烷 3，6-二酮(*5α-stigmastane-3，6-dione*)，东莨菪素(*scopoleti rl*)，β-谷甾醇葡萄糖甙(*β-sitosterol glucoside*)等。

（2）**枸杞根**：含以正二十三烷(*n-tricosane*)和正三十三烷(*n-tritriacontane*)为主的具 15～33 个碳原子的正烷烃；具 l8～31 个碳原子的长链醇；胆甾醇(*cholestero1*)，菜油甾醇(*campestero1*)，豆甾醇(*stigmastero1*)，谷甾醇(*sitostero1*)以及硬脂酸(*stearic acid*)，棕榈酸(*palmitic acid*)，油酸(*oleic acid*)。

（3）**宁夏枸杞根**：含生物碱：阿托品(*atropine*)和天仙子胺(*hyoscyamine*)。

【药理】 （1）**解热作用** 地骨皮的乙醇提取物，水提取物及乙醚贱渣水提物灌服或静注对热原发热家兔有显著解热作用。地骨皮的乙醇部分水提物相当生药 0.75～7.5g/kg 时也有强的解热作用。

（2）**降压作用** 地骨皮浸剂，煎剂，酊剂及注射剂(水煎、醇沉，精制成 l00％浓度)对麻醉犬、猫、兔(静注或肌注)与不麻醉大鼠(灌胃)均有明显的降压作用。静注地骨皮注射剂 0.375g/kg 可使麻醉犬血压骤降至零而导致死亡，小剂量重复注射未见快速耐受现象。地骨皮的甲醇提取物 0.5g(生药)/kg 静注，对大鼠有明显降压活性，苦可胺 A 5mg/kg 静注对大鼠有显并的降压作用，地骨皮的氯仿提取物及进一步纯化得到的 2 个成分(S)-9-羟基-10E，12Z-十八碳二烯酸和(s)-9-羟基-l0E，12Z，15Z-十八碳三烯酸或它们的盐对血管紧张素Ⅰ转化酶有抑制作用。枸杞环八肽 A 和 B 对肾素和血管紧张素转化酶亦有抑制作用。

（3）**降血糖和降血脂作用** 地骨皮水煎剂 50g/kg 灌胃，对葡萄糖性高血糖和肾上腺素高血糖小鼠有明显的降血糖作用，而对正常空腹小鼠血糖无作用。兔灌服地骨皮煎剂，可使正常血糖降低 14％，维持 7～8h。地骨皮水煎剂对四氧嘧啶糖尿病小鼠胰岛 β 细胞的形态结构损害有一定的减轻作用。地骨皮浸膏按每日灌服 l0g(生药)/kg，连续 3 星期，可使实验性兔血清总胆固醇含量下降 36.9％，与对照组相比有显著差异，对三酰甘油含量影响不大。

（4）**抗微生物作用** 纸片法抗菌试验表明，地骨皮煎剂对伤寒杆菌、甲型副伤寒杆菌与弗氏痢疾杆菌有较强的抑制作用。对结核杆菌为低效抑菌药物。在胚肾原代单层细胞组织培养上，地骨皮煎剂对流感亚洲甲型京科 68-1 病毒株有抑制其致细胞病变作用。

（5）**其他作用** 地骨皮注射剂(100％浓度)对未孕大鼠与小鼠的离体子宫有显著兴奋作用，其 lml 约相当于 0.054u 垂体后叶素之效力。提取精制的地骨皮多糖，用生理盐水配成 1mg/ml 的浓度，给小鼠腹腔注射 0.2ml/只，连续 7 天，对环磷酰胺和 ^{60}Co 照射所致的白细胞数降低有明显的升白细胞作用，而对免疫器官的重量和常压耐缺氧作用无明显影响。

（6）**毒性** 家兔灌服地骨皮煎剂 80g/kg 或腹腔注射 60g/kg 仅见蜷伏不动，3～4h 后恢复；犬灌服 120g/kg 或腹腔注射 30g/kg 迅速出现呕吐，四肢无力，蜷伏，2～3 天后完全恢复。小鼠灌服 l00％注射剂相当于生药 262.6g/kg 以上，未见死亡。地骨皮煎剂与注射剂腹腔注射小鼠的 LD_{50} 分别为 l2.83g/kg 与 10.739/kg。其酊剂腹腔注射对小鼠的急性与亚急性 LD_{50} 分别为 4.7g/kg 与 4.1g/kg，说明地骨皮在体内无明显蓄积性。

【性味归经】 味甘，性寒；归肺、肾经。

【功用主治】 清虚热，泻肺火，凉血。长治阴虚劳热，骨蒸盗汗，小儿疳积发热，肺热喘咳，吐血、衄血、尿血，消渴。

《本经》："主五内邪气，热中，消渴，周痹。""久服坚筋骨，轻身不老。"

《别录》："主风湿，下胸胁气，客热头痛。补内伤大劳嘘吸，坚筋骨，强阴，利大小肠。"

《药性论》："主治肾家风，良。"

《食疗本草》："去骨热消渴。"

《本草别说》："治金疮有神验。"

《医学启源》："解骨蒸肌热，主消渴，风湿痹，坚筋骨。《主治秘要》云：阴，凉血。"

《纲目》谓李东垣云："治在表无定之风邪，传尸有汗之骨蒸。"谓王好古云："泻肾火，降肺中伏火，去胞中火，退热，补正气。"谓吴瑞云："治上膈吐血；煎汤漱口，止齿血，治骨槽风。"

《滇南本草》："治肺热劳烧，骨蒸客热。"

《纲目》："去下焦肝肾虚热。"

《本草述》："主治虚劳发热，往来寒热，诸见血证、鼻衄、咳嗽血，咳嗽、喘，消瘅，中风，眩晕，痉痫，腰痛，行痹，脚气，水肿，虚烦，悸，健忘，小便不通，赤白浊。"

【临床应用】（1）**用于阴虚劳热骨蒸，及小儿疳积发热**。地骨皮甘寒清润，主入肺、肾，“降肺中伏火”“解骨蒸肌热”，为清虚热之常用药。治阴虚火旺，潮热骨蒸者，常与青蒿、银柴胡、鳖甲、知母等清热滋阴之药同用，以清骨中之热而退骨蒸，如《证治准绳》清骨散。治小儿疳积发热者，初起，常与鳖甲、青蒿、胡黄连等清虚热之药同用，如《医宗金鉴》鳖甲青蒿饮；疳热日久，气血消耗，阴液灼伤者则与炙黄芪、鳖甲、生熟地等益气补血，滋阴之药同用，从本旋治，如《医宗金鉴》鳖甲散。

（2）**用于肺热壅盛，喘咳气急，皮肤蒸热**。地骨皮能降肺火，与泻肺热平喘咳之桑白皮等同用，使肺热得清，复其肃降之职，俾可热退喘平，如《小儿药证直诀》泻白散。

（3）**用于失血诸证**。地骨皮有凉血之功，适用于血分热盛，迫血妄行之证。服之以凉血止血，可单味应用。如《卫生易简方》治吐血及口齿有血，用枸杞根皮为末，煎汤含漱或内服。《疑难急症简方》治尿血，用地骨皮煎浓汁服。若配以生地黄、侧柏叶、大小蓟等凉血之品同用，治诸血热妄行之证，其效益佳。

（4）**用于消渴证**。地骨皮甘寒，能清内热而治消渴。常与清热止渴之石膏、小麦同用，治消渴唇干舌燥者，如《僧深方》之枸杞汤。若与清热生津止渴之栝楼根、芦根、麦冬等同用，更提高止渴之效，如《圣济总录》地骨皮饮。

《纲目》：“常以青蒿佐地骨退热，屡有殊功。”

《得宜本草》：“得麦冬、小麦治劳渴。”

《得配本草》：“得生地、甘菊，益肝肾阴血；配青蒿，退虚热；得麦冬、小麦，治骨节虚燔；配红花研末，敷足趾鸡眼，作痛作疮；君生地，治带下。”

《本草求原》：“同柴胡，治膀胱移热于小肠，口舌糜烂。”

《药论》（沈文彬）：“共秦艽酿酒，走筋骨之挛痹。”

【用量用法】　内服：煎汤，9～15g，大剂量可用15～30g。

【使用注意】　脾胃虚寒者慎服。

《医学入门·本草》：“忌铁。”

《本草汇言》：“虚劳火胜，而脾胃薄弱，食少，泄泻者，宜减之。”

《本草备要》：“中寒者忌地骨皮。”

《本草正》：“假热者勿用。”

《衷中参西录》：“肺有风邪作嗽者忌用，其性能敛也。”

【附方】（1）**治虚劳，口中苦渴，骨节烦热或寒**：枸杞根白皮(切)五升，麦门冬二升，小麦二三升。上三味，以水二升，煮麦熟，药成去滓。每服一升，日再。--《千金要方》之“枸杞汤”

（2）**治热劳**：地骨皮二两，柴胡(去苗)一两。上二味，捣罗为散，每服二钱匕，用麦门冬(去心)煎汤调下，不计时候。--《圣济总录》

（3）**治肺脏实热，喘促七气，胸膈不利，烦躁鼻干**：地骨皮二两，桑根白皮(锉)一两半，甘草(炙，锉)，紫苏茎叶各一两。上四味，粗捣筛。每服三钱匕，水一盏，煎至七分，去滓，食后临卧温服。--《圣济总录》

（4）**治小儿肺盛，气急喘咳**：地骨皮、桑白皮(炒)各一两，甘草(炙)一钱。上锉散，入粳米一撮，水二小盏，煎七分。食前服。--《小儿药证直诀》

（5）**治消渴日夜饮水不止，小便利**：地骨皮(锉)、土瓜根(锉)、栝楼根(锉)、芦根(锉)各一两半，麦门冬(去心，焙)二两，枣七枚(去核)。上六味锉如麻豆。每服四钱匕，水一盏，煎取八分，去滓，温服。--《圣济总录》

（6）**治黄疸**：①地骨皮四两，木通一两，车前子(研烂)四两。上三味，用阴阳水各一碗煎，露一宿，空心服。--《仁术便览》②地骨皮三两，砂仁一两，黑枣四两，砂仁藏内，分四剂，用水二碗，煎七分，露一宿，五更热服，深者三贴必效。--《仙拈集》之“愈疸汤”

（7）**治风虫牙痛**：枸杞根白皮，煎醋漱之，虫即出，亦可煎水饮。--《肘后方》

（8）**治耳聋，有脓水不止**：地骨皮半两，五倍子，一分。上二味，捣为细末。每用少许，渗入耳中。--《圣济总录》

（9）**治臁疮**：地骨皮，去粗皮，以竹刀刮粉，焙干为细末，贴之。--《普济方》

（10）**治鸡眼**：地骨皮、红花同研细，于鸡眼痛处敷之，或成脓亦敷，次日结痂好。--《仁术便览》之“金莲稳步膏”

（11）**治汤火伤**：地骨皮、刘寄奴各等分。为末。有水干上，无水香油调敷上。--《心医集》

（12）**治疗原发性高血压病**：用地骨皮60g，水3碗，煎至1碗，加少量白糖或加猪肉煎煮。隔日1剂，服5剂为1疗程，必要时加服第2、第3疗程。共治50例，服药后显效20例，有效27例，无效3例。总有效率94％。服药1疗程后，血压下降.多数维持2～3星期，有少数加服第2～3疗程，能维持数月或数年。--《广东医学》罗耀明，1983，(4)：3

（13）**治疗疮口不愈**：新鲜枸杞根皮，洗净后捣烂敷于患处，一般直径1cm的创面用2g，每日1次，经2～3次换药后，坏死的组织就能全部去掉，然后再按外科常规换药，一般直径为2～3cm的创面，半月可痊愈。用上法治疗外伤感染不愈的创面37例，蜂窝组织炎切开引流术后不愈的13例患者经治疗后，全部完全愈合。--《中华护理杂志》，1986，(4)：封2

（14）**治疗鸡眼及胼胝**：地骨皮、红花研末，每用3～5g加植物油调成糊状，涂纱布上敷于患处。不可着水或揭开。3天换药1次，每次换药前先用热水洗足并刮去软化角质。治疗期为3～6d。痊愈：硬结、斑块消失，患处软化，无遗留痕迹，局部压痛等自觉症状消失。显效：硬结、斑块变软，确部压痛明显好转。好转：为治疗期间症状缓解。无效：连续用药2次以上，皮损症状无改善或改善后复发。结果：经治79例鸡眼，痊愈64例，占81％；显效13例，占16.5％；好转2例，1与2.5％。15例胼胝中，痊愈8例，占53.3％；显效5例，占33.3t{f}；好转1例，占6.67％。两者总有效率为98.9％。--《中华皮肤科杂志》王正惠，1988，21(2)：94

枸杞叶

【别名】　枸杞叶《别录》，地仙苗《日华子》，甜菜《本草图经》，枸杞尖《滇南本草》，天精草《保寿堂经验方》，枸杞苗《纲目》，枸杞菜《生草药性备要》，枸杞头《江苏省植物药材志》。

【来源】　为茄科植物枸杞 *Lycium chinense* Mill.和宁夏枸杞 *Lycium barbarum* L.的叶。

【原植物】　参见“枸杞”。

【采收加工】　春季至初夏采摘，洗净，多鲜用。

【性状鉴别】　单叶或数片叶簇生于嫩枝上。叶片皱缩，展平后卵形或长椭圆形，长2～6cm，宽0.5～2.5cm，全缘。表面深绿色。质脆，易碎。气微，味苦。

【性味归经】　味苦、甘，性凉；归肝、脾、肾经。

【功用主治】 补虚益精，清热明目。长治虚劳发热，烦渴，目赤昏痛，障翳夜盲，崩漏带下，热毒疮肿。

《药性论》："能补益精诸不足，易颜色，变白，明目，安神。和羊肉作羹，益人，甚除风，明目，若渴，可煮汁饮，代茶饮之。发热诸毒烦闷，可单煮汁解之，能消热面毒。主患眼风障，赤膜昏痛，取叶捣汁注眼中。"

《食疗本草》："坚筋耐老，除风，补益筋骨，能益人，去虚劳。"

《日华子》："除烦益志，补五劳七伤，壮心气，去皮肤骨节间风，消热毒，散疮肿。"

《纲目》："去上焦心肺客热。，"

《生草药性备要》："明目，益肾亏，安胎宽中，退热，治妇人崩漏下血。"

《本经逢原》："能降火及清头目。"

【用量用法】 内服：煎汤，鲜品60～240g，或煮食，或捣汁。外用：煎水洗，或捣汁滴眼，适量。

【使用注意】 《药性论》："与乳酪相恶。"

【附方】 （1）**治五劳七伤，庶事衰弱**：枸杞叶半斤(切)，粳米二合。上件以豉汁相和，煮作粥，以五味末葱白等，调和食之。--《圣惠方》

（2）**治阳气衰，腰脚疼痛，五劳七伤**：枸杞叶一斤，羊肾一对(细切)，米三合，葱白十四茎。上四味细切，加五味煮粥，如常法，空腹食。--《圣济总录》之"枸杞羊肾粥"

（3）**治急性结膜炎**：枸杞叶60g，鸡蛋1只。稍加调味，煮汤吃，每日1次。--《中草药新医疗法处方集》(广西)

（4）**治眼涩痛，兼有翳者**：枸杞叶二两，车前叶二两。上件药熟挼之，使汁欲出。又别取大桑叶三两，重裹之，悬于阴地，经宿，乃轻压取汁，点目中，不过三五度瘥。--《圣惠方》之"枸杞汁点眼方"

（5）**治视力减退及夜盲**：枸杞菜60g，柄猪草30g，夜明砂9g，猪肝120g，水煎服。--《陆川本学》

（6）**治痔疮炎肿**：鲜枸杞茎叶一握，煎汤熏洗。--《福建民间草药》

（7）**治年少妇人白带**：枸杞尖作菜，同鸡蛋炒食。--《滇南本草》

番茄

【别名】 番茄《植物名实图考》，小金瓜、喜报三元《植物名实图考》，西红柿、番李子《广州植物志》，金橘《陆川本草》，洋柿子、番柿《中国高等植物图鉴》。

【来源】 为茄科植物番茄 *Lycopersicon esculentum* Mill.的新鲜果实。

【植物形态】 一年或多年生草本。植株高 0.6～2m。全株被粘质腺毛。茎直立，易倒伏，触地则生根。奇数羽状复叶或羽状深裂，互生；叶长l0～40cm；小叶极不规则，大小不等，常5～9枚，卵形或长圆形，长5～7cm，先端渐尖，边缘有不规则锯齿或裂片，基部歪斜，有小柄。花3～7朵，成侧生的聚伞花序；花萼5～7裂，裂片披针形至线形，果时宿仔；花冠黄色，辐射状，5～7裂，直径约2cm；雄蕊5～7，着生于筒部，花丝短，花药半聚合状，或呈一锥体绕于雌蕊；子房2室至多室，柱头头状。浆果扁球状或近球状，肉质而多汁，橘黄色或鲜红色，光滑。种子黄色。花、果期5～10月。见下（图736）

【生长分布】 原产于南美洲。邹平各地广泛栽种。

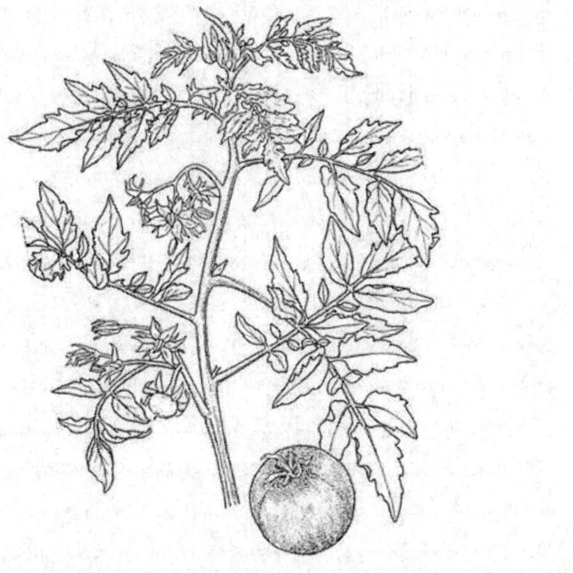

（图736）番茄

【采收加工】 夏、秋季果实成熟时采收，洗净，鲜用。

【主含成分】 果实含抗坏血酸(*ascorbic acid*)，葡萄糖(*glucose*)，果糖(*fructose*)，亚油酸(*1inoleic acid*)，棕榈酸(*palmitic acid*)，油酸(*oleic acid*)，α-亚麻酸(*α-linolenic acid*)。还含止权酸(*absbisic acic*)，枸橼酸(*citric acid*)，异枸橼酸(*isocitric acid*)，琥珀酸(*succinic acid*)，奎宁酸(*quinic acid*)，绿原酸(*chlorogenic acid*)，阿魏酰奎宁酸(*feruloylquinic acid*)，对-香豆酰奎宁酸(*P-coumaroylquinic acid*)，己二烯酸(*hexadienoic acid*)，苹果酸(*malic acid*)，卓酸(*oxalic acid*)，延胡索酸(*fumaric acid*)，乙酸(*acetic acid*)，酒石酸(*tartaric acid*)，甘醇酸(*glycolic acid*)，2-萘氧基乙酸(*2-naphthoxyacetic acid*)，2-(6-羟基萘氧基)乙酸[*2-(6-hydroxynaphthoxy)acetic acid*]，S-腺苷-L-蛋氨酸(*S-adenosyl-L-methionine*)，1-氨基环丙烷-1-羧酸(*1-aminocyclopropane-1-carboxylic acid*)，4-氯苯氧基乙酸(*4-chlorophenoxyacetic acid*)，细交链孢菌酮酸(*tenuazonic acid*)，止权酸-1′-O-β-D-吡喃葡萄糖甙(*abscisic acid-1′-O-β-D-glucopyranoside*)，格链孢醇甲醚(*alternariol methyl ether*)，咖啡酰葡萄糖(*caffeoylglucose*)，对香豆酰葡萄糖(*P-coumeroylglucose*)，4-咖啡酰-D-奎宁酸(*4 caffeoyl-D-quinic acid*)，3-咖啡酰-D-奎宁酸(*3-caffeoyl-D-quinic acid*)，咖啡酸-4β-D-葡萄糖甙(*caffeic acid-4β-D-glucoside*)，阿魏酸-β-D-葡萄糖甙(*ferulic acid -β-D-glucoside*)，对-香豆酸 β-D-葡萄糖甙(*p-coumaric acid β-D-glucoside*)，原儿茶酸甲酯(*methyl protocatechuate*)。含生物碱：番茄碱(*tornatine*)，茄碱(*solamine*)，澳洲茄胺(*solasodine*)，烟碱(*nicotine*)，6-羟基-l-甲基-l，2，3，4-四氢-β-咔啉(*6-hydroxy-1-methyl-1，2，3，4-tetrahydro-β-carboline*)，胡芦巴碱(*trigonelline*)，胆碱(*choline*)，腺嘌呤(*adenine*)，氯化胆碱氯化物(*chlorocholine chloride*)。果实中含番茄烃(*lycopene*)，l，2-环氧l，2-二氢番茄烃(*1，2-epoxy-l，2-dihydrolycopene*)。

含芳香成分：(Z)3-己烯醛［*(Z)3-hexenal*］，β-紫罗兰酮(*β-ionone*)，已醛(*hexanal*)，(Z)-2-己烯醛[*(Z)2-hexenal*]，(E)-2-庚烯醛[*(E)-2-heptenal*]，β-突厥蔷薇酮(*β-damascenone*)，1-戊烯-3-酮(*1-penten 3-one*)，3-甲基丁醛(*3-methylbutanal*)，2-异丁基噻唑(*2-isobutylthiazole*)，1-硝基苯乙烷(*1-nitrop henylethane*)，苯乙醛(*phenylacetaldehyde*)，芳樟醇(*1inalool*)，α-松油醇(*α-terpineol*)，4-乙烯基苯酚(*4-vinylphenol*)，3-甲基丁酸(*3-methylhutyric acid*)，2-苯乙醇(*2-phenylethanol*)，3，7-二甲基l，5，7-辛三烯-3-醇(*hotrienol*)，4-乙烯基愈创木酚(*4-vinylguaiacol*)，苯甲醛(*benzaldehyde*)，去氢-β-紫罗兰醇(*dehydro-β-ionol*)，二氢猕猴桃内酯

(*dihydroactinidioline*)，4-(2′，3′，6′-三甲苯基)-3丁烯-2-酮[*4-(2′，3′，6′-trimethylphenyl)-3-buten-2-one*]，二甲基三硫化物(*dimethyl trisulfide*)，1-辛烯-3-酮(*1-octen-3-one*)，1，1，6-三甲基-1，2-二氢萘(*1，1，6-trimethyl-1，2-dihydronaphthalene*)，1，1，6-三甲基-1，2，3，4-四氢萘(*1，1，6-trimethyl-l，2，3，4-tetrahydronaphthalene*)，α-环柠檬醛(*α-cyclocitral*)，2，2，6-三甲基-5-环己烯酮(*2，2，6-trimethyl-5-cyclohexenone*)，1-(甲硫基)庚-3-酮[*1-(methylthio)pentan-3-one*]，1-(甲硫基)辛-3-酮[*1-(methylthio)octan-3-one*]，3-(甲硫基)己醛[*3-(nlethylthio)hexanal*]，1-硝基-2-甲基丙烷(*1-nitro-2-methylpropane*)，牻牛儿基丙酮(*geranylacetone*)，丙酮(*acetone*)，6-甲基-5-庚烯-2-酮(*6-methyl-5- hepten-2-one*)，1-庚烯-3-酮(*1-penten-3-one*)，甲醇(*methano1*)，2-异丁基塞唑(*2-isobutyhhiazole*)，1-硝基-3-甲基丁烷(*1-nitro-3-methylbutane*)，β-环柠檬醛(*β-cyclocitral*)，环氧-β-紫罗兰酮(*epoxy-β-ionone*)，3-甲基丁醛(*3-methylbutanal*)，2-异丁基氰化物(*2-isobutyl cyanide*)，2-甲基丁醇(*2-methylbutano1*)，3-甲基丁醇(*3-methylbutano1*)，6-甲基-5-庚烯-2-醇(*6-methyl-5-hepten-2-ol*)，丁香酚(*eugeno1*)，3-甲硫基丙醛(*melhional*)。果实中的苦味成分有柚皮甙(*naringin*)，番茄碱(*tomatin*)及咖啡酸(*caffeic acid*)。果实中还有甾醇类成分：胆甾醇(*cholestero1*)，菜油甾醇(*campestero1*)，豆甾醇(*stigmastero1*)，β-谷甾醇(*β-sitostero1*)等。

种子中含番茄甙(*tomatoside*)A，还含环木菠萝烷醇(*cycloartano1*)，环木菠萝烯醇(*cycloarteno1*)，羊毛甾-8-烯-3β-醇(*1anost-8-en-3β-ol*)，24-亚甲基环木菠萝烷醇(*24-methylenecycloartano1*)，羽扇豆醇(*1upeo1*)。种子油中的脂肪酸主要有亚油酸，棕榈酸，油酸，硬脂酸(*stearic acid*)，花生酸(*arachidic acid*)，亚麻酸(*1inolenic acid*)。

【药理】 （1）**抗微生物作用** 番茄中的番茄碱有抗真菌作用，能抑制某些对于植物或人有致病力的真菌，但对细菌效力很差。其抑菌原理可能是在真菌的细胞膜内形成某种甾醇复合物，其甙元(番茄胺)作用很差。

（2）**抗炎作用** 番茄碱给大鼠肌内注射 1～10mg/kg 或口服 15～30mg/kg，能显著减轻角叉菜胶引起的足肿胀，切除肾上腺后作用更明显。皮下注射 5～10mg/kg，连续 7 天，可抑制肉芽组织的形成。给小鼠皮下注射 l0mg/kg，可降低毛细血管通透性。其抗炎作用原理，可能与拈抗炎症介质有关。给豚鼠腹腔注射 3～20mg/kg，番茄碱能明显降低由组胺引起的毛细血管通透性升高，对组胺喷雾引起的反应亦有部分拮抗作用，但对鸡蛋清引起的过敏性休克无作用。

（3）**其他作用** 口服番茄果胶，可降低喂饲胆甾醇的大鼠血清及肝中的胆甾醇含量。番茄种子中的番茄甙可以用作降低血中胆甾醇含量的辅助药物。番茄汁可使猫血压下降，平滑肌兴奋。在离体豚鼠回肠上，番茄碱能拮抗组胺、乙酰胆碱、缓激肽、氯化钡引起的收缩反应，但不能阻止催产素对子宫的作用。番茄碱对假性胆碱酯酶有可逆性的抑制作用，对真性胆碱酯酶的作用很小。番茄提取物可持续抑制猪和人小肠叶酸轭合酶(分鲜叶酸轭合物)的活性。

（4）**毒副反应** 番茄碱毒性很小，口服较大剂量和较长时间亦未发观毒性反应，可能是吸收很少的缘故。皮下注射可引起局部坏死。其治真菌病的油膏涂于皮肤无刺激性，对粘膜则可能有刺激。给大鼠或兔静脉注射，可引起急骤、短暂的血压下降，对心率无影响。体内及体外试验均可引起溶血。含 4% 番种子的食物给小鼠喂饲，可引起血清丙氨酸转氨酶升高。

【保健作用】 （1）**防便秘**：番茄能健胃消食，生津止渴，润肠通便。所含苹果酸、柠檬酸等有机酸，能促使胃液分泌，对脂肪及蛋白质的消化。增加胃酸浓度，调整胃肠功能，有助胃肠疾病的康复。所含果酸及纤维素，有助消化、润肠通便作用，可防治便秘。

（2）**降脂降压**：所含维生素 C、芦丁、番茄红素及果酸，可降低血胆固醇，预防动脉粥样硬化及冠心病。所含大量的钾及碱性矿物质，能促进血中钠盐的排出，有降压、利尿、消肿作用，对高血压、肾脏病有良好的辅助治疗作用。降低血压经常发生牙龈出血或皮下出血的患者，吃番茄有助于改善症状。

（3）**防脑血栓**：从番茄籽周围黄色果冻状的汁液中分离出来了一种被称为 P3 的物质，具有抗血小板凝聚的功效，可以防止脑血栓的发生。患冠心病及中风的病人每天适量饮用番茄汁有益于病的康复。

（4）**防癌抗癌**：番茄中所含番茄红素具有独特的抗氧化作用，可清除体内的自由基，预防心血管疾病的发生，有效地减少胰腺癌、直肠癌、口腔癌、乳腺癌的发生，阻止前列腺癌变的进程。番茄还含有防癌抗衰老的谷胱甘肽，可清除体内有毒物质，恢复机体器官正常功能，延缓衰老，故番茄拥有“长寿果”之美誉。

（5）**防白内障**：所含维生素 A、C，可预防白内障，还对夜盲症有一定防治效果;番茄红素具有抑制脂质过氧化的作用，能防止自由基的破坏，抑制视网膜黄斑变性，维护视力。

（6）**美容护肤**：番茄含胡萝卜素和维生素 A、C，有祛雀斑、美容、抗衰老、护肤等功效，每天摄入 15 毫克番茄红素可将晒伤的危险系数下降 40%。尼克酸能维持胃液的正常分泌，促进红血球的形成，有利于保持血管壁的弹性和保护皮肤，另外，番茄汁还对消除狐臭有一定作用。

（7）**维护性功能**：番茄红素具有独特的抗氧化能力，能清除自由基，保护细胞，使脱氧核糖核酸及基因免遭破坏，能阻止癌变进程。吸收后聚集于前列腺、肾上腺等处，促使前列腺液分泌旺盛，可维护射精功能。番茄多汁，可以利尿，肾炎病人也宜食用。女性多吃番茄可激发性欲和激情。番茄除了对前列腺癌有预防作用外，还能有效减少胰腺癌、直肠癌、喉癌、口腔癌、肺癌、乳腺癌等癌症的发病危险。

【性味归经】 味酸、甘，性微寒。

【功用主治】 生津止渴，健胃消食。主治口渴，食欲不振。

【用量用法】 内服：煎汤，或生食，适量。

【附方】 **治高血压，眼底出血**：鲜西红柿每日早晨空腹时生吃 1～2 个，15 天为 1 疗程。--《食物中药与便方》

烟叶

【别名】 烟叶《贵州中草药名录》，烟草、野烟《滇南本草》，淡把姑、担不归、金丝烟《花镜》，相思草、返魂烟《食物本草会纂》，仁草、八角草、烟酒《粤志》，金丝醺、淡肉要、淡巴菰、鼻烟、水烟《纲目拾遗》，菸草、贪极草、延命草《现代实用中药》，穿墙草、土烟草《福建民间草药》，金鸡脚下红《湖南药物志》，上烟《贵州中草药名录》。

【名释】 《本草正》张景岳：“此物自古未闻也，近自我明万历时出于闽广之间。”《纲目拾遗》引方以智《物理小识》云：“烟草，明万历末年，有携至漳泉者……崇祯时，严禁之不止。其本似春不老而叶大于菜。”赵学敏引方氏所记名称有淡巴姑、担不归、淡肉果；《粤志》：“其种得自大西洋，一名淡巴菰。”这几个名称均译自“*tabacum*”一词。

【来源】 为茄科植物烟草 *Nicotiana tabacum* L.的叶。

【植物形态】 一年生或有限多年生草本，高 0.7～2m，全株被腺毛。根粗壮，茎基部稍木质化，叶互生，长圆状披针形、披针形、长圆形或卵形，先端渐尖，基部渐狭至茎成耳状而半抱茎，长 10～30cm，宽 8～15cm，柄不明显或成翅状柄。圆锥花序顶生，多花；花梗长 5～20cm；花萼筒状或筒状钟形，长 20～25cm，裂片三角状披针形，长短不等；花冠漏斗状，淡红色，筒部色更淡，稍弓曲，长 3.5～5cm，檐部宽 1～1.5cm，裂片 5，先端急尖；雄蕊 5，其中 1 枚较其余 4 枚短，不伸出花冠喉部，花丝基部有毛，雌蕊 1，花住长，柱头圆形，子房上位，2 室。蒴果卵状或长圆状，长约等于基部宿存的花萼；种子细小多数，圆形或宽圆形，径约 0.5mm，褐色。花期 5～10 月，果期 9～11 月。见（图 737）

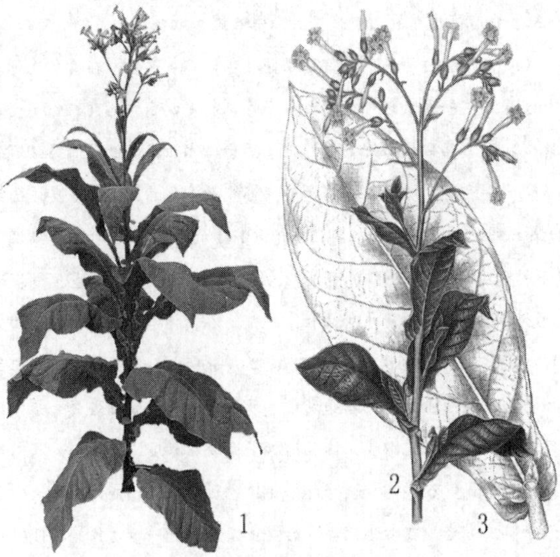

（图 737）**烟草**

1.植株 2.花枝放大 3.叶放大

【生长分布】 烟叶原产于南美洲，明代中后期传入中国。邹平北部乡镇有种植，现已少见；南部山区有散生。

【采收加工】 常于 7 月间，当烟叶由深绿变成淡黄，叶尖下垂时，可按叶的成熟先后，分数次采摘。采后晒干或烘干，再经回潮、发酵、干燥后即可。亦可鲜用。

【栽培要点】 **生长习性** 宜高温多雨地区，以排水良好的砂质壤土为佳。

栽培技术 用种子繁殖，育苗移栽法，春烟草可在 10 月中旬～11 月中旬，秋烟草在 7 月下旬～8 月上旬，冬烟草在 9 月开始播种。精选种子，并经消毒、催芽处理后，将种子拌以草木灰或细土，撒播于苗床中，一般每 1 小时 m^2 播种 1.5～3.75kg。将±压紧，经常浇水，保持土壤湿润。约于 4 月中旬，苗高 l2～15cm 时移植。先于畦上开穴，深约 15cm，株距 60cm，行距 45～60cm 穴内施茎肥，铺以细土，然后将苗浅栽穴中.

田间管理 育苗期如苗距太紧，可均苗 1 次。移苗后除补植、中耕及除草外，须摘去顶端的花芽及侧芽，以免分蘖而影响叶的生长。要分期追肥，以氮(N)、磷(P)、钾(K)肥为主，要重施茎肥，在移栽后 25～35 天内将计划用肥全施下。追肥一般 2 次，第 1 次在移栽后 10～12d，结合中耕除草施用粪水、复合肥以促烟株团棵，第 2 次在移后 20～30 天，用菜饼、火土、草木灰。

【性状鉴别】 完整叶片呈卵形或椭圆状披针形，长约至 60cm，宽约至 25cm，先端渐尖，基部稍下延成翅状柄，全缘或带微波状，上面黄棕色，下面色较淡，主脉宽而凸出，具腺毛，稍经湿润，则带粘性。气特异，味苦、辣，作呕性。

【显微鉴别】 粉末特征：棕色，有特异臭气。①上表皮细胞长方形，壁平直，亦有为波状的；下表皮细胞壁极为波曲，气孔不等式，副卫细胞 3～4 个。②腺毛头部 3～8 细胞，略呈长椭圆形.常含细小的草酸钙簇晶；柄单细胞及 3～5 细胞，柄部分枝的腺毛时可察见。③非腺毛较少见，3～6 细胞组成，有时顶部分枝。④叶肉细胞含草酸钙砂晶。

【药理】 烟草的烟成分很复杂，主要的药理活性物质是烟碱，此外有焦油，一氧化碳等。

（1）**烟碱的药理**：烟碱药理在医学上受重视主要在于其毒性。烟碱的作用复杂而又难以预料。这不仅是由于它对多种神经效应器和化学感受部位有作用，而且它对受体是既有刺激作用，又有脱敏感(抑制)作用。任何器官系统对烟碱产生的效应均为其刺激和抑制作用的总和。如烟碱可兴奋支配心脏的交感神经节或麻痹心脏副交感神经节而加快心率，它也能麻痹心交感神经节或兴奋心副交感神经节而减慢心率。此外，烟碱还作用于颈动脉窦和主动脉体化学感受器并作用于延脑中枢而影响心率，还由于烟碱对血压的影响而产生心血管反射。烟碱还使肾上腺髓质释放肾上腺素，肾已腺素又可加快心率和升高血压。①对外周神经的作用：烟碱的主要作用是先短暂兴奋随后较持久抑制全部植物神经节，小量时直接刺激节细胞，易化冲动传导，较大剂量时，首先兴奋，随后很快阻断神经节传导。烟碱对肾上腺髓质也有双向作用，小量引起儿茶酚胺分泌，大量则可防内脏神经刺激引起的儿茶酚胺释放，此效应可被已知能防止儿茶酚胺作用的药物所阻断。烟碱对外周神经系统作用的结果主要表现为心率加快，心输出量增加，动脉压升高，胃肠运动和出汗减少。但在动脉粥样硬化病人，虽然心脏作功和氧耗增加了，冠脉血流量并不增加，这可能是烟碱产生心绞痛的机制。烟碱增加血中脂质浓度，也增加血小板粘着性。这在动脉粥样化和血栓形成中可能有重要临床意义。静息状态下，烟碱仅轻度增加代谢率，轻度劳动期间则可使代谢率大约加倍，可能因交感活性增加所致。停止吸烟 24 小时，这一作用即降低。因而吸烟者体重比不吸烟者少 2～4kg，而停止吸烟后体重又会增加。 烟碱对神经肌肉连接点的作用与神经节相似，先为兴奋，随后也可因受体脱敏感而产生神经肌肉阻断。②对中枢神经系统的作用：烟碱对中枢神经系统有明显兴奋作用，适当剂量可产生震颤，较大剂量则震颤随之以惊厥。烟碱有明显的呼吸兴奋作用，大量时可直接作用于延髓，小量兴奋颈动脉窦和主动脉体化学感受器反射性增加呼吸。中枢神经系统兴奋后随之以抑制，由于中枢麻痹及外周呼吸肌阻断，可产牛呼吸衰竭而导致死。吸烟者反映，当他们昏昏欲睡时，吸烟有唤醒作用；当他们神经紧张时，吸烟可使他们平静下来。似乎小剂量烟碱倾向于唤醒作用，而大剂量则相反。③耐受性和依赖性：烟碱对植物神经节的兴奋作用可能由于其 N-胆碱受体的脱敏感而迅速耐受，应用大剂量烟碱时，这种脱敏感使神经节传导阻断面不是兴奋。烟碱对中枢作用的耐受(如催醒)比外周少得多。有意义的是，标记受体的研究证明，慢性给予烟碱使脑内 N-胆碱受体数增加，而不是减少。这种情况也发生于重度吸烟者脑内。这种情况与受体激动剂的作用相反，激动剂是使受体向下调节的 但是，烟碱所增加的受体可能是已被脱敏感的受体，而不是有功能的受体。因而，烟碱对细胞的作用减少了。烟瘾是对烟碱的依赖，已习惯于规律性应用烟碱的人或动物均可产生躯体性停药综合征。其主要表现是：中枢兴奋性增加，精神运动性任务完成受损害，敌对攻击行为和睡眠障碍。这种停药综合征严重性程度比鸦片小得多。烟碱可减轻此症状，苯丙胺也可减轻。在维持吸烟习惯的过程中，躯体性停药综合征可能是起作用的。但停止吸烟后此综合征只需 2～3 星期即消失，而对吸烟的渴望则可持续比这更长得多的时间。因而，在躯体性停药综合征已消失后很久，戒烟后复发也是常见的。对吸烟的满足感也来自焦油的香味，吸烟的精神依赖性很强，也发生耐受性和有一些躯体依赖性。有短时间停药症状。④烟碱的体内过程：烟碱从呼吸道、口腔粘膜和皮肤均容易吸收。烟碱的碱性较强，从胃吸收是有限的，在肠内的吸收则要高得多，咀嚼烟叶时，由于烟碱的吸收比吸入要慢，其作用持续较久。吸雪茄和烟斗时的烟为碱性(pH8.5)，烟碱呈相对非解离状态，为脂溶性，易在口腔吸收，故其肺癌的死亡率也较低(肺癌不是烟碱引起的)。香烟的烟为酸性(pH 5.3)，烟碱相对处于游离状态，且不溶于脂质，不易从口腔吸收，所需烟碱只能从肺吸收，此肺内巨大的吸收表面积，代偿了其较低的脂溶性，故肺癌死亡率高。一支香烟平均含烟碱 8~9mg，吸烟者吸收到全身的烟碱只有约 1mg，由于吸烟者吸的深度和技巧，其生物利用度可增加多达 3 倍。平均吸香烟 10 分钟，血浆烟碱浓度升至 20~30ng/ml(130~200nmol/L)，10 分钟内降低约一半，随后 1~2h 降低更慢。血浆浓度迅速降低主要是由于血和其他组织之间再分布的结果；降低较慢者是由于在肝内代谢。烟碱主要被氧化为无活性的酮代谢物可铁林(*cotinine*)，其血浆半衰期较长，血浆可铁林浓度测定可用来区别有无吸烟习惯的有用方法。可铁林的半衰期 l8h。在体内，烟碱 80%~90%被代谢，主要在肝脏，也可在肾和肺。吸入的烟碱，不少部分通过肺代谢，可铁林是主要代谢产物，还有少量烟碱 l′-N-氧化物和 3-羟基可铁宁及结合的代谢物。吸烟者和非吸烟者的代谢物和代谢率是相似的。吸入或注射烟碱的半衰期约 2h。烟碱及其代谢物从肾脏迅速消除。尿排出烟碱的速度与尿液 pH 有关。尿为碱性时，排泄减慢。吸烟的哺乳妇女乳内有烟碱排出，重度吸烟者乳内可含烟碱 0.5mg/L。⑤烟碱急性毒性：烟碱致死量约 40mg，约 l 滴纯烟碱，大约为两支香烟的含量。但在燃烧中，大部分烟碱被破坏或随烟排出而未被吸收。婴儿摄入烟碱或烟草易致呕吐，这也减少了烟碱吸收的量。中毒最危险的症状是：中枢兴奋致惊厥，可发展为昏迷和呼吸停止；骨骼肌终板去极化，可导致去极阻滞和呼吸麻痹；高血压和心律失常。主要对症治疗。由于烟碱代谢和排泄较快，如中毒最初 4h 不发生窒息和脑损害，通常可完全恢复。由于副交感神经兴奋所致 M 胆碱能过度兴奋可用阿托品控制，中枢过度兴奋可注射抗惊厥剂安定，呼吸麻痹应作人工呼吸。急性烟碱中毒症状发生迅速，包括恶心、流涎、腹痛、呕吐、腹泻、冷汗、头痛、眩晕、视、听障碍、精神混乱和明显虚弱。

（2）**吸烟的危害** ①吸烟与死亡：吸烟者的预期寿命较非吸烟者短。1971 年英国医生研究发现，不吸烟的 35~65 岁男子死亡率为 15%，每日吸烟 1~4 支者死亡率增加为 22%，每日吸烟 15~24 支死亡率为 25%，重度吸烟(每日 25 支或更多)死亡率增至 40%。每日吸 25 支的烟民平均丧失寿命 5 年，每吸一支烟生命缩短 5 分钟。停止吸烟 10~15 年，其死亡的额外危险即恢复与不吸烟者一样。②吸烟与癌：1920~1950 的 30 年间，男子支气管癌发生率增加了 20 倍，已证明吸烟与此癌的发生有较密切的相关性，而各种工业化合物的大气污染与支气管癌发生的相关性不如吸烟。配对分析表明，吸烟者患肺癌的危险度显著高于不吸烟者。吸烟者患肺鳞癌的危险度 11 倍于不吸烟者。同时，患肺癌的危险度有随每日吸烟量的增加及吸烟时间的延长而有增加的趋势。每日吸烟 20 支，增加肺癌的危险约 10 倍，男子癌症死亡者肺癌约占一半，约 90%是由吸烟引起，使用烟斗和吸雪茄者危险比吸香烟少得多，但此种危险仍然显著。吸烟者发生口腔癌、咽喉癌、食管癌的危险大于非吸烟者 5~10 倍。吸雪茄和用烟斗者与吸香烟者的危险性同样大。胰腺癌、肾癌和泌尿道癌在吸烟者也较常见。吸烟者患白血病也较多些。香烟焦油中含多种可致癌的碳氢化合物以及肿瘤促进剂。采用过滤嘴香烟后肺癌的发生有所减少。③吸烟与心血管病：55~64 岁男子每日吸烟大于 20 支，其死于冠脉血栓形成者比不吸烟者多 60%。尽管吸烟在这方面的危害没有像肺癌那样引人注意，但由于冠心病很常见，由于吸烟而增加死亡的人数则比肺癌更多。其他外周性血管病(如中风、间歇性跛行和糖尿病坏疽)也与吸烟很有关。许多研究提示，吸烟对心血管病危害的主要原因是所含烟碱，另一因素可能是一氧化碳(CO)，但是用烟斗和吸雪茄的吸烟者尽管血中烟碱和碳氧血红蛋白浓度已达到相似水平，但缺血性心脏病并未明显增加。这提示烟碱和 CO 并非唯一致病因素。烟碱虽有血管收缩作用，是引起外周血管病的明显可疑因子，但也缺乏明确证据。香烟的烟平均含 CO 3%，CO 与血红蛋白有高度亲和力。吸烟者血中碳氧血红蛋白含量约 2.5%，农村不吸烟者为 0.4%，重度吸烟者 15%血红蛋白可与 CO 复合。在大鼠此种浓度可阻碍胎儿发育。这一因素也可能增加心血管病的发病率。胎儿血红蛋白与 CO 亲和力比成人高，其碳氧血红蛋白的比例高于母体血。吸低焦油香烟冠心病的危险无变化，甚至有所增加。这提示 CO 可能是重要的。 许多发达国家冠心病(CHD)是致死的首要因素。在英国死于 CHD 的患者 30%可能与吸烟有关。65 岁以下的吸烟者死于 CHD 的可能约为非吸烟者的 2 倍，而重度吸烟者约为 3.5 倍。吸烟可能使 CHD 产生劳力性心绞痛。在其他危险因子(高胆固醇血症、高血压)存在时，吸烟特别危险，他们应更加警惕吸烟的后果。吸烟引起的血小板粘附性增加也使血栓形成更容易发生。吸烟者的碳氧血红蛋白血症可致携氧障碍，而且会引起红细胞增多，这又增加了血液粘滞度，均足以妨碍心血管功能。停止吸烟可减少 65 岁以下者产生 CHD 的过多危险，戒烟 4 年后，这种危险就接近于非吸烟者。在心脏病发作后停止吸烟，进一步发作的可能性较继续吸烟者少。吸烟的高血压病人易发生发病过程加速。用烟斗和雪茄者如不严重且不深吸入肺，则没有产生 CHD 的过多危险或很少。重度吸烟者改变为抽烟斗或雪茄由于还是深吸入肺，因而不能减少危险。腿部动脉病与吸烟更有密切关系，95%以七的这种病人走路引起疼痛者都是吸烟者。吸烟者进行股股静脉移植，其移植物存活也较少。吸烟者主动脉瘤的死亡约 5 倍于普通人。吸烟与中风也呈正相关。④吸烟与呼吸道疾病：吸烟者慢性支气管炎发病率比不吸烟者高得多。此因所吸烟内含有二氧化氮、甲醛等多种刺激性物质，可致呼吸道粘液分泌过多，引起持久带痰咳嗽。吸烟对呼吸道纤毛运动在短暂兴奋后即被抑制，因而对痰排出不利。这种慢性气管炎主要发生于较大气道，停止吸烟就可恢复。吸烟也可引起小气道，包括外周肺单位各种组成分的破坏(肺气肿)，为进行性且不可逆，最后导致功能丧失而死亡。大多吸烟者此病的发生和进展较慢。但有一些人特别敏感，肺功能较快丧失，如不停止吸烟将导致死亡。⑤吸烟与妇女健康：吸烟妇女与不吸烟者比较，更可能不生育或者迟生育并且绝经期提前。吸烟者可能稍增加自发性流产、妊娠期间出血及发生各种胎盘异常的危险。另一方面，吸烟妇女妊娠毒血症发生率较低，但这并不能抵消妊娠期间吸烟的缺点。吸烟妇女的胎盘比不吸烟者更重、直径更大，这可能是对碳氧血红蛋白血症引起缺氧适应所致。吸烟妇女生下婴儿比不吸烟者轻 200g，围产期婴儿死亡危险增加。重度吸烟者此种危险上升 2 倍以上，这可用胎盘异常和婴儿体重较轻来解释。如在妊娠初 20 星期停止吸烟，其所生子女的体重即可与不吸烟者相似。年青妇女的心肌梗死、中风和其他心血管疾病的危险由于应用避孕药或吸烟而有轻度增加，如果既服避孕药，又吸烟则这些危险将增加很多，接近 10 倍。40 岁以上重度吸烟者(每日 15 支或更多)则这种危险可增加至百倍而不能接受。30 岁以下妇女轻度吸烟者其危险与不吸烟者接近。⑥其他情况：吸烟者胃与十二指肠溃疡两倍于普通人，死亡也 2 倍于不吸烟者，可能因吸烟延迟了溃疡愈合并增加了复发。吸烟者由于肝药酶诱导增加了雌激素和雄激素代谢。吸烟可抑制人和动物免疫功能，增加了感染倾向。可能由于烟内氰化物对视网膜损害，可致烟草性弱视。可用羟钴胺(维生素 B_{12})治疗。

【性味归经】 味辛，性温，有毒。

【功用主治】 行气止痛，燥湿，消肿，解毒杀虫。主治食滞饱胀，气结疼痛，关节痹痛，痈疽，疔疮，疥癣，湿疹，毒蛇咬伤，扭挫伤。

《滇南本草》："治热毒疔疮，痈疽搭背，无名肿毒，一切热毒疮，或吃牛马驴骡死肉中毒。"

《药性考》："罨伤止血。"

《现代实用中药》："宣阳气，行经络，治山岚瘴气，辟秽，杀虫。治疥疮等寄生性皮肤病。"

《浙江药用植物志》："散瘀镇痛，除湿，止痒。外治扭挫伤，腰痛，关节疼痛，头疮，湿疹，外伤出血。"

《福建药物志》："燥湿，消肿。主治疟疾，疔，痈，毒蛇咬伤，红蜘蛛咬伤，臁疮，阴囊湿疹，脚癣。"

【用量用法】 内服：煎汤，鲜叶 9～15g，或点燃吸烟。外用：煎水洗，或捣敷，或研末调敷，适量。

【使用注意】 气虚、阴虚者不宜燃吸。咳嗽、血证及一切喉证禁服。

《本草汇言》："阴虚吐血，肺燥劳瘵之人，勿用。"

【附方】 （1）**治项疽，背痈**：烟丝(焙燥，研细末)3g，樟脑 1.5g。以蜂蜜调如糊状，贴于患处。

（2）**治风痰，鹤膝(包括骨结核、慢性化脓性膝关节炎等)**：烟丝、槟榔各 60g(以上共炒焦研末)，牡蛎(煅研)、白芷各 30g。共研和，以姜汁加面粉少许，调如糊状，敷于患处，每日更换 1 次。

（3）**治头癣，白癣，秃疮**：烟叶或全草煎水涂拭患部，每日 2～3 次；或取旱烟筒中的烟油涂患部每日 1 次。（1～3 方均出自《全国中草药汇编》）

（4）**治毒蛇咬伤**：先避风挤去恶血，用生烟叶捣烂敷之；无鲜叶，用于者研末敷，即烟油、烟灰皆可。--《慈航活人书》

（5）**治四肢及胸部软组织扭伤**：烟丝与酒糟各等量，捣烂敷患处。--《浙江药用植物志》

灯笼草

【别名】 灯笼草《江西民间草药》，藏、黄蒢《尔雅》，藏草《尔雅》(郭璞注)，苦藏、小苦耽《本草拾遗》，鬼灯笼、天泡草、爆竹草、劈柏草《江西民间草药》，响铃草、响泡子《湖南药物志》。

【来源】 为茄科植物苦蘵 *Physalis attgulata* L.的全草。

【植物形态】 一年生草本，被疏短柔毛或近无毛，高 30～50cm。茎多分枝，分枝纤细。叶柄长 1～5cm；叶片卵形至卵状椭圆形，长 3～6cm，宽 2～4cm，先端渐尖，基部楔形，全缘或有不等大牙形齿，两面近无毛。花单生于叶腋，花梗纤细；花萼钟状，5 中裂，裂片披针形，花冠淡黄色，5 浅裂，喉部常有紫斑，长 4～6mm，直径 6～8mm；雄蕊 5，花药蓝紫色或有时黄色，长 1.5mm。浆果球形，直径 1.2cm，包藏于宿萼之内，成熟时由桔红色或红黄色。宿萼卵球形，直径 1.5～2.5cm，绿色，具棱，棱脊上疏被短柔毛，网脉明显。种子圆盘状，长约 2mm。花、果期 5～12 月。见下（图 738）

本植物的带宿萼的果实（**绿灯笼**）、根（**苦藏根**）均供药用，详见下述。

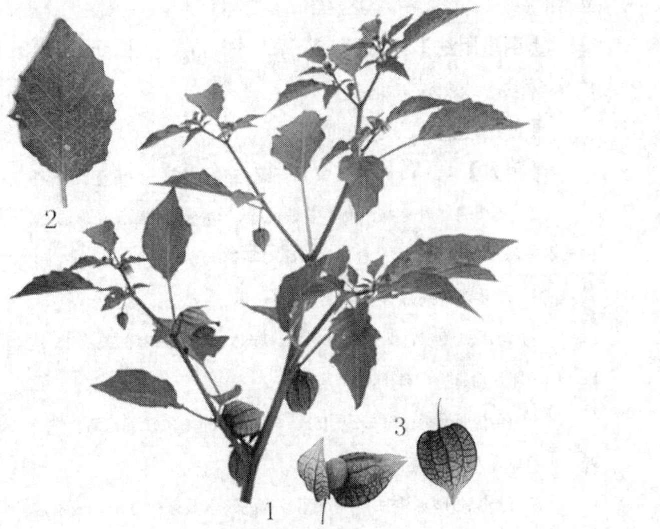

（图 738）灯笼草

1.植株上部 2.叶 3.果实

【生长分布】 生于山沟、林下、田野、路旁。邹平各地均有分布。

【采收加工】 夏、秋季采全草，鲜用或晒干。

【性状鉴别】 本品茎多分枝，具细柔毛或近光滑，叶互生，黄绿色，多皱缩或脱落，完整者卵形，长 3～6cm，宽 2～4cm(用水泡开后展平)，先端渐尖，基部偏斜，全缘或有疏锯齿，厚纸质；叶柄 1～3cm。花淡黄棕色，钟形，先端 5 裂。有的可见果实，球形，橙红色，外包淡绿黄色膨大的宿萼，长约 2.5cm，有 5 条较深的纵棱。气微，味苦。

【主含成分】 **全草**：含魏察苦藏素(*withangulatin*)A，14α 羟基粘果酸浆内酯(*14α-hydroxyixocarpanolide*)，24，25-环氧维他内酯 D(*24，25-epoxyvitanolide D*)，酸浆双古豆碱(*phygrine*)。

茎、叶：含酸浆苦味素(*physalin*)B、D、E、F、G、G、H、I、J、K，5，6-二羟基二氢酸浆苦味素 B(*5，6-dihydroxydihydrjophysalln B*)，苦藏内酯(*physagulin*)A、B、C、D、E、F、G，叶中还含 l4α-羟基-20-去羟基粘果酸浆内酯(*vamonolide*)及炮仔草内酯(*physangulide*)。

【药理】 **抗癌作用**：苦藏全株乙醇提取物中分离得到酸浆苦味素 F(Ⅰ)和 D(Ⅱ)。化合物Ⅰ在体外试验中对 5 种人肿瘤细胞株(肝癌 HA22T、宫颈癌 HeLa 鼻咽癌 KB、直肠癌 Colo-205、肺癌 Calu-1)和 3 种动物肿瘤细胞株(黑素瘤 Hl477、喉表皮癌 Hep-2、神经胶质瘤 8401)有效，其中抗肝癌作用最强，对 HeLa 细胞作用次之。在小鼠淋巴细胞白血病 P_{388} 体内试验中，Ⅰ也表现出抗癌活性。而化合物Ⅱ体内、体外皆无效。

【性味归经】 味苦、酸，性寒。

【功用主治】 清热，利尿，解毒，消肿。主治感冒，肺热咳嗽，咽喉肿痛。牙龈肿痛，湿热黄疸，痢疾，水肿，热淋，天疱疮，疔疮。

《江西民间草药》："治天疱疮，大头风，指疔，牙龈肿痛，湿热黄疸，咽喉红肿疼痛，肺热咳嗽，热淋。"

《上海常用中草药》："清热解毒，利尿止血，消肿散结。治咽喉肿痛，肺痈，腮腺炎；小便不利，血尿；牙龈肿痛，天疱疮。”

《福建药物志》：“主治高血压，急性气管炎，肺脓疡，急性肋膜炎，淋浊，急性肾盂肾炎，糖尿病，肠炎，菌痢，乳腺炎，白带，睾丸炎，疔疮疖肿。”

【用量用法】 内服：煎汤，15～30g，或捣汁。外用：捣敷，煎水含漱，或熏洗，适量。

【使用注意】 孕妇禁服。

【附方】 （1）**治百日咳**：苦蘵15g，水煎，加适量白糖调服。

（2）**治咽喉红肿疼痛**：新鲜苦莪洗净，切碎，捣烂，绞取自然汁 1 匙，用天水冲服。（1~2方均出自《江西民间草药验方》）

（3）**治牙龈肿痛**：苦蘵24g，煎水含漱。

（4）**治湿热黄疸，咽喉红肿疼痛，肺热咳嗽，热淋**：苦蘵15~24g，水煎服。（3~4方均出自《江西民间草药》）

（5）**治小儿菌痢**：鲜苦蘵 15g，车前草 6g，狗肝菜、马齿苋、海金砂各 9g，水煎服。--《福建药物志》

（6）**治水肿(阳水实证)**：苦蘵30~4g5，水煎分作2次，饭前服。--《江西民间草药验方》

（7）**治睾丸炎**：鲜苦蘵、截叶铁扫帚各15g，水煎服。--《福建药物志》

（8）**治天疱疮**：苦蘵茎叶90~120g，煎水洗，每日2次。鲜草更好。

（9）**治大头风，头面浮肿放亮，起疙瘩块，作痒**：苦蘵茎叶60g，煎水，放面盆内，用布围住熏之。鲜草更好。

（10）**治指疔**：苦蘵鲜叶捣烂敷患处，每日换2~3次。（8~10方均出自《江西民间草药》）

绿灯笼

味酸，性平。解毒，利湿。主治牙痛，天疱疮，疔疮。内服：煎汤，6～9g。外用：捣汁涂，适量。《江西民间草药》：“孕妇忌服。”

化学成分与药理：果实含乙酰胆碱(*acetylcholine*)。果实水提物可使离体蟾蜍腹直肌等张收缩、大鼠空肠等张收缩，对离体蟾蜍心脏有负性变力、变时作用。对猫血压的影响与乙酰胆碱相似。这挚作用均可被季铵酚或阿托品选择性阻断，色谱分析也证明水提物中含乙酰胆碱，并证明果实中乙酰胆碱含量平均为 l23μg/g

附方 （1）**治牙痛**：苦蘵果含痛处。--《湖南药物志》

（2）**治天疱疮**：苦蘵果实放瓷碗内杵烂，纱布包卷，绞取汁，搽患处。每日3~4次。--《江西民间草药》

（3）**治疔疮**：苦莪果去壳，捣烂，搽患处。--《湖南药物志》

（4）**治急性气管炎**：苦颃果实 9g，时草 3g，牛蒡子、胖大海各 15g，水煎服。--《福建药物志》

苦蘵根

味苦，性寒。利水通淋。主治水肿腹胀，黄疸，热淋。内服：煎汤，15～30g。《江西民间草药》：“孕妇忌服。”

附方 （1）**治黄疸(阳黄)**：鲜苦蕻根约 60g，捣烂绞取自然汁，用开水冲服。--《江西民间草药验方》

（2）**治唇疔**：(苦蕻)根捣烂取汁，冲米泔水服。--《湖南药物志》

白英

【别名】 白英《本经》，苻《尔雅》，縠菜《本经》，鬼目草《尔雅》(郭璞注)，白草《别录》，白幕、排风《本草拾遗》，排风草《履巉岩本草》，天灯笼、和尚头草《纲目拾遗》，望冬红、酸尖菜《植物名实图考》，排风藤《分类草药性》，土防风、耳坠菜《贵州民间方药集》，金线绿龟草、葫芦草《福建民间草药》，毛风藤《江西民间草药》，毛老人《江西中药》，红道士、毛和尚《浙江民间草药》，野猫耳朵《四川中药志》，胡毛藤、羊仔耳、生毛稍、龙毛龟、毛燕仔、红麦禾《闽东本草》，蜀羊泉、毛相公、望风藤《湖南药物志》，毛千里光、毛秀才《全国中草药汇编》，鹰咬豆子、毛道士、毛葫芦、葫芦藤《中药志》，山甜菜、蔓茄、北风藤《中国高等植物图鉴》。

【名释】 《纲目》：“白英谓其花色，縠菜象其叶文，排风言其功用，鬼目象其子形。”《说文》：“縠，细缚也。”缚，即白色细绢，用以形容白毛藤细长的柔毛，故又名白毛藤。耳坠菜，因果形得名。其嫩叶味酸，可作茹，故有酸尖菜之名。果期近冬季，熟时色红，经霜不落，故称望冬红。

【来源】 为茄科植物白英 *Solanum lyratum* Thunb.的全草。

【植物形态】 多年生蔓生草质藤本，长可达5m。茎、叶密生长柔毛。基部木质化，上部草质，茎、叶和叶柄密被具节的长柔毛。叶互生，叶柄长1～3cm，叶片多戟形或琴状，长3～8cm，宽1.5～4cm，先端渐尖，基部心形，上部全缘或波状，下部常有1～4耳状或戟状裂片，少数为全缘，中脉明显。聚伞花序顶生或腋外侧生，总花柄长 2～3cm，表面密被具节的长柔毛，花梗长0.8～1.5cm，无毛先端膨胀，基部有关节；花萼杯状，无毛，5浅裂，宿存；花冠蓝紫色或白色，先端有微柔毛，5深裂，裂片椭圆形披针状，自基部向后反折；雄蕊 5，花丝极短，花药顶孔开裂；雌蕊1，花柱细长，柱头小，头状，子房卵形，2室。浆果球形，径约1cm，熟时红色。种子近盘状，扁平。花期7～9月，果期10～11月。见(图739)

本植物的果实（**鬼目**）、根（**白英根**）均供药用，详见下述。

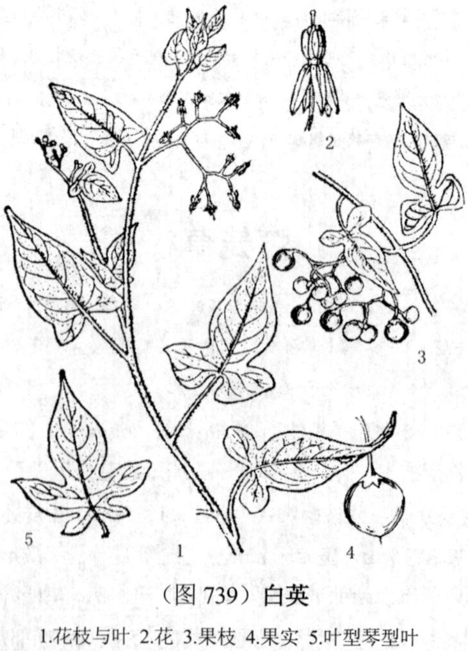

(图739）白英

1.花枝与叶 2.花 3.果枝 4.果实 5.叶型琴型叶

【生长分布】 生于阴湿的路边、山坡、竹林下及灌木丛中。邹平摩诃山群山沟有分布。

【采收加工】 夏、秋季采收全草，鲜用或晒干。

【栽培要点】 **生长习性** 喜温暖湿润气候，耐阴湿。适宜砂质壤土及粘壤土栽培。

栽培技术 用种子及分根繁殖。种子繁殖：4～5月条播，行距40cm，保持土壤湿润，约2星期左右出苗，苗出齐后间苗，株距15～20cm。分根繁殖：宜春、秋进行。当苗高20cm左右时，要搭架缚藤，以利生长。

病虫害防治 虫害有红蜘蛛为害。

【性状鉴别】 本品茎圆柱形，有分枝，长短不等，长可达1.2m，直径2～7mm。表面黄绿色至棕绿色，密被灰白色柔毛，粗茎通常毛较少或无毛。叶互生，叶片皱缩卷曲，暗绿色，展平后戟形或琴形，被毛茸；叶柄长1～3cm。有时附黄绿色，或暗红色的果实。茎质硬而脆，断面纤维性，髓部白色或中空；叶质脆易碎。气微、味苦。

【显微鉴别】 （1）茎横切面：表皮外侧附腺毛和非腺毛。皮层较厚。中柱鞘纤维断续排列成环。维管束双韧型，韧皮部狭窄。髓部有的细胞含砂晶。见(图2)

（2）叶表面观：上表皮细胞垂周壁波状弯曲，密被腺毛和非腺毛；腺毛头部单细胞，圆形或长圆形，柄1～5细胞，有的细胞缢缩；非腺毛较少。下表皮腺毛较长；非腺毛4～6细胞，顶端稍钝；气孔不定式，副卫细胞3～6个。见(图740)

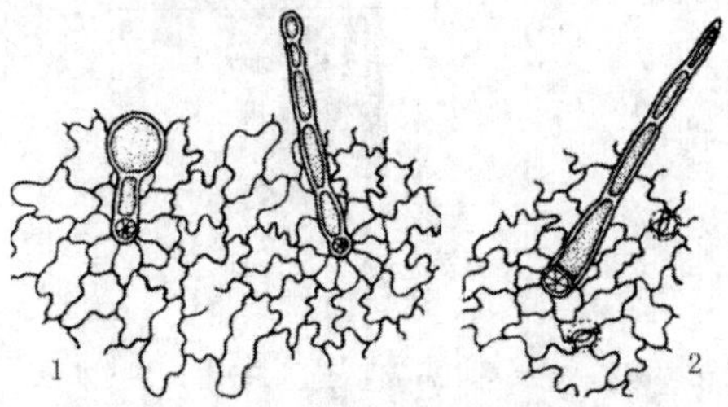

（图740）**白英(叶)表面观**

1.上表皮（示腺毛） 2.下表皮（示非腺毛）

【理化鉴别】 取本品粉末5g，加乙醇25ml，置水浴上回流0.5h，滤过。滤液分3等分，分别滴加碘化钾试液、碘化钾碘试液、碘化汞钾试液，均产生沉淀。(检查生物碱)

【主含成分】 白英含有多种化学成分，主要有甾体糖甙类、甾体生物碱类、有机酸等化合物。

【药理】 有抗肿瘤、抗炎、抗过敏、抗真菌等药理作用。白英热水提取物(每60kg干燥药物可得提取物4kg，含甾体皂甙)具有抗肿瘤作用。

【性味归经】 味甘、苦，性寒，有小毒；归肝、胆、肾经。

【功用主治】 清热利湿，解毒消肿。主治湿热黄疸，胆囊炎，胆石症，肾炎水肿，风湿关节痛，妇女湿热带下，小儿高热惊搐，痈肿瘰疬，湿疹瘙痒，带状疱疹。

《本经》："主寒热八疸，消渴，补中益气，久服轻身延年。"

《本草经集注》："叶作羹饮，甚疗劳。"

《新修本草》："煮汁饮，解劳。"

《本草拾遗》："主烦热，风疹，丹毒，疟瘴寒热，小儿结热。"

《开宝本草》："别本注云：茎叶煮粥，极解热毒。"

《履巉岩本草》："善医诸头风，及面上游走风气等疾。每用不以多少，晒干碾为细末，每用一字搐入鼻中，自然头目清爽，去风清上。"

《百草镜》："藤干之浸酒，云可除骨节风湿痛。"

《采药志》（王安卿）："活血追风生血，治鬼箭有效。"

《纲目拾遗》："止血淋、疟、疝气。汁滴耳中，止脓不干。入药内，保肿毒不大。治疬痒，用煮牛肉精者食之。""清湿热，治黄疸水肿，小儿蛔结腹痛。"

《植物名实图考》："治腰痛。"

《分类草药性》："治惊风，咳嗽。"

《湖南药物志》："消肿止痛，解毒杀虫。用于传染性肝炎，斑疹，风湿关节炎，偏正头痛或风痰瘰疬，红崩白带，肿痛，中耳化脓，目疾。"

《青岛中草药手册》："主治感冒发热，妇女月经不调，白带，阴道炎，子宫颈糜烂，癌肿等。"

《湖北中草药志》："清热解毒，利水消肿，抗癌止痛。用于感冒发热，黄疸型肝炎，痢疾，肾炎水肿，胆囊炎，胆石症，淋巴结核，食管癌、肠癌、子宫颈癌，子宫颈糜烂、白带、痈疖肿毒，带状疱疹、湿疹等症。"

【用量用法】 内服：煎汤，15～30g，鲜者30～60g，或浸酒饮。外用：煎水洗、捣敷或捣汁涂，适量。

【使用注意】 白英有小毒，不宜过量服用，否则会出现咽喉灼热感及恶心、呕吐、眩晕，瞳孔散大等中毒反应。

【附方】 （1）**治黄疸初起**：白毛藤、神仙对坐草、大茵陈、三白草、车前草各等分，白酒煎服。--《百草镜》

（2）**治急性肝炎**：白英30g，栀子、白芍、茯苓各9g，茵陈24g，水煎服。

（3）**治胆囊炎**：白英60g，栀子24g，金钱草30g，水煎服。（2～3方均出自《福建药物志》）

（4）**治风痛**：桑黄二两，白毛藤二两。切碎，用绍兴原坛酒六斤，煎三炷香，每日服一饭碗。--《杨春涯经验方》

（5）**治风湿关节痛**：排风藤30g，忍冬30g，五加皮30g，好酒500g泡服。--《贵阳民间药草》

（6）**治白带**：①白英30g，木槿花15g，水煎服。--《福建药物志》 ②白英25g，蒲公英20g，三白草20g，阳雀花根皮30g，水煎服。--《四川中药志》（1979年）

（7）**治阴道炎，子宫颈糜烂**：白英9g，水煎服。--《青岛中草药手册》

（8）**治小儿高热惊厥**：白英9g，蝉蜕3只，橄榄核3枚，炖服。--《福建药物志》

（9）**治疔疮肿毒**：鲜白毛藤全草120g，炖服。另以鲜叶捣烂敷患处。--《闽东本草》

（10）**治咽喉肿痛，痈肿疮毒，淋巴结结核**：白英、萝摩各30g，水煎服。--《陕甘宁青青中草药选》

（11）**治皮肤搔痒症**：白英、苦楝树叶，各适量，水煎汤洗患处。--《青岛中草药手册》

（12）**治阴囊湿疹，疮疖**：白英15g，田基黄9g，松针6g，煎水外洗患处。

（13）**治带状疱疹**：鲜白英150g，75%乙醇1ml，冷开水30ml。白英洗净，捣烂，加冷开水擂匀，纱布包绞汁，加乙醇装瓶备用，用药棉蘸搽患处。每日2～3次，连搽3～4天。（12～13方均出自《湖北中草药志》）

（14）**治瘰疮**：白毛藤全草30～40g(干品24～36g)，和肥猪肉180g，酌加水煎，分两次吃下。--《福建民间草药》

（15）**治肺癌**：白英、狗牙半支(垂盆草)各30g，水煎服，每日1剂。

（16）**治声带癌**：白英、龙葵各30g，蛇莓、石见穿、野荞麦根各15g，麦冬、石韦各12g，水煎服，每日一剂。（15～16方均出自《全国中草药汇编》）

（17）**治风火赤眼**：白英鲜叶捣烂，调人乳外敷眼睑。--《福建中草药》

（18）**治中耳化脓**：蜀羊泉叶绞汁，滴耳中。--《湖南药物志》

（19）**治疗传染性肝炎**：用白毛藤煎剂治疗传染性肝炎36例，效果满意。一般服药 4d 后，食欲不振，全身乏力，黄疸肝肿大，肝区痛相继改善，1~2星期后恢复正常，除1例因并发病无进步转院治疗外，35例全部痊愈。治疗方法：取白毛藤叶或全株生药(干者亦可)，每日 60~120g，煎汁去渣，分 2~3 次服。治疗过程中未见不良反应。--《中医杂志》陈绍廉，1960，(4)：24

（20）**治疗白带**：用干白英、全当归按10：3配合，煎煮2次，取汁，浓缩加入白糖，配制成15%的糖浆，每日早晚各服1次，每次 25ml，10天为1疗程。共治疗40例，37例临床痊愈，3例显效。治疗时间最短1疗程，最长6疗程。--《四川中医》杨必金，1989，(2)：44

（21）**黄疸性肝炎**：白英、天胡荽各30g，虎刺根15g，水煎服，日一剂。

（22）**声带癌**：白英、龙葵各 30g，蛇莓、石见穿、野荞麦根各 15g，麦冬、石韦各12g，水煎2次分服。

（23）**肺癌**：白英、狗牙半支（垂盆草）各30g，水煎服，每日一剂。（21～23方均出自《全国中草药汇编》）

鬼目　味酸，性平。明目，止痛。主治眼花目赤，迎风流泪，翳障，牙痛。内服：煎汤，6g，或研末服。外用：研末涂，适量。

附方　（1）**治风热上攻，目赤头旋，眼花面肿**：排风子(焙)、甘草(炙)、菊花(焙)各一两，为末，每服二钱，卧时温水下。--《圣济总录》

（2）**治虫牙**：(排风藤)果实研成细粉，放在烧红的瓦片上，再滴酒少许，趁热以酒漏斗罩着熏牙患处。--《四川中药志》（1960年）

白英根　味苦、辛，性平。清热解毒，消肿止痛。主治风火牙痛，头痛，瘰疬，痈肿，痔漏。内服：煎汤，15～30g。

附方　（1）**治痔疮，漏管**　(白毛藤)根，鲜的 30~45g(干的 24~36g)，和猪大肠(洗净)500g。清水同煎，饭前分两次吃。--《福建民间草药》

（2）**治乳痈**　排风藤根 30g，酒、水各半煎服，取渣加酒糟调敷患处。--《贵阳民间药草》

茄子

【别名】　茄子《本草拾遗》，落苏《本草拾遗》，昆仑瓜《大业杂记》，草鳖甲《养生主论》，酪酥《五代贻子录》，白茄、青水茄、紫茄、黄茄《本草图经》，东风草《滇南本草》，银茄《纲目》，黄水茄、番茄、糟茄《纲目拾遗》，昆仑紫瓜《植物名实图考》，矮瓜、吊菜子《广州植物志》，鸡蛋茄《广西药用植物名录》，卵茄《广西植物名录》。

【名释】　《尔雅》："荷，芙渠；其茎茄。"《尔雅义疏》："茄，居何切。古与荷通。"故荷之茎言茄犹言荷也。又："荷之言何也，负何，言其叶久。"由此知"茄"者亦言"荷"，谓其果大荷重也。

【来源】　为茄科植物茄 *Solanum melongea* L.的果实。

【植物形态】　一年生草本至亚灌木，高 60～100cm。茎直立、粗壮，上部分枝，绿色或紫色，无刺或有疏刺，全体被星状柔毛。单叶互生；叶柄长 2～4.5cm；叶片卵状椭圆形，长 8～18cm，宽 5～11cm，先端钝尖，基部不相等，叶缘常波状浅裂，表面暗绿色，两面具星状柔毛。能孕花单生，不孕花蝎尾状与能孕花并出；花萼钟形，顶端5裂，裂片披针形，具星状柔毛；花冠紫蓝色，直径约 3cm，裂片三角形，长约 1cm；雄蕊 5，花丝短，着生于花冠喉部，花药黄色，分离，先端孔裂；雌蕊1，子房2室，花柱圆球形，柱头小。浆果长椭圆形、球形或长柱形，深紫色、淡绿色或黄白色，光滑，基部有宿存萼。花期6～8月，花后结实。见（图 741）

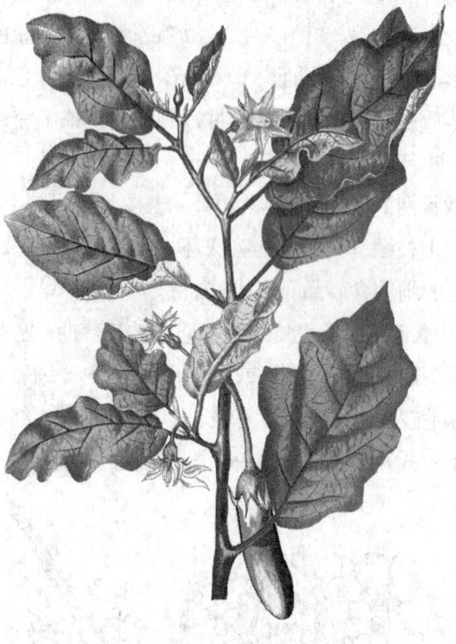

（图 741）茄

本植物的花（**茄花**）、宿萼（**茄蒂**）、叶（**茄叶**）、根（**茄根**）均供药用，详见下述。

【生长分布】　原产于东南亚。邹平各地广泛种植。

【采收加工】　夏、秋季果熟时采收。

【栽培要点】　**生长习性**　性喜高温，生育的适温是 22~30℃，适于中性到微碱性土壤，能忍受较高的土壤溶液浓度，喜肥不耐旱，在耕层深厚，富含有机质，保肥保水能力强的冲积土上栽培最为合适。忌连作。

栽培技术　用种子繁殖。可以直播，也可用育苗移栽法。1月底2月初，将经过浸种、催芽处理的种子撒播于育苗阳畦内，要求阳畦温度保持在 25~30℃，光照要充足。经 5~6d 后，可出苗，播后10天左右苗出齐，子叶平展时，要及时移植。第1次移植时，将小苗直接

移入营养土方内，等长出两片真叶时，再移入大营养方中。定植前 8~10天，要加强通风锻炼，早熟品种一般用平畦，密植方式，晚熟品种采用与甘蓝等间作的栽培方式。

田间管理　定植后应及时中耕，促发根，缓苗后如干旱，可浇水，地表干时及时中耕、培土以蹲苗，追1次催果肥，灌1次"催果水"可用氮素化肥，每 $1hm^2$ 施入 18.75~30kg；雨季应注意排水防涝；炎热多雨季节，注意防虫杀虫。

【性状鉴别】　果实呈不规则圆形或长圆形，大小不等。表面棕黄色，极皱缩，先端略凹陷，基部有宿萼和果梗。宿萼灰黑色，具不明显的5齿，果梗具纵直纹理，果皮革质，有光泽。种子多数，近肾形，稍扁，淡棕色，长 2～4mm，宽 2～3mm，气微，味苦。

【主含成分】　**果实**：含胡芦巴碱(*trigonelline*)，水苏碱(*stachydrine*)，

茄碱(*solanine*)，飞燕草甙(*delphin*)，对-香豆酸(*P-caumaric acid*)，飞燕草素-3-葡萄糖甙(*delphinidin-3-monoglucoside*)，飞燕草素-3-[4-(对-香豆酰)-鼠李糖基(1→6)葡萄糖甙]-5-葡萄糖甙{*delphinidin-3-[4-(p- coumaroyl)-rhamnosyl (1→6)glucoside]-5-glucoside*}，紫苏宁(*shisonin*)，罗必明(*1ubimin*)，6-羟基谷氨酸(*6-hydroxyglutanlic acid*)，甲羟戊酸(*mevalonic acid* 即 *hiochic acid*)，从果实中还分得除罗必明外的其他倍半萜，如β-谷甾醇(*β-sitostero1*)，豆甾醇(*stigmastero1*)，绿原酸(*chlorogenic acid*)。还含7种必需氨基酸：苏氨酸(*threonine*)，缬氨酸(*valine*)，亮氨酸(*1eucine*)，异亮氨酸(*isoleucine*)，苯丙氨酸(*phenvlalanine*)，赖氨酸(*1ysine*)，蛋氨酸(*methionine*)。还含有苹果酸(*malic acid*)和少量枸橼酸(*malic acid*)。

种子：含替告皂甙元(*tigogenin*)，薯蓣皂甙元(*diosgenin*)，8-羊毛甾烯-3β-醇(*1anost-8-en-3β-ol*)，羊毛甾醇(*1anostero1*)，24-亚甲基-8-羊毛甾烯-3β-醇(*24-rilethylenelanost-8-en-3β-ol*)，环木菠萝烷醇(*cycloartano1*)，环木菠萝烯醇(*cycloarteno1*)，24-亚甲基环木菠萝烷醇(*24-methylenecycloartano1*)，羽扇豆醇(*1upeo1*)，β-香树脂醇(*β-amyrin*)。

【药理】 （1）**对血中胆甾醇水平的影响** 果、叶(新鲜或干燥后之粉末)口服或注射其提取物，能降低兔与人的血胆甾醇水平，并有利尿作用。从茄子种子中分离出的甾体皂甙，可使实验性高胆甾醇血症家兔肝细胞线粒体和胞浆脂酶活性部分正常化；使升高的碱性磷酸酶活性升高更为明显，特别是线粒体；皂甙也可提高降低的胞浆胆碱酯酶活性。绞碎的茄子在95%乙醇中浸泡，可产生褐色物质。已含该物质的浸液(0.5ml/只或1.0ml/只)给雄性大鼠每日食用，可使其生长受到抑制。该物质还可引起血清胆甾醇水平升高。新鲜茄子冻干粉(含20%的饲料)喂饲，也可抑制大鼠生长。

（2）**对某些酶的抑制作用** 茄子外果皮中有4种以上蛋白酶抑制成分、其主要的抑制成分和某种较少量的抑制成分对胰蛋白酶抑制作用强于糜蛋白酶，其余少量抑制成分对糜蛋白酶作用更强些。茄子外果皮一种不能透析的蛋白酶抑制剂1μg可完全抑制3.6~3.7μg胰蛋白酶活性。从茄子乙醇提取物中得到的褐色物质，以酪蛋白作底物，对胰蛋白酶有不可逆的非竞争性抑制作用。

（3）**其他作用** 茄叶80%乙醇提取物在足肿胀和棉球肉芽肿试验中表现抗炎活性。茄子水溶性透析液可以抑制苯并芘等物质的致突变性。茄子汁预先静注，可促进小鼠肿瘤坏死因子产生。

【性味归经】 味甘，性凉。归脾、胃、大肠经。

【功用主治】 清热，活血，消肿。主治肠风下血，热毒疮痈，皮肤溃疡。

《本草拾遗》："醋摩傅痈肿。亦主瘴。"

《食疗本草》："主寒热，五藏劳。又醋摩之。敷肿毒。"

《食经》（崔禹锡）："主充皮肤，益气力，脚气。"

《日华子》："治温疾，传尸劳气。"

《滇南本草》："散血，止乳疼，消肿宽肠，烧灰米汤饮。治肠风下血不止及血痔。"

《医林纂要·药性》："宽中，散血，止渴。"

《随息居饮食谱》："活血，止痛，消痈，杀虫，已疟，瘕疝诸病。"

【用量用法】 内服：煎汤，15～30g。外用：捣敷，适量。

【使用注意】 《食疗本草》："不可多食，动气，亦发痼疾。熟者少食之，无畏。患冷人不可食，发痼疾。"

【附方】 （1）**治大风热痰**：大黄老茄子不计多少。以新瓶盛贮，埋之土中。经一年尽化为水，取出，入苦参末同丸，如梧子。食已及欲卧时，酒下三粒。--《本草图经》

（2）**治久患肠风泻血**：茄子大者三枚。上一味，先将一枚湿纸裹，于煻火内煨熟，取出入磁罐子，乘热以无灰酒一升半沃之，便以蜡纸封闭，经三宿，去茄子，暖酒空心分服。如是更作，不过三度。--《圣济总录》之"茄子酒"

（3）**治热疮**：生茄子一枚，割去二分，令口小，去瓤三分，似一罐之，将合于肿上角。如已出脓，再用，取瘥为主。--《圣济总录》之"茄子角方"

（4）**治妇人乳裂**：秋月冷茄子裂开者，阴干，烧存性，研末，水调涂。--《妇人良方》（补遗）

（5）**治年久咳嗽**：生白茄子30~60g，煮后去渣，加蜂蜜适量，每日2次分服。

（6）**治蜈蚣咬、蜂螫**：生茄子切开，擦搽患处。或加白糖适量，一并捣烂涂敷。（5~6方均出自《食物中药与便方》）

茄花

味甘，性平。敛疮，止痛，利湿。主治创伤，牙痛，妇女白带过多。内服：烘干研末，2～3g。外用：研末涂敷，适量。

附方 （1）**治牙痛**：秋茄花干之，旋烧研涂痛处。--《海上名方》

（2）**避孕**：紫茄子花16朵，烘干为末，黄酒送服，每日1次，连服7天。忌食茄子。--《内蒙古中草药》

（3）**治妇女白带如崩**：白茄花15g，土茯苓30g，水煎服。--《食物中药与便方》

茄蒂

味甘，性凉。凉血，解毒。主治肠风下血，痈肿，对口疮，牙痛。内服：煎汤，6～9g，或研末。外用：量研末掺或生擦，适量。

附方 （1）**治肠风下血不止**：茄蒂，烧存性为末，每服三钱，米饮下。--《履巉岩本草》

（2）**治风蛀牙痛**：茄蒂烧灰掺之，或加细辛末等分，日用之。--《仁存堂经验方》

（3）**治对口疮**：鲜茄蒂、鲜何首乌等分煮饮。--《本草经疏》

（4）**治癜风**：用茄蒂蘸硫，附末掺之。--《纲目》

茄叶

味甘、辛，性平。散血消肿。主治血淋，血痢，肠风下血，痈肿，冻伤。内服：研末，6～9g。外用：煎水浸洗，捣敷，或烧存性研末调敷，适量。

附方 （1）**治血淋疼痛**：茄叶熏干为末，每服二钱，温酒或盐汤下。隔年者尤佳。--《经验良方》

（2）**治肠风下血**：茄叶熏干为末，每服二钱，米饮下。--《纲目》

（3）**治钩虫初感染**：茄茎叶煎浓洗。--《陆川本草》

（4）**治发痈未溃**：白茄叶捣烂，和黑醋煮敷。--《岭南采药录》

（5）**治冻伤**：茄秧适量，花椒少许，水煎，睡前熏洗患处。--《内蒙古中草药》

（6）**治冻伤**：茄秧1kg，辣椒秧500g。上药放铁锅内水熬5小时，取3次滤液合并浓缩成膏，涂患处；或将膏溶于水中熏洗，每日1次。--《中草药新医疗法资料选编》(内蒙古)

茄根

【别名】 茄根《开宝本草》，茄母《摘玄方》，茄子根《全国中草药汇编》。

【来源】 为茄科植物茄 *Solanum melongena* L.的根。

【原植物】 参见“茄子”。

【采收加工】 9～10 月间，全植物枯萎时连根拔起，除去干叶，洗净泥土，晒干。

【性状鉴别】 本品多已切成小段。主根通常不明显，有的略呈短圆锥形，具侧根及多数错综弯曲须根，表面浅灰黄色。质坚实，不易折断，断面黄白色。茎近圆柱形，直径 1～2cm，有分枝，表面黄白色至浅灰黄色，有细密纵皱纹和点状皮孔；叶痕半月形，并有枝条残基或枝痕。体轻，质坚硬，断面不平坦，纤维性，黄白色，中央有淡灰绿色髓部或呈空洞状。气微，味味咸。见（图 742）

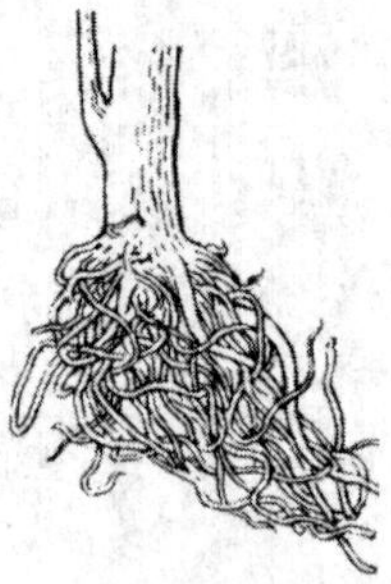

（图 742）茄根

【显微鉴别】 （1）根横切面：木栓层 2～3 列木栓细胞。皮层薄壁细胞含草酸钙砂晶，偶见方晶。韧皮部狭窄，韧皮纤维断续成环。形成层成环。木质部占大部分，木射线宽 1～3 列细胞。

（2）粉末特征：黄白色。草酸钙砂晶细胞众多，内充满草酸钙砂晶；韧皮纤维多断碎，完整者长 1768～35369μm，直径 40～57μm，壁厚约 1μm，或更厚，胞腔大的有的含草酸钙小疗晶，纤维一侧壁可见波状弯曲；草酸钙方晶直径 7～17μm；导管为具缘纹孔，常与木纤维并存。

【主含成分】 根皮中含薯蓣皂甙元(*diosgenin*)，根含香草醛(*vanillin*)，异东莨菪素(*isoscopoletin*)，对-氨基苯甲醛(*P-aminobenzaldehyde*)，咖啡酸乙酯(*ethyl eaffeate*)，N-反式-阿魏酰基酪胺(*N-trans-feruloyltyramine*)，N-反式阿魏酰基去甲辛弗林 (*N-trans-feruloyloctopamine*)，N-反式对-香豆酰基酪胺(*N-trans-P-coumaroyltyramine*)，N-反式-对-香豆酰基去甲辛弗林(*N-trans-P-coumaroyloctopamine*)，反式-阿魏酸(*trans-ferulic acid*)。

【性味】 味甘、辛，性寒。

【功用主治】 祛风利湿，清热止血。主治风湿热痹，脚气，血痢，便血，痔血，血淋，妇女阴痒，皮肤瘙痒，冻疮。

《开宝本草》：“主冻疮，可煮作汤，渍之良。”

《日用本草》：“烧灰敷冻疮穿烂处。”

《滇南本草》：“行肝气，洗皮肤瘙痒之风，洗游面走诸风，祛妇人下阴湿痒，阴浊疮。”“根、叶蒸热治瘫痪。”

《纲目》：“散血消肿。治血淋，止血，血痢，阴挺，齿䘌口蕈。”

《医林纂要·药性》：“散热消肿，治风痹。”

《天宝本草》：“去风、下焦湿热、痰火。(治)脚气。火煅利齿。”

《分类草药性》：“治风湿筋骨瘫痪，洗痔疮。”

《岭南采药录》：“有收敛性。治赤白下痢。”

【用量用法】 内服：煎汤，9～18g，或入散剂。外用：煎水洗，捣汁，或烧存性研末调敷，适量。

【附方】 （1）**治慢性风湿性关节炎**：茄子根 15g，水煎服；或用茄子根 90g，浸白酒 500ml，浸泡，7 天后取服，每服药酒 15ml，每日 2 次。--《全国中草药汇编》

（2）**治久痢不止**：茄根(烧灰)、石榴皮等分。为末，以砂糖水服之。--《纲目》引《简便单方》

（3）**治女阴挺出**：茄根烧存性，为末，油调在纸上，卷筒安入内，一日一上。--《纲目》引《乾坤秘榅》

（4）**治痔肿肛垂**：茄根 60g，苦参 15g。煎水熏洗，并温罨托上，纳入之。--《食物中药与便方》

（5）**治冻伤**：茄子根 120g，煎汤熏洗患部，每日 1～2 次。--《全国中学药汇编》

（6）**治口中生蕈**：用醋漱口，以茄母(烧灰)、飞盐等分，末，醋调稀，时时擦之。--《纲目》引《摘元方》

（7）**治牙齿䶗痛**：①茄根捣汁，频涂之。 ②陈茄根烧灰敷之，先以露蜂房煎汤漱过。--《海上名方》

龙葵

【别名】 龙葵《药性论》，苦菜《新修本草》，苦葵、老鸦眼睛草、天茄子《本草图经》，天茄苗儿《救荒本草》，天天茄、救儿草、后红子《滇南本草》，水茄、天泡草、老鸦酸浆草《纲目》，天泡果《植物名实图考》，七粒扣、乌疔草《福建民间草药》，野茄子《东北药用植物志》，黑姑娘《河北药材》，乌归菜《闽南民间草药》，野海椒《四川中药志》，黑茄《杭州药用植物志》，地泡子、地葫草、山辣椒《湖南药物志》，山海椒、野茄菜、耳坠菜、野辣角、天茄菜《贵州草药》，狗钮子《云南中草药选》，野辣椒、野葡萄《青海省中草药野外辨认手册》，酸浆草《中草药学》(南药)，小苦菜、野伞子(四川)，飞天龙(江西)。

【名释】 果实成熟时色黑如龙之目，“其性滑如葵也。”故名龙葵。

【来源】 为茄科植物龙葵 *Solanum nigrum* L.的全草。

【植物形态】 一年生草本，高约 25～100cm。茎直立，有棱角或不明显，近无毛或稀被细毛。叶互生；叶柄长 1～2cm；叶片卵形，先端短尖，基部楔形或宽楔形并下延至叶柄，通常长 2.5～10cm，宽 1.5～5.5cm，全缘或具不规则波状粗锯齿，光滑或两面均被稀疏短柔毛。蝎尾状聚伞花序腋外生，由 3～10 朵花组成；花梗长 1～2.5cm；花萼小，浅杯状，外疏被细毛，5 浅裂；花冠白色，辐状，5 深裂，裂片卵圆形，长约 2mm；雄蕊 5，着生花冠筒口，花丝分离，花药黄色，顶孔向内；雌蕊 1，球形，子房 2 室，花柱下半部密生白色柔毛，柱头圆形。浆果球形，有光泽，直径约 8mm，成熟时黑色；种子多数扁圆形。花期 6～8 月，果期 7～10 月。见下(图 743)

本植物的根（**龙葵根**）、种子（**龙葵子**）均供药用，详见下述。

【生长分布】 生于田边、路旁或荒地。邹平各地均有分布。

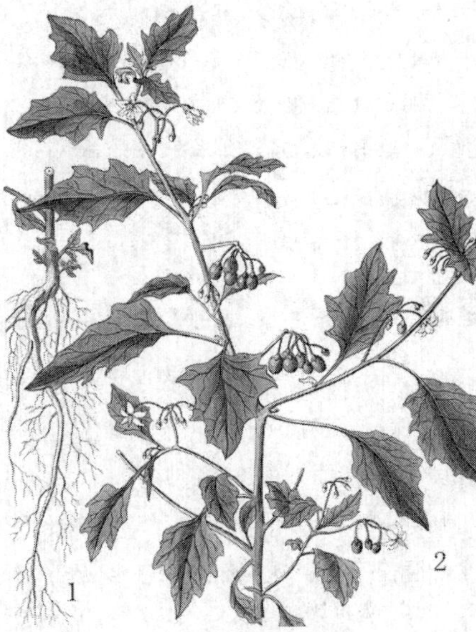

（图 743）**龙葵**

1.根部 2.地上部分 3.果实

【采收加工】 夏、秋季采收，鲜用或晒干。

【栽培要点】 **生长习性** 喜温暖湿润的气候。对土壤要求不严，以比较肥沃而排水良好的砂质壤土较好。

栽培技术 用种子繁殖。9～10 月，采摘成熟果实，堆放在阴湿处，让果皮自然沤烂，至第 2 年春季取出，搓去果皮，洗净备用。4 月播种。翻挖土地，敲细整平，开 1.3m 宽的畦，按行株距 33cm× 33cm 开穴，深约 3cm，施入人畜粪水，每 1 小时 m^2 用种子 3.75～4.5kg，与草木灰及人畜粪水拌匀撒播穴里，盖草木灰一把。浇水。

田间管理 苗高 7～10cm 时匀苗、补苗，每穴有苗 3～4 株，随后中耕除草，并施人畜粪水 1 次。6～7 月再中除和旋人畜粪水 1 次。

【性状鉴别】 茎圆柱形，多分枝，长 30～70cm，直径 2～10mm，表面黄绿色，具纵皱纹。质硬而脆，断面黄白色，中空。叶皱缩或破碎，完整者呈卵形或椭圆形，长 2～12cm，宽 2～6cm，先端锐尖或钝，全缘或有不规则波状锯齿，暗绿色，两面光滑或疏被短柔毛；叶柄长 0.3～2.2cm。花、果少见，聚伞花序蝎尾状，腋外生，花 4～6 朵，花萼棕褐色，花冠棕黄色。浆果球形，黑色或绿色，皱缩。种子多数，棕色。气微，味淡。

【显微鉴别】 叶表面观：上、下表皮细胞垂周壁波状弯曲，有气孔、非腺毛及少数腺毛。非腺毛 1～5 细胞，以 3～4 细胞多见，有的有 1～2 细胞缢缩，长 33～324μm，直径 21～75μm壁

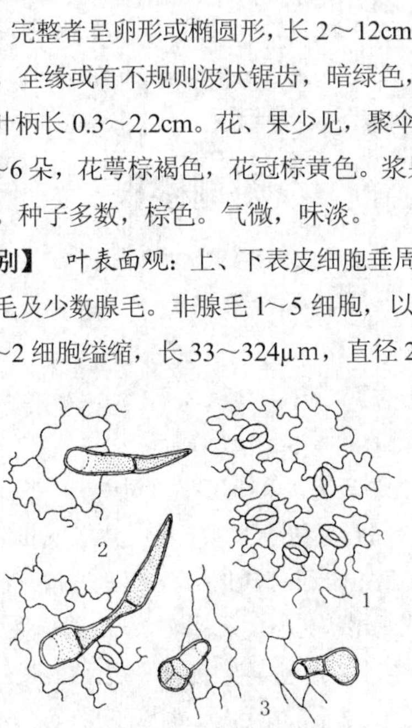

（图 744）**龙葵叶表面观**

1.气孔及下表皮细胞 2.非腺毛 3.腺毛

稍厚，具疣状突起。腺毛头部 1～3 细胞，类圆形，直径 24～33μm，柄单细胞。气孔不等式或不定式，副卫细胞 3～5 个。见(图744)

【主含成分】 **龙葵地上部分**：含澳洲茄碱(*solasonine*)，澳洲茄边碱(*solamargine*)，β-澳洲茄边碱(*β-solamargine*)。

果实：橙色果实中含 α-胡萝卜素(*α-carotene*)。还含有植物凝集素(*1ectin*)，澳洲茄胺(*solasodine*)，N-甲基澳洲茄胺(*N-methylsolasodine*)，12β-羟基澳洲茄胺(*12β-hydroxysolasodine*)，番茄烯胺(*tomatideno1*)，毛叶冬珊瑚碱(*solanocapsine*)，替告皂甙元(*tigogenin*)，26-O-(β-D-吡喃葡萄糖基)-22-甲氧基-25 天，5α-呋甾烷-3β-26-二醇-3-O-β-石蒜四糖甙[*26- 0-(β-D- glucopyranosyl-22-methoxy-25 天，5α-furostan-3β-26-diol-3-O-β-lycotetraoside*)，去半乳糖替告皂甙(*desgalactotigonin*)，替告皂甙元四糖甙 SN-4(*tigogenin tetraoside SN-4*)，SN-a，即澳洲茄胺，SN-b，即澳洲茄醇胺(*solanavio1*)，SN-c，即 12β，27-二羟基澳洲茄胺(*12β，27-dihydroxysolasodine*)，SN-d，即 12β-羟基-26-去甲澳洲茄胺-26-羧酸(*12β-hydroxy-26-norsolasodine-26-carboxylic acid*)，SN-e，即澳洲茄醇胺-3-β-茄三糖甙(*solanaviol-3-β-solatrioside*)，SN-f，即 12β，27-二羟基澳洲茄胺-3β-马铃薯三糖甙(*12β，27-dihydroxysolasodine-3-β-chacotrioside*)。果实中尚含有 α-澳洲茄边碱(*α-solamargine*)，α-澳洲茄碱(*α-solasonine*)，乙酰胆碱(*acetylcholine*)。果实中的脂肪和生物碱的含量在成熟期间逐渐增加，如澳洲茄胺不成熟时时占 4%～5%，成熟后占 5%～6%，但茄啶(*solanidine*)在果实不成熟时含有，成熟后却消失了。种子油中含有胆甾醇(*cholestero1*)。从根茎中分得龙葵皂甙(*uttroside*)A、B，龙葵螺甙(*uttmnin*)A、B。

叶：含槲皮素-3-O-(2^{Gal}-α-鼠李糖基)-β-葡萄糖基(1→6) -β-半乳糖甙[*quercetin-3-O-(2^{Gal}-α-rhanlnosyl) -β-glucosyl(1→6) -β-galactoside*]，槲皮素-3-O-α-鼠李糖基(1→2) -β-半乳糖甙[*quercetin-3-O-α-rhamnosyl(1→2) -β-galactoside*]，槲皮素-3-β-葡萄糖基(1→6) -β-半乳糖甙[*quercetin-3-β-glucosy l(1→6) -β-galactoside*]，槲皮素-3-龙胆二糖甙(*quercetin-3-gentiobioside*)，槲皮素-3-半乳糖甙(*quercetin-3-galactoside*)，槲皮素-3-葡萄糖甙(*quercetin-3-glucoside*)。此外，还含有 23-O-乙酰基-l2β-羟基澳洲茄胺(*23-O- acetyl-12β-hydroxyso1asodine*)。

【药理】 （1）**对血糖的影响** 龙葵含有的澳洲茄碱 50～100mg/kg 给大鼠腹腔注射，可升高正常大鼠血糖(甙元无此作用)，而对四氧嘧啶所致糖尿病大鼠无升高血糖作用。切除肾上腺大鼠，腹腔注射澳洲茄碱 50mg/kg，3～4h 可引起死亡，并观察到大鼠有血糖降低、乳酸增加现象；反复给予葡萄糖灌胃，可以延长人鼠存活时间。

（2）**降压作用** 龙葵煎剂 500mg/kg 给正常麻醉犬静脉注射，血压立即显著下降，60 分钟后恢复至原血压水平；而静注龙葵醇提液 1000mg/kg，降压作用不明显。清醒肾型高血压犬 3 只，每日口服龙葵煎剂 15g/kg，共 10 天，血压迅速下降，停药后又迅速恢复；心率明显减慢，停药 10 天未能复原；心率血压乘积指数也明显减少。减压机制分析中，龙葵煎剂 500mg/kg 静注显著减弱阻断颈总动脉引起的加压反应，对肾上腺素所致加压反应没有影响，对切断双侧迷走神经后电刺激中枢端及外周端引起的压力变化也没有影响。

（3）**抗炎作用** 龙葵提取物对动物有抗炎作用。澳洲茄碱有可的松样作用，降低血管通透性及透明质酸酶的活性；对动物的过敏性、烧伤性、组胺性休克有某些保护作用，还能增加小鼠胰岛素休克的存活率，并能促进抗体形成。

（4）**其他作用** 龙葵煎剂试管稀释法，1：4～1：2 对绿脓杆菌及变形杆菌有抑制作用。龙葵果有镇咳、祛痰作用，亦有报告龙葵有阿托品样作用。澳

洲茄胺 0.5mg/kg 给予大鼠或家兔可兴奋大脑皮层，改善条件反射活动。连续给药 5~10 天或一次给予 5mg/kg，反而有抑制作用；大剂量还能降低痛觉的敏感性。龙葵提取出的化合物 GMD_{1630}，在裸小鼠移植性宫颈癌 A_{430} 和培养的子宫肿瘤细胞 CE 试验中表现出抗癌活性。龙葵提取物 0.125ml/Kg 给大鼠口服 11 星期，可增加大鼠肝线粒体琥珀酸脱氢酶、细胞色素氧化酶 C、ATP 酶的活力。

（5）**毒性** 龙葵煎剂给小鼠一次腹腔注射的 LD_{50} 为 56.8±0.02g/kg，口服的 LD_{50} 为 144.2±0.02g/kg。给大鼠喂饲含 32％龙葵种子的头 3 天内，可见大鼠体重增加减慢，进食减少。澳洲茄碱作用类似茄碱亦能溶血，毒性较大。

【性味归经】 苦，微甘，性寒，有小毒；归肺 肝 胃三经。

【功用主治】 清热解毒，活血消肿。主治疔疮，痈肿，丹毒，跌打扭伤，慢性气管炎，肾炎水肿。

《药性论》："能明目轻身。"

《新修本草》："食之解劳少睡，去虚热肿。"

《食疗本草》："主丁肿，患火丹疮，和土杵，敷之。"

《本草图经》："叶，入醋细研，治小儿火焰丹，消赤肿。"

《救荒本草》："敷贴肿毒、金疮，拔毒。"

《滇南本草》："治小儿风热，攻疮毒，洗疥癞痒痛，祛皮肤风热。"

《滇南本草图说》："治小儿风邪，热症惊风，化痰解痉，亦治痘风疮，遍身风痒，疔，可攻能散。采叶洗疮，其效如神。"

《纲目》："苗，消热散血，压丹石毒。"

《现代实用中药》："利尿消炎."

《安徽中草药》："清热解毒怯瘀，散血消肿，抗癌。"

《浙江药用植物志》："清热解毒，平喘，止痒。主治疔疮肿毒，皮疹瘙痒，急性盆腔炎，慢性气管炎。"

【用量用法】 内服：煎汤，15～30g。外用：捣敷或煎水洗，适量。

【附方】 （1）**治疔肿**：老鸦眼睛草，擂碎，酒服。--《普济方》

（2）**治痈肿无头**：捣龙葵敷之。--《纲目》引《经验方》

（3）**治一切发背痈疽恶疮**：用虾蟆一个，同老鸦眼睛藤叶捣敷。--《纲目》引《袖珍方》

（4）**治天疱湿疮**：龙葵苗叶捣敷之。--《纲目》

（5）**治毒蛇咬伤**：龙葵、六月雪鲜叶各 30g，捣烂取汁内服，药渣外敷，连用 2 天。--《全国中草药汇编》

（6）**治跌打扭筋肿痛**：鲜龙葵叶 1 握，连须葱白 7 个。切碎，加酒酿糟适量，同捣烂敷患处，每日换 1~2 次。--《江西民间草药》

（7）**治吐血不止**：人参一分，天茄子苗半两。上二味，捣罗为散。每服二钱匕，新水调下，不拘时。--《圣济总录》之"人参散"

（8）**治血崩不止**：山海椒 30g，佛指甲 15g，煎水服。--《贵州草药》

（9）**治痢疾**：龙葵叶 24~30g(鲜者用加倍量)，白糖 24g，水煎服。--《江西民间草药》

（10）**治急性肾炎，浮肿，小便少**：鲜龙葵、鲜芫花各 15g，木通 6g，水煎服。--《河北中药手册》

（11）**治癌症胸腹水**：鲜龙葵 500g(或干品 120g)，水煎服，每日 1 剂。--《全国中草药汇编》

（12）**治白血球减少症**：龙葵茎叶、女贞子各 60g，煎服。--《安徽中草药》

（13）**治疗妇女湿热带下症**：霜后龙葵全秧洗净切寸段，用 150~250g。白带色见黄者加国槐鲜枝叶 50~100g。白带色见红夹出血者，加凤眼草 50~100g。上药加凉水 1500~2000ml，炉火煮开 20 分钟。先熏局部，待温后再洗。每日 1 剂，熏洗 2 次。共治妇女湿热白带、黄带、赤白带等,156 例，治愈 133 例(占 85.3％)，好转 13 例(占 8.3％)，无效 l0 例(占 6.4％)，总有效率 93.6％。--《中草药》刘跃弛，1990，21(2)：20

龙葵根

味苦，性寒；归脾、肾二经。清热利湿，活血解毒。主治痢疾，淋浊，尿路结石，白带，风火牙痛，跌打损伤，痈疽肿毒。内服：煎汤，9～15g，鲜品加倍。外用：捣敷或研末调敷，适量。凡虚寒而无实热者禁服。

附方 （1）**治痢疾，妇女白带，男子淋浊**：鲜龙葵根 24~30g(干的 15~24g)。和水煎成半小碗，饭前服，口服 2 次。--《福建民间草药》

（2）**治泌尿系结石**：每用龙葵根 9~15g，加胡椒 7 粒(打碎)。煮沸 20~30 分钟后内服。--《云南中草药选》

（3）**治风火牙痛**：龙葵根 30g，煎服。--《安徽中草药》

（4）**治睾丸炎**：龙葵鲜根、灯笼草各 30g，青皮鸭蛋 2 枚。加水同煮熟，服汤食蛋。--《泉州本草》

（5）**治发背痈疽成疮者**：龙葵根一两，麝香一分(研)。先捣龙葵根，罗为末，入麝香研令匀，涂于疮上。--《本草图经》

龙葵子

味苦，性寒；归心、脾二经。清热解毒，化痰止咳。主治咽喉肿痛，疔疮，咳嗽痰喘。内服：煎汤，6～9g，或浸酒。外用：煎水含漱或捣敷，适量。

附方 （1）**治急性扁桃体炎**：①龙葵子 9g，煎汤含漱，吐出。--《河北中药手册》②龙葵果实 9g，鲜荔枝草 30g，煎水含漱。--《安徽中草药》

（2）**治咳嗽痰喘**：龙葵果实 9g，煎水，加冰糖适量溶化服。--《安徽中草药》

（3）**治慢性气管炎**：龙葵果实 250g，用白酒 500ml，浸泡 20~30 天后取酒服用，每日 3 次，每次 15ml；或果实 l8g，白芥子(炒)9g，附子 6g，细辛 3g。水煎成浓缩制粒压片，分 2 次 ld 服完。--《浙江药用植物志》

珊瑚樱根

【别名】 玉珊瑚根《贵州民间药物》。

【来源】 为茄科植物珊瑚樱 *Olanum pseudo-capsicum* L.的根。

【植物形态】 珊瑚樱 又名玉簇《花镜》，冬珊瑚、玉珊瑚、红珊瑚《全国中草药汇编》，吉杏《广西药用植物名录》。直立分枝小灌木，高达 2m。全株光滑无毛。单叶互生；叶柄长 2～5mm，与叶片不能截然分开；叶片狭长圆形至倒披针形，长 1～6cm，先端钝或短尖，基部渐狭成短柄，全缘或多少波形，两面光滑。花多单生，很少成蝎尾状花序；无总花梗或近无总花梗；花梗光滑，长 3～4mm，花小，白色；萼绿色，5 裂；花冠裂片 5，卵形；雄蕊 5；子房上位，2 室，花柱短，柱头截形。浆果球形，橙红色，直径 1～1.5cm，果柄长约 1cm，先端膨大，经久不落；种子盘状，扁平。花期 5～8 月，果期 6～12 月。见下（图 745）

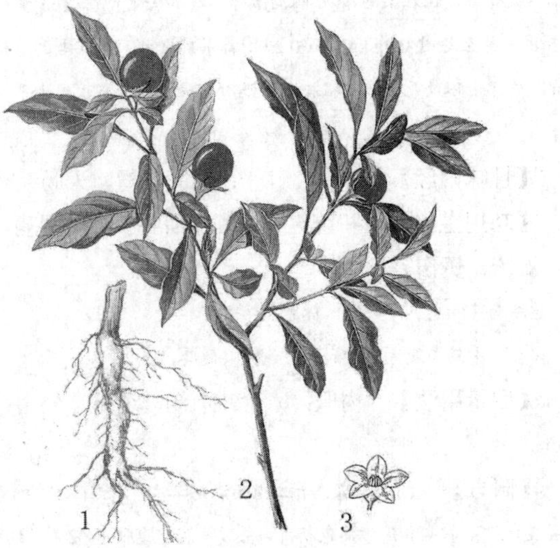

（图 745）**珊瑚樱**

1.根 2.果枝 3.花

【生长分布】 原产美洲。邹平多盆栽。

【采收加工】 秋季采挖，晒干。

【主含成分】 根中含 7 个黄酮甙，6 个为槲皮醇-3-二鼠李糖葡萄糖甙(*quercitol-3-dirhamnoglucoside*)，槲皮醇-3-鼠李糖葡萄糖甙(*quercitol-3-rhamnoglucoside*)，槲皮醇-3-单葡萄糖甙(*quercitol-3-monoglucoside*)，山柰酚-3-二鼠李糖葡萄糖甙(*kaempferol-3-dirhamnoglucoside*)，山柰酚-3-鼠李糖葡萄糖甙(*kaempferol-3-rhamnoglucoside*)，山柰酚-3-单葡萄糖甙(*kaempferol-3-monoglucoside*)，第 7 个黄酮为山柰酚鼠李糖葡萄糖甙，但糖链与甙元的联位未定。还含香豆精衍生物、生物碱毛叶冬珊瑚碱(*solanocapsine*)，珊瑚樱根碱(*solacasine*)。

【药理】 （1）**对心肌的作用** 所含毛叶冬珊瑚碱对心肌有直接作用，阻碍心节律点的冲动形成，因而使心跳变慢，并延缓传导。高浓度使心功能失调，产生窦性心律不齐、房性期外收缩及窦性或房室阻断，心肌衰弱等。

（2）**抗菌作用** 毛叶冬珊瑚碱在 3μg /ml 时，能抑制结核杆菌生长，根也有抗结核杆菌的作用。叶对金黄色葡萄球菌有抗菌作用。果实无抗菌作用。

（3）**毒性** 以静脉注射于兔的最小致死量作指标，其毒性与盐酸可卡因相似，弱于烟碱而强于阿托品。人的耐受量为 0.06～0.084g。有刺激性，口服能催吐，皮下注射有显著的局部刺激性。

【性味归经】 味辛、微苦，性温；归毒归肾、膀胱经。

【功用主治】 活血止痛。主治腰肌劳损，闪挫扭伤。

【用量用法】 内服：浸酒饮，1.5～3g。

【使用注意】 有毒，内服不可过量。

《全国中草药汇编》："本品全株有毒，叶比果毒性更大。中毒症状为头晕，恶心，思睡，剧烈腹痛，瞳孔散大。"

【附方】 **治痨伤腰痛**：玉珊瑚根 30g，泡酒 250g，每日服 2 次，每次 159。--《贵州民间药物》

地蛋

【别名】 地蛋（山东），阳芋、山药蛋《植物名实图考》，洋番薯《中国蔬菜栽培学》，马铃薯《广西药用植物名录》，土豆《辞海》，洋芋、山洋芋《湖南药物志》，洋山芋(江苏)，荷兰薯(广东梅县)，薯仔、茨仔(广州)。

【名释】 因其地下块茎似球形，故名土豆、地蛋。形似山芋，故得名洋芋、洋番薯等。其味如山药而形似蛋，故又称山药蛋。马铃，即马粪也，因形近而名马铃薯。

【来源】 为茄科植物马铃薯 *Solanum tuberosum* L.的块茎。

【植物形态】 一年生草本，高 30～80cm。无毛或被疏柔毛。地下块茎椭圆形，扁圆形或长圆形，直径约 3～10cm，外皮黄白色，内白色，具芽眼，着生于匍匐茎上，成密集状。奇数不相等的羽状复叶；总叶柄长 3～5cm，小叶柄长 1～8mm；小叶 6～8 对，常大小相间，卵形或矩圆形，最大者长约 6cm，最小者长宽均不及 1cm，先端钝尖，基部稍不等，全缘，两面均被白色疏柔毛，叶脉在下面突起，侧脉每边 6～7 条，先端略弯。伞房花序顶生，后侧生；花萼钟形，直径约 lcm，外被疏柔毛，5 裂，裂片披针形，先端长渐尖；花冠辐射状，白色或蓝紫色，直径 2.5～3cm，花冠筒隐于萼内，先端渐 5 裂，裂片略呈三角形；雄蕊 5，花丝短，花药长圆形，约为花丝的 5 倍长；雌蕊 1，子房上位，2 室，花柱较雄蕊稍长，柱头头状，结实少。浆果圆球形，光滑，直径约 1.5cm，熟时红色。种子扁圆形。花期夏季。见（图 746）

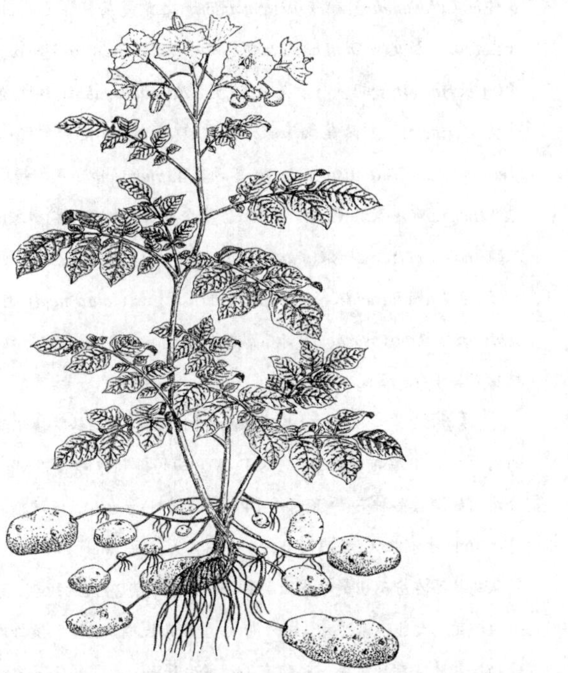

（图 746）**马铃薯**

【生长分布】 原产于南美高山地区。邹平各地广泛栽种。

【采收加工】 夏、秋季采收，洗净，鲜用或晒干。

【性状鉴别】 块茎扁球形或长圆形，直径 3～10cm，表面白色或黄色，节间短而不明显，侧芽着生于凹陷的"芽眼"内，一端有短茎基或茎痕。质硬，富含淀粉。气微、味淡。

【栽培要点】 **生长习性** 马铃薯性喜凉爽，怕霜冻，又忌炎热。适于微酸性砂质土壤。播种前要求进行催芽晒种处理。马铃薯在收获后有 50～60 天的休眠期。

栽培技术 凡未萌发的薯种都要进行催芽。催芽方法是将种薯置于室内干燥、通风处均匀摊开，并对马铃薯进行切块，切块后用 0.2% 多菌灵或百菌清药液喷射消毒，喷湿即可。也可用草木灰涂切口。凉干后进行沙床催芽。春天播种秋天收获，一般是 4 月下旬至 5 月上旬播种，9 月份收获，在畦面开两行种植沟（中间间隔28cm），放种薯（每块薯种间隔25cm），芽眼向上，复土盖种。种后立即灌一次跑马水，灌至离畦面6cm，切勿浸过畦面。以免引起种薯腐烂。

田间管理 出苗6～7成时，亩用5kg尿素、5kg复合肥加水40担淋施。复合肥要隔夜浸，方便溶解。苗高10cm左右时，亩用5kg尿素、5kg复合肥加水40担淋施。并进行小培土。封行后，亩用尿素5kg，复合肥7.5kg，加水40担淋施并进行大培土。大培土是决定马铃薯成品率高低的关键措施，培好土，使其结薯和薯块膨胀均在土壤里面，避免了薯块露出而出现青薯。雨水过多时注意排水，尤其收获前15天田间不能有渍水，以防薯块吸水过量而裂口或腐烂。

病虫害防治 害虫如马铃薯茎蛾、瓢虫等防治采用50％敌百虫800倍、50％敌敌畏乳剂100倍、2.5％亚铵硫磷乳剂300～400倍。中后期易发生晚疫病，可用1∶2∶200（硫酸铜∶石灰∶水）波尔多液在发病初期及早防治，并加强田间管理检查，发现中心病株立即拔除，以防病害蔓延。药剂防治：代森锰锌1000倍或75％百菌清600～800倍，病害还有软腐病、病毒病、疮痂病。注意选用无病薯种，注意防好蚜虫，以防病毒传播，发现病株及时拔株消除，田块注意轮作。

【主含成分】 块根含生物碱糖甙，其甙元为：茄啶(*solanidine*)，莱普替尼定(*leptinidine*)，番茄胺(*tomatidine*)，乙酰基莱普替尼定(*acetylleptinidine*)，含生物碱，茄啶(*solanidine*)，α-查茄碱(*α-chaconine*)，α-茄碱(*α-solanine*)和槲皮素(*quercetin*)。还含胡萝卜素类物质：堇黄质(*violaxanthin*)，新黄质(*neoxanthin*)A，叶黄素(*lutein*)。含必需氨基酸：苏氨酸(*threonine*)，缬氨酸(*valine*)，亮氨酸(*leucine*)，异亮氨酸(*isoleucine*)，苯丙氨酸(*phenylalanine*)，赖氨酸(*lysine*)，蛋氨酸(*mmhionine*)及其他多种氨基酸。还含多种有机酸：枸橼酸(*citric acid*)，苹果酸(*malic acid*)，奎宁酸(*quinic acid*)，琥珀酸(*succinic acid*)，延胡索酸(*fumaric acid*)，草酸(*oxalic acid*)，癸酸(*capric acid*)，月桂酸(*lauric acid*)，肉豆蔻酸(*myristic acid*)，止权酸(*abscisic acid*)，赤霉酸(*gibberellic acid*)。还含丙烯酰胺(*acrylamide*)，植物凝集素(*lectin*)。

【药理】 （1）**对某些酶的抑制作用** 从马铃薯块根线粒体中分离出的内源性ATP酶抑制蛋白，它对F_1-ATP酶的抑制作用需要Mg^{2+}-ATP存在。对分离出的酵母菌种F_1的IC_{50}为140μg(抑制剂)/mg(F_1)。这种抑制剂对分离出的酵母菌F_1也有强大的ATP酶抑制作用。大鼠每100g食物加入100mg、200mg的从马铃薯在分离出的胰蛋白酶抑制剂、在为期28天的短期试验中，可减少酪蛋白利用，大鼠胰腺肿大；在为期95星期的长期试验中，该抑制剂可产生剂量依赖性的胰腺病理改变，胰腺有小结增生和腺泡瘤。马铃薯中得到的一种蛋白酶抑制物(POTⅡ)可增加缩胆囊素(CCK)释放，因为内源性CCK在控制食物吸收方面有重要作用，所以该物质可能在减少食物吸收方面有一定作用，在11位男性实验中，1.5gPOTⅡ加入高蛋白汤中，给予口服，可使能量吸收减少达17.5％。链脲霉素诱导的糖尿病大鼠皮肤伤口处蛋白水解酶活性增加，胶原生物合成减慢。从马铃薯中得到的组织蛋白酶D抑制剂外用可使蛋白水解活性恢复正常，胶原生物合成也加快。

（2）**其他作用** 马铃薯的水透析液可抑制某些致癌物质对鼠伤寒沙门菌的致突变作用。马铃薯、米饭平均半数胃排空时间为7分钟、86分钟。因为血糖指数和胃排空时间成负相关，所以相比马铃薯，米饭更适合糖尿病人食用。大鼠实验表明，马铃薯中的茄碱注射，可升高血糖，α-或β-肾上腺素能受体阻断剂均能抑制此作用。植物凝集素试验中，马铃薯可作为大鼠甲状腺肿瘤的特异性标记物。

（3）**毒副反应** 发芽的马铃薯，带青色的块根肉中含很小量的茄碱，对人体不致有害，但在某些情况下(储藏并不增加含量)，茄碱含量可较正常增高4～5倍，甚至超过0.4g/kg，而0.2g游离茄碱即可产生典型的皂碱毒反应。症状虽严重，但不致死亡。有报告小孩服用发绿的马铃薯，发生严重胃肠炎而死亡者。

【性味归经】 味甘，性平；归脾、胃、大肠经。

【功用主治】 和胃健脾，解毒消肿。主治胃痛，痄腮，痈肿，湿疹，烫伤。

《湖南药物志》："补气，健脾，消炎。"

《食物中药与便方》："和胃，调中，健脾，益气。"

【用量用法】 内服：煮食或煎汤，适量。外用：磨汁涂，适量。

【附方】 （1）**治胃、十二指肠溃疡疼痛**：新鲜(未发芽)马铃薯，洗净(不去皮)切碎，捣烂，用纱布包挤汁，每日早晨空腹服1～2匙，酌加蜂蜜适量，连服2～3星期。服药期间，禁忌刺激性食物。--《食物中药与便方》

（2）**治腮腺炎**：马铃薯1个，以醋磨汁，搽患处，干了再搽，不间断。--《湖南药物志》

（3）**治皮肤湿疹**：马铃薯洗净，切细，捣烂如泥，敷患处。纱布包扎，每昼夜换药4～6次，1～2次后患部即呈明显好转，2～3天后大都消退。--《食物中药与便方》

（4）**治烫伤**：马铃薯，磨汁涂伤处。--《湖南药物志》

（5）**治疗血淤疼痛**：跌打损伤之血瘀水肿，可将土豆切片，或者捣泥，敷患处。对于带状疱疹所引起的疼痛也有效。

通泉草

【别名】 通泉草《庚辛玉册》，脓泡药《贵州草药》，汤湿草、猪胡椒、野田菜、鹅肠草、五瓣梅、猫脚迹、尖板、猫儿草《全国中草药汇编》，五角星、五星草、野紫菜、田边草、倒地金钟《福建药物志》，白花草《广西药用植物名录》，花公药《贵州中药资源名录》，虎仔草、石淋草《泉州本草》。

【来源】 为玄参科植物通泉草 *Mazus japonicus* (Thunb.) 0.Kuntze 的全草。

【植物形态】 一年牛草本，高3～30cm。无毛或疏生短柔毛。主根所分生须根纤细。茎直立或倾斜，通常基部分枝多而披散。基生叶少至多数，有时成莲座状或早落；叶片倒卵状匙形至卵状披针形，膜质至薄纸质，长2～6cm，宽0.8～1.5cm，先端全缘或具疏齿，基部楔形，下延成带翅的叶柄；茎生叶对生或互生，少数，与基生叶相似或几乎等大。总状花序生于茎枝顶端，有3～20朵，排列稀疏；花梗果期长达1cm；花萼钟状，花期长约6mm，果期增大，萼片与萼筒近等长，卵形，先端急尖；花冠紫色或蓝色，长约10mm，上唇短而直立，2裂，裂片卵状三角形，下唇中裂片较小突出，倒卵圆形；雄蕊4，两两成对；子房无毛，花柱2裂。蒴果球形，与萼筒平。种子小而多数，黄色，种皮上有不规则的网纹。花、果期4～10月。见下（图747）

【生长分布】 生于湿润的山坡、沟边、路旁湿地等处。邹平各地均有分布。

【采收加工】 春、夏、秋三季均可采收，洗净，鲜用或晒干备用。

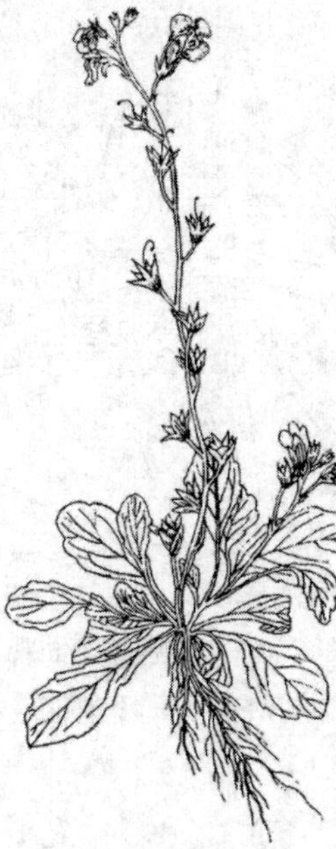

（图 747）**通泉草**

【性味归经】 味苦，微甘，辛凉。归肝经。

【功用主治】 清热解毒，利湿通淋，健脾消积。主治热毒痈肿，脓疱疮，疔疮，烧烫伤，尿路感染，腹水，黄疸型肝炎，消化不良，小儿疳积。

《重庆草药》："清热解毒。治红肿溃疡，无名肿毒。"

《贵州草药》："清热解毒。治脓疱疮，无名疔毒。"

《安徽中草药》："清热利尿，健脾消积。主治尿路感染，腹水，消化不良，疳积，黄疸型肝炎。"

《全国中草药汇编》："止痛，健胃，解毒。主治偏头痛，消化不良，疔疮，脓疱疮，烫伤。"

《四川中药志》(1982 年)："用于热毒疮肿，乳痈，烧烫伤。"

【用量用法】 内服：煎汤，10～15g。外用：捣敷，适量。

【附方】 (1)**治痈疽疮肿**：干(通泉草)全草，研细末，冷水调敷患处，每日1换。--《泉州本草》

(2)**治脓疱疮**：脓泡药适量，研末，调菜油搽患处。--《贵州草药》

(3)**治乳痈**：通泉草 30g，蒲公英 30g，橘叶 12g，生甘草 6g，水煎服。--《四川中药志》(1982 年)

(4)**治尿路感染**：通泉草、车前草各 30g，金银花 15g，瞿麦、萹蓄各 12g，煎服。

(5)**治消化不良、疳积**：通泉卓、荐草各 15g，煎服。

(6)**治黄疸型肝炎**：鲜通泉草、茵陈、蒲公英各 30g，赤小豆、败酱草各 15g，煎服。(上述 4～6 方均出自《安徽中草药》)

(7)**治心脏性水肿**：鲜通泉草适量，加陈萝卜子捣烂，加皮硝拌匀，包敷肚脐上。--《浙江药用植物志》

桐花

【别名】 泡桐花《河南中草药手册》，梧桐花，桐树花。

【来源】 为玄参科植物泡桐 *Paulownia fortunei* (Seem) Hemsl.或毛泡桐 *Paulownia tomentosa* (Thunb.) Steud.的花。

【植物形态】 (1)**泡桐**(白花泡桐)，又名白桐《诗疏》陆玑，椅桐(陶弘景)，黄桐《本草图经》，白花桐《桐谱》陈翥，花桐《品汇精要》，白花泡桐《中国植物志》，泡树《安徽中草药》，大果泡桐(河南)。乔木，高达 27m，胸径 2m。树皮灰褐色，上生小白点。小枝初有毛，后渐变无毛。叶近革质，长卵形、椭圆状长卵形，叶柄长可达 12cm，叶片长 10～25cm，宽 6～15cm，先端长渐尖，基部心形，全缘，稀浅裂，上面无毛，下面密生白色星状绒毛。窄圆锥花序，聚伞花序总梗与花梗近等长；花萼钟状，长 2～2.5cm，浅裂至 1/4～1/3，毛脱落；花冠漏斗状，长 8～12cm，乳白色至带紫色，内有紫色斑点及黄色条纹，腹部皱折不明显。蒴果长圆形或长椭圆形，长 6～10cm，径 3～4cm，顶端有长约 6mm 的喙，果皮厚 3～6mm；种子连翅长 7～10mm。花期 4 月；果期 10 月。见（图 748）

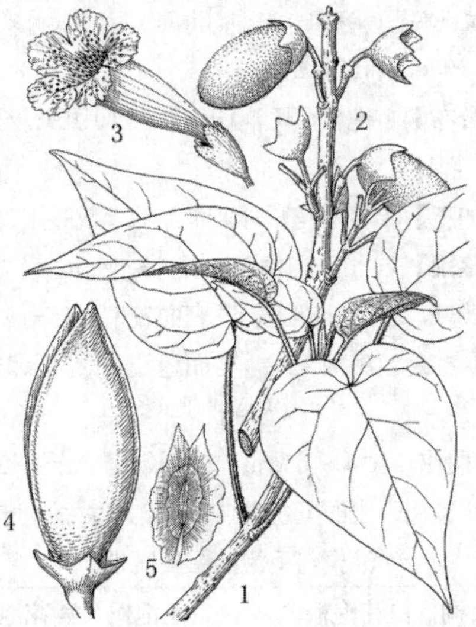

（图 748）**泡桐**

1.叶枝 2.果枝 3.花 4.果实 5.种子

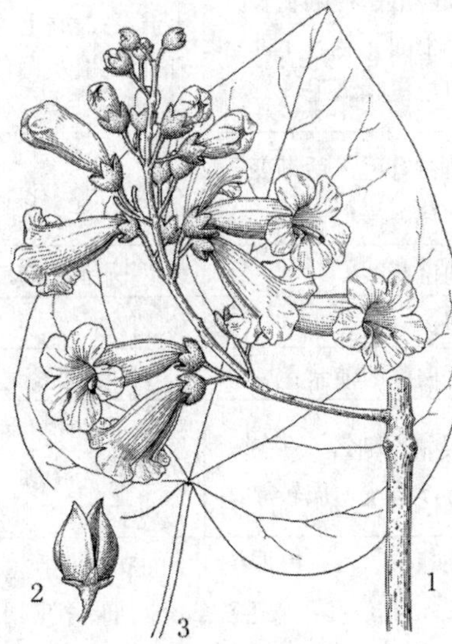

（图 749）**毛泡桐**

1.花枝 2.果实 3.叶

(2)**毛泡桐**(紫花泡桐)，又名紫花桐《桐谱》(陈翥)，冈桐《纲目》，锈毛泡桐《全国中草药汇编》。乔木，高 15m，径达 lm。树皮灰褐色，上生小白点，幼时平滑，老时开裂。幼枝绿褐色，有粘质腺毛及分枝毛。叶阔卵形或卵形，长 20～30cm，宽 15～28cm，先端渐尖或锐尖，基部心形，全缘或 3～5 浅裂，上面有长柔毛、腺毛及分枝毛，无光泽，下面密生灰白色树枝状毛或腺毛；叶柄长 10～25cm，密被腺毛及分枝毛。大型圆锥花序，长 40～80cm，侧生分枝较细长，聚伞式小花序有长总梗，且与花梗近等长；花蕾近球形。密生黄色毛，在秋季形成，径 7～10mm；萼阔钟形，长 10～15mm，5 深裂，裂深达 1/2 以上，外面密被黄褐色毛；花冠钟形，5 裂，二唇形，长 5～7cm，冠幅 3～4cm，鲜紫色至蓝紫色，外面有腺毛，内面几无毛，有紫色斑点、条纹及黄色条带；子房卵圆形，花柱细长，与雄蕊花药略等高。果卵球形，长 3～4.5cm，顶端急尖，尖长 3～4mm，基部圆形，表面有粘质腺毛，果皮薄而脆，厚约 1mm；种子连翅长约 3.5mm。花期 4～5 月；果期 8～9 月。见上（图 749）

上述两种植物的叶（**桐树花**）、果实（**桐果**）、树皮（**桐皮**）、木质部（**桐木**）、根（**桐根**）均供药用，详见下述。

【生长分布】 泡桐、毛泡桐均原产于中国。邹平各地广泛种植。

【采收加工】 春季花开时采收，晒干或鲜用。

【性状鉴别】 （1）**白桐花** 长 7～12cm。花萼灰褐色，长 2～2.5cm，质厚，裂片被雾毛、内表面较密；花冠白色，干者外面灰黄色至灰棕色，密被毛绒，内面色浅，腹部具紫色斑点，筒部毛茸稀少。

（2）**紫桐花** 长 4～7.5cm；花萼较小，长约 1.2cm；花冠紫红色，干者灰棕色，内面紫色斑点众多。气微香，味微苦。

泡桐与毛泡桐主要区别

部位	泡桐（白花泡桐）	毛泡桐（紫花泡桐）
树高	27m	15m，多低矮弯曲。
树叶	叶长卵形、椭圆状长卵形，上面无毛，下面密生白色星状绒毛。	叶阔卵形或卵形，上面有长柔毛、腺毛及分枝毛，下面密生灰白色树枝状毛或腺毛。
绒毛	小枝初有毛，后渐变无毛。花、果近无毛。	小枝、叶、花、果多长毛。
花序	窄圆锥花絮。	大型圆锥花絮。
花萼	浅裂。	深裂。
花冠	花冠白色或淡紫色	鲜紫色或蓝紫色。
蒴果	蒴果椭圆形，长 6～10cm，果皮木质较厚。	蒴果卵圆形，长 3～4. 5cm，外被乳头状腺，粘手。果皮薄而脆。

【显微鉴别】 （1）**白桐花** 表面观：非腺毛树枝状分枝，枝顶部细胞壁厚，具纹孔；腺毛头部类圆形、椭圆形，直径 32～58μm，柄部长 22～190μm；腺毛与分枝非腺毛合生的毛茸，其腺毛部分与非腺毛部分分别同上述腺毛和非腺毛，但均较 1 小；单细胞非腺毛长 480～3920μm，直径 10～24μm，有的 2～3 根簇生。见(图 750)

（2）**紫桐花** 表面观：有腺毛与非腺毛合生的毛茸；非腺毛有分枝与不分枝两种，体部较粗大，基部直径 70～130μm，细胞壁较厚，约至 16μm，分枝者分枝较少，2～5 个；腺毛柄部较长，达 690μm，细胞壁较厚。见(图 751)

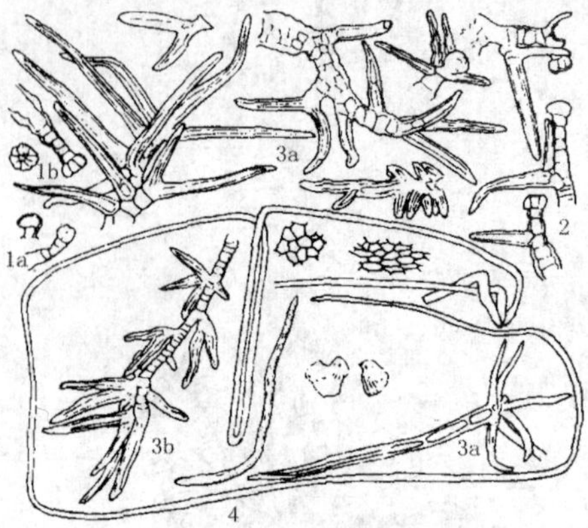

（图 750）**白泡桐花表面观**

1.腺毛(a.侧面观 b.顶面观) 2.腺毛与非腺毛合生的毛茸 3.分枝状非腺毛(a.花冠上的 b.化萼上的) 4.单细胞非腺毛

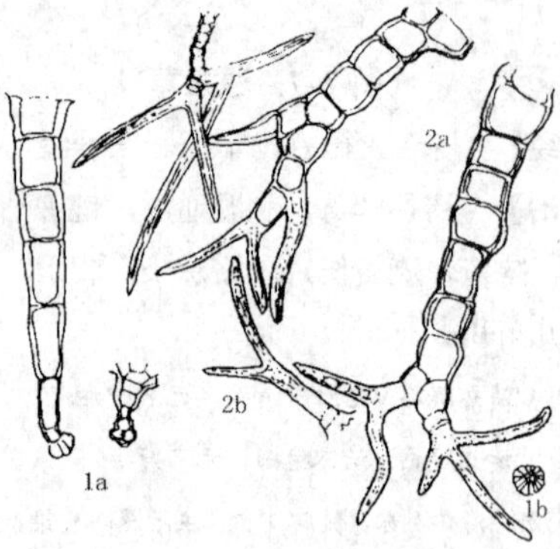

（图 751）**紫桐花表面观**

1.腺毛(a.侧而观 b.顶面观) 2.分枝状非腺毛(a.花冠上的 b.花萼上的)

【性味归经】 味辛、苦，性寒。归肺、肝、大肠经。

【功用主治】 清肺利咽，解毒消肿。主治肺热咳嗽，急性扁桃体炎，菌痢，急性肠炎，急性结膜炎，腮腺炎，疖肿，疮癣。

《河南中草药手册》："消肿毒。"

《四川常用中草药》："治疮癣，解毒。"

【用量用法】 内服：煎汤，10～25g，外用：鲜品适量，捣烂敷，或制成膏剂搽，适量。

【附方】 （1）**治腮腺炎(痄腮)**：泡桐花 24g，白糖 30g，水煎，冲白糖服。--《河南中草药手册》

（2）**治玻璃体混浊(飞蚊症)**：泡桐花、酸枣仁、玄明粉、羌活各等量，共研细末。每次 6g，每日 3 次，布包煎服。--《安徽中草药》

桐叶

【别名】 桐叶《本经》，白桐叶《本草经集注》，泡桐叶《草药手册》，梧桐叶。

【来源】 为玄参科植物毛泡桐 *Paulownia tomentosa* (Thunb.) Steud.或泡桐 *Paulownia fortunei* (Seem) Hemsl.的叶。

【原植物】 参见“桐树花”。

【采收加工】 夏、秋季采摘，鲜用或晒干。

【主含成分】 毛泡桐叶含桃叶珊瑚甙(*aucubin*)，泡桐甙(*paulownioside*)，毛蕊花甙(*verbascoside*)，异毛蕊花甙(*isoverbascoside*)，熊果酸

(*ursolic acid*)，乙酰熊果酸(*acetylursolic acid*)。

【药理】 （1）**抗菌作用** 毛泡桐叶中所含熊果酸在体外对革兰阳性细菌、革兰阴性细菌和酵母菌的最低抑菌浓度分别为 50～400μg/ml，200～80μg/ml 和 100～700μg/ml。毛泡桐叶中分离出的几种结晶，对 8 种常见菌和流感病毒、仙台病毒均有一定抑制作用。

（2）**祛痰作用** 泡桐叶泡沫提取物使小鼠呼吸道酚红排出量明显增加，表明有祛痰作用。

（3）**对中枢神经系统的作用** 熊果酸有明显的安定和降温作用，能降低大鼠的正常体温，减少小鼠自发活动，并能增强戊巴比妥的催眠作用和抗戊四唑的抗惊厥作用熊果酸尚有抗炎作用，增加肝糖原，降低心肌和横纹肌肌糖原作用和糖皮质激素样作用。动物实验表明，熊果酸 100mg/kg 有降低血清转氨酶的作用。

（4）**抗癌作用** 熊果酸在体外时培养的肝癌细胞有显著抑制作用，并能延长荷艾腹水癌小鼠的生命。

（5）**毒性** 熊果酸小鼠腹腔注射的 LD_{50} 为 680mg/kg。

【性味归经】 味苦，性寒。归心、肝二经。

【功用主治】 清热解毒，止血消肿。主治痈疽，疔疮肿毒，创伤出血。

《本经》："主恶蚀疮著阴。"

《纲目》："消肿毒，生发。"

【用量用法】 内服：煎汤，15～30g。外用：以醋蒸贴、捣敷或捣汁涂，适量。

【附方】 （1）**治痈疽发背大如盘，臭腐不可近**：桐叶醋蒸贴上，退热止痛，渐渐生肉收口。--《医林正宗》

（2）**治无名肿毒**：泡桐花或叶、醉鱼草各 15g，捣敷。--《草药手册》(江西)

（3）**治手脚肿痛**：泡桐叶、赤小豆、冬瓜藤(或皮)各适量，煎水浸浴患部；另用泡桐叶 15g，赤小豆 30g，煎服。--《安徽中草药》

（4）**治人须鬓秃落不生长**：麻子仁三升，白桐叶一把。米泔煮五六沸，去滓，洗之。--《肘后方》

桐果

【别名】 泡桐果《全国中草药汇编》，梧桐果。

【来源】 为玄参科植物毛泡桐 *Paulownia tomentosa* (Thunb.) Steud.或泡桐 *Paulownia fortunei* (Seem) Hemsl.的果实。

【原植物】 参见"桐树花"。

【采收加工】 夏、秋季采摘，鲜用或晒干。

【性状鉴别】 （1）**白花泡桐果**：蒴果倒卵形或长椭酬形，长 6～10cm，表面粗糙，有类圆形疣状斑点，近先端处灰黄色，系星状毛；果皮厚 3～6mm，木质；宿萼 5 浅裂。种子长 6～10mm，气微，味微甘苦。

（2）**紫花桐果**：蒴果卵圆形，长 3～4.5cm，直径 2～3cm，表面红褐色至黑褐色，常有粘质腺毛，先端尖嘴状，长 6～8mm，基部圆形，自顶至基部两侧各有棱线 1 条，常易沿棱线裂成 2 瓣；内表面淡棕色，光滑而有光泽，各有 1 纵隔。果皮革质，厚约 0.5～lmm。宿萼 5 中裂呈五角星形，裂片卵状三角形。果梗扭曲，长 2～3cm。种子多数，着生在半圆形肥厚的中轴上，细小，扁而有翅，长 2.5～4mm，气微，味微甘，苦。

【显微鉴别】 （1）**紫花泡桐**：①果皮横切面：外果皮为一列表皮细胞，有具柄的分枝状毛和腺毛。腺毛的腺头为多细胞，有两种：一为扁圆形，由 3～6 个细胞组成；另一为棒形，由 5～9 个细胞组成；腺柄均为 2～5 个细胞。中果皮为 11～13 层薄壁细胞，维管束散在于内侧，下为 2～5 层石细胞，胞腔较大，纹孔明显。内果皮由 4～6 层横向排列紧密的纤维组成，纤维呈长梭形。见(图 752)

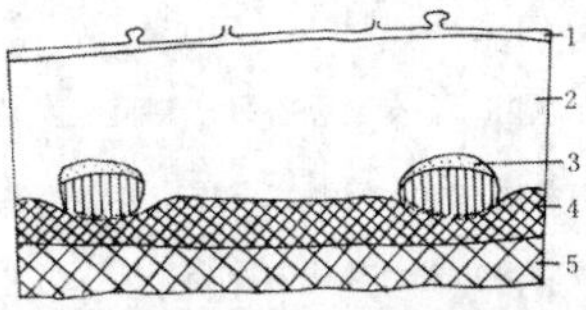

（图 752）**紫花泡桐(果皮)横切面简图**

1.表皮(外果皮) 2.薄壁细胞 3.维管束 4.石细胞层 5.纤维层(内果皮)

②种子横切面：种皮外层为 2～4 列薄壁细胞，并有延伸呈 10～12 个棱状突起，左右两侧处有数十层薄壁细胞排列成翅状，细胞长方形或方形；内层为一层黄色大形细胞，其径向壁和内切向壁显著增厚。胚乳细胞长方形，3～4 列。子叶细胞类圆形，胚乳及子叶细胞中充满糊粉粒和脂肪油。见(图 753)

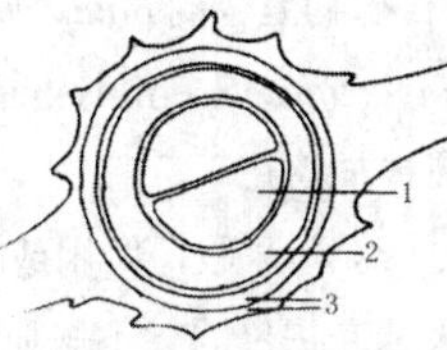

（图 753）**毛泡桐(种子)横切面简图**

1.子叶 2.胚乳 3.种皮

（2）**白花泡桐** 果皮横切面：与毛泡桐不同处为中果皮外侧有石细胞，单个散在或 4～8 个成群，并有多数细小维管束散在；内侧石细胞 5～8 层，内果皮纤维 2～4 层。见(图 754)

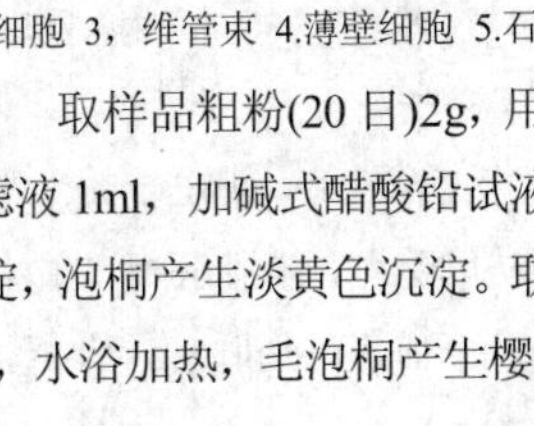

（图 754）**泡桐(果皮)横切面简图**

1.表皮(外果皮) 2.石细胞 3，维管束 4.薄壁细胞 5.石细胞 6.纤维层(内果皮)

【理化鉴别】 取样品粗粉(20 目)2g，用 20ml 75%乙醇浸泡过夜，滤过。取滤液 1ml，加碱式醋酸铅试液 1～2 滴，毛泡桐立即产生橘黄色沉淀，泡桐产生淡黄色沉淀。取滤液 lml，加镁粉少许，盐酸 2～3 滴，水浴加热，毛泡桐产生樱红色，泡桐无颜色反应。(检查黄酮)

【药理】 （1）**镇咳、平喘作用** 泡桐果能显著延长二氧化硫所致小鼠咳嗽出现时间，并能显著延长豚鼠因组胺喷雾引起的翻倒时间，表明有镇咳、平喘作用。

（2）**降压作用** 泡桐果有降压作用，对高血压患者的降压作用更明显。

【性味归经】 味苦、辛，性微寒。归肺经。

【功用主治】 化痰，止咳，平喘。主治慢性支气管炎，咳嗽咯痰。

《四川常用中草药》："治耳聋"

《全国中草药汇编》："化痰止咳、"

《福建药物志》："治慢性支气管炎。"

【用量用法】 内服：煎汤，15～30g。

【附方】 **治疗慢性气管炎**：用鲜泡桐果 240g，水煎去渣，浓缩成流膏为 ld 量，分 3 次眼，10 天为 1 疗程。共治 1341 例，有效率为 81%，其中临床控制率为 7%，显效为 25%。如配合百部、桔梗、青果、猪胆汁组成复方治疗，疗效有所提高。本品对咳嗽、咯痰、气喘、肺哮音减少均有一定效果，而以止咳、化痰效果比较明显，见效较速，有的 1 天以内即见效。副作用主要为恶心、头晕、腹痛、腹泻、鼻咽干等，一般在 3～4d 后可自行消失。对肝肾功能未发现不良影响。--《全国防治感冒、慢性气管炎药物新苗头选编》1972，13 及《山东省攻克慢性气管炎办公室参考资料》，1971，(1)：2

桐皮

【别名】 桐皮《本经》，白桐皮《药性论》，水桐树皮《濒湖集简方》，桐木皮《纲目》泡桐树皮《河南中草药手册》。

【来源】 为玄参科植物毛泡桐 *Paulownia tomentosa* (Thunb.) Steud.或泡桐 *Paulownia fortunei* (Seem) Hemsl.的树皮。

【原植物】 参见"桐树花"。

【采收加工】 全年全年采收，鲜用或晒干。

【性状鉴别】 表面灰褐色，有不规则纵裂；小枝有明显的皮孔，常具粘质短腺毛。味淡、微甜。

【主含成分】 **毛泡桐**：树皮含洋丁香酚甙(*acteoside*)，松柏甙(*coniferin*)，丁香甙(*syringin*)，梓醇(*catalpo1*)。

泡桐：树皮含丁香甙(*syringin*)。

【药理】 （1）**抗菌和抗病毒作用** 毛泡桐皮的乙醚、乙醇、丙醇提取物均有抗菌活性，体外抗菌试验证明，毛泡桐提取物对金黄色葡萄球菌、枯草杆菌作用较强，对卡尔斯伯金酵母菌次之，对大肠杆菌较弱。毛泡桐茎丁醇提取物，对金黄色葡萄球菌、化脓性链球菌和类链球菌有抗菌作用，其主要有效成分为紫葳新甙Ⅰ，对上述细菌的最小抑菌浓度(MIC)为 150μg/ml。毛泡桐木部所含右旋芝麻素(*dsesamin*)对流感病毒、仙台病毒和结核杆菌有抑制作用。

（2）**增强杀虫剂作用** 毛泡桐含泡桐素和芝麻素，此二成分对除虫菊酯和烯丙除虫菊酯的杀昆虫(蝇、蚊等)作用有增效作用。

（3）**止血作用** 毛泡桐树皮含丁香甙，实验表明丁香甙有明显止血作朋，用于术中止血，使出血明显减少。

【性味归经】 味苦，性寒。归心、肝、肾经。

【功用主治】 祛风除湿，消肿解毒。主治风湿热痹，淋病，丹毒，痔疮肿毒，肠风下血，外伤肿痛，骨折。

《本经》："主五痔，杀三虫。"

《别录》"疗奔豚气病。"

《药性论》："治五淋，沐发去头风，生发滋润。"

《纲目》："治恶疮，小儿丹毒，煎汁涂之。"

《河南中草药手册》："消肿毒，祛风湿。主治神经性肩痛，牙痛，牙龈肿痛，筋骨疼痛，跌打损伤，骨折。"

《安徽中草药》："活血止痛，清热解毒，利水消肿。主治外伤肿痛，筋骨痛，热病烦躁。"

【用量用法】 内服：煎汤，15～30g。外用：煎汁涂，或鲜品捣敷适量。

【附方】 （1）**治神经性肩痛**：老泡桐树皮 500g，煎水去渣，趁热拌入麦麸皮 500g，热敷患处，凉厂再换。--《中华本草》

（2）**治痈疮，疽，痔瘘，恶疮**：用桐皮水煎敷之。--《普济方》

（3）**治跌扑伤损**：水桐树皮(去青留白)，醋炒捣敷。--《濒湖集简方》

桐木 味甘、苦，性平；归肾经。利水渗湿，镇咳平喘。主治水肿，小便不利，咳嗽。内服：煎汤，15～30g。

化学成分：木部含咖啡酸糖酯(*cafleic acid sugar esters*)A、B，泡桐素(*paulownin*)，芝麻素(*sesamin*)，木质素(*1ignin*)，全纤维素(*holocellulose*)，α-纤维素(*α-cellulose*)，戊聚糖(*pentosan*)，木质素中富含丁香酚(*syringo1*)。树干含紫葳新甙(*campneoside*)Ⅰ、Ⅱ，角胡麻甙(*marIynoside*)，洋丁香酚甙

药理：（1）**抗菌和抗病毒作用** 毛泡桐木部所含右旋芝麻素(dsesamin)对流感病毒、仙台病毒和结核杆菌有抑制作用。

（2）**镇咳、平喘作用** 泡桐木屑提取物能显著延长二氧化硫所致小鼠咳嗽出现时间，并能显著延长豚鼠因组胺喷雾引起的翻倒时间，表明有平喘作用。

（3）**利尿、泻下作用** 毛泡桐柄木质部尚含有梓醇，实验表明梓醇有利尿和泻下作用。

桐根 味微苦，微寒；归心、肝二经。祛风止痛，解毒活血。主治风湿热痹，筋骨疼痛，疮疡肿毒，跌打损伤。内服：煎汤，15～30g。外用：鲜品捣敷，适量。

附方 （1）**治风湿痹痛**：泡桐树根皮 18g，老鹳草 30g，八角枫根 3g，水煎服。

（2）**治便血、痔疮出血**：泡桐树根皮 15g，仙鹤草 15g，陈艾 15g，水煎服。（1～2 方均出自《四川中药志》（1982 年）

（3）**治跌打损伤，骨折**：泡桐树根皮、韭菜各适量。共捣烂，敷患处，包扎固定。--《河南中草药手册》

（4）**治腰扭伤**：鲜泡桐根 60g，加鸡 1 只或猪脚爪适量水炖，服汤和肉。--《福建药物志》

地黄

【别名】 地黄《本经》，生地黄《别录》，鲜地黄《植物名实图考》，鲜生地《本草便读》(张秉成)，山菸根(辽宁)。

【名释】 地下根茎鲜黄，故名地黄。

【来源】 为玄参科植物地黄 *Rehmannia glutinosa* Libosch.的新鲜块根。

【植物形态】 地黄 又名苄《尔雅》，地髓《本经》，芑《别录》，牛奶子《本草衍义》，婆婆奶《救荒本草》，狗奶子《植物名实图考》。多年生草本，高 10～30cm。全株被灰白色长柔毛及腺毛。根肥厚，肉质，呈块状，圆柱形或纺锤形。茎直立，多单一。基生叶成丛，叶片

倒卵状披针形，长 3～10cm，宽 1.5～4cm，先端钝，基部渐窄，下延成长叶柄，叶面多皱，边缘有不整齐锯齿；茎生叶较小。花茎直立，被毛，总状花序顶生；花梗长 0.5～3cm，弯曲而后上升；苞片叶状，发达或退化；花萼钟状，先端 5 裂，裂片三角形，被多细胞长柔毛和白色长毛，具脉 l0 条；花冠宽筒状，稍弯曲，长 3～4cm，外面暗紫色，里面杂以黄色，有时显紫纹，先端 5 浅裂，略呈二唇形；雄蕊 4，二强，花药基部叉开；子房上位，卵形，2 室，花后变1室，花柱 l，柱头膨大。蒴果卵形或长卵形，先端尖，有宿存花拄，外为宿存花萼所包。种子多数。花期 4～5 月，果期 5～6 月。见(图 755)

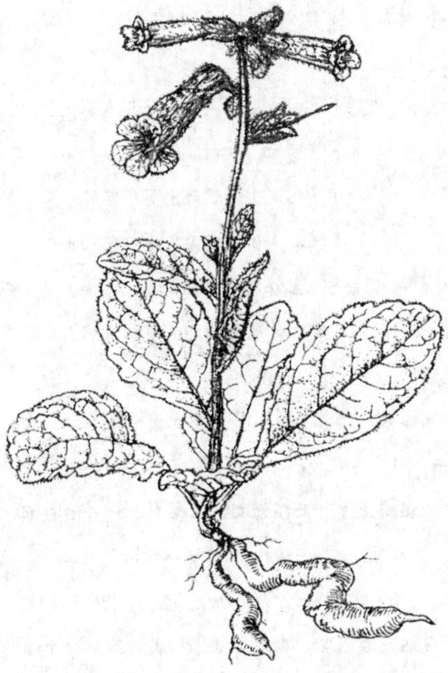

（图 755）**地黄**

本植物干燥块根（**生地**）、蒸制干燥块根（**熟地**）均供药用，详见下述。

【生长分布】 生于山坡、路旁、沟脊、坟地等荒芜处。邹平各地广布。

【采收加工】 栽培地黄 10 月至 11 月上旬收获；野生品春季亦可采挖。采时仔细深挖，不要挖断根部，除净茎叶、芦头及须根、洗净泥即为鲜地黄；亦可在挖出后不洗即以干砂土埋藏，放干燥阴凉处，用时取出，可保存 2～3 个月。

【栽培要点】 **生长习性** 喜温暖气候，较耐寒，以阳光充足、土层深厚、疏松、肥沃中性或微碱性的砂质壤土栽培为宜，忌连作，前作植物宜选禾本科作物，不宜选曾种植过棉、芝麻、豆类、瓜类等的土地，否则病害严重。

栽培技术 根茎繁殖为主。种子繁殖多在培育新品种时应用。种用根茎来源于倒栽法、窖藏及春地黄露地越冬等，但以倒栽法的地黄种产量高、质量好。具体方法是 7～8 月在当年春季栽种的良种地黄地内，选生长健壮、无病虫害的根茎，挖起折成 4～5cm 短节，稍风干后，按行距 10～30cm，株距 5～10cm，重新种到一块充分施足底肥的地里，适当除草，追肥，雨后注意排水，第 2 年春季随挖随栽。栽种地黄一般在日平均温度为 18～21℃时最好。早春地黄在 4 月上、中旬；晚地黄(或麦茬地黄)，在 5 月下旬至 6 月上旬。栽种时在垄或畦上开沟，沟距 33cm，每隔 15～20cm，放种栽一节，覆土 3～4cm，压实表土后浇水。每垄种 2 行，每畦 3～4 行，苗出齐后选阴雨天补苗，栽后 1 月左右匀苗，每穴留 1 株健苗，封行前，浅薅 2～3 次，并铲去陆续生出的多余苗。

田间管理 每次中耕后都要追肥 1 次，可施人畜粪水或饼肥，多雨季节，要注意排水防涝，使地无积水，出现花蕾时，要随 1 对摘除

病虫害防治 斑枯病可选抗病品种，清洁园地，发病初期用倍量式波尔多液喷雾。还有地黄枯萎病、大豆胞囊线虫、轮纹病等为害。虫害有棉红蜘蛛，发生期可用 40％水胺硫磷 1500 倍液防治。蛱蝶，在其幼龄期用敌百虫等防治。

【性状鉴别】 呈纺锤形或条状，长 8～24cm，直径 2～9cm。表面浅红黄色，具纵直弯曲的皱纹、芽痕、横长皮孔及不规则的疤痕。肉质，易断，断面皮部淡黄白色，可见橘红色油点，木部黄白色，导管呈放射状排列。气微，味微甜、微苦。

【显微鉴别】 **根横切面**：木栓层为数列木栓细胞。皮层薄壁细胞排列疏松；散有多数分泌细胞，含橘黄色油滴；偶有石细胞。韧皮部分泌细胞较少。形成层成环。木射线宽广；导管稀疏，呈放射状排列。见(图 756)

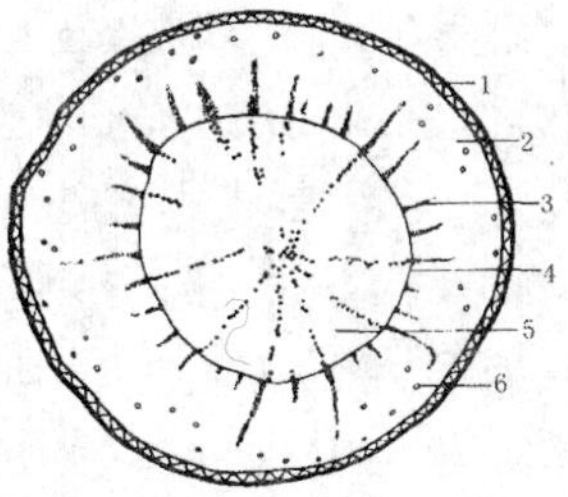

（图 756）**地黄(根)横切面简图**

1.木栓层 2.皮层 3.韧皮部 4.形成层 5.木质部 6 分泌细胞

【主含成分】 地黄的化学成分以甙类为主，其中又以环烯醚萜甙类为主。从鲜地黄分得的环烯醚萜甙有：益母草甙(*1eonuride*)。桃叶珊瑚甙(*aucubin*)，梓醇(*eatalpo1*)，地黄甙(*rehmannioside*)A、B、C、D，美利妥双甙(*melittoside*)，都桷子甙(*geniposide*)，8-表马钱子甙酸(*8-epiloganic acid*)，筋骨草甙(*ajugoside*)，6-O-E-阿魏酰基筋骨草醇(*6-O-E-feruloyl ajugol*)，6-O-Z-阿魏酰基筋骨草醇(*6-O-Z-feruloyl ajugol*)，6-O-香草酰基筋骨草醇(*6-O-vanilloyl ajugol*)，6-O-对香豆酰基筋骨草醇(*6-O-P-coumaroyl ajugol*)，6- 0-(4" -O-α-L-吡喃鼠李糖基)香草酰基筋骨草醇[*6- 0-(4" -O-α-L-rhamnopyranosyl)vanilloyl ajugol*]，焦地黄甙(*jioglutoside*)A、B 等；以梓醇的含量最高。又含糖类：D-葡萄糖(*D-glucose*)，D-半乳糖(*D-galactose*)，D-果糖(D-fructose)，蔗糖(sucrose)，棉子糖(raffinose)，水苏糖(stachyose)，甘露三糖(*mailninotriose*)，毛蕊花糖(*verbascose*)，以水苏糖的含量最高，达 64.9％。还含赖氨酸(*1ysine*)，组氨酸(*histidine*)，精氨酸(*arginine*)，天冬氨酸(*aspartic acid*)，谷氨酸(*glutamic acid*)，苏氨酸(*threonine*)，丝氨酸(*serine*)，甘氨酸(*glycine*)，丙氨酸(*alanine*)，缬氨酸(*valine*)，异亮氨酸(*isoleucine*)，亮氨酸(*1eucine*)，酪氨酸(*tyrosine*)，苯丙氨酸(*phenylalanine*)，γ-氨基丁酸(*γ-aminobutyric lcid*)等氨基酸以及葡萄糖胺(*glucosamine*)，D-甘露醇(*D-manni-tol*)，磷酸(*phosphoric acid*)，β-谷甾醇(*β-sitostero1*)，胡萝卜甙(*daucostero1*)，l-乙基-β-D-半乳糖甙(*1-ethyl-β-D-galactoside*)，腺甙(*adenosiile*)及无机元素等。

【药理】 （1）**对免疫功能的影响** 生地黄水煎剂 300mg(生药)/只灌胃，每日 1 次，连续 7 天，对小鼠脾脏中玫瑰花形成细胞(RFC)具有明硅抑制作用，生地黄的 RFC 数/10^6脾细胞为 5250 个，而对照组的 RFC 数/10^6脾细胞为 7500 个。生地黄可明显促进刀豆球蛋白 A(ConA)活化的脾淋巴细胞 DNA 和蛋白质的生物合成，其促进 DNA 合成的最适浓度为 200μg/ml，DNA 合成高峰在 48h。对白介素-2(IL-2)产生也有明显的增强作用，并且证明生地黄对 DNA、蛋白质的生物合成及 IL-2 的产生基部上是平行的。生地黄对小鼠脾脏抗原结合细

胞的增生有抑制作用，对人的淋巴细胞转化有促进作用，生地液与植物血凝素或刀豆球蛋白 A(ConA)共同培养小鼠脾脏淋巴细胞有促进转化作用。

（2）**对内分泌的影响** 生地黄能纠正甲亢大鼠肾脏 β-受体数量的增加，使甲状腺功能恢复到正常。有资料进一步证明，生地黄治疗甲亢大鼠后，使其增加的肾脏β-受体最大结合容量恢复到正常，因此认为从分子水平调节β-受体的最大容量可能足生地黄的重要作用机制之一。生地黄煎剂给家兔灌胃能对抗连续服用地塞米松后血浆皮质酮浓度的下降，并能防止肾上腺皮质萎缩，束状带与网状带细胞的厚度也属正常，家兔在较 K 时期使用糖皮质激素的同时，加用生地黄，可部分拮抗激素单独使用时出现的唾体一肾七腺皮质功能低下。

（3）**其他作用** 生地黄能加快小鼠多能造血干细胞(CFU-S)、骨髓红系造血祖细胞(CFU -E)的增殖、分化作用。离体兔心灌流实验表明，生地黄 0.2～1.0g 有减少冠脉流量的作用，对心脏无影响；中剂量 0.5g 和大剂量 1.0g 能减慢心率。

【性味归经】 味甘、苦，性寒。归心、肝、肾经。

【功用主治】 清热凉血，生津润燥。主治急性热病，高热神昏，斑疹，津伤烦渴，血热妄行之吐血、衄血、崩漏、便血，口舌生疮，咽喉肿痛，劳热咳嗽，跌打伤痛，痈肿。

《别录》："主妇人崩中血不止，及产后血上薄心闷绝，伤身胎动下血，胎不落，堕坠腕折，瘀血，留血，衄鼻，吐血，皆捣饮之。"

《药性论》："解诸热，破血，通利月水闭绝，亦利水道。捣薄心腹，能消瘀血。病人虚而多热，加而用之。"

《食疗本草》："主齿痛，吐血，折伤。"

《阳声本草》："黑须发。"

《医学启源》："凉血补血，补肾水真阴不足。《主治秘要》云，其用有三：凉血一也；(除)皮肤燥二也；去诸湿(热)三也。"

《珍珠囊》："凉心火之 m 热，泻脾土之湿热，止鼻中之衄热，除五心之烦热，"

《眼科全书》："散血，凉血，活血，生血，及凉心肾，治眼。"

《本草新编》："凉头面之火，清肺肝之热，热血妄行，或吐血，或衄血，或下血，宜用之为主。"

《本草从新》："泻丙(小肠)火，清燥金，平诸血逆，消瘀通经。治吐衄，崩中，热毒痢疾，肠胃如焚，伤寒瘟疫痘疹，诸大热，大渴引饮，折跌绝筋，利大小便。"

【临床应用】 （1）**用于急性热病**。如温病邪热入营，高热神昏，斑疹隐隐，口不渴，舌红绛，或热甚神昏谵语，斑疹透发，黄疸，吐血，衄血，均可用鲜地黄与金银花、赤芍等配伍，以清热解毒，凉血滋阴，如《温病条辨》清营汤、《千金要方》犀角地黄汤。热病壮热烦渴，或热病后期阴伤后潮热，可单用鲜地黄汁服，或与麦冬汁、蜂蜜同用。

（2）**用于血热妄行之出血证**。鲜地黄既能清热，又能凉血止血，如上焦心肺热盛，吐血、衄血来势急迫，鲜生地常与生荷叶、生侧柏叶等凉血止血药配用，以增强止血之功，如《妇人良方》四生丸；下焦血热而血淋、尿血，可与白茅根、人蓟、小蓟配用；劳损尿血，则鲜地黄与鹿角胶配伍以补虚止血；肠风脏毒下血，则与黄连等清热泻火之品配用。若妇人崩漏不止，鲜地黄汁与益母草汁同服可调经止血。

（3）**用于心经热盛，口舌生疮，心烦口渴**。可单服生地黄汁，或与栀子、郁金、蜂蜜等配伍以清心凉血养阴，并外用生地黄汁涂疮上。

（4）**用于阴虚而风热疫毒所致咽痛喉痹、白喉**。可单用生地黄汁含咽，或与玄参、贝母、麦冬等滋阴解毒化痰之品配用。胃气盛实，蕴积为热，口干烦渴，消渴，均可用生地黄汁养阴清热止渴或配伍藕汁等增强生津止渴之功。

（5）**鲜地黄外用有凉血散瘀，解毒止痛作用**。用于乳痈、汤火伤、跌打瘀肿疼痛、暴赤眼痛，均可捣敷或取汁涂搽。

【用量用法】 内服：煎汤，10～30g，或捣汁饮，或熬膏。外用：捣烂敷，或取汁涂搽，适量。

【使用注意】 脾胃虚寒，或脾虚有湿者慎服。

《药性论》："忌三白。"

《医学启源》："此药大寒，宜斟酌用之，恐损人胃气。"

《品汇精要》："忌萝卜、葱白、韭白、薤白、铜铁器。"

《得配本草》："胃中阳气不足者，服之则胃气不运而饮食减。"

【附方】 （1）**治热病，初觉烦躁头痛，腰脚疼**：地黄汁三升，黄芩二分，生姜一分，白蜜半匙。上件药，细锉黄芩、生姜二味，以水一大盏，煎至六分。去滓，次入地黄、蜜，更煎三两沸。不计时候，分温二服。--《圣惠方》之"解毒饮子"

（2）**治小儿热疾，烦渴头痛，壮热不止**：生地黄汁三合。上入生蜜半合和匀，时时与一合服，量儿大小加减服之。--《圣惠方》

（3）**治伤寒温病应发汗而不汗之，内蓄血者，并治鼻衄、吐血不尽，内有瘀血，面黄，大便黑**：犀角一两，生地黄八两，芍药三两，牡丹皮二两。水煎，分三服。--《千金要方》之"犀角地黄汤"

（4）**治时气热毒在脏腑，欲发赤斑**：地黄汁五合。上件药于锅中，以炼成了猪脂半斤相和，煎十余沸，滤去滓，入麝香搅匀。每服二合，尽服之，毒当从肉中为汗出，便愈。--《圣惠方》

（5）**治吐血**：生地黄汁一升二合，白胶一两，以铜器盛。蒸之令消。--《医心方》之"单神方"

（6）**治小肠实热，心中烦闷，小便出血**：生地黄、白茅根各半两，葱白二茎。上三味，锉如麻豆大，水三盏，煎至一盏半，去滓，食前分温二服。--《圣济总录》之"地黄汤"

（7）**治因劳损尿血不止**：生地黄汁五台，车前叶汁五合，鹿角胶一两(捣芥)，炒令黄燥。上件药，将二味汁相合，每于食前暖一小盏，调下胶末二钱。--《圣惠方》

（8）**治产后小便出血**：生地黄、生刺蓟各半斤。上捣绞汁，每服一小盏，食前饮下。--《普济方》

（9）**治心热肠风脏毒出血**：生地黄半斤，研取汁，连渣，黄连四两，二味拌匀晒干。上末，炼蜜丸如绿豆人。每服二十丸，食后麦门冬汤下。--《医统》之"千金地黄丸"

（10）**治妇人伤不止，兼赤白带下**：生地黄汁、益母草汁半碗、上件药，取水半盏，同煎罕七分，日三五服。--《普济方》之"地黄益母草汤"

（11）**治产后腹痛，眼见黑花，或发狂如见鬼状；或胎衣不下，失音不语，心胸胀满，水谷不化，口干烦渴，寒热往来，口内生疮，咽喉肿痛，心中忪悸，夜不得睡；产后中风，角弓反张，面赤，牙关紧急；或崩中如豚肝，脐腹㽲痛，烦躁恍惚，四肢肿满；及受胎不稳，唇指甲青黑**：生地黄、生姜各二斤，研，取汁留滓，蒲黄、当归各四两。上于银石器内，用慢火取地黄汁炒生姜滓，以生姜汁炒地黄滓，各令干。四味同焙干为细末，醋煮面糊丸如弹子大。每服一丸，食前用当归酒化下。--《妇人良方》之“地黄丸”。

（12）**治产后血晕危困**：生地黄汁一大盏，当归一分(锉)，赤芍一分(锉)。上水煎三五沸，温服，如觉烦热，去当归，入童子小便半盏服之。--《云岐了保命集》

（13）**治跌骨碎破**：用生地黄捣烂，熨热过之，日夜数易。若血聚，以针决之。

（14）**治乳痈**：地黄汁敷之，一日数次效。

（15）**治伤肢折臂，断筋损骨，但有皮相连者**：用生地黄研汁，好酒和服，一月筋皮连续；并杵碎，炒热封损处。(13～15方均出自《世生易简方》)

（16）**治血热生癣**：以生地黄汁频服之。--《千金要方》

（17）**治暴赤眼肿痛**：生地黄(净洗，切，研)、黑豆各二两，生捣末。上二味，捣成膏，临卧时以盐汤洗眼后，闭目，以药膏厚罨眼上，更不动，至晓水润药令软，取下。--《圣济总录》之“地黄膏”

（18）**治骨槽风痛，龈肿齿疏**：生地黄一斤(取汁)，胡桐泪半两(细研)，白矾半两(枯，研)，麝香一分(细研)。上三味，研为极细末，与生地黄汁，相和匀，于银器中，即以文武火慢慢熬成膏。临时以药于牙龈上涂之，有津即咽。每用一字，食后，夜卧。--《圣济总录》

（19）**治伤寒心热，口舌生疮**：生地黄汁三合，蜜五合。上二味搅匀，慢火煎如稠饧。每服半匙，含化，徐徐咽津，不拘时。--《圣济总录》

（20）**治喉闭**：用生地黄汁二升，蜜三升，合，微火煎之，取二升，稍稍含之。--《普济方》

（21）**治风着口面㖞，语不多转**：生地黄汁一升，竹沥一升，独活三两(切)。上三味相和，煎取一升，顿服之。未正，更进药一剂。无所忌。--《外台》

（22）**治劳热咳嗽，四肢无力，不能饮食**：生地黄汁半斤，蜜三合，青蒿汁三合。上药相和，不计时候，温服一合，宜顿服之。--《普济方》

（23）**治虚劳干咳嗽，好酒者久嗽不愈尤效**：人参十二两，白茯苓十五两，琥珀、沉香各半两，大生地黄十斤(洗净，银石器内杵细，取自然汁。甚忌铁器)，白蜜五斤(熬去沫)。先以地黄汁同蜜熬沸，搅匀，用密绢滤过，将人参等为细末和蜜汁入磁瓶或银瓶内，用绵纸十数层加箬封扎瓶口，入砂锅内或铜铁锅内以长流水煮没瓶颈，用桑柴火煮三昼夜取出，换过油单蜡纸扎口，悬浸井中半日以出火气，提起，仍煮半日以出水气，然后收藏。每日清晨及午后取一二匙，用温酒一两调服，不饮酒人白汤调亦可。--《古今医统》引《臞仙方》

（24）**治心痛无问新久**：生地黄一味，随人所食多少，捜面作馄饨，或冷淘食，但忌用盐，服之良久当利，即愈。--《世医得效方》

（25）**通经脉，补虚弱，强脚膝，润肌肤**：生地黄一斤取汁，牛膝制了末二两。上件药，搅匀，银石器熬，可丸即丸，如梧桐子大。每服三十丸，食前酒下。--《普济方》

（26）**治髭发黄赤，一染即黑**：生地黄、生姜各半斤，洗净，石臼杵，绞取自然汁，留渣用。上用不蛀皂角一条，去皮弦，蘸取药汁，慢火炙黄，以汁完为度，却将前药渣同入罐内，火煅存性，研末，用铁器盛之。每用三钱，白汤一盏凋匀，放三日。临睡时将药涂髭发，自然即黑。--《古今医统》

（27）**治撞碎生翳膜眼，亦除翳膜**：生地黄汁、薄荷汁、冬青子汁。三味汁熬浓，加蜜一两，熬成膏，点眼。--《眼科全书》之“长春膏”

（28）**治疗化脓性中耳炎**：①鲜地黄榨取自然汁，每100ml地黄汁中加入冰片1g，先用双氧水清洗耳道，然后滴入药液2～3滴，每日或隔日1次。治疗慢性化脓性中耳炎20例，症状消失12例，进步7例，无效1例；治疗慢性中耳炎急性发作3例及急性化脓性中耳炎并发外耳道炎6例(8例配合抗菌药物)，结果症状消失5例，进步4例。一般治疗3～5次即愈，且无不良反应。--《中华耳鼻喉科杂志》，1957，5(2)：112 ②取鲜地黄自然汁滴耳，先用3％双氧水洗净耳内脓液积垢，然后滴入地黄汁3～5滴，每日早晚各1次。经治11例，结果全部治愈。--《山东医刊》王希杰，1966，(4)：封3

生地

【别名】 生地《中药鉴定学》，干地黄《本经》，生地黄《本草图经》，原生地《本草正义》，干生地《中药志》。

【来源】 为玄参科植物地黄 *Rehmannia glutinosa* Libosch. 的干燥块根。

【原植物】 参见“地黄”。

【加工制作】 10～11月采挖鲜地黄后随即用无烟火烘炕，注意控制火力，要先大后小，炕时每日要翻动1～2次，当块根变软、外皮变硬、里面变黑即可取出，堆放1～2天，使其回潮后。再炕至干即成。

【性状鉴别】 多呈不规则团块或长圆形，中间膨大，两端稍细，有的细小，长条形，长6～12cm，直径3～6cm，稍扁而扭曲。表面灰黑色或棕灰色，极皱缩，具不规则的横曲纹。体重，质较软韧，断面灰黑色、棕黑色或乌黑色，微有光泽，具黏性。气微，味微甜。见（图757）

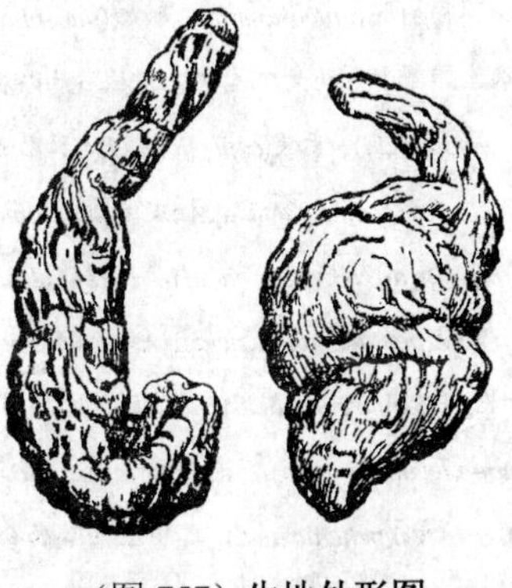

（图757）生地外形图

【显微鉴别】 生地粉末棕黄色。木栓细胞一般为棕黑色；薄壁细胞中常含棕色类圆形核状物，有时可见草酸钙方晶；分泌细胞含橙黄色油滴或橙黄色颗粒状物；有网纹或具缘纹孔导管。见（图758）

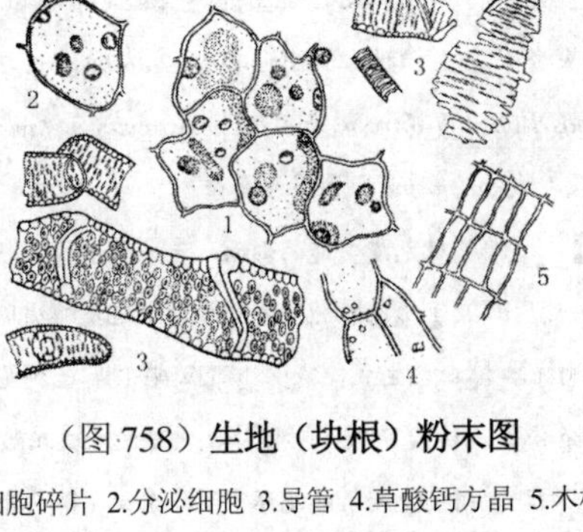

（图758）生地（块根）粉末图

1.薄壁细胞碎片 2.分泌细胞 3.导管 4.草酸钙方晶 5.木栓细胞

【理化鉴别】（1）取本品干粉 0.2g，加水 5ml，浸泡过夜，取上清液浓缩，点于普通滤纸，用甲醇展开，喷 0.2%茚三酮乙醇溶液，80℃烘干后，旱现紫红色斑点。(检查氨基酸)

（2）取本品干燥细粉 1g，加水 10ml，浸泡过夜，取上清液 1ml，加入 5%α-萘酚乙醇液 2～3 滴，摇匀后，沿试管壁缓缓加入浓硫酸 lml，两液界面出现紫红色环。(检查多糖)

【主含成分】生地黄中含多种甙类，主为环烯醚萜及甙类。已分离得甙类：益母草甙(*1eonuride*)即是筋骨草醇（*ajugol*），桃叶珊瑚甙(*aucuhin*)，梓醇(*catalpo1*)，地黄甙(*rhmannioside*)A～D，美利安双甙(*melittoside*)，地黄素(*rvhrnaglu tin*)A～D，洋丁香酚甙(*acteoside*)，异洋丁香酚甙(*isoacteoside*)，美利安单甙(*monometittoside*)，地黄氯化臭蚁醛甙(*glminoside*)，都桷子甙(*geniposide*)，筋骨草甙(*ajugoside*)，6-O-E-阿魏酰筋骨草醇(*6-O-E-feruloyl ajugol*)，焦地黄素(*jioglutin*)D、E，焦地黄内酯(*jioglutolide*)，6，8-二羟基草苁蓉内酯(*6，8-dihydroxyboschnialactone*)，梓醇甙元(*cataepolgenin*)，梓醇甙-α-L-呋喃阿拉伯糖甙(*catalpolgenin-α-L-arabinofuranoside*)即焦地黄甙(*jioglutoside*)A，格拉多甙(*grardoside*)，米欧波罗甙元(*mioporosidegenin*)等。还含紫罗兰酮甙：地黄紫罗兰甙(*rehmaionoside*)A、B、C；单萜甙：地黄苦甙(*rehmapicroside*)；苯乙醇糖甙：洋地黄叶甙(*purpureaside*)C，焦地黄苯乙醇甙(*iionoside*)A_1、B_l；苯丙醇糖甙：海胆甙(*echinacoside*)，肉苁蓉甙(*cislanoside*)A、F。另含一种番杏，也含有脑甙脂 B_1-b (*cerebroside B_1-b*)，其结构为 l-O-β-D-吡喃葡萄糖基-2-N-2′-羟棕榈酰基-4 反，8 顺-鞘氨二烯醇(*l-O-β-D-glucopyranosyl-2-N-2′-hydroxypalmjtoyl sphinga-4-trans，8-cis-dienine*)。又含糖类，其组分和鲜地黄中的相同，但水苏糖(*stachyose*)的含量已降至 32.1%，而单糖的含量显著增高；所含氨基酸的含量约较鲜地黄的低。又含葡萄糖胺(*glucosamine*)，磷酸(*phosphoric acid*)以及锰、铁、铜、镁、铝、硼、锶、锌等十余种无机元素。又从石油醚提取物中分离得到 19 种有机酸：苯甲酸(*benzoic acid*)，辛酸(*caprylic acid*)，苯乙酸(*phenyl acetic acid*)，壬酸(*pelargonic acid*)，癸酸(*capric acid*)，桂皮酸(*cinnamic acid*)，3-甲氧基-4-羟基苯甲酸(*3-methoxy-4-hydroxybenzoic acid*)，月桂峻(*1auric acid*)，肉豆蔻酸(*myristic acid*)，十五碳酸(*pentadecanoic acid*)，棕榈油酸(*palmitoleic acid*)，棕榈酸(*palmitic acid*)，十七碳酸(*margaric acid*)，亚油酸(*1inoleic acid*)，硬脂酸(*stearic acid*)，十九碳酸(*nonadecanoic acid*)，花生酸(*arachidic acid*)，二十一碳酸(*heneicosanoic acid*)，山嵛酸(*behenic acid*)，其中亚油酸的含量最高，大于 40%，其次为棕榈酸 27%。另含琥珀酸(*succinic acid*)，β-谷甾醇(*β-sitostero1*)，胡萝卜甙(*daucostero1*)，5-羟甲基糠醛(*5-hydroxymethylfurfural*)，1-(4-甲基-2-呋喃基)-2-(5-甲基-5-乙烯基-2-四氰呋喃基)1-丙酮[*1-(4-methyl-2-furanyl)-2-(5-methyl-5-ethenyl-2-tetrahydrofuranyl)-propan-1-one*]，4-(1β，2α，5α-三羟基-2β，6，6-三甲基环己基)3-丁烯-2-酮[*4-(1β，2α，5α-trihydroxy 2β，6，6-trinlethylcyclohexanyl)-3-buten-2-one*]，5-(1β，2α-二羟基-2β-甲基-2-O-β-D-吡喃异鼠李糖基-6β一羟甲基)环己基-3-甲基-2，4-戊二烯酸[*5-(1β，2α-dihydroxy-2β-methyl-2-O-β-D-quinovopyranosyl-6β一hydroxymethyl) cyclohexanyl-3-methyl-2，4-pentadienoic acid*]等成分以及腺甙(*adenosine*)，微量元素等。

【药理】（1）**对免疫功能的影响** 干地黄水提取物 5g/kg 灌胃，连续 5 天，使小鼠外周血液 T 淋巴细胞显著增加，干地黄醇提取物明显促进抗绵羊红细胞(SRBC)抗体-溶血素生成，减少外周血液 T 淋巴细胞。干地黄水煎剂 12.5g/kg、25g/kg 灌胃，连续 7 天，对体外氢化可的松琥珀酸钠(HCSS)作用下的小鼠腹腔巨噬细胞 M(Φ)EA 与 YC 花环率不仅未见下降，大多反而超过给药前正常水平。地黄对 HCSS 作用下的小鼠腹腔 M(Φ)Fc·C3b 受体具有保护作用。

（2）**抑制肿瘤作用** 从干地黄中提取分离的地黄多糖 b(RPS-b)腹腔注射或灌胃给药可抑制小鼠实体瘤 S_{180} 的生长，腹腔注射对 *Lewis* 肺癌、B_{16} 黑素瘤和 H_{22} 肝癌亦有效，最适有效剂量在 20mg·kg^{-1}，体外实验证明，RPS-b 对 S_{180} 和 HL_{60} 细胞生长均无明显的直接细胞毒作用，RPS-b 在发挥抑瘤的过程中，能提高 S_{180} 荷瘤小鼠脾脏 T 淋巴细胞的增殖晚力，并较长时间维持在较高水平；也能部分阻碍瘤株对脾脏天然杀伤细胞(NK)活力的抑制作用，说明 RPS-b 是一种免疫抑增的活性成分，其抑瘤作用是依赖于机体防御系统而间接产生的，增强机体的细胞免疫功能是其作用的重要机制。

（3）**抗炎作用** 用地黄煎剂灌胃对大鼠甲醛性关节炎和蛋清性关节炎均有明显的对抗作用，并能抑制松节油皮下注射引起的肉芽肿和组胺引起的毛细血管通透性的增加。

（4）**降血糖作用** 取正常小鼠与链脲佐菌诱发的糖尿病小鼠，腹腔注射地黄 l00mg/kg，6 小时后测定血糖降低率，正常小鼠为 36%，糖尿病小鼠为 55%。表明地黄具有明显的降糖作用，特别对糖尿病小鼠，降糖率更明显。地黄水提取物和乙醇提取物，家兔口服后，可使血糖下降。地黄中苯乙醇糖甙能抑制酶活性，醛糖还原酶(AR)抑制剂能用于治疗糖尿病综合征。

（5）**对心血管系统的影响** 1%地黄醇浸膏对离体蛙心呈明显的强心作用，对衰竭的心脏更为显著，高浓度时则抑制心脏。地黄醇提物 0.33%浓度灌注兔心，心率虽有减慢，但冠脉流量却增加。采用 ^{86}Rb 进行实验，也证明地黄水煎浸膏剂 20g/kg 腹腔注射有明显的增加小鼠心肌营养性血流量的作用。静注地黄水煎浸膏剂或醇浸剂 0.8g/kg 对麻醉犬均有降压作用，且重复给药有明显的快速耐受现象。怀庆地黄水、醇、醚提取液分别给大鼠腹腔注射，用颈总动脉直接测法，观察对血压的影响，结果表明，水提取液对急性实验性高 m 压有明显降压作用，而醇、醚提取物对高血压无明显影响，对寒冷(室温 23℃)情况下的血压则有稳定作用。

（6）**对骨髓造血系统的影响** 采用外源性脾结节法测定地黄多糖对小鼠骨髓造血干细胞增殖量的作用，结果表明，腹腔注射地黄多糖每日 20mg·kg，共 3 天，可明显增加其脾结节数。腹腔注射地黄多糖每日 20mg·kg。连续 5～7 天，可明显提高小鼠骨髓粒单系祖细胞集落形成单位产率。地黄多糖对环磷酰胺作用后小鼠骨髓粒系祖细胞有促进其恢复作用，并对放射损伤有一定的保护和促进恢复作用。

（7）**抗真菌作用** 地黄水浸液试管内对须疮癣菌、石膏样癣菌、羊毛状小芽胞癣菌等多种真菌的生长有抑制作用。

（8）**其他作用** 口服地黄浸膏剂、醇浸剂或腹腔注射 10g/kg 均能对戊巴比妥钠的催眠效应产生协同作用，地黄煎剂或醇浸剂 20g/kg 腹腔注射，对小鼠减压缺氧有明显的保护作用。大鼠每日腹腔注射 100%地黄注射液 1ml/只，连续 6 天，能使接受 ^{60}Co 照射所致的血小板伤害减轻，回升加快，地黄煎剂对小鼠实验性四氯化碳中毒性肝炎有保护作用，能防止肝糖原减少。地黄水浸液给雄幼大鼠每日灌服用量按体重相当于人的 10 倍，连续 4 星期，可降低血中睾丸酮含量。地黄可增强小鼠血中谷胱甘肽过氧化物酶活性，抑制脂质过氧化作用。

（9）**毒性** 地黄水煎浸膏剂和醇浸剂给小鼠灌胃，每日 60g/kg，连续 3 天，观察 1 周，未见动物死亡及不良反应。大鼠每日灌服 1 次地黄水煎剂或醇浸剂 18g/kg，观察 15 天，来发现动物行为、体重、血中非蛋白氮、丙氨酸转氨酶值有何明显的改变；肝、肾组织也未见明显的病变。

【炮制】**生地黄炭**：取干地黄片，置锅内，用武火炒至发泡鼓起，丧面焦黑色，内部焦褐色，喷淋清水少许，再炒至水气逸尽，置适宧容器内，密盖，灭尽火星，取出，晾干凉透。生地美炭用于凉血，止血。

饮片性状 生地黄炭形如干地黄，表面焦黑色，体轻质松鼓胀，外皮焦脆，心部呈棕黑色并具有蜂窝状裂隙，有焦苦味。

【性味归经】 味甘、苦，微寒。归心、肝、肾经。

【功用主治】 滋阴清热，凉血补血。主治热病烦渴，内热消渴，骨蒸劳热，温病发斑，血热所致的吐血、衄血、崩漏、尿血、便血，血虚萎黄，眩晕心悸，血少经闭。

《本经》："主折跌绝筋、伤中，逐血痹，填骨髓，长肌肉。作汤除寒热积聚，除痹。""久服轻身不老。"

《别录》："主男子五劳七伤，女子伤中，胞漏下血，破恶血，溺血，利大小肠，去胃中宿食，补五脏内伤不足，通血脉，益气力，利耳目。"

《药性沧》："补虚损，温中下气，通血脉。久服变白延年。治产后腹痛，主吐血不止。"

《四声本草》："黑鬓发。"

《日华子》："助心胆气，安魂定魄。治惊悸劳劣，心肺损，吐血，鼻衄，妇人崩中血晕，助筋骨，长志。"

《纲目》谓王好古云："主心病，掌中热痛，痹气痿躄，嗜卧，足下热而痛。"

《本草经疏》："补肾家之要药，益阴血之上品。"

《本草从新》："养阴退阳，凉血生血。治血虚发热，常觉饥馁，五心烦热，倦怠嗜卧，胸膈痞闷。调经安胎，利大小便。"

《药性切用》："泻血中之热，均无滋阴益血之功，疮疡痘疹并宜之。"

【临床应用】 （1）**用于热病津伤之证**。如温热病后期余热未尽，津液已伤，口干发热，夜热早凉，可以生地配知母、青蒿、鳖甲等滋阴清热。治阳明温病，热结津亏，大便秘结，配玄参、麦冬以滋阴通便，如增液汤；若胃阴伤而口干纳呆，舌红少津，则与北沙参、玉竹等配用以养胃生津.如益胃汤。温病阴液亏损，手足心热而脉形虚大者，干地黄与白芍、阿胶、甘草等配用可滋阴复脉。

（2）**用于血热出血诸症**。生地能清热凉血，如温病发斑，可与玄参、丹皮、赤芍或犀角配用。凡血热口鼻出血，或女子胞宫蕴热、冲任失调之崩漏和妊娠出血，均可用干地黄与黄芩、蒲黄配伍加强清热止血之功；口鼻出血复加赤芍，竹茹等；崩漏不止加配当归、地榆、艾叶等。至于肠热便血，本品与黄连、槐花、地榆配伍以清肠滋阴止血；湿热下注之尿血，可与白茅根、小蓟、车前子配伍以清化湿热而止血。

（3）**用于阴虚、血虚诸证兼热者**。生地养阴清热，且能补血，治内热消渴，生地与天花粉、葛根、麦冬等配用以滋阴清热止渴，如《直指方》天花散。治心阴不足，心火偏亢之惊悸、怔忡、心烦不眠，与黄连、朱砂等配伍以滋阴清心安神；若血虚气弱，血不养心而致心悸，脉结代，虚烦不得眠者，则配人参、甘草、麦冬以滋阴养血定心。用治肺肾阴虚，劳热咳嗽，或痰中带血，可配伍贝母、百合、麦冬滋阴润肺化痰。本品亦能滋润养肝，用于肝阴不足而肝气横逆，胁肋胀痛，咽干，口燥，脉弦细，舌干红，与北沙参、枸杞子、川楝子等配用以滋肝阴，疏肝气。

（4）**用于喉风初起，风热壅肺，咽喉红肿疼痛**。取其滋阴清热之功而达利咽之效，可与赤芍、薄荷、桔梗配用，如《重楼玉钥》地黄散。用于血分风热所致风疹瘙痒，可与荆芥、丹皮、白鲜皮等凉血祛风之剂配用，治中风四肢拘挛，可与麻黄、甘草配用，共奏祛风养血和络舒筋之功，如《证治准绳》地黄汤。

《本草经集注》："得麦门冬、清酒良。"

《用药心法》："酒浸上行外行。、"

《纲目》："姜汁浸则不泥膈，洒制则不妨胃。"

《本草备要》："得酒、门冬、丹皮、当归良。"

《外科全生集》："同肉桂引火归元，疗阴分亏虚。"

《得配本草》："得元参定精意，得竹茹息惊气，麦冬为佐，复脉内之阴，当归为佐，和少阳之血；配地龙治鼻衄交流，佐天门冬引肺气人生津之处，使羚羊角起阴气，固封蛰之本，使通草导小肠郁热，调鸡子自治胎动，凋蜜酒治热传心肺；君茯苓除湿热伤脾，和车前汁治血淋。"

【用量用法】 内服：煎汤，10～15g，大剂量可用至30g；亦可熬膏或入丸、散，或浸润后捣绞汁饮。外用：捣敷，适量。

【使用注意】 脾虚泄泻、胃寒食少、胸膈有痰者慎服。

《本草经集注》："恶贝母，畏芜荑。"

《药性论》："忌三白。"

《品汇精要》："忌萝卜、葱白、韭白、薤白。"

《医学入门·本草》："中寒有痞，易泄者禁。"

《得配本草》："胃气虚寒，阳气衰少，胸脘痞闷，三者禁用。"

【附方】 （1）**治阳明温病，无上焦证，数日不大便，当下之，若其人阴素虚，不可用承气者**：元参一两，麦冬(连心)八钱，细生地八钱。水八杯，煎取三杯，口干则与饮令尽。不便，再作服。--《温病条辨》之"增液汤"

（2）**治温毒发斑大疫难救**：生地黄半斤(切碎)，好豆豉一斤，猪脂二斤。合煎五六沸，令至三分减一，绞去滓，末雄黄、麝香如豆大者，内中搅和，尽服之。毒从皮中出，即愈。--《肘后方》之"黑膏"

（3）**治鼻衄及膈上盛热**：干地黄、龙脑、薄荷等分为末，冷水调下。--《孙兆方》

（4）**治衄血往来久不愈者**：生地黄、熟地黄、枸杞子、地骨皮各等分。上为末，每服二二钱，蜜汤调下，日三服。--《赤水玄珠》之"地黄饮"

（5）**治肠风脏毒，下血鲜红**：生地黄、黄柏(炒)各一斤。为末，炼蜜丸桐子大。每空心食前米饮下八九十九。--《赤水玄珠》之"柏黄丸"

（6）**治血热尿血**：生地二钱，黄芩(炒)五钱，阿胶(炒)、侧柏叶(炒)各一钱。上水煎，食前服。--《赤水玄珠》之"生地黄散"

（7）**治小儿心热，视其睡，口中气温，或合面睡及上窜咬牙，皆心热也，心气热则心胸亦热，欲言不能，而有就冷之意，故合面睡**：生地黄、生甘草、木通各等分。同为末，每服三钱，水一盏，入竹叶七片，同煎全五分，食后温服。--《药证直诀》之"导赤散"

（8）**治妊娠漏胎下血**：干姜(炮)一两，干地黄(切，焙)六两。上二味为散，酒服方寸匕，日三服。--《张氏医通》之"干姜地黄散"

（9）**治产后恶露不尽，腹内疗痛**：生干地黄、当归并略炒，各一两，生姜细切如蝇头大，新瓦炒令焦黑半两。上为细末，姜、酒各渊二钱服。--《云歧子保命集》之"地黄散"

（10）**疗血瘕**：生干地黄一两，乌贼骨二两。上为末，空心温洒凋下七服。

--《普济方》之“地黄散”

(11)**治冲任气虚，经血虚损，月水不断，绵绵不止**：生干地黄(焙)二两，黄芩(去黑心)、当归(切，焙)、柏叶各一分半，艾叶半分。上五味粗捣筛，入蒲黄一钱匕，空心食前服。--《圣济总录》之“地黄汤”

(12)**治中风四肢拘挛**：干地黄、甘草(炙)、麻黄各一两，去节。上为咀，用酒三升、水七升煎至四升，去渣，分作八服，不拘时，日进二服。--《证治准绳》之“地黄汤”

(13)**治诸疮不合**：生干地黄三合，白及、白蔹、甘草(生，锉)各半两，白芷三分，猪脂半斤(炼)。上六味除脂外，捣罗为末，入脂内熬成膏。候冷，日三四上涂之。--《圣济总录》之“地黄膏”

(14)**治不能远视能近视或亦妨近视，以此除风热**：生地、天门冬各四两，枳壳、甘菊花各二两。为末，蜜丸梧子大。每百丸，温酒茶清任下。--《医学入门》之“地芝丸”

(15)**产后血晕危困**：生地黄汁一大盏，当归一分(锉)，赤芍一分(锉)。上水煎三五沸，温服，如觉烦热，去当归，入童子小便半盏服之。--《云岐子保命集》

(16)**治疗席汉综合征**(Shechan)：干地黄 90g，切成碎片，加水约 900ml。煮沸并不断搅拌 1 小时，滤取药液 200ml，一次服完，连服 3 天，隔 3 天，再服 3 天，再隔 6 天、14 天分别连服 3 天，共 35 天，12 个服药日。此后每隔 1~3 个月视病情重复上述治疗 1 次。共治 8 例。身体衰弱或眼药后轻度腹泻者，将地黄量减至 45~50g/d，并加炮姜 1.6g、白术 8g。隔 5 天，服药 5 天，间歇服用。共治 2 例。经 3~5 月治疗后症状消失或显著进步者 6 例，停药后 1 年未复发者 2 例，停药后 3、5、6、7 月复发者各 1 例，但症状较轻，且取效快。在每日 90g 地黄煎服的 8 例中，有 3 例在服药日内发生轻度腹泻，停药后即止；有 2 例因腹泻较重，经静脉输注 5% 葡萄糖盐水迅速好转；有 2 例治疗 1 个月和 2 个月时发生精神紊乱，继续治疗则精神症状消失。--《中西医结合杂志》卢存寿，l985，(8)476

(17)**治疗风湿性、类风湿关节炎**：成人每日取地黄 90g 切碎，加水 600~800ml，煮沸约 lh，取滤液 300ml，1 次或 2 次分服；儿童为成人量的 1/3~1/2。每隔 3 天，连服 3 天，约经 1 个月治疗后将服药间隔延长，至每隔 7~10 天再连服 3 天。共治疗风湿性关节炎 12 例，经 12~50 天治疗后 9 例痊愈，3 例显著进步，其中 7 例服药后 12~18 天治愈。经 3~6 个月观察，复发 1 例，再治疗仍有效。治疗类风湿关节炎 11 例，有效 l0 例，其中显著进步 9 例，进步 1 例。随访 1 年~1 年 2 个月，7 例显著进步者，有 1 例复发。另 2 例中，5 个月后复发者 1 例，1 例服药仅 24d 显著进步，但 50d 后复发，继续治疗仍有效，可能与疗程短有关。地黄的作用可在停药后维持相当长的时间，且每次停药没有 1 例有明显反跳现象。服药间隔延长，疗效不但没有减退，并得到进一步改善。地黄初期治疗收效较为迅速而明显，继续治疗则进步较慢，但停药 1~2 个月再开始治疗又可收到显著效果。副作用：少数患者出现轻度腹泻、腹痛、恶心、头晕和疲乏，均系一过性，数日内即消失。有 1 例发生极轻微的凹陷性水肿，继续服药未再加重。--《中华医学杂志》卢存寿，1965，(5)290

(18)**治疗脊柱肥大症**：用生地注射液注射于肥大椎体左右两侧之华佗夹脊穴，取穴多少可根据脊柱肥大情况而定，一般每次取 2~4 个穴，快速进针，得气后注药。每穴注射 1~2ml，每日或间日 1 次，10 次为 1 疗程，两个疗程间休息 3~5 天。观察 83 例，并与威灵仙注射液组 100 例进行对照。结果止痛有效率生地组为 83%，威灵仙组为 87%，经统汁学处理无显著差异，P>0.05。--《新医药学杂志》上海华山医院中医科，1975，(9)：14

熟地

【别名】 熟地《景岳全书》，熟地黄《本草图经》。

【来源】 为玄参科植物地黄 *Rehmannia glutinosa* Libosch. 的干燥块根经蒸晒加工而成。

【原植物】 参见“地黄”。

【加工制作】 取干地黄加黄酒 30%，拌和，入蒸器中，蒸至内外黑润，取出晒干即成，或置适宜的密闭容器内，隔水加热，或蒸汽加热炖透，或炖至辅料完全吸尽。或取干地黄置蒸器中蒸 8 小时后，焖一夜，次日翻过，再蒸 4~8 小时，再焖一夜取出，晒至八成干，切片后，再晒干。

【性状鉴别】 为不规则的块状，内外均呈漆黑色，有光泽，黏性大，外表皱缩不平。质地柔软而带韧性，不易折断，断面滋润乌黑色，中心部往往可看到光亮的油脂状块。无臭，味甜。

【主含成分】 熟地黄含较少量的环烯醚萜类成分：益母草甙(1eonuride)，桃叶珊瑚甙(*aucubin*)，梓醇(*catalpol*)，地黄甙(*rehmannioside*)A、B、C、D，美利妥双甙(*melittoside*)，地黄素(*rehmaglutin*)A、D，地黄氯化臭蚁醛甙(*glutinoside*)等。又含单萜成分：焦地黄素(*jioglutin*)A、B、C，焦地黄内酯(*jioglutolide*)，焦地黄内酯(*jiofuran*)，地黄苦甙元(*rehmapicrogenin*)等。又含氨基酸，其组成与干地黄比较，不含赖氨酸(*1ysine*)，且含量均相应减少。也含糖类，其中单糖的含量比鲜地黄中多两倍以上。另含三羟基-β-紫罗兰酮(*trihydroxy-β-ionone*)，二羟基-β-紫罗兰酮(*dihydroxy-β-ionone*)，野菰酸(*aeginetic acid*)，5-羟基野菰酸(*5-c-hydroxyaeginetic acid*)，琥珀酸(*succinic acid*)，5-氧脯氨酸(*5-oxoproline*)，5-羟甲基糠酸(*5-hydroxyn)elhylluroic acid*)，尿嘧啶(*uracil*)，尿核甙(*uridine*)等。又从石油醚提取物中分离到：亚油酸(*1inoleic acid*)，棕榈酸(*palmitic acid*)，硬脂酸(*stearic acid*)，花生酸(*arachidic acid*)，山萮酸(*behenic acid*)，十五酸(*pentadecanoic acid*)，棕榈油酸(*palmitoleic acid*)，肉豆蔻酸(*myrislic acid*)，十九碳酸(*nonadecanonc acid*)，二十一碳酸(*heneit，osanoic acid*)，十七碳酸(*margaric acid*)。

【药理】 (1)**对骨髓造血系统的影响** 熟地水煎剂给失血性贫血小鼠灌服每只 0.5g，每日 1 次，连续 10 天，可促进贫血动物红细胞、血红蛋白的恢复，加快多能造血干细胞(CFU-S)、骨髓红系造血祖细胞(CFU-E)的增殖、分化作用。用体内扩散盒法证实熟地醇提取液 0.2g(生药)/只皮下注射，每日 2 次，连续 3 天，对小鼠粒系祖细胞(CFU-D)的生长有促进作用。

(2)**对血液凝固的影响** 熟地能显著抑制肝脏出血性坏死灶及单纯性坏死。对高脂食物引起的高脂血症、脂肪肝及大鼠内毒索引起的肝静脉出血疵，均有抑制血栓形成的作用。对纤溶酶原的激活作用，认为是抗血栓形成的作用机制。

(3)**对免疫系统的影响** 用外周血淋巴细胞酸性 α-醋酸萘酯酶(ANAE)检测法进行实验，并以氯化可的松(免疫抑制剂)为阳性对照，发现熟地黄醚溶性物质 0.5g/kg、0.125g/kg 或醇提物 5g/kg 灌胃，连续 5 天，可使小鼠外周血液中的 T 淋巴细胞减少。熟地黄乙醇提取物能抑制小鼠溶血空斑细胞(HPFC)。提取物浓缩后给小鼠 500mg/kg 口服，HPFC 的抑制率为 21.8%。熟地黄醇提物给小鼠灌服，对受角叉莱胶抑制的巨噬细胞功能有明显的保护作用；对抗体形成细胞有抑制作用。

（4）**对心血管系统的影响** 酒熟地黄及蒸熟地黄都有显著的降压作用，收缩压和舒张压均显著下降。临床有效率分别为83.3%及90.7%，能改善高血压引起的失眠、头痛、头晕、手足麻木等症状，并对心率有一定影响，多表现为心率减慢，对高血压引起的心肌劳损、左室高压以及心肌供血不足均有一定改善作用。

（5）**抗氧化作用** 20%熟地水煎液小鼠每日灌服0.3ml/只，连续45天，实验结果表明，熟地可增强谷胱甘肽过氧化物酶(GSH-Px)的活性，使过氧化脂质(LPO)降低。

（6）**其他作用** 熟地不仅能改善阴虚症状，并能调节异常的甲状腺激素状态。采用小鼠腹腔注射己烯雌酚，使小鼠阴道细胞增殖。熟地提取物口服具有抑制上皮细胞有丝分裂的作用。酒熟地黄、蒸熟地黄与戊巴比妥钠合用，均有相似的协同作用。80%熟地黄水煎剂对(火鼠)肝、肾组织蛋白质的分解速率有不同程度的降低，而肺组织蛋白质合成速率有所增加。

（7）**毒性** 给小鼠腹腔注射熟地黄煎剂，酒熟地黄煎剂的 LD_{50} 为19.66±2.8g/kg，蒸熟地黄的 LD_{50} 为22，31±3.8g/kg。

【炮制】 （1）**酒熟地黄**：取净生地黄，用黄酒拌匀，置炖药罐内，密闭，隔水加热炖透或置适宜容器内蒸透至表面黑润，至黄酒完全被吸尽，取出。晒至外皮稍干二时，切厚片，干燥。生地黄每100kg，用黄酒30～50kg。酒熟地黄用于滋阴补血。

（2）**蒸熟地黄**：取净生地黄，置木甑、笼屉或其他适当容器内，加热蒸至内外黑润为度，取出，晒至八成干，切厚片，干燥。蒸熟地黄用于滋阴补血，益精填髓。

（3）**熟地黄炭**：取熟地黄片置锅内，用武火炒至发泡鼓起，表面焦黑色，内部焦褐色，喷淋清水少许，再炒至水气逸尽，置适宜容器内，密盖，灭尽火星，取出，晾下凉透。用于养血止血。

饮片性状 ①熟地黄：为不规则类圆形厚片，断面特征参见"鉴别"项。②熟地黄炭：形如熟地黄，表面焦黑色存光泽，体质轻松鼓胀.外皮焦脆，中部有蜂窝状裂隙，有焦甜味。

【性味归经】 味甘，性温。归肝、肾经。

【功用主治】 补血滋阴，益精填髓。主治血虚萎黄，眩晕心悸，月经不调，崩漏不止，肝肾阴亏，潮热盗汗，遗精阳痿，不育不孕，腰膝酸软，耳鸣耳聋，头目昏花，须发早白，消渴，便秘，肾虚喘促。

《珍珠囊》："大补血虚不足，通血脉，益气力。"

《医学启源》："虚损血衰之人须用，善黑须发。《主治秘要》云：其用有五：益肾水真阴一也，和产后气血二也，去脐腹急痛三也，养阴退阳四也，壮水之源五也。"

《纲目》谓王好古云："主坐而欲起，目䀮䀮无所见。"

《纲目》："填骨髓，长肌肉，生精血。补五脏内伤不足，通血脉，利耳日，黑须发，男子五劳七伤，女子伤中胞漏，经候不调，胎产百病。"

《本草从新》："滋肾水，封填骨髓，利血脉，补益真阴，聪耳明目，黑发乌须。又能补脾阴，止久泻。治劳伤风痹，阴亏发热，干咳痰嗽，气短喘促，胃中空虚觉馁，痘证心虚无脓，病后胫股酸痛，产后脐腹急疼，感证阴亏，无汗便秘，诸种动血，一切肝肾阴亏，虚损百病，为壮水之主药。"

【临床应用】 （1）**用于血虚诸证**。如血虚心脾失养，面色萎黄，眩晕，心悸，失眠，常与当归配用，如《本事方》内补丸，或再加白芍、川芎以加强补血活血之功，如《局方》四物汤；若气血两虚，伴肢软乏力、精神倦怠，面色㿠白无华，则与人参配用以双补气血，如《景岳金书》两仪膏，或再配以茯苓、白术、当归、白芍增强补气益血之功，如《正体类要》八珍汤。至于血虚经少或经行不调，熟地可与当归、白芍、荆芥炭、山萸肉配用，如《傅青主女科》加减四物汤；崩漏日久，阴虚血亏者，可与阿胶、艾叶、山萸肉、乌贼骨等配用，滋阴养血固涩。血虚气弱，妊娠胎动不安或习惯性流产，熟地与人参、川断、当归、黄芩等配用，以补气养血，益肾安胎；产后血虚，恶露量少，小腹疼痛，与当归、肉桂、川断等配用，以补虚活血。

（2）**用于肝肾阴虚诸证**。熟地滋阴，尤以补肝肾之阴见长。肝肾阴虚之骨蒸潮热，盗汗，足膝疼热，虚火较盛者，可用本品与知母、黄柏等配用以滋阴泻火；肝肾阴虚而头目昏眩，耳聋耳鸣，腰膝酸软，或潮热盗汗，虚火稍轻者，则与山萸肉、山药、丹皮等配伍以补肝肾之阴并泄妄动之相火。阴虚而肝阳上亢，头昏目眩，本品与菊花、石决明、枸杞子等配伍以滋肾清肝养阴明目；心阴不足，心经有热，心烦失眠，癫狂惊痫，与黄连、麦冬、酸枣仁等配伍，可清心泻火，养阴安神；若肾阴亏虚，胃火上蒸，以致头痛、耳痛，熟地与石膏、牛膝等配伍应用养阴清胃，如玉女煎；若肺阴虚，相火炽，咳嗽气喘，痰中带血，咽喉燥痛，熟地与玄参、百合、川贝母等配用，可养阴清热，润肺化痰；肾阴虚消渴，本品与石斛、麦冬等配用，以滋阴生津止咳，或与知母、黄柏配用以滋阴清火止渴，如《医宗金鉴》知柏地黄丸。

（3）**用于小儿发育迟缓，老人早衰或须发早白**。熟地可补益精髓，常与何首乌、枸杞子、饱版胶等益精填髓之品配用。

（4）**用于肾虚喘促**。熟地能补肾纳气定喘，可与炙甘草、当归配用，如《景岳全书》贞元饮。

（5）**用于肾虚不固**。若膀胱不约，小便不禁，可与五味子、补骨脂等收敛固涩药配用。至于老年人脾肾两亏，久泄不愈，可用熟地与白术、山药相伍双补脾肾，滋阴固涩。

（6）**用于肾阳不足，命门火衰**。症见畏寒肢冷，阳痿遗精，小便遗沥，或火不生土之食少便溏，多与附子、肉桂等温阳之品配用，此即所谓"善补阳者，必于阴中求阳"之意。用治阴疽寒凝，本品常与鹿角胶、肉佳、麻黄等配用以温经养血，散寒通脉。

《活法机要》："熟地、当归合用名补髓剂。"

《本草经疏》："同砂仁，治胎动下血腰痛。"

《得配本草》："得乌梅，引入骨髓；得砂仁，纳气归阴；得炒干姜，治产后血块；得丹皮，滋阴凉凉；使元参，消阴火；合当归，治胎痛；加牛膝，治胫股腹痛；和牡蛎，消阴火之痰。"

【用量用法】 内服：煎汤，10～30g，或入丸、散，或熬膏，或浸酒。

【使用注意】 脾胃虚弱、气滞痰多、腹满便溏者禁服。

《雷公炮炙论》："勿令犯铜铁器，令人肾消并白髭发，男损荣，女损卫也。"

《珍珠囊》："忌萝卜。"

《品汇精要》："忌萝卜、葱白、韭白、薤白。"

《医学入门·本草》："中满痰盛者慎用。"

《本草从新》："气郁之人，能窒碍胸膈，用宜斟酌。"

《本草汇言》："凡阴虚咳嗽，内热骨蒸，或吐血等候，一见脾胃虚弱，大便不实，或天明溏泄，产后泄泻，产后不食，久病不食，俱禁用(熟)地黄。"

【附方】 (1) **调益荣卫，滋养气血，治冲任虚损，月水不调，脐腹疞痛，崩中漏下，血瘕块硬，发歇疼痛，妊娠宿冷，将理失宜，胎动不安，血下不止及产后乘虚，风寒内搏，恶露不下，结生瘕聚，少腹坚痛，时作寒热**：当归(去芦，酒浸，炒)、川芎、白芍药、熟干地黄(酒洒，蒸)各等分。上为粗末，每服三钱，水一盏半，煎至八分，去渣热服，空心食前。--《局方》

(2) **治小儿肾怯失音，囟开不合，神不足，目中白睛多，面色㿠白等**：熟地黄八钱，山萸肉、干山药各四钱，泽泻、牡丹皮、白茯苓(去皮)各三钱。上为末，炼蜜丸，如梧子大，空心，温水化下三丸。--《小儿药证直诀》

(3) **治血弱阴虚不能养心，致心火旺，阳火盛，偏头肿闷，瞳子散大，视物则花**：熟地黄一两，五味子、枳壳(炒)、甘草(炙)各三钱。上为细末，炼蜜和丸。每服一百丸，食远清茶送下，日进三服。忌食辛辣物而助火邪，及食寒冷物损胃气，药不能上行也。--《银海精微》

(4) **治小儿骨蒸体热，成劳倦**：熟地黄(去土，洗)、当归、地骨皮(各洗)、枳壳(去瓤、麸炒)、柴胡、秦艽(各去芦)、知母、鳖甲(去里皮尽，醋炙黄)各等分。上件为末，每服一钱半，水一盏，乌梅半个，煎七分，和梅热服。--《幼幼新书》引《张氏家传》之"地黄散"

(5) **治水亏火盛，六脉浮洪滑大，少阴不足，阳明有余，烦热干渴，头痛，牙疼，失血等症**：生石膏三五钱，熟地三五钱或一两，麦冬二钱，知母、牛膝各钱半。水一盅半，煎七分，温服或冷服。若大便溏泄者，乃非所宜。--《景岳全书》之"玉女煎"

(6) **治小便数而多**：龙骨一两，桑螵蛸一两，熟干地黄一两，栝楼根一两，黄连一两(去须)。上件药，捣细罗为散，每于食前，以粥饮调下二钱。--《圣惠方》

(7) **治肝木乘胃，胃脘当心而痛及胁痛吞酸，吐酸，疝瘕，一切肝病**：北沙参、麦冬、地黄、当归、枸杞、川楝。--《柳州医话》之"一贯煎"

(8) **治虚劳吐血，衄血，下白，汗出**：甘草、白芍、黄耆各一两，熟地黄三两。上为末，每服四钱，水、酒各一盏，以上煎七分，去滓，取六分，清汁温服，食前。--《妇人良方》之"柔脾汤"

(9) **治喑痱，肾虚弱厥逆，语声不出，足废不用**：熟干地黄、巴戟(去心)、山萸肉、石斛、肉苁蓉(酒浸，焙)、附子(炮)、五味子、官桂、白茯苓、麦门冬(去心)、菖蒲、远志(去心)等分。上为末，每服三钱，水一盏半，生姜五片，枣一枚，薄荷同煎至八分，不计时候。--《宣明论方》

(10) **治男妇精血不足，营卫不充等患**：大怀熟地(取味极甘者，烘晒干以去水气)八两，沉香一钱(或白檀香三钱亦可)，枸杞(用极肥者，亦烘晒，以去润气)四两。每药一斤，可用高烧酒十斤浸之，不必煮，但浸十日之外，即可用。凡服此者，不得过饮，服完义加酒六七斤，再浸半月，仍可用。--《景岳全书》

(11) **治气短似喘，呼吸促急，提不能升，咽不能降，气道噎塞，势极垂危者**：熟地黄七八钱，甚者一二两，炙甘草二三钱，当归二钱。水二盅，煎八分，温服。--《景岳全书》之"贞元饮"

(12) **平补，益颜色，填骨体，去劳倦膈热、咯血等疾**：熟干地黄十两(温汤洗过，焙干，秤)，枸杞子五两(拣择净洗，焙干，秤)，肉桂半两(不见火，去粗皮)。上件先将熟干地黄、枸杞子二味捣为细末，别捣桂为细末，一处拌匀，炼蜜为丸如梧桐子大。每服三十九至五十九，空心食前用温酒或温熟水下，日二服。常服。--《普济方》引《卫生家宝》之"熟干地黄丸"

(13) **治肺肾虚寒水泛为痰，或年迈阴虚血气不足，外受风寒，咳嗽，呕恶，多痰，喘急等证**：当归二钱，熟地三五钱，陈皮一钱半，半夏二钱，茯苓二钱，炙甘草一钱。水二盅，生姜三五七片，煎七八分。食远温服。--《景岳全书》之"金水六君煎"

(14) **治鹤膝风、贴骨疽及一切阴疽**：熟地一两，肉桂一钱(去皮，研粉)，麻黄五分，鹿角胶三钱，白芥子二钱，姜炭五分，生甘草一钱，煎服。如治乳癖、乳岩，加土贝五钱。--《外科全生集》之"阳和汤"

(15) **电光性眼炎**：将熟地洗净切片，每片约2mm厚薄，4片。患者平卧，头后仰，将熟地片贴在眼上，约2分钟换1次，轮流重复使用。--《新中医》，1979年，(5)：41

玄参

【别名】 玄参《本经》，重台《本经》，正马、玄台、鹿肠、鬼藏、端《吴普本草》，咸《别录》，逐马《药性论》，馥草《开宝本草》，黑参《御药院方》，野脂麻《纲目》，元参《本草通玄》，山当归《湖南药物志》，浙玄参《拉汉种子植物名称》。

【名释】 根形似人参，干后色黑，《说文》："黑而有赤色者为玄。"故名玄参。为避清代康熙帝玄烨讳，改称元参。《本草经考注》："两两叶相对，叶间出花，重重成层，故名重台。"《开宝本草》："合香用之，俗呼馥草。"

【来源】 为玄参科植物玄参 *Scrophularia ningpoensis* Hemsl. 的根。

【植物形态】 多年生草本，高 60～120cm。根肥大，近圆柱形，粗可达 3cm 以上，下部常分枝，皮灰黄或灰褐色。茎直立，四棱形，有沟纹，无毛或有白色卷毛。下部叶对生，上部叶有时互生，均具柄；叶片卵形或卵状椭圆形，长 7～20cm，宽 3.5～120cm，先端渐尖，基部圆形或近截形，边缘具细锯齿，无毛或背面脉上有毛。花为疏散的大圆锥花序，由顶生和腋生的聚伞圆

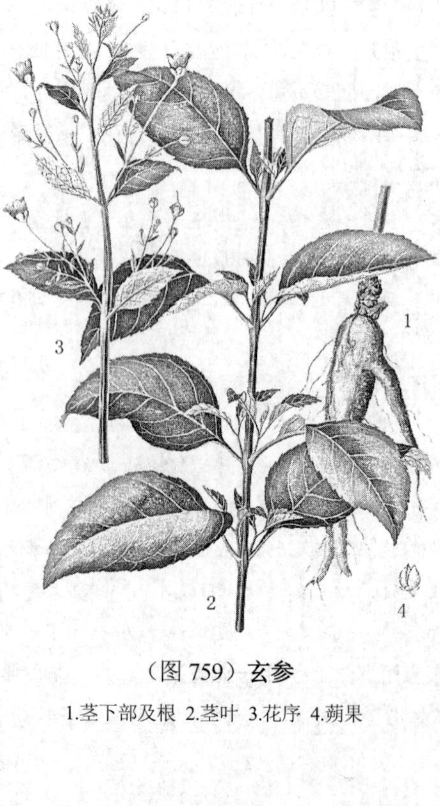

(图 759) 玄参

1.茎下部及根 2.茎叶 3.花序 4.蒴果

锥花序组成，长可达50cm，但在较小植株仅顶生聚伞圆锥花序，长约10cm左右；花梗长1～3cm，花序轴和花梗均被腺毛；萼5裂，裂片卵圆形，先端钝，边缘膜质；花冠暗紫色，管部斜壶状，长约8mm，先端5裂，不等大；雄蕊4，二强，另有一退化雄蕊，呈鳞片状，贴生于花冠管上，子房上位，2室，花柱细长，柱头短裂。蒴果卵圆形，先端短尖，长约8mm，深绿色或暗绿色，萼宿存。花期6～10月，果期9～11月。见上（图759）

【生长分布】 生于山坡林下。邹平有栽培。

【采收加工】 10～11月玄参叶枯萎时，挖取栽种1年块根，晒，或炕至半干时，堆积盖草压实，经反复堆晒待块根内部变黑、再晒(炕)至全干。

【栽培要点】 **生长习性** 喜温和湿润气候，耐寒、耐旱、怕涝。茎叶能经受轻霜。适应性较强，在平原、丘陵及低山坡均可栽培，对土壤要求不严，但以土层深厚、疏松、肥沃、排水良好的砂质壤土栽培为宜。忌连作。可与禾本科植物轮作。

栽培技术 用子芽、种子、分株、扦插等繁殖。生产上一般采用子芽繁殖。在玄参收获时，选择无病、健壮、白色、长3～4cm的子芽，从芦头上掰下留作繁殖材料。按行距40～50cm，株距35～40cm开穴，穴深8～10cm，每穴放子芽1个，芽向上。北方以春种为主，于2月下旬至4月上旬栽种。

田间管理 生长期中，从4～6月进行中耕除草3～4次。除施足基肥外，在6月中旬再追肥、培土，防止倒伏。干旱时须灌溉，使土壤湿润；多雨积水时应及时排水。

病虫害防治 病害有斑枯病、叶叶斑病，可清洁田地，实行轮作，增施磷钾肥，发病初期用1: 1: 100波尔多液喷洒3～4次，进行防治。白绢病，可实行轮作，拔除病株、病穴用石灰水消毒，选用抗病和无病子芽，用哈茨木霜进行生物防治。虫害有棉红蜘蛛，在发病初期喷波美0.2～0.3度石硫合剂防治，蜗牛可人工捕杀，或喷洒1%石灰水。

【性状鉴别】 根类圆柱形，中部略粗，或上粗下细，有的微弯曲，长6～20cm，直径1～3cm。表面灰黄色或灰褐色，有明显纵沟、横向皮孔及稀疏的横裂纹、须根痕，偶有短的细根或细根痕。质坚实，难折断，断面略平坦，乌黑色，微有光泽。气特异似焦糖气，味甘、微苦。以水浸泡，水呈墨黑色。见(图760)

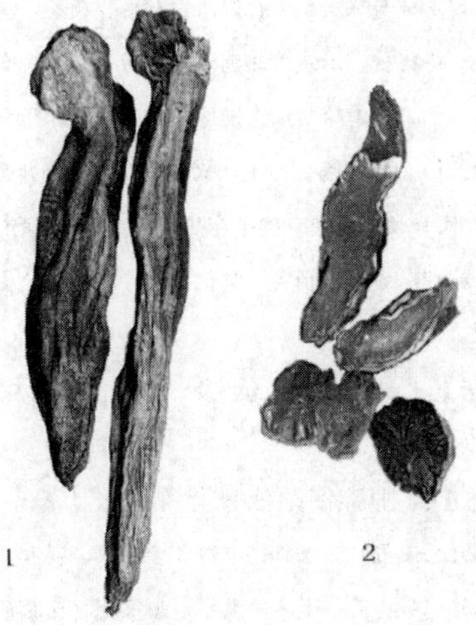

（图760）玄参根及饮片（1.根 2.饮片）

【理化鉴别】 （1）取本品粉末50g(40目)，用甲醇在沙氏提取器中回流3h，回收甲醇，残留提取物加蒸馏水100ml溶解，用正丁醇提取3次，每次50ml，减压回收正丁醇，提取物用乙醚洗涤3次，每次5ml，残留物用丙酮溶解，通过活性炭柱层析，用丙酮洗脱，洗脱液加Godin试剂(1%香草醛的乙醇溶液和3%高氯酸水溶液，临用时等量混合)呈红紫色，或取间苯三酚试剂和盐酸各1滴，置蒸发皿中，加上述丙酮溶液1滴，呈蓝绿色。(检查环烯醚萜甙)

（2）取本品粉末1g，加水饱和的正丁醇20ml，声处理30分钟，滤过，滤液蒸干，残渣加甲醇2ml使溶解，作为供试品溶液。另取玄参对照药材1g，同法制成对照药材溶液。按照《药典》薄层色谱法试验，吸取上述两种溶液各2μl，分别点于同一硅胶G薄层板上，以正丁醇-冰醋酸-水(7：1：2)为展开剂，展开，取出，晾干，喷以香草醛硫酸试液，105℃加热至斑点显色清晰。供试品色谱中，在与对照药材色谱相应的位置上，显相同的两个红色主斑点。

【显微鉴别】 （1）根横切面：后生皮层细胞棕黄色，呈不规则长方形，微木栓化；皮层较宽，石细胞单个散在，或2～5个成群，多角形、类圆形或类方形，壁较厚，层纹明显；韧皮射线多裂隙；形成层成环。木质部射线宽广，亦多裂隙；导管少数，类多角形，直径约113μm，伴有木纤维。薄壁细胞含核状物。见(图761)

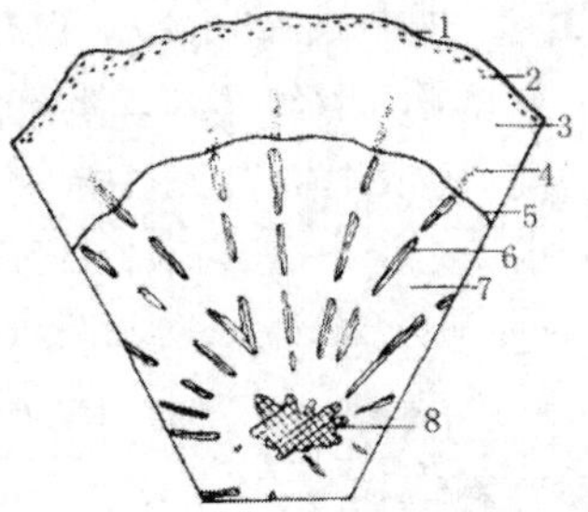

（图761）玄参根横切面简图

1.后生皮层 2.石细胞 3.皮层 4.韧皮部 5.形成层 6.木质部 7.射线 8.后生木质部

（2）粉末特征：粉末灰棕色。石细胞较多，大多散在或2～5成群。形状不一，呈长方形、类方形、类圆形、三角形、棱形或不规则形，较大，直径22～94μm，壁厚5～26μm，孔沟有分叉，胞腔较大；薄壁组织碎片甚多，细胞内含核状物；木纤维细长，壁微木化；网纹与孔纹导管均可见。见(图762)

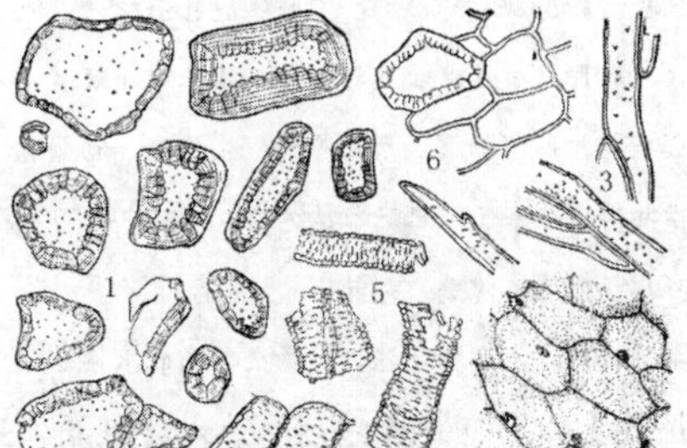

（图762）玄参根粉末特征图

1.石细胞 2.薄壁组织碎片 3.木纤维 4.木薄壁细胞 5.导管 6.后生皮层细胞

【主含成分】 根含环烯醚萜类化合物：哈帕甙(*harpagide*)，玄参甙(*harpagoside*)，桃叶珊瑚甙(*aucubin*)，6-O-甲基梓醇(*6-O-metllvlcatalpo1*)，2-(3-羟基-4-甲氧基苯基)乙基 l-O-(α-L-阿拉伯糖基(1→6))-｛阿魏酰基(1→4)｝-α-L-鼠李糖基(1→3)-β-D-葡萄糖甙{*2-(3-hydroxy-4-methoxyphenyl)ethyl l-O- [α-L-arabinopyrmlosyt(1→6)]-[feruloyl(1→4)]-α-L-rhamnopyranosyl(1→3)-β-D-glucopyr-anoside}*}即是 3，4′-二甲基安哥拉甙 A(*3,4′ dirilethylangoroside A*)，玄参环醚即是 7-羟基-9-羟甲基-3-氧代一双环[4.3.0]-8-壬烯｛*7-hydroxy-9-hydroxymethyl-3-oxo-bicyclo [4.3.0] -8-nonene*｝，玄参三酯甙即是 4′-乙酰基-3′-桂皮酰基-2′-对一甲氧基佳皮酰基-6-O-鼠李糖基梓醇(*4′-acetyl-3′-cinnamoyl-2′-p-methoxycinnamoyl-6-O-rhamnoylcatalpo1*)。又含环戊烯并呋喃化合物：玄参种甙元(*ningpogenin*)，玄参种甙(*ningpogoside*)A 及 B。还含天冬酰胺(*asparagine*)，挥发油，脂肪酸等。

【药理】 （1）**抗菌作用** 玄参及参叶对金黄色葡萄球菌、白喉杆菌、伤寒杆菌、绿脓杆菌、乙型链球菌、大肠杆菌 O_{111} 型、福氏痢疾杆菌有显著的抗菌作用，效力叶比根强，但均不及黄连。

（2）**对心血管作用** 玄参水浸液、醇浸液和煎剂对麻醉犬、猫、兔等多种动物可引起血压下降。口服玄参煎剂 2g/kg，每日 2 次。对肾性高血压犬的降压作用较健康犬更明显。用量减少，降压作用出现延缓。

（3）**降糖作用** 家兔皮下注射玄参流浸膏 5g/kg，可引起血糖轻度降低，但效果不及地黄。

【性味归经】 味甘、苦、咸，性微寒。归肺、胃、肾经。

【功用主治】 清热凉血，滋阴降火，解毒散结。主治温热病热入营血，身热，烦渴，舌绛，发斑，骨蒸劳嗽，虚烦不寐，津伤便秘，目涩昏花，咽喉肿痛，瘰疬痰核，痈疽疮毒。

《本经》：“主腹中寒热积聚，女子产乳余疾，补肾气，令人目明。”

《别录》：“主暴中风，伤寒，身热支满，狂邪、忽忽不知人，温疟洒洒，血瘕，下寒血，除胸中气，下水，止烦渴，散颈下核，痈肿，心腹痛，坚癥，定五藏。久服补虚明目，强阴益精。”

《药性论》：“能治暴结热，主热风头痛，伤寒劳复，散瘤瘿、瘰疬。”

《日华子》：“治头风、热毒游风，补虚劳损，心惊烦躁，劣乏骨蒸，传尸邪气，止健忘，消肿毒。”

《医学启源》：“治心中懊憹，烦而不能眠，心冲颠倒欲绝，血滞小便不利。”

《品汇精要》：“清咽喉之肿，泻无根之火。”

《纲目》：“滋阴降火，解斑毒，利咽喉，通小便血滞。”

《玉楸药解》：“清金补水。凡疮疡热痛，胸膈燥渴，溲便红涩，膀胱癃闭之证俱善。”

《本草正义》：“疗胸膈心肺热邪，清膀胱肝肾热结，能制君相浮溢之火，疗风热之咽痛，泄肝阳之目赤，止自汗盗汗，治吐血衄血。”

《陕西中药志》：“滋阴降火，清热凉血，生津液，利咽喉，醒头目，润大肠。适用于热性病后余热未清，热病初起发热，牙床肿痛，喉痛，目痛，烦渴，便秘等症；亦可用于丹毒，瘰疬，痈肿。”

《广西本草选编》：“治血栓闭塞性脉管炎，高血压。”

【临床应用】 （1）**用于温热病热入营血证**。玄参可清热凉血，兼能滋阴，常配生地、丹皮、银花、连翘等，以清营泄热，凉血养阴，如《温病条辨》清营汤；若热毒炽盛，气营两燔者，可配石膏、知母、生地等以清气凉营；热毒壅于血分而发斑者，又可配升麻、大青叶等以凉血消斑。

（2）**用于阴虚火旺症**。本品能滋阴降火，若水亏火旺，肺阴受灼，咽燥咳呛，潮热，咯血者，可配生地、麦冬、百合、贝母等养阴清肺，止咳化痰；阴虚火旺，心神不宁，惊悸怔忡，健忘失眠，《杨氏家藏方》天王补心丹中用之以助地黄滋阴降火，育养心神。热病伤津，咽燥津枯便秘，常配生地黄、麦冬同用，以“增水行舟”，如增液汤。

（3）**用于咽喉肿痛**。本品既能清肺解毒，又能滋阴降火以利咽喉，故咽喉肿痛无论外感风热、肺经痰热或阴虚火旺证，皆可随证配伍应用。外感风热者，可配白僵蚕、薄荷、牛蒡子、连翘等以疏风解热利咽；肺经痰热者，可配射干、山豆根等以清热化痰利咽；阴虚火旺者，又可配麦冬、生地等以滋阴降火利咽。

（4）**用于瘰疬痰核、热毒痈肿**。玄参可清热解毒以消肿散结，治瘰疬痰核，可单用，亦可配贝母、牡蛎等清热化痰软坚散结药同用。治热毒疮疡，可配银花、连翘、紫花地丁等清热解毒药同用；若痈疽经久，热毒未清而营血耗伤者，可配当归、银花、甘草同用，方如《验方新编》四妙勇安汤，现代用以治脱疽，亦有良效。

（5）**用于目疾**。本品有滋肾养肝明目作用，肝经风热壅滞眼目涩痛，连头偏疼，可配菊花、蔓荆子、羚羊角、黄芩等疏风清肝，方如《圣惠方》玄参散；视物有黑花，状如蝇翅者，可配生地黄、赤芍、菊花、青葙子等以养阴凉肝，祛风明目，方如《银海精微》黑参汤；现代用于治疗玻璃体混浊属于肝经风热者有效。若肺脏积热，白睛肿胀，遮盖瞳神，开张不得，赤涩疼痛，可配桑白皮、栀子、车前子、大黄等泻火明目，方如《审视瑶函》玄参饮。

《品汇精要》：“合升麻、葛根、芍药、甘草，疗伤寒阳毒发斑；合酒饮，疗诸毒，鼠瘘。”

《本草汇言》：“配荆、防而治火于上；配知、柏而治火于下；配胆星、半夏，祛一切暴发风痰；配知母、麦冬，疗一切虚火咳嗽；配升麻、鼠粘，起痘痳于将萌之初；配麦冬、竹叶，解伤寒毒于汗下之后。”

《得宜本草》：“得甘草、桔梗，止咽痛；得牡蛎、贝母，治哮喘。”

《玉楸药解》：“清肺与陈皮、杏仁同服，利水合茯苓、泽泻同服。”

《得配本草》：“得花粉，治痰结热痈；配大力子，治急喉痹风；配升麻、甘草，治发斑咽痛。佐二地，除阴虚火动；煮猪肝，治赤脉贯瞳。”

《药论》（沈文彬）：“助苓冬，除太阴火燥之咳嗽；和升葛，解阳明风湿之斑疹。”“咽喉肿痛.同甘梗以相使；眸子赤热，寻荆菊以交行。”

《衷中参西录》：“以玄参与柏实、枸杞并用，以治肝肾虚而生热视物不了了者，恒有捷效也。”

【用量用法】 内服：煎汤，9～15g，或入丸、散。外用：捣敷或研末调敷，适量。

【使用注意】 脾虚便溏或有湿者禁服。

《雷公炮炙论》：“使用时勿令犯铜，饵之噎人喉，丧人目。”

《本草经集注》：“恶黄芪、干姜、大枣、山茱萸。反藜芦。”

《本草经疏》：“血少目昏，停饮寒热，支满，血虚腹痛，脾虚泄泻，并不宜服。”

《医林纂要·药性》："虚寒则忌。"

《药笼小品》："时人每有咽痛，辄用元参、麦冬，不知风温与寒郁为患，二味并不能治，而反滞邪，岂可浪用。"

【附方】 （1）**治伤寒发汗吐下后，毒气不散，表虚里实，热发于外，故身斑如锦纹，甚则烦躁谵语，兼治喉闭肿痛**：玄参、升麻、甘草(炙)各半两。上锉如麻豆大，每服炒五钱匕，以水一盏半，煎至七分，去滓服。--《类证活人书》之"玄参斗麻汤"

（2）**治三焦积热**：玄参、黄连、大黄各一两。为末，炼蜜丸梧子大。每服三四十丸，白汤下。小儿丸粟米大。--《丹溪心法》

（3）**治阳明温病，无上焦证，数日不大便，当下之，若其人阴素虚，不可行承气者**：玄参一两，麦冬(连心)八钱，生地黄八钱。水八杯，煮取三杯，口干则与饮令尽、、不便，再作服。--《温病条辨》之"增液汤"

（4）**治急喉痹风，不拘大人、小儿**：玄参、鼠粘子(半生半炒)各一两。为末，新汲水服一盏。--《圣惠方》

（5）**治口舌生疮，久不愈**：玄参、天门冬(去心、焙)、麦门冬(去心、焙)各一两。捣罗为末，炼蜜和丸，如弹子大。每以绵裹一丸，含化咽津。--《圣济总录》之"玄参丸"

（6）**治气虚血壅，小便赤浊，似血非血，似溺非溺，溺管疼痛**：玄参、车前子各一两。水煎服。--《辨证录》之"玄车丹"

（7）**治因阴阳偏，火有余而水不足，遇事或多言则心烦，常感胸中扰攘，纷纭而嘈杂**：玄参、麦冬各二两，水煎服。--《辨证录》之"玄冬汤"

（8）**治夜卧口渴喉干**：用黑元参二片含口中，即生津液。--《吉人集验方》

（9）**治瘰疬初起**：元参(蒸)、牡蛎(醋煅，研)、贝母(去心，蒸)各四两。共为末，炼蜜为丸。每服三钱，开水下，日二服。--《医学心悟》之"消瘰丸"

（10）**解诸热，消疮毒**：玄参、生地黄各一两，大黄(煨)五钱。上为末，炼蜜丸。灯心、淡竹叶汤下，或入砂糖少许亦可。--《补要袖珍小儿方论》

（11）**治赤脉贯瞳**：玄参为末，以米泔煮猪肝，日日蘸食之。--《济急仙方》

（12）**治针眼暴赤成疮，疼痛羞明，熵眼**：玄参一两，黄芩一两，黄连(去须)一两。上件药捣细罗为散，以猪胆汁和令稠，剪帛子可眼大小，匀摊药，贴睑上，干即易之。--《圣惠方》

（13）**治鼻中生疮**：用玄参，水渍软，塞鼻中，或为末涂之。--《卫生易简方》

（14）**治肉瘤**：黑玄参七钱，赤茯苓一两，车前子八钱，甘草三钱，煎服。如小儿不肯服，将为末，早米粉糊为丸，如梧实大，每用甘草汤或米汤或茶下一钱。外用芫花一钱，滚水泡浓汁，将极细棉线浸透取出，将线系于肉瘤根上，不时用新笔蘸芫花水涂线上，令其常湿，庶药气透也。二三日，其肉子焦枯，脱下无血，仅存一白点耳，久之无迹。--《穷乡他方》

阴行草

【别名】 阴行草《植物名实图考》，黄花茵陈《植物名实图考》，金钟茵陈《滇南本草》，吊钟草《南京民间药草》，灵茵陈《江苏省植物药材志》，吹风草、五毒草、徐毒草《东北药用植物志》，鬼麻油、刘寄奴《中国药用植物图鉴》，铃茵陈、土茵陈、角茵陈、罐儿茶《中药志》，山茵陈、金花屏《闽东本草》，黑茵陈、铁杆茵陈、山芝麻《上海常用中草药》，罐子草《贵州草药》，北刘寄奴、节节瓶、草茵陈、壶瓶草、野油麻《浙江民间常用草药》，山芝麻秧《沙漠地区药用植物》，山油麻、黄头翁、锁草、蜈蚣草《福建药物志》，八角茵陈(湖北)，芝麻蒿(辽宁、山东)。

【名释】 茎叶似蒿，有利湿退黄之功，故加"茵陈"名之。南方说茵陈与阴行发音没有区别，固又称之为"阴行"。花冠管状唇形，黄色，故曰"金钟"、"铃、角、罐、吊钟、壶瓶"等。山芝麻，野油麻等，亦以植株、种子与脂麻相类似得名。

【来源】 为玄参科植物阴行草 *Siphonostegia chinensis* Benth. 的全草。

【植物形态】 一年生草本，高 30～70cm。全株密被锈色短毛。根有分枝。茎单一，直立，上部多分枝，稍具棱角，茎上部带淡红色。叶对生；无柄或具短柄；叶片二回羽状全裂，条形或条状披针形，长约 8mm，宽 1～2mm。花对生于茎枝上部，成疏总状花序；花梗极短，有 1 对小苞片，线形；萼筒长 1～1.5cm，有 10 条显著的主脉，萼齿 5，长为筒部的 1/4～1/3；花冠二唇形，上唇盔形，密被毛，微带紫色，下唇黄色，长 2～2.5cm，下唇先端 3 裂，褶褶高隆起瓣状，外被短柔毛；雄蕊 4，二强，花丝基部被毛，下部与花冠筒合生；花柱长，先端稍粗而弯曲。蒴果宽卵圆形，先端稍扁斜，包于宿存萼内。种子黑色。花期 6～8 月，果期 8～9 月。见（图 763）

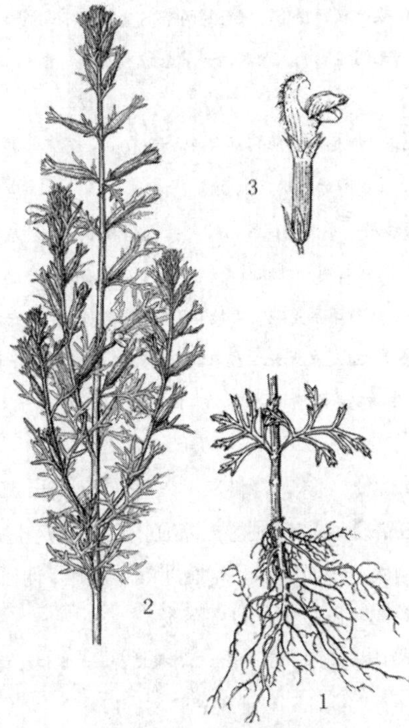

（图 763）**阴行草**

1.植株根部 2.花果序 3.花

【生长分布】 生于向阳山坡草丛。邹平南部山区有分布。

【采收加工】 8～9 月割取全草，切成段，鲜用或晒干。

【性状鉴别】 茎、叶、花混合的段片状。全体灰褐色，密被锈色或黄白色短柔毛。茎圆形，具对生的分枝痕或叶柄痕，质坚实而硬，断面有黄白色髓。叶片皱缩卷曲，破碎，黑绿色或黑褐色。花萼筒状，宿存，黄棕色或黑棕色，有明显的 10 条纵棱，先端 5 裂。气微，味淡。

【主含成分】 全草：含3-羟基-l6-甲基-十七烷酸(*3-hydroxy-16-methylheptadecanoic acid*)，芹菜素(*apigenin*)，木犀草素(*1uteolin*)，β-谷甾醇(*β-sitostero1*)，三十四烷(*tetratriacontane*)，三十五烷(*pentatriacontane*)。

地上部分：含阴行草醇(*siphonostegio1*)，异茶茱萸碱(*isocantleyine*)，黑麦草内酯(*1oliolide*)。

精油中成分：有α-柠檬烯(*α-limonene*)，1，8-桉叶素(*1，8-cineole*)，3-甲基-二环（2.2.2）辛酮[*3-methyl-bicyclo(2.2.2)octanone*]，1，顺-2，反-4-三甲基环戊烷(*1, cis-2, trans-4-trinlethylcyclopentane*)，1-己醇(*1-hexano1*)，3-辛醇(*3-octano1*)，癸醛(*decanal*)，l-辛烯，3-醇(*1-octen，3-ol*)，薄荷酮(*menthone*)，异薄荷酮(*isomenthone*)，苯甲醛(*benzaldehyde*)，芳樟醇(*1inalool*)，戊基环丙烷(*pentylcyclopropane*)，6-甲基-(E)-3，5-庚二烯-2-酮[*6-methyl(E)-3，5-heptadien-2-one*]，反-丁香烯(*transcaryophyllene*)，左旋薄荷醇(*1-mentho1*)，胡薄荷酮(pulegone)，α-松油醇(*α-terpineo1*)，己酸(*hexanoic acid*)，栊牛儿醇(*geranio1*)，苄醇(*benzyl alcoho1*)，苯乙醇(*phenethyl alcoho1*)，1-苯氧基-2，3-丙二醇(*1-phenoxy-2，3-propanedio1*)，茴香醛(*methoxy benaldehyde*)，7-壬内酯(*7-nonalactone*)，柏木醇(*cedro1*)，6，10-二甲基-十一烷-2-酮(*6，10-dimethy-2-undecanone*)，丁香油酚(*eugeno1*)，愈创薁醇(*guaio1*)，桉叶醇(*eudesmo1*)，4-叔丁基1，2-苯二酚[*4-(tert-butyl)benzenediol-1，2*]，二氢猕猴桃内酯(*dihydroactinidiolide*)，努特卡花柏酮(*nootkatone*)，2，3-二氢苯并呋喃(*2，3-dihydrobenzofuran*)，驱蛔素(*ascaridole*)。

【药理】 （1）**保肝利胆作用** 阴行草水煎液按l0g/kg、5g/gk给小鼠灌胃，用四氯化碳造成肝损伤，阴行草两个剂量组均可降低血清ALT，但对四氯化碳致肝损伤无明显影响。灌服阴行草浓缩煎液对麻醉犬和大鼠有明显的利胆作用。

（2）**降低血清胆固醇** 阴行草水煎液按10g/kg灌胃给药，具有明显的降低正常小鼠血清胆固醇的作用。

（3）**抗菌作用** 水煎剂试管内对金黄色葡萄球菌、炭疽杆菌、乙型链球菌、白喉杆菌、伤寒杆菌、绿脓杆菌和痢疾杆菌有不同程度的抗菌作用。

（4）**毒性** 阴行草水煎液一次性灌胃给药l30g/kg，2d后有少数小鼠出现轻度腹泻，观察7天，小鼠无死亡现象，其最大耐受量为成人临床用量的216.6倍。，阴行草总生物碱和总黄酮灌胃，对小鼠的LD_{50}分别为1.54±0.23g/kg和17.25±1.3g/kg。

【性味归经】 味苦，性凉。入肝、肾、肺、胃经。

【功用主治】 清热利湿，凉血止血，祛瘀止痛。主治湿热黄疸，肠炎痢疾、小便淋浊，痈疽丹毒，尿血，便血，外伤出血，痛经，瘀血经闭，跌打损伤，关节炎。

《滇南本草》："利小便，疗胃中湿热，痰发黄，或眼仁发黄，或周身黄肿，消水肿。"

《植物名实图考》："治饱胀，顺气化痰，发诸毒。"

《中国药用植物图鉴》："为活血、通经、止血剂。主治刀伤出血，出血性下痢。"

《上海常用中草药》："清热利尿。治小便短赤，黄疸，肝炎。"

《山东中草药手册》："破血通经，止血。治妇女痛经，瘀血经闭，尿血，跌打损伤，瘀血肿痛。"

《东北常用中草药手册》："活血，通经，祛瘀止痛。主治创伤性出血，便血，尿血，尿路结石，产后瘀血腹痛，关节炎。"

《吉林中草药》："行瘀，通淋。治淋浊，淋痛。"

《内蒙古中草药》："治肝炎，乳腺炎，疮痈肿毒，丹毒。"

《贵州草药》："解表，散寒热，利湿祛风。主治感冒咳嗽，漆疮。"

《安徽中草药》："清热利尿，治肠炎，痢疾，风疹。"

【用量用法】 内服：煎汤，9～15g，鲜品30～60g，或研末服。外用：研末调敷，适量。

【附方】 （1）**治急性黄疸型肝炎**：阴行草30g，煎服。

（2）**治肠炎、痢疾**：阴行草30g，委陵菜15g，煎服。（1～2方均出自《安徽中草药》）

（3）**治淋浊**：刘寄奴15g，白茯苓12g，水煎。--《吉林中草药》

（4）**治热闭，小便不利**：阴行草30～45g，水煎，调冬蜜服，日服1～2次。--《福建民间草药》

（5）**治白带**：阴行草30g，水煎，冲黄酒，红糖服。

（6）**治感冒，咳嗽** 阴行草9～15g，水煎服。（5～6方出均自《浙江民间常用草药》）

（7）**治刀伤出血**：刘寄奴适量，焙干，研末，敷患处。

（8）**治创伤疼痛**：刘寄奴、骨碎补、延胡索各9g，水煎服。（7～8方均出自《内蒙古中草药》）

（9）**治烧烫伤肿泡流水、局部皮肤灼焦**：刘寄奴、生地榆、大茴符等分。共研细末，香油调敷患处。--《吉林中草药》

（10）**治脚癣**：鲜阴行草适量，水煎洗患处。--《福建药物志》

婆婆纳

【别名】 婆婆纳《救荒本草》，狗卵草《百草镜》，双珠草《纲目拾遗》，双铜锤、双肾草《民间常用草药汇编》，卵子草《四川中药志》，石补钉《湖南药物志》，菜肾子、将军草、脾寒草。

【来源】 为玄参科植物婆婆纳 *Veronica didyma* Tenore 的全草。

【植物形态】 一年至二年生草本，铺散生长，有短柔毛。茎自基部分枝，下部伏生地面，斜上，高5～25㎝。叶在茎下部对生，上部互生，卵圆形或近圆形长宽约6～10㎜，边缘有 圆齿，基部圆形，有短柄。花单生于苞腋；苞片呈叶状；花柄长与苞片

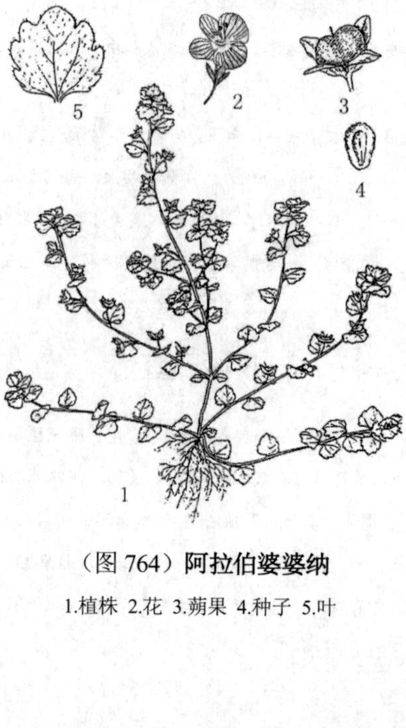

（图764）阿拉伯婆婆纳

1.植株 2.花 3.蒴果 4.种子 5.叶

相等或稍短；花萼4深裂几达基部，裂片卵形，长3～6mm；花冠淡紫色。蒴果近肾形，稍扁，密被柔毛，略比萼短，宽大于长，凹口成直角，裂片顶端圆，花柱与凹口齐或略过之；种子舟状深凹，背面有波状纵皱纹。花果期3～6月。见（图764）

【生长分布】 多生于路边、墙脚、荒草坪或菜园中。邹平各地均有分布。

【采收加工】 3～4月采，晒干或鲜用。

【性味归经】 味甘、淡，性凉。归肝、肾二经。

【功用主治】 补肾强腰，解毒消肿。主肾虚腰痛，疝气，睾丸肿痛，妇女白带，痈肿。

《百草镜》："治疝气，腰痛。"

《民间常用草药汇编》："固肾，止吐血，治小儿膀胱疝气。"

《四川中药志》："治妇女白带。"

【用量用法】 内服：煎汤，15～0g，鲜品60～90g，或捣汁饮。

【附方】 （1）**治疝气**：狗卵草鲜者二两，捣取汁，白酒和服，饥时服药尽醉，蒙被暖睡，待发大汗自愈。倘用干者，止宜一两，煎白酒，加紫背天葵五钱同煎更妙。--《濒察试效方》

（2）**治膀胱疝气白带**：卵子草、夜关门各一至二两，用二道淘米水煎服。--《重庆草药》

（3）**治睾丸肿**：婆婆纳、黄独，水煎服。--《湖南药物志》

凌霄花

【别名】 凌霄花《新修本草》，茇华《吴普本草》，紫葳华《博物志》，陵霄花《本草图经》，堕胎花《植物名。其图考》，藤萝花《天宝本草》，吊墙花《全国中草药汇编》，杜灵霄花《中药志》。

【名释】 《尔雅义疏》："凌霄引蔓于树，必造其巅。"言其高，其花故名凌霄花。

【来源】 为紫葳科植物凌霄 *Campsis grandiflora* (Thunb.) Loisel ex K.Schum.或美洲凌霄 *Campsis radicans* (L.) Seem.的花。

【植物形态】 （1）**凌霄** 又名紫葳《本经》，武威、瞿陵、陵居腹、鬼目《吴普本草》，陵苕《别录》，藤萝草《分类草药性》，倒挂金钟《岭南采药录》，白狗肠《广西民间常用草药手册》，上树蜈蚣、碎骨风《中药大辞典》，五爪龙、上树龙《全国中草药汇编》。 落叶木质藤本，借气根攀附于其他物上。茎黄褐色具棱状网纹，叶对生，奇数羽状复叶；叶轴长4～3cm；小叶柄长5～10mm，小叶7～9片，卵形至卵状披针形，长4～6cm，宽1.5～3cm，先端尾状渐尖，基部阔楔形，两侧不等大，边缘有粗锯齿，两面无毛，小叶柄着生处有淡黄褐色束毛。花序顶生，圆锥状，花大，直径4～5cm；花萼钟状，不等5裂，裂至筒之中部，裂片披针形；花冠漏斗状钟形，裂片5，圆形，橘红色，开展；雄蕊4，2长2短；子房上位，2室，基部有花盘。蒴果长如豆荚，具子房柄；2瓣裂。种子多数，扁平，有透明的翅。花期7～9月，果期8～10月。见(图765)

（2）**美洲凌霄** 别名厚萼凌霄，杜凌霄，美国凌霄花，硬骨凌霄。多年生木质藤本。羽状复叶对生；小叶7～11，卵形至卵状披针形，先端长尖，基部不对称，边缘有锯齿，下面脉间有细柔毛。由三出聚伞花序集成顶生圆锥花丛；花萼钟形，肉质，5裂占上部1/3，萼齿三角形；花冠鲜红色，漏斗状，直径约4cm，先端5裂，雄蕊4，二强；子房2室。蒴果长如豆荚。种子多数。花期7～10月，果期11月。见（图766）

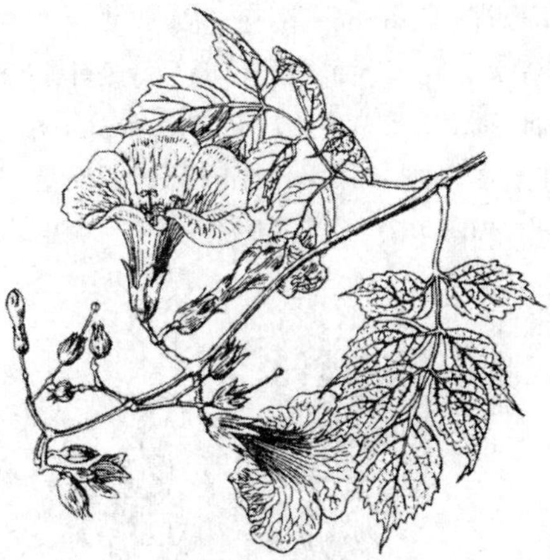

（图765）凌霄

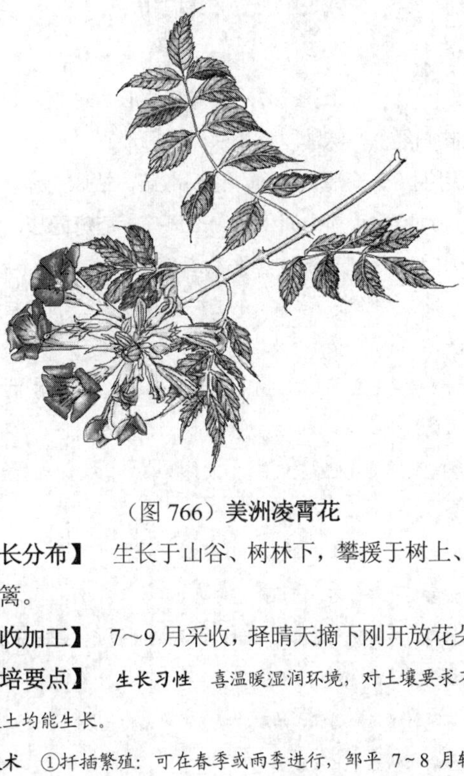

（图766）美洲凌霄花

【生长分布】 生长于山谷、树林下，攀援于树上、石壁上。邹平作绿篱。

【采收加工】 7～9月采收，择晴天摘下刚开放花朵，晒干。

【栽培要点】 **生长习性** 喜温暖湿润环境，对土壤要求不严，砂质壤土、粘壤土均能生长。

栽培技术 ①扦插繁殖：可在春季或雨季进行，邹平7～8月较适宜，截取较坚实粗壮的枝条，每段长10～16cm，扦插于砂床，上面用玻璃覆盖，以保持足够的温度和湿度，一般温度在23～28℃，插后20天即可生根。②压条繁殖：在7月间将粗壮的藤蔓拉到地表，分段用土堆埋，露出芽头，保持土湿润，约50天左右即可生根，生根后剪下移栽。③分根繁殖：宜在早春进行，即将母株附近由根芽生出的小苗挖出栽种。

田间管理 初栽的小苗要注意浇水、松土、除草，5月中旬或6月初可追肥1次，以提高花的产量。

【性状鉴别】 （1）**凌霄花** 花多皱缩卷曲，完整者长3～5.5cm；花萼钟状，长约2cm，棕褐色或棕色，质薄，先端不等5深裂，裂片三角状披针形，萼筒表面有10条纵脉，其中5条明显；花冠黄棕色或棕色，完整者展开后可见先端5裂，裂片半圆形，下部联合成漏斗状，表面可见细脉纹，内表面较明显；冠生雄蕊4，二强，花药呈“个”子形，黑棕色；花柱1枚，柱头圆三角形。气微香，味微苦、酸。见(图767)

（2）**美洲凌霄花**　多皱缩或折叠，长5～8cm。花萼长1～2cm，筒部直径5～6cm，暗棕色，质厚，裂片长约占1/3，三角形，无纵脉纹。花冠外面红棕色，近裂片处有棕色小点（大型腺毛）；内面暗棕色；裂片宽1.7～2.5cm；雌蕊1枚，子房上位，2室，胚珠多数，柱头2裂呈扁的长圆形，常反卷。气微香，味微苦而略酸。见(图767)

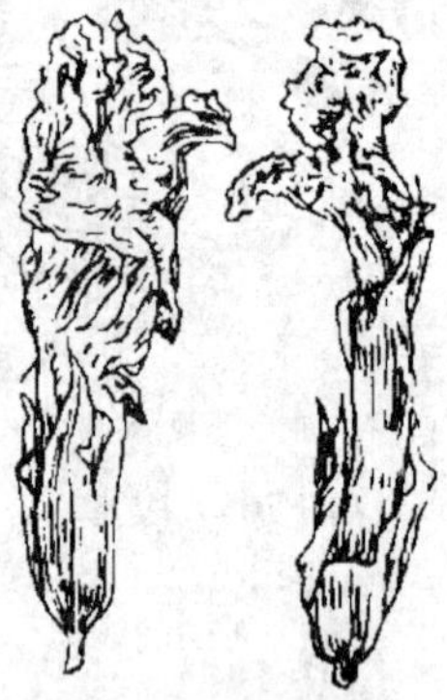

（图767）**凌霄花外形**

【性味归经】　味酸，性微寒。归肝经。

【功用主治】　清热凉血，化瘀散结，祛风止痒。主治血滞经闭，痛经，癥瘕，崩中漏下，血热风痒，疮疥隐疹，酒齄鼻。

《本经》：“主妇人产乳余疾，崩中.癥瘕血闭，寒热羸瘦，养胎。”

《药性论》：“主热风，风痫，大小便不利，肠中结实，止产后奔血不定，淋沥，安胎。”

《日华子》：“治酒齄热毒风，刺风，妇人血膈游风，崩中带下。“治热风身痒，游风风疹，治瘀血带下。”

《本草图经》：“入妇人血崩风毒药，又治少女血热风毒，四肢皮肤生隐疹，并行经脉。”

《履嵫岩本草》：“降诸草毒。”

《本草汇言》：“行血闭，通血络之药也。”

《医林纂要·药性》：“缓肝风，泻肝热，去血中伏火。治诸血热生风之证，治肝风巅顶痛。”

《天宝本草》：“行血通经，治跌打损伤，痰火脚气。”

《杭州药用植物志》：“治咳嗽。”

【临床应用】　（1）**用于血滞经闭、经行腹痛、月经不调、崩漏等**。凌霄花辛散，能活血破瘀通经，常用于各种血行不畅所致之月经不调诸症，可单用，也可与当归、红花、赤芍等活血化瘀药同用，如《鸡峰普济方》紫葳散。若血瘀较重，妇人闭经，且脐暖绞痛，又可与三棱、莪术等破血消积药同用。《丹溪纂要》用本品为末，温酒送服，继服四物汤，治疗血崩，盖取祛瘀生新，使血归经之义。

（2）**用于癥瘕积聚治疗**。《杨氏产宝》用本品配干漆、当归、熟地等治妇女血闭不行，或干血痨，寒热不止，羸瘦少食等。《金匮要略》鳖甲煎丸于破瘀消瘕、散结补虚药中加用本品，以治疗疟母。此外，粗气刺痛、跌打损伤所致的瘀血疼痛，皆可用本品治疗。

（3）**用于血热周身瘙痒、疮疥隐疹**。凌霄花性寒清热，且入血分，有凉血祛风之功，擅治血热生风所致皮肤疾患，如《医学正传》用本品为末，洒凋服，治通身风痒；《本草述》用本品与苍耳叶同用，治游风风疹、肺经风热引起的酒齄鼻，《百一选方》以本品佐山栀子等分，为末调服，也可和密陀僧末调涂。此外，本品与清热燥湿之品同用，还可用治湿热疥癣、湿疹，《证治准绳》治风湿兼热生诸癣之凌霄花散，即取本品配黄连、白矾、雄黄等共研末调搽；《摘玄方》治妇女阴癣、阴疮，用本品为末，鲤鱼胆调搽。

《得宜本草》：“得地龙、僵蚕、全蝎，治大风疠疾。”

《得配本草》：“浸好酒，治粪后血；调鲤鱼胆，搽阴户疮。”

【用量用法】　内服：煎汤，3～6g，或入散剂。外用：研末调涂，或煎汤熏洗，适量。

【使用注意】　气血虚弱、内无瘀热及孕妇慎服。

《药性沦》：“畏卤碱。”

《品汇精要》：“妊娠不可服。"

《纲目》：“花不可近鼻闻，伤脑。花上露入目，令人昏蒙。”

《本草经疏》：“紫葳长于破血消瘀，凡妇人血气虚者一概勿施，胎前断不宜用。”

《本草汇言》：“其性利而善攻，走而不守，破血行血是其专职，虚人禁用。”

《药性切用》：“无瘀勿用，孕妇尤忌。”

【附方】　（1）**治妇人、室女月候不通，脐腹疼痛，一切血疾**：紫葳二两，当归、莪(蓬莪术)各一两。上为细末，空心冷酒调下二二钱，如行十里许，更用热酒调一服。--《鸡峰普济方》之“紫葳散”

（2）**治女经不行**：凌霄花为末，每服二钱，食前温酒下。--《徐氏胎产方》

（3）**治妇人血闭不行，或干血劳，渐羸瘦少食，寒热癥瘕**：用凌霄花二两，干膝五钱，俱酒炒，当归身、白术、枸杞子、黄芪、川芎各二两，俱为末，怀熟地四两，酒煮捣膏为丸，梧子大。每早服五钱，酒送下。--《本草汇言》引《杨氏产宝方》

（4）**治崩中漏下血**：凌霄花末，温酒服方寸匕，日三。--《广利方》

（5）**治消渴，饮水过多不瘥**：凌霄花一两，捣碎。以水一大盏半，煎至一盏，去滓，分温三服。--《圣惠方》

（6）**治痫疾**：凌霄花一味为细末，每服三钱，温酒调下，空心服。每服药时解开头发，用木梳不住手梳，以冷水一大碗，在侧含口中，水温即换，以碗水尽即住梳。如此服四十九日。--《传信适用方》

（7）**治婴儿百日内无故口青，不饮乳**：用凌霄花、大蓝叶、芒硝、火黄等分为末，以羊髓和丸梧子大，每研一丸，乳送下，便能吃乳，热者可服，寒者忌之。--《普济方》

（8）**治通身痒**：凌霄花为末，酒调服一钱。--《医学正传》

（9）**治风瘙瘾疹**：①凌霄花三两，蒴藋根(锉)半斤。上用水七升，煮取三升，滤去滓，入白矾末二两搅匀，以绵渍频拭于疹上，后煮槐柳汤浴之。--《普济方》　②紫葳(去心，瓦上焙)一两，附子(炮裂，去皮脐)半两。上二味，捣罗为散。每服一钱匕，蜜酒调下，日二。--《圣济总录》之“紫葳散”　③凌霄花、白扁豆、甘草各等分。上为细末。每用一字或半钱，蜜汤调服。--《小儿卫生总微论方》之“三奇散”

（10）**治疠风**：蝉壳、地龙(炒)、白僵蚕、全蝎各七个，凌霄花半两。上为极细末，每服二钱，酒调下，于浴室内常在汤中住一时许，服药效。--《洁古家珍》之“凌霄散”

（11）**治皮肤湿癣**：凌霄花、羊蹄根各等量，酌加枯矾，研末搽患处。--《上海常用中草药》

（12）**治肺有热风，鼻生皶疱**：凌霄花半两(取末)，硫黄一两(别研)，腻粉一钱，胡桃四枚(去壳) 先将前三味和匀，后入胡桃肉，同研如膏子，用生绢蘸药，频频揩之。--《杨氏家藏方》之“紫葳散”

（13）**治酒皶鼻**：①凌霄花、山栀子等分，为细末。每服二钱，食后茶调下，日进二服。--《百一选方》 ②凌霄花为末，和蜜陀僧用唾调敷。--《丹溪治法心要》

（14）**治大孕诸般丹毒**：凌霄花、万州黄各一分，苎根(切，焙)半两。上药杵烂，以酒和蜜同调服少许，仍涂丹上，立效。--《证治准绳》

（15）**治一切疮疖**：凌霄花、拒霜叶各等分。上二味，净洗阴干为末，以水调涂肿处，即时内清。如已结实，即便脓溃。--《叶氏录验方》

（16）**治癣积年** 凌霄花末，以羊蹄根蘸药，搽之甚妙。--《普济方》

（17）**治妇人阴疮** 紫葳为末，用鲤鱼脑或胆调搽。--《摘玄方》

角蒿

【别名】 角蒿《雷公炮制论》，莪蒿、萝蒿《救荒本草》，羊角草《东北植物药图志》，羊角蒿《东北常用中草药手册》，羊羝角棵《北方常用中草药手册》，落豆秧、透骨草、草藤《吉林中草药》，大力草、野芝麻、老鹳嘴棵、鳖肚草、独角虎《河南中草药手册》，羊犄角《内蒙古中草药》，鸡嘴儿《中沙药植》，猪牙菜《云南中药资源名录》，大一枝蒿(陕西)。

【来源】 为紫葳科植物角蒿 *IncarviNea sinensis* Lam.的全草。

【植物形态】 一年生至多年生草本。茎直立，高15～80em，具分枝，有细条纹，被微毛。根近木质而分枝。叶互生；叶柄长1～3cm；叶片二至三回羽状细裂，形态多变异，小叶不规则细裂，末回裂片线状披针形，具细齿或全缘。顶生总状花序，疏散，长达20cm；花梗长1～5mm；小苞片绿色，线形，长3～5mm；花萼钟状，绿色带紫红色，长、宽均约5mm，萼齿间皱褶2浅裂；花冠淡玫瑰色或粉红色，有时带紫色，钟状漏斗形，先端5裂，裂片圆形；雄蕊4，二强，花药成对靠合；子房上位，2室，柱头2裂。蒴果淡绿色，细圆柱形，先端尾状渐尖，长3.5～5.5(～10)cm，粗约 5mm。种子扁圆形，细小，直径约 2mm，四周具透明的膜质翅，先端具缺刻。花期5～9月，果期8～10月。见（图768）

【生长分布】 生于向阳山坡、路边、草丛。邹平南部山区有分布。

【采收加工】 夏、秋季采收，切段，晒干。

【性状鉴别】 全草长30～100cm。茎圆柱形，多分枝，表面淡绿色或黄绿色，略具细棱或纵纹，光滑无毛；质脆，易折断，断面黄白色，髓白色。叶多破碎或脱落，茎上部具总状排列的蒴果，呈羊角状，长4～9.8cm，直径0.4～0.6cm，多开裂，内具中隔。种子扁平，具膜质的翅，气微，味淡。

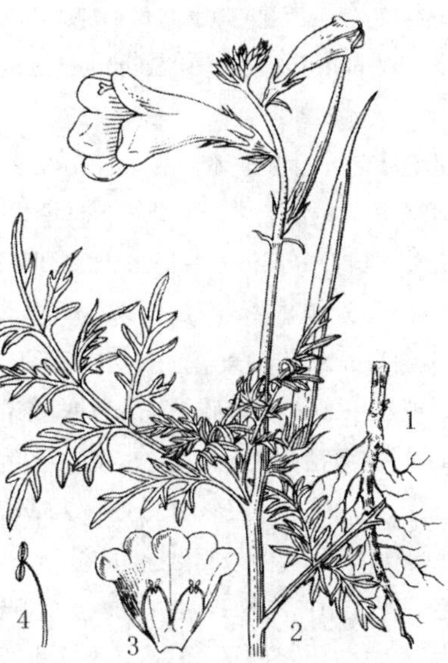

（图768）**角蒿**

1.植株下部 2.植株上部 3.花冠展开示雄蕊 4.雄蕊

【理化鉴别】 取全草粗粉2g，加入95%乙醇20ml，水浴回流10分钟，滤过，供下述试验：

（1）取滤液lml，加入1%三氯化铁乙醇液数滴，产生绿色。(检查酚性成分)

（2）取滤液lml，加入浓盐酸4～5滴，加少量镁粉，在水浴上加热，产生红色。(检查黄酮成分)

【主含成分】 地上部分含生物碱：角蒿酯碱(*incarvine*)A、B、C，角蒿原碱(*incarvilline*)，角蒿特灵酯碱(*incarvillateine*)。

【性味归经】 味辛、苦，性寒，小毒；归肝、脾、胃、肾四经。

【功用主治】 祛风湿，解毒，杀虫。主治风湿痹痛，跌打损伤，口疮，齿龈溃烂，耳疮，湿疹，疥癣，阴道滴虫病。

《新修本草》：“主干湿䘌 诸恶疮有虫者。”

《本草衍义》：“治口齿绝胜。”

《黑龙江常用中草药手册》：“治干湿皮疹，阴道滴虫病，疥疮，齿龈腐烂及耳疮，烧灰涂擦；治风湿痹痛，筋骨疼痛，煎汤熏洗。”

《青岛中草药手册》：“主治风湿性关节痛，跌打损伤，脚癣。”

【用量用法】 外用：烧存性研末掺，或煎汤熏洗，适量。

【附方】 （1）**治齿龈宣露**：角蒿灰夜敷龈间使满，勿食油。--《千金要方》

（2）**治齿䘌宣露方**：角蒿灰、胡桐律各一两，麝香一钱。上药都细研令匀。夜后敷于齿根令满，来日早以盐汤漱口。--《圣惠方》

（3）**治口中疮久不瘥，入胸中并生疮**：角蒿灰敷之，有汁吐之，不得咽也。--《千金要方》

（4）**治月蚀耳疮**：(角)蒿灰掺之良。--《濒湖集简方》

黑芝麻

【别名】 黑芝麻《纲目》，胡麻、巨胜《本经》，藤弦《广雅》，狗虱《吴普本草》，鸿藏《别录》，乌麻、乌麻子《千金要方》，油麻、油麻子《食疗本草》，黑油麻《外台》，脂麻《本草衍义》，巨胜子《品汇精要》，黑脂麻《纲目》，乌芝麻《本草新编》，小胡麻《中国药学大辞典》。

【来源】 为胡麻科植物芝麻 *Sesamum indicum* L.的黑色种子。

【植物形态】 一年生争本，高 80～180cm。茎直立，四棱形，棱角突出，基部稍木质化，不分枝，具短柔毛。叶对生，或上部者互生；叶柄长 1～7cm；叶片卵形、长圆形或披针形，长 5～15cm，宽 l～8cm，先端急尖或渐尖，基部楔形，全缘、有锯齿或下部叶 3 浅裂，表面绿色，背面淡绿色，两而无毛或稍被白色柔毛。花单生，或 2～3 朵生于叶腋，随着植株长高节节而开，花的直径 1～1.5cm；花萼稍合生，绿色，5 裂，裂片披针形，长 5～10cm，具柔毛；花冠筒状，唇形，长 1.5～2.5cm，白色，有紫色或黄色彩晕，裂片圆形，外侧被柔毛；雄蕊 4，着生于花冠筒基部，花药黄色，呈矢形；雌蕊 1，心皮 2，子房圆锥形，初期呈假 4 室，成熟后为 2 室，花柱线形，柱头 2 裂。蒴果椭圆形，长 2～2.5cm，多 4 棱或 6、8 棱，纵裂，初期绿色，成熟后黑褐色，具短柔毛。种子多数，卵形，两侧扁平，黑色、白色或淡黄色。花期 5～9 月，果期 7～9 月。见(图 769)

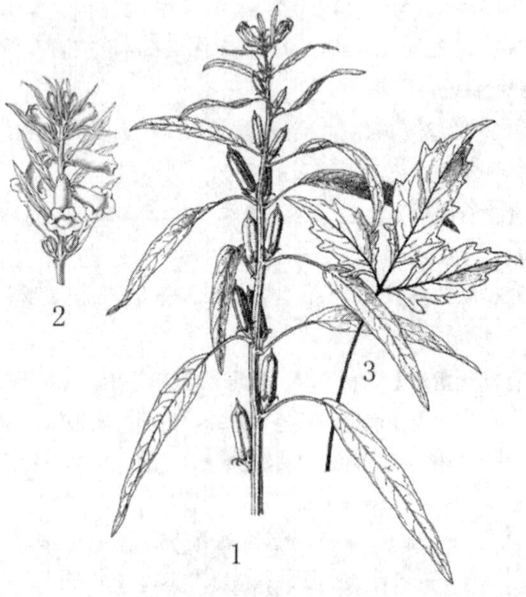

（图 769）**芝麻**

1.植株（示果实） 2.花随植株生长节节而开 3.基生叶

【生长分布】 原产于亚热带。邹平各地广泛种植。

【采收加工】 8～9 月果实成黄黑时采收，割取全株，捆扎成小把，顶端向上，晒干，打下种子，除去杂质后再晒。

【性状鉴别】 种子呈扁卵圆形，一端稍圆，另一端尖，长 2～4mm，宽 1～2mm。厚 1mm，表面黑色，平滑或有网状皱纹，于放大镜下可见细小疣状突起，边缘平滑或呈棱状，尖端有棕色点状种脐。种皮薄，纸质。胚乳白色，肉质，包于胚外成一层膜，胚较发达，直立，子叶二枚，白色，富油性。气微弱，味淡，嚼之有清香味。

【炮制】 **炒黑芝麻**：取净黑芝麻，置锅内，用文火炒至有爆裂声，并有香气逸出时，取出放凉。

饮片性状：形如黑芝麻，微鼓起，外表黑色，有焦香气。

【理化鉴别】 取本品 1g，研碎，加石油醚(60～90℃)10ml，浸泡 lh，倾取上清液，置试管中，加含 0.1g 蔗糖的盐酸 10ml，振摇 30s，酸层显粉红色，静置后，渐变红色。(检查芝麻酚)

【显微鉴别】 种子横切面：种皮最外为 1 列栅状细胞，外壁向外凸出呈圆头状，细胞内充满黑色素，并含一个大形的草酸钙球状结晶体；向内为一列扁长方形薄壁细胞，胞腔内常见分散的小柱晶，再向内为压扁的外胚乳残余细胞；内胚乳为 3～4 列薄壁细胞，多角形。子叶呈双面型，上表皮之下为圆柱形的栅栏细胞。胚乳与胚的细胞内均充满淀粉粒和脂肪油。见（图 770）

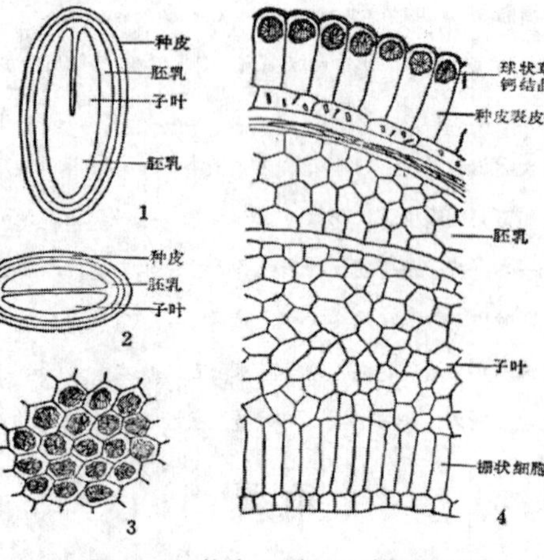

（图 770）**芝麻（种子）横切面图**

1.种子纵切面 2.种子横切面 3.表皮细胞顶面观 4.种子横切面详图

【主含成分】 种子含脂肪油，为油酸(*oleic acid*)，亚油酸(*1inoleic acid*)，棕榈酸(*palmitic acid*)，硬脂酸(*stearic acid*)，花生酸(*arachidic acid*)，二十四烷酸(*1ignoceric acid*)，二十二烷酸(*behenic acid*)的甘油酯，芝麻素(*sesamin*)，芝麻林素(*sesamolin*).芝麻酚(*sesamol*)，维生素(*vitamin*)E，植物甾醇(*phytostero1*)，卵磷脂(*1ecithin*)，叶酸(*folic acid*)，尚含脂麻甙(*pedaliin*)，蛋白质，车前糖（*planteose*），芝麻糖（*sesamose*），磷钾、细胞色素（*cytochrome*）C，多量草酸钙。

【药理】 （1）**降血糖等作用** 大鼠口服种子提取物，可降低血糖，增加肝脏及肌肉中糖原含量，但大量则降低糖原含量。以黑芝麻浦 0.2ml/100g 喂饲大鼠 10 天，可增加肾上腺中维生素 C(抗坏血酸)及胆固醇含量，组织化学的检查也证明，肾上腺皮质功能受到某种程度的抑制；特别是妊娠后期，维生素 C 含量的增加更明显，黑芝麻油给正常或去势大鼠注射，有增加血细胞比存的倾向，全草的水提物对离体豚鼠子宫有兴奋作用。种子有致泻作用。

（2）**延缓衰老作用** 用加速衰老的模型小鼠(SAM-P/1)一组给予含 25％酪蛋白和 10％玉米油，另一组给予 20％黑芝麻粉(含油 l0％)和 21％酪蛋白。给予黑芝麻组的小鼠与对照组比较衰老现象推迟发生，肝脏和睾丸中脂褐质水平略低于对照组，而血浆中生育酚含量略高于对照组。

（3）**毒性** 榨油后的饼对家畜有毒，可引起绞痛、震颤、呼吸困难、胀气、咳嗽及抑制。小牛喂食过多的黑芝麻则发生湿疹、脱毛及瘙痒。

【性味归经】 味甘，性平。归肝、脾、肾经。

【功用主治】 补益肝肾，养血益精，润肠通便。主治肝肾不足所敛的头晕耳鸣、腰脚痿软、须发早白、肌肤干燥，肠燥便秘，妇人乳少，痈疮湿疹，风癞疬疡，小儿瘰疬，汤火伤，痔疮。

《本经》："主伤中，虚羸，补五内，益气力，长肌肉，填脑髓。久服轻身不老。”

《抱朴子》：“饵服之不老，耐风湿。”

《别录》：“坚筋骨，疗金疮、止痛及伤寒，温疟，大吐后虚热羸困，明耳目，耐饥渴，延年。”

《新修本草》：“生嚼涂小儿头疮及浸淫恶疮。”

《食疗本草》：“润五脏，主火灼，填骨髓，补虚气。”

《食性本草》：“疗妇人阴疮，初食利大小肠，久服即否，去陈留新。”

《日华子》：“补中益气，养五脏，治劳气，产后羸困。耐寒暑，止心惊，催生落胞，逐风温（‘温’字《纲目》作‘湿’）气、游风，头风。补肺气，润五脏，填精髓。细研涂发令长。”

《食鉴本草》（宁原）：“行风气，通血脉，去脑风，泽肌肤。”

《本草新编》：“益元阳，兴阴茎，最生津液，入口即生。”

《本经逢原》：“益脾滋肺，降心包之火，滋肝木之阴。”

《玉楸药解》：“补益精液，润肝脏，养血舒筋。疗语謇、步迟、皮燥发枯、髓涸肉减、乳少、经阻诸证。医一切疮疡，败毒消肿，生肌长肉。杀虫，生秃发”

《医林纂要·药性》：“黑色者能滋阴，补肾，利大小肠，缓肝，明目，凉血，解热毒。赤褐者交心肾”

《得配本草》：“治尿血.祛头风，敷诸毒不合，并阴痒生疮。”

《广西民族药简编》：“爵服治产后出血、吐血。”

【临床应用】 （1）**用于肝肾虚弱，精血不足之头晕耳鸣，腰酸肢软，视物模糊，须发早白，筋骨痿软**。黑芝麻性平甘润，入肝肾血分，功能补肝益肾，益精血，乌须发，明耳目。因药力平和，香美可口且不伤脾胃，常单用作食疗药久服，临床为增强疗效，亦常配熟地、首乌、黄精等补肝肾药同用；或配用桑叶，如《医级》桑麻丸。肝血虚，风阳上扰之眩晕头痛者，则宜配菊花、石决明、枸杞等养血平肝潜阳。产妇血虚乳少，单用，或配伍黄芪、当归、穿山甲等补血益气通乳药同用。《寿亲养老新书》巨胜酒，以本品配干地黄、薏苡仁以益精强骨，舒筋活络，用于风虚痹弱，四肢乏力，腰膝疼痛。《外台》引《广济方》用之配生地黄、桃仁治疗白癜风，《方脉正宗》配白术、威灵仙用于一切风湿腰腿疼重及游风行止不定，皆取其养血祛风之意。

（2）**用于肠燥便秘**。黑芝麻质润性滑，能泽枯润燥。不论老人或病后、产后，凡津枯血少所致之便秘，皆可用本品炒研，酌加蜂蜜冲服，也可配合火麻仁、当归、肉苁蓉等煎服，或与杏仁、大黄合用，如《景岳全书》麻仁凡。

（3）**用于小儿瘰疬、天火丹、乳痈肿痛、疔疮湿疹、汤火伤及疮疡久溃不合**。黑芝麻生品外用，有解毒消肿，生肌止痛之功。

《嘉祐本草》：“合苍耳子为散，服之，治风癞。”

《本草经疏》：“一味九蒸九曝，加茅山苍术，乳蒸晒三次作丸，能健脾润燥，益气延年。”

《得宜本草》：“得桑叶，逐风湿，坚筋骨。”

《本草从新》：“得白术并行为胜。”

《得配本草》：“得蔓荆，治热淋茎痛；得白蜜蒸饵，治百病；配连翘，治小儿瘰疬；嚼生芝麻、绵包，与儿呷之下胎毒。”

【用量用法】 内服：煎汤，9～15g，或入丸、散。外用：煎水洗浴或捣敷，适量。

【使用注意】 便溏者禁服。

《冯氏锦囊·药性》：“生者过寒，多食发冷疾及脾胃虚寒作泻者忌之。”

《本草从新》：“胡麻服之令人肠滑。精气不固者亦勿宜食。”

《得配本草》：“精滑、脾滑、牙疼、口渴四者禁用。”

《本草求真》：“下元不固而见便溏、阳痿、精滑、白带，皆所忌用。”

【附方】 （1）**除痹，益精，补髓壮气力**：巨胜一石，拣择令净，上甑盖气遍下，曝令干，如此九遍。上件捣碎为末，炼蜜和丸，如弹子大，每服一丸，以温酒化破服之，日三服。--《圣惠方》

（2）**益寿延年，去客热**：胡麻子、白茯苓(去黑皮)、生干地黄(焙)、天门冬(去心，焙)各八两。上四味，捣罗为细散。每服方寸匕，食后温水调下。--《圣济总录》之“胡麻散”

（3）**治肝肾不足，时发目疾，皮肤燥涩，大便闭坚**：桑叶(经霜者，去梗筋，晒枯)、黑芝麻(炒)等分。为末，以糯米饮捣丸(或炼蜜为丸)。日服四五钱，勿间断，自效。--《医级》之“桑麻丸”

（4）**治风虚湿痹，脚膝无力，筋挛急痛**：巨胜(炒)三升，薏苡仁一升，生干地黄(切)半升。上以生绢袋盛，用酒二升浸，经三五宿，妊性暖服之。--《食医心镜》之“巨胜酒”

（5）**治一切风湿，腰脚疼重，并游风行止不定**：胡麻一斤，白术八两，威灵仙(酒炒)四两。共研为末，每早服五钱，白汤调下。--《方脉正宗》

（6）**治暑毒**：新胡麻一升，微炒令黑色，取出摊冷，碾末，新汲水调三钱，又或丸如弹子，新水化下。--《经验后方》之“救生散”

（7）**治白发还黑**：乌麻，九蒸九暴，末之，以枣膏丸服之。--《千金要方》

（8）**治风眩，能返白发为黑**：巨胜子、白茯苓、甘菊花等分，炼蜜丸如梧子大，每服三钱，清晨白汤下。--《医灯续焰》之“巨胜丸”

（9）**治偶感风寒**：脂麻炒焦，乘热，擂酒饮之，暖卧取微汗出良。--《纲目》

（10）**治妇人乳少**：脂麻炒研，入盐少许食之。--《纲目》引唐氏方

（11）**治大便秘结，胃实能食，小便热赤者**：芝麻四两(研取汁)，杏仁四两(去皮、尖，研如泥)，大黄五两，山栀十两。上为末，炼蜜入麻汁，和丸桐子大，每服五十丸，食前白汤下。--《景岳全书》之“麻仁丸”

（12）**治小儿赤白痢**：油麻子一撮许(炒令香)。上一味，捣末，以蜜作浆调与服。--《外台》引刘氏方

（13）**治小便尿血**：胡麻三升，杵末，以东流水二升浸一宿，平旦绞汁，顿热服。--《千金要方》

（14）**治胎孕足月，过期不产**：用胡麻蒸熟，日服三合，干嚼化，白汤送下。不惟善能催生下胞平速，且无一切留难诸疾。--《方脉正宗》

（15）**治卒腰痛，连脚膝疼**：胡麻(新者)三合，附子(炮裂，去皮脐)一两。上件药，熬胡麻令香，同捣罗为散，每于食前，以温酒调下二钱。

（16）**治热淋茎痛**：乌麻子、蔓菁子各五合。上件药同炒令黄色，一处研用，绯绢袋盛，以井华水三升，浸，每于食前，温一小盏服之。（15～16 方均出自《圣惠方》）

（17）**治脚气**：用乌麻五升，微熬，捣碎。以酒一斗，渍之一宿。随所能饮之，尽，更作，甚良。--《普济方》之“乌麻酒”

（18）**治小儿天火丹，发遍身赤如绛色**：油麻五分，生鲫鱼半斤。上件药

捣如泥，涂在丹上，燥复涂之。--《圣惠方》

（19）**治疬疡风**：油麻不拘多少(净择，生用)。上一味，取半合，生细嚼，用热酒三合至五合下，每空心午时夜卧各一服，渐加至一合，服一百日疾愈。--《圣济总录》之“油麻散”

（20）**治小儿瘰疬**：脂麻(炒)、连翘(微炒)等分。共为末，频频食之。--《简便单方》

（21）**治乳疮肿痛**：用芝麻一合炒焦，研细，以灯盏油调涂。--《卫生易简方》

（22）**治痔疾**：胡麻去皮，九蒸暴，白茯苓去皮，入少白蜜为美，杂胡麻食之甚美，如此服食多日，气力不衰而痔渐退。--《古今医统》之“茯苓面”

（23）**治白癜风**：黑油麻一大升，生地黄五大两，桃仁(去两仁、皮尖，熬)三十枚。上三味，先退去油麻皮蒸之，日暴干，又蒸之，如此九度讫。又暴取干，捣令极碎。然后捣地黄、桃仁，罗之，即总相和，加少蜜令相著。一服一匙，日再服，和酒吃，空吃亦得，兼食诸肺尤妙。忌芜荑、热面、猪、蒜、油腻等。--《外台》引《广济方》

（24）**治大风癞疾**：胡麻半斤，天麻二两，乳香三分(别研)。上三味，捣罗二味为细散，入乳香和匀。每服二钱匕，用荆芥、腊茶调下。慎房室、盐、酒一百日。--《圣济总录》之“胡麻续肌散”

（25）**治丁肿**：胡麻(烧灰)、针砂各半两、卜二味，和研令细，用醋调如糊，涂敷肿上，日三易差。--《簪济总录》之“胡麻涂敷方”

（26）**治沸汤煎膏所烧火烂疮**：熟捣电胡麻如泥，以厚涂疮上。

（27）**治齿痛**：胡麻五升，水一斗，煮取五升，含漱吐之。

（28）**治阴痒生疮**：嚼胡麻敷之。（26~28方均出自《肘后疗》）

（29）**治脓溃后疮不合**：炒乌麻令黑，熟捣敷之。--《千金要方》

猫耳草

【别名】 猫耳草《浙江药用值物志》，石胆草《滇南本草》，猫耳朵、牛耳草、翻魂草《植物名实图考》，蝴蝶草《全展选编·传染病》，铁鹞子、石花子《陕西草药》，八宝茶《中国高等植物图鉴》，旋蒴苣苔《中国埴物志》，猫爪七、菜蝴蝶、牛舌头《浙江药用值物志》，小号病毒草《福建药物志》，四瓣草《河北中医》，地虎皮、地膏药、还魂草(云南)。

【来源】 为苦苣苔科植物旋蒴苣苔 *Boea hygrometrica* (Bunge) R.Br.的全草。

【植物形态】 多年生草本。叶均基生，呈莲座状；叶无柄；叶片厚，近革质；圆卵形、卵形或近圆形，长1.8～7cm，宽1.2～7.5cm，先端钝圆形，基部略狭成楔形，边缘具齿或波状，上面被伏白色长柔毛，下面被有白色或淡褐色绒毛，脉上尤密。花葶1～2，高7～14cm，密被短伏毛；聚伞花序有2～10花；花序梗长10～18cm，被短柔毛和腺状柔毛；苞片2，卵形，长约11mm；花萼钟状，5深裂，裂片三角形，近相等；花冠白色或淡红色，钟状筒形，长1～1.5cm，外面疏被短毛，檐部二唇形，上唇2裂，裂片长圆形，下唇3裂，宽卵形或卵形；雄蕊2，内藏，花丝扁平，花药连着，退化雄蕊3，极小；子房卵状长圆形，被短柔毛，花柱伸出花冠，柱头头状。蒴果长圆形，长3～4cm，外面被短柔毛，螺旋状卷曲。种子卵圆形。花期7～8月，果期8～10月。见下（图771）

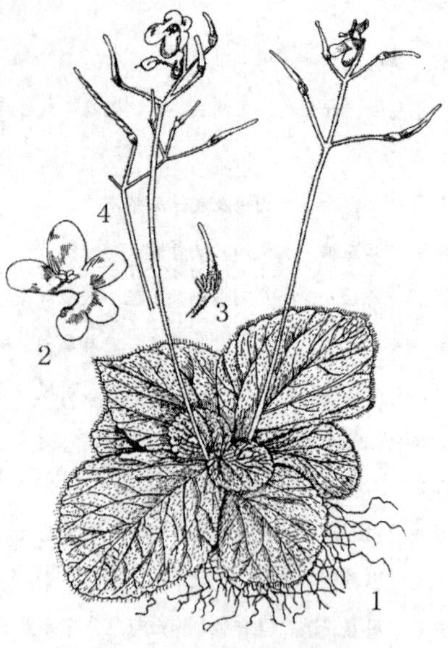

（图771）**旋蒴苣苔**

1.植株 2.花冠展开 3.花萼及雌蕊 4.蒴果

【生长分布】 生于山坡、山谷、林下岩石潮湿处。邹平南部山区摩诃山群有分布。

【采收加工】 全年均可采，鲜用或晒干。

【性味归经】 味微苦，性平。归肺经。

【功用主治】 散瘀止血，清热解毒、化痰止咳。主治吐血，便血，外伤出血，跌打损伤，聤耳，咳嗽痰多。

《陕西中草药》：“止血，消炎，强筋健骨.主治胃肠道出血，外伤出血，跌打损伤。中耳炎，劳伤，筋骨酸痛.”

《山西中草药》：“活血，解毒。”

【用量用法】 内服：煎汤，9～15g，或研粉冲服，每次3g，或或浸酒饮。外用：研粉撒，或鲜品捣敷，适量。

【附方】 （1）**治中耳炎耳痛**：鲜牛耳草适量，捣汁，滴耳。--《山西中草药》

（2）**治疗慢性支气管炎**：用四瓣草(苦苣苔科牛耳草)糖浆治疗慢性支气管炎190例。每日2次，每次25ml(每1ml含生药1g)空腹内服，10天为1疗程。一般服药1~2个疗程，最长6个疗程，结果除6例(2例消化道反应，4例未坚持服药)无效外，184例开始减轻或改善的时间为1星期左右，10天后咳嗽减轻或停止，痰量减少，喘鸣减轻。疗程结束后，X线复查均转阴性。190例患者疗效，临床控制63例，占33.16%，显效44例，占23.16%，好转77例，占40.53%，无效6例，占3.16%，总有效率96.84%。--《河北中医》田广秀，等，1985，(3)：40

列当

【别名】 列当《开宝本草》，草苁蓉《新修本卓》，栗当《食医心镜》，花苁蓉《日华子》，裂马嘴《中国高等植物图鉴》，紫花列当《中药大辞典》，兔子拐杖《东北药用植物志》，独根草《河北药材》，兔子腿《辽宁经济植物》，降魔杆、蒿枝七星(云南)。

【名释】 《小尔雅》：“列，次也。”本品与肉苁蓉相似，《群芳谱》：“以其功劣于肉苁蓉，故谓之列当。”

【来源】 为列当科植物列当 *Orobanche coerulescens* Steph.

的全草。

【植物形态】 二年生或多年生寄生草本，根状茎肥厚，高10～40cm。全株密被蛛丝状长绵毛。茎直立，不分枝，基部常膨大。叶卵状披针形，长1.5～2cm，宽5～7mm，生于茎下部的较密集，上部的渐变稀疏，干后黄褐色；花多数，排列成穗状花序，长10～20cm；苞片2，卵状披针形，先端尖锐；花萼5深裂，萼片披针形或卵状披针形，长约为花冠的1/2；花冠蓝紫色，长1.5～2cm.下部为筒形，上部稍弯曲，具2唇，上唇宽，先端常凹成2裂，下唇3裂，裂片卵圆形；雄蕊4，二强，花药无毛，花丝有毛；雌蕊1；子房上位，花柱比花冠稍短或略等长，柱头膨大，黄色。蒴果2裂，卵状椭圆形，具多数种子.花期6～8月，果期8～9月。见(图772)

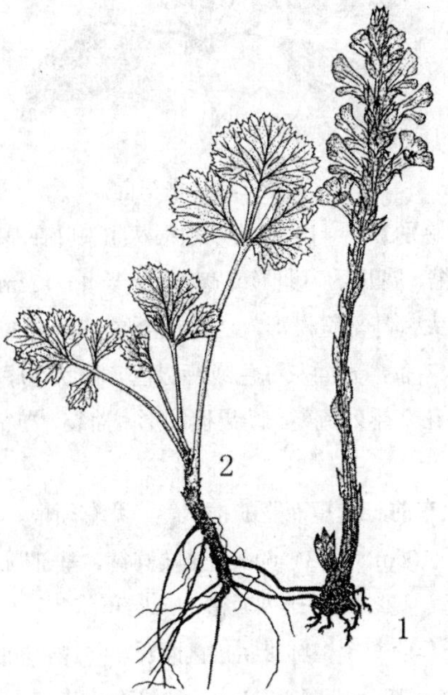

（图772）**列当与寄主植物**

1.列当 2.寄主南牡蒿

【生长分布】 生于干旱山坡，常寄生于菊科蒿属植物的根上。邹平南部山区有分布。

【采收加工】 春、夏季采收，洗去泥沙、杂质，晒成七、八成干，扎成小把，再晒至全干。

【性状鉴别】 干燥全草被白色柔毛。茎肥壮，肉质，表面黄褐色或暗褐色，具纵皱纹。鳞片互生，卵状披针形，先端尖，黄褐色皱缩，稍卷曲，花序顶生，长7～10cm，黄褐色，花冠筒状，蓝紫色或淡紫色，略弯曲。蒴果卵状椭圆形，长1cm。气微，味微苦。

【性味归经】 味甘，性温。归肾、肝、大肠经。

【功用主治】 补肾壮阳，强筋骨，润肠。主治肾虚阳痿，遗精，宫冷不孕，小儿佝偻病，腰膝冷痛，筋骨软弱，肠燥便秘。外用治小儿肠炎。

《开宝本草》："主男子五劳七伤，补腰肾，令人有子，去风血。"

《品汇精要》："补劳益肾。，"

《本草原始》："诸疮可作汤洗"

《中国药用植物图鉴》："为强壮药。主补腰肾，治劳伤，阳痿，去风血。"

《陕西中药志》："强精，补药肾。主治五劳七伤，神经错乱，阳痿，遗精，膀胱炎。"

《东北常用中草药》："治神经官能症。"

【用量用法】 内服：煎汤，3～9g，或浸酒饮。外用：煎汤洗，适量。

【使用注意】 阴虚火旺者慎服。

【附方】 （1）**治身体虚弱**：列当6g，菟丝子12g，山药12g，水煎服。--《山东中草药手册》

（2）**兴阳事**：栗当二斤，捣筛毕，以酒一斗浸，经宿，遂性饮之。--《食医心镜》

（3）**肾虚阳痿、遗精**：列当、肉苁蓉、枸杞子各9g，水煎服。--《宁夏中草药手册》

（4）**治肾寒腰疼**：列当250g，白酒1kg。装坛内，炖30分钟，每晚饭后服一盅。--《吉林中草药》

（5）**治体虚腰酸腿软**：列当、续断、寄生各9g，水煎服。--《河北中草药手册》

（6）**治头晕耳鸣，腰酸腿软**：列当、首乌、桑寄生、续断各9g，水煎服。--《宁夏中草药手册》

（7）**治小儿发育不良(佝偻病)**：列当酒泡后蒸1次，或用盐水浸渍5~6d再蒸。每次4.5g，水煎服。--《沙漠地区药用植物》

（8）**治体虚大便干燥**：列当、火麻仁各9g，水煎服。--《河北中药手册》

（9）**治小儿消化不良，腹泻** 列当60g，煎水泡洗双脚。--《陕甘宁青中草药选》

（10）**治肠炎，细菌性痢疾**：列当30g，加水1000ml，煮沸10~20分钟，稍凉后用煎液洗脚5~10分钟(勿洗过膝)，每日洗1次。--《全国中草药汇编》

（11）**治疗婴幼儿腹泻**：以3%的列当煎液给腹泻的小儿洗脚(温度适宜)，每日2~3次，每次洗泡30分钟左右，但不能洗过膝关节(易出现便秘)，洗后用毛巾将双足包裹，注意保暖。以该法治疗后，大便性质转为正常，每日1~2次，大便化验无异常者为治愈。共治42例，均为6个月至2岁的婴幼儿。其中单纯性消化不良者30例，治愈29例，效果不明1例；秋季腹泻12例，治愈11例，效果不明1例。治愈率95%。--《河北中医》何文芳，等，1982，(1：)47

车前草

【别名】 车前草《嘉祐本草》，猪耳朵叶（邹平），芣苢《诗经》，马舄《毛诗传》，车前、当道《本经》，陵舄《列子》，牛舌草《诗疏》(陆玑)，虾蟆衣《尔雅》(郭璞注)，牛遗、胜舄《别录》，车轮菜、胜舄菜《救荒本卓》，蛤蚂草《滇南本草》，虾蟆草《简便单方》，钱贯草《生草药性备要》，牛舄《医林纂要·药性》，野甜菜《草药新纂》，地胆头、白贯草《中图药用植物志》，猪耳草《青海药材》，饭匙草、七星草、五根草、黄蟆龟草《福建民间草药》，蟾蜍草、猪肚子、灰盆草《广西中兽医药用植物》，打官司草《江苏省植物药材志》，车轱辘草、驴耳朵草《东北药用植物志》，钱串草《南宁市药物志》，牛甜菜、黄蟆叶《上海常用中草药手册》，牛耳朵棵《江苏验方草药选集》。

【来源】 为车前科植物车前 *Plantago asiatica* L.、大车前 *Plantago major* L.及平车前 *Plantago depressa* Willd.的全草。

【植物形态】 （1）车前 多年生草本，全株光滑或被短毛。具须根。基生叶，有长柄，叶柄与叶片等长或长于叶片，基部扩大；叶片卵形或椭圆形，长 4～12cm，宽 2～7cm，先端尖或钝，基部狭窄成长柄，全缘或呈不规则的波状浅齿，通常有 5～7 条弧形脉。花茎数支，高 12～50cm，具棱角，有疏毛，穗状花序为花茎的 2/5～1/2；花淡绿色，每花有宿存苞片 1 枚，三角形；花萼 4，基部稍合生，椭圆形或卵圆形，宿存；花冠小，膜质，花冠管卵形，先端 4 裂，裂片三角形，向外反卷；雄蕊 4，着生于花冠管近基部，与花冠裂片互生，花药长圆形，先端有三角形突出物，花丝线形；雌蕊 1；子房上位，卵圆形，2 室(假 4 室)，花柱 1，线形有毛。蒴果卵状圆锥形，成熟后约在下方 2/5 外周裂，下方 2/5 宿存。种子 4～8 颗或 9 颗，近椭圆形，黑褐色。花期 6～9 月，果期 7～10 月。见(图 773)

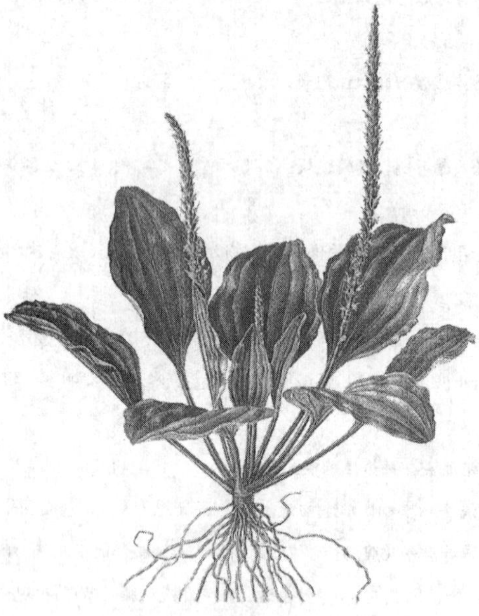

（图 773）车前

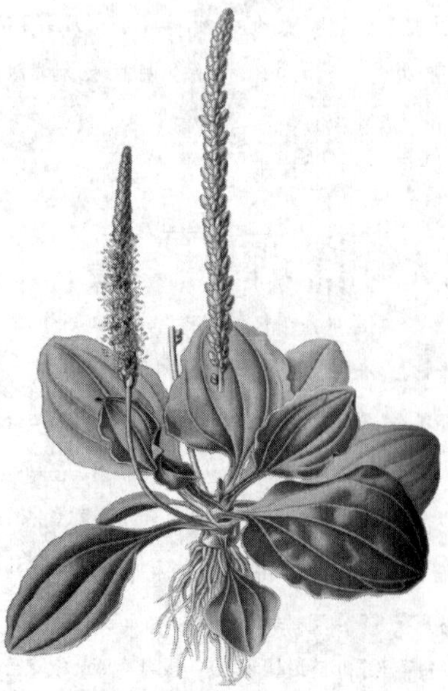

（图 774）大车前

（2）大车前 与车前的不同点：叶片卵形或宽卵形，长 6～10cm，宽 3～6cm，先端圆钝，基部圆或宽楔形；叶柄基部常扩大或鞘状。穗状花序长 3～10cm，花排列紧密。种子 7～15 颗，黑色。见(图 774)

（3）平车前 又名直根车前。与前二种不同点：植株稍矮小，具圆柱形直根，叶片椭圆形、椭圆状披针形或卵状披针形，基部狭窄。萼裂片与苞片约等长。蒴果圆锥状。种子长圆形，棕黑色。见(图 775)

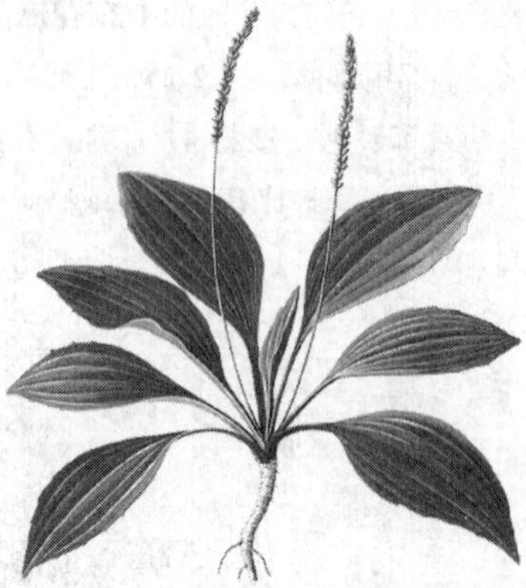

（图 775）平车前

【性状鉴别】 （1）车前 须根丛生。叶在基部密生，具长柄；叶片皱缩，展开后为卵形或宽卵形，长 4～12cm，宽 2～5cm，先端钝或短尖，基部宽楔形，边缘近全缘，波状或有疏钝齿，具明显基出脉 7 条，表面灰绿色或污绿色。穗状花序数条，长 5～15cm，花于花茎排列疏离。蒴果椭圆形，盖裂，萼宿存。气微香，味微苦。

（2）大车前 具短而肥的根状茎，并有须根。叶片卵形或宽卵形，长 6～10cm，宽 3～6cm，先端圆钝，基部圆或宽楔形，基出脉 5～7 条。穗状花序排列紧密。余同车前。

（3）平车前 年根圆锥状，直而长。叶片长椭圆形或椭圆状披针形，长 5～10cm，宽 1～3cm，边缘有小齿或不整齐锯齿，基部狭窄 5～7 条。穗状花序顶端花密生，下部花较稀疏。余同上。

【生长分布】 生于山野、路旁、花圃或菜园、河边等地。邹平广布。

【采收加工】 夏季采挖，除去泥沙，晒干。

【显微鉴别】 叶的表面观 （1）车前：上下表皮细胞类方形，上表皮细胞较大，具角质线纹；气孔不定式，副卫细胞 3～4 个；腺毛头部 2 细胞，椭圆形，长 48～72μm，宽 33～40μm，柄部单细胞，长 l8～30μm，宽 15～18μm。叶柄上非腺毛细胞 30 个以上。叶柄横切面维管束 7～9 个。

（2）大车前：腺毛头部 2 细胞，长 36～48μm，宽 30～38μm，柄部单细胞，长 12～24μm，宽 12～24μm。叶柄上非腺毛细胞 10～15 个，叶柄横切面维管束 4～7 个。

（3）平车前：腺毛头部 2 细胞，长 30～42μm，宽 20～24μm，柄部单细胞，长 15～21μm，宽 12～15μm。叶柄上非腺毛细胞 20～30 个。叶柄横切面维管束 5～7 个。

【栽培要点】 生长习性 喜温暖湿润气候，较耐寒，对土壤要求不严，一般土地、田边地角、房前屋后均可栽种，但以较肥沃、湿润的灾沙土生长较好，

栽培技术 用种子繁殖：直播或育苗移栽法。6～10月渐续采收成熟种子。春季直播，3～4月进行，开1.3m宽的哇，按行株距各约27cm挖浅穴，每1小时m^2用种子4.5kg。育苗移栽法，在9～10月秋播，开1.3m宽的畦，撒播，每1小时m^2用种子15kg，2月下旬～3月下旬移栽，按行侏距各约27cm开穴，每穴栽苗2～3株，每1小时m^2苗床可移栽$10hm^2$左右。

田间管理 生长期需中耕、除草、追肥3次。用直播法栽种的，第1次在苗高3cm时匀苗补苗，第2、3次在5、6月进行。育苗移栽的，第1次在移栽后半月进行，第2次在收割第1批果穗后，第3次在收割第2批果穗后。

病虫害防治 病害有叶斑病，可喷65%代森铵水剂500～600倍液防治。根腐病，可用50%退菌特可湿性粉剂1000～1500倍液浇灌。霜霉病，可在发病前后喷1：1：300波尔多液防治。虫害有蚜虫，可用40%乐果乳汕800～1500倍液防治。蝼蛄，可用50%锌硫磷乳油1000倍液浇灌。

【主含成分】 （1）**车前**：①全草含熊果酸(*ursolic acid*)，正三十一烷(*n-hentriacontane*)，β-谷甾醇(*β-sitostero1*)，豆甾醇(*stignlastero1*)，β-谷甾醇棕榈酸酯(*β-sitostero1 palmitate*)，豆甾醇棕榈酸酯(*stigmasteryl pahmitate*)，桃叶珊瑚甙(*aucubin*)，车前草甙（*plantainoside*）A～F，去鼠李糖异洋丁香酚甙B(*calceorioside B*)即3，4-二羟基苯乙醇-6-O-咔酰基-β-D-葡萄糖甙(*3，4-dihydroxyphenethyl alcohol-6-O-caffeoyl-β-D-glucoside*)，去鼠李糖洋丁香酚甙(*desrhamnosyl acteoside*)，异洋丁香酚甙(*isoacteoside*)，洋丁香酚甙(*acteoside*)，天人草甙(*1eucosceptoside*)A，异角胡麻甙(*isomarty noside*)，角胡麻甙(*martyn-oside*)。②地上部分含车前黄酮甙(*plantaginin*)，去鼠李糖异洋丁香酚，洋丁香酚甙，大车前甙(*plantamajoside*)，7''-羟基大车前甙(*hellicoside*)。③叶含桃叶珊瑚甙，车前黄酮甙，高车前甙(*homoplantaginin*)。④根中含有水苏糖(*stachyose*)，蔗糖(*sucrose*)，棉子糖(*raffinose*)等糖类。

（2）**大车前**：①全草含齐墩果酸(*oleanolic acid*)，β-谷甾醇，菜油甾醇(*campestero1*)，豆甾醇，木犀草素(*1uteolin*)，6-羟基木犀草素(*6-hydroxyluteolin*)，洋丁香酚甙，木犀草素-7-O-葡萄糖甙(*1uteolin-7-O-glucoside*)，6-羟基木犀草素-7-O-葡萄糖甙(*6-hydroxyluleolin-7-O-glucoside*)，单萜环烯醚萜甙类成分桃叶珊瑚甙，车前醚甙(*ptantarenaloside*)，龙船花甙(*ixoroside*)，车叶草甙(*asperuloside*)，山萝化甙(*melampyroside*)，大车前草甙(*malororoside*)。②叶含延胡索酸(*fumaric acid*)，苯甲酸(*benzoic acid*)，桂皮酸(*cinnanfic acid*)，丁香酸(*syringic acid*)，香草酸(*vannillic acid*)，对羟基苯甲酸(*p-hydroxybenzoic acid*)，阿魏酸(*ferulic acid*)，对一香豆酸(*p-coumaric acid*)，龙胆酸(*gentisic acid*)，水杨酸(*salicylic acid*)，酪醇(*tyroso1*)，3，4-二羟基桂皮酸甲酯(*3，4-dihydroxy cinnamic acid methyl ester*)，3，4-二羟基桂皮酸乙酯(*3，4-dihydroxy cimaamic acid ethyl ester*)，黑麦草内酯(*1oliolide，digiprolactone*)，赞芩甙元（*baicalein*），高山黄芩素(scutellarein)，木犀草素，黄芩甙(*baicalin*)，绿原酸(*chlorogenic acid*)，新绿原酸(*neochlorogenic acid*)，桃叶珊瑚甙，大车前甙及多糖—车前果胶(*planta91ucide*)。

【药理】 （1）**对泌尿系统的影响** 车前草有一定利尿作用可使犬、家兔及人的水分排出增多，并增加尿素、尿酸及氯化钠的排出。车前草乙醇提取物可抑制马肾脏Na^+-K^+-ATP酶的活性，并呈剂量依赖性，50%抑制Na^+-K^+-ATP酶活性的量(IC^{50})为16.0μg/ml。车前草水提醇沉液以0.5g生药/kg给犬静注，显著引起尿量增多，并使输尿管蠕动频率增强，输尿管上段腔内压力升高。压力变化表现为蠕动性、短时(15～70s)紧张性和长时(70s以上)紧张性压性压力增高。这几方面作用协调，利于输尿管结石的下移，可能为车前草利尿排石的机制之一。

（2）**镇咳、平喘、祛痰作用** 车前草煎剂以大小两种剂量给猫灌胃，均可使猫的致咳电刺激阈显著上升，且随剂量增加，作用加强。小鼠灌服30g/kg车前草煎剂，可显著抑制氨水所致咳嗽。车前草煎剂可显著对抗组胺、乙酰胆碱所致豚鼠离体气管收缩，使气管平滑肌松弛，具有平喘作用。给家兔灌服车前草煎剂，可使家兔气管分泌量显著增加，有一定祛痰作用。车前草煎剂给猫灌胃，可使麻醉猫气管内分泌物增加，有明显祛痰作用，但作用不及桔梗。在给药后3～6小时作用达高峰，可维持6～7小时。车前黄酮甙除能促进气管及支气管粘液分泌外，还能抑制呼吸中枢，使呼吸加深变慢，并有一定镇咳作用。

（3）**抗病原微生物作用** 车前草水浸剂在试管内对同心性毛癣菌、羊毛状小芽胞癣菌、星状奴卡菌等有不同程度的抑制作用。平板打洞法证明金黄色葡萄球菌对车前草高度敏感，对宋氏痢疾杆菌中度敏感，对大肠杆菌、绿脓杆菌、伤寒杆菌轻度敏感。车前草醇提取物15mg/ml有杀灭钩端螺旋体的作用。

（4）**对胃、肠道作用** 给巴甫洛夫小胃及胃瘘的狗灌服车前草水提物或浸剂0.5g/kg，对胃液分泌有双向调节作用；对毛果芸香碱所致胃液分泌过多和肾上腺素所致胃液分泌过少，均有对抗作用。车前草对工作状态的胃有抑制作用，对安静状态的胃却无作用。车前草还可暂时性增加肠液分泌，对肠运动则无明显影响。大车前叶水提取得到的车前果胶能降低大鼠胃溃疡指数95%。促进犬胃液分泌，降低家兔离体肠管收缩幅度，并对抗氯化钡和组胺的收缩作用。车前草果胶对小鼠制动型胃溃疡、阿司匹林所致胃溃疡、保泰松所致胃溃疡模型均有良好防治作用。大车前叶果胶粉还可延长大鼠胃排空时间。

（5）**抗炎作用** 大鼠口服车前果胶0.5g/kg或1g/kg，对由甲醛或右旋糖酐引起的炎性水肿，有明显抑制作用。

（6）**抗肿瘤作用** 车前草提取物对艾氏腹水癌及小鼠肉瘤S_{180}有较弱的抑制作用。

（7）**对血压的影响** 车前黄酮甙(*plantaginin*)小剂量能使家兔心跳变慢，振幅加大，血压升高，大剂量可引起心脏麻痹，血压降低。

（8）**对呼吸、胃肠的影响** 车前黄酮甙能使呼吸变深变大而慢，促进支气管及消化道的分泌，促进肠管、子宫的运动。

（9）**泻下作用** 全草含的桃叶珊瑚甙对小鼠有泻下作用，服药6小时后开始腹泻，其$ED5_{50}$为0.39g/k9g。

（10）**保肝作用** 桃叶珊瑚甙可以保护肝脏，对抗四氯化碳和α-毒蝇蕈素的毒力，它还是毒鹅羔(Amanita phalloides)此种毒蘑菇的解毒剂。从车前中得到的苯乙醇葡萄糖甙类化合物(*phenylethanoid glymsides*)具有抗氧化作用，在大鼠肝脏微粒体以ADP和NADPH诱导的脂质过氧化反应中，车前草甙D的IC_{50}为0.36/μmol/L。

（11）**毒性** 车前草煎剂小鼠静脉给药的LD_{50}为7.9g/kg。车前果胶水溶液小鼠腹腔注射的LD_{50}为1.7g/kg；大鼠每日口服2g/kg及3g/kg，连续28天，狗每日口服3g/kg及5g/kg，连续3星期，均未见明显异常。

【性味归经】 味甘，性寒。归肝、肾、膀胱经。

【功用主治】 清热利尿，凉血，解毒。主治热结膀胱，小便不利.淋浊带下，暑湿泻痢，衄血，尿血，肝热目赤，咽喉肿痛，痈肿疮毒。

《别录》：“主会疮，止血，衄鼻，瘀血，血瘕，下血，小便赤。止烦，下气，除小虫。”

《本草经集注》：“叶捣取汁服，疗泄精。”

《纲目》谓徐之才云：“主阴瘕。”

《药性论》："治血尿。能补五脏，明目，利小便，通五淋。"

《滇南本草》："清胃热，明目利小便，分利五淋，赤白便浊，止水泻，消水肿，退眼赤。"

《雷公炮制药性解》："根叶主金疮，功用同子。"

《本草汇言》："主热痢脓血，乳蛾喉闭。能散，能利，能清。"

《生草药性备要》："治白浊，煲粥食，利小便，清热毒。"

《医林纂要·药性》："补心，宁血热。泻肾，清肝火。"又"解酒毒。"

《贵州民间疗药集》："外治毒疮、疔肿。"

【临床应用】 **（1）用于热淋、石淋、血淋、尿血，妇女白带，暑湿泻痢。**车前草甘寒滑利，长于清热利尿。其利尿作用同车前子而清热则过之。治疗上述症状，单味应用即可取效，也可随证配伍，如湿热蕴结膀胱，小便淋沥涩痛，可配木通、滑石、冬葵子等以清热利尿通淋；血淋、尿血，每与凉血散瘀止血之生地黄、墨旱莲、藕节、小蓟等捣汁饮。暑湿泻痢，常配辣蓼。如与蒲公英、茵陈等同用，亦治黄疸型肝炎。

（2）用于肝热目赤，咽喉肿痛，痄腮，丹毒，痈肿疮毒等病症，内服外崩均可，但以外用为主。如治丹毒，可配益母草、龙胆草捣烂外敷；伴有大便秘结者，可配蜂蜜或大黄煎服。

（3）亦治痰热咳嗽，高血压病，肾炎见小便短赤不利者及痛风性关节炎。

【用量用法】 内服：煎汤，15～30g，鲜品30～60g，或捣汁服。外用：煎水洗，捣烂敷，或绞汁涂，适量。

【使用注意】 《本经逢原》："若虚滑精气不固者禁用。"

【附方】 （1）**治热淋小便涩痛**：车前草(切)一升，通草三两，葵根(切)一升，芒硝六分。前三药以水七升，煮取二升，内芒硝。分温二服。--《医心方》引《广济方》

（2）**治石淋**：浓煎车前草液饮之。--《外台》引张文仲方

（3）**治小肠有热，血淋急痛**：生车前洗净，臼内捣细。每服准一盏许，并水调，滤清汁，食前服。--《丹溪心法》

（4）**治尿血**：①车前草(切)五升，水一斗，煮百沸，去滓，内米点为粥食。--《千金翼方》 ②车前草叶三、四棵，金陵草叶三、四棵，二味共捣自然汁一盏，空服饮之。--《简便单疗》

（5）**治尿血渗痛**：车前叶生捣，绞取汁三合，生地黄汁三合，蜜二合。上相和，微暖，空心分为二服。--《食医心鉴》

（6）**治虚劳内伤，小便出血，下焦客热**：车前叶一两，石韦(去苗)、当归、白芍药、蒲黄各三分。上药捣罗为散。每服三钱，以水一中盏，煎至六(五)分，去滓，入竹沥、藕节汁各半合，更煎一二沸，食前温服。--《瓷惠方》

（7）**治小儿小便不通**：车前草一升，小麦一升。上二味，以水二升，煮取一升二合，去滓，煮粥服，日三四。--《千金要方》

（8）**治转胞，小便不利**：车前草一握，去根洗铧，以水三盏，煎至二盏，去滓，分三服，连服并不拘时。--《圣济总录》之"车前草饮"

（9）**治泄泻**：车前草12g，铁马鞭6g，共捣烂，冲凉水服。--《湖南药物志》

（10）**治热痢**：车前草叶捣绞取汁一盅，入蜜一合，同煎一二沸，分温二服。--《圣惠方》

（11）**治眼热眦赤以及生赤脉息肉**：车前草(切)半升，干蓝五合，淡竹叶三两。以水三升，煮取二升，绵滤去滓。用上好盐半刀圭内汤中，搅令匀。冷后洗眼。--《外台》引《删繁方》之"车前草汤"

（12）**明目**：车前草自然汁，调朴硝末。卧时涂眼胞上，明早，水洗去。--《普济方》

（13）**治头面肿(俗名鸬鹚瘟，一名虾蟆瘟)**：车前草水煎服。大便秘者，加蜂蜜一匙。--《赤水玄珠》

（14）**治一切丹毒，身体赤肿疼痛不可忍**：车前草、益母草、地胆草各等分。研烂涂之，干即更涂。--《圣惠方》

（15）**治喉痹乳蛾**：虾蟆衣、凤尾草，擂烂，入霜梅肉、煮酒各少许，再研绞汁，以鹅羽刷患处。--《养疴漫笔》

（16）**治瘰疬**：车前草一大握，汤内捞过，姜醋拌吃。后以枸杞根煎服之。--《丹溪治法心要》

（17）**治金疮出血不止**：捣车前汁敷之，血即绝。连根收用亦效。--《千金要方》

（18）**治湿气腰痛**：虾蟆草连根七科，葱白连须七科，枣七枚。煮酒一瓶，常服。--《简便单方》

（19）**治疗慢性气管炎**：将车前草制成浸膏片(每片含原生药5g)，每次2片，日服3次。观察175例，年龄均在50岁以上，经服药1～2星期，临床痊愈11例，显效33例，好转92例，总有效率为77.7%，其中服药2星期的较服药1星期的疗效为佳；体质好的较体质质蔗的疗效显著。服药期间除个别有上腹部不适外，未见不良反。--《河南开封市医药卫生科技资料选编》，1972：116

（20）**治疗急性扁桃体炎**：取新鲜车前草2.5kg或干品1kg，加水浓煎至5000ml，成人每次200ml(小儿酌减)，日服3次，首次加倍，5天为1疗程。治疗90例，治愈(临床症状消失，扁桃体陷窝脓点消失，体温72小时内降至正常，白细胞数总数和分类恢复正常)83例，好转(临床症状部分消退，72小时体温降至止常)7例，有效率100%。--《中华医学杂志》中国人民解放军131医院五官科，1977，(3)：186

（21）**治疗急性黄疸型肝炎**：车前草60g，每日2次水煎服、6岁以下儿童减半量。治疗期间，除加复方维生素B、维生素C各2片，每日2次外，经治85例，全部为第1次发病，平均发病口数为9.6天。疗效：基本治愈(主要症状消失，肝肿大恢复正常或明显回缩，肝功能恢复正常)47例；好转(主要症状消失或显著减轻，肝肿大有不同程度回缩变软或稳定不变，肝功能显著改善，但尚未恢复正常范围)37例；无效1例。平均住院31.1天。服药期间未发现副反应。--《新医药通讯》(广州)广州市传染病医院，1976，(2)：28

（22）**治疗急、慢性细菌性痢疾**：用鲜车前草叶制成100%煎利，口服60～120ml(可多至200ml)，每日3～4次。共观察88例，治愈63例，好转11例，无效14例，治愈率71.6%，有效率84%.其中急性43例，疗程最短者7天，最长者45天，治愈35例，好转7例，无效1例。治愈率81.4%，有效率97.7%。慢性45例，疗程最短者6d，最长为30天，治愈28例，好转4例，无效13例，治愈率62.2%，有效率71.1%。临床表明，大剂量200ml每4h1次效果最好，且未发现任何副反应。--《中华内科杂志》陈建中，等，1960，(4)：351

（23）**治疗乳糜尿**：每日取车前草、萹蓄各30g，鲜山枣树根150g，水煎分3次口服；服药前，每次先服啤酒150ml，略停片刻，再服汤剂。治疗21例，其中男性8例，女性13例；病程最短1个月，最长7年，1年以内者16例。治疗后，临床症状消失，尿检查正常，追访半年以上未复发者17例；服药未见好转或停药后即复发者4例。--《江苏中医杂志》单会府，1983，(5)：封底

车前子

【别名】 车前子《本经》，车前实《神仙服食经》，虾蟆衣子《履巉岩本草》，猪耳朵穗子《青海药材》，凤眼前仁《中药材手册》。

【来源】 为车前科植物车前 *Plantago asiatica* L.、大车前 *Plantago major* L.及平车前 *Plantago depressa* Willd.的种子。

【原植物】 参见“车前草”。

【采收加工】 在6～10月陆续剪下黄色成熟果穗，晒干，搓出种子，去掉杂质。

【性状鉴别】 （1）**车前种子** 略呈椭圆形或不规则长圆形，稍扁，长约2mm，宽约1mm。表面淡棕色或棕色，略粗糙不平。在扩大镜下可见微细纵纹，于稍平一面的中部有淡黄色凹点状种脐。质硬，切断面灰白色。种子放入水中，外皮有粘液释出，气微，嚼之带粘液性。见（图776）

（2）**大车前种子** 类三角形或斜方形，粒小，长0.88～1.60mm，宽0.55～0.90mm。表面棕色或棕褐色，腹面隆起较高，脐点白色，多位于腹面隆起的中央或一端。

（3）**平车前种子** 长椭圆形，稍扁，长0.90～1.75mm，宽0.60～0.98mm，表面黑棕色或棕色，背面略隆起，腹面较平坦，中央有明显的白色凹点状种脐。

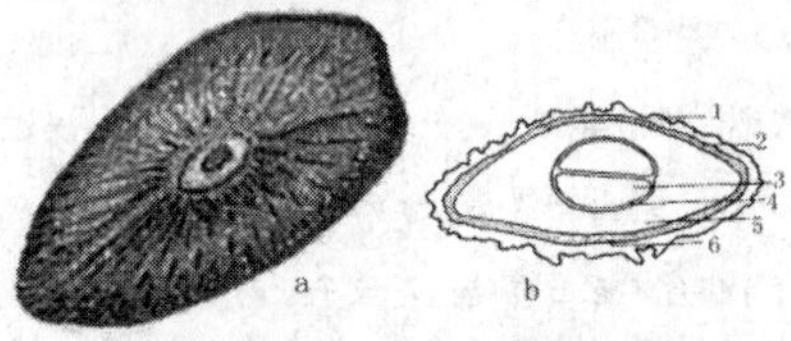

（图776）**车前种子及横切面简图**

a.种子外形 b.种子横切面（1.粘液层 2.色素层 3.子叶 4.空隙 5.胚乳 6.种脐）

【显微鉴别】 （1）种子(脐点处)横切面：①车前种皮外表皮细胞壁极薄，为粘液层。其下为色素层，背面细胞呈类三角形或略呈方形，切向长24～36μm，径向长16～36μm；腹面的细胞呈类方形或稍径向或横向延长，切向长8～28μm，径向长20～32μm，胚乳细胞4～5列，壁稍厚，腹背面内侧的多切向延长，左右两侧的呈类圆形，内含脂肪油。子叶细胞含糊粉粒及脂肪油。②大车前与车前的区别：腹面隆起明显，色素层细胞径向延长，切向长8～16μm，径向长16～32μm；背面微隆起，色素层细胞切向延长，切向长24～60μm，径向长14～24μm。③平车前与前两者的区别：色素层背面的细胞方形或长方形，外壁较平，切向长12～28μm，径向长20～24μm；腹面的细胞切向窄，长10～18μm，径向长20～28μm。见（图776）

（2）粉末：深黄棕色。种皮外表皮细胞断面观类长方形或略切向延长，细胞壁黏液质化。种皮内表皮细胞表面观类长方形，直径5～19μm，长约至83μm，壁薄，微波状，常作镶嵌状排列。内胚乳细胞壁甚厚，充满细小糊粉粒。

【理化鉴别】 取本品0.1g，加水3ml，振摇，放置30分钟，滤过，滤液中加稀盐酸3ml，煮沸1min，放冷，用氢氧化钠试液调pH至中性，加碱性酒石酸铜试液1ml，置水浴中加热，生成红色沉淀。

【主含成分】 （1）**车前种子** 含有桃叶珊瑚甙(*aucubin*)，车前粘多糖(*plantago-mulilage*)A，消旋-车前子甙(*plantagoside*)，都桷子甙酸(*geniposidic acid*)，车前子酸(*plantenolic acid*)，琥珀酸(*succinic acid*)，腺嘌呤(*adenine*)，胆碱(*choline*)及10.43%的脂肪油，β-谷甾醇(*β-sitosterol*)，β-谷甾醇-3-O-β-D-吡喃葡萄糖甙(*β-sitosteryl-3-O-β-D-glucopyranoside*)。

（2）**大车前种子** 含桃叶珊瑚甙，异槲皮甙(*isoquercitrin*)，琥珀酸，维生素(*vitamin*)B_1、A。

【药理】 （1）**利尿作用不明显** 实验证明口服车前子煎剂，无论对大白鼠、家兔、健康人均无明显利尿作用。

（2）**预防肾结石形成的作用** 车前子提取液0.6g生药/只给大鼠灌胃，连续13天，实验结果显示车前子有一定的降低尿草酸浓度及尿石形成危险性的作用，肾钙含量显著性下降，有较强的抑制肾脏草酸钙结晶沉积的作用。

（3）**对关节囊的作用** 将5%车前子液注射至家兔膝关节腔内0.05～0.20ml/每关节，间隔时间多次注射，可使滑膜等组织发生炎症反应，促使关节囊的纤维组织增生，使松弛了的关节囊恢复原有紧张度。

（4）**祛痰止咳作用** 车前子能使气管及支气管分泌增加，呼吸运动加深变缓，故有祛痰止咳作用。

（5）**拟胆碱作用** 乙醇提取物可降低麻醉犬、猫的血压，抑制离体兔心、蛙心，兴备兔、大鼠及豚鼠的肠管并能为阿托品所抑制，因此认为有拟胆碱作用。

【炮制】 （1）**炒车前子**：取净车前子置锅内，用文火炒至鼓起，色稍变深，再爆声时，取出放凉。炒车前子用于渗湿止泻，祛痰止咳。

（2）**盐车前子**：取净车前子，置锅内用文火炒至鼓起有爆裂声时，喷淋盐水，继续炒干，有香气逸出时，取出放凉。每车前子100kg，用食盐2kg。盐车前子，偏于补肝肾、明目。

饮片性状 ①炒车前子形如车前子，色泽略深，有焦香气。②盐炒前子形如炒车前子，微有咸味。

【性味归经】 味甘、淡，性微寒。归肺、肝、肾、小肠经。

【功用主治】 清热利尿，渗湿止泻，明目，祛痰。主治小便不利，淋浊带下，水肿胀满，暑湿泻痢，目赤障翳，痰热咳喘。

《本经》：“主气癃，止痛，利水道小便，除湿痹。久服轻身耐老。”

《别录》：“(主)男子伤中，女子淋沥，不欲食。养肺强阴益精，令人有子，明目疗赤痛。”

《本草经集注》：“主虚劳。”

《药性论》：“能去风毒，肝中风热，毒风冲眼目，赤痛障翳，脑痛泪出。去心胸烦热。”

《日华子》：“通小便淋涩，壮阳，治脱精，心烦，下气。”

《纲目》：“导小肠热，止暑湿泻痢。”

《雷公炮制药性解》：“主淋沥癃闭，阴茎肿痛，湿疮，泄泻。赤白带浊，血闭难产。”

《科学的民间草药》：“镇咳，祛痰，利尿。”

《山东中药》：“敷湿疮、脓疱疮、小儿头疮。”

【临床应用】 （1）**用于湿热淋证，白浊、带下**。车前子，甘淡微寒性滑，功擅清热利湿，为治热淋要药，凡湿热下注膀胱所致的诸种淋病，均可应用。轻症，可配车前草或淡竹叶等；如湿热较甚，小便赤热不利，尿频痛急，甚则点滴不通，须配木通、滑石、山栀、大黄等，以清热泻火、利尿通淋，如《局疗》八正散。如石淋，常与石韦、海金沙、金钱草相配；血淋，每与生地、小蓟、藕节等同用。白浊、白带可与白蒺藜或苍术同用。车前子亦可用于湿热黄疸，可配茵陈、山栀或秦艽、生地黄等，如《圣惠方》车前子散。

（2）**用于便小利，水肿，腹泻**。水肿尿少，属脾不制水者，一般配白术、茯苓、泽泻、冬瓜皮等以健脾利湿消肿；若病久肾虚，腰重脚肿，可与牛膝、熟地黄、山萸肉、肉桂等同用，如济生肾气丸。如水肿腹水，大小便俱秘，证实而正气尚未大衰者，亦可与峻下逐水之甘遂、牵牛子等同用，如《石室秘录》决流汤。本品淡渗利湿，能利小便而实大便.故对小便不利之水泻尤为适宜，单用研末服以分清泌浊，其泻可止；脾虚湿胜者配白术。如夏季外感于寒，内伤于湿而致暑湿泻痢，可与香薷、茯苓、猪苓同用，如《证治准绳》车前子散。

（3）**用于肝热目赤肿痛**。车前子能清泄肝热而明目，常配菊花、石决明、龙胆草等同用；如肝肾阴虚而致两目昏暗，视力减退，可与菟丝子、熟地黄同用，如《圣惠方》驻景丸。如与补肾益精之菟丝子、枸杞子、五味子、覆盆子配伍，可治肾虚精少，阳痿早泄，久不生育者，方如五子衍宗丸。

（4）**肺热咳嗽痰多**。车前子具清肺、祛痰、止咳之功，治痰热咳嗽，常配黄芩、瓜蒌仁、冬瓜仁等同用；如咳而兼喘，胸满气逆，不能平卧，可与杏仁、桑白皮、葶苈子等以清热泻肺止咳平喘。

《日华子》：“常山为使。”

《本草经疏》：“同木通、沉香、橘皮、升麻治气癃；君白芍药、白茯苓、白扁豆、炙甘草治水泄；入五子衍宗丸为生精种子要药；入金匮肾气丸则固精益阴。”

《本草汇言》：“同补肾药用，令强阴有子；同和肝药用，治目赤目昏；同清热药用，止痢疾火郁；同舒筋药用，能利湿行气，健运足膝，有速应之神验也。”

《得宜本草》：“得牛膝疏肝之性，导引利水；得菟丝子升清降浊，能补虚明目。”

【用量用法】 内服：煎汤，5～15g，包煎，或入丸、散。外用：水煎洗，或研末调敷，适量。

【使用注意】 阳气下陷、肾虚遗精及内无湿热者禁服。

《本草经疏》：“车前子性走下窍。虽有强阴益精之功，若遇内伤劳倦、阳气下陷之病，皆不当用。”

《本草汇言》：“肾气虚寒者。尤宜忌之。”

【附方】 （1）**治诸淋闭涩不通**：车前子、滑石各一两。为末服一钱，食前，米饮调，日三服。-- 《古今医统》之“车前滑石散”

（2）**治妊娠患淋，小便涩，水道热，不通**：车前子五两，葵根(切)一升。以水五升，煎取一升半，分三服。-- 《梅师集验方》

（3）**治诸淋小便痛不可忍**：车前子半两，淡竹叶、荆芥穗、赤茯苓、灯心各二钱半。上件分作两剂，用新汲水煎，任意服。-- 《直指方》之“车前子散”

（4）**治小便热秘不通**：车前子一两，川黄柏五钱，芍药二钱，甘草一钱，水煎徐徐服。-- 《普济方》

（5）**治小便血淋作痛**：车前子晒干为末，每服二钱，车前叶煎汤下。-- 《普济方》

（6）**治胆黄**：车前子半两，秦艽半两(去苗)，甘草半两(炙微赤，锉)，犀角屑半两。上药捣筛为散，每服五钱，以水一大盏，煎至五分，去滓，入生地黄汁半合，不计时候温服。-- 《圣惠方》之“车前子散”

（7）**治妊娠小便不通，脐下妨闷，虚羸，大便秘**：车前子一两，大黄半两。上为细末。每服三钱，空心，蜜调下。-- 《普济方》

（8）**治膀胱气弱，小便不利**：人参、车前子，二味同煎服。-- 《证因脉治》之“人参车前汤”

（9）**治水臌，周身肿胀，按之如泥**：牵牛子、甘遂各二钱，肉桂三分，车前子一两，水煎服。-- 《石室密录》之“决流汤”

（10）**治水泻不止**：车前子炒为末，米饮调一钱服。-- 《卫生易简方》

（11）**治腹泻**：车前子、木瓜、五味子各等分，共为细末。每次 3～4g，每日 3 次，水煎服。-- 《中国民族药志》

（12）**治小儿伏暑吐泻，烦渴引饮，小便不通**：白茯苓(去皮)、木猪苓(去皮)、车前子、人参(去芦决)、香薷叶各等分。上件为细末。每服一钱，煎灯心汤调下，不拘时候。-- 《杨氏家藏方》之“车前子散”

（13）**治风热目暗涩痛**：车前子、黄连各一两。为末，食后温酒服一钱，日二服。

（14）**治久患内障**：车前子、干地黄、麦门冬等分。为末，蜜丸如梧桐子大，服之。（13～14 方均出自《圣惠方》）

（15）**治肝肾俱虚，眼常昏暗**：菟丝子五两(酒浸五日，曝干，别捣为末)，车前子一两，熟干地黄三两，上药捣罗为末，炼蜜和捣，丸如梧桐子大。每于空心以温洒下三十丸，晚食前再服。-- 《圣惠方》之“驻景丸”

（16）**治虚劳梦泄**：鹿角(研细炒令黄)、车前子、覆盆子各一两。为末。每服三钱，温酒调。-- 《圣惠方》之“立效鹿角散”

（17）**催生**：车前子四钱，冬葵子二钱，炒枳壳二钱，白芷一钱。多日不下者，可煎而服之。—— 《潜斋简效方》

（18）**治阴疝肿痛**：车前子，捣罗为散末，水调敷患处。-- 《圣济总录》

（19）**治疗泄泻**：每日用车前子 30g，纱布包，煎成 400ml 左右，稍加白糖，频频饮服。共治疗无明显脱水和电解质紊乱的小儿腹泻 69 例，年龄 4 个月～3 岁占多数，每日腹泻 5～15 次不等。结果：服药 1 天治愈 26 例，2d 治愈 36 例，3 天治愈 1 例，无效 6 例。-- 《中西医结合杂志》黄冬度，等，1987，(11)：63　亦有用止泻散(车前子、山楂、米壳，分别炒焦黄，按 10：10：2 共研细末，装瓶备用)，每次每岁 0.5g，日服 3 次，3 天为 1 疗程。、治疗小儿腹泻 40 例，痊愈 36 例，好转 3 例，无效 1 例，总有效率 97%。-- 《河南中医》李纪昌，1990，(1)：31

（20）**转正胎位**：在妊娠的 28～32 星期间检查发现胎位异常者，用车前子 9g，烘干研末，和水一次服下。1 星期后检查胎位如未转正，隔 1 星期再服 1次　最多服 3 次未转正者为失败。据 68 例观察，成功率 80%～90%。-- 《福建医药科技简报》，1960，(5)：3

（21）**治颊关节紊乱及习惯性颞下颌关节脱位**：用车前子注射液 0.5ml 加 1%普鲁卡因注射液 0.5ml，混合后作关节腔内注射，每星期 1 次，5 次为 1 疗程。治疗频关节紊乱 150 例，结果疗效良好者 60 例(40%)，进步肯 77 例(51.33

%)，无效者 10 例(6.66%)，复发者 3 例(2%)，总有效率为 93.33%。治疗习惯性颞下颌关节脱位 8 例，6 例未再发，1 例改善，1 例无效。--《中国医院药学杂志》全山丛，等，1989.(2)：574

（22）**治疗高血压**：每日用车前子 9g(经 1 个月疗效不显著加至 18g，水煎 2次，当茶饮。共治疗 50例，经 3～4个月治疗，收缩压降低到 19.95kPa(150mmHg)以内 23 例(46%)，舒张压降低到 11.97kPa (90mmHg)以内 25 例(50%)，治疗中除个别有胃部不适外无其他不良反应。--《上海铁道医院论文汇编》1957.7

（23）**治疗胃、十二指肠溃疡病，胃炎**：将炒车前子研细末，饭前服 4.5g，每日 3 次，服药期间忌食辛辣等刺激性食物，治胃、十二指肠溃疡病 33 例，显效 20 例，有效 12 例，无效 1 例；治急性胃炎 35 例，痊愈 21 例，显效 12 例，有效 2 例；治慢性胃炎 45 例，痊愈 14 例，显效 18 例，有效 13 例。--《新医学》伍湘阜，1974，(9)：456

金银花

【别名】 金银花《履巉岩本草》，忍冬花《新修本草》，鹭鸶花《曲洧旧闻》，银花《温病条辨》，双花《中药材手册》，二花《陕西中药志》，金藤花《河北药材》，双苞花《浙江民间草药》，金花《江苏省植物药材志》，二宝花《江苏验方草药选编》，密银花(河南)，东银花(山东)，小山花(广西)。

【名释】 《救荒本草》："花初开白色，经一二日则色黄，故名。"

【来源】 为忍冬科植物忍冬 *Lonicera japonica* Thunb.的花蕾。

【植物形态】 多年生半常绿缠绕木质藤本，长达 9m。茎中空，多分枝，幼枝密被短柔毛和腺毛。叶对生；叶柄长 4～10cm，密被短柔毛；叶纸质，叶片卵形、长圆状卵形或卵状披针形，长 2.5～8cm，宽 1～5.5cm，先端短尖、渐尖或钝圆，基部圆形或近心形，全缘，两面和边缘均被短柔毛。花成对，腋生，花梗密被短柔毛和腺毛；总花梗通常单生于小枝上部叶腋，与叶柄等长或稍短，生于下部者长 2～4cm，密被短柔毛和腺毛；苞片 2 枚，叶状，广卵形或椭圆形，长约 3.5mm，被毛或近无毛；小苞片长约 1mm，被短毛及腺毛；花萼短小，萼筒长约 2mm，无毛，5 齿裂，裂片卵状三角形或长三角形，先端尖，外面和边缘密被毛；花冠唇形，长 3～5cm，上唇 4 浅裂，花冠筒细长，外面被短毛和腺毛，上唇 4 裂片先端钝形，下唇带状而反曲，花初开时为内色，2～3 天后变金黄色；雄蕊 5，着生于花冠内面筒口附近，伸出花冠外；雌蕊 1，子房下位，花柱细长，伸出筒口。浆果球形，直径 6～7mm，成熟时蓝黑色，有光泽。花期 4～7 月，果期 6～11 月。见(图 777)

本植物的果实（**忍冬果**）、花蕾的蒸馏液（**金银花露**）、茎枝（**忍冬藤**）均供药用，详见下述。

【生长分布】 生于山坡、沟边、路边等处。邹平临池、西董、韩店、明集等多地产业种植，个别单位、家庭做绿化。

【采收加工】 当花蕾上部膨大尚未开放，呈青白色时采收最适宜。一般 5 月中、下旬第 1 次采摘花蕾，6 月中、下旬第 2 次采摘花蕾。金银花采后应立即晾干或烘干。

【栽培要点】 **生长习性** 喜温和湿润气候，喜阳光充足，耐寒、耐旱、耐涝，适宜生长的温度为 20～30℃，对土壤要求不严，耐盐碱。但以土层深厚疏松的腐殖土栽培为宜。

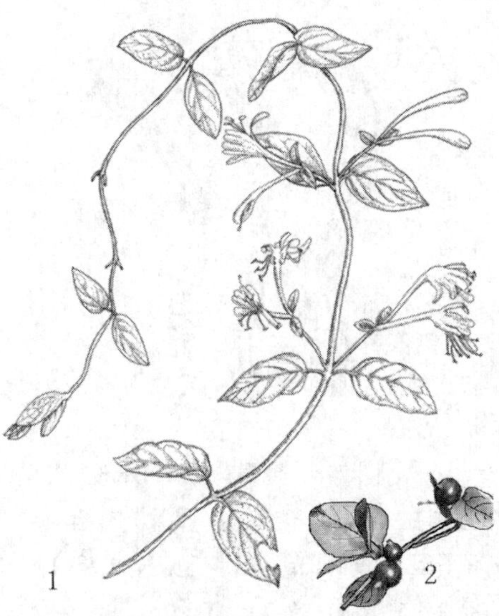

（图 777）忍冬

1.花枝 2.果枝

栽培技术 用种子和扦插繁殖，以扦插繁殖为主。①种子繁殖：4 月播种，将种子在 35～40℃温水中浸泡 24h，取出拌 2～3 倍湿沙催芽，等裂口达 30%左右时播种。在畦上按行距 21～22cm 开沟播种，覆土 1cm，每 2d 喷水 1 次，10 余日即可出苗，秋后或第 2 年春季移栽，每 1 小时 m^2 用种子 15kg 左右。②扦插繁殖：一般在雨季进行。在夏秋阴雨天气，选健壮无病虫害的 1～2 年生枝条截成 30～35cm，摘去下部叶子作插条，随剪随用。在选好的土地上，按行距 1.6m、株距 1.5m 挖穴，穴深 16～18cm，每穴 5～6 根插条，分散开斜立着埋土内，地上露出 7～10cm 左右，填土压实。

田间管理 每年春季 2～3 月和秋后封冻前，要进行松土、培土工作。每年施肥 1～2 次，与培土同时进行，可用土杂肥和化肥混合使用。每次采花后追肥 1 次，以尿素为主，以增加采花次数。合理修剪整形，是提高金银化产醚的有效措施，可根据品种，墩龄、枝条类型等进行，如鸡爪花，主干明显，枝多不着地，冠幅 80～120cm，剪枝要去顶，清脚丛，打内膛，修剪过长枝、病弱枝、枯枝、向下延伸枝，使枝条成丛直立，主干二粗壮，分枝疏密均匀，花墩呈伞形，通风透光好，新技多，花蓿多。剪枝可在 12 月～翌年 2 月下旬，也可在生长期每次采花后进行，6 月上旬头茬花后第 1 次剪春梢，7 月下旬二茬花后第 2 次剪夏梢，9 月上旬三茬花后第 3 次剪秋梢。以轻剪为主。在寒冷地区种植金银花，要保护老枝条越冬。一般在地封冻前，将老枝平卧于地上，上盖蒿草 6～7cm，草上再盖泥土越冬，次年春萌发前去掉覆盖物。

病虫害防治 病害有褐斑病，除减少病源、加强管理外，在发病初期可用 3%井冈霉素 5×10^{-5}(50ppm)液连续喷治 2～3 次。虫害有圆尾蚜，可用化学药剂防治。咖啡虎天牛，可在 7～8 月气温 25℃以上晴天，释放火牛肿腿蜂防治，效果良好。尺蠖可在幼龄期用化学药剂防治。

【性状鉴别】 本品成棒状，上粗下细，略弯曲，长 1.3～5.5cm，上部直径 2～3mm，下部直径 1.5mm。表面淡黄白色、绿白色或淡黄棕色，久贮色变深，密被短柔毛。偶见叶状苞片，花萼细小，绿色，萼筒类球形，长约 1mm，无毛，先端 5 裂，萼齿卵状三角形，有毛；花冠筒状，上部稍开裂成二唇形，有时可见开放的花；雄蕊 5，附于筒壁；雌蕊 1，有一细长花柱。气清香，味淡、微苦。见下(图 778)

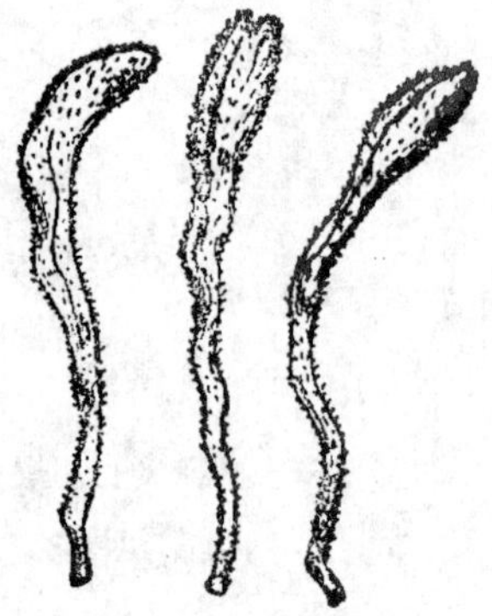

（图 778）金银花(花蕾)外形

【显微鉴别】 粉末，淡黄色。①腺毛有两种，一种头部倒圆锥形，先端平坦，侧面观 10～33 细胞，排成 2～4 层，直径 48～l08μm，柄部 1～5 细胞，长 70～700μm；另一种头部类圆形或略扁圆形，4～20 细胞，直径 30～64μm；柄 2～4 细胞，长 24～80μm，腺毛头部细胞含黄棕色分泌物。②非腺毛为单细胞，有二种：一种长而弯曲，壁薄，弯曲或皱缩，表面具微细疣状突起；另一种较短，壁较厚，表面具微细疣状突起或泡状突起，有的具角质螺纹。③波壁细胞含草酸钙簇晶，直径 6～45tμm。④花粉粒众多，黄色，类圆形或三角形，直径 60～70μm，萌发孔 3 个；外壁具细密短刺及细颗粒状雕纹。柱头顶端表皮细胞呈绒毛状。见（图 779）

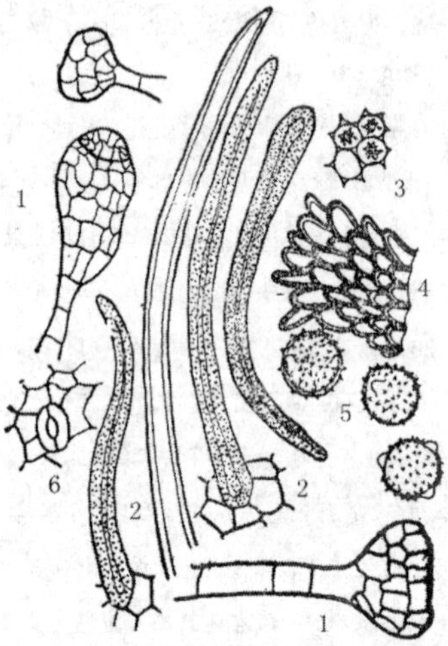

（图 779）金银花粉末图

1.腺毛 2.非腺毛 3.薄壁细胞（示草酸钙簇晶）

4.柱头顶端表皮细胞 5.花粉粒 6.气孔

【理化鉴别】 取本品粉末 0.2g，加甲醇 5ml，振摇 20 分钟，滤过，滤液浓缩至约 lml，供点样。另取绿原酸制成甲醇溶液为对照品溶液。分别吸取上述 2 种溶液各 10μl，点于同一硅胶 H 薄层板上，以醋酸丁酯-甲酸-水(7：2.5：2.5)上层展开，展距 10cm，取出，晾干，在紫外光（365mn）下检视，供试品色谱中，在与对照品色谱相应的位置上显相同颜色的荧光斑点。

【含量】 《中国药典》2005 版规定：按干燥品计算，含绿原酸（C_{16}小时$_{18}O_9$）不得少于 1.5%，木犀草苷（C_{21}小时$_{20}O_{11}$）不得少于 0.10%。

【主含成分】 含绿原酸(*chlorogenic acid*)，异绿原酸(*isochlorogenic acid*)，白果醇(ginnol)，β-谷甾醇(*β-sitosterol*)，豆甾醇(*stigmasterol*)，β-谷甾醇-D-葡萄糖甙(*β-sitosterol-D-glucoside*)，豆甾醇-D-葡萄糖甙(*stigmasteryl-D–glucoside*).还含挥发油，其成分有芳樟醇(*linalool*)，左旋-顺-2，6，6-三甲基-2-乙烯基-5-羟基-四氢吡喃(*cis-2，6，6-trimethyl-2-vinyl-5-hydroxytetrah-dropyran*)，棕榈酸乙酯(*ethylpalmitale*)，1，1′-联二环己烷(*1，1′-bicyclohexyl*)，亚油酸甲酯(*methylinoleate*)，3-甲基-2，(2-戊烯基)-2-环戊烯-1-酮[*3-methyl-2(2-pentenyl)-2-cyclopenten-l-one*]，反-反金合欢醇(*trans-trans-farnesol*)，亚麻酸乙酯(*ethyllinolenate*)，β-荜澄茄油烯(*β-cubebene*)，顺-3-已烯-l-醇(*cis-3-hexen-l-ol*)，α-松油醇(*α-terpineol*)，牻牛儿醇(*geraniol*)，苯甲酸苄酯(*benzylbenzoate*)，2-甲基-l-丁醇(*2-methyl-l-butanol*)，苯甲醇(*benzylalcohol*)，苯乙醇(*phenethylalcohol*)，顺-芳樟醇氧化物(*cis-linalool oxide*)，丁香油酚(*eugenol*)及香荆芥酚(*carvacrol*)等数十种。还含木犀草苷(*luteolin*)，皂甙。

【药理】 （1）**抗病原微生物作用** 体外实验表明，金银花煎剂及醇浸液对金黄色葡萄球菌、白色葡萄球菌、溶血性链球菌、肺炎杆菌、脑膜炎双球菌、伤寒杆菌、副伤寒杆菌、大肠杆菌、痢疾杆菌、变形杆菌、百日咳杆菌、绿脓杆菌、结核杆菌、霍乱弧菌等多种革兰阳性和阴性菌均有一定的抑制作用。水浸剂比煎剂作用强，叶煎剂比花煎剂作用强。若与连翘合用，抗菌范围还可互补，与青霉素合用，能增强青霉素对耐药性金黄色葡萄球菌的抗菌作用。水浸剂在体外对铁锈色小芽胞癣菌、星形奴卡菌等皮肤真菌有不同程度的抑制作用；对流感病毒、孤儿病毒、疱疹病毒均有抑制作用，能抑制病毒的复制、延缓病毒所致细胞病变的发生；对钩端螺旋体有抑制作用。金银花在细胞外抑制柯萨奇及埃柯病毒的作用很明显。

（2）**抗炎作用** 腹腔注射金银花提取液 0.25g/kg，能抑制角叉菜胶所致的大鼠足肿胀，对蛋清所致的足肿胀也有抑制作用。大鼠腹腔注射金银花提取液 8g/kg，1 日 2 次，连续 6 天，对巴豆油肉芽囊肿的炎性渗出和肉芽组织形成有明显的抑制作用。

（3）**对免疫系统的作用** 体外实验金银花煎剂稀释至 1：1280 的浓度仍能促进白细胞的吞噬功能，小鼠腹腔注射金银花注射液也有明显促进炎性细胞吞噬功能的作用。金银花水煎剂 250mg/kg 能降低豚鼠 T 细胞 α-醋酸萘酯酶(ANAE)阳性百分率，提示对细胞免疫可能有抑制作用。

（4）**降血脂作用** 大鼠灌服金银花 2.5g/kg 能减少肠内胆固醇吸收，降低血浆中胆固醇的含量。体外实验金银花可与胆固醇相结合。

（5）**中枢兴奋作用** 经电休克，转笼等实验方法证明，口服绿原酸后，可引起大鼠、小鼠等动物中枢神经系统兴奋，其作用强度为咖啡因的 1/6，两者合用无相加及增强作用。

（6）**抗生育作用** 金银花经乙醇提取后，以水煎浸膏对小鼠、犬、猴进行试验，结果表明，小鼠腹腔注射及对孕期 20～22 天的犬静滴，均有较好的抗早孕作用，且随剂量增加而增强。对孕期 3 个月的猴，羊膜腔给药也有抗早孕作用。腹腔注射金银花提取物(660mg/kg)有终止小鼠的早、中、晚期妊娠作用。注射 24 小时后的早孕大鼠外周血孕酮浓度可降至给药前的 30%，表明有抗黄体激素的作用。金银花抗孕作用可被外源性的孕酮、人绒毛膜促性腺激素(HCG)所完全取消，金银花还能明显抑制假孕小鼠蜕蟆瘤的形成，此作用也可被黄体酮所对抗，前列腺素合成抑制剂吲哚美辛(消炎痛)能干扰金银花的抗孕作用，表明金银花抗生育作用既涉及前列腺素机制，又与其对性激素的影响密切相关。

（7）**抗肿瘤作用** 体外试验金银的水及醇浸液对小鼠肉瘤 S_{180} 和艾氏腹水癌有明显的细胞毒作用。

（8）**毒性** 小鼠皮下注射本品浸膏的 LD_{50} 为 53g/kg。绿原酸有致敏原作用，可引起变态反应，但口服无此反应，因绿原酸可被小肠分泌物转化成无致敏活性物质。

【性味归经】 性甘味寒。归肺、心、胃经。

【功用主治】 清热解毒，主治温病发热，热毒血痢，痈肿疔疮，喉痹及多种感染性疾病。

《滇南本草》："清热，解诸疮、痈疽发背，无名肿毒，丹瘤、瘰疬。"

《医学入门·本草》："止消渴要药也。"

《雷公炮制药性解》："主热毒血痢，消痈散毒，补虚疗风，久服延年。"

《本草汇言》："驱风除湿，散热疗痹，消痈止痢。"

《医林纂要·药性》："缓肝补肺、降逆散热、养血祛风、止渴清暑。疮家主药。"

《药性切用》："清金治痢，解毒除烦。"

《重庆堂随笔》："清络中风火湿热，解温疫秽恶浊邪，息肝胆浮越风阳，治痉厥癫痫诸证。"

《福建药物志》："主治感冒、中暑、肺炎、扁桃体炎、淋巴腺炎、痢疾、乳腺炎、阑尾炎、丹毒、疔、疖。"

【临床应用】 （1）**用于温病**。金银花甘寒，擅清肺卫之热，且质轻气香，兼有宣散之功。为治温病初起，邪在肺卫，发热不恶寒而口渴之主药。常与连翘相须而用，再配以薄荷、荆芥等组成辛凉解表之剂以散邪清热，如《温病条湃》银翘散。本品治疗温病，不仅能清在卫之邪，即使邪入于气分，其至深入营分、血分者，亦为常用之药。如温病邪入肺胃气分，壮热、门渴甚者，可与石膏、知母等同用，益增清热泻火止渴之效。若温病邪初入营，发热、心烦、舌质红绛而干，常于清营之生地、玄参等药中，加用本品宣散清热，使邪热从气分而解。即叶天士所谓"入营犹可透热转气"之意，如《温病条辨》清营汤。若温病邪热未从外解，而又进入血分，迫血妄行而吐血或衄血者，可与连翘、犀角、生地黄等同用，既清肺卫未解之邪，又清血分之热，此即《温病条辨》银翘散配合犀角地黄汤同用之意。本品义为清暑之要药。若暑温证，暑湿内阻、外感于寒、头痛身疼、发热恶寒无汗、面色红赤、口渴较甚、胸闷苔腻者，常与祛暑、发汗之香薷等同用，以解表、清暑、化湿、泄热，如温病条辨》新加香薷饮。若暑温汗后、余邪未尽、微感头胀、视物不清者，可用质轻气香之鲜金银花与西瓜翠衣、鲜荷叶等，以清肺络中未尽之邪，如《温病条辨》清络饮。

（2）**用于痢疾**。金银花又能解清肠中热，善治热毒壅滞所致之赤白痢疾，可单味炒存性，视痢疾之赤白，分别用蜜水、砂糖水调服，如《惠直堂经验方》忍冬散；亦可与白头翁、当归、赤芍等同用以解毒活血。若痢疾日久、湿热郁蒸、血络受损、瘀血内留、便中带有瘀块、肛门有下坠感者，以本品与燥湿清热，凉血止血，活血化瘀之樗根皮、地榆等同用，方如《温病条辨》断下渗湿汤。

（3）**用于疮疡肿毒**。金银花为"内外痈肿之要药，解毒祛脓，泻中有补"，有"疮家主药"之誉。治一切疮疡肿毒、红肿疼痛、发热恶寒者，常与防风、白芷、乳香、没药等同用，以散邪活血，清热解毒。使脓未成者即敞，已成者即溃，如《校注妇人良方》仙方活命饮，若痈疽患者，元气虚弱，不能溃散者，须与人参、黄芪、当归等同用，以扶正祛邪而消疮毒，如《校注妇人良方》托里消毒散。治各种疔疮，其形如粟、坚硬根深、热毒深重者，可与野菊花、蒲公英、紫花地丁、紫背天葵同用，集中清热解毒之药效，并加酒同煎而助药势，以利疔毒消散，如《医宗金鉴》五味消毒饮。治脱疽，热毒内蕴，皮色黯红，灼热微肿，疼痛甚剧；溃后脓水淋漓，足趾腐烂脱落，常与玄参、当归、甘草同用，以清热解毒，活血散瘀，活血止痛，如《验方新编》四妙劳安汤。治疗内痈，本品亦为常用，所以《辨证录》治肺痈、肠痈及肝痈诸方中，大多皆用本品，配以清热解毒排脓及活血疏肝之品，如治肺痈之完肺饮，以本品与玄参、天花粉、桔梗等同用；治肠痈之清肠饮，以本品与玄参、当归、薏仁等同用；治肝痈之宣郁化毒汤，以本品与柴胡、香附、当归、元花粉等同用。

（4）**用于咽喉肿痛**。金银花清热解毒，兼能宣散，凡因风热外袭，内热上冲，咽喉肿痛，声音难出，痰涎壅盛者，可与薄荷、桔梗、牛蒡子、甘草等同用，以散邪解毒，祛痰利咽。如《外科理倒》清咽利膈散。若温病兼夹温毒之邪，致颈项肿大，咽喉疼痛者，可按《温病条辨》之法，于银翘散中加玄参、马勃，以增解毒消肿之功。

（5）**抗感染**。现代临床已金银花还用于外科感染性疾病和急性传染病，皆能取得最著效果。

《得宜本草》："得当归治热毒血痢。"

《得配本草》："得黄芪、当归、甘草，托痈疽。得粉草，解热毒下痢。

【用量用法】 内服：煎汤，10～20g，或入丸、散。外用：捣敷，适量。

【使用注意】 脾胃虚寒及疮疡属阴证者慎服。

【附方】 （1）**治太阴温病初起，邪在肺卫，但发热而不恶寒，且口渴者**：连翘一两，银花一两，苦桔梗六钱，薄荷六钱，竹叶四钱，生甘草无钱，芥穗四钱，淡豆豉五钱，牛蒡子六钱。上杵为散，每服六钱，鲜苇根汤煎服。--《温病条辨》之"银翘散"

（2）**治太阴暑温，汗后余邪未尽，头感微胀，视物不清**：鲜荷叶边二钱，鲜银花二钱，西瓜翠衣二钱，鲜扁豆花一枝，丝瓜皮二钱，鲜竹叶二钱。上药用水二杯，煮取一杯，一日二次分服。--《温病条辨》之"清络饮"

（3）**治疮疡痛甚，色紫变黑者**：金银花连枝、叶(锉)二两，黄芪四两，甘草一两。上细切，用酒一升，同入壶瓶内闭口，重汤内煮三二时辰，取出去滓，顿服。--《活法机要》之"回疮金银花散"

（4）**治发背，恶疮，托里，止痛，排脓**：金银花四两，甘草一两(炒)。上为粗末，每服四钱，水、酒各一盏，煎至一盏，去渣，稍热服之。--《卫生宝鉴》

（5）**治痈疽发背初起**：金银花半斤，水十碗，煎至二碗，入当归二两，同煎至一碗，一气服之。--《洞天奥旨》之"归花汤"

（6）**治消渴愈后，预防发痈疽，宜先服此**：忍冬草根、茎、花，叶皆可，不拘多少，入瓶内，以无灰好酒浸，以糠火煨一宿，取出晒干。入甘草少许，碾为细末，以浸药酒，打面糊丸梧子人。每服五十丸至百丸，汤酒任下。此药不特治痈疽，大能止渴。--《纲目》引《外科精要》

（7）**治乳腺不行，结成痈肿，疼痛不可忍者**：金银花、当归、黄芪(蜜炙)、甘草各二钱半。上作一服，水煎，入酒半盏，食后温服。--《济阴纲目》之"金银花散"

（8）**治乳岩积久渐大，色赤出水，内溃深洞**：金银花、黄芪(生)各五钱，当归八钱，甘草1钱八分，枸橘叶(即臭橘叶)五十片。水酒各半煎服。--《竹林女科》之"银花汤"

（9）**治湿温、温热之邪，郁阻肺气，咽喉不利疼痛**：连翘一两，牛蒡子六钱，银花五钱，射干三钱，马勃二钱。上药捣成粗末，每用六钱，水煎片刻，待香味大出后，即可服用。--《温病条辨》之"银翘马勃散"

（10）**预防儿童呼吸道感染**：用金银花、贯众各60g，甘草20g，水煎后，浓缩争120ml。每日上午用喷雾器喷入或滴入咽喉部，每日1次，每次1.2ml。疗程3个月，星期日停药。在3个月疗程中，用药组(393名)上感发病率为12.29%，而对照组(391名)发病率为44.49%，为用药组的3.6倍。--《上海中医药杂志》周黎明，1983，(9)：27

（11）**治疗咽喉炎**：用金银花15g，甘草3g，煮汤冷却后，作口咽含漱，每日3次，作辅助治疗。观察58例，一般含漱2次后，疼痛明显减轻；另在抗生素的协同下，炎症可迅速得到控制，红肿消退。--《中级医刊》李永洲，1965，(11)：711

（12）**治疗钩端螺旋体病**：用金银化、九里光制成每毫升含金银花1g，九里光2g的注射液，每日静滴250ml(日用量最小100ml，最大750ml)，并口服金银花30g，九里光40g(干品)煎剂，住院期间，根据不同病情，配合应用西医的支持和对症处理，如补液、止血等，均不用青霉素及其他抗生素、磺胺药。共治疗55例，经治疗3~12天(平均6.1天)后，全部痊愈。主要症状及体征一般治疗后4天内大部分消失，5~6天内全部消失。--《中医杂志》曾勇，1984.(8)：48

（13）**治疗外科化脓性疾病**：用金银花、野菊花各500g，以蒸馏法制成注射剂1000ml，分装火蔚，供肌内注射；1~3岁3ml，3~12岁5ml，12岁以上10ml，每日3~4次。治疗胆囊炎、阑尾脓肿、深部脓肿、疖、痈、蜂窝组织炎、外伤感染、手术后感染、烫伤感染、骨髓炎及败血症等汁185例，有效率平均在90%左右。--《中西医结合防治常见病资料选辑》湖南，1972：192

（14）**治皮肤病**：用没药50g，金银花50g，加入1000ml水中，煎至500~700ml，即为没银煎液，冷却备用。用软布或6~8层纱布浸没药液，平敷于患部，每次30分钟，每日3次。小面积棉签蘸液涂擦，手足部可以浸泡。治疗192例(其中急性湿疹67例，慢性湿疹急性发作42例，接触性皮炎52例，脚癣合并感染26例，其他5例。治疗结果：192例全部治愈，其中184例用药1~2天后，仅8例用药5天左右，皮损渗出减少，创面干燥结痂，结果表明"没药银花煎液"有收敛、消炎、止痒、生肌的功效，并能形成保护药膜，无副反应。--《中西医结合杂志》杨桂仙，1990.10(8)：492

忍冬果 味苦、涩，微甘，性凉。清肠化湿。主治肠风泄泻，赤痢。内服：煎汤，3～9g。《饮片新参》："形寒痢下腹痛者忌用。"

金银花露 味甘，性寒。清热，消暑，解毒。主治暑热烦渴，恶心呕吐，热毒疮疖，痱子。内服：隔水炖温饮60～120g，或冲水代茶。外用：涂擦，适量。

忍冬藤

【别名】 忍冬藤《本草经集注》，老翁须、金钗股、大薛荔、水杨藤、千金藤《苏沈良方》，鸳鸯草《墨庄漫录》，鹭鸶藤《履唆岩本草》，忍冬草《证治要诀》，左缠藤《余居士选奇疗》，忍寒草《洪氏集验方》，通灵草、蜜桶藤《造化指南》，金银花藤《丹溪心法》，金银藤《乾坤秘韫》，金银花杆《滇南本草》，过冬藤《本草药性大全》，甜藤《本草述》，右篆藤《分类草药性》，右旋藤《贵州民间疗药集》，二花秧、银花秧《河南中药手册》，二花藤(湖北)。

【名释】 茎缠绕似藤，凌冬不调，故名忍冬藤。因其长瓣花下垂似须，黄白相半，而藤左缠，故有金银、鸳鸯、老翁须、左缠藤，鹭鸶藤诸名。

【来源】 为忍冬科植物忍冬 *Lonicera japonica* Thunb.的茎枝。

【原植物】 参见"金银花"。

【采收加工】 秋、冬两季割取，晒干。

【性状鉴别】 本品常捆成束或卷成团。茎枝长圆柱形，枝上多节，直径1.5～6mm，节间长3～9cm，有残叶及叶痕，表面棕红色或暗棕色，有的灰绿色，有细纵纹，老枝光滑，细枝有淡黄色茸毛，外皮易剥落，露出灰白色内皮。质硬脆，易折断，断面黄白色，中空。气微，老枝味微苦，嫩枝味淡。

【显微鉴别】 细枝横切面：表皮细胞1列；单细胞非腺毛壁厚，有疣状突起；腺毛柄较长。皮层较宽，纤维成环，内侧皮层细胞较小或已产生木栓层。韧皮部较窄，有的射线细胞含草酸钙簇晶；较粗茎枝的韧皮部有少数纤维。形成层成环。木质部导管散列，木射线宽1～2列细胞，有纹孔。髓周细胞壁木化，中央呈空洞。

【含量】 《中国药典》2005版规定：按干燥品计算，含绿原酸（C_{16}小时$_{18}O_9$）不得少于0.10%。

【主含成分】 **藤**：含绿原酸(*chlorogenic acid*)，异绿喙酸(*isochlorogenic acid*)。

幼枝：含断氧化马钱了甙(*secoxyloganin*)。

叶：含木犀草素(*1uteolin*)，忍冬素（*loniceraflavone*），3′-甲氧基-5，7，4′-三羟基黄酮(*3′-methoxv-5，7，4′-trihyroxyflavone*)，木犀草素-7-鼠李葡萄糖甙即忍冬甙(*1uteolin-7-rhamnoglucoside*，*lonicerin*)，木犀草素-7-O-双半乳糖贰(*1uteolin-7-digalactoside*)，忍冬素-6-鼠李葡萄糖甙(*1oniceraflavone-6-r rhamnoglucoside*)，异绿原酸及咖啡酸(*caffeic acid*)，香草酸(*vanillic acid*)及喜树次碱(*venoterpine*)等。

【药理】 （1）**镇咳作用** 木犀草素250mg/kg灌服或125mg/kg腹腔注射对氨雾引起小鼠咳嗽有强而稳定的镇咳作用，并能对抗电刺激麻醉猫和去大脑猫喉上神经引起的咳嗽，证明其作用部位在脑干部位咳嗽中枢。

（2）**去痰作用** 木犀草素等给小鼠灌胃均有一定祛痰作用(酚红法)。大鼠灌服木犀草素200mg/kg后，可使呼吸道分泌量显著增加，给药后平均每lh分泌量约为正常值的550%左右，具有较好的祛痰作用(毛细管法)。祛痰作用不是通过刺激胃一十二指肠粘膜花学感受器反射引起的，而是直接刺激呼吸道粘膜分泌细胞，使分泌增加，对痰内酸性粘多糖纤维也有一定溶解作用，并能降低毛细血管通透性。

（3）**平喘作用** 木犀草素对豚鼠离体气管平滑肌有直接扩张作用，0.5mg，

1mg和2mg不同剂量的木犀草素能拮抗组胺和乙酰胆碱对气管条片肌的兴奋作用，解除挛缩，其作用随剂量加大而增强。并能舒张整体动物的支气管和小支气管平滑肌。

（4）**抑菌、抗病毒作用** 体外试验表明，忍冬藤水浸液对白色葡萄球菌有抑制作用。其水煎液(1: 40)可延缓孤儿病毒所致的细胞病变。对钩端螺旋体也有抑制作用。木犀草素10mg/ml在体外对对金黄色葡萄球菌、卡他球菌、肺炎链球菌、甲型链球菌、绿脓杆菌等均有抑制作用，并可减少金黄色葡萄球菌感染引起的小鼠死亡，显示较强的体内抗感染作用。对猪疱疹(H Suis)病毒有很强的抑制作用。

（5）**对心血管的作用** 木犀草素对大鼠、猫有明显而持久的急性降压作用。木犀草素5~10mg可使犬的动脉压增加而降低静脉压，增加冠脉血流量。大鼠0.5g/kg皮下注射有增强毛细血管的作用。10mg/kg静注对麻醉犬具有明显增加冠脉血流量及降低冠脉血管阻力良好作用，而对心肌耗氧量无己明显影响。

（6）**抗炎作用** 木犀草素肌内注射对二甲苯诱发的小鼠耳部炎症有明显的抑制作用，其抗炎作用与剂量呈线性关系，ED_{50}为106mg/kg，其作用发生较快，且维持较久。木犀草素肌内注射(80mg/kg和160mg/kg)，对分别由角叉菜胶与酵母诱发的大鼠踝关节肿胀和巴豆油诱发大鼠肉芽肿均有明显抑制作用，利用醋酸诱发大鼠急性胸膜炎模型，木犀草素肌内注射可使胸腔液体明显减少，表明其对于急性炎症反应具有明显的抗渗出作用，而对渗出液中白细胞总数无明显改变，其作用机制可能与安乃近相似。木犀草素20mg/(kg·d)，腹腔注射，共7天，明显抑制大鼠植入羊毛球所致炎症过程的增殖和渗出。

（7）**抗过敏及对免疫功能的影响** 木犀草素(终浓度1.09×10^{-4}mol/L与2.18×10^{-4}mol/L)能明显抑制致敏豚鼠离体回肠平滑肌过敏性收缩反应(Shultz-Dale反应)。该药对慢反应物质(SRS-A)引起的豚鼠回肠收缩有明显的抑制作用，IC_{50}为2.76×10^{-5}mool/L，且可使SRSA累积量效曲线平行右移，两者呈竞争性拮抗；对组胺引起的豚鼠回肠收缩亦有明显的抑制作用，但累积量效曲线表明为非竞争性拈抗 木犀草素亦可剂量依赖性地抑制电刺激引起的大鼠输精管收缩，但这种作用不是通过竞争性地拮抗α受体或α_2受体，而是直接的解痉作用，由此表明，木犀草素抑制Schultz-Dale反应可能与其竞争性拮抗SRS-A和直接解痉作用有关。木犀草素(30mg/kg和60mg/kg)肌内注射，共用药30天能增加豚鼠的实验性过敏性脑脊髓炎的发病率，提示有免疫增强作用。用3H-TdR掺入法证明，不同浓度木犀草素($10^{-9\sim-5}$ mol/L)对静止的和亚适浓度的植物血凝素(30~60μg/ml)及刀豆球蛋白A(ConA)(10μg/ml)激活的小鼠脾脏T淋巴细胞增殖反应均有促进作用；木犀草素对LPS(脂多糖)激活的小鼠脾脏B淋巴细胞的增殖反应无明显作用。表明木犀草素对T淋巴细胞有致分裂素样的免疫增强作用，而对B淋巴细胞的增殖无明显影响。木犀草素在不同浓度(4×10^{-10}~10^{-5}mol/L)时，用荧光法研究表明对酵母多糖诱导的大鼠腹腔臣噬细胞H_2O_2释放呈浓度依赖性抑制，且以木犀草素与巨噬细胞共同培养4h抑制作用最明显。

（8）**降低胆固醇作用** 对实验性功脉粥样硬化家兔皮下注射10mg/(kg·d)，共20d，可降低血胆固醇50%，β-脂蛋白33%，与β-脂蛋白结合的胆固醇60%，主动脉脂质也显著减少。

（9）**抗癌作用** ①木犀草素可以通过抗增殖和诱导凋亡抑制恶性肿瘤细胞的生长。在体外对人肝癌细胞(HepG$_2$、J$_5$)、结直肠癌细胞(Colo$_{205}$、HCT$_{116}$和HCT$_{15}$)、宫颈癌Hela细胞、黑色素瘤细胞(SK-MEI-1和SK-MEL-2)、卵巢囊腺癌细胞SK-OV-3、人中枢神经肿瘤细胞XF-498、胃癌细胞HGC-27、腹水癌细胞NK/LY、白血病细胞(P$_{388}$、CEM-CT、CEM-27)、平滑肌瘤细胞、上皮细胞癌细胞A_{431}等10多种癌细胞有抑制增殖作用，还可诱导一些癌细胞发生凋亡。 ②木犀草素能抑制血管内皮细胞生长，减少肿瘤组织血管生成，限制肿瘤生长；其还可封闭血管内皮细胞黏附分子的黏附，从而限制肿瘤的生长与转移。 ③提高放化疗的疗效和化学预防作用。木犀草素的抗突变作用Ames试验和小鼠骨髓细胞染色体试验中已得到证实。木犀草素在体内有化学预防作用，可抑制恶性肿瘤的发生，且没有明显的毒副作用。木犀草素对肿瘤的化学预防作用主要表现为木犀草素有抗氧化作用，氧化应激导致大分子氧化损伤，而氧化的DNA和脂质体过氧化作用是发生癌症的基础。木犀草素可抑制脂质体过氧化并清除氧自由基，还抗辐射作用，可清除由紫外线辐射和Fenton反应引起的8-OhdG形成。木犀草素一方面通过清除射线产生的自由基来减少DNA损伤，减轻放疗的副反应，另一方面它本身就能抑制癌细胞增殖，从而提高疗效。口服木犀草素可降低阿霉素的毒性，减少肿瘤化疗药产生的副作用。

（10）**解痉利尿作用** 木犀草素对平滑肌（免离体小肠）有解痉作用，但不及罂粟碱；并有轻度利尿（增加氯化钠的排除）作用。

（11）**毒性** 木犀草素口服最大剂量2500mg/kg尚未见小鼠中毒死亡，腹腔注射其LD_{50}为180mg/kg。豚鼠每日以木犀草素(相当于成人每日用量的50倍)灌胃共20d，未见有毒性改变。

【性味归经】 味甘，性寒。归肺、胃经。

【功用主治】 清热解毒，通络。主治温病发热，疮痈肿毒，热毒血痢，风湿热痹。

《别录》："主寒热身肿。久服轻身，长年益寿。"

《本草经集注》："煮汁以酿洒，补虚疗风。"

《药性论》："主治腹胀满，能止气下澼。"

《本草拾遗》："主热毒血痢，水痢，"

《履巉岩本草》："治筋骨疼痛、"

《造化指南》引《纲目》："取汁能伏硫制汞。"

《滇南本草》："能宽中下气，消痰，祛风热，清咽喉热痛。"

《纲目》："一切风湿气及诸肿毒，痈疽疥癣，杨梅恶疮，散热解毒。"

《药性切用》："清经活络良药，痹症挟热者宜之。"

《萃金裘本草述录》："治寒热身肿，热毒血痢，治风除胀，止渴。""脏腑经络内里之热，并能清化。"

【临床应用】 （1）**用于温病发热**。忍冬藤有清热解毒，祛风散热之功。治外感风热，或温病初起，发热口渴，可与连翘、荆芥、薄荷等同用，以解表清热。

（2）**用于疮疡肿毒**。忍冬藤为外科要药，一切疮疡肿毒，红肿热痛，最为常用，可用其鲜品同生甘草酒煮内服，并捣烂外敷，以清热毒，如《外科精要》忍冬酒。若以本品同补益气血之黄芪、当归等同用，能扶正祛邪，托毒外出，使未成脓者内消，已成脓者即溃，如《局方》神效托里散。

（3）**用于热毒血痢**。忍冬藤可清肠道热毒以止痢，如《圣惠方》用本品单味浓煎饮服。若与地榆、赤芍、黄连等同用，可增强清热凉血，解毒止痢之效

（4）**用于风湿热痹，关节红肿疼痛**。忍冬藤能清热通络。可单味煎服。若与秦艽、苍术、黄柏、牛膝等同用，则祛除风湿热邪、通络止痛作用更强。

《得配本草》："得黄芪、当归、甘草，托痈疽得粉草，解热毒下痢。"

【用量用法】 内服：煎汤，10～30g，或入丸、散，或浸酒。外用：煎水熏洗，或熬膏贴，或研末调敷，亦可用鲜品捣敷，适量。

【使用注意】 脾胃虚寒者慎服。

【附方】 （1）**治痈疽发背、肠痈、奶痈、无名肿毒，掀作疼痛，憎寒壮热，类若伤寒**：忍冬草(去梗)、黄芪(去芦)各五两，当归一两二钱，甘草(炙)八两。上为细末，每服二钱，酒一盏半，煎至一盏。若病在上，食后服；病在下，食前服。少顷，再进第二服，留渣外敷。未成脓者内消，已成脓者即溃。--《局方》之："神效托里散"

（2）**治一切痈疽**：忍冬藤(生取)五两，大甘草节一两。上用水二碗，煎一碗，入无灰好酒一碗，再煎数沸，去滓，分三服，昼夜用尽，病重昼夜二剂，至大小便通利为度；另用忍冬藤一把，烂研，酒少许敷四围。--《外科精要》

（3）**治诸般肿痛，金刃伤疮，恶疮**：金银藤四两，吸铁石三钱，香油一斤，熬枯去滓，入黄丹八两，待熬至滴水不散，如常摊用。--《纲目》引《乾坤秘韫》之"忍冬膏"

（4）**治恶疮不愈**：左缠藤一把，捣烂，入雄黄五分，水二升，瓦罐煎之，以纸封七重，穿一孔，待气出，以疮孔熏之，三时久。大出黄水后，用生肌药取效。亦治轻粉毒痈。--《普济方》引《余居士选奇方》

（5）**治消渴愈后，预防发痈疽，宜先服此**：用忍冬草根茎花叶皆可，不拘多少，入瓶内，以无灰好酒浸，以糠火煨一宿，取出晒干，入甘草少许，碾为细末，以浸药酒打面糊，丸梧子大。每服五十至百丸，汤酒任下。此药不特治痈疽，大能止渴。--《外科精要》之"忍冬丸"

（6）**治筋骨疼痛**：(鹭鸶藤)捣为细末，每服二钱，热酒调服。如只锉碎，用木瓜、白芍药、官桂、当归、甘草一处，用酒、水各半盏，煎至八分，去滓，空心食前热服，善治脚气。--《履巉岩本草》

（7）**治野蕈毒**：急采鸳鸯藤啖之，即忍冬草也。--《纲目》引《夷坚志》

（8）**防治细菌性痢疾**：银花藤 5000g，樗白皮 2500g。加水 25000ml，煎煮至 15000ml。口服，每次 100ml，每日 2 次。儿童酌减。--《赤脚医生》1976，(4)：22

（9）**治疗细菌性痢疾暖肠炎**：单用忍冬藤 100g，切碎，置于瓦罐内，加水 200ml，放置 12h 后，用文火煎煮 3h，加入适量蒸馏水，使成 100ml，经纱布滤，加入少量 0.1％安息香酸钠作为防腐剂。每日体重每 1kg 服 1.6～2.4ml，按病情轻重，酌予增减。一般初服 20ml，每 4h 1 次；症状好转后，改为 20ml，每日 4 次，至泄泻停止后 2d 为止。治疗菌痢 60 例，肠炎 90 例，除 4 例服药 1～2 天未继续服用外，其余 146 例均获良好效果。症状平均消失时间为：腹痛 3 天，退热 2d，里急后重 2.5 天，泄泻停止 2d，大便成形 4.4d，未见不良反。--《江苏中医》沈志雄，1961，(7)：34

金银忍冬

【别名】 金银忍冬《长白山植物药志》，木金银、树金银、木银花、金银藤《湖南药物志》，王八骨头、千层皮、鸡骨头《长白山植物药志》，北金银花(吉林)。

【名释】 花开之时初为白色，后变为黄色，为灌木，故得名"金银木"。

【来源】 为忍冬科植物金银木 *Lonicera maackii* (Rupr.) Maxim.的茎叶及花。

【植物形态】 金银木 名出《中国植物志》，又名马氏忍冬《华北经济植物志要》。落叶灌木，高达 6m。茎干直径达 10cm；树皮灰白色至灰褐色，不规则纵裂；小枝中空，稍具短柔毛。冬芽有 5～6 对或更多鳞片，芽鳞有疏柔毛。单叶对生；叶形变化较大，通常卵状椭圆形或卵状披针形，长 5～8cm，宽 2～6cm，先端渐尖或长渐尖，基部阔楔形或近圆形，全缘，两面脉上有短柔毛或近无毛；叶柄长 3～5mm，有短柔毛；无托叶。花成对，腋生，有总花梗；总花梗短于叶柄，长 1～2mm，有短柔毛；苞片条形，长 3～6mm；小苞片多少连合成对，长为萼筒的 1/2 或近相等，先端平截；相邻两萼筒分离，长约 2mm，无毛或疏生腺毛，萼齿 5，不等大，长 2～3mm，有长缘毛；花冠先白后黄色，外面疏生柔毛，二唇形，裂片长于花冠筒 2～3 倍；雄蕊 5，与花柱均长约为花冠的 2/3，花丝中部以下和花柱均有柔毛。浆果球形，径 5～6mm，红色或暗红色；种子有小浅凹点。花期 4～6 月；果期 7～10 月。见（图 780）

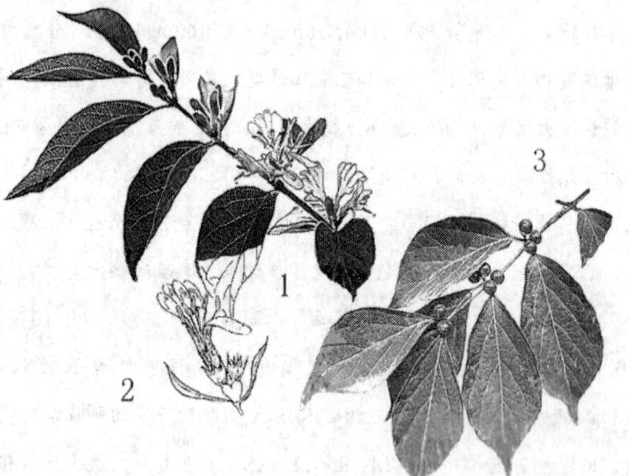

（图 780）金银忍冬

1.花枝 2.花 3.果实

【生长分布】 邹平多作城市街道绿化，深秋果红，多为观赏植物。

【采收加工】 4～6 月采花，夏、秋季采茎叶，鲜用或切段晒干。

【主含成分】 叶含黄酮类成分：六羟基穗花杉双黄酮(*hexahydroxyamentoflavone*)，5，7，4′-三羟基黄酮(*5，7，4′-trihydroxyflavone*)，柚皮素(*naringenin*)，单-O-甲基穗花杉双黄酮(*mono-O-methylamentoflavonene*)，二-O-甲基穗花杉双黄酮(*di-O-methylamentoflavonene*)，三-O-甲基穗花杉双黄酮(*tri-O-methylamentoflavonene*)。

【药理】 (1)**抗菌作用** 金银忍冬叶对变形杆菌有明显的抗菌作用，其抗菌效价为 1：256 以上；此外对三种痢疾杆菌也有较强的抗菌作用，其效价与黄连相似。本植物的花(北金银花)的抗菌作用也较强，对绿脓杆菌、4 种痢疾杆菌、大肠杆菌、枯草杆菌、寒和鼠伤寒杆菌、金黄色和白色葡萄球菌、甲型和乙型溶血性链球菌、肺炎链球菌和八叠球菌的抑制作用与正品金银花相似。

（2）**对免疫功能的影响** 北金银花能明显提高小鼠腹腔巨噬细胞的吞噬百分率和吞噬指数，并能显著提高血清抗体积数水平，其治疗感染性疾病也与其调节机体免疫功能有关。

（3）**解热、抗炎作用** 北金银花水煎液、口服液和注射液对角叉菜胶、三联菌苗致热的动物有不同程度的解热作用，对蛋清、角叉菜胶、二甲苯所致足肿胀有不同程度的抑制作用。

（4）**毒性** 经急性、亚急性毒性试验表明北金银花毒性低，使用安全。

【性味归经】 味甘、淡，性寒。归肝经。

【功用主治】 祛风，清热，解毒。主治感冒，咳嗽，咽喉肿痛，目赤肿痛，肺痈，乳痈，湿疮。

《湖南药物志》："祛风解百毒，消肿止痛。"

《青岛中草药手册》："清热解毒，散风明目，祛湿利水。主治口渴，咽喉肿痛，风湿瘙痒，暑湿等。"

【临床应用】 用于治疗上呼吸道感染、流行性感冒、扁桃体炎、急性乳腺炎、大叶性肺炎、肺脓疡、急性结膜炎。

【用量用法】 内服：煎汤，9～15g。外用：捣敷，或煎水洗，适量。

【附方】 （1）**治梅毒**：金银木60g，茯苓30g，煎水洗服。

（2）**治头晕**：金银木15g，散雪莲9g，黄精6g，铁马鞭6g，臭牡丹6g，水煎服。

（3）**治跌打损伤**：(金银木)全草煎水，洗伤口。（1～3方均出自《湖南药物志》）

桔梗

【别名】 桔梗《本经》，符扈、白药、利如、梗草、卢如《吴普本草》，房图、荠苨《别录》，苦梗《丹溪心法》，苦桔梗《纲目》，大药《江苏植药志》。

【来源】 为桔梗科植物桔梗 *Platycodon grandiflorum* (Jacq.) A.DC.的根。

【植物形态】 桔梗 又名包袱花、四叶菜、沙油菜、山铃铛花。多年生草本，高30～120cm，全株光滑无毛。根肉质，圆柱形，或有分枝。茎直立，单一或分枝。叶近于无柄，生于茎中、下部的叶对生或3～4片轮生，茎上部的叶有时为互生；叶片卵状披针形，长3～6cm，宽1～2.5cm，先端尖，基部楔形或近圆形，边缘有锯齿。花单生于茎顶，或数朵成疏生的总状花序；花萼钟状，先端5裂；花冠钟状，蓝紫色，径3～5cm，5裂，裂片三角形；雄蕊5，花丝短，基部扩大，花药围绕花柱四周；子房半下位，5室，柱头5裂，反卷，被白柔毛。朔果倒卵形，熟时顶部5瓣裂。种子卵形，有3棱。花期7～9月。果期8～10月。见（图781）

【生长分布】 一般野生于山坡、草丛、林缘等处。邹平各地也有栽培。

【采收加工】 播种两年或栽培当年秋季采挖，割去茎叶，挖出全根，洗净泥土，乘鲜用碗片或重型片刮去外皮，放清水中浸2～3小时，捞起，晒干；或去芦切片，晒干。

【性状鉴别】 干燥根呈长纺锤形或长圆柱形。下部渐细，有时分歧稍弯曲，顶端具根茎（芦头），上面有许多半月形茎痕（芦碗）。全长6～30cm，直径约0.5～2cm。表面白色或淡棕色，皱缩，上部有横纹，通体有纵沟，下部尤多，并有类白色或淡棕色的皮孔样根痕，横向略延长。质坚脆，易折断，断面类白色至类棕色，略带颗粒状，有放射状裂隙，皮部较窄，形成层显着，淡棕色，木部类白色，中央无髓。气无，味微甘而后苦。

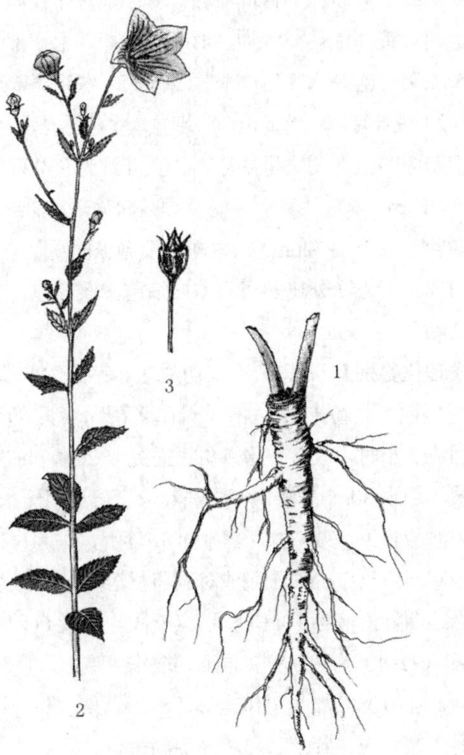

（图781）桔梗

1.根 2.花枝 3.蒴果

【栽培要点】 **生长习性** 喜凉爽气候，耐寒、喜阳光。宜栽培在海拔1100m以下的丘陵地带，砂质壤土，以富含磷钾肥的中性夹沙土生长较好，种子寿命为1年，在低温下贮藏，能延长种子寿命。0～4℃干贮种子18个月，其发芽率比常温贮藏提高3.5～4倍。种子发芽率70%，在温度18～25℃，有足够温度，播种后15天出苗。

栽培技术 用种子繁殖，分直播法和育苗移栽法。直播法，播前用温水浸种24h，或用0.3%高锰酸钾浸种12h。春播和秋播均可，以秋播为好。条播，行距20～25cm，深3～5cm，播后盖火灰，稍镇压浇水。约2星期出苗。待苗高5cm左右，结合松土，可间去过密或纤弱的幼苗，苗高10～15cm，按10cm株距定苗。育苗法，在较干旱地区，没有灌溉条件时采用。作150cm宽的畦，条播，行距5～10cm，覆土1～1.5cm，保持土壤湿润。约2星期左右出苗。苗齐后拔除过密的幼苗，并松土除草，至翌年4月即可移栽大田。

田间管理 移栽后1个月左右，苗出土5～10cm时，结合中耕除草追肥1次，每1小时m^2施清淡人畜粪水15000kg。6～7月开花前，每1小时m^2施过磷酸钙150～225kg，也可再追施人畜粪液1次。冬季植株枯萎后，重施冬肥，以人畜粪和杂肥为主。由于桔梗花期较长，花朵的生长发育消耗大量营养，故摘除花果，减少对养分的消耗，可以提高根的产量。在盛花期喷1×10^{-3}乙烯利1次，基本上达到除花目的。抽茎现蕾后要培土壅根，以防倒伏。

病虫防治 病害有轮纹病及斑枯病为害叶生。发病初期喷1: 1: 100波尔多液或50%多菌灵1000倍液。根腐病，可在发病初期拔除病株，还可用退菌特50%可湿性粉剂500倍液灌注。虫害有拟地甲，为害桔梗根部，可用90%敌百虫800倍液或50%锌硫磷1000倍液喷杀。还有红蜘蛛、地老虎、蚜虫、食子虫为害。

【显微鉴别】 （1）根横切面：木栓层有时残存；木枪细胞偶含草酸钙小方晶。皮层窗。韧皮部宽广，外侧有时有裂隙；外侧韧皮射线渐弯曲；筛管群与乳管群伴生，作径向散列，乳管壁略厚，内含黄棕色颗粒状物。形成层成环。木质部导管单个散在或数个相聚，施射状排列；木射线较宽。本品薄壁细胞含菊糖。

（2）粉末特征：米黄色。①菊糖众多，用冷水合氯醛液装置，薄壁细胞中的菊糖团块呈扇形。②乳汁管为有节联结乳汁管，直径14～25μm，内含浅黄色油滴及颗粒状物。③梯纹、网纹及具缘纹孔导管直径16～72μm。④木薄壁细胞纵面观长方形，末端壁微波状弯曲。未去净外皮的可见木栓细胞，淡棕色，有的含细小草酸钙结晶。

【理化鉴别】　（1）粉或切片遇α-萘酚浓醇试液显紫堇色。

（2）取本品粉末1g，加7%硫酸乙醇-水（1：3）混合液20ml，加热回流3小时，放冷，用氯仿振摇提取2次，每次20ml，合并氯仿液，加水30ml洗涤，弃去洗液，氯仿液用无水硫酸钠脱水，滤过，滤液蒸干，残渣加甲醇1ml使溶解，作为供试品溶液。另取桔梗对照药材1g，同法制成对照药材溶液。照薄层色谱法试验，吸取上述两种溶液各10μl，分别点于同一硅胶G薄层板上，以氯仿-乙醚（1：1）为展开剂，展开，取出，晾干，喷以10%硫酸乙醇溶液，在105℃加热至斑点显色清晰。供试品色谱中，在与对照药材色谱相应位置上，显相同颜色斑点。

【主含成分】　根：含皂甙（有桔梗皂甙、远志皂甙等十八种皂甙）。又含菠菜甾醇、α-菠菜甾苷-β-D-葡萄糖甙、Δ7-豆甾烯醇、白桦脂醇，并含菊糖、桔梗聚糖。又从桔梗得到三个三萜烯类物质：桔梗酸A、B、及C。

花：含飞燕草素-3二-咖啡酰芦丁糖-5-葡萄糖甙。

【药理】　（1）**祛痰与镇咳作用**　麻醉犬口服本品煎剂1g/kg，能显着增加呼吸道粘液的分泌量，其强度可与氯化铵相比。对麻醉猫亦有明显的祛痰作用。有报道桔梗皂甙的祛痰作用强于远志，次于美远志（Poygala senegaL.）。而小鼠酚红法试验结果则弱于远志。桔梗所含皂甙口服时对咽喉粘膜及胃粘膜造成某种程度的刺激，反射地引起呼吸道粘膜分泌亢进，使痰液稀释，促使其排出，粗制桔梗皂甙有镇咳作用。豚鼠腹腔注射和镇咳半数有效量为6.4mg/kg。

（2）**降血糖作用**　兔灌胃桔梗水或醇提取物200mg/kg可使血糖下降，水提取物的降血糖曲线与灌胃　25～50mg/kg　甲磺丁脲相似。水和醇提取物500mg/kg连续4天灌胃，对实验性四氧嘧啶糖尿病兔亦有降血糖作用，降低的肝糖原在用药后也见恢复，且能抑制食物性血糖上升，醇提取物的作用较水提取物强。

（3）**抑制胃液分泌和抗溃疡作用**　粗制桔梗皂甙在低于1/5半数致死量的剂量时有抑制大鼠胃液分泌和抗消化性溃疡作用。100mg/kg剂量时，几乎能完全抑制大鼠幽门结扎所致的胃液分泌。大鼠十二指肠注入25mg/kg粗制桔梗皂甙，可防止消化性溃疡形成，其作用与皮下注射　l0mg/kg　阿托品相当，但100mg/kg灌胃，对应激性溃疡形成的预防作用比皮下注射阿托品10mg/kg弱两倍，对大鼠醋酸所致的溃疡模型，粗制桔梗皂甙可使溃疡系数明显减少，且每日25mg/kg组的疗效比甘草提取物FM100每日200mg/kg组为高。

（4）**抗炎作用**：粗桔梗皂甙有抗炎作用，灌服　1/10～1/5　半数致死量　的剂量对大鼠后肢角叉菜胶性脚肿与醋酸性肿胀均有抗炎效果。灌胃小于1/10半数致死量　的剂量，每日1次，连续给药，对大鼠棉球肉芽肿也有显着抑制作用，且对大鼠佐剂性关节炎也有效。此种制剂还能降低过敏反应，小鼠的毛细血管通透性。腹腔注射桔梗皂甙引起的小鼠扭体反应与腹腔渗出，灌胃同一皂甙可产生抑制。桔梗无直接抗菌作用，但其水提取物可增强巨噬细胞吞噬功能，增强中性白细胞的杀菌力。提高溶菌酶的活性。

（5）**对循环系统的作用**　大鼠以粗制桔梗皂甙静脉注射，可见暂时性血压下降，心率减慢和呼吸抑制。对离体豚鼠心耳，高浓度时呈负性肌力作用。麻醉犬动脉注入200～800mg/kg粗桔梗皂甙，能降低冠状动脉和尼肢血管的阻力，增加血流量，其强度可与罂粟碱相比。当4mg/kg静脉注射　时也可增加冠状动脉和后肢血流量，并伴有暂时性低血压。据认为这种血管扩张是对外周血管的直接作用。

（6）**其它作用**：粗桔梗皂甙有镇静、镇痛和解热作用。能抑制小鼠自发性活动，延长环己巴比妥钠的睡眠时间。但对电击和戊四氮惊厥无保护作用。桔梗皂甙可降低大鼠肝内胆固醇的含量，增加胆固醇和胆酸的排泄，还有抗乙酰胆碱和抗组胺作用，能抑制乙酰胆碱与组胺引起的离体豚鼠回肠收缩。大鼠灌胃桔梗　2g/kg，对双侧颈静脉结扎造成的充血性水肿有抑制和利尿作用。体外试验表明，本品煎剂1：　10对絮状表皮癣菌有抑制作用，本品所含的桦木醇400mg/kg时对大鼠瓦克Z56肌注肿瘤系统（SWA16）有边缘抗肿瘤活性。

（7）**毒性**　桔梗皂甙有溶血作用，不能用于注射，口服后在消化道水解破坏，即无溶血作用。给小鼠皮下注射，最小致死量为770mg/kg。小鼠灌胃桔梗煎剂的半数致死量为24g/kg，兔灌胃本品煎剂40/kg，于24小时内5兔全部死亡，剂量为20/kg时，则全部存活，桔梗皂甙有很强的溶血作用，其溶血指数与来源产地和生长年限、采集时间、加工方法等而异，从1：100到1：1000不等，韧皮部的溶血作用为本质部的4.4～6.5倍，不去皮的桔梗溶血作用略大于去皮桔梗。因此桔梗不可注射给药。小鼠皮下注射的最小致死量为770mg/kg。粗桔梗皂甙灌胃小鼠和大鼠的半数致死量分别为420mg/kg和人于800mg/kg，皮下注射分别为22.3mg/kg和14.1mg/kg。灌胃大剂量桔梗皂甙，可反射性兴奋呕吐中枢，可引起恶心、呕吐。

【性味归经】　味苦、辛，性平。归肺、胃二经。

【功用主治】　宣肺，祛痰，利咽，排脓。主咳嗽痰多，咽喉肿痛，肺痈吐脓，胞满胁痛，痢疾腹痛，小便癃闭。

《本经》："主胸胁痛如刀刺，腹满，肠鸣幽幽，惊恐悸气。"

《别录》："利五脏肠胃，补血气，除寒热、风痹，温中消谷，疗喉咽痛。"

《药性论》："治下痢，破血，去积气，消积聚，痰涎，主肺热气促嗽逆，除腹中冷痛，主中恶及小儿惊痫。"

《日华子本草》："下一切气，止霍乱转筋，心腹胀痛，补五劳，养气，除邪辟温，补虚消痰，破症瘕，养血排脓，补内漏及喉痹。"

《本草衍义》："治肺痈。"

《珍珠囊》："疗咽喉痛，利肺气，治鼻塞。"

李杲："利胸膈，（治）咽喉气壅及痛，破滞气及积块。"

《纲目》："主口舌生疮，赤目肿痛。"

《中药形性经验鉴别法》："催乳。"

【用量用法】　内服：煎汤，3～10g，或入丸、散。外用：烧灰研末敷，适量。

【使用注意】　阴虚久嗽、气逆及咳血者忌服。

《本草经集注》："畏白及、龙眼、龙胆。"

《药对》："忌猪肉。得牡蛎、远志疗恚怒；得消石、石膏疗伤寒。"

朱震亨："下虚及怒气上升者不宜。"

《本经逢原》："阴虚久嗽不宜用，以其通阳泄气也。"

【附方】 （1）**治肺痈，咳而胸满，振寒脉数，咽干不渴，时出浊唾腥臭，久久吐脓如米粥者**：桔梗一两，甘草二两。上二味，以水三升，煮取一升，分温再服，则吐脓血也。--《金匮要略》之“桔梗汤”

（2）**治痰嗽喘急不定**：桔梗一两半。捣罗为散，用童子小便半升，煎取四合，去滓温服。--《简要济众方》

（3）**治喉痹及毒气**：桔梗二两。水三升，煮取一升，顿服之。--《千金方》

（4）**治寒实结胸，无热证者**：桔梗三分，巴豆一分（去皮、心，熬黑，研如脂），贝母三分。上三味为散，以白饮和服，强人半钱匕，羸者减之。病在膈上必吐，在膈下必利，不利，进热粥一杯，利过不止，进冷粥一杯。--《伤寒论》

（5）**治伤寒痞气，胸满欲死**：桔梗、枳壳（炙，去穰）各一两。上锉如米豆大，用水一升半，煎减半，去滓，分二服。--《苏沈良方》

（6）**治牙疳臭烂**：桔梗、茴香等分。烧研敷之。--《卫生易简方》

（7）**胸满不痛**：用桔梗、枳壳等分。煎水二杯，成一杯，温服。

（8）**伤寒腹胀（阴阳不和）**：用桔梗、半夏、陈皮各三钱，生姜五片，煎水二杯，成一杯服。此方名“桔梗半夏汤”。

（9）**咽痛、舌生疮**：先服甘草汤，如不愈，再服桔梗汤。

（10）**虫牙肿痛**：用桔梗、薏苡，等分为末，内服。

（11）**骨槽风（牙龈肿痛）**：用桔梗研细，与枣肉调成丸子，如皂角子大。裹棉内，上下牙咬住。常用荆芥煎汤嗽口。

（12）**眼睛痛，眼发黑**。用桔梗一斤、黑牵牛头三两，共研细，加蜜成丸，如梧子大。每服四十九，温水送下。一天服二次。此方称“桔梗丸”。

（13）**鼻血、吐血、下血不止**：用桔梗研细，加水调匀。每服一茶匙，一天服四次。药中加生犀牛角屑亦可。

（14）**跌打瘀血**：用桔梗末，每服少许，米汤送下。

（15）**中蛊下血（下血如鸡肝色，大量排出，病热很险）**：用桔梗研细，每服一茶匙，酒送下。一天服三次。初时须强灌。约七天之后，血止。可吃猪肝汤补身体。药中也可加犀角，用量与桔梗等分。

（16）**怀孕中恶（心腹突然大痛）**：用桔梗一两，锉细，加生姜三片，水一杯煎服。

石沙参

【别名】 石沙参《中药大辞典》，沙参《本经》，南沙参《本草逢原》，石沙参、糙萼沙参《中药大辞典》，铃儿参《得配本草》。

【来源】 桔梗科植物石沙参 *Adenophora polyantha* Nak.的根。

【植物形态】 多年生草本，有白色乳汁；根圆锥形，长达25cm，表面淡棕色，粗糙，有纵横裂纹。茎通常数条自根抽出，茎直立，高25～70cm，无毛，或有疏与密的短毛。基生叶心状肾形，早枯；茎生叶互生，无柄，薄革质或纸质，卵形、狭卵形、卵状披针形、披针形或条形，长1.5～8.5cm，宽0.5～2.5cm，先端渐尖，基部卵形或楔形，边缘有疏离的三角形尖锯齿或刺状齿，两面无毛或疏生短毛，无柄。假总状或狭圆锥状花序顶生；花萼裂片5，有毛或有乳头状突起或无毛，狭三角状披针形，翻转朝上，长3.5～6mm，宽1.5～2mm；花冠紫色或深蓝色，钟形，长1.5～2.5mm，开口部常稍收缢，裂片短，长不超过全长的1/4，通常先直而后反折；雄蕊5，花丝基部扩大，边缘密生细柔毛；花盘筒状，长2.5～4mm，疏生细柔毛；子房下位，花柱稍伸出花冠。蒴果卵状椭圆形；种子椭圆形，黄棕色，有1条带翅的棱。花期7～10月；果期9～10月。见（图782）

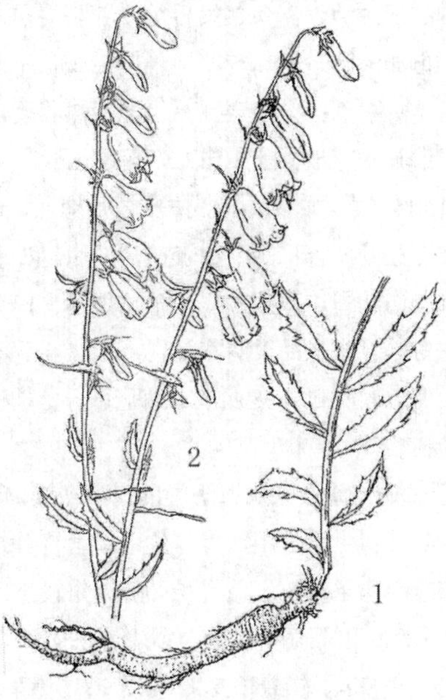

（图782）**石沙参**

1.植株中下部 2.花序枝

【生长分布】 生于山坡、灌丛。邹平南部山区分布较广。

【采收加工】 秋季采挖，除去茎叶及须根，洗净泥土，趁新鲜用竹片刮去外皮，切片，晒干。

【性状鉴别】 根呈细长圆柱形或扁圆形。略弯曲或呈扭丝状，长10～25cm，直径0.2～0.7cm，根头附有盘节状的节痕，有明显的横环纹。表面土黄色或黄白色。体轻质脆，易折断，断面粗糙，黄色或类白色，有裂隙，皮部常与本部分离。气微弱，味微苦。

【性味归经】 味甘微苦，凉；入肺、胃、肝经。

【功用主治】 养阴清热，润肺化痰，益胃生津。主治阴虚久咳，痨嗽痰血，燥咳痰少，虚热喉痹，津伤口渴。

《本经》：“主血积惊气，除寒热，补中，益肺气，久服利人。”

《别录》：“疗胃痹心腹痛，结热邪气，头痛，皮间邪热，安五脏，补中。”

《药性论》：“去皮肌浮风，疝气下坠，治常欲眠，养肝气，宣五脏风气。”

《日华子》：“补虚，止惊悸，益心肺，并一切恶疮疥癣及身痒，排脓消肿毒。”

《滇南本草》：“补肺气以及六腑之阴气。”

《品汇精要》：“清肺热，除惊气。”

《纲目》：“清肺火，治久咳肺痿。”

《本草正》：“能养肝气，治多眠，除邪热，益五脏阴气，清肺凉肝，滋养血脉，散风热瘙痒，头面肿痛，排脓消肿长肌肉，止惊烦，除疝痛。，”

《药性通考》：“补阴泻火，专补肺气，清肺养肝，兼益脾胃。”

《玉楸药解》：“清肺气，生肾水，涤心胸烦热，凉头目郁蒸，治瘰疬，斑疹，鼻疮，喉痹，疡疮热痛，胸膈燥渴，溲便红涩，膀胱癃闭。”

《医林纂要·药性》："泄上逆之气，润燥清金，布膻中之治令。"

《药性考》："清胃，泻火解毒，止嗽宁肺。"

【临床应用】（1）**用于阴虚久咳，劳嗽痰血，燥咳痰少**。沙参体质轻清，气味俱薄，善入上焦而养肺阴，清肺热，润肺燥，且具化痰之功，故阴虚夹痰的咳嗽尤为常用品。治阴虚久咳，痰少而粘者，本品配生地、麦冬、贝母等以养阴清热，润肺化痰；若肺热较盛。再加清肺之桑白皮、地骨皮；久咳不已，再配止咳化痰之款冬花、炙百部；久咳声哑，再配清热养阴，敛肺利咽之玄参、诃子。治肺痨咳嗽，痰中带血，可配阿胶、百部、川贝等以滋阴保肺.止血化痰，如《医学心悟》之月华丸。治燥邪伤肺、干咳无痰，常与桑叶、杏仁等清宣燥热药同用，如《温病条辨》之桑杏汤；若燥伤肺胃、津液亏损、干咳烦热、口鼻干燥，则配用麦冬、天花粉等甘寒之品以清养肺胃，如《温病条辨》之沙参麦冬汤。至于阴虚喉痹.咽干疼痛，本品配百合、桔梗、射干可养阴润肺，清热利咽。

（2）**用于热病伤津及杂病胃阴虚的口干咽燥，舌红少苔**。沙参甘润，有养阴益胃生津作用，常与生地、玉竹等甘寒养阴生津之品同用，如《温病条辨》之益胃汤；若津伤较重，舌绛少津，可以沙参与鲜生地、鲜石斛等同用，以增养阴生津之效。

《得配本草》："得糯米，助脾阴；配生地，凉血热；佐柴、葛，去邪火，合玄参，止干嗽。"

【用量用法】 内服：煎汤，9～15g(鲜者1～3两)；或入丸、散。

【使用注意】 风寒作嗽者忌服。

《本草经集注》："恶防已，反藜芦。"

《本草经疏》："脏腑无实热，肺虚寒客之作泄者，勿服。"

【附方】 （1）**治燥伤肺胃阴分，或热或咳者**：沙参三钱，玉竹二钱，生甘草一钱，冬桑叶一钱五分，麦冬三钱，生扁豆一钱五分，花粉一钱五分。水五杯，煮取二杯，日再服。久热久咳者，加地骨皮三钱。--《温病条辨》之"沙参麦冬汤"

（2）**治肺热咳嗽**：沙参半两，水煎服之。--《卫生易简方》

（3）**治慢性支气管炎，咳嗽，痰不易咳出，口干**：南沙参9g，麦冬9g，生甘草6g，玉竹9g，水煎服。--《青岛中草药手册》

（4）**治阳明温病，下后汗出，胃阴受损，身无热，口干咽燥，舌干苔少，脉不数者**：沙参三钱，麦门冬五钱，冰糖一钱，生地黄五钱，玉竹一钱五分。水煎服。--《温病条辨》之"益胃汤"

（5）**治卒得诸疝，小腹及阴中相引痛如绞，自汗出欲死**：捣沙参末，筛，服方寸匕，立差。--《肘后方》

（6）**治诸虚之症**：沙参一两，嫩鸡一只去肠，入沙参在鸡腹内，用砂锅水煎烂食之。--《滇南本草》

荠苨

【别名】 荠苨《别录》，苨、菧苨《尔雅》，杏参《本草图经》，杏叶沙参、白面根《救荒本草》，甜桔梗《纲目》，土桔梗《本草原始》，空沙参《本草从新》，梅参、长叶沙参《浙江民间常用草药》。

【来源】 为桔梗科植物荠苨 *Adenophora trachelioides* Maxim.的根。

【植物形态】 茎单生，高40～120cm，直径可达近1cm，无毛，常多少之字形曲折，有时具分枝。基生叶心肚肾形，宽超过长；茎生叶具2～6cm长的叶柄，叶片心形或在茎上部的叶基部近于平截形，通常叶基部不向叶柄下延成翅，顶端钝至短渐尖，边缘为单锯齿或重锯齿，长3～13cm，宽2～8cm，无毛或仅沿叶脉疏生短硬毛。花序分枝大多长而几乎平展，组成大圆锥花序，或分枝短而组成狭、圆锥花序。花萼筒部倒三角状圆锥形，裂片长椭圆形或披针形，长6～13mm，宽2.5～4mm；花冠钟状，蓝色、蓝紫色或白色，长2～2.5cm，裂片宽三角状半圆形，顶端急尖，长5～7mm；花盘筒状，长2～3mm，上下等粗或向上渐细；花柱与花冠近等长。蒴果卵状圆锥形，长7mm，直径5mm。种子黄棕色，两端黑色，长矩圆状，稍扁，有一条棱，棱外缘黄白色，长0.8～1.5mm。花期7～9月，果期9～10月。见（图783）

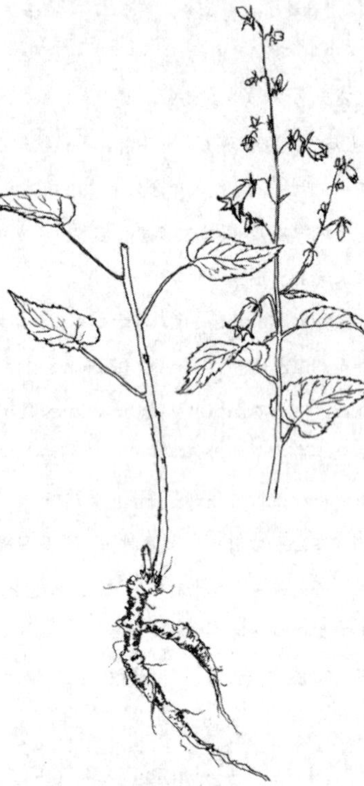

(图783)荠苨

【生长分布】 生于山坡草地或林缘。邹平南部山区有分布，数量较少。

【采收加工】 春季采挖，除去茎叶，洗净，晒干。

【性味归经】 味甘，性寒。归肺、脾二经。

【功用主治】 润燥化痰，清热解毒。主肺燥咳嗽，咽喉肿痛，消渴，疔痈疮毒，药物中毒。

《别录》："解百药毒。"

《食医心镜》："利肺气，和中，明目，止痛。"

《日华子本草》："治蛇虫咬，热狂温疾，署毒箭。"

《纲目》："主咳嗽，消渴强中，疮毒疔肿。"

《饮片新参》："治虚损肺热燥咳，生津液，养胃退蒸。"

《科学的民间药草》："适合于咽喉炎，急性气管炎等，粘滑祛痰。"

《浙江中药手册》："清肺火，化燥痰。治肺热咳嗽，疗心胸结热。"

【用量用法】 内服：煎汤，5～10g。外用：捣烂敷，适量。

【附方】 （1）**治急、慢性支气管炎**：荠苨鲜根（刮去外表粗皮）一两（干者三钱），加枇杷叶（去毛）五钱。水煎服。--《浙江民间常用草药》

（2）**治强中之病，茎长兴盛，不交精液自出也，消渴之后，即作痈疽**：猪肾一具，大豆一升，荠苨、石膏各三两，人参、茯神（一作茯苓）、磁石（绵裹）、知母，葛根、黄芩、栝楼根、甘草各三两。上十二味，以水一斗五升，先煮猪肾、大豆取一斗，去渣，下药煮取三升。分三服，渴乃饮之，下焦热者，夜辄合一剂，病势渐歇即止。--《千金方》

（3）**治丁肿**：生荠苨根汁一台，去渣，涂。--《千金翼方》

（4）**治面皯黯，灭瘢，去黑痣**：荠苨二两，桂心三分。上件药，捣细罗为散，每服，以醋浆水调下一钱，日三服。--《圣惠方》

（5）**解钩吻毒（钩吻与芹相似，误食之杀人）**：荠苨八两。水六升，煮取二升，分温二服，--《金匮要略》

（6）**治红茴香（山木蟹）中毒**：荠苨根五钱，六月雪全草、绿豆各一两，甘草二钱。水煎服。--《浙江民间常用草药》

牛蒡子

【别名】 牛蒡子《本草图经》，恶实《别录》，鼠粘子《本草图经》，黍粘子《珍珠囊》，大力子《卫生易简方》，毛然然子、黑风子《青海药材》，毛锥子(贵州)，粘苍子(辽宁)，大牛子(山西)，牛子(山东、陕西)，土大桐子、万把钩、鼠尖子(江苏)。

【名释】 牛蒡子，《本草原始》："其根叶可饲牛"，故《别录》名牛蒡。《纲目》云："人呼为牛菜"，取义相同。恶实，《纲目》："其实状恶而多刺钩，故名。术人隐之，呼为大力也。"鼠粘子，《本草图经》："外壳如栗梂，小而多刺，鼠过之则缀惹不可脱，故谓之鼠粘子，亦如羊负来之比。"音讹为黍粘子。其叶宽大似兽耳，故有象耳朵、老母猪耳朵等名。

【来源】 为菊科植物牛蒡 *Arctium lappa L.*的成熟果实。

【植物形态】 牛蒡 又名鼠黏草《别录》，夜叉头《救荒本草》，蝙蝠刺、蒡翁菜、便牵牛《纲目》，饿死囊中草《医林纂要·药性》，疙瘩菜、象耳朵、老母猪耳朵、鼠见愁《中药大辞典》，老鼠愁(陕西)。二年生草本。野生牛蒡根较短，长约15～20cm，直径约2cm，须根、支根多。栽培牛蒡，根长可达1.5m以上，须根细，且少。茎直立，高达2m，粗壮，基部直径达2cm，通常带紫红或淡紫红色，有多数高起的条棱，分枝斜升，多数，全部茎枝被稀疏的乳突状短毛及长蛛丝毛并混杂以棕黄色的小腺点。基生叶宽卵形，长达30cm，宽达21cm，边缘稀疏的浅波状凹齿或齿尖，基部心形，有长达32cm的叶柄，两面异色，上面绿色，有稀疏的短糙毛及黄色小腺点，下面灰白色或淡绿色，被薄绒毛或绒毛稀疏，有黄色小腺点，叶柄灰白色，被稠密的蛛丝状绒毛及黄色小腺点，但中下部常脱毛。茎生叶与基生叶同形或近同形，具等样的及等量的毛被，接花序下部的叶小，基部平截或浅心形。头状花序多数或少数在茎枝顶端排成疏松的伞房花序或圆锥状伞房花序，花序梗粗壮。总苞卵形或卵球形，直径1.5～2cm。总苞片多层，多数，外层三角状或披针状钻形，宽约1mm，中内层披针状或线状钻形，宽1.5～3mm；全部苞近等长，长约1.5cm，顶端有软骨质钩刺。小花紫红色，花冠长1.4cm，细管部长8mm，簷部长6mm，外面无腺点，花冠裂片长约2mm。瘦果倒长卵形或偏斜倒长卵形，长5～7mm，宽2～3mm，两侧压扁，浅褐色，有多数细脉纹，有深褐色的色斑或无色斑。冠毛多层，浅褐色；冠毛刚毛糙毛状，不等长，长达3.8mm，基部不连合成环，分散脱落。花期6～8月，果期8～10月。见(图784)

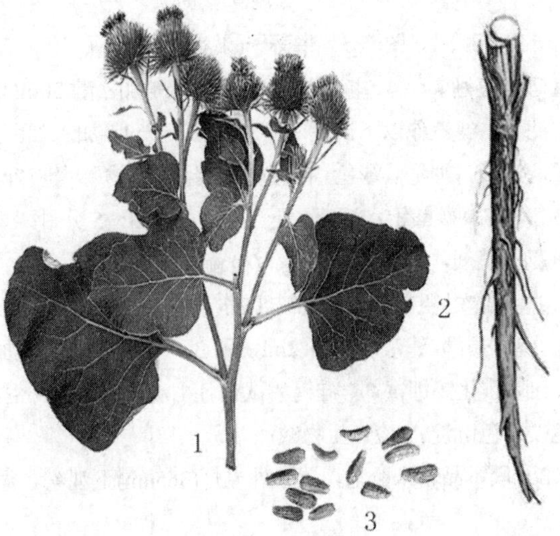

（图784）牛蒡

1.根 2.花果枝 3.果实纵剖 4.雄花及瘦果

本植物的茎叶（**牛蒡茎叶**）、根（**牛蒡根**）均供药用，详见下述。

【生长分布】 常栽培或逸生于山野路旁、沟边、荒地、山坡向阳草地、林边和村镇附近。邹平各乡镇均有栽培。

【采收加工】 6～9月果实呈灰褐色时，分批采摘，堆积2～3天，曝晒，脱粒，扬净，再晒至全干。

【栽培要点】 **生长习性** 喜温暖湿润气候，耐寒、耐旱，怕涝。种子发芽适宜温度20～25℃，发芽率70%～90%。以土层深厚、疏松肥沃、排水良好的砂质壤土栽培为宜。

栽培技术 种子繁殖。播种期南方于秋季8～9月；北方于春季3～4月；夏季亦可播种。如遇干旱，出苗不易整齐；秋播如果太晚，第2年则不能开花结实。直播或育苗移栽法，以直播为主。播种前将种了放在30～40℃温水中浸泡24小时，按行株距70cm×50cm开穴，穴深10cm，穴内施腐熟厩肥或堆肥，填一薄层细土，播5～6粒种子，浇水，覆土3～5cm，稍加镇压。每1小时m^2用种量15～30kg。播后10天左右出苗。育苗移栽法，3月上旬育苗，5月上旬移栽。

田间管理 待苗有2～3片真叶时进行间苗、补苗，6～7月中耕除草，结合施粪肥1～2次，现蕾前重施1次磷、钾肥。冬季要培土，保苗越冬。抽茎后培土壅根，防止倒伏。

病虫害防治 病害有白粉病，发病初期喷50%甲基托布津1000倍液。褐斑病，5～6月发病，可喷代森锌65%可湿性粉剂600倍液。另有花叶病为害。虫害有食子虫、蚜虫、红蜘蛛，以及银纹夜蛾、地老虎等为害，应分别治理。

【性状鉴别】 瘦果长倒卵形，两端平截，略扁，微弯，长5～7mm，直径2～3mm。表面灰褐色或淡灰褐色，具多数细小黑斑，并有明显的纵棱线。先端较宽，有一圆环，中心有点状凸起的花柱残迹；基部狭窄，有圆形果柄痕。质硬，折断后可见子叶两片，淡黄白色，富油性。果实无臭；种子气特异，味苦微辛，

稍久有麻舌感。见(图 785)

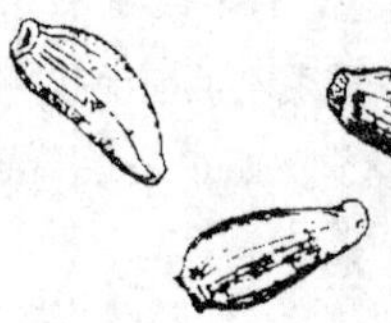

（图 785）**牛蒡子(果实)外形**

【理化鉴别】 （1）取脱脂本品粉末 2g，加乙醇 20ml 温浸 1 小时，滤过。滤液作以下试验： ①取滤液 2ml，加入1%三氯化铝的乙醇溶液，则呈蓝绿色。(检查木脂素类) ②取滤液 2ml，加入等体积的 3%碳酸钠水溶液，于水浴上煮沸 3～5 分钟，放冷，加入重氮化试剂，则溶液呈红色。(检查木脂素类)

（2）取本品粗粉 5g，加稀盐酸水溶液(pHl.0～2.0)10ml，浸泡过夜，滤过。取滤液 3 份各 2ml，置 3 只试管中，分别加碘化汞钾试剂、碘化铋钾试剂、硅钨酸试剂各 1 滴，则分别产生白色、棕红色及白色沉淀。(检查生物碱)

（3）取本品粉末少量，置紫外光灯(365nm)下观察，湿绿色荧光。

【显微鉴别】 瘦果横切面：外果皮为 1 列大小不等的类方形薄壁细胞，壁弯曲，多破裂；外被角质层。中果皮薄厚不均，细胞壁稍厚，棕黄色或暗棕色，微木化，于棱脊处常有小形维管束。内果皮狭窄，为棕黄色的颓废细胞层，细胞界限不清，为 1 列草酸钙方晶所充填。种皮最外为 1 列栅状细胞，多扭曲，排列紧密，长 75～120μm，直径径 10～30μm，壁甚厚，层纹明显；营养层为数列薄壁细胞，常颓废不清。胚乳细胞数列，内含脂肪油。子叶细胞充满糊粉粒及脂肪油，并含有细小的草酸钙簇晶，偶见小方晶。见(图 786)

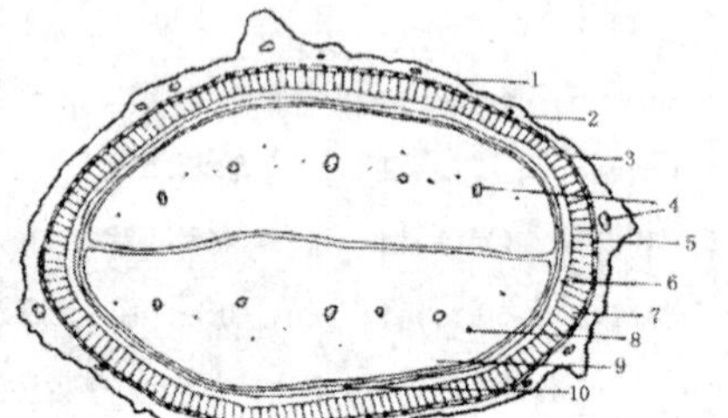

（图 786）**牛蒡子横切面简图**

1.外果皮 2.巾果皮 3.内果皮 4.维管束 5.草酸钙方晶

6.营养层 7.种皮栅状细胞层 8.草酸钙簇晶 9.于叶 10.胚乳

【主含成分】 **果实**：含牛蒡甙(*arctiin*)，水解生成牛蒡甙元(*arctigenin*)及葡萄糖(*glucose*)。 又含罗汉松脂酚(*matairesinol*)，络石甙元(*trachelogenin*)，倍半木质素(*sesquilignan*)AL-D 及 AL-F。

种子：含牛蒡甙，牛蒡酚(1appaol)A、B、C、D、E、F、H。又含脂肪油，其中脂肪酸成分有：花生酸(*arachic acid*)，硬脂酸(*stearic acid*)，棕榈酸(*palmitic acid*)和亚油酸(*1inoleic acid*)。

【药理】 （1）**抗菌抗病毒作用** 牛蒡子水浸液(1: 2)在试管内对堇色毛癣菌、同心性毛癣菌、许兰黄癣菌、奥杜盎小芽胞癣菌、羊毛样小芽胞癣菌、腹股沟表皮癣菌、红色表皮癣菌、星形奴卡菌、铁锈色小芽胞癣菌等 9 种致病性真菌有抑菌作用。有资料表明牛蒡提取物具抗爱滋病病毒(HIv)活性。

（2）**降岨糖作用** 牛蒡提取物对大鼠能显著长时间的降低血糖，并提高对碳水化合物的耐受量。正常小鼠以含牛蒡 6.25%的饮食或其煎剂代替饮水 28 天，结果不影响小鼠体内葡萄糖平衡参数，而对链球菌素(*streptozotocin*)糖尿病小鼠，牛蒡可加重糖尿病症状。

（3）**钙拮抗作用** 豚鼠结肠带试验证明，络石甙元有明显的钙拮抗作用，对高钾引起的收缩有抑制作用，IC_{50} 为 1.1×10^{-6}mol/L，pA_2 值 6.60，为常用钙拮抗剂维拉帕米的 1/6，对自发高血压大鼠静注 l0omg/kg 具有明硅而持久的降压作用。

（4）**对肾病的作用** 大鼠腹腔注射氨基核苷引起肾病，腹腔注射牛蒡甙元可抑制尿蛋白排泄的增加，并能改善血清生化指标，提示有抗肾病作用。牛蒡甙腹腔注射对蛋白排泄的增加几乎没有作用，但经口服给药则有效，推测可能是在消化道内水解成牛蒡甙元而产生抗肾病作用。

（5）**抗肿瘤抗诱变作用** 牛蒡中分离出一种抗诱变因子，相对分子质量超过 30 万以，耐热、耐蛋白酶，对氯化锰处理敏感。

（6）**其他作用** 牛蒡甙对蛙下肢及兔耳血管有扩张作用，短暂的降低血压，对离体兔子宫、肠管、运动神经及骨骼肌均有抑制或麻痹作用。有轻度利尿、泻下作用。

（7）**毒性** 牛蒡甙能引起蛙、小鼠、兔强直性惊厥，呼吸微弱，随意运动消失，最后转入麻痹状态，此时心脏尚未停止搏动。

【炮制】 **炒牛蒡子**：取净牛蒡子置锅内，用文火炒至鼓起，有爆裂声，表面微显焦斑，有香气逸出时取出。用时捣碎。

饮品特征 炒牛蒡子形同牛蒡子，色泽加深，微有香气。

【性味归经】 味辛、苦，性寒。归肺、胃经。

【功用主治】 疏散风热，宣肺透疹，利咽散结，解毒消肿。主治风热咳嗽，咽喉肿痛，斑疹不透，风疹瘙痒，疮疡肿毒。

《别录》：“明目补中，除风伤。”

《药性论》：“除诸风，去丹石毒，主明目，利腰脚。又散诸结节，筋骨烦热毒。”

《新修本草》：“吞一枚，出痈疽头。”

《食疗本草》：“明耳目，利腰膝，通利小便。”

《本草拾遗》：“主风毒肿，诸瘘。”

《珍珠囊》：“润肺散气，主风毒肿，利咽膈。”

《荆目》李东垣云：“治风湿瘾疹，咽喉风热，散诸肿疮疡之毒，利凝滞腰膝之气。”

《纲日》：“消斑疹毒。”

《痧胀玉衡》：“解痧毒，清喉痧中要药。”

【临床应用】 （1）**用于风热表证，咳嗽，咽喉肿痛**。牛蒡子味辛主散，苦寒泄热，从而散邪宣肺，解毒利咽。 治外感风热，发热咳嗽，咯痰不爽，常与金银花、连翘、薄荷、桔梗等同用，更增其疏散风热之效。如《温病条辨》银翘散。 治内有积热，复受风邪，咽喉肿痛，痰涎壅盛，胸膈不利，常与薄荷、桔梗、连翘、玄参、甘草等同用，以疏散风邪，解毒散结，清咽利膈，如《外科理例》清咽利膈散。若嗜酒之人，酒毒上壅，咽喉肿痛，常与葛根、黄连、桔梗、甘草等同用，以解酒毒，利咽喉，如《医宗金鉴》鼠粘子解毒汤。若咽喉煤痒，甚至燥裂疼痛，常与生地、玄参、射干、甘草等同用，以清热利咽，养阴润燥。如《医宗金鉴》广笔鼠粘汤。

（2）**用于麻疹透发不畅**。牛蒡子之性疏散，能透泄邪毒，以利麻疹透发，常与柽柳、竹叶、葛根等同用，以散邪清热而透疹。如《医学广笔记》竹叶柳蒡汤。若风疹瘙痒者，可与浮萍、薄荷等同用，有疏风止痒之效。

（3）**用于疮疡肿毒**。牛蒡子辛能散结，苦寒泄热，能散壅结之热毒，为疮疡所常用。治乳痈结肿疼痛，脓未成者，常与连翘、天花粉、角针等同用，以增清热解毒，散结消肿之功，如《外科正宗》牛蒡子汤。治大头瘟、痄腮等风热疫毒之证，常与战连、黄芩、升麻、柴胡等同用，共奏散风热，解毒消肿之效。如《东垣试效方》普济消毒饮子。

（4）**用于便秘**。牛蒡子富含油脂，能滑润肠道，故对上述诸证兼便秘者，用之尤宜。

《品汇精要》："合马蔺子疗喉痹；合荆芥穗等分疗疮疹将出，如疮疹已出，服之亦妙。"

《药鉴》："苦能解毒退热，而利咽喉之痛，并甘、桔为妙。"

《本草经疏》："同赤柽木为疹家要药；同浮萍等分为末，治风热瘾疹，薄荷汤下；同紫草、犀角、生地黄，治天行痘疮，血热干枯不得出。"

《得宜本草》："得荆芥治咽喉不利；得甘草治悬痈喉痛；得甘、桔治咽喉痘疹；得薄荷治风热瘾疹。"

《衷中参西录》："牛蒡子与山药并用，最善止嗽。"

【用量用法】 内服：煎汤5～10g，或入散剂。外用：煎汤含漱，适量。

【使用注意】 脾虚便溏者禁服。

《本草经疏》："痘疮家惟宜于血热便秘之证，若气虚色白，大便自利或泄泻者，慎勿服之。痧疹不忌泄泻，故用之无妨。痈疽已溃，非便闭不宜服。"

《本草求真》："性冷滑利，多服则中气有损，且更令表益虚矣。至于脾虚泄泻为尤忌焉。"

【附方】 （1）**治喉痹**：牛蒡子六分，马蔺子八分。上二味捣为散。每空腹以暖水服方寸匕，渐加至一匕半，日再。--《广济方》

（2）**治风热闭塞咽喉，遍身浮肿**：牛蒡子一合，半生半熟，杵为末。热酒调下一钱匕。--《经验方》

（3）**治上焦壅热，咽喉卒肿，疼痛不利**：恶实(微炒令香)一两，甘草(炙)一分，荆芥(去梗)半两。上二味，捣罗为细散。每服二钱匕，水五分一盏，煎令沸，温服。沸汤点服亦得。--《圣济总录》之"恶实散"

（4）**治风壅痰涎多，咽膈不利**：牛蒡子(微炒)、荆芥穗各一两，甘草(炙)半两。并为末。食后夜卧，汤点二钱服，当缓取效。--《本草衍义》

（5）**治风热客搏上焦，悬痈肿痛**：恶实(炒)、甘草(牛)各一两。上为散。每服二钱匕，水一盏，煎六分，旋含之，良久咽下。--《普济方》

（6）**治疮疹壮热，大便坚实，或口舌生疮，咽喉肿痛**：鼠粘子四两(炒香)，甘草(炙)、升麻、射干各一两。上为粗散。每服三钱，水一大盏，煎至六分，去滓，温服。--《小儿痘疹方论》之"射干鼠粘子汤"

（7）**治瘄疹不起透**：牛蒡子(研细)五钱。柽柳煎汤，调下立透。--《本草汇言》

（8）**治皮肤风热，遍身瘾疹**：牛蒡子、浮萍等分。以薄荷汤调下二钱，日二服。--《养生必用方》

（9）**治风肿斑毒作痒**：牛蒡子、玄参、僵蚕、薄荷各五钱。为末。每服三钱，白汤调下。--《方脉正宗》

（10）**治斑疹时毒及痄腮肿痛**：牛蒡子、柴胡、连翘、川贝母、荆芥各二钱，水煎服。--《本草汇言》

（11）**治瘟疫并大头**：大力子、防风各等分，共为末。每用五钱，黄酒一大盅，同煎，空心温服，盖被出汗。--《松峰说疫》

（12）**预防猩红热**：取牛蒡子炒研成粉，过筛储存备用。2～5岁每次lg，5～9岁每次1.5g，10～15岁每次2g，成人每次3g，每日3次。饭后用温开水送服，共服2天。临床观察344例，发病学7例；眼药后12天内未发病者，计327例，占98%。一般在接触后3天内服药预防效果较佳，6天后服药的预防效果不佳，如再次接触需重新再服1次。--《医学科学研究资料汇编》山东省医学科学院1959年.l960：323

牛蒡茎叶

【别名】 牛蒡茎叶《药性论》，大夫叶《中药志》。

【来源】 为菊科植物牛蒡 *Arctium lappa* L.的茎叶。

【原植物】 参见"牛蒡子"。

【采收加工】 6～9月采收，晒干或鲜用。

【性味归经】 味苦、微甘，性凉。归肺、心、肝三经。

【功用主治】 清热除烦，消肿止痛。主治风热头痛，心烦口干，咽喉肿痛，小便涩少，痈肿疮疖，皮肤风痒，白屑风。

《药性论》："牛蒡单用，主面目烦闷，四肢不健，通十二经脉，治五脏恶气，可常作菜食之，令人身轻。又茎叶取汁，夏月多浴，去皮间习习如虫行风。洗了，慎风少时。"

《食疗本草》："金疮，取叶贴之。"

《新疆中草药》："清热消肿。治乳腺炎。"

《河北中草药》："治小便小通，外治疮疡肿痛。"

【用量用法】 内服：煎汤，10～15g，鲜品加倍，或捣汁饮。外用：鲜品捣敷，或绞汁，或熬膏涂，适量。

【附方】 （1）**治风头及脑掣痛不可禁者**：牛蒡茎叶，捣取浓汁二升，合无灰酒一升，盐花一匙头，煻火煎令稠成膏，以摩痛处，风毒散自止。摩时须极力令作热乃速效。冬月无苗，用根代之亦可。--《纲目》引《箧中方》

（2）**治中风，心烦口干，手足不遂及皮肤热疮**：牛蒡叶(肥嫩者)一斤，酥一两。上件药以汤煮牛蒡叶三五沸，漉出，于五味中重煮作羹。入酥食之。--《圣惠方》之"牛蒡叶羹"

（3）**治喉痹水浆不入**：取生恶实茎叶研，涂喉上。兼捶一茎，令头破，内喉中，差。--《圣济总录》

（4）**治小便不通，脐腹急痛**：大夫叶汁、生地黄汁、蜂蜜各30g。加水煎3～5沸，调滑石末3g服。--《河北中草药》

（5）**治诸疮及金疮**：用牛蒡叶贴之。--《卫生易简方》

（6）**治急性乳腺炎**：①牛蒡子叶9g(鲜品30g)。水煎当茶。--《全国中草药新医疗法展览会资料选编》②牛蒡鲜叶适量，捣烂外敷。--《内蒙古中草药》

（7）**治疖肿**：鲜牛蒡子叶150g(洗净捣烂)，芒硝50g(研极细末)。二药混合，调匀成糊状。洗净擦干患处皮肤，置药摊敷患处。--《山东中医杂志》1982，(2)：78

（8）**治横痃**：牛蒡叶捣汁涂之。或鲜用一两至二两，煎水服。--《草药新纂》

（9）**治白屑**：牛蒡并叶，捣绞取汁，熬令稍稠。卧时涂头，至明以皂荚汤洗之。--《圣惠方》

牛蒡根

【别名】 牛蒡根《药性论》，恶实根《别录》，鼠粘根《延年秘录》，牛菜《本草衍义》。

【来源】 为菊科植物牛蒡 *Arctium lappa* L.的根。

【原植物】 参见"牛蒡子"。

【采收加工】 10月间采挖2年以上的根，洗净，晒干。

【性状鉴别】 呈长条锥状，肉质而直立。皮部黑褐色，有皱纹，内呈黄白色。味微苦而性粘。

【主含成分】 含愈创木内酯类化合物：牛蒡种塞吩-a-(*1appaphen-a*)，牛蒡种塞吩-b-(*1appaphen-b*)。又含硫炔类化合物，牛蒡酮(*arctinone*)a、b，牛蒡醇(*arctinol*)a、b，牛蒡醛(*arctinal*)，牛蒡酸(*arctic acid*)b、c，牛蒡酸-b 甲酯(*methyl arctate b*)，牛蒡酮 a 乙酸酯(*arctinone a acete*)，多快类化合物，(11E)-1，11-十三碳二烯-3，5，7，9-四炔［*(11E)1，ll-tridecadien-3，5，7，9-tetrayne*］，(3E，1lE)-1，3，11-十三碳三烯-5，7，9-三炔[*(3E，11E)-1，3，ll-tridecatrien-5，7，9-triyne*]，(3E)-3-十三碳烯-5，7，9，11-四炔-1，2-环氧化合物[*(3E)-3-tridecen-5，7，9，11-tetrayne1，2-epoxide*]，(4E，6E，12E)-4，6，12-十四碳三烯-8，l0-二炔-l，3-二乙酸酯[*(4E，6E，12E)-4，6，12-tetradecatrien-8，10-diyn-1，3-diyl diacetate*]，(4E，62，12E)-4，6，12-十四碳三烯-8，10-二炔-l，3-二乙酸酯[*(4E，62，12E)-4，6，12-tetradecatrien-8，10-diyn-1，3-diyl diacetale*]，(4E，6E)-4，6-12-四碳二烯-8，10，12-三炔-l，3-二乙酸酯［*(4E，6E)-4，6-tetradecadien-8，10，12-triyn-1，3-diyl diacetate*］，(4E，6Z)-4，6-十四碳二烯-8，10，12-三炔-l，3-二乙酸酯［*(4E，6Z)-4，6-tetradecadien-8，l0，12-triyn-1，3-diyl diacetate*］，(8Z，15Z)-十七碳-l，8，15-三烯 11，13-二炔[*(8Z，15Z)-hepladeca-l，8，15-trien-11，13-diyn*]．(S)-12，13-环氧-2，4，6，8，10-十三碳五炔[*(S)-12，13-epoxy-2，4，6，8，10-tridecapentayne*]，l-十三碳烯-3，5，7，9，11-五炔(*1-tridecen-3，5，7，9，11-pentayne*)。根中的挥发性成分有：去氢木香内酯(*dehydrocosms lactone*)，去氧二氧木香内酯(*dehydrodihydrocostus lactone*)，3-辛烯酸(*3-octenoic acid*)，3-已烯酸(*3-hexenoic acid*)，2-甲基丙酸(*2-methyl propionic acid*)，2-甲基丁酸(*2-methylbutyric acid*)，2-甲氧基-3-甲基吡嗪(*2-methoxy-3-methylpyrazine*)，苯乙醛(*phenyacetaldehyde*)，苯甲醛(*benzaldehyde*)，丁香烯(*caryophyllene*)，1-十七碳烯(*1-heptadecene*)，1-十五碳烯(*1-penladecene*)等成分。还含多种挥发性有机酸。还含 α，β-香树脂醇(*α，β-amyrin*)，羽扇豆醇(*1upeol*)，蒲公英甾醇(*taraxasterol*)，Ψ-蒲公英甾醇(*Ψ-taraxaslerol*)，豆甾醇(*stigmasterol*)，谷甾醇(*sitosterol*)。

【药理】 **促生长作用** 牛蒡根制备的天然食用纤维(*dietary fiber，DF*)，不同比例地加入含有中毒剂量的苋紫(*amaranth*)的基础饮食中，喂饲断奶大鼠，结果使大鼠成长加速，并超过单用基础饮食组大鼠。

其他作用 用二氯甲烷和乙醇，从牛蒡根中分离得抑制肿瘤生长的物质。尚有抗菌及抗真菌作用。

【性味归经】 味苦、微甘，性凉。归肺、心经。

【功用主治】 散风热，消毒肿。主治风热感冒，头痛，咳嗽，热毒面肿，咽喉肿痛，齿龈肿痛，风湿痹痛，癥瘕积块，痈疖恶疮，痔疮脱肛。

《别录》："主伤寒寒热，汗出，中风，面肿，消渴，热中，逐水。久服轻身耐老。"

《药性论》："根，细切如豆，拌面作饭食，消胀壅。又能搨一切肿毒，用根、叶入少许盐花捣。"

《新修本草》："主牙齿疼痛，劳疟，脚缓弱，风毒，痈疽，咳嗽伤肺，肺壅，疝瘕，积血。主诸风，癥瘕，冷气。"

《本草拾遗》："浸酒去风，又主恶疮。"

《分类草药性》："治头晕，风热，眼昏云翳，耳鸣，耳聋，腰痛，外治脱肛。"

《本草用法研究》："脚气冲心，根浸酒服。"

《河北中药》："通血脉，利大便。治经行腹痛，大便不利等。"

【用量用法】 内服煎汤，6～15g，或捣汁，或研末，或浸酒。外用：捣敷，或熬膏涂，或煎水洗，适量。

【使用注意】 《本草拾遗》："恶实根，蒸暴干，不尔，令人欲吐。"

【附方】 （1）**治时气余热小退，烦躁发渴，四肢无力，不能饮食**：牛蒡根捣绞取汁，服一小盏。--《圣惠方》

（2）**治热攻心，烦躁恍惚**：牛蒡根捣汁一升。食后分为三服。--《食医心镜》

（3）**治头面忽肿，热毒风内攻，或手足头面赤肿，触着痛**：牛蒡子根洗净研烂，酒煎成膏，摊在纸上，贴肿处，仍以热酒凋下，一服，肿止痛减。--《斗门方》

（4）**治喉中热肿**：鼠粘根(切)一升。以水五升，煮取三升，分温三四服。忌蒜、面。--《延年秘录》

（5）**治小儿咽肿**：牛蒡根捣汁，细咽之。--《普济方》

（6）**治热毒风攻头面，齿龈肿痛不可忍**：牛蒡根一斤捣汁，入盐花一钱，银器中熬成膏。每用涂齿龈下，重者不过三度瘥。--《纲目》引《圣惠方》

（7）**治耳卒肿**：牛蒡根净洗切细，捣绞取汁一升，于银锅中熬成膏，涂于肿上。--《圣济总录》

（8）**治项下瘿疾**：鼠粘子根一升，水三升，煮取一升、分三服；或为末，蜜丸常服之。--《纠目》引《救急方》

（9）**治老人风湿久痹，筋挛骨痛，服此壮肾，润皮毛，益气力**：牛蒡根(切)一升，生地黄(切)一升，大豆(炒)二升。以绢袋盛浸一斗酒中，五六日。任性空心温服二三盏，日二服。--《纲目》引《集验方》

（10）**治妇人月水滞涩不通，结成般块，腹肋胀大欲死**：牛蒡根二斤，细锉，蒸三遍，用生绢袋盛，以酒二斗浸五日。每于食前，暖一小盏服之。--《普济方》

（11）**治疮肿**：牛蒡根三茎，净洗煮煮令烂，于盆中研令细，去筋脉，汁中即下米煮粥。咸淡任性服一碗，无忌。--《普济方》之"牛蒡粥方"

（12）**治反花疮，积年诸疮**：取牛蒡根熟捣，和腊月猪脂封上。差止。并治久不差诸肿恶疮、漏疮等。--《千金要方》

（13）**治直肠癌**：牛蒡子根 70%，赤小豆散(当归、赤小豆、大黄、蒲公英各等份，研为细末即成)30%。共为细末。每次 6g，每日 2次，温开水送下。

（14）**治宫颈癌**：牛蒡子根、楮实子各等份。共为细末。每服 6g，每日 2次。（13～14方出自《抗癌本草》）

（15）**治时气余热不退，烦燥发渴，四肢无力，不能饮食**：牛蒡根捣绞取汁，服一小盏。

青蒿

【别名】 青蒿（黄花蒿）《本经》，蒿《诗经》，蔵《毛诗传》，草蒿、方溃《本经》，犱蒿《蜀本草》，臭蒿《日华子》，香蒿《本草衍义》，三庚草《履巉岩本草》，蒿子、草青蒿、草蒿子《全国中草药汇编》，细叶蒿(湖南)，香青蒿、苦蒿(江苏)，臭青蒿(广西)，香丝草(海南)，酒饼草(广东)。

【名释】 蒿，《纲目》引晏子云："蒿，草之高者也。"《说文》："蔵，香蒿也。" "荆楚之间谓蒿为蔵。"

【来源】 为菊科植物黄花蒿 *Artemisia annua* L.的全草。

注：经现代研究和调查，抗疟有效成分青蒿素仅黄花蒿含，为青蒿正品。

【植物形态】 一年生草本，植物体有强臭，被不明显的毛，幼时毛较多。茎直立，高达 150cm，直径达 0.6cm，有纵棱，多分枝。基生叶有长柄，叶片卵圆形，长 4～5cm，宽 3～4cm，多三至四回羽状深裂，花期枯萎；中部叶片近卵形，长 4～7cm，宽 1.5～3cm，二至三回羽状深裂；上部叶小，常一回羽裂，裂片及小裂片倒卵形，先端尖，叶裂片轴有狭翼，全缘，基部裂片常抱茎；叶上面绿色带黄，下面色较淡。头状花序小，多数，类球形，长与宽约 1.5mm，有短梗，排列成广阔的圆锥状；总苞苞片 2～3 层，外层狭长圆形，边缘膜质，中层及内层椭圆形，除中脉外边缘宽膜质；雌花花冠管状，长 0.7mm，花柱分枝顶端凹状，两性花花冠管近柱形，下部窄，长近 lmm；花冠黄白色，外被腺毛；花序托近球形。瘦果近椭圆形，长小于 1mm。花期 8～10 月；果期 10～11 月。见（图 787）

本植物的果实（**青蒿子**）、根（**青蒿根**）均供药用，详见下述。

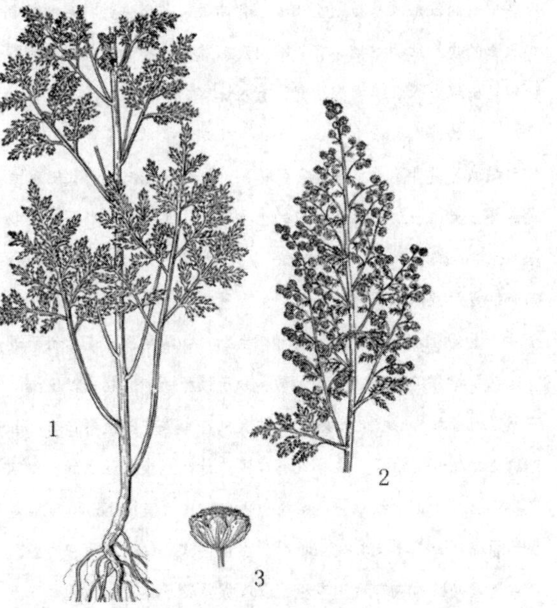

（图 787）**黄花蒿**

1.植株中下部 2.顶部花序枝 3.头状花序

【生长分布】 生于山坡、路旁、荒地、村落周围。邹平各地均有分布。

【采收加工】 花蕾期采收，切碎，晒干。

【栽培要点】 **生长习性** 喜温暖湿润气候，不耐阴蔽，忌涝。种子发芽温度 8～25℃。以阳光充足，疏松肥沃，富含腐殖质，排水良好的砂质壤土栽培为宜。

栽培技术 用种子 和分株繁殖。种子繁殖：分直播法和育苗移栽法。直播法，于 3～4 月将种子与细沙混合后，按行株距 30cm×20cm 开穴播种。育苗移栽法，于 2 月育苗、撒播，苗高 10～20cm 时移栽。但费工多，生产上较少应用。分株繁殖：3～4 月挖掘老株，分株移栽，每穴 1～2 株，覆土压实，浇水。亦可用自繁方法。

田间管理 幼苗期要及时除草，施稀人粪尿，采收嫩梢后，加强田间管理。一般每年中耕除草 2～3 次，并结合施人粪尿 2～3 次。

病虫害防治 病害有菌核病、根腐病。虫害有蚜虫、蚂蚁、地老虎等。

【性状鉴别】 圆柱形，上部多分枝，长 30～80cm，直径 0.2～0.6cm；表面黄绿色或棕黄色，具纵棱线；质略硬，易折断，断面中部有髓。叶互生，暗绿色或棕绿色，卷缩，易碎，完整者展平后为三回羽状深裂，裂片及小裂片矩圆形或长椭圆形，两面被短毛。气香特异，味微苦。

【显微鉴别】 叶表面观：上下表皮细胞不规则，垂周壁波状弯曲，长径 18～41(～80) μm，脉脊上的表皮细胞呈窄长方形。气孔椭圆形，不定式。表面布满非腺毛和腺毛。非腺毛于中脉附近多见，为 T 字形毛，臂细胞横向延伸或存柄处折成 V 字形，长 240～480(～816) μm，柄由 3～8 细胞组成，单列，基部柄细胞较大，臂细胞常脱落。腺毛椭园形，无柄，两个半圆形分泌细胞相对排列，常充满淡黄色挥发油。见(图 788)

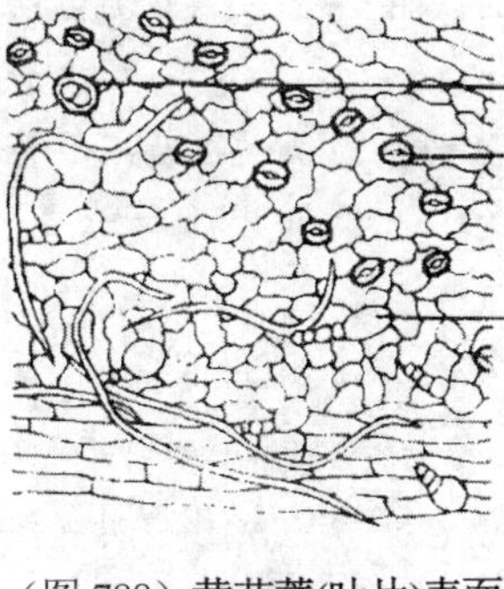

（图 788）**黄花蒿(叶片)表面观**

1.腺毛 2.气孔 3.丁字形毛

【理化鉴别】 （1）本品叶的粉末 1g，加甲醇 50ml 浸泡。取甲醇提取液，挥去溶剂，加 7%盐酸羟胺的甲醇溶液与 10%氢氧化钾的甲醇溶液(1：1)1ml，在水浴中微热，冷却后用 10%盐酸调 pH 至 3～4，加 1%三氯化铁的乙醇溶液 1～2 滴，即显紫色。(检查内酯类化合物)

（2）薄层色谱取本品粉末 3g，加石油醚(60～90℃)50ml，加热叫流 1 小时，滤过，滤液蒸干，残渣加正己烷 30ml 使溶解，用 20%乙腈溶液提取 3 次，每次 10ml，合并乙腈液，蒸干，残渣加乙醇 0.5ml 使溶解，作为供试品溶液。另取青蒿素对照品，加乙醇制成每 1ml 含 1mg 的溶液，作为对照品溶液，吸取上 E 述两种溶液各 5μl，分别点于同一硅胶 G 薄层板上，以石油醚(60～90℃)-乙醚(6：4)为展开剂，展开，取出，晾干，喷以 l0%硫酸乙醇溶液，l05℃加热至斑点显色清晰，置紫外光灯(365nm)下检视。供试品色谱中，在与对照品色谱相应的位置上，显相同颜色的荧光斑点。

【主含成分】 地上部分含 ①萜类：青蒿素(*qinghaosu*，*artemisinin*，*arteannuin*)，青蒿素Ⅰ(*qinghaosu Ⅰ*，*artemisinin A*，*arteannuinA*)，菏蒿素Ⅱ(*qinghaosu Ⅱ*，*artemisinin B*，*arteannuin B*)，青蒿素Ⅲ即氢化青蒿素，去氧青蒿素(*qinghaosuⅢ*，*hydroartemisinin*，*deoxvartemisinin*)，青蒿素Ⅳ(*qinghaosu Ⅳ*)，青蒿素Ⅴ(*qinghaosu Ⅴ*)，青蒿素Ⅵ(*qinghaosu Ⅵ*)，青蒿素 B 的异构体青蒿素 C(*artemisinin C*，*arteannuin C*)，青蒿素 G(*arteannulnG*)，去氧异青蒿素 B(*deoxyisoartemisinin B*，*epideoxyarteannuinB*)，去氧异青蒿素 C(*deoxyisoartemisinin C*)，青蒿烯(*artemisitene*)，青蒿酸(*qinghao acid*，*artemisic acid*，*artenfisinic acid*，*aneannuic acid*)，去氢青蒿酸(*dehydroartemisinic acid*)，环氧青蒿酸(*epoxyartemisinic acid*)，11R-左旋二氢青蒿酸(*11R-dihydroartemisinic acid*)，青蒿酸甲酯(*methyl artemisinate*)，青蒿醇(*artemisinol*)，去甲黄花蒿酸(*norannuic acid*)，二氢去氧异青蒿素 B(*dihydroepideoxyarteannuin B*)，黄花蒿内酯(*annulide*)，无羁萜(*friedelin*)及 3β 无羁萜醇(*friedelan 3β-ol*)等。②黄酮类：槲皮万寿菊素-6，7，3′，4′-四甲醚(quercetagetin-6，7，3′，4′-tetramethylether)，猫眼草酚(*chrysosplenol*，*chrysosplenolD*)，蒿黄素(*artemetin*)，3′-甲氧基猫眼草酚即猫眼草黄素(*3′-methoxychrysosplenol*，*chrysosplenetin*)，3，5，3′-三羟基-6，7，4′-三甲氧基黄酮(*3，5，3′-trihydroxy-6，7，4′-trimethoxyflavone*)，5-羟基-3，6，7，4′-四甲氧基黄酮(*5-hydroxy-3，6，7，4′-tetramethoxyflavone*)，紫花牡荆素(*casticin*)，中国蓟醇(*cirsilineol*)，5，3′-二羟基 6，7，4′-三甲氧基黄酮(*eupatorin*)，5，4′-二羟基-3，6，7-三甲氧基黄酮(*penduletin*)，5，7，3′，4′-四羟基-3，6-二甲氧基黄酮(*axillarin*)，去甲中国蓟醇(*cirsiliol*)，柽柳黄素(*tamarixetin*)，鼠李素(rhamnefin)，槲皮素-3-甲醚(*quercetin-3-methvlether*)，*滨蓟黄素(cirsimaritin)，鼠李柠檬素(rhanmocitrin)*，金圣草素(*chrysoeriol*)，5，2′，4′-三羟基-6，7，5′-三甲氧基黄酮(*5，2′，4′-trihydroxy-6，7，5′-trimethoxyflavone*)，5，7，8，3′-四羟基-3，4′-二甲氧基黄酮(*5，7，8，3′-tetrahydroxy-3，4′-dimethoxyflavone*)，槲皮万寿菊素-3，4′-二甲醚(*quercetagetin-3，4′-dimethylether*)，山柰酚(*kaempferol*)，槲皮素(*quercetin*)，木犀草素(*1uteolin*)，万寿菊素(*patuletin*)，槲皮素-3-芸香糖甙(*quercetin-3-rulinoside*)，木犀草素-7-O-糖甙(*1uteolin-7-O-glycoside*)，山柰酚-3-O-糖甙(*kaempferol-3-0—glycoside*)，槲皮素-3-O-糖甙(*quercetin-3-O-glycoside*)，万寿菊素-3-O-糖甙(*patuletin-3-O-glycoside*)及 6-甲氧基山柰酚-3-O-糖甙(*6-methoxykaempferol-3-O-glvcoside*)等。③香豆精类：东莨菪素(*scopoletin*)，香豆精(*coumarin*)，6，8-二甲氧基-7-羟基香豆精(*6，8-dimethoxy-7-hydroxycoumarin*)，5，6-二甲氧基-7-羟基香豆精(*5，6-dimethoxy-7-hydroxvcoumarin*)及蒿属香豆精(*scoparon*)等。④挥发油：左旋樟脑(*camphor*)，β-丁香烯(*β-caryophellene*)，异蒿属酮(*isoarlemisia ketone*)，β-蒎烯(*β-pinene*)，乙酸乙脑酯(*bornylacetate*)，1，8-桉叶素(*1，8-cineole*)，香芊醇(*carveol*)，芐基异戊酸(*benzylisovalerate*)，β-金合欢烯(*β-farnesene*)，玷𬞟烯(*copaene*)，γ-衣兰油烯(*γ-muurolene*)，三环烯(*1ricyclene*)，α-蒎烯(*α-pinene*)，小茴香酮(*fenchone*)，蒿属酮(*artemisia ketone*)，芳樟醇(*1inaloo1*)，异龙脑(*isoborneo1*)，α-松油醇(*α-terpineo1*)，龙脑(*borneo1*)，樟烯(*camphene*)，月桂烯(*myrcene*)，柠檬烯(*1imonene*)，γ-松油醇(*γ-terpineo1*)，异戊酸龙脑酯(*bornvl isovalerale*)，γ-毕澄茄烯(*γ-cadinene*)，δ-毕澄茄烯，α-榄香烯(*α-elemene*)，β-榄香烯，γ-榄香烯，水杨酸(*salicylic acid*)，β-松油烯(*β-terpinene*)，α-侧柏烯(*α-thujene*)，4-蒈蜉烯(*4-carene*)，乙酸异龙脑酯(*imbornyl acetate*)，4-松油醇(*4-terpineo1*)，4-乙酸松油醇酯(*4-terpinyl acetate*)及乙酸芳樟醇酯(*1inalyl acelale*)等。⑤其他成分：棕榈酸(*palmitic acid*)，豆甾醇(*stigmastero1*)，β-谷甾醇(*β-sitostero1*)，石南藤酰胺乙酸酯(*aurantiamide acetate*)，5-十九烷基间苯二酚-3-O-甲醚(*5-nonadecylresorcinol-3-O-methylether*)，二十九醇(*nonacosanol*)，2-甲基三十烷-8-酮-23-醇(*2-methyhltr iacosan8-one-23-ol*)，三十烷酸三十一醇酯(*hentriacontanyl triacontanoate*)，2，29-二甲基三十烷(*2，29-dimethyltriacontane*)，黄花蒿双环氧化物(*annuadiepoxide*)，本都山蒿环氯化物(*ponticaepoxide*)。及相对分子质量分别为 150000、100000 的 β-糖甙酶(*β-glycosidase*)等。

【药理】 （1）**抗菌抗病毒作用** 0.25％青蒿挥发油对所有皮肤真菌有抑菌作用，1％有杀菌作用。青蒿水煎液对表皮葡萄球菌、卡他球菌、炭疽杆菌、白喉杆菌有较强的抑菌作用，对金黄色葡萄球菌、绿脓杆菌、痢疾杆菌等也有一定的抑制作用。青蒿乙醇提取物在试管内对钩端螺旋体的抗菌浓度为 7.8mg/ml，效力与连翘、黄柏、蚤休相似，而弱于黄连、荔枝草、黄芩与金银花。青蒿素对流感病毒 A_3 型京科 79-2 株有抗病毒作用。青蒿中的谷甾醇和豆甾醇有抗病毒作用。

（2）**抗寄生虫作用** ①**抗疟作用**：小鼠腹腔接种伯氏鼠疟后 3～4d，一次口服青蒿素 200mg/ml～400mg/kg，经 6～10h 后可明显抑制疟原虫的发育，其半数转阴量为 l38.8(±20)mg/kg。应用猴疟模型，血液转种，于接种 8d 后寄生率达 10％以上时，服用青蒿素 200mg/kg 连续 3 天，治疗子孢子诱发初次感染的猴，于用药后 2～3 天原虫全部转阴。青蒿乙醚提取物、稀乙醇浸膏及青蒿素对鼠疟、猴疟、人疟均呈显著抗疟作用。除青蒿素外，其衍生物蒿甲醚及青蒿酯钠也具有抗疟作用，蒿甲醚乳剂的抗疟效果优于还原青蒿素琥珀酸钠(即青蒿酯钠)水剂，对凶险型疟疾患者可能是更理想的剂型。体外青蒿素可明显抑制恶性疟原虫无性体的生长，有直接杀伤作用，且其作用可被增加氧分压所提高。用体外培养的恶性疟原虫 FCC-l/HN 标测试青蒿素、蒿甲醚及青蒿酯钠的抗疟效应，青蒿酯钠效果最好，其氯喹当量为 l6，药效为青蒿素的 l4.3 倍。青蒿素及蒿甲醚的抗疟效果与氯喹相近。青蒿素及其衍生物抗疟的机制一致被认为与疟原虫的膜系结构被损坏有关，用药后原虫的食物泡膜、限制膜、线粒体膜和核膜均出现肿胀且膜间隙增宽。有人证实，在恶性疟原虫的体外培养中，青蒿素对原虫的作用有赖于氧压，而抗氧化剂则降低青蒿素的抗疟效果，因而氧化作用被认为是青蒿素抗疟作用的机制。最新研究发现，氯化高铁血红素(*heroin*)是青蒿素类化合物抗疟作用中的重要因子。疟原虫进行蛋白生物合成所需的氨基酸主要来自 3 个途径，其中之一就是利用宿主血红蛋白分解后释放的氨基酸，而血红蛋白被水解的同时，也产生大量的 hemin。青蒿素与 hemin 反应生成一个分子量为 914 的加合物，同时产生副产物活性氧，而活性氧的产生及氧的损害是其抗疟作用的关键。电化学和分子模型的研究指出，hemin 可催化青蒿素不可逆地分解为有机自由基，这种有机自由基可以使蛋白质和 heroin 烷基化并可氧化脂质和蛋白质。这样就解释了为什么感染疟原虫的红细胞内青蒿素的浓度要远远高于正常红细胞。疟原虫内环境中大量的 hemin 可能是药物选择性毒性的原因。青蒿素及其衍生物对产生疟色素的红内期原虫有效，但不能杀灭不产生色素的肝内期和蚊阳期原虫以及成熟配子体，其原因之一就是 hemin 起了关键作用。此外，青蒿素及其衍生物在加药后不到 lh 即可明显抑制体外培养的恶性疟原虫蛋白合成中[^{3}H]-异亮氨酸的掺入，而在相同条件下，青蒿素类药物抑制[^{3}H]-次黄嘌呤掺入核酸则需 2h，且抑制作用较弱。因此认为，青蒿素类药物的抑制蛋白合成作用是直接的而不是通过抑制核苷酸代谢而继发的。②**抗其他类寄生虫的作用**：采用体外蚀斑形式试验，对青蒿素及其衍生物双氢青蒿素与蒿甲醚的抗弓形虫作用进行研究，发现青蒿素有抑制弓形虫在成纤维细胞中形成蚀斑的作用，当青蒿素浓度为 0.4μg/ml 时，可抑制蚀斑形成及显微镜下的的灶性感染，4μg/ml 的青蒿素预处理弓形虫后，可见蚀斑度小和蚀斑数日减少，说明青蒿素可能直接作用于虫体。双氢青蒿素的抗弓形虫作用与青蒿素相似，而蒿甲醚较青蒿素至少强 10 倍。青蒿素对小鼠体内血吸虫成虫有明显杀灭作用，对雌虫作用更明显。青蒿酯和蒿甲醚治疗感染血吸虫的兔及小鼠，疗效达 90％左右，但在治疗剂量时蒿甲醚可引起宿主肝脏较明显的损害，使小鼠肝细胞水样变性，肝糖原、碱性磷酸酶及 RNA 明显减少甚至消失。给大鼠口饲青蒿素及衍生物 200mg/kg 连续 7 天以上，减虫率为 100％，其衍生物亦有很好的杀虫抑虫效果。青蒿素、青蒿酯还有抗环形泰勒焦虫及双芽巴贝斯焦虫的作用。

（3）**对免疫系统的作用**　青蒿素可提高淋巴细胞的转化率，有促进机体细胞免疫的作用，还有促进红细胞、白细胞、血红蛋白增高的作用。青蒿素 50～100mg/kg 静脉注射后能显著提高小鼠腹腔巨噬细胞的吞噬率(50.2％～53.1％)和吞噬指数(1.58～1.91)]。青蒿琥酯能极显著地提高健康奶牛的 E-玫瑰花形成率，有明显提高机体的细胞免疫的作用。大鼠、小鼠腹腔注射青蒿琥酯，每日 50mg/kg，连续 5 天，大鼠的血清补体效价增高，外周血白细胞移行指数明显减少，外周血单个核细胞的促血浆凝血因子活性明显增高。小鼠脾细胞产生抗体的能力增强。但有实验证明，青蒿素类物质对免疫功能有抑制作用。应用单向免疫扩散测定技术证明蒿甲醚能明显降低正常小鼠血清 IgG 含量并有增重脾脏的作用，证明蒿甲醚对体液免疫有抑制作用。从实际结果推测，青蒿素、蒿甲醚有促进脾 Ts 细胞增殖功能，从而起到抑制 IgG 的作用。腹腔注射 25～100mg/kg 剂量的青蒿素及青蒿素衍生物，能明显抑制小鼠抗体分泌细胞数，在 100mg/kg 剂量下，能明显抑制牛血清清蛋白诱导的小鼠迟发型超敏反应，抑制小鼠脾细胞刀豆球蛋白 A(ConA)及脂多糖(LPS)的增殖反应，抑制小鼠稗细胞产生白介素-2b。有人认为，青蒿琥酯可促进 Ts 细胞增殖，抑制 TE 细胞产生，阻止白介素及各种炎症介质的释放，从而起到免疫调节的作用。给雌性豚鼠腹腔注射青蒿琥酯 24mg/d，连续 6 天，能降低表皮郎格罕细胞密度，从而抑制变应性接触性皮炎。进一步实验表明，青蒿琥酯于实验性变態性接触性皮炎的致敏前、激发后 12h 对皮炎的抑制作用最为明显，此外，对体内外白介素-1 活性也有抑制作用，提示青蒿琥酯是一种很有前途的免疫调节剂。

（4）**解热作用**　采用蒸馏法制备的青蒿注射液，对百日咳、白喉、破伤风三联疫苗致热的家兔有明硅的解热作用。而同法制备的青银注射液(青蒿与金银花)，对伤寒、副伤寒甲乙三联菌苗致热的家兔，有更为显著的退热效果，其降温特点迅速而持久，优于柴胡和安痛定注射液。

（5）**抗肿瘤作用**　用排染法及试管克隆法研究青蒿酸及青蒿 B(*artemisinin B*)的四种衍生物–化合物 A、B、C、D 对多种细胞株的细胞毒作用。当 4 种化合物浓度为 5μg /ml 时，其对小鼠白血病细胞 P_{388} 的抑制率均大于 85％；在浓度为 25μg/ml 时，对人肝癌细胞 SMMC-7721 和正常人胚肺细胞 Wl-38 的抑制率分别为 92.3％、96.9％、84％、82.1％和 27％、8％、37.8％、1.7％；浓度为 50μg/ml 时，对人胃癌细胞 SGC-7901 克隆形成的抑制均为 100％。青蒿酸(Ⅰ)氧化羟基化后得衍生物 α-甲烯基内酯的一对六环差向异构体(Ⅱ、Ⅲ)，Ⅱ在还原后得一对异构体内酯(Ⅳ、Ⅴ)，Ⅱ进一步氧化后得一多羟基内酯(Ⅵ)。化合物Ⅱ、Ⅲ和Ⅵ在体外对白血病 P_{388} 细胞有抗肿瘤活性，而Ⅰ、Ⅳ、Ⅴ则无。在浓度为 10μg/ml 和 1μg/ml 时，Ⅱ对 P_{388} 细胞生长抑制率为 100％和 42％；Ⅵ的抑制率为 100％和 47％。

（6）**其他作用**　青蒿素可减慢心率，抑制心肌收缩力，降低冠脉流量，降低血压，且有一定抗心律失常作用。青蒿琥酯预先给小鼠 200mg/kg 或 100mg/kg、腹腔注射，共 3 次，能对抗醋氨酚和黄磷所致肝脏还原型谷胱汁肽(GSH)耗竭，其中较大剂量尚能增加正常饥饿小鼠肝脏 GSH 含量，提示其抗肝脏损伤作用可能与增加肝脏 GSH 储备，促进对毒性代谢产物的解毒有关。蒿甲醚对小鼠有辐射防护作用，青蒿琥酯能显著缩短小鼠戊巴比妥睡眠时间，青蒿素对实验性矽肺有明昆疗效。用鲜青蒿采取蒸馏法制备的滴鼻剂，对局部创伤、鼻粘膜干燥和溃疡性鼻出血疗效显著。此外，青蒿酯钠还是一种干扰素诱生剂，最适范围为小鼠静注 40～60mg/kg。

（7）**体内过程**　青蒿素口服给药吸收快但不完全。平均吸收时间为 0.78h，大鼠静注 150mg/kg 所测定的组织分布结果表明，肺部浓度最高，肾脏浓度也相当高，其次为心、脑、肝、肌肉、脂肪、脾和胚胎等组织中分布很少。但口服给药 900mg/kg，最高浓度是在肝脏，分布速率非常快，分布相在 20 分钟完成。组织中高浓度的结果表明青蒿素能通过大鼠的血脑屏障。青蒿素也能透过大鼠胎组织，但比起其他组织的分布要慢。肝脏是青蒿素的主要代谢部位，肾脏与肺部也代谢很少部分的药物。青蒿素体内消除半衰期非常短，口服后仅 1～2h。肌注后消除半衰期可能由于改善了吸收速率而较长。此外，不论何种给药途径，都有极少量药物原形经尿和粪便排除。从已分离和鉴定的代谢转化物经小鼠伯氏疟疾模型试验无效，提示抗疟有效成分可能为青蒿素原形。蒿甲醚在体内发生脱去醚甲基的代谢，还原为青蒿素。青蒿酯钠在体内转化成具有 α、β 两个异构体的双氢青蒿素，双氢青蒿素在体内可进一步被代谢破坏。

（8）**毒性**　青蒿油乳剂小鼠灌胃 LD_{50} 为 2.10±0.08g/kg，小鼠口服青蒿素的 LD_{50} 为 5105mg/kg，治疗指数为 36.8.采用多种动物，多种途径连续给予青蒿素，给药 3～7 天(100)～1600mg/kg)，当剂量相当于临床用量 70 倍时，未见狗、猫、兔、豚鼠、大鼠等心血管系统及肝肾功能有异常变化，仅小鼠口服青蒿素 800mg/kg 连续 3 天组给药 4 天出现丙氨酸转氨酶(ALT)的一过性升高，病理组织检查有肝细胞浊肿。对恒河猴心肌超微结构研究表明，肌注大剂量青蒿素 96mg/(kg·d)，早期可引起心肌超微结构损伤，然而可逆，恢复较快。中毒的最敏感指标为外周血网织红细胞减少以及骨髓中幼红细胞成熟障碍。青蒿琥酯可以抑制骨髓红系造血细胞线粒体中亚铁螯合酶活性，使原卟啉区和 Fe^{2+} 不能经该酶催化生成血红素，导致血红蛋白合成受阻和骨髓幼红细胞成熟障碍。青蒿琥酯的该毒性作用是由于其结构中的过氧桥在体内形成自由基，造成膜的脂质过氧化，引起线粒体膜蛋白和酶蛋白结构变性造成的。

【性味归经】　味苦、微辛，性寒。归肝、胆经。

【功用主治】　清热，解暑，除蒸，截疟。主治暑热、暑湿、湿温，阴虚发热，疟疾，黄疸。

《本经》："主疥瘙痂痒，恶疮，杀虱，留热在骨节间，明目。"

《新修本草》："生挼傅金疮，大止血，生肉，止疼痛良。"

《食疗本草》："益气长发，能轻身补中，不老明目，煞风毒。捣傅疮上，止血生肉。自然香醋淹为菹，益人。治骨蒸，以小便渍一、两宿，干，末为丸，甚去热劳。烧灰淋汁，和石灰煎，治恶疮瘢黡。"

《本草拾遗》："主鬼气尸疰伏连，妇人血气，腹内满，及冷热久痢。秋冬用子，春夏用苗，并捣绞汁服；亦曝干为末，小便冲服；知觉冷，用酒煮。，"

《日华子》："补中益气，轻身补劳，驻颜色，长毛发，发黑不老，兼去蒜发，心痛热黄，生捣汁服并傅之。泻痢，饭饮调末五钱匕(服)。"

《履巉岩本草》："绞汁服，血衄极验。"

《滇南本草》："去湿热，治痰火嘈杂，消痰，上清头目痰火眩晕，头晕，利小便，凉血，止大肠风热下血，退五种劳热，发烧怕冷。少年气盛者吃之，有进饮食之功，令人善饿。痰气盛者，宽中下气，(治)倒饱，心(嘈)。”

《纲目》：“青蒿，治疟疾寒热。”又“黄花蒿，治小儿风寒惊热。”“伏硫黄。”

《生草药性备要》：“治小儿食积，洗疥癞。”

《本草新编》：“退暑热。”

《玉楸药解》：“清肝退热，泄湿，除蒸。”

《医林纂要·药性》：“清血中湿热，治黄疸及郁火不舒之证。”

【临床应用】 （1）**用于暑热、暑湿、湿温诸证**。青蒿之性苦寒，善清暑热，且其气芳香，能辟秽化湿，故夏季常用其鲜品单味或与鲜荷叶、鲜竹叶作饮料频服，有防暑之效。治感受暑热，壮热烦渴，蒸蒸自汗，脉洪有力，常与滑石、甘草、西瓜翠衣等同用，以清暑热之邪；若渴甚、汗多，热伤元气，可再加石膏、西洋参，以清暑益气，如《时病论》清凉涤暑法。治暑热夹湿或湿温证，发热，胸闷，肢体困倦，常与藿香、佩兰、滑石等同用，以清热化湿。本品亦为少阳经药，若温病邪郁少阳，寒热往来，热重寒轻，口苦等，常与黄芩、竹茹等同用，以清少阳之邪热，如《通俗伤寒论》蒿芩清胆汤。

（2）**用于阴虚发热证**。青蒿善清阴分之火，退骨中之热。用治阴虚火旺，骨蒸潮热，低热不退，常与银柴胡、地骨皮、鳖甲等同用，以清热滋阴而除蒸，如《证治准绳》清骨散。若温病后期，阴液耗伤，热留阴分，暮热早凉，可配鳖甲、生地黄、知母等以养阴透热，如《温病条辨》青蒿鳖甲汤。

（3）**用于疟疾**。青蒿截疟之功甚著，是治疟良药，可单味应用。如《肘后方》：用“青蒿一握，以水二升渍，绞取汁，尽服之。”若与常山、草果等同用，则截疟之功更著。

（4）**用于湿热黄疸**。青蒿“入肝胆，清湿热”，以退黄疸。与茵陈、栀子等同用，可增退黄之效。

（5）**外用**。可治疥疮，湿疹、风疹瘙痒及脂溢性皮炎等。

《得配本草》：“得豆豉，治赤白痢；配桂心，治寒热疟；配赤柽柳，治时行邪热；佐鳖甲，治温疟；佐人参，治虚汗；入滋补药，治骨蒸虚劳。”

《本草求原》：“治下焦阴虚，童便制；治上焦血分结热，宜生捣汁服。暑伤包络，猝倒心痛欲死，同参、连、神、薷、术、藿、半夏；暑热发紫斑，身大热，将发狂，同连、升、二冬、荆芥、元参；暑月湿霍乱，同术、苓、陈、砂仁；产妇暑湿吐泻，同参、芎、归、桂；皆重用之多效。”

【用量用法】 内服：煎汤，6～15g，治疟疾可用20～40g，不宜久煎；鲜品用量加倍，水浸绞汁饮；或入丸、散。外用：研末调敷，或鲜品捣敷，或煎水洗，适量。

【使用注意】 脾胃虚寒者慎服。

《滇南本草》：“体虚者忌之。”

《本草经疏》：“产后血虚，内寒作泻，及饮食停滞泄泻者，勿用。凡产后脾胃薄弱，忌与当归、地黄同用。”

【附方】 （1）**治暑温，暑热，暑泻，秋暑**：滑石三钱(水飞)，生甘草八分，青蒿一钱五分，白扁豆一钱，连翘三钱(去心)，白茯苓三钱，通草一钱。加西瓜翠衣一片入煎。每日一剂至二剂，水煎服。--《时病论》

（2）**治中暑**：用青蒿嫩叶捣烂，手捻成丸，黄豆大。新汲水吞下，数丸立愈。--《本草汇言》

（3）**治暑毒热痢**：青蒿叶一两，甘草一钱，水煎服。--《圣济总录》

（4）**治劳瘦**：青蒿嫩者(细锉)一升。以水三升，童子小便五升，同煎成膏，丸如梧桐子大。每服十九，温酒下，不以时。--《鸡峰普济方》

（5）**治急劳，骨蒸烦热**：青蒿一握(细研)，猪胆一枚(取汁)，杏仁二十七粒(大者，汤浸，去皮、尖、双仁，麸炒微黄)。上件药一处，以童子小便一大盏，煎至五分，去滓，空心温服。--《圣惠方》

（6）**治虚劳，盗汗、烦热、口干**：青蒿一斤，取汁熬膏，入人参末、麦冬末各一两，熬至可丸，丸如梧桐子大。每食后米饮下二十丸。--《圣济总录》

（7）**退骨蒸劳热**：银柴胡一钱五分，胡黄连、秦艽、鳖甲(醋炙)、地骨皮、青蒿、知母各一钱，甘草五分，水二钟，煎八分，食远服。血虚甚，加当归、芍药、生地；嗽多，加阿胶、麦门冬、五味子.--《证治准绳》

（8）**治温病夜热早凉，热退无汗，热自阴来者**：青蒿二钱，鳖甲五钱，细生地四钱，知母二钱，丹皮三钱。水五杯，煮取二杯，日再服。--《温病条辨》之“青蒿鳖甲汤”

（9）**治温疟痰甚，但热不寒**：青蒿二两(童子小便浸，焙)，黄丹半两，为末，每服二钱，白汤调下。--《仁存堂经验方》

（10）**治疟**：①青蒿、薄桂，二味各为末。若寒多，多桂少蒿，用老生姜二两，连皮捣汁和热酒调服，以衣被盖卧；若热多，多蒿少桂，亦依前法服，桂、蒿三七分用。--《古今医统》引《经验秘方》 ②青蒿、常山、人参等分为末。每服二钱，未发前一日，以好酒一大盅调匀，分作三分，黄昏、半夜、天明各冷饮一分。--《卫生易简方》

（11）**截疟**：青蒿一斤，冬瓜叶、官桂、马鞭草各二两。上末，发丸如胡椒大。每两分作四服，临发前一二时尽服之。--《丹溪纂要》之“青蒿丸”

（12）**治少阳三焦湿遏热郁，气机不畅，胸痞作呕，寒热如疟者**：青蒿脑钱半至二钱，淡竹茹三钱，鲜半夏钱半，赤茯苓三钱，青子芩钱半至三钱，生枳壳钱半，广陈皮钱半，碧玉散(包)三钱，水煎服。--《通俗伤寒论》

（13）**治酒痔便血**：青蒿(用叶不用茎，用茎不用叶)为末，粪前(便血用)冷水、粪后(便血用)水酒调服。--《永类钤方》

（14）**治鼻中衄血**：青蒿捣汁服之，并塞鼻中。--《卫生易简方》、

（15）**治聤耳脓血不止**：青蒿捣末，绵裹纳耳中。--《圣惠方》

（16）**治牙齿肿痛**：青蒿一握，煎水漱之。--《济急仙方》

（17）**治日晒疮**：青蒿(捣碎)一两，以冷水冲之，取汁饮之，将渣敷疮上。如不愈，另用柏黛散(黄柏、青黛各二钱，各研末，以麻油调搽)敷之。--《洞天奥旨》之“青蒿饮”

（18）**治瘊子**：新汲水挼青蒿汁，调蛤粉敷之。--《百一选方》

（19）**治蜂螫人**：嚼青蒿敷之。--《肘后方》

（20）**治疗疟疾**：①取青蒿干叶洗净，浸泡15分钟煎煮，沸后再煮3分钟(煎煮时间过长则疗效降低；只煎1次)，滤取药汁，药渣加压再取汁，两汁合并1次口服，每日3次，连服3天为1疗程。成人首次量青蒿干叶100g，以后各次65g，1疗程总量为620g，如系鲜叶用量加倍，小儿用量酌减。治间日疟58例，痊愈36例，有效15例，无效7例，总有效率87.9%。平均退热时间15.6小时；平均原虫转阴时间54.35小时。近期随访少数病例有复燃现象，再用本法治疗仍然有效。服药期间少数患者有胃部不适，停药即消失；原有肝脏、心脏病及妊娠3～4个月的患者，亦未见不良反应。--《新医药学杂志》陈子遗，1979，(6)：8

（21）**治疗登革热**：成人每剂用青蒿25～30g，每日3剂，加水煎煮，煎沸时间不得超过3分钟，每剂仅煮1次，连服5～6d。治疗观察21例，全部治

愈(体温恢复正常，头痛、肌肉、骨、关节疼痛消失，白细胞数和血小板数恢复正常)。其中5天内治愈者占66.7%；6～7天内治愈者占33.3%，平均治愈时间5.1天。服药期间，除个别病人有恶心外，未发现其他毒副反应。--《中草药》李开国，等，1985，(6)：16

(22)**治疗慢性气管炎**：用青蒿油丸(由鲜青蒿加水蒸馏而得的挥发油；每丸含原油30mg)每日服3次，每次2丸，10天为1疗程。治慢性迁延期气管炎302例，经治2个疗程观察，临床控制43例，显效88例，好转146例，无效25例，有效率91.72%，显效以上者占43.37%。镇咳、祛痰、平喘显控率分别为42.14%、46.26%、47.72%，无显著差别；单纯型比喘息型疗效为高；病程越长疗效越差。在服药过程中，仅少数病人服药后有胃部不适或咽干，无需处理，可自行消失。--《福建中医杂志》，1979，(2)：22

(23)**治疗盘形红斑狼疮**：用青蒿蜜丸(将青蒿500g研末，加蜂蜜1000～1500ml制丸，每丸10g)每日4～6丸，饭后服；青蒿浸膏片(每片约含青蒿生药1g)每日30～45片，分2～3次服；青蒿素口服0.3g/d，渐增至0.4～0.9/d。疗程60～180天不等。共治50例，皮疹按分布范围，属限局性32例，播散形18例；按形态性质，属角化萎缩型41例，红斑型(多形红斑样、脂溢性皮炎样)6例，肥大型3例。经治后获缓解或基本缓解(皮疹完令消退，皮色恢复正常，或留有色素沉着或色素脱失斑；或见萎缩性瘢痕者；或皮疹消退达90%以L，自觉症状及实验检查明显改善者)30例(60%)；有效(皮疹部分消退，红斑浸润、角化脱屑均蚰减轻，自觉症状及实验检查皆有改善)15例(30%)；无效(无明显变化)5例(10%)。缓解或基本缓解病例，一般治疗2～3个月皮疹消退，部分病例要坚持半年以上。以红斑型效果较好，角化萎缩型及肥大型效果较差。--《中华医学杂志》庄国康，等，1982，(6)：365

(24)**治疗口腔粘膜扁平苔癣**：每口服青蒿蜜丸(青蒿研细，加等量炼蜜为丸，每丸9g)4～6丸，或青蒿醚片75～100mg，服药1～5个月不等。共治30例，显效14例，好转11例，死效5例，有效率83.3%。临床观察表明，青蒿醚的疗效优于青蒿丸；青蒿丸对充血糜烂病变有一定效果，对普通型的角化病变效果较差；而青蒿醚对普通型及糜烂型病变均有一定疗效。但这两种制剂对病程长、顽固的糜烂型扁平苔癣疗效均不理想。--《上海中医药杂志》庞劲凡，等，1982，(5)：30

(25)**治疗鼻出血**：取鲜青蒿(花期)20kg切碎，加等量水置蒸馏锅中蒸馏，收集蒸馏液8000ml，再置蒸馏锅中蒸馏，收集蒸馏液1000ml，除去挥发油，加氯化钠9g及尼泊金0.3g，搅拌，过滤，分装于10ml滴眼管中制成青蒿滴鼻液，每次滴鼻1～2滴，每日数次。治鼻出血36例，痊愈34例。对局部创伤、鼻粘膜干燥和溃疡性鼻出血疗效显著，而肿瘤、血液病、倒经等所致鼻出血效果差。用本法治疗急性鼻炎、过敏性鼻炎各6例，发现对过敏性鼻炎疗效优于麻黄素，而对急性鼻炎效果略次。--《四川中医》冯文宇，等，1985，(8)：32

(26)**治疗尿潴留**：取鲜青蒿200～300g，捣碎(注意勿让汁水流掉)敷于脐部，上面覆盖25cm×30cm塑料薄膜及棉垫，胶布固定，排尿后即可去药。治45例，一般多在敷药后30～60分钟内排尿。但对前列腺肥大所致的尿潴留无效。--《中医杂志》聂昭义，1982，(4)：64

(27)**治疗神经性皮炎**：①用青蒿油外搽治30例，痊愈28例，无效2例(均为播散型神经性皮炎)。在痊愈的28例患者中，病史最长者16年，短者3个月；皮损而积最大约15cm×8cm；疗程短者4d，长者近3个月。病史越长、皮损面积愈大，疗程也越长。--《四川中医》冯文宇，1985，(3)：51 ②或用10%青蒿油搽剂(青蒿油100ml，二甲基亚枫300ml，丙二醇450ml，乙醇适量，制成1000ml)，每日搽2次，连续用药4星期无效者终止观察。治78例，痊愈45例，有效27例，无效6例，总有效率92.31%，与0.025%地塞米松搽剂疗效相比无显著差异。本搽剂外用后，部分病人除有短暂局部灼热、痒感外，余无其他不适，也无皮质类固醇激素外用的副作用。--《泸州医学院学报》冯文宇，等，1989，(1)：1；郑久安，等，1989，(1)：20

(28)**治疗癣**：用5%青蒿油搽剂(配制方法见"治疗神经性皮炎")外用治疗体癣、股癣、手足癣44例，结果：治愈(皮损全部消失，瘙痒消失，真菌培养阴月性)34例；有效(皮损大部分消失，瘙痒明显减轻，或皮损虽全部消退，而真菌培养阳性者)7例；无效(皮损及瘙痒症状经治2星期后尚无改善.真菌培养仍为阳性)3例，治愈率77.27%，有效率93.18%.有63.91%患者涂药后局部有灼热感，一般1～3分钟即消失，随即痒感也减轻。个别患者出现皮肤红肿，但停药后很快消失，无需特殊处理。--《泸州医学院学报》郑久安，等，1988，(3～4)：258

青蒿子

秋季果实成熟时，采取果枝，打下果实晒下。味甘，性凉。归肝、肾二经。清热明目，杀虫止痒，滋阴补肾。主治劳热骨蒸，视物不清，痢疾，恶疮，疥癣，风疹。内服：煎汤，3～6g，或研末。外用：煎水洗，适量。

《本草拾遗》："主妇人血气腹内满，及冷热久痢。秋冬用子，春夏用苗，并捣绞汁服，或暴干为末，小便冲服，如觉冷用酒煮。"

《日华子》："明目，开胃，炒用；治劳，壮健人小便浸用；治恶疮、疥癣、风疹，杀虱，煎洗。"

《纲目》："功同(青蒿)叶。"

附方 **治积热眼涩**：采青蒿花或子，阴干为末，每井华水空心服二钱。--《十便良方》之"青金散"

青蒿根

秋、冬季采挖，洗净，切段，晒干。味辛、苦，性凉。归肝、肾二经。清热除蒸，燥湿除痹，凉血止血。主治劳热骨蒸，风湿痹痛，大便下血。内服：煎汤，3～15g。

附方 (1)**治虚痨发热**：青蒿根一钱，地骨皮一钱，柴胡根-钱(炒)，鳖甲一钱(炙)，石斛一钱。引用清明柳一钱，煨，点童便服。--《滇南本草》

(2)**治风湿性关节炎**：青蒿根15～30g，牛尾或猪脚7寸，炖2h许，饭前服。--《闽东本草》

白莲蒿

【别名】 万年蒿、杆子蒿。

【来源】 菊科蒿属植物白莲蒿*Artemisia sacrorum* Ledeb.的全草

【植物形态】 半灌木状草木。茎直立，常成小丛，高50～100cm，褐色或灰褐色，具纵棱，幼时被微柔毛，后下部脱落。叶两面初时被稀或密的白色柔毛，且叶面初时有白色腺点，后腺点脱落留有小凹穴。茎下部、中部叶有柄，叶片长卵形或三角状卵形，长2～10cm，宽2～8cm，二至三回栉齿状的羽状分裂，最终小裂片披针形或线状披针形，与叶中轴、叶柄均具栉齿；叶柄长1～5cm，基部有小型栉齿状分裂的假托叶；茎上部叶略小，与苞片叶均为栉齿状羽状分裂，或后者不裂。头状花序近球形，下垂，直径 2～4mm，具短梗或近无梗，在茎上组成密集或略宽展的圆锥花序；总苞近球形，直径 3mm，总苞片 3～4 层，背面绿色，边缘宽膜质，近无毛，两型花冠管外均微被腺点，雌花 1 层，10～12 朵；两性花 20～40 朵，其花柱叉端有短睫毛。瘦果狭卵形，长 1.5mm。花果期 8～10 月。见（图 789）

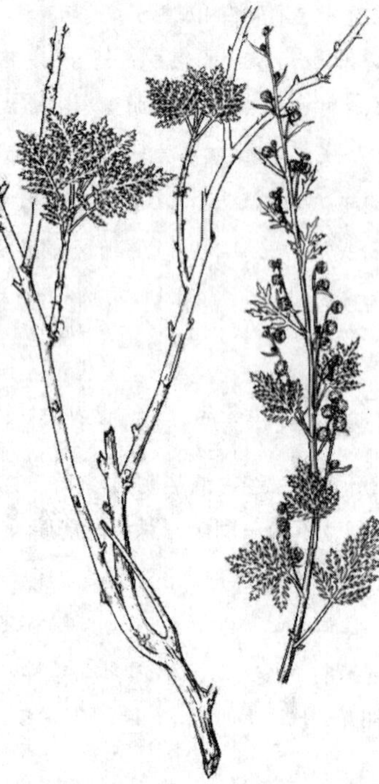

（图 789）**白莲蒿**

【生长分布】 生于中、低海拔地区的山坡、路旁、灌丛地。邹平南部山区有分布。

【采收加工】 在花期割取全草，除净杂质，晒干备用。

【性状鉴别】 本品叶、花多干缩脱落，茎红褐色，具纵棱，微被柔毛或无，或仅嫩枝具毛；老枝木质，皮常剥裂；质脆易折，断面平整，中心乳白色，叶破碎或皱缩，湿展后可见叶面黄褐色，微具白色腺点或小凹穴，背面灰白色，被平贴的短柔毛；叶片轮廓长卵形、三角状卵形，呈二至三回栉齿状羽状全裂，小裂片披针形或线披针形，具三角形栉齿数枚，头状花序近球形，直径 2～3.5mm，具短梗。气微，味苦、涩。

【显微鉴别】 （1）茎横切面：类圆形，边缘波状。表皮由一列排列整齐的扁平细胞组成，被薄角质层。可见毛茸断柄。皮层较窄，细胞 5～12 列，不规则或类方形，胞壁微弯曲。外侧 2～4 列为厚角细胞，棱脊处更明显。内皮层明显，细胞稍大，胞壁微厚，木化。中柱的维管束外韧形环列。柱鞘纤维成群，半圆形，位于各维管束顶端，厚至十数层细胞，横切面多角形，壁甚厚，强木化。韧皮部狭窄；形成层成环；木质部较发达，导管径向单列。柱鞘不明显。髓部宽广，约占茎横切面的 1/2 或 2/3。细胞多角形或类圆形，有时胞壁微木化，纹孔明显。

（2）叶横切面：两面气孔叶或异面叶。表皮两面均由一列类方或长方形细胞组成，外被薄角质层，可见众多的 T 形毛断柄，腺毛生于凹陷处。叶肉栅栏组织由一列细胞组成；海绵组织细胞类圆形，胞间隙大，可见气室。主脉凸起，上下表皮内侧均具厚角组织，叶脉维管束半圆状，外韧型，木质部导管径向单列。

（3）粉末鉴别：黄褐色，气香，味微苦。T 形毛众多且多缠结，柄易脱落。顶端细胞弯曲细长，可达 1.5mm 以上，直径 2.5～11μm，壁较厚，柄 2～6 个细胞，以 2 个细胞为多见，常含淡黄色物质。腺毛顶面观椭圆形或鞋底形，4～6 个细胞，成对排列，短径 30～37μm，长径 59～86μm；壁细波状弯曲。侧面观细胞呈层状排列，内含黄棕色分泌物。叶碎片表皮细胞表面观呈多角形(上)或类长方形和多角形(下)，胞壁微弯曲(上)或呈念珠状增厚(下)；不定式气孔类圆形或长圆形，直径 22～27μm，长 29～37μm，副卫细胞 4～5 个；有较多的 T 形毛断柄。花粉粒类圆形，直径 22～27μm，具 3 孔沟，表面具雕纹。草酸钙晶体众多，方晶为主，直径 6～23μm。纤维较多，成束或散在，多碎断，壁厚强木化，直径 7～15μm，导管为网纹和螺纹导管，并可见具缘纹孔导管，直径 12～37μm。

【主含成分】 含挥发油量较高，其中主要成分为月桂烯(myrcene)、异松茸醇(1-oefen-3-01)、葛缕酮(carvone)、α-水芹烯(α-phellandrene)、胡椒酮(piperitone)、1，8-桉叶素(1-8-cinele)、香桧烯(sabinene)、侧柏酮(thujone)、α-蒎烯(α-pinene)、β-蒎烯(β-pinene)、α-松油烯(α-terpinene)α-松油醇(α-terpineol)、松油醇-4(terpineol-4-1)、乙酸龙脑脂(bornylacetata)、莰烯(camphene)、樟脑(camphor)、异蒎莰酮(isopinocamphone)、γ-揽香烯(γ-elemene)、γ-杜松油烯(γ-cadinene)、反式-石竹烯(trans-caryophyllene)、绿叶萜烯酮(patchoulenone)及蒿酮(artemisia ketone)。此外，还有异缬草酸及黄酮类。花和叶中还含有伞形花脂、东莨菪内脂、胡萝卜素、有机酸、倍半萜内脂及维生素、粗蛋白、脂肪、纤维等。

【性味归经】 味苦、辛，性平。归肝经。

【功用主治】 清热解毒，利胆，除湿。用于肝炎，阑尾炎，小儿惊风，阴虚潮热。外用治创伤出血。

【临床应用】 《朝药志》："全草用于黄疸诸症，治黄疸，治疗妇女内寒症。"

《朝药录》："全草治慢性胃炎，胃痉挛，黄疸腹水，小便不利，女人寒症，肝炎，婴儿发烧抽风，大骨节病。"

【用量用法】 内服：煎汤，5～15g。外用：鲜品捣烂敷或干品研粉撒患处，适量。

艾叶

【名释】 《释名疏证补》："艾，乂也；乂，治也。"艾与乂古音相同，均属疑纽月部。郝懿行《尔雅义疏》："艾从乂声，台古读如题，是冰台即艾之合声。"

【来源】 为菊科植物家艾 *Artemisia argyi* Lévl.et Vant.、野艾 *Artemisia lavandulaefolia* DC.等多种艾蒿的叶。

【植物形态】 （1）**家艾** 又名冰台《尔雅》，艾蒿《尔雅》郭璞注，医草《别录》，灸草《埤雅》，蕲艾《蕲艾传》，黄草《纲目》，家艾《医林纂要·药性》，甜艾《本草求原》，阿及艾《江苏南部种子植物手册》，草蓬、艾蓬、狼尾蒿子、香艾、野莲头《中药大辞典》。五月艾《常用中药名辨》，艾蒿。多年生草本或略成半灌木状，植株有浓烈香气。茎单生或少数，高 80～150(～250) cm，有明显纵棱，褐色或灰黄褐色，基部稍木质化，上部草质，并有少数短的分枝，枝长 3～5cm；茎、枝均被灰色蛛丝状柔毛。叶厚纸质，上面被灰白色短柔毛，并有白色腺点与小凹点，背面密被灰白色蛛丝状密绒毛；基生叶具长柄，花期萎谢；茎下部叶近圆形或宽卵形，羽状深裂，每侧具裂片 2～3 枚，裂片椭圆形或倒卵状长椭圆形，每裂片有 2～3 枚小裂齿，干后背面主、侧脉多为深褐色或锈色，叶柄长 0.5～0.8cm；中部叶卵形、三角状卵形或近菱形，长 5～8cm，宽 4～7cm，一（至二）回羽状深裂至半裂，每侧裂片 2～3 枚，裂片卵形、卵状披针形或披针形，长 2.5～5cm，宽 1.5～2cm，不再分裂或每侧有 1～2 枚缺齿，叶基部宽楔形渐狭成短柄，叶脉明显，在背面凸起，干时锈色，叶柄长 0.2～0.5cm，基部通常无假托叶或极小的假托叶；上部叶与苞片叶羽状半裂、浅裂或 3 深裂或 3 浅裂，或不分裂，而为椭圆形、长椭圆状披针形、披针形或线状披针形。头状花序椭圆形，直径 2.5～3(～3.5) mm，无梗或近无梗，每数枚至 10 余枚在分枝上排成小型的穗状花序或复穗状花序，并在茎上通常再组成狭窄、尖塔形的圆锥花序，花后头状花序下倾；总苞片 3～4 层，覆瓦状排列，外层总苞片小，草质，卵形或狭卵形，背面密被灰白色蛛丝状绵毛，边缘膜质，中层总苞片较外层长，长卵形，背面被蛛丝状绵毛，内层总苞片质薄，背面近无毛；花序托小；雌花 6～10 朵，花冠狭管状，檐部具 2 裂齿，紫色，花柱细长，伸出花冠外甚长，先端 2 叉；两性花 8～12 朵，花冠管状或高脚杯状，外面有腺点，檐部紫色，花药狭线形，先端附属物尖，长三角形，基部有不明显的小尖头，花柱与花冠近等长或略长于花冠，先端 2 叉，花后向外弯曲，叉端截形，并有睫毛。瘦果长卵形或长圆形，约 1mm。花果期 7～10 月。见(图 790)

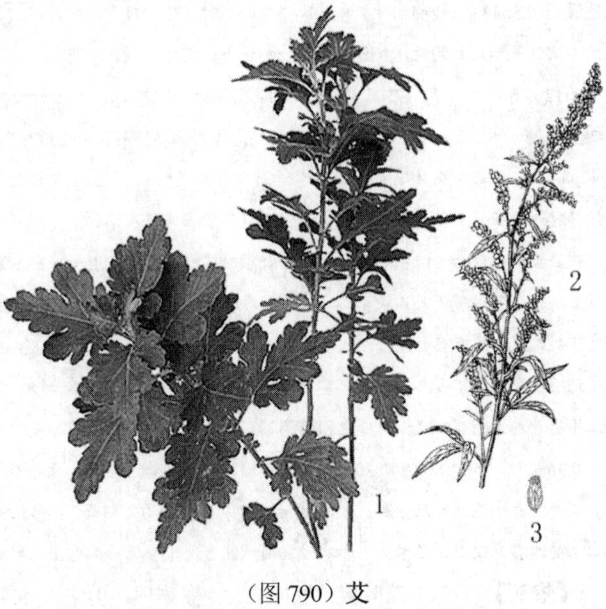

（图 790）**艾**

1.未开花前植株 2.上部花序枝 4.头状花序

（2）**野艾**　多年生草本，有时为半灌木状，植株有浓烈香气。茎少数，高 50～120cm，具纵棱，分枝多；茎、枝被灰白色蛛丝状短柔毛。叶纸质，上面绿色，具密集白色腺点及小凹点，初时疏被灰白色蛛丝状柔毛，后稀疏或近无毛，背面除中脉外密被灰白色密绵毛；基生叶与茎下部叶宽卵形或近圆形，二回羽状全裂；中部叶卵形、长圆形或近圆形，长 6～8cm，宽 5～7cm，(一至)二回羽状全裂，每侧有裂片 2～3 枚，裂片椭圆形或长卵形，每裂片具 2-3 枚线状披针形或披针形的小裂片或深裂齿，边缘反卷，叶柄长 1(～3)cm，基部有小型羽状分裂的假托叶；上部叶羽状全裂；苞片叶 3 全裂或不分裂。头状花序极多数，椭圆形或长圆形，直径 2～2.5mm，有短梗或近无梗，具小苞叶，在分枝的上半部排成密穗状或复穗状花序，并在茎上组成狭长或中等中展、稀为开展的圆锥花序，花后头状花序多下倾；总苞片背面密被灰白色或灰黄色蛛丝状柔毛，边缘狭膜质；花序托小。雌花 4～9 朵；两性花 10～20 朵，花冠檐部紫红色。瘦果长卵形或倒卵形。花果期 8～10 月。见下（图 791）

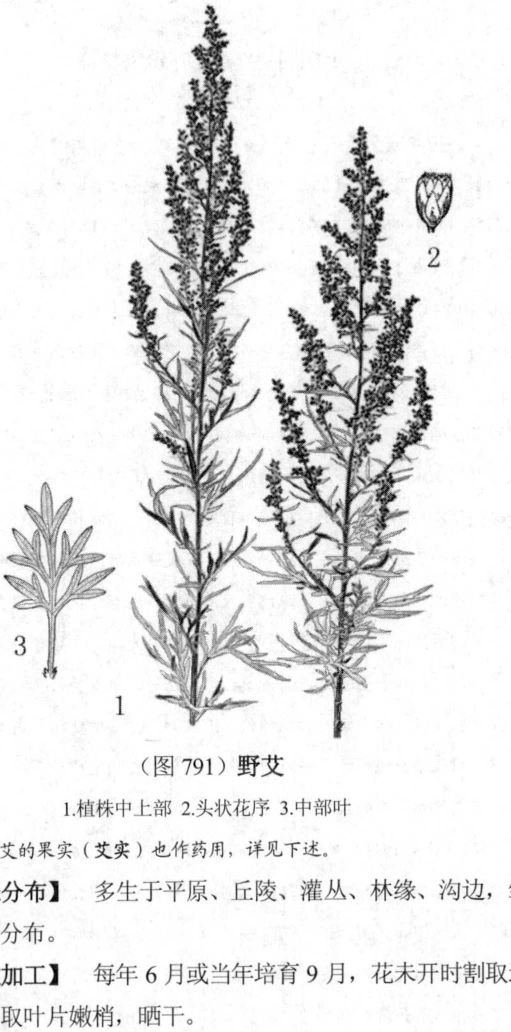

（图 791）**野艾**

1.植株中上部 2.头状花序 3.中部叶

上述两种艾的果实（**艾实**）也作药用，详见下述。

【生长分布】　多生于平原、丘陵、灌丛、林缘、沟边，邹平各地均有分布。

【采收加工】　每年 6 月或当年培育 9 月，花未开时割取地上部分，摘取叶片嫩梢，晒干。

【栽培要点】　**生长习性**　喜温暖湿润气候，耐旱、耐荫。以疏松肥沃、富含腐殖质的壤土栽培为宜。

栽培技术　用分株繁殖。3～4 月挖掘株丛，分株栽种，按行株距 33cm×33cm 开穴，每穴栽 3～4 株，填土压实，浇水。

田间管理　每年中耕除草、施肥 2～3 次，可结合收获后进行，一般在 5、7、9 月，施肥以人畜粪肥为主。栽培 3～4 年后，老株要重新栽种。

【性状鉴别】　叶多皱缩，破碎，有短柄。完整叶片展平后呈卵状椭圆形，羽状深裂，裂片椭圆状披针形，边缘有不规则粗锯齿，上表面灰绿色或深黄绿色，有稀疏的柔毛及腺点，下表面密生灰白色绒毛。质柔软。气清香，味苦。

【显微鉴别】　粉末绿褐色。①非腺毛有两种：一种为 T 字形毛，顶端细胞长而弯曲，两臂不等长，柄2～4细胞；另一种为单列性非腺毛，3～5细胞，顶端细胞特长而扭曲，常断落。②腺毛表面观呈鞋底形，由4或6细胞相对叠合而成，无柄。③草酸钙簇晶直径3～7μm，存在于叶肉细胞中。见(图792)

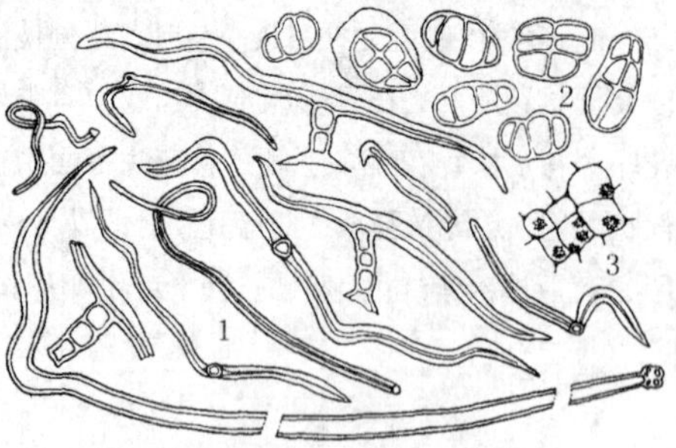

（图792）艾叶粉末特征

1.非腺毛 2.腺毛 3.草酸钙簇晶

【主含成分】 主要成分为挥发油，其次还有鞣质、黄酮、甾醇、多糖、微量元素及其他有机成分等。其挥发油成分复杂，所含成分达数十种，尤以蒿醇、萜品烯醇-4、β-石竹烯、α-萜品烯醇反式-香苇醇等成分平喘作用最强。

【药理】 （1）**抗菌作用** 艾叶水煎液15%浓度对堇色毛癣菌呈抑制作用，30%浓度时对许兰毛癣菌、许兰毛癣菌蒙古变种、犬小芽胞菌、共心性毛癣菌、红色毛癣菌、铁锈色毛癣菌、堇色毛癣菌有抑制作用。

（2）**增强网状内皮细胞的吞噬功能** 豚鼠结核杆菌感染后以艾炷灸(背部中线第五腰椎棘突下方及右腹部肋缘下)治疗，结果表明，治疗组局部结节软化，炎性浸润吸收，中心部浅溃疡结痂。而对照组局部结节较大、质硬，中心部溃疡深，鼠蹊部淋巴结较大。内脏剖验发现艾灸组病变较轻。对照组肝、脾、肺病变较重。吞噬反应研究表明，健康豚鼠腹腔注射结核杆菌液后，腹腔渗出液涂片镜检，结果大单核白血球已吞入细菌的细胞百分数艾灸组明显较高，平均17.75%。对照组平均10.2%。肝、脾切片检查发现艾灸组肝、脾中有由多核细胞携带入的结核杆菌。可能系施灸组动物动员了更多的巨噬细胞离开周围组织进入腹腔，在腹腔中肃清异物的作用比较彻底。结核病豚鼠腹腔注射死结核杆菌液，腹腔渗出液涂片，施灸组涂片中成熟巨噬细胞较多，吞噬作用较强。艾叶热水提取物具有强抗补体活性成分，为二种酸性多糖Ⅱb-2，Ⅱb-3。

（3）**平喘作用** 艾叶油喷雾吸入、灌胃(0.5ml/kg)或肌内注射(0.5ml/kg)对豚鼠吸入乙酰胆碱和组胺引起的喘息性抽搐有明显平喘作用。从艾叶中提出的4-松油烯醇300mg/kg灌胃亦有显著平喘作用。α-松油醇0.05ml/kg灌服对豚鼠吸入乙酰胆碱和组胺诱发的哮喘即有保护作用，同样剂量的艾叶油则无效，对躲鼠离体气管平滑肌有松弛作用的阈浓度，α-松油醇为2×10^{-5}ml/ml，艾叶油则为2×10^{-4}ml/ml。反式-香苇醇亦为平喘有效成分。艾叶油2×10^{-4}ml/ml对豚鼠离体气管有轻度松弛作用，剂量加大，作用增强；对豚鼠支气管灌流量1：10艾叶油乳剂1ml，能明显对抗组胺引起的支气管收缩；艾叶油2×10^{-4}ml/ml即能拮抗组胺和氯化钡对豚鼠离体气管的收缩作用；应用利血平使豚鼠儿茶酚胺耗竭或应用普萘洛尔阻断β肾上腺素受体后，艾叶油对离体气管仍有松弛作用，表明其松弛气管平滑肌并非通过β_2受体或促使肾上腺素能神经释放介质引起.

（4）**抗过敏性休克作用** 艾叶油0.5ml/kg灌胃，对豚鼠用卵蛋白引起的过敏性休克有保护作用，潜伏期显著延长，死亡率明显降低；艾叶油在体外可抑制豚鼠肺组织释放组胺，但抑制SRS-A释放的作用更强。

（5）**镇咳作用** 艾叶油灌胃0.5ml/kg，对丙烯醛或柠檬酸引发的豚鼠咳嗽有明显镇咳作用；4-松油烯醇灌胃300mg/kg亦有明显的镇咳作用。

（6）**祛痰作用** 艾叶油灌胃1ml/kg对小鼠酚红法有明显祛痰作用；4-松油烯酮灌胃1ml/kg或丁香烯腹腔注射0.7ml/kg亦有祛痰作用。

（7）**对心血管系统作用** 艾叶油对离体蟾蜍心脏、离体兔心的收缩力有抑制作用，对心率影响不大，对兔冠脉流量几无影响。艾叶油对兔主动脉条无明显作用，但能对抗肾上腺素和组胺引起的收缩。豚鼠吸入艾叶油对心电图波形无明显影响，极少数动物R波电压降低。

（8）**对血凝和血小板的影响** 艾叶煎剂能使兔血浆高岭土部分凝血活酶时间(KPTT)、凝血酶原时间(PT)及凝血酶时间(TT)明显延长或不凝。其抗凝血酶作用，加入鱼精蛋白可被拮抗，加入甲苯胺蓝则无影响。表明其抗凝血酶作用并非肝素样作用而是其他抗凝物质。艾叶煎剂有促进纤维蛋白原溶解作用，表明具有纤溶和使纤维蛋白原消耗作用。艾叶浸剂对活化部分凝血活酶时间(a.PTT)、PT均有凝固抑制作用，但能剂量依赖性抑制纤维蛋白溶酶，示其有抗纤溶作用，高浓度时能明显抑制ADP、胶原和肾上腺素所致血小板聚集。艾叶醇提物对ADP诱导的血小板聚集有明显抑制作用，氯仿提取物次之，乙酸乙酯提取物最差。从艾叶提出的β-谷甾醇和5，7-二羟基-6，3′，4′-二甲氧基黄酮均对血小板聚集有极显著的抑制作用，β-谷甾醇的作用较强。 另有报道，生艾叶煎剂灌胃7.5g/kg，对小鼠凝血时间无影响，艾叶炒炭者、醋艾炭或焖煅艾叶炭的煎剂则可缩短凝血时间，以焖煅艾叶炭作用最强。

（9）**利胆作用** 艾叶油混悬液(每1ml含艾叶油75μl)8ml/kg十二指肠注射给药，使正常大鼠胆汁流量增加91.5%；3ml/kg增加89%，对四氯化碳中毒大鼠也有利胆作用，但较弱；对小鼠也有利胆作用。

（10）**兴奋子宫作用** 艾叶煎剂对未孕家兔离体子宫呈兴奋作用，使收缩加强，可引起强直性收缩，维持1h以上。

（11）**对中枢神经系统的作用** 家兔腹腔注射艾叶油1ml/kg，活动减少；小鼠灌胃0.5ml/kg，能明显延长戊巴比妥钠睡眠时间，但对士的宁、戊四氮等所致小鼠惊厥和死亡均无保护作用，且能加速士的宁的惊厥和致死。

（12）**毒性** 小鼠LD_{50}：艾叶煎剂腹腔注射为23g/kg；艾叶油灌胃为2.47ml/kg和1.82g/kg，腹腔注射为1.12ml/kg，4-松油烯醇灌胃为1.237g/kg和1.242g/kg；丁香烯口服为3.355g/kg。家兔腹腔注射艾叶油2ml/kg10分钟后，由镇静转入翻正反射消失，呼吸减慢，但角膜反射始终存在，体温、瞳孔大小均无明显影响，最后呼吸抑制致死。兔每日灌服艾叶油0.45ml/kg(分2次服)或每日上、下午各喷雾吸入1次，约每日0.5ml/只，连用10或20d，动物一般情况无明显改变，体重有所减轻；用药后30天，吸入组兔血色素明显升高，而口服组无明显变化；白细胞总数及分类、尿蛋白及镜检、磺溴酞钠(BSP)排泄试验、酚红排出量均无明显改变；对心电图影响不显著。兔灌服4-松油烯醇或丁香烯每日0.3ml/只，分两次服连服20天。前者体重比对照组稍有下降，血色素稍升高，二者对白细胞总数及分类、BSP排泄、酚红排出量均无影响；4-松油烯醇对心电图波形无改变，多数兔心率减慢10%～20%；丁香烯对心电图无影响。

【炮制】 （1）**艾叶炭**：取净艾叶，置锅内，用中火炒至外表焦黑色，喷淋清水少许，灭尽火星，略炒，取出凉透。艾叶炒炭后辛散之性大减，增强止血功效。

（2）**醋艾叶**：取净艾叶，加米醋拌匀，闷润至透，置锅内，用文火炒干，取出放凉。每艾叶100kg，用米醋15kg。醋艾叶温而不燥，能增强逐寒止痛作用，适用于虚寒之症。

（3）**醋艾叶炭** 取醋艾叶，置锅内，用武火炒至焦黑色，喷淋清水少许，灭尽火星，炒干，取出凉透。醋艾叶炭温经止血，用于虚寒性出血症。

饮片性状：①艾叶炭为焦黑色细末，有细条状叶柄。②醋艾叶形如艾叶，略有醋气。③醋艾叶炭形如艾叶炭，略具醋气。

【性味归经】 味辛、苦，性温。归肝、脾、肾经。

【功用主治】 温经止血，散寒止痛，祛湿止痒。主治吐血，衄血，咯血，便血，崩漏，妊娠下血，月经不调，痛经，胎动不安，心腹冷痛，泄泻久痢，霍乱转筋，带下，湿疹，疥癣，痔疮，痈疡。

《别录》："主灸百病。可作煎，止下痢，吐血，下部䘌疮，妇人漏血。利阴气，生肌肉，辟风寒，使人有子。"

《本草经集注》："捣叶以灸百病，亦止伤血。汁又杀蛔虫。苦酒煎叶疗癣。"

《药性论》："止崩血，安胎，止腹痛。止赤白痢及五藏痔泻血。""长服止冷痢。又心腹恶气，取叶捣汁饮。"

《新修本草》："主下血，衄血，脓血痢，水煮及丸散任用。"

《食疗本草》："(疗)金疮，崩中，霍乱，止胎漏。"

《日华子》："止霍乱转筋，治心痛，鼻洪，并带下。"

《珍珠囊》："温胃。"

《履巉岩本草》："治咽喉闭痛热壅，饮食有妨者，捣汁灌漱。"

《纲日》谓王好古云："治带脉为病，腹胀满，腰溶溶如坐水中。"

《纲目》："温中，逐冷，除湿。"

《本草正》："辟风寒、寒湿、瘴疟。"

《长沙药解》："治发背、痈痈、疔毒、痈疮、臁疮、风癞、疥癣诸疮，除咽喉、牙齿、眼目、心腹诸痛，灭肝黯，落赘疣，调胎孕，扫虫䘌"

《医林纂要·药性》："坚肾固命门，养阳逐阴。燥脾土，养胃气，温中去寒。安正辟邪。"

《本草再新》："调经开郁，理气行血。治产后惊风，小儿脐疮。"

【临床应用】 （1）**用于各种出血证**。艾叶性温，能温经止血，尤宜用于虚寒性出血。妇女崩漏、妊娠下血，常配阿胶、当归、地黄等温经散寒，养血止血，如《金匮要略》胶艾汤；若冲任虚损，崩漏不止可加炮姜、血余炭、陈棕炭等加强温经止血之功；若兼气虚不摄，还可加黄芪、党参、白术等以益气摄血；若肾虚胎动不安，则可加菟丝子、桑寄生、续断等以养血益肾安胎；对于中阳亏虚，统摄无权之吐血、衄血，《千金要方》用熟艾叶单味煎服，《金匮要略》柏叶汤则配干姜、柏叶同用，温中助阳兼止血；而属血热妄行之吐衄咯血，应以鲜艾叶配凉血止血之鲜生地、鲜荷叶、鲜柏叶同用，既能同奏止血之功，又能防止寒凉留瘀之弊，如《杨氏家藏方》四味丸。鼻血不止，还可取艾灰吹之。

（2）**用于虚寒性腹痛**。艾叶能散寒止痛，暖宫助孕。冲任虚寒，小腹冷痛，月经不调，日久不孕者，常配香附、吴茱萸、当归、肉桂等，散寒止痛，养血调经，如《直指方》艾附暖宫丸；寒甚者还可与附子、干姜同用；产后感寒腹痛或老人脐腹冷痛，可用熟艾叶入布袋兜于脐部。将艾绒制成艾条、艾炷，点燃灸患处或穴位，具有温煦气血、透达经络作用，可用于阳虚寒盛或风寒湿邪所致的各种疼痛。

（3）**用于泻痢霍乱，妇女带下**。艾叶辛温散寒，苦温燥湿，故适用于泻痢、带下属寒湿下注者，单用或配干姜煎服即效。伴腹胀腹痛者，可加配陈皮行气止痛兼以燥湿；吐下不止者，则可加肉豆蔻、诃子、龙骨等收敛止泻；霍乱转筋者，须与木瓜、藿香、香薷等同用，散寒燥湿，舒筋缓急。妇女带下，常配苍术、白术、当归内服或苦参、蛇床子、白芷等外洗以燥湿止痒。此外，治湿疹、疥癣、皮肤瘙痒、黄水疮等，可单味外用或与黄柏、花椒、防风等煎水熏洗，亦可配枯矾研末外敷。

《纲目》："苦酒、香附为之使。"

《得宜本草》："得香附治少腹痛，得阿胶治产后下血，得雄黄治狐惑虫䘌"

《得配本草》："得生姜治男女下血，得干姜驱冷气，得乌梅治盗汗。配香附理气以治腹痛，佐阿胶安胎兼治虚痢，捣汁饮治一切冷气鬼气，烧灰吹鼻血不止。""若灸诸风冷疾，入硫黄末少许尤良。""酒制助其焰，醋炒制其燥火。"

【用量用法】 内服：煎汤3～10g，或入丸、散；或捣汁。外用：捣绒作炷或制成艾条熏灸，或捣敷，或煎水熏洗，或炒热温熨，适量。

【使用注意】 阴虚血热者慎服。

《本草备要》："血热为病者禁用。"

《本经逢原》："阴虚火旺，血燥生热，及宿有失血病者为禁。"

《得配本草》："多服久服，热气上冲，并发内毒。"

【附方】 （1）**治妇人崩中，连日不止**：熟艾如鸡子大，阿胶(炒，为末)半两，于姜一钱(锉)。上以水五盏，先煮艾、姜至二盏半，入胶消扬，温分三服，空腹服，一日尽。-- 《养生必用方》

（2）**治冲任虚弱，月经不凋，来多不断，淋沥不止**：艾叶(醋炒)、鹿角霜、干姜(炮)、伏龙肝各等分。上为细末，熔鹿角胶和药。乘热丸如梧桐子大。每服五十丸，淡醋汤下，空心食前。-- 《杨氏家藏方》之"固经丸"

（3）**治妇人经行后，余血未尽，腹痛**：熟艾(揉极细作饼，焙)四两，香附(醋酒同煎，捣)六两。以上二味，同姜汁和神曲为丸，砂仁汤服。-- 《陈素庵妇科补解》之"艾附丸"

（4）**治妊娠卒下血不止，胎上逼心，手足逆冷欲死**：生艾叶(捣，绞取汁)一盏，阿胶(炙令燥)半两，蜜一合。上三味，取艾叶汁一盏，入阿胶及蜜一合，煎取一盏，去滓。分为二服，温服之。-- 《圣济总录》之"艾叶汤"

（5）**治产后泻血不止**：干艾叶半两(炙熟)，老生姜半两。浓煎汤，一服便止。-- 《食疗本草》

（6）**治吐血不止**：柏叶、干姜各二两，艾三把。上三味，以水五升，取马通汁一升合煮取一升，分温再服。-- 《金匮要略》之"柏叶汤"

（7）**治伤寒衄血及吐血，连日不绝，欲死**：艾叶半两(细锉，炒微黄)，生干地黄半两，阿胶一分(杵碎，炒令黄燥为末)。上件药，都和令匀，分为二服。每服以水一中盏，煎至五分，去滓，下赤马通汁一合半。搅令匀，不计时候，放温顿服，以差为度。-- 《圣惠方》之"艾叶汤"

（8）**治妊娠卒胎动不安，或但腰痛，或胎转抢心，或下血不止**：艾叶一鸡子大，以酒四升，煮取二升，分为二服。-- 《肘后方》

（9）**治体冷血虚**：腰疼脚弱及伤冷心腹疼痛，霍乱吐利，自汗气急，下元久虚，小便频数，妇人冲任不足，月水愆期，腹胁刺痛，崩漏带下，全不思饮食。兼治伤寒阴证，手足厥冷，脉微自汗熟艾十两(用糯米一升煎成粥，浇在艾上，用手拌令匀，于日中晒干)，附子(炮，去皮脐)二两，生地("地"应作"硫")黄(别研极细)二两，干姜(炮)十两。上件为细末，面糊为丸如梧桐子大。每服三十丸或五十丸，温米饮下，食前。-- 《杨氏家藏方》

（10）**治妊娠心气痛**：艾叶、茴香、川楝子(俱炒)等分，醋煎服。--《卫生易简方》

（11）**治冷痢**：干姜(末)、熟艾。上二味等分，作面馄饨，如酸枣大，煮熟，服四五十枚，日二服。腹胀者，炙厚朴煮汁服药。--《外台》引《张文仲方》之"姜艾馄饨子"

（12）**治转筋吐泻**：艾叶、木瓜各半两，盐二钱。水盅半，煎一盅，待冷饮。--《卫生易简方》

（13）**治妇人白带淋沥**：艾叶(杵如棉，扬去尘末并梗，酒煮一周时)六两，白术、苍术各三两(俱米泔水浸，晒干炒)，当归身(酒炒)二两，砂仁一两。共为末，每早服三钱，白汤调下。--《本草汇言》

（14）**治湿气两腿作痛**：艾叶二两，葱头一根(捣烂)，生姜一两五钱(捣烂)。上用布共为一包，蘸极热烧酒擦患处，以痛止为度。--《万病回春》

（15）**治腰膝疼**：久年陈艾一斤，浓煎，将以深桶满盛，将脚搁其上，却以衣服覆之，令其汗出透了，如汤可容下脚，则以膝脚放入浸之。--《普济方》

（16）**治膝风**：陈艾、菊花。二味作护膝内，久自除患。--《万病回春》

（17）**治偏头痛**：①蕲艾四两，白菊花四两。小袋盛，放枕内，睡久不发。--《续回生集》 ②蕲艾一团如胡桃大，生半夏少许。研极细末，剪棉料纸一方。将艾放纸上，半夏末放艾上，连纸、药共卷如小指粗，塞鼻孔内，隔一宿矣，鼻流出清涕为度。患左痛塞右孔，患右痛塞左孔，倘一次不愈，再如法一次，无不除根矣。--《良方集腋》

（18）**治咽喉不利，肿塞，气道不通**：以生艾叶捣烂，敷肿上，随手即消。冬月以熟艾，和水捣汁敷之亦佳。--《圣惠方》

（19）**治眼赤肿痛**：艾灰、黄连各半两。捣匀，煎汤一盏，入龙脑少许温洗。--《卫生易简方》

（20）**治癣**：醋煎艾涂之。--《千金要方》

（21）**治白癞**：干艾叶浓煮，以渍曲作酒如常法，饮之令熏熏。--《外台》引张文仲方

（22）**治黄水疮**：蕲艾一两。烧灰存性，为末，痒加枯矾五分，掺上即愈。--《外科启玄》

（23）**治痈疽不合，疮口冷滞**：以北艾煎汤洗白，白胶熏之。--《直指方》

（24）**治漏疮**：艾叶、五倍子、白胶香、苦楝根。上件各等分为末，作香柱放在长桶内坐熏疮处。--《杏苑生春》之"艾叶散"

（25）**治寻常疣、扁平疣**：采鲜艾，揉至出汗，在疣表面摩擦至皮肤微热或微红(但不要擦破皮肤)，每日2次。--《山东中医杂志》1983，(6)：38

（26）**治疗肝炎，肝硬化**：用艾叶注射液(每ml相当于原生药0.5g)肌内注射，每日1次，每次4ml，疗程1~2个月。用药期间尚给予一般护肝西药及对症治疗。共观察100例，总有效率为92.0%。其中39例迁延性肝炎患者，近期治愈28例(自觉症状消失，阳性体征阴转，肝功能恢复正常)，有明显疗效者6例(自觉症状基本消失，阳性体征消失，肝功能基本恢复正常)，好转者5例(自觉症状基本消失，阳性体征改善，肝功能好转)；46例慢性肝炎，近期治愈、有明显疗效、好转者分别为21例、19例、6例；15例肝硬化，有明显疗效、好转、无效者分别为3例、4例、8例。除患者口鼻中有艾叶气味外，未发现其他不良反应。--《新医学》吉林省第二人民医院内科，1974，5(2)：83

(27)**治疗慢性气管炎**：口服艾叶油胶丸(每粒含艾叶油0.075ml)，每次2粒，每日3次，10天为1疗程。544例患者连服2个疗程，控显率分别为41.4%和56.35%，总有效率分别为86.36%和86.7%。126例患者连服4个疗程，1、2、3、4疗程控显率分别为44.9%、58.1%、55.7%和61.3%；总有效率分别为86.5%、94.4%、92%和94.4%。常用量口服一般无副反应，仅少数患者服药初期有咽干、嗳气、恶心等消化道反应，个别有头晕。如剂量加大，则副反应随之加重。又用艾叶油气雾剂(每瓶含艾叶油3ml)喷雾吸入，每次喷3下，每日3次，10天为1疗程。2个疗程共观察319例，并与芸香草气雾剂治疗114例作同步对比，结果疗效相似，控显率分别为33.5%和33%，有效率分别为81.9%和81.1%。采用动力雾化吸入，以艾叶油40例与喘咳宁(拟肾上腺素类药物)43例对比，1个疗程后控显率分别为67.5%和41.9%，有效率分别为97.5%和88.4%。艾叶油雾化吸入2个疗程者共50例，结果控显率为48.8%，有效率为90.7%。认为艾叶油气雾剂的即时平喘作用在起效时间和维持时间等方面与异丙基肾上腺素气雾剂基本相近，且对心率无影响。--《中草药通讯》杭州第二制药厂，1976，(9)：410

艾实 9～10月，果实成熟后采收。味苦、辛，性温。归肝、肾二经。温肾壮阳。主治肾虚腰酸，阳虚内寒。内服：研末，1.5～4.5g，或为丸。

南牡蒿

【别名】 南牡蒿《全国中草药汇编》，牡蒿《北京植物志》，拔拉蒿(山东)，黄蒿(山西、内蒙古)，一枝蒿(山西)，米蒿(河北)。

【来源】 为菊科植物南牡蒿 *Artemida eriopoda* Bunge 的根或全草。

【植物形态】 多年生草本，高30～70cm。主根明显，粗短，有侧根；根状茎粗短，肥厚。茎直立，单生或数个丛生， 近无毛，基部常密被绒毛，上部或下部常生花序枝。叶片宽2～5cm，通常羽状深裂，裂片5～7个，宽倒卵形，基部楔形，先端又掌状分裂，有时匙形而边缘有齿或浅裂；上部叶三裂或不裂，裂片条形；全部叶上面无毛，下面被微柔毛。头状花序小，多数，卵球形或近

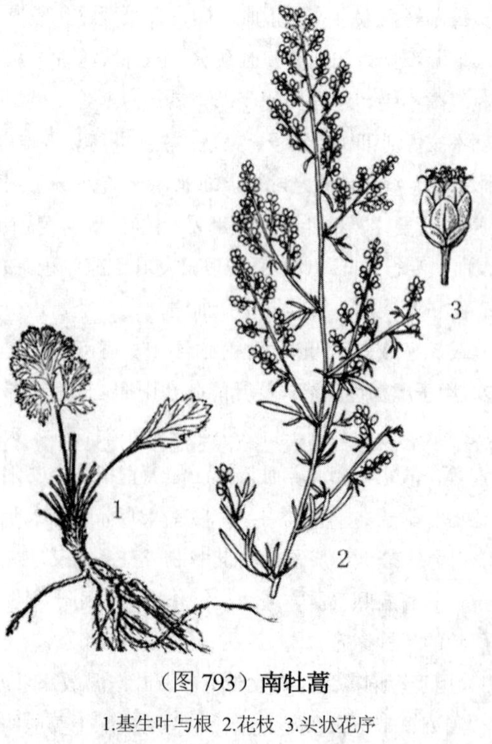

（图793）**南牡蒿**

1.基生叶与根 2.花枝 3.头状花序

球形，直径 1～1.5mm，下垂，在茎顶或枝端排成复总状花序；无梗或有短梗，有条形苞叶；总苞卵形，长约 2mm；总苞片 3～4 层，无毛，外层卵形，背面绿色，边缘稍膜质，内层长圆形，边缘宽膜质；雌花 4～8 朵，花冠狭管状，花柱伸出，先端 2 叉；两性花 6～10 朵，不孕育。瘦果小，长圆形，有纵纹，棕褐色。花期 6～8 月；果期 9～11 月。见上（图 793）

【生长分布】 生于山坡、林缘草丛中。多见于邹平南部山区。

【采收加工】 夏季割取地上部分，鲜用或晒干。秋季挖根，洗净，晒干。

【主含成分】 全草含三十烷醇(*triacontanol*)，β-谷甾醇，α，δ-香树酯醇(*α, δ-amyrin*)。还含挥发油，其成分有：芳樟醇(*1inaloo1*)，α-松油醇(*α-terpine-o1*)，δ-榄香烯 (*δ-elemene*)，γ-毕澄茄烯(*γ-cadinene*)，菖蒲烯(*calamenene*)，反式-丁香烯(*trans-caryophyllene*)，γ-衣兰油烯(*γ-muurolene*)和玷𤩽烯(*copaene*)。

【性味归经】 味苦、微辛，性凉。归肝、肾二经。

【功用主治】 疏风清热，除湿止痛。主治风热头痛，风湿性关节炎，蛇咬伤。

《全国中草药汇编》："祛风除湿，解毒。治风湿关节痛，头痛，浮肿，毒蛇咬伤。"

【用量用法】 内服：煎汤，10～15g，鲜品加倍。外用：捣敷，适量。

【附方】 **治毒蛇咬伤**：鲜南牡蒿叶嚼烂敷患处。敷后再用鲜南牡蒿 30g，金银花 15g，细辛、大黄各 3g，水煎兑酒或黄酒服，早晚饭前各 1 次。--《全国中草药汇编》

牡蒿

【别名】 牡蒿《别录》，齐头蒿《新修本草》，水辣菜《救荒本草》，布菜《民间常用草药汇编》，土柴胡《陆川本草》，猴掌草《江西民间草药》，流尿蒿《四川中药志》，臭艾、碗头青、油艾《闽东本草》，油蒿、油蓬、奶疳药、花艾草、六月雪、老鸦青、马莲蒿、马根柴、鹅草药《浙江民间常用草药》，牛尾蒿、白花蒿、熊掌草《江苏药材志》，菊叶柴胡《广西中草药》，脚板蒿(湖南)，花等草(吉林)，匙叶艾(台湾)。

【名释】 李时珍认为牡蒿是"蒿之无子者。则牡之名以此也。"按本品并非无子，《尔雅义疏》云："内子微细不可见，故人谓无子也。"其解热之功同柴胡，故有土柴胡、菊叶柴胡之称。齐头蒿、猴掌草、脚板蒿等，皆以形似得名。

【来源】 为菊科植物牡蒿 *Artemisia japonica* Thunb.的全草。

【植物形态】 牡蒿 又名蔚《诗经》，牡鼓《尔雅》。多年生草本，高 50～150cm。根状茎粗壮，常有若干条营养枝。茎直立，常丛生，上部有开展和直立的分枝，被微柔毛或近无毛。下部叶倒卵形或宽匙形，花期萎谢，长 3～8cm，宽 1～2.5cm，下部渐狭，有条形假托叶，上部有齿或浅裂；中部叶匙形，长 2.5～4.5cm，宽 0.5～2cm，上端有 3～5 枚浅裂片或深裂片，每裂片上端有 2～3 枚小锯齿或无，近无毛或被微柔毛；上部叶近条形，二裂或不裂；幼嫩的叶两面密被柔毛，后疏被柔毛；无花茎的叶莲座状，亦呈匙状楔形，上半部边缘多齿裂，两面疏被柔毛。头状花序密，有短梗，排列成圆锥状；总苞卵球形或椭圆形，直径 1～2mm，稍有光泽，黄绿色，苞片 3～4 层，外层小，近卵形，内层阔卵形或近椭圆形，圆头，边缘宽膜质；花序托稍突，近平凸状；雌花初时管状，基部稍膨大，近果期时呈壶形，长 0.5～0.7mm，子房近斜倒卵形；两性花筒状，基部较窄，长 1.5mm，先端裂片中间有橘黄色纵条斑；雌花及两性花均多为数朵，花冠黄绿色，有时带紫红色。瘦果近倒卵形，褐棕色，有纵纹，长约 lmm。 花期 9～10 月；果期 l0 月。见（图 794）

本植物的根（**牡蒿根**）也供药用，详见下述。

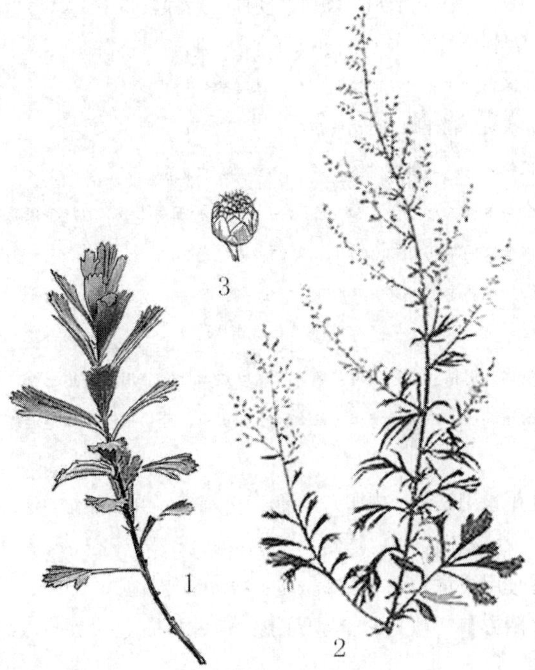

(图 794)**牡蒿**

1.幼苗 2.上部花序枝 3.头状花序

【生长分布】 生于山坡、丘陵、路旁、林缘、灌丛。邹平南部山区有分布。

【采收加工】 秋间采收全草，晒干或鲜用。

【性状鉴别】 干燥的全草，茎圆柱形，直径 0.1～0.3cm，表面黑棕色或棕色；质坚硬，折断面纤维状，黄白色，中央有白色疏松的髓。残留的叶片黄绿色至棕黑色，多破碎不全，皱缩卷曲，质脆易脱。花序黄绿色，苞片内可见长椭圆形褐色种子数枚。气香，味微苦。

【主含成分】 牡蒿地上部分含挥发油，其成分为月桂烯(*myrcene*)，对-聚伞花素(*p-cymene*)，柠檬烯(*1imonene*)，紫苏烯(*perillene*)，α-蒎烯(*α-pine-ne*)，β-蒎烯(*β-pinene*)，α-松油醇(*α-terpineo1*)，乙酸龙脑酯(*bornylacetate*)，樟烯(*camphene*)，菖蒲烯(*calamenene*)，玷𤩽烯(*copaene*)，甲基丁香油酚(*methyleuge-no1*)，萘(*naphthalene*)。从地上部分还分得 β-香树脂醇(*β-amyrin*)，三十烷酸(*triacontanoic acid*)，β-谷甾醇和豆甾醇的混合物(*β-sitosterol&stigmastero1*)，7，8-二甲氧基香豆精(*7，8-dimethoxycoumarin*)，6，7-二甲氧基香豆精(*6，7-dimetho-xycoumarin*)即蒿属香豆精(*scoparone*)，茵陈色原酮(*capillarysin*)，8，4′ -二羟基-3，7，2′ -三甲氧基黄酮(*8，4″-dihydroxy-3，7，2′ -tlrinlethoxyflavone*)，3，5-二羟基-6，7，3′，4′ -四甲氧基黄酮(*3，5-dihydroxy-6，7，3′，4′*

-tetramethoxyflavone)，桂皮酸(cinnamic acid)，对-甲氧基苯甲酸(p-inethoxybezene carboxylic acid)，阿魏酸(ferulic acid)，脱肠草素(herniarin)，东莨菪素(scopoletin)，6，8-二甲氧基香豆精(6，8-dimethoxy coumarin，isofraxidin)，茵陈二炔酮(capillin)，茵陈素(capillarin)，芹菜素-7-O-葡萄糖甙(apigenin-7-O-glucoside)，犀草素-7-O-)葡萄糖甙(1uteolin-7-O-glucoside)。

【药理】 **抗病原微生物作用**：全草的乙醇或丙酮提取物体外有抗红色毛癣菌的作用。煎剂用试管稀释法，1：800对钩端螺旋体有抑制作用。

【性味归经】 味苦、微甘，性凉。归心、肺、大肠三经。

【功用主治】 清热，凉血，解毒。主治夏季感冒，肺结核潮热，咯血，小儿疳热，衄血，便血，崩漏，带下，黄疸型肝炎，丹毒，毒蛇咬伤。

《别录》："主充肌肤，益气，令人暴肥。"

《纲目》："擂汁服，治阴肿。"

《医林纂要·药性》："治口疮，除疳，去虫䘌"

《分类草药性》："治伤寒结胸，热症发狂，补五痨七伤，治痔疮酒毒下血。"

《江西民间草药》："(治)小儿食积痞块，发热。"

《四川中药志》(1960年版)："清血热、肝热，退潮热。治咳嗽，大小便不通。"

《浙江药用植物志》："清热解毒，退虚热，止血。用于暑热感冒，扁桃体炎，肺结核潮热，疟疾，便血，衄血，子宫出血，外伤出血，疥疮湿疹，毒蛇咬伤。"

【用量用法】 内服：煎汤，10～15g，鲜品加倍。外用：煎水洗；或鲜品捣烂敷，适量。

【使用注意】 《别录》："不可久服，血脉满盛。"

【附方】 (1)**治夏季感冒头痛**：齐头蒿30g，水煎服。--《万县中草药》

(2)**治肺结核潮热，低热不退**：牡蒿、枸杞根各15g，水煎服。--《浙江药用植物志》

(3)**治痨伤咳血**：齐头蒿60g，石枣子30g，炖肉服。--《万县中草药》

(4)**治妇人血崩**：①牡蒿30g，母鸡1只。炖熟后去滓，食鸡肉与汁。--《闽东本草》 ②牡蒿、侧柏叶各30g，鲜苎麻根90g，水煎服。--《浙江药用植物志》

(5)**治白带**：齐头蒿叶15g，研末，蒸绿壳鸭蛋服。--《万县中草药》

(6)**治黄疸型肝炎**：牡蒿25～50g，煎水服。--《彝药志》

(7)**治急性丹毒**：先用韭菜适量，水煎洗后，再用鲜牡蒿30g，鲜地龙适量，捣烂敷患处。--《福建药物志》

(8)**治喉蛾**：鲜牡蒿30～60g，切碎，水煎服。--《浙江民间常用草药》

(9)**治虚火牙痛**：荠头蒿、火草、地骨皮各15g，苍耳子9g，水煎服。--《万县中草药》

(10)**治毒蛇咬伤**：①鲜牡蒿叶适量，嚼烂敷咬伤处。--《浙江药用植物志》 ②鲜斧头蒿30g，细辛3g，金银花15g，大黄24g，水煎冲白酒服。--《万县中草药》

(11)**治疥疮，湿疹**：牡蒿煎水洗患处。--《浙江民间常用草药》

牡蒿根

【别名】 牡蒿根《浙江民间常用中草药》，齐头蒿根《海上名方》。

【来源】 为菊科植物牡蒿 *Artemisia japonica Thunb.*的根。

【植物形态】 参见"牡蒿"。

【采收加工】 秋季采挖，除去泥土，洗净，晒干。

【性味归经】 味苦、微甘，性平。

【功用主治】 祛风，补虚，杀虫截疟。主治产后伤风感冒，风湿痹痛，劳伤乏力，虚肿，疟疾。

【用量用法】 内服：煎汤，15～30g。

【附方】 (1)**治产后伤风发热**：齐头蒿根15g，鸡蛋1个，共煮，服汤吃蛋。--《万县中草药》

(2)**治风湿痹痛，头痛**：牡蒿根30g，水煎服。--《浙江民间常用草药》

(3)**治劳倦乏力**：牡蒿根30～60g，蚕豆酌量。水、酒各半煎服。--《福建药物志》

(4)**治寒湿浮肿**：牡蒿根30～60g，用水1碗煎至半碗，冲黄酒60g饮服。--《浙江民间常用草药》

(5)**治疟疾寒热**：齐头蒿根、滴滴金根各一把。擂生酒一钟，未发前服，以滓敷寸口，男左女右。--《海上名方》

(6)**治丝虫病淋巴管炎**：牡蒿根60g，洗净切碎，和小雏鸡1只，宰净去肚杂，酒水炖服。--《福建药物志》

茵陈蒿

【别名】 茵陈蒿《本经》，因尘《吴普本草》，马先《广雅》，茵蔯蒿《雷公炮炙论》，茵陈《本草经集注》，因陈蒿《本草拾遗》，石茵蔯《日华子》，绵茵陈《本经逢原》，绒蒿《广西中兽医药用植物》，臭蒿、安吕草《江苏省植物药材志》，婆婆蒿《山东中药》，野兰蒿《湖南药物志》，黄蒿、狼尾蒿(东北)，西茵陈(西北)。

【名释】 《本草拾遗》："虽蒿类，苗细，经冬不死，更因旧苗而生，故名因陈，后加蒿字也。"用幼苗，密被白绵毛，细柔，故又称绵茵陈、绒蒿。

【来源】 为菊科植物茵陈蒿 *Artemisia capillaris* Thunb.的地上部分。

【植物形态】 多年生草本，高30～100cm。根分枝，常斜生，或为圆锥形而直生，但不呈纺锤状。幼苗密被白色绢毛，柔软，成长后全株光滑无毛，茎直立，常数个丛生，基部木质化，绿色或老时带紫色；秋季常自基部或茎部发出不育枝，枝上的叶密集，呈莲座状，幼嫩时被绢毛，老时近无毛。早春末抽茎前及秋季近果期时自基部重发的基生叶有柄，长或短；叶片轮廓近卵圆形或长卵形，1～3回羽头深裂，下部裂片较宽短，常被短绢毛；中部叶裂片细长如发，宽约1 mm；上部叶羽头分裂，3裂或不裂，近无毛。花枝的叶无柄，羽状全裂成丝状。头状花序圆锥状，花小而多，密集成复总状；总苞片3～4层，无毛，外层卵形，内层椭圆形，中央绿色，边缘膜质；花黄色，管状，外层花3～5，雌性，能育，内层花5～7，两性，不育。瘦果长圆形，长约0.8 mm，无毛。花期8～9月，果期9～10月。见下(图795)

【生长分布】 生于山坡、丘陵、平原等杂草地、田边、路旁、旷野、河岩及滨海沙质土中。邹平南部山区多见。

【采收加工】 春季幼苗高6～10cm时采收或夏、秋季花蕾长成时采割，除去杂质及老茎，晒干。春采的去根幼苗，习称"绵茵陈"，夏割的地上部分称"茵陈蒿"。

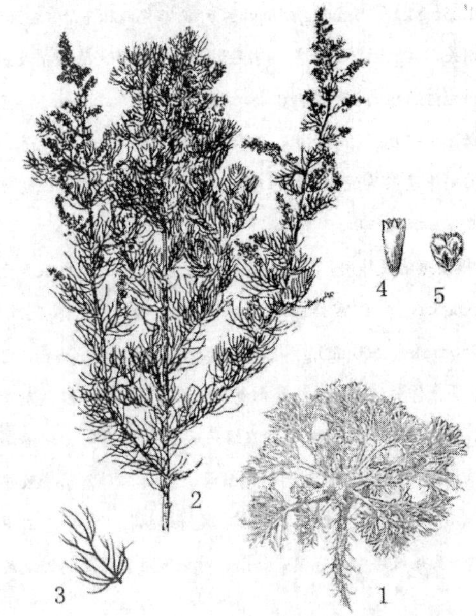

（图 795）**茵陈**

1.幼苗 2.顶部花序枝 3.中部叶 4.两性花 5.头状花序

【性状鉴别】 （1）**绵茵陈**：多卷曲成团状，灰白色或灰绿色，全体密被白色茸毛，绵软如绒。茎细小，长 1.5～2.5cm，直径 0.1～0.2cm，除去表面白色茸毛后可见明显纵纹；质脆，易折断。叶具柄；展平后叶片呈一至三回羽状分裂，叶片长 1～3cm，宽约 1cm ；小裂片卵形或稍呈倒披针形、条形，先端尖锐。气清香，味微苦。见（图 796）

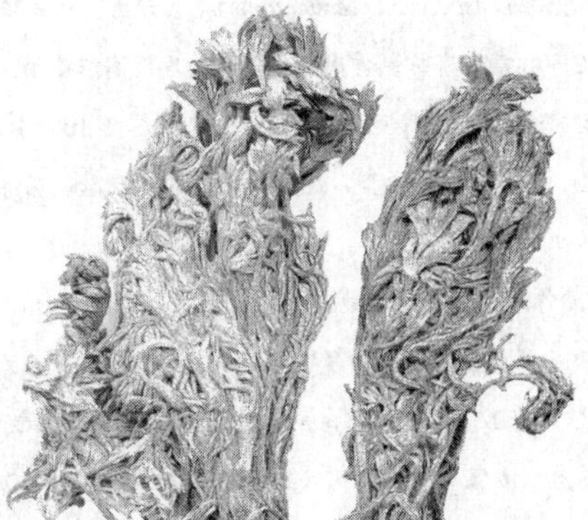

（图 796）**绵茵陈**

（2）**茵陈蒿**：茎呈圆柱形，多分枝，长 30～100cm ，直径 2～8mm；表面淡紫色或紫色，有纵条纹，被短柔毛；体轻，质脆，断面类白色。叶密集，或多脱落；下部叶二至三回羽状深裂，裂片条形或细条形，两面密被白色柔毛；茎生叶一至二回羽状全裂，基部抱茎，裂片细丝状；头状花序卵形，多数集成圆锥状，长 1.2～1.5mm，直径 1～1.2mm，有短梗；总苞片 3～4 层，卵形，苞片 3 裂 外层雌花 6～10 个，可多达 15 个，内层两性花 2～10 个。瘦果长圆形，黄棕色。气芳香，味微苦。

【显微鉴别】 茵陈粉末：T 形非腺毛众多，大多碎断呈纤维样，完整者顶端细胞极长，可至 2mm，直径 6～26μm，两臂不等长，壁厚，木化，基部 1～2 细胞，极扁短；腺毛稀少，头部 4、6、8 细胞，顶面观呈鞋底形，细胞成对排列，侧面观细胞排成 2～4 层，无柄；上表皮细胞垂周壁较直，下表皮细胞垂周壁波状弯曲；上下表皮气孔不定式，副卫细胞 3～5 个。

【理化鉴别】 （1）取茵陈蒿粗粉 1g，加乙醇 20ml，置水浴中回流 30 分钟，滤过。滤液显淡黄绿色，置紫外光灯(365nm)下观察，显紫红色荧光。

（2）取茵陈蒿粗粉各 2g，分别加水 30ml 于沸水浴中温浸 4h，冷后滤过。分别取滤液 20ml，以等量氯仿萃取 3 次(首次萃取加入乙酸乙酯 5m1)，合并萃取液，用无水硫酸钠脱水后，蒸去溶剂，分别得到黄色油状物备用。将上述黄色油状物的一半用乙醇 0.5ml 溶解(在水浴上稍热)，加入 0.5%2，4-二硝基苯肼 2N 盐酸溶液 4 滴，振摇，溶液呈淡橘红色，沉淀极少或几无沉淀。(检查对羟基苯乙酮)

（3）薄层色谱：取黄色油状物的另一半，用氯仿 0.5ml 溶解后作供试品溶液。以对羟基苯乙酮和蒿属香豆素的乙醇溶液作为对照品溶液，将供试品溶液和对照品溶液分别点样于同一硅胶 G 薄板上，用石油醚(沸程 60～90℃)-乙酸乙酯-丙酮(6：3：0.5)展开，展距 14cm。分别在紫外光灯(254nm)下观察，或用 0.5%2，4-二硝基苯肼的 2mol/L 盐酸溶液显色，供试品色谱在与对照品色谱的相应位置上，显相同颜色的斑点。

【栽培要点】 **生长习性** 喜温暖湿润气候，适应性较强。以向阳、土层深厚、疏松肥沃、排水良好的砂质壤土栽培为宜。

栽培技术 用种子、分株繁殖。直播或育苗移栽法。直播法：于春季 3 月播种，将种子与细沙混合后，按行株距 25cm×20cm 开穴播种。条播，按行株距 25cm 开条沟，将种子均匀播入。育苗移栽法：2 月育苗，撒播，上覆细土一层，以不见种子为度。苗高 6～8cm 时，要及时拔去杂草，苗高 l0～12cm 移栽。分株繁殖：3～4 月挖掘老株，分株移栽。

田间管理：生长期间，每年中耕除草 2～3 次；并结合追施人粪尿 2～3 次。

病虫害防治：茵陈蒿适应能力较强，无论是野生还是人工栽培，病害较少发生，目前发现的病害主要有霜霉病，危害叶部，发病后在叶片背面产生白色或灰白色霉状物，无明显病斑，严重时使叶枯黄。防治方法：要求采用综合防治，夏季防涝，排除田间积水，注意通风透光，及时处理残株，减少病菌传播；发病前或发病初期用 50%退菌特 1000 倍液或用 65%代森锌可湿性粉剂 500 倍液喷雾防治。

【主含成分】 **茵陈蒿地上部分** 含挥发油，其成分萜类有：①α-、β-蒎烯、柠檬烯(*1imonene*)，α-、γ-松油烯(*terpinene*)，月桂烯，对-聚伞花素，β-丁香烯(*β-caryophyllene*)，α-葎草烯(*α-humulene*)，β-古芸烯(*β-guuunene*)，α-香柑油烯(*α-bergamotene*)，β-榄香烯(*β-elemene*)等二十多种；②苯乙炔，双亚乙基类成分：茵陈二炔，茵陈烯酮(*capillone*)，茵陈二炔酮，降茵陈二炔(*norcapillene*)，茵陈炔醇(*capillano1*)，邻-甲氧基茵陈二炔(*o-methoxycapillene*)及 5-苯基-1，3-戊二炔(*5-phenyl-l，3-pentadiyne*)；③酚类有：苯酚(*pheno1*)，邻-甲苯酚(*o-cresol*)，对-甲苯酚(*p-creso1*)，间-甲苯酚(*m-creso1*).邻-乙鉴苯酚(*o-ethylphenol*),对-乙基苯酚(*p-ethylphenol*)，及丁香油酚；④脂肪酸有：棕榈酸(*palmitic acid*)，硬脂酸(*stearic acid*)，亚油峻(*1inoleic acid*)，油酸(*oleic acid*)，肉豆蔻酸(*myristic acid*)，月桂酸(*1auric acid*)，癸酸(*capric acid*)，已酸(*caproic acid*)及丁酸(*butyric acid*)等十五种；

⑤其他：薁(*azulene*)，3，5-二甲氧基烯丙基苯(*3，5-dimethoxyallylbenzene*)，茵陈素，去氢镰叶芹醇(*dehydrofalcarinol*)，去氢镰叶芹酮(*dehydrofalcarinone*)及马栗树皮素二甲醚。还含：①苯氧基色原酮类成分：茵陈色原酮(*capillarisin*)，4′-甲基茵陈色原酮(*4′-methylcapillarisin*)，7-甲基茵陈色原酮(*7-methylcapillarisin*)，6-去甲氧基-4′-甲基茵陈色原酮(*6-demethoxy-4′-methylcapillarisin*)，6-去甲氧基茵陈色原酮(*6-demethoxycapillarisin*)；②黄酮类成分：中副蓟醇(*cirsilineol*)，滨蓟黄素，芫花素(*genkwanin*)，鼠李柠檬素，茵陈蒿黄酮(*arcapillin*)，异茵陈蒿黄酮(*isoarcapillin*)；③其他：茵陈蒿酸(*capillartemisin*)A及B，它们的利胆作用较马栗树皮素二甲醚及茵陈色原酮强。

花序 含马栗树皮素二甲醚，东莨菪素，异东莨菪素(*isoscopoletin*)，茵陈色原酮，7-甲基茵陈色原酮，茵陈蒿酸B，茵陈蒿灵(*artepillin*)A、C，茵陈素及滨蓟黄素。

花蕾 含马栗树皮素二甲醚，茵陈色原酮，4′-甲基茵陈色原酮，7-甲基茵陈色原酮，茵陈蒿黄酮，中国蓟醇，滨蓟黄素，泽兰甙元，异鼠李素(*isorhamnefin*)，槲皮素(*quercetin*)，鼠李柠檬素，异鼠李素-3-O-半乳糖甙(*cacticin*)，异鼠李素-3-O-葡萄糖甙(*isorhamnetin-3-O-glucoside*)及金丝桃甙(*hyperin*)。花蕾中马栗树皮素二甲醚含量最高，在开花季节含量可达1.98%，随即迅速降低。

幼苗 还含咖啡酸(*caffeic acid*)。

【药理】 （1）**利胆作用** 本品煎剂、水浸剂、去挥发油水浸剂、挥发油，挥发油中的茵陈二炔、茵陈二炔酮和茵陈素、醇提取物、6，7-二甲氧基香豆精、绿原酸等均有促进胆汁分泌和排胆作用。从茵陈中分离的多种成分有增加大鼠胆汁分泌的作用，利胆作用强度依次为茵陈蒿酸A，茵陈蒿酸B，6，7-二甲氧基香豆精、茵陈色原酮。

（2）**保肝作用** 四氯化碳所致肝损害大鼠每日皮下注射茵陈煎剂0.61g，第8d作组织学检查，可见治疗组动物肝细胞肿胀、气球样变、脂肪变与坏死等均较对照组有不同程度的减轻；肝细胞糖原与核糖核酸含量有所恢复或接近正常，血清丙氨酸转氨酶活性显著下降，似有保肝作用。家兔结扎总胆管后引起的血清胆红素升高，灌服茵陈浸膏可使之降低。茵陈蒿水煎剂5g/kg，l0g/kg给小鼠灌胃，连续7天，能防治四氯化碳引起的肝损伤，降低ALT(丙氨酸转氨酶)和清胆固醇。l00%茵陈水煎剂0.25ml/kg给小鼠灌胃，每日2次，连续4d，能使小鼠肝P_{450}含量增加，肝/体重比增大，异戊巴比妥钠诱导的睡眠时间缩短，初步表明茵陈水煎剂对小鼠肝药酶有诱导作用，由于肝药酶除参与药物代鲥外，还参与胆汁酸、胆红素、类脂和某些毒物的代谢，诱导肝药酶与茵陈利胆、退黄等功能有关。茵陈蒿中一些黄酮和香豆素成分有抗四氯化碳或半乳糖胺诱发大鼠肝细胞毒性的作用，其作用强度依次为茵陈色原酮、6，7-二甲氧基香豆精、茵陈蒿黄酮、槲皮素、异鼠李素。此外，6，7-二甲氧基香豆精对肝细胞损害呈强抑制作用。

（3）**对心血管系统的作用** 茵陈水浸液、乙醇浸液及挥发油均有降压作用。6，7–二甲氧基香豆精0.4～10mg/kg静注或十二指肠给药，对全麻或局麻大鼠、猫与兔均有显著降压效果。实验结果表明其降压作用可能为中枢性的。香豆素类化合物具有扩血管、降血脂、抗凝血等作用而用于冠心病。6，7-二甲基香豆精也有抗凝作用，6，7-二甲氧基香豆精能抑制NE、5-HT、组胺和血管紧张素Ⅱ对血管平滑肌的收缩作用。其作用方式与硝酸甘油很相似。结合实验性高胆固醇血症兔灌服茵陈煎剂3g/kg，用药2～3星期后，茵陈煎剂较对照组的血脂明显下降，动脉壁粥样硬化减轻，内脏脂肪沉着减少，主动脉壁胆固醇含量降低。6，7-二甲氧基香豆精可使离体兔心冠脉流量增加。静注6，7-二甲氧基香豆精1.25mg/kg，2.5mg/kg，5mg/kg，可使家兔血压下降，脑血流量增加，作用与剂量相关，对股动脉血流量无明显影响，血压最大降低值及脑血流量增加最大值分别为对照组的15%及20%；结果表明6，7-二甲氧基香豆精可能选择性扩张脑血管。经复钙时间测定、抗凝血酶作用观察、蛋白电泳、纤维蛋白溶解试验、葡萄球菌聚集试验、纤维蛋白(原)裂解产物测定等证明茵陈蒿有抗凝及促进纤维蛋白溶解作用。

（4）**解热镇痛消炎作用** 小鼠分别腹腔注射6，7-二甲氧基香豆精水悬剂40mg/kg，80mg/kg，对正常体温有明显降温作用。大鼠灌服或腹腔注射(125mg/kg，250mg/kg，500mg/kg和5mg/kg，20mg/kg，40mg/kg)，对正常体温均有明显的下降，作用的强弱与给药剂量呈正相关、降温幅度随剂量加大而增加，作用时间随剂量加大而延长。一般在给药后30分钟即可出现体温下降，1～2h达高峰，维持时间4h左右。对鲜啤酒酵母、2，4-二硝基苯酚致热大鼠也有明显退热作用，对伤寒杆菌苗致热家兔也有较好退热作用。6，7-二甲氧基香豆精在醋酸扭体法及热板法中均有镇痛作用，对角叉菜胶引起的大鼠足蹠浮肿有抗炎作用。

（5）**抗病原微生物作用** 体外试验表明，茵陈煎剂对金黄色葡萄球菌、白喉杆菌、炭疽杆菌、伤寒杆菌、甲型副伤寒杆菌、绿脓杆菌、大肠杆菌、痢疾杆菌、枯草杆菌、脑膜炎链球菌等有不同程度的抑制作用。10%煎剂能完全抑制人型结核杆菌的生长。1：100的浓度对人型与牛型结核杆菌均有抑制作。茵陈挥发油对石膏样毛癣菌、絮状表皮癣菌和奥杜盎小孢子菌均有抑制作用。对皮肤病原性丝状菌也有很强的抑制作用，挥发油中分离得的茵陈二炔酮稀释400万倍仍能完全阻止猩红毛癣菌的发育。茵陈挥发油油膏外用，能完全治愈实验性人鼠皮肤絮状表皮癣菌病。茵陈蒿能100%地抑制黄曲霉菌丝体的生长，100%地抑制杂色曲霉(*Aspergillus versicolor*)的毒素产生。组织培养法证明，1：10的煎剂对$ECH0_{11}$病毒有抑制作用。体外试验发现高浓度茵陈煎剂对波摩那型钩端螺旋体有抑杀作用。5%煎剂作用3天，全部溶解10种钩端螺旋体(黄疸出血型、爪哇型、犬热型、拜伦型、致热型等)。体外试验，茵陈煎剂和挥发油对猪蛔虫和人蛔虫有麻痹作用。

（6）**抗肿瘤作用** 茵陈蒿水煎剂对致癌剂黄曲霉毒素B_1(AFB_1)诱导TA_{98}移码型、TA_{100}碱基置换型突变株回复突变抑制作用实验表明，茵陈蒿水煎剂对AFB_1的致突变作用有显著抑制效果，并呈剂量效应关系。提示可能对预防肝癌有意义。茵陈蒿煎剂灌服对AFB_1诱发的小鼠活体细胞遗传损伤有很好的拮抗作用.剂量为l2～50g(生药)/kg时，对AFB_1诱发的小鼠骨髓细胞微核、染色体畸变和姐妹染色单体交换数细胞3项实验均有显著抑制作用，且呈量效关系。给移植了Meth A肉瘤的小鼠几服茵陈水提物，即显示出抗肿瘤效果。其抗肿瘤作用是直接杀伤肺癌细胞的增殖所致。

（7）**其他作用** 茵陈水浸液、精制水浸液、挥发油、绿原酸、咖啡酸与6，7-二甲氧基香豆精均有不同程度的利尿作用，6，7-二甲氧基香豆精并有平喘作用。茵陈色原酮对突变链球菌在牙齿上的粘附力有明显削弱作用，提示其还具有防龋作用。

（8）**毒性** 大鼠每日灌服50%煎剂5ml，连续2星期，其食欲和体重与对照组无差异。6，7-二甲氧基香豆精小鼠灌服的LD_{50}为497mg/kg，死前有阵发性惊厥。30～50mg/kg静注，可使部分猫、兔心电图出现一过性房室性传导阻滞及室内传导阻滞。茵陈二炔酮小鼠灌胃的LD_{50}为6.98mg/kg。对羟基苯乙酮小鼠腹腔注射的LD_{50}为0.5g/kg，口服给药为2.2g/kg。大鼠每日分别灌服对羟基苯乙酮400mg/kg，200mg/kg和50mg/kg三个剂量组，连续3个月，对体重、血常规、尿常规和肝组织无明显影响，仅在大量时对胃肠道有刺激性。

【性味归经】 苦、辛，微寒。归脾、胃、肝、胆、膀胱经。

【功用主治】 清热利湿，退黄、主治黄疸，小便不利，湿疮瘙痒。

《本经》："丰风湿寒热邪气.热结黄疸，久服轻身益气耐老。"

《别录》："(主)通身发黄，小便不利，除头热，去伏瘕。面白悦，长年。"

《本草经集注》："治久风湿痹、"

《本草拾遗》："通关节，去滞热，伤寒用之。"

《日华子》："治大行时疾，热狂，大痛头旋，风眼疼，瘴疟，女人癥瘕，并内损乏绝。"

《医学启源》："治烦热，主风湿、风热。"

《本草再新》："泻火，平肝，化痰.止咳，发汗，利湿消肿，疗疮火诸毒。"

【临床应用】 （1）**用于黄疸，小便不利**。茵陈蒿功专利湿退黄，为治黄疸要药，其性微寒，湿热黄疸尤宜。病由湿热熏蒸，发为阳黄，症见发热口渴，黄色鲜明，小便短赤，大便秘结，配大黄、栀子以清热利湿退黄，如《伤寒论》茵陈蒿汤。若湿重于热，发热身困，脘痞恶心，舌苔自腻，则配苍术、厚朴、白鲜皮；如寒湿郁滞，发为阴黄，症见神疲畏寒，黄色暗晦，腹胀便溏，以本品佐附子、白术、干姜等温化寒湿以退黄，如《医学心悟》茵陈术附汤。菌陈蒿亦常用于胆囊疾患，如胆囊炎，每与柴胡、黄芩同用；并发感染者加配败酱草、金银花或蒲公英、板蓝根；胁肋胀痛，配枳壳、郁金；并有结石者，再加金钱草。如与乌梅、苦楝根皮同用、可治胆道蛔虫病。本品对于其他湿热疾患，如湿温病，暑湿症，风湿热痹，淋浊带下，症见口干苦而粘，舌苔黄腻，小便赤热等，亦可随证配合应用。《温热经纬》甘露消毒丹，治湿温病湿热并重者，于滑石、黄芩、白豆蔻等品中加用之，即取其清热利湿之功。

（2）**湿疹，湿疮，皮肤瘙痒等症**。单味内服或外用。

《品汇精要》："合山栀、秦艽、升麻，治伤寒后发汗不彻，有留热，身面皆黄，多热，期年不愈者。合栀子、大黄，除湿热；合栀子、柏皮，除燥热，俱治阳黄。合附子，治阴黄。"

《本草汇言》："同防风、羌活治黄疸兼风，同苍术、厚朴、泽泻治黄疸兼湿，同生姜、白豆仁治黄疸兼寒，同黄连、龙胆草、滑石治黄疸兼热，又同陈皮、菊花、干姜治伤酒发黄，同槟榔、枳实、山楂、麦芽治小儿食积发黄。"

《得配本草》："得附子、干姜治阴黄；得白鲜皮治痫黄如金；配秫米、麦曲，酿酒治挛急；佐大黄、栀子治湿热；佐桃仁治血黄；佐苍术、厚朴治湿黄；佐枳实、山楂治食积发黄；佐知母、黄柏治火黄；佐车前子、木通治黄而小便不利。"

【用量用法】 内服：煎汤，10～15g，或入丸、散。外用：煎水洗，适量。

【使用注意】 脾虚血亏而致的虚黄、萎黄，一般不宜使用。

《本草经疏》："蓄血发黄者，禁用。"

《得配本草》："热甚发黄，无湿气，二者禁用。"

【附方】 （1）**治阳明病，但头汗出，身无汗，齐颈而还，小便不利，渴饮水浆，瘀热在里，身发黄者**：茵陈蒿六两，栀子十四枚(擘)，大黄二两(去皮)。以水一斗二升，先煮茵陈，减六升，内二味，煮取三升，去滓分三服。小便当利，尿如皂角汁状。--《伤寒论》之"茵陈蒿汤"

（2）**治黄疸，遍身悉黄，小便如浓栀子汁**：茵陈四两，黄芩三两，枳实(炙)二两，大黄三两。四味捣筛蜜丸如梧子大。空腹，以米饮服二十丸，日一服，渐加至二十五丸，微利为度。忌热面、蒜、荞麦、粘食、陈臭物。--《外台》引自《广济方》之"茵陈丸"

（3）**治大便自利而灰**：茵陈蒿三钱，栀子、黄连各二钱。水二盏，煎至八分，去滓服。--《伤寒活人指掌图》之"茵陈栀子黄连汤"

（4）**治发黄，脉沉细迟，肢体逆冷，腰以上自汗**：茵陈二两，附子一个作八片，干姜(炮)一两半，甘草(炙)一两。上为粗末，分作四帖，水煎服。--《玉机微义》之"茵陈四逆汤"

（5）**治一切胆囊感染**：茵陈30g，蒲公英12g，忍冬藤30g，川军10g，水煎服。--《青岛中草药手册》

（6）**治热病发斑**：茵陈二两，川大黄(锉碎，微炒)、玄参各一两，栀子仁一分，生甘草半两。捣筛为散。每服四钱，以水一中盏，煎至六分，去滓，不计时候服。--《圣惠方》之"茵陈散"

（7）**治疬疡**：茵陈蒿两握。以水一斗五升，煮取七升，(先)以皂荚汤洗疬疡上令伤，然后以汤洗之，汤冷更温洗，可作三四度洗，隔日作佳，不然恐痛难忍。--《外台》引《崔氏方》

（8）**治风瘙瘾疹，偏身皆痒，搔之成疮**：茵陈五两(生用)，苦参五两。上细锉，用水一斗，煮取二升，温热得所，蘸绵拭之，日五七度。--《圣惠方》

（9）**治男子酒疸**：茵陈蒿四根，栀子七个，大田螺一个，连壳捣烂，以百沸白酒一大盏，冲汁饮之。--《纲目》

（10）**治疗传染性肝炎**：每日用茵陈45g，败酱草21g，水煎分3次服，儿童减半。治疗急性黄疸型传染性肝炎63例，临床治愈59例，显效及无效各2例。随访27例，其中不满1年者16例，1年以上5例，超过2年6例，复查肝功均正常，未见不良反应，仅个别病例治疗后白细胞有所减少。--《天津医药》何志刚，等，1977，(2)：60

（11）**治疗高脂血症**：①每天用茵陈15g煎汤代茶饮，1个月为1疗程。用于82例高胆固醇血症，治疗前血清胆固醇平均为7.017mmol/L，(269.9mg%)。治疗后平均为6.617mmol/L，(254.5mg%)，平均降低1.021mmol/L，(42.4mg)。统计表明，血清胆固醇愈高者，下降幅度愈大。茵陈副反应较少，仅1例服后恶心而停药。--《中医杂志》杨松年，等，1980，(1)：39 ②口服茵陈片，每日3次，每次7片。每日共21片(相当于生药25g)，疗程为1~3个月(2个月以上的13例，其中观察1年以上者3例，1个月者10例)。治疗23例高血脂患者中，血清总胆固醇高者12例，治疗前平均为7.387mmol/L.(284.1mg%)，治疗后平均为4.997mmol/L(192.2mg%)，平均降低2.389mmol/L(91.9mg%)，下降幅度大于1.3mmol/L，(50mg%)者11例(占91.7%)，治疗前后差异非常显著(P<0.01)。23例中血清三酰甘油高者22例，治疗前平均为3.647mmol/L(331.2mg%)，治疗后平均为2.407mmol/L(218.8mg%)，甲均降低1.258mmol/L(114.4mg%)，下降幅度大于0.55mmol/L(50g%)者17例(占77.2%)，治疗前后相比差异非常显著(P<0.01)。副反应不明显，个别病人服药后胃部有不适感。--《中草药研究资料汇编》四川中药研究所药理研究室临床药理组.等，1974，(12)：22

（12）**治疗口腔溃疡**：茵陈每日30g，内服：煎汤或漱口。经治40例，3~4d均愈，其中对单纯性口腔粘膜溃疡效果较好。--《中医杂志》许鉴魁，1985，(5)：48

蒌蒿

【别名】 蒌蒿《食疗本草》，蒌《诗经》，购、蔏蒌《尔雅》，藺蒿《救荒本草》，芦蒿(江苏)，狭叶蒿、香艾蒿、藜蒿、水蒿，柳蒿等。

【来源】 为菊科植物蒌蒿 *Artemisia selengensis* Turcz.ex Bess.的全草。

【植物形态】 多年生草本，高60～150cm。根茎稍粗，直立或斜向上，有匍匐地下茎。茎少数或单一，初时绿褐色，后为紫红色，无毛，有纵棱，叶互生；下部叶在花期枯萎，中部叶密集，羽状深裂，侧裂片1～2对，线状披针形或线形，边缘有疏尖齿，先端渐尖，基部渐狭成楔形短柄，无假托叶；上部叶3裂或线形而全缘，下面绿色，无毛，下面被灰白色蛛丝状平贴的绵毛。头状花序近球形，直径3～3.5mm，具细梗，小苞片小或无，在分枝卜排成总状或复总状花序，并在茎上组成稍开展的圆锥花序，开花后头状花序下垂；总苞片3～4层，外层卵形，黄褐色，被短绵毛，中层广卵形，内层椭圆形，有宽膜质边缘；花黄色，外层雌性.内层两性，均结实。瘦果卵状椭圆形，略压扁，无毛。花、果期8～11月。见（图797）

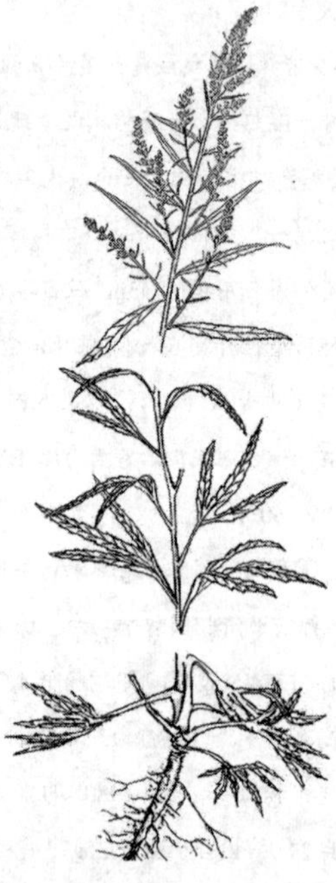

（图797）**蒌蒿**（示下、中、上三种叶形）

【生长分布】 生于山坡草地、路边荒野、水沟边等处。

【采收加工】 春季采收嫩根苗，鲜用。

【性味归经】 辛、甘，微温。入肝、脾、胃经。

【功用主治】 健脾利湿。主治暑湿中阻，胸膈满闷，不思饮食等症。

【用量用法】 内服：煎汤，6～15g。

鬼针草

【别名】 鬼针草《本草拾遗》，鬼钗草《本草拾遗》，鬼黄花、山东老鸦草《福建民间草药》，盲肠草、跳虱草《福建中医杂志》，引线包、针包草、一把针《浙江民间草药》，清胃草、跟人走《泉州本草》，粘花衣、鬼菊、擂钻草、山虱母、粘身草、咸丰草《闽东本草》，小鬼针《江苏药材志》，刺针草《全国中草药汇编》，鬼骨针《江苏植物志》，婆婆针《山东植物志》。

【来源】 为菊科植物鬼针草 *Bidens bipinnata* L.的全草。

【植物形态】 一年生草本。茎直立，高30～120cm，下部略具四棱，无毛或上部被稀疏柔毛，基部直径2～7cm。叶对生，具柄，柄长2～6cm，背面微凸或扁平，腹面沟槽，槽内及边缘具疏柔毛，叶片长5～14cm，二回羽状分裂，第一次分裂深达中肋，裂片再次羽状分裂，小裂片三角状或菱状披针形，具1～2对缺刻或深裂，顶生裂片狭，先端渐尖，边缘有稀疏不规整的粗齿，两面均被疏柔毛。头状花序直径6～10mm；花序梗长1～5cm（果时长2～10cm）。总苞杯形，基部有柔毛，外层苞片5～7枚，条形，开花时长2.5mm，果时长达5mm，草质，先端钝，被稍密的短柔毛，内层苞片膜质，椭圆形，长3.5～4mm，花后伸长为狭披针形，及果时长6～8mm，背面褐色，被短柔毛，具黄色边缘；托片狭披针形，长约5mm，果时长可达12mm。舌状花通常1～3朵，不育，舌片黄色，椭圆形或倒卵状披针形，长4～5mm，宽2.5～3.2mm，先端全缘或具2～3齿，盘花筒状，黄色，长约4.5mm，冠檐5齿裂。瘦果条形，略扁，具3～4棱，长12～18mm，宽约1mm，具瘤状突起及小刚毛，顶端芒刺3～4枚，很少2枚的，长3～4mm，具倒刺毛。花期8～9月，果期9～10月。见（图798）

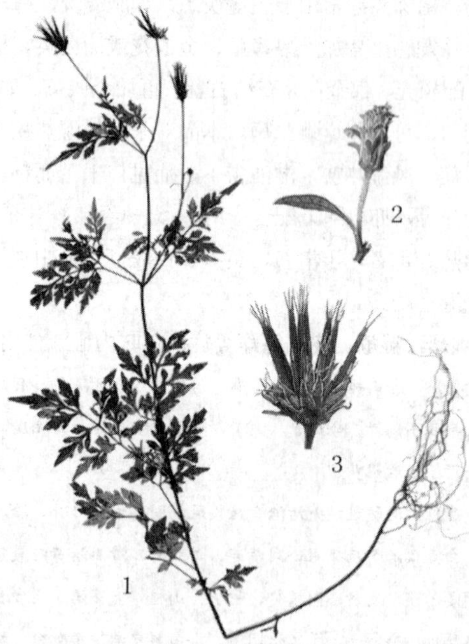

（图798）**鬼针草**

1.植株 2.头状花序 2.聚合瘦果

【生长分布】 生于路边、荒野或住宅附近。邹平广布。

【采收加工】 在夏、秋季开花盛期，收割地上部分，拣去杂草，鲜用或晒干。

【栽培要点】 **生长习性** 喜温暖湿润气候。以疏松肥沃、富含腐殖质的砂质壤土、粘壤土栽培为宜。

栽培技术 用种产繁殖。11月果实成熟，割取全草，晒干，脱粒，扬净，备用。3～4月穴播，按行株距33cm×24cm开穴，穴深3～4cm，播后覆土。温度在18～21℃左右，在一定湿度的条件下，约经10～15天出苗。

田间管理 苗高6~8cm时间苗、补苗，每穴留苗3~4株；并进行松土除草、追施人粪尿。生长旺盛时再施1次人畜粪肥。

【性状鉴别】 茎略呈方形，幼茎有短柔毛。叶纸质而脆，多皱缩、破碎，常脱落。茎顶常有扁平盘状花托，着生10余个呈条形、有3~4棱的瘦果，冠毛3~4枚，有时带有头状花序。气微，味淡。

【主含成分】 全草含金丝桃甙(*hyperoside*)，异奥卡宁-7-O-葡萄糖甙(*isookanin-7-O-β-D-glucopyranoside*)，奥卡宁(*okanin*)，海生菊甙(*maritimetin*)，水杨酸(*salicylic acid*)，原儿茶酸(*protocatechuic acid*)，没食子酸(*gallic acid*)和脂肪酸类化合物。还含微量聚乙炔类化合物(*polyacetylene*)ⅩⅣ及多种强极性炔类化合物。另报道全草含总黄酮4.035%，其中叶含6.26%，种子0.84%，茎0.74%，根0.67%；全草还含天冬氨酸(*aspartic acid*)1.86%，苏氨酸(*f11reonine*)0.82%，丝氨酸(*serine*)0.72%，谷氨酸(*glmamic acid*)2.20%，甘氨酸(*glycine*)0.96%，丙氨酸(*alanine*)1.02%，缬氨酸(*valine*)1.10%，蛋氨酸(*methionine*)0.28%，异亮氨酸(*isoleucine*)1.02%，亮氨酸(*1eucine*)1.47%，酪氨酸(*tyrosine*)0.64%，苯丙氨酸(*phenylalanine*)0.97%，赖氨酸(*1ys-ine*)0.95%，精氨酸(*arginine*)0.99%，脯氨酸(*proline*)1.43%等多种氨基酸以及香豆精，生物碱，蒽醌甙，糖，胡萝卜素，多元酚类和维生素等。根含微量聚乙炔类化合物(*polyacetylezle*)Ⅰ、Ⅱ、Ⅲ、Ⅳ，茎叶含挥发油，鞣质，苦味质，胆碱等，果实含油27.3%。

【药理】 （1）**对中枢神经系统的作用** 小花鬼针草注射液45g/kg腹腔注射能显著延长小鼠的戊巴比妥钠睡眠时间，明显减少小鼠自发活动次数，并与氯丙嗪有协同作用，与苯丙胺有拮抗作用，但不能对抗士的宁性惊厥。扭体法和热板法均证实，鬼针草注射液给小鼠腹腔注射有一定镇痛作用，但其强度不及吗啡。

（2）**抗高血脂及血栓形成作用** 鬼针草和小花鬼针草混合水浸膏，给雄性大鼠20g(生药)/kg灌胃连续3星期，无论是预防给药或治疗给药均可明显的降低胆固醇和β-脂蛋白的作用，以3g(生约)/kg、6g(生药)/kg给大鼠静注对实验性动脉血栓形成有明显的抑制作用。

（3）**抗胃溃疡作用** 小花鬼针草注射液(40g/kg)皮下注射对大鼠实验性胃溃疡有明显的抑制作用。45g/kg皮下注射对小鼠应激性溃疡可降低溃疡发生率。46g/kg皮下注射对小鼠利血平溃疡也有显著保护作用。但对组胺溃疡、可的松溃疡无效。

（4）**对胃液分泌量与酸度的作用** 鬼针草20g/kg或40g/kg，皮下注射均能明显减少大鼠胃液分泌量，也能使胃液pH、游离酸显著降低。

（5）**对胃肠道平滑肌作用** 鬼针草注射液对豚鼠离体胃纵行肌条的收缩、振幅、张力无明显影响，也无对抗乙酰胆碱的收缩作用。静注能完全抑制鸡在体胃的运动。45g/kg腹腔注射能抑制小鼠肠道的对炭末的推进作用。

（6）**毒性** 小鼠腹腔注射鬼针草注射液的LD_{50}为173g/kg，体外无溶血作用。对家兔角膜也无刺激作用，肌内注射局部组织有充血现象。

【性味归经】 味苦，性微寒。归肺、胃、大肠、胆经。

【功用主治】 清热解毒，祛风除湿，活血消肿。主治咽喉肿痛，泄泻，痢疾，黄疸，肠痈，疔疮肿毒，蛇虫咬伤，风湿痹痛，跌打损伤。

《本草拾遗》："主蛇及蜘蛛咬，杵碎敷之，亦杵绞汁服。"

《纲目》："涂蝎虿伤。"

《药性考》："疗虫伤，风热烦躁。"

《福建民间草药》："散瘀活血，消痈解毒。"

《江苏省植物药材志》："捣汁敷，止血。"

《中国药用植物图鉴》："治痢疾，咽喉肿痛，噎膈反胃，贲门痉挛及食道扩张等症，有解毒，止泻，解热功效。近用治盲肠炎。"

《杭州药用植物志》："强壮剂，活血，通经"

《沙漠地区药用植物》："祛风湿。"

《全国中草药汇编》："清热解毒，祛风活血。主治上呼吸道感染，咽喉肿痛，急性阑尾炎，急性黄疸型传染性肝炎，胃肠炎，消化不良，风湿关节疼痛，疟疾。外用治疮疖，毒蛇咬伤，跌打肿痛。"

《浙江药用植物志》："主治肺炎，肝炎。"

【用量用法】 内服：煎汤，15~30g，鲜品倍量，或捣汁饮。外用：捣敷或取汁涂，或煎水熏洗，适量。

【附方】 （1）**治急性胃肠炎**：刺针草15~30g，车前草9g，水煎服。呕吐加生姜5片，腹痛加酒曲2个。

（2）**治小儿单纯性消化不良**：刺针草鲜草3~5株，水煎浓汁，连渣放在桶内，趁热熏洗患儿双脚，一般熏洗3~4次，每次熏洗约5分钟。1~5岁熏洗脚心，6~15岁熏洗到脚面，腹泻严重者，熏洗部位可适当上升至腿。(1~2方出自《全国中草药汇编》)

（3）**治痢疾**：鬼针草柔芽一把，水煎汤，白痢配红糖，红痢配白糖，连服3次。--《闽东本草》

（4）**治黄疸**：鬼针草、柞木叶各15g，苛松针30g，煎服。--《浙江民间草药》

（5）**治急性黄疸型传染性肝炎**：鬼针草100g，连钱草60g，水煎服。--《全国中草药汇编》

（6）**治急性肾炎**：鬼针草叶15g(切细)、煎汤，和鸡蛋一个，加适量麻油或茶油煮熟食之，每日服1次。--《福建中医药》1961，6(2)：19

（7）**治阑尾炎**：鬼针草15~30g(鲜草45g) 煎液内服；或加冰糖、蜂蜜。如加牛乳180g同服，疗效更佳。--《福建中医药》1959，(3)：8

（8）**治疖肿**：刺针草全草剪碎，加75%乙醇或白酒浸泡2~3天后.外搽局部。--《全国中草药汇编》

（9）**治蛇伤、虫咬**：鲜鬼针全草60g，酌加水，煎成半碗，温服；渣捣烂涂贴伤口，每日如法两次。--《福建民间草药》

（10）**治汤火烫伤**：鬼针草鲜叶，捣汁涂之。

（11）**治金疮出血**：鲜鬼针草叶，捣烂敷疮口。（10~11方出自《泉州本草》）

（12）**治气性坏疽**：鲜鬼针草全草，冷水洗净，水煎汤熏洗。--《福建中草药》

（13）**治风湿性关节炎、类风湿性关节炎**：臭梧桐、粘身草各120g，做水丸。每服9g，温开水送服，每日2次。--《沙漠地区药用植物》

（14）**治跌打损伤**：鲜鬼针草全草30~60g(干的减半)，水煎。另加黄酒30g，温服，每日服1次，~般连服3次。--《福建民间草药》

（15）**治胃气痛**：鲜鬼针草全草45g，和猪肉120g同炖，调黄酒少许，饭前服。--《泉州本草》

（16）**治偏头痛**：鬼针草30g.大枣3枚，水煎温服。--《江西草药》

（17）**预防感冒、流感**：将野菊花30g，鬼针草60g(鲜品倍量)，浓煎至50~100ml，每星期1次，连续服用。共用于248例，经5个月观察，在有严重流感疫情的情况下，只发生普通感冒3例，发病率为1.2%。对照组206例，发生流感5例，普通感冒8例，发病率为6.3%。--《人民军医》6731部队卫生科，1974，(7)：36

（18）**治疗小儿腹泻**：用40%鬼针草糖浆口服，每次10~15ml，每日3次，服药期间均不并用抗生素，个别病例加用艾灸肚脐，有脱水者给予补液。共治疗39例患儿，总有效率为76.9%。痊愈的20例多在服药后4天内大便次数与性质恢复正常。从中医辨征分型看，本药似对脾虚泻(相当于迁延性或慢性消化不良)效果较好，而对湿热泻(相当于肠炎)效果略差。--《新医药学杂志》西安市儿童医院，1973，(7)：17

（19）**治疗急性黄疸型肝炎**：将黄牛木叶60g、鬼针草全草60g，水煎毫300ml，成人每次口服150ml，每日2次，儿童酌减。20天为1疗程，共观察43例，治愈39例，好转4例。治愈率为90.7%，治愈时间平均26.6天。另设对照组，使用静滴葡萄糖加维生素C、肌注肝精和维生素B_{12}、口服肝太乐、肝维隆等，观察40例，治愈25例，好转15例；治愈率为62.5%，平均治愈时间为40.3天(28~43天)。经统计学处理，两组疗效有非常显著差异(P<0.01).观察结果表明，黄牛木叶和鬼针草能提高急性黄疸型肝炎的治愈率，并缩短治愈时间。--《人民军医》53203部队医院，1975，(8)：35

（20）**治疗慢性前列腺炎**：用20%~40%鬼针草液直流电透入法。令患苛仰卧，将鬼针草液浸湿二极衬垫，置于作用极100~200cm二极板上，放在下腹部耻骨联合上缘，接阳极；非作用极150~15cm二极板置于腰骶近肛门部，接阴极。电流强度10~30MA，以患者能忍受为限。每次20分钟，每日1次.7~14次为1疗程.每1疗程结束后休息7天再行下一疗程。治疗106例患者，痊愈26例，好转71例，无效9例，有效率为91.4%。经7~14次治疗后，绝大多数患者排尿异常，尿道流白色分泌液，腰部、下腹部、耻骨上及腹股沟疼痛等症状均不同程度好转，尤以排尿异常和尿道流白色分泌液改善最著。--《福建医药杂志》庄月美，1981，3(2)：106

金盏银盘

【别名】 金盏银盘《广东中药》，铁筅帚《百草镜》，千条针《纲目拾遗》，金盘银盏《岭南大学校园植物名录》。

【来源】 为菊科植物金盏银盘的 *Bidens biternata* (Lonr.) Merr. et Scherff全草。

【植物形态】 一年生草本，高30～150cm。茎略具四棱，无毛或被稀疏卷曲短柔毛。叶对生；一回羽状复叶。顶生小叶卵形至长圆状卵形或卵状披针形，长2～7cm，宽1～2.5cm，先端渐尖，基部楔形，边缘具稍密的锯齿，两面均被柔毛，侧生小叶1～2对，通常不分裂，基部下延，无柄或具短柄，三出复叶状分裂或仅一侧具1裂片，边缘有锯齿；总叶柄长1.5～5cm。头状花序单生，花序梗长1.5～5.5cm，果时长4.5～11cm；总苞基部有短柔毛，外层苞片8～10枚，线形，先端渐尖，背面密被短柔毛，内层苞片长圆状披针形，背面褐色，有深色条纹，被短柔毛；舌状花通常3～5朵，不育，舌片淡黄色，先端3齿裂，或有时无舌状花；盘花筒状，冠檐5齿裂。瘦果线形，黑色，具四棱，两端稍狭，多少被小刚毛，顶端芒刺3～4枚，具倒刺毛。见（图799）

【生长分布】 生于村旁、路边及沟边。多分布于邹平南部山区。

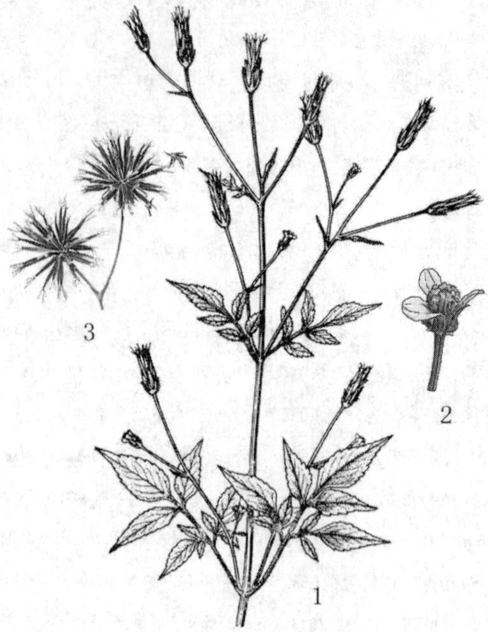

（图799）**金盏银盘**

1.植株上部 2.头状花序 3.聚合瘦果

【采收加工】 春、夏季采收，鲜用或切段晒干。

【性状鉴别】 茎略具四棱，表面淡棕褐色，基部直径1～9mm，长30～150cm。叶对生；一或二回三出复叶，卵形或卵状披针形，长2～7cm，宽1～2.5cm，叶缘具细齿。头状花序干枯，具长梗。瘦果易脱落，残存花托近圆形。气微，味淡。

【显微鉴别】 （1）茎横切面：表皮细胞1列，呈长疗形或方形，外被角质层。皮层数列薄壁细胞，在四棱处为厚角细胞；内皮层细胞长椭圆形。纫皮纤维分布于韧皮部外，断续成环状，韧皮部狭窄，筛管多角形。木质部导管单个或2个并列径向排列。髓部宽广，占茎大部分；髓射线较宽，靠近皮层外有厚角组织。

（2）叶横切面：上下表皮细胞长方形或类方形，外被角质层；上表皮细胞较大，下表皮细胞较小，表皮细胞有毛茸分布，茸毛为多细胞组成。栅栏细胞为1列，细胞短圆柱形，海绵组织较厚，细胞间隙较大，细胞形状不规则。主脉维管束外韧型；木质部导管2～4个排列成行，韧皮部较小；上下表皮内侧有多列厚角组织。

【性味归经】 味甘、微苦，性凉。归肺、大肠、脾、胃四经。

【功用主治】 清热解毒，凉血止血。主治感冒发热，黄疸，泄泻，痢疾，血热吐血，血崩，跌打损伤。痈肿疮毒，鹤膝风，疥癞。

《纲目拾遗》："治风痹，血崩，黄疸，吐血，跌扑，鬼箭风如神。捣敷肩痈、鹤膝风，鲜者连根、叶，如秋冬根老，取叶汁加飞面调匀包扎。煎汤浴疥疮。"

《广东中药》："透解暑热，消肿散毒。治感暑发热，癍痧，痔疮(外洗)，肠痈及内外科炎肿。"

【用量用法】 内服：煎汤，10～30g，或浸酒饮。外用：捣敷，或煎水洗，适量。

【附方】 （1）**治黄疸**：(铁筅帚)干者一两。白酒煎服，四五剂即愈。

--- 《纲目拾遗》

(2) **治风痹、鹤膝等风**：①铁笼帚三两，龙眼肉半斤，酒煮饮。-- 《纲目拾遗》引《茅昆来效方》 ②铁笼帚、白毛藤、地苏木、龙芽草、苍耳草各一两，酒煎服五剂。-- 《纲目拾遗》

(3) **治跌打伤**：铁笼帚三两，酒煎服。-- 《纲目拾遗》引金居士《选要方》

(4) **治面上斑瘤**：取铁笼帚地上自落下叶并子，煎汤澄清，洗面三四次，其斑自消。-- 《纲目拾遗》引《朱子和方》

鹿角草

【别名】 鹿角草《泉州本草》，小鬼叉子、鬼针草《江苏野生植物志》，小号一包针、落地柏《全国中草药汇编》，山黄连、土黄连、不怕日草《泉州本草》，鬼疙草《河南中草药手册》，刺针草《内蒙古中草药》。

【来源】 为菊科植物小花鬼针草 *Bidens paruiflora Willd.*的全草。

【植物形态】 一年生草本，高20～90cm。茎下部圆柱形，有条纹，中上部常为钝四方形，无毛或被稀疏短柔毛。叶对生；叶柄长2～3cm，背面微凸或扁平，腹面有沟槽，槽内及缘有疏柔毛；叶片长6～10cm，二至三回羽状分裂，第1次分裂深达中肋，裂片再次羽状分裂，小裂片具1～2个粗齿或再作第三回羽裂，最后一次裂片线形或线状披针形，先端锐尖，边缘梢向上反卷，上面被短柔毛，下面无毛或沿叶脉被稀疏柔毛，上部叶互生，二回或一回羽状分裂。头状花序单生，具长梗；总苞筒状，基部被柔毛，外层苞片4～5枚，线状披针形，边缘被疏柔毛，内层苞片常仅1枚，托片状；托片边缘透明；无舌状花；盘花两性，6～12朵，花冠筒状，冠檐4齿裂。瘦果线形，略具4棱，长13～16cm，两端渐狭，有小刚毛，顶端芒刺2枚，有倒刺毛。见（图800）

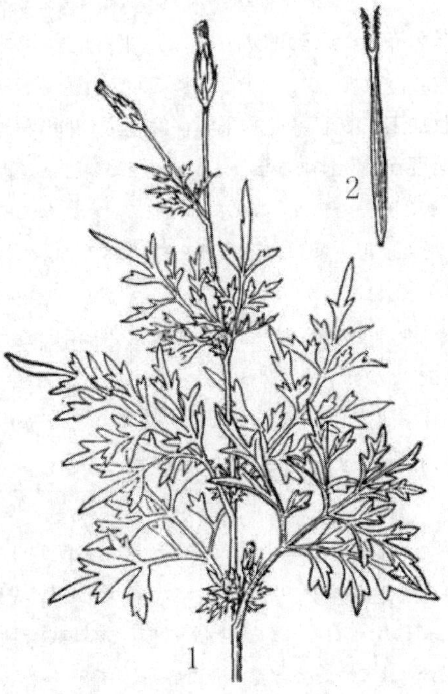

（图800）**小花鬼针草**（1.植株 2.瘦果）

【生长分布】 生于山坡、路旁，或阴湿处。邹平南部山区有分布。

【采收加工】 夏、秋间采收，鲜用或切段干用。

【性状鉴别】 全长30～50cm，茎下部圆柱形，有纵条纹，中上部常为钝四方形；表面暗褐色。单叶对生，完整叶展平后为二至三回羽状分裂，小叶片条状披针形，叶缘全缘稍向上反卷，上面被短柔毛，下面无毛或沿中脉被稀疏柔毛；上部叶互生，二回至一回羽裂。头状花序单生茎枝端，花黄棕色。气微，味微苦。

【显微鉴别】 (1)茎横切面：表皮为1列扁平细胞，切微延长，外被角质层。皮层数列薄壁细胞，在四棱处为厚角组织。韧皮纤维束分布于韧皮部外，断续成环状，韧皮部狭窄。维管束多达30个；射线薄壁细胞排列整齐；髓部宽广，髓细胞中多见草酸钙方晶和淀粉粒。

(2)叶横切面：上下表皮细胞平，外被角质层；栅栏组织1列，细胞长圆柱形，海绵组织较厚，细胞间隙较大，细胞形状不规则。主脉维管束外韧型。

【性味归经】 味苦；微甘；性凉

【功用主治】 清热，利尿，活血，解毒。主感冒发热，咽喉肿痛，肠炎腹泻，小便涩痛，风湿痹痛，跌打瘀肿，痈疽疮疖，毒蛇咬伤。

《泉州本草》："清热解毒，去瘀活血，通调水道。治痈疽疖肿，小便赤涩。"

《河南中草药手册》："活血，利尿。"

《内蒙古中草药》："治肠炎腹泻，阑尾炎，感冒发烧，跌打损伤及蛇虫咬伤。"

【用量用法】 内服：煎汤，10～30g，鲜品加倍。外用：捣敷，适量。

【附方】 (1) **治副鼻窦炎**：鬼针草。白芒、天麻、猪脑髓，水煎服。-- 《内蒙古中草药》

(2) **治跌打损伤**：小花鬼针草二两，水煎，兑黄酒一两服。

(3) **治阑尾炎**：小花鬼针草二两，水煎，加蜂蜜二两服。

(4) **治咽喉痛**：小花鬼针草三棵，水煎服。

(5) **治毒蛇咬伤**：小花鬼针草三两，水煎服，外用小花鬼针草、犁头草各二两，捣敷伤处。(2～5均出自《河南中草药手册》)

(6) **治热疖屡发不愈**：鲜山黄连每次一至一两半，水煎服。

(7) **治小便疼痛**：鲜山黄连每次一至二两，酌加冰糖煎服。

(8) **治下消手足酸软无力**：鲜山黄连一两，木本白椿根一两，合猪小肚炖服，连服四次。(6～8均出自《泉州本草》)

大狼把草

【别名】 大狼把草、狼把草、接力草、针线包、一包针、外国脱力草、针线包草《中华本草》

【来源】 为菊科植物大狼把草 *Bidens frondosa* L.的全草。

【植物形态】 一年生草本。茎直立，分枝，高20～120cm，被疏毛或无毛，常带紫色。叶对生，具柄，为一回羽状复叶，小叶3～5枚，披针形，长3～10cm，宽1～3cm，先端渐尖，边缘有粗锯齿，通常背面被稀疏短柔毛，至少顶生者具明显的柄。头状花序单生茎端和枝端，连同总苞苞片直径12～25mm，直径

12mm。总苞钟状或半球形，外层苞片5～10枚，通常8枚，披针形或匙状倒披针形，叶状，边缘有缘毛，内层苞片长圆形，长5～9mm，膜质，具淡黄色边缘，无舌状花或舌状花不发育，极不明显，筒状花两性，花冠长约3mm，冠檐5裂；瘦果扁平，狭楔形，长5～10mm，近无毛或是糙伏毛，顶端芒刺2枚，长约2.5mm，有倒刺毛。花、果期8～10月。见（图801）

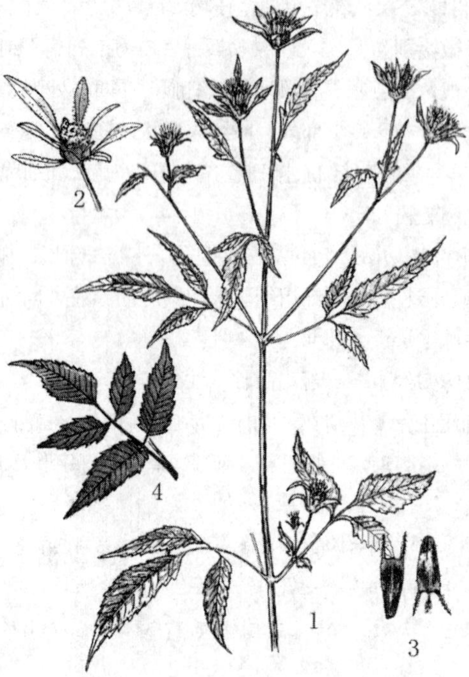

（图801）**大狼把草**

1.植株上部 2.头状花序 3. 瘦果 4. 下部叶形

【生长分布】 多生于路边、水边湿地。原产于北美。邹平黛溪河流域常见。

【采收加工】 6～9月采收，洗净，切断，晒干。

【性状鉴别】 茎暗紫色。叶对生，完整叶展开后为一回羽状复叶，小叶披针形，叶缘具粗锯齿。头状花序单生于茎枝端；总苞钟状；苞片叶状，边缘具缘毛；花冠先端5裂。味苦。

【显微鉴别】 茎横切面：皮层由数列类圆形细胞疏松排列；维管束鞘纤维壁微木化；木质部导管较大，单个或2个并列成径向排列。髓部宽广，髓细胞中多见演粉粒，同时赤可见分泌细胞。

【主含成分】 含十二碳-3,5,7.9-四炔-11-烯-1.2.13-三醇-1-葡萄糖甙(*trideca-3,5,7,9-te-trayn-11-en-1,2,13-trlol-1-glucoside*).

【性味归经】 味苦，性平。

【功用主治】 清热解毒。主治咽喉肿痛，肠痈肝炎肝炎，胃肠炎，痢疾，风湿关节炎，疟疾，咯血，丹毒。外用疔疮，蛇伤，跌打肿痛。

【用量用法】 内服：煎汤，15～30g。外用：鲜品捣敷，适量。

金盏菊

【别名】 金盏菊《云南中草药》，大金盏花《广西药用植物名录》，水涨菊、山金菊《福建中草药》，金盏花《拉汉种子植物名称》，灯盏花、月日红(云南)，长生菊、长春菊、黄金盏等。

【名释】 盏，油灯浅盆或小杯子。金盏花意花形似盏而色黄。

【来源】 为菊科植物金盏菊 *Calendula arvensis* L.的全草。

【植物形态】 一年生或二年生草本，高30～60cm，全株有短毛。茎直立，有纵棱，上部有分枝。单叶互生；下部叶匙形，全缘；上部叶长椭圆形至长椭圆状倒卵形，长5～9cm，宽1～2cm，先端钝或尖，基部略带心脏形，稍抱茎，边缘全缘或具稀疏的细齿。头状花序单生于枝端，直径2.5～5cm.有梗；总苞具苞片1～2层，包片线形，先端渐尖，边缘膜质；舌状花黄色或橘黄色，雌性，1～2层，孕育，舌片全缘或先端3齿裂；管状花两性，不孕育，裂片5，花柱不裂。也有重瓣（为舌状花多层）、卷瓣和绿心、深紫色花心等栽培品种。瘦果较苞片长，向内钩曲，呈船形、爪形，背部具鳞片状横褶绉，两侧具窄翼；无冠毛。花、果期4～7月。见（图802）

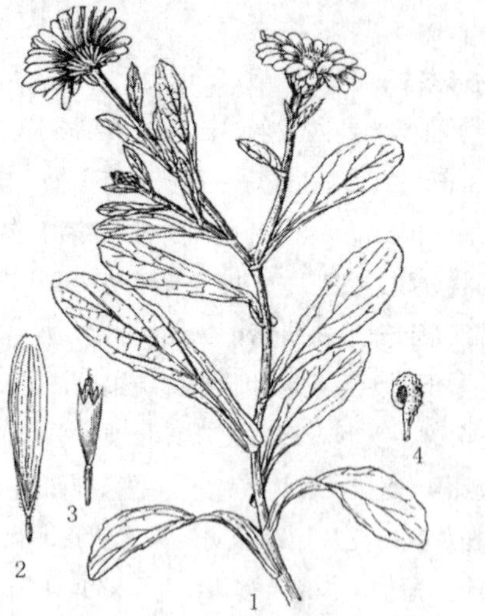

（图802）**金盏菊**

1.植株上部 2.舌状花 3.管状花 4.瘦果

【生长分布】 原产欧洲南部。邹平各地多有栽培，用于公园、街道两边绿化。

【采收加工】 春、夏季采收，鲜用或切段晒干。

【栽培要点】 **生长习性** 金盏菊的抗二氧化硫能力很强，对氰化物及硫化氢也有一定抗性，为优良抗污花卉，也是春季花坛的主要材料，可作切花及盆栽。喜温暖向阳。对土壤要求不严，以肥沃、疏松、排水良好的微酸性沙土最好。

栽培技术 用种子繁殖。常以秋播或早春温室播种，每克种子100～125粒，发芽适温为20～22℃，盆播土壤需消毒，播后覆土3mm，约7～10天发芽。种子发芽率在80～85%，种子发芽有效期为2～3年。土壤酸碱范围PH值4.5～8.3；在园子里的种子可以自己发芽，所需土壤不必特别肥沃。

田间管理 当苗高7～10cm时匀苗、补苗，每穴留苗2～3株，同时浅耕除草1次，第2次中除在植株初现花蕾时进行，第3次中除在孕蕾盛期，每次中除后都要追肥1次，肥料以人畜粪水为主。亦可施硫酸氨、过磷酸石灰等。

病虫害防治 病害常发生枯萎病和霜霉病，可用65%代森锌可湿性粉剂500倍液喷洒防治。初夏气温升高时，金盏菊叶片常发现锈病危害，用50%萎锈灵可湿性粉剂2000倍液喷洒。虫害有蛞蝓、红蜘蛛和蚜虫危害，前者咬食幼苗，可在早晨撒白石灰粉防治；可用 40%氧化乐果乳油1000倍液喷杀。

【性状鉴别】 全株有短毛。茎有纵棱，叶匙形，全缘或长椭圆形至长椭圆状倒卵形，伸展后长 5～9cm，宽 1～2cm，先端钝或尖，基部略带心脏形，稍抱茎，边缘全缘或具稀疏的细齿。花呈扁球形或不规则球形，直径 1.5～4cm。总苞 1～2 层苞片组成，苞片长卵形，边缘膜质。舌状花 1～2 列，类白色或黄色；花瓣紧缩或松散，有的散离。体轻，质柔润，有的松软。气清香，味甘、微苦。根茎粗短，顶端有多数数茎基及叶柄残痕，质稍硬。根茎簇生多数细根，表面棕褐色，有纵皱纹，质较柔韧。气微香，味微苦。

【主含成分】 **地上部分**：含苦味质、由齐墩果酸(*oleanolic acid*)和葡萄糖醛酸组成的皂甙、三萜成分山金车二醇(*arnidiol*)等，尚含鞣质约 6.45%。

花：不仅含有醇溶性碳水化合物、脂肪、氨基酸、果胶、半纤维素等常见化学成分,而且富含类胡萝卜素、类黄酮、三萜烯皂甙、维生素 E、共轭十八碳三烯酸、香豆素、香精油等活性成分。

根：含有金盏菊甙(*calenduloside*)A～H、半日花三醇(*heliantriol*)B_0、B_1、B_2、A_1(Ⅰ～Ⅳ),马尼拉二醇(*manilladiol*),龙吉甙元(*longispinogenin*),齐墩果酸(*oleanolic acid*),齐墩果酸-3-O-β-D-葡萄糖甙(*oleanolic acid-3-O-β-D-glucoside*),齐墩果酸-3-O-β-D-[半乳糖基(1→4)]葡萄糖甙｛*loleanolic acid-3-O-β-D-[galactosyl(1→4)]glucoside*｝等。

种子：含脂肪油，主为月桂酸(十二酸)和棕榈酸的甘油酯；其不皂化部分中含蜡醇(*ceryl alcohol*)和甾醇，还含生物碱。

【药理】 （1）**抗微生物作用** 金盏菊花有抗菌、消炎作用，特别是对葡萄球菌、链球菌效果较好。其抗菌成分溶于醇而不溶于水。在碱性环境中效果较好。花的 45%乙醇提取物没有抗菌活性，80%乙醇提取物有抗菌活性，特别是对金黄色葡萄球菌、粪链球菌。鲜花水-丙酮(10: 90)提取物也有抗菌活性。丙酮提取物分离出一种成分，10mg/ml 或 25mg/ml 对金黄色葡萄球菌即有效。花中分出的黄酮甙对金黄色葡萄球菌、肺炎杆菌、大肠杆菌、一种酵母菌及藤黄八叠球菌均有抗菌作用。分出的皂甙无此作用。金盏菊花提取物有杀毛滴虫的活性，这与花精油中的含氧萜类有关，稀释到 1: 50000 时，仍有杀虫活性。酊剂在试管中对病毒(ATR-8 及 A_2 Frunze flu virus)有杀灭作用，但对小鼠 A_2 Frunze flu virus 产生的病毒性肺炎未显示效果。

（2）**降血脂作用** 金盏菊中的皂甙给实验性高脂血症大鼠口服 15～50mg/kg，共 12 星期，可降低血清胆固醇、游离脂肪酸、磷脂、β-脂蛋白 1、总脂质和三酰甘油，对肝脏总脂质、胆固醇和三酰甘油也有降低作用。对正常大鼠脂质无明显影响。皂甙也可降低动脉粥样硬化大鼠总脂质、胆固醇和三酰甘油的含量。皂甙 S_3 给小鼠静脉注射，降低血中胆固醇含量的作用比安妥明强。

（3）**对免疫系统的影响** 金盏菊花非皂甙部分腹腔注射，可促进接种人肠杆菌的小鼠网状内皮系统的吞噬作用。金盏菊中的多糖成分在人粒细胞或动物碳廓清试验中，均表现出较强的免疫刺激作用。人粒细胞试验中，多糖 Ps-Ⅲ10^{-5}～10^{-6}mg/ml 可使吞噬率提高 54～100%。

（4）**镇静作用** 花提取物对中枢神经系统有镇静作用，降低反射兴奋性；静脉注射可引起血压降低，可增强心脏活动，增大心跳振幅，减慢心率。金盏菊的皂甙也有中枢神经系统作用，减少大鼠自发活动，延长戊巴比妥钠睡眠时间。

（5）**保肝利胆作用** 金盏菊可促进狗胆汁分泌，加速伤口愈合。金盏菊花提取物 calephlone 对大鼠有明显利胆作用，0.05g/(kg·d)对四氯化碳引起的肝损伤有保护作用。

（6）**抗炎作用** 金盏菊稀醇提取物局部用药，对巴豆油致小鼠耳炎有抗炎作用，1200μg/耳的剂量抑制率为 20%，金盏菊的超临界的二氧化碳提取物抗炎作用较强，75μg/耳即有抗炎作用，1200μg/耳，其抑制率达 70.7%。

【性味归经】 味苦、淡，性寒。归肝、大肠经。

【功用主治】 全草清热解毒，活血调经。主治中耳炎，月经不调；花凉血止血，清热泻火。主治肠风便血，目赤肿痛；根活血散瘀，行气止痛。主治癥瘕，疝气，胃寒疼痛。

【用量用法】 **全草** 内服：煎汤，5～15g。外用：鲜品取汁滴耳，适量。

花 内服：煎汤，5～10 朵。外用：，适量捣敷；或煎水洗。

根 内服：煎汤，30～60g，鲜品可用至 120g。

【附方】 （1）**治中耳炎**：鲜(金盏菊)叶取汁滴入耳内。

（2）**治月经不调**：(金盏菊全草)9g，煎服。（1～2 方出自《云南中草药》）

（3）**治肠风便**：鲜金盏菊花 10 朵，酌加冰糖，水煎服。--《内蒙古中草药》

（4）**治癥瘕**：(金盏菊)干根 30～60g，酒、水煎服。

（5）**治疝气**：(金盏菊)鲜根 60～120g，酒、水煎服。

（6）**治胃寒痛**：(金盏菊)鲜根 30～60g，水煎或酒、水煎服。（1～3 方出自《福建中草药》）

飞廉

【别名】 飞廉《本经》，飞轻《本经》，天荠、伏猪、伏兔、飞雉、木禾《别录》，飞廉蒿《千金翼方》，老牛错《黑龙江中草药》，红花草、刺打草、雷公菜《湖南药物志》，大力王，枫头棵、飞帘《中草药手册》(苏医)，红马刺《曲靖中草药手册》，刺盖《全国中草药汇编》，刺萝卜(四川)，大蓟(西北)，老牛锉(内蒙古)。

【名释】 《纲目》："飞廉，神禽之名也，其状鹿身豹文，雀头蛇尾，有角，能致风气。此草附茎有皮如箭羽，复疗风邪，故有飞廉、飞雉、飞轻诸名。"内蒙名之为"老牛锉"，因其茎有翅，翅有尖刺，似锉；"牛"，显其大者也，同音同假而写作作"老牛错"。飞帘者，亦飞廉之同音借字。

【来源】 为菊科植物丝毛飞廉 *Carduus crispus* L.的全草或根。

另：菊科植物节毛飞廉 *Carduus acanthoides* L.也作飞廉入药。主产于云南、西藏。

【植物形态】 二年生草本，高 50～12ccm。主根肥厚，伸直或偏斜。茎直立，具纵棱，棱有绿色间歇的三角形刺齿状翼。叶互生；通常无柄而抱茎；下部叶椭圆状披针形，长 5～20cm，羽状深裂，裂片常大小相对而生，边缘有刺，上面绿色，具细毛或近乎光滑，下面初具蛛丝状毛，后渐变光滑；上部叶渐小。头状花序 2～3 个簇生枝端，直径 1.5～2.5cm；总苞钟状，长约 2cm，宽 1.5～3cm；总苞片多层，外层较内层逐渐变短，中层条状披针形，先端长尖成刺状，向外反曲，内层条形，膜质，稍带紫色；花全为管状花，两性，紫红色，长 15～16mm。瘦果长椭圆形，长约 3mm，先端平截，基部收缩；冠毛白色或灰白色，长约 15mm，呈刺毛状，稍粗糙。花期 5～7 月。见(图 803)

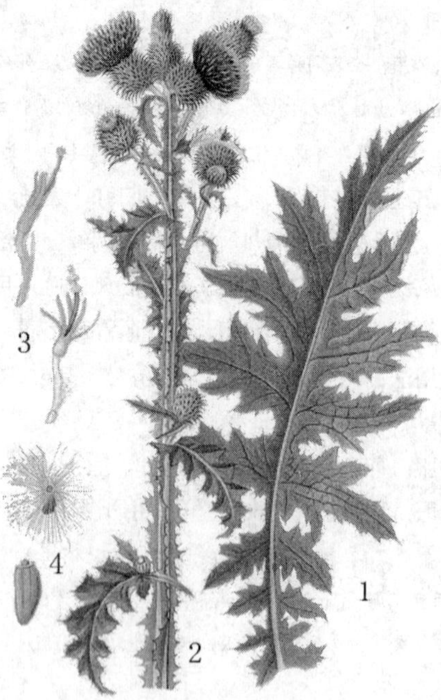

（图 803）**丝毛飞廉**

1.基生叶 2.顶部花序枝 3.管状花 4.瘦果（室冠毛）

【生长分布】 生于山坡草丛中及路旁。邹平南部山区有分布。

【采收加工】 春、夏季采收全草及花，秋季挖根，鲜用或除花阴干外，其余切段晒干。

【性状鉴别】 茎园柱形，直径 0.2～lcm，具纵棱，并附有绿色的翅，翅有针刺，质脆，断面髓部白色，常呈空洞。叶椭圆状披针形，长 5～20cm，羽状深裂，裂片边缘具刺，上面绿色，具细毛或近乎光滑，下面具蛛丝状毛。头状花序干缩，总苞钟形，黄褐色，苞片数层，线状披针形，先端长尖成刺向外反卷，内层苞片膜质，带紫色。花紫红色，冠毛刺状，黄白色。气味微弱。

【显微鉴别】 （1）茎横切面：呈类圆形，表皮、皮层于叶状翅处向外突出，棱脊处的表皮下方有厚角组织，外韧维管束环列，韧皮纤维束微木化，木质部内侧具微木化纤维群；髓常呈空洞。见(图 804)

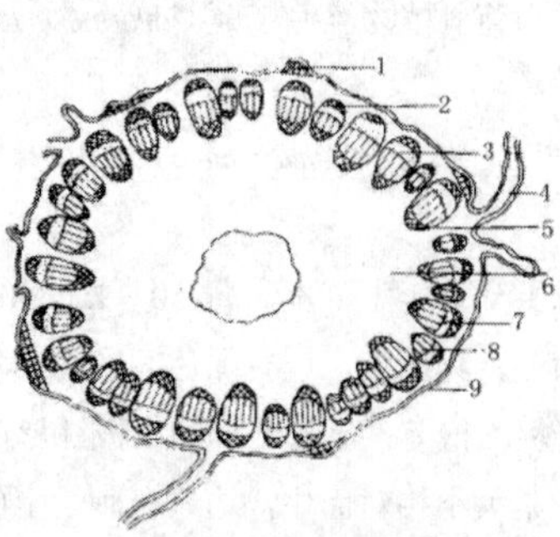

（图 804）**飞廉茎横切面简图**

1.厚角组织 2.韧皮纤维束 3.韧皮部 4.茎翅 5.纤维束 6.髓部 7.形成层 8.木质部 9.表皮

【性味归经】 味微苦，性凉。归肺、膀胱、肝三经。

【功用主治】 祛风，清热，利湿，凉血止血，活血消肿。主治感冒咳嗽，头痛眩晕，泌尿系感染，乳糜尿，白带，黄疸，风湿痹痛，吐血，衄血，尿血，月经过多，功能性子宫出血，跌打损伤，疔疮疖肿，痔疮肿痛，烧伤。

《本经》："主骨节热，胫重酸疼。久服令人身轻。"

《别录》："(主)头眩顶重，皮间邪风如蜂螫针刺，鱼子细起，热疮、痈、疽、痔，湿痹，止风邪咳嗽，下乳汁。益气，明目，不老。"

《药性论》："主留血。"

《新修本草》："疗疳蚀，杀虫。"

《四声本草》："小儿疳痢，为散，以浆水下之。"

《纲目》："治头风眩运。"

《药性考》："(治)骨节酸痛，咳嗽眩昏，热疮疽痔，湿痹风惊，疳蚀下利，下乳强筋(久服大能益人，今时不复知用，治疳要药)。"

《陕西中药志》："凉血散瘀，止血消肿。主治吐血，衄血，血崩，尿血，外伤出血及疮肿等症。"

《吉林中草药》："清热解毒。治恶疮痈肿，痹痛。"

《西藏常用中草药》："凉血，止血，散瘀消肿。治各种出血，跌打瘀肿.恶疮，烧伤，烫伤。"

《青藏高原药物图鉴》："催吐。"

《内蒙古中草药》："清热解毒，消肿，凉血止血，疏风祛湿。主治无名肿毒，痔疮，外伤肿痛，关节炎，各种出血。"

《辽宁常用中草药手册》："清热止咳，治感冒咳嗽。"

《全国中草药汇编》："散瘀止血，清热利湿。主治吐血，衄血，尿血，功能性子宫出血，白带，乳糜尿，泌尿系统感染。外用治痈疖疔疮。飞廉瘦果制成酊剂，有利胆作用，可治黄疸，对于轻度胆绞痛有效。"

《河北中草药》："祛风，利湿，清热，止咳。治尿路感染，乳糜尿，流感，咳嗽，白带，月经过多。鲜根或鲜草捣烂敷患处或煎汤洗用治疔疮肿毒，痔疮肿痛。"

《福建药物志》："治皮肤瘙痒，跌伤瘀肿，烫伤。"

【用量用法】 内服：煎汤，9～30g，鲜品 30～60g，或入丸、散，或浸酒饮。外用：煎水洗，或鲜品捣敷，或烧存性，研末掺，适量。

【使用注意】 《本草经集注》："得乌头良。恶麻黄。"

《陕西中药志》："脾胃虚寒无瘀滞者忌用。"

【附方】 （1）**治感冒、流感**：飞廉干花 9g 或干根 15g，银花 9g，板蓝根 15g，水煎服。

（2）**治乳糜尿，尿路感染，血尿**：飞廉 125g，玉米秸芯(或向日葵秸芯)15～31g，白鸡冠花 31g，糖 100g。煎 2 次合成 500ml，分 2 次服，每日 1 剂。

（3）**治月经过多**：飞廉根或全草 31g，茜草 31g，水煎服。（1～3 方出自《中草药学》南药）

（4）**治乳糜尿**：飞廉 120g，白糖 120g，加水两小碗，内服：煎汤(每次煎 2h)，每日服 2 次。-- 《中草药新医疗法资料选编》(江苏)

（5）**治关节炎**：飞廉 150g，何首乌 45g，白酒适量，浸泡 1 星期。每次 1 盅，日服 3 次。-- 《内蒙古中草药》

（6）治鼻衄、功能性子宫出血，尿血：飞廉、茜草、地愉各 9g，水煎服。-- 《全国中草药汇编》

（7）**治白带**：红马刺 30g，续断 30g，当归 15g，白芍 15g，红糖适量，水煎服。若有痛经现象，再加五叶草根 15g。

（8）**治偏头痛**：红马刺 15g，白芷 15g，升麻 9g，生姜 9g，水煎服。

（9）**治月经不调**：红马刺 18g，白芍 9g，翻白叶 12g，草血竭 12g，胡椒 1.5g。红糖为引，煎水兑酒服。

（10）**治闭经**：红马刺 30g，补骨脂 15g，杜仲 30g，绿升麻 30g，红花 9g。米酒汁煮服，日服 1 次，睡前服，服后出汗。（7～10 方出自《曲靖专区中草药手册》）

（11）**治疳䘌蚀口齿及下部**：飞廉蒿烧作灰，捣筛，以两钱匕著病处，甚痛，忍之。若不痛，则非疳也。--《千金翼方》

（12）**治疮疖痈肿**：鲜飞廉适量。捣烂敷患处。

（13）**治静脉曲张**：鲜飞廉捣烂外敷.或煎汤熏洗。（12～13 方出自《内蒙古中草药》）

（14）**治疟疾**：(飞廉)全草 1 株，捣汁服。

（15）**治风湿痛**：飞廉、风藤煎水洗。（13～14 方出自《湖南药物志》）

烟管头草

【别名】 烟管头草《山东植物志》，杓儿菜《救荒本草》，挖耳草、芸香草、毛叶草《滇南本草》，野烟、牛儿草、牛牛草、金挖耳《草木便方》，大白泡草《贵州民间药物》，倒提壶《中药形性经验鉴别法》，野葵花、六氏草、毛叶芸香草、野朝阳柄《云南中草药》，烟袋草《中国高等植物图鉴》。

【来源】 为菊科植物烟管头草 *Carpesium cernuum* L.的全草。

【植物形态】 多年生草本。茎高 50～100cm，茎直立，分枝，上部被柔毛，后渐脱落稀疏，下部密被白色长柔毛及卷曲的短柔毛，基部及叶腋尤密，常成绵毛状，有明显的纵条纹，多分枝。基生叶于开花前凋萎，稀宿存；茎下部叶较大，有长柄，柄长约为叶片的 2/3 或近等长，下部有狭翅，向叶基渐宽，叶片长椭圆形或匙状长椭圆形，长 6～12cm，宽 4～6cm，先端锐尖或钝，基部长渐狭下延，上面绿色，被稍密的倒伏柔毛，下面淡绿色，被白色长柔毛，沿叶脉较密，在中肋及叶柄上常密集成绒毛状，两面均有腺点。边缘有稍不规则的锯齿；中部叶椭圆形至长椭圆形，长 8～11cm，宽 3～4cm，先端渐尖或锐尖，基部楔形，有短柄；上部叶渐小，椭圆形至椭圆状披针形，近全缘。头状花序单生茎端及枝端，开花时下垂；苞叶多数，大小不等，其中 2～3 枚较大，椭圆状披针形，长 2～5cm，其余较小，条状披针形或条状匙形,稍长于总苞；总苞壳斗状，直径 1～2cm，长 7～8cm；苞片 4 层，外层苞片叶状，密被长柔毛.先端钝，通常反折，中层及内层苞片干膜质.狭长圆形至条形，先端钝，有不整齐的微齿；雌花狭筒状，长约 1.5mm，中部较宽.两端稍收缩：两性花筒状，向上增宽，冠檐 5 齿裂。瘦果长 4～4.5mm。花期 6～7 月，果期 8～10 月。见（图 805）

【生长分布】 生于路边、山坡草地及森林边缘。邹平摩诃山群、鹤伴山群均有分布。

【采收加工】 秋季初开花时采收，鲜用或切段晒干。

【性状鉴别】 茎具细纵纹，表面绿色或黑棕色，被白色茸毛，折断面粗糙，皮部纤维性强，髓部疏松，最外一层表皮易剥落。叶多破碎不全，两面均被茸毛。头状花序着生于分枝的顶端，花梗向下弯曲，近倒悬伏。花黄棕色。气香，味蕾，微辣。

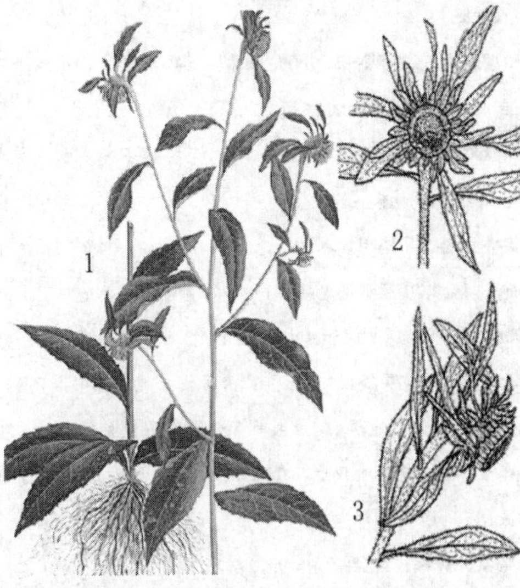

（图 805）**烟管头草**

1.植株 2.头状花序正面观 3 头状花序侧面观

【性味归经】 味苦、辛，性寒，有小毒。归肺、心、膀胱、大肠经。

【功用主治】 清热解毒，消肿止痛。主治感冒发热，高热惊风，咽喉肿痛，痄腮，牙痛，尿路感染，淋巴结结核，疮疡疖肿，乳腺炎。

《滇南本草》："泻诸经实热、客热，解肌表风寒，清咽喉热毒肿痛、风火牙痛、乳蛾、痄腮，排脓溃散，伤风头痛，虚劳骨蒸，小儿惊风发搐，角弓反张。"

《草木便方》："消肿毒，(治)胸胀积痛，风寒喉痹。"

《四川中药志》1960 年版："能发汗，治疟疾及喉痹。作外用可洗一切黄水疮、疥疮、脓疱疮及痔疮。"

《贵州民间药物》："解热毒。"

《贵州草药》："解毒，化瘀。"

《云南中草药》："清热解毒，消肿祛风。主治口腔炎，喉炎，小儿肺炎，泌尿道感染，疮疖。"

《全国中草药汇编》："清热解毒，消肿止痛。主治感冒发热，咽喉肿痛，牙痛，急性肠炎，痢疾，尿路感染，淋巴结结核；外治疮疖肿毒，乳腺炎，腮腺炎，带状疱疹，毒蛇咬伤。"

《河北中草药》："解毒消肿。治疥疮，阴疽，无名肿毒，喉痹，痄腮以及蛇咬伤。"

【用量用法】 内服：煎汤，6～15g，鲜品 15～30g，或鲜品捣汁。外用：鲜品捣敷，煎水含漱或洗，适量。

【使用注意】 脾胃虚弱者慎服。

《滇南本草》："芸香草大寒，脾胃虚弱者禁忌，胃寒者忌用，误用令人不思饮食，呕吐。""慢惊不宜服此药，慢惊乃脾气不足，无风可去，无痰可清，忌服。"

【附方】（1）**治伤风头疼发热**：芸香草一钱，苏叶一分，白芷三分，川芎一钱。姜皮为引，煎汤服。

（2）**治小儿急惊，角弓反张，发搐，手足蹬摇**：芸香草水煎，点水酒服；

或加朱砂一分、蚯蚓二条，点水酒服。

（3）**治小儿乳蛾，痄腮红肿疼痛，热核**：芸香草二钱，白头翁一钱.赤芍一钱，水煎，点酒服。

（4）**治阳明实火，牙根肿痛，风火虫牙**：芸香草三钱，花椒十五粒，煎汤频频漱口或点酒服。或用根，噙牙上。

（5）**治痈疽红肿，有脓者溃，无脓者散**：芸香草不拘多少，煎水，点水酒服。（1~5方出自《滇南本草》）

（6）**治喉痹**：金挖耳捣烂，取汁服。

（7）**治疥疮**：金挖耳煎水洗患处。

（8）**治腮腺炎**：金挖耳叶15g，大葱头4个。晒(酒)糟捣烂，炒热外敷。

（9）**治蛇咬伤**：金挖耳捣烂外敷。（6~9方出自《河北中草药》）

（10）**治溃疡**：鲜火白泡草15g，生姜3g，捣烂敷患处。

（11）**治麻子**：大白泡草叶捣烂，在麻子上搓揉，经数日后自消。（10~11方出自《贵州民间药物》）

（12）**治痢疾，牙痛**：(挖耳草)根9g，水煎服。

（13）**治子宫脱垂，脱肛**：(挖耳草)根9g，炖肉服。（12~13方出自《云南中草药》）

红花

【别名】 红花《本草图经》，红蓝花《金匮要略》，刺红花《四川中药志》，草红花《陕西中药志》。

【来源】 为菊科植物红花 *Carthamus tinctorius* L.的花。

【植物形态】 红花又名黄蓝《博物志》，红蓝《古今注》(崔豹)，红化草《履巉岩本草》，红花菜《救荒本草》。越年生草本，高50～100cm。茎直立，上部分枝。茎白色或淡白色，光滑无毛。叶互，无柄；中下部茎生叶披针形、卵状披针形或长椭圆形，长7～15cm，宽2.5～6cm，边缘具大锯齿、重锯齿、小锯齿或全缘，稀羽状深裂，齿顶有针刺，刺长1～1.5mm，向上的叶渐小，披针形，边缘有锯齿，齿顶针刺较长，可达3mm；全部叶质坚硬，革质，两面无毛，无腺点，有光泽。头状花序多数，在茎枝顶端排成伞房花序，为苞叶所围绕；苞片椭圆形或卵状披针形，连先端针刺长2.5～3cm，边缘有或无针刺；总苞卵形，直径2.5cm；总苞片4层，外层竖琴状，中部或下部有收缢，收缢以上叶质绿色，边缘无针刺或有篦齿状针刺，收缢以下黄白色；中内层硬膜质，倒披针状椭圆形至长倒披针形，长达2.2cm，先端渐尖；全部苞片无毛，无腺点；小花红色、桔红色，全部为两性，化冠长2.8cm，细管部长2cm，花冠裂片几达檐部基部。瘦果倒卵形，长5.5mm，宽5mm.乳白色，有4棱，无冠毛，花果期6～10月。见（图806）

【生长分布】 原产于中亚地区。邹平各地均有栽培。

【采收加工】 5月下旬开花，5月底至6月中、下旬盛花期，分批采摘。选晴天，每日早晨6～8时，待管状花充分展开呈金黄色时采摘。管状花发蔫并呈红黑色，收获困难，质量差，采回后阴干或40～60℃低温烘干。

【栽培要点】 **生长习性** 喜温暖干燥气候，耐寒、耐旱、耐盐碱、耐脊薄。发芽最适温度25℃，幼苗能耐-5℃。北方春播生育期20天。以选向阳、地势高燥、土层深厚、中等肥力、排水良好的砂质壤土栽培为宜。忌连作，花期忌涝。前作以豆科、禾本科作物为好，可与蔬菜间作。

栽培技术 用种子繁殖。选种可用单株混合选择法，选生长健壮，高度适中，分枝低而多，花序多，管状花桔红色，无病虫害的植株作留种植株。播种前一般用52～54℃温水浸种10分钟，转入冷水中冷却后，取出晾干后播种。亦有用30％菲醌拌种进行种子消毒或用退菌特或多菌灵可湿性粉剂按种量的0.3％拌种后，放塑料袋内闷1～2天，再行播种。播种期南方秋季10月中旬至11月初，北方春季3～4月，宜早不宜迟。穴播或条播。穴播按行株距40cm×25cm开穴，穴深6cm，每穴播种5～6颗。每1小时m^2种量22.5～30kg。条播按行距40cm开条沟，沟深5～6cm，将种子均匀播入沟内，覆土，稍加镇压。每1小时m^2用种量30～45kg。约经15天左右出苗。

田间管理 苗高6～8cm时定苗，每穴留苗2株。条播按株距10～15cm间苗，遇有缺株，应及时补苗。生长期需中耕除草3次，结合追肥培土。施肥应施地基肥，早施春肥，重施抽苔肥。基肥施用完全腐熟的堆肥或厩肥。苗期追施两次粪肥，3～4月施人粪尿及过磷酸钙；4月上旬现蕾时施硫酸铵，过磷酸钙；开花前用1%的尿素，3％过磷酸钙浇施。亦可根外追肥，用0.1％～0.3％磷酸二氢钾单一或混合喷施，可促使花蕾多而大。苗期和开花期遇旱，需要浇水保持土壤一定的湿度；多雨季节要及时开沟排水。抽苔后摘除顶芽，促使分技和花蕾增多，如栽培过密或土地脊薄则不宜摘心去顶。

病虫害防治 红花炭疽病，发病部位茎、叶、花蕾。5月发病，出现紫红色或褐色纺锤形病斑，逐渐扩大，稍凹，并有橙红色粘性物质，使茎枝枯萎，花蕾不能开放，防治宜实行水旱轮作。发病时可用代森锌500～600倍或可湿性甲基托布津500～600倍液喷射。锈病，高湿易发病，应选地势高燥处实行轮作，种子进行消毒。发病时喷15％粉锈宁500倍液。红花枯萎病，为害茎部或主根，使输导组织破坏而枯萎。5月发病，可用50％甲基托布津1000倍液浇灌或50％多菌灵500～600倍液灌根部。另有菌核病等为害。虫害有红花实蝇，用90％晶体敌百虫800倍液喷射。红花指管蚜，为害茎叶及嫩梢，4月下旬吸取植株汁液。用化学药剂或用鱼藤粉700～800倍液喷射。亦可用烟草浸在水中(1:10)24小时，加热煮沸，过滤去渣，取澄清液稀释使用，最好加些洗衣粉，增加粘着力，又可延长药效。现用食蚜蝇作天敌进行防治。

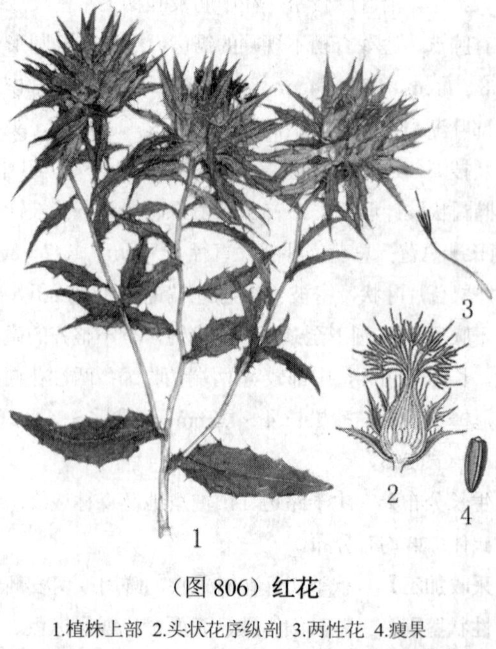

（图806）红花

1.植株上部 2.头状花序纵剖 3.两性花 4.瘦果

【性状鉴别】 为不带子房的筒状花，长1～2cm。表面红黄色或红色。花冠筒细长，先端5裂，裂片呈狭条形，长5～8mm。雄蕊5，花药聚合成筒状，黄白色。柱头长圆柱形，顶端微分叉。质柔软。气微香，味微苦。见(图807)

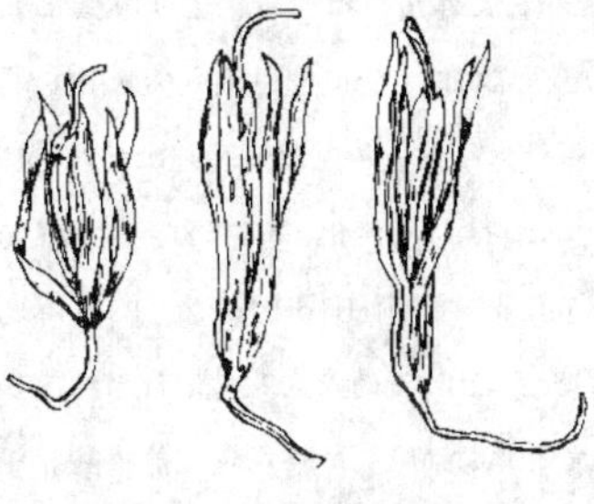

（图807）**红花（管状花）外形**

【显微鉴别】 粉末特征：橙黄色。①分泌细胞呈长管状，常位于导管旁，直径约至66μm，含黄棕色至红棕色分泌物。②花冠裂片顶端表皮细胞外壁突起呈短绒毛状。③柱头及花柱上部表皮细胞分化成圆锥形单细胞毛，先端尖或稍钝。④花粉粒深黄色，类圆形、椭圆形或橄榄形，直径约至60μm，具3个萌发孔，外壁有齿状突起。⑤草酸钙方晶直径2～6μm，存在于薄壁细胞中。见(图808)

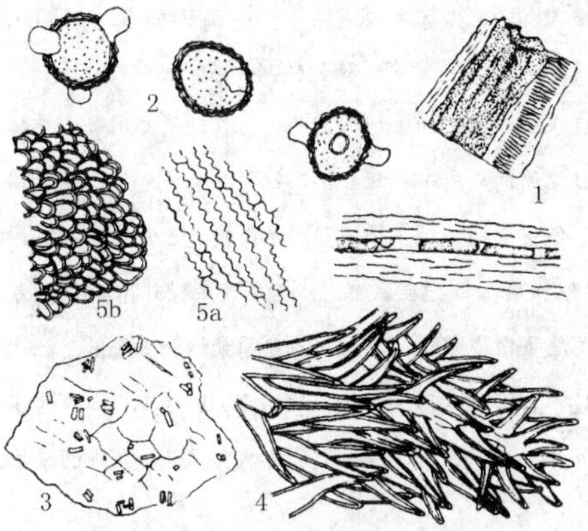

（图808）**红花(管状花)粉末特征**

1.分泌细胞 2.花粉粒 3.草酸钙方晶 4.花柱碎片 5.花冠裂片表皮细胞(a.表面观 b.顶端)

【理化鉴别】 取本品1g，加70%乙醇10ml，浸渍。倾取浸出液，于浸出液内悬挂一滤纸条，5分钟后把滤纸条放入水中，随即取出，滤纸条上部显淡黄色，下部显淡红色。(检查红花甙)

【品质含量】 根据《中华人民共和国药典》2005年版规定：本品按干燥品计算，含羟基红花黄色素A（C_{27} 小时 $_{30}O_{15}$）不得少于1.0%；含山奈素（$C_{15}H_{10}O_6$）不得少于0.050%。

【主含成分】 （1）花:含红色的和黄色的色素，从中分离得到：红花甙(*carthamin*)，前红花甙(*precarthamin*)，红花黄色素(*safflow yellow*)A及B，红花明甙(*safflomin*)。又含多酚类成分：绿原酸(*chlorogenic acid*)，咖啡酸(*caffeic acid*)，儿茶酚(*cate chol*)，焦性儿茶酚(*pyrocatechol*)，多巴(*dopa*)。

还含挥发性成分八十余种，已确定结构的有：乙酸乙酯(*ethyl acetate*)，苯(*benzene*)，1-戊烯-3-醇(*pent-1-en-3-ol*)，3-已醇(*3-hexanol*)，2-已醇(*2-hexanol*)，(E)-2-已烯醛[*(E)-2-hexenal*]，3-甲基丁酸(*3-methyl butyric acid*)，2-甲基丁酸(2-nmthyl butyric acid)，乙苯(ethylbenzene)，对二甲苯(p-xylene)，邻二甲苯(*o-xylene*)，苯乙醛(*phenyl acetaldehyde*)，壬醛(*nonanal*)，松油烯-4-醇(*terpinen-4-ol*)，马鞭烯酮(*verbenone*)，癸醛(*decanal*)，苯并噻唑(*benzothiazole*)，(E、E)-2，4-癸二烯醛[*(E、E)2，4-decadienal*]，桂皮酸甲酯(*methyl cinnamate*)，l，2，3-三甲氧基-5-甲基苯(*1，2，3-trimethoxy-5-methylbenzene*)，α-玷吧烯(*α-copaene*)，1-十四碳烯(*1-tetradecene*)，α-柏木烯(*α-cedrene*)，丁香烯(*caryophyllene*)，(E)-β-金合欢烯[*(E)-β-farnesene*]，葎草烯(*hunmlene*)，β-紫罗兰酮(*β-ionone*)，β-芹子烯(*β-selinene*)，二氢猕猴桃内酯(*dihydroactinidiolide*)，l-十五碳烯(*1-pentadecene*)，δ-荜澄茄烯(*δ-cadinene*)，丁香烯环氧化物(*caryophyllmle epoxide*)，1-十六碳烯(*1-hexadecene*)，l，3，5，11一十三碳四烯-7，9-炔(*1，3，5，11-tridecatetraene-7，9-diyne*)，(E、E、E)、(E、Z、E)和(Z、E、E)的三种异构体，(Z、Z)-1，3，ll-十三碳烯-5，7，9-三炔[*(Z、Z)-1，3，11-tridecatriene-5，7，9-triyne*]，(Z、Z)-1，8，11-十七碳三烯[*(Z、Z)，l，8，11-heptadecatriene*]，l，3，ll-十三碳三烯-5，7，9-三炔(*1，3，ll-tridecatriene-5，7，9-triyne*)的(Z、E)和(E、E)的两种异构体，(Z、Z、Z)-1，8，11，14十七碳四烯[*(Z、Z、Z)-1，8，11，14-heptadecatetraene*]，(Z)-1，11-十三碳二烯-3，5，7，9-四炔[*(Z)-1，1ltridecadiene-3，5，7，9-tetrayne*]，(E、Z)1，3，5-十三碳三烯-7，9，1l-十三炔[*(E、Z)-1，3，5-tridecatriene-7，9，11-triyne*]，1-十七碳烯(*1-heptadecene*)，(E)1，ll-十三碳二烯-3，5，7，9-四炔[*(E)-1，11-tridecadiene-3，5，7，9-tetrayne*]，1，3-十三碳二烯5，7，9，11-四炔(*1，3-tridecadiene-5，7，9，11-tetrayne*)有(E)和(Z)两种异构体，(E、E)-1，3，5-十三碳三烯-7，9，11-三炔[*(E、E)-1，3，5-tridecatriene-7，9，11-triyne*]，3-甲基丁酸-4，6-癸二炔-1-醇酯(*deca-4，6diyn-1-yl 3-methylbutyrate*)，1-十三碳烯-3，5，7，9，11-五炔(*1-tridecene-3，5，7，9，11-pentayne*)，3-甲基丁酸-(Z)-8-癸烯-4，6-二炔醇-l-酯[*(Z)-8-decene-4，6-diyn-l-yl 3-methyl butyrate*]，3-甲基丁酸(E、Z)-2，8-癸二烯-4，6-二炔-1-醇酯[*(E、Z)-2，8-decadiene-4，6- divn-1-vl 3 -methyl butyrate*]等。

还含16种氨基酸，其中含量最高的是赖氨酸(*lysine*)，含量最少的是带有苯环的和含硫的氨基酸。还含鼠李糖(*rhamnose*)，阿拉伯糖(*arabinose*)，木糖(*xylose*)，葡萄糖(*glucose*)，甘露糖(*mannose*)，二十九烷(*nouacosane*)，β-谷甾醇(*β-sitosterol*)，棕榈酸(*palmitic acid*)，肉豆蔻酸(*myristic acid*)，月桂酸(*lauric acid*)，α，γ-二棕榈酸甘油酯(*α，γ-dipalmitin*)，油酸(*oleic acid*)，亚油酸(*linoleic acid*)，β-谷甾醇-3-O-葡萄糖甙(*3-sitosterol-3-O-glucoside*)。另含红花多糖，系由葡萄糖，木糖，阿拉伯糖与半乳糖(*galactose*)以0-链联接的-种多糖。还含具降血压作用的丙三醇-呋喃阿糖-吡喃葡萄糖甙[*lpropanetriol-α-L- arabinofuranosyl (1→4)-β-D-glucopyranoside*]。

（2）**新鲜花蕾**:含木犀草素-7-O-葡萄糖甙(*luteolin-7-O-gluoside*)，胆甾醇(*cholesterol*)，豆甾醇(*stigmasterol*)，β-谷甾醇，月桂酸，肉豆蔻酸，棕榈酸，亚油酸，硬脂酸(*stearic acid*)，花生酸(*arachidic acid*)。

【药理】 （1）**对心血管系统的作用** ①对心脏和冠脉流量的作用：红花有轻度兴奋心脏、降低冠脉阻力，增加冠脉流量和心肌营养性血流量的作用。红花煎剂小剂量能使蟾蜍离体心脏及兔在体心脏轻度兴奋，使心跳有力，振幅加大；大剂量则对心脏有抑制作用，使心率减慢，心肌收缩力减弱，心搏出量减少。红花水提取液静脉注射或冠脉注射后，能使麻醉犬冠脉流量显著或中等程度增加；醇提液静注，则无明显作用。而水溶性成分红花黄色素III(粗提物)能立即增加兔离体心脏冠脉流量，但迅速呈明显抑制状态；对麻醉犬的在位心脏冠脉流量的作用无规律性。测定小鼠心肌对^{86}Rb的摄取能力表明，红花可轻度增加小鼠心肌营养性血流量。②对实验性心肌缺血的作用：红花对实验性心肌缺血、心肌梗死或心律失常等动物模型均有不同程度的对抗作用。红花煎剂腹腔注射对垂体后叶素引起的大白鼠或家兔的急性心肌缺血有明显的保护作用，可使反复短暂阻断冠脉血流造成麻醉犬急性心肌缺血的程度减轻、范围缩小、心率减慢。并保护急性心肌梗死区的“边缘区”而缩小梗死范围及降低边缘区心电图 ST 段抬高的幅度，从而改善缺血心肌氧的供求关系。另外，红花黄色素对乌头碱所致心律失常也有一定的对抗作用。红花水提液反使麻醉犬心肌耗氧量稍有增加。红花黄色素Ⅲ(粗提物)则无影响。以上结果的差异可能和实验方法、制剂、剂量及动物等不同有关。③对血管、血压和微循环的作用：用含微量肾上腺素或去甲肾上腺素的乐氏液灌流血管，使动物离体血管平滑肌收缩保持一定的血管紧张性，红花注射液可使紧张性增高的豚鼠后肢和兔耳呈现血管扩张作用，并随剂量增加而作用明显。红花水提醇沉制剂动脉内给药，亦可增加麻醉犬股动脉血流量，但对蟾蜍和兔的正常离体血管可使之收缩。表明红花扩张血管作用与血管的功能状态和药物的剂量有关。其作用机制可能主要是直接或部分对抗 α-肾上腺素受体的作用而使血管扩张，并有较弱的直接收缩血管作用。红花煎剂、水提液、提取的白色结晶体溶液及红花黄色素等对麻醉犬、猫或兔均有不同程度的降压作用。其作用迅速、短暂，并伴有呼吸兴奋。在大剂量时可致血压骤降、呼吸抑制而死亡。从红花分离的丙三醇-呋喃阿糖-吡喃葡萄糖甙腹腔注射 100mg/kg，可使家兔收缩压降低 10.3%。口服红花黄色素 1g/(kg·d) ~ 2g/(kg·d)能显著降低自发性高血压大鼠血压，并使其血浆肾素活性和血管紧张素Ⅱ均有所降低。对高分子右旋糖苷所致兔眼球结膜微循环障碍，红花黄色素及黄Ⅱ、Ⅲ(粗提物)有改善外周微循环障碍作用，使血流加速、毛细血管开放数目增加和血细胞聚集程度减轻。

（2）**抗凝血作用**　红花有抑制血小板聚集和增强纤维蛋白溶解作用，体外实验表明：红花能抑制二磷酸腺静(ADP)或胶原诱导的家兔血小板聚集作用。大鼠灌服红花煎剂有明显延长血栓形成时间，缩短血栓长度和减轻重量的作用，血小板计数降低，聚集功能抑制，凝血酶原时间及白陶土部分凝血活酶时间延长。红花黄色素在试管内能延长家兔血浆的复钙时间，家兔肌内注射红花黄色素能显著延长凝血酶原时间和凝血酶时间。健康男性食用饱和脂肪酸饮食三星期，然后食用以红花油为主要脂肪来源的饮食八星期，在食用二星期后就能降低血小板聚集功能，但对血栓烷 B_2(thromboxane B_2)浓度无影响。

（3）**对血脂的作用**　口服红花油可降低高胆固醇血症家兔的血清总胆固醇、总脂、三酰甘油(甘油三酯)及非酯化脂肪酸水平，并可降低大鼠血清胆固醇，但增加肝内脂质及胆同醇；恒河猴每日口服红花油 5g/kg，在第五个月时血清总胆固醇显著下降，主动脉斑块面积缩小，有明显逆转作用。用 4%红花油的普通饲料喂高胆固醇血症的小鼠 30 天有降血清胆固醇和肝内胆固醇和三酰甘油的作用。

（4）**对缺氧耐受能力的影响**　红花注射液、醇提物、红花甙、红花黄色素能显著提高小鼠的耐缺氧能力。采用结扎大鼠右颈总动脉，伴以大剂量乌拉坦麻醉的方法，造成急性缺血乏氧性脑病的动物模型，观察红花醇提液每日每只 0.5g，连续灌胃 5 天，于手术前再腹腔注射 1g 的疗效，结果给药组存活率 83%，较对照组 30%为高；缺血性脑损害的病理体征与形态变化较对照组轻，恢复亦快；脑组织化学(核糖核酸、琥珀酸脱氢酶、三磷酸腺甙酶)检查结果接近正常；异常脑电图、肌电图迅速恢复等，皆表明红花对缺血乏氧性脑病有保护作用。红花浸出液腹腔注射对预防新生大鼠减压缺氧缺血后脑神经元的变性有强力的保护性。

（5）**对平滑肌的作用**　红花煎剂对小鼠、豚鼠、兔与犬的离体子宫均有兴奋作用。麻醉动物实验表明，煎剂静注对小鼠、猫与犬的在位子宫都有兴奋作用。无论离体或在位子宫给药后紧张性或(和)节律性明显增加，有时兴奋作用强烈，可引起痉挛。对已孕子宫的作用比未孕者更为明显。子宫瘘兔静注煎剂后亦出现子宫兴奋反应，收缩频率增加，幅度加大，作用较持久。

（6）**免疫活性和抗炎作用**　红化黄色素能降低血清溶菌酶含量、腹腔巨噬细胞和全血白细胞吞噬功能；能使空斑形成细胞(PFC)、脾特异性玫瑰花结形成细胞(SRFC)和抗体产生减少；抑制迟发型超敏反应(DHA)和超适剂最免疫法(SOI)诱导的抑制 T 细胞(Ts)细胞活化。体外，红花黄色素 0.03 ~ 3.0mg/ml，0.1 ~ 0.2mg/ml 和 0.1 ~ 2.5mg/ml 抑制[^{3}H]TdR 掺入的 T、B 淋巴细胞转化，混合淋巴细胞(MLC)反应，白介素-2(IL-2)的产生及其活性。红花多糖在致敏后肌内注射能增强小鼠脾脏的抗体形成细胞数。但在致敏前给药却抑制抗体形成细胞数。红花多糖也能翻转免疫抑制剂泼尼松龙对 PFC 的抑制作用。在体外与小鼠淋巴细胞一起培养发现有弱的致有丝分裂作用，并与 T 细胞致有丝分裂剂刀豆球蛋白 A(ConA)显示协同作用，对 B 细胞有丝分裂剂 Dextran Sulfate(右旋糖酐)无明显影响。红花注射液皮下注射能提高大鼠外周血淋巴细胞 ANAE(酸性 α-醋酸萘酯酶)检测的阳性百分率，提示红花对细胞介导免疫功能具有促进作用。腹腔注射红花黄色素对甲醛性足蹠肿胀，组胺引起的毛细血管通透性增加及棉球肉芽肿形成均有明显的抑制作用。抗炎有效成分还含棕榈酸、肉豆蔻酸、月桂酸等。

（7）**对神经系统作用**　腹腔注射红花黄色素 550mg/kg 对醋酸诱发小鼠扭体反应抑制率为 58.76%；热板法测定本品痛反应时，在给药后 120 分钟仍可延长 104.7%，表明红花黄色素有较强的镇痛反应，且对锐痛及钝痛均有效。并能增强巴比妥类及水合氯醛的中枢抑制作用，其作用与用量成平行关系。还能减少尼可刹米性惊厥的反应率和死亡率。红花又能减轻脑组织中单胺类神经介质的代谢紊乱，使下降的神经介质恢复正常或接近正常。

（8）**其他作用**　红花在试管内能抑制变形链球菌附着能力，使菌斑形成量减少，细菌总蛋白亦下降，菌斑中胞外葡聚糖含量降低。红花含挥发油性成分 1，3，11-十三碳三烯-5，7，9-三炔的(Z、E)和(E、E)两种异构体有杀线虫(*Aphelenchoides besseyi*)作用。红花煎剂能减少灌流豚鼠肺的流量，有收缩支气管作用。

（9）**毒性**　红花煎剂 1g/kg 小鼠腹腔注射，无毒性反应；1.2g/kg 腹腔注射为最小中毒量；2g/kg 腹腔注射为最小致死量；LD_{50} 为 2.4±0.35g/kg 腹腔注射及 20.7g/kg 灌胃。中毒症状有委靡不振，活动减少，行走困难等。红花醇提取物的 LD_{50} 为 5.3g/kg 静脉注射。红花黄色素的 LD_{50} 为 2.35g/kg 瞻静脉注射、5.4g/kg 腹腔注射和 5.53g/kg 灌胃，当剂量增加至 7g/kg 腹腔注射或 9g/kg 灌胃时，小鼠则 100%死亡。中毒症状为活动增加、行动不稳、呼吸急促、竖尾、惊厥、呼吸抑制死亡等。

【性味归经】　味辛，性温。归心、肝经。

【功用主治】　活血通经，祛瘀止痛。主治经闭，痛经，产后瘀阻腹痛，胸痹心痛，癥瘕积聚，跌打损伤，关节疼痛，中风偏瘫，斑疹。

《新修本草》：“治口噤不语，血结，产后诸疾。”

《开宝本草》：“主产后血运口噤，腹内恶血不尽，绞痛，胎死腹中，并酒煮服。亦主蛊毒下血。”

《珍珠囊》：“入心养血。”

《医要集览·珍珠囊补遗》：“其用有四：逐腹中恶血，而补血虚之虚；除产后败血，而止血晕之晕。”

《本草蒙筌》：“维入血分，专治女科。喉痹噎塞不通，捣取生汁旋咽。”

《纲目》："活血，润燥，止痛，散肿，通经。"

《本草汇言》："活男子血脉，行妇人经水。"

《本草正》："达痘疮血热难出，散斑疹血滞不消。"

《本经逢原》："治小儿聍耳，解痘疔毒肿。"

《医林纂要·药性》："补肝行血，泻心去瘀。"

《药性考》："生新破瘀，经闭便难，消肿止痛，口噤风瘫，喉痹热烦。"

【临床应用】 （1）**用于血瘀诸证**。红花辛散温通，功能活血通经，化瘀止痛，为行血和血之要药。凡因瘀滞所致血气不和，经络不利诸证，皆可应用。

（2）**用于妇女血瘀所致经闭、痛经**。可配桃仁、当归、川芎等同用，共奏活血通经之效，如《医宗金鉴》桃红四物汤；若热病经水适来适断，热入血室而寒热谵语，则加用凉血散瘀之丹皮。

（3）**治妇女滞产或产后胞衣不下**。急用红花酒煮浓汁饮，并可与牛膝、川芎、当归相伍，方如《景岳全书》脱花煎.

（4）**治产后瘀滞腹痛，或血晕，血崩**。每可与干荷叶、蒲黄、当归等合用。

（5）**用于血瘀气滞之胸痹心痛**。多与赤芍、丹参、瓜蒌等同用，以宣痹活血止痛；若肝失条达，血瘀气滞所致胁肋疼痛，可配柴胡、白芍等疏肝止痛，如《经验方》健肝汤。

（6）**寒凝血瘀之胃脘疼痛，痛有定处，遇寒痛甚者**。可与丁香、木香、五灵脂等合用，以温中理气，活血止痛。

（7）**治癥瘕积聚**。可配当归、穿山甲、牡蛎，以活血祛瘀，软坚消瘕。

（8）**治历节四肢疼痛**。则常与白芷、防风、威灵仙相伍，以活血通痹，祛风止痛，如《医学从众录》红花白芷防风饮；

（9）**治疗中风偏瘫，肢体不遂属气虚血瘀者**。可配黄芪、当归等益气活血通络，如《医林改错》补阳还五汤。

（10）**治跌打损伤瘀肿作痛**。配川芎、乳香等，可增强活血化瘀，消肿止痛作用，如《外科大成》活血止痛汤；亦可与没药、大黄、麝香等共为细末，醋熬成膏，外敷患部，如《医宗金鉴》混元膏。

（11）**治热郁血瘀而斑疹色暗者**。常配伍清热凉血透疹之当归、紫草、大青叶等同用，如《麻科活人全书》当归红花饮。

（12）**用红花治疗丹毒痈肿亦有较好的疗效**。

《纲目》谓张元素云："佐当归，生新血。"

《用药心法》："和血，与当归同用。"（引自《汤液本草》）

《药品化义》："同苏木逐瘀血，合肉挂通经闭，佐归、芍治遍身或胸腹血气刺痛，此其行导而活血也。"

《药性考》："治风治肿行血，俱宜用酒佐之。"

【用量用法】 内服：煎汤，3～10g。

【使用注意】 养血和血宜少用；活血祛瘀宜多用。孕妇及月经过多者禁服。

《本草经疏》："本行血药也，血晕解、留滞行即止，过用能使血行不止而毙"

《得配本草》："产后勿宜用。"

《陕西中药志》："无瘀滞及孕妇忌用。"

【附方】 （1）**治痛经**：红花 6g，鸡血藤 24g，水煎调黄酒适量服。-- 《福建药物志》

（2）**治女子经脉不通，如血膈者**：好红花(细擘)、苏枋木(捶碎)、当归等分，㕮咀，每用一两，以水一升半，先煎花、木，然后入酒一盏并当归再煎。服半升，分两服，空心，食前，温服。-- 《朱氏集验方》之"红花散"

（3）**治逆经咳嗽气急**：红花、黄芩、苏木各八分，天花粉六分，水煎空心服。-- 《竹林女科》之"红花汤"

（4）**治堕胎恶血下泄，内逆奔心，闷绝不省人事**：红蓝花(焙)、男子发、陈墨、血竭、蒲黄等分为末。每服二三钱，童便、酒调服。-- 《医级》

（5）**治产后血晕心烦闷**：红蓝花二两，紫葛一两，芍药一两。上粗捣筛，每服五钱，水一盏半，煎至八分，去滓后再入生地黄汁半合，更煎六七沸，温服不拘时。-- 《普济方》之"红蓝花汤"

（6）**治吐**：血红花一两，诃黎勒(兼核生用)三枚，川朴硝五两。上件药，捣粗罗为散，每服三钱，以酒半中盏，水半中盏，煎至六分去滓，入赤马通一合，不计时候温服。-- 《圣惠方》之"红花散"

（7）**治妇人血积癥瘕，经络涩滞**：川大黄、红花各二两，虻虫(去翅足)十个。上取大黄七钱，醋熬成膏，和药丸如梧桐子大。每服五七丸，食后温酒下，日三服。-- 《济阴纲目》之"大红花丸"

（8）**治关节炎肿痛**：红花炒后研末适量，加入等量的地瓜粉，盐水或烧酒调敷患处。-- 《福建药物志》

（9）**治跌打及墙壁压伤**：川麻一分，木香二分，红花三分，甘草四分，均生用，研末，黄酒送下。-- 《急救便方》

（10）**治噎嗝**：红花(端午采头次者，无灰酒拌，湿瓦上焙干)、血竭(瓜子样者为佳)各等分。上为细末，用无灰酒一小盅入药在内，调匀，汤炖热徐徐咽下。初服二分，次日服三分或四分，三日服五分。-- 《简便单方》

（11）**治子宫颈癌**：红花，白矾各 6g，瓦松 30g，水煎，先熏后洗外阴部，每日 1～2 次，每次 30～60 分钟，下次加热后再用，每剂药可反复应用 3～4d. -- 《上海中医药杂志》1984，(9)：9

（12）**治肿毒初起，肿痛不可忍者**：用红花、川山甲(炒)各五钱，归尾三钱，黄酒二盅，煎一盅。调阿魏五分，麝香五厘服。-- 《外科大成》

（13）**治赤游肿半身红，渐渐展引不止**：以红蓝花末，醋调敷之。-- 《小儿卫生总微论方》

（14）**治聤耳，累年脓水不绝，臭秽**：红花一分，白矾一两(烧灰)。上件药，细研为末，每用少许，纳耳中。

（15）**治咽喉闭塞不通，须臾欲死**：取红蓝花，捣绞取汁一升，渐渐服，以瘥为度。如冬月无湿花，可浸干者，浓绞取汁，如前服之。（14～15 方出自《圣惠方》）

(16)**治疗冠心病**：以 50%红花注射液治疗。红花注射液用法有 3 种：①2.5～5.0ml 肌注，每日 1～2 次。②2.5～5.0ml 加于 10～50%葡萄糖 40ml 中静注，每日 1～2 次。③5.0～20ml 加于 5～10%葡萄糖液 250～500ml 静脉滴注，每日 1 次。一般以应用①、③两种方法为多。10～14 天为 1 疗程，如进行第 2、3 疗程需间隔数日，或连续应用，一般均在 1 个月左右，少数长达 3 个月左右。如有严重合并症给予对症治疗。治疗 100 例，症状改善总有效率 84.72%；心绞痛改善有效率 80.7%；心电图改善有效率 66%，对 ST 段下移的复位及 T 波的改善比较明显。合并高血压者应用后，不需服降压药，血压能维持在正常水平。治疗中，有 7 例出现副作用，其中 4 例全身皮肤发红，胸、背部皮肤出现红色皮疹；2例在用药后感到头晕；1例有短暂黄视。上述副反应在停药几口后随之消失，继续应用未再出现。--《山西医药杂志》王大骏，等，1977，(1)：34

（17）**治疗脑血栓**：用50%红化注射液15ml(含生药75g)加入10%葡萄糖500ml中静脉滴注，每日1次，15次为1疗程。对照组以4%碳酸氢钠100ml加入10%葡萄糖500ml中静脉滴注，每日1次，15次为1疗程。两组病人同时口服烟酸，剂量相同，其间均不用其他治疗。以1个疗程前后症状比较结果。结果，红花注射液治疗137例，总有效率94.2%，碳酸氢钠治疗50例总有效率72%，两组比较，有非常显著差异(P<0.01)。红花注射液对轻、中症患者治愈率比碳酸氢钠优越，两组比较有非常显著差异(P<0.01)；对重症患者，两组疗效均不明显。红花注射液副作用有过敏性皮疹、月经过多和全身无力等。--《山西医药杂志》姜英如，1983，12(5)：297

（18）**治疗脑动脉硬化症**：取10%红花注射液2ml加10%葡萄糖2ml混合注射于风府、哑门、风池三穴，每穴各注射1ml，3天注射1次，10次为1疗程，间隔10天后如病情需要可进行第二、第三疗程，为巩固疗效或预防性治疗可7~10天注射1次。合并有冠心病者，结合用丹参、黄芪注射液穴注肺俞、心俞、膈俞，维生素B，加普鲁卡因穴注内关、阿是穴；合并下肢动脉硬化者，结合用维生素B_1和维生素B_{12}加10%葡萄糖穴注阳陵泉、足三里、承山等穴。共治疗脑动脉硬化症110例，其中随访的60例中显效(大部分症状消失)28例，占46.6%，好转(症状和体征有改善)30例，占50%；不明显者(治疗后短时间内部分症状有改善，但1~2天后恢复原样)2例。--《江苏中医杂志》陈广南，1982，(2)：58

（19）**治疗高血压脉脑溢血恢复期之偏瘫**：用自制50%红花提取液15ml，加入10%葡萄糖250ml中，静脉滴注，每日1次，14次为1疗程，疗程间隔7~10天。共治疗25例，其中重度偏瘫14例，中度6例，轻度5例。结果显效(肌力提高3~4级以上)6例，占24.0%；进步(肌力提高1~2级)17例，占68%；无效(治疗前后无变化)2例，占8.0%。另设对照组25例，口服维生素及用针灸、体育疗法等，结果显效占5.3%，进步占26.3%，无效占68.4%。两组比较，治疗组疗效明显优于对照组。观察表明，使用红花对轻剖脑溢斑发病半月后为宜，重型则1月为宜，对血压过高者则不宜使用红花。--《山西医药杂志》路顺义，1981.(3)：12

（20）**预防流行性出血热DIC**：将流行性出血热发热期DIC阴性患者182例随机分为三组，红花泽兰组66例，双嘧达莫(潘生丁)组50例，对照组66例。前两组除一般治疗外，红花泽兰组给20%红花注射液及20%泽兰注射液各30ml。加于10%葡萄糖20ml，静脉推注，每日1次；潘生丁组给双嘧达莫0.1g口服，每日4次；对照组66例仅用一般治疗。治疗第3及第7日各做DIC诊断指标1次。两次化验结果表明，对照组出现DIC阳性者8例(12.1%)，双嘧达莫组3例(6%)，红花泽兰组无1例DIC阳性者，经统汁学处理红花泽兰组DIC发生率显著低于对照组(P<0.05)；红花泽兰组DIC发生率虽较双嘧达莫组低，但没有显著差异(P>0.05)。--《中医杂志》湖南省溆浦县人民医院，等，1981，(1)：17

（21）**治疗砸伤、扭伤所致的皮下充血、肿胀及腱鞘炎**：取干红花按1%比例浸入40%乙醇中，时常摇动，为时1星期，待红花呈黄白色沉于瓶底后，纱布过滤。临用前加1倍蒸馏水稀释，将脱脂棉用酊剂浸湿外敷患处，再用绷带包扎，如果加热则效果更为显著。换药次数视伤处的轻重而增减。治砸伤、扭伤775例，痊愈347例，好转399例，无效29例。较轻病例2~3天即可恢复，较重者敷药后3~5天充血亦即消失。治腱鞘炎59例，痊愈18例，好转39例，无效2例。--《药学通报》于启祥，等，1959，7(11)567

（22）**治疗急慢性肌肉劳损**：用红花制成5%的注射液，在病点或循经取穴注射。针头刺入后先行提插，待患者有酸麻胀感后再注入药液，每穴0.5~1ml，每日或隔日1次，疗程视病情而定，观察132例，经治3~15次后，痊愈51例(38.6%)，显效49例(37.1%)，好转21例(15.9%)，无效11例(8.3%)，有效率91.7%。有的注射5~6次即愈，1年多未见复发。治疗中未发观不良反应，有的首次注射后有酸痛加重现象，以后逐渐减轻，一般仍继续治疗，不需使用辅助药物。--《医药科技动态》广东省医药卫生研究所，1972，(10)：25

（23）**防治褥疮**：红花30g，浸泡在100ml自来水中，冬天浸泡2小时，夏天浸泡30分钟，待浸出液呈玫瑰红色后即可使用。用时每次取4ml浸出液于手掌上，轻轻揉擦褥疮好发部位，每次揉擦10~15分钟。观察506例，无1例发生褥疮及其他并发症。--《新医药学杂志》镇江市人民医院一病区护理组，1975，(8)：24　另用红花500g加水7000ml，煎2小时红花呈白色后，过滤取液，再用文火煎约3~4小时：使呈胶状，用时涂于纱布上贴患部，覆以消毒纱布固定。隔日换药1次。治疗20例24处褥疮，5次以内治愈者8处，10次以内治愈者11处，10次以上者5处，其中有20~25次治愈的2例，病程达1~2年。--《中华外科杂志》沈阳市结核病院护理研究小组，1961，9(8)：560

（24）**治疗静脉炎**：取红花、甘草各半研粉，用50%乙醇调匀后敷患处，外用纱布包扎，每日换药1次，干后可在纱布外再倒入少量乙醇加湿。外敷包扎均在1~3次后收效。治疗由四环素、红霉素等刺激性药物多次静脉注射后引起的局部静脉炎69例(上肢静脉55例，下肢静脉12例，额部静脉2例)，显效43例，无效26例。--《浙江中医杂志》张清和，1988，23(6)277

（25）**治疗神经性皮炎**：每次用5%红花注射液(红花50g，共制1000ml)2~6ml作局部封闭，3天1次。治疗70例，痊愈25例(占35.7%)，好转35例(占50.0%)，无效10例(占14.3%)，有效率85.7%。--《新医学》交通部北京铁路医院皮肤科，1974，5(12)：609

（26）**治疗扁平疣**：每日用红花9g，沸水冲泡(如泡茶叶)，饮用红色汁水，汁水饮完后可再次冲泡，反复至红色极淡为止，1天内用完，次日重新冲泡。连续10天为1疗程，4个疗程无效者停用。观察36例，结果1疗程治愈者2例，2个疗程治愈者18例，3个疗程治愈者12例，4个疗程治愈者1例，3例无效，治愈率为91.6%。治疗中，部分患者出现病变部位发红、发痒，丘疹明显凸起，有加重之趋势，但继续治疗，丘疹很快变平而消退。此现象系消退之先兆，不须停药。--《重庆医药》第三军医大学第一附属医院皮肤科，1975，(5)：49

（27）**治疗因注射引起的局部硬结肿块症**：取干红花30g，放入70%的乙醇100ml中，密封浸泡1星期(时间越长越好)，滤去药渣，制成30%的红花消结酒。使用时用纱布或脱脂棉蘸药酒局部涂擦，每日2~3次，每次5分钟。共治疗因注射出现局部硬结患者150例，一般硬结在3~7天内完全消失，大块硬结，也只用10~15天即全部治愈。--《河北中医》李胜琴，等，1990，(3)：18

（28）**治疗青少年近视眼**：用10%红花眼药水滴眼，每日3次，每次1~2滴，每15天为1疗程，观察4个疗程，少数病例最长达9个月。共治疗253例(506只眼)，视力恢复正常率为7.5%，好转率为73.32%，有效率为80.83%，无效率为19.16%。屈光度越小，近视程度越轻者，视力增进得越多，且增加疗程对提高疗效有一定作用。另外对31例(62只眼)点眼治疗后眼血流改变进行观察，测定出点药30分钟后及每日3次、每次1~2滴点眼，1个月后眼血流变

化，结果平均波幅值增加 18.60%。-- 《河北医药》吴柏琨，等，1981，(3)：5

（29）**治疗突发性耳聋**：用红花注射液 2～4g，肌内注射，每日 3 次，8～10 天为 1 疗程。疗程间停止肌注 3～5 天，改用口服，妇女经期暂停药。治疗感音神经性耳聋 20 例。疗程最短者 8 天，最长者 60 天；治疗 1 个月疗程者 3 例，2 个疗程者 9 例，3 个和 4 个疗程者各 4 例。结果痊愈 6 例，显效 3 例，进步 5 例，无效 6 例。年轻者疗效较年迈者为佳。-- 《中华耳鼻喉科杂志》刘永磁，等，1982，17(1)：41

（30）**治疗胃溃疡**：红花 60g，大枣 10 枚，蜂蜜 60g。先将红花、大枣加水 400ml，文火煮至 200ml，去红花加入蜂蜜。每日空腹服 200ml(喝汤吃枣)，连服 20 天为 1 疗程，直至治愈。共治 50 例，结果治愈(临床症状消失，钡餐 X 线检查龛影消失)39 例，占 78%，进步(临床症状减轻，龛影较前缩小)11 例，占 22%。-- 《新医学》黎国器，1973．4(2)：118

鹅不食草

【别名】 鹅不食草《食性本草》，野园荽《濒湖集简方》，鸡肠草《纲目》，鹅不食《生草药性备要》，地芫荽《医林纂要·药性》，满天星、沙飞草、地胡椒、大救驾《简易草药》，三节剑《分类草药性》，山胡椒、连地稗《岭南采药录》，二郎戟、小救驾《贵州民间方药集》，杜网草、猪屎草《福建民间草药》，砂药草《江苏植物志》，地白茜《南宁市药物志》，猪屎潺《广西中药志》，通天窍《四川中药志》，球子草、雾水沙、猫沙、小拳头《广东中药》，铁拳头、散星草、地杨梅、三牙钻、蚊子草《浙江民间常用草药》，白球子草《福建中草药》，二郎剑《四川常用中草药》，球子草《广州植物志》。

【名释】 此草味辛有刺激性，鹅皆不食，故名鹅不食草。

【来源】 为菊科植物石胡荽的 *Centipeda minima* (L.) A.Br.et Ascher. 全草。

【植物形态】 一年生小草本，高 5～20cm。茎纤细，多分枝，基部匍匐，着地后易生根，无毛或略具细绵毛。叶互生；无柄；叶片楔状倒披针形，长 7～20mm，宽 3～5mm，先端钝，边缘有不规则的疏齿，无毛，或下面稍有细毛。头状花序细小，扁球形，直径约 3mm，单生于叶腋，无总花梗或近于无总花梗；总苞半球形；总苞片 2 层，椭圆状披针形，绿色，边缘膜质，外层较内层大；花托平坦，无托片；花杂性，淡黄色或黄绿色，全为筒状；外围雌花多层，花冠细，有不明显的裂片；中央的两性花，花冠明显 4 裂。瘦果椭圆形，长约 1mm，具 4 棱，边缘有长毛；无冠毛。花期 6～10 月。见（图 809）

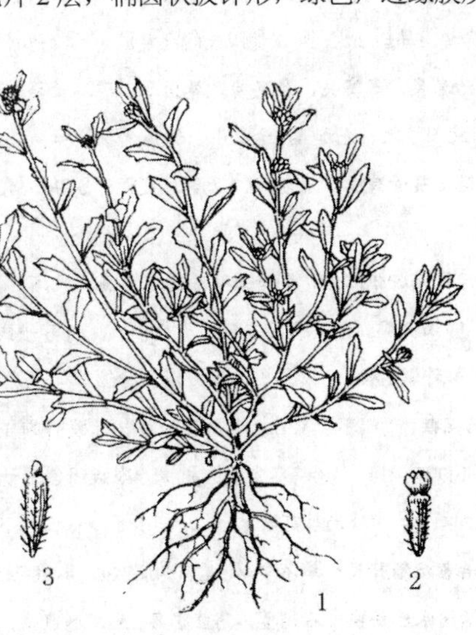

（图 809）**石胡荽**

1.植物全株 2.管状花 3.瘦果

【生长分布】 生于水边、阴湿草地及公园温室花盆潮湿处。邹平南部山区有分布。

【采收加工】 6～10 月花开时采收，鲜用或晒干。

【性状鉴别】 全草扭集成团。须根纤细，淡黄色；茎细，多分枝，质脆，易折断，断面黄白色。叶小，近无柄；叶片多皱缩或破碎，完整者展平后呈匙形，表面灰绿色或棕褐色，边缘有 3～5 个齿。头状花序黄色或黄褐色。气微香，久闻有刺激感，味苦，微辛。

【显微鉴别】 （1）叶横切面：上表皮细胞略切向延长。栅状组织 1 列；海棉组织细胞类圆形。下表皮腺毛较多，并有非腺毛，由 4～6 个细胞组成，长 560～750μm，基部细胞直径 40～60μm，向上逐渐变小，顶端细胞窄细，扭曲成鞭状。上表皮表面观：壁略波状弯曲。腺毛头部由 2 个细胞组成，长径 32～44μm，短径约 20μm，气孔不定式。见（图 810）

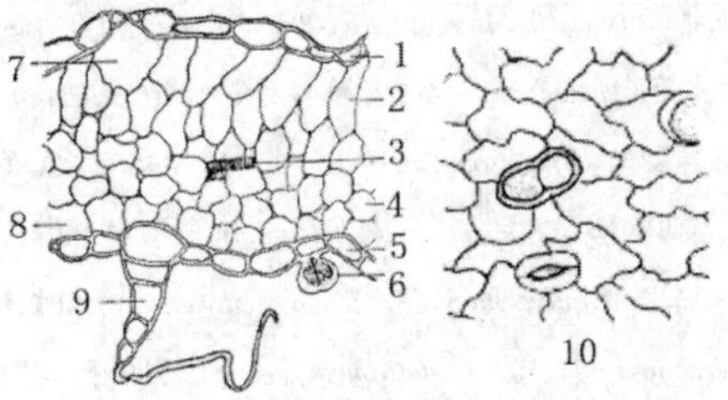

（图 810）**鹅不食草叶横切面及表面简图**

1.上表皮 2.栅状组织 3.导管 4.海绵组织 5.下表皮 6.腺毛 7～8.气室 9.非腺毛 10.气孔

（2）茎横切面：表皮细胞 1 列，类方形或略切向延长，壁略厚，外覆角质层。皮层细胞 5～8 列，细胞间隙较大。韧皮部外侧有纤维 4～15 个成束，弱木化，径 8～16μm，壁厚 3～4μm。木质部导管数列，径向排列，木化。射线弱木化。中央有大形髓部。

【理化鉴别】 取本品粉末 1g，加乙醇 10ml，在水浴上回流加热 10 分钟，乘热滤过。滤液供以下试验。(1) 取滤液 1ml，放入小试管中，在水浴上挥去乙醇，加氯仿 1ml，浓硫酸 1ml，俟两液分层后，氯仿层呈青色，硫酸层呈绿色荧光。(检查甾类)　(2) 取滤液 1ml，放入小蒸发皿中，于水浴上蒸干，加醋酸酐-浓硫酸 (19：1)试剂两滴，混匀，产生黄色，后转变为红色-紫色-青色-污绿色。(检查甾类)

【主含成分】 全草含棕榈酸蒲公英甾醇酯(*taraxasteryl palmitate*)，乙酸蒲公英甾醇酯(*taraxasteryl acetate*)，蒲公英甾醇(*taraxasterol*)，豆甾醇(*stigmastero1*)，山金车二醇(*arnodio1*)，谷甾醇(*sitostero1*)，十九酸三十四醇酯(*tetratriacontanyl nonadeeanoale*)，2-异丙基-5-甲基氢醌-4-O-β-D-吡喃木糖甙(*2-isopropyl-5-methylhydroquinone-4-O-β-D-xylopyranoside*)，2α，3β，19α，23-四羟基-12-乌苏烯-28-酸-28-O-β-D-吡喃木糖甙(*2α，3β，19α，23-tetrahydroxy urs-12-ene-28-oic acid-28-O-β-D-xylopyranoside*)，2α，21β，22α，28-四羟基-12-齐墩果烯-28-O-β-D-吡喃木糖甙(*2α，21β，22α，28-tetrahydroxy olean-12- ene-28-O-*

β-D-xylopyranoside)，3β，22α，21β，22α，28-五羟基-12-齐墩果烯-28-O-β-D-吡喃木糖甙(3β，22α，21β，22α，28-pentahydroxy olean-12-ene-28-O-β- D-xylopyranoside)，3，3′，5，5′-四甲氧基芪(3，3′，5，5′-tetramethoxystibene)，1α，3β，19α，23-四羟基-12-乌苏烯-28-酸-28-O-β-D-吡喃木糖甙(1α，3β，19α，23-tetrahydroxy urs-l2-ene-28-oic acid-28-O-β-D-xylopyranoside)，lβ，2α，3β，l9α，23-五羟基-l2-乌苏烯-28-酸-28-O-β-D-吡喃木糖甙(lβ，2α，3β，l9α，23-pentahydroxy urs-12-ene-28-oic acid-28-O-β-D-xylopyranoside)，3α,2lα,22α，28-四羟基-l2-齐墩果烯-28-O-β-D-吡喃木糖甙(3α,2lα,22α，28-trahydroxy dean-12-ene-28-O-β-D-xylopyranoside)，3α，16α,2lα,22α，28-五羟基-12-齐墩果烯-28-O-β-D-吡喃木糖甙(3α，16α,2lα,22α，28-pentahydroxy olean-12-ene-28-O-β- D-xylopyranoside)，6-羟基-反-8-二十六碳-烯-3-酮(6-hydroxy-hexacostrans-8-ene-3-one)，3，5，4′一三甲氧基反一蘼(3，5，4′-trimethoxytrans-stilbene)，3α，21β，22α，28-四羟基-12-齐墩果烯-28-O-β-D-吡喃木糖甙(3α，21β，22α，28-tetrahydroxy olean-12-ene-28-O-β-D-xylopyranoside)，3α，16α,2lα,22α，28-五羟基-12-齐墩果烯-28-O-β-D-吡喃木糖甙(3α，16α,2lα,22α，28-pentahydroxy olean-12- ene-28-O-β-D-xylopyr-anoside)，川陈皮素(nobiletin)，羽扇豆醇(lupeol)，二十六醇(hexacosanol)，乙酸羽扇豆酯(lupeyl acetate)，10-异丁酰氧基-8，9-环氧百里香酚异丁酸酯(10-isobutyryloxy-8，9-epoxythymol isobutyrate)，9，10-二异丁酰氧基-8-羟基百里香酚(9，10-diisobutyryloxy-8-hydroxythymol)，短叶老鹳草素(brevifolin)，堆心菊灵(helenalin)，异丁酸堆心菊灵内酯(florilenalin isobutyrate)，异丁酰二氢堆心菊灵(isobutyroylplenolin)，千里光酰二氢堆心菊灵(senecoy[plenolin]，四氢堆心菊灵(tetrahydrohelenalin)，α-莎草酮(α-cyperone)，槲皮素3，7，3′-三甲酯(quercetin-3，7，3′-trimethylether)，槲皮素-3，7，3′，4′-四甲酯(quercetin-3，7，3′，4′-tetramethyl-ether)，槲皮素-3-甲酯(quercetin-3-methyl-ether)，槲皮素3，3′-二甲酯(quercetin-3，3′-dimethylether)，芹菜素(apigenin)，石南藤酰胺乙酸酯(aurantiamide acetate)，6-O-千里光酰二氢菊灵(6-O-senecoylplenolin)，山金车内酯(arnicolide)C等。

【药理】 （1）**抗过敏作用** 鹅不食草热水提取物在动物皮肤被动过敏反应(PCA)中表现出显著抗过敏作用，也可较强地抑制化合物48/80或刀豆球蛋白A诱导的大鼠腹腔肥大细胞组胺释放。其中山金车内酯、6-O-千里光酰二氢菊灵和石南藤酰乙酸酯抑制组胺释放 IG_{50} 分别为 3.0×10^{-5}mool/L、1.8×10^{-5}mool/L及 $2.3\times\times10^{-4}$mool/L。在PCA试验中，口服50mg/kg，前两种化合物对色素渗出抑制率分别为61.76%、37.4%。

（2）**抗突变及抗肿瘤作用** 采用Ames试验平板掺入法，选用了标准菌株 TA_{98} 和 TA_{100} 诱变剂分别为4-硝基邻二胺和迭氮钠。鹅不食草两次水煎煮浓缩液进行实验，每皿加入量为3mg，具有一定的抗突变作用。鹅不食草乙醇提取物有较明显的抑制肿瘤生长作用。

（3）**止咳、祛痰、平喘作用** 挥发油和乙醇提取液部分有某些止咳、祛痰、平喘作用，沉淀部分止咳效果不明显，无祛痰作用。

（4）**抑菌作用** 煎剂25～50%在马铃薯鸡蛋固体培养基内对结核杆菌有某些抑制作用。100%煎剂平板打洞法，对金黄色葡萄球菌有抑制作用。

【性味归经】 味辛，性温。归肺、肝经。

【功用主治】 祛风通窍，解毒消肿。主治感冒，头痛，鼻渊，鼻息肉，咳嗽，哮喘，喉痹，耳聋，目赤翳膜，疟疾，痢疾，风湿痹痛，跌打损伤，肿毒，疥癣。

《本草拾遗》：“去目翳，挼塞鼻中，翳膜自落。”

《四声本草》：“通鼻气，利九窍，吐风痰。”

《纲目》：“解毒，明目，散目赤肿云翳，耳聋，头痛，脑酸，治痰疟，鼻齆鼻窒不通.塞鼻息自落，又散疮肿。”“汁制砒石、雄黄。”

《中草药性备要》：“理跌打折骨，止痛消肿，去瘟后眼膜，医诸般眼疾。”

《医林纂要·药性》：“通郁，去寒，可截疟，止痢。以干末搐鼻，可发嚏去寒郁。”

《得配本草》：“散疮疹，顺二便，拔肢毒，落息肉，治金疮。”

《现代实用中药》：“为粘膜惹激药。用于鼻道病，如肥厚性鼻炎，鼻息肉，鼻塞等。”

《广西中药志》：“治喉毒，儿科疳积。”

《湖南药物志》：“祛风化痰，消积除疳，散寒祛湿，行瘀活血，消肿止痛。治牙痛，一切肿毒，湿毒胫疮，痔疮肿痛，百日咳，鸡眼疔；民间应用于疟疾，感冒，黄疸，疳积，腹泻，暴卒昏迷，急慢惊风，目暴赤，目翳，蛇咬伤，霍乱。”

《广东中药》：“宣肺气，通窍，散瘀。治慢性鼻窦炎，过敏性鼻炎，百日咳，跌打通脉。”“治鼻出血，伤风，脱肛。”

《浙江民间常用草药》：“治角膜炎，感冒，毒蛇咬伤，鸡眼，痢疾。”

《海南岛常用中草药手册》：“散湿，祛风消肿。治黄疸肝炎，高热，风湿痹痛。”

《福建药物志》：“治流感，睾丸肿痛，麻风。急性中耳炎。”

《得配本草》：“配川山甲、归尾，捣敷一切肿毒；佐青黛、川芎嗜鼻，治目中星翳。”

《广东中药》：“配皂角，共为细末嗜鼻，功同通关散。配白玉兰、侧柏叶、大蒜，治疗百日咳有良效。”

【用量用法】 内服：煎汤，5～9g；或捣汁。外用：捣敷，或捣烂塞鼻，或研末嗜鼻，适量。

【使用注意】 《得配本草》：“气虚胃弱者禁用。”

《草木便方》：“血虚、孕妇、肺胃有热者忌用。”

《广西中药志》：“阳实火盛者忌用。”

《浙江药用植物志》：“胃病患者慎服。”

【附方】 （1）**治伤风头痛、鼻塞**：鹅不食草(鲜或干均可)搓揉，嗅其气，即打喷嚏，每日2次。--《贵阳民间药草》

（2）**治鼻炎，鼻窦炎，鼻息肉，鼻出血**：鹅不食草、辛夷花各3g。研末吹入鼻孔，每日2次；或加凡士林20g，做成膏状涂鼻。--《青岛中草药手册》

（3）**治支气管哮喘**：石胡荽、瓜蒌、莱菔子各9g，煎服。--《安徽中草药》

（4）**治目病肿胀红赤，昏暗羞明，隐涩疼痛，风痒，鼻塞，头痛，脑酸，外翳攀睛，眵泪稠粘**：鹅不食草二钱，青黛一钱，川芎一钱。为细末，先噙水满口，每用米许嗜入鼻内，以泪出为度，不拘时候。--《原机启微》

（5）**治疟疾**：①鹅不食草6g，水煎渣加糖。于发作前1～2小时服。--《四川中药志》（1979年） ③鹅不食草、胡椒、冷饭团各适量，捣烂，于发作前8h敷两手寸口。--《岭南草药志》

（6）**治黄疸型肝炎**：鹅不食草9g，阿陈24g，水煎服。--《河北中草药》

（7）**治阿米巴痢疾**：石胡荽、乌韭根各15g，水煎服，每日1剂；血多者加仙鹤草15g。--《江西草药》

（8）**治小儿疳积**：(鹅不食草)全草3g，或研粉每日用1.5g，蒸瘦肉或猪肝

服。--《广西本草选编》

（9）**治中暑及热痧**：青木香根15g，鹅不食草15g。合并研成细粉，置于鼻下，嗅之可苏醒。再用二者煎汤服用可治热痧。--《杭州药用植物志》

（10）**治跌打损伤**：(球子草)全草9~15g，加黄酒、红糖适量，水煎服；同时用鲜全草捣烂敷患处。--《浙江民间常用草药》

（11）**治湿毒胫疮**：野园荽(夏天采取，晒收为末)每以五钱，汞粉五分，桐油调作隔纸膏，周围缝定，以茶洗净，缚上膏药，黄水出。--《简便单方》

（12）**治一切肿毒**：野园荽一把，穿山甲(烧存性)七分，当归尾三钱。捣烂入酒一碗，绞汁服，以渣敷之。--《濒湖集简方》

（13）**治痔疮**：鹅不食草60g，无花果叶15~18g。煎水，先熏过再洗。--《贵阳民间药草》

（14）**治慢性湿疹**：石胡荽、杠饭归等分，共研细末，用醋或麻油调和涂搽患处。--《战备草药手册》

（15）**治鹅口疮**：鹅不食草3g，冰片1.5g。共研细面，每用少许撒患处。--《河南中草药手册》

（16）**治毒蛇咬伤**：球子草)鲜令草捣烂，外敷伤口周围；另用鲜全草30g，捣烂绞汁，冲开水服。

（17）**治鸡眼** 先把鸡眼厚皮削平，将(球子草)鲜全草捣烂包敷患处，3~5天取下。(16~17方出自《浙江民间常用草药》)

（18）**治膀胱结石**：鹅不食草60g，洗净捣汁，加白糖少许，1次服完。--《贵阳民间药摹》

（19）**治小儿急慢惊风**：(鹅不食草)鲜全草适量。捣烂，榨取汁，调花生油灌服；药渣外搽额头及太阳穴。--《壮族民间用药选编》

（20）**治疗白日咳**：鲜鹅不食草150g，加水700ml，文火煎至500ml，加入糖浆500ml，使成为1000ml。1周岁儿童每日服20ml(约等于鹅不食草生药3g)，分4次服。3周岁服30ml，5岁以上者可加至40ml，1岁以下者照周龄酌减。共治160例，痊愈(症状全部消失)105例，占65.5%，基本痊愈(症状基本消失，仅稍有一些轻咳)36例，占22.5%，显著好转(症状夫部获得改善)19例，占11.9%。--《福建中医药》长汀县中西医联合医院儿科，1959.4(2)：6

（21）**治疗疟疾**：将石胡荽制成注射剂(每ml含生药2g)，在发作前2h肌内注射1次，连用3天。每次剂量：1~3岁2ml，4~8岁3ml，9~14岁4ml，15岁以上5ml观察各型疟疾现症病人187例，经1~3次用药，痊愈175例(93.6%)。与氯喹、伯氨喹对照组相比，疗效无显著差别。治疗中有3例注射后发生恶心和轻度呕吐，停药后自行消失。--《湖北卫生》，1972，(6)：51

（22）**治疗关节扭伤、腰肌劳损、风湿疼痛**：将鲜石胡荽制成注射剂(每1500g鲜药制成500ml)，于痛点或循经取穴注射，每次0.2~0.5ml，隔日1次，一般3~5次为1疗程。观察94例，痊愈31例，好转60例，有效率达97%。--《浙江省科技简报》(医药卫生部分)，1972，(5)：28

茼蒿

【别名】 茼蒿《千金·食治》，同蒿《嘉祐本草》，蓬蒿《饮膳正要》，同蒿菜《滇南本草》，蓬蒿菜《本草从新》，蒿菜《得配本草》，菊花菜《植物名实图考》，茼蒿菜《食物中药与使方》。

【名释】 茼蒿，《纲目》："形气同乎蓬蒿，故名。"《三农纪》亦谓："茼者，取其同于蒿也。"为常食蔬菜，故得"菜"名。

【来源】 为菊科植物茼蒿 *Chrysanthemum coronarium* L.的茎叶。

【植物形态】 一年或二年生草本。高达70cm，不分枝或自中上部分枝，光滑无毛或几光滑无毛。基生叶花期枯萎；中下部茎叶长椭圆形或长椭圆状倒卵形，长8～10cm，无柄，一回为深裂或几全裂，侧裂片4～10对，二回为浅裂、半裂或深裂，裂片卵形或线形；上部叶小。头状花序单生茎顶或少数生茎枝顶端，但并不形成明显的伞房花序，花梗长15～20cm。总苞径1.5～3cm。总苞片4层，内层长1cm，顶端膜质扩大成附片状。舌片长1.5～2.5cm。舌状花瘦果有3条突起的狭翅肋，肋间有1～2条明显的间肋。管状花瘦果有1～2条椭圆形突起的肋，及不明显的间肋。花果期6～8月。见（图811）

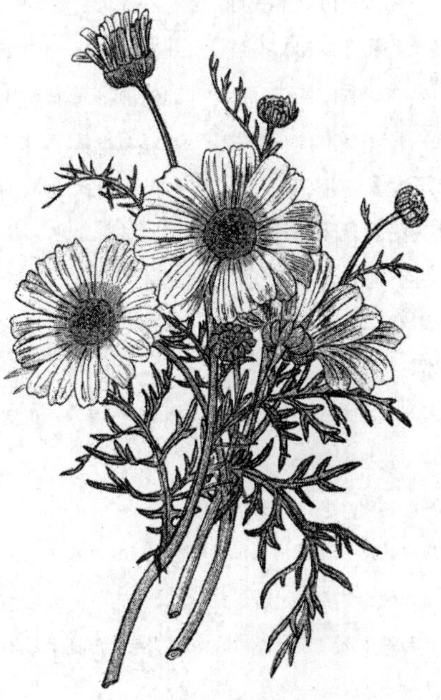

（图811）**茼蒿**

【生长分布】 原产于地中海地区。邹平各地均有栽培。

【采收加工】 春、夏季采收，鲜用。

【栽培要点】 **生长习性** 茼蒿属于半耐寒性蔬菜，喜欢冷凉湿润的气候，生长适温为18～20℃，在29℃以上时生长不良，12℃以下时生长缓慢，可耐短时间0℃左右的低温。对光照要求不很严格，较耐弱光，属长日照作物。如果能控制好温度，在大棚内即可种植。土壤以肥沃、疏松、保水保肥性好、排灌方便为宜。

栽培技术 采用撒播或条播。撒播每667 ㎡(1亩)用种量4~5kg，为了增加产量，提高质量，用种量可加大到6~7kg。条播按行距约10cm播种，667㎡用种量约2.5~3kg。为了出苗整齐和早出苗，播种前可进行浸种催芽，将种子放入温水中浸泡24h，捞出稍晾后在15~20℃条件下催芽，待种子露白时播种，播后覆土约1cm厚。

田间管理 茼蒿在播种后约1周即可出苗，在幼苗长到具有2~3片真叶时，应进行间苗，并拔除田间杂草。撒播的间苗应使植株保持约4×4 cm的株行距，条播的株距控制在3~4cm。茼蒿在生长期间不能缺水，应保持土壤湿润，但在雨季播种的茼蒿，在种苗刚出土时，应控制水分，以防猝倒病发生，这以后应保持田间经常湿润，遇雨注意防涝，排除积水。基肥以有机肥为主，一般667 ㎡施用腐熟的粪干300~400kg。追肥以速效氮肥为主，一般在苗高10~

12cm 时开始追肥，667 m²用尿素 20～25kg。以后每采收 1 次，追施相同数量的肥料。

采收时间 茼蒿一般生长 40～50d，植株高 20cm 左右时即可收获。如果想进行多次收获，可用利刀在主茎基部留 3cm 左右桩割下，割后留下的老茺要及时进行追肥和浇水，1 个月后可再收一茬。

病虫害防治 常见病虫害主要有叶枯病、霜霉病、褐斑病、潜叶蝇、白粉虱、蚜虫等。病虫害应以预防为主。应采用加强田间管理、搞好田园清洁，选用抗病品种等综合措施，化学防治应选用高效、低毒、低残留农药。叶枯病可用 50％扑海因可湿性粉剂 1500 倍液，或 50％多菌灵可湿性粉剂 1500 倍液喷雾，交替使用。霜霉病可用 64％杀毒矾可湿性粉剂，或 75％百菌清可湿性粉剂 500 倍液喷雾。褐斑病可用 80％大生可湿性粉剂 500 倍液，或 78％科博可湿性粉剂 500 倍液喷雾。一般 7～10 天喷一次，连喷 2～3 次。潜叶蝇可用 2.5％辉丰菊酯，或 4.5％高效氯氰菊酯 2000 倍液，或 0.9％虫螨克 1500-2000 倍液，或 1.8％虫螨克 3000～4000 倍液喷雾。蚜虫可用 10％蚜虱净乳油 1000～2000 倍液，或 4.5%高效氯氰菊酯 1500 倍液等喷雾，可兼治白粉虱。采收前 15 天停止用药。

【性味归经】 味辛、甘，性凉。入心、脾、胃经。

【功用主治】 和脾胃，消痰饮，利二便，清头目。主治脾胃不和，二便不通，咳嗽痰多，烦热不安。

《千金·食治》："安心气，养脾胃，消痰饮。"

《日用本草》："消水谷。"

《滇南本草》："行肝气，止疝气疼，治偏坠气疼，利小便。"

《医林纂要·药性》："开胃，和脾。"

《得配本草》："通血脉，除膈中臭气"

《现代实用中药》："为祛痰剂，用于感冒，咳嗽痰多；又为健胃药，治慢性胃肠病，习惯性便秘。"

《食物中药与便方》："清血养心，润肺消痰。治高血压性头昏脑胀，睡眠不安，烦热，热咳痰浓。"

【用量用法】 内服：煎汤，鲜品 60～90g。

【使用注意】 《嘉祐本草》："动风气，熏人心，令人气满，不可多食。"

《得配本草》："泄泻者禁用。"

【附方】 （1）**治热咳痰浓**：鲜茼蒿菜 90g，水煎去渣，加冰糖适量熔化后分 2 次饮服，

（2）**治高血压性头昏脑胀**：鲜茼蒿菜1握。洗，切，捣烂取汁，每服 1 酒杯，温开水和服，每日 2 次。

（3）**治烦热头昏，睡眠不安**：鲜茼蒿菜、菊花脑(嫩苗)各 60～90g。煮汤，每日 2 次饮服。（1～3 方出自《食物中药与便方》）

大蓟

【别名】 大蓟《别录》，马蓟《范汪方》，虎蓟《本争经集注》，刺蓟、山牛蒡《日华子》，鸡项草《本草图经》，鸡脚刺《滇南本草》，野红花《纲目》，茨芥《本草述》，牛触嘴、鼓椎《医林纂要·药性》，鸡姆刺《质问本草》，恶鸡婆《草木便方》，驴扎嘴、马刺刺《山西中药志》，牛口舌、老虎刺、草鞋刺、刷把头《广西中药志》，土红花《四川中药志》，野刺菜《药材学》，牛不嗅、猪妈菜《闽东本草》，大牛喳口、山萝卜《贵州民间方药集》，猪姆刺、六月霜、蚁姆刺《福建民问草药》，牛口刺《浙江中药手册》，老虎脷《广西中兽医药用植物》，刺萝卜《民间常用草药汇编》，牛刺竻菜、竻菜、乌不扑《江西民间草药验方》。

【名释】 头状花序顶生，总苞球形如发髻。《纲目》云："蓟犹髻也。"

【来源】 为菊科植物大蓟 *Cirsium japonicum* Fisch.ex DC. 的地上部分或根。

【植物形态】 多年生草本，高 0.5～1m。根簇生，圆锥形，肉质，表面棕褐色。茎直立，有细纵纹，基部有白色丝状毛。基生叶丛生，有柄，倒披针形或倒卵状披针形，长 15～30cm，羽状深裂，边缘齿状，齿端具针刺，上面疏生白色丝状毛，下面脉上有长毛；茎生叶互生，基部心形抱茎。头状花序顶生；总苞钟状，外被蛛丝状毛；总苞片 4～6 层，披针形，外层较短；花两性，管状，紫色；花药顶端有附片，基部有尾。瘦果长椭圆形，冠毛多层，羽状，暗灰色。花期 5～8 月，果期 6～8 月。见下（图 812）

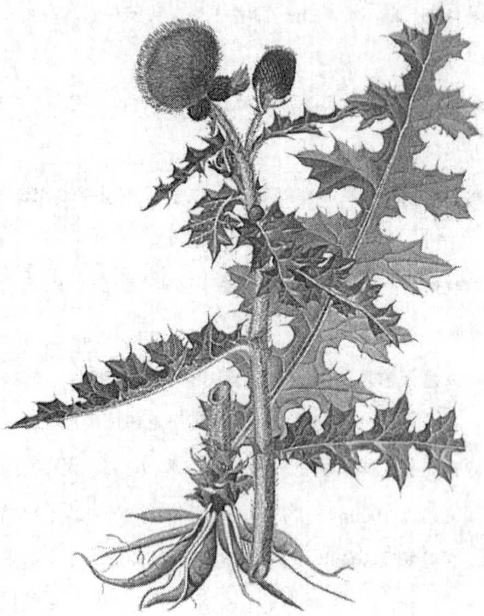

（图 812）大蓟

【生长分布】 生于山坡、草地、路旁、沟边。主要分布于邹平南部乡镇。

【采收加工】 夏、秋季盛花时割取地上部分，鲜用或晒干。或在秋季挖掘根部，除去泥土、残茎，洗净，晒干。

【栽培要点】 **生长习性** 喜温暖湿润气候，耐寒、耐旱。适应性较强，对土壤要求不严。以土层深厚，疏松肥沃的砂质壤土或壤土栽培为宜。

栽培技术 用种子、分株、根芽繁殖，以种子繁殖为主。种子繁殖：春播 3～4月；秋播 9 月，以秋播为好。7～8 月种子成熟后，割下头状花序，晒干，脱粒，扬净，备用。穴播：按行株距 30cm×30cm 开穴，穴深 3～5cm，种子用草木灰拌匀后播入穴内，覆土。分株繁殖：3～4 月挖掘母株，分成小丛，每穴 1丛，覆土压实，浇水。根芽繁殖：利用带芽的根进行栽种。

田间管理 生长期进行中耕除草 2～3 次，结合追施人畜粪肥，倒苗后要增施堆肥、厩肥等。

【性状鉴别】 **地上部分** 茎呈圆柱形，直径 0.5～1.5cm，表面绿褐色或棕褐色，有纵棱，被灰白色毛；质松脆，断面黄白色，髓部白色，常中空。叶皱缩，多破碎，完整叶片展平后呈倒披针形或倒卵状椭圆形，羽状深裂，边缘具不等长的针刺，上表面灰绿色或黄棕色，下表面色较浅，茎、叶均被灰白色蛛丝状毛。

头状花序顶生，圆球形或椭圆形，总苞枯黄色，苞片披针形，4～6层，花冠常脱落，露出灰白色羽状冠毛，黄白色。气微，味淡。

大蓟根　根长纺锤形，常簇生而扭曲，长5～15cm，直径约0.2～1cm，表面暗褐色，有纵皱纹。质硬而脆，易折断，断面较粗糙，皮部薄，棕褐色，有细小裂隙，木部类白色。气特异，味微苦涩。

【显微鉴别】　（1）叶表面观：上表皮细胞类多角形，下表皮细胞不规则形或类长方形，垂周壁波状弯曲，上下表皮都有微细的角质纹理。气孔不定式或不等式，副卫细胞3～5个。多细胞非腺毛极长，多已碎断，完整者由4～18或更多的细胞组成，基部细胞直径15～150μm以上，顶端细胞极长而扭曲，直径约79μm，壁具交错的角质纹理。叶肉细胞含草酸钙簇晶，直径13～24μm，草酸钙针晶长约15μm。见(图813)

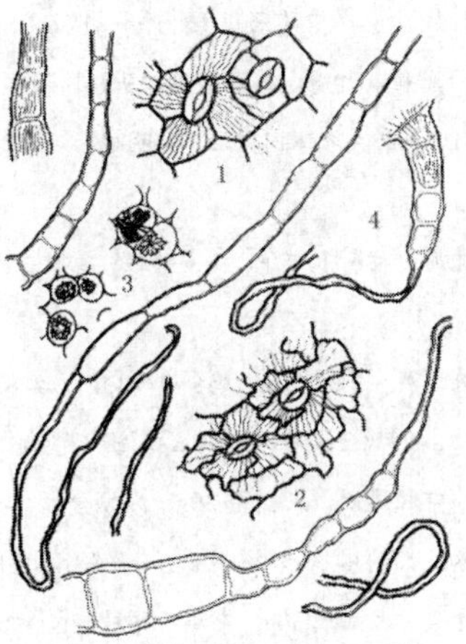

（图813）**大蓟叶表面观**

1.上表皮 2.下表皮 3.非腺毛 4.叶肉组织(含草酸钙结晶)

（2）根横切面：表皮细胞木栓化，常脱落。皮层较宽，紧靠内皮层外侧有类圆形的分泌腔，直径70～140μm，较密地排列成环，内皮层凯氏带明显。韧皮部较窄，形成层连成环，木质部导管少数，数个成群，呈径向排列，周围常伴有木纤维，射线宽阔，中央有髓。薄壁细胞含菊糖。见(图814)

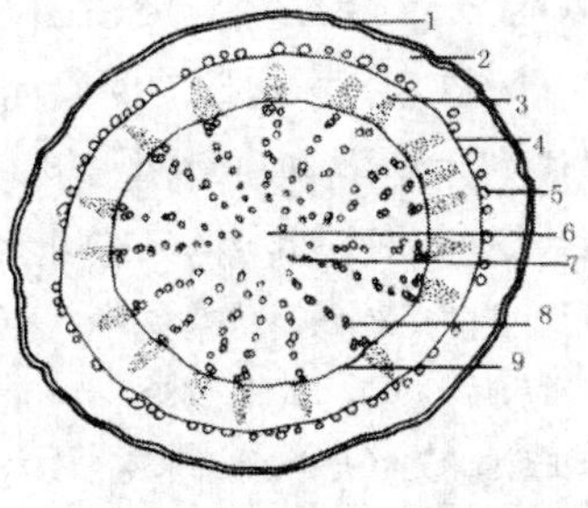

（图814）**大蓟根横切面简图**

1.表皮 2.皮层 3.韧皮部 4.内皮层 5.分泌腔 6.髓 7.初生木质部 8.木质部 9.形成层

【理化鉴别】　**薄层色谱**：取大蓟地上部分粗粉1g，加乙醇，于水浴上温浸2h，滤过，滤液蒸干，加乙醇0.5ml溶解供点样用。另取绿原酸及芦丁乙醇液作对照品。分别点样于硅胶G-0.5%CMC板上，用正丁醇-冰乙酸-水(3：1：1)展开，于紫外灯(365nm)下，绿原酸显蓝色荧光，喷5%三氯化铝乙醇试液，芦丁显黄色。

【主含成分】　**新鲜叶**:含柳穿鱼甙(*pectolinarin*)。

地上部分:含Ψ-蒲公英甾醇乙酸酯(*Ψ-taraxasteryl acetate*)，β-香树脂醇乙酸酯(*β-amyrin acetale*)，三十一二烷醇(*dotriacontano1*)，豆甾醇(*sligmasterol*)，β-谷甾醇(*β-sitostero1*)，柳穿鱼素(*pectolinarigenin*)。

根:含油，内有单紫杉烯(*aplotaxene*)，二氢单紫杉烯(*dihydroaplotaxene*)，四氢单紫杉烯(*tetrahydroaplotaxene*)，六氢单紫杉烯(*hexahvdroaplotaxene*)，l-十五碳烯(*1-pentadecene*)，香附子烯(*cyperene*)，丁香烯(*caryophyllene*)，罗汉柏烯(*thujopsenc*)，α-雪松烯(*α-himaehalene*)，顺式的8，9-环氧-l-十七碳烯-11，13-二炔-l0-醇(*8，9-epoxy-heptadeca-1-en-ll，13-diyn-10-ol*)。根中还含蒲公英甾醇乙酸酯(*taraxasteryl acetate*)，Ψ-蒲公英甾醇乙酸酯，菊糖(*inulin*)。

【药理】　（1）**止血作用**　大蓟水煎液(15%)4.5g/kg灌胃，以玻片法测定小鼠凝血时间，结果给药组凝血时间显著缩短。

（2）**降压作用**　大蓟水浸剂、乙醇-水浸出液和乙醇浸出液，应用于狗、猫、兔等均有降低血压的作用。大蓟鲜干根水煎液、根碱液、25%和50%酸性醇浸出液及叶水煎液给麻醉犬静注均有降压作用，其中根水煎液和根碱液降压作用更显著。叶碱液、全草水煎液、全草碱液降压作用不明显。大蓟1.5g/kg静注，可使麻醉犬血压下降，且具有快速耐受性，并可抑制闭塞颈总动脉(BCD)的加压反射。在降压同时使心率减慢及心收缩力减弱。

（3）**抗菌作用**　体外试验，大蓟乙醇浸剂1：30000时对人型结核杆菌有抑制作用。大蓟水提物对单纯疱疹病毒有明显抑制作用。

（4）**对平滑肌的作用**　大蓟水煎剂或醇浸剂对家兔子宫，无论离体、在位、已孕、未孕，或慢性子宫瘘实验，均显现明显兴奋作用，使子宫张力增加，收缩幅度加大，逐渐发生痉挛性收缩，但大蓟煎剂或酊剂对离体大白鼠子宫(无沦已孕未孕)以及在位猫子宫均呈抑制。使子宫松弛，节律性收缩消失。大蓟对豚鼠子宫作用不恒定。大蓟对离体兔十一二指肠肠管呈抑制作用，使张力降低，振幅减小。

【炮制】　**大蓟炭**：取大蓟段或根片置锅内，用武火加热，炒至表面焦黑色，内部呈褐色，喷淋清水少许，灭尽火星，取出，晾干凉透。增强了止血之功。

【性味归经】　味甘、微苦，性凉。归心、肝经。

【功用主治】　凉血止血，行瘀消肿。主治吐血，咯血，衄血，便血，尿血，妇女崩漏，外伤出血，疮疡肿痛，瘰疬，湿疹，肝炎，肾炎。

《别录》:“根养精保血，主女子赤白沃，安胎，止吐血衄鼻，令人肥健。”

《药性论》:“根止崩中下血。”

《新修本草》:“根疗痈肿。”

《日华子》:“能补养下气。叶治肠痈，腹藏瘀血，血运仆损，可生研，酒并小便任服；恶疮疥癣，盐研窨敷。”

《滇南本草》:“消瘀血，生新血，止吐血、鼻血，治小儿尿血，妇人红崩下血；生补诸经之血，消疮毒，散瘰疬结核，疮痈久不收口者，生肌排脓。”

《本草蒙筌》:“去蜘蛛蝎子咬毒，”

《玉楸药解》:“治金疮。”

《医林纂要·药性》:“坚肾水，去血热，泄逆气，治肠风、肠痈及妇人赤白沃，亦治吐衄，能安胎。”

《得配本草》:“退热。”

《福建民间草药》:“凉血止血，消炎退肿。治肺热咳血，热结血淋，疔疖疮疡，漆疮，汤火烫伤。”

《全国中草药汇编》：“凉血止血，散瘀消肿。主治衄血，咯衄，吐血，尿血，功能性子宫出血，产后出血，肝炎，肾炎，乳腺炎，跌打损伤，外伤出血，痈疖肿毒。”

【临床应用】 （1）**用于出血证**。大蓟性属寒凉，功善凉血止血，能治血热妄行之证，且作用广泛，上治吐、咯、衄血，下治尿血、便血、妇女崩漏，常配小蓟、侧柏叶、山栀同用，如《十药神书》十灰散

（2）**用于疮疡肿痛**。大蓟既能凉血止血，又具行瘀消肿之功，无论内外痈疽皆可用之。用治热毒疮疡，初起肿痛，常单用鲜品，捣烂敷于患处。用治肠痈，《本草汇言》则以大蓟根叶，配地榆、牛膝、金银花等同用。

《本草经疏》：“大蓟叶，得地榆、茜草、牛膝、金银花治肠痈、腹痛、少腹痛，生捣绞汁，入前四味浓汁，和童便饮，良；得炒蒲黄、棕皮炭，调汁半升，治崩中下血，立瘥。”

《得配本草》：“得酒治九窍出血，配小蓟治崩中。”

【用量用法】 内服：煎汤，5～10g，鲜品可用 30～60g。外用：捣敷，适量。用于止血，宜炒炭用。

【使用注意】 虚寒出血、脾胃虚寒者禁服。

《品汇精要》：“忌犯铁器。”

《本草经疏》：“不利于胃弱泄泻及血虚极、脾胃弱不思饮食之证。”

《本草求真》：“若脾胃虚寒，饮食不思，泄泻不止者，切勿妄服。”

【附方】 （1）**治呕、吐、咯血**：大蓟、小蓟、荷叶、扁柏叶、茅根、茜草、山栀、大黄、牡丹皮、棕榈皮各等分。烧灰存性，研极细末，用纸包，碗盖于地上一夕，出火毒，用时先将白藕汁或萝卜汁磨墨半碗，调服五钱，食后下。-- 《十药神书》之“十灰散”

（2）**治鼻衄**：大蓟根一两，相思子半两。上二味，粗捣筛，每服三钱，水一盏，煎至七分，去滓，放冷服。-- 《圣济总录》

（3）**治舌上出血**：刺蓟一握。上一味，研绞取汁，以酒半盏调服，如无生汁，只捣干者为末，冷水调下三钱匕，兼治大衄。-- 《圣济总录》

（4）**治肠风泻血**：大蓟根七截(各长一寸)，白矾一两(细研)，麝香当门子七豆许。上用不沾土大瓜蒌一个，割下盖子，并去瓤，入大蓟根、白矾、麝香当门子在内，用篦子左搅七遭，却安盖子在上，以盐一合，和土为泥，固济阴干，用炭火煅，候透赤便住，候冷打去泥，细研为末，取一半为散，一半以糯米粥为丸，梧桐子大，每日空心，将大蓟苗煎汤调下半钱，至日午、临卧，又煎大蓟苗调下十丸，服三两日便住。须是吃得三五个瓜蒌，永去病根。-- 《普济方》之“大效丸”

（5）**治妇人红崩下血，白带不止**：大蓟五钱，土艾叶三钱，白鸡冠花子二钱，木耳二钱，炒黄柏五钱(如白带，不用黄柏)。引水酒煨服。-- 《滇南本草》

（6）**治热结血淋**：大蓟鲜根 30～90g，洗净，捣碎，酌冲开水炖 lh，饭前服，日服三次。-- 《福建民间草药》

（7）**治外伤出血**：大蓟根，研成极细末，敷患处。-- 《浙江民间常用草药》

（8）**治乳腺炎**：大蓟根、夏枯草根、白茅根(均为鲜品)各等分。取适量捣烂为泥，做成 2～3cm 厚之饼状敷患处(直径以超过硬块 4～5cm 为宜)。盖上塑料纸，固定，每日换药 1 次，重症每日换药 2 次。-- 《中国农村医学》1987，(5)：18

（9）**治肠痈，肚腹痈，内疽诸证**：大蓟根叶、地榆、牛膝、金银花。俱生捣绞汁，和热酒服。如无生鲜者，以干叶煎饮亦可。-- 《本草汇言》引《外科方》

（10）**治肺痈**：鲜大蓟 120g，煎汤，早晚饭后服。-- 《闽东水草》

（11）**治汤火烫伤**：大蓟新鲜根，以冷开水洗净后，捣烂，包麻布炖热，绞汁，涂抹，日二三次。

（12）**治漆疮**：大蓟鲜根一握，洗净，加些桐油捣烂，用麻布包，炖热，绞汁，涂抹，日三四次。

（13）**治疔疖疮疡，灼热赤肿**：大蓟鲜根，和冬蜜捣匀，贴患处，日换两次。（11～13 方出自《福建民间草药》）

（14）**治带状疱疹**：大蓟、小蓟、鲜牛奶各适量。将大小蓟放在鲜牛奶中，泡软后，捣成膏，外敷。-- 《中草药新医疗法资料汇编》(内蒙古)

（15）**治妇女干血痨或肝痨，恶寒发热，头疼，形体消瘦，精神短少**：新鲜大蓟二两，黄牛肉四两。共入罐内煮烂，天明吃毕后，复熟睡。忌盐。-- 《滇南本草》

（16）**治热结瘰疬**：大蓟根一斤，捣罗为散。每服三钱匕，食后温酒调下，日再服。--《圣济总录》之“大蓟根散”

（17）**治鼻窦炎**：鲜大蓟根 90g，鸡蛋 2～3 个。二味同煎，吃蛋喝汤。忌吃辛辣等刺激性食物。-- 《全国中草药新医疗法展览会技术资料选编》

（18）**治牙痛，口腔糜烂**：大蓟根 30g，频频含漱。-- 《战备草药手册》

（19）**治乳糜尿**：大蓟根 30g，水煎服。-- 《浙江民间常用草药》

（20）**治慢性肾炎**：大蓟根 30g，中华石荠苨 l2g，积雪草、兖州卷柏、车前草各 15g。加瘦猪肉适量，水炖，早晚分服。-- 《全国中草药汇编》

（21）**治腰肌扭伤**：大蓟根 15g，红花 9g，鬼针草 15g，毛姜 9g，桃仁 9g，水煎服。-- 《青岛中草药手册》

（22）**治疗乳腺炎**：取鲜大蓟根块去泥洗净，阴干，捣烂取其汁液，加入 20%凡士林搅拌，待 30 分钟后即自然成膏。乳房发炎期用上药膏涂在消毒纱布上贴于患部 4～6 小时换药 1 次；乳房化脓期先行局部切口引流，再敷药膏，4h 换药 1 次，3 天后改 6 小时换 1 次。共治疗 29 例，其中发炎期 27 例，化脓期 2 例，结果 23 例局部初期炎症 2～3 天治愈，4 例硬结红肿者，5 天痊愈，2 例化脓期 1 星期治愈。-- 《福建医药杂志》祖荣生，1979，(4)：17

（23）**治疗肺结核** 用干大蓟根 100g，水煎，每日 1 剂，分 2 次口服(如每剂加瘦肉 30～60g 或猪肺 30g 同煎更好)，连服 3 个月为 1 疗程，有效而未愈者可继续连服 2 个疗程。共治疗 26 例，结果痊愈 4 例，好转 17 例，无效 5 例。-- 《浙江中医杂志》萧天仁，1987，22(11)：489

（24）**治疗高血压病**：取新鲜大蓟干根加水浸泡约 30 分钟，煎煮 3 次，每次煮沸 30 分钟，滤液合并浓缩成 100ml 相当于生药 15g 的煎剂，早晚各服 1 次，每次 100ml，亦可用新鲜干根或叶制成浸膏片，根制片每日 3 次，每次 4 片，每日量相当于干根 30g，叶制片每日 3 次，每次 3 片，每日量相当于干叶 15g 左右。临床共观察 102 例，除部分头晕、心悸及失眠等症较重的患者，适当配合镇静药如溴剂、眠尔通或利眠宁等外，均单用大蓟治疗，其中初用煎剂以后改用根制片治疗者 72 例，结果显效 17 例，有效 45 例，无效 10 例有效率 86.1%；用叶制片观察 30 例，结果显效 5 例，有效 10 例，无效 15 例。两者比较，叶制片疗效较差。少数患者空腹服用片剂后出现胃内不适应或恶心等药物

反应，改为饭后服药，即可减轻。-- 《大蓟降压作用研究小结》南京药学院，1970

小蓟

【别名】 小蓟《别录》，猫蓟《本草经集注》，青刺蓟、千针草《本草图经》，刺蓟菜《救荒本草》，刺儿菜《纲目拾遗》，青青菜、萋萋菜、枪刀菜《衷中参西录》，刺角菜、木刺艾、刺杆菜、刺刺菜、刺杀草《江苏省植物药材志》，小恶鸡婆、刺萝卜《四川中药志》，荠荠毛《山东中药》，小蓟姆、刺儿草、牛戳刺、刺尖头草《上海常用中草药》，小刺盖《中药志》，青青菜（邹平）。

【名释】 《本草乘雅半偈》云："与大蓟根苗相似，但不若大蓟之肥大耳。"故称为小蓟。《衷中参西录》："小蓟，山东俗名萋萋菜，萋字当为蓟字之转音；奉天俗名枪刀菜，因其多刺如枪刀也。"邹平地区多称"青青菜"，是因初春即发，遍地青青，可以食故称。

【来源】 为菊科植物刺儿菜 *Cirsium setosum* (Willd.) MB. 的全草或根。

【植物形态】 多年生草本。根状茎较长。茎直立，高 30～80cm，茎无毛或被蛛丝状毛。基生叶花期枯萎；叶互生；下部叶和中部叶椭圆形或椭圆状披针形，全缘或微波状，长 7～15cm，宽 1.5～10cm，先端钝或圆形，基部楔形，通常无叶柄，上部茎叶渐小，叶缘有细密的针刺或刺齿，全部茎叶两面同色，被绵毛。头状花序单生于茎端，雌雄异株；雄花序总苞长约 18mm，雌花序总苞长约 25mm；总苞片 6 层，外层甚短，长椭圆状披针形，内层披针形，先端长尖，具刺；雄花花冠长 17～20mm，裂片长 9～10mm，花药紫红色，长约 6mm；雌花花冠紫红色，长约 26mm，裂片长约 5mm，退化花药长约 2mm。瘦果椭圆形或长卵形，略扁平；冠毛羽状。花期 5～6 月，果期 5～7 月。见(图 815)

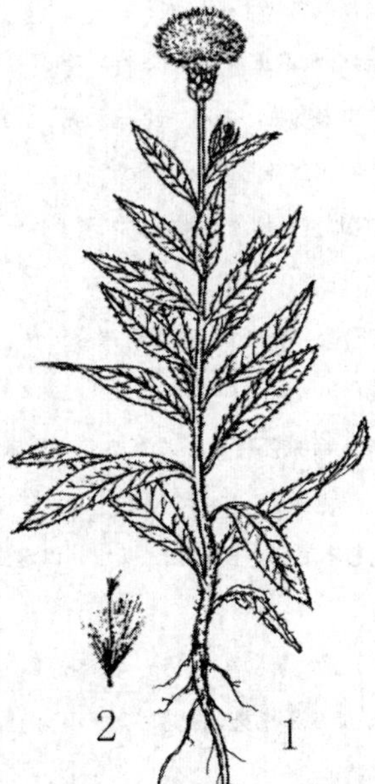

（图 815）刺儿菜

1.植株 2.瘦果及冠毛

【生长分布】 小蓟多生于平原、山地、沟岸、荒地等处，邹平广布。

【采收加工】 5～6 月盛花期，割取全草晒干或鲜用。

【栽培要点】 **生长习性** 喜温暖湿润气候，耐寒、耐旱。适应性较强，对土壤要求不严。

栽培技术 用种子繁殖。6～7 月待花苞枯萎时采种，晒干，备用。早春 2～3 月播种，穴播按行株距 20cm×20cm 开穴，将种子用草木灰拌匀后播入穴内，覆土，以盖没种子为度，浇水。经常保持土壤湿润至出苗。

田间管理 苗高 6～10cm 时间苗，补苗，每穴留苗 3～4 株，并结合中耕除草，第 2 次在 5 月中耕除草结合施人畜粪肥。

【性状鉴别】 茎圆柱形，长 30～45cm，直径 2～5mm，表面绿色或微带紫棕色，有纵棱和白色柔毛；质脆，易折断，断面纤维性，中空。叶互生，无柄或有短柄；叶多皱缩或破碎，完整苦展平后呈长椭圆形或长圆状披针形，长 3～12cm，宽 0.5～3cm；全缘或微波状，有细密的针刺，上表面绿褐色，下表面灰绿色，两面均有白色蛛丝状毛。头状花序顶生，总苞钟状，苞片黄绿色，5～6 层，线形或披针形，花冠多脱落，冠毛羽状常外露。气弱，味微苦。

【显微鉴别】 （1）叶表面观：上表皮细胞多角形，可见角质层纹理，下表皮细胞不规则形，垂周壁波状弯曲。气孔不定式或不等式。多细胞非腺毛多碎断，完整者由 3～18 个细胞组成，基部细胞直径 10～18μm，顶端细胞极细长，并皱缩而扭曲。叶肉细胞含有团块状物质及针簇状、方形、柱形等大小不一的草酸钙结晶。见(图 816)

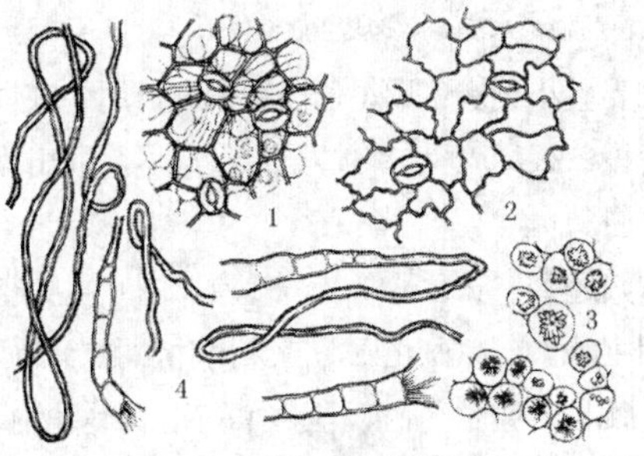

（图 816）刺儿菜叶表面观

1.上表皮 2.下表皮 3.叶肉细胞(含草酸钙结晶) 4.非腺毛

（2）茎横切面：表皮外被角质层，有时可见多细胞非腺毛，在棱脊处的表皮下方有厚角组织，有的微木化。皮层为 10 余列切向延长的薄壁细胞，散有分泌细胞和石细胞。维管束环列，韧皮部较窄，外侧有微木化的韧皮纤维；木质部导管多位于中下方，内侧有少数纤维束，木化。髓部中央常成空洞。见(图 817)

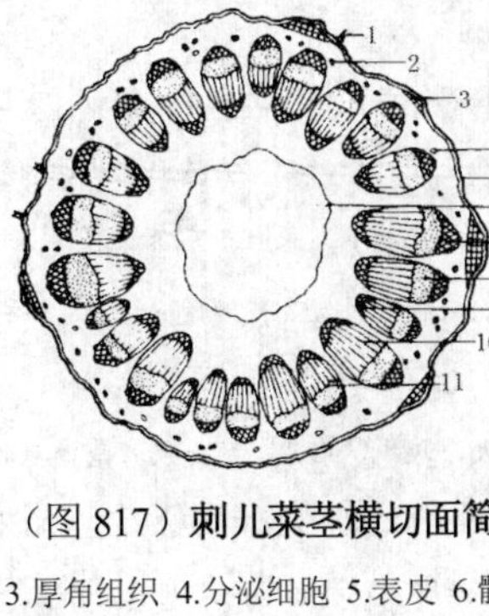

（图 817）刺儿菜茎横切面简图

1.非腺毛 2.石细胞 3.厚角组织 4.分泌细胞 5.表皮 6.髓 7.韧皮纤维 8.韧皮部

9.纤维群 10.木质部 11.形成层

【理化鉴别】 薄层色谱：取本品粗粉1g，加乙醇于水浴上温浸2h，滤过。滤液蒸干，加乙醇0.5ml溶解供点样用。另取绿原酸及芦丁乙醇液作对照品。分别点样于硅胶G-0.5%CMC薄层板上，以正丁醇-冰乙酸-水(3：1：1)展开，于紫外灯(365nm)下绿原酸显蓝色荧光，喷5%三氯化铝乙醇试液后芦丁显黄色。

【主含成分】 带花全草含芸香甙(*rutin*)，原儿茶酸(*protocatechuic acid*)，绿原酸(*chlorogenic acid*)，咖啡酸(*caffeic acid*)，氯化钾(*potassium chloride*)。蒙花甙(*1inarin*)即刺槐甙(*acaciin*)，也即刺槐素-7-鼠李糖葡萄糖甙(*acacetin-7-rhamnoglucoside*)，刺槐素(*acacetin*)，酪胺(*tyramine*)，蒲公英甾醇(*1araxasterol*)，Ψ-蒲公英甾醇乙酸酯(*Ψ-taraxasteryl acelale*)，三十烷醇(*triacontanol*)，β-谷甾醇(*β-sitosterol*)，豆甾醇(*stigmasterol*)。

【药理】 （1）**对心血管系统的作用** 小蓟水煎液和醇提取物对离体兔心、豚鼠心房肌均有增强收缩力和频率的作用，普萘洛尔可阻滞此作用。水煎剂能增强兔主动脉条的收缩作用，此作用可被酚妥拉明所拮抗，说明小蓟对肾上腺素能受体有激动作用。因为小蓟水煎液对心房肌的作用量只有对主动脉及气管片的作用量的1/10，因此认为小蓟对肾上腺素 β_1 受体的作用大于对 β_2 受体及α受体的作用。小蓟水煎剂和酊剂静注于麻醉犬、猫、兔，有明显升压作用。从中提取分离的有效成分酪胺对大鼠有显著升压作用。

（2）**止血作用** 10%小蓟浸剂给小鼠灌胃，可使出血时间明显缩短。具明显促血凝作用。小蓟止血的有效成分是绿原酸及咖啡酸。

（3）**抗菌作用** 小蓟煎剂在试管内对溶血性链球菌、肺炎链球菌及白喉杆菌有一定的抑制作用。乙醇浸剂1:30000时对人型结核菌即有抑制作用，而水煎剂对结核菌的抑制浓度要比此大300倍。

【炮制】 **小蓟炭**：取小蓟段置锅内，用中火炒至焦褐色，喷淋清水少许，灭尽火星，再炒至水气逸尽，取出凉透。小蓟炭增强止血作用。

【性味归经】 味甘、微苦，性凉。归肝、脾经。

【功用主治】 凉血止血，清热消肿。主治咳血，吐血，衄血，尿血，血淋，便血，血痢，崩中漏下，外伤出血，痈疽肿毒。

《别录》："根，主养精保血。"

《食疗本草》："根主养气，取生根叶捣取自然汁，服一盏立佳，又取菜煮食之，除风热。根主崩中，又女子月候伤过，捣汁半升服之。金疮血不止，挼叶封之；夏月热烦闷不止，捣叶取汁半升服。"

《本草拾遗》："破宿血，止新血，暴下血、血痢、金疮出血、呕血等，绞取汁温服；作煎和糖，合金疮及蜘蛛、蛇、蝎毒，服之亦佳。"

《日华子》："根治热毒风，并胸膈烦闷，开胃下食，退热补虚损；苗去烦热，生研汁服。"

《本草图经》："生捣根绞汁，饮以止吐血、衄血、下血皆验。"

《本草汇言》："凉血止血，保新血，去陈血之药也。"

《药性纂要》："专主小便热淋、尿血，而不能消肿。"

《得配本草》："妇人瘟疹，月经妄行者最宜。"

《药性考》："破血，(主)吐衄，胎动，带下赤白。"

《纲目拾遗》："清火，疏风，豁痰，解一切疔疮痈疽肿毒。"

《分类草药性》："治血淋胀痛，跌打损伤，红崩，白带。"

《衷中参西录》："善治肺病结核，无论何期用之皆宜。并治一切疮疡肿疼，花柳毒淋，下血涩疼。"

《上海常用中草药》："清热，止血，降压，散瘀消肿。治各种出血症，高血压，黄疸，肝炎，肾炎，"

【临床应用】 （1）**用于血热妄行**。小蓟性凉，能入血分，故具有凉止血之功。诸凡上而吐、咯、衄血，下而便血崩漏，皆可施用，常配大蓟、山栀、侧柏叶同用，如《十药神书》十灰散；尤善于治尿血血淋之症，可配白茅根、木通、滑石等。

（2）**用于疮疡肿痛**。小蓟外用，有清热消肿之功，用治热毒疮疡初起肿痛之症，常单用鲜品捣烂敷于患处。

（3）**用治高血压、肾炎**。前者可配夏枯草同用；后者可与生地、茅根等配伍应用。

【用量用法】 内服：煎汤，5～10g，鲜品可用30～60g，或捣汁。外用：捣敷，适量。用于止血，宜炒炭用。

【使用注意】 虚寒出血及脾胃虚寒者禁服。

《品汇精要》："忌犯铁器。"

《本草经疏》："惟不利于胃弱泄泻，及血虚、脾胃弱不思饮食之证。"

《本草汇言》："不利于气虚。"

【附方】 （1）**治九窍出血**：用小蓟一握，捣汁，水半盏和顿服，如无青者，以干蓟末，冷水调三钱匕服。--《卫生易简方》

（2）**治卒吐血及泻鲜血**：小蓟叶，捣汁，温服。--《梅师集验疗》

（3）**治吐血**：小蓟、大蓟、侧柏叶各9g，仙鹤草、焦栀子各12g，水煎服。--《常用中草药图谱》

（4）**治下焦结热，尿血成淋**：生地黄、小蓟根、通草、滑石、山栀仁、蒲黄(炒)、淡竹叶、当归、藕节、甘草各等分。上㕮咀，每服半两，水煎，空心服。--《济生方》之"小蓟饮子"

（5）**治崩中下血**：小蓟茎叶(洗、切)研汁一盏，入地黄汁一盏，白术半两，煎减半，温服。--《纲目》引《千金要方》

（6）**治妊娠胎坠后出血不止**：小蓟根叶(锉碎)、益母草(去根茎，切碎)各五两。以水三大碗，煮二味烂熟，去滓，至一大碗，将药于铜器中煎至一盏，分作二服，日内服尽。--《圣济总录》

（7）**治妇人阴痒不止**：小蓟，不拘多少，水煮作汤，热洗，日三用之。--《妇人良方》

（8）**治一切极痛下疳**：鲜小蓟、鲜地骨皮各五两，煎浓汁浸之，不三四日即愈。--《医学广笔记》

（9）**治小儿浸淫疮，疼痛不可忍，发寒热**：小蓟末，新水调敷，干即易。--《卫生易简方》

（10）**治鼻窒、气息不通**：小蓟一把，㕮咀，以水三升，煮取一升，分二服。--《千金要方》

（11）**治高血压**：小蓟、夏枯草各15g，煎水代茶饮。--《安徽中草药》

（12）**治急性肾炎、泌尿系感染、尿疼浮肿**：小蓟15g，生地9g，茅根60g，水煎服。--《天津中草药》

（13）**治哮喘时发，发时声如曳锯，头上汗出，口干作渴(热喘)**：鲜小蓟120g，精猪肉120g，共煮，待肉烂，去渣，吃肉喝汤。可3~5天吃1次，连用3~5次。--《江苏中医杂志》1982，(6)：30

（14）**治传染性肝炎，肝肿大**：鲜小蓟根60g，水煎服，10天为1疗程。--《常用中草药图谱》

（15）**治青竹蛇咬伤**：刺儿菜根9~15g，徐长卿3~9g，水煎服。外用鲜根适量，捣烂，敷患处。--《福建药物志》

（16）**治疗麻风性鼻衄**：取小蓟全草洗净，捣碎，用纱布滤出液体，放锅内煎熬蒸发其水分，待冷却后加入适量防腐剂，装玻璃瓶内备用。用时以棉球蘸液汁塞在鼻中隔糜烂面或溃疡面出血点，每日更换3~4次。治疗34例，痊愈24例(70.6%)。一般衄止在4~14d，鼻中隔溃疡面愈合在21~33天内，且无任何不良反应。--《中华皮肤科杂志》马树龙，1960，8(2)：118

（17）**治疗产后子宫收缩不全及血崩**：取小蓟浸膏(1：10)每次1~3ml，日服3次。观察45例，证明确有收缩子宫、制止出血的作用。一般在服药后2~3天产后子宫平均收缩2~5cm。如大量出血时，可每次服4~8ml，每日2~4次，血止后改用一般剂量，或以鲜草60g，水煎2次，分服。治崩漏30例，大部分2d后血止或显著减少12。--《药学通报》唐山市第一医院药局，1960，8(2)：79及《新医药资料》遵义医学院附院，1971，(11)：5

（18）**治疗疮疡**：采新鲜小蓟叶先后经过0.1%高锰酸钾溶液及0.5%食盐水冲洗数次后，压榨取汁，静置1天，倾去上层清液，取深绿色沉淀液体20ml和白凡士林80g调成药膏。治疗疮疡、外伤化脓及职业性盐卤外伤化脓共200例，一般换药4~7次即可痊愈，未发现不良副反应。--《中华外科杂志》长芦汉沽盐场职工医院，1959，7(1)：7

（19）**治疗传染性肝炎**：取小蓟干根30g或鲜根60g，水煎0.5~1小时，过滤加糖，睡前顿服。小儿1~3岁、4~7岁及8~12岁分别服成人的1/4、1/3及1/2量，乳儿不用。以20~30天为1疗程。部分病程较短的病例以7~10天为1疗程。治疗221例无黄疸型和黄疸型传染性肝炎而无严重肝功能不良及恶性肝炎之征象者。有效率：急性为77.9%，迁延性为42.8%~69%，慢性为2%。治疗后头晕、倦怠、失眠、腹胀等症都有好转。肝区疼痛多数减轻，肝肿有明显缩小，肝功能也有不同程度的好转趋势，尤其是黄疸指数、胆红质、转氨酶的改善较为明显；但对重症黄疸病例，似有相反结果。故对恶性肝炎(包括肝昏迷)、明显肝功能不良者、肝炎患者合并胃肠道出血、活动性肺结核、急性胃炎、恶性高血压、心力衰竭及妊娠后期的妇女应禁忌。药物反应：在用药2~20天期间，可有身热、头昏、倦怠、呕吐、腹痛或失眠、尿频、尿多、荨麻疹等，一般均在1~2星期内消失，严重者停药后可愈。--《医学史摘》福建1962：104及《医学科学参考资料》中国医学科学院陕西分院，1962，(1)：27

（20）**预防菌痢**：用小蓟全草，洗净晒干制成每100ml相当生药50g的汤剂，成人每次50ml，小儿酌减，隔日1剂，共服3次。对照组服痢特灵，成人每次0.2g，小儿酌减，隔日1次。两组均从与病人接触之日起2~3天内服药，再观察7天。结果：服小蓟组99人无发病，服痢特灵组96人，发病5人，发病率为5.2%，显示小蓟优于痢特灵，服药后未发现任何不良反应。--《新医学》北京大兴县卫生防疫站，1974，(7)：333.74，(7)：333

刻叶刺儿菜

【来源】 菊科植物刻叶刺儿菜 *Cephalanoplos setosum* (Bieb.) Kitam.的全草。

【植物形态】 多年生草本。茎直立，可高达200cm，上部分枝。基生叶和中部茎生叶椭圆形、长椭圆形或椭圆状倒披针形，长7～15cm，宽1.5～10cm，羽状浅裂、半裂，边缘有明显缺刻，先端及齿处有刺，基部楔形，通常无柄；上部叶渐小，全缘或微有齿；全部茎生叶同色，绿色或下面色稍淡，极少两面异色。头状花序单生茎端或多数头状花序排成伞房状；总苞卵形，直径1.5～2cm；总苞片约6～8列，覆瓦状排列，向内层渐长，中外层苞片顶端有长不足0.5mm的短针刺，内层及最内层渐尖，膜质，短针刺状；小花紫红色或白色，雌花花冠长2.4cm，两性花花冠长1.8cm。瘦果淡黄色，椭圆形或斜椭圆形，压扁，长2.5～3.5mm；冠毛污白色，羽毛状，多层。花、果期5～10月。见下（图818）

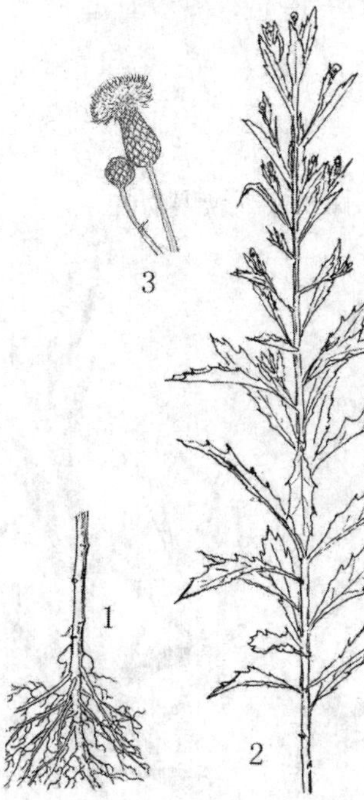

（图818）刻叶刺儿菜

1.根部 2.植株上部 3.头状花序

【生长分布】 生于山坡草地、林缘、沟边。邹平邹平各地均有分布。

【采收加工】 5～7月割取全草，晒干或鲜用。在许多地方以小蓟入药。

【性味归经】 味甘、微苦，性凉。归肝、脾经。

【功用主治】 凉血，祛瘀，止血。主治吐血，衄血，尿血，血淋，便血，血崩，急性传染性肝炎，创伤出血，疔疮，痈毒。

野塘蒿

【别名】 野塘蒿《湖南药物志》，小山艾《全国中草药汇编》，小加蓬《海南岛中草药》，火草苗(四川)，蓑衣草(广西)。

【来源】 为菊科植物香丝草 *Conyza bonariensis* (L.) Cronq.的全草。

【植物形态】 一年生或二年草本，高30～70cm。根纺锤形，具纤维状根。茎直立，全体被有开展性的细软毛，上部常分枝。单叶互生；基部叶披针形，长6～10cm，宽约1.5cm，边缘具不规则的齿裂或羽裂，花后多凋落，有柄；茎生叶向上渐窄，线状，全缘，无柄。头状花序直径1～1.5cm，有梗，在枝端排列成圆锥状；总苞长约5mm；总苞片2～3层.线形，长短几相近，有毛；舌状花白色。多层，不明显，雌性，全部结实，先端齿裂；管状花黄色，多数，两性，裂片5，瘦果长圆形，扁平，有毛；冠毛1～

2层，外短内长。花期5～10月。见（图819、820）

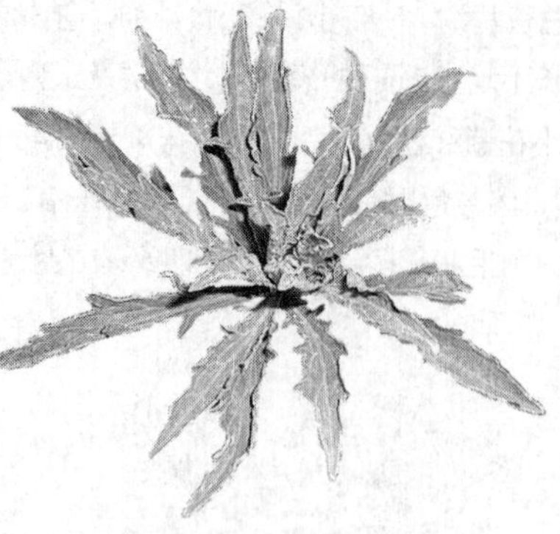

（图819）**野塘蒿幼苗**

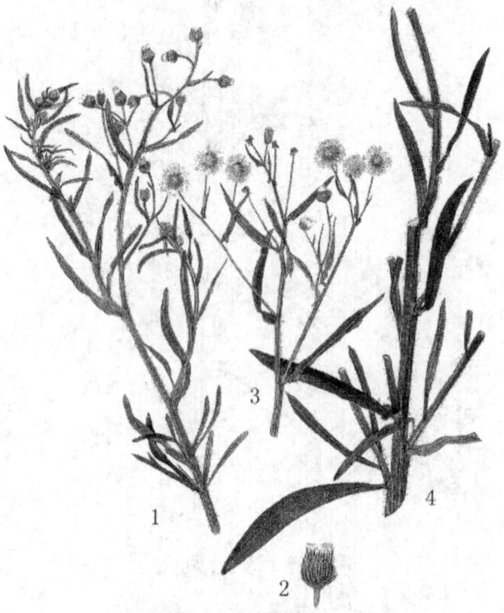

（图820）**野塘蒿**

1.花序枝 2.头状花序 3.果序枝 4.茎叶

【生长分布】 生于山坡草地、林缘、沟边、甸垄。原产于欧洲，邹平各地广布。

【采收加工】 夏、秋季采收，鲜用切段晒干。

【主含成分】 地上部分含咖啡酸(*caffeic acid*),芹菜素(*apigenin*),金圣草素(*chrysoeriol*),木犀草素(*luteolin*),刺槐素(*a-cacetin*),绿原酸(*chlorogenic acid*),新绿原酸(*neochlorogenic acid*),洋蓟素(*cynarin*),3,5-二咖啡酰奎宁酸(*3,5-dicaffeoylquinic acid*),4,5-二咖啡酸奎宁酸,3,4-二咖啡酰奎宁酸,东莨菪甙(*scopoletin*),槲皮素-3-葡萄糖甙(*quercetin-3-glucoside*),二氢芥子醇(*dihydrosinapyl alcohol*),黄决明素(*chryso-obtusin*),白术内酯(*butenolide*) Ⅰ,大牻牛儿素(*germacrane*),反-毛叶醇内酯(*trans-lachnophyllum lactone*)顺-毛叶醇甲酯(*eis-lachnophyllummethyl ester*)。

【性味归经】 味辛、苦，性凉。入肺、脾、胃、大肠四经。

【功用主治】 清热解毒，祛风除湿，止血。主治感冒，疟疾，风湿性关节炎。疮疡脓肿，外伤出血。

《湖南药物志》："排脓解毒，利气。治肿毒化脓，遗精，白带。"

《全国中草药汇编》："清热去湿，行气止痛。主治感冒，疟疾.急性风湿性关节炎。外用治小面积创伤出血。"

【用量用法】 内服：煎汤，9～12g。外用：捣敷，适量。

【附方】 （1）**治肿毒化脓**：野塘蒿鲜叶，捣烂敷患处。

（2）**治遗精**：野塘蒿(去粗皮叶)6g，水杨柳 9g，大叶柳树根 9g，牛皮冻 15g，水煎服。

（3）**治白带**：野塘蒿(去皮)6g，白花茵陈 15g，土木履 15g，白花乌莞 15g，白鸡冠花 15g，水煎服。（1～3方出自《湖南药物志》）

小飞蓬

【别名】 小飞蓬 《云南药用植物名录》，祁州一枝蒿《祁州药志》，蛇舌草、竹叶艾《广西药用愤物名录》，鱼胆草、苦蒿《云南中草药》，破布艾、臭艾、小山艾《金阁小草药汇编》，小白酒草《中国高等植物图鉴》，加拿大飞蓬、飞蓬《中国植物志》。

【来源】 为菊科植物小蓬草 *Conyga canadensis* (L.) Cronq. 的全草。

【植物形态】 一年生草本。具锥形直根。茎直立，高 50～120cm，有细条纹及粗糙毛，上部多分枝，呈圆锥状，小枝柔弱。单叶互生；基部叶近匙形，长 7～10cm，宽 1～1.5cm，先端尖或渐尖，基部渐狭成柄，具微锯齿或全缘，边缘有长睫毛；上部叶条形或条状披针形。头状花序多数，直径约 4mm，有短梗，密集成圆锥状或伞房圆锥状；总苞半球形，直径约 3mm；总包片 2～3 层，条状披针形，边缘膜质，几无毛；舌状花直立，白色微紫，条形至披针形；两性花筒状，5 齿裂。瘦果矩圆形，长 1.2～1.5mm；冠毛污白色，粗毛状，长 2.5～3mm，花期 5～9 月。见(图 821)

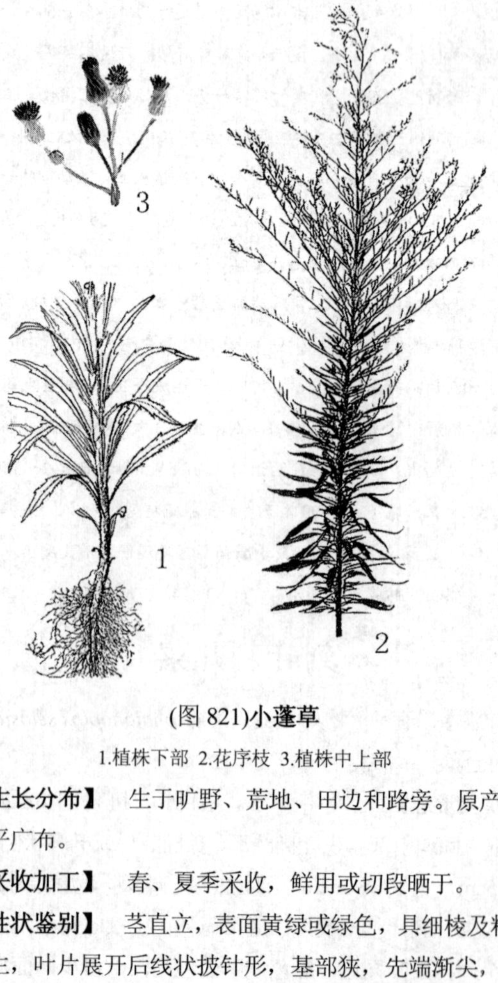

(图 821)**小蓬草**

1.植株下部 2.花序枝 3.植株中上部

【生长分布】 生于旷野、荒地、田边和路旁。原产于北美洲，邹平广布。

【采收加工】 春、夏季采收，鲜用或切段晒于。

【性状鉴别】 茎直立，表面黄绿或绿色，具细棱及粗糙毛。单叶互生，叶片展开后线状披针形，基部狭，先端渐尖，疏锯齿缘或全缘，有长缘毛。多数小头状花序集成圆锥花序状.花黄棕色。气香特异，味微苦。

【显微鉴别】 （1）茎横切面：表皮细胞1列，外被较厚的角质层，并具较长较大的非腺毛或其残基。棱角处表皮下可见厚角组织。皮层外侧部分与厚角组织切向相间排例的细胞内含叶绿体；较大维管束的外方常见分泌道。维管束大小不一，相间断续环列，在老茎中成断续环或连续环；较大维管束韧皮部的外侧具帽状韧皮纤维束，纤维细胞壁木化；有时韧皮部内亦有纤维，木质部内导管及木纤维细胞壁均木化。髓宽大，薄壁细胞内常有细小草酸钙针晶散在。见（图822）

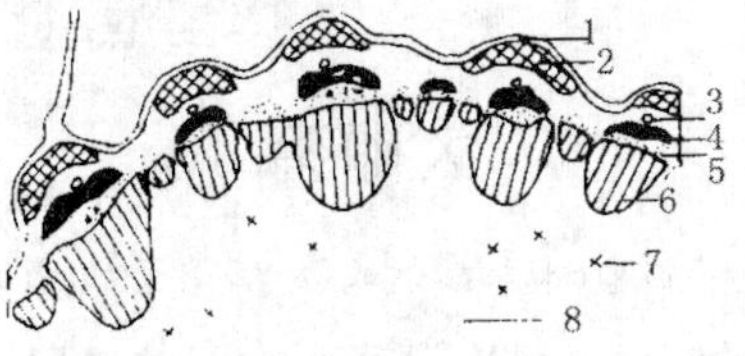

（图822）**小蓬草茎横切面简图**

1.表皮 2.厚角组织 3.分泌道 4.韧皮纤维 5.韧皮部 6.木质部 7.草酸钙针晶 8.髓部

（2）叶表面观：上表皮细胞垂周壁略弯曲或平直，外壁可见明显的角质层纹理。下表皮细胞垂周壁略弯曲或为波状，外壁亦见角质层纹理。上、下表皮均有气孔和非腺毛，气孔不等式或不定式，非腺毛棒状，长39～143μm，顶细胞较长较大，尖稍常枯萎。叶缘毛较长较大，长785～1520μm，基脚多细胞，顶细胞狭长，顶端尖。见(图823)

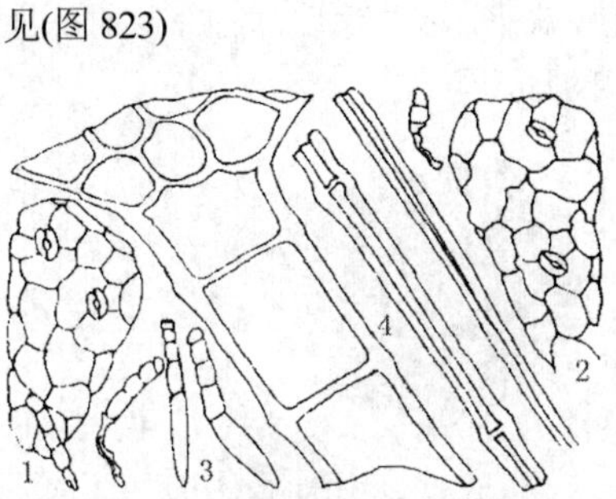

（图823）**小蓬草叶表面特征图**

1.叶上表皮细胞、气孔、非腺毛 2.叶下表皮细胞及气孔 3.棒状非腺毛 4.叶缘毛

【主含成分】 **全草**:含挥发油，其中含柠檬烯(*1imonene*)，芳樟醇(*1inalool*)，乙酸亚油醇酯(*1inoleyl acetate*)及醛类，母菊酯(*mafricaria ester*).去氧母菊酯(*dehydromatricaria ester*)和矢车菊属烃(*cenlaur*)X。

地上部分:含 β-檀香萜烯(*β-sanlalene*)，花侧柏烯(*cuparene*)，β-雪松烯(*β-himachalene*)，α-姜黄烯(*α-cureumene*)，γ-荜澄茄烯(*γ-cadinene*)，柠檬烯，醛类，松油醇(*terpineo1*)，二戊烯(*dipentenc*)，枯牧烯(*cumulene*)，邻苄基苯甲酸(*0-benzylbenzoic acid*)，皂甙，高山黄芩甙(*scutellarin*)，γ-内酯类，苦味质，树脂，胆碱(*choline*)，维生索(*vitamin*)C等。

【药理】 （1）**抗炎抗菌作用** 小飞蓬地上部分石油醚和乙醇提取物对人鼠角叉菜胶和甲醛性足肿胀有抑制作用。石油醚提取物中的β-雪松烯是抗炎活性成分。小飞蓬可用于治疗细菌性痢疾，全草醚提取液体内外抑菌作用试验确定香草酸、丁香酸为主要抗菌有效成分。本品煎剂，对福氏痢疾杆菌、宋氏痢疾杆菌、副伤寒杆菌（甲、乙、丙）、金黄色葡萄球菌均有抑制作用。

（2）**对心血管系统的作用** 小飞蓬全草总黄酮水溶性部分可使15-甲基前列腺索$F_{2α}$所致的收缩的离体猪冠状动脉得到舒张，终浓度为4mg(浸膏)/ml时作用即显著。小飞蓬水提物有轻微而短暂的降压作用，可抑制心脏，增加呼吸幅度，但对平滑肌和骨骼肌无作用。

【性味归经】 味微苦、辛，性凉。

【功用主治】 清热利湿，散瘀消肿。主治痢疾，肠炎，肝炎，胆囊炎，跌打损伤，风湿骨痛，疮疖，外伤出血，牛皮癣。

《云南中草药》："清热，解毒。"

《湖南药物志》："杀虫止痒怯风。"

《广西本草选编》："消肿止痛，祛风解毒。"

《福建药物志》："主治胆囊炎，肝炎，肾炎，中暑，喉痛，蛔虫病，关节痛。"

《中草药学》（南药）："祛风湿，止血。"

《浙江药用植物志》："清热利湿，散瘀消肿。主治痢疾，肠炎。外用治牛皮癣，跌打损伤，疮疖肿毒，风湿痹痛，外伤出血，中耳炎，眼结膜炎。"

【用量用法】 内服：煎汤，15～30g。外用：鲜品捣敷，适量。

【附方】 （1）**治菌痰，肠炎**：小飞蓬全草30g，水煎服。--《广西本草选编》

（2）**治慢性胆囊炎**：小白酒草18g，鬼针草15g，南五味子根、两面针各6g，水煎服。--《福建药物卷》

（3）**治热性牙痛**：鱼胆草鲜全草，捣烂含于牙痛处。

（4）**治中耳炎**：鱼胆草鲜叶捣汁，加鳝鱼血滴耳。每日2次。

（5）**治结膜炎**：鱼胆草鲜叶，捣汁滴眼。（3～5方出自《云南中草药》）

（6）**治牛皮癣**：小飞蓬鲜叶揉擦患处，每日1～2次；如是脓疱型，先用全草水煎外洗，待好转后，改用鲜叶外搽；厚痂型，当痂皮软化剥去后，用鲜叶涂搽。--《广西本草选编》

（7）**治肾囊风**：小飞蓬100g，煎水洗患处。--《湖南药物志》

（8）**治疗化脓性感染**：小飞蓬5份，白及1份。鲜品，与白及捣烂外敷；干品，研细水调贴敷。每日换药1次。治疗各种化脓性感染300例，其中痈11例，一般脓肿98例，毛囊炎20例，蜂窝组织炎9例，化脓性淋巴腺炎8例，外伤感染142例，甲沟炎8例，化脓性骨髓炎3例，坏疽1例。结果治愈295例，好转5例，治愈率98.3%。另外，在随机抽取的40例化脓性感染中药治疗与西医治疗对比中，用中药者脓腔闭合时间短，有显著性差异。--《陕西中医》党学德，等，1988，9(4)：154

（9）**治疗过敏性泄泻**：开花季节的小飞蓬叶含挥发油，能防治儿童对牛乳的过敏性泻泄。

（10）**牛皮癣**：小飞蓬鲜叶适量，揉软搽患处，每天1～2次。对脓疱型宜先煎水洗患处，待好转后改用鲜叶搽（或洗搽结合）。对厚痂型亦宜先煎水洗，待痂皮软化剥去后才用鲜叶搽。如见血露点，仍可继续搽，牛皮癣消失后仍坚持搽一段时间，以巩固疗效。（9～10方出自《完达山珍贵自然资源宝典》）

剑叶金鸡菊

【别名】 剑叶金鸡菊《中华本草》，线叶金鸡菊、除虫菊《贵州草药》，剑叶波斯菊《全国中草药汇编》，大金鸡菊，狭叶金鸡菊。

【来源】 为菊科植物剑叶金鸡菊 *Coreopsis lanceolata* L.的

全草

【植物形态】 多年生草本，高 30～70cm，有纺锤状根。茎直立，无毛或基部被软毛，上部有分枝。叶较少数，在茎基部成对簇生，有长柄，叶片匙形或线状倒披针形，基部楔形，顶端钝或圆形，长 3.5～7cm，宽 1.3～1.7cm；茎上部叶少数，全缘或三深裂，裂片长圆形或线状披针形，顶裂片较大，长 6～8cm，宽 1.5～2cm，基部窄，顶端钝，叶柄通常长 6～7cm，基部膨大，有缘毛；上部叶无柄，线形或线状披针形。头状花序在茎端单生，径 4～5cm。总苞片内外层近等长；披针形，长 6～10mm，顶端尖。舌状花黄色，舌片倒卵形或楔形；管状花狭钟形，瘦果圆形或椭圆形，长 2.5～3mm，边缘有宽翅，顶端有 2 短鳞片。花期 5～9 月。见（图 824）

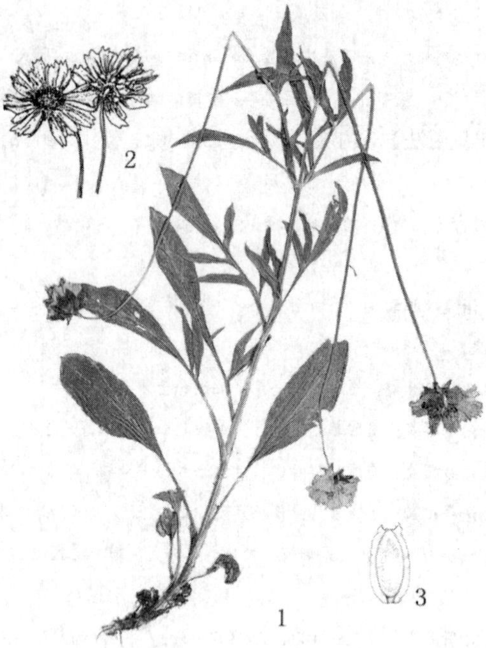

（图 824）**剑叶金鸡菊**

1.植株 2.头状花序 3.瘦果

【生长分布】 原产北美。邹平各地庭园常有栽培。

【采收加工】 夏、秋季采收，鲜用或切段晒干。

【栽培要点】 **生长习性**：耐寒耐旱，对土壤要求不严，适应性强，对二氧化硫有较强的抗性。喜阳光充足的环境及排水良好的砂质壤土。

栽培技术：生产中多采用播种和分株繁殖，但常能自行繁衍，夏季也可进行扦插繁殖，植株 5、6 年更新一次。播种繁殖一般在 8 月进行，也可春季 4 月底露地直播，7～8 月开花，10 月或翌年 3 月定植花，陆续开到 10 月中旬。分株、扦插法繁殖春秋季均可进行。二年生的金鸡菊，早春 5 月底 6 月初就开花，一直开到 10 月中旬。欲使金鸡菊开花多，可花后摘去残花，7～8 月追一次肥，国庆节可花繁叶茂。

【性状鉴别】 本品多皱缩破碎，完整者湿润后展开呈匙形，倒披针形或线状倒披针形，长 3.5cm～7cm，宽 10mm～15mm，表面黄褐色或黑褐色，无毛或有稀疏白色柔毛，顶满钝尖或圆钝，基部狭，边全缘或 3～5 深裂，裂片长圆形或线状披针形，顶裂片较大，质轻脆；叶柄长 6cm～7cm，基部膨大，黄褐色，有缘毛。气微，味淡、微辛。

【主含成分】 **花**：含线叶金鸡菊甙(*1anceolin*)，大花金鸡菊噢哢甙(*1eptosin*)。

根：含 1-苯基-1，3，5-庚三炔(*1-phenylhepta-1，3，5-triyne*)，2-苯基-5-(1′-炔基)噻吩[*2-phenyl-5-(1′-propynyl)thiophene*]。还含生物碱。

【药理】 该植物中的 1-苯基-1，3，5-庚三炔和 2-苯基-5-(1′-丙炔基)噻吩 110μg 浓度可以抑制线虫传染。

【性味归经】 味辛，性平。

【功用主治】 化瘀，消肿，清热解毒。用于痢疾，刀伤，无名肿毒。

【用量用法】 内服：煎汤，9g～15g。外用：鲜品捣烂敷患处，适量。

大丽菊

【别名】 大丽菊《山东植物志》，天竺牡丹《植物学大辞典》，大理菊、大理花、西番莲《中药鉴别手册》，洋芍药(广州)，大丽菊、地瓜花、洋菊。

【来源】 为菊科植物大丽花 *Dahlia pimmata* Cav.的块根。

【植物形态】 多年生草本，有肥大块根。茎直立，多分枝，高 1.5～2m，粗壮。叶一至三回羽状全裂。上部叶有时不分裂，裂片卵形或长圆状卵形，上面绿色，下面灰绿色，两面无毛。头状花序大，有长花序梗，常下垂.宽 6～12cm；总苞片外层约 5 片，卵状椭圆形，叶质，内层膜质，椭圆状披针形；舌状花 1 层，白色，红色或紫色，先端有不明显的 3 齿，或全缘；管状花黄色，有时在栽培品种全部为舌状花。瘦果长圆形，长 0.9～1.2cm。宽 3～4mm，黑色，扁平，有二不明显的齿。花期 6～12 月；果期 9～10 月。见（图 825）

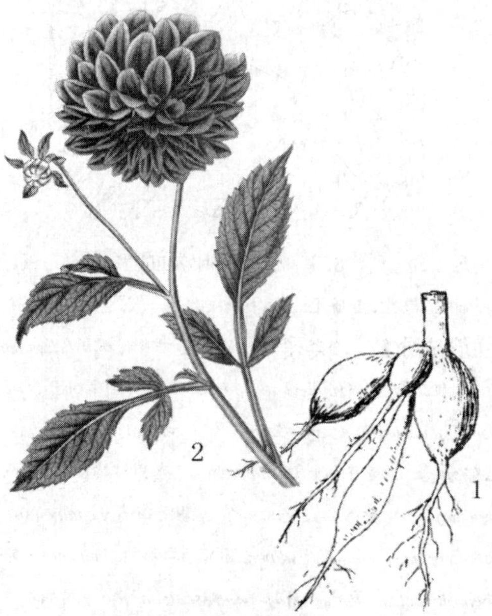

(图 825)**大丽花**

1.头状花序枝 2.块根

【生长分布】 原产墨西哥。在我国的品种很多，可分为单瓣、细瓣、菊花状、牡丹花状、球状等类型。邹平各地广泛栽培。

【采收加工】 秋季挖根，洗净，晒干或鲜用。

【性状鉴别】 块根呈长纺锤形，微弯，有的已压宿，有的切成两瓣，长 6～10cm，直径 3～4.5cm。表面灰白色或类白色，未去皮的黄棕色，有明显而不规则的纵沟纹，先端有茎基痕，先端及尾部均呈纤维状。质硬，不易折断，断面类白色，角质化。气微，味淡。见(图 826)

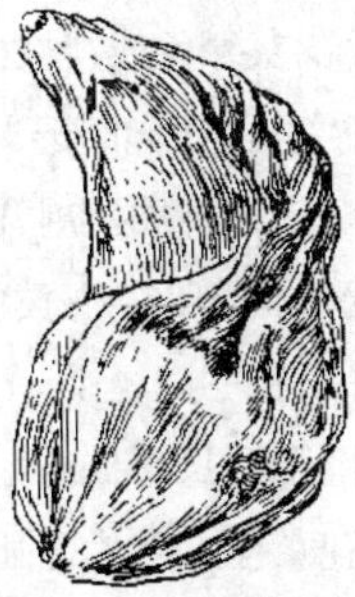

（图 826）**大理菊块根外形**

【显微鉴别】 块根横切面：木栓层和皮层大部分已除去(在鲜品中可见木栓细胞数列，靠外侧的几列细胞大，形状不一，均木化)。皮层有石细胞，数个成群或单个散在，呈方形、长方形或多角形，直径 30～108μm，胞腔较大，壁孔沟明显。近内皮层处有分泌腔，排列成不连续的环状。韧皮部较宽。形成层明显。木质部中导管单个或数个成群，稀疏地作放射状排列，呈圆形或圆多角形，直径可达 108μm。射线宽广。在韧皮射线及木射线部位亦可见分泌腔，中央为髓部。见(图 827)

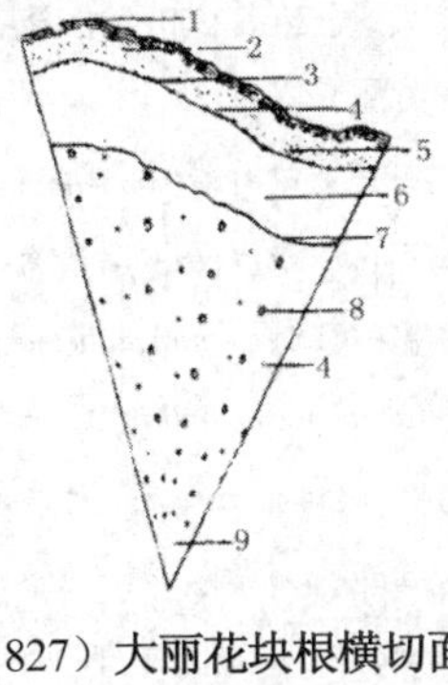

（图 827）**大丽花块根横切面简图**

1.木栓层 2.皮层 3.内皮层 4.分泌腔 5.石细胞群 6.韧皮部 7.形成层 8.导管 9.髓部

【栽培要点】 **生长习性** 喜湿润怕渍水，喜肥沃怕过度，喜阳光怕荫蔽，喜凉爽怕炎热，气温在 20℃左右生长最佳。

栽培技术 以分根和扦插繁殖为主，育种用种子繁殖。①分根繁殖：此法最为常用。因大丽花仅于根颈部能发芽，在分割时必须带有部分根颈，否则不能萌发新株。为了便于识别，常采用预先埋根法进行催芽，待根颈上的不定芽萌发后再分割栽植。②扦插繁殖：一般于早春进行，夏秋亦可，以 3～4 月在温室或温床内扦插成活率最高。插穗取自经催芽的块根，待新芽基部一对叶片展开时，即可从基部剥取扦插。也可留新芽基部一节以上取，以后随生长再取腋芽处之嫩芽，这样可获得更多的插穗。春插苗经夏秋充分生长，当年即可开花。6～8 月初可自生长植株取芽行夏插，但成活率不及春插，9～10 月扦插成活率低于春季，但比夏插要高。插壤以沙质壤土加少量腐叶土或泥炭为宜。③种子繁殖：仅限于花坛品种和育种时应用。夏季多因湿热而结实不良，故种子多采自秋凉后成熟者。

田间管理 在沙质壤土中生长最佳，可用腐叶土 50%，菜园土 3 5%，沙 10%，草木灰 5%混合成疏松肥沃的中性沙质壤土栽种，每年于早春翻盆另换新土，否则易退化，花少色淡。重粘土栽种易烂根，生长不良。

病虫害防治 大丽花在栽培过程中易发生的病虫害有：白粉病、花腐病、螟蛾、红蜘蛛。

①白粉病：9～11 月份发病严重，高温高湿会助长病害发生。控制浇水，增施磷肥。发病时，及时摘除病叶，并用 50%代森铵水溶液 800 倍液或 70%托布津 000 倍液进行喷雾防治。

②花腐病：多发生在盛花至落花期内，土壤湿度偏大，应通风透光，后期水、氮肥都不能使用过多，要增施磷、钾肥，蕾期后，可用 0.5%波尔多液或 70%托布津 1500 倍液喷洒，每 7～10 天一次，有较好的防治效果。

③花螟蛾：幼虫钻进茎杆危害，一般应在 6 月开始至 9 月，每 20 天左右喷一次 90%的敌百虫原药 800 倍液，可杀灭初孵幼虫。

【主含成分】 含黄酮类成分：芹菜素(*apigenin*)，芹菜素 7-O-葡萄糖甙(*apigenin 7-O-glucoside*)，芹菜素 7-O-鼠李糖葡萄糖甙(*apigenin 7-O-Rhamnoglucoside*)，刺槐素-7-O-葡萄糖甙(*acacetin 7-O-glucoside*)，刺槐素 7-O-鼠李糖葡萄糖甙(*acacetin 7-O-rhamnoglucoside*)，木犀草素(*1uteolin*)，木犀草素 7-O-葡萄糖甙(*1uteo1in 7-O-glucoside*)，槲皮素 3-O-半乳掂甙(*ctuercetin 3-O-galaeto side*)，槲皮甙(*quercitrin*)，异鼠李索 3-O-半乳糖甙(*isorhamnetin 3-O-galactoside*)。

【性味归经】 味辛、甘，性平。

【功用主治】 清热解毒，散瘀止痛。主治腮腺炎，龋齿疼痛，无名肿毒，跌打损伤。

【用量用法】 内服：煎汤，6～12g。外用：捣敷，适量。

野菊花

【别名】 野菊花《本草正》，山菊花《东北中草药》，千层菊、黄菊花《安徽中草药》。

【来源】 为菊科植物野菊 *Dendranthema indicum* (L.) Des Moul.和岩香菊 *Dendranthema lavandulifolium* (Fisch. ex Trautv.) Ling et Shih 的花。

【植物形态】 （1）**野菊** 又名苦薏《本草经集注》，野山菊《植物名实图考》，路边菊《岭南采药录》，野黄菊《江苏省植物药材志》，黄菊仔《中国药用植物志》，鬼仔菊《广西中药志》，山九月菊《辽宁经济植物志》，疟疾草(江苏)。多年生草本，高 25～100cm。根茎粗厚，分枝，有长或短的地下匍匐枝。茎直立或基部铺展。基生叶脱落；茎生叶卵形或长圆状卵形，长 6～7cm，宽 1～2.5cm，羽状分裂或分裂不明显；顶裂片大，侧裂片常 2 对，卵形或长圆形，全部裂片边缘浅裂或有锯齿；上部叶渐小；全部叶上面有腺体及疏柔毛，下面灰绿色，毛较多，基部渐狭成具翅的叶柄；托叶具锯齿。头状花序直径 2.5～4(～5)cm，在茎枝顶端排成伞房状圆锥花序或不规则的伞房花序；总苞直径 8～20mm，长 5～6mm；总苞片边缘宽膜质；舌状花黄色，1～2 列，雌性；盘花两性，筒状。瘦果全部同形，有 5 条极细的纵肋，无冠状冠毛。花期 9～10 月。见下(图 828)

（2）**岩香菊** 又名甘菊《中国植物志》。与野菊的区别在于：叶为羽状深裂，绿色或淡绿色，具尖锯齿；两面被稀疏膨松的柔毛，或下面稍多；头状花序多数，在茎枝顶端排成疏松的伞房或复伞房花序，舌状花 1 列。花果期 5～10 月。见下(图 829)

上述两种植物的全草（**野菊**）也供药用，详见下述。

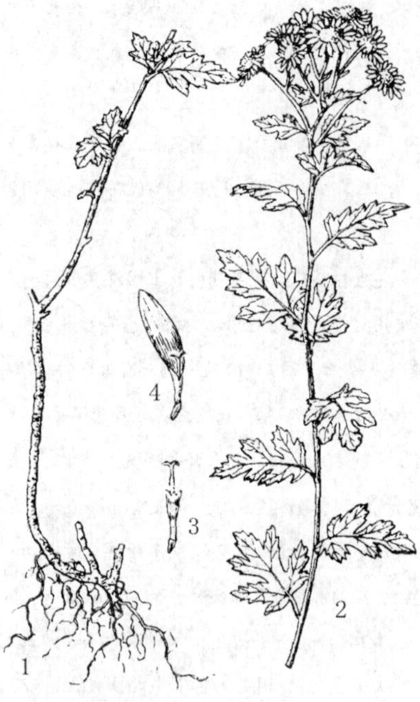

（图 828）**野菊花**

1.植株下部 2.花枝 3.管状花 4.舌状花

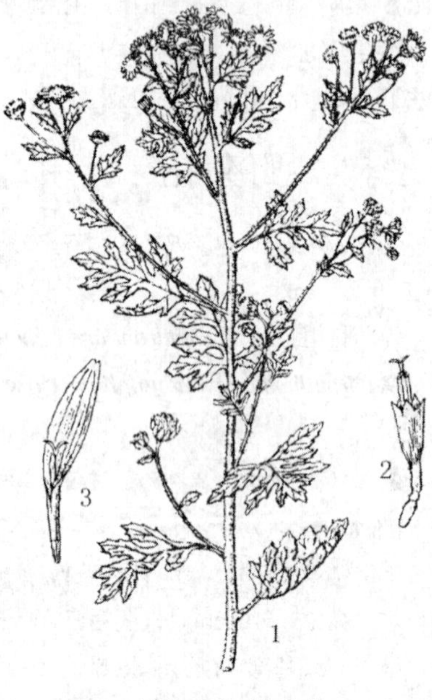

（图 829）**岩香菊**

1.花枝 2.管状花 3.舌状花

【生长分布】 野菊花多生于山坡草地、灌丛、河边水湿地及田边、路旁。岩香菊多生于山坡、岩石、河谷、河岸。邹平南部山区多有分布。

【采收加工】 秋季开花盛期，分批采收，鲜用或晒干。

【栽培要点】 **生长习性** 喜凉爽湿润气候，耐寒。以土层深厚、疏松肥沃、富含腐殖质的壤土栽培为宜。

栽培技术 分株繁殖。6 月上、中旬，将老株挖起，分成单株，每株应带白色新根，按行株距 24cm×24cm 开穴，每穴栽 3 株，填土压实浇水。

田间管理 每年中耕除草 3 次，结合施肥，幼苗期施稀人粪尿，8～9 月可施人畜粪，适当增施过磷酸钙，可进行根外追肥。并培土，以防倒伏。遇旱季要浇水。

病虫害防治 病害有锈病，可用敌锈钠喷射；黄萎病，可在穴内撒施石灰消毒。虫害有跳蚲、蚜虫。

【性状鉴别】 （1）**野菊花** 头状花序类球形，直茎 1.5～2.5cm，棕黄色。总苞片 4～5 层，外层苞片卵形或卵状三角形，长 2.5～3mm，外表面中部灰绿色或淡棕色，常被有白色，边缘膜质；中层苞片卵形；内层苞片长椭圆形。总苞基部有的残留总花梗。舌状花 1 轮，黄色，皱缩卷曲，展开后，舌片长 1～1.3cm，先端全缘或 2～3 齿；筒状化多数，深黄色。气芳香，味苦。

（2）**岩香菊花** 头状花序直径 1～1.5cm；总苞片 4～5 层，外层苞片线形或线状长圆形，长 2.5mm；中内层苞片卵形、长椭圆形至倒披针形。舌状花黄色，舌片椭圆形，长 5～7.5mm。

【显微鉴别】 野菊花粉末特征：黄棕色。①花粉粒黄色，类圆形，直径 20～33μm，表面有刺，刺长约 3.5μm，每裂片 4～5 刺。②腺毛头部鞋底形，4～6(～8)细胞，两面相对排列，长径 35～120μm，短径 33～671μm，外被角质层。③T 形毛较多，顶端细胞长大，臂一长一短，直径 23～50μm，壁稍厚或一边稍厚，基部 1～13 细胞，其中一个稍膨大或皱缩。

【理化鉴别】 取本品粉末 3g，加乙醇 40ml，加热回流 1 小时，滤过。滤液按下述方法试验：①取滤液 1 滴，点于滤纸上.喷洒三氯化铝试液，干后，置紫外光灯(365nm)下观察，显黄绿色荧光。(检查黄酮)②取滤液 2ml，加镁粉少量及盐酸 4～5 滴，加热，显棕红色。(检查黄酮)

【主含成分】 含野菊花内酯(*handelin chrysanthelide*)，野菊花醇(*chrysanthemo1*)，野菊花三醇(*chrysanthetrio1*)，野菊花酮(*indicumenone*)，菊油环酮(*chrysanthenone*)，顺-螺烯醇醚(*cis-spiroenol ether*)，反-螺烯醇醚(*transspir-oenoletller*)，当归酰豚草素(*angeloylcumambrin*)B，当归酰亚菊素(*angeloylajadin*)，苏格兰蒿素(*arteglasin*)A，刺槐甙(*acaciin*)，木犀草素(*1uteolin*)，木犀草素-7-β-D-葡萄糖甙(*1uteolin-7-β-D-glucoside*)，槲皮素-β-D-葡萄糖甙(*quercetin-β-D-glucoside*)，矢车菊甙(*chrysanthemin*)，菊黄质(*chrysanthemaxarlthin*)，胡萝卜甙(*daucostero1*)，豚草素(*cumambrin*)A，刺槐素(*acacetin*)，刺槐素-7-O-β-D-吡喃半乳糖甙(*acacetin-7-O-β-D-galacloPvranoside*)，l-单山嵛酸甘油(*glyceryl-l-mo nobehenate*)，棕榈酸(*palmitic acid*)，熊果酸(*ursolic acid*)，亚油酸(*1inoleic arid*)，β-谷甾醇(*β-sitostero1*)，羽扇豆醇(*1upeo1*)，正二十八烷醇(*octacosylalcoho1*)以及挥发油等。

【药理】 （1）**对心血管系统的作用** ①**降压作用**：麻醉猫腹腔注射野菊花液 16g/kg，使动脉压下降，心率和呼吸减慢，持续 3h 以上。十二指肠给药也具有降压作用。对切断脊髓猫仍有降压作用，且能抑制阻断颈总动脉血流的加压反应，对神经节及 M-胆碱反应系统无明显影响，但有抗肾上腺素作用。乙醇浸膏精制品给麻醉猫、正常犬和慢性肾型高血压的犬灌服或肠内注射，亦有降压作用，其降压作用机制主要是通过抗肾上腺素和扩张周围血管及抑制血管运动中枢所致。②**调整血流动力学和抗心肌缺血作用**：野菊花水提醇沉法制得的注射液，静注 1.5～2.0g(生药)/kg，能增加开胸麻醉猫冠脉流量，并能增加离体免心冠脉流量，对心率有减慢作用，心肌收缩力轻度抑制，对血压无明显影响，使心肌耗氧量明显降低。在离体器官灌流实验中，证明野菊花注射液使免耳及肾脏血管明显扩张，血流量增加，但对后肢血管却无明显影响。野菊花粗制剂及其提取物 CI-2 对健康麻醉犬的心脏具有增加冠脉血流量，降低冠脉阻力，降低血压及总外周阻力，减慢心率，减少左心作功量等作用。对冠状动脉结扎所形成的实验性心肌梗死具有明显的保护作用，可减少梗死范围，特别是减轻损伤程度。同时增加肾血流量，调整机体的血流再分配，改善心、肾重要脏器的供血状态。但对脑、肢体血流量及其血管阻力无明显影响。野菊花提取物 CI-2 250mg/ml 对培养的乳鼠心肌细胞缺氧缺糖性损伤有保护作用，使细胞释放至培养基中的乳酸脱氢酶减少。③**对磷酸二酯酶的抑制作用**：野菊花总黄酮、刺槐素、刺槐素-7-葡萄糖甙、木犀草素及木犀草素-7-葡萄糖甙对鼠大脑、兔的心肌及艾氏腹水癌 3 种组织细胞的 cAMP 磷酸二酯酶(cAPDE)和 eGMP 磷酸二酯酶(cGPDE)都具有一定程度的选择性抑制作用，尤其是对心肌的 cAPDE 抑制能力比对 cGPDE 强。

（2）**对血小板聚集功能的影响** 野菊花水剂在试管内对 ADP、金黄色葡萄球菌、兔肌胶原诱导的大鼠血小板聚集，均有明显的抑制作用，并随剂量的增加而增强。大鼠静注野菊花水剂 0.3ml．对 ADP 诱导的血小板聚集有明显的抑制作用；对兔肌胶原诱导的血小板聚集也有明显的抑制作用；但对金黄色葡萄球菌诱导的大鼠血小板聚集没有明显的影响。野菊花注射液(1g/ml)对 ADP 诱导的家兔血小板聚集的 50％抑制剂量为 17.50mg/ml，50％解聚剂量为 28.85mg/ml。作用强度在一定范围内随药物在血浆中的浓度增加而增强。野菊花乙酸乙酯抽提物抑制 5μmol/L ADP 诱导的血小板聚集 IC_{50} 为 lmg/ml。

（3）**抗病原微生物作用** 野菊花水剂对金黄色葡萄球菌、大肠杆菌、痢疾杆菌、绿脓杆菌的体外最低抑菌浓度分别为 0.19g/ml、0.75g/ml、1.5g/ml，说明对金黄色葡萄球菌抑菌作用较强。野菊花水剂有抑制金黄色葡萄球菌溶血素溶解绵羊红细胞的作用(在 1：l024 时仍不出现溶血)；同时可抑制金黄色葡萄球菌血浆凝固酶的形成的作用。对人工感染金黄色葡萄球菌的小鼠，腹腔注入野菊花水剂 0.2ml(含生药 0.3g)时有保护作用。野菊花水煎剂对强毒人型结核分枝杆菌($H_{37}Rv$)、堪萨斯分枝菌的最低抑菌浓度分别为 2.5mg/ml、10mg/ml，对胞内分枝杆菌未显示出抗菌作用。以超薄切片技术、电镜观察细胞超微结构变化特点，野菊花作用后的 $H_{37}Rv$ 主要是细胞壁发生改变、破坏或消失，使堪萨斯分枝杆菌细胞的超微结构明显破坏。野菊花对异烟肼、链霉素及对氨基水杨酸钠耐药或敏感的结核杆菌以及卡介苗均有明显的抑菌作用。野菊花抗结核杆菌作用及其对小鼠实验结核病疗效进行观察，在试管内，野菊花水剂的最低抑菌浓度为 1：800，乙醇浸剂为 1：1000，野菊花的未挥发部分为 1：1600，黄酮和其挥发油Ⅱ为 1：1000，其他各种制剂和提取物均无明显的抑菌作用。野菊花水煎液，用鸡胚试验法，有较弱的抑制流感病毒 A_3 的作用。

（4）**解热作用** 野菊花注射液 2g(生药)/kg、4g(生药)/kg 静注对三联菌苗致热家兔有解热作用。

（5）**增强吞噬细胞吞噬功能** 给小鼠静注野菊花水剂 0.2ml(含生药 0.2g)，再腹腔注射鸡红细胞悬液，能明显增强巨噬细胞的吞噬功能。

（6）**毒性** 小鼠静注野菊花注射液的 LD_{50} 为 l0.47g/kg；给小鼠每日腹腔注射 0.2g/kg，连续 1 个月，与对照组比较，体重增长无差别，处死解剖肉眼观察未见异常。野菊花醇提出物 HC-I 300mg/kg 给犬灌胃，连续 3 星期，除有时呕吐外，对食量、体重、心电图、血磺溴酞钠存留率无明显改变。

【性味归经】 味苦、辛，性凉。归肺、肝经。

【功用主治】 清热解毒，疏风平肝。主治疔疮，痈疽，丹毒，湿疹，皮炎，风热感冒，咽喉肿痛，高血压病。

《纲目》：“治痈肿，疔毒，瘰疬，眼瘜。”

《本草汇言》：“破血疏肝，解疔散毒之药也，主妇人腹内宿血，解天行火毒丹疔，捣汁和生酒服之；或取滓敷罯亦效。煮汤洗疮疥，又能去风杀虫。”

《本草正》：“散火散气，消痈毒、疔肿、瘰疬，眼目热痛，亦破妇人瘀血。”

《江苏植物药材志》：“治霍乱腹痛。”

《山西中药志》：“疏风热，清头目，降火解毒。治诸风眩晕，头痛目赤，肿毒。”

《杭州药用植物志》：“治黄水疮。”

《江西草药》：“治白喉，口疮，小儿高热抽搐等症。”

《上海常用中草药》：“治高血压。”

《内蒙古中草药》：“清热，解毒，消肿。主治疮痈肿毒，乳腺炎，淋巴腺结核，毒蛇咬伤。”

《四川中药志》（1982 年版）：“疏风，清热，解毒。用于感冒，流行性感冒，流行性脑脊髓膜炎，疮痈肿毒，咽喉肿痛，风火赤眼，湿热黄疸，泻痢，蛇虫咬伤，肝热型高血压，子宫颈糜烂。”

【临床应用】 （1）**用于疔疮、痈肿、丹毒**。野菊花有良好的清热解毒作用，热毒所致诸证，均可用之。单用内服或鲜品捣敷即有效，临床亦常与金银花、蒲公英、紫花地丁等伍用，如《医宗金鉴》五味消毒饮；对于急性湿疹、天疱疮等湿热火毒所致之皮肤病，也可用本品煎水洗患处。治浸淫疮、湿疥、癞癣、臁疮、血风疮、脓窝疮等，如《外科大成》以本品配花椒、牙硝、枯矾研末，沸水浸泡后外洗。

（2）**用于风热感冒，咽喉肿痛**。野菊花又具疏风清热之功，可单用本品煎服，或与桑叶、连翘、银花等疏风清热解毒之品配用。若预防感冒，则可配薄荷同用。现常用于流感，上呼吸道感染和急性扁桃体炎等病证。

（3）**用于高血压眩晕、头痛**。取其疏风平肝、清头目之功，可单味泡水代茶饮或与草决明、夏枯草等配用。用于肝热目赤肿痛，则可与青葙子、决明子等清肝降火明目之药同用。

（4）**用慢性盆腔炎、前列腺炎等**。野菊花有较好治疗效果。

【用量用法】 内服：煎汤，10～15g，鲜品可用至 30～60g。外用：捣敷、煎水漱口或淋洗，适量。

【使用注意】 脾胃虚寒者慎服。

《纲目》谓朱丹溪云：“野菊花，服之大伤胃气。”

《广西中药志》：“便泻者忌用。”

【附方】 （1）**治疔疮**：野菊花和黄糖捣烂贴患处。如生于发际，加梅片、生地龙同敷。--《岭南草药志》

（2）**治一切痈疽脓疡，耳鼻咽喉口腔诸阳症脓肿**：野菊花 48g，蒲公英 48g，紫花地丁 30g，连翘 30g，石斛 30g，水煎，每日 3 次分服。--《本草推陈》

（3）**治急性乳腺炎**：野菊花 15g，浦公英 30g，煎服；另用鲜野菊叶捣烂敷患处，干则更换。--《安徽中草药》

（4）**治夏令热疖及皮肤湿疮溃烂**：用野菊花或茎叶煎浓汤洗涤，并以药棉或纱布浸药汤掩敷，每日数回。--《本草推陈》

（5）**治头癣、湿疹、天泡疮**：野菊花、苦楝根皮、苦参根各适量，水煎外洗。--《江西草药》

（6）**治毒蛇咬伤，流火**：野菊花 15～30g，水煎代茶饮。

（7）**治感冒**：野菊花、金银花、紫花地丁各 9～15g，水煎服。（6～7 方

出自《浙江药用植物志》)

(8)**预防流行性感冒**：野菊花30g，水煎服；或野菊花30g，鱼腥草30g，金银花藤30g，水煎服。

(9)**治风热目赤肿痛**：野菊花15g，夏枯草15g，千里光15g，桑叶9g，甘草3g，水煎服。(8~9方出自《四川中药志》)(1982年)

(10)**预防脑膜炎**：野菊花30g，大青30g，银花藤15g，土牛膝15g，水煎服，连服2~3天。--《湖南药物志》

(11)**治干咳**：野菊花30g，白茅根30g，白糖30g，水煎2次，早晚各服1次，儿童酌减。--《中华内科杂志》1976，(5)：279

(12)**治播散型肺结核**：野菊花45g，地胆草30g，兰香草60g，水煎服，每日1剂。

(13)**治泌尿系统感染**：野菊花30g，海金沙30g，水煎服，每日2剂。

(14)**治大、小叶性肺炎，支气管炎，阑尾炎及一般急性炎症疾病**：野菊花一两，一点红五钱，主银花藤叶一两，积雪草五钱，犁头草五钱，白茅根五钱。水煎服，每日一至二剂。(12~14方出自《江西草药》)

(15)**治肾炎**：野菊花、金钱草、车前草各3g，水煎服。--《陕甘宁青中草药选》

(16)**治肠风**：野菊花(晒干，炒成炭)六两，怀熟地(酒煮捣膏)八两，炮姜四两，苍术三两，地榆二两.北五味一两。炼蜜为丸，梧桐子大。每服五钱，食前白汤下。--《本草汇言》

(17)**治肝热型高血压**：①野菊花15g，夏枯草15g，草决明15g，水煎服。--《四川中药志》(1982年)　②野菊花、黄芩、夏枯草各9g，水煎服。--《内蒙古中草药》

(18)**治疗流行性腮腺炎**：取野菊花15g，煎汤代茶饮，每日1剂，连服1星期，治疗56例，痊愈49例，好转5例，中断服药2例。--《广西中医药》万桂华，1983，(3)：11

野菊

味苦，辛，性寒。功能清热解毒。主治感冒，气管炎，肝炎，高血压病，痢疾，痈肿，疔疮，目赤肿痛，瘰疬，湿疹。内服：煎汤，6～12g，鲜品30～60g，或捣汁。外用：捣敷，或煎水洗，或熬膏涂，适量。

附方　(1)**治风热感冒**：野菊花、积雪草各15g，地胆草9g，水煎服。--《福建药物志》

(2)**治肝风头眩**：(野菊)全草15g，水煎服。--《湖南药物志》

(3)**治疔疮**：野菊花根、菖蒲根、生姜各一两，水煎，水酒对服。--《医钞类编》

(4)**治痈疽疔肿，一切无名肿毒**：野菊花茎叶、苍耳草各一握。共捣，入酒一碗，绞汁服，取汗，以滓敷之。--《卫生易简方》

(5)**治结合膜炎**：野菊花、谷精草各15g，水煎服；或加冬桑叶9g，叶下珠18g，水煎分两半，一半熏眼(熏时以布遮之以防泄气)，一半内服。--《福建药物志》

(6)**治瘰疬疮肿不破者**：野菊花根，捣烂煎酒服之，仍将煎过菊花根为末敷贴。--《瑞竹堂方》

(7)**治湿疹，脓疱疮**：野菊花草，水煎2次，滤取汁，慢火浓缩成膏，涂搽或贴敷患处。--《内蒙古中草药》

(8)**治再生障碍性贫血**：野菊根茎30g，鲜精猪肉30g，同煎煮，去渣。食肉喝汤，每日1剂。--《辽宁中医杂志》1984，(4)：30

菊花

【别名】　菊花《本经》，节华《本经》，日精、女节、女华、女茎、更生、周盈、傅延年、阴成《别录》，甘菊、真菊《抱朴子》，金精《玉函方》，金蕊《纲目》，馒头菊、簪头菊《医林纂要·药性》，甜菊花《随息居饮食谱》，药菊《河北药材》。

【名释】　《说文》："菊，大菊蘧麦也"《尔雅》："大菊，蘧麦"郭璞注："即瞿麦。"非指今之菊花。"菊"古作"蘜"。《说文》："蘜，日精也，以秋华。"菊、蘜本一字二体。《纲目》云："按陆佃《埤雅》云：菊本作蘜，从鞠。鞠，穷也，《月令》：九月，菊有黄华。华事至此而穷尽，故谓之鞠。节花之名，亦取其应节候也。"《别录》一名傅延年。《太平御览》引《本经》曰："菊一名傅公，一名延年。"据汉代应劭《风俗通》记载，东汉时，相传郦县有甘谷，备水甘美，因得大菊之滋液，服之多益。一时风尚，遍及朝中三公，太傅袁隗、胡广，皆其辈。"傅公"出典，殆以此。"延年"之名因其能益寿。《别录》多一"公"字，遂误为"傅延年"。

【来源】　为菊科植物菊 *Chrysanthemum morifolium* Ramat. 的头状花序。

【植物形态】　多年生草本，高60～150cm。茎直立，基部常木质化，上部多分枝，有柔毛。叶卵形至宽卵形，长4～8cm，宽2.5～4cm，羽状浅裂或深裂，先端圆钝或尖圆，边缘有大小不等的圆齿或锯齿，基部楔形，上面深绿色，下面略淡，两面均有细柔毛；叶柄长约1.5cm。头状花序顶生，直径3～6cm；总苞半球形，总苞片3～4层，外层绿色，条形，外面有白色柔毛，边缘膜质，内层长圆形，较大，边缘宽膜质；舌状花雌性，多层，白色、黄色、浅红色、红色、紫色。管状花两性，多数、黄色，基部带有膜质鳞片。瘦果无冠毛,不发育。花期9～12月。见(图830)

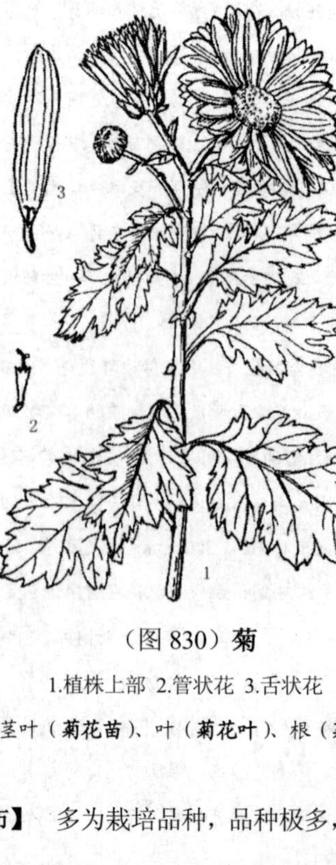

(图830)菊

1.植株上部 2.管状花 3.舌状花

本植物的幼嫩茎叶(**菊花苗**)、叶(**菊花叶**)、根(**菊花根**)均供药用，详见下述。

【生长分布】　多为栽培品种，品种极多，头状花序多变化，形色各异。邹平各地均有栽培。

【采收加工】 9～11 月花开花瓣平展时，选晴日露干后或午后，分批采收，这时采的花水分少，易干燥，色泽好，品质好。采下鲜花，切忌堆放，需及时干燥或薄摊于通风处。

（1）**阴干**：适用于小面积生产，待花大部开放，选晴天，割下花枝，捆成小把，悬吊通风处，经 30～40d，待花干燥后摘下，略晒。

（2）**晒干**：将鲜花薄铺蒸笼内，厚度不超过 3 朵花，待水沸后，将蒸笼置锅上蒸 3～4 分钟，倒至晒具内晒干，不宜翻动。

（3）**烘干**：将鲜菊铺于烘筛上，厚度不超过 3cm，用 60℃炕干。

【商品规格】 药材按产地和加工方法不同，分为“亳菊”、“滁菊”、“贡菊”、“杭菊”。

（1）**亳菊** 一等：呈圆盘或扁扇形。花朵大、瓣密、肥厚、不露心，花瓣白色，近基部微带红色。体轻，质柔软，无散朵、枝叶。

二等：花朵中大，色微黄，近基部微带红色。余同一等。

三等：花朵小，色黄或暗。音有散朵，叶梗不超过 5%。余同二等。

（2）**滁菊** 一等：呈绒球状或圆形（多为头花），朵大、色粉白、花心较大、黄色。质柔。不散瓣，无枝叶。

二等：呈绒球状圆形，为二水花，色粉白。朵均匀。余同一等。

三等：呈绒球状，为尾花，朵小，色次。间有散瓣、并条。余同一等。

（3）**贡菊** 一等：花头较小，圆形，花瓣密，白色。花蒂绿色，花心小，淡黄色，均匀，不散朵，体轻，质柔软。

二等：花心淡黄色，朵欠均匀。余同一等。

三等：花头小，朵不均匀，间有散瓣。余同一等。

（4）**杭菊** 一等：蒸花呈压缩状，朵大肥厚，玉白色。花心较大，黄色，无霜打花、生花枝叶。

二等：花朵厚，较小、心黄色。余同一等。

三等：花朵小，间有不严重的霜打花。余同一等。

【性状鉴别】 （1）**亳菊** 头状花序呈倒圆锥形或圆筒形，有时稍压扁呈扇形，直径 1.5～3cm。总苞碟状，总苞片 3～4 层，卵形或椭圆形，草质，黄绿色或褐绿色，外被柔毛，边缘膜质，花托半球形，无托片或托毛。舌状花数层，雌性，位于外围，类白色，劲直，上举，纵向折缩，散生金黄色腺点；管状花多数，两性，位于中央，为舌状花所隐藏，黄色，先端 5 齿裂。瘦果不发育，无冠毛。体轻，质柔润，干时松脆。气清香，味甘、微苦。

（2）**滁菊** 呈不规则球形或扁球形，直径 1.5～2.5cm。舌状花白色，不规则扭曲，内卷，边缘皱缩，有时可见淡褐色腺点；管状花大多隐藏。

（3）**贡菊** 呈扁球形或不规则球形，直径 1.5～2.5cm。舌状花白色或类白色，斜升，上部反折，边缘稍内卷而皱缩，通常无腺点；管状花少，外露。

（4）**杭菊** 呈碟形或扁球形，直径 2.5～4cm，常数个相连成片。舌状花类白色或黄色，平展或微折叠，彼此粘连，通常无腺点；管状花多数，外露。

【显微鉴别】 粉末特征：黄棕色，气清香。①花粉粒黄色，类圆形，直径 22～38μm，有 3 孔沟，表而有刺，刺长 3.4～7μm，每裂片 4～5 刺。②花冠表皮细胞表面观垂周壁波状弯曲，表面有微细致密的角质纹理。③苞片表皮细胞睡同壁波状弯曲，表面有稍粗的角质纹理。气孔不定式，副卫细胞 3～6 个。④花柱及柱头碎片的边缘细胞呈绒毛状突起。⑤T 形毛少见，大多碎断，顶端细胞长大，基部 2～5 细胞。⑥腺毛少见，头部鞋底形，4、6 或 8 个细胞，两两相对排列，长径 32～127μm，短径 22～74μm，外被角质层。此外，有药隔顶端附属物及基部细胞、花粉囊内壁细胞、分泌道、纤维、子房表皮细胞等。见(图 831)

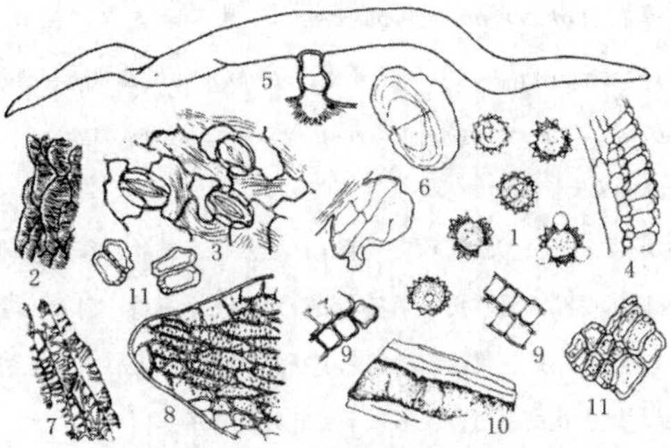

（图 831）**菊(头状花序)粉末特征**

1.花粉粒 2.花冠表皮细胞 3.包片表皮 4.花柱碎片 5.T 形毛 6.腺毛 7.花粉囊内壁细胞 8.药隔顶端附属物 9.药隔基部细胞 10.分泌道 11.厚壁细胞(子房基部)

【栽培要点】 **生长习性** 喜温暖湿润气候、阳光充足，忌遮荫。耐寒，稍耐旱，怕水涝，喜肥。最适生长温度 20℃左右，在 0～10℃以下能生长，花期能耐-4℃，根可耐-16～-17℃的低温。对土壤要求不严。以地势高燥，背风向阳，疏松肥沃，富含腐殖质，排水良好，pH6～8 的砂质壤土或壤土栽培为宜。忌连作。可与早玉米、桑、蚕豆、烟草、油菜、大蒜、小麦间套作。粘重土、低洼积水地不宜栽种。

栽培技术 药用菊主要用扦插、分株繁殖。扦插繁殖、育苗移栽法：4 月下旬至 5 月上旬截取母株的幼株作插穗，随剪随插，插穗长 10～12cm，顶端留 2 片叶，除上上部 2～3 节的叶片，插入土中 5cm，顶端露出 3cm，按行距 24cm 开沟，沟深 14cm，每隔 15～20cm 扦插 1 株，覆土压实，浇水。扦插后要遮荫，经常浇水保湿，松土除草，每隔半月施稀人粪尿 1 次，约经 15～20 天生根，待生长健壮后即可移栽。亦可使用两次扦插法，使移栽推迟至 5 月下旬至 6 月上旬。分株繁殖：11 月选优良植株，收花后割除残茎，培土越冬。4 月中、下旬至 5 月上旬，待新苗长至 15cm 高，选择阴天，挖掘母株，将健壮带有白根的幼苗，适当剪去枝叶，按行株距 40cm×40cm 开穴，每穴栽 1～2 株，剪去顶端，填土压实，浇水。

田间管理 生长期间需中耕除草 3～4 次，每隔半月 1 次，后两次中耕除草结合培土。苗高 30～40cm 进行打顶，第 2 次在 6 月底，第 3 次不迟至 7 月。菊花喜肥，但应控制施氮肥，以免徒长遭病虫为害。一般在幼苗成活后施稀人粪尿或尿素，开始分枝时施人畜粪及腐熟饼肥，9 月施浓粪肥，增加过磷酸钙，施肥应该集中在中期。生长前期少浇水，遇旱浇水，9 月孕蕾期注意防旱。雨季要排除积水，以防烂根。

病虫害防治 病害有叶枯病，生长期均可发生，发病初期摘除病叶，可用 1：1：100 波尔多液或 65%可湿性代森锌 500 倍液喷雾。6 月下旬至 8 月上旬易发生根腐病。可用退菌特 50%可湿性粉剂 500 倍液灌注。锈病可用敌锈钠 97%可湿性粉剂 200 倍液喷射。另有白粉病、霜霉病、黄萎病等为害。虫害有棉

蚜、大青叶跳蚓 菊天牛、瘿螨、斜纹夜蛾、地老虎等为害

【含量】 《中国药典》2005版规定：按干燥品计算，含绿原酸（C_{16}小时$_{18}O_9$）不得少于0.20%。

【主含成分】 花含挥发油，成分主要为龙脑(*borneo1*)，樟脑(*camphor*)，菊油环酮(*chrysanthenone*)，还含木犀草素-7-葡萄糖甙(*1uteolin-7-glucoside*)，大波斯菊甙(*eosmosiin*)即芹菜素-7-O-葡萄糖甙(*apigenin-7-O-glucoside*)，刺槐甙(*acacetin-7-rhamnoglucoside*)，芹菜素(*apigenin*)，芹菜素-7-O-鼠李葡萄糖甙(*apigenn-7-O-rhamnoglucoside*)，刺槐素-7-O-葡萄糖甙(*acacetin-7-O-glucoside*)，槲皮素-3-O-半乳糖甙(*quercetin-3-O-galactoside*)，槲皮甙(*quercilrin*)，异鼠李素-3-O-半乳糖甙(*isorhamnetin-3-O-galacloside*)，木犀草素-7-O-鼠李葡萄糖甙(*1uteolin-7-O-rhamnoglucoside*)，木犀草素(*1uteolin*)，β-榄香烯(*β-elemene*)，百里香酚(*thymo1*)，二十一烷(*heneicosane*)，二十三烷(*tricosane*)，二十六烷(*hexacosane*)，以及糖类和氨基酸。

【药理】 （1）**抗菌作用** 菊花水煎液体外试验对金黄色葡萄球菌、乙型溶血性链球菌有抑菌作用。菊花水浸液对堇色毛癣菌、同心性毛癣菌、许兰黄癣菌、奥杜盎小芽胞癣菌、铁锈色小芽胞癣菌、羊毛样小芽胞癣菌、腹股沟表皮癣菌、红色表皮癣菌、星形奴卡菌有抑菌作用。

（2）**对心心管系统的作用** 菊花水煎醇沉制剂对离体兔心有显著扩张冠脉，增加冠脉流量的作用。初步研究结果表明，该制剂扩张冠脉的作用，与心肌收缩时代谢产物的舒血管作用以及β-肾上腺素能受体无关。杭白菊酚性部分可以增加豚鼠离体心脏冠脉流量，提高小鼠对减压缺氧的耐受能力。

（3）**其他作用** 菊花水煎剂给大鼠灌服3星期后，抑制其肝微粒体羟甲基戊二酰辅酶A还原酶活力，并能激活肝微粒体胆固醇7α-羟化酶。菊花制剂还能抑制皮内注射组胺所致局部毛细血管通透性增加，其10mg效力和芦丁2.5mg相当。菊花乙酸乙酯和正丁醇提取物均能抑制HIV逆转录酶和HIV复制。

【性味归经】 味甘、苦，性微寒。归肺、肝经。

【功用主治】 疏风清热，平肝明目，解毒消肿。主治外感风热或风温初起，发热头痛，眩晕，目赤肿痛，疔疮肿毒。

《本经》："主风头眩肿痛，目欲脱，泪出，皮肤死肌，恶风，湿痹，久服利血气，轻身，耐老延年。"

《别录》："疗腰痛去来陶陶，除胸中烦热，安肠胃，利五脉，调四肢。"

《本草经集注》："白菊：主风眩，能令头不白。"

《药性沦》："治热头风眩倒地，脑骨疼痛，身上诸风令消散。"

《日华子》："治四肢游风，利血脉，心烦，胸膈壅闷，并痈毒，头痛；作枕明目。"

《本草衍义》："专治头目风热。"

《珍珠囊》："养目血。"

《汤液本草》引《用药心法》："去翳膜，明目。"

《本草衍义补遗》："能补阴。"

《纲日》谓王好古云："主肝气不足。"

《本草汇言》："祛风清热，养肝明目。"

《纲目拾遗》："专入阳分。治渚风头眩，解酒毒疔肿。""黄茶菊：明目祛风，搜肝气，治头晕目眩，益血润容，入血分；白茶菊：通肺气，止咳逆，清三焦郁火，疗肌热，入气分。"

《随息居饮食谱》："清利头目，养血熄风，消疔肿。"

《本草便读》（张秉成）："平肝疏肺，清上焦之邪热……益阴滋肾。"

【临床应用】 （1）**用于外感风热或风温初起，症见发热、头痛、咳嗽等。** 菊花轻清凉散，善解上焦头目风热，临床常与桑叶、薄荷等配伍，共奏疏风解表之功，如《温病条辨》桑菊饮。治风火上攻，或风阳偏盛之偏正头痛、头风等证，可与祛风清热降火药配伍，如《简便单方》以之配川芎、石膏；《舒效良方》菊花散以本品与蔓荆子、羌活、石膏等配伍；又如菊花与僵蚕加入川芎茶调散内，名曰菊花茶调散，能增强清热消风之功，而治头目风热诸证。

（2）**用于肝阳上亢，肝风上扰之头目胀痛，眩晕等证。** 菊花功擅平肝熄风，每与钩藤、石决明、白蒺藜、夏枯草等同用，如《本事方》之钩藤散，治肝厥头痛，方中即佐甘菊花。治肝肾阴虚，肝阳上亢，而致眩晕目花，头重足软，或目睛枯涩疼痛，可用本品加入六味地黄丸中，以滋养肝肾，平肝明目，疗如《医级》之杞菊地黄丸。近代常用治高血压病肝阳上亢者，若血虚不能养肝而见头眩目花者，可于四物汤中配之，以养血平肝定眩。此外，菊花还善治目赤肿痛，为眼科常用之品，凡时行热毒、肝经风热或肝火上扰所致者，多与木贼草、白蒺藜、密蒙花等同用，以清肝明目。

（3）**用于治疗疔疮痈肿等热毒外证。** 菊花清热解毒，消肿，多与紫花地丁、蒲公英等相伍，亦可单用鲜品捣汁冲服或外敷。

《本草经集注》："术、枸杞根、桑根白皮为之使。"

《本草拾遗》："和巨胜、茯苓蜜丸，主风眩，变白不老，益颜色。"

《药鉴》："变老人皓首成黑，同地黄酿酒；解醉汉昏迷易醒，共甘葛煎汤。"

《药品化义》："凡病热退，其气尚温，以此同桑皮理头痛，除余邪；佐黄芪治眼昏，去翳障；助沙参疗肠红，止下血；佐石斛、扁豆，明目聪耳，调达四肢。"

《得宜本草》："得枸杞便能下行悦肾。"

《得配本草》："配石膏、川芎，治风热头痛；配杞子蜜丸，治阴虚目疾。青葙叶为之使。"

【用量用法】 内服：煎汤，10～15g，或入丸、散，或泡茶。外用：煎水洗，或捣烂敷，适量。

【使用注意】 气虚胃寒，食减泄泻者慎用。

《本草汇言》："气虚胃寒，食少泄泻之病，宜少用之。"

《本草用法研究》："阳虚者慎用。脉搏不速、舌苔淡白者；消化不良而腹泻者；患关节炎而恶寒者均忌用。"

【附方】 （1）**治太阴温病，但咳，身不甚热，微渴者**：杏仁二钱，连翘一钱五分，薄荷八分，桑叶二钱五分，菊花一钱，苦桔梗二钱，甘草八分，苇根二钱。水二杯，煮取一杯，每日三服。--《温病条辨》之"桑菊饮"

（2）**治偏正头痛**：甘菊花、石膏、川芎各三钱。为末，每服三钱，茶清调下。--《卫生易简方》

（3）**治风头旋**：甘菊花(开者)。上件药，九月九日取暴干者作末，以糯米饭中蒸熟。每一斗米，用五两菊花末，溶拌如常醒法，多用细曲为良。候酒熟，即压去滓，每暖一小盏服。--《圣惠方》之"菊花醒酒方"

（4）**治热毒风上攻，目赤头旋，眼花面肿**：菊花(焙)、排风子(焙)、片草(炮)各一两。上三味，捣罗为散，夜卧时温水调下三钱匕。--《圣济总录》

（5）**治目赤肿痛**：茶菊15g，白蒺藜15g，木贼15g，蝉蜕6g。水煎服。

--《四川中药志》(1982 年)

(6) **治肝肾不足，虚火上炎，目赤肿痛，久视昏暗，迎风流泪，怕日羞明，头晕盗汗，潮热足软**：枸杞子、甘菊花、熟地黄、山萸肉、怀山药、白茯苓、牡丹皮、泽泻。炼蜜为丸。--《医级》之"杞菊地黄丸"

(7) **治肝肾不足，眼目昏暗**：甘菊花四两，巴戟(去心)一两，苁蓉(酒浸、去皮、切、焙)二两，枸杞子三两。上为细末，炼蜜丸，如梧桐子大。每服三十九至五十九，温酒或盐汤下，空心食前服。--《局方》之"菊睛丸"

(8) **治斑疮入目，内生翳障**：白菊花、绿豆皮、谷精草各等分。上为末，每服一钱，干柿一个，米泔一盏，同煎，候水干吃柿，不拘时候，吃三五七次，七日得效，远者不半月。--《证治准绳》之"通神散"

(9) **治妇人血风眩晕头痛**：菊花、当归、旋覆花、荆芥穗各等分。为末，每服一钱，用葱白、茶末煎汤，食前温服。--《冯氏锦囊》之"四神散"

(10) **治高血压**：白菊花 15g，红枣 3 粒，水煎服。--《福建药物志》

(11) **治腰痛**：菊花二升，芫花二升，羊踯躅二升。上三味，以醋拌令湿润，分为两剂，内布囊中蒸之，如饮一斗米许顷，适寒温，隔衣熨之，冷即易熨，痛处定即差。--《外台》

(12) **治肿毒疔疮即时消散**：白菊花四两，甘草四钱。水三碗煎一碗，冲热黄酒服。--《仙拈集》之"二妙汤"

(13) **治阴疮痒**：菊花、榴根皮，上煎汤蒸洗。--《普济方》

(14) **治疔肿**：菊花连茎捣汁，和酒热服，取汁，以渣敷即效。--《鲜溪单方选》)

(15) **治寻常疣**：菊花 30g，30 度白酒 100ml(若白酒度数太高，可用开水冲淡至 30 度为宜)。将菊花放入白酒中浸 3 天后弃渣，浸出液可加适量开水，白糖炖服，每日 1 次，3 天为 1 疗程，停药观察 3 天，若不见效，再服第 2 疗程，可连续服 5 个疗程。--《福建中医药》1985，(1)：63

(16) **治疗高血压、动脉硬化症**：用银花、菊花各 24～30g(头晕明显者加桑叶 12g，动脉硬化、血脂高者加山楂 12～24g)，混匀，分 4 次用沸滚开水冲泡 10～15 分钟后当茶饮，冲泡 2 次即可弃掉另换，不可煎熬，治 200 例，效果良好。其中系统观察 46 例，服 3～7 天后头痛眩晕、失眠等症开始减轻，随即血压降至正常者 35 例，其余病例服药 10～30 天后，自觉症状均有不同程度好转。--《新医药学杂》黑龙江双城县人民医院，1972，(2)：32

(17) **治疗冠心病**：以白菊花 300g，加温水浸泡过夜，次日煎 2 次。每次 30 分钟，待沉淀后除去沉渣，再浓缩至 500ml。每日 2 次，每次 25ml，2 个月为 1 疗程。观察 61 例，对心绞痛症状的总有效率为 80%，其中显效率 43.3%；心电图表现总有效率为 49.5%，其中显效 18.8%，三分之二的病人于 20d 内心绞痛缓解或消失。30 例合并高血压患者，19 例血压降低。对于胸闷、心悸、气急及头晕、头痛、四肢发麻等症状，亦有明显疗效。服药期间除 1 例有上腹痛，1 例有轻度腹泻外，均无其他副反应。--《医药研究资料》浙医大附属第一医院冠心组，1975.(1)：32

菊花苗 味甘、微苦，性凉。归肺、肝、胆三经。清肝胆热，益肝气，明目去翳。主治头风眩晕，目翳。主治头风眩晕，目生翳膜。内服：煎汤，6～12g。外用：煎水熏洗。

附方 (1) **治久患头风眩闷，头发干落，胸中痰结**：白菊苗，捣末。先灸两风池各二七壮，后空腹取药一方寸匕，和无灰酒服之，日再，渐加三方寸匕。若不欲饮酒者，但和羹粥汁服之亦得。--《天宝单方图》

(2) **清目宁心**：甘菊新长嫩头丛生叶，摘来洗净，细切，入盐同米煮粥，食之。--《遵生八笺》之"菊苗粥"

(3) **治女人阴肿**：甘菊苗捣烂煎汤，先熏后洗。--《世医得效方》

菊花叶 味辛、甘，性平。归心、肺、肝、胆经。清肝明目，解毒消肿。主治头风、头痛、眩晕、发热、疔疮、痈肿。内服：煎汤 5～15g，或捣汁。外用：煎汤洗或漱口，适量。

附方 (1) **治疔肿**：菊叶一握(冬用其根)，捣汁服一升。--《纲目拾遗》

(2) **治疔毒，及一切无名肿毒**：白菊花叶连根，捶取自然汁一茶盅，滚酒调服；用酒煮服亦可，生用更妙。病重宜多服。渣敷患处，留头不敷，盖被睡卧出汗。--《寿世良方》之"菊花饮"

(3) **治红丝疔**：白菊花叶(无白者，别菊亦可，冬月无叶，取根)，加雄黄钱许，蜒蚰二条，共捣极烂，从头敷至丝尽处为止，用绢条裹紧。--《纲目拾遗》

(4) **治口舌生疮，走马疳，咽喉肿痛**：嫩菊叶、山豆根、松罗茶、复枯草、苏薄荷各等分，煎汤频漱。--《疡医大全》

菊花根 味苦、甘，性寒。归心，肺二经。利小便；清热解毒。主癃闭，咽喉肿痛，痈肿疔毒。内服：煎汤 5～15g，或捣汁。外用适量。

附方 (1) **治小便闭**：白菊花根捣烂取汁半茶盅。用热酒冲汁服，或滚水加酒一小杯冲亦可。--《不知医必要》

(2) **治吹乳**：甘菊花根、叶杵烂。酒酿冲服，渣敷患处。--《鲜溪单方选》

墨旱莲

【别名】 墨旱莲《饮片新参》，金陵草《千金·月令》，莲子草《新修本草》，旱莲草、旱莲子《本草图经》，白旱莲《履巉岩本学:》，猪牙草、旱莲蓬《简便单方》。猢孙头《居家必用事类全集》，莲草《滇南本草》，墨斗草《医学正传》，墨烟草、墨菜《纲目》，白花草、白花蟛蜞菊《岭南采药录》，墨记菜《现代实用中药》.野水风仙《药材资料汇编》，黑墨草《广西药用植物图志》，黑头草、古城墨《广西中药志》，水旱莲、冰冻草《湖南药物志》，墨汁草《江西民间草药验方》，节节乌、白田乌草、墨草《福建药物志》，摘落乌《浙江药用植物志》，水葵花《贵州中草药名录》。

【名释】 《纲目》："鳢，乌鱼也，其肠亦乌、此草柔茎，断之有墨汁出，故名，俗呼墨菜是也。细实颇如莲房状，故得莲名。" 莲生于水，此生于岸，故曰旱莲

【来源】 为菊科植物鳢肠 *Eclipta prostrata* (L.) L.的全草。

【植物形态】 一年生草本。茎直立，斜升或平卧，高达 60cm，通常自基部分枝，被贴生糙毛。叶长圆状披针形或披针形，长 3～10cm，宽 0.5～2.5cm，先端尖或渐尖，边缘有细锯齿或有时波状，两面有密硬糙毛；无柄或有极短的柄。头状花序径 6～8mm，有长 2～4cm 的细花序梗；总苞球状钟形；总苞片绿色，革质，5～6 个排成 2 层，长圆形或长圆状披针形，外层较内层稍短，背面及边缘被白色短伏毛；外围的雌花 2 层，白色，舌状.长 2～3mm；中央的两性花多数，花冠管状，白色，长约 1.5mm，先端 4 齿裂；

花柱分枝钝有乳头状突起；花托凸，有披针形或条形状的托片；托片中部以上有微毛。瘦果暗褐色.长 2.8mm；雌花的瘦果三棱形；两性花的瘦果扁四棱形，顶端截形，有1～3 细齿，基部稍缩小，边缘有白色的肋，表面有小瘤状突起，无冠毛。花期 6～9 月；果期 9～11 月。见（图 832）

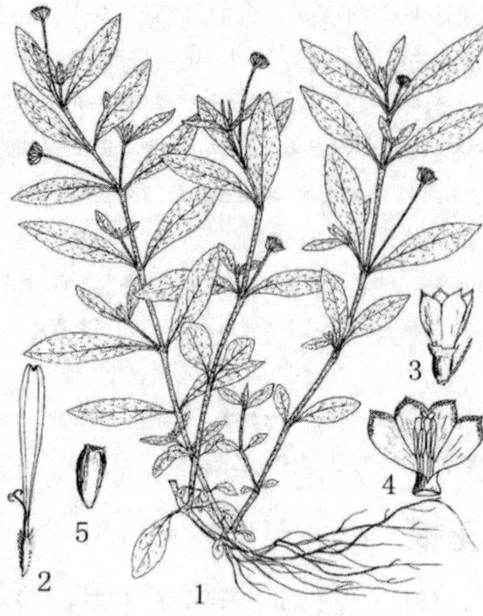

（图 832）鳢肠

1.植株 2.舌状花 3.两性花 4.两性花纵剖（示雄雌蕊） 5.瘦果

【生长分布】 多生于沟边、湿地。邹平广布。

【采收加工】 夏、秋季割取全草，洗净泥土，去除杂质，阴干或晒干。鲜用可随采随用。

【栽培要点】 **生长习性** 喜温暖湿润气候，耐阴湿，以潮湿、疏松肥沃、富含腐殖质的砂质壤土或壤土栽培为宜。

栽培技术 用种子繁殖。春季 4 月按行距 30cm 开条沟，深 2～3cm，将种子均匀播入，薄覆细土，以不见种子为度，稍加镇压，浇水，经 15 天左右出苗。

田间管理 苗高 3～5cm 间苗，按株距 8～10cm 定苗。应注意松土除草，勤浇水，保持土壤湿润。追施稀人粪尿。5～6 月再施 1 次人畜粪肥，生长旺盛朗增施过磷酸钙。

【性状鉴别】 带根或不带根全草，全体被白色茸毛。根，须状，长 5～10cm。茎圆柱形，有纵棱，多分枝，直径 2～7mm，表面绿褐色或墨绿色，稍带紫，质脆，易折断，断面黄白色，中央为白色疏松的髓部，有时中空。叶对生，近无柄，多卷缩或破碎，墨绿色，完整叶片展平后呈披针形，长 3～10cm，宽 0.5～2.5cm，全缘或稍有细锯齿。头状花序生于叶腋，直径 6～11mm，总花梗细长，总苞片 5～6，黄绿色或棕褐色，花冠多脱落。瘦果扁椭圆形，棕色，表面有小瘤状突起。气微香，味淡、微咸涩。

【理化鉴别】 （1）本品浸水后，搓其茎叶，显墨绿色。

（2）取本品粉末约 0.1g，加 50%乙醇 3ml，水浴温浸 10 分钟，滤过。取滤液 1ml，加 0.2%茚三酮试剂，水浴加热片刻，溶液显红紫色。(检查氨基酸)

（3）取本品粉末约 0.5g，加乙醇 10ml，水浴温浸 15 分钟，滤过。滤液蒸干，加醋酐硫酸 1 滴，显蓝色，放置后昆绿色。(检查皂甙)

【显微鉴别】 （1）茎横切面：表皮细胞 1 列，下有厚角细胞 2～4 列，皮层薄壁细胞排列疏松，细胞间隙大。维管束外韧型，环列形成层断续成环，髓部大。见(图 833)

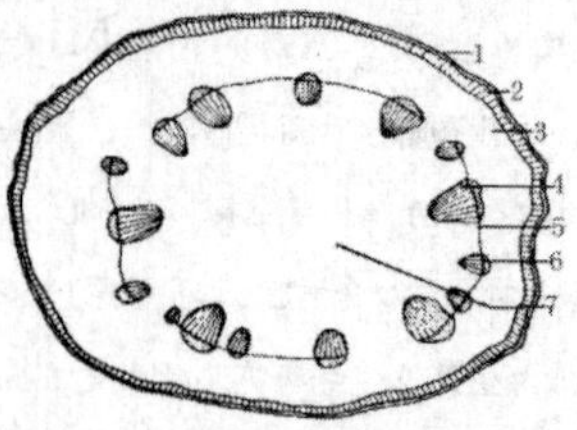

（图 833）鳢肠(茎)横切面简图

1.表皮 2.厚角组织 3.皮瞄 4.木质部 5.形成层 6.韧皮部 7.髓

（2）叶片表面观：上下表皮细胞垂周壁波状弯曲；气孔不定式，副卫细胞 3～4 个；非腺毛 3 细胞，长 274～800μm，基部细胞稍膨大，中部细胞较长，顶端细胞短而尖，壁稍厚，具疣状突起；腺毛棒状，4～6 细胞，长 75～113μm，壁薄，内含黄棕色分泌物。见(图 834)

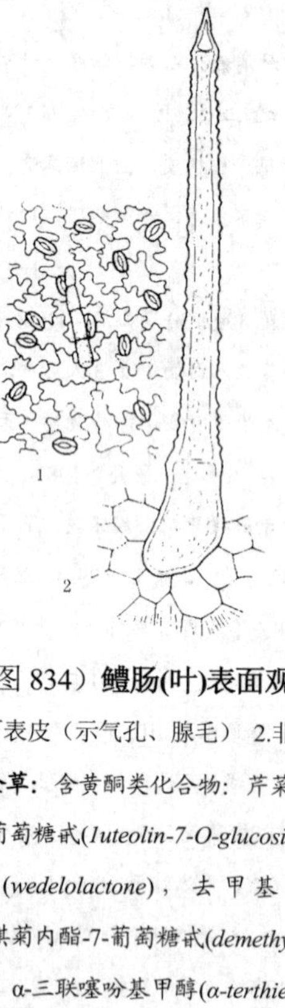

（图 834）鳢肠(叶)表面观

1.上、下表皮（示气孔、腺毛） 2.非腺毛

【主含成分】 **全草**：含黄酮类化合物：芹菜素(*apigenin*)，木犀草素(*1uteolin*)，木犀草素-7-O-葡萄糖甙(*1uteolin-7-O-glucoside*)；3，4-呋喃并香豆精类化合物：蟛蜞菊内酯(*wedelolactone*)，去甲基蟛蜞菊内酯(*demcthyl wedeiolactone*)，去甲基蟛蜞菊内酯-7-葡萄糖甙(*demethylwedel olactone-7-β- D-glucoside*)；噻吩类化合物：α-三联噻吩基甲醇(*α-terthienyl methanol*)，乙酸-(α-三联噻吩基)甲醇酯（*α-terthienylmethyl acelate*），鳢肠醛(*ecliptal*)就是α-三联噻吩基甲醛(*α-lerthienyl formaldehyde*)；三萜类化合物：谷甾醇(*sitostero1*)，豆甾醇(*stigmastero1*)，植物甾醇 A(*phytosterol A*)，β-香树脂醇(*β-amyrin*)，植物甾醇 A 的葡萄糖甙(*phytosterol A-glucoside*)；有机酸：原儿茶酸(*protocatechuic acid*)，4-羟基苯甲酸(*4-hydroxybenzoic acid*)；有机醇：14-二十七醇(*14-heptacosanol*)，三十一醇(*henlriacontano1*)等。还含皂甙 1.32%，烟碱约 0.08%，，鳢肠素(*Ecliptine*)，蛋白质、氨基酸、鞣质、维生素 A 等。

叶：含烟碱(*nicotine*)约 0.08%，皂甙约 1.3%，鞣质、苦味质及异黄酮甙类。另含三噻吩甲醇(*α-terthienylmethanol*)、三噻吩甲醛(*α-formyl-α-terthienel*)；还含膨蜞菊内酯(*wedelolactone*),去甲蟛蜞菊内酯(*demethylwedelolactone*)及去甲蟛蜞菊内酯葡萄糖甙(*demethylwedelolactoneglucoside*)。

地上部分：石油醚提取部分含豆甾醇、植物甾醇 A(*phytos-terol A*)及β-香树脂(*β-amyrin*)；乙醇提取物中尚含木犀草素-7-O-葡萄糖甙(*luteolin-7- O-glucoside*),植物甾醇 A 葡萄糖甙和一种三萜酸葡萄糖甙。

【药理】 （1）**抑菌作用** 墨旱莲对金黄色葡萄球菌、伤寒杆菌、宋氏痢疾杆菌、绿脓杆菌有抑菌作用。

（2）**保肝作用** 墨旱莲的苯、丙酮、石油醚和 50%乙醇提取物对四氯化碳造成的肝损伤均有保护作用，其中以 50%乙醇提取物作用最强。

（3）**增强免疫功能** 墨旱莲煎剂以 10g/kg 和 20g/kg 给小鼠灌胃，能明显增加幼年小鼠胸腺重量，提高小鼠碳粒廓清速率以及外周血中的白细胞数；明显增加 2，4-二硝基氯苯(DNCB)所致的小鼠耳郭肿胀程度以及绵羊红细胞(SRBC)所致的小鼠迟发型足垫肿胀度，还能明显提高外周血中 T 淋巴细胞百分率；而对小鼠脾细胞分泌抗体功能及血清溶血素抗体含量均无明显影响。墨旱莲 20%烯醇提取物显著促进 T、B 淋巴细胞增殖；单体化合物 S_2、S_3和 S_8显著促进淋巴细胞转化及增加白介素Ⅱ的产生。

（4）**抗诱变作用** 墨旱莲水溶性提取物，7.5g/kg、15g/kg、30g/kg，给小鼠灌胃或腹腔注射，均对环磷酰胺诱发的小鼠多染红细胞微核有明显的抑制效应，说明该药对染色体损伤有一定保护作用。墨旱莲的这种抗诱变作用和增强机体免疫功能可能是其补肾延衰的部分药理基础。

（5）**对心血管系统的影响** 墨旱莲可使豚鼠离体心脏冠脉流量增加，并使心电图 T 波改善。小鼠无论在常压或减压耐缺氧情况下，均能显著延长生命或提高存活率；该作用与墨旱莲浸膏临床试用于冠心病、心绞痛病例有一定疗效相符。

（6）**止血作用** 将犬的股动脉半切断，用墨旱莲叶粉敷于出血处，许稍加压迫，有良好的止血效果。水提物亦有显著止血作用。

（7）**抗癌作用** 最旱莲煎剂对食管癌 109 细胞有中等程度的杀伤。

（8）此外，墨旱莲对小鼠尚有明显镇静、镇痛、催眠作用。

（9）**毒性** 小鼠灌胃给药 LD_{50} 为 l63.4±21.4g/kg，安全系数为 700～750 倍。墨旱莲水提液 5g/kg 灌胃，连续 7 天，未见小鼠骨髓多染红细胞和有核细胞的微核率增加，表明墨旱莲对染色体无损伤作用，无诱变性。

【性味归经】 味甘、酸，性凉。归肝、肾经。

【功用主治】 补益肝肾，凉血止血，主治肝肾不足，头晕目眩，须发早白，吐血，咯血，衄血，便血，血痢，崩漏，外伤出血。

《新修本草》："主血痢。针灸疮发，洪血不可止者，傅之立已。""汁涂发眉，生速而繁。"

《日华子》："排脓，止血，通小肠，散一切疮并蚕瘑。"

《滇南本草》："固齿，乌须。"

《纲目》："乌须发，益肾阴。"

《本草述》："疗溺血及肾虚变为劳淋"

《生草药性备要》："治跌打伤，理酒顶，化痰，杀蛔，止痒，干水，乌须。"

《医林纂要·药性》："补心血，泻心火，济水火，交心肾。"

《分类草药性》："止血，补肾，退火，消肿。治淋、崩。"

《云南中草药》："治胃肠炎，痢疾，肝炎."

《青岛中草药手册》："主治阑尾炎，慢性肝炎，肾炎。"

【临床应用】 （1）**用于肝肾不足，头晕目眩，须发早白等**。墨旱莲酸甘性凉，滋阴清热，故可用于肝肾阴虚所致头晕目眩、视物昏花、须发早白、齿摇发脱、腰膝酸软等症，尤宜用于证属阴虚有热者。常与女贞子相须为用，以加强补肝益肾之功，如《医便》二至丸。若头晕目眩较甚，还可加熟地、菟丝子、淮山药、天麻等滋阴养肝之品；两目干涩、视物昏花，则可加枸杞子、当归、密蒙花、决明子等养肝明目之品；须发早白、眉髭脱落，宜加何首乌、黑豆等滋补肝肾、乌须生发，亦可用鲜品取汁涂眉发；齿摇牙痛，可单味研末或配青果、青盐等研末擦牙，有固齿之功。

（2）**用于各种出血证**。墨旱莲性凉入血分，善凉血止血，又能滋阴清热，为治血热出血者所常用。可单味捣汁饮，或配生地、白茅根、藕节、侧柏叶等凉血止血之品同用。如吐血、衄血，配侧柏叶、白茅根、白及、大黄等；咯血配阿胶、地骨皮、生地、茜草等；尿血、血淋配车前草、大小蓟、茅根等；血痢配马齿苋、白头翁、黄连、白芍等。现代临床上将本品用于血小板减少性紫癜、眼底出血等，也有一定疗效。

（3）**用于疮疡肿毒等**。墨旱莲性凉清热，解毒消肿，用治疮疡肿毒、皮癣、痔漏等症，常内服与外用并施，取鲜品捣汁和热酒服，渣外敷。

《本草汇言》："治一切齿痛，用醴肠单炒焦黑成炭，研末，见证配后药擦之。如齿痛牵引头脑，配石膏、细辛、芽茶末；如齿痛怕风，配干姜、藁本末；如齿痛有虫，配干姜、细辛、花椒末；如齿痛兼牙龈出血条者，配人参末，或千年古石灰末，配人参可咽，配石灰末擦牙不可咽，用白汤汩漱吐之；如齿痛成牙疳，配硼砂、黄连、枯矾末；如齿痛动摇不坚，无力嚼食物者，配补骨脂、没石子、青盐末。已上所配诸药，俱为细末，和鳢肠草末擦之。"

《得宜本草》："得青盐能固齿，得车前治溺血。"

《得配本草》："得川连治热痢，佐绿豆治热胀，入热酒治痔漏。"

【用量用法】 内服：煎汤，9～30g，或熬膏服，或捣汁服，或入丸、散。外用：捣敷，或捣绒塞鼻，或研末敷，适量。

【使用注意】 脾肾虚寒皆慎服。

《医学广笔记》："忌铁。"

《本草经疏》："脾胃虚败，饮食难消，及易溏薄作泄者，勿轻与服。"

《得配本草》："胃弱便溏、肾气虚寒者禁用。"

【附方】 （1）**清上补下，又能变白为黑，理腰膝，壮筋骨，强阴不足，酒色痰火人服尤更奇效**：冬至日取冬青不拘多少，阴干，以蜜酒拌透，盒一昼夜，粗布袋擦去皮，晒干，为末，新瓦瓶收贮；待夏至日取旱莲草数十斤，捣自然汁熬膏，和前药末为丸，如梧桐子大。每服百丸，临卧时酒送下。--《医便》之"二至丸"

（2）**治虚损百病，久服发白再黑，返老还童**：猪牙草(即旱莲蓬)取汁，桑椹子取汁各以磁盘晒为膏，冬青子酒浸，九蒸九晒为末。上各等分，炼蜜为丸梧桐子大，每服六七丸，空心淡盐汤送下。--《简便单方》

（3）**固齿**：七月取旱莲草(连根)一斤，用无灰酒洗净。用青盐四两，食盐一两腌三宿，晒干。将无油锅内炒存性，把原汁渐倾入炒干为末，擦牙咽下亦妙。--《慈幼心书》之"固齿方"

（4）**治各种出血**：旱莲草 30g，檵木花 12g，水煎服。--《浙江药用植物志》

（5）**治吐血成盆**：旱莲草和童便、徽墨春汁，藕节汤开服。--《生草药性备要》

（6）**治咳血、便**：旱莲草、白及各10g，研末，开水冲服。--《福建药物志》

（7）**治胃、十二指肠溃疡出血**：旱莲草、灯心草各30g，水煎服。--《全国中草药汇编》

（8）**治肠风脏毒，下血不止**：旱莲草子，瓦上焙，研末。每服二钱，米饮下。--《普济方》引《家藏经验方》之"莲子散"

（9）**治血痢**：旱莲草、铁苋菜各15g，煎服。--《安徽中草药》

（10）**治血淋**：旱莲子、芭蕉根(细锉)各二两。上二味，粗捣筛。每服五钱匕，水一盏半，煎至八分，去滓温服，日二眼。--《圣济总录》

（11）**治小便溺血**：金陵草、车前子。上二物各等分，杵自然汁，每服半茶盏，空腹服。--《医学正传》

（12）**治功能性子宫出血**：鲜旱莲草、鲜仙鹤草各30g，血余炭、槟榔炭各9g(研粉)。将前二味煎水，冲后二味药粉，待冷服。--《全国中草药汇编》

（13）**治刀伤出血**：鲜旱莲草捣烂，敷伤处；干者研末，撒伤处。--《湖南药物志》

（14）**治白带、梦遗**：旱莲草60g，白果14粒，冰糖309g，水煎服。--《福建药物志》

（15）**治白浊**：旱莲草15g，车前子9g，银花15g，土茯苓15g，水煎服。--《陆川本草》

（16）**治肿毒**：鳢肠、苦瓜同捣烂，敷患处。--《湖南药物志》

（17）**治阴癣**：鲜旱莲草揉成团，用穿山甲将癣刮破擦癣上，奇验。--《疡医大全》

（18）**治妇女阴道痒**：墨斗草120g，煎水服；或另加钩藤根少许，并煎汁，加白矾少许外洗。--《重庆草药》

（19）**治白喉**：旱莲草60~90g，捣烂，加盐少许，冲开水去渣服。服后吐出涎沫。--《岭南草药志》

野马追

【别名】 野马追《全国中草药汇编》，白鼓钉《江苏南部种子植物手册》，化食草《杭州药用植物志》，毛泽兰《内蒙古植物志》，林泽兰《中国药用植物志》。

【来源】 为菊科植物尖佩兰 *Eupatorium lindleyanum* DC.的全草。

【植物形态】 多年生草本，高30～150cm。根茎短，有多数细根。茎直立，下部及中部红色或淡紫红色，被白色柔毛。下部茎叶花期脱落，中部茎叶披针形，长3～12cm，宽0.5～3cm，不分裂或三全裂，质厚，基部楔形，顶端急尖，三出基脉，两面粗糙，被白色粗毛及黄色腺点，上面及沿脉的毛密，几无柄。头状花序多数在茎顶或枝端排成紧密的伞房花序，花序径2.5～6cm，或排成大型的复伞房花序，花序径达20cm；花序枝及花梗紫红色或绿色，被白色密集的短柔毛。总苞钟状，含5个小花；总苞片覆瓦状排列，约3层，全部苞片绿色或紫红色，顶端急尖。花白色、粉红色或淡紫红色，花冠长4.5mm。瘦果黑褐色，长3mm，椭圆状，5棱；冠毛白色，与花冠等长或稍长。花、果期6～10月。见(图835)

【生长分布】 生于湿润山坡、山沟、草地或溪旁。邹平南部山区分布较广。

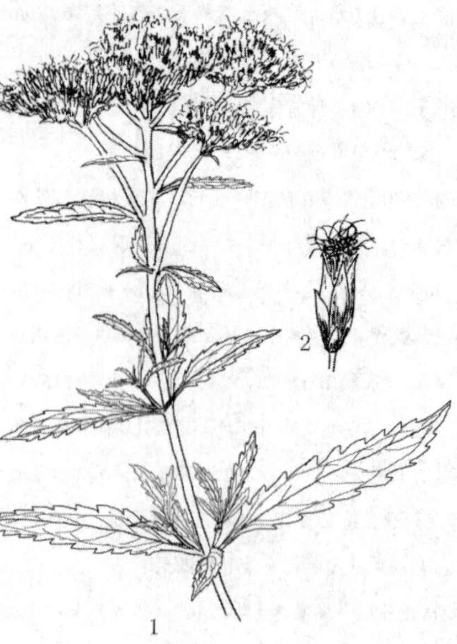

（图835）**尖佩兰**

1.植株中上部 2.花絮

【采收加工】 秋季采收，拣净，切段，晒干。

【性状鉴别】 本品茎呈圆柱形，长30～90cm，直径可达0.5cm。表面黄绿色或紫褐色，具纵棱，密被灰白色茸毛，嫩枝尤甚；质硬，易折断，断面纤维性，髓部白色，有的老枝中空。叶对生，无柄，叶片皱缩，完整叶片展平后三全裂，似轮生，裂片条状披针形，中间裂片较长，边缘具疏锯齿，上表面绿褐色，下表面黄绿色，两面被毛，具黄色腺点。头状花序顶生，常再排成紧密伞房花序或大型复伞房化序。气微，味微苦、涩。

【显微鉴别】 叶表面观：上表皮细胞多角形，垂周壁平直，腺毛多；多细胞非腺毛有两种，一种毛茸细长，先端细胞常被折断，多由3～5个细胞组成，长100～152(～280μm，基部直径12～20μm，中间有的细胞有棕色内含物，另一种非腺毛山6～9～(16)个细胞组成，长180～825μm，基部直径30～56μm。下表皮细胞垂周壁波状弯曲，腺毛和非腺毛与上表面相似，但非腺毛较多，且长度可达1125μm。见(图836)

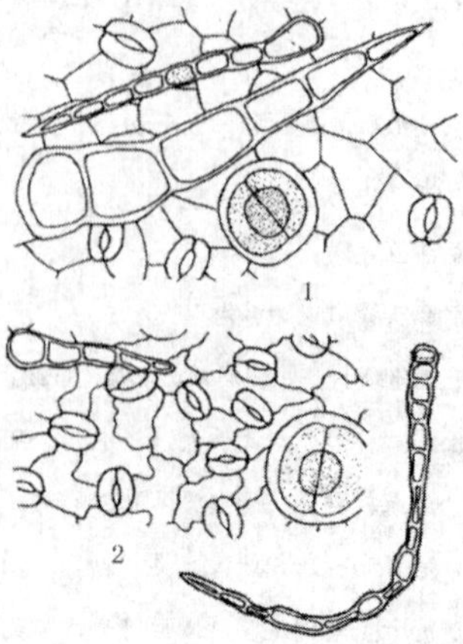

（图836）**尖佩兰叶表面观**

1.叶上表面（示气孔与非腺毛） 2.叶下表面（示气孔与非腺毛）

【主含成分】 地上部分含挥发油0.024%，茎、叶为0.025%，花为0.078%。此外，还含黄酮类，生物碱，香豆精等。从黄酮中分得金丝桃甙(hyperin)。又含倍半萜内酯：尖佩兰内酯(eupalinin)A、B、C、D。

【药理】 （1）**镇咳、抗组胺、抑菌等作用** 总黄酮和总生物碱6g/kg灌胃，0.6g/kg皮下注射，对氨水引咳的小鼠均有镇咳作用。生物碱可明显松弛离体豚鼠回肠。乙醇和乙醚提取部分对离体回肠有显著抗组胺作用。生物碱有降压功效，并有抑制腺体而致口干现象。临床用于治疗慢性气管炎时发现黄酮类化合物能增高白细胞数。100%煎液 1：4、1：8、1：32、1：64，可分别抑制流感杆菌、甲型链球菌、金黄色葡萄球菌及卡他球菌。

（2）**毒性** 黄酮物质小鼠静脉注射的LD_{50}为533.5±39.3g(生药)/kg，全草水煎醇溶液小鼠灌胃的LD_{50}为284.3±22.84g(生药)/kg。

【功用主治】 清肺止咳，化痰平喘，降血压。主治支气管炎，咳喘痰多，高血压病。

《杭州药用植物志》："健胃，助消化。"

《全国中草药汇编》："清肺，止咳，平喘，降血压。主治支气管炎，高血压病。"

《香港中草药》："主治慢性支气管炎，痰多喘咳，扁桃体炎，菌痢。"

【用量用法】 内服：煎汤，30～60g。

【附方】 （1）**治慢性支气管炎**：①野马追30～60g,水煎服。--《全国中草药汇编》 ②白鼓钉30g，或配苏子、旋覆花各9g，水煎服。--《香港中草药》

（2）**治疗慢性气管炎**：用野马追全草及其提取物（黄酮类、生物碱），分组进行临床观察：黄酮类物质组79例，生物碱组97例，黄酮生物碱混合组94例，全草组154例。各组药物剂量均相当于生药每日60g。加工制成各类片剂，每日3次，每次3片，10天为1疗程，均连续2疗程。结果各组的总有效率为78.7%～85.5%。近控及显效率为31.7%～46.6%；其中以混合组疗效最佳。各组均以镇咳效果最好，祛痰次之，止喘较差。实践中观察到，病程短的疗效较高，随着病程的延长，疗效亦有降低的趋势。对并发肺气肿者，其疗效似较无并发症的为低，但尚无统计学上的差别。两个疗程的有效率及近控显效率较一个疗程者明显提高。副反应有轻微的口干、上腹部不适、头昏等，以全草组较为明显，但可自行消失，不影响继续服药。部分患者用药前后作肝功能及尿液常规检查，结果均无明显变化。治疗中发现，野马追具有降低血压作用，对于合并有高血压病的患者，可同时取得一定的治疗效果；而对于血压正常者仅表现为正常范围内的波动，无1例出现低血压症状。--《野马追药物研究及其对慢性气管炎疗效的进一步观察》江苏省野马追科研协作组，1973

向日葵子

【别名】 向日葵子《采药录》，天葵子《国药的药理学》，葵子《中国药用植物图鉴》，葵花籽、朝阳花子（邹平）。

【来源】 为菊科植物向日葵*Helianthus annuus* L.的果实。

【植物形态】 向日葵 又名丈菊、西番菊、迎阳花《群芳谱》，向日葵、太阳花、草天葵《中药大辞典》，转日莲《烟台中草药》，望日葵、朝阳花《全国中草药汇编》，葵花、向阳花(通称)。一年生草本，高1～3m。茎直立，粗壮，中心髓部发达，被粗硬刚毛。叶互生；有长柄；叶片宽卵形或心状卵形，长10～30cm或更长，宽8～25cm，先端渐尖或急尖，基部心形或截形，边缘具粗锯齿，两面被糙毛，具3脉。头状花序单生于茎端，直径可达35cm；总苞片卵圆形或卵状披针形，先端尾状渐尖，被长硬刚毛；雌花舌状，金黄色，不结实；两性花筒状，花冠棕色或紫色，结实；花托平，托片膜质。瘦果倒卵形或卵状长圆形，稍扁，带浅灰色或黑色竖纹，或不带；冠毛具2鳞片，呈芒状。脱落。花期6～9月，果期，8～11月。见（图837）

本植物的花（**葵花**）、花盘（**葵花盘**）、叶（**向日葵叶**）、茎髓（**向日葵茎髓**）均供药用，详见下述。

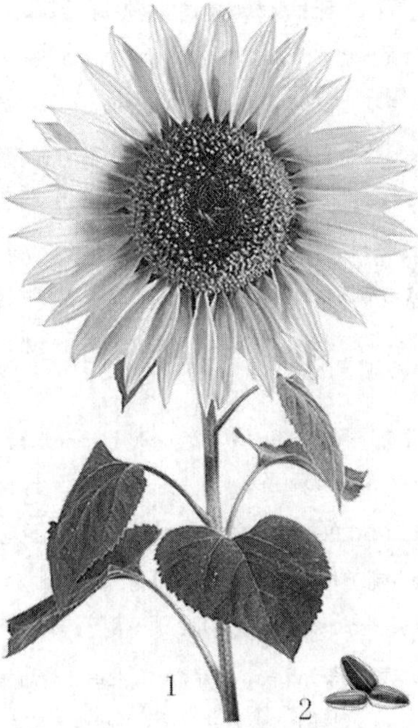

（图837）**向日葵**

1.植株上部 2.瘦果

【生长分布】 原产北美。邹平各地均有栽培。

【采收加工】 秋季果实成熟后，割取花盘，晒干，打下果实，再晒干。

【栽培要点】 **生长习性** 向日葵从出苗到成熟为80～130天，种子在4～5℃发芽。幼苗能耐短时间-6℃低温，在热带又能耐40℃以上高温。耐旱，喜阳光。对土壤要求不严，除了低洼易涝或积水地块外，一般土壤均可栽培，较耐盐碱，在全盐含量0.4%以下的土壤能生长结实。

栽培技术 种子繁殖，播种期一般以地温稳定在8～10℃时播种较宜。北方一般于3月下旬到4月中旬前后播种，用机械点播、条播或人工穴播，每穴播种子3～4粒，覆土3～5cm，不宜浅于3cm，播种时要重施种肥，以磷肥为主，配施氮肥。

田间管理 向日葵花盘分化发育较早，开花、灌浆以及油分的形成在一个花盘中交叉并进，枝叶繁茂，根系发达，水肥吸收力强。若管理不及时，则花心不实而减产，因此要根据生长发育阶段特点，适时进行田间管理。

病虫害防治 病害主要有菌核病、黑斑病、锈病、褐斑病、霜霉病等。主要采用轮作、选抗病品种和药剂防治。虫害主要有金针虫、小地老虎、黄地老虎等，多在苗期发生，可采用药剂拌种防治，成株害虫有草地螟、甘兰夜蛾、古毒蛾等，在幼虫三龄前用菊酯类药剂防治。

【性状鉴别】 瘦果浅灰或黑色，扁长卵形或椭圆形，内藏种种一枚，淡黄色。

【主含成分】 种子：含脂肪油达50%左右，亚油酸达70%，尚有磷脂，β-谷甾醇(*β-sitosterol*)等甾醇。还含枸橼酸(*citric acid*)，酒石酸(*tartaric acid*)，绿原酸(*chlorogenic acid*)，奎宁酸(*quinic acid*)，咖啡酸(*caffeic acid*)，顺-5，顺-9-十八碳二烯酸(*cis-5,cis-9-octadecadienoic acid*)，顺-5，顺-9，顺-12-十八碳二烯酸(*cis-5,cis-9，cis-12-octadecatrienoic acid*)。还含黄曲霉毒素(*aflatoxin*)，胆甾醇(*cholesterol*)，氟乐灵(*treflan*)，多肽(*polypeptide*)，多酚氧化酶(*polyphenoloxidase*)。

种壳：主含纤维素(*cellulose*)，木质素(*lignin*)，戊聚糖及3，4-苯骈芘(*3，4-benzopyrene*)。

【药理】 （1）**对肝脏及脂质代谢的影响** 以葵仁粉饲料(含葵仁粉12.75%和21.00%)喂养大鼠，肝脂变形成率为78%～100%；肝硬变在喂养100d以前形成者甚少，但超过100d以上则有76%～94%的动物形成肝硬变，种子的总磷脂部分对大鼠的急性高脂血症及慢性高胆固醇血症有预防作用，但治疗作用不明显。

（2）**防癌作用** 用二乙基亚硝胺和二乙酰氨基芴诱发大鼠肝癌前结节。在诱癌前4d，每只动物每日加葵花子仁5～6g，诱癌后分别饲养6星期，检测指标为癌变标记物γ-谷氨酰转肽酶及其同功酶谱，实验结果，葵花子仁有明显的防癌作用。

（3）**抗氧化作用** 雄性纯系C_{57}小鼠，自断乳开始补充向日葵子，每只小鼠每星期2次，每次10g，持续14个月，结果显示，在饲喂向日葵子组，C_{57}小鼠肝、脾过氧化脂质(LPO)含量明显低于对照组，脾细胞电泳率明显高于相应对照组，表明向日葵子具有抗氧化作用及对老龄小鼠细胞表面电荷有保护作用。在大鼠饲料中加喂向日葵子(每鼠0.6g，每星期2次)，连用3～12个月，可降低血浆和肝中丙二醛的含量及硒谷胱甘肽过氧化酶活性的作用。

（4）**其他作用** 在饲料中加入向日葵油，可增强兔的免疫反应(结核菌素试验)。以干燥全草煎剂蒸干后的粉末作成油膏，局部应用可以加速伤口的愈合。向日葵油还可促进β-胡萝卜素的吸收，同时血细胞中血红蛋白也有增加。

（5）**毒性** 向日葵油经高热(110～300℃)处理后饲喂大鼠，可引起肝的退行性变，或加强兔肝的纤维化，还能增强某些致癌物质对大鼠致癌作用。

【性味归经】 味甘，性平。归肺、大肠二经。

【功用主治】 透疹，止痢，透痈脓。主治疹发不透，血痢，痈肿，慢性骨髓炎。

《医林纂要·药性》："去瘀，行湿，解热，亦能滑胎。"

《采药书》汪连仕："通气透脓。"

《浙江药用植物志》："祛风，透疹。治小儿麻疹不透。"

【用量用法】 内服：煎汤，15～30g。外用：捣敷或榨油涂，适量。

【附方】 （1）**治虚弱头风**：黑色葵花子(去壳)30g，蒸猪脑髓吃。--《贵州草药》

（2）**治小儿麻疹不透**：向日葵种子一小酒杯，捣碎，开水冲服。--《浙江药用植物志》

（3）**治血痢**：向日葵子30g，冲开水炖1小时，加冰糖服。--《福建民间草药》

（4）**治疗慢性骨髓炎**：向日葵子生熟各半研粉调蜂蜜外敷。--《浙江药用植物志》

葵花

味味苦，性平。归肝经。祛风，平肝，利湿。主治头晕，耳鸣，小便淋沥。内服：煎汤，15～30g。

附方 （1）**治肝肾虚头晕**：鲜向日葵花30g，炖鸡服。--《宁夏中草药手册》

（2）**治小便淋沥**：葵花1握。水煎五七沸饮之。--《急救良方》

（3）**治一切疮**：葵花、栀子、黄连、黄柏各等分。为末，冷水调，贴痛处。--《赤水玄珠》之"葵花散"

葵花盘

味甘，性寒。归肝经。清热，平肝，止血，止痛。主治高血压，头晕，耳鸣，脘腹痛，痛经，子宫出血，疮疹。内服：煎汤，15～60g。外用：捣敷或研末敷，适量。

附方 （1）**治头痛，头晕**：鲜葵房(花盘)30～60g，煎水冲鸡蛋2个服。--《草药手册》(江西)

（2）**治肾虚耳鸣**：向日葵花盘15g，首乌、熟地各9g，水煎服。--《宁夏中药手册》

（3）**治胃痛**：葵花盘1个，猪肚1个，煮食。

（4）**治妇女经前或经期小腹痛**：葵房30～60g，水煎，加红糖30g服。(3～4方均出自《草药手册》)(江西)

（5）**治功能性子宫出血**：葵花盘1只，炒炭研末，每次3g，每日3次，黄酒送服。--《中草药学》(南药)

（6）**治咳嗽痰喘**：向日葵花托60g，桔梗15g，水煎服。--《青岛中草药》

（7）**治背疽溃烂面积大，脓孔多**：葵房炕存性，研极细末，麻油调搽患处。--《战备草药手册》

（8）**治荨麻疹**：向日葵花序、野鸦椿各15g，马齿苋、白鸡冠花各6g，紫苏叶5g，水煎服。--《福建药物志》

（9）**治急性乳腺炎**：葵花盘晒干，炒炭存性，研细粉，每次9～15g，每日3次，加糖、白酒冲服。

（10）**治关节炎**：葵花盘适量，水煎浓缩至膏状，外敷。

（11）**治尿道炎，尿路结石**：葵花盘1个，水煎服。(9～11方均出自《浙江药用植物志》)

向日葵叶

味苦，性凉。归肝、胃经。平肝潜阳，消食健胃，截疟，解毒。主治高血压，头痛，头眩晕，胃脘胀满，嗳腐吞酸，腹痛，疟疾，疔疮等症。内服：煎汤，25～30g，鲜者加量。外用：捣敷，适量。

附方 （1）**治高血压**：向日葵叶一两(鲜的二两)，土牛膝一两(鲜的加倍)，水煎内服。--《草药手册》(江西)

（2）**治疟疾**：葵花叶30g，煨水服（每次发虐前1小时服）；并取葵花叶垫枕头睡。--《贵州草药》

（3）**治疔疮**：向日葵鲜叶榨取白汁（乳状白汁）滴涂患处。--《泉州本草》

向日葵茎髓

味甘、淡，性平。归肾、膀胱经。清热，利尿通淋，止咳。主治淋浊，白带，乳糜尿，血淋，百日咳，风疹。内服：煎汤，9～15g。

附方 （1）**治小便淋痛**：葵花茎髓30g，车前草、灯心草各15g，淡竹叶9g，煎服。

（2）**治尿闭(非梗阻性)**：葵花茎髓15g，麦秆30g，煎服。（1～2方均出自《安徽中草药》）

（3）**治乳糜尿**：向日葵茎髓9g，水煎，分2次早晚空腹服。

（4）**治白带**：向日葵茎髓15～30g，水煎加糖服。或瓦上焙焦研末，每次4.5g，加白糖，开水冲服。（3～4方均出自《甘肃中草药手册》）

（5）**治尿道炎，尿路结石**：向日葵茎心15g，江南星蕨9g，水煎服。--《浙江药用植物志》

（6）**治百日咳**：向日葵茎心捣烂，冲开水加白糖服。

（7）**治疝气**：鲜葵花苇髓30g，加红糖煎水服。（6～7方均出自《草药手册》）(江西)

（8）**治肺病(结核)**：葵秆心、何首乌各15g，柿蒂、一朵云各3g，朝天罐根9g。炖猪心吃。

（9）**治乳汁不足**：葵化秆心30g，炖肉吃。（8～9方均出自《贵州草药》）

（10）**治胃痛**：向日葵茎髓，煎汤代水饮，每日3～6g。--《青岛中草药手册》

向日葵根

向日葵根 味甘、淡，性微寒。归胃、膀胱经。清热利湿，行气止痛。主治淋浊，水肿，带下，疝气，脘腹胀痛，跌打损伤。内服：煎汤，9～15g，鲜品加倍。外用：捣敷，适量。

附方：（1）**治淋病阴茎涩痛**：向日葵根30g，水煎数沸服(不宜久煎)。--《战备草药手册》

（2）**治浮肿**：葵花根、冬瓜皮或叶等分。炕干研末，米酒为丸，每日3次，每次10g，连服5天。--《贵州草药》

（3）**治白带**：向日葵根60g，苍耳根30g。酒炒，水炖服。--《福建药物志》

（4）**治胃痛**：向日葵根15g，小茴香9g，水煎服。--《甘肃中草药手册》

（5）**治胃胀胸痛**：向日葵根、芫荽根、小茴香各9g，水煎服。--《宁夏中草药手册》

（6）**治疝气**：鲜葵花根30g，加红糖煎水服。

（7）**治脚转筋**：鲜向日葵根60g，伸筋草30g。炖猪蹄子服。（6～7方出自江西《草药手册》）

菊芋

【别名】 菊芋《全国中草药汇编》，菊藷《中国植物志》，阳姜，洋姜，鬼子姜，番羌，地姜。

【来源】 为菊科植物菊芋 *Helianthus tuberosus* L.的块茎或茎叶。

【植物形态】 多年生草本，高1～3m。具块状地下茎。茎直立，上部分枝，被短糙毛或刚毛。基部叶对生，上部叶互生；有叶柄，叶柄上部有狭翅；叶片卵形至卵状椭圆形，长10～15cm，宽3～9cm，先端急尖或渐尖，基部宽楔形，边缘有锯齿，上面粗糙，下面被柔毛，具3脉。头状花序数个，生于枝端，直径5～9cm，有1～2个线状披针形的苞叶；总苞片披针形或线状披针形，开展；舌状花中性，淡黄色，特别显着；管状花两性，孕育，花冠黄色、棕色或紫色，裂片5。瘦果楔形；冠毛上端常有2～4个具毛的扁芒。花期8～10月。见（图838）

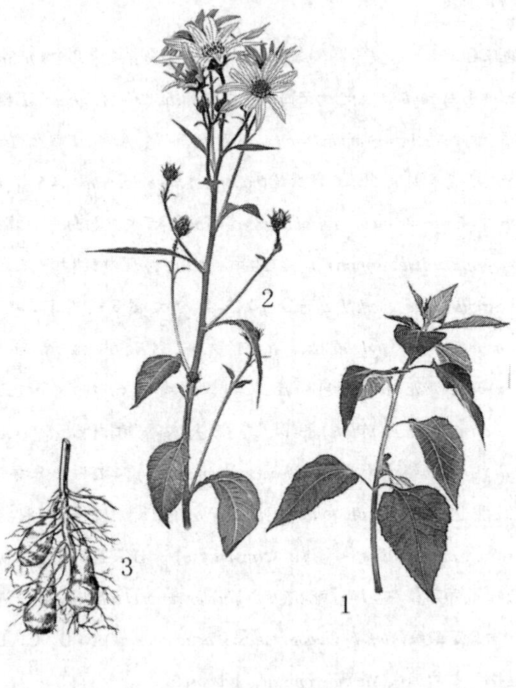

（图838）**菊芋**

1.幼枝 2.花枝 3.根茎及块根

【生长分布】 原产北美。邹平各地广泛栽种。

【采收加工】 秋季采挖块茎，夏、秋季采收茎叶；鲜用或晒干用。

【栽培要点】 **生长习性** 喜稍清凉而干燥的气候，耐寒、耐旱，块茎在0～6℃时萌动，8～10℃出苗，由于菊芋的地下块茎能在寒冷的北方土壤下越冬，翌年萌发新株，故常被误认为多年生作物。其幼苗能耐1～2℃的低温。在18～22℃，日照12小时的条件下，有利于块茎的形成。块茎能在25～30℃的冻土层内安全越冬。对土壤的适应性很强，在肥沃疏松的土壤中栽培能取得很高的产量。

栽培技术 繁殖方法以块茎繁殖，秋冬收获块茎后，选择20～25g大的块茎播种。也可于春季土壤解冻后挖取大小适当的块茎播种。播种在春季进行。穴播或沟播。种植株行距约50cm。植穴挖松土壤施基肥后播种，但基肥不宜过多。播种深度约10cm。播后覆土平穴。

田间管理 播种后约一个月左右出苗。齐苗后适当追肥、浇水。然后中耕除草，并培土成低垄，不太干旱时可不用再浇水，直至块茎膨大时再浇水，以"见干见湿"为原则。如茎叶生长过于茂盛时，宜摘顶，促使块茎膨大。

病虫害防治 菊芋极少见病虫为害，可以不使用农药，极干旱时有可能发生蚜虫，喷水可消灭。

【性状鉴别】 根茎块状。茎圆柱形，上部分枝，被短糙毛或刚毛。茎部叶对生，上部叶互生，长卵形至卵状椭圆形，长10～15cm，宽3～9cm，3脉，上表面粗糙，下表面有柔毛，叶缘具锯齿，先端急尖或渐尖，基部宽楔形，叶柄上部具狭翅。

【主含成分】 **块根**：含菊糖(*inulin*),蔗糖 1^F-β-D-果糖转移酶(*sucrose* 1^F*-β-D-fructosyltransferase*),核酮糖-1,5-二磷酸羧化酶(*ribulose-l,5-bisphosphatecarboxylase*),多酚氧化酶(*polyphenoloxidase*),旋覆花酶(*inulase*),果糖低聚糖(*fructo-oligosaccharides*)。

叶：含向日葵精(*heliangine*),肿柄菊内酯(*tagitinin*)E,密花绵毛叶菊素(*er-*

ioflorin)。

叶的腺毛：含勒普安卡品(*leptocarpin*),14-羟基勒普安卡品(*14-hydroxyleptocarpin*),巴德来因(*budlein*)A,巴德来因A巴豆酸酯(*budlein A tighate*),巴德来因A_2-甲基丁酸酯(*budlein A_2-methylbutyrate*),巴德来因 A 异丁酸酯(*budlein A isobutyrate*),巴德来因A甲基丙烯酸酯(*budlein A methylacrylate*),4,5-异-巴德来因 A 异丁酸酯(*4,5-iso-budlein A isobutyrate*),4,15-异-阿吹坡利西内酯醇异丁酸酯(*4,15-iso-a-tripliciolide isobutyrate*),4,15-异阿吹坡利西内酯醇甲基丙烯酸酯(*4,15-iso-atripliciolide methyl acrylate*),4,15-异阿吹坡利西内酯醇巴豆酸酯(*4,15-iso-atripliciolide tiglate*),4,15-异阿吹坡利西内酯醇当归酸酯(*4,15-iso-atripliciolide angelate*),3-羟基-阿吹坡利西内酯醇巴豆酸酯(*3-hydroxy-atripliciolide tiglate*),8β-14 二羟基木香烯内酯(*8β,14-dihydroxy costunolide*),去乙酰锯齿泽兰内酯(*desacetyleupaserrin*),14-乙酰氧基替替佛灵环氧当归酸酯(*14-acetoxy tlthifolin epoxyangelate*), 1α, 2-二羟基羽状半裂素(*lα,2-dihydroxy pinnatifidin*),棘壳孢菌素(*pyrenocin*)A、B,茉莉酮酸(*jasmonic acid*),甲基β-D-吡喃葡萄糖块茎酮酸酯(*Meβ-D-glucopyranosyl tuberonate*),甲基β-D-吡喃葡萄糖向日葵酸酯(*Meβ-D-glucopyranosyl helianthenate*)A、B、C、D、E、F,甲基块茎酮酸葡萄糖甙(*Me tuberonic acid giucoside*)。

地上部分的挥发油：含向日葵醇(*helianthol*)A、芳香性成分中主要含有β-甜没药烯(*β-bisabolene*)。

【药理】 **对血糖双向调节作用**：即一方面可使糖尿病患者血糖降低，另一方面研究显示，洋姜中含有一种与人体胰岛素结构非常近似的物质，当尿糖增高时，食用洋姜可以控制尿糖，说明其有降低血糖作用。当出现低血糖时，食用洋姜后又能使低血糖患者血糖升高，低血糖症状得到缓解。

【性味归经】 味甘、微苦，性凉。归肺、大肠经。

【功用主治】 清热凉血、利湿消肿。适用于热病、肠热泄痢、便血、淋证等。

【用量用法】 内服：煎汤，10～5g，或生嚼服1个块根。

【附方】 （1）**治热病唇焦舌绛，肠热泻下**：鲜块茎1只，生嚼服。

（2）**治跌打损伤**：鲜茎叶适量，捣敷。（1～2方出自《浙江药用植物志》）

（3）**治疗糖尿病，湿热中阻，渴而多饮，多食善饥，或仅有饥饿感，脘腹痞闷**：鲜菊芋块根30～60g，每日一剂，水煎服。

泥胡菜

【别名】 泥胡菜《救荒本草》，苦马菜、牛插鼻《质问本草》，石灰菜《江苏野生食用植物》，糯米菜、猫骨头《贵州草药》，剪刀草、绒球、苦郎头《全国中草药汇编》，苦蓝头菜《玉溪中草药》，石灰青、田青《浙江药用植物志》，野苦麻、苦荬菜(云南)，猪兜菜(广西)，艾草(海南岛)。

【来源】 为菊科植物泥胡菜 *Hemistepta lyrata* (Bunge) Bunge 的全草或根。

【植物形态】 二年生草本，高30～80cm。根圆锥形，肉质。茎直立，具纵沟纹，具白色蛛丝状毛。基生叶莲座雪花状，具柄，倒披针形或倒披针状椭圆形，长7～21cm，提琴状羽状分裂，顶裂片三角形，较大，有时3裂，侧裂片7～8对，长椭圆状披针形，上面绿色，下面被白色蛛丝状毛；中部叶椭圆形，无柄，羽状分裂；上部叶条状披针形至条形、头状花序多数，有长梗；总苞球形，长12～14mm，宽18～22mm；总苞片5～8层，外层较短，卵形，中层椭圆形，内层条状披针形，各层总苞片背面先端下具一紫红色鸡冠状附片；花紫色，瘦果椭圆形，长约2.5mm，具15条纵肋；冠毛白色，2列，羽毛状，花果期5～8月。见（图839）

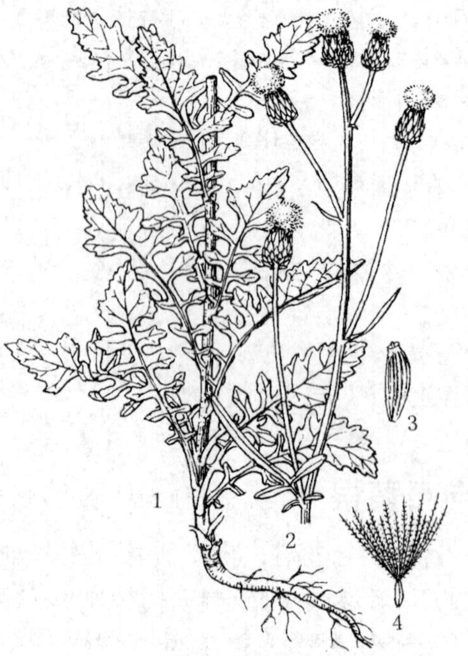

（图839）**泥胡菜**

1.植株中下部 2.花序 3.瘦果 4.有冠毛的瘦果

【生长分布】 生于路旁、田间或水沟边。邹平南部乡镇分布较广。

【采收加工】 夏、秋季割取全草，或连根拔出，洗净，鲜用或晒干。

【性状鉴别】 全草长30～80cm。茎具纵棱，光滑或略被绵毛。叶互生，多卷曲皱缩，完整叶片呈倒披针状卵圆形或倒披针形，羽状深裂。常有头状花序或球形总苞。瘦果圆柱形，长2.5mm，具纵棱及白色冠毛。气微，味微苦。

【主含成分】 全草含芹菜素(*apigenin Ⅰ*),芹菜素-7-O-β-D-芦丁糖苷(*apigenin-7-O-β-D--lutinoside Ⅱ*),金合欢素-7-O-β-D-芦丁糖苷(*acacetin-7-O-β-D-lutinoside Ⅲ*),紫云英苷(*astragalin Ⅳ*)和泥胡木烯苷(*hemislienosi-De Ⅴ*)。

【性味归经】 味辛、苦，性寒。归肝、肾二经。

【功用主治】 清热解毒，散结消肿。主治痔漏，痈肿疔疮，乳痈，淋巴结炎，风疹瘙痒，外伤出血，骨折。

《质问本草》："煎汤，洗大肠痔漏。"

《贵州草药》："清热解毒，祛瘀生肌。治刀伤出血，骨折，疔疮，乳痈。"

《青岛中草药手册》："消炎解毒，消肿散结。主治乳腺炎，疔疮，颈淋巴炎，痈肿，牙痛，牙龈炎"

《全国中草药汇编》："治风疹瘙痒。"

【用量用法】 内服：煎汤，9～15g。外用：捣敷或煎水洗，适量。

【附方】 （1）**治各种疮疡**：泥胡菜、蒲公樊各30g，水煎服。--《河北中草药》

（2）**治疔疮**：糯米菜根、苎麻根、折耳根各适量，捣绒敷患处。

（3）**治乳痈**：糯米菜根、蒲公英各适量，捣绒外敷。（2～3方出自《贵州草药》）

（4）**治颈淋巴结炎**：鲜(泥胡菜)全草或鲜品适量，或加食盐少许，捣烂敷患处。--《浙江药用值物志》

（5）**治刀伤出血**：糯米菜叶适量，捣绒敷伤处。

（6）**治骨折**：糯米菜叶适量，捣绒包骨折处。（5～6方出自《贵州草药》）

（7）**治牙痛，牙龈炎**：泥护菜 9g，水煎漱口，每日数次。--《青岛中草药手册》

狗娃花

【来源】 为菊科植物阿尔泰狗娃花 *Heteropappus altaicus* (Willd.) Novopokr.或狗娃花 *Heteropappus hispidus* (Thunb.) Less.的根、花或全草。

【植物形态】 （1）**狗娃花** 狗娃花《拉汉种子植物名称》，狗哇花、斩龙戟《全国中草药汇编》。一或二年生草本，高 30～50cm，有时达 150cm。主根纺锤形。茎单生或数个丛生，多少被粗毛。叶互生；下部叶有长柄，倒卵形，长 4～13cm，宽 0.5～1.5cm，先端钝或圆形，基部渐狭，全缘或有疏齿，两面被疏毛或无毛，质薄；中部叶长圆状披针形或条形，较小，常全缘；上部叶小，条形。头状花序，径 3～5cm，单生于枝端而排成伞房状；总苞半球形，长 7～10mm，径 10～20mm；总苞片 2 层，近等长，内层边缘膜质，具粗毛，常有腺点；舌状花约 30 多个，管部长约 2mm，舌片浅红色或白色，条状长圆形，长 12～20mm，宽 2.5～4mm，管状花有 5 裂片，其中 1 裂片较长。瘦果倒卵形，扁，长 2.5～3mm，宽约 1.5mm，有细边肋，被密毛；在舌状花处的冠毛极短，白色，膜片状，或部分带红色，糙毛状；在管状花处的冠毛糙毛状，初白色，后带红色，与花冠近等长。花期 7～9 月，果期 8～9 月。见（图 840-a）

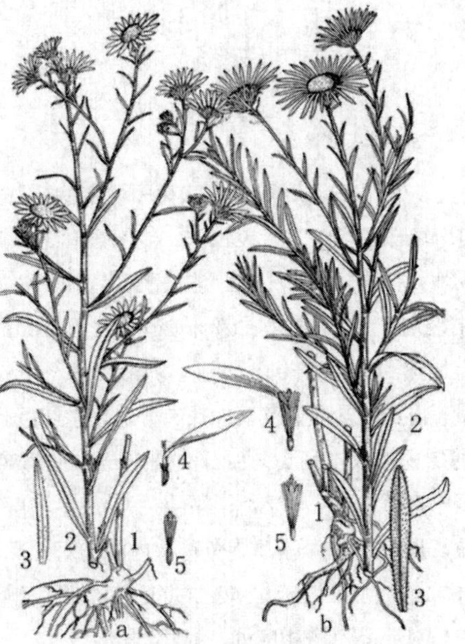

（图 840）**狗娃花**（a.狗娃花 b.阿尔泰狗哇花）

1.根 2.上部花序枝 3.叶 4.雌花 5.两性花

（2）**阿尔泰狗娃花** 阿尔泰狗娃花《中华本草》，阿尔泰狗哇花《中国高等植物图鉴》，阿尔泰紫菀《内蒙古中草药》，燥原蒿《沙漠地区药用植物》，铁杆蒿《全国中草药汇编》。多年生草本。有横走或垂直的根。茎直立，高 20～60cm，稀达 100cm，有分枝，被腺点和毛。叶互生；下部叶条形或长圆状披针形、倒披针形或近匙形，长 2.5～6cm，稀达 10cm，宽 0.7～1.5cm，全缘或有疏浅齿，两面或下面被粗毛或细毛，常有腺点，上部叶渐小，条形。头状花序直径 2～3.5cm，稀 4cm，生于枝端排成伞房状；总苞半球形，径 0.8～1.8cm，总苞片 2～3 层，近等长或外层稍短，长圆状披针形或条形，草质，被毛，常有腺，边缘膜质；舌状花约 20 个，舌片浅蓝紫色，长圆状条形，长 10～15mm，宽 1.5～2.5mm；管状花长 5～6mm，裂片 5，其中 1 裂片较长，被疏毛。瘦果扁，倒卵状长圆形，长 2～2.8mm，宽 0.7～1.4mm，灰绿色或褐色，被绢毛，上总有腺点；冠毛污污白以或红褐色，长 4～6mm，有不等长的微糙毛。花、果期 6～10 月。见（图 840-b）

【生长分布】 生于山坡、路边、河沟边、林缘、荒地等处。狗娃花分布于邹平各地，阿尔泰狗哇花分布于邹平南部山区。

【采收加工】 根：春、秋季采挖，去地上部分，洗净晒干，切段；花及全草：夏、秋开花时采收，阴干或鲜用。

【性味归经】 味微苦，性凉。归心、肝、肺三经。

【功用主治】 清热解毒。主治热病，肝胆火旺，肺脓疡，咳吐脓血，膀胱炎，疱疹疮疖。

《内蒙占中草药》："清热降火，排脓。肝胆火旺，疱疹疮疖。"

《沙漠地区药用植物》："散寒润肺，降气化痰，止咳利尿。治阴虚咳血，肺脓疡，虚劳咳嗽，慢性支气管炎，膀胱炎。"

【用量用法】 内服：煎汤，5～10g。外用：捣敷，适量。

【附方】 （1）**治肝胆火旺**：胡连、委陵菜、秦艽花、祁州漏芦花各 9g，青木香、阿尔泰紫菀、蒲公英根各 6g。共研细面，每日 3 次，每次 3g，开水送服。--《内蒙古中草药》

（2）**治肺脓疡，虚劳咳嗽**：阿尔泰紫菀、贝母、知母、五味子各 9g，阿胶(烊化)、甘草、桔梗各 6g，水煎服。

（3）**治阴虚咳血**：阿尔泰紫菀、五味子、知母、麦冬各 9g，水煎服。

（4）**治膀胱炎**：阿尔泰紫菀花 6～9g，或全草 15～30g，水煎服。（2～4方出自《沙漠地区药用植物》）

旋覆花

【别名】 旋覆花《本经》，覆、盗庚《尔雅》，生椹《本经》，戴椹《别录》，飞天蕊《药谱》(侯宁极)，金钱花《本草图经》，野油花《小儿卫生总微论方》，滴滴金、夏菊《纲目》，金钱菊《花史》，艾菊、迭罗黄《群芳谱》，满天星《岭南采药录》，六月菊《铁岭县志》，黄熟花《南京民间药草》，水葵花、金盏花《贵州民间方药集》，复花《新疆药材》，小黄花《河北药材》，猫耳朵花、驴耳朵花《山东中药》，金沸花、伏花、全福花《上海常用中草药》。

【名释】 盛开的花，像旋转的轮盘覆下，故名。

【来源】 为菊科植物旋覆花 *Inula japonica* Thunb.的花序。

【植物形态】 **旋覆花** 又名毛耳朵《尔雅义疏》，驴儿草、百叶草《中药大辞典》。多年生草本，高 30～80cm。根状茎短，横走或斜升，具须根。茎单生或簇生，绿色或紫色，有细纵沟，被长伏毛。

基部叶片花期枯萎，中部叶片长圆形或长圆状披针形，长 4～13cm，宽 1.5～4.5cm，先端尖，基部渐狭，常有圆形半抱茎的小耳，无柄，全缘或有疏齿，上面具疏毛或近无毛，下面具疏伏毛和腺点，中脉和侧脉有较密的长毛；上部叶渐小，线状披针形。头状花序，径 3～4cm，多数或少数排列成疏散的伞房花序；花序梗细长；总苞半球形，径 1.3～1.7cm，厚约 7～8mm，总苞片约 5 层，线状披针形，最外层常叶质而较长；外层基部革质，上部叶质；内层干膜质；舌状花黄色，较总苞长 2～2.5 倍；舌片线形，长 10～13mm；管状花花冠长约 5mm，有三角披针形裂片；冠毛白色，1 轮，有 20 余个粗糙毛，瘦果圆柱形，长 1～1.2mm，有 10 条纵沟，被疏短毛。花期 6～10 月，果期 9～11 月。见(图 841)

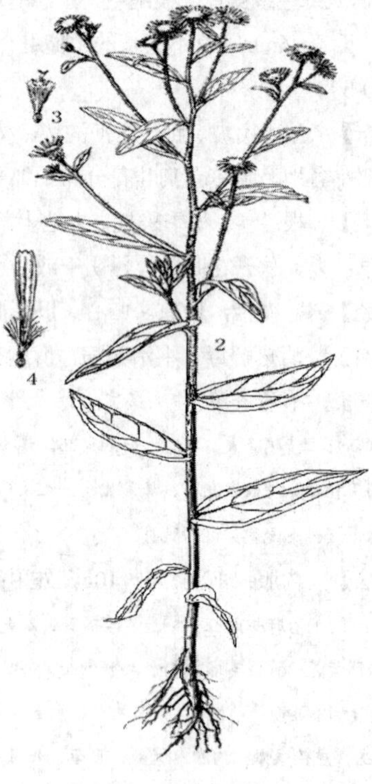

（图 841）旋覆花

1.植株下部 2.上部花序枝 3.管状花 4.舌状花

该植物的上全草（**金沸草**）、地下根（**旋覆花根**）也供药用，详见下述。

【生长分布】 旋覆花数量广，多生于山坡、路旁、湿润草地、河岸、沟边和田埂。邹平各地均有分布。

【采收加工】 7～10 月份采摘花序，晒干。

【栽培要点】 **生长习性** 喜温暖湿润气候。以土层深厚，疏松肥沃，富含腐殖质的砂质壤土栽培为宜。重粘土及过干燥地不宜栽培，忌连作。

栽培技术 用种子、分株繁殖。种子繁殖：8 月果实成熟时，分批采摘，脱粒，晒干。春播 3～4 月，条播，按行株距 30cm 开浅沟，将种子与草木灰拌匀播入沟内，覆土，浇水。约经 2～3 星期出苗。每 1 小时 m^2 用种量 11.25kg。穴播，按行株距 25cm×25cm 开穴播种。分株繁殖：3～4 月挖掘植株的分蘖苗及根芽，穴栽，每次可栽分蘖苗 3 株或根芽 4～5 节，覆土。

田间管理 用种子繁殖待苗高 3～6cm 时，间苗、补苗。每年 5 月和 7 月及雨后要进行中耕除草，并结合施肥，以人畜粪为主。收割后需进行培土。遇旱季要浇水；雨季注意排水。

病虫害防治 病害有根腐病，多雨季节注意松土排水。可用 50% 多菌灵可湿性粉剂 1000 倍液或用石灰 5kg 加水 100kg 浇穴。

【性状鉴别】 花序球形或扁球形，直径 1～1.5cm。总苞球形，总苞片 5 层，覆瓦状排列，狭披针形；外层苞片上部叶质，下部革质，内层苞片于膜质，较窄。舌状花 1 轮，黄色，长约 1cm，先端具 3 齿，多卷曲，常脱落；管状花多数，棕黄色，长约 5mm，先端具 5 裂片，子房圆柱形，具 10 条纵棱，棱部被毛。冠毛 1 轮，22～30 条，白色，长 4～5mm。气微，味苦、辛、咸。

【显微鉴别】 粉末特征：①外层苞片非腺毛多分布于下表面中脉附近及边缘部分，长 200～560μm，由 4～8 个细胞组成，单列，顶部细胞较长，常断折。腺毛棒槌状。长 84～100μm，直径 26～33μm，单列或双列，5～18 个分泌细胞组成，外围角质囊。②舌状花表皮细胞长多角形或长方形，基部细胞壁厚木化，具横向裂隙状单纹孔；腺毛多数。③柱头顶端乳突长而尖，长 33～40μm，侧面乳突较短；柱头细胞中含草酸钙柱晶，花柱细胞中含草酸钙方晶或柱晶，子房非腺毛长 78～180μm，多为双列式 3 细胞毛，有时其中 1 列为单细胞，另一列为双细胞。④冠毛为数列至 30 列细胞并生，细胞上端尖而游离，外倾成刺状。⑤管状花裂片下表面有少数腺毛。⑥花粉粒类球形，直径 22～28μm，外壁有刺状突起，具 3 个萌发孔。见(图 842)

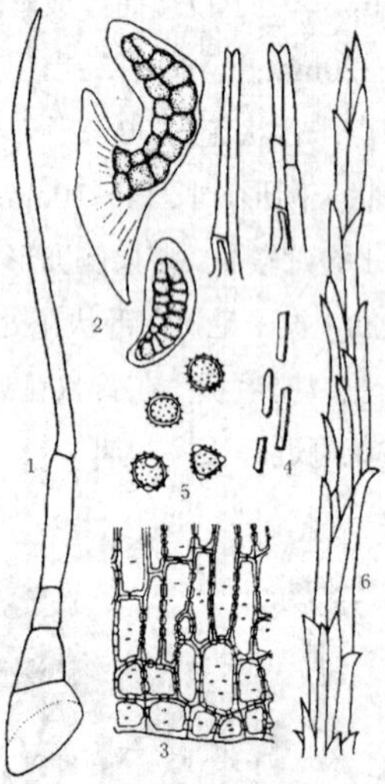

（图 842）旋覆花头状花序粉末特征

1.外层苞片非腺毛 2.舌状花腺毛 3.花冠基部表皮细胞

4.子房非腺毛及子房壁表皮细胞内草酸钙结晶 5.花粉粒 6.冠毛

【理化鉴别】 （1）取本品粉末 2g，加乙醇 20ml，冷浸 24h，或于水浴上加热回流 15 分钟，滤过。滤液浓缩至 10ml，取 1ml，加镁粉适量，再加浓盐酸数滴，加热 5 分钟，显红色。(检查黄酮)

（2）薄层色谱取本品 5g，加石油醚 50ml，回流 30 分钟滤过。滤液浓缩至干，残渣用乙酸乙酯-丙酮(1：1)2ml 溶解，取上二清液作供试液，以旋覆花内酯、旋覆花次内酯为对照品，点样于硅胶 H-0.5%CMC 板上，用苯-乙酸乙酯(1：2)展开，碘蒸气熏，供试液色谱中与对照品色谱相应处，显相同斑点。

【主含成分】 花含旋覆花次内酯(*inulicin*)，去乙酰旋覆花次内酯(*deacetyl inulicin*)，大花旋覆花内酯(*britarmilactone*)，单乙酰基大花旋覆花内酯(*monoacetylbritannilactone*)．二乙酰基大化旋覆花内酯(*diacetylbritan nilactone*

)，环醚大花旋覆化内酯(*britannilide*)，氧化大花旋覆花内酯(*oxobritannilactone*)，旋覆花佛术内酯(*eremobritanilin*)，旋覆花酸(*inulalic acid*)，红车轴草素(*pratensein*)，山柰酚(*kaempferol*)，槲皮素(*quercetin*)，柽柳素(*tamarixetin*)，杜鹃黄素(*azaleatin*)，5，4'-二甲氧基槲皮素(*5，4'-dimethoxyquercetin*)，蒲公英甾醇(*taraxasterol*)，蒲公英甾醇乙酸酯(*taraxasterol acetate*)，胡萝卜甙(daucosterol)，肉豆蔻酸(*myristic acid*)，棕榈酸(*palmitic acid*)，甘油三硬脂酸酯(*stearin*)。

【药理】 （1）**镇咳、平喘、祛痰作用** 二氧化硫引咳法证明，小鼠腹腔注射水煎剂 1.5g(生药)/kg，旋覆花与水朝阳旋覆花有着明显的镇咳作用，后者作用稍强，而湖北旋覆花无镇咳作用。旋覆花黄酮对组胺引起的豚鼠支气管痉挛性哮喘有明显的保护作用，对组胺引起的豚鼠离体气管痉挛亦有对抗作用，但较氨茶碱的作用慢而弱。采用小鼠气管冲洗酚红法，分别灌服 3 种旋覆花水煎剂 20g/kg 与 15g/kg，旋覆花与水朝阳旋覆花无祛痰作用，湖北旋覆花水煎剂灌胃 15g/kg 时，有明显祛痰作用，而腹腔注射旋覆花水煎剂 1.5g/kg 与 1.0g/kg 时，呈现显著祛痰作用。

（2）**抗炎作用** 对巴豆油涂擦所致小鼠耳部炎症，分别灌服旋覆花、湖北旋覆花及水朝阳旋覆花水煎剂 20g/kg 与 15g/kg，均无抑制作用，而腹腔注射上述水煎剂 1.5g/kg 与 1.0g/kg 时，则均显示较强的抑制作用，抗炎顺序为：湖北旋覆花>水朝阳旋覆花>旋覆花。

（3）**抗菌作用** 平板纸片法或挖沟法试验 1：1 旋覆花煎剂对金黄色葡萄球菌、炭疽杆菌和福氏痢疾杆菌Ⅱa 株有明显的抑制作用，而对溶血性链球菌、大肠杆菌、伤寒杆菌、绿脓杆菌、变形杆菌、白喉杆菌等多种致病菌的作用弱或无抑制作用。

（4）**杀虫作用** 体外试验 0.24μg/ml～7.8μg/ml 的欧亚旋覆花内酯对阴道滴虫和溶组织阿米巴均有强大的杀原虫作用。

（5）**保肝作用** 旋覆花热水提取物 IB-3 5.8mg/kg 腹腔注射，可使细菌脂多糖(LPS)所致免疫学肝损伤小鼠的存活率增高，同时对于四氯化碳和半乳糖胺所致的肝损伤小鼠模型，可抑制血清 ALT(丙氨酸转氨酶)、AST(天冬氨酸转氨酶)的升高，提示旋覆花对免疫性肝损伤有保护作用。

（6）**抗癌作用** 旋覆花对牛心 cAMP 磷酸二酯酶具有抑制作用，100μg/ml 的旋覆花水提物平均抑制率达 61.5%，三氯甲烷提取物抑制率达 11.5%，从而抑制病变部位细胞分裂。欧亚旋覆花所含的天人菊内酯亦有抗癌作用。

（7）**降压作用** 经狗肝动脉灌注不同剂型的旋覆花注射液，可立即引起血压下降，但间羟胺或麻黄碱可以对抗；在人体对血压影响则不明显。

（6）**毒性** 旋覆花煎剂腹腔注射，小鼠的 LD_{50} 为 22.5g/kg，死亡前出现兴奋，呼吸加快，抽搐，四肢震颤等。

【炮制】 **蜜制**：取净旋复花，加炼蜜（以适量开水稀释）拌匀，焖透，置锅内用文火炒至表面深黄色，不粘手为度，取出，放凉。每旋复花 100kg，用炼蜜 25kg。蜜制旋覆花，增强润肺止咳作用。

【性味归经】 味苦、辛、咸、微温。归肺、胃、大肠经。

【功用主治】 消痰行水，降气止呕。主治咳喘痰粘，呕吐噫气，胸痞胁痛。

《本经》："主结气胁下满，惊悸，除水，去五脏间寒热，补中，下气。"

《别录》："消胸上痰结，唾如胶漆，心胁痰水，膀胱留饮，风气湿痹，皮间死肉，目中眵瞒 利大肠，通血脉，益色泽。"

《药性论》："主肋胁气，下寒热水肿，主治膀胱宿水，去逐大腹、开胃，止呕逆不下食。"

《日华子》："明目，治头风，通血脉。"

《汤液本草》："发汗、吐、下后心下痞噫气不除者，宜此。"

《医学入门·本草》："逐水、消痰、止呕噎。"

《医林纂要·药性》："补心，通血脉，泄肺、降逆气。"

《药性切用》："下气定喘，软坚化痰，为疏理风气水湿专药。"

《药性考》："治噫消痰，止呕利脏，腹疮唇裂，染须乌发，头风白屑。"

《南京民间药草》："花和曲，祛湿、拔毒、消肿，煎水洗患处。"

【临床应用】 （1）**用于咳喘痰多**。旋覆花之性主降，功擅下气，其味苦咸，能化胶结之痰，为治痰浊阻肺、肺气不降、咳喘痰粘、胸闷不舒者所常用，多与苏子、半夏、陈皮等配伍，以降气化痰。若咳嗽痰多色黄，属痰热盛者，则与桑白皮、瓜蒌等同用，以清肺化痰。若咳嗽痰多，粘稠难咯者，则宜与味咸软坚之化痰药，如海浮石、海蛤壳等同用，其效佳。若风邪犯肺，痰涎内结，咳嗽痰多，头目昏痛，可与荆芥、半夏、前胡等同用，以散邪、降气、化痰，如《类证活人书》金沸草散。

（2）**用于呕吐、噫气**。旋覆花降胃气以止逆、噫气。治痰浊内伏于中，清气不升，胃气上逆，吐逆不止，头目眩晕，常与半夏、橘红、干姜等同用，以化痰降逆。如《济生方》旋覆花汤。若中气虚弱，痰浊内阻，心下痞硬，噫气不除者，常与代赭石、人参、半夏等同用，以降逆化痰，益气和胃，如《伤寒沦》旋覆代赭汤。

（3）**用于胸痞胁痛**。旋覆花"主结气"，"通血脉"，"行痰水"，凡因气血郁滞，痰水内停，胸脘痞闷，两胁胀痛者，每常用之。治肝郁气滞血瘀，胸痞不畅，两胁疼痛，捶击则舒，常与青葱管、新绛(现多以茜草或红花等活血药代之)同用，以散结气，通肝络而止痛，如《金匮要略》旋覆花汤，《临证指南医案》治"肝络凝瘀，胁痛"，在此方中加归须、桃仁等，以增化瘀通络之功。若感时令之邪，与里水相搏，胁肋疼痛，病根未固者，常与香附等同用，以疏通肝络而行里水，如《温病条辨》香附旋覆花汤。

《得宜本草》："得代赭石、半夏治噫气，得葱、新绛治半产漏下。"

【用量用法】 内服：煎汤，纱布包煎或滤去毛，3～10g。

【使用注意】 阴虚劳嗽，风热燥咳者禁服。

《本草衍义补遗》："病人涉寒者不宜多服，利大肠，戒之。"

《本经逢原》："阴虚劳嗽，风热燥咳，不可误用。"

【附方】 （1）**治伤寒中脘有痰，令人壮热，项筋紧急，时发寒热，皆类伤风，但不头痛为异**：前胡三两，荆芥四两，半夏一两（洗，姜汁浸），赤芍药二两，细辛一两，甘草一两（炙），旋复花三两。上捣罗为末，每服二钱，水一盏，生姜五片，枣子一枚，同煎至六分，去滓，热服，未知再服。--《类证活人书》之"金沸草散"

（2）**治积年上气**：旋复花（去梗，焙）一两，皂艾（炙，去皮、子）一两一分，大黄（挫、炒）一两半。上三味，捣罗为末，炼蜜九如梧桐子大。每服十九至十五九，温汤下，日三服，--《圣济总录》之"旋复花九"

（3）**治肝着，亦治妇人半产漏下**：旋复花三两，葱十四茎，新绛少许。以水三升，煮取一升，顿服之。--《金匮要略》之"旋复花汤"

（4）**治痰饮在胸膈呕不止，心下痞者**：旋复花、半夏、茯苓、青皮，水煎服。--《产科发蒙》之"旋复半夏汤"

（5）**治风痰呕逆，饮食不下，头目昏闷**：旋复花、枇杷叶、川芎、细辛、各一钱，前胡一钱五分，姜、枣水煎服。--《妇人良方》之"旋复花汤"

（6）**治伤寒发汗，若吐若下，解后，心下痞，噫气不除者**：旋复花三两，人参二两，生姜五两，代赭石一两，甘草三两（炙），半夏半升（洗），大枣十二枚（擘），上七味，以水一斗，煮取六升，去滓，再煎取三升，温服一升，日三服。--《伤寒论》之"旋复代赭汤"

（7）**治风湿痰饮上攻，头目眩胀眵**：旋复花、天麻、甘菊花各等分。为末，每晚服二钱，白汤下。--《本草汇言》

（8）**治小便不行，因痰饮留闭者**：旋复花一握，捣汁，和生由酒服。--《本草汇言》

（9）**治单腹胀**：旋复、鲤鱼。将鱼肠去净，药入鱼肚内，煎服。小便利，肿胀即消。

（10）**治风火牙痛**：旋复花为末，搽牙根上，良久，去其痰涎，疼止。

（11）**治乳岩、乳痈**：旋复花二钱，蒲公英一钱，甘草节八分，白芷一钱，青皮一钱。水酒为引，水煎服。（9~11 方均出自《滇南本草》）

（12）**治月蚀耳疮**：旋复花烧研，羊脂和涂之。--《濒湖集简方》

（13）**治咳嗽气逆**：旋覆花 9g，半夏 6g，前胡 6g，苏子 9g，生姜 9g，水煎服。--《青岛中草药手册》

（14）**治中脘伏痰，吐逆眩晕**：旋覆花(去根)、半夏(汤泡七次)、橘红、干姜(炮)各一两，槟榔、人参、甘草、白术各半两。上㕮咀，每服四钱，水一盏半，生姜七片，煎至七分，去滓温服，不拘时候。--《济生方》之"旋覆花汤"

（15）**治伏暑、湿温，胁痛或咳或不咳，无寒，但潮热或竟寒热为疟状**：生香附三钱，旋覆花三钱(绢包)，苏子霜三钱，广皮二钱，半夏五钱，茯苓块三钱，薏仁五钱。水八杯，煮取三杯，分三次温服。--《温病条辨》之"香附旋覆花汤"

（16）**治唾如胶漆稠粘，咽喉不利**：用旋覆花为末，每服二三钱，水煎，时时呷服。--《卫生易简方》

金沸草

【别名】 金沸草《本经》，金佛草、白芷胡《分类草药性》，旋覆梗、黄花草《苏州本产药材》，毛柴胡、黄柴胡《重庆草药》。

【来源】 为菊科植物旋覆花 *Inula japonica* Thunb.的茎叶。

【植物形态】 参见"旋覆花"条。

【性状鉴别】 茎呈圆柱形，长 30～60cm，直径 2～5mm，表面绿褐色或暗棕色，有多数细纵纹；质脆，断面黄白色，纤维状，髓部中空。叶互生，叶片披针形或长圆形，多破碎，绿黑色或绿灰色，基部渐狭，无柄，全缘或有疏齿；叶脉在背面隆起，中脉 1 条，侧脉 8～13 对。有时可见茎端生有扁球形的干燥头状花序，直径 1～1.5cm。气微，味苦。

【显微鉴别】 （1）茎横切面：表皮细胞 1 列，切向长 15～26μm，外被角质层。皮层细胞 5～10 列，切向长 30～78μm，胞间隙大而明显；内皮层细胞 1 列，扁平长方形，径向壁有时可见凯氏点。维管束新月形，位于韧皮部外侧；木质部由导管、木薄壁细胞、木纤维组成，细胞均木化，木射线细胞 2～4～10 列，常木化，韧皮射线非木化。髓周常有数列细胞木化，中心细胞破碎成空洞。

（2）叶表面观：上下表皮细胞多角形，垂周壁强烈波状弯曲。气孔不定式，少数不等式，气孔指数 16.6～20.5～25。非腺毛长 590～1250μm，多分布于叶片下表面，由 4～7 个细胞组成，顶部细胞较长，常断折；腺毛棒槌形，长 80～100μm，只存在于叶片下表面，单列或双列，5～18 个细胞组成，外面有膨大的角质囊。

【主含成分】 地上部分含旋覆花次内酯（*inulicin*），蒲公英甾醇（*taraxasterol*），旋覆花内酯（*inuchinenolide*）A、B、C，欧亚旋覆花内酯（*britanin*），银胶菊素（*tomentosin*），4-表异粘性旋覆花内酯（*4-epiisoinuviscolide*），豚草素（*ivalin*），天人菊内酯（*gaillardin*），15-去氧-顺，顺-蒿叶内酯（*15-deoxy-cis, cis-artemisifolin*）。

【药理】 **抗病原微生物作用**：金沸草煎剂 5mg/ml 用原代人胚肌皮单层细胞培养法，表明对单纯疱疹病毒(1 型)有抑制作用，100%全草煎剂用平板纸片法，对金黄色葡萄球菌、肺炎链球菌、绿脓杆菌、大肠杆菌有抑制作用。

【炮制】 **蜜制金沸草**：取炼蜜用适量开水稀释后，加入金沸草拌匀，闷透，置锅内，用文火加热，炒至不粘手时，取出放凉。每金沸草 100kg，用炼蜜 20kg，能增强化痰功效。

【性味归经】 味咸，性温。归肺、大肠经。

【功用主治】 散风寒，化痰饮，消肿毒，祛风湿。主治风寒咳嗽，伏饮痰喘，胁下胀痛，疔疮肿毒，风湿疼痛。

《日华子》："止金疮血。"

《纲目》："治疔疮肿毒。"

《药性能毒》："消胸上痰结，唾如胶漆，去头目风，治噫气，除风湿痹。"

《明医指掌》："消痰止嗽，明目祛风。"

《天宝本草》："清肺除热，散寒去火。治呕喘咳嗽，吐衄，开窍通淋："

《分类草药性》："治小儿盐咳，盐吼，并冲米汁服。"

《南京民间药草》："祛湿，拔毒，消肿，发散。"

《四川中药志》1960 年版："止咳化痰，定喘除饮。治心脾伏饮，胁下胀痛，肺中痰结，唾如胶漆，及风气湿痹。"

《甘肃中草药手册》："主治痰结咳嗽，风湿疼痛等症。"

《陕西中草药》："舒筋活血。治骨折及烫火伤。"

《全国中草药汇编》："利水除湿。治水肿。"

《广西民族药简编》："治肺结核。"

【用量用法】 内服：煎汤，3～9g，或鲜用捣汁。外用：捣敷，或煎水洗，适量。

【使用注意】 阴虚劳嗽，温热燥咳禁服。

【附方】 （1）**治外感风寒头痛**：金沸草、前胡各 15g，细辛 5g，蔓荆子 15g，生姜为引，水煎，日服 2 次。--《东北药用植物》

（2）**治咳嗽吐痰，鼻塞声重**：金沸草 9g，麻黄 6g，荆芥 9g，生姜 9g，水煎服。--《甘肃中草药手册》）。

（3）**治咳嗽痰喘胸闷**：金佛草、前胡、制半夏、枳壳各 9g，水煎服。--《宁夏中草药手册》）

（4）**治湿痰咳嗽**：金沸草 15g，葶苈子 15g，生姜 9g，大枣 5 枚，水煎服。--《内蒙中中草药》

（5）**治脾胃虚寒，嗳气呕逆**：金沸草、党参、制半夏、陈皮各 9g，代赭石 15g，水煎服。--《宁夏中草药手册》

（6）**治漏睛脓出目，停风热在胞中，结聚脓汁和泪相杂，常流涎水，久而不治至乌珠坠落**：金沸草四两，巴戟三两，川椒皮、枸杞子、白菊花各二两。上末，炼蜜丸，梧桐子大，每服二十九，空心盐酒下。--《证治准绳·类方》

旋覆花根 味咸，性温。归肺、肝二经。祛风湿，平喘咳，解毒疗疮。主治风湿痹痛，喘咳，疔疮。内服：煎汤，9～15g。外用适董，捣敷。

附方 **续断筋**：旋覆花根洗净，捣，量疮大小，取多少敷之，日一易之，以瘥为度。--《救急方》

苦菜

【别名】 苦菜《植物名实图考》，山苦荬、小苦麦菜、七托莲《广西药用植物名录》，苦叶苗《河南中草药手册》，败酱、苦麻菜《东北常用中药手册》，黄鼠草、小苦苣、活血草、隐血丹、小苦荬《陕西中草药》，苦丁菜、苦碟子《烟台中草药》，光叶苦荬菜、燕儿衣《内蒙占中卓药》，败酱草(山东、辽宁、宁夏、河南、新疆)。

【来源】 为菊科植物山苦荬 *Ixeris chinensis* (Thunb.) Nakai 的全草或根。

【植物形态】 多年牛草本，高10～40cm。茎多自基部分数条，稍斜升。全株无毛。基生叶莲座状，条状披针形或倒披针形，长7～15cm，宽l～2cm，先端钝或急尖，基部下延成窄叶柄，全缘或具疏小齿或不规则羽裂；茎生叶1～2枚，无叶柄，稍抱茎。头状花序排成伞房状聚伞花序；总苞长7～9mm，外层总苞片卵形，内层总苞片条状披针形；舌状花黄色或白色，长l0～12mm，先端5齿裂。瘦果狭披针形，稍扁平，红棕色，长4～5mm，喙长约3mm，冠毛白色，长4～5mm，常宿存。花、果期4～7月。见（图843）

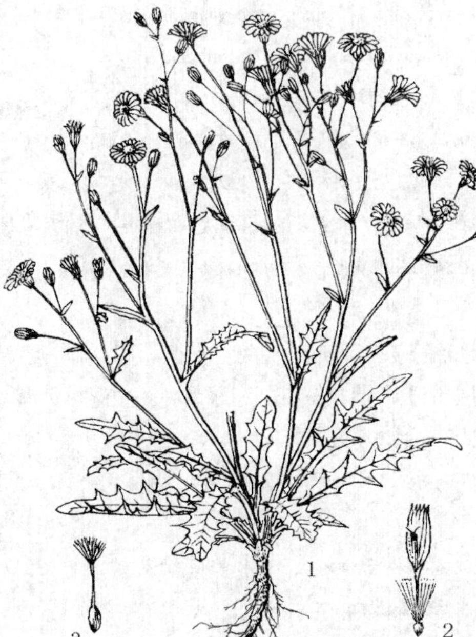

（图843）**山苦荬**

1.植株 2.舌状花 3.瘦果及冠毛

【生长分布】 生于山地、平原、沟边等处。邹平广布。

【采收加工】 早春采收，洗净，鲜用或晒干。有些地方将其带花果的干燥全草作“败酱草”药用，应注意鉴别使用。

【性状鉴别】 全草长20～40cm。茎多数，光滑无毛，基部簇状分枝。叶多皱缩，完整基生叶展平后线状披针形或倒披针形，长7～18cm，宽1～4cm，先端尖锐，基部下延成窄叶柄，边缘具疏小齿或不规则羽裂，有时全缘；茎生叶无叶柄。头状花序排列疏伞房状聚伞花序，未开放的总苞呈圆筒状，长7～9mm，总苞片2层，外层极小，卵形，内层线状披针形，边缘薄膜质；瘦果狭披针形，稍扁平，红棕色，具长喙，冠毛白色，气微，味苦。

【栽培要点】 **生长习性** 耐旱也较耐寒，在北方干旱地区的固定，半固定沙丘及其他沙质地上也见有生长。

栽培技术 以种子和根蘖进行繁殖。由于苦菜种子没有休眠期，采种当年即可播种生产，夏秋栽培，必须催芽播种，否则难以保证育苗成功，发芽适温为15～20℃。可春种夏收、夏种秋收，早秋种植元旦前收获，以及冬季大棚生产等。早春播1～3月，秋播7～9月，秋冬播10～11月。要选择疏松肥沃的地块播种，播前深翻细耕，结合整地每亩地施有机肥3000kg，一般畦宽1m，畦面开8cm深小沟7条，沟距12cm。浇透底水，水渗后将种子播于沟内，用细土将沟覆平。畦面加盖塑料薄膜保温，并在膜上加盖草苫，以防日晒高温影响发芽。一般每平方米播种量为3g。

田间管理 播种后7～8d即可出苗，刚出土的幼苗根系细弱，要通过喷水保持土壤湿润，以防干旱苗枯浇水2～3天后及时松土，既可抑制土壤水分蒸发，又能促进根系生长。杂草是影响幼苗正常生长的主要因素，所以要随时拔除。立秋后，天气凉爽，苦菜生长比较旺盛，为促其根系粗壮，积累更多养分，需结合灌水追一次稀大粪，每亩1000kg。

病虫害防治 病害主要是霜霉病，可用多菌灵、克露等防治，虫害主要是蚜虫，可用吡虫啉等防治。

【主含成分】 **地上部分**：含二糖类化合物，还含苦苣菜甙（*sonchuside*）A、B、C、D，葡萄糖中美菊素（*glucoza-luzanin*）C，9-羟基葡萄糖中美菊素（*macroliniside*）A，假还阳参甙（*crepidiaside*）A及毛连菜甙（*picriside*）B、C。木犀草素-7-O-吡喃葡萄糖甙（*cinaroside*），金丝桃甙（*hyperoside*），蒙花甙（*linarin*），芹菜素（*apigenin*），槲皮素（*quercetin*），山柰酚（*kaempferol*）。

花：含木犀草素（*luteolin*），槲皮素，槲皮黄甙（*quercimer-itrin*），木犀草素-7-O-吡喃葡萄糖甙，木犀草素-7-O-呋喃葡萄糖甙（*isocynaroside*）及木犀草素-7-O-β-D-葡萄糖甙(*luteolin-7-O-β-D-glucoside*)，

种子油：含玫鸠菊酸（vernolicacid）13.7%。

叶：还含维生素（vitamin）C。

【药理】 100%煎剂对在体兔心有抑制作用，使心收缩力减弱，频率减少。对在体及离体蟾蜍心脏，略有增强现象，但有舒张不全。滴在蟾蜍肠系膜上，能使小动脉扩张，先用肾上腺素使之收缩时亦如此。能使麻醉兔和犬的血压下降，其降压原理似乎与迷走神经有关。

【性味归经】 味苦，性寒。归肝、肺二经。

【功用主治】 清热解毒，消肿排脓，凉血止血。主治肠痈，肺脓疡，肺热咳嗽，肠炎，痢疾，胆囊炎，盆腔炎，疮疖肿毒，阴囊湿疹，吐血，衄血，血崩，跌打损伤。

《东北常用中草药手册》：“清热解毒，破瘀活血，排脓。治阑尾炎，肠炎，

痫疾，疮疖痈肿，肺脓疡，吐血，衄血。”

《陕西中草药》：“清热解毒，泻肺火，凉血，止血，止痛，调经，活血，化腐生肌。主治无名肿毒，阴囊湿疹，肺炎，跌打损伤，骨折。”

《青藏高原药物图鉴》：“清热利胆。治胆囊炎。”

《全国中草药汇编》：“治腹腔脓肿，急、慢性盆腔炎，肺热咳嗽，肺结核。”

《浙江药用植物志》：“治血崩，白带，痧气腹痛。”

【用量用法】 内服：煎汤，10～15g，或研末，每次 3g。外用：捣敷，或研末调涂，或煎水熏洗，适量。

【使用注意】 《草经疏》：“脾胃虚寒者忌之。”

《随息居饮食谱》：“不可共蜜食。”

【附方】 (1) **治肠痈**：苡米 20g，败酱草 9g，牡丹皮 9g，冬瓜仁 12g，桃仁 9g，金银花 9g，水煎服。-- 《辽宁常用中草药手册》

(2) **治胆囊炎**：(山苦荬)全草 15g，水煎服。-- 《浙江药用植物志》

(3) **治无名肿毒，各种疮肿**：鲜苦叶苗、鲜地黄苗、鲜蒲公英各等分。共捣如泥，敷患处。或将上三味药焙干，共研细面，每次 6g，开水冲服，每日 3 次，外用时蜂蜜调敷患处。

(4) **治黄水疮**：苦叶苗适量。焙干研面，香油调涂患处。(3～4 方均出自《河南中草药手册》)

(5) **治痔疮**：光叶苦荬菜切碎，煎水熏洗。-- 《内蒙古中草药》

(6) **治血崩，白带**：(山苦荬)根 9g，猪膀胱 1 只。煮熟食肉服汤。-- 《浙江药用植物志》

(7) **治咽喉肿痛**：苦叶苗 30g，水煎，日服 2 次。-- 《河南中草药手册》

(8) **治暑热痧气腹痛**：(山苦荬)全草 30g，六月雪、醉鱼草根、牛膝、仙鹤草各 9～12g，水煎服。-- 《浙江药用植物志》

(9) **治结核病**：苦叶苗 500g，白芨 60g，共研细面，每服 6g，温开水冲服，每日 3 次。-- 《河南中草药手册》

菊苣

【别名】 菊苣、蓝菊《新疆中草药手册》，苦苣、苦菜、卡斯尼、皱叶苦苣、明目菜、咖啡萝卜、咖啡草。

【来源】 为菊科植物菊苣 *Cichorium endivia* L.的全草。

【植物形态】 多年生草本，基生叶莲座状，茎直立，高 40～100cm，单生，分枝开展或极开展，全部茎枝绿色，有条棱，被极稀疏的长而弯曲的糙毛或刚毛或几无毛。叶倒披针状长椭圆形，包括基部渐狭的叶柄，全长 15～34cm，宽 2～4cm，基部渐狭有翼柄，大头状倒向羽状深裂或羽状深裂或不分裂而边缘有稀疏的尖锯齿，侧裂片 3～6 对或更多，顶侧裂片较大，向下侧裂片渐小，全部侧裂片镰刀形或不规则镰刀形或三角形。茎生叶少数，较小，卵状倒披针形至披针形，无柄，基部圆形或戟形扩大半抱茎。全部叶质地薄，两面被稀疏的多细胞长节毛，但叶脉及边缘的毛较多。头状花序多数，单生或数个集生于茎顶或枝端，或 2～8 个为一组沿花枝排列成穗状花序。总苞圆柱状，长 8～12mm；总苞片 2 层，外层披针形，长 8～13mm，宽 2～2.5mm，上半部绿色，草质，边缘有长缘毛，背面有极稀疏的头状具柄的长腺毛或单毛，下半部淡黄白色，质地坚硬，革质；内层总苞片线状披针形，长达 1.2cm，宽约 2mm，下部稍坚硬，上部边缘及背面通常有极稀疏的头状具柄的长腺毛并杂有长单毛。舌状小花蓝色，长约 14mm，有色斑。瘦果倒卵状、椭圆状或倒楔形，外层瘦果压扁，紧贴内层总苞片，3～5 棱，顶端截形，向下收窄，褐色，有棕黑色色斑。冠毛极短，2～3 层，膜片状，长 0.2～0.3mm。花果期 5～10 月。见（图 844）

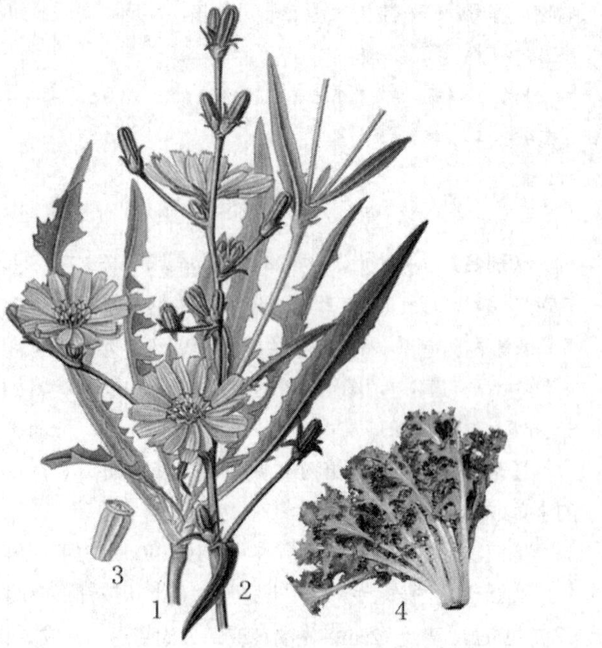

（图 844）**菊苣**

1.基生叶 2.花序枝 3.瘦果 4.基生叶（栽培品种）

【生长分布】 原产欧洲。邹平有栽培。

【采收加工】 春、夏季采收，洗净，鲜用或晒干。

【主含成分】 **全草**：含有马栗树皮素(escultin)，马栗树皮武(esculin)，野萬苣武（cichoriin），山萬苣素（lectucin）和山萬苣苦素（lacturopicrin）

叶：含咖啡酰酒石酸（monocaffeoyltartaric acid），二咖啡酰酒石酸（dicaffeoyltartaric acid）又名菊苣酸（chicoric acid）

【药理】 野生菊苣花的浸剂对动物注射，可兴奋中枢神经系统并增强心脏活动（振幅加大而频率减慢）调煎剂有抗菌、收敛作用。根可提高食欲，改善消化功能；高浓度的浸剂可增进胃分泌，但不增进平滑肌张力。根的乙醇或乙醚提取物有抗菌作用，其有效成分可能是一种倍半萜。根还有轻泻作用。种子有非特异住植物血球凝集素。还有人报告菊苣中含致癌烃。其含量高于其他咖啡类饮料。

【性味归经】 味微苦，性寒。归肝、胆、肺三经。

【功用主治】 清热解毒，利尿消肿。主湿热黄疸，肾炎水肿，胃脘胀痛，食欲不振。

《新疆中草药》：“清热，利尿，利胆，消炎。主治黄疸型肝炎，急性肾炎，气管炎。”

《中国民族药志》：“清热解毒，利水消肿，健胃。用于肝火食少，肾炎水肿，胃脘湿热胀痛，食欲不振。”

【用量用法】 内服：煎汤，9～15g，或捣汁。外用：捣敷，或研末调敷，或煎水洗，适量。

【使用注意】 《千金·食治》：“不可共蜜食之。”

《嘉宅右本草》：“不可同血食(一本作蜜)，食作痔疾。”

秋苦荬

【别名】 秋苦荬《江苏植物志》，苦荬《嘉祐本草》，苦荬菜，老鹳菜《救荒本草》，野苦荬《全国中草药汇编》，盘儿草《陕西中草药》，鸭舌草、苦球菜《湖南药物志》，兔仔草、牛舌草、土蒲公英《福建药物志》，黄花菜《广西药用植物私录》，苦碟子，苦丁菜《烟台中草药》，黄瓜菜。

【名释】 花开时基生叶枯萎，且头状花序多，花色黄，有秋临之意，故名。

【来源】 为菊科植物秋苦荬 *Ixeris denticulata* (Houtt.) Stebb. 的全草。

【植物形态】 为一、二年生或多年生草本；高30～80cm，无毛。茎直立，多分枝，常带紫红色。基生叶丛生，花期枯萎，琴状披针形，长5～10cm，宽2～4cm，先端钝尖，基部渐狭成柄，边缘波状齿裂或羽状分裂，中上部裂片稍大，戟耳形；茎生叶互生，阔椭圆形或钜状披针形羽裂，叶片越老羽裂程度越深，多为二深裂，长4～10cm，宽2～4cm，先端锐尖或钝，基部微抱茎，耳状，边缘具疏波状浅齿，稀为全缘，最宽部在中部以上，上面绿色，下面灰绿色，有白粉；植株上部叶变小，舌状心形，有圆耳而抱茎。头状花序多数，在枝端成伞房状，有细梗；总苞圆筒形，长6～8mm，总苞片2层，外层总苞片甚小，长约1mm，内层苞片条状披针形；舌状花黄色，10～17,长约9mm，先端5齿裂。瘦果纺锤形，长2.5～3mm，黑褐色，喙长约0.4mm；冠毛白色，长3～4mm，脱落。花、果期6～11月。见（图845）

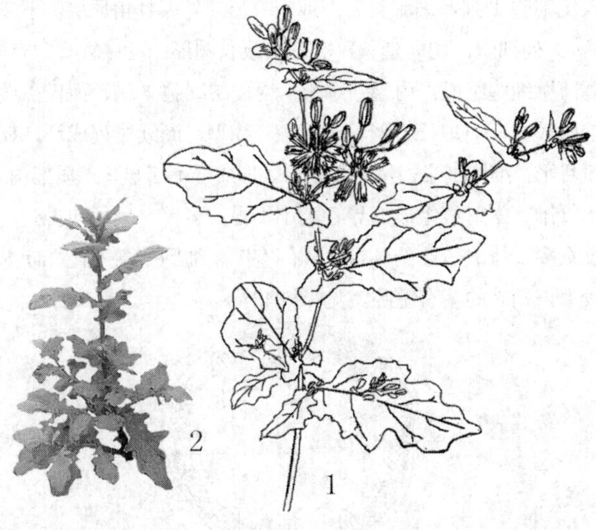

（图845）**秋苦荬**

1.植株 2.幼株

【生长分布】 生于低山坡、岩石缝间。多分布于邹平南部山区，北部乡镇少见。

【采收加工】 春、夏季采集，连根拔起，除去泥沙，晒干或鲜用。

【性状鉴别】 本品长约30～70cm。茎呈圆柱形，直径1～4mm，多分枝，光滑无毛，有纵棱；表面紫红色至青紫色；质硬而脆，断面髓部呈白色。叶皱缩，完整者展开后呈舌状卵形，长4～8cm，宽1～4cm，先端急尖，基部耳状，微抱茎，边缘具不规则锯齿，无毛，表面黄绿色。头状花序着生枝顶，黄色，冠毛白色；总苞圆筒形。果实纺锤形或圆形，稍扁平。气微，味苦、微酸涩。

【显微鉴别】 （1）茎横切面：表皮细胞1列。皮层薄壁细胞类圆形，3～5列，内含叶绿全，棱脊处有厚角组织；内皮层明显。维管束外韧型，环状排列，束间形成层明显，每个维管束的木质部间有纤维束相连，纤维多角形，壁厚，木化；木质部导管2～5个呈半径向排列，木薄壁细胞和木纤维均木化。髓部由大型薄壁细胞组成，中央呈空洞。见（图846）

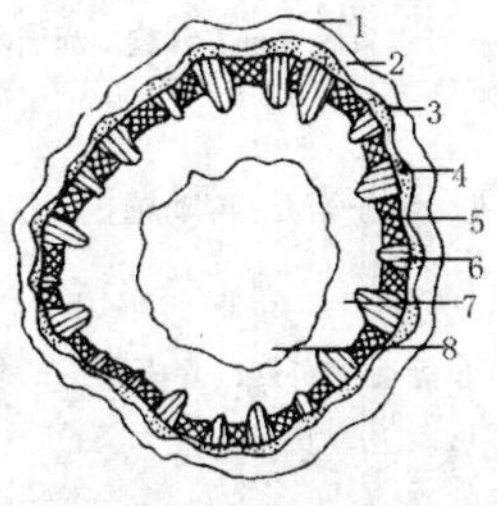

（图846）**苦荬菜茎横切面简图**

1.表皮 2.皮层 3.内皮层 4.韧皮部 5.纤维群 6.木质部 7.髓 8.空隙

（2）叶表面观：上表皮细胞垂周壁稍呈波状弯曲，无气孔或罕见不定式气孔；下表皮细胞多边形，垂周壁较平直，气孔不定式，众多。上下表皮均无毛茸。

【理化鉴别】 取本品粉末1g，加乙醇10ml，加热回流，滤过，滤液用石油醚20ml萃取。乙醇液及石油醚分别进行下列试验：

（1）取乙醇液1ml，加镁粉少许，再滴入浓盐酸数滴，呈红色。（检查黄酮类）

（2）取乙醇液1ml，加盐酸羟胺醇液5滴及氢氧化钠醇液10滴，水浴加温数分钟，冷后用盐酸使成弱酸性，加1%氢氧化钠50ml，回流1小时，分取石油醚层蒸干，加1ml冰乙酸使其深解，再加1ml，醋酐，沿试管壁渐渐滴入5～10滴浓硫酸，两液交界面呈红棕色，混匀后呈浓红棕色。（检查甾萜）

【性味归经】 味苦，性寒。归心、肺二经。

【功用主治】 清热解毒，消肿止痛。主治痈疖疔毒，乳痈，咽喉肿痛，黄疸，痢疾，淋证，带下，跌打损伤。

《嘉祐本草》："治面目黄，强力止困，敷蛇虫咬；又汁敷疔肿，即根出。"

《陕西中草药》："清热解毒，消肿。主治无名肿毒，乳痈，疖肿。"

《全国中草药汇编》："清热解毒，散瘀止痛，止血，止带。主治宫颈糜烂，白带过多，子宫出血，下腿淋巴管炎，跌打损伤，烧、烫伤，阴道滴虫病。"

《浙江药用植物志》："主治肺痈，乳痈，痢疾，毒蛇咬伤。""还用于试治子宫颈癌。"

《长白山植物药志》："主治血淋，毒虫咬伤。"

《福建药物志》："主治赤眼，咽喉肿痛，淋巴腺炎，泌尿道感染。"

【用量用法】 内服：煎汤，9～15g，鲜品30～60g。外用：捣敷，或捣汁涂，或研末凋搽，或煎水洗或漱，适量。

【附方】 （1）**治下身疔疮**：苦荬菜、牛刺犁、牛大黄各等分。研末，香油调搽糜烂处。

（2）**治口内生疮**：(苦荬菜)全草，水煎，含漱。（1～2方均出自《湖南药物志》）

（3）**治乳痈**：先在大椎旁开 2 寸处，用三棱针挑出血，用火罐拔后，再以苦荬菜、蒲公英、紫花地丁共捣烂，敷患处。--《陕西中草药》

（4）**治急性扁桃体炎**：苦荬菜、土牛膝各 15g，薄荷 6g(后下)，煎水漱咽。--《安徽中草药》

（5）**治痢疾**：①(苦荬菜)全草 30g，枫香树叶 15g，水煎服。--《浙江药用植物志》 ②鲜苦买菜、鲜地锦草各 60g，煎服。--《安徽中草药》

（6）**治血淋尿血**：苦荬菜 1 把，酒、水各半，煎服。--《针灸资生经》

（7）**治阴道滴虫**：(苦荬菜)鲜全草适量，煎水熏洗患部。--《浙江药用植物志》

（8）**治跌打损伤**：鲜苦荬菜根 30g，水煎，加酒冲服，药渣捣烂敷患处。--《全国中草药汇编》

（9）**治急性眼结膜炎**：鲜苦荬菜、鲜菊花茎叶各 60g，煎服，药渣煎水熏洗。--《安徽中草药》

（10）**治淋巴腺炎**：苦荬菜 9～15g，青壳鸭蛋 1 个，水煎服。另取鲜苦荬菜叶捣烂敷患处。--《福建药物志》

（11）**治血崩**：(苦荬菜)全草 30g，红化 6g，水煎服。--《浙江药用植物志》

（12）**治蝎螫**：苦荬汁涂之。--《医学纲目》

苦碟子

【别名】 苦碟子《全国中草药汇编》，满天星《黑龙江省主要野生药用植物的鉴别及中草药新制剂》，苦荬菜《全国中草药汇编》。

【名释】 植株顶部茎生叶抱茎似碟状，故名。

【来源】 为菊科植物抱茎苦荬菜 *Ixeris sonchifolia* (Bge.) Hance 的全草。

【植物形态】 多年生草本，高 30～80cm，无毛。茎直立，上部有分枝。基生叶多数，莲座状铺散，初生基生嫩叶多锈红色，花期宿存，倒匙形或倒卵状长圆形，长 3～8cm，宽 1～2cm，先端急尖或圆钝，基部下延成翼状柄，边缘有锯齿或牙状尖齿，或为不整齐的羽状浅裂至深裂；茎生叶较小，互生，叶基部为全叶片的最宽部份，扩大成耳状或戟形抱茎，中下部叶片羽状深裂，向上则裂片变浅而至成齿状，或近全缘，或边缘刺状，长 2.5～6cm，先端尾尖狭长。头状花序，小形，直径约 1cm，密集成伞房状，有细梗；总苞圆筒形，长 5～6mm；总苞片 2 层，外层通常 5 片，短小，卵形，内层 8 片，披针形，长约 5mm，背部各有中肋 1 条；舌状花黄色，长 7～8mm，先端截形，有 5 齿。瘦果黑褐色，纺锤形，长 2～3mm，有细纵肋及粒状小刺，喙短。长为果身的 1/4；冠毛白色，脱落。花、果期 4～7 月。见（图 847）

【生长分布】 生于田野、荒地、河边、路旁、山坡。邹平各地均有分布。

【采收加工】 5～7 月间采收，洗净，晒干或鲜用。

【性状鉴别】 全草无毛。根呈长圆锥形，表面棕色至棕褐色，具纵皱纹及须根，质硬、不易折断，断面黄白色。茎呈细长圆柱形，上部具分枝，直径 1～4mm，表面暗绿色至深棕褐色，有纵棱，节明显；质轻脆，易折断，折断时有粉尘飞出，断面边缘淡黄色，髓部白色。叶互生，多皱缩破碎，完整叶展平后呈长圆形，先端锐尖或钝尖，长 2～5cm，宽 0.5～2cm，基部耳状或戟状抱茎，上表面绿色，下表面浅绿色，纸质。头状花序多数，密集成伞房状，具细梗；总苞片 2 层。舌状花黄色。瘦果纺锤形，黑色。冠毛白色。气微，味微甘、苦。

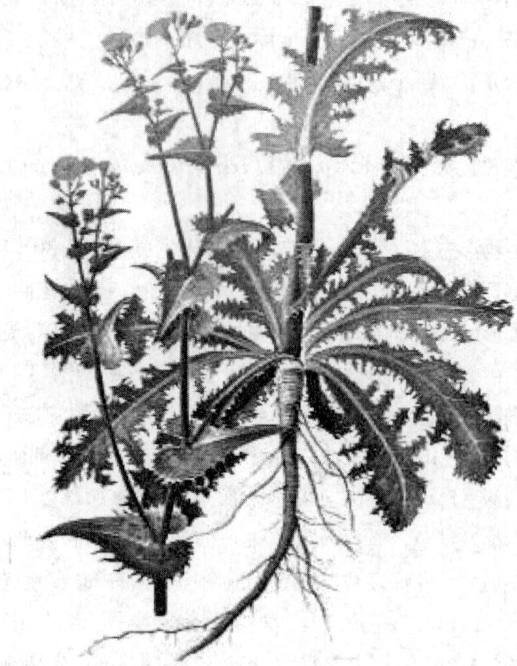

（图 847）**抱茎苦荬菜**

【显微鉴别】 （1）茎横切面：呈类圆形，边缘呈微波状。表皮细胞 1 列，细胞类方形或长方形，外表具角质层。下皮层有 1～2 列细胞，切向延长，类圆形或长圆形；皮层较窄，有 2～3 列薄壁细胞组成，内含叶绿素；内皮层细胞 1 例，凯氏点明显，细胞较大，类扁长方形。维管束外韧型，断续排列成环，韧皮部新月形，细胞细小，呈不规则形。形成层不明显。木质部由导管、木纤维、木射线组成，导管大小不等，多单个呈径向排列。木纤维众多，排成较厚的环带。髓部宽广，细胞壁微木化，向内细胞较大，稍老的茎有髓腔。见(图 848)

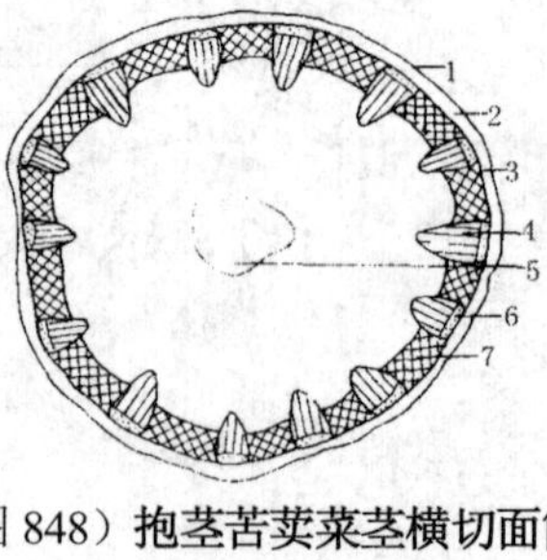

（图 848）**抱茎苦荬菜茎横切面简图**

1.表皮 2.皮层 3.内皮层 4.木质部 5.髓腔 6.韧皮部 7.纤维束

（2）粉末特征：呈灰绿色。①冠毛断片甚多，直径约 10μm，呈疏锯齿分枝状。②花粉粒随处可见，类圆形，萌发孔 5～6，表面具刺状凸起，直径 16.8～22.4μm。③木纤维碎片易见，单个散在或 2 至多个成束，直径约 14～23μm。④花冠碎片易见，表皮细胞呈乳头状突起。丁字毛多见，但多不完整。⑥叶表皮气孔不等式。茎表皮气孔可见，保卫细胞类扁长方形。⑦梯纹导管或螺蚊导管碎片多见，单个或 2～3 列存在，直径约 16～30μm。见下(图

849)

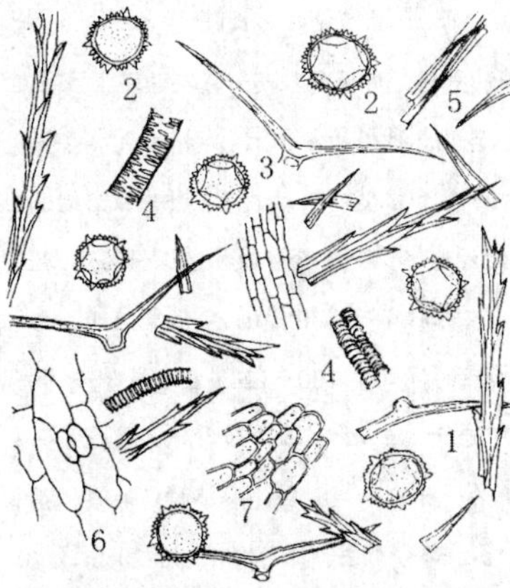

（图 849）抱茎苦荬菜全草粉末特征

1.冠毛 2.花粉粒 3.丁字形色 4.导管 5.纤维 6.气孔 7.花冠碎片

【理化鉴别】 取本品粉末 5g，加 70%乙醇液 35ml，浸渍 30 分钟，回流加热 30 分钟，趁热滤过，滤液在水浴上蒸干，残渣加水 10ml，煮沸，趁热滤过，滤液用石油醚（60～90℃）适量除去色素，水液再用乙酸乙酯 10ml 提取，提取液置水浴上蒸干，残渣用 95%乙醇 6ml 溶解，供下述试验：

（1）取乙醇提取液 1ml，加少量镁粉，加浓盐酸 5 滴，沸水浴上加热 3 分钟，溶液由黄变到橙色。（检查黄酮类成分）

（2）取乙醇提取液，用毛细管点于滤纸上，在紫外灯下观察显灰蓝色荧光，点加 3%碳酸钠溶液后，斑点显黄色，在紫外灯下观察，显亮黄色荧光。

【栽培要点】 **生长习性** 对气候、土壤的适应性较强，抗性也强，耐低温，我国南北均可种植，但宜选择平坦无积水砂壤土地或山坡地。

种植技术 种子繁殖：播种前将种子浸泡在初始温度为 40℃～45℃的温水中，经过 2 小时后捞出种子再控净水。可条播、穴播，播种量 1500g/ha。播后盖细土 1cm，用木磙镇压，保持土壤湿润。有机肥 37500～45000 g，土壤肥力较好也可不施肥。

田间管理 苦碟子根系很浅，定植后，要抓紧松土，可用小刨锄在床面刨耕，整个生长期可追肥 2～3 次。将腐熟的人畜粪尿用水稀释后，在苗间撒施。

病虫害的防治 害虫主要是蝼蛄和黄条跳甲，防治蝼蛄可用麦麸和豆饼 25kg 炒香晾后干拌入 2.5%的敌百虫 0.5kg，再加入水 7.5kg，搅拌均匀撒在床面的蝼蛄洞口，每亩使用毒饵 3～4kg；防治黄条跳甲，应在叶片上发现斑点症状时，用 90%可湿性敌面虫粉剂 1000～1500 倍液喷施地面积幼苗，每隔七天喷撒一次。

【主含成分】 全草含黄酮类，酚类化合物，有机酸，香豆素内酯类，氨基酸，植物甾醇等，并含腺嘌呤核甙(adenosine)。

【药理】 （1）**对心脑血管功能的影响** 增加冠脉血流量，并降低心肌耗氧量；无论在有氧或不同程度缺氧条件下，苦碟子均能显着抑制心肌细胞的氧代谢，均使心肌的乳酸含量显着降低；对实验性家兔心肌梗死有治疗作用；能增加脑血流量，改善微循环。

（2）**对血液系统的影响** 对血小板聚集有抑制作用；能增强纤维蛋白溶解酶的活性，但有效作用时间较短。

（3）**镇痛镇静作用** 苦碟子注射液 19.5g/kg 腹腔注射，小 鼠热板法试验表明有镇痛作用，并降低小鼠自主活动有镇静作用，与戊巴比妥纳的催眠有协同作用。

（4）**毒性** 苦碟子注射液小鼠静注的 LD_{50} 为 44.3±8.1g/kg。大鼠每日以苦碟子浸膏 4.2g/kg（相当于生药 g/kg）连续灌胃 20d，结果给药组动物体重比对照组增长略快，非蛋白氮比对照组略低，给药后凝血时间比给药前有所延长，其他白细胞和红细胞总数、转氨酶、尿常规等给药前后和给药组与对照组之间均无明显差异，各脏器肉眼检查和组织切片检查无明显病理变化。

【性味归经】 味苦、辛，性寒。归心、肺、大肠经。

【功用主治】 止痛消肿，清热解毒。主治头痛，牙痛，胃痛，跌打伤痛，阑尾炎，肠炎，肺脓肿，咽喉肿痛，痈肿疮疖。

《全国中草药汇编》：“止痛。主治头痛、牙痛、胃肠痛及外伤、中小手术后疼痛。”

《长白山植物药志》：“镇痛，清热，解毒，消肿。治阑尾炎，肠炎，肺脓肿，痈肿疮疖。”

《秦岭巴山天然药物志》：“主治痢疾，疮疖痈肿，吐血，衄血。”

《中国民族药志》：“清实热，开胃，杀虫。用于嗓子实热嘶哑，咽喉肿痛，饮食减退。”

【用量用法】 内服：煎汤，9～15g，或研末。外用：水煎熏洗，或研末调敷，或捣敷，适量。

【使用注意】 脾胃虚寒者慎服。

【附方】 （1）**治实热嗓子嘶哑，咽喉肿痛**：(苦碟子)、麦冬、甘草、薄荷各等量。共为细粉。每次 3～4.5g，每日 1～3 次，水煎温服。--《中国民族药志》

（2）**治痔疮**：抱茎苦荬菜，切碎，煎水熏洗。

（3）**治黄水疮**：抱茎苦荬菜，研末，香油调敷。

（4）**治阑尾炎**：抱茎苦荬菜 15g，薏苡仁 30g，附子 6g，水煎服，日 2 次。（2～4 方出自《秦岭巴山天然药物志》）

（5）**治疗冠心病**：苦碟子全草制成碟脉灵注射液。用碟脉灵注射液 10～20ml(相当于生药 20～40g)加入 5%葡萄糖液 250ml 中静滴，每日 1 次，28 天为 1 疗程，一般 1～2 个疗程。收治 107 例，72 例有明显心绞痛，治疗后显效 64 例(88.8%)，改善 4 例(5.6%)，无效 4 例(5.6%)，总有效率 94.4%，心绞痛消失在 1 星期左右。有胸闷、心悸、气短等症状者 103 例，治疗后除 9 例无效外，其余 94 例症状全部消失(91.3%)，一般消失时间约在 3～4 星期。107 例冠心病患者心电图均见阳性改变，治疗后显效 45 例(42.1%)，好转 28 例(26.2%)，无效 34 例(31.8%)，心电图总有效率 68.2%。临床发现对胃痛、头痛等有一定止痛作用；对心肌梗死所致的疼痛也有明显止痛作用。个别病人用药初期有腹部隐痛，大便次数略增(1～3 次/d)，继续用药自行消失，一般无明显副反应。--《中草药通讯》戴瑞，1979，(2)：36

马兰

【别名】 马兰《本草拾遗》，紫菊《本草拾遗》，阶前菊《履巉岩本草》，鸡儿肠、马兰头《救荒本草》，竹节草《摘元方》，马兰菊《医林纂要·药性》，蟛蜞菊《质问本草》，鱼鳅串《草木便方》，红梗菜《本草正义》，田边菊《广州植物志》，田菊《福建民间草药》，毛蜞荣《闽南民间草药》，红马兰、马兰青《浙江民间常用草药》，路边菊、螃蜞头草《上海常用中草药》，蓑头莲、灯盏细辛《云南中草药》，红管药《中国高等植物图鉴》，鸡油儿、灯盏细辛、剪刀草《湖南药物志》，田茶菊《福建药物志》，泥鳅串(湖南、四川、江西、云南)

【名释】 《纲目》："其叶似兰而大，其花似菊而紫，故名。俗称物之大者为马也。"

【来源】 为菊科植物马兰 *Kalimeris indica* (L.) Sch.-Bip.的全草。

【植物形态】 多年生野生宿根草本，高30～70cm。根茎有匍枝。茎直立，多在上部分枝，且有短毛。叶互生，薄质，倒披针形或倒卵状矩圆形，长3～10cm，宽0.8～2cm，基部叶在花期枯萎，顶端叶钝或尖，基部渐狭无柄，边缘有疏粗齿或齿状浅裂，上部叶小，全缘。头状花序直径约2.5cm，单生干枝顶排成疏伞房状；总苞片球形，2～3层，覆瓦状排列，倒披针形或倒披针状矩圆形，上部草质，有疏短毛，边缘膜质，有睫毛；边花舌状1层，舌片淡紫色；盘花筒状，黄色，花多数，筒部被短毛。瘦果倒卵状矩圆形，极扁，长1.5～2mm，褐色，边缘浅色而有厚肋，上部被腺及短柔毛；冠毛0.1～0.8mm，易脱落，不等长。花期5～9月，果期8～10月。见（图850）

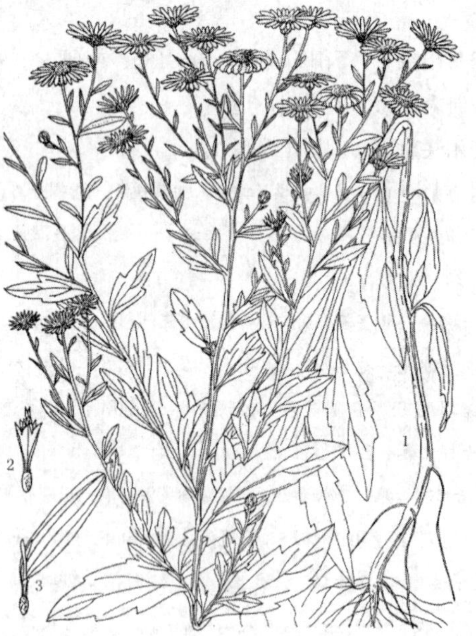

(图850)马兰

1.植株 2.管状花 3.舌状花

【生长分布】 生于山坡路旁、田边，以山地、丘陵地区常见。邹平南部山区分布较广。

【采收加工】 夏、秋季采收，鲜用或晒干。

【栽培要点】 **生长习性** 马兰适应性很强，耐寒、耐热、耐旱、耐瘠薄，宜选择湿润、肥沃、疏松的土壤，特别要注意选择杂草少的地块。

繁殖技术 主要以种子繁殖为主，亦可根茎繁殖、分株繁殖。①种子繁殖：采种当年10月至次年5月都适合播种，其中以2～3月春播为最佳。播种前用温水浸种8～12h，然后将种子沥干置于0～5℃的低温环境中催芽7～10天，可提高种子发芽率、促使出苗整齐。播种量1.5g/m²左右。撒播或条播均可。条播行距10～20cm，开浅沟约1cm，种子播在内，用焦泥灰覆盖并及时浇透水。撒播种前，先将种子与干细土或干细沙混合拌匀，泥土一定要松散，不可结块成团；撒播时，直接将种子播在畦面上，种子分布尽量均匀，播后立即覆盖草木灰或焦泥灰，厚度以不见种子为度。低温季节播种的要盖膜保温保湿，高温季节播种的要遮阳降温，以利提早发芽。出苗时间在17～24d左右(无地膜覆盖要50d左右)，其它月份播种一般7～11天就可出苗。②种根繁殖：也称根茎繁殖，一年四季都可进行，但以春、秋季节繁殖为最佳。先将马兰的地下根茎，剪成10cm长、带有3～4个芽的种根，种根越粗越好。在畦面上按行距10～20cm开好繁殖沟，再把种根放人沟内，种根的芽朝上，须根舒展，同一段繁殖沟内放入2～3条种根，以保证成活率和根茎的繁殖数量。种根放好后马上覆土2～3cm，再施一层焦泥灰，然后浇透水。低温繁殖时要盖膜保温，高温繁殖时要采取降温措施。一般情况下，在春秋季节采用行距10cm繁殖的，要60～70d左右封垄；而采用行距15cm繁殖的，则要100～120d左右封垄。③种苗繁殖：也称分株繁殖，一年四季都可进行，但以春、秋季节繁殖为最佳。将采集到的马兰幼苗，按地上主茎2～3株为一丛分掰成种苗。每丛种苗地下根茎长5cm左右，地上茎留2～5张叶片，多余部分剪去。株行距15cm×20cm或10cm×10cm。定植好后施一层薄薄焦泥灰，然后浇透水。低温繁殖时要搭建小拱棚保温，高温繁殖时利用遮阳网降温。一般情况下，春秋季节采用株行距10cm×10cm繁殖，一般60～70d左右封垄；而采用株行距15cm×20cm繁殖，则要100～120d封垄。

田间管理 应及时松土、除草，并视土壤墒情和植株长势及时施肥浇水。要施好4种肥。基肥：整地时施入，每667平方米施鸡粪和废菌棒的混合有机肥3000～5000kg(两者各半)；种肥，在播种后或定植后施入，每667平方米用草木灰或焦泥灰施300kg左右；封垄肥：在幼苗开始生长时到植株封垄前这段时间进行，施稀薄人粪尿肥1～3次，以促使植株健壮生长，加快地下茎的扩展；丰产肥：嫩梢(苗)采收后，在畦面上均匀地施一层腐熟的猪粪、鸡粪等有机肥，用量2～5kg/m²，第一次采收后要及时施肥，以后几次视幼苗长势而定。

病虫害防治 ①虫害：蚜虫用洗衣粉400～500倍液防治，亩用液60～80kg，连喷2～3次；或用烟草磨成细粉，加少量石灰粉撒施。菜青虫用BT杀虫剂每亩250g加水稀释200倍喷雾；或用0.2%菜青虫体液水溶液防治(每亩拾取100g菜青虫，捣碎腐烂，兑水250ml，加洗衣粉50g，再兑水50kg喷雾)。小菜蛾可选用BT乳剂1000倍液或杀螟杆菌粉500～1000倍液喷雾，7天后再喷治1次。②烂叶、烂根病：苗期增施钾、磷肥和草木灰，或喷洒小苏打溶液，以增强幼苗的抗病力。小苏打溶液按100kg清水加入20g小苏打配制。加强通风排湿，发现病苗及时清除，实行轮作。发现烂根病，使用地菌净、百菌清或多菌灵800～1000倍液喷治(烂根病则要灌根)，每隔2～3天喷1次，连续喷2～3次，

【性状鉴别】 本品长8～55cm，根茎呈细长圆柱形，多弯曲，着生多数浅棕黄色细根和须根。茎类圆柱形，直径1～3mm，表面灰绿色至紫褐色，有细纵纹，质脆，易折断，断面中央有白色髓。叶互生，近无柄，叶片皱缩卷曲，多已碎落，完整者展平后呈椭圆形至披针形，被短毛，长1～7cm，宽0.5～2.5cm，边缘有锯齿或羽状浅裂，茎上部小叶片全缘及叶片被疏毛。头状花序顶生，花黄白色。瘦果扁平倒卵状椭圆形，长1.5～2mm，有毛；冠毛较少，易脱落。气微，味淡。

【显微鉴别】 （1）根的横切面：木栓层为1列棕色细胞。皮层宽广，为类圆形薄壁细胞组成，具较多细胞间隙。韧皮部狭窄。木质部分化到髓部，导管和木薄壁细胞均木化，木质部导管单个散在或数个成相聚。

（2）茎的横切面：表皮为1列切向延长排列整齐紧密的方形细胞。皮层狭窄，由类圆形或椭圆形的薄壁细胞组成，内含大量的叶绿体。内皮层明显。维管束8～10束，束间区域较宽，呈环

状排列；韧皮部狭窄，韧皮纤维呈帽状，木化；木质部导管单个散在或2～5个排成1列，木化。木薄壁细胞木化。髓部发达，髓射线较宽，由3～4列大型细胞组成。

（3）叶的横切面：上表皮为1层长方形细胞组成，稍大型；下表皮由1层略小型的长方形细胞组成，均外被角质层，可见非腺毛，栅栏组织由1～2列组成，不通过主脉。海绵组织由2～3层细胞组成，主脉向下表皮突出，主脉上下表皮内方有3～4层厚角组织。

【理化鉴别】 取本品粗粉2g，加甲醇20ml，密塞，超声处理30分钟，滤过，滤液挥至约2ml，作为供试品溶液。另取马兰对照药材2g，同法制成对照药材溶液。照薄层色谱法，吸取上述两种溶液各1μl，分别点于同一硅胶G薄层板上，以异丙醇-甲酸-水（5:1:5）为展开剂，展开，取出，晾干，喷以5%磷钼酸乙醇溶液，在105℃加热至斑点显色清晰。供试品色谱中，在与对照药材色谱相应的位置上，显相同颜色的斑点。

【主含成分】 含黄酮甙、挥发油等。油中有乙酸龙脑酯、甲酸龙脑酯、酚类、倍半萜烯、倍半萜醇、二聚戊稀和辛酸等。

【药理】 体外实验有抗癌活性。水浸液在肿瘤组织培养淤内对白血病细胞有抗肿瘤作用。水浸液对金黄色葡萄球菌有抑制作用。

【性味归经】 味辛、苦，性凉。归肺、肝、膀胱经。

【功用主治】 清热解毒，凉血止血，消积通淋。用于发热咳嗽，咽喉肿痛，吐血，衄血，尿血，崩漏，小儿疳积，小便涩痛，疮疖肿毒等症。

《本草拾遗》："主破宿血，养新血，合金疮，断血痢，蛊毒，解酒疸，止鼻衄吐血及诸菌毒，生捣敷蛇伤。"

《品汇精要》："主调血，解毒。"

《纲目》："主诸疟及腹中急痛，痔疮。"

《本经逢原》："丹方治妇人淋浊、痔漏有效。"

《医林纂要·药性》："补肾命，除寒湿，暖子宫，杀疳蜃 治小儿疳积。"

《药性切用》："泻热解毒。"

《质问本卓》："捣汁涂黄水疮及无名肿毒。用叶同冬蜜捣匀，散阳症无名肿毒，未溃者能散。"

《萃金裘本草述录》："止血破瘀，消疸已痔，调营养血，破旧生新，治吐衄，疟痢，酒疸，水肿，疗金疮折损。"

《草木便方》："破血气胀通血经，除瘕消积疡核利，汤火金疮犬伤珍。"

《民间常用草药汇编》："消食健胃，散寒止咳。治赤白痢疾，水泻。调经，和血，去瘀生新。外用捣绒可涂敷红肿和金疮止血。"

《浙江民间常用草药》："抗菌，消炎。治胃溃疡，结膜炎，咽喉肿痛，外耳道炎，小儿高热惊风。"

《常用中草药手册》（广州部队）："清热解表，健脾去积。治外感风热，肝炎，消化小良，中耳炎，疖肿。"

《江西中草药》："清热解毒，散结消肿。治产后腹痛，风火牙痛，瘰疬（颈淋巴结核），乳痈。还可治口腔炎，白带等症。"

《上海常用中草药》："治牙龈出血，皮下出血。"

《湖南药物志》："治痧症，产后腹痛，外伤红肿，刀伤出血。"

《安徽中草药》："清热利湿，解毒消肿。治丹毒，紫癜症，腮腺炎。"

《全国中草药汇编》："散瘀止血。治崩漏，月经不调。"

《福建药物志》："治急性睾丸炎，慢性肾炎，河豚鱼中毒，带状疱疹，跌打损伤。"

【临床应用】 （1）**用于血热妄行的出血症**。可配合仙鹤草、铁苋菜、菊叶三七、侧柏叶等止血药同用；淤热吐衄，可用马兰60克，小蓟根30克，百草霜9克，水煎服，并用鲜马兰捣烂塞鼻中。

（2）**用治咽喉肿痛**。可配合板蓝根、筋骨草等清热解毒药物同用。

（3）**用治湿热黄疸**。可配合茵陈、山栀、大黄、平地木等药同用；

（4）**治疗湿热症**。若湿热下注膀胱，小便淋沥刺**痛**，可配合凤尾草、扁蓄、瞿麦、海金沙、车前草等药同用。若湿热肠炎，可用马兰30克，马齿苋、车前草各15克，水煎服。热淋尿涩，可用鲜马兰30克，黑豆、小麦各9克，酒、水各半煎，食前温服，能散热利尿。

（5）**用于疔疮炎疖肿**。马兰鲜叶适量和冬蜜捣匀涂贴，日换2次。亦可马兰嫩叶适量，加食盐少许，捣烂敷患处。亦治蜂螫蛇咬。

（6）**用于毒蛇咬伤**。可将新鲜全草，洗净，捣烂外敷患处，或配合野菊花、半枝莲等同用。

（7）**用于癌瘤**。马兰、野胡葱头适量，捣烂外敷，能使癌肿消退。白血病，马兰、生地、马鞭草、白花蛇舌草、葵树子、白花丹各30克，夏枯草15克，水煎2次，早、晚分服。宜于急性白血病有出血现象者。

【用量用法】 内服：煎汤，15～30g，鲜品30～60g。外用：煎水熏洗，或取鲜品捣烂敷患处，适量。

【使用注意】 孕妇慎服。

【附方】 （1）**治吐血**：鲜白茅根四两(自嫩去心)，马兰头四两(连根)，湘莲子四两，红枣四两。先将矛根、马兰头洗净，同入锅内浓煎二三次，滤去渣，再加入湘莲、红枣入罐内，用文火炖之。晚间临睡时取食一两。--《集成良方三百种》

（2）**治大便下血**：马兰、荔枝草各30g，煎服。

（3）**治紫癜症**：马兰、地锦草各15g，煎服。（2～3方出自《安徽中草药》）

（4）**治打伤出血**：竹节草、旱莲草、松香、皂子叶(即拒子叶，冬用皮)。为末，搽入刀口。--《摘玄方》

（5）**治传染性肝炎**：鸡儿肠鲜全草30g，酢浆草、地耳草、兖州卷柏各鲜全草15～30g，水煎服。--《福建中草药》

（6）**治小儿热痢**：鱼鳅串6g，仙鹤草9g，马鞭草9g，木通6g，紫苏6g，铁灯草6g，煎水服。--《贵阳民间药草》

（7）**治小便淋痛**：鲜马兰30～60g，金丝草30g，土丁桂、胖大海各15g，水煎服。--《福建药物志》

（8）**治咽喉肿痛**：马兰根、水芹菜根各30g。加白糖少许，捣烂取汁服，连服3～4次。--《浙江药用植物志》

（9）**治口腔炎**：海金沙全草、鸡儿肠各30g，水煎服。--《福建中草药处方》

（10）**治急性结合膜炎**：马兰鲜嫩叶60g，捣烂，拌茶油少许同服。--《常用青草药选编》

（11）**治中耳炎**：路边菊鲜根捣烂，取汁加冰片或酸醋少许，滴患耳。--《广西本草选编》

（12）**治痔漏**：马兰全草90～120g，加水煎沸15分钟，放入食盐9g，再煎数沸，倾入盆或罐内，另用圆桶一只，将盆或罐放桶中，人坐桶上，使药气熏入肛门，水冷为度。--《江西民间学药》

（13）**治疔疮**：鲜马兰根及叶适量，捣烂，稍加食盐少许捣匀，敷于患处。另用此药30～60g，水煎服。并治一切阳性肿毒。--《战备草药手册》

（14）**治急性淋巴管炎及淋巴结核**：爵床、鸡儿肠各30g，豨莶草、南蛇藤各15g，水煎服。--《福建中草药处方》

（15）**治乳痈**：①马兰根30g，海金沙30g，甜酒、清水各半煎服。②鲜马兰全草连根30～60g，水煎服。外用鲜马兰叶及根、鲜天胡荽、鲜蛇含草等分，捣烂如泥，并加口津同捣和，敷于患处。--《战备草药手册》

（16）**治急性睾丸炎**：马兰鲜根60～90g，荔枝核10枚，水煎服。--《福建中草药》

（17）**治腮腺炎**：马兰、板蓝根各18g，煎服。另用鲜马兰叶捣烂外敷，干则更换。--《安徽中草药》

（18）**治外伤红肿**：鸡儿肠全草、苎麻根适量。共捣敷肿处。--《湖南药物志》

（19）**治痞积**：马兰根十数斤。烧净水一大锅，熬五柱香，去根，再熬至四五碗，入铜锅，再熬至半碗，退火入阿魏三钱、麝香一钱，搅匀为度，以磁器收贮。量积大小摊贴，听其自落。--《奇方类编》之“马兰膏”

（20）**治感冒**：(马兰)全草、青蒿全草各6g，山芝麻全草9g。每日1剂，水煎，分2次服。--《壮族民间用药选编》

（21）**治急性支气管炎**：马兰根60～120g，豆腐1～2块，放盐煮食。--《浙江药用植物志》

（22）**治肺炎**：蕺菜、鸡儿肠、一点红、毬兰、白茅根各30g，水煎服。--《福建中草药处方》

（23）**治小儿高热惊风**：鸡儿肠根12g，沙氏鹿茸草、麦冬各9～15g，威灵仙根0.9～1.5g，水煎服。--《浙江民间常用草药》

（24）**治诸疟寒热**：赤脚马兰捣汁，入水少许，发日早服，或入砂糖亦可。--《圣济总录》

（25）**治胃、十二指肠溃疡**：鲜马兰30g，石菖蒲6g，鸡肫花(野鸦椿)15g，水煎服，--《福建药物志》

（26）**治疗慢性气管炎**：马兰鲜草120g或干品60g，洗净后加水200ml，煎煮过滤，浓缩至45ml，加糖及防腐剂。口服3次，每次15ml，6d为1疗程。治疗328例，痊愈5例，显效67例，好转167例，无效89例，总有效率为72.9%。马兰的镇咳作用较好，对祛痰、平喘、消炎也有一定效果。服药后仅少数患者在1～2天内出现上腹不适、胸闷、呕吐等副作用。--《湖北科技》(医药部分)，1972，(5)：10

（27）**治疗急性黄疸型肝炎**：马兰1kg，车前草1kg，茵陈0.5kg(干品为上量二分之一)，煎煮浓缩至1000ml。2～3岁每次15ml，6～10岁每次20ml，11～14岁每次30ml。每日3次,服至黄疸消退、肝功能恢复正常、肝脾回缩为止。共治疗儿童急性黄疸型肝炎53例，治疗后全部符合治愈标准。疗程最长46d，最短25天，平均31.4d治愈。出院后25例随访1年以上，无1例转为迁延或慢性。本方具有清热解毒、利尿、消炎、健脾之功。服药3～5天后患儿均有食欲增加，对呕吐、厌油、食欲不振等消化道症状的消失和黄疸的消退比单纯高糖、维生素等保肝治疗为优。--《中草药通讯》中国人民解放军第51陆军医院，1973，(6)：42

（28）**治疗急性乳腺炎**：鲜马兰120g捣烂取汁，加白糖适量口服，每日3次，余药渣局部外敷，干后可取药捣烂再敷。若逢冬令，可取马兰干品60g，加水500ml煎至300ml，分作3次口服，余药渣捣烂外敷如上。用药时间最长者1星期，最短者1天，平均3.7天，共治疗120例。发病时间最长者1星期，其中在3天以内者95例。发病中白细胞计数正常者43例，异常者77例。57例为西药抗生素治疗不满意或乏效者。治愈81例，占67.5%；好转35例，占29.2%；无效4例，占3.3%。马兰汁口服时有麻涩感，一般不需处理，亦可用乌金草15g水煎同饮，可消除此现象。--《中药通报》胡献国，1988，(7)：52

（29）**治疗睾丸肿大**：鲜马兰94g，球兰46g，作为主药。如肿堕(坠)热痛加牛筋草、木槿根；湿重加六棱菊、白英；痛甚加川楝子；腰痛加肖梵天花；体虚加龙眼肉、丛毛榕，或加鸡炖服。一般水煎服，每日1剂。共治51例，治愈41例，基本治愈10例。--《福建药物志》（第一册）节1版（福建中医药研究所）福州：福建人民出版社，1979：475

全叶马兰

【别名】 全叶马兰《长白山植物药志》，全缘叶马兰《浙江药用植物志》、扫帚花、全叶紫菀、扫帚鸡肠、全叶鸡儿肠、全叶粉团花、路边菊、黄花三草、野白菊。

【来源】 为菊科植物全叶马兰 *Kalimeris integrtifolia* Turcz. ex DC.的全草。

【植物形态】 多年生草本，高30～70cm。直径长纺锤形。茎直立，单生或数个丛生，中部以上有近直立的帚状分枝，被细硬毛。叶互生；中部叶多而密，无柄，叶片条状披针形、倒披针形或长圆形，长2.8～4cm，宽0.4～0.6cm，先端钝或渐尖，常有小尖头，基部渐狭，边缘稍反卷，下面灰绿，两面密被粉状短绒

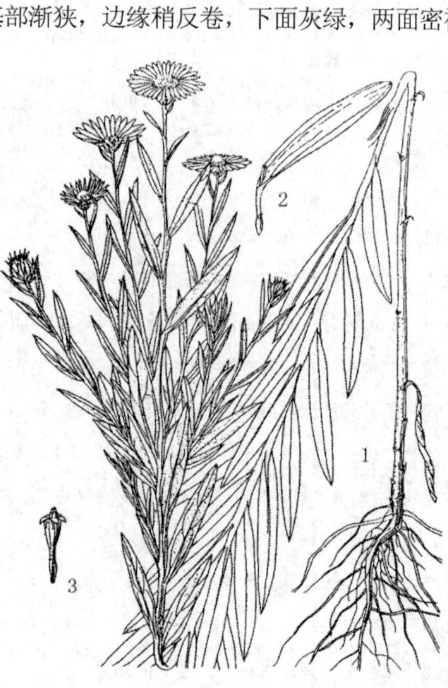

（图851）**全叶马兰**

1.植株 2.舌状花 3.管状花

毛，中脉在下面突起；上部叶较小，条形。头状花序单生枝端并排成疏伞房状；总苞半球形，径 7～8mm，长约 4mm，总苞片 3 层，外层近条形，长约 1.5mm，内层长圆状披针形，长达 4mm，上部草质，具粗短毛及腺点；舌状花 1 层，管部长约 1mm，具毛，舌片淡紫色或近白色，长约 11mm，宽约 2.5mm；管状花黄色，花冠长约 3mm，管部长约 1mm，有毛。瘦果倒卵形，长约 2mm，宽约 1.5mm，浅褐色，扁平，有浅色边肋，或一面有肋而果呈三棱形，上部有短毛及腺；冠毛带褐色，长 0.3～0.5mm，不等长，易脱落。花期 6～10 月，果期 7～11 月。见下（图 851）

【生长分布】 生于山坡、林缘、灌丛、路旁。分布于邹平南部山区。

【采收加工】 8～9 月采收，洗净，晒干。

【性状鉴别】 本品须根多数，粗细不等，直径 0.2mm～1mm，表面棕褐色；根头短。茎圆柱形，直径 2mm～3mm，上部帚状分枝，表面褐色，被短毛或无毛。叶互生，较密，基部和茎下部叶枯萎脱落，中上部叶卷缩，展开后呈长圆状倒披针形或线状披针形，黑绿褐色，下面稍淡，全缘，两面有微毛，无柄，头状花序单生枝顶，排成疏伞房状，边花舌状，灰黄色，中间管状花多数。气无，味辛。

【药理】 （1）**镇咳作用** 全叶马兰全草及根、茎、叶乙醇提取物，对小鼠喷雾浓氨水致咳所需时间（EDT_{50}）有非常显著的延长作用。全草延长 EDT_{50} 达 196%，根 174%，茎 141%，叶 145%。说明全草、根止咳作用非常显著；茎、叶亦有显著的止咳作用，作用弱于可待因。对豚鼠的镇咳作用，全草作用最强，其次是茎，而根、叶作用较弱。全草还能增强可待因的镇咳作用。

（2）**对神经系统的作用** 全叶马兰的乙醇提取物 5g/kg 皮下注射，对苯甲酸钠咖啡因和电刺激引起的小鼠惊厥有明显的对抗作用，并能加强戊巴比妥钠的催眠作用，以全草作用最强，而对自发活动的影响较小。

【性味归经】 味苦、辛，性凉。归肺、胃、大肠经。

【功用主治】 清热解毒，止咳，散瘀，止血，利尿。用于外感发热，咳嗽，咽喉肿痛，湿热腹泻，痢疾，吐血、衄血，崩漏，跌打损伤，外伤出血。近有用于肝炎，乳腺炎，支气管炎，尿路感染，腮腺炎；胃溃疡等。

【用量用法】 内服：煎汤，15g～30g。外用：鲜品捣烂敷患处，适量。

山莴苣

【别名】 山莴苣《救荒本草》，野生菜《广州植物志》，土莴苣《栽培植物名录》(中山植物园)，鸭子食《东北植物检索表》，白龙头《南京民间药草》，苦芥菜、苦菜《中国药用植物图鉴》，野莴苣《杭州药用植物志》，苦麻《浙江药用植物志》，苦马菜、驴干粮、野大烟《河南中草药手册》，苦麻菜(东北)，败酱草(四川)，苦马地丁(四川成都)，土人参(云南镇雄)。

【来源】 为菊科植物山莴苣 *Lactuca indica* L.的全草或根。

【植物形态】 一年生或二年生草本。茎直立，高 80～150cm，被柔毛，上部分枝。下部叶花期枯萎；中部叶叶互生，无柄，基部抱茎，长椭圆状披针形，长 10～30cm，宽 1.5～8cm，羽状深裂或全裂，有时不分裂而基部扩大戟形半抱茎，裂片边缘缺刻状或锯齿状；叶片上面绿色，下面白绿色，叶缘略带暗紫色；最上部的叶呈长披针形。头状花序顶生，排列成圆锥状；总苞下部膨大，苞片多列，呈覆瓦状排列；舌状花淡黄色，日中正开，傍晚闭合；雄蕊 5；子房下位，花柱纤细，柱头 2 裂。瘦果宽椭圆形，黑色，压扁，喙短，喙端有白色冠毛一层。花期 7～9 月，果期 9～10 月。见下（图 852）

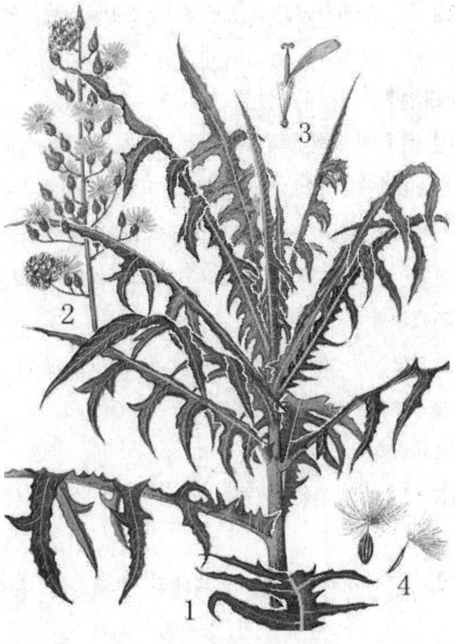

（图 852）**山莴苣**

1.植株 2.花序枝 3.舌状花 4.瘦果

【生长分布】 生于山坡、灌丛、田间、路旁。邹平南部山区常见。

【采收加工】 夏秋开花时采全草，秋后至春夏开花前挖根，除杂质，鲜用或晒干。

【性状鉴别】 根呈圆锥形，长 5～15cm，直径 0.7～1.7cm，根顶部多分枝，且有圆盘形的芽或芽痕，表面灰黄色或灰褐色，具细纵皱纹及横向点状须根痕，经加工蒸煮者呈黄棕色，半透明状。质坚实，较易折断，折断面近乎平坦，隐约可见不规则的形成层环纹，有时有放射状裂隙，气微臭，味微甜而后苦。茎长条形而抽皱，叶互生，无柄，叶形多变，叶缘多深裂或全裂，基部扩大戟形半抱茎，有的可见头状花序或果序，果实黑色，有灰白色长冠毛，气微，味微甜而后苦。

【显微鉴别】 （1）根横切面：最外层偶见呈切延长的表皮细胞，黄棕色。皮层很窄，由 3～10 数列切微延长的薄壁细胞组成；内皮层明显，细胞径向壁上有时可见凯氏点。韧皮部薄壁细胞靠近内皮层处也呈切向延长，向内侧为类圆形；筛管群与乳管群交错呈放射状，排列成一狭行，乳管圆形或圆多角形，直径约至 24μm。形成层明显。木质部宽阔，导管大多呈一列性放射状排列，为多角形或圆多角形，直径约至 36μm。射线宽 5～19 列细胞。

（2）**粉末特征**：黄白色。①菊糖大量存在，形巨大，类圆形或扇形，纹理清晰。②木栓细胞呈长方形，长 60～90μm，宽 40～60μm。③乳管分枝状或成碎片，多与薄壁细胞共存，内充满乳汁。直径约 16～28μm。④导管多为网纹和梯纹，单独或成束存在；赤可见螺纹导管，细小。直径12～20μm。⑤纤维较少，呈长梭形，胞腔明显，壁木化，单个或成碎段。

【主含成分】 含α-香树脂醇（*α-amyrin*），β-香树脂醇（*β-amyrin*），羽扇豆醇（*lupeol*），伪蒲公英甾醇（*pserdotaraxasterol*），蒲公英甾醇（*taraxasterol*），计曼尼醇（*germanicol*），β-谷甾醇（*β-sitosterol*），菜油甾醇（*campesterol*），豆甾醇（*sitgmasterol*）。

【药理】 山莴苣所含的豆甾醇可明显降低小鸡血中胆固醇，而对心和肼无明显影响。

【性味归经】 味苦；性寒

【功用主治】 清热解毒，活血，止血。主咽喉肿痛，肠痈，疮疖肿毒，子宫颈炎，产后瘀血腥痛，疣瘤，崩漏，痔疮出血。

《中国药用植物图鉴》："茎叶煎服可以解热；粉末涂擦可除去疣瘤。"

《河北中草药》："能解热毒，消痈疡，并有止血作用。用于痈肿疮毒，扁桃体炎，子宫颈炎，崩漏出血等症。"

《全国中草药汇编》："清热解毒，活血祛瘀。主治扁桃体炎，阑尾炎，子宫颈炎，产后瘀血作痛，崩漏，痔疮下血，疮疖肿毒。"

《浙江药用植物志》："治乳腺炎。"

【用量用法】 内服：煎汤，9～15g。外用：鲜品捣敷，适量。

【附方】 （1）**治疮疖肿毒及无名肿毒，乳痈**：鲜山莴苣根适量，捣烂如泥，敷患处。

（2）**治扁桃体炎**：山莴苣30g，水煎，分2次服。

（3）**治了宫颈炎**：山莴苣30g，猪膀胱1个，水煎，分3次服。（1～3方出自《河南中草药手册》）

（4）**治扁平疣(瘊子)**：山莴苣全草研末，醋调涂患处。或用鲜亭的乳汁涂患处，保持到翌日再洗掉重涂，连续数日则疣瘤脱落。--《东北药用植物》

（5）**治肺结核咯血**：山莴苣10～20g，水煎，久服。--《怒江中草药》

莴苣

【别名】 莴苣《食疗本草》，莴苣菜《肘后方》，生菜《食经》，千金菜《清异录》，莴笋《滇南本草》，莴菜《纲目》，藤菜《河北药材》。

【名释】 《纲目》："按彭乘《墨客挥犀》云：莴菜自呙国来，故名。"宋代陶谷《清异录·蔬》："呙国使者来汉，隋人求得菜种，酬之甚厚，故名千金菜。"其嫩茎肥大如笋，故称莴笋。

【来源】 为菊科植物莴苣 *Lactuca sativa* L.的茎和叶。

【植物形态】 一年生或二年生草本，高30～100cm。茎直立，粗壮，多少有纵沟棱，无毛。基生叶丛生，长圆状倒卵形或椭圆形，长10～30cm，先端圆形，有柄，全缘或有浅刺状牙齿，平展或卷曲成皱波状，两面无毛；茎生叶向上渐小，椭圆形或三角状卵形，先端尖或钝，基部心形，抱茎。头状花序多数，在茎顶排成伞房圆锥状；总苞长8～10mm，宽3～5mm；总苞片3～4层，先端钝，稍肉质，外层苞片卵状披针形，内层苞片长圆状条形；舌状花黄色。瘦果椭圆状倒卵形，长约4mm，灰色、肉红色或褐色，微压扁，两面各有纵肋7～8条，上部有开展的柔毛，喙细长，与果身等长或稍长；冠毛白色，与瘦果近等长。花、果期7～8月。见下（图853）

莴苣的果实（**莴苣子**）也供药用，详见下述。

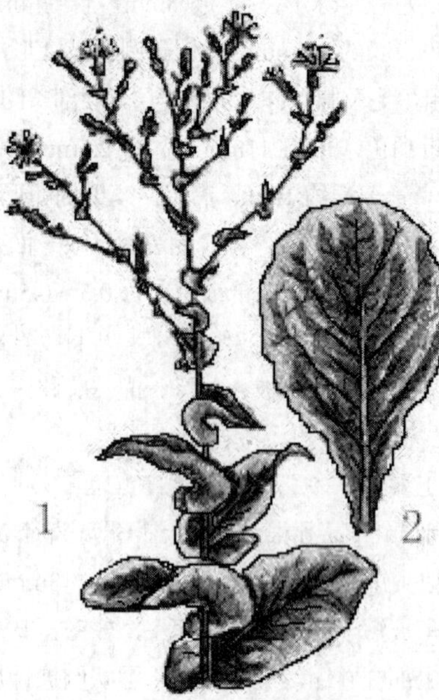

（图853）**莴苣**

1.植株顶部花序 2.基生叶

【生长分布】 原产于地中海沿岸，约在七世纪初，经西亚传入我国。莴苣分茎用和叶用两种，邹平各地均有栽培。

【采收加工】 叶用莴苣一般生长至7～8片真叶时采收；茎用莴苣春秋两季采收，即3～5月、10～11月，多为鲜用。叶用或茎用莴苣均可生食。

莴苣可分为叶用和茎用两类，主要品种如下：

（1）**皱叶莴苣**（生菜）*Lactuca sativa L.var.crispa* 叶近圆形，叶深裂，叶面皱缩，叶缘波状，不结球或心叶结成松散叶球。国内品种有软尾生菜、玻璃生菜；引进品种有奶油生菜、红叶生菜、意大利耐抽苔生菜等。见（图854）

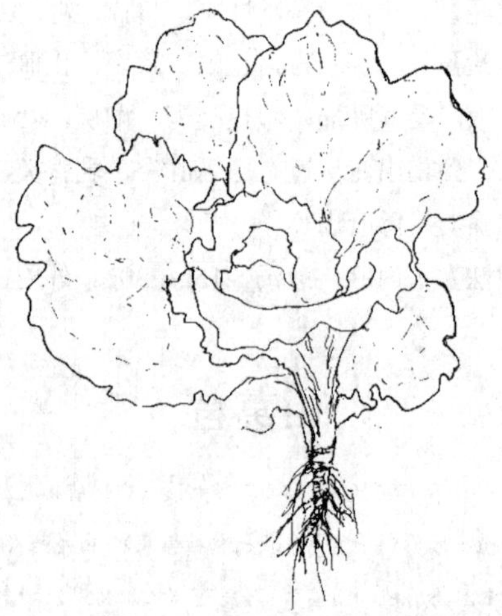

（图854）**皱叶莴苣**（生菜）

（2）**长叶莴苣**（栎叶莴苣，油麦菜）*Lactuca sativa L.var. Longifolia* 叶狭长而直立，一般不结球，或心叶抱合成圆筒状，平滑或稍微皱缩，叶缘波状，叶面微皱。国内品种有油麦菜(莜麦菜)和从国外引进长叶生菜。见（图855）

（3）**结球莴苣**（包心生菜、西生菜）*Lactuca sativa L.var.capitata* 叶片较大，叶片光滑或微皱缩，生长后期心叶形成叶球，呈圆球形或扁圆形，叶球中等大，浅绿色，结球紧密。引进品种主要有皇帝、帝王、阿尔盘、萨利娜、绿

湖、太湖等。见（图 856）

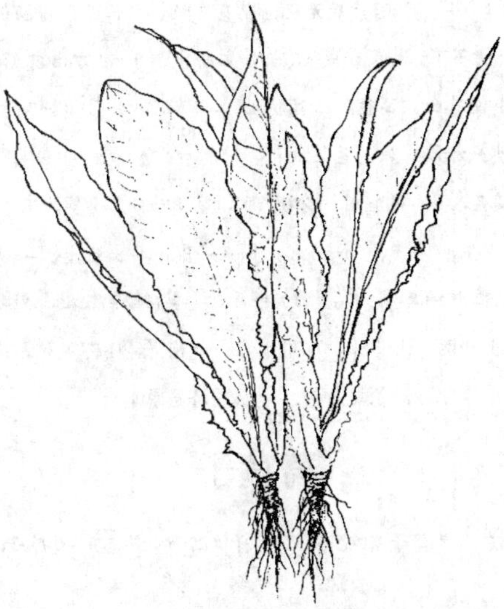

（图 855）长叶莴苣（油麦菜）

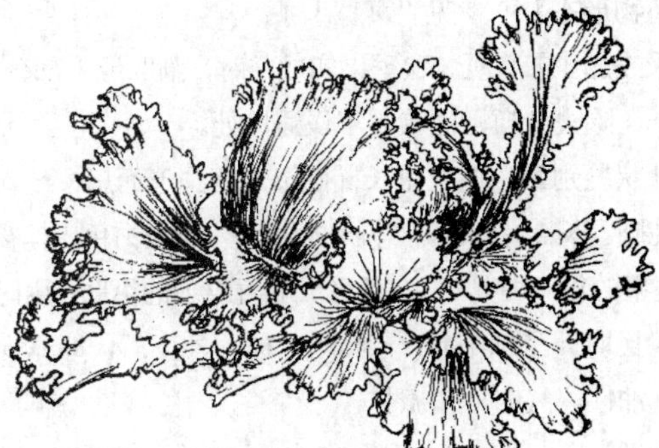

（图 856）结球莴苣

（4）茎用莴苣(莴笋)*Lactuca sativa L.var.asparagina* 叶片较狭,先端尖或圆，幼苗叶片着生于短缩茎上。生长后期茎伸长、肥大，花芽分化后继续伸长。叶色有淡绿、绿、深绿等。茎的颜色有浅绿、绿或带紫红色斑块。茎肉颜色有黄绿色、浅绿及翠绿色。我国莴笋品种很多。见（图 857）

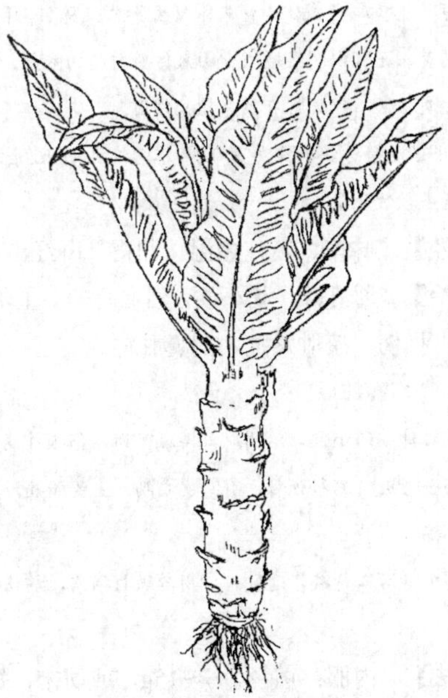

（图 857）茎用莴苣(莴笋)

【栽培技术】 **生长习性** 莴苣喜冷凉气候，较耐寒，忌高温，为长日照作物，在短日照条件下会延迟开花期。莴苣发芽及生长最适宜的温度为 15～20℃，夜间温度以 12～15℃为宜。莴苣茎叶生长的适宜温度为 11～18℃。在这种温度条件下，抽苔慢，茎叶生长期长，能获得高产。在 22℃以上的温度条件下，会引起过早抽苔或减低产量。宜在肥沃、保水性好而富含有机质的土壤中生长。

栽培技术 一般以种子繁殖为主，因其生长期较短，春秋两季都可栽培。春笋是在第一年秋、冬播种，第二年春季收获，即 9 月下旬～10 月上旬(秋分至寒露)播种育苗，11～12 月定植，次年 4～5 月采收。播种前翻土晒白，施用少量腐熟堆肥或人粪尿，每亩 15～20 担，然后耙平。莴苣种子细小，苗床整地要细，土面应细碎平整。采用撒播，每分地苗床用种子 1～2 两，然后浇盖子粪，出苗前保持床土湿润。播种后 7～10 天出苗，齐苗后浇粪水二、三次，每次浇水量要充足。冬季天冷，生长缓慢，浇水、施肥可减少，霜冻前要注意防止冻害。年内少施肥。齐苗后一周，间苗一次，株间距璃 0.5～1 寸。

田间管理 ①叶用莴苣：定植后，要加大氮、磷肥供应的同时，控制好水分，以防外部叶片的徒长，生菜整个生育期共追肥 3 次。第一次缓苗后 15 天左右进行，每 667 m²施硫酸铵 15 kg或尿素 12 kg，促进幼苗发棵，生长敦实。第二次在结球初期进行；第三次在结球中期进行，使叶球充实膨大，每 667 m²每次施硫酸铵 15 kg或尿素 12 kg，并用 0.3%的磷酸二氢钾作叶面喷肥，有利于增产，喷肥时选在下午 3 点以后进行。结球生菜后期不要追肥、浇水、以免引起腐烂或裂球。②茎用莴苣：莴笋对肥水要求严格，管理不当会引起徒长和过早抽苔，不能形成肥嫩的肉质茎。春笋 9 月播种后，冬前会停止生长一段时期。定植缓苗后施速效性氮肥，每 667 m²，用尿素 7.5 kg或硫酸铵 10 kg，促进叶数的增加及叶面积的扩大。深中耕后控制浇水、蹲苗，形成发达根系及莲座叶。在地冻以前，用马粪或圈粪盖在植株周围。次年返青后，叶面积迅速增大呈莲座状，应追施一次速效性氮肥，每 667 m²施硫酸铵 10～15 kg或尿素 10 kg，追肥结合浇水进行。浇水以后，茎部肥大速度加快，需肥水量增加，一般每 667 m²可施硫酸铵 15 kg或尿素 10 kg，并施磷酸二氢钾 10 kg。施肥也可少量多次进行，因茎部肥大期地面稍干就浇，所以施肥可少施、勤施，以防茎部裂口。嫩茎膨大期，可用 500～1000mg/L 青鲜素进行叶面喷洒，可抑制抽苔。③秋莴笋：一般在 6 月以后播种，生长期长达 3 个月左右。为防止秋莴笋抽苔，必须满足水肥的要求，使叶面积迅速扩大。除施足基肥外，定植后浅浇勤浇直至缓苗，缓苗后施速效性氮肥，每 667 m²可施硫酸铵 10 kg或尿素 7.5 kg，"团棵"时施第二次肥，结合浇水每 667 m²施尿素 10 kg、磷酸二铵 15 kg，以加速叶片的分化和叶面积的扩大。在将封垄以前，茎部开始肥大时追第三次肥，结合浇水每 667 m²米施尿素 10 kg和 0.3％磷酸二氢钾叶面喷施。同春季一样，为防抽苔和增加茎重，可喷 500～1000mg/L 青鲜素或 6000～10000mg/L 矮状素。

病虫害防治 病害主要霜霉病，春秋二季均会发生，特别在春季雨水多时最易发生，一般在清明前后叶丛封垄时开始，主要危害叶片。发病初喷洒波尔多液(硫酸铜 0.5kg、生石灰 0.5kg，水 76～100kg)或 65%代森锌半公斤，加水 250kg，每隔 10～14d 喷一次，连续防治二、三次。虫害主要蚜虫，一般在干旱时易发生用 40%乐果乳剂 1000～2000 倍液喷洒防治。

【药理】 （1）**抗菌作用** 莴苣汁对白色念珠菌生长具抑制作用。

（2）**保肝作用** 大鼠以莴苣提取物 1.0g/kg 剂量腹腔注射对四氯化碳引起的血清 AST(天冬氨酸转氨酶)，ALT(丙氨酸转氨酶)活性升高有明显的抑制作用，可显著改善肝小叶脂肪性病变及细胞坏死。

（3）**免疫生物学作用** 从莴苣汁分离的莴苣凝集素(*prickly lettuce*

agglutinin，*PLA*)可使大、小鼠红细胞凝集。可调节鼠类脾脏B细胞的免疫生物学反应。

（4）**抗癌作用** 莴苣含有丰富的胡萝卜素可在人体内转化为维他命A，是体内的抗氧化剂，具有维持上皮细胞结构正常、抵抗致癌物的侵入、延迟癌细胞的转移、并可使正在变异的细胞转为良性。还含有芳香烃羟化脂，能分解食物中的亚硝酸胺、防止癌细胞的形成。所含的酵素、镁元素、维他命B_1、B_2、B_6及C，能缓和病人化疗、放疗时的副作用，可改善口干舌燥、增进睡眠品质、缓解末稍神经麻痹等功效，可缓解癌症患者放疗或化疗的反应。

（5）**毒性** 莴苣丙酮提取物，诱变试验阴性。

【性味归经】 味苦、甘，性凉。归胃、小肠经。

【功用主治】 利尿，通便，通乳，清热解毒。主治小便不利，尿血，便秘，乳汁不通，虫蛇咬伤，肿毒。

《本草拾遗》："利五脏，通经脉，开胸膈。"

《日用本草》："利五脏，补筋骨，开膈热，通经脉，去口气，白齿牙，明眼目。"

《滇南本草》："治冷积虫积，痰火凝结，气滞不通。"

《纲目》："通乳汁，利小便，杀虫蛇毒。"

《食物本草》（姚可成）："利气，坚筋骨。"

《医林纂要·药性》："泻心，去热，解燔炙火毒。"

《本草省常》："泻热，利肠，止渴。"

《随息居饮食谱》："利便，析酲，消食。"

【临床应用】 （1）**开通疏利、消积下气**。莴苣味道清新且略带苦味，可刺激消化酶分泌，增进食欲。其乳状浆液，可增强胃液、消化腺的分泌和胆汁的分泌，从而促进各消化器官的功能，对消化功能减弱、消化道中酸性降低和便秘的病人尤其有利。

（2）**利尿通乳**。莴苣中的钾离子含量丰富，是钠盐含量的27倍，有利于调节体内盐的平衡。对于高血压、心脏病等患者，具有促进利尿、降低血压、预防心律紊乱的作用。

（3）**抗癌作用**。莴苣中的含有一种芳香烃羟化脂，能够分解食物中的致癌物质亚硝胺，防止癌细胞的形成，对于消化系统的肝癌、胃癌等，有一定的预防作用，也可缓解癌症患者放疗或化疗的反应。

（4）**治疗便秘**。莴苣含有大量植物纤维素，能促进肠壁蠕动，通利消化道，帮助大便排泄，可用于治疗各种便秘。

（5）**其他作用**。莴苣含有较多的烟酸，烟酸是胰岛素的激活莴苣花剂，糖尿病人经常吃些莴苣，可改善糖的代谢功能。还含有一定量的微量元素锌、铁，特别是莴苣中的铁元素很容易被人体吸收，经常食用新鲜莴苣，可以防治缺铁性贫血，还可增进骨骼、毛发、皮肤的发育，有助于人的生长。

【用量用法】 内服：煎汤，30～60g。外用：捣敷，适量。

【使用注意】 脾胃虚弱者慎服。过多或经常食用莴苣，对视神经有刺激作用，会发生头昏嗜睡、夜盲症或诱发其它眼疾，故不宜多食。一旦出现上述症状，应停食莴苣，几天后就会好转。

《本草衍义》："多食昏人眼。"

《滇南本草》："常食目痛，素有目疾者且忌。"

《食物本草》（姚可成）："患冷人不宜食。"

《本草省常》："同蜜食令人下利。"

【附方】 （1）**治产后无乳**：莴苣三枚，研作泥，好酒调开服。

（2）**治小便不下**：莴苣捣成泥，作饼贴脐中。（1～2方出自《海上集验方》）

（3）**治小便尿血**：莴苣，捣敷脐上。--《纲目》引《杨氏方》

（4）**治沙虱水毒**：敷莴苣菜汁。--《肘后方》

（5）**治蚰蜒入耳**：莴苣叶一分(干者)，雄黄一分。捣罗为末，用面糊和丸，如皂角子大。以生油少许，化破1丸，倾在耳中，其虫自出，--《圣惠方》

（6）**治阴疝肿缩疼痛**：莴苣(切)半斤，皂荚(锉碎)三挺，蜀椒（去目及闭口者，炒出汗）一两。上三味，少用水煮，令相得，不可太稀，乘热用布三两重裹，熨肿处，冷即易，频熨自消。--《圣济总录》

莴苣子

【别名】 莴苣子《纲目》，白苣子《山西中药志》，苣胜子、生菜子《河北中草药》

【来源】 菊科植物莴苣 *Lactuca sativa* L.的果实。

【植物形态】 参见"莴苣"条。

【采收加工】 夏、秋季果实成熟时，割取地上部分，晒干，打下种子，除去杂质，贮藏于干燥通风处。

【性状鉴别】 瘦果呈长椭圆形至卵圆形而扁，一端渐尖，另一端钝圆。长3～5mm，宽1～2mm。外表灰白色，棕褐色，黑褐色。瘦果的每一面具7～8条形成顺直纹理的纵肋，用时可搓去外皮，多搓时即呈细毛状(纤维状)。搓去外皮后，即露出棕色的种仁，富油性。气弱，味微甘。

【药理】 （1）**利尿作用** 莴苣子挥发油0.2%水溶液，剂量0.1ml/10g，0.15ml/10g腹腔注射，小白鼠代谢笼法，结果表明该挥发油具有非常显著的利尿作用，且有一定的量效关系。

（2）**抗心律失常作用** 莴苣了总黄酮可非常明显地对抗心率变缓，心律失常的程度和持续时间，非常明显地对抗S-T段移位的幅度和移位的持续时间。莴苣子总黄酮能延长小鼠的耐缺氧时间。给家兔注射垂体后叶素后，6/9发生心律失常，而莴苣子总黄酮可减少心律失常发生率至1/9，心律失常的持续时间亦明显缩短。总黄酮还可以明显地减少由氯仿所引起的室颤。实验表明，莴苣子总黄酮对这些实验性心律失常有显著拮抗作用。

（3）**毒性** 小鼠尾静脉注射挥发油0.2%水溶液至1ml/20g剂量，10只小鼠无死亡，未测得半数致死量。

【性味归经】 味辛、苦，微温。归胃、肝经。

【功用主治】 通乳汁，利小便，活血行瘀。主治乳汁不通，小便不利，跌打损伤，瘀肿疼痛，阴囊肿痛。

《食疗本草》："悦泽人面。"

《纲目》："下乳汁，通小便，治阴肿，痔漏下血，伤损作痛。"

《青岛中草药手册》："滋补强壮，有乌发之功。主治腰痛，胎漏，崩带，遗精，筋骨折断疼痛。"

《河北中草药》："活血行瘀，通乳。""用治跌打损伤，筋伤骨折疼痛，以及乳汁不通。"

【用量用法】 内服：煎汤，6～15g，或研末，每服3g。外用：研末涂擦，或煎水熏洗，适量。

【附方】 （1）**治乳汁不通**：①莴苣子三十枚。研细酒服。 ②莴苣子一合，生甘草一钱，糯米、粳米各半合。煮粥频食之。--《纲目》 ③苣胜子 30g，王不留行 12g，漏芦 9g，水煎服。--《河北中草药》

（2）**治跌打损伤**：用萬苣子，不拘多少，微炒研细末。每服二三钱，用好酒调服。--《万病回春》之“接骨散”

（3）**治黄疸如金**：萬苣子一合。研，水煎服。--《食物本草》(姚可成)

（4）**治阴囊癞肿**：萬苣子一合。捣末，水一盏，煎五沸，温服。--《纲目》

（5）**治疖疮瘢上不生髭发**：先以竹刀刮损，以萬苣子拗猢狲姜末，频擦之。--《摘玄方》

（6）**治遗精**：苣胜子 9g，菟丝子 6g，五味子 9g，水煎服，或研末冲服，每服 3g，每日 2 次。--《青岛中草药手册》

大丁草

【别名】 大丁草《纲目》，烧金草《纲目》，豹子药、苦马菜、米汤菜、鸡毛蒿、白小米菜《贵州民间药物》，踏地香《贵州省中医验方秘方》，丁萝卜《江西草药》，龙根草、翻白叶《贵州草药》，小火草、臁草《全国中草药汇编》。

【来源】 为菊科植物大丁草 *Leibnitzia anandria* (L.) Nakai 的全草。

【植物形态】 多年生草本。**春型**：株矮小，高 8～20cm，花葶直立，初有白色蛛丝状毛，后渐脱落，有条形苞片数片。叶基生，莲座状，长 2～6cm，宽 1.5～5cm，提琴状羽状分裂，顶裂片宽卵形，边缘有规则圆齿，上面绿色，下面有白色绵毛。头状花序紫红色，盘径 6～10mm，舌状花长 10～12mm，管状花长约 7mm。**秋型**：植株高大，30～60cm；叶片与春型相似，但顶裂片先端短渐尖，下面无毛或有蛛丝状毛，长 5～6cm，宽 3～5.5cm，通常提琴状羽裂，先端裂片卵形，边缘有不规则圆齿，基部常狭窄下延成柄。头状花序紫红色，盘径 15～25mm，全为管状花。瘦果长 4.5～6mm，有纵条。冠毛长约 10mm，污白色或黄棕色。春花期 4～7 月，秋花期 7～10 月。见下（图 858）

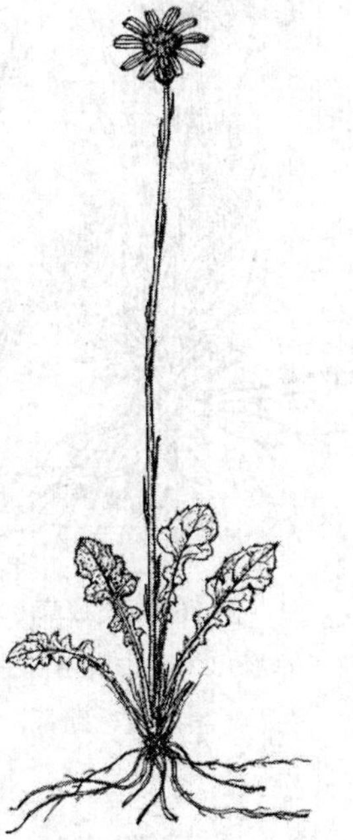

（图 858）大丁草

【生长分布】 生于山坡路旁、林边、草地、沟边等阴湿处。邹平南部山区有分布。

【采收加工】 夏、秋季采收，洗净，鲜用或晒干。

【性状鉴别】 本品卷缩成团，枯绿色。根茎短，下生多数细须根，植株有大小之分，基生叶丛生，莲座状；叶片椭圆状宽卵形，长 2～5.5cm，先端钝圆，基部心形，边缘浅齿状。花葶长 8～19cm，有的具白色蛛丝毛，有条形苞叶。头状花序单生，直径 2cm，小植株花序边缘舌状花多脱落，仅剩中央花管状，黄色。瘦果纺锤形，两端收缩。气微，味辛辣、苦。

【理化鉴别】 （1）取本品粗粉 0.5g，加乙醇 l0ml，浸泡过夜，过滤，滤液于白瓷皿中挥干，滴加 5%香荚醛浓硫酸溶液，放置呈紫红色。

（2）取本品粗粉 0.5g，加乙醇 5ml，温浸 10 分钟，滤过，滤液 lml，加 3%碳酸溶液 lml，在沸水浴中加热 3 分钟，冰浴冷却，加新配制的重氮试剂 2 滴，显红色。

【显微鉴别】 （1）根横切面：表皮细胞 1 列，常显淡棕色或棕色，可见多数根毛或其残基，也为淡棕色或棕色。皮层薄壁组织宽厚，有时可见裂隙（根的较粗部分）；内皮层细胞 1 列，凯氏点明显。中柱鞘细胞 1 列。外韧型维管束，韧皮束常为 4～5；初生木质部常为 4～5 原型，次生木质部少量（根的较粗部分）。中心为较小的髓。见（图 859）

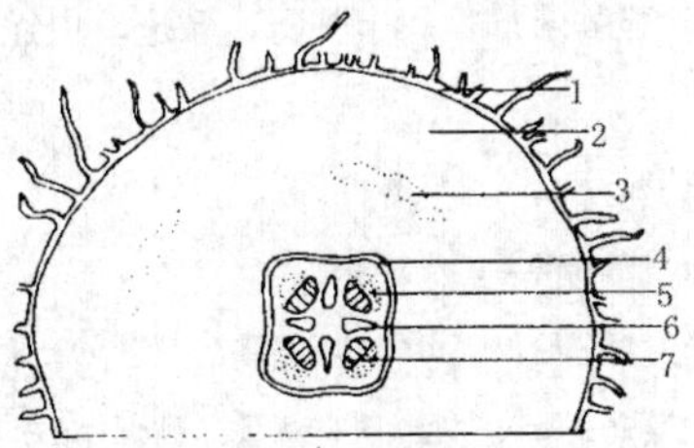

（图 859）大丁草根横切面简图

1.表皮及根毛 2.皮层 3.裂隙 4.内皮层 5.韧皮部 6.初生木质部 7.次生木质部

（2）叶横切面：上、下表皮细胞各 1 列，角质层较厚；气孔多见于下表皮；可见多细胞非腺毛或基残基（下表皮尤多），非腺毛顶细胞甚狭长，盘绕扭曲。叶肉叶未见栅栏组织与海绵组织的分化，唯上表皮下的细胞排列更紧凑、规整；两侧叶肉组织常相连于主脉处上表皮下。主脉处下表皮下可见约 1 列细胞组成的厚角组织（或不明显）。主脉维管束圆形，木质部上方及韧皮部下方可见厚角组织。见（图 860）

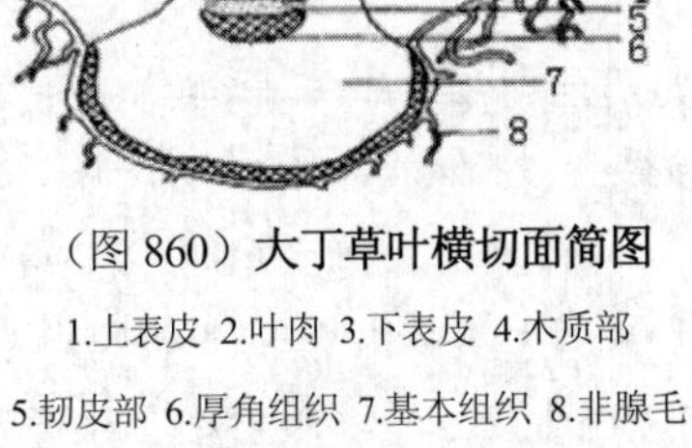

（图 860）大丁草叶横切面简图

1.上表皮 2.叶肉 3.下表皮 4.木质部

5.韧皮部 6.厚角组织 7.基本组织 8.非腺毛

【主含成分】 本品地上部分含苯并吡喃类化合物（*benzofurans*），及野樱甙（*prunasin*），5-甲基香豆粗-4-O-β-D-吡喃葡萄糖甙（*5-methylcoumarin-4-*

O-β-Dglucopyranoside)，大丁甙（*gerberinside*），大丁甙元（*4-hydroxy-5-methyl-coumarin*），大丁双香豆粗[*3，3-methenebi-(4-hydroxy-5-methylcoumarin)*]，琥珀酸（*succinic acid*），木犀草素-7-β-D-葡萄糖甙（*luteolin-7-β-D-glucoside*），大丁纤维二糖甙（*5-methylcoumarin-4-cellobioside*），大丁龙胆二糖甙（*5-methlcou-marin-4-gentiobioside*），蒲公英赛醇（*taraxerol*），β-谷甾醇（*β-sitosterol*），3，8-二羟基-4-甲氧基香豆精（*3，8-dihydroxy-4-methylxycoumarin*），3，8-二羟基-4-甲氧基-2-氧代-2H-1-苯并吡喃-5-羟酸（*3，8-dihydroxy-4-methoxy-2- oxo-2H-1-benzopyran-5-carboxylic acid*），5，8-二羟基-7-（4-羟基-5-甲基-香豆粗-3-基）-香豆精[*5，8-dihydroxy-7-(4-hydroxy-5-methyl-coumarin-3-yl)-coumarin*]。

【药理】 （1）**抗菌作用** 体外试验（杯碟法），大丁草水煎剂（10%~50%），大丁甙和甙元（$5\times10^{-4}\sim2\times10^{-3}$），大醒草成分Ⅰ、Ⅱ、Ⅲ、Ⅵ、Ⅸ区以及乙醇提取物中分离的结晶 5-甲基-香豆精-4-O-β-D-葡萄糖甙对金黄色葡萄球菌、绿脓杆菌等均显示有不同程度的抗菌活性。小鼠腹腔注射水煎剂或醇浸剂5g/kg及大丁甙40~240mg/kg对绿脓杆菌感染也有一定疗效；大丁甙抗绿脓杆菌 ED_{50} 为 46.2mg/kg。

（2）**对网状内皮系统吞噬作用** 大丁甙 20~56mg/kg 腹腔注射能增加家兔及小鼠网状内皮系统的吞噬功能。

（3）**毒性** 大丁甙给小鼠腹腔注射 200~500mg/kg，3 天内无死亡，给家兔静注 20mg/kg，每日 2 次，7 天后血液、肝肾功能未风异常。

【性味归经】 味苦，性温。入肺、脾二经。

【功用主治】 清热利湿，解毒消肿。主治肺热咳嗽，湿热泻痢，热淋，风湿关节痛，痈疖肿毒，臁疮，虫蛇咬伤，烧烫伤，外伤出血。

《贵州民间药物》："治风湿麻木。"

《江西草药》："清热解毒，消肿散结."

《贵州草药》："驱风除湿，止咳喘，解毒"

《北方常用中草药手册》："能消炎，解毒，利水。治尿路感染，浮肿，乳痈，疔疮，淋巴结结核，无名肿毒，鲜品捣烂外敷，可治毒蛇咬伤。"

《四川中药志》（1982 年版）："清热利湿，解毒消肿，止咳，止血。主治湿热泻痢，热淋，下肢关节红肿疼痛，肺热咳嗽，烧烫伤，外伤出血。"

《中国民族药志》："消食化积，行气止痛，清热解毒，止痢。"

【用量用法】 内服：煎汤，15～30g，或泡酒。外用：捣敷，适量。

【附方】 （1）**治慢性肠炎**：大丁草、仙鹤草各 15g，煎服，每日 2 次，1~2d 为 1 疗程。--《中国民族药志》

（2）**治湿热泻痢**：大丁草、铁苋、三棵针各 15g，水煎服。

（3）**治肺热咳嗽**：大丁草、兔耳草(毛大丁草)、桑白皮各 15g，水煎服。

（4）**治臁疮，瘰疬**：大丁草鲜品适量，捣敷患处。（2~4 方出自《四川中药志》）（1982）

（5）**治中耳炎**：大丁草鲜品，捣烂取汁滴耳。--《中国民族药志》

（6）**治毒蛇咬伤**：丁萝卜(鲜)适量，雄黄少许，捣烂，加口涎调匀，敷伤口周围。另用丁萝卜根(鲜)9g嚼烂，冷开水送服。--《江西草药》

（7）**治外伤出血**：①大丁草适量，研末，撒伤口。--《全国中草药汇编》②大丁草、马兰叶、白及各等分，研末，撒布患处。--《四川中药志》（1982）

（8）**治热淋及湿热下注下肢关节红肿疼痛**：大丁草 30g，忍冬藤 15g，海金砂 15g，刺黄柏 l2g，水煎服。--《四川中药志》（1982）

（9）**治风湿麻木**：豹子药 30g，泡酒服，适量。--《贵州草药》

火绒草

【别名】 火绒草《内蒙古中草药》，小矛香艾《青海常用中草药手册》，老头草、老头艾、薄雪草《全国中草药汇编》，小头矛香《西宁中草药》，火绒蒿(河北)，大头毛香(甘肃)，雪绒花草。

【来源】 为菊科植物火绒草 *Leontopodium leontopodioides* (Willd.) Heauv.的地上部分。

【植物形态】 多年生草本，高 5～45cm。地下茎茎粗壮，为短叶鞘所包裹，有多数簇生的花茎和与花茎同形的根出条，无莲座状叶丛。花茎直立，较细，被灰白色长柔毛或白色近绢状毛，不分枝或有时上部有伞房状或近总状化序枝，下部有较密叶，上部有较疏的叶，节间长 5～20mm，上部有时达 l0cm。叶直立，条形或条状披针形，长 2～4.5cm，宽 0.2～0.5cm，无鞘，无柄，上面灰绿色，被柔毛，下面被白色或灰白色密绵毛或有时被绢毛。苞叶少数，较上部叶稍短，长圆形或条形，两面或下面被白色或灰白色厚茸毛，在雄株多少开展成苞叶群，在雌株多少直立，不排列成明显的苞叶群。头状花序大，雌株的直径 7～10mm，3～7 个密集，稀 1 个或较多，在雌株常有较长的花序梗排列成伞房状；总苞半球形，长 4～6mm，被白色绵毛；总苞片约 4 层，常狭尖，稍露出毛茸之上；小花雌雄异株，稀同株；雄花花冠长约 3.5mm，狭漏斗状，有小裂片；雌花花冠丝状，花后生长，长 4.5～5mm；冠毛白色，长约 4mm；雄花冠毛有锯齿或毛状齿；雌花冠毛有微齿；不育的子房无毛或有乳头状突起。瘦果长圆形，黄褐色，长约 1mm，有乳头状突起或密粗毛。花果期 7～10 月。见（图 861）

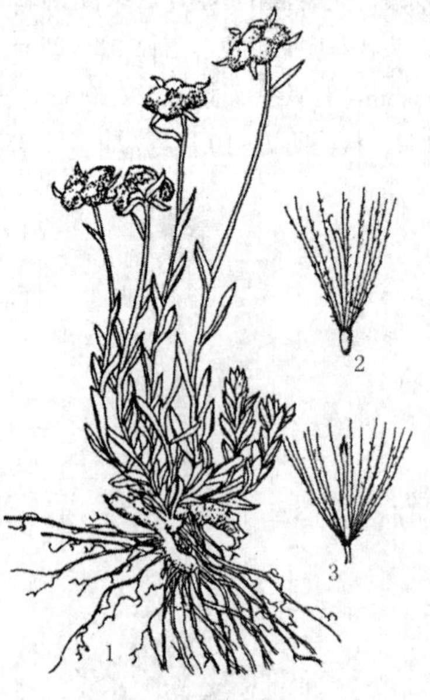

（图 861）火绒草

1.植物 2.雌性花 3.两性花

【生长分布】 生于干旱山坡、路旁、草地。邹平青阳山区有分布。

【采收加工】 夏、秋间采收，洗净，晾干。

【主含成分】 全草含 3,4-二羟基桂皮酸(*3,4-dihydroxycin-namicacid*)

和香草酸(*vanillicacid*)。

【药理】 (1)**对变态反应性炎症的影响**:火绒草提取物腹腔注射50~100mg/kg对大鼠逆转性被动Arthus反应,抗鼠血清。兔血清引起的足肿胀,溶酶体所致的出血斑,毛细血管通透性以及羧甲基纤维素引起的白细胞移行均有明显的抑制作用,此作用并不依赖于肾上腺和溶酶体膜的完整存在。

(2)**其他作用**:火绒草乙醇提取物分离出原儿茶醛,该成分为治疗肾炎的主要有效成分之一,并具有增加冠脉血流量的作用。

【性味归经】 味微苦,性寒。

【功用主治】 疏风清热,利尿,止血。主治肺热咳嗽,咳痰不爽,肺脓疡,喘咳,痰中带血,尿血,尿痛,创伤出血,急、慢性肾炎。

《东北常用中草药手册》:"清热凉血,益肾利尿。治急性肾炎,有尿血者效果好,"

《北方常用中草药手册》:"清热凉血,消炎利尿。治急慢性肾炎,对消失蛋门尿、血尿有效。"

《青藏高原约物图鉴》:"治流行性感冒。"

《青岛中草药手册》:"治尿路感染。"

【用量用法】 内服:煎汤,9~15g。

【附方】 (1)**治肾炎**:火绒草30g,煮水卧3个鸡蛋,连汤食之。--《黑龙江常用中草药手册》

(2)**治尿路感染**:①火绒草鲜品30g,水煎服。②火绒草15g,扁蓄9g,瞿麦15g.地肤子9g车前草12g,小蓟30g,水煎服。--《青岛中草药手册》

(3)**治感冒**:小矛香艾9g,连翘12g,薄荷3g,牛蒡子9g,水煎服。

(4)**治创伤出血**:小矛香艾适量,研细末,外敷患处。(3~4方出自《青海常用中草药手册》)

金光菊

【别名】 金光菊《华北可见观赏植物》金花菊、黑眼菊、九江西蕃莲《北京植物志》,太阳菊《全国中草药汇编》。

【来源】 为菊科植物金光菊 *Rudbeckia laciniata* L.的叶。

【植物形态】 多年生草本,高1~2m。茎上部分枝。叶互生,无毛或被疏短毛;下部叶具柄,不裂或5~7深裂,裂片长圆状披针形,先端尖,基产楔形,边缘浅裂或有不等的疏锯齿;中部叶3~5深裂;上部叶不裂,卵形,先端尖,全缘或有少数粗齿,背面边缘被短短粗毛。头状花序,直径7~12cm,单生枝顶;总苞半球形;总苞片2层,被短毛;花托球形;托片先端截形,被毛,与瘦果等长;舌状花金黄色;舌片倒披针形,先端具2短齿;管状花黄色或黄绿色。瘦果,压扁,稍有4棱,先端有4齿的小冠。花、果期7~9月。见(图862)

【生长分布】 原产北美。邹平各地常见栽培。

【采收加工】 夏、秋季采集,洗净,鲜用或晒干。

【栽培要点】 **生长习性** 喜通风良好,阳光充足的环境。适应性强,耐寒又耐旱。对土壤要求不严,但忌水湿。在排水良好、疏松的沙质土中生长良好。

繁殖方法 多采用分株及播种繁殖。①分株繁殖:春季和秋季都可进行。春天以刚萌芽,秋天于花后分株较合适。将地下宿根挖出后分株,分株时每棵子株需要带有3~4个顶芽。②播种繁殖:春季和秋季播种皆可。但以秋播为好。种子发芽力可保持2年左右。发芽适宜温度为15℃左右。也可靠其自播繁衍。播种后2周左右便可出苗,约3周可移苗,翌年开花。

田间管理 金光菊开花繁盛,株型扩展较快,花期消耗很多养分,因此在其生长季节,尤其是花前花后的一段时期内要及时供肥供水保持土壤湿润。花前多施磷、钾肥,则可使花色艳丽,株形丰满匀称。浇水适当控制,控制其长势可使植株低矮健壮,减少倒伏萎蔫,更有利于观赏。当植株长到1m以上时,需及时设支架进行绑扎,避免植条被风吹折断。为了促使侧枝生长,延长花期,当第一次花谢后要及时剪去残花。盆栽用土时需一次施足基肥,上较大盆定植。地栽时株行距要大一些,一般控制在1m×1m左右。夏季开花的植株可在花后将花枝剪掉,加强水肥管理,秋季霜前还可再次抽生新枝,二次开花。

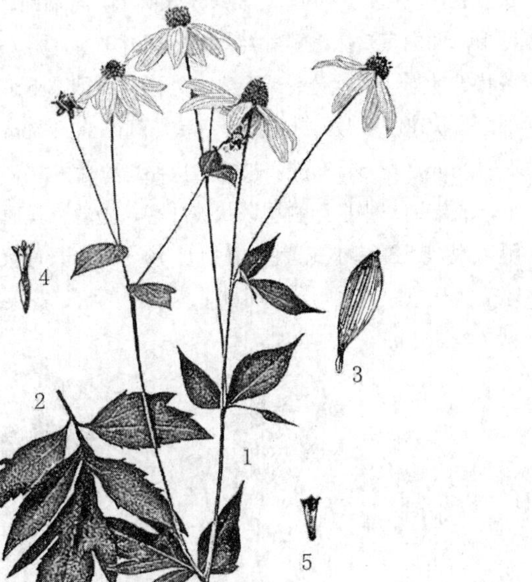

(图862)金光菊

1.花序枝 2.下部叶 3.舌状花 4.管状花 5.瘦果

【主含成分】 **全草**:含1-甲基-4-(6-甲基-5-庚烯-2-基)苯[*1-methyl-4-(6-methylhept-5-en-2-yl)-benzene*],5-甲基-2-(6-甲基-5-庚烯-2-基)苯酚[*5-methyl-2-(6-methylhept-5-en-2-yl)phenol*],1,8,8-三甲基-5-亚甲基-1,6-环十一碳二烯(*1,8,8-trimethyl-5-methylene-cylouda-1,6-diene*),大牻牛儿烯(*germacrene*)D,1-十三碳烯-3,5,7,9,11-五炔(*tridec-1-en-3,5,7,9,11-pentayne*),甜没药烯-1,4-环内桥接过氧经物(*bisabolene-1,4-endoperoxide*),1-去氧-8-表狭叶依瓦菊素(*1-desoxy-8-epiivangustin*),1-去羟-4,4α-二氢-5,6二去氢-8-表狭叶依瓦菊素(*1-desoxy-4,4α-dihydro-5,6-didehydro-8-epiivanustin*),金光菊酮(*rudbeckianone*),12-齐墩果烯-3-醇(*olean-12-en-3-ol*),3,7,11,15-四甲基-2-十六碳烯-1-醇(*3,7,11,15-tetramethylexadec-2-en-1-ol*),2,6,10,15,19,23-六甲基二十四碳-2,6,10,14,18,22-六烯(*2,6,10,15,19,23-hex-amethyl-tetracosane-2,6,10,14,18,22-hexaene*)。

根:含金光菊内酯(rudeckiolide),前太阳菊醇(prelacinan-7-ol)。

【性味归经】 味苦,性寒。归胃、大肠二经。

【功用主治】 清湿热,解毒消痈。主湿热吐泻,腹痛,痈疽疮毒。用于湿热蕴结于胃肠之腹痛、泄泻、里急后重诸证。

【用量用法】 内服：煎汤，9～12g。外用：鲜叶捣敷，适量。

【使用注意】 全草有毒，牲畜中毒症状为食欲减退、呆滞、排泄增加、视觉障碍。

风毛菊

【别名】 风毛菊《全国中草药汇编》，八楞木《饮片新参》，八棱麻《药材学》，青竹标《贵州植药调查》，八面风、三棱草《贵州草药》。

【来源】 为菊科植物风毛菊 *Saussurea japonica* (Thunb.) DC. 的全草。

【植物形态】 二年生草本，高 50～150cm。根纺锤状。茎直立，粗壮，上部分枝，被微毛和腺，纵棱显着，上部分枝展开。根生叶和下部叶有长柄；叶片长圆形或椭圆形，长 20～30cm，羽状分裂，裂片 5～8 对，侧裂片狭长圆形，先端钝，顶片长圆状披针形，两面有短微毛和腺点；茎上部叶渐小，椭圆形、披针形或条状披针形，羽状分裂或全缘，无柄，或基部下延成翼柄以至茎部。头状花序多数，排成密伞房状，直径 1～1.5cm 总苞筒状，长 8～12mm，宽 5～8mm，被蛛丝状毛总苞片 6 层，外层短小，卵形，先端钝，中层至内层条状披针形，先端有膜质圆形具小齿的附片，常紫红色；小花紫色，花冠长 10～14mm。瘦果，长 3～4mm；冠毛淡褐色，外层短，糙毛状，内层羽毛状。花果期 9～11 月。见（图 863）

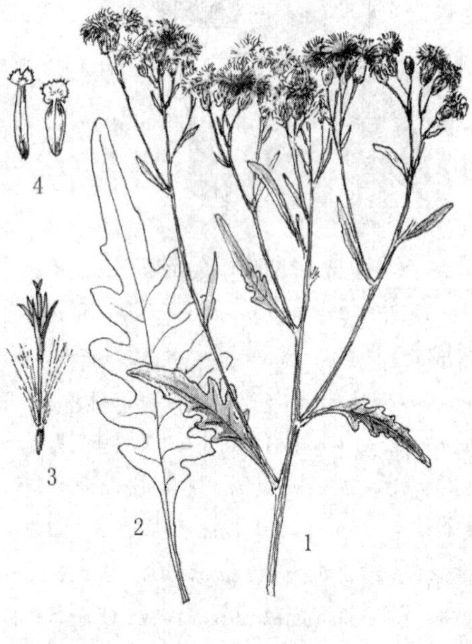

（图 863）风毛菊

1.植株上部 2.中下部叶片 3.小花 4.总苞片

【生长分布】 生于山坡草地、沟谷、路旁。邹平会仙山区有分布。

【采收加工】 7～8 月间采收，洗净，切段晒干或鲜用。

【性状鉴别】 茎类圆柱形，长 70～100cm，直径可达 9mm，上部分枝，基部稍膨大，表面棕色，具棱及狭翅；质坚而轻，易折断，断面髓白色，中央有一小孔。叶多皱缩，暗绿色或棕色。完整者展平后基生叶及茎生叶长圆形，边沿羽状深裂，下沿成具翅的柄，植株顶端叶片小，呈披针状全缘，具短毛腺点。头状花序排列成紧密的伞房状，总苞疏被蛛丝状毛，苞片黄绿色，花冠紫红色。瘦果长圆形，冠毛淡褐色。气弱，味微苦。

【主含成分】 地上部分含挥发油，其中主成分为 β-檀香萜醇(*β-santalol*)，含量为 16.843%，还含二氢去木香内酯(*dihydrodehydrocostuslactone*)，γ-和 δ-毕澄茄烯(*cadinene*)，芳樟醇(*linalool*)，β-芹子烯(*β-selinene*)，1，8a-二甲基-7-异丙烯基-1，2，3，5，6，7，8，8a-八氢萘(*1,8a-dimethyl-7-isopropenyl-1,2,3,5,6,7,8,8a-octahydronaphthalene*)，2，5，5-三甲-8-亚甲基-2，4a,5,6,7,8,9a-八氢-1 小时-苯并环康烯(*2,5,5-trimethyl-8-methylene-2,4a,5,6,7,8,9,9a-octahydro-1 小时-benzocycloheptene*)，4aβ,8β-二甲基-7α-异丙基-4a, 5,6,7,8,8a-六氢-2(1 小时)-萘酮[*4aβ,8β-dimethyl-7α-isopropyl-4a, 5,6,7,8,8a-hexahydro-2 (1 小时)- naphthalenone*]，4a,8-二甲基-2-异丙基-3，4，4a,5,6,8a-六氢-1(2)-萘酮[*4a，8-dimethyl-2-isopropyl-3,4,4a,5,6,8a- hexahydro-1(2H)-naphthalenone*]，十六烷(*hexadecane*)，β-金合欢醛(*β-farnesal*)，β-金合欢醇(*β-farnesol*)，3,8,8-三甲基-6-亚甲基八氢-1 小时-3a,7-亚甲基薁-5-醇(*3，8，8-trimethyl-6-methyleneoctahydro-1 小时-3a，7-methanoazulene-5-ol*)，2，6-二叔丁基-1，4-苯醌[*2,6- di (tertbutyl)-1,4-benzoquinone*]，δ-毕澄茄醇(*δ-cadinol*)，β-桉叶醇(*β-eudesmol*)，十七烷(*heptadecane*)，1-十五碳烯(*1-pentadecene*)，1-1,7，7a 甲甲基-1a，2，4，5，6，7，7a，7b-八氢-1 小时-环丙[a]萘[*1，1，7，7a-tetramethyl-1a,2,4,5,6,7,7a,7b-octahydro-1 小时-cycloprop[a]-anphthalene*]等共 29 个成分。另含风毛菊内酯(*japonicolactone*)，风毛菊内酯-10-O-β-D-葡萄糖甙(*japonicolactone-10-O-β-D-glucoside*)，槲皮素-3-O(6-巴豆油酰基)-β-D-葡萄糖甙[*quercetin-3-O(6-crotonyl)-β-D-glucoside*]，山柰酚-3-O(6-巴豆油酰基)-β-D-葡萄糖甙[*kaempferol-3- O-(6-crotonyl)-β-D-glucoside*]，山柰酚 3-O-β-D-葡萄糖甙(*kaempferol-3-O-β-D-glucoside*) 槲皮素-3-O-β-D-葡萄糖甙(*quercetin-3-O-β-Dglucoside*)，丁香甙(*syringin*)，丁香甙甲醚(*syringinmethylether*)，α 和 β-香树脂醇棕榈酸酯(*amyrinpalmitate*)，羽扇豆醇(*lupeol*)，羽扇豆醇乙酸酯(*lupeolacetate*)，羽扇豆醇棕榈酸酯(*lupeolpalmitate*)，二十四烷酸(*tetracosanoicacid*)，二十五烷(*pentacosane*)，蜡酸(*ceroticacid*)。

【性味归经】 味苦、辛，性平。归肝经。

【功用主治】 祛风除湿，散瘀止痛。主风湿痹痛，跌打损伤。

《饮片新参》："活血祛风，散痹止痛。"

《贵州草药》："舒筋活络，追风定痛，杀虫。"

《全国中草药汇编》："祛风活络，散瘀止痛。主治风湿关节痛，腰腿痛，跌打损伤。"

《贵州民间方药集》："有镇静追风、镇痛作用。民间用治跌打劳伤、风湿疼痛、拔子弹、麻风等病。"

《广西民族药简编》："治牙龈炎。"

《浙江药用植物志》："清肺，止咳。主治烦热口渴，鼻干咽燥，热咳烦闷。"

《贵州植药调查》："舒筋活络，追风镇痛。"

【用量用法】 内服：煎汤，9～15g，或浸酒。外用：捣敷，或煎水洗，适量。

【使用注意】 《全国中草药汇编》："孕妇忌服。"《饮片新参》："血虚气弱者忌用。"

【附方】 （1）**治烦热咳嗽**：(八楞木)全草 30g，蓬蘽 21～24g，佑梗 6～9g，水煎服。-- 《浙江药用植物志》

（2）**治麻风**：青竹标、炒米柴、毛桐各等量，煎水常洗。

（3）**治风湿关节痛**：青竹标三至五钱，煎水服。

（4）**治跌打损伤**：青竹标一两，泡酒服。（2～4方均出自《贵州草药》）

山牛蒡

【来源】 为菊科植物乌苏里风毛菊 *Saussutea ussuriensis* Maxim.的根。

【植物形态】 多年生草本，高 30～100cm。根状茎匍匐。茎直立，被疏柔毛或几无毛。基生叶在花期生存，与下部叶同样具长叶柄；叶片卵形或长圆状卵形，长 7～15cm，宽 5～7cm，先端长或短渐尖，基部心形或戟形，常羽状分裂，边缘有粗锯齿，上面及边缘有糙短毛，下面无毛或被疏柔毛；上部叶无柄或几无柄，披针形或卵形，先端渐尖，全缘或有浅齿。头状花序多数，在茎和枝顶端排成伞房状，有短梗，有条形苞叶；总苞卵状筒形，长约 1cm，总苞片 5 层，先端及边缘常紫红色，被蛛丝状毛，外层卵形，先端具短尖头，内层条形；花紫红色，长 10～12mm。瘦果，长 4～5mm；冠毛白色，2 层，外层冠毛短，糙毛状，内层羽毛状，长约 1cm。花、果期 7～9 月。见（图 864）

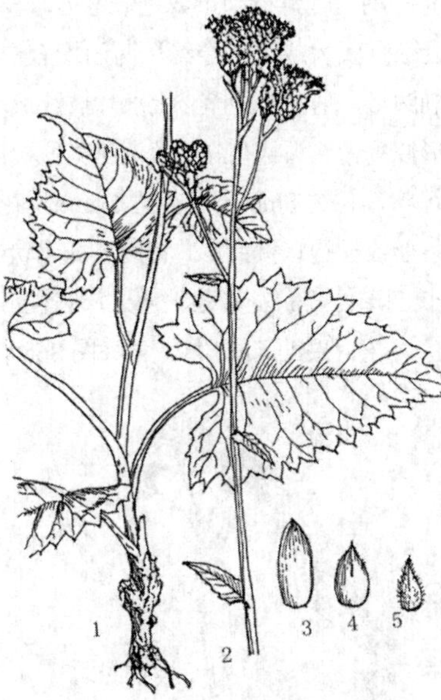

（图 864）**乌苏里风毛菊**

1.植株中下部 2.花序 3～5.各层苞片

【生长分布】 生于山坡林下、林缘、灌丛。邹平南部山区有分布。

【采收加工】 秋季采挖，除去茎叶，洗净，晾干。

【性味归经】 味辛，性温。

【功用主治】 祛寒，散瘀，镇痛。主治感冒头痛，关节痛，劳伤。

【用量用法】 内服：煎汤，6～15g，或浸酒。

华北风毛菊

【别名】 华北风毛菊，蒙古风毛菊

【来源】 菊科植物蒙古风毛菊 *Saussurea mongolica* (Franch.) Franch.的全草。

【植物形态】 多年生草本，株高 30～80cm；根状茎倾斜。茎直立，无毛或疏被微毛。基生叶在花时常凋落；下部叶和中部叶有长柄，叶片卵状三角形或卵形，长 5～15cm，宽 3～6cm，先端锐尖，基部心形或楔形，下半部常羽状深裂，上半部边缘有粗齿；上部叶渐小，有短柄或无柄，叶片长圆状披针形或披针形，基部楔形，边缘有粗齿；全部叶两面有短糙伏毛。头状花序多数，在茎顶密集成伞房状，有短梗，有条形或条状披针形的苞叶；总苞钟状，长 1.1～1.3cm，直径 5～7mm，疏被蛛丝状毛或短柔毛；总苞片 5 层，先端长渐尖，常反折，外层苞片披针形，内层苞片条形；花冠紫红色，长约 10mm。瘦果，长约 4mm，暗褐色；冠毛 2 层，外层冠毛粗毛状，内层冠毛羽毛状，长约 10mm，花、果期 7～9 月。见（图 865）

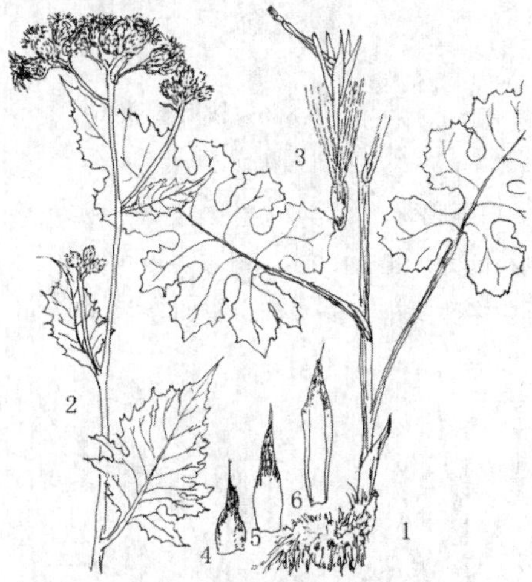

（图 865）**华北风毛菊**

1.植株中下部 2.花序 3..小花 4～6.各层苞片

【生长分布】 生于山区、丘陵。邹平会仙山区有分布。

【采收加工】 夏季开花前采收，晒干。

【主含成分】 主要含有黄酮类成分：马醉苷、山奈素-3-葡萄糖苷、山奈素-3-异鼠李糖苷、山奈素-7-甲基-3-异鼠李糖苷、槲皮素-3-葡萄糖苷、槲皮素-3-异鼠李糖苷等。

【功用主治】 具有清热、凉血消肿的功效。

鸦葱

【别名】 老虎嘴《新华本草纲要》，蝼蛔嘴（邹平）。

【来源】 为菊科植物桃叶鸦葱 *Scorzonera sinensis* Lipsch.et Krasch.和白茎鸦葱 *Scorzonera albicaulis* Bunge 的带根全草。

【植物形态】 （1）**桃叶鸦葱** 又名皱叶鸦葱。多年生草本。株高 5～10cm，具乳汁。根粗壮，根系稠密而厚实，纤维状，褐色。茎单生或 3～4 个聚生，无毛，有白粉。基生叶披针形或宽披针形，长 5～15cm，无毛，有白粉，边缘曲折，深皱状，先端钝或渐尖，基部渐狭成有翅的叶柄，基部宽鞘状抱茎；茎生 2～3 小叶，鳞片状，近无柄，半抱茎。头状花序单生于茎顶，总苞筒形，长 2～3cm、宽 8～13mm，外层苞片宽卵形或三角形，极短，内层苞片披针形；舌状花黄色，外面玫瑰色，长 20～30mm。瘦果，

圆柱形，长 12～14mm，暗黄色，微弯，无毛，无喙，有纵沟，冠毛白色，羽毛状。花、果期4～9月。见（图866）

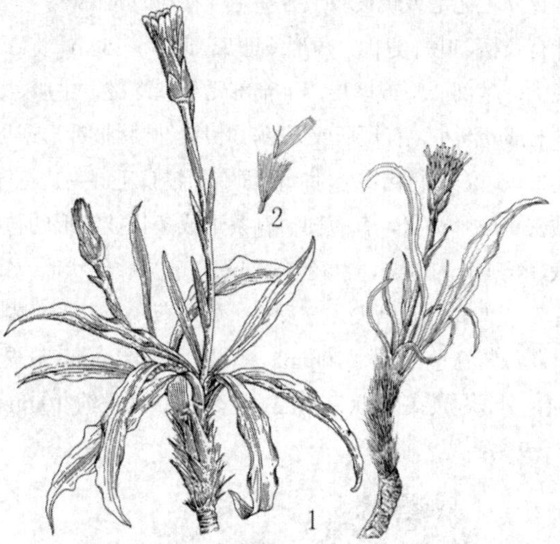

（图866）**桃叶鸦葱**

1.植株 2.舌状花

（2）**白茎鸦葱** 又名华北鸦葱、笔管草、箭头草、倒扎草。与鸦葱主要区别：高大，20～100cm，叶长条形，无屈曲，达40cm，头状花序顶生多数。花期5～7月，果期6～9月。见（图867）

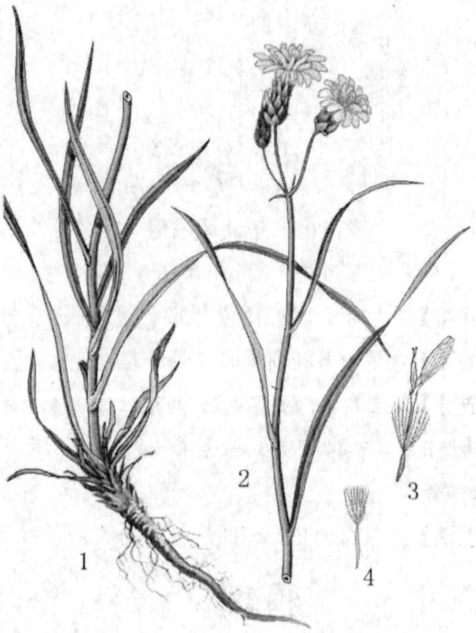

（图867）**桃叶鸦葱**

1.植株下部 2.顶部花序 3.舌状花 4.瘦果（带冠毛）

【生长分布】 鸦葱生于山坡、草地、路旁，邹平南部山区分布较广。白茎鸦葱生于山谷或山坡杂木林下或林缘、灌丛中，或生荒地、火烧迹或田间，邹平南部山区有分布，数量少。

【采收加工】 秋后至春苗未出前采挖，洗净，晒干。

【性味归经】 味甘，性凉。归肺、肝二经。

【功用主治】 祛风除湿，解毒，通乳。主治风热感冒，咽喉肿痛，乳痈，疔疮，久年哮喘，风湿痹痛，妇女倒经，跌打损伤，疔疮。

《贵州民间药物》："调气，理血，解毒，治跌打损伤，月经倒行，久年哮喘，发痧腹痛，疮毒。"

《南京民间药草》："治五劳七伤，敷疔疮及妇女乳房肿胀。"

《陕西植药调查》："补脾，治风湿。"

《陕西中草药》："祛风湿，健脾，补气，生津，解毒。治劳伤，风湿关节痛，外感风寒，发热头痛。"

【用量用法】 内服：煎汤，9～15g。外用：鲜品捣烂敷患处，适量。

【附方】 （1）**带状疱疹**：鲜品折断取乳汁外搽。--《全国中草药汇编》

（2）**治跌打损伤，月经倒行**：倒扎草根三至五钱，蒸酒服。--《贵州民间药物》

狗舌草

【别名】 狗舌草《新修本草》，狗舌头草、白火丹草、铜交杯、糯米青、铜盘一支香《浙江民间常用草药》，九叶草、泽小车《青岛中草药手册》。

【来源】 为菊科植物狗舌草 *Senecio kirilowii* Turcz.的全草。

【植物形态】 多年生草本，高 20～70cm。根多数，细索状。茎直立，单一，有疏密不等的白色绒毛。基生叶稍呈莲座丛状，花后不凋落，有短柄；叶片椭圆形或近似匙形，长 5～10cm，宽 1.5～2.5cm，边缘有浅齿或近乎全缘，两面均有白色绒毛；茎生叶无柄，卵状椭圆形，基部半抱茎；上部片披针形或条状披针形，基部抱茎，叶形似狗舌。头状花序，数个在茎顶端排列成伞房状，花黄色；总苞筒状，长约 8mm，直径达 11mm；花梗 1.5～5cm；总苞片 1 层，条形或长圆状披针形，背面被蛛丝状毛，边缘膜质；舌状花 1 层，长圆形；筒状花多数。瘦果，圆柱形，有纵肋，被密毛，冠毛白色。花、果期4～6月。见（图868）

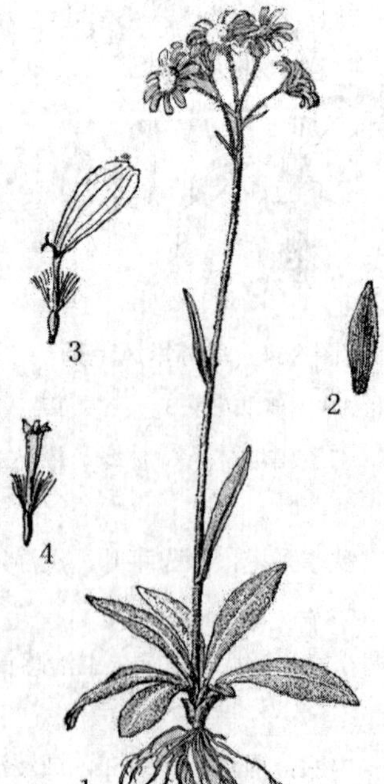

（图868）**狗舌草**

1.植株 2.总苞片 3.舌状花 4.管状花

【生长分布】 生于山坡、林下及塘边湿地。邹平南部山区有分布。

【采收加工】 春、夏采收，洗净，鲜用或晒干。

【药理】 体外试验，狗舌草3g（生药）/ml对白血病细胞有抑制作用（美蓝法）。本属植物中多含有吡咯哩啼定类生物碱，对肝脏有毒，有抗肿瘤作用，亦有报告或研究其致肝癌作用者。从欧狗舌草（*Senecio platyphyllus DC.*）中提出的狗舌草碱（*Platyphilline*），因其化学结构中的Necine为饱和者，即1，2位置上无双键，对肝脏无毒，而有阿托品样作用，但效力较阿托品弱20～30倍；对中枢有抑制作用，能增强小剂量硫酸镁之中枢抑制作用；并能降压，其作用原理可能亦为中枢性。

【性味归经】 味苦，性寒。归心、小肠、膀胱经。

【功用主治】 清热解毒，利水消肿，杀虫。主肿脓疡疖肿，尿路感染，肾炎水肿，口腔炎，跌打损伤，湿疹，疥疮，阴道滴虫。

《新修本草》："主蛊疥瘙疮，杀小虫。"

《开宝本草》："疥瘙风疮，并皆有虫，为末和涂之。"

《履巉岩本草》："治髭痈，收疮口。"

《浙江民间常用草药》："解毒，利水，活血消肿。"

《安徽中草药》："清热解毒，活血消肿。主治尿路感染，疖肿，跌打损伤，湿疹，阴道滴虫。"

《全国中草药汇编》："主治肺脓疡，小便不利，白血病，口腔炎。"

《青岛中草药手册》："杀蚊蝇。"

《浙江药用植物志》："主治肾炎水肿"

《长白山植物药志》："治疗结核技细菌感染性疾病。"

【用量用法】 内服：煎汤，9～15g，鲜品加倍，或入丸、散。外用：鲜品捣敷，适量。

【附方】 （1）**治肺脓疡**：狗舌草、金锦香各15g。加烧酒250g，密闭，隔水炖服。每日1剂，痊愈为止。--《浙江民间常用草药》

（2）**治尿路感染**：鲜狗舌草根30g，黄柏、生甘草各6g，煎服。--《安徽中草药》

（3）**治肾炎水肿**：狗舌草鲜根15～30g，或鲜草2～3株。捣烂，以酒杯覆敷脐部，每日(数)4～6小时。--《浙江药刖值物志》

（4）**治跌打损伤**：①鲜狗舌草根30g，置碗中，加黄酒适量，密盖，蒸熟取汁。加白糖适量冲服，每日2次。--《安徽中草药》 ②狗舌草鲜根、蛇葡萄根内皮各等最，捣烂，拌酒糟或黄酒，烘热敷伤处。--《浙江药用植物志》

（5）**治阴道滴虫**：狗舌草9g，黄柏6g，枯矾3g，共研细末，醋调为丸，每丸重6g。每晚用1丸，纳入阴道内。--《安徽中草药》

（6）**治恶性网状细胞病**：狗舌草12g，水煎服。每日1剂。--《全国中草药汇编》

黄菀

【别名】 黄菀《高原中草药治疗手册》，林荫千里光《中国高等植物图鉴》。

【来源】 为菊科植物森林千里光 *Senecio nemorensis* L.的全草。

【植物形态】 多年生草本，高约40～100cm。根状茎短，歪斜。茎单生或有时丛生，直立，近无毛，上部有稍斜升的花序枝。单叶互生；基生叶在花期常枯萎；中部叶较大，披针形或长圆状披针形，长约5～15cm，宽约1～5cm，先端尖，基部渐狭，近无柄而半抱茎，边缘有细锯齿，两面被疏毛或的无毛，有细羽状脉；上部叶条状披针形至条形。头状花序多数，排列成复伞房状，花序梗细长，被短柔毛，有条形苞叶；总苞近柱状，长6～7mm，基部有数个条形苞叶；总苞片1层，10～12个，条状长圆形，先端三角形，背面有短毛；舌状花约5个，黄色，舌片条形；管状花多数。瘦果，圆柱形，有纵肋，无毛，冠毛白色，不等长，长6～6.5mm。种子淡褐色。花期6～8月。见（图869）

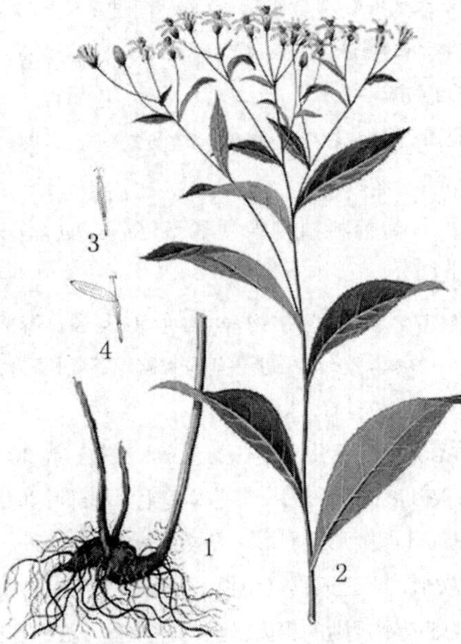

（图869）**森林千里光**

1.根部 2.顶部花序 3.管状花 4.舌状花

【生长分布】 生于河谷草甸子、林缘、林下阴湿地。邹平南部山区有分布。

【采收加工】 8～9月采收，洗净，鲜用或晒干。

【主含成分】 **全草**：含生物碱，主要有大叶千里光碱（*macrophylline*），瓶千里光碱（*sarracine*）等。

根皮和叶：含芸香甙（*rutin*），槲皮素（*quercetin*），延胡索酸（*fumaric acid*），没食子酚（*pyrogallol*）焦性儿茶酚（*pyrocate-chol*），卫矛醇（*dulcitol*），马栗树皮素（*esculetin*）及内酯类成分。

【药理】 全草所含瓶千里光碱对小鼠艾氏腹水癌有轻度抑制作用。所含双稠吡咯啶生物碱，对人及家畜肝脏有毒。

【性味归经】 味苦、辛，性寒。归肝、脾经。

【功用主治】 清热解毒。治热痢，肠炎，肝炎，结膜炎，中耳炎，痈疖疔毒。

【用量用法】 内服：煎汤，6～12g。外用：鲜品捣敷，适量。

【附方】 （1）**治肠炎、痢疾**：黄菀、山泽兰、旱莲草各20g，水煎服。--《台湾青草药》

（2）**治肠炎、痈疮**：黄菀配鼠曲草（或火绒草），水煎服。

（3）**治肝炎、结膜炎**：黄菀配龙胆草或獐牙菜，水煎服。

（4）**治疮肿**：黄菀，捣敷。（2～4方均出自《高原中草药治疗手册》）

豨莶草

【别名】 豨莶草《乾坤秘韫》，豨莶、火莶、猪膏莓、虎膏、狗膏、火杴草《唐本草》、猪膏草《本草拾遗》、粘糊菜《救荒本草》，希仙、虎莶《纲目》，黄猪母《医林纂要》，肥猪苗《分类草药性中》，母猪油《现代实用中药》，亚婆针《国药的药理学》，黄花草、猪母菜《福建民间草药》，棉苍狼、粘强子《江苏植药志》，粘不扎《东北药植志》，棉黍棵《山东中药》，绿莶草《中药志》，大叶草《中药材手册》，虾钳草、铜锤草《广西中药志》，土伏虱、金耳钩、有骨消《闽南民间草药》，猪冠麻叶、四棱麻、大接骨《湖南药物志》，老奶补补丁、野芝麻、毛擦拉子、大叶草《江苏药材志》，珠草《常用中草药手册》(广州部队)，老陈婆、油草子《江西草药》，风湿草《上海常用中草药》，老前婆、野向日葵、牛人参《浙江民间常用草药》。

【名释】 古代南楚之人呼猪谓稀，呼臭为莶气。此草气如猪臭而味辛恶，故名，其他皆俗音讹尔。

【来源】 为菊科植物腺梗豨莶 *Siegesbeckia pubescens* Makino的地上部分。

另：菊科植物豨莶 *Siegesbeckia orientalis* L.毛梗豨莶 *Siegesbeckia glabrescens* Makino的地上部分也为豨莶草正品来源。豨莶省内各大山区均有分布。毛梗豨莶主产于南方。

【植物形态】 一年生草本。茎直立，粗壮，高30～110cm，上部多分枝，被开展的灰白色长柔毛和糙毛。基部叶卵状披针形，花期枯萎；中部叶卵圆形或卵形，开展，长3.5～12cm，宽1.8～6cm，基部宽楔形，下延成具翼而长1～3cm的柄，先端渐尖，边缘有尖头状规则或不规则的粗齿；上部叶渐小，披针形或卵状披针形；全部叶上面深绿色，下面淡绿色，基出三脉，侧脉和网脉明显，两面被平伏短柔毛，沿脉有长柔毛。头状花序径约1.8～2.2cm，多数生于枝端，排列成松散的圆锥花序；花梗较长，密生紫褐色头状具柄腺毛和长柔毛；总苞宽钟状；总苞片2层，叶质，背面密生紫褐色头状具柄腺毛，外层线状匙形或宽线形，长7～14mm，内层卵状长圆形，长3.5mm。舌状花花冠管部长1～1.2mm，舌片先端2～3齿裂，有时5齿裂；两性管状花长约2.5mm，冠檐钟状，先端4～5裂。瘦果倒卵圆形，4棱，顶端有灰褐色环状突起。花期5～8月，果期6～10月。见（图870）

该植物的果（**豨莶果**）、根（**豨莶根**）也供药用，详见下述。

【生长分布】 生于山坡、灌丛、林中或路旁。邹平南部山区有分布。

【采收加工】 夏、秋二季花开前及花期均可采割，除去杂质，鲜用或晒干。

【栽培要点】 **生长习性** 多野生于山坡、路边、荒地，适应性强。喜温暖、湿润环境，在富含腐殖质的肥沃粘土和吵质壤土中生长好，产量高。土壤水分不定较多，否则易引起根部腐烂。低洼、积水地区不适栽培。

栽培技术 种子繁殖：可育苗和直播。育苗：秋收后将土地耕深20cm左右，来年谷雨前复耕1次，每1小时m^2施堆肥75000～105000kg，整平作畦，播种，每1小时m^2用种3.75kg，覆土1～1.5cm，播后浇水，15～17天出苗，苗高5～10cm时间苗，苗距5cm。北方麦收后进行整地，施肥，作畦移栽（这时苗高30cm左右），每畦2行，行距45cm，株距30cm。直播，芒种前10天，在麦地行间开沟，深3cm，覆土2cm。每4hm^2用种最7.5kg，播后浇水。麦收后苗高7～10cm时，行距45cm，株距30cm。

田间管理 直播地苗高6～10cm时，即行浇水和锄草。苗高30～45cm时追施人粪尿或饼肥，施后浇水，或每1小时m^2施硫酸铵75kg。在植物生长期间要保持土壤湿润。

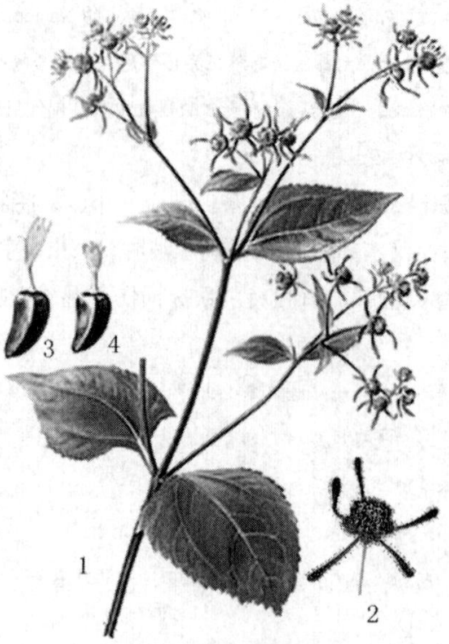

（图870）**腺梗豨莶**

1.植株上部 2.头状花序 3.舌状花与瘦果 4.管状花与瘦果

【性状鉴别】 （1）**豨莶** 茎圆柱形，表面灰绿色、黄棕色或紫棕色，有纵沟及细纵纹，枝对生，节略膨大，密被白色短柔毛；质较而脆，易折断，断面明显的白色髓部。叶对生，多脱落或破碎；完整的叶片三角状卵形或卵状披针形，长4～10cm，宽1.8～6.5cm，先端钝尖，基部宽楔形下延成翅柄，边缘有不规则浅裂或粗齿；两面被毛，下表面有腺点。有时在茎顶或叶腋可见黄色产砂状花序。气微，味微苦。

（2）**腺梗豨莶** 与豨莶的主要区别：枝上部被长柔毛和紫褐色腺点；叶片圆形或卵形，边缘有不规则小锯齿。

【显微鉴别】 叶、花梗表皮及花粉粒特征 （1）**豨莶**：叶上表皮细胞垂周壁略平直，下表皮细胞垂周壁呈波状弯曲；气孔不定式。花梗表皮可见单细胞头及双细胞柄或多细胞头而柄部细胞排成2行的腺毛。非腺毛有二种，一种较长，先端锐尖，由2～4（～8）个的腺毛，长110～368～758μm；另一种较短，多弯曲，壁极薄，由4～6（～12）个细胞组成，长30～130（～272）μm。花粉粒圆形，直径约30μm，表面具有较密的刺状突起，具萌发孔3个。（2）**腺梗豨莶**：可见单细胞头双细胞柄、多细胞头而柄部细胞排成2行或多细胞头而柄部细胞排成3行的腺毛。

【理化鉴别】 （1）取本品粗粉2g，加水适量，置温水浴巾加热温浸30分钟，滤过。取滤液2m1置试管中，加裴林试剂2～3滴，置水浴上加热5～10分钟，有红棕色沉淀发(检查还原糖)

（2）取本品粗粉2g，加75%乙醇l0ml，温浸20分钟，滤过。取滤液2～3滴，滴在滤纸上，置紫外光灯下检视。腺梗豨莶和豨莶显亮蓝色荧光；毛梗旆莶显淡蓝绿色荧光。

【主含成分】 （1）**豨莶**：茎中含9β-异丁酰氧基木香烯内酯（*9β-*

hydroxy-8β-isobutyryloxycostunolide），9β-羟基-8β-异丁烯酰氧基木香烯内酯（*9β-hydroxy-8-methacryloyloxycos-tunolide*），8β-异丁酰氧基-14-西藏基-木香烯内酯（*8β-isobuTCMLIByloxy-14-al-costunolide*），14-羟基-8β-异丁酰氧基木香烯内酯（*14-hy-droxy-8β-isobutyryloxycostunolide*），9β，14-二羟基-8β-异丁酰氧基木香烯内酯（*9β，14-dihydroxy-8β-isobutyryloxycostunolide*），8β，9β-二羟基-1β，10α-环氧-11β，13-二氢木香烯内酯（*8β，9β-dihy-droxy-1β，10α-epoxy-11β，13-dihydrocostunolide*），14-羟基-8β-异丁酰氧基-1β，10α-环氧木香烯内酯（*14-hydroxy-8β-isobutyryloxy-1β，10α-epoxycostunolids*），15-羟基-9α-乙酰氧基-8β异丁酰氧基-14-氧代买兰坡草内酯（*15-hydroxy-8β-iso-butyryloxy-14-oxo-melam*）-15羟基-8β-异丁酰氧基-14-氧代买兰坡草内酯（*15-hy-droxy-8β-isobutyryloxy-14-oxo-melampolide*），19-乙酰氧基-12-氧代-10，11-二氢牻牛儿基橙花醇（*19-acetoxy-12-oxo-10，11-dihy-drogeranylnerol*），19-乙酰氧基-15-氢过氧-12-氧代-13，14E-去氢-10，11，14，15，-四氢牻牛儿基橙花醇（*19-acetoxy-15-hydroperoxy-12-oxo-13，14E-dehydro-10，11，14，15-teTCMLIBahydrogeranylnerol*），19-乙酰氧基-15-羟基-12-氧代-13，14E-去氢-10，11，14，15-四氢牻牛儿基橙花醇（*19-acetoxy-15-hydroxy-12-oxo-13，14E-dehydro-10，11，14，15，-teTCMLIBahydrogeranylnerol*），2β，15，16-三羟基-对映-8（14）-海松烯-[*2β，15，16，-TCMLIBihydroxy-ent-pimar-8(14)-ene*],15,16-二羟基-2-氧代-对映-8（14）-海松烯[*15，16-dihydroxy-2-oxo-ent-pimar-8(14)-ene*]，15，16，18-三羟基-2-氧代-对映-8（14）-海松烯[*15，16，18-TCMLIBihydroxy-2-oxo-ent-pimar-8(14)-ene*],1α-乙酰氧基-2α，3α-环氧异土木香内酯（*1α- acetoxy-2α，3α-epoxyisoalantolactone*）。

（2）**腺梗豨莶**：全草含腺梗豨莶甙（*siegesbeckioside*），腺梗豨莶醇（*siegesbeckiol*），腺梗豨莶酸（*siegesbeckic acid*），对映-16β，17，18-贝壳杉三醇（*ent-kauran-16β，17，18-triol*），对映-16β，17-二羟基-19贝壳杉酸（*ent-16β，17-hydroxy-kauran-19-oic acid*），对映-16αH，17-羟基-19-贝壳松酸（*ent-16αH，17-hydroxy-kauran-19-oic acid*），大花沼兰酸（*grandifloric acid*），奇任醇（*kirenol*），谷甾醇（*sitosterol*），胡萝卜甙（*daucosterol*），16αH-16，19-贝壳松二酸（*16αH，19-kaurandioic acid*）。

【药理】（1）**对免疫功能有抑制作用** 豨莶草煎剂腹腔注射对小鼠免疫功能实验表明，用药组胸腺萎缩变薄，分叶不清，小鼠生长缓慢，结合淋巴细胞绝对值减少和Ea、Et玫瑰花结形成率下降，说明对小鼠细胞免疫有明最抑制作用。脾脏重量减轻，血清抗体滴度降低，细胞内DNA和RNA吖啶橙荧光减弱，表明对体液免疫有抑制作用。给药后小鼠腹腔巨噬细胞吞噬功能下降、血清溶菌酶活性降低，提示对非特异性免疫亦有一定抑制作用。

（2）**抗炎作用** 豨莶草水煎剂或醇浸剂口服5g/kg、10g/kg，对大鼠甲醛性、蛋清性足肿无明显抑制作用，但分离的成分16β，17-二羟基-19贝壳松酸对蛋白热凝固法和大鼠足肿法证明有抗炎作用，l6aH，17-羟基-19-贝壳松酸和l6aH-16，19-贝壳松酸也有抗炎作用。

（3）**降压作用和血管扩张作用** 豨莶草水浸液、乙醇-水浸液和30％乙醇浸出液有降压作用。豨莶草90％甲醇提取物对血管紧张素转化酶(ACE)抑制活性达30％～40％。豨莶草提取液使保留神经的兔耳血管扩张，并阻断刺激神经引起的收缩血管反应，对离体兔耳血管则无舒张作用，也不能对抗去甲肾上腺素血管反应。肾性高血压人鼠每日服16β，17-二羟基-19贝壳松酸50mg/kg，连服10天，也有降压作用。

（4）**抗血栓形成及对肠系膜微循环的影响** 静脉注射豨莶草水煎醇沉液对家兔血栓形成有明显抑制作用，抑制率51.41％，作用强度与维脑路通相当。豨莶草液对小鼠肠系膜微循环障碍后血流恢复有显著促进作用。

（5）**抗早孕作用** 毛梗稀签中二萜甙成分豨莶甙在20～40mg/kg剂量对大鼠有明显抗早孕作用。

（6）**抗单纯疱疹病毒作用** 豨莶草水或醇提物，同时给药(细胞瓶内同时加入药物和病毒)对单纯疱疹病毒有中等度的抑制作用，治疗给药(细胞瓶内先种病毒再加药物)仅水提取物有中等强度的抑制作用。

（7）**毒性** 豨莶草水煎液小鼠静脉注射LD_{50}为45.54±1.44g/kg，小鼠腹腔注射最大耐受量为人用量的400倍。

【炮制】（1）**酒豨莶草**：取豨莶草段，用黄酒拌匀，闷润至透，置适宜的蒸器内，加热蒸透呈黑色，取出，干燥。每豨莶草l00kg，用黄酒20kg。

（2）**蜜豨莶草**：取豨莶草段加蜂蜜拌匀，晾半干后，置蒸笼内，蒸1小时，取出，晒干。每菧莶草段100kg，用蜂蜜3kg。

饮片性状：①酒豨莶草表面呈黑色，微有酒气；②蜜豨莶草，微有光泽，略有粘性，味甜。

【性味归经】 味苦、辛，性寒。小毒。归肝、肾二经。

【功用主治】 祛风湿，通经络，清热解毒。主治风湿痹痛，筋骨不利，腰膝无力，半身不遂，高血压病，疟疾，黄疸，痈肿疮毒，风疹湿疮，虫兽咬伤。

《新修本草》："主热䘌、烦满不能食。""主金疮，止痛、断血、生肉，除诸恶疮，消浮肿。"

《本草拾遗》："主久疟、痰癔，生捣绞汁服，得吐出痰；亦碎敷蜘蛛咬、虫蚕咬、蠼螋溺疮。"

《开宝本草》："疗虎及狗咬疮。"

《履巉岩本草》："医软瘫风疾，筋脉缓弱。为末，酒凋服。"

《品汇精要》："治中风失音不语，口眼歪斜，时吐涎沫。补虚，安五脏，生毛发，明眼目，乌髭发，壮筋力。"

《本草蒙筌》："疗暴中风行邪，口眼歪斜者立效；治久渗湿痹，腰脚酸痛者殊功。"

《纲目》："治肝肾风气，四肢麻痹，骨痛膝弱，风湿诸疮。"

《中草药性备要》："洗痔疮，洗癣去肿。"

《医林纂要·药性》："坚骨，行肝，燥脾，去热。"

《分类草药性》："滋阴养血。"

《贵州民间方药集》："润肺止咳。"

《广西中药志》："其叶外敷虾钳疮(生两指隙间)。"

《常用中草药手册》(广州部队)："安神降压，祛风止痛。治神经衰弱、失眠、高血压、风湿痹痛，蛇虫咬伤。"

【临床应用】（1）**用于风湿痹证、风中经络等证**。豨莶能祛风湿、通经络、治风湿痹证，骨节疼痛，肢体麻木，脚弱无力，不能步履，或两手牵绊，不能仰举者，可单用本品以祛风通络而止痛，如《活人方汇编》豨莶散；亦常与臭梧桐合用，其效益佳，如《济世养生经验集》豨桐丸。若风中经络，口眼歪斜、语言蹇涩、半身不遂者，常与五加皮、当归、防风、红花等配伍，以祛风和血，通经活络，如《疡医大全》豨莶散。

（2）**用于高血压病**。豨莶有良好的降血压作用，可单味煎服，或配桑寄生、牛膝、臭梧桐等，以增强疗效。

（3）**用于疟疾**。豨莶有截疟之功。《本草拾遗》著录其治久疟，用生品捣汁服，引吐痰涎。现代临床以其干品煎服，连服数日，可以控制症状。

（4）**用于黄疸**。豨莶苦寒，入肝经而清利湿热，可与栀子、茵陈等同用，以利湿退黄。

（5）**于痈肿疮毒，风疹湿疮**。豨莶能活血消肿。治痈肿常与活血、解毒之品同用，如《乾坤秘韫》用之与乳香、白矾为散，热酒调服；亦可用其鲜品捣敷。若风疹湿疮，皮肤瘙痒，常与白鲜皮、苍耳子等煎汤熏洗，以祛风除湿而止痒。治虫兽咬伤，可用鲜品捣敷。

【用量用法】 内服：煎汤，9～12g，大剂量30～60g，捣汁或入丸、散。外用：捣敷，或研末撒，或煎水熏洗，适量。

【使用注意】 无风湿者慎服；阴虚者慎服；生用或大剂应用，易致呕吐。

《新修本草》："多则令人吐。"

《本草经疏》："凡病人患四肢麻痹、骨间疼、腰膝无力。由于脾、肾两亏、阴血不足，不因风湿而得者，不宜服之。"

《本草述》："忌铁。"

《药性纂要》："无风而类中者不可用也。"

《药性切用》："多服燥血。"

【附方】 （1）**治着痹症**：风、寒、湿三气着而成痹，以致血脉凝涩，肢体麻木，腰膝酸疼，二便燥结，无论痛风、痛痹、湿痰、风热，宜于久服，预防中风痿痹之病。豨莶草不拘多寡，去梗取叶，晒干，陈酒拌透，蒸过晒干，再拌再蒸，如法九次，晒燥，为细末，收贮听用。蜜丸，早空心温酒吞服四五钱。--《活人方汇编》之"豨莶散"

（2）**治湿痹**：感受风湿、或人嗜饮冒风，内湿外邪，传于四肢脉络，壅塞不舒，以致两足软酸疼痛，不能步履，或两手牵绊，不能仰举。凡辛劳之人，常患此症，状似风瘫。地梧桐(俗谓臭梧桐，不论花、叶、梗、子俱可用，采取切碎晒干，炒，磨末子)一斤，豨莶草(炒，磨末子)八两。上二味，和匀，炼蜜丸，如桐子大。早晚以白滚汤送下四钱。忌食猪肝、羊血、番茄等物。--《济生养生经验集》之"豨桐丸"

（3）**治疠风脚弱**：豨莶草(五月取赤茎者，阴干，以净叶，蜜、酒九蒸九晒)一斤，当归、芍药、熟地各一两，川乌(黑豆制，净)六钱，羌活、防风各一两。为末，蜜丸。每服二钱，空心温酒下。--《张氏医通》之"豨莶丸"

（4）**治中风**：口眼歪斜，时吐痰涎，语言涩，四肢缓弱，骨节疼痛，腰膝无力，亦能行大肠气，治三十五般风。豨莶草，用五月五日、七月七日、九月九日收采，洗去土，摘其叶，不拘多少，曝干，铺入甑中，用好酒和蜜，层层匀洒，蒸之，复晒，如此几次。为末，炼蜜丸如桐子大。每服四十丸或五十丸，空心无灰酒下。--《万氏家抄方》之"豨莶丸"

（5）**治高血压**：豨莶草、臭梧桐、复枯草各9g，水煎服，每日1次。--《青岛中草药手册》

（6）**治发背丁疮**：豨莶草、五叶草（即五爪龙)、野红花(即小蓟)、大蒜等分。擂烂，入热酒一碗，绞取汁，得汗散。

（7）**治痈疽肿毒，一切恶疮**：豨莶草(端午采者)一两，乳香一两，白矾(烧)半两，为末。每服2钱，热酒调下，毒重者连进三服，得汗妙。（6～7方均出自《乾坤秘韫》）

（8）**治乳劳痈**：火杴草、皂角刺、川山甲、黄蜂窠。上各烧存性为末，入轻粉，生清油调匀，敷疮上。

（9）**治风气行于肠胃泄泻**：火杴草，为末，醋糊丸，梧子大。每服三十丸，白汤下。（8～9方均出自《世医得效方》）

（10）**治翻胃及脾间诸疾，腹痛泄泻**：皱面地葱花(即火枚草花)不以多少，焙干，为细末，蜜煮面糊为丸，如梧桐子大。每服五十丸，白汤送下，不拘时候。--《百一选方》

（11）**治急性黄疸型传染性肝炎**：①普通型：豨莶草30g，山栀子9g，车前草、广金钱草各15g。加水1000ml，煎至300ml，分2次服，每日1剂。②重型(接近肝坏死)：豨莶草、地耳草各60～120g，黑栀子9g，车前草、广金钱卓各15g，一点红30g。加水3000ml，煎至300～400ml，分2次服，每日1剂。--《全国中草药汇编》

（12）**治慢性肾炎**：稀苓草30g，地耳草15g。水煎冲红糖服。--《浙江药用植物志》

（13）**治神经衰弱**：豨莶草、丹参各15g煎服。--《安徽中草药》

（14）**治肠风下血**：豨莶叶，酒蒸为末，炼蜜丸，每服9g，白汤下。--《本草汇言》引《方脉正宗》

（15）**治风热上攻，牙齿疼痛**：豨莶草，霜后收之，晒干为粗末。每用三钱，以滚汤泡，任意漱之，醋煎尤妙。--《古今医统》

（16）**治疟疾**：用豨莶草30g，煎服，治疗疟疾3500多例，有效率95%。--《全国中草药新医疗法展览会资料选编》，(1972)

（17）**治疗前列腺炎**：豨莶草30g，荔枝草20g，红花10g，川牛膝10g，水煎服，药渣加水煎后坐浴，治疗非淋菌性前列腺炎68例，有效率86.8%。--《中医杂志》,2001,4: 202

（18）**治疗地方性氟病**：豨莶草、鸡蛋壳各10份，甘草2份，制成水丸，每次4.5g，每日2次，配合功能锻炼，治疗28例，有效率85.7%。--《新医药学杂志》,1978,2: 31

豨莶果：主治蛔虫病。内服：煎汤，9～15g，早晨饭后煎浓汁顿服，连服2天。

豨莶根：祛风，除湿，生肌。主治风湿顽痹，头风，带下，烧烫伤。内服：煎汤，鲜品60～120g。外用：捣敷，适量。

附方 （1）**治风湿顽痹，腰膝酸楚**：稀签根60～90g，同猪脚(七寸)一只，黄酒200g，酌加水煎，分2～3次服。--《福建民间草药》

（2）**治头风剧痛**：豨莶根60～120g，合萱草、蒲公英、浙贝，水煎代茶频服。--《泉州本草》

（3）**治火烧伤、烫伤**：鲜豨莶根酌量，洗净，捣细，调花生油或麻油，敷患处。--《泉州本草》

（4）**治狂犬咬伤**：豨莶根和水煎，当茶服。并取鲜叶茎适量，和红糖、冷饭，共捣烂敷患处。--《闽南民间草药》

续断菊

【别名】 续断菊《全国中草药汇编》，大叶苣荬菜、白花大蓟、苦荬《湖南药物志》，圆再苦苣菜、败酱草（甘肃），鬼苦苣菜（台湾）。

【来源】 为菊科植物续断菊 *Sonchus asdper* (L.) Hill.的全草。

【植物形态】 一年生草本，高30～70cm。根纺锤状或圆锥状。茎分枝或不分枝，无毛或上部有头状腺毛。叶近革质，互生。下部叶叶柄有翅，中上部叶无柄，基部有扩大的圆耳；叶片羽状波裂，长6～15cm，宽1.5～8cm，边缘有不等长的尖刺。头状花序，5～10个，在茎顶密集成伞房状；梗无毛或有腺毛；总苞钟状，长10～12mm，宽10～15mm；总苞片2～3层，暗绿色；舌状花黄色，两性，结实。瘦果，长椭圆状倒卵形，压扁，褐色或肉色，两面各有3条纵肋，肋间无细皱纹；冠毛白色，毛状。花、果期5～11月。见（图871）

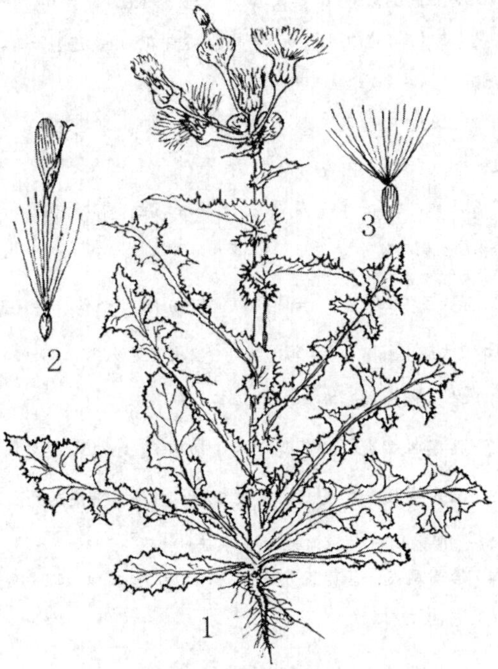

（图871）续断菊

1.植株 2.舌状花与瘦果 3.瘦果及冠毛

【生长分布】 生于路边、田边、沟渠、河岸、草坪等处。多分布于南部山区及公园、操场边、河边等处。

【采收加工】 春、夏采收，鲜用或切段晒干。

【主含成分】 本品含五环三萜醇9.8%，及其乙酸酯16.1%和其长链脂肪酸酯4.6%。其中三萜醇类成分有α-香树脂醇(*α-amyrin*)4%，β-香树脂醇(*β-amyrin*)8%，计曼尼醇(*germanicol*)6%，ψ-蒲公英甾醇(*ψ-taraxasterol*)17%，蒲公英甾醇(*taraxasterol*)36%，羽扇豆醇(*lupeol*)28%；三萜乙酸酯有α-香树脂酸乙酸酯(*α-amyrin acetate*)3%，β-香树脂醇乙酸酯(*β-amyrin acetate*)8%，计曼尼醇乙酸酯(*germanicolacetate*)5%，ψ-蒲公英甾醇乙酸酯(*ψ-taraxasterol acetate*)17%，蒲公英甾醇乙酸酯(*taraxasterol acetate*)21%，羽扇豆醇乙酸酯(*lupeol acetate*)44%。从干燥滇苦菜中还测得含C_{17-35}烷烃1.7%，C_{12-32}脂肪酯17.4%，三萜乙酸酯16.1%，C_{22-28}醇19%，甾醇11.7%。还从本品中分到表-无羁萜醇乙酸酯(*epi-friedelinol acetate*)，豆甾醇(*stignasterol*)，芹菜素(*apigenin*)，木犀草素(*luteolin*)及它们的7-葡萄糖醇酸甙。苦苣菜甙(*sonchuside*)D、E、F、G、H、I，及苦苣菜丁烯酮甙(*sonchuionoside*)A、B、C，淫羊藿甙(*icariside*)B。

【性味归经】 味苦，性寒。归肺、大肠经。

【功用主治】 清热解毒；凉血止血。主疮疡肿毒，小儿咳喘，肺痨咳血。

【用量用法】 内服：煎汤，9～15g，鲜品加倍。外用：鲜品捣敷，适量。

【附方】 (1)**治疔疮肿毒**：(续断菊)全草捣烂，敷患处。

(2)**治小儿气喘，乏力，颈软不坚**：大叶苣荬菜根9g，天冬6g，海藻3g，鳝鱼肉30g，黄精6g，党参6g，大枣35粒，水煎服。

(3)**治肺病咳血**：大叶苣荬菜根90g，小蓟根90g，水煎服。(1～3方均出自《湖南药物志》)

苣苣菜

【别名】 苣苣菜(邹平)，苣荬菜、荬菜、野苦菜、野苦荬、苦葛麻，苦荬菜、取麻菜、败酱草《中药志》，小蓟、荬菜《东北药用植物志》，苣菜《河北中药手册》，曲麻菜《陕甘宁青中草药选》，苦苦菜《甘肃中草药手册》，败酱《内蒙古中草药》，长裂苦苣菜。

【来源】 为菊科植物苣荬菜 *Sonchus brachyotus* DC.的全草。

【植物形态】 多年生草本，全株有乳汁。地下根状茎匍匐，着生多数须根。茎直立，无毛，茎常带有紫红色，但有的为灰白色，高20～100cm。叶互生，叶脉白色，稍带紫红，但有的为灰白，宽披针形或长圆状披针形，长8～20cm，宽2～5cm，先端钝，基部耳状抱茎，边缘有疏缺刻或浅裂，缺刻及裂片都具尖齿；基生叶具短柄，茎生叶无柄。头状花序顶生，单一或呈伞房状，直径2～4cm，；总花梗密被蛛丝状毛，或无毛；总苞钟形，长1.5～2cm，宽1～1.5cm；总苞片3～4层，外层苞片椭圆形，较短，内层较长，披针形；花全为舌状花，黄色；雄蕊5：雌蕊1，子房下位，花柱纤细，柱头2裂。瘦果长椭圆形，长约3mm，褐色，稍扁，具纵肋，冠毛细软，白色，长约1.2cm。花、果期6～10月。见（图872）

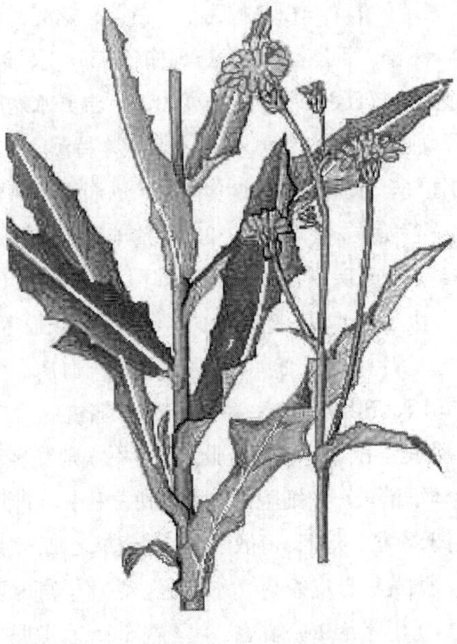

（图872）苣荬菜

【生长分布】 生于路边、田野、沟边湿地。邹平各地均有分布，但以北部地域分布广。

【采收加工】 夏季开花前采收。鲜用或晒干。

【性状鉴别】 根圆柱形，下部渐细，表面淡黄棕色，顶端具基生叶痕和茎。茎圆柱形，表面淡黄棕色。叶皱缩或破碎，上面深绿色，下面灰绿色，完整叶片展平后呈宽披针形或长圆状披针形，长 8～16cm，宽 1.5～2.5cm，先端有小尖刺，基部呈耳状抱茎。有时带有残存的头状花序。质脆易碎。气微，味淡，微咸。

【主含成分】 全草含油酯，蜡醇，胆碱，转化糖，酒石酸。鲜品并含甘露醇及氧化酶等。乳汁中含甘露醇（*mannitol*），左旋肌醇（*inositol*），苦味素等。

【药理】 水煎浓缩酒精提取液在试管内，用美蓝脱色法对急性淋巴细胞型白血病、急性及慢性粒细胞型白血病血细胞的脱氧酶，均有明显的抑制作用，具抗癌活性。

【性味归经】 味苦、辛，性寒。归胃、大肠、肝经。

【功用主治】 消热解毒、凉血、利湿、消肿排脓、祛瘀止痛。主治咽喉肿痛，疮疖肿毒，痔疮，急性菌痢，肠炎，肺脓疡，急性阑尾炎，吐血，衄血，咯血，尿血，便血，崩漏。

《东北药用植物志》："全草地上部分为利尿剂及止血药。"

《吉林中草药》："凉血，止血，解毒。治肺热吐血，便血，尿血，血崩。"

《内蒙古中草药》："清热解毒，排脓，凉血，活血。主治阑尾炎，痢疾，肠炎，疮疖痈肿，肺脓肿，吐血，衄血，痔疮。"

《河北中草药》："善清热燥湿，尤以清泄大肠湿热为著，并有解毒消痈、活血散瘀之力。用治肠痈，菌痢，内痔肿痛以及疮毒痈肿，喉痹肿痛，湿热带下，产后瘀血腹痛等症。"

《抗癌本草》："(治)宫颈癌赤白带下，直肠癌，肛门癌。"

【临床应用】 （1）**用于各类肿瘤**。①用于食管癌。苣荬菜、山豆根、夏枯草、白鲜皮各 120g，黄药子、拳参各 60g 共研细末，炼蜜和丸，丸重 6g，每服 1～2 丸，温开水送，日 2 次。能使反食、瘀痛及胀闷等多种压迫症状缓解，吞咽顺利，亦宜于贲门癌。②用于直肠癌。苣荬菜、白花蛇舌草、白英、龙葵、半枝莲、忍冬藤各 30g，红藤、蒲公英、槐角、地榆各 15g，水煎 3 次，合并煎液，制成浸膏。每服 30 毫升，日 2~3 次，温开水送服。外用鲜苣荬菜 60g，煎浓汤熏洗患处，日 1～2 次，持续 1～2 周后，能使大便逐渐通畅，脓血消失，饮食恢复，肿瘤组织明显缩小。③用于宫颈癌。苣荬菜、土茯苓各 30g，蜀羊泉、海螵蛸、薏苡仁各 24g，香茶菜、墓头回各 15g，黑木耳、茜草根各 9g，水煎 2 次，早、晚分服，日 1 剂。持续至淤痛、白带及出血等症状消失，癌肿缩小，迄涂片检查癌细胞阴性。④用于白血病。苣荬菜、黄芪、鳖甲、龟版、熟地各 15g，急性子、赤芍各 9g，红花、三棱、莪术各 6g，水煎 2 次，早、晚分服。能使不规则发热、疼痛、出血、淤斑等体征消失，白细胞缩小，脾肿大缩小，病情好转。

（2）**用于肠痈、炎症**。有散淤滞、消炎痛之功。治疗阑尾炎：苣荬菜 15g，大黄牡丹皮各 9g，水煎服。治疗子宫内膜炎：苣荬菜 15g，当归、川芎各 9g，乳香、没药各 3g，水煎服。

【用量用法】 内服：煎汤，9～15g，鲜品 30～60g，或鲜品绞汁。外用：煎汤熏洗，或鲜品捣敷，适量。

【附方】 （1）**治急性咽炎**：鲜苣荬菜 30g，灯芯草 3g，水煎服。--《山西中草药》

（2）**治乳腺炎，疮毒**：鲜品(苣荬菜)30～60g，捣烂敷患处。--《云南中草药选》

（3）**治疮毒痈肿**：败酱草、紫花地丁各 25g，水煎服。

（4）**治内痔脱出发炎**：败酱草 60g，煎汤，熏洗患处，每日 1～2 次。（3～4 方均出自《沙漠地区药用植物》）

（5）**治肠炎，痢疾**：败酱 60g，马齿苋 30g，金银花 15g，甘草 9g，水煎服。--《内蒙古中草药》

（6）**治肺脓疡，咯脓血**：①败酱草洗净，每日生食 5～6 根，早晨空腹嚼服。 ②败酱草、鲜芦根各 30g，水煎服。--《天津中草药》

（7）**治急性阑尾炎**：①苣荬菜 30g，薏苡仁 15g，赤芍 9g，附子 6g，水煎服。--《山西中草药》 ②败酱草 15g，金银花 30g，连翘、赤芍、丹皮各 12g，水煎服。--《沙漠地区药用植物》

（8）**治吐血**：苣荬菜 50g，生地 50g，水煎服，日服 2 次。--《东北药用植物志》

（9）**治尿血，吐血**：鲜苣荬菜适量，捣烂绞汁，每次半茶杯，日服 3 次。--《长白山植物药志》

（10）**治大便下血**：生败酱草 180g，蜜 30g(患儿酌减)。将败酱草洗净，切碎，用水 2 大碗，煎取 8 分，调入蜜，分 2 次空腹服。--《天津中草药》

（11）**治急性细菌性痢疾**：苣荬菜一两，水煎服。

（12）**治急性咽炎**：鲜苣荬一两（切碎），灯心草一钱，水煎服。

（13）**治内痔脱出发炎**：苣荬菜二两。煎汤，熏洗患处，每天一至二次。（11～13 方均出自《河北中药手册》）

（14）**治阑尾炎**：苣荬菜五钱至一两，红藤二两，水煎服。--《常见混淆中草药的识别》

苦苣菜

【别名】 苦苣菜《纲目》，苦菜、荼草、选《本经》，游冬《别录》，苦马菜《滇南本草》，老鸦苦荬《医林纂要·药性》，滇苦菜《植物名实图考》，苦苣《嘉祐本草》，野苣《千金·食治》，褊苣《嘉祐本草》，东北苦菜《东北植物检索表》，兔仔菜《广州植物志》。

【来源】 为菊科植物苦苣菜 *Sonchus oleraceus* L.的全草。

【植物形态】 一年生或二年生草本，高 30～100cm；根纺锤状。茎直立，不分枝或上部分枝，中空，无毛或上部有腺毛，具乳汁。叶互生，柔软，无毛；下部叶叶柄有翅，基部扩大抱茎；中上部叶无柄，基部宽大呈戟耳形。叶长椭圆状阔披针形，长 15～25cm，宽 3～6cm，羽状分裂，大头羽状全裂或半裂，顶裂片大，宽三角形，侧裂片长圆形或三角形，边缘有不规则的刺状尖齿。头状花序数个，在茎顶排成伞房状，直径约 1.5cm；梗或总苞下部疏生腺毛；总苞钟状，长 10～12mm，宽 10～15mm。暗绿色；总苞片 2～3 层，先端尖，背面疏生腺毛和微毛，外层苞片卵状披针形，内层苞片披针形；舌状花黄色，长约 1.3cm。瘦果长椭圆状倒卵形，压扁，长 2.5～3mm，褐色或红褐色，边缘有微齿，两面各有 3 条高起的纵肋，肋间有横纹；冠毛白色，毛状，长 6～7mm。

花、果期5～8月。见下（图873）

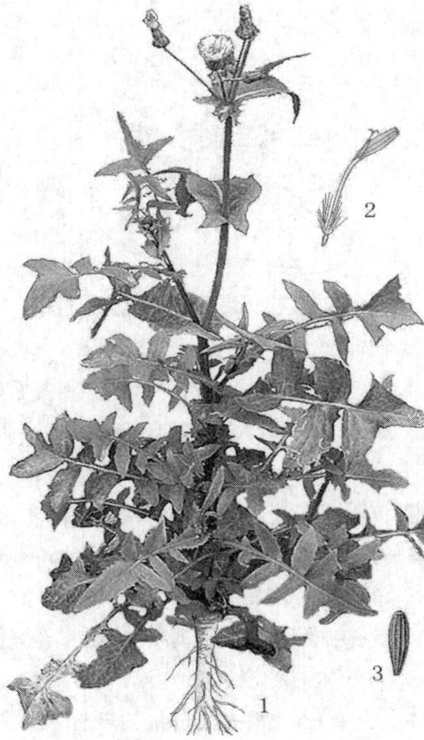

（图873）苣荬菜

1.植株 2.舌状花 3.瘦果

【生长分布】 生于花园草坪、田间、路旁、荒野、住宅附近。邹平城区及南部山区有分布。

【采收加工】 冬、春、夏三季均可采收，鲜用或晒干。

【性状鉴别】 根呈纺锤形，灰褐色，有多数须根。茎呈圆柱形，上部呈压扁状，长45～95cm，直径4～8mm，表面黄绿色，茎基部略带淡紫色，具纵棱，上部有暗褐色腺毛；质脆，易折断，断面中空。叶互生，皱缩破碎，完整叶展平后呈椭圆状广披针形，琴状羽裂，裂片边缘有不整齐的短刺状齿。有的在茎顶可见头状花序，舌状花淡黄色，或有的已结果。气微，味微咸。

【主含成分】 **地上部分**：含一新二糖类化合物，还含苦苣菜甙（*sonchuside*）A、B、C、D，葡萄糖中美菊素（*glucoza-luzanin*）C，9-羟基葡萄糖中美菊素（*macroliniside*）A，假还阳参甙（*crepidiaside*）A及毛连菜甙（*picriside*）B、C。木犀草素-7-O-吡喃葡萄糖甙（*cinaroside*），金丝桃甙（*hyperoside*），蒙花甙（*linarin*），芹菜素（*apigenin*），槲皮素（*quercetin*），山柰酚（*kaempferol*）。

花：含木犀草素（*luteolin*），槲皮素，槲皮黄甙（*quercimer-itrin*），木犀草素-7-O-吡喃葡萄糖甙，木犀草素-7-O-呋喃葡萄糖甙（*isocynaroside*）及木犀草素-7-β-D-吡喃葡萄糖醛酸甙（luteolin-7-β-D-glucuronopyranoside）

种子油：含斑鸠菊酸（*vernolic acid*）13.7%。

叶：还含维生素（*vitamin*）C。

【性味归经】 味苦，性寒。归心、脾、胃、大肠经。

【功用主治】 清热解毒，凉血止血。主治肠炎，痢疾，黄疸，淋证，咽喉肿痛，痈疮肿毒，乳腺炎，痔瘘，吐血，衄血，咯血，尿血，便血，崩漏。

《本经》："主五脏邪气，厌谷，胃痹。久服安心益气，聪察少卧，轻身耐老。"

《别录》："（疗）肠澼，渴，热中疾，恶疮。耐饥寒，高气不老。"

《本草拾遗》："捣叶敷小儿闪癖；煮汁服，去暴热目黄、秘塞。"

《日华子》："敷蛇咬。"

《本草衍义》："（叶）折之白乳汁出，常常点瘊子自落。（花）去中热，安心神。"

《珍珠囊补遗药性赋》："主头疼。痢生（疾）腹痛，除痰下气消宿食。"

《滇南本草》："凉血。治血热妄行，止一切血症：吐血，呕血，咯血，咳血，衄血，大肠下血，女子逆经倒血，消痰，消瘿瘤，消咽喉结气，化痰毒，洗疮毒。"

《本草会编》："明目。主诸痢。"

《纲目》："治血淋，痔瘘。"

《医林纂要·药性》："泻心解暑，去热除烦，通乳。"

《湖南药物志》："祛湿，清热解毒。主治痈疽脓肿，无名肿毒，乳痈。"

《全国中草药汇编》："清热解毒，凉血止血。生治肠炎，痢疾，急性黄疸型传染性肝炎，阑尾炎，乳腺炎，口腔炎，咽炎，扁桃体炎，吐血，衄血，咯血，便血，崩漏，外用治痈疮肿毒，中耳炎。"

【用量用法】 内服：煎汤，15～30g。外用：鲜品捣敷，或煎汤熏洗，或取汁涂搽，适量。

【使用注意】 《本草经疏》："脾胃虚寒者忌之。"

《随息居饮食谱》："不可共蜜食。"

【附方】 （1）**治暴热身黄，大便闭塞**：苦菜煮汁服之。--《普济方》

（2）**治黄疸**：苦苣菜花子(研细)10g，水煎服。--《东北药用植物志》

（3）**治肝硬化**：苦苣菜、酢酱草各30g，用猪肉炖服。--《长白山植物药志》

（4）**治虫蛇咬**：用苦荬捣后敷之。--《卫生易简方》

（5）**治乳腺炎**：苦苣菜鲜全草适量，捣烂敷患处。--《浙江药用植物志》

（6）**治对口恶疮**：野苦荬擂汁一钟，入姜汁一匙，和酒服，以渣敷。--《纲目》引《唐瑶经验方》

（7）**治扁桃体炎**：鲜苦马菜30g，贯众30g，共捣烂，冷开水浸泡。兑红糖服，频饮。

（8）**治吐血，鼻衄，咳血**：苦马菜、韭菜各等量。榨取自然汁20ml，陈石灰烧后浸水，取20ml，兑入上二药剂中服用。

（9）**治大肠下血**：苦马菜根15g，草血竭15g，五叶草根15g，水煎服。

（10）**治口腔炎**：苦马菜、马鞭草等量，水煎服。（7～10方均出自云南《曲靖中草药手册》）

祁州漏芦

【别名】 漏芦《本经》，野兰《本经》，鹿骊《本草经集注》，鬼油麻《日华子》，和尚头《吉林中草药》，大头翁《东北中草药》，独花山牛蒡《甘肃中草药》，祁漏芦《中国药材商品学》，大花蓟《中国高等植物图鉴》，打锣锤(河南)，狼头花、大袋花(内蒙古)，龙葱根(河南)，毛头(江苏)。

【名释】 黑训卢。漏，漉，极也。《蜀本草》："漏芦……日干之，黑于众草。"因"干而黑。"故得名

【来源】 为菊科植物祁州漏芦 *Rhaponticum uniflorum* (L.)DC.的根。

【植物形态】 多年生草本，高 30～100cm；根状茎粗厚。根直，圆柱形，直径 1～2cm，上部密被残存叶茎。茎直立，不分枝，簇生或单生，灰白色，有绵毛，有褐色残存的叶柄。基生叶及下部茎生叶倒披针形，长 10～24cm，宽 4～9cm，羽状深裂或几全裂，侧裂片 5～12 对，椭圆形或倒披针形，边缘有不规则牙齿，有长 6～20cm 的叶柄；中上部茎生叶渐小，与基生叶及下部茎生叶同形，无柄或有短柄；全部叶两面灰色，有稠密或稀疏蛛丝状毛、多细胞糙毛和黄色小腺点；叶柄有密蛛丝状绵毛。头状花序单生茎顶，花序梗粗壮，裸露或有少数钻形小叶；总苞半球形，直径 3.5～6cm；总苞片约 9 层，覆瓦状排列，向内层渐长，全部苞片先端有膜质附属物，附属物长达 1cm，宽达 1.5cm，浅褐色；全部小花两性，管状，花冠紫红色，长 3.1cm，花冠裂片长 8mm。瘦果有 3～4 棱，楔状，长 4mm，宽 2.5mm，顶端有果喙，侧生着生面；冠毛刚毛状，具羽状短毛，褐色，多层，向内层渐长，长达 1.8cm，基部连合成环，整体脱落。花、果期 4～9 月。见（图 874）

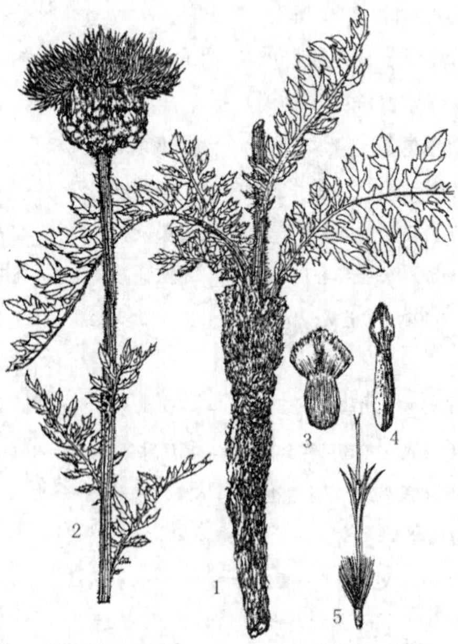

（图 874）**祁州漏芦**

1.根部 2.头状花序 3.外层苞片 4.内层苞片 5.管状花

【生长分布】 生于林缘、干燥山坡、草丛向阳处。邹平会仙山、鹤伴山、摩诃山均有分布。

【采收加工】 秋后采收，除去泥土，鲜用或晒干。

【性状鉴别】 本品呈圆锥形或扁片块状，多扭曲，长短不一，直径 1～2.5cm。表面暗棕色、灰褐色或黑褐色，粗糙，具纵沟及菱形的网状裂隙。外层易剥落，根头部膨大，有残茎及鳞片状叶基，顶端有灰白色绒毛。体轻，质脆，易折断，断面不整齐，灰黄色，有裂隙，中心有的呈星状裂隙，灰黑色或棕黑色。气特异，味微苦。

【显微鉴别】 （1）本品横切面：表皮常已脱落，后生皮层为数层至 20 余层棕色细胞，壁稍厚，木化及木栓化。韧皮部较宽广，射线宽。形成层成环。木质部导管较多，大型导管群常与小型导管群相间排列；木射线常有径向裂隙，中央有时呈星状裂隙，其周围的细胞壁木栓化。薄壁组织中有分泌管分布，内含红棕色分泌物。见（图 875）

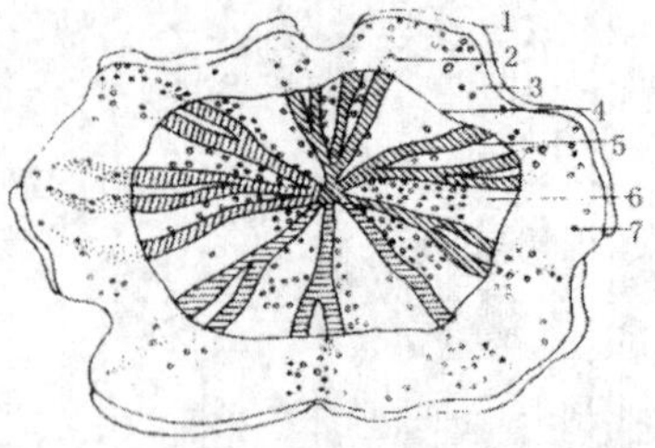

（图 875）**祁州漏芦(根)横切面简图**

1.后生皮层 2.韧皮部 3.韧皮射线 4.形成层 5.木质部 6.木射线 7.油室

（2）粉末特征：棕色。网纹导管和具缘纹孔导管较多，直径约至 133μm。分泌管长条状，直径 24～68μm，内含红棕色分泌物。根头部非腺毛细胞甚长，木化，长 0.5～4mm，直径 20～30μm。后生皮层细胞类方形或长方形，壁稍厚，红棕色，木化及木栓化。

【理化鉴别】 （1）取祁州漏芦醇溶液(1g/ml)1ml，加 1% 三氯化铁试液 1 滴，产生黄棕色沉淀。

（2）取祁州漏芦醇溶液 1 滴于滤纸上，在紫外光灯下观察，显亮蓝色荧光，再滴加三氯化铁试液 1 滴，呈黄绿色，荧光消失。

（3）取本品粉末 1g，加甲醇 20ml，超声处理 20 分钟，滤过，滤液蒸干，残渣加乙酸乙酯 1ml 使溶解，作为供试品溶液。另取漏芦对照药材 1g，同法制成对照药材溶液，照薄层色谱法试验，吸取上述两种溶液各 5μl，分别点于同一硅胶 G 薄层板上，以环己烷-丁酮(4:1)为展开剂，展开，取出，晾干，置紫外光灯(365nm)下检视。供试品色谱中，在与对照药材色谱相应的位置上，显相同的荧光斑点。

【主含成分】 地上部分含γ-内酯素(*γ-Lactones*)、黄酮、皂甙，根含挥发油 0.1%，尚含酚性物质。

【性味归经】 味苦、咸，性寒。归胃、大肠、肝经。

【功用主治】 清热解毒，消痈，下乳，舒筋脉。主治疮疖肿毒，乳痈，腮腺炎，淋巴结结核，痔瘘，疥癣痒疹，目赤肿痛，痢疾，蛔虫腹痛，风湿痹痛，闪腰岔气，跌打损伤，产后乳汁不下。

《本经》："主皮肤热，恶疮，疽痔，湿痹，下乳汁。久服轻身益气，耳目聪明，不老延年。"

《别录》："止遗溺，热气疮痒如麻豆，可作浴汤。"

《本草经集注》："疗诸瘘(疮)疥。此久服甚益人。"

《药性沦》："治身上热毒风生恶疮，皮肌瘙痒瘾疹。"

《日华子》："治小儿壮热，通小肠，(治)泄精，尿血，风赤眼，乳痈，发背，瘰疬，肠风，排脓，补血，治扑损，续筋骨，敷金疮，止血长肉，通经脉。"

《医林纂要·药性》："泻火，解热，软峰，杀毒。"

《药性切用》："软坚消瘿，泻热解毒。"

《南京民间草药》："活血，发散。治跌打损伤。"

《东北常用中学药手册》："清热解毒，排脓通乳。主治乳腺炎，乳汁不通，腮腺炎，淋巴结核，痔漏，疖肿。"

《吉林中草药》："消肿行瘀。治痈疮，乳闭，闪扭岔气。"

《安徽中草药》："主治慢性痢疾，产后带下，疮痒疥癣，小儿疳积。"

《全国中草药汇编》："主治风湿关节炎。"

【临床应用】 （1）**用于乳痈、疮疖肿毒**。漏芦清热解毒，消肿排脓，尤善通乳，故为治疗乳痈之要药，常与蒲公英、瓜蒌、牛蒡子等同用，或与瓜蒌、蛇蜕相伍，如《局方》漏芦散；用于疮疖肿毒，可配伍金银花、连翘、蒲公英等，或与黄芪、连翘相伍，如《集验背疽方》漏芦汤；治腮腺炎，可与板蓝根、大青叶配伍；治淋巴结结核，可与夏枯草、连翘、贝母同用。

（2）**用于产后乳汁不下**。漏芦善于通乳，常与穿山甲、王不留行、通草等配伍，或与石钟乳、瓜蒌根相伍，如《千金要方》漏芦散。若属气血虚弱所致乳汁不足者，可配伍黄芪、当归、猪蹄等大补气血之品，以助生化之源。

【用量用法】 内服：煎汤，9～15g。外用：研末醋调敷，或鲜品捣敷，适量。

【使用注意】 疮疡阴证及孕妇禁服。

《冯氏锦囊·药性》："妇人妊娠及疮疡阴证平塌不起者禁用。"

《本草正义》："苟非实热，不可轻用，不独伤阴，尤损正气。"

【附方】 （1）**治疽作二日后，退毒下脓**：黄芪（生用）、连翘各一两，大黄一分（微炒），漏芦一两（有白茸者），甘草半两（生用），沉香一两。上为末，姜、枣汤调下。--《集验背疽方》之"漏芦汤"

（2）**治乳妇气脉壅塞，乳汁不行，及经络凝滞，乳内胀痛，留蓄邪毒，或作痈肿**：漏芦二两半，瓜蒌十个（急火烧焦存性），蛇蜕十条（炙）。上为细散，每服二钱，温酒调服，不拘时，良久吃热羹汤助之。--《局方》

（3）**治瘰疬，排脓，止痛，生肌**：漏芦、连翘、紫花地丁、贝母、金银花，甘草、夏枯草各等分，水煎服。--《本草汇言》

（4）**治皮肤瘙痒，阴疹，风毒，疮疥**：漏芦、荆芥、白鲜皮、浮萍、牛膝、当归、蕲蛇，枸杞子各一两，甘草六钱，苦参二两。浸酒蒸饮。--《本草汇言》

（5）**治流行性腮腺炎**：板蓝根一钱，漏芦一钱半，牛蒡子四分，甘草五分，水煎服。--《新疆中草药手册》

（6）**治历节风，筋脉拘挛，骨节疼痛**：漏芦半两（去芦头，麸炒），地龙（去土，炒）半两。上二味捣罗为末。先用生姜二两取汁，蜜二两，同煎三、五沸，入好酒五合，以瓷器盛。每用七分盏调药末一钱半匕，温服不拘时。--《圣济总录》之"古圣散"

（7）**治小儿无辜疳痢，羸弱，不欲饮食，及腹内虫动作，多吐清水**：漏芦二两，猪肝一两（焙干），楮树根白皮一两（锉）。上药，捣罗为末，炼蜜和捣一、二百杵，丸如弹子大。每服以温水研一丸，不计时候，量儿大小，分减服之。--《圣惠方》之"漏芦丸"

（8）**治冷劳泄痢，及妇人产后带下诸疾**：漏芦（去芦头）一两，艾叶（去梗炒）四两。上二味，捣罗为末，用米醋三升，入药末一半，先熬成膏，后入余药和丸如梧桐子大。每服三十丸，温米饮下，食前服。--《圣济总录》

（9）**治室女月水不调**：漏芦（去芦头）、当归（切，焙）、红花子、枳壳（去瓤，麸炒）、白茯苓（去黑皮）、人参各半两。上六味，粗捣筛，每服三钱匕，水一盏，煎七分，去滓，温服，不拘时。--《圣济总录》之"漏芦汤"

（10）**治白秃**：五月收漏芦草，烧作灰，膏和使涂之，先用盐汤洗。乃敷。--《补缺肘后方》

（11）**治痈肿疮毒**：漏芦15g，连翘9g，黄柏12g，大黄、甘草各3g，水煎服。--《河北中草药》

（12）**治乳痈红肿**：漏芦、蒲公英、金银花各15g，土贝母9g，甘草6g，水煎服。--《江西中草药》

（13）**治子宫癌瘤**：漏芦24g，马兰子(炒)18g，水煎服，每日1剂。--《中医秘验方》

（14）**治乳腺癌**：漏芦15g，天葵子30g，八角莲9g，芸苔子30g，地鳖虫9g，白蔹30g，木馒头9g，露蜂房9g，水煎服。--《抗癌本草》

（15）**治产后缺乳**：漏芦、王不留行符15g，路路通12g，通草6g，水煎服。--《河北中草药》

（16）**治慢性痢疾，产后带下**：漏芦、艾叶各等量。共研细末，米醋熬沸作丸。每服6g，每日2次。--《安徽中草药》

（17）**治蛔虫腹痛**：漏芦9g，川椒4.5g，吗悔15g，煎服。--《安徽中草药》

万寿菊

【别名】 万寿菊花《植物名实图考》，臭芙蓉《植物名实图考》，金菊《民间常用草药汇编》，黄菊、红花、柏花、里苦艾《广西药用植物名录》，蜂窝菊、金花菊、金鸡菊《昆明民间常用草药》。

【名释】 万寿，喻其花期长久。

【来源】 为菊科植物万寿菊 *Tagetes erecta* L.的花。

【植物形态】 一年生草本，高50～150cm。茎直立，粗壮，具纵细条棱，分枝向上平展。叶羽状分裂，长5～10cm，宽4～8cm，裂片长椭圆形或披针形，边缘具锐锯齿，上部叶裂片的齿端有长细芒；沿叶缘有少数腺体。头状花序单生，径5～8cm，花序梗顶端棍棒状膨大；总苞长1.8～2cm，宽1～1.5cm，杯状，顶端具齿尖；舌状花黄色或暗橙色；长2.9cm，舌片倒卵形，长1.4cm，宽1.2cm，基部收缩成长爪，顶端微弯缺；管状花花冠黄色，长约9mm，顶端具5齿裂。瘦果线形，基部缩小，黑色或褐色，长8～11mm，被短微毛；冠毛有1～2个长芒和2～3个短而钝的鳞片。花期7～9月。见下（图876）

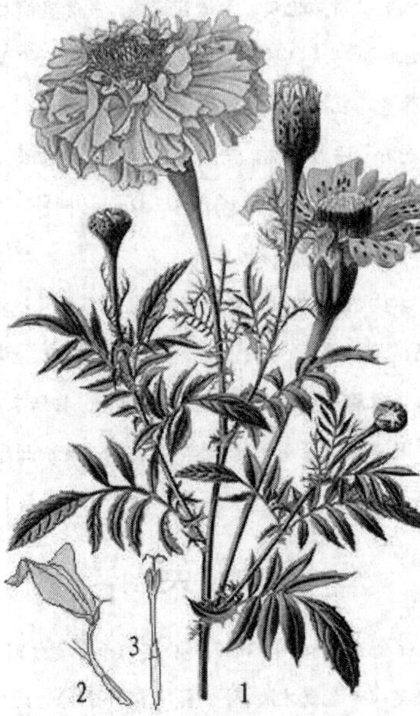

（图876）**万寿菊**（1.植株上部 2.舌状花 3.管状花）

【生长分布】 原产墨西哥。生于向阳温暖湿润环境。邹平多栽培于公园、街道边。

【采收加工】 夏、秋季采花，鲜用或晒干。

【栽培要点】 **生物学特性** 喜温暖湿润的环境，平原、山坡均可种植。对土壤要求不严，但在向阳处生长较好。，

栽培技术 种子繁殖。种子每年11月成熟，此时将种子采下，除去杂质，保存至明年3、4月播种，穴播，穴距33cm，穴深3cm，覆土0.5cm，每1小时m^2用种量7.5kg左右。也可育苗移栽，于苗高10～15cm时移栽。

田间管理 生长期间应中耕除草，追肥1～2次。第1次在苗高10～15cm时进行，并结合匀苗、补苗，每穴留壮苗2株。第2次可在封垅前进行，追肥以人粪尿为主。

【主含成分】 其主要化学成分为类胡萝卜素、黄酮类和萜类。

花含万寿菊属甙(*tageliin*)0.1%，α-三联噻吩(*α-terthienyl*)，堆心菊素(*heleni-en*)0.74%。还含，类胡萝卜素成分(*carotenoid*)，包括：八氢番茄烃(*phytoene*)，六氧番茄烃(*phy!otluene*)，β-胡萝卜素(*β-carotene*)，5，6-单环氧-β-胡萝卜素(*5，6 monoepoxy-β-carotene*)，5，6-二环氧-β-胡萝卜素(*5，6-diepoxy-β-carotene*)，β-胡箩卜素氧化物(*nmtatochrome*)，隐黄质(*cryptoxanthin*)，叶黄素(*lutein*)，菊黄质(*chrysanthemaxanthin*)，毛茛黄质(*flavoxantbin*)，异堇黄质(*auroxanthin*)等。还含，除虫菊素(*pyrethrin*)，二噻吩衍生物，叶黄素二棕榈酸酯(*lutein dipalmitale*)，叶黄素二肉豆蔻酸酯(*1utein dimyrislate*)，叶黄素单肉豆蔻酸酯(*1utein monomyrislate*)，丁香酸(*syringic acid*)，槲皮素(*quercetin*)，3，5-二羟基-4-甲氧基苯甲酸甲酯(*melhyl-3，5-dihydroxy-4-methoxy-benzoate*)，另含,辣薄荷酮(*piperitone*)，丁香烯(*caryophyllene*)。

【药理】 花有香味，可做芳香剂；以前曾用作抑菌、镇静、解痉剂。其他同属植物(Tagetes minuta)含有挥发油，有镇静、降压、扩张支气管、解痉及抗炎作用。

【性味归经】 味苦、微辛，性凉。归肺、肝、心三经。

【功用主治】 平肝清热，解毒消肿，化痰止咳。主治上呼吸道感染，白日咳，结膜炎，口腔炎，牙痛，咽炎，眩晕，小儿惊风，闭经，血瘀腹痛，痈疮肿毒。

《广西本草选编》："清热化痰，主治百日咳，气管炎，目赤肿痛，牙痛。"

《全国中草药汇编》："清热解毒，化痰止咳。主治上呼吸道感染，咽炎，口腔炎。外用治腮腺炎，乳腺炎，痈疮肿毒。"

《南宁市药物志》："平肝清热，治头晕目眩，小儿惊风。"

【用量用法】 内服：煎汤，3～9g。外用：煎水熏洗,或研粉外敷，或鲜品捣敷，适量。

【附方】 （1）**治百口咳**：蜂窝菊15朵，煎水兑红糖服。

（2）**治气管炎**：鲜蜂窝菊30g，水朝阳9g，紫苑6g，水煎服。

（3）**治腮腺炎，乳腺炎**：蜂窝菊、重楼、银花。共研末，醋调外敷患部。

（4）**治牙痛，目痛**：蜂窝菊15g，水煎服。（1～4方出自《昆明民间常用草药》）

蒲公英

【别名】 蒲公英《本草图新》，凫公英《千金要方》，蒲公草、耩褥草《新修本草》，仆公英《千金翼方》，仆公罂《本草图经》，地丁《本草衍义》，金簪草《土宿本草》，孛孛丁菜、黄花苗、黄花郎《救荒本草》，鹁鸪英《庚辛玉册》，婆婆丁《滇南本草》，白鼓丁《野菜谱》，黄花地丁、蒲公丁、耳瘢草、狗乳草《纲目》，奶汁草《本经逢原》，残飞坠《生草药性备要》，黄狗头《植物名实图考》，卜地蜈蚣、鬼灯笼《草木便方》，黄花草、古古丁《江苏植物志》，茅萝卜《咽川中药志》，黄花三七《杭州药植志》。

【来源】 为菊科植物蒲公英*Taraxacum mongolicum* Hand.-Mazz.、白缘蒲公英*Taraxacum platypecidum* Diels等同属多种植物的带根全草。

【植物形态】 （1）**蒲公英** 多年生草本，含白色乳汁，高10～25cm。根圆锥状，多单一而长。叶根生，莲座状排列；叶片矩圆状披针形、倒披针形或倒卵形，长6～15cm，宽2～3.5cm，先端尖或钝，基部狭窄，下延成叶柄状，边缘浅裂或作不规则羽状分裂，裂片齿牙状或三角状，全缘或具疏齿，绿色，或在边缘带淡紫色斑，被白色丝状毛。花茎上部密被白色丝状毛；头状花序单一，顶生，直径2.5～3.5cm，全部为舌状花，两性：总苞钟状，总苞片多层，外层较短，卵状披针形，先端尖，有角状突起，内层线状披针形，先端呈爪状；花冠黄色，长1.5～1.8cm；宽2～2.5mm，先端平截，5齿裂；雄蕊5，着生于花冠管上，花药合生成筒状，包于花柱外，花丝分离，白色，短而稍扁；雌蕊1，子房下位。长椭圆形，花柱细长，柱头2裂，有短毛。瘦果倒披针形，长4～5mm，宽约1.5mm，外具纵棱，有多数刺状突起，顶端具喙，着生白色冠毛。花、果期5～9月。见下（图877）

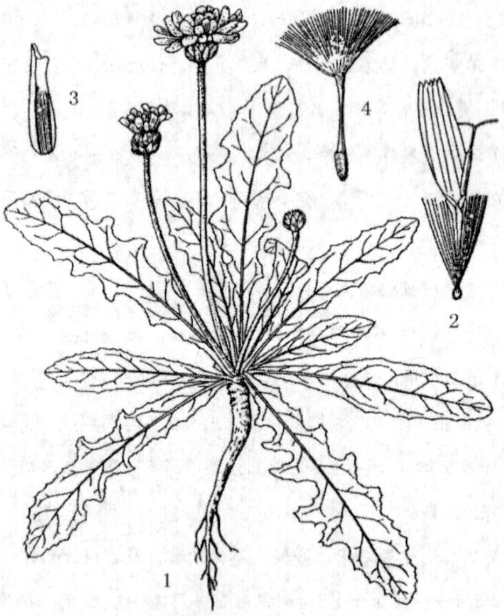

（图877）**蒲公英**

1.植株 2.舌状花 3.总苞 4.瘦果及冠毛

（2）**白缘蒲公英** 多年生草本。根颈部有黑褐色残存叶柄。叶宽倒披针形或披针状倒披针形，长10～30cm，宽2～4cm，羽状分裂，每侧裂片5～8片，裂片三角形，全缘或有疏齿，侧裂片较大，三角形，疏被蛛丝状柔毛或几无毛。花葶1至数个，高达45cm，上部密被白色蛛丝状绵毛；头状花序大型，直径约4～4.5cm；总苞宽钟状，长1.5～1.7cm，总苞片3～4层，先端小角或有或无；外层苞片中间有暗绿色纵带，两边为白色膜质纵带，上端粉红色，被疏睫毛，内层总苞片长圆状线形或线状披针形，长约为外层总苞片的2倍；舌状花黄色，边缘花舌片背面有紫红

色条纹，花柱和柱头暗绿色，干时多少黑色。瘦果淡褐色，长约4mm，宽1～1.4mm，上部有刺状小瘤，顶端突然缢缩为圆锥至圆柱形的喙基，喙基长约1mm，喙纤细，长8～12mm；冠毛白色，长7～10mm。花果期5～7月。见（图878）

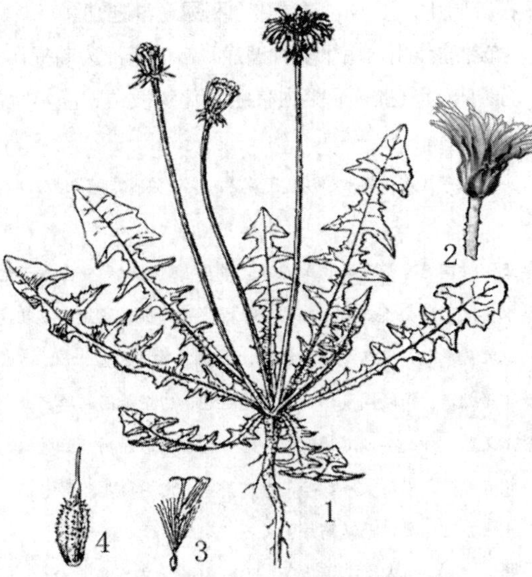

（图878）**白缘蒲公英**

1.植株 2.头状花序（可见外层总苞片两边具白色膜质带） 3.舌状花 4.瘦果

【生长分布】 生于山坡草地、路旁、河岸沙地及田间。蒲公英分布于邹平各地地，东北蒲公英多生于黄河沿岸乡镇。

【采收加工】 4～5月开花前或刚开花时连根挖取，除净泥土，晒干。

【性状鉴别】 （1）**蒲公英** 全草呈皱缩卷曲的团块。根圆锥状，多弯曲，长3～7cm，表面棕褐色，抽皱，根头部有棕褐色或黄白色的茸毛，有的已脱落。叶基生，多皱缩破碎，完整叶倒披针形，长6～15cm，宽2～3.5cm，绿褐色或暗灰色，先端尖或钝，边缘倒向浅裂或羽状分裂，裂片齿牙状或三角形，基部渐狭，下延呈柄状，下表面主脉明显，被蛛丝状毛。花茎1至数条，每条顺生头状花序；总苞片多层，外面总苞片数层，先端有或无小角，内面1层长于外层的1.5～2倍，先端有小角，花冠黄褐色或淡黄白色。有的可见多数具白色冠毛的长椭圆形瘦果。气微，味微苦。见(图879)

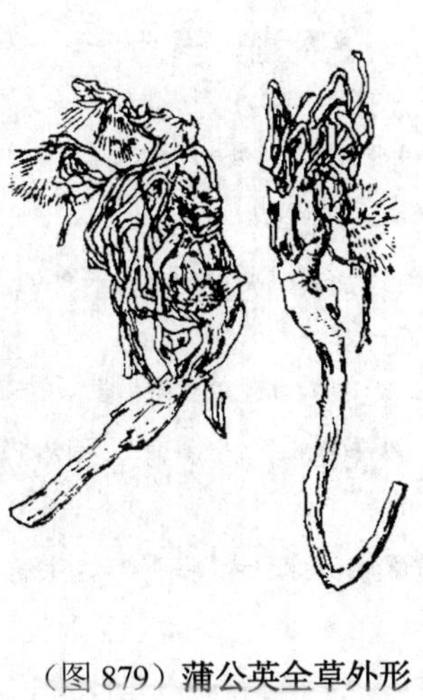

（图879）**蒲公英全草外形**

（2）**白缘蒲公英** 叶长圆状倒披针形，长9～20cm，宽2～5cm，大头羽裂或羽状深裂，裂片三角状或窄三角状，顶端裂片大，多呈三角状，两面被疏柔毛。外层总苞片无或有不明显的小角，内层长于外层的2～2.5倍，无小角。

【显微鉴别】 （1）叶表面观：上下表面细胞垂周壁波状弯曲，表面角质纹理明显或稀疏可见。上下表皮均有非腺毛，3～9细胞，直径17～34μm,顶端细胞甚长,皱缩呈鞭状或脱落。下表皮气孔较多，不定式或不等式，副卫细胞3～6个，叶肉细胞含细小草酸钙结晶。叶脉旁可见乳汁管。

（2）根横切面：木栓细胞数列，棕色。韧皮部宽广，乳管群断续排列成数轮。形成层成环。木质部较小，射线不明显；导管较大，散列。薄壁细胞含菊糖。见(图880)

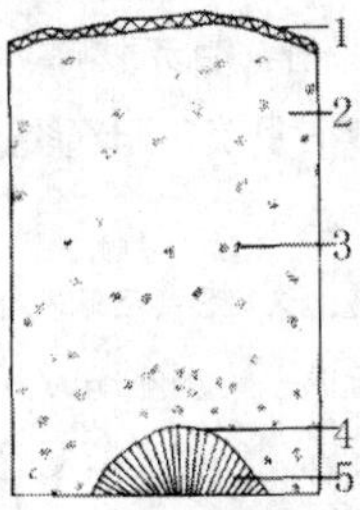

（图880）**蒲公英根横切面简图**

1.木栓层 2.韧皮部 3.乳管群 4.形成层 5.木质部

【理化鉴别】 取本品粉末1g，加甲醇20ml，加热回流30分钟，滤过，滤液蒸干，残渣加水10ml使溶解，滤过，滤液用醋酸乙酯振摇提取2次，每次10ml，合并醋酸乙酯液，蒸干，残渣加甲醇1ml使溶解，作为供试品溶液。另取咖啡酸对照品，加甲醇制成每1ml含0.5mg的溶液，作为对照品溶液。照薄层色谱法试验，吸取上述两种溶液各6μl，分别点于同一硅胶G薄层板上，以醋酸丁酯-甲酸-水（7：2.5：2.5）的上层溶液为展开剂，展开，取出，晾干，置紫外光灯（365nm）下检视。供试品色谱中，在与对照品色谱相应的位置上，显相同颜色的荧光斑点。

【主含成分】 **蒲公英全草**：含蒲公英甾醇（*taraxasterol*），胆碱（*choline*），菊糖（*inulin*），果胶（*pectin*）等。

叶：含叶黄素（lutein），堇黄质（*violaxan-thin*），叶绿醌（*plastoquinone*），维生素（*vitamin*）C及D等。

花：含山金车二醇（*arnidiol*），叶黄素和毛茛黄质（*flavoxanthin*）。

【药理】 （1）**抗菌作用** 本品注射液试管内对金黄色葡萄球菌耐药菌株、溶血性链球菌有较强的杀菌作用。对肺炎双球菌、脑膜炎球菌、白喉杆菌、绿脓杆菌、痢疾杆菌、伤寒杆菌等及卡他球菌也有一定杀菌作用。本品醇提液1:400能抑制结核菌,但煎剂1:100无效。其1:80的水煎剂能延缓$ECHO_{11}$病毒细胞病变，醇提物（31mg/kg）能杀死钩端螺旋体，对某些真菌亦有抑制作用。对幽门弯曲杆菌有良好的杀灭作用。

（2）**通乳** 本品叶有疏通乳脉管之阻塞，促进泌乳的作用。

（3）**抗肿瘤作用** 药用蒲公英中提取的多糖（Tof-CFr），以40或600mg/kg腹腔注射给于接种MM_{46}肿瘤细胞的C_3H小鼠，前期给药未见作用，但11～20d和2～20d的后期隔日给药则有效。对肿瘤细胞的迟延型过敏反应（T-DHR），在ddy-Ehrlich（同种肿瘤）系和C_3H-MM_{46}（同系肿瘤）系中，Tof-CFr后期给药其足跖反应与对照组相比均明显上升。在ADMC系中，Tof-CFr与已知能活化巨噬细胞的糖原相比，具有更强的激活能力。

（4）**利胆作用** 临床上治疗慢性胆囊痉挛及结石症有效。

（5）**对实验性胃溃疡及胃粘膜损伤的保护作用** 采用幽门结扎法收集胃液，用酚红滴定法测定胃酸酸度，证明3.0g/kg、10.0g/kg蒲公英组的胃酸抑制率分别为41.9%、72.2%，胃液量抑制率分泌有非常显著的抑制作用，对氨甲酰胆碱刺激引起的大鼠胃酸分泌3.0g/kg及10.0g/kg也均有显著的抑制作用，但无量效关系。蒲公英20g/kg有显著抗幽门结扎性溃疡作用，对无水乙醇性胃粘膜损伤也具有良好的抗损伤作用。此外，本品尚有利尿，轻泻等作用。

（6）**毒性** 小白鼠静脉注射蒲公英注射液的半数致死量为58.88±7.94g/kg，小鼠、兔亚急性毒性试验对肾脏可出现少量管型，肾小管上皮细胞水肿。

【性味归经】 味苦、甘，性寒。归肝、胃经。

【功用主治】 清热解毒，消痈散结。主治乳痈，肺痈，肠痈，痄腮，瘰疬，疔毒疮肿，目赤肿痛，感冒发热，咳嗽，咽喉肿痛，胃炎，肠炎，痢疾，肝炎，胆囊炎，尿路感染，蛇虫咬伤。

《新修本草》："主妇人乳痈肿。"

《本草图经》："捣以敷疮。又治恶刺及狐尿刺，摘取根、茎白汁涂之。"

《本草衍义补遗》："化热毒、消恶肿结核有奇功。解食毒，散滞气。"

《滇南本草》："治妇人乳结、乳痈，红肿疼痛，乳筋梗硬作胀，服之立效。敷诸疮肿毒，疥癞癣疮，利小便，祛风，消诸疮毒，散瘰疬结核；止小便血、治五淋癃闭，利膀胱。""解毒。主治小儿痘疹后感疔毒，痈疽锁喉，偏肿或杨梅等症。"

《纲目》："掺牙，乌须发，壮筋骨。"

《医林纂要·药性》："补脾、和胃、泻火、通乳汁，治噎膈。"

《纲目拾遗》："疗一切毒虫蛇伤。"

《随息居饮食谱》："清肺，利膈化痰，散结消痈，养阴，凉血，舒筋，固齿，通乳，益精。"

《岭南采药录》："炙脆存性，酒送服，疗胃脘痛。"

《山东中药》："为解毒、消炎、清热药。治黄疸，目赤，小便不利，大便秘结。"

《上海常用中草药》："清热解毒，利尿，缓泻。治感冒发热，扁桃体炎，急性咽喉炎，急性支气管炎，流火，淋巴腺炎，风火赤眼，便秘，胃炎，肝炎，骨髓炎。"

【临床应用】 （1）**用于痈肿疔疮，焮肿疼痛**。蒲公英苦甘性寒，专于清热解毒。常单味应用，捣烂外敷；另取捣汁，和酒煎服。若与金银花、野菊花、紫花地丁、紫背天葵配伍，以清热解毒，散结消肿。如《医宗金鉴》五味消毒饮。本品尤善主治乳痈。凡乳痈初起，红肿坚硬，灼热疼痛者，可单味内服、外敷，颇有应验；若与忍冬藤同煎，入少量酒佐之，可增强解毒消肿之功。①治肺痈初起，咳而胸胁疼痛，可与桔梗、玄参、金银花等同用，以宣肺解毒，如《洞天奥旨》玄天散；若肺痈已溃，肺气虚而热毒盛，咳吐腥臭脓血者，可与人参、金银花、天花粉、桔梗等同用，以益肺气，解毒排脓，如《洞天奥旨》完肺散。②治肠痈脓未成者，可与大黄、牡丹皮等同用，以解毒散瘀消肿；若脓已成者，可与败酱草、薏苡仁、红藤等同用，以解毒排脓。③治瘰疬结核，可与香附、山慈姑、大蓟等同用，以宣郁化痰，解毒散结。

（2）**用于肝、胆、膀胱湿热诸证**。蒲公英有利膀胱之功，可使湿热之邪从下而泄。①治湿热黄疸，可与茵陈、栀子等同用；若急性胆囊炎湿热偏胜者，可与龙胆草、柴胡、黄芩等同用，皆取其清利湿热，利胆退黄之功。②治热淋涩痛，可与黄柏、车前子、白茅根等同用，以增强清湿热，利尿通淋之功。

（3）**抗肿瘤作用，用于多种癌症**。常以辨证为前提，按治疗的需要，分别与行气散郁、活血化瘀、化痰散结、清热解毒及扶正固本之药同用。

《纲目》谓朱丹溪曰："同忍冬藤煎汤，入少酒佐服，治乳痈，服罢欲睡，是其功也。"

《本草正》："同忍冬煎汁，少加酒服，溃坚消肿，散结核瘰疬最佳。"

《本草求真》："蒲公英，能入阳明胃、厥阴肝，凉血解热，故乳痈、乳岩为首重焉。缘乳头属肝，乳房属胃，乳痈、乳岩，多因热盛血滞，用此直入二经，外敷散肿臻效，内消须同夏枯、贝母、连翘、白芷等药同治。"

《本草正义》："蒲公英，其性清凉，治一切疔疮、痈疡、红肿热毒诸证，可服可敷，颇有应验，而治乳痈乳疖，红肿坚块，尤为捷效。鲜者捣汁温服，干者煎服，一味亦可治之，而煎药方中必不可缺此。"

【用量用法】 内服：煎汤，10～30g，大剂量60g，或捣汁，或入散剂。外用：捣敷，适量。

【使用注意】 非实热之证及阴疽者慎服。

【附方】 (1)**治乳痈初起，肿痛未成脓者**：用蒲公英春秋间开黄花似菊，取连根带叶二两捣烂，用好酒半斤同煎数沸，存渣敷肿上，用酒热服，盖睡一时许，再用连须葱白一茶盅催之，得微汗而散。--《外科正宗》

（2）**治乳痈初起**：蒲公英一两，忍冬藤二两，生甘草二钱。水二盅，煎一盅，食前服。--《洞天奥旨》之"英藤汤"

（3）**治产后不自乳儿，蓄积乳汁，结作痈**：蒲公英捣敷肿上，日三四度易之。--《梅师集验方》

（4）**治疳疮疔毒**：蒲公英捣烂覆之，别更捣汁，和酒煎服，取汗。--《纲目》引《唐氏方》

（5）**治痈疽发背或生头项，或手手足臂腿、腰脐之间、前阴粪门之际，无论阴毒阳毒，未溃即消，已溃即敛**：蒲公英一两，金银花四两，当归二两，玄参一两。水煎，饥服。此方既善攻散诸毒，又不耗损真气。可多服久服，俱无碍也。即治肺痈、大小肠痈，无不神效。--《洞天奥旨》之"立消汤"

（6）**治上中下三背发及三手搭，并乳发**：蒲公英、忍冬藤各二钱。以好酒煮热，尽量饮之醉，仍以生葱一根，灌蜜入内要满，以灰火煨热压酒，以被盖睡取汗，汗出而愈。--《万氏秘传外科心法》

（7）**治天蛇头(手中指头结毒，锨赤肿痛)**：蒲公英草取干与苍耳草二味等分为末，以好醋浓煎浸洗。--《汪治准绳》

（8）**治急性结膜炎**：蒲公英30g，菊花9g，薄荷6g(后下)，车前子12g(布包)，煎服。--《安徽中草药》

（9）**治肠风**：蒲公英(连根打烂，青盐腌一宿，晒干，收尽无汁)、槐角子(炒)、柿饼(炙焦存性)、木耳(煅焦存性)，神曲丸，白汤下二钱。--《何氏济生论》之"久近肠风奇效丸"

（10）**治噎膈**：拣蒲公英高尺许者，掘下数尺，择根大如拳者，捣汁和酒服。--《鲟溪单方选》

（11）**治肝炎**：蒲公英干根18g，茵陈蒿12g，柴胡、生山栀、郁金、茯苓

各 9g，煎服。或用干根、天名精各 30g，煎服。--《南京地区常用中草药》

（12）**治急性黄疸型肝炎**：蒲公英、茵陈蒿、土茯苓、白茅根、田基黄各 25g，水煎服。--《长白山植物药志》

（13）**治急性胆道感染**：蒲公英、刺针草各 30g，海金砂、连钱草各 15g，郁金 12g，川楝子 6g。水煎两次，浓缩至 150ml。每服 50ml，每日 3 次。

（14）**治急性阑尾炎**：蒲公英 30g，地耳草、半边莲各 15g，泽兰、青木香各 9g，水煎服。（13～14 方均出自《全国中草药汇编》）

（15）**治肺脓疡**：蒲公英、冬瓜子各 15g，鱼腥草、鲜芦根各 30g，桃仁 9g，水煎服。--《湖北中草药志》

（16）**治慢性胃炎，胃溃疡**：①蒲公英干根、地榆根各等分。研末，每服 6g，每日 3 次，生姜汤送服。--《南京地区常用中草药》 ②蒲公英根 90g，青藤香、白及、鸡蛋壳各 30g。研末，每次 3g，开水吞服。--《贵州草药》

（17）**治胃弱，消化不良，慢性胃炎，胃胀痛**：蒲公英 30g(研细粉)，橘皮 l8g(研细粉)，砂仁 9g(研细粉)。混合共研。每服 6～9g，每日数回，食后开水送服。--《现代实用中药》

（18）**治口腔炎**：蒲公英适量(焙炭存性)，枯矾、冰片各少许，共研极细末，取少许吹入患部，每日数次。--《安徽中草药》）

（19）**固齿**：蒲公英连根洗捣一斤，青盐、食盐各二两腌，槐角子二(炒)四两。晒干为末，每日清晨擦牙，滚汤咽下。--《何氏济生论》

（20）**乌须生发**：蒲公英净四两(炒)，血余洗净四两，青盐四两(研)。上用磁罐一个，盛蒲公英一层，血余一层，青盐一层，盐泥封固，淹，春秋五日，夏三日，冬七日，桑柴火煅，令烟尽为度，候冷取出，碾为末。每服一钱，侵晨酒调服。--《古今医鉴》之"蒲公散"

（21）**治尿道炎**：蒲公英 15g，车前草 15g，瞿麦 15g，忍冬藤 9g，石韦 9g，水煎服。

（22）**治骨髓炎**：蒲公英 60g，全蝎 1 条，蜈蚣 1 条，研粗粉，白酒 250ml 浸泡 3～5 天。分数次服用。（21～22 方均出自《青岛中草药手册》）

（23）**治烧烫伤**：蒲公英根洗净，捣碎取汁，待凝后涂患处。--《长白山植物药志》

（24）**治急性乳腺炎**：蒲公英二两，香附一两。每日一剂，煎服二次。《中草药新医疗法资料选编》(内蒙古)

（25）**治疗小儿流行性腮腺炎**：取鲜蒲公英 20g，捣碎加鸡蛋清 1 个，白糖少许，调成糊状，外敷患处，每日 1 次。经治疗 50 例均愈，平均日数 8.07 天。有用鲜蒲公英 30～60g，白糖 30g，水煎服，治疗 84 例亦痊愈，平均服药 3 天左右。--《湖北中医杂志》曾白莹等，1988，(3)：18

（26）**治疗小儿龟头炎**：用蒲公英根、苦菜根各 30g(如鲜根可各用 60g)，置锅内加水 1 碗，煮沸后以干净白布蘸药液洗龟头发炎部位即可。经治 40 余例，效果很好，一般洗 1～2 次即愈。--《山东医刊》夏宏杰，1966，(7)：48

女菀

【别名】 女菀《本经》，白菀、织女菀《吴普本草》，女宛《本草经集注》，女肠《广雅》，羊须草《雷公炮炙论》，茆《别录》。

【名释】 因功同紫菀、植株低小而获此名。

【来源】 为菊科植物女菀 *Turczaninowia fastigiata* (Fisch.) DC.的根或全草。

【植物形态】 多年生草本，高 30～100cm。根茎粗壮。茎直立，坚硬，有条棱，上部分枝，密生短柔毛。叶互生，条状披针形，长 3～12cm，宽 0.3～1.5cm，基部渐狭成短叶柄，全缘，下面被密短毛及腺点，上面边缘有糙毛，稍反卷。头状花序径 5～8mm，多数，密集成复伞房状；总苞片 3～4 层，革质，边缘膜质，顶端钝；外围有 1 层雌花，雌花舌状，舌片白色，椭圆形；中央多数两性花，花冠筒状，有 5 个裂片，裂片反卷。瘦果长圆形，长 1.5mm，基部狭，先端圆，密被短毛，后渐脱落，无脉；冠毛 1 层，污白色或稍红色，有多数糙毛。花、果期 8～10 月。见（图 881）

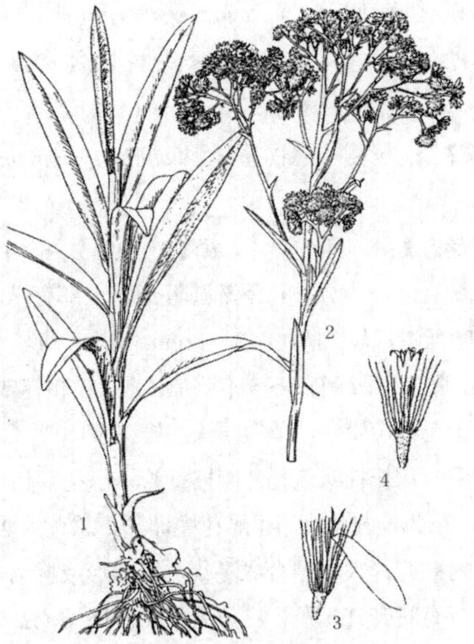

（图 881）**女菀**

1.植株下部 2.花序 3.舌状花 4.管状花

【生长分布】 生于山坡、荒地、湿润处。邹平南部山区有分布。

【采收加工】 春、夏季采收全草。秋季采根，切段晒干。

【主含成分】 全草含槲皮素(*quercelin*)，根含挥发油。

【性味归经】 味辛，性温。归肺、肾、脾三经。

【功用主治】 温肺化痰，健脾利湿。主治咳嗽气喘，泻痢，小便短涩。

《本经》："主风寒洗洗，霍乱，泄痢，肠鸣上下无常处，惊痫，寒热，百疾。"

《别录》："疗肺伤咳逆，出汗，久寒在膀胱，支满，饮酒夜食发病。"

《药性考》："泻肺疗嗽，令人面白，润肺利肠。"

《湖南药物志》："温肺下气，止咳化痰，利尿。"

《浙江药用植物志》："温肺化痰，和中利尿。主治咳嗽气喘，腹泻，痢疾，小便短涩。"

【用量用法】 内服：煎汤，9～15g。

【使用注意】 《本草经集注》："畏卤咸。"

【附方】 （1）**治咳嗽气喘**：女菀五钱，金线吊白米三钱，路边荆五钱，水煎服。

（2）**治肠鸣腹泻**：女菀五钱，陈皮二钱，菖蒲二钱，水煎服。

（3）**治小便短涩**：女菀五钱，车前草五钱，水煎服。（1～3 方均出自《湖南药物志》）

苍耳

【别名】 苍耳《千金·食治》，苍子（邹平），卷耳《诗经》，葹《楚辞》，苓耳《毛诗传》，胡葈，枲耳，地葵《本经》，枱耳《楚辞》（王逸注），白胡荽《毛诗传笺》（郑玄），常枱《广雅》，爵耳、耳珰草《诗疏》（陆玑），常思《别录》，常思菜、羊负来《本草经集注》（陶弘景），只刺《千金·食治》，进贤菜《记事珠》，道人头《本草图经》，喝起草《斗门方》，佛耳《履巉岩本草》，缣丝草《证治要诀及类疗》，野缣丝《摘玄方》，野茄、猪耳《纲目》，痴头婆《生草药性备要》，虱麻头《广州植物志》，粘粘葵《福建民间草药》，白痴头婆《广西中兽医药用植物》，刺儿棵《中药志》，假矮瓜、白猪母络《广西中药志》，疔疮草《浙江民间草药》，野紫菜《闽东本草》，野落苏、狗耳朵草《上海常用中草药》，苍子棵《山东中草药手册》，青棘子（江苏），菜耳（甘肃）。

【来源】 为菊科植物苍耳 *Xanthium sibircum* Patrin ex Wibber 的全草。

【植物形态】 一年生草本，高20～90cm。根纺锤状，分枝或不分枝。茎直立，少分枝，下部圆柱形，上部有纵沟，被灰白色糙伏毛。叶互生，有长柄，长3～11cm；叶片心形，长4～9cm，宽5～10cm，近全缘，或有3～5不明显浅裂，被粗糙或短白伏毛。头状花序近于无柄，聚生，单性同株；雄花序球形，总苞片小，1列，密生柔毛，花托柱状，托片倒披针形，小花管状，先端5齿裂，雄蕊5，花药长圆状线形；雌花序卵形，总苞片2～3列，外列苞片小，内列苞片大，结合成囊状，宽卵形或椭圆形，绿色，淡黄绿色，或有时带红褐色，在瘦果成熟时坚硬，2室，连同喙部长12～15mm，宽4～7mm，外面有疏生钩状刺，长1～1.5mm，顶有2圆锥状的尖端。小花2朵，无花冠，子房在总苞内，每室有1花，花柱线形，突出在总苞外。瘦果2，倒卵形，瘦果内含1颗种子。花期7～8，果期9～10月。见（图882）

本植物的花（**苍耳花**）、果实（**苍耳子**）、根（**苍耳根**）均供药用，详见下述。

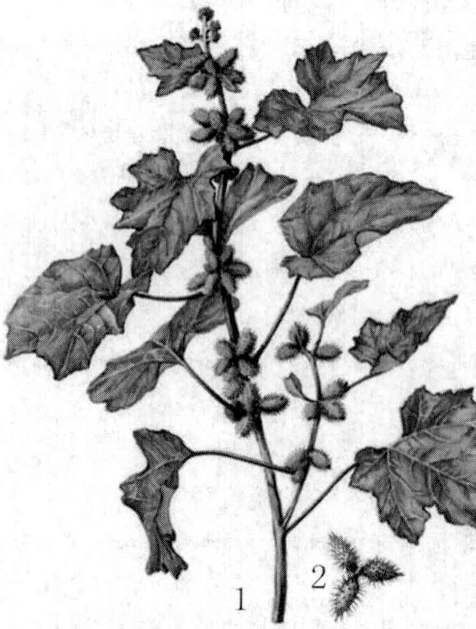

（图882）**苍耳**（1.植株 2.果实）

【生长分布】 生于荒坡、草地、沟边、路旁、村旁等处。邹平各地均有分布。

【采收加工】 夏季割取全草，去泥，切段晒干或鲜用。

【栽培要点】 **生长习性** 喜温暖稍湿润气候。以选疏松肥沃、排水良好的砂质壤土栽培为宜。耐干旱瘠薄。邹平地区多4月下旬发芽，5～6月出苗，7～9月开花，9～10月成熟。根系发达，入土较深，不易清除和拔出。

栽培技术 用种子繁殖，直播或育苗移法。直播：4月按株距45cm×45cm开穴，穴深6～8cmn，每穴播5颗左右，覆土，稍加镇压，浇水。育苗移栽法：3～4月育苗，播种后待苗高10cm左右移栽，每次3～4株。

田间管理 苗高10cm时间苗、补苗，每穴留苗2～3株。每年松土除草2～3次，结合追施人粪尿或尿素。

病虫害防治 虫害有菜青虫、苍耳虫、地老虎等为害，可针对性防治。

【性状鉴别】 本品为茎、叶、花、果混合的段片状。茎圆柱形，表面棕褐色，具纵棱，散生黄白色点状皮孔和暗紫色条斑，质脆，易折，断面不平整。叶片暗绿色，多皱缩破碎；完整叶呈三角状卵圆形，基部心形，边缘有不规则的粗齿或3～5不明显浅裂，叶脉基生三出，两面被短粗毛，气清香，味微咸。花单性，雄花序球形；总苞片长圆形、披针形，被短柔毛，花冠钟状，上端有宽裂片；雌性花序椭圆形，外层总苞片小，披针形，被短柔毛，稀见幼果，呈纺锤形，表面绿色，有钩刺。顶端有2枚较粗的刺。剥去带钩刺的总苞，其内含有一枚瘦果。气清香，味苦、微涩。

【主含成分】 全草含苍耳甙(*strumaroside*)即 β-谷甾醇葡萄糖甙(*β-sitosterol glucoside*)，隐苍耳内酯(*xanthinin*)，苍耳内酯(*xanthumin*)，8-(3-异戊烯基)-5，7，3´，4´-四羟基黄酮[*8-(3-isopentenyl)-5，7，3´，4´-tetrahydroxyflavone*]，咖啡酸(*caffeic acid*)，1，4-二咖啡酰奎宁酸(*1，4-dicaffeoylquinic acid*)，还含查耳酮衍生物，水溶性甙，葡萄糖(*glucose*)，果糖(*fructose*)，氨基酸，酒石酸(*tartaric acid*)，琥珀酸(*succinic acid*)，延胡索酸(*fumaric acid*)，苹果酸(*malic acid*)，硝酸钾，硫酸钙等。

【药理】 苍耳叶浸剂对离体兔肠有兴奋作用，并抑制蛙心冲动之传导，可致传导阻滞。对离体兔耳血管有扩张作用；对蛙后肢血管则先扩张、后收缩。酊剂给猫静脉注射，有短暂降压作用，并抑制脊髓反射。苍耳叶挥发油对多种真菌有抑制作用。所含黄质宁(*xanthinin*)、黄质敏(*xanthumin*)和黄质亭(*xanthatin*)有明显抗菌作用。其中黄质宁对革兰氏阳性细菌和真菌有抗菌作用，对革兰氏阴性细菌无效。其所含生物碱能兴奋兔的呼吸，对肠肌亦有兴奋作用。黄质敏对中枢神经系统有抑制作用。苍耳根的甲醇和水提取物使荷艾氏腹水癌小鼠的存活时间分别延长14%和39.8%。

毒性：苍耳幼苗有剧毒！切勿采食，其毒性可能来自种子，家畜进食量达体重1.5%～3%时即可致死。长成后则毒性大为降低，苍耳的茎叶中皆有对神经及肌肉有毒的物质。体重450g的豚鼠，喂食10g子叶可导致死亡，对肝、肾、血液都有毒，其中以对肾脏的损害为最严重。其所含生物碱在兴奋呼吸中枢的浓度时无明显毒性。中毒症状：全身无力、头晕、恶心、呕吐、腹痛、便闭、呼吸困难、烦躁不安、手脚发凉、脉搏慢。严重者出现黄疸、鼻衄，甚至昏迷，体温下降，血压忽高忽低，或者有广泛性出血，最后因呼吸、循环衰竭而死亡。

【性味归经】 味苦、辛，性微寒，小毒。归肺、脾、肝经。

【功用主治】 祛风，散热，除湿，解毒。主治感冒，头风，头晕，鼻渊，目赤，目翳，风湿痹痛，拘挛麻木，风癞，疔疮，疥癣，皮肤瘙痒，痔疮，痢疾。

《别录》："治膝痛，溪毒。"

《药性论》："主肝家热，明目。"

《新修本草》："主大风癫痫，头风湿痹，毒在骨髓。""令人省睡，除诸毒螫，杀疳湿䘌。久服益气，耳目聪明，轻身强志。主腰膝中风毒。亦宅猘狗毒。"

《本草拾遗》："叶挼安舌下，令涎出，去目黄好睡。"

《履巉岩本草》："去风活血。"

《本草蒙筌》："痔发肛门，煎汤熏妙。"

《得配本草》："治诸风攻脑，头晕闷绝。""大风疠疾。""伏硇砂。"

《草木便方》："发散风湿，清头目。治牙疼，鼻渊，肢痹痛，痢症，疔疡。"

《天宝本草》："去风解毒。治肚大青筋，皮肤瘙痒，风湿症。"

《东北药用植物志》："茎叶捣汁为涂布疥癣、湿疹、虫伤药。"

《中国药用植物图鉴》："对麻风病及恶性痢疾均有显著疗效。"

《杭州药用植物志》："有发汗利尿及镇痉镇痛作用，可用以治疗肌肉神经的麻痹及关节炎等。"

《广东中药》："治血癖，痰火核（淋巴结核、淋巴腺肿），感冒，大肠热毒。"

《常用中草药手册》广州部队："治风寒感冒，与槟榔治血吸虫病。外敷乳疮、外伤出血，煎水外洗荨麻疹。"

《海南岛常用中草药手册》："对恶性疟疾有显著疗效。"

《全国中草药汇编》："治子宫出血，深部脓肿。"

《河北中草药》："对梅毒性神经痛有效。"

《浙江药用植物志》："止血。"

《云南抗癌中草药》："（全草和果实）治脑肿瘤，鼻咽癌，甲状腺癌，骨肉瘤，淋巴肉瘤。"

【用量用法】 内服：煎汤，6～12g，大剂量 30～60g，或捣汁，或熬膏，或入丸、散。外用：捣敷，或烧存性研末调敷，或煎水洗，或熬膏敷，适量。

【使用注意】 内服不宜过量；气虚血亏者慎服。

《千金·食治》："不可共猪肉食。"

《新修本草》："忌米泔。"

《纲目》："最忌猪肉及风邪，犯之则遍身发出赤丹。"

《本草从新》："散气耗血，虚人勿服、"

《得配本草》："忌马肉。"

《沙漠地区药用植物》："此药有毒，内服不可过量。"

《山西中草药》："苍耳幼苗剧毒，切勿采食。"

《云南抗癌中草药》："血虚头疼，肾功能不佳慎服，过量易致中毒。"

【附方】 （1）**治妇人血风攻脑，头旋闷绝，忽死倒地，不知人事**：苍耳草嫩心，阴干为末，如常酒服一大钱。--《斗门方》

（2）**治中风伤寒头痛，又疗疔肿困重**：生捣苍耳根叶，和小儿尿绞取汁，冷服一升，日三度，--《食疗本草》

（3）**治中风，头痛，湿痹，四肢拘挛痛**：苍耳嫩苗叶一斤，酥一两。先煮苍耳三、五沸，漉出，用豉一合，水二大盏半，煎豉取汁一盏半，入苍耳及五味，调和作羹，入酥食之。--《圣惠方》之"苍耳叶羹"

（4）**治赤白下痢**：苍耳草不拘多少，洗净，以水煮烂，去滓，入蜜，用武火熬成膏。每服一、二匙，白汤下。--《医方摘元》

（5）**治目上星翳**：鲜苍耳草，捣烂涂膏药上贴太阳穴。--《浙江民间草药》

（6）治**大风及诸风疾**：苍耳不以多少，碾为细末，用大风（子）油为丸，如梧桐子大。每服三十丸至四十九，用荆芥茶送下，不拘时候服。--《履巉岩本草》

（7）**治癞**：嫩苍耳、荷叶各等分。为末，每服二钱，温酒调下。--《袖珍方》

（8）**治疔肿，出根**：苍耳烧作灰，和腊月猪脂封之。(《本草拾遗》)

（9）**治热毒攻手足，赤肿焮热，疼痛欲脱**：苍耳草绞取汁以渍之。--《千金翼方》

（10）**治中耳炎**：鲜苍耳全草五钱（干的三钱）。冲开水半碗服。--《福建民间草药》

（11）**治疥疮痔漏**：苍耳全草煎汤熏洗。--《闽东本草》

（12）**治风疹和遍身湿痒**：苍耳全草煎汤外洗。--《闽东本草》

（13）**治赤白汗斑**：苍耳嫩叶尖和青盐擂烂。五六月间擦之，五七次。--《摘元方》

（14）**治花蜘蛛毒咬人**：野缣丝，捣汁一盏服，仍以渣敷之。--《摘元方》

（15）**治虫咬性皮炎**：鲜苍耳茎叶、白矾、明雄各适量。共捣成膏，外敷螫咬处，固定。--《中草药新医疗法资料选编》（内蒙古）

（16）**治齿风动痛**：苍耳一握，以浆水煮，著盐含之。--《外台》

（17）**治接触性皮炎**：①苍耳全草、益母草、枯矾、白鲜皮、地肤子各 15g，水煎洗患处。 ②龙芽草、土二茯苓各 30g，苍耳全草 15g，水煎服。--《福建中草药处方》

（18）**治妇人风瘙隐疹身痒不止**：苍耳花叶子等分。捣细箩为末，每服，以豆淋酒调下二钱。--《圣惠疗》

（19）**治荨麻疹瘙痒、疥癣、湿疹**：苍耳草 30g，浮萍、薄荷各 9g，水煎外洗。--《内蒙古中草药》

（20）**治乳腺炎**：苍耳草及苍耳子捣烂外敷。--《沙漠地区药用植物》

（21）**治淋巴结核，无名肿毒**：苍耳全棵适量。切碎，用水煮，去渣，将水再熬，直至熬成黑膏。将膏涂布上，贴患处，每 7 日换 1 次。--《河南中草药手册》

（22）**治睾丸炎**：苘麻根茎、灯笼草、苍耳全草各 15g，鸡蛋 1 粒，水煎服。--《福建中草药处方》

（23）**治五痔**：苍耳茎叶捣为末，水服方寸匕，日三。--《千金翼方》

（24）**治鼻衄终日不止**：苍耳茎叶，捣绞取汁，每服一小盏。频服效。--《圣惠方》

（25）**治严宫脱垂**：鲜苍耳全草 30g，红糖 15g。水煎，调黄酒少许服。--《福建中草药处方》

（26）**治疗早期血吸虫病**：用苍耳全草 60g，槟榔 45g，煎成 60ml，，每次 10ml，每日 3 次，食前服，连服 10 天。治疗 32 例，患者食欲增加，体力增强，一般体征均见好转；3 个月后 28 例曾复查大便，血吸虫卵阴转率为 78.6%。常见的药物反应有腹痛、腹泻、头晕和恶心等。--《寄生虫病研究参考资料》中华人民共和国卫生部血吸虫病研究委员会，1960，(2)：8

（27）**治脸部粉刺**：鲜苍耳草 25 克（无鲜品可用干品），紫背浮萍 15 克。水煎取汁，每日早晨用来洗脸 1 次，一般连洗 10 余次即愈。

（28）**治疗陈年关节炎、肩周炎等风湿病**：7 月中旬，割取苍耳草嫩枝叶，适量，杵碎如泥，敷于患处，即肩周、膝关节等部位，再用塑料薄膜密扎固定，最好阳光下热晒，让药力穿透病处，约 40 分钟去掉（过长会刺激皮肤起泡，病越重处起泡越多）。轻者 1 次可愈，重者可多次，或延长时间治疗。治疗后不洗澡，防受凉。

苍耳花 祛风，除湿，止痒。主治白癞顽痒，白痢。内服：煎汤，6～159。外用：捣敷，适量。

苍耳子

【别名】 苍耳子《千金·食治》，葈耳实《本经》，羊负来《本学经集注》，只《千金·食治》，道人头《本草图经》，苍耳实《本草蒙筌》，牛虱子《贵州民间方药集》，胡寝子《药材资料汇编》，棉螳螂《江苏植物药材志》，苍子、胡苍子《东北药用植物志》，饿虱子《广西中药志》，苍棵子、苍耳蒺藜《陕西中草药》，苍浪子(江苏)，老苍子(辽宁、河北)。

【来源】 为菊科植物苍耳 *Xanthium sibiricum* Patr.的干燥成熟带总苞的果实。

【植物形态】 参见“苍耳”。

【采收加工】 秋季果实成熟时采收，干燥备用。

【性状鉴别】 本品呈纺锤形或卵圆形，长 1～1.5cm，直径 0.4～0.7cm。表面黄棕色或黄绿色，全体有钩刺，顶端有 2 枚较粗的刺，分离或相连，基部有果梗痕。质硬而韧，横切面中央有纵隔膜，2 室，各有 1 枚瘦果。瘦果略呈纺锤形，一面较平坦，顶端具 1 突起的花柱基，果皮薄，灰黑色，具纵纹。种皮膜质，浅灰色，子叶 2，有油性。气微，味微苦。见（图 883）

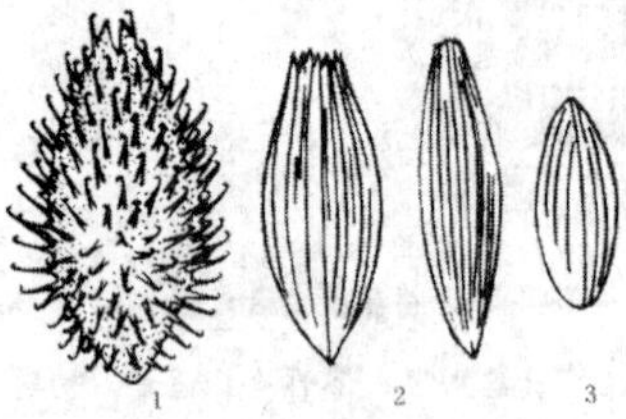

（图 883）苍耳子外形

1.带总苞的果实 2.瘦果 3.种子

【显微鉴别】 粉末，淡黄棕色或淡黄绿色。①纤维众多，成束或单个散在，多数呈细长梭形，长约 425μm，直径 17μm，壁较薄；少数较短，长约 255μm，壁稍厚，有明显的纹孔。②木薄壁细胞（存在于导附近）长方形，长 96～120μm，宽 19～24μm，具单孔。③导管少见，网纹导管直径约 34μm，螺纹导管直径约 12μm。④子叶薄壁细胞含糊粉粒及油滴。⑤种皮薄壁细胞类圆形或长方形，淡黄色。见（图 884）

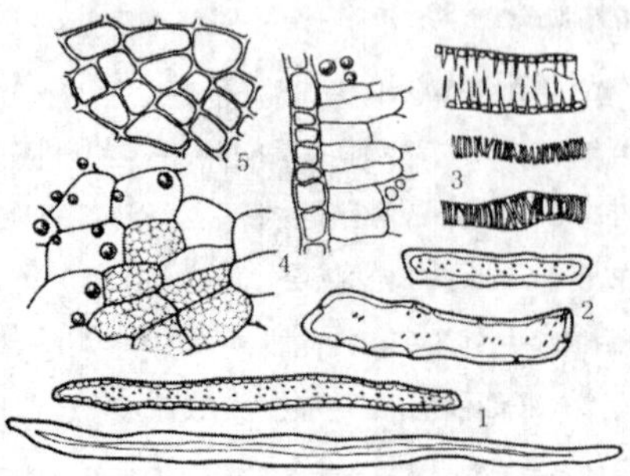

（图 884）苍耳子粉末特征

1.纤维 2.木薄壁细胞 3.导管 4.子叶薄壁细胞 5.种皮薄壁细胞

【主含成分】 **苍耳果实**：含脂肪油 9.2%，其中脂肪酸有：棕榈酸（*palmiticacid*）5.32%，硬脂酸（stearicacid）3.68%，油酸（*oleicacid*）26.8%，亚油酸（*linoleicacd*）64.20%。不皂化物中含蜡醇（*cerylalcohol*），β-、γ-及 δ-谷甾醇（*sitosterol*）。丙酮不溶脂中有卵磷脂（*lecithin*）33.2%，脑磷脂（*cephalin*）66.8%。还含苍耳子甙（*strumaroside*），即是 β-谷甾醇-β-D-葡萄糖甙（*β-sitos-terol-β-D-glucoside*）；葡萄糖（*glucose*），果糖（*fructose*），蔗糖（*sucrose*）；酒石酸（*tartaricacid*），琥珀酸（*succinicacid*），延胡索酸（*fumaricacid*），苹果酸（*malicacid*），亮氨酸（*leucine*），苯丙氨酸（*phenylalnine*），甙氨酸（*glycine*），天冬氨酸（*aspartic acid*），天冬酰胺（*asparagine*）。又含蛋白质，其中氨基酸有：甘氨酸，丝氨酸（*serine*），天冬氨酸，谷氨酸（*glucamicacid*），丙氨酸（*alanine*），缬氨酸（*valine*），亮氨酸，赖氨酸（*lysibne*），天冬酰胺，酪氨酸（*tyrosine*），苏氨酸（*threonine*），脯氨酸（*proline*），粗氨酸（*arginine*），苯丙氨酸。近又从果中得到 1，2，5-三-O-咖啡酰基奎宁酸（*1，3，5-tri-O-caffeoylquinicacid*），3，5-二-O-咖啡酰基奎宁酸（*3，5-di-O-caffeoylquinic acid*）。

种仁：含脂肪油 40%，其中脂肪酸有：棕榈酸 1.5%～2.0%，硬脂酸 7.0%～7.5%，油酸 26.7%，亚油酸 64.8%，还含氨醌（*hydroquinone*），苍术甙（*atractyloside*）。

种子壳：含羟基苍术甙（*carboxyatracyloside*）。

【药理】 （1）**抗微生物作用** 苍耳子煎剂在体外对金黄色葡萄球菌和炭疽杆菌有较强的抗菌作用，对肺炎球菌、乙型链球菌和白喉杆菌也有抗菌作用。苍耳子丙酮或乙醇提取物对红色发癣菌有抗真菌作用，其煎剂对堇色毛癣菌有抗真菌作用。苍耳子煎剂在体外对乙型肝炎病毒 DNA 多聚糖(DNAP)的直接抑制率为 25%～50%，表明其有抗肝炎病毒作用。

（2）**降血糖作用** 由苍耳子水浸剂中提取的甙类物质 AA_2 是一种有降血糖作用的毒性成分，1.25～5mg/kg 腹腔注射能明显降低正常大鼠血糖，剂量达 10mg/kg 时，给药后 2h 血糖可降至惊厥水平(35mg%～45mg%)，但对四氧嘧啶性糖尿病大鼠无效。苍耳子所含白色结晶甙 C_{31}小时$_{48}O_{24}S_2$lmg/kg 即可使家兔血糖降低 43%，并可持续 240 分钟。苍耳子成分羧基苍术甙口服或注射，对正常兔、大鼠和犬均有显著降低血糖作用，对四氧嘧啶糖尿病大鼠也有降低血糖作用。

（3）**对心血管的作用** 苍耳子煎剂对离体蚌心和豚鼠心脏有抑制作用，使心率减慢，心收缩力减弱，并能扩张兔耳血管，对蛙血管则先扩张后收缩。苍耳子注射液静注，使兔和犬血压短暂下降。甙类成分 AA_2 对大鼠有轻度降血压作用，并能增强血管通透性。

（4）**对血液系统的作用** AA_2 能使大鼠外周血中白细胞总数明显减少，但停药后 6 小时又恢复至原水平，可能与重新分布有关。苍耳提取物 0.2g(生药)/ml 能显著延长牛凝血酶凝聚人纤维蛋白原的时间，有明显抗凝血酶作用。苍耳子甲醇提取物，对因禁食所致兔胆固醇和甘油三酯的降低，能使其迅速恢复正常，也使磷脂含量有一定程度的回升。

（5）**抗炎与镇痛作用** 苍耳子甲醇提取物 250mg/kg 腹腔注射，对大鼠角叉莱胶性足肿的抑制率为 30%～60%；1000mg/kg 皮下注射，对小鼠醋酸扭体反应的抑制率为 10%～30%，表明本品有一定的抗炎和镇痛作用。此外，羧基苍术甙对大鼠角叉莱胶性足肿也有抑制作用。

（6）**对免疫功能的影响** 苍耳子煎剂 0.5g(生药)/只灌胃，每日 1 次，连续 10d，经溶血空斑试验(PFC)、巨噬细胞吞噬功能试验和白细胞移动抑制试验表明，苍耳子对C57/BL纯种小鼠的细胞免疫和体液免疫功能均有明显抑制作用。

（7）**对呼吸系统的作用** 苍耳子100%煎剂0.3ml/只灌胃，对小鼠有镇咳作用；15ml/kg对兔无祛痰作用。酊剂注射，对蛙有呼吸兴奋作用，大剂量则为抑制作用。

（8）**抗氧化作用** 苍耳子煎剂0.5g生药/只灌胃，每日1次，连续10d，能有效地减少脂质过氧化作用，降低组织过氧化脂质(LPO)含量，对超氧化物歧化酶(SOD)活性有提高趋势，表明苍耳子能增强机体对自由基的清除能力，减少自由基对机体的损害。

（9）**其他作用** 苍耳子热水提取物，在体外对子宫颈癌细胞的抑制率达50%～70%。苍耳子酊剂静脉注射对脊髓反射有抑制作用，其浸剂对离体兔肠有兴奋作用。苍耳子所含羧基苍术甙或羧基苍术酸钾(*potassium carboxyatnlctylate*)均能显著抑制嘌呤核苷酸通过线粒体膜。用现代生物分析法试验表明，苍耳子提取物对血管紧张素受体、β-羟基-β-甲基戊二酸辅酶A(HMG-CoA)、钙通道阻滞剂受体和胆囊收缩素等有不同程度的抑制作用。

（10）**毒性** 苍耳子的毒性成分可溶于水，其水浸剂小鼠腹腔注射的LD_{50}为0.93g/kg。大鼠、小鼠、豚鼠和家兔不同途径给药的中毒症状基本相同，主要有活动减少，对外界刺激反应迟钝，呼吸不规则，死前呼吸极度困难并伴有阵发性惊厥。病理组织检查，肝脏有退行性变性或坏死；肾脏曲管上皮浊肿，管腔内有蛋白管型；肺、脑充血水肿，心脏轻度浊肿，其中肝脏损害最严重，与四氯化碳损害相似，继发性脑水肿所致惊厥可能是死亡直接原因；动物中毒后发生的强烈性惊厥，也与极度低血糖相关。25%苍耳子乳剂腹腔注射对家兔的绝对致死量LD_{50}为10ml/kg；小鼠腹腔注射的LD_{50}为7.5ml/kg。小鼠和大鼠腹腔注射甙类物质AA_2的LD_{50}分别为10mg/kg和4.6mg/kg。羧基苍术酸钾小鼠腹腔注射的LD_{50}为10.7mg/kg。羧基苍术甙小鼠腹腔注射、皮下注射和灌胃的LD_{50}分别为2.9mg/kg，5.3mg/kg和350mg/kg。

【炮制】 炒苍耳：取净苍耳子置锅内，用中火炒至表面黄褐色，有香气逸出时，取出放凉，去刺，筛净。

【性味归经】 味苦、甘、辛，性温，小毒。归肺、肝经。

【功用主治】 散风寒，通鼻窍，祛风湿，止痒。主治鼻渊，风寒头痛，风湿痹痛，风疹，湿疹，疥癣。

《本经》："主风头寒痛，风湿周痹，四肢拘挛痛，恶肉死肌。久服益气，耳目聪明，强志轻身。"

《本草拾遗》："浸酒，去风补益。"

《名医别录》："主治膝痛，溪毒。"

《药性论》："主肝家热，明目。"

《开宝本草》："膝痛，溪毒。"

《日华子》："治一切风。填髓暖腰脚，治瘰疬，疥癣及瘙痒。"

《本草蒙筌》："止头痛，善通顶门，追风毒任在骨髓，杀疳虫湿䘌。"

《医学入门·本草》："主五痔肿痛，及时疫风寒，头痛鼻涕不止。凉肝明目，治齿痛且动。"

《本草正》："治鼻渊。"

《本草备要》："善发汗，散风湿，上通脑顶，下行足膝，外达皮肤。治头痛，目暗，齿痛，鼻渊。"

《外科全生集》："治黄疸脾湿"

《得配本草》："治鼻瘜肉。"

《本草再新》："治目痛。"

【临床应用】 （1）**用于鼻渊，风寒头痛**。苍耳子辛温发散，其性上行，散风寒，开闭塞，为治疗鼻渊之要药。鼻渊头痛，不闻香臭，常流浊涕者，可配伍辛夷、白芷、薄荷等同用，以提高宣散通窍效果，如《济生方》苍耳散；若肺有郁热，鼻流黄涕，且有臭气者，常加黄芩、石膏等清肺泄热。本品又擅治风邪头痛，尤以外感风寒引起者为宜，多与羌活、防风、白芷等祛风宣散药同用；若因风热者，须与薄荷、菊花等同用。

（2）**用于风湿痹痛、四肢拘挛等证**。苍耳子具祛风湿之功，《本草汇言》谓其为"上中下一身风湿众病不可缺"之药。《食医心镜》治风湿痹痛，四肢拘挛，单用苍耳子研末煎服。临床多与仙灵脾、威灵仙、川芎、肉桂心同用，以法风胜湿，活血定痛，如《证治准绳》仙灵脾散。

（3）**用于风疹瘙痒、疥癞等皮肤病**。苍耳子有祛风杀虫止痒之功，可配地肤子、白鲜皮、白蒺藜等同用，内服、煎汤外洗均可。

《本草拾遗》："叶捼，安舌下，令涎出，去目黄好睡。子炒令香，捣去刺，使腹破，浸酒，去风，补益。又烧作灰，和腊月猪脂，封丁肿，出根。又毡中子七枚，烧作灰，投酒中饮之，勿令知，主嗜酒。"

《本草纲目》："炒香浸酒服，去风补益。尤治皮肤风，令人肤革清净。善通顶门连脑，盖即苍耳也。"

《得宜本草》："得葶苈，治水肿，小便闭。"

《本草用法研究》："同辛夷花、杭菊花治鼻渊；同薄荷叶、杭菊花治风热头痛。"

【用量用法】 内服：煎汤，3～10g，或入丸、散。外用：捣敷，或煎水洗，适量。

【使用注意】 本品有毒，剂量过大可至中毒，轻者表现为全身乏力，精神萎靡，食欲不振，恶心呕吐，腹痛腹泻或便秘，继则出现头昏头痛，嗜睡或烦躁不安，心率增快或减慢，低热出汗，两颊潮红而口鼻周围苍黄或出现轻度黄疸，肝肿大。严重时可发生昏迷抽搐，休克，尿闭，胃肠道大量出血或出现肺水肿以致呼吸、循环或肾功能衰竭而死。

《新修本草》："忌食猪肉、米泔。"

《本草从新》："散气耗血，虚人勿服。"

【附方】 （1）**治诸风眩晕，或头脑攻痛**：苍耳仁三两，天麻、白菊花各三钱。或丸或散，随病酌用。--《本草汇言》

（2）**除风湿痹，四肢拘挛**：苍耳子三两。捣末，以水一升半，煎取七合，去滓呷。--《食医心镜》

（3）**治大麻风**：苍术一斤，苍耳子三两。各为末，米饭为丸，如梧子大。日三服，每服二钱。忌房事三月。--《洞天奥旨》

（4）**治疥癞，消风散毒**：苍耳子炒蚬肉食。--《生草药性备要》

（5）**治妇人风瘙瘾疹，身痒不止**：苍耳花、叶、子等分，捣细罗为末。每服以豆淋酒调下二钱。--《圣惠方》

（6）**治鼻流浊涕不止**：辛夷半两，苍耳子二钱半，香白芷一两，薄荷叶半钱。上并晒干，为细末。每服二钱，用葱、茶清食后调服。--《济生方》

（7）**治目暗、耳鸣**：苍耳子半分。捣烂，以水二升，绞滤取汁，和粳米半两煮粥食之，或作散煎服。--《圣惠方》之："苍耳子粥"

（8）**治牙疼**：苍耳子五升，以水一斗，煮取五升，热含之，疼则吐，吐复含。--《千金翼方》

（9）**治疔疮恶毒**：苍耳子五钱，微炒为末，黄酒冲服。并用鸡子清涂患处，疔根拔出。--《经验广集》之“苍耳酒”

（10）**治大腹水肿，小便不利**：苍耳子灰、葶苈末等分。每服二钱，水下，每日二服。

（11）**治风喉痹，深肿连颊，吐气数者，名曰马喉痹**：以毡中苍耳子三七枚，烧末，水服之。（10～11方均出自《千金要方》）

（12）**治阴囊湿疹**：苍耳子、蛇床子、甘草各10g。加水煎成1000ml，外洗阴囊，每日数次。--《中药制剂汇编》

（13）**治急性毛囊炎、急慢性湿疹**：苍耳子120g(打)，苦参60g，野菊花60g，水煎2000ml，洗渍患处，对皮肤增厚之瘙痒性损害，可酌加明矾30g，川芎15g。--《疮疡外用本学》

（14）**治久疟不差**：苍耳子、根、茎皆可用。上锉碎，为末，酒煮面糊为丸，无时服。--《朱氏集验方》

（15）**疗痔**：取五月五日苍耳子阴干，捣末，水服方寸匕，日三，差乃止。--《外台》引《必效疗》

（16）**治疗慢性鼻炎**：取苍耳子160g(打碎)和辛夷16g，加入温热的麻油1000ml中，浸泡24h，文火煮沸至800ml左右，冷却后过滤，瓶装。每日滴鼻3～4次，治疗除鼻窦炎外的慢性鼻炎1576例，结果显效率为73.8%，有效率为86.9%。其中对干燥性和萎缩性鼻炎疗效较好，有效率分别为95.5%及88.9%。--《中西医结合杂志》房学贤等，1984，4(4)：211

（17）**治疗顽固性牙痛**：苍耳子6g，焙黄去壳，研细末，与鸡蛋1个和匀，不放油、盐，炒熟食之，每日1次，连服3剂。用此法治疗包括龋齿、齿髓炎、牙周脓肿在内的牙痛患者50例，仅2例无效外，其余均1次止痛，3剂痊愈。长期随访观察，未复发。--《陕西新医药》邢非，1974，(4)：13

苍耳根 味微苦，性平，小毒。清热解毒，利湿。主治疔疮，痈疽，丹毒，缠喉风，阑尾炎，宫颈炎，痢疾，肾炎水肿，乳糜尿，风湿痹痛。内服：煎汤，15～30g，或捣汁，或熬膏。外用：适量煎水熏洗，或熬膏涂。

《医林纂要·药性》：“忌猪肉、糯米。”

《得配本草》：“忌马肉、米泔。”

附方　（1）**治一切丁肿**：苍耳根、茎、苗、子，但取一色，烧为灰。醋、泔淀和如泥涂上，干即易之。--《千金要方》

（2）**治丁肿困重**：生捣苍耳根叶，和小儿尿绞取汁。冷服一升，日三度。--《食疗本草》

（3）**治一切疔肿**：苍耳根三两半，乌梅五个，连须葱三根。酒二钟，煎一钟，热服取汗。--《秘传经验方》

（4）**治痈疽发背，无头恶疮，肿毒疔疖，风痒臁疮，牙疼喉痹**：苍耳根、叶数担。洗净，晒萎，细锉，以大锅五口，入水煮烂，以筛滤去粗滓，布绢再滤，复入净锅，武火煎滚，文火熬稠，搅成膏，以新罐贮封。每以敷贴，牙疼即敷牙上，喉痹敷舌上或噙化，每日用酒服一匙。--《濒湖集简方》

（5）**治丹毒流火**：鲜苍耳草根与叶，煎汤。熏洗红肿处。--《贵阳市秘方验方》

（6）**治缠喉痹风**：苍耳根一把，老姜一块。同研烂滤汁，以温无灰白酒和汁服。--《经验良方》

（7）**治失音**：鲜苍耳根茎250g，加水1000ml，煎沸20分钟，加适量食盐调味。每日1剂，代茶频饮。--《广西中医药》1988，(3)：13

（8）**治尿路感染**：苍耳根、车前草各30g，白茅根15～30g。水煎2次服，每日1剂。--《广西本草选编》

（9）**治乳糜尿**：苍耳根30g，地龙干9g，水煎服。--《福建药物志》

（10）**治目黄**：苍耳子根15g，用猪胆煮服。--《湖南药物志》

（11）**治皮肤瘙痒**：(苍耳)干根60g，瘦猪肉适量，水炖服。另取鲜全草水煎外洗。

（12）**治子宫功能性出血**：(苍耳)鲜根60g，阿胶15g，归尾15g。水炖，分3次饭前服。（11～12方均出自《常用青草药选编》）

（13）**治消渴(糖尿病)**：苍耳鲜根15～30g。煲猪瘦肉服。--《壮族民间用药选编》

（14）**治耳聋气闭**：①苍耳根煮猪耳朵食。②苍耳根15g，石菖蒲9g，细辛3g。煮猪耳食。

（15）**治小儿蛔虫**：苍耳根、算盘子树根、铁马鞭、路边黄、水灯草。水煎，每日早晚各服1次。（14～15方均出自《湖南药物志》）

（16）**治疗阑尾炎**：鲜苍耳根60g，水煎，每日1剂，2次分服，连服至症状消失为止。治疗30余例，均获痊愈。--《福建药物志》福建省中医研究所（第1版），福建人民出版社，1983：400

黄鹌菜

【别名】 黄鹌菜《救荒本草》，黄瓜菜《食物本草》，黄花菜《纲目》，山芥菜、土芥菜、野芥菜、野芥兰、芥菜仔、臭头苦苴《福建晋江中草药手册》，野青菜、黄花枝香草《全国中草药汇编》，片莱药《广西药用植物名录》。

【来源】 菊科黄鹌菜属植物黄鹌菜 *Youngia japonica* (L.) DC.的根或全草。

【植物形态】 一年生或二年生草本，高15～80cm。植物体有乳汁，须根肥嫩，白色。茎直立，由基部抽出一或数枝。基生叶丛生，倒披针形，琴状，羽状半裂，长8～14cm，宽1.3cm，顶裂片较大，侧裂片向下渐小，有深波状齿，无毛或被细软毛，叶柄具翅或有不明显的翅；茎生叶互叶，较少，通常1～2片，少有3～5片，叶形同基生叶，等样分裂或不裂，较小；上部叶小，线形，苞片状；叶质薄，上面被细柔毛，下面被较密的细绒毛。头状花序小而窄，具长梗，排列成聚伞状圆锥花丛；总苞长4～7mm，无毛，外层苞片5，三角形或卵形，形小，内层苞片8，披针形；舌状花黄色，长4.5～10mm，花冠先端具5齿，管长2～2.5mm，具细短软毛。瘦果红棕色或褐色，长约2mm，稍扁平，具粗细不匀的纵棱11～13条；冠毛白色，与瘦果近等长。花果期6～7月。见下（图885）

【生长分布】 生于路旁、溪边、草丛、庭院阴湿处。邹平南部乡镇多有分布。

【采收加工】 春、夏季采收，鲜用或切段晒干。

【性味归经】 味甘、味苦，性凉。归肝、肺二经。

【功用主治】 清热解毒，利尿消肿，止痛。主治感冒，咽痛，眼结膜炎，乳痈，牙痛，疮疖肿毒，毒蛇咬伤，痢疾，肝硬化腹水，急性肾炎，淋浊，血尿，白带，风湿关节炎，跌打损伤。外用治疮疖肿毒。

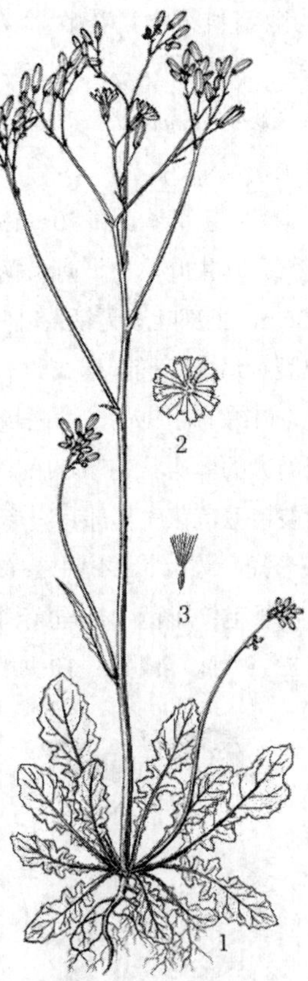

（图885）**黄鹤菜**

1.植株 2.头状花 3.种子与冠毛

【用量用法】 内服：煎汤，15～30g，鲜品30～60g或捣汁。外用：鲜品捣敷，或捣汁含漱，适量。

【附方】 （1）**治跌打伤**：(黄鹤菜)鲜全草 30g(干品 15g)。加酒水各半，适量，煎，去渣，每日分2次服。

（2）**治指头疔，带状疱疹**：(黄鹤菜)鲜草捣烂，连渣涂敷。（1～2方均出自《食物中药与便方》）

（3）**治咽炎**：鲜黄鹤菜30g，捣烂取汁调蜜服。

（4）**治肿痛**：鲜黄鹤菜适量，黄土、食盐各少许，捣烂敷患处。

（5）**治毒蛇咬伤、蜂螫伤**：鲜黄鹤菜适量，捣烂绞汁服，渣敷患处。

（6）**治鹅口疮**：鲜黄鹤菜根6～7个，用二次淘米水洗，捣烂取汁调蜜服。

（7）**治急性肾炎**：鲜黄鹤菜2～3株，烤干研末，和鸡蛋炒食。（3～7方均出自《福建药物志》）

（8）**治咽喉炎**：鲜黄鹤菜。洗净，捣汁，加醋适量含漱(治疗期间忌食油腻食物)。

（9）**治乳腺炎**：鲜黄鹤菜30～60g，水煎，酌加酒服，渣捣烂加热外敷患处。（8～9方均出自《中草药手册》）

（10）**治痢疾**：(黄鹤菜)鲜全草60g，捣烂绞汁冲蜜糖服。--《广西本草选编》

（11）**治肝硬化腹水**：鲜黄鹤菜根12～18g，水煎服。

（12）**治狂犬咬伤**：鲜黄鹤菜30～60g，绞汁泡开水服，渣外敷。

（13）**治胼胝**：鲜黄鹤菜 30～60g，水酒各半煎服，渣外敷。（10～13均出自《中草药手册》）

百日草

【别名】 百日草《湖南药物志》，十姊妹《湖南药物志》，火毡花（东北），对叶菊、步步登高（北京），节节高（上海）。

【来源】 为菊科植物百日菊的 *Zinnia elegans* Jacq.全草。

【植物形态】 一年生草本，高30～100cm。茎直立，被糙毛或长硬毛。叶对生，无柄，叶片宽卵圆形或长圆状椭圆形，长5～10cm，宽2.5～5cm，全缘，基部稍心形抱茎，两面粗糙，下面必被短糙毛，基出3脉。头状花序径5～6.5cm，单生枝端，花序梗较长；总苞宽钟状，总苞片多层，宽卵形或卵状椭圆形，外层长约5mm，内层长约10mm，边缘黑色；托片上端有延伸的附片，附片紫红色，流苏状三角形；舌状花深红色、玫瑰色、紫堇色或白色，舌片倒卵圆形，先端2～3齿裂或全缘，上面被短毛，下面被长柔毛；管状花黄色或橙色，长7～8mm，先端裂片卵状披针形，上面被黄褐色密茸毛。雌花瘦果倒卵圆形，长6～7mm，宽4～5mm，扁平，腹面正中和两侧边缘各有1棱，先端截形，基部狭窄，被密毛；管状花瘦果倒卵状楔形，长7～8mm，宽3.4～4mm，极扁，被疏毛，先端有短齿。花期6-9月，果期7～10月。见（图886）

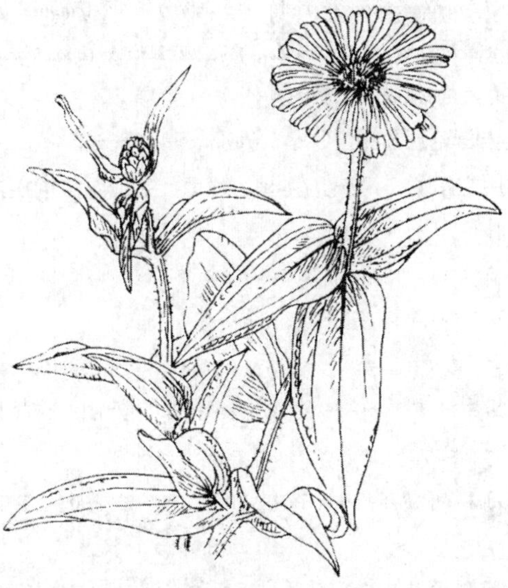
（图886）**百日菊**

【生长分布】 原产墨西哥。邹平公园、街道边多栽培。

【采收加工】 春、夏季采收，鲜用或切段晒干。

【栽培要点】 **生长习性** 喜光照，不耐寒，要求肥沃及排水良好的土壤，若土壤瘠薄，过于干旱，花朵则显著减少，花径小，花色不良。

繁殖技术 种子繁殖：在3月末至4月初点播于温室或温床，种子萌发时温度控制在10℃以上，4～5天可萌发，7天出苗。因百日草侧根少，移植后恢复慢，应于小苗时定植，若大苗后再行移植，常导致下部枝叶干枯而影响其生长，因此需经两次移植，晚霜后将其定植于露地，株行距40cm左右。百日草也可在4月末地温回升在10℃以上时，穴播于露地，7～10天出苗。出苗后及时间苗2～3次，保证其幼苗茁壮成长。

田间管理 百日草定植后，适期浇水、施肥，满足其不同时期的生长需要。同时，在生长过程中，再摘心1～2次，诱发侧枝形成枝多花密的低矮株型。在花期，及时修剪去残花败叶，减少养分消耗而多抽花蕾。

病虫害防治 猝倒病：病菌主要借灌溉水和雨水传播。气温过高、浇水不当都易促使猝倒病发生。可用多菌灵、百菌清、托布津等灌根，并作好排水工作。①虫害：地老虎一般由带虫卵的堆肥传播。可距百日草植株根部2cm处挖一小洞，埋入敌百虫2克左右，10天1个周期，连续用药2个周期，严重时增加1个周期。②白星病：白星病危害叶片，发病初期，叶片上出现针尖大小白色小点，逐渐扩大，形成各种形状病斑，直径1~6mm，病斑中央组织为灰色，边缘红褐色至紫红色，在叶片正面的病斑上密生着许多黑色霉层，严重时，背面也有少量霉层。发病期7~9月，开花期发病较重。可喷洒65%代森锌可湿性粉剂600~800倍液或50%代森铵600~1000倍液，7~10天喷1次，连喷2~3次，可控制病害的发生。同时彻底清除有病的枯枝落叶，并深埋处理，减少侵染源。

【主含成分】 叶中分得哈阿格百日菊内酯(*haageanotide*)。

花中分得山柰酚-3-O-β-D-葡萄糖甙(*kaempferol-3-O-β-D-glucoside*),槲皮素-3-O-β-D-葡萄糖甙(*quercetin-3-O-β-D-glucoside*),芹菜素-7-O-β-D-葡萄糖甙(*apigenin-7-O-β-D-glucoside*),芹菜素-4'-O-β-D-葡萄糖甙(*apigenin-4'-O-β-D-glucoside*),山柰酚-3-木糖甙-7-葡萄糖甙(*kaempferol-3-xyloside-7-glucoside*),木犀草素-7-葡萄糖甙(*luteolin-7-glucoside*),乙酰化的矢车菊素-3,5-二葡萄糖甙(*acetylated cyanidin-3,5-diglucoside*)，乙酰化的蹄纹天竺素 3,5-二葡萄糖甙(*acetvlated pelargonidin-3,5-diglucoside*)。种子油的主要成分为棕榈酸(*palmitic acid*)22.3%,硬脂酸(*stearic acid*)3.8%,油酸 (*oleic acid*)39.7%和亚油酸 (*linoleicacid*)25.2% 。另报道含有皂甙类(*saponins*)化合物。

【性味归经】 味苦、辛，性凉。归膀胱经。

【功用主治】 清热，利湿，解毒。主治湿热痢疾，淋证，乳痈，疖肿。”

《湖南药物志》：“治痢疾，淋症，乳头痛。”

《全国中草药汇编》：“清热利尿。”

《四川中药志》1979年版：“清热利湿，解毒。用于湿热泻痢，乳痈。”

【用量用法】 内服：煎汤，15～30g。外用：鲜品捣敷，适量。

【附方】 (1)**治痢疾**：(百日草)全草30g，猪肉90g，蒸服。--《湖南药物志》

(2)**治痢疾**：百日菊30g，风尾草15g，水煎服。--《四川中药志》(1979)

(3)**治淋症**：百日草30g，猪肉30g，蒸服。--《湖南药物志》

(4)**治淋症**：百日菊30g，车前草30g，水煎服。--《四川中药志》(1979)

(5)**治乳痈、疖肿**：鲜白日菊适量，洗净，捣烂敷患处。--《四川中药志》(1979)

(6)**治疗百日咳**：用百日草(干鲜均可入药，霜打者更佳)40g(鲜者70g)，加水300ml，文火缓煎15~20分钟，过滤去渣，加适量冰糖服 每日3~4次，每次50ml。共治36例病儿，其中34倒服药1星期内临床症状完全消失，血象恢复正常。--《吉林中医药》常喜宽，1984:(3):18

败酱草

【别名】 败酱、鹿肠《本经》，鹿首、马草、泽败《别录》，鹿酱《药性论》，酸益《日华子本草》，苦菜、苦蘵《纲目》，野苦菜《植物名实图考》，苦猪菜《江西中药》，苦斋公《四川中药志》，豆豉草、豆渣草《重庆草药》，白苦爹、苦苴《闽东本草》，苦叶菜、萌菜、女郎花《中药大辞典》。

【名释】 《吴普本草》：“败酱，似桔梗，其臭如败豆酱。”

【来源】 为败酱科植物黄花败酱 *Patrinia scabiosaefolia* Fisch. ex Trev.的全草。

另：败酱科植物白花败酱 *Parinia uillosa* (Thunb.) Juss.的全草也作败酱草。分布于华北、华东、华南各地。

【植物形态】 多年生草本，高70～130cm。地下根茎细长，横卧生，有特殖臭气。基生叶丛生，有长柄，花时叶枯落；茎生叶对生；柄长1～2cm，上部叶渐无柄；叶片2～3对羽状深裂，长5～15cm，中央裂片最大，椭圆形或卵形，两侧裂片窄椭圆形至线形，先端渐尖，叶缘有粗锯齿，两面疏被粗毛或无毛。聚伞状圆锥花序集成疏而大的伞房状花序，腋生或顶生；总花梗常仅相对两侧或仅一侧被粗毛，花序基部有线形总苞片1对，甚小；花直径约3mm；花萼短，萼齿5，不明显；花冠黄色，上部5裂，冠筒短，内侧具白色长毛；雄蕊4，与缘稍扁，由背部向两侧延展成窄翅状。花期7～9月，果期9～10月。见（图887）

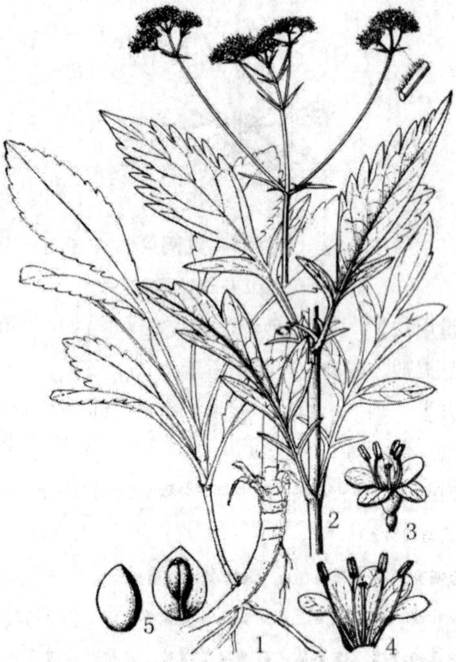

（图887）**黄花龙牙**

1.根与幼苗 2.茎叶 3.花 4.花纵剖 5.果实

【生长分布】 生于山坡、沟谷、灌丛边、林缘草地或间湿草地。邹平南部山区有分布。

【采收加工】 一般多在夏季采收，将全株拔起，除去泥沙后晒干。

【性状鉴别】 全体常折迭成束。要命茎圆柱形，弯曲，长5～15cm，直径2～5mm，顶端粗达9mm；表面有栓皮，易脱落，紫棕色或暗棕色，节疏密不等，节上有芽痕及根痕；断面纤维性，中央具棕色“木心”。根长圆锥形或长圆柱形，长达10cm，直径1～4mm；表面有纵纹，断面黄白色。茎圆柱形，直径2～8mm；表面黄绿以或共同棕色，具纵棱及细纹理，有倒生粗毛。茎生叶多卷缩或破碎，两面疏被白毛，完整呈多羽状深裂或全裂，裂片5～

11，边缘有锯齿；茎上部叶较小，常3裂。有限公司枝端有花序或果序；小花黄色。瘦果长椭圆形，无膜质翅状苞片。气特异，味微苦。

【理化鉴别】 （1）取本品粉末1g，加节馏水10ml，水浴加热10分钟，滤过。滤液置试管中，密塞，强烈振摇1min。黄花败酱泡沫15分钟消失，白花败酱泡沫很快消失。（检查皂甙）

（2）取本品甲醇提取液1ml，范干，以1ml冰醋酸溶解残渣，加1ml醋酐-浓硫酸（19：1），混匀，稍加热。黄花败酱由黄变为紫红色，白花败酱由黄绿变为紫红色。（检查三萜皂甙）

（3）取本品甲醇提取液数滴，点于白磁板上，滴加10%香荚兰醛浓硫酸溶液数滴。黄花败酱显蓝紫色，白花败酱显黄棕色。（检查押发油）

【主含成分】 根和根茎含齐墩果酸、常春藤皂甙元、β-谷甾醇-β-D-葡萄糖甙，多种皂甙中已知结构的有败酱皂甙，黄花败酱皂甙。根中尚含挥发油8%、生物碱。鞣质、淀粉。

【药理】 （1）**镇静作用** 黄花败酱的乙醇浸膏或挥发油口服，对小鼠都有明显镇静作用，且能增强戊巴比妥钠的催眠作用。而蒸去挥发油的药渣浸膏和总皂甙都镇静作用。在挥发油中主要起作用的是败酱烯和异败酱烯，异戊酸无镇静作用。败酱的镇静作用比同属植物缬草强一倍以上。

（2）**抗菌作用** 败酱浸剂在体外对金黄色葡萄球菌，白色葡萄球菌、类白喉杆菌、肺炎杆菌、炭疽杆菌和破伤风杆菌则无作用。白花败酱全草的水煎液在鸡胚内对流感病毒的抑制作用亦不明显。

（3）**保肝作用** 败酱有促进肝细胞再生，防止肝细胞变性的作用。是否与其所含墩果酸有关，值得探讨。因为齐墩果酸对肝脏有保护作用。败酱根热水提取物500μg/ml对人子宫颈癌细胞的抑制率为100%，而对正常细胞则反有促进增殖的作用。

（4）**抗癌作用** 败酱根的热水提取物腹腔注射给荷瘤小鼠（肉瘤-180）抑制癌细胞生长率为57.4%。

（5）**毒性** 给小鼠灌服黄花败酱干浸膏24g（生药）/KG；观察48小时，未见不良反应。黄花龙芽精分别以320mg/kg、600mg/kg、1200mg/kg，即相当于人用量的400、700和1500倍，喂饲小鼠7日，未见异常。黄花败酱醇浸膏30g/kg，灌服，对小鼠有轻度呼吸抑制和轻度致泻作用。

【性味归经】 味辛、苦，性微寒。归胃、大肠、肝三经。清热解毒，活血排脓。主治肠痈，肺痈，痈肿，痢疾，产后瘀滞腹痛，目赤。

【功用主治】 清热解毒，活血排脓。主治肠痈，肺痈，痈肿，痢疾，产后瘀滞腹痛，目赤肿痛，疥癣。

《本经》："主暴热火疮、赤气，疥瘙疸痔，马鞍热气。"

《别录》："除痈肿，浮肿，结热，风痹不足，产后疾痛。"

《药性论》："治毒风顽痹，主破多年瘀血，能化脓为水。及产后诸病。止腹痛余疹、烦渴。"

《日华子本草》："治赤眼，障膜，胬肉，聤耳，血气心腹痛，破症结，产前后诸疾，催生、落胞，血运，排脓、补瘘，鼻洪吐血。赤白带下。疮痍疥癣，丹毒。"

《现代实用中药》："治肠炎下痢。"

【用量用法】 内服：煎汤，10～15g。外用：鲜品捣敷患处，适量。

【使用注意】 《本草汇言》："久病胃虚脾弱，泄泻不食之症，一切虚寒下脱之疾，咸忌之。"

【附方】 （1）**治肠痈之为病，其身甲错，腹皮急，按之濡如肿状，腹无积聚，身无热，脉数，此为肠内有痈脓**：薏苡仁十分，附子二分，败酱五分。上三味，杵为末，取方寸匕，以水二升，煎减半，顿服，小便当下。--《金匮要略》

（2）**治产后恶露七、八日不止**：败酱、当归各六分，续断、芍药各八分，芎藭、竹茹各四分，生地黄（炒）十二分。水二升，煮取八合，空心服。--《外台》

（3）**治产后腰痛，乃气血流入腰腿，痛不可转者**：败酱、当归各八分，芎藭、芍药、桂心各六分。水二升，煮八合，分二服。忌葱。--《广济方》

（4）**治产后腹痛如锥刺者**：败酱草五两，水四升，煮二升，每服二合，日三服。--《卫生易简方》

（5）**治赤眼、障痛并胬肉攀睛**：败酱一握，荆芥、草决明、木贼草各二钱，白蒺藜一钱五分。水煎服。--《硕虎斋省医语》

（6）**治痈疽肿毒，无论已溃未溃**：鲜败酱草四两，地瓜酒四两。开水适量冲炖服。将渣捣烂，冬蜜调敷患处。

（7）**治吐血**：败酱草煎汤服。

（8）**治赤白痢疾**：鲜败酱草二两，冰糖五钱。开水炖服。

（9）**治蛇咬**：败酱草半斤，煎汤顿服。另用鲜败酱草杵细外敷。（6～9方均出自《闽东本草》）

（10）**治疗流行性腮腺炎**：取黄花败酱鲜叶适量，加生石膏0.5～1两共捣烂，再用1个鸭蛋清调匀，敷于肿痛处，24小时后取下。重者需敷2次。有并发症者加服20～50%黄花败酱草煎剂，每日3～4次，每次20～30毫升；或当茶饮。治疗200余例，90%的病例在局部敷药后24小时内症状消失，重症（包括有睾丸炎合并症的）患者在第2次敷药后一般症状也能消失。此外，本品对疖、痈、乳腺炎、淋巴管炎等也有效果。--《中药大辞典》

慈姑

【别名】 慈姑《纲目》，藉姑《别录》，槎牙、茨，《新修本草》，白地栗《本草图经》，茨菇《药性论》，慈菇《滇南本草》。

【名释】 《纲目》："慈姑，一根岁生十二子，如慈姑之乳诸子，故以名之，作茨菰者，非矣。"

【来源】 为泽泻科植物慈姑 *Sagittaria trifolia* L.var. *sinensis* (Sims) Makino 的球茎。

另：同属植物野慈姑 *Sagittaria trifolkia* L.的球茎也作慈姑药用。多产于南方诸省区。

【植物形态】 慈姑 又名又名水萍《别录》，燕尾草《日华子本草》，河凫茨，剪刀草《本草图经》，水慈菰、剪搭草《救荒本草》。多年生直立水生草本。有纤匐枝，枝端膨大成球茎。叶具长柄，长20～40cm；叶形变化极大，通常为戟形，宽大，连基部裂片长5～40cm，宽0.4～13cm，先端圆钝，基部裂片短，与叶片等长或较长，多少向两侧开展。花亭同圆锥花序长20～60cm；花3～5朵为1轮，单性，下部3～4轮为雌花，具短梗，上部多轮为雄花，具细长花梗；苞片披针形；外轮花被片3，萼片状，卵形，先端钝；内轮花被片 3，花瓣状，白色，基部常有紫斑；雄蕊多枚；心皮多数，密集成球形。瘦果斜倒卵形，直径 4～5mm，背腹两面有翅；种子褐色，具小凸起。花期 8～10 月。见（图 888）

本植物的叶（**慈姑叶**）、花（**慈姑花**）均供药用，详见下述。

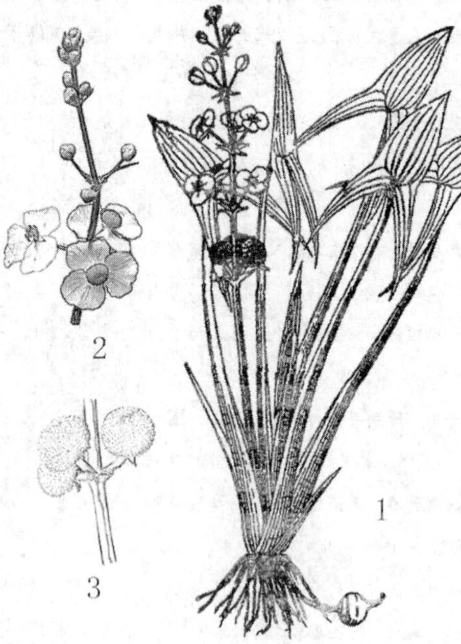

（图 888）**慈姑**

1.植株 2.花 3.果实

【生长分布】 生于池塘、沼泽、水沟等水域。邹平各乡镇均有分布。

【采收加工】 秋季初霜后，茎叶黄枯，球茎充分成熟，至翌春发芽前，可随时采收。采收后，洗净，鲜用或晒干用。

【栽培要点】 **生长习性** 喜温暖光照长，抗风，耐寒力极弱，喜有机质丰富的粘质壤土，忌连作。

栽培技术 用球茎繁殖。收获时宜选取个头中等而充实的球茎作种，经过沙土贮藏至翌春栽植期。寒地秋季早冷地区，宜 4 月下旬至 5 月上旬栽植；暖地秋季温暖地区，栽植期可延迟至初夏 5 月下旬至 6 下旬。密植的行株距 60cm×21cm，除单植外，也可与水稻间作。

田间管理 栽植后至苗高 15～21cm 时，中耕除草，直至 8 月下旬，再中耕除草 2～3 次。生长期间宜常维持浅水，不可干涸。至霜后叶枯才可排出田水。

【性状鉴别】 鲜品呈长卵圆形或椭圆形，长 2.2～4.5cm，直径 1.8～3.2cm。表面黄白或黄棕色，有的微呈青紫色，具纵皱纹和横环状节，节上残留红棕色的鳞叶，鳞叶脱落后，湿淡绿黄色。顶端具芽，长 5～7cm，或芽脱落的圆形痕；基部钝圆或平截，切断面类白色，水分较多，富含淀粉。干品多纵切或横切成块状，切面灰白色。粉性强。气微，味微苦甜。

【主含成分】 慈姑球茎含蛋白质(*protein*)，脂肪(*fat*)，碳水化合物(*carbonhydrate*)，粗纤维(*crude fiber*)，钙，磷，铁。

【药理】 （1）**对多种蛋白酶的影响** 从慈姑中提取的多功能蛋白酶抑制剂Ⅰ、Ⅱ对胰蛋白酶、胰凝乳蛋白酶及舒缓激肽释放酶均有较明显的抑制作用。其中Ⅰ能等当量抑制胰蛋白酶和胰凝乳蛋白酶，对激肽释放酶的抑制作用较弱。Ⅱ能等当量抑制 2mol/L 的胰蛋白酶，对激肽释入酶的抑制活力高于Ⅰ，但对胰凝乳蛋白酶的抑制作用小于Ⅰ。

（2）**对精子体外受精的影响** 体外实验证明，慈姑蛋白酶抑制剂在剂量 330μg/ml 以上时，能抑制精子顶部顶体蛋白酶的活性，使顶体蛋白酶丧失水解卵细胞透明带的能力，从而使精子不能穿过透明带与卵细胞结合，影响精子的受精。实验还时一步证明，慈姑蛋白酶抑制剂对人、兔、大鼠、仓鼠及小鼠精子顶体蛋白酶均有明显的抑制作用，并随剂量增加而抑制效应增强。

【性味归经】 味甘、微苦、微辛，性微寒。归肝、肺、脾、膀胱经。

【功用主治】 活血凉血，止咳通淋，散结解毒。主产后血闷，胎衣不下，带下，崩漏，衄血，呕血，咳嗽痰血，淋浊，疮肿，目赤肿痛，角膜白斑，瘰疬，睾丸炎，骨膜炎，毒蛇蛟伤。

《政和本草》引《千金要方》："下石淋。"

《新修本草》："主百毒，产后血闷，攻心欲死，产难衣不出。"

《滇南本草》："厚肠胃，止咳嗽，痰中带血，或咳血，呕血。"

《东医宝鉴·杂病篇》："(慈姑)捣敷肿毒疬上即消，水煎服亦效。""(野慈姑)下石淋，除痈肿，止消渴，疗产后血晕及胎衣不下。"

《本草再新》："平肝降火，润肺止咳，行血和血，利二便，能堕胎，能安胎。"

《药性集要便读》："止鼻洪。"

《随息居饮食谱》："破血，通淋，滑胎，利窍。"

《岭南采药录》："以盐渍之，治癫狗咬伤。捣敷，并治牛程蹇(即石硬)。"

《福建民间草药》："除热解毒。"

《吉林中草药》："益精利尿，凉血，祛风湿。治崩漏带下。"

《湖南药物志》："行气血，清热止痛。治胃气痛，赤眼肿痛，小儿疳积，脱肛。"

《沙漠地区药用植物》："治角膜炎，角膜白斑。"

《全国中草药汇编》："消肿，散结。外用治毒蛇咬伤。"

《浙江药用植物志》："益肺化痰，止血解毒。主治肺虚咳嗽，痰中带血，咳血，咯血。"

《福建药物志》："治乳腺结核，骨膜炎，睾丸炎。"

【用量用法】 内服：煎汤，15～30g，或绞汁。外用：捣敷，或磨汁沉淀后点眼，适量。

【使用注意】 孕妇慎服。

《食疗本草》："不可多食，令人患脚。""发脚气，损齿，令人失颜色，皮肉干燥。卒食之，令人呕水。"

《日华子》："怀孕人不可食。"

《食物考》："多食滞气。"

《随息居饮食谱》："凡痈、失血诸病，尤忌之。"

注：慈姑可以做蔬菜。慈姑属于水生植物，但对铅等重金属具有较强的吸收、积累能力，当土壤和水中的铅浓度达到每升 100mg 时，茨菰球茎表皮、顶芽、去皮球茎的铅残留均超过国家标准限量值，故应注意慈姑生长环境。

【附方】 （1）**治产后胞衣不出**：慈姑 60～120g，洗净捣烂绞汁温服。-- 《福建民间草药》

（2）**治崩漏带下**：慈姑 9g，生姜 6g，煎汁半碗，日服 2 次。-- 《吉林中草药》

（3）**治肺虚咳血**：生慈姑数枚(去皮捣烂)，蜂蜜二钱。米汤沫同拌匀，饭上蒸熟，热服效。--《滇南本草》

（4）**治胃气痛**：慈姑9g，莱菔子6g，土川芎6g，水煎，兑酒服。

（5）**治小儿疳积**：慈姑粉3g，朱砂0.3g，饭内蒸食。

（6）**治脱肛**：慈姑5枚，去皮，放入猪直肠内，炖熟食2~3次。（4~6方均出自《湖南药物志》）

（7）**治石淋**：①鲜慈姑捣汁，每次1酒盅，日服2次。--《沙漠地区药用植物》；②鲜野慈姑球根30~90g，捣烂绞汁，开水冲服，每日2次。--《单方草药选编》(安徽)

（8）**治淋浊**：慈姑块根180g，加水适量煎服。--《湖南药物志》

（9）**治无名肿毒，红肿热痛**：鲜慈姑捣烂，加入生姜少许搅和，敷于患部，每日更换2次。--《全国中草药汇编》

（10）**治赤眼肿痛**：慈姑根去皮晒干，磨水，沉淀后用水点眼。--《湖南药物志》

（11）**治睾丸炎**：慈姑40g，酒水各半，炖后取汤煮鸡蛋服。

（12）**治骨膜炎**：慈姑、红糖各适量。捣烂敷患处。

（13）**治乳腺结核**：慈姑30g，核桃仁3粒。共捣烂，日分2次，白酒送服。（11~13方出自《福建药物志》）

（14）**治毒蛇咬伤**：鲜慈姑捣烂敷于伤口，2h更换1次，并用全草捣汁服。--《全国中草药汇编》

慈姑叶

【别名】 慈姑叶《岭南采药录》，剪刀草《本草图经》，慈姑苗《四川中药志》。

【来源】 为泽泻科植物慈姑 *Sagittaria trifolia* L.*var.sinensis* (Sims) Makino 地上部分。

【植物形态】 参见"慈姑"条。

【采收加工】 夏、秋季采收，鲜用或切段晒干。

【主含成分】 全草含慈姑醇(*sagittarol*)。

【性味归经】 味苦、微辛，性寒。

【功用主治】 清热解毒，凉血化瘀，利水消肿。主治咽喉肿痛，黄疸，水肿，恶疮肿毒，丹毒，瘰疬，湿疹，蛇虫咬伤。

《日华子》："研敷蛇虫咬。"

《本草图经》："涂敷诸恶疮肿及小儿游瘤丹毒。"

《草木便方》："解毒。疗疮痈，丹毒。"

《岭南采药录》："凡患贡蛾，其形长如水蛭，发于头部，用慈姑叶卷软贴之。"

《四川中药志》(1960年版)："解毒消肿。配一支蒿捣绒包患处治蛇伤。"

《重庆草药》："治鱼口，兼能治粪毒。"

《贵州草药》："清热解毒，凉血消肿。治黄疸，水肿。"

《沙漠地区药用植物》："治淋巴结核。"

《贵州民间方药集》："治喉炎。"

【用量用法】 内服：煎汤，1～30g，或捣汁。外用：研末调敷，或鲜品捣敷，适量。

【使用注意】 不宜久敷。

【附方】 （1）**治黄疸病**：水慈姑、倒触伞各30g，煨水服。--《贵州草药》

（2）**治水肿**：水慈姑、水折耳、水灯心各15g，水菖蒲9g，煨水服。-《贵州草药》

（3）**治难产及胞衣不下**：鲜野慈姑或茎叶洗净，切碎，捣烂绞汁1小杯，以温黄酒半杯和服。--《东北药用植物》

（4）**治诸恶疮肿及小儿游瘤丹毒**：鲜剪刀草茎叶捣如泥，冷水调如糊，以鸡羽扫上，肿便消退。--《本草图经》

（5）**治淋巴结核**：慈姑叶捣烂敷患处。--《沙漠地区药用植物》

（6）**治痱子**：剪刀草调蛤粉敷之.--《是斋百一选方》

（7）**治小儿湿疹、荨麻疹**：鲜剪刀草捣烂外敷。--《红安中草药》

（8）**治毒蛇咬伤**：鲜剪刀草60g。捣汁服，并用渣外敷伤处(不封口)。--《四川中药志》(1982年)

（9）**治蜂螫伤**：剪刀草、樱桃叶、红豆、十月黄豆叶、鸡蛋清各适量，捣烂外敷。--《万县中草药》

黑藻

【别名】 温丝草、针丝、灯笼薇、转转薇、水王孙、克罗草、轮叶黑藻、轮叶水草、蜈蚣草、竹菊草，苲草等。

【来源】 水鳖科植物黑藻 *Hydrilla verticillata* (L.f.) Rich.的全草。

【植物形态】 多年生沉水草本；根生泥中。茎圆柱形，细长，50～200cm，有分枝，表面具有纵向细棱纹，质较脆。叶条形，常4～8片轮生，无柄，长1～1.5cm，宽3～5mm，边缘有细锯齿，先端尖锐。花小，单性，雌雄异株；雄花有短梗，单生于无柄、近球形的佛焰苞内，开花时伸出水面，萼片3，花瓣3，雄蕊2～3，花药肾形，有细小退化的雌蕊；雌花单生，包在管状佛焰苞内，花被同雄花，成熟时子房延伸成长1.5～4cm而细长的喙，将雌花推出水面，子房下位，1室，花柱3。果条形，长1.5～2cm，平滑或有瘤点；种子2～3，茶褐色，两端有稍尖的刺。花期6～9月。果期7～10月。见（图889）

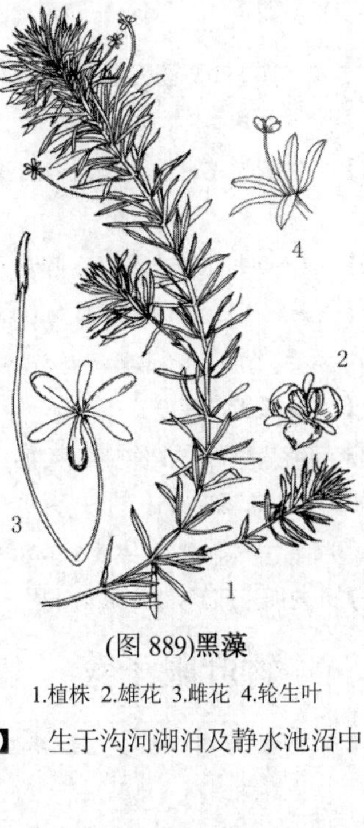

(图889)黑藻

1.植株 2.雄花 3.雌花 4.轮生叶

【生长分布】 生于沟河湖泊及静水池沼中。邹平各乡镇均有分布。

【采收加工】 春、夏均可采收，鲜用或晒干。

【性味归经】 味苦，微咸，性凉。

【功用主治】 利尿祛湿，祛瘀活血。

篦齿眼子菜

【别名】 篦齿眼子菜《青藏高原药物图谱》，线形眼子草《沙漠地区药用植物》，龙须眼子菜、红线儿菹《全国高等植物图鉴》，红线草《云南植物志》。马尾巴草、松毛草(云南)。

【来源】 为眼子菜科植物篦齿眼子菜 *Potamogeton pectinatus* L.的全草。

【植物形态】 多年生沉水草本；有细线状根状茎，秋季生有白色卵圆形小块根。茎的下部较粗，直径约为3mm，上部呈叉状密分枝。叶条形，长2～10cm，宽0.5～1mm，先端急尖，全缘；托叶与叶柄合生成鞘，基部抱茎，长1～3mm。穗状花序腋生于茎顶，长1～4cm，由2～6轮间断的花簇组成。花序梗细弱，长3～12cm。小坚果斜阔卵形，长3～3.5mm，背部有脊或近圆形。花果期5～10月。见（图890）

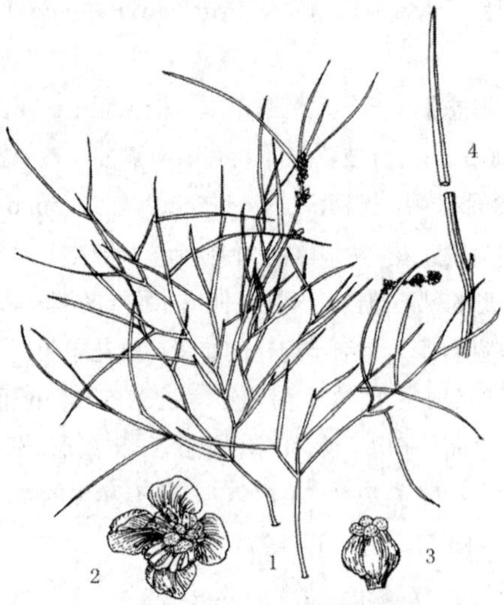

（图890）**篦齿眼子菜**

1.植株 2.花 3.雌蕊 4.叶

【生长分布】 生于湖泊、池塘、河沟的浅水处。邹平黛溪河上游有分布。

【采收加工】 6～7月采收，洗净，晾干。

【主含成分】 **全草**：含粗脂肪(*crude fat*)，钙，磷，胡萝卜素(*carotene*)，粗蛋白(*crude protein*)。**块茎**：含碳水化合物(*carbohydrate*)。

【性味归经】 味微苦，性凉。

【功用主治】 清热解毒。主治肺热咳嗽，疮疖。

《沙漠地区药用植物》："清热解毒。"

《青藏高原药物图鉴》："内服治肺炎，熬膏外用治疮疖。"

【用量用法】 内服：煎汤，3～6g。外用：煎汁熬膏，适量。

竹叶眼子菜

【别名】 竹叶眼子菜《山东植物志》，马来眼子菜，凸尖眼子菜，箬叶藻。

【名释】 本属植物中叶型最大，叶先端具凸尖，又名"凸尖眼子菜"；叶片如竹叶，具明显叶鞘，又有"箬叶藻"之称。

【来源】 眼子菜科竹叶眼子菜 *Potamogeton malaianus* Miq.的全草。

【植物形态】 多年生沉水草本；有根状茎。茎细长，不分枝或少分枝，节部生有须根，其上的芽体向上发展即成为习见的竹叶眼子菜植株（抽条）。叶片条状披针形或条状长圆形，膜质，薄而透明，褐绿色或暗绿色，在整个生长季节中没有明显变化，季相不明显，长5～18cm，宽1～2cm，先端有尖头，基部狭，边缘微波状，有不明显的细锯齿，叶脉7～13，横脉显著；叶柄长2～6cm；托叶膜质，长2～4cm，基部抱茎。穗状花序长2～5cm，密生花，开花时伸出水面；花序梗比叶柄粗，长4～6cm。小坚果倒卵形，长2.5～3mm，宽2～2.5mm，侧面扁平，背部的脊尖锐。花期6月；果期7～8月。见（图891）

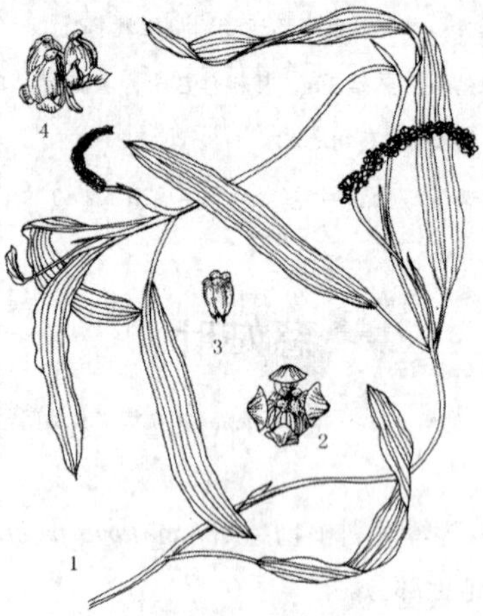

（图891）**竹叶眼子菜**

1.植株 2.花 3.雌蕊 4.果实

【生长分布】 生于湖泊、池塘、河流等静水水体和流水水体中，枯水期亦能生长，是多栖性植物。邹平黛溪湖、黛溪河等处均有。

【采收加工】 全年均可采收，鲜用或晾干。

注意：竹叶眼子菜所含铜、锌量分别高达0.64～23.9mg/kg和9.45～125.00mg/kg，含铜量为三棱草的1.67倍，含锌量为三棱草的2.72倍。使用时应注意生长环境。

【显微鉴别】 茎具皮下层，皮层中具有散生的机械束；维管柱为"多束型"，具多条木质管道；内皮层由O型和U型细胞所组成（O-U型）；叶柄及花序柄中均具有散生的机械束。

【性味归经】 味淡，性凉。归肾经。

【功用主治】 清热解毒、利尿、消积。主治急性结膜炎、黄疸、水肿、白带等症。

菹草

【别名】 菹草《尔雅》，虾藻、虾草，扎草，麦黄藻，茳草。

【来源】 眼子菜科菹草 *Potamogeton crispus* L.的全草。

【植物形态】 多年生沉水草本。根状茎细长，多分枝，略扁，长 20～100cm，侧枝短，先端常有芽苞，脱落后可长成新植株。叶互生，宽条形或条状披针形，长 3～8cm，宽 5～10mm，先端钝圆，边缘浅波状，有细锯齿，鲜绿色或墨绿色，叶脉 3 条，中脉明显；无柄；托叶膜质，长约 10mm，基部与叶合生，早落。穗状花序，茎顶腋生，长 1～2cm，疏生数花；花序梗长 2～5cm，开花时伸出水面，微带红色；花被片 4，圆形，雄蕊 4，无花丝；雌蕊 4。小坚果卵圆形，顶端有长 2mm 的喙，向后稍弯曲，背脊约 1/2 以下具齿牙。花期 5～7 月；果期 7～9 月。见（图 892）

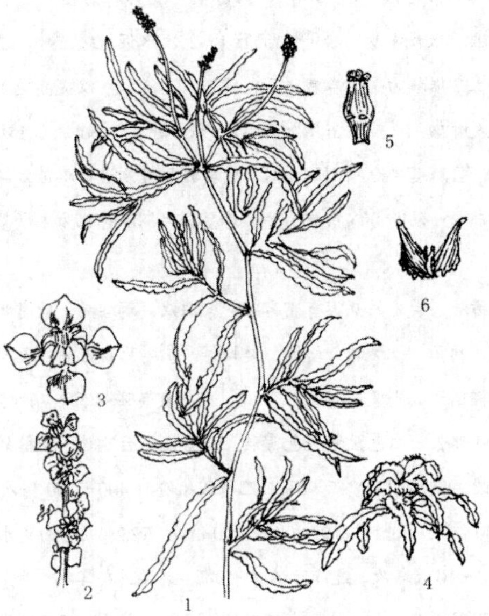

（图 892）**菹草**

1.植株 2.花序 3.花 4.芽苞 5.雌蕊 6.果实

【生长分布】 生于江河、湖泊、水库、渠沟、池塘和沼泽地、低洼积水等处，水深一般不超过 1.8 m，水流缓慢或静水，水体 pH 值中性左右，24℃停止生长，30℃开始死亡，适宜温度 10℃～20℃。常和数种眼子菜、轮藻、角果藻及金鱼藻等混生一处。邹平各地均有分布。

【采收加工】 每年 3～5 采收，鲜用或晾干。

【性味归经】 味甘，性寒。归心、肝、肾经。

【功用主治】 清热明目、渗湿利水。主治热痢，疮疡肿毒等症。

《本草纲目》："菹草气味甘，大寒，滑、无毒：主治去暴热，热痢、止渴，则捣叶服之；小儿赤白游疹、火焱热疮则捣烂封之。有患热肿毒并丹毒者。可切捣敷之，厚三分，干时换之，其效无比。"

【用量用法】 内服：煎汤，3～9g，或鲜用。外用：捣敷，适量。

【使用注意】 脾胃虚寒者慎用。

眼子菜

【别名】 眼子菜《救荒本草》，牙齿草、牙拾草《滇南本草》，水案板《分类草药性》，鸭吃草《种子植物名称》，金梳子草《民间常用草药汇编》，水板凳、弹木叶、扎水板《四川中药志》，案板芽、水黄连《陕西中草药》，檀木叶《常用草药治疗手册》（成都）。

【来源】 眼子菜科眼子菜 *Potamogeton franchetii* A. Benn. 的全草。

【植物形态】 多年生草本。根茎发达，白色，多分枝，常在顶端形成休眠芽体；茎长约 50cm，常不分枝。浮水叶互生，花序下的对生；叶柄长 5～20cm，宽披针形至卵状椭圆形，长 5～10cm，宽 2～4cm，叶脉多条，先端连接；沉水叶互生；叶柄比浮水叶的短，叶片披针形至狭披针形。早落；托叶薄膜质，长 2～7cm，先端尖锐，成鞘状抱茎；穗状花序生于浮水叶的叶腋；花序梗长 4～7cm，比茎粗；穗长 3～10cm，密生黄绿色小花。小坚果宽倒卵形，长 3～3.5mm，腹面近于直，背部有 3 脊，侧面两 2 条较钝，基部通常有 2 突起。花期 5～8 月。见（图 893）

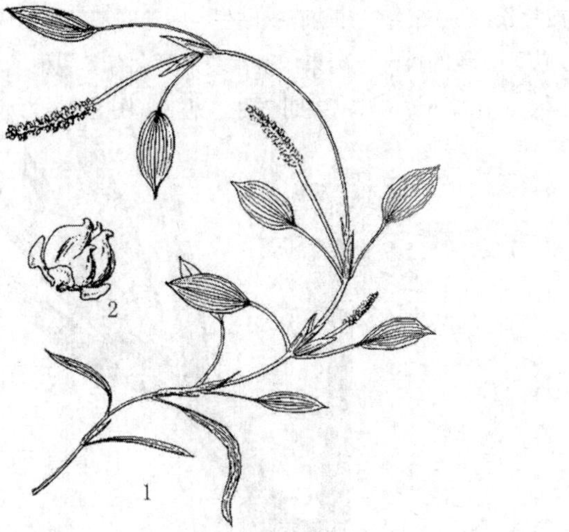

（图 893）**眼子菜**

1.植株 2.花

【生长分布】 生于池塘、湖泊、沼地、水田及沟渠等静水或缓流之中处。邹平各地均有分布。

【采收加工】 夏季采收，鲜用或晾干。

【药理】 是一种有效驱蛔药，曾用小鼠灌胃测定其半数致死量，服药量达 12.5g/kg/日(相当于目前最大量 15 倍)皆未见死亡，故其毒性很低。

【性味归经】 味苦，性寒。归肝、胆、膀胱三经。

【功用主治】 清热解毒，利湿通淋，止血，驱蛔。主湿热痢疾，黄疸，热淋，带下，鼻衄，痔疮出血，蛔虫病，疮痈肿毒。

【用量用法】 内服：煎汤，9～15g，鲜者 30～60g。外用：捣敷，适量。

【附方】 （1）**治赤白痢疾日久者**：眼子菜、山查各等分，砂糖二钱同煎服。--《滇南本草》

（2）**治黄疸病**：眼子菜一两(生)，煎水内服。

（3）**治热淋**：眼子菜二两(生)，煎水去渣，煎甜酒服。

（4）**治肠风下血(内痔出血)**：眼子菜一两，红椿根皮五钱，槐角五钱。装入猪直肠中炖吃。

（5）**治常流鼻血**：眼子菜一两，绿壳鸭蛋二个。以眼子菜加水煮汁，汁煮蛋花，一次服用。

（6）**治火眼**：新鲜眼子菜叶数张，贴于眼皮上，干后即换。（2～6 方均出自《贵阳民间药草》）

（7）**治疮疖**：眼子菜鲜叶适量，捣烂外敷。--《陕西中草药》

圆葱

【别名】 圆葱，球葱，葱头，毛葱，荷兰葱，洋葱《药材学》，玉葱《植物学大辞典》，浑提葱《云南种子植物名录》，洋葱头(北京)。

【来源】 为百合科植物圆葱 *Allium cepa* L.的鳞茎。

【植物形态】 二年生草本。具强烈的香气。鳞茎大，球形或扁球形，外包赤红色、褐红色、黄色或淡黄色、白色皮膜内皮肥厚，肉质，均不破裂。叶圆柱形，中空，长 25～50cm，径 1～1.5cm，中部以下最粗；绿色，有白粉。花葶高可达 1m，圆柱形，中空；伞形花序球形，多花，密集；花梗为花被的数倍长；花被星状展开，绿白色，花被片 6，长圆形或卵状长圆形；花丝比花被片长，约 1/5 合生并与花被贴生，内轮的基部极扩大，两侧各具 1 齿，外轮的锥形。蒴果，室背裂开，含有多数种子。种子扁形，黑色。花期 5～6 月，果期 7 月。见上（图 894）

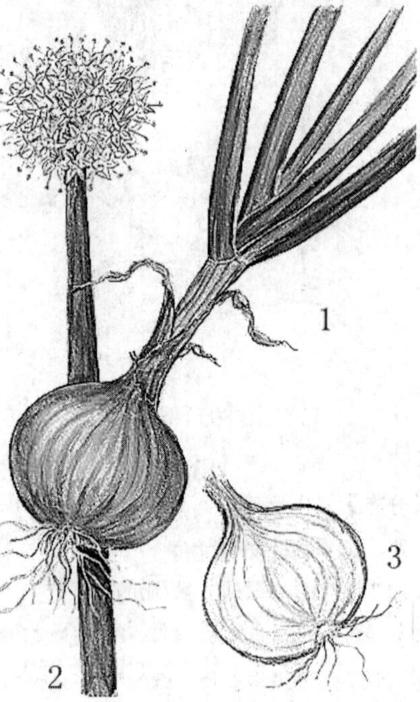

（图 894）**圆葱**

1.植株 2.花序 3.鳞茎纵剖

【生长分布】 原产于亚洲西南部，西汉传入我国。邹平乡镇均有栽培。

【采收加工】 一般来讲，采收适宜时期的标志是鳞茎充分膨大，外层的鳞片干燥并半革质化，基部第一二片叶枯黄，第三四片叶尚带绿色，假茎失水变软，植株的地上部分倒伏。采收过早，鳞茎尚未充分肥大，产量低，同时鳞茎的含水量高，易腐烂，易萌芽，贮藏难度大；采收过迟，易裂球，如果迟收遇雨，鳞茎不易晾晒，难于干燥，容易腐烂。采收应在晴天进行，并且在收获以后有几个连续的晴天最好。收获时整株拔出，放在地头晒 2 至 3 天，晾晒时鳞茎要用叶遮住，只晒叶、不晒头，可促进鳞茎的后熟，并使外皮干燥。而后剪掉须根、枯叶，除去泥土即可贮藏。也有的在收获后不除去叶片，以后编辫或扎捆贮藏。

【栽培要点】 **生长习性** 喜凉爽气候，中等强度光照，疏松、肥沃、保水力强的土壤，较低的空气湿度，较高的土壤湿度，表现耐寒、喜湿、喜肥的特点，不耐高温、强光、干旱和瘠薄，高温长日照进入休眠期。对土质要求不严，粘质土至轻沙土均可栽培，但以富含有机质，表土深而肥沃，且常保持适度水湿的砂质壤土或壤土为优。病虫少，可连作，宜适当轮作。

栽培技术 用种子繁殖。大多采用撒播，每 1 小时 m^2播种量 60～75kg，实行秋露地育苗，秋季培育秧苗，当年定植田间，或以幼苗贮藏越冬，第 2 年春季定植，夏季收获。冬季严寒地区，幼苗不能完全越冬，所以采用春季温床或冷床育苗。定植前要严格选苗分级，淘汰病苗、矮化苗、徒长苗、分蘖苗和抽苔危险苗，一般认为壮苗标准是：叶 4～5 枚，株高 25cm 左右。一般行距 15～18cm，株距 10～13cm，每 1 小时 m^2保苗 45～60 万株为宜。

田间管理 秋栽洋葱，除定植后浇 1～2 次水促进缓苗外，应控制浇水，以中耕、松土、保墒为主。春栽洋葱，缓苗前不浇水，以提高地温，促进发根为主。进入发叶盛期，应适当增加灌水，一般每隔 7～8d 浇水 1 次。幼苗长到一定高度后，当鳞茎部分刚刚膨大时，需要稍加控制进行蹲苗。洋葱不同生育期对肥的要求是：幼苗期以氮肥为主，鳞茎膨大期以钾肥为主，整个生育期不能缺磷。

病虫害防治 常见的病害有霜霉病、紫斑病、萎缩病、软腐病等，常见的虫害有种蝇、蓟马、红蜘蛛、蛴螬、蝼蛄等。①洋葱霜霉病：表现为病斑呈苍白绿色，长椭圆形，严重时波及上半叶，植株发黄或枯死，病叶呈倒“V”形。湿度大时，病部长出白色至紫灰色霉层。鳞茎染病后变软，植株矮化，叶片扭曲畸形。因此，发病初期喷洒 90%三乙磷酸铝粉剂 400～500 倍液，或 75%百菌清粉剂 600 倍液，50%甲霜铜 800～1000 倍液，72.2%的普力克水剂 800 倍液等药剂，隔 7～10 天 1 次，连续防治 2～3 次。②洋葱灰霉病：叶上最初着生白色椭圆或近圆形斑点，多由叶尖向下发展，逐渐连成片，使葱叶卷曲枯死。湿度大时，在枯叶上生出大量灰霉。因此，发病初期轮换喷淋 500%多菌灵或 70%甲基硫菌灵 500 倍液，必要时还可选用 50%速克灵或 50%扑海因及 50%农利灵 1000～1500 倍液喷雾效果较好。③葱地种蝇：为幼虫蛀入鳞茎，引起腐烂，叶片枯黄，萎蔫甚至成片死亡。因此，在发生虫害地块，要禁止使用生粪做肥料。即使用腐熟的有机肥，也要均匀，深施（最好做底肥），种子与肥料隔开，可在粪肥上覆层薄土。地蛆严重地块，尽可能使用化肥。在种蝇发生地块，要勤灌溉，必要时可大水漫灌，能阻止种蝇产卵，抑制地蛆活动及淹死部分幼虫。

【主含成分】 洋葱中的化学成分较为复杂，且因品种和产地的不同而存在差异，共主要成分如下，

（1）**含硫化合物**：多存在于挥发油中，主要分为硫醚类(R-S_n-R）、硫醇类(R-SH)、硫代亚磺酸酯类：{R-S-S（O）-R}、硫代磺酸酯类：{R-S（O_2）-S-R}和噻酚类等杂环化合物，其中 R 基团为甲基、丙基、丙烯基和烯丙基等、硫化物中主要是二硫化物和三硫化物。

（2）**类黄酮化合物**：多存在于鳞茎中，在叶和皮中少量存在.主要有黄酮类(Flavoncs)、黄酮醇类(*Flaonls*)和花色素类(*Anthocyans*)等.黄酮类主要有 5，7，4-三羟黄酮(*apigenin*)、3，5，7，3，4，5-六羟黄酮(*myricetin*)以及黄酮糖苷等。黄酮醇类有山萘酚(*kacmpfcorol*)、槲皮素(*qucrcctin*)及它们与葡萄糖组成的单糖苷(QMG 猕和二糖苷(QDG)至多糖苷(QPG)。花色素类主要是由花青素(*cyaniding*)、花葵素（*pelargonidim*)与葡萄糖组成的葡糖苷

（3）**苯丙素酚类化合物**：多存在于洋葱的鳞茎中.根和叶中微量存在.主要有咖啡酸、阿魏酸、芥子酸、邻羟基桂皮酸、对羟基桂应酸等单体及其衍生物。

（4）**甾体皂甙类化合物**：绝大都分存在于洋葱的鳞茎中，主要有螺甾烷醇、呋甾烷醇与葡萄糖、鼠李糖等组成的单糖苷至多糖苷。甾体皂甙类主要作

为合成甾体激素及其相关药物的原料。

（5）**含氮化合物**：主要有含硫氨基酸如S2甲基半胱氨酸亚砜(SMCS)、S2烯丙基半胱氨酸亚砜(SACS)和S2丙基半胱氨酸亚砜(SPCS)等、蛋白氨基酸如苯丙氨酸、甘氨酷、丝氨酸和蛋氨酸等)、生物碱以及核苷酸等。

（6）**前列腺素类**：前列腺素(*Pno1taglandins*)，PG是一类具有很强生物活性的激素类化合物。前列腺素类主要含有前列腺素 $APGA_1$）、PGA_2、PGB_1、PGE_1和PGF_1等。

（7）**其它成分**：洋葱鳞茎和叶中含有多糖A、B；蓓蕾、花粉含有少量胡萝卜素。还含少量的Ca、Mg、P、Fe、Zn、Cu和Co等元素.

【药理】 （1）**降脂、纤溶作用** 洋葱是目前唯一知道含有前列腺素A的蔬菜，由于前列腺素A能扩张血管、降低血液黏度，有降低血压、增加冠状动脉血流量和预防血栓形成的作用。洋葱中含量丰富的槲皮素有助于防止低密度脂蛋白的氧化，对动脉硬化能提供保护，避免动脉斑块破裂。健康志愿者服奶油100g，可明显升高血清胆固醇和血浆纤维蛋白原，减少血凝时间和纤维蛋白溶解活性。如每次服50g鲜洋葱的汁或相当量乙醚提取的洋葱挥发油，在1星期内服4次，则对上述奶油引起的作用有明显拮抗，增加人血纤维蛋白溶解作用。其有效成分为含硫化合物，主要为烯丙基丙基二硫化物(*allyl propyl disulphide*)和二烯丙基二硫化物(*diallyl disulphide*)。健康男性口服油煎洋葱60g，能抑制高脂饮食引起的血浆胆甾醇升高，并使纤维蛋白溶解活性降低。哈佛医学院心脏科教授克多格尔威治博士在自己的诊所里对病人进行实验，证明洋葱确有提升好胆固醇的疗效，不过洋葱煮得越熟，越不具效果。克多博士让诊所里的心脏病人每天吃洋葱，结果发现洋葱里所含的化合物也能阻止血小板凝结，并加速血液凝块溶解。

（2）**抗血小板聚集作用** 洋葱油中的12甲硫酰2甲丙二硫醚能抑制人体内血小板的凝聚，含有的丙烯基二硫醚、腺苷和蒜氨酸能抑制胶原蛋白诱发的血小板凝聚和调节花生四烯酸代谢的作用。洋葱伞形花序中具有抗血小振凝聚活性的硫化物，其活性作用要强于其鳞茎中硫化物。洋葱原汁通过提高血小板中环腺苷酸的含量来抑制血小扳凝聚，并能抑制血小板中由二磷醣腺苷导致的钙离子(Ca^{2+})含量的升高和血栓素的形成，从而达到预防心血管疾病方面作用。

（3）**抗菌、抗炎、平喘作用** 洋葱和大蒜一样含有植物杀菌素，有很强的杀菌能力，对金黄色葡萄球菌、白喉杆菌有抑杀作用，能有效抵御病毒，预防感冒和拉肚子。通过对洋葱等12种葱属植物作对比研究，发现洋葱中含硫化合物的抑菌活性最强。这种植物杀菌素经过呼吸道、泌尿道、汗腺排出时能够刺激这些位置的细胞管道的分泌，有祛痰、利尿、发汗等作用。洋葱含有至少三种抗炎的天然化学物质，可以治疗哮喘。由于洋葱可以抑制组织胺的活动，而组织胺正是一种会引起哮喘过敏症状的化学物质；据德国的研究，洋葱可以使哮喘的发作机率降低一半左右.洋葱平喘和抗炎有效成分为硫代亚磺酸酯类。

（4）**防癌、抗癌作用** 洋葱是一种对各种癌症都有预防和控制作用的食物，洋葱中含烯丙基的硫化物是一个预防乳腺癌的保护因子，能有效地抑制胃癌、食道癌和结肠癌，这些硫化物抑制癌细胞DNA模板的形成与复制是通过调节致癌因子的代谢酶来实现的。多吃洋葱和大蒜的人，患消化道肿瘤如肠癌、肝癌、胰腺癌以及卵巢癌、喉癌的风险较低。洋葱的防癌功效也与其含有丰富的硒和槲皮素有关。硒是一种抗氧化剂，能刺激人体的免疫反应，从而抑制癌细胞的分裂和生长，同时还能降低致癌物的毒性。而槲皮素能抑制致癌细胞的活性，阻止癌细胞的生长。一份调查显示，常吃洋葱的人比不吃洋葱的人患胃癌的几率少25%，死亡率少30%。洋葱所含有机硫化合物可对抗N-亚硝基二乙胺(NDEA)引起的雌性小鼠肿瘤的发生，其中二烯丙基二硫化物作用最强，口服后对NDEA引起的胃窦瘤和肺腺瘤的抑制率均大于75%。洋葱中所含的单烯丙基和多烯丙基的硫化物的作用强于丙基硫化物。对二甲苯蒽局部涂擦所致仓鼠颊囊肿瘤，用洋葱提取物放入饮水中(20%)饮用，可明显延缓颊囊肿瘤的形成。不同浓度洋葱提取物在体外与仓鼠颊囊肿瘤细胞共同培养，25%或以上浓度能明显抑制癌细胞的生长。表明其对口腔癌有抑制作用。

（5）**降糖作用** 洋葱中的S2甲基半胱氨酸亚砜(SMCS)对四氧嘧啶型糖尿病老鼠有降血糖和降高血脂作用。洋葱中的烯丙基丙基二硫醚、甲丙二硫醚和丙硫醇等硫化物具有降血糖、降血脂、溶血纤、抗菌和抗血小板凝聚等方面的治疗作用。很久以前，洋葱就被用来治疗糖尿病，现代医学也证明洋葱确实能够降血糖；而且不论生食或熟食，都同样有效果。原来洋葱里有一种抗糖尿病的化合物，类似常用的口服降血糖剂甲磺丁胺，具有刺激胰岛素合成及释放的作用。对四氧嘧啶及肾上腺素性高血糖具有降血糖作用。

（6）**降压作用** 洋葱提取物(Extraction of Onion, ETO)对正常大鼠血压具有瞬间明显降血压作用,对药物诱导和阻塞性高血压大鼠的血压具有显著降压作用，给ETO后20s时平均降低幅度分别为3.48 kPa和7.53 kPa ,且降血压的特点明显不同，前者仅表现为瞬间降压；而后者则为瞬间血压降低幅度大,之后回升至接近正常水平并维持120s，未发现心电图、心率和呼吸的明显变化。

（7）**助消化作用** 洋葱含有一种葱蒜辣素，味道浓郁，所以切洋葱的时候经常搞得人泪流满面，正是这种味道可以刺激胃酸分泌，增进食欲。有动物实验表明，洋葱能提高胃肠道张力，促进胃肠道蠕动，对萎缩性胃炎、胃动力不足、消化不良等引起的食欲不振有很好的改善效果，能起到明显开胃作用。

（8）**抗氧化作用** 洋葱中类黄酮化合物由于含有酚羟基结构而具有较强的抗氧化作用。洋葱的抗氧化作用是由于类黄酮化合物能抑制超氧阴离子的产生，同时槲皮素中的2，3位双键和4位羰基以及3，5位羟基对洋葱的抗氧化作用有十分重要的贡献。槲皮素4，2O2B2葡糖苷和槲皮素3，4，2O2B2二葡糖苷具有很强的抗氧化作用。洋葱中的槲皮素对脂质膜的过氧化和低密度脂蛋白氧化有特异的抑制作用。洋葱所含的微量元素硒是一种很强的抗氧化剂，能消除体内的自由基，增强细胞的活力和代谢能力，具有防癌抗衰老的功效

（9）**其他作用** 洋葱提取物对离体子宫有收缩作用。将生或熟洋葱或洋葱的各种提取物给大鼠或豚鼠喂饲可降低红细胞数，降低程度与剂量成正比。洋葱油还可刺激NIH-3T3细胞的生长繁殖，缩短其细胞分裂时间，24h期间可使细胞数较对照组增加2倍。洋葱有治疗维生素缺乏症的作用，特别是预防和治疗坏血病和重金属中毒等。洋葱还有松弛平滑肌、利尿、调节人体生理平衡和新陈代谢的作用。

（10）**毒性** 洋葱中的有毒成分为正丙基二硫化物。毒物可氧化血红蛋白，形成海恩茨氏小体，含有大量种小体的红细胞可被网状内皮系统细胞吞噬而引起贫血，同时可损坏骨髓。实验证明，给犬投喂一个中等大小的的熟洋葱或连续投喂含有洋葱汁的熟食，红细胞内即可发现海恩茨氏小体，7～10日发生严重贫血。犬的洋葱内服中毒剂量为15.20g/kg体重，给犬饲喂洋葱和洋葱汁的熟食可发生中毒。

【性味归经】 味甘、微辛、性温。归肝、脾、胃、肺经。

【功用主治】 润肠，理气和胃，健脾进食，发散风寒，温中通阳，消食化肉，提神健体，散瘀解毒。主治外感风寒无汗、鼻塞、食积纳呆、宿食不消、头晕，痢疾，肠炎，虫积腹痛，创伤溃疡，赤白带下等病症。

《药材学》："新鲜洋葱捣成的泥剂，应用于治疗创伤、溃疡及妇女滴虫性阴道炎。"

《全国中草药汇编》："主治便秘。"

《福建药物志》："祛湿消肿。"

【用量用法】 生食或作菜熟食，30～120g。外用：捣敷或捣汁涂，适量。

【使用注意】 多食目糊和发热。热病后不宜进食。有胃病者少食。患眼疾、眼部充血者，不宜切制洋葱。

【附方】 （1）**治滴虫性阴道炎**：鲜洋葱、鲜芹菜各等分。捣烂取汁，加醋适量，临睡前用带线棉球蘸药汁塞阴道，次晨取出，连续用1星期。--《福建药物志》

（2）**便秘**：洋葱一个，洗净生吃或加花生油拌炒吃，连吃几天。

（3）**治疗老年痴呆、视力模糊、高血压、糖尿病、尿频尿浊、不眠**：紫皮圆葱适量，红葡萄酒适量，浸泡一周，适量啜饮。

葱白

【别名】 葱白《别录》，葱茎白《纲目》，葱白头《药品化义》。

【名释】 葱、芤，皆因其叶中空而得名。《纲目》云："葱从囱，外直中空，有囱通之象也。芤者，草中有孔也，故字从孔，芤脉象之。葱初生曰葱叶，叶曰葱青，衣曰葱袍，茎曰葱白，叶中涕曰葱苒，诸物皆宜，故曰菜伯、和事。"

【来源】 为百合科植物葱的 *Allium fistulosum* L.鳞茎。

【植物形态】 葱 又名和事草《清异录》，芤、菜伯《纲目》，火葱《草木便方》，四季葱，青葱，大葱(北方)。根据葱白的长短又分为大葱和香葱。大葱植株高大，葱白洁白而味甜，在北方栽培较多，南方多产小葱。二年生草本植物。全株具强烈辛辣味。鳞茎圆柱状，外皮白色，稀为淡红色，不破裂。叶圆筒状、中空，长达 50cm 或更长，直径达 1～2cm，基部稍细，具白绿色霜粉，含粘液。花茎圆柱状，中空，长达 50cm 以上，顶端较细。花密集成顶生球状伞形花序，白色，初生时包以白色膜质囊状苞片，小花梗与花被近等长或为其 2/3 长，花被近钟形，6 片。雄蕊 6，花丝基部合生并与花被片贴生，伸出花被外甚多。子房上位，倒卵形伸出花被，3 浅裂球形。花柱细长，超出花被，柱头小。蒴果三棱形。种子多数，黑色，三角状，半圆形。花期 7～9 月，果期 8～10 月。见（图 895）

本植物的叶（**葱叶**）、花（**葱花**）、种子（**葱子**）、须根（**葱须**）、液汁（**葱汁**）均供药用，详见下述。

【生长分布】 原产于西伯利亚，在我国栽培历史悠久。邹平各乡镇均有栽培。

【采收加工】 四季可采集。洗净，鲜用，葱白(鳞茎) 用时须剥去外膜，去须根及叶。

【栽培要点】 （1）**生长习性** 葱耐旱、耐寒又耐热，对土壤、温度、肥料、秧龄等要求不严格，抗病害能力强，适宜于砂壤土、壤土种植。

（2）**栽培技术** 种子繁殖。宜在 9 月下旬至 10 月上旬（秋分至寒露）。播种前，畦内灌足底水，水渗后将种子均匀撒播，一亩用种量 45kg。播后覆土 1～1.5cm，出苗前一般不浇水。秧苗 3～5 片真叶，株高 12～15cm，假茎直径为 0.4～0.5cm 时定植。

（3）**田间管理** 苗出齐后洒水，洒水后加盖细土，只要育苗期不过于干旱，应尽量少浇水，勤除草，一般育苗 1 份面积，可定植 8～10 份面积。大葱需软化栽培，应选择排水良好的砂壤土为宜，翻耕后作成畦宽（连沟）1.3m，不施基肥，定值时畦面开 3 条 15cm 深种植沟，按株距 4.5～6cm 把苗排好，用土将幼苗基茎完全埋入至叶片的分枝点，栽后浇 20％腐熟的人畜粪尿，并在沟内每 667 ㎡施草木灰共 1000～1500kg，定植苗 23000～25000 株。在葱生长期间，随假茎（葱白）伸长可行培土 4 次，一般每半个月 1 次。第 1 次培土是在生长盛期之前，培土约为沟深的一半；第 2 次培土是在生长盛期开始以后，培土与地面相平；第 3 次培土成浅垄；第 4 次培土成高垄。每次培土以不埋没葱心（即叶片与叶鞘连接的地方）为度。

（4）**病虫害防治** 主要的病害有紫斑病、葱锈病，虫害有葱蓟马。紫斑病用 75％的百菌清 500～600 倍液或 70％的代森锰锌 500 倍液喷雾，葱锈病用 15％粉锈宁可湿性粉剂 2000～3000 倍液喷雾，或 65％代森锌可湿性粉剂 400～500 倍液喷雾，葱蓟马、潜叶蝇等用 40％乐果乳油 1200 倍液或 50％马拉松乳油，1000 倍液喷雾，每 5～7 天喷 1 次，连续 2～3 次。葱蝇幼虫（蛆）为害大葱苗时，可用敌敌畏加乐果乳剂 800～1000 倍液灌根。

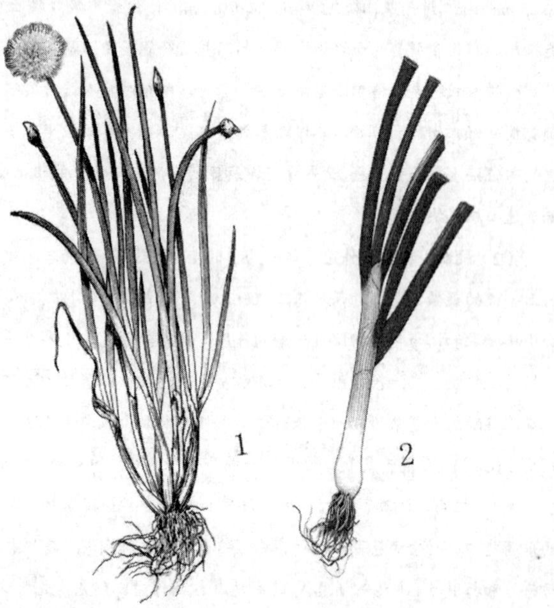

（图 895）**葱**

1.植株 2.植株下部（葱白）

【主含成分】 鳞茎含粘液质(*macilage*)，粗脂肪(*crude fat*)，粗蛋白质(*crude protein*)，粗纤维(*crude fiber*)，无氮浸出物(*N-free extract*)，戊聚糖(*pentosan*)，多糖类(*polysaccharides*)，其中粘液质主要成分是多糖，其次是纤维素(*cellulose*)，半纤维素(*hemicellulose*)，原果胶(*protopectin*)及水溶性果胶(*pectin*)，还含糖(*sugar*)，维生素(*vitamin*)C，胡萝卜素(*carotene*)，维生素(*vitamin*)B_1、B_2、A、PP，草酸(*oxalic acid*)，脂类(*1ipids*)，亚麻酸(*1inolenic acid*)，亚油酸(*1inoleic acid*)，棕榈酸(*palmitic acid*)，油酸(*oleic acid*)，花生酸(*arachidic acid*)，泛醌-9 及泛醌-l0(*ubiquinone-9，-l0*)。

还含挥发油，油中主要成分为大蒜辣素(*allicin*)，二烯丙基硫醚(*allyl sulfide*)。

【药理】 （1）**抗菌、抗原虫作用** 体外试验表明，葱白对志贺痢疾杆菌有抑制作用，水浸液(1：10)对许兰毛癣菌、奥杜盎小孢子菌等皮肤真菌有抑制作用；其挥发性成分对白喉杆菌、结核杆菌、痢疾杆菌、金黄色葡萄球菌及链球菌等均有抑制作用，抗菌机制与其作用于细菌酶系统有关；葱白中所含的硫化物是其抗菌的有效成分之一。葱白研磨之滤液(1：4)对阴道滴虫有杀灭作用。

（2）**驱虫作用** 葱白研磨的滤液(1：4)有驱除蛲虫的作用，并以幼儿为佳。含硫化物有轻度的局部刺激作用，可达缓下及驱虫作用。

（3）**镇静、镇痛作用** 葱白水煎液给小鼠灌服(20g/kg)，能使自主活动减少，痛阈值提高，表明有镇静、镇痛作用。

（4）**健胃、护肤作用** 葱白能促进消化液的分泌，其粘液质有保护胃粘膜和皮肤的作用。

（5）**抗癌作用** 体外实验证明葱白对人子宫颈癌细胞培养株系 JTC_{26} 有抑制作用，抑制率在90％以上。

（6）**发汗、祛痰、利尿作用** 所含的挥发油葱蒜辣素由呼吸道、汗腺、泌尿道排出时，能轻微刺激这些管道分泌，发挥发汗、祛痰、利尿作用。

【性味归经】 味辛，性温。归肺、胃经。

【功用主治】 发表，通阳，解毒，杀虫。主治感冒风寒，阴寒腹痛，二便不通，痢疾，疮痈肿痛，虫积腹痛。

《本经》："主伤寒寒热，出汗，中风，面目肿。"

《别录》："(主)伤寒骨肉痛，喉痹不通，安胎，归目，除肝邪气，安中，利五脏，益目睛，杀百药毒。"

《食疗本草》："通气，主伤寒头痛，开骨节，止血衄，利小便。"

《纲目》谓《食性本草》云："杀一切鱼、肉毒。"

《日华子》："治天行时疾，头痛热狂，通大小肠，霍乱转筋及贲豚气，脚气，心腹痛，目眩，及止心迷闷。"

《用药心法》："通阳气，发散风邪。"

《汤液本草》："通上下阳气。"

《日用本草》："能达表和里，安胎止血。"

《心印绀珠经》："其用有二：散伤风阳明头痛之邪，止伤寒阳明下痢之苦。"

《本草蒙筌》："连须煎，可除蛇伤、蚯蚓伤，和盐署即解。"

《纲目》："除风湿，身痛麻痹，去积心痛，止大人阳脱，阴毒腹痛，小儿盘肠内钓，妇人妊娠溺血，通奶汁，散乳痈，利耳鸣，涂利犬伤，制蚯蚓毒。"

《本草从新》："发汗解肌。"

【临床应用】 （1）**用于感冒风寒**。葱白有发汗解表作用，常与生姜或淡豆豉配伍，以增强辛散发汗，解表散寒的功能。前者如《类证活人书》连须葱白汤；后者如《肘后备急方》葱豉汤。葱白同粳米煮粥，热食取汗，亦可奏效。由于本品温而不燥，汗而不峻，解表通阳，性质平和，可灵活配伍他药取效。既可在用于解表时配辛温的紫苏或麻黄，治表寒证，如《通俗伤寒论》香苏葱豉汤，《类证活人书》活人葱豉汤；也可配辛凉的薄荷、苦寒的栀子，治风温初起，如《通俗伤寒论》葱豉桔梗汤；若遇阴虚感冒，又可与玉竹、白薇、薄荷等同用，以滋阴清热解表，如《通俗伤寒论》加减葳蕤汤。

（2）**用于阴寒内盛诸证**。如寒凝气阻，腹部冷痛，阴器内缩，及小便或大便不通。用葱白热熨或外敷脐腹，有散寒通阳之功。若阴寒内盛，格阳于外者，用本品温通阳气，常与温热药同用，如少阴病，下利，脉微者与干姜、附子同用，以宣通上下阳气，如《伤寒论》白通汤。

（3）**用于虫积腹痛**。葱白有驱虫之功。如《瑞竹堂经验方》，用本品捣烂，以麻油灌服。

（4）**用于疮痈肿痛**。葱白有解疮毒的作用。可单用本品捣敷，或同蜂蜜、醋调敷。

【用量用法】 内服：煎汤，9～15g，或酒煎；煮粥食，每次可用鲜品15～30g。外用：捣敷，炒熨，煎水洗，蜂蜜或醋调敷，适量。

【使用注意】 表虚多汗者慎服。

《千金·食治》："食生葱即啖蜜，变作下利。"

《食疗本草》："不得多食，恐拔气上冲人，五脏闷绝。""虚人患气者，多食发气。"

《履巉岩本草》："久食令人多忘，尤发痼疾。狐臭人不可食。"

《纲目》："服地黄、常山人，忌食葱。"

《本草经疏》："病人表虚易汗者勿食，病已得汗勿再进。"

【附方】 （1）**治伤寒初觉头痛，肉热，脉洪起一、二日**：葱白一虎口，豉一升。以水三升，煮取一升，顿服取汗。--《肘后方》)

（2）**治时疾头痛发热者**：连根葱白二十根。和米煮粥，入醋少许，熟食取许即解。--《济生秘览》)

（3）**治脱阳，或因大吐大泻之后，四肢逆冷，元气不接，不省人事，或伤寒新瘥，误与妇人交，小腹紧痛，外肾搐缩，面黑气喘，冷汗自出，须臾不救**：葱白数茎炒令热，熨脐下，后以葱白连须三七根，细锉，砂盆内研细，用酒五升，煮至二升。分作三服，灌之。--《华佗危病方》)

（4）**治少阴病下利**：葱白四茎，干姜一两，附子一枚(生，去皮，破八片)。上三味，以水三升，煮取一升，去滓分温再服。--《伤寒论》之"白通汤"

（5）**治胃痛，胃酸过多，消化不良**：大葱头4个，赤糖120g，将葱头打烂，混入赤糖，放在盘里用锅蒸熟。每日3次，每次9g。--《中草药新医疗法资料选编》(内蒙古)

（6）**治霍乱烦躁，卧不安稳**：葱白二十茎，大枣二十枚。水三升，煮取二升，顿服之。--《肘后方》

（7）**治小儿初生不小便**：人乳四合，葱白一寸，上二味相和煎，分为四服。--《外台》

（8）**治小便难，小肠胀**：葱白三斤，细锉，炒令热，以帕子裹，分作二处，更以熨脐下。--《本事方》

（9）**治小儿虚闭**：葱白三根。煎汤，调生蜜、阿胶末服。仍以葱头染蜜，插入肛门。--《全幼心鉴》

（10）**治痈疖肿硬无头，不变色者**：米粉四两，葱白一两(细切)。同炒黑色，杵为细末。每用，看多少，醋调摊纸上，贴病处，一伏时换一次，以消为度。--《外科精义》之"乌金散"

（11）**治阴囊肿痛**：葱白、乳香捣涂。--《纲目》

（12）**治乳房胀痛，乳汁不通**：葱白适量捣碎，加盐少许，用锅煎成饼，贴患处。--《全国中草药汇编》

（13）**治虫积卒心急痛，牙关紧闭欲绝**：老葱白五茎，去皮须捣膏，以匙送入喉中，灌以麻油四两，虫积皆化为黄水而下。--《瑞竹堂经验方》

（14）**治腹皮麻痹不仁者**：多煮葱白食之。-《世医得效方》

（15）**治磕打损伤，头脑破骨及手足骨折或指头破裂，血流不止**：葱白捣烂，焙热封裹损处。--《日用本草》

（16）**风寒感冒**：葱白30g，淡豆豉10g，水煎服。或葱白30g，生姜10g，酌加红糖，水煎服。

（17）**婴儿伤风鼻塞，甚至不能吃奶**：葱白捣烂挤汁，涂抹鼻唇间，使鼻通。或将葱白捣烂，开水冲后，趁温熏口鼻。

（18）**蛔虫性肠梗阻**：葱白5根，花生油30g，将油煎沸，葱白捣碎，调匀内服。

（19）**蜂窝组织炎，痈疖肿痛(未破者)**：葱白、蜂蜜、蒲公英各等量，共捣烂成糊状，敷患处。

（20）**乳房胀痛，乳汁不通**：葱白适量，捣碎，加盐少许，用锅煎成饼，贴患处。

（21）**小儿消化不良**：生葱一根，生姜15g捣碎，茴香粉10g，混匀后炒热，以纱布包好，敷于脐，每日1~2次。

（22）**膀胱胀满尿不下，妊娠小便不通，心烦不得卧，小腹胀痛**：生葱或葱头(连根)125g，加盐少许，炒热，捣烂，分成2包，熨脐下，冷则再换热熨。

（23）**小便不通，小腹胀急**：葱白、田螺肉等量，共捣烂烘热，贴关元穴。尿闭胀痛者，将带叶葱白切细，炒热，包于纱布中，趁热熨小腹，气透即通。

（24）**痈疮肿毒**：葱全株适量，捣烂，以醋拌之，炒热敷患处。

（25）**跌打损伤肿痛**：将葱连根叶切细，炒熟，拌入适量松香，捣烂如膏，热敷患处。

（26）**婴儿感冒吐奶**：葱白2至3棵切碎加入一小杯人乳中上屉蒸透，取乳汁分数次喂服，疗效极佳。

（27）**小儿麻诊出不透**：带须葱白捣烂敷在肚脐上，疹子很快出齐。

（28）**治蜂蜇伤**：生葱捣烂外擦。

（29）**治疗感冒**：取葱白、生姜各15g，食盐3g，捣成糊状，用纱布包裹，涂擦五心(前胸、后背、脚心、手心、腘窝、肘窝)1遍后，让患者安卧。部分病例30分钟后出汗退热，自觉症状减轻，次日可完全恢复。治疗107例，均在1~2天内见效。一般用1次，少数病例用2次。--《中级医刊》康振家，1965，(9)：580

（30）**治疗荨麻疹**：葱白(切碎)15条，水煎热服。风寒型加荆芥t0g，甘草3g；风热型加大青叶、连翘各15g。外用葱白(切碎)20条，水煎局部热敷。共治疗100例(风寒型62例，风热型38例)，全部治愈。用药1天23例，2d 32例，3天28例，4d 12例，5~8d 5例。随访初次发病复发的2例，多次发病复发的5例。--《浙江中医杂志》蔡学熙，1987，(1)：16

（31）**治疗产后尿潴留**：大葱lkg去根及叶，留白，剁成粗末，放锅内炒热，布包热敷于脐下小腹部，以尿通为度。治疗产后尿闭20例，l次痊愈者17例，2~3次痊愈者3例(为尿通后仍排尿不畅、不净者)。总有效率为l00%。--《国医论坛》温如杰，1987，(3)：7

（32）**治疗蛲虫病**：葱白，每30g加水100ml，微火煮烂，过滤备用。于傍晚或临睡前灌肠。4~5岁10ml，7岁15ml。治疗后的第3日、第7日以棉拭漂浮法检查虫卵。治疗116例，阴转86例，阴转率74.1%，且对年龄较小的儿童效果较好。--《中医杂志》刘丕周，等，1962，(9)：10

（33）**治疗急性乳腺炎**：用新鲜葱白与生半夏捣烂如泥，捏成栓子塞入患乳对侧的鼻孔中，经20分钟左右除去，每日1~2次。另用生姜(或干姜)的浓煎液，盛入小玻璃瓶内，抽出空气，利用负压，在炎性肿块及周围拔罐，每次用5~10个瓶吸在患乳上。治疗早期急性乳腺炎130例，有效率达96.9%。如局部炎症明显、腋窝淋巴结肿大，且全身有畏寒、发热症状者，宜同时服用清热解毒剂；如脓肿已形成，则必须切开排脓，本法无效。--《中草药通讯》湖北医学院附属第一医院外科，1972，(1)：40

葱叶 味辛，性温。归肺经。功效发汗解表，解毒散肿。主治感冒风寒，风水浮肿，疮痈肿痛，跌打损伤。内服：煎汤，9~15g，或煮粥。外用：捣敷，或煎水洗，适量。

附方 （1）**治疮中有风水、肿疼、秘涩**：葱叶、干姜、黄柏。相和煮作汤，浸洗之。--《食疗本草》

（2）**治水病两足肿者**：锉葱叶及茎，煮令烂渍之，日三五作。--《独行方》

（3）**治头目重闷疼痛**：用葱叶插入鼻内二三寸并耳内，气通即便清爽也。--《纲目》

（4）**治代指**：萎黄葱叶，煮沸渍之。--《千金要方》

（5）**治跌打损伤，外伤出血，疼痛不止**：鲜(葱)叶煨热，剥开敷患处，连续热敷。--《中草药学》(南药)

葱花 味辛，性温。归脾、胃二经。散寒通阳。主治脘腹冷痛，胀满。内服：煎汤，6~12g。

附方 **治脾心痛，痛则腹胀如锥刀刺者**：吴茱萸一升，葱花一升。以水一大升八合，煎七合，去滓，分二服。--《纲目》引《海上集验方》

葱子 味辛，性温。归肾经。功效温肾，明目，解毒。主治肾虚阳毒，遗精，目眩，视物昏暗，疮痈。内服：煎汤，6~12g，或入丸、散，煮粥。外用：熬膏敷贴，煎水洗，适量。

附方 （1）**治眼暗，补不足**：①葱实大半升。为末，每度取一匙头，水二升，煮取一升半，滤取渣，茸米煮粥食。②捣葱实和蜜，丸如梧子大。食后，饮汁服一二十丸，日二三服。--《食医心镜》

（2）**治疔**：蜂蜜一两，葱心七个。同熬，滴水成珠，摊绢帛上贴。--《本草原始》

（3）**治食诸毒肉，吐血不止，痿黄甚者**：葱子一升，洗，煮使破，取汁停冷，服半升，日夜各一服，血定止。--《卫生易简方》

葱汁 味辛，性温。归肝、肾二经。功效散瘀止血，通窍，驱虫，解毒，壮阳。主治衄血，尿血，头痛，耳聋，肾虚阳痿，虫积，外伤出血，跌打损伤，疮痈肿痛。内服：鲜汁，5~l0ml，单饮，或和酒服，或泛丸。外用：涂搽或滴鼻、滴耳，适量。

附方 （1）**治鼻衄血**：葱白一握，捣裂汁，投酒少许，抄三两滴入鼻内。--《胜金方》

（2）**治金疮出血不止**：葱，炙令热，挼取汁，敷疮上。--《梅师集验方》

（3）**治小儿蛔虫性不全肠梗阻**：大葱汁、香油各15~30g(成人加倍)。先服葱汁，约2h后再服等量香油。若服后12h未排出，可连续再服，直至症减虫出为止。其服量可酌情增减，稍多服亦无害。--《中医杂志》l966，(4)：30

（4）**治打扑损伤**：葱新折者，便入塘灰火煨，承热剥皮，擘开，其间有涕，便将罨损处，仍多煨取，继续易热者。--《传信方》(刘禹锡)

（5）**治乳痈**：葱白捣数之，井水绞汁一升顿服。--《千金要方》

（6）**治火焰丹毒，从头起者**：生葱汁涂之。--《纲目》

（7）**治膀胱积滞，风毒气热，小便不通**：葱汁一蛤蜊壳许，入腻粉调和如泥，封脐内，以裹肚系定，热手熨，须臾即通。--《普济方》

（8）**治外痔**：葱青内刮取涎，入蜜调匀，先以木鳖子煎汤熏洗，然后敷药，其冷如冰。--《百一选方》

（9）**治钓吻毒，困欲死，面青口噤，逆冷身痹**：啖葱涕。--《千金方》

葱须 味辛，性平。归肺经。功效祛风散寒，解毒，散瘀。主治风寒头痛，喉疮，痔疮，冻伤。内服：煎汤，6～9g，或研末。外用：研末吹，或煎水熏洗，适量。

附方 （1）**治伤寒头痛，寒热及冷痢肠痛**：葱根、豆豉，浸酒煮饮。--《孟诜方》

（2）**治喉中疮肿**：葱须(阴干为末)一钱，蒲州胆矾一钱。研匀，一字，入竹管中吹病处。--《医准》

（3）**治牡痔**：葱根、桃叶各一握。切捣，以水三升，煎数沸，去滓，入盆内，乘热熏洗，日三两度。--《圣济总录》

（4）**治冻伤**：葱须、茄根各120g。煎水洗泡患处。--《中草药新医疗法资料选编》(内蒙古)

（5）**治脚瘊**：葱根、荸荠，捣汁一碗。以松香膏四两，并麻油煎至滴水成珠，方入前汁，摊膏贴患处即愈。--《串雅内编》

薤白

【别名】 薤白《本草图经》，薤根《肘后方》，藠子《纲目》，野蒜、小独蒜《中药形性经验鉴别法》，薤白头《药材学》。

【来源】 为百合科植物小根蒜 *Allium macrostemon* Bunge、薤 *Allium chinense* G.Don 的鳞茎。

注：薤主要生产于我国长江流域和南部各省区。

【植物形态】 小根蒜 名出《纲目》，又名莱芝《本草经集注》，祥谷菜《铁岭县志》，小根菜《中药大辞典》，子根蒜《中药志》，团葱《中国植物志》。多年生草本，高30～60cm。鳞茎近球形，直径0.7～1.5cm，旁侧常有1～3个小鳞茎附着，外有白色膜质鳞被，后变黑色。叶互生；叶墨绿色，半圆柱状狭线形，中空，长20～40cm，宽2～4mm，先端渐尖，基部鞘状抱茎。花茎单一，直立。高30～70em，伞形花序顶生，球状，下有膜质苞片，卵形，先端长尖；花梗长1～2cm，有的花序只有很少小花，而间以许多肉质小珠芽，甚则全变为小株芽；花被片6，粉红色或玫瑰红色；雄蕊6，比花被长，花丝细长，下部略扩大；子房上位，球形。蒴果倒卵形，先端凹入。花期5～7月，果期7～9月。见(图896)

【生长分布】 生长于山坡、丘陵、山谷或草地。邹平南部山区广布。

【采收加工】 每年5～6月采收，将鳞茎挖起，除去叶苗和须根，洗去泥土，鲜用或略蒸一下，晒干或炕干。

【采收加工】 （1）**生长习性** 它对土壤的要求并不高。大部分土壤都可以种植。小根蒜在春、秋两季生长旺盛，适宜生长温度为8～18℃，夏季高温时进入休眠状态。鳞茎在地下越冬，不易发生病虫害，适应性强。适宜地势平坦、向阳、排水良好的沙质壤土。整地前每亩施入腐熟的农家肥2000kg，然后深翻、耙平、做床。床宽90～120cm，长视地形而定。将床浇透水待播。

（2）**繁殖技术** 可用种子、珠芽繁殖，但以鳞茎繁殖为主。用野生种子、珠芽和鳞茎繁殖，产量低、品质差、效益低，可选用人工选育的优良品种进行繁殖。①种子繁殖：采用条播，在床面上横向或顺向开沟5cm深、行距8cm每亩（1000m^2，下同）用种子1kg，拌细沙播撒于沟内。每平方米需保苗350株左右，可在春末、夏初或秋末封冻前播种。生长1年半后方可收获。②珠芽繁殖：床上开沟，深5cm，按行距8cm、株距5cm点播，亩需用种珠芽5kg左右，每平方米播300粒珠芽。春播珠芽当年秋后收获；秋播可以在第2年春季5月中、下旬采收，时间短，丰产性好。③鳞茎繁殖：在栽植前，选择个大、无病、无机械损伤的鳞茎，剪掉部分须根。在7月末左右，按行距20～25cm开沟，沟5～深6cm、株距3～5cm，将种苗摆放在沟内，覆土厚度3cm左右，浇水。亩用种鳞茎100kg。每m²需要保苗300株以上。春末、夏初或在秋末播种。

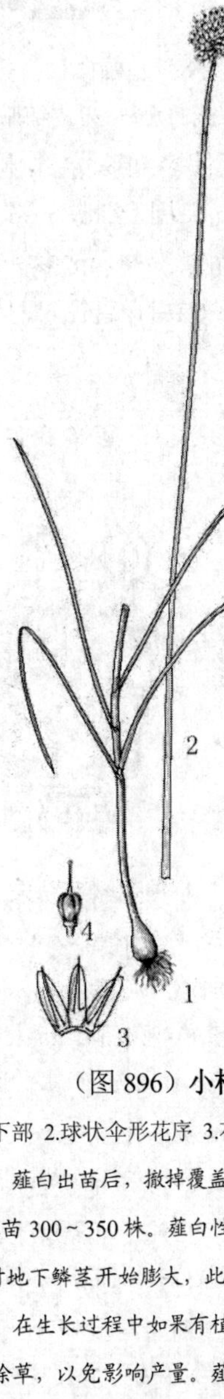

(图896) **小根蒜**

1.植株下部 2.球状伞形花序 3.花被和花丝 4.雌蕊

（3）**田间管理** 薤白出苗后，撤掉覆盖物；3～4叶时疏苗，保持株、行距为5～8cm，每m²保苗300～350株。薤白性喜湿润土壤，所以要及时浇水，保持土壤湿润。4叶时地下鳞茎开始膨大，此时每亩可追施尿素10kg。夏季进入休眠期，植株萎枯。在生长过程中如果有植株抽薹，应及时摘除，以免影响产量和质量；要及时除草，以免影响产量。薤白大面积生产可采用药剂除草，播种后用乙丁脂乳液封闭效果好。秋季封冻前应铺施一层盖头粪，以腐熟的农家肥为好。最好在封冻前浇1次水。

（5）**病虫害防治** ①小根蒜常见病害为疫病，为真菌性病害。防治方法：发病初期可交替用25%甲霜灵800倍液，72.2%普力克800倍液喷雾。每7～10天喷一次，连续喷2～3次。②小根蒜常见的虫害为葱蓟马，俗名烟蓟马，为杂食性害虫。成虫和若虫以锉吸式口器进行危害。防治方法：及时清除田间枯枝残叶，并集中烧毁。

【性状鉴别】　鳞茎呈不规则卵圆形，长 0.5～2.0cm，直径 0.7～1.8cm。表面黄白色或淡黄棕色，皱缩，半透明，有纵沟及皱纹或有类白色膜质鳞片包被，顶端有残存茎基或茎痕，基部有突起的鳞茎盘。质坚硬，角质样，不易破碎，断面黄白色。微有蒜气，味微辣。见(图 897)

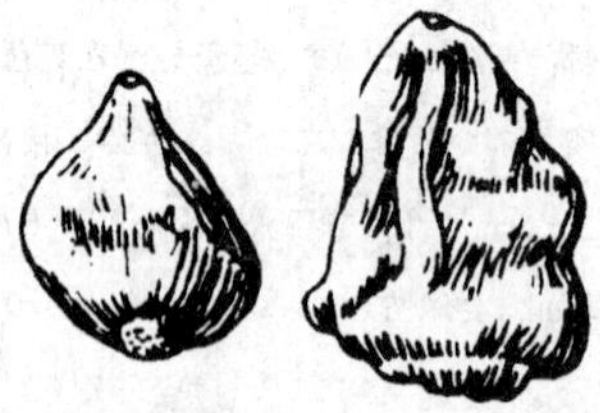

（图 897）薤白

【显微鉴别】　粉末特征：①鳞叶表皮细胞类长方形，长 60～260μm，宽 20～60μm，少数呈多角形，无细胞间隙。②偶见气孔散在，圆形，直径 10～16μm，副卫细胞 5～6 个。③较老的鳞叶表皮细胞中可见草酸钙方晶，长 5～l0μm，多单个存在；少数具 2～4 个方晶。④导管主要为螺纹导管，直径 6～16μm。见 (图 898)

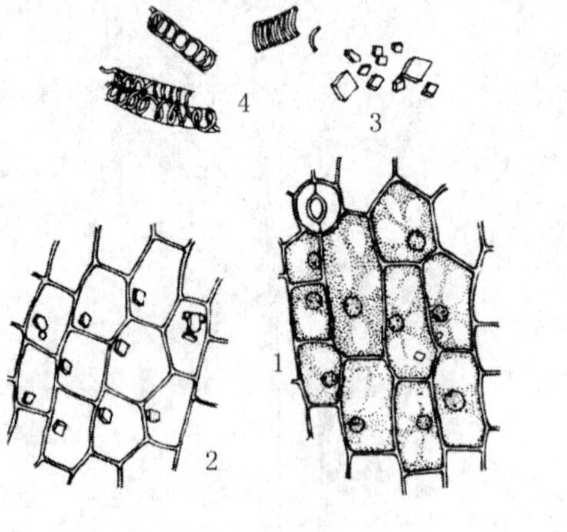

（图 898）小根蒜鳞茎粉末

1.表皮细胞及气孔 2.较老的表皮细胞 3.草酸钙方晶 4.导管

【主含成分】　鳞茎含薤白甙（*macrostemonoside*）A、D、E、F，异菝葜皂甙元-3-O-β-D-吡喃葡萄糖基（1→2）-β-D-吡喃乳糖甙[*smilagenin-3-O-β-D-glucopyranosyl(1→2)-β-D-galactopyranoside*]，胡萝卜甙（*daucoaterol*），腺甙（*adenoaine*），β-谷甾醇（*β-sitosterol*），21-甲基二十三（烷）酸（*21-methyl tricosanoic acid*），琥珀酸（*succinic acid*），前列腺素（*prostaglandin*）A_1及B_1。又含具特异臭气的挥发油，内有 19 种含硫化合物，主要有二甲基三硫化物（*dimethyl trisulfide*），甲基丙基三硫化物（*methylpropyl trisulfide*），甲基丙基二硫化物（*methylpropyl disulfide*），丙基异丙基二硫化物（*propylisopropyl disulfide*），甲基烯丙基三硫化物（*methylallyl trisulfide*）以及二甲基二硫化物（*dimethyl disulfide*），烯丙基异丙基硫醚{*3-[(1-methyl ethyl)thio]- 1-prpene*}，2，4-二甲基噻吩（*2，4-dimethyl thiophene*），甲基烯丙基二硫化物（*methylallyl disulfide*），1，3-二噻烷（*1，3-dithiane*），2，2-双（甲硫基）丙烷（*2，2-bis(methylthio)propane*），正丙基烯丙基二硫化物（*n-propylallyl disulfide*），异丙基烯丙基二硫化物（*isopropylallyl disulfide*），正丙基甲基三硫化物（*n-propylmethyl trisrlfide*），4-甲基-1，2，3-三噻烷（*4-methyl-1，2，3-trithiane*），二甲基四硫化物（*dimethyl tetrasulfide*），二丙基三硫化物（*dipropyl trisulfide*），3，5-二甲基-1，2，4-三噻烷（*3，5-dimethyl-1，2，4-trithiane*），5-甲基-1，2，3，4-四噻烷（*5-methyl-1，2，3，4-tetrathiane*）；还有 2 个酸：棕榈酸（*palmitic acid*），十八碳-9，12-二烯酸（*octadeca-9，12-dienoic acie*）。

【药理】　（1）**抑菌消炎作用**　薤白水煎剂对痢疾杆菌、金黄色葡萄球菌（金葡菌）有抑制作用，300%水煎剂用试管稀释法稀释，1: 4 对金葡菌、肺炎球菌有抑制作用，1: 16 时对八叠球菌有抑制作用。采用平板打孔法对 5 种致病菌进行药物敏感试验，结果对金葡菌、变形杆菌中度敏感，对绿脓杆菌、霉菌轻度敏感，大肠杆菌耐药。薤白的抑菌消炎作用可能与其含有的含硫化合物具有抗菌活性有关。

（2）**解痉平喘作用**　对薤白单味药平喘作用的临床研究发现：支气管患者口服薤白煎剂后，止喘起效时间最短为 5 min，有效持续时间为 30～120 分钟，即时平喘的有效率为 57%～78%，显效率达 21.4%～45%，用力肺活量（FVC）、第 1 秒用力呼气量（FEV1.0）、最大呼气中期流速（MMEF）及等容量 MMEF4 项通气功能绝对值都有不同程度的递增。其作用机制是：薤白除抑菌消炎作用外，还能调节体内血栓烷素 TXA2 和前列环素 PGI_2 的比值。已知 TXA 具有强烈的收缩支气管平滑肌的作用，而 PGI_2 则是支气管扩张物质，实验证明薤白能明显干扰血小板的花生四烯酸代谢，抑制环氧化酶途径，阻断 TXA_2 的合成，使 PGI_2 合成相对增加， TXA_2/PGI_2 比值下降，从而能够解除支气管平滑肌的痉挛。另外，薤白中 MATS 可明显增加家兔体内血清 PGE1 的含量，PGE_1 可以增强细胞内腺苷酸环化酶的活性，增加内源性 cAMP 水平，使痉挛的支气管平滑肌松弛，也能够发挥平喘的作用。

（3）**抗血小板聚集作用**　实验证明：薤白挥发油中的含硫化合物，如 MATS，薤白苷 A，E，F，G 以及腺苷等对 ADP 诱导的血小板聚集显示了强大的抑制作用。长梗薤白精油对血小板的作用主要是抑制不可逆性聚集，促进可逆性聚集的血小板聚体解离，且抑聚率和解离率均随剂量增加；腺苷则可抑制一次和二次聚集。薤白可能通过以下途径来抑制血小板的聚集：①通过对血小板膜的某种作用从而抑制一次聚集或促进解离或对血小板分泌过程的作用，从而抑制二次聚集；②通过干扰花生四烯酸的代谢，阻断了 TXA_2 的合成，增加了 PGI_2 的含量，而前者是迄今为止发现的最强的血小板聚集物，后者却是最有效的抑制血小板聚集的物质。

（4）**抗氧化作用**　机体内存在抗氧化系统，如超氧化物歧化酶（SOD）、过氧化氢酶（CAT）、还原型谷胱甘肽（GSH）、抗坏血酸阴离子等，胞浆中的还原型 GSH 与还原型辅酶Ⅱ（NADPH）在某些酶如 CAT 的协同作用下，能还原过氧化氢（H_2O_2）、过氧化脂质（LPO）及自由基；SOD 作用的重要意义，在于清除 H_2O_2 和羟自由基（•OH）的前身氧自由基，从而保护细胞不受毒性氧自由基的损害。薤白原计对大鼠（用白酒造成氧应激状态）的血清 SOD，CAT 均具有明显的保护作用，且显著降低 LPO 的水平，但是低、中剂量（2.4，$4.8g·kg^{-1}$）的作用优于高剂量（$8.0g·kg^{-1}$）者。另外患白原汁、水提物对 Fenton 反应产生的·OH 有清除作用，且与浓度呈正相关。李向红等人的研究显示：薤白原汁还可以抑制大鼠血清中的抗坏血酸自由基，与还原型 GSH 的情况类似。

（5）**降低血脂、抗动脉粥样硬化作用**　长梗薤白的提取物（有效成分为 MATS）可以显著降低高脂血症大鼠血清中 TC 和 LDL-C 的含量，明显降低 TG 的含量，明显升高血清 HDL-C 的水平，同时能显著降低 LPO 含量。临床疗效观察显示：薤白胶丸（主要成分为 MATS）能够降低原发性高脂血症患者血清中的胆固醇、甘油三酯和过氧化脂质。分析其机制，可能是 MATS 及其他含硫化合物通过升高细胞内 cAMP 水平，增加平滑肌细胞内酸性胆固醇酯水解酶的活性，促进胆固醇酯的水解和转运，从而降低血脂。同时，薤白提取物还能够抑制平滑肌细胞的增生，减少泡沫细胞的形成，具有抗动脉粥样硬化作用。

（6）**抗肿瘤作用** 日本学者奥山彻等人报道：薤白的 20%乙醇提取物对促癌物（TPA）所致的 HELA 细胞磷脂合成增加有抑制作用，达 69.6%，在小鼠皮肤二阶段致癌试验和肺二阶段致癌试验中，薤白及含有薤白的汉方方剂同样具有抑癌作用。姜勇等人进一步从抗肿瘤活性部位分离得到两种甾体皂苷和一种生物碱，并对他们的结构进行了鉴定。最新的研究显示：得自薤白的皂苷、拉肖皂苷元、异甘草素均可抑制 TPA 引起的 HELA 细胞磷脂合成增加，且皂苷元在肺二阶段致癌试验中具有抑制作用。薤白的抗癌机制尚不清楚，考虑到薤白能够明显抑制血小板的聚集，阻断 TXA_2 的合成，增加 PGI_2，PGE_1 的含量，认为可能与其具有活血化瘀之功效有关，还可能与其清除自由基、抗氧化作用有关，这是由于肿瘤启动因子使细胞产生过多的活性氧或者细胞缺乏清除活性氧的能力，而 DNA 分子的氧化性损伤是突变和癌变的始发原因。另外，已知 N-亚硝基化合物是目前所发现的最强的化学致癌物质之一，而薤白的有效成分能与亚硝酸盐起反应，使二级胺不能与亚硝酸盐反应，因此，在体外试验中明显阻断了 N-二甲基亚硝胺（NDMA）和 N-二乙基亚硝胺（NDEA）的化学合成，阻断率分别为 71.3%， 67.4%。

（7）**其他作用** 用小鼠热板法及醋酸扭体法试验表明：薤白生品及炮制品水煎剂均有镇痛作用，对常压缺氧、$NaNO_2$ 中毒组织缺氧及异丙肾上腺素增加耗氧试验，均有延长小鼠存活时间的作用。50%乙醇温浸薤白后制成的浸膏具有镇痛作用，可以明显促进肠管碳末的输送，口服给药 $3g\cdot kg^{-1}$ 显弱的抗泻下作用，对于肠管，高浓度（$20g\cdot L^{-1}$）可见较弱的抗乙酰胆碱、抗组胺作用等。

（8）**毒性** 薤白注射液小鼠腹腔注射的 LD_{50} 为 70.12±3.4g/kg，中毒症状有活动减少、四肢乏力、软瘫、抽搐的躁动不安。对于溃疡，3g/kg 给大鼠灌服，可明显恶化溃疡的形成。

【炮制】 取原药材，除去杂质及须根、僵黑块，筛去皮膜；或取鲜薤白洗净，蒸至圆气透心为度，干燥，除去散碎外膜。饮片性状：参见“药材鉴别”项。

【性味归经】 味辛、苦，性温。归肺、心、胃、大肠经。

【功用主治】 通阳散结，理气宽胸。主治胸痹心痛彻背，胸脘痞闷，咳喘痰多，脘腹疼痛，泄痢后重，白带，疮疖痈肿。

《本经》：“主金疮疮败，轻身不饥耐劳。”

《别录》：“除寒热，去水气，温中散结，利病人。诸疮，中风寒水肿，以涂之。”

《千金·食治》：“心痛宜食之。能生肌肉，利产妇。骨鲠在咽不得下者，食之则去。”

《食疗本草》：“通神，安魂魄，益气，续筋力。”“治妇人赤白带下。”

《本草拾遗》：“调中，主久痢不瘥，大腹内常恶者，但多煮食之。”

《日华子》：“轻身耐寒，调中补不足，食之能止久痢冷泻，肥健人。”

《本草衍义》：“《千金》治肺气喘急。”

《纲目》谓李东垣云：“治泄痢后重，能泄下焦阳明气滞。”

《本草元命苞》：“泄滞气。”“补三焦，除久痢，止霍乱。”

《纲目》：“治少阴病厥逆泄痢，及胸痹刺痛，下气散血，安胎。”“温补，助阳道。”

《本草汇言》：“温阳暖胃，行滞气，禁泄痢之药也。”

《本经逢原》：“捣汁生饮，能吐胃中痰食虫积。”

《药性集要》：“治猝中恶死，并豚气痛。”

《随息居饮食谱》：“散结定痛，宽胸，止带。”

《福建药物志》：“治头痛，牙痛，扭伤肿痛。”

【临床应用】 （1）**用于胸痹**。薤白辛开温通，苦泄痰浊，能散阴寒之痰浊凝滞，宣胸中阳气以宽胸。治疗寒痰湿浊凝滞胸中，阳气不得宣通所致的胸闷作痛，或兼见短气喘咳者，常与化痰散结、利气宽胸的瓜蒌配伍应用，如《金匮要略》瓜蒌薤白白酒汤、瓜蒌薤白半夏汤、枳实薤白桂枝汤。兼见瘀血阻滞者，可酌配丹参、灵脂、川芎等活血祛瘀之品；如配伍桂枝、姜黄等，更能增强温通血脉、散寒止痛功效。现代临床对冠心病心绞痛，见有类似上述证候者亦多用之。

（2）**用于胃寒气滞，脘腹疼痛，痞满少食**。薤白有温中散寒、行气止痛之功效，配伍香附、川芎、白芷、干姜等品，治疗寒气腹痛效果更好，如《本草汇言》薤白汤。

（3）**用于泻痢腹痛，里急后重**。薤白有行气导滞之功。配伍枳实、柴胡等味，可增强疗效，如《伤寒论》四逆散加薤白方。若有湿热者，可配黄柏、秦皮之类以清热燥湿。

（4）**用于治疗痈肿疮疖**。多作外用，以促其消散。

《本草图经》：“断赤下方，取薤白同黄柏煎服之。”

《本草衍义》：“与蜜同捣涂汤火伤，其效甚速。”

《本草元命苞》：“共黄柏合饵，解毒。”

《得宜本草》：“得栝蒌、半夏治胸痹刺痛。”

《得配本草》：“配当归，治胎动冷痛；佐川柏，治赤痢不止。”

《中草药学》（南药）：“心绞痛，配瓜蒌、丹参、桃仁等。”

【用量用法】 内服：煎汤，5～10g，鲜品 30～60g，或入丸、散，亦可煮粥食。外用：捣敷；或捣汁涂，适量。

【使用注意】 阴虚及发热者慎服。平时胃气虚寒者，服本品后往往发生噫气，不宜多用。胃溃疡患者不宜常用。

《本草经集注》：“不可生啖，荤辛为忌。”

《千金·食治》：“黄帝云，薤不可共牛肉作羹，食之成瘕疾。”

《食疗本草》：“发热病人不宜多食。”

《本草汇言》：“阴虚发热病不宜食也。”

《本草从新》：“滑利之品，无滞勿用。”

《医林纂要·药性》：“多食昏气昏目，忌蜜。”

《本草省常》：“多食动邪火。”

《随息居饮食谱》：“多食发热。忌与韭同。”

【附方】 （1）**治胸痹之病**：喘息咳唾，胸背痛，短气，寸口脉沉而迟，关上小紧数。栝蒌实(捣)一枚，薤白半升，白酒七升。上三味，同煮，取二升。分温再服。--《金匮要略》之“栝蒌薤白白酒汤”

（2）**治胸痹不得卧，心痛彻背者**：栝蒌实(捣)一枚，薤白三两，半夏半升，白酒一斗。上四味，同煮，取四升，温服一升，日三服。--《金匮要略》之“栝蒌薤白半夏汤”

（3）**治胸痹，心中痞气，气结在胸，胸满，胁下逆抢心**：枳实四枚，厚朴四两，薤白半斤，桂枝一两，栝楼实一枚(捣)。上五味，以水五升，先煮枳实、厚朴取二升，去滓，纳诸药，煮数沸，分温三服。--《金匮要略》之“枳实薤白桂枝汤”

(4)**治霍乱吐呕不止**：薤白(切)一握，生姜(切)半两，陈皮丝三钱。上水二大钟，煎七分，温服。--《古今医统》之“薤白汤”

(5)**治老人脾胃虚冷，泄痢，水谷不分**：薤白一握(切)，粳米四合，葱白三茎(细切)。上相合，作羹，下五味椒、酱、姜，空心食。--《安老怀幼书》之“白粥方”

(6)**治痘疹身热下痢，黄赤脓血**：薤白半盏，豆豉一钱，山栀十枚。水煮，薤白烂后，量儿大小服之。--《医学入门》之“薤白汤”

(7)**治奔豚气痛**：薤白捣汁饮之。--《肘后方》

(8)**治肺气喘急**：用薤白研汁饮之。--《卫生易简方》

(9)**治软疖**：薤白、淡豆豉各等分。上二味共春作饼掩之，留疮口泄气。--《卫济宝书》

(10)**治疮**：薤白和生盐捣烂敷。--《岭南采药录》

(11)**治咽喉肿痛**：薤根，醋捣，敷肿处，冷即易之。--《圣惠方》

(12)**治扭伤肿痛**：鲜薤白和红酒糟捣烂敷患处。--《福建药物志》

(13)**治头痛、牙痛**：鲜薤白、红糖各15g。捣烂敷足掌心。--《福建药物志》

(14)**治天行干呕若哕，手足逆冷**：薤白(切)一升，香豉一升，白米四合。上三味，以水一升，煮豉一沸，漉去滓，下薤及米，煮为稀粥，进两碗良。--《外台》引《急救方》之“薤豉粥”

(15)**治赤痢**：薤、黄柏，煮服之。--《本草拾遗》

(16)**治赤白痢下**：薤白一握，切，煮作粥食之。--《食医心镜》

(17)**治霍乱干呕不息**：薤一虎口，以水三升煮，取半，顿服，不过三作。--《独行方》

(18)**治灸疮肿痛**：薤白(切)一升，猪脂一升(细切)。以苦酒浸经宿，微火煎三上三下，去滓，敷上。--《梅师集验方》

(19)**治手足疮**：生薤一把，以热醋投入，封疮上。--《千金方》

(20)**治咽喉肿痛**：薤根，醋捣，敷肿处，冷即易之。--《圣惠方》

(21)**治鼻渊**：薤白三钱，木瓜花三钱，猪鼻管四两，水煎服。--《陆川本草》

(22)**治食诸鱼骨鲠**：小嚼薤白令柔，以绳系中，持绳端，吞薤到鲠处，引之。--《补缺肘后方》

(23)**治妊娠胎动，腹内冷痛**：薤白一升，当归四两，水五升，煮二升，分二服。--《古今录验方》

大蒜

【别名】 大蒜《本草经集注》，胡蒜《古今注》(崔豹)，葫《别录》，独头蒜《肘后方》，独蒜《普济方》，青蒜《滇南本草》，蒜，蒜头。

【名释】 大蒜原产中亚，即胡地，汉代引入我国故称胡蒜、葫。为区别小蒜，即小根蒜，故称大蒜。

【来源】 为百合科植物大蒜 *Allium sativum* L.的鳞茎。

【植物形态】 越年生草本，具强烈蒜臭气。鳞茎大形，球状至扁球状，通常由多数肉质、瓣状的小鳞茎6～10瓣紧密地裹列而成，外裹数层白色至带紫色的膜质外皮。叶基生，实心，宽条形至条状披针形，扁平，先端长渐尖，比花葶短，宽可达2.5cm，长15～30cm，基部鞘状。花葶实心，圆柱状，高达60cm，中部以下被叶鞘。总苞火焰状，具长7～20cm的长喙。伞形花序密具珠芽，间有数花；小花梗纤细；小苞片大，卵形，膜质，具短尖；花常为淡红色；花被片披针形至卵状披针形，长3～4mm，内轮的较短，花丝比花被短，基部合生并与花被片贴生，内轮的基部扩大，扩大部分每侧各具1齿，齿端成长丝状，长超过花被片，外轮的锥形；子房球状，先端凹入，3室,花柱不伸出花被外。蒴果，1室开裂。种子黑色。花期7月。见(图899)

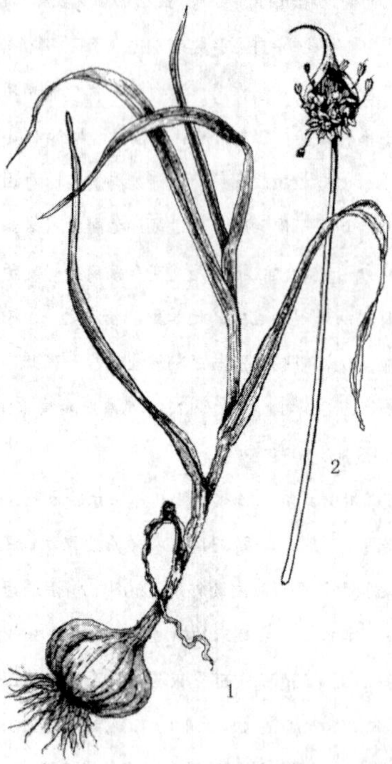

(图899)大蒜

1.植株 2.火焰包开裂时的伞形花序

【生长分布】 邹平各乡镇均有栽培。

【采收加工】 在蒜薹采收后20～30天即可采挖蒜头，或6月叶枯时采挖。采收的蒜头，除去残茎及泥土，置通风处晾至外皮干燥。

【栽培要点】 (1)**生长习性** 适应性较强，耐寒，喜光。以肥沃、排水良好的砂质壤土栽培为宜。

(2)**栽培技术** 用鳞茎(蒜瓣)繁殖。采收前，选择成熟早的植株作种。采收后，从作种的蒜头中，选择粗短而直的蒜瓣作播种用。在山东一般于秋分前后播种，寒露前结束。播前，可把蒜瓣的蒜皮剥去或把蒜瓣在水中浸泡1~2d,使蒜瓣吸水有利发芽。按行株距20cm×10cm把蒜瓣插入土中，微露尖端，不宜过深。然后覆细土2~3cm。每lhm^{2}播种量1500~2250kg。

(3)**田间管理** 适时喷施“天达-2116”:大蒜出苗后随即喷施500-600倍“天达-2116”(根茎专用型)，每15~20天1次，冬前连续喷洒3次。返青后继续喷洒2~3次。如此处理，不但大蒜植株极少发生各种病害，而且品质好、产量高，一般情况下，可增产25%以上。①冬前管理：大蒜根系属肉质根，特别喜欢土壤潮湿，播后需先浇1水，出苗后再浇1水，长出第1片叶子后，细致划锄土壤，进行蹲苗，促进根系生长。小雪前需再次浇水2—3次，后细致划锄土壤，锄后用锄板推细表土，提高地温和保墒，并要地面撒土粪或麦糠、碎草等保护越冬。②返青期管理：惊蛰后气温回升，需清除覆草，2~3天后，进行追肥，每亩撒施尿素 10～15kg，或硫酸钾复合肥 15kg，撒后浅锄，结合划锄清理根际土壤，使根茎显露，以利蒜头生长，后随即浇水。地表显露干土时，再次划锄，锄后浇水，这样反复进行，并要逐渐增大浇水量，追施第 2 次肥。③蒜薹生长期管理：蒜薹露尾时，是大蒜需肥需水临界期，要连续浇水，以水促苔，结合浇水追施硫酸钾复合肥 20kg 或尿素 15kg+硫酸钾 10kg。收苔前 3 天停止浇水，便于提苔。④蒜头生长期管理：提苔之后随即连续浇水，不要让地面见干，提苔 12 天（收获前 6～7 天）停止浇水，防止蒜头散瓣。

（4）**病虫害防治** 以往大蒜病害极少发生，但是近 10 多年来，由于连年重茬种植，大蒜病害逐年加重，且病害种类较多。叶枯病、茎腐病、紫斑病、灰霉病、锈病、病毒病、菌核病、软腐病、白腐病等频繁发生。对于病害防治要认真实行“以防为主、综合防治”的植保方针，做好以下防治工作。①实行轮作，坚持大蒜与小麦、玉米等禾本科作物的交替种植，以便减少病害发生。②深翻晒垡，减少土壤残留病菌群体数量；增施有机肥料、钾肥和微肥，提高大蒜的营养水平，促苗健壮；连续喷洒“天达-2116”，提高大蒜植株的光合效率，增强植株对恶劣环境和病害的抗逆能力和大蒜自身对各种病害的免疫力，减少发病。③适时及时用药：注意观察，发现有少量病株时，立即喷药防治。菌核病、灰霉病、紫斑病、白腐病等病害可喷洒 1000 倍 50%扑海因药液、或 1000 倍 50%农利灵药液、或 1000 倍 50%速克灵药液进行防治；病毒病可喷洒 2000 倍天达裕丰药液防治；锈病可喷洒 5%粉锈宁或 4000 倍 10%世高药液防治；茎腐病可喷洒 5000 倍 96%天达恶霉灵或 500 倍 40%多菌灵药液防治；软腐病可喷洒 600 倍诺氟沙星或 1000 倍天达诺杀药液防治。以上药液应交替使用，每 5～7 天一次，连续喷洒 2～3 次。喷药时，每间隔 10～15 天，可掺加 1 次 1000 倍“天达-2116”。以便提高防治效果和大蒜的抗病性能。④收获后及时晾晒，射线处理和冷藏，减少储藏期发病和早发芽子。

【性状鉴别】 呈扁球形或短圆锥形，直径 3～7cm，外包 1～3 层白色、淡棕色或淡紫红色膜质鳞叶，由 6～10 瓣小鳞茎抱合而成，着生在扁平木质鳞茎盘上，中央有干缩的花葶残基，茎基部盘状，生有多数须根。蒜瓣多半月形，白色肥厚肉质，也有圆锥状独瓣者，顶端尖，背面略平隆，外被膜质鳞叶（蒜皮）。有浓烈的蒜臭，味辛辣。

【显微鉴别】 新鲜鳞叶表皮细胞多为长方形，长 40～110μm，宽 23～49μm，有 1 枚细胞核，核内可见 1～2 枚核仁；气孔稀少，直径约至 33μm，副卫细胞 4～6，类多角形。叶肉组织多为类圆形的薄壁细胞，直径 40～110μm；维管束不发达；油细胞类圆形，淡黄色，直径 50～66μm，多分布于维管束周围。见(图 900)

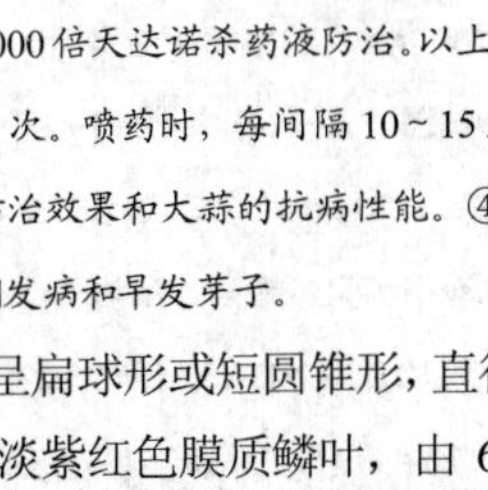

（图 900）**蒜瓣表皮细胞及气孔**

【理化鉴别】 薄层色谱：取本品粉末适量，用水蒸气蒸馏提取挥发油，用正己烷稀释，以三硫二丙烯作对照品，分别点于同一硅胶 G 板上，用正己烷-苯(9：1)展开，用碘蒸气显色，供试液色谱在与对照品色谱相应的位置上，显相同颜色的斑点。

【主含成分】 **一、大蒜的主要生物活性物质**：为有机硫化物，多达 30 多种。大蒜的功能成分可分为两大类，一类是挥发性化合物，另一类是非挥发性化合物。此外，大蒜中的蛋白质、氨基酸、VA、VB、VC、VE、脂肪酸、生物素、烟碱酸以及硒、锗等稀有金属元素化合物等也有明显的药理活性。

（1）**挥发性化合物** ①大蒜的挥发性化合物，是主要的生物活性成分，包括脂溶性有机硫化物和硫代亚磺酸酯类等含硫化合物。②大蒜的非挥发性功能物质主要包括水溶性有机硫化物、类固醇皂苷、皂苷配基、类黄酮类、酚类、以及有机硒、有机锗、血凝素、果聚糖、前列腺素以及各种氨基酸等。

（2）**前体物质** 大蒜独特的辛辣气味来源于一类性质稳定、无色无味的风味前体物质类物质 S-烃基-半胱氨酸亚砜(*cysteine sulphoxides*，*CSOs*)，再经过一系列的氧化还原反应形成挥发性的含硫化合物。大蒜中 S-烃基-半胱氨酸亚砜共有 4 种，即：S-烯丙基-L-半胱氨酸亚砜(ACSO，蒜氨酸)(60)，S-甲基-半胱氨酸亚砜(MCSO，甲基蒜氨酸)(61)，S-丙基-L-半胱氨酸亚砜(PCSO)(62)和 S-丙烯基-L。半胱氨酸亚砜(PeCSO，异蒜氨酸)(63)。大蒜中 ACSO 含量最高，约占 CSOs 总量的 85%。

二、主要生物活性物质的生成途径 ①生成途径：大蒜中最初的含硫成分是γ-谷氨酰胺-S-烯丙基- L-半胱氨酸，可通过两个途径合成功能成分。大蒜在自然完整状态下，蒜氨酸酶(*allinase*，*EC 4.4.1.4*)和风味前体物质 CSOs 分别独立稳定地存在于细胞中的液泡和细胞质中，所以完整大蒜并不产生刺激性气味。当大蒜受到物理破碎后，细胞膜破裂，细胞质中的 CSOs（主要是蒜氨酸）被液泡中的蒜氨酸酶催化分解成 2-烯丙基次磺酸和氨基丙酮酸，而 2-烯丙基次磺酸很不稳定，易发生聚合反应生成具有强烈辛辣味的挥发性物质-硫代亚磺酸酯类（主要是大蒜素）。大蒜素又会迅速降解为挥发性的含硫化合物 DAS，DADS，DATS，*Ajoene*，*Vinyl dithiins* 等。如 3 个分子的大蒜素结合产生 2 个分子的阿霍烯(*ajoene*)；大蒜素分解成 2 种环状的同分异构化合物，即 2-乙烯基-4H-1，3-二噻烯和 3-乙烯基-4H-1，3-二噻烯(*vinyl dithiins*)。 ② 蒜氨酸酶的**作用** 蒜氨酸酶是由两个相同亚基构成的糖蛋白，含糖量分别为 5.5%～6%，辅因子为 5′-磷酸吡哆醛。蒜氨酸酶存在于液泡中，有多种底物，S-甲基、S-乙基、S-丙基、S-丁基和 S-烯丙基半胱氨酸亚砜都可作为该酶的底物，其中蒜氨酸是天然底物。蒜氨酸酶的亚基 A 有 425 个氨基酸残基，亚基 B 有 427 个氨基酸残基，有 4 条糖链，每一个亚基有 3 个不同的结构域，1 个独特的 N-端结构域。蒜氨酸酶为热不稳定性酶，催化反应有较宽广的 pH 值范围，蒜酶对其天然底物蒜氨酸的适宜 pH 值范围为 5～8，最适 pH 值为 6.5，动力学常数 Km 在 1.1～6 mmol 之间，每个亚基的分子量在 42～54kD 之间，最适反应温度为 37℃，热稳定的温度在 50℃以下。蒜氨酸酶的催化反应存在底物抑制效应，硫酸羟铵抑制蒜氨酸酶活性接近 90%，鱼藤酮有类似的作用，L-半胱氨酸是酶的竞争性抑制剂。此外，EDTA、Mg^{2+}、Mn^{2+}、 CO_{2+}、Fe^{2+}对蒜氨酸酶有不同激活作用，而 Ni^{2+}、Cu^{2+}抑制酶活性。

【药理】 大蒜的化学成分复杂，而且不同的采摘时期和不同的加工方法对其成分影响较大，从而出现同一大蒜制剂（混合提取物）不同的研究结果。因此，阐明大蒜的活性成分及其作用机制非常重要。大蒜中的主要活性成分包括含硫有机化合物和皂苷类化合物。含硫化合物又分为脂溶性和水溶性。脂溶性含硫化合物有较强的抗肿瘤活性，水溶性则有较强的降脂作用，且水溶性成分细胞毒性低于脂溶性成分。皂苷类包括呋甾烷醇皂苷和螺甾烷皂苷，均具有降血脂和抗菌、抗肿瘤作用。

（1）**抗肿瘤细胞增生** 大蒜的多种水溶性成分和脂溶性成分均具有一定抗肿瘤细胞增生的效应。脂溶性成分主要包括蒜烯，DAS，DADS，DATS等；水溶性成分主要为SAC，SAMC等。DAS，DADS和DATS在100μmol·L^{-1}浓度时能明显抑制肿瘤细胞的增生，并诱导肿瘤细胞凋亡，对正常细胞则无此作用。而SAMC 200μmol·L^{-1}才能起到DADS 100μmol·L^{-1}相同的效应，而SAC500μmo1·L^{-1}作用仍然不明显。其作用机制可能是抑制P34cdc2激酶的活性，阻滞细胞G_2/M期进程而产生抗肿瘤作用。大蒜中的含硫有机化合物抗增生作用依赖于烯丙基和硫基团，硫原子数目增加，其抗肿瘤增生作用增强。此外，大蒜中的一些有机硒、有机锗化合物、类固醇皂苷类物质如*eruboside-B*和酚类物质的抗癌活性也较强。一些有特殊结构的有机硒化物抗癌活性要比类似的硫化物活性高，因此富含硒的大蒜品种抗癌活性高于普通品种。例如治疗由大鼠DMBA诱导的乳腺癌时二烯丙基硒的活性比二烯丙基硫化物高300倍。此外，苄基硒化物可抑制大鼠的乳腺癌、结肠癌和胃癌，而苄基硫化物没有类似效果。*r-glutamyl-Se-methyl selenocysteine*和Se-methyl selenocysteine是大蒜中两种主要的抗癌硒化物，其中*Se-methyl selenocysteine*的功能最强。

（2）**诱导细胞凋亡** 大蒜素通过第二信使cAMP的作用，引起细胞凋亡始动基因fas及凋亡促进基因Bax表达增加，并使凋亡抑制基因Bcl-2的表达减少，从而提高细胞凋亡率，诱导细胞凋亡。蒜烯能诱导人白血病细胞呈现过氧化状态，且能活化细胞核因子。kappa B的核移位，而且N-乙酸基半胱氨酸（一种抗氧化剂）可部分抑制蒜烯诱发的肿瘤细胞过氧化状态和kappa B核移位，且使蒜烯诱发细胞凋亡减少50%，因此认为蒜烯通过激活细胞内过氧化和活化细胞核因子kappa B而诱导细胞的凋亡。蒜烯还能激活天冬氨酸特异的半胱氨酸蛋白酶-8酶原（*pro-caspase-8*），由此引发瀑布式级联反应，进而激活天冬氨酸特异的半胱氨酸蛋白酶-3（*caspase-3*），诱导细胞凋亡；该反应可被非选择性的caspase抑制剂zVAD-fmk所阻断；此外蒜烯可诱导线粒体释放细胞色素C，产生细胞凋亡的作用，且此过程先于酶激活，并不被zVAD-fmk所阻断。SAMC和SAC均能增加前列腺癌细胞中还原型谷胱甘肽（GSH，为一种鸟氨酸脱羧酶抑制剂）的浓度，可抑制鸟氨酸脱羧酶的活性，阻止多胺形成，从而诱导细胞凋亡。DADS可增加细胞过氧化氢含量或上调Bax蛋白活性，下调Bcl－XL活性，激活caspase－3，导致DNA的降解，引起细胞的凋亡；该反应可被抗氧化剂或*caspase-3*阻断剂所阻断，但不被*caspase-1*阻断剂所阻断。综上所述，大蒜中不同的活性成分均可通过不同途径而致细胞凋亡，同一种活性成分也可通过不同的途径产生凋亡作用，但一般而言，多是依赖caspase途径而产生凋亡作用。

（3）**抗氧化、清除自由基作用** 体外试验表明，大蒜中含硫有机化合物抗氧化应激的作用方式各不相同，DADS，DAS，AM均能捕获三氯甲基自由基和三氯甲基过氧化自由基，而DADS还可抑制CCl4诱发的肝微粒体脂质过氧化。DAS能与由紫外线激活而产生的氧自由基发生反应，AM能阻滞脂质的过氧化进程。SAC能抑制在脂多糖（LPS）和干扰素γ（IFNγ）刺激的RAW264.7细胞中的核因子kappa B和诱生型NO合酶（（iNOS））启动子的活性，从而抑制iNOS mRNA的转录和蛋白质的表达而阻滞NO的产生，与此相反，SAC却能显著增加cGMP产量，起着选择性调节作用。其最终结果是阻止羟自由基的产生而发挥抗氧化的作用，进而产生抗炎和防治动脉粥样硬化的效应。

（4）**降低胆固醇** 在体外培养大鼠肝细胞中加入大蒜成分（0.05～4.0mmol·L$_{-1}$），观测其对胆固醇合成的影响。结果显示：大蒜水溶性成分烷（烯）基半胱氨酸类如SAC，SEC（乙基半胱氨酸）和SPC（丙基半胱氨酸）对胆固醇合成的最大抑制率为40%～60%；烷基半胱氨酸谷氨酸盐衍生物如GSAC（谷氨酸氨烯丙基半胱氨酸），GSMC（谷氨酰氨甲基半胱氨酸）和GSPC（谷氨酰氨丙基半胱氨酸）抑制率为20%～35%；蒜氨酸、SAAC（烯丙基乙酰半胱氨酸）和SASA（烯丙基硫酰丙氨酸）则无作用。脂溶性成分DAS，DADS，DATS，DPS和DPDS对胆固醇合成的抑制率为10%～15%。大蒜中皂苷类成分能抑制胆固醇在小肠的吸收，降低胆固醇的血浆水平，而且螺甾烷醇皂苷的活性明显优于呋甾烷醇皂苷；有报道称它们能显著降低高胆固醇血症动物模型血中低密度脂蛋白胆固醇（LDL-C）含量（40%～57%），而一般对高密度脂蛋白胆固醇（HDL-C）则无影响（极少数能增高HDL-C）。

（5）**抗低密度脂蛋白（LDL）的氧化** Ide等采用CuSO4孵化LDL 24h，硫代巴比妥酸反应物（TBARS）的含量显著增高，表明LDL被氧化；大蒜中的4种水溶性成分均能显著抑制TBARS的形成，而发挥抗LDL氧化作用。SAAC（SAC的一种代谢产物）在10mmol·L^{-1}时能抑制LDL的氧化，SAC和蒜氨酸分别在10和1mmol·L^{-1}能抑制LDL的氧化，SAMC在0.l和1mmol·L^{-1}浓度能显著抑制LDL的氧化。大蒜中的脂溶性成分爱力欣（*allixin*）则呈浓度依赖性抑制LDL的氧化，而蒜辣素能增加Cu^{2+}浓度，诱导LDL的氧化，因此认为蒜辣素是一种氧化剂而不是一种抗氧化剂。

（6）**抗血栓形成** 花生四烯酸（AA）在前列腺素H（PGH）合酶的作用下能代谢为前列腺素G2（PGG2），继而生成前列腺素H2（PGH2），甲基烯丙基三硫化物（AMTS）对PGH2的生成反应有抑制作用，从而表现出抗血小板聚集的活性。蒜烯能抑制由AA，ADP和肾上腺素、胶原、腺苷、钙离子导入剂A23187诱导的血小板聚集，并认为其抗血小板聚集的机制可能与改变AA代谢有关。此外，烯丙基三硫化物、杂苯类也有良好的抗血栓形成的作用，$CH_3SO_2CH_2SSPh$是其抗血小板聚集的活性结构单位。

（7）**抗病原微生物** 实验表明，DAS，DADS和DATS对铜绿假单胞菌和肺炎克雷白菌均有明显的抑菌作用，其MIC分别为88，64，12mg·L^{-1}和96，72，20mg·L^{-1}，且均与头孢他啶、庆大霉素、亚胺培南和美罗培南有协同或相加作用。蒜烯（5～160 mg·L^{-1}）对G（+）菌如蜡样芽孢杆菌和G（-）菌如大肠埃希菌均有较强的抑菌或杀菌作用，其抗菌活性与化学结构中的二硫键有关。大蒜中螺甾烷醇皂苷具有明显的抗真菌活性，Eruboside-B对白色念珠菌的平均抑制浓度为25mg·L^{-1}，其抗真菌作用可与蒜烯（20mg·L^{-1}）相媲美。此外，大蒜还具有较强的抗病毒活性。在体外，蒜烯、蒜辣素对疱疹单纯病毒、水泡性口炎病毒、人鼻病毒、副流感病毒等具有灭活作用；大蒜提取物对人巨细胞病毒表现出强大的抗病毒活性。

（8）**大蒜的副作用** ①尽管大蒜有很多对人体健康有益的功能成分，但长期食用大蒜可能会产生一些不良症状。最常见的就是会引起呼吸中和身体上带有难闻的蒜臭味。空腹大量食用大蒜，可能会产生很多不良反应，如易动火，影响视力，胃肠不适（烧灼感和腹泻）、胀气和肠道菌群失调等副作用；生吃或直接接触新鲜切碎的大蒜会使一些皮肤敏感的人产生接触性皮炎，灼伤、水泡；在大蒜种植或加工过程中长期接触大蒜粉末的工人，甚至有患支气管哮喘疾病的危险。大蒜产生蒜臭味，引起接皮肤灼伤、触性皮炎和支气管哮喘等病症的原因是由于*allicin*的存在，其中DAS是最致敏化合物。引起胃肠不适的原因是由于大蒜直接进入胃中，令胃黏膜受到损害。如果大量食用则会使胃液中的盐酸增加，引起胃蠕动加快，产生不适感，易引起急性胃炎、胃溃疡和十二指肠溃疡。大蒜中含有能使结肠变硬的物质，可抑制肠道消化液的分泌，影响食物消化，长期食用会使肠蠕动功能减弱，引起便秘，加重肝炎病人的恶心等诸多症状。此外，大蒜挥发油可使血液中的红细胞、血红蛋白减少，从而引起贫血症，对肝炎病的治疗和康复极为不利。有肾、心脏等疾病的患者在治疗期间，也应禁食大蒜。大蒜有较强的杀伤力，在杀死肠内致病菌的同时，也会把肠内的有益菌杀死，引起VB_2缺乏症，易患口角炎、舌炎、口唇炎等皮肤病，因此不宜长期食用。发生非细菌性的肠炎、腹泻时，不宜生吃大蒜，因为肠道局部黏膜组织有炎症，肠壁本身血管扩张、充血、肿胀、通透性增加，机体组织大量蛋白质和钾、钠、钙、氯等电解质以及液体渗入肠腔，大量液体刺激肠道，使肠蠕动加快，因而出现腹痛、腹泻等症状。大蒜的处理方法极大地影响大蒜制剂的化学成分。在各种大蒜制剂中，AGE是最安全的一种，即使高剂量使用也是无害的；水溶性有机硫化物如SAC毒性小于脂溶性有机硫化物及衍生物如allicin、DAS、DADS。②由于大蒜具有抗血小板凝集特性，正在服用某些抗凝血药物，例如华法林(*warfarin*)的病人最好不要摄入大量的生大蒜或某些大蒜制剂，因为它们结合后会增强抗凝血作用，延长流血时间。最新临床实验报告证实，AGE是某些药品如：华法林(*warfarin*)、阿司匹林、他汀类（降胆固醇药物）、阿霉素、doxysorubicin、5-fluorouracil/methotrexate等良好的补充物。因为AGE在制备过程中消除了毒性和大蒜其他不利的特性，能与其他药物配合使用而其他副作用很少。③大蒜制剂会刺激肝脏中细胞色素P450酶的活性，该酶会影响外来化合物的代谢。因此大蒜制剂作为补充品与其他药品共用前，一定要谨慎。食用大量生大蒜或大蒜粉制剂后，细胞色素P450酶活性增高，能降低血液中*saquinavir*和*ritonavir*(对抗抗逆转录酶病毒的药物)的浓度。与大蒜粉产品不同，含有源于*allicin*的脂溶性有机硫化物，如DAS，DADS的AGE既不刺激色素P450酶产生，不会引起严重的胃肠道毒性。因此，不会引起由细胞色素P450诱导的药物禁忌。④大蒜油中含有预防慢性病的多种有机硫化物，一般认为它们的活性高于其他大蒜制品中的含硫化合物，所以应慎重使用。SAMC也被发现有一定的毒副作用。尽管目前的研究资料都支持大蒜含硒化合物具有低毒性，但如过量食用也难以避免硒中毒现象。总之，食用大蒜及其制剂时作为营养强化剂和药物同时使用时，为了减少副作用，要控制服用剂量，服用时间和服用种类。

（9）**毒性** 大蒜油小鼠静注的LD_{50}为134.9mg/kg。大蒜素小鼠静注的$LD5_{50}$为70mg/kg口服为600mg/kg，兔注射大蒜素(0.15％)3ml/kg，每日2次，连续10星期后处死，肉眼观察及病理切片观察各脏器均无病变。

【性味归经】 味辛，性大凉。归脾、胃、肺、大肠经。

【功用主治】 开胃健脾，破积行滞，化肉食，通五脏，达诸窍解毒，杀虫。主治食谷不化，肠痈肠毒，疔肿疮毒，五色丹毒，干湿霍乱，山岚瘴气，疟疾寒热，泄泻暴痢，下痢禁口，鬼症腹痛，牙齿疼痛，脑泻鼻渊，头风苦痛，小儿脐风，金疮中风，妇人阴肿，阴汗作痒，虫叮疥癣，钩蛲虫疾，带下阴痒，喉痹，水肿等症状。

《别录》："主散痈肿䘌疮，除风邪，杀毒气。"

《新修本草》："下气消谷，除风破冷。"

《食疗本草》："除风杀虫。"

《本草拾遗》："去水恶瘴气，除风湿，破冷气，烂痃癖，伏邪恶，宣通温补，无以加之，疗疮癣。生食，去蛇虫溪蛊等毒。"

《日华子》："健脾，治肾气，止霍乱转筋、腹痛，除邪辟温，疗劳疟、冷风、痃癖、温疫气，敷风损冷痛，蛇虫伤、恶疮疥、溪毒、沙虱。"

《直指方》："燥脾胃，化肉食，辟瘟疫，杀毒气，驱邪祟，散痈肿。"

《滇南本草》："祛寒痰，兴阳道，泄精，解水毒。"

《食鉴本草》："治中暑霍乱转筋腹痛。"

《医学入门·本草》："治一切疥癣，丹毒，䘌疮，蛇虫、蜈蚣咬。"

《纲目》："捣汁饮，治吐血心痛；煮汁饮，治角弓反张；捣膏敷脐，能达下焦，消水，利大小便；贴足心，能引热下行，治泄泻暴痢及干湿霍乱，止衄血；纳肛中，能通幽门，治关格不通。"

《明医指掌》："化痞消谷，解毒。"

《药性切用》："通窍辟秽，导滞杀腥，为中暑卒厥通窍专药。"

《随息居饮食谱》："除寒湿，辟阴邪，下气暖中，消谷化食，破恶血，攻冷积。治暴泻腹痛，通关格便秘，辟秽解毒，消痞杀虫。外灸痈疽，行水止衄。制腥臊鳞介诸毒。"

《四川中药志》1960年版："治肺结核，血痢，及崩中，带下。"

《福建药物志》："治感冒、百日咳、支气管炎，鼻衄，疟疾，痢疾，胃肠炎，蛲虫病，阴道滴虫病，深部脓肿，癣，神经性皮炎，蜈蚣螫伤。"

《青岛中草药手册》："清热解毒，杀菌，利尿，健胃，止咳，消炎。主治崩漏，带下，虫积，细菌性痢疾，水肿，百日咳。"

【临床应用】 （1）**用于脘腹冷痛**。大蒜能温中散寒，对脘腹冷痛可单用，如《濒湖集简方》以本品醋浸食之。亦可与乳香配用，温中止痛之效尤佳，如《小儿卫生总微论方》蒜香膏。

（2）**用于痢疾、泄泻**。大蒜入大肠，既能解毒，又可导滞，为防治泻痢常用之药，可单味服食。对热毒泻痢可与黄连配伍，如《本事方》蒜连丸。若痢疾下血，可配地榆；泻痢不止，可配罂粟壳等。

（3）**用于肺痨，百日咳，感冒**。主要取大蒜较强的解毒作用。治肺痨，可单用本品或配白及煮粥食。治百日咳，感冒，可捣汁以白糖调服，或与生姜、红糖同用。

（4）**用于痈疖肿毒，肠痈，癣疮，以及毒蛇咬伤**。大蒜善于解毒，杀虫，消痈，疗癣。一般均作外用。如《食物本草会纂》治一切肿毒，以本品捣烂，入麻油和研，贴肿处；《卫生易简方》治诸蛇虫伤毒，用本品同酸浆草捣敷伤处。

（5）**用于钩虫、蛲虫病及带下阴痒**。大蒜能抑杀钩虫、蛲虫，又能止痒。治钩虫、蛲虫病，常配槟榔、苦楝皮等协同奏效。治带下阴痒，《妇人良方》单用本品煎汤外洗；或与苦参、蛇床子配伍以增强疗效。

（6）**用于疟疾、喉痹等**。主要取其外用发泡以祛邪之功。治疟疾，《简便单方》以本品同胡椒、百草霜为丸，敷于曲泽穴上；治喉痹，将本品捣烂，敷经渠穴。

（7）**用于水肿、小便不利**。治水肿、小便不利，单用本品或配田螺敷脐，能通窍利水。

（8）**用于鼻渊**。取大蒜汁涂鼻腔，能通鼻窍。

（9）**用于高脂血症**。能有效地降低血脂。

《纲目》："同鲫鱼丸，治膈气；同蛤粉丸，治水肿；同黄丹丸，治痢疟、孕痢；同乳香丸，治腹痛。"

【用量用法】 内服：煎汤，5～10g，或生食，或煮食，或煨服食，或捣烂为丸。煮食、煨食宜较大量；生食宜较小量。外用：捣敷，作栓剂，取汁涂或切片灸，适量。

【使用注意】 肝病，目疾，腹泻均应慎服。敷脐、作栓剂或灌肠均不宜于孕妇。外用对局部有强烈的刺激性，能引起灼热、疼痛、发泡、皮肤皲裂，故不可过久敷。忌空腹食蒜，以防引起急性胃炎。忌长期食用，大蒜能使肠道变硬造成便秘。

《别录》："久食伤人，损目明。"

《本草经集注》："以合青鱼鲜食，令人发黄。"

《千金·食治》："黄帝云：生葫合青鱼鲊食之，令人腹内生疮，肠中肿，又成疝瘕。多食生葫行房，伤肝气，令人面无色。四月八月勿食葫，伤人神，损胆气，令人喘悸，胁肋气急，15味多爽。"

《日用本草》："久食伤肝胆，损目光，生痰，助火，昏神。"

《医学入门·本草》："生食，久食，伤肝损目，伤肺引痰，伤肾竭精，伤心清血，伤脾损气，四八月食之伤神，损胆肾气。有目疾者，尤宜忌之，损性伐命，莫以为甚。"

《本草经疏》："凡肺胃有热，肝肾有火，气虚血弱之人，切勿沾唇。"

《本经逢原》："脚气、风病及时行病后忌食。"

《药性通考》："同犬肉食杀人。服地黄、何首乌、丹皮、钟乳者忌之。"

《医林纂要·药性》："为害同酒。命火上炎之过，壮火食气，火热生湿成痰，且阳盛阴亏，火盛水散，则散而昏瞀矣。"

《药性集要》："服云母、钟乳石者禁之。"

《随息居饮食谱》："阴虚内热，胎产，痧痘，时病，疮疟，血证，目疾，口齿喉舌诸患，咸忌之。"

《本草拾遗》："初食不利目，多食却明。久食令人血清，使毛发白"。

【附方】 (1) **治冷症腹痛夜啼**：大蒜一枚(煨，研，日干)，加乳香半钱。研细捣丸，如芥子大。每服七丸，乳汁下。--《小儿卫生总微论方》

(2) **治肠风脏毒，下血不止，日久羸瘦**：大蒜(研细)、淡豆豉、地榆各十分。后二味为末，大蒜同研令匀，入炼蜜少许，捣令得所，丸如梧桐子大，每服三十丸。煎椿树叶汤下，空心服。--《卫生家宝》之"如圣丸"

(3) **治休息痢**：大蒜(剥去皮)二颗，鸡子二枚。上先将蒜放铛中，取鸡子打破，沃蒜上，以盏子盖，候蒜熟，空腹食之，下过再服。--《普济方》

(4) **治恶疰入肺咯血**：紫皮独头蒜四头，书墨、灶心土各等分。并捣，以醋和服。--《龙门石窟药方》

(5) **治劳疰**：大蒜、杏仁各一两。杵如泥，加雄黄一两同研匀，晒至可丸，梧子大，每服二十一丸，空心清米饮下。--《鲟溪单方选》

(6) **治上气**：上酥一升，独头蒜五个，上二味，先以酥煎蒜，蒜黄出之；生姜汁一合，共煎令熟，空腹服一方寸匕，温服之。--《千金要方》

(7) **治小儿百日咳**：大蒜15g，红糖6g，生姜少许，水煎服，每日数次。--《贵州中医验方》

(8) **治感冒**：蒜头、茶叶备9g，开水泡服。--《福建药物志》

(9) **治疮恶毒连心痛闷，睡卧不得**：用独蒜二个研烂，和生小油涂疮上，干即换，痛立止。--《卫生易简方》

(10) **治瘰疬结聚不散，硬如石**：大蒜(捣烂)三枚，麝香(研)半钱匕。上二味和匀，敷于帛上贴之，一日二易，旋捣最好。--《圣济总录》

(11) **治小儿白秃疮，凡头上团团然白色**：以蒜揩白处。--《普济方》

(12) **治鬼舐头**：砖末和蒜捣敷，日一。--《千金要方》

(13) **治牛皮癣**：独头蒜1个，红胶泥1块。共捣如泥，外敷患处，每敷1天，隔日1次，3次可效。--《河南中医》1982，(3)：21

(14) **治毒蛇咬伤**：捣大蒜和胡粉涂之愈。--《良方集腋》

(15) **治产后中风，角弓反张，口不能言**：大蒜二瓣，拍碎，水一盏半，煎至七分，去滓，灌之。--《圣济总录》之"大蒜汤"

(16) **治十二指肠钩虫**：榧子(去壳)、使君子肉、蒜瓣各30g。水煎，每日1剂，分3次温服，连服2~3天。--《中医杂志》1957，(10)：537

(17) **治滴虫性阴道炎**：陈大蒜9g，山苦参、蛇床子各6g，白糖5g。焙干研末，装胶囊塞阴道，每晚2粒，连用5~10天。用前先用葱白8~10根煎汤坐浴。--《全国中草药资料选编》1972：339

(18) **治阴汗湿痒**：大蒜不以多少煨熟，剥去皮，烂研，同豆豉末搜和丸，如梧子大，朱砂为衣。每服三十丸，空心，枣子、灯草汤下。--《世医得效方》

(19) **治背疽漫肿无头者**：用大蒜十颗，淡豉半合，乳香钱许。研烂，置疮上，铺艾灸之，痛者灸令不痛，不痛者灸之令痛。--《外科精要》

(20) **治寒疟，手足鼓颤，心寒面青**：独蒜一枚，黄丹半两。上药相和，同捣一千杵，丸如黑豆大。未发时以茶下二丸。--《普济方》之"蒜丸"

(21) **治咽喉忽觉气塞，喘息不通**：独蒜一枚，削去两头，塞鼻中，左患塞右，右患塞左，俟口中血出愈。--《圣济总录》

(22) **治小便不通**：独蒜一枚，栀子三七枚，盐花少许。上三味捣烂摊花纸上，贴脐良久即通。未通涂阴囊上，立通。--《圣济总录》之"独蒜涂脐方"

(23) **治关格胀满，大小便不通**：用独蒜烧熟，去皮绵裹纳下部，气立通。--《外台》

(24) **治痔漏**：用独蒜一个捣如泥，以软帛包裹，捺入谷道中，坐定觉疼，良久愈。--《卫生易简方》

(25) **治脑漏鼻渊**：大蒜切片，贴足心，取效止。--《摘玄方》

(26) **治鼻衄不止，服药不应**：蒜一枚，去皮研如泥，作钱大饼子，厚一豆许。左鼻出血，贴左足心；右鼻出血，贴右足心，两鼻俱出，俱贴之。血止急以温水洗足心，令去蒜气。--《简要济众方》

(27) **治耳聋**：用大蒜一瓣，一头剜一坑子，以好巴豆一粒，去皮，慢火炮令极熟，入在蒜内，以新棉裹定塞耳中。--《景岳全书》

(28) **治头痛不可忍**：蒜一颗，去皮，研取自然汁，令病人仰卧垂头，以铜筋点少许，沥入鼻中，急令搐入脑，眼中泪出瘥。--《圣惠方》

(29) **治头面风，口齿疼痛不可忍**：生地黄一节，蒜一瓣。上二味熟捣，棉裹著痛上，咬之，勿咽汁，汁出吐之，日日为之，瘥止。--《千金要方》

(30) **治暑风卒倒**：用大蒜三两瓣细嚼，温汤送下，禁冷水。--《直指方》

(31) **治疗细菌性痢疾**：①灌肠法：先用生理盐水500~800ml洗肠，再以经水浴加温至37~38℃10%的大蒜浸出液100ml，于10分钟内缓缓注入肛门内，嘱患者忍耐15~30分钟后排便。每日1~2次，3天后可改为每日1次，6~10次为1疗程。此法的缺点为肛门直肠及回盲部有烧灼感，初次灌肠时有可能出现腹痛，但均为一过性。孕妇忌用。 ②口服法：一般多采用"大蒜糖浆"。即以去皮紫皮大蒜50g，捣碎后浸于38℃温开水100ml内2h，然后用纱布过滤，加入半量糖浆。成人每次口服20~30ml，每4~6小时1次，直至痊愈为止；亦有介绍用10%大蒜糖浆，每次20~30ral(儿童5~10ml)，日服3次；或用20%大蒜糖浆(内含100%紫皮大蒜液20%，40%茶叶液20%，糖浆60%)，成人每次10~15ml，日服3~4次(10岁以上儿童每次10ml，10岁以下每次5ml，2~3岁每次2.5ml)。观察数百例，平均治愈率为95%以上，体温平均1~2天降至正常，里急后重平均2~5天消失，大便平均2~4天恢复正常，一般不致引起便秘。据临床及实验观察，紫皮蒜较白皮蒜杀菌及抑菌作用强，新鲜的比陈旧的效力好。对用大蒜保留灌肠治疗130例急、慢性菌痢患者，治疗后行乙状结肠镜检查，病变完全恢复正常者126例，占96.9%，平均时间为6.3天，证明大蒜灌肠治疗在促使远端结肠病变愈合方面有特殊效果。

（32）**治疗阿米巴痢疾**：用10%大蒜浮游液或大蒜浸出液70～100ml(37～38℃)作保留灌肠，每日1次，6次为1疗程。同时每日取紫皮生大蒜1颗，分3次生食。治疗100例，平均住院时间为7天，治愈率88%。为防止复发，在症状消失后，仍须继续食用紫皮蒜1～2月。

（33）**治疗肺结核**：用4%大蒜液10ml作环状软骨下气管内注射，或鼻导管滴入，每星期6次，1个月为1疗程。治疗肺结核空洞50例，其中慢性纤维空洞型3例，亚急性血行播散型1仇浸润型46例，经1～4个月观察(滴入次数为25～100次)，空洞闭合者25例，缩小者23例，无变化者2例，无1例恶化。其中以薄壁空洞疗效较好。50例中治疗前痰菌阳性者34例，滴入大蒜液后，18例转为阴性。

（34）**治疗百日咳**：①服用20%大蒜浸出液(加适量食糖)，5岁以上每次15ml，5岁以下酌减，每日8～10次。治疗201例，10天痊愈者占60%，15天痊愈者占25%。一般在服用3～4d后。症状即见好转，痉挛性咳嗽和呕吐逐渐停止。②将生大蒜头2～3个捣碎，盛于清洁干燥瓶内，嘱病孩把嘴唇贴附瓶口，每分钟经嘴作15～20次深吸气，并经鼻作15～20次深呼气，每次持续15分钟，每日2次，5天为1疗程。治疗110名不同发展阶段的病孩，其中60%的病孩经6次治疗后，临床症状停止发展，治疗10天即完全停止咳嗽，且不再复发。③用生大蒜30～40g，捣烂装瓶加塞，用气球作加压吸入，每日1次，每次15分钟，7～17天为1疗程，治疗100例，对卡他期的疗效为100%，痉挛期为53.9%，恢复期40%。

（35）**防治流行性脑脊髓膜炎**：①在预防和对带菌者的治疗上曾采用不同剂量分组观察，效果显著。甲组：成人在进餐时服用大蒜5g(15岁以下减半)，每日1次，连服3天。乙组：成人每日10g(15岁以下减半)，吃后用2%盐水漱口，连服3天。甲组1500人，服药前带菌阳性率为15%，服后第4日降至1.3%。乙组275人，服药前带菌阳性率1.81%，服药后第4d全部转阴。另有未服大蒜者200人作对照，观察26d，带菌阳性率由1.5%增至3%；服大蒜后继续观察15天，阳性率逐渐降低至零。②用于治疗，以10%大蒜蒸馏液(加0.5%普鲁卡因稀释)肌注。5岁以内首次剂量5～10ml，以后每6小时注射5ml；5～10岁首次10～15ml，以后每6小时注射10～20ml。15岁以上者，首次20ml，以后每6小时注射20ml。治疗84例普通型患者，全部治愈(其中2例复发，经再用大蒜液治疗而愈)。疗程平均7.6d，体温恢复正常平均3.7天，颈强直消失平均5.1天，克氏征转阴平均5天，脑脊液恢复正常平均6.1天。治疗中未见局部或全身反应及血尿现象。

（36）**治疗急性阑尾炎**：取生大蒜120g，芒硝30～60g，共捣烂如泥；另取生大黄粉30～60g，用醋调成糊状备用。治疗时以右下腹压痛明显处或麦氏点为中心，先盖1层直径大于10cm的细纱布以保护皮肤，然后将大蒜、芒硝泥摊在油纱布上(约10cm×8cm或12cm×2cm大，厚2～3cm)，敷于其上，上面再盖1层油纱布，使上下2层油纱布粘住，再覆盖纱布垫1块，以胶布或腹带固定。2h后去药，用食醋洗净皮肤，改敷大黄醋糊剂。敷后24h如不见效，可重敷1～2次。共治急性阑尾炎200余例，有效率在90%以上，复发率在10%左右。本法对急性单纯性阑尾炎、早期蜂窝组织炎性阑尾炎效果较显著；对阑尾脓肿和老年体弱不能耐受手术者也可应用；对坏疽性阑尾炎效果差。

（37）**治疗真菌感染**：①用大蒜制成100%注射液，成人每日20～50ml(儿童酌减)，加入葡萄糖盐水中行静脉滴注。治疗各种真菌感染20例(隐球菌脑膜炎1例，肺部真菌感染15例，消化道真菌感染4例)，显效14例，有效5例，无效1例。②用10%大蒜糖浆内服，1岁以内3～5ml，2岁以内5～8ml，每日3～4次(治疗10天后无效者改用他药治疗)，同时配合服用多种维生素，治疗40例白色念珠菌引起的小儿消化不良，痊愈38例，无效2例。

（38）**治疗头癣**：以30%大蒜汁油膏，30%大蒜粉油膏及大蒜泥3种制剂，共治122例头癣患者。每次搽药前先用温热肥皂水洗头，揩干后涂抹大蒜制剂，每日1次。计治愈、显效及一般有效者81例(66.4%)，无效者36例，加重者5例。以临床观察和检查结果来看，大蒜对铁锈色毛菌所致的头癣疗效较为显著。

（39）**治疗沙眼**：鲜紫皮大蒜去外皮，洗净捣成泥状，用消毒纱布包裹挤出蒜汁，盛在消毒瓶中备用。另以乌贼骨去壳，磨成3cm长鸭嘴形小棒，高压消毒备用。操作方法：先用0.5%丁卡因滴入结膜囊内，1～2分钟后，用睑钩反转上睑并固定，使穹窿部结膜完全暴露，以乌贼骨棒轻轻磨擦肥大的乳头和滤泡，使其表面微破。再用消毒盐水棉球将血液及滤泡内容物拭净，然后在结膜面上涂擦蒜汁，放回眼睑。两眼一般同时治疗。1星期后复查，如未愈，即进行第2次治疗。共治疗沙眼患者1256人，治愈率在60%以上，有效率97.9%。

（40）**治疗蛲虫病**：取新鲜大蒜，每30g加水200ml，微火煮烂，纱布过滤，装瓶中备用。选用大号注射器接上导尿管，吸取煎液灌肠。每次注入10～15ml，于下午4～5时或8～9时进行。治疗2～9岁儿童154例，在治疗1次后的第3天和第7天，分别采用肛拭镜检虫卵，阴转率为76.3%。

（41）**治疗滴虫性阴道炎**：用50%大蒜甘油明胶栓剂，于阴道冲洗后置2枚(每枚1.2～1.5g)于阴道内，每日1次，疗程7天。共治404例，治愈11.3%，有效75.2%，复发9%，无效4.5%。

（42）**治疗高脂血症**：用大蒜精油胶丸，每次2～3丸，每日3次(总量为0.12g，相当于原生药50g)。治疗274例高脂血症患者，经观察30天，发现临床降脂疗效明显，血清三酰甘油、β-脂蛋白、胆固醇水平平均下降30.2%、18.7%、12.5%。对高密度脂蛋白胆固醇有所提高，治疗后平均升高0.111±0.038mmol/l(4.25±1.45mg/dl)(平均差值±标准误)。同时还有降低血浆纤维蛋白原的含量和增强纤溶活性、抑制血小板聚集以及降低血压等效果，对形成动脉粥样硬化的多个环节均有作用。（31～42均出自国家中医药管理局.《中华本草》，上海科技出版社，1999:7128）

韭菜

【别名】 韭菜《滇南本草》，丰本《礼记》，韭《别录》，草钟乳《本草拾遗》，起阳草《药谱》(侯宁极)，懒人菜《尔雅翼》，长生韭《农书》(王祯)，壮阳草《本草述》，扁菜《广西药用植物图志》。

【名释】 《说文》："韭，菜名。一种而久者，故谓之韭。象形，在一之上。一，地也。"似叶出地上之形。陈藏器："谓韭是草钟乳，言其温补也。"《齐民要术》："谚曰：韭者懒人菜，以其不须岁种也。"性能兴阳，故有起阳、壮阳之称。多根须，故称丰本。叶扁长，而称扁菜。

【来源】 为百合科植物韭 *Allium tuberosum* Rottl.ex Spreng. 的叶。

【植物形态】 多年生草本，高20～45cm。具特殊强烈气味。根茎横生并倾斜，鳞茎簇生；鳞茎外皮黄褐色，破裂成纤维状或网状。叶基生，条形，扁平，长15～30cm，宽1.5～7mm，边缘平滑。花葶细圆柱状，常有2纵棱，比叶长，高25～50cm，下部有叶鞘。总苞2裂，宿存；伞形花序近球状，花稀疏，花梗近等长，基部具小苞片；花白色或微带红色；花被片6，有黄绿色的中脉；花丝基部合生并与花被贴生，长为花被片的4/5，狭三角状锥形；子房外壁具细的疣状突起。蒴果具倒心形的果瓣；种子近扁卵形，黑色。花、果期7～8月；果8～9月。见（图901）

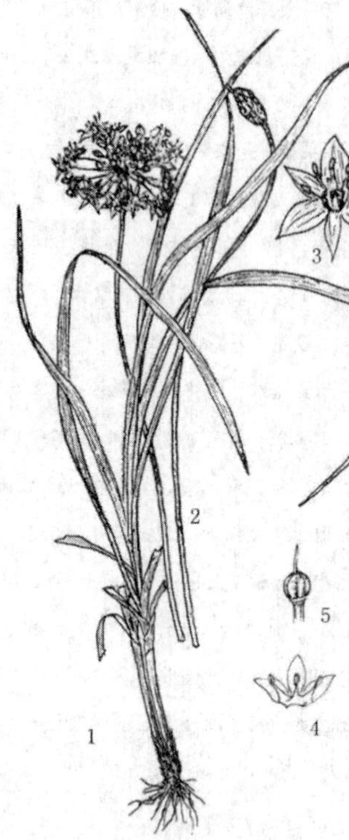

（图901）韭

1.植株 2.花序 3.花 4.花被及雄蕊 5.雌蕊

本植物的根（**韭根**）、种子（**韭子**）均供药用，详见下述。

【生长分布】 韭菜原产于我国，已有三千年栽培历史。邹平各乡镇广泛栽培。

【采收加工】 适时收割。定植当年着重"养根壮秧"不收割，如有韭菜花要及时摘除。韭菜叶第1茬收割比较早，4叶心即可收割，经养根施肥后，当植株长到5片叶收割第2茬。根据需要也可连续收割5~6茬，鲜用。

【栽培要点】 **生长习性** 抗寒，耐热，适应性强，邹平各乡镇普遍栽培，对土壤要求不严，但以耕作层深厚、富含有机质、保水力强、透气性好的壤土为最适宜，土壤过分粘重，排水不良，遇到雨季容易死苗，沙土容易脱肥，生长一般较瘦弱。

栽培技术 用种子繁殖。北方多采用春播，南方适合秋播。条播，按10cm行距，开2cm深的沟，把种子撒入沟中，耧平畦面踩一遍。播后浇水，保持畦面湿润，防止畦面板结。育苗后按行株距35cm×10cm栽苗。

田间管理 苗期在苗高12~15cm时进行控水蹲苗，防止徒长。移栽后，一般需连续灌水3次，才能缓苗，而后及时中耕除草，结合培垄追肥，控制浇水，防止贪青徒长。

病虫害防治 （1）韭蛆：①地面施药：成虫盛发期，顺垄撒施2.5%敌百虫粉剂，每亩撒施2~2.6kg,或在上午9~11时喷洒40%辛硫磷乳油1000倍液或2.5%溴氰菊酯乳油200倍液，也可在浇水促使害虫上行后喷75%灭蝇胺，每亩6~10g。②灌根：幼蝇危害始盛期（早春在4月上中旬、晚秋在10月上中旬）进行药剂灌根防治。每亩用1.1%苦参碱粉剂2~4kg，兑水1000-2000公斤，或用50%辛硫磷乳油500倍液或48%乐斯本乳油400~500ml兑水1000kg，灌根1次。灌根方法：扒开韭菜根茎附近表土，用去掉喷头的喷雾器对准韭菜根部喷药即可，喷后随即覆土。

（2）潜叶蝇：在产卵盛期至幼虫孵化初期，喷75%灭蝇胺5000~7000倍液或2.5%溴氰菊酯、或其他菊酯类农药1500~2000倍液喷雾。

（3）蓟马：在幼虫发生盛期，喷50%辛硫磷乳油1000倍液或10%吡虫啉4000倍液或30%啶虫脒3000倍液或2.5%溴氰菊酯类农药1500~2000倍液。

（4）灰霉病：①烟熏法：45%百菌清或扑海因烟剂，每亩110g或10%腐霉利烟剂260~300g，分放5~6处，于傍晚点燃，关闭棚室熏一夜。②粉尘法：6.5%万霉灵粉尘剂，每亩1公斤，7天喷1次。连喷2次。③粉雾法：50%速克灵可湿性粉剂1000倍液或异菌脲可湿性粉剂1000~1600倍液或65%硫菌、霉威可湿性粉剂1000倍液喷雾，7天1次，连喷2次。

（5）疫病：①粉尘法：同灰霉病。②发病初期喷施25%甲霜灵可湿性粉剂750倍液或50%甲霜铜可湿性粉剂600倍液或72%霜脲锰锌可湿性粉剂、60%琥乙磷铝可湿性粉剂600倍液灌根或喷雾，10天喷灌1次，交替使用2~3次。

（6）锈病：发病初期用15%粉锈宁可湿性粉剂1000~1500倍液或25%敌力脱乳油3000倍液，约10天1次，连喷2次，也可用烯唑醇、三唑醇等防治。

【主含成分】 叶：含甲基烯丙基二硫化物（*methyl allyl sisulfide*），二甲基二硫化物（*dimethyl disulfide*），2-丙烯基（烯丙基）二硫化物[*2-propenyl (allyl)disulfide*]，山柰酚葡萄糖甙（*glycoside of kaempferol*），槲皮素葡萄糖甙（*glycosid of quercetin*），芹菜素葡萄糖甙（*glycoside of apigenin*），异鼠李素葡萄糖甙（*isorhamnetim-glycoside*），3-O-槐糖基-7-O-β-D-（2′-O-阿魏酰葡萄糖基）山柰酚[*3-O-sophorosyl-7-O-β-D-(2′-O-feruloylglucosyl) kaempferol*]。3-O-β-槐糖基-7-O-β-D-（2-O-阿魏酰基）-葡萄糖基山柰酚[*3-O-β-sophorosyl-7-O-β-D-（2-O-feruloyl）glucosylhaempferol*]3，4′-二-O-β-D-（2-阿魏酰）葡萄糖基山柰酚[*3，4′-di-O-β-D-(2-feruloyl)glucosylkaempferol*]，3-O-β-D-（2-O-阿魏酰基）-葡萄糖基-7，4′-二-O-β-D-葡萄糖基山柰酚[3-O-β-D-（2-O-feruloyl）-glucosyl-7，4′-di-O-3，4′-二-O-β-D--D-glucosylkaempferol]，3，4′-二-O-β-D-葡萄糖基山柰酚（*3，4′-di-O-β-D-glucosylkaempferol*），3，4′-二-O-β-D-葡萄糖基槲皮素（*3，4′-di-O-β-D-glucosylquercetin*）及3-O-β-槐糖基山柰酚（*3-O-β-sophorosyldaempferol*），左旋-（3S）-1，2，3，4-四氢-β-咔啉基-3-羧酸[*(−)-(3S)-1，2，3，4-tetrahydrl-β-carboline3-carboxylic acid*]，L-酪氨酸（*L-tyrosine*），类胡萝卜素（*carotenoid*），β-胡萝卜素（*β-carotene*），抗坏血酸（*ascorbic acid*），大蒜辣素（*allicin*），蒜氨酸（*alliin*），丙氨酸（*alanine*），谷氨酸（*glutamic acid*），天冬氨酸（*aspartic acid*），缬氨酸（*valine*）。

全草：含二甲基硫代亚磺酸酯[*dimethylthiosulfinate MeS(O)SMe*]，二丙烯基硫代亚磺酸酯[*dipropenylthiosulfinate,PrS(O)SPr*]，丙烯基硫代亚磺酸甲酯[*methylpropenylthiosulfinate,MeSS(O)Pr*]，甲基硫代亚磺酸丙烯酯[*propenylmethylthiosulfinate,MeS(O)SPr*]，（Z）-（E）-甲基硫代亚磺酸-1-烯丙酯[*(Z-andA(E)-1-propenylmethylthiosulfinate,(Z)-and(E)-MeS(O) SCH:CHMe*]，（E）-1-丙烯基硫代亚磺酸甲酯[*(E-methyl-1-propenylthiosulfinate,(E)-MeSS(O)CH:CHMe*]，（Z）-和（E）-二丙烯基硫代亚磺酸酯[*(Z)-and(E) –dipropenylthiosulfinate,(Z)- and(E)-PrS(O)SCH:CHMe*]，2，3-二甲基-5，6-二硫代二环[2.1.1]已烷5-氧代化合物[*2，3-dimethyl-5,6-dithiabicyclo[2.1.1]hexane5-oxides*]。

【药理】 （1）**抗突变作用** 应用SOS显色试验证明，韭菜叶水溶性提取物有抗突变作用。其对大肠杆菌 GW1060 和 GW1104 42℃诱发的 SOS 反应有抑制作用，且有量效关系，但对大肠杆菌 GW2707 的 SOS 反应无明显影响。SOS 反应的表达有两个作用点，一是 Rec A 蛋白酶的被激活；二是 Lex A 蛋白对阻遏作用的释放。在菌株 GW1060 和 GW1104 中，SOS 反应是由 Rec A 蛋白在 42℃自动产生蛋白酶活力，从而分解 Lex A 蛋白。韭菜叶水提物通过在细胞内抑制 Rec A 蛋白酶调控的 Lex A 抑制体的裂解，从而产生抗突变作用。此外，韭菜叶中的水溶性提取物与致突变剂 MNNG(N-甲基-N′-硝基-N-亚硝基胍)或β(α)P(苯并芘)作用后，降低其致突变作用，即在细胞外尚有直接灭活致突变物的作用。

（2）**抗滴虫作用**　韭菜叶研磨后的滤液，1：4 在试管内接触 30 分钟，对阴道滴虫有杀灭作用。

（3）**毒性**　鲜韭菜叶压汁过滤所得滤液给小鼠静注产生休克样症状，可有狂躁、痉挛，以后转入镇静、嗜睡、发绀、死亡。

【性味归经】　味辛，性温。归肾、胃、肺、肝经。

【功用主治】　补肾温阳，益肝健胃，行气散瘀，润肠通便，止汗固脱。主治肾虚阳痿、遗精、早泄，盗汗、遗尿、尿频、里寒腹痛，噎膈反胃，胸痹疼痛，衄血，吐血，尿血，便秘，痔疮，痈疮肿毒，漆疮，跌打损伤。

《别录》："安五脏，除胃中热，利病人，可久食。"

《本草经集注》："以煮鲫鱼酢，断卒下利。"

《食疗本草》："治胸膈咽气，利胸膈。"

《本草拾遗》："温中，下气，补虚，调和脏腑，令人能食，益阳，止泄白脓，腹冷痛，并煮食之。叶及根生捣绞汁服，解药毒，疗狂狗咬人欲发者；亦杀诸蛇、虺、蝎、恶虫毒。"

《日华子》："止泄精尿血，暖腰膝，除心腹痼冷，胸中痹冷，痃癖气及腹痛等食之。肥白人中风失音，研汁服。心脾胃痛甚，生研服；蛇犬咬并恶疮，捣敷。"

《本草衍义补遗》："研汁冷饮，可下膈中瘀血，能充肝气。"

《滇南本草》："滑润肠道中积，或食金、银、铜器于腹内，吃之立下。"

《纲目》："饮生汁，主上气喘息欲绝，解肉脯毒。煮汁饮，止消渴，盗汗，熏产妇血运，洗肠痔脱肛。"

《药性切用》："活血助阳，散瘀止血，为血瘀噎膈专药。捣汁用。"

《本草求原》"生则辛而散血，治血留胃口作痛，及吐衄，扑打，下血，尿血，噎膈，停痰反胃，及痰带血丝。熟则甘则补，除心腹痼冷痃癖，助肾益阳。"

《贵州民间方药集》："治年久喘吼，又可通经催乳。"

《全国中草药汇编》："健胃，提神，止汗固涩。"

《福建药物志》："治过敏性紫癜，鼻衄，倒经，血崩，漆疮，乳腺炎，跌打损伤，吐血，误吞金属针钉。"

【临床应用】　（1）**用于肾虚阳痿、遗精**。韭菜具补肾壮阳之功。可单用韭菜炒食(以取叶的下段为佳)或如《方脉正宗》同胡桃肉炒食，以增加疗效。

（2）**用于里寒腹痛，胀满少食**。韭菜有温中行气，缓和腹痛的作用。可同生姜煮粥食。亦可将韭菜炒熟，布包熨腹部。

（3）**用于噎膈反胃，胃脘有瘀血作痛者**。韭菜可行气散瘀，为食疗中之佳品，一般用韭菜汁与生姜汁、牛乳合服(《丹溪心法》)；《古今医鉴》则将韭菜汁加入竹沥汤、童便服，对于痰瘀交阻者尤为适宜。

（4）**用于胸痹，胸闷疼痛**。韭菜能行气宽胸，可单用绞汁服，如《孟洗方》；亦可炒熟常食。

（5）**用于衄血、吐血、尿血而内有瘀血者**。韭菜有散瘀止血之效。可单服韭菜汁；或如《方脉正宗》，取韭菜汁同生地捣为丸服，止血之效尤佳。

（6）**用于跌打损伤，血瘀肿痛**。仍取韭菜散瘀之功，可内服或外敷。如《杏苑生春》，取韭菜汁服；《吉人集验》取韭菜捣敷。

（7）**用于痢疾**。韭菜有行气散瘀之功。轻者，如《食医心镜》，用韭菜作羹粥或炒食；或如《文堂集验方》，将韭菜捣汁和温服。热毒重者，可取韭白配黄柏浓煎服，如《卫生易简方》。

（8）**用于便秘**。韭菜含有大量维生素和粗纤维，能增进胃肠蠕动，治疗便秘，预防肠癌。

（9）**用于健胃开胃**。韭菜含有挥发性精油及硫化物等特殊成分，散发出一种独特的辛香气味，有助于疏调肝气，增进食欲，增强消化功能。

此外，韭菜尚用于汗斑、顽癣、痔疮、疮肿、漆疮等，取其解毒或散瘀作用，多用本品煎汤熏洗或外敷。

《得配本草》："得桔梗，治血留胃脘作痛。得盐少许，捣箍蛇犬伤。配半夏，治胸痹刺痛。和五苓散，治肾气攻心。和姜汁，治产后怒呕绿水。和童便，止经脉逆行。"

【用量用法】　捣汁内服，60～120g，或煮粥、炒熟、作羹。外用：捣敷、煎水熏洗、热熨，适量。

【使用注意】　阴虚内热及疮疡、目疾患者慎食。

《食疗本草》："热病后十日不可食热韭，食之即发困。"

《日华子》："多食昏神暗目，酒后尤忌，不可与蜜同食。"

《本草经疏》："胃气虚而有热者勿服。"

《本草汇言》："疮毒食之，愈增痛痒；疔肿食之，令人转剧。"

《本草求真》："火盛阴虚，用之为最忌。"

《随息居饮食谱》："疟疾，疮家，痧、痘后均忌。"

【附方】　（1）**治阳虚肾冷，阳道不振，或腰膝冷疼，遗精梦泄**：韭菜白八两，胡桃肉(去皮)二两。同脂麻油炒熟，日食之，服一月。--《方脉正宗》

（2）**治霍乱上吐下泻**：用韭菜捣汁一盏，重汤煮熟，热服之，立止。--《寿世保元》

（3）**治翻胃**：韭菜汁二两，牛乳一盏。上用生姜汁半两，和匀，温服。--《丹溪心法》

（4）**治一切翻胃噎膈**：韭汁二两，牛乳一盏，生姜半两(取汁)，竹沥半两，童便一盏。上五味和匀，顿暖服，或加入煎剂内，尤为至效。--《古今医鉴》

（5）**治食郁久，胃脘有瘀血作痛者**：生韭菜捣自然汁一盏，加温酒一二杯服。或先嚼桃仁十余粒，用韭汁送下亦佳。--《不知医必要》

（6）**治胸痹，心中急痛如锥刺，不得俯仰，自汗出，或痛彻背上，不治或至死**：生韭或根五斤(洗)，捣汁，灌少许，即吐胸中恶血。--《孟诜方》

（7）**治伤寒吐血不止**：用韭汁磨京墨(服)。--《古今医鉴》

（8）**治吐血、唾血、呕血、衄血、淋血、尿血及一切血证**：韭菜十斤，捣汁，生地黄五斤(切碎)浸韭菜汁内，烈日下晒干，以生地黄黑烂，韭菜汁干

为度；入石臼内，捣数千下，如烂膏无渣者，为丸，弹子大。每早晚各服二丸，白萝卜煎汤化下。--《方脉正宗》

（9）**治水谷痢**：韭作羹粥，煠炒，任食之。--《食医心镜》

（10）**治痔疮**：韭菜不以多少，先烧熟汤，以盆盛汤在内，盆上用器具盖之，留一窍，却以韭菜于汤内泡之，以谷道坐窍上，令气蒸熏，候温，用韭菜轻轻洗疮数次。--《袖珍方》

（11）**治脱肛不缩**：生韭一斤。细切，以酥拌炒令熟，分为两处，以软帛裹，更互熨之，冷即再易，以入为度。--《圣惠方》

（12）**治急性乳腺炎**：鲜韭菜60~90g，捣烂敷患处。--《福建药物志》

（13）**治病疮**：生韭一把，细切，醋一升。和煎，令韭烂，细研，更熬如糊。取涂敷疮上，日三五度，差。--《圣济总录》

（14）**治疥疮**：用韭菜煎汤洗之佳。捣如泥敷之亦可。--《普济方》

（15）**治漆疮**：①鲜韭菜叶和盐少许，揉软搓擦患处。 ②鲜韭菜叶、杉木刨花，水煎洗患处。--《福建药物志》

（16）**治过敏性紫癜**：鲜韭菜500g，洗净，捣烂绞汁，加健康儿童尿50ml。每日1剂，分2次服。--《福建省中草药新医疗法资料选编》

（17）**治荨麻疹**：韭菜、甘草各15g，煎服，或用韭菜炒食。--《中草药手册》（苏医）

（18）**治跌仆打伤，瘀血不散积聚**：用韭菜捣汁，令渐呷服之，约尽五斤而散。--《杏苑生春》

（19）**治金疮出血**：韭汁和风化石灰，日干，每用为末，敷之。--《濒湖集简方》

（20）**治成人盗汗，肺或淋巴结核**：韮菜或韭黄同蚬肉(猪肝或羊肝亦可)一起煮食喝汤。--《食物中药与便方》

（21）**治小儿聤耳**：研韭汁点之，日二三度用之。--《普济方》

（22）**治产后血晕**：韭菜(切)入瓶内，注热醋，以瓶口对鼻。--《妇人良方》

（23）**治气喘**：用韭菜绞汁，饮一盃立愈。--《简便单方》

（24）**治中风失音**：用韭菜汁灌之。--《寿世保元》

（25）**治疗鼻衄**：鲜韭菜洗净，捣汁服，每次200ml，小儿量减，加少量红糖调味。治疗150例，服1剂痊愈者135例，占90%；服2剂痊愈者10例，占6.6%；服3剂痊愈5例，占3.3%。--《河北中医》欧忠武，1988.(5)：41

（26）**治喉卒肿不下食**：韭一把，捣熬薄之，冷则易。--《千金方》

（27）**下肠中瘀血**：韭汁冷饮，甚验。（朱震亨）

（28）**治消渴引饮无度**：韭苗日吃三、五两。或炒或作羹，无入盐，但吃得十斤即住。过清明勿吃。--《政和本草》

韭根

【别名】 韭根《别录》，韭黄《纲目》，韭菜根（通称）。

【来源】 为百合科植物韭 *Allium tuberosum* Rottl.ex Spreng. 的根。

【植物形态】 参见“韭菜”条。

【主含成分】 根含甲基烯丙基二硫化物(*methyl allyl disulfide*)，二甲基二硫化物(*dimethyl disulfide*)，2-丙烯基（烯丙基）二硫化物[*2-propenyl(allyl)disulfide*]。此外，还含蒜氨酸(*alliin*)。

【药理】 （1）**抗菌作用** 韭菜鳞茎中主要含有蒜氨酸(*alliin*)，蒜氨酸本身无抗菌作用，但在大蒜酶作用下可转变成大蒜辣素而显示强大的抗菌作用，抗菌范围广，对多种革兰阳性、阴性菌均有抑制作用，且对真菌，立克次体及阿米巴原虫也有效。

（2）**溶血作用** 韭菜鳞茎中所含的皂甙有很强的溶血作用，因皂甙与血中胆固醇的亲和力特别强，可形成分子络合物作用于红细胞表面类脂质而破坏红细胞之故。

（3）**祛痰作用** 皂甙能刺激胃粘膜，反射性地引起呼吸道粘膜分泌增加而显示祛痰作用。

【性味归经】 味辛，性温。归脾、胃二经。

【功用主治】 温中，行气，散瘀，解毒。主治里寒腹痛，食积腹胀，胸痹疼痛，赤白带下，衄血，吐血，漆疮，疮癣，跌打损伤。

《别录》：“主养发。”

《本草拾遗》：“叶及根生捣汁服，解药毒，疗狂狗咬人欲发者，亦杀诸蛇、虺、蝎、恶虫毒。又捣根汁多服，主胸痹骨痛不可触者。”

《纲目》：“功用与韭叶相同。”

《食物本草》（姚可成）：“治诸癣。”

《医林纂要·药性》：“大补命火，去瘀血，续筋骨，逐陈寒，疗损伤；加酒服之，回阳救急。”

《分类草药性》：“清风热，消食积，治女子劳复，明目清昏，补遗精，止鼻衄，清虚火，搽疥疮，熏喉蚁痒。”

《现代实用中药》：“治吐血及衄血，又捣汁涂漆疮。”

《福建药物志》：“下气，消瘀。主治过敏性紫癜，鼻衄，倒经，血崩，漆疮，乳腺炎，误吞金属针钉。”

【用量用法】 内服：煎汤，鲜者30～60g，或捣汁。外用：捣敷，或温熨，或研末调敷，适量。

【使用注意】 阴虚内热及疮疡、目疾患者慎服。

【附方】 （1）**治中恶，心神烦闷，腹胁刺痛**：韭根一把，乌梅七颗，吴茱萸一分(汤浸七遍，焙干微炒)。以水一大盏，煎至七分，去滓，不计时候分温二服。--《圣惠方》

（2）**治少、小腹胀满**：韭根汁和猪脂煎，细细服之。--《千金要方》

（3）**治蛔虫腹痛**：韭菜根60g，鸡蛋1个。加醋少许，煨水服。--《贵州草药》

（4）**治诸痛**：韭菜根，捣烂醋拌炒，绢包熨痛处。--《古今医鉴》

（5）**治赤白带下**：韭根捣汁，和童尿露一夜。空心温服。--《海上仙方》

（6）**治鼻衄**：韭根、葱根同捣，枣大。纳鼻中，少时更著。--《千金要方》

（7）**治时气鼻衄，日夜不止，面色如金黄**：韭根一握，捣取汁，饼中盛。以索悬于井中，浸良久，急取出。滴二七滴于鼻中。--《圣惠方》

（8）**治小儿黄病**：韭根汁，滴少许入鼻中。出黄水即瘥。--《圣济总录》

（9）**治血晕昏迷欲死者**：急取韭菜根一大握，切细，放在小口瓶内，用滚热酸醋泡在瓶中，将瓶口冲在病人鼻口内，使韭气直冲透经络，血行即活，再用后方。--《医便》

（10）**治盗汗及汗无时**：韭根四十九枚，水二升，煮一升，顿服。--《千金要方》

（11）**治伤寒后阴阳易，头重百节解痛，翕翕气劣，着床不能运动，甚者**

手足挛，卵肿疼痛：韭根、瓜蒌根各二两，青竹茹、干姜(炮)各半两。细锉和匀分八服。每服用水一大盏，煎至五分，去滓入鼠粪末一字搅匀，不拘时服。-- 《证治准绳》之"韭根散"

（12）**治目内障星**：韭根，捣烂，贴脉上，俟起水泡，用银针挑破，流出粘液，颇效。-- 《文堂集验方》

（13）**治五般癣疮**：韭根，炒存性。捣末，以猪脂油调敷之，三度瘥。-- 《经验方》

（14）**治癫犬咬**：韭菜根捣汁，二三盏服。-- 《卫生易简方》

（15）**住痛生肌止血**：韭菜根二两，未毛鼠二个，嫩石灰二两。同放石臼内捣烂作饼，阴干为度。用时以刀刮末敷伤处，布裹即愈。-- 《跌损妙方》

（16）**治跌打伤痛**：韭菜根、刺老龟根、生姜各30g，泡白酒250g，搽伤处。-- 《贵州草药》

（17）**治带状疱疹**：鲜韭菜根30克，地龙泥(地龙之排泄物)15克，二者置碗中捣烂，加少量香油，和匀置阴凉处备用，应用时先将患处皮肤擦洗干净，将药摊敷(0.5cm 厚于疮面)，以纱布覆盖即可。-- 《陕西中医》宋文糨，等，1980年06期

韭子

【别名】 韭子《本草经集注》，韭菜子《滇南本草》，韭菜仁《岭南采药录》。

【来源】 参见"韭菜"条。

【性状鉴别】 种子扁卵形，一面微凹，另面隆起，先端钝，基部稍尖，长3～4mm，宽2～3mm。表面黑色，隆起面有明显的网状皱纹，凹入面皱纹不甚明显，基部有两个小突起，较短的突起顶端灰棕色或灰白色，为种脐，较长的突起顶端为珠孔。纵切面可见种皮菲薄，胚乳灰白色，胚白色，弯曲，子叶1枚。质坚硬。气特异，嚼之有韭菜味。

【显微鉴别】 （1）种子横切面：种皮表皮细胞较平整，细胞壁厚，外壁被有薄角质层，细胞腔含暗褐色物质，其下为数列棕黄色薄壁细胞。胚乳细胞形大，壁甚厚，有大形纹孔，胞腔内含有糊粉粒及脂肪油。

（2）粉末特征：灰黑色。①种皮表皮细胞黑色或棕黑色，长条形、类圆形、多角形或不规则形，直径(37～)74～139(～200)μm，表面具网状纹理。②胚乳细胞众多，多破碎，有较多大的类圆形或长圆形纹孔。

【炮制】 **盐水炒韭子**：取净韭子，用文火炒至有爆裂声时，边炒边喷洒盐水，再炒干。每韭子100kg，用盐2kg。

【性味归经】 味辛、甘，性温。归肝、肾经。

【功用主治】 补益肝肾，壮阳固精。主治肾虚阳痿，腰膝酸软，遗精，尿频，尿浊，带下清稀。

《别录》："主梦泄精，溺白。"

《四声本草》："合龙骨服，甚补中。"

《日华子》："暖腰膝。治鬼交甚效，入药炒用。"

《滇南本草》："补肝肾，暖腰膝，兴阳道，治阳痿。"

《纲目》："补肝及命门。治小便频数，遗尿，女人白淫、白带。"

《本草汇言》："通淋浊，利小水。"

《本草正》："(治)妇人阴寒，少腹疼痛。"

《本草再新》："治筋骨疼痛，赤白带下。"

《岭南采药录》："患烂鼻渊，烧烟熏之。内服能散跌打损伤积瘀。"

现代实用中药》："治疝痛。"

《西藏常用中草药》："镇咳。主治咳嗽。"

《青岛中草药手册》："壮阳固精，散瘀活血，消肿止血。主治肾虚腰痛，小便频数，遗尿梦遗，跌打损伤，创伤出血。"

【临床应用】 （1）**用于肝肾不足，肾阳虚衰所致的阳痿，腰膝酸软疼痛**。韭子有补肝肾、暖腰膝、壮肾阳的功能。可单味用，或与菟丝子、补骨脂、淫羊藿等补肾壮阳之品配合使用。

（2）**用于肾气不固所致的遗精、尿频、遗尿、带下清稀**。韭子有补肾温阳，固精缩尿的功效，如《千金要方》单用本品研末或作蜜丸服，治肾虚遗精，带下。治遗精，常与龙骨、菟丝子配伍，如《丹台玉案》四妙丸。《魏氏家藏方》则以韭子配伍补骨脂、益智仁等补肾缩尿药，治肾与膀胱虚冷，小便频数。

（3）**治疗小便淋浊**。可单用或与车前子同用。

《本草图经》："得桑螵蛸、龙骨，主漏精。"

【用量用法】 内服：煎汤，6～12g，或入丸、散。

【使用注意】 阴虚火旺者禁服。

《得配本草》："肾火盛而遗精者禁。"

《本草求原》："阴虚有火人勿用，多食令人昏。"

【附方】 （1）**治虚劳尿精**：韭子二升，稻米三升。上二味，以水一斗七升煮如粥，取汁六升，为三服。-- 《千金要方》

（2）**治失精**：韭子一升，龙骨三两，赤石脂三两。凡三物以水七升，煮取二升半，分三服。-- 《小品方》之"韭子汤"

（3）**治肾与膀胱虚冷，真气不固，小便滑数**：韭子四两，舶上茴香(炒)、补骨脂(炒)、益智仁、鹿角霜、白龙骨(各)三两(煅，别研细如粉)。上为细末，以青盐、鹿角胶各一两，同煮酒糊为丸，如桐子大。每服五十丸，空心温酒送下，盐汤亦得。-- 《魏氏家藏方》

（4）**治女人带下及男子肾虚冷，梦遗**：韭子七升，醋煮千沸，焙，研末，炼蜜丸，梧子大。每服三十丸，空心温酒下。-- 《千金要方》

（5）**治玉茎强硬不萎，精流不住，时时如针刺，捏之则痛，其病名强中，乃肾滞漏疾也**：韭子、破故纸各一两。为末，每服三钱，水一盏，煎服，日三。-- 《经验方》

（6）**治白浊茎痛**：韭菜子五钱，车前子三钱。白酒煎，露一宿，空心热服。-- 《同寿录》

（7）**治阴疝，撮痛不可忍者**：韭子(炒)、芎䓖。上二味等分为末，炼蜜丸如梧桐子大。每服三十丸，空心温酒下。-- 《圣济总录》之"应痛丸"

（8）**治腰脚无力**：韭子一升(拣净，蒸两炊久，曝干，簸去黑皮，炒黄，捣粉)，安息香二大两(水煮一二百沸，慢火炒赤色)。和捣为丸，梧子大，如干，入少蜜。每日空腹酒下三十丸，以饭三五匙压之。-- 《海上集验方》

（9）**治神经衰弱**：韭菜子、丹参各9g，茯神、何首乌各12g，五味子6g，煎服。-- 《安徽中草药》

（10）**治顽固性呃逆**：韭菜子干品或炒后研末服，每次9～15g，每日2次。-- 《中草药学》(南药)

（11）**治白痢、赤痢**：(韭子)研末。治白痢白糖拌，治赤痢黑糖拌，陈米

饮下。-- 《食物本草》(姚可成)

（12）**治耳聋**：韭子一分(微炒)，头发一分(烧灰)，巴豆半分(去心皮)。上件药，用研令细，绵裹塞耳中，一日一换。-- 《圣惠方》

（13）**烟熏虫牙**：瓦片煅红，安韭子数粒，清油数点，待烟起，以筒吸，引至痛处。良久，以温水漱吐。-- 《急救易方》

芦荟

【别名】 芦荟《本草蒙筌》，卢会《药性论》，讷会、象胆《本草拾遗》，奴会《开宝本草》，劳伟(生草药性备要)。

【名释】 芦荟（Aloe），其英文名来源于阿拉伯语 Alloeh，是“苦味”的意思，芦荟是其音译，或作讷会、奴会、劳伟。《开宝本草》云：“俗呼为象胆，盖以其味苦如胆故也。”

【来源】 为百合科植物库拉索芦荟 *Aloe vera* L.、好望角芦荟 *Aloe feroa* Mill.或中华芦荟 *Aloe chinensis* (Haw.) Berger 等叶汁经浓缩的干燥品。

【植物形态】 （1）**库拉索芦荟** 又名巴巴芦荟、翠叶芦荟、蕃拉芦荟、美国芦荟、老芦荟、真芦荟、肝芦荟。多年生常绿肉质草本植物。须根发达，具粗壮根状茎，株形紧凑，高 1m 多。叶 12～15 片，狭披针形，多数簇生呈螺旋莲座状，长 40～90cm，宽 5～16cm，厚 2～5cm，粉绿色，上面白斑逐渐消失，茎部宽阔，先端狭三角形，边缘疏具钝齿。皮部壁厚，汁多质浓。花葶从叶丛中央伸出，1～3 个花葶，具 2～5 个分枝，高达 100～150cm；总状花序长 30～50cm，着生 100 余朵黄白色花朵（或有赤色斑点），由下而上逐渐开放；花梗长 4～5mm，粗约 2mm；花后外弯，苞片白色，卵状长圆形，长约 10mm，宽约 6mm；具 5～7 脉，先端尖，长于其花梗 2 倍；花被片白色至淡黄色，上部稍左右对称；外轮花被片 3，长约 2.5cm，宽 6mm，下部 1/3 合生成筒状，先端向外弯卷；

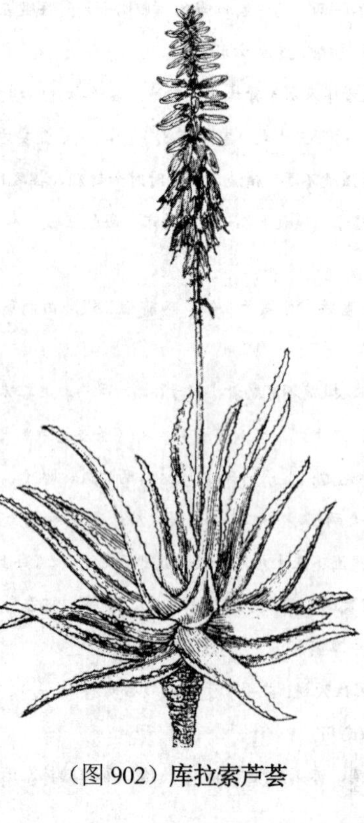

（图 902）库拉索芦荟

中央具 3 脉，主侧脉靠拢，脉部宽 0.5～1mm；内轮外被片 3，下部 1/3 与外轮贴生，花后略长于其外轮花被片且向外弯卷；雄蕊 6，花丝宽约 1mm，花药长约 2mm，背着丁字药，花后明显伸出花被片之外 3～5mm。子房长约 5mm，顶端钝圆，花柱细长，柱头点状，宽约 0.5mm，具细小乳突，盛开时花柱伸出花被片外达 1cm。花期 12 月至翌年 4 月。蒴果，三角形，室背开裂，种子多数。见（图 902）

（2）**好望角芦荟** 又名青鳄芦荟 开普芦荟。茎直立，高 3～6m，茎杆木质化。叶簇生于茎顶，平均 30～50 片；叶片披针形，长 60～80cm，宽 l2cm，深绿色至蓝绿色，被白粉；叶缘具有红褐色的角质齿，长有锋利的刺。圆锥状花序长达 60cm 左右；花梗长约 3cm；花被管状，6 裂，裂片顶端微外弯，淡红色至黄绿色，带绿色条纹；雄蕊 6，花药与花柱外露。蒴果。见下(图 903)

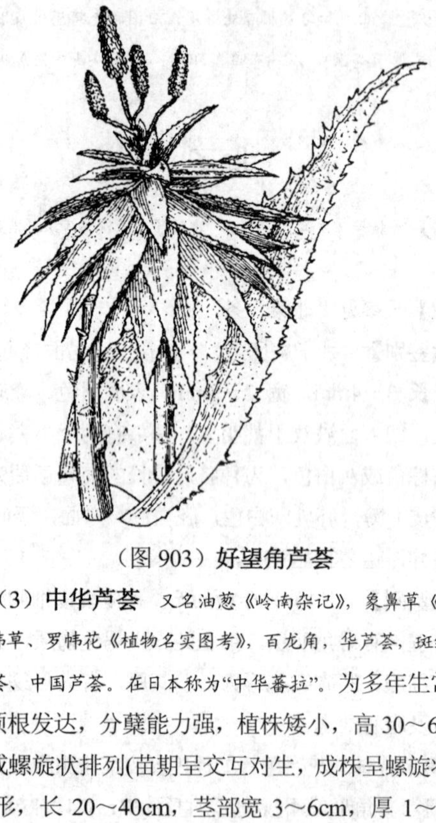

（图 903）好望角芦荟

（3）**中华芦荟** 又名油葱《岭南杂记》，象鼻草《纲目拾遗》，象鼻莲、罗帏草、罗帏花《植物名实图考》，百龙角，华芦荟，斑纹芦荟、斑点芦荟、唐芦荟、中国芦荟。在日本称为“中华蕃拉”。为多年生常绿肉质草本植物。须根发达，分蘖能力强，植株矮小，高 30～60cm。叶呈交互对生或螺旋状排列(苗期呈交互对生，成株呈螺旋状或交互对生)，披针形，长 20～40cm，茎部宽 3～6cm，厚 1～2cm，上面绿色，白色斑点明显，且消失缓慢或难以消失，边缘具锐齿。花葶高 60～80cm，单一不分枝；总状花序长 15～20cm，具 20～40 朵花；苞片披针形，长约 8mm，宽约 4mm；具 5～7 脉，先端具长 1～2mm 尖头；花梗与苞片近等长。花桔红色，花被 6，下部 1/2 合生成筒状，上部稍左右对称；外轮花被片中的上方两枚宽约 2mm，下方一枚宽约 3.5mm；中脉与侧脉靠拢直达先端，脉部宽约 0.5mm，脉间无小脉；内轮花被片下部与外轮贴生，质薄黄色，内轮其中 1 片在花药部位，离顶端 3mm 处有 1mm 长花粉状附属物，呈耳状；雄蕊花药背着丁字药，长 2.5～3mm，花丝与花被片近等长；子房长约 7mm，直径约 4mm；柱头点状伸出花被片外；蒴果三角形，长约 8mm，为室背开裂；花期 12 月至翌年 3 月。见下（图 904）

库拉索芦荟与中华芦荟叶（**芦荟叶**）、花（**芦荟花**）也供药用，详见下述。

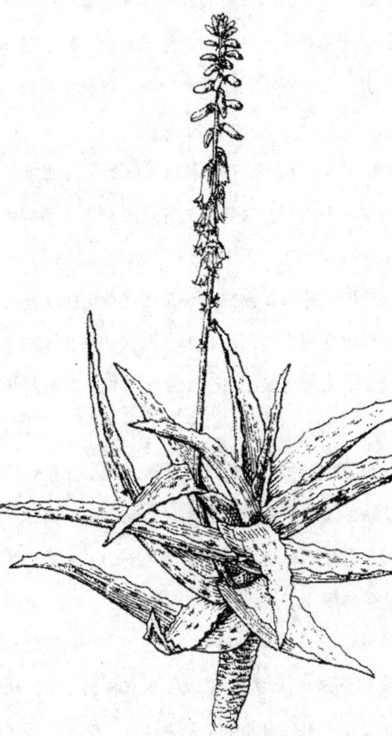

（图 904）**中华芦荟**

【生长分布】 库拉索芦荟，原产非洲北部地区，目前南美洲的西印度群岛广泛栽培。好望角芦荟主要分布于非洲南部地区。中华芦荟主产于福建、广东、海南等地。三种芦荟邹平多为盆栽。

【采收加工】 生长 2～3 年以上植株全年可收获，将中下部生长良好的叶片分批采收。将采收的鲜叶片切口向下直放于盛器中，取其流出的液汁干燥即成。也可将叶片洗净，横切成片。加入与叶片同等量的水，煎煮 2～3 小时，过滤，将过滤液浓缩成粘稠状，倒入模型内烘干或曝晒干，即得芦荟膏。

【栽培要点】 **生长习性** 喜高温湿润气候，喜光，耐旱，忌积水，怕寒冷，当气温降至 012 时即遭寒害。对土壤要求不严，种在旱、瘠土壤上叶瘦色黄，在潮湿肥沃土壤中叶片肥厚浓绿。

栽培技术 用分株和芽插繁殖。分株繁殖：于春季 3～4 月或秋季 9～11 月，将母株周围分蘖出来的小苗，连根挖取，并切断与母株连接的地下茎，按行株距 50cm×50cm 定植，每穴 1 株。芽插繁殖：从母株上切取顶芽和侧芽，长 5～10cm，扦插育苗，约 20d 生根后定植。

田间管理 分株或扦插后须灌水，但不宜过于潮湿。夏天干燥时每隔 1-2 天灌水 1 次。每隔 3-4 周施用人粪尿 1 次。随时清除杂草。冬季须移进温室中防寒，夏季避免强烈日光直射。

病虫害防治 目前国内发现四种芦荟真菌病害，它们是褐斑病、炭疽病、叶枯病、白绢病。其中前三种为害叶，后一种为害全株。各种病害均在高温多雨季节发生。预防可增施磷钾肥、喷洒波尔多液、治疗可用 50％多菌灵可湿性粉剂 1000 倍液、75％百菌清可湿性粉剂 800 倍液、70％甲基托布津可湿性粉剂 800 倍液喷洒。偶有红蜘蛛、棉铃虫、介壳虫为害，但一般发生量小，不用防治。个别大量发生时可对症下药。

【性状鉴别】 （1）**库拉索芦荟**（老芦荟，肝色芦荟）：呈不规则的块状，常破裂为多角形，大小不等。暗红棕色或咖啡棕色，次品呈棕黑色。遇热不熔化。质轻，质硬，不易破碎。断面粗糙或显麻纹，蜡样，不显光泽。富吸湿性。有特殊臭气，味极苦。

（2）**好望角芦荟**（新芦荟，透明芦荟）：显棕黑色而发绿，表面有玻璃样光泽，粘性大，遇热易溶化；体轻，质松，易碎，断面玻璃样而有层纹；具不愉快的臭气，味极苦。

【显微鉴别】 （1）**老芦荟** 粉末用乳酸酚(乳酸 1 份，酚 1 份，甘油 2 份混合)封片置显微镜下观察，团块表面有细小针状和粒状、短粒状结晶附着，放置 24h，粉末稍微溶解，团块上的结晶仍清晰可见。

（2）**新芦荟** 粉末团块表面无结晶附着，放置 24h，粉末全部溶解。

【理化鉴别】 （1）取本品粉末 0.5g，加水 50ml，振摇，滤过，取滤液 5ml，加硼砂 0.2g，加热使溶解，取溶液数滴，加水 30ml，摇匀，显绿色荧光，置紫外光灯（365nm）下观察，显亮黄色荧光；另取滤液 2ml，加硝酸 2ml，摇匀，老芦荟显棕红色，新芦荟显黄绿色，另取滤液 2ml，加等量饱和溴水，生成黄色沉淀。

（2）取本品粉末 0.1g，加三氯化铁试液 5ml 与稀盐酸 5ml，振摇，置水浴上加热 5 分钟，放冷，加四氯化碳 10ml，缓缓振摇 1 分钟，分取四氯化碳层 6ml，加氨试液 3ml，振摇，氨液层显玫瑰红色至樱红色。

（3）取本品粉末 0.5g，加甲醇 20ml，置水浴上加热至沸，振摇数分钟，滤过，滤液作为供试品溶液。另取芦荟苷对照品，加甲醇制成每 1ml 含 5mg 的溶液，作为对照品溶液。照薄层色谱法试验，吸取上述两种溶液各 5μl，分别点于同一硅胶 G 薄层板上，以醋酸乙酯-甲醇-水为展开剂，展开，取出，晾干，喷以 10％氢氧化钾甲醇溶液，置紫外光灯下检视。供试品色谱中，在与对照品色谱相应的位置上，显相同颜色的荧光斑点。

【含量】 本品按干燥品计算，含芦荟苷库拉索芦荟不得少于 18.0％；好看角芦荟不得少于 6.0％。

【主含成分】 （1）**库拉索芦荟**：叶含蒽类化合物：芦荟大黄素甙（*aloin,aloinA,barbaloin*）21.78%，异芦荟大黄素甙（*isobarbaloin, aloin B*），7-羟基芦荟大黄素甙（*7-hydroxyaloin*）5-羟基芦荟大黄素甙 A（*5-hydroxyaloin A*）。又含树脂约 12%，为芦荟树脂鞣酚（*aloeresitannol*）与桂皮酸（*cinnamic acid*）相结合的酯。还含 L-天冬酰胺（*L-asparagine*），天冬氨酸（*aspqrtic acid*），DL-苏氨酸（*DL-threonine*），L-色氨酸（*L-tryp0tophane*）等氨基酸；胆甾醇（*cholesterol*），菜油甾醇（*campesterol*），β-谷甾醇（*β-sitosterol*），羽扇豆醇（*lupeol*）；苹果酸（*malic acid*），枸橼酸（*citric acid*），酒石酸（*tartaric aicd*）等有机酸以及钠、钾、钙、镁、氯等无机元素。又含 D-葡萄糖（*D-glucose*），D-甘露糖（*D-mammose*）。另含多糖混合物，基中主含果胶酸（*prctic acid*）还有 D-半乳聚糖（*D-galactan*），葡萄甘露聚糖（*galactose*）的摩尔比为 5：1；在 D-半乳聚糖中含半乳糖占 92.9%，半乳糖醛酸占 3.8%；在葡萄甘露聚糖中葡萄糖与甘露糖的摩渔尔比为 1：22。还含一种称为芦荟多糖（*aloeferan*）的多糖，另含 1 种多糖，基中 D-葡萄糖、D-甘露糖与 D-半乳糖的摩尔比为 2：2：1，还有少量的阿拉伯糖（arabinosr）和鼠李糖（*rhyanmose*）。

（2）**中华芦荟**：叶含芦荟苦素（*aloesin*），芦荟宁（*aloenin*），月桂酸（*lauric acid*），肉豆蔻酸（*myristic acid*），棕榈酸（*palmitic acid*），硬脂酸（*stearic acid*），

棕榈油酸（*palmitoleic acid*），十六碳二烯酸（*hexadecadienoic acid*），油酸（*oleic acid*），亚油酸（*linoleic acid*），亚麻酸（*linolenic acid*），葡萄糖酸（*gluconic acid*），β-胡萝卜素（*β-carotene*），维生素（*vitamin*）B_1、B_2、C、D、E、PP，另含代号为 A_{60}、A_{90a}、A_{90b} 的三种多糖及芦荟多糖。

（3）好望角芦荟：叶含芦荟大黄素甙，异芦荟大黄素甙。又含芦荟树脂（*aloeresin*）A、B、C、D，其中芦荟树脂 B 就是芦荟甘素。还含异芦荟树脂（*isoaloeresin*）A，芦荟松（*aloesone*），好望角芦荟甙元（feroxidin），好望角芦荟甙（*feroxin*）A 及 B，呋喃芦荟松（*furoaloesone*），好望角芦荟内酯（*feralolide*），5-羟基芦荟大黄素甙 A。

【药理】 **（1）泻下作用** 是由芦荟所含蒽醌衍生物，尤其是芦荟大黄素所决定，芦荟大黄素在胸腔内经胆汁分解为大黄素，刺激结肠，促进蠕动，而对小肠无影响，临床上用于治疗热结便秘，痔疮等。芦荟作用的主要部位为结肠，游离的蒽醌衍生物刺激结肠肠肌丛内的小神经节，使肠腔内水分大量增加从而致泻。刺激强时可引起腹痛，长期持续服用可使肠肌丛受损。

（2）抗菌、抗病毒作用 芦荟水浸剂对腹股沟表皮癣菌，红色表皮癣菌，星形奴卡氏菌等皮肤真菌有不同程度的抑制作用。芦荟叶汁对大肠杆菌、链球菌及各种沙门氏杆菌也有低度的抗菌活性。芦荟抗菌时还能清除细菌感染时释放出来的有毒代谢物以及细菌被杀死后菌体留下的内毒素。从芦荟中提取的蒽醌化合物对包膜病毒、水痘、带状疱疹病毒、假狂犬病毒等有抑制作用。芦荟多糖用于接种了柯萨奇病毒 B（CVB3）的小鼠，其抗 CVB3 抗体滴度明显增加，表明有抗病毒作用。民间及临床上用叶汁浸脚治疗脚癣。

（3）抗炎、促进创口愈合作用 芦荟能抑制多种致炎剂引起炎症，给大鼠腹腔注射芦荟素，能抑制角叉莱胶所致足肿胀，小鼠腹腔注射芦荟素对巴豆油致炎也有抑制作用。芦荟的抗炎活性成分为羟基肽酶和缓缴肽酶，给大鼠静脉注射羧基肽酶呈明显的镇痛作用，其缓激肽酶有降解体内缓激肽的活性，它与血管紧张素共同发挥抗炎作用。临床上用于眼睑炎，结合膜炎，中耳炎，喉炎，牙周炎等均有抗炎功效。芦荟对实验性家兔Ⅲ度烧伤，有促进结痂，促进上皮细胞生长，加速创面愈合作用。民间芦荟鲜叶或剥去叶表皮的果冻状肉贴于小面积烧伤、烫伤患部。用芦荟粉剂配成 1% 的凡士林油纱布用于治疗Ⅱ度和Ⅲ度烧伤患者也取得满意效果。近年发现芦谷中多聚糖醛酸酯，具有促进肉芽组织生长，因而将其制成凝胶，用于皮肤烧伤与创伤。

（4）对免疫系统的作用 芦荟凝胶提高环磷酰胺引起免疫低下小鼠的胸腺、脾脏重量、溶血素抗体含量和巨噬细胞的吞噬功能，增加自然杀伤细胞（NK）活性，提高白介素-2（IL-2）至正常水平。芦荟多糖对小鼠淋巴细胞转化功能和腹腔巨噬细胞增殖均有促进作用。而芦荟大黄素则呈现免疫抑制作用。美国从芦荟中提得一种多糖物质的产品，命名为 Carrisyn，不仅有助于皮肤和胃溃疡的愈合，而且用它治疗艾滋病患者可提高 T 淋巴细胞 CD4 与 CD8 比例及增加 CD4 淋巴细胞的绝对数，改善临床症状。

（5）抗胃溃疡作用 从斑纹芦荟提取多糖对小鼠水浸应激性溃疡和消炎痛所致胃溃疡均有显著的抑制作用，对乙醇所引起胃粘膜损伤也有抑制作用，实验中发现对照组有乙醇中毒现象，而给药组中毒较轻，提示芦荟多糖还有抑制胃粘膜对乙醇的吸收。

（6）护肝脏作用 芦荟注射液、芦荟总甙及从总甙中分提得的结晶对四氯化碳（CCl_4）、硫代乙酰胺（TAA）引起小鼠肝损伤和氨基半乳糖（CalN）引起谷丙转氨酶（ALT）升高均有明显的对抗作用。

（7）降血糖、降血脂作用 从芦荟叶表层分离提取的粉末（A 粉末）和从肉质层分离提取的粉末（B 粉末）对自发糖尿病和正常小鼠均有降糖作用。A 粉末对链脲菌素引起糖尿病小鼠，能明显降低血糖，减少胰岛素 β 细胞的变性和坏死。芦荟浸液有一定的抑制高胆固醇血症，对抗动脉硬化。民间用于治疗糖尿病。

（8）抗辐射作用 从中华芦荟中提取的提取物，有明显抗小鼠辐射损伤作用，提高小鼠存活率，采用预防给药时，可使照射小鼠的脾重，造血干细胞生成脾细胞集落形成单位（CFU-S）、骨髓有核细胞（BMC）和骨髓脱氧核糖核酸（BM-DNA）含量以及外周血细胞数和血红蛋白（Hb）均较对照组高，表明芦荟提取物对造血组织有明显的保护作用。以芦荟凝胶外用于接受放射治疗的患者，当照射累积量很高时，显示出保护皮肤作用，芦荟对化疗造成的皮肤损伤及灼痛亦有效。

（9）抗自由基延缓衰老作用 库拉索芦荟、木立芦荟和芦荟粉均能提高老龄小鼠全血谷胱甘肽（GSH）含量，降低血清丙二醛（MDA）含量，库拉索芦荟、木立芦荟可增加老龄鼠血清过氧歧化酶（SOD）水平，芦荟有抗自由基损伤，提示其延缓衰老作用。

（10）抗肿瘤作用 芦荟醇提取物对小鼠艾氏实体瘤（ESC）、小鼠肉瘤（S_{180}）、肝癌实体型（HepS）、黑色素瘤（B_{16} 均有抑制作用。从芦荟提取芦荟大黄素（*aloe modin*）能延长 P_{388} 白血病小鼠存活期、腹水量和癌细胞也相应减少。芦荟多糖对环磷酰胺、阿霉素、氟尿嘧啶 3 种化疗药治疗小鼠肉瘤（S_{180}）和肝癌小鼠（H_{22}）有增效和减毒的双重作用。芦荟苦素（*aloesin*）也有抑癌作用。另外芦荟素 A（*aloetin A*）是一种强力抗癌剂，且副作用小，每天给予芦荟素 A 100mg/kg 对甲基胆蒽诱发的纤维肉瘤和 P_{338} 白血病小鼠均有抑制作用，并能延长其生存期，其抗肿瘤机理可能与提高小鼠血浆凝血素水平，增加自然杀伤细胞（NK）活性有关。朱坤杰等报道木立芦荟鲜叶的榨取液对荷瘤小鼠肉瘤（S_{180}），可显著提高血清白介素-2（IL2）含量，从而增强机体及细胞免疫，认为可能是木立芦荟抗肿瘤作用机理之一。芦荟的乙酰化甘露聚糖（*acemannan*）对小鼠肉瘤（S_{180}）有抑制作用，它能刺激巨噬细胞产生白介素-1（IL-1）、肿瘤坏死因子（TNF）等细胞因子，导致肿瘤细胞被免疫细胞浸润而坏死，其抗肿瘤作用是通过免疫机制实现的。

（11）毒性 芦荟注射液以 5g/kg 和 10g/kg 给犬肌内注射，连续 6 个月，观测血象、丙氨酸转氨酶、全血尿素氮及肌酐，并称量体重，结果均正常。6 个月后经解剖镜检，各脏器未见实质性病变。高低剂量组个别犬可见局部肌肉坏死。小鼠急性经口 LD_{50}>5000 mg/kg，属于无毒物质；以芦荟提取原液对家兔皮肤刺激试验指数为 0.23，属于轻度刺激性。但人口服芦荟过量，在泻下的同时往往伴有显著腹痛和盆腔充血，严重者则可能引起肾炎。超过 9～15g 就可发生中毒。中毒症状多在 8～12h 内出现，常见有恶心、呕吐及剧烈的腹痛、腹泻、出血性胃炎等消化系统方面的反应以及少尿、蛋白尿等泌尿系统方面的病变。甚至会因失水和心脏遭到抑制而出现心动过缓，孕妇还会引起流产事故。

【性味归经】 味苦，性寒。归肝、胃、大肠经。

【功用主治】 清肝热，通便，杀虫，除臭。主治热结便秘，肝火头痛，目赤惊风，虫积腹痛，疥癣，痔瘘。

《药性论》："杀小儿疳蛔，主吹鼻杀脑疳，除鼻痒。"

《南海药谱》："兼治小儿诸热。"

《开宝本草》："主热风烦闷，胸膈间热气，明目镇心，小儿癫痫惊风，疗五疳，杀三虫及痔病疮瘘。解巴豆毒。"

《本草图经》："治湿痒，搔之有黄汁者；又治䘌齿。"

《生草药性备要》："凉血止痛，治内伤，洗痔疮如神，敷疮疥，去油腻，同粉庄、糖擂作饮，茶送，止咳嗽神药，槌盐少许，敷疮止痛，以入药理口，治疳疔湿癣。"

《本经逢原》："冲脉为病，逆气里急及经事不调，腹中结块上冲与 4, JL 疳热积滞，非此不除。"

《医林纂要·药性》："泻相火，安心神。"

《得配本草》："散瘰疬，治惊痫，利水除肿。"

《本草再新》："治肝火，镇肝风，清心热，解心烦，止渴生津，聪耳明目，消牙肿，解火毒。"

《现代实用中药》："为峻下药，有健胃通经之效。"

《全国中草药汇编》："主治肝经实热头晕、头痛、耳鸣、烦躁、便秘。"

《浙江药用植物志》："主治慢性肝炎。"

【临床应用】 （1）**用于热结便秘、肝火头痛目赤、惊风。**芦荟入肝经，苦寒泄降，具有清肝火、通大便作用，实热便结，兼有心肝火旺、烦躁不眠者尤为适宜。常以本品配伍朱砂制丸内服，以泻热通便，安神除烦，如《医学广笔记》引张选卿更衣丸。肝经火盛，眩晕头痛，目赤烦躁，兼有大便秘结者，可用芦荟与龙胆草、黄连、青黛等清肝药同用，能加强清热泻肝，攻下行滞作用，有"釜底抽薪"之妙，方如《宣明论方》当归龙荟丸。小儿肝热惊风挟痰，《本草切要》以芦荟配胆南星、天竺黄、贝母等，以清肝化痰定惊。

（2）**用于小儿疳积。**芦荟有杀虫疗疳之功，《儒门事亲》载有治小儿疳虫方，以本品与使君子等分为末，米饮调服；若治小儿脾虚生疳，可配伍人参、白术等益气健脾药以消补兼施，如《医宗金鉴》肥儿丸。

（3）**用于疮疥、顽癣、痔瘘。**如刘禹锡《传信方》载有治颈项湿裤方，以芦荟与炙甘草研末外敷患处；《本草切要》治痔瘘疼痛，血水淋漓，以芦荟白酒磨化，和冰片少许调搽；《小儿卫生总微论方》芦荟散，单以本品为末吹鼻，治小儿鼻疳赤烂，以上诸方皆取芦荟杀虫之功。

（4）**防虫作用。**芦荟汁液具有很好的消毒、防腐作用。夏天皮肤上涂上芦荟汁，蚊子不咬。哥伦比亚人常给小孩脚上抹上芦荟汁，以防止虫害。 芦荟汁喷洒门窗和室内，苍蝇不入，傣族人就是用芦荟汁防止苍蝇进室内的。

（5）**防臭作用：**芦荟具有防止脚、口、腋等体臭的作用。如非洲刚果人打猎时，在身上抹上芦荟汁，以免被动物闻到体臭。

（6）**美容。**芦荟用于面部美容时，宜用鲜叶汁少量涂于皮肤敏感部位，若无红肿、刺痒、斑点等情况，可用叶肉汁早晚涂于面部 15～20 分钟，长期使用会使面部皮肤光滑、白嫩、柔软，还有治疗蝴蝶斑、雀斑、老年斑的功效。

《得宜本草》："得使君子，治小儿脾疳；得朱砂，治老人风秘。"

《得配本草》："配甘草，敷疮瘘；入盐汤，漱齿䘌。"

【用量用法】 内服宜入丸、散，或研末入胶囊，0.6～1.5g，不入汤剂；鲜叶口服，宜服用叶肉，量不宜超过 9～15g。外用：，适量研末敷，或用鲜叶汁，或叶肉外敷。

【使用注意】 脾胃虚寒者及孕妇禁服。

《本草经疏》："凡儿脾胃虚寒作泻及不思食者禁用。"

《本经逢原》："若胃虚少食人得之，入口便大吐逆，每致夺食泄泻，而成羸瘦怯弱者多矣。"

【附方】 （1）**治肝胆实火，头晕目眩，神志不宁，谵语发狂，或大便秘结，小便赤涩：**当归一两，龙胆草五钱，栀子、黄连、黄柏、黄芩各一两，芦荟、大黄各五钱，木香一钱五分，麝香五分，青黛五钱。上为末，炼蜜为丸，如小豆大，小儿如麻子大，生姜汤下，每服二十丸。-- 《宣明论方》

（2）**治大便不通：**真芦荟(研细)七钱，朱砂(研如飞面)五钱，滴好酒和丸，每服三钱，酒吞。-- 《本草经疏》

（3）**治慢性肝炎活动期、肝原性低热：**芦荟、胡黄连各 1.5g，黄柏 3g。水泛为丸，每次吞服 3g，每日 2 次。-- 《浙江药用植物志》

（4）**治小儿惊风：**芦荟、胆星、天竺黄、雄黄各一钱。共为末，甘草汤和丸，如弹子大。每遇此证，用灯芯汤化服一丸。-- 《本草汇言》引《本草切要》

（5）**治脑壅头痛：**芦荟(研)、龙脑(研)、瓜蒂(捣)、滑石(研)。上四味，等分为末。每用一豆许，吹之神验。-- 《圣济总录》之"吹鼻散"

（6）**治小儿疳痢久不瘥，肚大有青脉，四肢渐瘦：**芦荟一两，粉霜一分。上件药同研为末。以水煎黄连汁至浓和丸，如绿豆大。每服食前以粥饮下五丸。-- 《圣惠方》之"芦荟丸"

（7）**治小儿疳，杀虫：**芦荟、芜荑、木香、鹤虱各半两。上为末，水浸炊饼，丸如黄米大。每服十丸，米饮下。-- 《普济方》之"芦荟丸"

（8）**治痔瘘胀痛，血水淋漓：**卢会数分，白酒磨化，和冰片二三厘，调搽。-- 《本草汇言》引《本草切要》

（9）**治小儿鼻疳、虫蚀鼻，痒痛不止：**芦荟一分，黄柏末一分，青黛半分，雄黄半分。上件药，都细研为散。日三度，以少许敷疮上差。-- 《圣惠方》

（10）**治手指青点黯，作甲疽：**芦荟半两，麝香半两，绿矾二两(烧灰)。上件药合研如粉，以绢袋子盛。纳所患指于袋中，以线缠定，不令动摇，以差为度。-- 《圣惠方》

（11）**治癣疮：**用芦荟、大黄为末敷之。-- 《丹溪治法心要》

（12）**治䘌齿：**芦荟四分。杵末，先以盐揩齿令洗净，然后敷少末于上。-- 《海上集验方》

（13）**治五种臌胀：**卢荟、蟾酥各三钱，酒一盏，浸一日，蒸化为膏，以生半夏(为末)二两，巴霜三分，和丸如黍米大。每服十丸，淡姜汤早晚后服，忌盐、糖百日。

（14）**治蛔结心痛：**卢会一钱。剪碎如米粒大，用乌梅花椒汤吞服。13～14 方出自《本草汇言》引《本草切要》

（15）**治疗慢性乙型肝炎：**用芦荟提取物注射液(每 lml 含生药 0.1g)，每日肌注 4ml，连续用药 2 月。治疗 HBsAg(乙肝表面抗原)均阳性的慢性乙肝患者 38 例，结果显效(自觉症状消失或明显好转，肝(脾)明显回缩，浊度下降，ALT 恢复正常或基本正常)17 例(44.7%)，有效[自觉症状好转，肝(脾)缩小，浊度有所下降，ALT 比原来降低 50%以上 16 例(42.1%)，无效 5 例(13.2%)，总有效率为 86.8%，其中 7 例 HBsAg 转阴。-- 《中国中药杂志》樊亦军，等，1989，14(12)：746

（16）**治疗臭鼻症(萎缩性鼻炎)：**先以 2%地卡因浸湿之棉片贴附注射部位 5～10 分钟，然后用 20%芦荟浸出液注射于两侧下鼻甲前端粘膜下，其深浅以注射部位粘膜出现苍白水肿状为度，每侧注射药液 2ml。用棉球轻压注射部位防止出血。每星期1次，4次1疗程。观察48例，多数病人症状改善，少数无效。未见不良反应。--《南京第一医学院学报》，1958，(3)：182

（17）**治疗银屑病**：将芦荟制成10%注射液，每日肌注1次(3ml)。观察30例，结果治愈3例，显效7例，进步13例，无效7例，平均用药38.8次。--《临床皮肤科杂志》张肇升，1983，(4)：218

（18）**治疗鼻衄等各种外出血**：用芦荟粉共治疗包括拔牙、血友病、血小板减少、高血压、高热、软组织外伤、肛裂、痔疮、下肢溃疡等原因引起的鼻衄、齿衄、口腔出血、便血、肛裂、痔疮出血、外伤出血患者201例(鼻衄86例)。具体用法：用药棉或纱条粘芦荟粉填塞或压迫，亦可直接撒敷出血处，或将芦荟粉3~69加温开水10~20ml搅化滴鼻，每日3~5次。结果滴鼻法45例中，1天止血37例，2d止血8例，2例血小板减少者，停药7~10天后再出血；撒敷法42例，芦荟粉填塞或加压法儿4例，均1次止血。--《南京中医学院学报》孙浩，等，1989，(2)：18

（19）**治疗痤疮**：普通膏剂化妆品(药物代妆品)加入芦荟天然叶汁(浓度为5%~7%)，制成芦荟美容膏，使用时按一般用法擦涂，但用量宜稍多，轻度者，每早擦1次，中度者，每日早晚各擦1次，重度者，每日早中晚各1次。共治疗140例，结果显效82例(皮疹全部消退)，有效54例(皮疹明显消退)，无效4例(皮疹无变化)。--《辽宁中医杂志》王啸天，等，1987，(9)：27

芦荟叶 味苦、涩，性寒。归心、肝、肾、大肠经。泻火，解毒，化瘀，杀虫，止血。主治目赤，便秘，白浊，尿血，小儿惊痫，疳积，烧烫伤，妇女经闭，痔疮，疥疮，痈疖肿毒，跌打损伤。内服：煎汤，15～30g，或捣汁。外用：鲜品捣敷或绞汁涂，适量。注意：脾胃虚弱者及孕妇禁服。

附方 （1）**治肝火目赤，大便秘结**：芦荟鲜叶15g，水煎服。--《福建中草药》

（2）**治白浊**：鲜芦荟叶，挤汁6~7茶匙，加淡瓜子仁30枚。稍炖温，饭前服，每日2次。--《福建民间草药》

（3）**治咳嗽痰**：芦荟鲜叶15~30g(去外皮水泡去粘汁)，水煎服。--《广东中草药》

（4）**治百日咳**：芦荟鲜叶捣烂绞汁1茶匙，加糖顿服。--《福建中草药》

（5）**治烧烫伤，蜂螯伤**：芦荟鲜叶捣烂外敷，或取汁外涂。--《广西本草选编》

（6）**治疖肿、溃疡烂肉**：芦荟鲜叶外敷。--《广东中草药》

（7）**治脚底深部脓肿炎症期**：鲜芦荟叶焙焦，加些黄酒，捣烂，加热敷患处，日换2次。

（8）**治扭伤肿痛**：鲜芦荟叶4~5片，捣烂敷患处，每日换药1~2次。7~8方均出自《福建药物志》

（9）**治胼胝初起**：鲜芦荟叶浸尿半天，加热敷贴；或取鲜叶焙焦，加些黄酒，捣烂加热敷贴，日换两次。--《福建民间草药》

芦荟花 味甘、淡，性凉。归肝经。功效止咳，凉血，利湿。主治咳嗽，咳血，吐血，白浊。内服：煎汤，3～6g。外用：煎水洗，适量。孕妇忌服。

附方 （1）**治支气管炎，肺结核咯血，吐血**：芦荟花6~9g，水煎服。--《广西本草选编》

（2）**治内伤吐血**：芦荟花以酒煎服。

（3）**治白浊**：芦荟花和猪肉煎汤服。

（4）**治月内婴儿眼不开**：芦荟花煎水洗。2~4方均出自《岭南采药录》

龙须菜

【来源】 为百合科植物玉带天门冬 *Asparagus schoberioides* Kunth.的全草。

【植物形态】 玉带天门冬 又名雉隐天冬《长白山药物志》。多年生草本。茎直立，多分枝，达100cm。茎上部与分枝具纵棱，有时有极狭的翅。根茎端常残留一段草质的茎基，粗长，具多数圆形茎痕或卵形的芽，纵向伏生灰褐色膜质鳞片。根细长弯曲，稍肉质，密集丛生，断面中央有小木心及放射状空隙，气微弱，味淡微苦。叶状枝（初看像叶）3～7枚簇生，窄条形镰刀状，基部近锐三棱形，上部扁平，长1～4cm，宽0.7～1mm；叶片退化成鳞片状，小形，白色膜质，基部无刺。雌雄异株。花小，2～4朵腋生，黄绿色，花梗极短，不过1mm；雄花被片长仅约2mm，雄蕊6；雌花与雄花近等大。浆果圆球形，初绿色，熟时红色，后转为黑色，直径仅约6mm，由于果梗极短，故果实似紧贴枝条而生。通常有1～2颗种子，种子黑色。花期5～6月。果期7～10月。见（图905）

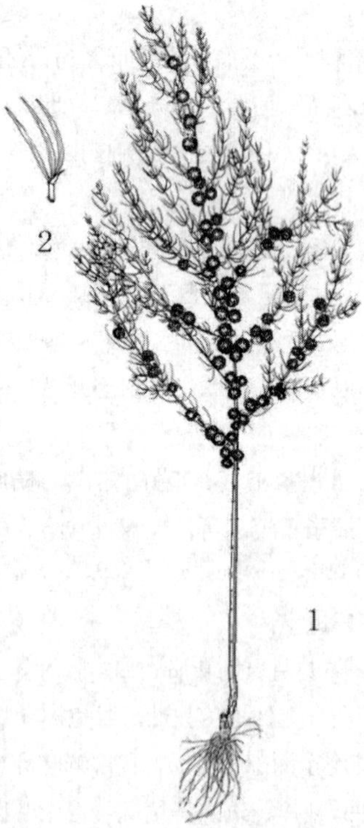

（图905）玉带天冬

1.植株 2.叶状枝

【生长分布】 生于海拔400～2300m的草坡或林下。

【采收加工】 生于海拔400～2300m的草坡或林下。邹平摩诃山群有分布。

【主含成分】 全草含皂甙和黄酮；根中含皂甙和天门冬酰胺。

【性味归经】 味甘，性寒。入肺经。

【功用主治】 滋阴润肺，祛痰止咳，止血利尿。可用治肺络灼伤之咯血，支气管炎，小便不利，淋沥涩痛，尿血。①根、根茎：润肺降气，下痰止咳。用于肺实喘满，咳嗽多痰，胃脘疼痛。②全草：止血利尿。

【用量用法】 内服：煎汤，15～30g。

文竹

【别名】 文竹《福建民间草药》，蓬莱竹，蓬莱松，小百部，云片松，刺天冬，刺天门冬，鸡绒，鸡绒芒，芦笋山草，芦笋小草，平面草，山草，西洋文竹，新娘草。

【名释】 竹之形，文人气，故名。

【来源】 为百合科植物文竹 *Asparagus setaceus* (Kunth) Jessop 的块根或全株。

【植物形态】 多年生常绿直立或攀缘藤本植物，也为一耐阴性甚强之观叶植物。株高可达3m，呈平展状。根稍肉质，细长。茎细长，光滑、呈攀援状。主茎叶小，鳞片状，白色，下部有三角形刺；真正的叶退化，茎上小枝发育成叶状，称为假叶，茎节上密生小短刺，叶状枝纤细而簇生，长 0.3～0.5 cm，6～12 枚簇生，形如羽毛，水平开展，叶面扁平，分枝细密，呈鲜绿色。花很小，两性，近白色，1～4 朵生于短柄上；花被片倒卵状披针形，长约7mm。浆果呈小球状，直径约6～7mm，熟时紫黑色，含种子1～3颗。花期9～10月，果期冬季至翌年春季。见（图 906）

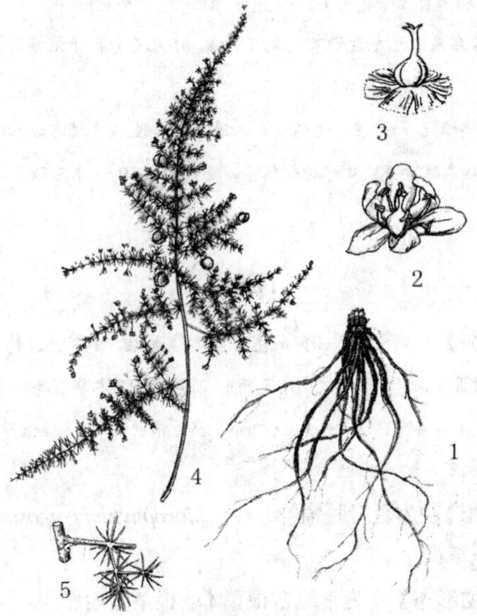

（图 906）**文竹**

1.根 2.花 3.雌蕊 4.花果枝 5.一段放大

【生长分布】 多生长于湿润半阴山谷。邹平多盆栽或庭院种植。

【采收加工】 全株全年均可采，鲜用或晒干。用块根时，秋季割去蔓茎，挖出，去掉泥土，用水煮或蒸至皮裂，剥去外皮，切段，干燥。

【栽培要点】 **生长习性** 喜温暖、湿润略荫蔽的环境，忌霜冻，怕干旱。要求土壤富含腐殖质和排水良好。

栽培技术 用种子繁殖，分株繁殖亦可。种子12月至翌年4月陆续成熟，采下后即可播种，点播，间距2cm，覆土相当1颗种子厚，播后盖上薄膜，气温20℃左右，待30～40d苗出齐后，去掉地膜，需搭荫棚。当幼苗长满畦面，即可分植。

田间管理 栽后喷水保苗，第 2d 浇足透水。需搭荫棚栽培，注意保持环境湿润，每10天可施1次稀薄液肥。

病虫害防治 ①病害多为枝枯病，其病原为球壳孢目的一种真菌，防治方法是加强施肥管理，调整好光照，保持环境通风；病枝要及时剪下，集中起来进行焚烧，以免病情蔓延。②虫害主要为红头芫菁，防治方法是每周喷施80%的敌敌畏乳油1000倍液一次，共用药2次，最好在早晨或傍晚用药；如果红头芫菁的数量较少，亦可进行人工捕捉，但是不可裸手接触成虫，因为红头芫菁的足基部能分泌黄色液体，当其沾到皮肤表面会造成红肿起泡的现象。

【性状鉴别】 根细长，稍肉质，长15～24cm，直径3～4mm。表面黄白色，有深浅不等的皱纹，并有纤细支根。质较柔韧，不易折断，断面黄白色。气微香，味苦微辛。

【主含成分】 根含氨基酸：天冬氨酸（*aspartic acid*），苏氨酸（*threonine*），丝氨酸（*serine*），谷氨酸（*glutamic acid*），甘氨酸（*glycine*），丙氨酸（*alanine*），缬氨酸（*valine*），蛋氨酸（*methionine*），异亮氨酸（*isoleucine*），赖氨酸（*lysine*），组氨酸（*histidine*），精氨酸（*arginine*），脯氨酸（*proline*），半胱氨酸（*cysteine*）。微量元素：钙、锰、铁、铜、锌、铬、铅。

【性味归经】 味甘、微苦，性寒。归肺、肾经。

【功用主治】 润肺止咳，凉血通淋。主治阴虚肺燥，咳嗽，咯血，小便淋沥。

《全国中草药汇编》："润肺止咳。主治肺结核咳嗽，急性支气管炎，阿米巴痢疾。"

《福建药物志》："凉血，通淋。主治咳血，吐血，淋浊。"

【用量用法】 内服：煎汤，6～30g。

【附方】 （1）**治郁热咳血、吐血**：文竹全草 15～24g，酌冲开水和冰糖炖服。

（2）**治小便淋沥**：文竹全草 30g，酌加水煎，取半碗，日服2次。（1～2方均出自《福建民间草药》）

蜘蛛抱蛋

【别名】 蜘蛛抱蛋《植物名实图考》，飞天蜈蚣、哈萨喇《植物名实图考》，大九龙盘、竹叶盘、九龙盘《贵州民间药物》，赶山鞭、蓼叶伸筋、大伸筋、摇边竹、龙骨草、铁马鞭、甘心蜈蚣、竹根七、地蜈蚣，九节龙、蜈蚣 草、一寸十八节《湖南药物志》，土里蜈蚣、狸角叶、单枝白叶《福建中草药》锐加扫、蛙观鸦波盖（贵州）。

【名释】 因果实极似蜘蛛卵，根形又似蜘蛛（或蜈蚣），故名蜘蛛抱蛋。其他名多因形而命名。

【来源】 为百合科植物一叶兰 *Aspidistra elatior* Bl.的根茎。

【植物形态】 一叶兰 又名一叶《琉球国志略》，一帆青《质问本草》，竹叶伸筋《衡山民间草药》，一叶兰《山东植物志》。多年生常绿草本，高达90cm。地下根茎横生，粗硬，直径5～10mm，具节和鳞片，表面棕色，生有多数须根。叶单生，革质，从地下根茎上长出，直立，彼此相距1～3cm，椭圆状披针形或宽披针形，长22～46cm，宽8～11cm，先端渐尖，基部楔形，边缘多少皱波状，两面绿色，具光泽，有时稍具黄白色斑点或条纹；叶柄明显，粗壮，长 5～35cm。总花梗长 0.5～2cm；苞片 3～4 枚，其中 2 枚位于花的基部，宽卵形，长 7～10mm，宽约 9mm，淡绿色，有时有紫色细点；花被钟状，长 12～18mm，直径 10～15mm，外面带紫色或暗紫色，内面下部淡紫色或深紫色，上部 6～裂；花被筒长 10～12mm.裂片近三角形，向外扩展或外弯，长 6～8mm，宽 3.5～4mm，先端钝，边缘和内侧的上部淡绿色，内面具条特别肥厚的肉质脊状隆起，中间的 2 条细而长，两侧的 2 条粗而短，中部高达 1.5mm，紫红色；雄蕊 6～8 枚，生于花被筒近基部，低于柱头；花丝短，花药椭圆形，长约 2mm；雌蕊高约 8mm，子房几不膨大；花柱无关节；柱头盾状膨大，圆形，直径 10～13mm，紫红色，上面具 3～4 深裂，裂缝两边多少向上凸出，中心部分微凸，裂片先端微凹，边缘常向上反卷。浆果卵圆形，含种子1颗。花期 3～5 月。见（图 907）

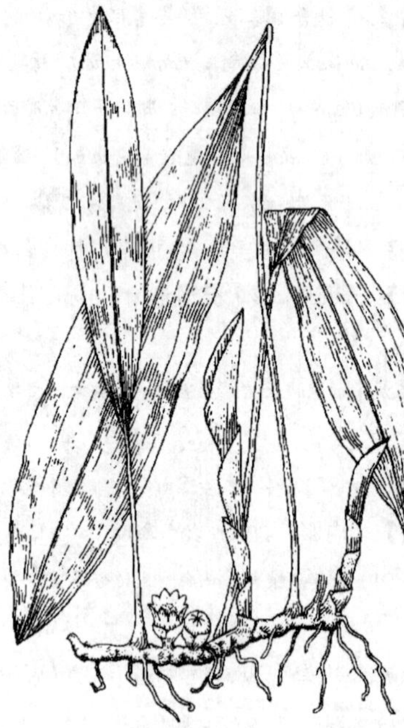

（图 907）一叶兰

【生长分布】 生于阴湿坡地、路旁沙质土壤上，多分布于我国长江以南地区。邹平各地常见盆栽。

【采收加工】 全年均可采，除去须根及叶，洗净，鲜用或切片晒干。

【主含成分】 地下部分：含原蜘蛛抱蛋甙（*protoaspidistrin*），甲基原蜘蛛抱蛋甙（*methylprotoaspidistrin*），1β，2β，3β，4β，5β-五羟基螺甾-25（27）-烯[*1β，2β，3β，4β，5β-pentahydroxyspirost-25（27）-ene*]即△25（27）-五羟螺皂甙元或△25（27）-新五羟螺皂甙元（*△25（27）-pentologenin*，*△25（27）-neopentologenin*）及螺甾烷醇（*spirostanol*）。

全草：含槲皮素 3-O-半乳糖甙（quercetin 3-O-galactoside）。

【性味归经】 味辛、甘，性微寒。归肺、肾经。

【功用主治】 活血止痛，清肺止咳，利尿通淋。主跌打损伤，风湿痹痛，腰痛，头痛，牙痛，经闭腹痛，肺热咳嗽，砂淋，小便不利。

《植物名实图考》："治热症，腰痛，咳嗽。"：

《贵州民间药物》："止痛，接骨，补虚弱。"

《湖南药物志》："行气活血，止血退热，强筋骨。主治泄泻，腹痛，跌打损伤，筋骨痛。"

《四川常用中草药》："能通筋络，利关节，除风湿，祛痰。治劳伤咳嗽痰多，风湿关节痛，水肿，无名肿毒，蛇咬伤。"

《广西本草选编》："清热利尿。主治肺热咳嗽，感冒高热，闭经，小便短赤涩痛，风火牙痛，头痛。"

《福建药物志》："消暑祛湿，和胃安神。主治中暑，呕吐，肠胃炎，急性肾炎，咳嗽，头痛，牙痛，关节痛，失眠。"

【用量用法】 内服：煎汤，9～15g，鲜品 30～60g，或作酒剂。外用：捣敷，适量。

【使用注意】 《贵州草药》："忌生冷食物。孕妇忌服。"

【附方】 （1）**治跌打损伤**：九龙盘煎水服，可止痛；捣烂后包伤处，能接骨。--《贵州民间药物》

（2）**治多年腰痛**：九龙盘一两五钱，杜仲一两，白浪稿泡五钱。煎水兑酒服。--《贵州民间药物》

（3）**治筋骨痛**：一叶兰三至五钱，水煎服。--《湖南药物志》

（4）**治经闭腹痛**：一叶兰三至五钱，水煎服。--《湖南药物志》

（5）**治风火头痛，牙痛**：鲜一叶兰全草一至二两，煎服。

（6）**治肺热咳嗽**：一叶兰一两，水煎，调冰糖服。

（7）**治伤暑发热身痛，昏睡，喜呕，腹痛(俗名斑痧)**：一叶兰一两。水煎服。5～7 方均出自《福建中草药》

（8）**治疟疾**：九龙盘研末，大人一钱，小儿五分，于疟疾前三小时用开水吞服。--《贵州民间药物》

（9）**治砂淋**：一叶兰、大通草、木通，煎水服。--《湖南药物志》

（10）**治急性肾炎**：蜘蛛抱蛋根茎、连钱草各 30g，水煎服。--《福建药物志》

吊兰

【别名】 吊兰《广西药用植物名录》，挂兰、葡萄兰、钓兰《福建民间草药》，树蕉瓜、浙鹤兰《文山中草药》，兰草《广西本草选编》，倒吊兰《福建药物志》，土洋参(广东)，八叶兰(广西)，丛毛吊兰(云南)，垂盆草，折鹤兰，蜘蛛草，飞机草。

【来源】 为百合科植物吊兰 *Chlorophytum comosum* (Thunb.) Baker 的全草或根。

【植物形态】 为常绿宿根草本。根茎短而肥厚，呈纺锤状。叶基生，多数，条形至条状披针形，叶细长而尖，柔韧，绿色或有黄色条纹，长 10～30cm，宽 1～2cm。花葶比叶长，有时长达 50cm，常变为匍枝，近顶部有叶束或生幼小植株；花小，白色，常 2～4 朵簇生，疏散排列成总状花序或圆锥花序，花梗关节位于中部至上部；花被叶状，裂片 6 枚；雄蕊 6；稍短于花被片，花药开裂后常卷曲；子房无柄，3 室，花柱线形。蒴果三角状扁球形，每室具种子 3～5 颗。花期 5～6 月。果期 8～9 月。见下（图 908）

【生长分布】 原产非洲南部。邹平居家广泛盆栽。

【采收加工】 全年均可采收，洗净鲜用。

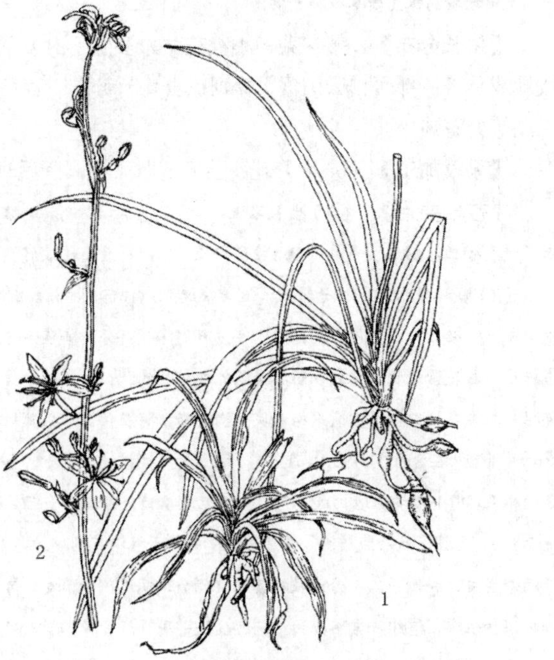

（图 908）吊兰

植株 2.花葶

【性状鉴别】 须根圆柱状纺锤形，上有短根茎。完整叶片条形至条状披针形，长 20～30cm，直径宽 1～2cm，顶端渐尖，基部抱茎；色深绿，有的具黄色纵条纹或边缘为黄色；质较坚硬。有的尚具花葶及花序。气微，味淡。

【性味归经】 味甘、微苦，性凉。

【功用主治】 化痰止咳，散瘀消肿，清热解毒。主治痰热咳嗽，跌打损伤，骨折，痈肿，痔疮，烧伤，聤耳，牙痛。

《福建药物志》："清热止咳，消肿止痛。主治咳嗽，跌打损伤，痈、疔疖。"

《岭南采药录》："凡患声嘶音哑，取全草煎服。又治妇人经闭。"

《广州植物志》："治跌打等症。"

《民间常用草药汇编》："清热，治吐血，止耳痛，定哮喘。"

《南宁市药物志》："清热去瘀。治声嘶喉哑、咳嗽；取汁洗涤耳流脓；捣烂填患处，治牙痛。"

《泉州本草》："退癀消肿，散结败毒，治痈疽肿痛。"

【用量用法】 内服：煎汤，6～15g，鲜品 15～30g。外用：捣敷，或煎水洗，适量。

【附方】 （1）**治咳嗽**：鲜吊兰 15～30g，枇杷叶 9～15g。水煎服。--《福建药物志》

（2）**治疔疮肿毒**：鲜(挂兰)叶一握。调冬蜜捣烂外敷。

（3）**治痔疮肿痛**：鲜(挂兰)全草一握。酌加水煎熏洗。（2～3 方均出自《福建民间草药》）

（4）**治骨折(复位后，小夹板固定)**：鲜(树蕉瓜)捣烂敷患处。

（5）**治烧伤**：鲜(树蕉瓜根)适量，捣烂敷患处。（4～5 方均出自《文山中草药》）

（6）**治跌打损伤**：吊兰干全草为末。每服三钱，泡酒温服。

（7）**治风毒结瘤久而不散**：吊兰鲜全草连根洗净，合糯米饭加食盐少许，捣烂敷患处。6～7 方均出自《泉州本草》

（8）**治肺热咳嗽**：吊兰根一两，冰糖一两，水煎服。

（9）**治吐血**：吊兰、野马蹄草各一两，水煎服。

（10）**治跌打肿痛**：吊兰叶捣烂，用酒炒热敷患处。（8～10 方均出自《广西中草药》）

黄花菜

【别名】 黄花菜《纲目》，萱草花《圣济总录》，川草花《救荒本草》，金针菜、宜男花《滇南本草》，鹿葱花《纲目》，萱萼《随息居饮食谱》，忘忧草，健脑菜。

【来源】 为百合科植物黄花菜 *Hemerocallis citrina* Baroni、小黄花菜 *Hemerocallis minor* Mill.、萱草 *Hemerocallis.fulva* L. 等多种同属植物的花蕾。

另：同属植物如折叶萱草 *Hemerocallis plicata* Stapf，北黄花菜 *Hemerocallis lilio-asphodelus* L.等花蕾，亦作黄花菜入药。多产于其他地区。

【植物形态】 （1）**黄花菜** 又名：黄金萱《中药大辞典》，柠檬萱草《全国中草药汇编》，黄花萱草(江苏)。多年生草本，植株一般较高大。根茎，短。根稍肉质，中下部有棍棒状或纺锤状膨大。叶基生，7～20 枚，排成两列；叶片条形，长 50～100cm 或更长，宽 0.5～2.5cm，背面呈龙骨状突起。花葶圆柱形，高 60～110cm 或更高，一般稍高于叶长，基部三棱形，上部圆柱形，有分枝；花序分歧，常为假二歧状圆锥花序；花序下部的苞片披针形，自下向上渐短；花淡黄色，具淡淡的清香，花梗短，花多数，可达 30 朵以上；花被管长 3～5cm，花被裂片 6，长 6～12cm，具平行脉，外轮倒披针形，内轮长圆形；雄蕊 6，伸出，上弯，比花被裂片约短 3cm，花盛开时， 花被裂片略向外弯，不反卷，花在午后开放。蒴果钝三棱状椭圆形，长 3～5cm。种子约 20 颗，黑色，有光泽，有棱，从开花到种子成熟约需 40～60d。花期 6～8 月，果期 7～9 月。见（图 909）

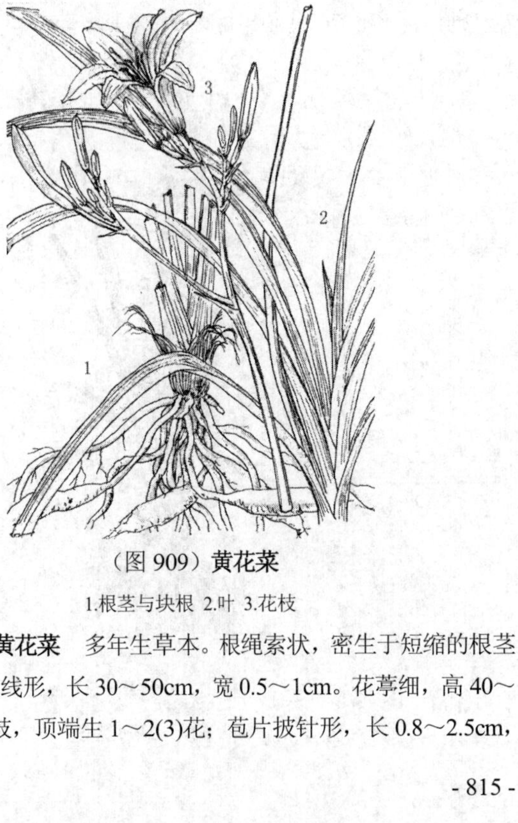

（图 909）黄花菜

1.根茎与块根 2.叶 3.花枝

（2）**小黄花菜** 多年生草本。根绳索状，密生于短缩的根茎上。叶基生，线形，长 30～50cm，宽 0.5～1cm。花葶细，高 40～60cm，不分歧，顶端生 1～2(3)花；苞片披针形，长 0.8～2.5cm，宽 3～5mm；花梗短或近无梗；花被淡黄色，有香气，花被管长 1～2.5cm，外裂片长 5～6cm，内裂片宽 1.5～2cm。花在午后开放，盛开时，花被裂片向外反卷。朔果椭圆形，长 2～3cm。花期 6～8 月，果期 7～9 月。见（图 910）

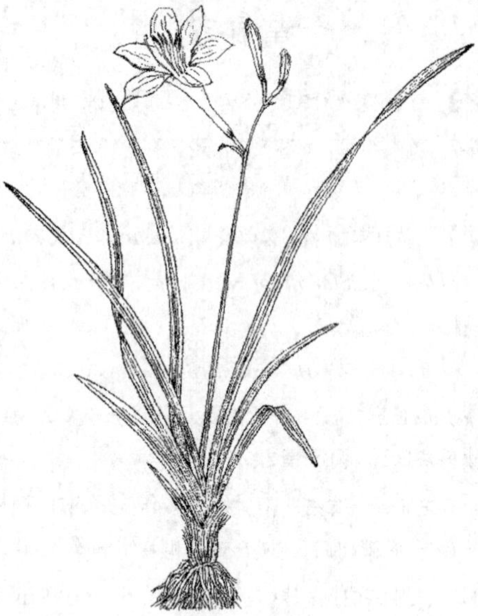

（图 910）小黄花菜

（3）**萱草** 又名谖《草《诗经》，宜男《风土记》，鹿葱《南方草木状》，妓女《吴普本草》忘忧草、丹棘(崔豹《古今注》)，鹿剑《土宿本草》，漏芦、芦葱《滇南本草》，疗愁《纲目》，黄花菜、黄花草《中药大辞典》。多年生草本，具短缩的根茎和肉质肥厚的纺锤状块根。叶基生，排成二列，宽线形，长 30～60cm，宽 1.5～3.5cm。花葶圆柱形，粗壮，高 60～100cm；花序分枝，具 6～12 花；苞片小，披针形；花梗短；花被橙色或橙红色，无香气，花被管长 2～3cm，裂片 6，两轮，长 6～9cm，内裂片宽 3cm，中部有暗红色∧形斑形。花盛开时，花被片反卷，早开晚谢。雄蕊 6，伸出，上弯，比花被裂片短；花柱伸出，比雄蕊长。蒴果矩圆形。花期 6～8 月。见（图 911）

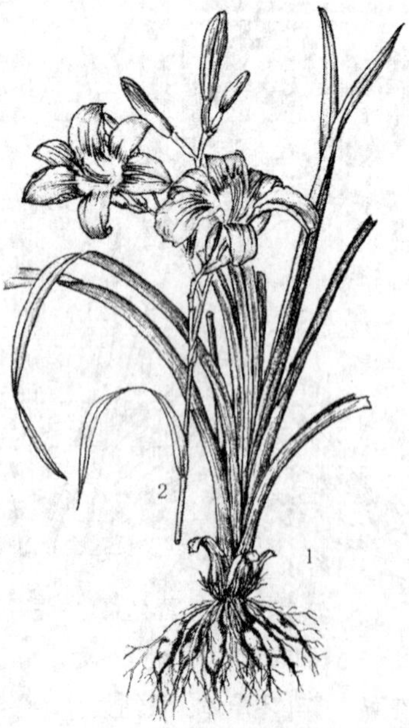

（图 911）萱草

1.植株（示根） 2 花序

上述植物的根（**萱草根**）也供药用，详见下述。

【生长分布】 黄花菜、小黄花菜，多生于山坡草地、丘陵坡地或林缘；邹平白云山群、摩诃山群均有分布。萱草，邹平人工湖等处有栽培。

【采收加工】 6～8 月花将要开放时采收，蒸后晒干。

【栽培要点】 （1）**生长习性** 黄花菜喜温暖，耐旱力强，对土壤要求不严，砂土、黏土、平川、山地均可种植，但以红黄土壤最好。

（2）**栽培技术** ①种子繁殖：这是快速生产种苗的方法，但黄花菜种子发芽率低，必须先浸种催芽，播后 1 年方可定植。②分株繁殖：选健壮、无病害株丛，在花蕾采收完毕到秋苗抽生前挖取株丛的 1/4 至 1/3 分蘖作为种苗，连根从短缩茎切分，剪去衰老根和块状肉质根，将长条肉质根剪短即可栽植。③切片繁殖：在 8 月下旬至 10 月上旬，取老黄花菜植株，剪除绿叶，留 5～7cm 长的根系，用小刀均匀地切成 2～5 片，然后用 800～1000 倍多菌灵或托布津浸泡 20～30 分钟，然后栽植。④分芽繁殖：黄花菜根状茎两侧排列着无数隐芽，顶端着生主芽和侧芽，人为地破坏其顶端优势，促进侧芽萌发，可用分芽的方法提高繁殖率。⑤组培繁殖：为达到速度快、质量好、成本低、效率高的目的也可采用工厂化组培育苗技术。

（3）**田间管理** 黄花菜是多年生作物，为肉质根系，在翻耕土地时应注意深翻耕，深翻土壤有利于根系生长，翻地深度 20～30cm。采用密植，深度为 10～15cm（黄花菜的根群从短缩茎周围生出，具有 1 年 1 层，自下而上发根部位逐年上移的特点，因此适当深栽利于植株成活发旺），可发挥群体优势，增加分蘖、抽薹和花蕾数，达到提高产量的目的。生长期间应防止土壤板结，中耕 3～4 次，第 1 次在幼苗正出土时进行，第 2～4 次在抽薹期结合中耕进行培土。**施肥**：①基肥：在种植时或秋苗经霜凋萎后进行，以有机肥为主，施优质农家肥 3 万 kg/hm^2、过磷酸钙 750kg/hm^2。②苗肥：苗肥主要用于出苗、长叶，促进叶片早生快发；苗肥宜早不宜迟，应在黄花菜开始萌芽时追施，追施过磷酸钙 150kg/hm^2、硫酸钾 75kg/hm^2。③薹肥：黄花菜抽薹期是从营养生长转入生殖生长的重要时期，此期需肥较多，应在花薹开始抽出时追施，追施尿素 225kg/hm^2、过磷酸钙 150kg/hm^2、硫酸钾 75kg/hm^2。④蕾肥：蕾肥可防止黄花菜脱肥早衰，提高成蕾率，延长采摘期，增加产量；应在开始采摘后 7～10 天内，追施尿素 75kg/hm^2。同时采摘期每隔 7 天左右叶面喷施 0.2%的磷酸二氢钾，加 0.4%尿素，加 1～2%过磷酸钙（经过滤）水溶液，另加 15～20mg/kg 九二 0 于 17:00 后喷 1 次，对壮蕾和防止脱蕾有明显效果。**灌水**：黄花菜在抽薹期和蕾期对水分敏感，此期缺水会造成严重减产，表现花薹难产，有时虽能抽生，但花薹细小、参差不齐、落蕾率高、萌蕾力弱、蕾数明显减少，因而应根据土壤情况适时灌水 2-3 次，避免因干旱而造成减产。

（4）**病虫害防治** 黄花菜主要病虫害有锈病、叶枯病、叶斑病、红蜘蛛和蚜虫等。①锈病：发病初期用 15%粉锈宁可湿性粉剂 1500 倍液或 12%腈菌唑乳油 1000 倍液进行叶面喷施防治，每隔 7～10 天喷 1 次，共喷 2～3 次。②叶枯病、叶斑病：常用等量式 0.5～0.6%的波尔多液或 75%百菌清可湿性粉剂 800 倍液进行叶面喷施防治，出现病害后 7-10 天喷 1 次，共喷 2-3 次。③红蜘蛛：用 15%扫螨净可湿性粉剂 1500 倍液，或 73%克螨特 2000 倍液喷雾。④蚜虫：用马拉硫磷乳剂 1000～1500 倍液或敌敌畏乳油 1000 倍液喷洒。

（5）**花蕾采收** 采收的最适期为含蕾带苞，即花蕾饱满未开放、中部色泽金黄、两端呈绿色、顶端乌嘴、尖嘴处似开非开时。黄花菜采摘时间要求极为严格，过早过晚均不好，太早则为青蕾，糖分含量少，鲜蕾重量轻、颜色差，造成成品色泽差，产量低；过迟采摘花蕾成熟过度，出现裂嘴松苞，且汁液易流出，产品质量差，不易保藏。采收季节一般为6月至8月底。采收适期为花蕾刚在裂嘴前1～2h，这时黄花菜产量高，质量好。采摘的最佳时间为13:00～14:00。采回的花蕾要及时蒸制，以防咧嘴开花。

【性状鉴别】 花呈弯曲的条状，表面黄棕色或淡棕色，湿润展开后花呈喇叭状，花被管较长，先端5瓣裂，雄蕊6。质韧。气微香，味鲜，微甜。有的花基部具细而硬的花梗。

【主含成分】 鲜花中主含秋水仙碱等多种生物碱，卵磷脂，多种氨基酸等成分。

【药理】 花浸膏及提取物给小鼠灌胃，可使其自发活动显著减少，提示金针花有明显的镇静作用。

鲜黄花菜中所含秋水仙碱，其本身无毒，但经过肠胃道的吸收，在体内氧化为“二秋水仙碱”，则具有较大的毒性。特别是花药，因含有多种生物碱，会引起腹泻等中毒现象。所以在食用鲜品时，每次不要多吃。由于鲜黄花菜的有毒成份在高温60度时可减弱或消失，因此食用时，应先将鲜黄花菜用开水焯过，再用清水浸泡2个小时以上，捞出用水洗净后再进行炒食，这样秋水仙碱就能破坏掉，食用鲜黄花菜就安全了。

【性味归经】 味甘，性凉。归肝、肾经。

【功用主治】 清热利湿，宽胸解郁，凉血解毒。主治小便短赤，黄疸，胸闷心烦，少寐，痔疮便血，疮痈。

《本草图经》：“安五脏，利心志，明目。作菹利胸膈。”

《滇南本草》：“治妇人虚烧血干，久服大生气血。”

《纲目》：“消食，利湿热。”

《食物本草》姚可成：“主利肠胃，滑二便，去火除热。”

《食鉴本草》柴裔：“利心气，好欢乐，令人忘忧，轻身明目，利胸膈。”

《医林纂要·药性》：“补心，清肺，破郁，行水，养胎，滑胎。”

《食物考》：“下气怡神，解热散郁，利便痖清。”

《本草求原》：“最解毒，散郁结之烦热，治白浊，长乳(同猪肉)，止赤痢(同猪肠)。”

《本草省常》：“醒脾开胃，消食利水，益气和中。”

《随息居饮食谱》：“养心，解忧释忿，荤素宜之，与病无忌。”

《岭南采药录》：“煎水饮之，治牙痛。”

【用量用法】 内服：煎汤，15～30g，或煮汤、炒菜。外用：捣敷；或研末调蜜涂敷，适量。

【使用注意】 内服鲜用时，皮肤瘙痒症者忌食，且60度以上去毒，摘除花药部分。

【附方】 （1）**治忧愁太过，忽忽不乐，洒淅寒热，痰气不清**：桂枝五分，白芍一钱五分，甘草五分，郁金二钱，合欢花二钱，广皮一钱，贝母二钱，半夏一钱，茯神二钱，柏仁二钱，金针菜一两，煎汤代水。--《医醇賸义》

（2）**治痔疮出血**：黄花菜30g，红糖适量。煮熟，早饭前1小时服，连服3～4d。--《福建药物志》

（3）**治乳痈**：金针菜、皂荚子、射干各三钱。共炙研末，分三服，砂仁汤下。--《蜉溪单方选》

（4）**小便疼痛**：黄花菜、白糖各100g，加水煎服。1日2次。

（5）**声音嘶哑**：黄花菜50g，加水煎，再加蜂蜜50g，慢慢咽下。

（6）**痢疾**：生黄花菜炖冰糖服；或黄化菜、马齿苋各50g，红糖100g，加水煎服。

（7）**鼻血**：黄花菜100g，加水煎服。此方如加藕50g或茅根25g，可治便血、吐血。

（8）**火眼**：黄花菜、马齿苋各50g，加水煎服。

萱草根

【别名】 萱草根《本草拾遗》，黄花菜根《山东中药志》，漏芦果、漏芦根果《滇南本草》，天鹅孵蛋(浙江)，绿葱兜、水大蒜、皮蒜、地冬(湖南)，玉葱花根(广东)，竹叶麦冬(广西)，多儿母、红孩儿、爬地龙(贵州)，绿葱根、镇心丹、昆明漏芦(云南)。

【来源】 为百合科植物黄花菜 *Hemerocallis citrina* Baroni、小黄花菜 *Hemerocallis minor* Mill.、萱草 *Hemerocallis.fulva* L.等多种同属植物的的根。

【植物形态】 参见“黄花菜”。

【采收加工】 夏、秋采挖，除去残茎、须根，洗净泥土，切成中段，晒干。

【性状鉴别】 （1）**黄花菜根** 根茎类圆柱形，长14cm，直径1～1.5cm。根多数，长5～20(～30)cm，直径3～4mm，有的根中下部稍膨大成棍棒状或略呈纺锤状。

（2）**小黄花菜根** 根茎较前两种短，根较细而多，长5～15cm，直径2～3mm，末端尖细，表面灰棕色或灰黄棕色，具细密横纹，偶见末端膨大成纺锤状小块根。具韧性，难折断，断切面灰白色。

（3）**萱草根** 根茎呈短圆柱形，长1～1.5cm，直径约1cm。有的顶端留有叶残基；根簇生，多数已折断。完整的根长5～15cm，上部直径3～4mm，中下部膨大成纺锤形块根，直径0.5～1cm，多干瘪抽皱，有多数纵皱及少数横纹，表面灰黄色或淡灰棕色。体轻，质松软，稍有韧性，不易折断；断面灰棕色或暗棕色，有多数放射状裂隙。气微香，味稍甜。

【显微鉴别】 （1）**萱草根横切面**：外皮层细胞3～5列，呈多角形，细胞壁增厚，木栓化及微木质化。皮层宽广，薄壁细胞排列疏松，有多数径向排列的裂隙。内皮层细胞扁小，凯氏点明显。中柱韧皮部束与木质部束各为30个左右，相间排列；木质部束的原生导管直径小，后生导管直径大；髓较大。皮层及髓部薄壁组织中散布有稀少的草酸钙针晶束。(图912)

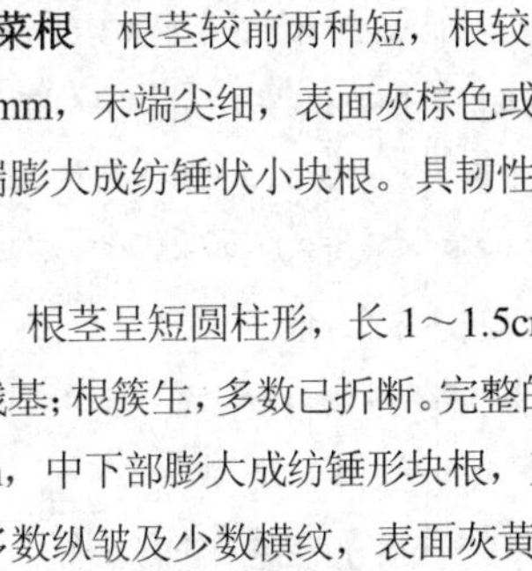

(图912)**萱草(根)横切面简图**

1.外皮层 2.皮层 3.内皮层 4.木质部束 5.髓 6.韧皮部 7.裂隙 8.针晶束

（2）**黄花菜根横切面**：与萱草根类似。

（3）**小黄花菜根横切面**：中柱韧皮部束与木质部束数目较少，

各为15～25个。

【理化鉴别】 取萱草根、黄花菜根、小黄花菜根粗粉(20目筛)各2g，分别加95%乙醇10ml，加热浸取30分钟。取滤液1ml于小试管中，加5%氢氧化钠试液2～3滴，萱草根显红色；黄花菜根显极淡的红色；小黄花菜根显红微褐色。(蒽醌类反应)

【主含成分】 (1)**黄花菜根**：含大黄酚(*chrysophanol*)，黄花蒽醌(*hemerocal*)，美决明子素甲醚(*2-methoxyobtusifolin*)，决明子素(*obtusifolin*)，芦荟大黄素(*aloe-emodin*)，大黄酸(*rhein*)。全草含萱草根素(*hemerocallin*)。

(2)**小黄花菜根**：含色素(*pigment*)，大黄酚(*chrysophanol*)，大黄酸(*rhein*)及1，8-二羟基-2-乙酰基-3-甲基萘(*1，8-dihydroxy-2-acetyl-3-methylnaphthalene*)，天冬酰胺(*asparagine*)，蒽醌(*anthraquione*)，甾类(*steroid*)，酚类(*phenols*)，氨基酸(*amino acids*)，糖类(*sugars*)，小萱草根素(*mihemerocallin*)，萱草(根)素(*hemerocallin*)，二十七烷(*heptacosane*)，萱草酮(*hemerocallone*)，β-谷甾醇(*β-sitosterol*)，γ-谷甾醇(*γ-sitosterol*)。

(3)**萱草根**：含生物碱和蒽醌类化合物。自正丁醇提取物中分离得到9个苷类化合物:獐牙菜苷，laganin，picraquassioaide C，葛根素，3-甲氧基葛根素，7-hydroxylnaphthalide-O-β-D-glucopyranoside，3，5-二羟基甲苯-3-O-β-D-葡萄糖苷，HN saponin F，长春藤皂苷元-3-O-β-D-葡萄糖吡喃-(1-3)-α-L-阿拉伯糖吡喃基苷-28-O-β-D-葡萄糖吡喃基酯。

【药理】 (1)**抗结核** 体外试验，萱草根对结核杆菌有一定的抑制作用；萱草根及萱草乙醚浸膏对豚鼠实验性结核病均有一定治疗作用。

(2)**抗血吸虫** 萱草根可使血吸虫虫体萎缩和生殖器退化，有一定的抗血吸虫作用。由于萱草根对宿主有强烈的毒性，安全范围小，即有效剂量与中毒剂量极为接近，故无临床实用价值。

(3)**利尿** 对不同疾病所引起的浮肿有不同程度的利尿作用，对肾性水肿的利尿作用较明显。

(4)**毒性** 本品毒性大，毒性主要集中在根部，可损伤脑、髓、视神经、肝、肾，但加热60℃以上，可使毒性减弱甚至破坏。黄连、黄柏可部分解除其毒性。小鼠口服萱草根的LD_{50}为1.3mg/kg。

【性味归经】 味甘，性凉，有毒。归脾、肝、膀胱经。

【功用主治】 清热利湿，凉血止血，解毒消肿。主治黄疸，水肿，淋浊，带下，衄血，便血，崩漏，瘰疬，乳痈，乳汁不通。

《本草拾遗》："治砂淋，下水气，主酒疸黄色通身者，捣绞汁服。"

《本草衍义》："治大热衄血。"

《滇南本草》："治乳结红肿硬痛，乳汁不通，乳痈，乳岩，攻痈疮。滇中产者，其性补阴血，止腰疼，治崩漏，止大肠下血。"

《本草蒙筌》："咀和酒煎，为破脑伤风要药。"

《本草正》："治带、浊。"

《本草从新》："小便不通，煎水频饮甚良；遍身水肿亦效。"

《天宝本草》："散痒子，治瘰疬。"

《分类草药性》："滋阴补神气，通女子血气，消肿，治小儿咳嗽。"

《青海常用中草药手册》："清热利湿，通乳消肿。"

《青岛中草药手册》："清热解毒，止血消肿。主治黄疸，肺结核，尿路感染，衄血。"

《贵州民间方药集》："通经，治妇女月经不调，红崩白带，月经来时腰酸腹痛。又可健胃补脾。"

【用量用法】 内服：煎汤，6～9g。外用：捣敷，适量。

【使用注意】 本品有毒，内服宜慎。不宜久服、过量，以免中毒。

【附方】 (1)**治大便后血**：萱草根和生姜，油炒，酒冲服。--《圣济总录》

(2)**治大肠下血，诸药不效者**：漏芦根十个，茶花五分，赤地榆三钱，象牙末一钱。以上四味，水煎服三次。--《滇南本草》

(3)**治男妇腰痛**：漏芦根果十五个，猪腰子一个，水煎服三次。--《滇南本草》

(4)**治心痛诸药不效**：用萱草根一寸，磨醋一杯，温服止。--《医统大全》

(5)**治通身水肿**：鹿葱根叶，晒干为末，每服二钱，食前米饮服。--《圣惠方》

(6)**治黄疸**：鲜萱草根二两(洗净)，母鸡一只(去头脚与内脏)。水炖三小时服，一至二日服一次。--《闽东本草》

(7)**治乳痈肿痛**：萱草根(鲜者)捣烂，外用作罨包剂。--《现代实用中药》

光慈姑

【别名】 光慈姑《中药志》，山慈菇《纲目》，老鸦瓣、老鸦头、棉花包《植物名实图考》，毛地梨《中国药用植物志》，光菇《中药形性经验鉴别法》，山蛋《山西中药志》。

【来源】 为百合科植物老鸦瓣 *Tulipa edulis* (Miq.) Baker 的鳞茎。

【植物形态】 多年生草本。鳞茎，卵形，直径1.5～2.5cm，外层皮纸质，内面密被长柔毛。植株高10～25cm，通常不分枝，无毛。叶2枚，长条形，长10～25cm，宽5～9mm，两面无毛。花单朵顶生，下面着生2枚苞片，狭条形，对生，长2～3cm；花被片6，狭圆状披针形，长20～30mm，宽4～7mm，白色，背面有紫红色纵条纹；雄蕊3长3短，花丝无毛，中部稍扩大，向两端逐渐变窄或从基部向上逐渐变窄；雌蕊1，子房椭圆形而呈三棱。蒴果，三角状倒卵圆形，有长喙。花期3～4月，果期4～5月。见下(图913)

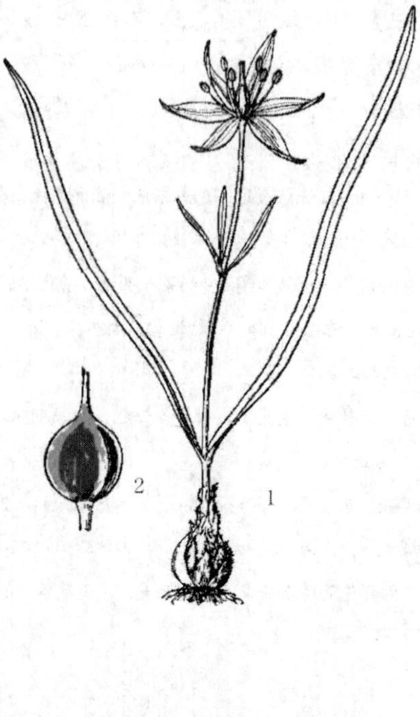

（图 913）**老鸦瓣**

1.着花植株 2.蒴果

【生长分布】 生于山坡、山谷沿等处。邹平会仙山、摩诃山群均有分布。

【采收加工】 春、秋、冬季均可采收。挖取鳞茎，洗净，除去须根及外皮，晒干或鲜用。

【性状鉴别】 鳞茎呈卵状圆锥形，顶端渐尖，基部圆平，中央凹入。高 1～2cm，直径 0.5～1cm。表面粉白色或黄白色，光滑，一侧有纵沟，自基部伸向先端。质硬而脆，断面白色，粉质，内有一圆锥形心芽(经加工蒸煮的表面呈浅黄或浅棕色，断面呈角质)。气微弱，味淡。

【显微鉴别】 鳞茎粉末特征：类白色。淀粉粒为单粒，呈灯泡形，椭圆形或不规则形，少数类圆形，长 15～75μm，直径 5～70μm。脐点呈点状、裂缝状或"人"字形，位于较小端，层纹不明显。导管多为网纹导管，直径 9～15μm。

【主含成分】 鳞茎主要含秋水仙碱（*colchicine*）、乙酰秋水仙碱（*demecolcine*）及淀粉等。

【药理】 （1）**抗肿瘤作用** 鳞茎中含秋水仙碱，给小鼠皮下注射 2mg/kg，能抑制细胞的有丝分裂，使之停止于中期，类似放射线照射的效果，分裂较快的胚胎及肿瘤细胞对之最为敏感。用于治疗肿瘤毒性太大。光慈姑 1.5g/ml 时，对急性淋巴细胞型白血病和急性粒细胞型白血病患者的血细胞脱氢酶都有抑制作用(试管中美蓝脱色法)。对前一种白血病的白细胞的呼吸还有一定的抑制作用。

（2）**抗痛风作用** 秋水仙碱治疗急性痛风性关节炎有特别的效果，每在用药的几小时内关节的红肿痛热概行消失，但不能防止复发。对一般疼痛、炎症及慢性痛风均无效，也不影响尿酸的排泄。

【性味归经】 味甘、辛，性寒，小毒。归肺、肝经。

【功用主治】 清热解毒，散结消肿。主治咽喉肿痛，瘰疬结核，瘀滞疼痛，痈疖肿毒，蛇虫咬伤。

《纲目》："主疔肿，攻毒破皮，解诸毒蛊毒，蛇虫、狂犬伤。"

《岭南采药录》："治瘰疬结核，痨伤，和猪肉煮食。"

《河南中药手册》："败毒。治产后血闷攻心。"

《山东中草药手册》："清热解毒，消肿散结。"

《新疆中草药》："主治疮疡肿毒，'淋巴结核，跌打损伤，瘀血疼痛，月经不调，外伤出血。"

《湖北中草药志》："用于乳腺癌，痱子，无名肿毒，毒蛇咬伤。"

《长白山植物药志》："主治热毒痈肿，各种肿瘤，时疫，蛇虫咬伤。"

【用量用法】 内服：煎汤，3～6g。外用：研末醋调敷，或捣汁涂，适量。

【附方】 (1)**治痈疽，疔肿，瘰疬**：鲜光慈姑适量捣烂敷患处。--《山东中草药手册》

（2）**治咽喉肿痛**：山慈姑鳞茎 15g，水煎服。

（3）**治脸上疔**：山慈姑鳞茎，磨汁搽。（2～3 方均出自《湖北中草药志》）

（4）**治乳腺癌**：光慈姑 6g 蒲公英 15g，白蚤休 9g，水煎服。药渣捣敷患处。--《湖北中草药志》

（5）**治疗痈疽疔肿、恶疮及黄疸**：慈菇（连根）、苍耳子等份．捣烂 以好酒一盅 滤汁温服．或干之为末 每酒服 15g。--《乾坤生意》

虎尾兰

【别名】 虎尾兰《陆川本草》，老虎尾《陆川本草》，弓弦麻《全国中草药汇编》，花蛇草《西双版纳傣药志》。

【来源】 为龙舌兰科植物虎尾兰 *Sansevieria trifasciata* Prain 及同属栽培品种及变种的叶。

【植物形态】 多年生常绿草本。具匍匐的根茎。叶 1～6 枚基生，挺直，质厚实；叶片条状披针形至倒披针形，长 30～120cm，宽 2.5～8cm，先端稍内卷成尖头，基部渐狭成有槽的叶柄，叶两面均具浅绿（或灰白）与深绿色相间的横带状斑纹，形似虎皮。花葶连同花序高 30～80cm；花 3～8 朵 1 束，1～3 束 1 簇在花序轴上疏离地散生；花梗长 6～8mm，近中部具节；花被片 6，白色至淡绿色，长 10～12mm，花被筒长 6～8mm；雄蕊与花被近等长；花柱伸出花被。花期 11～12 月。见（图 914）

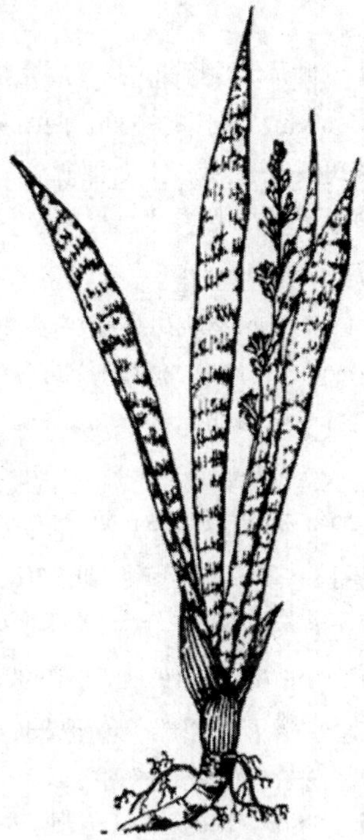

（图 914）**虎尾兰**

虎尾兰栽培品种及变种很多，主要有：

①**金边虎尾兰** *S.trifasciata var.laurentii* 叶边缘为金黄色。

②**短叶虎尾兰** *S.trifasciata var.* Hahnii 又名小虎兰、虎耳兰。株高仅 10cm，叶短而宽，回旋重叠，呈莲座状排列，叶长 7～10cm，宽 2.5～3cm，叶面暗绿色，有横向的灰白色虎纹斑。

③**金边短叶虎尾兰** *S.trifasciata* Golden Hahnii 叶缘有金黄色至乳白色宽边，有时整个叶片都呈金黄或乳白色，只有中央的一小部分呈绿色，其它特征同短叶虎尾兰。

④**圆叶虎尾兰** *S.cylindrica* 又名棒叶虎尾兰、筒叶虎尾兰、筒千岁兰等。茎短或无，肉质叶呈细圆棒状，顶端尖细，质硬，直立生长，有时稍弯曲，叶长 80～100cm，直径 3cm，表面暗绿色，有横向的灰绿色虎纹斑。总状花序，小花白色或淡粉色。

⑤**姬叶虎尾兰** *S.gracilis* 植株呈放射状，叶质硬，广锥形，叶面凹槽形，

背面半圆形，叶缘黄褐色。叶色暗绿，具横向浅绿色虎纹斑。

⑥**此外** 还有银脉虎尾兰（叶面具宽窄不等、银白色纵条纹的）、广叶虎尾兰，也称扇叶虎尾兰（叶片宽阔呈扇形）等栽培品种。

【生长分布】 虎尾兰原产非洲西部。邹平均为盆栽。

【采收加工】 全年均可采收，洗净鲜用或晒干。

【栽培要点】 （1）**生长习性** 喜温暖，耐干燥，适应性强，在排水较好的湿润土壤，温度不低于0℃的环境中也能生存。

（2）**栽培技术** 用分株和扦插繁殖。分株繁植：全年都可进行，一般于早春进行分植为多，对生长拥护的植株，细心扒开根基，每丛约3～4片叶栽植即可。扦插繁殖：夏季将叶片横切长约5～10cm，下端插入繁殖床或盆中（切不可颠倒上下），约1个月左右生根。管理简便，幼苗阶段不宜浇水过多，否则引起根腐烂，甚至死亡。夏季稍加遮荫，喷雾，叶片翌年3月停止施肥。金边虎尾兰扦插繁殖后长成的植株大多消失花叶的优良性状，故必须用分株繁殖。

（3）**病虫害防治** 在通风不良或是气温过高的波动情况下，易发生叶斑病。软腐病斑呈油渍状黄褐色，中间灰白色。发病初期可喷50%多菌灵或甲基托布津800倍液。

【性状鉴别】 叶片皱缩折曲，展平后完整者呈长条形或长倒披针形，长30～60cm，宽2.8～5cm，两面灰绿色或浅绿色，具相间的暗绿色横斑纹，先端刺尖，基部渐窄，全缘质稍韧而脆，易折断，断面整齐。气微，味淡、微涩。

【主含成分】 叶含多种甾体皂甙元：罗斯考皂甙元（*ruscogenin*），（25S)-罗斯考皂甙元[*(25S)-ruscogenin*]，它俩分别是5-螺甾烯-1β，3β-二醇（*spirost-5-en-1β, 3β-diol*）的（25R）和（25S）差向异构体；新罗斯考皂甙元（*neoruscogenin*）即是5，25（27)-螺甾二烯-1β，3β-二醇[*spirosta-5，25（27)-diene-1β，3β-diol*]；虎尾兰皂甙元（*sansevierigenin*）即是5，25（27)-螺甾二烯-1β，3β，23S-三醇[*spirosta-5，25（27)-diene-1β，3β，23S-triol*]；阿巴马皂甙元（*abamagenin*）即是（25R)-5-螺甾烯-23（或24)-二氯甲基-1β，3β-二醇[*(25R)-spirost-5-ene-23（or 24)-dichloromethyl-1β，3β-diol*]。还含焦磷酸-果糖-6-磷酸 1-磷酸转移酶（*pyrophosphatefructose-6-phosphate 1-phosphotransferase*），焦磷酸-依赖磷酸果糖激酶（*pyrophosphate-dependent phosphorfructokinase*）。又含丙基-4-羟丁基磷苯二甲酸二酯（*propyl-4-hydroxybutylphthalate*）。

【性味归经】 味酸，性凉。归心、肺二经。

【功用主治】 清热解毒，活血消肿。主治感冒，肺热咳嗽，疮疡肿毒，跌打损伤，毒蛇咬伤，烫火伤。

《陆川本草》："解毒，消炎。治跌打，疮疡，蛇咬伤。"

《广西中草药》："清热解毒，去腐生肌。治感冒咳嗽，支气管炎，跌打损伤，痈疮肿毒，毒蛇咬伤。"

【用量用法】 内服：煎汤，15～30g。外用：捣敷，适量。

【附方】 （1）**治感冒咳嗽，支气管炎**：虎尾兰叶15～30g，水煎服。

（2）**治跌打损伤，痈疮肿毒，毒蛇咬伤**：虎尾兰叶30，水煎冲酒服；并用鲜叶捣烂外敷，蛇伤，敷伤口周围。（1～2方均出自《广西本草选编》）

凤尾兰

【别名】 凤尾兰《中国中药资源志要》，剑麻、菠萝花、白棕。

【来源】 为龙舌兰科植物凤尾丝兰 *Yucca gloriosa* L.的花。

【植物形态】 常绿木本植物。干茎短，纤维质，有时有分枝。叶剑形，厚革质，簇生茎端，叶尖硬刺状，叶片光滑而扁平，粉绿色，边缘略呈棕红色，通常有疏齿，长40～80cm或更长，宽4～6cm。圆锥花序大型，高1～1.5m，花梗粗状而直立，通常无毛；花下垂，白色至淡黄白色，先端常带紫红色；花被片6，卵状菱形，长4～5.5cm，宽1.5～2cm；柱头3裂。蒴果，长圆状卵圆形，下垂，不开裂。花期10～11月。见（图915）

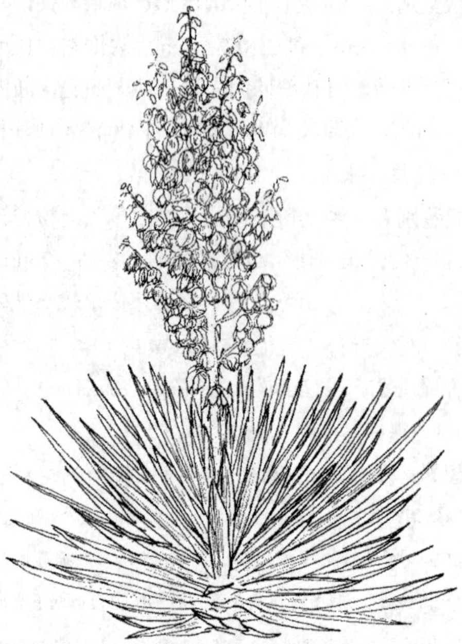

（图915）凤尾丝兰

【生长分布】 原产北美。邹平公园多种植。

【采收加工】 花开时采摘，鲜用或晒干。

【主含成分】 花含异菝葜皂甙元(*smilagenin*)，替告皂甙元(*tigogenn*)，芰脱皂甙元(*gitogenin*)，替告皂甙元 3-O-β-D-吡喃木糖基-β-石蒜四糖甙(*tigogenin 3-O-β-D-xylopyranosyl-β-ly-cotetraoside*)，芰脱皂甙元 3-O-β-D-吡喃木糖基-β-石蒜四糖甙(*gitogenln 3-O-β-D-xylopyranosyl-β-lycotetraoside*)，芰脱皂甙元 3-Oα-L-吡喃鼠李糖基-β-石蒜四糖甙(*gitogenin 3-O-α-L-rhamnopyranosyl-β-lycotetraoside*)，顺-9-十九碳烯(*cis-9-nonadecene*)和顺-8-十七碳烯(*cis-8-heptadecene*)。

【性味归经】 味辛、微苦，性平。归

【功用主治】 止咳平喘。主治支气管哮喘，咳嗽。

【用量用法】 内服：煎汤，3～9g。

【附方】 **治支气管哮喘**：凤尾兰花、紫苏叶各3～9g，水煎，加冰糖适量调幅。--《浙江药用植物志》

水仙花

【别名】 水仙花《本草会编》，盏银台《洛阳花木记》，俪兰《三余帖》，女史花、姚女儿《内观日疏》。

【名释】 其性喜水，故名。

【来源】 为石蒜科植物水仙 *Narcissus tazetta* L.var.*chinensis* Roem.的花。

【植物形态】 水仙 又名雅蒜《长物志》，天葱《南阳诗注》，凌波仙子，玉玲珑，金银台。多年生草本。鳞茎卵圆形。叶基生，扁平直

立，质厚，长 30～45cm，宽 1～1.8cm，先端钝，全缘，上面粉绿色。花茎扁平，与叶近等长；佛焰苞膜质，披针形，管状；花 4～8 朵，排列成伞形花序，平伸而下倾，芳香，直径 2.5～3cm，花梗突出苞外；花被高脚碟状，下部呈管状，纤弱，长 1.5～2cm，裂片倒卵形，扩展而外反，白色；副花冠浅杯状，淡黄色；雄蕊 6，着生于花被管上；子房下位，3 室，每室有胚珠多数，花柱细长，柱头 3 裂。蒴果胞背开裂，由绿色转至棕色。种子多数，扁平，椭圆形。花期冬季。果期次年 4～5 月。见（图 916）

本植物的根（**水仙根**）也供药用，详见下述。

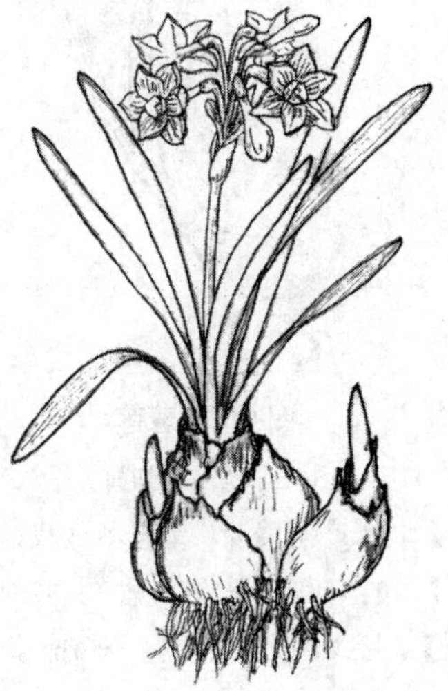

（图 916）**水仙**

【生长分布】 水仙花主产浙江、福建。邹平各地多盆栽。

【采收加工】 春季采摘花，鲜用或晒干。

【栽培要点】 （1）**生长习性** 喜温暖湿润和阳光充足的环境，尤宜冬无严寒、夏无酷暑、春秋多雨之地。喜水、耐肥，在富含有机质、水分充足又排水良好的冲积砂壤土上种植为最宜。有夏季休眠习性，鳞茎内花芽分化在叶初枯后进行，花芽分化适温为 17～20℃，25℃以上将受到抑制。

（2）**栽培技术** 用鳞茎繁殖。栽种时间一般在 10 月。一年生小鳞茎用撒播法，每 1 小时 m^2 播种量 22.5～30 万粒，播种后泼施腐熟人粪尿 1 层，再覆土 3cm 厚。二年生和三年生小鳞茎用开沟条植法，二年生的行株距(20～30)cm×(10～15)cm，每 1 小时 $m^2$120000～150000 个，三年生行株距 40cm×(15～20)cm，每 1 小时 $m^2$75000 个。栽植时要注意芽向，栽后覆土 5～6cm 厚，畦面盖稻草 1 层，引水灌溉，保持经常湿润。三年生鳞茎经"阉割"栽培 1 年后，即形成可供水养开花的商品鳞茎。

（3）**田间管理** 肥料以基肥为主，按种植球的大小，分别每 7～15 天追肥 1 次，初期施人粪尿加少许尿素，后期适当增施磷肥。

【性状鉴别】 花皱缩成小团块。展开后，花被管细，先端裂片 6，卵圆形，淡黄色，其内可见黄棕色环状副花冠，有的花被呈重瓣状。雄蕊 6，雌蕊花柱细长，柱头 3 裂。气芳香，味微苦。

【主含成分】 **花**：含 α-香树脂醇（*α-amyrin*)，β-谷甾醇（*β-sitosterol*)，硬脂酸（*stearic acid*)，亚麻酸（*lonolenic acid*)，亚油酸（*linoleic acid*)，芸香甙（*rutin*)，石蒜碱（*lycorine*)，甘露糖（*mannose*)，蔗糖（*sucrose*)，葡萄糖（*glucose*)，果糖（*fructose*)。挥发油主要成分为丁香油酚（*eugenol*)，苯甲醛（*benzaldehyde*)，苄醇（*benzyl alcohol*)及桂皮醇（*cinnamic alcohol*)，乙酸苄酯（*henzylacetate*)，吲哚（*indole*)及 3，5-二甲氧基甲苯（*dimethoxytoluene*)，水仙甙（*narcissin*)，胡萝卜素 C（*cartenoids*)，叶绿素（*chlorophyll*)。全草含高石蒜碱（*homolycorine*)，多花水仙碱（*tazettine*)。

全草：含高石蒜碱(*homolycorine*)，多花水仙碱(*tazettine*)

【药理】 （1）**抗肿瘤作用** 水仙总碱有一定的抗癌作用。20～30mg/kg 腹腔注射对大鼠 Jensen 肉瘤，小鼠 Croker 肉瘤及艾氏腹水癌均有明显抑制作用。

（2）**抑菌作用** 水仙花挥发油主要成分丁香油酚体外对金黄色葡萄球菌、肺炎链球菌、大肠杆菌、变形杆菌及致病性真菌有抑制作用。

（3）**其他** 10％乳剂可增加胃粘液分泌。家兔静脉注射可产生麻醉、降压与抗惊厥等作用。

(4)**毒性** 水仙总碱小鼠腹腔注射的 LD_{50} 为 182mg/kg。1mg～16mg/kg 可使犬外周血中的白细胞总数增加，注射初期可出现呕吐，但很快即可耐受。

【性味归经】 味辛，性凉。归肝、肺二经。

【功用主治】 清心悦神，理气调经，解毒辟秽。主治神疲头昏，月经不调，痢疾，疮肿。

《纲目》："作香泽涂身，理发，去风气，又疗妇人五心发热。"

《药性考》："除嘈杂。"

《现代实用中药》："治妇人子宫病，月经不调。"

【用量用法】 内服：煎汤，9～15g，或研末。外用：捣敷或研末调涂，适量。

【附方】 （1）**治妇人五心发热**：水仙花、干荷叶、赤芍药等为末，白汤每服二钱。--《卫生易简方》

（2）**治痢疾**：水仙花 12g，白糖 15g，开水煎服，连服 3～4d。--《大众中医药》1990，(1)：38

水仙根

【别名】 水仙根《纲目》，水仙球根《本草钩沉》，水仙头《大众中医药》。

【来源】 为石蒜科植物水仙 *Narcissus tazetta* L.*var.chiensis* Roem.的鳞茎。

【植物形态】 参见"水仙花"。

【采收加工】 春、秋季采挖鳞茎，洗去泥沙，用开水烫后，切片晒干或鲜用。

【性状鉴别】 鳞茎类球形，单一或数个伴生。表面被 1～2 层棕褐色外皮，除去后为白色肥厚的鳞叶，层层包合，割破后遇水，有粘液渗出。鳞片内有数个叶芽和花芽。鳞茎盘下有数 10 条细长圆柱形根。气微，味微苦。

【主含成分】 鳞茎含水仙葡配甘露聚糖(*narcissus-T-glucomannan*)，石蒜碱(*lycorine*)，多花水仙碱(*tsazettine*)，淀粉(*tarch*)，磷及蛋白质。

【药理】 鳞茎毒性较大。误食后有呕吐、腹痛、腹胀、脉搏频微、出冷汗、下痢、呼吸不规律、体温上升、昏睡、虚脱等，严重者发生痉挛、麻痹而死。鳞茎的浸剂对豚鼠、兔和猫的子宫都有很强的兴奋作用，能使鸽呕吐。小鼠腹腔注射水仙总生物碱 LD_{50} 为 182mg/kg；狗肌肉注射 16mg/kg，出现活动减少、不食，部分死亡。

【性味归经】 味苦、微辛，性寒，有毒。归心、肺经。

【功用主治】 清热解毒，散结消肿。主治痈疽肿毒，乳痈，瘰疬，痄腮，鱼骨梗喉。

《纲目》："治痈肿及鱼骨鲠。"

《药性切用》："泻热解毒。"

《本草再新》："以毒攻毒，排脓消肿，去风，疗百虫伤。"

《岭南采药录》："取头部捣烂，敷治乳痈。又治一切毒痈疽，捣烂敷之，能散毒。"

《四川中药志》1960年版："消肿散结。治温毒耳前后肿，颊肿。"

《重庆草药》："治冷毒痈肿，内服催吐。"

《福建药物志》："治淋巴腺炎，腮腺炎。"

【用量用法】 外用：捣敷或绞汁涂，适量。

【使用注意】 阴疽及痈疮已溃禁用。本品有毒，不宜内服。

《现代实用中药》："不可内服，误食之，必腹痛暴泻。"

《四川中药志》1960年版："阴疽及已溃痈疮不用。"

【附方】 (1)**治痈毒初起**：水仙鳞茎、红糖各适量。捣绒外敷。--《万县中草药》

(2)**治鼠疫结核**：鲜水仙(鳞茎)60g，雄黄(研粉)15g。共杵，敷核处。--《民间实用草药》(福州台江)

(3)**治腮腺炎**：水仙鳞茎、马勃各适量。捣绒外敷。--《万县中草药》

(4)**治乳癌初起，坚硬如鸡蛋大**：水仙根适量。捣烂敷于患处。--《常见抗癌草药》

(5)**治齿龈肿痛**：水仙球根同面粉捣敷颊部。

(6)**治外伤眼目疼痛和一切眼病**：将水仙球根用沸水烫洗后，捣绞汁，频频点眼。

(7)**治跌打伤痛**：鲜水仙球根切碎，捣烂加面粉适量，米醋调如糊，贴患部。

(8)**治小儿惊风发热**：鲜水仙捣烂贴足底。能解热定惊。5~8方出自《本草钩沉》

(9)**治小便不通，少腹急胀**：水仙头1个，蓖麻子30粒(去壳)。共捣烂，贴足心涌泉穴，一夜换贴2~3次。--《大众中医药》1990，(1)：38

葱莲

【别名】 葱莲《中药大辞典》，肝风草、玉帘《福建中草药》，惊风草《福建药物志》，白花独蒜《广西药用植物名录》，石葱(南宁)，葱兰(江苏、安徽)，白花菖蒲莲，韭菜莲。

【来源】为石蒜科植物葱莲 *Zephyranthes candida* (Lindl.) Herb. 的全草。

【植物形态】多年生草本。鳞茎卵形，直径约2.5cm，具有明显的颈。叶狭线形，肥厚，亮绿色，光滑，叶面有槽，长20～30cm，宽2～4mm。花茎中空；花单生于花茎顶端，下有带褐红色的佛焰苞状总苞，总苞片先端2裂；花梗长约1cm；花白色，外面常带淡红色，几无花被管，花被片6，长3～5cm，近喉部常有很小的鳞片；雄蕊6，长约为花被的1/2；花柱细长，柱头不明显3裂。蒴果近球形，直径约1.2cm，3瓣开裂；种子黑色，扁平。花期秋季。见（图917）

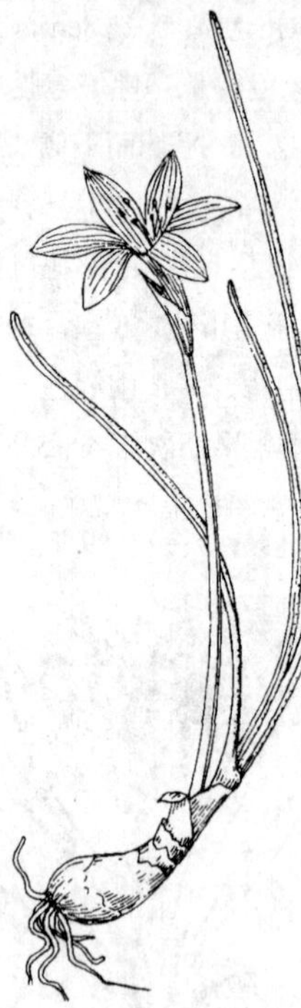

（图917）**葱莲**

1.植株 2.果实横切面

【生长分布】 原产南美洲。邹平多盆栽。

【采收加工】 全年均可采收，洗净，多为鲜用。

【主含成分】 全草含生物碱，总量约0.03%，其中主要为石蒜碱(*lycorine*),其次为网球花碱(*haementhidine*)、葱莲碱(*zephyranthine*)、多花水仙碱(*tazettine*)及黄夹碱(*nerinine*)。花瓣中含芸香甙。

【性味归经】 味甘，性平。

【功用主治】 平肝熄风，散热解毒。主治小儿惊风，癫痫，破伤风，疮痈红肿。

《福建药物志》："平肝熄风，镇痉解痛。主治小儿惊风，疳热，癫痫，破伤风。"

【用量用法】 内服：煎汤，3～4株，或绞汁饮。外用：捣敷，适量。

【使用注意】 《福建药物志》："有催吐作用，不宜多有，以防中毒。"

【附方】 (1)**治小儿急惊风**：玉帘鲜全草3~4株，水煎调冰糖服。另用鲜全草3~4株，食盐3~6g，同捣烂，分为2丸，贴于左右额角(太阳穴)，外用纱布覆盖固定。

(2)**治小儿癫痫**：玉帘鲜全草3株。水煎，调冰糖服。(1~2方均出自《福建中草药》)

韭莲

【别名】 韭莲《中药大辞典》,《中药大辞典》，菖蒲莲、红玉帘、风雨花《华北习见观赏植物》，赛番红花，旱水仙、空心韭菜《贵州草药》。

【来源】 为石蒜科植物韭莲 *Zephyranthes grandiflora* Lindl. 的全草。

【植物形态】 多年生草本。鳞茎卵形，表皮膜质，呈褐色，下面着生多数细根。叶互生或簇生；叶片线形，长12～，30cm 宽3～4cm，平行脉。花单生，花梗上部中空，有2裂的管状苞片；

花粉红色，漏斗状，具明显的筒部；花被片 6，内 3 片与外 3 片相错，倒卵形；雄蕊 6，3 枚较长，3 枚较短，交互着生在花被筒的喉部；花柱丝状突出，柱头 3 裂，子房下位，2 室，含多数胚珠。蒴果近球形，成熟时背部 3 爿裂。种子黑色，近扁平。花期 6～9 月。见（图 918）

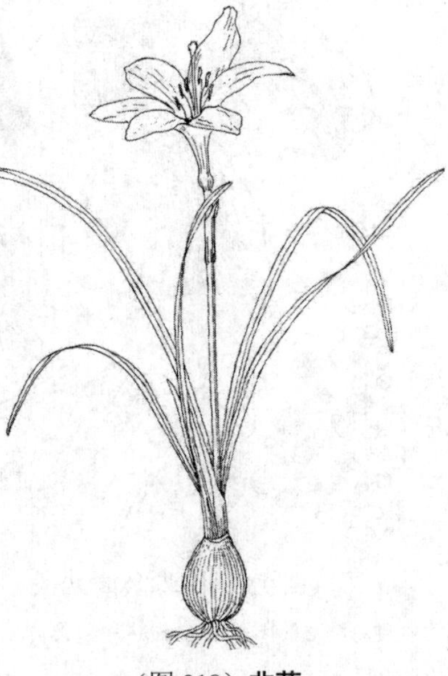

（图 918）**韭莲**

【生长分布】 原产南美。邹平多盆栽。

【采收加工】 夏、秋季可采收全草，晒干。

【主含成分】 **全草**：含烟胺（*nicotianamine*）等氨基酸。

鲜茎：含抗 P_{388} 淋巴瘤的活性成分：水鬼蕉碱（*pancratistatin*），球茎含石蒜碱（*lycorine*），雪花莲碱（*galanthine*），网球花胺（*haemanthamine*），漳州水仙碱（*pretazettine*），韭莱莲碱（ *carinatine*）。

【药理】 **抗肿瘤作用**：韭莲中的水鬼蕉碱对小鼠 P_{388} 淋巴白血病有治疗作用。该化合物 0.78～3.12mg/kg，其抗肿瘤作用是对照组的 135%～150%。体外试验中 ED_{50} < 0.01μg/ml.

【性味归经】 味苦，性寒。归心、脾二经。

【功用主治】 凉血止血，解毒消肿。主治吐血，便血，崩漏，跌伤红肿，疮痈红肿，毒蛇咬伤。

《湖南药物志》："止血安神。"

《贵州草药》："散热解毒，活血凉血。"

【用量用法】 内服：煎汤，15～30g，外用：捣敷，适量。

【附方】 （1）**治痈疮红肿**：旱水仙根适量。捣绒包裹患处。

（2）**治跌伤红肿**：旱水仙适量。捣绒包裹患处。

（3）**治毒蛇咬伤**：旱水仙适量。捣绒包患处。（1～4 方均出自《贵州草药》）

山药

【别名】 山药《药谱》，藷薁、署预《山海经》，薯蓣、山芋《本经》，诸署、署豫、玉延，修脆、儿草《吴普本草》，藷《山海经》（郭璞传），山藷《别录》，延草《兼名苑》，王芋《杂要诀》。薯药《清异录》，淮山药《饮片新参》，蛇芋《浙江中药手册》，野山豆《江苏植药志》，山板术《广西中药志》，白苕《四川中药志》，九黄姜、野白薯《湖南药物志》，扇子薯、佛掌薯《药材学》，白药子《杭州药植志》，土薯、大薯、薯药。

【名释】 山药原名薯蓣，《本经》列为上品。因唐代宗名预，故避讳改为薯药，后又因宋英宗讳署，遂改为山药。

【来源】 为薯蓣科植物薯蓣 *Dioscorea opposita* Thunb.的块茎。

【植物形态】 山药 又名儿草《吴普本草》，延草《兼名苑》，白山药(西北、江苏、安徽)，野牛尾苕(四川)，理毛条(云南)，长山药(山西)，野薯(广东)，菜山药(河南)。多年生缠绕草本。块茎肉质粗壮，略呈圆柱形，地下直立生长，长可达 1m，直径 2～7cm，外皮灰褐色，生有须根。茎细长，蔓性，通常带紫色，有棱，光滑无毛。叶对生或 3 叶轮生，叶腋间常生珠芽（名零余子）；叶片形状多变化，三角状卵形至三角状广卵形，长 3.5～7cm，宽 2～4.5cm，通常耳状 3 裂，中央裂片先端渐尖，两侧裂片呈圆耳状，基部戟状心形，两面均光滑无毛；叶脉 7～9 条基出；叶柄细长，长 1.5～3.5cm。花单性，雌雄异株；花极小，黄绿色，成穗状花序；雄花序直立，2 至数个聚生于叶腋，花轴多数成曲折状；花小，近于无柄，苞片三角状卵形；花被 6，椭圆形，先端钝；雄蕊 6，花丝很短；雌花序下垂，每花的基部各有 2 枚大小不等的苞片，苞片广卵形，先端长渐尖；花被 6；子房下位，长椭圆形，3 室，柱头 3 裂。蒴果有 3 翅，果翅长几等于宽。种子扁卵圆形，有阔翅。花期 7～8 月。果期 9～10 月。见（图 919）

本植物的藤（**山药藤**）、叶腋间珠芽（**山药豆**）亦供药用，详见下述。

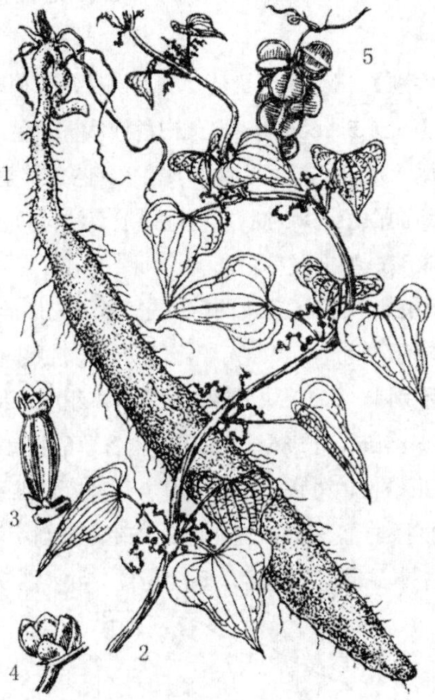

（图919）**山药**

1. 块茎（山药） 2. 花枝 3. 雄花 4. 雌花 5. 果序

【生长分布】 生于山坡、山谷、林下、溪边、路旁的灌丛或杂草中，或为栽培。邹平各乡镇均有栽培；南部山群均有野生。

【采收加工】 用芦头栽种者，当年即可收获。用珠芽繁殖者，第 2 年即可收获。采挖时节为霜降后叶呈黄色时。挖出后洗净泥土，用竹刀或碗片刮去外皮，晒干或烘干，即为毛山药。选择粗大顺直的毛山药，用清水浸匀，再加微热，并用棉被盖好，保持湿润，闷透，然后放在木板上搓揉成圆柱状，将两头切剂，晒干打光，即为光山药。

【栽培要点】 （1）**生长习性** 喜温暖，耐寒。由于山药是一种深根性植物，故栽培地区应选择土层深厚、排水良好、疏松肥沃的砂质壤土。土壤酸碱度以中性最好，若土壤为酸性，易生支根和根瘤，影响根的产量和质量；过碱，其根部不能充分向下生长

（2）**栽培技术** 主要用芦头和珠芽（山药豆）繁殖。①芦头繁殖：每年10月份将地下根挖出，将山药上部芦头15～25cm长折下，于日光下略晒，使其水分蒸发，经过日晒2～3天，伤口愈合，放入室内或室外挖坑贮藏。坑的深度及盖土厚度以不使芦头受冻为度，天冷时覆土至10cm。保持湿润。翌年4月（清明至谷雨）取出，在畦内按行距30～45cm，株距18～20cm，开沟栽种，将芦头顺序平放于沟内，盖土。②珠芽繁殖：4月中旬将上年秋天采收珠芽（山药豆）从坑中取出，稍晒，即可进行栽种，行距30cm，株距10～15cm，沟深6cm，将珠芽放入沟内，覆土6cm，约1个月左右的时间，可出芽。

（3）**田间管理** 出苗后，应设支架，以使茎蔓向上生长，支架材料不限，竹竿、秫秸秆及树枝均可。在5～8月期间，应分次追肥，以粪水及厩肥为主，可结合浇水施用或撒布于根旁。浇水后遇雨，土壤过湿，会使根不向下生长而形成叉根，因此，雨季应注意排水工作，浇水要适量。浇水过多也容易引起锈病，使早期落叶，影响根的产量。

（4）**病虫害防治** 病害主要有白锈病、褐斑病。白锈病于春季发生；褐斑病夏季发生。防治：①搭支架，使通风良好，不能在阴湿积水的地方种植；②用波尔多液1：1：140倍液防治。虫害主要有蛴螬、地老虎，咬食根部。防治：发生时用毒饵诱杀。

【性状鉴别】 （1）**毛山药** 略呈圆柱形，稍扁而弯曲，长15～30cm，直径1.5～6cm。表面黄白色或浅棕黄色，有明显纵皱及栓皮未除尽的痕迹，并可见少数须根痕，两头不整齐。质坚实，不易折断，断面白色，颗粒状，粉性，散有浅棕黄色点状物。无臭，味甘，微酸，嚼之发粘。

（2）**光山药** 呈圆柱形，两端齐平，长7～16cm，直径1.5～3cm，粗细均匀，挺直。表面光滑，洁白，粉性足。

【显微鉴别】 （1）**块茎横切面**：基本组织中粘液细胞类圆形，直径34～85μm，长85～115μm，内含草酸钙针晶束，长约52μm。维管束散在，外韧型，四周有一列薄壁性维管束鞘；后生木质部导管直径约至50μm。树脂道分布在薄壁细胞间，内充满黄褐色树脂物。本品薄壁细胞含众多淀粉粒。见（图920）

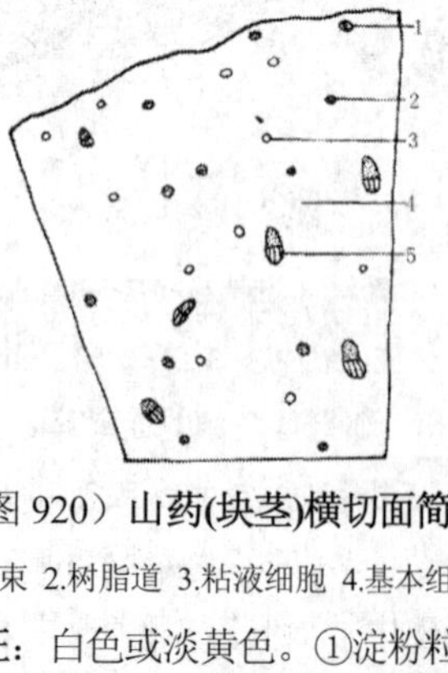

（图920）**山药(块茎)横切面简图**

1.草酸钙针晶束 2.树脂道 3.粘液细胞 4.基本组织 5.维管束

（2）**粉末特征**：白色或淡黄色。①淀粉粒多单粒，类圆形、长圆形或卵形，直径6～17μm，长17～31μm，脐点点状、飞鸟状，位于较少端，大粒层纹明显。②草酸钙针晶束存在于粘液细胞中，针晶长80～240μm。③导管为具缘纹孔及网纹导管，也有螺纹及环纹导管，直径12～48μm。④筛管分子复筛板上的筛域极为明显，排成网状。⑤纤维少数，细长，直径约14μm，壁甚厚，木化。见（图921）

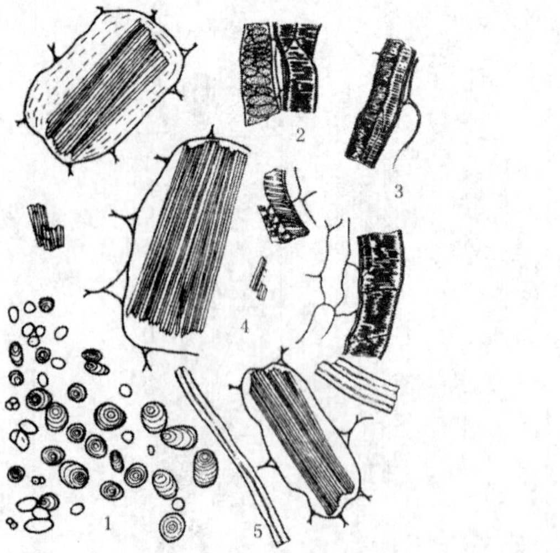

（图921）**山药(块茎)粉末**

1.淀粉粒 2.筛管 3.导管 4.草酸钙针晶束 5.纤维

【理化鉴别】 （1）取本品粗粉5g，加水煮沸，滤过，滤液供试验用：①取滤液lml，加5%氢氧化钠液2滴，再加稀硫酸铜液2滴，呈蓝紫色。(检查蛋白质)。②取滤液lml，加费林试液lml，水浴加热，产生红色沉淀。(检查还原糖类)③取滤液滴于滤纸上，滴加1%茚三酮丙酮液2滴，加热后立即显紫色(另以空白试剂对照为负反应)。(检查氨基酸)

（2）取药材粉末或切片少许，加浓硝酸lml，呈鲜黄色。(检查蛋白质)

【主含成分】 **山药块茎**：含薯蓣皂甙元（*diosgenin*）0.012%，多巴胺（*dopamine*），盐酸山药碱（*batatasine hydrochloride*），多酚氧化酶（*polyphenoloxidase*），尿囊素（*allantoin*）止杈素（*abscisin*）Ⅱ。又含糖蛋白（*glucoprotein*），水解得：赖氨酸（*lysine*），组氨酸（histidine），精氨酸（*arginine*），天冬氨酸（*aspartic acid*），苏氨酸（*threonine*），丝氨酸（serine），谷氨酸（*glutamic acid*），脯氨酸（*proline*），甘氨酸（*glycine*），丙氨酸（*alanine*），缬氨酸（*valine*），亮氨酸（*leucine*），异亮氨酸（*isoleucine*），酪氨酸（*tyrosine*），苯丙氨酸（*phenylalanine*）和蛋氨酸（*methionine*）。还含包括上述氨基酸和胱氨酸（*cystine*），γ-氨基丁酸（*γ-aminobutyric acid*）在内的自由氨基酸，另含具降血糖作有用的多糖，并含由甘露糖（*mannose*），葡萄糖（*glucose*）和半乳糖（galactose）按摩尔比6.45：1：1.26构成的山药多糖，又含钡、铍、铈、钴、铬、铜、镓、镧、锂、锰、铌、镍、磷、锶、钍、钛、钒、钇、镱、锌、锆以及氧化钠、氧化钾、氧化铝、氧化铁、氧化钙、氧化镁等。

根茎：含多巴胺、儿茶酚胺（*catecholamine*），以及胆甾醇（*cholesterol*），麦角甾醇（*ergosterol*），菜油甾醇（*campesterol*），豆甾醇（*stigmasterol*），β-谷甾醇（*β-sitosterol*）。

粘液：含植酸（*phytic acid*），甘露多糖（*mannan*）Ⅰa，Ⅰb和Ⅰc；有人说粘液含多糖40%，蛋白质2%，磷3%和灰分24%，多糖部分由80%的甘露糖和少量的半乳糖，木糖（*xylose*），果糖（*fructose*）及葡萄糖所组成。

珠芽（零余子）：含5种分配性植物生长调节剂，命名为山药素（*batatasin*）Ⅰ、Ⅱ、Ⅲ、Ⅳ、Ⅴ。还含止杈素，多巴胺和多种甾醇：胆甾烷醇（*cholestanol*），（24R）-α-甲基胆甾烷醇[（*24R*）-*α-methyl cholestanol*]，（24S）-β-甲基胆甾烷醇[（*24S*）-*β-methyl cholestanol*]，（24R）-α-乙基胆甾烷醇[（*24R*）-*α-ethyl cholestanol*]，胆甾醇，菜油甾醇，（24S）-β-甲基胆甾醇[（*24S*）-*β-methyl cholestanol*]，24-亚甲基胆甾醇（*24-methylenecholesterol*），β-谷甾醇，豆甾醇，异岩藻甾醇（*isfucosterol*），赪桐甾醇（*clerosterol*），24-亚甲基-25-甲基胆甾醇（*24-emthylene-25-methyl cholesterol*），7-胆甾烯醇（*lathosterol*），8（14）-胆甾烯醇[*cholest-8*（*14*）*-enol*]，（24R）-α-甲基-8（14）-胆甾烯醇[（*24R*）*-α-methyl cholest-8*（*14*）*-enol*]，（24S）-β-甲基-8（14）-胆甾烯醇[（*24S*）*-β-methyl cholest-8*（*14*）*-enol*]，（24R）-α-乙基-8（14）-胆甾烯醇[（*24R*）*-α-ethyl cholest-8*（*14*）*-enol*]。

【药理】　（1）**调节或增强免疫作用**　山药能增加血液白细胞和加强白细胞的吞噬作用。用山药水煎液给小鼠灌胃也可增加前列腺、精囊腺的重量，增强雄性激素样作用。山药多糖RDPS-1能不同程度的提高T淋巴细胞的增殖能力、NK细胞活性、血清溶血素活性、血清IgG含量和增强巨噬细胞的吞噬能力。因此，RDPS-1不仅具有非特异性免疫功能，又具有提高特异性细胞免疫和体液免疫功能。

（2）**降血糖和降血脂作用**　山药水煎剂30g/kg、60g/kg给小鼠连续灌胃10天.可以降低正常小鼠的血糖，对四氧嘧啶引起的小鼠糖尿病有预防及治疗作用，并可对抗由肾上腺素或葡萄糖引起的小鼠血糖升高，表明山药有降血糖作用。山药水煎剂6g/kg连续21天灌胃四氧嘧啶导致糖尿病的小鼠，能够显著降低小鼠的血糖和血脂。

（3）**对消化道的影响**　喂食25%的山药能改善小鼠的肠胃功能和抑制高胆固醇的发生，但剂量在50%时将会影响蛋白的吸收。山药能抑制正常大鼠胃排空运动和肠推进作用，也能明显对抗苦寒泻下药引起的大鼠胃肠运动亢进。山药对小鼠具有刺激小肠运动、促进肠道内容物排空作用。此外，山药能提高胃液分泌量和胃液酸度，对脾虚模型小鼠具有止泻和提高抗寒能力的作用，对大鼠胃蛋白酶活性则无显著影响。对家兔肠运动的影响：生山药、清炒、土炒、麸炒4种山药炮制品煎剂对家兔离体肠管节律性活动有明显作用；对肾上腺素产生紧张性降低时，给4种山药煎剂却能使肠管恢复节律，拮抗作用明显；对乙酰胆碱引起肠管紧张性增高时，给于4种山药煎剂均未见肠管紧张性下降或明显恢复节律性活动；4种山药对肠作用以清炒、生品、土炒略好。

（4）**抗肿瘤作用**　50mg/kg山药多糖RDPS-I对Lewis肺癌有显著抑制作用，而对B_{16}黑色素瘤没有明显作用，等于或高于150 mg/kg的RDPS- I对B_{16}黑色素瘤和Lewis肺癌都有显著抑制效果，且中等剂量（50 mg/kg ）作用最佳；体外试验证明，山药可作为抗癌作用的扶正药，薯蓣皂苷元对S-180，HepA，U14等小鼠移植肿瘤和L_{929}，HeLa，MCF肿瘤细胞株具有明显抑制作用。

（5）**抗氧化作用**　山药多糖AP能降低维生素C-NADPH及Fe^{2+}-半胱氨酸诱发的微粒体过氧化脂质的含量，并对黄嘌呤-黄嘌呤氧化酶体系产生的超氧自由基及Fenton反应体系产生的羟自由基有清除作用。在DPPH自由基清除力、螯合金属离子、还原力和总抗氧化活性四个体系中，山药均表现出较强的抗氧化性。在β-胡萝卜素亚油酸体系和EYPC脂质体系中，山药粉的乙酸乙酯提取物均有一定的抗氧化性。另外，从山药中分离得到的粘液质也具有抗氧化作用。

（6）**抗衰老作用**　山药能使加速机体衰老的GSH-Px等老化的相关酶的活性显著降低。怀山药多糖能明显拮抗D-半乳糖所致衰老小鼠免疫器官组织的萎缩，使皮质厚度增加，淋巴细胞数量增多；腹腔注射山药多糖小鼠体内谷胱甘肽过氧化物酶、过氧化氢酶、超氧化物歧化酶和脑Na^+/Ka^+-ATP酶活性均增加，单胺氧化酶B活性及过氧化脂质和脂褐质含量均降低。

（7）**抗突变作用**　Ames试验显示，山药活性多糖对三种致突变物B[a] P（苯并芘），2-AF（2-氨基芴）和AFB2（黄曲霉毒素B1）的致突变性有显著的抑制作用，且剂量—效应关系呈对数曲线关系。

（8）**其它作用**　山药中的尿囊素具有抗刺激物、麻醉镇痛及促进上皮生长、消炎、抑菌等作用，常用于治疗手足皲裂、鱼鳞病、多种角化皮肤病。

【炮制】　（1）**炒山药**：取净山药片置锅内，用文火炒至微黄色，取出放凉。

（2）**麸炒山药**：取麦麸皮，撒入热锅内，用中火加热，俟冒烟时，投入山药片，拌炒至黄色，取出，筛去焦麸皮，放凉。每山药片100kg，用麦麸10kg。麸炒可增强健脾和胃作用，可免气滞副作用。

（3）**土炒山药**：取伏龙肝粉，置锅内，用文火炒热，投入山药片，拌炒至表面挂土色，取出，筛去土粉，放凉。每山药100kg，用伏龙肝粉30kg。土炒山药能增强补脾止泻作用。

（4）**米炒山药**：取净山药片和米，投入热锅内，用文火炒至米呈黄色，取出，筛去米，放凉。每山药片100kg，用米30kg。

饮片性状：①炒山药形如山药片，表面微黄色。②麸炒山药形如山药片，表面淡黄色，偶有焦斑，略具焦香气。③土炒山药形如山药片，表面土红色，粘有土粉，略具焦香气。④米炒山药形如山药片，表面微黄色或金黄色，味甜。

【性味归经】　味甘、性平。归脾、肺、肾经。

【功用主治】　补脾，养肺，固肾，益精。主治脾虚泄泻，食少浮肿，肺虚咳喘，消渴，遗精，带下，肾虚尿频。外用治痈肿，瘰疬。

《本经》："主伤中，补虚羸，除寒热邪气，补中益气力，长肌肉，久服耳目聪明，轻身不饥延年。"

《别录》："主头面游风，风头（一作'头风'），眼眩，下气，止腰痛，补虚劳羸瘦，充五藏，除烦热，强阴。"

《药性论》："补五劳七伤，去冷风，止腰疼，镇心神，安魂魄，开达心孔，多记事，补心气不足，患人体虚羸，加而用之。"

《食疗本草》："治头疼，利丈夫，助阴力。"

《日华子》："助五脏，强筋骨，长志安神，主泄精健忘。"

《纲目》谓朱丹溪云："生捣贴肿硬，毒能消散。"

《汤液本草》谓李东垣云："治皮肤干燥，以此物润之。"

《伤寒蕴要》："补不足，清虚热。"

《纲目》："益肾气，健脾胃，止泄痢，化痰涎，润皮毛。"

《本草再新》："健脾润肺，化痰止咳，开胃气，益肾水，治虚劳损伤，止吐血遗精。"

【临床应用】　（1）**用于脾虚乏力，食少便溏，女子带下**。山药味甘入脾，性平不燥，既补脾气，亦益脾阴，为治脾虚证的常用药。治上述诸症，常单味大量研末服或作药膳长期服用，但临床多入复方，治脾虚或兼湿邪所致的便溏、泄泻，即以本品配人参、白术、茯苓等，共奏益气健脾，利湿止泻之功，如《局方》参苓白术散；兼食积不化，气滞不行者，又须配炒麦芽、神曲等消食导滞之品。治脾虚带下，本品常与白术、苍术、白芍同用，以增强健脾化湿止带功能，如《傅青主女科》完带汤；若带下黄稠腥臭，脾虚兼湿热者，则与黄柏、车前子、白果同用，健脾燥湿，清热止带并举，方如《傅青主女科》易黄汤；脾虚及肾虚，与山萸肉、沙苑子等补肾固涩之品同用。

（2）**用于肺虚咳喘**。山药益肺气，养肺阴，故肺气肺阴虚损不足，以致虚劳乏力，短气自汗，咳喘无痰或痰少而粘者，用本品与补气益阴润肺止咳之党参、麦冬、百合等同用。若兼肾虚不纳而喘，可与熟地、山萸肉等药同用，以肺肾并补，纳气平喘，如《衷中参西录》薯蓣纳气汤。

（4）**用于肾虚遗精、尿频**。山药能补肾，兼有固涩作用。但药力较弱，需与其他补肾固涩药同用，以增强效果。如治肾虚腰痛，滑精梦遗，虚怯阳痿，常与熟地、山萸肉等同用，如六味地黄丸治下元虚寒，尿频，遗尿，常与益智仁、乌药配用，共奏温肾缩尿之功，如《校注妇人良方》缩泉丸。

（5）**用于消渴症**。山药补气养阴而止渴，故治消渴病有效，张锡纯多用山药大剂，水煎代茶饮服，或与黄芪、葛根、知母、天花粉等健脾养阴生津之品同用，如《衷中参西录》的玉液汤。

（6）**用于痈肿，瘰疬，痰湿流注，一切肿块硬痛**。生山药捣敷有消肿解毒作用。

《本草经集注》："紫芝为之使。"

《汤液本草》："二门冬为之使。"

《本草蒙筌》："理脾伤止泻，参、苓、白术频相加。"

《本草正》："第其气轻性缓，非堪专任，故补脾、肺，必主参、术；补肾水，必君茱、地；涩带浊，须破故同研；固遗泄，仗菟丝相济。"

《本草汇言》："东垣老人：君参、术以补脾，君参、麦以补肺，君参、归以补心，君参、地以补肝，君参、杞以补肾，无毒可尝眼，使之乳制尤妙。"

《得宜本草》："得羊肉，补脾阴；得熟地，固肾精。"

《碍配本草》："治暖火，生甩恐气滞，佐以陈皮；阴虚火动者，久必脾气衰败，泄泻不止，用白术、米仁以燥土，肾水益致于涸，惟此同芡实、莲子以实之，则补土不妨于水，乃为善治。"

《本草述钩元》："同羊肉、苁蓉作羹，扶衰老，补虚羸。"

《衷中参西录》："山药与芍药并用，大能泻上焦虚热。""山药、薏米皆清脾肺之药，然单用山药，久则失于粘腻；单用薏米，久则失于淡渗，惟等分并用，乃可久服无弊。"

【用量用法】 内服：煎汤，15～30g，大剂量 60～250g，或入丸、散。外用：捣敷，适量。补阴，宜生用；健脾止泻，宜炒黄用。

【使用注意】 湿盛中满或有实邪、积滞者禁服。

《本草经集注》："恶甘遂。"

《本草经疏》："不宜与面同食。"

《雷公炮制药性解》："单食多食亦能滞气。"

《本草省常》："服大戟、甘遂者忌之。"

《随息居饮食谱》："肿胀、气滞诸病均忌。"

【附方】 （1）**治脾胃虚弱，不思进饮食**：山芋、白术各~两，人参三分。上三味，捣罗为细末，煮白面糊为丸，如小豆大，每眼三十丸，空心食前温米饮下。-- 《圣济总录》之"山芋丸"

（2）**治湿热虚泻**：山药、苍术等分，饭丸，米饮服。-- 《濒湖经验方》

（3）**治噤口痢**：干山药一半炒黄色，半生用。研为细末，米饮调下。--《百一选方》

（4）**治脾肺阴分亏损，饮食懒进，虚热劳嗽，并治一切阴虚之证**：生山药二两，生薏米二两，柿霜饼八钱。上三味，先将山药、薏米捣成粗渣，煮至烂熟，再将柿霜饼切碎，调入融化，随意服之。-- 《衷中参西录》

（5）**治痰气喘急**：生山药捣烂半碗，入甘蔗汁半碗，和匀，顿热饮之。--《简便单方》

（6）**治下焦虚冷，小便数，瘦损无力**：生薯蓣半斤，刮去皮，以刀切碎，研令细烂于铛中著酒，酒沸下薯蓣，不得搅，待熟，着少盐、葱白，更添酒，空腹饮三二杯妙。-- 《食医心镜》

（7）**治耳聋由肺气虚者**：山药(炒)三两，白茯苓二两，杏仁(去皮尖，炒)二两五钱，为末。用黄蜡一两，溶化为丸，弹子大，盐汤嚼下。少气嗌干者，用生脉散，煎汤嚼之。-- 《外科大成》之"蜡弹丸"

（8）**治惊悸怔忡，健忘恍惚**：用山药四两，人参一两，当归身三两，酸枣仁五两。俱炒燥研末，炼蜜丸梧子大，每服五钱，白汤送下。-- 《方脉正宗》

（9）**治虚劳诸不足，风气百疾**：薯蓣三十分，当归、桂枝、曲、干地黄、豆黄卷各十分，甘草二十八分，人参七分，芎藭、芍药、白术、麦门冬、杏仁各六分，柴胡、桔梗、茯苓各五分，阿胶七分，干姜三分，白蔹二分，防风六分，大枣百枚为膏。上二十一味，末之，炼蜜和丸，如弹子大，空腹酒服一丸，一百丸为剂。-- 《金匮要略》之"薯蓣丸"

（10）**治腰脚疼痛及腹内一切冷病**：薯蓣一斤，杏仁一升(汤浸，去皮、尖、双仁)，生牛乳三升。上烂研杏仁，入牛乳绞取汁，以杏仁尽为度，后取薯蓣相和，都入新瓷瓶盛之，密封瓶口，安于釜中，以重汤煮一伏时，每 Et 空心以温酒调一匙服之。-- 《圣惠方》之"九仙薯蓣煎"

（11）**治妇女赤白带下**：生山药一两，生龙骨(捣细)六钱，生牡蛎(捣细)六钱，海螵蛸(去净甲，捣)四钱，茜草三钱。水煎服。-- 《衷中参西录》

（12）**治肿毒**：山药、蓖麻子、糯米为一处，水浸研为泥，敷肿处。--《普济方》

（13）**治吹乳肿痛不可忍**：生山药捣烂，敷上即消，消即去之，迟则肉腐。-- 《古今医鉴》

（14）**治冻疮**：山药少许，于新瓦上磨为泥，涂疮口上。-- 《儒门事亲》

山药藤 味微苦，微甘，性平。归肺经。燥湿解毒。主治皮肤湿疹、丹毒。外用：煎汤薰洗，或捣敷，适量。

山药豆 又名零余子、署预子《本草拾遗》，薯蓣果《江西草药》。味甘，性温，无毒。归肾经。主补虚，强腰脚。晒干功用强于署预。内服：煎汤，5～50g。

水葫芦

【别名】 水葫芦《广西本草选编》，《广西本草选编》，大水萍、水浮莲、洋水仙《广州植物志》，凤眼蓝、浮水莲《广西药用植物名录》，水莲花、水鸭娄《云南中药资源名录》。

【来源】 为雨久花科植物凤眼莲 *Eichhornia crassipes* (Mart.)

Solms 的全草。

【植物形态】 浮水草本，高 30～60cm。须根发达，棕黑色，长达 30cm。茎极短，具长匍匐枝，匍匐枝淡绿色或带紫色，与母株分离后长成新植物。叶在基部丛生，莲座状 排列，一般 5～10 片；叶片圆形，宽卵形或宽菱形，长 4.5～14.5cm，宽 5～14cm，顶端钝圆或微尖，基部宽楔形或在幼时为浅心形，全缘，具弧形脉，表面深绿色，光亮，质地厚实，两边微向上卷，顶部略向下翻卷；叶柄长短不等，中部膨大成囊状或纺锤形，内有许多多边形柱状细胞组成的气室，维管束散布 其间，黄绿色至绿色，光滑；叶柄基部有鞘状苞片，长 8～11cm，黄绿色，薄而半透明；花葶从叶柄基部的鞘状苞片腋内伸出，长 34～46cm，多棱；穗状 花序长 17～20cm，通常具 9～12 朵花；花被裂片 6 枚，花瓣状，卵形、长圆形或倒卵形，紫蓝色，花冠略两侧对称，直径 4～6cm，上方 1 枚裂片较大， 长约 3.5cm，宽约 2.4cm，三色即四周淡紫红色，中间蓝色，在蓝色的中央有 1 黄色圆斑，其余各片长约 3cm，宽 1.5～1.8cm，下方 1 枚裂片较 狭，宽 1.2～1.5cm，花被片基部合生成筒，外面近基部有腺毛；雄蕊 6 枚，贴生于花被筒上，3 长 3 短，长的从花被筒喉部伸出，长 1.6～2cm，短的 生于近喉部，长 3～5mm；花丝上有腺毛，长约 0.5mm，3（2～4）细胞，顶端膨大；花药箭形，基着，蓝灰色，2 室，纵裂；花粉粒长卵圆形，黄色；子 房上位，长梨形，长 6mm，3 室，中轴胎座，胚珠多数；花柱 1，长约 2cm，伸出花被筒的部分有腺毛；柱头上密生腺毛。蒴果卵形。花期 7-10 月，果期 8-11 月。见（图 922）

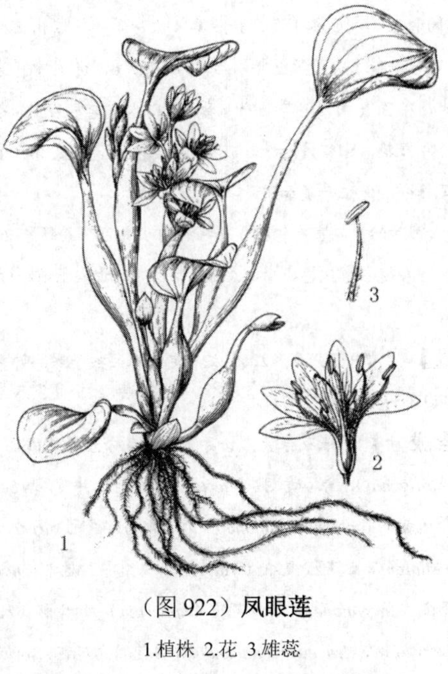

（图 922）**凤眼莲**

1.植株 2.花 3.雄蕊

【生长分布】 原产于南美。邹平多盆栽。

【采收加工】 春、夏季采集，洗净，晒干或鲜用。

【性味归经】 味辛、淡，性凉。归肺经。

【功用主治】 疏散风热，利水通淋，清热解毒，祛风祛湿。主治风热感冒，水肿，热淋，尿路结石，风疹，湿疮，疮痈肿毒、关节炎、风湿痛。

《广西本草选编》："疏风清热，利尿解毒。主治感冒发热，小便赤痛，风疹，疮疖红肿。"

《全国中草药汇编》："清热解暑，利尿消肿。主治中暑烦渴，肾炎水肿，小便不利。"

《广西民族药简编》："水煎服治尿路结石(仫佬)。"

《四川中药志》1982 年版："用于热淋，小便不利，湿疹。"

《广西植物名录》："清热解毒、祛风除湿。治热疮、关节炎、风湿痛。"

【用量用法】 内服：煎汤，15～30g。外用：捣敷，适量。

【使用注意】 孕妇慎服。

【附方】 （1）**治疮疖红肿**：水葫芦鲜全草加食盐少许，捣烂外敷。--《广西本草选编》

（2）**治肾炎水肿**：水葫芦 30g，小茴香、水皂角、小薄荷、土木香各 6g，甘草 3g，水煎服。

（3）**治肝硬化腹水**：水葫芦 60g，虫笋 30g，水煎服。

（4）**治瘰疬**：水葫芦 60g，猪小肚 1个，加水炖服。2～4 方均出自《万县中草药》

（5）**治小便短赤，湿疮痒疹**：凤眼莲 30g，车前草 30g，地肤子 30g。水煎服。

（6）**治感冒风热**：凤眼莲 30g，薄荷 9g，桑叶 9g，空心苋 15g，水煎服。

（7）**治疖痈肿毒**：凤眼莲、鸭趾草、马兰、芙蓉叶各适量，水煎服或捣烂外敷。（5～7 方均出自《四川中药志》1982 年）

射干

【别名】 射干《本经》，《本经》，乌扇、乌蒲《本经》，黄远《吴普本草》，乌蓮《广雅)，夜干《本草经集注》，乌翣、乌吹、草姜《别录》，鬼扇《肘后方》，凤翼《本草拾遗》，扁竹根《永类钤方》，仙人掌、紫金牛《土宿本草》，野萱花、扁竹《纲目》，地萹竹《镇江府志》，较剪草、黄花扁蓄《生草药性备要》，开喉箭、黄知母《分类草药性》，冷水丹、冷水花《南京民间药草》，扁竹兰《中药形性经验鉴别法》，金蝴蝶、金绞剪《浙江中药手册》，紫良姜、铁扁担《江苏植物药志》，六甲花、扇把草、鱼翅草《广西中兽医药用植物》，山蒲扇《东北药用植物志》，剪刀草《中药志》，老君扇、高搜山、凤凰草《湖南药物志》。

【名释】 依植物地上、地下形状而命名。

【来源】 为鸢尾科植物射干 *Belamcanda chinensis* (L.) DC. 的根茎。

【植物形态】 多年生草本。根茎粗壮，横生，鲜黄色，呈不规则的结节状。着生多数细长的须根。茎直立，高 50～150cm，实心，下部生叶。叶基生或在花茎基部互生，扁平，宽剑形，相嵌，革质，排成 2 列，长 20～60cm，宽 2～4cm。先端渐尖，基部抱茎，全缘，绿色带白粉；叶脉数条，平行。聚伞花序伞房状顶生，二叉状分枝，枝端着生数花，花梗及分枝基部均有膜质苞片；苞片披针形至狭卵形；花被片 6，2 轮，外轮花被裂片倒卵形或长椭圆形，长约 2.5cm，宽 1cm，内轮 3 片略小，倒卵形或长椭圆形，长 2～2.5cm，宽 1cm，橘黄色，有暗红色斑点；雄蕊 3，贴生于外花被片基部，花药外向；雌蕊 1，子房下位，3 室，中轴胎座，柱头 3 浅裂。蒴果倒卵形或长椭圆形，长 2～4cm，具 3 纵棱，成熟时室背开裂，果瓣向外弯曲。种子多数，近圆形，黑紫

色，有光泽，直径约5mm。花期7～9月，果期10月。见(图923)

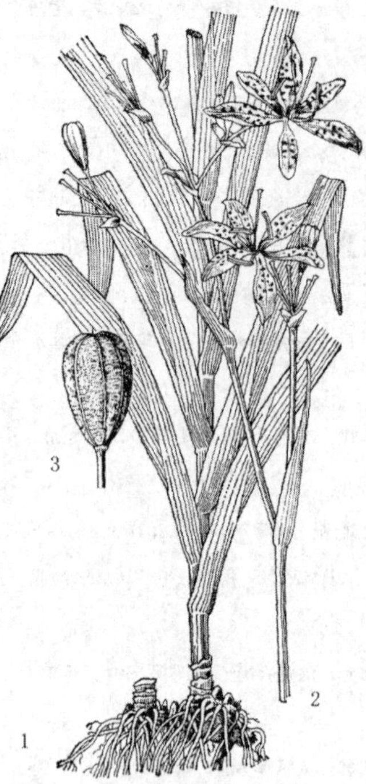

（图923）射干

1.植株（示根及根茎） 2.花序 3.果实

【生长分布】 生于山坡、草原、田野旷地、杂木林缘。邹平常见庭院栽培。

【采收加工】 春初刚发芽或秋末茎叶枯萎时采挖，除去须根及泥沙，干燥。

【性状鉴别】 本品呈不规则结节状，长3～10cm，直径1～2cm。表面黄褐色、棕褐色或黑褐色，皱缩，有较密的环纹。上面有数个圆盘状凹陷的茎痕，偶有茎基残存；下面有残留细根及根痕。质硬，断面黄色，颗粒性。气微，味苦、微辛。见（图924）

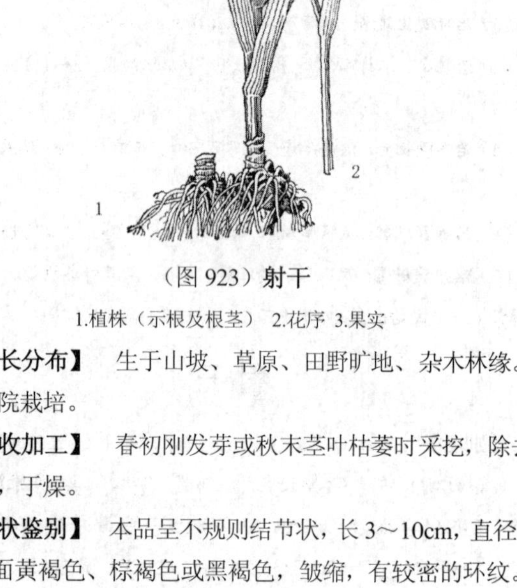

（图924）射干根茎外形

【理化鉴别】 取本品粉末1g，加甲醇10ml，超声处理30分钟，滤过，滤液浓缩至1.5ml，作为供试品溶液。另取射干对照药材1g，同法制成对照药材溶液。照薄层色谱法(附录VIB)试验，吸取上述两种溶液各1μl，分别点于同一聚酰胺薄膜上，以三氯甲烷-丁酮-甲醇(3：1：1)为展开剂，展开，取出，晾干，喷以三氯化铝试液，置紫外光灯(365nm)下检视。供试品色谱中，在与对照药材色谱相应的位置上，显相同颜色的荧光斑点。

【显微鉴别】 (1) 本品横切面：表皮有时残存。木栓细胞多列。皮层稀有叶迹维管束；内皮层不明显。中柱维管束为周木型及外韧型，靠外侧排列较紧密。薄壁组织中含有草酸钙柱晶、淀粉粒及油滴。见（图925）

（2）粉末特征：粉末橙黄色。草酸钙柱晶较多，棱柱形，多已破碎，完整者长49～240(315)μm，直径约至49μm。淀粉粒单粒圆形或椭圆形，直径2～17μm，脐点点状；复粒极少，由2～5分粒组成。薄壁细胞类圆形或椭圆形，壁稍厚或连珠状增厚，有单纹孔。木栓细胞棕色，垂周壁微波状弯曲，有的含棕色物。

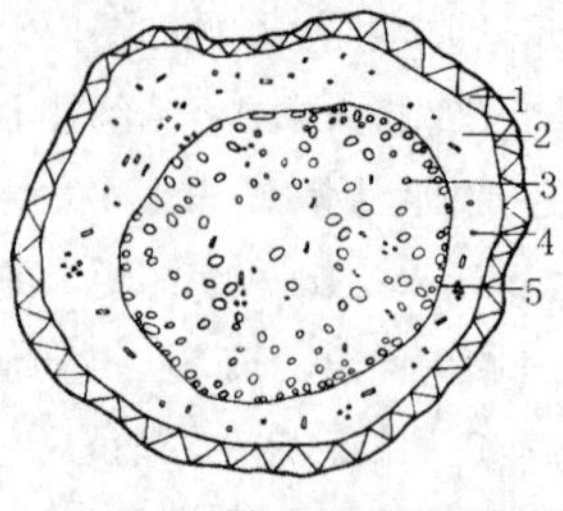

（图925）射干根茎横切面简图

1.木栓层 2.皮层 3.维管束 4.草酸钙柱晶 5.中柱鞘

【栽培要点】 （1）**生长习性** 喜温暖干燥气候，耐寒、耐旱。以选阳光充足、土层深厚、疏松肥沃、排水良好的砂质壤土栽培为宜。

（2）**栽培技术** 用根茎繁殖、种子繁殖或扦插繁殖。根茎繁殖：于冬季或早春，结合采收，挖掘根茎，将其折成小块(每块有芽1～2个)，按行株距20cm×20cm开穴。每穴栽1～2块，填土压实。种子繁殖：种子采收后应湿沙贮藏，一般采用直播，也可以采用育苗移栽法。直播于3月或10～11月播种。按行株距20cm×15cm挖穴，穴深6～10cm，每穴播种5～10颗，覆土后稍加镇压。扦插繁殖：剪取花后的地上部分，剪去叶片，切成小段，每段须有2个茎节。待两端切口稍干后插于穴内，穴距与根茎繁殖同。覆土浇水，并稍加荫蔽。

（3）**田间管理** 栽后第1年中耕除草4次，第1次在出苗后进行，以后在5、7、11月各进行1次，第2年以后，只在3、6、11月中耕除草各1次。追肥每年3次，在3、6月及冬季进行，春、夏以人畜粪水为主，冬季可施土杂肥。播种第2年开花，除留种地外，应及时摘除花蕾，减少养分消耗，以供地下部分有充足养分、保证产量和质量。

（4）**病虫害防治** 病害有锈病，发病初期可喷25%粉锈宁2000倍液。虫害有钻心虫，可在越冬孵化盛期喷5%西维因粉；幼虫入土前根际用90%晶体敌百虫液浇灌。

【含量】 《中国药典》2005版规定：本品按干燥品计算，含次野鸢尾黄素($C_{20}H_{18}O_8$)不得少于0.10%。

【主含成分】 **根及根茎**：含异黄酮类成分：鸢尾甙元（*irigenin*），鸢尾黄酮（*tectorigenin*），鸢尾黄酮甙（*tectoridin*），射干异黄酮（*belamcanidin*），甲基尼泊尔鸢尾黄酮（*methylirisolidone*），鸢尾黄酮新甙元（*iristectoriginin*）A，洋鸢尾素（*irisflorentin*），野鸢尾甙（*iridin*），5-去甲洋鸢尾素（*noririsflorentin*）等。还含射干酮（*sheganone*），茶叶花宁（*apocynin*），射干醛（*belamcandal*），28-去乙酰基射干醛（*28-deacetylbelamcandal*），异德国鸢尾醛（*isoridogermanal*），16-O-乙酰基异德国鸢尾醛（*16-O-acetylisoiridogermanal*），右旋的（*6R，10S，11S，14S，26R*）-26-羟基-15-亚甲基鸢尾-16-烯醛[（*6R，10S，11S，14S，26R*）*-26* 小时*ydroxy-15-methylidenespiroirid-16-enal*]以及异德国鸢尾醛的，28-去乙酰基射干醛的和（*6R，10S，11S，14S，26R*）-26-羟基-15-亚甲基螺鸢尾-16-烯醛的肉豆蔻酸甲酯，棕榈酸甲酯和硬脂酸甲酯等。

种子：含射干醇（*belamcandol*）A、B，射干醌（*belamcandaquinone*）A、B，1-（2-羟基-3，5-二甲氧基）苯基-10-十五烯[*1-（2-hydroxy-3，5-dimethoxy）* *phenyl-10-pentadecene*]，1-（3-羟基-5-甲氧基）苯基-10-十五烯[（*3- hydroxy-5-methoxy*）*phenyl-10-pentadecene*]。花、叶均含杧果甙（*mangiferin*）。

花、叶 均含杧果甙(*mangiferin*)。

【药理】 （1）**抗炎作用** 用70%乙醇提取物（1：1）灌胃小鼠，射干对刺激所引起的小鼠腹腔毛细血管的通透性增高有明显的抑制作用，对大鼠皮下棉球引起肉芽组织增生有明显的抑制作用。射干对透明酯酸酶引起大鼠足肿胀与对照组比较有明显的抑制作用，致炎后24小时，大鼠脚掌体积基本恢复正常。其作用机制为：减少组织渗出，溶解中和组织胺，促使炎症消除。

（2）**抗菌、抗病毒作用** ①抗真菌作用：在抗真菌研究方面证实，射干在试管内对絮状表皮癣菌有抑制作用。在中药对某些致病性皮肤癣菌作用的研究中亦显示：人体外以1：10浓度的射干煎剂即可抑制许兰氏毛癣菌、堇色毛癣菌、红色癣菌等八种皮肤真菌。表明在试管内对常见皮肤癣菌有较强的抗菌作用。②抗细菌作用：实验证实，射干对金黄色葡萄球菌、甲型链球菌、乙型链球菌、肺炎双球菌、脑膜炎双球菌、大肠杆菌、伤寒和副伤寒杆菌、流感嗜血杆菌均有不同程度的抑制作用。用微生物学常规体外试验方法，对溶血性链球菌和金黄色葡萄球菌进行培养。结果表明，射干口服液对溶血性链球菌和金黄色葡萄球菌均有明显的抑制作用，最小的抑菌浓度分别为0.125g/ml和0.3125g/ml。③抗病毒作用：射干口服液对鸡胚内流感病毒的影响。按常规方法将甲型流感病毒进行尿囊腔接种培养。结果表明，实验组比对照组降低病毒滴度2个数以上，能明显抑制甲型及亚甲型流感病毒。

（3）**解热、镇痛作用** ①解热作用：射干具有一定的解热和镇痛作用。给大鼠灌服射干，显示其解热药效。②镇痛作用：射干口服液对小鼠醋酸扭体有一定的影响。昆明种小鼠50只，雌雄各半，随机分成5组：空白对照组、阳性药阿斯匹林100g/kg组和供试药三个剂量组（剂量分别为8.8g/kg、4.4g/k、2.2g/kg）。灌胃给药1次。给药后40分钟每只鼠腹腔注射0.6%醋酸溶液0.2ml，10分钟后开始记录小鼠扭体次数。结果表明，射干口服液3个剂量组都有明显镇痛作用。

（4）**对肿瘤生长的影响** 体外实验，射干对人子宫颈癌细胞株培养系JTC-26有抑制作用，抑制率在90%以上。射干单用无致癌危险，但与致癌物(3-甲基胆蒽)同用，有促进小鼠皮肤肿瘤发生作用，强度弱于巴豆油。

（5）**抗过敏作用** 鸢尾黄酮对大鼠因卵清蛋白诱导的被动皮肤过敏的抑制率为40%。

（6）**祛痰作用** 乙醇提取物25g/kg灌胃，能明显增加小鼠呼吸道排痰量。

（7）**其他药理作用** 射干具有明显的抗凝血作用。乙醇或乙醇-水浸出物口服或注射，有促进家兔唾液分泌的作用，注射较口服作用更快而强。其乙醇提取物给家兔注射，可引起血压下降。对小鼠的X射线伤害无保护作用，也不延长巴比妥的睡眠时间。鸢尾甙有抑制二磷酸腺苷转化成三磷酸腺苷而显示改善毛细血管渗透的作用。杧果甙有明显的利胆作用，鸢尾甙有利尿作用，家兔皮下注射25mg/kg效果显著。射干还有雌激素同样的作用。

（8）**毒性** 射干乙醇提取物灌胃对小鼠的半数致死量为66.78g/kg。小鼠灌胃射干醇浸液（1：1）的半数致死量为66.78g/kg。鸢尾甙皮下注射兔的致死量为8～10g/kg。

【性味归经】 味苦、辛，性寒，有毒。归肺、肝经。

【功用主治】 清热解毒，祛痰利咽，消瘀散结。主治咽喉肿痛，痰壅咳喘，瘰疬结核，疟母癥瘕，痈肿疮毒。

《本经》："主咳逆上气，喉痹咽痛，不得消息。散结气，腹中邪逆，食饮大热。"

《别录》："疗老血在心脾间、咳唾、言语气臭；散胸中热气。"

《本草经集注》："疗毒肿。"

《药性论》："治喉痹水浆不入，能通女人月闭，治疰气，消瘀血。"

《日华子》："消痰，破癥结，胸膈满，腹胀，气喘，痃癖，开胃下食，消肿毒，镇肝明目。"

《珍珠囊》："去胃中痈疮。"

《滇南本草》："治咽喉肿痛，咽闭喉风，乳蛾，痄腮红肿，牙根肿烂。疗咽喉热毒，攻散疮痈一切热毒等症。"

《医学入门·本草》："治肺气喘嗽，咳逆上气，小儿疝气发时肿痛如刺，使毒。"

《生草药性备要》："行气，敷疮止痛；理蛇伤，生津液。"

《药性考》："利大肠。"

《分类草药性》："治妇人白带。"

《南京民间药草》："泡酒服，治筋骨痛。"

《湖南药物志》："清热解毒，利尿，消肿，杀蛔虫，主治黄疸，水肿，感冒，牙痛。"

《湖北中草药志》："用于水田皮炎，乳腺炎。"

【临床应用】 （1）**用于咽喉肿痛**。射干清热解毒，祛痰利咽。若上焦郁热，咽喉肿痛，痰气壅塞，或热毒壅盛，口舌生疮，大便坚实，多配伍牛蒡子、连翘、桔梗等，加强祛风散热，解毒消肿作用，如《世医得效方》射干汤、《小儿痘疹方论》射干鼠粘子汤；亦可单用鲜品捣汁含咽。

（2）**用于咳嗽气喘**。射干苦寒泄降，治痰热壅肺之咳嗽气喘，配伍桑白皮、黄芩、马兜铃等宣肺化痰，清热降气药，如《痧胀玉衡》射干马兜铃汤；若治寒饮射肺之咳嗽气喘，喉间有水鸡声者，则以本品配伍麻黄、细辛、半夏、生姜等，以温肺化饮，如《金匮要略》射干麻黄汤。

（3）**用于瘰疬结核，疟母癥瘕**。射干能散瘀血，消痰结，佐鳖甲、蟅虫、大黄等活血破积之品，治疗因气滞血瘀引起的癥瘕痞块，如(金匮要略》鳖甲煎丸。治疗肝胆火盛，痰气郁结所致的瘰疬结核，可以本品配伍连翘、玄参、贝母、夏枯草等味，如《证治准绳》射干连翘汤。

（4）**于痈肿疮毒**。取其解毒散瘀之功，初起常可单用煎服或鲜品捣敷患处，或配伍连翘、金银花、板蓝等煎服。

【用量用法】 内服：煎汤，5～10g，或入丸、散，或鲜品捣汁。外用：煎水洗，或研末吹喉，或捣烂敷，适量。

【使用注意】 病无实热，脾虚便溏及孕妇禁服。

《别录》："久服令人虚。"

《纲目》："多服泻人。"

《本草经疏》："凡脾胃薄弱、脏寒、气血虚人，病无实热者禁用。"

【附方】 （1）**治喉痹**：射干，锉细，每服五钱匕，水一盏半，煎至八分，去滓。入蜜少许，旋旋服。--《圣济总录》之"射干汤"

（2）**治白喉**：射干3g，山豆根3g，金银花15g，甘草6g，水煎服。--《青岛中草药手册》

（3）**治咳而上气，喉中有水鸣声**：射干十三枚(一法三两)，麻黄四两，生姜四两，细辛、紫菀、款冬花各三两，五味子半升，大枣七枚，半夏(大者，洗)八枚(一法半升)。上九味，以水一斗二，先煮麻黄两沸，去上沫，纳诸药，煮取三升，分温三服。--《金要略》之“射干麻黄汤”

（4）**治小儿马脾风**：风痰吐沫，气喘咳嗽，肚腹膨胀，不思饮食，其证肺胀喘满，胸高气急，两肋摇动，陷下作坑，两鼻窍张，闷乱嗽渴，声嗄不鸣，痰涎潮塞。射干一钱，大黄、槟榔、牵牛子各二钱，麻黄、甘草各八分。俱微炒，研为末，每服五分，蜜汤调服。--《本草汇言》

（5）**治腮腺炎**：①射干鲜根10～15g，水煎，饭后服，日服2次。--《福建民间草药》 ②射干、小血藤叶，捣烂敷患处。--《湖南药物志》

（6）**治小儿疝，发时肿痛如刺**：用生射干汁，取下，亦可丸服之。

（7）**治水蛊腹大，动摇水声**：鬼扇细捣绞汁，服如鸡子，即下水。（6～7方均出自《肘后方》）

（8）**治瘰疬结核，因热气结聚**：射干、连翘、夏枯草各等分为丸。每服二钱，饭后白汤下。--《本草汇言》引《朱氏方》

（9）**治恶核肿结不肯散**：乌翣根、升麻各二两。以水三升煮取半升，分再服，以滓熨上。--《医心方》引《葛氏方》

（10）**治乳痈初起**：扁竹根(如僵蚕者)，同萱草根为末，蜜调服。--《永类钤方》

（11）**治痈肿焮赤**：射干五钱，金银花一两，水煎服。--《本草言)引《永类钤方》

（12）**治舌本强直**：射干八两，大青三两，石膏十两，赤蜜一升。上四味㕮咀，以水五升，煮取一升五合，去滓，下蜜，煎取二升，分三服。--《千金要方》之“射干煎”

（13）**治胃热停痰，有血积上吐者**：射干、川贝母、怀生地、牡丹皮各等分。为末，每服一钱五分，食后白汤下。--《永类钤方》

（14）**治关节炎，跌打损伤**：射干90g，入白酒500g，浸泡1星期服。每次饮15g，每日2次。--《安徽中草药》

（15）**治二便不通，诸药不效**：射干捣汁，服一盏立通。--《普济方》

（16）**治疗乳糜尿**：用射干15g,水煎加入白糖适量，每日分3次口服；或制成水丸，每服4g，每日3次，饭后服。以10天为1疗程，治疗104例乳糜尿，除个别病例外，多经1个疗程治疗，结果痊愈者94例，占90.4%，但其中9例为临床治愈，16个月又发现乳糜尿，继续服药1个疗程后未再复发；无效者10例，占9.6%。--《中医杂志》李象复，1981,22（5）：364

（17）**治疗水田皮炎**：射干750g，加水13kg，煎煮1小时后，过滤，加食盐120g，待药液温度在30～40℃时涂洗患处。治疗观察253例，均获显著疗效。轻者涂洗1次，痒感即消；重者翌日微有痒感，再洗1次，丘疹逐渐缩小，潮红消退，遗留色素沉着呈棕色点状瘀斑而痊愈。水田皮炎系禽类血吸虫尾蚴进入人体皮肤，促进腺酵素分泌，使皮肤组织溶解而释放出组织胺，刺激皮肤引起剧痒。射干主含射干甙、鸢尾甙、射干素。能减少腺酵素分泌，溶解中和组胺，使炎症消除，达到治疗作用。--《广东医学》郭元芝，1964,（5）：18

白花射干

【别名】 白花射干《植物名实图考》,《植物名实图考》，白射干《中国高等植物图鉴》，射干莺尾《东北植物检索表》，冷水丹《植物名实图考》，二歧鸢尾《中国植物学杂志》，搜山虎、金盏子花、白花鸢尾、鸢尾、歧花鸢尾、扇扇草《内蒙古中草药》，搜山虎、金盏子花、白花鸢尾《中药大辞典》，扁子草(河北)，羊角草(江苏)，老鹳扇(山西)，扁蒲扇(陕西)。

【来源】 为鸢尾科植物野鸢尾 *Iris dichotoma* Pall.的根茎或全草。

【植物形态】 多年生草本，高25～75cm。根茎常呈不规则结节状，棕褐色或黑褐色。须根发达，粗而长，黄白色。叶基生或在花茎基部互生；叶片剑形，长20～30cm，宽1.5～3cm，灰绿色，先端尖，基部套褶状。花葶高40～60cm，上部二歧分枝，每分枝处有披针形的茎生叶，下部有1～2枚抱茎的茎生叶，花序生于分枝顶端；苞片4～5枚，膜质，绿色，边缘白色，披针形，内包3～5朵花；花蓝紫色，浅蓝色或白色，有棕褐色斑点，直径4～4.5cm，外轮3枚花被裂片宽倒披针形，上部向外反折，内轮3枚花被裂片倒披针形，先端微凹；子房下位，花柱分枝扁平，花瓣状，先端裂片狭三角形。蒴果圆柱形，长3.5～5.5cm，直径1～1.2cm，成熟时子顶端向下开裂至1/3处。种子暗褐色，椭圆形，有小翅。花期7～9月，果期8～9月。见（图926）

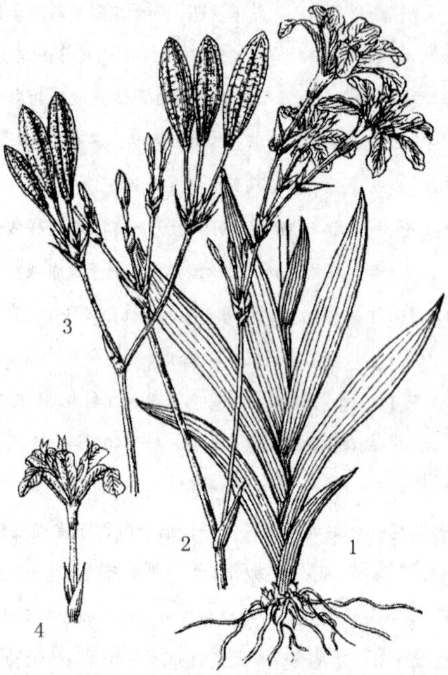

（图926）野鸢尾

1.植株 2.花枝 3.果枝 4.花

【生长分布】 生于山坡丘陵向阳干燥处。邹平南部山群均有分布。

【采收加工】 春季采收全草，秋季采收根茎，鲜用或切段晒干。

【性状鉴别】 根茎呈不规则结节状。长2～5cm，直径0.7～2.5cm。表面灰褐色，粗糙，可见圆形的茎痕或残留的茎基。须根细长弯曲，下部多已折断，长5～20cm，直径1.5～4mm；表面黄棕色。有明显的纵皱纹及疏生的细根，有时可见纤细的绒毛。质空虚软韧或硬而脆。横断面中央有小木心，木心与外皮间为空隙或黄白色的皮层。臭微弱，味淡微苦。

【主含成分】 根茎含白射干素（*dichotomitin*）A，洋鸢尾素（*irisflorentin*），汉黄芩素（*wogonin*），3'-甲基鼠李素（*rhamnazin*），野鸢尾甙元（*irigenin*），鸢尾甙元（*tectorigenin*），鸢尾甙（*tectoridin*）。还含粗毛豚草素(*hispidulin*),

鼠李柠檬素素(*rhamnocitrin*),鸢尾甲黄素 A(*iristectorigenin A*),4′,5,7,8-四羟基-6-甲氧基异黄酮(*4′,5,7,8-tetrahydroxy-6-methoxy isoflavone*),6-羟基鹰嘴豆素A(*6-hydroxybiochanin A*),鸢尾甲苷B(*Iristectorin B*),鸢尾甲黄素A(*Iristectorigenin A*),山柰酚-7-甲醚(*Kaempferol-7-methyl ether*),柽柳黄素-7-葡萄糖苷(*Tamarixetin-7-glucoside*),鸢尾甲苷 A(*Iristectorin A*),3′,3,5-三羟基-4′,7-二甲氧基黄酮-3-O-β-D-半乳糖苷(*3′,3,5-trihydroxy-4′,7- dimethoxy-flavone-3-O-β-D-galactopyranoside*)

【药理】 (1)**抗炎作用** 白花射干对炎症早期和炎症晚期均有显著的抑制作用。乙醇提取物22g/kg灌胃,对组胺、醋酸所致的小鼠皮肤或腹腔毛细血管通透性增高,巴豆油所致耳肿胀均有抑制作用。13g/kg灌胃,对大鼠的透明质酸酶或甲醛性足肿胀及棉球肉芽组织增生也均有明显的抑制作用。

(2)**解热作用** 乙醇提取物13/k灌胃,对皮下注射15%啤酒酵母所致的大鼠发热具有一定的解热作用。

(3)**抗病毒** 10%的白花射干能抑制8个血凝单位的A_1/京防86-1(甲1型)流感病毒。

(4)**毒性** 乙醇提取物小鼠灌胃的LD_{50}>66.78g/kg。

【性味归经】 味苦、辛,性寒,小毒。归肺、胃、肝经。

【功用主治】 清热解毒,活血消肿,止痛止咳。主治咽喉、牙龈肿痛,痄腮,乳痈,胃痛,肝炎,肝脾肿大,肺热咳喘,跌打损伤,水田性皮炎。

《植物名实图考》:"行血,通关节。"

《内蒙古中草药》:"清热解毒,活血消肿。治咽喉肿痛,扁桃体炎,牙龈肿痛,肝炎,肝肿大,胃痛,乳腺炎。"

《长白山植物药志》:"根茎为全身强壮剂。敷于牙上可止牙痛。"

【用量用法】 内服:煎汤,3~9g,入丸、散或绞汁。外用:鲜根茎切片贴或捣敷,或煎汤洗,适量。

【使用注意】 脾虚便溏者禁服。

【附方】 (1)**治咽喉肿痛**:鸢尾9g,水煎当茶饮。

(2)**治肝炎,胃痛**:鸢尾15~30g,水煎服。

(3)**治牙龈肿痛**:鲜鸢尾根茎,捣汁内服,或将根茎切片,贴痛牙处。(1~3方均出自《内蒙古中草药》)

马蔺

【别名】 马蔺《新修本草》,《新修本草》,旱蒲《礼记》,锯草、三坚、豕首《本经》,荔《说文》,马薤《礼记》(郑玄注),蠡草《吕氏春秋》(高诱注),马莲《释草小记》,铁扫帚《救荒本草》,箭杆风(湖南)。

【名释】 马蔺,原名"荔"。荔,似薤而大;马,有"大"之义,又称马薤。蠡、蔺、莲一声之转。其他名多似形。

【来源】 为鸢尾科植物马蔺 *Iris lactea* Pall.var.*chinensis* (Fisch.) Koidz.的全草。

【植物形态】 多年生草本,高40~60cm。根茎木质化,粗壮,斜升,近地面有大量呈纤维状的老叶叶鞘。须根粗长,黄白色。叶簇生,坚韧,近于直立;叶片条形,长20~50cm,宽4~6mm,先端渐尖,全缘,基部带红褐色;无中脉,具多数平行脉。花茎先端具苞片2~3片,内有2~4花;花梗长3~6cm;花浅蓝色、蓝色、蓝紫色,花直径5~6cm,花被裂片6,2轮排列,花被上有较深色的条纹;雄蕊3,花药黄色;子房长3~4.5cm,直径1~1.4cm,花柱分枝扁平,拱曲,先端2裂。蒴果长圆柱状,长4~6.3cm,直径1~1.3cm,有明显的6条纵棱,先端具喙。种子为不规则的多面体,黑褐色,有光泽。花期5~7月,果期6~9月。见(图927)

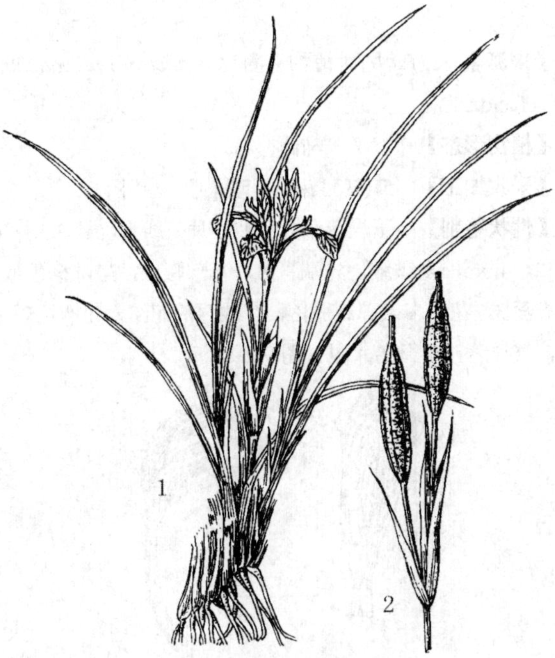

(图927)马蔺

1.植株 2.果实

本植物的花(**马蔺花**)、种子(**马蔺子**)、根(**马蔺根**)均供药用,详见下述。

【生长分布】 生于原野、田埂、路旁、山坡、灌丛。邹平各地均有分布。

【采收加工】 夏、秋季采收,扎把晒干或鲜用。

【性味归经】 味苦、微甘,性微寒。归肾、膀胱、肝经。

【功用主治】 清热解毒,利尿通淋,活血消肿。主治喉痹,淋浊,关节痛,痈疽恶疮,金疮。

《本经》:"去白浊。"

《别录》:"疗喉痹。"

《本草药性大全》:"破宿血而养新血,断血痢而合金疮。解酒疸,蛊毒。止吐血、鼻洪。治喉闭,咽痛,气促喘息不通。"

《纲目》:"主痈疽恶疮。"

《本草汇言》:"治大便不通及小便砂石淋浊诸证。"

《医林纂要·药性》:"软坚。"

【用量用法】 内服:煎汤,3~9g,或绞汁。外用:煎汤熏洗,适量。

【使用注意】 脾虚便溏者慎服。

【附方】 (1)**治喉痹咽塞,喘息不通**:马蔺根叶三两。切,以水一大升半,煮取一大盏,去渣,细细吃。--《外台》引《近效方》

(2)**治腰腿关节疼痛**:马蔺全草500~1000g,熬水,熏洗患处,使出汗。--《宁夏常用中草药》

(3)**治面上瘢黡**:取铁扫帚,地上自落叶并子,煎汤频洗,数次自消。--

《纲目》引《寿域神方》。

马蔺花

【别名】 马蔺花《纲目》,《纲目》,剧荔花《吴普本草》,蠡草花《本草图经》,马楝花《水东日记》,潦叶花《民间常用草药汇编》,旱蒲花《江苏药材志》。

【来源】 为鸢尾科植物马蔺 *Iris lactea Pall.vat.chinensis* (Fisch.) Koidz.的花。

【植物形态】 参考"马蔺"。

【采收加工】 5～7月花盛开时采收,晒干。

【性状鉴别】 干燥花朵具花被6片,线形,长2.5～3cm,直径2～4mm,多皱缩,先端弯曲,基部膨大,呈深棕色或蓝紫色;雄蕊3,花药多破碎或脱落,有残存的花丝,花柄长短不等。质轻,气显著,味微苦。见(图928)

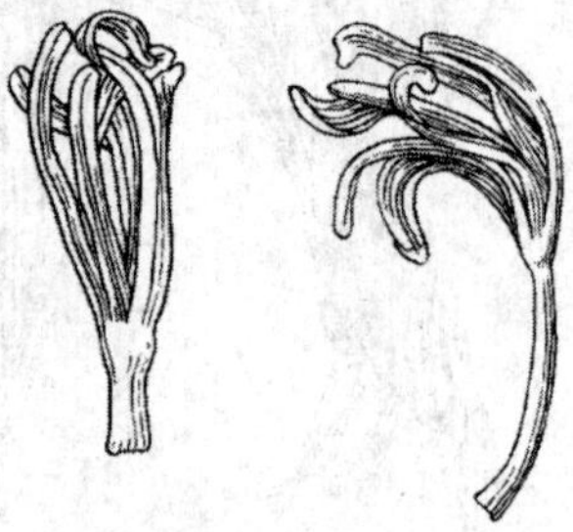

(图928)**马蔺花外形**

【性味归经】 味微苦、辛、微甘。性寒。归胃、脾、肺、肝经。

【功用主治】 清热解毒,凉血止血,利尿通淋。主治喉痹,吐血,衄血,崩漏,便血,淋证,疝气,痔疮,痈疽,烫伤。

《本经》:"去白浊。"

《别录》:"疗喉痹。"

《本草药性大全》:"主皮肤寒热,胃中热气。治偏坠疝气,杀虫。"

《纲目》:"主痈疽恶疮。"

《本草述》:"治沙淋。"

《本草原始》:"敷鼻皴。"

《江苏省植物药材志》:"止血剂。治吐血,衄血,金疮。又为利尿解热药,消痈肿及疝痛。"

《西宁中草药》:"凉血。治便血。"

《全国中草药汇编》:"清热凉血,利尿消肿。治吐血,咯血,衄血,咽喉肿痛,小便不利,泌尿系感染,外用治痈疖疮疡,外伤出血。"

【用量用法】 内服:煎汤,3～6g,或入丸、散,或绞汁。

【使用注意】 脾虚便溏者慎服。

【附方】 (1)**治咽喉闭不通**:马蔺花一两,蔓荆子一两。上药,捣细罗为散,每服不计时候,以暖水调下一钱。--《圣惠方》

(2)**治吐血,衄血,子宫出血,便血**:马蔺花6g,侧柏炭9g,荆芥炭9g,水煎服。--《西宁中草药》

(3)**治小便不通**:马蔺花(炒)、茴香(炒)、葶苈(炒),为末,每酒服二钱。--《纲目)引《十便良方》

(4)**治沙石热淋**:马蔺花七枚(烧),故笔头二七枚(烧),粟米一合(炒)。为末。每服三钱。酒下,日二服。--《圣济总录》之"通神散"

(5)**治偏坠疝气不愈**:马蔺花一两(萝首子同炒)。川楝子一两五钱(净肉,用橘核同炒),吴茱萸一两(净,酒浸炒),木香二钱(不见火)。上为末,每服一二钱。用好酒调,空心服。--《本草药性大全》

(6)**治臁肿疮疖**:马蔺花6g,马齿苋30g,蒲公英30g,水煎服。--《山东中草药手册》

(7)**治面及鼻病酒皶**:马蔺子花,杵,敷之。--《肘后方》

马蔺子

【别名】 马蔺子《新修本草》,《新修本草》蠡实《本经》,荔实《别录》,马楝子《本草图经》,马莲子《河北中草药手册》,马帚子(湖南)。

【来源】 为鸢尾科植物马蔺 *Iris lactea Pall.vat.chinensis* (Fisch.) Koidz.的种子。

【植物形态】 参见"马蔺"。

【采收加工】 8～9月果熟时采收,将果实割下晒干,打下种子,除去杂质,再晒干。

【性状鉴别】 种子呈不规则多面体,长约5mm,宽3～4mm。表面红棕色至黑棕色,略有细皱纹,基部有浅色种脐,先端有合点,略突起,质坚硬不易碎裂。切断面胚乳发达,灰白色,角质,胚位于种脐的一端,白色,细小弯曲。气微弱,味淡。见(图929)

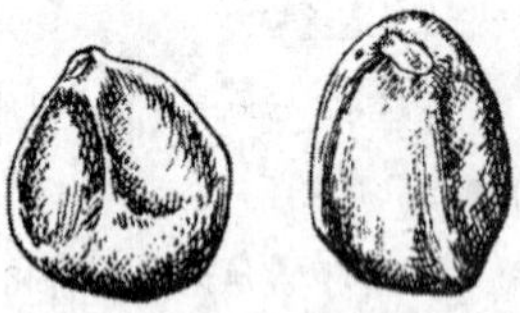

(图929)**马蔺子外形**

【显微鉴别】 种子横切面:种皮表皮为1列类方形或类长方形细胞,壁稍厚,有的内外壁物厚,外被角质层,厚约12μm,胞腔内含红棕色状物。薄壁细胞数列,切向延长,壁稍厚;最内侧为3～5列径向壁排列整齐的细胞,细胞类长方形壁厚,木化,内含棕褐色物。外胚乳为2～3列细胞,长条形或船形,壁薄,水合氯醛液透化后会膨胀变厚,纹孔明显,多径向延长。内胚乳细胞形状不规则,壁不均匀增厚,角隅处尤厚,孔沟稀疏而明显,可见胞间联丝,胞腔呈不规则分枝状,内含糊粉粒及脂肪油。

【理化鉴别】 理化鉴别 取0.5g的种皮粉末,用乙醚冷浸过夜,滤过,分成2份,作以下试验:①取乙醚1ml蒸干,加乙酰醋酸乙酯0.1g、氨和乙醇等量混合液3ml,混合后呈灰紫色后变红黄色。(醌类反应)②薄层色谱:取上述浸取液为供试液。另取马蔺子甲素、丙素制成对照品溶液。吸取二溶液点于同一氧化铝层析板上,用石油醚(60～90℃)-乙醚(6:4)展开剂展开,展距18cm。供试品色谱中在与对照品色谱相应位置处,显相同颜色斑点。用氨熏后,马蔺子甲素变棕色,丙素不变色。

【主含成分】 **种皮**:含马蔺子甲、乙、丙素(*pallasonA、B、C*),羽扁豆烯-3-酮(*lupene-3-one*),白桦脂醇(*betulin*),β-谷甾醇(*β-sitosterol*)及植物蜡(*phytowax*)。

种仁油:含脂肪酸(*fatty acid*):亚油酸(*linoleic acid*),油酸(*oleic acid*),硬脂酸(*stearic acid*),软脂酸(*palmitic acid*),肉豆蔻酸(*myristic acid*),月桂

酸（*lauric acid*），癸酸（*capric acid*）。

【药理】 （1）**抗肿瘤作用** 从马蔺子中分得的马蔺子甲素有较强的抗肿瘤活性。

（2）**放射增敏作用** 马蔺子甲素是一种乏氧细胞放射增敏剂，对体外培养的人宫颈癌(HeLa)细胞，对小鼠 MA737 乳腺癌以及对裸鼠移植性人肠粘液腺癌均有显著的放射增敏作用，尤其对乏氧肿瘤细胞的增敏作用更显著。机理：可降低细胞氧耗量，增加氧分压；又可降低癌细胞谷胱甘肽的含量，使癌细胞丧失或减少对放射线的防护作用。马蔺子乙素、丙素对离体培养的乏氧 Hela 细胞均有放射增敏作用，均为β型增敏剂。

（3）**抗辐射作用** 马蔺子甲素有抗放射作用，在照射前给小鼠腹腔注射 10mg/kg，对小鼠急性放射损伤有一定的保护作用，对动物造血功能的恢复也有一定的促进作用。

（4）**对免疫功能的促进作用** 马蔺子甲素乳剂腹腔注射或口服，对正常小鼠或带瘤小鼠的迟发型超敏反应(DHR)均有促进作用。粉剂口服亦有效。尚可促进巨噬细胞的吞噬功能，升高肿瘤小鼠血浆 cGMP 水平。

（5）**避孕作用** 小鼠口服马蔺子醇浸膏具有抗生育、抗着床作用。种皮有效，种仁无效。家兔连续服用 5 天，并无抗排卵作用，幼兔连续皮下注射 7 天，无黄体酮样作用，幼兔子宫内膜处于增殖期。

（6）**毒性** 小鼠灌服马蔺子醇浸膏 50g/kg，死亡 1/10，灌服 100g/kg，全部死亡。马蔺子甲素小鼠腹腔注射的 LD_{50} 为 25.4±1.9mg/kg，口服为 2.8±0.3g/kg，治疗指数腹腔注射为 5.0(U_{14})，口服为 13.9(淋巴肉瘤)。马蔺子甲素 75mg/kg、37.5gg/kg、18.7mg/kg 给大鼠灌胃，连续 14 天，大剂量组大鼠体重减轻 15%，血丙氨酸转氨酶(ALT)增加，骨髓淋巴细胞抑制，胸腺和脾的淋巴组织萎缩，而对心、肝、肾、肺、胃肠、脑及骨髓细胞无明显影响。16mg/kg、8mg/kg、4mg/kg 给狗灌胃，连续 14d，结果大剂量组在开始给药有较强的胃肠刺激症状，3～5 天逐渐消失。血常规、肝肾功能、尿常规、心电图未见异常，主要脏器未见明显病理变化。马蔺子甲素注射对豚鼠无致敏作用。微核试验和显性致死试验结果表明，马蔺子甲素无致突变性。

【性味归经】 味甘，性平。归肝、脾、胃、肺经。

【功用主治】 清热利湿，解毒杀虫，止血定痛。主治黄疸，淋浊，小便不利，肠痈，虫积，疟疾，风湿痛，喉痹，牙痛，吐血，衄血，便血，崩漏，疮肿，瘰疬，疝气，痔疮，烫伤，蛇伤。

《本经》："主皮肤寒热，胃中热气，风寒湿痹，坚筋骨，令人嗜食，久服轻身。"

《别录》："止心烦满，利大小便，长肌肤肥大。"

《新修本草》："疗金疮血内流，痈肿。"

《日华子》："治妇人血气烦闷，产后血晕并经脉不止，崩中，带下，消一切疮疖肿毒，止鼻洪吐血，通小肠，消酒毒，治黄病，敷蛇咬，杀蕈毒。"

《本草图经》："益下。"

《纲目》："治小腹疝痛，腹内冷积，水痢诸病。"

《本草汇言》："治大便不通及小便砂石淋浊诸证。"

《医林纂要·药性》："破血，软坚。"

《得配本草》："泻湿热。"

《国药提要》："利尿解热。"

《青藏高原药物图鉴》："退烧，解毒，驱虫。治阑尾炎，虫牙和蛔虫、蛲虫病。"

《全国中草药汇编》："凉血止血，清热利湿。主治吐血，衄血，功能性子宫出血，急性黄疸型传染性肝炎，骨结核，小便不利，疝痛，外用治痈肿，外伤出血。"

《中国民族药志》："蒙古族：解痉，助消化，生肌，燥黄水，治火烫伤。"

【用量用法】 内服：煎汤，3～9g，或入丸、散。外用：研末调敷或捣敷，适量。

【使用注意】 脾虚便溏者慎用。

《别录》："多服令人溏泄。"

《本草药性大全》："忌猪肉冷水。"

《得配本草》："燥热者禁用。"

《北京中草药手册》："脾虚便溏者忌用。"

【附方】 （1）**治黄疸肝炎，小便少而黄**：①马蔺子 9g，水煎服。--《宁夏中草药手册》②马蔺子 9g，茵陈 15g。水煎服。--《湖北中草药志》

（2）**治诸淋浊**：鲜马蔺子 60g，加冰糖 15g，开水适量，冲炖，于饭前服。--《民间实用草药》(福州台江)

（3）**治小便不利**：马蔺子 6g，车前草 9g，水煎服。--《山东中草药手册》

（4）**治小便不通**：①马蔺子 6g，捣碎，水煎服。--《天津中草药》②马蔺子 25g，蒋蓄 10g，木通 10g。水煎空腹服，日 2 次。--《吉林中草药》

（5）**治痢疾初起**：马蔺子 9g，黄刺皮 9g，水煎服。--《西宁中草药》)

（6）**治水痢百病**：①马蔺子，用六月六日面熬令黄，各等分为末，空心米饮服方寸匕。如无六月六日面，用常面或牛骨灰等分亦得。--《张文仲方》②马蔺子、干姜、黄连。上三味为散，热煮汤，取一合许，和二方寸匕，入腹即断，冷热皆治。--《外台》引《备急方》

（7）**治食积不化**：马蔺子炒焦，每服 9g。--《沙漠地区药用植物》

（8）治喉痹闭塞不通，须臾欲死：马蔺子四十九粒，捣罗为末，以水调服之。--《圣惠方》

（9）**治喉痹**：马蔺子八分，牛蒡子六分。上二味捣罗为散。每空腹以暖水服方寸匕，渐加至一匕半，日再。--《外台》引《广济方》

（10）**治鼻衄，吐血**：马蔺子 6g，白茅根 30g，仙鹤草 15g，水煎服。--《山东中草药手册》

（11）**治崩漏**：马蔺子 50g，炒黑，研细末。每次 6g，童便为引，每日服 2 次。--《吉林中草药》

（12）**治子宫癌**：①马蔺子 18g(炒)，漏芦 24g，水煎服。--《天津中草药》②马蔺子 9g，漏芦 15g，北重楼 15g。研末，每服 9g。--《高原中草药治疗手册》

（13）**治痈肿疮疖**：马蔺子 6g，马齿苋 30g，蒲公英 30g，水煎服。--《青岛中草药手册》

（14）**治痈肿疮疖，瘘姑节**：马蔺子适量，焙存性，研末，香油调敷患处。--《吉林中草药》

（15）**治寒疝不能食**：马蔺子一升。每日取胡桃许，以面拌，熟煮吞之。然后以常饭，日再服，服尽。--《外台》引《集验方》

（16）**治疝痛**：马蔺子 9g，小茴香 6g，川 1 楝子 9g，水煎服。--《辽宁中草药手册》

（17）**治疗骨结核**：将马蔺子放在铁锅内炒干，研粉内服。每日 3 次，每次 5～7g，小儿酌减。另用其粉 2 份，凡士林 5 份，调成药膏外数。观察 59 例，用药时间 2～8 个月，痊愈者 20 例，显著好转 27 例，其余结果不明。--《中

药大辞典》(上册)江苏新医学院，第1版，上海科学技术出版社，1997，7：299

马蔺根

【来源】 为鸢尾科植物马蔺 *Iris lactea Pall.vat.chinensis* (Fisch.) Koidz.的根。

【植物形态】 参见“马蔺”。

【采收加工】 夏、秋季采挖，除去根茎，洗净，晒干或鲜用。

【性味归经】 味甘，性平。归肺、大肠、肝经。

【功用主治】 清热解毒，活血利尿。主治喉痹，痈疽，传染性肝炎，风湿痹痛，淋浊。

《本草药性大全》：“破宿血而养新血，断血痢而合金疮，解酒疸蛊毒，止吐血鼻洪，治喉闭喉痛，气促喘息不通。”

《纲目》：“主痈疽恶疮。”

《药性能毒》：“下三虫，卒心腹烦满及胸胁痛者，小儿蛔虫。”

《医林纂要·药性》：“软坚。治疝，妇人血气烦闷，血晕，崩带，利大小肠。”

《得配本草》：“根叶捣汁服。治绞肠痧。”

《药性考》：“去白浊，疗沙石淋。”

《河北中药手册》：“清热解毒。”

《宁夏中草药手册》：“利尿止血。”

《湖南药物志》：“治风湿痹痛。”

《全国中草药汇编》：“治急性咽炎，传染性肝炎，痔疮，牙痛。”

【用量用法】 内服：煎汤，3～9g，或绞汁。外用：煎汤熏洗，适量。

【使用注意】 孕妇禁服。《药性能毒》：“堕胎。”

【附方】 （1）**治喉痹肿盛，语声不出**：马蔺根汁三合。上一味，入白蜜一合相和，慢火煎成，徐徐咽之，日可五七度。--《圣济总录》

（2）**治急性咽炎**：马蔺根、升麻、牛蒡子各6g，水煎服。--《河北中药手册》

（3）**治慢性气管炎**：马蔺根15g。水煎2次内服。或碾粉，水泛为丸，每日服6g。均连服10天。--《中药大辞典》

（4）**治风湿痛**：马蔺根15g，稀莶草15g，防己9g，水煎服。--《湖南药物志》

（5）**治疔疮肿毒**：马蔺根、松针、牛膝各9g，水煎服。--《沙漠地区药用植物》

（6）**治痔疮**：马蔺根30g，煎汤熏洗。--《宁夏中草药手册》

（7）**治骑马痈**：蠡实根三寸，同生姜等分研细，热汤调，空心服。--《丹溪治法心要》

鸢尾

【别名】 鸢尾《本经》，乌园《别录》，乌鸢《纲目》，紫蝴蝶《植物名实图考》，蓝蝴蝶《广州植物志》，老鸦扇、扁竹叶《陕西中草药》，九把刀、燕子花、扁竹兰《云南中草药》，扁竹、蒲扇风、老君扇、扁柄草《湖南药物志》，铁扁担《安徽中草药》，交剪七、鲤鱼尾《梧州地区中草药》，屋顶鸢尾《中国植物志》。

【名释】 因叶平展似鸢之尾，依形而名。

【来源】 为鸢尾科植物鸢尾的 *Iris tectorum* Maxim.叶或全草。

【植物形态】 多年生草本，高35～80cm。植株基部围有老叶残留的膜质叶鞘及纤维。根茎较短，肥厚，常呈蛇头状，稀为不规则的块状，环纹较密。叶基生；叶片剑形，长15～50cm，宽1.5～3.5cm，先端渐尖，基部鞘状，套叠排成2列，有数条不明显的纵脉。花茎高20～40cm，与叶近等长，中下部有1～2片茎生叶，顶端有1～2个分枝；苞片2～3；花梗长1～2cm；花蓝紫色，直径达10cm，花被裂片6，2轮排列，外轮裂片倒卵形或近圆形，外折，中脉具不整齐橘黄色的鸡冠状突起，内轮裂片较小，倒卵形，拱形直立，花被管长3～4cm，雄蕊3，长2.5～3cm，花药黄色；子房下位，3室，花柱分枝3，花瓣状，蓝色，覆盖着雄蕊，先端2裂，边缘流苏状。蒴果，椭圆状至倒卵状，长4～6cm，直径2～2.5cm，有6条明显的肋；种子梨形，黑褐色，种皮皱褶。花期4～5月，果期6～8月。见（图930）

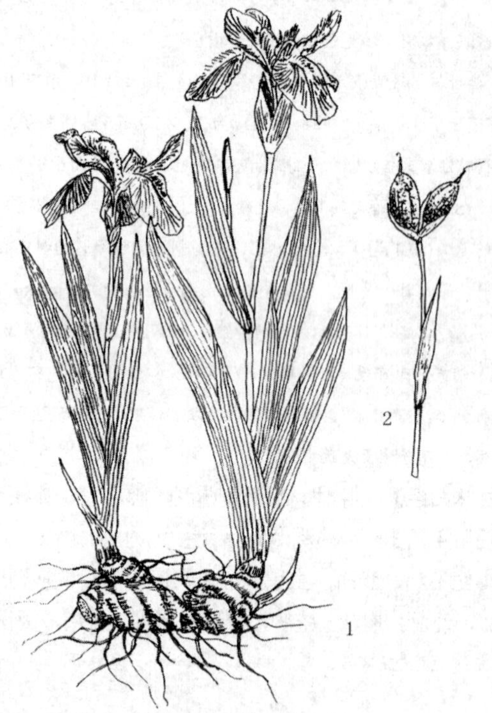

（图930）鸢尾

1.植株 2.果实

【生长分布】 生于林缘、水边湿地及向阳坡地。邹平多为庭院栽培。

【采收加工】 夏、秋季采收，洗净，切碎鲜用。

【栽培要点】 （1）**生长习性** 耐寒性较强，以湿润，排水良好，富含腐殖质、略带碱性的粘性土壤为宜。

（2）**栽培技术** 多采用分株、播种法。分株春季花后或秋季进行均可，一般种植2～4年后分栽1次。分割根茎时，注意每块应具有2～3个不定芽。种子成熟后应立即播种，实生苗需要2～3年才能开花。栽植距离45～60cm，栽植深度7～8cm为宜。亦可以进行促成栽培。

（3）**病虫害防治** ①锈病，发病初期可用25%的粉锈宁400倍液防治。

②软腐病，可用 1：1：100 的波尔多液防治。③虫害有蚀夜蛾，可用 90%敌百虫 1200 倍液灌根防治。

【主含成分】 叶：含大量维生素(*vitamin*)C。

花：含恩比宁(*embinin*)。

种子：含鸢尾醌(*irisquinone*)，射干醌(*belamcandaquinone*)，鸢烯(*iristectorene*)A～H，鸢尾酮(*iristectorone*)A～H 及单环三酯类化合物。

挥发油：含十四酸甲酯(*tetradecanoic acid methyl ester*)，十四酸(*tetradecanoic acid*)，5-庚基二氢-2(3H)-呋喃酮[5-heptyldihydro-2(3H)-furanone]，6-庚基四氢-2H-吡喃-2-酮(*6-heptyltehydro-2H-pyran-2-one*)，二十一烷(*heneicosane*)，3-羟基-苯甲肟(*3-hydroxyl-benfromoxine*)。

【性味归经】 味辛、苦，性凉，有毒。

【功用主治】 清热解毒，祛风利湿，消肿止痛。主治咽喉肿痛，肝炎，肝肿大，膀胱炎，风湿痛，跌打肿痛，疮疖，皮肤瘙痒。

《云南中草药》："活血祛瘀，消炎止血，解毒。治跌打损伤，风湿，膀胱炎，药物中毒，骨折。"

《湖南药物志》："治风湿痛，叶煎水洗澡。"

《广西民族药简编》："叶捣烂外敷患处，治无名肿毒。"

《中国民族药志》："治皮肤瘙痒，小儿疳积。"

【用量用法】 内服：煎汤，6～15g，或绞汁，或研末。外用：捣敷，或煎汤洗，适量。

【使用注意】 体虚便溏及孕妇禁服。

【附方】 （1）**治骨折**：燕子花鲜全草适量，捣烂，胡椒为引，调匀敷患处。--《云南中草药》

（2）**治肝炎、肝肿大、肝痛、喉痛、胃痛**：鸢尾全草 15～30g，煎服。--《庐山中草药》

（3）**治膀胱炎**：燕子花叶 3g，红糖为引，水煎服。--《云南中药》

（4）**治风湿**：鸢尾叶舂烂，兑酒焙热敷，并泡酒服。--《彝医物药》

（5）**治跌打肿痛**：鲜交剪七 30g，鲜香蓼、鲜红鸭脚菜各 60g，共捣烂，酒炒热敷。--《梧州地区中草药》

（6）**治镇喉风(类似白喉)**：鲜鸢尾全草若干，洗净，捣烂，加 1 倍量冷开水调匀，挤滤液服用，每 3～5 分钟，含服 1～2 匙(约 15ml)。

（7）**治小儿疳积**：鸢尾适量，与瘦猪肉共为末，蒸服。

（8）**治皮肤瘙痒**：鸢尾全草 10～20g，煎水洗。（6～8 方均出自《中国民族药志》）

鸢根

【别名】 鸢根《蜀本草》，鸢头《本草经集注》，扁竹根《普济方》，赤利麻《广西中兽医药用植物》，土知母《四川中药志》，冷水丹、蛤蟆跳缺《中草药学》(江西)，蓝花矮陀、九把刀《云南中草药》，搜山虎、下搜山、蓝七、天蜈蚣《湖南中草药选》，下山虎、摇痕七、勒马回阳、中搜山《湖南药物志》，土田七《广西药用植物名录》，乌七《广西本草选编》，蛤蟆七、青蛙七、蜞马七(湖北、陕西)，搜山狗(陕西)，蛇头知母(四川)。

【来源】 为鸢尾科植物鸢尾 *Iris tectorurn* Maxim.的根茎。

【植物形态】 参见"鸢尾"。

【采收加工】 全年均可采，挖出根茎，除去茎叶及须根，洗净，鲜用或切片晒干。

【性状鉴别】 干燥根茎呈扁圆柱形，表面灰棕色，有节，节上常有分歧，节间部分一端膨大，另一端缩小，膨大部分密生同心环纹，愈近顶端愈密。质坚硬，断面可见散在的小点(维管束)。气微，味苦辛。见（图 931）

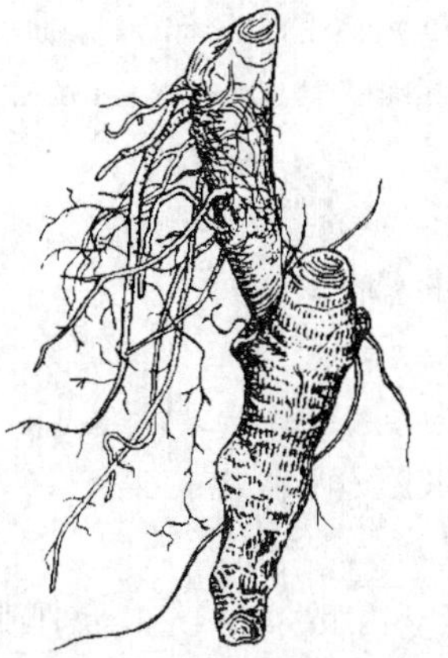

（图 931）鸢根(根茎)外形

【主含成分】 根茎含异黄酮糖甙：盾叶夹竹桃甙(*androsin*)，鸢尾黄酮新甙(*iristectorin*)A、B，鸢尾黄酮新甙元(*iristectorigenin*)A、B，去甲基鸢尾黄酮新甙元(*demethyliris-tectorigenin*)A 或 B，鸢尾酮甙(*tectoruside*)，鸢尾甙(*tectoridin*)，鸢尾甙元(*tectorigenin*)，野鸢尾甙元(*irigenin*)。

【药理】 （1）**抗炎作用** 鸢根对炎症早期和晚期均有显著的抑制作用。乙醇提取物 13g/kg 灌胃，对组胺、醋酸所致的小鼠皮肤或腹腔毛细血管通透性增高、巴豆油所致耳肿胀均有抑制作用。对大鼠的透明质酸酶或甲醛性足肿胀及棉球肉芽组织增生也均有明显的抑制作用。所含鸢尾黄酮甙和鸢尾黄酮，在试管中有抗透明质酸酶的作用，且不为半胱氨酸阻断，还能抑制大鼠的透明质酸酶性浮肿，而不抑制角叉菜胶性浮肿。对大鼠因腹腔注射氮芥引起的腹水渗出亦有抑制作用。

（2）**解热作用** 乙醇提取物 8g/kg 灌胃，对皮下注射 15%啤酒酵母所致的大鼠发热具有一定的解热作用。

（3）**抗过敏作用** 鸢尾黄酮对大鼠因卵清蛋白诱导的皮肤被动过敏的抑制率为 40%。

（4）**祛痰作用** 乙醇提取物 25g/kg 灌胃，能显著增加小鼠呼吸道排痰量。

（5）**抗菌抗病毒作用** 体外试验，对金黄色葡萄球菌、炭疽杆菌、白喉杆菌、乙型链球菌有一定的抑制作用。10%鸢尾对京防 86-1（甲 1 型)流感病毒无抑制作用。

（6）**其他作用** 尚有催吐和泻下作用。

（7）**毒性** 全草有毒，以根茎和种子毒性较强，尤以新鲜的根茎更甚。牛和猪误食有峻下及呕吐作用，胃肠炎、肝炎、皮肤瘙痒、体温忽高忽低等症。乙醇提取物小鼠灌胃 LD_{50} 为 39g/kg。也有报道认为大于 50g/kg。

【性味归经】 味苦、辛，性寒，有毒。归脾、胃、大肠经。

【功用主治】 消积杀虫，破瘀行水，解毒。主治食积胀满，蛔虫腹痛，癥瘕臌胀，咽喉肿痛，痔瘘，跌打伤肿，疮疖肿毒，蛇犬咬伤。

《本经》："主蛊毒，邪气，鬼疰诸毒，破癥瘕积聚，大(一作'去')水，下三虫。"

《别录》："疗头眩，杀鬼魅。"

《本草拾遗》："主飞尸游蛊著喉中，气欲绝者，以根削去皮，纳喉中摩病处，令血出。"

《本草药性大全》："宣通积滞，吐锁喉风痰。砒毒逢之，服用立效。"

《药性考》："通利三焦。"

《国药提要》："治肿物。"

《贵州民间方药集》："健胃，消食积，顺气，缀下。治臌胀病。"

《民间常用草药汇编》："清热凉血，养阴止吐血，生津止渴。疗痔疮，眩晕及狂犬病。"

《四川中药志》1960年版："治跌打损伤。"

《中国药用植物图鉴》："敷肿毒。"

《贵州草药》："治月家病"。

《北方常用中草药手册》："消肿止痛，祛风湿，治关节炎。"

《广西民族药简编》："水煎服，治小儿惊风(瑶)；与鸡蛋煎服，治哮喘，心气痛，胃酸过多(毛难)。"

【用量用法】 内服：煎汤1～3，磨汁或研末。外用：捣敷，适量。

【使用注意】 体虚便溏及孕妇忌服。

《新修本草》："嚼之，戟人咽喉。"

《陕西中草药》："反长春七。中毒服甘草水解。"

《广西民族药简编》："药后忌吃甘蔗、酱料、芥兰、酸辣食物等。"

《湖南中医杂志》1988，(6)：41："心、肺、肝、肾、脑功能不全者禁用。"

【附方】 (1)**治食积饱胀**：土知母3g，研细，用白开水或兑酒吞服。--《贵阳民间药草》

(2)**治食积，气积，血积**：鸢尾根茎9g，薏苡仁根15g，刘寄奴9g，水煎，以酒为引服，或研末，以酒调服。--《青岛中草药手册》

(3)**治胃热口臭**：鸢尾根茎、栀子各9g，鱼腥草12g，水煎服。--《万县中草药》

(4)**治腹胀便秘**：鲜蛤蟆跳缺根30g，洗净，生嚼，用冬酒送下，1次即通。--《吉水草药汇编》

(5)**治蛔虫腹痛**：①鲜鸢尾(根)12g，捣绒，炒鸡蛋服，服后常致强烈腹泻。--《四川中药志》(1982年) ②搜山虎、野菊花各12g，苦楝根皮15g，眼子菜9g，水煎服。--《湖北中草药志》

(6)**治痞块**：土知母(去皮，酒浸透，晒干)研末。第1次用9g，合猪油煎鸡蛋吃；第2次用9g，配隔山消9g，煎鸡蛋吃；第3次用9g，配隔山消、巴岩姜末各6g，煎鸡蛋吃。--《贵州草药》

(7)**治肝硬化腹水**：鸢尾根茎3g，生用切片，煎鸡蛋吃。吃后lh可泻。--《万县中草药》

(8)**治肾炎水肿，便秘**：鲜鸢尾根茎15g，水煎服；或用鲜根茎12～30g，捣烂敷脐部，每日换药1次。--《浙江药用植物志》

(9)**治男女水道不通**：扁竹(紫花者，生水边者佳)根研自然汁一盏服，通即止药，不可便服补药。--《普济方》

(10)**治肝炎黄疸**：鸢尾根茎6g，水煎服。--《草药手册》(江西)

(11)**治赤白下痢，里急后重**：蛤蟆跳缺根15g，取冷开水半碗擂汁，去渣，分2次服，日服1剂。--《吉水草药汇编》

(12)**治疟疾**：鸢尾根茎9g，生姜为引，水煎服。--《北方常用中草药手册》

(13)**治一切咽喉肿痛**：鸢尾根茎9g，山豆根9g，僵蚕3g，薄荷12g(后下)，水煎服。--《青岛中草药手册》

(14)**治牙龈红肿疼痛**：鸢尾根茎擂汁内服，或根茎切片，贴痛牙处。--《草药手册》(江西)

(15)**治咳嗽**：土知母3g，大山羊9g，煎水，每日3次分服。--《常用民间草药手册》(贵州)

(16)**治痈疮疖肿**：鸢尾根茎研粉，凉开水调敷。--《广西本草选编》

(17)**治跌打损伤**：①蛤蟆跳缺根适量，置男子尿中浸10日，取出，刮去粗皮，焙干，研细末。每次1～1.5g，每日2次，于饭前用冬酒送服。--《吉水草药汇编》 ②鸢尾根3～9g，研末或磨汁，冷水送服，故又名"冷水丹。"《中草药学》(江西)

(18)**治关节炎**：鸢尾根茎9g，水煎服。--《北方常用中草药手册》

(19)**治毒蛇咬伤**：鸢尾根，苎麻根各适量，捣烂敷伤旧。--《草药手册》(江西)

(20)**治癫狗咬伤**：鸢尾(根)3g，和淘米水磨汁服。--《桂林市药物志》

鸭跖草

【别名】 鸭跖草《本草拾遗》，鸡舌草、鼻斫草、碧竹子《本草拾遗》，碧竹草《本草图经》，青耳环花、碧蟾蜍、竹叶草《竹谱详录》，耳环草《世医得效方》，地地藕(《滇南本草》，鸭脚草、耳环草、碧蝉儿花《百一选方》，地地藕《滇南本草》，蓝姑草、淡竹叶菜《活幼全书》，竹鸡草《濒湖集简方》，竹叶菜、淡竹叶、碧蝉花《纲目》，水竹子《植物名实图考长编》，露草、帽子花《植物学大辞典》，三荚子菜《东北药植志》，竹叶兰《贵阳民间药草》，竹根菜《四川中药志》，鹅儿菜《广西中草药》，竹管草《江西草药》，竹鸡苋《江西中药》，兰花草、野靛青、萤火虫草、竹叶活血丹《浙江民间常用草药》，鸡冠菜、蓝花姑娘《江苏药材志》，鸭仔草《福建中草药》，三角菜、牛耳朵草、鸭食草，水浮草、鸭子菜、菱角伞《辽宁经济植物志》。

【来源】 为鸭跖草科植物鸭跖草 Commelina communis L.的全草。

【植物形态】 一年生草本。茎圆柱形，肉质，长30～60cm，下部茎匍匐状，节常生根，节间较长，表面呈绿色或暗紫色，具纵细纹。叶互生，稍肉质，卵状披针形，长4～10cm，宽至3cm，先端短尖，全缘，基部狭圆成膜质鞘。总状花序，生于枝上部者，花3～4朵，具短梗，生于枝最下部者，有花1朵，梗长约8mm，深蓝色；花瓣3，2片较大，深蓝色，1片较小，膜质，淡白色；花萼3，淡绿色；雄蕊6，能育者3枚，其中2枚较长，花丝长约13mm，不育者3枚，花丝较短，无毛，先端蝴蝶状；雌蕊1，花柱丝状而长，柱头头状。蒴果椭圆形，长5～7mm，压扁状，2室，2瓣裂，每室种子2颗，成熟时裂开。种子呈三棱状半圆形，长2～3mm，暗褐色，凹凸不平，具白色小点。花、果期6～10月。见下(图932)

【生长分布】 生于阴湿沟边、路边、田埂、荒地、宅旁墙角、山坡及林缘草丛。邹平各地均有分布。

【采收加工】 6～7月开花期采收全草，鲜用或阴干。

【性状鉴别】 全草长至60cm，黄绿色，老茎略呈方形，表面光滑，具数条纵棱，直径约2mm，节膨大，基部节上常有须根；断面坚实，中部有髓。叶互生，皱缩成团，质薄脆，易碎；完整叶片展平后呈卵状披针形或披针形，长3～9cm，宽1～3cm.先端尖，全缘，基部下延成膜质鞘，抱茎，叶脉平行。聚伞花序，总苞心状卵形，折合状，边缘不相连；花多脱落，萼片膜质，花瓣蓝黑色。气微，味甘、淡。以色黄绿者为佳。

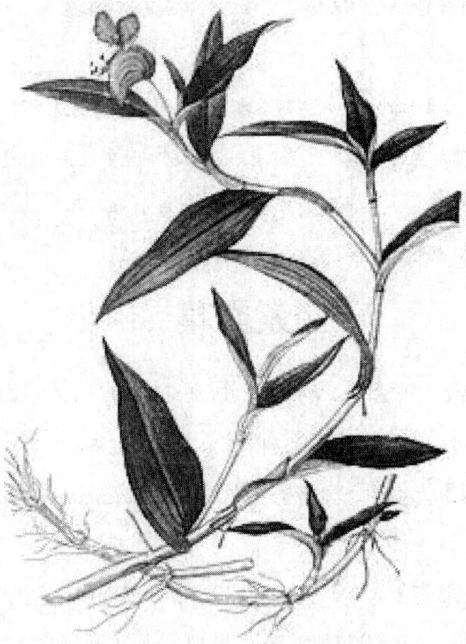

（图932）鸭跖草

【理化鉴别】（1）取本品粗粉2g，加水30ml，煮沸30分钟，滤过。取滤液2ml，加0.2%茚三酮乙醇液2～3滴，置沸水浴中加热5分钟，溶液显蓝色。(检查氨基酸)

（2）取上述水提取液20ml，水浴浓缩至干，加8ml甲醇溶解，滤过。取滤液2ml，加浓盐酸数滴，再加镁粉少量，溶液变红色。另取2ml加1%三氯化铝甲醇溶液数滴，溶液显黄色。(检查黄酮)

【显微鉴别】显微鉴别叶表面观：上、下表皮细胞方形或长方形，散有多数草酸钙小针晶，长7～12μm；气孔略突起于表皮，副卫细胞平列4胞型。见(图933)

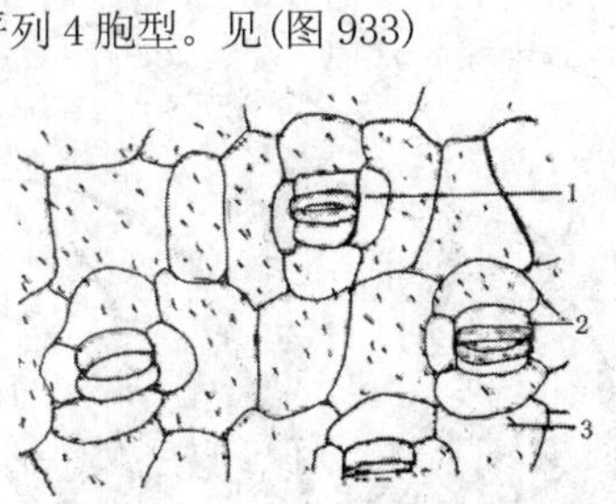

(图933)鸭跖草(叶)下表皮

1.保卫细胞 2.副卫细胞 3.草酸钙结晶

【主含成分】**全草**：含左旋-黑麦草内酯(joliolide)，无羁萜(friedelin)，β-谷甾醇（β-sitosterol）。对-羟基桂皮酸（p-hydroxy-cinnamic acid），胡萝卜甙（dancosterol）和D-甘露醇（mannose）及正三十烷醇（n-triacontanol）。

地上部分：含生物碱：1-甲氧羰基-β-咔啉（1-carbomethoxy-β-carboline），哈尔满（harman）及去甲哈尔满（norharman）。

花瓣：含花色甙（anthocyanin），鸭跖黄酮甙（flavocommelin），丙二酸单酰基-对-香豆酰飞燕草甙（malonylawobanin）及鸭跖兰素等。

【药理】（1）**抗菌作用** 鸭跖草水煎液试管法试验表明，对金黄色葡萄球菌、白色念珠菌的最小抑菌浓度(MIC)为250g/L，对白色葡萄球菌和溶血性链球菌的MIC为500g/L，而对绿脓杆菌药物浓度达1×103g/L，未见有抑菌作用。其抗菌有效部位为乙酸乙酯部分。对金黄色葡萄球菌、白色葡萄球菌、大肠杆菌和伤寒杆菌的MIC均为104μg/ml。有效抗菌成分为对-羟基桂皮酸。鸭跖草地上部分甲醇提取物对引起龋齿的变异链球菌有杀灭作用。1-甲氧羰基-β-咔啉、哈尔满和去甲哈尔满对该菌的MIC为100μg/ml。

（2）**抗内毒素作用** 鸭跖草煎液体外试验结果表明，作用1小时和4h的最低抗细菌内毒素浓度分别为32g/L和16g/L。

（3）**抗炎作用** 鸭跖草煎液小鼠灌服20g/kg，对二甲苯致耳郭炎症的肿胀有明显抑制作用，与空白对照组比较。其抑制率为41.18%(P<0.01)。

（4）**镇痛作用** 鸭跖草煎液小鼠分别口服20g/kg和10g/kg，对醋酸扭体法的镇痛率，与蒸馏水比较分别为59.98%和45.69%。热板法试验发现给药后1h有明显的镇痛效果。

（5）**止咳作用** 小鼠氨水致咳试验中，石油醚和甲醇部分为止咳有效部分，500mg/kg剂量时，石油醚部分半数咳嗽喷雾时间(EDT50)为18.88s，R为145.9%；甲醇部分EDT50)为22.65s，R为175.0%。D-甘露醇为止咳有效成分。

（6）**毒性** 鸭跖草水煎液小鼠灌胃的最大耐受量大于80g/kg。

【性味归经】味甘、淡，性寒。归肺、胃、膀胱经。

【功用主治】清热解毒，利水消肿。主治风热感冒，热病发热，咽喉肿痛，痈肿疔毒，水肿，小便热淋涩痛。

《本草拾遗》："主寒热瘴疟，痰饮，疔肿，肉癥涩滞，小儿丹毒，发热狂痫，大腹痞满，身面气肿，热痢，蛇犬咬，痈疽等毒。"

《日华子》："和赤小豆煮，下水气湿痹，利小便。"

《品汇精要》："去热毒，消痈疽。"

《滇南本草》："补养气血，疗妇人白带，红崩。生新血，止尿血、鼻衄血、血淋。"

《纲目》："消喉痹。"

《药性考》："疗五痔肿痛。"

《本草推陈》："对血吸虫病急性感染发高热，大量用之，有迅速解热之效。有强心利尿解毒作用，用于急性传染性热病，发热神昏，心脏衰竭时有效，并治水肿、腹水等症。对急性关节炎、关节肿痛及痈疽肿毒、毒蛇咬肿痛、小便不通以及咽喉急性炎肿等，用之有解毒消肿之功。"

《四川中药志》1960年版："治跌打损伤，筋骨疼痛，小便淋沥作痛。"

《常用中草药手册》广州部队："治心脏性水肿，脚气水肿，肾炎水肿，尿路感染及结石。"

《全国中草药汇编》："治流行性感冒。"

《长白山植物药志》："治肝炎黄疸。"

《福建药物志》："治小儿夏季热，肺炎，腹水，便血，暑热口渴，高热惊厥。"

【临床应用】（1）**用于感冒、热病发热，咽喉肿痛，疔疮肿毒等**。鸭跖草性寒，功善清热解毒，用于热毒所致诸症，可单味应用，或配伍其他药物同用。如治感冒发热，可配薄荷、牛蒡子、银花等疏风清热解毒药同用；热在气分，高热烦渴，每与石膏、知母等清热泻火药同用；咽喉红肿疼痛，配土牛膝、大青叶、板蓝根以清热利咽；热毒疮疡，毒蛇咬伤，可用鸭跖草单味捣敷患处，或与紫花地丁、野菊花、半枝莲等配用用，或配地丁草、蒲公英、野菊花等药同用。

（2）**用于水肿，小便不利，湿热淋病**。鸭跖草甘淡渗利，既可清热，又能利水通淋、消肿。治水肿，小便不利，可配车前子、泽泻、淡竹叶等同用；若湿热下注，小便淋沥涩痛，则配木通、滑石、瞿麦等通淋之品以增强利尿通淋之功。

【用量用法】 内服：煎汤，15～30g，鲜品 60～90g，或捣汁。外用：捣敷，适量。

【使用注意】 脾胃虚寒者慎服。

【附方】 （1）**治流行性感冒**：鸭跖草 30g，紫苏、马兰根、竹叶、麦冬各 9g，豆豉 15g，水煎服。--《全国中草药汇编》

（2）**治外感发热，咽喉肿痛**：鸭跖草 30g，柴胡、黄芩各 12g，银花藤、千里光各 25g，甘草 6g，水煎服。--《四川中药志》(1979 年)

（3）**治上感高热及水痘**：鸭跖草 30g，贯众 15g，黄芩 15g，射干 9g，板蓝根 30g。每日 1 剂，水煎服。--《新中医》1983，(6)：35

（4）**治高热惊厥**：鸭跖草 15g，钩藤 6g，水煎服。--《福建药物志》

（5）**治喉痹肿痛**：鸭跖草 60g。洗净捣汁，频频含服。--《江西草药》

（6）**治流行性腮腺炎**：鲜鸭跖草 60g，板蓝根 15g，紫金牛 6g，水煎服；另用鲜草适量，捣烂外敷肿处。--《浙南本草新编》

（7）**治痈肿疮毒、毒蛇咬伤**：鸭跖草、野菊花、马牙半枝各 30g，田基黄 15g，甘草 6g。水煎服。--《四川中药志》(1979 年)

（8）**治黄疸型肝炎**：鸭跖草 120g，猪瘦肉 60g。水炖，服汤食肉，每日 1 剂。--《江西草药》

（9）**治赤白痢疾**：鸭跖草 15g，竹叶 9g，水煎服。--《吉林中草药》

（10）**治小便不通**：竹鸡草一两，车前草一两。捣汁入蜜少许，空心服之。--《濒湖集简方》

（11）**治水肿、热淋**：鸭跖草 30～60g，车前草 30g，天胡荽 15g，水煎服，白糖为引。--《江西草药》

（12）**治疟疾**：鸭跖草 30g，水煎服。--《湖南药物志》

（13）**治咯血、吐血**：竹叶菜、地星宿各 60g。捣绒，冲淘米水服。--《贵州草药》

（14）**治高血压**：鸭跖草 30g，蚕豆花 9g，水煎当茶饮。--《江西草药》

（15）**防治感冒、流感**：每日用鸭跖草 60～90g，分 2～3 次煎服，防治感冒、流感 374 例，有效者 280 例，占 74.8%，与午时茶对照组比较，疗效有非常显著性差异 ($P<0.01$)。--《赤脚医生杂志》解放军南京部队鸭跖草防治感冒协作组，1976，(2)：74

（16）**治疗急性病毒性肝炎**：用鸭跖草全草 30～60g，水煎服，每日 2 次，15～20 天为 1 疗程。治疗 100 例，肝功能恢复正常，平均时间为：黄疸指数 15.37 天，麝浊 30.5 天，丙氨酸转氨酶 23.3 天；恶心平均 6d 好转；巩膜黄染平均 14d 消失；乏力、肝脾肿大 30 天恢复；平均住院 42.5 天。--《浙江中医杂志》姜树檀，1985，(2)：61

（17）**治疗丹毒**：用鲜鸭跖草叶 50 片，食醋 500g，将叶片入食醋中浸泡 1h，外敷患处（将病灶全部敷罩），干则更换，每日换 4～6 次，至愈为止。治丹毒 86 例，1～2 天内治愈 34 例，3～4 天治愈 44 例，4～5 天治愈 8 例，一般用 30～40 片即可治愈。--《赤脚医生杂志》江苏高邮县路家大队卫生室，1975，(5)：37

（18）**治疗麦粒肿**：先用生理盐水洗净患处，然后将洗净之 1 枝或 1 段鲜跖草，以 45 度角置于酒精灯上点燃上段，顷刻即见下段有水珠泡沫液体沸出，即将之滴涂于患处，无需冲洗或其他处理。共治 61 例，痊愈 49 例，好转 7 例。--《新医学》广东海口市人民医院，1971，(8)：46

紫露草

【别名】 紫露草，紫鸭跖草《广西中药志》，血见愁《广西中药志》，鸭舌草、本山金线莲、鸭舌黄《泉州本草》，美洲鸭趾草《上海园林植物图说》。

【来源】 为鸭跖草科植物紫露草 *Tradescantia virginiana* L. 的全草。

【植物形态】 一年生草本，高 20～50cm。茎稍肉质，多分枝，紫红色，下部匍匐状，节上生根，上部近直立。叶互生，无柄；叶状披针形或条形，长 6～13cm，宽 6～10mm，先端渐尖，基部鞘状抱茎，鞘口有白色长睫毛，全缘，上面暗绿色，下面紫红色。聚伞花序顶生或腋生，具花梗；苞片线状披针形，长约 7mm；萼片 3，绿色，卵圆形，宿存；花瓣 3，花蓝紫色，花瓣 3，广卵形；雄蕊 6，2 个发育，3 个退化，另有 1 个花丝短而纤细，无花药；发育雄蕊花丝有毛；子房上位，3 室，花柱累赘，柱头头状。蒴果椭圆形，有 3 条棱线。种子小，三棱状半圆形，淡棕色。花期 6～9 月。见下（图 934）

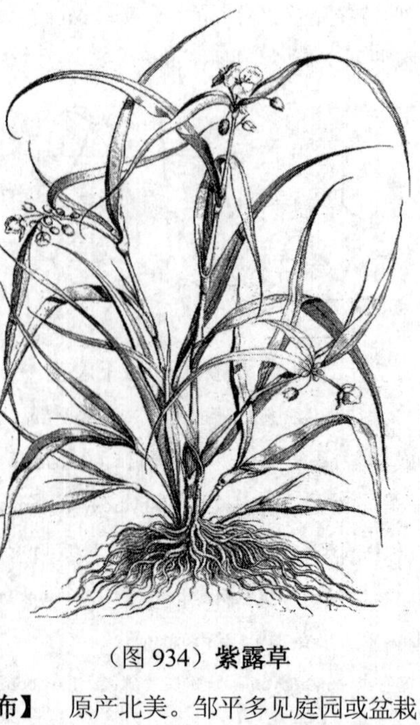

（图 934）**紫露草**

【生长分布】 原产北美。邹平多见庭园或盆栽。

【采收加工】 夏、秋季采收，洗净，鲜用或晒干。

【性味归经】 味淡、甘，性凉，有毒。归心、肝、膀胱经。

【功用主治】 解毒，散结，利尿，活血。主治痈疮肿毒，瘰疬结核，毒蛇咬伤，淋证，跌打损伤。

《广西中药志》："活血，止血，解蛇毒。治蛇泡疮，疮疡，毒蛇咬伤，跌打，风湿。"

【用量用法】 内服：煎汤，9～15g，鲜品30～60g。外用：捣敷，或煎水洗，适量。

【使用注意】 孕妇忌服。

【附方】 （1）**治蛇泡疮**：紫鸭跖草叶适量，煎汤外洗。——《广西中药志》

（2）**治痈疽肿毒**：鲜紫鸭跖草、仙巴掌捣敷。

（3）**治诸淋**：鲜紫鸭跖草30～60g。合冰糖煎服。

（4）**治腹股沟或腋窝结核**：鲜紫鸭跖草60g。清水煎服，或加仙巴掌合煎。（2～4方均出自《泉州本草》）

吊竹梅

【别名】 吊竹梅《福建民间草药》，水竹草《岭南大学校园植物名录》，金瓢羹、白带草《福建民间草药》，吊竹菜、紫背金牛、血见愁《南宁市药物志》，鸡舌黄、红舌草、红竹仔草《泉州本草》，花叶竹夹菜、二打不死、百毒散《广西民间常用中草药手册》，水竹草、金发草、假石蚕、花叶竹节草《海南岛常用中草药手册》，红竹壳菜、鸭舌红、红鸭跖草《福建中草药》，百书草、花蝴蝶《广西药用植物名录》，凤眼草、银白凤眼草《红河中草药》。

【来源】 为鸭跖草科植物吊竹梅 *Zebrina pendula* Sehnizl. 的全草。

【植物形态】 多年生草本。茎稍柔弱，半肉质，分枝，披散或悬垂，长约lm。叶互生，无柄；叶片椭圆形、椭圆状卵形至长圆形，长3～7cm，宽1.5～3cm，先端急尖至渐尖或稍钝，基部鞘状抱茎，鞘口或有时全部叶鞘均被疏长毛，上面紫绿色而杂以银白色，中部和边缘有紫色条纹，下面紫色，通常无毛，全缘。花聚生于一大一小的顶生叶状苞内；花萼连合成1管，长约6mm，3裂，苍白色；花瓣连合成1管，白色，长约1cm，裂片3，玫瑰紫色，长约3mm；雄蕊6，着生于花冠管的喉部，花丝被紫蓝色长细胞毛；子房3室，花柱丝状，柱头头状，3圆裂。果为蒴果。花期6～8月。见（图935）

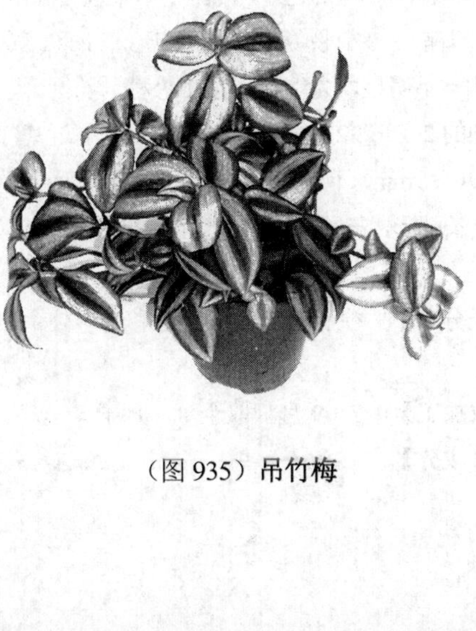

（图935）吊竹梅

【生长分布】 原产墨西哥。邹平多盆栽。

【采收加工】 全年均可采收，洗净，晒干或鲜用。

【主含成分】 全草分离到β-谷甾醇（*β-sitosterol*），3β，5α，6β-三羟基豆甾烷（*3β，5α，6β-trihydroxyl stigmastane*），琥珀酸（*succinic acid*），叶含4种乙酰花色甙，吊竹梅素（*zebrinin*）和单去咖啡酰基吊竹梅素（*monodecaffeylzebrinin*）等。

【药理】 （1）**抗肿瘤作用** 吊竹梅的水提取物及醇浸膏分别于腹腔注射200mg/kg，对小鼠腹水型肉瘤S_{180}的抑瘤率为45％和49％。从全草中分得3个抗肿瘤有效成分，给荷瘤小鼠注射，其抑瘤率分别为：琥珀酸43％(160mg/kg)；β-谷甾醇91％(100mg/kg)；3β，5α，6β-三羟基豆甾烷98％(100mg/kg)。特别是后者，剂量增加1倍时，仍未发现毒性，体重递增也和正常组平行。

（2）**兴奋平滑肌作用** 叶和茎的煎剂及水提取物（加酒精除去沉淀者）对离体豚鼠回肠有兴奋作用，对离体大鼠子宫、离体兔心和十二指肠均无明显作用，麻醉狗静脉注射0.1g（生药）/kg也不影响血压。

（3）**毒性** 吊竹梅煎剂腹腔注射1g(生药)/只，24小时内2只小鼠全部死亡；而水提取物则无明显毒性。

【性味归经】 味甘、淡，性寒。归膀胱、肺、大肠经。

【功用主治】 清热利湿，凉血解毒。主治水肿，小便不利，淋证，痢疾，带下，咳嗽咯血，目赤肿痛，咽喉肿痛，疮痈肿毒，烧烫伤，毒蛇咬伤。

《海南岛常用中草药手册》："镇咳利水。主治咳嗽，肺水肿，肾性水肿。"

《广西民间常用中草药手册》："清热解毒。治咳血，白带，慢性痢疾。"

《广西本草选编》："主治目赤肿痛，乳腺炎。"

《全国中草药汇编》："凉血。主治肺结核咳嗽咯血，咽喉肿痛，急性结膜炎，细菌性痢疾，尿路感染，瘰疽，毒蛇咬伤。"

《广西民族药简编》："治产后流血过多，小腹痛，心脏性水肿，烧烫伤。"

《浙江药用植物志》："主治淋症，呕血。"

《福建药物志》："清热凉血，解毒消肿。主治肺炎，百日咳，关节痛，乳糜尿，失眠，狂犬咬伤，无名肿毒。"

【用量用法】内服：煎汤，15～30g，鲜品60～90g，或捣汁。外用：捣敷，适量。

【使用注意】 孕妇禁服。

【附方】 （1）治泌尿系感染：鲜吊竹梅12g，十大功劳根15g，水煎服。——《福建药物志》

（2）治慢性痢疾：鲜吊竹梅全草60～90g，白米30g。同炒至半成炭为度，水煎服。——《福建中草药》

（3）治白带：①鲜（吊竹梅）全草60～120g，冰糖30g，淡菜30g。酌加水煎成半碗，饭前服，每日2次。——《福建民间草药》 ②吊竹梅、金樱子根各

30g，鸡冠花 24g，水煎服。——《福建药物志》

（4）治咳血：①鲜（吊竹梅）全草 60～90g，猪肺 120g。酌加水煎成 1 碗，饭后服，每日 2 次。——《福建民间草药》 ②花叶竹夹菜 30g，枇杷叶（去毛）15g，水煎服。——《广西民间常用中草药手册》

（5）治目赤肿痛（急性结合膜炎）：鲜（吊竹梅）全草 30～60g， 点红鲜全草 30g。共捣烂，外敷患眼。——《福建中草药》（6）治乳腺炎：鲜（红竹壳菜）全草适量。加生盐捣烂外敷。——《广西本草选编》（7）治烧烫伤：红竹壳菜捣烂敷患处。《广西民族药简编》（8）治蛇咬伤：鲜（吊竹梅）全草 30～60g。捣绞汁冲酒内服，渣敷患处。——《泉州本草》

看麦娘

【别名】 看麦娘《救荒本草》，牛头猛、山高粱《湖南药物志》，路边谷、道旁谷《青岛中草药手册》，油草《浙江药用植物志》，棒槌草《秦岭巴山天然药物志》。

【来源】 为禾本科植物看麦娘 *Alopecurus aequalis* Sobol. 的全草。

【植物形态】 一年生草本，高 15～40cm；茎少数丛生，细瘦，光滑，节处常膝曲。叶鞘光滑，短于节间；叶舌膜质，长 2～5mm；叶片披针形，长 3～10cm，宽 2～6mm，扁平，先端渐尖。圆锥花序狭圆柱状，长 2～7cm，直径 3～6mm，灰绿色；小穗椭圆形或卵状长圆形，长 2～3mm，含 1 花，颖膜质，基部互相连合，具 3 脉，脊上被细纤毛，侧脉下部被短毛；外稃膜质，先端钝，等大或稍长于颖，下部边缘互相连合，芒长 1.5～3.5mm，约于稃体下部 1/4 处伸出，隐藏或稍外露；花药橙黄色，长 0.5～0.8mm。颖果长约 1mm。花果期 4～8 月。见（图 936）

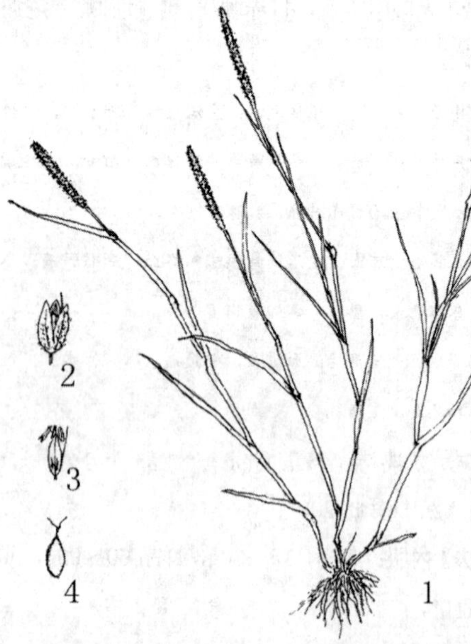

（图 936）**看麦娘**
1.植株 2.小穗 3.花 4.颖果

【生长分布】 生于沟边及田间湿地。邹平各乡镇均有分布。

【采收加工】 春、夏季采收，晒干或鲜用。

【性状鉴别】 呈团状，禾秆色。茎圆柱形，中空，基部和下部节上生须根。叶片披针形，长 3～10cm，宽 2～6mm，先端渐尖，基部之叶鞘光滑，叶舌膜质。圆锥花序狭圆柱状，长 2～7cm，淡绿色；小穗椭圆形或卵状长圆形，长 2～3mm，含 1 花。颖相等。基部合生，具 3 脉，脊上被纤毛；外稃等长或稍长于颖，下部边缘相互合生，芒细弱。颖果长约 1mm。气无，味淡。以干燥，无杂质，枝、叶多，禾秆色者为佳。

【性味归经】 味淡，性凉。

【功用主治】 清热利湿，止泻，解毒。主治水肿，水疸，泄泻，黄疸型肝炎，赤眼，毒蛇咬伤。

《湖南药物志》："治水疸。"

《青岛中草药手册》："主治消化不良，小儿腹泻。"

《全国中草药汇编》："利水消肿，解毒。主治水肿。"

《浙江药用植物志》："清热解毒，消肿。主治蛇伤。"

《秦岭巴山天然药物志》："明目散翳，清火解毒。主治红眼，黄疸。"

【用量用法】 内服：煎汤，30～60g。外用：捣敷，或煎水洗，适量。

【附方】 （1）**治水肿**：（看麦娘）全草 60g，水煎服。

（2）**治水疸** （看麦娘）全草 30g，野紫苏、芫荽菜各 9g，水煎服。1～2 方均出自《浙江药用植物志》

（3）**治小儿腹泻、消化不良**：棒槌草适量，煎水洗脚。

（4）**治黄疸肝炎**：棒槌草 20g，虎杖 20g，水煎服。（3～4 方均出自《秦岭巴山天然药物志》）

荩草

【别名】 荩草《本经》，菉竹《诗经》，王刍《毛诗传》，莀草《说文解字》，黄草《吴普本草》，蓐、鸱脚莎《尔雅》（郭璞注），盭草《汉书》（晋灼注），菉蓐草《新修本草》，细叶秀竹、毛竹《广州植物志》，马耳草《吉林中草药》，马耳朵草（河北）。

【来源】 为禾本科植物荩草 *Arthrajcon hispidus* (Thunb.) Makino 的全草。

【植物形态】 一年生草本。秆细弱无毛，基部倾斜，高 30～45cm，分枝多节。叶鞘短于节间，有短硬疣毛；叶舌膜质，边缘具纤毛；叶片卵状披针形，长 2～4cm，宽 8～15mm，除下部边缘生纤毛外，余均无毛。总状花序细弱，长 1.5～3cm，2～10 个成指状排列或簇生于秆顶，穗轴节间无毛，长为小穗的 2/3～3/4，小穗孪生，有柄小穗退化残留 0.2～1mm 的柄；无柄小穗长 4～4.5mm，卵状披针形，灰绿色或带紫色；第 1 颖边缘带膜质，有 7～9 脉，脉上粗糙，先端钝；第 2 颖近膜质，与第 1 颖等长，舟形，具 3 脉，侧脉不明显，先端尖；第 1 外稃，长圆形，先端尖，长约为第 1 颖的 2/3，第 2 外稃与第 1 外稃等长，近基部伸出 1 膝曲的芒，芒长 6～9mm，下部扭转；雄蕊 2；花黄色或紫色，长 0.7～1mm。颖果长圆形，与稃体几等长。花、果期 8～11 月。见下（图 937）

【生长分布】 生长于山坡、草地和阴湿处。邹平南部山区分布广。

【采收加工】 7～9 月割取全草，晒干。

【主含成分】 叶和茎含乌头酸(*aconiti cacid*)、木犀草素(*luteolin*)、木

犀草素-7-葡萄糖甙(*luteolin-7-glucoside*)、荩草素(*anthraxin*)。

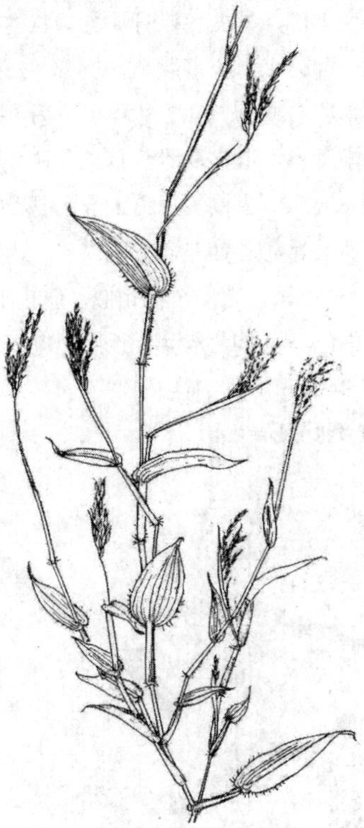

（图 937）**荩草**

【性味归经】 味苦，性平。

【功用主治】 止咳定喘，解毒杀虫。主治久咳气喘，肝炎，咽喉炎，口腔炎，鼻炎，淋巴结炎，乳腺炎，疮疡疥癣。

《本经》："主久咳上气喘逆，久寒，惊悸，痂疥，白秃疡气，杀皮肤小虫。"

《吴普本草》："治身热邪气，小儿热气。"

《药性论》："治一切恶疮。"

《新修本草》："洗疮有效。"

《吉林中草药》："驱寒定喘。"

《全国中草药汇编》："清热，降逆，止喘，解毒，祛风湿。主治肝炎，久咳气喘，咽喉炎，口腔炎，鼻炎，淋巴腺炎，乳腺炎。外用治疥癣，皮肤瘙痒，痈疖。"

《福建药物志》："除湿。主治阑尾炎，淋浊。"

【用量用法】 内服：煎汤，6～15g。外用：煎水洗或捣敷，适量。

【使用注意】 《本草经集注》："畏鼠妇。"

【附方】 （1）**治气喘上气**：马耳草 12g，水煎，日服 2 次。--《吉林中草药》

（2）**治疥癣，皮肤瘙痒，痈疖**：荩草 60g，水煎外洗。--《全国中草药汇编》

莴米

【来源】 为禾本科植物莴草 *Beckmannia syzigachne* (Steud.) Fernald 的种子。

【植物形态】 一年生直立草本。秆高 15～90cm，有 2～4 节。叶鞘无毛，多长于节间；叶舌透明膜质，长 3～8mm；叶片扁平，长 5～20cm，宽 3～10mm，粗糙或背面平滑。圆锥花序狭窄，由多数简短贴生或斜升的穗状花序，长 10～30cm，分枝稀疏，直立或斜升；小穗有 1（稀为 2）小花，近圆形，小穗

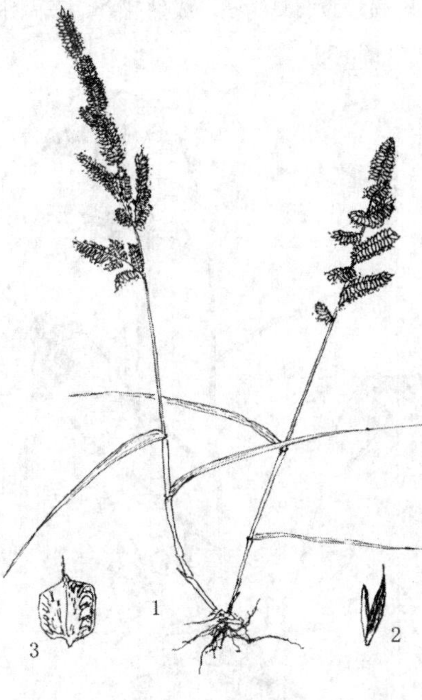

（图 938）**莴草**(1.全株 2.小花 3.小穗)

长 3mm，两侧压扁，几无柄，成双行覆瓦状排列穗轴的一侧；小穗轴渐落于颖下，颖半圆形，等长，草质，边缘质薄，白色，有 3 脉，先端钝或锐尖，背部灰绿色，有淡绿色横纹；内稃稍短于外稃，有脊；雄蕊 3，花药黄色，长约 1mm。花、果期 4～9 月。见（图 938）

【生长分布】 生长于水旁、湿地，能耐盐碱。邹平南部乡镇多有分布。

【采收加工】 秋季采收，晒干。

【性味归经】 味甘，性寒。

【功用主治】 益气健胃。主气虚，呕吐。

《本草拾遗》："主利肠胃，益气力，久食不饥，去热，益人，可为饭。"

《药性考》："久服气足，止呕。"

【用量用法】 内服：煮食，适量。

雀麦

【别名】 雀麦《新修本草》，蘥《尔雅》，爵麦《说文》，燕麦《尔雅》(郭璞注)，杜姥草《千金要方》，牡姓草《广济方》，牛星草《外台》，野麦、野大麦、野小麦《湖南药物志》，野燕麦(江苏)，山大麦、瞌睡草、山稷子(山东)。

【来源】 为禾本科植物雀麦 *Bromus japonicus* Thunb.的全草。

【植物形态】 一年或二年生草本。茎秆直立，高 30～100cm。叶鞘紧密贴生于秆，外被柔毛；叶舌长 1.5～2mm，先端有不规则的裂齿；叶片长 5～70cm，宽 2～8mm，两面被毛或背面无毛。圆锥花序开展，下垂，长达 30cm，每节有 3～7 分枝；小穗幼时圆筒状，成熟后压扁，长 17～34mm(包括芒)，有 7～14 朵花；颖披针形，边缘膜质，第 1 颖长 5～6mm，有 3～5 脉，第 2 颖长 7～9mm，有 7～9 脉；外稃卵圆形，边缘膜质，有 7～9 脉，先端微

2裂，其下约2mm处生芒，芒长5～10mm，第1外稃长8～11mm；内稃短于外稃，脊上具稀疏刺毛；雄蕊3，子房先端有毛。颖果线状长圆形，压扁，腹面具沟槽，成熟后紧贴于内外稃。花、果期5～7月。见（图939）

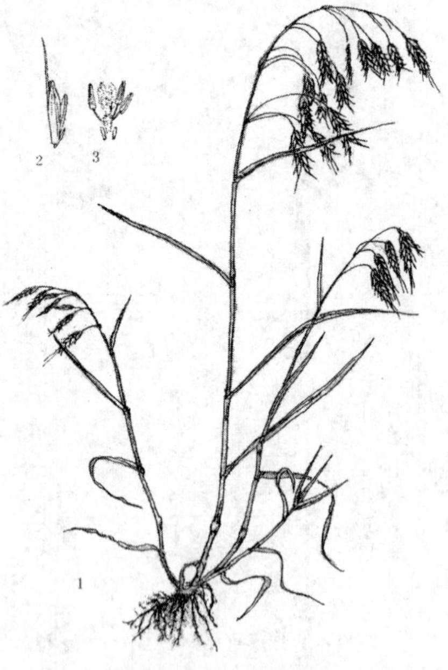

（图939）**雀麦**

1.植株 2.小花 3.浆片和雌雄蕊

【生长分布】 生于山坡、河边、路旁。邹平各地均有分布。

【采收加工】 5～7月采收，晒干。

【性味归经】 味甘，性平。

【功用主治】 止汗，催产。主治汗出不止，难产。

《新修本草》："主女人产不出。煮汁饮之。"

《品汇精要》："去虫。"

《全国中草药汇编》："止汗，滑肠。主治汗出不止。"

【用量用法】 内服：煎汤，15～30g。

【附方】 （1）**治汗出不止**：(雀麦)全草30g，水煎服；或加米糠15g，水煎服。--《湖南药物志》

（2）**治妊娠胎死腹中，若胞衣不下，上抢心**：雀麦一把，水五升，煮二升，汁服。--《子母秘录》

薏苡仁

【别名】 薏苡仁《本经》，蓄苢、蓄芵《说文》，解蠡《本经》，屋菼、起实、赣《别录》，彝珠(陶弘景)、感米《千金食治》，薏珠子《本草图经》，回回米、草珠儿、赣珠《救荒本草》，芑实《纲目》，薏米《药品化义》，米仁《本草崇原》，薏仁《本草新编》，苡仁《临证指南》，苡米《本草求原》，草珠子《植物名汇》，玉秣《杨氏经验方》，六谷米《中药形性经验鉴别法》，珠珠米《贵州民间方药集》，药玉米、水玉米、沟子米《东北药用植物志》，裕米《广西中药志》，益米《闽东本草》。

【来源】 为禾木科植物薏苡 *Coix lachryma-jobi* L.的种仁。

【植物形态】 一年或多年生草本，高1～1.5m。须根较粗，直径可达3mm。秆直立，约具10节。叶片线状披针形，长可达30cm，宽1.5～3cm，边缘粗糙，中脉粗厚，于背面凸起；叶鞘光滑，上部者短于节间；叶舌质硬，长约1mm。总状花序腋生成束；雌小穗位于花序之下部，处面包以骨质念珠状的总苞，总苞约与小穗等长；能育小穗第1颖下部膜质，上部厚纸质，先端钝，第2颖舟形，被包于第1颖中；第2外稃短于第1外稃，内稃与外稃相似面较小；雄蕊3，退化，雌蕊具长花柱；不育小穗，退化成筒状的颖，雄小穗常2～3枚生于第1节，无柄小穗第1颖扁平，两侧内折成脊而具不等宽之翼，第2颖舟形，内稃与外稃皆为薄膜质；雄蕊3；有柄小穗与无柄小穗相似，但较小或有更退化者。颖果外包坚硬的总苞，卵形或卵状球形。花期7～9月，果期9～10月。见下（图940）

本植物的根（**薏苡根**）也供药用，详见下述。

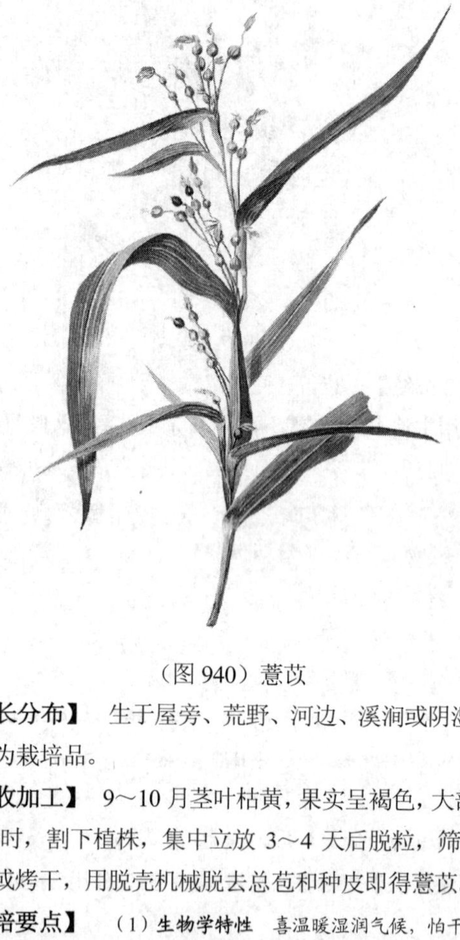

（图940）薏苡

【生长分布】 生于屋旁、荒野、河边、溪涧或阴湿山谷中。邹平一般为栽培品。

【采收加工】 9～10月茎叶枯黄，果实呈褐色，大部成熟(约85%成熟)时，割下植株，集中立放3～4天后脱粒，筛去茎叶杂物，晒干或烤干，用脱壳机械脱去总苞和种皮即得薏苡。

【栽培要点】 （1）**生物学特性** 喜温暖湿润气候，怕干旱、耐肥。各类土壤均可种植，对盐碱地、沼泽地的盐害和潮湿的耐受性较强，但以向阳、肥沃的壤土或粘壤土栽培为宜。忌连作，也不宜与禾本科作物轮作。近年来在潮湿的水稻土上栽培，特别在抽穗扬花期给以浅水层，可显著增产。

（2）**栽培技术** 用种子繁殖。为预防黑穗病，播前将种子用60℃温水浸种10～20分钟，捞出种子包好置于5%生石灰水中浸1～2天，注意不要损坏水面上的薄膜。取出以清水漂洗后播种，或用1：1：100的波尔多液浸种24～72小时，于3月至4月，穴播，按行株距27～30cm见方，穴深5～7cm，每穴播种子5～6颗，覆土2～3cm，镇压。每1小时m^2需种75～90kg。

（3）**田间管理** 幼苗有3～4片真叶时间苗，每穴留苗4～5株。中耕除草一般3次。薏苡是需肥量较大，耐肥性较强的作物，生长前期着重施氮肥提苗，后期应多施磷肥、钾肥，促进壮秆孕穗，田间水分管理以湿、干、水、湿、干相间的原则，即采用湿润育苗，干旱拔节，有水孕穗，湿润灌浆，干田收获。

薏苡是异株花粉授精，辅助授粉是在盛花期以绳索等工具振动植株(上午 10～12 时)，使花粉飞扬，可提高结实率。

（4）**病虫害防治** ①黑穗病：又名黑粉病，为害严重，发病率高。防治方法：严格进行种子处理；轮作；发现病株，立即拔除烧毁。②叶枯病：雨季多发病，为害叶部。防治方法：发病初期用波尔多液 1：1：100 倍液，或代森锌 65％可湿性粉剂 500 倍液喷施。③玉米螟：5 月下旬至 6 月上旬始发，8～9 月为害严重，苗期以 1～2 龄幼虫钻入心叶中咬食叶肉或叶脉。抽穗期以 2～3 龄幼虫钻入茎内为害。防治方法：播种前，清洁田园；心叶展开时，可用 200 倍液杀螟粉液喷雾，也可用 Bt 乳剂 300 倍液灌心叶。④粘虫：又名夜盗虫，幼虫为害叶片。防治方法：进行人工捕捉；也可用糖醋毒液（糖 3 份、醋 4 份、白酒 1 份、水 3 份）引诱集中捕杀。

【性状鉴别】 种仁宽卵形或长椭圆形，长 4～8mm，宽 3～6mm。表面乳白色，光滑，偶有残存的黄褐色种皮。一端钝圆，另端较宽而微凹，有 1 淡棕色点状种脐。背面圆凸，腹面有 1 条较宽而深的纵沟,沟面棕色。质坚实，断面白色，粉质。气微，味微甜。见（图 941）

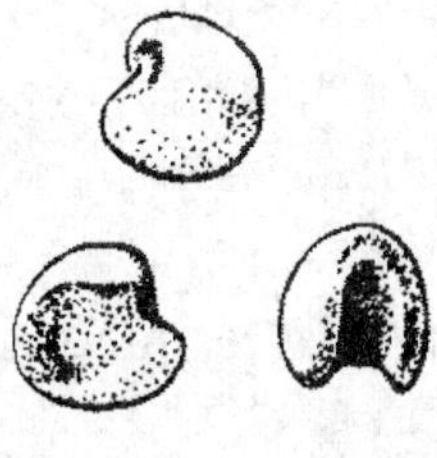

（图 941）薏苡仁外形

【显微鉴别】 粉末类白色。主体为淀粉粒，单粒类圆形或多面形，直径 2～20μm，脐点星状、三叉状、人字形或裂缝状，复粒少见，由 2～3 分粒组成。

【主含成分】 种仁含薏苡仁酯（*coixenolide*），粗蛋白 13%～14%，脂类 2%～8%。脂类中三酰甘油 61%～64%，二酰甘油 6%～7%，一酰甘油 4%，甾醇酯 9%，游离脂肪酸 17%～18%。在三酰甘油中亚油酸（*linoleic acid*）含量可达 25%～28%，在游离脂肪酸中亚油酸含量为 27%～28%，游离脂肪酸还有棕榈酸(*palmitic acid*)，硬脂酸(*stearic acid*)，顺-8-十八碳烯酸(*cis-8-octadecenoic acid*)即油酸等。一酰甘油中有具搞肿瘤作用的 α-单油酸甘油酯（*α-monoolein*），甾醇酯中有具促排卵作用的顺-、反-阿魏酰豆甾醇（*cistr-ans-feruloylstigmasterol*）和顺-、反-阿魏酰菜油甾醇（*cistra nsferuloylcampester -ol*）等。还含抗补体作用的葡聚糖和酸性多糖 CA-1、CA-2 及降血糖作用的薏苡多糖（*coixan*）A、B、C。种子挥发油含 69 种成分，其中主要的有已醛（*hexanal*），已酸（*hexanoic acid*），2-乙基-3-羟基丁酸已酯（*2-ethyl-3-hydroxy-hexylbutrate*），γ-壬内酯（*γ-nonalactone*），壬酸（*nonanoic acid*），辛酸（*octanoic aid*），棕榈酸乙酯（*ethylpalmitate*），亚油酸甲酯（*methyllinoleate*），香草醛（*vanillin*）及亚油酸乙酯（*ethyllinoleate*）等。

【药理】 （1）**抗肿瘤作用** 薏苡仁乙醇提取物腹腔注射能抑制艾氏腹水癌细胞的增殖，显著延长小鼠的生存时间。从该提取物中分离得到 2 个组分，其一能引起原生质的变性，另一组分可使细胞核分裂停止于中期。薏苡仁的丙酮提取物，对小鼠艾氏腹水瘤以及宫颈癌(U_{14})肝癌腹水型(HCA)、S_{180}。肉瘤腹水型等均有明显的抑制作用。从其中分离出来的酸性成分能使 S_{180} 肉瘤腹水型 ICR 小鼠的存活期延长 163％。乙酸乙酯或氯仿提取物对肿瘤抑制作用较弱，而石油醚、乙醚及甲醇提取物无效。丙酮提取物的活性成分是棕榈酸、硬脂酸、油酸、亚油酸_(16.4％、2.2％、54.7％、26.7％）等游离脂肪酸的混合物，不饱和脂肪酸(亚油酸)为主要的抗癌成分。薏苡仁亦是有效的抗肿瘤促进剂。薏苡仁甲醇提取物对非洲淋巴细胞瘤病毒(EB 病毒)早期抗原(EB-EA)激活作用有强烈的抑制活性，并有拮抗肿瘤促进剂的作用。α-单油酸甘油酯是其活性成分之一。薏苡仁的 50％乙醇提取物能促进培养的扁平上皮癌细胞的角化。

（2）**抑制骨骼肌收缩的作用** 石油醚浸出的薏苡仁油低浓度对蛙的骨骼肌及运动神经末梢呈兴奋作用，高浓度呈麻痹作用。如注射于蛙的胸淋巴腔或腓肠肌内，能减少肌肉挛缩，并缩短其疲劳曲线。用离体蛙的神经肌肉标本，证明其作用部位在肌纤维而不在神经肌肉接头。并且阿托品、咖啡因、毒扁豆碱等对此呈显著的拮抗作用。薏苡仁油抑制骨骼肌收缩的作用与其中所含的脂肪酸有关。苡仁油及含 10～18 个碳原子的饱和脂肪酸均能阻止或降低电刺激蛙骨骼肌引起的收缩，且碳原子数越少，其作用越强。而不饱和脂肪酸(如油酸)对骨骼肌收缩无影响。

（3）**镇痛作用** 热板法试验证明薏苡仁的水提取物对小鼠有镇痛作用.

（4）**解热、抗炎作用** 薏苡仁浸出物能抑制人中性粒细胞产生活性氧，并显著地抑制中性粒细胞、淋巴细胞膜的甲基转换酶、磷脂酶 A_2 和前列腺素 E_2 的分泌。说明它有一定的抗炎作用。

（5）**对心血管作用** 石油醚浸出的薏苡仁油对离体蛙心有兴奋作用，高浓度时呈抑制作用。对离体兔耳血管，低浓度薏苡仁油使之收缩，高浓度则有扩张作用。麻醉兔静脉注射薏苡仁油出现短暂降压反应，且伴有呼吸兴奋。大剂量薏苡仁油能抑制呼吸中枢，使末梢血管，特别是肺血管扩张。

（6）**免疫作用** 从薏苡仁热水提取物中分得的葡聚糖及酸性多糖类 CA-1、CA-2 均有抗补体活性。薏苡仁浸出物（主要为不饱和脂肪酸的三酰甘油部分)能使土拨鼠腹腔_巨噬细胞产生的白介素-1 增加，也能显著地增加健康人末稍血单核细胞产生抗体，具有增强体液免疫的作用。

（7）**降血糖作用** 薏苡仁的水提取物腹腔注射，可显著降低小鼠血糖。从中分离得 3 个有效成分，即薏苡多糖 A、B、C，以 10 mg/kg、30 mg/kg、100 mg/kg 腹腔注射，对正常小鼠均具有降血糖作用，其中以多糖 A 作用最强，给药 1 小时，降糖率分别为 56％、45％和 40％。对四氧嘧啶诱发的高血糖小鼠，以 30 mg/kg、100 mg/kg 腹腔注射，给药 1 小时后，薏苡多糖 A 的降糖率为 61％和 26％。多糖 A 为降糖主要成分。薏苡仁油 0.5 g/kg 以及超过 12 个碳原子的脂肪酸皮下注射，对家兔也有降血糖作用，其降血糖作用可被丙酮酸钠拮抗。

（8）**诱发排卵作用** 薏苡仁提取物可诱发金色仓鼠排卵，其活性物质为阿魏酰豆甾醇和阿魏酰菜油甾醇。临床上，促性腺激素正常性腺功能减退症患者服用薏苡仁为主的方剂后，下丘脑功能显著改善，不排卵患者服用薏苡仁制剂可诱发排卵。

（9）**其他作用** 薏苡仁油可兴奋兔离体小肠，大剂量则使之先兴奋后抑制。对兔与豚鼠离体子宫，薏苡仁油能增加其紧张度与收缩幅度。薏苡仁油及十二碳以上脂肪酸皮下注射能降低兔血清钙浓度。薏苡仁种皮中一种对热稳定的蛋白质，对胰蛋白酶有抑制作用。

（10）**毒性** 薏苡仁丙酮提取物(油状)小鼠口服的最大耐受量为 10ml/kg。

【炮制】 （1）**炒薏苡仁**：①炒黄：取净薏苡仁大小分开，置锅内，用文火加热，炒至微黄色，有香气逸出时，取出，放凉。②炒焦：取净薏苡仁，置热锅内，用武火炒至焦褐色，喷水少许，灭净火星，取出，晾凉，晒干。炒薏苡仁健脾利湿。

（2）**麸炒薏苡仁**：取净麸皮，撒在热锅内，用中火加热至冒烟时，倒入净苡仁，炒至表面黄色鼓起时取出，筛去麸皮，放凉。每薏苡仁100kg，用麸皮10kg。麸炒和中健脾，用于脾虚泄泻。

（3）**土炒薏苡仁**：取伏龙肝细粉置锅内，用文火炒热，放入净薏苡仁，拌炒至挂土色时，取出，筛去土粉，放凉。每薏苡仁100kg，用伏龙肝粉20kg。土炒燥湿健脾，止泻力强，多用于脾虚泄泻。

饮片性状：①炒薏苡仁形如薏苡仁，表面浅黄色，偶有焦斑，微有焦香气。②麸炒薏苡仁形如薏苡仁，微鼓起，有麸香气。③土炒薏苡仁形如薏苡仁，表面挂土黄色细粉。

【性味归经】 味甘、淡，性微寒。归脾、胃、肺经。

【功用主治】 利湿健脾，舒筋除痹，清热排脓。主治水肿，脚气，小便淋沥，湿温病，泄泻，带下，风湿痹痛，筋脉拘挛，肺痈，肠痈，扁平疣。

《本经》："主筋急拘挛，不可屈伸，风湿痹，下气。久服轻身益气。"

《别录》："除筋骨邪气不仁，利肠胃，消水肿，令人能食。"

《药性论》："能治热风，筋脉拘急，能令人食。主肺痿肺气，吐脓血，咳嗽涕唾上气。破五溪毒肿。"

《食疗本草》："去干湿脚气。"

《本草拾遗》："主不饥，温气，轻身。…'煮汁饮之，主消渴。"

《医学入门·本草》："主上气，心胸甲错。"

《纲目》："健脾益胃，补肺清热，去风胜湿。炊饭食，治冷气。煎饮，利小便热淋。"

《医林纂要·药性》："缓肝，舒筋急。"

《本草再新》："补脾土，泻脾火，清肺热，益肺气，追风去湿，下气宽中。"

《中草药学》南药："主治皮肤疣及湿疹。民间治疗癌症。"

【临床应用】 （1）**用于水肿，脚气，淋浊，泄泻，带下，及湿温初起**。薏苡仁甘淡渗湿，又能健脾，且微寒而不伤胃，益脾而不滋腻，药性和缓，清补利湿，尤宜用于脾虚湿胜之上述诸证。治水肿，脚气肿痛，常选配白术、茯苓、赤小豆、冬瓜皮等健脾利湿之品。脾虚泄泻，则与人参、山药、扁豆等补脾之品同用，如《局方》参苓白术散；或脾泻日久，元气亏损，面黄肌瘦，饮食减少，可配莲子、五味子等，益气健脾，涩肠止泻，如《丹台玉案》十珍散。薏苡仁微寒能清热利湿，可治湿热淋浊，单以本品煎服；治砂石热淋，痛不可忍，或与滑石、车前子、淡竹叶等同用，以加强其清热利湿通淋之功。对于湿温初起，邪在气分，湿邪偏胜，寒热，身痛，呕恶，可配杏仁、白豆蔻、半夏、滑石等，宣化湿热，如《温病条辨》三仁汤。

（2）**用于湿痹拘挛，屈伸不利**。薏苡仁能祛湿除痹，舒利筋脉。用治风湿痹痛，多与羌活、独活、威灵仙、川芎等祛风除湿之品同用；若风湿在表，身疼，发热，用本品配麻黄、杏仁等，宣肺解表，祛风除湿，如《金匮要略》麻黄杏仁薏苡甘草汤。风湿肢体痿痹日久，兼肾虚腰脊酸疼者，可配苍术、当归、桑寄生、川断，以除湿和络，益肾强筋。本品有清热利湿之功，亦常用于湿热痿躄，足胫痿弱无力，多配黄柏、苍术、牛膝清热利湿，以强筋壮骨，如《成方便读》四妙丸。阳明胃虚，饮食少进，宗筋失养而四肢痿弱不用者，则宜配人参、白术、藿香，调补脾胃，祛湿舒筋，如《三因方》藿香养胃汤。

（3）**用于肺痈、肠痈**。薏苡仁有清热排脓作用，可治内痈。治疗肺痈，单用，或配苇茎、冬瓜仁、桃仁：煎服，如《千金要方》苇茎汤；若气阴不足，则可配麦冬、天冬、生地黄、人参等益气养阴之品，如《朱氏集验方》薏苡丸。治疗肠痈，多与牡丹皮、桃仁、败酱草等清热解毒，祛瘀排脓之品同用。

（4）**用于美容**。薏苡仁具有治疣平痘、淡斑美白、润肤除皱等美容养颜功效，长期服食能治疗褐斑、雀斑、痤疮，使斑点消失并滋润肌肤，具皮肤美白、润滑作用，还能营养头发，防止脱发，并使头发光滑柔软的作用。

《品汇精要》："合苦酒，疗肺痈心胸甲错；合麻黄、杏仁、甘草，治风湿身烦疼，日晡剧者；合大附子，治胸痹偏缓。"

《得宜本草》："得麻黄、杏仁治风湿周痹；得郁李仁治水肿喘急。"

《得配本草》："配附子治周痹，配桔梗治牙齿蠹痛，配麻黄、杏仁、甘草治风湿周痹，佐败酱化脓为水；蘸熟猪肺，治肺损咯血。"

《本草求原》："同牛膝，入肾；同木瓜，治足；同参，治心；同苍、柏，治痿；同归、芍，治痈；同槟榔，理脚气；同五加、牛膝、地、斛，治筋急；加二术、菖、菊，治痹；佐附，治胸痹偏缓，亦治寒挛；同郁李仁，治水肿而喘。"

【用量用法】 内服：煎汤，10～30g，或入丸、散，或浸酒，或煮粥，或作羹。

【使用注意】 健脾益胃宜炒用；利水渗湿、清热排脓、舒筋除痹均宜生用。本品力缓，宜多服久服。脾虚无湿，大便燥结及孕妇慎服。

《品汇精要》："妊娠不可服。"

《本草经疏》："凡病人大便燥，小水短少，因寒转筋，脾虚无湿者忌之。"

《本草通玄》："下利虚而下陷者，非其宜也。"

《得配本草》："肾水不足，脾阴不足，气虚下陷，妊娠，四者禁用。"

【附方】 （1）**治水肿喘急**：郁李仁二两，研，以水滤汁，煮薏苡仁饭。日二食之。--《独行方》

（2）**治病者一身尽疼，发热，日晡所剧者，名风湿**：麻黄(去节)半两(汤泡)，甘草一两(炙)，薏苡仁半两，杏仁十个(去皮、尖，炒)。上锉麻豆大。每服四钱匕，水一盏半，煮八分，去滓温服，有微汗避风。--《金匮要略》

（3）**治筋脉拘挛，久风湿痹，下气，除肾中邪气，利肠胃，消水肿，久服轻身益气力**：薏苡仁一升。捣为散。每服以水二升，煮两匙末作粥，空腹食之。--《食医心镜》

（4）**治中风言语蹇涩，手足不遂，大肠壅滞，筋脉拘急**：薏苡仁三合，冬麻子半升。上件药，以水三大盏，研滤麻子取汁，用煮薏苡仁作粥。空服食之。--《圣惠方》之"薏苡仁粥"

（5）**治风肿在脾，唇口瞤动，或生结核，或为浮肿**：薏苡仁(炒)、防己、赤小豆(炒)、甘草(炙)各等分。上㕮咀。每服四钱，水一盏半，生姜三片，煎至八分，去滓，温服，不拘时候。--《济生方》之"薏苡仁汤"

（6）**治胸痹缓急** 薏苡仁十五两，大附子(炮)十枚。上二味，杵为散。服方寸匕，日三服。--《金匮要略》之"薏苡附子散"

（7）**治肺痈唾吐脓血**：薏苡仁二合，黑豆百粒，乌梅一个。上，水一盏，

入透明阿胶、生蒲黄各一钱，再煎沸，食后服。--《直指方》

（8）**治肠痈，其身甲错，腹皮急，按之濡如肿状，腹无积聚，身无热，脉数，此为肠内有痈脓**：薏苡仁十分，附子二分，败酱五分。上三味，杵为末，取方寸匕，以水二升，煎减半，顿服，小便当下。--《金匮要略》

（9）**治肠痈**：薏苡仁一升，牡丹皮、桃仁各三两，瓜瓣仁二升。上四味㕮咀，以水六升，煮取二升，分再服。--《千金要方》

（10）**治咽喉卒生痈肿，饮食不通**：薏苡仁一两，以水一大盏，煎至五分，去滓顿服。--《圣惠方》

（11）**治鼻中生疮**：用薏米、冬瓜煎汤当茶饮。--《古人集验方》

（12）**治黄病**：薏苡仁捣汁，和酒服。--《鲟溪单方选》

（13）**治乳岩**：玄胡索、薏苡仁各五钱。黄酒二钟，煎一钟。空心服，出汗即验。--《外科大成》之"乳岩方"

（14）**治丘疹性荨麻疹**：苡仁 50g，赤小豆 50g，大枣 15 个，红糖 30g。每日 1 剂，水煎服，3 剂为 1 个疗程。--《广州中医学院学报》1986，3(1)：16

（15）**治疗扁平疣**：①用薏苡仁作煎剂内服，每次 10～30g，每日 1 次，连续服用 2～4 星期。治疗 27 例，结果：9 例痊愈，11 例显著有效，7 例无效，有效率为 74%。--《中华皮肤科杂志》李崇言，1958，(6)：492 ②又有用薏苡仁 60g(小儿为 30g)，同大米混合煮饭或粥吃，治疗 23 例，每日 1次，连续服食(总量在 700～1000g)，其中 11 例在服药 7～16 天内痊愈，6 例效果不明显，6 例试服 3 星期以上无效，治愈率为 47.8%。--《中华皮肤科杂》曲魁遭，1959，(1)：34 ③又有用薏苡仁 500g，研细末，加白砂糖 500g 拌匀，每次 1 匙，每日 2～3 次，连续服用 7～14 天后皮疹逐渐消失，乃至痊愈。共治疗 19 例，治愈 16 例，无效 3 例。--《新医药学杂志》吴润德，1977，(1)：16 ④另用本法治疗扁平疣 97 例，其中痊愈 73 例，显效 5 例，有效 7 例，无效 12 例。--《中医杂志》吴润德，1981，22(6)：445

（16）**治疗传染性软疣**：用生薏苡仁 10g，碾成细粉，加白糖适量，开水冲服。每日 3 次，20d 为 1 疗程，1 个疗程不愈者，可连续服用第 2 个疗程。共观察 42 例，其中治愈 39 例，好转 3 例，有效率为 100%。认为本品研粉冲服比水煎剂效果好。--《河北中医》张玉英，1990，(1)：36

（17）**治疗坐骨结节滑囊炎**：将生薏苡仁 60g，加水 300ml，煎至 200ml，分 2 次口服。共用于 25 例老年缠足妇女之坐骨结节滑囊炎，囊肿最大 8cm×8cm，最小 4cm×4cm，质软，局部有胀痛感。服药 26～45 天，25 例囊肿局部均完全吸收，症状消失。经 3～10 年追访，无 1 例复发。--《中医杂志》黄继斗，1987，28(1)：66

薏苡根

【别名】 薏苡根《本经》，打碗子根《草木便方》，五谷根《草木便方》，尿珠根《常用草药治疗手册》(成都)。

【来源】 为禾木科植物薏苡 *Coix lachryma-jobi* L 的根。

【植物形态】 参见"薏苡仁"条。

【采收加工】 秋季采挖，洗净，晒干。

【性状鉴别】 根细柱形或不规则形，外表皮灰黄色或灰棕色，具纵皱纹及须根痕。切面灰黄色或淡棕色，有众多小孔排列成环或已破裂，外皮易与内部分离。根茎灰黄色或黄棕色，外表皮可见着生多数残根及茎基。质坚韧。气微，味淡。

【主含成分】 含 2-O-β-D-吡喃葡萄糖基-7-甲氧基-1，4（2H）-苯唑并恶嗪-3-酮[*2-O-β-glucopyranosyl-7-methoxy-1，4（2H）-benzoxazin-3-one*]，4-酮松脂酚（*4-ketopinoresinol*），丁香酚基丙三醇（*syringylglycerol*），2，6-二甲氧基-对氢醌-1-O-β-D-葡萄糖甙（*2,6-dimethoxy-p- hydroquinone-1-O-β-D-glucopyranoside*），薏苡聚糖（*coixan*）A、B、C。

【性味归经】 苦、甘、寒。入脾、膀胱经。

【功用主治】 清热，利湿，通淋，健脾，杀虫。治黄疸，水肿，淋病，疝气，经闭，带下，虫积腹痛。

《本经》："下三虫。"

《补缺肘后方》："治卒心腹烦满，又胸肿痛欲死，锉薏苡根，浓煮取汁服。"

《本草经集注》："小儿病蛔虫，取根煮汁糜食之。"

《滇南本草》："清利小便。治热淋疼痛，尿血，止血淋、玉茎疼痛，消水肿。"

《本草蒙筌》："治肺痈。"

《纲目》："捣汁和酒服，治黄疸。"

《草木便方》："能消积聚癥瘕，通利二便，行气血。治胸痞满，劳力内伤。"

《分类草药性》："消食积，清火并疝气。"

《浙江民间草药》："治白带。"

【用量用法】 内服：煎汤，15～30g。外用：煎水洗，适量。

【使用注意】 孕妇禁服。

《本草拾遗》："堕胎。"

【附方】 （1）**治黄疸如金**：薏苡根，煎汤频服。--《纲目》

（2）**治黄疸，小便不利**：薏苡根五钱至二两。洗净，杵烂绞汁，冲温红酒半杯，日服二次。或取根二两，茵陈一两，冰糖少许，酌加水煎服，日服三次。--《闽东本草》

（3）**治血淋**：薏苡根：二钱，蒲公英一钱，猪鬃草一钱。杨柳根一钱，水煎，点水酒服。--《滇南本草》

（4）**治淋浊、崩带**：薏苡根五钱至一两。水煎服。--《湖南药物志》

（5）**治蛔虫心痛**：薏苡根一斤。切，水七升，煮三升，服之。--《梅师集验方》

（6）**治风湿性关节炎**：薏苡根一至二两，水煎服，日二次，或代茶频服。

（7）**治脾胃虚弱，泄泻，消化不良**：薏苡根一至二两。同猪肚一个炖服。

（8）**治小儿肺炎，发热喘咳**：薏苡根三至五钱。煎汤调蜜，日服三次。（6～8 方均出自《闽东本草》）

（9）**治肾炎腰痛，小便涩痛**：尿珠根，苛草根、海金沙藤。水煎服。--《常用草药治疗手册》(成都)

（10）**治牙齿风痛**：薏苡根四两。水煮含漱，冷即易之。--《延年方》

（11）**治夜盲**：薏苡根和米泔水煮鸡肝食。--《湖南药物志》

（12）**治尿血**：鲜薏苡根 120g，水煎服。--《全国中草药汇编》

（13）**终止妊娠**：按怀孕的月数，以鲜薏苡根 1 寸，口中嚼细，用冷开水送服。引胎 7 例，产出胎儿最快 36 小时，最慢 7 天，除 1 例加中药产出外，其余 6 例均成功，未发现不良反应。--《福建药物志》，福建中医药研究所，第一版，福州，福建科学技术出版社，1983:409

野香茅

【别名】 野香茅《庐山中草药》，五香草《广西药用植物名录》，香芽、香茅草《庐山中草药》。

【来源】 为禾本科植物橘草 *Cymbopogon goeringii* (Steud.) A.Camus 的全草。

【植物形态】 多年生草本。根须状。秆较细弱，直立，无毛，高 60～90cm；节被白粉色微小毛茸。叶鞘无毛，聚集于秆基者多破裂，并向外翻卷而内面呈棕红色，上部叶鞘均短于节间；叶舌先端钝圆，长 1～2.5mm，无毛；叶片线形，长 l2～40cm，宽 3～4mm，无毛，扁平。假圆锥花序稀疏，狭窄，长 l8～35cm；总状花序孪生，带紫色，长 1～2cm，具 2～5 节，成熟后极叉开或向后叉开，其下托以长 15～24mm 的佛焰苞，穗轴节间长 3～3.5mm；边缘被长 1～2mm 的白色柔毛，无柄小穗长圆状披针形，长 5～6mm，基盘具长约 0.5mm 的微毛；第 1 颖先端尖或稍钝，具 2 脊，脊上部具狭翼，背部扁平，脊间具 3～4 脉，第 2 颖舟形，先端尖，边缘具狭膜质并生小纤毛，脊上具狭翼；第 1 外稃较颖短 1/4，狭窄渐尖，具 2 脊，边缘具小纤毛；第 2 外稃极狭，较颖短 l/3，先端具 1～1.5mm 长的 2 裂齿，齿间伸出 1 芒，长 8～10mm，中部膝曲，无内稃；雄蕊 3，花药长 2～2.5mm；有柄小穗长 4～6mm，其柄具 1～3mm 的白色柔毛。花、果期 8～10 月。见（图 942）

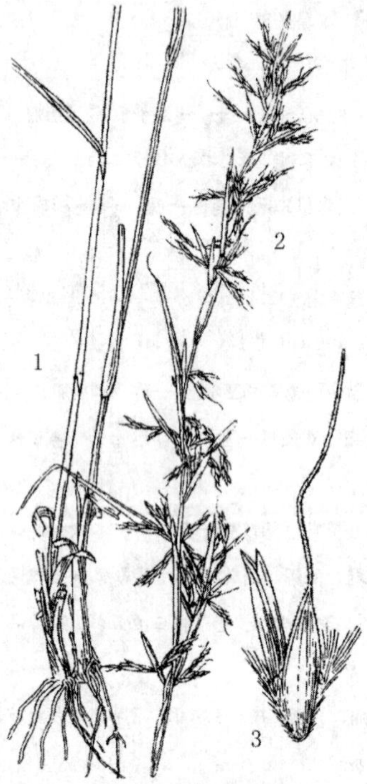

（图 942）橘草

1.植株下部 2.花序 3.孪生小穗

【生长分布】 生于山坡草地。邹平南部山区有分布。

【采收加工】 夏、秋两季，早晨或阴天采割全草，晾干。

【性状鉴别】 全草长可达 1m 左右，秆丛生，较细软，无毛。叶片条形，长约 25cm，宽 3～4mm，两面无毛，有白粉；叶鞘基部破裂反卷，内面红棕色。全体有香气。

【性味归经】 味辛，性温。归肺、胃经。

【功用主治】 止咳平喘，祛风除湿，通经止痛，止泻。主治急慢性支气管炎，支气管哮喘，风湿性关节炎，头痛，跌打损伤，心胃气痛，腹痛，水泻。

【用量用法】 内服：煎汤，30～60g。外用：煎水洗，适量。

【附方】 （1）**治老年慢性气管炎**：野香茅 30～60g，松果 30g，鱼腥草 30～60g，煎服。

（2）**治心胃气痛**：野香茅 30～60g，水煎服。

（3）**治水泻**：野香茅 30g，炒米 30g，水煎服。

（4）**治风肿**：野香茅 250g，煎水洗。（1～4 方均出自《庐山中草药》）

狗牙根

【别名】 狗牙根《湖南药物志》，铁线草《滇南本草》，绊根草、堑头草《植物名实图考》，马挽手《分类草药性》，行仪芝《中国植物图鉴》，牛马根、马根子草《湖南药物志》，铺地草《云南中草药》，铜丝金《浙江药用植物志》，铁丝草《秦岭巴山天然药物志》，鸡肠草(广西)，感沙草（海南），爬根草（江苏），百慕大草，百慕达，爬地草。

【来源】 为禾本科植物狗牙根 *Cynodon dactylon* (L.) Pars. 的全草。

【植物形态】 多年生草本。须根细而坚韧，具横走根茎和匍匐茎，匍匐茎平铺地面或埋入土中，长 10～110cm，光滑坚硬，有节，随地生根。秆直立，高 10～30cm。叶鞘有脊，鞘口通常具柔毛；叶片线形，互生，在下部者因节间短缩似对生，长 1～6cm，宽 1～3cm。穗状花序 3～6 枚指状排列于茎顶，长 1.5～5cm，小穗灰绿色或带紫色，小穗两侧压扁，通常为 1 小花，无柄，双行覆瓦状排列于穗轴的一侧，长 2～2.5mm；颖近等长，长 1.5～2mm，1 脉成脊，短于外稃；外稃具 3 脉；花药黄色或紫色，长 1～1.5mm。种子长 1.5mm，卵圆形，成熟易脱落，可自播。花、果期 5～10 月。见（图 943）

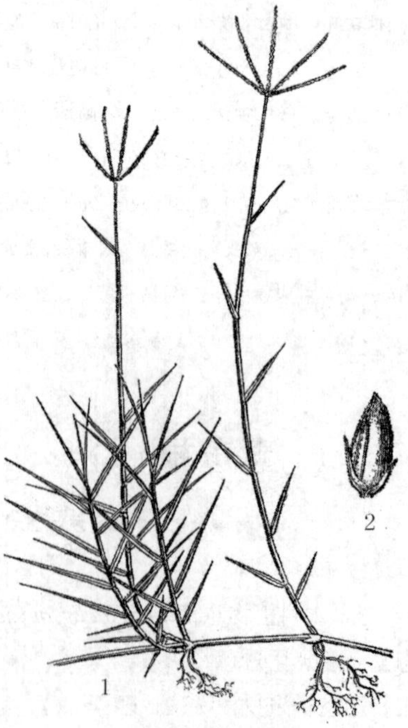

（图 943）狗牙根

1.植株 2.小穗

【生长分布】 生于旷野、路边及草地。邹平各地均有分布。

【采收加工】 夏、秋季采割全草，洗净，晒干或鲜用。

【性状鉴别】 本品根茎细长呈竹鞭状。匍匐茎部分长可达

lm，直立茎部分长10～30cm。叶线形，长1～6cm，宽1～3cm；叶鞘具脊，鞘口通常具柔毛。气微，味微苦。

【药理】 （1）**抗菌作用** 全草提取液在体外试验能提高吞噬细胞的吞噬指数。但其嫩枝的提取物未显示有抗菌作用。本品可产生氰酸，牲畜食之，有时可发生中毒。

（2）**利尿作用** 狗牙根有利尿作用。其根茎氯、锰、钾、钠水平测定表明利尿作用不完全与钾、氯存在相关，可能另有活性成分。

【性味归经】 味苦、微甘，性凉。归肝经。

【功用主治】 祛风活络，凉血止血，清热利尿。主治风湿痹痛，半身不遂，劳伤吐血，鼻衄，便血，跌打损伤，疮疡肿毒。

《滇南本草》："(治)筋骨疼，行经络，半身不遂，手足挛，痰火痿软，筋骨酸疼，久远疮，生肌，又刀伤、跌打损伤，止血收口，能接骨。"

《草木便方》："(治)一切风疾，恶疮肿毒，风湿热肿。"

《分类草药性》："治产后中风，疗风疾，消肿毒气。"

《四川中药志》1960年版："解热生肌；治风湿骨痛，劳伤吐血，刀伤出血，狗咬伤及小儿虫积。"

《重庆草药》："退火，解热。治臁疮，烂螺丝骨长久不愈，蝤气，驱蛔虫。"

《湖南药物志》："清血。主治破皮止血，齿痛，水肿，吐泻。"

《云南中草药》："舒筋活络，消肿止痛。主治半身不遂，手足麻木，疮痈。"

《全国中草药汇编》："清热利尿，散瘀止血。主治上呼吸道感染，肝炎，痢疾，泌尿道感染，鼻衄，咯血，呕血，便血，脚气水肿，荨麻疹，外伤出血，骨折。"

《浙江药用植物志》："导湿利尿，活血。主治风湿痹痛，下肢溃疡。"

《秦岭巴山天然药物志》："主治刀伤出血，风湿性关节痛，糖尿病，月经不调。"

【用量用法】 内服：煎汤，30～60g，或浸酒。外用：捣敷，适量。

【附方】 （1）**治筋骨疼痛**：铁线草、小白淑气花晒干，秦归、牛膝、桂枝，共入内泡酒，文武火煮一炷香，埋土内一夜去火，次日取出，临卧服三杯。-- 《滇南本草》

（2）**治臁疮长期不愈**：(铁线草)茅草嫩尖捣绒敷。-- 《四川中药志》(1960)

（3）**治跌打损伤、疮痛**：铁丝草、磬麻根各适量，捣烂外敷。

（4）**治糖尿病**：铁丝草30g，水煎加冰糖服。

（5）**治月经不调**：铁线草、益母草、小茴香根各30g，水煎服。（3～5方均出自《秦岭巴山天然药物志》）

（6）**治牙痛**：狗牙根、南竹根、沙参各9g，炖猪精肉服。-- 《草药手册》

（7）**治水肿鲜**：铁丝草)全草250g，水煎，去渣，加猪肉炖熟，食肉服汤。-- 《浙江药用植物志》

马唐

【别名】 马唐《别录》，羊麻、羊粟《别录》，马饭、莸《本草拾遗》，热窝子草（邹平），抓根草、鸡爪草，指草。

【名释】 陈藏器："马食之如糖如饭，故名马唐、马饭。"《纲目》："羊亦食之，故曰羊麻、羊粟。"

【来源】 为禾本科植物马唐 *Digitaria sanguinalis* (L.) Scop. 的全草。

【植物形态】 一年生。秆直立或下部倾斜，膝曲上升，高10～80cm，直径2～3mm，无毛或节生柔毛。叶鞘短于节间，无毛或散生疣基柔毛；叶舌长1～3mm；叶片线状披针形，长5～15cm，宽4～12mm，基部圆形，边缘较厚，微粗糙，具柔毛或无毛。总状花序长5～18cm，4～12枚成指状着生于顶端；穗轴直伸或开展，两侧具宽翼，边缘粗糙；小穗椭圆状披针形，长3～3.5mm；第一颖小，短三角形，无脉；第二颖具3脉，披针形，长为小穗的1/2左右，脉间及边缘大多具柔毛；第一外稃等长于小穗，具7脉，中脉平滑，两侧的脉间距离较宽，无毛，边脉上具小刺状粗糙，脉间及边缘生柔毛；第二外稃近革质，灰绿色，顶端渐尖，等长于第一外稃；花药长约1mm。花、果期6～9月。见（图944）

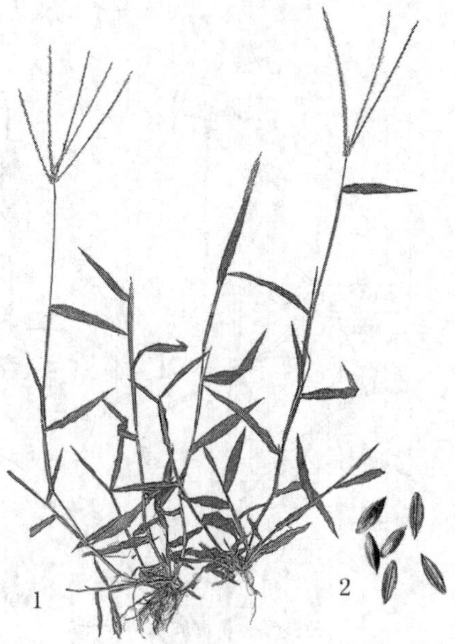

（图944）马唐

1.植株 2.小穗背腹面

【生长分布】 生于田间、路边、荒野、岸基等处。邹平广布。

【采收加工】 夏、秋季采割全草，晒干。

【性状鉴别】 干燥全草长40～100cm。秆分枝，下部节上生根。完整叶片条状披针形，长8～17cm，宽5～15mm，先端渐尖或短尖。基部钝圆，两面无毛或疏生柔毛，叶鞘疏松抱茎，无毛或疏生柔毛。质韧，不易折断，断面中空。气清香，味淡。

【性味归经】 味甘、寒。归肝，脾二经。

【功用主治】 明目润肺。治目暗不明，肺热咳嗽。

《别录》："主调中，明耳目。"

《本草拾遗》："煎取汁，明目润肺。"

【用量用法】 内服：煎汤，9～15g。

稗草

【别名】 稗草，水高粱《广西药用植物名录》，扁扁草(江苏)。

【名释】 因稗穗似麦穗，故《说文》："稗，禾别也。"

【来源】 为禾本科植物稗 *Echinochloa crusgalli* (L.) Beauv. 的根或苗叶。

【植物形态】 一年生草本。秆基部倾斜或膝曲，多绛红色，高 50～130cm，光滑无毛。叶鞘疏松裹茎，平滑无毛；无叶舌；叶片扁平，线形，长 10～35cm，宽 5～20mm，光滑无毛。圆锥花序长 9～18cm，主轴较粗壮，有角棱而粗糙；小穗长约 3mm(芒除外)，与分枝及小枝均有硬刺疣毛；第 1 颖三角形，长为小穗的 1/3～1/2，常有 5 脉，有短硬毛或疣毛；第 2 颖先端渐尖成小尖头，有 5 脉，脉上有刺疣毛，脉间被短硬毛；第1外稃草质，有 7 脉，脉上有硬刺疣毛，脉间被短硬毛，先端延伸成 1 粗壮的芒，芒长 5～30mm，粗糙；第 1 内稃与外稃等长，薄膜质，有 2 粗糙的 2 脊；第 2 外稃顶端成粗糙的小尖头，尖头上有 1 圈细毛；两性花的外稃外凸内平，先端有粗糙小尖头；内稃先端外露。颖果长 2.5～3mm。花、果期 7～9 月。见（图 945）

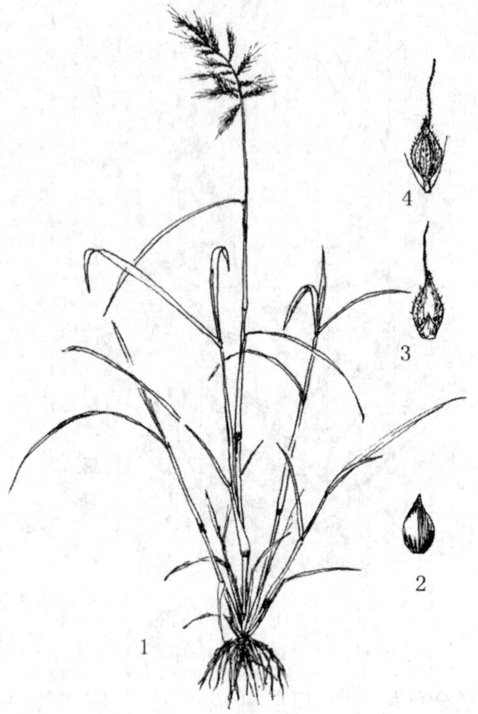

（图 945）稗

1.植株 2.第二小花腹面 3.小穗背面 4.小穗腹面

【生长分布】 生于沼泽地、沟边及水稻田中。邹平广布。

【采收加工】 夏季采收，鲜用或晒干。

【性味归经】 味甘、苦，性微寒。归肝、脾二经。

【功用主治】 止血生肌。主治金疮，外伤出血。

【用量用法】 外用：捣敷或研末撒，适量。

牛筋草

【别名】 牛筋草《百草镜》，千金草《纲目拾遗》，千千踏，忝仔草，千人拔《福建民间草药》，子草《广西中兽医药用植物》，牛顿草，鸭脚草《闽南民间草药》，粟仔越，野鸡爪、粟牛茄草《闽东本草》，蟋蟀草《浙江民间草药》，扁草，水牯草《江西民间草药验方》，千斤草、尺盆草《上海常用中草药》，路边草、稷子草《福建中草药》，鹅掌草、野鸭脚粟(广西)，老驴草(江苏)，百夜草(广东)。

【名释】 该草扎地牢固，质地柔韧，难以拔出，故名。

【来源】 为禾本科植物牛筋草 *Eleusine indica* (L.) Gaertn. 或全草。

【植物形态】 一年生草本。须根细而密。秆丛生，基部倾斜，向四周开展，高 15～90cm。叶鞘压扁，有脊，无毛或疏生疣毛，鞘口具柔毛；叶舌长约 1mm；叶片平展，线形，长 10～15cm，宽 3～5mm，无毛或上面常具有疣基的柔毛。穗状花序 2～7 个，指状着生于秆顶，长 3～10cm，宽 3～5mm；小穗有 3～6 小花，长 4～7mm，宽 2～3mm；颖披针形，具脊，脊上粗糙；第1颖长 1.5～2mm，第 2 颖长 2～3mm；第 1 外稃长 3～4mm，卵形，膜质具脊，脊上有狭翼，内稃短于外稃，具 2 脊，脊上具狭翼。囊果卵形，长约 1.5mm，基部下凹，具明显的波状皱纹，鳞皮 2，折叠，具 5 脉。花、果期 6～10 月。见（图 946）

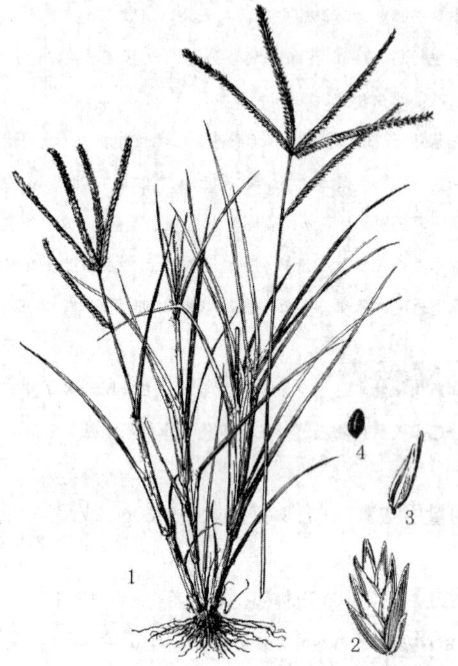

（图 946）牛筋草

1.植株 2.小穗 3.小花 4.颖果

【生长分布】 生于田边、路边、沟边等。邹平广布。

【采收加工】 8～9 月采挖，去或不去茎叶，洗净，鲜用或晒干。

【显微鉴别】 茎横切面：表皮细胞 1 列，外被角质层。皮层由 4～6 列薄壁细胞组成，中柱鞘纤维成环状排列，其外侧有约 20 个棱脊维管束断续排列成环状。中柱维管束散在，外韧型，具环管纤维。髓细胞呈类多角形，中部常萎缩而中空。见(图 947)

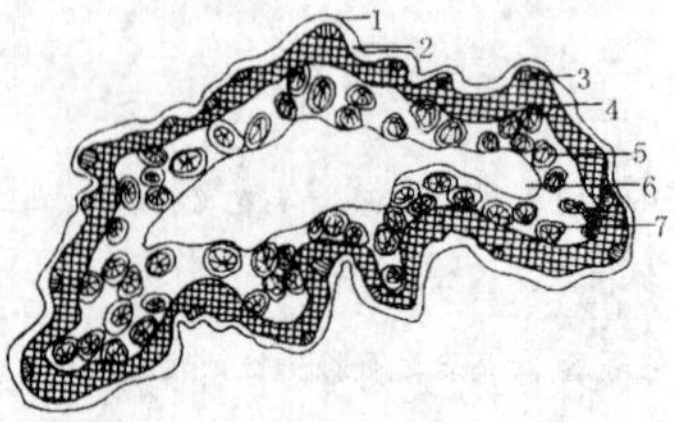

（图 947）牛筋草茎横切面简图

1.表皮 2.皮层 3.棱脊维管束 4.中柱鞘纤维环 5.中柱维管束 6.髓 7.束鞘纤维环

【性状鉴别】 根呈须状，黄棕色，直径0.5～1mm。茎呈扁圆柱形，淡灰绿色，有纵棱，节明显，节间长4～8mm，直径1～4mm。叶线形，长达15cm，叶脉平行条状。穗状花序一般常为3个，呈指状排列于茎顶端，气微，味淡。

【药理】 煎剂对乙脑病毒有抑制作用。

【性味归经】 味甘、淡，性凉。归肝经。

【功用主治】 清热利湿，凉血解毒。主治伤暑发热，小儿惊风，乙脑、流脑，黄疸，淋证，小便不利，痢疾，便血，疮疡肿痛，跌打损伤。

《百草镜》："行血，长力。"

《纲目拾遗》："根入药治脱力黄，劳力伤。"

《民间常用草药汇编》："强筋骨，治遗精。"

《上海常用中草药》："活血补气。主治肺结核。"

《青岛中草药手册》："清热祛风，除湿利水。主治肝炎，消化不良，外伤出血，风湿性关节炎，预防流行性乙型脑炎，荨麻疹。"

《全国中草药汇编》："清热解毒，祛风利湿，散瘀止血。

主治黄疸型肝炎，肠炎，痢疾，尿道炎，跌打损伤，狗咬伤。"

《福建药物志》："主治急性传染性肝炎，中暑，淋浊，睾丸炎，肾炎。"

《湖北中草药志》："活血止痛。用于牙痛、鼻衄、疝气、乳痈。"

【用量用法】 内服：煎汤，9～15g，鲜品30～90g。

【附方】 （1）**治高热，抽筋神昏**：鲜牛筋草四两，水三碗，炖一碗，食盐少许，十二小时内服尽。--《闽东本草》

（2）**治脱力黄(因劳力辛苦所致黄胖病)，劳力伤，治瘵**：牛筋草连根洗去泥，乌骨雌鸡腹内蒸热，去草食鸡。--《纲目拾遗》

（3）**治湿热黄疸**：鲜牛筋草二两，山芝麻一两，水煎服。--《草药手册》

（4）**治下痢**：牛筋草一至二两，煎汤调乌糖服，日二次。--《闽东本草》

（5）**治小儿热结，小腹胀满，小便不利**：鲜牛筋草根二两，酌加水煎成一碗，分三次，饭前服。--《福建民间草药》

（6）**治伤暑发热**：鲜牛筋草二两，水煎服。--《福建中草药》

（7）**治淋浊**：①鲜牛筋草二两。水煎服。--《福建中草药》；②牛筋草、金丝草、狗尾草各15g，水煎服。--《福建药物志》

（8）**治腰部挫闪疼痛**：牛筋草、丝瓜络各一两，炖酒服。--《闽东本草》

（9）**治疝气**：鲜牛筋草根四两，荔枝干十四个，酌加黄酒和水各半，炖一小时，饭前服，日两次。--《福建民间草药》

（10）**治乳痈初起，红肿热痛**：①牛筋草头一两，蒲公英头一两，煮鸡蛋一个服。并将草渣轻揉患处。--《闽南民间草药》；②筋草30g，青皮9g，水煎服。-《湖北中草药志》

（11）**预防乙型脑炎**：①鲜牛筋草二至四两，水煎代茶。--《福建中草药》；②牛筋草30g，大青叶9g，鲜芦根15g，煎水取汁。日服1次，连服3～5天为1疗程。--《湖北中草药志》

（12）**治痢疾**：鲜牛筋草60～90g，三叶鬼针草45g，水煎服。--《福建药物志》

（13）**治风湿性关节炎**：牛筋草30g，当归9g，威灵仙9g。水煎服。(《青岛中草药手册》)

（14）**治睾丸炎**：①牛筋草、苦藏各30g，水煎。②鲜牛筋草根、茎120g，荔枝核10个。水煎服。--《福建药物志》

（15）**治荨麻疹**：牛筋草60g，透骨草30g，冰糖30g，水煎服。--《青岛中草药手册》

大画眉草

【别名】 大画眉草《广西药用植物名录》，星星草《全国中草药新医疗法展览会资料选编·皮肤疾病》，西连画眉草(陕西)。

【来源】 为禾本科植物大画眉草 *Eragrostis cilianensis* (All.) Link ex Vignolo-Lutati 的全草。

【植物形态】 一年生草本。新鲜植物有清香气。秆粗壮，高30～90cm，径3～5mm，丛生，基部常膝曲，具3～5节，节下有一明显的腺体。叶鞘疏松裹茎，脉上有腺体，鞘口具长柔毛；叶舌为1圈成束的短毛，长约0.5～1mm；叶片线形扁平，伸展，长6～20cm，宽2～6mm，无毛，叶脉上与叶缘均有腺体。圆锥花序开展，长7～20cm，分枝粗壮，单生，上举，腋间具柔毛，小枝和小穗柄上均有腺体；小穗长圆形或尖塔形，墨绿色带或淡绿色或黄褐色，形扁，稍弯曲，长5～10mm；宽2～3mm，含5至多数小花，小穗除单生外，常密集簇生；颖近等长，长约2mm，颖具1脉或第2颖具3脉，脊上均有腺体；外稃广卵形，先端钝，第1外稃长约2.5mm，宽约1mm。侧脉明显，主脉有腺体，暗绿色而有光泽，内稃宿存，稍短予外稃，脊上具短纤毛；雄蕊3，花药长0.5mm。颖果近圆形，径约0.7mm。花、果期7～10月。见（图948）

本植物的花序（**星星草花**）也供药用，详见下述。

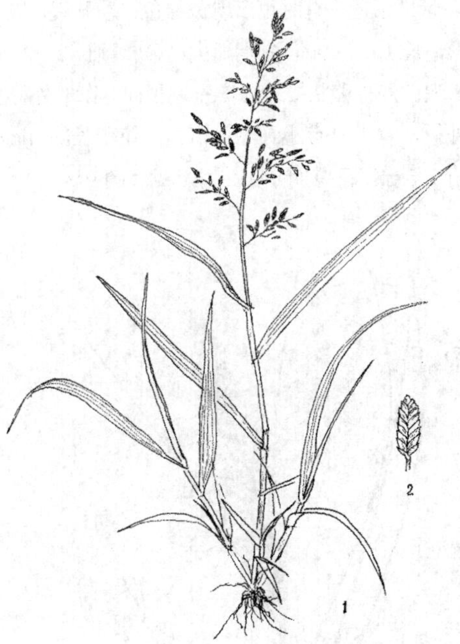

（图948）**大画眉草**

1.植株 2.小穗

【生长分布】 生于路边、田埂、荒地。邹平广布。

【采收加工】 夏、秋季采收，晒干或鲜用。

【性味归经】 味甘、淡，性凉。归肾经。

【功用主治】 利尿通淋，疏风清热。主治热淋，石淋，目赤痒痛。

【用量用法】 内服：煎汤，15～30g，鲜品 60～120g。外用：煎水洗，适量。

星星草花 味淡，性平。解毒，止痒。主治黄水疮。外用：炒黑研末调敷或撒，适量。

附方：治脓疱疮(黄水疮)：星星草花朵，炒黑存性，研细，用香油调成糊状，涂患处。每日1次，连涂3～5次，皮肤即发干，逐步恢复正常。--《全国中草药新医疗法展览会资料选编》

知风草

【别名】 知风草《大明一统志》，香草（山东）。

【名释】 能预测风向，故名“知风”。

【来源】 为禾本科植物知风草 *Eragrostis ferruginea* (Thunb.) Beauv.的全草。

【植物形态】 多年生草本。秆丛生或单生，直立或基部膝曲，高 30～110cm，粗壮，径约 4mm。叶鞘两侧极压扁，基部相互跨覆，均较节间为长，光滑无毛，鞘口与两侧密生柔 毛，通常在叶鞘的主脉上生有腺点；叶舌退化为一圈短毛，长约 0.3mm；叶片平展或折叠，长 20～40mm，宽 3～6mm，上部叶超出花序之上，常光滑无 毛或上面近基部偶疏生有毛。圆锥花序大而开展，分枝节密，每节生枝 1～3 个，向上，枝腋间无毛；小穗柄长 5～15mm，在其中部或中部偏上有一腺体，在小枝中部也常存在，腺体多为长圆形，稍凸起；小穗长圆形，长 5～10mm，宽 2～2.5mm，有 7～12 小花，多带黑紫色，有时也出现黄绿色；颖开展，具 1 脉，第一颖披针形，长 1.4～2mm，先端渐尖；第二颖长 2～3mm，长披针形，先端渐尖；外稃卵状披针形，先端稍钝，第一外稃长约 3mm；内稃短于外稃，脊上具有小纤毛，宿存；花药长约 1mm。颖果棕红色，长约 1.5mm。花果期 8～12 月。见（图 949）

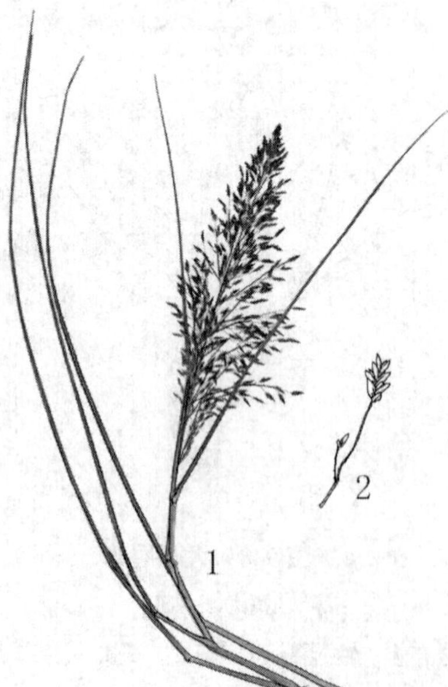

（图 949）**知风草**

1.植株 2.小穗

【生长分布】 生于路边、山坡草地。邹平各地均有分布。

【采收加工】 8 月采挖，除去地上部分，洗净，晒干或鲜用。

【性味归经】 味苦，性凉。归肝经。

【功用主治】 活血散瘀。主治跌打损伤。

【用量用法】 内服：煎汤，9～15g。外用：研末敷患处，适量。

【附方】 **治跌打内伤**：知风草 6g，大血藤 15g，骚羊古 9g，煎水兑酒服。--《贵州民间药物》

画眉草

【别名】 画眉草《植物名实图考》，榧子草《植物名实图考》，星星草《植物名汇》，蚊子草《种子植物名称》。

【来源】 为禾本科植物画眉草 *Eragrostis pilosa* (L.) Beauv. 的全草。

【植物形态】 一年生草本。秆丛生，直立或基部膝曲，高 15～60cm，径 1.5～2.5mm，通常具 4 节，光滑。叶鞘松裹茎，长于或短于节间，扁压，鞘缘近膜质，鞘口有长柔毛；叶舌为一圈纤毛，长约 0.5mm；叶片线形扁平或卷缩，长 6～20cm，宽 2～3mm，无毛。圆锥花序开展或紧缩，长 10～25cm，宽 2～10cm，分枝单生，簇生或轮生，多直立向上，腋间有长柔毛，小穗具柄，长 3～10mm，宽 1～1.5mm，含 4～14 小花；颖为膜质，披针形，先端渐尖。第一颖长约 1mm，无脉，第二颖长约 1.5mm，具 1 脉；第一外稃长约 1.8mm，广卵形，先端尖，具 3 脉；内稃长约 1.5mm，稍作弓形弯曲，脊上有纤毛，迟落或宿存；雄蕊 3 枚，花药长约 0.3mm。颖果长圆形，长约 0.8mm。花果期 8～11 月。见（图 950）

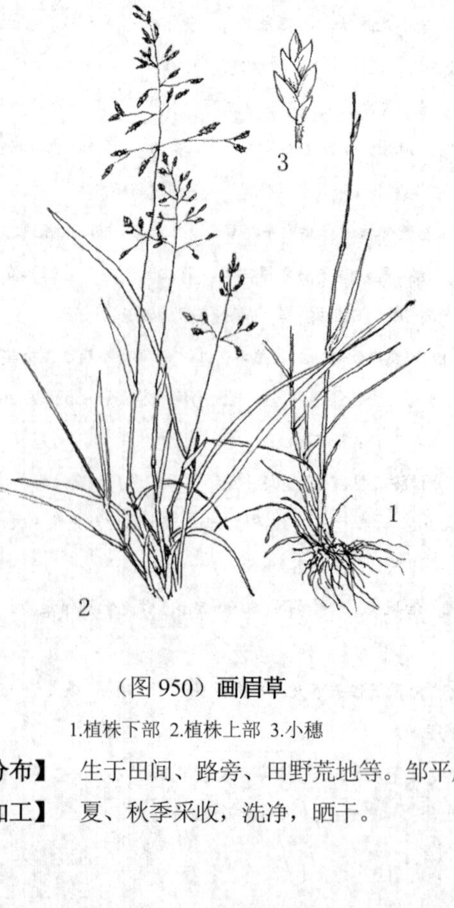

（图 950）**画眉草**

1.植株下部 2.植株上部 3.小穗

【生长分布】 生于田间、路旁、田野荒地等。邹平广布。

【采收加工】 夏、秋季采收，洗净，晒干。

【性味归经】 味甘、淡，性凉。归肾、膀胱经。

【功用主治】 清热，利尿，通淋。主治热淋，石淋，目赤痒痛，跌打损伤。

《植物名实图考》："治跌打损伤。"

《东北常用中草药手册》："主治尿路感染，肾盂肾炎。"

《全国中草药汇编》："疏风清热，利尿。主治膀胱结石，肾结石，肾炎，肾盂肾炎，膀胱炎，结膜炎，角膜炎。"

【用量用法】 内服：煎汤，9～15g。外用：烧存性研末调搽，或煎水洗，适量。

【附方】 **治脓疱疮**：猩猩草花序，炒碳存性，研细，香油调敷患处，每日一次，连擦三至五天。--《全展选编·皮肤科》

芨芨草

【别名】 芨芨草《内蒙古中草药》，枳芨草、枳机草《河北栽培植物名录》，枳芨草《内蒙古中草药》，枳机草、席萁草《中国沙漠地区药用植物》。

【来源】 禾本科芨芨草 *Achnatherum splendens* （Trin.）Nevski.的全草。

【植物形态】 多年生丛生草本。植株具粗而坚韧外被沙套的须根。秆直立，坚硬，有白色髓，高 50～250cm，径 3～5mm，节多聚于基部，具 2～3 节，平滑无毛，基部宿存枯萎的黄褐色叶鞘。叶鞘无毛，具膜质边缘；叶舌三角形或尖披针形，长 5～10（15）mm；叶片纵卷，质坚韧，长 30～60cm，宽 5～6mm，上面脉纹突起，微粗糙，下面光滑无毛。圆锥花序长 15～30(60)cm，开花时呈金字塔形开展，主轴平滑，分枝细弱，2～6 枚簇生，长 8～17cm，小穗长 4.5～7mm（除芒）灰绿色，基部带紫色，成熟后变成草黄色；颖膜质，披针形，顶端尖或锐尖，第 1 颖长 4～5mm，具 1 脉，第 2 颖、第 3 颖长 6～7mm，具 3 脉；外种长 4～5mm，厚纸质，顶端具 2 微齿，背部密被柔毛，具 5 脉，基部钝圆，具柔毛，长约 0.5mm，芒自外种间抽出，直立或微弯，粗糙，不扭转，长 5～15mm，易断落；内种长 3～4mm，具 2 脉而无脊，脉间具柔毛；花药长 2.5～3.5mm，先端具毫毛。花、果期 6～9 月。见（图 951）

【生长分布】 生长于微盐碱的草滩及沙土山坡上。

【采收加工】 茎、根全年可采，种子秋季采，晒干。

【性味归经】 味甘淡，性平。归肾、膀胱二经。

【功用主治】 清热利尿。主治尿路感染，尿闭，初生儿小便不利。

《内蒙古中草药》："利尿。治尿路感染，尿闭。"

《中国沙漠地区药用植物》："茎：利尿清热。花：止血。"

【用量用法】 内服：煎汤，茎 15～30g，种子，10～15g。

【附方】 （1）**治尿道炎**：芨芨草茎基部一两，水煎服。--《中国沙漠地区药用植物》

（2）**治尿闭**：芨芨草子三钱，水煎服。--《内蒙古中草药》

（3）**治初生儿小便不利**：芨芨花、车前草、小麦穗秆（去麦粒）各一钱，水煎服。--《中国沙漠地区药用植物》

（4）**止血**：芨芨花五钱至一两，水煎服。--《中国沙漠地区药用植物》

猫毛草

【别名】 猫毛草《沙漠地区药用植物》，金丝草《沙漠地区药用植物》，肥马草、枪草《种子植物名称》，臭草《禾本科图说》。

【来源】 为禾本科植物猫毛草 *Melica scabrosa* Trin.的全草。

【植物形态】 多年生草本。须根细弱，较稠密。秆丛生，直立或基部膝曲，高 30～70cm，基部常密生分蘖。叶鞘光滑或微粗糙，上部者短于节间，下部者长于节间；叶舌透明膜质，长 1～3mm，顶端撕裂而两侧下延；叶片质较薄，长 6～15cm，宽 2～7mm，干时常卷折，无毛或上面疏具柔毛。圆锥花序窄狭，长 8～15cm，宽 1～2cm，分枝直立或斜向上升，主枝长达 5cm，小穗

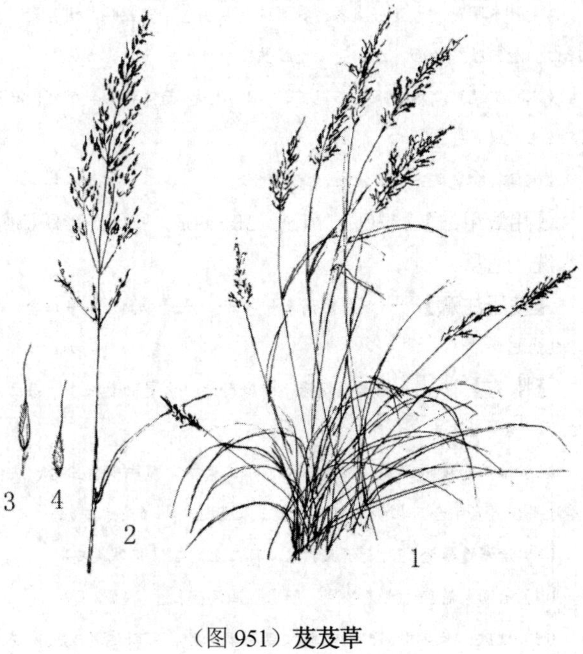

（图 951）**芨芨草**

1.丛生植株 2.花序 3.小穗 4.外稃

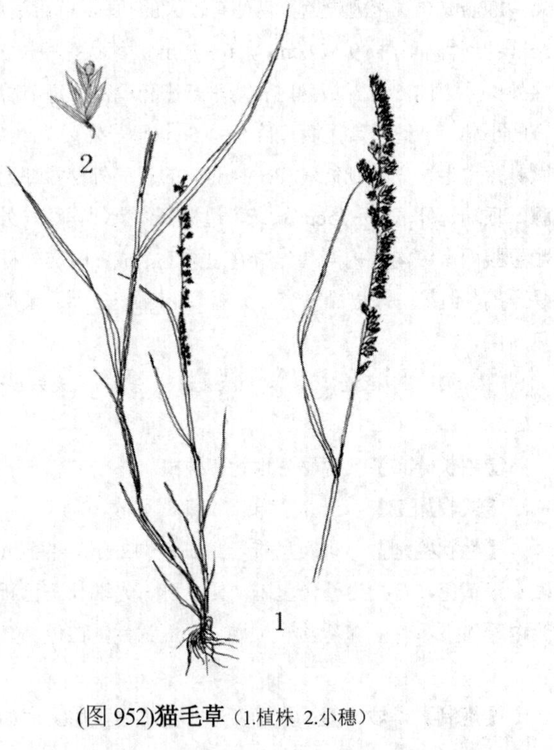

(图 952)**猫毛草**（1.植株 2.小穗）

柄短，线形弯曲，上部被微毛；小穗长5～7mm，含2～4孕性小花，淡绿或乳脂色，顶部由数个不育外稃集成小球形；颖花等长，膜质，具3～5脉，背部中脉常具微小纤毛，长4～7mm；外稃先端尖或钝，为膜质，具7条隆起主脉，背部颗粒状粗糙，第1外稃长5～6mm，内稃短于或在上部花中者等于外稃，先端钝，脊具微小纤毛；花药长约1.3mm。颖果褐色，纺锤形，有光泽，长约1.5mm。花、果期5～8月。见（图952）

【生长分布】 生于山坡、沟谷。邹平南部山区有分布。

【采收加工】 夏季采收，洗净，切中段，晒干。

【性状鉴别】 为根、茎、叶、果混合的段状。根细，茎纤细，浅黄棕色。叶薄光滑或微粗糙。果光亮褐色，纺锤形。气微，味淡。

【显微鉴别】 花粉粒圆球形，直径为27.1μm(24.8～28.1)。单孔，孔口圆形，直径约27.1μm，孔盖较大并具少量的颗粒，孔环微突，孔下陷。花粉粒表面为颗粒状纹饰，颗粒分布密而均匀。

【性味归经】 味甘，性凉。归入肺、膀胱经。

【功用主治】 利尿通淋，清热退黄。主治尿路感染，肾炎水肿，感冒发热，黄疸型肝炎，糖尿病。

《沙漠地区药用植物》："利水通淋，清热。主治尿路感染，。肾炎水肿，感冒发烧，黄疸型肝炎，糖尿病。"

【用量用法】 内服：煎汤，30～60g。

大麦

【别名】 大麦《别录》，麰《广雅》，稞麦、麰麦《本草经集注》，牟麦《纲目》，饭麦、赤膊麦《医林纂要·药性》。

【名释】 因苗、粒皆大于小麦，故名大麦。

【来源】 为禾本科植物大麦 *hordeum vulgare* L.的颖果。

【植物形态】 越年生草本。秆粗壮，光滑无毛，直立，高50～100cm。叶鞘松弛抱茎；两侧有较大的叶耳；叶舌膜质，长1～2mm；叶片扁平，长9～20cm，宽6～20mm。穗状花序长3～8cm(芒除外)，径约1.5cm，成熟时常弯垂，小穗稠密，每节着生3枚发育的小穗，小穗通常无柄，长1～1.5cm(除芒外)；颖线状披针形，微具短柔毛，先端延伸成8～14mm的芒；外稃背部无毛，有5脉，顶端延伸成8～15cm长芒，边棱具细刺，内稃与外稃等长。颖果腹面有纵沟或内陷，先端有短柔毛，成熟时与外稃粘着，不易分离，但某些栽培品种容易分离。花期4～5月，果期5～6月。见（图953）

本植物的幼苗（**大麦苗**）、茎秆（**大麦秸**）、芽蘖（**大麦芽**）也供药用，详见下述。

【生长分布】 邹平各地均有种植。

【采收加工】 5～6月果实成熟时采收，晒干。

【性状鉴别】 果实呈梭形，长8～12mm，直径1～3mm。表面淡黄色，背面为外稃包围，具5脉，先端长芒已断落；腹面为内稃包围，有1条纵沟。质硬。断面粉性，白色。气无，味微甘。

【炮制】 **炒大麦：**取净麦芽，置锅内，用文火加热，炒至表面深黄色，偶见焦斑时，取出放凉。

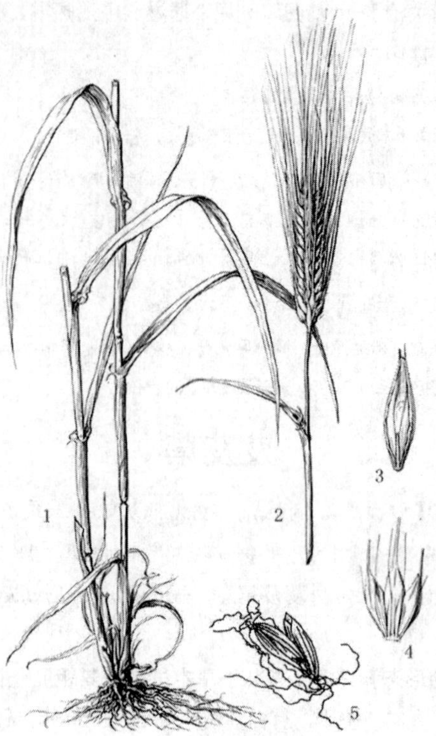

（图953）大麦

1.植株下部 2.花序 3.花序一节之中间小穗 4.花序一节 5.麦芽

【性味归经】 味甘，性凉。归脾、肾经。

【功用主治】 健脾消食、除热止渴、下气利水，嫩肤。主治腹胀，暑热烦渴，咽喉肿痛，食滞泄泻，小便不利。

《别录》："主消渴，除热，益气，调中。"

《新修本草》："大麦面平胃，止渴，消食，疗胀。"

《本草拾遗》："调中止泄，令人肥健。"

《食疗本草》："久食之，头发不白；和针沙、没石子等染发黑色，久服甚宜人，熟即益人。"

《食性本草》："大麦补虚劣，壮血脉，益颜色，实五脏，化谷食，久食令人肥白，滑肌肤。为面，胜小麦，无躁热。"

《本草衍义》："缠喉风食不能下，将此(大麦)面作稀糊令咽之，既滑腻容易下咽，以助胃气。"

《纲目》："宽胸下气，凉血，消积进食。"

【用量用法】 内服：煎汤，30～60g。外用：炒研调敷，或煎水洗，适量。

【使用注意】 《纲目》谓朱丹溪云："大麦初熟，人多炒食，此物有火，能生热病。"

【附方】 （1）**治食饱烦胀，但欲卧者**：大麦面熬微香，每白汤服方寸匕。--《肘后方》

（2）**治卒小便淋涩痛**：大麦三两，水二大盏，煎取一盏三分，去滓，入生姜汁半合，蜜半合，相和，食前分为三服服之。--《圣惠方》

（3）**治蠼螋尿疮**：大麦研末调敷，日三上。--《伤寒类要》

（4）**治汤火灼伤**：大麦炒黑，研末，油调搽之。--《纲目》

（5）**嫩肤**：长期用温热的新鲜大麦茶来洗脸，可以达到皮肤光滑、美白的效果。

大麦苗 味苦、辛，性寒。利湿退黄，护肤敛疮。主治黄疸，小便不利，皮肤皲裂，冻疮。内服：煎汤，30～60g，或捣汁。外用：煎水洗，适量。

大麦秸 味甘、苦，性温。归脾、肺经。利湿消肿，理气。主治小便不通，心胃气痛。内服：煎汤，30～60g。

麦芽

【别名】 麦芽《纲目》，大麦蘖《药性论》，麦蘖《日华子》，大麦毛《滇南本草》，大麦芽《本草汇言》。

【来源】 为禾本科植物大麦 *Hordeum vulgare* L.的成熟果实经发芽干燥而得。

【制法】 麦芽生产全年皆可进行，但以冬、春两季为好。取净大麦，用清水浸泡3～4小时，捞出，置能排水的容器内，盖好，每日淋水2～3次，保持湿润，至芽长约5mm时，取出，晒干或低温干燥。

【植物形态】 参见"大麦"。

【性状鉴别】 颖果两端狭尖呈梭形，长8～15mm，直径2.5～4.5mm。表面淡黄色，背面浑圆，为外稃包围，具5脉，先端长芒已断落；腹面为内稃包围，除去内外稃后，腹面有1条纵沟，基部胚根处生长出胚芽及须根；胚芽长披针状线形，黄白色，长约5mm。须根数条，纤细而弯曲。质硬，断面白色，粉性。气无，味微甘。

【品质含量】 《中国药典》2005年版规定：本品出芽率不得少于85%。

【主含成分】 主要含α-及β-淀粉酶（*amylase*），催化酶（*catalyticase*），过氧化异构酶（*peroxidisomerase*）等。另含大麦芽碱（*hordenine*），大麦芽胍碱（*hordatine*）A、B，腺嘌呤（*adenine*）胆碱（*choline*），蛋白质，氨基酸，维生素D、D、E，细胞色素（*cytochrome*）C。尚含麦芽毒毒，即白栝楼碱（*candicine*）。

【药理】 （1）**助消化作用** 本品含α和β淀粉酶。而淀粉是糖淀粉与胶淀粉的混合物。组成糖淀粉的葡萄糖分子以α-1，4甙键相连，且呈直链排列。胶淀粉是由若干个短直链缩合葡萄糖交叉排列。支链淀粉分子中除α-1，4甙键外还有α-1，6甙键。α与β淀粉酶可水解α-1，4甙键，对α-1，6甙键无作用。β淀粉酶能将糖淀粉完全水解成麦芽糖，α淀粉酶则使之分解成短直键缩合葡萄糖（即糊精），后者可再为β淀粉酶水解成麦芽糖。因此淀粉在α和β淀粉酶的作用下可分解成麦芽糖与糊精。麦芽煎剂对胃酸与胃蛋白酶的分泌似有轻度促进作用。

（2）**降血糖作用** 麦芽浸剂口服可使家兔与正常人血糖降低。麦芽渣水提醇沉精制品制成的5%注射液给兔注射200mg，可使血糖降低40%或更多，大多在7小时后才恢复。

（3）**抗真菌作用** 本品所含的大麦碱A和B有抗真菌活性。

（4）**对哺乳期乳腺分泌的作用** 生麦芽煎剂100～200g/d口服，可使健康人睡眠或灭吐灵试验时催乳素释放高峰受到抑制，这可能与妇女服用生麦芽汤回乳作用有关，对单纯乳溢症患者，可使乳溢消失或缓解，但灭吐灵试验反应高峰不受抑制，对有垂体催乳素瘤器质性病变的闭经--乳溢综合征无效。从产子鼠日开始，给母鼠灌服不同炮制麦芽25～33.5g(生药)/(kg·d)，连续10天，实验结果，生麦芽组的子鼠体重比炒麦芽及对照组的增长快，有显著性差异。该组母鼠血清催乳素水平高。从组织形态学观察，生麦芽组母鼠乳腺泡扩张及乳汁充盈程度也强于其他组，表明生麦芽有催乳作用，炮制后的麦芽则作用减弱。另有报道，麦芽的回乳和催乳的双向作用关键不在于炒与否，而在用量的差异，即小量催乳，大剂量抑乳，临床上用于抑制乳汁分泌的剂量应在30g以上。

（5）**降脂作用** 高脂血症模型小鼠喂以小麦胚芽，能显著降低其血清胆固醇及三酰甘油含量，同时也抑制高脂食诱导之小鼠肝组织胆固醇、三酰甘油及过氧化脂质含量的增加。表明麦胚可能有降血脂及护肝的作用。

（6）**其他作用** 本品所含大麦芽碱其药理作用类似麻黄碱。1.0mg/kg剂量能增强豚鼠子宫的紧张和运动，且随剂量的增加而增强。对溴新斯的明引起的猫支气管痉挛，可使之扩张，有效剂量为0.5～1.0mg/kg，但对正常猫的作用很小，还有对放射性的防护作用。

（7）**毒性** 本品毒性小，但用作动物饲料大量摄入时，可能引起中毒，因其中含微量麦芽毒素所致，其后证实麦芽毒素即白栝楼碱。其作用特点与十烃季铵(C_{10})相似，属快速去极化型肌松剂。

另外，麦芽变质，有剧毒真菌寄生可致中毒，故在收藏过程中应予注意。

【炮制】 （1）**炒麦芽**：取净麦芽，置锅内，用文火加热，炒至表面深黄色，偶见焦斑时，取出放凉。

（2）**焦麦芽**：取净麦芽置锅内，用中火加热，炒至有爆声，表面焦黄色，取出放凉。

（3）**麸炒麦芽**：先将麸皮撒于锅内，待麸皮冒烟时，倒入净麦芽，用文火炒至表面呈黄色，取出，筛去麸皮，放凉。每麦芽1kg，用麸皮0.09kg。

饮片性状：①炒麦芽形如麦芽，表面深黄色或淡棕色，偶见焦黄斑，有香气。②焦麦芽形如麦芽，表面焦黄色，有焦香气。③麸炒麦芽形如麦芽，表面黄色，有麦麸香气。

注：麦芽自古以来有生用、炒用之分。古人认为生用力猛，用于消面食积滞；炒用性缓，用于健胃回乳。现代对麦芽的炮制，除生用外，多用炒黄、炒焦等方法，认为生用消食，兼能疏肝；炒黄增强开胃消食作用，并能回乳；炒焦后消食化积作用更强。麦芽的回乳作用，关键不在于生品与炒品，而在于量的多少。小剂量消食开胃而催乳(10～15g)，大剂量则耗气散血而回乳(60g左右)。麦芽的助消化作用，有人认为酵素类成分是麦芽的唯一有效成分，从保证淀粉酶的活性出发，主张麦芽生用，且不能入煎剂。

【性味归经】 味甘，性平。归脾、胃经。

【功用主治】 消食化积，回乳。主治食积不消，腹满泄泻，恶心呕吐，食欲不振，乳汁郁积，乳房胀痛。

《药性论》："消化宿食，破冷气，去心腹胀满。"

《千金·食治》："消食和中。""止泄利。"

《日华子》："温中，下气，开胃，止霍乱，除烦，消痰，破癥结，能催生落胎。"

《医学启源》："补脾胃虚，宽肠胃。"

《本草衍义补遗》："行上焦之滞血，腹中鸣者用之。"

《滇南本草》："宽中，下气，止呕吐，消宿食，止吞酸、吐酸，止泻，消胃宽膈，并治妇人奶乳不收，乳汁不止。"

《本草药性大全》："除痫胀。"

《纲目》："消化一切米、面、诸果食积。"

【临床应用】 (1) **用于食积不消，脘腹胀满，呕吐泄泻，不思饮食**。麦芽有较强的消食化积作用，尤善消化米、面、薯、芋类食物积滞，单用即效；亦常与谷芽、山楂、神曲等消导药配伍，以加强消食导滞之功。若脾胃虚弱，运化不力者，可与党参、白术、陈皮等配伍，以健脾消食。

(2) **用于妇女断乳，或乳汁郁积，乳房胀痛**。麦芽有独特的回乳之功，凡妇女需断奶回乳者，可单以麦芽大剂量服用。对乳汁郁积，乳房胀痛者，小量麦芽又有通乳之功，常用生品。

(3) **疏肝和脾**。麦芽具升发之性，有一定的疏肝作用，可与香橼、佛手等配伍，亦用于肝郁气滞，胸胁胀闷，及肝脾不和，嗳气少食。

《汤液本草》："豆蔻、缩砂、木瓜、芍药、五味子、乌梅为之使。"

《纲目》："若久服者，须同白术诸药兼用，则无害也矣。"

《本草汇言》："治诸病腹胀，虚胀，加参、芪、茯、术；实胀，加厚朴、萝卜子；寒胀，加干姜、木香；热胀，加黑山栀、黄芩。"

《得宜本草》："得川椒、干姜治谷劳嗜卧，得蜜能下胎。"

【用量用法】 内服：煎汤，10～15g，大剂量可用30～120g，或入丸、散。

【使用注意】 妇女哺乳期禁服，孕妇、无积滞者慎服。

《食性本草》："久食消肾，不可多食。"

《本草蒙筌》："孕妇勿食，恐堕胎元。虚者少煎，恐消肾水。"

《纲目》："无积而久服，则消人元气也。"

《本草经疏》："无积滞，脾胃虚者不宜用。"

《药品化义》："凡痰火哮喘及孕妇，切不可用。"

【附方】 (1) **快膈进食**：麦蘖四两，神曲二两，白术、橘皮各一两。为末，蒸饼丸梧子大。每人参汤下三五十丸。--《纲目》

(2) **治小儿癖，百药不疗**：大麦蘖（炒）、神曲（炒）、芜荑（炒）、黄连（去须）。上等分为末，以猜猪胆蒸熟取汁，和宿蒸饼研如薄糊，然后入药拌匀，丸如麻子大，量儿大小加减，空心米饮下二十粒，临时增减，小儿无时，日三五服。--《叶氏录验方》之"消癖丸"

(3) **治饱食便卧，得谷劳病，令人四肢烦重，嘿嘿欲卧，食毕辄甚**：大麦蘖一升，椒一两（并熬），干姜三两。捣末，每服方寸匕，日三四服。--《肘后方》

(4) **治产后腹中鼓胀不通转，气急、坐卧不安**：麦蘖末一合，和酒服食，良久通转。--《纸类本草》引《兵部手集》

(5) **治产后五七日不大便**：大麦芽不以多少。上炒黄为末，每服三钱，沸汤调下，与粥间服。--《妇人良方》之"麦芽散"

(6) **治产后发热，乳汁不通及膨，无子当消者**：麦蘖二两（炒）。研细末，清汤调下，作四服。--《丹溪心法》

(7) **治断乳乳房肿痛**：炒麦芽100g，淡豆豉15g，神曲15g，苦地丁20g，蝉蜕10g。每日1剂，水煎，分2次服。--《广西中医药》1985，8（5）：213

(8) **治疗乳溢症**：用生麦芽100～200g煎汤，分3～4次服，或口服脉安冲剂(每包含生麦芽和山楂各16g)，每次2包，每日3次。观察8例健康人，结果睡眠及甲氧氯普胺(灭吐灵)试验时催乳素(PRL)释放高峰均受抑制。观察15例单纯乳溢症者，其中13例乳溢消失或缓解，2例无效。观察18例闭经-乳溢综合征患者，其中2例乳溢缓解，2例恢复月经，但无排卵征象，认为生麦芽汤对三类高PRL血症的影响不同。①生理性高PRL血症：对产妇回奶，抑制正常人睡眠时PRL释放高峰效果显著。②药物性高PRL血症：正常人甲氧氯普胺试验造成的高PRL血症可被明显抑制，乳溢症患者甲氧氯普胺所致的高PRL血症则不能被抑制。③病理性高PRL虹症：对功能性病变的单纯乳溢综合征患者，改善症状及降低血PRL水平有部分效果，对有垂体催乳素瘤器质性病变的闭经、乳溢综合性患者，生麦芽汤难以奏效。乳溢症患者血PRL水平越高，疗效越差。部分患者有头痛、便秘等反应。--《中西医结合杂志》邝安堃，1984，4(3)：134

白茅根

【别名】 白茅根《本草经集注》，茅根、兰根、茹根《本经》，地管、地筋、兼杜《别录》，白茅菅《本草经集注》，白花茅根《日华子》，丝茅《纲目》，万根草《铁岭县志》，茅草根《草木便方》，地节根《青海药材》，坚草根、甜草根《河北药材》，丝毛草根《中药志》，寒草根《闽东本草》。

【名释】 白色花序，叶似矛，故名。

【来源】 为禾本科植物白茅 *Imperata cylindrica* (L.) Beauv.var.Major (Nees) C.E.Hubb.的根茎。

【植物形态】 多年生草本。根茎密生鳞片。秆丛生，直立，圆柱形，光滑无毛，基部被多数老叶及残留的叶鞘，高30～90cm，具2～3节，节上有长4～10mm的柔毛。根茎白色，匍匐横走，密被鳞片。叶多丛集基部；叶鞘无毛，或上部及边缘和鞘口具纤毛，老时基部或破碎呈纤维状；叶舌干膜质，钝头，长约1mm；叶片线形或线状披针形，先端渐尖，基部渐狭，根生叶长，几与植株相等；茎生叶较短，宽3～8mm，叶鞘褐色，无毛，或上部及边缘和鞘口具纤毛，具短叶舌。圆锥花序紧缩呈穗状，顶生，长5～20cm，宽1.5～3cm，分枝短缩密集；小穗披针形或长圆形，长3～4mm，基部密生长10～15mm之丝状柔毛，具长短不等的

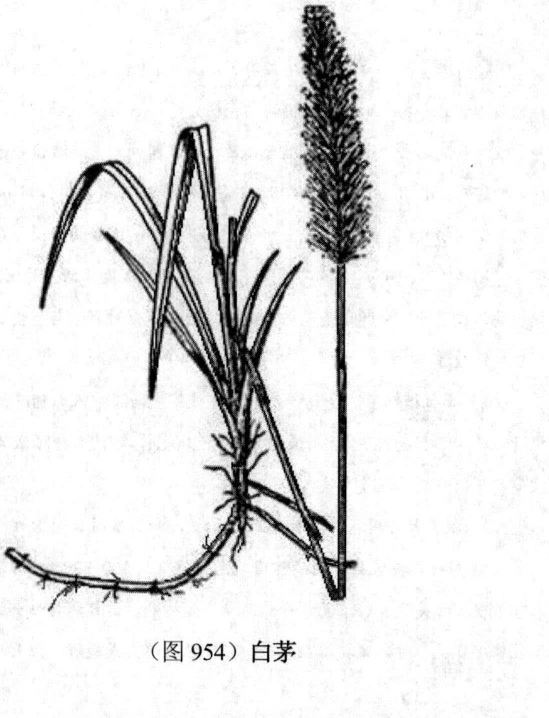

（图954）白茅

小穗柄；两颖相等或第一颖稍短，除背面下部略呈草质外，余均膜质，边缘具纤毛，背面疏生丝状柔毛，第一颖较狭，具3～4脉，第二颖较宽，具4～6脉；第一外稃卵状长圆形，长约1.5mm，先端钝，内稃缺如；第二外稃披针形，长1.2mm，先端尖，两侧略呈细齿状；内稃长约1.2mm，宽约1.5mm，先端截平，具尖钝划、不同的数齿；雄蕊2，花药黄色，长约3mm；柱头2枚，深紫色。颖果椭圆形，暗褐色，成熟的果序被白色长柔毛。花期5～6月，果期6～7月。(图954)

本植物初长未开放花序（**白茅针**）、已开放花序（**白茅花**）、叶（**白茅叶**）也供药用，详见下述。

【生长分布】 生于河岸、沟边、荒地、山坡。邹平广布。

【采收加工】 春、秋季采挖，除去地上部分和鳞片状的叶鞘，洗净，鲜用或扎把晒干。

【性状鉴别】 根茎长圆柱形，有时分枝，长短不一，直径2～4mm。表面黄白色或淡黄色，有光泽，具纵皱纹，环节明显，节上残留灰棕色鳞叶及细根，节间长1～3cm。体轻，质韧，折断面纤维性，黄白色，多具放射状裂隙，有时中心可见一小孔。气微，味微甜。

【显微鉴别】 （1）根茎横切面：表皮为1列类方形小细胞，有的含硅质块。皮层较宽，最外为1～4列纤维，壁厚，木化；叶迹维管不10余个，环列，有限外韧型，具束鞘纤维，其旁常有裂隙；内皮层细胞内壁增厚，有的有硅质块。中柱内散有多数维管束，有限外韧型，近中柱鞘的维管束小而密，由纤维相连成环。中央常成空洞。见（图955）

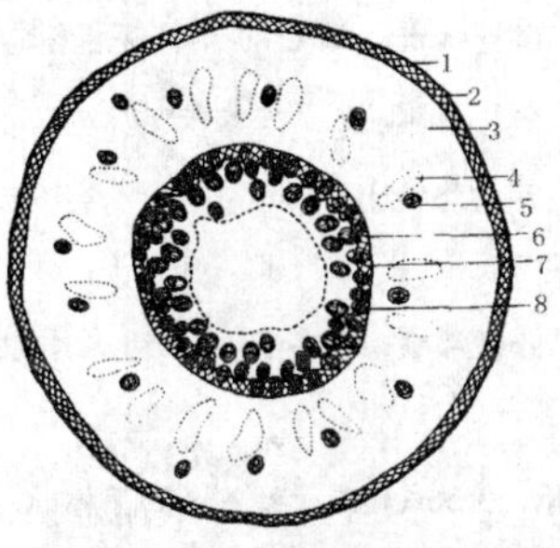

（图955）**白茅根茎横切面简图**

1.表皮 2.纤维层 3.皮层 4.裂隙 5.叶迹维管束 6.内皮层 7.纤维束 8.维管束

（2）粉末特征：黄白色。①表皮细胞平行排列，每纵行列多为1个长细胞与2个短细胞（1个木栓细胞及1个硅细胞）相间排列，偶见1个短细胞介于2个长细胞之间。②内皮层细胞长方形，一侧壁甚薄，另一侧壁增厚，层纹及孔沟明显，壁上有硅质块。③中柱鞘厚壁细胞类长方形；根茎茎节处中柱鞘细胞呈石细胞状。④下皮纤维常具横隔。此外，有木纤维。

【理化鉴别】 （1）取本品粗粉5g，加苯30ml，加热回流1小时，滤过。取滤液1ml蒸干，残渣加醋酐1ml溶解，再加浓硫酸1～2滴，显红色，渐变成紫红、蓝紫，最后呈污绿色。(检查甾酮)

（2）取本品粗粉1g，加水10ml煮沸5～10分钟，滤过。滤液浓缩成1ml，加新制的斐林试液1ml，置水浴中加热，发生棕红色沉淀。(检查糖、多糖)

【主含成分】 根茎含芦竹素（*arundoin*），印白茅素（*cylindrin*），薏苡素（*coixol*），羊齿烯醇（*fernenol*），西米杜鹃醇（*simiarenol*），异山柑子萜醇（*isoarborinol*），白头翁素（*anemonin*）；还含甾醇类：豆甾醇（*stigmasterol*），β-谷甾醇（*β-sitosterol*），菜油甾醇（*campasterol*），糖类，多量蔗糖（*sucros*），葡萄糖（*glucose*）及少量果糖（*fructose*），木糖（*sylose*）；还含简单酸类：枸橼酸（*cittic acid*），草酸（*oxalic acid*）及苹果酸（*malic acid*）。

【药理】 （1）**利尿作用** 白茅根煎剂和水浸剂灌胃，对正常家兔有利尿作用。煎剂灌胃对水负荷小鼠亦有明显的利尿作用。给药5～10天时，利尿作用最明显，20d左右即不明显。此作用可能与神经系统有关，切断肾周围神经，其利尿作用丧失。

（2）**促凝血作用** 白茅根粉能显著缩短兔血浆复钙时间。但白茅根含钙较多，可能干扰实验结果。

（3）**对心肌^{86}Rb摄取量的影响** 白茅根水醇提取物40g/kg腹腔注射，小鼠心肌^{86}Rb的摄取量比生理盐水组增加47.4%。

（4）**增强免疫功能** 白茅根水煎剂5.0g/kg、10.0g/kg给小鼠灌胃，连续20d，能显著提高小鼠腹腔巨噬细胞的吞噬功能，明显增加吞噬率和吞噬指数、辅助性T细胞(TH)数目，并促进自细胞介素2(IL-2)的产生，而对小鼠体液免疫功能及抑制性T细胞(T_s)数目无明显影响。

（5）**其他作用** 白茅根无解热作用。体外试验，其煎剂对福氏痢疾杆菌和宋内痢疾杆菌有轻度抑制作用，对志贺和斯密士痢疾杆菌无作用。白茅根煎剂2.5g/kg、5.0g/kg给小鼠灌胃，每日1次，连续7天，对醋酸扭体反应和醋酸诱发的毛细血管通透性增高均有明显的抑制作用。煎剂5g/kg、l0g/kg灌胃对正常小鼠自发活动无明显影响，但能明显抑制乙醇引起的小鼠自发活动的增加。

（6）**毒性** 白茅根煎剂25g/kg给家兔灌胃，36小时后出现运动迟缓，呼吸加快，但不久恢复正常。白茅根煎剂给小鼠灌胃的LD_{50}大于160g/kg；静注白茅根精制水溶液小鼠的LD_{50}为21.42±1.09g/kg。

【炮制】 **茅根炭**：①取净白茅根段，置锅内用武火炒至表面焦褐色，内部棕褐色，喷淋清水少许，灭尽火星，取出，晾干，凉透。②取净白茅根段，置煅锅内，上面覆盖一碗，两锅接合处用黄泥封闭，上压重物，用火煅烧至贴在上锅底上的自纸显黄色，放凉，取出。

注：经动物实验证明，茅根炒炭后比炒炭前的凝血时间缩短30%，出施时间缩短37.1%。

【性味归经】 味甘，性寒。归心、肺、胃、膀胱经。

【功用主治】 凉血止血，清热生津，利尿通淋。主治血热出血，热病烦渴，胃热呕逆，肺热喘咳，小便淋沥涩痛，水肿，黄疸。

《本经》："主劳伤虚羸，补中益气，除瘀血血闭寒热，利小便。"

《别录》："下五淋，除客热在肠胃，止渴，坚筋，(治)妇人崩中。久服利人。"

《药性论》："能破血，主消渴。"

《日华子》："主妇人月经不匀，通血脉淋沥。"

《滇南本草》："止吐血、衄血，治血淋。"

《纲目》："止吐衄诸血，伤寒哕逆，肺热喘急，水肿黄疸，解酒毒。"

《本草正》："治痈疽疖毒及诸毒诸疮。"

《本经逢原》："治胃反上气，五淋疼热及痘疮干紫不起。"

《玉楸药解》："清金利水，敛血通经。"

《本草再新》："除伏热，(治)肺虚咳喘。"

《分类草药性》："治刀伤，清小肠火。"

《重庆草药》："治红肿关节炎。炖肉服则性滋补，能解内热骨蒸，妇女经期血热骨痛。"

《陕西中草药》："治牙龈出血，过敏性紫癜。"

【临床应用】 (1)**用于血热出血**。白茅根性寒，偏入血分，功善清热凉血止血，为治血热诸出血证之要药。凡吐血、衄血、咯血、咳血、尿血及崩漏等证属血热妄行者，皆可投用。轻症单用即可收效，重者常配小蓟、山栀子、茜草根等药，以增强疗效，方如《十药神书》十灰散等。如与大青叶、紫草、茜草等配伍，亦治血热瘀斑或斑疹。

(2)**用于热病烦渴，胃热呕逆**。白茅根味甘性寒，长于清热生津。治热病津伤口渴，轻症可单用鲜茅根煎汤当茶饮，重者常配鲜石斛、天花粉、知母等药，以增强清热生津止渴之功。治热邪壅胃，上逆呕秽，可与芦根、竹茹、枇杷叶等同用。

(3)**用于肺热喘咳**。白茅根清肺热而甘润不燥，治肺热咳喘，可配桑白皮及黄芩、贝母等药，以奏清肺化痰，止咳平喘之功，方如《圣惠方》如神汤；痰中带血加配藕节。

(4)**用于淋证、小便不利及水肿**。白茅根能清热利尿通淋，有导热下行而不伤阴之优点，为治湿热淋证、水肿之良品。因兼能凉血止血，尤宜用治血淋。治热结膀胱，小便淋沥涩痛，临床常配木通、车前子、金钱草等药，以增强药力。湿热伤肾，肢体浮肿，小便不利，常配伍冬瓜皮、玉米须、赤小豆。自茅根善清利，导湿热下行，能促进黄疸的消退，故又可治湿热黄疸，小便短赤者，常配茵陈、山栀子、金钱草等药，以增强清利湿热退黄之功。

《品汇精要》："合脂膏，疗诸竹木刺在肉中不出及因风致肿。"

《本草经疏》："同麦冬、生地、枸杞子，治劳伤内热；同牛膝、生地黄、童便，治血热经枯血闭；同竹茹、麦冬、石膏、人参，治伤寒胃热哕逆；同枇杷叶、竹茹、麦门冬，治火炎内热，反胃上气。"

《药镜》："葛根同煮，而温病热哕自宁；芦根并煎，而反胃上气亦止。"

《灵验本草》："利尿加赤小豆，发汗加生姜。"

《中国药物学》时逸人："配芦根、山栀等，清热止渴；配地榆炭、小蓟炭等，治吐血衄血；配樱桃核、西河柳等，治斑疹未透；配茵陈、龙胆草等，治黄疸。"

【用量用法】 内服：煎汤，10～30g，鲜品30～60g，或捣汁。外用：鲜品捣汁涂，适量。

【使用注意】 脾胃虚寒、溲多不渴者禁服。

《品汇精要》："妊娠不可服。"

《本草蒙筌》："忌犯铁器。"

《本草经疏》："因寒发哕，中寒呕吐，湿痰停饮发热，并不得服。"

《本草徵要》："吐衄有因于寒，有因于虚者，非所宜也。"

【附方】 (1)**治吐血不止**：白茅根一握，水煎服之。--《千金翼方》

(2)**治伤肺唾血**：茅根一味，捣筛为散，服方寸匕，日三。--《外台》引《深师方》

(3)**治血热鼻衄**：白茅根汁一合，饮之。--《妇人良方》

(4)**治胃火上冲，牙龈出血**：鲜白茅根60g，生石膏60g，白糖30g，水煎，冲白糖服。--《河南中草药手册》

(5)**治疗胃出血**：白茅根、生荷叶各30g，侧柏叶、藕节各9g，黑豆少许，水煎服。--《全国中草药汇编》

(6)**治小便出血**：茅根一把，切，以水一大盏，煎至五分，去滓，温温频服。--《圣惠方》

(7)**治气虚血热，小便出血**：茅根一升，茯苓五两，人参、干地黄各二两，水煎分五六次饮之。--《外台》之"茅根饮子"

(8)**治崩中**：白茅根二十斤，小蓟根十斤。捣绞取汁，煮取五升，服一升，日三四。--《医心方》引《深师方》

(9)**治过敏性紫斑**：鲜白茅根125g，大青叶15g，加水750ml，煎至250ml，分3次，1天服完。--《陕西中草药》

(10)**治热渴，头痛，壮热，及妇人血气上冲闷不堪**：茅根(切)二升。三捣取汁令尽，渴即服之。--《千金要方》

(11)**治喘**：茅根一握(生用旋采)，桑白皮等分。水二盏，煎至一盏，去滓温服，食后。--《圣惠方》之"如神汤"

(12)**治虚劳证，痰中带血**：鲜茅根四两(切碎)，鲜藕四两(切片)，煮汁常常饮之。若大便滑者，茅根宜减半，再用生山药细末两许，调入药汁中，煮作茶汤服之。--《衷中参西录》之"二鲜饮"

(13)**治小儿百日咳**：白茅根60g，齐头蒿12g，阳雀花根6g，水煎服。--《重庆草药》

(14)**治温病有热，饮水暴冷哕者**：茅根、葛根，各切半升。上二味，以水四升，煮取二升，稍温饮之，哕止则停。--《外台》引《小品方》

(15)**治胃反，食即吐出，上气**：芦根、茅根各二两。细切，以水四升，煮取二升，顿服之，得下，良。--《千金要方》

(16)**治热淋**：白茅根(切)四斤。以水一斗五升，煮取五升，服一升，日三夜二。--《千金要方》

(17)**治血淋，小便渗痛**：白茅根(切)一两。水煎服，日再服。--《古今医统》

(18)**治沙淋(肾、膀胱或输尿管结石)**：白茅根60g，金沙蕨叶、金钱草各30g，水煎，分多次服。--《广西民间常用中草药手册》

(19)**治肾脏炎，浮肿**：鲜茅根30g，西瓜皮20g，赤豆40g，玉蜀黍蕊10g。水600ml，煎至200ml，1天3次分服。--《现代实用中药》

(20)**治阴虚不能化阳，小便不利，或有湿热壅滞，以致小便不利，积成水肿**：白茅根一斤，掘取鲜者，去净皮与节间小根，细切。将茅根用水四大碗，煮一沸，移其锅置炉旁，候十数分钟，视其茅根若不沉水底，再煮一沸，移其锅置炉旁，须臾视其根皆沉水底，其汤即成。去渣，温服多半杯，日服五六次，夜服两三次，使药力相继，周十二时，小便自利。--《衷中参西录》

(21)**治妊娠大小便不通，结闭气急，胀满欲死**：茅根(锉碎)、滑石、车前子(微炒)、大黄(锉碎，微炒)各一两半。上粗捣筛，每服四钱，水一盏半，煎至八分去滓，食前温服。--《普济方》之"茅根汤"

(22)**治卒大腹水病**：白茅根一大把，小豆三升。水三升，煮取干。去茅根食豆，水随小便下。--《肘后方》

(23)**治黄疸、谷疸、酒疸、女疸、劳疸、黄汗**：生茅根一把，细切。以猪肉一斤合作羹，尽啜食之。--《肘后方》

（24）**治红肿关节炎**：白茅根90g，清酒缸60g，地青杠15g，水煎服。--《重庆草药》

（25）**治外感风热**：白茅根60g，干薄荷9g，水煎服。--《广西民间常用中草药手册》

（26）**治口腔炎**：茅根、芦根各45g，元参9g，水煎，分数次服。--《闽东本草》

（27）**治乳石发热，体生疮气，昏浊，不痛不痒，小便赤涩**：生茅根二斤。捣令烂，以新布绞汁，细细饮之。--《圣济总录》

（28）**治麻疹**：鲜茅根不拘量。水煎代茶服，疹未透者轻煎，疹已透煮浓煎，若热毒火盛，取鲜茅根30~60g，和等量荸荠皮，水煎代茶饮。--《闽东本草》

（29）**治疗肾炎**：白茅根(干品)250g，加水500~1000ml，水煎至200~400ml，分早晚2次口服。共治疗肾小球肾炎36例，一般在服药1~4星期出现利尿作用，结果水肿全消28例，显著消退6例，减轻2例。另外治疗2星期后，急性肾炎18例血压升高者全部恢复正常，慢性肾炎9例中，2例恢复正常，7例改善。临床观察发现，本法对急性肾炎疗效最佳，慢性则差，对肝硬化、心衰引起的水肿则无效。--《云南医药杂志》梁毅，1965，7(1)：18 另有报道用本法治疗30例急性血管球性肾炎，也发现本品有明显的利尿降压作用，经治疗27例全愈。--《山西医学杂志》王义祥，1960，(4)：17

白茅针

又名茅苗《本经》，茅笋、茅针《本草拾遗》，茅锥《传信方》(刘禹锡)，茅蜜《医林纂要·药性》，茅荑、茅揠《植物名实图考》，茅芽《衷中参西录》，地菸荑（邹平）。4～5月采摘未开放的花序，鲜用或晒干。味甘，性平。止血，解毒。主治衄血，尿血，大便下血，外伤出血，疮痈肿毒。内服：煎汤，9～15g。外用：捣敷或塞鼻，适量。

白茅花

又名菅花《新修本草》，茅花《本经逢原》，茅盔花、茅针花《江苏省植物药材志》。4～5月花盛开前采收，摘下带茎的花穗，晒干。味甘，性温。止血，定痛。主治吐血，衄血，刀伤。内服：煎汤，9～15g。外用罨敷或塞鼻。

附方 **治鼻衄**：白茅花15g，猪鼻1个。同炖约1小时，饭后服，服多次，可望根治。--《泉州本草》

白茅叶

味辛，微苦，性平。祛风除湿。主治风湿痹痛，皮肤风疹。内服：煎汤，15～30g。外用：煎水洗，适量。

附方 （1）**治妇女产后风湿痛**：老茅草叶、石菖蒲、陈艾各适量，煎水外洗。

（2）**治发风丹**：茅草叶、南木叶、糠壳(炒)各30g，以水煎服。(1~2方出自《重庆草药》)

荻根

【别名】 荻根、巴茅根、大茅根《全国中草药汇编》。野苇子(山东)，红柴、红刚芦(江苏)。

【来源】 为禾本科植物荻 *Miscanthus sacchariflorus* (Maxim.) Benth.et Hook.f.的根茎。

【植物形态】 多年生草本，可高达1.5m。根状茎长匍匐状，粗壮，被鳞片，节处生有粗根与幼芽。秆直立，无毛，直径约5mm，具10多节，节具长须毛。叶互生；叶鞘长于节间，或上部者短于节间；叶舌长约1mm以下，先端钝圆，具小纤毛；叶片条形，长10～50cm，宽4～18mm，除上面基部密生柔毛外，两面无毛，边缘锯齿状粗糙，基部常收缩成柄，顶端长渐尖，中脉白色，粗壮。圆锥花序顶生，扇形，长15～30cm，主轴与分枝皆无毛，仅在枝腋间有小柔毛，直立而后开展；总状花序长达10～20cm，轴节间长4～8mm，或具短柔毛；小穗成对生于各节上，一柄长，一柄短，含2小花，仅第二小花结实；小穗柄顶端稍膨大，基部腋间常生有柔毛，短柄长1～2mm，长柄长3～5mm；小穗线状披针形，长5～5.5mm，成熟后带褐色，基盘具长为小穗2倍的丝状柔毛；第一颖2脊间具1脉或无脉，顶端膜质长渐尖，边缘和背部具长柔毛；第二颖与第一颖近等长，顶端渐尖，与边缘皆为膜质，并具纤毛，有3脉，背部无毛或有少数长柔毛；第一外稃稍短于颖，先端尖，具纤毛；第二外稃狭窄披针形，短于颖片的1/4，顶端尖，具小纤毛，无脉或具1脉，稀有1芒状尖头；第二内稃长约为外稃之半，具纤毛；雄蕊3枚，花药长约2.5mm；柱头紫黑色，自小穗中部以下的两侧伸出。颖果长圆形，长1.5mm。花期7～8月，果期8～10月。见（图956）

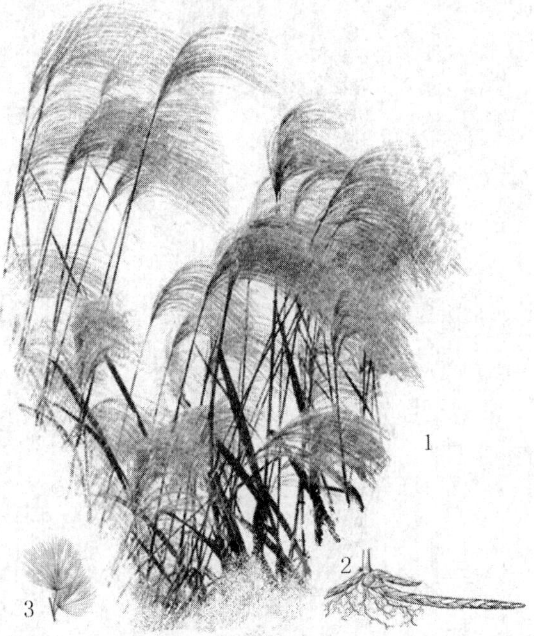

（图956）荻

1.植株 2.孪生小穗 3.根茎

【生长分布】 生于山坡草地或湿地边。邹平各地均有分布。

【采收加工】 全年均可采，洗净，切段晒干。

【性状鉴别】 呈扁圆柱形，常弯曲。直径2.5～5mm。表面黄白色，略具光泽及纵纹。节部常有极短的毛茸或鳞片，节距0.5～1.9cm。质硬脆。断面皮部裂隙小，中心有一小孔，孔周围粉红色。气微。味淡。

【性味归经】 味甘，性凉。归肝经。

【功用主治】 清热活血。主治干血痨，潮热，产妇失血口渴，牙痛。

【用量用法】 内服：煎汤，60～90g。

黍子

【别名】 黍子，黍米、稷米《别录》，粢米、穄米《补缺肘后方》，糜子米《饮膳正要》，稷《纲目》，糜《中国植物学》(毕氏)。

【名释】 《说文》："黍，禾属而黏者也。以大暑而种，故谓之黍。"

【来源】 为禾本科植物黍 *Panicum miliaceurn* L.的种子。

【植物形态】 一年生草本。秆粗壮，直立，单生或少数丛生，高 60～120cm，有时有分枝，节密被髭毛，节下具疣毛。叶鞘松弛，被疣基毛；叶舌长约 1mm，具长约 2mm 的纤毛；叶片线状披针形，长 10～30cm，宽达 1.5cm，具柔毛或无毛，边缘常粗糙。圆锥花序开展或较紧密，成熟后下垂，长约 30cm，分枝具角棱，边缘具糙刺毛，下部裸露，上部密生小枝与小穗；小穗卵状椭圆形，长 4～5mm；颖纸质，无毛，第 1 颖长为小穗的 1/2～2/3，先端尖，具 5～7 脉，第 2 颖与小穗等长，通常具 11 脉，其脉先端渐汇合成喙状；第 1 外稃形似第 2 颖，具 11～13 脉，内稃薄膜质，较短小，长 1.5～2mm，先端微凹。谷粒圆形或椭圆形，长约 3mm，乳白色或褐色。花、果期 7～10 月。见（图 957）

本植物的根(**黍根**)、茎(**黍茎**)均供药用，详见下述。

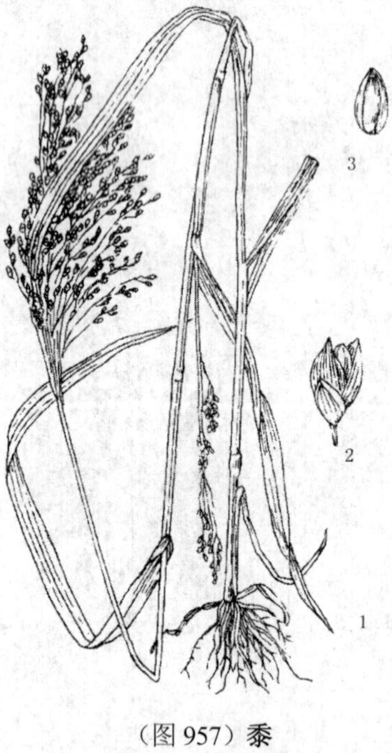

（图 957）黍

1.植株 2.小穗 3.颖果

【生长分布】 邹平各地均有栽培。

【采收加工】 秋季采收，碾去壳用。

【栽培要点】 **生长习性** 黍子对土壤条件要求不严格，而且能耐碱，但以选择土质疏松、肥沃、排水良好的粘质壤土和砂质壤土种植为最好。

栽培技术 用种子繁殖，因种子具有后熟作用，播前要晒种，以利出苗。2～3 月播种。在整好的地上，按行距 30～40cm 开沟，沟深 3～4cm，条播，播后覆土。

田间管理 黍子要多施有机肥，以富含磷、氮素的鸡粪为最好，其次是猪圈肥、炕洞土、老屋土等，每亩施用 1500～2500kg；如果来不及施底肥，亦可将人粪干、鸡粪、羊粪等捣细过筛，先以粪耧耩入地下再播种，或者每亩施入 3～5kg 尿素作种肥。播种后及时耙耢镇压，使种子和土壤密接，以利提墒保墒和出苗。苗子长出 3～5 片叶时开始间苗，使植株分布均匀；分蘖后定苗，株距 4.5～6cm。在幼苗出齐刚现行时开始第一次中耕，结合间苗进行第二次中耕，以后在分蘖和拔节前后再中耕 1～2 次，并结合培土。在拔节、孕穗期，遇旱及时浇水，并结合浇水，追施适量氮、磷化肥。晚播黍子，在孕穗期和抽穗以后喷施两次腐植酸和磷酸盐，能显著加快其生长发育，一般早熟 5～7 天。

及时收获 黍子成熟很不一致，过度成熟容易引起折腰和落粒，造成损失。一般当穗子基部籽粒达到蜡熟，就要及时收获。

【主含成分】 去壳黍米含灰分（*ash*）2.86%，精纤维（*crudefiber*）0.25%，粗蛋白（*crude protein*）15.86%，淀粉（*starch*）59.65%，含油 5.07%，其中饱和脂肪酸生为棕榈酸（*palmiticacid*），二十四烷酸（*carnaubic acid*），十七烷酸（*daturic acid*），不饱和脂酸主要有油酸（oleic acid）亚油酸（*linoleic acid*），异亚油酸（*isolinoleic aced*）等。蛋白质（*protein*）主要有：白蛋白（*albumin*），球蛋白（*globulin*），谷蛋白（*glutelin*），醇溶谷蛋白（*prolamine*）等种类。黍米又含黍素（*miliacin*），鞣质（*tannin*）及肌醇六磷酸（*phytate*）等。

【药理】 （1）**对消化酶的影响** 黍米中分离出的抑制物质 4～256μg(蛋白质)可抑制人胰淀粉酶活性。在血清中，16～150μg 即可使胰淀粉酶活性完全抑制。黍种子提取物对猫、兔、鸡、马和猪 α-淀粉酶无影响，但可抑制人、牛、豚鼠、大鼠和狗 α-淀粉酶。

（2）**其他作用** 大鼠喂饲含 21.1％黍蛋白的饮食，血浆总胆固醇和高密度脂蛋白水平高于喂饲大豆蛋白组。肝脏胆固醇、三酰甘油水平和血浆三酰甘油水平不受影响。

【性味归经】 味甘，性微温。归肺、脾、胃、大肠经。

【功用主治】 益气补中，除烦止渴，解毒。主治烦渴，泻痢，吐逆，咳嗽，胃痛，小儿鹅口疮，疮痈，烫伤。

《吴普本草》："益气补中。"

《别录》："丹黍米，主咳逆，霍乱，止泄，除热，止烦渴。"

《食疗本草》："烧为灰和油，涂杖疮，不作瘢，止痛。"

《食医心镜》："安中，补不足，宜脉。"

《日华子》："赤黍米，下气止咳嗽，除烦止渴，退虚热。"

《医林纂要·药性》："强骨坚肾。"

《萃金裘本草述录》："利小便，泄湿。"

【用量用法】 内服：煎汤，30～90g；煮粥或淘取泔汁。外用：研末调敷，适量。

【使用注意】 不宜多食。

《千金·食治》："白黍米，不可久食，多热，令人烦。黄帝云：五种黍米合葵食之，令人成痼疾；又以脯腊著五种黍米中藏储食之，云令人闭气。"

《食疗本草》："不堪久服，昏五脏，令人好睡。不得与小儿食之，令不能行。缓人筋骨，绝血脉。"

《日华子》："赤黍米不可合蜜并葵同食。"

《本草衍义》："动风。"

《本草省常》："同葵菜食，损胃伤中气，同酒食，令人呑酸，新者有毒热甚，陈者良。"

【附方】 （1）**治诸痢不瘥**：黍米二大合，蜡、羊脂各一两。黍米临熟，投蜡、羊脂搅令消，空心服之。

（2）**治小儿下痢，日夜数十度，渐困无力**：黍米一合，鸡子一枚，蜡一分(细切)。煮黍米粥。临熟下鸡子及蜡，搅匀令熟，食之。（1～2方均出自《食医心镜》）

（3）**治干霍乱**：黍米二合(水淘净)，水研，澄取白汁，呷尽即瘥。--《圣济总录》

（4）**治小儿鹅口，不能饮乳**：黍米汁涂之。--《千金要方》

（5）**治卒遍身生疮**：黍米一合，净洮经宿，露中平旦，以水一升研，半服半逊，疮亦验。--《龙门石窟药方》

（6）**治汤火所灼未成疮者**：黍米、女曲等分。各熬令黑如炭，捣末，以鸡子白和涂之。--《肘后方》

（7）**治伤寒病已后，男子阴易**：丹黍米三两。末，以药酒和，尽饮之，温复汗出，便愈。亦随人大小，不必三两，自以意消息之。--《外台》引《范汪方》

（8）**令妇不妒**：取（赤黍），同薏苡等分，为丸。常服之。--《万毕术》

（9）**预防褥疮**：取黍米30～50kg，白布2～3.33m。做成宽90～100cm，长短按患者肩部至腘窝的尺寸而定的布袋，装入黍米，缝口，均匀摊平，厚度约5cm即成。在此垫下可再铺一层普通棉垫。遇有水湿、尿液渗入垫内，用手推移掺搅黍米即可很快干燥。经50例长期卧床患者观察，无1例发生褥疮。--《中医杂志》贯六金，1982，(1)：23

黍茎 味辛，性热，小毒。利尿消肿，止血，解毒。主治小便不利，水肿，妊娠尿血，脚气，苦瓠中毒。内服：煎汤，9～15g，或烧存性研末，每次lg，每日3次。外用：煎水熏洗，适量。

附方 （1）**治通身水肿**：以黍茎煮汤浴之。--《纲目》

（2）**治妊娠尿血**：黍穰烧灰，酒服方寸匕，日三服。

（3）**治时气热病豌豆疮**：浓煮黍穰汁洗之。疮若黑者，捣蒜封之。

（4）**治疮肿伤风，中水剧痛者**：黍穰烧烟，熏令汗出。

2～4方均出自《千金要方》

（5）**治脚气，两脚肿满，暴破冲心**：小便三大升，黍穰三大升，相和煮三五候时，浸脚，日三四度。其药于盆中盛，下著火暖之，如池瓤法，先周围遮好，然后浸脚，挦使汗出。--《普济方》

黍根 味辛，性热，小毒。利尿消肿，止血。主治小便不利，脚气。水肿，妊娠尿血。内服：煎汤，30～60g。

附方 **治腹水胀满**：鲜赤黍根60g，砂仁6g，开水适量，冲炖，饭后服。--《中药大辞典》

狼尾草

【别名】 狼尾草《本草拾遗》，稂《诗经》，重梁《毛诗传》，孟、狼尾《尔雅》。守田、宿田翁《诗疏》(陆玑)，狼茅《本草拾遗》，芦秆莛《尔雅义疏》，茛草、小芒草《植物名实图考》，狗尾草《分类草药性》，老鼠根、狗仔尾《广州植物志》，黑狗尾草、大狗尾草《四川中药志》，光明草(湖南、江西)，狗尾巴草(浙江)，芮草(江苏)。

【来源】 为禾本科植物狼尾草 *Pennisetum alopecuroides* (L.) Spreng.的全草。

【植物形态】 多年生草本。须根较粗壮。秆直立，丛生，高30～120cm，在花序下密生柔毛。叶鞘光滑，两侧压扁，主脉呈脊，在基部者跨生状，秆上部者长于节间；叶舌具长约2.5mm纤毛；叶片线形，长10～80cm，宽3～8mm，先端长渐尖，基部生疣毛.圆锥花序直立，长5～25cm，宽1.5～3.5cm；主轴密生柔毛；总梗长2～3（～5）mm；刚毛粗糙，淡绿色或紫色，长1.5～3cm；小穗通常单生，偶有双生，线状披针形，长5～8mm；第一颖微小或缺，长1～3mm，膜质，先端钝，脉不明显或具1脉；第二颖卵状披针形，先端短尖，具3～5脉，长约为小穗1/3～2/3；第一小花中性，第一外稃与小穗等长，具7～11脉；第二外稃与小穗等长，披针形，具5～7脉，边缘包着同质的内稃；鳞被2，楔形；雄蕊3，花药顶端无毫毛；花柱基部联合。颖果长圆形，长约3.5mm。花果期夏秋季。见（图958）

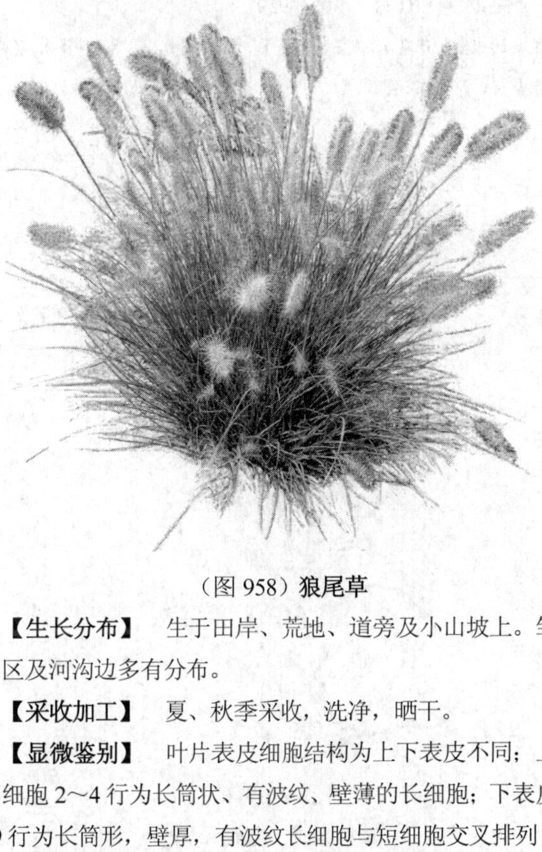

（图958）**狼尾草**

【生长分布】 生于田岸、荒地、道旁及小山坡上。邹平南部山区及河沟边多有分布。

【采收加工】 夏、秋季采收，洗净，晒干。

【显微鉴别】 叶片表皮细胞结构为上下表皮不同；上表皮脉间细胞2～4行为长筒状、有波纹、壁薄的长细胞；下表皮脉间5～9行为长筒形，壁厚，有波纹长细胞与短细胞交叉排列

【性味归经】 味甘，性平。归肺、心二经。

【功用主治】 清肺止咳，凉血明目，解毒消肿。主治肺热咳嗽，目赤肿痛，疮毒。

《湖南药物志》："明目，散血。治眼目赤痛。"

《广西本草选编》："清肺止咳，凉血散瘀。主治肺热咳嗽，腹痛。"

【用量用法】 内服：煎汤，9～15g。

【附方】 （1）**治热咳**：狼尾草根炖猪心、肺服。--《四川中药志》

（2）**治咳嗽咯血**：狼尾草根、茅根、水猪毛七，煎服。--《四川中药志》

芦根

【别名】 芦根《别录》，芦茅根《会约医镜》，苇根《温病条辨》，芦菰根《草木便方》，顺江龙《天宝本草》，水蓢蕴《岭南采药录》，芦柴根《南京

民间药草)，芦通《江苏植物药材志》，苇子根《河北药材》，芦芽根《山东中药》，甜梗子《四川中药志》，芦头《全国中草药汇编》。

【来源】 为禾本科植物芦苇 *Phragmites cornmunis* Trin.的根茎。

【植物形态】 芦苇 又名苇、葭《诗经》，芦竹《药对》，蒲苇《圣济总录》，苇子草《救荒本草》。多年生高大草本，高 1～3m。地下茎粗壮，横走，节间中空，节上有芽。茎直立，中空。叶 2 列，互生；叶鞘圆筒状，叶舌有毛；叶片扁平，长 15～45cm，宽 l～3.5cm，边缘粗糙。穗状花序排列成大型圆锥花序，顶生，长 20～40cm，微下垂，下部梗腋间具白色柔毛；小穗通常有 4～7 花，长 l0～16cm；第 1 花通常为雄花，颖片披针形，不等长，第 1 颖片长为第 2 颖片之半或更短；外稃长于内稃，光滑开展；两性花，雄蕊 3，雌蕊 1，花柱 2，柱头羽状。颖果椭圆形至长圆形，与内稃分离。花、果期 7～10 月。见(图 959)

本植物的嫩茎（**芦茎**）、嫩苗（**芦笋**）、叶（**芦叶**）、箨叶（**芦箨**）、花序（**芦花**）均供药用，详见下述。

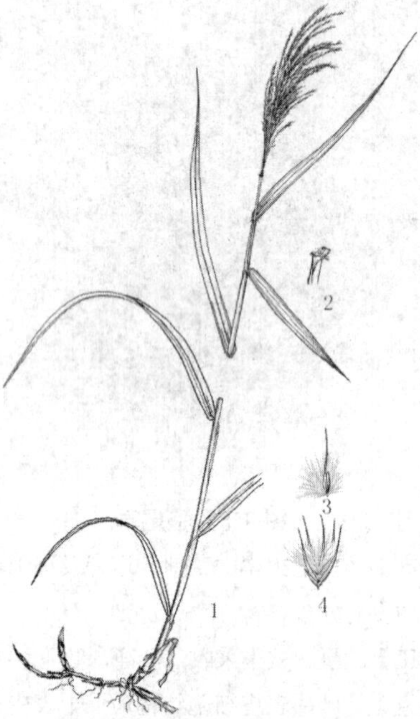

(图 959)**芦苇**

1.植株 2.叶舌 3.小花 4.小穗

【生长分布】 生于河道、池塘岸边浅水处。邹平广布。

【采收加工】 一般在夏、秋季挖起地下茎，除掉泥土，剪去须根，切段，晒干或鲜用。

【性状鉴别】 **鲜根茎** 呈长圆柱形，有的略扁，长短不一，直径 1～2cm。表面黄白色，有光泽，外皮疏松可剥离。节呈环状，有残根及芽痕。体轻，质韧，不易折断。折断面黄白色，中空，壁厚 1～2mm，有小孔排列成环。无臭，味甘。

干根茎 呈扁长圆柱形。表面有光泽，黄白色。节处较硬，红黄色，节间纵皱。质轻而柔韧。无臭，味微甘。见(图 960)

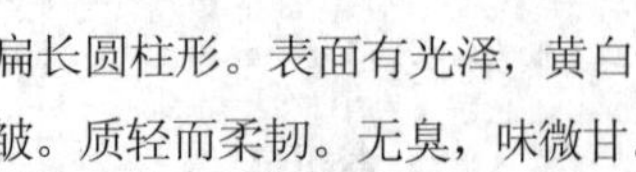

（图 960）**芦根（根茎）外形**

【显微鉴别】 根茎横切面：表皮由长细胞和短细胞构成，长细胞壁波状弯曲，短细胞成对，一个为硅质细胞，腔内含硅质体，另一个为六角形栓化细胞。表皮内为 3～4 层下皮纤维，微木化。皮层宽广，有类方形气腔，排列呈环状；内皮层不明显。中柱维管束 3～4 环列，最外列维管束较小，排列于气腔间，外环的维管束问和内环的维管束问均有纤维连成环带，维管束外韧型，周围有纤维束，原生木质部导管较小，后生木质部各有 2 个大型导管，韧皮部细胞较小，中央髓部大，中空。见(图 961、962)

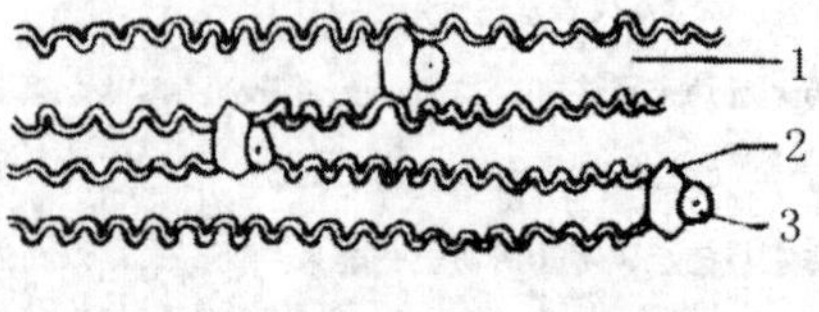

（图 961）**芦根(根茎)表皮细胞**

1.长细胞 2.栓化细胞 3.硅质细胞

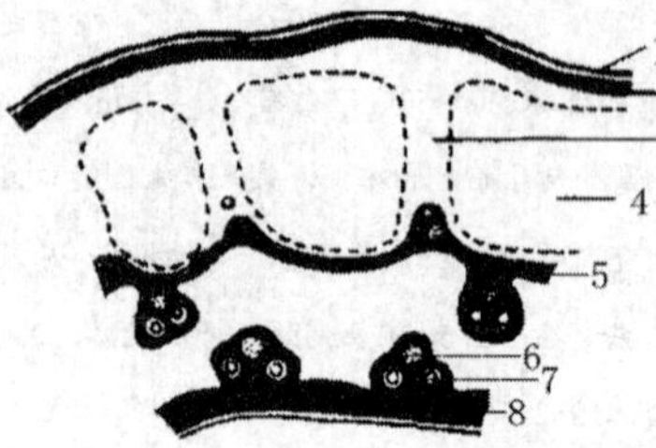

（图 962）**芦苇(根茎)横切面简图**

1.表皮 2.下皮纤维 3.皮层 4.气腔 5.外侧束间纤维 6.韧皮部 7.木质部 8.内侧束间纤维

【理化鉴别】 取本品粉末 1g，加氯仿 10ml，超声处理 20 分钟，滤过，滤液作为供试品溶液。另取芦根对照药材 1g，同法制成对照药材溶液。照薄层色谱法吸取上述两种溶液各 10μl，分别点于同一以羧甲基纤维素钠为黏合剂的硅胶 G 薄层板上，以石油醚（30～60℃）-甲酸乙酯-甲酸（15:5:1）的上层溶液为展开剂，展开，取出，晾干，置紫外光灯（365nm）下检视。供试品色谱中，在与对照药材色谱相应的位置上，显相同颜色的荧光斑点。

【主含成分】 本品所含碳水化合物中有木聚糖等多种具免疫活性的多聚糖类化合物，并含有多聚醇、甜菜碱、薏苡素、游离脯氨基酸、天门冬酰胺及黄酮类化合物苜蓿素等。

【药理】 本品有解热、镇静、镇痛、降血压、降血糖、抗氧化及雌性激素样作用，对 β-溶血链球菌有抑制作用，所含薏苡素对骨骼肌有抑制作用，苜蓿素对肠管有松弛作用。

【性味归经】 味甘，性寒。归肺、胃、膀胱经。

【功用主治】 清热生津，除烦止呕，利尿，透疹。主治热病烦渴，胃热呕哕.肺热咳嗽，肺痈吐脓，热淋，麻疹；解河豚鱼毒。

《别录》："主消渴客热，止小便利。"

《本草经集注》："(解)食诸鱼中毒。"

《药性论》："能解大热，开胃，治噎哕不止。"

《新修本草》："疗呕逆，不下食，胃中热，伤寒患者，弥良。"

《日华子》："治寒热时疾烦闷，妊孕人心热，并泻痢人渴。"

《本草蒙筌》："解酒毒。"

《本草述》："养阴。"

《玉楸药解》："清降肺胃，消荡郁烦，生津止渴。"

《医林纂要·药性》："渗湿行水，疗肺痈。"

《本草再新》："平肝和胃，降火利水。"

《天宝本草》："清心益肾，能去目雾、头晕，耳鸣、疮毒皆可治，夜梦颠倒并遗精。"

《南京民间药草》："治喉痛。"

《现代实用中药》："为利尿、解毒药，能溶解胆液凝石，治黄疸、急性关节炎。"

《重庆草药》："治骨蒸潮热，虚热头痛，风火牙痛。"

《湖南药物志》："祛风明目平肝。治牙龈出血，百日咳。"

【临床应用】 （1）**用于热病烦渴**。芦根甘寒，功能清热生津，除烦止渴，治热病伤津，烦躁口渴，常配生石膏、麦门冬、天花粉等药，以增强药力。鲜用药力更强，可治热盛津伤较重，证见口燥烦渴，吐白沫粘滞不快者，常配荸荠汁、梨汁、麦冬汁等，方如《温病条辨》五汁饮。芦根兼透散之性，又可治温病初起表证未罢者，常配金银花、连翘、荆芥穗等药，共奏透热解毒、生津止渴之功，方如《温病条辨》银翘散。小儿麻疹初期痘出不畅，可以芦根配薄荷、蝉衣，疏风清热，宣毒透疹。

（2）**用于胃热呕吐**。芦根既能清热和胃止呕，又不滋腻碍胃，故为治胃热呕哕之要药。轻者单用即可，重者常配竹茹、生姜、粳米等，以增强清热降逆，和中止呕之功，方如《千金要方》芦根饮子。

（3）**用于肺热咳嗽，肺痈吐脓**。芦根清泄肺热，兼能利尿，可导热毒从小便出，故可治肺热咳嗽痰稠及肺痈咳吐脓血。治前者，常配桑白皮、黄芩、贝母等药，以清热化痰止咳；治后者，常配桔梗、鱼腥草、生苡仁、金银花等药，以清肺排脓，解毒疗痈。此外，芦根清中兼透风热，治风热咳嗽可用，常配桑叶、菊花、桔梗等药，以疏风清热，宣肺止咳，方如《温病条辨》桑菊饮。

（4）**用于热淋涩痛**。芦根清热利尿而通淋，治热淋，常配木通、车前子、滑石等药，以清利湿热、通淋止痛；治血淋，当配白茅根、小蓟、苎麻根等，以清热通淋，凉血止血。

（5）**解河豚鱼毒**。单用捣汁，或配生姜、紫苏叶等，煎水饮。

《药镜》（蒋仪）："霍乱烦闷，麦冬同饮。"

《得配本草》："配地骨皮、麦冬、橘皮、生姜治肺痿骨蒸。"

《中国药物学》（时逸人）："配西河柳，透发斑疹；配茅根，清肺热，利小便；配山栀、麦冬等治心烦口渴。"

《本草钩沉》："配杏仁、甘草、车前草，治肺热咳血；配竹叶、石膏、玄参等，治咽喉、口腔炎；配紫苏叶、生姜等，治鱼类等食物中毒。"

【用量用法】 内服：煎汤，15～30g，鲜品 60～120g，或鲜品捣汁。外用：煎汤洗，适量。

【使用注意】 脾胃虚寒者慎服。

《本草经疏》："因寒霍乱作胀，因寒呕吐，勿服。"

《冯氏锦囊·药性》："脾胃虚寒者禁用。"

《得配本草》："忌巴豆。"

《中国药物学》（时逸人）："大便泄泻及下寒者忌用。"

【附方】 （1）**治胃热消渴**：芦根 15g、麦门冬、地骨皮、茯苓各 9g，陈皮 4.5g，煎服。--《安徽中草药》

（2）**治百日咳，咯血**：(芦根)30g，卷柏 6g，木蝴蝶 6g，牛皮冻 7.5g，水煎服。--《湖南药物志》

（3）**治大叶性肺炎，高热烦渴，喘咳**：芦根 30g，麻黄 3g，甘草 6g，杏仁 9g，石膏 15g，水煎服。--《宁夏中草药手册》

（4）**治肺痈吐血**：鲜芦根 1000g，炖猪心肺服。--《重庆草药》

（5）**治肺痈咳嗽吐腥臭脓痰**：芦根 30g，薏米、冬瓜子各 15g，桃仁、桔梗各 9g，水煎服。--《宁夏中草药手册》

（6）**治骨蒸肺痿，烦躁不能食**：芦根(切讫秤)、麦门冬(去心)、地骨皮各十两，生姜十两(合皮切)，橘皮、茯苓各五两。上六味，切，以水二斗，煮取八升，绞去滓，分温五服。服别相去八九里，昼三服，夜二服，忌酢物。--《外台》引《玄感传尸方》之"芦根饮"

（7）**治五噎，心膈气滞，烦闷吐逆，不下食**：芦根五两，锉，以水三大盏，煮取二盏，去滓，不计时，温服。--《金匮玉函方》

（8）**治伤寒后，呕哕反胃，及干呕不下食**：生芦根(切)、青竹茹各一升，粳米三合，生姜三两。上四味，以水五升，煮取二升半，随便饮。--《千金要方》之"芦根饮子"

（9）**治小儿呕吐，心烦热**：生芦根一两，净洗，以水一升，煎取七合，去滓，红米一合，于汁中煮粥食之。--《食医心鉴》之"生芦根粥"

（10）**治妊娠呕吐不食，兼吐痰水**：生芦根十分，橘皮四分，生姜六分，槟榔二分。以水二升，煎取七合，空腹热服。--《经效产宝》

（11）**治产后吐利，霍乱，心腹痛**：芦根、人参、枇杷叶各一两。上捣筛，每服五钱，水一盏半，煎八分，去滓，温服，不拘时。--《普济方》

（12）**治胃气痛吐酸水**：芦根 15g，香樟根 9g。煨水服，一日 2 次。--《贵州草药》

（13）**治麻疹不透**：①芦根 30g，柽柳 9g，水煎服。--《山东中草药手册》②芦根、芫荽各适量，水煎浓液擦身。--《青岛中草药手册》

（14）**治猩红热**：鲜芦根、鲜白茅根各 30g，白糖适量，水煎，当茶喝。--《河南中草药手册》

（15）**治咽喉肿痛**：鲜芦苇根，捣绞汁，调蜜服。--《泉州本草》

（16）**治口疮**：芦根四两，黄柏、升麻各三两，生地五两。上四味切，以水四升，煮取二升，去滓含，取瘥。含极冷吐却，更含之。--《外台》引《集验方》

（17）**治牙龈出血**：(芦根)水煎，代茶饮。--《湖南药物志》

（18）**治风火虫牙**：鲜苇根 60g，柳树根 60g，黄荆根、路边姜各 30g，三月泡根、薅秧泡根各 18g，水煎服。--《重庆草药》

（19）**治目暴肿**：芦根五两，甘草(炙)一两，粟米三合，甜竹茹鸡子大。上四味，锉如麻豆。每用五钱匕，水二盏，煎取一盏，去滓，食后温服，日三。--《圣济总录》之"芦根汤"

（20）**治大便燥结**：芦根、夏枯草、蜂蜜各 15g，土大黄、皂角、银花各 6g，煨水服。--《贵州草药》

（21）**治白带**：芦根(干)15g，五指毛桃根 30g，煎服。--《广东省惠阳地区中草药》

（22）**治河豚鱼中毒**：①芦根120g，煎服。--《广东省惠阳地区中草药》②芦根150g，蜀葵根60g，捣烂冲水内服。--《青岛中草药手册》

（23）**治疗便秘**：芦根500g，蜂蜜750g。将芦根放入煎锅中，加水6000ml，浸泡4小时，慢火煎煮2小时后，去渣，得药液1000ml，浓缩至750ml，然后加入蜂蜜750g，煎熬收膏。服法：每次30ml，每日3次，饭前服，儿童酌减。共治76例，其中单纯性便秘68例，顽固性便秘8例。单纯性便秘患者服药第2日大便即能正常排出；顽固性便秘患者服药3天后大便方能解出，服药10天左右，大便可正常。--《山东中医杂志》李殿伟，1991，(5)：54

芦茎

【别名】 芦茎《新修本草》，苇茎《千金方》，嫩芦梗《现代实用中药》。

【来源】 为禾本科植物芦苇 *Phragmites communis* Trin.的嫩茎。

【植物形态】 参见“芦根”。

【采收加工】 夏、秋季采收，晒干或鲜用。

【性状鉴别】 呈长圆柱形，长30cm，直径0.4～0.6cm。表面黄白色，光滑，具光泽。有的一侧显纵皱纹，节间长10～17cm，节部稍膨大，有的具残存的叶鞘，叶鞘外表面具棕褐色环节纹，其下有的具3～5mm宽的粉带，内表面淡白色，有的具残存的绒毛状髓质横膜。质硬，较难折断，断面粗糙，中空；气微，味淡。

【性味归经】 味甘，性寒。归肺、心经。

【功用主治】 清肺解毒，止咳排脓。主治肺痈吐脓，肺热咳嗽，痈疽。

《纲目》“治肿痈烦热，烧灰淋汁煎膏，蚀恶肉，去黑子。”

《本经逢原》：“利窍。”

《得配本草》：“行周身气血。除上焦虚热。”

《药性集要便读》：“止呕。”

《现代实用中药》：“止咳，解毒。”

【临床应用】 《得配本草》：“佐竹茹、糯米、姜汁，治霍乱烦渴；佐桃仁、米仁、瓜瓣，治肺痈咳嗽。”

【用量用法】 内服：煎汤，15～30g，鲜品可用至60～120g。外用：烧灰淋汁，或熬膏敷，适量。

【附方】 （1）**治肺痈咳有微热，烦满，胸心甲错**：苇茎二升，切，以水二斗，煮取五升，去滓；薏苡仁半升，瓜瓣半升，桃仁三十枚。上四味畋咀，纳苇汁中，煮取二升，服一升，当有所见脓血。--《千金要方》

（2）**治肺痈胸痛，咳吐脓痰**：苇茎60g，侧耳根60g，黄菊花15g，甘草9g，水煎服。《常用中草药手册》(四川蓬溪)

（3）**治痈疽恶肉**：芦茎灰煎膏敷之。--《本草易读》

芦笋

【别名】 芦笋《本草图经》，蘿《尔雅》，芦尖《要药分剂》。

【来源】 为禾本科植物的芦苇 *Phragmites communis* Trin.的嫩苗。

【植物形态】 参见“芦根”。

【采收加工】 春、夏季采挖，洗净，晒干或鲜用。

【性味归经】 味甘，微苦，性寒。归肺、胃、膀胱三经。

【功用主治】 清热生津，利水通淋。主治热病口渴心烦，肺痈，肺痿，淋病，小便不利。并解食鱼、肉中毒。

《日用本草》：“治膈寒（《纲目》引作“膈间”）客热，止渴，利小便，解诸鱼之毒。”

《纲目》：“解诸肉毒。”

《本草经疏》：“除热。”

《食物本草》（姚可成）：“凉心经，止吐衄血，抑火除烦，利大小肠，通调脏腑。”

《玉楸药解》：“清肺止渴，利水通淋，解鱼肉、药箭诸毒。”

《医林纂要·药性》：“快痘毒。”

《食物考》：“解五噎，截呕。”

《本草便读》（张秉成）：“治肺痈肺痿。”

【用量用法】 内服：煎汤，30～60g，或鲜品捣汁。

【使用注意】 脾胃虚寒者慎服。

《本草经集注》：“服药有巴豆勿食芦笋。”

《宝庆本草折衷》：“亦发病，凡服药者当忌之。”

【附方】 （1）**治肺热出血**：芦笋500g，捣取汁加糖服。--《东北药用植物》

（2）**治热淋**：芦笋(切)三升。水五升，煮取二升，三服。--《医心方》引《录验方》

芦叶

【别名】 芦叶《新修本草》，芦箬《本经逢原》。

【来源】 为禾本科植物芦苇 *Phragmites communis* Trin.的叶。

【植物形态】 参见“芦根”。

【采收加工】 春、夏、秋三季均可采收。

【性状鉴别】 常皱缩卷曲或纵裂，展平后完整者分叶鞘、叶舌和叶片。叶鞘圆筒形，长12～16cm，外表面灰黄色，具细密浅纵沟纹，内表面光亮；叶舌短，高1～2mm，下部呈棕黑色横线，上部为白色毛须状；叶片线状披针形。长30～50cm，宽2～3cm，两面灰绿色，背面下部中脉外突，先端长尾尖，黄色，基部渐窄，两侧小耳状，内卷，全缘。质脆，易折断，断面较整齐，叶鞘可见1列孔洞。气微，味淡。

【性味归经】 味甘，性寒。归胃、肺经。

【功用主治】 清热辟秽，止血，解毒。主治霍乱吐泻，吐血，衄血，肺痈。

《纲目》：“治霍乱呕逆，痈疽。”

《本经逢原》：“烧存性，治吐衄诸血。”

《玉楸药解》：“清肺止呕，治背疽，肺痈。灰汁煎膏，蚀瘀肉，去黑子。”

【用量用法】 内服：煎汤，30～60g，或烧存性研末。外用：研末敷，或烧灰淋汁熬膏敷，适量。

【附方】 （1）**治霍乱吐泻，烦渴心躁**：芦叶一两(锉)，糯米半两。上件药，以水一大盏，入竹茹一分，煎至六分，后入蜜半合，生姜汁半合，煎三两沸，去滓，放温。时时呷之。--《圣惠方》

（2）**治发背溃烂**：陈芦叶为末，以葱、椒汤洗净，敷之。--《乾坤秘韫》

芦箨叶

【别名】 芦箨叶，芦竹箨《药对》，芦荻外皮《圣惠方》。

【来源】 为禾本科植物芦苇 *Phragmites communis* Trin.的箨叶。

【植物形态】 参见“芦根”。

【采收加工】 春、夏、秋三季均可采收。晒干。

【性状鉴别】 多破碎，完整者呈圆筒形或槽状，上部小叶已脱落，长 8～14cm。外表面灰黄色或黄棕色，具明显的细密纵皱纹；内表面淡黄棕色，光滑，具光泽；中间厚，边缘带膜质。质韧，断面可见1列大型孔洞。气微，味淡。

【性味归经】 味甘，性寒。归脾、胃二经。

【功用主治】 生肌敛疮，止血。主治金疮，吐血。

【用量用法】 内服：烧灰研末冲，3～6g。外用：研末撒，适量。

【附方】 **治吐血不止**：芦荻外皮，烧灰，勿令白，为末，入蚌粉少许，研匀，麦门冬汤服一二钱。--《圣惠方》

芦花

【别名】 芦花《新修本草》，葭花《尔雅》，芦蓬蕽《小品方》，蓬蕽《唐本草》《新修本草》。蓬茸《本草图经》，水芦花《积善堂经验方》。

【来源】 为禾本科植物芦苇 *Phragmites communis* Trin.的花。

【植物形态】 参见“芦根”。

【采收加工】 秋后采收，晒干。

【性状鉴别】 完整者为穗状花序组成的圆锥花序，长 20～30cm。下部梗腋间具白柔毛，灰棕色至紫色。小穗长 15～20mm，有小花 4～7 朵，第 1 花通常为雄花，其他为两性花；颖片线形，展平后披针形，不等长，第 1 颖片长为第 2 颖片之半或更短，外稃具白色柔毛。质轻。气微，味淡。

【性味归经】 味甘，性寒。归肝、肺、大肠经。

【功用主治】 止泻，止血，解毒。主治吐泻.衄血，血崩。外伤出血，鱼蟹中毒。

《新修本草》：“主霍乱。”

《本草图经》：“主鱼蟹中毒。”

《纲目》：“烧灰吹鼻，止衄血，亦入崩中药。”

【用量用法】 内服：煎汤，15～30g。外用：捣敷，或烧存性研末吹鼻，适量。

【附方】 （1）**治卒得霍乱，气息危急，食鱼蟹中毒**：芦蓬蕽一大把，煮令味浓，顿服二升。--《小品方》

（2）**治诸般血**：水芦花、红花、槐花、白鸡冠花、茅花等分。水二钟，煎一钟服。--《积善堂经验方》

（3）**治刀伤出血**：芦花适量敷伤口。--《草药手册》(江西)

草地早熟禾

【来源】 为禾本科植物草地早熟禾 *Poa pratensis* L.的根茎。

【植物形态】 多年生草本，具发达的匍匐根状茎。秆疏丛生，直立，高 50～90cm，具 2～4 节。叶鞘平滑或糙涩，长于其节间，并较其叶片为长；叶舌膜质，长 1～2mm，蘖生者较短；叶片线形，扁平或内卷，长 30cm 左右，宽 3～5mm，顶端渐尖，平滑或边缘与上面微粗糙，蘖生叶片较狭长。圆锥花序金字塔形或卵圆形，长 10～20cm，宽 3～5cm；分枝开展，每节 3～5 枚，微粗糙或下部平滑，二次分枝，小枝上着生 3～6 枚小穗，基部主枝长 5～10cm，中部以下裸露；小穗柄较短；小穗卵圆形，绿色至草黄色，含 3～4 小花，长 4～6mm；颖卵圆状披针形，顶端尖，平滑，有时脊上部微粗糙，第一颖长 2.5～3mm，具 1 脉，第二颖长 3～4mm，具 3 脉；外稃膜质，顶端稍钝，具少许膜质，脊与边脉在中部以下密生柔毛，间脉明显，基盘具稠密长绵毛；第一外稃长 3～3.5mm；内稃较短于外稃，脊粗糙至具小纤毛；花药长 1.5～2mm。颖果纺锤形，具 3 棱，长约 2 毫米。花期 5～6 月，7～9 月结实。见（图 963）

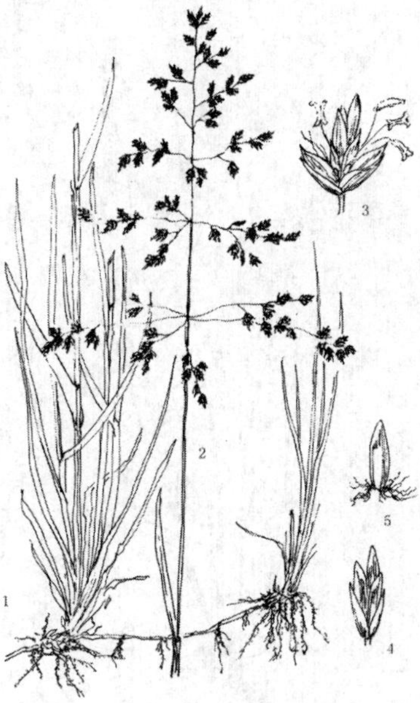

(图 963)草地早熟禾

1.植株 2.花序 3.花序小枝 4.小穗 5.小花

【生长分布】 生于荒坡山地、路边及草地。邹平多见于绿化草坪。

【采收加工】 夏、秋季挖取根茎，去须根及泥土，鲜用或晒干。

【主含成分】 全草含维生素 A 和 L-α-氨基己二酸(*L-α-amminoadipic acid*)。

【药理】 **降血糖作用**：给正常饥饿家兔皮下注射草地早熟禾提取物，使血糖明显降低，于给药后 3h 降血糖作用最明显，作用特点与胰岛素相似。给人注射相当于 40g 生药的提取物时，可使耐糖量由 40g 增加至 100g，增加糖耐量的作用于停药后几日仍然保持。患者服此药后，尿糖明显减少，但对尿中酮体排出量无明显影响。该提取物还可加速酵母菌的糖酵解过程，其作用类似维生素的作用，可能与胰岛素无关。

【功用主治】 降血糖。主治糖尿病。

【用量用法】 内服：煎汤，10～15g。

硬质早熟禾

【别名】 硬质早熟禾《内蒙古中草药》，龙须草《内蒙古中草药》。

【来源】 为禾本科植物硬质早熟禾 *Poa sphondylodes* Trin. 的地上部分。

【植物形态】 多年生草本。秆直立，丛生，高 30～60cm，有 3～4 节，顶节位于下部 1/3～1/2 处，花序以下以及节下处常粗糙而涩。叶鞘无脊，无毛，基部叶鞘有时为淡紫色；叶舌膜质，长约 4mm，叶片扁平，稍粗糙，长 3～7cm，宽约 1mm. 圆锥花序紧缩几成穗状；小穗绿色，成熟后草黄色，长 5～7mm，有 4～6 朵小花；颖为被针形，先端有极狭的膜质，膜质下常带黄铜色，脊下部 2/3 处，和边脉下部 1/2 处有长柔毛，基部有绵毛；第 1 外稃长约 3mm，内稃和外稃等长，或上部小花的内稃稍长于外稃。花、果期 5～8 月。见（图 964）

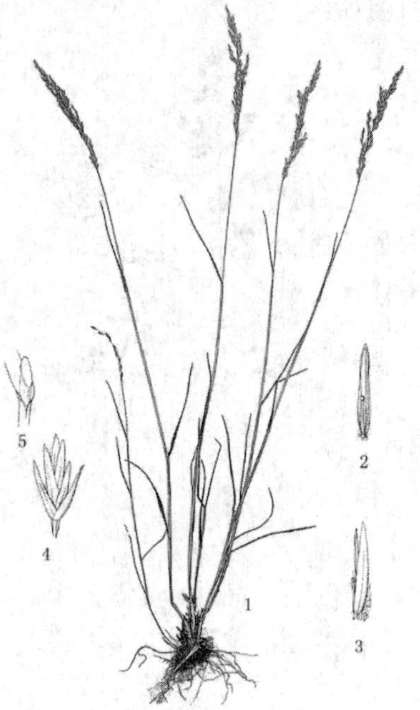

(图 964)硬质早熟禾

1.植株 2～3.小花正侧面 4.小穗 5.叶舌

【生长分布】 生于山坡、沟旁、河岸、低湿草地。邹平多分布于绿化草坪。

【采收加工】 秋季割取地上部分，洗净，晒干，切段。

【主含成分】 (1) **全草**：含芦竹素（*arundoin*），无羁萜（*friedelin*），粘霉酮（*glutinone*），β-香树脂醇（*β-amyrin*）和羊齿烯醇（*fernenol*）。

(2) **茎基部**：含葡萄糖（*glucose*），果糖（*fructose*），蔗糖（*sucrose*）和果聚糖（*frcctosan*）。

【性味归经】 味甘、淡，性平。

【功用主治】 清热解毒，利尿通淋。主治小便淋涩，黄水疮。

【用量用法】 内服：煎汤，6～9g。

【附方】 (1) **治小便淋涩**：龙须草 6～9g，水煎服。

(2) **治黄水疮**：龙须草穗 15g，蝉蜕 6g，水煎服。（1～2 方出均出自《内蒙古中草药》）

狗尾草

【别名】 狗尾草《纲目》，莠《诗经》，蘡《广雅》，莠草子《救荒本草》，莠草、光明草、阿罗汉草《纲目》，狗尾半支《纲目拾遗》，谷莠子《植物名汇》，洗草《贵州民间方药集》，犬尾草、犬尾曲《福建民间草药》，毛娃娃，毛嘟嘟，毛毛草《新华本草纲要》。

【名释】 《纲目》云："莠草秀而不实，故字从秀。穗形象狗尾，故俗名狗尾。其茎治目痛，故方士称为光明草、阿罗汉草。"《广雅》名蘡，《疏证》云："莠、蘡相转。"

【来源】 为禾本科植物狗尾草 *Setaria viridis* (L.) Beauv.的全草。

【植物形态】 一年生草本。秆直立或基部膝曲，高(10)30～100cm，通常较细弱，有时亦有较粗者径达 4mm。叶鞘较松弛，无毛或具柔毛；叶舌具 1～2mm 长的纤毛；叶片扁平，顶端渐尖，基略呈钝圆形或渐狭，长(3)5～30cm，宽 2～15mm，通常无毛。圆锥花序紧密呈圆柱形，长 2～15(20)cm，微弯垂或直立，刚毛长 4～12mm，粗糙，绿色、淡白或紫色；小穗椭圆形，顶端钝，长 2-3.5 毫米；第一颖卵形，具 3 脉，长约为小穗的 1/3，第二颖具 5(7)脉，几与小穗等长；第一外稃具 5～7 脉，与小穗等长，内具一狭窄的内稃；第二外稃顶端钝，有细点状皱纹，成熟时很少肿胀。花柱基分离。颖果灰白色。花果期夏秋季。见（图 965）

本植物的种子（**莠草籽**）也供药用。解毒，止泻，截疟。主治缠腰火丹，泄泻，疟疾。

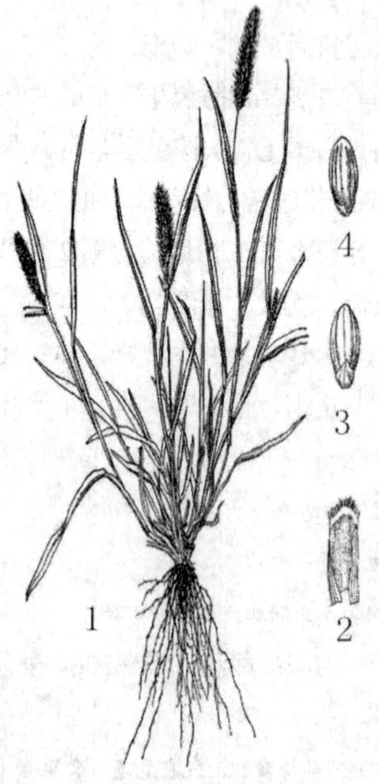

（图 965）狗尾草

1.植株 2.叶舌 3.小穗（背面） 4.小穗（腹面）

【生长分布】 生于荒野、道旁。邹平广布。

【采收加工】 夏、秋季采收，晒干或鲜用。

【性味归经】 味甘、淡，性凉。归心、肝二经。

【功用主治】 清热利湿，祛风明目，解毒，杀虫。主治风热感冒，黄疸，小儿疳积，痢疾，小便涩痛，目赤肿痛，痈肿，寻常疣，疮癣。

《纲目》："治疣目，贯发，穿之即干灭也。凡赤眼拳毛倒捷者，翻转目睑，以一二茎蘸水戛去恶血。"

《纲目拾遗》："治疔痈癣。面上生癣。"

《贵州民间方药集》："解热，治目疾。又用治痳(疣)子。"

《重庆草药》："治目疾流泪起雾。"

《全国中草药汇编》："祛风明目，清热利尿。主治风热感冒，沙眼，目赤疼痛，黄疸肝炎，小便不利。外用治颈淋巴结结核。"

《浙江药用植物志》："解毒，杀虫止痒。主治疳积，热淋，牙痛。"

《福建药物志》："全草或花序治小儿肝热，痢疾，急性黄疸型传染性肝炎，结合膜炎，淋病，百日咳；花序轴治沙眼、疣。"

【用量用法】 内服：煎汤，6～12g，鲜品可用至30～60g。外用：煎水洗或捣敷，适量。

【附方】 （1）**治小儿肝热**：鲜狗尾草15～30g，绿萼梅6g，冰糖15g，水煎服。--《福建药物志》

（2）**治小儿疳积**：①狗尾草全草9～21g，猪肝100g。水炖，服汤食肝。--《中草药学》(南药) ②(狗尾草)花穗60～125g。水煎，代茶饮。--《浙江药用植物志》

（3）**治百日咳**：狗尾草30g，黄独9g，连钱草15g，水煎服。--《福建药物志》

（4）**治热淋**：(狗尾草)全草30g，米泔水煎服。--《浙江药用植物志》

（5）**治目赤肿痛，畏光**：狗尾草31g，天胡荽31g，水煎服。--《中草药学》(南药)

（6）**治远年眼目不明**：狗尾草研末，蒸羊肝服。--《分类草药性》

（7）**治牙痛**：(狗尾草)根30g。水煎去渣，加入鸡蛋2只煮熟，食蛋服汤。--《浙江药用植物志》

（8）**治疣**：取狗尾草花序轴，先端剪成斜尖，乙醇消毒后，以"十"字形刺透疣基底，剪去暴露疣外面的花序轴，以胶布固定，7日后即可脱落。--《福建药物志》

（9）**治羊毛疔(一名羊毛痧)**：以狗尾草内服：煎汤，外用银针挑破红瘰，用麻线挤出瘰中白丝如羊毛状者，否则胀死。--《周益生家宝方》

（10）**治颈淋巴结结核(已溃破者)**：狗尾草数斤，将全草洗净，放锅内加水至浸没草为度，煮沸约1小时后，用二三层纱布过滤，取其滤液再熬成膏(呈黑褐色)，将膏涂纱布上贴患处，隔日换1次。--《全国中草药汇编》

（11）**治疗寻常疣**：将鲜狗尾草斜剪成尖形，放入95%乙醇内浸泡15分钟，选母疣或疣体较大的局部皮肤常规消毒。用2～3根草茎呈"十"形或"≠"形沿平皮肤将草茎捻入，穿透整个疣体保留，剪去多余部分草茎。若疣体较硬时，草茎不能直接穿透，可先用直缝合针沿平皮肤穿透后，再将草茎沿针眼捻入。操作中不需局部麻醉，术后2.5%碘酊消毒，不用包扎。一般经穿刺治疗的疣体在半月后开始萎缩脱落，而较小疣体随之消退。据23例观察，治疗后2个月内痊愈17人，显效4人，无效2人，总有效率占91%。个别患者在治疗后疣周围皮肤红肿，可用2.5%碘酊局部涂搽数次，红肿即可消退。--《中华皮肤科杂志》李治荣，1988，(2)：229

大狗尾草

【别名】 大狗尾草《江西草药》，谷莠子《华东禾本科植物》，狗尾巴《江西草药》。

【来源】 为禾本科植物大狗尾草 *Setaria faberii* Herrm.的全草或根。

【植物形态】 一年生草本。多具支柱根。秆粗壮而高大，直立或基部膝曲，高50～120cm，径达6mm，光滑无毛。叶鞘松弛，边缘具细纤毛，部分基部叶鞘边缘膜质无毛；叶舌具密纤毛，长1～2mm；叶片线状披针形，长10～40cm，宽5～20mm，边缘为细锯齿。圆锥花序紧缩 成圆柱状，长5～24cm，宽6～13mm（芒除外），下垂；小穗椭圆形，长约3mm，下有1～3枚较粗而直的刚毛；第1颖长为小穗的1/3～1/2，宽卵形，先端尖，具3脉，第2颖长为小穗的3/4或稍短，少数长为小穗的1/2，具5～7脉；第1外稃与小穗等长，具5脉，其内稃膜质，长为其1/2～1/3，第2外稃与第1外稃等长，具细横皱纹，成熟后背部隆起；鳞被楔形；花柱基部分离。颖果椭圆形。花、果期7～10月。见（图966）

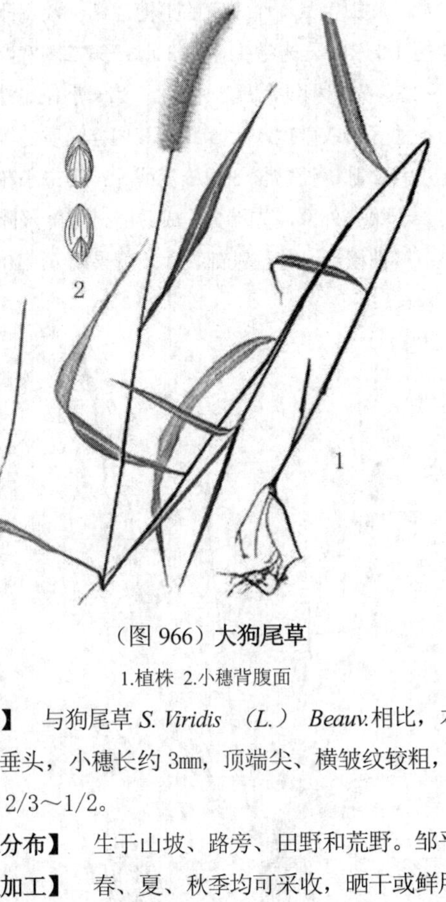

（图966）**大狗尾草**

1.植株 2.小穗背腹面

【鉴别】 与狗尾草 *S. Viridis* （*L.*） *Beauv.*相比，本植物高大，但花序垂头，小穗长约3mm，顶端尖、横皱纹较粗，第二颖长为小穗的2/3～1/2。

【生长分布】 生于山坡、路旁、田野和荒野。邹平广布。

【采收加工】 春、夏、秋季均可采收，晒干或鲜用。

【性味归经】 味甘，性平。归脾经。

【功用主治】 清热，消疳，止痒，止痛。主治小儿疳积，风疹，牙痛。

【用量用法】 内服：煎汤，10～30g。

【附方】 （1）**治小儿疳积**：大狗尾草9～21g，猪肝60g。水炖，服汤食肝。

（2）**治风疹**：大狗尾草穗21g。水煎，甜酒少许兑服。

（3）**治牙痛**：大狗尾草根30g。水煎去渣，加入鸡蛋2个煮熟，服汤食蛋。(1～3方均出自《江西草药》)

金色狗尾草

【别名】 金色狗尾草《全国中草药汇编》，金狗尾、狗尾巴《全国中草药汇编》。

【名释】 因花序刚毛金黄色，故名。

【来源】 为禾本科植物金色狗尾草 *Setaria glauca* (L.) Beauv. 的全草。

【植物形态】 一年生单生或丛生草本。秆直立或基部倾斜膝曲，近地面节可生根，高 20～90cm，光滑无毛，仅花序下面稍粗糙。叶鞘下部扁压具脊，上部圆形，光滑无毛，边缘薄膜质，光滑无纤毛；叶舌具一圈长约 1mm 的纤毛，叶片线状披针形或狭披针形，长 5～40cm，宽 2～10mm，先端长渐尖，基部钝圆，上面粗糙，下面光滑，近基部疏生长柔毛。圆锥花序紧密呈圆柱状或狭圆锥状，长 3～17cm，宽 4～8mm（刚毛除外），直立，主轴具短细柔毛，刚毛金黄色或稍带褐色，粗糙，长 4～8mm，先端尖，通常在一簇中仅具一个发育的小穗，第一颖宽卵形或卵形，长为小穗的 1/3～1/2，先端尖，具 3 脉；第二颖宽卵形，长为小穗的 1/2～2/3，先端稍钝，具 5～7 脉，第一小花雄性或中性，第一外稃与小穗等长或微短，具 5 脉，其内稃膜质，等长且等宽于第二小花，具 2 脉，通常含 3 枚雄蕊或无；第二小花两性，外稃革质，等长于第一外稃，先端尖，成熟时，背部极隆起，具明显的横皱纹；鳞被楔形；花柱基部联合。花果期 6～10 月。见（图 967）

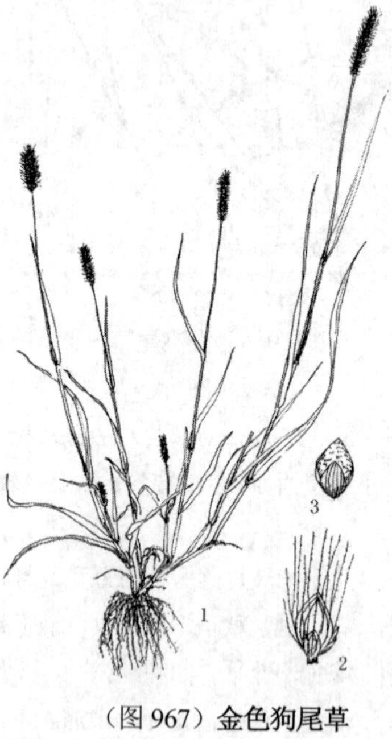

（图 967）**金色狗尾草**

1.植株 2.小穗簇（背面）与刚毛 3.小穗（腹面）

【生长分布】 生于山坡、路旁、荒野。邹平广布。

【采收加工】 夏、秋季采收，晒干。

【性味归经】 味甘、淡，性平。

【功用主治】 清热，明目，止痢。主治目赤肿痛，眼睑炎，赤白痢疾。

【用量用法】 内服：煎汤，9～15g。

小米

【别名】 小米《本草蒙筌》，粟米、粱《别录》，白粱粟、粢米《本草经集注》，粟谷《齐民要术》，硬粟《医学入门·本草》，籼粟《纲目》，谷子、寒粟《植物名实图考》，黄粟《陆川本草》，稞子《滇南本草》(整理本)。

【名释】 粟，北方称谷子，去皮后称小米，《别录》始载之，但分两种，大粒称粱，小粒为粟，历代本草均分两条。《纲目》：“自汉以后，始以大而毛长者为粱，细而毛短者为粟，今则通呼为粟，而粱之名反隐矣。今世俗称粟中之大穗长芒，粗粒而有红毛、白毛、黄毛之品者，即粱也，黄、白、青、赤，亦随色命名耳。”《说文》：“粟，嘉谷实也。从卤从米，会意。古文从三卤。”卤象下垂之穗。粟为禾所结的籽实，是古代主要粮食之一。按籽粒粘性区分，粘者为糯粟，即秫；不粘者为粳粟，亦称籼粟。《尔雅》郭璞注：“今江东人呼粟为粢。”故陶弘景称其为粢米。

【来源】 为禾本科植物粟 *Setaria italica* (L.) Beauv.的种仁。

【植物形态】 一年生。须根粗大。秆粗壮，直立，高 0.1～1m 或更高。叶鞘松裹茎秆，密具疣毛或无毛，毛以近边缘及与叶片交接处的背面为密，边缘密具纤毛；叶舌为一圈纤毛；叶片长披针形或线状披针形，长 10～45cm，宽 5～33mm，先端尖，基部钝圆，上面粗糙，下面稍光滑。圆锥花序呈圆柱状或近纺缍状，通常下垂，基部多少有间断，长 10～40cm，宽 1～5cm，常因品种的不同而多变异，主轴密生柔毛，刚毛显著长于或稍长于小穗，黄色、褐色或紫色；小穗椭圆形或近圆球形，长 2～3mm，黄色、桔红色或紫色；第一颖长为小穗的 1/3～1/2，具 3 脉；第二颖稍短于或长为小穗的 3/4，先端钝，具 5～9 脉；第一外稃与小穗等长，具 5～7 脉，其内稃薄纸质，披针形，长为其 2/3，第二外稃等长于第一外稃，卵圆形或圆球形，质坚硬，平滑或具细点状皱纹，成熟后，自第一外稃基部和颖分离脱落；鳞被先端不平，呈微波状；花柱基部分离。花、果期，夏、秋季。见下（图 968）

本植物发芽的颖果（**谷芽**）也供药用，详见下述。

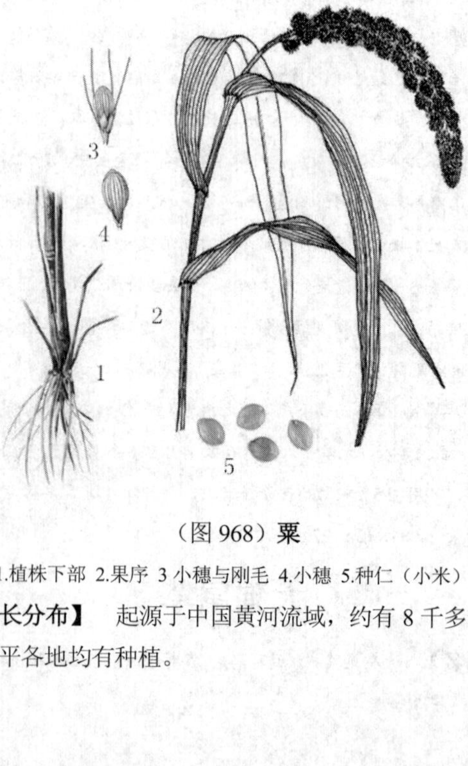

（图 968）**粟**

1.植株下部 2.果序 3 小穗与刚毛 4.小穗 5.种仁（小米）

【生长分布】 起源于中国黄河流域，约有 8 千多年的栽培历史。邹平各地均有种植。

【采收加工】　秋季果实成熟后采收，打下种子，去净杂质，晒干。

【贮藏】　小米易遭蛾类幼虫等危害，发现后可将上部生虫部分排出单独处理。在容器内放 1 袋新花椒即可防虫。

【栽培要点】　**生长习性**　对土壤要求不严，耐瘠薄，粘土、砂土都可种植。但以土层深厚，结构良好，有机质含量丰富的砂质壤土或粘质壤土，微酸和中性土壤最为适宜。谷子喜温怕涝，土壤水分过多，易发生烂根，应及时排水。宜于同豆、马铃薯、甘薯、麦、玉米等轮作。

栽培技术　种子繁殖：小米在播种前进行种子处理，处理的方法有晒种、浸种、药剂拌种和种子包衣等。药剂拌种可以防治黑穗病和地下害虫等。一般在 4 月上旬至 5 月上旬（谷雨前后）播种为宜。播种方式有沟播、平作、垄作。沟播，也称垄沟或平沟种植，在旱坡地上采用较多，优点是保水、保肥、保土。播量与密度：一般为 0.8～1.0kg/亩左右，深度 3～5cm。旱地每亩留苗一般 4～5 万株左右。

田间管理　播种前结合深耕整地一次施入基肥，一般以农家肥为主，高产田以 7.5～11.2 万公斤/hm2 为宜，中产田为 2.2～6.0 万公斤/hm2。如将磷肥与农家肥混合沤制作基肥效果最好。基肥以秋施或早春施入较好。种肥在小米生产中已作为一项重要的增产措施而广泛使用。氮肥做种肥，一般可增产 10%左右，但用量不宜过多。以硫酸铵作种肥时，用量以 37.5kg/ hm2 为宜，尿素 11.3～15kg/hm2 为宜。追肥增产作用最大的时期是抽穗前 15～20 天的孕穗阶段，一般以纯氮 75 公斤/ hm2 左右为宜。氮肥较多时，分别在拔节始期施“座胎肥”，孕穗期追施“攻粒肥”。在小米生育后期，叶面喷洒磷肥和微量元素肥料，也可促进开花结实和子粒灌浆。小米子粒较小，种子所含能量物质不多，如果出现干旱，容易造成田缺苗而断垄，因此要加强田间管理。一般在出苗后 2～3 片叶时进行查苗补种，5～6 片时进行间定苗。在水肥条件好、幼苗生长旺的田块，应及时进行蹬苗。蹬苗方式主要在 2～3 叶时及时控制肥水、深中耕等。小米的中耕管理大多在幼苗期、拔节期和孕穗期，一般 2～3 次。第一次中耕结合间定苗进行，中耕掌握浅锄、细碎土块、清除杂草的技术。第二次中耕在拔节期间，并结合灌水追肥进行。中耕要深，同时进行培土。第三次中耕在封行前进行，中耕深度一般 4～5cm 为宜。中耕松土除草之外，同时要进行高培土，以促进根系发育，防止倒伏。

病虫害防治　小米定苗后，如遇气候干旱，为防止红蜘蛛快速生长繁殖，采取三氯杀螨醇喷雾防治。如遇连雨天。田间湿度大，为防止粟芒蝇的繁殖，应采用菊酯类杀虫剂喷雾防治。小米抽穗后，8 月上中旬正值三代黏虫繁殖生长期，此时注意检查，如发现有黏虫，要及时用 DDV 乳剂进行防治。小米成株期如遇连雨天，气候潮湿，小米不抗锈病，病叶率在 1%～5%时，及时采取如粉锈宁兑水喷雾等化学保护方法进行防治。7 月下旬，如云阴雨天较多，小米径基部容易出现云状病班，应采用纹枯灵或井冈霉素进行喷雾防治。

【性状鉴别】　呈类圆球形，直径约 2mm，上端稍钝圆，下端稍尖。表面红黄色粗糙，有 4 条明显突起的纵棱。质坚，断面白色粉性。味微甘。

【主含成分】　本品脱壳种子和带壳种子的干品分别含脂肪 1.41%、1.68%，总氮 2.48%、2.79%，蛋白氮 2.41%、2.72%，灰分 3.15%、1.85%，淀粉 63.27%、77.58%，还原糖 2.03%、1.98%。另有报道种子含油 3%；油中含不皂化物 2.39%，固体脂肪酸 15.05%，液体脂肪酸 70.03%。蛋白质有谷蛋白、醇溶蛋白、球蛋白等多类。种子蛋白质含多量谷氨酸(*glutamic acid*)，脯氨酸(*proline*)，丙氨酸(*alanine*)，蛋氨酸(*methionine*)和少赖氨酸(*lysine*)。另外，种子中还发现一种 a-淀粉酶抑制剂。另外，带从本品中分得 α-和 β-粟素(*setarin*)，甘油单葡萄糖酯(*monoglucosylglyceride*)，甘油二葡萄糖酯(*diglucosylglyceride*)，非淀粉多糖(*nonstarchy polysaccharicdes*)及蔗糖(*sucrose*)，棉子糖(*raffinose*)，葡萄糖(*glucose*)，果糖(*fructose*)和半乳糖(*galactose*)。此外，本品还含无机元素钼。

【药理】　茎含白瑞香甙，其甙元有抗菌作用，1：10 000 能抑制金黄色葡萄球菌，1：5000 能抑制葡萄球菌及大肠杆菌，1：2000 抑制绿脓杆菌，但对枯草杆菌无效。

【性味归经】　味甘、咸，性凉。归肾、脾、胃经。陈粟米味苦，性寒。

【功用主治】　益脾胃，养肾气，除烦热，利小便。主治脾胃虚热，反胃呕吐，腹满食少，消渴，泻痢，烫火伤。陈粟米：除烦，止痢，利小便。

《别录》：“主养肾气，去胃脾中热，益气。陈者主胃热，消渴，利小便。”

《本草经集注》：“陈者以作粉，尤解烦闷。”

《千金·食治》：“去骨痹。”

《食疗本草》：“粟米陈者止痢，甚压丹石热。”

《本草拾遗》：“粟米粉解诸毒，水搅服之；亦主热腹痛，鼻衄，并水煮服之。”

《食性本草》：“解小麦虚热。”

《日用本草》：“和中益气，止痢，治消渴，利小便，陈者更良。”

《本草元命苞》：“炊饭和胃，疗胃弱饮食不消。”

《滇南本草》：“主滋阴，养肾气，健脾胃，暖中，反胃服之如神。治小儿肝虫，或霍乱吐泻，肚疼痢疾或水泻不止。”

《纲目》：“煮粥食，益丹田，补虚损，开肠胃。”

《本草省常》：“大补气血，除湿止泻。”

《中国药用植物图鉴》：“有清热、解渴、补脾肾、和肠胃、利小便之效，主治食积腹满，不思饮食。”

【用量用法】　内服：煎汤，15～30g，或煮粥。外用：研末撒，或熬汁涂，适量。

【使用注意】　《日用本草》：“与杏仁同食，令人吐泻。”《饮食须知》：“胃冷者不宜多食。”

（1）小米宜与大豆或肉类食物混合食用，这是由于小米的氨基酸中缺乏赖氨酸，而大豆的氨基酸中富含赖氨酸，可以补充小米的不足；

（2）小米粥不宜太稀薄；淘米时不要用手搓，忌长时间浸泡或用热水淘米；

（3）小米的蛋白质营养价值并不比大米更好，因为小米蛋白质的氨基酸组成并不理想，赖氨酸过低而亮氨酸又过高，所以产后不能完全以小米为主食，应注意搭配，以免缺乏其他营养。

【附方】　（1）**治脾胃气弱，食不消化，呕逆反胃，汤饮不下**：粟米半升，杵如粉，水和丸如梧子，煮令熟，点少盐，空心和汁吞下。--《食医心镜》

（2）**治产后气血虚弱，不能下食**：粟米三合，羊肉半斤去脂膜拣取四两，细切。以水五大盏，下米、羊肉同煎，欲熟，入盐、醋、椒、葱，更煮粥令熟，空心食之。--《圣惠方》

（3）**治胃虚呕吐**：粟米二合，生姜汁一合，同服之。--《种杏仙方》

（4）**治老人胃弱呕吐，不下食，渐瘦**：粟米四合，淘净，白面四两，和

匀作粥，空心食，日一食。--《古今医统》

（5）**治翻胃吐酸，及病后脾虚**：粟米一合，煮粥，入人参末、姜汁各五钱，和匀，空心食。--《寿世青编》

（6）**治赤白痢，下水谷，食不消**：煮粟米粥，和曲末方寸匕，日四五服。--《卫生易简方》

（7）**治胃中热消渴，利小便**：陈粟米炊饭，食之良。--《食医心镜》

（8）**治老人肾虚，脚气无力，困乏以行**：生粟一斤，透风处悬令干，每日空心食十颗。--《古今医统》

（9）**治腰肾虚，腰疼脚肿，小便不利，或肚腹胀痛，四肢浮肿，或喘急痰盛，已成蛊症**：粟米、绿豆各一抄，猪肝一叶(切碎)。三味煮作粥，食之。至重者不过五次，其肿自消。切忌气恼、生冷之物。--《鲁府禁方》

（10）**治大病后，虚汗出不禁**：粢粉、豉各等份(炒焦)，故竹扇如掌大(烧灰)。上合捣，以绢囊盛，粉身。--《普济方》

（11）**治砂石淋**：粟米(炒)一合，故笔头(烧灰)二枚，马蔺花(烧灰)七枚。上三味，捣罗为散，温酒调下二钱匕，痛不可忍者，并三服。--《圣济总录》

（12）**治孩子赤丹不止**：研粟米敷之。--《兵部手集方》

（13）**治汤火灼伤**：粟米炒焦，投水，澄取汁，煎稠如糖，频涂之。能止痛，灭瘢痕。一方半生半炒，研末，酒调敷之。--《崔氏方》

（14）**治乳肿**：粢米粉炒令黑，以鸡子白和如泥，以涂帛上贴之，穿帛作穴，以泄痈毒气，易之效。--《产宝》

（15）**治痱疮**：粟米浸累日令败，研澄取之敷疮。--《普济方》

（16）**治疗烧烫伤**：取小米500g置铁锅内炒成炭状，加冰片6g共研极细末，即成"小米散"。用时配入适量麻油，调成糊状。先用灭菌生理盐水清洗创面，对起泡未破者，可剪破泡皮，排出渗液，并去掉部分或全部泡皮。创面周围皮肤用75%乙醇消毒，涂敷"小米散"厚约2mm左右，以不露创面为度，盖上油光纸，再用5～6层纱布覆盖，以绷带包扎固定。开始每日或隔日换药1次，以后每2～3天换药1次。据30例临床观察，经用本法治疗后，局部症状得以迅速改善。对Ⅰ度伤皮肤发红或有极少小水泡者，能促使及早痊愈。Ⅱ度伤一般换药5～7次痊愈。均未用抗生素和其他药物，全部治愈。"小米散"有显著的镇痛、收敛和消炎作用，并具有愈合快，疗程短，无副反应的特点。--《新医药学杂志》王殿群，1973，(4)：30

谷芽

【别名】 谷芽《山东中草药手册》，蘖米《别录》，粟蘖《本草衍义》，粟芽《纲目》。

【来源】 为禾本科植物粟 *Setaria italica* (L.) Beauv.的发芽颖果。

【植物形态】 参见"小米"条。

【制法】 将颖果入水中浸透，捞出置筐内，上盖稻草，每日洒水4～5次，保持湿润，至芽长2～3mm许，取出晒干。

【性状鉴别】 本品呈细小球形，顶端钝圆，基部略尖，直径约1mm，外壳为革质的稃片，表面淡黄色，具点状皱纹，下端有出生的细须根，长约3～6mm，拨去稃片，内含淡黄色或黄白色颖果粒（小米），质坚，断面粉质。气无，味微甘。

【含量】 《中国药典》2005年版规定：本品出芽率不得少于85%。

【主含成分】 本品颖果含15.9%蛋白质，63%～70%碳水化合物。其中游离糖0.46%～0.69%，淀粉56.0%～61.0%，纤维素0.70%～1.08%，戊聚糖5.50%～7.20%。70%乙醇提取物中含木糖(*xylose*)1.5%～4.3%，果糖(*fructose*)8.6%～15%，葡萄糖(*glucose*)9.9%～15%，蔗糖(*sucrose*)31%～35%，麦芽糖(*maltose*)9%～11.0%，棉子糖(*raffinose*)8.6%～12%，麦芽三糖(*mahotriose*)5%～6.1%及高级低聚糖5%～9%。水溶部分中主要含阿拉伯糖(*arabinose*)，木糖(*xylose*)，还含少量甘露糖(*mannose*)，半乳糖(*galactose*)和葡萄糖(*glucose*)。另外，本品芽和颖果中还含氢氰酸(*prussic acid*)。

【炮制】 （1）**炒谷芽**：取净谷芽，置热锅内，用文火炒至表面深黄色、微鼓起时，取出，放凉。炒谷芽偏于消食，用于不饥食少。

（2）**焦谷芽**：取净谷芽，置热锅内，用武火炒至表面焦黄色、内部深黄色时，取出，喷淋少许清水，放凉。焦谷芽善化积滞，用于积滞不消。

【性味归经】 味苦，性微温。归脾、胃经。

【功用主治】 健脾，消食。主治食积胀满，不思饮食。

《别录》："治寒中，下气，除热。"

《日华子》："除烦，消宿食，开胃。"

《纲目》："能消导米、面、诸果食积。"

《山东中草药手册》："健脾胃，助消化。"

《全国中草药汇编》："治食积不化，消化不良，胸闷腹胀，妊娠呕吐。"

【用量用法】 内服：煎汤10～15g，或研末入丸、散。

【附方】 （1）**治消化不良，食欲不振**：炒谷芽12g，炒神曲9g，麦芽12g，炒山楂9g，鸡内金9g，水煎服。

（2）**治胸闷腹胀**：炒谷芽12g，炒莱菔子9g，陈皮9g，水煎服。（1～2方均出自《山东中草药手册》）

（3）**谷芽露治病后脾土不健者**：谷芽蒸露。代茶饮。--《中国医学大辞典》

（4）**谷神丸启脾进食**：谷芽120g，为末，入姜汁、盐少许，和作饼烘干；入炙甘草、砂仁、白术（麸炒）各30g。为末，白汤点服之，或丸服。--《金匮要略》

（5）**外感风滞方治小儿外感风滞，有呕吐，发热者**：谷芽15g，藿香6g，蝉蜕、防风各4.5g，云苓9g，苏梗15g，薄荷（后下）3g，川连2.1g，水煎服。--《中药临床应用》

高粱

【别名】 高粱《纲目》，木稷、藋粱《广雅》，蜀黍(张华《博物志》)，蜀秫、芦粟《农书》(王桢)，芦穄《食物本草》(汪颖)，柜黍《医林纂要·药性》，秫秫，茭草、茭子。

【来源】 为禾本科植物高粱 *Sorghum bicolor* (L.) Moench 的种仁。

【植物形态】 一年生草本。秆较粗壮，直立，高2～5m，基部径长2～5cm，基部节常生支撑根。叶鞘无毛，常被白粉；叶舌硬膜质，先端圆，边缘有纤毛；叶片线形至线状披针形，长40～70cm，宽3～8cm，先端渐尖，基部圆或微呈耳形，表面暗绿色，背面淡绿色或有白粉，两面无毛，边缘粗糙，具微细小刺毛，中脉较宽，约5mm，白色，凹陷成浅槽，于背面隆起。圆锥花序开展或收缩，形成疏散披散状或紧密橄榄状，长15～45cm，宽4～10cm，总梗直立或微弯曲；主轴具纵棱，疏生细柔毛，分枝3～7枚轮生或近轮生，粗糙或有细毛，基部较密；每一总状花序具3～6节，节间粗糙或稍扁；无柄小穗倒卵形或倒卵状椭圆形，长4.5～6mm，宽3.5～4.5mm；第一花为中性或雄性，第二花两性，颖革质，第一颖与小穗等长，成熟时变骨质而有光泽，上部及边缘有短柔毛，边缘上部内折而中下部内卷，第二颖舟形，与第一颖等长而较狭，具不明显的脊，上部及边缘有短柔毛；第一外稃膜质透明，长约3mm，内稃微小，第二外稃与第一外稃同质而稍短，顶端2裂达稃体的1/3，边缘有纤毛，芒自裂齿间伸出，长5～14mm，下部1/3处膝曲，芒柱扭转，内稃微小；有柄小穗有1雄花，远狭于无柄小穗。颖果倒卵形，两面平凸，成熟后顶端外露，为乳白色、暗黄色、红色至暗棕色。花、果期8～11月。见（图969）

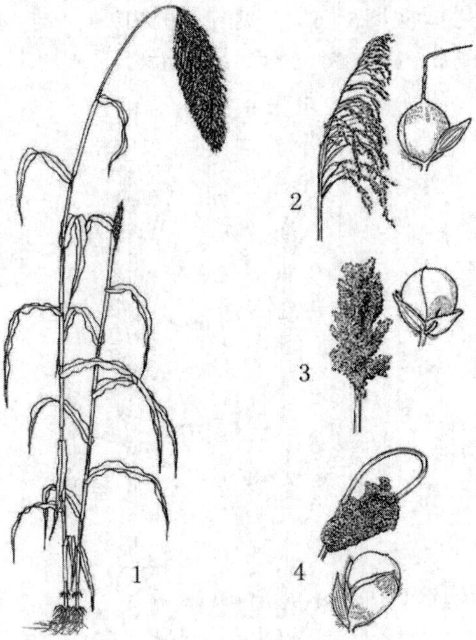

（图969）**高粱**

1.植株 2～4.不同形状的花序与果实

本植物的种皮（**高粱米糠**）：和胃消食。主治小儿消化不良。根（**高粱根**）：平喘，利水，止血，通络。主治咳嗽喘满，小便不利，产后出血，血崩，足膝疼痛。

【生长分布】 广泛种植于我国北方地区，品种多，栽培历史悠久。邹平各地均有种植。

【采收加工】 秋季种子成熟后采收，除去杂质及残留的内外稃，筛去灰屑，晒干。

【性状鉴别】 除去外稃后的种仁呈椭圆形而稍扁，长约5mm。外表面具1层棕红色薄膜，基部色较浅，可见果柄痕。质硬，断面白色，富粉性。气微，味淡。

【栽培要点】 **生长习性** 喜温暖湿润环境。耐旱。宜选疏松、肥沃、富含腐殖质的壤土栽培。

栽培技术 用种子繁殖。种子曝晒3～4d，用50℃温水浸种6小时，晾干水汽后播种。4～5月播种，按行距50cm开沟，点播，间距约20cm，播后盖土。

田间管理 出苗后，中耕除草2～3次，结合中耕除草，将过密的苗间掉。追肥1～2次，肥料以氮肥和厩肥为主。主要抓好以下5个关键环节：一是查苗补缺：当高粱移栽成活后应及时查苗补缺，减少缺窝缺株。二是中耕培土：移栽成活后，结合施肥进行第一次中耕，并铲除杂草；拔节前再结合施拔节肥进行第二次中耕，并培土上行。三是施肥抗旱：如遇干旱，叶片发红，可用磷酸二氢钾喷施防治。

病虫害防治 高粱的主要虫害有芒蝇、土蚕、玉米螟、大螟、蚜虫、粟穗螟、桃蛀螟等，主要病害有黑穗病、炭疽病、褐斑病等。其防治方法是：①土蚕：于苗期，每亩用20%速灭钉丁乳油12ml和切碎鲜牛皮菜15kg，白糖0.2kg，食醋0.8kg，清水3kg配制成毒饵，于黄昏撒于田间防治；②玉米螟、大螟：于苗期和拔节孕穗期，亩用55%的特杀螟可湿性粉剂50～100g兑水喷雾或3.6%的杀虫双大粒剂2kg点心叶防治；③蚜虫：可用10%的吡虫啉5000倍液喷雾防治；④粟穗螟等穗部害虫：于灌浆初期用5%的来福灵乳油3000倍液浸穗部防治；⑤炭疽病、纹枯病：于拔节前后，亩用5%的井岗霉素水溶性粉剂100g兑水喷雾防治；⑥褐斑病：亩用70%或80%代森锰锌600～800倍液预防；⑦黑穗病：每千克种子用2%立克锈拌种剂1～1.5g，先将药剂加水少量调成浆状液，然后与种子拌匀防治。忌用敌百虫、敌敌畏、杀螟松、杀虫双、波乐多液等对高粱有害的农药，以免造成农药残留。

【性味归经】 味甘、涩，性温。归脾、胃、肺经。

【功用主治】 健脾止泻，化痰安神。主治脾虚泄泻，霍乱，消化不良，痰湿咳嗽，失眠多梦。

《纲目》："温中，涩肠胃，止霍乱。粘者与黍米功同。"

《医林纂要·药性》："和阴阳，补脾胃，交心肾。"

《四川中药志》1960年版："益中利气，止泄，去客风顽痹；治霍乱下痢及湿热小便不利。"

《全国中草药汇编》："燥湿怯痰，宁心安神。治湿痰咳嗽，胃痞不舒，失眠多梦，食积。"

《浙江药用植物志》："治呕吐，泄泻。"

【用量用法】 内服：煎汤，30～60g，或研末服。

【使用注意】 唐代著名食医孟诜认为：小儿多食，令久不能行，合葵菜(又名冬葵，民间称冬苋菜或滑菜)成瘤疾。且不可与瓠子及中药附子同食。高粱的皮层中含有一种特殊的成分单宁，单宁有涩味，食用后会妨碍人体对食物的消化吸收，易引起便秘。

【附方】 **治小儿消化不良**：红高粱30g，大枣10个。大枣去核炒焦，高粱炒黄，共研细末。2岁小孩每服6g；3～5岁小孩每服9g，每日服2次。--《中草药新医疗法资料选编》(内蒙古)

黄背草

【别名】 黄背草《全国中草药汇编》，黄背茅《岭南科学期刊》(7卷)，进肌草、草糖《全国中草药汇编》，金丝茅《浙江药用植物志》，菅草《山东植物志》，山红草(广东)，屈针草(广西)。

【来源】 为禾本科植物黄背草 *Themeda japonica* (Willd.) Tanaka 的全草。

【植物形态】 多年生草本，簇生。秆高0.5～1.5m，圆形、压扁或具棱，下部直径可达5mm，光滑无毛，具光泽，黄白色或褐色，实心，髓白色，有时节处被白粉。叶鞘紧裹秆，背部具脊，通常生疣基硬毛；叶舌坚纸质，长1～2mm，顶端钝圆，有睫毛；

叶片线形，长10～50cm，宽4～8mm，基部通常近圆形，顶部渐尖，中脉显著，两面无毛或疏被柔毛，背面常粉白色，边缘略卷曲，粗糙。大型伪圆锥花序长30～40cm，多回复出，由具佛焰苞的总状花序组成，长为全株的1/3～1/2；佛焰苞长2～3cm；总状花序长15～17mm，具长2～5mm的花序梗，由7小穗组成。下部总苞状小穗对轮生于一平面，无柄，雄性，长圆状披针形，长7～10mm；第一颖背面上部常生瘤基毛，具多数脉。无柄小穗两性，1枚，纺锤状圆柱形，长8～10mm，基盘被褐色髯毛，锐利；第一颖革质，背部圆形，顶端钝，被短刚毛，第二颖与第一颖同质，等长，两边为第一颖所包卷。第一外稃短于颖；第二外稃退化为芒的基部，芒长3～6cm，1～2回膝曲；颖果长圆形，胚线形，长为颖果的1/2。有柄小穗形似总苞状小穗，但较短，雄性或中性。花果期6～10月。见（图970）

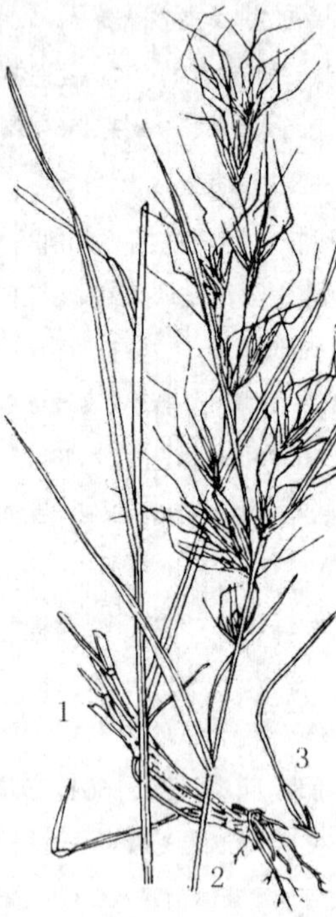

（图970）**黄背草**

1.植株根部 2.花序 3.小穗

本植物的幼苗（**黄背草苗**）：平肝，主治高血压病；根（**黄背草根**）：祛风湿，主治风湿痹痛；果实（**黄背草果**）：固表敛汗，主治盗汗。

【生长分布】 生于山坡、路旁等荒脊土地上。邹平南部山区有分布。

【采收加工】 夏、秋季采收，晒干。

【性味归经】 味甘，性温。归肝经。

【功用主治】 活血通经，祛风除湿。主治经闭，风湿痹痛。

【用量用法】 内服：煎汤，30～60g。

【附方】 **治腓肠肌痉挛**：黄背草15g，大青根皮60g，水煎，黄酒冲服。亦可用于治疗黄疸型肝炎。--《浙江药用植物志》

小麦

【别名】 小麦《别录》，来《说文》，麳《广雅》，麦子。

【来源】 为禾本科植物小麦 *Triticum aestivum* L.的种子。

【植物形态】 一年生或越年生草本，高60～100cm。秆直立，中空，通常6～7节。叶鞘光滑或略被短柔毛，常较节间为短；叶舌膜质，短小；叶片扁平，长披针形，长20～38cm，宽8～16mm，先端渐尖，基部方圆形。穗状花序直立，花序圆筒状，长4～10cm，径约1cm，穗轴坚硬不易折断，长3～10cm，穗轴节间长2～3mm，每节1小穗，小穗直立，两侧扁平，长10～15mm，在穗轴上平行排列或近于平行，排列疏松，每小穗具2至数花，仅下部的花结实，小穗节间约3mm；颖短，革质，第一颖较第二颖宽，二者背面均具锐利的脊，或延伸成芒，具5～9纵脉；外稃膜质，微裂成3齿状，中央的齿因品种不同常延伸成长短不一的芒，具5～9脉，内稃厚纸质，与外稃等长或略短，内摺呈2脊，脊上具窄翼，翼缘被细毛；鳞被2，边缘须状；雄蕊3，花丝细长，花药丁字着生；雌蕊1，花柱2，柱头羽状。颖果长圆形或近卵形，长5～6mm，浅褐色，顶端有毛，腹面具深纵沟，不与稃片粘合而易于脱离。花期4～5月，果期5～6月。见下（图971）

本植物的幼苗（**小麦苗**）也供药用，详见下述。

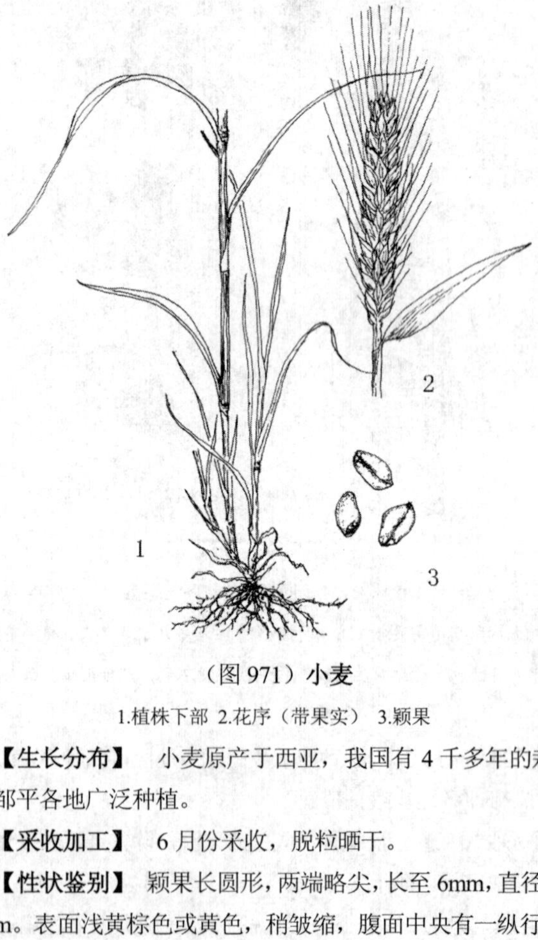

（图971）**小麦**

1.植株下部 2.花序（带果实） 3.颖果

【生长分布】 小麦原产于西亚，我国有4千多年的栽培历史。邹平各地广泛种植。

【采收加工】 6月份采收，脱粒晒干。

【性状鉴别】 颖果长圆形，两端略尖，长至6mm，直径1.5～2.5mm。表面浅黄棕色或黄色，稍皱缩，腹面中央有一纵行深沟，顶端具黄白色柔毛。质硬，断面白色，粉性。气弱，味淡。商品有时带有未脱净的颖片及稃，颖片革质，具锐脊，顶端尖突；外稃膜质，顶端有芒，内稃厚纸质，无芒。

【主含成分】 种子含淀粉53%～70%，蛋白质约11%，糖类2%～7%，糊精2%～10%，脂肪约1.6%，粗纤维约2%。脂肪油主要为油酸(*oleic acid*)，亚油酸(*linoleic acid*)，棕榈酸(*palmitic acid*)，硬脂酸(*stearic acid*)的甘油酯。尚含少量谷甾醇(*sitosterol*)，卵磷脂(*lecithin*)，尿囊素(*allantoin*)，精氨酸(*arginine*)，

淀粉酶(*amylase*)，麦芽糖酶(*maltase*)，蛋白酶(*protease*)及微量维生素(*vitamin*)B等。**麦胚**含植物凝集素。

【药理】 **镇痛及抗病毒作用**：从小麦中提取的脂多糖(LPSw)静脉注射或灌胃，均可抑制醋酸引起的小鼠扭体反应，有显著的镇痛作用，LPSw 可激活巨噬细胞而发挥抗病毒作用，临床上对各种疱疹患者有效。

【性味归经】 味甘，性凉。归心、脾、肾经。

【功用主治】 养心，益肾，除热，止渴。主治脏躁，烦热，消渴，泄利，痈肿，外伤出血，烫伤。

《别录》："主除热，止燥渴咽干，利小便，养肝气，止漏血，唾血。面(粉)消谷止痢。"

《药性论》："能杀肠中蛔虫，熬末服。"

《本草拾遗》："小麦面，补虚，实人肤体，厚肠胃，强气力。"

《纲目》："陈者煎汤饮，止虚汗；烧存性，油调涂诸疮，汤火灼伤。""小麦面敷痈肿损伤，散血止痛。生食利大肠，水调服止鼻衄。吐血。"

《医林纂要·药性》："除烦，止血，利小便，润肺燥。"

《本草再新》："养心，益肾，和血，健脾。"

【用量用法】 小麦内服：煎汤，50～100g，或煮粥；小麦面炒黄温水调服。外用：小麦炒黑研末调敷、小麦面干撒或炒黄调敷，适量。

【使用注意】 《纲目》："小麦面畏汉椒、萝菔。"

《随息居饮食谱》："南方地卑，麦性粘滞，能助湿热，时感及疟、痢、疳、疸、肿胀、脚气、痞满、痧胀、肝胃痛诸病，并忌之。"

【附方】 （1）**治妇人脏躁，喜悲伤欲哭，数欠伸**：甘草三两，小麦一升，大枣十枚。上三味，以水六升，煮取三升，温分三服。亦补脾气。--《金匮要略》之"甘麦大枣汤"

（2）**治消渴口干**：小麦用炊作饭及煮粥食之。--《食医心镜》

（3）**治泄痢肠胃不固**：白面一斤。炒令焦黄，每日空心温水调(服)一匙头。--《饮膳正要》

（4）**治内损吐血**：飞罗面不计多少。微炒过。浓磨细墨一茶脚，调下二钱。--《产乳备要》

（5）**治大衄出血**：飞罗面入盐少许。冷水调服三钱。--《随息居饮食谱》

（6）**治老人五淋，身热腹满**：小麦一升，通草二两。水三升，煮取一升饮之。--《养老奉亲书》

（7）**治妇人乳痈不消**：白面半斤，炒令黄色，醋煮为糊，涂于乳上。--《圣惠方》

（8）**治金疮血出不止**：生面干敷。--《蔺氏经验方》

（9）**治火燎成疮**：炒面，入栀子仁末，和油调(涂)之。--《千金方》

（10）**治汤火伤未成疮者**：小麦炒黑为度，研为末，腻粉减半，油调涂之。--《经验方》

小麦苗

【别名】 小麦苗《本草拾遗》，麦苗。

【来源】 为禾本科植物小麦 *Triticum aestivum* L.的嫩茎叶。

【植物形态】 参见"小麦"。

【采收加工】 5 月份小麦未莠穗之前采收，鲜用。

【主含成分】 麦秆中含一种抗小鼠艾氏癌和肉瘤-180 的多糖类（含量 3.4g/3.4kg），这种多糖类主要由戊糖和己糖组成。含有钙、铁、硒、锰、钾、硫、磷、钠、镁、钴和锌等 75 种矿物质。

【药理】 麦秆水浸剂有驱蛔作用，其有效成分尚未提出，能溶于水、醇，不溶于有机溶媒。对蚯蚓肌肉标本，低浓度兴奋，高浓度麻痹。对人蛔虫切片、兔肠的张力及收缩振幅均有抑制作用。体外驱虫作用较其他药物为差，临床上排虫率 69～78%，完全驱虫率 0～16%，虫卵减少率 60～66.8%。驱虫物质主要含在麦秆的节部。以杀蚯蚓而论，荞麦秆效力大于大麦扦及小麦秆。此驱虫物质耐热，但煎煮过久，效力减退。能抑制蛙心，对家兔血压、呼吸均无影响。还曾报告麦秆中之半纤维素有高度的抗癌作用（小鼠），此作用非一般的细胞毒作用，麦秆中可提得多糖类，有抗肉瘤-180 之作用。给动物较长期口服或注射，无毒性症状。

【性味归经】 味辛，性寒。归心、小肠二经。

【功用主治】 除烦热，疗黄疸，驱虫，解酒毒。主治湿热黄疸，狂热烦闷，虫疾，酒毒等。

《本草拾遗》："主酒疸目黄，消酒毒暴热。"

《日华子本草》："除烦闷，解时疾狂热，退胸膈热，并利小肠。"

《纲目》："小麦秆烧灰，入去疣痣蚀恶肉膏中用。""主治消酒毒、暴热、酒疸、目黄。并捣烂绞汁口饮之，又解虫毒，除烦闷。解时疾狂热，退胸隔热，利小肠。作韭食、甚益颜色。"

【保健】 小麦苗所含叶绿素可增强心脏功能，改善循环系统和胃肠功能；小麦苗汁能消除因吸收酸性气体而对肺部造成的伤害；它还能降低血压，清除体内毒素，促进血液流通。还可抑制癌细胞增殖；每日饮用小麦苗汁可清除体内铅、镉、汞、铝、铜等金属含量；小麦苗叶绿素对细菌的增殖具有抑制作用（但不能杀菌）；叶绿素具有平衡血糖作用，且可促进伤口愈合；小麦苗汁对血液病如贫血，有良好疗效；对便秘亦极有效；它能帮助消化，用其漱口，还可清除口腔毒素，消除口臭，防止蛀牙。

【用量用法】 内服：榨汁，100～500ml，宜少量慢服。为降低麦苗汁寒性，可滴入几滴姜汁。为缓解苦涩味，可加入甜果汁或蜂蜜。新鲜的小麦苗汁中含有多种酵素，要现榨现喝，20 分钟内服完，放久了小麦苗中的酵素被氧化就会失去生理活性。

【使用注意】 脾胃虚弱者慎服。

【附方】 **治黄疸**：生小麦苗捣绞取汁，饮六、七合，昼夜三、四饮。--《千金方》

浮小麦

【别名】 浮小麦《本草蒙筌》，浮麦《纲目》，瘪麦。

【来源】 为禾本科植物小麦 *Triticum aestivum* L.干瘪轻浮的颖果。

【植物形态】 参见"小麦"。

【采收加工】 小麦收获后，漂取干瘪轻浮的颖果，晒干。

【性状鉴别】 干瘪颖果呈长圆形，两端略尖。长约 7mm，直径约 2.6mm。表面黄白色，皱缩。有时尚带有未脱净的外稃与内稃。腹面有一深陷的纵沟，顶端钝形，带有浅黄棕色柔毛，另一端成斜尖形，有脐。质硬而脆，易断，断面白色，粉性差。无臭，味淡。

【显微鉴别】 （1）颖果横切面：果皮与种皮愈合。果皮表皮细胞一列，壁较厚，平周壁尤甚；果皮中层细胞数列，壁较厚；横细胞一列，与果皮表皮及中层细胞垂直交错排列，有纹孔；有时在横细胞层下可见管细胞。种皮棕黄色，细胞颇废皱缩，内为珠心残余，细胞类方形，隐约可见层状纹理。内胚乳最外层为糊粉层，其余为富含淀粉粒的薄壁细胞。见(图 972)

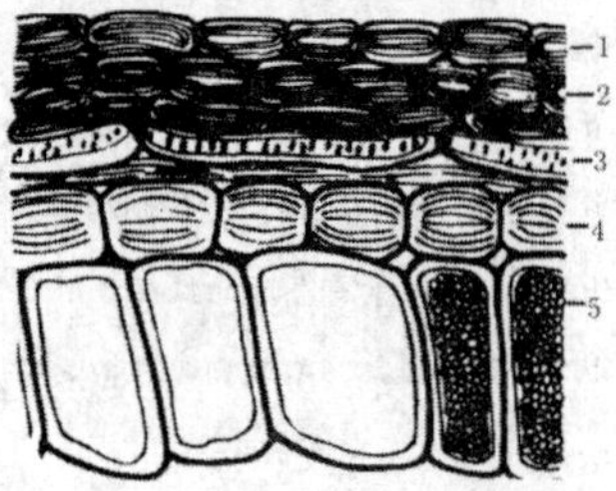

（图 972）**浮小麦横切面简图**

1.果皮表皮 2.果皮中层 3.横细胞 4.珠心残余 5.糊粉层

（2）果实粉末：白色，有黄棕色果皮小片。淀粉粒主为扁平的圆形、椭圆形或圆三角状，直径 30～40μm，侧面观呈双透镜状、贝壳状，宽 11～19μm，两端稍尖或钝圆，脐点裂缝状，复粒少数，由 2～4 或多分粒组成。横细胞成片，细长柱形，长 38～232μm，直径 6～21μm，壁含珠状增厚。果皮表皮细胞类长方形或长多角形，长 64～216μm，直径 16～42μm，壁念珠状增厚。果皮中层细胞细长条形或不规则形，壁念珠状增厚。非腺毛单细胞，长 43～950μm，直径 11～29μm，壁厚 5～11μm。见(图 973)

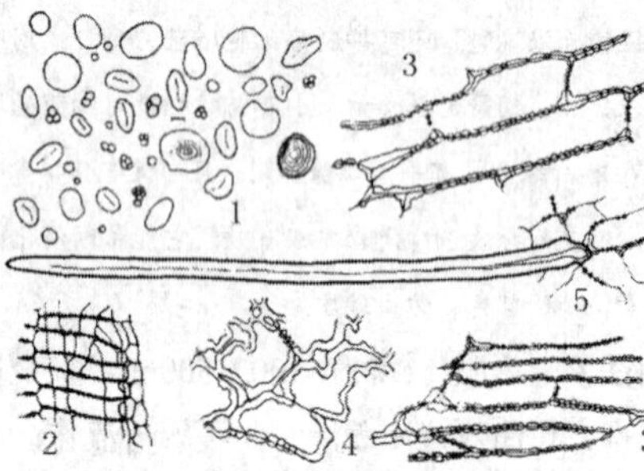

（图 973）**浮小麦粉末特征**

1.淀粉粒 2.横细胞及其下的管状细胞 3.果皮表皮细胞 4.果皮中层细胞 5.非腺毛

【理化鉴别】 薄层色谱：取本品细粉 0.1g，加 70%乙醇 lml，冷浸过夜，上清液作点样用。并以果糖、蔗糖、棉子糖溶液做对照溶液。分别点样于硅胶 G-1%CMC 薄板上，以正丁醇-冰醋酸-水(4：1：5)上层液展开，展距 l0cm，重复 1 次。喷以 α-萘酚硫酸溶液，加热后果糖、蔗糖、棉子糖显蓝紫色。

【药理】 **调节雌激素分泌**：进食全麦可以降低血液循环中的雌激素的含量，从而达到防治乳腺癌的目的；对于更年期妇女，食用未精制的小麦还能缓解更年期综合症。

【炮制】 **炒浮小麦**：取净浮小麦，置锅内，用文火加热炒至棕黄色，取出放凉。炒制增强敛汗作用。

【性味归经】 味甘，性凉。归心经。

【功用主治】 益气，除虚热，止汗。主治阴虚发热，盗汗，自汗。

《本草蒙筌》："敛虚汗。"

《本草药性大全》："治骨热、肌热大效，妇人劳热，小儿肤热。"

《纲目》："益气除热，止自汗、盗汗，骨蒸虚热，妇人劳热。"

《现代实用中药》："补心，止烦，除热，敛汗，利小便，养肝气，令女人易孕。"

《青岛中草药手册》："养心安神，治脏躁症。"

【临床应用】 （1）**用于盗汗、自汗**。本品甘能益气，凉可除热，而有止汗之效。凡阳虚自汗、阴虚盗汗均可应用。可单用，如《卫生宝鉴》独圣散。气虚者，常同黄芪、牡蛎、麻黄根配伍，以益气固表止汗；阴虚者，则配知母、黄柏、龟版之类以清热滋阴、敛汗。

（2）**用于阴虚发热，或骨蒸劳热**。浮小麦有益气养阴除热之功。临床常与生地、白薇、地骨皮等养阴清热药配伍，以增强疗效。

【用量用法】 内服：煎汤，15～30g，或研末。用于止汗，宜微炒用。

【使用注意】 《四川中药志》："无汗而烦躁或虚脱汗出者忌用。"

【附方】 （1）**治盗汗及虚汗不止**：浮小麦不以多少，文武火炒令焦，为细末，每服二钱，米饮汤调下，频服为佳。--《卫生宝鉴》之"独圣散"

（2）**治盗汗**：用浮小麦一抄，煎汤，调防风末二钱服。--《卫生易简方》

（3）**治男子血淋不止**：浮小麦加童便炒为末，砂糖煎水调服。--《奇方类编》

（4）**治脏躁症**：浮小麦 30g，甘草 15g，大枣 10 枚，水煎服。--《青岛中草药手册》

玉米

【别名】 玉米《盛京通志》，玉蜀黍《滇南本草图说》，玉高粱《纲目》，番麦、御麦《留青日札》，西番麦《学圃杂疏》，玉麦《巩县志》，玉米，玉麦、玉蜀秫《农政全书》，戎菽《广群芳谱》，红须麦《蒙化府志》，薏米苞《医林纂要·药性》，珍珠芦粟、苞芦、鹿角黍、御米《双溪物产疏》，包谷、陆谷、玉黍《齐民四术》，番麦，西天麦《平凉县志》，玉露秫秫《植物名实图考》，纡粟《随息居饮食谱》，珍珠米《尔雅谷名考》，粟米、苞粟《岭南采药录》，苞麦米《中国药用植物志》，苞米《广西中兽医药用植物》，棒子，六谷。

【来源】 为禾本科植物玉蜀黍 *Zea mays* L.的种子。

【植物形态】 一年生高大草本。秆直立，通常不分枝，高 1～4.5m，基部各节具气生支柱根。叶鞘具横脉；叶舌膜质，长约 2mm；叶片扁平宽大，线状披针形，基部圆形呈耳状，无毛或具疵柔毛，中脉粗壮，边缘波状，微粗糙。顶生雄性圆锥花序大型，主轴与总状花序轴及其腋间均被细柔毛；雄性小穗孪生，长达 1mm，小穗柄一长一短，分别为 2～4mm 及 1～2mm，被细柔毛；两颖近等长，膜质，约具 10 脉，被纤毛；外稃及内稃透明膜质，稍短于颖；花药橙黄色；长约 5mm。雌花序被多数宽大的鞘状苞片所包藏；雌小穗孪生，成 16～30 纵行排列于粗壮之序轴上，两颖等长，宽大，无脉，具纤毛；外稃及内稃透明膜质，雌蕊具极长而细弱的线形花柱。颖果球形或扁球形，成熟后露出颖片和稃片之外，其大小随生长条件不同产生差异，一般长 5～10mm，宽略过于其长，胚长为颖果的 1/2～2/3。花、果期 7～9 月。见下（图 974）

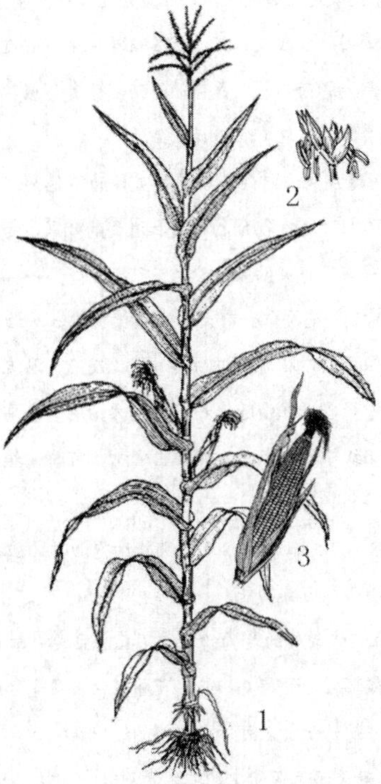

（图974）玉米

1.植株 2.雌小穗 3.果实

本植物的根(**玉米根**)、叶(**玉米叶**)、花柱(**玉米须**)、雄花穗（**玉米花**）、果实鞘状苞片（**棒子皮**）、果实轴心(**玉米芯**)、种子榨取是脂肪油（**玉米油**）亦供药用，详见下述。

【生长分布】 原产南美。邹平广种。

【采收加工】 玉米成熟时采收玉米棒，脱下种子，晒干。

【主含成分】 种子含淀粉达61.2%、脂肪油4.2～4.75%、生物碱类约0.21%，尚有维生素B1、B2、 B6、烟酸、泛酸、生物素等B族维生素，玉蜀黍黄素(*Zeaxanthin*)等类胡萝卜素，槲皮素，异槲皮甙，果胶(中含半乳糖醛酸)等。玉米油的脂肪酸组成，不同品种的差别较大，其百分比为棕榈酸6～22%、硬脂酸0.6～15%、油酸14～64%、亚油酸19～71%。尚含硫脂，主为6-硫酸奎诺糖酰甘油二酯(*6-Sulfoquinovosyl diglyceride*)。并分得玉蜀黍嘌呤(*Zeatin*)，是一种动力精(*Kinetin*，*Cytokinin*)，有促进植物细胞分裂的作用。

【保健】 （1）**心血管方面**：玉米中含有丰富的不饱和脂肪酸，尤其是亚油酸的含量高达60%以上，它和玉米胚芽中的维生素E协同作用，可降低血液胆固醇浓度，并防止其沉积于血管壁。玉米中还含有核黄素、维生素类等营养物质。因此，玉米对冠心病、动脉粥样硬化、高脂血症及高血压等都有一定的预防和治疗作用。

（2）**抗衰老方面**：玉米中还含有一种长寿因子--谷胱甘肽，它在硒的参与下，生成谷光甘肽氧化酶，具有恢复青春，延缓衰老的功能。玉米胚尖所含的营养物质有增强人体新陈代谢、调整神经系统功能，所含维生素C、维生素E、维生素B6、烟酸等，可促进人体细胞分裂，使皮肤细嫩光滑，有长寿、美容作用。玉米含有的黄体素、玉米黄质可以对抗眼睛老化。其含有的谷氨酸、维生素E有一定健脑功能。

（3）**抗癌方面**：玉米中含的硒和镁有防癌抗癌作用，硒能加速体内过氧化物的分解，使恶性肿瘤得不到分子氧的供应而受到抑制。镁一方面也能抑制癌细胞的发展，另一方面能促使体内废物排出体外，这对防癌也有重要意义。

（4）**降压方面**：经测定，每100g玉米能提供近300mg的钙，几乎与乳制品中所含的钙差不多。丰富的钙可起到降血压的功效。如果每天摄入1克钙，6周后血压能降低9%。

（5）**通便方面**：玉米中含有较多的粗纤维，比精米、精面高4～10倍。玉米中还含有大量镁，镁可加强肠壁蠕动，促进机体废物的排泄。玉米上述的成份与功能，对于减肥非常有利。

【性味归经】 味甘，性平。归胃、大肠经。

【功用主治】 调中开胃，利尿消肿。主治食欲不振，小便不利，水肿，尿路结石。

《滇南本草图说》："调胃和中，祛湿，散火清热。"

《纲目》："调中开胃。"

《医林纂要·药性》："益肺宁心。"

《食物考》："开胃调中，滑肠消暑。"

《本草推陈》："为健胃剂。煎服亦有利尿之功。"

《广西民族药简编》："捣碎冲开水服，治木薯中毒或食物中毒昏迷。"

【用量用法】 内服：煎汤，30～60g，煮食或磨粉作饼。

【使用注意】 《药性切用》："久食则助湿损胃。鲜者，助湿生虫，尤不宜多食。"

【附方】 （1）**治小便不利，水肿**：玉米粉90g，山药60g，加水煮粥。--《食疗粥谱》

（2）**治糖尿病**：玉蜀黍500g，分4次煎服。--《锦方实验录》(江西)

玉米油

玉米胚芽可以提炼玉米油，玉米油富含多个不饱和键脂肪酸的油脂，是一种胆固醇吸收的抑制剂，对降低血浆胆固醇和预防冠心病有一定作用。长期食用在预防心血管疾病方面优于花生油，不及橄榄油。功效：降压，降血脂。主治高血压病，高血脂，动脉硬化，冠心病。

玉米根

味甘，性平。利尿通淋，祛瘀止血。主治小便不利，水肿，砂淋，胃痛，吐血。内服：煎汤，30～60g。

附方 （1）**治尿路结石，小便淋沥砂石，痛不可忍**：玉米根90～150g，水煎服。--《食物中药与便方》

（2）**治腹水**：玉米根60g，砂仁6g，开水炖服。

（3）**治胃痛吐酸**：鲜玉米根60g，黄酒适量，水炖服。（2～3方均出自《福建药物志》）

玉米叶

味微甘，性凉。利尿通淋。主治砂淋，小便涩痛。内服：煎汤，9～15g。

玉米花

味甘，性凉。疏肝利胆。主治肝炎，胆囊炎。内服：煎汤，9～15g。

棒子皮

味甘，性平。清热利尿。和胃。主治尿路结石，水肿，胃痛吐酸。内服：煎汤，9～15g。

附方：**治腹水**：玉米总苞片90g，红枣、红糖各30g，水煎服。--《福建药物志》

棒子芯 味甘，性平。健脾利湿。主治消化不良，泻痢，小便不利，水肿，脚气，小儿夏季热，口舌糜烂。内服：煎汤，9～12g；或煅存性研末冲。外用：烧灰调敷，适量。

附方 （1）**治小儿消化不良**：玉米芯，烧炭，研细面，每次服1.5g。--《甘肃中草药手册》

（2）**治肠炎痢疾**：玉米芯煅存性90g，黄柏粉60g，共研细末，温开水冲服，每服3g，每日3次。--《食物中药与便方》

（3）**治水肿，脚气**：包谷心60g，枫香果30g，煎水服。--《贵州草药》

（4）**治尿急，尿频，尿道灼痛**：玉米芯、玉米根各60g，水煎去渣加适量白糖，每日2次分服。--《食物中药与便方》

（5）**治婴儿血风疮**：红包谷心烧灰调麻油敷。--《重庆草药》

玉米花粉

【来源】 为禾本科植物玉蜀黍 *Zea mays* L.雄花花药中的粉状物花粉粒（是植物的雄性生殖细胞，也是植物的精子）。

【采收加工】 在玉米植株生殖生长期间，每天散粉集中在上午8～10时与下午2～5时，这也是采集的好时机。采集应在盛花期7～10 d内完成。太早则花粉尚未发育成熟，营养物质积累不够充分，太迟则花粉散失过多，采集量减少，且花粉外壁变厚，给加工带来不便。鲜花粉含有约50%水份，在常温或高温下堆放不久就会因花粉粒内部水分外渗而导致互相粘连结块，在较高温度下极易腐败变质，因此，不能过夜，采后应立即进行干燥处理，使其含水率控制在8%下。

【显微鉴别】 玉米花粉粒：淡黄色，类球形，萌发孔一个。由于壁薄而自发荧光弱，比较容易透过花粉壁观察到内部被 *FITC-phallo idin* 染色的肌动蛋白荧光。在未经水合的、直接固定的花粉中，肌动蛋白呈均匀荧光，看不出微丝结构。水合后，出现下列各种变化：多数情况是在化粉细胞质中出现由较短的徽丝组成的、不规则的网络。有些花粉中微丝细长而盘绕。进一步，出现微丝极性分布的格局，通常是以萌发孔为一极，以相对一端为另一极，在两极之间有众多微丝束平行排列，微丝的整体结构呈纺锤体状。在有些花粉粒中，与萌发孔相对的一极可以看到一个微丝聚集的中心，在极面观上呈星芒状，微丝由此中心向对极辐射，并汇集于萌发孔。这种状态似乎是花粉萌发的前兆。在正生长的花粉管中，微丝束通常与花粉管纵轴平行。无论在花粉粒或花粉管中均未看到精细孢中有微丝。

【性味归经】 味淡，性凉。归肝、肾二经。

【功用主治】 利胆消肿、退黄、利血、利尿、降血压，并对人体肾功能扶正固本有相当的疗效。可预防治疗肾炎水肿、尿闭、胆囊炎、胆结石、黄胆型肝炎、降血压、前列腺肥大、前列腺炎，专治男性病。

【保健】 （1）**增强免疫**：玉米花粉能促进脾脏、骨骼、淋巴结和胸腺免疫器官的发育，增强免疫细胞的活性，提高机体对抗细菌和病毒的能力。并有抗辐射、抗癌作用。

（2）**治疗消化系统疾病**：①玉米花粉中含有丰富的维生素B族物质，其中的维生素B1，能刺激消化酶的产生，帮助消化；维生素B6、矿物质和蛋氨酸等成份可以治疗顽固性便秘及泻痢；②玉米花粉中还含有天然抗生素及促进生长的物质，可控制大肠菌、沙门氏菌的繁殖，修复胃肠损伤的部分，从而对治疗胃和十二指肠溃疡、穿孔有神奇的效果。

（3）**治疗前列腺疾病**：前列腺疾病是男性的常见病，玉米花粉具有抑制和防止腺体增生的作用，还有较强的抗炎和消炎的效果，是治疗前列腺疾病的天然良药。也是治疗前列腺炎的最好食品。

（4）**抗衰老**：玉米花粉中含有大量抗氧化物质，如维生素、胡萝卜素及微量元素硒，可以阻止体内脂质和蛋白质过氧化反应，具有延缓衰老的作用；它使SOD的活性增强，增强消除自由基的能力，同时能消除沉积在皮肤表面和脑、心、肝器官组织中的老年斑、黑斑、雀斑，可抑制组织细胞老化，抑制人体衰老。

（5）**保肝作用**：常吃玉米花粉可增进肝细胞活性，胆碱分泌正常，防止肝病发生，并能促进肝脏解毒功能。

（6）**修肾作用**：最常见的是肾的过滤不良，主要是缺钾所致，同时会转化成高血压及其他循环方面的疾病。玉米花粉可供应足量的钾、氨基酸和酶，一方面扼止肾小球继续破裂，又可修补损坏的组织。

（7）**防治糖尿病**：玉米花粉中的维生素B6，可以控制色氨酸向成黄尿氨酸的转化，对糖尿病有预防作用；对已患者能提供足够的矿物质钾，促使脂肪和蛋白质正常代谢，亦可防止因酮体过量可能产生的中毒危险，保障糖尿病患者的生命安全。玉米花粉更有充足的活性氨基酸和酶等，可修补破损的胰脏组织，促进胰岛素分泌，减轻糖尿病症状。

（8）**软化血管**：玉米花粉中的维生素B6可控制因酪氨酸转化所引起的血管硬化，增加血管壁弹性、增强毛细血管，降低血压。

（9）**防治痤疮**：玉米花粉中的维生素、矿物质锌和镁，对痤疮和其它的皮肤疾病，如头发屑、化妆品过敏等都有很好的功效。维生素A可滋养毛孔，B6可以改善皮肤品质，B2可以促进饱和脂肪酸的代谢，使皮肤不再油腻，减少痤疮的发生。

【用量用法】 空腹口服，15～30g。

【使用注意】 花粉过敏者禁服。避阳光、避高温、避潮湿。

玉米须

【别名】 玉米须《四川中药志》，玉麦须《滇南本草》，玉蜀黍蕊《现代实用中药》，棒子毛《河北药材》，棒子花coordinates（邹平）。

【来源】 为禾本科植物玉蜀黍 *Zea mays* L.的花柱和柱头。

【植物形态】 参见“玉米”。

【采收加工】 玉米成熟时采收，摘取花柱，晒干。

【性状鉴别】 本品常集结成疏松团簇，花柱线状或须状，完整者长至30mm，直径约0.5mm，淡绿色、黄绿色至棕红色，有光泽，略透明，柱头2裂，叉开，长至3mm，质柔软。气微，味淡。

【理化鉴别】 取本品2g，加乙醇50ml，水浴上加热提min，滤过，滤液供如下试验：

（1）取滤液1ml，蒸干，残渣ml醋酐中加入硫酸1滴，醋酐层呈绿色。(检查皂甙、甾体或三萜)

（2）将试液滴于硅胶G-CMC薄层板上，滴加4%磷钼酸乙醇液，加热至110℃，显蓝色。

（3）将试液滴于硅胶G-CMC薄层板上，滴加1%香草醛硫酸液，显红色。（检查挥发油、甾体）

【显微鉴别】 粉末乳白色。①薄壁细胞长方形，长34～41μm，宽约14μm，壁略厚。②导管主为螺纹和环纹导管，直径为7～10μm，导管常伴有微黄色的薄壁纤维，直径7～10μm。见（图975）

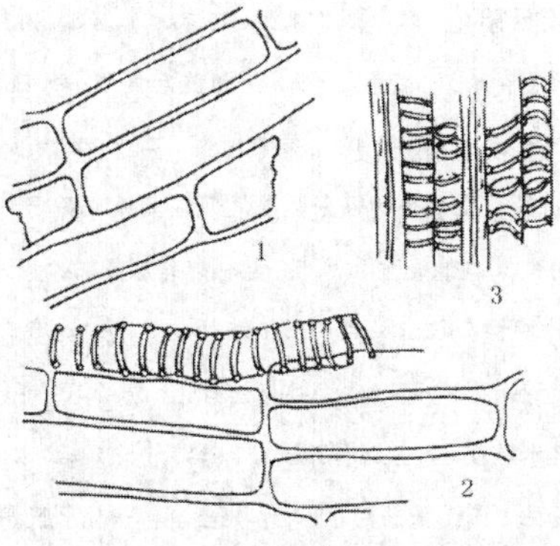

（图975）玉蜀黍花柱及柱头粉末特征

1～2.薄荷细胞与环纹导管 3.纤维与环纹导管

【主含成分】 本品含脂肪油2.5%、挥发油0.12%，树胶样物质3.8%、树脂2.7%、苦味糖甙1.15%、皂甙3.18%、生物碱0.05%。还含隐黄素(*cryptoxanthin*)、维生素C、泛酸(*pantothenic acid*)，肌醇(*inositol*)，维生素K、谷甾醇(*sitosterol*)、豆甾醇(*stigmasterol*)、苹果酸(*malic acid*))枸橼酸(*citric acid*)，酒石酸(*tartaric acid*)，草酸(*oxalic acid*)等。

此外，还含大量硝酸钾(KNO_3)，α-生育醌(*α-tocopheryl quinone*)。

【药理】 （1）**利尿作用** 玉米须水煎剂5g/kg、10g/kg灌胃，能明显增加清醒家兔给药后第1小时、2h的尿量，且高剂量组作用强，作用比呋塞米弱但持久。水提取物1.5mg/kg静脉注射，4分钟后家兔出现第1次利尿作用，13～15分钟后出现较强的第2次利尿作用。用氢氧化纳中和，再用膀胱膜透析，其利尿作用不变，说明其利尿成分不是所含无机盐。本品口服或皮下注射均有利尿作用。给药后，首先血中氯化物浓度增加，然后尿量和尿中氯化物含量增加，其利尿作用机制主要是肾外性的，与咖啡因合用有协同作用。玉米须8～l0g制成煎剂口服。对正常人有轻度利尿作用，但弱于猪苓和咖啡因。亦有报道临床亡经双旨对照研究显示，本品对人12h、24h尿量和尿钠排泄量与对照组相比无明显差异。

（2）**降压作用** 玉米须水浸液、乙醇水浸液、乙醇浸液和煎剂，静注于麻醉犬、猫和兔都有降压作用。以其煎剂给麻醉犬静注(0.05～0.2g/kg)或灌目(2g/kg)，使血压分别降低30%～73%和53%，历时2～5h和5～10h恢复。玉米须沸水透析液(1.37～22mg/kg)给正常麻醉犬静注时，产生剂量依赖性降压作用，15分钟起效，维持80min，同时伴明显心率降低。但也有报道上述同样剂量喂饲清醒犬3星期，未见降压作用；高血压大鼠腹腔注射玉米须有降压作用，而对正常大鼠则无作用。其降压机制主要是中枢性的，亦有认为主要是扩张末梢小血管的结果。玉米须能对抗肾上腺素的升压效应。小剂量玉米须对心脏无影响，较大剂量时心跳高慢、减弱。

（3）**利胆作用** 玉米须有显著增加胆汁分泌和促进胆汁排泄的作用，能使胆汁内有机物和渣质减少，粘稠度、比重和胆红素含量降低。人口服玉米须制剂后15～30分钟出现胆囊反射性收缩，胆汁择出增加。此作用比镁盐慢，但较为持久，且不伴有肠蠕动增加和稀使。

（4）**降血糖作用** 玉米须的发酵制剂对家兔有明显的降血糖作用；水煎剂7，5g/kg、15g/kg、30g/kg灌胃，连续7天，对四氧嘧啶所致的小鼠糖尿病有显著的治疗作用，对葡萄糖、肾上腺素引起的小鼠高血糖也有明显的降血糖作用。但呈现明显的量效关系，但对正常小鼠血压无明显影响。提示玉米须可能有双肌类降糖药物的作用。

（5）**其他作用** 玉米须水放剂15g/kg、30g/kg，灌胃7天，能明显降低高胆固醇血症小鼠的血清胆固醇含量。玉米须含维生素K，对维生素K缺之所致凝血功能障碍有治疗作用。

（6）**毒性** 玉米须各种制剂几乎无毒，水煎剂灌胃，小鼠最大耐受量>171g/kg。水提取甲醇不溶部分(利尿成分)兔静注的致死量为250mg/kg，而其最适利尿剂量静注为1.5mg/kg，口服为6mg/kg，上述利尿剂量对心脏、呼吸、末梢血管及肠肌几无影响。

【保健】 （1）**心血管方面**：将玉米须放进锅内煮，熟后把汤水倒出，就是“龙须茶”，口感不错，喝下去甜丝丝的，高血脂、高血压、高血糖的病人常喝，可以降血脂、血压、血糖。

（2）**解暑**：夏季暑气重，龙须茶有凉血、泻热的功效，可去体内的湿热之气。它还能利水、消肿。

（3）**妇科方面**：它可用于预防习惯性流产、妊娠肿胀、乳汁不通等症。玉米须，对各种原因引起的水肿都有一定利尿作用，若用于治疗慢性肾炎或肾病综合征作用不是太强。还可用来治疗乳腺炎等。

（4）**肝胆方面**：玉米须能促进胆汁排泄，所以可作为利胆药用于没有并发症的慢性胆囊炎或胆汁排出障碍的胆管炎。和退黄的茵陈配合，还可以治疗肝炎导致的黄疸。

（5）**止血**：因为玉米须能加速血液凝固过程，提高血小板数目，能够抗溶血，所以可以作为止血药兼利尿药，应用于膀胱及尿路结石，还可以用于急性溶血性贫血。

（6）**抗过敏**：所以也可以用于治疗荨麻疹和哮喘等。

【性味归经】 味甘、淡，性平。归肝、肾、膀胱、胆经。

【功用主治】 利尿消肿，清肝利胆。主水肿，小便淋沥，黄疸，胆囊炎，胆结石，高血压，糖尿病，乳汁不通。

《滇南本草》：“宽肠下气。治妇人乳结红肿，乳汁不通，红肿疼痛，怕冷发热，头痛体困。”

《岭南采药录》：“和猪肉煎汤治糖尿病。又治小便淋沥砂石，若痛不可忍，煎汤频服。”

《现代实用中药》：“为利尿药，对肾脏病，浮肿性疾患，糖尿病等有效。又为胆囊炎、胆石、肝炎性黄疸等的有效药。”

《民间常用草药汇编》：“能降低血压，利尿消肿。治鼻血、红崩。”

《中国药用植物图鉴》：“主治急性及慢性膀胱炎、尿道炎。”

《全国中草药汇编》：“利尿消肿，平肝利胆。治急慢性肾炎，水肿，急慢性肝炎，高血压，糖尿病，慢性副鼻窦炎，尿路结石，胆结石，并预防习惯性流产。”

《福建药物志》：“治糖尿病、高血压、肺结核、百日咳、肾炎、泌尿道感染、乳糜尿、白带。”

【临床应用】 （1）**用于水肿，湿热淋证**。玉米须甘淡渗泄，功专利水渗湿消肿。治疗肾炎水肿，小便不利，可单用玉米须大剂量煎服；或与泽泻、冬瓜皮、赤小豆等利水药同用，亦可与白术、茯苓等健脾渗湿药相伍，以治脾虚水肿。通过玉米须利尿作用，尚可治疗肾性高血压。治疗湿热淋证，多用玉米须与车前草、海金砂、石韦等同用，以增强其利水通淋作用；玉米须配伍侧柏叶、白茅根等可治疗糜血尿。

（2）**用于黄疸肝炎、胆囊炎、胆石症**。玉米须能清肝利胆，使肝胆湿热从小便排出，有良好的利疸退黄作用。治湿热黄疸，常与茵陈蒿、田基黄、车前草等同用，以增强其清热利湿退黄作用；治胆囊炎、胆石症所致的胁痛黄疸，则多与茵陈蒿、金钱草、郁金、鸡内金等同用。

（3）**治糖尿病**。常单用或配伍黄芪、麦冬、天花粉、淮山药等同用。

【用量用法】 内服：煎汤，15～30g，大剂量60～90g，或烧存性研末。外用：烧烟吸入，适量。

【附方】 （1）**治急性肾炎**：玉米须60g，西瓜皮30g，蝼蛄7个，生地黄15g，肉桂1.5g，水煎服，隔日1剂，连服4～5剂，症状消退后，服济生肾气丸，每日2次，每日6～9g。--《全国中草药汇编》

（2）**治血吸虫病肝硬化，腹水**：玉米须30～60g，冬瓜子15g，赤豆30g。水煎服，每日1剂，15剂为1疗程。--《食物中药与便方》

（3）**治尿道感染**：玉米须15g，金钱草45g，萆薢30g，水煎服。--《湖北中草药志》

（4）**治肾脏炎、初期肾结石**：玉蜀黍须，分量不拘，煎浓汤，频服。--《贵阳市秘方验方》

（5）**治尿血**：玉米须30g，荠菜花15g，白茅根18g，水煎去渣，日2次分服。

（6）**治高血压，伴鼻衄、吐血**：玉米须、香蕉皮各30g，黄栀子9g，水煎冷却后服。（5～6方均出自《食物中药与便方》）

（7）**治急慢性肝炎**：玉米须、太子参各30g，水煎服，每日1剂，早晚分服。有黄疸者加茵陈同煮服；慢性者加锦鸡儿根(或虎杖根)30g同煎服。

（8）**治胆石症**(肝胆管及总胆管泥沙状结石，或胆道较小的结石在静止期者)：玉米须、芦根各30g，茵陈15g，水煎服，每日1剂。（7～8方均出自《全国中草药汇编》）

（9）**治糖尿病**：①玉米须60g，薏苡、绿豆各30g，水煎服。--《福建药物志》 ②玉米须30g，黄芪30g，山药30g，木根皮12g，天花粉15g，麦冬15g，水煎服。--《四川中药志》（1982年）

（10）**治慢性副鼻窦炎**：玉米须晒干、切丝，与当归尾干粉混合，入烟斗燃点吸烟，每日5～7次，每次1～2烟斗。

（11）**预防习惯性流产**：在怀孕以后，每日取1个玉米的玉米须煎汤代饮，至上次流产的怀孕月份，加倍用量，服至足月时为止。（10～11方出自《全国中草药汇编》）

（12）**治水肿**：玉蜀黍须二两，煎水服。忌食盐。--《贵阳市秘方验方》

（13）**治肝炎黄疸**：玉米须、金钱草、满天星、郁金、茵陈，煎服。

（14）**治劳伤吐血**：玉米须、小蓟，炖五花肉服。

（15）**治吐血、血崩**：玉米须，熬水炖肉服。

（16）**治风疹块(俗称风丹)和热毒**：玉米须烧灰，兑醪糟服。

（17）**治原发性高血压病**：玉米须、西瓜皮、香蕉，煎服。--《四川中药志》（12～17方均出自《四川中药志》）

（18）**治糖尿病**：玉蜀黍须一两，煎服。

（19）**治脑漏**：玉蜀黍须晒干，装旱烟筒上吸之。（18～19方均出自《浙江民间草药》）

（20）**治疗慢性肾炎**：取干燥玉米须50克，加温水600毫升，用文火煎煮20～30分钟，约得300～400毫升药液，过滤后内服，每日1次或分次服完。治疗慢性血管球性肾炎9例，经10个多月观察，其中3例获得痊愈，2例进步，其余4例疗效不明显。玉米须的作用主要表现在利尿，肾功能改善，浮肿消退或减轻，尿蛋白消失或减低等方面。部分病例连续服用6个月未见毒性副作用。

（21）**治疗肾病综合征**：每次用干玉米须60克，洗净煎服。每日早晚两次。同时服氯化钾1克，每日3次。临床治疗12例，其中10例伴有严重的周身性水肿，或有胸水及腹水，2例水肿较轻；治疗3个月后，9例水肿完全消退，2例大部消退。最快1例于服药后15天水肿全消。一般于服药3天即开始有利尿现象，同时尿蛋白、非蛋白氮，均有不同程度的下降，少数病例血浆蛋白有所升高，部分病例的酚红试验及血压转为正常。

（22）**治疗急性溶血性贫血并发血红蛋白尿**：曾治疗2例食用野生植物"招鸟棒"中毒引起的本病，即以玉米须1～2两煎剂内服，2例分别于服用4小时及6小时后，尿量增加，肉眼已看不到酱油样的血尿；以后黄疸减退或消失。治疗过程中均曾同时静脉滴注5%葡萄糖盐水、维生素丙及输血。据观察，玉米须不但能利尿，可能具有抗溶血、抗过敏及解毒等作用。（21～23方均出自《中药大辞典》1977年版）

芋头

【别名】 芋头《本草衍义》，蹲鸱《史记》，芋魁《汉书》，芋根《汉书》(颜师古注)，土芝《别录》，芋奶《种芋法》，芋渠《纲目》，狗爪芋、百眼芋头《岭南采药录》，芋艿《中国医学大辞典》，毛芋(福建)，水芋(海南)。

【名释】 《说文》：“芋，大叶，实根，骇人，故谓之芋也。”

【来源】 为天南星科植物芋 *Colocasia esculenta* (L.) Schott 的根茎。

【植物形态】 多年生湿生草本。块茎常卵形，常生多数小球茎，均富含淀粉。叶3枚～5枚或更多茎生；叶片绿色，光滑，卵状广椭圆形，长20cm～50cm，全绿，显波状，先端短尖或短渐尖，基部耳形；侧脉4对，斜伸至叶缘，合生长度达1/3～1/2，弯缺较钝，深3cm～5cm，基脉相交成30°，外侧脉2条～3条，内侧脉1条～2条，不明显；叶柄长于叶片，长20cm～90cm，绿色，肉质，基部鞘状。花序梗常单生，短于叶柄；佛焰苞长短不一，常为20cm左右，管部绿色，长约4cm，径2.2cm，长卵形，檐部披针形或椭圆形，长约17cm，展开成舟状，边缘内卷，淡黄色至绿白色；肉穗花序椭圆形，长约10cm，短于佛焰苞，具短附属体，长约1cm；花单性，无花被；能育雄花黄色，位于花序上部，占花穗之半，每雄花具雄蕊3枚～6枚，下部是绿色雌花，占花序的1/4，中性花位于花序中部，占花穗的1/4。花期8月～9月。见下（图976）

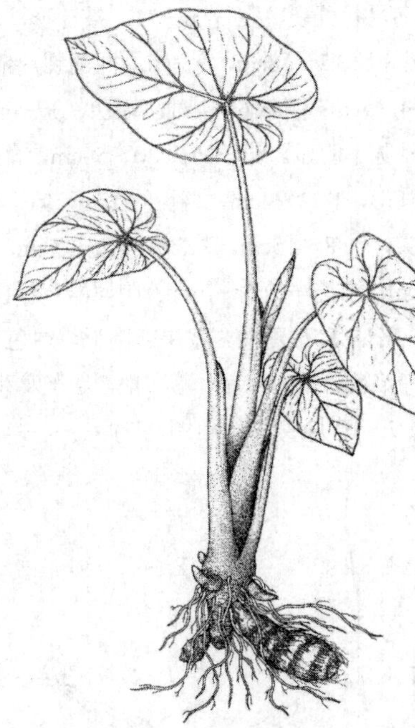

（图 976）芋

本植物的叶（**芋叶**）、叶柄（**芋梗**）、花序（**芋花**）均供药用，详见下述。

【生长分布】 原产南方。邹平各地均有栽种。

【采收加工】 秋季采挖，去净须根及地上部分，洗净，鲜用或晒干。

【栽培要点】 **生长习性** 喜温暖湿润气候，忌高温干旱，较耐荫，不耐涝。宜选择土层深厚、肥沃、保水力强的壤土或粘质壤土栽培。

栽培技术 用种芋繁殖法。秋季采收时，选择子芋作种，贮藏待播。春季播种，按行株距(60～80)cm×(50～40)cm 开穴，施足基肥栽种。

田间管理 栽后生长期.中耕除草培土 3～4 次；结合中耕除草培土，追肥 3～4次；定期灌水，保持土壤湿润。

病虫害防治 腐败病、芋疫病，为害全株，可用敌克松 500～1000 倍液喷洒初起病株或浇施于根基周围。斜纹夜盗蛾，幼虫为害叶片，可用 50％敌百虫 800 倍液喷杀。

【性状鉴别】 根茎呈椭圆形、卵圆形或圆锥形，大小不一。有的顶端有顶芽，外表面褐黄色或黄棕色，有不规则的纵向沟纹，并可见点状环纹，环节上有许多毛须，或连成片状，外皮栓化，易撕裂。横切面类白色或青白色，有粘性，质硬。气特异，味甘微涩，嚼之有粘性。

【显微鉴别】 根茎横切面：最外为数列栓化细胞。皮层较薄。薄壁组织中散有周木型维管束，并有大型粘液腔散在，其直径 140～400μm，薄壁细胞类圆形或椭圆形，内含淀粉粒。并有含草酸钙针晶束的粘液细胞。

【主含成分】 根茎含蛋白质(*protein*)1.75～2.3％，淀粉(*starch*)69.6～73.7％，灰分(*ash*)1.17～1.68％，脂类(*1ipid*)0.47％～0.68％，钙 0.059％～0.169％，磷 0.113％～0.274％，铁 0.0042％～0.0050％。另含多糖，主要成分有葡萄糖 (*glu cose*) 及小部分半乳糖 (*galactose*)，鼠李糖 (*rhamnose*)，阿拉伯糖 (*arabinose*)，甘露糖(*mannose*)和半乳糖醛酸(*galacturonic acid*)。还含硫胺素(*thiamin*)即维生素(*vitamin*)，核黄素(*ri boflavin*)即维生素 B_1，烟酸(*nicotinic acid*)，另维生素 B 含量较多，但维生素 A、C 含量甚少。从根茎中还分得 2 个新的二羟基甾醇(*dihydroxystero1*)Ⅰ、Ⅱ，并分得芋头蛋白(*colbcasin*)，分离得到的蛋白质富含苯丙氨酸(*phenylalanine*)和亮氨酸(1eucine)。此外，还含蹄纹天竺素-3-葡萄糖甙(*pelargonidin-3-glucoside*)，矢车菊素-3-鼠李糖甙(*cyanidin-3-rhamnoside*)，矢车菊素-3-葡萄糖甙(*cyaridin-3-glucoside*)及花白甙(*1eucoanthocyanin*)。

【性味归经】 味甘、辛，性平。归胃经。

【功用主治】 健脾补虚，散结解毒。主治脾胃虚弱，纳少乏力，消渴，瘰疬，腹中癖块，肿毒，赘疣，鸡眼，疥癣，烫火伤。

《别录》：“主宽肠胃，充肌肤，滑中。”

《新修本草》：“蒸煮冷啖，疗热止渴。”

《食疗本草》：“浴，去身上浮风。”

《本草拾遗》：“食之令人肥白。吞之开胃，通肠闭。产后煮食之破血。饮其汁止血、渴。”

《日华子》：“破宿血，去死肌。和鱼煮，甚下气，调中补虚。”

《滇南本草》：“治中气不足，久服补肝肾，添精益髓，又能横气。”

《本草药性大全》：“主治虫疮疥癣，蛇虫咬并痈肿毒，疗癖气。”

《医林纂要 · 药性》：“益气，行水。”

《药性切用》：“生捣泻热解毒，熟食甘美充饥。”

《本草求真》：“生用则可以治腹中癖气，头上软疖；熟用则充饥泽肤，解毒稀痘。冷啖则能止渴生津，痒热除烦，通肠开结，和血，食则能下气宽中。烧灰则能以治疮冒风邪。”

《本草求原》：“止泻。”

《随息居饮食谱》：“煮熟甘滑利胎，补虚涤垢，(治)消渴。生嚼治绞肠痧，捣涂痈疡初起。丸服散瘰疬。”

《岭南采药录》：“以之煮粥，或研末和粥与小儿食之，能治小儿连珠疬及虚疬，大入亦合，并可免一切疥疮。”

《中国药用植物图鉴》：“调以胡麻油，敷治火伤、开水烫伤；用芋片不断摩擦疣部，可涂去。”

《全国中草药汇编》：“行气消胀，壮筋骨，益气力，并能祛暑热，止痛消炎。主治血热烦渴。”

《福建药物志》：“治鸡眼。”

【用量用法】 内服：煎汤，60～120g，或入丸、散。外用：捣敷或醋磨涂，适量。

【使用注意】 食滞、脾虚胃弱、痰盛、敏性体质者慎服。

《本草经集注》：“生则有毒，莶不可食。”

《千金 · 食治》：“不可多食，动宿冷。”

《食疗本草》：“久食令人虚劳无力。”

《绍兴本草》：“多食善动风气、痼疾；生者食之戟人，乃有小毒。”

《本草衍义》：“多食滞气困脾。”

《本草求真》：“多食则不免有动气发冷泄泻，及难克化之弊矣。”

【附方】 （1）**治瘰疬不论已溃未溃**：香梗芋艿(拣大者)不拘多少。切片，晒干，研细末，用陈海蜇漂洗，大荸荠煎汤泛丸如梧桐子大。每服 9g，陈海哲皮、荸荠煎汤送下。--《中国医学大辞典》之“芋艿丸”

（2）**治一切无名肿毒及诸毒**：生芋头一个，独核肥皂一个，葱白七个。同捣烂敷之，如干即换，过一周时，未成者即散，已成者略出脓血即愈。--《同寿录》

（3）**治骨痛，无名肿毒，蛇虫指，蛇虫伤**：芋头磨麻油搽；未破者用醋磨涂患处。--《湖南药物志》

（4）**治小儿头上软疖**：鲜芋头，捣烂如泥，加食盐少许捣匀敷患处。

（5）**治便血日久**：芋头 12g，水煎服，白痢兑白糖，红痢兑红糖。（4~5方均出自江西《草药手册》）

（6）**治牛皮癣**：大芋头、生大蒜，共捣烂，敷患处。

（7）**治烫火伤**：鲜芋头捣烂，敷患处。（6~7方均出自《湖南药物志》）

芋叶 味辛、甘，性平。归心、肝、脾三经。止泻，敛汗，消肿，解毒。主治泄泻，自汗，盗汗，痈疽肿毒，黄水疮，蛇虫咬伤。内服：煎汤，15～30g，鲜品 30～60g。外用：捣汁涂或捣敷，适量。

附方 （1）**治对口疮**：芋叶、明矾、桐油籽同捣烂敷患处。--《福建药物志》

（2）**治黄水疮**：芋苗晒干，烧存性研搽。--《青囊杂纂》

（3）**治蜂螯、蜘蛛咬伤**：(芋)叶捣烂，敷伤处。--《草药手册》(江西)

芋梗 味辛，性平。归心、脾二经。祛风，利湿，解毒，化瘀。主治荨麻疹，过敏性紫癜，腹泻，痢疾，小儿盗汗，黄水疮，无名肿毒，蛇头疔，蜂螯伤。内服：煎汤，15～30g。外用：捣敷，或研末掺，适量。

附方 （1）**治荨麻疹**：芋叶柄 60g，老鼠耳根、红枣、红糖各 30g，水煎服。--《福建药物志》

（2）**治盗汗**：芋茎或花 21~30g，猪瘦肉 60g，同煮服。

（3）**治黄水疮**：芋茎叶烧存性研末，干掺或麻油调搽。（2~3方均出自江西《草药手册》）

芋头花 味辛，性平，有毒。归胃、大肠二经。理气止痛，散瘀止血。主治气滞胃痛，噎膈，吐血，子宫脱垂，小儿脱肛，内外痔，鹤膝风。内服：煎汤，15～30g。外用：捣敷，适量。无炎症及出血者忌用。

附方 （1）**治吐血**：芋头花 15~30g，炖腊肉或猪肉服。

（2）**治子宫脱垂，小儿脱肛，痔疮脱出**：鲜芋头花 3~6 朵，炖陈腊肉服。（1~2方均出自江西《草药手册》）

（3）**治鹤膝风**：(芋头花)配生姜、葱子、灰面共捣烂酒炒，包患处。--《四川中药志》（1960年）

虎掌南星

【别名】 虎掌南星，掌叶半夏《秦岭植物志》。

【名释】 《新修本草》："(块茎）似扁柿，四畔有圆牙，看如虎掌，故有此名。"

【来源】 为天南星科植物虎掌 *Pinellia pedatisecta* Schott 的块茎。

【植物形态】 虎掌 又名掌叶半夏《秦岭植物志》。多年生草本。1～2年生块茎近圆球形，三年以上块茎由于侧生 2～5 个乳头状小块茎而呈扁柿形，直径达 6cm，肉质。叶柄淡绿色，长 20～70cm，下部具鞘；叶片鸟足状分裂，裂片 6～11，披针形，渐尖，基部渐狭，楔形，中裂片长 15～18cm，宽 3cm，两侧裂片依次渐短小，最外的有时长仅 4～5cm；侧脉 6～7 对，离边缘 3～4mm 处弧曲，连结为集合脉，网脉不明显。花序柄长 20～50cm，直立。佛焰苞淡绿色，管部长圆形，长 2～4cm，直径约 1cm，向下渐收缩；檐部长披针形，锐尖，长 8～15cm，基部展平宽 1.5cm。肉穗花序：雌花序长 1.5～3cm；雄花序长 5～7mm；附属器黄绿色，细线形，长 10cm，直立或略呈"S"形弯曲。浆果卵圆形，绿色至黄白色，小，藏于宿存的佛焰苞管部内，易脱落布地，当年发芽长出新株。花期 5～7 月，果 7～10 月成熟。见(图 977)

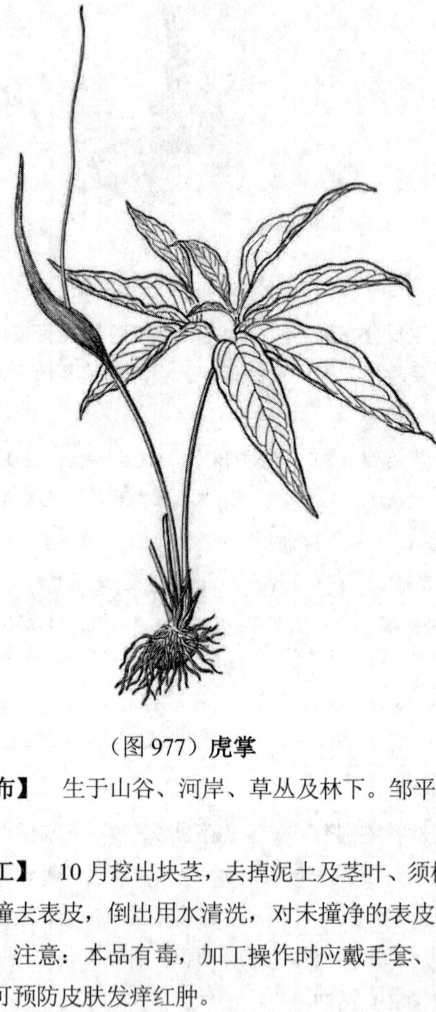

（图 977）**虎掌**

【生长分布】 生于山谷、河岸、草丛及林下。邹平南部山区均有分布。

【采收加工】 10 月挖出块茎，去掉泥土及茎叶、须根.装入撞兜内撞搓，撞去表皮，倒出用水清洗，对未撞净的表皮再用竹刀刮净，晒干。注意：本品有毒，加工操作时应戴手套、口罩或手上擦菜油，可预防皮肤发痒红肿。

【栽培要点】 **生长习性** 喜冷凉湿润气候和阴湿环境，怕强光，应适度荫蔽或与高秆作物或林木间作。以选湿润、疏俭、肥沃富含腐殖质的壤土或砂质壤土栽培，粘土及洼地不宜种植。山区可在山间沟谷、溪流两岸或疏林下的阴湿地种植。忌连作。

栽培技术 用种子或块茎繁殖。种子繁殖：选择当年新收种子于 8 月上旬播种，按行距 12~15cm 开浅沟，把种子播入沟内，覆土约 1.5cm，温度在 20℃左右，约 10 天出苗。翌年 4、5 月苗高 5~10cm，按株距 15cm 定植。亦可用湿沙贮藏，翌年春季播种育苗。因种子繁殖生长期长，产量不高，故一般多不采用。块茎繁殖：于 10 月收获时，选无病虫害、健壮、中等大小的块茎作种茎，贮放于地窖内。翌年 4 月在畦面开浅沟，沟距 20~25cm，株距 15cm 下种，芽头向上，覆土 4~5cm，浇水，每 1 小时 m^2 需大的种茎 600~750kg，小的种茎30～40kg，栽后15天左右出苗。

田间管理 生长期间要注意浇水，经常保持土壤湿润，雨季注意排水。7月苗高15～20cm，追施人粪尿1次。初次追肥后，宜深中耕，第2次追肥在8月，施硫酸铵和过磷酸钙混合肥料，施肥后要浇足水。花期除留种株外，其余花序全部摘除。

病虫害防治 病害有病毒病，要注意选留健壮无病株作种，并防治蚜虫为害。虫害有短须螨，成、若虫于叶背吸食汁液，使叶变黄，脱落。用20％双甲脒乳油1000倍液或73％克螨特3000倍喷雾。

【性状鉴别】 呈扁平而不规则类圆形，由主块茎及多数附着的小块茎组成，形如虎的脚掌，直径1.5～5cm。表面淡黄色或淡棕色，每一块茎中心都有一茎痕，周围有点状须根痕。质坚实而重，断面不平坦，色白，粉性。气微，味辣，有麻舌感。见（图978）

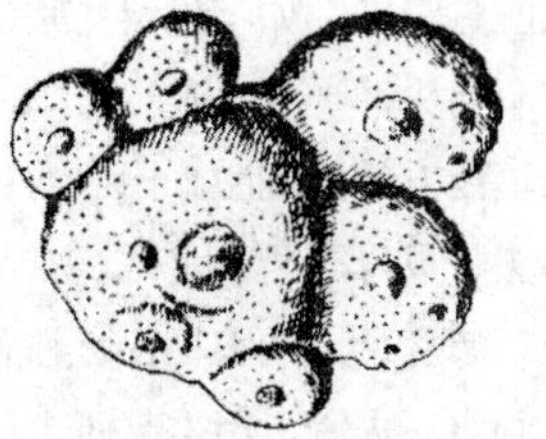

（图978）**虎掌(块茎)外形**

【显微鉴别】 粉末特征：①淀粉粒单粒呈圆球形、椭圆形或盔帽，直径3～13～21μm，长至26μm，脐点圆点状、裂缝状、星状或“人”字状；复粒极多，由2～10多分粒组成。②草酸钙针晶长20～60μm。③粘液细胞直径60～135μm。见(图979)

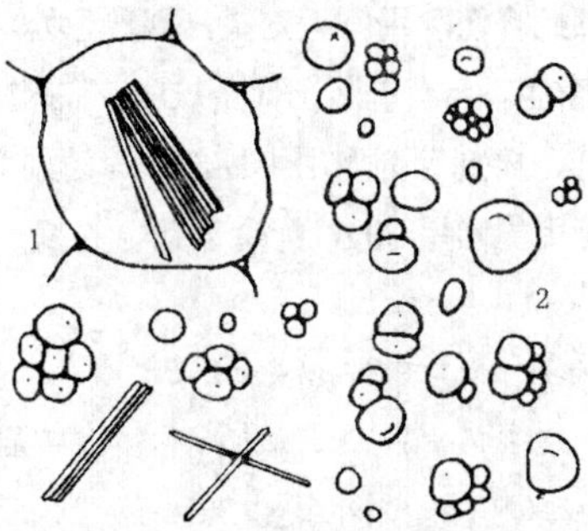

（图979）**虎掌(块茎)粉末特征**

1.粘液细胞及草酸钙针晶 2.淀粉粒

【理化鉴别】 （1）取本品粉末2g，以温水20ml浸泡4小时后，滤过。滤液浓缩点样，按纸层析法，以甲醇展开，喷以0.2％茚三酮醇溶液，80℃烘干10分钟，现蓝紫色斑点。(检查氨基酸)

（2）薄层色谱取本品粉末1g，以乙醇10ml浸泡24小时，离心后吸取上清液，挥去乙醇，加0.5ml盐酸水解，用乙醚提取，取乙醚液浓缩点样，以3，4-二羟基苯甲醛为对照品，分别点样于硅胶G薄板上，用氯仿-甲醇-甲酸(9.2：0.6：0.2)展开，2％间苯三酚乙醇液-浓硫酸(1：1)显色。供试液色谱中在与对照品色谱相应位置，显相同的红色斑点。

【主含成分】 虎掌的根、茎含多种生物碱和环二肽类化合物成分。还含胡萝卜甙(*daucosterol*)，β-谷甾醇(*β-sitosterol*)，棕榈酸(*palmiticacid*)，丝氨酸(*serine*)，缬氨酸(*valine*)，赖氨酸(*lysine*)，脯氨酸(*proline*)等30多种氨基酸和镁、铝、锌、铜、硒、钒、钴等20多种无机微量元素。

【药理】 （1）**祛痰作用** 天南星水煎剂(20g/kg)灌胃，对小鼠呼吸道的酚红排泄量增至对照组的150％，家兔灌胃也能显著增加呼吸道粘液的分泌。认为本品所含皂甙，刺激胃粘膜，能反射性增加气管或支气管的分泌。虎掌南星生品、药典炮制品、产地加工炮制品均有祛痰作用，但后者作用强于生品，药典法制品作用最弱，这与药典炮制法长时间清水浸漂造成有效成分流失有关。而产地加工炮制最大限度保留其中有效成分，同时在炮制过程中加入具有祛痰作用的白矾，因此作用较强。

（2）**抗肿瘤作用** 虎掌南星醇提取液对Helm细胞有较强的抑制作用，其对肉瘤S_{180}、HCA实体型和子宫瘤U_{14}的3种动物肿瘤模型抑制率分别为45.8％～53，7％，37.1％～53.4％和61.7％～84.8％。虎掌南星内的总蛋白对小鼠S_{180}癌细胞的生长具有明显的抑制作用。体外试验表明，本品对人肺癌、肝癌及胃癌细胞也有直接杀伤或抑制作用。

（3）**镇静催眠作用** 虎掌南星醇提取物5.3g/kg，以及天南星10.5g/kg，均能明显抑制小鼠的自主活动。虎掌南星1次腹腔注射10g/kg，光电法对自发活动的抑制率：生品为64.8％，炮制品为86.2％，而改进的2种矾制品分别为69.8％和79.1％。生品和产地趁鲜加工炮制品较药典炮制品镇静作用强。天南星对腹腔注射阈下催眠剂量(20mg/kg)的戊巴比妥钠有明显的协同作用，小鼠1次灌服虎掌南星、一把伞南星和天南星5.3g/kg，其入睡率由对照组的12.5％增至60％～80％。1次腹腔注射时虎掌南星的炮制品与生品作用相似。

（4）**抗惊厥作用** 小鼠腹腔注射天南星水浸液(3g/kg)可明显拮抗士的宁、戊四唑和咖啡因引起的惊厥，但不能对抗电惊厥的发作。天南星对烟碱所致小鼠的惊厥有拮抗作用，并能消除其肌肉震颤的症状。50％醇提取物加水浸物制剂抗士的宁惊厥实验表明，其抗惊厥强度的次序为东北天南星和虎掌天南星>一把伞南星>天南星。

（5）**抗心律失常作用** 对乌头碱诱发大鼠的心律失常，60％醇提取物灌服，虎掌南星2.7g(生药)/kg、天南星1.4g/kg，既能延缓心律失常出现时间，并可缩短持续时间；而口服天南星2.7g/kg只能延缓出现时间，一把伞南星2.7g/kg和1.4g/kg只能缩短持续时间。其抗心律失常的有效部位为生物碱，而以L-脯氨酰-L脯氨酸酐的生理活性较明显。本品生物碱氯仿部位，能明显对抗乌头碱和氯仿所致小鼠的实验性心律失常，并延长心肌细胞的动作电位的有效不应期。对猪心室细胞动作电位的动作电位时程(APD)和有效不应期(ERP)显著延长。虎掌南星块茎中的掌叶半夏碱A，静脉注射0.3～10μg，对窦房率、心肌及乳头肌收缩力均有抑制作用，其拮抗异丙肾上腺素的作用和普萘洛尔相似。

（6）**抗氧化作用** 用氯仿自虎掌南星块茎分得2种生物碱均能不同程度地清除超氧阴离子自由基，抑制鼠肝线粒体脂质过氧化反应和膜ATP酶反应。虎掌南星醇提取液对亚油酸自动氧化的抑制率IR(％)为96.1％，Rl与抗氧化性能成正比。而且还能显著增强小鼠血中谷胱甘肽过氧化物酶(GSH-Px)和过氧化氢酶(CAT)的活性。

（7）**心血管方面** 虎掌南星中的掌叶半夏碱B有抑制ADP和胶原引起的血小板聚集作用，还有扩张血管、降低血管阻力，扩张冠状动脉作用，且不增加耗氧量。

（8）**毒性** 60％醇提取物小鼠1次灌胃，虎掌南星的最大耐受量大于210g(生药)/kg；天南星的LD_{50}为159.0±7.5g(生药)/kg(改良寇氏法)；一把伞南星的LD_{50}为167.3±6.5g(生药)/kg。炮制可以降低毒性，小鼠灌服虎掌南星生品

40g/kg，动物不欲饮食，消瘦无力，甚至死亡(3/15只)，而同等剂量按一九九0版药典或产地趁鲜加工炮制均无中毒表现；生品煎剂灌服 120g/kg，观察 5 天小鼠无死亡。虎掌南星、一把伞南星、天南星过 200 目 20%的混悬液及虎掌南星 500%水煎剂对家兔眼结膜均有刺激性，以虎掌南星最强，约需 7~10 天才能恢复，而一把伞南星和天南星在 1~2 天便能恢复。炮制后刺激性降低或消失，这与炮制品口尝微有辣感或无辣感一致。虎掌南星生品有催吐作用，家鸽灌胃 lg/kg、0.5g/kg、0.25g/kg、0.125g/kg、0.0625g/kg，呕吐率分别为 90%、80%、60%、40%、l0%。其呕吐作用的半数有效量(ED_{50})为 0.2g/kg。生品煎剂的催吐作用不明显，随着剂量加大出现泻下作用，在 100g/kg 剂量时，l00%家鸽发生泻下。

【炮制】 （1）**制天南星**（姜南星）：取净天南星，按大小分别用水浸泡，每日换水 2~3 次，如起白沫时，换水后加白矾（每 100kg 天南星，加白矾 2kg），泡一日后，再进行换水，至切开口尝微有麻舌感时取出天南星。将生姜片、白矾置锅内，加适量水，煮沸后加入天南星共煮，至无干心时取出，除去姜片，晾至四至六成干时切薄片，干燥。每 100kg 天南星，用生姜、白矾各 12.5kg。

（2）**胆南星** 将生天南星放在清水内反复漂至无麻辣感后，磨成细粉。另以滤去杂汁、并入铜锅熬过的等量牛胆汁，与天南星粉末拌匀。待胆汁完全吸收，晒至半干后，入臼内打和，切成小块，日晒夜露至无腥味为度。本品呈方块状或圆柱状。棕黄色、灰棕色或棕黑色。质硬。气微腥，味苦。清热化痰，息风定惊。

【性味归经】 味苦、辛，性温，有毒。归肺、肝、脾经。

【功用主治】 祛风止痉，化痰散结。主治中风痰壅，口眼㖞斜，半身不遂，手足麻痹，风痰眩晕。癫痫，惊风，破伤风，咳嗽多痰，痈肿，瘰疬，跌扑损伤，毒蛇咬伤。

《本经》：“主心痛，寒热结气，积聚伏梁，伤筋，痿，拘缓。利水道。”

《别录》：“除阴下湿，风眩。”

《药性论》：“能治风眩目转，主疝瘕肠痛，主伤寒时疾。强阴。”

《本草拾遗》：“主金疮伤折瘀血。”

《日华子》：“署扑损瘀血，主蛇虫咬，疥癣，恶疮。”

《开宝本草》：“主中风，除痰麻痹，下气，破坚积，消痈肿，利胸膈，散血，堕胎。”

《医学启源》：“去上焦痰及头眩运。”

《珍珠囊补遗药性赋》：“坠中风不省之痰毒，主破伤如尸之身强。”

《纲目》谓王好古云：“补肝风虚。治痰功同半夏。”

《纲目》：“治惊痫，口眼㖞斜，喉痹，口舌疮糜，结核，解颅。”“生能伏雄黄、丹砂、焰消。”

【临床应用】 （1）**用于风痰诸证**。天南星之功，以祛风痰为著，故治中风昏不知人，痰涎上壅，口眼㖞斜，半身不遂等症，可用生天南星配以生川乌、生附子、人参等同用，以取祛风痰、行经络及扶正祛邪之效，如《局方》三生饮。若风中于络，口眼㖞斜，可用天南星为细末，生姜汁调摊于纸上，左㖞贴右，右㖞贴左，以祛风通络，如《杨氏家藏方》天南星膏。若风痰上扰，头痛、眩晕，吐逆痰多，可与半夏、天麻同用，以化痰熄风，如《局方》化痰玉壶丸。天南星既祛风痰，尤能止痉。治癫痫卒然发作，两目上视，口噤抽搐，可与半夏、全蝎、僵蚕等同用，以化痰熄风定痫，如《杨氏家藏方》五痫丸。治小儿惊风，四肢抽搐，痰涎壅盛，常与全蝎、蝉蜕、自附子等同用以化痰开窍，熄风止痉，如《杨氏家藏方》天南星丸。治破伤风牙关紧急，角弓反张，常与防风、白附子、天麻等同用，以祛风解痉，如(外科正宗》玉真散。

（2）**用于湿痰壅肺，咳嗽痰稠，胸膈胀闷**。天南星可燥湿化痰，常与半夏同用，更加枳实、橘红等行气之药同用，俾气顺而痰消，如《传信适用方》导痰汤。或热痰咳嗽者，可与半夏、黄芩同用，以清化痰热，如《保命集》小黄丸。

（3）**用于痈肿、瘰疬**。天南星辛散，外用能散结消肿。治痈肿初起，可用生天南星，以醋磨汁，涂于患处，可使痈肿内消，成脓者可促其速溃。若热毒较盛，则须与天花粉、大黄、黄柏等研末调敷，以清热解毒消肿，如《外科正宗》如意金黄散。若阴疽肿硬难溃，可与草乌头、半夏、狼毒研末，用醋、蜜调敷，以温阳散结消吨如《直指方》四虎散。治瘰疬初起，可用生天南星与生半夏、生川乌头、贝母等研末，炼蜜、茶汁调涂，以化痰散结，如《疡医大全》瘰疬膏。天南星还有祛腐作用，如《外科大成》治疮疡已溃，顽腐不去者，用本品研末，加冰片掺于疮面，腐肉可渐脱落。现有用治腮腺炎肿痛者，取生天南星研末，醋浸3~5 天后涂患处，能消肿痛。

（4）**用于跌扑伤损，血瘀肿痛**。天南星能散血而消肿止痛，常与半夏、降香研末调敷。

（5）**用于毒蛇咬伤**。天南星解毒消肿，可研末外敷。《疑难急症简方》治毒蛇咬伤，用鲜天南星，捣敷患处，其效尤速。

（6）**用于癌症**。天南星煎汤代茶饮服，临床用于治疗子宫颈癌，常制成栓剂、棒剂等剂型用于局部，有消肿散结之效。缓解晚期食管癌，可用生南星 30g，配金银花、党参、石斛组。

《本草经集注》：“蜀漆为之使。”

《本草衍义补遗》：“欲其下行，以黄柏引之。”

《品汇精要》：“合防风等分为末，醋调贴破伤风疮强直者。”

《纲目》：“得防风则不麻，得牛胆则不燥。”

杨士瀛谓《直指方》云：“诸风口噤，宜用南星，更以人参、石菖蒲佐之。”

《药鉴》：“欲上行，以桔梗载之。”

《本草经疏》：“得姜、桂、附，主破伤风口噤身强；加天麻，治一切风痰壅盛；同半夏捣细末，入真降香末，傅金疮折伤瘀血。”

《得宜本草》：“得生姜、天麻，治吐泻慢惊；得防风，治跌扑、金刃、伤风；得琥珀、朱砂，治痰迷心窍。”

《得配本草》：“得防风治麻木；配川柏使下行；配苍术、生姜治痰湿臂痛；配荆芥、姜汁治风痰头痛；配石菖蒲涂口㖞舌糜；佐天麻疗吐泻惊风。”

《本草求原》：“同川贝为末炒黄，以姜汤服之，能截痰疟。”

【用量用法】 内服：煎汤，一般制用，3~9g，或入丸、散。外用：多用生品，研末以醋或酒调敷，适量。

【使用注意】 阴虚燥咳，热极、血虚动风者禁服，孕妇慎服。生天南星使用不当易致中毒，症状有口腔粘膜糜烂，甚至坏死脱落，唇舌咽喉麻木肿胀，运动失灵，味觉消失，大量流涎，声音嘶哑，言语不清，发热，头昏，心慌，四肢麻木，严重者可出现昏迷，惊厥，窒息，呼吸停止。

《本草经集注》："恶莽草。"

《日华子》："畏附子、干姜、生姜。"

《本草经疏》："其所忌亦同(半夏)，非西北人真中风者勿用。"

《本草汇言》："如阴虚血少、血热血燥之人，不可用也。"

《本草备要》："阴虚、燥痰，禁用。"

《会约医镜·本草》："孕妇忌之。"

【附方】 (1) **治卒中，昏不知人，口眼㖞斜，半身不遂，咽喉作声，痰气上壅。无问外感风寒，内伤喜怒，或六脉沉伏，或指下浮盛，并宜服之。兼治痰厥及气虚眩晕，大有神效**：南星(生用)一两，木香一分，川乌(生，去皮)，附子(生，去皮)各半两。上㕮咀，每服半两，水二大盏，姜十五片，煎至八分，去滓，温服，不拘时候。--《局方》之"三生饮"

(2) **治中风不语，喉中如拽锯，口中沫出**：天南星(大者)一枚(去浮皮，剜中作坑，入醋令八分满，四面用火逼醋干，黄色，锉)，藜芦一分。上二味，捣研为末，用面糊丸如梧桐子大。每服三丸，温酒下，良久吐出涎为效。吐不止，用冷葱汤呷即止。--《圣济总录》之"取涎丸"

(3) **治风痫**：天南星(九蒸九晒)为末，姜汁糊丸，梧子大。煎人参、菖蒲汤或麦冬汤下二十丸。--《中藏经》

(4) **治小儿急慢惊风，搐搦窜视，涎潮**：南星(圆白者)一钱半，木香、橘红各半钱，全蝎一枚。上锉细，入姜钱四片，慢煎熟灌下。大便出涎即愈。--《直指小儿方》之"星香散"

(5) **治小儿泄泻虚脱致虚风生，名慢脾风及服冷药过多者**：天南星、生附子各一钱，全蝎三个。上锉散，作一剂，水一大盏，生姜七片煎至半盏，去滓，逐旋温服不拘时。--《续易简方论》之"南附汤"

(6) **治诸风及痰厥**：天南星一两(生用)，木香二钱。上㕮咀，分作二服，水二盏，生姜十片，煎至七分，去滓温服，不拘时候。--《济生续方》

(7) **治破伤风**：①天南星、防风各一两。上二味，捣罗为末。先用童子小便洗疮口，后以此药末酒调贴之。--《圣济总录》之"夺命散" ②南星、防风、白芷、天麻、羌活、白附子各等分。上为末，每服二钱，热酒调服，更敷伤处。若牙关紧急，腰背反张者，每服三钱，用热童便调服，虽内有瘀血亦愈。至于昏死心腹尚温者，连进二服，亦可保全。若治风犬咬伤，更用漱口水洗净，搽伤处，亦效。--《外科正宗》之"玉真散"

(8) **治寒痰咳嗽，脉沉，面色黧黑，小便急痛，足寒而逆，心多恐怖**：南星(洗)、半夏(洗)各一两，官桂一两(去粗皮)。上为细末，蒸饼为丸桐子大，每服三五十丸，生姜汤下，食后。--《洁古家珍》之"姜桂丸"

(9) **治热痰咳嗽，其脉洪而面赤，烦热，心痛，唇口干燥，多喜笑**：南星(汤洗)一两，半夏(汤洗)一两，黄芩一两。上为细末，姜汁浸，蒸饼为丸桐子大，每服五七十丸，生姜汤下，食后。--《保命集》之"小黄丸"

(10) 治气痰咳嗽，脉涩，面白，气上喘促，洒淅寒热，悲愁不乐南星(汤洗)、半夏(洗)各一两，橘皮(去白)二两。上为细末，汤浸，蒸饼为丸桐子大，每服三十丸，人参生姜汤下，食后。(《洁古家珍》玉粉丸)

(11) **治一切痰嗽，日夜不得眠卧**：天南星(去脐、皮)、白矾、甘草各半两，乌梅(取肉)二两。上为粗散，用慢火于银石器内炒令紫色，放冷，研为细末，每服二钱。临卧时身体都入铺卧内，用齑汁七分，温汤三分，暖令稍热，调前药末服之。--《证治准绳》之"紫金散"

(12) **治头痛，偏正头风，痛攻眼目额角**：天南星、川乌各等分。共研极细末，同莲须葱白捣烂作饼。贴太阳穴。--《全国中药成药处方集》

(13) **治痈疽疮肿**：天南星二两。赤小豆三两，白及四两。上三味，各为细末，和匀，冷水调，摊上四面肿处，用绢压之。--《刘绢子鬼遗方》

(14) **治乳赤肿、欲作痈者**：天南星为细末，生姜自然汁调涂，自散。才作便用之。--《百一选方》

(15) **治瘰疬**：南星、半夏等分为末，米醋或鸡子清调敷。--《潜斋简效方》

(16) **治头面及皮肤生瘤，大者如拳，小者如栗，或软或硬，不疼不痒，不可辄用针灸**：生天南星一枚(洗切。如无生者，以干者为末)，滴醋研细如膏，将小针刺病处，令气透，将膏摊贴纸上如瘤大，贴之，觉痒即易，日三五上。--《圣济总录》之"天南星膏"

(17) **治痰湿臂痛，右边者**：天南星、苍术等分，生姜三片，水煎服之。--《摘玄方》

(18) **治痈疽肿结通用，能散能溃**：南星(上等大者)一两，草乌头、白芷各半两，木鳖子仁一个(研)。上为细末，分两次法醋入蜜调敷，纱贴之。--《证治准绳》之"拔毒散"

(19) **治瘿瘤**：用生南星末，醋调，或玉簪花根汁调敷之。--《外科证治全书》

(20) **治疗冠心病**：取生南星、生半夏等分碾粉，水泛为丸，每次口服3.5g，每日3次，治疗冠心病50例。结果：对心绞痛显效率为38.7%，总有效率为71%；心电图改善率为30.8%。显效者以痰阻型最多。对心律失常也有一定疗效。26例合并高血压者，治疗后11例血压降至正常，有效率为42.3%。合并高脂血症者32例，其中Ⅳ型23例、$Ⅱ_b$型9例，治疗后三酰甘油下降者21例，胆固醇下降者4例。副反应主要为胃肠道反应，占全部病例的92%。多见食欲减退，上腹不适，少数有恶心、舌麻、上腹隐痛、腹胀、轻度腹泻、白细胞或血小板计数下降。治疗前后的纤维胃镜对比观察表明，生药对胃肠粘膜有明显的刺激性。疗程中出现大便隐血试验阳性者占40%，但均在治疗结束后恢复。治疗前后肝、肾功能均无异常。--《中草药》唐荣华，1989，(4)：10

(21) **治疗子宫颈癌**：掌叶半夏(虎掌)为主，治疗经病理检查证实的子宫颈癌247例，其中鳞状上皮癌238例，腺癌9例。治疗期在2个月以上，效果较为满意，无明显副反应。用法：日服片剂，每日3次，总量约生药60g。外用栓剂贴敷于子宫颈，每栓含生药60g，每日1次；或棒剂塞于宫颈管内，每棒剂含生药5～7.5g，每日1次。部分患者根据病情加用活血化瘀、清热解毒、软坚散结的中药汤剂内服或灌肠。个别患者还采用冷冻疗法。对部分Ⅱ期较晚患者61例、Ⅲ期患者51例加用体外放射治疗。治疗分3个阶段：第1阶段(1970年8月～1971年12月)用新鲜掌叶半夏煎汤代茶口服并捣烂外敷，有效率为67.07%(其中近期治愈19例，显效18例，有效18例，无效27例)。第2阶段(1972年1月～1973年6月)应用掌叶半夏稀醇(浓度75%)提取部分制成片剂口服及栓剂、棒剂外用，有效率为79.63%(其中近期治愈24例，显效36例，有效26例，无效22例)。第3阶段(1973年7月～1975年12月)应用掌叶半夏浓醇(浓度95%)提取，其中脂溶性部分制成栓剂、棒剂供外用，残余部分制成片剂口服，有效率达82.71%(其中近期治愈20例，显效30例，无效7例)。从掌叶半夏治疗不同期宫颈癌效果来看，Ⅰ期患者全部用掌叶半夏治疗，有效率96.67%，Ⅱ期患者有效率74.66%，Ⅲ期患者有效率74.24%。另有放疗后复发1例，获得近期治愈。--《上海医学》上海第一医学院妇产科医院，1978，(1)：13

胆南星

【别名】 胆南星《纲目》，胆南星《本草选旨》。

【来源】 为制天南星细粉与牛、羊或猪胆汁拌制，或生天南星细粉与牛、羊或猪胆汁经发酵而制成的加工品。

【制法】 参见“天南星”。

【性状鉴别】 本品呈方块状或圆柱状，棕黄色、灰棕色或棕黑色。质硬。气微腥，味苦。

【显微鉴别】 粉末特征：粉末淡黄棕色。①薄壁细胞类圆形，充满糊化淀粉粒。②草酸钙针晶束长20～90μm。③螺纹及环纹导管直径8～60μm。

【理化鉴别】 取本品粉末0.2g，加水5ml，振摇，滤过。取滤液2m1置试管中，加新制的糠醛溶液(1～l00)0.5ml，沿管壁加硫酸2ml，两液接界处即显棕红色环。

【性味归经】 味苦、微辛，性凉。归肝、胆、肺经。

【功用主治】 清火化痰，熄风定惊。主治中风，惊风，癫痫，头痛，眩晕，喘嗽。

《本草正》：“降痰因火动如神，治小儿急惊必用。总之实痰实火壅闭上焦而气喘烦躁、焦渴胀满者所当必用。”

《本草汇言》：“(治)小儿惊风惊痰，四肢抽搐，大人气虚内热，热郁生痰。”

《药品化义》：“主治一切中风，风痫，惊风，头风，眩晕，老年神呆，小儿发搐，产后怔忡，为肝胆性气之风调和之神剂也。”

《医林纂要·药性》：“性和缓，补肝肾，驱风痰，而不失之驟。”

《得配本草》：“豁结气，除肝热。”

《药性切用》：“专化风痰，以益肝胆。”

《本草再新》：“化痰消火，凉血生津。”

【临床应用】 （1）**用于中风，小儿惊风，癫痫等证**。胆星性凉，味苦微辛，功擅清火化痰、熄风定惊，又无天南星燥热伤阴之弊，故尤宜用于痰火内盛，引动肝风之证。临床上常随证配伍以增强疗效。痰热盛者，配以天竺黄、竹沥、黄连，以清化痰热；热盛生风者，配羚羊角、全蝎、蜈蚣等，以清热化痰熄风；痰热蒙心者，配远志、石菖蒲等，以化痰开窍。

（2）**用于头痛，眩晕**。胆星入肝，化痰熄风，用于头痛、眩晕因风痰上扰而发者，常配天麻、石决明、钩藤等，以平肝潜阳、化痰熄风。

（3）**用于痰火喘嗽**。胆星清火化痰之力较强，治痰火内蕴之咳嗽痰多、气息喘促，多与黄芩、栝楼仁、枳实等，以清肺化痰，如《医方考》清气化痰丸。

【用量用法】 内服：煎汤，3～6g，或入丸、散。

【附方】 （1）**治伤风瘟疫，身热昏睡，气粗风热，痰塞壅嗽，惊风潮搐及蛊毒中暑。壮实小儿宜时与服之**：天竺黄一两，雄黄(水飞)一钱，辰砂、麝香(各别研)半两，天南星四两(腊月酿牛胆中阴干百日。如无，只将生者去皮、脐，锉，炒干用)。上为细末，煮甘草水和丸，皂子大，温水化下服之。百日小儿每丸分作三四服，五岁一二丸，大人三五丸。腊月中雪水煮甘草和药尤佳。--《小儿药证直诀》之“抱龙丸”

（2）**治小儿惊风**：牛胆南星半两，朱砂、防风各二钱，麝一字。上药用腊月黄牛胆汁和南星末作饼子，挂当风处四十九日，和药末研细，浸牛胆皮汤为丸，如梧桐子大。每服一丸，井花水调下。--《直指小儿方》之“胆星丸”

（3）**治小儿惊风涎盛**：天南星二两(为末)。取腊日牛胆(黄牛者为良)一枚，以汁和之，却入胆内阴干，为细末。入研朱砂一钱，麝香少许。煎甘草水，和丸如鸡头子大。一岁半粒，热水下，不拘时，日进二服。--《普济方》

（4）**治小儿惊风**：南星(牛胆者)二钱，枳壳(麸炒)二钱，陈皮(去白)一钱，大黄二钱，牵牛头末二钱。共为末，皂角煮水为丸，灯心汤吞下。--《片玉心书》之“利痰丸”

（5）**治厥逆，猝不省事，口流涎沫，手足拳挛**：陈极牛胆星一两五钱，天竺黄一两，白芥子五钱，香犀角尖一两，羚羊角尖一两，金箔三十页，生龙齿七钱，辰砂三钱。上为细末，用陈米饮汤为丸，如椒目大。每服二十一丸，老弱减去十九，用开水送下。--《绛囊撮要》之“牛胆星丸”

（6）**治肺痫，面白，反视，惊掣，吐沫潮涎**：胆星、全蝎、蝉退各二钱半，防风、自附子、天麻、僵蚕各一钱半，麝香五分。上为末，枣肉为丸.如绿豆大。每服三丸，荆芥、生姜煎汤送下。--《医学入门》之“天星丸”

（7）**治小儿诸痫，退后不能言**：天南星，泡为细散，每服一匙许，猪胆汁调下。量儿大小加减。(一方用生姜、薄荷、蜜酒调下。一方用腊月牛胆酿南星，不拘多少，每服半字，薄荷汤调下，卧时服。儿大者服～字至半钱。)--《普济方》之“排关散”

（8）**治头风痛**：天南星(牛胆内者)、白附子(炮)各一两，石膏三两(碎，研)，犀角屑一分，甘草(炙)半两，丹砂(研)一两，龙脑(研)一分。上药除研外，捣罗为末，次入研者和匀，以生鸡苏茎叶捣取汁，和蜜炼熟为丸，如鸡头子大。每服一丸，食后、临卧茶清嚼下。--《圣济总录》之“天南星丸”

（9）**治伤寒头痛**：天南星(末)二两，石膏(末)一两(水飞过)。上二味，填牛胆中，用薄荷包，更用荷叶外包，于风道中挂。以清明节候入龙脑少许，滴雪水为丸，如鸡头子大。每服一丸嚼烂，薄荷汤送下。--《圣济总录》

（10）**治痰火**：陈皮(去白)、杏仁(去皮、尖)、枳实(麸炒)、黄芩(酒炒)、瓜蒌仁(去油)、茯苓各一两，胆南星、制半夏各一两半。姜汁为丸。--《医方考》之“清气化痰丸”

（11）**治一切痰嗽，上焦有热，心神不宁**：牛胆南星三钱，薄荷叶二钱，天竺黄二钱，朱砂二钱，片脑三分，茯苓一钱，甘草一钱，天花粉一钱。上为细末，炼蜜入生地黄汁和药作饼子。每用一饼，食后临睡噙化下。--《袖珍方》之“天竺黄饼子”

（12）**治小儿不寐，脾肺气虚有痰，或小儿痰涎壅盛，喘嗽不休**：胆星一两，半夏、白附各五钱，天竺黄三钱，天麻、防风各二钱，辰砂一钱。上为末，甘草膏为丸，如芡实大，每服一丸，薄荷汤化下。--《痘疹传心录》

（13）**治痧胀痰涎喘息**：胆星、天竹黄各三钱，雄黄五分，朱砂五分，牛黄、麝香各四分。上为末，甘草水为丸，如梧桐子大。每服二丸，淡姜汤稍冷下。--《痧胀玉衡》之“牛黄丸”

半夏

【别名】 半夏《本经》，水玉、地文《本经》，和姑《吴普本草》，守田、示姑《别录》，羊眼半夏《新修本草》，地珠半夏《昆明药用植物调查报告》，麻芋果《贵州民间方药集》，三步跳、泛石子《湖南野生植物》，老和尚头、老鸹头《江苏省植物药材志》，地巴豆《河北药材》，无心菜根、老鸹眼《山东中药》，地雷公、狗芋头《中药志》，三叶半夏《全国中草药汇编》。

【名释】《纲目》:"《礼记·月令》五月半夏生，盖当夏之半也，故名。"

【来源】为天南星科植物半夏 *Pinellia ternata* (Thunb.) Breit. 的块茎。

【植物形态】多年生草本，高 15～30cm。块茎球形，直径 0.5～1.5cm。叶 2～5，幼时单叶，2～3 年后为三出复叶；叶柄长达 20cm，近基部内侧和复叶基部生有珠芽；叶片卵圆形至窄披针形，中间小叶较大，长 5～8cm，两侧小叶较小，先端锐尖，两面光滑，全缘。花序柄与叶柄近等长或更长；佛焰苞卷合成弧曲形管状，绿色，上部内面常为深紫红色；肉穗花序顶生；其雌花序轴与佛焰苞贴生，绿色，长 6～7cm；雄花序长 2～6cm；附属器长鞭状。浆果卵圆形，绿白色。花期 5～7 月，果期 7～8 月。见(图 980)

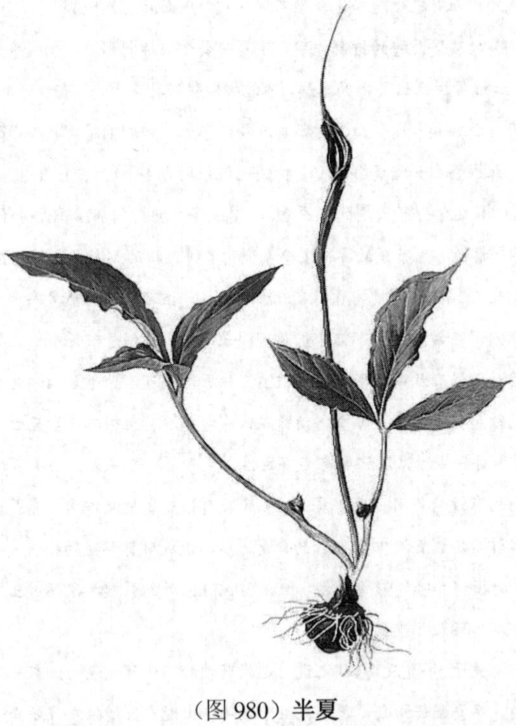

（图 980）半夏

【生长分布】生于低山坡林下、林缘、田边较阴湿的砂土地。邹平南部山区均有分布。

【采收加工】夏秋二季采挖，除去外皮及须根，晒干。

【栽培要点】**生长习性** 喜温和湿润气候和荫蔽的环境，怕高温、干旱及强光照射，耐寒。选土层深厚、疏松肥沃、排水良好的砂质壤土栽培，土壤粘重不宜种植。忌连作，可与果树、农作物间套作。

栽培技术 多用块茎繁殖。每年 9 月下旬选横径 0.5～1cm 的块茎作种，秋栽或春栽，行株距为 20cm×3cm。

田间管理 除施足基肥外，还要及时进行追肥培土，5 月下旬或 6 月上旬，将圈肥与尿素拌匀，沟施结合培土。如不留种，应摘去半夏的花序，可提高块茎产量。干旱注意浇水，雨季及时排水，防止积水，以防烂根。在无荫蔽的地方栽培，最好与其他作物间作，以防夏季烈日照射为害。

病虫害防治 病害有叶斑病，可喷 1:1:150 波尔多液或 65%代森锌 500 倍液。块茎腐烂病可用 50%多菌灵 1000 倍液喷射。虫害有红天蛾，为害叶，可人工捕杀或用 90%晶体敌百虫 800～1000 倍液喷雾。还要祛除金针虫、蛴螬等害虫。

【性状鉴别】块茎呈类球形，有的稍偏斜，直径 0.8～1.5cm。表面白色或浅黄色，顶端中心有凹陷的茎痕，周围密布棕色麻点状的根痕；下端钝圆，较光滑。质坚实，断面白色，富粉性。气微，味辛辣、麻舌而刺喉。见(图 981)

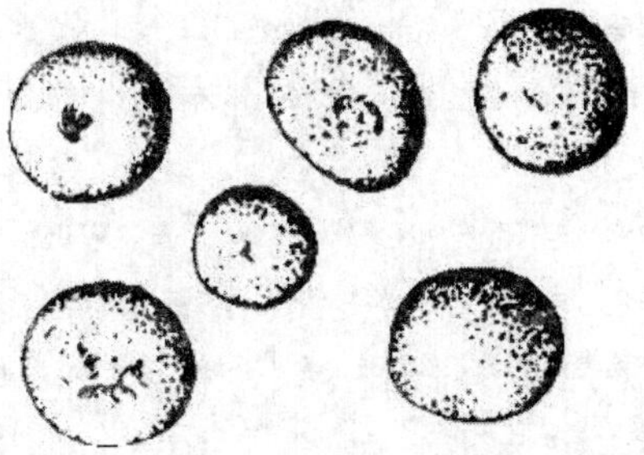

（图 981）半夏(块茎)外形

【显微鉴别】(1) 块茎横切面：外侧基本薄壁细胞含淀粉粒较少，渐次向内含淀粉粒渐多，薄壁组织中散有椭圆形粘液细胞，内含草酸钙针晶束，20～144μm。维管束纵横散列。淀粉粒众多，单粒类圆形、半圆形或钝多角形，直径 4～30μm，脐点裂缝状、点状或星状；复粒以 2～4 粒为多见，偶有至 8 分粒的。

(2) 粉末特征：类白色。①淀粉粒单粒类球形或圆多角形，直径 4～20μm，脐点短缝状、点状或星状，大粒层纹隐约可见；复粒由 2～6 分粒组成。②草酸钙针晶随处散在，或成束存在于椭圆形粘液细胞中，针晶长 20～144μm。③螺纹及环纹导管直径 10～24μm。见(图 982)

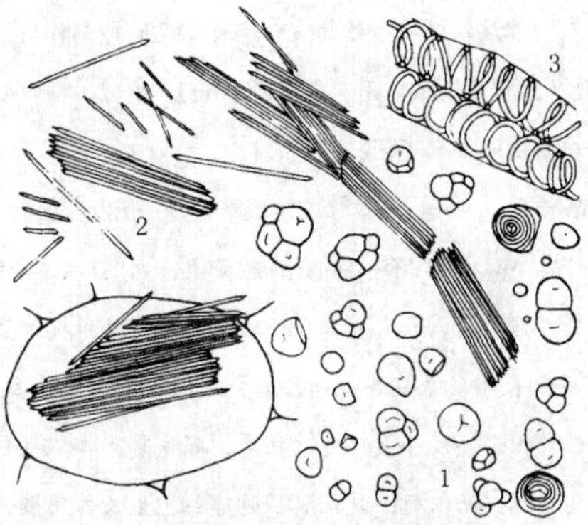

（图 982）半夏(块茎)粉末特征

1.淀粉粒 2.草酸钙针晶 3.导管

【理化鉴别】取本品粉末 1g，加甲醇 10ml，加热回流 30 分钟，滤过，滤液挥至约 0.5ml，作为供试品溶液。另取精氨酸对照品、丙氨酸对照品、缬氨酸对照品、亮氨酸对照品，加 70%甲醇制成每 1ml 各含 1mg 的混合溶液，作为对照品溶液。照薄层色谱法试验，吸取供试品溶液 5μl、对照品溶液 1μl，分别点于同一以羧甲基纤维素钠为黏合剂的硅胶 G 薄层板上，以正丁醇-冰醋酸-水(8:3:1) 为展开剂，展开，取出，晾干，喷以茚三酮试液，在 105℃ 加热至斑点显色清晰。供试品色谱中，在与对照品色谱相应的位置上，显相同颜色的斑点。

【主含成分】半夏块茎主要含含半夏淀粉 75.74%、挥发油、生物碱、β-谷甾醇、葡糖苷、胡萝卜苷、草酸钙、半夏蛋白、氨基酸、脂肪酸、无机元素、半夏胰蛋白酶抑制物、胆碱等。还含半夏蛋白(系 1 种植物凝集素)和胰蛋白酶抑制剂。

（1）**挥发油**：主要有 3-乙酰氨基-5-甲基异唑（44.4%）、丁基乙烯基醚（11.88%）、3-甲基-二十烷（9.78%）、十六烷烯二酸(9.69%)、1、5-正二醇（4.76%）、苯甲醛（267%）、茴香醛（2.34%）、2-甲基嗪（2.63%）、2-十一烷酮（2.42%）等。

（2）**氨基酸**：主要有苏氨酸、谷氨酸、甘氨酸、丙氨酸、胱氨酸、缬氨酸、蛋氨酸、异亮氨酸、亮氨酸、酪氨酸、苯丙氨酸、赖氨酸、组氨酸、精氨酸、脯氨酸等。

（3）**生物碱**：主要有左旋麻黄碱、胆碱、鸟苷、胸苷等。

（4）**甾醇类**：主要有β-谷甾醇、D-葡萄糖苷、豆甾醇、油菜甾醇等。

（5）**芳香族类**：主要有尿黑酸、原儿茶醛、姜烯酚、姜酚、阿魏酸、咖啡酸、香草酸及对羟基桂皮酸；

（6）**有机酸类**：主要有棕榈酸、硬脂酸、油酸、亚油酸、α-亚麻酸、β-亚麻酸等。

（7）**其他**：黄酮类、鞣质、无机盐等。

【药理】　（1）**镇吐和催吐作用**　狗、猫、鸽等动物实验均证明，制半夏有镇吐作用，生半夏则有催吐作用，但是半夏粉在120℃焙2~3小时，即可除去催吐成分，而不影响其镇吐作用。说明半夏催吐和镇吐分别属于两种不同成分所致。半夏对去水吗啡、硫酸铜引起的呕吐均有抑制作用，因两者致吐机制不同，由此推测半夏镇吐可能与抑制呕吐中枢有关。此外，眼结膜刺激试验证明，半夏混悬液具有显著的粘膜刺激作用，经炮制后其刺激性明显降低，故其催吐与粘膜刺激作用是有关的。

（2）**镇咳和祛痰作用**　生半夏、姜半夏、明矾半夏的煎剂灌胃，对电刺激猫喉上神经或胸腔注入碘液所致的咳嗽都有明显的抑制作用。0.6g/kg 已有作用，可维持 5h 以上，其镇咳作用与可待因 1mg/kg 相似，但较弱。并且其祛痰作用因不同的炮制法而强弱不同。

（3）**抗癌作用**　半夏的稀醇或水浸出液对动物实验性肿瘤小鼠肝癌(HCA)、小鼠肉瘤 S_{180} 和宫颈癌(HeLa)细胞都具有明显的抑制作用。同时，实验表明半夏多糖组分具有多形核白细胞(PMN)活化作用和抗肿瘤作用。体外培养肿瘤细胞实验也表明，半夏各炮制品总生物碱对慢性髓性白血病细胞(K_{562})的生长均有抑制作用。姜浸半夏、姜煮半夏、矾半夏、姜矾半夏的总生物碱的 IC_{50} 皆小于 100μg/ml，而以矾半夏抗 K_{562} 肿瘤细胞生长作用最强。

（4）**抗生育和抗早孕**　半夏蛋白 30mg/kg 皮下注射，对小鼠有明显的抗早孕作用，抗早孕率可达 100%。半夏蛋白可抑制卵巢黄体孕酮的分泌，使血浆孕酮水平明显下降，子宫内膜变薄，使蜕膜反应逐渐消失，胚胎失去蜕膜支持而流产。酶标组化研究表明半夏蛋白结合在子宫内膜腺管的上皮细胞膜上。

（5）**抗心律失常作用**　10%半夏水浸剂(2.0~3.0ml/kg)给犬静往，能使氯化钡性室性早搏迅速消失，有效率为 97.5%，且未复发；尚能使肾上腺素性心动过速转为窦性心律，有效率为 96%。静注半夏浸剂至室性早搏完全消失的时间为 30.10s；至室速完全转变的时间为 27.50s。用柱层析分离法得到的半夏提取物 0.56~0.88mg/kg 醇溶液给犬静注，对氯化钡引起的室性心律失常有明显的对抗作用。

（6）**抗实验性胃溃疡作用**　200%半夏水煎醇沉液大鼠灌胃给药组灌服 5ml/kg 或 10ml/kg，肌注组注射 2.5ml/kg 或 5ml/ kg，对吲哚美辛(消炎痛)型、幽门结扎型、慢性醋酸型胃溃疡有显著的预防或治疗作用，对水浸应激性溃疡也有一定的抑制作用，并有显著减少胃液量，降低游离酸和总酸酸度，抑制胃蛋白酶活性的作用，对急性损伤有保护和促进粘膜修复作用。

（7）**降压作用**　半夏浸膏对离体蛙心和兔心呈抑制作用。iv 对犬、猫和兔有短暂降压作用，具有快速耐受性。煎剂 ig 时小鼠肾上腺皮质功能有轻度刺激作用。若持续给药，能引起功能抑制。

（8）**凝血作用**：半夏蛋白也是一种植物凝集素，它与兔红血球有专一的血凝活力。除兔红细胞外，对羊、狗、猫、豚鼠、大鼠、小鼠和鸽的红细胞亦有凝集作用。但不凝集人、猴、猪和鸡、鸭、鹅、龟、蟾蜍、鳝的红细胞。半夏蛋白是目前已知的唯一只与甘露糖而不与葡萄糖结合的一种具有凝集素作用的蛋白质。除红细胞外半夏蛋白亦凝集其它细胞，对小鼠脾细胞、人肝癌细胞（QGY7703-3 和 7402）、艾氏腹水癌和腹水型肝癌细胞均能被半夏蛋白凝集，但它不凝集大鼠附睾和猪大网膜脂肪细胞，虽然它能和这两种细胞结合。提示半夏蛋白的细胞凝集作用不仅具有动物种属专一性并存在细胞类别专一性。

（9）**促细胞分裂作用**　半夏蛋白的促细胞分裂作用亦有动物种属专一性，它促使兔外周血淋巴细胞转化，但不促使人外周血淋巴细胞分裂。

（10）**对胰蛋白酶的抑制作用**　半夏胰蛋白酶抑制剂只抑制胰蛋白酶对酰胺、酯、血红蛋白和酪蛋白的水解，不能抑制胰凝乳蛋白酶、舒缓激肽释枚酶、枯草杆菌蛋白酶和木瓜蛋白酶对各自底物的水解。抑制剂对猪胰蛋白酶水解酰胺、酯、血红蛋白和酪蛋白的重量抑制比值分别为 1: 0.71、1: 0.88、1: 0.71 和 1: 0.71。从化学分子大小的范围看，半夏胰蛋白酶抑制剂应属大分子抑制剂。

（11）**毒性**　生半夏的毒性主要表现对多种粘膜的刺激，导致失音、呕吐、水泻等副反应。这种刺激物质不溶或难溶于水，但可以通过煎煮而除去。故生半夏入汤剂，在常用剂量下临床上是可以采用的。但用于妊娠呕吐应持慎重态度，因其对胎鼠有致畸作用。115~121℃热压处理可消除半夏的刺激性。生半夏较长间给药会抑制小鼠体重，使肾脏代谢增加，甚至引起小鼠死亡。生半夏 9g/kg 灌胃对妊娠母鼠及胚胎有显著毒性。生半夏、姜半夏、法半夏的水煎剂腹腔注射均有致畸作用。生半夏还对粘膜具有强烈的刺激作用，能引起家兔眼睑结膜水肿，抑制胃液中 PGE2 的含量，从而造成对胃粘膜的损伤。半夏汤剂对 DNA 的损伤和修复影响不大，但在 30g. kg 时能引起孕鼠阴道出血，胚胎死亡数增加，胎儿体重显著下降。

（12）**关于"半夏反乌头"之说**　近代药理和临床研究表明：在一般临床用量范围内，半夏配伍川乌、草乌或附子均不会出现毒性增强或疗效降低。

【炮制】　（1）**清半夏**：取净半夏，大小分开，用 8%的矾溶液浸泡，至内无干心，口尝微有麻舌感，取出.洗净，切厚片，干燥。每半夏 100kg，用白矾 20kg。明矾制半夏主要是解毒，同时可防止半夏在浸泡过程中发酵腐败。因为明矾为硫酸铝钾，是一种复盐，经水解作用，或水中的碳酸盐、重碳酸盐作用而生成氢氧化铝胶体。此胶体表面大，吸附力强，可将半夏的毒性物质及水中的悬浮物、微生物吸附凝聚。

（2）**姜半夏**：取净半夏，大小分开，用水浸泡至内无干心时，另取生姜切片煎汤，加白矾与半夏共煮透，取出，晾至半干，切薄片，干燥。每半夏 100kg，用生姜 25kg，白矾 12.5kg。姜制后，以温中化痰，降逆止呕为主。

（3）**法半夏**：取净半夏，大小分开，用水浸泡至内无干心，去水，加入甘草石灰液(取甘草加适量水煎 2 次，合并煎液，倒入加适量水制成的石灰液中)浸泡，每日搅拌 1～2 次，并保持 pH12 以上，至口尝微有麻舌感，切面黄色均匀为度，取出，洗净，阴干或烘干。每半夏100kg，用甘草15kg，生石灰10kg。法半夏以治寒痰、湿痰为主，同时具有调脾和胃的作用。

饮片炮制性状：①清半夏为类圆形或肾形厚片，直径6~18mm，表面乳白色，周边黄棕色，中间隐显黄白色筋脉点。气微辣涩。②姜半夏形如清半夏，薄片，表面有光泽，透明，片面灰黄色或淡黄色，角质样，质脆。微有辣味，微具姜气。③法半夏形如生半夏，内外皆呈黄色或淡黄白色，粉性足，质松脆，气微，味淡。

【性味归经】]味辛，性温，有毒。归脾、胃、肺经。

【功用主治】 燥湿化痰，降逆止呕，消痞散结。主治咳喘痰多，呕吐反胃，胸脘痞满，头痛眩晕，夜卧不安，瘿瘤痰核，痈疽肿毒。

《本经》："主伤寒寒热，心下坚，下气，喉咽肿痛，头眩，胸胀，咳逆肠鸣，止汗。"

《别录》："消心腹胸膈痰热满结，咳逆上气，心下急痛坚痞，时气呕逆，消痈肿，堕胎，疗痿黄，悦泽面目。生，令人吐，熟，令人下。"

《药性论》："能消痰涎，开胃健脾，止呕吐，去胸中痰满，下肺气，主咳结。新生者摩涂痈肿不消，能除瘤瘿。气虚而有痰气，加而用之。"

《蜀本草》："熟，可以下痰。"

《日华子》："治吐食反胃，霍乱转筋，肠腹冷，痰疟。"

《本草图经》："主胃冷呕哕，方药之最要。"

《珍珠囊》："除痰涎，胸中寒痰，治太阳痰厥头痛。"

《医学启源》："治寒痰及形寒饮冷伤肺而咳，大和胃气，除胃寒，进饮食。治太阴(注：'阴'原作'阳'，从《汤液本草》改)痰厥头痛，非此不能除。《主治秘要》云：其用有四：燥脾胃湿一也；化痰二也；益脾胃之气三也；消肿散结四也。"

《纲目》谓朱丹溪云："治眉棱骨痛。"谓王好古云："补肝风虚。"

《本草蒙筌》："截痰厥头痛，止痰饮胁痛，散逆气，除呕恶，开结气，发音声，脾泻兼驱，心汗且敛。"

《纲目》："除腹胀，目不得瞑，白浊，梦遗，带下。"

《本草从新》："能走能散，和胃健脾，除湿化痰，发表开郁，下逆气，止烦呕，发声音，救暴卒。"

《医林纂要·药性》："润肾补肝，健脾和胃，开阖阴阳，通利关节。"

【临床应用】 （1）**用于咳喘痰多**。半夏味辛性温燥，功擅燥湿化痰。治湿痰壅滞，咳嗽声重，痰白质粘者，常与橘红、茯苓等同用，以燥湿化痰，使气顺痰消，而咳逆可止，如《局方》二陈汤。若寒饮伏肺，咳嗽气喘，痰多清稀，形寒背冷，感寒易发者，常与麻黄、桂枝、干姜、细辛等同用，以温肺散寒，化痰平喘，如《伤寒论》小青龙汤。若热痰犯肺，咳嗽痰黄质稠者，可与黄芩、天南星同用，以清热化痰，如《洁古家珍》小黄丸；亦可与栝楼、贝母、黄芩等同用。

（2）**用于呕吐**。半夏味辛，能散逆气，和胃降逆而止呕，为治呕吐之要药。常与生姜同用，益增止呕之效，如《金匮要略》小半夏汤。若胃中有寒，干呕，吐涎沫，可与干姜同用，以温胃止呕，如《金匮要略》半夏干姜散。若胃中有热，则与黄连、竹茹、橘皮同用，以清热和胃，降逆止呕，如《温热经纬》黄连竹茹橘皮半夏汤。若胃虚不纳，朝食暮吐，暮食朝吐，常与人参、白蜜同用，以补中降逆，如《金匮要略》大半夏汤。半夏虽属妊娠忌用之品，但妊妇脾胃虚弱，痰饮内停，浊阴上冲，而呕吐不止者，可宗《内经》"有故无殒"之义，用本品配干姜、人参同用，以温中益气，化痰降逆而止呕，如《金匮要略》干姜人参半夏丸。

（3）**用于胸脘痞、痛等证**。半夏辛散消痞，化痰散结。治寒热互结于中，脾胃升降失常，心下痞满不痛，或呕吐、下利者，可与黄连、黄芩、干姜、人参等同用，以苦降辛开，消痞补中，调和寒热，如《伤寒论》半夏泻心汤。若痰热互结，气机不畅，胸脘痞满，按之则痛者。常与黄连、瓜蒌实同用，以清热化痰，散结消痞，如(伤寒论》小陷胸汤。治胸痹，胸阳不振，痰浊较甚，心痛彻背者，常与栝楼、薤白、白酒同用，以通阳散结，化痰宽胸，如《金匮要略)栝楼薤白半夏汤。

（4）**用于梅核气，因气滞痰凝、咽中似有物阻，吐之不出，吞之不下者**。常与厚朴、紫苏叶等同用，以行气化痰，散结降逆，如《金匮要略》半夏厚朴汤。

（5）**用于头痛，眩晕**。半夏善化湿痰。治痰湿内蕴，上蒙清阳，头痛而重，或头晕目眩，甚则呕吐痰涎者，常与白术、天麻、生姜等同用，以化湿痰而熄内风，如《古今医鉴》半夏白术天麻汤。用于夜卧不安。半夏化痰和胃。治痰饮内阻，胃气不和，夜不得卧，常与秫米同用，以和胃气而安眠，如《灵枢·邪客篇》半夏汤。

（6）**用于瘿瘤，痰核，痈疽肿毒**。半夏化痰散结，治瘿瘤痰核，常与海藻、香附、青皮等同用，共奏行气化痰软坚之效，如《外科正宗》通气散坚丸、海藻玉壶丸。若痈疽肿毒，初起时常用半夏外敷，如《肘后方》治痈疽炻乳诸肿毒，用半夏末、鸡子白调涂；或半夏用水磨敷，有散结、消肿、止痛之效。

《本草经集注》："射干为之使。"

《药性论》："柴胡为之使。"

《纲目》谓张洁古云："半夏，热痰佐以黄芩，风痰佐以南星，寒痰佐以干姜，痰痞佐以陈皮、白术。孕妇忌之，用生姜则无害。"

《汤液本草》："助柴胡能主恶寒，又助黄芩能去热。"

《本草蒙筌》："火热痰，老痰胶，加芩、连、栝楼、海粉；寒痰清，湿痰白，入姜、附、苍术、陈皮。风痰卒中昏迷，皂角、天南星和；痰核延生肿突，竹沥、白芥子掺。"

《本经逢原》："半夏同苍术、茯苓治湿痰，同瓜蒌、黄芩治热痰，同南星、前胡治风痰，同芥子、姜汁治寒痰，惟燥痰宜瓜蒌、贝母，非半夏所能治也。"

《本草经解》："同甘草，治风痰喘急；同黄芩、姜汁，治上焦热痰；同白芍、甘草、黄芩，治身热吐泻；同瓜仁，治肺热咳；同陈皮，治痰饮；同白茯，治水饮；同人参，治反胃；同白茯、甘草丸，名消暑丸，治伏暑。"

《得宜本草》："得硫黄，治老人虚秘；得牡蛎、猪苓，治无管摄之遗浊。"

《得配本草》："配秫米，和营卫；配猪苓、牡蛎，治梦遗；配白蔹，治金刃入骨。入苦寒药，能散火；入气分药，和中气；入阴分药，散郁热；佐滋阴药，能开燥。佐竹茹，治惊悸；佐蒌仁，治邪热结胸；佐芩、连，治火痰、老痰；佐姜、附，治寒痰、湿痰。"

《本草害利》："孕妇服之，能损胎，若与参、术并行，但有开胃之功，亦不损胎。"

【用量用法】 内服：煎汤，3～9g，或入丸、散。外用：生品研末，水调敷，或用酒、醋调敷，适量。

【使用注意】 阴虚燥咳、津伤口渴、血证及燥痰者禁服，孕妇慎服。半夏使用不当可引起中毒，表现为口舌咽喉痒痛麻木，声音嘶哑.言语不清，流涎，味觉消失，恶心呕吐，胸闷，腹痛腹泻，严重者可出现喉头痉挛，呼吸困难，四肢麻痹，血压下降，肝肾功能损害等，最后可因呼吸中枢麻痹而死亡。

《本草经集注》："恶皂荚，畏雄黄、生姜、干姜、秦皮、龟甲，反乌头。"

《药性论》："忌羊血、海藻、饴糖。"

《珍珠囊》："与乌羊血、鳖甲、皂荚、雄黄相反。"

《医学启源》："渴则忌之。"

《品汇精要》："妊娠不可服。"

《本草经疏》："古人立三禁，谓血家、渴家、汗家也。故凡一切吐血、衄血、咯血、齿衄、舌上出血、金疮、产后失血过多、尿血、便血，肾水真阴不足发渴、中暑发渴；阳虚自汗、阴虚盗汗、内热烦躁出汗诸证，皆所当禁者也。"

《本草求真》："肺病咳嗽，痨瘵吐痰，阴虚血少，痰因火动，孕妇并禁用。"

《药义明辨》："凡病有干于阴气之不足者，皆宜慎之，岂独为血家、渴家、汗家之禁药已哉！"

《药性集要便读》："生半夏有毒，误服失音不语，多饮生姜汁即响矣。"

【附方】 （1）**治肺气不调，咳嗽喘满，痰涎壅塞，心下坚满，短气烦闷，及风壅痰实，头目昏眩，咽隔不利，呕吐恶心，神思昏愦，心忪而热，涕唾稠粘**：白矾(枯过)十五两，半夏(汤洗去滑，姜汁罨一宿)三斤。上捣为细末，生姜自然汁为丸，如梧桐子大。每服二十丸，加至三十丸，食后、临卧时生姜汤下。--《局方》之"半夏丸"

（2）**治湿痰，咳嗽，脉缓，面黄，肢体沉重，嗜卧不收，腹胀而食不消化**：南星、半夏(俱汤洗)各一两，白术一两半。上为细末，糊为丸，如桐子大。每服五七十丸，生姜汤下。--《保命集》之"白术丸"

（3）**治湿痰喘急，止心痛**：半夏不拘多少，香油炒，为末，粥丸梧子大。每服三五十丸，姜汤下。--《丹溪心法》

（4）**治痰饮咳嗽**：大半夏一斤，汤泡七次，晒干，为细末，用生绢袋盛贮，于磁盆内用净水洗，出去粗，将洗出半夏末，就于盆内日晒夜露，每日换新水，七日七夜了，澄去水，晒干。每半夏粉一两，入飞过细朱砂末一钱，用生姜汁糊为丸，如梧桐子大。每服七十丸，用淡生姜汤下，食后服。--《袖珍方》之"辰砂半夏丸"

（5）**治诸呕吐，谷不得下者**：半夏一升，生姜半斤。上二味，以水七升，煮取一升半，分温再服。--《金匮要略》之"小半夏汤"

（6）**治卒呕吐，心下痞，膈间有水，眩悸者**：半夏一升，生姜半斤，茯苓三两。上三味，以水七升，煮取一升五合，分温再服。--《金匮要略》

（7）**治胃反呕吐者**：半夏二升(洗完用)，人参三两，白蜜一升。上三味，以水一斗二升，和蜜扬之二百四十遍，煮药，取二升半，温服一升，余分再服。--《金匮要略》之"大半夏汤"

（8）**治胃口有热，呕吐，咳逆，虚烦不安**：用人参一钱，半夏二钱，竹茹一团，姜七片。煎温服。一方，加橘皮二钱。--《卫生易简方》

（9）**治妊娠呕吐不止**：干姜、人参各一两，半夏二两。上三味，末之，以生姜汁糊为丸，如梧子大。饮服十丸，日三服。--《金匮要略》

（10）**治喜怒悲忧恐惊之气结成痰涎，状如破絮，或如梅核，在咽喉之间，咯不出，咽不下，此七气所为也；或中脘痞满，气不舒快；或痰涎壅盛，上气喘急；或因痰饮中结，呕逆恶心，并宜服之**：半夏五两，茯苓四两，厚朴三两，紫苏叶二两。上㕮咀，每服四钱。水一盏半，姜七片，枣一个，煎至六分，去滓热服，不以时候。--《易简方》之"四七汤"

（11）**除积冷，暖元藏，温脾胃，进饮食，治心腹一切痃癖冷气及年高风秘、冷秘或泄泻**：半夏(汤浸七次，焙干，为细末)、硫黄(明净好者，研令极细)。上等分，以生姜自然汁同熬，入干蒸饼末搅和匀，入臼内杵数百下，丸如梧桐子大。每服空心温酒或生姜汤下十五丸至二十丸，妇人醋汤下。--《局方》

（12）**治痰厥**：半夏八两，防风四两，甘草二两。同为细末，分作四十服，每服用水一大盏半，姜二十片，煎至七分，去滓温服，不计时候。--《卫生家宝方》之"省风汤"

（13）**治头痛**：半夏(汤洗七遍)、白僵蚕各半两，全蝎一个。上同为细末，以绿豆粉调贴于太阳(穴)上，干即易之。--《叶氏录验方》之"抽风膏"

（14）**主少阴病，咽中生疮，不能语言，声不出者**：半夏(洗，破如枣核)十四枚，鸡子一枚(去黄，内上苦酒，着鸡子壳中)。上二味，内半夏，着苦酒中，以鸡子壳置刀环中，安火上，令三沸，去滓，少少含咽之。不差，更作三剂。--《伤寒论》之"苦酒汤方"

（15）**治少阴病，咽中痛**：半夏(洗)、桂枝(去皮)、甘草(炙)。上三味等分，各别捣筛已，合治之，白饮和，服方寸匕，日三服。若不能服散者，以水一升，煎七沸，纳散两方寸匕，更煮三沸，下火令小冷，少少咽之。--《伤寒论》之"半夏散及汤"

（16）**治痰结，咽喉不利，语言不出**：半夏(洗)五钱，草乌一字(炒)，桂一字(炙)。上同为末，生姜汁浸蒸饼为丸，如鸡头大，每服一丸，至夜含化。--《保命集》之"玉粉丸"

（17）**治目不瞑，不卧**：以流水千里已外者八升，扬之万遍，取其清五升煮之，炊以苇薪火，沸，置秫米一升，治半夏五合，徐炊令竭，为一升半，去其滓，饮汁一小杯，日三，稍益，以知为度。--《灵枢》之"半夏汤"

（18）**治吐血、下血、崩中带下；喘急痰呕，中满虚肿，亦消宿瘀**：圆白半夏刮净，捶扁，以生姜汁调和飞白面作软饼，包掩半夏，慢火炙令色黄，去面，取半夏为末。上末，米糊丸绿豆大，日干。每三四十丸，温熟水下。--《直指方》之"半夏丸"

（19）**治阴黄，小便色不变，欲自利，腹满而喘者必哕**：半夏(汤洗七遍，去滑，焙)一两，人参二两，葛根二两。上三味，锉如麻豆，每服四钱匕，以水一盏，入生姜(切)半分，煎取七分。去滓不计时候，温服。--《圣济总录》

（20）**治产后晕绝**：半夏末，冷水和丸，大豆大，纳鼻中。

（21）**疗奶发，诸痈疽发背及乳方**：末半夏，鸡子白和涂之；水磨傅，并良。（20～21方均出自《肘后方》）

（22）**下乳方**：半夏(炮)三粒。为末，酒调服，即有乳。--《鲁府禁方》

（23）**治蝎螫毒**：用生半夏、白矾等分为末，以醋和，敷伤处。--《景岳全书》

（24）**治不拘金石木器，及骡马咬伤见血**：生半夏、松香(或煮，或压去油)等分。为末，敷上即封口止痛。--《愿体医话良方》

（25）**二陈丸**：用于咳嗽痰多，胸脘胀闷，恶心呕吐。功能燥湿化痰，理气和胃。陈皮250g，半夏(制)250g，茯苓150g，甘草75g。以上四味，粉碎成细粉，过筛，混匀。另取生姜50g，捣碎，加水压汁，与上述粉末泛丸，干燥，即得。口服，每次9～15g，每日2次。--《中华人民共和国药典》(1990年)

（26）**祛痰散**：用于痰壅喉间。功能祛痰止咳。半夏 150g.陈皮 150g，桔梗 250g，莱菔子 50g。以上四味，粉碎成细粉，混匀。过 100 目筛，即得。用温开水送服。1 ~ 3 岁，每次 1.5 ~ 2g，每日 3 次。-- 《吉林省医院制剂规范》（1984 年）

（27）**清肺止咳散**：功能清肺止咳。用于感冒咳嗽，小儿百日咳，支气管炎。清半夏 200g，苦杏仁 200g，白果 200g，松花粉 200g，黄芩 150g，葶苈子 150g，大青叶 100g，川贝母 100g，清茶叶 100g，青黛 10g，冰片 1g。以上十一味，除青黛备用、冰片研成细粉外，余药掺匀粉碎成极细粉，然后用配研法，兑入青黛、冰片，混匀，分装，每付重 0.5g。口服，周岁小儿每次 0.5g，每日 2 次。-- 《辽宁省药品标准》(1987 年)

（28）**半硫丸**：姜用于老年阳虚之大便秘结。制半夏 90g，硫黄(用豆腐煮)60g。共研极细末，用鲜生姜汁泛丸，每 3g 约 200 粒。口服，每次 1.5 ~ 3g。孕妇忌服。-- 《全国中药成药处方集》

（29）**治疗寻常疣**：将疣用温水泡洗 10 ~ 20 分钟，以刀片轻轻刮去表面角化层，取鲜半夏，去皮，在寻常疣局部涂擦 1 ~ 2 分钟，每日 3 ~ 4 次，一般只涂擦初发疣即可，若继发疣较大较多时，逐个进行涂擦效果更好。治疗 215 例，结果：15 ~ 30 天共治愈 208 例，无效 7 例，治愈率 96.74%。经研究，寻常疣为乳头状瘤空泡病毒(属双链 DNA 病毒)，鲜半夏可杀死疣体中病毒，使疣消退。局部涂擦，无毒副反应。-- 《山东中医杂志》翟成龙，1991，（4）：54

（30）**治疗急性乳腺炎**：取新鲜半夏洗净，去外皮，削成适当大小，塞入患侧或对侧鼻孔，1 ~ 2 小时后取出，每日或间隔 7 ~ 8 小时再塞 1 次，连续 3 次无效，则改用他法治疗。共治 40 例，其中产妇 39 例，非产妇 1 例，结果治愈 36 例，占 90%，4 例无效。-- 《浙江中医杂志》吴成善，1982，（1）：35

浮萍

【别名】 浮萍《新修本草》，水萍、水花《本经》，浮蓱、薸《尔雅》(郭璞注)，萍子草《肘后方》，小萍子《本草拾遗》，浮萍草《本草图经》，水藓《品汇精要》，水帘、九子萍《群芳谱》，萍、田萍《中药志》。

【来源】 为浮萍科植物浮萍 *Lemna minor* L.或紫萍 *Spirodela polyrrhiza* (L.) Schleid.的全草。

【植物形态】 （1）**浮萍** 名出《纲目，又名青萍《世医得效方》，田萍，浮萍草，水浮萍、水萍草。浮水小草本。丝状根 1 条，白色，长可达 4cm，但以 5～15mm 为常见，纤细，根鞘无翅，根冠钝圆或截切状。叶状体对称，倒卵形、椭圆形或近圆形，长 1.5～6mm，宽 2～3mm，上面平滑，绿色，不透明，下面浅黄色或为紫色，全缘，具不明显的 3 脉纹。叶状体背面一侧具囊，新叶状体于囊内形成浮出，以极短的细柄与母体相连，随后脱落。花单性。雌雄同株，生于叶状体边缘开裂处；佛焰苞囊状，内有雌花 1，雄花 2；雄花花药 2 室，花丝纤细；雌花具 1 雌蕊，子房 1 室，具弯生胚珠 1 枚。果实近陀螺状，无翅。种子 1 颗，具凸起的胚乳和不规则的凸脉 12～15 条。见(图 983-1)

（2）**紫萍** 名出《刚目》，又名水萍《神农本草经》，紫背浮萍《圣济总录》，紫浮萍《世医得效方》，浮瓜叶，氽头薀草，浮飘草，薸，田萍，水萍草，浮萍，紫背浮萍。多年生细小草本，漂浮水面。根 5～11 条束生，细长，纤维状，长 3～5cm。在根的着生处一侧产生新芽，新芽与母体分离之前由一细弱的柄相连结。叶状体扁平，单生或 2～5 簇生，阔倒卵形，长 4～10mm，宽 4～6mm，先端钝圆，上面稍向内凹，深绿色，下面呈紫色，有不明显的掌状脉 5～11 条。花序生于叶状体边缘的缺刻内；单性花，雌雄同株；佛焰苞袋状，短小，2 唇形，内有 2 雄花和 1 雌花，无花被；雄花有雄蕊 2，花药 2 室，花丝纤细；雌花有雌蕊 l，子房无柄，1 室，具直立胚珠 2，花柱短，柱头扁平或环状。果实圆形，边缘有翅。花期 4～6 月，果期 5～7 月。见(图 983-2)

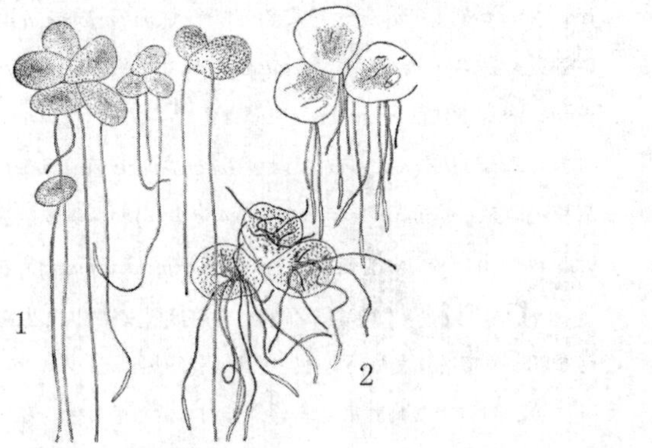

(图 983)**浮萍**

1.浮萍（示背腹面） 2.紫萍（示背腹面）

【生长分布】 生长于池沼、河沟、水田、湖湾或静水中。紫萍与浮萍常混生。邹平各地均有分布。

【采收加工】 6～9 月采收。捞出后去杂质，洗净，晒干。

【显微鉴别】 紫萍叶状体表面观：上表皮细胞垂周壁波状弯曲，气孔不定式；下表皮细胞垂周壁近平直，无气孔。上表皮内侧的薄壁细胞类椭圆形至类圆形，有胞间隙，有的含草酸钙簇晶，直径 13～20μm；有的含针晶，针晶长 17～30μm，细胞较大。下表皮内侧为通气组织，由薄壁细胞组成，细胞间隙较大。见(图 984)

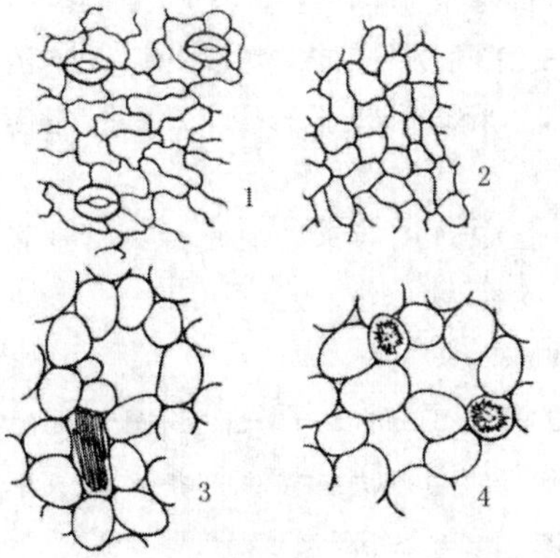

（图 984）**紫萍(叶状体)表面观**

1.上表皮 2.下表皮 3.草酸钙针晶 4.草酸钙簇晶

【性状鉴别】 本品为扁平叶状体，呈卵形、卵圆形或卵状椭圆形，直径 3～6mm。单个散生或 2～5 片集生。上表面淡绿至灰绿色，两侧有一小凹陷，边缘整齐或微卷。下表面紫绿至紫棕色，着生数条须根。质轻，手捻易碎。气微，味淡。

【理化鉴别】 取本品粗粉 5g，加乙醇 90ml，充分搅拌后，放置一夜，滤过，滤液于水浴蒸干，残渣加水 3ml 溶解，滤过。取滤液 0.5ml，加浓盐酸及镁粉少量，小火加热至沸，溶液显橙色。

(检查黄酮类)

【主含成分】 (1)浮萍：全草含反式-1，3-植二烯(*trans-1,3-phytadiene*)，十氢番茄红素(*lycopersene*)，谷甾醇(*sitosterol*)，植醇(*phytol*)，4(R)-4-羟基异植醇[*4(R)-4-hydroxyisophytol*]，(10R)-羟基-7Z，11E，13Z-十六碳三烯酸[*(10R)-hydroxyhexadeca-7Z,10Z,13Z-trienoic acid*]，11Z-十六碳烯酸(*11Z-hexadecenoic acid*)及7Z，10Z，13Z-十六碳三烯酸(*7Z,10Z,13Z-hexadecatrienoic acid*)。

(2)紫萍：全草含荭草素(*orientin*)，木犀草素-7-单糖甙(*luteolin-7-monoglycoside*)，牡荆素(*vitexin*)，芹菜素-7-单糖甙(*malonylcyanidin-7-monoglucoside*)，β-胡萝卜素(*β-carotene*)，叶黄素(*luteine*)，环氧叶黄素(*epoxyluteine*)，堇黄质(*violaxanthin*)及新黄质(*neoxanthin*)。还含脂类8%、蛋白质24.4%。脂类所含脂肪酸主要为亚麻酸(*linolenic acid*)，棕榈酸(*palmitic acid*)及亚油酸(*linoleic acid*)。蛋白质中亮氨酸(*leucine*)，天冬氨酸(*aspartic acid*)，谷氨酸(*glutamic acid*)含量占9.05～9.79%，必需氨基酸指数(*essential amino acid index*)为52.2～52.7。

【药理】 (1)**解热作用** 青萍煎剂或浸剂2g生药/kg灌胃，对静注伤寒混合菌苗所致发热的家兔，有微弱的解热作用。

(2)**对心血管的作用** 1%浮萍煎剂对健康的离体和在体蛙心无明显影响，但对奎宁引起衰竭的蛙心有显著强心作用，钙剂能增强此强心作用；如剂量过大，可使心跳停止在舒张期。强心作用机制可能是直接作用。此外，浮萍尚有收缩血管和升高血压作用。

(3)**抗感染作用** 1:20浮萍在体外对肠道埃可病毒($E\text{-}CH0_{11}$)有抑制作用；在感染同时或感染后给药均可延缓人胚肾原代单层细胞病变的出现时间。实验证明青萍无抗菌和抗疟作用。

(4)**抗凝作用** 浮萍能使牛凝血酶和人血纤维蛋白原的凝聚时间延长。

(5)**杀虫作用** 青萍对库蚊幼虫和蚊蛹有杀灭作用，能抑制蚊类幼虫生长，降低蚊类幼虫密度。

(6)**吸氟作用** 紫萍叶子在现场和实验室条件下均能吸收氟，蓄积氟化物，可用于降低天然水中氟的水平，用于防治高氟所致的氟中毒。

【性味归经】 味辛，性寒。归肺、膀胱经。

【功用主治】 发汗解表，透疹止痒，利水消肿，清热解毒。主治风热表证，麻疹不透，隐疹瘙痒，水肿，癃闭，疮癣，丹毒，烫伤。

《本经》："主暴热身痒，下水气，胜酒，长须发，止消渴。久服轻身。"

《别录》："下气，以沐浴生毛发。"

《新修本草》："主火疮。"

《本草拾遗》："末敷面皯。捣汁服之，主水肿，利小便。"

《日华子》："治热毒，风热疾，热狂，熁肿毒，汤火疮，风疹。"

《本草图经》："治时行热病，亦堪发汗，甚有功。"

《滇南本草》："发汗，解毒。治疥癞、疥癣，祛皮肤瘙痒之风。""疗妇人诸经客热，清胎热，妇人湿热带下，用之(效)。"

《纲目》："主风湿麻痹，脚气，打扑伤损，目赤翳膜，口舌生疮，吐血、衄血，癜风、丹毒。"

《生草药性备要》："能发疗，又能下胎。"

《玉楸药解》："辛凉发表。治瘟疫斑疹，疗肌肉麻痹、中风歪斜、瘫痪，医痈疽热肿、隐疹瘙痒、杨梅粉刺、汗斑皆良，利小便闭癃，消肌肤肿胀。"

【临床应用】 (1)**用于风热表证，发热无汗等症。**浮萍轻浮升散，寒能胜热，常配薄荷、荆芥、连翘等以发汗解表泄热。

(2)**用于麻疹、隐疹、皮肤瘙痒。**麻疹透发不畅者，用浮萍轻浮外达以助疹透发，常与薄荷、蝉蜕等透疹之品配伍。若皮肤风热或血燥受风发为隐疹、风疹、皮肤瘙痒等，则配牛蒡子、薄荷、防风等以祛风止痒，凉血泄热。

(3)**用于水肿、小便不利或癃闭。**浮萍宣肺开上，通调水道而下达膀胱，凡水肿、小便不利属实证、热证者均可应用，但其功兼发汗与利水，故水肿骤起兼有表证者用之最宜。可单用也可随证配入复方使用，如兼表证者，配紫苏、桑白皮等以疏风利水；无表证者，可协同茯苓、泽泻、车前子等以利水消肿。

《得配本草》："佐犀角、钩藤，治夹惊伤寒；佐四物、黄芩，治身体虚痒；入鲤鱼腹内，麻油酒煮，治杨梅疮初发，研烂入冰片少许，贴眼上，治胬肉攀睛。"

【用量用法】 内服：煎汤，3～9g，鲜品15～30g，或捣汁饮，或入丸、散。外用：煎水熏洗，或研末撒，或调敷，适量。

【使用注意】 表虚自汗者禁服。

《本草经疏》："表气虚而自汗者勿用。"

《本草从新》："非大实大热，不可轻试。"

《得配本草》："血虚肤燥，气虚风痛，二者禁用。"

【附方】 (1)**治时行热病**：浮萍草一两，麻黄(去节、根)、桂 心、附子(炮裂，去脐、皮)各半两。四物捣细筛。每服二钱，以水 一中盏，入生姜半分，煎至六分，不计时候，和滓热服。--《本草图经》

(2)**治风热感冒**：浮萍、防风各9g，牛蒡子、薄荷、紫苏叶各6g，水煎服。--《全国中草药汇编》

(3)**治夹惊伤寒**：紫背浮萍一钱，犀角屑半钱，钓藤钩三七个。为末，每服半钱，蜜水调下，连进三服，出汗为度。--《圣济总录》

(4)**治一切风疾及瘾疹，紫白癜风，痛痒顽麻**：采紫背浮萍草摊于竹筛内，下着水，晒干为细末，炼蜜丸如弹子大，每服一丸，用黑豆淋酒化下。--《直指方》

(5)**治风热瘾疹**：浮萍(蒸过焙干)、牛蒡子(酒煮晒干，炒)各一两。为末，每薄荷汤服一二钱，日2次。--《养生必用方》

(6)**治身上虚痒**：浮萍末一钱，以黄芩一钱同四物汤煎汤调下。--《丹溪纂要》

(7)**治小便不利，膀胱水气流滞**：浮萍日干为末，饮服方寸匕，日一二服。--《千金翼方》

(8)**治急性肾炎**：①浮萍60g，黑豆30g，水煎服。--《全国中草药汇编》②单用(浮萍)干品9～12g，为末，白糖调服。--《浙南本草新编》

(9)**治小儿阴囊水肿**：(浮萍)研末，每次1.5g，糖开水送服。--《中草药学》(南药)

(10)**治一切恶疮痈肿**：(浮萍)煎汤洗之。发背、痈疽初起及面生细疮、汤火疮，和鸡子清贴之。--《医学入门·本草》

(11)**治蛇咬，毒入腹**：浮萍草捣绞汁饮之。--《品汇精要》

(12)**治吐血不止**：紫背浮萍(焙)半两，黄芪(炙)二钱半。为末，每服一钱，姜、蜜水调下。

(13)**治中水毒，手足指冷至肘膝**：水萍不拘多少，暴干，捣罗为散，每服二钱匕，米饮调下，早晨、日午、近晚各一服。(12～13方均出自《圣济总录》)

（14）**治消渴饮水日至一石者**：浮萍捣汁服之。又方用于浮萍、栝楼根等分，为末，入乳汁和丸梧子大。空腹饮服三十丸。三年者，数日愈。--《千金要方》

（15）**治胬肉攀睛**：青萍少许，研烂，入片脑少许，贴眼上。--《世医得效方》

（16）**主生**：以水萍作汤沐浴，又为膏敷之。--《普济方》

（17）**治疮疹入眼，痛楚不忍，恐伤其目**：浮萍草阴干为末，每服一二钱，用羊子肝半片，入盆子内，以竹杖子刺碎烂，投水半合，绞取肝汁，调药服之，食后。不甚者一服便瘥，若目已伤者，十服瘥。

（18）**治小儿泻痢多时，青黄羸瘦，脱肛不收**：浮萍草不拘多少，晒干，杵为细末，干贴上。（17~18方均出自《小儿卫生总微论方》）

三棱

【别名】 三棱《本草拾遗》，京三棱《开宝本草》，红蒲根《本草图经》，光三棱《药材资料汇编》。

【名释】 叶片线形，背具纵棱，全叶若有三棱，故得其名。

【来源】 为黑三棱科植物黑三棱 *Sparganium stoloniferum* Buch.-Ham.的块茎。

【植物形态】 多年生水生或沼生草本。块茎膨大，比茎粗2~3倍，或更粗；根状茎粗壮。茎直立，粗壮，高0.7~1.2m，或更高，挺水。叶片长（20~）40~90厘米，宽0.7~16cm，具中脉，上部扁平，下部背面呈龙骨状凸起，或呈三棱形，基部鞘状。圆锥花序开展，长20~60cm，具3~7个侧 枝，每个侧枝上着生7~11个雄性头状花序和1~2个雌性头状花序，主轴顶端通常具3~5个雄性头状花序，或更多，无雌性头状花序；花期雄性头状花序呈球 形，直径约10mm；雄花花被片匙形，膜质，先端浅裂，早落，花丝长约3mm，丝状，弯曲，褐色，花药近倒圆锥形，长约1~1.2mm，宽约0.5mm； 雌花花被长5~7mm，宽约1~1.5mm，着生于子房基部，宿存，柱头分叉或否，长约3~4mm，向上渐尖，花柱长约1.5mm，子房无柄。果实长6~9mm，倒圆锥形，上部通常膨大呈冠状，具棱，褐色。花期6~7月，果期7~8月。见（图985）

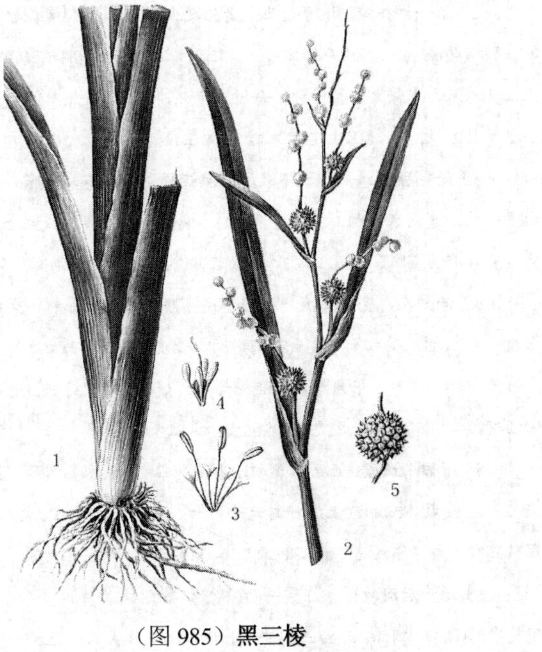

（图985）**黑三棱**

1.植株中下部 2.花果枝 3.雄花 4.雌花 5.果序

【生长分布】 生于河沟、沼泽、湖泊、水田等处。邹平各地均有分布。

【采收加工】 冬季苗枯时收获，割去枯残茎叶，挖取块茎，洗净，晒至八成干时，放入竹笼里，撞去须根和粗皮，或削去外皮，晒或炕至全干。

【性状鉴别】 茎圆锥形或倒卵形，略扁，上圆下尖，下端稍弯曲，长2~10cm，直径2~4cm。表面黄白色或灰黄色，有刀削痕.顶端有茎痕；须根痕麻点状，略呈横向环状排列，两侧的须根痕较粗。体重，质坚实，难碎断，入水下沉。碎断面灰黄色或浅棕色，稍平坦，有多数散在的小点及条状横纹。气微，嚼之略苦涩、微麻辣。见(图986)

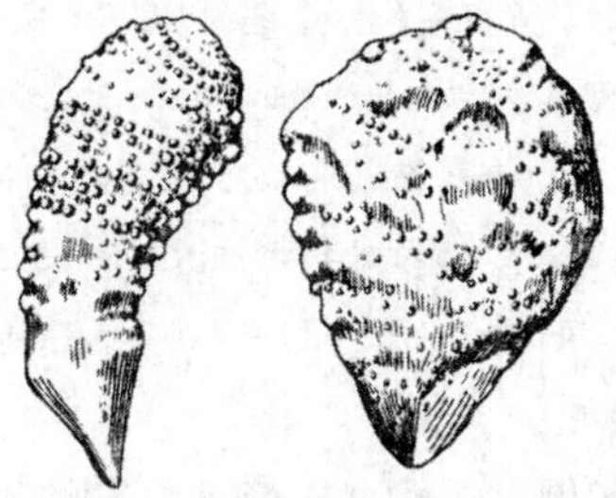

（图986）**黑三棱(块茎)外形**

【显微鉴别】 黑三棱块茎横切面：残存的皮层为通气组织，有较大的细胞间隙，内皮层为1列切向延长的细胞，有的细胞内壁及侧壁增厚。中柱薄壁细胞类多角形，壁略厚；维管束周木型或外韧型，星散排列。皮层及中柱细胞均散有分泌细胞，内涵棕红色分泌物。薄壁细胞含有多数淀粉粒。在残存的皮层细胞中偶见草酸钙簇晶。见(图987)

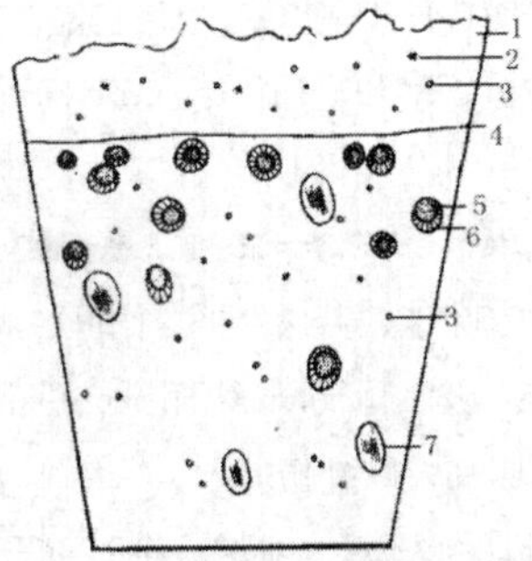

（图987）**黑三棱(块茎)横切面简图**

1.残存的皮层 2.草酸钙簇晶 3.分泌细胞 4.内皮层 5.韧皮部 6.木质部 7.不规则走向的维管束

【主含成分】 块茎含挥发油，其中主要成分为苯乙醇(*benzeneethanol*)，对苯二酚(*1,4-benzenediol*)，十六酸(*hexadecanoic acid*)，还有去氢木香内酯(*dehydrocostuslactone*)，3，4-二氢-8-羟基-3-甲基-1小时2-苯并吡喃-4-酮(*3,4-dihydro-8-hydroxy-3-methyl-1小时-2-benzopyran-4-one*)，1-羟基-2-乙酰基-4-甲基苯(*1-hydroxy-2-acetyl-4-methylbenzene*)，β 榄香烯(*β-elemene*)，2-呋喃醇(*2-furanmethanol*)，2-乙酰基吡咯(*2-acetylpyrrole*)等共21个成分。又含多种有机酸：琥珀酸(*succinic acid*)，三棱酸(*sanleng acid*)，9-11-十八碳二烯酸

(*9-11-octadedicenoic acid*)，9-12-十八碳二烯酸(*9-12-octadedicenoic acid*)，10-十九烯酸(*10-nonadecenoic acid*)，11-二十烯酸(*11-eicosenoic acid*)，苯甲酸(*benzoic acid*)，3-苯-2-丙烯酸(*3-phenyl-2-propenoic acid*)，壬二酸(*azelaic acid*)，癸二酸(*decanedioic acid*)以及含有C8-C10、C12、C14-C20的脂肪酸。还含刺芒柄花素(*formonetin*)，豆甾醇(*stigmasterol*)，β-谷甾醇(*β-sitosterol*)，胡萝卜甙(*daucosterol*)。

【药理】 （1）**抗凝作用** 三棱煎剂给大鼠灌服，连续2次，每次间隔1.5小时，给药总量相当于生药15~20g或更高，可观察到三棱显著延长大鼠体外血栓形成时间，缩短血栓长度，减轻血栓湿重和干重；显著减少血小板数目，抑制ADP诱导的血小板聚集；显著延长血浆凝血酶原时间和白陶土部分凝血活酶时间；显著缩短优球蛋白溶解时间；还可以降低全血粘度。黑三棱、荆三棱均可见上述作用，但荆三棱抑制血栓形成、降低全血粘度的作用强于黑三棱，而黑三棱抑制血小板聚集功能的作用强于荆三棱。

（2）**对平滑肌的作用** 75%三棱煎剂0.2ml加入100ml营养液中，可使家兔离体小肠肠管收缩加强，紧张性升高，其作用可被不同浓度的阿托品拮抗。三棱水煎剂对离体家兔子宫呈兴奋作用，表现为频率增加，张力提高。

（3）**对心脏的影响** 三棱对组织缺血缺氧有一定保护作用。

（4）**其他作用** 以0.5g(生药)/只，0.125g(生药)/只两种剂量给小鼠灌胃，连续15天，高剂量的三棱明显抑制自然杀伤(NK)细胞活性，高、低剂量三棱均可明显抑制B淋巴细胞转化功能。三棱可直接破坏肿瘤细胞，对实验动物肿瘤模型有一定抑制作用。

（5）**毒性** 以水煎剂4g(生药)/ml给小鼠灌胃，其剂量为荆三棱组240g/kg，黑三棱组480g/kg，连续7天，灌胃后活动减少，第2日恢复正常，未有死亡。腹腔注射给药，观察7天，小鼠荆三棱水煎剂的LD_{50}为55.8±6.70g(生药)/kg，黑三棱水煎剂LD_{50}为233.3±9.9g(生药)/kg。死亡前出现短暂抽搐、惊跳、呼吸抑制而死。取出心脏，肉眼未发现异常。

【炮制】 **醋三棱**：①取净三棱片，加米醋拌匀，润透至米醋被吸尽，置锅内用文火加热，炒至色变深，微带焦斑时，取出，放凉。每三棱片100kg，用米醋15kg ②取净三棱片，用醋浸1天日，蒸半日至透，切片，干燥。每三棱10kg，用醋2.5kg。醋炙后入血分，增强破血软坚和止痛作用，多用于血瘀经闭，癥瘕积聚等证。

饮品形状：形如三棱，片面色泽加深，偶见焦黄斑，微有醋气。

【性味归经】 味辛、苦，性平。归肝、脾经。

【功用主治】 破血行气，消积止痛。主治癥瘕痞块，瘀滞经闭，痛经，食积胀痛，跌扑伤痛。

《日华子》："治妇人血脉不调，心腹痛，落胎，消恶血，补劳，通月经，治气胀，消扑损瘀血，产后腹痛，血运，并宿血不下。"

《开宝本草》："主老癖癥瘕结块。"

《医学启源》："主心膈痛，饮食不消，破气。"

《纲目》谓王好古云："通肝经积血，治疮肿坚硬。"

《汤液本草》："破血中之气。"

《医学入门·本草》："破血通经下乳汁"，"兼治小儿痫热。"

【临床应用】 （1）**用于癥瘕痞块**。三棱辛散苦泄，破瘀消积之功力颇强，为治血瘀气滞致癥瘕痞块要药。可单味独行，或与莪术、青皮等同用，如《三因方》三棱煎。如与鳖甲、大黄等配伍，可治胁下痞块。《衷中参西录》以三棱、莪术同用，治男子痃癖，女子癥瘕，谓"虽坚如铁石亦能徐徐消除。"如体质虚弱，不宜攻者，每与黄芪或党参配合，攻补兼施，缓图取效。现代临床用三棱治疗肝脾肿大、肝硬化、腹腔包块及癌肿等有一定疗效。

（2）**用于血滞经闭及痛经**。三棱破血祛瘀，善通经止痛。用治妇女瘀血阻滞，月经闭止，每与当归、红花、牛膝等活血调经药同用。亦治产后瘀滞胀痛，可配当归、川芎、桃红等以散瘀止痛。三棱与莪术相伍，用治血瘀痛经有效；如痛甚者，加配失笑散、延胡索；寒瘀者，加配吴茱萸、乌药；兼血虚者，又应配当归、川芎以养血和血，散瘀止痛。

（3）**用于食积腹胀**。三棱又能入脾，具行气消积之功，用治食滞腹胀，常与莪术、青皮、陈皮同用，如《普济方》三棱丸；用治小儿停积，脘腹胀满、不思饮食，可配神曲、木香等同用，如《证治准绳》三棱丸；治伤食泄泻，可配莪术、益智仁、茯苓等同用，如《直指方》三棱散。

（4）**可用治跌扑伤损**。常与三七、当归、血竭等活血化瘀药同用。

《纲目》："消积须用醋浸一日，炒或煮熟焙干，入药乃良。"

《药性纂要》："并莪术治积块。"

《得宜本草》："得蓬术治浑身燎泡，得大黄治痃癖。"

《得配本草》："得丁香，治反胃恶心。"

【用量用法】 内服：煎汤，5～10g，或入丸、散。

【使用注意】 气虚体弱、血枯经闭、月经过多及孕妇禁服。

《珍珠囊》："泻真气，气虚者不用。"

《兰室秘藏》："若疮坚硬甚者用之，如不坚硬勿用。"

《品汇精要》："妊娠不可服。"

《纲目》："其功力峻，故难久服。"

【附方】 （1）**治癥瘕**：三棱草(切)一石，以水五石，煮取一石，去渣，更煎取三斗，于铜器中重釜煎如稠糖，纳密器中，量以酒一旦服一匕，日二服。--《千金翼方》之"三棱草煎"

（2）**治一切积聚，远年近日，皆治之**：川芎二两(醋煮微软，切作片子)，京三棱四两(醋煮软，竹刀切作片子，晒干)，大黄半两(醋纸裹，火煨过，切)。上三味为末，水糊丸如桐子大。每服三十丸，温水下无时。病甚者一月见效，小者半月见效。--《卫生宝鉴》之"醋煮三棱丸"

（3）**治癥瘕痃癖，积聚不散，坚满痞膈，食不下，腹胀**：荆三棱二两，白术一两，蓬莪术半两，当归半两(焙)，槟榔、木香各三钱。上为末。每服三钱，食后沸汤点服，每日三次。--《宣明论方》之"三棱汤"

（4）**治妇人、室女血瘕，月经不通，脐下坚结大如杯，久而不治，必成血蛊**：荆三棱、莪术各二两，芫花半两，青皮(去瓤净)一两半。上锉如豆大，用好醋一升，煮干，焙为细末，醋糊为丸，如桐子大。每服五十丸，食前用淡醋汤下。--《济生方》之"三棱煎丸"

（5）**治妇人血瘕，血瘕，食积，痰滞**：三棱、莪术各四两，青皮、半夏(汤洗七次)、麦蘖各三两。上用好醋六升煮干，焙为末，醋糊为丸，如梧桐子大。每服三四十丸，醋汤送下；痰积，生姜汤送下。--《三因方》

（6）**治产后瘕块**：京三棱一两(微煨，锉)，木香半两，硇砂三分(细研)，芫花半两(醋拌炒干)，巴豆一分(去心、皮，纸裹压去油)。上药捣罗为末，研入前件硇砂、巴豆令匀，以米醋二升，熬令减半，下诸药，慢火熬令稠，可丸即丸，如绿豆大。每服，空心以醋汤下二丸。--《圣惠方》之“三棱丸”

（7）**治痃癖气不消**：京三棱一两(微煨，锉)，川大黄一两(锉)。上件药，捣罗为末。用醋熬为膏，每日空心以生姜橘皮汤调下二茶匙。--《圣惠方》

（8）**治癖气在胁下痛，久不差**：京三棱(煨，锉)半斤，枳壳(去瓤，麸炒)一两，甘草(炙，锉)三两。上三味，捣罗为散。每服三钱匕，入盐半字，沸汤点服，空心食前。--《圣济总录》之“京三棱散”

（9）**治癖疟，发无时**：三棱根、鳖甲、大黄各三分。水八合，煮二合半，分为三服。乳母忌苋菜、油腻。--《幼幼新书》引自《婴孺方》

（10）**治肝脾肿大**：三棱 9g，红花 9g，莪术 6g，赤芍 12g，香附 12g，水煎服。--《全国中草药汇编》

（11）**治慢性肝炎或迁延性肝炎**：三棱、莪术、当归各 7g，赤芍 12g，丹参 24g，白茅根 30g，青皮 9g，水煎服。--《新疆中草药手册》

（12）**治小儿阴疝核肿**：京三棱面裹煨焦，去面，为末。三岁半钱，空心盐汤下。人小加减。--《普济方》引自《全婴方》“三棱散”

（13）**治宿食不消，心腹胀满，吐逆吞酸**：京三棱、蓬莪术各四两，芫花一两。上三味，同入瓷瓶内，用米醋五升浸满封瓶口，慢火煨微干，取出前二味杵碎，仍用余醋炒芫花微焦，并焙干为末，醋煮面糊，丸如梧桐子大。每服三丸至五丸，生姜汤下，妇人醋汤下。--《圣济总录》之“小三棱煎丸”

（14）**治大人小儿过食杂瓜果，腹胀气急**：三棱、莪术、青皮、陈皮。上等分为末，曲糊丸如梧桐子大。每服三十丸，姜汤下，不拘时。--《普济方》

（15）**治鼻衄**：京三棱大者一枚，上一味，以湿纸裹，于慢火中煨熟。乘热椎碎，捣罗为细末，醋煮面调糊，贴背第三椎上。--《圣济总录》

（16）**治疳痞结成块及小儿虫积，食积，乳积等**：三棱(醋炒)100g，莪术(醋煮)100g，槟榔 200g，山楂(炒)100g，鸡内金(炒)25g，红曲 25g，巴豆(去油)40g，使君子(去壳)25g。以上八味，除巴豆外，其余七味粉碎成细粉，过筛，与巴豆霜配研，混匀，分装，每袋重 2.5g。红糖水或温开水送服，每次 1 袋，小儿酌减。功能消食化积。孕妇忌服。--《山东省药品标准》(1986 年)

蒲黄

【别名】 蒲黄《本经》，蒲厘花粉《本草经集注》，蒲花《江苏药用植物志》，蒲棒花粉《新疆药材》，蒲草黄《药材学》。

【来源】 为香蒲科植物水烛香蒲 *Typha angustifolia* L.及同属植物的干燥花粉。

【植物形态】 多年生，水生或沼生草本。根状茎乳黄色、灰黄色，先端白色。地上茎直立，粗壮，高约 1.5～2.5(～3)m。叶片长 54～120cm，宽 0.4～0.9cm，上部扁平，中部以下腹面微凹，背面向下逐渐隆起呈凸形，下部横切面呈半圆形，细胞间隙大，呈海绵状；叶鞘抱茎，常有耳，边缘膜质。穗状花序，雌雄花序相距 1～10cm。雄花序长 20～30cm，轴具褐色扁柔毛，单出，或分叉，叶状苞片 1～3 枚，花后脱落。雌花序长 15～30cm，成熟时直径 1.5～2cm，基部具 1 枚叶状苞片，通常比叶片宽，花后脱落。雄花由 3 枚雄蕊合生，有时 2 枚或 4 枚组成，花药长约 2mm，长距圆形，花粉粉单体，近球形、卵形或三角形，纹饰网状，花丝短，细弱，下部合生成柄，长(1.5～)2～3mm，向下渐宽；雌花具小苞片；孕性雌花柱头窄条形或披针形，长约 1.3～1.8mm，花柱长 1～1.5mm，子房纺锤形，长约 1mm，具褐色斑点，子房柄纤细，长约 5mm；不孕雌花子房倒圆锥形，长 1～1.2mm，具褐色斑点，先端黄褐色，不育柱头短尖；白色丝状毛着生于子房柄基部，并向上延伸，与小苞片近等长，均短于柱头。小坚果长椭圆形，长约 1.5mm，具褐色斑点，无沟，纵裂。种子深褐色，长约 1～1.2mm。花果期 6～9 月。见（图 988）

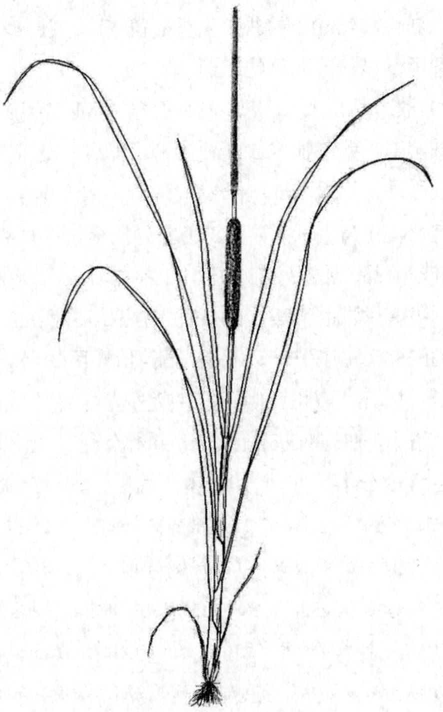

（图 988）**水烛香蒲**

【生长分布】 生于湖泊、池沼、沟塘浅水处。邹平各地均有分布。

【采收加工】 6～7 月待雄花花粉成熟，选择晴天，用手把雄花勒下，晒干搓碎，用细筛筛去杂质即成。

【性状鉴别】 本品为黄色细粉，质轻松，易飞扬，放入水中则漂浮于水面。手捻之有润滑感，易附于手指上。无臭，味淡。

【显微鉴别】 粉末黄色。花粉粒单生(东方香蒲，花粉粒集为 4 合体)，类圆形或椭圆形，直径 17～30μm，表面有似网状雕纹，周边轮廓线光滑，呈凸波状或齿轮状。单萌发孔不明显。见(图 989)

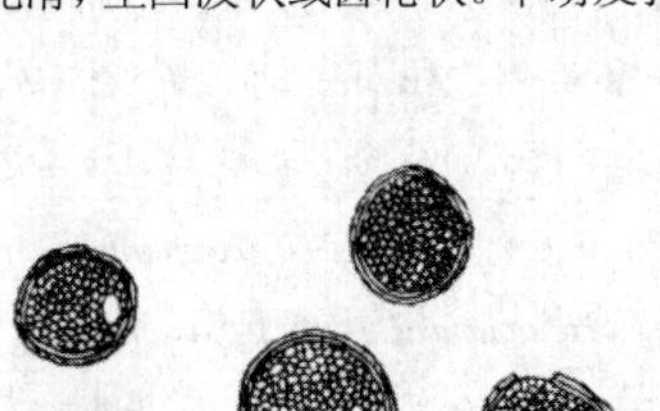

（图 989）**水烛香蒲花粉粒特征**

【理化鉴别】 （1）取本品 0.1g，加乙醇 5ml，温浸，滤过。取滤液 1ml，加盐酸 2～3 滴，镁粉少许，溶液渐显樱红色。(检查黄酮)

（2）取本品 0.2g，加水 10ml，温浸，滤过。取滤液 1ml，加三氯化铁试液 1 滴，显淡绿棕色。

（3）取本品粉末 2g，加 80%乙醇 30ml,加热回流 1 小时，滤过，滤液蒸干，残渣加醋酸乙酯10ml，加热使溶解，滤过，滤液浓缩至约 2ml，作为供试品溶液。另取异鼠李素对照品，加醋酸乙酯制成每1ml含1mg的溶液，作为对照品溶液。吸取供试品溶液10～15μl、对照品溶液5μl，分别点于同一硅胶 GF_{254} 薄层板上，以甲苯-醋酸乙酯-甲酸（5：2：1）为展开剂，展开，取出，晾干，置紫外光灯（254nm)下检视。供试品色谱中，在与对照品色谱相应的位置上，显相同颜色的斑点。

（4）取本品粉末2g，加80%乙醇50ml，冷浸24小时，滤过，滤液蒸干，残渣加水5ml使溶解，滤过，滤液加水饱和的正丁醇提取2次（每次5ml），合并提取液，浓缩至干，残渣加乙醇2ml使溶解，作为供试品溶液。另取异鼠李素-3-O-新橙皮糖苷和香蒲新苷对照品，加乙醇制成每1ml各含1mg 的溶液，作为对照品溶液。吸取供试品溶液5～10μl、对照品溶液5μl，分别点于同一硅胶GF254薄层板上，以醋酸乙酯-丁酮-甲酸-水（5：3：1：1）为展开剂，展开，取出，晾干，置紫外光灯（254nm）下检视。供试品色谱中，在与对照品色谱相应的位置上，显相同颜色斑点。

【主含成分】（1）**水烛香蒲** 花粉主含黄酮类成分：香蒲新甙(typhaneoside)即异鼠李素-3-O-2G-α-L-吡喃鼠李糖基（1-2)-α-L-吡喃鼠李糖基（1-6)-β-D-吡喃葡萄糖甙[*O-2G-α-L-rhamnopyranosyl(1-2)-α-L-rhamnopyr anosyl (1-6)-β-D-glucopyranoside*]，山柰酚-3-O-2G-α-L-吡喃鼠李糖基（1-2) -α-L-吡喃鼠李糖基（1-6)-β-D-吡喃葡萄糖甙[*kaempferol-3-O-2G-α-L-rhamnop yranosyl(1-2)-α-L-rhamnopyranosyl(1-6)-β-D-glucopyranoside*]，异鼠李素-3-O-α-L-鼠李糖基（1-2)-β-D-葡萄糖甙[*isorhamnetin-3-O-α-L-rhamnosy l(1-2)-β-D-glucoside*]，山柰酚-3-O-α-L-鼠李糖基（1-2)-β-D-葡萄糖甙[*kaempferol-3-o-α-L-rhamnosyl(1-2)-β-D-glucoside*]，槲皮素-3-O-α-L-鼠李糖基（1-2)-β-D葡萄糖甙[*quercetin-3-O-α-L-rhamnosyl(1-2)-β-D-glucoside*]，槲皮素(*quercetin*)，山柰酚(*kaempferol*)，异鼠李素(*isorhamnetin*)，柚皮素(*naringenin*)。还含甾醇类成分：β-谷甾醇(*β-sitosterol*)，β-谷甾醇葡萄糖甙(*β-sitosterol glucoside*)，β-谷甾醇棕榈酸酯(*β-sitosterol palmitate*)。又含 7-甲基-4-三十烷酮(*7-methyl-4-triacontanone*)，6-三十三烷醇(*6-tritriacontanol*)，二十五烷(*pentacosane*)。还含多糖TAA、TAB、TAC，相对分子质量分别为57000、80000、86000，TAA由半乳糖(*galactose*)，半乳糖醛酸(*galacturonic acid*)，阿拉伯糖(*arabinose*)，鼠李糖(*rhamnose*)，木糖(*xylose*)按摩尔比2.7:6.5:6.6:2.7;1.0构成，TAB由半乳糖、半乳糖醛酸、阿拉伯糖、鼠李糖按摩尔比2.3:2.4:8.7:1.0构成，TAC由半乳糖、半乳糖醛酸、阿拉伯糖、鼠李糖按摩尔比1.7:1.7:5.2:1.0构成。另含天冬氨酸(*aspartic acid*)，苏氨酸(*threonine*)，丝氨酸(*serine*)，谷氨酸(*glutamic acid*)，缬氨酸(*valine*)，精氨酸(*arginine*)，脯氨酸(*proline*)，胱氨酸(*cystine*)，色氨酸(*tryptophane*)等氨基酸。所含挥发油主成分为：2，6，11，14-四甲基十九烷(*2,6,11,14-tetramethylnonadecane*)，棕榈酸甲酯(*methyl palmitate*)，棕榈酸(*palmitic acid*)，还含2-十八烯醇(*2-octadecenol*) ,2-戊基呋喃(*2-pentylfuran*)，β-蒎烯(*β-pinene*)，8，11-十八碳二烯酸甲酯(*methyloctadeca-8,11-dienoate*)，1，2-二甲基苯(*1,2-dimethoxybenzene*)，1-甲基萘(*1-methylnaphthalene*)，2，7-二甲基萘(*2,7-dimethylnaphthalene*)等共63个组分。还含钛、铝、硼、匐、铬、铜、汞、铁、碘、钼、硒、锌等微量元素。

（2）**长苞香蒲** 花粉主含黄酮类成分：柚皮素，异鼠李素-3-O-α-L-吡喃鼠李糖基（1-2)-[α-L-吡喃鼠李糖基（1-6)]-β-D-葡萄糖甙，槲皮素-3-O-α-L-吡喃鼠李糖基(1-2)-[α-L-吡喃鼠李糖基(1-6)]-β-D-葡萄糖甙；异鼠李素-3-O-(2G-α-L-吡喃鼠李糖基)芸香糖甙，槲皮素-3-O（2G-α-L-吡喃鼠李糖基)芸香糖甙，导师鼠李素-3-O-新橙皮糖甙，山柰酚-3-O-新橙皮糖甙。雄花序中分得异鼠李素，槲皮素，异鼠李素-3-O-芸香糖甙和香蒲甙，后者中甙元和糖的联接方式是异鼠李素-3-O-葡萄糖，鼠李糖，鼠李糖甙。还含甾醇类成分：β-谷甾醇，β-谷甾醇棕榈酸酯，5α-豆甾烷-3，6-二酮(*5α-stigmastan-3,6-dione*)。又含烷及烷醇类成分：二十五烷，6-三十一烷醇(*6-hentriacontanol*)，6，21-二十九烷二醇(*6,12-nonacosanediol*)，6，8-二十九烷二醇(*6,8-nonacosanediol*)，6，10-二十九烷二醇(*6,10-nonacosanediol*)。另含缬氨酸，天冬氨酸，亮氨酸(*leucine*)，丙氨酸(*alkanine*)，赖氨酸(*lysine*)，组氨酸(*histidine*)等氨基酸和与狭叶香蒲类似的微量元素，但缺钛而多铊、砷。雌花序中含香草酸(*vanillic acid*)，反式的对-羟基桂皮酸(*p-hydroxycinnamic acid*)，原儿茶酸(*protocatechuic acid*)，琥珀酸，对羟基苯甲醛(*p-hydroxybenzaldehyde*)，甘露醇(*mannitol*)，反式-3(4-羟基苯基)-丙烯酸-2，3-二羟基丙酯[*3-(4-hydroxyphenyl)-propenoic cid-2,3-dihydroxypropyl ester*]，棕榈酸，硬脂酸(*stearic acid*)，花生四烯酸(*arachidonic acid*)，香蒲酸(*typhic acid*)。

【药理】（1）**对心血管系统的影响** 蒲黄提取液具有改善微循环作用,可使家兔心肌梗塞范围缩小,病变减轻。长苞香蒲中的水仙苷能明显保护垂体后叶素诱导的大鼠心肌缺血,增加小鼠心肌 ^{86}Rb 摄取率,可能与其钙拮抗作用有关。蒲黄提取物对离体蛙心、兔心有可逆性抑制作用,高浓度时使心脏停搏于舒张状态,并有降低家兔血压的作用。蒲黄对心脏的抑制作用可能与槲皮素（碱酯酶抑制剂）有关。另外,长苞香蒲花粉中的异鼠李甙和槲皮素可提高心肌cAMP水平达1/3左右。

（2）**降血脂及抗动脉粥样硬化作用** 蒲黄能防止喂饲高脂动物的血清胆固醇水平增高并能增加喂饲高脂家兔的粪便胆固醇。其降血脂作用除抑制肠道吸收胆固醇，增加粪便胆固醇外，可能还与其影响体内胆固醇代谢有关。临床对照试验发现，蒲黄具有良好的降总胆固醇、升高DHL-C、降低血小板粘附及聚集性的作用，同时对血管内皮细胞有保护作用,并能抑制粥样硬化斑块形成。

（3）**对凝血过程的影响** 早期研究认为,蒲黄能使家兔血小板数增加，有明显缩短血液凝固时间的作用。蒲黄熟用炒炭，可增强止血作用。但也有报道认为蒲黄炒炭后,其止血作用与生用相比无显著性差异。也有报道认为，蒲黄能抑制血液凝固过程。

（4）**引产作用** 50%蒲黄注射液对豚鼠离体子宫和家兔在体子宫均有兴奋作用。腹腔注射2～3 g /kg对豚鼠、小鼠中期引产均有明显效果，有效率81%，且安全性很好。

（5）**对肠管作用** 蒲黄提取物可增强离体鼠肠的蠕动，该作用可被阿托品阻断。还可使兔、犬、鼠及豚鼠离体十二指肠紧张度上升、节律性收缩加强。腹腔内灌注蒲黄浓水剂（30g/kg）可有效防止肠粘连。长苞香蒲的水溶性部分（蒲B）浸膏口服液和保留灌肠，治疗慢性非特异性溃疡性结肠炎36例，临床痊愈17例，显效9例，改善8例，无效2例，总有效率达94.4%。后又以蒲B肠溶片口服兼以保留灌肠对 113 例该症患者进行了临床试验，总有效率达88.06%,明显强于口服柳氮磺胺吡啶。

（6）**其他作用** 蒲黄水溶部分体外对金黄色葡萄球菌、弗氏痢疾杆菌、绿脓杆菌、大肠杆菌、伤寒杆菌、史密氏痢疾杆菌及Ⅱ型副伤寒杆菌均有较强抑制作用;槲皮素也有抗菌、抗过敏、解痉等作用。大鼠桡骨骨折断端注射蒲黄注射液,可促进愈合,加速血肿吸收,骨母细胞及软骨细胞增生活跃,促进骨痂形成。但用蒲黄水溶部分浸湿纱布外敷无效。蒲黄醇提取物能延长小鼠游泳和爬杆时间，有抗疲劳作用。现场人体验证，对预防急性高山反应效果也很显著。

（7）**毒副作用** 蒲黄的小鼠急毒 LD_{50} 为 35.57 g /kg。试管内蒲黄有溶血作用，减少小鼠白细胞、红细胞总数，有引起豚鼠过敏现象。但临床应用未见这些毒副作用。临床治疗量口服无明显副作用，但本品可收缩子宫，故孕妇忌服。

【炮制】 **蒲黄炭**：取净蒲黄，置热锅内，用中火加热炒至黑褐色，喷淋清水少许，灭尽火星，取出晾干，将成团块者揉散，凉透。炒炭后能增强收涩作用，以止血作用显著，多用于吐血、咯血、鼻衄、便血、尿血、崩漏。

饮片性状：形如蒲黄，表面黑褐色或棕褐色。气焦香，味微苦、涩。

注：生用、炒炭均有止血作用，但蒲黄炭具有加快血小板凝聚速度作用，能缩短其出血和凝血时间。生蒲黄有收缩子宫作用，故孕妇忌用，但可用于产后子宫收缩不良的出血。

【性味归经】 味甘、微辛，性平。归肝、心包经。

【功用主治】 止血，化瘀，通淋。主治吐血，咯血，衄血，血痢，便血，崩漏，外伤出血，心腹疼痛，经闭腹痛，产后瘀痛，痛经，跌扑肿痛，血淋涩痛，带下，重舌，口疮，聤耳，阴下湿痒。

《本经》："主心腹膀胱寒热，利小便，止血，消瘀血。"

《药性论》："通经脉，止女子崩中不住，主痢血，止鼻衄，治尿血，利水道。"

《日华子》："治扑损血闭，排脓，疮疖，妇人带下，月候不匀，血气心腹痛，妊孕人下血坠胎，血运血瘕，儿枕急痛，小便不通，肠风泻血，游风肿毒，鼻洪吐血，下乳，止泄精，血痢。破血消肿生使，补血止血炒用。"

《医学入门·本草》："生用傅重舌、舌上生疮及阴下湿痒，产后妒乳、痈肿。又解心脏虚热，甚益小儿。"

《纲目》："凉血，活血，止心腹诸痛。"

《本草经疏》："治癥结，五劳七伤，停积瘀血，胸前痛即发吐衄，悉和凉血行血药主之。"

《现代实用中药》："外用于创伤，湿疹。"

《南宁市药物志》："外用治瘰疬。"

【临床应用】 （1）**用于各种出血病症**。蒲黄功能止血祛瘀，出血证无论有无瘀血均可应用。上可治咯血、衄血、吐血，下可治尿血、便血、崩漏等症。可单用冲服，或与陈棕炭、藕节炭、血余炭、侧柏炭等配伍，以加强止血之功。如证属血热出血，可配生地黄、白茅根、大小蓟等凉血止血药；虚寒性出血，则配炮姜、艾叶、阿胶等温经止血药。外敷可治创伤出血。

（2）**用于心腹疼痛**。蒲黄又具活血行瘀止痛之功，用于瘀滞胸痛，胃脘疼痛，以及产后瘀痛，痛经等症，常与五灵脂相须为用，如《经效方》失笑散。用生蒲黄浓煎和童便饮，可治跌打损伤，瘀血内停之证。

（3）**用于血淋涩痛**。与利尿通淋之木通、车前子、赤芍、生甘草等同用，又治疗热结膀胱，血淋涩痛，如《证治准绳》蒲黄散。

（4）**其他作用**。本品也治重舌、木舌、舌胀满口，口舌生疮，聤耳流脓，可研末掺患处。疮疡肿毒，蜜调敷之。

《纲目》："与五灵脂同用，能治一切心腹之痛。"

《药鉴》："佐黄柏，君故纸，崩漏殊功；同槐花，使条芩，肠风立效。"

《药义明辨》："或从阳以引之，如同干姜而治舌肿；或从阴以达之，如同阿胶而疗口耳大衄。"

【用量用法】 内服：煎汤，5～10g，须包煎，或入丸、散。外用：研末撒或调敷，适量。散瘀止痛多生用；止血多炒用；血瘀出血，生熟各半。

【使用注意】 孕妇慎服。

《本草衍义》："不可多食，令人自利，不益极虚人。"

《品汇精要》："妊娠不可生用。"

《雷公炮制药性解》："忌见铁。"

《本草经疏》："一切劳伤发热，阴虚内热，无瘀血者禁用。"

【附方】 （1）**治妇人月候过多，血伤漏下不止**：蒲黄三两(微炒)，龙骨二两半，艾叶一两。上三味，捣罗为末，炼蜜和丸，梧桐子大。每服二十丸，煎米饮下，艾汤下亦得，日再。--《圣济总录》之"蒲黄散"

（2）**治血崩**：蒲黄、黄芩各一两，荷叶灰半两。为末。每服三钱，空心酒调下。--《卫生易简方》

（3）**催生**：蒲黄、地龙(洗去土，于新瓦上焙令微黄)、陈橘皮等分。各为末，如经日不产，各抄一钱匕，新汲水调服。--《证类本草》

（4）**治产后心腹痛欲死**：蒲黄(炒香)、五灵脂(酒研，淘去砂土)各等分。为末，先用酽醋，调二钱，熬成膏，入水一盏，煎七分，食前热服。--《局方》之"失笑散"

（5）**治产后恶露不快，血上抢心，烦闷满急，昏迷不省，或狂言妄语，气喘欲绝**：干荷叶(炙)、牡丹皮、延胡索、生干地黄、甘草(炙)各三分，蒲黄(生)二两。上为粗末。每服二钱，水一盏入蜜少许，同煎至七分，去滓温服，不拘时候。--《局方》之"蒲黄散"

（6）**治产后血大下不止**：蒲黄炒黑，每用二钱，用芎、归煎汤调下。--《种杏仙方》

（7）**治咯血，吐血，唾血及治烦躁**：生蒲黄、干荷叶等分。上为末，每服三钱，浓煎桑白皮汤，放温调下，食后。--《卫生宝鉴》之"恩袍散"

（8）**治鼻衄，出血过多，昏冒欲死，诸药不效**：生蒲黄二钱，青黛半钱，生藕汁调作一服，即验。--《朱氏集验方》

（9）**治心经烦热，血热妄行，舌上出血不止**：新蒲黄三钱匕，新白面三钱匕，牛黄(研)、龙脑各半钱匕。上研匀，每服一钱，生藕汁凋服，食后。--《证治准绳》之"寸金散"

（10）**治小肠积热，因尿血出**：蒲黄二两，郁金二两，生干地黄三两。上件药，捣细罗为散。每服以粥饮调下三钱，日三四服。--《圣惠方》

（11）**治小便不利，茎中疼痛，小腹急痛**：蒲黄、滑石等分。上二味，治下筛。酒服方寸匕，日三服。--《千金要方》

（12）**治通身肿，皆是风虚水气，亦疗暴肿**：蒲黄一升，小豆一升，大豆一升。上三味，以清酒一斗，煮取三升，去豆。分三服。--《外台》引《范汪方》之"蒲黄酒"

（13）**治卒下血**：甘草、干姜、蒲黄各一分。三物下筛。酒服方寸匕，日三。--《僧深集方》之"蒲黄散"

（14）**治金疮内瘘**：七月七日麻勃一两，蒲黄二两。上二物，捣筛为散。温酒调服一钱匕，日五服，夜再两服。--《刘涓子鬼遗方》之"蒲黄散"

（15）**治被打腹中瘀血**：蒲黄一升，当归二两，桂心二两。上三味捣筛，理匀。调酒服之方寸匕，日三夜一。不饮酒，熟水下。--《千金翼方》

（16）**治小儿重舌，口中生疮，涎出**：蒲黄一分，露蜂房一分(微炙)，白鱼一钱。上药，都研令匀。用少许酒调，敷重舌，口中疮上，日三用之。--《圣惠方》之"蒲黄散"

（17）**治三焦大热，口舌生疮，咽喉肿塞，神思昏闷**：蒲黄一两，盆硝八两，青黛一两半。上件用生薄荷汁一升，将盆硝、青黛、蒲黄一处，用瓷罐盛，慢火熬令干，研细。每用一字或半钱，掺于口内，良久出涎，吞之不妙。--《局方》之"吹喉散"

（18）**治聤耳，脓血出不止**：以蒲黄末，吹入耳中。--《圣惠方》

（19）**治卒耳聋**：蒲黄、细辛各一分，杏仁(去皮、尖)、曲末各三分。上为末，同杏仁捣如膏。和捻枣核大，绵裹塞耳中，一日一易。--《古今医统》

（20）**治五痔**：常服蒲黄方寸匕，日三，良。--《龙门石窟药方》

（21）**治脱肛**：蒲黄二两。以猪脂和敷肛上，纳之。--《千金要方》

（22）**治阴蚀**：①蒲黄三两，水银一两。上件药同研，水银星尽，每用少许，敷疮。--《圣惠方》 ②蒲黄二两，桐皮二两，甘草二两。凡三物捣筛，粉创上。--《令李方》之"蒲黄散"

（23）**治产后妒乳痈肿胀痛，产后不见乳汁，结作痈**：用蒲黄炒热杵敷肿上，日三度易之。--《普济方》

（24）**治产后血不下**：蒲黄三两，水三升，煎取一升，顿服。--《梅师集验方》

（25）**治坠伤扑损，瘀血在内，烦闷者**：蒲黄末，空心温酒服三钱。--《塞上方》

（26）**治吐血、唾血**：蒲黄一两。捣为散，每服三钱，温酒或冷水调。--《简要济众方》

（27）**治肺热衄血**：蒲黄、青黛各一钱。新汲水服之。或去青黛，入油发灰等分，生地黄汁调下。--《简便单方》

（28）**治鼻衄经久不止**：蒲黄二、三两，石榴花一两(末)。上药，和研为散，每服以新汲水调下一钱。--《圣惠方》

（29）**治膀胱热，小便血不止**：蒲黄(微炒)二两，郁金(锉)三两。上二味，捣罗为散，每服一钱匕，粟米饮调下，空心晚食前服。--《圣济总录》

（30）**治舌胀满口，不能出声**：蒲黄频掺。--《本事方》

（31）**治小儿重舌，口中生疮，涎出**：蒲黄一分，露蜂房一分(微炙)，白鱼一钱。上药，都研令匀。用少许酒凋，敷重舌、口中疮上，日三用之。--《圣惠方》之"蒲黄散"

（32）**治耳中出血**：蒲黄、炒黑研末，掺入。--《简便单方》

（33）**治丈夫阴下湿痒**：蒲黄末敷之。--《千金方》

（34）**治疗冠心病**：对 66 例冠心病轻度心绞痛患者，单用生蒲黄内服，治疗观察 2 个月，取得 89%消除症状和缓解心绞痛，84%改善心电图，58%降低血压和 60%、94%降低血总胆固醇与三酰甘油的效果。凡症状不多，单用蒲黄即可，如气滞血瘀症状明显，则用行气活血的生蒲黄 15g，红花、莪术、降香各 5g，党参 9g 较好；若气血亏虚显著者，则用益气活血的生蒲黄 15g，黄芪、党参、当归各 9g，莪术 5g 更为相宜。--《湖南医药杂志》湖南省中医药研究所，1982，(3)：6

（35）**治疗渗液性湿疹**：取生蒲黄筛去杂质，直接撒于皮损上，至不见渗液为度，盖以纱布。换药时勿将已干燥的药粉去掉或洗去。经治 30 例，均在 6～15 天内皮损干燥而愈；其中 6 例合并感染，亦未加其他药物治疗，与湿疹同时治愈。--《新医药学杂志》祝化民，1977，(9)：22

牛毛草

【别名】 牛毛草《新华本草纲要》，秧草《海南植物志》，大毛草、旗茅(辽宁)，龙爪草(江西)，畦莎(广东)，油麻草(广西)。

【来源】 为莎草科植物球柱草 *Bulbostylis barbata* (Rottb.) Kunth 的全草。

【植物形态】 一年生草本。秆丛生，细，无毛，高 6～25cm。叶线形，极细，纸质，长 4～8cm，宽 0.4～0.8mm，全缘，边缘微外捲，顶端渐尖，背面叶脉间疏被微柔毛；叶鞘薄膜质，边缘具白色长柔毛状缘毛，顶端部分毛较长。苞片 2～3 枚，极细，线形，边缘外捲，背面疏被微柔毛，长 1～2.5cm 或较短；长侧枝聚伞花序，头状，具密聚的无柄小穗 3 至数个；小穗披针形或卵状披针形，长 3～6.5mm，宽 1～1.5mm，基部钝或几圆形，顶端急尖，具 7～13 朵花；鳞片膜质，卵形或近宽卵形，长 1.5～2mm，宽 1～1.5mm，棕色或黄绿色，顶端有向外弯的短尖，仅被疏缘毛，或有时背面被疏微柔毛，背面具龙骨状突起，具黄绿色脉 1 条(罕 3 条)；雄蕊 1(罕为 2 个)，花药长圆形，顶端急尖。小坚果倒卵形，三稜形，长 0.8mm，宽 0.5～0.6mm，白色或淡黄色，表面细胞呈方形网纹，顶端截形或微凹，具盘状的花柱基。花果期 4～10 月。见（图 990）

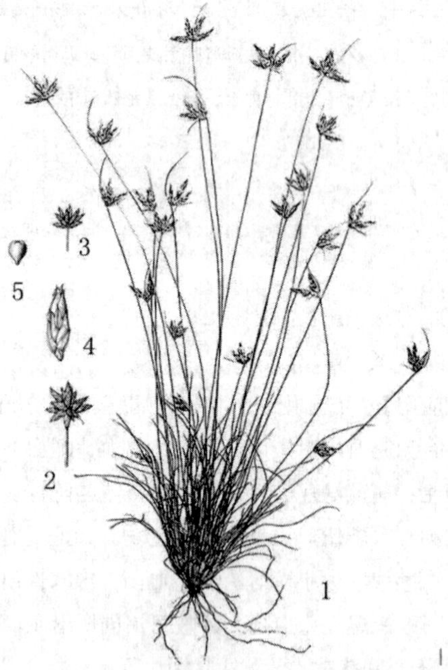

（图 990）球柱草

1.植株 2～3.花序 4.小穗 5.小坚果

【生长分布】 生于海拔 130～500m 的海边沙地、河滩沙地、田边、山坡草丛中等地。邹平黛溪河上游及鹤伴山溪谷畔有分布。

【采收加工】 夏、秋季采收，洗净，晒干。

【性味归经】 味苦，性寒。归肝经。

【功用主治】 凉血止血。主治呕血，咯血，衄血，尿血，便血。

【用量用法】 内服：煎汤，3～9g。

筛实

【别名】 筛实《海药本草》，自然谷、禹余粮《博物志》(张华)，筛草实《本草拾遗》，海米《方孝孺集》，砂贡子《中国经济植物志》。

【来源】 为莎草科植物砂钻苔草 *Carex kobomugi* Ohwi 的果实。

【植物形态】 砂钻苔草 又名筛草《纲目》，砂砧苔草《东北草本植物志》。多年生草本。根状茎长而匍匐，或斜向地下，外被黑褐色分裂成纤维状的叶鞘。秆高 10～20cm，宽 3～4mm，极粗壮，钝三棱形，平滑，基部具细裂成纤维状的老叶鞘。叶长于秆，宽 3～8mm，平张，革质，黄绿色，边缘锯齿状。苞片短叶状。小穗多数，卵形，长 10～15mm；穗状花序雌雄异株，稀同株；雄花序长圆形，长 4～5cm，宽 1.2～1.3cm；雌花序卵形至长圆形，长 4～6cm，宽约 3cm。雄花的鳞片披针形至狭披针形，顶端渐狭成粗糙短尖，长 5～10mm；雌花的鳞片卵形，顶端渐狭成芒尖，长 1.2～1.6cm，宽 4～5mm，革质，黄绿色带栗色，具多条脉。果囊稍短于鳞片或与鳞片近等长，披针形或卵状披针形，平凸状，长 10～15mm，宽约 4mm，弯曲，厚革质，栗色，无毛，有光泽，两面具多条脉，上部边缘具齿状狭翅，基部近圆形，具短柄，先端渐狭成长喙，稍弯，喙口具 2 尖齿。小坚果紧包于果囊中，长圆状倒卵形或长圆形，长 5～5.5mm，橄榄色，基部稍成楔形，顶端圆形；花柱下部微有毛，基部稍膨大，柱头 2 个。花果期 6～9 月。见（图 991）

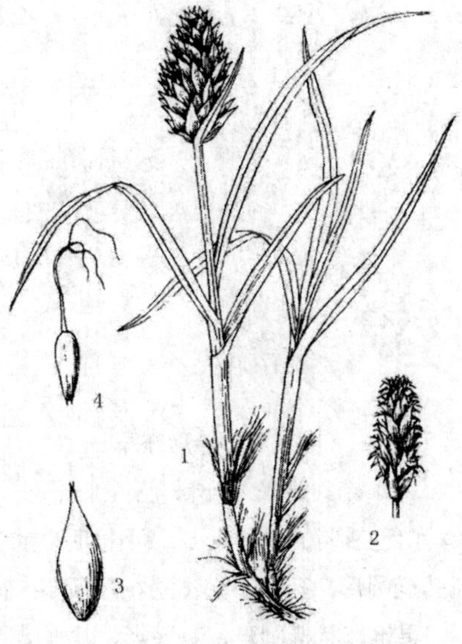

（图 991）砂钻苔草

1.植株 2.雄性小穗 3.果囊 4.小坚果

【生长分布】 多生于沿海沙滩。邹平黛溪河上游及鹤伴山溪谷畔有少量分布。

【采收加工】 7～8 月间果实成熟时采收，除去杂质，晒干。

【性味归经】 味甘，性平。归脾、胃经。

【功用主治】 健脾益气，降逆止呕。主治脾胃虚弱，呕吐呃逆。

《本草拾遗》："主轻身。"

《海药本草》："主补虚羸乏损，温肠胃，止呕逆，久食健人。"

【用量用法】 内服：煎汤，6～9g。

崖棕根

【来源】 为莎草科植物宽叶苔草 *Carex siderosticta* Hance 的根。

【植物形态】 宽叶苔草 又名崖棕《秦岭植物志》。多年生草本。根状茎匍匐而长。叶长圆状披针形，长 10～20cm，宽 1～2.5 (～3) cm，有时具白色条纹，中脉及 2 条侧脉较明显，上面无毛，下面沿脉疏生柔毛。花茎生于植株侧，近基部的叶鞘无叶片，淡棕褐色，可高达 30cm，苞鞘上部膨大似佛焰苞状，长 2～2.5cm，苞片长 5～10mm。小穗 3～6 (～10) 个，单生或孪生于各节，雄雌顺序，线状圆柱形，长 1.5～3cm，具疏生的花；小穗柄长 2～6cm，多伸出鞘外。雄花鳞片披针状长圆形，先端尖，长 5～6mm，两侧透明膜质，中间绿色，具 3 条脉；雌花鳞片椭圆状长圆形至披针状长圆形，先端钝，长 4～5cm，两侧透明膜质，中间绿色，具 3 条脉，遍生稀疏锈点。果囊倒卵形或椭圆形，三棱形，长 3～4mm，平滑，具多条明显凸起的细脉，基部渐狭，具很短的柄，先端骤狭成短喙或近无喙，喙口平截。小坚果紧包于果囊中，椭圆形，三棱形，长约 2mm；花柱宿存，基部不膨大，顶端稍伸出果囊之外，柱头 3 个。花果期 5～6 月。见（图 992）

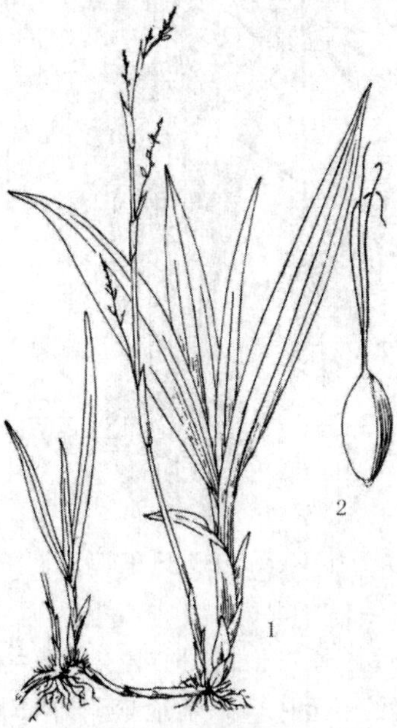

(图 992)宽叶苔草

1.植株 2.小坚果

【生长分布】 生于山坡林下草丛及岩缝中。邹平南部山区有少量分布。

【采收加工】 夏、秋季采收，洗净，切段，晒干。

【性味归经】 味甘、辛，性温。归肺、肝、肾经。

【功用主治】 益气养血，活血调经。主治气血虚弱，倦怠无力，心悸失眠，月经不调，经闭。

【用量用法】 内服：煎汤，9～12g。

【附方】 **治妇人血气，并五劳七伤：** 崖棕根、半天回、鸡翁藤、野兰

根等份。洗净焙干，捣罗。温酒调服二钱匕。－《本草图经》

风车草

【别名】 风车草《中国植物志》，伞莎草、九龙吐珠《泉州本草》，伞草，旱伞草，水竹。

【来源】 莎草科植物风车草 *Cyperus alternifolius* Linn. *subsp. flabelliformis* (Rottb.) KüKenth 的茎叶。

【植物形态】 多年湿生、挺水植物，高 30～150cm。根茎粗短，须根坚硬。秆稍粗壮，近圆柱状，上部稍粗糙，基部包裹鞘无叶，鞘棕色。苞片 20 枚，长几相等，较花序长约 2 倍，宽 2～11mm，向四周展开，平展；长侧枝聚伞花序多次复出，第 1 次辐射枝 4～10，最长者达 7cm；第 2 次辐射枝}最长达 15cm；小穗于顶端密集成近头状的穗状花序；小穗椭圆；形或长圆披针形，长 3～8mm，宽 1.5～3mm，压扁，有花 6～26，小穗轴无翅；鳞片紧密排列，膜质，卵形，长约 2mm，白色或黄褐 1 色，具锈色斑点，有 3～5 脉；雄蕊 3，花药线形，先端有刚毛状附属物；花柱短，柱头 3。小坚果椭圆形，近三棱状，长为鳞片长度 1/3，褐色。花期 7 月～8 月；果熟期 8 月～10 月。见（图 993）

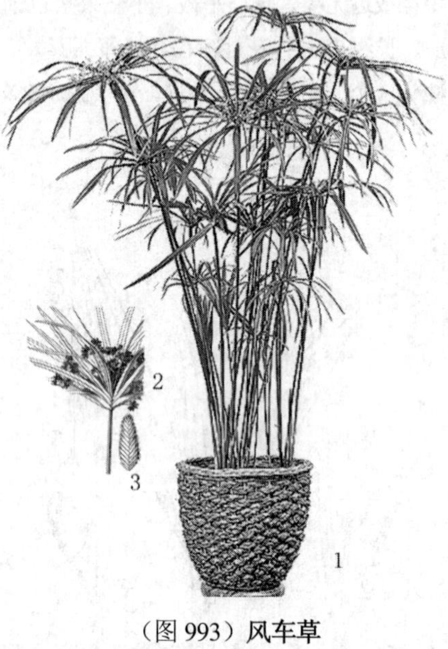

（图 993）**风车草**

1.植株 2.花序 3.小穗

【生长分布】 原产于非洲，广泛分布于森林、草原地区的大湖、河流边缘的沼泽中。邹平各地花圃园林、庭院有栽培，作为观赏植物。

【采收加工】 全年均可采，洗净，鲜用或晒干。

【主含成分】 含 β-D-葡聚糖(*β-D-glucan*)，矿物元素硒、钾、钙、镁、锰、铁、磷、钠。还含美利妥双甙（*melittoside*），桃叶珊瑚甙（*aucubin*），8-O-乙酰基哈帕甙(*8-O-acetylharpagide*)，雷朴妥甙(*reptoside*)，筋骨草甙(*ajugoside*)及 8-O-乙酰基米欧坡罗甙（*8-O-acetylmioporoside*）。

【性味归经】 味酸、甘、微苦，性凉。归肝、脾二经。

【功用主治】 行气活血，解毒。主治瘀血作痛，蛇虫咬伤。

【用量用法】 内服：煎汤，9～15g。外用：浸酒擦，适量。

【附方】 （1）**治产后下血腹痛**：鲜(九龙吐珠)茎连叶 60g。放锅内喷酒炒制，再喷再炒以微焦为度，合食米一把，煎汤服。

（2）**治蛇虫咬伤**：干(九龙吐珠)全草 120g，浸酒 600g，2 星期可用。凡用取药抹伤口，如系蛇咬伤，除外涂后，并将此酒内服 1 小杯。（1～2 方均出自《泉州本草》）

王母釵

【别名】 王母釵《泉州本草》，碱草《泉州本草》，五粒关《广西药用植物名录》，球花碱草，球花莎草，三棱草。

【来源】 为莎草科植物异型莎草 *Cyperus difformis* L.的带根全草。

【植物形态】 一年生草本，高 10～60cm。须根多数。秆丛生，扁三棱状，光滑。叶基生，短于秆，宽 2～5mm。叶鞘稍长，褐色。苞片 2 枚，少 3 枚，叶状，长于花序；长侧枝聚繖花序简单，少数为复出，具 3～9 个辐射枝，辐射枝长短不等最长达 2.5cm，或有时近于无花梗；头状花序球形，具极多数小穗，直径 5～15mm；小穗密聚，披针形或线形，长 2～8mm，宽约 1mm，具 8～28 朵花；小穗轴无翅；鳞片排列稍松，膜质，近于扁圆形，顶端圆，长不及 1mm，中间淡黄色，两侧深红紫

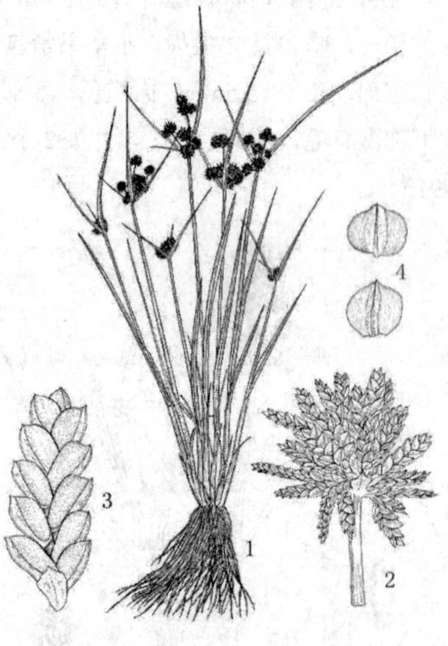

（图 994）**异形莎草**

1.植株 2.花序 3.小穗 4 小坚果

色或栗色边缘具白色透明的边，具 3 条不很明显的脉；雄蕊 2，有时 1 枚，花药椭圆形，药隔不突出于花药顶端；花柱极短，柱头 3，短。小坚果倒卵状椭圆形，三棱形，几与鳞片等长，淡黄色。花果期 7～10 月。见（图 994）

【生长分布】 生于田中、水边、潮湿处。邹平各地均有分布。

【采收加工】 7～8 月采收。连根拔起，洗净，鲜用或晒干。

【性味归经】 味咸、微苦，性凉。归心、肝、肺、膀胱四经。

【功用主治】 利尿通淋，行气活血。主治热淋，小便不利，跌打损伤。

【用量用法】 内服：煎汤，9～15g，鲜品 30～60g，或烧

存性研末服。

【附方】 （1）**治热淋小便赤涩**：(王母钗)鲜根60g，水煎服。

（2）**治跌打损伤**：(王母钗)鲜根12个(约30g)，合猪赤肉以酒代水煎服，1~2次。

（3）**治吐血**：(王母钗)干根30g，烧存性研末。泡温盐汤服。（1~3方均出自《泉州本草》）

水莎草

【别名】 水莎草《中药大辞典》，头状穗莎草、三轮草、状元壶、喂香壶《中国植物志》，球形莎草《中药大辞典》，三棱草。

【来源】 为莎草科植物聚穗莎草 *Cyperus glomeratus* L.的全草。

【植物形态】 一年生草本，具须根。秆散生，粗壮，高50～95cm，钝三棱形，平滑，基部稍膨大。叶少数，短于秆，宽4～8mm，边缘不粗糙；叶鞘长，红棕色。叶状苞片3～4枚，较花序长，边缘粗糙；复出长侧枝聚伞花序具3～8个辐射枝，辐射枝长短不等，最长达12cm；穗状花序无总花梗，近于圆形、椭圆形或长圆形，长1～3cm，宽6-17mm，具极多数小穗；小穗多列，排列极密，线状披针形或线形，稍扁平，长5～10mm，宽1.5～2mm，具8～16朵花；小穗轴具白色透明的翅；鳞片排列疏松，膜质，近长圆形，顶端钝，长约2mm，棕红色，背面无龙骨状突起，脉极不明显，边缘内捲；雄蕊3，花药短，长圆形，暗血红色，药隔突出于花药顶端；花柱长，柱头3，较短。小坚果长圆状三棱形，长为鳞片的1/2，灰色，具明显的网纹。花果期6～10月。见（图995）

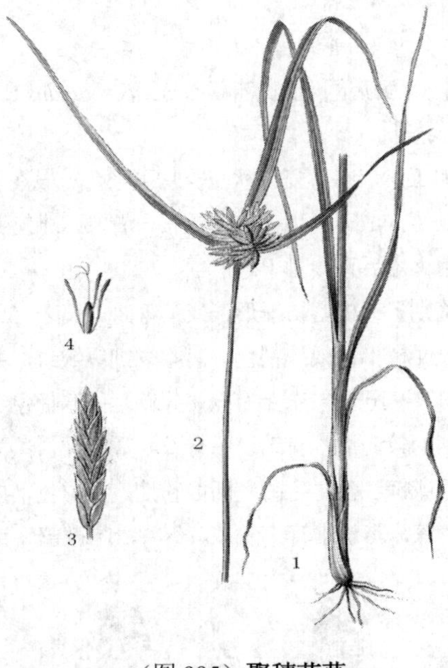

（图995）**聚穗莎草**

1.植株下部 2.花序枝 3.小穗 4.小花

【生长分布】 生于稻田、河岸、沼泽地、路旁阴湿草丛中。邹平各地均有分布。

【采收加工】 夏、秋季采收，洗净，晒干。

【性味归经】 味辛、微苦，性平。归肺经。

【功用主治】 止咳化痰。主治慢性支气管炎。

【用量用法】 内服：煎汤，15～30g。

【附方】 **治慢性气管炎**：头状穗莎草60g，大青叶30g，水煎服。--《中药大辞典》

三楞草

【别名】 三楞草《四川中药志》，三轮草、四方草《分类草药性》，细三棱《广西药用植物名录》，三棱草《秦岭巴山天然药物志》，水三棱、小三棱草《贵州中草药名录》，三方草《江苏南部种子植物手册》，米莎草(安徽)，野席草(广西)。

【来源】 为莎草科植物碎米莎草 *Cyperus iria* L.的全草。

【植物形态】 一年生草本，高l0～60cm。秆丛生，纤细，扁三棱形。叶基生，短于秆，宽2～5mm，叶鞘红棕色。叶状苞片2～5，下面2片常长于花序；长侧枝聚伞花序复出，多具4～9个辐射枝，辐射枝最长达12cm，每个辐射枝具5～10个穗状花序，或有时更多些；；穗状花序卵形或圆形，长1.5～4cm，有小穗5～22；小穗直立，排列疏松，斜展，线状披针形，长4～10mm，宽约2mm，有花6～22，小穗轴近无翅；鳞片宽倒卵形，淡黄棕色，长约1.5mm，先端微凹或钝圆，有不明显的尖头，背面龙骨状，有脉3～5；雄蕊3，花药小；花柱短，柱头3。小坚果三棱形或椭圆形，与鳞片等长，褐色，密生突起的细点，长约1mm。花、果期6～10月。见（图996）

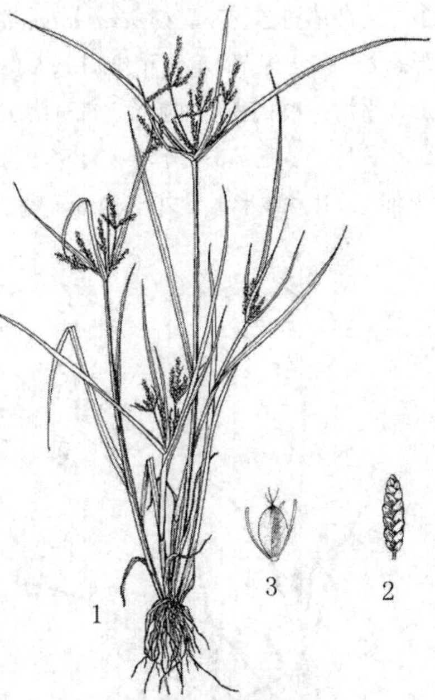

（图996）**碎米莎草**

1植株 2.小穗 3.小坚果

【生长分布】 生于山坡、田间、路旁阴湿处。邹平各地均有分布。

【采收加工】 8～9月抽穗时采收，洗净，晒干。

【性味归经】 味辛，性微温。归肝经。

【功用主治】 祛风除湿，活血调经。主治风湿筋骨疼痛，瘫痪，月经不调，闭经，痛经，跌打损伤。

《分类草药性》："治风湿筋骨痛，左瘫右痪。"

《重庆草药》："治风热骨痛。"

《四川常用中草药》："祛风除湿活络。"

《全国中草药汇编》："调经利尿。治跌打损伤，月经不调，痛经，经闭，尿路结石。"

《浙江药用植物志》："祛风利湿。主治水湿浮肿，咳嗽，白带。"

《秦岭巴山天然药物志》："活血，调经，止痛。"

【用量用法】 内服：煎汤，10～30g，或浸酒。

【附方】 （1）**治风湿筋骨疼痛**：三棱草 60g，当归、灵仙、桑枝各 30g，泡酒服。--《秦岭巴山天然药物志》

（2）**治风寒湿痹，肌肉、筋骨疼痛**：三楞草 30g，箭羽舒筋草 30g，透骨消 9g，川芎 9g，羌活 9g，苍术 9g，水煎服。--《四川中药志》(1982 年)

（3）**治月经不调**：三楞草 15g，当归、茴香根、益母草各 9g，水煎服。

（4）**治痛经**：三棱草 12g，牛膝、台乌各 9g，水煎服。

（5）**治闭经**：三棱草 15g，红泽兰、当归各 9g，鸡屎藤 12g，水煎服。

（6）**治跌打损伤**：三棱草 30g，当归、木通、透骨消各 15g，泡酒服。（3～6 方均出自《秦岭巴山天然药物志》）

莎草

【别名】 莎草《别录》，莎随《大戴礼记》，薃侯、莎《尔雅》，地毛《广雅》，香头草、回头青、雀头香《江表传》，回头青《清异录》，野韭菜、隔夜抽《浙江中药手册》，地构草《广西中兽医药用植物》，小三棱、米珠子、缩缩草《江苏省植物药材志》。

【来源】 为莎草科植物莎草 *Cyperus rotundus* L.的茎叶。

【植物形态】 多年生草本，杆稍细弱，高 15～95cm。茎直立，锐三棱形，平滑；根状茎匍匐延长，部分膨大呈纺锤形，有时数个相连。叶丛生于茎基部，短于杆；叶鞘闭合包于茎上鞘棕色，常裂成纤维状；叶片线形，长 20～60cm，宽 2～5mm，先端尖，全缘，具平行脉，主脉于背面隆起。花序复穗状，3～6 个辐射枝在茎顶排成伞状，每个花序具 3～10 个小穗，线形，长 1～3cm，宽约 1.5mm；颖 2 列，紧密排列，卵形至长圆形，长约 3mm，膜质，两侧紫红色有数脉；花序有叶片状的总苞 2～4 片，常长于花序，或有时短于花序；每颖着生 1 花，雄蕊 3，花药长，线形，暗血红色，药隔突出于花药顶端；柱头 3，丝状细长，伸出鳞片外。小坚果长圆状倒卵形，三棱状，长约 1mm，具细点。花期 5～8 月，果期 7～11 月。见（图 997）

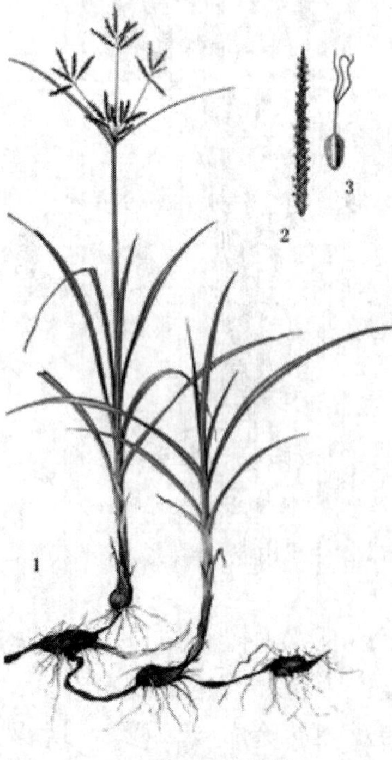

（图 997）莎草

1.植株（示香附） 2.小穗 3.小坚果

【生长分布】 生于河边、路旁、田边湿地。邹平各地均有分布。

【采收加工】 春夏季采收，洗净，鲜用或晒干。

【性味归经】 味苦、辛，性凉。归肝、肺经。

【功用主治】 行气开郁，祛风止痒，宽胸利痰。主治胸闷不舒，风疹瘙痒，痈疮肿毒。

【用量用法】 内服：煎汤，10～30g。外用：鲜品捣敷，或煎汤洗浴，适量。

【附方】 （1）**治皮肤瘙痒，遍体生风**：取(莎草)苗一握，煎汤浴之，立效。--《履巉岩本草》

（2）**治痈疽肿毒**：鲜莎草洗净，捣烂敷患处。

（3）**治水肿，小便短少**：鲜莎草捣烂，贴涌泉、关元穴。（2～3 方均出自(泉州本草》）

香附

【别名】 香附《纲目》，雀头香《江表传》，莎草根《别录》，香附子《新修本草》，雷公头《纲目》，香附米《本草求真》，地荸荠《浙江民间中草药》，三棱草根《中药志》，苦羌头《中药材手册》。

【名释】 植株附着相连，气味香郁，故名香附。

【来源】 为莎草科植物莎草 *Cyperus rotundus* L.的根茎。

【植物形态】 参见"莎草"。

【采收加工】 春、夏、秋三季均可采，一般在秋季采挖，洗净泥土，晒至八成干，用火燎去须根，置沸水中略煮或蒸透后晒干。也可用火燎后直接晒干。

【性状鉴别】 根茎纺锤形，或稍弯曲，长 2～3.5cm，直径 0.5～1cm。表面棕褐色或黑褐色，有不规则纵皱纹，并有明显而略隆起的环节 6～10 个，节上有众多未除尽的暗棕色毛须及须根痕；去净毛须的较光滑，有细密纵脊纹。质坚硬，蒸煮者断面角质样，棕黄色或棕红色；生晒者断面粉性，类白色，内皮层环明显，中柱色较深，点状维管束散在。气香，味微苦。见(图 998)

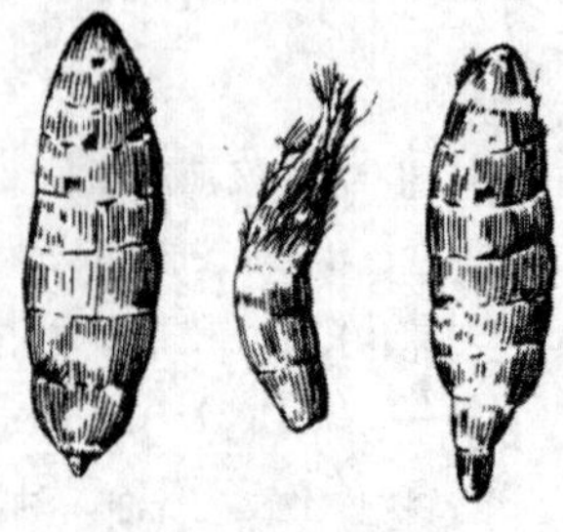

(图 998)香附外形

【理化鉴别】 取本品粉末 1g，加乙醚 5ml ，放置 1 小时，时时振摇，滤过，滤液挥干，残渣加醋酸乙酯 0.5ml 使溶解，作为供试品溶液。另取 α-香附酮对照品，加醋酸乙酯制成每 1ml 含 1mg 的溶液，作为对照品溶液。照薄层色谱法试验，吸取上述两种溶液各 10μl,分别点于同一硅胶 GF_{254} 薄层板上，以苯-醋酸乙酯-冰醋酸（92:5:5）为展开剂，展开，取出，晾干，置紫外光灯（254nm） 下检视。供试品色谱中，在与对照品色谱相应的位置上，显相同的深蓝色斑点；喷以二硝基苯肼试液，放置片刻，斑点渐变为橙红色。

【显微鉴别】 （1）**根茎横切面**：表皮细胞 1 列，棕黄色，其下为 2～3 层下皮细胞，壁稍厚；下皮纤维束多数，紧靠表皮排列成环。皮层与中柱间内皮层明显；皮层散有叶迹维管束，外韧型，其外围也有内皮层。中柱维管束周木型，多数，散列。薄壁组织中散有多数类圆形分泌细胞，内含黄棕色分泌物。此外，薄壁细胞含淀粉粒。见(图 999)

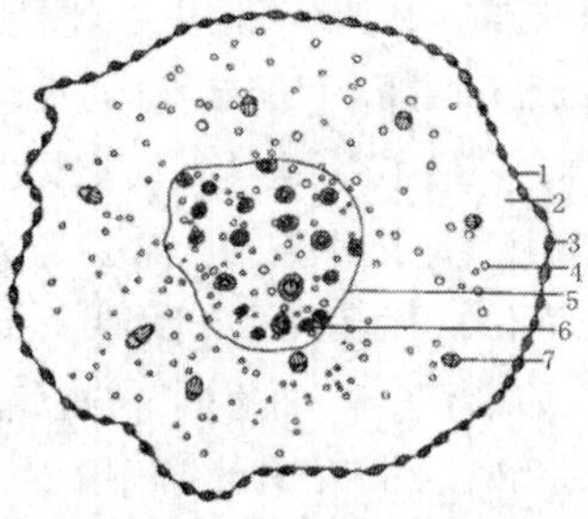

(图 999)莎草根茎横切面简图

1.表皮 2.皮层 3.下皮纤维 4.分泌细胞 5.内皮层 6.维管束 7.叶迹维管束

（2）**粉末特征**：淡棕色。①未糊化淀粉粒类圆形、类三角形、类方形或圆齿轮形，直径 3～27μm。②分泌细胞类圆形，直径 35～72μm，含淡黄棕色分泌物，其周围 7～8 个薄壁细胞呈放射状排列。③下皮纤维红棕色或黄棕色，纤维较细长，有的一边呈齿状突起，直径 7～22μm，壁厚，木化，孔沟稀或不明显，有的纤维束周围可见含硅质块的细胞。④下皮细胞类多角形或类方形，壁木化增厚，孔沟明显。⑤叶基纤维细长，直径 5～13μm，壁甚厚，孔沟不明显，胞腔线形。纤维束周围亦可见含硅质块的细胞。此外，有石细胞及梯纹、螺纹、网纹导管。见(图 1000)

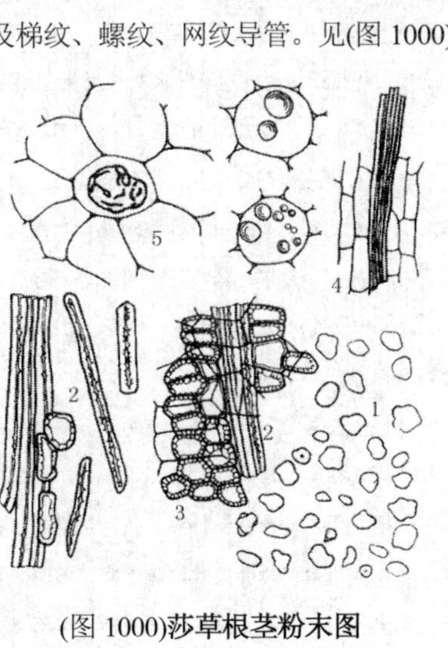

(图 1000)莎草根茎粉末图

1.淀粉粒 2.下皮纤维 3.下皮细胞 4.叶迹纤维 5.分泌细胞

【主含成分】 含葡萄糖、果糖、淀粉、挥发油。挥发油中主要为香附子烯（*Cyperene*）、香附醇（Cyperol）、异香附醇（*Isocyperol*）、并含 β-蒎烯（*β-Pinene*）、莰烯（*Camphene*）、1, 8-桉叶素（*1, 8-Cineole*）、柠檬烯（*Limonene*）、芹子三烯（*Selinatriene*）、β-芹子烯（*β-Selinene*）、α-香附酮（*α-cyperone*）、β-香附酮（*β-cyperone*）、香附醇酮（*cyperolone*）、莎草薁酮（*Rotundone*）、环氧莎草薁酮（*Epoxyguaine*）、考布松（*Kobusone*）及异考布松（*Isokobusone*），亦含三萜类、黄酮类及生物碱等。

【药理】 （1）**对子宫的作用** 5％香附流浸膏对豚鼠、兔、猫、犬等动物的离体子宫，不论已孕或未孕，均有抑制作用，使子宫平滑肌松弛，收缩力减弱，肌张力降低。以解痉、止痛为指标，比较生、制香附的作用，证明两者均有降低大鼠离体子宫张力，缓解子宫痉挛以及提高小鼠痛阈作用，但以醋制香附作用较强。醋蒸法优于醋炙法。

（2）**雌激素样作用** 去卵巢大鼠试验证明，香附挥发油有轻度雌激素样活性，皮下注射或阴道内给药，可出现阴道上皮细胞完全角质化，在挥发油成分中，以香附子烯的作用最强，香附的这一作用可能是它治疗月经不调的主要依据之一。

（3）**解热镇痛、镇静催眠** 香附醇提取物对注射酵母菌引起的大鼠发热有解热作用，其效价约为水杨酸钠的 6 倍。大鼠腹腔注射香附挥发油 0.1ml/kg，可使大鼠正常体温下降，在 30 分钟时，降温作用最强。热板法试验证明，20％香附醇提取物皮下注射，能明显提高小鼠痛阈，其所含三萜类化合物 5mg/kg 给小鼠灌服，镇痛效果与 30mg/娫的乙酰水杨酸相当，注射给药，效果更强。香附醇提取物有安定作用，使小鼠自发活动减少，迟缓，并可消除大鼠的条件性回避反射。对去水吗啡引起的呕吐有保护作用。香附挥发油 0.03ml/kg 腹腔注射可协同阈下剂量戊巴比妥钠(20mg/kg 腹腔注射)对小鼠产生催眠作用。家兔静脉注射香附挥发油 0.050mg/kg、0.075mg/kg 及 0.100mg/kg，以翻正反射消失为麻醉指标，平均麻醉时间依次为 9.0min、15.0min、28.5 分钟。静脉注射阈下剂量香附挥发油 0.035ml/kg 可明显延长东莨菪碱 2mg/kg 对家兔产生的麻醉作用时间。腹腔注射香附挥发油 0.1ml/kg(1/3 LD_{50})对戊四唑引起的小鼠惊厥无保护作用。

（4）**对肠道和气管平滑肌的作用** 香附醇提取物 20μg/ml 浓度时，对离体兔回肠平滑肌有直接抑制作用，并可对抗乙酰胆碱、氯化钡和 5-羟色胺对肠肌的收缩作用，对组胺喷雾所致豚鼠支气管痉挛有保护作用。

（5）**对心血管系统的作用** 香附水提醇沉物在低浓度时对离体蛙心及在体蛙、兔和猫心脏都具有强心和减慢心率作用，高浓度皮下注射，可使蛙心心跳停止于收缩期，其总生物碱、甙类、黄酮类和酚类化合物的水溶液也都有强心和减慢心率的作用，同时使血压降低。香附乙醇提取物 20mag/kg 给麻醉犬静脉注射，血压缓慢下降，持续 0.5 ~ 1 小时，不影响肾上腺素和乙酰胆碱对血压的作用，但能部分阻断组胺的作用。

（6）**抗炎作用** 香附醇提取物 100mg/kg，腹腔注射，对角叉菜胶和甲醛引起的大鼠脚肿有明显抑制作用，抗炎作用有效成分为三萜类化合物。

（7）**抗菌作用** 香附挥发油，体外对金黄色葡萄球菌有抑制作用，对宋内痢疾杆菌亦有效，抗菌有效成分为香附子烯Ⅰ及Ⅱ。香附提取物对某些真菌亦有抑制作用。香附块茎的提取物对恶性疟原虫的半数抑制浓度(IC_{50})在 5 ~ 10μg/ml。该抗疟有效物是阻芹子烯的自动氧化产物，其抑制疟原虫的 TC_{50} 为 5.6μg/ml。

（8）**利胆作用** 香附水煎剂 30g(生药)/kg 十二指肠给药对正常大鼠有较强

利胆作用，可促进胆汁分泌，提高胆汁流量，同时对由四氯化碳引起的肝损伤大鼠的肝细胞功能有保护作用(七)。

（9）**毒性** 香附毒性较小，饲料中加药比例不超过 25%时，大鼠可以耐受，加药量达 30%～50%时，动物生长受到一定抑制。香附醇提取物小鼠腹腔注射的 LD_{50} 为 1500mg/kg。三萜类化合物(IV-B)小鼠腹腔注射的 LD_{50} 为 50mg/kg。腹腔注射香附挥发油以寇氏法测得的 LD_{50} 为 0.297±0.019ml/kg。

【炮制】 **醋香附**：取香附粒或片加入醋拌匀闷润至透，置锅内，用文火加热，炒干，取出放凉。每香附碎块或片 100kg，用米醋 20kg。醋炙后能增强疏肝止痛和消食化滞的作用，可用于疝气疼痛、气滞出血、胃脘疼痛等症。

饮片性状：醋香附形如香附，表面色泽加深，带有斑点，略有醋气。

【性味归经】 味辛、微甘、微苦，性平。归肝、脾、三焦经。

【功用主治】 行气解郁，调经止痛，安胎。主治胁肋胀痛，乳房胀痛，疝气疼痛。月经不调，脘腹痞满疼痛，嗳气吞酸，呕恶，经行腹痛，崩漏带下，胎动不安。

《别录》："主除胸中热，充皮毛，久服利人，益气，长须眉。"

《新修本草》："大下气，除胸腹中热。"

《医学启源》："快气。"

《纲目》谓李东垣云："治一切气，霍乱吐泻腹痛，肾气膀胱冷气。"

《汤液本草》："治崩漏。"

《滇南本草》："调血中之气，开郁气而调诸气，宽中消食，止呕吐。和中养胃，进食。"

《医学入门·本草》："能去寒气及皮肤瘙疹，胸中虚热，消食下气，散郁逐瘀。"

《纲目》："散时气寒疫，利三焦，解六郁，消饮食积聚，痰饮痞满，跗肿，腹胀，脚气，止心腹、肢体、头、目、齿、耳诸痛，痈疽疮疡，吐血，下血，尿血，妇人崩漏带下，月候不调，胎前产后百病。"

《药性能毒》："开郁快气，(治)头痛、上气、胸塞、吞酸、虫积、妇人气病、带下。发汗。"

《本草汇言》："善主心腹攻痛，积聚郁结，痞满癥瘕，崩漏，淋血。""解表利水。"

《医林纂要·药性》："补肝，破郁，宣达气血，肝家主药，兼利三焦。""治疟、痢。"

《本草再新》："开九窍，舒经络，降气舒气，宣阳散邪，除寒凉积滞，开胃化痰，兼利水通经。"

【临床应用】 （1）**用于肝郁气滞之胁肋疼痛，乳房胀痛，疝气腹痛**。香附辛散苦降，甘缓性平，长于疏肝理气，并有良好的止痛作用，肝郁气滞之证，无论寒、热、虚、实均可使用。治胁肋脘腹疼痛，多配郁金、延胡、柴胡、白芍等共奏疏肝理气止痛之功。右胁疼痛较甚，兼有发热、黄疸者可配黄芩、柴胡、大黄等以清疏肝胆湿热。用治气郁经前乳房胀痛，可配白芍、当归等养血柔肝，和络止痛，如《傅青主女科》开郁种玉汤。疝气初发，偏气滞者，可配橘核、川楝子、小茴香同用，如《医学心悟》橘核丸。偏于寒凝者，又可配吴萸、小茴香同用，以散寒通经，如《血证论》橘核丸。此外，肝郁日久，血凝气滞，症见腹部结块，固着不移者，亦可配莪术、三棱、青皮等以破气化瘕消积，方如《济生方》大七气汤。

（2）**用于脘腹胀满疼痛，食少，暖腐吞酸，呕恶**。香附性擅宣三焦，解六郁，对于肝气犯及脾胃所致的一切气滞作痛之症，临床常配乌药、甘草同用，如《局方》小乌沉汤。寒凝气滞，胃脘痛甚，可配高良姜疏肝温胃，行气止痛，如《良方集腋》良附丸。若肝气犯胃，脘痛连胁，偏热者可配黑山栀以疏肝泄热止痛。脾虚气滞，脘痞腹胀，食少，呕恶者，亦可用本品快气之功，配人参、白术、白豆蔻等同用，如《万病回春》香砂养胃汤。食积气滞，胸腹胀痛，暖腐吞酸，呕恶，可配神曲、麦芽等消食化积药同用，如《婴童百问》消食丸。外感风寒，内兼气滞，形寒身热，胸脘痞闷，可配苏叶同用，如《局方》香苏散，可收里通外达之效。

（3）**用于月经不调，经行腹痛，闭经**。香附入血分，为"气中之血药"，既能疏肝理气，又能调经止痛，故妇科恃为调经要药。临床常与当归、白芍等理血调经药同用，或随证配伍。如血热瘀阻，月经不调，或经行腹痛，可配赤芍、丹皮、益母草、当归等同用。若子宫虚寒，月经不调或不孕，可配艾叶、官桂、吴茱萸等同用，如《直指·补遗》艾附暖宫丸。

（4）**用于胎动不安**。香附尚有安胎作用，如妊娠恶阻，胎气不安者，配藿香，如《圣惠方》二香散。若妊娠漏血，胎动不安，可配熟地、阿胶、当归、白术、杜仲等同用，如《万病回春》千金保胎丸。

（5）**用治妊娠浮肿**。配天仙藤、木瓜、苏叶等同用，如《妇人良方》天仙藤散。

《汤液本草》："与巴豆同治泄泻不止。"

《品汇精要》："合苍术、抚芎，解诸郁。"

《韩氏医通·药性裁成》："香附于气分为君药。佐以木香，散滞泻肺；以沉香，无不升降；以小茴香，可行经络；而盐炒，则补肾间元气；香附为君，参、芪为臣，甘草为佐，治气虚甚速；佐以厚朴之类，决壅积；莪、棱之类，攻其甚者。予常避诸香之热，而用檀香佐附，流动诸气，极妙。"

《纲目》："得童子小便、醋、芎劳、苍术良。""得参、术则补气，得归、苄则补血，得木香则疏滞和中，得檀香则理气醒脾，得沉香则升降诸气，得芎劳、苍术则总解诸郁，得栀子、黄连则能降火热，得茯神则交济心肾，得茴香、破故纸则引气归元，得厚朴、半夏则决壅消胀，得紫苏、葱白则解散邪气，得三棱、莪术则消磨积块，得艾叶则治血气，暖子宫。"

《慎斋遗书》："香附见元胡索则破气，香附见桃仁则破血。"

《本草经解》："同茯神、甘草，治气逆；同沉香、砂仁、甘草，治痞胀噫酸；同砂仁、甘草，治一切气滞症；同乌药、甘草，治一切心腹刺痛；同茯神、甘草、橘红，治妇人血滞气虚之症。"

《得宜本草》："得高良姜治心脾冷痛，得乌、苏安胎顺气。"

《得配本草》："得夏枯草，治睛痛；得黑山栀、川连，降郁火；得藿香、甘草，治妊娠恶阻；得海藻，治癞疝；得参、芪，治虚怯；得川芎、苍术，治诸郁头痛；得归、地，补阴血；得真艾叶，暖子宫，治心腹诸痛；得紫苏，散外邪；配广木香，疏中气；配厚朴、半夏，决壅胀；配沉香，升降诸气；配檀香，理气醒脾；配荔枝核，治血气刺痛；配细茶，治头痛。"

【用量用法】 内服：煎汤，5～10g，或入丸、散。外用：研末撒，调敷，适量。

【使用注意】 气虚无滞，阴虚、血热者慎服。

《雷公炮炙论》："勿令犯铁。"

《汤液本草》："多用亦能走气。"

《本草经疏》："凡月事先期者，血热也，法当凉血，禁用此药。"

《本草汇言》："阴虚血燥火盛，真气衰微，干咳咯血，及血热经水先期者，法当用滋阴润养之药，误用香附，病必转甚。""性燥而苦，独用、多用、久用，反能耗气损血。"

《得配本草》："久服助火耗血散气，气虚作胀，血虚内热，月事先期，精血枯闭皆禁用。"

【附方】 (1)**治一切气疾，心腹胀满，胸膈噎塞，噫气吞酸，胃中痰逆呕吐，及宿酒不解，不思饮食**：香附子(炒去毛)三十二两，缩砂仁八两，甘草(士监)四两。上为细末。每服一钱，用盐汤点下。--《局方》

(2)**治脾胃不和，消食健脾，化痰顺气**：香附一斤(酒浸炒)，山楂肉一斤(饭上蒸)，半夏曲四两(炒)，萝卜子二两(炒)。共为细末，水叠为丸。白滚汤、姜汤随意服。--《婴童类萃》之"和中丸"

(3)**治诸郁**：苍术、香附、抚芎、神曲、栀子各等分。上为末，水丸如绿豆大。--《丹溪心法》之"越鞠丸"

(4)**治一切名利失意，抑郁烦恼，七情所伤，不思饮食，面黄形瘦，胸膈痞闷诸症**：香附米一斤半(用瓦器炒令黄色，取净末一斤)，茯神(去皮木，为末)四两。上为末，炼蜜丸弹子大。每服一丸。空心细嚼，白滚汤下，或降气汤下好。--《仁术便览》之"交感丹"

(5)**治停痰宿饮，风气上攻，胸膈不利**：香附(皂荚水浸)、半夏各一两，白矾末半两。姜汁、面糊丸，梧子大。每服三四十丸，姜汤随时下。--《仁存堂经验方》

(6)**治偏正头痛**：川芎二两，香附子(炒)四两。上为末。以茶调服，得腊茶清尤好。--《澹寮方》

(7)**治头风头皮肿痛，两太阳穴疼及头旋眼晕**：香附子(炒去毛)一两，大川芎一两，桂(去粗皮)半两，蝎梢二钱半。上为细末，每眼二钱，水一盏，葱白二寸，山茶少许，煎至七分，食后服。--《叶氏录验方》

(8)**治吐血**：莎草根(去毛)五两，甘草一两(锉，炙)。上二味，粗捣筛。每服二钱匕，水一盏，煎取七分，去滓温服。--《圣济总录》

(9)**治鼻衄**：香附子(为末)，妇人发(烧灰)，研匀，汤调方寸匕服。--《卫生易简方》

(10)**治尿血**：香附子、新地榆等分。各煎汤，先服香附汤三五呷，后服地榆汤。--《全生指迷方》

(11)**治癫疝胀痛及小肠气**：香附末二钱，以海藻一钱，煎酒，空心调下，并食海藻。--《濒湖集简方》

(12)**安胎**：香附子(炒去毛)，为细末。浓煎紫苏汤调下一钱。--《中藏经》之"铁罩散"

(13)**治经候不调**：香附子一斤，(带毛)分作四份，一份好酒浸七日，一份米醋浸七日，一份小便浸七日，一份盐水浸七日，各焙干。上为细末，醋糊为丸，如梧桐子大。每服七十丸，空心食前，温酒送下。肥人只依本方服，并无加减；瘦人加泽兰叶、赤茯苓各二两重。--《瑞竹堂方》

(14)**治妇女血崩不止**：①香附子四两(炒)，当归尾一两二钱，五灵脂一两(炒)。上为末。每五钱淡醋汤调。空心食前服。--《玉机微义》之"备金散" ②香附子三两(一半生，一半炒)，棕皮一两，烧存性。上为细末。每服五钱，酒与童便各半盏，煎七分，温服无时。--《济阴纲目》

(15)**治妇人白带，下元虚冷**：香附子二两(醋煮)，吴茱萸、白薇各一两，上为细末，酒糊为丸，如梧桐子大。每服五十丸。米汤下，空心服。--《普济方》之"香附丸"

(16)**治四时瘟疫伤寒**：香附子(炒香去毛)、紫苏叶各四两，甘草(炙)一两，陈皮二两(不去白)。上为粗末。每服 3 钱，水一盏，煎七分，去滓热服，不拘时候，日三服；若作细末，只服二钱入盐点服。--《局方》

(17)**治消渴累年不愈**：莎草根(去毛)一两，白茯苓(去黑皮)半两。上二味，捣罗为散。每服三钱匕，陈粟米饮调下，不计时候。--《圣济总录》

(18)**治大便多秘**：香附子六两(须新沙盆内打令净洁焙干，称)，乌药二两(去心取肉，称，用真天台者)，缩砂一两，甘草一两一分(炒)。上为细末。每服一大钱，浓煎橘皮汤下，不以时。--《百一选方》之"宽气汤"

(19)**治鬼肿初发**：香附(酒炒)、赤小豆(取色赤而小者)等分为末，少用生蜜调，槌作饼。滚汤上略温敷肿处。--《许氏幼科七种》之"香豆饼"

(20)**治瘰疬流注肿块，或风寒袭于经络，结肿或痛**：香附为末，酒和，量疮大小，做饼覆患处，以热熨斗熨之。未成者内消，已成者自溃。若风寒湿毒，宜用姜汁作饼。--《外科发挥》

(21)**治肝虚睛痛，冷泪羞明**：香附子一两，夏枯草半两。为末。每服一钱，茶清调下，无时。--《简易方》之"补肝散"

(22)**治牙齿疼痛，往来不歇**：香附子四两，细辛半两。上锉碎。每服二钱，水一盏，煎至八分，去滓，稍热漱，冷则吐之再易。--《奇效良方》

(23)**治跌打损伤**：炒香附 12g，姜黄 18g。共研细末。每日服 3 次，每次服 3g，孕妇忌服。--《单方验方新医疗法选编》(徐州)

(24)**治疗急性膀胱炎**：香附 30g，加水 300ml，煎至 200ml，1 剂煎 2 次，两煎兑匀，1 次顿服，当日再如法服 2 剂，一般不超过 3 天。依此共治疗 98 例，服药后 92 例在 3 天内尿痛、尿频、尿急等症状消失，尿常规正常，随访 1 月内未复发。--《浙江中医杂志》严强，1992，27(2)：82[2]

(25)**治疗扁平疣**：香附注射液(每 1ml 相当于原生药 3g)，成人每日或隔日肌注 4ml，儿童酌减，孕妇忌用。一般以 10～15 天为 1 疗程，观察 4～6 个月以上。共治疗 15 例，结果：痊愈(皮损完全消退)11 例，减轻(部分皮损消退或变平)2 例，无效(皮损无改变)2 例，有效率为 86.67%。疗效出现时间一般在 1 个月以内，其中注射 5～9 次痊愈 4 例，10～15 次痊愈或减轻 9 例。--《中医杂志》谢敦华，1984，25(6)：58

荸荠

【别名】 荸荠《日用本草》，芍、凫茈、凫茨《尔雅》，莃菇、水芋、乌芋《广雅》，乌茨《别录》，葧脐《本草衍义》，黑三棱《博济方》，地栗《通志》，铁葧脐《救荒本草》，马蹄《本草求原》，红慈菇《民间常用草药汇编》，马薯《泉州本草》。

【名释】 《纲目》："凫喜食之，故《尔雅》名凫茈，后遂讹为凫茨，又讹为荸荠。盖《切韵》凫、荸同一字母，音相近也。"

【来源】 为莎草科植物荸荠 *Heleocharis dulcis* (Burm. f.) Trin. ex Henschel 的球茎。

【植物形态】 多年生水生草本，高 30～100cm。匍匐根茎细长，末端膨大成球茎。秆丛生，圆柱状，粗2～5mm，高15～60cm，光滑，有多数横膈膜。叶缺如，秆基部有叶鞘2～3，近膜质，绿黄色，紫红色或褐色，高2～20cm，鞘口斜，顶端急尖。小穗圆柱状，长1.5～3.5cm，直径5～6mm，淡绿色，有多数花；鳞片卵状长圆形，螺旋状排列，长约5mm，宽约3mm，中脉1，有淡棕色细点；下位刚毛7条，较小坚果长1.5倍，有倒刺；柱头3。小坚果宽倒卵形，双凸状，先端不缢缩，有颈并成领状的环，长约2.4mm，宽约1.8mm，棕色，光滑，稍黄微绿色；花柱基三角形，宽为小坚果的1/2。花、果期5～9月。见（图1001）

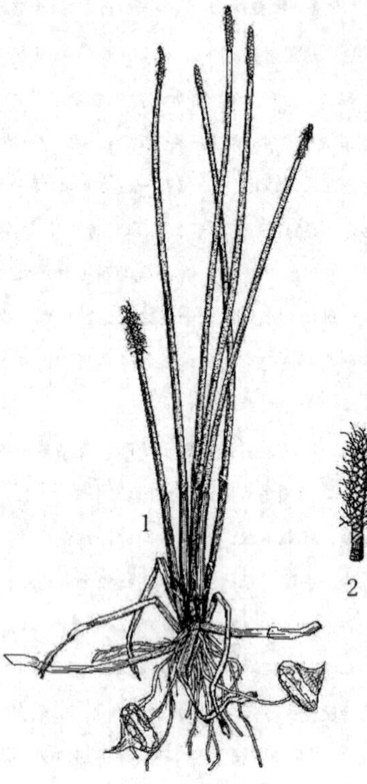

（图1001）**荸荠**

1.植株 2.花序

【生长分布】 生于水边或浅水中。邹平南部河流有分布。

【采收加工】 冬季采挖，洗净泥土，鲜用或风干。

【性状鉴别】 球茎圆球形，稍扁，大小不等，大者直径可达3cm，下端中央凹陷，上部顶端有数个聚生的嫩芽，外包枯荚的鳞片。表面紫褐色或黄褐色，节明显，环状，附残存的黄色膜质鳞叶，有时有小侧芽。质嫩脆，剖面白色，富含淀粉和水分。气微，味甜。

【主含成分】 含荸荠素(*puchiin*)，细胞分列素即(*cytokinin*)，N^6-(Δ^2-异戊烯基)腺甙[N^6-(Δ^2-*isopentenyl*)*adenosine*]。还含一种不耐热的抗菌成分-荸荠英。每100g鲜品中，含水分68g，碳水化合物21.8g，蛋白质1.5g，脂肪0.1g，粗纤维0.5g，钙5mg，磷68mg，铁0.5mg，胡萝卜素0.01mg，维生素$B_1$0.04mg，维生素$B_2$0.02mg，维生素C3mg，尼克酸0.4mg等。尤其磷含量是茎菜类中最高的。

【性味归经】 味甘，性寒。归肺、胃经。

【功用主治】 清热生津，化痰，消积。主治温病口渴，咽喉肿痛，痰热咳嗽，目赤，消渴，痢疾，黄疸，热淋，食积，赘疣。

《别录》："主消渴，痹热，温中益气。"

《新修本草》："主百毒，产后血闷攻心欲死，产难衣不出。"

《食疗本草》："下丹石，消风毒，除胸中实热气；可作粉食，明耳目，止渴，消疸黄。"

《日华子》："开胃下食。"

《本草图经》："厚人肠胃，不饥。"

《日用本草》："下五淋，泻胃热。"

《滇南本草》："治腹中热痰，大肠下血。"

《纲目》："主血痢，下血，血崩，辟蛊毒。"

《本经逢原》："治酒客肺胃湿热，声音不清。"

《医林纂要·药性》："益心，软坚除热，解毒，荡胃肠。"

《药性切用》："泻热化积，开噎。"

《食物考》："开胃下气，消食除积，疗膈磨坚，瘕痞并去。"

《本草再新》："清心降火，补肺凉肝，消食化痰，破积滞，利血脉。"

《本草求原》："下石淋，除胸中寒热，痘疮干紫不起。"

《草药新纂》："下面黝斑痣，治目星胬肉。"

《青岛中草药手册》："健胃，降血压。主治高血压，水肿，消化不良。"

《全国中草药汇编》："清热止渴，利湿化痰。主治热病伤津烦渴，咽喉肿痛，口腔炎，小便不利，麻疹，肺热咳嗽，矽肺，痔疮出血。"

《四川中药志》1982年版："清热化痰，明目退翳。主治痰热咳嗽，瘰疬痰核，目赤肿痛，翳障。"

《福建药物志》："治角膜溃疡。"

【用量用法】 内服：煎汤，60～120g，或嚼食，或捣汁，或浸酒，或澄粉。外用：煅存性研末撒，或澄粉点目，或生用涂擦，适量。

【使用注意】 脾胃虚寒、血虚、血瘀者慎服。

《食疗本草》："若先有冷气，不可食，令人腹胀气满，小儿秋食，脐下当痛。"

《本经逢原》："虚劳咳嗽切禁。以其峻削肺气，兼耗营血，故孕妇血渴忌之。"

《随息居饮食谱》："中气虚寒者忌之。"

【附方】 （1）**治太阴温病，口渴甚，吐白沫粘滞不快者**：荸荠汁、梨汁、鲜苇根汁、麦冬汁、藕汁(或用蔗浆)。临时斟酌多少。和匀凉服。不甚喜凉者，重汤炖温服。--《温病条辨》之"五汁饮"

（2）**治咽喉肿痛**：荸荠绞汁冷服，每次四两。--《泉州本草》

（3）**治黄疸湿热，小便不利**：荸荠打碎，煎汤代茶，每次四两。--《泉州本草》

（4）**治下痢赤白**：取完好荸荠，洗净拭干，勿令损破，于瓶内入好烧酒浸之，黄泥密封收贮。遇有患者，取二枚细嚼，空心用原酒送下。--《唐瑶经验方》

（5）**治高血压，慢性咳嗽，吐浓痰**：荸荠、海蜇头(洗去盐分)各30～60g，煮汤，每日2～3次分服。--《全国中草药汇编》

（6）**治腹满胀大**：乌芋去皮，填入雄猪肚内，线缝。砂器煮糜食之，勿入盐。--《本草经疏》

（7）**治痞积**：荸荠于三伏时以火酒浸晒，每日空服细嚼七枚，痞积渐消。--《本经逢原》

（8）**治寻常疣**：将荸荠掰开，用其白色果肉，摩擦疣体，每日3～4次，每次摩至疣体角质层软化，脱掉，微有痛感并露出针尖大小的点状出血为止。连用7～10天。--《中华皮肤科杂志》1966，12(2)：74

（9）**治足茧**：荸荠半枚，贴患处，越宿。次夕续为之，凡五六次，茧自连根脱落。--《华佗神医秘传》

（10）**治小儿口疮**：荸荠烧存性，研末掺之。--《简便单方》

（11）**治麻疹透发不快**：荸荠90g，柽柳15g(鲜枝叶30g)，水煎服。

（12）**治痔疮出血**：鲜荸荠500g，洗净，加红糖90g及水适量，煮沸1小时，取荸荠汤，1次或分次服。以上为1天量，连服3天。或每日生吃荸荠120g，分1～2次服。（12～13方均出自《全国中草药汇编》）

（13）**治肝经热厥，少腹攻冲作痛**：大荸荠四个，海蜇(漂去石灰矾性)一两。上二味，水二钟，煎八分服。--《古方选注》之"雪羹"

（14）**治大便下血**：荸荠捣汁大半钟，好酒半钟，空心温服。--《神秘方》

（15）**治妇人血崩**：凫茈一岁一个，烧存性，研末，酒服之。--《纲目》

（16）**治疗鸡眼**：荸荠六枚，荞麦十二粒，每晚以温水洗脚后，先用针尖轻轻剔鸡眼（不要深剔），去其浮污，将二粒荞麦，放入口中，以门牙咬碎，去其柔嫩之黑皮，以指头将荞麦面涂在鸡眼里，填平鸡眼，再少抹点口液，润在荞麦上。另以洗净的荸荠，切成如鸡眼大小如铜币厚，贴在鸡眼的荞麦面上，以薄布包好，以免散落，如此特续一星期，鸡眼会不知不觉的消失，此法屡试屡验，颇具奇效。

（17）**治疗肾结石**：①将生荸荠的皮削掉，每天生吃一至三斤，此法专治酸性肾结石有效。②荸荠、包谷穗子、化石草（又名真管草）煎水代茶喝，治各种结石症，均有效。

通天草

【别名】 通天草《饮片新参》，荸荠梗《饮片新参》，地栗梗、荸荠苗《苏州本产药材》。

【来源】 为莎草科植物荸荠 *Heleocharis dulcis* (Burm. f.) Trin. ex Henschel 的地上部分。

【植物形态】 参见"荸荠"。

【采收加工】 7～8月间，将茎割下，捆成把，晒干或鲜用。

【性状鉴别】 茎呈扁柱形，长60～90cm，直径4～7mm，顶端有穗状花序，茎上部淡黄色，不易拉断，下部淡绿色，易拉断。表面皱缩有纵纹，具光泽，节处稍膨大，质轻而松软，折断面中空或有白色膜状间隔，放大镜下观察呈蜂窝状。气微，味淡。

【性味归经】 味苦，性凉。归脾、肾二经。

【功用主治】 清热解毒，利尿，降逆。主治热淋，小便不利，水肿，疔疮，呃逆。

《本草药性大全》："叶采捣烂，蛇咬可敷。"

《药性切要》："梗，利小便。"

《全国中草药汇编》："清热利尿。治呃逆，小便不利。"

【用量用法】 内服：煎汤，15～30g。外用：捣敷，适量。

【附方】 （1）**治尿道炎**：荸荠茎叶30g，土茯苓15g，木通6g，水煎服。--《福建药物志》

（2）**治全身浮肿，小便不利**：通天草(地上全草)30g(鲜品60～90g)，鲜芦根30g，水煎服。--《全国中草药汇编》

（3）**治呃逆**：通天草15g，代赭石30g，煎服。--《中草药手册》(苏州医学院)

（4）**治疗急性肾炎**：鲜荸荠苗（通天草）一两（干品四钱），和大腹皮五钱，水煎服，除可治肾炎，对浮肿的消除也有效。

野马蹄草

【别名】 野马蹄草《广西中草药》，关草、土灯草、水箭草《广西药用植物名录》，千子草《贵州中草药名录》，直立席草《全国中草药汇编》。

【来源】 为莎草科植物萤蔺 *Scirpus juncoides* Roxb.的全草。

【植物形态】 多年生草本，丛生，高20～50cm。根茎短，具许多须根。秆稍坚挺，圆柱形，有时有棱角，基部有2～3叶鞘，鞘的开口处为斜截形，顶端急尖或圆形，边缘为干膜质，无叶片。苞片1，为秆的延长，直立，长5～15cm。小穗2～5，聚成头状，长圆状卵形，假侧生，长8～17mm，宽3.5～4.5mm，棕色或浅棕色，有多数花；鳞片宽卵形或卵形，长约4mm，近纸质，先端钝圆，有锐尖，背面绿色，有1条中肋，两侧有深棕色条纹，下位刚毛5～6条，长于或短于小坚果，有倒刺；雄蕊3，花药长圆形，药隔突出；花柱中等长，柱头2，少有3。小坚果宽倒卵形，平凸状，长约2mm，熟时黑褐色，稍皱缩，但无明显的横皱纹，具光泽。花、果期7～11月。见下（图1002）

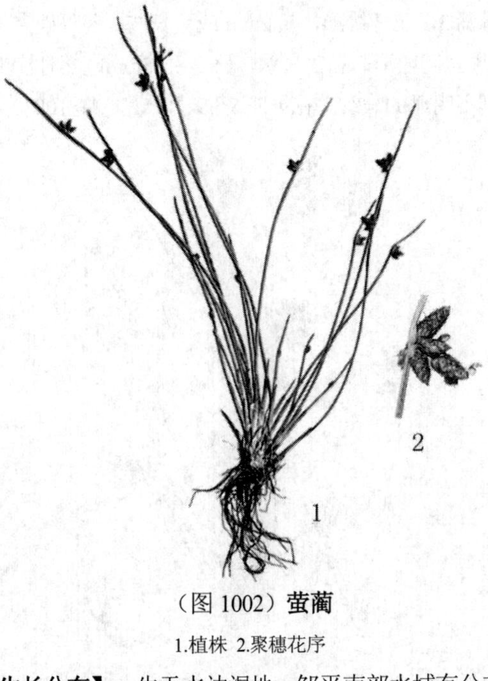

（图1002）**萤蔺**

1.植株 2.聚穗花序

【生长分布】 生于水边湿地。邹平南部水域有分布。

【采收加工】 夏、秋季采收，洗净，晒干。

【性味归经】 味甘、淡，性凉。归肺、膀胱、肝三经。

【功用主治】 清热，凉血，利湿，消积。主治麻疹热毒，肺痨咳血，牙痛，目赤，热淋，白浊，食积停滞。

《广西本草选编》："清热利水，凉血解毒。主治麻疹热毒，肺结核咯血，急性结膜炎，尿路感染。"

《浙江药用植物志》："除湿，消积，开胃。主治胸腹胀满。食积停滞。"

【用量用法】 内服：煎汤，60～120g。

【附方】 （1）**治麻疹热毒**：野马蹄草120g，冰糖60g，煎汤当茶饮。

（2）**治肺痨咳血**：野马蹄草 60g，冰糖 30g，煎汤服。

（3）**治火盛牙痛**：野马蹄草 60g，拦路蛇 30g，煎汤饮并含漱。

（4）**治赤眼**：野马蹄草 60g，煎汤服。

（5）**治白浊**：野马蹄草、车前草、地榆、桑树浆、枫树浆各适量，煎汤服。（1～5方均出自《广西中草药》）

蒲草根

【别名】 蒲草根《四川中草药》，席草根《四川中药志》，大灯芯《贵州中草药名录》。

【来源】 为莎草科植物水毛花 *Scirpus triangulatus* Roxb.的根。

【植物形态】 水毛花 又名三角草、水三棱草、丝毛草、三棱观《中国经济植物志》。多年生草本，高 60～100cm。根茎粗短，无匍匐根状茎，有细长须根。秆丛生，较粗壮，锐三棱形，基部有 2 叶鞘，鞘棕色，长 7～23cm，顶端呈斜截形，无叶片。苞片 1，为秆的延长，直立，长 3～14cm。小穗 2～9，聚集成头状，假侧生，卵形、长圆状卵形、圆筒形或披针形，顶端钝圆或近于急尖，长 8～16mm，宽 4～6mm，有多数花；鳞片长圆状卵形，顶端急缩成短尖，近于革质，长 4～5mm，淡棕色，中脉 1，两侧有红棕色短条纹，背面具 1 条脉；下位刚毛 6 条，与小坚果近等长，有倒刺；雄蕊 3，花药线形，长 2mm 或更长些，药隔稍突出；柱头 3。小坚果宽倒卵形，扁三棱状，长 2～2.5mm，熟时棕黑色，有光泽，具不明显的皱纹。花果期 5～9 月。见（图 1003）

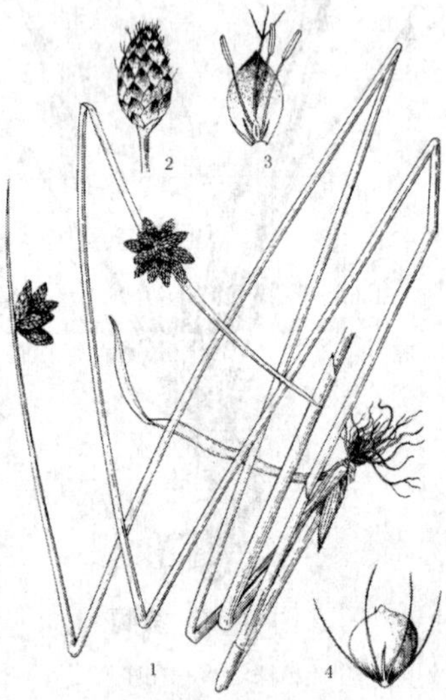

（图 1003）水毛花

1.植株 2.小穗 3.鳞片、下位刚毛、雄蕊、雌蕊 4.小坚果及下位刚毛

【生长分布】 生于沟塘及溪边。邹平各地均有分布。

【采收加工】 秋季挖根，洗净，鲜用或晒干。

【性味归经】 味淡、微苦，性凉。归胃、膀胱、肾经。

【功用主治】 清热利湿，解毒。主治热淋，小便不利，带下，牙龈肿痛。

《四川常用中草药》："清热，利尿。治热症牙痛，淋症，白带。"

《四川中药志》1982 年版："用于热淋，小便不利。"

【用量用法】 内服：煎汤，9～15g，鲜品 30～60g。

【附方】 （1）**治热淋，小便不利**：蒲草根 30g，石韦 30g，海金沙 30g，水煎服。

（2）**治湿热带下**：蒲草根 30g，三白草 30g，水煎服。

（3）**治胃火牙痛**：蒲草根 15g，苦荞头 15g，地骨皮 15g，牡蒿 15g，水煎服。（1～3方均出自《四川中药志》1982 年）

水葱

【别名】 水葱《救荒本草》，莞、苻蓠《尔雅》，蒲蒻《急就篇》，莞蒲《汉书·东方朔传》，菸、夫蓠《说文》，葱蒲《穆天子传》(郭璞注)，莞草《众经音义》，蒲苹《尔雅义疏》，水丈葱《药材学》，冲天草、翠管草《全国中草药汇编》，管子草(江苏)，席子草。

【来源】 为莎草科植物水葱 *Scirpus validus* Vahl 的地上部分。

【植物形态】 多年生草本，高 1～2m。匍匐根茎粗壮，有许多须根。秆高大，圆柱形，基部有叶鞘 3～4，鞘长可达 38cm，管状，膜质，最上面一个叶鞘具叶片。叶片线形，长 1.5～11cm。苞片 1，为秆的延长，直立，钻状，常短于花序。聚伞花序简单或复出，假侧生，具 4～13 或更多个辐射枝；辐射枝长可达 5cm，一面凸，一面凹，边缘有锯齿；小穗单生或 2～3 个簇生，长圆状卵形，先端急尖或钝圆，长 5～10mm，宽 2～4mm，密生多数花；鳞片椭圆形或宽卵形，长约 3mm，棕色或紫褐色，有时基部色淡，背面有铁锈色突起小点有 1 脉，边缘有缘毛，先端微凹；下位刚毛 6，等长于小坚果，红棕色，有倒刺；雄蕊 3，花药线形，药隔突出；柱头 2，罕 3，长于花柱。小坚果倒卵形，双凸状，较少为三棱形，长约 2mm，平滑。花、果期 6～9 月。见（图 1004）

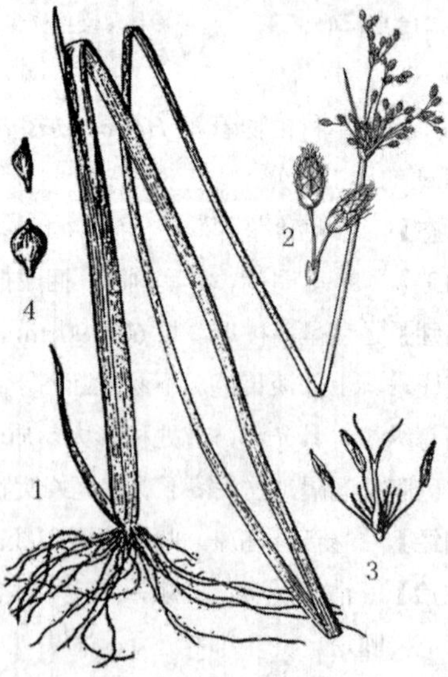

（图 1004）水葱

1.植株 2.小穗 3.花 4.小坚果（正侧面）

【生长分布】 生水边、浅水塘、沼泽地或湿地草丛中。邹平南部水域有分布。

【采收加工】 夏、秋季采收，洗净，切段，晒干。

【性状鉴别】 干燥茎呈扁圆柱形或扁平长条形，长 60～100cm，直径 4～9mm，或更粗。表面淡黄棕色或枯绿色，有光泽，具纵沟纹，节少，稍隆起，可见膜质叶鞘。质轻而韧，不易折断，切断面类白色，有许多细孔，似海绵状。有的可见淡黄色的花序。气微，味淡。

【性味归经】 味甘、淡，性平。归膀胱经。

【功用主治】 利水消肿。主治水肿胀满，小便不利。

《南京民间药草》："通利小便。"

《全国中草药汇编》："主治水肿胀满，小便不利。"

【用量用法】 内服：煎汤，5～10g。

【附方】 **治小便不利**：水葱12g，蟋蟀2个(焙干研末)，煎汤服。--《宁夏中草药手册》

扁秆藨草

【别名】 扁秆藨草《陕西中药名录》，水莎草、三棱草《全国中草药汇编》。

【来源】 为莎草科植物扁秆藨草 *Scirpus planiculmis* Fr.Schmidt 的块茎。

【植物形态】 多年生草本，高60～100cm。具匍匐根茎茎。秆较细，三棱柱形，平滑，靠近花序部分粗糙，基部膨大。叶基生或秆生；叶片线形，扁平，宽2～5mm，基部具和块长叶鞘。叶状苞片1～3，长于花序，边缘粗糙。聚伞花序头状，有小穗1～6；小穗卵形或长圆卵形，长10～16mm，褐锈色，具多数花；鳞片长圆形，长6～8mm，膜质，褐色或深褐色，疏被柔毛，有1条脉，先端有撕裂状缺刻，具芒；下位刚毛4～6条，有倒刺，长为小坚果的1/2～2/3；雄蕊3；花柱长，柱头2。小坚果倒卵形或宽倒卵形，扁，两面稍凹或稍凸，长3～3.5mm。花期5～6月，果期6～7月。见（图1005）

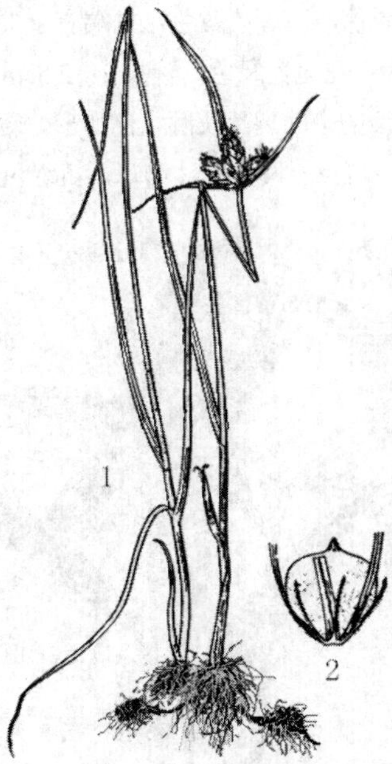

（图1005）**扁秆藨草**

1.植株 2.小坚果

【生长分布】 生于河边、沟边、湖边及田边近水处。邹平各地均有分布。

【采收加工】 夏、秋季采收，除去茎叶及根茎，洗净，晒干。

【性味归经】 味苦，性平。归肺、胃、肝经。

【功用主治】 祛瘀通经，行气消积。主治经闭，痛经，产后瘀阻腹痛。癥瘕积聚，胸腹胁痛，消化不良。

《全国中草药汇编》："止咳，破血，通经，行气，消积，止痛。主治慢性气管炎，癥瘕积聚，产后瘀阻腹痛，消化不良，闭经及一切气血瘀滞，胸腹胁疼痛。"

【用量用法】 内服：煎汤，15～30g。

【附方】 **治老年慢性气管炎**：水莎草45～60g，水煎，分2次服，每日1剂，20天为1疗程。--《全国中草药汇编》

黑三棱

【别名】 黑三棱《开宝本草》，三棱《纲目》，泡三棱《中药材品种论述》。

【名释】 植物茎三棱形，块茎色棕黑，故名黑三棱。

【来源】 为莎草科植物荆三棱 *Scirpus yagara* Ohwi 的块茎。

【植物形态】 荆三棱 又名三棱草(通称)，野荸荠、湖三棱(江苏)，灯心草、马胡须(浙江)，三楞果、铁荸荠、老母拐子(安徽)。多年生草本，高70～120cm。匍匐根茎粗而长，末端生球状块茎，常从块茎上再生出匍匐根状茎。秆高大，粗壮，锐三棱形。叶秆生；叶片线形，长20～40cm，宽5～10mm，稍坚挺，叶鞘长达20cm。叶状苞片3～5，长于花序；聚伞花序不分枝；小穗卵状长圆形，锈褐色，长10～18mm，宽5～8mm，密生多数花；鳞片长圆形，长约8mm，有1脉，背面上部有短柔毛，先端略有撕裂状缺刻，有长2～3mm的芒；下位刚毛6，几与小坚果等长，有倒刺；雄蕊3，花药线形，长约4mm；花柱细长，柱头3，少为2。小坚果三棱状倒卵形，长约3mm，熟时黄白色或黄褐色，表面有细网纹。花、果期5～7月。见(图1006)

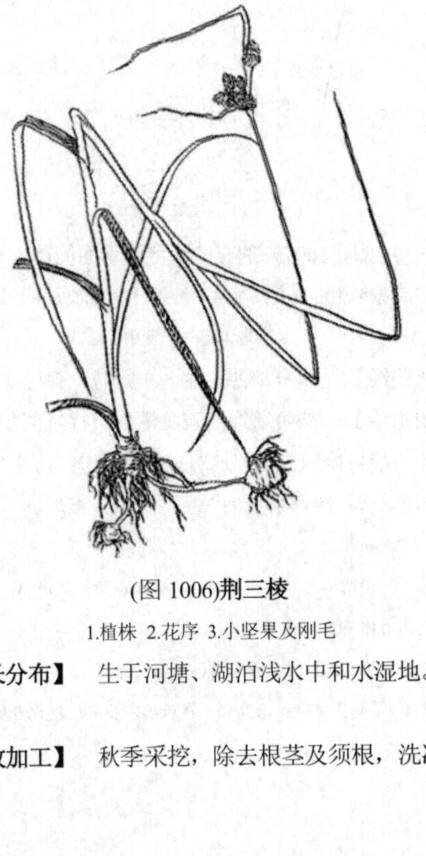

(图1006)**荆三棱**

1.植株 2.花序 3.小坚果及刚毛

【生长分布】 生于河塘、湖泊浅水中和水湿地。邹平各地均有分布。

【采收加工】 秋季采挖，除去根茎及须根，洗净，或削去外皮晒干。

【性状鉴别】 块茎呈近球形，长 2～3.5cm，直径 2～3cm，表面棕黑色，凹凸不平，有少数点状须根痕；去外皮者下端略呈锥形，黄白色或灰白色，有残存的根茎疤痕及未去净的外皮黑斑，并有刀削痕。质轻而坚硬，难折断，入水中漂浮于水面，稀下沉。碎断面平坦，黄白色或棕黄色。气微，味淡，嚼之微辛、涩。

【显微鉴别】 （1）粉末特征：灰绿色。①后壁细胞单个散在、、两个并列或成片，黄棕色、绿棕色、黄绿色或淡黄色，多呈长条形，少数类圆形或长圆形，边缘多不规则波状凹凸或有短分枝，有的较平整，长 15～216μm，直径 7～34μm，壁厚 4～16μm，非木化或微木化，纹孔细小，孔沟短而密，壁极厚者胞腔不明显。②木化薄壁细胞呈类长方形或长椭圆形，两端平钝或斜尖，长 77～125μm，直径 14～32μm，壁厚 4～7μm，连珠状。③导管傍薄壁细胞呈长条形，长 18～180μm，直径 5～18μm，壁厚 2～4μm，连珠状，微木化。④分泌细胞呈类圆形，直径 23～36μm，壁稍厚，内含棕色物。⑤薄壁细胞呈多角形或类圆形，直径 22～81μm，壁厚 2～5μm，非木化，有的可见纹孔及孔沟。⑥木纤维多成束，黄色，细长，末端渐尖，长 72～288μm，直径 7～18μm，壁厚 3～5μm，微木化，孔沟较稀疏。另可见内皮层细胞和梯纹、网纹导管。

（2）块茎横切面：皮层为通气组织，多被削去，偶有残存。近内皮层外侧有 2～3 层厚壁细胞环带，棕色或暗棕色，细胞壁木化。内皮层细胞增厚呈马蹄形。中柱鞘纤维 1 列或成束与小型维管束相间排列，中柱薄壁细胞类多角形，含微小的淀粉粒，直径不及 1μm，维管束周木型或外韧型，在薄壁组织中散有分泌细胞。见（图 1007）

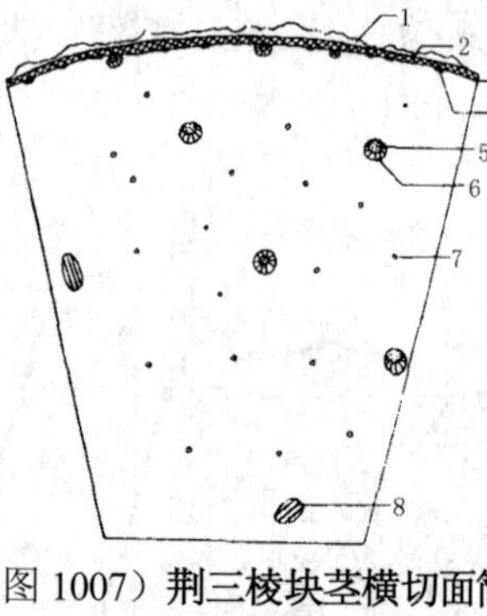

（图 1007）**荆三棱块茎横切面简图**

1.残存皮层 2.后壁细胞带 3.内皮层 4.纤维束 5.韧皮部 6.木质部 7.分泌细胞 8.不规则走向维管束

【性味归经】 味辛、苦，性平。归肝、脾经。

【功用主治】 祛瘀通经，破血消瘕，行气消积。主治血滞经闭，痛经，产后瘀阻腹痛，跌打瘀肿，腹中包块，食积腹痛。

《开宝本草》："主老癖癥瘕结块。"

《纲目》："下乳汁。"

《中国药用植物图鉴》："行血，通经，破血，行气，消积，止痛。主治恶阻，产后腹痛，消化不良，经闭等症。"

《陕甘宁青中草药选》："破血行气，软坚化结。"

《中草药学》（南药）："主治痛经，产后瘀滞腹痛，腹内包块，气滞作胀，食积腹痛，胸满气壅，气滞胁痛。"

《长白山植物药志》："主治肝脾肿大。"

【用量用法】 内服：煎汤，4.5～9g。

【使用注意】 体虚、血枯经闭及孕妇禁服。

《陕甘宁青中草药选》："脾虚无瘀滞者忌用，孕妇禁用。"

《中草药学》（南药）："体虚者忌用。"

【附方】 （1）**治闭经腹痛**：三棱、莪术、红花、当归、延胡索各 9g，水煎服。

（2）**治腹中包块**：三棱熬浸膏，每服 5～10ml；或三棱、莪术、鸡内金、生黄芪、党参各 9g，水煎服。（1～2 方均出自《陕甘宁青中草药选》）

（3）**治肝脾肿大**：三棱 10g，红花 10g，莪术 6g，赤芍 15g，香附 15g，水煎服。--《长白山植物药志》

（4）**治伤食证**：三棱、青皮、神曲、麦芽各 9g。水煎服。

（5）**治胸腹胀满，气滞腹痛**：三棱、莪术、砂仁、青皮各 9g，甘草 3g，水煎服。（4～5 方均出自《陕甘宁青中草药选》）

（6）**治胆结石**：荆三棱 15g，滑石 9g，蒲公英 l8g，海金砂 15g，天胡荽 24g，车前草 24g，甘蔗草 30g，水煎服。《草药手册》（江西）

姜

【名释】 姜《别录》，姜，应为"薑"，御湿之菜。

【来源】 为姜科植物姜 *Zingiber officinale* Rosc.的新鲜根茎。

【植物形态】 多年生草本，高 50～80cm。根茎肥厚，断面黄白色，有浓厚的辛辣气味。叶互生，排成 2 列，无柄，几抱茎；叶舌长 2～4mm；叶片披针形至线状披针形，长 15～30cm，宽 1.5～2.2cm，先端渐尖，基部狭，叶基鞘状抱茎，无毛。花葶自根茎中抽出，长 15～25cm；穗状花序椭圆形，长 4～5cm；苞片卵形，长约 2.5cm，淡绿色，边缘淡黄色，先端有小尖头；花萼管长约 1cm，具 3 短尖齿；花冠黄绿色，管长 2～2.5cm，裂片 3，披针，长不及 2cm，唇瓣的中间裂片长圆状倒卵形，较花冠裂片短，有紫色条纹和淡黄色斑点，两侧裂片卵形，黄绿色，具紫色边缘；

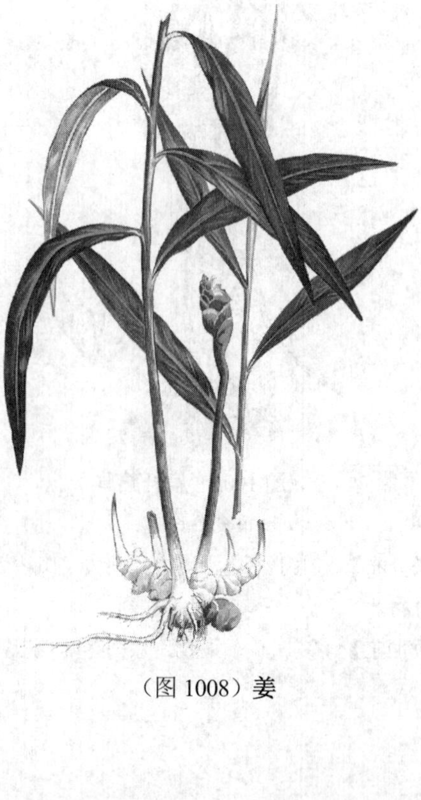

（图 1008）姜

形雄蕊1，暗紫色，花药长约9mm，药隔附属体包裹住花柱，钻状，长约7mm；子房3室，无毛，花柱1，柱头近球形。蒴果。种子多数，黑色。花期8月。见（图1008）

本植物的根茎外皮（**姜皮**）也供药用，详见下述。

【生长分布】 姜原产于东南亚热带地区。邹平有栽培。

【采收加工】 10～12月茎叶枯黄时采收。挖起根茎，去掉茎叶、须根。

【栽培要点】 **生长习性** 喜温暖湿润的气候，不耐寒，怕潮湿，怕强光直射。忌连作。宜选择坡地和稍阴的地块栽培。以土层深厚、疏松、肥沃、排水良好的砂壤土至重壤土为宜。

栽培技术 用根茎（种姜）繁殖，穴栽或条栽。秋季采挖生姜时，选择肥厚、色浅黄、有光泽、无病虫伤疤的根茎作种姜，下窖贮藏或在室内与细沙分层堆放贮藏备用。5月份取出种姜保温催芽，然后把种姜切成小块，每块保留1～2个壮芽。穴栽按行株距40cm×30cm开穴，深13～17cm，先浇粪水于穴中，待渗透土后，每穴平放种姜1块，最后覆盖细堆肥与土。条栽按行距40cm开沟，施入基肥后，按株距27cm下种，上覆土与地面平。四川产区很注意播种的深浅度，播种深(挖穴30cm左右)，并不断培土而成菜姜，为生姜来源；播种浅(挖穴5～10cm)而成药姜，为干姜来源。

田间管理 出苗后发现缺株，及时补栽。全年中耕除草3～4次，追肥4次，肥料以有机肥和复合肥为主。生长期间对水分要求比较严格，不能缺水，出现干旱要及时浇水保湿，收获前10天停止浇水。

病虫害防治 高温多雨季节易发腐败病，可用波尔多液浸种10分钟栽种，发病时拔除病株，用石灰撒病穴消毒。8～9月亚洲玉米螟可为害姜的茎秆，用90%敌百虫1000倍液灌心叶。姜弄蝶幼虫为害叶片，可用80%敌敌畏1500倍液喷杀。

【性状鉴别】 根茎呈不规则块状，略扁，具指状分枝，长4～18cm，厚1～3cm。表面黄褐色或灰棕色，有环节，分枝顶端有茎痕或芽。质脆，易折断，断面浅黄色，内皮层环纹明显，维管束散在。气香，特异，味辛辣。

【显微鉴别】 根茎横切面：木栓层为多列扁平木栓细胞。皮层散列多数叶迹维管束；内皮层明显，可见凯氏带。中柱占根茎的大部分，散列多数外韧型维管束，近中柱鞘处维管束形小，排列较紧密，木质部内侧或周围有非木化的纤维束。本品薄壁组织中散有油细胞。薄壁细胞含淀粉粒。见(图1009)

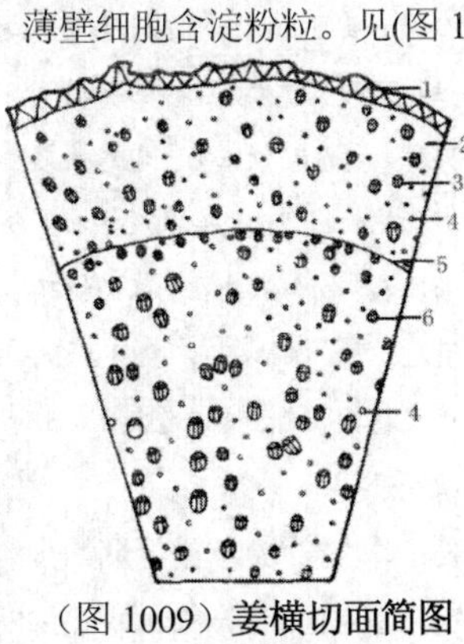

（图1009）姜横切面简图

1.木栓层 2.皮层 3.叶迹维管束 4.油细胞 5.内皮层 6.中柱维管束

【主含成分】 主含挥发油：主要成分为单萜类物质，如单萜类的α-派烯，β-倍半萜类的α-姜烯，β-红没药烯等。姜辣素：可分为姜酚类，姜烯酚类，姜酮类，姜二酮类，姜二醇类等不同类型。二苯基庚烷类：分为线性二苯基庚烷类和环状二苯基庚烷类化合物，具有抗氧化活性。

【药理】 （1）**止吐、镇咳作用** 生姜浸膏能抑制末梢性催吐药硫酸酮所致犬的呕吐，服10%～50%姜汁30ml也有效，但5%姜汁30ml无效。姜辣酮和姜辣烯酮的混合物也能拮抗硫酸铜的催吐作用，其最小有效量为3mg。生姜对中枢性催吐药阿朴吗啡所致犬呕吐及洋地黄所致鸽呕吐无效。生姜粉940mg口服，对电动转椅旋转试验的志愿者，在减轻呕吐症状和耐受旋转时间两方面，均优于晕海宁100mg。生姜粉1000mg口服能明显减轻热刺激前庭系统所致眩晕和恶心症状的发生，对海上受试者有减轻呕吐和出汗的作用。临床试验，生姜粉能明显减轻妊娠呕吐症状，以及化疗后恶心的发生率。生姜止吐与其调整胃肠机能，抑制胃肠运动有关。姜辣烯酮对豚鼠有明显止咳作用。

（2）**保护胃粘膜和抗溃疡作用**：大鼠口服10%生姜煎剂后，可明显保护经0.6 mol/L HCl灌胃和束缚水浸所产生的胃粘膜损伤。其保护机制可能是由于生姜刺激胃粘膜合成和释放具有细胞保护作用的内源性PG所致。生姜具有抗盐酸-乙醇性胃溃疡作用，经口服给予生姜丙酮提取物1000 mg/kg，对胃粘膜损伤抑制率为97.5%，其有效成分为姜烯。生姜有抑制血栓烷素$A_2(TXA_2)$的合成和促进前列环素(PGI_2)合成的作用。而TXA_2及PGI_2分别对胃粘膜起损伤和保护作用。另外10%生姜煎液可明显减轻由无水乙醇及大剂量消炎痛所致的胃粘膜损伤，还有促进慢性胃溃疡愈合的趋势和促进胃排空及收缩作用。

（3）**增强胃液分泌，抑制胰酶** 10%生姜煎剂2ml灌胃，可促进幽门结扎大鼠的胃液分泌，并使胃液总酸度及总酸排出量显著增加。25%生姜煎剂200ml灌胃，使巴甫洛夫小胃犬的胃液分泌在24小时均处于兴奋状态。对巴甫洛夫小胃犬，空腹服用生姜0.1g，0.5g或1.0g，使胃液分泌量及游离酸分泌量增加；生姜使胃蛋白酶对蛋白的消化作用减弱，脂肪分解酶的作用加强。此外，生姜对胰酶有显著抑制作用，使胰酶对淀粉的糖化作用，淀粉糊精化作用和脂肪消化作用都明显降低。

（4）**镇静、抗惊厥作用** 给小鼠腹腔注射生姜油0.12ml/kg和0.19ml/kg，静注姜辣醇或姜辣烯酮2.5mg/kg，灌胃140mg/kg，均可减少小鼠的自发活动，延长戊巴比妥钠或环己巴比妥的睡眠时间。静注姜辣烯酮后5分钟，脑电图呈现瞌睡波，维持60分钟。生姜油0.24ml/kg和0.3ml/kg腹腔注射，能显著对抗戊四氮惊厥，但对印防己毒素和士的宁惊厥无对抗作用。姜辣醇140mg/kg灌胃或3.5mg/kg静注，能对抗去氧麻黄碱(*methamphetamine*)的中枢兴奋作用；3.5mg/kg静注可延长小鼠马钱子碱惊厥的死亡时间，静注姜辣烯酮7mg/kg，也可延长小鼠戊四氮惊厥死亡时间。

（5）**解热、镇痛、抗炎作用** 生姜对小鼠和大鼠的正常体温无明显影响，但对注射酵母引起发热的大鼠给予生姜油0.375ml/kg，静注姜辣醇或姜辣烯酮1.75mg/kg，或灌胃140mg/kg，均有明显解热作用。鲜姜注射液5g(生药)/kg或10g(生药)/kg腹腔注射，小鼠热板法实验表明能显著提高痛阈。生姜油0.3ml/kg灌胃能明显抑制小鼠醋酸扭体反应；0.4ml/kg灌胃，小鼠热板法均有明显镇痛作用。鲜姜注射液5g(生药)/kg和10g(生药)/kg腹腔注射，对大鼠蛋清性和甲醛性足肿有显著抑制作用。生姜油0.25～0.4ml/kg灌胃，能明显抑制组胺和醋酸所致毛细血管通透性增加，对二甲苯所致小鼠耳郭炎症和蛋清所致大鼠足肿有明显抑制作用，且能明显抑制棉球所致大鼠肉芽组织增生，减轻幼年大鼠胸腺重量，并能增加肾上腺重量，表明其抗炎作用可能与增强肾上腺皮质功能相关。6-姜辣烯酮280mg/kg灌胃，对大鼠角叉菜胶性足肿有明显抑制作用，但其强度较5mg/kg的吲哚美辛(消炎痛)为弱。

（6）**保肝、利胆作用** 生姜油 0.32ml/(kg·d)和 0.4ml/(kg·d)，连续灌胃 2d，对大鼠四氯化碳性肝损害有治疗作用，能使血清丙氨酸转氨酶(ALT)降低；0.25ml/(kg·d)灌胃，连续 5 天，对小鼠四氯化碳性肝损伤有预防作用，并能降低磺溴酞钠(BSP)的潴留量。姜辣醇和姜辣烯酮对四氯化碳及半乳糖胺所致的肝损伤也均有抑制作用。生姜的丙酮提取物 500mg/kg，6-姜辣醇或 8-姜辣醇 l00mg/kg，十二指肠给药，对大鼠均有显著利胆作用。6-姜辣醇的作用比 l0-姜辣醇强，其强度与脱氢胆酸钠相似。生姜的水提取物 500mg/kg 无明显利胆作用。生姜中所含的大量姜酚，能抑制前列腺素的过多分泌，减少胆汁中粘蛋白含量，不致于因粘蛋白过多而与胆汁中钙离子和胆红素结合，形成胆结石。此外，生姜中含有较多的油树脂，有较强的利胆作用。因此，胆囊炎患者常吃些生姜大有益处。

（7）**强心、升压作用** 生姜乙醇提取物对麻醉猫心脏有直接兴奋作用。升压作用与末梢血管收缩和交感神经兴奋相关，而降压作用与迷走神经兴奋和心脏抑制相关。健康人嚼生姜 1g(不咽下)，可使收缩压升高 1.49kPa(11.2 mmHg)，舒张压平均升高 l.86kPa(/4mmHg)，对脉率无明显影响。

（8）**抗凝作用** 生姜经有机溶媒和水的提取物对花生四烯酸(AA)、肾上腺素、ADP 和胶原诱导的血小板聚集均有明显抑制作用，其机理在于生姜能影响血小板内花生四烯酸代谢，抑制其血栓烷 B_2(TXB2)及 PGS 的合成，减少大鼠主动脉 6-酮 $PGF_{1\alpha}$和肺匀浆 TXB_2、6-酮 $PGF_{1\alpha}$的合成，轻度抑制大鼠主动脉前列腺素(PGI_2)的合成。

（9）**抗肿瘤作用** 6-姜醇可抑制实验鼠体内人类结肠癌细胞的生长；可明显抑制 7，12-双苯蒽引起的雌性 ICR 小鼠的表皮乳头状瘤生成；也能抑制佛波醇酯诱发的炎症；能抑制 12-O-十四酰佛波醇-13-乙酸酯（TPA）所致的小鼠肿瘤，与辣椒素协同对小鼠癌症有化学抑制作用。生姜不但可以用来缓解癌症化疗中所产生的恶心，还可以减少化疗中抗恶心药物的使用量。

（10）**抗氧化作用** 在肥猪肉中加入 5%～50%姜片煮沸 1～4h，可防止猪肉腐败。用此法煮 4h 的肥肉，其过氧化物值(POV)和硫巴比妥酸值(TBA)与鲜猪肉相似。加入 20%或 50%姜煮沸 4h 的肥猪肉在 30℃放置 90d，其 POV 和 TBA 几乎无变化。鲜姜提取物 5.56mg/ml 有清除超氧阴离子自由基的作用。生姜抗氧化的有效成分可能为姜辣醇、姜辣酮和姜辣烯酮等。新鲜生姜的抗氧化作用比储存的生姜强，可能与芳香性和酚性化物、生育酚类及磷脂类相关。生姜在模拟胃液条件下对亚硝化反应有明显阻断作用，能抑制亚硝胺合成。生姜能破坏 NO_2^-，使体系中 NO_2^-的含量明显减少。

（11）**降脂作用** 给大鼠灌胃姜提取物，对高胆固醇血症大鼠，能显著降低血清和肝脏胆固醇含量，并增加胆固醇由粪排出量。成年雄性白化变种型 Wister 大鼠，分别以大蒜 2%（W/M）、生姜+大蒜、生姜 0.5%（W/M）喂养 4 周后检测其血清生化参数。除了生姜组外，其余各组体重显著增加。各组血糖和总胆固醇值和碱性磷酸酶均显著降低。而仅有生姜组、生姜+大蒜组的血清 HDL-明固醇明显降低，并且后一组的效果更明显。

（12）**抗过敏作用** 对卵白蛋白致敏的豚鼠以生姜油 0.2ml·kg-1 灌胃，证实生姜油能明显抑制豚鼠过敏性支气管痉挛；对卵白蛋白所致的豚鼠回肠过敏性收缩有抑制作用；也能抑制组胺、乙酰胆碱所致的豚鼠回肠收缩作用，其抑制程度随剂量加大而增加，提示生姜油有抗过敏作用；另外，通过豚鼠气管螺旋条和肺植流的实验结果证实，1mL 生姜汁有收缩豚鼠气管、支气管平滑肌的作用，且不被 M-R 阻断剂阿托品、α-R 阻断剂酚妥拉明拮抗，却易被 β-R 激动剂异丙肾上腺素及磷酸二酯酶抑制剂氨茶碱所拮抗，认为该药引起支气管平滑肌收缩的作用可能是通过阻断 β-R 降低 cAMP 含量等途径所致，表明中医临床常用生姜化痰止咳是正确的。但上述结果提示对哮喘、严重呼吸困难、年老体弱和晚间持续打鼾者不宜应用，否则可加重病情。

（13）**诱变和抗诱变作用** 生姜中含有致突变和抗突变两类成分，姜辣醇与姜辣烯酮有致突变作用，而姜油酮能抑制姜辣醇与姜辣烯酮的致突变作用，并有剂量相关性。6-姜辣醇有强致突变性，在 700μmol/L 浓度时的致突变性为 6-姜辣烯酮的 104 倍。

（14）**抗微生物作用** 生姜 60%醇提取物对金黄色葡萄球菌、白色葡萄球菌、伤寒杆菌、宋内痢疾杆菌和绿脓杆菌均有显著抑制作用，并具有浓度依赖性。生姜提取物尚能拮抗乙型肝炎病毒表面抗原(HBsAg)。生姜水浸剂对伤寒杆菌、霍乱弧菌、沙门菌、葡萄球菌、链球菌和肺炎链球菌也有显著抑制作用。生姜成分姜辣酮和姜辣烯酮对多种病原菌有强大杀菌作用，前者的作用更强。生姜水浸剂(1：1)在试管内对堇色毛癣菌有抑制作用。姜汁对铁锈色毛癣菌、许兰癣菌及其蒙古变种、同心圆性癣菌、堇色毛癣菌、红色癣菌、趾间癣菌、絮状表皮癣菌和狗小芽胞菌等均有抑制作用。2.5%，5%和 25%的生姜水浸剂在试管内有杀灭阴道滴虫作用。乙醇提取物 1×10^{-4} 可杀灭钉螺(*Biomphalaria glabrata*，曼氏血吸虫中间宿主)20%，姜辣醇和姜辣烯酮 5×10^{-5} 即可使钉螺 100%死亡。姜辣醇 5×10^{-5} 可杀死 100%毛蚴，1×10^{-5} 可杀死毛蚴 50%，杀死尾蚴 100%；5×10^{-6} 即可防止毛蚴感染钉螺和尾蚴感染小鼠，此时钉螺 90%存活。生姜提取物 l00mg/kg 皮下注射，可明显减少犬血中微丝蚴的量。

（15）**其它作用** 生姜中含的姜醇可使神经末梢某些活性物质释放，如使神经元释放出 P 物质，生长抑素、肠促酶肽、血管活性肠肽等。用大鼠小肠还流法对磺胺脒的吸收促进作用进行研究，结果表明，生姜水提物有显着的吸收促进作用，增强其生物利用度。

（16）**毒性** 鲜姜注射液小鼠静脉注射的安全系数为临床用量(每次肌注 2ml)的 625 倍以上，且无局部刺激性和溶血作用。生姜油小鼠灌胃的 LD_{50} 为 3.45ml/kg，腹腔注射为 1.23ml/kg。死前先后出现活动减少，共济失调，肌肉松弛，静卧，颈腹部接触笼底，最后因呼吸麻痹死亡。6-、8-和 10-姜辣醇小鼠腹腔注射的 LD_{50} 均大于 100mg/kg。姜辣烯酮小鼠静脉注射的 LD_{50} 为 50.9mg/kg，腹腔注射为 109mg/kg，灌胃为 687mg/kg；姜辣醇静脉注射的 LD_{50} 为 25.5mg/kg，腹腔注射为 58.1mg/kg，灌胃为 250mg/kg。给雄小鼠每日服生姜 95%乙醇提取物 100mg/kg，连服 3 月，动物的外观形态、内脏、血象和体重等均未见明显毒性反应。

（17）**特别提醒**：应用生姜时要注意保质，千万不要吃腐烂的生姜，腐烂的生姜后会产生一种毒性很强的黄樟素，这种物质被胃吸收后很快会到达肝脏，可造成肝细胞普遍中毒变性，特别对肝脏病患者影响更大。如果肝脏病患者误食烂姜，不但会加重对肝细胞的损害，还会危及病人生命。另外，要对症，由于生姜性辛温、逐寒邪而发表，所以只能在受寒的情况下应用。如果受寒以后突出的症状是喉痛、喉干、大便干燥等，则不宜用生姜。脏腑有热者也应慎用。姜不能食用过多，过多则大量姜辣素经消化道吸收后由肾脏排泄而刺激肾脏，并可造成口干、喉痛、便秘等。

【炮制】 **煨姜**：取生姜块，置无烟炉火上，烤至半熟，或用草纸包裹生姜数层，浸湿后置炉台上或热火灰中，煨至纸变焦黄、姜半熟时取出，除去纸，切薄片。煨后解表作用减弱，主要用于温中止呕及治疗腹痛泄泻。

【性味归经】 味辛，性温。归肺、胃、脾经。

【功用主治】 解表散寒，温中化痰，降逆止呕，止咳，解毒。主治风寒感冒，恶寒发热，头痛鼻塞，呕吐，痰饮喘咳，胀满，泄泻。可解半夏、天南星及鱼蟹、兽肉毒。

《本经》："久服去臭气，通神明。"

《别录》："主伤寒头痛鼻塞，咳逆上气。"

《千金·食治》谓胡洽云："杀腹内长虫。"

《本草经集注》："杀半夏、莨菪毒。去痰下气，止呕吐，除风邪寒热。"

《药性论》："主痰水气满，下气；生与干并治嗽，疗时疾，止呕逆不下食。"

《千金·食治》："通汗，去膈上臭气。"

《食疗本草》："去痰下气，除壮热，治转筋、心满。""止逆，散烦闷，开胃气。"

《本草拾遗》："汁，解毒药，破血调中，去冷除痰，开胃。"

《本草衍义》："治暴逆气，嚼生姜三二皂子大，下咽定，屡服屡定。初得寒热痰嗽，烧一块，含咬之终日间，嗽自愈；暴赤眼无疮者，以古铜钱刮净姜上，取汁于钱唇点目，热泪出，今日点来日愈。"

《医学启源》："温中去湿。制厚朴毒。"

《日用本草》："治伤寒伤风头痛，九窍不利，去腹中寒气，解臭秽，解菌蕈诸物毒。"

《纲目》："生用发散，熟用和中。解食野禽中毒成喉痹。捣汁和黄明胶熬，贴风湿痛。"

《雷公炮制药性解》："除泄泻，散郁结。"

《本草经疏》："疏肝导滞。"

《本草从新》："姜汁，开痰，治噎膈反胃，救暴卒，疗狐臭，搽冻耳。煨姜，和中止呕。"

《会约医镜·本草》："煨姜，治胃寒，吞酸。"

《随息居饮食谱》："定痛，杀鳞介毒。"

《现代实用中药》："治肠疝痛有效。"

【临床应用】 （1）**用于外感风寒，恶寒发热、头痛、鼻塞等证**。生姜辛温发散，感冒轻证，可单用生姜加红糖煎汤热服。但一般用作风寒感冒的辅助药，配合麻黄、桂枝、防风等共奏发汗解表效果。

（2）**用于风寒客肺的咳嗽**。生姜温肺化痰止咳，轻症单用煎服或含咽，但临床常配杏仁、紫苏、陈皮等药同用。生姜亦用治久咳，多与补虚润燥之饴糖或蜂蜜配用。

（3）**用于呕吐、泄泻**。生姜有降逆止呕作用，适用于各种证型之呕吐，故有"呕家圣药"之誉。因其性温，尤善治胃寒呕吐，常与半夏同用以增强和中止呕之力，方如《金匮要略》小半夏汤；若治胃热呕吐，则与黄连、竹茹等同用以清热和中止呕，方如《六因条辨》黄连温胆汤。治水热互结，胃中不和，心下痞硬，干噫食臭，肠鸣下利等证，可配半夏、黄连等，以和胃降逆、散水消痞，如《伤寒论》生姜泻心汤。中寒腹痛、吐泻，可用煨姜配木香、甘草以温中散寒，止痛、止泻。

（4）**用于痈疽初起、冻疮及跌扑伤痛**。生姜外用能温血脉，暖肌肉，散寒滞，有消肿定痛之效。故治痈疽初起，可与大蒜头、葱白等熬成膏药贴敷，如《疡医大全》救苦膏。治疗冻疮，用生姜制成千浸膏，配辣椒辣素，用凡士林调搽少许于患处，适用于Ⅰ～Ⅱ的冻疮和预防。治疗跌扑伤痛，或用生姜与生地黄捣烂，或用生姜汁调大黄末涂敷患处。本品取汁调腻粉治蜂虫螫伤，亦有鳃毒止痛之效。

（5）**用于解药物及鱼蟹中毒**。生姜能解诸毒，治食鱼蟹等食物中毒，出现呕吐、腹泻、腹痛等症状，可配紫苏同用；治半夏、天南星之轻度中毒引起喉舌麻木者，可单以生姜煎汤饮服，或捣取自然汁饮之，均有一定效果。

《本草经集注》："秦椒为之使。"

《药性论》："生姜和半夏主心下急痛；若中热不能食，捣汁和蜜服之；又汁和杏仁作煎，下一切结气实，心胸壅隔，冷热气神效。"

《纲目》："案方广《心法附余》云：凡中风、中暑、中气、中毒、中恶、干霍乱，一切卒暴之病，用姜汁与童尿服，立可解散。盖姜能开痰下气，童尿降火也。"

《本草汇言》谓邵起寰云："生姜为治寒之药，而治火尤佳，若芩连之剂以姜拌炒，使苦寒之剂，因其从而治其热也。"

《药品化义》："合黑枣、柴、甘，所谓辛甘发散为阳，治寒热往来及表虚发热；佐灯心，通窍利肺气，宁咳嗽。"

《药性微蕴》："姜，生者同葱白主疗外感初症，发汗通经所必用也。"

《本经逢原》："同蜂蜜熬熟，治风热咳逆痰结，取蜜之润，以和辛散之性。"

《得宜本草》："得附子，能温经散寒；得杏仁，下肠膈冷气；得露水，治暑疟。"

《得配本草》："得梓皮，泄肌表湿热；佐半夏，治心痞呕吐；和梨汁、竹沥，能横行散结；入二陈、四君，止呕吐水泻。"

《本草求原》："同醋浆，止呕，杀虫。"

《药论》沈文彬："制地黄而胸膈无腻滞之虑。"

【用量用法】 内服：煎汤，3～10g，或捣汁冲。外用：捣敷，或炒热熨，或绞汁调搽，适量。

【使用注意】 阴虚内热及实热证禁服。

《本草经集注》："恶黄芩、黄连、天鼠矢。"

《纲目》："食姜久，积热患目。凡病痔人多食兼酒，立发甚速。痈疮人多食，则生恶肉。"

《本草经疏》："久服损阴伤目。阴虚内热，阴虚咳嗽吐血，表虚有热汗出，自汗盗汗，脏毒下血，因热呕恶，火热腹痛，法并忌之。"

《药性纂要》："患瘰疬者忌食。"

《医林纂要·药性》："多食耗气生热，与酒同食尤不宜。"

《随息居饮食谱》："多食、久食，耗液伤营。病非风寒外感、寒湿内蓄，而内热阴虚，目疾，喉患，血证，疮疡，呕泻有火，暑热时疟，热哮火喘，胎产，痧胀及时病后，痧痘后，均忌之。"

【附方】 （1）**治感冒风寒**：生姜五片，紫苏叶一两，水煎服。--《本草汇言》

（2）**治干呕哕，若手足厥冷**：橘皮四两，生姜半斤。上二味，㕮咀，以水七升，煮取三升，分三服，不止，更合服之。--《千金要方》

（3）**治胃反，朝食暮吐，暮食朝吐，旋旋吐者**：甘蔗汁七升，生姜汁一升。二味相合，分为三服。--《梅师集验方》

（4）**治霍乱欲吐不吐，欲泻不泻**：盐一两，生姜五钱，捣碎，同炒令色变。以水一碗，煎服，甚者加童便一盏。--《赤水玄珠》之"姜盐饮"

（5）**治病人胸中似喘不喘，似呕不呕，似哕不哕，彻心中愦愦然无奈者**：半夏半斤，生姜汁一升。上二味，以水三升，煮半夏取三升，内生姜汁，煮取一升半，小冷。分四服，日三，夜一服，止，停后服。--《金匮要略》

（6）**治老人上气，咳嗽喘急，烦热，不下食，食即吐逆，腹胀满**：生姜汁五合，砂糖四两。上相和，微火温之，一二十沸即止。每度含半匙，渐渐不计。--《安老怀幼书》之“姜糖煎”

（7）**治妇人产后虚肿喘促，利便即愈**：生姜(取汁)、白面各三两，半夏七个(汤洗去滑)。上以生姜汁搜面裹半夏，为七饼子，炙焦熟，为末。热水调一钱，小便利为效。--《产育宝庆集》之“奇命散”

（8）**治晨泄**：生姜(切如豆大)四两，黄连(锉)二两。上一处淹一宿，慢火炒姜紫色，去姜不用。将黄连末每服二钱，用腊茶清调，一剂而愈。又用米饮、酒调治白痢尤妙。--《证治准绳》之“香姜散”

（9）**治脓血下痢不禁**：生姜、半夏各一两，附子三分，藜芦半两。上捣罗为末，陈醋煮沸，和药末为丸，如梧桐子大。每服三十丸，陈米饮下，日午再服。--《普济方》之“生姜丸”

（10）**治老人大小便不通**：生姜四两，盐一捻，豉三十粒，葱一茎和根叶洗用。上四味，捣烂，安脐中，良久便通。--《简易普济良方》

（11）**治腰痛**：生姜一斤，捣汁四两，水胶一两，同煎成膏。厚纸摊贴腰眼甚效。--《串雅内编》之“贴腰膏”

（12）**治头痛**：生姜一片，破开，入雄黄于内，湿纸包煨。乘热贴太阳穴。--《沈氏经验方》之“头痛奇方”

（13）**治食诸草并菌中毒**：生姜(切细)四两，豆浆四两，麻油二两半。上和研匀，碟盛，甑上蒸，一炊许时取出。不拘时候，时时服之，诸毒立解。--《普济方》

（14）**治打扑损肿痛不止**：生姜自然汁、米醋、牛皮胶同熬溶，入马屁勃末不以多少，搅匀如膏药。以纸花摊敷肿处，痛即止，以多敷为妙。--《百一选方》

（15）**治疗妊娠恶阻**：用生姜(带皮切片)60g，伏龙肝60g(煎取澄清液备用)，童鸡(雌雄均可)1只。将童鸡处死，去毛洗净，剖去内脏，纳生姜于腹中，置瓷钵内，然后加入伏龙肝澄清液适量，食盐少许，盖密炖烂，取汤徐饮之，鸡肉也可与食。每日或隔日服1剂。治205例(初孕者73例，第2孕次者60例，第3孕次者72例。恶阻见于妊娠1个月后84例，2个月后68例，3个月53例)，服药1～2剂87例，3～4剂112例。4剂后未见效者6例。有效率为97%。--《福建中医》药吴光烈，1988，19(5)：24

（16）**治疗急性附睾炎**：取肥大的老生姜，用清水洗净，横切成约0.2cm厚的均匀薄片，每次用6～10片外敷患侧阴囊，盖上纱布，兜起阴囊，每日更换1次，直至痊愈。共治疗28例，均痊愈。一般于敷药第2日自觉坠胀疼痛及触痛减轻，有14例于第3日痊愈，自觉症状消失，触痛消失，附睾消肿；10例第4日痊愈；另4例在敷药后5天痊愈。平均治愈日数为3.7天。--《江西中医药》周迎宪，1990，21(2)：6

（17）**治疗孕妇胎儿臀位**：用姜泥贴敷至阴穴1～7天。治疗确诊胎儿为臀位的106例孕妇，胎位转正82例(77.35%)，无效24例(22.65%)。胎位转正者中，有36例(43.90%)经贴敷1天后转为头位，余者多在3～4d内转为头位，最长不超过7天。一般以孕33星期前用姜泥贴敷疗效最好。--《中西医结合杂志》王留宽，1989，9(6)：357

（18）**治疗水烫伤**：将生姜洗净捣烂揉汁，用药棉蘸姜汁敷于患处，能立即止痛。已起泡红肿者，能消炎退肿，消去水泡；水泡已破者，敷之亦无刺激。由于生姜能灭菌，破口者亦不致溃烂或感染。灼热轻者敷药1次即可；严重者可时时注入姜汁，保持湿润36小时停药。共治四五百例，无一失误。--《新中医》蔡良平，1984，(2)：22

干姜

【来源】 为姜科植物姜 *Zingiber officinale* Rosc.根茎的干燥品。

【植物形态】 参见“生姜”。

【采收加工】 地上茎叶枯萎时挖取根茎，去掉茎叶、须根，烘干。干燥后去掉泥沙、粗皮，扬净即成。

【性状鉴别】 根茎呈不规则块状，略扁，具指状分枝，长3～7cm，厚1～2cm。表面灰棕色或浅黄棕色，粗糙，具纵皱纹及明显的环节。分枝处常有鳞叶残存，分枝顶端有茎痕或芽。质坚实，断面纤维性，黄白色或灰白色有一明显圆环(内皮层)，筋脉点(维管束)及黄色油点散在。折断显粉性和颗粒性。气香，特异，味辛辣。见(图1010)

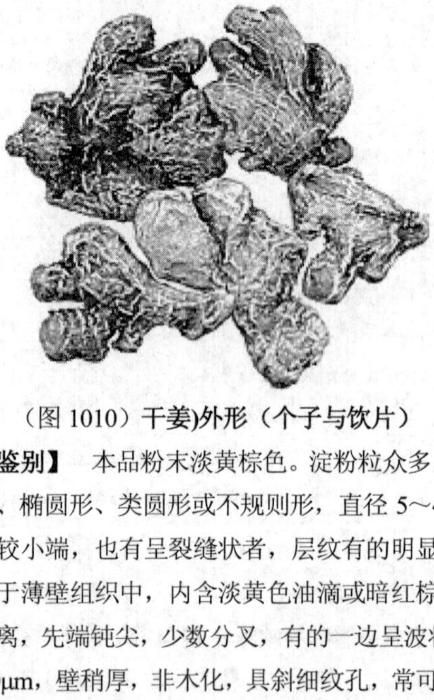

(图1010）干姜)外形（个子与饮片）

【显微鉴别】 本品粉末淡黄棕色。淀粉粒众多，长卵圆形、三角状卵形、椭圆形、类圆形或不规则形，直径5～40μm，脐点点状，位于较小端，也有呈裂缝状者，层纹有的明显。油细胞及树脂细胞散于薄壁组织中，内含淡黄色油滴或暗红棕色物质。纤维成束或散离，先端钝尖，少数分叉，有的一边呈波状或锯齿状，直径15～40μm，壁稍厚，非木化，具斜细纹孔，常可见菲薄的横隔。梯纹导管、螺纹导管及网纹导管多见，少数为环纹导管，直径15～70μm。导管或纤维旁有时可见内含暗红棕色物的管状细胞，直径12～20μm。

【理化鉴别】 取本品粉末1g，加乙酸乙酯20ml，超声处理10分钟，滤过，取滤液作为供试品溶液。另取干姜对照药材1g，同法制成对照药材溶液。再取6-姜辣素对照品，加乙酸乙酯制成每1ml含0.5mg的溶液，作为对照品溶液。照薄层色谱法试验，吸取上述三种溶液各6μl，分别点于同一硅胶G薄层板上，以石油醚(60～90℃)-三氯甲烷-乙酸乙酯(2：1：1)为展开剂，展开，取出，晾干，喷以香草醛硫酸试液，在105℃加热至斑点显色清晰。供试品色谱中，在与对照药材色谱和对照品色谱相应的位置上，显相同颜色的斑点。

【主要成分】 干姜含挥发油1.2～2.8%。油中的主要成分为姜醇

(*zingiberol*)、姜烯(*zingiberene*)、没药烯(*bisabolene*)、α-姜黄烯(即芳姜黄烯，*ar-curcumene*)、α-和 β-金合欢烯(*α-*，*β-farnesene*)、芳樟醇(*linalool*)、桉油素(*cineole*)、壬醛、α-龙脑以及 β-倍半菲兰烯(*β-sesquiphellandrene*)等。姜中的辛辣成分是姜辣素(即姜酚，*gingerol*)以及分解产物姜酮(*zingerone*)、姜烯酚(*shogaol*)。此外，还含有二氢姜酚(*dihydroginerol*)、六氢姜黄素(*hexahydrocurcumin*)、γ-氨基丁酸(*γ-aminobutyric acid*)、天门冬氨酸、谷氨酸、丝氨酸、甘氨酸、以及六氢吡啶-α-羧酸(*L-pipecolic acid*)。

【品质含量】 本品含挥发油不得少于 0.8%(ml/g)。按干燥品计算，含 6-姜辣素不得少于 0.60%。

【药理】 （1）**镇吐作用** 干姜浸膏能抑制硫酸铜的催吐作用，但对家鸽由洋地黄，犬由阿扑吗啡诱发的呕吐无抑制作用，提示干姜镇吐作用是末梢性的。姜酮及姜烯酮的混合物是镇吐的有效成分。

（2）**强心作用** 可使离体豚鼠心房自主运动增强，其强心成分为姜酚和姜烯酮。干姜单味药具有“回阳通脉、温通心阳”的作用。干姜挥发油可以加快心率，升高急性心肌缺血大鼠的左心室内压、提升左心室内压最大上升速率，从而改善心功能，缓解急性心肌缺血缺氧，并有一定的抗心衰功能。

（3）**抗炎作用** 干姜的水、醚提取物都有明显的抗炎作用，均能抑制二甲苯引起的耳肿胀以及角叉菜胶引起的大鼠足跖肿胀，姜稀酮能明显抑制组胺和醋酸所致小鼠毛细血管通透性增加，抑制肉芽增生。

（4）**镇痛作用** 干姜醚提物、水提物都有镇痛作用，能减少乙酸致小鼠扭体反应次数，且呈量效关系。同时还能延长小鼠热刺激反应潜伏期。

（5）**抗血栓** 干姜水提物对 ADP、胶原酶诱导的血小板聚集有明显的抑制作用，能延迟实验性血栓形成。姜烯酮还对家兔血小板环氧化酶活性和 TXA_2 的生成有抑制作用。干姜挥发油亦能强烈抑制血小板聚集，其机制可能与抑制血小板的血栓烷 B_2（TXB_2）及前列腺素 S（PG_s）合成有关。

（6）**抗肿瘤作用** 干姜提取物具有抗肿瘤启动子活性。研究发现，6-姜酚对人脊髓细胞性白血病(HL-60) 的生存和 DNA 合成具有抑制作用，其细胞毒性和抑制肿瘤增殖机制与促进细胞凋亡有关。干姜对淋巴细胞增殖试验中促细胞分裂剂刀豆球蛋白 α 作用诱导的增殖具有抑制作用。干姜提取物对机体免疫功能具有双相调节作用。干姜提取物对细胞因子的增强作用具有时间依从性。单层细胞的白介素(IL)-l 、IL-3 、IL-6 和粒-巨噬细胞集落刺激因子(GM-CSF)在低浓度干姜提取物的存在下显著增加，而更高的浓度却无此增强作用。

（7）**镇静作用** 干姜可以对抗中枢兴奋药而表现一定的镇静作用，小剂量时镇静作用非常明显，大剂量时镇静作用则不明显甚至消失。

（8）**杀虫作用** 干姜醇提取物及其所含姜辣素和姜辣烯酮有显著灭螺和抗血吸虫作用。不同浓度的姜辣素对曼氏血吸虫的毛蚴和尾蚴有显著杀灭作用，并能阻止毛蚴对钉螺和尾蚴对小鼠的感染。

（9）**毒性** 干姜的毒性较低，其甲醇提取物小鼠皮下注射的 LD_{50} 为 33.5g（生药）/kg。干姜醚提取物小鼠灌胃的 LD_{50} 为 16.3ml/kg。干姜乙醇提取物小鼠静脉注射的 LD_{50} 为 2.08g/kg。

【炮制】 （1）**炮姜**：取河砂置锅内，武火炒热后，加入净干姜，不断翻炒，烫至表面鼓起、酥脆时，取出，筛除河砂，放凉。

（2）**姜炭**：取干姜片或块，置锅内。用武火加热，炒至表面焦黑色，内部棕褐色时，喷淋清水少许，灭尽火星，取出及时凉透。

饮片性状：①炮姜呈不规则膨胀的块状，具指状分枝。表面棕黑色或棕褐色。质轻泡，断面边缘处显棕黑色，中心棕黄色，细颗粒性，维管束散在。气香特异，味微辛、辣。②姜炭形如炮姜，表面焦黑色，内部棕褐色，体轻，质松脆。微苦，微辣。

【性味归经】 味辛，性热。归脾、胃、肾、心、肺经。

【功用主治】 温中散寒，回阳通脉，温肺化饮。主治脘腹冷痛，呕吐，泄泻，亡阳厥逆，寒饮喘咳，寒湿痹痛。

《本经》：“主胸满咳逆上气，温中，止血，出汗，逐风湿痹，肠澼下痢。”

《别录》：“治寒冷腹痛，中恶、霍乱，胀满，风邪诸毒，皮肤间结气，止唾血。”

《本草经集注》：“杀半夏、莨菪毒。”

《药性论》：“治腰肾中疼冷，冷气，破血，去风，通四肢关节，开五脏六腑，去风毒冷痹，夜多小便。治嗽，温中，用秦艽为使，主霍乱不止，腹痛，消胀满冷痢，治血闭。病人虚而冷，宜加用之。”

《新修本草》：“治风，下气，止血，宣诸络脉，微汗。”

《日华子》：“消痰下气，治转筋吐泻，腹脏冷，反胃干呕，瘀血扑损，止鼻洪，解冷热毒，开胃，消宿食。”

《医学启源》：“干姜其用有四：通心助阳，一也；去脏腑沉寒痼冷，二也；发诸经之寒气，三也；治感寒腹痛，四也。”

《纲目》谓王好古云：“主心下寒痞，目睛久赤。”

《本草蒙筌》：“解散风寒湿痹，鼻塞头疼，发热狂邪。”

《长沙药解》：“燥湿温中，行郁降浊，下冲逆，平咳嗽，提脱陷，止滑泄。”

【临床应用】 （1）**用于脾胃寒证，症见脘腹冷痛、呕吐、泄泻等**。干姜辛热，善温中散寒，助脾胃阳气。故无论是外寒内侵，或阳气不足之虚寒内生均可应用。轻症单用即效，但临证多配成复方，如脘腹冷痛，常与高良姜配伍，以增强温中散寒之功；治干呕吐逆、吐涎沫，常与半夏同用，以温中和胃、降逆止呕，如《金匮要略》半夏干姜散。治脾胃虚寒之脘腹冷痛，吐逆下利，则配党参、白术、炙甘草等，以健脾益气，温中散寒，如《伤寒论》理中丸。

（2）**用于亡阳证**。干姜既善除里寒，又能通脉助阳，治亡阳欲脱所致四肢厥逆，脉微欲绝，常与附子相须为用，既能辅助附子以增强回阳救逆功效，又可减低附子的毒性，如《伤寒论》通脉四逆汤、干姜附子汤等。

（3）**用于寒饮伏肺，症见咳嗽气喘、形寒背冷、痰多清稀等**。干姜能温散肺寒而化痰饮，并常配细辛、麻黄等，以增强药力，方如《伤寒论》小青龙汤、《金匮要略》苓甘五味姜辛汤。

（4）**用于寒湿痹痛**。本品兼能散寒燥湿，宣通络脉，常配苍术、独活、乌头等药，以增强散寒除湿之效。

《本草经集注》：“秦椒为之使。”

《医学启源》：“治沉寒痼冷，肾中无阳，脉气欲绝，黑附子为引。亦治中焦有寒，干生姜与半夏等分，治心下急痛。”

《纲目》谓李东垣云：“同五味子用以温肺；同人参用以温胃也。”

《本草经疏》：“同橘皮、乌药、白豆蔻，除胸满咳逆上气；同紫苏、桂枝能温中出汗，加术则能逐风湿痹。”“同橘皮、人参，止胃虚呕逆。”

《得宜本草》：“得饧糖，治肺冷咳嗽。”

《得配本草》："得北（五）味，摄膀胱之气；佐人参，助阳以复阴。"

《本草求真》："同五味，则能通肺气而治寒嗽；同白术，则能燥湿而补脾；同归、芍，则能入气而生血。"

【用量用法】 煎内服汤，3～10g，或入丸、散。外用：煎汤洗，或研末调敷，适量。

【使用注意】 阴虚内热、血热妄行者禁服。

《本草经集注》："恶黄连、黄芩、天鼠矢。"

《新修本草》："久服令眼暗。"

《药类法象》："多用则耗散元气。"（引自《本草衍义补遗》）

《药鉴》："痘家灰白之症用之，若实热红紫者，切宜禁忌。"

《本草经疏》："久服损阴伤目。阴虚内热，阴虚咳嗽吐血，表虚有热汗出，自汗盗汗，脏毒下血，因热呕恶，火热腹痛，法并忌之。"

【附方】 （1）**治卒心痛**：干姜末，温酒服方寸匕，须臾，六七服，瘥。--《肘后方》

（2）**治一切寒冷，气郁心痛，胸腹胀满**：白米四合，入干姜、良姜各一两，煮食。--《寿世青编》之"干姜粥"

（3）**治食后吐酸水**：干姜、食茱萸各二两。上二味，治下筛。酒服方寸匕，日二。胃冷服之，立验。--《千金要方》之"治中散"

（4）**治妊娠呕吐不止**：干姜、人参各一两，半夏二两。末之，以生姜汁糊为丸，如梧子大。饮服十丸，日三服。--《金匮要略》

（5）**治水泻无度**：干姜末，粥饮调一钱服，立效。--《政和本草》引孙真人方

（6）**疗肠澼，溏便脓血**：干姜、黄连、桂心各一分。上为末。服方寸匕，着糜中食，日三。多脓加桂。忌猪肉，冷水，生葱。--《外台》引《古今录验》

（7）**治少阴病，下利清谷，里寒外热，手足厥逆，脉微欲绝，身反不恶寒，其人面色赤，或腹痛，或干呕，或咽痛，或利止脉不出**：甘草二两(炙)，附子大者一枚(生用，去皮，破八片)，干姜三两(强人四两)。上三味，以水三升，煮取一升二合，去滓。分温再服，其脉即出者愈。--《伤寒论》

（8）**治伤寒下之后，复发汗，昼日烦躁不得眠，夜而安静，不呕不渴，无表证，脉沉微，身无大热**：干姜一两，附子一枚(生用，去皮，切八片)。二味以水三升，煮取一升，去滓。顿服。--《伤寒论》之"干姜附子汤"

（9）治**夏月为阴寒之气抑遏阳气于内，不得外发，头肢节痛，身体拘急，烦心，肌肤大热，无汗**：干姜五钱，桂枝一两，杏仁一钱，生甘草一两。上共为细末，每以白汤送下二三钱。--《杏苑生春》

（10）**治一切嗽及上气者**：干姜、皂荚(炮，去皮、子，取肥大无孔者)、桂心(紫色辛辣者，削去皮)。三物并别捣，下筛，各称等分，多少任意。和合后，更捣筛一遍，炼白蜜和搜，又捣一二千杵。每饮服三丸，丸稍加大，如梧子，不限食之先后，嗽发即服。日三五服。--《传信方》

（11）**治肾着之病，其人身体重，腰中冷，如坐水中，形如水状，反不渴，小便自利，饮食如故，病属下焦，腰以下冷痛，腹重如带五千钱**：干姜、茯苓各四两，甘草、白术各二两。上四味，以水五升，煮取三升，分温三服。--《金匮要略》之"甘姜苓术汤"

（12）**治脾寒疟疾**：干姜、高良姜等分。为末。每服一钱，水一盏，煎至七分服。--《外台》

（13）**治妇人血瘕痛**：干姜一两，乌贼鱼骨一两。上二味，治下筛，酒服方寸匕，日三。--《千金要方》

（14）**治毒热口疮，或下虚邪热**：干姜、黄连为末，掺疮上。初若不堪，应手而愈。--《世医得效方》之"换金散"

（15）**治牙痛**：干姜一两，雄黄三钱。上为细末，搽之立止。--《万病回春》

（16）**治鼻齆**：干姜末，蜜和，塞鼻中，吹亦佳。--《千金要方》

（17）**治暴赤眼**：白姜末，水调，贴脚心。--《普济方》

（18）**治打扑伤损，筋断骨折疼痛**：干姜、川乌头、苍术、当归各等分。为细末，用米醋打稀糊，入药末不拘多少，调成膏子。用厚纸，上摊药，乘热贴敷伤处。如冷时，即用火四边炙令热；如干，即以醋润湿之。--《叶氏录验方》之"胜金散"

炮姜

味苦、辛，性温。归脾、胃、肝经。温中止泻，温经止血。主治虚寒性脘腹疼痛，呕吐，泻痢，吐血，便血，崩漏。内服：煎汤，3～6g，或入丸、散。外用：研末调敷，适量。孕妇及阴虚有热者禁服。

（1）**用于脾胃虚寒之脘腹疼痛，呕吐，泻痢**。炮姜辛苦性温，能温中散寒而止呕止泻，治脾胃虚寒所致诸证，单用亦可取效，但临证多配伍应用。如治寒凝脘腹冷痛，常配高良姜，以增强散寒温中之力，如《局方》二姜丸；治中焦虚寒，脾胃不和，腹痛吐泻，常配人参、白术、甘草等，以补虚散寒、健脾和中，如《伤寒论》理中丸(汤)；治脾肾阳虚，腹痛久泻，冷滑注下不禁，可配炮附子、煨肉豆蔻等，以助阳散寒，实肠止泻，如《济生方》火轮丸或《三因方》桂香丸。

（2）**用于吐血、便血、崩漏**。炮姜能温经止血，临床用治虚寒性吐血、便血、血崩经漏，可配侧柏炭、艾叶炭、乌梅炭等同用，以加强止血之力。

附方 （1）**治心脾疼痛，宽胸下气，进美饮食，疗一切冷物所伤，养脾温胃，去冷消痰**：干姜(炮)、良姜(去芦头)。上件等分为细末，面糊为丸，如梧桐子大。每服十五丸至二十丸，食后，橘皮汤下。妊娠妇人不宜服。--《局方》之"二姜丸"

（2）**治头目旋晕，吐逆，盖胃冷生痰**：川干姜二两(炮)，甘草一两(炙赤色)。上二味，㕮咀为粗末，每服四五钱，用水二盏，煎至八分，食前热服。--《传信适用方》之"止逆汤"

（3）**治肠胃虚寒，心腹冷痛，泄泻不止**：干姜(炮)、附子(炮，去皮、脐)、肉豆蔻(面裹，煨)各等分。为细末，米糊为丸，如梧桐子大。每服五十丸，空心米饮下。--《济生方》之"火轮丸"

（4）**治休息痢**：干姜(炮)、建茶各一两。上为末，以乌梅取肉，丸如梧桐子大。每服三十圆，食前米饮下。--《续易简方》之"姜茶丸"

（5）**治赤白痢，无问日数**：干姜二两(炮裂，锉)，栀子仁十四枚。上件药捣筛为散，每服三钱，以水一中盏，入薤白七茎，豉半合，煎至五分，去滓，不计时候热服。--《圣惠方》之"干姜散"

（6）**治无饮酒癖，因饮酒冒寒或冷水过多所致**：干姜(炮)、肉桂(去粗皮)各半斤，白术一斤。上三味，捣筛，蜜和丸如梧桐子大。每服二十丸，温米饮下，加至三十丸，食前服，日二服。--《局方》之"倍术丸"

（7）**治妇人赤白带下，脐腹冷痛，面色痿黄，日渐虚损**：干姜一两(炮裂，锉)，禹余粮二两(炮，醋淬七遍)，阿胶一两(捣碎，炒令黄燥)。上件药，捣细

罗为散。每于食前，以粥饮调下二钱。

（8）**治妇人血瘕痛**：干姜一两(炮裂，锉)，乌贼鱼骨一两，桃仁一两(汤浸，去皮、尖、双仁，微炒)。上件药，捣细罗为散。每服，空心以温酒调下二钱。

（9）**治悬痈肿痛，咽中生垂肉及舌肿**：干姜(炮裂，锉)、半夏(汤洗七遍，去滑)。上件药等分，捣细罗为散。先开口，以铁针刺破血出后，用药少许涂之，神效。若痒时，以生姜汁解之。（7～9方均出自《圣惠方》）

（10）**治牙齿疼痛不止**：川姜(炮裂)、川椒(去目)各等分。上为细末。每用以指蘸药，无时擦牙痛处，后用盐汤漱之。-- 《御药院方》之"追风散"

（11）**治一切阴疽、贴骨疽、流注、鹤膝风等**：熟地黄一两，肉桂(去皮，研粉)一钱，麻黄五分，鹿角胶三钱，姜炭五分，生甘草一钱。用水、酒各半煎，去渣，入鹿角胶溶化和服。-- 《外科全生集》之"阳和汤"

姜炭

味苦、辛、涩，性温。归脾、肝、肾经。温经止血，温脾止泻。主治虚寒性吐血、便血、崩漏，阳虚泄泻。内服：煎汤，1～6g，或入丸、散。外用：研末调敷，适量。阴虚火旺者及孕妇慎服。

（1）**用于虚寒性出血证**。姜炭性温味苦涩，入血收涩止血，为温经止血所常用，凡吐血、便血、崩漏等出血证，属虚寒者皆可单用，或配棕榈炭、乌梅炭、灶心土等药，以增强止血功效。

（2）**用于阳虚泄泻**。姜炭既温脾肾之阳，又能收涩止泻，故常以之治阳虚泄泻。证属脾胃虚寒者，可配党参、炒白术、茯苓等药，以温中健脾止泻；证属脾肾阳虚者，可配炮附子、炒白术、补骨脂等药，以温肾助阳、健脾止泻。

附方 （1）**治血痢**：干姜，急于火内烧黑，不令成灰，瓷碗合放冷，为末。每服一钱，米饮调下。-- 《集验方》

（2）**治血崩**：棕榈、乌梅肉各一两，干姜一两五钱(并烧存性)。上为细末。每服二钱，乌梅酒调下，空心食前服。久患不过三服愈。-- 《证治准绳》之"如圣散"

（3）**治恶露败血刺心腹，儿枕痛，坐卧不得动，余血不快**：川姜七钱半(烧黑，瓶中存性)，黑附子半枚(炮，去皮、脐)。为细末。挑三钱，童子小便浸，酒调下。痛止血净方住服。-- 《普济方》之"乌金散"

（4）**治疟**：干姜，炒令黑色，捣为细末。临发时以温酒调三钱服。已发再服。-- 《博济方》

（5）**治走马牙疳**：干姜(烧存性)、南枣(烧存性)、枯白矾各等分。为末，敷之。-- 《医学正传》

姜皮

味辛，性凉。归脾、肺经。行水消肿。主治水肿初起，小便不利。内服：煎汤，2～6g。

附方 （1）**治头面浮肿，四肢肿满，心腹膨胀，上气促急，腹胁如鼓，绕脐张闷，有妨饮食，上攻下注，来去不定，举动喘乏**：五加皮、地骨皮、生姜皮、大腹皮、茯苓皮各等分。上为粗末。每服三钱，水一盏半，煎至八分，去滓，稍热服之，不拘时候。切忌生冷油腻坚硬等物。-- 《局方》之"五皮散"

（2）**治面目水肿**：姜衣、橘皮各3～6g，桑白皮、茯苓皮、大腹皮各9g，水煎服。-- 《浙江药用植物志》

（3）**治发落**：生姜皮(焙干)一两，人参一两。上为细末。每用生姜一块，切断，蘸药末，于发落处擦之，二日一次用。-- 《瑞竹堂方》

大花美人蕉

【别名】 大花美人蕉《河北中草药》，美人蕉《上海植物名录》。

【来源】 为美人蕉科植物大花美人蕉*Canna generalis* Bailey的根茎。

【植物形态】 多年生直立粗壮草本，高1～2m。茎、叶和花序均被白粉，具块状的地下茎。叶互生；叶片椭圆形，长40～50cm，宽约20cm，先端尖，基部阔楔形，叶缘、叶鞘紫色。总状花序顶生，长15～30cm(连总花梗)；花大，比较密集，每1苞片内有花1～2朵；萼片绿色或紫红色，披针形，长1.5～3cm，花冠管长5～10mm，花冠裂片披针形，长4.5～6.5mm；外轮3枚退化雄蕊倒卵状匙形，长5～10cm，宽2～5cm，颜色有红、橘红、黄等；唇瓣倒卵状匙形，长约4.5cm，宽1.2～4cm；发育雄蕊披针形，长约4cm，宽约2.5cm；子房球形，直径4～8cm；花柱带形，离生部分长约3.5cm。蒴果近球形，有瘤状凸起。种子黑色而坚硬。花、果期7～10月。见（图1011）

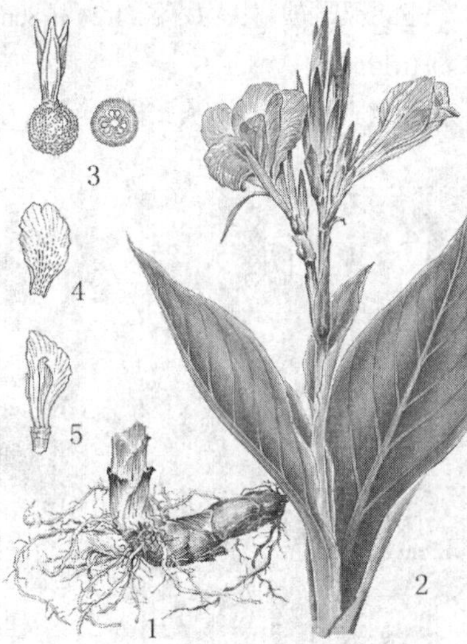

（图1011）大花美人蕉

1.根茎 2.花枝 3.子房及横切面 4.唇瓣状退化雄蕊 5假雄蕊及花柱

【生长分布】 邹平各地常见栽培。

【采收加工】 夏、秋季采收，除去茎叶及须根，鲜用或切片晒干。

【性味归经】 味甘、淡，性寒。

【功用主治】 清热利湿，解毒，止血。主治急性黄疸型肝炎，白带过多，跌打损伤，疮疡肿毒，子宫出血，外伤出血。

【用量用法】 内服：煎汤，15～30g，鲜品60～90g。外用：捣敷，适量。

【附方】 （1）**治急性黄疸型肝炎**：鲜(大花美人蕉)根状茎90g，古山龙藤(为防己科植物，又名黄连藤)30g。加水1000ml，煎至400ml，1天分2次服完，14天为1疗程。

（2）**治子宫出血，白带过多**：鲜(大花美人蕉)根状茎250g，糯米60g。炖鸡或肉服；或花9～15g，水煎服；或果实30g，水煎服。

（3）**治疮疡肿毒**：鲜(大花美人蕉)根状茎适量。捣烂敷患处。（1～3方均出自《浙江药用植物志》）

美人蕉根

【别名】 美人蕉根《南宁市药物志》，观音姜《南宁市药物志》，小芭蕉头《四川中药志》，状元红《西昌中草药》，白姜《云南思茅中草药选》。

【来源】 为美人蕉科植物美人蕉 *Canna indica* L.的根或茎。

【植物形态】 美人蕉 又名兰蕉《农圃六书》，水蕉《生草药性备要》，虎头蕉《纲目拾遗》，莲蕉《台湾府志》，昙华《药圃回春》，小芭蕉《四川中药志》，洋巴蕉、破血红《江西药用植物名录》，红花蕉《广东药用植物名录》。多年生草本，高可达1.5m。全株绿色无毛，被蜡质白粉。具块状根茎。地上枝丛生。单叶互生；具鞘状的叶柄；叶片卵状长圆形，长10～30cm，先端尖，全缘或微波状，基部阔楔形至圆形。总状花序，花单生或对生；每花具1苞片，苞片卵形，长约1.2cm；萼片3，绿白色，先端带红色，长约1cm；花冠大多红色，管长约1cm，花冠裂片披针形，长约3cm；外轮退化雄蕊2～3枚，鲜红色，倒披针形，长约4cm；唇瓣披针形，长约3cm，弯曲；发育雄蕊花药和花丝相连接处稍呈弯曲；子房下位，3室，花柱1。蒴果，长卵形，绿色，具柔软刺状物，长1.2～1.8cm。花、果期3～12月。见（图1012）

本植物的花（**美人蕉花**）也供药用，详见下述。

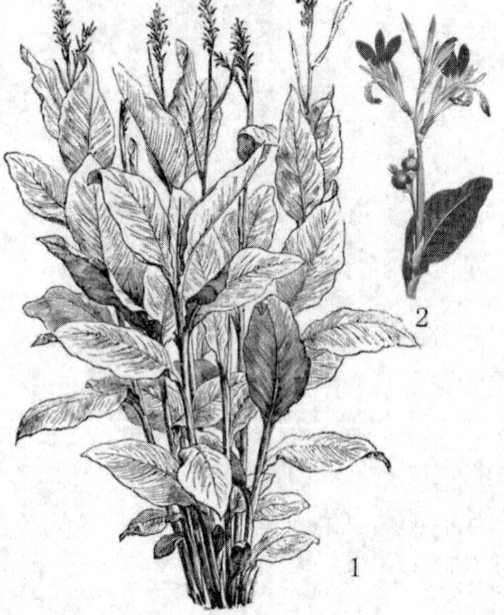

（图1012）**美人蕉**（1.植株 2.花果枝）

【生长分布】 邹平各地均有栽培。

【采收加工】 全年可采挖，除去茎叶，洗净，切片，晒干或鲜用

【性味归经】 味甘、微苦、涩，性凉。

【功用主治】 清热解毒，调经，利水。主治月经不调，带下，黄疸，痢疾，疮疡肿毒。

【用量用法】 内服：煎汤，6～15g，鲜品30～120g。外用：捣敷，适量。

【附方】 （1）**治急性黄疸型肝炎**：鲜美人蕉根60g，煎服。

（2）**治湿热白带**：美人蕉根15g，炒贯众9g，煎服。

（3）**治痢疾**：鲜美人蕉根6g，煎服。（1～3方出自《安徽中草药》）

（4）**治脾虚所致的崩漏**：小芭蕉头根60g，金樱子根60g，炖鸡服。

（5）**治疮疖初起，红肿疼痛**：小芭蕉根适量。配醪糟或酒精，捣绒外敷患处。（4～5方均出自《四川中药志》1960年）

（6）**治遗精，红崩白带，神经症**：美人蕉根30～60g，炖鸡及糯米服。

（7）**治遗尿**：美人蕉根30g，炖猪膀胱服。（6～7方均出自《云南中草药》）

（8）**治跌打损伤，疮疡肿毒**：鲜美人蕉根适量。捣烂敷患处，干则更换。--《安徽中草药》

（9）**治疗急性黄疸型肝炎**：①取美人蕉鲜根60～120g(最多不超过250g)，水煎，分早晚服，20d为1疗程。观察63例，痊愈58例，好转3例，无效2例，一般多在20～30天内治愈。--《中草药通讯》安徽省当涂县人民医院，1972，(4): 38 ②用美人蕉与苛草根、铁马鞭制成合剂，治疗急性黄疸型肝炎100例，痊愈92例，基本治愈8例。--《中草药通讯》中国人民解放军成都军区总医院传染科，1972，(4): 37

美人蕉花 味甘、淡，性凉。凉血止血。主治吐血，衄血，外伤出血。内服：煎汤，6～15g。

附方 （1）**治吐血，鼻衄**：美人蕉花6g，白茅根30g，煎服。--《安徽中草药》

（2）**治外伤出血**：美人蕉花10～15g，水煎服。--《常用中草药手册》(广州部队)

兰花

【别名】 兰花《植物名实图考》，幽兰《离骚》，蕙《别录》，兰蕙《本草拾遗》。

【来源】 为兰科植物春兰 *Cymbidium goeringii* (Reichb.F.) Reichb.F.、蕙兰 *Cymbidium faberi* Rolfe、多花兰 *Cymbidium floribundum* Lindl.、建兰 *Cymbidium ensifolium* (L.) Sw.、寒兰 *Cymbidium kanran* Makino 等多种同属植物的花。

【植物形态】 （1）**春兰** 名出《植物名实图考》，又名朵朵香、双飞燕《植物名实图考》，草兰、草素(《本草纲目拾遗》)，山兰《全国中草药汇编》，山花、兰花(贵州)。多年生草本。根长而粗，绳索状；假鳞茎集生成丛。叶4～6枚丛生，长条形，长20～40cm，宽6～11mm，先端渐尖，边缘具细锯齿。花葶直立，远比叶短，被4～5枚长鞘；花苞片长而宽，比子房连花梗长；花单生，少为2朵，直径4～5cm，浅黄绿色，有清香气；萼片近相等。狭长圆形，长3.5cm左右，通常宽6～8mm，先端急尖，中脉基部具紫褐色条纹；花瓣卵状披针形，比萼片略短；唇瓣不明显3裂，比花瓣短，浅黄色带紫褐色斑点，先端反卷，唇盘中央从基部至中部具2条褶片。合蕊柱长约1.5cm。花期2～3月。见下（图1013）

（2）**蕙兰** 名出《尔雅翼》，又名兰花草《点南本草》，九节兰《纲目拾遗》，夏蕙、火烧兰《植物名实图考》，二月兰、夏兰《四川中药志》，九子兰《中国高等植物图鉴》，线兰《陕西中草药》。多年生草本。叶7～9枚丛生，直立性强，长25～80cm，宽约1cm，中下部常对褶，先端渐尖，基部关节不明显，边缘有细锯齿；具明显透明的脉。花葶直立，高30～80cm，绿白色或紫褐色，被数枚长鞘；总状花序具6～12余朵花；花葶片常比子房连花梗短，最下面1枚较长，长达3cm；

花浅黄绿色；萼片近相等，狭披针形，长3～4cm，宽6～8mm，先端锐尖；花瓣略小于萼片；唇瓣不不明显3裂，短于萼片，侧裂片直立，有紫色斑点，中裂片椭圆形，上面具透明乳突状毛，边缘具缘毛，有白色带紫红色斑点，唇盘从基部至中间有2条稍弧曲的褶片。花期4～5月。见（图1014）

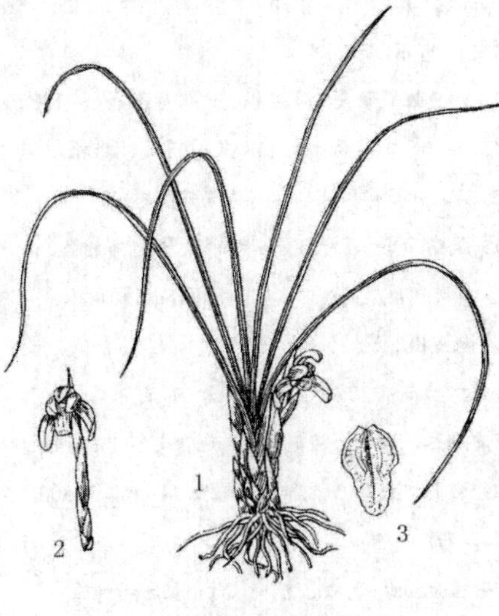

（图1013）春兰

1.植株 2.花 3.唇瓣

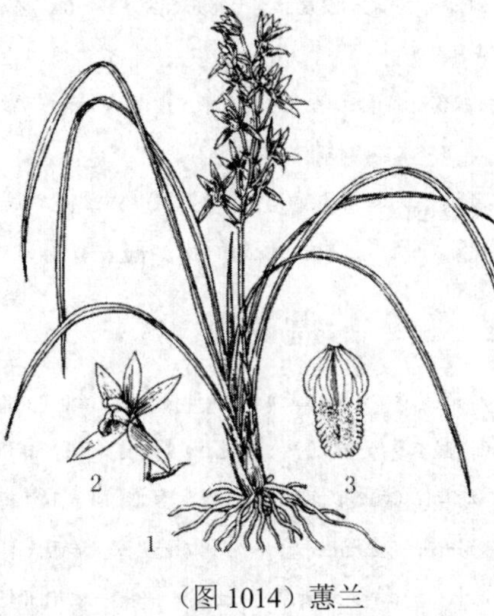

（图1014）蕙兰

1.植株 2.花 3.唇瓣

（3）**多花兰** 多年生附生草本。假鳞茎粗壮，叶3～6枚丛生，直立性强，带形通常长40cm左右，宽1.5～3cm，先端稍钩转或尖裂，基部关节明显，全缘。花葶直立，比叶短，花密集，多至50朵花；花苞片长约5mm；花梗与子房共长1.6～3cm；花红褐色，无香气；萼片近相等，狭长圆状披针形，长2cm左右，宽约5mm，红褐色，中部略带黄褐色，边缘稍向后反卷；花瓣近等长于萼片，向两边开展，紫褐色带黄色边缘；唇瓣3裂，约等长于花瓣，上面具乳突，侧裂片近半圆形，直立，有紫褐色条纹，边缘紫红色，中裂片近圆形，稍反折，紫红色，中部有浅黄色晕，唇盘从基部至中部具2条平行的褶片，褶片黄色。花期5～6月。见（图1015）

（4）**建兰** 名出《纲目拾遗》，又名建兰花《纲目拾遗》、秋兰《本草衍义》、八月兰《分类草药性》、官兰花《泉州本草》、雄兰、骏河兰、剑蕙等。多年生小草本植物。叶2～6枚丛生，薄革质，暗绿色，线状披针形，较柔软，弯曲而下垂，长30～50cm，宽1～1.7cm，略有光泽，先端渐尖，边缘有不甚明显的钝齿。花葶直立，高20～35cm，较叶为短。通常有4～7花，最多达13朵花；花苞片在花序轴中上部者长不及1cm，最下1枚达1.5cm；花浅黄绿色，有清香气；萼片狭长圆状披针形，长3cm左右，宽5～7mm，浅绿色，先端较绿，基部较淡，具5条较深色的脉；花瓣较短，互相靠拢，色浅而有紫色斑纹；唇瓣不明显3裂，侧裂片浅黄褐色，唇盘中央具2条半月形褶片，白色，中裂片反卷，浅黄色带紫红色斑点。花期7～10月。见(图1016)

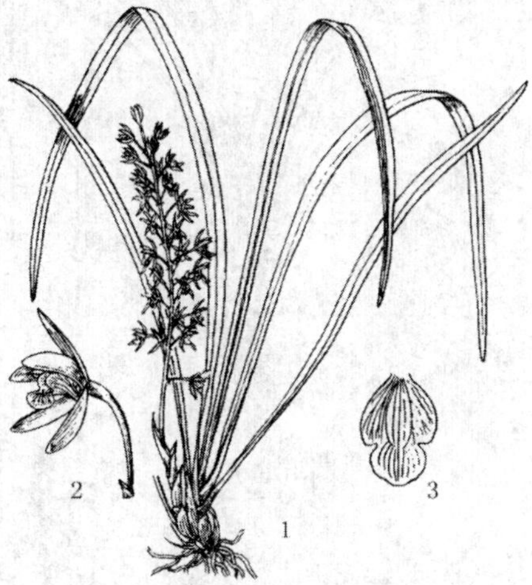

（图1015）多花兰

1.植株 2.花 3.唇瓣

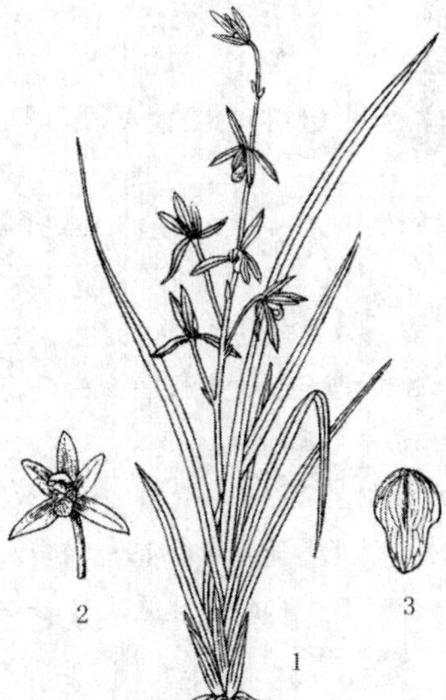

（图1016）建兰

1.植株 2.花 3.唇瓣

（5）**寒兰** 多年生草本。叶3～7枚丛生，带形，直立性强，长35～70cm，宽10～17mm，先端渐尖，全缘或有时近先端具细齿，薄革质略带光泽。花葶直立，近等于或长于叶，心生5～10余朵花；花苞片狭披针形，通常长13～28mm，在最下面者长达

4cm；花梗连子房长 2.5～4cm；花色多变，有浓香气；萼片狭长圆状披针形，长 4cm 左右，宽 4～7mm，先端渐尖；花瓣较短而宽，向上外伸，中脉紫红色，基部有紫晕；唇瓣不明显 3 裂，侧裂片直立，半圆形，有紫红色斜纹，中裂片乳白色，中间黄绿色紫孩子，唇盘从基部至中部具 2 条平行的褶片，褶片黄色，光滑无毛。花期 10～12 月。见（图 1017）

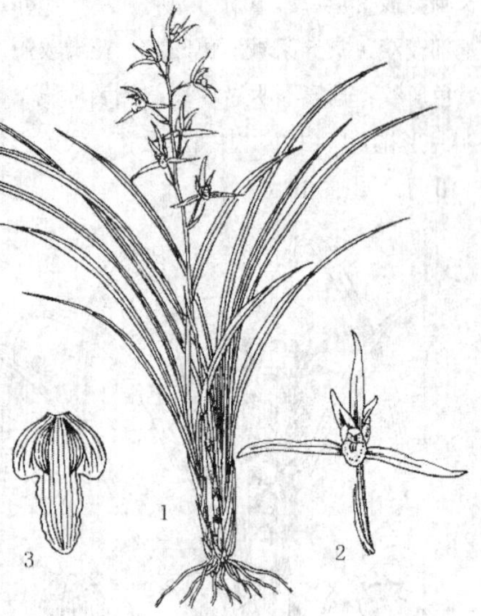

（图 1017）寒兰

1.植株 2.花 3.唇瓣

上述建兰、寒兰的叶（**兰花叶**）、根（**兰花根**）均供药用，详见下述。

【生长分布】 兰花多生于温暖潮湿的南方。邹平多盆栽。

【采收加工】 花将开放时采收，鲜用或晒干。

【性味归经】 味辛，性平。归肺、脾、肝经。

【功用主治】 调气和中，止咳，明目。主治胸闷，腹泻，久咳，青盲内障。

《食物本草》姚可成："主利水道，杀蛊毒。久服益气，除胸中痰癖，生血，调气养荣，可入面脂。"

《纲目拾遗》："素心建兰花干之可催生，除宿气，解郁。蜜渍青兰花点茶饮，调和气血，宽中醒酒。""黄花者名蜜兰，可以止泻。花色黑者名墨兰，干之可治瞽目，生瞳神，治青盲最效。"

《分类草药性》："明目。"

【用量用法】 内服：泡茶或水炖，3～9g。

【附方】 **治久嗽**：建兰蜜花 14 朵,水炖服。-- 《新疗法与中草药选编》(厦门)

兰花叶 味辛，性微寒。归心、脾、肺经。清肺止咳，凉血止血，利湿解毒。主治肺痈，支气管炎，咳嗽，咯血，吐血，尿血，白浊，白带，尿路感染，疮毒疔肿。内服：煎汤，9～15g，鲜者 15～30g，或研末，每次 4g。外用：捣汁涂，适量。

附方 （1）**治劳力咳嗽**：干建兰花叶 30g，红鹿含草(即鹿含草已结有孢子囊者)15g。共火上焙赤(勿过焦)研末。每用 6g，开水泡糖服。

（2）**治劳力，吐血，咳嗽**：干建兰叶，每次 10 叶，清水煎服，数次血止嗽愈。（1～2 方均出自《泉州本草》）

兰花根 味辛，性微寒。润肺止咳，清热利湿，活血止血，解毒杀虫。主治肺结核咯血，百日咳，急性胃肠炎，热淋，带下，白浊，月经不调，崩漏，便血，跌打损伤，疮疖肿毒，痔疮，蛔虫腹痛，狂犬咬伤。内服：煎汤，鲜品 15～30g，或捣汁。外用：捣汁涂，适量。

附方 （1）**治急性胃肠炎**：寒兰根、过路黄各 18g，煎水；另以燕子窝泥 30g，火里烧红放碗中，倒入药汁，上以碗覆盖，浸渍后滤出药液。每次服 1～2 匙，每日服 3～4 次，至愈为止。-- 《湖南药物志》

（2）**治蛔虫腹痛**：①兰花根 30g，黄荆根、车前草根各 9g，十大功劳 15g。煨水于饭前服。-- 《贵州草药》 ②寒兰根 15g，棕树根、尿珠子根各 15g，水煎服。-- 《湖南药物志》

（3）**治痔疮**：兰花根 30g，酒约 100ml，蒸服。

（4）**治阴虚潮热、盗汗**：兰花根、土地骨皮各 30g，煨水服。

（5）**治神经衰弱，头晕，腰痛**：兰花根、羊九根各 30g，炖肉吃。（3～5 方均出自《贵州草药》）

（6）**治肺劳咳嗽溢血**(建兰)：根捣绞汁，调冰糖炖服。每次 15～24g。

（7）**治尿血或小便涩痛**：(建兰)鲜根 45g，葱白 3～5 个。清水煎汤调乌糖服。（6～7 方均出自《泉州本草》）

（8）**治妇女痟病，手足心发烧**：蕙兰根、大茅香各 30g。煎水，兑甜酒汁(糟)服。-- 《重庆草药》

（9）**治跌打损伤**：鲜春兰根、蛇葡萄根皮适量。加酒糟捣烂做成饼状，烘热后敷伤处。-- 《浙江药用植物志》

（10）**治疯狗咬**：取(草兰)根四两，水净，入黄酒二碗，煎成一碗服完，其毒即从大小便化血而出。-- 《纲目拾遗》)引《行箧检秘》

盘龙参

【别名】 盘龙参《滇南本草》，鷊《诗经》，虉、绶《尔雅》，绶草《毛诗传》、一线香《质问本草》，猪辽参、龙抱柱(《天宝本草》，猪鞭草、猪潦子《分类草药性》，龙缠柱《福建民间草药》，猪牙参《民间常用草药汇编》扭兰、胜杖草《南宁市药物志》，盘龙棍、过水龙、红龙盘柱《江西民间草药》，小猪獠参《四川中药志》，海珠草、蛇崽草、一枝枪、一叶一枝花《湖南药物志》，双瑚草《常用中草药手册》(广州部队)，镰刀草、大叶青《浙江民间常用草药》，盘龙花《江西草药》，九龙蛇、笑天龙《贵州草药》，马牙七、盘龙箭《陕西中草药》，鲤鱼草《福建中草药》。

【名释】 植物花穗形似古代绶带纹理，故曰绶草。

【来源】 为兰科植物绶草 *Spiranthes sinensis* (Pers.) Ames 的根和全草。

【植物形态】 多年生草本。植株高 10～35cm。根数条，指状，肉质，簇生于茎基部。茎较短，近基部生 2～5 枚叶。叶片宽线形或宽线状披针形，极罕为狭长圆形，直立伸展，长 3～10cm，常宽 5～10mm，先端急尖或渐尖，基部收狭具柄状抱茎的鞘。花茎直立，长 10～30cm，上部被腺状柔毛至无毛；总状花序具多数密生的花，长 4～10cm，呈螺旋状扭转；花苞片卵状披针形，先端长渐尖，下部的长于子房；子房纺锤形，扭转，被腺状柔毛，连花梗长 4～5mm；花小，紫红色、粉红色或白色，在花序轴上呈螺旋状排生；萼片的下部靠合，中萼片狭长圆形，舟状，长 4mm，宽 1.5mm，先端稍尖，与花瓣靠合呈兜状；侧萼片偏斜，披针形，长 5mm，宽约 2mm，先端稍尖；花瓣斜菱状长圆形，先端钝，与中萼片等长但较薄；唇瓣宽长圆形，凹陷，长 4mm，宽 2.5mm，先端极钝，前半部上面具长硬毛且边缘具强烈皱波状啮齿，唇瓣基部凹陷呈浅囊状，囊内具 2 枚胼胝体。花期 7～8 月。见（图 1018）

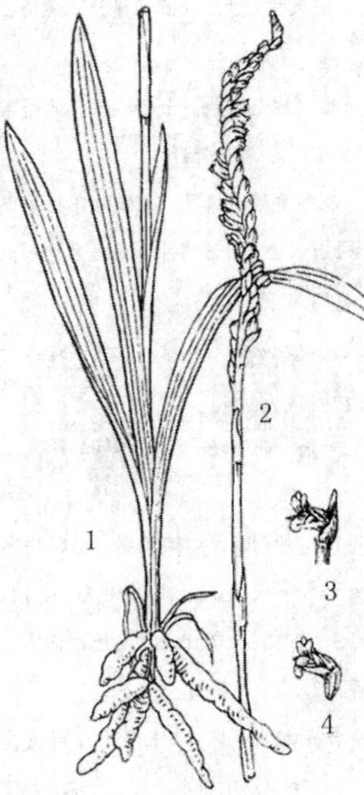

（图 1018）**绶草**

1.植株下部 2.花序 3.花及苞片 4.去掉苞片的花

【生长分布】 生于海拔 400～3500m 的山坡林下、灌丛下、草地、路边或沟边草丛中。邹平南部山区有分布。

【采收加工】 夏、秋采收，鲜用或晒干。

【性状鉴别】 本品茎圆柱形，具纵条纹，基部簇生数条小纺锤形块根，具纵皱纹，表面灰白色。叶条形，数枚基生，展平后呈条状披针形。有的可见穗状花序，呈螺旋状扭转。气微，味淡微甘。

【主含成分】 根含二氢菲类化合物：盘龙参酚(*spiranthol*) A、B、C，盘龙参新酚(*spirasineol*)A、B，盘龙参醌(*spiranthoquinone*)，盘龙参二聚菲酚(*spirantheso1*)，红门兰酚(*orchino1*)；还含甾醇类成分：β-谷甾醇(*β-sitostero1*)，豆甾醇(*stigmasterol*)，菜油甾醇(*campesterol*)；还含阿魏酸酯成分：阿魏酸十九醇酯(*nonadecyl ferulate*)，阿魏酸二十醇酯(*eicosyl ferulate*)，阿魏酸二十一醇酯(*heneicosyl ferulate*)，阿魏酸二十三醇酯(*tricosyl ferulate*)，阿魏酸二十四醇酯(*tetracosyl ferulate*)，阿魏酸二十五醇酯(*pentacosyl ferulate*)，阿魏酸二十六醇酯(*hexacosyl ferulate*)，阿魏酸二十七醇酯(*heptacosyl ferulate*)，阿魏酸二十八醇酯(*octacosyl ferulate*)；其他成分：对-羟基苯甲醛(*P-hydroxybenzaldehyde*)，对-羟基苄醇(*p-hydroxybenzylalcohol*)。

【性味归经】 味甘、苦，性平。归肺、心经。

【功用主治】 益气养阴，清热解毒。主治病后虚弱，阴虚内热，咳嗽吐血，头晕，腰痛酸软，糖尿病，遗精，淋浊带下，咽喉肿痛，毒蛇咬伤，烫火伤，疮疡痈肿。

《滇南本草》："滋阴补虚。治腰脊痛，遗精，诸虚百损。"

《天宝本草》："添精壮阳。治头晕、腰痛酸软。"

《分类草药性》："治蛇伤，脚气。"

《贵阳民间药草》："补气强壮。"

《浙江民间常用草药》："清热解毒，消毒止痛。治扁桃体炎，咽喉炎，牙痛，毒蛇咬伤，指头炎。"

《常用中草药手册》广州部队："滋阴凉血，益气生津。主治咳嗽吐血，病后体虚，神经衰弱，夏季热。"

《江西草药》："消肿散结。治肺结核，带状疱疹。"

《河南中草药手册》："补气益肺，清热润燥。"

《东北常用中草药手册》："补脾清肺，止血。"

《陕西中草药》："清热凉血，消炎止痛。主治烫火伤。"

《全国中草药汇编》："主治糖尿病，白带。"

《湖南药物志》："止虚热，口渴。主治阴虚症。"

《四川中药志》1982 年版："益气，养阴，涩精，解毒。用于病后气阴两虚，少气乏力，气虚白带，阴虚火旺的遗精、失眠，燥咳咽痛，蛇伤，疮肿。"

《福建药物志》："清热利湿。主治大叶性肺炎，肾炎，慢性肝炎，淋浊，小儿急惊风"

【用量用法】 内服：煎汤，9～15g，鲜全草 15～30g。外用外用：鲜品捣敷，适量。

【附方】 （1）**治肺痨虚热咳血**：盘龙参 15g，贝母 9g，水煎服。

（2）**治病后体虚**：盘龙参、当归各 9g，黄芪 15g，水煎服。（1～2 方出自《沙漠地区药用植物》）

（3）**治神经衰弱**：绶草 12g，远志 9g，合欢 15g，水煎服。--《青岛中草药手册》

（4）**治头晕虚弱**：龙抱柱研末 3g，油汤吞服。--《贵州草药》

（5）**治腰痛，遗精，白带**：盘龙参、黑芝麻各 30g，黑黄豆、补骨脂、山药、覆盆子、金樱子各 15g。炒研为末，炼蜜为丸。早晚每次 9g，开水吞服。--《湖北中草药志》

（6）**治带状疱疹**：绶草根适量。晒干研末，麻油调搽。--《江西草药》

（7）**治咽喉肿痛**：①绶草根 9g。水煎，加冰片 0.6g，徐徐含咽。--《江西草药》 ②盘龙参 15g，百两金 15g，水煎服。--《四川中药志》

（8）**治小儿夏季热**：盘龙参 6g，鸭跖草 15g，水煎服。--《香港中草药》

（9）**治糖尿病**：鲜绶草根 30～60g，银杏 15g，猪胰 1 条，水煎服。

（10）**治肾炎**：鲜绶草 30～60g，无根藤、星宿菜、丝瓜根各 30g，水煎服。（9～10 方出自《福建药物志》）

（11）**治毒蛇咬伤，痈肿，指疔**：鲜盘龙参、一支箭适量，捣敷患处。

（12）**治气虚带下**：盘龙参 30g，黑鱼 1 尾。炖服。（11～12 方均出自《四川中药志》1982 年）

（13）**治烫火伤**：盘龙箭 30g，蚯蚓 5 条，白糖少量。共捣烂外敷，每日换药 1 次。--《陕西中草药》

（14）**治虚热咳嗽**：绶草三至五钱，水煎服。--《湖南药物志》

（15）**病后虚弱滋补**：盘龙参一两，缸豆根五钱，蒸猪肉半斤或子鸡一只内服，每三日一剂，连用三剂。--《贵阳民间药草》

（16）**治淋浊带下**：盘龙参根一两，猪小肚一至二个。水煎，加少许食盐，分早晚二次服。--《福建民间草药》

（17）**治老人大便坠胀带血**：小猪獠参三至五钱，鲜鲫鱼二两，煮熟，加白糖服。--《四川中药志》

（18）**治痈肿**：绶草根洗净置瓶中，加入适量麻油封浸待用。用时取根杵烂，敷患处，一日一换。

（19）**治毒蛇咬伤**：绶草根捣烂，再加入酒娘糟拌匀敷于伤处。或加雄黄末少许更好。（18～19方均出自《江西民间草药》）

（20）**治扁桃体炎，夏季热**：盘龙参三至五钱，水煎服。--《常用中草药手册》（广州部队）

第四篇、动物类药

土地龙

【来源】 为钜蚓科动物背暗异唇蚓（缟蚯蚓）*Allolobophora caliginosa trapezoides* (Duges) 的干燥全体。

【动物形态】 体圆筒形，长10～27cm，宽0.3～0.7cm。背孔自8～9节间开始，灰褐色。每节具刚毛4对，生殖环带在26～34节之间，呈马鞍形。雌性生殖孔1对，位于第14节；雄性生殖孔1对，在第15节腹侧，附近表皮隆起，肿如唇状。受精囊孔2对，位于第9与10与第10及11节间。见下（图1019）

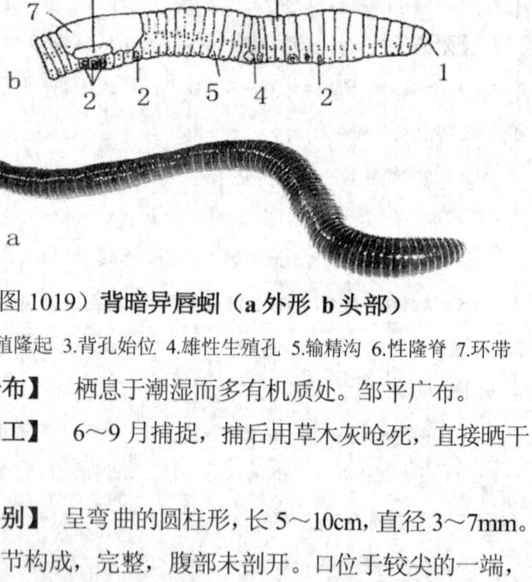

（图1019）**背暗异唇蚓（a外形 b头部）**

1.口前叶 2.生殖隆起 3.背孔始位 4.雄性生殖孔 5.输精沟 6.性隆脊 7.环带

【生长分布】 栖息于潮湿而多有机质处。邹平广布。

【采收加工】 6～9月捕捉，捕后用草木灰呛死，直接晒干或烘干。

【性状鉴别】 呈弯曲的圆柱形，长5～10cm，直径3～7mm。全体由许多环节构成，完整，腹部未剖开。口位于较尖的一端，肛门开口于钝圆的一端，生殖环带多不显明，体表灰棕色，常附泥土。质轻而脆，易折断，断面呈土色。气腥，味微咸。

【主含成分】 含有蚯蚓素（*lumbritin*）、蚯蚓毒素（*terrestrolumbrolysin*）、蚯蚓解热碱（*lumbrofebrine*）、琥珀酸、花生烯酸、黄嘌呤、次黄嘌呤、腺嘌呤、胆碱、胍（guanidine）。还含有亮氨酸、谷氨酸、丙氨酸、酪氨酸、赖氨酸第15种氨基酸以及磷脂、胆固醇、脂肪酸等。尚含有丰富的微量元素，以及黄色素和酶类。

【药理】 每日腹腔给蚯蚓提取物2mg，5～8日，对小鼠S_{180}的抑制率为53.8～86.0%。每日灌胃给蚯蚓提取物0.5、1、2mg，连续6日，对小鼠S_{180}的抑制率分别为81.3%、90.0%和93.0%；同样浓度，对小鼠肝癌H22的抑制率分别为58.6%、65.9%和57.0%。

【性味归经】 味咸，性寒。归肝，肺二经。

【功用主治】 清热，平肝，止喘，通络。主治高热狂躁，惊风抽搐，风热头痛，目赤，中风半身不遂，喘息，喉痹，关节疼痛，齿衄，小便不通，瘰疬，痄腮，疮疡，食道癌，鼻咽癌，肺癌等。

【用量用法】 内服：煎汤，5～15g，鲜品加倍。外用：捣敷，或化水涂，适量。

【附方】 （1）**治高血压**：活蚯蚓三至五条，放盆内排出污泥后切碎，鸡蛋二至三个，炒熟吃，隔天吃一次，至血压降至正常为止。--《山东中草药手册》

（2）**治中风半身不遂**：地龙三钱，全蝎二钱，赤芍四钱，红花三钱，牛藤四钱。水煎服。--《山东中草药手册》

（3）**治头痛目运，及喉痹缠喉风等**：长蚯蚓不拘多少，以龙脑、麝香相和研匀，丸如麻子大。每用以生姜汁涂鼻中，每边各内一丸。--《圣济总录》之"龙珠丸"

（4）**治支气管喘息**：地龙研细末，装入胶囊，每次一钱，日服三次，温开水下。--《吉林中草药》

（5）**治抽筋**：地龙一条，胡黄连一钱。水煎，日服三次。--《吉林中草药》

（6）**治小儿慢惊风，心神闷乱，烦懊不安，筋脉拘急，胃虚虫动，反折啼叫**：乳香（研）半钱，胡粉一钱。上二味，合研匀细，用白颈蚯蚓生捏去土，烂研和就为丸，如麻子大。每服七丸至十丸，煎葱白汤下，更量儿大小加减。--《圣济总录》之"乳香丸"

（7）**治风头痛及产后头痛**：地龙（去土，炒）、半夏（生姜汁捣作饼，焙令干，再捣为末）、赤茯苓（去黑皮）各半两。上三味，捣罗为散，每服一字至半钱匕，生姜、荆芥汤调下。

水蛭

【别名】 水蛭《本经》，蛭蝚、至掌、虮《尔雅》，蚑《别录》，马蜞《本草经集注》，马蛭《新修本草》，蜞、马蟥《本草图经》，马鳖《本草衍义》，红蛭《济生方》，水蜞《片玉心书》，蚂蝗蜞《医林纂要·药性》，黄蜞《本草求原》，水麻贴《河北药材》，沙塔干、肉钻子《中药材手册》，蚂蟥(通称)，蚂蜱、大蚂蜱（邹平）。

【名释】 古者将水中之虫入人肉者为虮，入里为至，即蛭。虫大者喜冠"马"字，色黄色而大者又称蚂蝗。

【来源】 为水蛭科动物蚂蝗 *Whitmania pigra* Whitman、水蛭 *Hirudo nipponica* Whitman 的干燥全体。

另：水蛭科动物柳叶蚂蟥 *Whitmania acranulata* Whitman 的干燥全体也作水蛭入药。多分布于江苏、安徽等地。

【动物形态】 （1）**蚂蝗** 又名宽体金线蛭、金边大蚂蟥、宽身蚂蟥、水蚂蟥、马鳖。为水生环节动物，体大型，体长6～12cm，宽1.3～1.4cm。背面暗黄色或暗绿色，有5条由黑色素围成的梯格状纵线，两侧各有1条淡黄色纵边。腹面浅茶红色，有茶褐色斑点组成的6～7条纵线。体环数107，前吸盘小，腭齿不发达，不吸血。后吸盘圆大，吸附力低。雌、雄生殖孔分开，各开口于环之中央，雌孔在后，雄孔在前，分别各位于第33～34、第38～39

环沟间。眼 5 对，呈∩形排列。肛门开口于最末 2 环之背面。见(图1020-1)

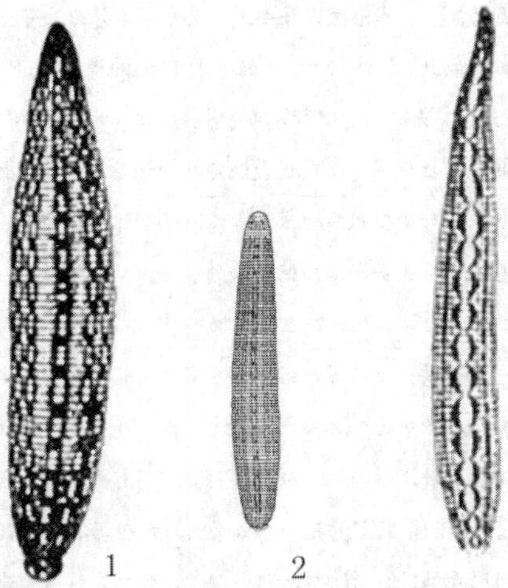

（图 1020）水蛭

1.蚂蟥 2.水蛭 3.柳叶蚂蝗

（2）**水蛭** 又名医用蛭《中药志》、线蚂蟥、稻田吸血蚂蟥。为水生环节动物，身体细长，呈披针形，体长 3～6cm，宽 4～6mm。头部极细小，前端 1/4 尖细，后半部最宽阔。眼 5 对，排列成∩形。口内有 3 个半圆形的颚片围成一"Y"形，当吸着动物体时，用此颚片向皮肤钻进，吸取血液，由咽经食道而贮存于整个消化道和盲囊中。背面呈黄绿色或黄褐色，有 5 条黄白色的纵纹，但背部和纵纹的色泽变化很大。背中线的一条纵纹延伸至后吸盘上。腹面暗灰色，无斑纹。体环节 103，身体各节均有排泄孔，开口于腹侧。雌雄生殖孔各开口于环与环之间，分别位于第 31～32、第 36～37 环沟，两孔相间 5 环。前吸盘较易见，后吸盘更显著，朝向腹面，呈碗状，吸附力也强。见（图 1020-2）

注：**柳叶蚂蟥**（牛鳖、尖细金线蛭、茶色蛭）：为水生环节动物，身体比金线蛭略小，体长 3～7cm，宽 3.5～8mm，扁平，背微凸，呈柳叶形。背部为茶褐色，有细密的绿黑色斑点组成的纵线 5 条，其中以中间 1 条纹线最宽，背中纹两侧的黑色素斑点呈新月形，前后连接成两条波浪形斑纹。身体两侧各有 1 条黄色的纵带，腹面灰黄色，两侧边缘有黑褐色斑点聚集成的带各 1 条：体分 105 环，环沟分割明晰，眼 5 对，排成∩形。雄性生殖孔位于第 35 环，雌性生殖孔位于第 40 环。肛门位于第 105 环与尾吸盘的交界线上，前吸盘很小，口孔在其后缘的前面，后吸盘圆大，吸附力强。见(图 1020-3)

【生长分布】 （1）**蚂蟥**：生活在河流、溪水中。颚齿不发达，吸食水中浮游生物、小形昆虫、软体动物幼体以及泥面腐植质。每年春暖即活跃，6～9 月为产卵期，对气候变化敏感，耐饥力特强。邹平各地均有分布。

（2）**水蛭**：生活在河流、稻田、沟渠、浅水池塘、水井等处，嗜吸人畜血液，行动非常敏捷，会波浪式游，也能作尺蠖式移行。每到春暖即行活跃，6～10 月均为其产卵期，到冬季往往蛰伏在近岸湿泥中，不食不动，再生力强，将其体切断饲养，能由断部再生成新体。邹平各地均有分布。

注：**柳叶蚂蟥**：生活在河流近岸处，能作波浪式游泳和尺蠖式移行。以水蚯蚓和昆虫幼虫为食，不发达的颚虽然能刺破皮肤，但不能吸血。每年春暖即活跃，7～8 月间产卵，冬季蛰伏在近水湿泥内不食不动，能耐饥饿，对气候变化敏感。

【捕捉加工】 夏、秋二季捕捉，用沸水烫死，晒干或低温干燥。

【养殖要点】 （1）**生活习性** 水蛭对水质和环境要求不严。水温一般在 15～30℃时生长良好。10℃以下停止摄食，35℃以上影响生长。繁殖快，再生力强。雌雄同体，异体受精，由生殖带分泌物形成卵茧，受精卵直接在卵茧内发育。

（2）**养殖技术** 池塘、沟渠、水田均可放养，也可建饲养池。池埂高 1.8m，水深 0.8～1m，大小据饲养量而定，一般每 1 小时 m^2 水面可放养幼蛭 90 万～150 万条。可鱼蛭混养，但限于鲢鱼类。开始养殖时，捕捉野生水蛭作种苗。放养时各种品种分池饲养。每 1 小时 m^2 可一次性投放饵料 300～450kg，如各种螺类、贝类、草虾等，不宜过多，以防池水供氧不足和与水蛭争夺空间。池中还可适当投放一些萍类或水草植物，既可作螺、贝、草虾的饲料，又可为水蛭提供活动或栖息的场所。如见多数水蛭在水中游动不止，说明池内饵料不足，可用各种动物的血拌些草粉投放下去。4 月下旬至 6 月中旬为产卵期，每条水蛭一次产出卵茧 4 个左右，经 16～25 天，每个卵茧孵出幼蛭 13～35 条。宽体金线蛭产卵茧期应保持安静，不要惊动正在产卵茧的成蛭，以免出现空卵茧。如饵料丰富，饲养密度适合，水质环境较好，到 9～10 月即可长成成蛭。

（3）**饲养管理** 水质应保持清洁新鲜。7 月中旬至 8 月下旬气温高，应适当换水，一般 7～10 天换水 1 次，或池水透明度小于 25cm 时，应立即换水。北方冬季池水要深一些，以防冻死。新开池要投放一些牲畜粪以培养浮游生物、调节水质和提高底面腐殖质。为便于水蛭栖息和产卵，池底可放一些不规则石块和树枝，水池中间应建高出水面 20cm 的土平台 5～8 个，每个平台约 $1m^2$ 左右。池梗要设防逃沟，用砖砌成，沟宽 l2cm，高 8cm，一半镶入土中，下雨时用密网拦住或在沟内撒些石灰，可防止水蛭随流水逃走。严禁水蛭天敌如乌鱼、鳝鱼、水鸟等进入。

（4）**采收** 一年可采收两次。第 1 次安排在 6 月中下旬，将已繁殖两季的种蛭捞出加工出售。第 2 次安排在 10 月中下旬，可捕捞一部分早春放养的宽体金线蛭，但大部分宜在第二年捕捞。捕捞时，先排一部分水，然后用网捞起，也可在夜间用捞网捕捞。水蛭全部捕捞后要清池。

（5）**疾病防治** 水蛭的生命力强，很少暴发疾病和传染病。但也有个别水蛭因受外界因素（水体环境、生物因素、人为因素）或自身因素的影响，引起正常新陈代谢失控，扰乱水蛭的正常生命活动，从而导致少量水蛭发生病变。养殖水蛭过程中常见的病害主要有以下几种：①干枯病：在池塘周围产卵台上的水蛭，如果没有搭遮阳棚，就会因温度过高，湿度较小而导致水蛭脱水，水蛭食欲不振，不活动或少活动，消瘦无力，身体干瘪，全身发黑。防治方法：在池周围搭遮阳棚，多放些木块瓦片，经常洒水，降温增湿。将水蛭放入 1.5% 食盐水中浸泡，每次 12 分钟，每日 2 次。②白点病：白点病由原生动物引起。大多是被水生昆虫咬伤后感染所致。患病的水蛭体表有白点或白斑块。游动不灵活，身体不平衡，厌食。防治方法主要是提高水温至 28℃以上，并用 0.2% 食盐水清洗水蛭，每次 30 分钟，每日 2 次。③肠胃炎：吃了变质或难消化的食物易引起该病的发生。患病水蛭食欲不振，懒于活动，肛门红肿。防治方法是用 0.2%土霉素或 0.4%链霉素加入饲料中投喂。

【性状鉴别】 （1）**蚂蟥**（宽水蛭）。呈扁平纺锤形，有多数环节，长 4～ 10cm，宽 0.5～2cm。背部黑褐色或黑棕色，稍隆起，用水浸后，可见黑色斑点排成 5 条纵纹；腹面平坦，棕黄色。两侧棕黄色，前端略尖，后端钝圆，两端各具 1 吸盘，前吸盘不显著，后吸盘较大。质脆，易折断，断面胶质状，有光泽。气微腥，味淡。见（图 1021-1）

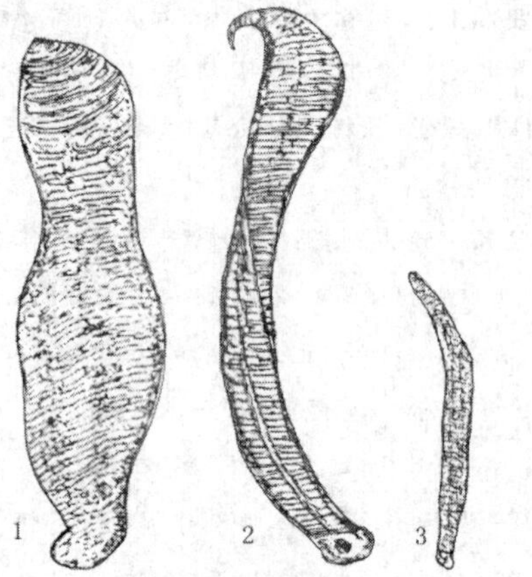

（图 2）**水蛭药材**

1. 蚂蟥 2.柳叶蚂蝗 3.水蛭

（2）**水蛭**（小水蛭）。扁长圆柱形，由多数环节组成，多弯曲扭转，长 2～5cm，宽 0.2～0.3cm。背部暗绿色或黑棕色，有 5 条黄棕色纵线，入水易见；腹面灰绿色。前端稍尖，后端钝圆，两端各具一吸盘，后吸盘更显著且较大。体轻脆，断面胶质不平坦，无光泽。气微腥，味淡。商品通常用线穿起，多数密集成团。见（图 1021-3）

注：柳叶蚂蟥（长条水蛭）。狭长而扁(有些在加工时拉成线状)，体长 5～12cm，宽 1～5mm。体的两端稍细，均有吸盘，前吸盘不显著，后吸盘圆大。体节明显或不明显。体表凹凸不平(因消化道内有贮藏物)。背腹两面均呈黑棕色，两端经过加工后穿有小孔，因此吸盘亦不易辨认。质脆，折断面不平坦，无光泽。有土腥气，味淡。见（图 1021-2）

【药材简易鉴别】 （1）假若水蛭体宽在 5mm 以上，体扁平纺锤形，即为蚂蟥。

（2）假若水蛭体宽在 5mm 以下，多弯曲扭转，常数条粘连成群，色黑有光泽，即为水蛭。

注：假若水蛭体宽在 5mm 以下，体圆柱形或细长，体多数平直，单条，不粘连成群，色灰黑无光泽，即为柳叶蚂蝗。

【显微鉴别】 蚂蟥粉末特征：①表皮层细胞略呈五边形，排列紧密，色泽黄，不甚透明。②纤维长短不一，成束或单个存在，透明。③纵肌纤维断面成群或单个存在，中空，外层增厚，可见增厚纹理。见(图 1022)

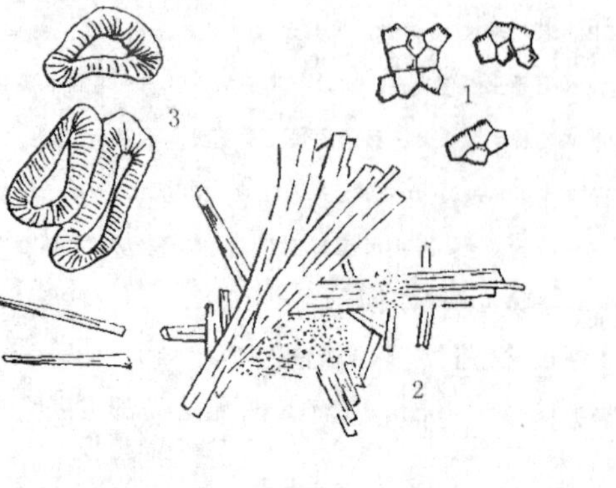

（图 1022）**蚂蟥粉末特征**

1.表皮层细胞 2.纤维 3.纵肌纤维断面

【主含成分】 水蛭主含蛋白质，其水解氨基酸含量达 49.4%。其唾液中含一种抗凝血物质，即水蛭素。水蛭素是含 65 个氨基酸的多肽，分子量为 7000 左右，含 3 个二硫键，已分离鉴定 7 种异构体。水蛭素的二级和三级结构对其抗凝活性起决定性作用，二硫键是决定其分子结构的稳定性，保持高抗凝活性的关键。如果二硫桥键被氧化或还原，或子分子发生了蛋白降解，或失去酸性的一端氨基酸也会失去与凝血酶结合的能力。从水蛭及其分泌的唾液中，还提取出肝素，抗血栓素以及一种组胺样物质等。水蛭中还含有多种化学元素，抗血栓素以及一种组胺样物质等。蛭中还含有多种化学元素，氨基酸成分及蛋白质等营养成分。水蛭中还含有镍、铁、锌、硒、钼、锰等 28 种元素含量，且水蛭的抗癌、抑癌药理活性与锰、镁和锌含量较高有关。

【药理】 （1）**抗凝作用** 水蛭素是目前世界公认的最强的凝血酶特效抑制剂，它与凝血酶结合后形成一种非共价复合物，这种复合物极其稳定，解离常数为 10～12 数量级，而且反应速度极快。水蛭素与凝血酶的亲和力极强，极低浓度就能中和凝血酶。水蛭素不仅能阻止纤维蛋白原凝固，也能阻止凝血酶催化的进一步的血瘀反应。如凝血因子Ⅴ、Ⅶ、Ⅷ的活化及凝血酶诱导的血小板反应等均能被水蛭素抑制，且随着水蛭浓度的增加，血凝过程会被推迟或完全阻止。水蛭素对由凝血酶诱导的其它细胞的非凝血现象也有作用。

（2）**溶栓作用** 血管内血栓的形成，虽有多种原因，但最根本的过程，还是凝血酶引起的凝血作用。水蛭素有抑制大鼠由 ADP 诱导的血小板凝集作用，其抑制率随药物浓度的增高而提高，同时对实验性血栓形成有明显的抑制作用，对溶解酶所致的实验性静脉血栓有溶栓作用。水蛭水煎浓缩提取物能明显降低全血比粘度和血浆比粘度。水蛭有直接溶解血栓的作用，尤其对弥漫性血管内凝血（DIC）作用显著。水蛭与植物性中药如丹皮、赤勺等抗血栓形成的药理作用不同，其作用不是预防血栓形成，而是直接溶栓。

（3）**降血脂作用** 对食饵性高脂血症家兔，每日灌胃水蛭粉 lg/只，无论预防和治疗用药，均能使血中胆固醇和三酰甘油含量降低，同时使主动脉与冠状动脉病变较对照组轻，斑块消退明显，可见胶原纤维增生，胆固醇结晶减少。给高脂血症患者每日口服水蛭粉 3～5g，连续 30 天，可使血中胆固醇、三酰甘油及β-脂蛋白均极显著降低。

（4）**对脑血肿，皮下血肿作用** 国内研究人员尹宝光等运用人工造成家兔中脑部实质血肿和背部侧皮下血肿，治疗组每日耳静脉注入水蛭注射液 2ml/μg，对照组则治以生理盐水 1ml/μg，连续 7 天处死动物后，分别测定脑血肿，炎细胞浸润及脑组织变性坏死面积并进行统计学处理，结果证明，给药组明显促进脑血肿吸收，减轻周围脑组织炎症反应及水肿，缓解颅内压增高，并改善出血水肿局部血液循环，保护脑组织免遭破坏，有利于神经功能恢复和皮下组织功能恢复等作用。两组差别有显著性意义（P<0.01）。

（5）**对实验性肾损害的影响** 30％水蛭液 15ml/k9，灌胃 2 次，对肌注甘油所致大鼠初发期急性肾小管坏死(ATV)有明显预防作用，使血尿素氮(BuN)、血肌酐(BCr)值的升高明显低于对照组，肾组织形态学改变明显改善。大鼠灌服水蛭煎剂，对 5/6 双肾大部分切除造成的慢性肾功能不全，可使升高的血尿素氮和血肌酐显著降低，肾小球病理改变也有所改善。

（6）**抗肿瘤作用** 体外实验水蛭素对小鼠肝癌细胞生长有一定抑制作用。其药理机制为水蛭有抗高凝作用。有利于抗癌药理活性物质（如锰、镁、锌等元素）及免疫活性细胞侵入癌组织而杀伤癌细胞。

（7）**终止妊娠作用**　低浓度水蛭对家兔离体子宫就有明显收缩作用。水蛭煎剂 2.5～3g/kg，于妊娠第 1、第 6 或第 10 日，皮下注射上述剂量 2 次，对小鼠有极显著的终止妊娠作用，在妊娠 15 天给药，对晚期妊娠也有明显终止作用。黄体酮能对抗水蛭的抗早孕作用。水蛭终止妊娠的有效剂量为 1.25g/kg，相当 LD_{50} 的 1/2，安全范围较大。

（8）**代谢分布**　给犬、兔或大鼠静脉注射水蛭素后，主要分布于细胞外液，通过肾小球滤过原形排出，半衰期约 1 小时。给人静注射水蛭素 1000 AT-u/kg 后，血药浓度逐渐降低，分布相半衰期 0.15h，消除相半衰期 0.84h，稳态分布容积为 12.9L。给人皮下注射后，血药浓度逐渐升高，60 分钟后达最高值 0.5AT-u/ml，5h 后已不能检测出来。消除半衰期为 0.64h，生物利用度是 36%。以原形从肾脏排出，静脉注射 2h，皮下注射 4h 大部分排出。

（9）**毒性**　水蛭煎剂对雄性小鼠皮下注射的 LD_{50} 为 15.28g/kg。给动物静脉或皮下注射水蛭素，对动物的血压、心率和呼吸均无明显影响，也无抗原性。妊娠第 7～11 日小鼠每日灌服水蛭煎剂 500 或 1000mg/kg，均可使胎鼠体重下降，有明显致畸作用，死胎和吸收胎比例升高，堕胎作用显著。

【炮制】　制水蛭：取滑石粉或净沙子置锅内，用文火加热，加入净水蛭，拌炒至微鼓，取出，筛去滑石粉或沙子，放凉。生品疗效高。

【性味归经】　味咸、苦，性平，有毒。归肝经。

【功用主治】　破血逐瘀，通经消癥。主治血瘀经闭，癥瘕痞块，跌打损伤。

《本经》："主逐恶血、瘀血、月闭，破血瘕积聚，无子，利水道。"

《别录》："堕胎。"

《药性论》："主破女子月候不通，欲成血劳、瘕块。能治血积聚。"

《本草拾遗》："人患赤白游疹及痈肿毒肿，取十余枚令啖病处，取皮皱肉白，无不差也。"

《本草衍义》："治伤折。"

《本草述》："治痈风血结。"

《衷中参西录》："凡破血之药，多伤气分，惟水蛭味咸专入血分，于气分丝毫无损。且服后腹不疼，并不觉开破，而瘀血默消于无形，真良药也。愚治妇女月闭癥瘕之证，其脉不虚弱者，恒用水蛭轧细，开水送服一钱，日两次，虽数年瘀血坚结，一月可以尽消。""水蛭最宜生用，甚忌火炙。"

【临床应用】　（1）**用于血瘀经闭**。水蛭功擅破血逐瘀，通经消癥，常与虻虫相配而用；益以大黄、桃仁，更增逐瘀之效，如《金匮要略》抵当汤。若月经不行，积久成瘕，与虻虫、桃仁同用，更加入熟地黄，共奏养血通经之效，如《妇人良方》地黄通经丸。若妇女经闭不行，或产后恶露不尽，结为癥瘕，食少劳嗽，虚证渐生，在用本品与莪术、三棱等逐瘀的同时，加以黄芪、当归，以扶正逐瘀，俾瘀血去而气血不至伤损，如《衷中参西录》理冲丸。

（2）**用于跌打损伤**。瘀血内积，心腹疼痛，二便不通，水蛭可与大黄、牵牛子研末，温酒调服，以下瘀血，如《济生方》夺命散。若骨折疼痛，可与乳香、没药等为散，温酒调服，以化瘀接骨止痛，如《普济方》接骨如神散。

（3）**活体外用**。将活水蛭外用吸血，可用于接肢手术后清除瘀血，还可用于消痈肿、丹毒。

【用量用法】　内服：煎汤，3～9g；或入丸、散，每次 0.5～1.5g，大剂量每次 3g。

【使用注意】　体弱血虚、孕妇、妇女月经期及有出血倾向者禁服。

《日华子》："畏石灰。"

《本草衍义》："畏盐。"

《品汇精要》："妊娠不可服。"

【附方】　（1）**治妇人经水不利下，亦治男子膀胱满急有瘀血者**：水蛭三十个(熬)，虻虫三十个(去翅、足，熬)，桃仁二十个(去皮、尖)，大黄三两(酒浸)。上四味为末，以水五升，煮取三升，去滓，温服一升。--《金匮要略》

（2）**治月经不行，或产后恶露，脐腹作痛**：熟地黄三两，虻虫(去头、足、翅，炒)、水蛭(用糯米同炒黄，去糯米)、桃仁(制)各五十个。上为细末，炼蜜丸梧桐子大。空心温酒下五丸。未知，加至七丸。--《妇人良方》

（3）**治妇女经闭不行或产后恶露不尽，结为癥瘕，以致阴虚作热，阳虚作冷，食少劳嗽，虚证沓来**：水蛭一两(不用炙)，生黄芪一两半，生三棱五钱，生莪术五钱，当归六钱，知母六钱，生桃仁六钱(带皮、尖)。上药七味，共为细末，炼蜜丸，如桐子大。开水送服二钱，早、晚各一次。--《衷中参西录》

（4）**治漏下去血不止**：水蛭治下筛，酒服一钱许，日二，恶血消即愈。--《千金要方》

（5）**治折伤**：水蛭，新瓦上焙干，为细末，热酒调下一钱。食顷，痛可，更一服，痛止。便将折骨药封，以物夹定之。--《经验方》

（6）**治金疮，打损及高坠下、木石所压，内损瘀血，心腹疼痛，大小便不通，气绝欲死**：红蛭(用石灰慢火炒令焦黄色)半两，大黄二两，黑牵牛二两。上各为细末。每服三钱，用热酒调下，如人行四、五里，再用热酒调牵牛末二钱催之，须脏腑转下恶血成块或成片，恶血尽即愈。--《济生方》

（7）**治伤骨损折疼痛**：水蛭(糯米炒黄，去米)、白绵(烧灰)、没药(另研)、乳香(另研)各等分，血余(童子小发)十五团(烧灰)。上为末。五十(岁)以上服一钱，二十(岁)以下服半钱，小儿服半字，温酒调下。--《普济方》

（8）**治男妇走注疼痛，麻木困弱**：水蛭半两(糯米内炒熟)，麝香二钱半(另研)。上为细末。每服一钱，以温酒调下，不拘时，日进二服。--《证治准绳》

（9）**治发背，初作赤肿**：取(活)水蛭置肿上，令饮血。(水蛭吸血后腹)胀自落，以新水养之即活。--《百一选方》

（10）**治小儿丹毒**：用水蜞数条，放于红肿处，令吃出毒血。--《片玉心书》之"蜞针法"

（11）**治疗高脂血症**：①用生水蛭粉装入胶囊，每粒 0.25g，每次 4 粒，每日 3 次，饭后服，连服 1 个月评定疗效。治疗高脂血症 150 例，男性 122 例，女性 28 例，平均年龄 61.5 岁。治疗结果：血清胆固醇服药前平均为 5.398±1.084mmol/L(207.6±41.7mg/dl)，服药后 4.953±0.923mmol/L(190.5±35.5 mg/dl)；三酰甘油含量服药前平均为 2.214±0.902mmol/L(201.3±82.0mg/dl)，服药后为 1.612±0.601mmol/L(146.5±54.6mg/dl)。其中 24 例作凝血酶原时间测定，治疗前均在正常范围(12～14s)，服水蛭 1 个月后，凝血酶原时间延长为 14～19s 者 21 例，13s 者 3 例。治疗过程中未见皮下出血等副反应。--《北京中医》金德山，1989，(1)：21　②用水蛭粉每晚服 3～5g，30 天为 1 疗程，治疗高脂血症 25 例，其中使用 1 个疗程 20 例，2 个疗程 4 例，4 个疗程 1 例。疗效统计：胆固醇平均下降 0.604mmol/L(23.24mg%)，三酰甘油平均下降 1.590mmol/L(144.52mg%)，β-脂蛋白平均下降 4.506mmol/L(173.3mg%)。--《新

中医》郑君莉，1985，(2)：36

（12）**治疗血小板聚集率升高的心脑血管病**：选择经血小板聚集仪检查血小板聚集率重度升高(>80%)的心脑血管病患者60例，年龄最大78岁，最小44岁，平均59.4岁。其中冠心病19例，脑梗塞33例，短暂脑缺血发作11例，高血压42例(部分患者存在两个以上诊断)，中医辨证属血瘀证范畴。将患者随机分成水蛭治疗组和阿司匹林对照组，各30例。两组间病种分布相当，平均年龄无统计学差异。治疗方法：水蛭治疗组，取自然干燥水蛭研为细末，装入空心胶囊，每次2.5g，日服2次，服30天。阿司匹林对照组，肠溶阿司匹林片，每次0.3g，每日3次，服30天。两组病例服药期间禁用其他药物，30天后复查血小板聚集率和心脑血管病临床表现。结果：水蛭治疗组，血小板聚集率降至正常20例，显效7例，无效3例。阿司匹林对照组，血小板聚集率降至正常14例，显效12例，无效4例。水蛭治疗组心脑血管症状、体征改善19例，无明显变化9例，症状、体征加重2例，未见其他不良反应。阿司匹林对照组症状、体征改善12例，无明显变化12例，症状、体征加重6例，其中4例服药时有消化道不良反应及(或)大便隐血阳性。经统计学分析，对降低血小板聚集率至正常，两组间差异显著(P<0.05)。对心脑血管病症状、体征的改善，水蛭组较阿司匹林组为佳，且无副反应。--《中医杂志》高纪理，1993，34(5)：261

（13）**治疗脑血管意外**：①水蛭液(每10ml含生水蛭3g)每服10ml，每日3次，用药4星期后评定疗效。治疗急性脑出血29例，明显好转(上肢能抬起活动，下肢能独立行走，生活自理)21例；显效(意识恢复正常，言语、肌力部分恢复)5例；无效(无明显变化)3例，总有效率90%。肌力0~1级11例，明显好转3例，显效5例，无效3例；肌力2级1例，明显好转；肌力3~4级14例，均明显好转。意识障碍2例，皆明显好转。--《陕西中医》毛俊雄，1986，7(11)：513 ②用水蛭粉剂或水剂治疗脑出血颅内血肿48例，每次服量相当于水蛭生药3g，每日3次。其中急性合并有脑水肿高颅压者25例，加用20%甘露醇250ml，每日2~3次，持续用药5~14d不等；合并呼吸系统感染者26例并用抗生素；有10例并用降压药。服药30天后统计疗效：痊愈(神经系统症状和体征基本消失，瘫痪肢体肌力达5级，生活自理，CT检查血肿吸收)16例；显效(神经系统症状和体征大部消失，瘫痪肢体肌力达4级，生活部分自理，CT检查血肿吸收，病灶周围见低密度影)20例；好转(神经系统症状和体征好转，但不能独立行走，生活不能自理，CT检查血肿大部吸收，病灶区可见低密影)8例；死亡4例，死亡病例中有2例经CT检查，1例壳核血肿大小为3.5cm×4cm×5cm，另1例左顶枕叶血肿为4cm×4.5cm×5cm；另2例因病情重，未做CT检查。本组有效率91.7%，痊愈加显效者36例，占75%。--《中医杂志》孙怡，1986，(3)：29 ③每次服生水蛭粉3g，每日3次，服药期间除用维生素B，C外，未用其他药物，第5星期评定疗效。治疗脑血栓20例，其中高血压患者9例；右侧偏瘫13例，左侧偏瘫7例；言语障碍者15例。全部病例意识清楚。治疗后，明显好转(肌力3级以上，能步行，生活可以自理)17例，好转(肌力有所恢复，但生活尚不能自理)1例，无效2例。明显好转者平均治疗时间21天。服药期间未发现任何副反应。--《四川中医》毛俊雄，1986，(9)：46 ④每服水蛭液10ml(含量同前)，每日3次，30天为1疗程，3个疗程评定疗效。治疗脑梗塞50例，其中急性卒中型31例，渐起进展型19例；偏瘫40例，单瘫10例；言语障碍40例。结果：痊愈(偏瘫肢体基本恢复，肌力达4级以上，生活自理)10例；显效(瘫肢明显恢复，肌力达3~4级)28例；有效(瘫肢有所恢复，生活不能自理)11例；无效1例。脑血流图复查脑血容量改善者占87%，头颅CT扫描显示好转率66.5%(其中恢复正常14.2%)，血脂亦不同程度地恢复正常。--《江苏中医》陈建家，1987，(4)：1

（14）**治疗肺心病**：用常规方法(抗炎、解痉、祛痰、补液)治疗130例肺心病急性发作期患者，其中63例加用水蛭粉，每次1g，每日3次，为观察组；67例不加用水蛭粉，为对照组。两组患者年龄均在45~60岁之间，都有不同程度的"血瘀证"表现。两组间和治疗前后作疗效、症状、血气分析、血液粘度检查、甲皱与球结膜微循环观察等对比。治疗2星期后观察结果如下：有效率，观察组为90.5%，对照组77.6%；死亡率，观察组为9.5%，对照组22.4%；症状改善，观察组在胸闷、气促、紫绀等方面有较明显好转；其他如血气分析、血粘度、甲皱与球结膜微循环等检查，观察组与对照组相比均有显著差别(P<0.05)。--《浙江中医杂志》洪用森，1982，(3)：101

（15）**治疗急性结膜炎**：用活蚂蝗3条，置于生蜂蜜6ml中，6小时后取浸液贮瓶内备用。每日滴眼1次，每次1~2滴。治疗380例，绝大部分是双侧性结膜炎，全部治愈。治愈时间最短1天，最长5天。治疗过程中除滴眼后1~2分钟稍有疼痛外，未见不良反应。对慢性结膜炎及翼状胬肉也有一定疗效。--《新医学》江苏省建湖县五七干校门诊室，1972，(8)：57

（16）**治疗前列腺肥大**：每次用水蛭粉1g，每日3次，装胶囊服。20d为1疗程，停用1星期后行第2疗程，总疗程需3~9个不等。同时让患者不要憋尿，保持大便通畅。治疗21例，显效16例，有效5例。据观察，本品对50多岁患者效果较好，而年龄大、病程长者，取效较慢。未发现任何毒副反应。--《中医杂志》魏世超，1993，34(4)：198

螺蛳

【别名】 螺蛳《纲目》，蜗篱《别录》，师螺《本草拾遗》，蜗螺《纲目》，金螺、石螺、湖螺、豆田螺、蜗螺牛。

【来源】 为田螺科动物方形环棱螺 *Bellamya quadrata* (Benson) 及其同属动物的全体。

【动物形态】 全体呈圆锥形，顶尖，右旋，坚厚，壳高约3cm，壳宽1.4～1.7cm，螺层7层，缝合线深，体螺层略大；壳面黄褐色或深褐色，有明显的生长纹及较粗的螺棱。壳口卵圆形，边缘完整厣角质，黄褐色，卵圆形，平滑，上有同心环状排列的生长纹。体柔软，头部圆柱形，前端有突出的口吻；口基部有触角1对，每1触角基部的外侧，各有隆起的眼1个。足位于头部下方，形大，跖面宽阔。头和足能缩入壳内，缩入后，其厣即将螺壳封闭。见（图1023）

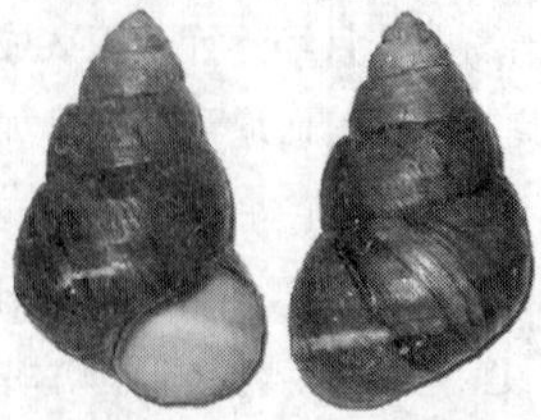

（图1023）方形环棱螺

【生长分布】 生活于河沟、湖泊、池沼及水田内，多栖息于腐殖质较多的水底。以藻类及其他植物的表皮为食。邹平各地均有分布。

【捕捉加工】 四季均可捕获。洗净用。

【性味归经】 味甘，性寒。归肝、膀胱二经。

【功用主治】 清热，利水，明目。主治黄疸，水肿，疮肿，淋浊，消渴，痢疾，目赤翳障，痔疮。

《别录》："主明目。"

《本草拾遗》："汁主明目，下水。"

《日用本草》："解热毒，治酒疸，利小水，消疮肿。"

《饮膳正要》："治肝气热，止渴，馋酒毒。"

《纲目》："醒酒解热，利大小便，消黄疸水肿。治反胃，痢疾，脱肛，痔漏。"

《玉楸药解》："清金利水，泄湿除热。治水胀满，疔脚气，黄疸，淋沥，消渴，疥疾，瘰疬，眼病，脱肛，痔瘘，痢疾，一切疔肿。"

《中国动物药志》："清热，利水，明目。治黄疸，水肿，淋浊，消渴，痢疾，目赤翳障，肿毒等。"

【用量用法】 煮食，20个，或煎汤，或捣汁。外用：捣敷，适量。

【使用注意】 不宜多食；脾胃虚寒者慎服。

《日用本草》："食多，发寒湿痼疾。"

《本草汇言》："胃中有冷饮，腹中有久泄不实，并有冷瘕宿疝，或有久溃痈疮未敛，不宜食之。"

《食物本草》姚可成："多食令人腹痛不消。"

【附方】 （1）**治黄疸，酒疸**：小螺蛳养去泥土，日日煮食饮汁。--《永类钤方》

（2）**治黄疸吐血，病后身面俱黄，吐血成盆，诸药不效**：螺蛳十个，水漂去泥。捣烂露一夜，五更取清服二三次。--《小山怪证方》

（3）**治白游风肿**：螺蛳肉入盐少许，捣泥贴之。--《摘玄方》

（4）**治五淋，白浊**：螺蛳一碗，连壳于锅内炒热，淬以好白酒三碗，煮至一碗。取螺以针挑肉食，仍以此酒下之，食之二三次。--《扶寿精方》

（5）**治膀胱郁热，小便不通**：螺蛳一合，捣葱白五个，麝香一分，盐少许，共捣成饼。罨脐上，须臾即通。毛毛酸草捣汁服加酒少许。单灯心汤空心服。--《婴童类萃》之"掩脐膏"

（6）**治目痛累年，或三四年**：取生螺一枚以水洗之，令螺口开，以黄连一块，内螺口中，令其螺饮黄连汁，以绵注取汁，着眦中。--《普济方》

（7）**治痘疹目翳**：水煮螺蛳常食。--《济急仙方》

白螺蛳壳

【别名】 白螺蛳壳《纲目》，白螺壳《肘后方》，鬼眼睛《纲目》。

【来源】 为田螺科动物方形环棱螺 *Bellamya quadrata* (Benson) 及其同属动物的贝壳。

【动物形态】 参见"螺蛳"。

【采收加工】 收集年久色白的螺壳，洗净，晾干。

【性状鉴别】 全体呈圆锥形，高2.5～4cm。壳顶尖，螺层6～7层，各层膨胀，有棱并有不很明显的横斜线纹，缝合线明显。外表光滑，壳口歪，卵圆形，表面灰白色，体轻，质脆。气微，味甘。

【炮制】 **煅白螺蛳壳**：取净螺蛳壳，置坩埚内，煅至红透，取出，放凉，研末。

饮片性状：形状同白螺蛳壳，灰白色或青灰色，质松脆，断面白色。气微，味微咸。

【性味归经】 味甘、淡，性平。归肺、心、胃三经。

【功用主治】 化痰，和胃，敛疮。主治痰热咳嗽，反胃，胃痛，吐酸，瘰疬，溃疡，烫火伤，疳疮。

《纲目》谓朱丹溪："治痰积及胃脘痛。"

《纲目》："治反胃膈气，痰嗽，鼻渊，脱肛，痔疾，疮疖，下疳，汤火伤。"

《饮片新参》："化热痰，治膈气疼痛，利水热。"

《现代实用中药》："治胃痛及胃酸过多。"

【用量用法】 研末内服，3～9g，或入丸剂。外用：研末撒或调敷，适量。

【附方】 （1）**治卒得咳嗽**：白螺或白蚬壳，捣为末。酒服方寸匕。--《肘后方》

（2）**治湿痰心痛**：白螺蛳壳去泥沙，火煅为细末。每服方寸匕，温酒调下。--《医学正传》

（3）**治膈气疼痛**：陈白螺蛳壳烧研。每服一钱，酒下。--《纲目》之"白玉散"

（4）**治瘰疬已破**：白螺蛳壳为末，日日敷之。--《谈野翁试效方》

（5）**治诸疮烂湿不收**：白螺蛳壳，火烧存性，敲碎，去壳内泥土，研极细掺之。--《本草汇言》

（6）**治汤火伤疮**：多年干白螺蛳壳煅研，油调敷。--《濒察方》

（7）**治杨梅疮烂**：螺蛳壳、辰砂等分，片脑少许，为末搽之。--《纲目》

（8）**治下疳阴头生疮**：白螺蛳壳不以多少，火内煅酥为末，于水内飞过，去土石粗者，次用轻粉，随分量入在药内，每用少许，干贴在疮上。--《奇效良方》之"银粉散"

田螺

【别名】 田螺《药性论》，田中螺《别录》，黄螺《医林纂要·药性》。

【来源】 为田螺科动物中国圆田螺 *Cipangopaludina chinensis* (Gray)和中华圆田螺 *Cipangopaludina cathayensis* (Heude)的全体。

【动物形态】 （1）**中国圆田螺** 圆锥形，壳质薄而坚固。壳高6cm，宽4cm。螺纹右旋，有螺顶至螺口渐次增宽膨大，有6～7个螺层。壳面凸，光滑，黄褐色或绿褐色，具有细密纵生线，螺旋状缝合线极明显，有时在体螺层上形成褶襞。壳口呈卵圆形，上方有一锐角，周缘具有黑色框边，外唇简单，内唇上方贴覆于体螺层上，部分或全部遮盖脐孔。脐孔呈缝状。头和足可自壳口伸出，头部前端有一圆形突起称吻，吻腹侧为口。吻两侧生有一对长圆锥形的触角，雄性右触角较左触角短而粗，有交接器的功能。触角的基部外侧各有一突起，其上各有一黑色眼。头后方两侧有褶状颈叶，右侧的发达，卷成管状，称出水管；左侧较小，贴在外套膜上，形成入水管。头后身体腹面为宽阔的叶状足，肉质，前缘较平直，后端较狭。足背侧为内脏团，后部背面有一卵形的角质厣，黄褐色，极薄，其上有同心环形生长纹。当圆田螺缩入壳内时，首先头缩入，继而足跖面中央横折也缩入，厣正好封住壳口。见下(图1024)

（2）**中华圆田螺** 全体呈卵圆形，壳高5cm，宽4cm。螺旋部较短而宽，体螺层特别膨圆。缝合线深。外唇简单，内唇肥厚，

遮盖脐孔。余同中国田螺。见(图 1025)

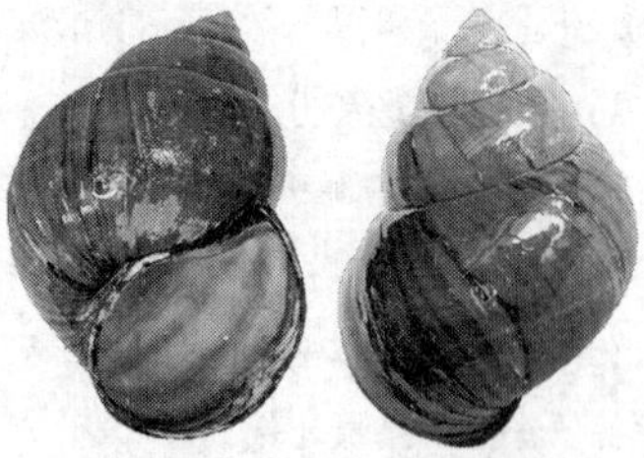

（图 1024）**中国圆田螺**

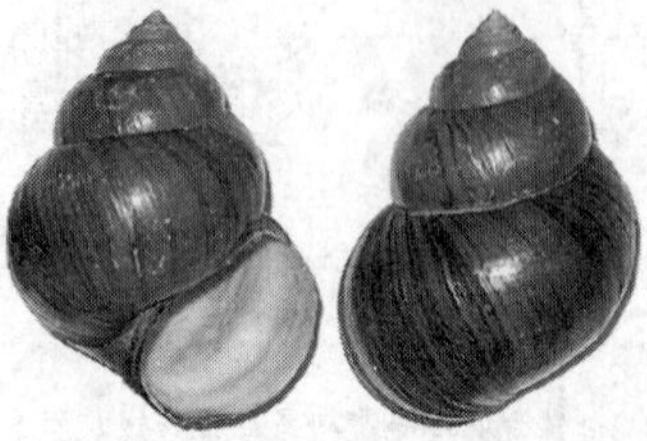

（图 1025）**中华圆田螺外壳形态**

上述两种田螺的壳（**田螺壳**）、盖子（**田螺靥**）也供药用，详见下述。

【生长分布】 生活于水草茂盛的湖泊、水库、河流、池塘及水田内，常以宽大的足部在水库及水草上爬行。以多汁的水生植物的叶及藻类为主要食料。多分布于邹平北部乡镇。

【捕捉加工】 春季至秋季捕捉，捕得后洗净，鲜用。

【性味归经】 味甘、咸，性寒。归肝、脾、膀胱经。

【功用主治】 清热，利水，止渴，解毒。主治小便赤涩，目赤肿痛，黄疸，脚气，浮肿，消渴，痔疮，疔疮肿毒。

《别录》："主目热赤痛，止渴。"

《本草经集注》："煮汁，亦疗热，醒酒，止渴。"

《本草拾遗》："煮食之，利大小便，去腹中结热，目下黄，脚气冲上，小腹急硬，小便赤涩，脚手浮肿；生浸取汁饮之，止消渴；碎其肉敷热疮。"

《纲目》："利湿热，治黄疸；捣烂贴脐，引热下行，止噤口痢，下水气淋闭；取水搽痔疮胡臭，烧研治瘰疬癣疮。"

《外科全生集》："捣烂涂结硬痰核。"

《中国动物药》："清热，利水，止渴。治小便赤涩，痔疮，浮肿等症。"

【用量用法】 内服：煎汤，适量，或取涎服，或煅存性研末服。外用：取涎涂或捣敷，适量。

【使用注意】 《本草经疏》："目病非关风热者不宜用。"

《本草汇言》："病非关火闭气结者，勿用。"

《本经逢原》："过食，令人腹痛泄泻，急磨木香酒解之。"

【附方】 （1）**治小便不通，腹胀如鼓**：田螺二枚，盐半匙。生捣敷脐下一寸三分。-- 《医钞类编》

（2）**治眼痛**：真珠并黄连纳田螺中，良久汁出，取以注目中。-- 《本草经集注》

（3）**治烂弦风眼**：田螺一个，以水养数日，去尽泥沙，候靥开，以铜绿一豆许入在内，即化成水。以鹅毛蘸水刷眼弦上，数次即愈。-- 《百一选方》

（4）**治黄疸病**：①田螺肉一二十个，作削剥酒服之。-- 《小儿卫生总微论方》 ②田螺肉 100g，茵陈 20g，萆薢 15g，炖汤服。-- 《常见药用动物》

（5）**治水气浮肿**：田螺、大蒜、车前草，研为膏，作大饼覆腹上，水从便旋而出。-- 《纲目》引《稗史》

（6）**治蛊肿**：田螺不拘多少，水漂，加油一盏于水内，其涎自然吐出，取其涎，晒干为末。每服不过三分，酒调下，水自小便下，气自大便出，肿即消，再服养脾胃药。-- 《寿世保元》

（7）**治酒毒肠风下血**：大田螺五个，洗净，仰顿火上烧，以壳白肉干为度，碾为细末，只作一服，热酒调下。-- 《百一选方》

（8）**治噤口痢**：封脐引热下行。田螺肉捣碎，入麝香少许，盘脐内。-- 《丹溪心法》

（9）**治消渴饮水日夜不止，口干**：田中螺五升，以水一斗浸经宿，每取一大盏，入米一合，煮作粥食，如渴即饮其水。甚效。-- 《圣惠方》

（10）**治内痔、外痔肿痛**：大田螺一个，以冰片掺靥中，仰放盏内，少顷水流出，取搽痔疮上。-- 《外科十法》之"田螺水"

（11）**治大肠脱肛，脱下三五寸者**：大田螺二三枚，将井水养三四日，去泥，用鸡爪黄连研细末，入靥内，待化成水。以浓茶洗净肛门，将鸡翎蘸扫之，以软帛托上。-- 《德生堂经验方》

（12）**治枯血痔**：田螺三枚，冰片五分，白砒五分，硇砂一钱。捣和米糊为捻子，能化腐去瘀肉。-- 《血证论》之"田螺捻子"

（13）**治一切疔肿**：田螺一个，以好冰脑二片放在螺内化为水，点疮上。-- 《普济方》

（14）**治瘰疬溃破**：田螺连肉烧存性，香油调搽。-- 《医林集要》

（15）**治耳心痛**：用冰片少许放入鲜螺体内，化成汁后，取汁，滴耳。-- 《广西药用动物》之"冰螺散"

（16）**治妒精疮**：用大田螺两个，和壳煅过存性，为末，入轻粉搽所患处。-- 《世医得效方》

（17）**治子宫下垂**：大田螺 7 个，用水漂净，去盖，将明矾和红糖(适量)塞入，待螺体化水。取其液加冰片外擦。-- 《全国中草药汇编》

（18）**治腋臭**：用田螺一个，水养之，候开，即以针穿巴豆于其中，取螺拭干，仰倾酒盏内，夏月一宿，冬月五七宿，即自成水。取以搽腋下。-- 《普济方》

（19）**治疗宫颈癌放疗后坏死**：取食用田螺数只，洗净，除去螺盖，倒伏于清洁容器内一夜，即可得浅绿色水液，加冰片细末调成稀糊状备用。待阴道冲洗、拭去宫颈局部坏死组织后，即将冰片田螺糊剂涂敷于坏死面，再用带线棉球塞于阴道内。每日 1 次，10 次 1 疗程，一般需 3 个疗程以上。治疗 14 例，基本痊愈 4 例(阴道坏死组织消失，全部呈新鲜肉芽，空洞变浅至消失)，好转 8 例(坏死组织减少，部分出现新鲜肉芽组织)，无效 2 例。-- 《肿瘤防治参考资料》江苏省肿瘤防治研究协作组，1972：77

田螺壳

味甘，性平。归肺、胃、大肠三经。和胃，收敛。主治反胃吐食，胃脘疼痛，泄泻，便血，疮疡脓水淋漓，子宫脱垂。内服：煅研为末，3～6g。外用：研末调敷，适量。

附方 （1）**治反胃吐食**：田螺壳、黄蚬壳(皆取久在泥中者)各等分，炒成白灰。每二两入白梅肉四个，捣和为丸，再入砂合子内盖定泥固，煅存性，研细末。每服二钱，用人参缩砂汤调下，不然用陈米饮调服亦可。-- 《本草述》

（2）**治心脾痛不止者**：田螺壳，溪间者亦可，以松柴片层层叠上，烧过火，吹去松灰，取壳研末。以乌沉汤、宽中散之类调服二钱。-- 《医林集要》之"水甲散"

（3）**治头疮不瘥，汗出不止**：田螺壳，烧灰存性，清油凋涂，湿掺末在

疮上。-- 《普济方》

（4）**治婴儿湿疹**：煅田螺壳15g，冰片1.5g，共研细末，撒患处。--《广西药用动物》

（5）**治子宫脱垂**：田螺壳(煅存性)，研粉调植物油，涂于纱布，敷于外阴。--《广西民族药简编》

（6）**治急惊风**：远年螺壳(白者)，烧灰，加麝香少许，水调灌之。--《普济方》

（7）**治风湿性关节炎**：大田螺壳7个，韭菜根7根，茵陈30g，水煎，加烧酒少许冲服。每日1剂，服后盖被令出汗。--《单方验方调查资料选编》

田螺厣 味甘，性平。归肝经。去翳明目。主治目翳。外用：煅存性，研极细末，点眼，适量。

缘桑螺

【别名】 缘桑螺《证类本草》，桑牛、天螺《纲目》。

【名释】 《证类本草》："此螺全似蜗牛，黄，小，雨后好缘桑叶。"

【来源】 为琥珀螺科动物赤琥珀螺 *Succinea erythrophana* Ancey的全体。

【动物形态】 全体长卵状圆锥形，高8mm，宽4.5mm。壳质薄，易碎，半透明，有3个螺层，前2个螺层增长缓慢，但稍突出，而体螺层增长迅速，特别膨大，其高度约为壳高的4/5，壳顶尖，缝合线深，壳面淡黄色或黄褐色，有光泽，具有稠密细致的生长线和皱褶。壳口长卵圆形，外唇薄，常被损坏，其上方与体螺层形成一锐角，内唇贴附于体螺层上，形成不明显的胼胝部，无脐孔。见（图1026）

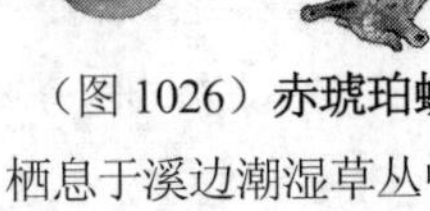

（图1026）**赤琥珀螺**

【生长分布】 栖息于溪边潮湿草丛中或树叶下，以腐殖质、苔藓等为食。邹平各地均有分布。

【捕捉加工】 可在潮湿的草丛中、树叶下或乱石堆中捕捉，捕得后，洗净，鲜用。

【性味归经】 味甘、咸，性寒。归肝经。

【功用主治】 熄风镇惊，消肿止痛。主治小儿惊风，痔疮，脱肛。

《嘉祐本草》："主人患脱肛。"

《纲目》："治惊、小儿惊风，入肝平风。"

《中国动物药志》："熄风镇静，消肿止痛。用于小儿惊风，痔疮，脱肛等症。"

【用量用法】 内服，研末，3～10g。外用：煅研调敷，适量。

【附方】 （1）**治小儿惊风**：缘桑螺七枚焙研，米饮服。--《纲目》引《小儿宫气方》

（2）**治脱肛**：缘桑螺烧之，以猪脂和敷之。--《纲目》引《范汪方》

蜗牛

【别名】 蜗牛《别录》，仆累《山海经》，小牛螺、黄犊《三苍》，蚹蠃、蜾蝓《尔雅》，蜗蠃、螺蠃《说文》，蠡蠃《广雅》，陵螺(崔豹《古今注》)，山蜗、瓜牛《本草经集注》，蠡牛《药性论》，负壳蜒蚰《日华子》，海羊《仙传外科集验方》，蜒蚰蠃、土牛儿《纲目》，负壳蛞蝓《东医宝鉴》，天螺《陆川本草》，天螺蛳《四川中药志》，无罨螺、肌母螺《泉州本草》。

【来源】 为巴蜗牛科动物同型巴蜗牛 *Bradybaena similaris* (Ferussde)、条华蜗牛 *Cathaica fasciola* (Draparnaud)及其同科近缘种的全体。

【动物形态】 （1）**同型巴蜗牛** 贝壳中等大小，壳质厚，坚硬，呈扁球形。壳高12mm、宽16mm，有5～6个螺层，顶部几个螺层增长缓慢，略膨胀，螺旋部低矮，体螺层增长迅速、膨大。壳顶钝，缝合线深。壳面呈黄褐色或红褐色，生长线纹理不清晰。体螺层周缘或缝合线处常有一条暗褐色带(有些个体无)。壳口呈马蹄形，口缘锋利，轴缘外折，遮盖部分脐孔。脐孔小而深，呈洞穴状。个体差异较大。见(图1027-1)

（2）**条华蜗牛** 贝壳中等大小，壳质稍厚，坚实，呈低圆锥形。壳高10 mm，宽16 mm。有5～5.5个螺层，前几个螺层缓慢增长，各螺层膨胀，螺旋部低矮，略呈圆盘状。壳顶尖，缝合线极明显。壳面黄褐色或黄色，生长线纹理清晰。体螺层极膨大，底部平坦，其周缘具有一条淡红褐色色带，并在各螺层下部靠近缝合线处延伸形成颜色较浅的色带。壳呈椭圆形或方形，口缘完整，其内有1条白色瓷状的环肋。轴缘外折，略遮盖脐孔。脐孔呈洞穴状。见(图1027-2)

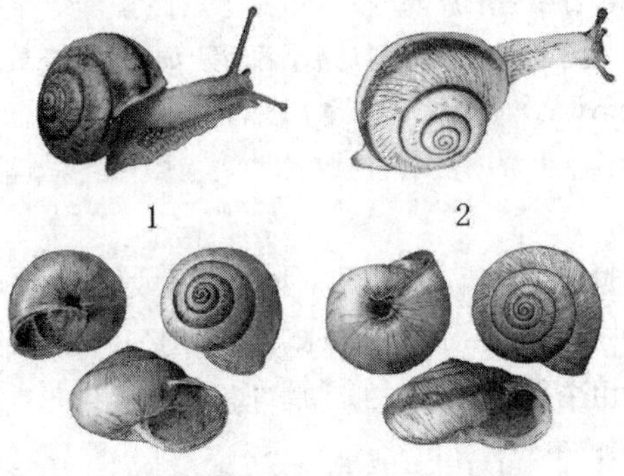

（图1027）**蜗牛**

1.同型巴蜗牛 2.条华蜗牛

上述两种蜗牛及同属物种的外科（**蜗牛壳**）也供药用，详见下述。

【生长分布】 生活于灌木丛、低矮草丛、农田及住宅附近阴暗潮湿地区。主要以植物的茎叶、花果及根为食。是农业害虫之一，也是家畜、家禽某些寄生虫的中间宿主。邹平各地均有分布。

【捕捉加工】 在夏、秋季捕捉活蜗牛，静养以排出粪便，洗净，用沸水烫死，晒干。鲜品先用瓦焙干。

【性状鉴别】 全体已缩入螺壳内。呈扁球形、球形或类圆锥形，直径约1cm。外表面灰褐色，有光泽，质脆易碎，破碎后内部为乳白色。气微，味微咸。

【性味归经】 味咸，性寒，小毒。归膀胱、胃、大肠经。

【功用主治】 清热解毒，镇惊，消肿。主治风热惊痫，小儿脐风，消渴，喉痹，痄腮，瘰疬，痈肿丹毒，痔疮，脱肛，蜈蚣咬伤。

《别录》："主贼风㖞僻踠跌，大肠下脱肛，筋急及惊痫。"

《药性论》："能治大肠脱肛，生研取服，止消渴。"

《日华子》："治惊痫等。"

《品汇精要》："祛风热，消疮肿。"

《纲目》："治小儿脐风撮口，利小便，消喉痹，止鼻衄，通耳聋，治诸肿毒痔漏，制蜈蚣蝎虿毒。"

《本草新编》："善杀虫，以活者投麻油中，自化为油，涂虫疮。"

《玉楸药解》："利水泄火，消肿败毒，去湿清热。"

《医林纂要·药性》："治血风疮及杨梅疮。"

《本草汇纂》："泻经络肠胃风邪热毒。"

《东北常用中草药手册》："清热解毒，利水。治疔毒恶疮，小便不通。"

《山东药用动物》："清热解毒，利水消肿，缩肛收脱。治风热惊痫，小便不利，瘰疬，痈肿，蜈蚣咬伤。"

【临床应用】 （1）**用于风热惊痫，小儿脐风撮口，消渴**。蜗牛性寒，能清热镇惊。治风热惊痫，可与全蝎、钩藤、朱砂等同用，以清热镇惊熄风。治消渴引饮不止，取其清热止渴之功，常可单用蜗牛浸水内服，或配伍清热泻火之蛤粉、龙胆草同用。

（2）**用于喉痹，痄腮，瘰疬，痈肿，疔毒，痔疮**。蜗牛能清热解毒，消肿。如将蜗牛捣碎外敷，可治疔毒；与清热解毒、敛疮之马齿苋、陈石灰同捣外敷，能治无名肿毒；与轻粉同研末外贴，则治瘰疬；配伍解毒镇痛之冰片、蟾蜍，又治小儿丹毒；治痔疮肿痛，合麝香取汁外涂。

（3）**用于血热鼻衄**。与乌贼骨配用，如《圣济总录》蜗牛散。

《得配本草》："得蟾蜍、麝香、藤黄涂消痈毒。入麝香化水，涂痔疮肿痛。和面捣敷痄腮肿痛。和白梅肉、生矾、枯矾，治喉塞口噤。加麝香捣贴脐下，治小便不通。"

【用量用法】 内服：煎汤，30～60g，或捣汁，或焙干研末，1～3g。外用：捣敷，或焙干研末调敷，适量。

【使用注意】 不宜久服。脾胃虚寒者禁用。

《纲目》："畏盐。"

《本草经疏》："非真有风热者不宜用，小儿薄弱多泄者不宜用。"

【附方】 （1）**治风邪惊痫**：鲜蜗牛10个，蜈蚣1条，全蝎2.1g，朱砂1.5g，钩藤9g，牛胆汁3g，水煎服。孕妇忌服。--《山东药用动物》

（2）**治小儿胎热撮口**：蜗牛子一十枚(去壳，细研如泥)，莳萝末半分。上药同研令匀，用奶汁和涂于口畔。--《圣惠方》

（3）**治消渴引饮不止**：①蜗牛十四枚，形圆而大者。以水三合，密器浸一宿，取水饮之。--《海上集验方》 ②蜗牛(焙)半两，蛤粉、龙胆草、桑根白皮(炒)各二钱半。研末，每服一钱，楮叶汤下。--《圣惠方》

（4）**治小便不通**：①蜗牛捣贴脐下，以手摩之，加麝香少许更妙。--《简易方论》 ②蜗牛15g，水煎，日服3次。--《吉林中草药》 ③鲜蜗牛20个，鲜马齿苋30g，捣泥糊状，敷脐处，至排尿后为止。--《青岛中草药手册》

（5）**治血热冲肺，鼻衄不止**：蜗牛(焙干)一分，乌贼鱼骨半钱。上二味，捣研为散，含水一口，嚊一字入鼻内。--《圣济总录》之"蜗牛散"

（6）**治外伤出血**：蜗牛适量(去壳捣粘)，地锦草、小蓟等量。共研末，使成粘团，晒干，干后压粉外用，撒伤口处。--《青岛中草药手册》

（7）**治喉痹**：①蜗牛绵裹，水浸含咽。--《纲目》 ②蜗牛七枚，白梅三枚(取肉)。同研烂，绵裹如枣核大，含咽。--《圣惠方》

（8）**治小儿哮喘**：用鸡子一个，打破小口，入蜗牛二条在内，以纸封口煨熟蜗牛，化尽为丸，每服十数丸即愈。--《苍生司命》

（9）**治小儿丹毒**：①蜗牛20个(活)，冰片0.3g。将活蜗牛放入碗内撒上冰片，待蜗牛化水，以水外擦患处。 ②蜗牛12个，蟾酥0.9g，银珠3g。共研细粉，香油调敷患处。--《青岛中草药手册》

（10）**治瘰疬，溃与未溃皆可贴**：蜗牛不拘多少，以竹索串，瓦上晒干，烧存性，为末。入轻粉少许，猪骨髓调，用纸花量病大小贴之。--《三因方》

（11）**治发背**：蜗牛一百个，活者。以一升净瓶入蜗牛，用新汲水一盏，浸瓶中，封系，自晚至明，取出蜗牛放之，其水如涎。将真蛤粉不以多少，旋调敷，以鸡翎扫之疮上，日可十余度。--《集验方》(姚增坦)

（12）**治耳腮痄肿及喉下诸肿**：蜗牛同面研敷之。--《纲目》

（13）**治痔疮**：蜗牛一枚，麝香三分。用小砂合子盛蜗牛，以麝香掺之，次早取汁，涂痔处。--《济生方》之"蜗牛膏"

（14）**治脱肛**：蜗牛30g，诃子15g。焙干，研细末，用猪油调匀，敷患处。--《吉林中草药》

（15）**治癞头胎毒**：①蜗牛(捣烂)十枚，生甘草末五钱。同捣，火焙干，麻油调敷头上。--《洞天奥旨》之"草牛散" ②蜗牛十条，生甘草(为末)三钱，冰片三分，白矾一钱。盛在磁器碗内露一宿，蜗牛化为水，鹅翎扫头上。--《洞天奥旨》之"蜗膏水"

（16）**治蜈蚣咬**：①蜗牛搭取汁，滴入咬处。--《圣惠方》 ②雄黄末一钱，蜗牛(捣烂)一条。敷患处。--《洞天奥旨》之"蜗牛散"

（17）**治眼热生淫肤赤白翳**：生蜗牛二枚。纳少许朱砂末于中，微火上炙令沸，以绵捩取，以敷眦上，数敷。

（18）**治耳聋**：蜗牛子一分，石胆一分，钟乳一分。同细研，用一瓷瓶盛之，以炭火烧令通赤，候冷取出，研入龙脑少许，每用油引药少许入耳。（17～18方均出自《圣惠方》）

（19）**避孕**：蜗牛7只，制成干燥的粉剂，于月经干净后第1日，作1～2次服，可避孕1年。武汉已试用183例，其中102例观察3个月，失败7例。--《虫类药的应用》朱良春.第1版.南京：江苏科学技术出版社，1981

蜗牛壳 味淡，性寒。归肺、脾、大肠三经。清热，杀虫，化积。主治小儿疳疾，齿䘌，瘰疬，酒鼓鼻，脱肛。研末内服，3～6g。外用:，适量研末调敷。

蛞蝓

【别名】 蛞蝓、陵蠡《本经》，土蜗、附蜗《别录》，蜒蚰《救急方》，托胎虫《铁围山丛谈》，蛞蜗《品汇精要》，鼻涕虫、蜒蚰螺《纲目》。

【来源】 为蛞蝓科动物黄蛞蝓 *Limax fravus* (Linnaeus)、野蛞蝓 *Agriolimax agrestis* (Linnaeus) 的全体。

【动物形态】 （1）**黄蛞蝓** 虫体无外壳，体柔软，呈不规则的圆柱形，体前端宽大，后端狭小，尾部具有短的尾嵴。在活动时，最大者体长可达 12cm，体宽 1.2cm。头部具有 2 对浅蓝色的触角，大触角顶端具眼点。在身体背部前端的 1/3 处，有一椭圆形的外套膜，其前半部呈游离状态。背面具有同心圆的皱褶。体呈黄褐色或深橙色，具有分散淡黄色的斑点，靠近足部两侧的颜色较浅，跖足为淡黄色。贝壳退化为内壳，包在外套膜内，为一薄而透明、椭圆形的石灰质板。背部具有明显的生长纹。见(图 1028)

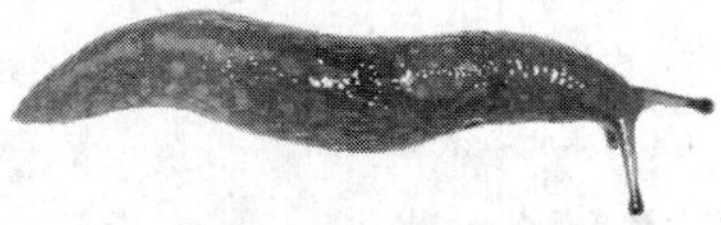

(图 1028) **黄蛞蝓**

(2) **野蛞蝓**　虫体无外壳，体柔软光滑，呈不规则的圆柱形，尾部狭长，具有钝的尾嵴。活动伸展时，体长 3～6cm，宽 4～6mm，内壳壳长 4mm，宽 2mm。体表呈灰色、黄褐色或暗褐色，有的个体有浅的和不明显的暗带纹或斑点。见(图 1029)

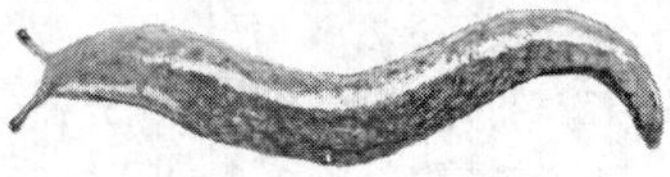

(图 1029) **野蛞蝓**

【生长分布】　生活于阴暗潮湿、腐殖质多的地方，畏光怕热，白天匿藏，夜晚及阴雨天活动。杂食性，喜食蔬菜、瓜果、植物叶及幼苗等，也食人们食物的残渣。为农业害虫。邹平各地均有分布。

【捕捉加工】　夏季于潮湿阴暗处捕捉，洗净，焙干，或鲜用。

【主含成分】　全体含一种特殊的凝集素(*specific lectin*)，还含有唾液酸(*sialic acid*)。

【药理】　**抗癌作用**：蛞蝓混悬液以 800mg/kg 剂量给荷瘤小鼠灌胃，24h 后对 ARS 肉瘤(腹水型)即表现出明显的抑制作用，抑制率达 47.4%；而给药剂量为 120mg/kg 时，48h 抑瘤率可达 51.6%。对 Lewis 肺癌的抑制率则蛞蝓混悬液以 800mg/kg 剂量给药，24 小时为最佳，抑瘤率为 30%以上。离体实验表明，其 0.6%蛞蝓浸出液明显抑制肺癌细胞(A_{549})生长。而蛞蝓混悬液 600～1200mg/kg 剂量给小鼠灌胃给药 7 天，对 P_{388} 淋巴细胞性白血病具有明显的抑制作用，其中 900mg/kg 剂量效果最好。

【性味归经】　味咸，性寒。归肝、肺、大肠经。

【功用主治】　祛风定惊，清热解毒，消肿止痛。主治中风㖞僻，筋脉拘挛，惊痫，喘息，咽肿，喉痹，痈肿，丹毒，瘰核，痔疮肿痛，脱肛。

《本经》："主贼风㖞僻，轶筋及脱肛，惊痫挛缩。"

《本草衍义》："治蜈蚣、蝎毒。"

《纲目》："治肿毒焮热，热疮肿痛。"

《本草汇言》："善治一切火热风燥为青，一切风热火痰为病。"

《本草崇原》："主定惊清热，解毒舒筋。治咽喉肿痛，风热喉痹。纳入喉中，令吞下。"

《得配本草》："消痰核。"

《吉林中草药》："疏风，镇惊，固脱。治热疮肿痛，支气管炎，脱肛。"

《广西药用动物》："平喘，理疝。主治哮喘，疝气。"

【用量用法】　内服：焙干研末，或研烂为丸，2～3 条。外用：研末或捣敷，5～10 条。

【使用注意】　病非属实热者及脾胃虚寒者慎服。

《本草经疏》："其气大寒，非真有风热者不宜用，小儿薄弱多泄者不宜用。"

《得配本草》："畏盐。"

【附方】　(1) **治阳火躁扰，阴血亏竭，贼风乘虚入中经络，至成口歪身僻，四肢挛缩者**：用五加皮六两，当归身四两。共酒炒，研细末，蜒蚰百枚，研烂为丸。-- 《方脉正宗》

(2) **治小儿惊风**：蜒蚰 1 条，加白糖少许，捣烂外敷小儿囟门。再用针挑刺四缝穴。-- 《虫类药的应用》

(3) **治喘息**：蛞蝓 100 条，洗净，加贝母适量，同捣如泥，为丸。每次 1.5 克，日服 2 次。-- 《吉林中草药》

(4) **治支气管哮喘**：蛞蝓 20～30 条，茯苓 45g，生麻黄 15g(小儿剂量酌减)。先将蛞蝓水漂，加茯苓同捣烂，焙干研末，再用麻黄煎水做成丸。每日 3 次，每次 1.5g，连服 7～10 天。-- 《广西药用动物》

(5) **治一切痰火风喉症**：青脆梅子百枚，活蜒蚰一二百条，同放瓦罐中，每日将梅取出，晒后仍入罐中，明日再晒，以收干汁为度，再用微火烘干。用则以一个噙化，或炙脆研末，加入诸药内。-- 《种福堂公选良方》

(6) **治白喉，喉痈**：蛞蝓适量，寒水石 30g，共捣烂，晒干，研末，加入飞青黛 3g，拌匀，备用。用时以小竹管蘸药，吹到患处，每日 4～5 次。-- 《广西药用动物》

(7) **治扁桃体炎**：蜒蚰 2 条(洗净)，乌梅 3 枚，煎服。-- 《虫类药的应用》

(8) **治丹毒痈肿**：活蛞蝓数只，醋浸捣烂，入冰片少许敷患处。-- 《泉州本草》

(9) **治疔疮**：蜒蚰 1～2 条，明矾 6g。捣烂敷患处，每日换药 2 次。-- 《虫类药的应用》

(10) **治痔热肿痛**：蛞蝓、京墨研涂妙。-- 《妇人良方》

(11) **治脚胫烂疮，臭秽不可近**：蜒蚰十条。瓦焙研末，油调敷之。-- 《救急方》

(12) **治烫火灼伤**：蛞蝓 1 条，麻油适量，一同放进玻璃瓶内浸泡。蛞蝓溶化后，用鸭毛蘸药液涂患处，干了再涂。-- 《广西药用动物》

(13) **治闭经瘀血作痛**：蛞蝓(醋炙)为末。泡酒服，每次 3g。-- 《泉州本草》

(14) **治牙疳痛**：用蜒蚰一条，将细夏布包之，揩在患处。-- 《良方集腋》

鼠妇

【别名】　鼠妇《本经》，伊威《诗经》，蟠、鼠负、委黍《尔雅》，负蟠、蛜蝛《本经》，负蠜《广雅》，蟠蟋《别录》，鼠姑《本草经集注》，鼠粘《蜀本草》，鼠赖虫、湿生虫《圣惠方》，地鸡《寿域神方》，地虱《纲目》，肥蛀蚋《本草求原》，西瓜虫、蒲鞋头虫《苏州本产药材》，潮湿虫《中药志》，地虱婆《四川中药志》，豌豆虫、瓢虫、潮虫子《药材学》，土孵《泉州本草》，暗板虫《全国中草药资料展览选编•外科》，鞋板虫《中草药新医疗法资料选编》。

【名释】　该虫喜阴暗潮湿处，与鼠性相似，其背弓形，象背负着物体，故名"鼠妇"。

【来源】 为卷甲虫科动物普通卷甲虫 *Armadillidium vurgare* (Latrelle) 或潮虫科动物鼠妇 *Porcellio scaber* Latreille 的全体。

【动物形态】 （1）**普通卷甲虫** 又名平甲虫《中国动物药》，球鼠妇。体长 lcm 左右。体长椭圆形，稍扁，长约 10mm，长为宽的 2 倍，背呈弓形，表面灰色或暗褐色，有时局部带黄色，并具有光亮的斑点。头部前缘中央及其左右侧角没有突起。外力触动，能盘卷身体，形似算盘珠。有眼 1 对，触角 2 对，第一对触角微小，共 3 节；第二对触角呈鞭状，共 6 节。胸部分 7 个环节，每节有同形等长的足 1 对；第 1 胸节前缘延向头部前边，后侧隅向后突出，第 2 至第 7 各节侧突不显著。腹部小，分为 5 个环节，第 1 及第 2 腹节狭，第 3 至第 5 腹节侧缘整齐而圆，与尾节后缘连成半圆形。尾肢扁平，外肢与第五腹节嵌合齐平，内肢细小，被尾节掩盖。雄性第 1 腹肢的外肢如鳃盖状，内肢较细长，末端弯曲呈微钩状。见(图 1030、1031-1)

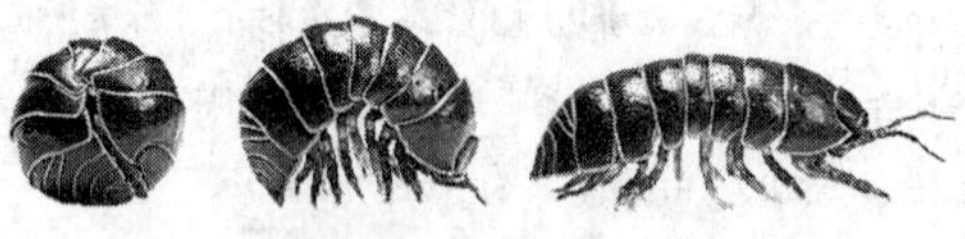

(图 1030）**普通卷甲虫**

（2）**鼠妇** 形状与普通卷甲虫颇为相似，主要区别：眼节游离于第一胸节，头节前缘中央及左右角突起显著。体表不光滑，有颗粒状突起。卷曲时不像普通卷甲虫那样首尾严密相扣，而呈松散球形。胸部各节后侧锐尖。尾节呈三角形，尾枝呈棒状，长于尾节。见(图 1031-2)

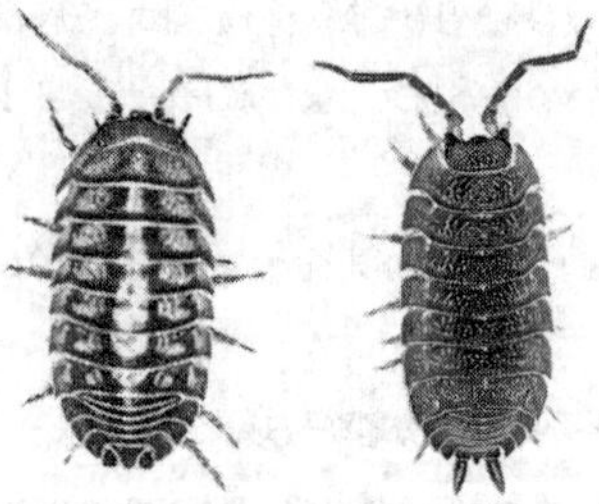

1 2

(图 1031)**鼠妇**

1.普通卷甲虫 2.鼠妇

【生长分布】 多栖于朽木、腐叶、瓦砾石块下，以及房屋、庭院中，喜阴暗潮湿的环境。邹平广布。

【采收加工】 一般多在 4～9 月间捕捉，捕后用开水烫死，晒干或焙干。本品易遭虫蛀，最好放在石灰缸中贮存。

【性状鉴别】 虫体多卷曲成球形或半圆形，长约 7mm，宽约 5mm。背隆起，平滑，腹向内陷。体灰白色，有光泽。由多数近于平行的环节构成，胸部 7 节，每节有同形的脚 1 对，向前、向后逐渐变长。腹部较短，宽圆形分 5 节。质脆易碎。气腥臭。

【主含成分】 普通卷甲虫，肝胰含粘多糖；硫酸软骨素（*chondrolin sulfuric acid*）A 或硫酸软骨素 C，透明质酸（*hyaluronic acid*）；酶有透明质酸酶（*hyaluronidase*），神经胺酶（*nearaminidase*）；还含硫、磷、钠、钙、铁、镁等。雄性生殖器及雄性腺含雄性激素（*androgenic hormone*）Ⅰ，雄性激素Ⅱ；雄性腺又含雄性激素；肥大肾上腺含雄性激素及雄性激素Ⅰ、Ⅱ。雄虫含卵黄蛋白原（*vitellogenin*）1、2、3、4。雌虫卵巢含卵黄磷蛋白（*vitellin1*）1、2、3、4。血淋巴含卵黄蛋白原 1、2、3、4。外皮腺含多酚氧化酶（*polyphenol oxidase*）。全体含糖原（*glycogen*），糖（*sugar*），血淋巴蛋白（*hemolymph protein*），后内脏表皮腺三磷酸酶（*hindeut epithelium adenosine triphosphatase*），胆甾醇（*cholesterol*）。

【药理】 （1）**镇痛作用** 给小鼠灌胃 80g/kg、腹腔注射 0.1g/kg 和 2g/kg 鼠妇(普通卷甲虫)水提取物，对热水(55℃)引起的小鼠缩尾法疼痛，有明显镇痛作用，其作用较哌替啶持久。

（2）**治疗麻风作用** 鼠妇虫及欧洲产平甲虫 *Armadillidium officinarum* 以氯仿浸提，再用乙醇、丙酮、乙醚以次精制，最后作成溶液或片剂，口服或作成油膏局部应用，可治疗麻风病。

（3）**鼠妇具有导致高蛋白血症的作用。**

（4）**毒副反应** 多数患者服用鼠妇后均有不同程度的口干反应，有的服后出现鼻出血，但停药后自行消失。

【性味归经】 味酸、咸，性凉。归肝、肾经。

【功用主治】 破瘀消癥，通经，利水，解毒，止痛。主治癥瘕，疟母，血瘀经闭，小便不通，惊风撮口，牙齿疼痛，鹅口诸疮。

《本经》："主气癃不得小便，妇人月闭血瘕，痫，痓，寒热，利水道。"

《日华子》："通小便，能堕胎。"

《纲目》："治久疟寒热，风虫牙齿疼痛，小儿撮口惊风，鹅口疮，痘疮倒靥，解射工毒、蜘蛛毒，蚰蜒入耳。"

《本草求原》："主寒热瘀积，湿痰，喉症，惊痫，血病，喘急。"

《草金裘本草述录》："善通经脉，能化癥瘕，治痎疟日久，结为疟母，以其破血而消坚也。"

【临床应用】 **用于癥瘕，疟母，闭经。**鼠妇功专破瘀消瘕，通经利水，治疗癥瘕、疟母，常与大黄、唐虫、鳖甲等同用，以加强破瘀除瘕之力，如《金匮要略》鳖甲煎丸；治疗血瘀经闭，常与桃仁、红花、赤芍同用，以活血通经止痛。治疗血淋涩痛，小便不利，常配伍车前子、滑石、石韦等药，以化瘀利水通淋。现代临床亦用于肝硬化腹水，肝脾肿大而硬者。

《得配本草》："配巴豆、胡椒饭丸，治风牙疼痛。"

【用量用法】 内服：煎汤，3～6g，或入丸、散。外用：研末调敷，适量。

【使用注意】 孕妇及体虚无瘀者禁服。

《品汇精要》："妊娠不可服。"

【附方】 （1）**治疟病**：鼠妇、豆豉二七枚。合捣，令相和。未发时服二丸，欲发时服一丸。-- 《肘后方》

（2）**治经闭**：鼠妇 3g，赤芍 12g，桃仁 9g，红花 9g，丹参 15g，水煎服。-- 《山东中草药手册》

（3）**治产后小便不利**：鼠妇七枚。熬为屑，作一服，酒调下。-- 《千金要方》

（4）**治血淋**：鼠妇 9 个。焙干研细末。1次服下，日 2 次。-- 《吉林中草药》

（5）**治小儿撮口及发噤**：鼠赖虫，绞取汁，与儿少许服之。

（6）**治牙齿虫蛀有孔疼痛**：湿生虫一枚。绵裹于蛀疼处咬之。(5～6 方出自《圣惠方》)

（7）**治痈肿疖毒，出脓疼痛**：湿生虫五十枚(瓦上焙干)，小麦五十粒，麝香(研)半钱匕。上三味，捣研为末。每用一字，絍在疮内。--《圣济总录》

（8）**治蚰蜒入耳**：湿生虫，研如泥，摊在纸上，撩成纸撚，安耳中即出。--《卫生宝鉴》

（9）**治手术后疼痛**：鼠妇虫洗净，温水杀死，干燥，研细，过筛，加入淀粉和糖，使成100%散剂，分装胶囊，每粒含鼠妇0.1g，每次服2～4粒。--《全国中草药新医疗法展览会资料选编•外科》

（10）**治肝癌剧痛**：鼠妇干品60g，加水适量，水煎2次取汁240ml，混合后每日分4次口服。服药期间禁酸、辣、腥。--[《陕西中医》，1986，(11)：512]

（11）**治血淋**：鼠妇九个。焙干研细末，一次服下，日二次。--《吉林中草药》

（12）**治子宫功能性出血**：鼠妇焙黄研末，每服二钱，童便送下。--《中草药新医疗法资料选编》(内蒙古)

（13）**治鹅口白疮**：地鸡研水涂之。--《寿域神方》

（14）**治疗慢性气管炎**：将鼠妇粉碎，经60%乙醇处理后，压成0.3g和0.5g两种片剂。0.5g片每次服：2～5片，0.3g片每次服3～8片，均每日服3次，15天为1疗程。共治247例，近期痊愈24例，显效71例，进步107例，无效45例。总有效率81.8%，其中喘息型83.4%，单纯型79.4%。以肺肾虚偏寒型疗效较好，对咳、喘、痰均有一定作用。多数患者服药后均有不同程度口干，3例服后鼻出血，停药后自行消。--《防治院报》天津市红桥区第一防治院，1972，(1)：35

（15）**治疗食管、贲门癌梗阻**：用开管散(鼠妇、青礞石各等量，共研细末即成)每次1～2g，每日4～6次，放舌根部含服，不用水冲服。治疗48例，明显缓解(完全梗阻到可进半流饮食，并持续2星期以上)者为食管癌22例，贲门癌15例；部分缓解(完全梗阻转可进流汁)者为食管癌4例，贲门癌2例；无效者为食管癌3例，贲门癌2例。--《浙江中医杂志》阎付容，1990，(6)：270

（16）**治疗口腔炎，扁桃体炎**：取活鼠妇30～40个，置瓦上焙干研末，加冰片少许，装瓶密封。取药末吹患处(尽量不吞下)，每日2～3次。治口腔炎、扁桃体炎、牙龈炎等共250余例，一般在3～5天内治愈。--《中草药新医疗法展选》湖南省卫生局，1970：269

（17）**治疗各种疣赘**：用鲜活鼠妇研烂至汁出，直接涂抹患处，每日1次。平均每个扁平疣用1～2枚，寻常疣、鸡眼每个用1～5枚，反复涂擦至汁尽为止。治寻常疣45例，痊愈38例，好转4例，无效3例，总有效率92.8%。治扁平疣30例，痊愈19例，好转6例，无效5例，总有效率83.3%。治鸡眼80例，痊愈68例，好转8例，无效4例，总有效率95%。其中用药1～5次痊愈45例，5～10次痊愈18例，10次以上痊愈5例。--《中西医结合杂志》刘耀驰，1985，(1)：55

虾

【别名】 虾《别录》，青虾《纲目》，草虾。

【名释】 入汤变红，色如霞，音转为"虾"。

【来源】 为长臂虾科动物河虾 *Macrobranchium nipponense* De Haan、秀丽白虾 *Leander modestus* Heller 等多种淡水虾的全体。

【动物形态】 （1）**河虾** 体形粗短，长4～10cm，有青绿色及棕色斑纹。头胸甲发达，额角上下缘有锯齿，具有肝刺、触角刺而无鳃甲刺。第2腹节侧甲覆盖于第1、3节侧甲外面，后部腹节较细小。第1触角有3条触鞭。第1、2步足具螯、腕不分节，捕食和御敌；第2步足的螯特别强大,雄性的更长大,甚至可达长2倍，第3～5对爪状,用于爬行。腹肢具内附肢，能将左右内肢联在一起，便于游泳。后3对步足形状相同，末端均呈爪状。腹部7节，分节明显，腹甲在分节处柔软而薄，能弯曲自如。腹部附肢6对，第6对为尾肢，甚宽大，与尾节组成尾鳍。尾节短于尾肢，末端甚窄，末缘中央呈尖刺状，后缘各具小刺2个，尾节背面有2对短小的活动刺。见（图1032）

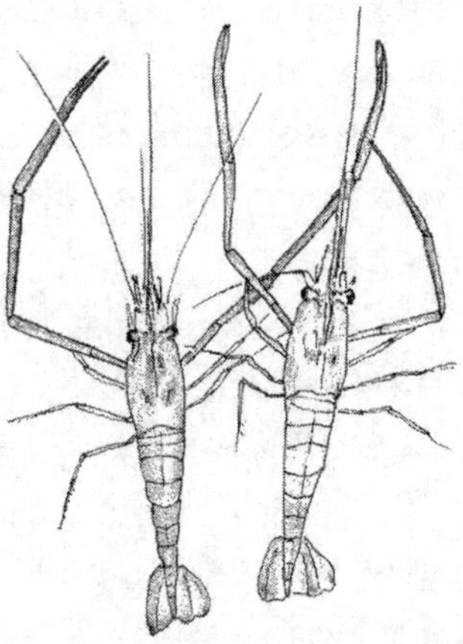

（图1032）**河虾**

（2）**秀丽白虾** 因该虾死后变通体白色，故称秀丽白虾，又名秀丽长臂虾、白米虾、水晶虾。本种虾虽然属于长臂虾类，但它的螯远比其他的长臂虾类短，因此也比较没有攻击性。形体呈圆筒形，体表光滑，身体透明，成虾体长一般为5cm，体重0.4～2.4g。头胸甲有鳃甲刺、触角刺而无肝刺。额角发达，上下缘皆有锯齿，上缘基部呈鸡冠状隆起，末部尖细部分上缘无齿，但近末端处常有1或2个附加小齿，下缘末有小齿数个。大颚有由2节构成的触须。第1、2步足有螯，第2对步足对称，只比第1步足大一些，第3至第5对步足爪状或细长柱状，都显得纤细。见（图1033）

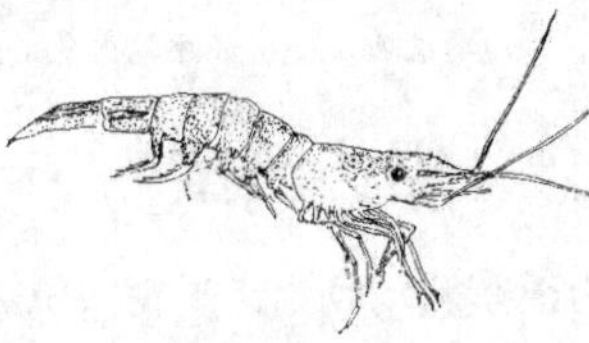

（图1033）**秀丽白虾**

【生长分布】 生活于淡水湖沼、河流多水草处。邹平各地均有分布。

【采收加工】 多于5月或11月捕捞，鲜用或焙干用。

【主含成分】 青虾可食部每100g含水分81g，蛋白质16.4g，脂肪1.3g，碳水化物0.1g，灰分1.2克，钙99mg，磷205mg，铁1.3mg，维生素A 260u，硫胺素0.01mg，核黄素0.07mg，尼克酸1.9mg。

【药理】 犬静脉注射青虾肉提取物，可使淋巴中蛋白浓度升高、凝固性下降，胸导管淋巴流量显著增进，血浆中有磷酸腺甙类（ATP）出现，而组织胺之增加不显著。

【性味归经】 味甘，性微温。归肝、胃、肾经。

【功用主治】 补肾壮阳，通乳，托毒。治阳痿，乳汁不下，丹毒，痈疽，臁疮。

《食疗本草》："小儿患赤白游肿，捣碎敷之。"

《本草拾遗》："主五野鸡病。"

《纲目》："作羹，治鳖瘕，托痘疮，下乳汁，法制壮阳道，煮汁吐风痰，捣膏敷虫疽。"

《食物宜忌》："治疣去癣。"

【用量用法】 内服适量，煮食或炒食。外用：生或焙捣敷，适量。

【使用注意】 湿热泻痢，痈肿热痛，疥癞瘙痒者慎服。

《千金食治》："虾鲙共猪肉食之，令人常恶心，多唾，损精色。虾无须，腹下通乌色者，食之害人，大忌勿轻。"

《食疗本草》："动风，发疮疥。""无须及煮色白者，不可食。"

《宝庆本草折衷》："凡泻痢、痰咳、疮肿者，甚忌之也。"

《饮膳正要》："多食损人。"

《随喜居饮食谱》："多食发风动疾，生食尤甚，病人忌之。"

【附方】 （1）**补肾兴阳**：虾米一斤，蛤蚧二枚，茴香、蜀椒各四两，并以青盐化酒炙炒，以木香粗末一两，和匀，乘热收新瓶中密封，每服一匙，空心盐酒嚼下。

（2）**宣吐风痰**：连壳虾半斤，入葱、姜、酱煮汁，先吃虾后吃汁，紧束肚腹，以翎探引取吐。（1～2方均出自《纲目》）

（3）**治无乳及乳病**：鲜虾米一斤，取净肉捣烂，黄酒热服，少时乳至，再用猪蹄汤饮之，一日几次，其乳如泉。--《纲目拾遗》之"虾米酒"

（4）**治痈疽肿毒**：虾，新瓦上焙干研末掺患处。--《泉州本草》

（5）**治血风臁疮**：生虾、黄丹，捣和贴之，日一换。--《濒湖集简方》

（6）**治阳痿**：鲜活河虾60g，清水中漂洗净，滚热黄酒半杯，将虾汤死后吃虾，喝酒，每日一次，连吃七天为一个疗程。鲜活河虾、韭菜适量，略加油、盐炒熟吃。

（7）**治小儿麻疹，水痘**：活虾煮汤服。能促其早透早回，经过顺利，并可减少并发症。

（8）**治疗阴疽、恶核寒性脓疡（包括骨结核）致流脓流水，久不收口者**：活虾肉7～10只，生黄芪9g，水煮汤服。(6～8方均出自《食物中药与便方》)

锯齿溪蟹

【来源】 为溪蟹科动物锯齿溪蟹 *Potamon denticulatum* (H.Milne-Edwards) 的全体。

【动物形态】 头胸甲的宽度略大于长度，长 3.6cm，宽 4.3cm，背部硬壳表面稍隆，前半部具少数颗粒，后半部光滑，中下部有"H"形沟。额区的 1 对隆起各具横行皱襞。眼窝后部的隆起也明显。眼窝、背、腹缘及外眼窝齿的边缘均具细齿。外眼窝齿与前侧缘之间具 1 缺刻。前胸缘稍弯曲，具细齿。两只螯足均不对称，长节的边缘有锯齿，背缘近末端处具 1 小刺，腕节的内末角具 1 锐齿，外侧面末缘具小齿数枚，掌节肿胀，指节光滑，两指内缘具不规则齿。第 2 对步足最长，长节背缘具皱襞，胸节前缘有小齿，前节的背腹缘均具小刺指节周围具棘。见（图 1034）

【生长分布】 栖息于河、湖、水田或山溪中，常潜伏砖石下。邹平各地均有分布。

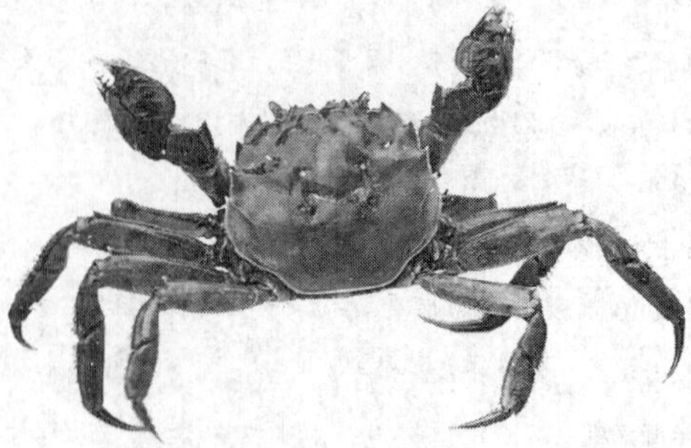

（图 1034）**锯缘溪蟹**

【采收加工】 随用随捕，鲜用或腌制。

【性味归经】 味咸，性寒。

【功用主治】 化瘀散积，接骨消肿。主治癥瘕积聚，跌打骨折。

《中国药用动物志》："有软坚散结，接骨的功效。主治癥瘕积聚，骨折，跌打损伤等症。"

【用量用法】 内服：全蟹煮食，或将壳晒干，研粉冲服，每次1只。

全蝎

【别名】 全蝎《纲目》，虿《诗经》，蠆《说文》，杜柏、蛥《广雅》，主簿虫《酉阳杂俎》，虮虮《蜀本草》，虿尾虫《纲目》，全虫《外科真铨》，茯背虫《山西中药志》，蝎子(俗称)，钳蝎《动物学大辞典》，问荆蝎《中药志》，山蝎、东全蝎《山东药用动物》。

【名释】 蝎，象形字。

【来源】 为钳蝎科动物东亚钳蝎 *Buthus martensi* Karsch 的全体。

【动物形态】 成蝎外形似琵琶，全身覆有高度几丁质的硬皮，深褐色，长约 5～6cm，分节明显，由头胸部及尾部组成，长度相近，体黄褐色，腹面及附肢颜色较淡，尾部第五节的颜色较深。蝎子雌雄异体，外形略有差异。头胸部，由六节组成，是梯形，背面覆有头胸甲，其上密布颗粒状突起，背部中央有一对中眼，前端两侧各有 3 个侧眼，有附肢 6 条。第一对为有助食作用的整肢，第二对为长而粗的形似蟹螯的角须，司捕食、触觉及防御功能，其余四对为步足。口位于腹面前腔的底部。腹部较宽，由 7 节组成。尾部易弯曲，由 5 节及一个尾刺组成。第一节有一生殖厣，生殖厣覆盖着生殖孔。雌蝎可从生殖孔娩出仔蝎，雄蝎可从生殖孔中产出精棒，与母蝎殖孔相交。雄蝎体内只有两根精

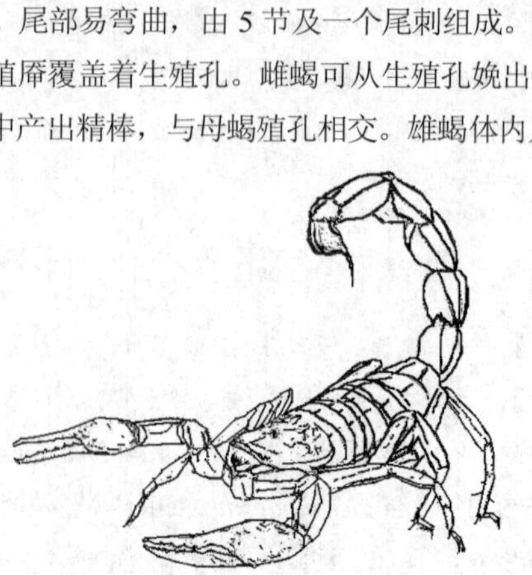

（图 1035）**东亚钳蝎**

棒，一生只能交配两次。雌蝎交配 1 次，可连续生育 4 年，直到寿命结束。蝎子的寿命 5～8 年。蝎子为卵胎生，受精卵在母体内完成胚胎发育。气温在 30～38℃之间产仔。见上(图 1035)

【生长分布】 喜栖于石底、石缝、旧房砖缝的潮湿阴暗处。邹平广布。

【采收加工】 春末或秋初捕捉蝎子后，将蝎洗净，放入沸水或沸盐水中，煮至全身僵硬，捞出，置通风处晾干。

【性状鉴别】 本品头胸部与前腹部呈扁平长椭圆形，后腹部呈尾状，皱缩弯曲。完整者体长约 6cm。头胸部呈绿褐色，前面有 1 对短小的螯肢及 1 对较长大的钳状脚须，形似蟹螯，背面覆有梯形背甲，腹面有足 4 对，均为 7 节，末端各具 2 爪钩；前腹部由 7 节组成，第 7 节色深，背甲上有 5 条隆脊线。背面绿褐色，后腹部棕黄色，6 节，节上均有纵沟，末节有锐钩状毒刺，毒刺下方无距。气微腥，味咸。

【显微鉴别】 粉末特征：黄棕色。①体壁(几丁质外骨骼)碎片棕黄色或黄绿色，有光泽。外表皮表面观呈多角形网格样纹理，排列整齐，有的不整齐，一边微有尖突，表面密布细小颗粒.可见毛窝、细小圆孔口及瘤状突起。毛窝突出于外表皮，圆形或类圆形，直径 18～45μm，刚毛常于基部断离或脱落；圆孔口小，直径 4～10μm，位于多角形网格样纹理之下或微突出；瘤状突起淡棕色或近无色，散列或排列成行，表面观呈棱脊状；断面观外表皮绿黄色，内侧较平整，内表皮无色，有横向条纹，内外表皮有纵贯较多、长短不一的微细孔道。赤角化外表皮淡绿黄色或几无色，表面观可见大小不一、排到不规则的圆形突起，呈花纹样，并显颗粒性。②横纹肌纤维较多，近无色或淡黄色，多碎断，侧面观边缘较平整或微呈波状，明带较暗带宽，明带中有一暗线，暗带有致密的短纵纹理，也有的明带与暗带几等宽，并有较长的纵条纹，有的明、暗带排列细密。③刚毛黄棕色，多碎断，先端锐尖或钝圆，基部稍窄，色淡，体部中段直径 8～40μm，具纵直纹理，髓腔细窄，腔壁较平直。脂肪油滴极多，无色或淡黄色。见(图 1036)

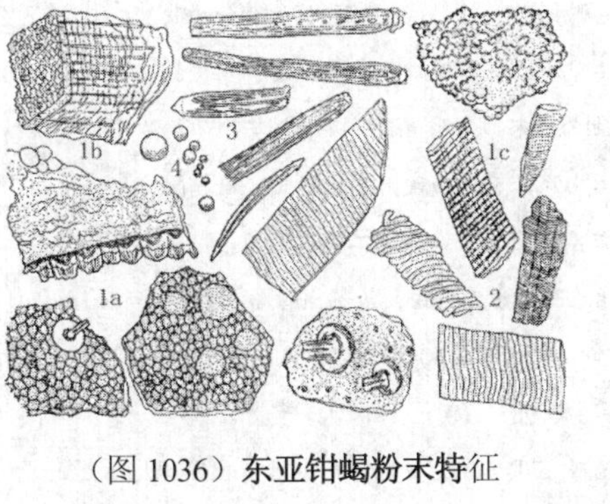

(图 1036) **东亚钳蝎粉末特征**

1.体壁碎片(a.外表皮表面观 b.断面 c.未骨化外表皮) 2.横纹肌纤维 3.刚毛 4.脂肪油滴

【主含成分】 含蝎毒。粗毒中含多种蝎毒素，包括昆虫类神经毒素，甲壳类神经毒素，哺乳动物神经毒素，抗癫痫活性的多肽(AEP)，镇痛活性多肽如蝎毒素，透明质酸酶。全蝎水解液含 10 多种氨基酸。还含 29 种无机元素，有钠、磷、钾、钙、镁、锌、铁、铝、铜、锰、氯等。尚含三甲胺，甜菜碱，铵盐，苦味酸羟胺，胆甾醇，卵磷脂)，蝎酸，牛磺酸，软脂酸，硬脂酸，油酸，亚油酸，亚麻酸等。

【药理】 (1) **镇痛作用** 蝎身及蝎尾制剂灌胃或静注，对动物皮肤病(热辐射甩尾法)或内脏痛(醋酸扭体法)均有显著镇痛作用。蝎尾镇痛作用比蝎身约强 5 倍。蝎毒对小鼠内脏痛、皮肤痛及刺激大鼠三叉神经诱发皮质电位均有较强的抑制作用。

(2) **抗惊厥作用** 小鼠口服止痉散（全蝎，蜈蚣等量）每天 1g，连服 1、3、9 天后，对戊四氯，士的宁及烟碱引起的惊厥均有对抗作用。全蝎单独使用，每天 1g 亦有效，但较蜈蚣差。全蝎浸膏具有抗电惊厥和显著延长尼可刹米所致惊厥潜伏期的效应。家蝎和野蝎抗惊厥作用无显著差异。

(3) **抗肿瘤作用** 全蝎提取液对小鼠网状细胞肉瘤（SRS）实体瘤乳腺癌细胞有抑制作用，对 SRS 腹水型带瘤小鼠生存率较对照组高 12.5%～20.7%，可使上述两种瘤组织的 DNA 明显减少，并使乳腺癌逐渐增高的 AKP 趋向减少。全蝎粗提物对体外培养的人体子宫颈癌细胞生长也有明显的抑制作用，使其生存时间较对照组延长 29.2%。全蝎粗提物既可直接抑杀癌细胞，又可恢复增强胸腺的功能，在停药后对肿瘤生长仍有较高的抑制率。

(4) **免疫作用** 全蝎与蝎身煎剂 2g/kg 连续灌胃给药 6 天，可使小鼠网状内皮系统对碳粒的廓清作用明显降低，整体全蝎与蝎身的作用无显著差异。全蝎煎剂 2g/kg 连续灌胃给药 7 天，可使小鼠血清半数溶血值明显降低。全蝎对小鼠灌胃给药的 LD_{50} 大于 10g/kg。

(5) **对心血管系统的作用** 静注蝎毒 0.5mg/kg，能使麻醉兔左心室内压及 dp/dt 升高；灌流液内加入蝎毒可使离体豚鼠心脏心肌收缩张力明显增加，同时引起心率减慢和心律不齐。蝎毒对心脏的这些作用主要是通过自主神经递质实现的。蝎毒有钠通道阻滞作用。蝎毒能引起兔主动脉条明显收缩，作用强度约为去甲肾上腺素的 1/5；能反转妥拉唑林和普萘洛尔的作用。蝎毒能增加兔乳头肌收缩力和引起主动脉条收缩，与其激活细胞 Ca^{2+} 通道、增加膜对 Ca^{2+} 的通透性有关。AEP 仅能使兔主动脉条轻微松弛，而蝎毒和抗癫痫肽均能使小鼠末梢血管收缩。

(6) **抗血栓形成作用** 全蝎提取液对大鼠下腔静脉血栓形成有抑制作用，能减轻血栓重量；同时使激活部分凝血活酶时间和凝血酶原时间均明显延长，抗凝血酶Ⅲ活性和纤溶酶原含量降低。提示其抗静脉血栓形成作用与抗凝及促纤溶作用有关。

(7) **抗癫痫作用**：蝎毒中分离出的多肽（AEP）具有较强的抗癫痫活性，对由马桑内脂和头孢菌素诱发的动物癫痫有较强的抑制作用，其作用机制不同与安定，活性至少是安定的 10 倍。

(8) **抗真菌作用** 全蝎的水浸物（1∶5）对奥杜盎氏小芽孢癣菌有抑制作用。

(9) **升血糖作用** 蝎毒可使大鼠血糖升高，肌肝糖原分解。

(10) **毒性** 蝎毒至少有 2 种。一种为血液毒，可致轻度至重度局部反应，如水肿、变色和疼痛。另一种为危险的神经毒，可致严重的局部或系统性后果，如惊厥、瘫痪、心率紊乱及死亡。蝎毒可立即引起疼痛和受累部位的麻木和刺麻感，但通常无肿胀。儿童可出现紧张不安和头、颈、眼异常而胡乱地晃动，成人主要表现为心动过速，高血压，呼吸加快，体弱无力和运动障碍。成人和儿童均可发生呼吸困难并常并发流涎过多。蝎毒素可直接引起骨骼肌自发性抽搐和强直性痉挛，最终至不可逆性麻痹。蝎毒可影响细胞色素氧化酶和琥珀酸氧化酶系统，可使胎儿骨化中心延迟或消失，造成胎儿骨骼异常，有致畸作用。

蝎毒对人血淋巴细胞无诱变作用，但具有明显的细胞毒性作用。小鼠静注蝎身煎剂的 LD_{50} 为 6.148g/kg，蝎尾为 0.884g/kg，蝎尾较蝎身毒性约大 6 倍。山东产蝎毒毒性最强，小鼠腹腔注射的 LD_{50} 为 2.4mg/kg。

【性味归经】 味辛，性平，有毒。归肝经。

【功用主治】 祛风止痉，通络止痛，攻毒散结。主治小儿惊风，抽搐痉挛，中风口㖞，半身不遂，破伤风，风湿顽痹，偏正头痛，牙痛，耳聋，痈肿疮毒，瘰疬痰核，蛇咬伤，烧伤，风疹，顽癣。

《开宝本草》："疗诸风隐疹，及中风半身不遂，口眼㖞斜，语涩，手足抽掣。"

《本草图经》："治小儿惊搐。"

《医学发明》："治疝气，带下。"

《本草会编》："破伤风宜以全蝎、防风为主。"

《本草蒙筌》："却风痰耳聋。"

《纲目》："主治小儿惊痫风搐，大人痎疟，耳聋，疝气，诸风疮，女人带下，阴脱。"

《玉楸药解》："穿筋透节，逐湿除风。"

《医林纂要·药性》："主治诸风，兼能益心，下清肾水。"

《药性切用》："攻毒祛风。"

【临床应用】 (1) **用于急、慢惊风，中风口㖞，破伤风。** 全蝎为止痉要药，各种风动抽搐之证均可应用，每与蜈蚣相伍，以加强祛风止痉之力，如《经验方》止痉散。热病热极生风，小儿急惊，四肢抽搐，角弓反张，配羚羊角、钩藤、地龙等，以清热熄风止痉；若属脾虚慢惊，须与党参、白术、半夏、天麻等同用，以补虚健脾，祛风定惊。中风口眼㖞斜，半身不遂，配白附子、僵蚕等祛风化痰药同用，如《杨氏家藏方》牵正散；中风言语不清者，配茯苓、薄荷，如《普济方》正舌散。癫痫配化痰开窍之矾郁金、菖蒲、远志，或配镇心安神之朱砂、琥珀，如《婴童百问》全蝎散。破伤风配蝉蜕、防风、僵蚕、南星等，以祛风痰，止痉搐。

(2) **用于风湿顽痹，头痛、腹痛、疝气等痛证。** 全蝎味辛，性善走窜，能引风药直达病所，有较好通络止痛作用。治风湿久痹，筋脉拘挛，顽痛不休，可单用研末服，或与僵蚕同用，如《妇人良方》通灵丸。治偏正头痛，配川芎、白芷或细辛、麻黄，以加强止痛作用，如《圣济总录》神圣散。腹痛可单用，或配桃仁同用，如《圣惠方》定痛丸。疝痛者配延胡索或小茴香，如《东医宝鉴》立效散。风虫牙痛，配胡椒、细辛或乌头研末擦患处，如《杨氏家藏方》蝎附散。癌肿晚期剧痛，单用本品或配地鳖虫、玄胡索等有一定效果。

(3) **用于痈肿疮毒，瘰疬痰核，蛇咬伤，烧伤，风疹，顽癣。** 全蝎有以毒攻毒作用，能解毒散结，用治上症，既可外用，亦可内服。如治疮疡肿毒，《澹寮方》以麻油煎全蝎、山栀，加黄蜡制膏外敷；疮疡脓出不快，配五灵脂、炮姜、川乌研末掺，如《疡科选粹》追毒散。瘰疬、横痃，配炮甲片或胡桃肉为丸服，如《外科启玄》全蝎丸。《经验良方》以本品配蜈蚣研末酒下，治毒蛇咬伤；用活蝎浸油外搽治水火烫伤。本品还有祛风止痒作用，配甘草服，治风疹瘙痒；合斑蝥同熬，搽牛皮癣。

《本草述》："得胡桃同煅共研，黄芪银花汤下，治横痃不收口。"

《本草新编》："治漏疮者用之必用蜈蚣、山甲，使之相制而相成耳。"

《得配本草》："配白附、僵蚕，治抽掣症；配天麻、蜂实(即蜂窠蒂，如无蜂窠实，蜂窠亦可)，治破伤风。"

《本草衍义》："蝎，大人小儿通用，治小儿惊风，不可阙也。有用全者，有只用梢者，梢力尤功。"

《本草纲目》："蝎，足厥阴经药也，故治厥阴诸病，诸风掉眩、搐掣，疟疾寒热，耳聋无闻，皆属厥阴风木，故李杲云，凡疝气带下，皆属于风，蝎乃治风要药，俱宜加而用之。"

《本草求真》："全蝎，专入肝祛风，凡小儿胎风发搐，大人半身不遂，口眼㖞斜，语言謇涩，手足搐掣，疟疾寒热，耳聋，带下，皆因外风内客，无不用之。"

【用量用法】 内服：煎汤，2～5g，研末入丸、散，每次 0.5～1g，蝎尾用量为全蝎的 1/3。外用：研末掺，熬膏或油浸涂敷，适量。

【使用注意】 血虚生风者及孕妇禁服。过敏体质禁用。服用全蝎致过敏反应者可出现全身性红色粟粒性皮疹或风团，瘙痒难忍。

《宝庆本草折衷》："畏冷水。蝎尾尖处有刺如钩，其性最毒，当摘去之。"

《本草经疏》："似中风及小儿慢脾风，病属于虚，法咸忌之。"

《本草新编》："不可多服，以其辛而散气也。"

《本草求真》："带下非风非热不用。忌蜗牛。"

《萃金裘本草述录》："肝虚者忌用。"

【附方】 (1) **治急、慢惊风，及大人小儿诸痫，发搐天吊：** 全蝎一两，地龙半两。上为细末，酒煮面糊和丸如豌豆大，朱砂为衣。荆芥汤下五六丸，随儿大小加减。--《鸡峰普济方》

(2) **治小儿脾虚气弱，吐利生风，昏困嗜卧，或时潮搐：** 全蝎(微炒)、白附子(煨制)各半两，通明硫黄、半夏(切片，姜汁制，焙干)各一两。上细末，姜汁糊丸如麻子大。每服三十丸，荆芥汤下。更看大小加减服。--《本事方》

(3) **治诸痫，胎痫：** 全蝎一个(焙)，琥珀、朱砂各少许。上为末。每服一钱，麦门冬煎汤调下。--《婴童百问》之"全蝎散"

(4) **治中风，口眼㖞斜，半身不遂：** 白附子、白僵蚕、全蝎(去毒)各等分(并生用)。上为细末。每服一钱，热酒调下，不拘时候。--《杨氏家藏方》

(5) **治中风，舌本强硬，言语不正：** 蝎梢(去毒)一分，茯苓(炒)一两，龙脑薄荷(焙)二两，上为末。每服二钱，温酒下，或擦牙颊亦可。--《普济方》

(6) **治乙脑后遗症失语：** 茯苓 90g(姜汁1匙、竹沥1杯，拌渍后晒干)，全蝎 15g，僵蚕、广郁金各 60g，共研细末。每次 6g，每日 3 次，食后开水调服。--[《中医杂志》1982，(10)：13]之"转舌散"

(7) **治破伤风：** ①全干蝎一个，薄荷叶裹，火上炙微黄，研细，热酒调下。--《本事方》 ②干蝎(酒炒)、天麻各半两，蟾酥二钱(汤浸化如稀糊)。上三味，将前二味捣罗为细末，用蟾酥糊丸，如绿豆大。每服一丸至二丸，豆淋酒下。甚者加三丸至五丸。--《圣济总录》之"干蝎丸"

(8) **治风淫湿痹，手足不举，筋节挛疼：** 先与通关，次以全蝎七个(瓦炒)，入麝香一字，研匀，酒三盏，空心调服；如觉已透则止，未透再服；如病未尽除，自后专以婆蒿根洗净，酒煎，日二服。--《直指方》

（9）**治手足痛风不可忍者**：白附子、僵蚕(炒去丝)各一两，全蝎半两(炒)，麝香一字。上为末，炼蜜为丸如梧子大。每服七丸，温酒下，一日三服。--《妇人良方》之“通灵丸”

（10）**治偏头痛不可忍**：干蝎(去土，炒)、藿香叶、麻黄(去根、节)、细辛(去苗、叶)等分。上四味，捣罗为细散。每服一钱匕，用薄荷酒下。--《圣济总录》之“神圣散”

（11）**治脾劳羸瘦，脐腹痛**：干蝎(炒)一两半，桃仁(汤浸，去皮、尖、双仁，炒研)一两。上研匀，以清酒、童子小便各一盏，熬成膏，丸如梧桐子大。每服十五丸，食前温酒下，日三服。--《普济方》之“二圣丸”

（12）**治小肠气痛**：①全蝎一两，茴香一两(炒黄)。上为细末，醋糊为丸如梧桐子大。如发时，每服五七十丸，温酒送下，食前服之。--《神效名方》②全蝎七个，缩砂三七枚，茴香一钱。上为末，分三贴，热酒调下，空心，即效。--《东医宝鉴》之“立效散”

（13）**治一切牙痛**：①蝎梢、胡椒二味等分，为末揩痛处。--《卫生家宝》②全蝎七个(去毒)，细辛(洗净)三钱，草乌(去皮)二个，乳香(别研)三钱。上为细末。每用少许擦患处，须臾，以温盐水盥漱。--《济生方》之“穿牙散”

（14）**治耳聋**：①蝎梢七枚(焙)，淡豆豉二十一粒(拣大者，焙)，巴豆七粒(去心膜，又去油)。先研蝎梢、淡豉二味令细，别研巴豆成膏，入前二味同研匀，捏如小枣核状，用葱白小头取孔，以药一粒在内，用薄棉裹定，临卧时置在耳中，来早取出。未通再用，以通为度。--《杨氏家藏方》之“蝎梢膏”②全蝎四十九个(去虿)泡湿，用糯米半升于大瓦上铺平，将蝎铺于米上，焙令米黄为度，去米不用；又切生姜四十九片，每片放蝎，再焙姜焦为度，去姜不用，将蝎研为极细末。三五日前，每日先服黑锡丹三五服；临服药时，令夜饭半饱，服时看其人酒量，勿令大醉，酒调服毕，令其入睡，切勿令人叫醒，令熟睡却令人轻唤，如不听得，浓煎葱白汤一碗，令服，耳即鸣。--《重订瑞竹堂经验方》之“姜蝎散”

（15）**治小儿鹅口不能乳**：全蝎七枚，先用薄荷汁浸过，后用薄荷七叶裹之，文武火炮过，焙令干，研末，更入黄丹，同研匀细，熟蜜和为膏，敷病处。--《小儿卫生总微论方》

（16）**治诸疮毒肿**：全蝎七枚，栀子七个。麻油煎黑去滓，入黄蜡，化成膏敷之。--《澹寮方》

（17）**治便毒痈肿**：全蝎(炒)、核桃(去壳肉，只用隔膜，炒)等分为末。空心酒调下三钱，下午再服。三日痊愈。--《证治准绳》之“立消散”

（18）**治蛇头疮**：(其形生时在手足上，疮旁一块开如蛇 1: 3 之状，痛而流血不止者)雄黄、蜈蚣、全蝎各一钱。上为细末。看疮湿劈开入药，擦在疮上，却以小油抹，裁帛拴住；如干小油调搽。--《外科集验方》

（19）**治多年瘰疬**：①全蝎三两(焙干，去勾足)为末，用油核桃肉捣为丸，绿豆大。每日二服，清晨用六分，晚用七分，火酒送下。看人大小加减服之。--《外科启玄》②活蝎一只，麻油一盏，浸三日，以鹅毛蘸油搽上。初起者为疬母，每日多搽几次，三五日即愈。--《潜斋简效方》

（20）**治蛇咬伤**：全蝎二只，蜈蚣一条(炙)。研末，酒下。--《经验良方》

（21）**治阴囊湿痒成疮，浸淫汗出，状如疥癣**：全虫(酒洗，焙)、元胡、杜仲(炒)各三钱。共研细末。空心用温酒调下三钱。--《外科真诠》

（22）**治牛皮癣**：用清香油一两，入全蝎七枚，巴豆二十枚，斑蝥十枚同熬，候先焦者先去之，去了入黄蜡一钱，候熔收起。朝搽暮愈，不损皮肉。--《证治准绳》

（23）**治疗痛证**：全蝎(连尾)50g，蜈蚣(去头、足)30g，丹参 100g。共晒干研末，每次 10g(小儿用量按年龄递减)，用白糖调成糊状，开水送服，每日 2 次。治疗急性发作型疼痛 60 例(其中表现有头痛者 42 例，肩周痛 38 例，手足或腰痛 52 例)，服药后，7 天内疼痛消失者 46 例，15 天内疼痛减轻者 11 例，21 天后仍不能缓解者 3 例。--《湖南中医学院学报》张祥尤，1989，9(3): 166

（24）**治疗乳腺小叶增生**：①取全蝎、瓜蒌各 45g，共研粉制成全虫散，分成 20 包。于月经净后开始服，每次半包，温开水送服，每日 2 次，20d 为 1 疗程。经治 112 例，痊愈(乳房疼痛及肿块消失)95 例，显效(乳腺肿块消失或缩小 70%以上，偶有乳房疼痛或经前乳房胀痛)12 例，有效(肿块缩小不足 50%，经前乳房无胀痛或有轻微胀痛)3 例，无效 2 例。在治愈的 95 例中，1 个疗程治愈 59 例，2 个疗程治愈 36 例。与对照组乳康片组疗效比较，前者优于后者。临床观察表明：病程愈短疗效愈好，而绝经后的患者则疗效较差。--《河南中医》李双喜，1990，(4): 26 ②另有用全蝎瓜蒌散(将瓜蒌 25 个开孔，全蝎 160g 分装于瓜蒌内，置瓦上焙存性，研细末)，每次 3g，每日 3 次，连服 1 月，治疗乳腺小叶增生 243 例均获愈。--《江苏中医杂志》唐文轩，1982，2(5): 277

（25）**治疗化脓性中耳炎**：取全蝎 6g(焙干)，白矾 60g(煅枯)，冰片 3g，共研细末。先用过氧化氢溶液洗净患耳分泌物，棉球拭干，将药粉吹入耳道内，每日 2 次。治疗 30 余例，一般用药 3～5 天即可治愈。--《四川中医》李星朗，1985，(6): 封三

（26）**治疗大面积烧伤后期残余创面**：用生肌油(全蝎 45 只，蟾蜍 7～10 只，麻油 1kg，鲜蛋黄 0.5kg，煎后去渣而成)治疗 450 例，致伤因素为火焰 133 例，汽油或柴油 111 例，烫伤 62 例，电击伤 61 例，其他伤 83 例；致伤部位以头颈面、四肢、双手为最多；创面最小 $0.2cm^2$，最大 9cm×9cm；其中肉芽创面 400 例，脱痂创面 50 例。先用生理盐水洗净创面脓性分泌物，用生肌油纱布按创面大小敷贴，行半暴露或包扎疗法。对无脓性分泌物的创面，一般不换药，对脓性分泌物较多的创面，每日换药 1 次至创面愈合为止。结果 450 例创面全部愈合，其中 9cm×9cm 脱痂创面 7 天愈合，后期 8cm×4cm 残余肉芽创面 21 天愈合。创面愈后很少形成瘢痕，即使有也很表浅。未见明显副反应。--《中医杂志》王长惠，1989，30(5): 285

（27）**治疗腮腺炎**：全蝎 30g，用清水洗去杂质和咸味晾干备用。用香油 60g 炸成金黄色，每日 15g，早、晚分服。治疗 120 例，结果痊愈 100 例，好转 20 例。服药次数最多者 5 次，最少者 2 次。--《山东中医杂志》岳静，1988，(2): 52

（28）**治疗百日咳**：全蝎 1 只，炒焦为末，鸡蛋 1 个煮熟，用熟鸡蛋蘸全蝎末食，每日 2 次，3 岁以下酌减，5 岁以上酌增，经治 74 例，全部治愈，治疗时间最长 7 天，最短 4 天，平均 5 天。--《浙江中医杂志》王保贤，1990，25(3): 114

（29）**治疗偏头**：炙全蝎、钩藤、紫河车各 18g，共研细末，装胶囊（每粒含生药 0.3g），0.9g/日 3 次口服。痛定后改为每日或隔日服 0.9g。治疗 26 例，均于服药后 12 小时内头痛渐趋缓解，48 小时后明显减轻乃至消失；1 年后随访 18 例，仅 1 例复发 2 次。--《江苏中医》，1988；9（4): 10

（30）**治疗三叉神经痛**：全蝎 150g，白附子 100g，川芎、白芷、僵蚕各 200g。上药分别研细末，过筛拌匀。每次 2g，每日 2 次，以热酒调服。10 天为 1 疗程，服用 2～3 个疗程后，50 例中，近期治愈 33 例，显效 13 例，进步 2 例，无效 2 例。治愈 33 例中随访 1 年以上者 29 例，6 例复发，但均较治疗前为轻。--《广西中医药》，1984；（3): 21

（31）**治疗呃逆**：全蝎18g，置瓦上焙干，呈黄色，研面。每服2g黄酒为引。共治疗15例，效果显著。--《黑龙江中医杂志》，1991；（6）：31

（32）**治疗坐骨神经痛**：①蕲蛇、全蝎、蜈蚣各等份，研细末，每日3g，分1～3次服下，10天为1疗程。治疗52例，治愈42例，好转6例，无效4例。其中1个疗程治愈者28例，2个疗程治愈者9例，3个疗程治愈者5例。--《浙江中医杂志》，1982；17（6）：273 ②蕲蛇、蜈蚣、全蝎各10g，焙干研成粉，等份分成8包，首日上下午各服1包，继之每日上午服1包，7日为1疗程，疗程间隔3～5天。治疗54例，一般1～2个疗程可显效至痊愈。--《新中医》，1987；19（3）：25

（33）**治疗血栓闭塞性脉管炎**：制松香1.2g，水蛭1g，全蝎0.8g，共为细末，冷开水送服，每日3次，30天为1疗程。创面先用10%食盐水洗净，外敷松桐膏（松香220g研细末，用100ml生桐油调为糊状），每日1次。治疗20例，全部治愈。随访1～2年，其中1例治愈后3个月复发，仍用上法治愈。--《新中医》1987；（2）：34

（34）**治疗骨结核**：蜈蚣、全蝎各40g，土鳖虫50g。共为细末分成40包，每包重3.25g，每次将1包本品放入鸡蛋（量不限）内搅拌均匀后，蒸蛋糕或煎或炒后内服，每日晨5时、晚9时各服1次，20天为1疗程，疗程间隔1周，一般服用3～6个疗程。均停用一切抗癌药。治疗10例，痊愈8例，显效1例，无效1例。对痊愈和显效者随访1年，均未复发。--《中西医结合杂志》，1988；8（6）：379

（35）**治疗脊柱结核**：全蝎100g，蜈蚣10条，核桃仁120g，制成丸剂，每丸重6g，成人每次1丸，日服2次，儿童酌减。治疗6例，治愈4例，显效2例。--《河北中医》，1988；10（2）：40

（36）**治疗淋巴结结核**：①全蝎、七星蜘蛛各6个（均用开水烫死后阴干），蛇蜕1g（剪碎），共捣碎后，调入2只去壳鸡蛋内，用芝麻油煎，每晨空腹食用1次，7天为1疗程。治疗颈淋巴结结核12例，其中7例在用药1周后获愈，治愈病例随访3～5年未见复发。--《中医杂志》，1981；（5）：58 ②全蝎、蜈蚣、僵蚕、浙贝母等量，共研细末，每次1～1.5g与鸡蛋1枚搅拌后，以食油煎熟顿服，日服2次，20～80日为1疗程。共治疗92例，痊愈82例，好转8例，无效12例。--《广西中医药》，1987；（5）：23

（37）**治疗乳腺炎**：①全蝎2只包入馒头中，饭前服食。治疗308例病程1～7天的患者，结果治愈307例，治愈率为99.7%。--《中医杂志》，1986；（1）：40 ②全蝎3g，研粉装入胶囊顿服。治疗急性乳腺炎10例，效果良好。--《黑龙江中医药》，1988；（1）：23

（38）**治疗乳房痛**：全蝎6g，研细末，分3包，睡前白开水送服，治疗乳房痛，1次可愈。--《上海中医药杂志》，1989；（3）：封四

（39）**治疗丹毒**：全蝎30只，蜈蚣5条，冰片15g，凡士林500g，制成消炎膏，外涂患处，治疗丹毒，3天可愈，也可用于乳痈，并配合大麦芽100g，水煎内服，每日1剂，3周可痊愈。--《四川中医》，1989；7（2）：封底

（40）**治疗无名肿毒**：全蝎2～3个，研末撒于膏药中贴患处，一般2～3天可消散，重者5天换药1次，2～3次可愈。--《中医杂志》，1984；（9）：23

（41）**治疗疖肿**：全蝎1g、大黄10g、冰片0.5g。分别研末，混匀，用75%酒精调成糊状。将患处用生理盐水洗净擦干后，涂药于患处。如已化脓，脓头部不用药。多数患者药后1～2日痊愈。--《江西中医药》，1989；（6）：36

（42）**治疗肛门周围炎**：全蝎40g，研极细末，取10g与护肤霜和匀备用。每晚于睡前洗净肛门部，涂患处，并于睡前用白开水送服全蝎末3g。一般1日见效，3日无症状，可再治疗5日以巩固疗效。--《上海中医药杂志》，1989；（3）：封三

（43）**治疗蝎螫伤**：活蝎6只，用50ml酒精浸泡2天后，取药液外搽患处，效果良好。--《中医杂志》，1965；（9）：33

（44）**治疗泪道疾患**：全蝎置瓦上焙干，研末，成人每次6～9g，日服1～2次，以白酒、黄酒或开水送服，3天为1疗程。治疗急慢性泪道疾患19例，疗效满意。--《中级医刊》，1987；（7）：50

蜘蛛

【别名】 蜘蛛《别录》，次蟗、蛛蝥《尔雅》，蠾蝓、蝳蜍《方言》，网工《广雅》，蝃蝥《尔雅》郭璞，社公《方言》郭璞。蚍蟱《别录》，网虫、扁蛛《现代实用中药》，圆蛛、癞癞蛛、蛛蛛《吉林中草药》，檐蛛《中国动物药》。

【名释】 金文的“[illegible]”字，像一只四肢长大的蜘蛛形，上部从朱，代表“蛛”字的读音。

【来源】 为圆蛛科动物大腹圆蛛 *Aranea ventricosa* (L.Koch) 的全体。

【动物形态】 雌性成体长约3cm，雄性约1.5cm。体暗褐色。分头胸部和腹部。头胸部的背面具有单眼4对，6对附肢，第1对为螯肢，内有毒腺，末端有钩和毒腺孔，用以捕捉食物；第2对为触肢，雄性的触肢具有交配功能；其余4对为步足，上有刚毛，有深色环带，末端有爪，用以爬行。腹部近圆形而较大，肩部隆起，背面中央有清晰的叶状斑带，沿中线有8对细小圆斑，前端有1对白斑。生殖厣黑色，呈舌状体，纺锤形。腹部末端为肛门。网大型，结构较规整，近圆车轮形，故又称“圆网蛛”。园蛛的纺绩器上有许多纺绩管，丝腺分泌的透明液体即从纺绩管上的小孔流出，遇空气凝结成蛛丝，用它来结网。先用无弹性的蛛丝织成网架，再用有弹性的蛛丝织成同心的螺旋网。网的中心无空洞。见下（图1037）

该蜘蛛所结的网（**蜘蛛网**）也供药用，详见下述。

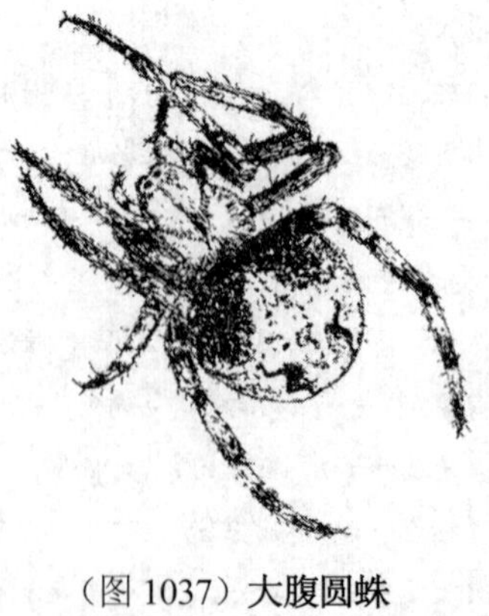

（图1037）**大腹圆蛛**

【生长分布】 多栖息于屋檐、墙角和树间，结车轮状网，傍晚及夜间活动，以昆虫为食。有时居于网的中心，有时隐藏暗处等待昆虫触网后捕食。先以毒腺分泌的毒液将昆虫麻醉杀死，再分泌消化酶，先行体外消化，然后吸食。夜间居网的中心，白天在网旁的缝隙或树叶丛中隐蔽。卵袋产于墙或树皮裂缝等处，每卵袋中含卵500～1000个。邹平广布，是我国最常见的蜘蛛。

【采收加工】 夏、秋季捕捉，入沸水烫死，晒干或烘干。

【性状鉴别】 全体呈圆形或椭圆形，头胸部赤褐色，边缘黑色。腹部背面黄褐色，有明显的黑色叶状斑纹，有2对黑色的肌斑。腹部前端中央有黄色或红色斑点，腹部下面灰黄色。纺器黑褐色。步足黄褐色或黑褐色，有赤褐色或黑褐色环纹，附肢6对，常残缺。体轻，质脆。气微，味微苦、咸。

【性味归经】 味苦，性寒，有毒。归肝经。

【功用主治】 祛风，消肿，解毒，散结。主治狐疝偏坠，中风口㖞；小儿慢惊，口噤，疳积；喉风肿闭，牙疳，聤耳，痈肿疔毒，瘰疬，恶疮，痔漏，脱肛，蛇虫咬伤。

《本草经集注》："蜂及蜈蚣螫人，取置肉上，则能吸毒。又以断疟及干呕、霍乱。"

《新修本草》："《别录》云：疗小儿大腹丁溪三年不能行者。又主蛇毒、温疟、霍乱，止呕逆。"

《本草图经》："蛇啮者，涂其汁；小儿腹疳者，烧熟啖之。"

《纲目》："主口㖞，脱肛，疮肿，胡臭，齿䘌。"

《长沙药解》："破瘀消肿。"

《本草求原》："治红云血癖。"

《吉林中草药》："治瘰疬，疔疮，蜂、蝎螫伤。"

【用量用法】 内服：研末，0.3～1g，或浸酒，或入丸、散。不入汤剂。外用：捣敷、绞汁涂、研末撒，或调敷，适量。

【使用注意】 《本草衍义》："蜘蛛遗尿着人作疮癣。"

《纲目》："被蜘蛛咬，腹大如孕妇。饮羊乳数日而平。"

【附方】 (1)**治阴狐疝气，偏有大小，时时上下**：蜘蛛十四枚(熬焦)，桂枝半两。共为散。取八分之一匕，饮和服，日再服。蜜丸亦可。--《金匮要略》之"蜘蛛散"

(2)**治中风口**：蜘蛛摩其偏急颊车上，候视正即止，亦可向火摩之。--《千金要方》

(3)**治小儿慢脾风，初起寒热如疟，面黄肌瘦，啼声如猫叫**：蜘蛛去头足，专用肚，火焙研末，每0.6g，配朱砂0.3g，共0.9g，为周岁内1次量，1岁以上者加倍，以白芥子煎汤送服。--《泉州本草》

(4)**治初生儿口噤不开，不能吮乳**：干蜘蛛一个(去口、足，新竹沥浸一宿，炙焦为末)，干蝎梢七个(为末)，腻粉一钱。同砂匀，每服一字，乳汁调，时时滴儿口中。--《小儿卫生总微论方》之"立圣散"

(5)**治白喉风**：蜘蛛三个(焙干)，冰片五厘，共研细，吹喉。--《喉科集腋》之"蜘蛛救苦丹"

(6)**治喉闭**：大蜘蛛一个，要活捉放银罐内，用白矾末八钱置罐内蜘蛛上，另盖小银罐于上，火煅存性，取起稍冷，除去蜘蛛，将枯矾研细为末，吹入喉内。--《经验百病内外方》

(7)**治扁桃体炎**：蜘蛛7个，螳螂1个，蛇蜕1个，人指甲3g，同焙脆研末，吹咽喉内。--《青岛中草药手册》

(8)**治走马牙疳**：大蜘蛛一枚，以湿纸裹，外用荷叶包，火中煅焦存性，细研，入麝香敷之。--《百一选方》

(9)**治聤耳出脓**：蜘蛛一个，胭脂胚子半钱，麝香一字。为末，用鹅翎吹之。--《纲目》

(10)**治鼻息肉**：蜘蛛、红糖适量，共捣烂，涂鼻息肉上。--《吉林中草药》

(11)**治目翳**：大蜘蛛一枚，去头、足，入乳汁研匀，饭上蒸三次，点之。--《王氏医存》

(12)**治吹奶疼痛**：蜘蛛一枚，面裹烧存性，为末，酒服。--《纲目》

(13)**治吹乳乳痈**：蜘蛛三个，红枣三枚(去核)。每枣一枚，入蜘蛛一个，夹于内炒熟。口嚼吃，烧酒送下。未成者立消，已成者立溃。--《济阴纲目》

(14)**治背疮**：蜘蛛杵烂，醋和。先挑疮四畔令出血，根稍露，用药敷，干即易。--《千金要方》

(15)**治疔毒**：蜘蛛(去头)，和乌糖捣烂贴患处。和酸饭粒及食盐捣贴亦可。--《泉州本草》

(16)**治瘰疬，无问有头无头**：大蜘蛛五枚，晒干，细研，以酥调如面脂，每日两度贴之。--《圣惠方》

(17)**治鼠瘘核肿痛，已有疮口出脓水者**：蜘蛛二七枚，烧，敷之良。--《千金要方》

(18)**治便毒初起**：大黑蜘蛛一枚，研烂，热酒一碗，搅服，不退再服。--《寿域神方》

(19)**治恶疮**：蜘蛛晒干，研末，入轻粉。麻油调涂。--《仁斋直指方》

(20)**治痔疮**：大蜘蛛不拘多少(炙干研末)，冰片三分，共研，收藏磁器。敷患处虽臭烂而脓血淋漓者，半日结痂，一日痊愈。--《疑难杂症简方》

(21)**治泻痢已久，脱肛疼痛**：大蜘蛛一枚，以瓠子叶两重裹，以线系定，合子内烧令黑色，勿太过，细研，入黄丹少许研匀。先用白矾、葱、椒煎汤洗浴，拭干后，将药掺在软帛上，将手揆托上肛头，即不下。--《普济方》

(22)**治脱肛**：取蜘蛛捣作油，傅下脐丹田上。一时即效。--《调燮类编》)

(23)**治蝎螫人**：蜘蛛研汁，敷之。--《广利方》

(24)**治胡臭熏人，不可向迩者**：大蜘蛛一个(以黄泥入少赤石脂捣罗极细，入盐少许杵炼为一窠，蜘蛛在内，焚以火，烧令通红，候冷剖开，取出蜘蛛)，研细。临卧，入轻粉一字，用酽醋調成膏，傅腋下。明早登厕，必泻下黑汁。--《三因方》之"蜘蛛散"

(25)**治疗疖肿**：取鸡蛋1只，在其一头凿一个洞，把活的大蜘蛛(成人2只，儿童1只)塞入蛋内，然后将蛋洞用纸糊好，置锅内蒸熟，剥去蛋壳，去掉蜘蛛，服下全蛋，每日1只，连服7～10天为1疗程。治疗51例，病程最短5天，最长10个月；大部分患者都有发热现象，其中4例每年夏季反复患疖，分布于头、颈、背、腋和臀部等处。经服蜘蛛塞蛋1个疗程后，全部治愈。均未采用其他疗法，也未见任何不良反应。--《江苏医药》宋昌规，1975，(4)：63

蜘蛛网 性微寒，有毒。归肝经。止血，消疣赘。主治吐血，金疮出血，疣赘，血瘤，痔瘘。内服：研末，适量。外用：缠扎或研末撒，适量。

附方 (1)**治肛门鼠痔**：蜘蛛丝缠之，即落。--《纲目》引《简便方》

(2)**治血瘤**：取山中大蜘蛛网，助以生苎丝缚瘤根下，渐加收紧，直至枯落，而皮肉不伤。箍外痔法同。--《医林纂要·药性》

花蜘蛛

【别名】 花蜘蛛《本草蒙筌》，斑蜘蛛《日华子》，蜂纹蛛。

【来源】 为圆蛛科动物横纹金蛛 *Argiope bruennichii* (Scopoli) 等的全体或网丝。

【动物形态】 雄性横纹金蛛比雌性细小的多，雌蛛体长18～25mm，雄蛛体长5.9mm。雌蛛头胸部呈卵圆形，背面灰黄色，密生银白色毛。螯肢基节、触肢、颚叶和下唇皆黄色。中窝纵向，颈沟、放射沟均为深灰色。胸板中央黄色，边缘黑色。步足黄色（第一步足腿节多黑褐色），上有黑点和黑刺；在腿节末端、膝节、胫节、附节、爪均有黑斑形成的黑色轮纹。腹部呈长椭圆形，背面黄色，前端两侧肩部各有一隆起，自前向后共有10～11条黑色横纹。腹部黑色，有二条淡黄色纵带，两黄色纵带之间的黑色带具黄色圆点3对。纺器呈棕红色。卵袋较大，似茧形。每个卵袋含卵数十粒至数百粒。雄蛛体色不如雌蛛鲜艳。头胸部及步足皆呈黄色。腹部背面密布白色鳞斑，两侧各有6～7枚黑色点斑，在第3～7对点斑之间亦有数个黑色点斑排列成横纹。腹部腹面两侧各有一白色条斑。见（图1038）

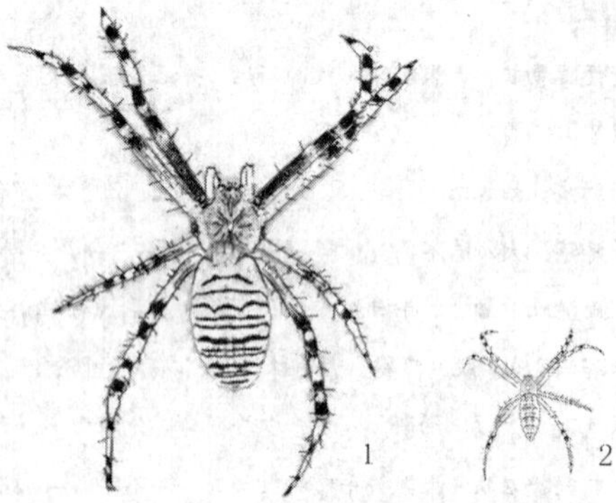

（图1038）**横纹金蛛**

1.雌蛛 2.雄蛛

【生长分布】 生活于阳光照射的草丛、树丛、潮湿地带，多于清晨或黄昏时在长草、或树丛间结网，吐出的蛛丝往往织出一串酷似英文"W""N""Y"字母，目的是为了增强反射，吸引猎物扑上网后便于捕捉。邹平南部山区、或花木绿化丛间多分布。

【采收加工】 随用随捕，鲜用。

【性状鉴别】 本品头胸部、腹部与步足都断落不整，但可见完整的椭圆形的腹部，呈淡黄色，上面有黑色横纹，断落的步足淡黄色，带有黑色的轮纹及黑刺，并有褐色的细糙毛。体轻，质脆。气微，味微苦、咸。

【主含成分】 **消化液**：含碱性蛋白酶(*alka-line protenase*)，具弹性组织解离(*elastolytic*)及弱的胰凝乳蛋白酶(*chemotryptic*)活性。

排泄物：含胍(*guanine*)化合物，占总氮的85%以上。

血液：含血蓝蛋白(*hemocyanin*)。

全体：含白质、脂肪、糖类等。

【性味归经】 味微苦，性平，有小毒。肾经

【功用主治】 益肾兴阳，清热解毒。用于阳痿，瘰疬，痔疮瘘管，疮疽痈肿及毒蛇咬伤。

《日华子》："冶疟疾，疗肿。网取食，令入巧，去健忘。"

《本草蒙荃》："丝网：系瘤赘烂消.缠痔瘘脱落，用花蜘蛛丝尤妙。"

《全国中草药汇编》："解毒消肿，截疟。治蛇咬伤，温疟，疔毒疮肿等。"

《虫类学的应用》："兴阳益肾。治阳痿。"

【用量用法】 内服：研末，入丸、散，0.5～1g，或每日1只，或煎汤，0.9～1.5g。外用：研开撒或调敷，适量。

【附方】 （1）**治阳痿**：花蜘蛛30只(微焙)，炙蜂房60g，熟地黄90g，紫河车、仙灵脾、淡苁蓉各60g。共研细末，蜜丸如绿豆大。每服6~9g，早、晚各1次，开水送下。--《虫类药的应用》之"蜘蜂丸"

（2）**治内、外痔**：花蜘蛛不拘多少(煅存性为末)，加冰片、轻粉、熊胆、枯矾为末，猪胆调涂痔上，渐消。先宜熏佻。--《疡科选粹》

（3）**治痔疮瘘管**：花蜘蛛1只，蜣螂虫3只，水马50只，置瓦上炙存性，加冰片、麝香少许，同研细末。管浅者掺上，管深者则以纸捻送入，以膏药掩之.每日或间日换1次，其管渐化为水，后长肉收功。--《虫类药的应用》之"痔瘘消管方"

（4）**治疣瘤初起**：柳树上花蜘蛛丝缠之，久则自消。--《简便方》

壁钱

【别名】 壁钱《本草拾遗》，壁镜、壁虫《纲目》，壁嬉《外科全生集》，壁茧。

【名释】 此虫多于墙壁织网，白色，圆形如钱币，故有壁钱、壁镜之称。

【来源】 为壁钱科动物北国壁钱 *Uroctea Lesserti* Schenkel 的全体。

另：同属昆虫华南壁钱 *Uroctea compactilis*(L.Koch)也作壁钱药用。多分布于江南。

【动物形态】 体扁平，全体密生细毛。体长8～11mm，全体深褐色，雌蛛大于雄蛛。头胸部短于腹部，深褐色，略呈肾形，宽度大于长度。腹部颜色较深，略呈五角形，长度大于宽度，其上有7个黄白色圆形斑点。步足4对，深褐色，粗健。腹面有生殖孔，上有生殖板覆盖。尾端有疣状突起的纺锤突，内通纺绩腺，能分泌粘液而抽丝。见（图1039）

该昆虫的所织造的白色网膜状卵囊及巢（**壁钱幕**）也供药用，详见下述。

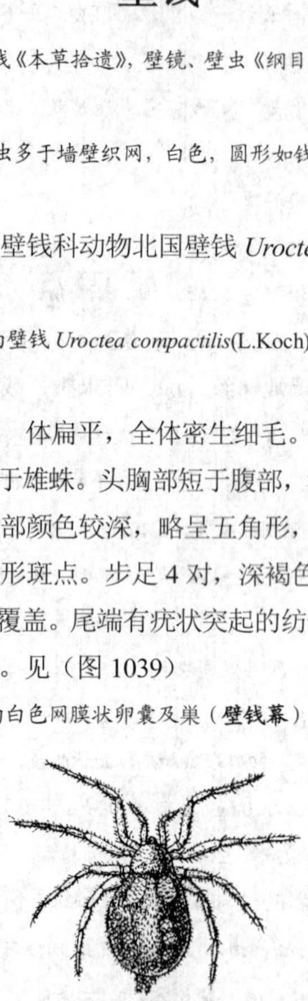

（图1039）**北国壁钱**

【生长分布】 生活于屋角、窗角和墙壁等处。结巢略呈圆形，巢分两层为其产卵及隐蔽之所，白天隐匿巢中，夜出捕食昆虫。邹平广布。

【采收加工】 全年皆可捕捉，捕得虫体后，用开水烫死，晒干或鲜用。

【性状鉴别】 体呈卵圆形，深褐色，长0.8～1.1cm，被短毛，头胸部短于腹部，步足长于体长，腹部心形，黑色，有7个黄白色圆形斑点，体轻，质脆。气微，味微咸、苦。

【性味归经】 味咸、微苦，性凉。归肝、肺、大肠经。

【功用主治】 清热解毒，定惊，止血。主治喉痹，乳蛾，口舌生疮，走马牙疳，小儿急惊，鼻衄，痔疮下血，金疮出血。

《本草拾遗》："主鼻衄及金疮下血不止，捺取虫汁点疮上及鼻中。亦疗外野鸡病(痔疮)下血。"

《日华子》："治小儿吐逆。敷瘘疮。"

《纲目》："治大人、小儿急疳，牙蚀腐臭。以壁(钱)虫同人中白等分烧研贴之。又主喉痹。"

《医林纂要·药性》："治小儿急惊，捣之和白糖服。"

【用量用法】 内服：捣碎或研末，3～5个。外用：捣汁涂，研末撒或吹喉，适量。

【附方】 (1)**治喉痹乳蛾**：壁钱七个，内要活蛛二枚，捻作一处，以白矾七分一块化开，以壁钱惹矾烧存性，出火毒为末，竹管吹入。--《纲目》

(2)**咽喉肿痛或溃烂**：壁钱3~5个，焙干，加冰片少许，共研细面，吹入患处。或壁钱3个(焙干)，枯矾1.5g，共研末，内服。--《青岛中草药手册》

(3)**治白喉，扁桃体炎，牙疳，口舌腐烂**：壁钱1个，青黛、冰片、人指甲各1.5g。共研细，吹喉。--《吉林中草药》

(4)**治走马牙疳**：壁钱、人中白各10g，烧存性，酌加冰片少许，共研细末。外搽患处，每日4~5次。--《虫类药的应用》

(5)**治鼻衄**：壁钱煅存性研末，以棉花蘸塞鼻孔。

(6)**治诸疮出血**：壁钱煅存性，合冰片少许，研末敷伤口。(5~6方均出自《泉州本草》)

(7)**治小儿腹胀**：壁钱虫5个，捣碎炒鸡蛋吃，每日1次，2~3次即可见效。--《青岛中草药手册》

壁钱幕 味咸、苦，性平。归肺、肝二经。清热解毒，止血，敛疮。主治喉痹，乳蛾，牙痛，鼻衄，外伤出血，疮口不敛，呕吐，咳嗽。内服：煎汤，2～5枚。外用：贴敷或研末吹患处，适量。

附方 (1)**治咽痛**：壁钱窝二十个，橄榄核三个。共于阴阳瓦上焙存性，研细吹。

(2)**治喉痹**：蟢蛛窝七个(新瓦上焙用)，硼砂五分，冰片一分，研细密贮。先用土牛膝草煎汤漱口，吹少许。(1~2方均出自《疡医大全》)

(3)**治烂喉痧**：壁钱窠二十个(焙，土壁砖上者可用，木板上者不可用)，西牛黄五厘，冰片三厘，真珍三分，人指甲五厘，象牙屑三分(焙)，青黛六分(去灰脚净)。共为极细末。吹患处。--《金匮翼》之"锡类散"

(4)**治痧痘疳**：甘蔗灰、红枣子灰、壁蟢窠灰、红褐子灰，四味等分，为末，吹。--《咽喉经验秘传》

(5)**治牙疼**：以乳香入白蛛窠内，用绵纸包烧为灰，丸之，纳疼处。或以好醋含漱，亦效。--《海上方》

(6)**治各种疔疮**：壁钱卵囊，蘸麻油贴患处。如已破溃有脓汁，不蘸麻油，干贴亦可。--《泉州本草》

(7)**治反花疮，并积年诸疮**：蜘蛛膜贴疮上，数易之，差止。--《千金要方》

(8)**治外伤小出血**：壁钱网1个，贴伤口。止血，不感染，不化脓。--《青岛中草药手册》

草蜘蛛

【别名】 草蜘蛛《纲目》，漏斗网蛛、迷路草蛛、草蛛。

【来源】 为漏斗网蛛科动物迷宫漏斗蛛 *Agelena labyrinthica* (Clerck) 的全体。

【动物形态】 雌蛛体长10～15mm。头胸背面浅褐色，有2条深褐色条斑纵贯前后，条斑前端狭窄。颈沟、放射沟及中窝明显。前列眼平直；后列眼前凹，8眼中以前中眼最大，前、后列侧眼彼此紧贴。下有附肢6对，第1对螯状，内通毒腺，第2对为足须，似触角，其余4对为步足，由7节组成，跗节末端有钩爪2枚。步足黄褐色，各节末端暗，有许多刺和毛，跗节的黑色听毛愈近后附节愈长。腹部为灰绿到紫褐色，背面正中有5～8对"八"字形斑纹，但多数为7对。腹部腹面和侧面具黄白色鳞斑。雄蛛体长5～10mm。体色较雌蛛浓，黑褐色。步足较长。腹部窄小，其宽度明显窄于头胸部。卵袋圆形扁平状，表面有疏松丝，呈黄白色，直径在1.10～1.90mm。卵粒桔红色。每个卵袋内含卵平均在80粒左右，最多可达120粒以上。见（图1040）

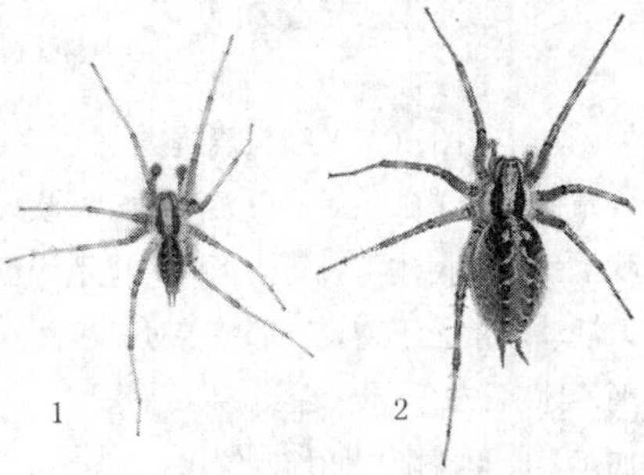

（图1040）**迷宫漏斗蛛**

1.雄蛛 2.雌蛛

【生长分布】 多栖于草丛间、灌木繁枝表面、土坎、墙角、篱笆、石隙一带。低龄幼蛛结不规则平网，随着龄期的增加渐呈漏斗状，一般到5龄时其漏斗状网比较典型，是最常见的蜘蛛之一。该蛛自残习性较强，雌蛛残食雄蛛现象较普遍，有时雄蛛亦残食雌蛛。受惊后，多从漏斗网的下端开口逃走，离网逃走的蜘蛛，一般不回原网，多寻找合适的地方另行结网。邹平各地广布。

【采收加工】 夏季于草丛中捕捉，鲜用。

【性状鉴别】 虫体呈椭圆形，头胸部橙黄色，眼区黑色，头胸部中央有凹陷，自凹陷向左右伸出黑色放射条纹。腹部灰褐色，背面有浅色纵斑，纵斑两侧有褐色线条。腹部下面橙黄色，步足浅褐色，有灰褐色环纹。纺绩器较长，橙黄色。体轻，质脆。气微，味淡

【性味归经】 味苦，性寒，有毒。归肝经。

【功用主治】 解毒消肿。主治疔肿，恶疮。

【用量用法】 外用：捣烂敷，适量。

蝇虎

【别名】 蝇虎《说文》，蝇狐、蝇蝗、蝇豹《古今注》(崔豹)，短螯蝇虎、花背跳蛛《中国药用动物志》，跳蛛。

【名释】 以猎捕苍蝇为食，善跳跃似虎，故名。

【来源】 为跳蛛科动物浊斑扁蝇虎 *Menemerus cofusus* Bosenberg et Strand 的全体。

【动物形态】 雄蛛体长7mm，雌蛛体长9mm。全体有黑、褐及白色细毛混生。体扁平，灰黑毛。头胸部椭圆形，扁平，背面的底色黑，中央被有白毛，两侧黑色纵带末端相连呈"U"形，黑色纵带外侧各有1条白色细边。周围边缘为白色，腹面为褐色；单眼4对，位子头胸部背侧的前端，以2，2，4排列成3行，第1行的2个单眼最大。螯肢基部无隆起。步足4对粗健，具黑白相间轮纹，跗节末端有毛丛。腹部扁平，长椭圆形，背面有黄色、褐色的毛组成斑纹，似"Y"。腹面黄橙色，并散有许多黑褐色小斑点，前腹有生殖孔及生殖板，尾端有疣状突起的纺锤突，内通纺绩腺，能分泌粘掖而抽丝，多用于逃跑。见（图1041）

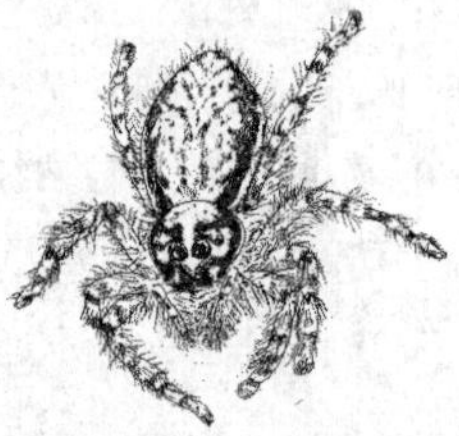

（图1041）浊斑扁蝇虎

【生长分布】 营单独生活。白天活动，喜欢呆在有阳光的地方，到了晚上就钻进树皮下或石头下面的巢里。虽能抽丝，但不结网，白天活动，常见于窗户、墙壁等处。善跳跃，以猎捕苍蝇为食。邹平各地广布。

【采收加工】 夏季随用随捕，鲜用。

【性味归经】 味辛，性温。归肝、脾二经。

【功用主治】 活血通脉。主治跌打损伤。

《纲目拾遗》："调血脉，治跌打。"

【用量用法】 内服：捣烂酒下，2～3个。外用：捣烂敷，适量。

【附方】 **治跌打损伤**：取蝇虎数个，研烂，好酒下。--《纲目拾遗》引《徐顺之验方》

马连虫

【别名】 马陆《本经》，蚿《庄子》，蝍《尔雅》，百足《本经》，蚈《淮南子》，马蚿、蛆蟝、马蚰《方言》，马蠲《说文》，秦渠《淮南子》(高诱注)，飞蚿虫《药录》(李当之)，马轴《吴普本草》，蚼、马蝬《尔雅》(郭璞注)，千足《雷公炮炙论》，刀环虫《新修本草》，马蠸《太平御览》，百节虫《圣惠方》，拌子虫《中国动物药》，花鞭杆《中国动物药志》。

【来源】 为圆马陆科动物宽跗陇马陆 *Kronopolites svenhedini* (Verhoeff) 的全体。

【动物形态】 虫体呈扁长条形，20节，表面为黑色钙质背板，每个体节两边各有1黄斑，整体构成两条黄线。长26～30mm，宽2.5～3.5mm，雄性略小。由头、胸、腹三部组成。头部有1对触角，无眼，有侧头器；胸部由1～4体节组成，第1体节无足，第2～4体节各有步足1对；腹部由第5～20体节组成，第5～18体节的后环节腹面各有2对步足，第19～20体节无足。第20体节后端有肛门，称为肛节。侧突不甚发达，侧突后有臭腺。胫节与跗节愈合成的胫跗节部宽大，是此种与同属其他种的区别点。见（图1042）

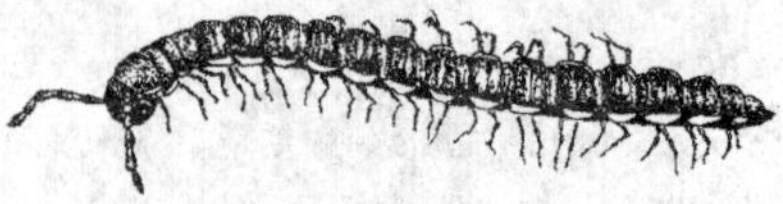

（图1042）宽跗陇马陆

【生长分布】 多栖息潮湿耕地、或枯枝落叶堆、瓦砾、石堆下，行动缓慢，该虫不咬人，当受惊动时，身体常卷曲成盘状，按其背则便，味臭。邹平各地广布。

【采收加工】 6～8月捕捉，去净杂质、泥土，晒干或烘干。

【性味归经】 味辛，性温，有毒。

【功用主治】 破积，解毒，和胃。主治瘕积，痞满，胃痛食少，痈肿，毒疮。

《本经》："主腹中大坚瘕，破积聚，息肉恶疮，白秃。"

《别录》："疗寒热痞结，胁下满。"

《纲目》："辟邪疟。"

《中国动物药》："消炎，镇痛，和胃进食，减轻疲劳。治扁桃体炎、疮疖等化脓性感染，传染性肝炎、胃痛等。"

【用量用法】 内服：研粉或制成片剂，1～2g。外用：熬膏，研末，或捣敷，适量。

【使用注意】 本品有毒，内服宜慎。

【附方】 （1）**治多发性疖肿**：拌子虫全粉3000g，单糖浆1000ml，硬脂酸镁0.5%(按千颗粒重量计算)。共制10000片，制成糖衣。每服3～6片，每日3～4次。

（2）**治传染性肝炎**：拌子虫，研粉。每服2g，日服3次。（1～2方出自《中国动物药》）

山蛩虫

【别名】 山蛩虫《本草拾遗》，百脚陆《泉州本草》，千脚虫、篦子虫、锅耳朵《贵州民间方药集》，大草鞋虫《万县中草药》，百节虫、闷棒虫、空筒筒虫《四川中药志》，金环马陆，马陆。

【来源】 为山蛩科动物燕山蛩 *Spirobolus bungii* Brandt 或其他山蛩虫的全体。

【动物形态】 虫体呈长圆柱形，雌性比雄性稍大，黑褐色，颈板前、后缘和其他体节后缘都具有金黄色的横纹。长约12cm，宽约7mm，全体由多数环节组成，从颈板到肛节约有体节54个(雄性53个)。触角1对，长约5mm，其基部两侧各有50个单眼集结排成三角状，似复眼。第1节无步肢，第2～4节各有步肢1对，自第5节起至肛节，每节有步肢2对，各步肢6节，末端具爪。

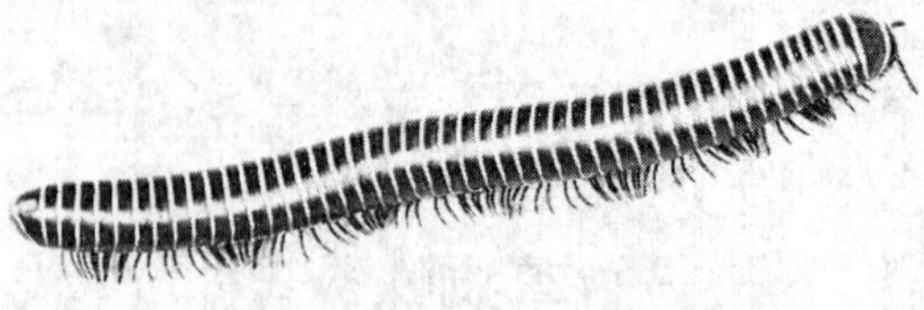

（图1043）燕山蛩

生殖肢由第7节步肢变成。自第6背板后各体节的两侧有臭腺孔。幼虫环节少，足仅3对，每脱皮1次，则体节和足陆续增加。见（图1043）

【生长分布】 多栖息于阴暗潮湿的场所。行动迟缓，以落叶为食，有沿树向上攀援的习性。受触后，侧身盘绕呈环状，发散特殊臭气。邹平南部山区有分布。

【采收加工】 夏季捕捉，鲜用或晒干。

【性状鉴别】 本品多呈半环状，全长5～6cm，直径5～6mm。全体黑褐色，具50余个环节，每个环节具一棕色环，步肢多脱落。体轻，质脆，易断，断面中空。气微，味淡，有毒。

【药理】 （1）**抗肿瘤作用** 燕山蛩醚提取物0.15～0.50g/kg、醇提取物1.2～1.3g/kg、醇醚提取物0.2g/kg分别给小鼠腹腔注射12～14d，对小鼠实体型宫颈癌生长有显著抑制作用。醇醚提取物对小鼠Lewis肺癌生长也有较显著抑制作用。三种提取物还显著抑制小鼠腹水型宫颈癌、腹水型肉瘤Sm、艾氏腹水瘤生长。醇醚提取物0.2ml(即0.2g/kg)给腹水型宫颈癌小鼠腹腔注射1次，1小时内即可引起癌细胞膜改变，造成细胞核裂解和细胞崩毁、溶解，还能显著抑制癌细胞的有丝分裂。这种作用以给药后2h为最强，持续6小时以上，0.05～0.2g/kg剂量范围内，随剂量增加而增强，0.2g/kg剂量甚至可以完全阻断腹水型宫颈癌形成，还显著延长小鼠生存时间。

（2）**毒性** 燕山蛩醇醚提取物给小鼠腹腔注射的LD_{50}为2.733±0.156g/kg(插补法)。小鼠亚急性毒性试验中，发现给药组动物肝脏枯氏细胞肿胀，肝窦扩张，肝细胞略呈萎缩状态，萎缩程度随剂量增大而稍重，其余指标、血象等均正常。犬亚急性毒性试验中，心、肝、肾等脏器均未见病理改变。

【性味归经】 味辛，性温，大毒。归心、肺二经。

【功用主治】 破瘕积，解毒肿。主治癥瘕积聚，胁下痞满，无名肿毒，瘰疬，恶疮，疠风，白秃。

《本草拾遗》："治入嗜酒不已；又敷恶疮。"

《分类草药性》："治一切痒疮，敷鱼口痈毒。"

《贵州民间方药集》："治麻风，无名肿毒。"

《四川中药志》1979年版："破积，解毒，举陷。用于腹中瘕积，息肉，恶疮，瘰疬，子宫脱垂；近用于治皮肤癌。"

《中国药用动物志》："主治扁桃体炎及一切疮毒。"

【用量用法】 内服：研末，0.3～1g。外用：研末撒，浸酒搽，捣烂或熬膏敷贴，适量。

【使用注意】 本品毒性大，慎服。

【附方】 （1）**治鼻息肉**：百脚陆醋炙研末，棉花蘸塞鼻孔中。--《泉州本草》

（2）**治急性扁桃体炎**：千脚虫、鲜赤葛各适量。捣绒包颈部。

（3）**治一切疮毒**：千脚虫、蜈蚣、滚山珠各2条，蟾蜍1个，乌梢蛇9g，壁虎1条，桐油250g，熬膏贴患处。

（4）**治颈淋巴结结核**：千脚虫1条，五倍子12g。捣烂醋调外敷。

（5）**治皮肤癌**：千脚虫6份，蓖麻仁2份，鲜苎麻根6份，陈石灰1份，叶烟粉1份。先将千脚虫用95%乙醇浸泡，捣烂，加入蓖麻仁泥(蓖麻仁去壳捣烂)、陈石灰、叶烟细粉调匀，最后加入捣烂的苎麻根心，调合，若膏剂太干，可加入少量浸泡千脚虫的乙醇或二甲基亚砜，调成膏状。用时以过氧化氢溶液及盐水洗净肿瘤创面后，再涂敷此膏，隔日或每日换敷。

（6）**治子宫脱垂**：千脚虫1条，炕干研末，分4次，姜开水送服，隔日服1次。（2～6方出自《万县中草药》）

（7）**治恶疮，颈淋巴结结核**：千脚虫2条，蜈蚣2条，蟾蜍1个，壁虎1条。乙醇浸泡。取浸液外搽。--《四川中药志》1979年

蜈蚣

【别名】 蜈蚣《本经》，蝍蛆《庄子》，吴公《广雅》，天龙《纲目》，百脚《药材学》，百足虫、千足虫《山东药用动物》，金头蜈蚣、少棘巨蜈蚣《中国药用动物志》。

【名释】 据《别录》所述，该虫生大吴川谷，头足赤而大者为公，黄细者为母，公者效良，多用，故名吴公，因为虫类，故称"蜈蚣"。

【来源】 为蜈蚣科动物少棘蜈蚣 *Scolopendra subspinipes mutilans* L.Koch 的全体。

【动物形态】 该虫长条状，成体长约11～14cm。头板和第1背板红褐色，自第2背板起墨绿色或暗绿色，末背板有时近于黄褐色，胸腹板和步足淡黄色。背板自4～9节起，有两条不显著的纵沟。腹板在第2～19节间有纵沟。第3、5、8、l0、12、l4、l6、l8、20体节的两侧各具气门1对。头板前部的两侧各有4个单眼，集成左、右眼群，颚肢内部有毒腺；齿板前缘具小齿5个，内侧3小齿相互接近。步足21对，最末步足最长，伸向后方，呈尾状；基侧板后端有2小棘；前腿节腹面外侧有2棘，内侧有1棘；背面内侧有1棘和1隅棘；隅棘顶端有2小棘。见（图1044）

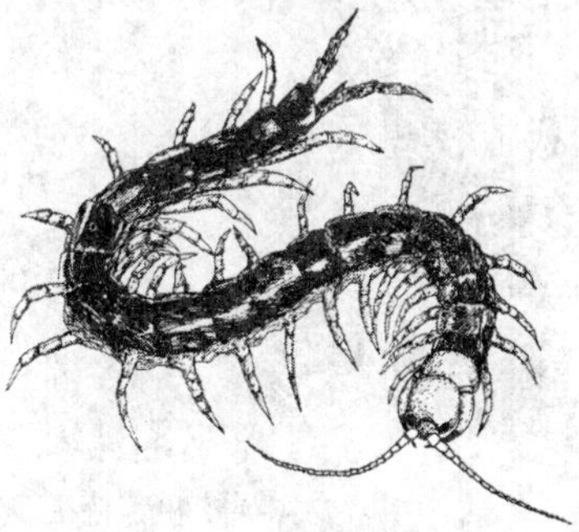

（图1044）**少棘蜈蚣**

【生长分布】 多生活在丘陵地带和多沙土地区，白天多潜伏在砖石缝隙、墙脚边和成堆的树叶、杂草、腐木阴暗角落里，夜间出来活动。邹平各地均有分布。

【采收加工】 多于夏季雨后翻扒寻捕，捕后用沸水烫死，用长薄竹片插入蜈蚣的头部下颚和尾端，借竹片的弹力，使蜈蚣伸直展平，晒干或烘干。

【性状鉴别】 本品呈扁平长条形，长9～15cm，宽0.5～lcm。由头部和躯干部组成，全体共22个环节。头部暗红色或红褐色，略有光泽，有头板覆盖，头板近圆形，前端稍突出，两侧贴有颚肢1对；前端两侧有触角1对。躯干部第1背板与头板同色，其余20个背板为棕绿色或墨绿色，具光泽，自第4背板至第20背板上常有两条纵沟线；腹部淡黄色或棕黄色，皱缩；自第2节起，每体两侧有步足1对；步足黄色或红褐色，偶有黄白色，呈弯钩形；最末1对步足尾状，故又称尾足，易脱落。质脆，断面有裂隙。气微腥，并有特殊刺鼻的臭气，味辛、微咸。

【理化鉴别】 本品水浸液在紫外光灯(254nm)下呈亮绿色荧光。

【显微鉴别】 粉末特征：黄绿色或灰黄色。①体壁(几丁质)碎片黄棕色、黄绿色、棕色或红棕色，水合氯醛液透化后显淡黄色或近无色。外表皮表面观有多角形网格样纹理，直径 5～14μm，排列整齐，其下散有细小圆孔，有的(在腹部)细小圆孔边缘微拱起，单个散布或 2～4 个集成群，大小不一，排列不规则；横断面观呈棕色，有光泽，有的隐约可见纵纹理。内表皮无色，有横向条纹；内、外表皮纵贯有较多长短不一的微细孔道。②横纹肌纤维淡棕色或无色，多碎断，侧面观呈薄片状，明暗相间纹理隐约可见，有的较明显，纹理斜形、弧形、水波纹形或稍平直，暗带较窄，有致密的短纵纹；断面观成群或散在，呈多角形、扁平形、条形，表面较平整。③气管壁碎片具棕色或深棕色的螺旋丝，螺旋丝宽 1～5μm，排列呈栅状或弧圈状，丝间有近无色或淡灰色小斑点。有时可见较细气管，具分枝，螺旋丝较细小。脂肪油滴淡黄色，散在。④刚毛无色透明或棕黄色。基部直径 8～12μm，有髓腔。少数刚毛 3～4 个成簇，类似星状毛，表面有斜向纹理。少数刚毛位于体壁碎片上。见(图 1045)

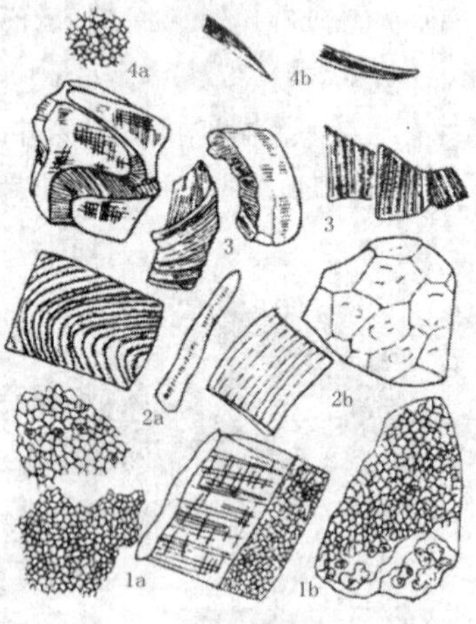

(图 1045）**少棘蜈蚣粉末特征**

1.体壁碎片(a 表面观 b 断面观） 2.横纹肌碎片(a 侧面观 b 横断面） 3.气管碎片 4.刚毛(a 体壁碎片上的刚毛 b 单个刚毛)

【主含成分】 **全虫**：含两种似蜂毒的有毒成分，即组胺样物质及溶血性蛋白质；尚含脂肪油、胆甾醇、蚁酸，多种氨基酸等。

外角皮：含几丁质，色素。

螯肢：含 5-羟色胺(5-hydroxyl-tryptamine)。

粪便：含大量嘌呤。

神经链：含类乙酰胆碱样物质。

还含：氨及 28 种无机元素如磷、钾、钠、钙、镁、锌、铁等。

【药理】 （1）**抗惊厥作用** 少棘蜈蚣提取物 0.25g(生药)/20g 分别给小鼠灌胃，连续 3 天，对士的宁引起的惊厥均有明显的对抗作用。而对超强电流、戊四唑引起的惊厥无对抗作用。

（2）**对心血管系统的作用** 离体豚鼠心房实验表明，蜈蚣水溶性去蛋白提取液在 $8.3\times10^{-6}\sim6.7\times10^{-5}$g/ml 浓度范围内，能明显加强心肌收缩力，对心房肌自发频率无明显影响。给麻醉犬静注 10～2.5mg/kg 有明显降压作用，降压的程度随剂量增大而增强。且与 α，β，M，H 受体无关；同时可显著增加蟾蜍下肢血管灌流量，有直接扩张血管的作用，可维持 15～20 分钟。

（3）**血小板聚集作用** 体外试验表明，蜈蚣毒的浓度为 0.3μg/μl 时能诱导兔血小板的聚集，毒素经 90℃中 5 分钟处理后则失去其诱导活性。

（4）**抑菌作用** 蜈蚣水煎剂(1：4)对堇色毛癣菌、许兰黄癣菌、奥杜盎小芽胞菌、紧密着色芽生菌、红色表皮癣菌、腹股沟表皮癣菌等皮肤真菌及结核杆菌均有不同程度的抑制作用。

（5）**抗肿瘤作用** 蜈蚣酯提取物 l40～200mg/kg 腹腔注射对小鼠肉瘤 S_{180}、子宫癌 U_{14}、网织细胞肉瘤 Ars、大鼠癌肉瘤 W_{256}、黑色素瘤 B_{16} 等肿瘤的抑制率为 25.9％～61.8％，灌胃 350mg/kg 对 S_{180} 的抑制率为 32.9％。醚提取物 2S～50mg/kg 腹腔注射对 S_{180},U_{14}，Ars，W_{256}，B_{16} 抑制率为 30.8％～43.0％；口服 25mg/kg 时，对 S_{180} 的抑制率为 39.1％。甲醇提取物 400mg/kg 腹腔注射对白血病 P_{388} 抑制率为 40.1％，250mg/kg 腹腔注射对 W_{256} 的抑制率为 35.2％。

（6）**促进免疫功能的作用** 复发性口腔溃疡患者，口服蜈蚣冲剂前，血清 IgG 和 E 玫瑰花环形成率分别为 0.034±0.025mg/L 和 0.213±0.022mg/L。服药后，血清 IgG 和 E 玫瑰花环形成率明显升高。早、晚唾液中 IgG 和 IgA 均高于正常人。

（7）**其他作用** 蜈蚣蛋白水解酶可以分解酪蛋白、牛血清蛋白、胰蛋白酶底物、氨肽酶底物。蜈蚣毒可破坏蟑螂的胆碱能神经冲动的传递。其毒液 2×10^{-4}g/ml 能使 50％绵羊细胞溶血。其水提取物还对巴豆油引起的小鼠耳水肿、大鼠烫伤引起的皮片水肿及大鼠琼脂性关节炎、毛细血管通透性增加、羧甲基纤维素引起的白细胞游走均有明显的抑制作用。

（8）**毒性** 蜈蚣水溶性去蛋白提取液给小鼠灌胃的 LD_{50} 为 9.90g/kg；腹腔注射的 LD_{50} 为 6.66g/kg。蜈蚣粗毒小鼠腹腔注射的 LD_{50} 为 22.5mg/kg。其粗毒皮下注射量达 2.7mg 时无出血毒性。蜈蚣毒液腹腔注射小鼠的 LD_{50} 为 22.5mg/kg，大剂量时小鼠表现为极不稳定、抽搐，然后在数分钟之内死亡。小剂量时表现为站立不稳、呼吸急促和衰竭、惊厥等，可能逐渐恢复或死亡。

【性味归经】 味辛，性温，有毒。归肝经。

【功用主治】 息风镇痉，攻毒散结，通络止痛。主治惊风，癫痫，痉挛抽搐，中风口㖞，破伤风，风湿顽痹，偏正头痛，毒蛇咬伤，疮疡，瘰疬。

《本经》："主鬼疰蛊毒，啖诸蛇虫鱼毒，杀鬼物老精，温疟，去三虫。"

《抱朴子》："末，以治蛇疮。"

《别录》："疗心腹寒热结聚，堕胎，去恶血。"

《日华子》："治癥癖，邪魅，蛇毒。"

《宝庆本草折衷》："治小儿急慢惊风，潮搐，项背反折，大人中风瘫痪，骨节疼痛，牙疼，偏正头风。"

《纲目》："治小儿惊痫风搐，脐风口噤，丹毒，秃疮，瘰疬，便毒，痔漏，蛇瘕、蛇瘴、蛇伤。"

《本草述》："治疠风。"

《玉楸药解》："拔脓消肿。"

《医林纂要·药性》："入肝祛风，入心散瘀，旁达经络，去毒杀虫。"

【临床应用】 **（1）用于急、慢惊风，中风癫痫，破伤风等引起的痉挛抽搐、口眼㖞斜诸证。**蜈蚣祛

《本草汇言》："如属血虚生风、血热成毒者，宜斟酌投之。"

《本草用法研究》："一切虚证禁用，贫血者、体虚者、口燥渴者均禁用。"

【用量用法】 内服：煎汤，2～5g，或研末，0.5～1g，或

入丸、散。外用：研末调敷，适量。

【使用注意】 血虚生风者及孕妇禁服。

《本草衍义》："畏蛞蝓。"

《纲目》："畏蜘蛛、鸡屎、桑皮、白盐。"

《本草经疏》："小儿慢惊风，口噤不言，大人温疟非烟岚瘴气所发，心腹积聚非虫结蛇瘕，便毒或脓将溃，咸在所忌。"

【附方】 （1）**治小儿急、慢惊风，搐搦潮作**：蜈蚣干者一条(葱汁浸一日一夜，焙干用)，麝香一字(别研)，草乌头尖十四枚(薄荷、生姜自然汁浸一日一夜，焙干用)。上件研为细末，每潮搐时，用一米粒大吹入鼻中。--《杨氏家藏方》之"通关散"

（2）**治中风抽掣及破伤风后受风抽掣者**：生箭芪六钱，当归四钱，羌活二钱，独活二钱，全蝎二钱，全蜈蚣大者两条，煎汤服。--《衷中参西录》

（3）**治破伤风**：蜈蚣头、乌头尖、附子底、蝎梢各等分，为细末，每用一字，或半字，热酒调下。如禁了牙关，用此药，斡开灌之。--《儒门事亲》

（4）**治儿初生著口噤不开，不收乳**：赤足蜈蚣半枚，去足，炙令焦，末研之，绢筛。以猪乳合和之，分三四服。--《外台》引崔氏方

（5）**治口眼㖞斜，口内麻木者**：蜈蚣三条(一蜜炙，一酒浸，一纸裹煨，并去头足)，天南星一个(切作四片，一蜜炙，一酒浸，一纸裹煨，一生用)，半夏、白芷各五钱。通为末，入麝少许。每服一钱，热(酒)调下，日一服。--《纲目》引《世医通变要法》

（6）**治发背及一切恶疮**：雌、雄蜈蚣一对(酥炙)，乌贼鱼骨大者二斤(去皮生用)，甘草三寸(生用)，脑子一钱(别研)，麝香一钱(别研)。前三味为细末，入脑、麝研匀。先煎甘草汤，放温洗疮后，用药干掺，或用油调傅亦得。--《杨氏家藏方》之"却痛散"

（7）**治手足横纹区并蛇头、眼、腹等处患毒**：杜蜈蚣八钱(晒干生研)，雄精四钱。上药二味，共研细末。临用看症轻重，酌量同雄猪胆汁调和敷患上；或在指头，将药入猪胆套在指上，如干，加胆汁，套三四次即溃。--《集验良方拔萃》之"不二散"

（8）**治瘰疬溃疮**：茶、蜈蚣，二味炙至香熟，捣筛为末。先以甘草汤洗净，敷之。--《神枕方》

（9）**治丹毒瘤**：蜈蚣一条(干者)，白矾皂子大，雷丸一个，百步(《品汇精要》作"百部")二钱。秤，同为末。醋调敷之。--《本草衍义》

（10）**治臁疮多年，黑腐臭烂作疼**：桐油二两，独活、白芷、甘草、蜈蚣各一钱，入油内煎滚。先将臁上洗净，用白面水调作圈，围在疮之四边，毋令泄气走油，将脚放平，挑油渐渐乘热加满，待油温取去。已后腐肉风毒自然脱下，用解毒紫金膏搽上，纸盖绢扎，三日一换。--《外科正宗》

（11）**治一切便毒，连连作痛，更不肿起，名曰阴毒**：活蜈蚣二条，炭火烧存性，为末，好酒调服，食前下。--《直指方》之"秘传独圣散"

（12）**治肛内生痈肿痛**：蜈蚣、穿山甲(蛤粉炒)、血余、带血管鹅毛、生鹿角。以上各药俱煅存性，研细等分和匀。每服五钱，空心，好酒下。--《证治准绳·疡医》

（13）**治蛇咬**：白芷一两(取白色者)，雄黄五钱，蜈蚣三条，樟脑三钱，各为极细末，以香油调搽肿处，随干随扫。--《洞天奥旨》之"蜈蚣散"

（14）**治蛇窠疮，兼治蛇咬伤**：蜈蚣十条(为末，不可经火)，白芷三钱(为末，白者佳)，雄黄三钱(为末)，甘草(末)三钱，香油二两。将四味浸之三日，或随浸调搽。--《洞天奥旨》之"蜈蚣油"

（15）**治趾疮，甲内恶肉突出不愈**：蜈蚣一条，焙研敷之，外以南星末醋和敷四围。--《医方摘要》

（16）**治阳痿**：蜈蚣(不去头，忌烘烤)18g，研细，当归、白芍、甘草各6g。晒干共同研细，过90~120目筛，与蜈蚣混合均匀，分为40包即成。每次半包或1包，早、晚各1次，空服，用白酒或黄酒送服，15天为1疗程。--［《中医杂志》1981，22(4)：36］

（17）**治疗周围性面神经麻痹**：每日取全蜈蚣2条，研为细末，晚饭后用防风30g煎汤送服，药后避风寒，小儿用量酌减，10天为1疗程。病程长加当归、川芎。共治疗26例，发病部位左侧14例，右侧12例；发病前明显受风寒侵袭者24例，患口腔炎者2例。结果：痊愈(症状全部消失，面肌活动正常)16例，占61.54%；显效(症状基本消失，面部随意运动仅有轻微障碍)6例，占23.08%；好转3例，占11.54%；无效1例，占3.84%。总有效率为96.16%。--《山东中医杂志》王炳范，1986，(3)：26

（18）**治疗复发性口腔溃疡**：取蜈蚣制成冲剂，每日早、晚各6g，开水冲服，1星期为1疗程。治疗231例，均在溃疡复发期服药。结果：显效(服药1个疗程后，疼痛明显减轻，溃疡愈合，2星期无复发；巩固1个疗程，2年无复发)104例，有效(服药1个疗程后，疼痛减轻，溃疡愈合，复发周期延长)102例；无效(服药后疼痛无减轻，复发周期无明显改变)25例。总有效率89.2%。复发性口腔溃疡与机体的免疫功能有关，实验表明本冲剂有提高机体免疫功能的作用。--《解放军医学杂志》常志行，1987，12(5)：372

（19）**治疗急、慢性肾炎**：取蜈蚣1条，生鸡蛋1个。将蜈蚣去头、足，焙干研末，纳入鸡蛋(先打开一小孔)内搅匀，外用湿纸或黄泥糊住，放灶内煨熟食，每日1个，7天1疗程，不愈隔3天再行下1个疗程。共治36例，其中儿童29例，成人7例；年龄最小7岁，最大47岁。结果：治愈35例，其中用药2个疗程治愈18例；3个疗程治愈12例，4~6个疗程治愈5例。1例无效。本方对浮肿消退和尿蛋白控制有较好效果。--《中医杂志》，1979，(8)：32

（20）**治疗无名肿毒**：取活蜈蚣2条，红花5g。浸入75%乙醇500ml内，浸泡7天即可使用。用棉签蘸药液涂患处，已溃烂流脓者涂四周，每日搽3~5次，3~10天为1疗程。治疗600例，其中手指炎236例，毛囊炎168例，急性乳腺炎35例，外痔12例，痈26例，蛇咬伤3例，虫咬伤92例，牙髓炎23例，外伤感染5例。结果：痊愈(炎症完全消退，无复发)560例；显效(当时治好，过数月又复发，不能根治，如牙髓炎)23例；无效(治疗前后无改善，均属外伤引起)5例。此药搽后，一般感到发凉痛减，红肿消失，或者红肿更大，但无痛感。-《中西医结合杂志》黄兆兰，1988，8(9)：566

（21）**治疗鸡眼**：取蜈蚣30条，乌梅9g。共研细末，装入瓶内。加入茶油或香油浸泡7~10天，和匀成膏。先以1%温盐水浸泡患部15~35分钟，待粗皮软化后剪去(以见血丝为度)，取药膏适量外敷，纱布包扎，每12小时换药1次，3天为1疗程，可连用3个疗程。治疗87例，结果痊愈(10天内治愈，3年内未复发)71例；有效(在10天内治愈，3年内有复发)15例；无效1例，总有效率98.9%。--《江苏中医杂志》程爵棠，1984，(2)：10

衣鱼

【别名】 衣鱼《本经》，蟫、白鱼《尔雅》，蛃鱼《尔雅》(郭璞注)，衣中白鱼《药性论》，壁鱼《圣惠方》，蠹鱼《尔雅翼》，铰剪虫《陆川本草》，衣虫，书虫。

【名释】 该虫常生活在旧丝绸，或旧书中，形似鱼，故名。

【来源】 为衣鱼科动物衣鱼 *Lepisma saccharina* Linnaeus 和毛衣鱼 *Ctenolepisma* Villosa Fabr 的全体。

【动物形态】 （1）**衣鱼** 体长而扁，长约 10mm，体上披银灰色鳞片。复眼小，由许多小眼聚积而成，单眼退化。触角细长，超过体躯之半，由 30 节以上丝状环节构成。口器外口式，适于咀嚼。胸部最阔，中胸及后胸各有气门 1 对；无翅，足 3 对。腹部 10 节，至尾部渐细。腹末端有尾须 3 条。见(图 1046)

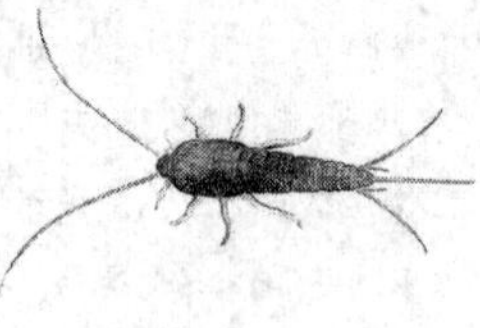

（图 1046）**衣鱼**

（2）**毛衣鱼** 与上种主要区别：尾毛较长，与体几近等长。全身被密毛，在腹部各节上密生丝毛。见(图 1047)

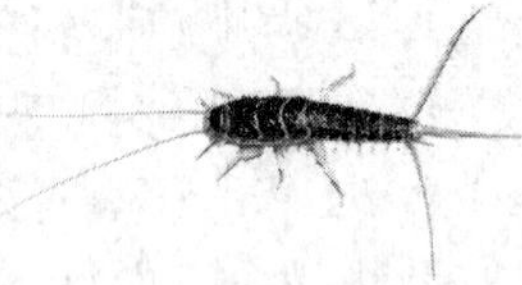

（图 1047）**毛衣鱼**

【生长分布】 衣鱼多生活于房屋中，以各种食物、浆糊、胶质、书籍、丝绸衣服等为食。毛衣鱼多喜欢生活于阴暗、潮湿的厨房、墙缝、仓库等处。邹平各地均有分布。

【采收加工】 衣鱼为无变态昆虫，老熟若虫与成虫很难区别。一般以体长 10～13mm、体呈灰白色，作为采收药用虫体的标准。扑捉后用热水烫死，捞出晾干，储存于干燥器皿中备用。

【性味归经】 味咸，性温。归膀胱、肝经。

【功用主治】 利尿通淋，祛风明目，解毒散结。主治淋病，尿闭，中风口㖞，小儿惊痫，重舌，目翳，瘢痕疙瘩。

《本经》："主妇人疝瘕，小便不利。小儿中风，项强背起，摩之。"

《别录》："疗淋，堕胎，涂疮，灭瘢。"

《本草经集注》："亦可用于小儿淋闭，以摩脐及小腹，即溺通也。"

《纲目》："主小儿脐风撮口，客忤天吊，风痫，口㖞，重舌，目翳，目眯，血尿，转胞，小便不通。"

【用量用法】 内服：煎汤或研末，5～10 只。外用：研末撒、调敷或点眼，适量。

【使用注意】 《日华子》："畏芸草、奔草、莴苣。"

《品汇精要》："妊娠不可服。"

【附方】 （1）**治小便不利**：滑石二分，乱发二分(烧)，白鱼二分。上三味，杵为散。饮服半钱匕，日三服。-- 《金匮要略》之"滑石白鱼散"

（2）**治小儿天吊，眼目搐上，并口手掣动**：壁鱼儿一十五枚(干者十枚，湿者五枚)。以奶汁相和，研烂，更入奶汁，同灌口中。

（3）**治小儿撮口发噤**：壁鱼子，细研作末，每服少许，令儿吮之。(2～3 方出自《圣惠方》)

（4）**治痫**：衣中白鱼七头，竹茹一握，上二味，以酒一升，煎取二合，顿服之。-- 《救急方》

（5）**治小儿客忤**：书中白鱼十枚，研粉敷乳头上，令儿吮服。-- 《小儿卫生总微论方》

（6）**治小儿百日内涎壅吐乳**：书中白鱼七枚，烧灰研细，乳汁调服一字。-- 《小儿卫生总微论方》之"白鱼灰散"

（7）**治小儿胎寒，腹痛汗出**：衣中白鱼二七枚，以薄熟绢包裹，于小腹上回转摩之。-- 《圣济总录》之"衣中白色摩方"

（8）**治妇人崩中，下血不止**：衣中白鱼、僵蚕等分为末。井花水服之，日三服，瘥。

（9）**治小儿下痢，腹大且坚**：衣中白鱼，摩腹上。亦治阴肿。(8～9 方出自《普济方》)

（10）**治中风，口面斜**：衣中白鱼七枚，先摩缓边，次摩急边，缓多摩，急少摩，才正即止。-- 《圣济总录》

（11）**治小儿重舌**：衣鱼烧灰，敷舌上。-- 《千金翼方》

（12）**治眼翳**：书中白鱼末，注少许于翳上。-- 《外台》引《深师方》

（13）**治瘢痕突出**：衣白鱼二七枚，鹰屎白一两，上二味末之，蜜和以敷，下三五度。

（14）**治砂石、草木入目不出**：书中白鱼和乳汁注于目中。(13～14 方出自《千金要方》)

蜻蜓

【别名】 蜻蜓《本草经集注》，虰蛵、负劳《尔雅》，蟌《淮南子》，蜻蛉《战国策》，蝍蛉《方言》，桑根《说文》，仓螘《广雅》，胡蝶(崔豹《古今注》)，狐梨(《尔雅》郭璞注)，诸乘、胡蜊《本草经集注》，马大头《本草衍义》，蜻虰、纱羊《纲目》，青娘子《东医宝鉴》，蚂蛉，马蛉，马冷。

【名释】 因其色青，其尾挺，故名青挺，转音"蜻蜓"。

【来源】 为蜓科昆虫绿蜻蜓 *Anax parthenope* Selys、春蜓科昆虫花蜻蜓 *Sinictinogomphus clavatus* (Fabricius)、蜻科昆虫红蜻蜓 *Crocothemis servilia* (Drury)、黄蜻蜓 *Pantala flavescens* (Fabricius) 等的全体。

【昆虫形态】 （1）**绿蜻蜓** 又名碧尾蜓、大蜻蜓。成虫体长 75mm，翅展 105mm。头部有大型复眼 1 对，前额端部有一黑纹，其后是天蓝色的横条纹。胸部黄绿色，第 1 及第 3 上方 1/3 具条纹。翅 2 对，膜质，透明略带淡黄色，前缘及翅痣黄色。腹部第一、二节膨大。雄性第一和第二腹节前缘为淡绿色，第二腹节大部分和第三腹节的基部为天蓝色；雌性第一和第二腹节前缘为黄绿色，第二腹节大部分和第三腹节的基部为天蓝色。其余各腹节背面黑褐色，侧缘有黄绿色斑纹。见下(图 1048)

（2）**花蜻蜓** 又名大团扇春蜓、横纹蜻蜓。成虫形同绿蜻蜓而稍小，体长约 65mm，翅展约 80mm。雄虫胸部黄绿色，有黑色细条斑；腹部黑色，背面及侧面具有黄色斑，末端有一对扇片状的突起，其内侧为黄色。雌雄差异不大，但雌虫腹部黄色斑较发达。见下（图 1049）

（3）**红蜻蜓** 又名赤蜻蛉、红蜻、赤卒。成虫形似绿蜻蜓而小，体长约 50mm，翅展 70mm。雄虫前胸褐色，合胸前方红色，无斑纹；合胸侧面红色，无斑纹；翅透明，翅痣黄色；前后翅基部均有红斑；腹部红色；雌虫前后翅基部有黄斑，腹部黄色。见下（图 1050）

（4）**黄蜻蜓** 又名黄衣、黄蜻、海蜻蛉。成虫形似绿蜻蜓而小，体长约 55mm，翅展约 80mm。体黄色，头部黄色，眼较大，单眼间有一条黑色横纹，胸部黄色，具黑色条纹。翅甚宽，透明，基部淡橙黄色，翅痣黄色，痣的两端不平行，外端甚斜。腹部黄褐色，具黑斑纹。见(图 1051)

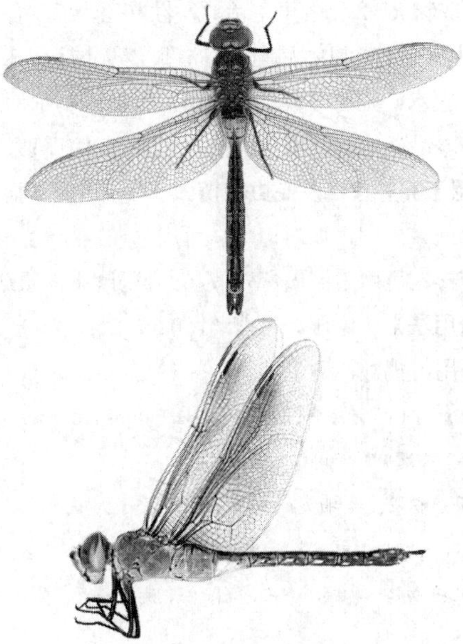

（图 1048）**绿蜻蜓**

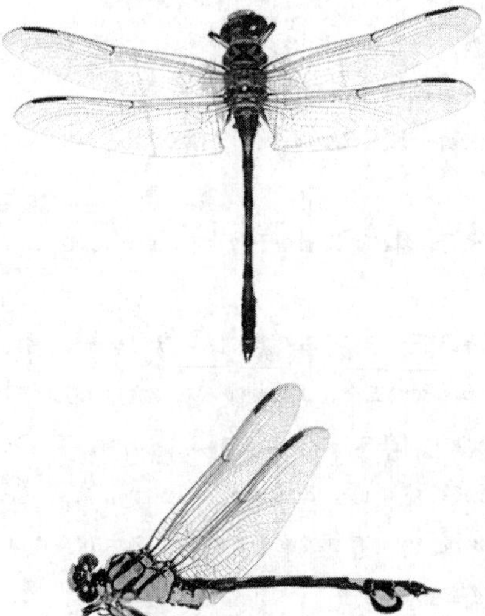

（图 1049）**花蜻蜓**

【生长分布】 （1）**绿蜻蜓**：飞翔力强，常在水面较高上空往返飞翔，捕食飞行的小型虫类。邹平各地均有分布。

（2）**花蜻蜓**：喜在湖泊、水塘等处循环飞行，雄性喜停留于水边的突出物上休息。当雌性点水产卵时，常有雄性在身旁护卫。邹平各地均有分布。

（3）**红蜻蜓**：常栖息于挺水植物较多的池塘、水田以及大面积的湖泊、水库等静态水域。邹平各地均有分布。

（4）**黄蜻蜓**：常见于田野、水边或广场，有迁飞习性，能远飞过海。邹平各地均有分布。

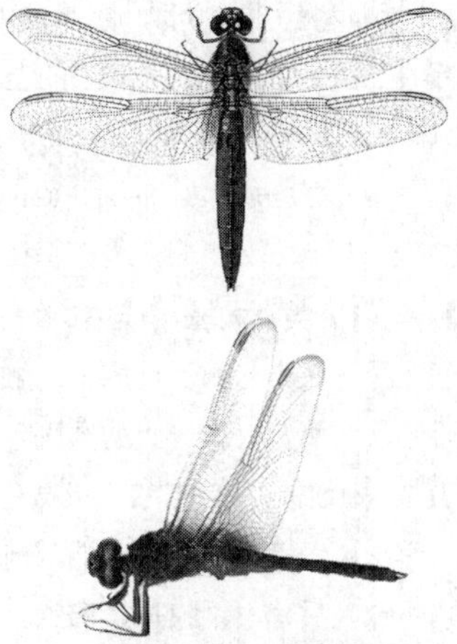

（图 1050）**花蜻蜓**

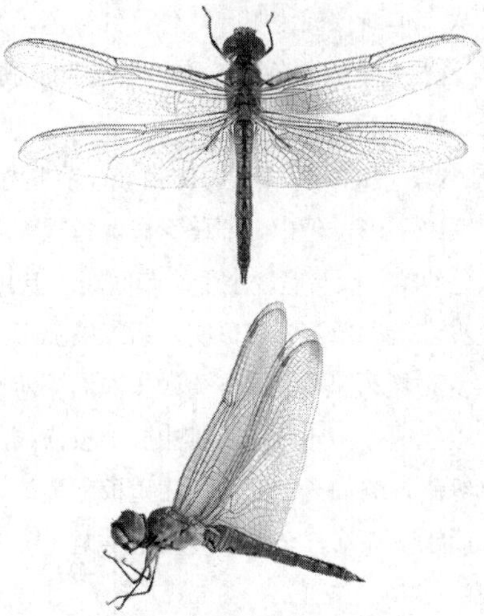

(图 1051)**黄蜻蜓**

【采收加工】 夏、秋季捕捉，用沸水烫死，晒干或烘干。

【性味归经】 味咸，性温。归肾经。

【功用主治】 益肾壮阳，强阴秘精。主治肾虚阳痿，遗精，喘咳。

《别录》："强阴止精。"

《日华子》："壮阳，暖水脏。"

《草金袭本草述录》："强筋壮阳，暖水秘精。治阳痿精滑。"

《中国动物药》："补肾益精，清热解毒，止咳定喘。治阳萎遗精，咽喉肿痛，咳嗽喘促，百日咳等。"

【用量用法】 内服：研末，3～6g，或入丸剂。

【附方】 **治阳痿遗精**：熟地、山萸、山药各 90g，茯苓、丹皮各 60g，泽泻 30g，蜻蜓(焙)20 只。共为细末，炼蜜为 9g 重丸。每服 1 丸，每日 2 次，开水送下。-- 《内蒙古中草药》

蟑螂

【别名】 蟑螂《纲目拾遗》，蜚、蠦蜰《尔雅》，蜚蠊《本经》，飞蠊《广雅》，负盘《尔雅》(郭璞注)，石姜、滑虫《新修本草》，茶婆虫、香娘子《纲目》，赃郎《纲目拾遗》，偷油婆《分类草药性》，蟚虫《贵州民间方药集》。

【名释】 《本草经集注》云："蜚蠊形亦似蠊虫而轻小能飞。"《尔雅义疏》云："此虫气如廉姜，故名飞廉。"飞廉又转写为蜚蠊。蟑螂者，言其是一个油滑光亮的家伙。

【来源】 为蜚蠊科昆虫美洲大蠊 *Periplaneta americana* (Linnaeus)、德国小蠊 *Blattella germanica*(L.)的全体。

另：蜚蠊科昆虫东方蜚蠊 *Blatta orientalis* Linnaeus、澳洲蜚蠊 *Periplaneta australasiae*(Fabricius)、日本大蠊 *Periplaneta japonica* Karny 等的全体也作蟑螂药用。邹平暂未发现。

【昆虫形态】 （1）**美洲大蠊** 成虫长约 4～5cm，椭圆形而扁，红褐色，有光泽。头小，隐于前胸下。触角鞭状，超过翅的末端。前胸背圆形，前胸背板有一大的黑褐色蝶状斑，斑的中线向后延伸成"小尾"，中线前方有一"T"形黄色条纹；后缘呈灰黄色，色斑较宽。翅发达，盖过腹部的末端，前翅较小，叶状，革质，有赤褐色的翅脉。后翅大，膜质，扇状。足长而侧扁。腹部各节后缘浓赤褐色。尾端有 2 长 2 短的尾毛，司嗅觉功用。雌虫和雄虫约等大，但雌虫较为肥胖，体呈红褐色，卵鞘较小，长仅 8mm 左右，深褐色。若虫色泽一致，高龄期的前胸背板出现条纹。见(图 1052-1)

（2）**德国小蠊** 虫体小，长约 10～14m。前胸背板接近梯形，前缘稍弧形，后缘弧形，但中央部稍突出。背板表面淡褐色，并有 2 条平行黑色纵带，纵带宽度小于纵带间距。雄虫肛上板狭长，牛舌状基部色深，端部色淡，半透明，后缘缓弧形。肛上板基部两侧生尾须 1 对，尾须呈鞭状。下生殖板左右不对称，右后缘有一凹档，尾刺退化成两个小颗粒，雌虫肛上板横阔，赤褐色，略成三角形，侧缘斜，略向内凹陷。下生殖板宽大，表面隆起，前缘近半圆形，后缘缓弧形，全板似馒头状。见（图 1052-2）

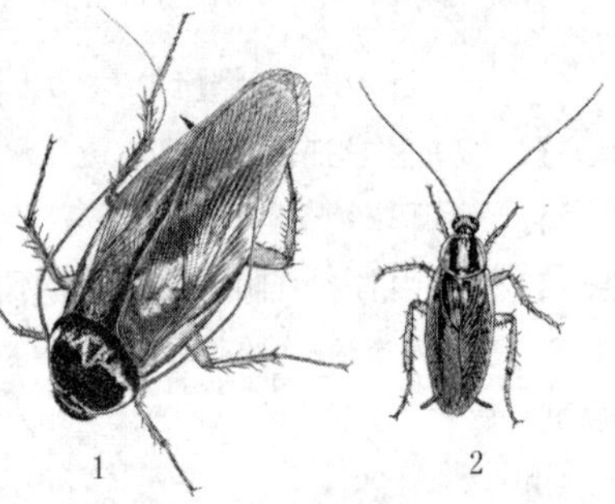

(图 1052)**蟑螂**

1.美洲大蠊 2.德国小蠊

【生长分布】 为外来昆虫，喜阴暗潮湿环境。邹平县城已有分布。

【采收加工】 夜间在厨房、墙角、坑边、仓库等处捕捉，洗净鲜用，或用沸水烫死，晒干或烘干。

【性味归经】 味咸，性寒。归肝、脾、肾经。

【功用主治】 散瘀消痞，化积，解毒，利尿消肿。用于症瘕积聚，小儿疳积，脚气水肿，疔疮，痈疮肿毒，喉痹，乳蛾肿毒及虫蛇咬伤。

《本经》："主血瘀瘕坚，寒热，破积聚，喉咽闭，内寒无子。"

《别录》："通利血脉。"

《新修本草》："食之下气。"

《韩氏医通·药性裁成》："小儿疳积、腹大便泻，以蟑螂炒香与食，颇效。"

《分类草药性》："治一切饮食诸毒。"

【临床应用】 （1）**用于癥瘕积聚，小儿疳积**。蟑螂能散瘀消痞，央视 10 套（科教频道）的《走进科学》2007 年 12 月 9 日和 19 日讲述攀枝花一老人用蟑螂（美洲大蠊）辅助治疗鼻咽癌，20 年未复发。美洲大蠊与山药、蜈蚣、海马配伍，并配合维生素 C、E 服用，可治肾癌。美洲大蠊与太子参、石斛、谷芽、焦木香、茯苓、白药、蛇舌草药配伍可辅助治疗结肠癌。美洲大蠊可治乙型肝炎，提取物 AT-2 制剂可主治原发性肝癌。蟑螂有消积利水功能，《周益生家宝方》以本品同行气消胀之萝卜子研末服，用治臌胀；肝硬化腹水，则与马鞭草等同用，以活血利水消肿。小儿疳积，可单用本品研末服，或与山楂同煎服，以消积除疳。

（2）**用于痈肿疔毒及蛇虫咬伤**。一般单用蟑螂捣烂外敷。亦有配合他药或兼内服，如对口疮，可用荔枝肉捣烂，敷于疮头周围；治疗疔毒，可用砂糖捣膏外敷，亦可研烂以热酒冲服。

【用量用法】 内服，可煎汤，0.5～1.5g(或 1～3 只)，也可研末服。外用：捣敷，适量。

【附方】 （1）**治臌胀**：蟑螂一个(焙干)，萝卜子一撮。共炒为末，好酒吞。--《纲目拾遗》引《周益生家宝方》

（2）**治癥瘕积聚**：蟑螂(炙)，研末。每服 1.5g，以马鞭草、大蓟各 30g，煎浓汁冲服。--《四川 1 中药志》1982 年

（3）**治儿疳初起**：蟑螂，去头、足、翅，新瓦焙干，常与食之。--《百草镜》

（4）**治无名肿毒**：蟑螂十个，盐一撮。同捣烂敷之，留头。--《慈航活人书》

（5）**治疔疮**：蟑螂大者七个，去头、足、壳，将砂糖少许同捣烂，敷疔四围，露出头。--《纲目拾遗》

（6）**解诸疔毒**：灶上红蟑螂五个。研烂，热酒冲服，取汗为度。--《养素园传信方》

（7）**治白火丹**：蟑螂，瓦上焙干，为末，白滚汤服一二个。兼治疔疮。--《纲目拾遗》

（8）**治诸毒恶疮**：蟑螂捣石灰敷之。--《纲目拾遗》引《严氏家用方》

（9）**治吐血**：蟑螂五个，止去翅净，在火盆净瓦上焙干，为末，用湿腐皮包一个，滚汤吞下。每日如此，吞五日，不可间断。--《纲目拾遗》

（10）**治肾癌**：蟑螂 l0g，山药 40g，蜈蚣 20g，海马 30g，共焙干研粉。每日 6g，分 2 次服；同时每日服维生素 C 和 E 各 3 粒。连服 15 天，休息 4d 后，再服。--《抗癌本草》

土鳖虫

【别名】 土鳖虫《江苏中药名实考》，蟅虫、地鳖《本经》，土鳖《别录》，过街《埤雅》，簸箕虫《本草衍义》，蚵蚾虫《袖珍方》，地鳖虫、地蜱虫《鲍氏小儿方》，山帐螂《本草求原》，地乌龟《分类草药性》，土元《中药形性经验鉴别法》，臭虫母、盖子虫《河北药材》，土虫《吉林中草药》，节节虫、蚂蚁虎《江苏药材志》。

【来源】 为鳖蠊科昆虫地鳖 *Eupolyphaga sinensis* Walker 或冀地鳖 *Stdeophaga plancyi* (Boleny) 的雌虫全体。

【昆虫形态】 （1）**地鳖** 雌雄异形，雄虫有翅，雌虫无翅。雌虫长约 3cm，体上下扁平，黑色而带光泽。头小，向腹面弯曲。

口器咀嚼式，大颚坚硬。复眼发达，肾形；单眼 2 个。触角丝状，长而多节。前胸盾状，前狭后阔，盖于头上。雄虫前胸呈波状纹，有缺刻，具翅 2 对。见(图 1053-1)

（2）**冀地鳖** 雌虫体宽卵圆形，较地鳖宽。虫体表面暗黑色，无光泽，不如地鳖光亮。体背较地鳖扁。前胸背板前缘及身体周围具红褐色或黄褐色边缘。体背面有密集的小颗粒状突起，无翅。雄虫有翅，体灰黑色，除前胸背板前缘处有明显的淡色宽边外，身体其他部分无细碎斑纹。见(图 1053-3)

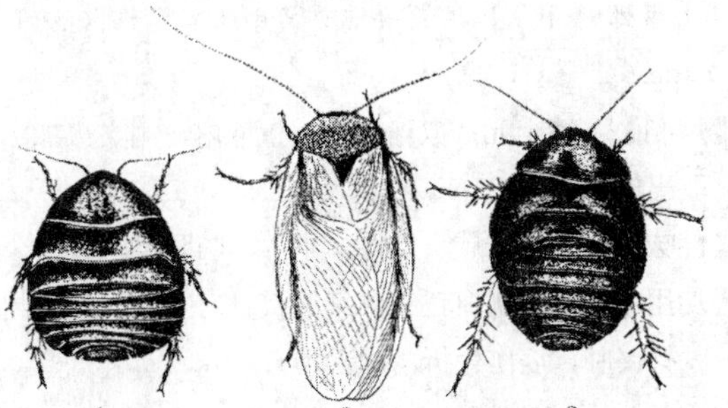

（图 1053）**土鳖虫**

1.地鳖 2.雄虫 3.冀地鳖

【生长分布】 地鳖生活于地下或沙土间，多见于粮仓底下或油坊阴湿处。冀地鳖多生活于厨房、灶脚及阴湿处。邹平各地均有分布。

【采收加工】 野生者在夏、秋季捕捉，人工饲养者可随时捕捉。捕到后用沸水烫死，晒干或烘干。

【性状鉴别】 （1）**地鳖** 呈扁平卵形，长 1.3～3cm，宽 1.2～2.4cm。前端较窄，后端较宽，背部紫褐色，具光泽，无翅。前胸背板较发达，盖住头部；腹背板 9 节，呈覆瓦状排列。腹面红棕色，头部较小，有丝状触角 1 对，常脱落。胸部有足 3 对，具细毛和刺。腹部有横环节。质松脆，易碎。气腥臭，味微咸。见(图 1054)

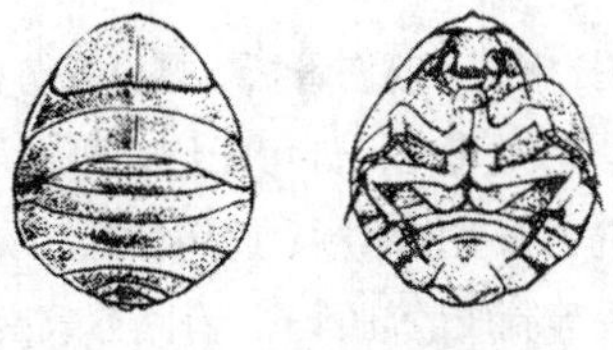

（图 1054）**地鳖**

（2）**冀地鳖** 呈长椭圆形，长 2.2～3.7cm，宽 1.4～2.5cm。背部黑棕色，通常在边缘带有淡黄褐色斑块及黑色小点。以完整、色紫褐、无泥者为佳。(见图 1055)

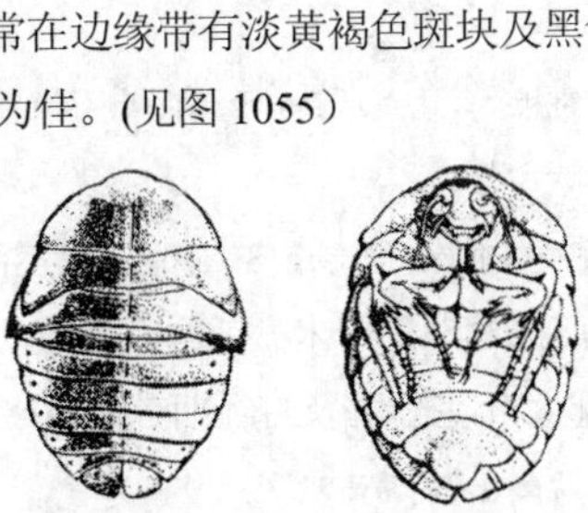

（图 1055）**冀地鳖**

【显微鉴别】 本品粉末灰棕色。（1）**地鳖** ①体壁碎片呈棕黄色及半透明状的纤维组织碎片。在胸背板碎片上有突起状的毛窝散在，毛窝直径 16～28μm，密度为每 1mm^2 有 120～200 个。多数毛窝上着生着短粗壮刚毛，棕黄色，长 90～190μm。基部直径 12～30μm，壁较厚 3～4μm。胸背板内表面(附有内皮)上，可见毛窝如前，只是略小。附有内皮部分可见密集的细刚毛着生，颜色较浅，长 300～400μm，基部直径 10～21μm。②横纹肌纤维呈淡黄色或无色半透明状，散在或并列在一起，多折断，壁有波纹状增厚。此外，偶见气管壁碎片。见(图 1056)

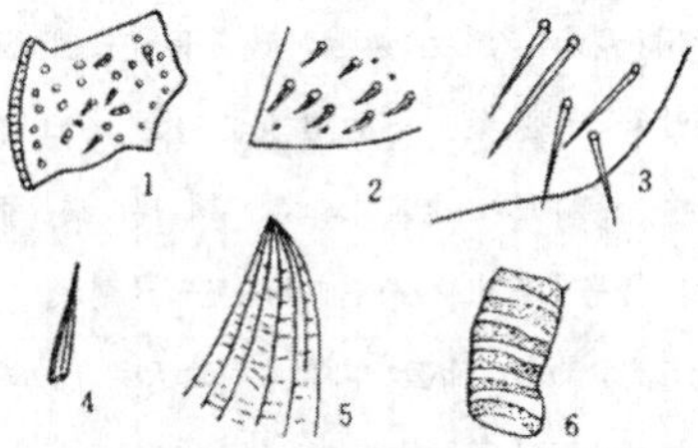

（图 1056）**地鳖粉末显微特征**

1～2.体壁碎片 3～4.刚毛 5.横纹肌纤维 6.气管碎片

（2）**冀地鳖** ①黄棕色体壁碎片上布满红棕色盘状突出，直径 40μm 左右，密度为每 1mm^2 有 90～120 个。②刚毛形态不一，有短粗壮红棕色刚毛，长 25～60μm，基部直径 12～16μm，有壁较厚的棕色刚毛，长 150～300μm，基部直径 10～20μm，稍密，也有细长半透明状刚毛，长短不一，长 200～600μm，基部直径 15～10μm。见(图 1057)

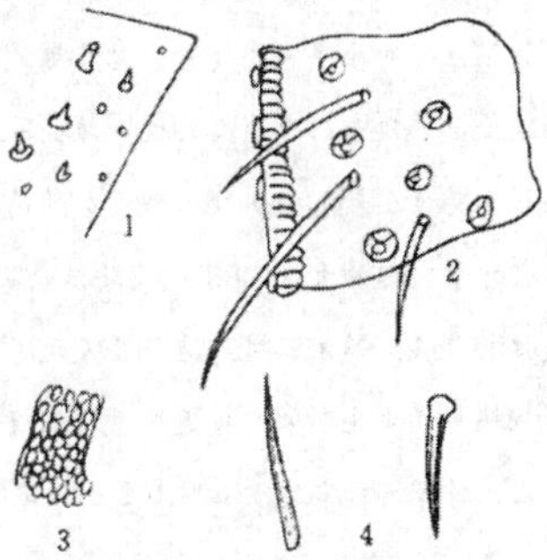

（图 1057）**冀地鳖粉末显微特征**

1～2.体壁碎片 3.组织碎片 4.刚毛

【理化鉴别】 取本品粉末 1g，加甲醇 25m1，超声处理 30 分钟，滤过，滤液蒸干，残渣加甲醇 5ml 使溶解，作为供试品溶液。另取土鳖虫对照药材 1g，同法制成对照药材溶液。照薄层色谱法试验，吸取上述两种溶液各 10μl，分别点于同一硅胶 G 薄层板上，以甲苯二氯甲烷-丙酮(5：5：0.5)为展开剂，展开，取出，晾干，置紫外光灯(365nm)下检视。供试品色谱中，在与对照药材色谱相应的位置上，显相同颜色的荧光斑点；喷以香草醛硫酸试液，在 105℃加热至斑点显色清晰，显相同颜色的斑点。

【养殖要点】 （1）**生活习性** 地鳖为陆生性昆虫。怕光，昼伏夜出。喜生活于温暖湿润松土中。每年 4～11 月为生命活动阶段，在夏、秋季气温高、湿度大的情况下繁殖力最强。有冬眠习性，每年气温低于 12℃时，入土冬眠。在食性方面，属于杂食性昆虫。为不完全变态昆虫，一生只经历卵、若虫、成虫三个阶段，一个世代需 2～4 年。

（2）**养殖技术**　首先建立单层或立体多层饲养池，一般面积为 1～2 m²，池中填以砂土、粘土或壤土，以含腐殖质较多并经冬季冻酥的菜园土最佳，所取土要经过曝晒消毒，过筛，土粒大小似米粒或绿豆粒，土内加入三成砻糠灰或细煤土。人工养殖可从卵鞘开始，也可从若虫、成虫期开始，但以卵鞘开始为有利。产卵期(每年 5～11 月)每隔 7 天取表土 3cm 过筛，取出卵鞘即可进行人口孵化。

（3）**饲养管理**　大小地鳖必须分池饲养，以避免大小争食，相互残杀。池内土壤保持湿度相宜，含水量达 20%，相对湿度达 70%～75% 以上，池土过干，可用喷水或多喂青饲料来调节湿度。春季转暖时开始喂食糠皮、麦麸、豆饼等，高温季节可喂些菜叶和各种瓜菜，一般 2d 喂食 1 次。冬眠期不必喂食。

（4）**病害防治**　注意防蛇、老鼠、蛤蟆、鸡、鸭、猫、蚂蚁等进入饲养池。螨也是土鳖的天敌，常寄生于虫体胸腹部及腿茎节的薄膜处。防治方法：更换池土，池内不宜过湿，用油条、面鱼、肉骨头等白天放于池内诱螨，每 2h 取出处理之，白天用火将表土及池壁迅速燎烧杀螨。

【主含成分】　含挥发油和氨基酸。挥发油总量约 22.19%，主为萘；氨基酸总含量约占 40%，人体必需的氨基酸占氨基酸总量的 30%以上。含各种脂肪醛和芳香醛，占 24.95%。还含有二氯苯和二甲基二硫醚等其它中药少见的成分。又含具有血纤维蛋白溶酶原激活物样成分，并含生物碱。含 β-谷甾醇，二十八烷醇、十八烷基甘油醚、尿囊素、尿嘧啶、胆甾醇、棕榈酸及 4′，5-二羟基-7-甲氧基黄酮。还含钾、镁、钙、锌、磷等无机元素。

【药理】　（1）**对心脑血管系统的影响**　蟅虫总生物碱按 5～20mg/kg 给家兔静注，左心室舒张末期压力、左心室收缩压和心率均明显降低；右心房压力升高，而且随剂量增大，作用增强，具有直接扩张血管作用。蟅虫总生物碱提取液 200mg/kg 腹腔注射对小鼠夹闭气管、结扎双侧颈总动脉引起的心、脑等重要器官缺血性缺氧，能延长心电消失时间；该提取液 40.9mg/kg 腹腔注射，可使小鼠在异丙肾上腺素引起的心肌耗氧量增加的情况下，存活时间明显延长，并可对抗垂体后叶素引起的大鼠 ST-T 的变化。表明其对心脑缺氧(血)有保护作用。蟅虫水提取物 1g/kg 静注，对清醒兔呼吸死腔耐缺氧实验模型结果显示：推迟缺氧后心肌缺氧的发生时间，推迟缺氧后呼吸停止时间，增强心、脑组织耐缺氧能力。上述作用可能与减少心脑耗氧、改善心脑组织对氧的利用有关。

（2）**抗凝血作用**　蟅虫水提取物 0.54g/kg 灌胃，可显著延长出血时间和复钙时间，明显抑制血小板聚集率，缩短红细胞电泳时间；对全血粘度、血浆粘度和纤维蛋白质含量均无明显影响。表明蟅虫既可抑制外源性 ADP 的诱聚作用，又可抑制血小板的释放功能。从蟅虫中分离出一种具有纤溶酶原激活作用的蛋白质成分，该成分直接注入有新鲜血栓形成的兔静脉中，6 小时血栓的溶解率为 12.2%。

（3）**调脂作用**　雄性鹌鹑灌胃蟅虫 2.4g/kg，可明显降低 HDL_3-C 和总胆固醇(TC)，升高 HDL_2-C，使高密度脂蛋白与胆固醇(HDL-C/TC)值显著增高。明显增加卵磷脂胆固醇酰基转移酶活性，从而延缓动脉粥样硬化的形成。

（4）**促进骨折愈合**　使用手术致使家兔实验性骨折，饲喂含地鳖虫饲料（生药量 1.1 g/d）10～35 天，研究显示地鳖虫能促进血管形成，改善局部血液循环，增加骨生成细胞的活性和数量，加速钙盐沉积和骨痂增长，从而促进骨愈合。

（5）**镇痛作用**　通过小鼠热板法和扭体法，显示蟅虫具有延长小鼠痛反应潜伏期，提高小鼠痛阈的作用，并且明显减少小鼠 20 min 内的扭体次数，说明蟅虫有较强的镇痛功效。

（6）**保肝作用**　蟅虫己烷可溶部分和四氯化碳可溶部分提取物给大鼠灌服，可使 D-半乳糖胺所致肝损伤程度明显减轻。

（7）**抗肿瘤、抗突变作用**　陈永培等运用 Ames 试验平板掺入法研究了地鳖虫的抗突变作用，结果表明地鳖虫具有抗移码突变能力，这为地鳖虫用于抗肿瘤治疗提供了实验依据。此外，用美蓝法体外实验表明，地鳖虫浸膏有抑制白血病患者白细胞作用，以及抑制人肝癌、胃癌细胞的呼吸在试管内，用亚甲蓝法曾测得䗪虫浸膏[2g(生药)/ml]对白血病细胞有抑制作用

（8）**毒性**　小鼠腹腔注射蟅虫总生物碱水提取液的 LD_{50} 为 136.45±7.98mg/kg。

【炮制】　炒土元：取净虐虫，置锅内，用文火加热，炒至微焦，取出放凉。

【性味归经】　味咸，性寒，小毒。归肝经。

【功用主治】　破血逐瘀，续筋接骨。主治血瘀经闭，癥瘕积块，跌打瘀肿，筋伤骨折，木舌重舌。

《本经》：“主心腹寒热洗洗，血积癥瘕，破坚，下血闭，生子大良。”

《药性论》：“治月水不通，破留血积聚。”

《本草衍义》：“乳脉不行，研一枚，水半合，滤清，服。”

《纲目》：“行产后血积，折伤瘀血。治重舌，木舌，口疮，小儿夜啼腹痛。”

《医学广笔记》：“消疟母。”

《本草通玄》：“破一切血积，跌打重伤，接骨。”

《本草再新》：“消水肿，败毒。”

《分类草药性》：“治跌打损伤，风湿筋骨痛，消肿，吹喉症。”

【临床应用】　（1）**用于血瘀经闭，产后瘀滞腹痛，癥瘕积块**。蟅虫味咸入血，功擅逐瘀通经，软坚消瘕，用治上症，常与大黄、桃仁同用，以增下瘀之力，如《金匮要略》下瘀血汤；瘀阻日久，新血不生而成干血痨者，加配虻虫、水蛭、芍药、干地黄等。以祛瘀生新，如《金匮要略》大黄蟅虫丸；癥瘕积块，加配鳖甲、柴胡、桂枝、赤芍、丹皮、蜣螂虫等，以破血消症，如《金匮要略》鳖甲煎丸。

（2）**用于跌打瘀肿，筋伤骨折**。蟅虫为伤科常用药，可单用活䗪虫浸酒饮，以渣敷患处；亦可配红花研末，黄酒送服，以活血散瘀，消肿止痛。如重伤晕厥、筋伤骨折，须配自然铜、乳香、没药、血竭、麝香等制成散剂酒下，有回苏散瘀，接骨止痛作用，如《寿世新编》八厘散、《验方新编》回生第一仙丹。若折骨筋伤后期，筋骨软弱无力，可配五加皮、续断、骨碎补等，以活血脉，壮筋骨。

《得宜本草》：“得桃仁、大黄治产妇干血腹痛；得乳香、没药、龙骨、自然铜能去伤接骨。”

【用量用法】　内服：煎汤，3～10g，或浸酒饮，或研末服，1～1.5g。外用：煎汤含漱、研末撒或鲜品捣敷，适量。

【使用注意】　年老体弱及月经期者慎服，孕妇禁服。

《本草经集注》：“畏皂荚、菖蒲。”

《药性论》：“畏屋游。”

《本草经疏》：“无瘀血停留者不宜用。”

《本草从新》：“虚人有瘀，斟酌用之。”

《本草用法研究》:“贫血者、腹泻者、有外感寒热者，均忌用。”

【附方】 (1)**治五劳虚极羸瘦，腹满，不能饮食，食伤，忧伤，饮伤，房室伤，饥伤，劳伤，经络荣卫气伤，内有干血，肌肤甲错，两目黯黑**：大黄十分(蒸)，黄芩二两，甘草三两，桃仁一升，杏仁一升，芍药四两，干地黄十两，干漆一两，虻虫一升，水蛭百枚，蛴螬一升，䗪虫半升。上十二味，末之，炼蜜和丸，小豆大。酒饮服五丸，日三服。--《金匮要略》

(2)**治产妇腹痛，腹中有干血着脐下，亦主经水不利**：大黄三两，桃仁二十枚，䗪虫二十枚(熬，去足)。上三味，末之，炼蜜和为四丸。以酒一升，煎一丸，取八合，顿服之，新血下如豚肝。--《金匮要略》“下瘀血汤”

(3)**治血鼓，腹皮上有青筋**：桃仁八钱，大黄五分，䗪虫三个，甘遂五分(为末冲服，或八分)。水煎服。与膈下逐瘀汤轮流服之。--《医林改错》

(4)**治折伤，接骨**：①土鳖焙存性，为末，每服二、三钱。--《医方摘要》 ②蚵蚾(虫)六钱(隔纸，砂锅内焙干)，自然铜二两(火煅醋淬七次)。为末。每服二钱，温酒调下。病在上，食后服；病在下，食前服。--《袖珍方》

(5)**治跌打轻伤**：地鳖虫净末二钱(炙)，乳香一钱(去油)，没药八分(去油)，骨碎补一钱，大黄一钱，血竭一钱。共为细末。每七、八厘，空心，好酒送下。--《伤科秘方》之“轻伤小七厘散”

(6)**治跌打损伤，瘀血攻心**：土鳖(去足，生半夏二个同焙干)一钱，乳香(去油)一钱，没药(去油)一钱，自然铜(煅)一钱，骨碎补(焙去毛)一钱，血竭一钱，归尾一钱，硼砂一钱。共研细末，磁罐收贮。每用八厘，好酒送下。--《寿世新编》之“八厘散”

(7)**治走马牙疳，牙落鼻崩，久不愈者**：土鳖四十九个(煅存性)，山豆根、人中白(煅)、辰砂(飞)各二钱。上为细末。先割净腐肉，用麻油通口噙漱，觉无油气吐之，如此六七次；次以百沸汤入盐、醋漱吐三四次；再次以棉胭脂拭干，然后掺之。--《外科大成》之“再生散”

(8)**治舌肿满口，不得语**：①䗪虫三十枚，盐一升。上二味，以水三升，煮三沸。含之，稍稍咽之，日三。--《千金要方》 ②䗪虫五枚，炙，研细末。以水二盏，煎十沸，去滓，热含吐去，以瘥为度。--《奇效良方》之“䗪虫散”

(9)**治重舌塞痛**：地鳖虫和生薄荷研汁，帛包捻舌下肿处。--《鲍氏小儿方》

(10)**治小儿夜啼如腹痛**：䗪虫(熬令烟尽)、芍药(炙)、芎藭(熬)各等分。上三味捣末，服如(一)刀圭，日三，以乳服之。--《外台》引《古今录验》

(11)**治五淋**：䗪虫五分(熬，一作虻虫)，斑猫二分(去翅、足，熬)，地胆二分(去足，熬)，猪苓三分。上四味，捣筛为散。每服四分，日进三服，夜二服。但少腹有热者，去猪苓。服药二月后，以器盛小便，当有所下；肉淋者下碎肉；血淋者下如绳，若如肉脓；气淋者下如羹上肥；石淋者下石或下砂。剧者十日即愈。禁食羹猪肉、生鱼、葱、盐、醋。以小麦汁服之良。--《外台》引《范汪方》

(12)**治小儿脐赤肿或脓血清水出者**：干蚵蚾火煅为灰，研末，敷之。--《小儿卫生总微论方》

(13)**治瘘疮肿**：干地鳖末、麝香各研少许。上二味，研匀。干掺或贴，随干湿治之。--《圣济总录》

(14)**治疗外伤血肿**：取活䗪虫(干的也可以，但活的好。用量视肿块大小而定)放冷水中漂洗2次，置容器中捣烂，再加热黄酒250ml左右，加盖放饭窝内焖15分钟左右，取出用纱布过滤，渣敷患处，绷带固定。滤下之黄酒趁热饮之，以醉为度，卧床盖被，微汗为佳。经治50余例，均获卓效。--《实用中医内科杂志》潘镇辛，1988.2(2)：91

螳螂

【别名】 《螳螂别录》，蟷蠰、蚌《尔雅》，巨斧《淮南子》，拒斧、髦《方言》，蚚父《说文》，天马《吕氏春秋》(高诱注)，螗螂、石螂《尔雅》(郭璞注)，刀螂、蟷螂《纲目》，斫父、斫螂《说文解字注》。

【名释】 该虫两臂如斧，有一夫当关之势，故名当郎，写作“蟷螂”。其他名称为音转，或意会。

【来源】 为螳螂科昆虫大刀螂 *Paratenodera sinensis* Saussure、小刀螂 *Statilia maculata* Thunb、华北螳螂 *Paratenodera angustipennls* (Saussure)、巨斧螳螂 *Hierodula patellifera* Serville.等同属昆虫的全体。

【昆虫形态】 该类昆虫身体多为长形，体色多为绿色，也有褐色，或花斑色。头呈三角形，能灵活转动。复眼突出，单眼3个。胸部具有翅2对、足3对；前胸细长，前足腿节和胫节有利刺，胫节镰刀状，常向腿节折叠，形成可以捕捉猎物的前足；后足的基部具有听器。前翅皮质，为覆翅，缺前缘域，后翅膜质，臀域发达，扇状，休息时叠于背上；嚼式口器，上颚强劲。前足捕捉足，中、后足适于步行。渐变态。腹部肥大。卵产于卵鞘内，每1卵鞘有卵20～40个，排成2～4列。每个雌虫可产4～5个卵鞘，卵鞘是泡沫状的分泌物硬化而成，多粘附于树枝、树皮、墙壁等物体上。

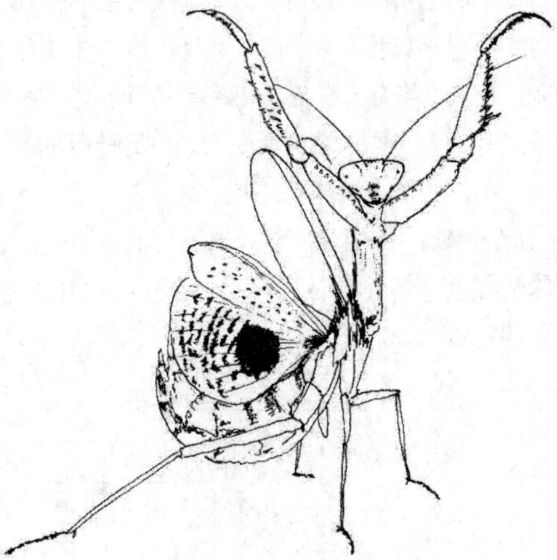

(图1058)**大刀螂**

(1)**大刀螂** 又名中华绿螳螂、中国螳螂、长螳螂、老虎哥《中国动物药志》，中华大刀螂。成虫体长约6.8～9.0cm，绿色或暗褐色。复眼大而突出。前胸背板前端略宽于后端，前端两侧具有明显的齿列，后端齿列不明显；前半部中纵沟两侧排列有许多小颗粒，后半部中隆起线两侧的小颗粒不明显。前翅前缘区较宽，草绿色，革质。后翅略超过前翅的末端，前缘区为暗红色，散在白色斑点，中央区有一黑褐色斑块，圆形，并向后缘波纹状渐次布散开。足细长，前足基节长度超过前胸背板后半部的2/3，基节外缘有16根以上的短齿列，腿节外缘有刺4根，等长，内缘有刺15～17根，中央有刺4根，其中以第3根刺最长。若虫与成虫相似，无翅。

雌虫腹部较宽。见上（图 1058）

（2）**小刀螂** 又名棕污斑螳螂、小刀螳螂、棕静螳。体长 4.5～.6.5cm，体形狭长，头小横向，两眼间有一条黑色横纹，体色淡褐色至黑褐色，前胸背细长，背板密布黑色细斑，侧缘细齿排列明显，镶黄白色边。前翅革质，末端钝圆，带黄褐色或红褐色，有污黄色斑点，后翅翅脉为暗褐色，具个体差异。前足腿节内侧基部及邻接前胸腹面，各有一大形黑斑；胫节内侧有黑、黄、黑、粉相间的斑块。见（图 1059）

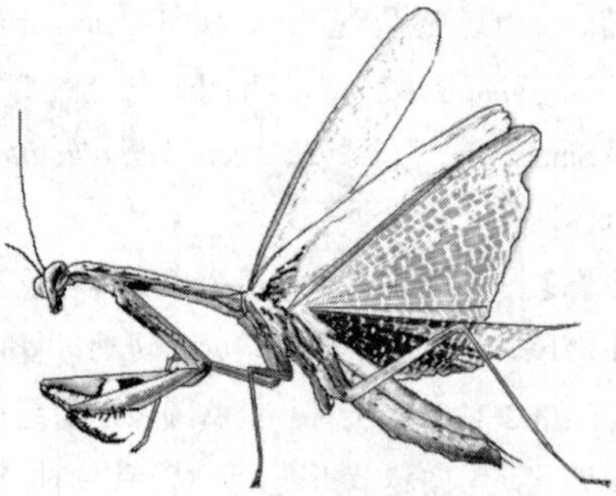

（图 1059）**小刀螂**

（3）**华北螳螂** 体长 6.8～9.5cm。黄褐色或绿色。额面较阔，上有“川”形黑色带 3 条，头顶黄色，后头黑褐色，其上有一黄色斑点。复眼大，椭圆形突起。前胸有瘤状颗粒突起，前部加宽，后部为其前部的 4 倍。前胸侧板向两侧延伸加宽，边缘有锯状钝齿。前胸中下部有 2 个“··”色暗的小圆点，其下又有三个明显的“∵”白色小圆点。前足基节前缘密生细刺 18 个以上，腿节外缘有 4 个近等长刺，内缘有 15 个刺。胫节末端有 1 个强大而弯曲的刺；胫节外缘有 8 个齿，内缘有 15 个齿，其在胫节的排列是由胫节的基部短小向末端递增变大。中足较后足短，腿节末端外侧均有一刺，胫节末端均有二刺，跗节 5 节，每节下均有黑色叶状垫。前翅革质，外缘部绿色，静止时右翅覆于左翅；后翅膜质，前缘暗红色，布有暗褐色斑纹，近下缘为黑色。前后翅几乎等长。见(图 1060)

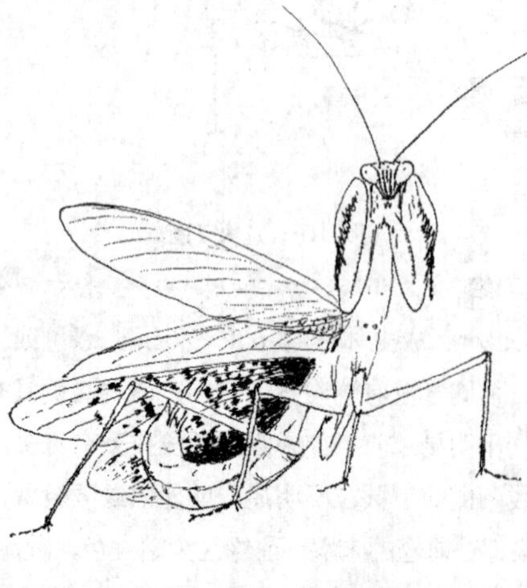

（图 1060）**华北螳螂**

（4）**巨斧螳螂** 又称广腹螳螂、广斧螳螂。体长 5.0～7.0cm，绿色。头大，复眼发达。胸腹均较宽阔，前胸较粗短，呈长菱形，前半部向两侧扩大，最大宽度为最狭宽的 2 倍，两侧有明显的小齿。横沟处明显膨大，前半部中纵沟两侧光滑，无小颗粒。前胸腹面极平，基部有三条褐色横带。在第三条横带上有 2 个明显的“··”白色小圆点。前足基节前缘具 3 个黄色圆锥凸。其余足况与“华北螳螂”近同。该种的前胸背板与前足腿节均较其他种类宽大而肥厚。前翅革质，狭长如叶片状，外缘及基部青绿色，中部透明，股脉处有 1 浅黄色翅斑。后翅膜质，虽然有 2 对翅，但很少飞行。前翅与后翅等长。腹部很宽。见（图 1061）

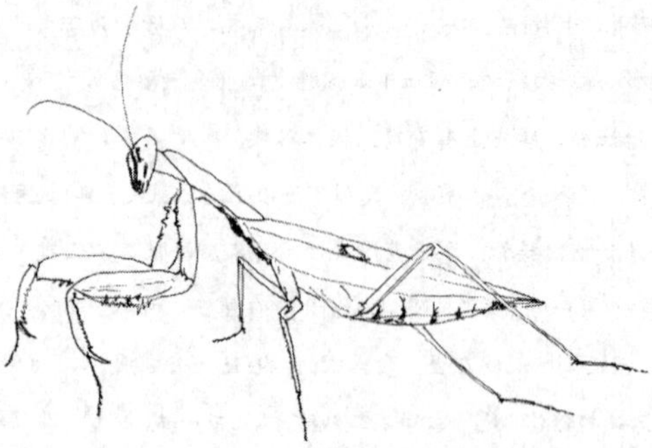

（图 1061）**巨斧螳螂**

螳螂的卵鞘（**桑螵蛸**）也供药用，详见下述。

【生长分布】 大刀螂、小刀螂多栖于草丛及树枝上。华北螳螂多栖息于树枝。巨幅螳螂多栖息于瓜架、桑树、灌木或墙壁上。邹平各地均有分布。

【采收加工】 夏、秋季间捕捉，晒干。

【性味归经】 味甘、咸，性温。归心、肝经。

【功用主治】 定惊止搐，解毒消肿。主治小儿惊痫抽搐，咽喉肿痛，疔肿恶疮，痔疮，脚气。

《纲目》：“治小儿急惊风搐搦，又出箭簇，生者能蚀疣目。”

《医林纂要·药性》：“补心，缓肝，去风热，定惊痫。入心而能泄热气，散瘀血。”

【用量用法】 内服：研末，1～2 只。外用：捣敷、研末嗜鼻、吹喉或调敷，适量。

【附方】 （1）**治小儿急惊，定搐**：螳螂一个，蜥蜴一个，赤足蜈蚣一条。上三味，同为细末。每用一剜耳，吹入鼻内。-- 《圣济总录》之“中分散”

（2）**治小儿急、慢惊风**：螳螂一个(全者，炙黄研为细末)，朱砂、麝香各半钱。上为细末。如一两岁儿分作四服，四五岁儿分作两服，六七岁作一服，以金、银、薄荷汤调下。慢惊加生硫黄一豆大，同为末。急惊则不用硫黄。-- 《是斋百一选方》

（3）**治咽喉肿痛或破烂，不问新久**：螳螂一只(晒干)，净冰片一钱，硼砂七分，正绿萼梅(去蒂)五分。共研细末。吹入喉内，能生肌消炎。-- 《中药大辞典》

（4）**治疔肿恶疮，附骨痈，经年不消毒疮**：用自死螳螂烧存性，为末，以腊猪脂和敷。-- 《卫生易简方》

（5）**治痔疮**：烧螳螂(褐色者)服之。-- 《新本草纲目》

（6）**治箭簇入肉不可拔者**：螳螂一个，巴豆半个。同研，敷伤处。微痒且忍，极痒乃撼拔之。以黄连、贯众汤洗拭，石灰敷之。-- 《纲目》

（7）**治脚气(痹、水脚气)**：取螳螂体部，以饭粒捣和，包裹腿脚患处。-- 《动植物民间药》

桑螵蛸

【别名】 桑螵蛸《本经》，蜱蛸《尔雅》，蚀肬《本经》，桑蛸《吴普本草》，乌洟、冒焦、螵蛸《广雅》，致神、螳螂子《别录》，桑上螳螂窠《伤寒总病论》，野狐鼻涕《酉阳杂俎》，赖尿郎《本草便读》，刀螂子、老鸹芯脐《河北药材》，螳螂蛋、尿唧唧《山东中药》，流尿狗《中药志》，猴儿包《四川中药志》，螳螂壳《江苏药材志》。

【名释】 螳螂卵轻飘如无物，消失之況，故名飘消，即"螵蛸"。产自桑树桑为佳，故名"桑螵蛸"。其他名称，为音转，或为功效等。

【来源】 为螳螂科昆虫大刀螂 *Paratenodera sinensis* Saussure、小刀螂 *Statilia maculata* Thunb、华北螳螂 *Paratenodera angustipennls*(Saussure)、巨斧螳螂 *Hierodula patellifera* Serville.等的卵鞘。其中，大刀螂、华北螳螂的卵鞘称"团螵蛸"；小刀螂的卵鞘称"长螵蛸"；巨斧螳螂的卵鞘称"黑螵蛸"。

【昆虫形态】 参见"螳螂"条。

【采收加工】 每年秋季至翌年春季在树上或墙壁等处采集卵鞘，蒸30～40分钟.以杀死其中虫卵，晒干或烘干。

【性状鉴别】 （1）**团螵蛸** 略呈圆柱形或半圆形，由多数膜状薄层叠成，长2.5～4cm，宽2～3cm。表面浅黄褐色，上面带状隆起不明显，底面平坦或有凹沟。体轻，质松而韧。横断面可见外层为海绵状，内层为许多放射状排列的小室，室内各有一细小椭圆形卵，深棕色，有光泽。气微腥，味淡或微咸。见（图1062-1）

（2）**长螵蛸** 略呈长条形，一端较细，长2.5～5cm，宽1～1.5cm。表面灰黄色，上面带状隆起明显，带的两侧各有一条暗棕色浅沟及斜向纹理。质硬而脆。见（图1062-2）

（3）**黑螵蛸** 略呈平行四边形，长2～4cm，宽1.5～2cm。表面灰褐色，上面带状隆起明显，两侧有斜向纹理，近尾端微向上翘。质硬而韧。见（图1062-3）

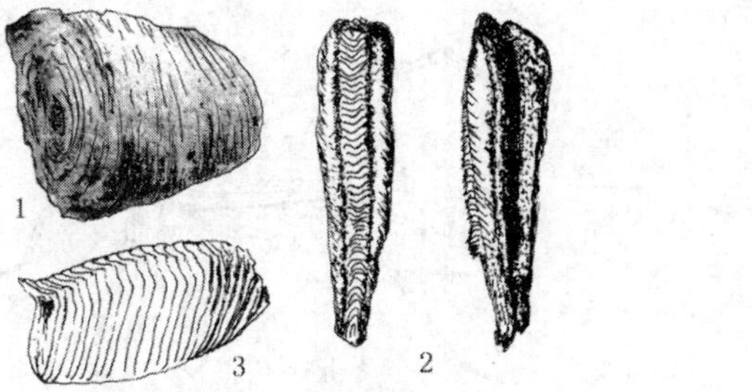

（图1062）**桑螵蛸**

1.团螵蛸 2.长螵蛸 3.黑螵蛸

【性味归经】 味甘、咸，性平。归肝、肾、膀胱经。

【功用主治】 固精缩尿，补肾助阳。主治遗精，早泄，阳痿，遗尿，尿频，小便失禁，白浊，带下。

《本经》："主伤中，疝瘕，阴痿，益精生子。女子血闭腰痛，通五淋，利小便水道。"

《别录》："疗男子虚损，五藏气微，梦寐失精。遗溺。久服益气养神。"

《药性论》："主男子肾衰漏精，精自出，患虚冷者能止之。止小便利，火炮令热，空心食之。虚而小便利，加而用之。"

《本草衍义》："治小便白浊。"

《绍兴本草》："养阴滋肾，固精。"

《玉楸药解》："起痿壮阳，回精失溺，温暖肝肾，疏通膀胱。治带浊淋漓，耳痛，喉痹，瘕疝，骨鲠。"

【临床应用】 （1）**用于肾虚遗精，早泄，阳痿，白浊，带下**。治肾气虚弱，精关不固，遗精滑泄者，配龙骨、五味子，以补肾固精；肾阳不足，下元虚冷，阳痿早泄，腰膝酸痛者，配仙灵脾、巴戟天、菟丝子、山萸肉，或与五味子、补骨脂、附子相伍，以温肾助阳，如《杨氏家藏方》桑螵蛸丸。若肾虚白浊，带下清稀，腰痛如折，配芡实、金樱子、补骨脂、胡桃肉，或与朱氏萆薢分清饮合用，以益肾止带。

（2）**用于肾虚遗尿，尿频，小便失禁**。小儿肾气未充，膀胱失固，夜多遗尿，可单用桑螵蛸炙黄研末服，或配益智仁、煅龙骨煎服；老人肾阳虚弱，尿频或失禁，配韭子、补骨脂、熟地黄等，以温肾缩尿；中气不足加配黄芪、升麻；膀胱虚冷，可与缩泉丸同用；若心肾不足，神思恍惚，前事易忘，尿频遗尿，可与养心安神之人参、菖蒲、远志、龙骨、龟版等药配伍，如《本草衍义》桑螵蛸散。

《本草经集注》："得龙骨疗泄精。"

《得配本草》："得黄芩，治小便不通；配人参、龙骨，疗虚汗遗浊；佐马勃、犀角，治喉痛；酒炒，研，白汤下，治产后遗溺，并疗血闭不通。"

【用量用法】 内服：煎汤，5～10g，研末，3～5g，或入丸剂。外用：研末撒或油调敷，适量。

【使用注意】 阴虚火旺或膀胱有湿热者慎服。

《别录》："当火炙，不尔令人泄。"

《本草经集注》："畏旋覆花。"

《药性论》："畏戴椹(《宝庆本草折衷》，按：此戴椹当是黄耆也)。"

《本草经疏》："凡失精遗溺，火气太甚者宜少少用之。"

《本经逢原》："阴虚多火人误用，反助虚阳，多致溲赤茎痛，强中失精，不可不知。"

【附方】 （1）**治遗精白浊，盗汗虚劳**：桑螵蛸(炙)、白龙骨等分，为细末，每服二钱，空心用盐汤送下。--《纲目》引《外台》

（2）**治精泄不禁**：桑螵蛸三两(焙干)，龙骨二两，白茯苓一两。上为末，米糊和丸如梧桐子大。每服五十丸，煎茯苓、盐汤送下。食前服。--《普济方》之"锁阳丹"

（3）**治虚劳梦泄**：桑螵蛸一两(微炒)，韭子二两(微炒)，为末，每服二钱，空心温酒调下。--《古今医统》之"桑螵蛸散"

（4）**治下焦虚冷，精滑不固，遗沥不断**：附子(炮，去皮、脐)、五味子、龙骨各半两，桑螵蛸七枚(切细炒)。共为细末，醋糊丸如梧桐子大。每服三十丸，温酒、盐汤任下。--《杨氏家藏方》之"桑螵蛸丸"

（5）**治痟肾，小便白浊，久不瘥**：桑螵蛸一两(微炒)，菟丝子半两(汤浸三日，曝干，别捣为末)，熟干地黄二两，山茱萸三分，黄连一两(去须)。上药捣罗为末，炼蜜和捣二三百杵，丸如梧桐子大。每于食前，煎大麦汤饮下三十丸。--《圣惠方》之"桑螵蛸丸"

（6）**治妊娠小便数不禁**：桑螵蛸十二枚，捣为散，分作两服，米饮下。--《产书方》

（7）**治产后小便不禁**：①桑螵蛸半两(炒)，龙骨一两。上为细末。食前，粥饮调下二钱。--《妇人良方》 ②真桑螵蛸(蒸，焙)四钱，龙骨(煅)、牡蛎(煅)各六钱，为末，水调三钱服。--《鲟溪单方选》

（8）**治妇人虚冷，小便数**：桑螵蛸三十枚(炒)，鹿茸、牡蛎粉、甘草各二两，黄芪半两。上为末，食前，姜汤调一钱服。--《妇人良方》之"桑螵蛸散"

（9）**补心气，安神魂，定心志，治健忘，小便数**：桑螵蛸、远志、菖蒲、龙骨、人参、茯神、当归、龟甲(醋炙)各一两，为末，夜卧，人参汤调下二钱。--《本草衍义》之"桑螵蛸散"

（10）**治小便不通**：桑螵蛸三十枚，黄芩一两。上二物，以水一升煮，取四合顿服之。--《医心方》引《小品方》之"云解散"

（11）**治五淋涩痛不通**：桑螵蛸(炒黄)三十枚，研末，车前子煎汤(调)服。

（12）**治男妇疝瘕作痛**：桑螵蛸一两，小茴香一两二钱，共为末，每服二钱，花椒汤调服。(11~12方出自《方脉正宗》)

（13）**治小儿咽喉肿痛塞闷**：桑树上螳螂窠一两(烧灰)，马勃半两。上件药都研令匀，炼蜜和丸如梧桐子大。三岁以下每服煎犀角汤调下三丸，三岁以上渐渐加之。--《圣惠方》

（14）**治木舌肿强**：桑螵蛸(十二月者)，炙黄，为散，每服半钱匕，莱菔汁调下。--《圣济总录》之"螵蛸散"

（15）**治骨鲠**：桑螵蛸挂干，为末吹之。--《丹溪治法心要》

（16）**治聤耳**：桑螵蛸一个，火上炙令焦黄色，研为细末，入麝香、轻粉各少许。先用绵展尽脓，干掺。--《百一选方》

（17）**治吹奶疼痛不止，或时寒热**：桑螵蛸三枚(烧令断烟)，皂荚一寸(去黑皮，涂酥炙微黄，去子)。上同捣为末，用酒一中盏，煎至六分，去滓温服。--《普济方》

（18）**治软疖屡安再作者**：桑螵蛸烧炙存性，以清油调敷。--《世医得效方》

（19）**治内臁**：螵蛸一两，枯矾五分。共为末。以椒、茶、盐水洗净敷之。--《万氏秘传外科心法》

（20）**治疗小儿遗尿**：用桑螵蛸配益智仁、黄芪、山药，按15: 15: 10: 10比例，共烘干研末，每次3克，每日2次，冲服或吞服。共观察51例，结果除2例未能追踪到结果外，余均治愈，治愈时间最短2天，最长7天，一般3~4天。--《黑龙江中医药》秦英，1990，(1): 23

蚂蚱

【别名】 蝗螽《诗经》，蠜《尔雅》，螽《说文》，蛨、蛨蜢、虴《方言》，百蜷《淮南子》，蛨虴《玉篇》，虴蛨《方言》(郭璞注)，簸蹱《汉书》(颜师古注)，蚱蜢《纲目》。

【名释】 蚂蚱，为蛨虴音转；蚱蜢，为蛨蜢、虴蛨音转；螽，言众也，为蚱蜢类总称。

【来源】 为蝗科昆虫飞蝗 *Locusta migratoria* Linnaeus、中华稻蝗 *Oxya chinensis* Thunberg、中华蚱蜢 *Acrida chinensis* (Westw.) 等多种昆虫的成虫。

【昆虫形态】 （1）**飞蝗** 又名蝗虫《中国动物药志》。成虫雄虫32.4～48.1mm，雌虫38.6～52.8mm。黄褐色或绿色。头顶色淡，复眼棕色，卵圆形。单眼3个，"∵"排列。触角丝状，褐色。口器咀嚼式。前胸甲盾状，绿色，中央有一隆起纵棱，两侧有沟状线。前翅硬纸质，狭长，灰黄褐色，有不规则的斑纹。前、中足黄褐色，后足发达，其腿节绿色，内侧有带状黑绿色斑3条，胫节后外缘具刺。腹部由11节组成，在第1腹节上有听器，在第2～8腹节上有气门8对，末端有尾毛。见(图1063)

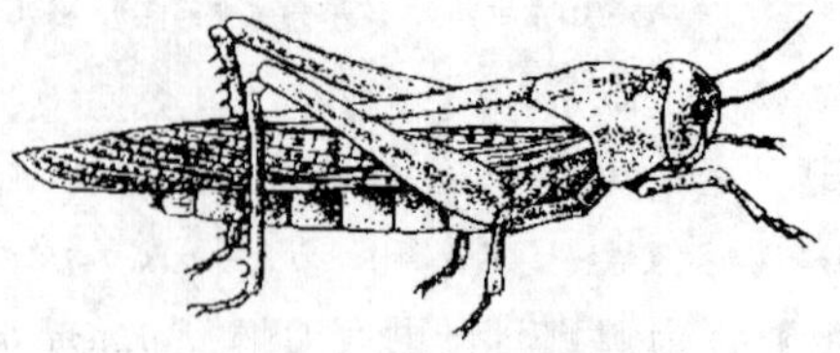

（图1063）**飞蝗**

（2）**中华稻蝗** 又名油蚂蚱《中国动物药》。成虫雄体30mm～33mm,雌体长36mm～44mm。黄绿色或绿色，有时黄褐色，有光泽。头顶有圆形凹窝，颜面中部沟深。复眼灰色，椭圆形，触角丝状，褐色。前胸背板发达，上有沟状环线3条。前翅前缘部分呈绿色，余部褐色，腹部黄褐色，雄体腹末端屈曲向上。见(图1064)

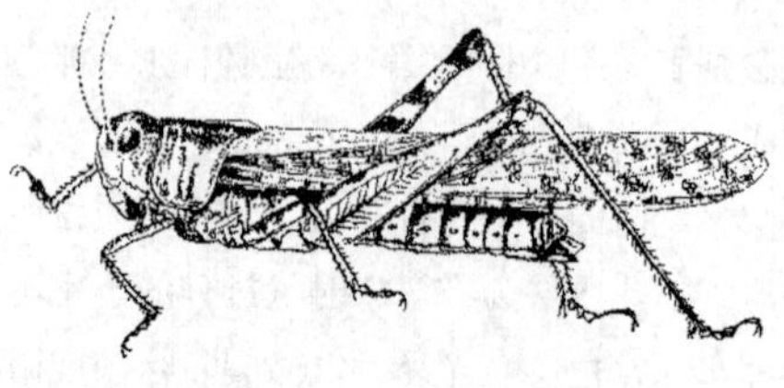

（图1064）**中华稻蝗**

（3）**中华蚱蜢** 又名尖头蚱蜢《中国动物药》，稻叶大剑角蝗《中华本草》，梢蚂蚱。体细长圆形，雄虫长约5.4cm，雌虫长约10cm，全体绿色或枯黄色。头圆锥形，颜面三角形，内斜，咀嚼式口器，触角剑形。前胸背板两侧各有一条明显的纵棱，两侧下缘具中隆线淡。雌虫前翅的中央具有1列纵行的白色纹。见(图1065)

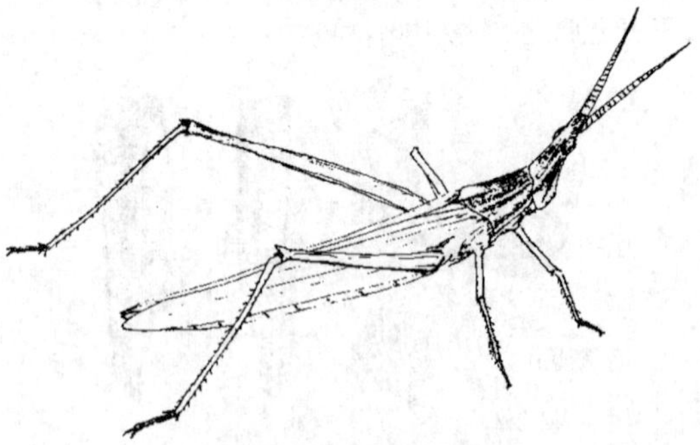

（图1065）**中华蚱蜢**

【生长分布】 飞蝗、尖角大蚂蚱多生活于草地、农田；稻蝗多生活于于稻田、堤岸附近。邹平各地均有分布。

【采收加工】 夏、秋季捕捉，鲜用；或用沸水烫死，晒干或烘干。

【性味归经】 味辛、甘，性温。归肺、肝、脾经。

【功用主治】 健脾消食，祛风解痉，止咳平喘。主治脾虚少食，小儿惊风，破伤风，百日咳，哮喘。

《纲目拾遗》："治咳嗽，惊风，破伤(风)，疗折损，冻疮，斑疹不出。"

《随息居饮食谱》："暖胃助阳，健脾运食。"

《中国动物药》："止咳平喘，滋补强壮，止痉，解毒，透疹。治百日咳，支气管哮喘，小儿惊风，咽喉肿痛，疹出不畅等。外用治中耳炎。"

【用量用法】 内服：煎汤，5～10只，或研末服，1.5～3g。外用：研末撒或调敷，适量。

【使用注意】 体质过敏者，内服禁用。

【附方】 （1）**治小儿惊风**：蚱蜢不拘多少，煅存性(研末)，砂糖和服。--《纲目拾遗》

（2）**治急、慢惊风**：霜降后取蚱蜢风干，用十个或七个，加钩藤、薄荷叶各一撮，煎汤灌下，渣再煎服。--《百草镜》

（3）**治破伤风**：霜降后蚱蜢晒干，用十数个，瓦上煅存性，酒下。--《救生苦海》

（4）**治产后冒风**：干蚱蜢数十个，瓦上煅存性，好酒调服。--《纲目拾遗》引《王良生救急方》

（5）**治鸬鹚瘟(其症咳嗽不已，连作数十声，似哮非哮，似喘非喘，小儿多患此)**：蚱蜢十个，煎汤服。--《百草镜》

（6）**治百日咳**：蚱蜢30只，生甘草5g，共研面，每次1g，日服3次。

（7）**治支气管喘息**：蚱蜢30只，生甘草5g，麻黄5g，水煎服，日服2次。(6～7方出自《中国动物药》)

（8）**治疹胀**：蚱蜢五六个，煎汤温服。--《养素园传信方》

（9）**治三日疟**：皇螽阴干为末。临发日，于五更时酒服方寸匕。--《食物本草》(姚可成)

（10）**治冻疮**：蚱蜢风干，煅研，香油和搽，撒亦可。--《养素园传信方》

蝈蝈

【别名】 蝈蝈《吉林中草药》，螽斯《诗经》，聒聒、聒子《尔雅义疏》，山蝈蝈《吉林中草药》，叫知子（邹平），优雅蝈蝈。

【来源】 为螽斯科昆虫短翅鸣螽 *Gampsaocleis gratiosa* Brunner Wattenwyl的全体。

【昆虫形态】 为鸣虫中体型较大的一种，体形粗壮，雄虫体长35～41mm，雌体长40～50mm。体色通常为草绿、或绿色带褐纹、或黑褐色带绿纹等各色。头大，脸长，下垂。头后覆有宽大背板，马鞍形，两侧下缘和后缘镶以白边。触角丝状，多为棕色，长度超过身体，可长达60mm。复眼2个，椭圆形；单眼3个，圆点状。前胸"十"边，胸部腹板各有一对锥状刺，后胸的最大。足6条，腿节下缘具短刺，后足发达，善跳跃，腿节上常有黑褐色纵线及横纹，构成格花晕纹，足跗节4节。尾须短小。雄虫前翅多退化，后翅较短，约14～18mm（也有的翅超过身长），有音锉、刮器和发音镜，前翅搭后翅，两前翅摩擦可发出"刮刮-刮刮-……"优美声音吸引雌性，可传100～200m，肚腹浑圆，尾端略尖上翘；雌性翅膀也多退化，仅有翅芽，约6～8mm（也有的翅超过身长），不能鸣叫发音，但前足胫节基部外侧具听器，可接受雄虫发出的声音，腹尾有长剑形或马刀形产卵管，长约29～34mm。见（图1066）

【生长分布】 蝈蝈为杂食性昆虫，食肉性强于食植性。天然蝈蝈主要以捕食昆虫及田间害虫为生，是田间卫士，是捕捉害虫的能手。多生活于山坡及荒地草丛、豆地中。邹平南部山区、北部乡镇所种豆地中多有分布，但因农药使用北部乡镇已不多见。

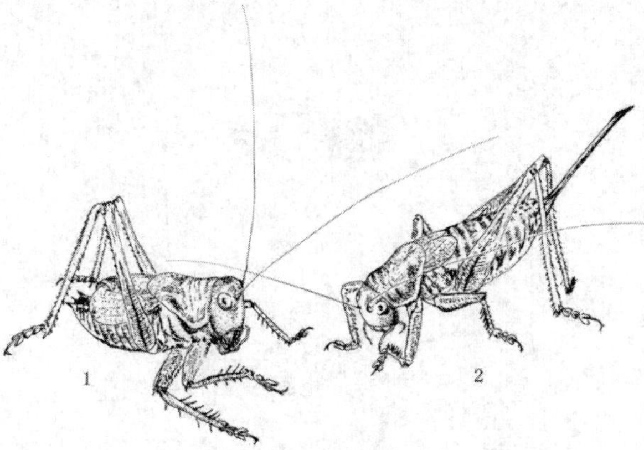

（图1066）**短翅鸣螽**

1.雄性 2.雌性

【采收加工】 夏、秋季捕捉，捕后沸水烫死，晒干或烘干。

【性味归经】 味辛、微甘，性平。

【功用主治】 利水消肿，通络止痛。主治水肿尿少，腰膝肿痛，湿脚气。

《吉林中草药》："行水，止痛。治水肿，腰腿疼及中耳炎。"

《中国动物药》："解毒，行水，止痛。"

【用量用法】 研末内服，2～3只。外用：研末吹耳，适量。

【使用注意】 体质过敏者，内服禁用。

【附方】 （1）**治水肿**：山蝈蝈2个，瓦上焙，研末，黄酒冲服。

（2）**治腰腿痛**：山蝈蝈3个，醋浸100天，用瓦焙干，研末，黄酒送下，日服1次。

（3）**治中耳炎**：山蝈蝈1个，瓦上焙焦，研末，吹入耳内。(1～3方均出自《吉林中草药》)

大头狗

【别名】 大头狗《陆川本草》，毫蠕虫、土蚱子、土蚂蚱子《中国农作物病虫图谱》，九转油岭，结缕黄、油壶鲁。

【名释】 该虫油光铿亮，象从油中捞出，其鸣声似油从葫芦里倾出，成虫还喜吃各种油脂植物，如花生、大豆、芝麻等，所以得"油葫芦"之名。该虫振翅鸣叫时，发出："喏- 啾啾啾啾…"，悠悠之声能拖9次之多，在三大鸣虫中叫得最好听，故又称"九转油岭"。

【来源】 为蟋蟀科昆虫油葫芦 *Gryllus testaceus* Walker的全体。

【昆虫形态】 雄体长22～25mm，雌23～30mm。头与前胸等宽，触角1对，细长，有时左右不对称，长20～30mm.。全体呈黄褐色或黑褐色，浑身油光闪亮，背面色深，腹面色浅。头部有复眼1对，半球形突出，两眼上方有白色"八"字眉纹。中胸腹板的后缘有内洼。足3对，后足发达，其腿节粗壮，胫节后缘具5～6对长刺。翅2对，雄前翅多为波状花纹，可达尾端；发音镜近长方形，镜内1弧形横脉把镜室1分为2。雌前翅多为网状花纹，达腹端；产卵管长尾状，达25mm。雌、雄后翅发达，覆盖腹端，长尾状，约15mm；尾毛1对，长约18mm，密生细毛。卵长筒形，乳白色，微黄，表面光滑。若虫形似成虫，无翅

或仅有翅芽。见（图 1067）

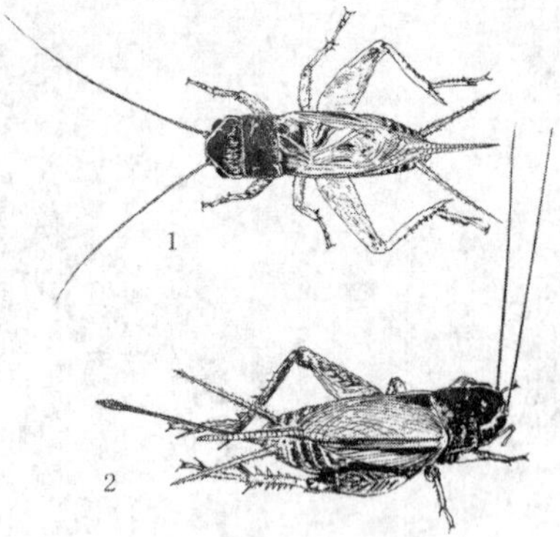

（图 1067）**油葫芦**

1.雄性 2.雌性

【生长分布】 常栖息于杂草内或砖瓦、土块下。昼伏夜出，雄性好斗。邹平各地均有分布。

【采收加工】 秋季捕捉，用沸水烫死后烘干。

【性味归经】 味辛、咸，性温。归肾经。

【功用主治】 利水消肿，解毒。主治水肿，小便不利，流注。

【用量用法】 内服：研末，5～9 只。

蟋蟀

【别名】 蟋蟀《诗经》，蛬《尔雅》，蜻蛚、趶孙《方言》，促织《广雅》，吟蛩《古今注》（崔豹），将军《纲目拾遗》，叫鸡、唧唧《贵州民间方药集》，斗鸡《药材资料汇编》，蛐蛐《河北药材》，夜鸣虫《中药志》。

【来源】 为蟋蟀科昆虫蟋蟀 Scapipedus aspersus Walker 的成虫。

【昆虫形态】 成虫长约 2cm，黑色或棕色，有光泽。头黑褐色，头顶短圆，有 6 条西瓜皮样浅纹。单眼 3 个，位于头顶两端的较小，位于头顶中间的 1 个较大。复眼大，半球形，黑褐色。触角细长，淡褐色，易断。前胸背板左右边缘平行，背中线稍向下陷，黑褐色，上生不规则的刚毛和棕褐色花斑。腹部近似圆筒形，背面黑褐色，腹面灰黄色。足 3 对，淡褐色，有黑褐斑及斜线，且有棕褐色微毛。后足发达，腿节膨大，适于跳跃；肢节后缘有两行排列的棘，5 对；跗节 3 节。雄虫前翅硬质，后翅膜质（用于飞行）；前翅翅脉具刮片、摩擦脉和发音镜，组成发音器，前翅左右摩擦，震动发音镜发出音调；尾须（感觉附器）2 根。雌性个体较胖大，翅小；前足胫节上的听器，可听到雄虫发出的鸣叫；腹尾具针状或矛状的产卵管，与 2 根尾须组成三尾。见（图 1068）

【生长分布】 生活于杂草丛中、土块砖石之下，多于夜间咬食植物近地面的柔嫩部分。邹平广布。

【采收加工】 夏、秋季，于田间杂草堆、土块下捕捉，捕后用沸水烫死，晒干或烘干。

【性状鉴别】 全体呈长圆形，黑褐色，长 1.5～2.2cm，宽约 5mm。头略呈三角形；复眼 1 对，椭圆形，长径 1mm；触角 1 对多脱落。前胸背板略呈长方形，中后胸被翅所遮盖，后胸末端有尾毛 1 对，长 1～3mm。雌虫在尾毛之间有一产卵管，长约 lcm。胸足 3 对，多脱落。气臭，味咸。

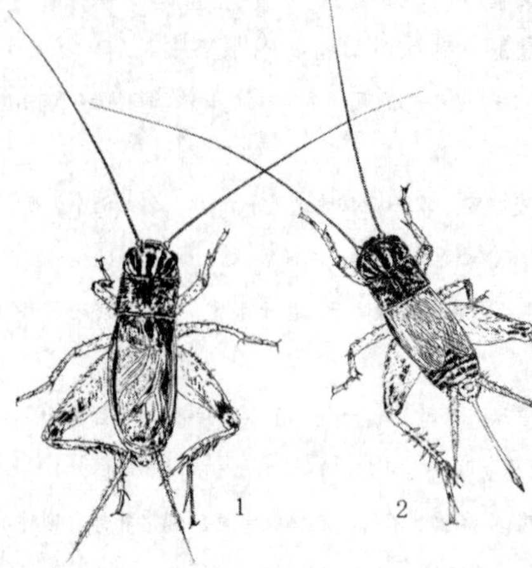

（图 1068）蟋蟀

1.雄性 2.雌雄

【主含成分】 蟋蟀含 4.86%总脂肪酸，其中棕榈酸（*palmitic acid*）占 22.36%，硬脂酸（*stearic acid*）5.97%，油酸（*oleic acid*）29.32%，亚油酸（*linoleic acid*）24.20%，亚麻酸（*linolenic acid*）2.88%及其他未鉴定的酸 15.24%。

【药理】 （1）**退热** 试验对发热的家兔有显著解热作用。但对热射病的家兔无效

（2）**解痉** 蟋蟀有兴奋膀胱括约肌神经及缓解输尿管痉挛作用，故可利尿。

【性味归经】 味辛、咸，性温，小毒。归膀胱、小肠经。

【功用主治】 利水消肿，壮阳。主治癃闭，水肿，腹水，小儿遗尿，肾虚阳痿。

《药性考》："能发痘。"

《任城口钞》："治水蛊。"（引自《纲目拾遗》）

《纲目拾遗》："性通利，治小便闭。""催生。赵际昌云：凡产不下，用干者一枚，煎汤服。"

《本草用法研究》："为通窍利水之品。"

《四川中药志》1960 年版："治阳痿。"

《全国中草药汇编》："利尿，破血。主治水肿，小便不通，尿路结石，肝硬化腹水。"

《中国动物药》："外用治红肿疮毒。"

【临床应用】 （1）**用于癃闭，水肿，腹水等**。蟋蟀功擅利水，凡小便不利，闭塞不通，水肿，腹水等用之均有明显疗效，单用即可；亦常配蝼蛄同用，利水消肿之功更速。若兼有气虚，可合益气利水之黄芪同用，以标本兼顾。现在临床上.治尿路结石，亦常用本品配以化石通淋之海金沙、金钱草、木通等，其效尤佳。

（2）**用于因房室太过，或误犯手淫，以致精气虚寒，命门火衰之肾虚阳痿**。可配狗肾、菟丝子。

《本草用法研究》："同木通、生草，治热淋茎痛，小便不畅。"

【用量用法】 内服：煎汤，4～6 只；研末服，1～3 只。外用：研末敷，适量。

【使用注意】 孕妇禁服。

《本草用法研究》："性甚急，体虚气薄，不任开泄者戒之。"

《全国中草药汇编》："孕妇忌服。"

【附方】 （1）**治小水不通，痛胀不止**：蟋蟀一个，阴阳瓦焙干，为末，白滚汤下。小儿减半。--《医方集听》

（2）**治老人尿闭**：蟋蟀 4 只，蝼蛄 4 只，生甘草 3g，煎汤，分 3 次温服。--《现代实用中药》

（3）**治跌扑伤小肚，尿闭不出**：蟋蟀一枚，煎服。--《纲目拾遗》引《养素园集验方》

（4）**治肝肾综合征的腹胀尿少**：蟋蟀、琥珀各 1g，沉香 0.6g，研末吞服。--《虫类药的应用》

（5）**治小儿遗尿**：取全蟋蟀一个焙末，滚水下，照岁服，如儿十一岁者，每次服一个，服至十一个为止。--《纲目拾遗》引《慈航活人书》

（6）**治肾虚阳痿**：蟋蟀、蜻蜓，狗肾。共为末，兑酒服。--《四川中药志》

蝼蛄

【别名】 蝼狗《本经》，蝼蝈《吕氏春秋》，螜、天蝼、蝶、蜮蝼《尔雅》，蝼蛄，蟪蛄《本经》，蝼窒、蠑蛉、杜狗、杜蛒蛞蝼《方言》，炙鼠、津姑、蝼蜮《广雅》，仙姑、石鼠、硕鼠《古今注》(崔豹)，蟾蛄《广志》，土狗《本事方》，地狗《滇南本草》，拉拉古《广雅疏证》，土狗崽、地牯牛《贵州民间方药集》，拉拉狗《河北药材》，拉蛄《山东中药》，蝼蛐，蝼狗。

【来源】 为蝼蛄科昆虫东方蝼蛄 *Gryllotalpa africana* Palisot et Beauvois 和华北蝼蛄 *Gryllotalpa unispina* Saussure 的全虫。

【昆虫形态】 （1）**东方蝼蛄** 又名南方蝼蛄《中国动物药》，小蝼蛄。体长 2.8～3.3cm。头小，与扩大隆起的前胸背板形成鼠头状。复眼 1 对，亮而突出，单眼 2 个，触角丝状，咀嚼式口器。全体淡黄褐色或暗褐色，全身密被短小软毛。雄虫能鸣，雌虫产卵器退化。成虫前翅革质软短，黄褐色。后翅大，膜质透明，淡黄色。背中央有一条下陷的纵沟。开掘足 1 对（足粗壮，腿节膨大宽扁，胫节呈耙形，4 齿，黑色，外侧又生 2 齿，大小不一，端刺 2，便于掘土）；中足较小；后足长，腿节发达，在胫节后缘有刺 3～4 个，能活动。腹部纺锤形，柔软，尾毛 1 对。见(图 1069-1)

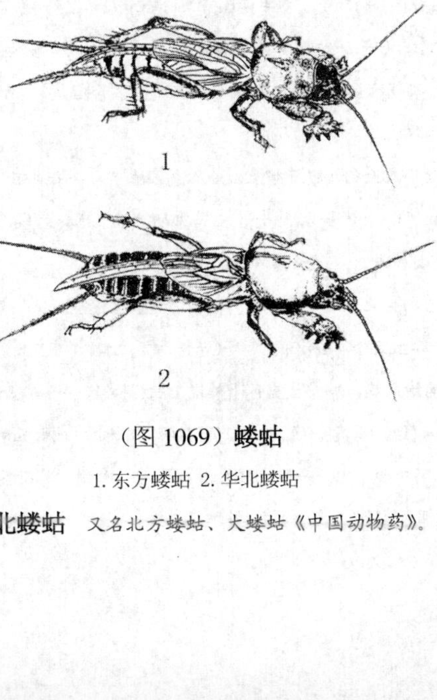

(图 1069) **蝼蛄**

1. 东方蝼蛄 2. 华北蝼蛄

（2）**华北蝼蛄** 又名北方蝼蛄、大蝼蛄《中国动物药》。与前种的主要区别是体形较大，体长 3.9～4.5cm，体黄褐色，腹部圆筒形，前足腿节不探出，桨状胫节扁铲状，跗节下缘有黑色爪刺 4，端刺 2；后足胫节后缘有刺 1～2 根，能活动。余同前种。见(图 1069-2)

【生长分布】 栖息于庭院、田园及潮湿处，尤喜大量施用过有机肥料的地方，昼伏夜出，有很强的趋光习性。邹平广布。

【采收加工】 夏、秋季捕捉，在夜晚用灯光诱捕，或翻地时捕捉。捕后用沸水烫死，晒干或烘干。

【主含成分】 含有 17 种氨基酸，其中含谷氨酸最多、其次是丙氨酸、亮氨酸、天冬氨酸。

【药理】 蝼蛄粉混悬液灌胃，对家兔不能证实其利尿作用。用蝼蛄粉末长期喂兔和小鼠，未见中毒现象。

【炮制】 **焙蝼蛄**：取净蝼蛄置锅内，用文火加热，焙至老黄色，有香气逸出为度，取出摊凉。

【性味归经】 味咸，性寒，有小毒。归膀胱、小肠、大肠经。

【功用主治】 利水通淋，消肿解毒。主治小便不利，水肿，石淋，瘰疬，恶疮。

《本经》："主产难，出肉中刺，溃痈肿，下哽噎，解毒，除恶疮。"

《本草经集注》："自腰以前，甚涩，主止大小便；从腰以后，甚利，主下大小便。若出拔刺，多用其脑。"

《日华子》："治恶疮，水肿，头面肿。"

《纲目》："利大小便，通石淋。治瘰疬，骨鲠。"

《本草徵要》："通便，逐水。"

《玉楸药解》："清利膀胱湿热。"

《药性切用》："通经逐水。"

【临床应用】 （1）**用于小便不利，水肿，石淋**。蝼蛄性味咸寒，入足太阳经，其性急迫下行，善于通利小便，从而消肿、通淋。治小便不利甚至不通，可单用本品焙干研末内服。如与蟋蟀同用，其效益佳。现在临床上对腹部手术后膀胱麻痹引起的尿潴留，用本品亦效。本品亦通大便，故二便不通，则以本品与蜣螂焙干研末服，可使二便通利。治二便不利，水湿泛溢，水肿胀满者，单用本品以泄水湿，亦可配攻下逐水之大戟、大黄等，以增消肿通便之效，如《奇效良方》半边散。若水肿患者正虚邪实，可配益气行水之黄芪同用，以扶正祛邪，标本兼顾。治石淋，可单用本品焙干研末，开水调服，米酒为引；亦可与金钱草、海金沙、琥珀等同用，共奏通淋排石之功。

（2）**用于痈肿，瘰疬，恶疮**。蝼蛄能解疮毒，溃痈肿，除恶疮，可单用研末调涂，或鲜品捣汁外敷。

（3）**用于胞衣不下**。蝼蛄性善下行，治产后胞衣不下，可焙干研末调服。

《得宜本草》："得蜣螂，治大小便闭；得穿山甲，塞耳中治聋。"

《虫类药的应用》："是一味利水通便的佳药，配合蟋蟀并用，则其效更彰。"

【用量用法】 内服：煎汤，3～4.5g，研末，1～2g。外用：研末调涂，适量。

【使用注意】 体虚者慎服，孕妇禁服。

《本草经集注》："堕胎。"

《本草发挥》谓朱丹溪云："虚人戒勿用之，以其性急故也。"

《本草汇言》："此物攻利甚急，虚人忌用，如必不得已用者，中病即止。水行之后宜大剂补养，庶无后患也。"

【附方】 （1）**治不得小便方**：蝼蛄大者两枚，断取体下。以一升水渍之，去皮饮之，须臾便通。-- 《御览·药部》引《范汪方》

（2）**治小便不通，诸药无效**：蝼蛄(活者)一枚。上一味生研，入麝香少许，新汲水调下，立通。-- 《圣济总录》之"蝼蛄麝香散"

（3）**治尿闭不通，或有尿中毒危险时**：干蝼蛄 20～30 只，去翅、足，研细粉；蟋蟀 20～30 只，去翅、足；生甘草 20g，共研细末。每服 1g，日 2～3 次，温水送服。-- 《现代实用中药》

（4）**治水病肿满，喘促，不得眠卧**：蝼蛄五枚，晒令干，研为末。食前，以暖水调下半钱匕至一钱，小便通利为效。-- 《圣惠方》

（5）**治肝硬化腹水**：蝼蛄(去头、足、翼)、蟋蟀各 2 对，黄芪 9g，地鳖虫 4.5g。研细末，分 4 次服，每日 2 次。可以连续服用。-- 《虫类药的应用》引章次公方

（6）**治石淋**：蝼蛄七枚，盐二两。同于新瓦上铺盖焙干，研末，温酒调服一钱匕。-- 《本草图经》

（7）**治颈项瘰疬**：带壳蝼蛄七枚，生取肉，入丁香七粒，于壳内烧过，与肉同研。用纸花贴之。-- 《救急方》

（8）**治蝼蛄疖**：蝼蛄 10 个，黄柏 5g，大黄 3g，共研细末，香油调擦，每日 2 次。-- 《常见要用动物》

（9）**治小儿脐风汁出**：甘草(炙，锉)、蝼蛄(炙焦)各一分。上二味，捣罗为散。掺敷脐中。-- 《圣济总录》之"甘草散"

（10）**治小儿走马牙疳，牙龈溃烂**：蝼蛄(二枚，大者。用砒少许同蝼蛄以盐泥固济，用火烧令通赤，放冷用)，取出蝼蛄灰，入麝香少许，细研为末。先将盐汤漱口，后用鹅毛点药扫患处。-- 《杨氏家藏方》之"截疳散"

（11）**治胞衣不下**：蝼蛄一枚，水一升，煮三沸，灌入，下喉即出。-- 《外台》引《延年方》

（12）**除竹木刺**：活蝼蛄 6 只(洗净)，与红糖 15g 捣烂如泥膏状，外敷伤口处。约 3～6 小时后，竹或木刺即可自行退出。-- 《江苏医药》1977，(1)：35

蚱蝉

【别名】 蚱蝉《本经》，蜩、鸣蜩《诗经》，蝒、马蜩《尔雅》，蟧《方言》，鸣蝉《新修本草》，秋蝉《圣惠方》，蜘蟟《七修类编》，知了《说文通训定声》，蚱蟟《中药志》，吱吱子，梢蟟蚑。

【名释】 《玉篇》："蚱，蝉声也。"《说文》："蝉，从虫，单声。""单，大也。"段玉裁注："当为大言也。"故《本草衍义》云："夏月身与声皆大者是。"蚱蝉之名，当由于此。

【来源】 为蝉科昆虫黑蚱 *Cryptotympana pustulata* Fab 的全体。

【昆虫形态】 黑蚱，体大色黑而有光泽；雄虫长 4.4～4.8cm，翅展约 12.5cm，雌虫稍短。头部宽扁，复眼 1 对，椭圆形凸出，两复眼间有单眼 3 只，触角 1 对。口器发达，刺吸式，唇基栅状，上唇宽短，下唇延长成管状，长达第 3 对足的基部。胸部发达，后胸腹板上有一显着的锥状突起，向后延伸，其两边有一"（）"形浅色纹。足 3 对。翅 2 对，膜质，黑褐色，半透明，基部染有黄绿色，蝉静止时翅尾后翘。腹部 7 节，雄蝉腹部第 1 节间有特殊的发音器官，雌蝉同一部位有听器。见（图 1070）

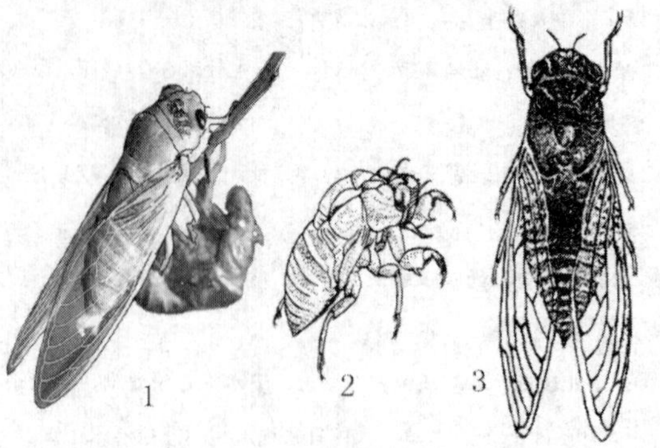

（图 1070）**蚱蝉**

1.刚蜕皮的蚱蝉 2.蝉蜕 3.成虫蚱蝉

【生长分布】 多栖于杨、柳、榆、槐、枫杨等树上。邹平广布。

【采收加工】 6～7 月间捕捉，捕后蒸死，晒干。

【性状鉴别】 本品呈长圆形，长 4～4.5cm，宽 1.8～2cm。表面大部分黑色，腹面各部边缘呈淡黄褐色，有光泽。头部宽扁，复眼 1 对，椭圆状球形，黄褐色，半透明。胸背部具膜质翅，透明，翅脉淡黄褐色，多已破碎。胸腹部上端具足 3 对，多断落。雄虫下端有 1 对心形鸣器，雌虫无鸣器，腹部较小，有产卵器。尾端呈三角形钝尖，背部和腹部具环节。体轻，质脆。气微腥，味淡。

【性味归经】 味咸，甘，性寒。归肝、肺经。

【功用主治】 清热，熄风，镇惊。主治小儿发热，惊风抽搐，癫痫，夜啼，偏头痛。

《本经》："主小儿惊痫，夜啼，癫病，寒热。"

《别录》："主惊悸，妇人乳难，胞衣不出。又堕胎。"

《药性论》："主小儿惊哭不止，杀疳虫，去壮热，治肠中幽幽作声。"

《新修本草》："主小儿痫绝不能言。"

【用量用法】 内服：煎汤，1～3 个，或入丸、散。

【附方】 （1）**治小儿风热惊悸**：蚱蝉半两(去翅、足，微炒)，茯神半两，龙齿三分(细研)，麦门冬半两(去心，焙)，人参三分(去芦头)，钩藤三(二)分，牛黄二钱(细研)，蛇蜕皮五寸(烧灰)，杏仁二分(汤浸，去皮、尖，双仁，麸炒微黄)。捣罗为散。每服以新汲水调下半钱，量儿大小，加减服之。-- 《圣惠方》之"蚱蝉散"

（2）**治小儿天钓，眼目搐上，筋脉急**：蚱蝉一分(微炒)，干蝎七枚(生用)，牛黄一分(细研)，雄黄一分(细研)。上药细研为散。不计时候，以薄荷汤调下一字，量儿大小加减。-- 《圣惠方》之"蚱蝉散"

（3）**治初生儿百日内发痫**：蚱蝉(煅)、赤芍药各三分，黄芩二分，为末，水一小盏，煎至五分，去滓服。-- 《普济方》之"蚱蝉散"

（4）**治诸风痫，胸中痰盛**：干蚱蝉七枚(微炙)，白藓皮一两，钩藤、细辛(去土)、川芎(锉，微炙)、天麻、牛黄(别研)各一分，蛇蜕五寸许(炙令黄)。上捣罗为末，同牛黄拌匀。每服一钱，水八分，入人参、薄荷各少许，煎五分，去滓，稍热服。-- 《普济方》之"蚱蝉汤"

（5）**治小儿惊痫夜啼**：蚱蝉四十九个，去前截，用后截微炒，为细末。每服五分，用钓藤一钱，煎汤调下；如发热惊搐，用薄荷一钱煎汤调下；天吊口噤，全蝎一钱煎汤调下；疮疹不起，用葱头、麻黄一钱煎汤调下。--《本草汇言》

（6）**治偏头痛**：蚱蝉二枚(生用)，乳香半两(细研)，朱砂半分(细研)。上件药，以蝉研取汁，和丸如小豆大。头痛时，左边痛纳左鼻中，右边痛纳右鼻中。出黄青水为效。--《圣惠方》

（7）**治小儿疳积，形体羸瘦，神倦疲乏，厌食纳呆**：蚱蝉 30 个(洗净焙干)，白术 l0g，莱菔子(炒)10g，共研细末，每服 2g，每日 3 次。--《上海中医药杂志》1990，(11)：29

蝉蜕

【别名】 蝉蜕《药性》，论蜩甲《庄子》，蝉壳、伏蜟、枯蝉《别录》，蝉甲《千金翼方》，蜩蟟退皮《本草拾遗》，蝉退壳《圣惠方》，金牛儿《卫生易简方》，蝉退《眼科龙木论》，蝉衣《临证指南》，催米虫壳《贵州民间方药集》，唧唧猴皮、唧唧皮《山东中药》，知了皮、热皮、麻儿鸟皮《中药志》，蚰子皮。

【来源】 为蝉科昆虫黑蚱 *Cryptotympana pustulata* Fab 的幼虫羽化时脱落的皮壳。

【昆虫形态】 参看“蚱蝉”。

【性状鉴别】 全形似蝉而中空，稍弯曲。长约 3～4cm，宽约 1.5～2cm。表面呈茶棕色，半透明，有光泽，被黑棕色或黄棕色细毛。头部触角 1 对，呈丝状，多已断落；复眼突出，透明；额部突出；上唇宽短，下唇延长成管状。胸的背面纵裂或呈十字形纵横裂开；左右具小翅两对，前对较长，后对较短；腹面足 3 对，前足腿节及胫节先端具锯齿，肘节先端有 2 个小刺，齿刺皆呈黑棕色；中足及后足均细长。腹部扁圆，共分 9 节，尾端呈三角状钝尖。体轻，膜质，中空，易碎。气微，味淡。

【显微鉴别】 粉末土褐色。①刚毛单细胞，具柄，多已碎断，黄色、黄棕色或红棕色，有三种类型：Ⅰ型多见，长约 15～23μm，黄棕色或红棕色；Ⅱ型较少见，长达 86μm，鲜黄色，细长，前段近 2/3 胞腔不明显；Ⅲ型可长达 90μm，黄色或黄棕色，胞腔明显。②体壁碎片黄色，密布乳头状突起，刚毛基痕可见；有的表面平滑无乳头状突起而仅有刚毛基痕；有的则仅具乳头状突起而无刚毛基痕。③气管多破碎成环状或片状，无色，环纹细密。复眼碎片黄色，平滑，断面层状。④微纤维极淡黄色，细胞细小,长约 31μm，少见。见(图 1071)

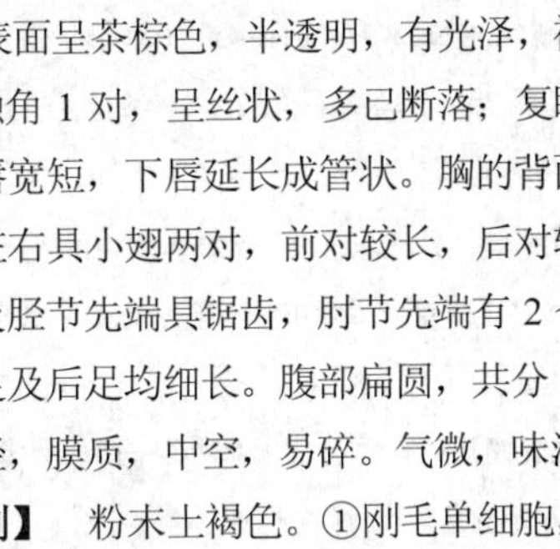

(图 1071)**蝉蜕粉末特征**

1～2.刚毛 3.体壁 4.复眼碎片 5.纤维

【理化鉴别】 取蝉蜕粗粉(40 目)5g，加水 50ml.置 60℃水浴加热 1 小时，过滤，取滤液做如下实验：

（1）取滤液 1ml，加 0.2%茚三酮的丙酮溶液 3 滴，沸水浴上加热 5 分钟，冷后呈紫色。(检查氨基酸和肽类)

（2）取滤液 5ml，加斐林试液 10ml，沸水浴加热 5 分钟。放置,有红色沉淀生成。

（3）取滤液 1ml。滴加 1%的三氯化铁试液.产生绿色沉淀(检查酚类)。

（4）取蝉蜕粉末 0.2g，加 10%硫酸 5ml，水浴加热 5 分钟，趁热过滤。放冷，滤液中加入乙醚 2ml 振摇，静置后分取醚层，加入 5%氢氧化钠溶液 1ml，碱水层变红色。(检查蒽醌)

【采收加工】 七月捡取蚱蝉羽化后脱下的外壳，除去泥土，晒干收藏。注意压碎。

【主含成分】 含甲壳质（*chitin*），蝶啶类色素；异黄质喋呤（*isoxanthopterin*），赤蝶呤（*erythropterin*），蛋白质，氨基酸，有机酸，酚类化合物。氨基酸的相对含量以丙氨酸（*alanine*），脯氨酸（*proline*）和天冬氨酸（*asparticacid*）等最高；丝氨酸（*serine*），苏氨酸（*threonine*），谷氨酸（*glutamicacid*），β 丙氨酸（*β-alanine*），酪氨酸（*tyrosine*）和 γ-氨基丁酸（γ-aminobutyricacid）次之；异亮氨酸（*isoleucine*）苯丙氨酸（*phenylalanine*），亮氨酸（*leucine*）较低；缬氨酸（*valine*），鸟氨酸（*ornithine*），蛋氨酸（*methionine*）等量最低。并含可溶性钙。

【药理】 （1）**抗惊厥作用** 蝉蜕各部分对中枢神经系统均有广泛抑制效能，其作用强度：整体>身>头足，但各部分均不能对抗内毒素的致死作用。实验表明：蝉蜕醇提取物能减少士的宁引起的小鼠惊厥死亡数，延长惊厥动物存活期，延长士的宁所致惊厥的潜伏期，但不能对抗戊四氮引起的惊厥，能延长破伤风毒素所致惊厥小鼠的存活期，与苯巴比安钠联用可更显著延长存活时间，但不能避免破伤风毒素所致惊厥小鼠的死亡。

（2）**镇静、镇痛作用** 蝉蜕醇提取物有显著镇静作用，能明显减少正常小鼠的自发活动，显著拮抗咖啡因的兴奋作用，延长戊巴比妥钠的睡眠时间，与巴比妥类药物有协同作用。各部提取物均有明显的镇痛作用。

（3）**解热作用** 蜕煎剂 1g/kg 口服对过期伤寒菌苗致热家兔有解热作用。对角叉菜胶致热大鼠也具有显著的解热作用。对静脉注射伤寒、副伤寒、甲乙三联菌苗致热家兔，静脉注射蝉蜕醇提取物 3ml/kg(相当于 2g(生药)/ml]，3 小时后出现弱的解热作用。

（4）**免疫抑制作用** 蝉蜕水煎液按 5g/kg 给小鼠灌服，结果证明蝉蜕明显减轻免疫器官胸腺和脾脏的重量。用鸡红细胞法证明，蝉蜕液明显降低腹腔巨噬细胞的吞噬功能，经小鼠碳粒廓清法测定，蝉蜕液明显降低碳粒廓清速度。

（5）**抗过敏作用** 蝉蜕水煎液按 5g/kg 给小鼠灌服，结果证明蝉蜕对小鼠耳异种被动皮肤过敏反应(PCA)有明显的抑制作用，对 2，4-二硝基氯苯(DNCB)所致小鼠耳迟发型超敏反应也具有明显的抑制作用，能非常显著地降低大鼠颅骨骨膜肥大细胞膜颗粒的百分率，具有稳定肥大细胞膜，阻滞过敏介质释放，抑制变态反应的作用。

（6）**抗肿瘤作用** 蝉蜕水提取物经 Sephadex-G 柱分离，得相对分子质量为(100～300)×10^4 活性部分，对艾氏腹水癌细胞显示高度的抗肿瘤活性，其 ED_{50} 为 0.5mg/kg。在体外细胞培养中蝉蜕能选择性地抑制癌细胞生长而不影响正常细胞。

（7）**其他作用** 静脉注射蝉蜕醇提取物对家兔血压、呼吸无显著影响，但可使心率明显减慢。兔耳静脉注射蝉蜕醇浸液能防止垂体后叶素引起的急性缺血性心电图改变，对心率及 Q-T 间期影响不显著，认为蝉蜕醇浸液具有阻滞心肌β-受体的作用。连续多次静脉给药，对家兔血中丙氨酸转氨酶无明显影响，但可使尿素氮下降，肌酐升高，停药后逐步恢复正常。蝉蜕醇提取物对红细胞膜具有一定的保护作用，可降低小鼠腹腔毛细血管的通透性。能阻断猫颈上交感神经节的传导作用，对肾上腺素能受体和乙酰胆碱降压反应无影响。

（8）**毒副反应** 蝉蜕醇提取物给小鼠腹腔注射，观察 24 小时内的死亡数，测得 LD_{50} 为 809±41.8mg/kg，口服量达 8000mg/kg 未见死亡。蝉蜕醇提取物无过敏反应、无溶血作用。

【性味归经】 味甘、咸，性凉。归肺、肝经。

【功用主治】 宣散风热，透疹利咽，退翳明目，祛风止痉。主治风热感冒，咽喉肿痛，咳嗽音哑，麻疹不透，风疹瘙痒，目赤翳障，惊痫抽搐，破伤风。

《别录》："主小儿痫，女人生子不出。灰服之，主久痢。"

《药性论》："主治小儿浑身壮热，惊痫，兼能止渴。"

《本草拾遗》："研一钱匕，井华水服，主哑病。"

《本草衍义》："治目昏翳。又水煎壳汁，治小儿出疮疹不快。"

《本草蒙筌》："去翳膜侵睛，胬肉满眦。"

《医学入门·本草》："主风邪头眩，皮肤瘙痒疥癞，小儿惊痫、夜啼，癫病，杀疳虫。"

《纲目》："治破伤风及疔肿毒疮，大人失音，小儿噤风天吊，阴肿。"

《雷公炮制药性解》："通乳汁。"

《医林纂要·药性》："缓肝养肺，去血热，除风湿。"

【临床应用】 （1）**用于外感风热，咳嗽，咽痛，音哑**。蝉蜕质轻性凉，入肺经而疏散风热，宣肺利咽。治温病初起发热、咳嗽，常与薄荷、前胡、牛蒡子等同用，以宣肺散邪，如《时病论》辛凉解表法。治风热郁肺，咽喉肿痛，声音嘶哑，常与薄荷、桔梗、甘草等同用，以宣肺气，利咽喉，开声音。

（2）**用于麻疹，风疹**。蝉蜕轻清升浮，具有透达之功。治麻疹初期，透发不畅，常与葛根、升麻、牛蒡子、薄荷等同用，共增透疹之效。治风疹瘙痒，常与防风、白藓皮等同用，以祛风止痒。

（3）**用于目赤翳障**。蝉蜕有疏散风热，退翳明目之效。治风热目赤多泪，常与菊花、桑叶等同用，以散风热。治风热攻目，翳膜遮睛，常与谷精草、密蒙花、木贼草等同用，以散风热，退翳明目。

（4）**用于小儿惊风及破伤风**。蝉蜕功能祛风止痉。治小儿惊风及破伤风，可单用本品研末黄酒冲服；或与僵蚕、全蝎、天麻、南星等同用，以加强祛风止痉之效。治小儿夜啼，惊哭不安，与薄荷、钩藤、朱砂等同用，以定惊安神。

《药鉴》："同荆芥，能除风热；入姜蚕，又却风痰。痈疽外肿者，同麻黄以散之；痘疮未实者，同麻黄以疏之。"

《得宜本草》："得朱砂，治小儿夜啼；得薄荷叶，治皮肤风痒。"

《得配本草》："调葱涎，涂破伤风；入羊肝，治痘后目翳；入寒药直达肺经，解热止渴。"

《衷中参西录》："与蛇退并用，善治周身癞癣瘙痒。"

【用量用法】 内服：煎汤，3～6g，或入丸、散。外用：煎水洗，或研末调敷，适量。

【使用注意】 孕妇慎服。

《本草经疏》："痘疹虚寒证不得服。"

《得配本草》："多服泄元气。"

【附方】 （1）**治风温初起，风热所感，冬温袭肺，咳嗽**：薄荷一钱五分，蝉退一钱(去足、翅)，前胡一钱五分，淡豆豉四钱，瓜蒌壳二钱，牛蒡子一钱五分，煎服。--《时病论》

（2）**治温病，表里俱觉发热，脉洪而兼浮者**：薄荷叶三钱，蝉退二钱(去足、土)，生石膏一两(捣细)，甘草一钱五分。煎服。--《衷中参西录》

（3）**治风头旋脑转**：蝉壳二两。微炒，捣细罗为散。每服，不计时候，以温酒调下一钱。--《圣惠方》之"蝉壳散"

（4）**治咳嗽，肺气壅滞不利**：蝉壳(去土，微炒)、人参(去芦)、五味子各一两，陈皮、甘草(炙)各半两。共为细末。每服半钱，生姜汤下，无时。--《小儿卫生总微论方》之"蝉壳汤"

（5）**治肺气喘促，倚息不得卧，并治齁嗽**：蝉蜕(去土、头、足、翅，炒)、杏仁、马兜铃各三两，人言(明矾煅)六钱。上为细末，蒸枣肉为丸，如葵子大。每服六七丸，临卧，葱茶汤送下。服后忌热物半日。--《古今医统》之"定喘丹"

（6）**治外感所袭之音哑**：净蝉退(去足、土)二钱，滑石一两，麦冬四钱，胖大海五个，桑叶、薄荷叶各二钱。水壶泡之代茶饮。一日音响，二日音清，三日全愈。--《衷中参西录》

（7）**治热翻胃吐食**：蝉退五十个，去尽土用，滑石一两，上为末，以水半盏，调药一盏，去水，用蜜一匙调下，不拘时候。--《普济方》引《卫生家宝》"清膈散"

（8）**治痘发热发痒抓破**：蝉蜕、地骨皮各一两，为末。每服二三匙，白酒服二三次。--《赤水玄珠》之"蝉花散"

（9）**治痘疮黑陷，项强目直，腹胀喘急发搐**：蝉蜕五分，地龙一两，为末。每二钱，研乳香汤下。--《医学入门》之"周天散"

（10）**治小儿蕴热，痰塞经络，头目仰视，名为天吊**：金牛(即蝉壳)，以浆水同煮一日，曝干为末。每用一字，冷水调下。--《卫生易简方》

（11）**治惊痫热盛发搐**：蝉壳(去土，炒)半两，人参(去芦)半两，黄芩一分，茯苓一分，升麻一分，以上为末；牛黄一分(另研)，天竺黄一钱(研)，牡蛎一分(研)。上同研匀细。每用半钱，煎荆芥、薄荷汤调服，无时。--《小儿卫生总微论方》之"蝉壳散"

（12）**治慢惊**：全蝎七个(去尾、尖)，蝉壳二十一个，甘草二钱半(炙)，大天南星一个(炮香)。上为末，每服半钱，姜、枣煎服。--《直指小儿方》

（13）**治小儿噤风，初生口噤不乳**：蝉蜕二十枚，全蝎二十七枚，为末，入轻粉末少许，乳汁调灌。(《全幼心鉴》)

（14）**治破伤风五七日未愈，已至角弓反张，牙关紧急**：蝉退(去头、足、土)五钱，为末。用好酒一碗，煎滚服之。--《直指方》之"秘传独圣散"

（15）**治小儿中风，口喎斜僻**：蝉壳、寒食白面等分。都研令细，以酽醋调为糊。如患左斜，右边涂之；右斜，左面涂之。候口正，急以水洗却药。--《圣惠方》之"蝉壳散"

（16）**治小儿夜啼**：①蝉退七个(只用下半段)，乳细。薄荷汤加酒少许，临睡调服。--《婴童类萃》 ②蝉蜕四十九个(只用后半截)，研为细末。分作四服，用钩藤煎汤，不时调化服。--《幼科证治大全》

（17）**治痘疮入眼或病后生翳障蝉**：蜕(洗净，去土)、白菊花各等分，每服二钱，水一盏，入蜜少许煎，乳食后，量儿大小与之。--《小儿痘疹方论》

（18）**治内障**：龙退(即蛇皮)、蝉退、凤凰退(即花鸡卵壳)、人退(即人指甲)、佛蜕(即蚕蜕)。上等分，不以多少，一处同烧作灰，研为细末。每服一钱，热猪肝吃，不拘时候，日进三服。--《眼科龙木论》之"五退散"

（19）**治疔疮**：蝉退壳、白僵蚕各等分。上为末，醋调涂四周，留疮口，俟根出稍长，然后拔根出.再用药涂疮。一方不用醋，用油调涂。--《圣惠方》

（20）**治聤耳出脓**：蝉蜕半两(烧存性)，麝香半钱(炒)。上为末，绵裹塞之，追出恶物。--《海上方》

（21）**治小儿阴肿，多因坐地风袭，或为虫蚁所伤**：蝉蜕半两，煎水洗；仍服五苓散，即肿消痛止。--《世医得效方》

（22）**治脱肛蝉**：退，去足，焙研，菜油调搽。--《王氏医存》

（23）**治感冒、咳嗽失音**：蝉衣一钱，牛蒡子三钱，甘草一钱，桔梗一钱五分，煎汤服。--《现代实用中药》

（24）**治痘疮出不快紫**：草、蝉蜕、木通、芍药、甘草（炙）各等分。每服二钱，水煎服。--《小儿痘疹方论》之"快透散"

（25）**治风气客皮肤瘙痒不已**：蝉蜕、薄荷叶等分，为末，酒调一钱匕，日三服。--《姚僧坦集验方》

（26）**治温病表里俱觉发热 脉洪而兼浮者**：薄荷叶三钱，蝉蜕二钱（去足、土），生石膏一两（捣细），甘草一钱五分，煎服。--《衷中参西录》

（27）**破伤风病（发热）**：用蝉蜕炒过，研为末，酒送服一钱，极效。又方，蝉蜕为末，加葱涎调匀，涂破处，流出恶水，立效，此方名"追风散"。

（28）**胃热吐食**：用蝉蜕五十个（去泥）、滑石一两，共研为末，每服二钱，水一碗，加蜜调服，此方名"清膈散"

（29）**治疗慢性荨麻疹**：取蝉蜕洗净，晒干，炒焦，研末，过筛，炼蜜为丸；或取蝉蜕2份，刺蒺藜1份，蜂蜜适量，制成丸剂，每丸均重9g。每日服2~3次，每次1丸，温开水送下。治疗30例，治愈7例，显效15例，好转5例。有效病例服药2~3天后即见症状改善，皮损逐渐消退；服药5~7天症状和皮损可完全消失或基本消失；继续服药15~20天，可巩固疗效，防止复发。--《皮肤病防治研究通讯》吉安市人民医院皮肤病门诊部，1972，(3)：215

（30）**治疗小儿脱肛**：取蝉蜕焙干，研末，过罗，越细越好。先用1%白矾水将脱肛部分洗净，随之涂以香油。撒上蝉蜕粉，而后缓缓将脱肛还纳，日日如此，以愈为度。治疗期间禁食辛辣刺激食物，宜多吃新鲜蔬菜，保持大便通畅。治疗30例，均获临床治愈，疗程最短23天，最长56天，平均34天。经随访，均无再发。--《中医药研》究新长金，1989，(1)：20

樗鸡

【别名】 樗鸡《本经》，红娘子《本草图经》，灰花蛾《纲目》。

【名释】 本品多栖樗树上。《纲目》曰："其鸣以时，故得鸡名。其羽文彩，故俗呼红娘子、灰花蛾。"

【来源】 为蜡蝉科斑衣蜡蝉 *Lycorma delicatula* White 的成虫。

【昆虫形态】 樗鸡外形似蝉而小。雄成虫体长14～17㎜，翅展40～45㎜；雌体长18～22m，翅展50～52㎜。头狭小，上翘，复眼黑褐色，触角着生在复眼下方，靠近基部膨大如球粒，红色。额延长如象鼻。前胸背板浅褐色；腹部大，黑褐色，腹部背面黑色，间被白色粉霜。前翅基部2/3处呈淡灰褐色，翅脉网格不清晰，散有20余个黑色小点，端部1/3呈烟黑色，翅脉网格清晰，白色。后翅基部呈红色，有黑斑7～8个，翅端黑色，红色与黑色交界处有白带，体翅常有粉状白蜡。尾端逐渐狭小，腹面红色。卵：长椭圆形，褐色，长约3㎜，排列成块，披有褐色蜡粉。若虫：体形似麻点蝽，一至三龄为黑质白斑，四龄为红质白斑黑格纹，具明显翅芽于体侧，末龄体长6.5～7㎜。见（图1072）

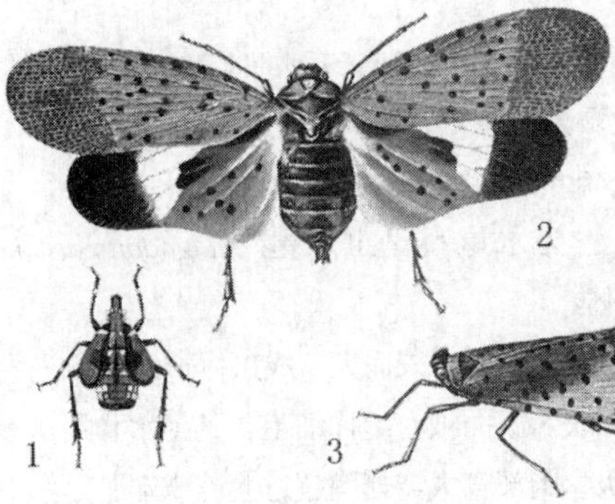

（图1072）**斑衣蜡蝉生活史**

1.若虫 2～3.成虫（樗鸡）

【生长分布】 多群栖于樗、香椿、构树、榆、刺槐、女贞及多种果树上。邹平各地均有分布。

【采收加工】 7～8月捕捉，捕后蒸死或烤死，晒干。

【炮制】 《纲目》："凡使去翅、足，以糯米或用面炒黄色，去米、面用。"

【性味归经】 味苦、辛，性平，有毒。归肝经。

【功用主治】 活血通经，攻毒散结。主治血瘀经闭，腰伤疼痛，阳痿，不孕，瘰疬，癣疮，狂犬咬伤。

《本经》："主心腹邪气，阴痿，益精强志，生子好色，补中轻身。"

《别录》："疗腰痛，下气，强阴多精。"

《本草衍义》："行瘀血、月闭。"

《纲目》："主瘰疬，散目中结翳，疗猘犬伤。"

《中国动物药志》："破瘀散结，通经堕胎，解毒。主治经闭，癥瘕及狂犬咬伤。外用治疥癣，疮毒，淋巴结结核。"

【用量用法】 研末内服，入丸、散，0.1～0.2g。外用：研末敷贴，或调涂，适量。

【使用注意】 体弱、无瘀者慎服，孕妇禁服。

《别录》："不可近目。"

【附方】 （1）**治瘰疬结核**：红娘子十四枚，乳香、砒霜各一钱，硇砂一钱五分，黄丹五分。为末，糯米粥和作饼贴之。不过一月，其核自然脱下矣。--《卫生易简方》

（2）**治疥癣**：樗鸡10个，鲜羊蹄30g，共捣烂，敷患处，每日1次。--《常见药用动物》

（3）**治横痃便毒**：鸡子一个开孔，入红娘子六个，纸包煨熟，去红娘子，食鸡子，以酒下。--《积善堂经验方》

（4）**治疯狗咬伤**：红娘子二个，斑蝥五个(并去翅、足。若四十岁各加一个，五十岁各加二个)，青娘子三个(去翅、足，四十岁加一个，五六十岁加三个)，海马半个，续随子一分，乳香、沉香、桔梗各半分，酥油少许。为末。十岁者作四服，十五岁作三服，二十岁作二服，三十岁作一服。—《谈野翁试验方》

（5）**治疗子宫虚寒，月经不调**：用樗鸡六十枚，大黄、皂荚、葶苈各一两，巴豆一百二十枚，共研为末，加枣肉做成丸子，如弹子大。棉裹塞阴道内，三日取出。每日以鸡蛋三枚、胡椒末二分，同炒吃，酒送下。久则子宫变暖。—《纲目》

水黾

【别名】 水黾、水马《本草拾遗》，水爬虫《纲目》，婆子《东医宝鉴》，水和尚、水豆油《昆虫分类学》(蔡邦华)，担张钩。

【名释】 能于水面疾走和跳跃，如黾（蛙类），故名。

【来源】 为水黾科昆虫水黾 *Rhagadotarsus kraepelini* (Breddin) 的全体。

【昆虫形态】 体型似蚊而大。成虫体长约10mm，背部黑褐色带有蓝白色斑纹，腹面被有绢样细毛，具拒水作用。复眼大而突出。触角丝状。胸部宽大，翅膜超过腹部末端。足三对，足面有纤毛；前足用来捕食，中足用来划分和跳跃，后足用来在水面滑行；中足特别长，为体长的2倍多。腹部灰色，9节，腹基部最宽，向末端变尖，呈圆锥状。若虫灰白色，在头、胸、腹部有褐色斑块。触角与足大部分为灰色。至第4龄和第5龄的若虫的中区灰白色至淡黄色，褐色区渐变成黑褐色。见（图1073）

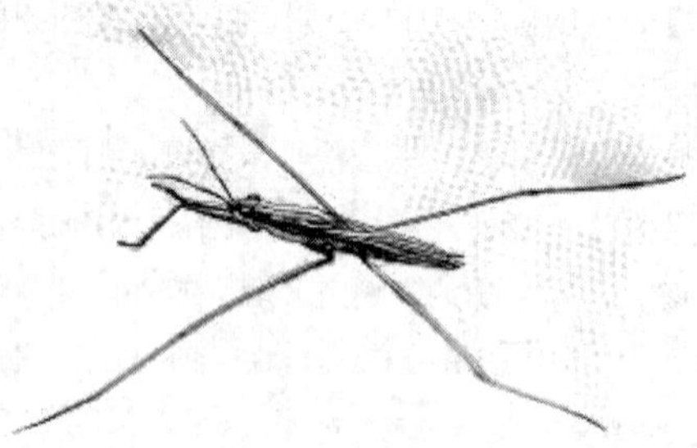

（图1073）**水黾**

【生长分布】 多生活于鱼塘、沼泽和较平静的河流。以水面上蚊、蠓、蝇类等小虫为食。

【采收加工】 用网捕捉后，置沸水中烫死，晒干。

【性状鉴别】 虫体长3～4mm。头部有1对大而突出的复眼，触角1对，丝状，多已脱落。背部黑褐色，带有蓝色的斑纹，有时有翅，翅膜起过腹部末端。胸部宽大，有足3对，前足短，中后长，中足特长，为体长的2倍以上。腹部9节，腹基部最宽，向末端变尖，呈圆锥状。

【性味归经】 味苦，性平，有毒。归大肠经。

【功用主治】 截疟，疗痔。主治疟疾，痔疮。

《本草拾遗》："令人不渴。"

《纲目拾遗》："治痔。"

《中国药用动物志》："抗疟。治疟疾。"

【用量用法】 内服：研末，5～10只。

【附方】 **治一切痔**：婆子三十个。用三个纸包，每包十个，于背阴处悬挂，阴干，每包作一服。研烂，空心温酒调下。良久吃饭，三日连三服，十日内见效。久痔脓血者，二三十服绝根。—《东医宝鉴》之"水马散"

雀瓮

【别名】 雀瓮、躁舍《本经》，蛅蟖房《别录》，雀儿饭瓮《蜀本草》，蛓毛虫窠《日华子》，棘刚子、天浆子《本草图经》，蛓毛虫蛋壳。

【名释】 黄刺蛾幼虫所做之茧蛋形，出脱后似瓮，雀喜食其茧中之蛹，故有雀瓮、雀儿饭瓮之名。蛓，黄刺蛾幼虫。蛅，谓点也，云其背有黑色或彩色斑点。

【来源】 为刺蛾科昆虫黄刺蛾 *Cnidocampa flavescens* Walker 的虫茧。

【昆虫形态】 黄刺蛾成虫体长13～17mm，翅展30～39mm，雄蛾体较小，密被长鳞毛。头和胸部黄色，复眼1对，椭圆形，黑褐色；触角鞭状1对，暗黄色。翅2对，前翅内半部黄色，鳞毛较外半部浓密，外半部黄褐色，自翅顶角斜向后缘有2条暗褐色细纹，内1条成为翅面2种颜色的分界线；后翅赭黄色。足3对。雄虫腹部较小，雌者肥大。卵：椭圆形，扁平，淡黄色。幼虫：初孵化时黄色，成熟时变为黄绿色，头小，腹部肥大，7～8月间结茧。末龄幼虫体长16～25mm，黄绿色，大龄幼虫背部有1个哑铃形紫褐色大斑，体躯自第2节起，各节有4个毛刺。茧：椭圆形，长径约15mm，质地坚硬，灰白色，上有黑褐色不规则纵纹，形似雀蛋。蛹：长约13mm，椭圆形，黄褐色。见（图1074）

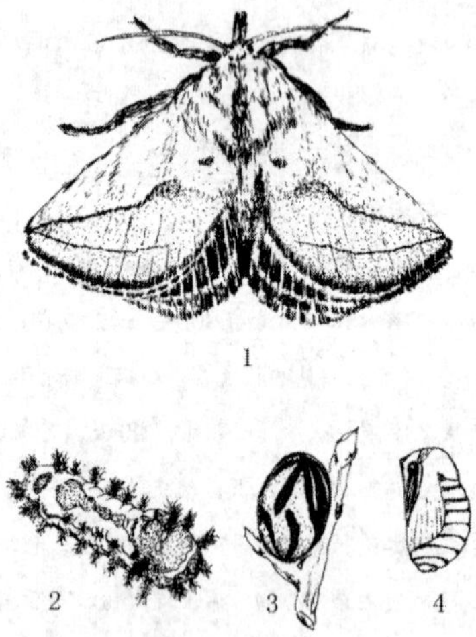

（图1074）**黄刺蛾**

1.成虫（黄刺蛾） 2.幼虫 3.茧 4.蛹

【生长分布】 幼虫多栖于梨、苹果、枣、柿、樱桃、石榴、李等果树上，食害嫩叶，结茧于树杈或枝干上越冬。邹平各地均有分布。

【采收加工】 秋季从树枝上取下，蒸后，干燥即成。

【性状鉴别】 本品呈椭圆形的空壳，长径6～15mm，一头多开口，表面灰色，有纵形褐色条纹，并有一棕色纵形条沟，为原附着树枝上的残痕。体轻，石灰质，捏则易碎，味淡。

【药理】 （1）**抗缺氧作用** 给小鼠腹腔注射雀瓮水提取液2g/kg，1.5g/kg和1g/kg，可以显著延长小鼠的缺氧存活时间。给大鼠股静脉注射0.5g/kg

和 0.25g/kg 雀瓮水提取液，对垂体后叶素所引起的大鼠急性心肌缺血、心律失常、心率减慢均有明显的对抗作用。

（2）**抗惊厥作用**　小鼠腹腔注射 10g/kg，5g/kg，2.5g/kg 雀瓮水提取液，可对抗戊四氮引起的惊厥。

（3）**催眠作用**　小鼠腹腔注射 20g/kg 雀瓮水提取液，对硫喷妥钠阈下剂量催眠作用有协同作用。

（4）**镇痛作用**　小鼠扭体法和尾电刺激法证明，10g/kg 和 20g/kg 雀瓮水提取液腹腔注射给药，有明显的镇痛作用。25g/kg 雀瓮水提取液腹腔注射给药，小鼠热板法的镇痛效果不明显。

（5）**抗炎及抗溃疡作用**　100% 雀瓮幼虫水提取液以 10g/kg 或 20g/kg 给大鼠灌胃 4d，显著抑制角叉菜胶所致足肿胀。大剂量组在蛋清致炎后第 2 小时，有显著抑制大鼠蛋清性足肿胀作用。同样剂量，每日灌服 2 次，连续数月，对大鼠佐剂性关节炎继发性足肿胀有显著抑制作用。水提取液 10g/kg 剂量灌胃，每日 2 次，连续 22 天，对醋酸所致大鼠实验性胃溃疡有一定的抑制作用。

（6）**毒性**　小鼠尾静脉注射雀瓮水提取液，按综合法计算：雀瓮水提取液 LD_{50} 为 l4.68±1.16g/k。

【性味归经】　味甘，性平。归肝经。

【功用主治】　熄风止惊，解毒消肿。主治小儿惊风，脐风，癫痫，乳蛾肿痛。

《本经》："主小儿惊痫，寒热结气，蛊毒鬼疰。"

《本草拾遗》："主小儿撮口病，先剺小儿口傍，令见血，以瓮碎取汁涂之，亦生捣鼠妇并雀瓮汁涂。"

《中国动物药》："清热止惊，散风解毒。治小儿惊风，癫痫，流涎。脐风等。"

【用量用法】　内服：入丸、散，1～5 个。

【附方】　（1）**治小儿慢惊**：天浆子(有虫者)、白僵蚕、干蝎(三物微炒)各三枚。捣筛为末。煎麻黄汤调服一字，日三。随小儿大小加减之。--《本草图经》

（2）**治小儿急惊风搐搦**：天浆子(生用)三枚，干蝎(生用)七枚，朱砂一钱。上捣罗为散，以软饭和丸，如粟米大。不计时候以荆芥汤下二丸。量儿大小，加减服之。

（3）**治小儿撮口及发噤**：①棘科上雀儿饭瓮子，未开口者，取瓮子内物，和乳汁研灌之。②赤足蜈蚣一枚，雀儿饭瓮子(不开口者)五枚。和烧为灰，细研。每服以粥饮调下三字。

（4）**治小儿脐风**：天浆子(有虫者)一枚，真僵蚕(炒)一枚，腻粉少许。研匀，以薄荷自然汁调灌之，取下毒物。

（5）**治小儿痫疾**：棘枝上雀瓮，研，其间虫出，取汁灌之。(2～5 方出自《圣惠方》)

（6）**治乳蛾，喉痹**：用天浆子徐徐嚼咽。--《纲目》

钻杆虫

【别名】　钻杆虫《东北动物药》，钻心虫，紫蝗。

【来源】　为螟蛾科昆虫高粱条螟 *Proceras venosata* Walker 的幼虫。

【昆虫形态】　成虫体长 10～14mm，翅展 24～34mm，雄蛾略小。头、胸部背面淡黄色，复眼暗黑色。下唇须较长，向前方伸出。前翅灰黄色，顶角尖锐，其下部略向内凹，外缘略成直线，有 7 个小黑点；翅面有 20 多条暗色纵纹，中央有 1 个小黑点，雄蛾此小黑点较雌蛾明显。后翅颜色较淡，雄蛾淡黄色，雌蛾银白色。腹部及足黄白色。幼虫体长 2～3cm。头棕褐色，前胸硬皮板及末节硬皮板淡黄褐色，胸腹部其余各节淡黄色或黄褐色，背面有淡紫色纵纹 4 条，各节近前缘有黑褐色斑纹 4 个，近后缘有 2 个。见（图 1075）

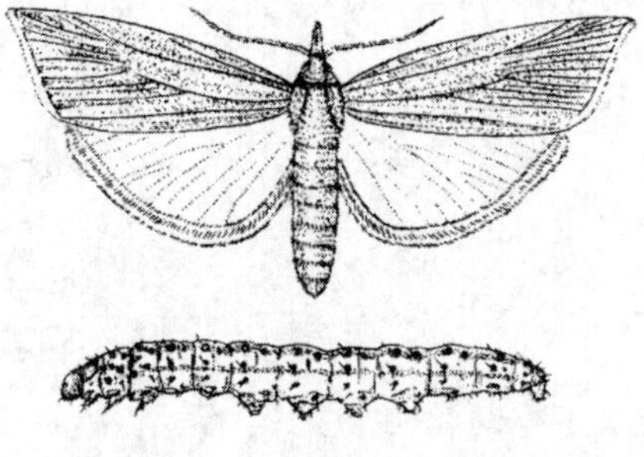

（图 1075）**高粱条螟成虫与幼虫**

【生长分布】　多寄生于高粱、玉米、粟、麻、甘蔗等。幼虫在寄主茎秆内越冬。邹平各地均有分布。

【采收加工】　寻找有虫口的陈旧秫秸，劈开取虫，鲜用，或用沸水烫死，晒干。

【性味归经】　味咸，性寒。归肾经。

【功用主治】　凉血止血。主治血热便血。

【用量用法】　内服：煎汤，1.5～3g，或 5～10 条。

蚕蛾

【别名】　原蚕蛾《别录》，晚蚕蛾《日华子》，魏蚕蛾、天蛾《宝庆本草折衷》。

【名释】　一年中两度孵化的蚕称原蚕。《周礼》郑玄注："原，再也。"药用原蚕，多指第 2 次所养之蚕。陶弘景云："原蚕是重养者，俗呼为魏蚕。"《方言》郭璞注："魏，细也，秦晋人所呼。"再生则季晚，故又称晚蚕。

【来源】　为蚕蛾科昆虫家蚕蛾 *Bombyz mori* L.雄虫的全体。

【昆虫形态】　**蚕蛾**　又名原蚕蛾、晚蚕蛾。外形似蝴蝶，全身披着白色鳞毛，体长 1.6～2.3cm，翅展 3.9～4.3cm。头部较小。复眼 1 对，黑色，呈半圆形。口器退化，下唇须细小。触角 1 对，羽毛状，基部粗，末端渐细，雌蛾的触角灰色，较短，雄者黑色，较雌者长。前胸节和中胸节吻合，翅 2 对，均被有白色鳞片；前翅位于中胸部，呈三角形，较大，有 3 条淡暗色的横纹；后翅生于后胸，较小，略呈圆形，有 2 条较深色的平行线。足 3 对，跗节 5 节，具 1 对黑褐色的爪，有绵状毛。雌蛾腹部肥硕，末端钝圆；雄者腹部狭窄，末端稍尖。见（图 1076）

蚕蛾幼虫　又名桑蚕、家蚕、蚕眉、餐脉。身体有 13 个体节，体色青白或微红，有斑或无斑。口器咀嚼式；下唇中央有一小孔，叫吐丝孔。胸部有足三对，能把持桑叶；腹部有足五对，前四对能使身体前进，最后一对叫尾足，能使身体固定在桑叶上。胸、腹部两侧有许多气门，是体内呼吸系统通外界的门户。胸部第 2、第 3 节稍见膨大，有皱纹。腹部第 8 节背面有一尾角。以桑叶为主要食料。经四次蜕皮后成熟，停止进食，吐丝作茧，在茧内化蛹。蛹羽化成蛾，破茧而出。雌、雄蛾交尾产卵后，数日便死亡。见（图 1076）

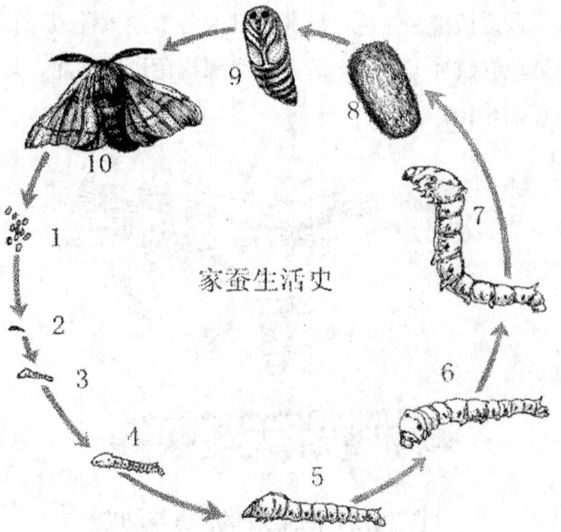

（图 1076）家蚕生活史

1.卵 2～7.幼虫（蚕） 8～9.蛹 10.成虫（蛾）

本昆虫的病死幼虫（**白僵蚕**）、幼虫的蜕皮（**蚕蜕**）、幼虫的粪便（**蚕沙**）、蛹（**蚕蛹**）、蛹的发酵制品（**僵蛹**）、卵子（**原蚕子**）、卵壳(**蚕退纸**)、茧壳（**蚕茧**）亦供药用，详见下述。

【生长分布】 蚕蛾是昆虫的一种，原产中国，驯化在室内饲养，故又称家蚕。邹平各地均有养殖。

【采收加工】 夏季取雄性蚕蛾，以沸水烫死，晒干。

【性状鉴别】 雄蛾全体呈污白色，密被白色鳞片。体长约 2cm，翅展约 4cm，头部小。复眼 1 对，黑色，半圆形。口器退化，下唇须细小。触角 1 对，黑色。胸部有翅 2 对，前翅较大，近三角形，后翅较小，近圆形。腹部较狭窄，末端稍尖。药材其触角、翅等多已残缺。质脆，易碎。气微腥。

【主含成分】 蚕蛾含蛋白质及游离氨基酸，后者约有 20 种之多，但无α-氨基异丁酸、脯氨酸及胱氨酸，又只有雌蛾有鸟氨酸，又含脂肪油。有报道，雄蛾的脂肪油，性质与蚕蛹油极相似。从蛾翅曾分离三种萤光物质，其中主要者为青萤光物质，它是一种喋呤，定名萤光青，据称与鱼类组织中的萤光青是同一物质。蛾又含细胞色素 C，它与脊椎动物、酵母等中的细胞色素 C 相同，初生蚕蛾 1kg，可分离出细胞色素 C 结晶 70mg。蚕蛾（及蚕蛹）含变态激素α-脱皮松及β-脱皮松，其中主要的是α-脱皮松。雌蛾有性诱腺，含引诱雄蛾的物质，它们曾被称为性诱色素，都是萤光性色素，见光则分解。蚕蛾含维生素 B12，每 1000 个蛾曾分离维生素 B12 17mg（蛹含 36mg，蚕含 75mg）。又含菸酸。初生的蛾，每天排泄的尿中含菸酸 7.2μg。

【药理】 蚕蛾体内所含的雄性激素对增强人体免疫力和性功能效果显著；蜕皮激素促进细胞生长、刺激真皮细胞分裂、产生新的生命细胞和生殖细胞的作用；所含雌二醇临床用于卵巢功能不全或卵巢激素不足引起的各种症状：卵巢功能性子宫出血、原发性闭经、绝经期综合症以及前列腺癌等；保幼激素有增加免疫动脉血流量、控制特异性蛋白质合成、促进生长、防止老化的神奇功效；脑激素对中老年人有极好的保健作用，可以促进细胞生长，推迟更年期的到来，达到延缓衰老的目的；胰岛素对糖尿病患者具有一定的疗效；细胞色素 C 是临床用于一氧化碳、安眠药中毒、新生儿假死、心肌梗塞、脑外伤、脑动脉硬化、肺炎、硅肺、肺气肿、神经麻痹、放疗白血球下降等良好的药剂。蚕蛾还含有丰富的维生素、烟酸、α蜕皮酮及β蜕皮酮等多种成分，对调节人体机能有极好的功效。

【性味归经】 味咸，性温。归肝、肾经。

【功用主治】 补肾壮阳，涩精，止血，解毒消肿。主治阳痿遗精，白浊，血淋，金疮出血，咽喉肿痛，口舌生疮，痈肿疮毒，冻疮，蛇伤。

《别录》："主益精气，强阴道，交接不倦，亦止精。"

《日华子》："壮阳事，止泄精、尿血，暖水藏。治暴风，金疮，冻疮，汤火疮，并灭疮瘢。"

《医林纂要·药性》："补君相之火。"

《本经逢原）："强志生子，好颜色，补中轻身。"

【临床应用】 （1）**用于肾虚阳痿，遗精，白浊**。原蚕蛾味咸性温，功能补肾壮阳而不助火，为治肾虚阳痿佳品。《千金要方》单用本品研末蜜丸临卧服即可取效；气虚则阳微，如与补气之人参、黄芪、白术、甘草同用，可增强其疗效。治遗精早泄，白浊带下，亦可单用，或与肉苁蓉、益智仁、茯苓、龙骨等药相伍，共奏补肾涩精、分清泌浊之功，如《国医宗旨》固真丹。原蚕蛾与玄参同用，可治血精。

（2）**用于外伤，金疮出血**。原蚕蛾有止血生肌定痛功用，治外伤出血可单用本品研末掺伤口上，如《胜金方》天蛾散；也可以本品与白芷、当归头、陈石灰等分为末，外敷伤处，如《救伤秘旨》蚕蛾散。

（3）**用于解毒散结**。可治咽喉肿痛，口舌生疮，痈肿疮毒。

【用量用法】 内服：研末，1.5～5g，或入丸剂。外用：研末撤或捣敷，适量。

【使用注意】 阴虚火旺者禁服。

【附方】 （1）**治男子肾气衰弱，阴痿阳事不举**：原蚕蛾(取未连者，去头、足、毛羽)一两。上为细末，炼蜜为丸，如梧桐子大。每服七至十丸，临卧温菖蒲酒送下。--《御药院方》之"神效丸"

（2）**治遗精**：晚蚕蛾、肉苁蓉、白茯苓、益智仁各二两，龙骨五钱。上用鹿角胶酒浸化开，丸如梧桐子大。每服三粒，空心盐汤下。--《国医宗旨》

（3）**治遗精，白浊**：晚蚕蛾焙干，去头、翅、足。为末。饭丸，绿豆大。每服四十丸，淡盐汤下。--《纲目》引《唐瑶经验方》

（4）**治失精清有血**：蚕蛾二枚(阴干)，黑参(锉碎)少许。上为末，以米汁调，日服令尽。--《普济方》

（5）**治血淋，脐腹及阴茎涩痛**：晚蚕蛾，研为末，每于食前，以热酒调下二钱。--《圣惠方》

（6）**治刀斧伤，止血生肌**：晚蚕蛾(生)，为细散。将药散掺绢帛上，裹伤处。--《圣济总录》之"蚕蛾散"

（7）**治刀斧伤，止血，定痛，生肌** 晚蚕蛾、白芷、当归头、陈石灰各等分，为末，敷伤处。--《疡科选粹》之"蚕蛾散"

（8）**治乳蛾喉痹**：蚕蛾末三钱，儿茶一钱，生白矾三分，辰砂一钱。上为细末，吹入喉口。--《万病回春》

（9）**治小儿百日以上～二三岁以来患口疮**：晚蚕蛾一分(微炒)，麝香粉。上件药都研细为散，每服少许掺于疮上，日再用之。--《圣惠方》

（10）**治大人、小儿唇口并齿断有疮肿，疼痛臭气，及一切恶疮**：晚蚕蛾、五倍子、密陀僧各等分。上为散，每用少许掺贴。--《圣济总录》

（11）**治肠痈，不拘脓已成未成，服之脓血皆从大便排出**：　蚕蛾(烧灰)、大黄各六钱，穿山甲(炒)、皂角各五钱。上为末，每服一钱，酒调下。--《丹台玉案》之"神通散"

（12）**治玉枕疮，生枕骨上如痈，破后如箸头**：石苇、原蚕蛾(炒)各等分，捣罗为散，干贴。--《圣济总录》之"石苇散"

（13）**治白虎风，昼夜游走疼痛**：原蚕蛾(炒)一分，白僵蚕(炒)半两，蝉蜕(炒)、地龙(白色少泥者，微炒)各一分。上捣罗为散。先用干脯一片炙熟，安病人席底当痛处。不得令知，来日待病人起后，取脯看，脯色赤，每用散三钱匕；脯色青暗，每用散四钱匕，温酒或米饮调下。服后更令吃酒小醉，汗出即愈。--《圣济总录》之"原蚕蛾散"

白僵蚕

【别名】　白僵蚕《本经》，僵蚕《千金要方》，天虫《药材资料汇编》，僵虫《河北药材》，白僵虫《新华本草纲要》。

【名释】　蚕感染病菌死后，强硬不腐，体被白粉，故名白僵蚕。天虫，即"蚕"字之分拆。

【来源】为蚕蛾科昆虫家蚕蛾 *Bombyz mori* L.的幼虫感染白僵菌 *Beauveria bassiana* (Bals.) Vaillant 而僵死的全虫。

【昆虫形态】　参见"原蚕蛾"条。

【采收加工】　在蚕 4 次蜕皮后，将白僵菌用温水或冷水调成菌液，一般 1mm 菌液中含 5～6 万个孢子为宜。用喷雾器均匀地喷到蚕体上，以蚕体见湿为度。接种后 15～20 分钟第 1 次给桑，以后每隔 5～6 小时给桑 1 次。饲养室的温度以 24～26℃，湿度 90%为宜。避免通风。接种后，蚕陆续发病死亡。要及时拣出，另行摊放，保持同样温度，待其充分发僵变白后，置于通风处风干或弱光下晒干。

【性状鉴别】　本品呈圆柱形，多弯曲皱缩，长 2～5cm。直径 0.5～0.7cm。表面灰黄色，被有白色粉霜状的气生菌丝和分生孢子。头部较圆，足 8 对，体节明显。尾部略呈二分歧状。质硬而脆，易折断，断面平坦，外层白色，显粉性，中间有亮棕色或亮黑色，习称"胶口镜面"，内有丝腺环 4 个，呈亮圈状。气微腥，味微咸。见(图 1077)

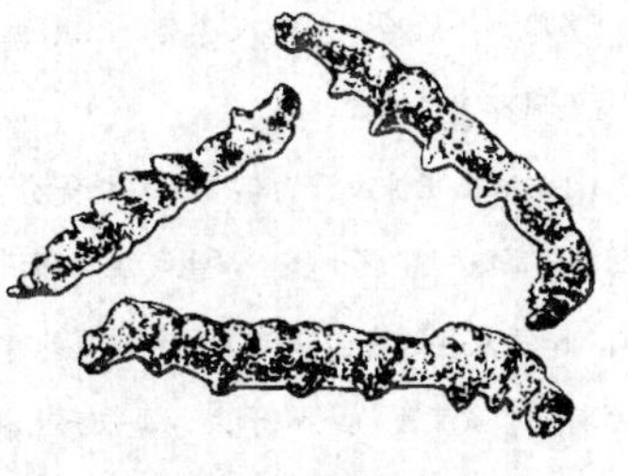

(图 1077) **白僵蚕(幼虫)外形**

【显微鉴别】　粉末特征：灰棕色或灰褐色。①菌丝体近无色，细长卷曲缠结在体壁中。直径 1～5μm，多存于体壁或淡棕色半透明的结晶块中。②气管壁碎片略弯曲或孤状，具棕色或深棕色的螺旋丝，螺旋丝间有 1～3 条极细的波纹。③表皮组织表面具网格样皱缩纹理以及纹理突起形成的小尖突，有圆形毛窝，边缘黄色；刚毛黄色或黄棕色，表面光滑，壁稍厚。④未消化的桑叶组织中，大多含草酸钙簇晶或钟乳体。此外，尚可见散在或埋于组织间的无色类结晶体。见(图 1078)

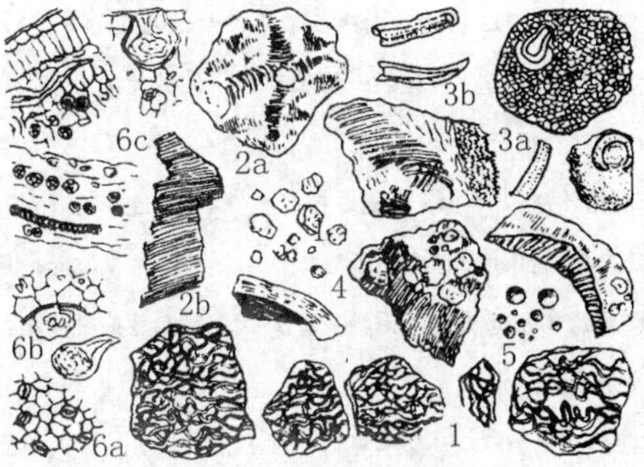

(图 1078) **白僵蚕粉末特征**

1.菌丝体 2.气管壁碎片(a.气管壁 b.横纹肌) 3.表皮(a.表面观 b.刚毛) 4.类结晶体 5.脂肪油滴 6.桑叶组织(a.表皮细胞及气孔 b.钟乳体 c.叶肉组织及草酸钙结晶)

【主含成分】　（1）**白僵蚕**　含蛋白质、草酸铵，并含赖氨酸（*lysine*），亮氨酸（*leucine*），天冬氨酸（*aspartic acid*）等 17 种氨基酸，镁、钙、锌等 28 种元素，以及变态活性融激素、促脱皮甾酮和一种色素 3-羟基犬尿素（*3-hydroxy kynurenine*），6-N-羟乙基腺嘌呤（*6-N-hydroxy ethyl adenine*）。

（2）**白僵菌菌体**　含软白僵菌素（*tenellin*），白僵菌黄色素（*bassianin*），在培养中氮源枯竭时，这种色素迅速积累。还含多种环缩醇酸肽类（*cyclodep-Sipeptide*）成分：白僵菌环四肽（*bassianolide*），白僵菌环三肽（*beauverilide*）A 和 B，白僵菌环缩醇酸肽（*beauverolide*）A、B、Ba、C、Ca、D、E、Ea、F、Fa、H、I、Ja、Ka；脂肪酸酰胺成分：棕榈酰胺（*palmitamide*），硬脂酰胺（*stearamide*）；哌嗪-2-5-二酮（*piperazine-2-5-dione*）类成分：环（L-异亮氨酸-L-缬氨酸）二肽 [*cyclo(L-lle-L-Val)*]，环（L-异亮氨酸-L-异亮氨酸）二肽 [*cyclo(L-Ile-L-Ile)*]，环(L-丙氨酸-L-脯氨酸)二肽[*cyclo(L-Ala-Pro)*]；类脂（*lipid*）成分，其中脂肪酸的组成主要是棕榈酸（*palmitic acid*），油酸（*oleic acid*），亚油酸（*linoleic acid*）以及少量的硬脂酸（*stearic acid*），棕榈油酸（*palmitoleic acid*）。此外，白僵菌至少能分泌三种水解酶即脂酶（*lipase*），蛋白酶（*protease*）和甲壳质酶（*chitinase*），能促进穿通受染幼虫表皮，还能合成溶纤维蛋白酶（*fibrinolysin*），并能利用谷氨酸（*glutamic acid*），天冬氨酸（*aspartic acid*），草酸铵（*ammonium oxalate*），枸橼酸铵（*ammonium citrate*），酒石酸铵（*ammonium tartarate*）作为氮源，但不能有效地利用无机氮化合物。白僵菌除感染家蚕外，还侵袭玉米螟（*Pyrausta nubialis*）、蜡蛾（*Galleria mellonella*）幼虫，并从中分离出相对高分子质量的昆虫毒素和环肽类昆虫毒素物质白僵菌素（*beauverrician*）；还含甾体 11α-羟基化酶系，用于合成类皮质激素。

【药理】　（1）**抗惊厥作用**　100%僵蚕水煎剂以 22.5g/kg 或 30g/kg 给小鼠灌胃，能对抗番木鳖碱引起的小鼠强直性惊厥，降低番木鳖碱所致小鼠惊厥的死亡数。但是对电休克、戊四氮和咖啡因所致惊厥无显著对抗作用。僵蛹略优于白僵蚕。僵蚕煎剂除去草酸铵后，即失去抗番木鳖碱惊厥的活性，因此推测其抗番木鳖碱惊厥的有效成分是草酸铵。

（2）**镇静作用**　僵蚕醇水浸出液给小鼠皮下注射、腹腔注射或灌胃以及给家兔静脉注射均有催眠作用。小鼠灌服 0.5g/kg 或皮下注射 0.25g/kg，催眠效力约等于苯巴比妥皮下注射 50mg/kg。

（3）**抗凝血作用** 体外试验表明，僵蚕提取液 42mg/ml 对家兔血浆凝血酶时间、凝血酶原时间和白陶土部分凝血活酶时间有延长作用，每 lg 生药作用分别相当于 1.08u，13.47u 和 14.50u 肝素。以去纤溶酶原兔血浆或去抗凝血酶Ⅲ兔血浆作基质血浆，僵蚕仍表现出抗凝活性。僵蚕提取液 2.5g/kg 给家兔静脉注射，发现上述指标在注射后不同时间均有显著延长，而且作用较持久。白僵蚕 l0mg/ml 对体外由 ADP 诱导的血小板聚集抑制率达 53.3％，使血液粘度比值降低；延长大鼠血浆复钙时间和凝血酶原时间，促进大鼠血浆凝块完全溶解，表现出较强的抗凝和促纤溶活性。

（4）**降血糖作用** 大鼠灌服僵蚕粉剂 5g(kg·d)，连续 2 星期，对四氧嘧啶所致实验性糖尿病大鼠的血糖有显著降低作用。停药 1 星期后，血糖仍维持较低水平。如果灌服 l0g/kg 煎剂，血糖虽有降低，但无显著性意义，提示高温可能使其有效成分破坏。

（5）**抗癌作用** 100％僵蚕水煎剂，对小鼠肉瘤 S_{180} 有明显的抑制作用。

（6）**抑菌作用** 体外试验证明，僵蚕对金黄色葡萄球菌、大肠杆菌、绿脓杆菌等细菌均有较弱的抑制作用，但效果不明显。

（7）**毒性** 僵蚕乙醇提取物，小鼠、大鼠腹腔注射 0.5～5g/kg，均未见毒性反应。僵蚕提取液小鼠腹腔注射的 LD_{50} 为 35.48g/kg。100％僵蚕水煎剂按 3g(生药)/kg 灌胃，对家兔氯化铵中毒有促进作用，推测与其含有草酸铵有关。

【炮制】 （1）**炒白僵蚕**：取净白僵蚕，置锅内，用文火加热，炒至表面呈黄色，取出放凉。

（2）**麸炒白僵蚕**：取麸皮撒在热锅内，用武火加热，待冒烟时，加入净僵蚕，拌炒至表面呈黄色，取出，筛去麸皮，放凉。每白僵蚕 100kg，用麸皮 10kg。

饮片性状：①炒白僵蚕形如僵蚕，表面黄色。②麸炒白僵蚕形如白僵蚕，表面黄色具焦麸香气。通过炮制，可去腥，易于煎出药效成分。

【性味归经】 味辛、咸，性平。归肝、肺、胃经。

【功用主治】 祛风止痉，化痰散结，解毒利咽。主治惊痫抽搐，中风口眼㖞斜，偏正头痛，咽喉肿痛，瘰疬，痄腮，风疹，疮毒。

《本经》：“主小儿惊痫夜啼，去三虫，灭黑肝，令人面色好，男子阴疡病。”

《别录》：“女子崩中赤白，产后余痛，灭诸疮瘢痕。”

《药性论》：“治口噤，发汗，主妇人崩中下血不止。”

《新修本草》：“《别录》云，末之，封疔肿，根当自出。”

《本草拾遗》：“主白疹，涂之。”

《日华子》：“治中风失音，并一切风疾，小儿客忤，男子阴痒痛，女子带下。”

《本草图经》：“治中风急喉痹欲死者。”

《医学启源》：“去皮肤间诸风。”

《纲目》：“散风痰结核瘰疬，头风，风虫齿痛，皮肤风疮，丹毒作痒，痰疟瘕结，妇人乳汁不通，崩中下血，小儿疳蚀鳞体，一切金疮，疔肿风痔。”

《本草正》：“治小儿疳蚀，牙龈溃烂，重舌、木舌。”

《玉楸药解》：“活络通经，驱风开痹。治头痛胸痹，口噤牙疼，隐疹风瘙；烧研酒服，能溃痈破顶，又治血淋崩中。”

【临床应用】 （1）**用于惊痫抽搐，中风口眼㖞斜，破伤风**。白僵蚕既能祛风止痉，又可化痰通络，故风痰引起的痉挛抽搐之症尤宜。用治小儿高热惊风，可与桑叶、钩藤配用，以散风泄热定惊；惊痫中风，抽搐痰鸣，常与全蝎、天麻、胆星同用；热甚痰壅气粗者，则配牛黄、黄连、天竺黄等，以清热熄风，豁痰定惊；若系脾虚久泻之慢惊，需加配党参、白术、茯苓等补气健脾之品。治风痰中络，经脉痹阻致口眼㖞斜，配白附子、全蝎，如《杨氏家藏方》牵正散。破伤风、小儿脐风，可单用研末服并外敷脐部，或与蝉蜕、全蝎、天麻、南星同用，以加强祛风止痉作用。

（2）**用于肝风头痛、目赤，咽喉肿痛，痰咳**。白僵蚕用治上症，亦以风邪挟痰或热毒所致者为宜。治肝风及风热上扰之偏正头痛，可单用，如《赤水玄珠》以僵蚕研末，葱茶调服；或与菊花、白蒺藜、钩藤、白芍等疏风清热平肝药同用。风热目赤肿痛，见风流泪，可与桑叶、荆芥、木贼等配用。风热喉痹，咽喉肿痛连及腮颊，配牛蒡子以祛风解热利咽，如《杨氏家藏方》清毒丸；热毒甚者，则加配连翘、板蓝根、甘草等清热解毒之品。对于痰壅气塞，呼吸不畅之喉痹及缠喉风，可与白矾同服，以涌吐风痰而通气闭，如《御药院方》开关散；或配硼砂、火硝、冰片研末吹喉，如《三因方》玉钥匙。用于咳喘痰多之症，以白僵蚕与茶末煎汤服，如《瑞竹堂经验方》僵蚕汤。现有用于腺病毒肺炎有效。

（3）**用于瘰疬，痄腮，乳痈，便毒，风疹，疥癣等**。白僵蚕有化痰散结解毒之功，用治瘰疬痰核，常配浙贝母、夏枯草、牡蛎等，以加强化痰软坚散结作用。风温热毒之痄腮硬肿疼痛，可配连翘、黄芩、板蓝根，如与泻火解毒之大黄配伍，又可用于时行热毒上攻头面之大头瘟。乳痈初起，用白僵蚕为末，陈醋调敷患处；鱼口便毒，配姜黄、大黄、穿山甲，以消肿毒。风疹瘙痒，可与蝉衣、薄荷同用。

《得配本草》：“得生矾、枯矾、姜汁，治喉风；得姜汁，治一切风痰；得葱、茶，治头风；得冰、硼治喉痹；得乌梅治肠风下血；合蛇退，浴小儿肤如鳞甲。”

【用量用法】 内服：煎汤，3～10g，研末，1～3g，或入丸、散。外用：煎水洗、研末撒或调敷，适量。

【使用注意】 散风热宜生用，其他宜制用。

《药性论》：“恶桑螵蛸、桔梗、茯苓、茯神、萆薢。”

《本草经疏》：“凡中风口噤，小儿惊痫夜啼，由于心虚神魂不宁，血虚经络劲急所致，而无外邪为病者忌之。女子崩中，产后余痛，非风寒客入者，亦不宜用。”

《本草新编》：“多服则小腹冷痛，令人遗溺，以其性下行而成寒也。”

《得配本草》：“无风邪者禁用。”

【附方】 （1）**治小儿惊风**：白僵蚕、蝎梢等分，天雄尖、附子尖共一钱(微炮过)，为细末。每服一字或半钱，以生姜温水调灌之。--《本草衍义》

（2）**治慢脾风，阳气未甚脱者**：胆南星、直僵蚕(炒)、地龙、五灵脂、全蝎(焙)各一钱。上为末，水煮半夏糊丸麻子大。每服五丸，姜汤下。--《直指小儿方》之“白僵蚕丸”

（3）**治中风口眼歪斜**：白附子、白僵蚕、全蝎(去毒)各等分，并生用。上为细末，每服一钱，热酒调下，不拘时候。--《杨氏家藏方》之“牵正散”

（4）**治瘫缓风，手足不遂，言语不正**：白僵蚕(炒)、乌头(炮裂，去皮、脐)、没药各一两，蜈蚣(炙)半两。上四味捣罗为末，酒面煮糊和丸，梧桐子大。每服十丸，薄荷酒下，日三。-- 《圣济总录》之"僵蚕丸"

（5）**治破伤风身肿，牙关不开**：白僵蚕(直者)不拘多少，生研为末。每用生姜自然汁调，以鸡翎于疮口上扫之，勿令干；仍以生姜汁调半钱服。-- 《圣济总录》之"白僵蚕散"

（6）**治首风，每遇风时，即发头痛**：白僵蚕(炒)、菊花、石膏(研)各四两。上三味，捣研为末，用葱白细研，绞取汁一大盏，同拌和，入少面糊，丸如梧桐子大。每服二十丸，荆芥茶或温酒下。-- 《圣济总录》"白僵蚕丸"

（7）**治冲风泪出**：白僵蚕(直者，去丝、嘴炒)、粉草、细辛、旋覆花(蒸熟，焙)各半两，荆芥一分，木贼半两，黄桑叶一两。上锉散，每服三钱，水一盏半煎，食后温服。-- 《世医得效方》之"白僵蚕散"

（8）**治风蛀牙痛**：僵蚕、藁本、白芷各等分。上为细末。每用少许揩牙痛处，用盐水灌漱。-- 《普济方》之"僵蚕散"

（9）**治重舌、木舌**：僵蚕一钱，黄连(蜜炒)二钱。为末，掺之，涎出为妙。-- 《积德堂经验方》

（10）**治喉痹口疮，腮颊肿痛**：白僵蚕(炒去丝、嘴)、牛蒡子(微炒)各等分。为细末，炼蜜为丸，每一两作一十五丸。每服一丸，含化，食后。-- 《杨氏家藏方》之"消毒丸"

（11）**治喉痹失音**：瓜蒌皮(炒)、僵蚕(炒)、甘草(炒)各二钱。共为末，每服三钱，姜汤下。-- 《疑难杂症简方》

（12）**治缠喉风，气息不通**：白僵蚕(直者，去头)半两，枯白矾一两。上为细末。每服三钱，生姜蜜水调匀，细细服之，不拘时候。-- 《御药院方》

（13）**治喘嗽，喉中如锯，不能睡卧**：好末茶一两，白僵蚕一两。上为细末，放碗内，倾沸汤一小盏，用盏盖定，临卧，再添汤点服。-- 《瑞竹堂经验方》之"僵蚕汤"

（14）**治时毒疙瘩恶证**：僵蚕、牡蛎、大黄(酒蒸)各等分。上件依法制度，各为细末，炼蜜为丸如弹子大。每服二丸，新汲水化下。-- 《杏苑生春》

（15）**治瘰疬**：白僵蚕，研末，水服五分匕，日三服。-- 《千金要方》

（16）**治鱼口便毒**：僵蚕、姜黄、大黄、穿山甲(麸炒)各等分。共研末，未成者三钱，已成者五钱，酒调下，尽量。盖被出汗，毒气从大便出；未成者消，已成者，亦减去八九分也。-- 《疑难杂症简方》之"错枉散"

（17）**治风，遍身瘾疹，疼痛成疮**：白僵蚕，焙令黄色，细研为末，酒服。-- 《圣惠方》

（18）**治一切疥癣**：白僵蚕二十四枚(炒去丝、嘴)，蝎梢五枚(去毒，微炒)，地龙三条。上件研令极细，分作二服，小儿作五服，温酒调下。服药了，然后澡浴。-- 《杨氏家藏方》之"三神散"

（19）**治小儿身上皮肤如蛇皮之鳞**：白僵蚕去丝嘴为末，煎汤，适温暖浴之。-- 《小儿卫生总微论方》

（20）**治白虎风痛不可忍**：白僵蚕(炒)、地龙(白色少泥者，微炒)、腊茶(炙)各一两，甘草(炙)一分。上四味，捣罗为散。每发时，空心服两钱匕，午后服一钱匕，临卧服两钱匕，并用热酒调下。-- 《圣济总录》之"白僵蚕散"

（21）**治肠风下血**：僵蚕(炒，去嘴、足)、乌梅肉(焙)各一两。为末，米糊丸，梧子大。每服百丸，食前白汤下，一日三服。-- 《卫生杂兴》

（22）**治疗糖尿病**：取僵蚕研为细末，每次 5g，每日 3 次，饭前用开水送服，2 个月为 1 疗程，休息半月，再进行第 2 个疗程。治疗原发性成年型非胰岛素依赖性糖尿病 52 例，病程最长 25 年，最短 3 个月，平均 12 年。其中合并感染者 20 例，合并心血管病变者 25 例，合并肾病者 10 例。尿量每日多在 3000ml 以上。尿糖(+++)19 例，(++)28 例，(+)5 例；血糖 10.08～13.44mmol/L(180～240mg％)29 例，13.44～19.6mmol/L(240～350mg％)17 例，19.6mmol/L(350mg％)以上 6 例。治疗结果：显效(服药 2 个疗程后，症状消失，尿糖转阴，血糖降至 6.72mmol/L(120mg％)以下 21 例；有效[症状消失，尿糖降至(+)，血糖在 10.08mmol/L(180mg％)以下 29 例；无效(症状略轻，但尿糖、血糖不降)2 例，总有效率 98.1％。服药时间最短 2 个月，最长 7 年，平均为 2 年；临床症状消失时间平均为 45 天；尿糖阴转时间平均为 3 个月；血糖降至正常时间平均为 4 个月。本方法对幼年型胰岛素依赖性糖尿病亦可作为辅助治疗。-- 《湖南中医杂志》马凤友，1990，(5)：37

蚕蜕

【别名】 蚕蜕《纲目》，蚕退、马鸣退《嘉祐本草》，佛退《眼科龙木论》，蚕蜕皮《本草蒙筌》，马明退《纲目》，蚕退皮《本草求原》，蚕衣《山东中药》。

【名释】 此为蚕起眠时脱下之皮，故名蚕蜕、蚕衣。因蜕与退音义相近而名蚕退。马明即马明王，又称马头娘，乃神话中的蚕神，相传为马首人身的少女。因此，蚕退又称马明退。又与印度马鸣菩萨之马鸣相混，而称为马鸣退，并隐名为佛退。

【来源】 为蚕蛾科昆虫家蚕蛾 *Bombyx mori* L.幼虫的蜕皮。

【昆虫形态】 参见"原蚕蛾"条。

【采收加工】 收集家蚕起眠时的蜕皮，晒干。

【性味归经】 味甘，性平。归心、肝二经。

【功用主治】 祛风止血，退翳明目。主治崩漏，带下，痢疾，肠风便血，吐血衄血，牙疳，口疮，喉风，目翳。

《嘉祐本草》："主血风病，益妇人。"

《本草蒙筌》："止带漏崩中，赤白痢疾，除肠风下血，吐衄鼻洪。疔肿取灰敷，牙疳加麝贴，牙宣灰擦龈上，口疮灰敷患间。又治邪祟风癫，灰调酒下立愈。"

《纲目》："治目中翳障及疳疮。"

《握灵本草》："烧灰治牙痈，牙痛，牙疳，缠喉风。"

《本草求原》："主热淋。"

【用量用法】 内服：烧灰研末，1.5～5g。外用：研末撒，适量。

【使用注意】 《本草经疏》："妇人血虚无风湿者不宜用。"

【附方】 （1）**治便血，尿血，子宫出血**：蚕衣(烧灰)研末。每服 3 克，每日 2 次，开水送服。-- 《山东中草药手册》

（2）**治牙疳**：枯矾、人中白(火煅色白)、五倍子各三钱，蚕退(烧存性)二钱。为细末，先以米泔水，用蟒蝤虫翻转蘸水洗净瘀血，以药敷之。-- 《赤水玄珠》之"蚕退散"

（3）**治疳疮**：马明退(烧灰)三钱，轻粉少许。七研为细末。先以温浆水洗净，干掺之。

（4）**治妇人吹奶**：马明退五钱(烧灰)，轻粉三钱，麝香少许。上为细末，每服二分，热酒调下。(3～4 方出自《儒门事亲》

（5）**解服相反中药中毒**：蚕蜕烧灰研细一钱，凉水调，顿服。虽面青脉绝，腹胀吐血，服之即活。-- 《古今医统》

蚕沙

【别名】 蚕沙《本草经集注》，原蚕屎《别录》，晚蚕沙《斗门方》，蚕砂《医学入门·本草》，原蚕沙《纲目》，马鸣肝《东医宝鉴·汤液》，晚蚕矢《本草备要》，二蚕沙《江苏药材志》，蚕屎《今国中草药汇编》。

【来源】 为蚕蛾科昆虫家蚕蛾 *Bombyx mori* L.幼虫的干燥粪便。

【昆虫形态】 参见“原蚕蛾”条。

【采收加工】 夏季收集二眠至三眠时排出的粪便，除去杂质，晒干。

【性状鉴别】 蚕沙呈颗粒状六棱形，长2～5mm，直径1.5～3mm。表面灰黑色或黑绿色，粗糙，有6条明显的纵沟及横向浅沟纹。质坚而脆，遇潮湿后易散碎。微有青草气。气微，味淡。见（图1079）

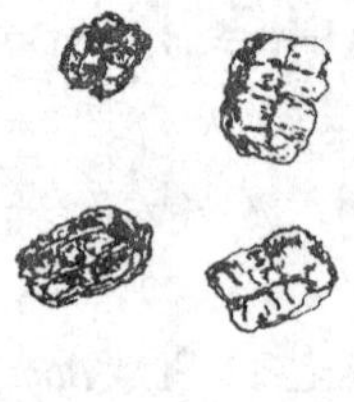

（图1079）蚕沙

【主含成分】 蚕沙含有机物物 83.77～90.44%，灰分 9.56～16.23%，总氮量 1.91～3.60%。又含叶绿素衍生物：脱镁叶绿素等。据报道，第三、第四、第五龄蚕的蚕沙，顺次提出粗叶绿素 1.6，2.0，2.4%，但其中真正的叶绿素只一小部分。例如第五龄的蚕沙的粗叶绿素只含纯叶绿素 13.19%，其余尚有皂化物 48.92%，不皂化物 44.45%。蚕沙含植物醇 0.25～0.29%。另含不皂化成分β-谷甾醇、胆甾醇、麦角甾醇和廿四醇、蛇麻脂醇。从蚕沙中尚分离出β-谷甾醇-β-葡萄糖甙。蚕沙所含游离氨基酸，曾找出亮氨酸、组氨酸等 13 种氨基酸，随着蚕儿长大，粪中亮氨酸与组氨酸含量亦渐增多。蚕沙含多量胡萝卜素

【药理】 (1)**抗癌及光敏作用** 蚕沙中分离出的叶绿素衍生物(CPD)，其中的13-羟基（13-R，S）脱镁叶绿素a和脱镁叶绿素b对体外肝癌组织培养细胞有抑制作用。小鼠腹部下接种肉瘤 S180 作为模型，瘤内注射 CPD，注后1～2小时或24～48小时，以适当波长光线照光，早期照光者肿瘤治愈率100%，注后 24～48 小时照光者，肿瘤治愈率只有 60%。因此，早期照光是必要的。但自然界的脱镁叶绿素类在黑暗中也有细胞抑制作用，提示该类化合物对细胞的抑制作用 除光敏作用外，尚有其他作用机制参与。10-羟基脱镁叶绿素 a 也显示较强的光动力学作用。编号为 CPD4 的叶绿素衍生物，对荷瘤小鼠肿瘤细胞的杀伤剂量 50mg/kg（静注），结合 200mW/cm2 功率激光或光辐射照射 20～30 分钟，对小鼠移植肉瘤 S180 和 Lewis 肺癌或宫颈癌 U14 均有明显杀伤效应。从蚕沙中分离得到的六种叶绿素衍生物中以 CPD7（3）杀伤力最强，CPD4 最弱。CPD 的光氧化（降解）产物保留光动力感光剂的所有特征。

（2）**其他作用** 0.04g（生药）ml 或 0.01g（生药）/ml 的蚕沙水提取液体外试验有抗牛凝血酶作用。可显著延长人血纤维蛋白在的凝聚时间。

（3）**毒性** 蚕沙光毒剂 500mg/kg 给小鼠静脉注射，以耳指数（Φ8mm 双耳重 mg/体重 g×100%）为指标,发现药物加照光（2 支 30W 日光灯）组的耳指数显著才低于血卟啉衍生物加照光组（Y-HPD10mg/kg）静注，与单纯照光组相似，虽高于对照组，但差异无显著性。说明蚕少光毒剂皮肤光毒反应较轻。小鼠静脉注射蚕沙光敏剂的 LD50 为 502+/-54mg/kg。死亡小鼠病理切片表明小鼠肝细胞浆稀疏，空泡变性，部分肝细胞核密集或消失。小鼠口服剂量日达 6666mg/kg 仍为可耐受量。给 3 月龄大鼠以 120、8、40（mg/kg）三种剂量分别为腹注射该药，连续 2 星期，动物全部存活，血象及肝脏指均政党但高剂量组给药 7 天后体重开始下降，处死病检可见个别大鼠肾近曲小管上皮细胞浊肿，大脑小灶性胶质细胞增生。25mg/kg 蚕沙光敏剂给家兔静脉注，对家兔血压、心率、II 导心电图和呼吸均无明显影响。

【性味归经】 味甘、辛，性温。归肝、脾、胃经。

【功用主治】 祛风除湿，和胃化浊，活血通经。主治风湿痹痛，肢体不遂，风疹瘙痒，吐泻转筋，闭经，崩漏。

《别录》：“主肠鸣，热中消渴，风痹，隐疹。”

《本草拾遗》：“去风缓诸节不随，皮肤顽痹，腹内宿冷，冷血，瘀血，腰脚疼冷。”“主偏风筋骨瘫缓，手足不随，及腰脚软，皮肤顽痹。”

《日华子》：“治风痹顽疾不仁，肠鸣。”

《纲目》：“治消渴，瘕结，及妇人血崩，头风，风赤眼，去风除湿。”

《本草再新》：“治风湿遏伏于脾家，筋骨疼痛，皮肤发肿，腰腿疼痛，血瘀血少，痘科浆靥不起。”

《广西药用动物》：“祛风燥湿，镇痛，镇痉，明目，化瘀宣痹。主治关节不遂，风湿痛，腰脚冷痛，皮肤风疹。外用治赤眼。”

《中国动物药》：“怯风除湿，清热明目。治风热目痛，风湿性心脏病，风湿性关节炎，腰脚冷痛，肢体麻木，隐疹。”

【临床应用】 （1）**用于风湿痹痛，肢体不遂**。蚕沙能祛风除湿而通痹，为风湿痛所常用。治风湿痹痛，常与独活、秦艽、牛膝等药同用，以加强祛风除湿、通经止痛之效；若湿热蕴于经络，寒战热炽，肢节烦疼，常于防己、滑石、薏苡仁等清热除湿药中加用本品，共奏清湿热而通痹止痛之效，如《温病条辨》宣痹汤。若患者关节僵硬变形，可与全蝎、蕲蛇、地鳖虫等虫类药同用，以增通痹止痛之功；若中风，皮肤麻木，手足不遂，面瘫口角流涎者，可用本品炒黄浸酒饮服；并可用本品装入袋中，蒸热更互熨于患处。蚕沙还有祛风湿而 1 上瘙痒之功，治疗皮肤湿疹瘙痒，既可内服，也可煎水外洗。

（2）**用于湿浊阻于脾胃，吐泻转筋**。蚕沙又有和胃化浊之功，治疗湿阻于中，脾胃不和，吐泻不止，腿肚转筋，常与木瓜、薏苡仁等舒筋化湿之品相伍，并与半夏、黄连等同用，以增和胃化浊、止呕、舒筋之效，如《霍乱论》蚕矢汤。

（3）**用于妇女闭经，崩漏**。蚕沙有活血之功。治妇女月经久闭，可单用炒黄，入无灰酒煮熟温服，以活皿通经，如《内经拾遗方论》蚕沙酒。若妇女经脉错乱，血不循经，瘀血内着，血崩不止，可用本品活血化瘀而止血，常与伏龙肝同用，如《妇人良方》如圣无比散。

（4）**用于眼科**。取其祛风除湿之效，治迎风流泪，与巴戟天、马蔺花同用，如《眼科龙木论》蚕沙汤。治烂弦风眼，用本品以麻油浸涂患处，如《陈氏经验方》一抹膏。

《得配本草》：“得醇酒，熨风痹；合独活，治肢节不遂。”

【用量用法】 内服：煎汤，10～15g，纱布包煎，或入丸、

散。外用：炒热熨，或煎水洗，或研末调敷，适量。

【使用注意】 血不养筋、手足不遂者禁服。

《本草经疏》："瘫缓筋骨不随，由于血虚不能荣养经络，而无风湿外邪侵犯者，不宜服。"

《本草求真》："蚕沙，晚者为良，早蚕者不堪入药，以饲火烘，故有毒也。"

【附方】 （1）**治湿聚热蒸，蕴于经络，寒战热炽，骨骱烦疼，舌色灰滞，面目痿黄，病名湿痹**：已五钱，杏仁五钱，滑石五钱，连翘三钱，山栀三钱，薏苡五钱，半夏三钱(醋炒)，晚蚕沙三钱，赤小豆皮三钱。水八杯，煮取三杯，分温三眼。痛甚加片子姜黄二钱，海桐皮三钱。--《温病条辨》之"宣痹汤"

（2）**治风湿痛，或麻木不仁**：晚蚕沙30克，煎汤，临卧和入热黄酒半杯同服。--《现代实用中药》

（3）**治大风半身不遂**：蚕沙两石，熟蒸，作直袋三枚，各受七斗，热盛一袋著患处。如冷，即取余袋，一依前法，数数换，百不禁，差止。须羊肚、酿、粳米、葱白、姜、椒、豉等混煮，热吃，日食一枚，十日止。--《千金要方》

（4）**治风缓麻痹，诸节不遂，腹内宿痛**：原蚕沙炒黄，布袋盛，酒浸内服。--《寿世青编》

（5）**治风瘙瘾疹，遍身皆痒，搔之成疮**：蚕沙一升。以水二斗，煮取一斗二升，去滓。温热得所以洗之，宜避风。--《圣惠方》

（6）**治霍乱转筋，肢冷腹痛，口渴烦躁，目陷脉伏，时行急证**：晚蚕沙五钱，生苡仁、大豆黄卷各四钱，陈木瓜三钱，川连(姜汁炒)三钱，制半夏、黄芩、通草各一钱，焦栀一钱五分，陈茱萸(泡淡)三分。地浆或阴阳水煎，稍凉徐服。--《霍乱论》之"蚕矢汤"

（7）**治月经久闭**：蚕沙四两(炒微黄)，无灰酒一壶。重汤煮熟，去滓。温饮一盏。--《内经拾遗方论》之"蚕沙酒"

（8）**治妇人崩中下血不止，头目晕闷，心神烦热**：晚蚕沙一两(微炒)，白垩一两。上为细散，每服二钱，以温酒调下。--《圣惠方》

（9）**治吐血，衄血，大便下血**：蚕沙30g，炒黑成炭，研末。每日2~3次，每次3g，开水送服。--《广西药用动物》

（10）**治血淋**：晚蚕沙，研为末，每于食前酒送下二钱。--《普济方》

（11）**治迎风流泪**：蚕沙(炒)四两，巴戟(去皮)、川楝肉、马蔺花(去梗)各二两。为细末。每服二钱，无灰酒调下，不拘时候。--《眼科龙木论》

（12）**治烂弦风眼**：蚕沙，以真麻油浸二三宿，涂患处。--《纲目》引《陈氏经验方》

（13）**治倒睫拳毛**：蚕沙一两，虢丹五钱。慢火熬成膏，入轻粉五分，熬成黑色。逐时汤泡洗。--《证治准绳》

（14）**治男子妇人心气痛不可忍者**：晚蚕沙不拘多少。上为细末，用滚汤泡过，滤净。取清液服之。--《瑞竹堂方》之"蚕沙散"

（15）**治遗精白浊有湿热者**：生蚕沙一两，生黄柏一钱。同研末，空心开水下三钱。--《医学从众录》之"蚕沙黄柏汤"

（16）**治干湿癣**：蚕沙四两，薄荷半两。上为末，生油调搽之，湿者干掺之。--《卫生宝鉴》之"祛湿散"

（17）**治带状疱疹**：蚕沙30g，雄黄12g。共研末，用香油调敷患处。--《广西药用动物》

（18）**治伤折，恶血不散**：原蚕沙二升(炒，研)，麦麸三升。上二味和匀，以米醋四升煮稠，瓷器盛。量伤处大小涂敷，以绢帛裹之，日再易。--《圣济总录》之"蚕沙膏"

蚕蛹

【别名】 蚕蛹《日华子》，小蜂儿《日用本草》，蛹子。

【来源】 为蚕蛾科昆虫家蚕蛾 *Bombyx mori* L.的蛹。

【采收加工】 由缫丝后的蚕茧中取出，晒干或烘干。

【性状鉴别】 本品略呈纺锤形，长22～25mm，宽11～14mm。雄蛹略小于雌蛹，色略深。表面棕黄色至棕褐色，有油脂样或蜡样光泽。头部钝圆，尾部钝圆而略尖，腹面皱缩而凹陷。头部可见未完全分化的触角，一对单眼及足；未完全分化的薄翅紧贴上腹部两侧；下腹部为环节。背面头部为未分化的倒三角形盾片，以下约有10个环节，其中颈部及尾部3节不甚明显。质脆易碎，横断面外层淡黄白色，内层深褐色，中空。气微腥，味微咸。见（图1080）

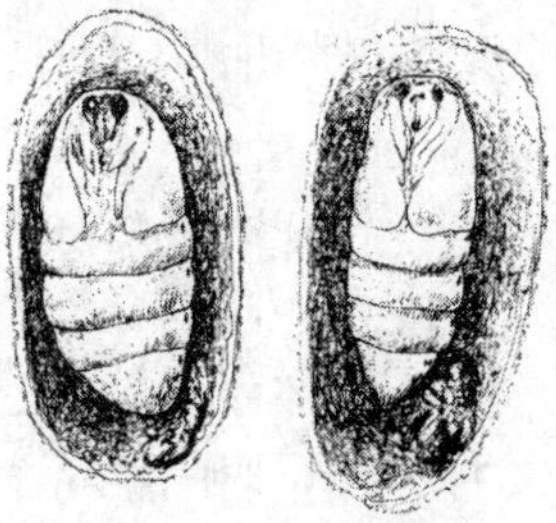

（图1080）**蚕蛹**

1.雌蛹 2.雄蛹

【性味归经】 味甘、咸，性平。归脾、胃二经。

【功用主治】 杀虫疗疳，生津止渴。主治肺痨，小儿疳积，发热，蛔虫病，消渴。

《日华子》："治风及劳瘦。又研敷蚕病恶疮等。"

《纲目》："为末饮服，治小儿疳瘦，长肌，退热，除蛔虫；煎汁饮，止消渴。"

【用量用法】 炒食或煎汤，适量，研末服，3～6g。

【使用注意】 《随息居饮食谱》："患脚气者忌之。猘犬咬者，终身勿犯，误食必难免也。"

【附方】 （1）**治小儿疳积**：蚕蛹炒熟，调蜜吃。

（2）**治劳瘵骨瘦如柴**：蚕蛹不拘多少，炒熟吃。(1~2方均出自《泉州本草》)

（3）**治消渴热，或心神烦乱**：蚕蛹一两。以无灰酒一中盏，水一大盏，同煮取一中盏，澄清，去蚕蛹服之。--《圣惠方》

（4）**治蛔虫**：蚕蛹二合。烂研，生布绞取汁，空心顿饮之。或蚕蛹暴干，捣罗为末，和粥饮服之。--《圣济总录》之"蚕蛹汁方"

（5）**治结核消瘦，慢性胃炎，胃下垂**：蚕蛹焙干，研粉。每服1.5~3g，每日2次。--《食物中药与便方》

僵蛹 为蚕蛾科昆虫家蚕蛾 *Bombyz mori* L.的蛹感染白僵菌 *Beauveria bassiana*(Bals.)Vaillant 而发酵制品。味咸、辛，性

平。归肝、肺、胃三经。清热镇惊，化痰止咳，消肿散结。主治高热惊风，痉挛抽搐，癫痫，急性喉炎，腮腺炎，急、慢性支气管炎，荨麻疹，高脂血症。内服：研末，1.5～6g，或制成片剂。

原蚕子 为蚕蛾科昆虫家蚕蛾 *Bombyx mori* L.所产的卵。味甘，性平。归脾经。清热，止痉。主治风热牙疳，破伤风，热淋，难产。内服：研末，1.5～6g。外用：研末撒，适量。

蚕退纸

【别名】 蚕退纸《嘉祐本草》，蚕子故纸《千金方》，蚕纸《近效方》，蚕布纸《日华子本草》，蚕蜕纸《圣惠方》，蚕连《本草衍义》，蚕连纸《纲目》，蚕沙纸《本草求原》。

【来源】 蚕蛾科昆虫家蚕蛾 *Bombyx mori* L.的卵孵化后的卵壳。

【性味归经】 味甘，性平。归肝、心二经。

【功用主治】 止血，止痢，解毒消肿。主吐血，衄血，崩漏，肠痔下血，赤白痢疾，咽喉肿痹，牙疳，口疮，聤耳，疮疡，疔肿。

《日华子本草》："治吐血，鼻洪，肠风泻血，崩中带下，赤白痢，敷疔肿疮。"

《本草衍义》："烧灰用之，治妇人血露。"

《纲目》："治牙宣，牙痈，牙痛，牙疳，头疮，喉痹，癫狂，药毒，沙证腹痛，小便淋闷，妇人难产及吹乳疼痛。"

【用量用法】 内服：研末服，3～5g，或蜜丸含咽。外用：研末撒，或调敷，适量。

【附方】 （1）**治吐血不止**：蚕蜕纸烧存性，蜜和丸，芡实大，含化咽津。--《姚僧坦集验方》

（2）**治痔漏下血**：蚕纸半张，碗内烧灰，酒服。--《奚囊备急方》

（3）**治崩漏下血不止**：蚕退纸、棕榈皮（各烧灰存性）。上研细末，每服，各抄二钱，温酒调下。--《海上名方》之"蚕退散"

（4）**治牙宣、牙痈**：蚕退纸烧灰，揩龈上。

（5）**治走马牙疳**：蚕退纸烧灰，入麝香少许，贴患处。

（6）**治缠喉风及喉痹**：蚕退纸不计多少，烧成灰存性，炼蜜和丸，如鸡头大，含化咽津。（4～6方均出自《姚僧坦集验方》）

（7）**治小儿头疮**：蚕蜕纸烧存性，入轻粉少许，麻油调敷。--《圣惠方》

（8）**治小便涩痛**：蚕退纸不拘多少，烧灰细研，入麝香少许，和匀，每服二钱，米饮调下。--《博济方》之"犀灰散"

（9）**治痧证壮热，头痛，呕恶，手足指末微厥，或腹痛闷乱** 蚕蜕纸剪碎，于瓶中滚汤沃之，封固良久。乘热服，暖卧取汗。--《类证活人书》

（10）**治发狂欲走，或自高自贵，或呻吟，或邪祟**：蚕纸作灰，酒调或水调泛下。亦疗风癫。--《古今医统》

（11）**治临产数日不产**：生过蚕纸烧灰，研为细散。每服二钱匕，温酒调下，不计时。--《圣济总录》之"如圣散"

（12）**妇人断产**：蚕退故纸方一尺，烧为末，酒服之。终身不产。--《千金要方》

（13）**治中诸药毒**：蚕故纸数张，烧灰为末，水调服。--《卫生易简方》

（14）**治牙蛀痛蚕**：纸(烧存性)、直僵蚕(炒)等分。上为末，擦傅，良久，盐汤漱口。--《直指方》

（15）**治口疮**：蚕故纸烧存性，为末，敷患处。--《卫生易简方》

（16）**治耳脓久不差**：蚕纸已出者(烧灰)、乌贼鱼骨(去甲)、染胭脂各一钱，麝香(研)半钱。上四味.捣研为散。满塞耳中不动，候自落，未差再用。--《圣济总录》之"蚕香散"

蚕茧

【别名】 蚕茧《本草蒙筌》，蚕衣《说文》，茧黄《圣惠方》，绵茧《寿世保元》，蚕茧壳《药材资料汇编》。

【来源】 蚕蛾科昆虫家蚕蛾 *Bombyx mori* L.的茧壳。

【采收加工】 夏月收集孵化出蚕蛾的茧壳，晒干。

【性状鉴别】 蚕茧长椭圆形或中间稍缢缩，长3～4cm，直径1.7～2.1cm。表面白色或淡黄色，有不规则皱纹，并有附着的蚕丝，呈绒毛状。其内壁的丝很有规律。体轻而韧，不易撕裂。微有腥气，味淡。

【性味归经】 味甘，性温。归脾经。

【功用主治】 止血，疗疮。主治肠风便血，淋痛尿血，妇女血崩，消渴引饮，反胃吐食，痈疽脓成不溃，疳疮。

《本草蒙筌》："烧研酒调，立使肿痈透孔。若煎汤液服之，杀虫止血立效。"

《纲目》："疗诸疳疮，及下血、血淋、血崩。煮汁饮，止消渴、反胃，除蛔虫。"

【用量用法】 内服：煎汤，3～10g，或研末服。外用：烧存性，研末撒或调敷，适量。

【附方】 （1）**治肠风，人小便血，淋沥疼痛**：茧黄、蚕蜕纸(并烧存性)、晚蚕沙、白僵蚕(并炒)各等分。为末，入麝香少许。每服二钱，用米饮送下，日三服。--《圣惠方》之"茧黄散"

（2）**治胎漏**：蚕壳炒熟磨末。每服三四钱，加砂糖少许调服。

（3）**预防胎坠**：用头二蚕茧黄，阴阳瓦煅微焦，研细，每月用龙眼汤三钱。(2～3方出自《纾溪单疗选》)

（4）**治产时尿胞被伤，小便淋沥**：用二蚕茧烧存性为末，服一月可愈。--《女科辑要》

（5）**治消渴**：煮蚕茧汤，每服一盏。--《朱氏集验方》

（6）**治反胃吐食** 蚕茧十个，煮汁，烹鸡子二枚食之，以无灰酒下，日二服。--《普济方》

（7）**治诸痈疮及贴骨痈不破者**：蛾口茧一个，烧灰，用酒调服即透。切不可以二三个茧烧服。--《瑞竹堂经验方》之"透脓散"

（8）**治小儿因痘疮余毒，肢体节骱上有疳蚀疮，脓水不绝出**：蛾绵茧不拘多少，用生白矾捶碎，实茧内，以炭火烧，矾汁干，取出为末。干贴疳疮口内。如作臀痈，更服活命饮。--《小儿痘疹方论》之"绵茧散"

（9）**治口腔糜烂**：蚕茧烧灰，调蜂蜜抹口内患处。--《本草骈比》

（10）**治女人生门翻出，流黄臭水作痛**：取绵茧二三钱，烧灰存性，酒调以鸭毛搽上，其毒即收。--《寿世保元》

蓖麻蚕

【来源】 为天蚕蛾科昆虫蓖麻蚕 *Philosamia cynthia ricini*

(Donovan) 的幼虫或茧。

【昆虫形态】 大形蛾类，展翅 100～125mm。头、触角、胸部褐色。头小，复眼大，卵圆形，灰黑色。触角羽状，短，基部有白毛。翅棕褐色，前翅翅顶向外方突出，其突出部有一个黑褐色椭圆形斑纹，翅面有褐、白、黄、粉红色图纹；有一条波状纹纵贯前后翅。中部有半透明的月牙形大白斑，其前缘有棕黑色边，后缘呈黄色，中间白色，半透明。雌虫腹部肥大。幼虫初孵化时黑褐色，至 2 龄时变淡黄绿色，3 龄后体表生白粉，呈白色，各体节上有疣状突起及斑纹。茧呈榧子形，色白。见（图 1081）

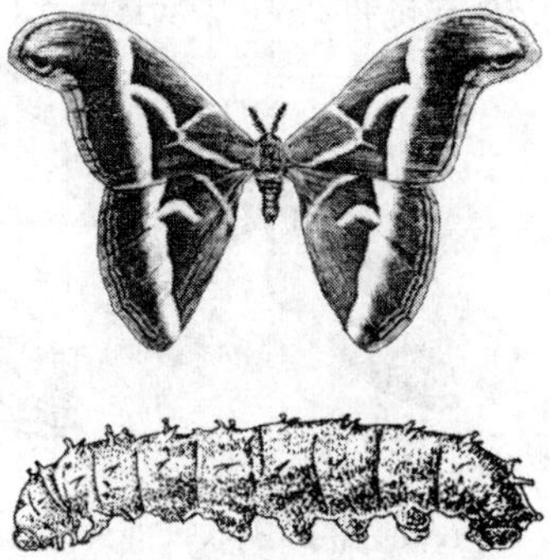

（图 1081）**蓖麻蚕成虫与幼虫**

【生长分布】 原产印度。每年发生 6 代、7 代。幼虫以蓖麻叶为食。邹平多分布于北部乡镇。

【采收加工】 将幼虫置沸水中略烫，取出拌以草木灰，晒干。

【功用主治】 祛风除湿，止痛。主治风湿痹痛，关节不利。

【用量用法】 内服：煎汤，5～10g，或入丸、散。

白粉蝶

【别名】 白蝴蝶、粉蝶、菜白蝶《中国药用动物志》。

【来源】 为粉蝶科昆虫白粉蝶 *Pieris rapae* (Linnaeus)成虫的全体。

【昆虫形态】 体长约 18mm，展翅宽 45～65mm。头小，复眼黑褐色、圆形、突出，口器为虹吸式，下唇须特别发达，触角成棍棒形。胸部黑色，有灰色长毛，并夹有白色长的细毛。雌蝶翅基部的灰黑部分几占翅的一半，翅尖有三角形黑斑。雄蝶灰黑部分局限于翅基处，翅尖灰黑部分较淡。雌蝶的色彩一般比雄蝶深而明显。足细长，腹部细小，末端略尖，密被白色鳞片。见（图 1082）

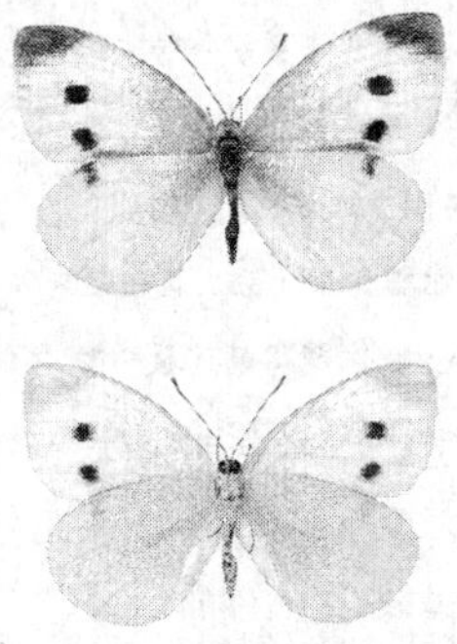

（图 1082）**白粉蝶（背腹面）**

【生长分布】 一年发生 4 代、5 代，南方可能发生 7～8 代。以蛹越冬，成虫喜欢在白昼强光下飞翔，终日飞舞在花间吸蜜。邹平各地均有分布。

【采收加工】 夏季捕捉，随用随捕，亦可捕后用线穿起置通风处。

【功用主治】 消肿止痛。主治跌扑损伤。

【用量用法】 外用：捣敷，或浸酒搽，适量。

茴香虫

【来源】 为凤蝶科动物黄凤蝶 *Papilio machaon* Linnaeus 的幼虫。

另：凤蝶科动物凤蝶 *Papigio xuthus* Linnaeus 的幼虫亦作茴香虫入药。多产于江南。

【昆虫形态】 **幼虫** 分 5 龄。一龄幼虫，体长约 2.5～6mm，头黑色，体有枝刺，腹背上有白斑；二龄幼虫，体长约 6～10mm，头黑色有污白斑，体有枝刺，腹背上有白斑；三龄幼虫，体长约 10~13mm，后期体上有黑色点条斑、白条斑、黄点斑，并有枝刺；四龄幼虫，体长约 13～20mm，体上有黑色点条斑、白条斑、黄点斑，较光滑；五龄幼虫，体长约 20～50mm，体上比 4 龄时更光滑。头小绿色，正面有“A”形黑纹，两侧各有 1 黑斑；体绿色，每节有黑色和绿色(或白色横纹)，其中 1 黑色横纹被黄色斑分割成黑色点状纹，形成体上 3 种颜色组成黑色点、条状斑、绿色（或白色）条状斑、黄色点状斑；足绿色，有黑色斑。幼虫夜间活动取食，受触动时从脑后（前胸背部）伸出橙色丫角臭腺，渗出臭液。见（图 1083）

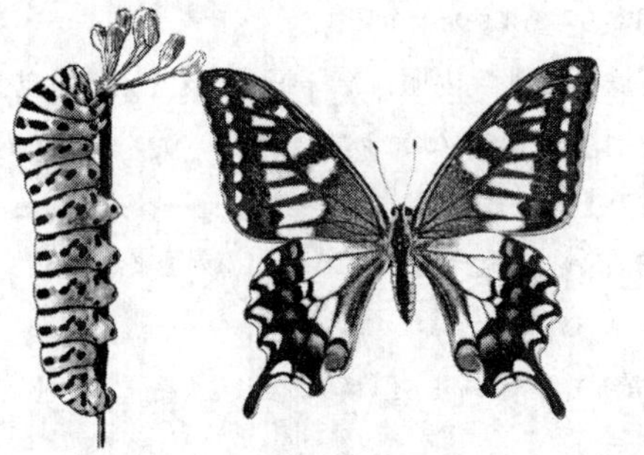

（图 1083）**黄凤蝶（幼虫与成虫）**

成虫（黄凤蝶） 又名金凤蝶、茴香凤蝶。翅展 74～95mm。翅黄色，前翅外缘有黑色宽带，宽带内嵌有 8 个黄色椭圆斑，中室端部有 2 个黑斑，翅基部 1/3 为黑色，宽带及基部黑色区上散生黄色鳞粉；后翅外缘黑色宽带嵌有 6 个黄色新月斑，其内方另有略呈新月形的蓝斑，臀角有 1 个赭黄色斑，大而明显，中间没有黑点。翅反面斑纹同正面，但色较浅。本种分春、夏两型。5～6 月发生的为春型，个体较小；7～8 月发生的为夏型，体型较大。见（图 1083）

蛹 长 33～35mm，最宽处约 10～11mm；体草绿色，粗糙，顶部两尖突，胸部突起钝角；胸背有一大突起，从此向后有 3 纵黄色条纹（两侧明显，中间不明显）；腹面似有白粉层；气门淡土黄色，捆绑线细白色或褐色。

【生长分布】 多见于茴香、胡萝卜等十字花科植物上，一年发生2代，以蛹在灌木丛树枝上越冬。翌春4～5月间羽化，第一代幼虫发生于5～6月，成虫于6～7月间羽化，第二代幼虫发生于7～8月间。卵散产于叶面。邹平各地均有分布。

【采收加工】 夏季捕捉，鲜用；或以酒醉死，文火焙干。

【主含成分】 **幼虫**：体内精油成分：对-甲氧基桂皮醛（*p-methoxy cinnamal*），对-甲氧基桂皮酸（*p-methoxy cinnamic acid*），对-甲氧基苯甲醛（*p-methoxy benzaldehyde*），对-甲氧基苯甲酸（*p-methoxy benzoic acid*）。

凤蝶翅：含13种以上黄色素。其中有蝶色素（*papiliochrome*）Ⅱa，蝶色素Ⅱb，蝶色素Ⅲa，蝶色素Ⅲb。

眼及睾丸：含红色素二氢眼黄质（*dihydroxanthommatin*），虫眼黄素（*xanthommatin*）。

蛹：含色氨酸（*tryptophane*），3-羟基犬尿氨酸（*3-hydroxy kynurenine*），邻氨基苯甲酸（*anthranilic acid*），α-胡萝卜素（*α-carotene*），β-胡萝卜素，游离的叶黄素（*lutein*），甘油（*glycerin*）0.5%。

蛹壁：含大量酮类胡萝卜素，如蝶刺桐酮（*papilioerythrinone*），鸡油菌黄质（canthaxanthin），蝶刺酮碱（*papilioerythrin*），虾黄质（*astaxanthin*）。脂肪体含叶黄素的单酯及二酯。

臭腺：分泌异丁酸（*isobutyric acid*），α-甲基丁酸（*α-methyl butyric acid*）。

【性味归经】 味辛、甘，性温。归肝、胃经。

【功用主治】 理气，化瘀，止痛。主治胃脘痛，疝气腹痛，呃逆，噎膈。

《本草衍义》："治小肠气。"

《草木便疗》："治疝气痛攻心，奔豚，瘰疬，伏梁，反胃噎膈。"

《分类草药性》："治气痛，呃逆。"

《民间常用草药汇编》："治胃痛。"

【用量用法】 内服：焙干研末，1.5～3g，或1～3条。

【使用注意】 《四川中药志》1960年版："胃有热及体虚者忌服。"

【附方】 （1）**治胃痛**：①茴香虫3g，焙干，研细末，甜酒冲服。--《民间常用草药汇编》 ②丁香6g，佛手12g，煎水冲服茴香虫末3g，口服2次。--《万县中草药》

（2）**治疝气痛**：台乌药6g，橘核、荔枝核各6g，煎水冲服茴香虫末1.5～3g，日服2次。

（3）**治食管癌**：①茴香虫粉，每次1.5～3g，日2次，开水或黄酒、甜酒送服。 ③茴香虫粉，每次3g，用茴香根、木香各9g，柿蒂2～3个，煎水冲服，隔日1次。(2～3方出自《万县中草药》)

五谷虫

【别名】 五谷虫《滇南本草》，蛆《集韵》，谷虫《本草求真》，水仙子《药材资料汇编》。

【名释】 《纲目》："蛆行趑趄，故谓之蛆。"

【来源】 为丽蝇科昆虫大头金蝇 *Chrysomyia megacephala* (Fabricius) 及其近缘动物的幼虫或蛹壳。

【动物形态】 **大头金蝇** 别名红点蝇、红头蝇《中国动物药志》，大头丽蝇，红头蝇，绿虫蝇，绿豆蝇。体长8～11mm，躯体顿胖，全身有蓝绿色金属光泽，被细毛。头部近半球形。复眼大，鲜红色，雄性两眼前缘合生，额狭似线，复眼上部2/3网格状，与下部1/3界限显明。雌性额宽与一眼宽相等，间额宽为一侧额的2倍或更宽；颊和触角大部分呈橙黄色。头顶有3个排成三角形的单眼。颜面中央有1对触角，分3节，第3节最长，其基部外侧有1根触角芒。口器为舐吸式，可伸缩折叠。前胸和后胸退化，中胸发达；前胸两侧各生2根以上鬃毛，中、后胸下缘各生6根以上鬃毛。前翅1对，后翅退化为平衡小翅，棕色有毛。足3对，较短，跗节分5节，末端有爪和爪垫各1对。腹部由10节组成，腹背具深蓝色环带。一般仅可见前5节，后5节演化为外生殖器。雄性两复眼相接，腹侧片和第2腹片大部具黑毛，雌性大部具黄毛。见（图1084）

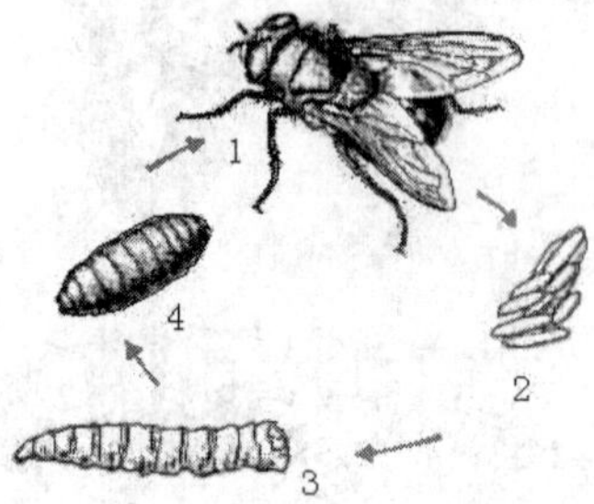

（图1084）**大头金蝇**

1.成虫 2.卵 3.幼虫（蛆）4.蛹

幼虫（蛆） 黄白色，前端尖细，末端截平。体分14节，头部1节，胸部3节，腹部10节，体表有小棘形成的环。

蛹 呈桶状，为围蛹，即蛹壳为第3龄幼虫皮收缩而成。颜色由白逐渐变深，最后为栗褐色。见（图1084）

【生长分布】 幼虫主要孳生在人、畜粪便中，成虫活动于腐烂的瓜果、蔬菜及粪便周围，厨房内常可见，是夏秋肠道传染病的主要传播蝇种。

【采收加工】 7～9月间收集，装入布袋，在流水中反复漂洗，使虫体内容物排除尽净，然后晒干。

【性状鉴别】 呈扁圆柱形，头部较小。黄白色，有的略透明。全体具14个环节，无足。质松脆易碎，断面多空泡。气微臭。

【主含成分】 含粗蛋白55～65%、脂肪2.6～12%，无论是原物质或是干粉、蝇蛆的粗蛋白含量都与鲜鱼、鱼粉及肉骨粉相近或略高。含有动物所需要的17种氨基酸，且每种氨基酸的含量均高于鱼粉，必需氨基酸和蛋氨酸含量分别是鱼粉的2.3倍和2.7倍，赖氨酸含量是鱼粉的2.6倍。蝇蛆原物质和干粉中的必需氨基酸总量分别为44.09%和43.83%，均超过联合国粮食与农业组织和世界卫生组织提出的参考值40%，必需氨基酸和非必需氨基酸总量值分别为0.79和0.78，均超过联合国粮食与农业组织和世界卫生组织提出的参考值0.6。还含有多种生命活动所需要的微量元素，如铁、锌、锰、磷、钴、铬、镍、硼、钾、钙、镁、铜、硒、锗等。

【药理】 （1）**平喘作用** 分别腹腔注射40%五谷虫乙醇提取物4ml和采用离子交换法从五谷虫提取所得的总氨基酸2.4ml，对豚鼠吸入磷酸组胺诱发的"哮喘"有较好的预防作用；五谷虫乙醇提取物和五谷虫总氨基酸粗提取物对组胺所致的离体豚鼠气管平滑肌痉挛均有明显的解痉作用。实验结果初步认为，五谷虫所含的总氨基酸是平喘的有效成分。

（2）**对肠平滑肌的作用** 五谷虫乙醇提取物和五谷虫总氨基酸粗提取物

对组胺所致离体家兔和豚鼠的回肠平滑肌痉挛均有明显的解痉作用….

（3）**毒性** 五谷虫的毒性小，按36g/kg(相当于人的450倍)给小鼠灌胃，无任何毒性反应，观察3天无死亡。

【性味归经】 味咸、甘，性寒。归脾、胃经。

【功用主治】 健脾消积，清热除疳。主治疳积发热，食积泻痢，疳疮、疳眼，走马牙疳。

《本草蒙筌》："治小儿疳胀。"

《纲目》："治小儿诸疳积、疳疮，热病谵妄，毒痢作吐。"

《医林纂要·药性》："健脾化食，去热消疳。"

《药性切用》："消疳积腹大，翳膜遮睛。"

【用量用法】 内服：研末，3～5g，或入丸剂。外用：研末撒，或调敷，适量。

【使用注意】 《本草用法研究》："脾胃虚寒无积滞者勿用。"

【附方】 （1）**治疳疮**：以蛆壳洗净焙干为末。每用先以葱汤洗疮拭干，用药掺之。-- 《小儿卫生总微论方》

（2）**治疳眼，因饮食失节，以致腹大面黄，肝血不能养目**：芦荟一两(煅)，胡黄连五钱，五谷虫(洗净，焙干)二两。同研为末，蜜丸弹子大。空心米饮送下一丸，至腹小改服理中丸。-- 《蕙怡堂经验方》之"消疳丸"

（3）**治眼目赤瞎**：青泥中蛆淘净，晒干为末。令患者仰卧合目，每次一钱，散目上，须臾药行，待少时去药，赤瞎亦无。-- 《保命集》

（4）**治小儿走马牙疳，牙龈肉溃烂黑臭，血出有虫作痛**：用五谷虫焙焦，为末。掺上神效。-- 《幼科指南》

（5）**治齿鼻疳疮**：粪蛆(有尾者，烧灰)一钱，褐衣灰五分，和匀，频吹。-- 《纲目》

（6）**治唇疔**：五谷虫研末，香油调敷。-- 《本草便读》

（7）**治恶疮疥癣，虫瘘疽，螫毒**：用五谷虫与松枝、雄黄烧存性，为末，醋调涂。-- 《卫生易简方》

虻虫

【别名】 虻虫《本草经集注》，蜚虻《本经》，牛虻《本草崇原》，牛蚊子《中药形性经验鉴别法》，绿头猛钻《青海药材》，牛苍蝇《浙江中药手册》，瞎虻虫、瞎蚂蜂《河北药材》，瞎蠓《中药志》，牛魔蚊《四川中药志》，牛蝇子、瞎眼蠓《中药材手册》。

【名释】 虻之言芒也，谓其头部有刺可叮食牲畜血。性善啖牛、马等畜之血，故名牛虻。《纲目》云："虻以翼鸣，其声虻虻，故名。"又云："蜚与飞同。"虻虫能飞，故名蜚虻。形如苍蝇而大，故又名牛苍蝇。

【来源】 为虻科昆虫复带虻 *Tabanus bivittatus* Matsum、中华虻 *Tabanus mandarinus* Schi.及同属多种昆虫的干燥雌体。

【昆虫形态】 （1）**复带虻** 又名双斑黄虻。形似蜜蜂。雌虻体长 13～17mm，灰褐稍带淡黄绿色。复眼大型，黄绿色，无细毛，中部有1条细窄的黑色横带。额黄色或略带浅灰；头顶被有短毛。触角黄色，第3节肥大，基部具有粗钝的背突。唇基和颊黄灰色。下颚须第2节浅黄色，被有白色并杂有黑色的短毛。中胸背板、侧板、腹板灰黄色，被有黄色短毛并杂有黑色和黄灰色长毛，翅透明无斑，平衡棒黄色。足3对，中、后足的股节基部1/3处灰色；前足跗节及前足胫节端部黑色；中、后足跗节的端部黑褐色。腹部暗黄灰色；第1～3或1～4腹节背板两侧有大的黄色斑点，中间有暗黄色纵带，宽约为腹部宽度的 1/4～1/3。腹部被有稠密的黄色或黄灰色短毛，有时夹杂有黑色短毛。腹面灰色，第1～2或第1～3腹板的两侧黄色。雄虻形状相似，但体较小，复眼被有纤细的灰色短毛。见下（图 1085-1）

（2）**中华虻** 又名中华虻、白斑虻、灰虻《中国药用动物志》。形似苍蝇。雌虻体长 16～18mm。身体灰黑，头上前额灰黄色，高为宽的4倍。基胛卵圆形，棕黄色，两侧与复眼分离。中胛柱形，黑色，占据额高的1/2，下方与基胛相连，上、下及周边被灰白色粉。复眼黑灰色。触角第一、二节浅灰色，第三节棕黑色，基部环节棕红色，有明显锐角突起，各节均被黑毛。颚须灰黄，第二节基部粗，端部细，覆黑毛。胸部背板灰色，有3（或4）条明显黑灰纵带；小盾片灰色；侧板灰色，有白色长毛。翅浅透明，翅脉棕色，第一后室为闭室，并有柄脉；平衡棒呈黄色。胸足腿节灰黑色，被白毛；胫节上部浅棕色，端部黑色；跗节黑色，覆黑色毛。腹部短宽，末端钝圆，背板1～6节中央有一排三角形白斑，两侧嵌有斜方形浅色斑；腹板浅灰色，中央有灰色条纹，端部有浅黄色窄带。雄虻与雌虻相似，体长 17～20mm，复眼上半部 2/3 的小眼面大于下半部，腹部呈圆锥形。有的个体背板第一节两侧有浅棕色斑，第二节两侧的斑白色，大而明显。其他结构、色斑与雌性相同。见（图 1085-2）

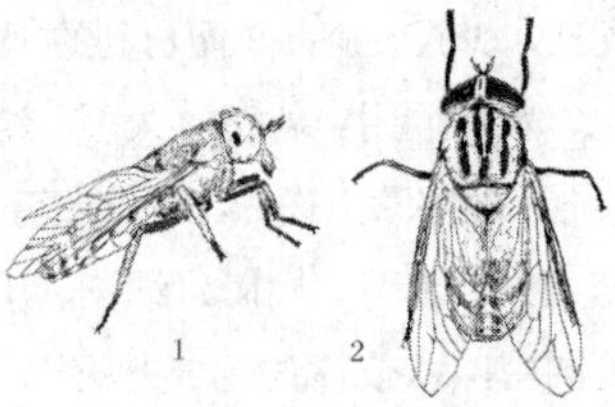

（图 1085）**牛虻**

1.复带虻 2.中华虻

【生长分布】 雌虫吸食牛、马等动物血液，雄虫不吸血，吸食植物汁液。常居于草丛及树林中，性喜阳光，多在白昼活动。邹平各地均有分布。

【采收加工】 夏、秋季捕捉，捕后用沸水烫死，洗净，晒干。

【性状鉴别】 （1）**双斑黄虻** 形似蜜蜂，长 1.3～1.7cm，宽 6～9mm。黄绿色，复眼1对，大而突出，中央有1条细横的黑色带；胸部呈黑褐色，背面呈壳状而光亮，两侧生有两对透明薄膜状翅，翅脉黄色，翅翼超过尾部；胸下面突出，黑棕色。具足3对，腹部棕黄色，被稠密黄色或灰黄色短毛，具6个体节。质松而脆，易破碎。

（2）**中华虻** 干燥的虫体呈长椭圆形，长 1.3～1.9cm，宽 5～10mm。头部呈黑褐色，宽阔，有一对大的复眼，触角粗短。胸部黑褐色，背面呈壳状而光亮，翅长超过尾部，胸部下面突出，灰色，有5条明显黑灰纵带，具足3对，多碎断。腹部棕黄色，有6个体节，背面中央，每节都有三角形的白斑，前后相连，构成一条纵向白纹。质松而脆。气臭，味苦、咸。

【显微鉴别】 （1）**复带虻** 单眼呈钝六边形，排列疏松。

（2）**中华虻** 单眼呈钝六边形，中间有凹陷，排列整齐、紧密。

【药理】 （1）**抗凝作用** 虻虫在体外确较弱的抗凝血酶作用，体外和体内均有活化纤溶系统的作用。醇提取物有明显溶血作用。

（2）**抗炎作用** 虻虫提取物腹腔注射，能明显抑制大鼠角叉莱胶性足肿胀。

（3）**镇痛作用** 虻虫提取物灌胃，能明显对抗苯醌所致小鼠扭体反应。

（4）**其他作用** 虻虫对家兔离体子宫有兴奋作用，对内毒素所致肝出血性坏死病灶的形成有显著抑制作用。

【性味归经】 味苦、微咸，性凉，有毒。归肝经。

【功用主治】 破血通经，逐瘀消瘕。主治血瘀经闭，产后恶露不尽，干血痨，少腹蓄血，癥瘕积块，跌打伤痛，痈肿，喉痹。

《本经》："主逐瘀血，破下血积、坚痞、癥瘕，寒热，通利血脉及九窍。"

《别录》："主女子月水不通，积聚，除贼血在胸腹五脏者，及喉痹结塞。"

《日华子》："破癥结，消积脓，堕胎。"

《本草崇原》："治痈不起发，每加牛虻。"

《本草新编》："止两目赤痛，眥伤泪出。"

【临床应用】 （1）**用于血瘀经闭、癥瘕积块等瘀血阻滞证。**虻虫破血逐瘀之功与水蛭相似，两者常配伍而用以提高疗效。如治血瘀经闭，产后恶露不下，脐腹作痛的《妇人良方》地黄通经丸；治伤寒蓄血发狂，少腹硬满，小便自利的《伤寒论》抵当汤、抵当丸，均以虻虫、水蛭同用。若瘀血久著，结为癥瘕积块，或干血痨，因内有瘀血，经络营卫失养，导致虚劳羸瘦，肌肤甲错，两目黯黑者，可与当归、赤芍、桃仁、红花、川芎、三棱、莪术等养血活血祛瘀药同用，以破瘀消瘕，祛瘀生新。

（2）**用于跌打瘀肿。**《千金要方》治跌打损伤，血瘀肿痛，配牡丹皮研末酒服，以散瘀消肿；或与散瘀止痛的乳香、没药、地鳖虫、参三七等同用，其效尤捷。

【用量用法】 内服：煎汤，1.5～3g，或研末，0.3～0.6g，或入丸剂。外用：研末敷或调搽，适量。

【使用注意】 气血虚者、孕妇及月经期均禁服。

《药性论》："恶麻黄。"

《品汇精要》："妊娠不可服，服之堕胎。"

《本草经疏》："伤寒发黄，脉沉结，少腹硬，如小便不利者为无血证，非蓄血也，不宜用；瘀血未审的者不宜用；女子月水不通，由于脾胃薄弱，肝血枯竭，而非血结闭塞者不宜用；孕妇腹中有癥瘕积聚不宜用；凡病气血虚甚，形质瘦损者忌之。"

《本草从新》："攻血遍行经络，堕胎只在须臾，非气足之人，实有蓄血者，勿轻与。"

【附方】 （1）**治月经不行，或产后恶露，脐腹作痛**：熟地黄四两，虻虫(去头、翅，炒)、水蛭(糯米同炒黄，去糯米)、桃仁(去皮、尖)各五十枚。上为末，蜜丸桐子大。每服五七丸，空心，温酒下。--《妇人良方》之"地黄通经丸"

（2）**治太阳病，身黄，脉沉结，少腹硬，小便自利，其人如狂者**：水蛭(熬)、虻虫(去翅、足)各三十个，桃仁二十个(去皮、尖)，大黄三两(酒洗)。上四味，以水五升，煮取三升，去滓。温服一升，不下，更服。--《伤寒论》

（3）**治腕折瘀血**：虻虫二十枚，牡丹一两。上二味，治下筛，酒服方寸匕，血化为水。--《千金要方》

（4）**治血痣初起(其形如痣，渐大如痘，触破时长流血水)，未触破，未流血者**：虻虫为末，姜醋调搽。--《血证论》

（5）**治肿毒**：虻虫、松香等分，为末，置膏药中贴患部。--《现代实用中药》

（6）**治疗心绞痛**：用虻虫6～12g，陈皮12g；气虚加党参15g，阴虚加玉竹12g。煎服，每日1剂，连服30天为1疗程。治疗心绞痛发作18例，其中合并高血压8例，心肌梗死1例，心律不齐3例。使用本方治疗1个疗程者12例，2个疗程以上者6例。结果：心绞痛显效12例，好转6例，总有效率100%；心电图示：显效6例，改善7例，无效5例，总有效率72.2%，其中改善ST段降低及T波改变的效果好，对室性早搏及完全性右束支传导阻滞、房室传导阻滞效果不明显。本方对患者食欲、二便、睡眠及肝功能、尿常规等，均未见不良反应。--《北京中医学院学报》魏振复，1982，(4)：31

尾谷虫

【别名】 鼠尾蛆

【来源】 为食蚜蝇科昆虫蜂蝇 *Eristalis tenax* Linnaeus.的幼虫。

【昆虫形态】 **成虫** 又名拟蜂蝇、花虻、食蚜蝇、雄蜂蝇《中国药用动物志》，长尾管蚜蝇，尾蛆蝇，臭蜜蜂。体型如蜜蜂，长约15mm。身体黑褐色，全身被有金黄色绒毛。腹部有光泽，具橙黄色的横带纹。翅脉多波曲，以第3纵脉的波贡最深。雄蝇的复眼在头顶部，左右相近。雌蝇两眼远离。每一复眼的中部有一由绒毛形成的明显的纵带纹。头部触角的触角芒简单无分枝，但基部分布短的细毛。见下（图1086）

幼虫（鼠尾蛆） 身体圆筒形可椭圆形，具有似鼠尾样的长尾，尾长往往超过体长的数倍。见下（图1086）

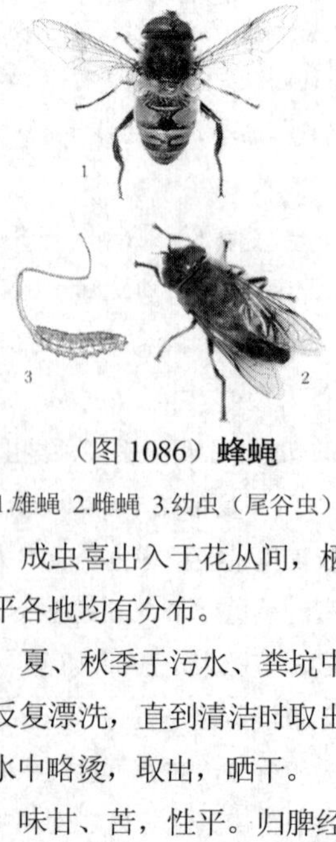

（图1086）**蜂蝇**

1.雄蝇 2.雌蝇 3.幼虫（尾谷虫）

【生长分布】 成虫喜出入于花丛间，栖息予野外。产卵于污水、粪坑中。邹平各地均有分布。

【采收加工】 夏、秋季于污水、粪坑中用抄网捞取，放入布袋内，在浪水中反复漂洗，直到清洁时取出，拌以草木灰，再用清水洗净，置沸水中略烫，取出，晒干。

【性味归经】 味甘、苦，性平。归脾经。

【功用主治】 健脾消食。用于治疗脾胃虚弱、食积不化、脘腹胀满、食少纳呆、呕吐、泄泻、嗳腐呕逆、体倦无力等证。

【用量用法】 内服：研末，3～5 克。

行夜

【别名】 行夜、负盘《别录》，屁盘、屁蜚虫《本草经集注》，夜行、屁盘虫《本草拾遗》，放屁虫《中国药用动物志》，耶气步甲，屁步甲，虎斑步甲。

【名释】 《本草拾遗》："屁盘虫有短翅，飞不远，好夜中出行，触之气出也。"

【来源】 为步行虫科昆虫黑尾步屁步 *Pheropsophus jessoensis* (Moraw)或黄尾屁步甲 *Pheropsophus occipitalis* MacLeay 的全虫。

【动物形态】 （1）**黑尾屁步甲** 又名气步甲、短鞘步甲、耶屁步甲、虎斑步甲。形似斑蝥。体长 14～22mm，宽 5～8mm。头部黄色，近于方形，向前突出，头上散生白色短毛。触角棕色，鞭状，1～4 节被稀疏毛，明亮，5～11 节密被绒毛，幽暗。头部中央有 1 块似三角形的黑斑。复眼黑色，卵形突起。前胸背板棕黄色，其前缘、后缘及中央黑色部分常连成"工"字形。小盾片棕黑色。鞘翅黑色，近于长方形，最宽处在鞘翅的后半部，鞘翅末端平截，不盖及腹端，鞘翅肩胛及中部有明显的黄色斑，中部的黄斑较大，其外侧达到翅缘，内侧接近但不及翅缝，翅缘黄色，缘折、足及虫体腹面一般为黄色或黄褐色。每个鞘翅各有 7 条几乎平行纵走的脊。前胸及后胸腹板黄色，中胸腹板黑色，腹部腹面黑色。足 3 对。前足胫节内侧近端有一凹缺。腿节、胫节、跗节具黄棕色毛；胫节末端具 1 长刺；附节 5，末端具 2 爪勾。雄虫腹面可见 7 个腹节，腹扳两侧有极密的带毛刻点，第 7 腹节中部有一纵沟；雌性腹面可见 8 个腹节，腹部末端的针突较长(1.7～2.0mm)，其外缘具疏刺。尾端腹面黑色。见（图 1087-1）

（2）**黄尾屁步甲** 又名三叉屁步甲、短鞘气步甲、广屁步甲。与黑尾屁步甲的主要区别：体长 13～20mm；体宽 5～5.5mm。头黄中央黑斑前端往往向前伸出；前胸背板中央与周缘黑色，构成横写的"日"形；尾端腹面黄棕色。见（图 1087-2）

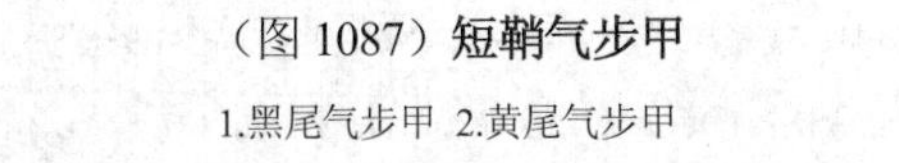

（图 1087）**短鞘气步甲**

1.黑尾气步甲 2.黄尾气步甲

【生长分布】 生活于潮湿处、田间及石下等处。多于夏、秋季夜晚疾走觅食，遇敌时放出黄色臭气自卫。邹平各地均有分布。

【采收加工】 春季至秋季捕捉，捕捉时带手套，捉后置沸水中烫死，晒干。

【性味归经】 味辛，性温，有小毒。归肝经。

【功用主治】 活血化瘀，温经止痛。主治寒瘀经闭，痛经，产后瘀滞腹痛，癥瘕积聚，跌打瘀痛。"

《别录》："疗腹痛，寒热，利血。"

《中国药用动物志》："活血化瘀，消积止痛。主治血滞经闭腹痛，癥瘕，跌打损伤作痛。"

【用量用法】 内服：研末，3～5 克。

龙虱

【别名】 龙虱《纲目拾遗》，水鳖虫《江苏中药名实考》，射尿龟、尿缸贼《陆川本草》，水龟子《中药志》，水蟑螂。

【来源】 为龙虱科三星龙虱 *Cybister tripunctatus orientalis* Gschwendtner 及黄边大龙虱 *Cybister japonicus* Sharp 的全虫。

【昆虫形态】 （1）**三星龙虱** 又名东方潜龙虱《中药大辞典》，东方龙虱。体椭圆流线型，扁平，光滑，长 2.4～2.8cm。头部近扁平，中央微隆起，两侧有浅凹陷及小点刻。触角 1 对，黄褐色。复眼突出，黑褐色。唇基前缘直，近前角处有一横陷。上唇狭，两端圆，前缘中央弯曲，呈半月形。前胸背板横阔，同鞘翅均黑褐色，漆亮。唇基、前胸背板外缘、鞘翅两侧淡黄褐色。雄虫鞘翅光滑色深，前足跗节基部 3 节膨大成盘状；雌虫翅鞘色浅，有纵线纹。腹节 3～5，两侧有黄褐色斑纹。足 3 对，生有金色长毛；前足黄褐色，雄性 3 跗节扩大成吸盘；后足为泳足，红褐色，胫节短阔；中后胫端两侧生刺，跗节暗色。见下(图 1088)

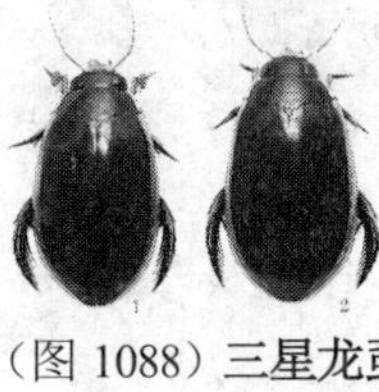

（图 1088）**三星龙虱**

1.雄虱 2.雌虱

（2）**黄边大龙虱** 又名金边龙虱、黄缘龙虱。形态与三星龙虱近似，但体较大，长 3.5～4cm。前胸及鞘翅两侧黄条斑中间夹有一条黑线纹。雌虫鞘翅上密布纵线纹，仅端部及中缝处无纹。见(图 1089)

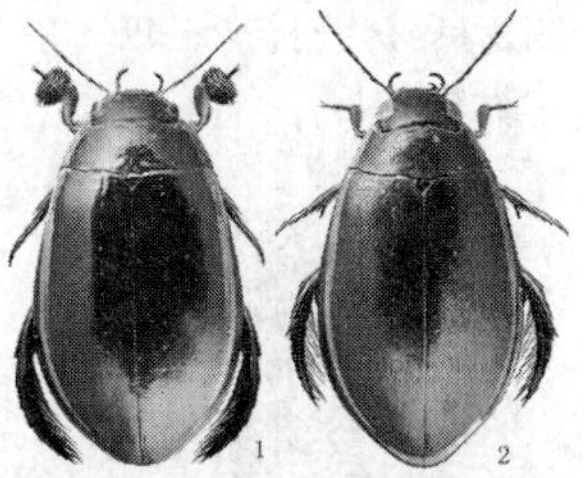

（图 1089）**黄边大龙虱**

1.雄虱 2.雌虱

【生长分布】 生活于池沼、水田或河沟多水草处，入夜能飞于空中。善游泳，好捕食小鱼。幼虫体细长，有锐利的口器，能捕食水中的小动物及小鱼。邹平各地均有分布。

【采收加工】 全年均可捕捉。捕得后，用沸水烫死，晒干。

【性状鉴别】（1)**三星龙虱** 虫体呈长卵形，长1.5～2.8cm，全体有光泽，背面黑色。鞘翅1对，边缘有棕黄色狭边，除去鞘翅，可见浅色的膜质翅1对。腹面红褐色至黑褐色，腹部有横纹。质轻脆。气腥，味微咸。

（2）**黄边大龙虱** 与三星龙虱相似，但个体较大，长3.5～4cm，背面黑棕褐色，鞘翅上密布沟纹。

【性味归经】 味甘，微咸，性平。归肾经。

【功用主治】 补肾，缩尿，活血。主治小儿遗尿，老人尿频，面部褐斑。

《物理小识》："除面上䵟䵳，赤气，食之良，兼美男女颜色，活血。"（引自《纲目拾遗》）

《广西药用动物》："治小儿夜尿和老人夜尿频繁。"

《中国动物药》："滋补强壮，活血祛瘀，固肾缩尿。治小儿疳积，老人夜溺，跌打瘀痛。"

【用量用法】 内服：煮熟或炒熟，3～5g，或8～12只，或焙干研末，入丸、散剂。

【附方】 （1）**治小儿遗尿**：龙虱5只。用油炒香，或先用水煮熟，再用油炒香。每晚睡前口嚼服，连服3晚。--《广西药用动物》

（2）**治小儿疳积**将：龙虱穿成串，浇上酱油，烧熟食之。每次5个，日服2次。

（3）**治老人尿频**：将龙虱盐渍，蒸熟作菜吃。(2～3方出自《中国动物药》)

芫青

【别名】 芫青《别录》，芫蜻《雷公炮炙论》，青娘子《纲目》，青娘虫、相思虫《苏州本产药材》，青虫《中药志》。

【名释】 《纲目》："居芫花上而色青，故名芫青，世俗讳之，呼为青娘子。"

【来源】 为芫青科昆虫绿芫青 *Lytta vesicatoria* Pallas 的全虫。

【昆虫形态】 虫体长12～21mm，宽3～6mm。头略呈三角形，与身体垂直，头顶中央有一条纵沟纹，额与头顶间的中央有一橘红色小斑纹。额前端有半球形复眼一对，复眼间有三个小凹陷横。触角念珠状，末节末端尖锐。体色绿或蓝绿，有紫色金属光泽，有些个体鞘翅有金绿色光泽。前胸背板光滑，近三角形，两侧前后角隆起；鞘翅具皱状刻点，凸凹不平，隐约可见3条平行纵脊纹。足3对，附节末端为2爪勾。见下（图1090）

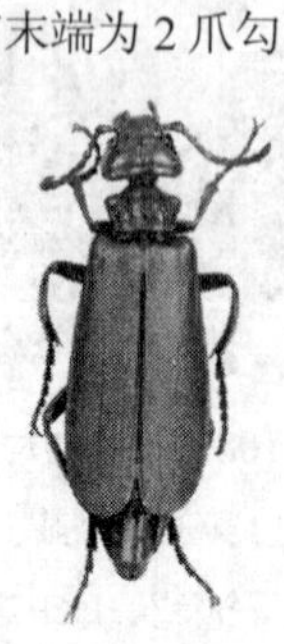

（图1090）芫青

【生长分布】 成虫常成群食害野生豆科值物，有假死性。邹平各地均有分布。

【采收加工】 5～6月捕捉，捕得后，入沸水中烫死，晒干或烘干。

【性状鉴别】 虫体呈长圆形，长1～2cm，宽4～5你mm。头略呈三角形，蓝紫色，有光泽，眼小，微突出。背部有鞘翅1对，亮绿色、蓝紫色或红紫色，光亮美丽，鞘翅下有膜翅1对，淡棕色，有4条明显脉纹。胸部突起，腹部具5体节。足多残缺，色青绿。触角多已脱落。气微臭，味辣，粉末接触皮肤会发泡。

【显微鉴别】 粉末特征 ①体壁碎片多数呈棕黄色，表面有网格状纹理，排列整齐，有毛窝散在，直径4～8μm。毛窝周围散有透明小圆孔，淡棕黄色或透明无色的片状物。表面有丘状突起，并有长短两种刚毛着生；有少数淡黄棕色碎片，半透明，其上密布刺状突起。②刚毛棕色或黄棕色，长75～90μm，直径6～8μm，中央有髓腔，淡棕色；少数刚毛细长，淡棕色。③横纹肌纤维多断碎，有明暗相间的带，排列呈微波状。④气管壁碎片具深棕色螺旋丝，排列呈弧状，丝间色较浅。

【理化鉴别】 （1）取本品粉末约0.15g，用微量升华法得白色升华物(结晶)，将其用石油醚洗2～3次，加硫酸(相对密度1.77)2～3滴，微热，溶解后分别转入两试管中；一试管继续用小火加热至发生气泡，立即离火，滴入对二甲氨基苯丙醛硫酸液1滴，溶液显樱红色或紫红色。(检查斑蝥素) 另一试管加入间苯二酚粉末少许，小火加热至沸，溶液变红色，紫外光灯(256nm)下观察显绿色荧光。(检查斑蝥素)

（2）薄层色谱取本品粉末1g，加甲醇溶液20ml，浸泡过夜，滤过。滤液浓缩至2ml作供试液，男取斑蝥素作对照品，分别点样于同一硅胶G-CMC薄板上，以氯仿-甲醇(9：1)展开，展距14.7cm，喷以重铬酸钾硫酸溶液，烘烤显色。供试液色谱中在与对照品色谱的相应位置上，显相同的紫色斑点。

【主含成分】 含斑蝥素(*cantharidin*)及脂肪等。

【毒性与解救】 （1）**毒性**：口服中毒剂量成人0.6g，致死量1.5g，0.14mg能诱发皮肤起疱，10mg可产生严重中毒或致死。外用过量、外敷面积过大、时间过久，也可经皮肤吸收而中毒，严重者可致命。

中毒症状一般在服用后二分钟至二小时出现，消化系统和排泄系统发生刺激症，并可引起全身各系统的反应，出现口腔、咽部的黏膜糜烂及灼痛，恶心呕吐、腹痛腹泻，甚至呕血、便血，继而出现尿频、尿少、排尿困难、尿道灼痛、血尿、蛋白尿等，部分病人出现头痛、头昏、烦躁、四肢及面部麻木，或阵发性痉挛、抽搐等，个别因神经系统损害而致下肢瘫痪；严重的出现无尿、昏眩、休克。急性肾功能衰竭和周边循环衰竭是致死主因。

接触芫青粉尘也会引起中毒，出现皮肤水疱、黏膜充血、烧灼疼痛、严重者口、舌、咽部黏膜糜烂、溃疡，并见头痛、恶心、呕吐等症状。

（2）**解救方法**：①中毒早期立即洗胃,并服牛乳、鸡蛋清以保护胃黏膜,或口服10%氢氧化铝凝胶10ml,半小时一次。②内服活性炭或盐类泻剂，减轻毒素吸收，补充液体，维持水和电解质平衡，青霉素肌内注射，以预防感染。③对症处理，如上消化道出血，应予止血，严重者输血；尿毒症者给予血液透析；出现周边循环衰竭，须及时补充血容量，并应用血管活性药物。④斑蝥毒素是脂溶性物质，治疗期间忌食油和脂肪，以免加速毒素吸收。⑤民间用绿豆、黄连、甘草、黑豆及葱、茶叶煎服,有一定解毒和止血作用。

【炮制】 **米炒芫青**：先将米洗净，置锅内，用文火加热至米贴附锅上，微冒热气时，快倒入生芫青，拌炒至米呈老黄色或黄褐色，取出，除去米，放凉。每净芫青100kg，用米20kg。米炒芫青可去腥臭、降毒性。

【性味归经】 味辛，性温，有毒。归脾、肾二经。

【功用主治】 攻毒，破瘀，逐水。主治瘰疬，狂犬咬伤，血瘀经闭，水肿尿少。

《别录》："主蛊毒，风疰，鬼疰，堕胎。"

《宝庆本草折衷》："芫青又治膀胱疝气，腹痛，及妇人、室女经候不通；冷热，久积水病.大风之疾。"

《纲目》："主疝气，利小水，消瘰疬，下痰结。治耳聋，目翳，猘犬伤毒。余功同斑蝥。"

陶弘景："疗鼠瘘。"

【用量用法】 内服：入丸、散，0.1～0.3g。外用：研末调敷，适量。

【使用注意】 有剧毒，一般不内服，体弱者及孕妇禁服。

《品汇精要》："妊娠不可服。"

《纲目》："畏、恶同斑蝥。"

【附方】 （1）**治瘘肿病**：斑蝥四十枚(去头、足、翅，熬)，桂心四分，芫青十枚(去足、翅，熬)，葛上亭长二十枚(熬)。上四味捣，下筛，酒服半钱匕，日一。忌生葱。--《刘涓子鬼遗方》

（2）**治疯狗咬伤**：青娘子三个(去翅、足，四十岁加一个，五六十岁加二个)，红娘子二个，斑蝥五个(并去翅、足，四十岁各加一个，五十岁各加二个)，海马半个，续随子一分，乳香、沉香、桔梗各半分，酥油少许。上为末。十岁者作四服，十五岁作三服，二十岁作二服，三十岁作一服。--《谈垒翁试验方》

（3）**治偏坠小肠气**：青娘(子)、红娘虫各十粒，白面拌炒黄色，去二项虫，以白滚汤调服。--《摄生众妙方》

（4）**治久耳聋芫**：青一枚，巴豆一枚(去皮、心)，蓖麻子一枚(去皮)。上件药，细研，以蜜二两，文武火熬半日，不得令焦，焦即不堪用，只可为三丸。以绵子裹一丸，插在耳内(入耳之时，须炙热用)，仍留一绵头垂下在外。耳中脓出，已闻--《圣惠方》

叩头虫

【别名】 叩头虫《纲目》，跳百丈《纲目拾遗》，跳搏虫、膈膊虫《中国医学大辞典》，跳米虫、蛛《动物学大辞典》，剥剥跳《系统动物学》，磕头虫。

【名释】 《纲目》："按其后则叩头有声。"故名叩头虫、磕头虫。如将虫翻置，片刻即能自行跳起。故有"跳搏"、"膈膊"、"剥剥跳"等名。

【来源】 为叩头虫科昆虫有沟叩头虫 *Pleonomus canaliculatus* Faldermann和细胸叩头虫 *Agriotes fuscicollis* Miwa的全虫。

【昆虫形态】 （1）**有沟叩头虫**：①成虫（叩头虫），体长14～18mm，体宽3.5～5mm，扁长形、深黑色，密被金黄色细毛。头部扁平，密布刻点，头顶凹陷三角形。雌虫触角11节、为前胸长度的2倍，前胸背板呈半球状隆起、后缘角外突、中央1细纵沟，鞘翅约为前胸长度的4倍。雄虫12节、长及鞘翅末端，鞘翅长度为头胸部长度的5倍。腹部可见腹板6节。足浅褐色。卵近椭圆形，0.7mm～0.6mm，乳白色。②幼虫（金针虫），成熟者体长25～30mm，扁长，金黄褐色、被黄色细毛。口器、头部前端褐色，上唇前缘突起三齿状；胸腹背面中央1细纵沟；尾节末端分叉，各叉内侧有1小齿。③蛹，长纺锤形，乳白色，雌体长16～22mm、雄15～19mm。前胸背板前缘细刺1对、后缘角突出部1细刺、其两侧具小刺列；腹部末端纵裂，其两侧的角状向外略弯、尖端细齿黑褐色。见（图1091）

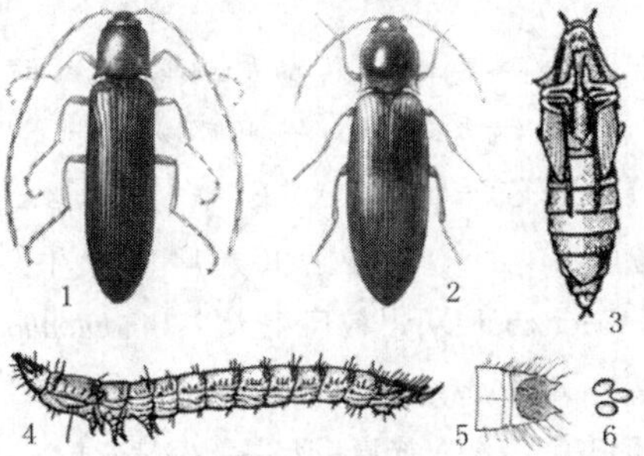

（图1091）**有沟叩头虫**

1.雄虫 2.雌虫 3.蛹 4.幼虫 5.幼虫尾部 6.卵

（2）**细胸叩头虫**：①成虫（叩头虫），成虫体细扁，被黄色细卧毛，长8～9mm、宽2.5mm，有光泽；头胸黑褐色，鞘翅、触角、足红褐色。触角向后不达前胸后缘，第1节粗长、第2节球形、自第4节起略呈锯齿状。前胸背板长略大于宽，后缘角伸向后突出如刺。鞘翅长度为头胸部长度的2倍,具9条刻点列，末端急尖。腹部可见腹板5节。卵近圆形，乳白色。②幼虫（金针虫），淡黄褐、有光，细长圆筒形，体背无纵沟；尾节圆锥形，近基部两侧各1褐色圆斑、其下方4条褐色纵纹。③蛹，体长8～9mm，浅黄色。见（图1092）

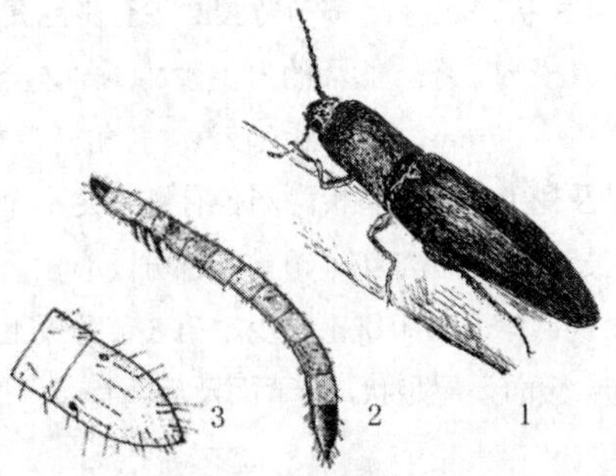

（图1092）**细胸叩头虫**

1.成虫 2幼虫 3.幼虫尾部

【生长分布】 多生活于小麦、玉米、荞麦田地。幼虫生活于地下，成虫白天躲藏在杂草或土块下，傍晚爬出土面活动和交配，有假死性。雌虫行动迟缓，不能飞翔，无趋光性；雄虫出土迅速，活跃，飞翔力较强，只做短距离飞翔，黎明前成虫潜回土中,有趋光性。邹平各地均有分布。

【采收加工】 春季至秋季捕得后，入沸水中烫死，晒干。

【性味归经】 味辛，性微温。归肝、肾二经。

【功用主治】 强壮筋骨，截疟。主治手足痿软无力，小儿行迟，疟疾。

《纲目拾遗》："治腰脚无力，与山蚂蚁并入壮药用。"

【用量用法】 内服：焙干研末，10～15 只，或炖服。外用：贴敷，适量。

【附方】 （1）**治四肢瘘痹，行动不便**：叩头虫酒炙为末，泡酒服。-- 《泉州本草》

（2）**治小儿行迟**：叩头虫 14 只，洞蛙 1 只，同炖服。-- 《中国动物药》

（3）**绝疟**：叩头虫 1 个，安眉心，膏药盖住。-- 《百草镜》

天牛

【别名】 天牛《本草拾遗》，蠰、啮桑《尔雅》，天蝼《方言》，啮发《尔雅》（郭璞注），天水牛《奇效良方》，八角儿《纲目》，老牛。

【名释】 该虫触角似牛角，咬力大，能飞行，故名天牛。

【来源】 为天牛科昆虫光肩星天牛 *Anoplophora glabripennis* (Motschulsky)、粒肩星天牛 *Anoplophora chinensis* Forster、桑天牛 *Apriona germari*(Hope)及其近缘昆虫的全虫。

【昆虫形态】 （1）**光肩星天牛** 又名光肩天牛、柳星天牛。①成虫（天牛），全体漆黑色，有光泽。具有小白斑点。雌成虫体长 22～39mm，雄成虫体长 19～29mm。头部比前胸略小，中央有 1 纵沟。触角鞭状，12 节，自第 3 节开始各节基部呈淡蓝灰白色。雌虫触角约为体长的 1.3 倍，最后 1 节末端为灰白色。雄虫触角约为体长的 2.5 倍，最后 1 节末端为黑色。前胸两侧各有 1 较尖锐的刺状突起。鞘翅基部光滑无颗粒状突起。翅面上各有大小不同白色绒毛组成的斑点 20 个左右，排成不规则的 5 横列。雌虫腹部 5 节，末节部分露出鞘翅，雄虫腹部全部被鞘翅遮盖。②卵，初为白色，近孵化时呈黄褐色，长椭圆形，两端稍弯曲，长 6mm 左右。③幼虫（桑蠹虫），体长约 50mm，身体略带黄色。前胸大而长，背板后半部色较深，呈“凸”字图形。腹部背面可见 9 节，第 10 节变为乳头状突起，1～7 节背腹面各有步泡突 1 个，背面的步泡突中央具横沟 2 条，腹面的为 1 条。④蛹，全体乳白色至黄白色，体长 30～37mm，附肢颜色较浅。触角前端卷曲呈环形，置于前、中足及翅上。前胸背板两侧各有侧刺突 1 个，背面中央有 1 条压痕，翅尖端达腹部第 4 节前缘部分，有由黄褐色绒毛形成的毛块各 1 块，第 6 节上绒毛较少。第 8 节背板上有 1 个向上生的棘状突起；腹面呈尾足状，其下面及后面有若干黑褐色小刺。见（图 1093）

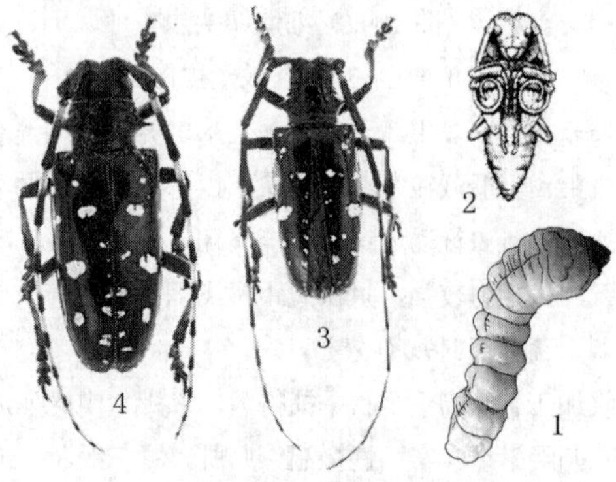

（图 1093）**光肩星天牛**

1.幼虫（桑蠹虫） 2.蛹 3.雄虫 4.雌虫

（2）**粒肩星天牛** 又名柑橘星天牛《中国药用动物志》。与光肩星天牛相似，其区别在于：成虫鞘翅基部具若干瘤状颗粒；幼虫从正面看，前胸背板“凸”字形骨化区前具两个飞鸟形纹，深褐色气门 9 对；成虫在树上产卵刻槽呈“T”形或“⊥”形。见（图 1094、1095）

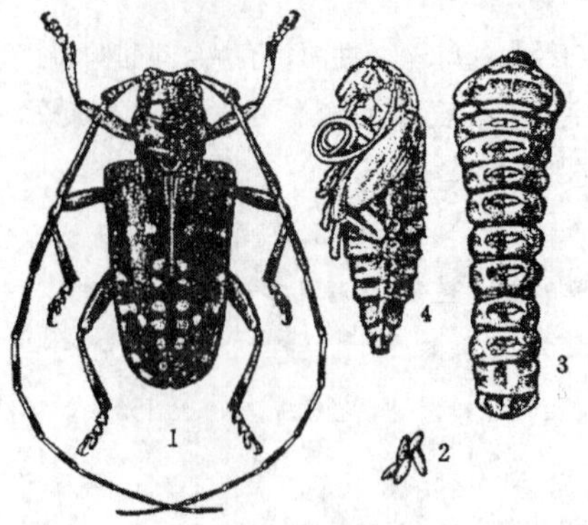

（图 1094）**粒肩星天牛**

1.成虫 2.卵 3.幼虫 4.蛹

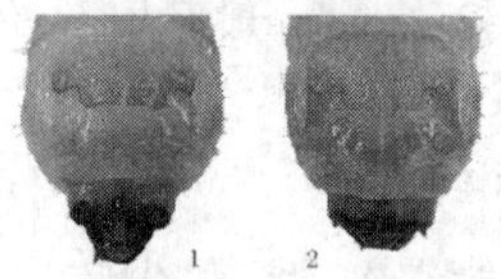

（图 1095）**幼虫头部**

1.光肩星天牛幼虫 2.粒肩星天牛幼虫

（3）**桑天牛** 又名褐天牛。体型与上两种昆虫相似，其区别在于：①成虫，体较长 36～48mm，黄褐色（一层黄褐色绒毛，刮去绒毛显黑色），复眼大而横阔，形似眼罩。前胸背板宽大于长，其前缘为一条横黑线，后缘为二条横黑线，中间为不规则横皱黑线。鞘翅周缘有一条黑色窄边，鞘翅肩背有黑色光亮的瘤状颗粒，鞘翅末端有 2 刺状突起。②幼虫（桑蠹虫），前胸背板前缘有一条弯曲图形，黄褐色，后半部密生深棕色小点。③蛹，略呈纺锤形，长 50mm，淡黄色，翅芽达第 3 腹节，第 1～6 腹节背面各有一对褐色刚毛区，第 7 腹节刚毛区合而为一，末端有褐色半圆形环，上生黄褐色毛。见（图 1096）

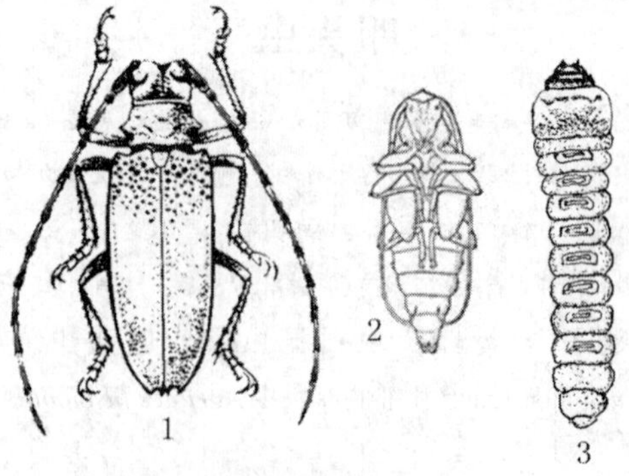

（图 1096）**桑天牛**

1.成虫 2.蛹 3.幼虫

【生长分布】 星天牛、桑天牛常常危害杨、柳、榆、核桃、桑树、榆、栎、柑橘、苹果、梨等 19 科 40 余种树木。邹平各地均有分布。

【采收加工】 夏季捕捉，入沸水中烫死，晒干或烘干。

【性味归经】 味甘，性温，有毒。归心、脾二经。

【功用主治】 活血通经，散瘀止痛，解毒消肿。主治血瘀经闭，痛经，跌打瘀肿，疔疮肿毒。

《纲目》："治疟疾寒热，小儿急惊风，及疔肿，箭簇入肉，去痣靥。"

《本经逢原》："治疔肿恶疮，出箭簇、竹木刺，与蝼蛄不殊。"

《常见药用动物》："活血祛瘀。治经闭腹痛，跌打损伤，瘀血作痛，疔疮肿毒。"

【用量用法】 内服：煎汤，3～5只，或入丸、散。外用：作膏敷贴，或化水点滴，适量。

【使用注意】 《山东药用动物》："孕妇忌服。"

【附方】 （1）**治经闭腹痛**：天牛3个，当归15g，赤芍10g，红花10g，桃仁g，益母草15g，水煎服。

（2）**治跌打损伤，瘀血作痛**：天牛5个，乳香3g，没药3g，红花3g，水煎服。（1～2方均出自《常见药用动物》）

（3）**治崩漏天**：牛焙焦研末。温酒送服，每次1.5g，日服1次。

（4）**治隐疹不发及痈疽不溃**：天牛5只，水煎，黄酒兑服。

（5）**治小儿惊风** 天牛2～3只，水煎服，日服1次。（3～5方均出自《山东药用动物》）

（6）**治疔肿恶毒**：八角儿(杨柳上者，阴干去壳)四个(如冬月无此，用其窠代之)，蟾酥半钱，巴豆仁一个，粉霜、雄黄、麝香各少许。先以八角儿研如泥，入熔化黄蜡少许，同众药末和作膏子，密收。每以针刺疮头破出血，用榆条送膏子(麦粒大)入疮中，以雀粪二个放疮口。疮回即止，不必再用也。忌冷水。--《纲目》之"透骨膏"

（7）**取箭簇**：天水牛一个(独角小者尤妙)，以小瓶盛之，用硼砂一钱，细研，水少许化开，浸天牛自然成水。以药水滴箭簇伤处，当自出也。--《百一选方》

桑蠹虫

为天牛科昆虫光肩星天牛 *Anoplophora glabripennis* (Motschulsky)、粒肩星天牛 *Anoplophora chinensis* Forster、桑天牛 *Apriona germari*(Hope)及其近缘昆虫的幼虫。又名蝤蛴《诗经》，蝎、桑蠹、蛣蝠《尔雅》，桑蝎《千金方》，桑虫《本草图经》，蛀虫《纲目》，桑蚕《景岳全书》，铁炮虫《动物学大辞典》，老母虫《四川中药志》。味苦，性温，有毒。归心、肝经。化瘀，止痛，止血，解毒。主治胸痹心痛，血瘀崩漏，瘀膜遮睛，痘疮毒盛不起，痈疽脓成难溃。内服：煎汤，3～6g，或入丸、散。孕妇禁服。《药性切用》："脾虚血气弱者均大忌。"

附方 （1）**治崩中漏下赤白**：蝎烧灰，温酒服方寸匕，日二。--《千金要方》

（2）**治胎漏下血不止**：桑木中蝎虫，烧末，酒服方寸匕，日二。--《普济方》

（3）**治痘疮不发及痈疽不溃**：桑蠹虫1～2条，捣，黄酒冲服。--《本草推陈》

屎壳螂

【别名】 蜣螂《本经》，蛣蜣《尔雅》，渠螂、天社《说文》，转丸、弄丸《古今注》(崔豹)，推丸《本草经集注》，胡蜣螂《蜀本草》，推车客《本事方》，天水牛《宝庆本草折衷》，推屎虫《孙天仁集成方》，黑牛儿、铁甲将军《李延寿方》，大乌壳硬虫《普济方》，夜游将军《纲目》，屎蜣螂《本草原始》，滚屎虫、车屎客《医林纂要·药性》，牛屎虫《苏州本产药材》，推车虫《药材资料汇编》，大将军、触角牛《河北药材》，铁角牛《山西中药志》，粪球虫《中药志》，独角牛《中国动物药》，神农蜣螂、犀角粪金龟、犀粪蜣、粪金龟。

【名释】 该虫深目高鼻，状如羌胡人，背负黑甲，状如武士，故名蜣螂、将军。

【来源】 为金龟子科动物屎壳螂 *Catharsius molossus* (Linnaeus) 的全虫。

【昆虫形态】 全体黑色，稍带光泽。雄虫体长3～4cm，雌虫略小。雄虫头部前方呈扇面状，表面有鱼鳞状皱纹，中央有一基部大而向上逐渐尖细并略呈方形的角突；其后方之两侧有复眼，复眼间有一光亮无皱纹的狭带。前胸背板密布匀称的小圆突，中部有横形隆脊，隆脊中段微向前曲成钝角状，两侧端各有齿状角突1枚，在齿突前下方有一浅凹，其底部光滑无小圆突，浅凹外侧有一较深的凹，底部小圆突十分模糊或缺如；小盾片不可见；前翅为鞘翅，相当隆起，满布致密皱形刻纹，各方有7条易辨的纵线；后翅膜质，黄色或黄棕色。口部、胸部下方，有很多褐红色或褐黄色纤毛，中后足跗节两侧有成列的褐红色毛刺。雌虫外形与雄虫很相似，惟头部中央不呈角状突而为后面平、前面扁圆形的隆起，顶端呈一横脊；前胸背板横形隆脊近似直线，两侧端不呈齿状突角，且只有外侧的深凹，明显可见。见（图1097）

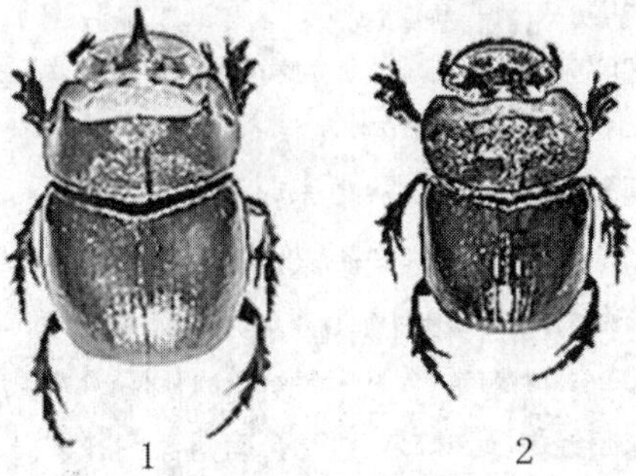

1 2

（图1097）**蜣螂**

1.雄虫 2.雌虫

【生长分布】 常栖息在牛粪堆、人屎堆中，或在粪堆下掘土穴居。吸食动物之尸体及粪尿等。夜间趋光扑灯。产卵后，雌雄共同推曳粪土将卵包裹而转成丸状。邹平各地均有分布。

【采收加工】 6～8月间晚上利用灯光诱捕，沸水烫死，晒干或烘干。

【性状鉴别】 虫体呈椭圆形，长3～4cm，宽1.8～3cm，黑褐色，有光泽。雄虫较雌虫稍大，头部前方呈扇面形，易脱落，中央具角突1支，长约6mm。前胸背板呈宽半月形，顶部有横形隆脊，两侧各有角突1枚，后胸约占体长的1/2，为翅覆盖。雌虫头部中央及前胸背板横形隆脊的两侧无角状突。前翅革质，黑褐色，有7条纵向平行的纹理，后翅膜质，黄色或黄棕色。足3对，体质坚硬。有臭气。

【显微鉴别】 粉末特征：①体壁碎片浅黄色、黄色或深棕黄色，大小不等，形状不一。有的刚毛已脱落，散有毛窝，毛窝附近有星芒状的色素颗粒；有的边缘增厚，密布棘状物，有的着生短粗刚毛或少数细长刚毛。②刚毛黄色或黄棕色，细长，先端锐尖，表面具疣状突起，长 60～200μm，基部直径 7～15μm，壁厚 1～3μm。③横纹肌纤维众多，近无色或淡黄色，半透明，多数断裂成薄片状，表面有紧密排列的曲折状或水波状的明暗带，纹理较清晰。④碳酸钙结晶众多，形状不规则，大小在 2～10.5μm 之间。见(图 1098)

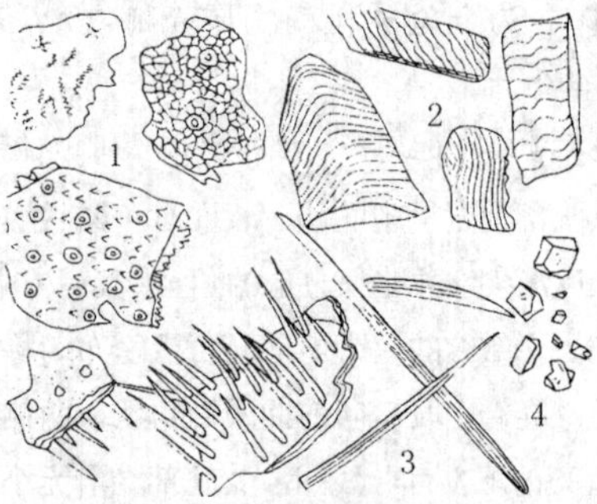

（图 1098）**蜣螂粉末特征**

1.体壁碎片 2.横纹肌纤维 3.刚毛 4.晶体

【理化鉴别】　（1）取本品粉末 1g，加甲醇 20ml 冷浸过夜，过滤，溶液浓缩至 5ml，将浓缩液滴在滤纸上，喷 0.5%茚三酮溶液或 0.2%吲哚醌丙酮溶液，然后在 110℃下烘烤，可见黑色斑点(检查氨基酸)。

（2）取本品乙醇提取液 2ml，加入三氯化铁试剂 1～2 滴，溶液呈墨绿色。

【主含成分】　含有毒成分约 1%(蜣螂毒素)；有效成分能溶于水、乙醇及氯仿，但不溶于乙醚。100℃加热，经 30 分钟也不被破坏。

【药理】　蜣螂毒素注射小鼠后，小鼠表现不安，数十分钟后困痉挛发作致死；家兔静注后，血压暂时下降，随即上升，呼吸振幅加大，频率加快。蜣螂毒素对蟾蜍离体心脏有抑制作用，灌注于蟾蜍后肢血管，有暂时扩张作用；对家兔肠管及子宫有抑制作用，对蟾蜍神经肌肉标本有麻痹作用。

【性味归经】　味咸，性寒，有毒。归肝、胃、大肠经。

【功用主治】　定惊，破瘀，散结，拔毒去腐。主治癥瘕，惊痫，噎膈反胃，腹胀便秘，痔漏，疔肿，恶疮。

《本经》：“主小儿惊痫瘛瘲，腹胀寒热，大人癫疾狂易。”

《别录》：“主手足端寒，肢满，奔豚。”

《药性论》：“治小儿疳虫蚀。”

《本草拾遗》：“治蜂瘘，烧死蜣螂，末和醋敷之。”

《日华子》：“能堕胎，治疰忤；和干姜敷恶疮，出箭头。”

《本草权度》：“去大肠风热。”

《医林纂要·药性》：“泻大肠血分湿热，软坚拔毒。治肠痈腹痛，便秘，下痢；外敷脱肛，去疮疽虫痔。”

《本草求原》：“治小儿积滞，土包烧食。”

【临床应用】　（1）**用于癥瘕积聚，噎膈，臌胀**。蜣螂能破瘀散结，行滞通便，治疗癥瘕积聚，可炙研为末单服；治久疟结为疟母，可与大黄、桃仁、蟅虫等同用，以增强破瘀消瘕之力；治噎膈、臌胀，可配伍儿茶、明矾、麝香为末内服；治肠腑痹阻，大小便不通者，可配伍大黄、黑白丑、菖蒲，以开结宣痹通腑。

（2）**用于小儿惊痫，成人癫狂**。蜣螂有定惊作用，治疗惊痫、癫狂，可单独煎服，或与蝎尾、蜈蚣、胆星煎汤，冲服朱砂、琥珀末，以达熄风定惊、清热化痰之功。

（3）**用于痈疽痔瘘，疔疮肿毒**。蜣螂有较强的拔毒去腐作用，每多外用。治疗毒恶疮，可以本品研末，用醋调敷；治附骨疽，可以本品捣烂，用大麦面调敷；治痔漏渗水，可用本品为末，入冰片少许，以纸捻蘸药，插入瘘道；掺肛门还治脱肛。

（4）**用于散结通便**。现代临床有用蜣螂治疗麻痹性肠梗阻、癌性肿块、肝硬化腹水等病。对因积滞引起的小儿疳积、下痢赤白，本品亦可用之。

【用量用法】　内服：煎汤，3～5g，研末，1～2g。外用，研末撒，或调敷，或捣烂敷，适量。

【使用注意】　脾胃虚寒者及孕妇禁服。

《本草经集注》：“畏羊角、石膏。”

《药对》：“畏羊肉。”

《品汇精要》：“妊娠不可用之。”

《得配本草》：“其性猛急，最易伤脾，勿轻用。”

【附方】　（1）**治膈气吐食**：地牛儿二个，推屎虫一公一母。同入罐中，待虫食尽牛儿，以泥裹煨存性，用去白陈皮二钱，以巴豆同炒，去豆，将陈皮及虫为末，每用一二二分，吹入咽中，吐痰三四次愈。--《孙天仁集效方》

（2）**治气臌水肿，大便不通头**：上有盖蜣螂一个，入巴豆仁一粒，烧存性，研细末，酒调四分，空心服，利去水妙。--《仁术便览》

（3）**治风痰壅塞，大便秘滞**：蜣螂大者一枚，小着一对，新瓦烙干存性，为末，好酒调下，不能饮酒者，以滚水各半服，大便即通。--《古今医统》

（4）**治大、小便秘，经月欲死者**：推车客七个，土狗七个。上新瓦上焙干为末，用虎目树皮(樗白皮)向南者，浓煎汁调，只一服，经验如神。--《续本事方》之“推车散”

（5）**治胞转小便不得**：烧死蜣螂二：枚，末，水服之。--《千金要方》

（6）**治小儿惊风，不拘急慢**：蜣螂一枚，杵烂，以水一小盏，于百沸汤中烫热，去滓服之。--《纲目》

（7）**治赤白痢，噤口痢及泄泻**：黑牛儿烧研。每服半钱或一钱，烧酒调服。--《纲目》引李延寿方

（8）**治小儿疳积，吃头发、衣线者**：蜣螂炙熟，去头、足，以霜梅肉裹令吞服，空心时服六七枚便效。--《濒寮经验方》

（9）**治一切疔疮**：蜣螂一个(去翅、足)，硇砂五分，白砒三分。上为末，以葱汁为丸；如绿豆大。先以三棱针刺破疮，将此丸以颓簪脚纳入，须更大痛，变作黄水而出。--《丹台玉案》之“拔毒丹”

（10）**治诸漏**：烧死蜣螂，末，醋和涂。--《千金要方》

（11）**治痔漏**：雄大蜣螂不拘多少，阴干生研，加冰片少许，将绵纸捻作条，用白及水蘸湿，晒干待硬，再蘸湿，染药于纸条上。量漏孔浅深插入，渐渐生肉，其条自然退出，用剪刀剪去外一段，即满靥矣。--《种福堂公选良方》

（12）**治牙痈，骨槽风多骨者**：推车虫(炙)研极细末，每一钱加入干姜末五分，同研细收固。每用少许，吹入患处孔内。若孔内有骨，次日不痛。--《重楼玉钥》之“推车散”

（13）**治发背痈疽溃后开烂作痛**：屎蜣螂不拘多少，装竹筒阴干，取出为末，磁罐收贮。用时将末掺疮上。--《外科启玄》

（14）**治肛门痒，或出脓血，有虫旁生孔窍内**：蜣螂七枚(去足翅微炙，捣末)，新牛粪半两，好肥羊肉一两(炒令香)。上二件药，都捣如膏，丸如莲子大。炙令热，以新绵薄裹，纳下部中半日，少吃饭，大便中虫俱出，三五度即永瘥。

（15）**治鼻中息肉，不闻香臭**：蜣螂十枚，纳青竹筒中，以刀刮去竹青，以油单裹筒令密，纳厕坑中，四十九日，取出曝干，入麝香少许，同细研为散。涂于息肉上。

（16）**治附骨疽，冷瘘及一切恶疮**：蜣螂烧灰一两，巴豆半两(去皮、心，纸裹压去油)。上药同研为细散。敷疮上，日一换之。多时患者，不过三上，效。

（17）**治一切恶疮，及沙虱水弩甲疽蚝**：螂一枚(端午日收者佳)。上捣罗为末。以油调敷之。(14～17方均出自《圣惠方》)

（18）**治小儿重舌**：烧蜣螂末，和唾敷舌上。--《子母秘录》

（19）**出箭头方**：蜣螂、乳香各等分，麝香少许，为末。拔动掺之。--《古今医统》

蛴螬

【别名】 蛴螬、螬蛴《本经》，蟦螬《方言》，蟦《尔雅》，应条《吴普本草》，地蚕(郭璞)，蛩齐《别录》，乳齐《本草经集注》，土蚕《安徽药材》，老母虫《四川中药志》，核桃虫《药材学》。

【名释】 积粪中该虫较多，古时官员也较多，人们就形象称该虫为"蛴螬"，即像官员一样多的害虫。蛴，犹齐，与…一样多。曹，犹官曹（官名），言多也。

【来源】 ①鳃金龟科昆虫东北大黑鳃金龟 *Holotrichia diomphalia* Bates、华北大黑鳃金龟 *Holotrichia oblita* (Fal.)；②丽金龟科昆虫铜绿丽金龟 *Anomala corpulenta* Motschulsky；③花金龟科昆虫白星花金龟 *Liocola brewitarsus* Lewis 及其近缘昆虫的幼虫。

【昆虫形态】 （1）**东北大黑鳃金龟** 又名大黑鳃角金龟、朝鲜黑金龟甲《中国药用动物志》。①成虫体长16～21mm，宽8～11mm，椭圆形，黑褐色或栗褐色，有光泽。头部密布刻点，触角黄褐色，10节，呈膝状弯曲。小盾片近于半圆形。前胸背面有细刻点。鞘翅有纵隆线各3～4条。前足胫节外尖齿3个，内方有距1根；中、后足胫节末端具端距2根，中段有一完整的具刺横脊。臀节显露，前臀节腹板中间，雄性为一明显的三角形凹坑，雌性呈尖齿状。②卵椭圆形，后变球形，白色有光泽。③幼虫体长35～45mm，多弯曲成"C"形，体壁柔软多皱。头部黄褐色，胴部乳白色，腹部末端3节膨大，青黑色。肛孔呈三射裂缝状，肛腹片上无刺毛列，有钩状刚毛群。④蛹长21～24mm，初期白色后变红褐色。见（图1099）

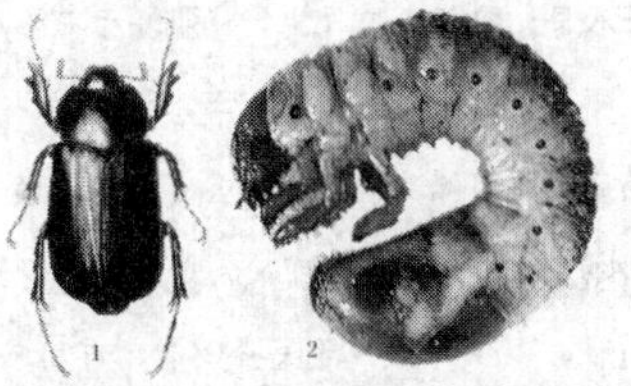

（图1099）**东北大黑鳃金龟**

1.成虫 2.幼虫

（2）**华北大黑鳃金龟** 见下（图1100）。

东北大黑鳃金龟与东北大黑鳃金龟主要区别

部位	东北大黑鳃金龟	华北大黑鳃金龟
成虫前胸	成虫体长16～21mm，宽8～11mm，	体长 21～23mm，宽 11～12mm。胸、腹部生有黄长毛。
幼虫臀板	臀板弧形，顶端呈球形。	臀板后缘较直，顶端虽钝，但为直角。
雄性外生殖器	阳基侧突下部分叉，成上下两突，上突呈尖齿状，下突短钝，不呈尖齿状。	阳基侧突下部分叉，成上下两突，两突均呈尖齿状。

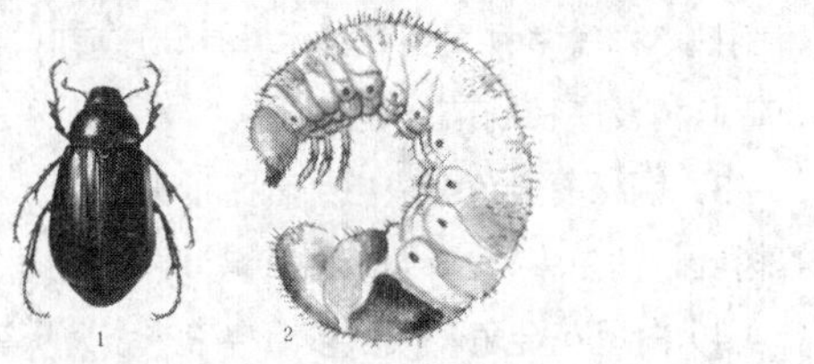

（图1100）**华北大黑鳃金龟**（1.成虫 2.幼虫）

（3）**铜绿丽金龟** 又名铜绿异丽金龟、铜绿金龟子、青金龟子、淡绿金龟子。与东北大黑鳃金龟主要区别：① 成虫体长19～21mm，体背显铜绿色光泽，前胸背板两侧具有黄褐色细边。鞘翅铜绿色，每翅各有隆起的纵线3条。腹部米黄色，有光泽，臀板三角形，常有1个近三角形黑斑。② 卵椭圆形，1.8mm，白色，表面光滑。③ 幼虫体长30～33mm，腹面有刺毛两列，每列由13～14根长锥刺组成，肛门呈"一"字横裂，周边散生多根刚毛。④ 蛹体长18～22毫米，黄褐色长椭圆，稍弯曲。见（图1101）

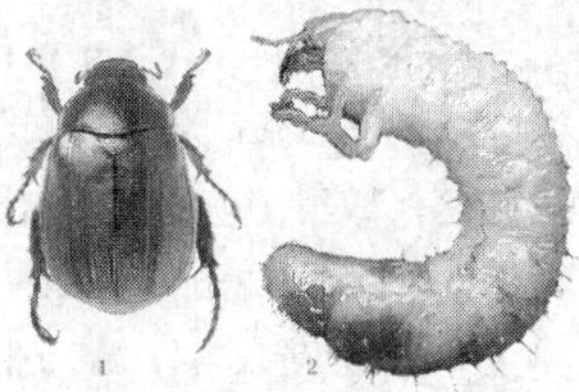

（图1101）**铜绿丽金龟**

1.成虫 2.幼虫

（4）**白星花金龟** 又名白纹铜花金龟、白星花潜、白星金龟子、铜克螂、铜壳螂。与东北大黑鳃金龟主要区别：①成虫体长17～24mm，宽9～12mm。背面较平，体较光亮，多为青铜色或铜绿色，体背面和腹面散布众多不规则白绒斑；唇基前缘向上折翘，中凹，两侧具边框，外侧向下倾斜；触角深褐色，雄虫鳃片部长、雌虫短；复眼突出；小盾片呈长三角形，顶端钝，表面光滑，仅基角有少量刻点；鞘翅宽大，近长方形，遍布粗大刻点，白绒斑多为横向波浪形，多集中在鞘翅的中、后部；臀板短宽，每侧有3个白绒斑呈三角形排列；腹部1～5腹板两侧有白绒斑；足较粗壮，膝部有白绒斑；后足基节后外端角尖锐；前足胫节外缘3齿，各足跗节顶端有2个弯曲爪。②卵椭圆形，乳白色，光滑。③幼虫体长35mm，腹末节膨大，肛腹片上有2纵行刺毛，每行19～22根，排列呈倒"U"字形。④蛹长22mm，卵圆形，头端钝圆，向后渐细，初乳白色，渐变黄褐色，羽化前暗褐色。见下（图1102）

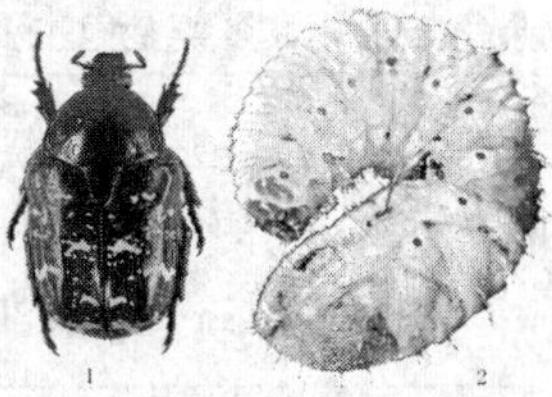

（图 1102）白星花金龟

1.成虫 2.幼虫

【生长分布】 （1）**东北大黑鳃金龟** 成虫多危害榆树、杨树、桑树及各种果木等，食性杂，也取食各种粮食作物和蔬菜及多种杂草。幼虫啃食庄稼根、树木根、地下种子。

（2）**华北大黑鳃金龟** 成虫多食杨、柳、榆、桑、核桃、苹果、刺槐、栎等多种果树和林木叶片、庄稼叶片。幼虫多危害阔叶、针叶树及庄稼幼苗、根部。

（3）**铜绿丽金龟** 成虫杂食而量大，喜食苹果、杨、榆、核桃等树叶。幼虫喜食马铃薯、甘薯等块茎、块根和花生果。

（4）**白星花金龟** 成虫多为害玉米、大麻等植物的花，或为害有伤痕的或过熟的桃和苹果，吸取榆、栎类多种树木伤口处的汁液。幼虫（蛴螬）多见于堆肥和腐烂秸秆堆中，有时亦见于鸡窝中。四种金龟，邹平各地均有分布。

【采收加工】 5～8 月间翻土捕捉，洗净，用沸水烫死，晒干或烘干。

【性状鉴别】 虫体呈长圆柱形，多弯曲成半环状，长 3～4cm，宽 0.6～1.2cm。黄褐色、棕黄色或类白色。全体有轮节，头部较小，棕褐色，胸部有足 3 对，短而细。体轻，体壳薄，硬而脆，易破碎，体内呈空泡状，可见常与外壁分离的棕色内含物。气微臭，味微咸。

【性味归经】 味咸，性微温，有毒。归肝经。

【功用主治】 破瘀，散结，止痛。主治血瘀经闭，癥瘕，折伤瘀痛，痛风，破伤风，喉痹，痈疽，丹毒。

《本经》："主恶血血瘀，痹气，破折血在胁下坚满痛，月闭，目中淫肤，青翳白膜。"

《别录》："疗吐血在胸腹不去及破骨踒折血结，金疮内塞，产后中寒，下乳汁。"

《药性论》："汁滴目中，去翳障，主血，止痛。"

《本草拾遗》："主赤白游疹，疹擦破，碎蛴螬取汁涂之。"

《日华子》："可敷恶疮。"

《珍珠囊补遗药性赋》："出肉中刺。"

《纲目》："主唇紧口疮，丹疹，破伤风疮，竹木入肉，芒物眯目。"

《四川中药志》1960 年版："活血行瘀，缓急解毒。治癥瘕积聚，瘀血凝滞，月经闭止，及破伤风等症。"

【临床应用】 （1）**用于瘀血证**。蛴螬味咸性温，"能行血分"，有破瘀散结，通痹止痛之功。对于瘀血所致的经闭，癥瘕结聚，折伤瘀肿，历节痛风等病证，可单独使用，亦可配伍应用。治妇女血瘀经闭，可以本品与红花、赤芍、桃仁等同用，以活血通经。治历节痛风，"昼静夜发"，痛势剧烈，可与乳香、没药、甘草配合，以加强活血祛瘀、蠲痹止痛作用，如《圣济总录》蛴螬散。瘀血阻络，筋脉失养而致的中风半身不遂，手足挛急，浑身疼痛，以本品与麻黄、乌头、木鳖子相伍为丸服，如《圣济总录》妙圣丸。

（2）**用于破伤风，喉痹，痈疽，丹毒**。蛴螬能缓急，解毒，治破伤风可取蛴螬口中黄汁擦于伤口上，使伤口麻木，身上出汗以解之；治牙关紧急，用以擦齿，其口自开，重症取黄汁滴酒中炖热服，或配蝉蜕焙干研末以酒送服。治喉痹、痈疽、丹毒等则可用汁点喉，或外敷，也可配伍清热解毒药，以增强疗效。

《本草经集注》："蜚虻为之使（一作'蜚蠊'）。"

《四川中药志》1960 年版："配水蛭、虻虫、三棱、莪术、大黄等治癥瘕。"

【用量用法】 内服：研末，2～5g，或入丸、散。外用：研末调敷，或用汁涂，适量。

【使用注意】 体弱者及孕妇禁服。

《本草经集注》："恶附子。"

《本草思辨录》："虚劳而非有血瘀者不宜。"

《内蒙古中草药》："孕妇忌用。"

【附方】 （1）**治丹火走行皮中浸广者，入腹杀人**：干蛴螬碾末，油调敷之，以差为度。

（2）**治白虎风疼痛，昼静夜发**：蛴螬七枚(研烂)，甘草(炙，末，炒)五钱，没药(研)、乳香(研)各炒一钱。上四味同研烂，分二服，每服煎酒一盏，二三沸，调下，不计时。

（3）**治卒中瘫缓，手足挛急，浑身疼痛**：蛴螬三十个，麻黄(去根、节)二两，乌头(炮裂，去皮、脐)半两，木鳖子(去壳)半两。上四味，捣罗三味为末；用酒二升，刺蛴螬破取汁，不用皮，熬成膏，和药末，丸如蝉子大。每服一丸，温酒化下，不拘时。（1～3 均出自《圣济总录》）

（4）**治破伤风**：①蛴螬虫一个，将其脊背用手捏住，俟其口中吐水，就擦抹在疮口上，觉麻，身上汗出。--《婴童百问》 ②蛴螬 7 个(焙焦)，蝉蜕 120 克，共研细面。分 2 次，用黄酒 120 克送服，微取汗。--《内蒙古中草药》

（5）**治小儿风脐，遂作恶疮，历年不瘥**：干蛴螬虫，末粉之，不过三四度瘥。--《千金要方》

（6）**治妇人乳无汁**：漏芦半两，石钟乳、栝楼根各一两，蛴螬三合。上四味，治下筛，先食，糖水服方寸匕，日三。--《千金要方》之"漏芦散"

（7）**治喉痹**：蛴螬汁，点喉中。--《续传信方》

（8）**治顽固哮喘**：蛴螬适量，食油炸黄，每服 7 个，日服 2～3 次。--《内蒙古中草药》

（9）**治痈疽，痔漏，恶疮及小儿丹**：末蛴螬敷上。--《子母秘录》

（10）**治月经不调，经闭蛴**：螬一钱，研末，黄酒冲服。--《内蒙古中草药》

（11）**治稻麦芒入目**：取新布覆目上，将蛴螬于布上摩之，芒即自出着布。--《圣惠方》

（12）**治疗破伤风**：将蛴螬头向下，让其自然吐出黄水(如急用，可剪去蛴螬尾，黄水即出)，取黄水搽在伤口上(可使伤口麻木，身上汗出)；重者可将黄水滴入酒中，炖热内服，以使汗出；牙关紧闭者，可用蛴螬水涂擦牙龈。亦可将蛴螬捣烂，外敷伤口，干后即换；或以蛴螬 10 个，焙干为末，分 2 次用黄酒送服(小儿减半)。上述疗法每多合并使用。经治 14 例，结果痊愈 11 例，死亡 3 例。有效病例多在 15～30 分钟张口自如，喉痉挛消失或减轻，口腔分泌物显著减少，能吞食食物和药物。服药后抽搐虽能减轻，尚不能制止，仍须配合其他方法治疗。3例死亡者，均为年老体弱，且心肺功能不良者。--《山东医药》东阿县人民医院，1972，(4)：49

蠮螉

【别名】 蠮螉《本经》，蜾蠃《诗经》，蒲卢《毛诗传》，土蜂《广雅》，细腰蜂《尔雅》(郭璞注)，缸瓦蜂《本草求原》，泥壶蜂(台湾)。

【名释】 蠮螉，《纲目》谓"象其声也。"蜂也。常在果树枝上衔泥作巢，腹似亚腰葫芦，故名果蓏蜂、蜾蠃蜂。蓏，亚腰葫芦。蓏，通"蠃"。

【来源】 为蜾蠃蜂科陆蜾蠃 *Eumenes mediterraneus* Kriechbaumer、镶黄蜾蠃 *Eumenes* (Oreumenes) *decoratus* Smith 及同属近缘蜾蠃的全虫。

【昆虫形态】 （1）**陆蜾蠃** ①雌蜂长约15mm，体由黑黄两色组成，黄为鲜黄。头部宽大于高但略窄于胸宽。额部及颅顶部均黑色，两触角之间有1黄斑，两复眼后缘上部、紧邻复眼有1黄色窄线，复眼上部内缘有1/3凹陷，单眼暗棕色，倒三角形排列于两复眼之间，前单眼略大于后单眼。触角支角突黑色，柄节内侧黄色，外侧及近端部处均黑色，鞭节黑色，仅末端略显棕色。唇基长大于宽，黄色。胸部前胸背板前缘及两肩部均为黄色，余黑色，前缘截形，较宽，背板密布粗糙刻点，布有短毛。中胸背板全呈黑色，密布粗糙刻点，覆以短毛，中央有1细纵隆线。小盾片矩形，黑色，在前缘有2块黄色横斑，密布粗糙刻点，覆以短毛。后小盾片中央有1黄色横斑，长条状，两侧各有1黄色纵斑。翅基片光滑，呈黄色，中央有1棕色斑。翅呈淡褐色。足3对，基部均呈黑色，股节端部均呈棕色，各足胫节均一侧呈黄色，另一侧呈棕色，跗节则全呈棕色。腹部亚腰葫芦状。第一节极细，中央有一条浅沟，下边缘有一条黄色带。第二节膨大隆起，中部靠上两侧有黄斑2块，近下缘有1横带黄斑，腹面前端有1黄横斑。第三、四节下缘有窄的黄色带。②雄蜂与雌蜂主要区别：体型略小；唇基全呈黄色，明显较雌蜂为长；触角端部为钩状；腹部第一节中部靠前两侧各有黄斑1块。见下（图1103）

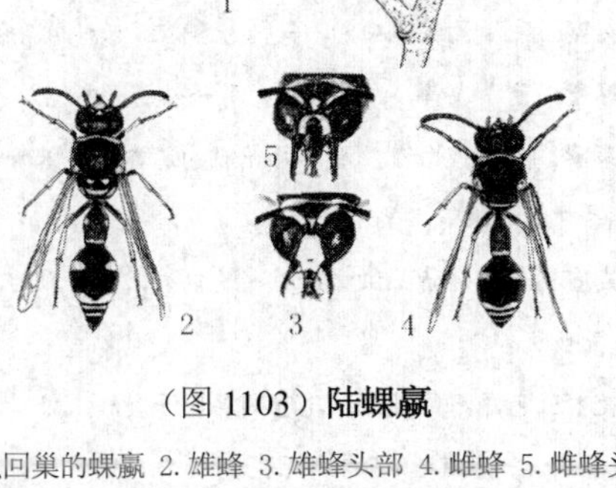

（图1103）**陆蜾蠃**

1.捕虫回巢的蜾蠃 2.雄蜂 3.雄蜂头部 4.雌蜂 5.雌蜂头部

（2）**镶黄蜾蠃** ①雌蜂：体长21～24mm。颅顶和颊黑色，额大部黑色，触角间黄色。复眼间有1黄色条纹，上颚端部1尖齿，内缘有3个钝齿。前胸背板橙色，并有三角形黑色区。中胸背板和小盾片黑色。后小盾片橙色，前缘黑色。并胸腹节大部黑色，两边有橙色斑。前足基节外侧黑色；内侧及端部棕色，其它各节棕色或暗棕色。中足基节和转节黑色，其它为棕色或暗棕色。后足基节前侧黑色，其它为棕色或暗棕色。腹部第一节柄状，从基部1/3处加粗，黑色。背板边缘有黄色斑。第二节最大，端部1/3处有橙色宽带；基部2/3黑色。腹第六节背、腹板近三角形，黑色。②雄蜂：体长15～21mm。唇基黄色。触角窝下部有黄色斑，鞭节黑色。前胸背板两侧各有1黑色斑。并胸腹节有1深棕色带。各足基节除端部呈暗棕色外，全呈黑色。见（图1104）

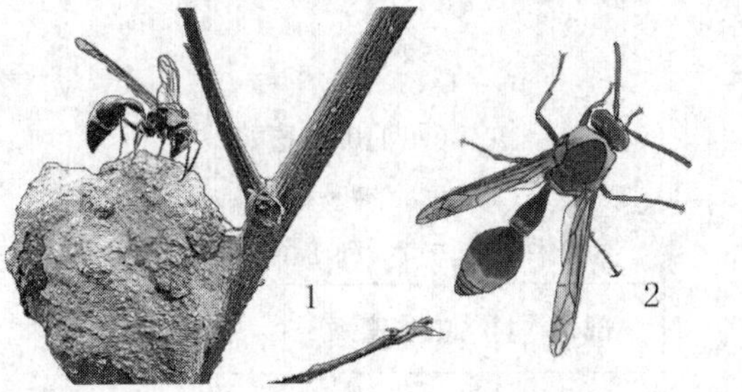

（图1104）镶黄蜾蠃

1.巢穴上的雄蜂 2.雌蜂

蜾蠃的巢也作药用，能祛风止痛，和中，解毒。主治头风痛，霍乱吐泻，痈肿，蜂螫伤。

【生长分布】 单栖性，平时自由生活，仅在雌蜂产卵时才衔泥造巢，一般一室一卵，以卵端丝粘于室壁上，捕捉其他昆虫的幼虫或蜘蛛，经螯刺麻醉后带回巢内供幼虫食用。邹平分布不广。

【采收加工】 夏、秋季捕捉，捕得后以热水烫死，晒干。

【性味归经】 味辛，性平，有毒。归心、肺二经。

【功用主治】 止咳降逆。主治咳嗽，呕逆，鼻塞。

《本经》："主久聋，咳逆，毒气，出刺，出汗。"

《别录》："疗鼻窒。"

《日华子》："泛呕逆，生研罯竹木刺。"

【用量用法】 内服：焙研，0.5～1g。外用：捣敷，适量。

蜂蜜

【别名】 蜂蜜《纲目》，石蜜、石饴《本经》，食蜜《伤寒论》，蜜《金匮要略》，白蜜《药性论》，白沙蜜《本草衍义》，蜜糖《本草蒙筌》，沙蜜、蜂糖《纲目》。

【来源】 为蜜蜂科动物中华蜜蜂 *Apis cerana* Fabr.或意大利蜜蜂 *Apis mellifera* L.所酿的蜜糖。

【昆虫形态】 （1）**中华蜜蜂（中蜂、东蜂）** 又名蠭《礼记》，蠓螉《广雅》，蜡蜂《纲目》，东方蜜蜂《昆虫分类学》(蔡邦华)。蜂群由工蜂、蜂王及雄蜂组成。躯体较意蜂稍小，头胸部黑色，腹部黄黑色，全身被黄褐色绒毛。工蜂全体被黄褐色毛。头略呈三角形。胸部3节。翅2对，膜质透明。足3对，有采集花粉的构造。腹部圆锥状，有毒腺和螯针。腹下有蜡板 4 对，内有蜡腺，分泌蜡质。蜂王体最大，翅短小，腹部特长，生殖器发达，专营生殖产卵。雄蜂较工蜂稍大，头呈球形，尾无毒腺和螯针，足上无采贮花粉构造，腹无蜡板及蜡腺。见下（图 1105-1）

（2）**意大利蜜蜂（意蜂、西蜂）** 又名西方蜜蜂《昆虫分类学》(蔡邦华)。与中华蜜蜂相似，主要区别在于唇基黑色，不具黄斑，后翅中脉不分叉，工蜂腹板几丁质为淡黄色，第二至第四节腹节背板前缘有黄色环带。见（图 1105-2）。

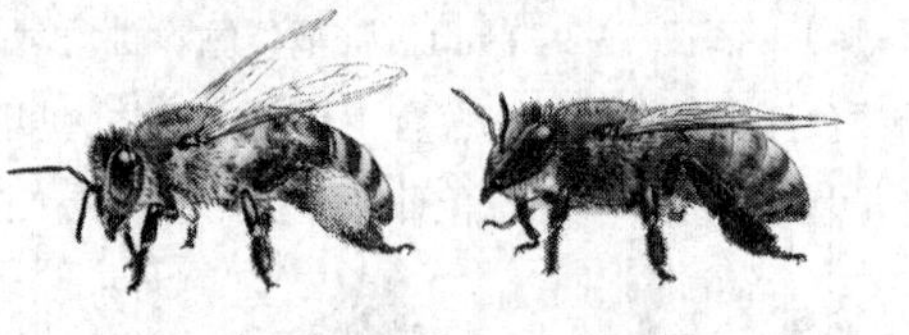

1　　2

（图 1105）**蜜蜂**

1.中华蜜蜂（工蜂，后足带花粉） 2.意大利蜜蜂（工蜂）

中华蜜蜂与意大利蜜蜂主要的区别

部位		中华蜜蜂	意大利蜂
上唇基		具三角斑	无三角斑
后翅中脉		分叉	无分叉
大小	蜂王	13～16 mm	16～17 mm
	工蜂	10～13 mm	12～15 mm
	雄蜂	11～13 mm	14～16 mm
体色	蜂王	黑、枣红	桔黄至淡棕
	工蜂	灰黄	淡黄
	雄蜂	黑	金黄有黑斑
吻长		4.5～5.6 mm	6.2～6.7 mm

【生长分布】 以上两种蜜蜂分布很广。中蜂嗅觉灵敏，善于采集种类多而零星分散的蜜粉源，耐寒性较强，飞行敏捷，善于逃避敌害。意蜂性温和，分蜂性非常弱，能维持强群，善于采集持续时间长的大蜜源。邹平南部乡镇多有养殖。

【采收加工】 蜂蜜采收多在春、夏、秋季进行。野蜂取蜜时，先将蜂巢割下置于布袋中，将蜜挤出；养蜂取蜜时，将人工蜂巢取出，置于离心机内，把蜜摇出过滤，除去蜂蜡和碎片及其他杂质即可。

【性状鉴别】 本品为半透明、带光泽、浓稠的液体，白色至淡黄色或橘黄色至黄褐色，久置或遇冷渐有白色颗粒状结晶析出。气芳香，味极甜。

【真伪鉴别】 （1）**色泽**：光泽不是很透亮，以浅白色质地为好，淡黄色或琥珀色为次，深色中以浅淡色为佳；假蜂蜜色泽鲜艳，用白糖熬成的或用糖浆冒充的，所以看起来非常清澈透亮，一般呈浅黄色或深黄色。另外纯净的蜂蜜是无色的，蜂蜜的颜色是因为蜂蜜中含有不同植物的花粉而造成的。所以说深色的蜂蜜营养要比浅色的蜂蜜营养丰富，但深色的蜂蜜往往也含有比较浓重的气味，如荞麦蜜；浅色蜜一般气味清香，如荔枝蜜、槐树蜜。

（2）**气味**：蜂蜜有淡淡植物味花香。假蜂蜜闻起来有刺鼻异味或水果糖味。

（3）**含水**：蜂蜜滴于白纸上，纯正蜂蜜成珠状，不会渗开，而掺水蜂蜜则会渐渐渗开，渗开速度越快，掺的水分越多。

（4）**结晶**：蜂蜜结晶较为松软，放在手指上能很容易捻化，有细腻感。而假蜂蜜析出的白糖沉淀较为致密，放在手指上捻时，有沙砾感。假蜂蜜的结晶多为掺入的白糖在一定条件下析出的沉淀。

（5）**口感**：蜂蜜香甜可口，有轻微淡酸味，结晶块入齿即酥，含之即化，而假蜂蜜有苦涩味，结晶块咀嚼如砂糖，声脆响亮。

（6）**掺糖**：掺有糖的蜂蜜其透明度较差，不清亮，呈混浊状，花香味亦差。掺红糖的蜂蜜颜色显深，掺白糖的蜂蜜颜色浅。可用两手指揉搓，以感到粘腻为好，有颗粒感的则含糖。

（7）**掺淀粉**：将少量蜂蜜放入杯中，加适量水煮沸，待冷却后滴入几滴碘酒摇匀，如果溶液变成蓝色或红色、紫色，说明蜂蜜中掺有淀粉类物质。

（8）**含杂质**：可以用烧红的铁丝插入蜜中，冒气的是真蜜，冒烟的有假。如果是纯蜜，铁丝拔出后，十分光滑，不附杂质。用筷子挑起蜂蜜，能拉成长丝的，不断流，丝断会自动回缩且呈球状者为上品。将蜂蜜和水按 1∶5 的比例混合，放置一天，无沉淀者为佳品。

（9）**含重金属**：取蜂蜜一汤匙，加入小半杯很浓的凉绿茶中，如蜂蜜已受重金属污染，茶水中的单宁会与蜂蜜中的重金属起化学作用，生成灰色或褐色、黑色盐类。颜色越深，说明受重金属污染的程度也越重。

邹平地区常见十种蜂蜜的外观鉴别：

（1）**槐花蜜**：色泽淡白，有淡香气，滋味鲜洁，甜而不腻，不易结晶，结晶后成细粒，油脂状凝结。

（2）**枣花蜜**：色泽呈中等的琥珀色，深于乌桕蜜，蜜汁透明，滋味甜，具有特殊的浓烈气味，结晶粒粗。

（3）**荆条蜜**：呈浅琥珀色，透明度较低，气味清香，口感甜润、微酸，易结晶，结晶后细腻乳白色，久置后色泽加重。

（4）**棉花蜜**：色泽淡黄，味甜而稍涩（随成熟程度增加而逐渐消失），结晶颗粒较粗。

（5）**葵花蜜**：色泽呈浅琥珀色，气味芳香，滋味甜润，容易结晶。

（6）**芝麻蜜**：色泽浅黄，滋味甜赋，有一般的清香气。

（7）**油菜蜜**：色泽浅白黄，有油菜花般的清香味，味甜润，稍有混浊，容易结晶，其晶粒特别细腻，呈油状结晶。

（8）**荞麦蜜**：色泽金黄，滋味甜腻，吃口重，有强烈的荞麦气味，颇有刺激性，结晶呈粒状。

（9）**百花蜜**：色泽深，是多种花蜜的混合蜂蜜，味甜，具有天然蜜的香气，花粉组成复杂，一般有 5～6 种以上花粉。

【含量】《中华人民共和国药典》2005 年版规定：还原糖含量不得少于 64.0%。

【主含成分】（1）**中华蜜蜂**：在蜂巢中酿成的糖类物质，主含葡萄糖(*glucose*)，果糖(*fructose*)；其他还含蔗糖，糊精，有机酸，蛋白质，挥发油，蜡，花粉粒，维生素 B_1、B_2、B_6、C、K、H，淀粉酶，转化酶，过氧化酶(*peroxidase*)，酯酶，生长刺激素，乙酰胆碱(*acetylcboline*)，烟酸(*nicotinic acid*)，泛酸(*pantothenate; pan-tothenic acid*)，胡萝卜素(*carotene*)，无机元素钙、硫、磷、镁、钾、钠、碘等。

（2）**意大利蜜蜂**：在蜂巢中酿成的糖类物质，主含葡萄糖，果糖；其他还含少量蔗糖，糊精，有机酸，蛋白质，挥发油，蜡，维生素 B_1、B_2、B_6、C、K、H，淀粉酶，转化酶，过氧化酶，酯酶，α-甘油磷酸盐脱氢酶(*α-glycerophosphate dehydrogenase*)，乙酰胆碱，生长刺激素，泛酸，烟酸，胡萝卜素，花粉粒，并含钙、磷、硫、镁、钾、钠、碘等元素。

【药理】（1）**抗菌作用** 成熟的蜂蜜不经任何处理，在室温下放置数年也不会腐败，表明其有防腐作用。蜂蜜在体外对链球菌、葡萄球菌、白喉杆菌和炭疽杆菌等革兰阳性细菌有较强的抑制作用，在浓度为 25% 时可完全抑制链球菌和金黄色葡萄球菌的生民；对痢疾杆菌、伤寒杆菌、副伤寒杆菌、布氏杆菌、肺炎杆菌和绿脓杆菌等革兰阴性杆菌也有不同程度的抑制作用，但对变形杆菌，大肠杆菌无效。

（2）**对心血管系统的影响** 蜂蜜经处理后给犬静脉注射，可使血压下降，冠脉扩张；但当血压下降时，则有升高血压的作用。降压作用的有效成分为乙酰胆碱。蜂蜜使大鼠、豚鼠和猫心脏制备的乳头肌收缩幅度加大，冠脉血流量增加。蜂蜜可营养心肌，改善心肌代谢过程，调节心脏功能并使其正常化。

（3）**对消化系统的影响** 蜂蜜有缓泻作用，对胃肠功能有调节作用，对胃酸分泌的过多或过少，有使其分泌正常化的作用。温热的蜂蜜水使胃液酸度降低，冷蜂蜜水使胃液酸度升高，并刺激肠道的运动和分泌功能。

（4）**对糖代谢的影响** 给麻醉兔连续滴注低浓度的蜂蜜时(每分钟 4mg/kg)血糖降低，而高浓度时(每分钟 10mg/kg)则血糖升高。低剂量蜂蜜时，乙酰胆碱降血糖的作用超过葡萄糖的作用，使血糖降低；高剂量时则相反，使血糖升高。蜂蜜 5ml/kg 灌胃，对正常和四氧嘧啶糖尿病兔的血糖无明显影响，而高剂量时(10ml/kg 和 15ml/kg)使血糖升高。给大鼠、兔和犬分别肌注或静注蜂蜜和葡萄糖，蜂蜜引起较强而持久的肝细胞糖原合成增加，其肝糖原含量显著高于注射同剂量葡萄糖的动物。

（5）**对免疫功能的影响** 分别给小鼠灌胃 1% 和 5% 椴树蜜或杂花蜜，每日 1 次，连续 7 天。经溶血空斑试验表明，1% 和 5% 椴树蜜均能使抗体分泌细胞的数量增加，其中 5% 剂量组与对照组比较差异显著，表明有增强体液免疫作用。而 1% 杂花蜜使抗体分泌细胞数明显减少，有抑制抗体产生的作用。

（6）**解毒作用** 川乌粉混悬液 0.09g(生药)/10g 灌胃，小鼠平均死亡时间为 10.5 分钟，加入蜂蜜制成的同剂量川乌粉混悬液灌胃，小鼠平均死亡时间为 61.5 分钟。蜂蜜对四氯化碳中毒大鼠的肝脏有保护作用，使肝糖原含量增加，组织学检查肝的组织结构与正常接近。

（7）**抗肿瘤作用** 20% 蜂蜜水溶液，每日小鼠 2g/kg，大鼠 1g/kg，肿瘤接种前 10 天开始灌胃，连续 10 天，使肿瘤生长明显减慢，并抑制转移过程，大鼠生存期延长，小鼠效果相似，表明有一定预防肿瘤作用。单用蜂蜜治疗动物肿瘤也有一定疗效，能抑制病灶生长，减少转移，且有 25% 的小鼠无转移灶；转移淋巴结重量减少。小鼠、大鼠生存期增加。蜂蜜与环磷酰胺或 5-氟尿嘧啶联合治疗大鼠或小鼠肿瘤，有显著协同作用，使疗效增强，毒性降低。

（8）**滋补强壮与促进组织再生** 蜂蜜含丰富的糖、维生素、氨基酸和酶等营养物质，不但是成年人的极好滋补品，而且能促进儿童生长发育，提高机体的抗病能力。

（9）**雌激素作用** 蜂蜜能增强大鼠子宫平滑肌收缩的作用和润滑性祛痰作用。

（10）**毒性** 蜂蜜几无毒性，在大剂量组，在给药后数分钟活动减少，但无死亡和其他异常发生。

（11）**毒蜜**：性状多为深琥珀色、黄色、绿色、蓝色或灰色，有不同程度的苦、麻、涩味。有毒植物的花期则较晚，大部分在夏、秋季开花，虽然蜜、粉有毒，但植物数量不多。

中毒表现：轻者，仅有口干、口苦、唇舌发麻、食欲减退等症状；自感心悸、胸闷、腰背肾区叩痛；较重者，除有腹泻伴有柏油样便、血便症状外，还可出现肝脏损害症状，但无黄疸；重者，会出现肾功能损害的表现，如少尿、血尿、蛋白尿、尿闭、血压下降、休克、昏迷、心律不齐等。最后，可因循环中枢和呼吸中枢麻痹而死。

毒性蜜源植物主要有：杜鹃花科植物地桂、羊踯躅；百合科植物藜芦；毛茛科植物乌头；马钱子科植物胡蔓藤；珙桐科植物喜树；茄科植物颠茄、曼陀萝属植物如洋金花等；罂粟科植物博落回；卫矛科植物雷公藤、苦皮藤、昆明山海棠(大叶黄藤)；瑞香科植物瑞香狼毒；大戟科植物狼毒大戟、月腺大戟等。

【炮制】（1）**蜂蜜**：取原蜂蜜，置锅内，文火加热至沸，趁热过滤，去泡沫、杂质及死蜂。

（2）**炼蜜**：取净蜂蜜置锅内，用文火熬炼至颜色稍深，粘度增强时，取出，放凉。

【性味归经】味甘，性平。归脾、胃、肺、大肠经。

【功用主治】调补脾胃，缓急止痛，润肺止咳，润肠通便，润肤生肌，解毒。主治脘腹虚痛，肺燥咳嗽，肠燥便秘，目赤，口疮，溃疡不敛，风疹瘙痒，水火烫伤，手足皲裂。

《本经》："主心腹邪气，诸惊痫痉，安五脏诸不足，益气补中，止痛解毒，除众病，和百药；久服强志轻身，不饥不老。"

《别录》："养脾胃，除心烦，食饮不下，止肠澼，肌中疼痛，口疮，明耳目，延年。"

《本草拾遗》："主牙齿疳䘌，唇口疮，目肤赤障，杀虫。"

《本草衍义》："汤火伤涂之痛止，仍捣薤白相和。"

《本草蒙筌》："润燥。蜜导通大便久闭，蜜浆解虚热骤生。"

《医学入门·本草》："润肺燥，(治)消渴、便难及肛门肿塞。又治目生珠管，肤翳赤肿，口舌生疮，火烧、汤泡、热油烧，丹毒，阴头生疮，诸恶疮癞，俱外敷之。"

《纲目》："和营卫，润脏腑，通三焦，调脾胃。"

《医林纂要·药性》："补脾和胃，缓肝润肺，滋血养气。"

【临床应用】（1）**用于脾胃虚弱，脘腹疼痛**。蜂蜜味甘，既能调补脾胃，又能缓急止痛，故可用于中虚胃痛，如《药性论》单用蜂蜜兑水顿服以治卒心痛；证属虚寒者，可配白芍、甘草、桂枝、干姜等，以温中补虚止痛；如与生地汁同服，又可用于胃痛吐血。现代临床有单用本品，或配伍对症药物，治疗胃及十二指肠溃疡，均能收到较好的效果。蜂蜜还可缓和药性，如《金匮要略》治寒疝腹痛、手足厥冷之大乌头煎，即以本品与乌头合用，共奏散寒缓急止痛之功，且能缓和乌头的毒副反应。

（2）**用于肺虚久咳，肺燥干咳，津伤咽痛**。蜂蜜功能润肺止咳，用于肺燥干咳无痰，胸闷胁痛，咽喉干燥，可单用本品冲服，或以杏仁煎汤，兑入蜂蜜服。对虚劳久咳，咽燥咯血，胸闷气短，消瘦乏力，可与补气养阴之人参、茯苓、生地熬膏长服，如《洪氏集验方》琼玉膏。热病后期，余热上扰，咽喉干痛，可配甘草、猪脂熬膏，含化咽津，如《圣济总录》贴喉膏。若与酥油、姜汁熬膏含咽，又可用于津枯液涸，饮食难入之噎膈病。对于食管灼伤引起的疼痛，以蜜水含咽，有保护创面，缓解疼痛之效。

（3）**用于肠燥便秘**。蜂蜜功能润肠通便，体虚津伤之肠燥便秘，既可单用蜂蜜冲服，也可制成栓剂纳入肛门，如《伤寒沦》蜜煎导法，均能取得润肠而不伤脾胃的效果。亦可随症配伍应用，如兼血虚者配当归、黑脂麻；阴虚者配生地、玄参；阴虚挟燥热之便秘，可与香油、朴硝同用，如《古今医鉴》润肠汤。

（4）**用于目赤，口疮，风疹瘙痒，慢性溃疡，水火烫伤，手足皲裂等**。均取其清热解毒、润肤生肌、缓解疼痛之功，多以外用为主，但亦有内服者，如《圣惠方》以蜂蜜和酒饮治风疹痒不止；合酸石榴、生姜制膏服治疠风癣癞。

（5）**用于滋补**。蜂蜜炼后，其性转温，是老少皆宜的滋补品，适用于老年体衰，小儿营养不良，病后调养。对于神经衰弱、肺结核、心脏病、肝脏病、贫血等慢性疾患，均可作为辅助药。

（6）**用作辅料**。某些药物在炮制时用蜂蜜为辅料，多取其增强药效(如蜜炙黄芪可增强补气之功，蜜炙款冬花可增强润肺止咳作用)或缓和药性(如用麻黄治喘咳，蜜炙后可减轻其辛散之性)；滋补的丸、膏剂，用蜂蜜为赋形剂，不仅取其矫味和粘合，亦取其增强补益之力。

《食疗本草》："治心肚痛，血刺腹痛及赤白痢，生捣地黄汁，和蜜一大匙服；若觉热，四肢不和，即服蜜浆一碗，甚良。"

《本草经疏》："同芦根汁、梨汁、人乳、牛羊乳、童便，治噎膈大便燥结，用此润之，有痰加竹沥。"

【用量用法】 内服：温开水冲调，15～30g，或入丸剂、膏剂。外用：涂敷，适量。

【使用注意】 幼儿、消渴病患者、脾虚泻泄、湿阻痞胀、苔厚腻者禁用。一般均在饭前 1～1.5 小时或饭后 2～3 小时食用比较适宜。蜂蜜不宜与孜然同食，易上火伤肝，目红肿。蜂蜜不宜与豆腐或韭菜同食，易致腹泻。

《千金·食治》："黄帝云：七月勿食生蜜，令人暴下，发霍乱。"

《食疗本草》："忌生冷、醋、滑臭物。"

《医学入门·本草》："中寒有湿者禁用。"

《本草经疏》："石蜜，生者性寒滑，能作泄，大肠气虚、完谷不化者不宜用，呕家酒家不宜用，中满蛊胀不宜用，湿热脚气不宜用。"

《本经逢原》："脾胃不实，肾气虚滑，及湿热痰滞，胸痞不宽者，咸须忌之。"

《金匮要略》："生葱不可共蜜食之，杀人。"

《本草纲目》："生葱同蜜食作下痢。"

【附方】 （1）**治上气咳嗽，喘息，喉中有物，唾血**：杏仁、生姜汁各二升，糖、蜜各一升，猪膏二合。上五味，先以猪膏煎杏仁黄，出之，以纸拭令净，捣如膏，合姜汁、蜜、糖等，合煎令可丸。服如杏核一枚，日夜六、七服，渐渐加之。

（2）**治咳嗽**：白蜜一斤，生姜二斤（取汁）。上二味，先秤铜铫，知斤两讫，纳蜜复秤知数，次纳姜汁，以微火煎令姜汁尽，惟有蜜斤两在，止。旦服如枣大，含一丸，日三服。禁一切杂食。（1～2 方均出自《千金方》）

（3）**治阳明病，自汗出，若发汗，小便自利者，此为津液内竭，虽硬不可攻之，当须自欲大便**：食蜜七合，于铜器内，微火煎，当须凝如饴状，搅之勿令焦著，欲可丸，并手捻作铤，令头锐，大如指，长二寸许，当热时急作，冷则硬。以纳谷道中，以手急抱，欲大便时乃去之。--《伤寒论》

（4）**治高血压，慢性便秘**：蜂蜜一两八钱，黑芝麻一两五钱。先将芝麻蒸熟捣如泥，搅入蜂蜜，用热开水冲化，一日二次分服。

（5）**治胃及十二指肠溃疡**：蜂蜜一两八钱，生甘草三钱，陈皮二钱。水适量，先煎甘草、陈皮去渣，冲入蜂蜜。一日三次分服。（4～5 方均出自《现代实用中药》）

（6）**治蛔虫病，吐涎心痛，发作有时，毒药不止**：甘草二两，粉一两重，蜜四两。上三味，以水三升，先煮甘草取二升，去滓，纳粉、蜜，搅令和，煎如薄粥，温服一升，瘥即止。--《金匮要略》之"甘草粉蜜汤"

（7）**治疔肿恶毒**：生蜜与隔年葱研膏，先刺破涂之，如人行五里许，则疔出，后以热醋汤洗去。--《济急仙方》

（8）**治痘疮痒甚，误搔成疮，及疮痂欲落不落者**：白蜜不拘多少，涂于疮上，其痂自落，且无疤痕，亦不臭秽。--《普济方》之"百花膏"

（9）**治风疹，风癣沙**：蜜一斤，糯饭一斤，面曲五两，熟水五升，同入瓶内封七日成酒，寻以蜜入酒代之，亦良。--《纲目》之"蜜酒"

（10）**治热油烧外痛**：白蜜涂之。--《梅师集验方》

（11）**治皯**：白蜜和茯苓，涂上。--《补缺肘后方》

（12）**解乌头毒** 白蜂蜜每次一至四汤匙，温开水冲服。--《上海常用中草药》

（13）**治噎膈**：①五噎不下食，取崖蜜(石蜜)含，微微咽之。--《食医心镜》 ②气噎，胸膈不利，烦满不下食，蜜半斤，酥半 1 升，生姜汁半升。七件药相和，以慢火煎成膏，收于瓷盒中。每取半枣大，含化咽津，或纳酒中调服之，亦得。--《圣惠方》

（14）**治慢性咽炎**：鲜木瓜 1 个，削去外皮，切成薄片，加蜂蜜 500g 浸泡，装瓶密封 10 天后用。每次嚼含化数片，每日 3 次。--[《陕西中医函授》1985,(4): 17]

（15）**治眼赤肿痛**：蜜四两，黄连(去须，捣为末)、蕤仁(汤浸，去赤皮，细研)各半两，龙脑半钱(研入)。上件药，捣细罗为散，与蜜相和，入铜器中，以慢火熬如稀饧，用新绵滤过，候药稍冷，入龙脑，搅令匀，以瓷器盛。用铜箸点药于眼大眦，目二(三)五上。--《圣惠方》

（16）**治口疮**：①蜜浸大青叶含之。--《药性论》 ②黄柏不计多少，蜜炙灰色，为细末。干掺上，临卧。忌酒、醋、浆，犯之则疮难愈。--《证治准绳》之"蜜柏散" ③口疮糜烂，生蜜一味。频用涂疮上。三五次即愈。--《圣济总录》 ④舌上生疮，或苔干涩，语言不真，白蜜、薄荷自然汁等分。先以生姜蘸水揩净，然后敷之。--《医学入门》

（17）**治诸鱼骨及杂物鲠**：以好蜜七抄，稍稍服之，令下。--《普济方》

（18）**治伤手疮，臁疮，顽疮**：真蜂蜜一两，真黄蜡一两，猪脂五钱(另熬成油)。用水一碗入杓内共煮化，油蜡具在上，以好绵纸拖之，看疮大小贴之。--《外科启玄》

（19）**治男子阴疮**：①蜜煎甘草末，涂之。--《肘后方》 ②烂煮黄柏洗之，又用白蜜涂之。--《外台》引《葛氏方》

（20）**治风疹痒不止**：白蜜一合，酒二合。上二味和暖，空心服之。--《圣惠方》

（21）**治大风疾**：白蜜二十两，酸石榴七颗，生姜半斤。上件药，将生姜、石榴并皮同捣，绞取汁，更滤令净，入蜜中和令匀，用一瓷瓶先秤知斤两，然后入药蜜汁后，用三重蜡纸密封瓶头，置于釜中，重汤煮一复时，后时时秤，但除瓶斤两外，得二十两便住。每服空心，以温酒下一茶匙，晚食前再服。--《圣惠方》之"百花煎"

（22）**治汤火伤**：①热油烧痛，白蜜涂之。--《梅氏集验方》 ②汤火疮，以生蜜调侧柏叶灰涂之，日三五次。--《圣济总录》

（23）**治手足皲裂**：猪油 30g，煎汤待冷，加蜂蜜 70g 调匀，装瓶待用。先将患处用热水洗净，然后敷上药膏，每日 2 次。如有感染，可外撒白及粉，同时用蜂蜜猪油膏涂。--[《新中医》1979，(6)：56]

（24）**治疗鼻炎和鼻窦炎**：对慢性鼻炎采用 40%蜂蜜行离子透入法治疗，每日 1 次，电流强度 1～5mA，时间 15～20 分钟，14 次为 1 疗程。如需行第 2 疗程时，休息 1 个月后再继续进行。50 例患者经 14～24 次治疗后，11 例痊愈，18 例好转，11 例减轻，10 例无效。对上颌窦炎，经穿刺灌洗后注入 20%或 40%蜂蜜 2ml，每星期 2 次。观察 29 例，治愈 20 例。发病时间愈短，疗效愈好。鼻窦灌洗出的分泌物属于粘液性者效果最佳，粘液脓性者效果最差。--《中华耳鼻咽喉科》刘文科，1965，11(6)：373

蜂王浆

【别名】 蜂乳《中国动物药》，王浆、王乳、蜂皇浆、皇浆《中国药用动物志》。

【名释】 因是专供将来变成蜂王的幼虫的食物，故名蜂王浆。

【来源】 为蜜蜂科昆虫中华蜜蜂 *Apis cerana Fabr.*等的工蜂咽腺及咽后腺分泌的乳白色胶状物。

【昆虫形态】 参见“蜂蜜”条。

【采收加工】 生产蜂王浆应在移虫后 48～72 小时进行，检查产浆群，如蜡杯已由工蜂改成王台，其中的幼虫也已长大，即可配浆。取浆应在清洁的室内进行，穿工作服，戴口罩。先取下各段板条，用小镊子移出幼虫，然后挖出蜂王浆，立即放入褐色玻璃瓶内，密闭，低温冷藏。

【性状鉴别】 本品为乳白色至淡黄色或带有红色的胶状液体（与花粉颜色有关）。味道酸、涩、略带辛辣，回味略甜。以乳白色至淡黄色者为佳，色泽发红者较次。

从蜜源植物来看，椴树花蜂王浆最好，洋槐花、枣花、荆条花次之，杂花蜂乳又次之，荞麦花蜂王浆最差。油菜浆为白色，刺槐浆为乳白色，紫云英浆为淡黄色，荞麦浆呈微红色，紫穗槐浆呈紫色等。

【显微鉴别】 将蜂王浆置于偏振光显微镜下，可见淡黄色、红色、绿色、蓝绿色、蓝紫色五种彩轴状色调(冷藏加热及暴露蜂王浆均有，而蜂蜜及花粉中均无)。

【理化鉴别】 （1）pH 应为 3.5～4.8。

（2）用快速水分测定法测定，含水量不得大于 70%。

（3）用点燃的火柴接近蜂乳，应无黄褐色颗粒迅速熔化(检查蜡片)。

（4）用蘸有碘试液的小玻棒，划过涂有少量蜂王浆的白瓷板上，划痕处不得显蓝色、绿色或红褐色(检查淀粉类)。

（5）取蜂王浆少许置试管中，用少量蒸馏水稀释搅匀，加斐林试液数滴，水浴上微沸 1～2 分钟，取出观察，不得变红或红棕色(检查蜂蜜)。

【主含成分】 蜂王浆的化学成分非常复杂，主要含：

（1）**水分**：新鲜蜂王浆一般含水分 64.55～68.5%，干物质 35.5%～31.5%。蛋白质 12%～14%，碳水化合物 8.5%～16%，脂类 6%，灰分 0.4%～2%，未确定物质 2.84%～3%。

（2）**主要营养物质**（蜂王浆是世界上唯一可供人类直接服用的高活性成分的超级营养食品）。①蛋白质：蜂王浆中含有多种高活性的蛋白类物质，主要有白蛋白、α蛋白、β蛋白及不参透性蛋白质，而至少已确定了 12 种，其中 2/3 是清蛋白，1/3 是球蛋白。分析表明，这些蛋白质与人体血液中的蛋白质基本相同，极易被人体吸收利用。②氨基酸：蜂王浆中含有 20 多种氨基酸，其中包括人体必需的 8 种氨基酸。目前已知的氨基酸有赖氨酸、苏氨酸、缬氨酸、亮氨酸、异亮氨酸、色氨酸、甘氨酸、酪氨酸、甲硫氨酸、苯丙氨酸、组氨酸、精氨酸、天门冬氨酸、丝氨酸、谷氨酸、脯氨酸、胱氨酸、丙氨酸等，其中脯氨酸的含量最高，约占氨基酸总量的 63%，其次为赖氨酸，约占 20%，再次为精氨酸、组氨酸、酪氨酸、丝氨酸和胱氨酸。③脂肪酸：蜂王浆至少含有 26 种游离脂肪酸，其中已鉴定出壬酸、癸酸、10-羟基-癸-2-烯酸、十一、十二及十三烷酸、肉豆蔻酸、肉豆蔻脑酸、棕榈油酸、硬脂酸、亚油酸和花生酸等。其中 10-羟基-癸-2-烯酸（10-HAD）是蜂王浆特有的天然不饱和脂肪酸，又称为“王浆酸”，是鉴定蜂王浆质量的重要指标。④维生素：蜂王浆种维生素不仅种类全而且含量高，尤其 B 族维生素含量极为丰富，其中有维生素 B1、B2、B6、B12、烟酸、泛酸、生物素、叶酸、肌醇、乙酰胆碱，还含有维生素 E、A。维生素 C 含量较少，泛酸的含量较高。⑤糖类：蜂王浆中含有葡萄糖、果糖、麦芽糖、龙胆二糖、蔗糖等。⑥矿物质：主要有钾、钠、钙、镁、磷、铜、铁、锌、铬、锰、钴等。

（3）**活性物质**：①酶类：蜂王浆中含有胆碱酯酶、碱性磷酸酶、酸性磷酸酶、葡萄糖氧化酶、抗坏血酸酶、脂肪酶、转氨酶及淀粉酶等。②激素：蜂王浆中含有微量的可以调节生理机能、激活和抑制某些器官生理变化的激素，主要有性激素、促性激素、肾上腺皮质类固醇、肾上腺素等，还含有类胰岛素的激素，此类物质有降低血糖的作用。③核酸：蜂王浆中含有少量的遗传物质-核酸，其中包括核糖核酸（RNA）和脱氧核糖核酸（DNA）。另外，蜂王浆中还含有少量的黄素腺嘌呤单核酸、黄素腺嘌呤二核酸、生物嘌呤、二磷酸腺吡啶核苷酸、三磷酸腺吡啶核苷酸等。④含乙酰胆碱。

(4)**未知成分**：蜂王浆中尚有约 3%的成分未被分析出来，人们称为“R”物质。

【药理】 （1）**改善营养、补充脑力**：蜂王浆中含有大量的营养素及活性成分，能增强食欲及吸收能力，对肝脏和肠胃功能均有调节作用，治疗食欲不振、消化不良，可使人的体力、脑力得到加强，情绪得到改善。

（2）**提高人体免疫力**：蜂王浆中含有免疫球蛋白，能明显的提高人体免疫力，食用蜂王浆一段时间后，人们明显感到体力充沛，患感冒和其它疾病的机率减少了。

（3）**预防治疗心脑血管疾病**：长期服用蜂王浆对三脂异常症、血管硬化、心律不齐、糖尿病等疾病患者均有很好的疗效。含乙酰胆碱，能使植物神经恢复正常。

（4 **治疗贫血**：蜂王浆中含有铜、铁等合成血红蛋白的物质，有强壮造血系统，使骨髓造血功能兴奋等作用，临床上已用于辅助治疗贫血等疾病。

（5）**消炎、止痛、促进伤口愈合**：蜂王浆中的10-HDA，即王浆酸有抗菌、消炎、止痛的作用，可抑制大肠杆菌、化脓球菌、表皮癣菌、结核杆菌等十余种细菌生长。医学临床上用王浆和蜂蜜配制成外用纱条，用于烫伤、冻伤、外科于肛科创面，其止痛、消炎，改善创面血循环及营养等效果明显优于凡士林等外用纱条。

（6）**预防癌症**：实验表明，蜂王浆能抑制癌细胞扩散，使癌细胞发育出现退行性变化，对癌症起到很好的预防作用。

（7）**美容养颜**：蜂王浆中含有丰富的维生素和蛋白质，还含有SOD酶，并有杀菌作用，是一种珍贵的美容用品，长期使用，皮肤红润、光泽、倩丽。

（8）**辅助降低血糖**：蜂王浆含有胰岛素类等活性物质，能帮助调节和控制糖尿病病人的血糖；同时蜂王浆有恢复更换胰岛β细胞作用，使胰岛β细胞代谢慢慢恢复正常，恢复分泌胰岛素。因此，服用"蜂胶+蜂王浆"的混合产品可以辅助降低血糖、防止糖尿病并发症。但它里面还含有大量的糖类，其中的葡萄糖对于糖尿病病人是非常危险的，故蜂王浆只能用于保健。

（9）**毒性** 蜂王浆乳对实验动物毒性极低。小鼠16g/kg剂量无一死亡，20g/kg剂量时仅40％动物死亡。因含有大量维生素及激素，过量使用也会导致中毒。也可引起小鼠、豚鼠过敏，以100℃15分钟加热3次后，过敏作用消失

【性味归经】 味甘、酸，性平。归肝、脾二经。

【功用主治】 滋补强壮，益肝健脾。主治病后虚弱，小儿营养不良，老年体衰，白细胞减少症，迁延性及慢性肝炎，十二指肠溃疡，风湿性关节炎，高血压，糖尿病，功能性子宫出血及不孕症，亦可作癌症的辅助治疗剂

【用量用法】 内服：温开水冲服，50～200mg。

【使用注意】 湿热泻痢者禁服，儿童、孕妇慎服。

【附方】 （1）**治急性传染性肝炎**：用10％蜂乳蜂蜜。4岁以下每日5g，5～10岁每日10g，10岁以上每日20g。20天为1疗程，对肝功能有良好的改善作用。

（2）**治慢性风湿性关节炎**：每日服蜂乳400ml，连服3～6个月。

（3）**治进行性营养不良症**：每日口服蜂乳200～600ml，连服1个月以上。（1～3方出自《中国动物药》）

蜂蜡

【别名】 《现代实用中药》蜜蜡《本经》，蜡《肘后方》，蜜跖《本草经集注》，黄蜡《金匮要略》，白蜡《别录》，黄占《种福堂公选良方》。

【来源】 为蜜蜂科昆虫中华蜜蜂 *Apis cerana* Fabr.等分泌的蜡质经人工精制而成的块状物。

【昆虫形态】 参见"蜂蜜"条。

【采收加工】 春、秋季，将取去蜂蜜后的蜂巢，入水锅中加热熔化，除去上层泡沫杂质，趁热过滤，放冷，蜂蜡即凝结成块，浮于水面，取出，即为黄蜡。黄蜡再经熬炼、脱色等加工过程，即成蜂蜡。

【性状鉴别】 （1）**黄蜡** 呈不规则块状，大小不一。黄色、黄白色或淡黄棕色，不透明或微透明，表面光滑，手抹之有油腻感。体轻，能浮于水面。断面砂粒状，用手搓捏能软化。嚼之细腻，粘成团不碎。有蜂蜜样香气，味微甘。不溶于水，溶于有机溶剂。

（2）**白蜡** 为质地较硬的蜂蜡，呈白色块状，气味较淡。以色黄、纯净、质较硬者为佳。

【主含成分】 蜂蜡主要含酯类、游离酸类、游离醇类和烃类。还有类胡萝卜素、维生素A、芳香物质等。酯类所含软脂酸蜂花酯(*myricyl palmitate*)，是蜂蜡的主要成分，约占80％。黄、白两种蜂蜡成分基本相同。

【药理】 具活性氧清除作用及抑菌、防腐作用。

【性味归经】 味甘、淡，性平。归脾、胃、大肠经。

【功用主治】 解毒，生肌，止痢，止血，定痛。主治痈疽发背，溃疡不敛，急心痛，下痢脓血，久泻不止，胎动下血，遗精，带下。

《本经》："主下痢脓血，补中续绝伤，金疮，益气，不饥，耐老。"

《别录》："疗久泄澼，后重见白脓，补绝伤，利小儿，久服轻身不饥。"

《药性论》："主妊孕妇人胎动漏下，血不绝欲死。"

《本草通玄》："贴疮生肌止痛。"

【临床应用】 （1）**用于痈疽发背，溃疡不敛**。蜂蜡有解毒止痛，生肌敛疮之功。治痈疽发背，可与白矾、雄黄、琥珀、朱砂等相伍为丸内服，以解毒定痛，并防毒气内攻，如《外科正宗》琥珀蜡矾丸；治痈疽溃后可与生地、当归、麻油熬膏，外搽患处，以拔毒生肌，如《沈氏尊生书》白蜡膏；治臁疮，金疮，烫火伤，可以本品与香油、黄丹熬膏摊贴，以促进创面愈合。

（2）**用于痢疾，遗精，带下**。蜂蜡有收敛止痢之功，治下痢赤白、腹痛后重，常以本品与阿胶相溶，入黄连末搅匀热服，如《金匮要略》调气饮；若得之于产后者，再加当归，以养血和血，清肠止痢，如《千金要方》胶蜡汤。治肾虚耳聋，配山药、杏仁等为丸服，或与大枣、粳米煮粥常食；治遗精、白浊、白带，可以本品配茯苓、猪苓为丸内服。

（3）**用于妊娠胎动下血，急心痛**。有止血止痛之功。

（4）**用于养护胃膜**。临床上凡用荡涤攻下之药，以蜡丸吞服，如李时珍治冷积凝滞之久泻，所用的蜡匮巴豆丸即有此意。

【用量用法】 内服：溶化和服，5～10g，或入丸剂。外用：溶化调敷，适量。

【使用注意】 湿热泻痢初起者禁服。

《本草经集注》："恶芫花、齐蛤。"

《本草经疏》："火热暴痢不宜用。"

【附方】 （1）**治诸般疮毒，不拘生在何宫，初起即消，已成即溃**：黄蜡一两，白矾六钱。将蜡熬化稍冷，入矾末，为丸豆大。疮在上，服一两；在下，服七钱。小儿减半，酒和开水下。忌葱三日。--《医学集成》

（2）**治臁疮、金疮、汤火伤等疮**黄：蜡一两，香油二两，黄丹半两，同化开，放冷收瓶。摊贴。--《王仲勉经验方》

（3）**治被殴或跌伤**荆：芥、黄蜡、鱼鳔(炒黄色)各五钱，艾叶三片。入无

灰酒一碗，重汤煮一炷香，热饮之。--《药笼小品》

（4）**治冬月手背裂痛**：猪脂油四两，白蜡二两(溶化，离火加)，白芷、升麻、猪牙皂各一钱，丁香五分，麝香二分。上为细末，入前油蜡内和匀。先用葱汤洗净，拭干，烘手热，取前膏一块于手心内搓之，令手掌油润，去药，则只手于火上烘之、搓之，以油干为度。--《外科大成》之"不龟手膏"

（5）**汤火伤疮，掀赤疼痛，毒腐成脓，用此拔毒，止疼痛，敛疮**：麻油四两，当归一两，煎焦去滓，入黄蜡一两，搅化放冷，摊帛上贴之。--《医林集要》

（6）**治赤白痢，少腹痛不可忍，后重，面青手足俱变者**：黄蜡三钱，阿胶三钱。同溶化，入黄连末五钱，搅匀。分三次热服。--(金匮要略)

（7）**治产后三日内，下诸杂五色痢**阿：胶一两，蜡(如博棋)三枚，当归一两半，黄连二两，黄柏一两，陈廪米一升。以水八升煮米蟹，目沸，去米纳药，煮取二升，去滓，纳胶、蜡令烊，分四服，一日令尽。--《千金要方》

（8）**治急心疼痛**黄：蜡，灯上烧化，为丸芡子大，百草霜为衣。井水下三丸。--《纲目》

（9）**治妊娠胎动，腹痛下血**蜡一钱。以清酒二盏，煎三五沸，投蜡令消，顿服。--《圣济总录》之"蜡酒方"

（10）**治肺虚膈热，咳嗽气急，胸中烦满，肢体倦疼，咽干口苦，燥渴欲饮水，肌瘦发热，减食嗜卧，音声不出**：黄蜡(滤去滓，用浆水煮，秤)八两，蛤粉四两(研末)。上件，每两作十五丸，用前蛤粉为衣养药。每服一丸，胡桃瓤半个，细嚼温水下，临卧闭口不语。--《普济方》之"立效丸"

（11）**治耳虚聋**①：白茯苓二两，山药(炒)三两，杏仁(去皮、尖，炒)一两半，黄蜡二两。上以前三味为末，研匀，熔蜡为丸，如弹子大。盐汤嚼下。--《三因方》之"蜡弹丸" ②蜡和栗肉，每服三钱。同嚼细，津液咽下。又可用蜡并干枣，入粳米中煮稀粥，乘热而啜。以二方于食后、临卧，相间服之，久而耳聪矣。--《宝庆本草折衷》

（12）**治疗梅核气**：取露蜂房 80g，鸡内金 40g，黄蜡、蜂蜜各 120g。将蜂房、鸡内金研成细粉，与炼蜜溶黄蜡制成"蜂蜡丸"，每丸重 9g，每次 1 丸，每日 3 次，空腹口服，上方1付为1疗程。治疗 21 例，治愈(症状及体征消失，1 年内未发)16 例；显效(症状消失，1 年内又发者)3 例；有效(症状明显减轻)2 例。全部有效，治愈和显效率 90%。一般用药1个疗程即可治愈，未愈可继续治疗。--《甘肃中医》李秀云，1992，5(3)：16

蜂胶

【来源】 为蜜蜂科昆虫中华蜜蜂 *Apis cerana* Fabr.等用于修补蜂巢所分泌的黄褐色或黑褐色的粘性物质。

【昆虫形态】 参见"蜂蜜"条。

【采收加工】 在暖和季节每隔 10 天左右开箱检查蜂群时刮取，刮取后紧捏成球形，包上一层蜡纸，放入塑料纸袋内，置凉爽处收藏。

【性状鉴别】 本品为树脂状团块，黄棕色、棕褐色、黄褐色或灰褐色，具光泽。有芳香气味，发粘性，低温下变硬、变脆，加热可熔化。易溶于丙酮、苯、20%氢氧化钠溶液及乙醇。气芳香，味苦，有辛辣感。

【主含成分】 蜂胶含树脂约 50%～60%，蜂蜡 30%，芳香挥发油 10%和一些花粉等夹杂物。

主要成分为：黄酮类、酚类、内酯、香豆精类、醛、酮、甾类化合物，还含有维生素 B_1、烟酸、维生素 A 和多种氨基酸、糖、多糖等，及必需元素 34 种：碳、氢、氧、钙、磷、氮、钾、硫、钠、氯、镁、铁、钴、铜、钼、锌、氟、铝、锡、硅、砷、硒、钛、钒、铬、镍、钡、锆、锑、镉、银、铅、锶等。

【药理】 （1）**抗菌作用** 蜂胶对革兰氏阳性细菌、耐酸细菌很敏感；对金黄色葡萄球菌、绿色链球菌、溶血性链球苗、变形杆菌等的作用强于青霉素、四环素。蜂胶还能抑制杀灭结核杆菌等多种致病菌的生长。

（2）**抗霉菌作用** 蜂胶对常见的医学真菌黄癣菌、絮状癣菌、红色癣菌、铁锈色小孢子苗、石膏样小孢子菌、羊毛状小孢子菌、大脑状癣菌、断发癣菌、紫色癣菌等有较强的抑制作用。

（3）**抗病毒作用** 蜂胶对 A 型流感病毒有灭活作用，可用于预防和医治流感等常见疾病。

（4）**抗原虫作用** 蜂胶具有抗原虫的作用，尤其对鞭毛纲、孢子纲和纤毛纲原虫作用显著。

（5）**免疫增强作用** 蜂胶能强化免疫系统，增强巨噬细胞吞噬能力和自然杀伤细胞活性，增加抗体产量，显著增强细胞免疫功能和体液免疫功能。

（6）**局部麻醉作用** 蜂胶制剂局部用于口腔科、五官科和人体创伤能迅速止痛，就是因为蜂胶有局部麻醉作用。

（7）**组织再生促进作用** 蜂胶有促进组织再生及促进死组织脱落的功能，对于切割创伤、深度烧伤有较好的治疗作用。对骨、软骨、牙齿损伤等有促进组织再生和加快创伤愈合作用。

（8）**保肝作用** 蜂胶能解肝毒，对急慢性肝炎、脂肪肝、肝硬化及多种中毒性肝损伤有治疗和保护的作用。

（9）**抗氧化作用**：蜂胶在低浓度时，就有很强的抗氧化能力，并能使超氧化物歧化酶（SOD）活性显著提高。

（10）**抗疲劳作用**：蜂胶能提高三磷酸腺酶（ATP 酶）的活性，从而生成更多的 ATP，在代谢过程中释放出能量，因此被称为能量与活力之源。体内能量充裕，肌体代谢顺畅，有效地清除体内代谢废物，就可很快消除疲劳。

（11）**抗癌作用**：蜂胶具有抗癌广谱性，能抑制致癌物质代谢活性，增强正常细胞膜活性，分解癌细胞周围纤维蛋白，防止正常细胞癌变或癌细胞转移。

（12）**美容作用**：蜂胶能全面调节器官功能，修复器官组织的病变损伤，促进组织再生，调节内分泌，改善血液循环状态，促进皮肤下组织血液循环，防治皮肤病变，使肌肤呈现自然美，细腻光洁，富有弹性。

（13）**其它作用**：蜂胶还有抗炎镇痛作用，抗溃疡作用，保肝作用等。

（14）**毒性** 小鼠灌服蜂胶的急性半数致死量 1_{5_0} 为 6.3g/kg。小鼠鼠腹腔注射蜂胶乙醇提取物最小致死量大于 2g/kg，给犬、豚鼠、大鼠口服蜂胶 10～15g/kg 以及给兔每日日服蜂胶 1g/kg，共 3 个月，均未见毒性反应。静脉注射蜂胶乙醇提取物 7～21 天后，小鼠肝脏除见空泡变性、脂肪增多，个别细胞坏死和少量炎症细胞浸润，心、肺、脾、肾和腹膜均未见明显病理改变。肝脏病变在停药后 2～4 星期也恢复。

【性味归经】 味苦、辛，性寒。

【功用主治】 润肤生肌，消炎止痛。主治胃溃疡，口腔溃疡，宫颈糜烂，带状疱疹，牛皮屑，银屑病，皮肤裂痛，鸡眼，烧烫伤。

《东北动物药》："治恶性肿瘤和创伤有效。"

《中国动物药》："溶解角质，杀菌，生肌，止痛。治鸡眼，胼胝，跖疣，寻常疣，足癣，痒疹，黄癣，湿疹，化脓性创伤，溃疡，烧伤，乳腺炎等。”

【用量用法】 内服：制成丸剂、片剂或醇浸液内服，1～2g。外用：制成酊剂或软膏涂敷，适量。

【使用注意】 婴幼儿慎用。

【附方】 （1）**治疗胃溃疡**：用20%蜂胶乙醇浸出液10ml，加温水稀释至100ml，于餐前15分钟服药，每日3次，2星期为1疗程。疗程结束后5天内以胃镜复查结果作为疗效判断依据。治疗57例，治愈(溃疡消失或形成瘢痕)41例；好转(溃疡面积缩小50%)11例；无效5例。本法止痛效果好，平均5.5天上腹痛消失。-- 《北京医学》张震，1988，10(1)：5

（2）**治疗口腔溃疡**：用消毒棉签蘸30%蜂胶乙醇浸液直接涂擦溃疡面，或将蘸药的棉签压患处2分钟。每日用药2次，直至痊愈。治疗52例，其中单发溃疡32例。多发溃疡20例。涂药1次疼痛明显减轻，4次疼痛消失。溃疡治愈最长4天，最短1天，平均2天。-- 《北京医学》张震，1989，11（4）：241

（3）**治疗口腔粘膜白斑**：取蜂胶提纯后制成50%蜂胶复合药膜。用时将药膜剪成与白斑等大，贴于病变粘膜上，厚的白斑每日贴2～3次，薄的白斑每日贴1～2次，2星期为1疗程。治疗45例，治愈(白色病变完全消失，症状消除)28例；显效(病变变薄，色泽变浅，变软，范围缩小2/3以上，症状不明显)14例；好转(病变色泽转淡，变薄，范围缩小不足2/3，症状减轻)3例；全部有效。治愈病例治疗时间最短为1个疗程，最长4个疗程。白斑以平滑型疗效最佳，钩纹型次之，疣状型最差。-- 《中西医结合杂志》庞劲凡，1985，5(8)：485

（4）**治疗带状疱疹**：将蜂胶15g，加入95%乙醇100ml内，浸泡7天，制成蜂胶酊。用棉签蘸涂患处，每日1次，注意保持局部皮肤干燥。治疗46例带状疱疹均获治愈。用药最短3天，最长7天，疱疹即干涸痊愈。-- 《河北中医》唐金贤，1984，(3)：23

（5）**治疗烧伤**：将蜂胶溶于95%乙醇中，滤去不溶的物质，以溶解部分重量计算，制成10%或5%的蜂胶乙醇溶液，涂抹或喷洒到面。治疗烧伤43例均获愈，其中Ⅰ度6例，浅Ⅱ度29恻，深Ⅲ度8例，治愈日数，分别为3.5天、9.4d和23.5天。对深Ⅱ度治愈的患者，愈后瘢痕小，色素沉着1个月后消退。-- 《中原医刊》李长义，1989，(4)：28

（6）**治疗鸡眼**：先将患部用热水浸泡，削去表层病变组织，然后取比病灶稍大的蜂胶小饼紧贴患处，外用胶布固定，避免水洗或水浸，以防脱落，隔6～7天换药1次。新鲜蜂胶一般贴药6～7天鸡眼即可脱落(陈旧之蜂胶见效较慢)，此后还需再贴6～7天，待患处皮肤长好为止。共治90个鸡眼，治愈68个，好转9个，无效或中断治疗13个。此法还用于胼胝、跖疣和寻常疣16个，但治疗时间较长，效果也差。 -- 《中华皮肤科杂志》房柱，1959，(4)：24

蜜蜂毒 为蜜蜂科昆虫中华蜜蜂*Apis cerana* Fabr.等的工蜂尾部螫刺腺体中排出的毒汁。祛风除湿，止痛。主治风湿性关节炎，腰肌酸痛，神经痛，高血压，荨麻疹，哮喘。使用注意：过敏体质、肾病、神经系统疾病、精神病、急腹症、性病、先心、孕妇、幼儿禁用。酒后、饥饿、疲劳、精神紧张、大汗淋漓、极度衰弱慎用。使用蜂毒前，必须先做过敏试验。

蜜蜂子 为蜜蜂科昆虫中华蜜蜂*Apis cerana* Fabr.等的未成熟幼虫。味甘，性平。祛风，解毒，杀虫，通乳。主治头风，麻风，丹毒，风疹，虫积腹痛，带下，产后乳少。内服：焙研，1～2克。《本草经集注》："畏黄芩、芍药、牡蛎。"《蜀本草》："畏白前。"

附方 （1）**治大风疠疾，眉毛堕落，皮肉已烂成疮者**：蜜蜂子、胡蜂子、黄蜂子(并炒)各一分，白花蛇、乌蛇(并酒浸，去皮、骨，炙干)、全蝎(去土，炒)、白僵蚕(炒)各一两，地龙(去土，炒)半两，蝎虎(全用，炒)、赤足蜈蚣(全者，炒)各十五枚，丹砂一两，雄黄(醋熬)一分，龙脑半钱。为末。每服一钱匕，温蜜汤调下，日三五服。-- 《圣济总录》

（2）**治小儿疳积**：蜜蜂子焙炒，调入砂糖、酱油，每日3次，每次3～5个，饭时用之。-- 《中国动物药》

蜜蜂房 为蜜蜂科动物中华蜜蜂*Apis cerana* Fabr.等的巢。味微甘，性凉。解毒消肿，祛风杀虫。主治疮痈肿毒，咽痛咳嗽，慢性鼻炎，鼻窦炎，湿疹瘙痒，疥癣。内服：咀嚼吮汁，1～5g，或烧存性冲服，3～5g。

附方 （1）**治慢性鼻窦炎**：鲜蜜蜂房3～7cm^3，每日3次，慢慢咀嚼，吮其汁液，把最后剩下的渣子吐掉，1个月左右可以治愈。

（2）**治疮溃不敛**：蜜蜂房烧存性，每日3～5g，分2次温开水冲服。同时用蜜蜂房细粉外撒。(1～2方出自《中国动物药》)

蜂房

【别名】 蜂房《千金要方》，露蜂房、蜂肠《本经》，革蜂窠《雷公炮炙论》，百穿、蜂勦《别录》，大黄蜂窠《蜀本草》，紫金沙《圣济总录》，马蜂包《贵州民间方药集》，马蜂窝《河南中药手册》，虎头蜂房、野蜂房《民间常用草药汇编》，纸蜂房《河北药材》，长脚蜂窝、草蜂子窝《山东中药》，蜂巢《中药材手册》，蜂子窝。

【来源】 为马蜂科昆虫陆马蜂 *Polsties* （Megapostes） *rothneyi grahami van der* Vecht 或近缘昆虫的巢。

注：2005年版中国药典规定蜂房来源为胡蜂科昆虫果马蜂 *Polistes olivaceous* （DeGeer）、日本长脚胡蜂 *Polistes japonicus* Saussure 或异腹胡蜂 *Parapolybia varia Fabricius* 的巢。

【昆虫形态】 陆马蜂 又名黄长脚蜂。体长18～23mm。体橙黄色，夹杂黑色斑纹。头三角形，复眼1对，单眼3个。触角1对，背面黑褐色，端部橙色；腹面柄节黄色，余橙色。两复眼顶部间有1条黑色横带，其后有黄色眉形斑。唇基宽大于高，橙黄色；上颚短宽，橙黄色，端齿黑色。中胸背板黑色，有竖横竖黄色条纹"卄"。翅棕色，前翅前缘色略深。足3对，基节、转节黑色；前足股节端部橙黄色；中足股节基部2/3黑色，端部橙黄色；后足股节黑色，仅端都1/4橙黄色；各足爪无也，具爪垫。腹部第一节背板端部黄褐色，每侧各有1个橙黄色斑；第三腹节具发达黑横条；第二至第五节背板端都两侧有2条凹陷的橙黄色横带，第二至第五节腹板亦有类似于背板的橙黄色斑，横带自第二至第五节渐加宽，并与橙黄色斑相连；第六节背、腹板近似三角形，橙黄色。前后足黑黄相间，为该蜂的最大特征，无近似种。见下（图1106）

雄蜂与雌蜂主要区别：中胸腹板、胸腹侧片前缘黄色；各足黄色区大；触角端部黑色。

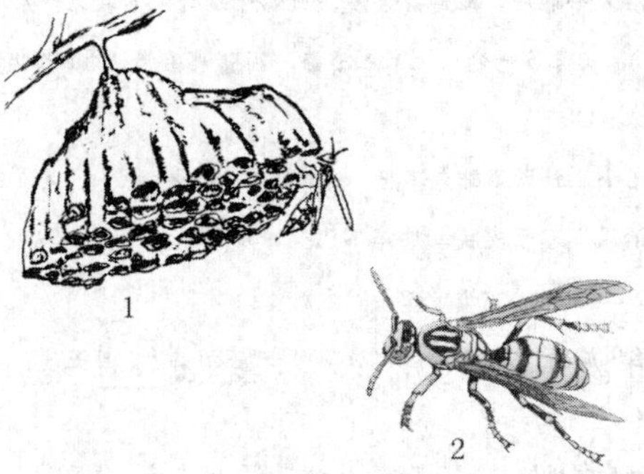

（图 1106）蜂房

1.蜂房 2.陆马蜂

【生长分布】 生活在低、中海拔地区。习惯筑巢于树丛或建筑物屋檐等场所，大部分时间活动于草丛、树丛间，属於杂食性昆虫。邹平各地均有分布。

【采收加工】 一般 10～12 月间采收，采后晒干，倒出死蜂，除去杂质，剪成块状，生用或炒、煅用。其他时间采收时注意防护，以免被蜂蛰伤。

【性状鉴别】 本品完整者呈盘状、莲蓬状或重叠形似宝塔状，商品多破碎呈不规则的扁块状，大小不一，表面灰白色或灰褐色。腹面有多数整齐的六角形房孔，孔径 3～4mm 或 6～8mm；背面有1个或数个黑色突出的柄。体轻，质韧，略有弹性。气微，味辛、淡。

注意：质酥脆或坚硬者不可供药用。

【主含成分】 蜂房主含蜂蜡及树脂，并含挥发油(露蜂房油，为一种有毒成分)、多种糖类、蛋白质、维生素、钙、铁等。

【药理】 露蜂房水提取液有明显的抑制炎症反应的作用，以及镇痛、降温作用。露蜂房的乙醇、醚、丙酮浸剂有止血作用，并能增强心脏收缩而暂时性降压，还有利尿作用。露蜂房的挥发油尚有驱杀绦虫的作用，但因其毒性强，能致急性肾炎，故不宜做驱虫药。

毒性：露蜂房中的挥发油对蚯蚓和蛙有明显毒性，给家免和猫灌胃 0.1g/kg 可致急性肾炎。露蜂房水提取液，小鼠静脉注射的 LD_{50} 为 12.0g/kg，皮下注射为 32.3g/kg；中毒症状有自发运动减少，渐发展为步履蹒跚，共济失调，呼吸抑制，运动高度抑制，终因呼吸衰竭而死亡。

【炮制】 （1）**炒蜂房**：取净蜂房，置锅内用文火加热，炒至两面呈老黄色，取出，切成块。

（2）**蜂房炭**：取净蜂房块置锅内，用中火炒至呈焦黑色，喷洒凉水少许，灭尽火星，取出凉透，或闷煅透，冷后取出。

饮片性状：①炒蜂房形如蜂房，表面显老黄色。②蜂房炭形如蜂房，表面呈焦黑色。

【性味归经】 味微甘，性平，小毒。归肝、胃、肾经。

【功用主治】 祛风止痛，攻毒消肿，杀虫止痒。主治风湿痹痛，风虫牙痛，痈疽恶疮，瘰疬，喉舌肿痛，痔漏，风疹瘙痒，皮肤顽癣。

《本经》：“主惊痫瘈瘲，寒热邪气，癫疾，蛊毒，肠痔。”

《别录》：“疗蜂毒毒肿。”

《新修本草》：“灰之，酒服，主阴痿；水煮洗狐尿刺疮；服之疗上气，赤白痢，遗尿失禁。”

《日华子》：“治牙齿痛，痢疾.乳痈；蜂叮、恶疮即煎洗。”

《本草图经》：“疗热病后毒气冲目，用半大两，水二升，同煮一升，重滤，洗目三四过(遍)。瘰疬或瘘作孔者，取二枚炙末，腊月猪脂和涂孔上，差。”

《本草蒙筌》：“痈肿不消，磨以酽醋敷效；热病后毒气熏口，可煎水频频洗之。”

《本草汇言》：“驱风攻毒，散疔肿恶毒。”

《本草崇原》：“祛风解毒，镇静清热。”

《本草述》：“治积痰久嗽，风惊颤掉，神昏错乱。”

《外科全生集》：“能托毒，疗久溃，止痛。”

【临床应用】 （1）**用于风湿顽痹，风虫牙痛**。蜂房能祛风止痛。治风湿久痹，历节风痛，关节僵肿，屈伸不利，甚则变形，可与全蝎、蜈蚣、地鳖虫、鸡血藤等配服，或与乌梢蛇、威灵仙等祛风止痛药同用；也可配大蒜、百草霜捣敷，或配川乌、草乌浸酒搽患处。风虫牙痛，单用蜂房煅存性研末擦牙；亦可配合其他药物煎汤含漱，如配细辛、白芷、川椒等煎水漱之，热含令吐，有祛风杀虫止痛的功效。本品还有祛风止痉作用，《本经》即以此治“惊痫瘈疯”，《本草述》亦谓治“风惊颤掉”，临床可与全蝎、钩藤、石决明等平肝熄风止痉药配合应用。《千金要方》更以蜂房大者一个煎水浴身，治小儿癫痫。

（2）**用于痈疽疮毒，瘰疬，咽喉肿痛，癌肿等**。蜂房长于攻毒疗疮。痈肿初起，配南星、生草乌、赤小豆、白矾为末，醋调敷四周，能使疮毒消散，如《外科精要》宣毒散；或与白芷、川椒、苦参煎水洗。疮疡热毒甚者亦可配合内服，如痈肿发背配山羊角，疔疮恶核配半枝莲，乳痈肿痛配蒲公英、漏芦等。对于外伤性感染、手术后伤口感染和化脓性疮面，露蜂房煎出液浸泡或冲洗，有拔毒、祛腐、生肌、消炎、止痛的作用。恶疽、附骨疽，《别录》以本品配血余、蛇蜕为末酒服。瘰疬久溃，脓水不干，以蜂房末，猪油调敷，并可配青皮、川楝子等煎汤，陈酒送服，如《外科全生集》洞天救苦丹。咽喉肿痛、重舌流涎，煅炭研末服或吹口。用治乳癌溃烂，脓水不干者，以本品配雄鼠粪、川楝子各等分，煅炭研末掺，如(外科大成》致和散。亦有配全蝎、守宫、僵蚕、蛇蜕等虫类药研末服，用治癌肿转移所致的淋巴结肿大有一定效果。对于痔漏久不愈者，可配密陀僧或龙骨等外用。

（3）**用于风疹、瘾疹、顽癣、秃疮等皮肤病**。风疹瘙痒，配蝉蜕或芒硝内服外用；顽癣配白矾煅炭为末醋调敷；秃疮则合大黄、潮脑等为膏涂。

（4）**用于治疗治阳痿、遗尿等症**。如《千金要方》治阳痿不起，用蜂房灰夜卧敷阴上即热起。肾阳不足、下元亏虚之阳痿不举，亦可配花蜘蛛、仙灵脾、淡苁蓉等温肾助阳之品煎水内服，有兴阳起痿作用。遗尿失禁，以本品煎水服；或配桑螵蛸等分为末服。

《得配本草》：“得蛇退、发灰酒下消疔肿，填鼠粘子煅灰酒下治乳痈，烧灰和酒敷重舌，入盐煅炭擦虫牙。”

【用量用法】 内服：煎汤，5～10g，或研末，2～5g。外用：煎水洗、研末掺或调敷，适量。

【使用注意】 气虚血弱及肾功能不全者慎服。

《本草经集注》："恶干姜、丹参、黄芩、芍药、牡蛎。"

《本草经疏》："病属气血虚，无外邪者，与夫痈疽溃后元气乏竭者，皆不宜服。"

【附方】 (1) **治手足风痹**：黄蜂窠大者一个，小者三四个(烧灰)，独头蒜一碗，百草霜一钱半。同捣敷上。忌生冷荤腥。--《乾坤秘韫》

(2) **治牙痛**：①露蜂房、天仙藤各等分。上件㕮咀。每用二钱，水半盏，煎数沸，去滓漱之。--《杨氏家藏方》 ②牙孔内有虫，痛不可忍 露蜂房一枚(新者)，川椒五十粒(去目)，盐一分。上件药捣碎，以醋浆水二大盏，煎至一盏，去滓，热含冷吐。---《圣惠方》 ③牙痛或肿，风牙、虫牙，牙痛、牙长，痛不可忍马蜂窝、白蒺藜、花椒、艾叶、葱头、荆芥、细辛、白芷。上等分锉碎，醋煎，口噙漱良久，吐出再噙。--《万病回春》

(3) **消疮毒，收赤晕**：露蜂房三两(炒焦)，小米一合，赤小豆、南星、草乌各一两，白矾五钱。上为末，用淡醋调敷四畔，干则频用醋润之。--《外科精要》之"宣毒散"

(4) **治痈疽发背**：蜂房、白芷、苦参、川椒。上煎洗。热掀加荆芥。--《直指方》

(5) **治发背疮肿，疼痛不可忍**：露蜂房一两半，甘草(生用)二两。上件药锉，以水三升，煎至二升，去滓，以绵浸汤中洗疮四面。

(6) **治吹奶疼痛不止，或时寒热**：露蜂房一两，鹿角一两。上件药并烧为灰，细研。不计时候，以热酒调下二钱。

(7) **治妇人乳痈汁不出，积蓄内结，因成脓肿，一名妒乳**： 露蜂房一分，微炙，以水二大盏，煮取一盏，去滓，细细服之，当日令尽。

(8) **治乌癞**：露蜂房五两，苦参四斤。上件药细锉。用水三升，煮取一斗二升，去滓，用浸曲四斤半，炊秫米三斗，入曲药溶拌，如常酝法，酒熟，压去糟。每于食前暖一小盏服之。

(9) **治痔疾，风热毒气攻下部，生疮肿痛**：露蜂房二两(微炒)，槐花二两(微炒)，黄芪二两(锉)。上件药捣细罗。每于食前以粥饮调下一钱。

(10) **治瘰疬生头，脓水不干，疼痛**：露蜂房一两，蛇蜕皮半两，玄参半两，黄芪三分，杏仁一两(汤浸，去皮、双仁，研)，乱发如鸡子大，黄丹五两。上药细锉，用麻油一斤，先煎发及杏仁，候发消尽，即以帛滤去渣，都入铛中，将前药煎令焦黄，又滤去滓，下黄丹，以柳木篦不住手搅，候熬成膏，即倾于磁合中盛，旋即涂于帛上贴之。

(11) **治重舌口中涎出**：蜂房烧灰细研，以好酒和，薄敷喉下。(5~11方均出自《圣惠方》)

(12) **治小儿喉痹肿痛**：①蜂房烧灰，以乳汁和服一钱匕。--《食医心镜》 ②露蜂房(烧灰)、白僵蚕各一分。上二味，细研。每服半钱匕，用乳香煎汤下。看小儿大小，以意加减。--《圣济总录》

(13) **治瘰疬延烂至胸胁下，不堪之极者**：露蜂窠(有子者)、鼠矢(尖者)、青皮、楝树子(立冬后者佳，瓦上炙，存性为末)，等分配准研和。每服三钱，陈酒送服，醉盖取汗，隔两日再服。--《外科全生集》之"洞天救苦丹"

(15) **治痔疮毒气溃作，脓水久不止，或结硬赤肿，疼痛不可忍**：露蜂房四两，密陀僧二两(火煅，别研)。将露蜂房锉碎，安一瓷罐子内，用黄泥固济，炭火煅令通红为度，放冷，取露蜂房研末，同密陀僧末和匀，每用于贴疮口。如疮口小，以纸捻子点药乡壬入疮口内；如结硬不消，用甘草汤调敷之，日三次。--《杨氏家藏方》之"一井金散"

(15) **治久年漏疮，或暂瘥复发，或移于别处**：多孔露蜂房(炙黄)三分，穿山甲(炙焦)、龙骨各一分。上末入麝香，用腊月猪脂调敷，湿则掺。--《直指方》之"蜂房散"

(16) **治小儿脐风湿肿久不瘥**：露蜂房，烧末敷之。--《子母秘录》

(17) **治风气客于皮肤，瘙痒不已**：蜂房(炙过)、蝉蜕等分。为末，酒调一钱匕，日三二服。--《姚僧坦集验方》

(18) **治风瘾疹**：以水煮蜂房取二升，入芒消傅上，日五度。即差。--《梅师集验方》

(19) **治肾囊风**：益志壳五钱，竹铃子(雷丸)五钱，蜂房一个，水煎熏洗。--《外科真诠》

(20) **治诸恶疽、附骨痈，根在脏腑，历节肿出，疔肿恶脉诸毒**：露蜂房、乱发、蛇皮。三味合烧灰，酒服方寸匕，日二。--《别录》

(21) **治癣**：马蜂窝一个，仰放瓦上，以枯矾填满孔内，炭火上炙焦研末，用腊醋脚调涂。--《疡医大全》

(22) **治汤泡、火烧及臁疮、秃疮**：大蜂房一个，血余一团，香油半斤。煤枯，滤去渣，入黄蜡二两溶化，离火待温，入大黄(末)二两，潮脑(末)一两，二味研匀和入，任用。--《外科大成》之"保护膏"

(23) **治蜂螫人**：①露蜂房末，猪膏和敷之。--《千金要方》 ②露蜂房、白矾各半两。上件药捣罗为末，以水煎如膏，厚涂螫处。--《圣惠方》

(24) **治寸白与蛔虫**：蜂窝烧存性，酒调一匕(服)。--《海上名方》

(25) **治崩中漏下，青黄赤白，使人无子**：蜂房末，三指撮，酒服之。--《千金要方》

(26) **治阴痿不起**：蜂窠烧研，新汲井水服二钱。--《岣嵝神书》

(27) **治疗龋齿痛**：取露蜂房放于适量纯乙醇中，点火燃烧，待露蜂房烧成黑灰，用指头沾灰涂于患牙。一般4~5分钟痛止。经治58例，显效21例。有效33例，无效4例。--《新中医》陈龙耀，1982，(12)：51

(28) **治疗鼻炎**：取蜂巢如核桃大，放口中慢慢咀嚼，至鼻塞缓解为生效时间，继续咀嚼15分钟，吐出其残渣为1次量。鼻粘膜炎症及鼻变态反应病，每日咀嚼1~2次；鼻旁窦炎每日3~4次，7天为1疗程。用治鼻炎103例，据观察。蜂巢咀嚼后至开始通气时间最快15~20s，最迟16min，平均55s至5分钟。经治后，绝大多数患者急性发作次数减少，发作间隔时间延长。本方法对变态反应性鼻炎比其他炎症性鼻炎较为敏感，单纯性鼻炎较肥大性鼻炎、鼻旁窦炎显效要快。--《新医药研究》薄慕真，1975，(2)：43

(29) **治疗产后缺乳**：取蜂窝1个(约10g，以枣树上的为佳)，入豆腐500g，丝瓜络10g，加水适量煎煮。食豆腐喝汤，每日2次，3天为1疗程。治疗产后缺乳35例，其中初产妇28例，经产妇7例；原发性缺乳16例，继发性缺乳19例；病程3天至半个月不等。治疗结果：显效(经治1个疗程，乳汁充足，能满足哺乳需要)19例，有效(经治1个疗程后，乳汁增多，基本满足哺乳需要)14例，无效(经治2个疗程乳汁不增)2例，总有效率94%。--《新中医》董自安，1990，(3)：9

(30) **治疗急性乳腺炎**：取露蜂房剪碎置于铁锅中，以文火焙至焦黄取出，碾为极细粉末。每次3g，用温黄酒冲服，每4h1次，3天为1疗程。1个疗程未愈者，可再服1个疗程。重症患者配合局部毛巾热敷。治疗26例，痊愈23例，进步1例，无效2例。平均治愈时间为2.1天。治愈率为88.4%，有效率为92.3%。据观察，病程越短，疗效越佳，大多可以消散痊愈。若已有化脓倾向者本方无效，应考虑手术治疗。服药期间未发现毒性反应和副反应。--《中

医杂志》杨中学，1963，(11)：407

（31）**治疗痈肿疮毒**：取露蜂房(炒至焦黄研末)粉 20g，猪胆汁(加 1 倍水煮沸凉后待用)液 30ml 混和，再加凡士林 30g 调成软膏。将药膏抹在敷料上贴患处，胶布固定，每日换药 1 次。治疗 30 例，除 1 例因异物刺伤化脓无效外，其余 29 例全部治愈。其中未化脓的 11 例经敷药 3～5 次即愈，疮口破溃 15 例，最多敷药 8 次而愈。本方法对体表化脓性感染的痈肿疮毒，如乳腺炎、急性化脓性腮腺炎、急性淋巴结炎，以及痈、疖、蜂窝组织炎等有较好的疗效。--《赤脚医生杂志》，1974，(3)：21

蚂蚁

【别名】 蚂蚁、蚁、玄驹、蚍蜉、马蚁《纲目》，黑蚂蚁《四川中药志》，大黑蚁《中国动物药志》。

【名释】 该虫像马一样劳作，且团结重情义，故名。

【来源】 为蚁科昆虫丝光褐林蚁 *Formica fusca* Linnaeus.等多种无毒蚂蚁的全体。

【昆虫形态】 蚁后体长约 13mm，工蚁体长 4～7mm。头圆三角形；复眼 1 对，椭圆形；单眼 3 个，品字排列；触角屈膝状，12 节。除足及触角淡栗褐色外（个别头、胸也呈栗褐色），全体漆黑，平滑有光泽。体表被丝状闪光绒毛。复眼大而凸出。触角较长，腹部粗大。蚁后前胸背板甚发达，中胸背板较小。足 3 对。胸部和腹部结合处有向上的鳞片 1 枚，相接处缩小成细柄状；腹部 5 节，每节前一半光亮，后一半糙暗，构成亮暗相间环带。见（图 1107）

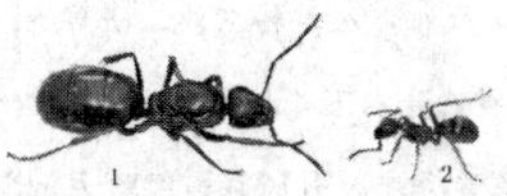

（图 1107）**丝光褐林蚁**（1.蚁后 2.工蚁）

【生长分布】 该蚁营群体生活，常筑巢于灌木林或林地边缘的石下、树桩中。常捕食小昆虫，但也取食花蜜和蚜虫蜜露。邹平各地均有分布。

【采收加工】 尽量选择阴雨天，在蚁群大部分归巢、数量集中时进行。要连蚂蚁带土装入布袋中带走。然后过筛取蚁，置 60℃水中迅速处死(水温高于 60℃时，蚁酸等药用成分会大量挥发)，晾干。

【主含成分】 全体含多种九碳到十九碳的饱和直链和支链烷烃，十三碳的不饱和烷烃，金合欢醇(*farnesene*)，高金合欢醇(*homofarnesene*)，甲酸(*formic acid*)，多种游离氨基酸，R，S-3，4-二氢-8-羟基-3，5，7-三甲基异香豆精(*3,4-dihydro-8-hydroxy-3-methylisocoumarin*)，α-皮黄质(*α-doradexanthin*)。含有维生素 B_1、B_2、B_3、C、D、E 等。微量原素含有锌、铁、硒、磷、钙等 28 种，其中 14 种为人体所需、尤其锌、硒〔生命之花、免疫之本〕含量最丰富，比自然界任何食品高 10～20 倍。还含有柠檬、蚁醛、胸蚁醛、柠蒙醛等特殊类化合物。还含有 ATP、多种酶和铺酸、生物碱、组织胺等生物活性物质；此处还有特殊的〔蚂蚁抗生素〕即后胸侧极腺素等特种抗菌素。

【药理】 蚂蚁及其制剂具有双向免疫调节作用，对免疫功能不足，有促进作用，对免疫功能过强，有抑制作用。能缓解急、慢性实验性炎症。有明显的镇痛和催眠作用。特别是补肾壮阳效果显著，有雄激素样作用，可促进性器官发育。还能增强胰岛内 β 细胞的功能，降低血糖。有保肝作用。蚂蚁体内合成大量ＡＴＰ，能抗疲劳，增强体力。具有显著清除自由基的效果，能延缓衰老，延长机体寿命。

【性味归经】 味咸、酸，性平。归肝、肾经。

【功用主治】 补肾益精，通经活络，解毒消肿。主治肾虚头昏耳鸣，失眠多梦，阳痿遗精，风湿痹痛，中风偏瘫，手足麻木，红斑性狼疮，硬皮病，皮肌炎，痈肿疔疮，毒蛇咬伤。

《本草拾遗》："独脚蚁，主疔肿疽疮，烧令黑，和油涂之。"

《药性考》："食之长力。"

《中国动物志》："清热解毒。治疗毒肿痛，蛇咬伤等。"

【用量用法】 内服：研末，2～5g，或入丸剂，或浸酒饮。外用：捣烂涂敷，适量。

【附方】 （1）**益气力，泽颜色，催乳汁，用于病后体力不足，产后缺乳等**：良种无毒蚁 9～15g，炒黄研面冲服。--《江苏中医杂志》1989，(11)：43

（2）**治男性不育症**：蚂蚁干粉每日 15g，1 次或分次口服，30 天为 1 疗程。本品能提高精子数量和质量。--《浙江中医杂志》1993，28(9)：401

（3）**治阳痿**：大蚂蚁 300 个，桑螵蛸 30g，九香虫 20g，人参；10g，淫羊藿 20g，韭子 30g，枸杞子 30g，佳枝 5g，白芍 15g。共研细末。每服 7～10g，每日 3 次，空腹用少许黄酒送下。--《吉林中医药》1989，(2)：6

（4）**治类风湿性关节炎，风湿性关节炎**：良种蚂蚁烘干粉碎，蜜丸。成人每次 5g，日服 3 次。--《中医杂志》1986，(7)：63

（5）**治手足麻木，全身窜痛(末梢神经炎或周围神经炎)**：白酒 0.5kg，泡大蚂蚁 60g，半月后即可应用。成人每次口服 15～30ml，早、晚各 1 次。--《上海中医药杂志》1989，(3)：35

（6）**治乙型肝炎表面抗原阳性**：良种山蚂蚁 50g，茵陈、生黄芪、三七各 10g，五味子、仙灵脾、鳖甲、虎杖各 5g。共研细粉，每次 5g，每日 3 次，饮后蜂蜜调服。儿童减半，3 个月为 1 疗程，一般用 2 个疗程。--《人民军医》1992，(11)：481

（7）**治小儿疳积**：用鸡蛋 1 个打入碗内，加水等量，然后将 1 蚂蚁粉 3g 兑入，和匀后隔水炖服。--《上海中医药杂志》1989，(3)：35

（8）**治疗毒肿痛**：黑蚂蚁、苍耳虫共舂绒涂。

（9）**治蛇咬伤**：黑蚂蚁舂绒涂。(8～9 方出自《四川中药志》1960 年版)

（11）**治疗类风湿性关节炎**：以蚂蚁为主(占 50%～70%)，佐以老鹳草、七叶一枝花、秦艽、穿山龙、千年健、；牛膝等制成复方蚁粉，作为基本方，治疗类风湿性关节炎及强直性脊柱炎 10000 例，成人每日服 15g，儿童酌减。对中、晚期患者，再加炮山甲、全蝎、蜈蚣、白花蛇等虫类药，或加制川乌、草乌；对活动期而有发热或经常用激素治疗的患者，宜加雷公藤，以防停用激素引起反跳。经过 6 个月治疗，临床治愈 1100 例；占 11%；显效 5000 例，占 50%；有效 3900 例，占 39%。未发现无效病例，更无恶化病例。--《江苏中医》吴志成，1990，(7)：10

鲫鱼

【别名】 鲫鱼《新修本草》，鲋《吕氏春秋》，鲼《说文》，鲫瓜子《中国药用动物志》

【来源】 为鲤科动物鲫鱼 *Carassius auratus* (Linnaeus) 的

肉。

【动物形态】 体侧扁，宽而高，腹部圆。体长可达 25cm 以上。头小，吻钝，吻长等于吻宽。口端位，呈弧形。眼大。下咽齿单行，成侧扁，倾斜面有一沟纹。鳃耙一般为 37～54，细长，呈披针形。鳞大形圆，侧线鳞 28～30。背鳍 3，15～19，起点在吻端至尾基距离的中间。臀鳍 3，5～6。背、臀鳍均有硬刺，后缘呈锯齿状。体呈银灰色，背部较深，各鳍均呈灰色。见（图 1108）

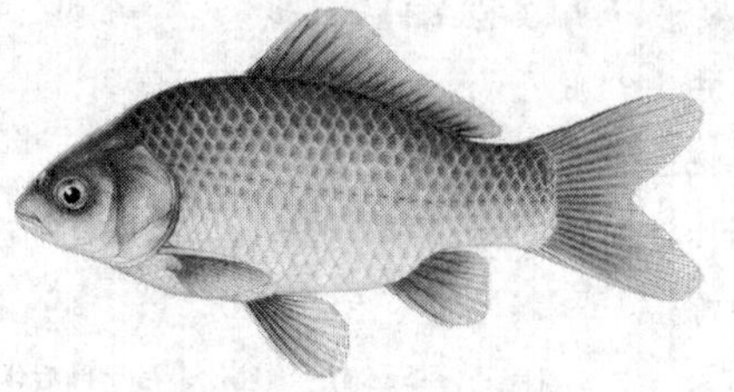

（图 1108）**鲫鱼**

该鱼的头（**鲫鱼头**）、骨（**鲫鱼骨**）、卵（**鲫鱼卵**）、胆囊（**鲫鱼胆**）均供药用，详见下述。

【生长分布】 多生长于水草较多之浅水域，对环境适应力强，属杂食性。邹平各地均有分布。

【采收加工】 四季均可捕捞，捕后，除去鳞、鳃及内脏，洗净，鲜用。

【性味归经】 味甘，性平。归脾、胃、大肠经。

【功用主治】 健脾和胃，利水消肿，通血脉。主治脾胃虚弱，纳少反胃，产后乳汁不行，痢疾，便血，水肿，痈肿，瘰疬，牙疳。

《别录》："主诸疮，烧，以酱汁和敷之，或取猪脂煎用；又主肠痈。"

《新修本草》："合莼作羹，主胃弱不下食；作鲙，主久赤白痢。"

《食疗本草》："平胃气，调中。益五脏，和莼作羹食良。"

《本草拾遗》："主虚羸，熟煮食之；鲙主五痔。"

《日华子》："温中下气，补不足；鲙疗肠澼水谷不调；烧灰以敷恶疮；又酿白矾烧灰，治肠风血痢。"

《滇南本草》："和五脏，通血脉，杀虫消积。"

《医林纂要·药性》："和胃健脾，去湿杀疳，治疸消肿。"

《药性切用》："行水利肠。"

《随息居饮食谱》："开胃，调气，生津，运食，和营，息风，清热，杀虫解热，散肿愈疮，止痢，止疼，消疳，消痔。"

《青岛中草药手册》："滋阴补肾。主治胃痛呕吐，消渴饮水，水肿，小肠疝气。"

《山东药用动物》"补脑，除恶核肿毒。主治走马牙疳、牙痛。"

【用量用法】 内服：煮食或煅研入丸、散，适量。外用：捣敷、煅存性研末撒或调敷，适量。

【使用注意】 《食疗本草》："食鲫鱼不得食砂糖，令人成疳虫。"

《绍兴本草》："热疾者尤不宜食之。"

《宝庆本草折衷》："忌猪肝。"

《纲目》："夏月热痢有益，冬月不宜。"

《药性切用》："泻痢忌之。"

《本草省常》："多食动火，同鸡食生癣疥，脚气人忌之，正月头有虫不可食。"

《随息居饮食谱》："外感邪盛时勿食，嫌其补也。煎食则动火。"

【附方】 （1）**治脾胃气冷，不能下食，虚弱无力**：鲫鱼半斤，细切，起作鲙，沸豉汁热投之，着胡椒、干姜、莳萝、橘皮等末。空心食之。--《食医心镜》

（2）**治脾胃虚弱不饮食，食后不化**：大活鲫鱼 1 条，紫蔻 3 粒(研末，放入鱼肚内)，再加生姜、陈皮、胡椒等煮熟食用。--《吉林中草药》

（3）**治翻胃**：大鲫鱼一个，去肠留胆，纳绿矾末，填满缝口，以炭火煅令黄干，为末。每服一钱，陈米饮调下，日三服。--《本事方》

（4）**治老人赤白痢，刺痛，不多食，瘦瘦**：鲫鱼肉七两，青梁米四两，橘皮末一分。上相和煮作粥，下五味、椒、酱、葱调和。空心食之，二服。--《安老怀幼书》

（5）**治脏毒下血，久远不瘥者**：五倍子不以多少，以鲫鱼一枚，约重四五两者，去肠胃鳞鳃。以药置鱼腹中，入瓶，以火煅微欲烟尽，取出为细末，温酒调下。--《百一选方》

（6）**治卒病水肿**：鲫鱼三尾，去肠留鳞，以商陆、赤小豆等份，填满扎定，水三升，煮糜去鱼。食豆饮汁，二日一作，小便利愈。--《肘后方》

（7）**治全身水肿**：鲜鲫鱼 1 条，砂仁面 6g，甘草末 3g。将鱼去鳞及内脏，洗净，将药面纳入鱼腹中，用线缝好，清蒸熟烂。分 3 次当菜吃。(忌盐、酱 20 天)。--《吉林中草药》

（8）**治肺经久受邪气，咳嗽喘急，痰涎壅塞，坐卧不得，困惫欲绝**：鲫鱼重一斤者，不去鳞肠，只于肚下近头处，开一孔，入信石一块，重一钱，令深入在内，却以鱼入竹筒内，外用青蒿捣泥固济，候干，火煅竹筒通红。候冷，出泥取鱼，去烧不过者，研细，入蚌粉三钱，研得所，丸如绿豆大，殊砂为衣。每服四丸，或五六丸，砂糖冷水下。临卧服之。忌热物。一方喘正急时，宜服之。不可过多丸数。--《普济方》引《家藏经验方》之"鲫鱼丸"

（9）**治气管炎**：鲫鱼 1 条，入尿中浸死，洗净去内脏，加胡椒 15g，陈皮 6g，瘦猪肉 60g，入腹内针缝合，水烧服。--《草药手册》(江西)

（10）**治诸疮肿**：鲫鱼一个，可重六两者。去肠，用柏叶碾细，入鱼腹内，用纸裹数重，次用黄泥固济，煅存性，候冷，碾成细末，轻粉一分同匀。如疮干，用麻油调，疮湿干用。--《普济方》之"乌金散"

（11）**治久疽鲫**：鱼破腹勿损，内白盐于腹中，以针缝之，于铜器中火上煎之令干，作末敷疽疮中。无脓者以猪脂和敷之。--《千金要方》

（12）**治淋巴结结核**：鲫鱼 1 条，红砒 6g。先将鲫鱼肚杂除去。红砒研粉，撒入鱼肚内，用线缝合鱼肚，放火上烤至鱼呈焦炭样(此时红砒变为红褐色)，打开鱼肚，用竹片(忌金属)将红砒取出研末，装瓶待用。用时取少许药面(如火柴头大)，撒入破口内，如疼痛难忍时，取樟丹 3g，以煤油调和后涂患处，可止痛。--《全国中草药新医疗法展览会资料选编》

（13）**治瘰疬**：用鲫鱼一条，约重四五两，破开不见火，去肠杂，将肥皂核塞满，外以纸包，再以泥包放炉火中煨成炭，取出，碗盖存性。研细末。每服一钱，白汤下。--《不知医必要》之"鲫鱼散"

（14）**治小儿白秃疮久不瘥**：鲫鱼一头重四两者，去肚肠，实填乱发，以湿纸裹烧为灰，细研，入雄黄末二钱，更研令匀。每用时，以泔清净洗疮，拭干，以腊月猪脂调涂之，生油调亦得。--《圣惠方》

（15）**治牙齿急疳，唇口赤疮出者**：鲫鱼一枚(长三寸者，开肚，满填盐，烧鱼焦)，石胆半两，雄黄一分。上都研如面，先以泔汤洗口及疮上，用散贴之，每日三五上，夜后漱口后贴之。--《圣惠方》之“石胆散”

（16）**治痔漏热痛**：鲫鱼一枚，破开去肠杂，入谷精草填满，用麻皮缚定，以泥固，糠火煅存性，上为细末，入龙脑少许，蜜调敷之。--《古今医统》

（17）**治乳痈红肿方**：活小鲫鱼一尾，剖去肠，同生山药寸许，捣烂涂之，少顷发痒即愈。屡验，无山药，即芋艿亦可。--《沈氏女科辑要》

（18）**治产后无乳汁**：①鲫鱼一斤，蛴螬五枚。上二味，依常煮羹，食后食之。--《圣济总录》 ②鲫鱼500g，去鳞和内脏，加黄豆芽或通草适量，一同煮熟，连汤带肉吃下。--《常见药用动物》

（19）**治消渴饮**：水鲫鱼一枚。去肠留鳞，以茶叶填满，纸包煨熟，食数枚。--《活人心统》

（20）**治妇人血崩**：鲫鱼一个，长五寸者。去肠，入血竭、乳香在内，绵包，烧存性，研末。每服三钱。热酒调服。--《摘玄方》）

（21）**治产后臂痛抽筋**：活鲫鱼(250g重)1条，将鱼切成2寸长小块，不去鳞肠，用香油炸焦。服后饮热黄酒120g，取微汗。--《吉林中草药》

（22）**治隔气吐食**：大鲫鱼去肠留鳞，以大蒜片填满，纸包十重，泥封，晒半干，炭火煨熟，取肉，和平胃散末一两，杵丸梧子大，密收，每服三十九，米饮服。--《经验方》

（23）**治噤口痢鲫**：鱼一枚，不去鳞、鳃，下作一窍，去肠肚，入白矾一栗子大，纸裹，煨令香熟，令病人取意用盐，醋食之。--《百一选方》

（24）**治齿漏疳宣露，脓血出**：大鲫鱼一枚，砒霜一分，干地黄末一两。上药，先割破鲫鱼腹，去肠，入砒霜及地黄末，以纸裹鱼，入火烧，烟绝，取出，去其纸灰，更入白矾灰、麝香少许，细研为散。每用半钱，掺湿纸片子上，贴患处。--《圣惠方》之“鲫鱼散”

（25）**治小肠疝气**：每顿用鲫鱼一个。同茴香煮食。--《生生编》

（26）**治妇人血崩**：鲫鱼一个，长五寸右。去肠，入血竭、乳香在内，绵包，烧存性，研末。每服三钱，热酒调服。--《摘元方》

（27）**治臁胫生疮**：中鲫鱼三尾洗净，穿山甲二钱。以长皂荚一挺，劈开，两片夹住扎之，煨存性，研末。先以井水洗净脓水，用白竹叶刺孔贴之，候水出尽，以麻油、轻粉调药敷之，日一次。--《仁斋直指方》

（28）**治小儿齁喘**：活鲫鱼七个。以器盛，令儿自便尿养之，待红，煨熟食。一女年十岁，用此永不发也。--《濒湖集简方》

（29）**下乳汁**：鲫鱼长七寸，猪脂半斤，漏芦八两，石钟乳八两。上四味，切猪脂，鱼不须洗治，清酒一斗二升合煮，鱼熟药成，绞去滓，适寒温分五服饮，其间相去须臾一饮，令药力相及。

（30）**治瘭疽着手足肩背，忽发累累如赤豆，剥之汁出者**： 鲫鱼长三寸者，乱发鸡子大，猪脂一升。上三味，煎为膏，敷之。

（31）**治小儿天灶火丹**：鲫鱼肉(锉)五合，赤小豆末五台。上二味和捣，少水和敷之。

（32）**治小儿头不生发**：鲫鱼烧灰，末，以酱汁和敷之。（29～32方均出自《千金方》）

鲫鱼头 味甘，性温。归肺、大肠经。止咳，止痢，敛疮。主治咳嗽，痢疾，小儿口疮，黄水疮。内服：烧存性研末，3～6g。外用：烧存性研末调敷，适量。

附方 (1)**治痢疾**：(鲫鱼)头烧存性研末，每次5g，每日3次。--《中国动物药》

（2）**治面疮出黄水**以：鲫鱼头烧灰研末，和酱清汁敷上，一日易。--《小儿卫生总微论方》

（3）**治产后阴肿，下脱肠出，玉户不闭鲫**：鱼头焙干，为末。半服半搽即收上。--《卫生易简方》

鲫鱼骨 杀虫，敛疮。主治疮肿。外用：烧灰研末敷，适量。

附方 （1）**治恶疮**：鲫鱼骨烧灰敷之。--《卫生易简方》

（2）**治诸疮未溃**(：鲫鱼)骨烧灰，香油调成糊状，涂患处。--《中国动物药》

鲫鱼子 味甘，性平。归肝经。调中，补肝，明目。主治目中障翳。煮食，适量。《纲目》：“忌猪肝。”《调燮类编》：“子与麦门冬杀人。”

鲫鱼胆 味苦，性寒，有毒。归肺、肝经。清热明目，杀虫，敛疮。主治消渴，砂眼，疳疮，阴蚀疮。外用：点眼、滴鼻或调涂，适量；内服：调和它药。本品有毒，不宜直接吞服，肝、肾功能不全者禁服。

附方 （1）**治渴疾饮水不止**：白浮石、蛤粉、蝉壳(去头、足)各等份。上细末，用鲫鱼胆七个，调三钱服，不拘时候。--《本事方》之“神效散”

（2）**治泪眼**：鲫鱼胆七个，人乳一盏。和匀，饭锅上蒸一两次。点眼，其泪自收。--《串雅内编》

（3）**治砂眼**：冰片0.3g，琥珀0.6g。共研细末，大鲫鱼胆5个调涂。--《中药大辞典》

（4）**治小儿脑疳鼻痒，毛发作穗，面黄羸瘦**：鲫鱼胆滴于鼻中，连二五日用之。--《圣惠方》

（5）**治阴生疮**：用鲫鱼胆搽。--《卫生易简方》

金鱼

【别名】 金鱼《纲目》，朱砂鱼《纲目拾遗》，锦鱼《中国药用动物志》，金鲫鱼。

【来源】 为鲤科动物金鱼 *Carassius auratus* (Linnaeus) *var.*Goldfis 的肉或全体。

【动物形态】 为鲫鱼之变种，似鲤鱼而无口须。人工养殖后，体型变异甚大。体长一般在6～10cm。头腹俱大，而显粗短；尾分单尾与双尾。头部变化大，有平头、狮头、鹅头及绒球等多种，除平头外多生有草莓状瘤。眼凸出，眼球膨大，其形状有龙眼、朝天眼、水泡眼等。鳃有正常鳃和反鳃；鳞片除正常鳞外，尚有透明鳞和珍珠鳞，侧线鳞22～28。鳍大，背鳍有或无；臀鳍有单鳍和双鳍；尾鳍多分为3叶或4叶而披散。体的颜色变化大，有灰、黑、白、紫、蓝、橙红、古铜、杂斑、五花等色。见下（图1109）

【生长分布】 原产中国。作为观赏鱼，邹平各地均有养殖。

【采收加工】 随时捞取，洗净，用全体或剖腹除去内脏，鲜用或焙干。

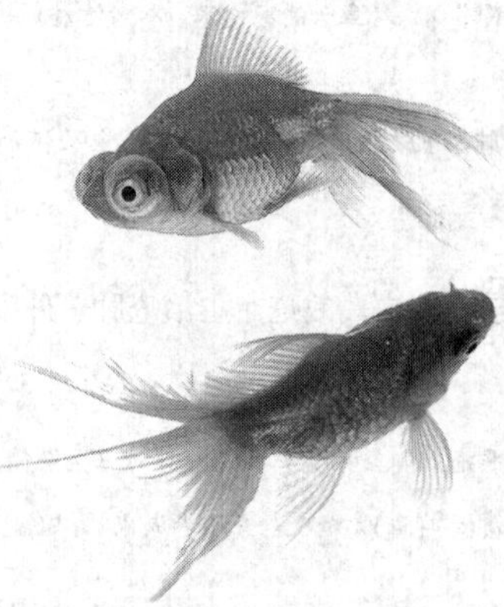

（图 1109）**金鱼**

【性味归经】 味苦、微咸，性寒。归肺经。

【功用主治】 利尿清热，解毒。主治水臌，黄疸，水肿，小便不利，肺炎，咳嗽，百日咳。

《纲目拾遗》："解服卤毒。治疯癫，石臌，水臌，黄疸。"

《中国动物药》："利尿，解毒。治肺炎，咳嗽，百日咳，肋膜炎，黄疸，水肿，心脏病。"

【用量用法】 内服：煎汤，1～3条，或捣烂绞汁，或煅存性研末，每次1条。

【附方】 （1）**治疯癫，石臌，水臌，黄疸**：红色金鱼一个(取三尾者)，甘蔗大者一枝，同捣烂，绞汁服，吐出痰涎愈。--《慈航活人书》

（2）**治百日咳，肋膜炎**：金鱼5尾烧存性，研末，均5次眼。

（3）**治水肿，小便不利**：金鱼3尾，赤小豆50g，煎煮极熟，食鱼、豆，饮汁.（2~3方出自《中国动物药》）

（4）**解服卤毒**：金鱼一二枚捣之，灌下，吐出涎水自苏。--《纲目拾遗》

草鱼

【别名】 鲩鱼《本草拾遗》，鲜鱼《尔雅》(郭璞注)，鰀鱼《纲目》，混鱼《通雅》，草鲩、草青、草根、混子《中国经济动物志·淡水鱼类》。

【来源】 为鲤科动物草鱼 *Ctenopharyngodon idellus* (Cuvier et Valenciennes) 的肉。

【动物形态】 草鱼体型延长，可达90cm，或更长。躯干部略呈亚圆筒形，尾部侧扁，无腹棱、头中等大，吻宽而平扁，口端位弧形，上颌稍有突出。鳃耙短小呈棒形，排列稀疏。下咽齿2行，为梳状栉齿，具斜狭下凹嚼面，边缘具斜条状沟纹。鳞片颇大，圆形。侧线微弯，侧线鳞39～46，向后延至尾柄正中。背鳍3，7，无硬棘，起点与腹鳍起点相对，距吻端较距尾鳍基稍远。臀鳍3，8，无硬刺，起点距腹部基部较距尾鳍基为近。鱼体呈茶黄式，背部青灰，腹部灰白，胸鳍和尾鳍带灰黄色，其余各鳍较淡。幼鱼的头长和眼径相对地较成鱼为大，尾柄长，眼间距较成鱼为小。体呈茶黄色，背部青灰色，腹部银白色，各鳍浅灰色。见（图1110）

草鱼外观很象青鱼，但两者体色有别。草鱼体色茶黄带灰，偶鳍灰黄色，而青鱼体色呈青黑色，偶鳍在白色腹部的映衬下更加显得青黑。

该鱼的胆囊（**草鱼胆**）也供药用，详见下述。

【生长分布】 为草食性鱼类，生活于近岸多水草区域，为中下层鱼类。邹平各地均有养殖。

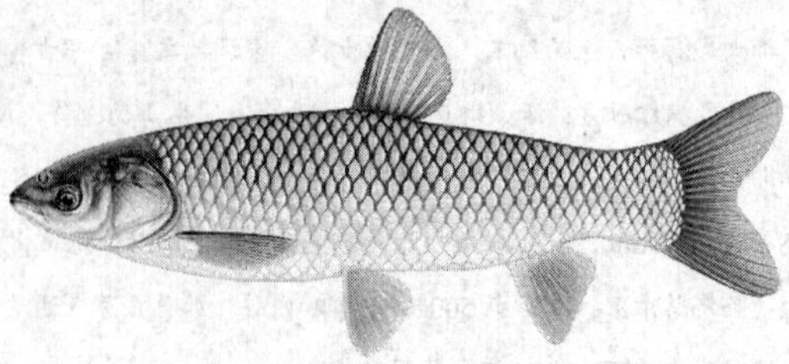

（图 1110）**草鱼**

【采收加工】 随时捕捞，洗净，鲜用。

【性味归经】 味甘，性温。归脾、胃经。

【功用主治】 平肝祛风，温中和胃。主治虚劳，肝风头痛，久疟，食后饱胀，呕吐泄泻。

《纲目》："暖胃和中。"

《医林纂要·药性》："平肝祛风。治痹，截疟，其头蒸食尤良，可截久疟。治虚劳及风虚头痛。"

《广西民族药简编》："治慢性痢疾。"

《中国动物药》："治消化不良，食后胀饱，呕吐，泄泻。"

【用量用法】 内服：煮食，100～200g。

【使用注意】 不宜久服。鱼胆有毒，不宜内服。

《医林纂要·药性》："助火发疮。"

【附方】 （1）**治肝阳上亢、高血压、头痛**：鲜草鱼500g，去鳞、鳃及肠杂，先用植物油炸至金黄色，与去皮的冬瓜500g同煮汤，食盐调味食用。

（2）**治伤风感冒**：草鱼肉片100g，生姜片15g，米酒30~60g，水半碗放锅内煮开，加入上三味料，放少量上等鱼露调味，煮熟趁热连肉带汤吃。每日2次。

（3）**治虚劳及血虚头痛**：鲜草鱼头1个，当归头15g，川芎10g，蒸炖食用，每日1次。

（4）**治消化不良**：草鱼肉(适量)，麦芽10g，山楂30g，陈皮10g。水煎服，每日2次。

草鱼胆 味苦，性寒，有毒。清热利咽明目，祛痰止咳。主治咽喉肿痛，目赤肿痛，咳嗽痰多。鲜用。外用：胆汁滴耳、滴眼或搽，适量；内服：入丸、散，1.5～2g。注意：肝、肾功能不全者禁服。

附方 （1）**治小儿咽喉痹肿、乳食难下**：鲩鱼胆二枚，灶底土一分(研)。上件药，相和，调涂咽喉上，干即易之。--《圣惠方》

（2）**治烫火伤**：刘寄奴研末，草鱼胆汁适量(必须足以渗润药末)，盐少许，调匀，涂伤处。

（3）**治暴聋**：（草鱼）胆1个，加入冰片少许，滴入耳中。(2~3方出自《中国动物药》)

鲤鱼

【别名】 鲤鱼《本经》，红鲤鱼、赤鲤鱼等。

【名释】 《纲目》云："鲤鳞有十字文理，故名鲤。"

【来源】 为鲤科动物鲤 *Cyprinus carpio* Linnaeus 的肉或全

体。

【动物形态】 鱼体呈梭形，侧扁，背部灰黑。体长可达 30cm 以上。头宽阔，吻钝。口端位，呈马蹄形，触须 2 对，眼小，位于头纵轴的上方。下咽齿 3 行，内侧的齿呈臼齿形。鳞大，侧线鳞 33～39。鳃耙一般为 18～22。背鳍 3，15～21，第 3 硬刺坚强，后缘有锯齿。鳍，3，5，第 3 硬刺后缘也有锯齿。侧线的下方近金黄色，腹部淡白色。背、尾鳍基部微黑。雄鱼尾鳍和臀鳍橙红色。见（图 1111）

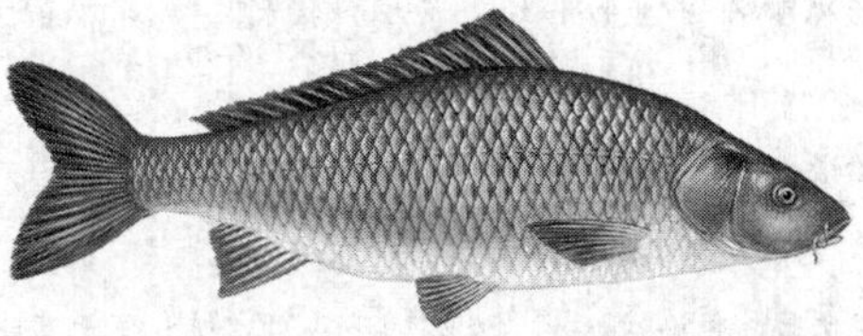

（图 1111）**鲤鱼**

该鱼的鳞（**鲤鱼鳞**）、皮（**鲤鱼皮**）、血（**鲤鱼血**）、脑（**鲤鱼脑**）、齿（**鲤鱼齿**）、胆（**鲤鱼胆**）、肠（**鲤鱼肠**）均供药用，详见下述。

【生长分布】 多栖息于江河、湖泊、水库、池沼的松软底层和水草丛生处。邹平各地均有分布。

【采收加工】 随时网捕、垂钓，鲜用。

【性味归经】 味甘，性平。归脾、肾、胃、胆经。

【功用主治】 健脾和胃，利水下气，通乳，安胎。主治胃痛，泄泻，水湿肿满，小便不利，脚气，黄疸，咳嗽气逆，胎动不安，妊娠水肿，产后乳汁稀少。

《别录》："主咳逆上气，黄疸，止渴；生者主水肿脚满，下气。"

《药性论》："治咳嗽。"

《本草拾遗》："主安胎。胎动、怀妊身肿，为汤食之。破冷气痃癖气块，横关伏梁。"

《滇南本草》："治痢疾，水泻，冷气存胃。"

《纲目》："煮食，下水气，利小便；烧末，能发汗，定气喘咳嗽，下乳汁，消肿，止反胃及恶风入腹。"

《本经逢原》："治便血。"

《医林纂要·药性》："和脾养肺，平肝补心。"

《得配本草》："止肠澼，散血滞。"

《随息居饮食谱》："涤饮，治妊娠子肿，数痫肿，骨疽。"

【临床应用】 （1）**用于胃痛，泄泻，痢疾**。鲤鱼性平味甘，能健脾开胃。配伍消积化食之鸡内金、温中健胃之胡椒、生姜，可治胃痛、消化不良。

（2）**用于水湿肿满，小便不利，湿脚气，黄疸**。鲤鱼尤善利水消肿，凡水肿胀满，均可单用淡煮服食。亦可与它药配伍。《医方摘要》治水肿腹胀，与白矾合用。《外台》治遍身浮肿，则以之与赤小豆同煮。如配以茶叶、食醋，可治慢性肾炎水肿。治湿脚气，可同大蒜、饭豆同煮食。

（3）**用于咳嗽气喘**。鲤鱼能下气，同川贝粉同用，可治久咳气喘。

（4）**用于胎动不安，妊娠水肿，产后乳汁不通或稀少**。鲤鱼不仅善于利水，又能安胎，如治妇女妊娠子肿，可同赤小豆煮食。胎间有水气而胎动不安者，可配白术、茯苓、当归健脾护胎之品，如《千金方》鲤鱼汤。《圣惠方》治伤胎下血后胎动不安者，常与阿胶、糯米等煮食。鲤鱼又能通乳，若产后乳汁不通或稀少，单用煮汤或研末服均可。

（5）**其他作用**：本品单用或配伍其他药，可治肺痈、乳痈、痔疮出血、肿毒、小儿木舌等证。

【用量用法】 内服：蒸汤或煮食，100～240g。外用：烧灰，醋调敷，适量。

【使用注意】 风热者慎服。

《本草衍义》："食之，多发风热。"

《饮膳正要》："天行病后不可食，有宿瘕者不可食。"

【附方】 （1）**治胃痛、胸前胀痛、消化不良**：鲤鱼 250g，加胡椒 1.5g，生姜 3 片，鸡内金 9g，荸荠 63g。共蒸汤服。--《山东药用动物》

（2）**治久痢噤口，病势欲绝**：金丝鲤鱼一尾，如常治净，用盐、酱、葱、胡椒末煮食。--《鲟溪单方选》

（3）**治老人水气病，身体肿，闷满气急，不能食，皮肤欲裂，四肢常疼，不可屈伸**：鲤鱼十两，葱白一握，麻子一升(熬，细研)。以水滤麻子汁和煮作臛，下五味椒、姜，调和，空心时渐食之。--《安老怀幼书》

（4）**治单腹胀**：用大鲤鱼一个，巴豆四十粒，将鱼剐了，将鱼脊割开两刀，将巴豆下在两刀路合住，用纸包裹，慢火烧熟，去豆；食鱼，米汤下。--《万病回春》之"化龙丹"

（5）**治慢性肾炎**：鲜大鲤鱼 500g 一条(去鳞及内脏)，醋 30g，茶叶 6g。共放入锅内加水炖熟，空腹吃(一次吃不完，可分二次)。--《全国中草药汇编》

（6）**治妊娠内伤动胎，腹里疞痛**：鲤鱼一头(重一斤者，去鳞鬣及肠胃，细切，去骨)，苎根二两(干者净洗，锉)，糯米五合。上以水三碗，先煎苎根，取汁二碗，去滓，下米并鱼，煮粥入五味，空腹食之。--《普济方》

（7）**治妊娠胎脏壅热，不能下食，心神躁闷**：鲤鱼一头(长一尺者，治如食法)，生姜一两(切)，豆豉一合，葱白一握(去须，切)。上以水五升，煮鱼等令熟，空腹和汁食之。--《普济方》之"鲤鱼汤"

（8）**治产后乳汁不足**：鲤鱼 200g，木瓜 250g，煎汤吃。

（9）**治妇女月经不调，膜痛，心慌头昏**：鲜鲤鱼 250g，当归 15g，赤小豆 50g，生姜少许，米酒适量。共煎汤服之。8～9 方出自《常见药用动物》

（10）**治产后腹痛**：赤鲤鱼烧灰，酒调服之。--《普济方》

（11）**治肺痈已成未成，胸中隐痛，咯吐脓血**：金色活鲤鱼一尾(约四两重)，贝母一钱。先将鲤鱼连鳞剖去肚肠，勿经水气，用贝母细末掺在鱼肚内，线扎之。用上白童便半大碗，将鱼浸童便内，重汤炖煮，鱼眼突出为度。少顷取出，去鳞、骨，取净鱼肉浸入童便内炖热。肉与童便作二三次一日食尽。--《外科正宗》之"金鲤汤"

（12）**治凡肿毒已溃未溃**：鲤鱼烧灰，醋调涂。以差为度。--《卫生易简方》

（13）**治阴中生虫，亦治茄子疾**：大鲤鱼一个，去头、皮，入硫黄一两。黄泥固，用火煅烟尽，为末，米糊丸，如桐子大。每服二十丸，温酒下。--《济阴纲目》之"硫鲤丸"

（14）**治诸癞风等疾**：鲤鱼一斤，治净，明矾末四两，醃一两，日煎吃。--《普济方》

（15）**治疗妊娠水肿**：红鲤鱼1条(250g 左右)，茯苓 60g。先把鲤鱼洗净去鳞，除掉鱼鳃和内脏。加入茯苓及清水1000ml，用文火煎成500ml，分2次温服。每日1剂，连服20天。共治疗135例，治愈50例，显效50例，好转30例，无效5例。总有效率达96.2%。-- 《广西中医药》张达旭，1990，(3)：7

鲤鱼鳞 散血，止血。主治血瘀吐血、衄血、崩漏，带下，产后瘀滞腹痛，痔瘘。内服：烧灰研末，3～6g。

附方 （1）**治产伤尿脬，茶水入口即尿**：大鲤鱼一尾只取鳞，用油炸，令酥脆，加盐、醋、姜、葱拌匀，蒸食之。--《疑难急症简方》

（2）**治诸鱼骨鲠在喉中**：鲤鱼皮鳞不拘多少，烧灰研细。每服二钱匕，新汲水调下，未出更服。-- 《圣济总录》之"鱼鳞散"

鲤鱼皮 安胎，止血。主治胎动不安，胎漏，骨鲠。内服：煎汤，或烧灰，适量。

附方 **治胎动腹痛或胎漏**：鲤鱼皮、酒当归、白芍、熟地、阿胶、酒川断、川芎、炙草等分。每粗末四钱加苎根少许，姜五片，水煎。-- 《妇科玉尺》

鲤鱼血 解毒消肿。主治小儿火丹，口唇肿痛，口眼㖞斜。外用：适量涂敷。

附方 （1）**治小儿火丹赤如朱，走皮中**：鲤鱼血敷之。-- 《千金要方》

（2）**治唇黑肿，疼痛不可忍**：鲤鱼血磨墨涂之。-- 《圣惠方》

（3）**治口眼歪斜**：鲤鱼血、白糖各等份。搅匀后涂之，向左歪涂右，向右歪涂左。-- 《吉林中草药》

鲤鱼脑 味甘，性平。归肝、肾经。明目，聪耳，定痫。主治青盲，暴聋，久聋，诸痫。鲜用。外用：溶化灌耳，或捣烂点眼，适量；内服：煮食，适量。

附方 （1）**治耳聋有脓，不瘥，有虫**：捣桂和鲤鱼脑，(绵裹)纳耳中，不过三四度。-- 《千金要方》

（2）**治耳聋久不瘥**：鲤鱼脑髓二两，粳米三合。煮粥，以五味调和，空腹食之。-- 《圣惠方》之"鲤鱼脑髓粥"

（3）**治肾热耳聋，有脓血溜，日夜不止**：鲤鱼脑一枚，鲤鱼肠一具，乌麻子一升。上三味，先捣乌麻令碎，次入二味相和，微火熬。以暖布裹薄耳，两食顷开之，当有白虫出，复更作药。若两耳并脓，分药于两耳中用。若一耳，即于一面薄之。-- 《圣济总录》

（4）**治眼青盲**：鲤鱼脑一枚，鲤鱼胆一枚。上件药，相和调匀，日三四度点之。-- 《圣惠方》

鲤鱼齿 利水通淋。主治淋证，小便不通。内服：研末，0.3～lg。

附方 （1）**治石淋**：鲤鱼齿一升，贝齿一升。捣筛，以三岁苦酒和，分为三服。宿不食，旦服一分，日中服一分，暮服一分。-- 《外台》引集验方

（2）**治卒淋**：鲤鱼齿烧灰，酒服方寸匕。-- 《养生必用方》

（3）**治小便不通**：鲤鱼齿烧灰，末，酒服方寸匕，日三。-- 《千金要方》

鲤鱼胆 味苦，性寒，有毒。归肝、心经。清热明目，退翳消肿，利咽。主治目赤肿痛，青盲障翳，咽痛喉痹。内服：入丸、散，1～2.5g。外用：胆汁点、涂，适量。本品有毒，不宜吞服较大鱼胆，肝、肾功能不全者禁服。

附方 （1）**治眼飞血赤脉及痛**：鲤鱼胆五枚，黄连(去须，捣为末)半两。上二味，取胆汁调黄连末，纳瓷合盛，于饭上蒸一次，取出，如干，即入少许蜜，调似膏。日五七度，涂敷目眦。-- 《圣济总录》之'鱼胆敷眼膏"

（2）**治内障眼**：鲤鱼胆同脑子研匀，贴太阳穴。--《卫生易简方》

（3）**治喉痛**：鲤鱼胆汁熬干研末，加少许元明粉、冰片调匀，吹喉头，每日2～3次。-- 《海洋药物民间应用》

（4）**治沈唇疮**：鲤鱼胆一枚。上一味，取汁磨墨相和，涂之。-- 《圣济总录》

（5）**治慢性中耳炎**：将耳内脓汁擦净，然后将鲜鲤鱼胆汁滴人耳中，用棉填塞耳孔，每日1次。-- 《全国中草药汇编》

（6）**治阴痿**：雄鸡肝一具，鲤鱼胆四枚。上二味，阴干百日，末之，雀卵和，吞小豆大一丸。-- 《千金要方》

（7）**治男子茎肿**：用鲤鱼胆敷。-- 《调燮类编》

鲤鱼肠 解毒，敛疮。主治聤耳，痔瘘，肠痈。外用：捣敷或塞耳，适量；内服：煮食，适量。

附方 **治耳聋有脓，不瘥，有虫鲤**：鱼肠一具(切)，酢三合。上二味和捣，帛裹内耳中，两食顷当闷痛，有白虫著药，去之，更入新者，虫尽乃止。-- 《千金要方》

白鲦

【别名】 鮂《毛涛笺》，黑鲹《尔雅》，餐鱼《埤雅》，参鱼、肉条鱼《尔雅翼》，鲦鱼、鮤鱼《纲目》，白漂子《黑龙扛流域鱼类》，鮤鲦、鲹子、青鳞子《中国经济动物志·淡水鱼类》，苦槽仔，海鲢仔，奇力仔，白条，白鳊，尖嘴子，浮鲢，白钢子（雌）/红钢子（雄）。

【名释】 《尔雅翼》："其形纤细而白，故曰白鲦。鲦，条也。"

【来源】 为鲤科动物鲦鱼 *Hemiculter leucisculus* (Easilewsky) 的肉。

【动物形态】 体延长而侧扁，一般长10～15cm。体被中小圆鳞，背缘较平直，腹缘稍凸，腹棱自胸鳍下方至肛门。头稍尖，侧扁。吻短，吻长大于眼径。口端位，斜裂。眼中大，眼间宽而微凸，其间距大于眼径。下咽齿3行，圆锥形，末端尖成钩状。鳃耙15～20。侧线鳞45～57，侧线完全，在胸鳍上方向下急剧弯折，成一角度，沿腹侧行至臀鳍基部处复又向上弯折，然后沿着尾柄中线直达尾鳍基部。背鳍3，7，起点在腹鳍起点的后上方。胸鳍不达腹鳍，腹鳍不达肛门。臀鳍软条3，11～14。尾鳍深叉。全身银白色，无其它任何花纹，体背淡青灰色，尾鳍边缘灰黑色，雄性在繁殖季节身体变成红蓝相间的彩色。见（图1112）

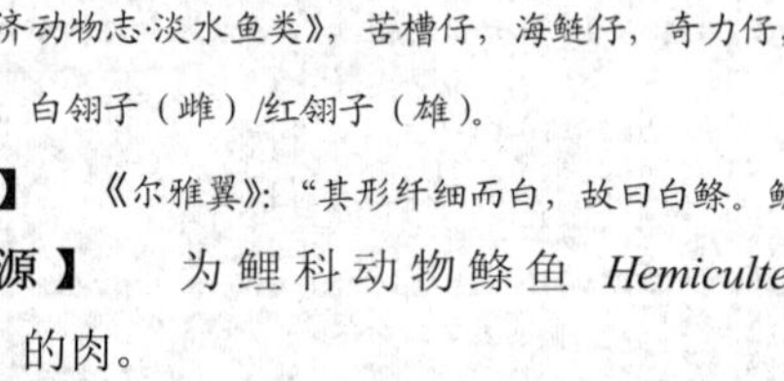

（图1112）**鲦鱼**

【生长分布】 为中上水层杂食性鱼类。从春至秋常集群于

沿岸浅水区游动觅食。邹平各地广布。

【采收加工】 四季均可捕捞，捕得后，除去鳞片及内脏，洗净，鲜用。

【性味归经】 味甘，性温。归胃、大肠经。

【功用主治】 温中止泻。主治胃脘冷痛，肠寒泄泻。

【用量用法】 内服：煮食，100～200g。

鲢鱼

【别名】 鲢鱼《纲目》，鱮《诗经》，鱮鱼、白鱮《埤雅》，白脚鲢《医林纂要-药性》，鲢子《广雅疏证》，白鲢、洋胖子《中国经济动物志·淡水鱼类》，白叶《中国药用动物志》。

【名释】 陆佃：“好群行相与也，故曰鱮，相连也，故曰鲢。”

【来源】 为鲤科动物鲢鱼 *Hypophthalmichthys molitrix* Val. 的肉。

【动物形态】 体侧扁，头较大，约为体长的 1/4，但远不及鳙。口阔，端位，下颌稍向上斜，吻短，眼小，位于头侧中轴之下。咽头齿 1 行，草履状而扁平。鳃耙特化，愈合成一半月形海绵状过滤器。腹部狭窄，腹棱自胸鳍直达肛门。体被小圆鳞。侧线鳞 108～120，广弧形下弯。背鳍 3，7，无硬棘，较短，其起点距吻端与尾鳍基约相等。臀鳍 3，12～13，中等长，起点在背鳍基部后下方。胸鳍 7，8，下侧位，可伸达或略超过腹鳍基部。腹鳍 1，7～8，起点距胸鳍比距臀鳍为近，长不达肛门。尾鳍深叉状。腹腔大，腹膜黑色。鳔 2 室，前室长而膨大，后室末端小而呈锥形。体背侧面暗灰色，下侧银白色，各鳍淡灰色。鲢鱼性急躁，善跳跃。见（图 1113）

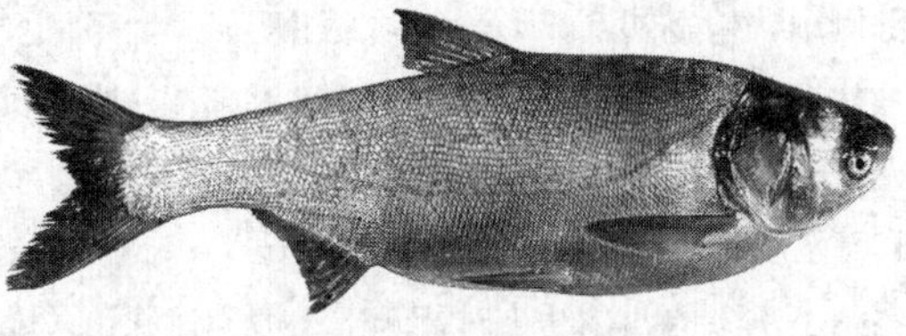

（图 1113）**鲢鱼**

【生长分布】 鲢鱼属中上层鱼。邹平各地均有养殖。

【采收加工】 四季均可捕捞，捕得后，除去鳞片及内脏，洗净，鲜用。

【性味归经】 味甘，性温。归脾、胃经。

【功用主治】 温中益气，利水。主治脾胃虚弱，久病体虚，咳嗽，气喘，水肿。

《纲目》：“温中益气。”

《药性切用》：“调中益气。”

《随息居饮食谱》：“暖胃，补气，泽肤。”

《中国动物药志》：“利水。主治久病体虚，水肿。”

【用量用法】 内服：煮食，100～250g

【使用注意】 患痘疹、疟疾、痢疾、目疾及疮疡者慎服。

《纲目》：“多食令人热中发渴，或发疮疥。”

《随息居饮食谱》：“痘疹、疟、痢、目疾、疮家皆忌之。”

【附方】 **治疗水肿**：鲢鱼一条，赤小豆 30g，炖食。

泥鳅

【别名】 《滇南本草》鳛、鳝《尔雅》，鳝、鲉、鰼《广雅》，泥鳝《尔雅》(郭璞注)，委蛇《达生篇》，鳅鱼《本草拾遗》，鳝鱼《纲目》，粉鳅《药性切用》，和鳅《泉州本草》。

【名释】 泥中啾啾，故名泥啾，泥鳅。

【来源】 为鳅科动物泥鳅 *Misgurnus anguillicaudatus* (Gantor)、花鳅 *Cobitis taenis* Linnaeus 的全体。

【动物形态】 （1）**泥鳅** 体细长，长约 15cm，前段略呈圆筒形，后部侧扁，腹部圆。头尖，吻部向前突出。口小，下位，呈马蹄形。唇软，具有细皱纹和小突起，眼小。须 5 对；吻须 1 对，上下颌须各 2 对，吻须和上颌须之长均与吻长相等，下颌须外侧的 1 对其长为上颌须长的 1/2，而为内侧 1 对的 2 倍。鳞极细小，圆形，埋于皮下，侧线鳞 150 左右，头部无鳞。背鳍Ⅱ7，无硬刺，起点在腹靖之前或相对。臀鳍Ⅱ5～6，起点在背鳍末端之后。腹鳍短小。尾鳍圆形，尾柄上下边缘向外扩展。体背及两侧灰黑色，体部、头部和各鳍上均有许多黑色斑点，背鳍和尾鳍鳍膜上的斑点排列成行，尾柄基部有一黑点，其它各鳍灰白色。见(图 1114-1)

（2）**花鳅** 与泥鳅的主要区别：体长 4～12cm，为体高的 6～7 倍，为头长的 4～6 倍。头很侧扁。眼间隔狭窄。吻颇长，眼小，侧位而高，有小而直立两叉须。鼻孔近于眼，背鳍无硬棘，始点为腹鳍前上方，胸鳍不达腹鳍，腹鳍不达臀鳍。尾鳍圆形。侧线完全。鳞很小。背部及体侧各有较大黑斑点一行，另有三行小点于体侧上部，尾鳍上方有一明显黑点，背、尾鳍有几条黑斑，头上有许多小黑点，有条黑纹由吻达眼。见(图 1114-2)

泥鳅及花鳅身上刮取的粘液（**泥鳅滑液**）也供药用，详见下述。

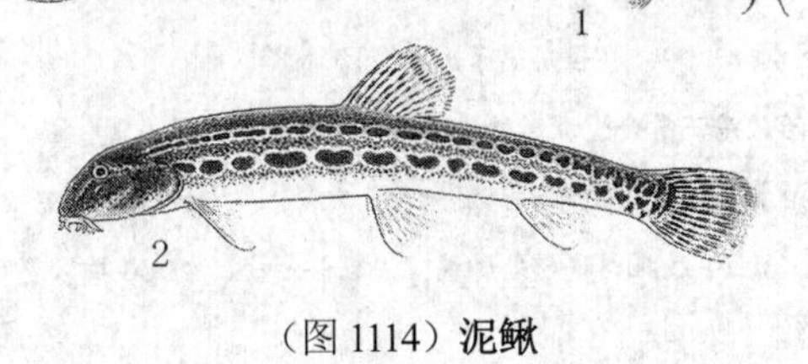

（图 1114）**泥鳅**

1.泥鳅 2.花鳅

【生长分布】 泥鳅喜栖于静水的底层，常出没于湖泊、池塘、沟渠和水田底层富有植物碎屑的淤泥表层，对环境适应力强，天气闷热时浮出水面呼吸，水干涸则钻入泥土中。花鳅喜居于泥底较肥的浅静水中，以高等植物叶片为食。邹平各地均有分布。

【采收加工】 常年均可捕捞，捕后，除去内脏，洗净，鲜用或晒干。

【性味归经】 味甘，性平。归脾、肝、肾经。

【功用主治】 补益脾肾，利水，解毒。主治脾虚泻痢，热病口渴，消渴，小儿盗汗，水肿，小便不利，阳事不举，病毒性肝炎，痔疮，疔疮，皮肤瘙痒。

《滇南本草》："健胃补脾。主治五劳、五热，小儿脾胃虚弱，疮癣。通血脉而大补阴分。"

《医学入门·本草》："补中，止泄。"

《纲目》："暖中益气，醒酒，解消渴，凋中收痔。"

《食物考》："兴阳事，止痫。"

《随息居饮食谱》："暖胃，壮阳，杀虫，收痔。"

《四川中药志》1962年版："利小便。治皮肤瘙痒，疥疮发痒。"

《东北动物药》："清热解毒，消肿解渴。治温病大热，神昏口渴，水肿黄疸，小便不利。"

《中国有毒鱼类和药用鱼类》："主治肝炎，小儿盗汗，腹水，跌打骨伤，痔疮，乳癌，手指疔疮。"

【用量用法】 内服：煮食，100～250g，或烧存性入丸、散，每次6～10g。外用：烧存性，研末调敷，或生品捣敷，适量。

【使用注意】 《食物考》："犬血所忌。"

《本草省常》："同荆芥、犬肉食杀人，服何首乌者忌之。"

【附方】 （1）**治小儿盗汗：**泥鳅200g，去内脏后，洗净粘液，用油煎至焦黄，加水1碗半，煮汤至半碗，也可用盐调味。每日1次，幼儿分次服，连服数日。

（2）**治跌打损伤：**将(泥鳅)鱼肉焙干，研成粉末，加红糖和水拌匀，涂伤处。1～2方均出自《常见药用动物》

（3）**治营养不良性水肿：**泥鳅90g，大蒜头2个。猛火炖吃，不加盐，连续吃几次。

（4）**治痔疮下坠：**泥鳅250g，配少量桔梗、地榆、槐角、诃子、粟壳。炖汤服。

（5）**治急性传染性黄疸型肝炎：**泥鳅晒干研末，加适量的薄荷和香料作矫味剂。每日服3次，每次10g，饭后服。小儿酌量。(3～5方出自《广西药用动物》)

（6）**治阳事不起：**泥鳅煮食之。--《濒湖集简方》

（7）**治消渴饮水无度：**泥鳅鱼十头（阴干，去头尾，烧灰，碾细为末），干荷叶(碾细为末)。上二味等份。每服各二钱匕，新汲水调下，遇渴时服，日三，候不思水即止。--《圣济总录》之"沃焦散"

（8）**治久疮不愈合：**泥鳅醋炙为末，掺患处。

（9）**治黄疸湿热小便不利：**泥鳅炖豆腐食。

（10）**治上下肢肌肉隆起处肿痛：**泥鳅合食盐、冷饭粒捣敷患处。(8～10方均出自《泉州本草》)

（11）**治湿热皮肤起疹发痒：**泥鳅、鱼鳅串、侧耳根、蒲公英。共炖汤服。

（12）**治疥癣发痒：**泥鳅、侧耳根、鱼鳅串、老君须、一枝箭。共炖汤服。(11～12方均出自《四川中药志》)

（13）**治疗传染性肝炎：**取活泥鳅放清水中养1天，使其肠内容物排净，然后用于燥箱烘干(温度100℃为宜)，研粉。每次10g，每日服3次。治疗40例，结果24例自觉症状消失，肝脾肿大消退，肝功能恢复正常；8例自觉症状基本消失，肝缘在肋下0.5～1cm以内，肝功能基本恢复正常；3例自觉症状基本消失，肝缘在肋下1～2cm以内，肝功能改善；5例无效。--《黑龙江医药》，1972，(3)：21

泥鳅滑液 利尿通淋，解毒消肿。主治小便不通，热淋，痈疽，丹毒，疔肿，腮腺炎，中耳炎，烧伤，漆疮。外用：涂搽，或滴耳，适量。内服：水兑服，适量。

附方 （1）**治小便不通，热淋：**泥鳅身上撒以白糖，使粘液与白糖混和，去泥鳅用其涎，兑冷开水一盅服。--《四川中药志》1962年

（2）**治痈：**泥鳅10余条，清水洗净，用砂糖半碗许搅拌，腻滑涎即出。鳅死，去鳅，用此糖糊涂布。每日3～4次。--《动植物民间药》

（3）**治丹毒、面疔、瘭疽(指头疔)、腮腺炎：**活泥鳅10～20条，先养于清水中漂去泥污，再置盆中，投入白糖适量，搅拌约10分钟，取滑液糖浆，涂于患部，干即更换。--《山东药用动物》

（4）**治中耳炎：**用碗盛取泥鳅滴下之滑液，滴耳内，干则再滴。--《动植物民间药》

（5）**治漆疮：**用泥鳅体上的粘液涂患处。--《常见药用动物》

（6）**治疗下肢慢性丹毒：**取活泥鳅若干条，放于清水中，令其自行洗涤。取出置盆中，投入适量白糖搅拌10分钟后，白糖溶于泥鳅体表粘液中，成"泥鳅滑液"。取涂患处，干后再涂，每日数次。治疗13例，一般涂后1～2星期即愈。随访3～5年未复发。--《山东中医杂志》梁斌，1986，(4)：52

鲶鱼

【别名】 鲶鱼《清稗类钞》，鳀《诗经》，鳀鱼《别录》，鲇(《诗》传)，鳀《说文》，偃额白鱼《尔雅》(郭璞注)，鳀鱼《食经》，粘鱼《吉林中草药》，黏鱼。

【名释】 以其粘滑而得名。

【来源】 为鲇科动物鲇鱼 *Silurus asotus* Linnaeus 的全体或肉。

【动物形态】 体延长，一般体长25～40cm，头大，宽而扁平，尾部侧扁。口宽阔，弧形，下颌突出明显。上下颌及犁骨上有许多绒状细齿。须2对，上颌须长达胸鳍末端。眼小，眼间距宽。体无鳞光滑，皮肤富粘液，侧线上有粘液孔1行。背鳍5，很小。胸鳍呈扇形，有锯状硬棘。臀鳍极长77～83，后端与尾鳍相连。尾鳍小，微内凹。幼小时背侧部一般为黄绿色，随着个体成长体色逐步加深变成黑褐色。体背面及侧面为灰黑色或黑褐色，腹面灰白色，背鳍、臀鳍、尾鳍灰黑色，胸鳍、腹鳍灰白色。见下（图1115）

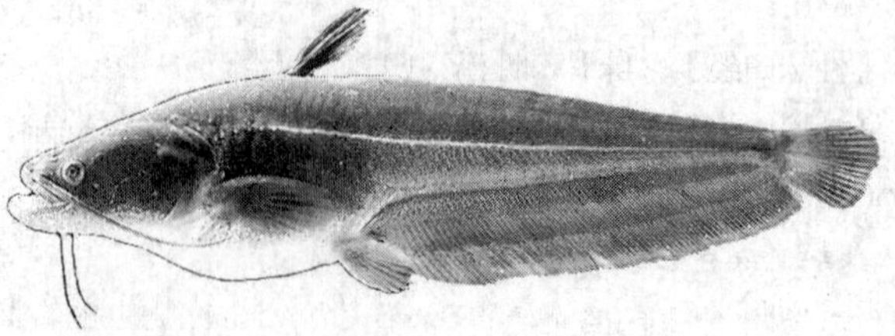

（图1115）鲇鱼

【生长分布】 多栖息于江河、湖泊和水库，为中下层肉食性鱼类。邹平各地均有分布。

【性味归经】 味甘，性平。归脾经。

【功用主治】 滋阴补虚，健脾开胃，下乳，利尿。主治虚损羸弱，脾胃不健，消化不良，产后乳少，水肿，小便不利。

《新修本草》："主水、浮肿，利小便。"

《食经》崔禹锡："主风冷冷痹，赤白下利，虚损不足，令人皮肤肥美。"

《日用本草》："稍益胃气。"

《纲目》："五痔下血肛痛，同葱煮食之。"

《医林纂要·药性》："滋阴补虚，和脾养血。"

《本草求原》："醋煮，开胃。"

《中国有毒鱼类和药用鱼类》："催乳。"

《山东药用动物》："补中。"

《中国动物药》："治久病体虚，脾胃不健，消化不良，产后乳汁不足，浮肿，小便不利。"

【用量用法】 内服：煮食，250g。

【使用注意】 《本草图经》："不可与牛肝合食，令人患风多噎。"

《绍兴本草》："食之过多，发痼疾。"

《宝庆本草折衷》："忌鹿肉、牛肝、野鸡、野猪。"

《饮食须知》："同雉肉食，生痢疖；同鹿肉食，令筋甲缩。反荆芥。"

《本草省常》："同牛肉食生恶疮，同荆芥、犬肉食杀人，服何首乌者忌之。"

【附方】 （1）**治久病体虚：**鲶鱼1条，黄精50g，黄芪50g。将后二味药纳入鱼腹中，煮熟烂，食肉饮汁。--《中国动物药》

（2）**治产妇乳汁不足：**鲇鱼1条，熬汤，沃鸡蛋，连续服用。--《吉林中草药》

（3）**治浮肿：**①鲇鱼2条，香菜15g，香油适量。将鱼剖腹去杂，把香菜纳入鱼腹中，香油加水炖食(不加盐)，连续服用。--《吉林中草药》 ②鲶鱼1条，剖腹去杂，纳大蒜头30g，加水炖食。--《海洋药物民间应用》

（4）**治身、面白驳(白癜风)：**鲇鱼勿洗，连滑涎皮肉切剁细，加食盐和醋拌。用时先以布擦患部至发赤，即以此鱼肉炙热，用布包之熨患处，每日1次，以愈为度。--《山东药用动物》

嘎牙鱼

【别名】 鲿《诗经》，扬、黄颊鱼、黄鲿鱼《诗疏》(陆玑)，鉠軋《食疗本草》，黄扬《埤雅》，黄鱼《医学入门》，黄鉠、黄軋《纲目》，黄樱《医林纂要》，黄骨鱼《本草求原》，黄刺鱼《随息居饮食谱》，黄腊丁、黄鳍鱼、嘎呀子《中国经济动物志·淡水鱼类》。

【名释】 嘎牙，因鱼的叫声而得名。鲿，毛传："鲿，扬也。"从声训。体呈黄色，故称黄鲿。《埤雅》云："性浮而善飞跃，故一名扬也，一名黄扬。"鲿通颡。《孔子家语》王肃注："颡，颊也。"故亦作黄颊鱼。颡、鉠，阳部叠韵，一声之转。

【来源】 为鲍科动物黄颡鱼 *Pelteobagrus fulvidraco* (Richardson) 的肉。

【动物形态】 一般体长为 11～19cm，体重 30～100g。头大，后部侧扁，腹部平直。吻钝，口下位，横裂，唇厚。须4对，上颌须长，末端达到或超过胸鳍基部；鼻须一半白色一半黑色。体无鳞。背部黑褐色，至腹部渐浅黄色，被2纵及2横黄色细带纹间隔成暗色纵斑块；侧线平直。各鳍灰黑色，背鳍硬刺后缘具锯齿，胸鳍硬刺比背鳍硬刺长，前后缘均具锯齿。有短脂鳍。尾鳍深叉形。见（图 1116）

【生长分布】 为常见底层鱼类，多生活于江河、湖泊有腐败物质的静水或缓流的浅滩处。邹平各地均有分布。

【采收加工】 常年均可捕捞。捕后，除去内脏，洗净，鲜用。

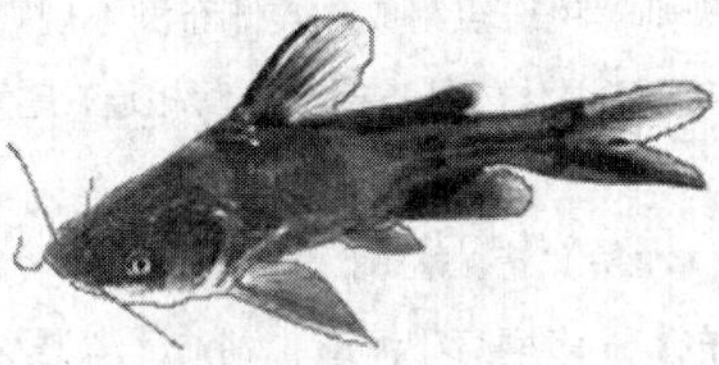

（图 1116）**黄颡鱼**

【性味归经】 味甘，性平。归肾经。

【功用主治】 利水消肿，拔毒生肌。主治水气浮肿，小便不利，瘰疬，疮痈。

《纲目》："煮食，消水肿，利小便；烧灰，治瘰疬久溃不收敛及诸恶疮。""醒酒。"

《日用本草》："祛风。"

《随息居饮食谱》："发痘疮。"《中国动物药》："解毒。"

【用量用法】 内服：煮食，100～200g。外用：烧存性研末调敷，适量。

【使用注意】 《日用本草》："发风动气，发疮疥，病人尤忌食之。"

《饮食须知》："反荆芥。"

【附方】 （1）**治水气浮肿：**黄颡三尾，绿豆一合，大蒜三瓣。水煮烂，去鱼食豆，以汁调商陆末一钱服。--《医林集要》

（2）**治瘰疬不问破与未破：**黄颡鱼破开，入蓖麻子二三十个在肚内，以绵缚定。用黄泥固济，文武火煨带性，烂研末，香油调数次。--《普济方》

鳝鱼

【别名】 鳣《山海经》，黄鳣《异苑》，鳣鱼《千金·食治》，鱓鱼《别录》，黄鱓《本草衍义》。

【名释】 鳣同鱓，音善。

【来源】 为合鳃科动物黄鳝 *Monopterus albus* (Zuiew) 的肉。

【动物形态】 鳝鱼体圆细长，一般 25～40cm，最大可达80cm，体重可达1500g左右。全体无鳞，尾部渐侧扁，尾端扁细。头大，锥形，吻尖。口大，端位，上颌稍突出，上下唇颇发达；上下颌及腭骨均有细齿。口裂大，口裂后方伸达眼的后缘。眼小，位于颌骨上方，隐于皮膜之下，不十分明显。眼间隔稍隆起。鼻孔2对，前鼻孔位于吻端，后鼻孔位于眼前缘上方。左右鳃孔在头部腹面连成"V"形裂缝，合鳃由此而来。鳃3对，鳃丝极短，呈退化状。第三、四鳃弓咽鳃骨上面有上咽齿；第五鳃弓仅一块

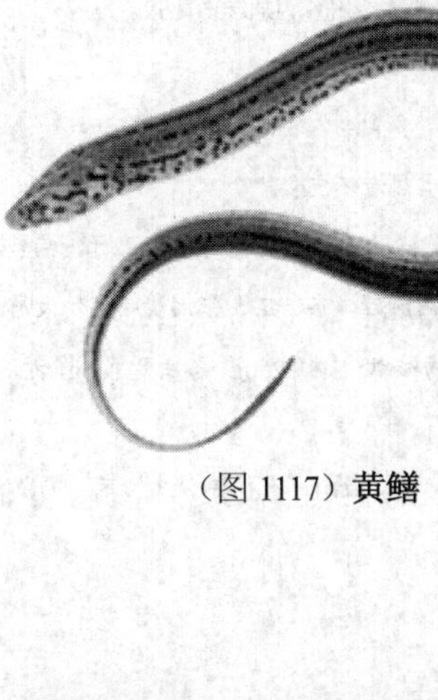

（图 1117）**黄鳝**

骨片，上面有下咽齿，上下咽齿均呈细小的绒毛状。体光滑，微黄或黄褐；侧线发达，稍向内凹；腹部灰白色。脊背三条黑线从头贯尾，有不规则黑色斑点组成；腹侧布满不规则黑点。无胸鳍和腹鳍。背鳍和臀鳍退化成低皮褶与尾鳍相连，尾鳍小。见上（图1117）

黄鳝的头（**鳝鱼头**）、骨（**鳝鱼骨**）、血（**鳝鱼血**）均供药用详见下述。

【生长分布】 多栖息于河道、湖泊、沟渠及稻田中，为底层生活鱼类，凶猛。有性逆转现象，38cm以下多为雌性，以上多为雄性。邹平各地均有分布。

【采收加工】 捕捉后多鲜用。

【性味归经】 味甘，性温。归肝、脾、肾经。

【功用主治】 益气血，补肝肾，强筋骨，祛风湿。主治虚劳，疳积，阳痿，腰痛，腰膝酸软，风寒湿痹，产后淋沥，久痢脓血，痔瘘，臁疮。

《别录》："主补中益血，疗沈唇。"

《千金·食治》："主少气吸吸，足不能立地。"

《食疗本草》："补五脏，逐十二风邪。并治湿风。"

《本草拾遗》："主湿痹气，补虚损，妇人产后淋沥，血气不调，羸瘦，止血，除腹中冷气肠鸣。"

《日用本草》："治妇人产后诸虚，胎前百病。"

《本草衍义补遗》："善补气。"

《滇南本草》："治五劳七伤，添精益髓，壮筋骨。"

《本草蒙筌》："去狐臭。"

《纲目》："专贴一切冷漏、痔瘘、臁疮。"

《本草经疏》："与黄芪同食能益气力。"

《本草汇》："治痢疾。"

《本草新编》："兴阳，散湿风，又止渴，生津。"

《医林纂要·药性》："滋阴养阳，和气血。"

《本草求真》："兼补肝肾之气。"

《食物考》："增强气力，追风疏络。"

《随息居饮食谱》："通血脉，利筋骨。"

《草金裘本草述录》："治久痢肠滑。"

《本草用法研究》："为补血生精助阳之品。"

《广西药用动物》："治湿热身痒痒。"

《中国动物药》："滋阴补血。用于虚劳咳嗽，小儿疳积，神经性头痛。"

【用量用法】 内服：煮食，100～250g，或捣肉为丸，或研末。外用：剖片敷贴，适量。

【使用注意】 虚热及外感病患者慎服。

《别录》："时行病起，食之多复。"

《本草衍义》："动风气，多食令人霍乱。"

《本草经疏》："凡病属虚热者不宜食。"

《本草省常》："同荆芥食杀人，服何首乌者忌之，时行病后忌之。"

《随息居饮食谱》："时病前后，疟、疸、胀满诸病，均大忌。"

【附方】 （1）**治虚痨咳嗽**：黄鳝250g，冬虫夏草3g，煮汤食用。--《常见药用动物》

（2）**增气力**：熊筋、虎骨、当归、人参等分，为末，酒蒸大鳝鱼，取肉捣烂为丸，每日空腹酒下两许。--《本经逢原》之"大力丸"

（3）**治肾虚性腰痛**：黄鳝250g(切碎)，猪肉100g。同蒸熟后食用。

（4）**治小儿疳积**：鳝鱼3条(切碎)，香蒿10g，炖服。(3～4方均出自《常见药用动物》)

（5）**治久痢虚证，便脓血**：黄鳝鱼1条，红糖9g(炒)。将鳝鱼去肚杂，以新瓦焙枯，和糖研末。开水吞服。--《云南中医验方》

（6）**治赤白痢**：黄鳝数斤，将烧酒洗湿，穿尾吊起，晒干，候取黄麻头、莲房二物，晒干为末。每用鳝末一钱，麻末五分，对配，大人吃二钱，小者七八分，酒下。--《遵生八笺》

（7）**治腹泻**：黄鳝250g，大蒜头1个，酒1杯，共煮熟食用。--《常见药用动物》

（8）**治水肿**：鳝鱼500g，鲜薤白120g。炖汤不放盐，喝汤吃鳝鱼。--《实用中医内科学》

（9）**治老烂腿(臁疮)久不愈**：黄鳝去骨，将鳝肉剁成肉泥，敷于患处，2～3小时更换1次。--《食物中药与便方》

（10）**治内痔出血**：活鳝鱼，剖腹去杂，常煮汤食之。

（11）**治糖尿病**：鲜鳝鱼250g，炖熟食之，宜常食用。(10～11方均出自《水产品营养与药物手册》)

鳝鱼头

鳝鱼头 味甘，性平，归肝、肾二经。健脾益胃，解毒杀虫。主治消化不良，痢疾，消渴，痞积，脱肛，小肠痈，百虫入耳。内服：焙干研粉，黄酒冲服，每次5g，每日3次。外用：焙干研末，绵裹塞耳，适量。

附方 （1）**治脱肛**：鳝鱼头焙干研粉，用黄酒调服，每日2～3次，每次5g。--《水产品营养与药用手册》

（2）**治肠痈**：鳝鱼头焙酥，研细末，以金银花100g煎汤送服，每服5g。--《中国动物药》

（3）**治痘状陷倒靥**：鳝鱼头、雄鸡头、笋尖各三枝，生姜三片。煮熟，加酒酿少许，令儿少饮，次食鸡冠、笋尖，余不用。--《医方一盘珠》

鳝鱼骨

鳝鱼骨 味咸，性凉。归肺经。清热解毒。主治流火，风热痘毒，臁疮。外用：烧炭研末，麻油调涂，或敷贴，适量。

附方 （1）**治流火走注**：鳝鱼骨烧灰，香油调涂。--《中国动物药》

（2）**治臁疮**：黄鳝骨配鸡蛋清和醋、盐水，共捣烂，加面粉贴敷。如贴7～8次还不好，再用白炉甘石(火煅，研末)，调猪油搽几次，并用黄鳝骨和烟叶柄熬水洗患处。--《广西药用动物》

鳝鱼血

鳝鱼血 味咸，性温。归肝、肾经。祛风通络，活血，壮阳，解毒，明目。主治口眼㖞斜，跌打损伤，阳痿，耳痛，癣，痔瘘，目翳。《得配本草》："血和葱汁，涂赤游风。""血和麝香，涂口眼㖞斜。"《本草求真》："阳道不长，不能续嗣，用此血同蛤蚧等药以入。"外用：涂敷或滴耳，或研末敷，适量；内服：和药为丸，适量。

附方 （1）**治口眼㖞斜**：大鳝鱼1条，以针刺头上血，左斜涂右，右斜涂左，以平正即洗去。--《世医得效方》

（2）**治面神经麻痹**：黄鳝血1羹匙，麝香0.3g(或梅片0.3g)，搅匀。右㖞

涂左，左㖞涂右。--《广西药用动物》

（3）**治颜面神经麻痹(口眼歪斜)**：鳝鱼血涂听宫、地仓、太阳3穴。向右歪涂左侧，向左歪涂右侧。干后再涂，至复原为止。--《山东药用动物》

（4）**治各种外伤出血**：鳝鱼血焙干研末，外敷伤口。--《水产品营养与药用手册》

（5）**治慢性化脓性中耳炎**：先用消毒棉球蘸生理盐水洗患耳，清除浓液，擦干，然后用摄子将鳝鱼颈部钳住，用消毒剪将尾巴剪断，让鲜血滴入耳中1滴或2滴，侧卧30分钟，每日1次。--《常见药用动物》

（6）**治体癣**：鳝鱼鲜血涂患处，每日2~3次。--《水产品营养与药用手册》

（7）**治火丹**：黄鳝头上血涂即愈。--《医使》

（8）**治痔漏正发，忽肠头不止血**：活黄鳝鱼1条，以刀断其首，沥热血于掌中，急以大活蜘蛛1枚，以手指只就掌中研，蜘蛛化为度，去蜘蛛皮，刮，于瓷瓦器内收，于发时涂敷。--《杨氏家藏方》

（9）**治小儿痘疮入眼生翳**：取鳝鱼，从项割破，流血点之，若翳凝，用南硼砂，以灯芯染蘸点为妙。--《心医集》

（10）**治疗颜面神经麻痹**：①先用面粉加水调搓成细长面条，做成圆圈形置于面部患侧，然后用消毒注射针头在消毒过的地仓穴上划一"十"字，略使血液渗出；最后取鲜鳝鱼1条，将头切去，滴血于面圈范围内(地仓穴滴厚些)。2d后擦去，每隔2~5天1次。共治50例，治疗1~5次，42例治愈，8例好转。--《浙江中医杂志》徐清林，1965，8(10)：318 ②用鲜鳝血加适量乳香末，拌匀敷地仓、颊车、下关、颧髎、大迎、巨髎等穴周围(左㖞涂右，右㖞涂左)，外治面神经麻痹56例，经分别涂敷5~15次后，41例获愈，13例进步，2例(系脑肿瘤引起)无效。--《浙江中医杂志》刘清顺，1982，17(1)：37

（11）**治疗慢性化脓性中耳炎**：将黄鳝放清水中养6~8小时。用3%双氧水或生理盐水将患耳洗净、擦干。用时以镊子或止血钳将黄鳝颈部夹住，以消毒过的剪刀将其尾巴剪断，让鲜血滴进耳中，侧卧20~40分钟。治疗63例，轻者1次，重者2次即可见效。--《新医学》许彬，1973，(2)：118

黑鱼

【别名】 黑鱼、鳢鱼、蠡鱼、鲖鱼《本经》，鲡《说文解字》，鲕、鳎《广雅》，黑鳢鱼《本草图经》，玄鳢、文鱼《埤雅》，黑鲤鱼《本草衍义》，乌鱼《滇南本草》，乌鳢《纲目》，黑火柴头鱼《医林集要》，蛇皮鱼《医林纂要·药性》，乌棒、活头才鱼《中国动物图谱·鱼类》，蛇头鱼。

【来源】 为鳢科动物乌鳢 *Ophiocephalus argus* Cantor 的肉。

另：同科动物斑鳢 *Ophiocephalus maculatus*(Lacepede)也作药用。多分布于华南地区。

【动物形态】 黑鱼体呈圆棒状，后部侧扁。一般雄性大于雌性，体长在40～70cm。头长，约为体长的1/3，前部略平扁，后部稍隆起，头侧各有2行黑色斑纹。吻短圆钝，口大，端位，口裂稍斜，并伸向眼后下缘，下颌稍突出。两颌、犁骨及腭骨均有细齿，有时还间杂大型牙齿。眼小，上侧位，居于头的前半部，距吻端颇近。鼻孔两对，前鼻孔位于吻端呈管状，后鼻孔位于眼前上方，为一小圆孔。鳃裂大，左右鳃膜愈合，不与颊部相连。鳃耙粗短10～13，排列稀疏。背鳍颇长47～52，始于胸鳍基底上方，距吻端较近，几乎与尾鳍相连，无硬棘；胸鳍圆形，鳍端伸越腹鳍中部；腹鳍短小；臀鳍短于背鳍31～33。全身披有中等大小的鳞片，圆鳞，头顶部覆盖有不规则鳞片；体色呈灰黑色，体背和头顶色较暗黑，腹部淡白，体侧各有不规则黑色斑块。侧线平直，侧线鳞60～61，在肛门上方有一小曲折，向下移二行鳞片，行于体侧中部，后延至尾基。肛门紧位于臀鳍前方。见（图1118）

该鱼的头（**黑鱼头**）、骨（**黑鱼骨**）、胆（**黑鱼胆**）也供药用详见下述。

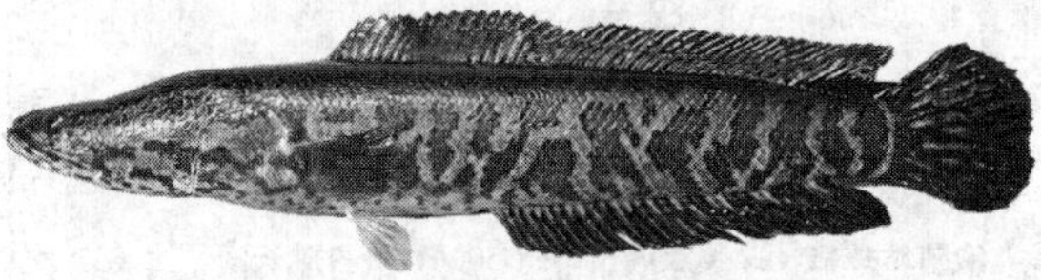

（图1118）**乌鳢**

【生长分布】 黑鱼为肉食性凶猛鱼类，多生活于水草茂盛之泥底水域，对水质适应性强。邹平各地均有分布。

【采收加工】 常年均可捕捞，捕后，除去内脏，洗净，鲜用或晒干。

【性味归经】 味甘，性凉。归脾、胃、肺、肾经。

【功用主治】 补脾益胃，利水消肿。主治身面浮肿，妊娠水肿，湿痹，脚气，产后乳少，习惯性流产，肺痨体虚，胃脘胀满，肠风及痔疮下血，疥癣。

《本经》："主湿痹，面目浮肿，下大水。"

《别录》："疗五痔。"

《食疗本草》："下大小便拥塞气。又作脍与脚气、风气人食之。"

《本草图经》："主妊娠有水气。"

《滇南本草》："大补血气，治妇人干血痨症，煅为末服之。""煮茴香食，治下元虚损。"

《本草经疏》："同白术、茯苓、橘皮、姜皮煮食下水肿大效。""与蒜作绘食能祛湿下水。"

《医林纂要·药性》："补心养阴，澄清肾水，行水渗湿，解毒去热。"

《本草求真》："补脾利水。"

《本草再新》："强阳养阴，退风去湿。(治)妇人血枯、经水不调，崩淋二带，理腰脚气、难产堕胎。"

《随息居饮食谱》："稀痘，愈疮。病后可食之。"

《全国中草药汇编》："祛风，能预防小儿麻疹。"

《中国动物药》："治小便不利，风湿水肿，肠风下血，疥癣。"

【用量用法】 《绍兴本草》："有疮者不可食，令人瘢白。"

《宝庆本草折衷》："头有星为厌，知者不可食，又发痼疾。"

【使用注意】 内服：煮食或火上烤熟食，250～500g，或研末服，每次10～15g。外用：捣敷，适量。

【附方】 （1）**治10种水气病**：鳢鱼一头，重一斤以上，熟取汁，和冬瓜、葱白作羹食之。--《食医心镜》

（2）**治水肿腹大**：活鳢鱼去腹垢，入独颗蒜令满，外涂湿黄泥，炭火炙食。--《本经逢原》

（3）**治肾脏病及心脏病性水肿，营养障碍性水肿，孕妇水肿，脚气浮肿大**：黑鱼去肠留鳞，洗，冬瓜等量，再加少许葱白、大蒜同煮，不加盐，喝汤吃鱼，每日1剂，连吃3~7天。--《食物中药与便方》

（4）**治下肢肿、尿少、腰痛**：乌鱼1条(500g左右)去内脏，芒硝30g。共煮熟，3次吃下。或乌鱼用草纸包，浸湿，放灰火中烧枯研末，分作6包，每日3次，1次1包，用葱白煎水送下。-- 《草药手册》(江西)

（5）**治小便不利**：乌鳢250g，蝼蛄5g，肉苁蓉3g。煮汤服。

（6）**治产妇奶汁少**：乌鳢1条，去内脏洗净，将洗净捣烂的蚯蚓肉泥10g，装入鱼腹，隔水蒸熟食用。(5~6方出自《常见药用动物》)

（7）**催乳补血，治产后体虚**：乌鳢去内脏，洗净，放入调料，隔水清蒸，供产妇常食用。-- 《水产品营养与药用手册》

（8）**安胎，治惯小产者**：黑鱼四两，取肉，酒洗过，同母鸡1只，炒煮一起吃下。惯小产者，服数次可保无忌。兼进磐石散。-- 《医方一盘珠》

（9）**治肺结核病，身体虚弱**：乌鳢500g，去内脏洗净，生姜3片，红枣3枚，水1500g。煎煮为400g。分早、晚2次服用，每星期服2~3次。

（10）**治胸闷、胃胀**：乌鳢(10cm大小)1000g，去内脏，洗净，焙干，研末。睡前用黄酒送服。每次10~15g。

（11）**促进伤口愈合**：斑鳢500g，煮熟食用。有收敛生肌作用。手术后多食斑鳢能加速伤口愈合。

（12）**治腰酸背痛**：斑鳢1条(体重300~400g)。去内脏，洗净，与葛菜、豆腐共煮之，常食用。(9~12方出自《水产品营养与药用手册》)

（13）**治肠痔下血**：乌鱼250g。配大蒜、白及，煮汤服。-- 《广西药用动物》

（14）**治一切风疮顽癣疥癞，年久不愈者**：黑火柴头鱼一个，去肠肚，以苍耳叶填满，外以苍耳安锅底，置鱼于上，少少着水，慢火煨熟。去皮骨淡食，勿入盐酱。-- 《纲目》引《医林集要》

（15）**治疥癣**：黑鱼1条，羊铁酸模500g。合捣成糊状，敷患处，日换1次。-- 《中国动物药》

（16）**治目赤肿痛**：斑鳢1条(体重300~400g)。去鳞和内脏，洗净，与葛菜炖汤，食用。

（17）**治关节炎**：活斑鳢1条(体重300~400g)。去内脏和鳞，洗净后，用黄酒100g，炖食。(16~17方出自《水产品营养与药用手册》)

（18）**治淋巴结核**：乌鱼1条(约120g)，焊菜60g，煮水服。-- 《广西药用动物》

（19）**治耳痛**：乌鳢250g，咸橄榄4个，豆腐500g，加水煮熟食用。-- 《常见药用动物》

（20）**预防麻疹**：乌鱼1000g，煎水洗小儿。-- 《广西药用动物》

黑鱼头　通经，活络。主治月经错后，经闭，头风，口眼歪斜。内服：焙研，酒冲，适量。外用：鲜品捣敷，适量。

附方　（1）**治妇女月经不行，积久成痨乌**：鱼头5个，放在瓦上焙，存性，研末。每日服2次，每次9g，酒冲服。(《广西药用动物》)

（2）**治偏正头风**：陈黑鱼头，煎汤熏数次。-- 《随息居饮食谱》

（3）**治口眼歪斜**：乌鳢头1个，天麻5g，南星5g，草乌5g。共捣烂，敷在腮上，向右歪涂左，向左歪涂右。-- 《常见药用动物》

黑鱼骨　通络，止痉，收敛。主治四肢麻木，抽搐，泄泻，下痢，狐臭，外伤出血。内服：研末，每次2~3g。外用：研末敷，适量。

附方　（1）**治抽搐麻木**：乌鳢头骨(焙干)15g，苍术15g，胡椒15g，木耳159，共研粉末。每日1服，黄酒送下，每次10g。-- 《水产品营养与药用手册》

（2）**治脏寒泄泻，下痢纯白，腹中绞痛，虚气胀满，手足逆冷**：乌鱼骨，研细末。每服半钱，米饮调服。或炙黄用之。亦治妇人漏血。-- 《小儿卫生总微论方》

（3）**治吹奶**：乌鱼骨、朴硝各等分，上为细末。用苇筒儿盛药吹入鼻中。仍令人用药末下肿痛处，徐徐消去。立效。-- 《普济方》之“二消散”

（4）**治腋气**：乌鱼骨、枯白矾各三钱，密陀僧一钱，为末。先以浆水洗臭处，后用药末擦之。-- 《卫生易简方》

（6）**治金石刀刃并一切打扑伤损，血出不止**：乌鱼骨一两，石灰四两，青蓟草、莴苣菜一握，约一虎口，以五月五日未（时）出，将三味同捣烂，次下骨灰杵匀，搏作饼子晒干。用时旋刮敷之立效，此药敷上无脓，退痂便愈。-- 《卫生易简方》

黑鱼胆　味苦、甘，性寒。归肺、肝经。泻火，解毒。主治喉痹，目翳，砂眼，白秃疮。外用：点眼，研末吹喉，适量；内服：水调灌少许。

附方　（1）**治急喉闭，逡巡不救者**：蠡鱼胆，腊月收，阴干为末。每服少许，点患处，病深则水调灌之。-- 《灵苑方》

（2）**治沙眼**：乌鳢胆汁加少许冰片，拌匀，点眼。-- 《常见药用动物》

蟾蜍

【别名】　蟾蜍《别录》，蟾诸《尔雅》，蟾《药性论》，癞虾蟆、石蚌《本草蒙筌》，癞虾蟆《疮疡全书》，癞蛤蟆《纲目》，癞巴子《吉林中药手册》，癞蛤蚆《药材资料汇编》，蚧蛤蟆、蚧巴子《山东中草药手册》。

【名释】　《说文》云：“其鸣詹诸”段注云：“虾蟆能作呷呷声，蟾蜍不能作声，詹诸象其蹇吃之音，此言所以名詹诸也。又作蟾蜍。”

【来源】　为蟾蜍科动物中华大蟾蜍 *Bufo bufo gargarizans* Cantor 除去内脏或不去内脏的全体。

另：蟾蜍科黑眶蟾蜍 *Bufo melanostictus* Schneider 的全体亦作蟾蜍药用。多分布于南方各省。

【动物形态】　体长一般在10cm以上，体粗壮，头宽大于头长，吻端圆，吻棱显著；鼻孔近吻端；眼间距大于鼻间；鼓膜明显，无犁骨齿，上下颌亦无齿。前肢长而粗壮，指、趾略扁，指侧微有缘膜而无蹼，指长顺序3、1、4、2，指关节下瘤多成对，掌突2，外侧者大。后肢粗壮而短，胫跗关节前达肩部，左右跟部不相遇，趾侧有缘膜，蹼尚发达，内跖变形长而大，外跖突小而圆。皮肤极粗糙，头顶部较平滑，两侧有大而长的耳后腺，其余部分满布大小不等的圆形瘰疣，排列较规则的为头后之瘰疣，斜行排列几与耳后腺平行。此外，沿体侧之瘰疣排列亦较规则，胫部之瘰疣更大，个别标本有不明显之跗褶，腹面皮肤不光滑，有小疣。颜色变异颇大，生殖季节雄性背面多为黑绿色，体侧有浅色的斑纹；雌性背面色较浅，瘰疣乳黄色，有时自眼后沿体侧有斜行之黑色纵斑，腹面乳黄色，有棕色或黑色细花纹。雄性个体较小，内侧三指有黑色婚垫，无声囊。见下(图1119)

蟾蜍的头（**蟾蜍头**）、皮（**蟾蜍皮**）、肝（**蟾蜍肝**）、胆（**蟾蜍胆**）、耳后腺分泌物（**蟾酥**）均供药用，详见下述。

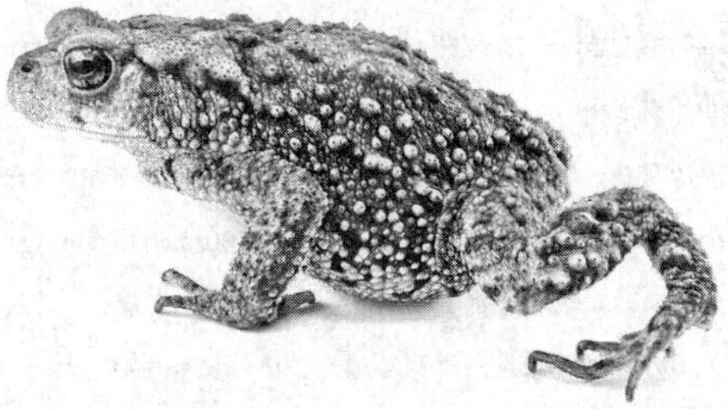

（图 1119）中华大蟾蜍

【生长分布】 生活在泥土中或栖居在石下或草间，夜出觅食。邹平各地均有分布。

【采收加工】 夏、秋季捕捉。捕得后，先采去蟾酥，然后将蟾蜍杀死，直接晒干。

【养殖要点】 （1）**生活习性** 喜隐蔽于泥穴中、潮湿石下、草丛内、水沟边。皮肤易失水分，故白天多潜伏隐蔽，夜晚及黄昏出来活动。成年蟾蜍多集群在水底泥沙内或陆地潮湿土壤下越冬。停止进食，以体内贮存的肝糖来维持最低的新陈代谢，到翌年气温回升到 10～20℃时，才结束冬眠。夜间捕食、活动，以甲虫，蛾类，蜗牛，蝇蛆等为食。人工饲养繁殖比其他蛙类容易。

（2）**繁殖技术** 蟾蜍种源可从野外捕获，也可以捞取卵块或蝌蚪进行饲养。每年春末夏初，5～8 月份为蟾蜍的产卵季节。在气温升至 6～8℃时，蟾蜍即开始雌雄抱对，人工养殖时雌雄比例以 3: 1 为宜，受精率可达 90%以上。温度在 16℃时便可产卵。每次产卵量大约在 5000 枚左右。一般呈双行排列在管状胶质卵带内，卵带可长达几米，缠绕在水生植物上。人工孵化时水温应控制在 10～30℃之间，以 18～24℃为宜。并随时注意调节水温。若遇寒流或暴雨天气，可用塑料薄膜覆盖。经过 3～4d 即可孵化出小蝌蚪。小蝌蚪生活在水中常成群向一个方向游动。

（3）**饲养管理** 建立蟾蜍饲养场要靠近水源，四周有草，可利用池塘、水沟或田埂作为饲养池。场地四周应筑围墙，墙内留有草坪、菜地。以供蟾蜍栖息及活动。池中有水草生长，稀密适宜。另外，在棉田和稻田中也可以散养。蟾蜍的蝌蚪在孵出 2～3 天内开始吃食，先以卵膜为食，以后吃一些动植物碎屑、水中的微生物和浮游生物。蝌蚪的食物有腐殖质、猪牛粪、糠麸、蔬菜、嫩草、鱼类及畜禽粪、生熟废弃物等。蝌蚪变态成幼蛙后，即以活饵为食。可以培养蚯蚓、蝇蛆等各种昆虫，也可用诱虫灯引诱各种昆虫供蟾蜍食用。蝌蚪池水深要保持在 0.2～0.4m 深，注意及时排水，水温在 16～28℃时为生长发育最适温度。随着蝌蚪的生长变大，要注意及时分池，一般经过 2 个月后开始变态成幼蛙。幼蛙饲养要注意密度不宜过大，每 $1m^2$ 放养 30～50 只为宜。要防止逃失和天敌侵害。在阳光强烈时，可以喷洒水以防皮肤干燥。在秋末即要为蟾蜍准备好越冬场所，可以在饲养池的角落处堆放干草使其越冬，北方寒冷可另建越冬温室或越冬深水池，池水应比冰冻层大 1 倍为宜。

【性状鉴别】 全体拘挛抽皱，纵向有棱角，四足伸缩不一，表面灰绿色或绿棕色。除去内脏的腹腔内面为灰黄色，可见到骨骼及皮膜。气微腥，味辛。

【性味归经】 味辛，性凉，有毒。归心、肝、脾、肺经。

【功用主治】 解毒散结，消积利水，杀虫消疳。主治痈疽，疔疮，发背，瘰疬，恶疮，癥瘕癖积，臌胀，水肿，小儿疳积，破伤风，慢性咳喘。

《别录》："疗阴蚀，疽疠，恶疮。猘犬伤疮。"

《本草经集注》："人得温病，斑出困者，生食一两枚。""烧灰敷疮。"

《药性论》："杀疳虫，治鼠漏恶疮。""烧灰敷一切有虫恶痒滋胤疮。"

《本草拾遗》："主温病生斑者，取一枚，生捣绞取汁服之，亦烧末服；主狂犬咬，发狂欲死，作脍食之，频食数顿。"

《日华子》："破癥结，治疳气，小儿面黄癖气。"

《本草蒙筌》："治小儿洞泻下痢，炙研水调吞之；疗有人跌扑损伤，活捣泥烂罨上；风淫生癣，烧灰和猪脂敷；煨熟啖，杀疳蚀成癖。"

《纲目》："治一切五疳八痢，肿毒，破伤风病，脱肛。"

《本草正》："消癖气积聚，破坚癥肿胀。"

《本草备要》："发汗退热，除湿杀虫。"

《本草求真》："散热泻热，外拔内攻。"

《本草再新》："治小儿脾胃不和，肝旺火甚，动风惊厥。"

《山东中草药手册》："强心利尿，镇痛，治水肿腹水。"

《山东药用动物》："主治慢性气管炎，咽喉肿痛，水肿，小便不利。"

《彝医动物药》："治麻风癞病。"

【临床应用】 （1）**用于痈疽、疔疮、发背、瘰疬、恶疮。**蟾蜍功专解毒散结，外拔内攻，为治痈疽诸疮之要药。①治痈疽肿毒初起未化脓者，蟾蜍烧存性研末外敷，或取活蟾蜍剖开腹部乘热敷合于疮上，也可取活蟾去内脏后与冰片捣烂外敷。②治疔毒，则配黑胡椒、鲜生姜烧存性研末内服，或与清热解毒之野苎麻，栀子同捣敷。③治疮肿、痈疽、瘰疬等疾经月不瘥，将作冷瘘者，常配伍温经通阳之硫黄、肉桂熬膏摊贴，如《圣济总录》蟾蜍膏。④治口舌生疮。与胆矾研末涂患处，如《圣惠方)蟾矾散。⑤治唇疮，单用干蟾烧灰细研外敷。治小儿走马牙疳，蟾蜍与清热解毒之黄连、青黛研末涂患处，如《全婴方论》蟾酥散。⑥用于痔疮，取蟾蜍剖去肠杂、刺孔外贴患处，或研末与猪大肠煮熟同食。

（2）**用于臌胀、水肿、小便不利及痛证。**蟾蜍能利水消肿，治水肿腹水，单用蟾蜍粉内服；治小儿肿胀，与麝香相伍敷脐；治臌胀由脾气不运、水湿内聚者，配行气之砂仁同用，如《绛囊撮要》之蟾砂散；治臌胀、小便不通，配伍逐水散结之巴豆、甘遂，如《普济方》治蛊方；治腹中冷疝，水谷阴结，《补缺肘后方》中配伍软坚散结之芒硝煮食，得下即愈。本品味辛，能散能行，长于镇痛，如治脱疽，鱼口，疙瘩，疼痛难忍者，可以本品与葱白同捣外敷，如《鲁府禁方》之金蟾膏。

（3）**用于小儿疳积，破伤风及麻风，癣疮。**蟾蜍杀虫消疳，擅治小儿疳积之症，蟾蜍切碎蒸服，或与胡黄连同用；治小儿疳积面黄肌瘦，好食泥土，不思乳食，可配皂荚、蛤粉等药同用，如《全婴方论》五疳保童丸。《奇效良方》治破伤风，用本品配花椒；《僧深方》治癣疮，用干蟾蜍灰猪脂和涂。蟾蜍与苍耳子同炖服，还可治麻风癞病。

（4）**用于治疗肿瘤。**对胃癌、食管癌、膀胱癌、肝癌、白血病有一定疗效。

《得配本草》："取汁和水治温疫发斑，和猪脂烧敷风淫生癣。"

【用量用法】 外用：烧存性研末敷或调涂，或活蟾蜍捣敷，或贴敷，适量；内服：煎汤，1只，或入丸、散，1～3g。

【使用注意】 《广西药用动物》："表热、虚脱的人忌用。"

【附方】 （1）**治发背肿毒未成者**：活蟾一个，系放疮上半日，蟾必昏愦，再易一个，如前法，其必踉蹡；再易一个，其蟾如旧，则毒散矣。若势重者，以活蟾一个，或二三个，破开连肚乘热合疮上，不久必臭不可闻，再易二三次即愈。--《医林集要》

（2）**治痈肿疔疖**：蟾蜍研细粉，醋调敷患处。--《山东中草药手册》

（3）**治早期瘰疽**：蟾蜍，将其腹切开1cm创口，不去内脏，放入少许红糖。将患指伸入其腹内，经2h后，可另换1只蟾蜍，共用10只左右可愈。治其他炎症也有效。--《中草药新医疗法处方集》(广西)

（4）**治一切疮肿、痈疽、瘰疬等疾，经月不瘥，将作冷瘘**：蟾蜍一枚(去头用)，石硫黄(别研)、乳香(别研)、木香、桂(去粗皮)各半两，露蜂房一枚(烧灰用)。上六味，捣罗为末，用清油一两，调药末，入瓷碗盛，于铫子内重汤熬，不住手搅，令成膏。绢上摊贴之，候清水出，更换新药，疮患甚者，厚摊药贴之。--《圣济总录》之"蟾蜍膏"

（5）**治胸壁结核和淋巴结结核破溃成漏孔**：癞蛤蟆1个，白胡椒9g，硫黄6g。先将胡椒、硫黄塞入蛤蟆腹内，后用黄泥包裹蛤蟆厚约3～6cm，火内煨透，取出去泥，研细末，香油调成糊状，灭菌后，涂于无菌纱布条放入漏孔内，外盖纱布，每2～4天换药1次。--《中草药新医疗法资料选编》(辽宁)

（6）**治唇疮**：取干蟾烧灰细研，敷之。--《圣惠方》

（7）**治小儿走马疳，牙断臭烂，侵蚀唇鼻，亦治身上肥疮**：蟾蜍(黄纸裹，煨焦)、黄连各末一两，青黛一钱。为末，入麝香少许研和。先以甘草汤洗去皮，令血出涂之，疮干好麻油调，湿则干用。--《全婴方论》

（8）**治丘疹性荨麻疹**：活蟾蜍3～4只，去内脏，洗净后，放在药罐内煮烂，用布滤去渣，留汤外用。皮疹多的部位，每日用药汤淋洗1次，如皮疹数目少，用棉花蘸汤外搽，每日3～4次，当日就能止痒。连用3～4d全部消退。--《广西药用动物》

（9）**治大肠痔疾**：蟾蜍一个，以砖切四方，安于内，泥住。火煅存性，为末。以猪广肠一截，扎定两头，煮熟切碎，蘸蟾末食之，如此三四次。--《纲目》

（10）**治腹中冷癖，水谷阴结，心下停痰，两胁痞满，按之鸣转，逆害饮食**：大蟾蜍一枚(去皮及腹中物，支解之)，芒硝(大人一升，中人七合，瘦弱人五合)。以水六升，煮取四升。一服一升，一服后，未得下，更一升；得下则九日十日一作。--《补缺肘后方》

（11）**治水肿腹水**：蟾蜍粉1g，日服1次，连服2～10天。体虚者酌减，服时注意血压变化。--《山东中草药手册》

（12）**治小儿肿胀**：剖腹后的蟾蜍1只，麝香0.15g。先将麝香置于小儿脐中，即将蟾蜍敷盖脐部，用布绑紧，约燃一支香久，则将药除去，其肿自消。--《草药手册》(江西)

（13）**治气膨**：大虾蟆一个，砂仁不拘多少(为末)。将砂仁装入蟆内令满，缝口，用泥周身封固，炭火煅红，候冷，将蟆研末。作三服，陈皮汤送下。--《绛囊撮要》之"蟾砂散"

（14）**治五疳八痢，面黄肌瘦，好使泥土，不思乳食**：大干蟾蜍一枚(烧存性)，皂角(去皮、弦，烧存性)一钱，蛤粉(水飞)三钱，麝香一钱。为末，糊丸粟米大。每空心米饮下三四十丸，日二服。--《全婴方论》

（15）**治癣**：干蟾烧灰，末，以猪脂和涂之。--《外台》引《深师方》

（16）**治脉管炎**：干蟾1只，白花蛇1条，金银花90g，牛膝60g.附子30g。用酒1kg，浸3天后，水浴加热1.5h，放冷过滤。每次服1小盅，每日2次。--《河北中草药》

（17）**治胃癌、肝癌、膀胱癌**：将活蟾晒干烤酥后研粉，和面粉糊做成黄豆粒大的小丸。面粉与蟾蜍粉比例为1：3。每100丸用雄黄1.5g为衣。成人每次5g，每日服3次，饭后开水送下。过量时有恶心、头晕感。--《中国动物药》

（18）**治疗慢性气管炎**：①取活蟾蜍去头、皮和内脏，焙干研末；另以猪胆汁浓缩液与面粉等量混和，低温炒松研末。按7：3的比例将蟾蜍粉与猪胆面粉混合均匀，装入胶囊。每次1.5g，每日3次，饭后送服。10天为1疗程，共2个疗程。观察372例，病型以单纯型为主，中医分型以虚寒型占多数。服药后止咳、祛痰、平喘的有效率达80％以上，一般在3天内开始见效。--《江苏省医学科学资料汇编》，1959，(5)：174 ②用冬眠期蟾蜍1只，白矾9g，大枣1枚。将白矾、大枣塞入蟾蜍口内，阴干焙黄，研细末，用水泛丸，如绿豆大.以代赭石末为衣，或将药末装入胶囊。每粒(或胶囊)0.5g，成人每日3～6g，1次或分次用温开水送服，连服30天。共治2364例，近期控制361例(15.3％)，显效651例(27.5％)，好转908例(38.4％)，无效444例(18.8％)。总有效率为81.2％。--《江西省防治老年慢性气管炎资料汇编》，1972，(3)：103

（19）**治疗小儿百日咳**：将活蟾蜍1只开水泡死，不去肠肚，以黑胡椒7粒填入蟾蜍口腔。瓦上焙干成灰，用温开水冲服，隔2d服1次，分2次服完，5天为1疗程，共治小儿百日咳76例，服1个疗程治愈50例，2个疗程治愈23例，3例未愈。--《新中医》吴润德，1981，(1)：26

（20）**治疗炭疽病**：用干蟾蜍1只，加水300ml，煎至200ml，冷却后顿服；或以活蟾蜍1只，去净内脏，捣成糜状，开水冲服；或用蟾蜍1只，去内脏洗净，配合白菊花150g，水煎当茶喝，或将蟾蜍、白菊花渣外敷皮肤炭疽溃疡处。亦可配合金黄散(成药)水调，经常涂抹水肿处。用上述内服外敷法治疗皮肤炭疽26例，肺炭疽3例，肠炭疽1例；其中有全身中毒症状者18例，炭疽杆菌阳性者14例，均获痊愈。--《中华外科》李世勋，1962，10(9)：552

（21）**治疗小儿疳积**：①朱砂0.1g，蟾蜍1只，去内脏、脱皮，白公鸡肝1叶。将鸡肝划开口后，将朱砂撒入里面，然后一同放入蟾蜍内，用鲜荷叶包好，将其焙干致焦香后，立即趁热将混有少许白糖的醋喷洒在上面，使其酥脆研末。分3次1天吃完。共治100例，治愈91例，好转9例。治愈和好转时间平均8d。--《陕西中医》褚毅鹏，1987，8(7)：325 ②大蟾蜍一只，去内脏，裹黄泥煨熟，去泥焙干研末，制成蟾蜍散，每次1.5～3g，用鲜疳积草、鲜四叶菜各15g，煎水送服，早晚各1次。配合割治法，共治疗小儿疳积550例，痊愈474例，占86.2％。--《四川中医》贺遵讽，1988，(1)：15

（22）**治疗遗尿**：以麝香3g，蟾蜍、桂枝、麻黄、雄黄、乳香、没药各5g。研末调膏，贴内关、气海、中极、三阴交等穴，治小儿遗尿293例，治愈170例，显效88例，无效35例，有效率88.1％。--《陕西新医药》徐汉卿，1981，(9)：55

（23）**治疗恶性肿瘤**：①将活蟾蜍晒干后烤酥研细末，过筛，和面粉糊做成黄豆粒大的小丸。面与蟾蜍粉之比为1：3。每100丸用雄黄1.5g为衣。成人每次5～7丸，每日服3次，饭后开水送下。过量时可有恶心、头晕感。经治22例胃癌、膀胱癌、肝癌患者，病情皆有好转。--《辽宁抗癌战讯》，1971，(5)：8 ②治疗肺癌用鹤蟾片(仙鹤草、蟾蜍、人参调匀压制成片，每片含药物0.4g)，每日3次，每次6片，连续服数月至1年。治疗肺癌102例，显效7例，有效 63 例，无效 32 例，总有效率 68.6％，平均生存时间 7.95 个月，1 年生存率 15.7％。-- 《新中医》周岱翰，1986，(4)：31

（24）**治疗白血病**：取(约)125g 重的蟾蜍 15 只，剖腹去内脏，洗净加黄酒 1500ml，放入瓷罐中封闭，然后置入铝锅内加水，用火煮沸 2h。将药液过滤，成人每次 15～30ml，每日 3 次，饭后服。治疗各种白血病 32 例(急粒 4 例，早幼粒 4 例，急单 5 例，红白血病 3 例，急淋 9 例，慢粒 3 例，慢淋 1 例，白血病前期 3 例)，总缓解率为 75％，完全缓解率为 25％。以急淋疗效最好，完全缓解率为 33.3％，总缓解率为 88.8％，早幼粒及急单疗效较差。-- 《辽宁中医杂志》于家明，1984，(4)：18

（25）**治指头红肿生毒**：活蟾一只生剥皮，将皮外面向患处包好，明日其毒一齐拔出。或发背、对口等症，毒忽收，内如又起，再贴。切记不可将其皮里面着肉，即咬牢难揭。凡痘疹后回毒，亦可用此治。-- 《行箧检秘》

（26）**治痈疮**：大虾蟆一个，剥全身癞皮，盖贴疮口，于蟆皮上用针将皮刺数孔，以出毒气，自觉安静，且能爬住疮口，不令长大。-- 《灵秘丹药戕》

（27）**治肿毒**：干蟾皮不拘多少，研为末，金银花露调敷。-- 《药蔹启秘》之"金蟾散"

（28）**治一切疱疹、湿疹、痤疮**　制蟾蜍皮 12g，甘草 3g，水煎服。-- 《新疆中草药手册》

（29）**治肠头挺出**：蟾蜍皮一片，瓶内烧熏挺处。-- 《纲目》引孙思邈方

（30）**治早期鼻咽癌**：干蟾皮、苍耳子、炮山甲各 9g，夏枯草、蜀羊泉、海藻各 15g，蜂房、昆布各 12g，蛇六谷、石见穿各 30g。水煎饮，每日 1 帖.

（31）**治早期子宫颈癌**：干蟾皮 15g，凤尾草、莪术各 30g，山慈姑 9g，水煎服，每日 1 帖。(30～31 方出自《虫类药的应用》)

蟾蜍头

味辛、苦，性凉，有毒。归脾、胃二经。消疳散积。主治小儿疳积。内服：入丸、散，适量。

附方　**治小儿奶疳，体瘦烦热，毛发干痒，乳食减少**：蟾头一枚(烧灰)，蛇蜕皮灰一分，蝉壳一分(微炒，去足)，麝香一钱，青黛半两，蜗牛子二七枚(炒微黄)。上药都细研为散。每服以粥饮调下半钱，日三钱服，量儿大小，加减服之。-- 《圣惠方》

蟾蜍肝

味辛、苦、甘，性凉。归心、肝二经。解毒散结，拔疔消肿。主治痈疽，疔毒，疮肿，蛇咬伤，麻疹。外用：捣烂敷，适量；内服：煎汤，1～2 个。

附方　（1）**治疔疮**：蟾蜍肝 1 具，丁香 6g，朱砂 6g。共研末，敷于患处。-- 《草药手册》(江西)

（2）**治蛇咬伤**：鲜癞蛤蟆肝，捣烂外敷伤口处。-- 《青岛中草药手册》

（3）**治麻疹出不透，或迟迟不能出齐，出后很快消失，发热不退或增高**：癞蛤蟆肝 1～2 个。水煎服，1～2 次即可。《草医草药简便验方汇编》(赣州)

蟾蜍胆

味苦，性寒。归肺经。镇咳祛痰，解毒散结。主治气管炎，小儿失音，早期淋巴结结核，鼻疔。内服：开水冲服，3～6 个。外用：捣烂搽，或鲜取汁滴，适量。

附方　（1）**治气管炎**：蟾蜍胆 3 个。开白水冲服，日服 2 次，连续服用。-- 《吉林中草药》

（2）**治小儿失音，不能言语**：以鲜蟾蜍胆汁，滴于小儿悬雍垂上。-- 《青岛中草药手册》

（3）**治肺癌**：蟾蜍胆 7～10 个。分 2 次口服，可连服 1～2 个月。-- 《甘肃中草药手册》

（4）**治早期淋巴结结核**：蟾蜍胆几个，取胆汁涂患处。-- 《广西药用动物》

（5）**治鼻疔**：蟾蜍胆 3 只，鲜人中白适量，梅片 0.6g。共擂烂搽患处。-- 《草药手册》(江西)

蟾酥

【别名】　蟾酥《本草衍义》，蟾蜍眉脂《药性论》，蟾蜍眉酥《日华子》，癞蛤蚂浆《新疆药材》，蛤蟆酥《山东中药》，蛤蟆浆《中药材手册》。

【来源】　为蟾蜍科动物中华大蟾蜍 *Bufo bufo gargarizans* Cantor 等近缘种的耳后腺分泌的白色浆汁加工而成。

【动物形态】　参见"蟾蜍"。

【采收加工】　每年夏、秋季(5～8 月)为取酥季节。将捕获到的蟾蜍用水洗净体表，晾干。用金属夹从耳后腺及身体上的大小疣粒取酥，每只可取 0.05～0.06g 鲜浆。

取酥方法：①挤浆法：一手握住蟾蜍，另一只手用特制的金属夹挤耳后腺，将乳白色的浆液挤到容器内，力量要适度，不要挤出血液或损伤皮肤，引起发炎，溃疡。操作得当可每星期挤 1 次。②刮浆法：用手握住蟾蜍，头朝下，另一只手用竹夹钳或铜镊在蟾蜍耳后腺上刮取白色浆液，放入容器中。1～2 次即可刮净。无论挤浆或者刮浆之后，需注意将蟾蜍放置在干净的陆地上或器具上，切忌放入水中或污染之处，否则易引起耳后腺发炎，造成蟾蜍死亡。挤出并收集好的蟾蜍液要用 80～100 目铜丝筛或 60～80 目尼龙丝筛过滤，也可加入 15%清洁水或乙醇稀释后再过滤，经脱水或脱乙醇后，再放入 60℃烘箱内烘干，干燥后的成品酥要用密封缸保存。用牛皮纸包好，防止吸潮。各地产区制酥形式有不同的传统；大致有"棋(圆)酥"、"饼酥"和"片酥"之分。皆为不同形式，大小不同的薄片。

注意：要戴防护眼镜，防蟾酥入眼。蟾酥一旦入眼，立即清水冲洗，上医院救治。

【性状鉴别】　本品呈扁圆形团块状或薄片状。棕褐色，薄片状者对光透视为红棕色。团块状者质坚，不易折断，断面棕褐色，角质状微有光泽；薄片状者质脆，易碎，断面红棕色，半透明。气微腥，味初甜而后有持久的麻辣感，粉末嗅之作嚏。

【显微鉴别】　粉末淡棕色。①用甘油水装置，在显微镜下观察呈半透明不规则形碎块。②用水合氯醛液装置，并加热，则碎块透明并渐溶化。③用浓硫酸装置，则显橙黄色或橙红色，碎块四周逐渐溶解缩小，呈透明类圆形小块，显龟裂斑纹，放置后，渐溶解消失。

【理化鉴别】　（1）本品断面沾水，即呈乳白色隆起。

（2）取本品粉末 0.1g，加氯仿 5ml，浸泡 1 小时，滤过，滤液蒸干，残渣加醋酐少量使溶解，滴加硫酸，初显蓝紫色，渐变为蓝绿色。(检查甾醇类化合物)

（3）取粉末 0.1g，加甲醇 5ml，浸泡 1 小时，滤过，滤液中

加对二甲氨基苯甲醛固体少许，滴加硫酸数滴，即显蓝紫色。(检查吲哚类化合物)

（4）取1%蟾酥的氯仿提取液，蒸干后用甲醇溶解，测定其紫外吸收光谱，在波长300nm附近，有最大吸收。(检查脂蟾毒配基)

（5）薄层色谱取本品粉末0.2g，加乙醇10ml，加热回流30分钟，滤过，滤液置10ml量瓶中，加乙醇稀释至刻度，作为供试品溶液。另取蟾酥对照药材，同法制成对照药材溶液。再取脂蟾毒配基及华蟾蜍次素对照品，加乙醇分别制成每1ml含lmg的溶液，作为对照品溶液。吸取上述4种溶液各10μl，分别点于同一硅胶G薄层板上，以环己烷-氯仿-丙酮(4：3：3)为展开剂，展开，取出，晾干，喷以10%硫酸乙醇溶液，热风吹至斑点显色清晰。供试品色谱中，在与对照药材色谱相应的位器上，显相同颜色的斑点；在与对照品色谱相应的位置上，显相同的1个绿色及1个红色斑点。

【含量】 《中华人民共和国药典》2005年版规定：本品含蟾酥毒基（C_{26}小时$_{34}O_6$）及脂蟾毒配基($C_{24}H_{32}O_4$)计不得少于6.0%。

【主含成分】 蟾酥的化学成分复杂，主要有蟾蜍甾二烯类、强心甾烯蟾毒类、吲哚碱类、甾醇类，以及多糖类、有机酸、氨基酸、肽类、肾上腺素等。

【药理】 （1）**抗癌作用** 蟾酥对人的子宫颈癌、肝癌、白血病、卵巢癌、胃癌等均有抑制作用，蟾毒配基是其有效成分。

（2）**促进造血功能** 对60钴照射损伤的小鼠骨髓造血细胞功能，蟾酥注射液有促进其增殖和分化作用，使骨髓多能干细胞、粒系祖细胞、红系祖细胞的产量明显上升。其他实验亦证实蟾酥水溶液、油溶液或蟾皮提取液均有防治放射病的作用，可促进外周白细胞的回升，在照射后用药更佳。另外，给正常犬注射蟾酥液也可提高外周血细胞数量，用蟾素注射液给小鼠腹腔注射，可使白细胞增加拮抗环磷酰胺引起的白细胞减少症。

（3）**对心血管的影响** 蟾酥小剂量能增强动物的心脏收缩力，大剂量可使心率变慢，心律不齐，房室传导阻滞，最后心脏停止于收缩期。其强心作用与洋地黄相似，但无积蓄作用。其所含的蟾毒配基等均有强心作用。

（4）**促进去甲肾上腺素释放** 所含蟾毒灵能明显增加豚鼠输精管收缩，这一作用是由于促进肾上腺素能神经末梢内源性去甲肾上腺素释放的结果。

（5）**对神经系统的影响** 所含蟾毒灵可诱发惊厥。蟾蜍5-羟色胺有致幻作用。蟾酥、蟾皮均有镇痛作用，可用于表面麻醉，蟾酥80%酒精提取物比可卡因强而持久；蟾毒灵的这一作用甚强，约为可卡因的90倍；其次为蟾蜍素、蟾毒配基。

（6）**抗炎** 蟾酥对渗出性炎症及肉芽肿性炎症均有抑制作用。对局部感染甲型溶血性链球菌、金黄色葡萄球菌的家兔均有防止病灶扩散，对细胞免疫及体液免疫均有一定促进作用。

（7）**抑制血栓形成** 给家兔静注蟾酥，对二磷酸腺苷诱导的血小板聚集有抑制作用。对大鼠内毒素性血栓症，蟾酥可使之改善。以纤维蛋白平板法实验，蟾酥能活化纤溶系统。

（8）**镇咳、祛痰作用** 对肠道、支气管平滑肌先收缩后松弛，对组胺和乙酰胆碱引起的收缩有拮抗作用，能抑制汗腺、唾液腺的分泌。

（9）**升压作用** 静脉麻醉家兔，由耳缘静脉注入蟾酥0.4mg/kg，具有明显的升高动脉压作用；但作用并不持久，1次注射仅可维持数分钟，若用滴注，可在给药期间显示持续升压作用。

（10）**其他作用** ①对子宫有兴奋作用，甚至可致孕兔流产；②对蛋清致敏的豚鼠离体子宫及回肠有抗过敏作用；③抑制由肾上腺素引起的甲状腺腺苷酸化酶活化，有胰岛素样促进糖原生成，抑制乳酸产生及对抗去甲肾上腺素的脂肪分解作用，有利尿作用；④蟾毒配基对横纹肌有兴奋作用。

（11）**毒性** 给小鼠快速静脉注射蟾皮水溶性成分50mg/kg，24h未见异常反应；给小鼠静脉注射蟾皮水脂混合成分，LD_{50}为3.81±0.22ml/kg。

【性味归经】 味辛，性温，有毒。归心经。

【功用主治】 消肿止痛，解毒辟秽，开窍醒神。主治痈疽疔疮，咽喉肿痛，风虫牙痛，牙龈肿烂，痧症腹痛，中暑神昏。

《药性论》：“脑疳，以奶汁调，滴鼻中。”

《日华子》：“治蚛牙，和牛酥摩；敷腰眼并阴囊，治腰肾冷，并助阳气，以吴茱萸苗汁调妙。”

《本草衍义》：“齿缝中血出，以纸紝子蘸干蟾酥少许，于出血处按之立止。”

《宝庆本草折衷》：“治小儿急慢惊风，天吊撮口，搐搦奶痫诸疾。”

《医学入门·本草》：“主痈疽疔肿瘰疬，一切恶疮顽癣。”

《纲目》：“治发背疔疮，一切恶肿。”

《本草正》：“治风、虫牙痛，以纸拈蘸少许点齿缝中。”

《玉楸药解》：“涩精助阳。涂磨鏖顶，治精滑梦遗。”

【临床应用】 （1）**用于痈疽疔疮，瘰疬结核及诸恶疮**。蟾酥味辛性温，其性善行而散，用治上述诸症，无论内服外用，均有解毒消肿止痛之功，临床每与活血消肿止痛的麝香、乳香、没药等同用。如局部红肿疼痛，可加配寒水石、朱砂、铜绿、蜗牛等清热解毒之品，如《外科正宗》蟾酥丸。若痈疽皮色不变，漫肿木痛，须配辛热之川乌等以解凝散结消肿。用于肿毒未化脓者，可用米醋调涂肿处以解毒消肿；若已化脓者，与石灰制成薄饼，贴于疮头，上盖膏药使之速溃；如溃后腐肉未脱或溃久不敛致成瘘孔，可配升药、雄黄、丁香、乳香、没药研末掺，如《外科大成》玉红散。

（2）**用于喉痹，乳蛾，牙痛，牙疳**。凡此多因风热痰火所致，蟾酥能消一切风火热毒之邪，使之外出。《喉科心法》之六神丸，即用本品配牛黄、珍珠等为丸服，用治各种咽喉红肿疼痛。如咽喉肿痛，局部病灶肿甚不红，遇寒易发者，《活人心统》则以蟾酥配草乌、牙皂为末点患处，以解凝散结，消肿止痛。风火牙痛，可单用或配雄黄、硼砂、甘草等制丸如菜子大，每服一二粒，置于痛牙处；如蛀牙痛，配巴豆霜、烧焦杏仁，共研如泥，取粟米大，塞于蛀孔中，均有止痛的效果。治走马牙疳，齿龈烂黑，可配麝香、人中白、轻粉等研末敷，如《小儿药证直诀》麝香膏、《杨氏家藏方》必效散。

（3）**用于痧症吐泻腹痛，中暑神昏**。对于夏季感受寒湿秽浊之气，误食不洁之物，腹痛吐泻，肢冷脉伏，甚则昏厥者，蟾酥内服有辟秽止痛，开窍醒神之功。《本经便读》谓其“善开窍辟恶搜邪”，临证多与麝香、雄黄、苍术、丁香等芳香辟浊之品同用，如《绛囊撮要》蟾酥丸。

（4）**其他作用**：可作外科麻醉药，还可用于恶性肿瘤、心力衰竭、休克等症。

【用量用法】 内服：入丸、散，每次0.015～0.03g。外用：研末调敷，或掺膏药内贴，适量。

【使用注意】 ①外用不可入目，孕妇禁服。②内服宜慎，过量可引起口唇发麻、上腹不适、恶心呕吐、头昏目糊、胸闷心悸、嗜睡多汗，甚则昏迷等毒副反应。

《纲目》："其汁不可入人目，令人赤、肿、盲。或以紫草汁洗点，即消。"

《本草经疏》："若欲内服，勿过三厘。如疮已溃，欲其生肌长肉之际得之，作痛异常，不可不知。"

《本经逢原》："轻用能烂人肌肉。"

【附方】 （1）**治疔肿**：蟾酥一枚，为末，以白面和黄丹，丸如麦颗状。针破患处，以一粒纳之。--《济生方》之"蟾酥丹"

（2）**治内疔**：蟾酥，取时用桑叶一小钱大，入蟾酥揉和得所，丸如念珠，阴干用。病势重者用二粒，轻者用一粒，置病人舌上噙化，化后良久，用井花水灌漱，再用雄黄丸七丸，冷茶清吞下，得脏腑利数行。--《急救仙方》之"蟾酥丸"

（3）**治发背痈疽，无名肿毒，恶毒疔疮**：蟾酥二钱，血竭二钱，蜗牛二十个(瓦上焙干，肉壳俱用)，铜绿二分半(与上三味同研)，枯白矾一钱，轻粉二钱(二味同研)，朱砂三钱(研细，留一钱为衣)。上为细末，用人乳汁为丸，如绿豆大，朱砂为衣。捣葱二根令烂，裹药丸在内吞下，热酒送之。--《古今医鉴》之"化生丸"

（4）**治疮疡掀肿木硬**：蟾酥、麝香各一钱。各同研极细，以儿乳汁调如泥，入磁合内盛，干，不妨。每用少许于肿处，更以膏药敷之，毒气自出，不能为疮，虽有疮亦轻。--《保命集》之"针头散"

（5）**治一切皮肉不变，漫肿无头，肿毒疔毒**：京墨一两，蟾酥、胆矾、血竭各三钱，朱砂二钱，麝香一钱五分。上为末，用凉水调成锭。凉水磨如墨，以笔蘸药涂之。--《外科大成》之"离宫锭子"

（6）**治一切恶疮**：蟾酥、干胭脂、轻粉、朱砂、穿山甲各二钱，百草霜不问多少。上为细末，丸如黄米大。每眼五、七丸，加至八、九丸，用葱一根，刀剖开，将药包裹在里，用生丝线缚，文武火烧葱熟，将葱带药，口内嚼碎温服，用衣服盖之，汗出为效。--《普济方》之"蟾酥托里丸"

（7）**治瘰疬**：蟾酥如大豆许，白丁香十五枚，寒水石些少(煅)，巴豆五粒，寒食面些少。上各另研，和作一处，再研，炼蜜为丸如绿豆大。先以火针刺入核中，每用一丸或二三丸，纳入针窍中。如脓未尽，再用数丸，以脓尽为度。--《医学正传》之"蟾酥膏"

（8）**治肉刺(鸡眼)**：用针拨破，以蟾酥五分(汤化)，调铅粉一钱，涂之裹之。--《外科大成》

（9）**用于外科麻醉**：①蟾酥一钱，半夏、闹羊花各六分，胡椒、川乌、川椒各一钱八分，荜拨二钱。上为末。每服半分，黄酒调服，服之开针不痛。--在《外科大成》之"琼酥散" ②川乌尖、草乌尖、生南星、生半夏备五钱，胡椒一两，蟾酥四钱。一加荜拨等分，一加细辛为君。共为末，用烧酒调敷，候麻木，任割不痛。--《外科大成》之"外敷麻药"

（10）**治时邪疠毒，烂喉丹痧，喉风喉痈，双单乳蛾诸症，茶汤不能进者。并治疔疮对口，痈疽发背，肠痈，腹疽，乳痈，乳岩，一切无名肿毒。兼治小儿痰急惊风，肺风痰喘危在顷刻**：关西牛黄一钱五分，杜蟾酥一分五厘(烧酒化)，上辰砂一钱五分，粗珍珠一分五厘，当门子一分五厘。上药共研细末，米浆为丸，如芥菜子大，以百草霜五分为衣。每服五丸、七丸、十丸不等，视病势轻重服之。--《喉科心法》之"六神丸"

（11）**治喉痹乳蛾等证**：用癞蛤蟆眉酥，和草乌尖末、猪牙皂角末等分，丸小豆大。每研一丸点患处。--《纲目》引《活人心统》)

（12）**治牙痛**：蟾酥一字(汤浸研)，麝香一字。上药和研为丸，如麻子大。每用一丸，以绵裹于痛处咬之，有涎即吐却。--《圣惠方》

（13）**治风蛀诸牙痛**：蟾酥少许，巴豆(去油，研如泥)、杏仁(烧焦)。上共研如泥，以绵裹如粟米大。若蛀牙塞入蛀处，风牙塞牙缝中，吐涎尽。--《景岳全书》之"蟾酥膏"

（14）**治一切牙疳，齿龈蚀烂，口臭出血**：蟾酥、轻粉(别研)、定粉、人中白各一钱，麝香一字(别研)。上件为细末。临卧，盐汤漱口了，贴药末在患处，用薄纸盖之。--《杨氏家藏方》之"必胜散"

（15）**治诸般痧症**：上西黄一钱，蟾酥五钱，真茅术一两，飞净朱砂五钱，明雄黄五钱，麝香一钱六分，丁香五钱。共为极细末，水泛为丸，如肥芥子大。轻者一粒，重者二粒，噙于舌底，化完立愈。--《绛囊撮要》

（16）**治破伤风**：干蝎(酒炒)、天麻各半两，蟾酥二钱(汤浸化如稀糊)。将二味捣罗为末，用蟾酥糊丸如绿豆大。每一丸至三丸，豆淋酒下，甚者加至三丸至五丸。--《普济方》之"干蝎丸"

（17）**治小孩子疳瘦**：蟾酥眉脂，以朱砂、麝香为丸，如麻子大，空心一丸。--《药性论》

（18）**治疗心力衰竭**：用强心散(由蟾酥1份、茯苓9份配制而成，剂型有胶囊、四层肠溶衣丸及蜡丸)每日300mg(含蟾酥30mg)，分3次口服。治疗各种心力衰竭30例，显效12例，有效14例，无效4例，总有效率86.7%。毒性反应为上腹部不适，有烧灼感，恶心呕吐及厌食，这些症状减小剂量皆得控制，也有服药1～2天自行消失者。临床实践证明，蟾酥之强心作用，与洋地黄相似，其优点是无蓄积作用，作用快，利尿作用较洋地黄显著。--《新医药通讯》中医研究院西苑医院，1972.(5)：46

（19）**治疗结核性及慢性骨髓炎瘘管**：用蟾酥香油纱布条(蟾酥0.1g磨细，加入香油100ml搅拌均匀，浸湿纱布条)充填伤口，保留1～2h，每日或隔日换药1次。用于结核性瘘管40例，病史最短6个月，最长10年以上，多数1～5年。病变部位计颈部19例，腋下9例，胸壁6例，鼠蹊部3例，腹部1例，其他2例。瘘管深度平均8.5cm，最浅者2.5cm，最深者18cm。全部病人不配合其他疗法。疗效：临床治愈(瘘管消失，伤口愈合)36例，好转(瘘管缩短2/3；或伤口缩小2/3)4例，有效率100%；有1例4年后复发，再经用本法治疗20余日而愈。治愈时间：3个月以内20例，4～5个月以内9例，6～8个月以内7例。治疗时个别病例局部有刺激性疼痛，对溃疡面较大的病人则有短期发烧。余未见不良反应。--《中药通报》刘德厚，1981，(6)：35

（20）**治疗化脓性感染**：用蟾酥水溶性总成分注射液10～20mg肌注，每日2次，小儿酌减。临床观察250例，计急性扁桃体炎72例，各种脓肿62例，疖、痈34例，急性乳腺炎18例，急性淋巴管及淋巴结炎14例，冠周炎及牙周炎12例，脓疱病9例，其他化脓性炎症29例。临床症状除局部红、肿、热、痛及机能障碍外，伴有恶寒发热、全身不适138例，其中体温38～39℃者105例，38℃以下者33例。疗效：痊愈(临床症状、体征消失，白细胞及中性粒细胞正常)204例，好转(症状及体征减轻，白细胞及中性粒细胞有改善)29侧，无效17例，总有效率为93.2%，疗程最短1d，最长21d。--《中国中西医结合研究会江苏分会论文汇编》张瑜瑾，1987：3

（21）**治疗恶性肿瘤**：①用蟾酥水溶性总成分注射液每次 10mg 口服，每日服 3 次，治疗 110 例食管及贲门癌，近期疗效满意。如与呋喃氟脲嘧啶化学抗癌药同用可提高疗效。--《南京中医学院学报》闵峰，1987，(1)：13 ②用蟾酥水溶性总成分注射液每日 20mg 肌注，用于治疗肝、肺等多种晚期癌肿 44 例，显效 8 例，有效 22 例，无效 14 例，总有效率 68.18%。--《上海中医药杂志》彭德渌，1980，(2)：33 ③用本品每次 20mg，每日 2 次肌注，3～6 个月为 1 疗程，停药 1 月开始第 2 疗程，治疗晚期癌肿 218 例，用药后，主客观症状好转时间一般为 1～2 星期；基本治愈 3 例，临床治愈 2 例，显效 19 例，有效 104 例，无效 90 例，总有效率为 58.72%；其 1 年、3 年、5 年生存率分别为 42.66%、6.42%、2.29%。据临床观察，本品不但能缓解临床症状，缩小病灶，提高机体免疫功能，对于放、化疗所致白细胞、血小板下降等副作用，均能改善。本品无明显毒性反应，仅个别患者药后出现心悸等轻度不适。--《南京中医学院学报》蒋庭章，1988。(1)：22

(22)**用于表面麻醉**：①**用于扁桃体切除术**。将蟾酥投入 75%乙醇中溶解，制成 1%～4%酊剂。每次用量按 25～50mg 生药掌握，用棉球蘸蟾酥酊(2.5～3.0ml)涂于咽后壁、咽前弓、咽后弓及扁桃体，共 2 次。涂药 3～5 分钟即可手术，术前应常规投予镇静剂、阿托品(注射)等；个别咽反射重者，局部喷洒 1%蟾酥酊 1～2 次。经 150 例手术观察，结果表明，其表面麻醉效果与普鲁卡因局麻效果相同，优良率达 98%；且无过敏反应，具有创口水肿轻、伪膜形成迅速、咽部功能恢复快等优点。此外，本方法还用于鼻息肉切除、部分下鼻甲切除、鼻中膈粘膜下矫正术等鼻科手术，效果也比较满意。--《吉林医学》刘文斗，1980，(2)：24 ②**用于拔牙**。取蟾酥 15g，浸于 70%乙醇 200ml 中。1 星期后过滤，与等量的 2%碘酒混合成蟾酥酊。先将病牙龈部擦干，再用棉签蘸蟾酥酊涂于病牙龈部及牙周袋内，约 3 分钟即可试拔，若感疼痛，可再涂 1～2 次后拔。共拔病牙 67 例，有效率 100%，优良率占 85%。--《中草药通讯》高邮县三垛卫生院，1978，(9)：30

蛤蟆

【别名】 蛤蟆《急救良方》，虾蟆《本经》，蟆《尔雅》，蛤《岑表录异》。

【名释】 因叫声而得名。该蛙叫声短促清脆，如拨串珠，听起来像是“哈嘛-哈嘛-哈嘛”。

【来源】 为蛙科动物泽蛙 *Rana limnocharis* Boie 的全体。

【动物形态】 体中小型，4～5.5cm，雄蛙略小。头部长宽略相等，吻端尖圆，上下唇有深色纵纹 6～8 条，鼓膜及颞褶明显。两眼间有深色 V 型横斑，肩部有类似 W 型斑。有些个体有背中线，背中线宽细不一。颜色及花纹多变，青灰色、褐色或深灰色，有时杂有明显的红褐色或绿色斑纹。背部有许多长短不一、不规则排列的棒状肤褶，褶间有些小疣粒。体侧有些延续自肩部的深色斑。体侧及体后端有许多小圆疣，四肢背面也有小疣粒分布。腹部光滑乳黄色。前肢上臂有横纹，指端尖，掌突发达。后肢较短，有横纹，股部内侧有许多白色小颗粒突起。趾端尖，趾间有半蹼。有内外跖突。雄蛙有一个单咽下鸣囊，但鸣囊中间有一个分隔，所以看起来像有一对咽下鸣囊。雄蛙喉部鸣囊部分黑色，雌蛙白色。见（图 1120）

该蛙的皮（**蛤蟆皮**）、肝（**蛤蟆肝**）、胆（**蛤蟆胆**）均供药用，详见下述。

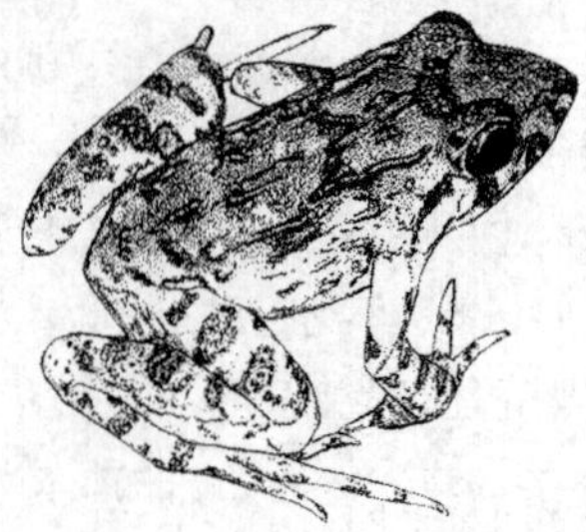

（图 1120）**泽蛙**

【生长分布】 多生活于田野、沟渠、水池、草泽、稻田、等静水域。邹平各地均有分布。

【采收加工】 夏、秋季捕捉，捕得后洗净入药。

【性味归经】 味甘，性寒。归心、脾经。

【功用主治】 清热解毒，健脾消积。主治痈肿，疔疖，口疮，乳痈，瘰疬，小儿疳积，热痢。

《本经》：“主邪气，破癥坚血，痈肿阴疮。服之不患热病。”

《药性论》：“涂痈肿及治热结肿。”

《日华子》：“治犬咬及热狂，贴恶疮，解烦热。”

《雷公炮制药性解》：“疗儿疳，贴痈肿，疗火伤。”

《医林纂要·药性》：“滋阴助阳，补虚羸，健脾胃，杀疳积。”

【用量用法】 外用：捣敷或研末掺，适量；内服：入丸、散，适量。

【附方】 （1）**治瘰疬溃烂**：黑色虾蟆一枚。去肠，焙研，油调敷之。忌铁器。--《纲目》

（2）**治湿癣**：干虾蟆一个。烧灰，细研为末，以猪脂调，涂敷疮上，日三五度。--《圣济总录》

（3）**治牙疳**：虾蟆一只(小者背绿眼光者是用)，明矾二钱，小红枣二枚(去核)。上共捣成膏作一丸，火煅存性，为细末，笔尖蘸药点患处。--《松厍医径》

（4）**治阴蚀疮**：绿豆粉、虾蟆灰各二钱半，胭脂胚一钱二分。为细末，干掺。--《赤水玄珠》之“豆胚散”

（5）**治杨梅疮**：大虾蟆一枚(不用红眼者)。入瓶，加酒封固，秤准。慢火煎至得酒重之半为度，再取酒服之，取汗，避风。上身疮多，先略饮粥，后饮酒；下身疮多，空腹饮酒。重者三四日后，表出满身，七日全愈.亦无瘢痕。--《王氏医存》

（6）**治小儿疳**：干虾蟆一枚烧为灰，蛇蜕皮一分炒令黄，蝉壳一分。上为末，入麝香末半钱研匀。至午时后，以暖水调半钱，一二岁儿即服一钱。--《普济方》

（7）**治小儿洞泄下痢**：烧虾蟆末，饮调方寸匕服。--《子母秘录》

（8）**治小儿患风脐及脐疮久不瘥者**：烧虾蟆杵末敷之，日三、四度。--《外台》

（9）**治小儿口疮**：虾蟆(炙)，杵末敷疮上。兼治小儿蓐疮。--《子母秘录》

虾蟆皮 味咸，性寒。归心经。解毒，消肿，散结。主治疖肿，瘰疬，臁疮。外用：贴患处，或煅灰油调敷，适量。

附方 （1）**治有虫痒臁疮**：用活虾蟆剥去皮，趁热贴之，连换二三次。其虫自出，甚妙。--《外科启玄》

（2）**治头上软疖**：虾蟆剥皮贴之。--《活幼全书》

（3）**治瘰疬脓已尽，肿已平，疮口未敛，以此贴之**：虾蟆皮二个(要活剥者)，鼠皮二张，蛇退二条，蜂房(大者)一个。上四味，俱煅灰，将水胶一两，用井花水一酒钟化开后，加蜜一两；蜈蚣煎麻油一小钟，搅匀前四味灰，临起入麝香一分。将绢摊来不湿为度。--《纲目拾遗》之"瘰疬敛口膏药"

（4）**治脱肛**：一片虾蟆皮，瓶中烧烟熏。--《妇人大全良方》

蛤蟆肝 味咸，性寒。归心经。解毒，疗疮。主治蛇咬伤，白屑疮，疔疮。外用：捣敷或烧存性调敷，适量。

附方 （1）**治蛇螫人，牙折入肉中，痛不可堪**：以虾蟆肝敷上。--《补缺肘后方》

（2）**治小儿白屑疮**：虾蟆肝10个，烧存性研末，加梅片1克，和麻油拌匀，敷患处。

（3）**治疔疮**：虾蟆肝贴疔上。(2~3方出自福州台江区《验方汇集》)

蛤蟆胆 利咽开音。主治小儿失音。外用：取胆汁点舌，适量。

附方 **治小儿失音不语** 取(胆)汁点舌上。--《孙天仁集效方》

青蛙

【别名】 青蛙《日华子》，蛙、长股《别录》，蛤鱼(南齐书)，田鸡、青鸡、坐鱼《纲目》。

【来源】 为蛙科动物黑斑蛙 *Rana nigromaculata* Hallowell 或金线蛙 *Rana plancyi* Lataste 除去内脏的全体。

【动物形态】 （1）**黑斑蛙** 体长约7～8cm，成蛙体重一般60～100克，雄蛙略小。头部略呈三角形，长略大于宽。口阔，吻钝圆，吻棱不显，口内锄骨齿2小团，左右不相遇；近吻端有小形鼻孔2个。眼大而凸出，眼间距窄，眼后方有圆形鼓膜，大而明显。前肢短，指趾端钝尖，指长顺序3，1，2，4，指侧有窄的缘膜，第2指的最显著。关节下瘤明显。后肢粗长，趾间几为全蹼，第5趾外侧缘膜发达；关节下瘤小而明显；外跖突小，内跖突窄长，有游离的刃状突出。体背面有1对较粗的背侧褶，色棕黄，2背侧褶间有4～6行不规则的短肤褶，若断若续，长短不一；背部基色为黄绿色或深绿色，或带灰棕色，具有不规则的黑斑。背中央常有一条宽窄不一的浅色纵脊线，由吻端直到肛口。腹部白色，皮肤光滑无斑。雄蛙有1对颈侧外声囊，第1指基部有粗肥的灰色婚垫，满布细小白疣。见（图1121）

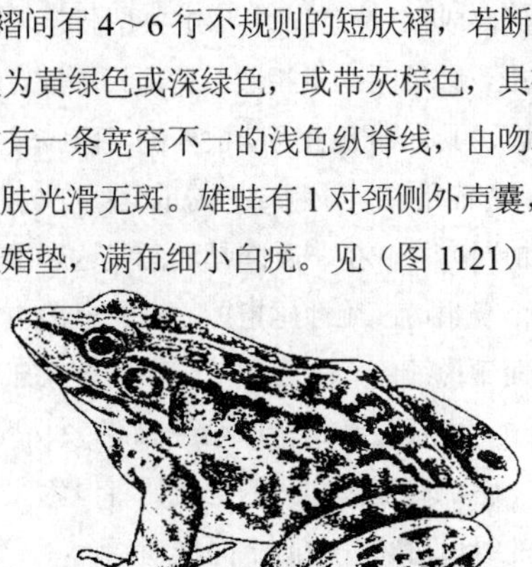

（图1121）**黑斑蛙**

（2）**金线蛙** 体长约5cm，成蛙体重10～25g，头略扁，头长宽几相等。指趾端尖圆，指长顺序3，1，4，2，第1，3指几等长。背面及体侧的皮肤有分散的疣，背侧有一对背侧褶自眼至胯，有时在后端不连续，颞褶不显。腹面光滑，肛部及股后端有疣。体背面绿色或橄榄绿色，后肢背面棕色横纹不显，股后方有1条黄色纵纹。腹鲜黄色或带有棕色点，尤以咽及胸部更为明显。见(图1122)

两种青蛙的幼体（**蝌蚪**）、胆汁（**青蛙胆**）也供药用，详见下述。

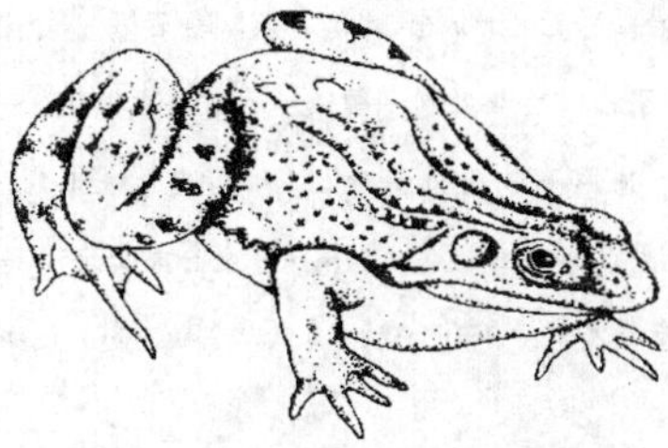

（图1122）**金线蛙**

【生长分布】 （1）黑斑蛙常栖于池塘、水沟或小河内。产卵季节3～6月；蝌蚪体形大，灰绿色；尾较细弱，有斑纹，尾端尖；角质颌适中。邹平广布。

（2）金线蛙习居于有莲花的池塘内，平时多匍匐在荷叶上或居于较大的池塘内或湖边。产卵季节4～6月；尾端尖细，口角及下唇有唇乳突。邹平广布。

【采收加工】 春、夏、秋三季均可捕捉，采得后去皮及内脏，鲜用或炙干。

【性味归经】 味甘，性凉。归肺、脾、膀胱经。

【功用主治】 利水消肿，清热解毒，补虚。主治水肿，臌胀，黄疸，虾蟆瘟，小儿热疮，痢疾，疳疾，劳热，产后体弱。

《别录》："主小儿赤气肌疮，脐疮，止痛，气不足。"

《日华子》："治小儿热疮。杀尸疰病虫，去痨劣，解热毒。"

《本草图经》："补虚损，尤宜产妇。"

《本草衍义》："解劳热。"

《日用本草》："治小儿赤毒热疮，脐肠腹痛，疳瘦肚大，虚劳烦热，胃气虚弱诸症。"

《纲目》："利水消肿。烧灰，涂月蚀疮。"

《医林纂要·药性》："助阳道。"

《食物考》："疗痢噤口。"

《本草求原》："解酒毒。"

《陆川本草》：" 滋阴降火。治阴虚牙痛、腰痛、久痢。"

《中国动物药》："清热解毒，补虚止嗽。治水肿、臌胀、咳嗽，喘息，麻疹，毒痢，黄疸，月经过多等症。"

【用量用法】 内服：煎汤或煮食，1～3只，或入丸、散。外用：捣敷或调敷，适量。

【使用注意】 不宜多服。

《纲目》："蛙骨热食之，小便苦淋。妊娠食蛙，令子寿夭。小蛙多食令人尿闭，脐下酸痛，有至死者，擂车前草水饮可解。"

《随息居饮食谱》："多食助湿、生热。"

《广西民族药简编》："用于治疗蛇头疮时忌吃鸡肉、牛肉。"

【附方】 （1）**治浮肿**：青蛙去内脏，煮熟，加白糖。每次1个，每日服1次，连续服用。

（2）**治浮肿，咳嗽痰中带血**：青蛙1个，砂仁、莱菔子各9g。置于青蛙腹中，缝好，外用黄泥包裹，烧存性，去泥研末。分作3次。黄酒冲服，每日1次。（1～2方出自《吉林中草药》）

（3）**治水臌腹大(包括肾病浮肿，肝病腹水)**：黑斑蛙2只(砂炒)，蝼蛄10只(焙干)，陈葫芦31g。共研细末或为丸。每服6g，每日服2次，空腹时以温黄酒送下。--《山东药用动物》

（4）**治心脏性或肾脏性水肿**：青蛙2只，韭菜根3～5棵。将青蛙2只不剖肚不洗水，与韭菜根、叶共煮水半碗服。也可将煮熟之青蛙蘸醋嚼食。

（5）**治黄疸**：先用麝香0.3g置脐上，取黄皮青蛙1只，剖开连肠脏覆盖脐上，用布带绑扎固定，每日换1次。(4～5方出自江西《草药手册》)

（6）**治湿热黄疸，小便不利**：青蛙1只，生藕25g。合炖服，每日服2次。--《中国动物药》

（7）**治毒痢噤口**：水蛙一个。并肠肚捣碎，瓦上烘热，入麝香五分，作饼贴脐上。气通即能进食。--《纲目》

（8）**治痔疮，痔瘘**：青蛙1个。用瓦焙干，研细末，敷患处。--《吉林中草药》

（9）**治诸痔**：青色蛙长脚者，取一个，烧存性，为末，雪糕丸桐子大。每服十五丸，空心先吃饭二匙，次以胡桃肉切细煎汤，调枳壳散送下。若产妇发痔，里急作疼，用黑豆一百粒，陈米一合，夹煎汤下，亦先吃饭二匙。--《直指方》之"青蛙丸"

（10）**治小儿疳瘦**：青蛙剥去皮，每日2只，煮食。--《山东药用动物》

（11）**治骨结核**：青蛙1个，红糖60g，白酒60g，百部9g。煮熟后1次食之，每日1次。--《中草药新医疗法资料选编》(内蒙古)

（12）**治噎膈反胃**：青蛙7个，泥封，火烧存性，研末，1次服，连服3日。--《吉林中草药》

（13）**治哮喘**：大青蛙1只，白鸡产的蛋1个，将鸡蛋置于青蛙腹内，然后以纸包青蛙，再用瓦2片，反复盖好，外涂泥15cm厚，置于火炉烤干。候蛋熟时，取下将瓦打开，取出鸡蛋食之，后饮黄酒60g，发汗即愈。--《草药手册》(江西)

（14）**治急性传染性肝炎**：活青蛙二个，鲜仙人掌适量。捣烂，用绿豆面调成膏，贴肝区。--《中草药新医疗法资料选编》(内蒙古)

（15）**治时行面赤项肿，名虾蟆瘟**：金线蛙，捣汁，水调，空腹顿饮。--《本草蒙筌》

蝌蚪 味甘，性寒。归脾经。清热解毒。主治热毒疮肿，流行性腮腺炎，水火烫伤。外用：捣敷，或经埋藏化水后搽敷，适量。

附方 （1）**治热疮和疥疮**：将蝌蚪捣烂，敷患处。--《山东药用动物》

（2）**治火飚热毒，一切疮疖**：蝌蚪一升，淘净，加旧石灰半斤，稠成水，日晒，调加三黄散搅匀，再晒至干，收藏。临时加冰、麝、水，(化)开搽。--《本草求原》

（3）**治无名大毒，一切火毒、瘟毒**：寒水石、净皮消、川大黄各等分。研极细末，用蝌蚪水(初夏时，捞取蝌蚪，收坛内，泥封口，埋至秋天，即化成水)一大碗，入前药末各二两，阴干，再研匀，收磁罐内，每用时，以水调涂患处。--《医宗金鉴》之"蝌蚪拔毒散"

（4）**治流行性腮腺炎**：蝌蚪500g，冰片3g。将冰片加入活的蝌蚪内，待溶化成水后涂患处，每日3～4次，连涂2～3天。--《民间验方选集》(苏州医学院)

（5）**治痈疡肿痛**：活蝌蚪500g。置坛内，坛口以盐泥封固，埋土中，半年后蝌蚪即化为水，取水调黄连、黄芩、黄柏末，涂患处。--《中国动物药》

青蛙胆 味苦，性寒。归肺经。清热解毒。主治麻疹并发肺炎，咽喉糜烂。内服：吞服，1～2个。外用：胆汁涂患处，适量。

附方 （1）**治麻疹并发肺炎**：青蛙胆1个，白矾少许。日服2次。--《吉林中草药》

（2）**治咽部糜烂，轻症咽白喉**：青蛙胆2个。吞服，每日1次，连用3天。并外用青蛙胆汁涂患处，每日2次。--《山西中草药》

鳖甲

【别名】 鳖甲《本经》，上甲《证治要诀》，鳖壳《医林纂要·药性》，甲鱼壳《中药学》(南京中医学院)，团鱼壳、团鱼盖《药材学》，团鱼甲《河北药材》，脚甲鱼《全国中草药汇编》、水鱼壳《中药材手册》、九肋鳖甲(《中药处方名辨义》、鳖盖、王八盖子、团甲壳《中药志》、别甲《中药正名别名》、比寻甲《中草药商品知识》鳖盖子《山西中药志》。

【名释】 《纲目》："鳖行蹩躠，故谓之鳖。"鳖者蔽也，言有所蔽藏也。

【来源】 为鳖科动物鳖 *Trionyx sinensis* (Wiegmann)的背甲。

【动物形态】 鳖 又名鳖《易说卦》、团鱼《宝庆本草折衷》、神守《纲目》、甲鱼《随息居饮食谱》、圆鱼《中国药用动物志》、脚鱼、王八(俗称)。体呈椭圆形或近卵圆形，成体全长约30～40cm。头尖，吻长，形成吻突呈短管状；鼻孔位于吻突前端，上下颌缘覆有角质硬鞘，无齿，眼小；瞳孔圆形，鼓膜不明显，颈部可长达70mm以上，颈基部无颗粒状疣，头、颈可完全缩入甲内。背腹甲均无角质板而被有革质软皮，边缘具柔软的较厚结缔组织，俗称裙边。背面皮肤有突起小疣，成纵行棱起，背部中央稍凸起，椎板8对，肋板8对，无臀板，边缘无缘板相连。背部骨片没有完全骨质化，肋骨与肋板愈合，其末端突出于肋板外侧。四肢较扁平，前肢5指；内侧三指有外露的爪；外侧二指的爪全被皮肤包裹而不外露，后肢趾爪生长情况亦同，指、趾间具蹼而发达。雄性体较扁而尾较长，末端露出于裙边；雌性尾粗短，不露出裙边。泄殖肛孔纵裂。头颈部上面橄榄绿色，下面黄色，下颌至喉部有黄色斑纹，两眼前后有黑纹，眼后头顶部有10余个黑点。体背橄榄绿色或黑棕色，具黑斑，腹部肉黄色，两侧裙边处有绿色大斑纹，近尾部有两团豌豆大的绿色斑纹。前肢上面橄榄绿色；下面淡黄色，后肢上面色较浅。尾部正中为橄榄绿色，余皆为淡黄色。见(图1123)

鳖的头（**鳖头**）、肉（**鳖肉**）、血（**鳖血**）、胆（**鳖胆**）及鳖甲熬制成的胶块（**鳖甲胶**）也供药用，详见下述。

【生长分布】 生活于湖泊、河流、池塘及水库等水域。邹平黛溪河流域有分布，但已少见。各地多有养殖。

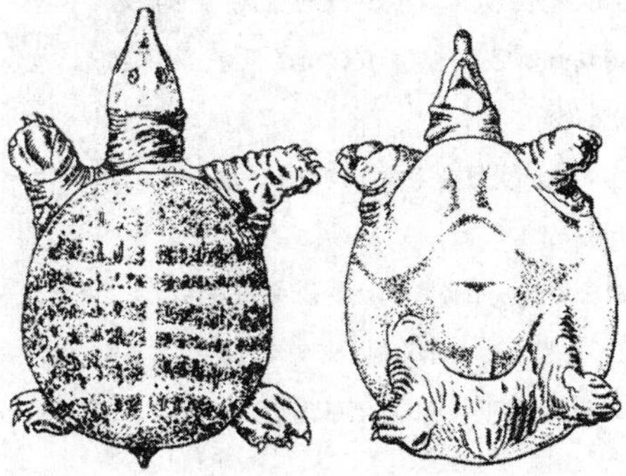

（图 1123）**鳖（背、腹面）**

【采收加工】 在春、夏、秋季捕鳖，用刀割下头，割取背甲，去净残肉，晒干。亦可将鳖体置蒸锅内，于沸水中蒸 45 分钟，取出，放入热水中，立即用硬刷去净皮肉，洗净晒干。

【性状鉴别】 鳖甲呈椭圆形或卵圆形，背面隆起，长 10～15cm，宽 9～14cm。外表面黑褐色或墨绿色，略有光泽，具细网状皱纹及灰黄色或灰白色斑点，中间有 1 条纵棱，两侧各有左右对称的横凹纹 8 条。外皮脱落后，可见锯齿状嵌接缝。内表面类白色，中部有突起的背椎骨，颈骨向内卷曲，两侧各有肋骨 8 条，伸出边缘。质坚硬。气微腥，味淡。骨碎片呈不规则形，大小不一，灰白色或灰黄色，表面有纵向或纵横交错的似网状细密纹理及细点状孔隙，骨陷窝不规则形、长棱形或细长裂隙状，骨小管隐约可见。见(图 1124)

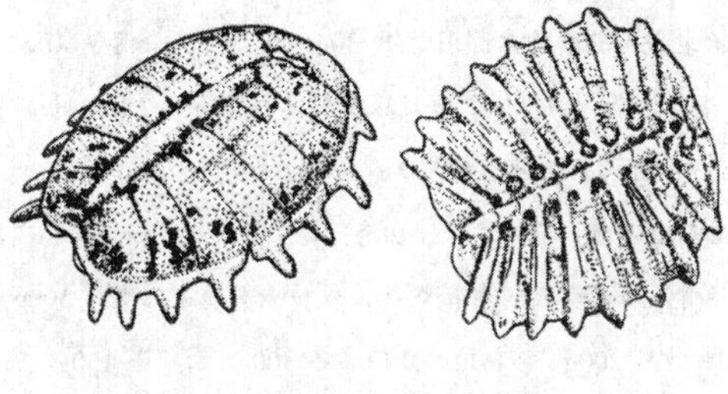

（图 1124）**鳖甲（背、腹面）**

【显微鉴别】 骨碎片呈不规则形，大小不一，灰白色或灰黄色，表面有纵向或纵横交错的似网状细密纹理及细点状空隙，骨陷窝不规则形、长棱形或细长裂隙状，骨小管隐约可见。见（图 1125）

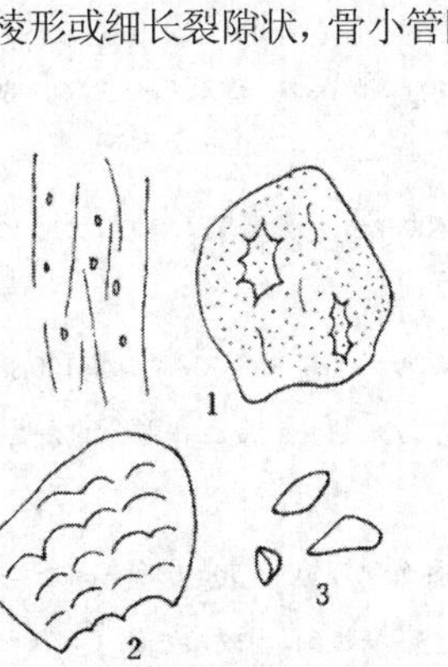

（图 1125）**鳖甲显微特征**

1.骨碎块 2.角质板　碎片 3.棕色块

【主含成分】 含骨胶原，碳酸钙、磷酸钙，鳖多糖，17 种氨基酸，及钙、钠、铝、钾、锰、铜、锌、磷、镁等 10 多种微量元素。

【药理】 （1）**免疫强壮作用** 鳖多糖 0.5、1.0、2.0g/kg 灌胃 15～20 天，能显著提高小鼠耐缺氧能力和抗冷冻作用，以及空斑形成细胞的溶血能力，促进溶血素抗体生成；并增强小鼠迟发型超敏反应。

（2）**抗肿瘤作用** 鳖甲粉末口服 280mg/kg 对小鼠移植实质性癌 MH_{134} 具有抑制作用，使肿瘤直径减小，肿瘤重量显著减轻。对腹水癌则没有显著作用。对接种人肠癌细胞的裸鼠每日按 800mg/kg 剂量口服鳖甲粉，治疗 35 天后与对照组比较，抑瘤率为 92.15%，肿瘤坏死面积达 67%，与 5-氟尿嘧啶(5-Fu)组比较其优点是不引起宿主白细胞数下降，表明鳖甲粉不仅对人肠癌有抑制作用，且副反应小，对骨髓的抑制远比 5-Fu 轻。

【炮制】 （1）**醋鳖甲**：取砂子置锅内，用武火炒热，放入净鳖甲，拌炒至表面呈黄色时，取出，筛去砂子，趁热醋淬，捞出，干燥，捣碎。每鳖甲 100kg，用醋 20kg。

（2）**制鳖甲**：取砂子置锅内，用武火炒热，放入鳖甲，拌炒至表面呈淡黄色时，取出，筛去砂子，放凉。

炮制饮片性状：①醋鳖甲形如鳖甲，深黄色，质酥脆，略具醋气。②制鳖甲形如鳖甲，黄色，质酥脆。

【性味归经】 味咸，性微寒。归肝、肾经。

【功用主治】 滋阴潜阳，软坚散结，退热除蒸。主治阴虚发热，劳热骨蒸，热病伤阴，虚风内动，小儿惊痫，久疟，疟母，癥瘕，经闭。

《本经》：“主心腹癥瘕坚积、寒热，去痞、息肉、阴蚀、痔、恶肉。”

《雷公炮炙论》：“治气、破块、消癥，定心药中用之。”

《别录》：“疗温疟，血瘕，腹痛，小儿胁下坚。”

《药性论》：“主宿食、癥块、痃癖气、冷瘕、劳瘦，下气，除骨热、骨节间劳热、结实壅塞。治妇人漏下五色，羸瘦者。”

《日华子》：“去血气，破癥结、恶血，堕胎，消疮肿并扑损瘀血，疟疾、肠痈。”

《本草衍义补遗》：“补阴。”

《医学入门·本草》：“主劳疟、老疟，女子经闭，小儿痫疾。”

《纲目》：“除老疟疟母，阴毒腹痛，劳复，食复，斑痘烦喘，妇人经脉不通，产难，产后阴脱，丈夫阴疮，石淋，敛溃痈。”

《本经逢原》：“煅灰研极细末，疗汤火伤，皮纵肉烂者并效，干则麻油调敷，湿则干掺。”

《本草从新》：“治劳瘦骨蒸，往来寒热，温疟疟母。”

【临床应用】 （1）**用于阴虚发热证**。鳖甲入肝而补至阴之水，为滋阴清热要药。治疗肝肾阴虚火旺而致的虚劳骨蒸，潮热盗汗，身体消瘦，常与银柴胡、知母、青蒿、地骨皮等配伍，如《证治准绳》清骨散；若系肺痨久嗽之骨蒸盗汗，咳血咯血，阴阳俱虚者，常与阿胶、鹿角霜或熟地、蛤蚧同用，如《圣济总录》鳖甲散；现代以鳖甲为主，配合胎盘、百部、黄柏、阿胶、藕节制成鳖甲片，治疗肺结核、骨结核见潮热盗汗、咳血、遗精等阴虚火旺证颇为有效。温热病后期，津液已亏，余热未尽，夜热早凉，舌红少苔，脉细而数，常与青蒿、知母、生地、丹皮同用，如《温病条辨》青蒿鳖甲汤。

（2）**用于虚风内动证**。鳖甲质重沉降，入肝肾而滋阴潜阳熄风。治疗热病后期热入下焦，肝阴已伤，虚风内动，手指蠕动，甚则痉厥，脉沉数，舌干光绛齿燥，常与牡蛎、龟版、生地黄、阿胶等配伍，以滋阴潜阳熄风，如《温病条辨》二甲复脉汤。

（3）**用于癥瘕及肝脾肿大**。鳖甲善走肝经血分，消痞化瘕，软坚散结。治疗久疟、疟母及各种原因所致肝脾肿大，胁肋疼痛，或气血痰湿凝聚而致癥瘕痞块者，常与柴胡、䗪虫、大黄等配伍，如《金匮要略》鳖甲煎丸。如正气已虚，疟疾久发不已时时发热，胁下痞块，则配黄芪、川芎、槟榔扶正去积，如《医方集解》鳖甲饮。若治妇女血瘀经闭，腹中有块者可与桃仁、大黄、三凌、莪术配伍。若治癥瘕兼有气郁者，多配伍香附、木香、三棱、莪术。

（4）**外用**。鳖甲外用，可治水火烫伤，溃疡久不收口。

《得配本草》："得青蒿，治骨蒸。配牡蛎，消积块。佐桃仁、三棱，治奔豚气痛。调鸡子白，敷阴疮。"

《品汇精要》："鳖甲合诃黎勒皮、干姜疗癥癖病；合牛乳，治痃癖气；合琥珀、大黄，下妇人蓄积恶血；合鸡子白敷丈夫阴头痈；合酒服疗石淋；合蜜疗小儿痫。合灯心、蜜疗上气急满，坐卧不得。"

《本草蒙筌》："治劳热，渍童便；摩坚积，渍酽醋。"

【用量用法】 内服：煎汤，10～30g，先煎，或熬膏，或入丸、散。外用：烧存性，研末掺或调敷，适量。滋阴潜阳宜生用，软坚散结宜醋炙。

【使用注意】 脾胃虚寒，食少便溏及孕妇禁服。

《本草经集注》："恶矾石。"

《药性论》："恶理石。"

《千金要方》："鳖甲忌苋菜。"

《日华子》："堕胎。"

《本草经疏》："妊娠禁用，凡阴虚胃弱、阴虚泄泻、产后泄泻、产后饮食不消、不思食及呕恶等证咸忌之。"

《本经逢原》："肝虚无热禁之。"

《得配本草》："冷劳、癥瘕人不宜服。"

【附方】 （1）**治男女骨蒸劳瘦**：鳖甲一枚，以醋炙黄，入胡黄连二钱，为末。青蒿煎汤服方寸匕。(孙思邈)

（2）**治风劳病，骨蒸盗汗，肌肉消瘦，唇红颊赤，午后潮热，咳嗽困倦，脉象微数**：地骨皮、柴胡、鳖甲(去裙，酥炙，用九肋者)各一两，秦艽、知母、当归各半两。上药为粗末，每服五钱，水一盏，青蒿五叶，乌梅一个，煎至七分，去滓温服，空心临卧各一服。--《卫生宝鉴之"》秦艽鳖甲汤"

（3）**治久患咳嗽肺虚成劳瘵，及吐血.咯血等证**：鳖甲(醋炙)、阿胶(炒)各一两，鹿角霜三钱三分，甘草五钱。上为末。每服三钱，水一盏，韭白一茎长三寸，煎八分，食后服。--《古今医统》

（4）**治久患劳疟瘴等**：鳖甲三两。酥炙令黄，为末。临发时温酒调下二钱。--《圣惠方》

（5）**治疟母**：鳖甲十二分(炙)，乌扇三分(烧)，黄芩三分，柴胡六分，鼠妇三分(熬)，干姜三分，大黄三分，芍药五分，佳伎三分，葶苈一分(熬)，石韦三分(去毛)，厚朴三分，牡丹五分(去心)，瞿麦二分，紫威三分，阿胶三分(炙)，蜂蜜四分(炙)，赤硝卜二分，蜣螂六分(熬)，桃仁二分，半夏一分，人参一分，磨虫五分(熬)。七二十三昧，为末，取煅灶下灰一斗，清酒一斛五斗，浸灰，候酒尽一半，着鳖甲于中，煮令泛烂如胶漆，绞取汁，纳诸药煎为丸，如梧子大。空心服七丸，日三服。--《金匮要略》之"鳖甲煎丸"

（6）**治癖病**：鳖甲、诃黎勒皮、干姜等分。研末为丸。空心下三十丸，再服。--《药性论》

（7）**治小儿痫**：鳖甲炙令黄，捣为末，取一钱，乳服，亦可蜜丸如小豆大服。--《子母秘录》

（8）**治阴虚梦泄**：九肋鳖甲(烧研)。每用一字，以酒半盏，童尿半盏，葱白七寸，同煎，去葱。日晡时服之，出臭汗为度。--《医垒元戎》

（9）**治石淋**：取鳖甲杵末。以酒服方寸匕，日二三次，下石子，瘥。--《肘后方》

（10）**治奔豚气上冲心腹**：桃仁(去皮、尖、双仁)四两(汤浸研细取汁三升)，京三棱(煨，锉)二两，鳖甲(去裙裥，醋炙)三两。上三味，捣二味为末；先煎桃仁汁至二升，次下药末，不住手搅，良久更入好醋一升，同煎如饧，以瓷合收。每服半匙，空心，温酒调下。--《圣济总录》之"三神煎"

（11）**治卒腰痛不得俯仰**：鳖甲一枚，炙，捣筛末。服方寸匕，食后，日三。--《肘后方》

（12）**治痔漏，脓血淋漓，或肿痛坚硬下坠**：鳖甲、露蜂房、蛇蜕、猪后蹄、猬皮各二钱，麝香一分。除麝香另研外，余俱烧存性研末，和匀。每服一钱，空腹时，生地黄煎汤调下，更以末敷患处。--《证治准绳》

（13）**治慢性肝炎，肝脾肿大，转氨酶偏高**：鳖甲 30g，丹参、垂盆草各15g。鳖甲先煎60分钟，后下其他药，煎水服。每日服1剂，每剂药煎2次，上、下午各服1次。

（14）**治肾病综合征低蛋白**：鳖甲50g，白茅根15g。鳖甲先煎60分钟，后下白茅根，煎水服。14每日服1剂，每剂药煎2次，上、下午各服1次。

（15）**治老年人胸胁作痛**：用鳖甲 30g，丹参 25g，檀香 10g。鳖甲先煎60 分钟，后下其他药，煎水服。每日服1剂，每剂药煎2次，上、下午各服1次。(13～15方出自《补益药治病与健身》)

（16）**治痈疽不敛，不拘发背一切疮**：鳖甲烧存性，研掺。--《怪症奇方》

（17）**治骨蒸夜热劳瘦，骨节烦热，或咳嗽有血者**：鳖甲 500g（滚水洗，去油垢净），北沙参200g，怀熟地、麦门冬各300g，白茯苓150g，陈广皮50g。水五十碗，煎十碗，渣再煎，滤出清汁，微火熬成膏，炼蜜200g收。每早晚各服数匙，白汤调下。--《本草汇言》

（18）**治热邪深入下焦，脉沉数，舌干齿黑，手指但觉蠕动，急防痉厥**：炙甘草30g，干地黄30g，生白芍30g，阿胶15g，麦冬15g（去心），麻仁15g，生牡蛎25g，生鳖甲40g。水八杯，煮取八分三杯，分三次服。--《温病条辨》之"二甲复脉汤"

（19）**治老疟久不断者**：先炙鳖甲，捣末，方寸匕，至时令三服尽。--《补缺肘后方》

（20）**治温疟**：知母，鳖甲（炙）、常山各100g，地骨皮150g，竹叶一升（切），石膏 200g。上以水七升，煮二升五合，分温三服。忌蒜、热面、猪、鱼。--《补缺肘后方》

（21）**治心腹癥瘕血积**：鳖甲 50g（汤泡洗净，米醋浸一宿、火上炙干，再淬再炙，以甲酥为度，研极细），琥珀三锅（研极细），大黄25g（酒拌炒）。上共研细作散。每早服10g，白汤调下。--《甄氏家乘方》

（22）**治妇人月水不利，腹胁妨闷，背膊烦疼**：鳖甲 100g（涂醋炙令黄，去裙桐），川大黄50g（锉，微炒），琥珀75g。上药捣罗为末，炼蜜和丸，如梧桐子大。以温酒下二十丸。-- 《圣惠方》之“鳖甲丸”

（23）**治妇人漏下五色，羸瘦、骨节间痛**：鳖甲烧令黄，为末，酒调服方寸匕，日三。-- 《肘后方》

（24）**治吐血不止**：鳖甲 50g（锉作片子），蛤粉 50g（鳖甲相和，于铫内炒香黄色），熟干地黄 75g（暴干）。上三味捣为细散。每服 10g，食后腊茶清调下，服药讫，可睡少时。-- 《圣济总录》之“鳖甲散”

（25）**治卒腰痛不得俯仰**：鳖甲一枚（炙，捣筛）。服方寸匕，食后，日三服。-- 《补缺肘后方》

（26）**治上气喘急，不得睡卧，腹胁有积气**：鳖甲 50g（涂醋炙令黄，去裙襕），杏仁 25g（汤浸，去皮、尖，麸炒微黄），赤茯苓 50g，木香 50g。上药捣筛为散，每服 25g，以水一中盏，入生姜半分，灯心一大束，煎至六分，去滓，不计时候，温服。-- 《圣惠方》

（27）**治产后早起中风冷，泄痢及带下**：鳖甲如手大，当归、黄连、干姜各 100g，黄柏长一尺、广三寸。上五味细切，以水七升，煮取三升，去滓，分三服，日三。-- 《千金方》之“鳖甲汤”

（28）**治肠痈内痛**：鳖甲烧存性，研，水服 5g，日三。-- 《传信方》（刘禹锡）

（29）**治痈疽不敛，不拘发背一切疮**：鳖甲烧存性，研掺。-- 《怪证奇方》

（30）**治痔，肛边生鼠乳，气壅疼痛**：鳖甲 150g（涂醋炙令黄，去裙襕），槟榔 100g。上药捣细罗为散，每于食前，以粥饮调下 10g。-- 《圣惠方》之“鳖甲散”

（31）**治丈夫阴头痈肿**：鳖甲一枚，上一味，烧焦末之，以鸡子白和敷之。-- 《千金翼方》

（32）**治牙痛**：鳖甲，焙干轧成细末，贮于干燥器皿内备用临用时，取鳖甲粉 0.5g 放在烟斗内烟叶的表面上，点燃当烟吸。-- 《全展选编·五官科》

鳖头

味甘、咸，性平。归脾、大肠二经。补气助阳，收敛固脱。主治久痢，脱肛，产后子宫下垂，阴疮。内服：焙研，3～6g，或入丸剂。外用：烧灰研末敷，适量。

附方　（1）**治小儿积冷久下瘥后，脱肛不瘥，腹中冷，肛中疼痛不得入者**：鳖头二枚(炙令焦)，小猬皮一枚(炙令焦)，磁石四两，桂心三两。上四味末之，蜜丸如大豆。儿三岁至五岁，服五丸至十丸，日三，儿大以意加之。-- 《千金要方》之“鳖头丸”

（2）**治脱肛历年不愈**：鳖头一枚，烧令烟缩，治作屑，以敷肛门上，进，以手按之。-- 《千金要方》

（3）**治小儿劳瘦，或时寒热**：鳖头一枚，烧为灰，细研为散。每服以新汲水调下半钱。-- 《圣惠方》

（4）**治产后阴下脱**：①鳖头五枚。烧末，以井华水服方寸匕，日三。-- 《千金要方》　②鳖头(阴干)二枚，葛根一斤。上二味捣散，酒服方寸匕。-- 《外台》

（5）**治男子阴头痈不能治者及妇人阴疮脱肛**：鳖甲头烧灰，以鸡子白和敷之。-- 《普济方》

（6）**治手指无名肿毒**：鳖头 1 个，蛇蜕 9 张，蜈蚣 6 条，红杆蓖麻仁 50 粒。将上药焙干研末，香油调敷患处。-- 《广西药用动物》

（7）**治脑震荡后遗症**：鳖首 1 个，黄瓜子 15g，共研细粉，均分 3 次，ld 服下，黄酒为引。5 个鳖首为 1 疗程，连服数疗程。-- 《中国动物药》

鳖肉

味甘，性平。归肝、肾经。滋阴清热，补脾益肾。主治虚劳羸瘦，骨蒸痨热，久疟，久痢，崩漏，带下，癥瘕，瘰疬。内服：煮食，250～500g，或入丸剂。注意：脾胃阳虚及孕妇慎服。《别录》：“恶矾石。”《本草备要》：“忌苋菜、鸡子。”《本草从新》：“脾虚者大忌。”《随息居饮食谱》：“孕妇及中虚寒湿内盛、时邪未净者切忌之。”

附方　（1）**治骨蒸痨热**：鳖 1 个，去内脏，地骨皮 15g，生地 15g，牡丹皮 9g，炖汤服。

（2）**滋阴养胃**：鳖肉 250g，枸杞子、熟地各 9g，炖汤服。(1～2 方出自《广西药用动物》)

（3）**治骨蒸劳嗽**：团鱼二个，贝母、前胡、知母、杏仁、柴胡各等份。上药与鱼同煮熟，取鱼连汁食之。将药焙干为末，用骨更煮汁一盏，和药丸梧子大。每服二十丸，煎黄芪六一汤，空心送下。病既安，仍服黄芪六一汤调理。-- 《妇人良方之“》团鱼丸”

（4）**治妇女干病**：团鱼 1 只，配鸽子 1 只，加魔芋炖服。-- 《彝医动物药》

（5）**治全身浮肿**：鳖 1 个(500g 重)，去内脏，加水煲烂，用老柠檬代替盐蘸吃，连汤服。-- 《广西药用动物》

（6）**治久疟不愈**：团鱼 1 个，去肝、肠，用猪油炖，入盐少许服。-- 《贵州中医验方》

（7）**治心腹坚癥**：蚕矢一石，桑柴烧灰，以水淋之五度，取生鳖长一尺者，纳中煮之烂熟，去骨，细擘，锉，更煎令可丸，丸如梧子大。一服七丸，日三。-- 《补缺肘后方》

（8）**治寒湿脚气，疼不可忍**：团鱼二个，水二斗，煮一斗，去鱼取汁，加苍耳、苍术、寻风藤各半斤。煎至七升，去渣，以盆盛熏蒸，待温浸洗。-- 《乾坤生意》

鳖血

味甘、咸，性平。归肝经。滋阴清热，活血通络。主治虚劳潮热，胁痛，口眼㖞斜，脱肛。内服：鲜饮，20～100ml，或入丸剂。外用：鲜血涂敷。

附方　（1）**治中风口**：鳖血调乌头末涂之，待正则即揭去。-- 《肘后方》

（2）**治小儿诸疳**：吴茱萸、胡黄连(锉碎，用鳖血浸一宿，同吴茱萸炒令干焦，去吴萸不用)，白芜荑仁、柴胡(去芦)各等分。上为细末，用獖猪胆汁浸，蒸饼和丸绿豆大。每服十丸，热水下，无时。-- 《小儿卫生总微论方》

（3）**治疗骨关节结核**：将鳖用生理盐水洗净，以无菌操作切断其单侧颈动脉(避免损伤气管)，放血入无菌试管中，分离血清，置于 2～4℃冰箱中备用。用时以无菌注射器吸取鳖血清 2ml，加 0.25％普鲁卡因 0.5ml，肾上腺素 0.1ml(预防血清过敏反应)。肌内注射，每日 1 次。注射前后使患者保持绝对安静。治疗 12 例，其中 10 例经 5～20 次后临床治愈；2 例显效后中断治疗。一般注射血清 3 次以上，局部肿胀疼痛即见消失，瘘孔愈合，肢体功能障碍恢复正常或明显改善。-- 《吉林卫生》，1960，(10)：51

鳖胆

味苦，性寒。归大肠经。解毒消肿。主治痔漏。外用：涂敷，适量。

附方　**治痔疮痔漏**：鳖胆一个，取汁磨香墨，入麝香、冰片少许，鸡毛蘸涂。-- 《周益生家宝方》

鳖甲胶 味咸，性微寒。归肺、肝、肾三经。滋阴退热，软坚散结。主治阴虚潮热，虚劳咳血，久疟，疟母，痔核肿痛，血虚经闭。内服：开水或黄酒化服，3～9g，或入丸剂。注意：脾胃虚寒，食减便溏者及孕妇慎服。

附方 治久痢不止和三日疟：鳖甲胶50g，黄芩20g，柴胡15g，鼠妇10g，大黄10g。共为细末，制成5g重蜜丸。每日服卜2次，每次1丸，开水送服。--《常见药用动物》

壁虎

【别名】 壁虎《纲目》，守宫、蝘、蜓《尔雅》，蝎虎、壁宫《新修本草》，辟宫子《圣惠方》，地塘虫《摘玄方》，天龙《饮片新参》，爬壁虎《四川中药志》，蝎虎溜子（邹平）。

【名释】 能在壁上爬行，吃蚊、蝇、蛾，蝎等小昆虫，故名。

【来源】 为壁虎科动物无蹼壁虎 *Gekko swinboana* Güenther 的全体。

另：壁虎科动物多疣壁虎 *Gekko japonicus*(Dumeril et Bibron)、蹼趾壁虎 *Gekko subpalmatus* Gaenthe、壁虎 *Gekko chinenisis* Gray 等的全体也供药用，多分布于中西部、南部省份。

【动物形态】 全长12cm左右，体尾几等长，其中，体长在54.4mm～74mm之间。头扁宽；吻斜扁，吻鳞达鼻孔，其后方有3枚较大的鳞片；鼻孔近吻端；耳孔小，卵圆形；上唇鳞9～12枚，颏片2对，外侧1对较小。体背面灰棕色，躯干背面常有5～6条深色横纹；头体背面覆以细鳞，背部疣鳞交错排列成12～14纵行；胸、腹部鳞片较大，覆瓦状排列；四肢及尾部也有深色横环纹，尾腹面中央有一纵排宽扁的鳞片。指、趾膨大，指、趾间无蹼迹，具单行指及趾下瓣，第1指、趾发育正常，无爪，其余均具爪。雄性尾基赘疣显著，肛前窝6～8个。尾稍纵扁，基部每侧有2～3个肛疣，以二个为最多，雄性的明显扩大。见(图1126)

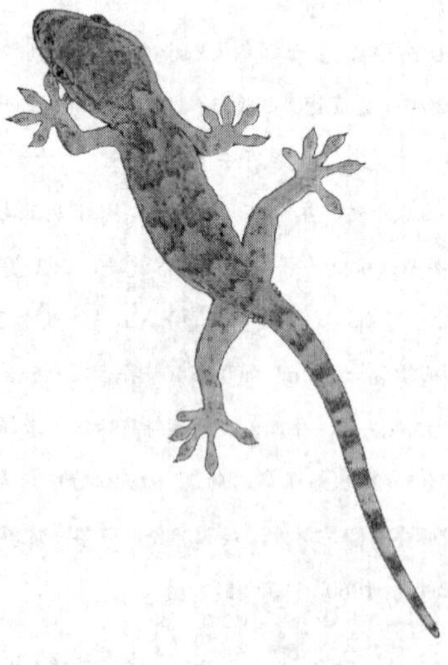

（图1126）无蹼壁虎

【生长分布】 栖于壁间、檐下等隐僻处，夜间活动，捕食昆虫。邹平广布。

【采收加工】 夏秋两季捕捉，捕后将完整壁虎除去内脏，擦净，用竹片撑开，使其全体扁平顺直，晒干或烘干。

【性状鉴别】 呈扁平干瘪屈曲状，头呈卵圆形或长椭圆形而扁，吻鳞接鼻孔，两眼凹陷，两颌密生细齿，头颈部约为躯干部分的1/3，尾多残缺不全，有时只有细而短小的再生尾，背部有褐灰相杂的斑纹，有脊突起，腹部鳞较大，圆形复瓦状排列，黄褐色或青绿色，4足均具趾，无蹼，气腥，味咸。

【显微鉴别】 粉末呈淡黄色或淡灰黄色。取少许粉末经水合氯醛透化置显微镜下观察，鳞片近无色或淡灰绿色，单个鳞片较大，呈多角形、类六角形或类圆形，有的布有细小的粒状物，有的可见孔洞；皮肤碎片淡黄色或黄色，表面观细胞界限不清楚，布有棕色或棕黑色色素颗粒，常聚集呈星芒状；横纹肌纤维成细长或碎块，侧面观可见细密横纹，明暗相间且平行波峰状或波浪状，有的纹理不清晰；骨碎片较多，近无色，呈不规则碎块，表面有细小的三角裂纹或针孔状隙，骨陷窝呈裂缝状、长条状、类长圆形。

【理化鉴别】 取粉末少许置白色滤纸上，在自然光下观察呈淡黄色或淡灰黄色；放置在三用紫外分析仪（365nm）下观察，粉末呈黄色荧光。

【主含成分】 含有甘氨酸等17种氨基酸。还含有硒、铁等18种微量元素，并含维生素C、维生素D。此外还有脂肪、水分、灰分、粗纤维、粗蛋白、胡萝卜素以及多种微量元素。

【药理】 具抗肿瘤、平喘、预防和治疗骨质疏松、镇静催眠、抗惊厥、降压、抗血栓、抗结核杆菌和致病性真菌作用等。

毒性：给小鼠尾静脉注射壁虎80%乙醇提取物水溶液的LD_{50}为0.49 g/kg，腹腔注射的LD_{50}为5.1 g/kg。

【炮制】 **炒壁虎：**取净壁虎，用滑石粉炒至发泡酥脆及有香气逸出，取出放凉。

【性味归经】 味咸，性寒，小毒。归肝经。

【功用主治】 祛风定惊，解毒散结。主治历节风痛，四肢不遂，惊痫，破伤风.痫疮，瘰疬，疠风，风癣，噎膈。

《纲目》："主治中风瘫痪，手足不举，或历节风痛，及风痉痫，小儿疳痢，血积成痞，疠风瘰疬；疗蝎螫。"

《医林纂要·药性》："祛风痰，补心血，治惊痫。"

《本草求原》："滋阴降痰。"

《四川中药志》1962年版："驱风，破血积包块。""治肿瘤，破伤风。"

《青岛中草药手册》："主治神经衰弱，消化不良，子宫颈癌，食道癌，风湿性关节炎。"

【临床应用】 （1）**用于历节风，破伤风，惊痫等。**壁虎既能祛风止痛，又能定惊止搐。治历节风，关节肿痛，四肢不遂，可与祛风活血，通络止痛药同用。《圣济总录》治历节风痛之麝香丸，《医学正传》治瘫痪、手足走痛之如神救苦丹，其中均有壁虎，前者配用草乌、地龙、乳香、麝香等；后者则与乳香、没药、御米壳等同用。破伤风及惊痫抽搐，常与熄风止痉之全蝎、蜈蚣、僵蚕、南星、白附子等同用。《奇效良方》治久年惊痫之守宫膏，则与珍珠、麝香、冰片组成；壁虎配伍朱砂、琥珀、牛黄，治小儿惊风，抽搐痰壅，亦多有效验。

（2）**用于痈疮，瘰疬，疠风，风癣**。壁虎治痈疮、瘰疬，不仅能解毒散结，且能祛腐生肌。如《医方摘要》治痈疮肿痛，用壁虎粉油调外敷。疮疡溃烂，或日久形成瘘管者，可用壁虎粉撒于疮口，或用壁虎尾，插入管中，外盖膏药。瘰疬初起未溃者，可单用或配牡蛎、玄参、浙贝母制成丸、散服；已溃者，并可用壁虎研粉或熬膏外用于疮1：2。壁虎与蚕沙同用可治疠风成癞，与蜈蚣浸酒，可作风癣之搽剂。

（3）**用于噎膈**。医方有单用壁虎浸酒饮，或与人参、木香、乳香等配伍为丸服，以治噎食反胃。

（4）**用于肿瘤治疗**。现代临床用壁虎同米炒黄研粉服，或加入复方中使用，用治食管癌、胃癌、肺癌、肝癌、宫颈癌、鼻咽癌、恶性淋巴瘤、脑肿瘤等多种癌肿。

【用量用法】 内服：煎汤，2～5g，或研末服，每次1～2g，亦可浸酒服，或入丸、散。

【使用注意】 阴虚血少，津伤便秘者慎服。

《本草汇言》："病属血虚气弱，非关风痰风毒所感者，宜斟酌用之。"

【附方】 （1）**治历节风，疼痛不可忍**：蛴螬(湿纸裹煨熟，研)三枚，壁虎(研)三枚，地龙(去泥，研)五条，乳香(研)一分，草乌头(生，去皮)三枚，木香半两，麝香(研)一钱，龙脑(研)半钱。上八味，将草乌头、木香捣罗为末，合研匀，为丸，如干入少酒煮面糊，如梧桐子大。每服三十丸，临卧乳香酒下。--《圣济总录》之"麝香丸"

（2）**治瘫痪，手足走痛不止(非痛勿用)**：御米壳(蜜炒)一钱，陈皮五钱，壁虎(炙黄)、乳香、没药、甘草各二钱五分。上为末。每服三钱，煎眼。--《医学正传》之"如神救苦散"

（3）**治破伤风，角弓反张，筋脉拘急，口噤**：辟宫子(微炙)七枚，天南星(炮裂)一两，腻粉一两，白附子(炮裂)一两。上药捣罗为末，炼蜜和丸如绿豆大。每服不计时候，以温酒研下七丸。以汗出为效，未汗再服。--《圣惠方》

（4）**治心虚惊痫**：褐色壁虎一枚。连血研烂，入朱砂、麝香少许，薄荷汤调服。继服二陈汤。--《直指方》

（5）**治久年惊痫，心血不足**：守宫一个，以铁钤钤定，剪去四足，连血研细，入珍珠、麝香、片脑各一字许，研细，薄荷汤调作一服。先须用夺命散，逐下痰涎，或用吐法，次服此药。--《奇效良方》之"守宫膏"

（6）**治小儿一切疳，心腹虚胀，爱食泥土，四肢壮热**：壁宫(去头、脚、尾，面裹煨熟)一枚，熊胆(研入)一钱，麝香(细研)半钱，黄连(去须)一钱。上件药，捣罗为末，蟾酥和丸，如黍米大。每服，研猪肝汁下五丸，量儿大小，以意加减。--《圣惠方》之"壁宫丸"

（7）**治痈疮大痛**　壁虎焙干研末，油调敷之。--《医方摘要》

（8）**治瘰疬初起**：壁虎一枚，焙研。每日服半分，酒服。--《纲目》引《青囊杂纂》

（9）**治结核性溃疡久不愈合**：蜈蚣、天龙各15g，黄升、冰片各3g。先将蜈蚣、天龙晒干研末，后加研细之黄升、冰片共研匀，过100目筛。外用。--《瘰疬证治》之"蜈龙散"

（10）**治肛疡成管**：壁虎尾尖，量管之大小。剪成一段，插入管中。拔脓收口极速。--《疡科纲要》之"拔管方"

（11）**治疠风**：蝎虎一条(焙干)，大蚕沙五升(筛净，水淘二遍，晒干)，白面四斤或五斤，拌蚕沙为络索，晒干。上为末，每服一二合，熬柏叶汤调服，食前，日三服。--《卫生宝鉴》之"祛风散"

（12）**治噎食**：活蝎虎一个，入烧酒内，浸七日。将酒顿(炖)熟，去蝎虎，只饮酒。--《万病回春》

（13）**治反胃膈气**：地塘虫七个(砂锅炒焦)，木香、人参、朱砂各一钱半，乳香一钱。为末，蜜丸梧子大。每服七丸，木香汤下，早晚各一服。--《摘玄方》

（14）**治疗结核病**：取壁虎置瓦上焙干研细，装入胶囊。口服3次，每次3～4粒，小儿1～3粒(如小儿服胶丸困难，可改用壁虎1只，剁碎炒鸡蛋吃，每日2次)，连服3个月为1疗程。治疗50例，其中肺结核5例，痊愈4例，好转1例；肺门淋巴结核20例，痊愈16例，显效3例，无效1例；胸椎结核15例，痊愈10例，好转4例，无效1例；腰椎结核10例，痊愈8例，好转2例。所有病例治疗前均经X线摄片或透视确诊，服药1疗程后，再经X线摄片复查。--《浙江中医杂志》吕云剑，1982，(1)：31

（15）**治疗瘘管、窦道、疮疡、创伤等病**：①将活壁虎从尾根部切下，置瓦上微火烘干，或将活壁虎摔死，置阴阳瓦中泥封，微火焙干研粉，装瓶密封，以防霉蛀。根据瘘管、窦道大小深浅，每次用壁虎尾1～3条插入瘘管或窦道内，不留死腔；若是肛瘘，须用胶布封固，防止壁虎尾从瘘管中脱出，5～7天换药1次。表浅溃疡、擦伤、裂伤、手术切口感染，用壁虎粉撒在疮(创)面上，包扎或暴露，3～4天换药1次。脓肿破溃者则小孔中插入壁虎尾，脓多时2天换药1次，脓少后4天换药1次。疗效：单纯骨髓炎窦道9例(病史最长20年，最短3个月)，治愈6例(疗程最短513，最长2个月)，好转2例，无效1例；淋巴结结核性窦道6例，治愈4例，好转2例；肛瘘5例，治愈3例，好转2例；各种手术切口感染5例，治愈3例，好转2例；脓肿1例，表浅溃疡12例及损伤6例，均治愈。--《河南中医》刘佑华，1984，(6)：29 ②用浸入75%乙醇中的活壁虎治疗创伤感染34例，其中化脓性感染伤口10例，肠瘘1例，结核性疮疡2例，慢性溃疡21例。用法：局部先用利凡诺液常规消毒，根据创面情况，选用壁虎的不同部位，宽长接敞开创面，剪取壁虎皮1块或数块，将其表面贴于创面上，盖上材料，使其密切接触。对较深窦道，用壁虎尾插入窦道中；也可用四肢置于狭窄创面内。根据创面分泌物多少，每日或隔日换药1次。疗效：10天内治愈22例，20d内治愈7例；3例无效，总有效率90.7%。本方法对慢性溃疡或结核性疮疡效果尤佳。--《四川中医》何奎武，1987，(5)：32

（16）**治疗肿瘤**：以鲜守宫、鲜金钱白花草等为原料，运用低温冷冻干燥和生化技术加工制剂等现代高科技手段精制而成的金龙胶囊被广泛应用于肝癌、食管癌、胃癌和非小细胞肺癌等恶性肿瘤的治疗，且常与放化疗结合，疗效显著。陈建祥等对金龙胶囊联合放化疗治疗恶性肿瘤的临床疗效进一步观察，研究结果可见，合用金龙胶囊的患者，有效率达64.2%，生活质量改善率为69.1%，而未合用金龙胶囊的对照组有效率为42.9%，生活质量改善率为46.8%，均较前者显著降低。骆洪道以痰瘀并化、软坚散结之法，将全蝎与壁虎配对，结合现代药理研究进行辨证选药，治疗颈部肿瘤甲状腺腺瘤、咽后壁鳞状上皮乳头状瘤、舌根部恶性弥漫型淋巴瘤各1例，获得良效。徐明寿等采用中药益气散结汤（黄芪、党参、茯苓、白术、木香等）及消结散（水蛭、壁虎、田七、牛黄等）并配合西药止痛药治疗晚期食管癌疼痛80例，疼痛绝大部分得到缓解消失，总有效率95%。

（17）**治疗溃疡、瘘管和窦道**：周国荣将新鲜壁虎放置瓦片上，用火烤黄，研末，创口常规消毒后，将壁虎粉1汤匙撒在创口，用消毒纱布覆盖创口，隔日换药1次，8例局部瘘管完全治愈7例，疗效肯定。刘顺勤等用壁虎粉治疗口腔溃疡395例，3天愈合率达97%，而用甲紫液的87例（对照组），3天愈合率仅为18.7%，治疗组的疗效明显优于对照组。朱平东等用壁虎尾巴插入伤口或切口中，治愈腹壁漏管、脚底感染和腿部划伤各1例，疗效显著，显示出壁虎的外用价值。可见用壁虎粉治疗各种手术感染、表浅溃疡、瘘管、窦道和损伤，能起到拔脓、溶解坏死组织、生肌敛疮、消炎抗感染等作用。

（18）**治疗乳腺增生和乳腺纤维瘤**：彭轶侠等采用中药壁消散（壁虎、当归、柴胡、白芍、三棱、鹿角霜、补骨脂、蒲公英等）内服治疗乳腺增生病78例：治愈58例、显效10例、有效6例、无效4例，总有效率94.8%。张长富采用乳舒胶囊（壁虎、黄芪、白术、内金、玄参、天冬、夏枯草、山慈菇、土贝母、乳香、水蛭、柴胡等）治疗乳腺纤维瘤117例，总有效率97.4%。

（19）治疗**动脉硬化闭塞和血栓闭塞性脉管炎**：原焕勇采用溶栓汤（大黄、壁虎、地龙、虫、水蛭、乳香、没药、全蝎、穿山甲、蜈蚣、延胡索、黄芪）治疗下肢动脉硬化闭塞症165例。结果：治愈98例、好转54例、未愈13例。总有效率为92.1%。栗清亮采用活血通脉汤（当归、川芎、党参、黄芪、牛膝、蜈蚣、壁虎、毛冬青等）内服及中药熏蒸等方法治疗动脉硬化闭塞症238例，总有效率为89%。安瑞等采用脱疽汤（黄芪、桂枝、赤芍、当归、元参、金银花、丹参、桃仁、红花等）内服，配合八虫胶囊（壁虎、蜈蚣、穿山甲、土鳖虫、水蛭、蚂蚁、地龙、全蝎）内服，治疗血栓闭塞性脉管炎100例，总有效率94%。

（20）**治疗肺结核和淋巴结核**：蒋卫健以壁虎、紫河车制成守百胶囊治疗因化疗效果不佳及有化疗胃肠道反应剧烈的肺结核患者79例，并与用百合固金汤或秦艽鳖甲汤治疗的51例作对照，治疗组：治愈49例、显效17例、有效8例、无效5例，总有效率93.7%；对照组：治愈6例、显效11例、有效15例、无效19例，总有效率62.7%。金汉明用壁虎、牡蛎、夏枯草、海浮石、元参、连翘、川贝母制成药方对颈淋巴结核患者进行治疗，取得一定疗效。（16～20方均出自《中医药导报》张宏波，2010年第2期）

（21）**治疗雷诺病**：取壁虎、丹参等量，焙干研末，装入胶囊，每服10粒，每日3次。治疗早期雷诺病14例，痊愈11例，好转1例，因故停药及无效各1例。治愈天数：最短28天，最长4个月。--《黑龙江中医药》陈学连．1987，(1)：35

麻蜥

【别名】 麻蜥、蜥蜴、麻蛇子、马蛇子《吉林中草药》，蛇师子、石龙子《内蒙古中草药》。

【来源】 为蜥蜴科动物丽斑麻蜥 *Eremins aegus* Peters和山地麻蜥 *Eremias brenchleyi* Guenther的全体。

【动物形态】 （1）**丽斑麻蜥** 体小，头身平均长5cm，尾长平均长6cm，体重平均为3.3g。吻较窄，吻端钝圆；耳孔椭圆形，鼓膜裸露；头背具对称大鳞，颏鳞成盾形，顶鳞后缘平齐，略成方形；颊鳞2枚，前小后大；有2枚大的眶上鳞；颈、躯干、四肢背面具粒鳞；肩前方两侧和腹面有一明显皮肤皱褶形成的领围，其游离缘具大鳞，腹面鳞较大，平滑，略近方形，斜向中线排列；尾部具狭长棱鳞，排列成环；股腹面有股孔。四肢均具5指、趾，其下被棱鳞，有爪，后肢前伸达肋部，每侧具股窝8～12，2列股窝在肛前相隔6～12枚鳞片。背面暗棕色或棕绿色，头背及尾后无斑。幼体体侧有浅色纵纹，纵纹之间散有眼斑，成体纵纹不显，而眼斑极明显。背面眼斑12～16横排，每横排有6个斑，构成6列纵斑串，其中两侧眼斑明显，背中眼斑或成单纯暗斑；雄性背面色斑清晰，眼斑黄心围以黑圈十分醒目，腹面和四肢内侧常有鲜艳的红晕，尾显著长于雌蜥。雌蜥背面色较灰黄，斑纹较暗淡，腹面及四肢内侧灰黄白色。见（图1127）

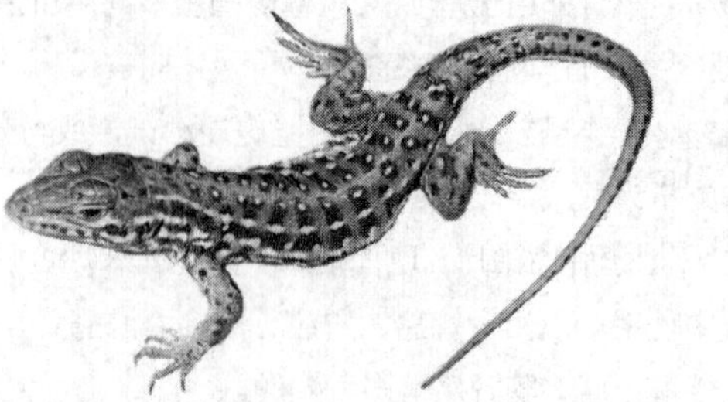

（图1127）丽斑麻蜥

（2）**山地麻蜥** 又名华北蜥蜴。与丽斑麻蜥相似，主要区别：头三角形；额鼻鳞成对，眶下鳞伸入唇鳞之间而达口缘；尾细长，约为头体的1.5倍。初孵出的小麻蜥尾端为蓝绿色，有金属光泽，1个月后逐步消失。见下页（图1128）

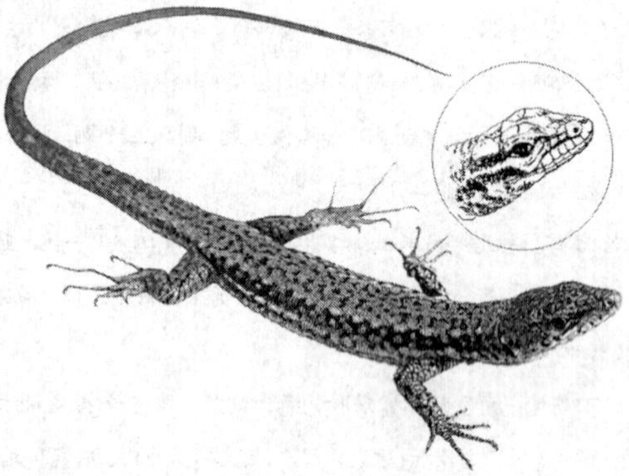

（图1128）山地麻蜥

【生长分布】 丽斑麻蜥主要生活于农田、山野、草丛、灌木丛干燥处；山地麻蜥主要生活于山区丘陵干燥地带。邹平广布。

【采收加工】 夏、秋季捕捉，摔死，以铁丝穿头，晒干或烘干。

【性状鉴别】 本品呈弯曲条状。体长约10cm，头部呈三角形，四肢向后屈伸，背部灰褐色，可见几行纵走的斑点，腹部颜色较浅，呈灰白色，有的个体后肢内侧呈肉粉色。鳞面光滑，横行排列。尾细长，容易断落。气微腥，味微咸。

【性味归经】 味咸、辛，性温。归肝、心、肺三经。

【功用主治】 软坚散结、镇惊安神、散瘀、化痰。主治淋巴结核，肺结核，骨结核，骨髓炎，骨折，癫痫，慢性湿疹，气管炎。

《吉林中草药》："消瘿散瘰。治淋巴结结核。"

《内蒙古中草药》："镇静，滋阴止咳。主治癫痫，喘咳，慢性湿疹，淋巴结核。"

《山东药用动物》："活血祛瘀，消瘿散结，解毒、镇静。治骨折，淋巴结结核，气管炎，羊痫风等。"

《中国动物药》："(治)骨结核及骨髓炎等。"

【用量用法】 内服：焙研，1.5～6g。外用：研末调敷，适量。

【附方】 （1）**治淋巴结结核**：蜥蜴1个，鸡蛋3个。将鸡蛋一端开小孔，分别装入蛋内，用纸封固，放炭火上焙焦，研细末，香油调敷患处。--《吉林中草药》

（2）**治肺结核**：蜥蜴焙干研末，加等量的糯米粉和匀，每服1.5~3g，日服2次，开水送下。--《新疆中草药》

（3）**治淋巴结结核、骨结核及骨髓炎**：蜥蜴烘干研粉，撒于窦道内，每日1次。--《中国动物药》

（4）**治鼠疮**：蜥蜴1个，鸡蛋1个。将鸡蛋打一小孔，装入蜥蜴，封口，煮熟食用，每日2次。--《吉林中草药》

（5）**治羊痫风**：蜥蜴1个。焙干研末，每次1.5g，每日2次，白开水送服，连续吃10个为1疗程。--《内蒙古中草药》

（6）**治慢性湿疹**：麻蛇子和黑大豆(1: 1)，放干馏器内，置火上加热，制成蜥蜴黑豆油，搽患处。--《山东药用动物》

（7）**治慢性气管炎**：蜥蜴焙存性，研粉，装入胶囊，每服0.6~0.9g，每日1次。--《中国动物药》

（8）**治小便不通**：蜥蜴3个，蝼蛄7个(去头)。捣成泥状，水煎，日服2次。--《吉林中草药》

（9）**治疗慢性气管炎**：马蛇子焙干，研粉装胶囊内服，每次0.6~0.9g，每日1次。临床观察488例，显效75例，好转263例，总有效率为75%。实践中发现，对痰多患者疗效较好，无痰患者疗效不佳。因此，又对131例痰多患者进行了疗效观察，结果显效34例，好转79例，总有效率为85.6%。其后又发现对辨证属于痰热者疗效不好，甚至可使病情加重。为此，又进一步选择寒痰型和湿痰型患者40例进行观察，结果显效19例，好转14例，总有效率为82.5%。--《马蛇子治疗慢性气管炎的初步体》会天津市和平区卫生局，1979

（10）**治疗子宫颈癌**：用蜥蜴注射液(每安瓿2.0ml，相当于蜥蜴生药2g)，肌内注射(每日2次，每次注射2~3支)和宫颈局部注射(每日或隔日注射1次，每次注射3支)。治疗子宫颈癌7例。结果近期治愈(症状与瘤灶消失，病理细胞学检查阴性，恢复劳动)2例，显效(症状明显好转，瘤灶缩小1/2以上，或其他客观检查明显好转)2例，好转(症状缓解或好转，瘤灶缩小或稳定)2例，无效(症状加剧或无改善，瘤灶扩大)1例。而且发现早期治疗比晚期治疗效果好。--《河北新医药》滦南县卫生局，1974，(3)：30

（11）**治疗癫痫**：①蜥蜴60条焙干研末，每3条为1包。每服1包，日服1次，20日为1疗程。不愈可再服第2疗程，一般均在1个疗程内获效。共治疗癫痫12例，全部治愈。--《吉林中医药》王登发，1988，(1)：21 ②取蜥蜴粉1.5g，朱砂9g(研细末)，为1次口服量(成人量)。睡前将蜥蜴粉、朱砂混合倒入杯里，用适量酒调匀冲服，以卧床出透汗为宜。有效或无效可隔半月或1个月服1次。共治疗150例，男84例，女66例。结果：控制发作(服药1~2次症状消失，7~10年未复发)共69例，基本控制发作(服药1~5次发作症状减轻，次数减少，间隔时间延长，1~6年基本控制发作)共67例，无效(连续服此药5次以上者，无明显变化)14例，总有效率90.6%。--《辽宁中医杂志》冯增仁，1989，(7)：2

白线蛇

【别名】 白线蛇《东北动物药》，白脊蛇、黄线蛇、黄脊蛇《中国动物药志》，白蛇，白酱杆，白条蛇。

【来源】 为游蛇科动物黄脊游蛇 *Coluber spinalis* Peters 除去内脏的全体。

【动物形态】 体较细长，全长60～90cm，尾长18～25cm。背脊有1条黑边黄线，端起额鳞，后达尾端。脊两侧绛色，至腹面渐为淡黄色。由于鳞片边缘黑色，构成几条深色贯通线。眶前鳞1，有一较小的眶前下鳞，眶后鳞2(1)；颞鳞2+2(3)，上唇鳞多为3-2-3式。背鳞17-17-15行，体鳞平滑，颈部及体中部17行，肛前15行；腹鳞雄者186～194，雌者202～206；肛鳞2分.尾下鳞83～79对。见（图1129）

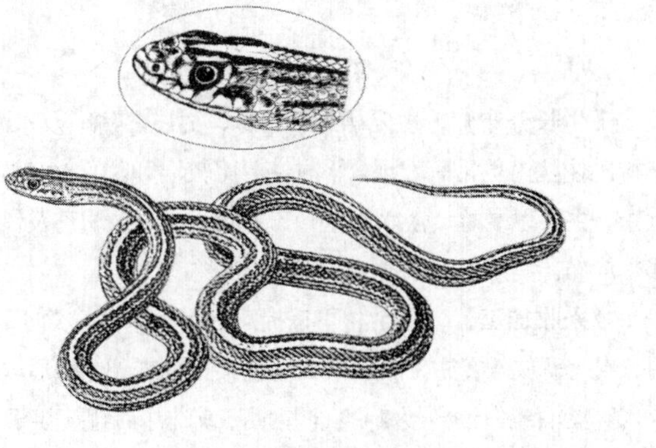

（图1129）**黄脊游蛇**

【生长分布】 多生活于河沟附近、林区、丘陵、山麓或河床等开阔地。邹平各地均有分布，但数量不多。

【采收加工】 春至秋季捕捉，捕后迅速处死，除去内脏，鲜用或晒干。

【性味归经】 味甘、咸，性温。归肝、脾二经。

【功用主治】 祛风除湿，通经止痛。主治风湿性关节疼痛，肌肤麻木不仁。

《山东药用动物》："祛风湿，止痛。治风湿性关节疼痛，肌肤麻木不仁。"

【用量用法】 内服：浸酒服，20～40ml，或焙干装胶囊，或入丸散，9～15g。

【附方】 **治风湿性关节疼痛，肌肤麻木不仁**：白线蛇1条，白酒500ml，置瓶内浸3~4星期即成，每饮10~20ml，每日2次。--《中国动物药》之"白线蛇酒"

赤链蛇

【别名】 赤链蛇《纲目》，赤链、赤连《本草经集注》，赤楝、赤楝蛇、桑根蛇《纲目》，火赤炼《动物学》(陈义)，火炼蛇《系统动物学》(薛德焴)，红斑蛇《生物学通报》，红蛇、红花蛇、红长虫、火赤莲、血三更、链子蛇、红花子蛇、酱斑蛇。

【名释】 《纲目》云："赤链红黑，节节相间，俨如赤楝、桑根之状。"又云："以色名赤楝，桑根象形。按赤楝应以赤链为当。盖此蛇体上有赤色环纹，节节环绕如链，故名。其火赤链、红斑蛇等，并因其色赤而得名。

【来源】 为游蛇科动物火赤链蛇 *Dinodon rufozonatum* (Cantor)的全体。

【动物形态】 全长1～1.5m。头较宽扁，头部黑色，枕部具红色"Λ"形斑，体背黑褐色，具红黑相间的横斑纹60条以上，腹面灰黄色，腹鳞两侧杂以黑褐色点斑。眼较小，瞳孔直立，椭圆形。颊鳞1，常入眶；眶前鳞1(2)，眶后鳞2；颞鳞2+3，上唇鳞2-3-3或3-2-3(2-2-3)式。背鳞19(21)-17(19)-15(17)行，中段平滑无棱；腹鳞184～225；肛鳞完整，尾下鳞45～95对。见（图1130）

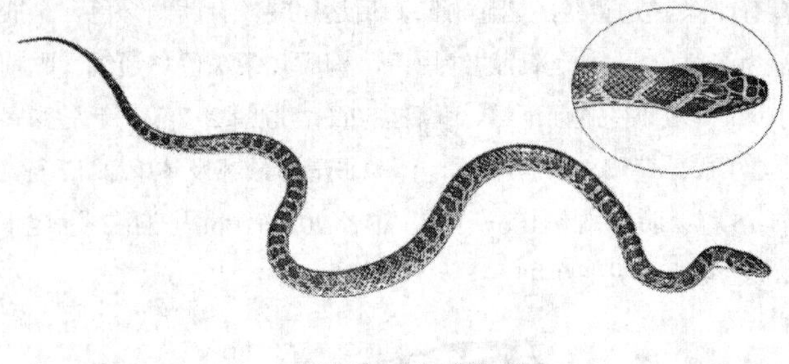

（图1130）**赤练蛇**

【生长分布】 主要栖息于田野、村庄、住宅及水源附近，在村民住院内也常有发现。平时性情比较温和，晚10时以后活动频繁。主要以蟾蜍、淡水小杂鱼、泥鳅、雏鸡、幼鸟及鼠类为食。邹平广布。

【采收加工】 夏至秋季捕捉，捕得后杀死，焙干，研末备用。或捕后放入瓮中，加盖饿2d，使其排除粪便，然后取出洗净，放入高粱酒或白酒内浸2～4个星期，或洗净后直接烘干，研末。

【性状鉴别】 呈圆盘状，盘径大小不一。头部及躯体黑褐色，背脊稍高而不呈屋脊状，体背部有数条红色窄横纹，体侧有红黑相间的断续斑点状纹，腹部外侧有黑褐色斑。颈部鳞片19行，中部17行，肛前15行，鳞片多平滑，边缘红色。剥去蛇皮处肉呈黄白色，尾部留皮处显棕红色斑点。

【药理】 抗炎、镇痛、镇静、催眠、抗惊厥。

毒性：该蛇属后沟牙类毒蛇，毒液含以血液循环毒为主的混合毒素（毒液对冷血动物作用较强）。因其毒牙不发达、不外露，一旦被咬伤症状较弱，但毒液进入人体后，则可致命。

【性味归经】 味甘，性温。归心、脾二经。

【功用主治】 祛风湿，止痛，解毒敛疮。主治风湿性关节炎，全身疼痛，淋巴结结核，慢性瘘管，溃疡，疥癣。

《上海常用中草药》："祛风湿，止痛。治风湿性关节炎，全身疼痛。"

《中国动物药》："治淋巴结结核，慢性瘘管，溃疡及疥癣等。"

【用量用法】 内服：浸酒服，20～40ml。外用：研末撒，或以药线粘粉插入管内，适量。

【附方】 （1）**治风湿性关节炎**：赤链蛇1条，放入高粱酒内(0.5kg左右的蛇加高粱酒1.5kg)浸2～4个星期后即可饮用。每日饮酒2次，每次1盅。或活赤链蛇、蝮蛇浸于60度大曲酒中。--《山东药用动物》

（2）**治疗慢性结核性瘘管**：将赤链蛇焙枯研为细末，过筛备用。用时按瘘管口径大小，用纸捻粘赤链蛇粉末插入；瘘管大时用纸捻或纱条粘药少许送入；对溃疡面可将赤链蛇末薄薄撒布于上，纱布包扎。每间隔2d换药1次(亦可酌情增减次数)。治疗80余例，皆治愈，有2例复发。--《新中医药》，1958，9(4)：29

蛇蜕

【别名】 蛇蜕、龙子衣、蛇符、龙子单衣、弓皮《本经》，龙皮、龙单衣、蛇筋、蛇附《吴普本草》，蛇皮《雷公炮炙论》，龙子皮《别录》，蛇退《直指方》，蛇壳、龙退《纲目》，龙衣《分类草药性》，青龙衣《浙江中药手册》，长虫皮《河南中药手册》，白龙衣《山西中药志》。

【来源】 为游蛇科动物红点锦蛇 *Elaphe rufo dorsata* (Cantor)等多种蛇蜕下的皮膜。

【动物形态】 红点锦蛇 又名水蛇《中国动物图谱》，水长虫，白线蛇。成体雌性可达90cm以上，雄性可达80cm以上。头部具3条深棕色："Λ"形斑纹；脊背为1条棕黄色线，两侧各有2条黑黄相间贯通线；腹面黄棕色，密缀不规则的黑色方形块斑；腹鳞外侧与背鳞交界处有不规则的黑点；尾腹面正中具黑纵纹，或无斑。头部背面有对称大鳞；颊鳞1，个别2；眶前鳞1～3；眶后鳞2；前颞鳞1～3，后颞鳞2～4；上唇鳞7～8；下唇鳞9～11；背鳞平滑，15～23行；腹鳞约163～184；肛鳞2；尾下鳞47～64对。见（图1231）

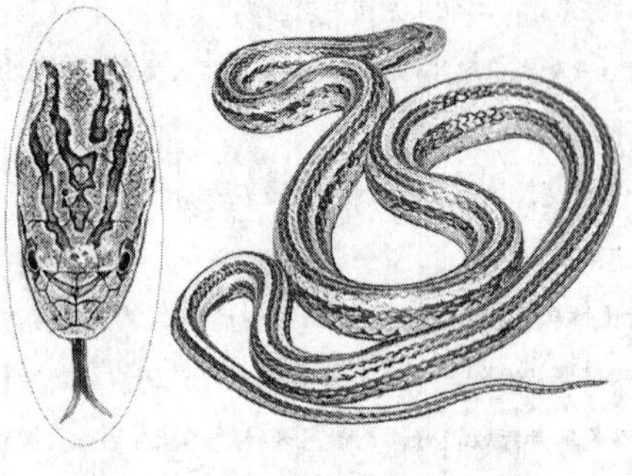

（图1231）**红点锦蛇**

【生长分布】 为半水生性无毒蛇类，好咬人，常见于河沟、水田、池塘及其附近。捕食泥鳅，鳝鱼、小鱼及蛙类。

【采收加工】 全年均可收集。以4月～10月间为最多，拾得后抖净泥沙，晾干即可。

【性状鉴别】 本品呈圆筒形，多压扁、皱缩、破碎，完整者形似蛇，长可达1m以上。背部银灰色或淡棕色，有光泽，具菱形或椭圆形鳞迹，鳞迹衔接处呈白色，略抽皱或凹下；腹部乳白色或略显黄色，鳞迹长方形，呈覆瓦状排列。体轻，质微韧，手捏有润滑感或弹性，轻轻搓揉，沙沙作响。气微腥，味淡或微咸。见(图1232)

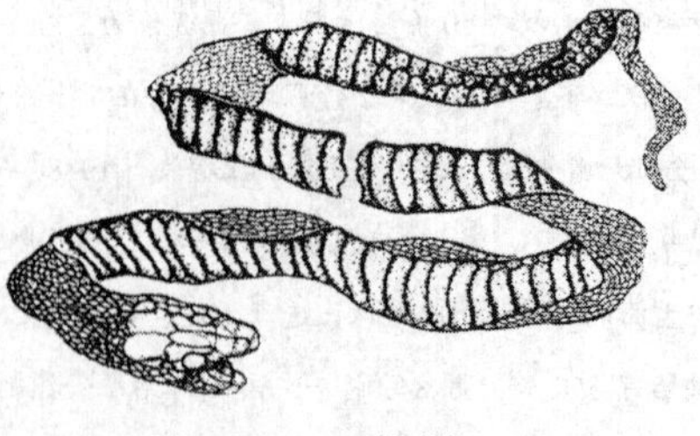

(图1232)**蛇蜕**

【炮制】 （1）**酒蛇蜕**：取净蛇蜕段，加黄酒拌匀，稍闷，置锅内，用文火炒至微干，取出放凉。每蛇蜕段100kg，用黄酒15kg。

（2）**甘草水制蛇蜕**：取甘草煎水，置容器内，放入净蛇蜕段，泡透后取出，晒干。每蛇蜕段100kg，用甘草12kg煎水。

（3）**蛇蜕炭**：取蛇蜕用酒洗去泥灰，晾干后置煅药锅内，密闭，焖煅约1小时，隔夜冷却后，取出。

（4）**蜜蛇蜕**：取净蛇蜕，置锅内加蜂蜜拌匀，用文火加热，炒至黄色，取出放凉。

饮片性状：①酒蛇蜕形如蛇蜕，显黄色，略有酒气。②甘草水制蛇蜕形如酒蛇蜕，略有甘草甜味。③蛇蜕炭形如蛇蜕，呈焦黑色。④蜜蛇蜕形如酒蛇蜕，略有粘性及蜜甜味。

【性味归经】 味甘、咸，性平。归肝经。

【功用主治】 祛风，定惊，退翳，止痒，解毒消肿。主治惊痫抽搐，角膜翳障，风疹瘙痒，喉痹，口疮，龈肿，聤耳，痈疽，疔毒，瘰疬，恶疮，烫伤。

《本经》："主小儿百二十种惊痫瘈疭，癫疾，寒热，肠痔，虫毒蛇痫。"

《别录》："主弄舌摇头，大人五邪，言语僻越，恶疮，呕咳，明目。"

《药性论》："主百鬼魅，兼治喉痹。"

《食疗本草》："安胎。"

《本草拾遗》："主疟。"

《日华子》："止呕逆。治小儿惊悸客忤，催生，疬疡，白癜风。"

《用药心法》："去翳膜。"（引自《汤液本草》）

《珍珠囊补遗药性赋》："主缠喉风，攻头疮瘰疬。"

《纲目》："辟恶，祛风，杀虫。烧末服，治妇人吹奶，大人喉风，退目翳，消木舌。敷小儿重舌，重腭，唇紧，解颅，面疮，月蚀，天泡疮，大人疔肿，漏疮肿毒。煮汤洗诸恶虫伤。"

《分类草药性》："治眼胀头风，煅研涂疮，汤火伤，收湿疮干水，治疮疾。"

《医林纂要·药性》："缓肝保心，去毒热，除风湿。"

【临床应用】 （1）**用于小儿惊风，癫痫抽搐**。蛇蜕有祛风定惊之功，每与钩藤、天麻、全蝎等熄风止痉药配伍。热甚者配黄连、黄芩、石膏；夹痰者配胆南星、天竺黄、川贝母；痰热蒙闭心窍者配牛黄。

（2）**用于角膜翳障，胬肉攀睛**。蛇蜕既能祛风，又能除翳明目，用治翳障，可单用取效，亦每随证配伍。若属风热者，配蝉蜕、白菊花、夜明砂、黄连等，祛风清热，明目除翳，如《证治准绳》退翳丸漾肝肾阴亏者，可与生熟地、枸杞子、潼蒺藜、石决明等同用以养肝明目。

（3）**用于风疹癣癞，紫白癜风等**。蛇蜕祛风止痒，解毒杀虫，可用于多种皮肤病。内服外用均可，常配祛风凉血之荆芥、蝉衣、生地、赤芍等同煎服，或与杀虫止痒之苦参、蛇床子、地肤子、白矾等煎水洗。

（4）**用于喉痹，口疮，龈肿，聤耳**。治喉痹肿痛，单用或与金银花、连翘、牛蒡子、玄参、桔梗等同煎服；亦可配白梅、甘草等研末含咽，如《圣惠方》蛇蜕皮散。喉疳配壁钱研末吹之。口疮、龈肿、驿耳流脓等病每多外用。

（5）**用于痈疽疔毒，瘰疬恶疮等外科疾患**。用蛇蜕可解毒消肿，以外用为主。如《圣济总录》治痈疽未成脓者，用蛇蜕煅研，米醋调敷；配芸薹子为散，调敷治发背肿毒，如《圣惠方》蛇蜕皮散；配蜜蜂、蜈蚣、香油熬膏摊贴治瘰疬溃烂；配五倍子、龙骨等研末调敷治痔疮出血，如《直指方》蛇蜕散。亦可用蛇蜕内服，治乳痈肿痛，配甘草或鹿角、露蜂房研末酒下；治疔毒，配露蜂房、血余烧灰存性，研末，米汤调服，如《圣济总录》蛇蜕散；配甜瓜子、当归煎服治肠痈等。

《得宜本草》："得当归，治缠喉风；得蝉蜕、铁落、头发，治产难不下。"

《得配本草》："配花粉、羊肝，治痘后目翳；调人乳，治小儿咳吐血；调猪颊车髓，涂小儿解颅。"

【用量用法】 内服：煎汤，3～6g，研末服，每次1.5～3g。外用：煎汤洗，或研末撒或调敷，适量。

【使用注意】 孕妇禁服。

《本草经集注》："畏磁石及酒。"

《纲目》："孕妇忌用。"

《本草经疏》："小儿惊痫癫疾，非外邪客忤而由于肝心虚者不效。"

《得配本草》："产妇禁用。"

【附方】 （1）**治急慢惊风，搐搦日数十发，摇头弄舌**：蛇蜕一分，牛黄一钱。水一盏煎蛇蜕五分去滓，调牛黄顿服。五岁以上加。--《幼幼新书》

（2）**治小儿百种风邪，惊痫癫疾，或四肢瘈疭，或摇头弄舌，寒热往来诸证**：蛇蜕一条，去头尾，酒浸炙黄，研细末；配雄黄、胆星、天竺黄、黄连、甘草各三钱。俱研极细末，总和匀。每遇此患，服三分，薄荷汤调服。--《本草汇言》引《方脉正宗》

（3）**治诸障翳**：蛇退(洗焙，剪细)、蝉退(洗焙)、黄连(去须)各半两，绿豆一两，甘草(生)二钱。上锉细.每服二钱，食后、临卧新水煎服。--《直指方》

（4）**治风疹瘙痒不止**：蛇蜕(洗，炙焦)、露蜂房(洗，过蜜，炙焦)。共为细末，温酒调下一钱，日二服。--《古今医统》之"蛇蜕散"

（5）**治遍身风癣、风癞、风核、风毒、风麻、风痛、风瘫、风痒、风痰流痛诸疾**：蛇蜕一条(去头尾)，酒浸炙黄，为末。每早晚各服五分，和雄黄末二分，白汤调服。--《本草汇言》引《方脉正宗》

（6）**治喉痹肿痛**：蛇蜕皮烧作灰，乳汁和一匕服之。--《食医心镜》

（7）**治脓耳**：蛇退焙黑存性，研末，吹入耳中。--《片玉心书》

（8）**治痈疽未成即消，已成即溃，已溃即敛**：蛇蜕，不拘多少，用阴阳瓦煅存性，研细。每早晚俱用，米糕蘸食。--《疡医大全》

（9）**治妇人奶痈痛甚**：蛇蜕皮烧灰一钱研，甘草末半钱。同和，暖酒下。如破，用生油调涂。--《传信适用方》之"无比散"

（10）**治疔疮**：①蛇蜕皮如鸡子大，以水四升，煮三四沸，去渣，顿服。②烧蛇蜕皮灰，以鸡子清和涂之。--《千金要方》

（11）**治瘰疬未破**：蜜蜂二十一个，蛇蜕七分五厘。上用香油四两，入二味，慢火熬化，滤渣，入光粉二两，以桑枝急搅候冷，在水中浸七昼夜，纸上摊贴患处。--《疡科选粹》之"复全膏"

（12）**治瘰疬已溃**：蜜蜂二十一个，蛇蜕七分半，蜈蚣(端午前收者佳)二条，用香油四两，将前三药入油，用文武火煤枯，捞去渣，入定粉二两，用如箸粗桑枝七条，急搅候冷，出火气七日夜。用纸摊贴患处。--《医宗金鉴》

（13）**治漏疮血水不止**：蛇皮(洗，焙焦)、五倍子、龙骨各一分，川续断(洗，晒)二分。上细末，入麝香少许，津唾调敷。--《直指方》之"蛇蜕散"

（14）**治汤火伤，皮肤臭烂者**：蛇蜕，烧存性为末，麻油调搽。二三次即愈。--《顾体医话》

（15）**治小便不通**：全蛇蜕一条。烧存性，研，温酒服之。--《纲目》

（16）**治蛲虫**：蛇蜕6g(焙黄)，冰片0.3g。共研细末，临睡前抹肛门处。--《吉林中草药》

（17）**治胎衣不下**：蛇退一条，蚕退一方，蝉退四十九个。上用磁罐内烧闭存性，研为细末，顺流水调下。--《古今医统》之“三退散”

（18）**治疗角膜翳**：取蛇蜕、蝉蜕等量，制成 100%双蜕注射液。注射前先记录视力，在结膜囊滴 1%丁卡因(地卡因)2~3 滴，于球结膜下方或靠近角膜翳的球结膜下注射双蜕注射液 0.5ml，每次注射宜改换位置，每日或隔日 1 次。治疗角膜翳 50 只眼(42 例)，结果显效(视力提高视标 5 行以上)15 只眼，进步(视力提高视标 1~4 行)30 只眼，无效(视力没有提高)5 只眼，有效为 90%。在有效的 45 只眼中，注射 3~10 次者 38 只眼，10 次以上者 7 只眼，平均每只眼注射 6.22 次，每次注射视力提高 0.4927。据临床观察：一般以角膜翳小而薄疗效较好，面积大而厚疗效较差；新鲜的角膜翳疗效较好，陈旧的疗效较差；治前视力差者，治后视力改善也差，而治前视力较好者，则治后视力改善也较好。在用本法治疗时，不宜渴用其他退翳药物，如狄奥宁、黄氧化汞(黄降汞)或中药拔云散等，以免刺激后引起结膜下出血。--《中医杂志》李应湛，1980,(6): 36

（19）**治疗流行性腮腺炎**：取蛇蜕 6g(成人及 12 岁以上儿童用量加倍)，洗净切碎，加 2 个鸡蛋搅拌，用油炒熟(可以加盐)，1 次服完。90 例患者除 5 例服 2 剂外，均只服 1 剂，结果 81%的病例于治疗 2 天内腺肿消退。--《中华儿科杂志》程彦，1966,(1): 49

（20）**治疗毛囊炎、蜂窝组织炎、疖及多发性疖肿**：取蛇皮 1 张，全蝎 2 个，蜂房 1 个，浸泡于 180g 食醋中，24 小时后即可使用(药液用完可再加醋 1 次)。以棉片或纱布蘸药液湿敷患处，胶布固定，每日 2 次。经治 35 例，1~3 天治愈 21 例，4~5 天治愈 12 例，8~10 天治愈 2 例。未见不良反应。--《新医学》人民解放军第 4891 部队医院，1972,(10): 39

（21）**治小儿解颅**：熬蛇蜕皮，末之，和猪颊车中髓，敷顶上，日三、四度。--《千金方》

（22）**治乳糜尿**：龙衣一市尺。放瓦上焙干，研细末。加适量红糖冲服，一日一剂。《单方验方新医疗法选编》(徐州)

（23）**治斑疹入眼，翳膜侵睛成珠子**：马勃 50 克，皂荚子二七个，蛇退皮（全者）一条。上入小罐子内，封泥烧，不得出烟，存性，研为末。温水调下 5 克，食后。--《小儿斑疹备急方论》

（24）**治缠喉风，咽中如束，气不通**：蛇蜕（炙黄）、当归等分。为末，温酒调 5 克，得吐愈。--《医准》

牛背鹭

【来源】 为鹭科动物牛背鹭 *Bubulcus ibis*(Linnaeus)的肉。

【动物形态】 牛背鹭 又名放牛郎、红头官、红头鹭、黄头鹭、畜鹭《中国经济动物志·鸟类》。体羽大都乳白色，头、背、颈、喉橙黄色，头、颈羽色较深。颏角几乎全白；背上和前颈基部均着生蓑羽，前者向后伸延至尾羽末端，有时甚至超过。冬季所有橙黄色羽毛全部脱落，仅头顶保留少数橙黄色。体羽纯白色。眼及眼先裸露部分黄色；嘴同。胫和跗跖角黄色，趾和爪黑褐色。见（图 1233）

【生长分布】 栖息于平原和低山脚下的沼泽、耕地、荒地等处。邹平偶见于黛溪河上游。

【采收加工】 四季均可捕捉，杀死后除去皮毛及内脏，取肉鲜用。

【性味归经】 味甘，性凉。归脾、肺二经。

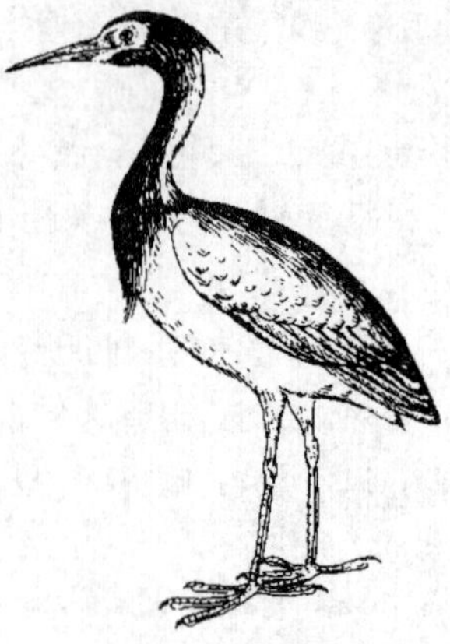

（图 1233）**牛背鹭**

【功用主治】 益气补虚，托毒消肿。主治体虚羸瘦，痈肿疮毒。

《中国药用动物志》：“有益气、解毒的功效。主治虚瘦，疮肿等症。”

【用量用法】 内服：鲜肉炖煮，100～200g，或焙干研末。

鸭肉

【别名】 鸭肉 白鸭肉《别录》，鹜肉《千金·食治》。

【来源】 为鸭科动物家鸭 *Anas domestica* Linnaeus 的肉。

【动物形态】 家鸭 又名鹜《周礼》，舒凫《尔雅》，家凫《纲目》。嘴长而扁平，颈长，体扁。翅小，覆翼羽大。腹面如舟底。尾短，公鸭尾有卷羽 4 枚。体色有白、栗、黑褐等不同，羽毛甚密。公鸭颈部多黑色而有金绿色光泽，且叫声嘶哑。脚矮，前 3 趾有蹼，后 1 趾略小。见（图 1234）

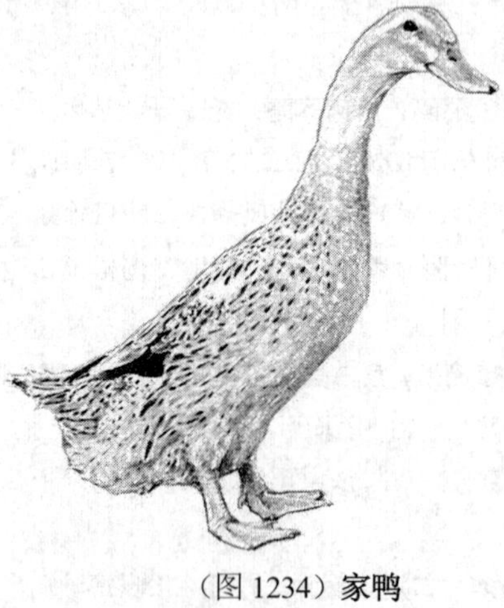

（图 1234）**家鸭**

鸭的头（**鸭头**）、口涎（**鸭涎**）、砂囊内壁（**鸭内金**）、脂肪油（**鸭肪**）、血液（**鸭血**）、卵（**鸭蛋**）、羽毛（**鸭毛**）也供药用，详见下述。

【生长分布】 鸭喜合群，胆怯，无飞翔力，善游泳。主食谷类、蔬菜、鱼、虫等。邹平各地均有养殖。

【采收加工】 四季均可宰杀，秋、冬季更适宜，除去羽毛及内脏，取肉鲜用。

【性味归经】 味甘、微成，性平。归肺、脾、肾经。

【功用主治】 补益气阴，利水消肿。主治虚劳骨蒸，咳嗽，水肿。

《别录》：“补虚除热，利脏腑，利水道。”

《新修本草》："《别录》云，主小儿惊痫。"

《食疗本草》："补虚，消毒热，头生疮肿。又和葱豉作汁饮之，去卒烦热。"

《日华子》："解丹毒，止痢。"

《滇南本草》："治风寒，水肿、气肿。解丹毒，止热痢。老鸭同猪蹄煮食，补气而肥体、健中；同鸡煮食，治血晕头痛。"

《本草汇言》："补虚羸，(治)劳热骨蒸。"

《本草汇》："滋阴除蒸，化虚痰，止咳嗽。"

《随息居饮食谱》："滋五脏之阴，清虚劳之热，补血行水，养胃生津，止嗽息惊，消螺蛳积。"

【用量用法】 内服：炖熟，吃肉喝汤，适量。

【使用注意】 外感未清，脾虚便溏，肠风下血者禁食。

《千金·食治》："六月勿食鹜肉，伤人神气。"

《滇南本草》："忌同牛肉煮食，若食者，冷骨而散血。"

《饮食须知》："肠风下血人不可食鸭。"

《随息居饮食谱》："多食滞气，滑肠，凡为阳虚脾弱，外感未清，痞胀脚气，便泻，肠风皆忌之。"

《药性纂要》："有湿痰者不宜食。"

【附方】 （1）**治一切久怯，极虚惫，咳嗽，吐痰，咯血，发热**：黑嘴白鸭一只，大京枣二升，参苓平胃散一升，陈煮酒一瓶。将鸭缚定脚，量患人饮酒多少，随量以酒烫温，将鸭项割开，滴血入酒，搅匀饮之，直入肺经，润补其肺。却将鸭干挦去毛，于胁边开一孔，取去肠杂，拭干，次将枣子去核，每个中实纳参苓平胃散末，填满鸭肚中，用麻扎定，以砂瓶一个，置鸭在内，四周用火慢煨，将陈酒煮，作三次添入，煮干为度，然后食，枣子阴干，随意用参汤化下。-- 《十药神书》之"白凤膏"

（2）**治水气胀满浮肿，小便涩少**：白鸭一只，去毛、肠，汤洗，馈饭半升。以饭、姜、椒酿鸭腹中，缝定如法蒸，候熟食之。-- 《制医心镜》

（3）**治卒大腹水病**：取青雄鸭，以水五升，煮取一升，稍稍饮，令尽，厚覆之，取汗佳。-- 《肘后方》

（4）**治十种水病**：青头鸭一只(退净)，草果五个。上件，用赤小豆半升，入鸭腹内煮熟，五味调，空心食。-- 《饮膳正要》之"青鸭羹"

（5）**治病后浮肿**：选家鹜(鸭子)之年久者三四，加厚朴蒸食之，极有效。惟体虚者勿服。-- 《华佗神医秘传》

（6）**治慢性肾炎、浮肿**：取年以上绿头老鸭 1 只，去毛，剖腹去肠杂，填入大蒜头 4～5 球，煮至烂熟(不加盐或略加糖)，吃鸭、蒜并喝汤，可隔若干日吃 1 只。-- 《食物中药与便方》

鸭头

味甘，性凉。归肾、膀胱经。利水消肿。主治水肿尿涩，咽喉肿痛。用法：入丸、散，或涂敷，适量。

附方 （1）**治阳水暴肿，面赤，烦躁喘急，小便涩**：甜葶苈(炒)二两(熬膏)，汉防己末二两，以绿头鸭血同头合捣三千杵，丸梧子大。每木通汤下七十丸，日三服。一方加猪苓一两。-- 《纲目》引《外台》之"鸭头丸"

（2）**治喉风肿**：鸭嘴、胆矾为细末，醋煎一二沸，呷入口，吐即愈，如吐不止，呷米饭即止。-- 《普济方》

（3）**治酒齄鼻**：鸭嘴、胆矾敷。-- 《脉因证治》

鸭涎

味淡，性平。归肝、胆二经。凉肝止痉，消肿解毒。主治异物哽喉，小儿阴囊被蚯蚓咬伤肿亮。用法：含漱或涂敷。

附方 （1）**治小儿瘛风，头及四肢皆往后**：以鸭涎滴之。

（2）**治蚯蚓吹小儿阴肿**：取雄鸭(涎)抹之，即消。（1～2 方出自《纲目》引《海上方》）

（3）**治谷芒刺喉**：饮鸭涎。-- 《食物本草会纂》

鸭内金（鸭肫衣）

味甘，性平。归脾、胃经。消食，化积。主治食积胀满，暖腐吞酸，噎膈翻胃，诸骨哽喉。内服：煎汤，3～6g，或研末服，1.5～3g。

附方 （1）**治食积胀满**：鸭内金 9g，麦芽 9g，厚朴 12g，苦荞头 12g，隔山橇 12g。水煎服。-- 《四川中药志》(1982 年)

（2）**治噎膈翻胃**：鸭肶胵(内衣即肫皮)数十个。晒干微炒，为末，每早烧酒送下六分，频服。-- 《经验广集》之"鸭肫散"

鸭肪

味甘，性平。归脾经。消瘰散结，利水消肿。主治瘰疬，水肿。外用：涂敷，适量。

附方 （1）**治瘰疬汁出不止**：鸭脂调半夏末敷之。-- 《永类钤方》

（2）**治蚯蚓瘘**：鸭脂三两，胡粉二两，巴豆(去壳，细研，去油尽)半两。上三味，先溶脂，入二味末调如膏。每日三五度，涂疮上。-- 《圣济总录》之"鸭脂膏"

鸭血

味咸，性凉。归肝、脾二经。补血，解毒。主治劳伤吐血，贫血虚弱，药物中毒。内服：乘热生饮，或隔水蒸熟，100～200ml。外用涂敷：适量。

附方 （1）**治经来潮热，胃气不开，不思饮食**：白鸭血，头上取之，酒调饮。-- 《秘传内府经验女科》之"鸭血酒"

（2）**治贫血虚弱**：用 1 只鸭的血(宰鸭时取之)，加清水适量，食盐少许，隔水蒸熟，再和入好酒(最好是首乌酒)1～2 汤匙，稍蒸片刻后服食，每日 1 次，连服 4～5 次为 1 疗程。-- 《中华食疗大全》

（3）**治中风**：白鸭血，1 天约两杯，晚食前 1 小时饮用。-- 《动植物民间药》

（4）**治小儿白痢，似鱼冻者**：白鸭杀取血，滚酒泡服。-- 《纲目》引《摘玄方》

（5）**治中诸药毒已死者**：取生鸭断头，以鸭项内病者口中，得血三两滴入喉中即苏也。--《太平御览》引《博物志》

（6）**解百蛊毒**：白鸭血，热饮之。-- 《纲目》引《广记》

（7）**治吞金**：热鸭血服之。金从大便出。-- 《王氏医存》

鸭蛋

味甘，性凉。归肺、大肠二经。滋阴，清肺，平肝，止泻。主治胸膈结热，肝火头痛眩晕，喉痛，齿痛，咳嗽，泻痢。内服：煎汤，煮食或开水冲服，1～2 个。宜盐腌煮食。注意：不宜多食。脾阳不足，寒湿泻痢，以及食后气滞痞闷者禁食。

《本草经集注》："不可合鳖肉食之。"

《食疗本草》："发气，令背膊闷。小儿食之，脚软不行，爱倒。盐腌食之，即宜人。"

《日华子》："多食发冷疾。"

《食性本草》："生疮毒者食之，令恶肉突出。"

《日用本草》："发疮疥。"

《药性切用》："闭气，滞下忌之。"

《饮食须知》："妊妇多食，令子失音，不可合李子食，害人；合桑椹食，令妊娠生子不顺。"

附方 （1）**治鼻衄，头胀头痛**：青壳鸭蛋10个，马兰头250g。同煮，蛋熟后，将壳敲碎，再煮蛋至乌青色。每日适量，吃蛋喝汤。

（2）**治高血压**：每日吃皮蛋2～3个，不用咸味，淡吃，或用糖醋蘸食。(1～2方出自《食物中药与便方》)

（3）**治妇人胎前产后赤白痢**：生姜(取自然汁)适量，鸭子一个(打碎，入生姜汁内搅匀)。共煎至八分，入蒲黄三钱，煎五七沸，空心温服。--《医钞类编》之"鸭蛋汤"

（4）**治肠炎、腹泻**：鸭蛋1～2个，酸醋250g。共煮熟，吃蛋和醋。--《广西药用动物》

（5）**治黄疸初时便溏不爽者**：青壳鸭蛋敲小孔，纳朴硝，纸封炖熟，日二服。效。

（6）**治妇人无子**：月经净后，每日用青壳鸭蛋一个，针刺七孔，蕲艾五分，水一碗，将蛋安艾水碗内，饭锅蒸熟食之。每月吃5～6个。(5～6方出自《鲜溪单方选》)

（7）**治小儿盗汗**：鸭凤凰儿(望鸭卵)1只，去毛和内脏，切碎，加胡椒3粒(打碎)，蒸熟服。--《山东药用动物》

（8）**治颈淋巴结结核**：鸭蛋2只，大蒜90g(去皮)，同放锅内，加水适量同煮，待鸭蛋煮熟后，去壳再煮片刻。稍加调味后饮汤吃蛋和大蒜。本方肺结核患者也可经常食用。--《中华食物疗法大全》之"大蒜鸭蛋汤"

鸭毛 解热毒。主治粪窠毒，水火烫伤。外用：煎水洗或研末调涂，适量。

附方 （1）**治粪毒(农家烧粪于地，为烈日蒸晒，人跣足行其上，受其热毒，足趾肿痛，似溃非溃)**：以鸭羽煎汤，合皂矾洗之。--《华佗神医秘传》之"治乌茄疔神方"

（2）**治烧烫伤溃烂出水**：大鸭毛适量，烧灰，加冰片少许，共研末，用香油调，涂患处。--《山东药用动物》

鹅

【来源】 鸭科动物家鹅 *Anser cygnoides domestica* Brisso 的肉。

【动物形态】 家鹅 名出《别录》，又名鹅、舒雁《尔雅》，家雁《纲目》。体长约60～80cm。嘴扁阔，前额有肉瘤，黄色或黑褐色，雄者膨大。颈长。体躯宽壮，龙骨长，胸部丰满。尾短。羽毛白色或灰色。脚大有蹼，黄色或黑褐色。体躯站立时昂然挺立。见（图1235）

鹅的头（**鹅头**）、口涎（**鹅涎**）、咽喉管（**鹅管**），砂囊内壁（**鹅内金**）、脂肪油（**鹅肪**）、血液（**鹅血**）、卵（**鹅蛋**）、羽毛（**鹅毛**）也供药用，详见下述。

【生长分布】 邹平各地均有养殖。

【采收加工】 四季均可宰杀，冬季最好，除去羽毛及内脏，取肉鲜用。

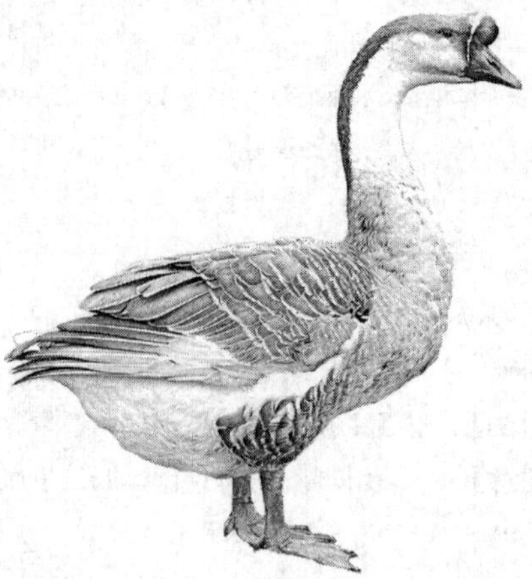

（图1235）鹅

【性味归经】 味甘，性平。归脾、肺经。

【功用主治】 益气补虚，和胃止渴。主治虚羸，消渴。

《别录》："利五脏。"

《食疗本草》："与服丹石人相宜。"

《本草拾遗》："主消渴，煮鹅汁饮之。"

《日华子》："白鹅：解五脏热，止渴。苍鹅：发疮脓。"

《日用本草》："补中气，和脏腑，滑肌肤。"

《随息居饮食谱》："补虚益气，暖胃生津。性与葛根相似，能解铅毒。"

【用量用法】 内服：煮食，食肉或汤汁，适量。

【使用注意】 湿热内蕴者禁食。

《食疗本草》："不可多食，令人易霍乱。亦发痼疾。"

《饮食须知》："多食令人生疮疥，患肿毒者勿食，火熏者尤毒，虚火咳嗽者勿食。"

鹅涎 味咸，性平。归肺经。软坚消肿。主治稻麦芒或鱼刺鲠喉，鹅口疮。外用：含漱或涂敷，适量。

附方 **治谷麦蒙梗刺喉中闷塞疼痛者**：以活鹅口中涎鹅倒吊，待鹅口涎流出，以器承贮)服之，其梗即随鹅涎而下。--《宝庆本草折衷》引《夷坚志》

鹅血 味咸，性平。归心、肝、胃三经。解毒，散血，消坚。主治噎膈反胃，药物中毒。内服：乘热生饮，100～200ml，或制成糖浆、片剂服。

附方 （1）**治晚期血吸虫病**：生鹅血半杯，加少许热黄酒饮服，每日1～2次，连续服用，有改善体征，消除腹水，缩小肝脾之效。--《食物中药与便方》

（2）**治疗网状细胞肉瘤**：新鲜鹅血200ml，韭菜250g挤汁约100ml，边搅匀边喝，每日或隔日1次。开始时有腹痛、恶心、呕吐等反应。服4剂后反应渐消失，服10剂后能起床活动，并发现肿块缩小，服50剂后自觉肿块消失，胃肠钡餐检查不见肿瘤。--《新医学》刘嗣镐，1975，(4)：218

鹅肪（白鹅膏） 味甘，性凉。归心、小肠二经。润皮肤，消痈肿。主治皮肤皲裂，耳聋，聤耳，噎膈反胃，药物中毒，痈肿，疥癣。用法：煮食，或涂敷，适量。

附方　（1）**治五脏气壅耳聋**：白鹅脂二两，粳米三合。上件和煮粥，调和以五味、葱、豉，空腹食之。--《圣惠方》之“白鹅膏粥”

（2）**解礜石毒**：白鹅膏不拘多少，上一味，研细。每服一匙，女豆汁调下。--《圣济总录》

鹅管　味甘，性平。归肺经。主治喉痹，哮喘，赤白带下。内服：研末，1个。

附方　（1）**治喉症**：鹅喉气管1个(阴阳瓦炙黄色)，冰片一分。共为细末，吹。--《纲目拾遗》引《周益生家宝方》

（2）**治哮喘**：鹅咽喉食管焙灰，冲开水炖服。--《验方汇集》(福州台江区)

（3）**治赤白带**：鹅水喉管煅存性研末，酒调，临卧服之。--《纲目拾遗》引《周益生家宝方》

鹅胆　味苦，性寒。味苦，性寒。归肝、胆二经。用法：适量外涂，或取汁内服。

附方　（1）**治痔疮有核**：①鹅胆汁一个，入冰片五厘研匀，磁器密封，临用以指蘸搽。--《本草汇言》　②白鹅胆二三枚，取汁，入熊胆二分，片脑半分，研匀，瓷器密封，勿令泄气。用则手指涂之。--《纲目》引《保寿堂经验方》

（2）**治外痔**：用乡村食百草鹅，杀取胆、油，调孩儿茶，敷。--《遵生八笺·灵秘丹药》

（3）**治痔疮**：冰片一分，珍珠一分，共研细末。用鹅胆二个，取汁入杯内搅匀，将鸡毛(蘸)搽敷患处。--《本草述》之“冰珍膏”

（4）**治杨梅疮**：杏仁七个(去皮、尖)，轻粉、胆矾各五分。上为极细末，鹅胆调点疮上。--《疡科选粹》之“鹅胆膏”

（5）**治慢性支气管炎、咳嗽气喘**：鹅胆，每次吞服1个，每日服2次。--《食物中药与便方》

（6）**治疗胆结石**：每日用鲜鹅胆汁1只，取其汁与生蜂蜜50g调匀，分3次服完，连续服，7～14d为1疗程。经治老年复发性胆结石50例，结果：治愈症状、体征消失，大便排出结石，随访2年无复发者23例；好转(症状、体征消失，大便无结石排出)26例；无效1例。其治愈病例服药时间，最长者14d，最短的7天。无任何副反应。--《广西中医药》黎仲文，1986，9(4)：8

鹅内金　味甘、涩，性平。归脾经。健脾消食，涩精止遗，消瘕化石。主治消化不良，泻痢，疳积，遗精遗尿，泌尿系结石，胆结石，癥瘕经闭等。内服：研末，1.5～3g，或煎汤，5～10g。

鹅掌皮　味甘，性平。归脾经。收湿敛疮。主治湿脚气，黄水疮，冻疮。内服：焙研，撒敷，适量。

附方　**治脚趾缝烂疮**：捋鹅掌时取鹅掌上黄皮焙干，烧灰存性，为末，湿则掺之。--《卫生简易方》

鹅蛋壳　味甘淡，性平。归肺经。拔毒排脓，理气止痛。主治痈疽脓成难溃，疝气，难产。内服：研末，1～3g，开水或酒送服。外用：研末调敷，适量。

附方　（1）**治痈疽无头**：用新生鹅蛋壳烧灰存性，为末，醋调敷。出脓血。--《纲目拾遗》引《急救方》

（2）**治疝**：陈年鹅子壳为末，空心酒服。--《丹溪治法心要》

（3）**治难产**：哺退鹅蛋壳七个，去外硬壳，取内软衣，焙焦为末。空腹酒下或白汤亦可。--《串雅补》之“难产下胎方”

鹅毛　味咸，性凉。归胆、肺二经。解毒消肿，破积散结。主治痈肿疮毒，风癣疥癞，湿疹湿疮，噎膈，惊痫。内服：煅存性，研末服，3～6g，或入丸、散剂。外用：研末撒或调敷，适量。

附方　（1）**治痈毒**：鹅毛(煅灰)一两，明矾二两。研末，面糊为丸。每服二钱，好酒下。--《年希尧集验良方》

（2）**治无名肿毒并疮毒**：白鹅毛(烧灰存性)二两，麻黄梢三钱，麻黄根三钱，五倍子(烧灰存性)六钱。共为细末，蜜为丸梧子大。每服四十丸，用好酒吞下，酒不妨尽量热饮。--《心医集》

（4）**治诸肿毒痛甚，有脓即溃，无脓即消**：鹅毛(烧灰)一两，雄黄三钱，川乌、草乌各钱半。黄蜡熔化，入前药为丸。每服一钱，好酒送下。--《纲目拾遗》

（4）**治瘰疬初起**：白鹅大者二只，取周身毛翎，并口脚黄皮，新瓦焙焦为末。分作十服，每日食后服之。--《养素园传信方》

（5）**治男妇溜脓肥疮，脓窠疮，蜡梨头，遍身风癞，瘾疹，疥癣，瘙痒异常，麻木不仁，诸风手足酸痛，皮肤破烂，阴囊痒极，并妇人阴疮湿痒**：苦参一斤(为末)，鹅毛(香油炒存性)六两。黄米糊丸，朱砂为衣。随病上下，茶汤送下，日进二次。戒暴怒、房劳、炙煿、发毒之物。--《王秋泉家秘》之“神功至宝丹”

（6）**治大麻风**：苦参一斤，鹅毛半斤(煅存性)。为末，陈米糊为丸，梧桐子大。每服五十丸，酒送下，每日二次。--《赤水玄珠》之“参毛丸”

（7）**治天火丹**：鹅毛烧灰，香油调敷。--《丹溪治法心要》

（8）**治喉蛾癣**：鹅毛灰三分，儿茶二钱，牛黄三厘，雄黄一钱，人中白一钱半(煅存性)。如吃深，加珍珠(煅存性)一分。为末。先将生桐油探刷一番，后用药吹入，加胆矾更妙。--《养素园传信方》

（9）**治艾火带，乃灸火所伤，烂痛不可忍**：雄鸡毛、鹅毛。烧灰敷之效。--《同寿录》

（10）**治噎食病**　白鹅尾毛烧灰。米汤每服一钱。--《荆日》

（11）**治误吞指环或铜钱及钓绳**：①鹅毛半两烧灰。细研如粉，以粥饮调半钱服之。--《圣惠方》　②鹅毛一钱(烧灰)，磁石(皂子大，煅)，象牙一钱(烧存性)。为末。每服半钱，新汲水下。--《小儿医方妙选》之“通气散”

（12）**绝胎方**：血管鹅毛烧灰、百草霜各一钱，行经后酒调下。--《纲目拾遗》引《保和堂秘方》

黄鸭

【来源】　为鸭科动物赤麻鸭 *Tadorna ferruginea* (Pallas)的肉。

【动物形态】　赤麻鸭　又名渎凫、黄凫《中国经济动物志·鸟类》，黄鸭《中国动物药》。体型较大，体长 51～68cm，体重约 1.5kg，比家鸭稍大。全身赤黄褐色，头和颈羽色较浅，翅上有明显的白色翅斑和铜绿色翼镜；嘴、脚、尾黑色；雄鸟有一黑色颈环。飞翔时黑色的飞羽、尾、嘴和脚、黄褐色的体羽和白色的翼上和翼下覆羽形成鲜明的对照，野外极易鉴别。见下（图 1236）

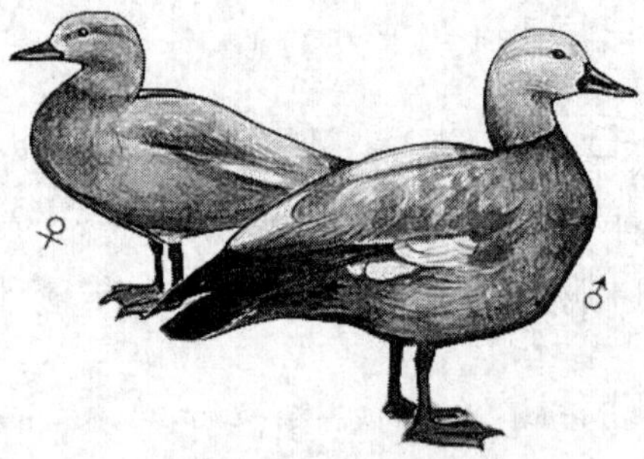

（图 1236）**赤麻鸭（雌与雄）**

【生长分布】 栖息于开阔草原、湖泊、农田等环境中，以各种谷物、昆虫、甲壳动物、蛙、虾、水生植物为食。邹平黛溪河上游水域有分布。

【采收加工】 宜冬季捕捉，鲜用或焙干用。

【性味归经】 味甘、微咸，性微。归脾、肾二经。

【功用主治】 温肾兴阳，补气健脾。主治肾虚阳痿，遗精，腰膝酸软，肌肉挛痛，体虚羸瘦，脾虚脱肛，子宫下垂，疮疡溃后，脓水清稀，久不收口。

《中国动物药》：“补肾壮阳，消疮肿，祛风湿。治肾虚阳痿、遗精、诸疮肿痛、风湿腰腿疼。”

《迪庆藏药》：“治逆洛病，腓肠肌痉挛和炭疽病。”

【用量用法】 内服：煮食，或焙干研末，5～10g。

【附方】 （1）**治肾虚阳痿**：黄鸭 1 只(去内脏、毛羽)，大葱 3 只，仙茅 3g，肉苁蓉 10g，巴戟天 5g。上药纳入黄鸭腹内，煮极熟，食肉饮汁。量不限。其骨焙酥研末，白开水送服，每服 5g。

（2）**治风湿腰腿疼**：黄鸭焙干研末，老贯筋 50g，以其煎液送服黄鸭 5g，日服 2 次。

（3）**治疮疡溃烂**：黄鸭肉 50g，黄芪 25g。蒲公英 50g。煎极熟，食肉饮汁，日服 2 次。(1～3 方出自《中国动物药》)。

鸱头

【来源】 为鹰科动物白尾鹞 *Circus cyaneus* (Linnaeus)的头部。

【动物形态】 白尾鹞 又名鸱《诗经》，鷂鹰《说文解字注》，灰鹰，白抓，扑地鷂，灰鷂，灰泽鷂，鸡鵟。为中型猛禽，体长 41～53cm，体重 310～600g。嘴黑，基部带蓝，蜡膜绿黄。虹膜黄色。上体包括 2 翅的表面大都蓝灰色；额、头顶青灰色，后头缀以褐色，羽基的白色也常展露于外；耳羽下后方以至于额的羽毛蓬松而稍卷曲，略成脸盘状；外侧 6 枚初级飞羽黑色，先端具灰色羽缘，羽基白色；尾上覆羽纯白，中央 1 对尾羽与背同色，次 2 对也灰而具灰横斑，外侧尾羽大都白色，亦杂以灰暗横斑。胸与头同，但色较淡；胁、腹、尾下覆羽和覆腿羽纯白。脚与趾均黄，爪黑。雌鸟上体大都暗褐；下体棕黄，而杂以棕褐色纵纹。见（图 1237）

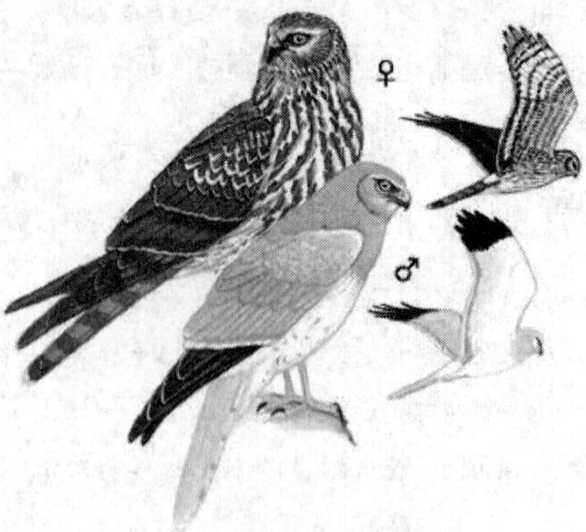

（图 1237）**白尾鹞（雌与雄）**

【生长分布】 为旅鸟和冬候鸟，常单独生活。栖息于湖泊、沼泽、河谷、草原、荒野以及低山、林间沼泽和草地，农田耕地、芦苇塘等开阔地区。常贴地面低空飞行，滑翔时两翅上举成“V”字形，并不时地抖动。以小型鸟类、鼠类、蛙、蜥蜴和大型昆虫等动物性食物为食。邹平南部山区有分布。

【采收加工】 白尾鹞为国家二级保护动物，禁止滥捕。

【性味归经】 味咸，性平。归心、肝二经。

【功用主治】 祛风，定惊。主治头风，目眩，痫疾。

【用量用法】 内服：1～3 枚，炙或烧存性，入丸、散。

【附方】 （1）**治癫痫，瘈瘲**：飞鸱头二枚，铅丹一斤。上二味末之，蜜丸先食服三丸，日三，剧者夜一，稍加之。-- 《千金要方》

（2）**治风头旋，毒发眩冒**：鸱头一枚(炙令黄)，蔺茹一两，白术一两，川椒一两(去目及闭口者，微炒去汗)。上药捣罗为末，炼蜜和捣五七百杵，丸如梧桐子大。每服食前，以温酒下二十丸。-- 《圣惠方》

鹌鹑

【别名】 鹌鹑《食经》(崔禹锡)，鹑《诗经》，鶉《尔雅》，鹑鸟《毛诗传》，宛鹑《广志》，罗鹑《本草衍义》，赤喉鹑《动物学大辞典》，红面鹌鹑《中国动物图谱·鸟类》。

【名释】 该鸟常以浅草掩饰其行踪，古人认为是愚蠢的，故称之“掩蠢”，又名鹌鹑。

【来源】为雉科动物鹌鹑 *Coturnix coturnix* (Linnaeus) 的肉或去羽毛及内脏的全体。

【动物形态】 小型禽类。体长约 16cm。形似鸡雏，头小、尾秃、短翼，头颅黑而具有粟色细斑，中央纵贯以棕白色冠纹。嘴短小，黑褐色。虹膜栗褐色，两眼上各有白色眉纹一条。脚橙黄或棕黄色。羽毛茶褐色，背部赤褐色，而有黄色纵直条纹和深色斑点，尤以背上和胸、腹部白色羽状纹明显。雌、雄鹑羽色相近。但雄鹑胸腹部黄褐色，下颌黄褐色，脸部红褐色，肛门上部有粉红色球养物，颊、颏秋后由砖红色转为“锚状纹”，会啼鸣；而雌鹑胸腹部白色，下颌纯米白色，脸部毛色较浅，肛门上部无球状特，不会啼鸣。此外，雌鹑的喉在冬季颜色有异常变化。见下（图 1238）

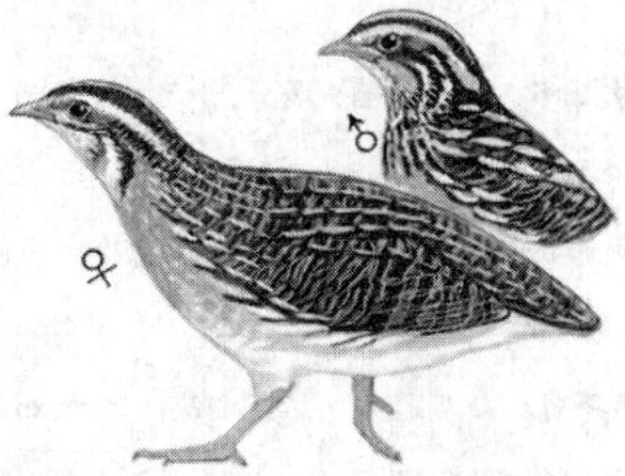

（图 1238）**鹌鹑（雌与雄）**

【生长分布】 多潜伏草丛、灌丛，冬季常栖于近山的平原，惊起时，飞翔很快、离地不高，呈直线前进，善于急走。多为旅鸟，少数为留鸟。主食谷类和杂草的种子。邹平各地均有分布。

【采收加工】 捕获后除去羽毛及内脏，鲜用，或取肉鲜用。

【性味归经】 味甘，性平。归心、肝、脾、肺、肾、大肠六经

【功用主治】 益中气，止泄痢，壮筋骨。主治脾虚泻痢，小儿疳积，风湿痹证，咳嗽。

《食疗本草》："补五脏，益中续气，实筋骨，耐寒暑，消结气。患痢人可和生姜煮食之。"

《食经》崔禹锡："主赤白下痢，漏下血暴，风湿痹。养肝肺气，利九窍。"

《嘉祐本草》："消结热。小豆和生姜煮食之，止泄痢。酥煎，偏令人下焦肥。"

《本草衍义》："小儿患疳及下痢五色，旦旦食之。"

《医林纂要-药性》："补脾和胃，长气血。"

《本草求原》："调肺利水湿。治腹大如鼓。"

《广西药用动物》："利水消肿。治小儿疳积。"

《山东药用动物》："治百日咳。"

《中国动物药》："止泻，止痢，止咳。治久病体弱。"

【用量用法】 内服：煮食，1～2只，或烧存性研末服。

【使用注意】 《食疗本草》："不可共猪肉食之，令人多生疮。""四月以后及八月以前鹑肉不可食。"

《七卷经》："食之令人忘。"

《本草拾遗》："共猪肉食之，令人生小黑子。"

《嘉祐本草》："不可和菌子食之，令人发痔。四月以前未堪食。"

《医学入门》："春月不可食。"

《医林纂要·药性》："助肝风。"

【附方】 （1）**治腹泻、痢疾**：鹌鹑1只(取肉)，赤小豆15g，生姜3片，水煎服，日服2次。--《山东药用动物》

（2）**治小儿疳积**：鹌鹑1只，加少量油盐，蒸熟吃。--《广西药用动物》

（3）**治水肿**：鹌鹑2只(去毛及内脏)，加少量酒，不加盐，炖熟吃。每日吃1次，连吃3次。--《常见动物药》

（4）**治百日咳**：鹌鹑烧焦研面，每服13.5g，日服2次。--《山东药用动物》

鸡肉

【名释】 鸡肉《本经》。鸡，古字象形。

【来源】 为雉科动物家鸡 *Gallus gallus domesticus* Brisson 的肉。

【动物形态】 家禽。嘴短而坚，略呈圆锥状，上嘴稍弯曲。鼻孔裂状，被有鳞状瓣。眼有瞬膜。头上有肉冠，喉部两侧有肉垂，通常呈褐红色；肉冠以雄者为高大，雌者低小；肉垂也以雄者为大。雄鸡羽色较美，有长而鲜丽的尾羽。雌鸡尾羽甚短。足健壮，跗、跖及趾均被有鳞板；趾4，前3趾，后1趾，后趾短小，位略高。雄者跗趾部后方有距。见（图1239）

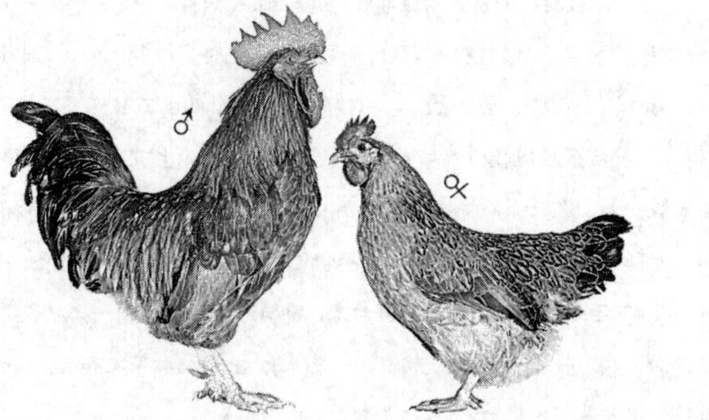

（图 1239）**家鸡（雄与雌）**

家鸡因饲养杂交的关系，品种繁多，形体大小及毛色不一。雄鸡善啼

【生长分布】 鸡主要以植物的种子、果实及昆虫等为食。邹平各地均有饲养。

【采收加工】 宰杀后除去羽毛及内脏，取肉鲜用。

【炮制】 鸡肉经过烤炙，其所含脂肪中含有许多不饱和脂肪酸及 $C_{18:2}$ 脂肪酸(脂肪酸有18个碳原子及2个双键)，其与皮肤及腹部脂肪相比较，胸肌肉及大腿肉的脂肪中的 $C_{18:2}$、$C_{18:3}$、$C_{20:4}$ 的脂肪酸较多，而 $C_{18:0}$ 小 $C_{18:1}$ 的脂肪酸较少。

【性味归经】 味甘，性温。归脾、胃经。

【功用主治】 温中，益气，补精，填髓。主治虚劳羸瘦，病后体虚，食少纳呆，反胃，腹泻下痢，消渴，水肿，小便频数，崩漏，带下，产后乳少。

《本经》："丹雄鸡：主女人崩中漏下，赤白沃，补虚，温中止血，杀毒。"

《别录》："丹雄鸡：主久伤乏疮。白雄鸡：主下气，疗狂邪，安五脏，伤中消渴。黄雌鸡：主伤中，消渴，小便数不禁，肠澼泄利，补益五脏，续绝伤，疗劳益气。乌雄鸡：主补中止痛。"

《食疗本草》："黄雌鸡：主腹中水癖，水肿，补丈夫阳气，治冷气。瘦着床者，渐渐食之良。乌雌鸡：主除风寒湿痹，治反胃、安胎及腹痛，踒折骨疼，乳痈。"

《日华子》："白雄鸡：调中，除邪，利小便，去丹毒。黄雌鸡：止劳劣，添髓，补精，助阳气，暖小肠，止泄精，补水气。乌雌鸡：安心，定志，除邪，辟恶气，治血邪，破心中宿血，及治痈疽，排脓，补新血，补产后虚羸，益色，助气。"

《饮膳正要》："乌雌鸡：疗乳难"

《纲目》："泰和老鸡：内托小儿痘疮。"

《本草求真》："补虚温中。"

《随息居饮食谱》："暖胃。强筋骨，续绝伤，活血调经，拓痈疽，止崩带，节小便频数，主娩后虚羸。"

《食物中药与便方》："补益五脏，治脾胃虚弱。"

【用量用法】 内服：煮食或炖汁，适量。

【使用注意】凡实证，邪毒未清者慎用。

《医林纂要·药性》："肥腻壅滞，有外邪者皆忌食之。"

《随息居饮食谱》："多食生热动风。"

【附方】 （1）**治虚损积劳，或大病后不复**：乌雌鸡一头，治如食法，以生地黄一斤(切)，饴糖一升，纳腹内缚定，铜器贮，于瓶中蒸五升米熟，取出，食肉饮汁，勿用盐。一月一作。--《纲目》引《姚僧坦集验方》

（2）**治虚弱，劳伤，心腹邪气**：乌雄鸡一只(挦洗净，切作块子)，陈皮一钱(去白)，良姜一钱，胡椒二钱，草果二个。上件，以葱、醋、酱相和，入瓶内，封口，令煮熟，空腹食。--《饮膳正要》之"乌鸡汤"

（3）**治产后虚羸**：黄雌鸡~只，去毛及肠肚，生百合净洗，择一颗，白粳米饭一盏，上三味，将粳米饭百合入在鸡腹内，以线缝定。用五味汁煮鸡令熟。开肚取百合粳米饭，和鸡汁调和食之，鸡肉食之亦妙。--《圣济总录》

（4）**治五噎食饮不下，胸膈妨塞，瘦弱无力**：黄雌鸡一只(去毛、肠)炒作腥。面半斤，桂心末一分，赤茯苓一分(末)。上以桂心等末和面，溲作索饼，于豉汁中煮熟，入膳食之。--《圣惠方》

（5）**治反胃**：反毛鸡一只，煮烂去骨，入人参、当归、食盐各半两，再同煮烂，食之至尽。--《纲目》引《乾坤生意》

（6）**治脾虚滑痢**：黄雌鸡一只，炙，以盐、醋涂，煮熟干燥，空心食之。--《食医心镜》

（7）**治水气浮肿** 小豆一升，白雄鸡一只。治如食法，以水三斗煮熟食之，饮汁令尽。--《肘后方》

（8）**治中风湿痹，五缓六急，骨中疼痛，不能踏地**：乌雌鸡一只，煮令熟，细擘，以豉汁、姜、椒、葱、酱油，称作羹，空腹食之。--《圣惠方》之"乌雌鸡羹"

（9）**治肾虚耳聋**：乌雌鸡一只，治净，以无灰酒三升，煮熟，乘热食三五只，效。--《纲目》

（10）**治肺结核**：行鸡(未生蛋的母鸡)肉120g，百部9g，淮山药12g，党参9g，甜杏仁15g，百合9g。共炖吃。--《广西药用动物》

雄鸡口涎

可将生姜少许塞入雄鸡口中，倒提，即有口涎流出，收集鲜用。解虫毒。主治蜈蚣咬伤，蝎螫伤。适量涂抹。

附方 **治蝎螫毒**：鸡口沥出涎涂之瘥。--《古今医统》

鸡血

味咸，性平。归肝、心经。祛风，活血，通络，解毒。主治小儿惊风，口面㖞斜，目赤流泪，木舌舌胀，中恶腹痛，痿痹，跌打骨折，痘疮不起，妇女下血不止，痈疽疮癣，毒虫咬伤。内服：生血热饮，每次20ml，每日2次。外用，涂敷，或点眼、滴耳，适量。

附方 （1）**治中风口面㖞僻不正**：雄鸡血煎热涂之，正则止。或新取者血，使涂之亦佳。涂缓处一边为良。--《圣济总录》

（2）**治磕扑损伤接骨**：即将折处凑上绑定，用雄鸡一只取血，以好酒一碗，旋热就刺血在内，搅匀饮之。--《卫生易简方》

（3）**治眼赤烂，开不得**：取鸡冠血点目中，日三五度。--《圣惠方》

（4）**治舌忽胀出口外**：用雄鸡冠上刺血，瓦盏盛，浸舌就咽下即缩。--《卫生易简方》

（5）**治痘青紫黑陷，血热毒盛**：穿山甲，土炒成珠，研细末，每用五六分。刺老雄鸡冠血数滴，调匀热服。--《医方一盘珠》之"鸡冠酒"

（6）**治产后余血攻心，或下血不止，面青身冷**：用新鸡血一盏饮之，三两服妙。--《卫生易简方》

（7）**治阴毒腹卒痛**：雄鸡冠血入热酒中饮，暖卧取汗。--《鲟溪单方选》

（8）**治小儿脑长囟不合**：取丹雄鸡一只，将就小儿颅上，割其冠使血滴囟讫，以赤芍药末粉血上。--《圣济总录》

（9）**治发背痈疽**：雄鸡冠血滴疽上，血尽再换。--《保寿堂经验方》

（10）**治对口毒疮**：热鸡血频涂之，取散。--《坦仙皆效方》

（11）**治燥癣作痒**：雄鸡冠血频频涂之。--《范旺方》

（12）**治妇女功能性子宫出血**：取健康(无腹泻)公鸡抽取鲜{血20ml，立即乘热饮服，每日2次。--《食物中药与便方》

鸡嗉

调气，解毒。主治噎膈，小便不禁，发背肿毒。内服：煮食，或研末，适量。外用：焙研撒或调搽，适量。

附方 （1）**治气噎不通**：鸡嗉两枚连食，以湿纸包，黄泥固，煅存性为末，入木香、沉香、丁香末各一钱，枣肉和，丸梧子大，每汁下三丸。--《纲目》

（2）**治小便不禁**：雄鸡喉咙，及肚胵，并屎白，等分为末。麦粥清服之。--《卫生易简方》

（3）**治发背肿毒**：鸡嗉及肫内黄皮焙研。湿则干掺，干则油调搽之。--《医林正宗》

鸡内金

【别名】 鸡内金《本草蒙筌》，鸡肶胵里黄皮《本经》，鸡肶胵《千金要方》，鸡肫内黄皮《日华子》，鸡肫皮《滇南本草》，鸡黄皮《现代实用中药》，鸡食皮《河南中药手册》，鸡合子《山东中药》，鸡中金、化石胆、化骨胆《山西中药志》。

【来源】 为雉科动物家鸡 *Gallus gallus domesticus* Brisson 砂囊内膜。

【动物形态】 参见"鸡肉"条。

【采收加工】 杀鸡后，立即取出砂囊，剥下内膜，洗净，晒干。

【性状鉴别】 本品呈不规则囊片状，略卷曲。大小不一，完整者长约3.5cm，宽约3cm，厚约0.5cm。表面黄色、黄绿色或黄褐色，薄而半透明，有多数明显的条棱状波纹。质脆，易碎，断面角质样，有光泽。气微腥，味微苦。

【主含成分】 含胃液素(胃激素 *ventriculin*)，角蛋白(*keratin*)，微量胃蛋白酶(*pepsin*)，淀粉酶(*diastase*)，多种维生素。

【药理】 （1）**增强消化能力**：服后能使胃液的分泌量增加和胃运动增强，但增强较迟缓，而维持时间较久.

（2）**加速放射性锶的排泄**：鸡内金水煎剂对加速排除放射性锶有一定的作用。其酸提取物效果较煎剂为好，尿中排出的锶比对照高2~3倍，并认为鸡内金中的氯化铵为促进锶排出的有效成分之一。

（3）**抗癌作用**：体外试验鸡内金有抑制肿瘤细胞的作用。口服本品后，胃液分泌量、酸度和消化能力均提高，胃运动加强，排空率加快，催泌作用甚至强于肉粉，作用途经似是经消化吸收后进入血液内，通过体液因素而兴奋胃壁的神经肌肉装置。

【炮制】 （1）**砂炒鸡内金**：取砂子置锅内，用中火炒热，加入同等大小的鸡内金碎块，拌炒至鼓起，酥脆，取出，放凉。

（2）**炒鸡内金**：取净鸡内金，整碎分开，置锅内，用中火加热，炒至表面呈黄色或焦黄色，取出，放凉。

（3）**醋鸡内金**：取净鸡内金，压碎，置锅内，用文火加热，炒至鼓起，喷醋，取出，干燥。每鸡内金100kg，用米醋15kg。

饮片性状：①砂炒鸡内金表面呈淡黄色，鼓起或微鼓起，略具焦斑，质松脆，易碎。②炒鸡内金为小块或碎块，微鼓起。③醋鸡内金形如炒鸡内金片，表面黄色或焦黄色，微鼓起，质松脆，易碎，略有醋气。

【性味归经】 味甘，性平。归脾、胃、肾、膀胱经。

【功用主治】 健脾消食，涩精止遗，消癥化石。主治消化不良，饮食积滞，呕吐反胃，泄泻下痢，小儿疳积，遗精，遗尿，小便频数，泌尿系结石及胆结石，癥瘕经闭，喉痹乳蛾。牙疳口疮。

《本经》："主泄利。"

《别录》："主小便利，遗溺，除热止烦。"

《日华子》："止泄精，并尿血、崩中、带下、肠风、泻痢。"

《滇南本草》："宽中健脾，消食磨胃。治小儿乳食结滞，肚大筋青，痞积疳积。"

《纲目》："治小儿食疟，疗大人(小便)淋漓、反胃，消酒积，主喉闭、乳蛾，一切口疮、牙疳诸疮。"

《本草述》："治消瘅。"

《本经逢原》："治眼目障翳。"

《医林纂要·药性》："补脾胃，益心肺，敛散气，渗邪湿。"

《本草再新》："健脾开胃，消食化痰，理气利湿。"

《衷中参西录》："善化瘀积，治痃癖癥瘕，通经闭。"

《四川中药志》1982年版："化结石，用于泌尿系结石，胆结石。"

【临床应用】 （1）**用于消化不良，食积不化**。鸡内金有健运脾胃之功，消食之力较著。对消化不良较轻者，可单用鸡内金研末吞服；若食积不化，脘腹胀满，饮食不思，常配山楂、神曲、麦芽；兼呕吐、泄泻者，可再配半夏、藿香、厚朴；若小儿脾虚疳积，常与党参、白术、山药、茯苓等健脾药同用，消补结合，补而不滞，如《衷中参西录》资生汤、益脾饼。

（2）**用于遗精、遗尿**。鸡内金能固精缩尿，治肾虚遗精，可用鸡内金炒干后研末服，或配菟丝子、芡实、莲肉同用，益肾涩精；治遗尿及小便频数，常与桑螵蛸、牡蛎、覆盆子配伍，以加强其收涩止遗之功。

（3）**用于各类结石病**。鸡内金能通淋消石，治泌尿系结石，症见小便淋漓疼痛，尿中有砂石者，可配金钱草、海金沙、川牛膝、冬葵子；治胆囊结石，多与金钱草、郁金、木香相配。

（4）**用于癥瘕积聚及妇女经闭**。鸡内金能软坚化积，治胁下瘕块，痞硬腹胀，多与鳖甲相配，或与沉香、砂仁为伍，方如(仙拈集)鸡金散。治妇女经闭，用鸡内金消瘀通经，常与黄芪、山药、三棱、莪术相配，如《衷中参西录》理冲汤。

（5）**用于喉痹乳蛾，牙疳口疮**。鸡内金能去腐生肌，治喉痹乳蛾，常用鸡内金煅末吹喉；治走马牙疳，多配枯矾；治痈疽溃烂，久不收口，配炉甘石、冰片；治小儿鹅口疮，配人乳调服，如《普济方》胵黄散。

《得配本草》："得花粉，治膈消饮水；配枯矾，敷牙疳口疮；拌人乳，治小儿疟疾；同郁金，贴夯腮疮蚀。"

【用量用法】 内服：煎汤，3～10g，或研末，每次1.5～3g，或入丸、散。外用：研末调敷或生贴，适量。

【使用注意】 脾虚无积者慎服。

《本草害利》："有积消积，无积消人元气，堕胎。"

《四川中药志》1962年版："体弱无食积者忌用。"

【附方】 （1）**治食积腹满**：鸡内金研末，乳服。-- 《本草求原》

（2）**治反胃，食即吐出，上气**：鸡肶胵烧灰，酒服。-- 《千金要方》

（3）**治脾胃湿寒，饮食减少，长作泄泻，完谷不化**：白术四两，干姜二两，鸡内金二两，熟枣肉半斤。上药四味，白术、鸡内金各自轧细焙熟，再将干姜轧细，共和枣肉，同捣如泥，作小饼，木炭火上炙干。空心时，当点心，细嚼咽之。-- 《衷中参西录》之"益脾饼"

（4）**治小儿疳病**：鸡肫皮二十个(勿落水，瓦焙干，研末)，车前子四两(炒，研末)。二物和匀，以米糖溶化，拌入与食。忌油腻、面食、煎炒。-- 《寿世新编》

（5）**治噤口痢疾**：鸡内金焙研，乳汁服之。-- 《纲目》

（6）**消导酒积**：鸡内金、干葛(为末)等分。面糊丸，梧子大。每服五十丸，酒下。-- 《袖珍方》

（7）**治夜梦遗精**：公鸡肫皮七个。焙干为末，每服一钱，空心酒下。-- 《沈氏经验方》

（8）**治消肾，小便滑数白浊，令人羸瘦**：鸡肶胵一两(微炙)，黄耆半两，五味子半两。上药，粗捣，以水三大盏，煎至一盏半，去滓，食前分温三服。-- 《圣惠方》

（9）**治鼓胀**：鸡内金一具，沉香、砂仁各三钱，陈香橼(去核)五钱。共为末，每服钱半，姜汤下。-- 《仙拈集》之"鸡金散"

（10）**治喉闭乳蛾**：鸡肫黄皮勿洗，阴干烧末，用竹管吹之。-- 《青囊杂纂》

（11）**治走马牙疳**：鸡肫黄皮(不落水者)五枚，枯矾五钱。开搽。-- 《经验方》

（12）**治一切口疮**：鸡内金烧灰，敷之。-- 《活幼新书》

（13）**治疮口不合，生肌**：鸡内金(阴干)、槟榔(锉)、木香、黄耆(去须)等分。上四味，为末贴之，取差为度。及治金疮。-- 《圣齐总录》

（14）**治含腮疮蚀，初生如米豆，久则穿蚀**：鸡内金(焙)、郁金等分。为末，盐浆漱了贴之。忌米食。-- 《圣济总录》

（15）**治骨结核，肠结核**：鸡内金炒焦研末，每次9g，日服3次，空腹用温黄酒送下。-- 《吉林中草药》

（16）**治小儿温疟**：烧肶胵中黄皮，末，和乳与服。-- 《千金要方》

（17）**治小儿疣目**：鸡肫黄皮擦之自落。-- 《集要方》

（18）**小儿消食散**：鸡内金(炒)150g，六神曲(炒)50g，山楂(炒)50g，麦芽(炒)50g。以上四味，粉碎过100目筛。昆合均匀，即得。本品为焦黄色粉末，味甘微酸。功能健胃消芰。用于小儿消化不良。口服，周岁小儿每次0.5g，每日3次，司岁以上小儿可根据年龄适当增加剂量。

（19）**小儿消化散**：鸡内金(炒)25g，麦芽(炒)7.5g，砂仁5g。以上三味，粉碎，过120目筛，使其色泽一致。本品为淡黄色粉末，味甘、辛。功能消食建胃。用于小儿消化不良，腹痛，呕吐，胀满。口服，满周岁婴儿每次0.5g，每日3次，不同年龄的小儿可酌情增减。(18~19方均出自《辽宁省医院制剂规范》1982年)

（20）**治疗婴幼儿腹泻**：①炙鸡内金、枯矾各等份，共研极细末制成金矾散，每包1g。婴儿年龄3~6个月者每次1包，6~12个月者服1.5包，12~24个月者服2包，24个月以上者酌情增量，均日服3次，用淡盐糖水或开水送服。治疗100例，绝大多数在6天内获愈，少数在8d内获愈。--《云南中医杂志》张茵州，1984，(3)：21 ②用炙鸡内金12g，白术20g，炒黄，研末过筛；苹果1只连皮放在瓦片上用武火煨烂后，去皮核，取果肉50g捣烂，与上二药混合成糊状，装入罐中备服。每次15g，每日4次，开水冲服。共治疗45例，痊愈25例，有效14例，无效6例。一般服药2d后即见好转。--《江苏中医》沈志忠，1988，(2)：15

（21）**治疗扁平疣**：生鸡内金100g，黑龙江白米醋300ml，装广口瓶内，浸泡30h后即得"金醋消疣液"。治疗时，用镊子夹消毒棉球蘸药液，涂擦患处，每日3次，10天为1疗程。共治疗126例，痊愈80例，好转20例，无效26例。--《中西医结合杂志》刘耀驰，1989，9(11)：655

鸡肝

味甘，性温。归肝、肾、脾经。补肝肾，明目，消疳，杀虫。主治肝虚目暗，目翳，夜盲，小儿疳积，妊娠胎漏，小儿遗尿，妇人阴蚀。内服：煎汤，或入丸、散。外用：鲜品切片用，适量。

附方 （1）**治老人肝脏风虚，眼暗**：乌雄鸡肝一具，切碎，以豉和米作羹粥食之。--《寿亲养老新书》之"乌鸡肝粥"

（2）**治夜盲症和眼目视物模糊**：①鸡肝10个，苍术6g。以苍术煎水煮鸡肝食之，日服2次。②鸡肝1个，密蒙花9g。加水半碗同炖吃，每131次，连服3天。③鸡肝2个，青葙子15g。鸡肝煮熟切片，青葙子炒熟研末，和匀吃。均出自《山东药用动物》

（3）**治鸡盲、夜盲、小儿疳眼(角膜软化症)**：每日取鲜鸡肝1~2个，在沸水中烫20分钟，以食盐或酱油蘸食，连吃3~5天为1疗程。--《食物中药与便方》

（4）**治小儿疳膨食积，虫气上攻，至晚不能视物，目生翳障**：鸡肝一个(不落水，竹刀切片)，用牡蛎粉七分，加辰砂少许。水飞末，拌匀，掺入肝上，饭锅上蒸熟食之，如此十次。当时忌食余汤油腻。--《良朋汇集》之"鸡肝散"

（5）**治妊娠下血不止**：①鸡肝二个。上用酒一升，煮熟，共食之。--《卫生宝鉴》 ②雄鸡肝三个，地榆二钱，酒一碗，煮熟食鉴之。即止。--《丹台玉案》之"奇圣散"

（6）**治睡中遗尿**：雄鸡肝、桂心等分，捣丸如小豆大，每服一疆丸，米饮下，日三服；遗精加白龙骨--《纲目》

（7）**治阴痿**：①雄鸡肝二具(阴干百日，菟丝子一升。上二味末之，雀卵和丸服如小豆一丸，日三。 ②雄鸡肝一具，鲤鱼肝四枚。上二味阴干百日，末之。雀卵和，吞小豆大一丸。--《千金蛋要方》

（8）**治妇女阴痒(滴虫病)**：鲜鸡肝切片，纳入阴户内。每日1换2次。--《吉林中草药》

鸡胆

味苦，性寒。归肝经。清热解毒，祛痰止咳，明目。主治百日咳，慢性支气管炎，中耳炎，小儿菌痢，砂淋，目赤流泪，白内障，耳后湿疮，痔疮。内服：1～3个，鲜鸡胆取汁加糖服，或烘干研粉。外用：取鲜鸡胆汁点眼，适量。

附方 （1）**治百日咳**：鸡苦胆1个，白糖适量，用针刺破鸡苦胆，挤出胆汁加入适量白糖，每日2~3次。患儿1周岁以下3天服1个；2周岁以下2d服1个；2周岁以上每日服1个。鲜鸡苦胆存放不便时，也可将鸡苦胆焙干研末，加糖适量调匀，放胶囊内白开水送服。--《天津中草药》

（2）**治目不明，泪出**：乌鸡胆临卧敷之。--《千金方》

（3）**治眼热流泪**：五倍子、蔓荆子煎汤，洗后，用雄鸡胆点之。--《摘玄方》

（4）**治沙石淋沥**：雄鸡胆(干者)半两，鸡屎白(炒)一两。研匀，温酒服一钱，以利为度。--《十便良方》

（5）**治疗慢性气管炎**：用鸡胆片(每片相当于鸡胆汁3ml)每次3片，或复方鸡胆片(每片含浓缩鸡胆汁0.2g、麻黄素10mg)每次2片，均日服3次。观察250例，临床治愈69例(27.6%)，显效60例(24%)，好转89例(35.6%)，无效32例(12.8%)，总有效率为87.2%。大部分患者在服药后，感到喉头松快，痰易咯出，痰量明显减少。但极少数人服药后感到口麻、心慌或恶心、腹痛，故鸡胆片对慢性气管炎有良好的近期疗效。--《卫生简报》(总后卫生部)，1971，(1)：21

鸡肠

益肾，固精，止遗。主治遗尿，小便频数，失禁，遗精，白浊，痔漏，消渴。内服：焙干研末服，3～6g，或煮食。

附方 （1）**治遗尿不禁**：雄鸡肠一具，炙黄，捣细罗为散。每于食前，以温浆水调下一钱。--《圣惠方》

（2）**治虚冷小便数**：鸡肠一具，治如常。炒作臛，和酒饮之。--《食医心镜》

（3）**治小儿小便白浊，久则黄瘦，不长肌肉**：鸡肠一具(烧存性，男用雌，女用雄)，牡蛎、茯苓、桑螵蛸(炙)各五钱，肉桂、龙骨各二钱半。每用末一钱，仍以鸡肶一具，烧存性，研末和酒调，食前服。--《幼科释谜》

（4）**治痔漏生管**：鸡肠子一挂(带粪)，棉花子半斤，地龙半斤。后药装入鸡肠内，用阴阳瓦焙金黄色，研为细末，看药面多少，外加槐花若干，合匀。每服三钱，一日三次，白水送下。--《奇效良方》

鸡子（鸡蛋）

味甘，性平。归肺、脾、胃经。滋阴润燥，养血安胎。主治热病烦闷，燥咳声哑，目赤咽痛，胎动不安，产后口渴。小儿疳痢，疟疾，烫伤，皮炎，虚人羸弱。内服：煮、炒，1～3枚，或生服，或沸水冲，或入丸剂。外用：取黄、白调敷，适量。使用注意：有痰饮、积滞及宿食内停者，慎用。

《食疗本草》："鸡子动风气，不可多食。"

《本草汇言》："但性质凝滞，如胃中有冷痰积饮者，脾脏冷滑，常泄泻者，胸中有宿食，积滞未清者，俱勿宜用。"

《随息居饮食谱》："多食动风、阻气，诸外感及疟、疸、疳、痞、肿满、肝郁、痰饮、脚气、痘疹，皆不可食。”

附方 （1）**治伤寒时气温病已六七日，热极，心下烦闷，狂言欲起走**：鸡子三枚，芒硝方寸匕，酒三合。合搅，散消尽，服之。--《肘后方》

（2）**治天行后呕逆不下食，食入则出**：鸡子一枚，于沸汤中煮三五沸，则出水浸之，外寒内热则吞之。--《外台》引《救急方》

（3）**治水痢，脐腹㽲痛**：鸡子三枚，打去壳，醋炒熟，入面少许，和作饼子炙熟，空心食之。--《圣济总录》之“鸡子饼”

（4）**治小儿疳痢，肚胀** 用鸡子一个开孔，入巴豆一粒(去皮)，轻粉一钱，用纸五十重裹，于饭甑上蒸三度，放冷去壳研，入麝香少许，糊和丸米粒大。食后温汤下二丸至三丸。--《经验方》

（5）**治咳嗽不止**：鸡蛋1只，打碎去壳，取黄、白，另用白糖1～2匙，水半碗，煮沸。乘热将蛋冲入，搅和，随即加入生姜汁少许，搅匀服之，每日早晚各1次。--《食物中药与便方》

（6）**治支气管哮喘**：鸡蛋浸尿灰(草木灰泡健康人尿40d以上至蛋皮变蓝或青为度)，每日煮吃1个。--《广西民族药简编》

（7）**治胃痉挛**：新鲜大鸡蛋12个，打碎搅和，加冰糖500g，黄酒500g，一并熬成焦黄色。每次食前服1大匙，每日3次。--《食物中药与便方》

（8）**治妊娠胎不安**：鸡子一枚，阿胶(炒令燥)一两。上二味，以清酒一升，微火煎胶令消后，入鸡子一枚，盐一钱，和之，分作三服，相次服。--《圣济总录》之“鸡子羹”

（9）**治妇人产后口干舌缩，渴不止** 打鸡子一个，水一盏冲之，楪盖少时服。--《经验后方》)

（10）**治功能性子宫出血**：鸡蛋1～2只，水泽兰(驳骨兰)叶15～30g，将水泽兰切碎和鸡蛋同煮服。

（11）**治急性结膜炎**：鸡蛋1只，枸杞叶60g，稍加调味，煮汤眼，每日1次。(10～11方出自《广西药用动物》)

（12）**治耳聋**：新鸡卵一枚，巴豆一粒(去皮、心膜)。上二味，先以鸡卵上开一窍，将巴豆内鸡卵中，以纸两重，面粘贴盖，却与鸡抱，以其余卵鸡子出为度，取汁滴于耳内，日三，两次，五七日瘥。--《圣济总录》

（13）**治神经性皮炎**：新鲜鸡蛋3～5个，放入大口瓶内，泡入好浓醋，以浸没鸡蛋为度，密封瓶口，静置10～14d后，取出蛋打开，将蛋清蛋黄搅和，涂患处皮肤上，经3～5分钟，稍干再涂1次，每日2次。--《食物中药与便方》

（14）**治虚损羸瘦**：白面四两，鸡子四两，白羊肉四两(炒作臛)。上以鸡子清，溲(面)作索饼，于豉汁中煮令熟，入五味和臛，空腹食之。--《圣惠方》鸡子索饼)。

（15）**治遗精**：甘草30g，龙骨15g，鸡蛋2个，将药研末，入蛋内调匀，纸封好，蒸熟服。--《本草骈比》

（16）**治蝎、蜘蛛、蛇毒**：鸡卵轻敲，小孔合咬处即瘥。--《医垒元戎》

（17）**治疗疟疾**：取盐卤适量(成人12～15ml，5岁以下3～5ml，5～9岁5～8ml，10～18岁9～11ml)置铁勺内，煮沸后随即打入鸡蛋2个(小儿及轻症患者1个)，反复搅拌，使盐卤均匀地与鸡蛋混合，直至鸡蛋成饼为止。趁热服下。服药时间一般在发作前5～6小时。需待当日发作时间已过后方能进食。治疗现症疟疾患者66例，服药后控制当次发作者44例，症状减轻者11例。服药后1～2天随访54例，症状被控制者47例，再发者7例(其中5例系原来无效)；1星期后随访56例，未发作者53例，发作者3例。--《江苏中医》宿迁县卫生防疫站，1960.(10)：38

（18）**治疗急、慢性肾炎**：蜈蚣1条，生鸡蛋1个。将蜈蚣去头足焙干为末，纳入鸡蛋(先打一小洞)内搅匀，外用湿纸及黄土泥糊住，放灶内煨熟，剥取鸡蛋吃，每日1个，7天为1疗程，病不愈隔3天再进行下1疗程。治疗急、慢性肾炎36例，治愈35例，无效1例。--《中医杂志》侯士林，1979，(8)：32

（19）**治疗神经性皮炎、牛皮癣**：取鸡蛋2个，外壳经乙醇消毒后完整地放入口径较鸡蛋略大的瓶内，加醋250ml浸泡，瓶口密封，置阴暗处。7昼夜后取出鸡蛋，去壳，将蛋清与蛋黄贮入消毒瓶内盖紧备用。用时用棉球蘸药涂于患部，每日数次，每次反复涂擦1～2分钟，必须连续治疗不能间断，一般涂药数次后鳞屑即渐脱落，剧痒减轻或停止，此时继续用药，症灶可逐渐缩小，如中断治疗则会反复。病程久者治疗时间也长。经治神经性皮炎12例，9例痊愈，3例好转；牛皮癣5例，2例痊愈，3例好转。--《中医杂志》董征，1956，(11)：592

鸡子白（鸡蛋清）

味甘，性凉。归肺、脾经。润肺利咽，清热解毒。主治伏热咽痛，失音，目赤，烦满咳逆，下痢，黄疸，疮痈肿毒，烧烫伤。内服：煮食，1～3枚，或生服。外用：涂敷，适量。《食疗本草》：“动心气，不宜多食。”“鸡子白共鳖同食损人。”

附方 （1）**治少阴病，咽中伤生疮，不能言语，声不出者**：半夏(洗，破如枣核)十四枚，鸡子一枚(开孔去黄)。纳半夏著苦酒中，以鸡子壳安火上，令三沸，去滓。少少含咽之，不瘥，更作三剂。--《伤寒论》之“苦酒汤”

（2）**治目暴赤热毒**：蕤仁一分(捣成膏)，吴黄连一分，鸡子白一枚。上三味，以棉裹二味内鸡子白中，渍一宿，涂眼四五度，厚则洗之。--《必效方》

（3）**治小儿(一岁以上，二岁以下)赤白痢久不瘥**：鸡子二枚(取白)，胡粉二钱，蜡一两。上三味，熬蜡消，下鸡子、胡粉，候成饼。平时空腹与吃，可三顿。--《必效方》之“鸡子饼”

（4）**防治疟疾**：鸡蛋清1个，白酒12g，调匀一次服。用作预防，每7日1次，连服2～3次。用作治疗，发作前1～2h顿服，用量加倍。--《广西药用动物》

（5）**治汤火烧、浇，皮肉溃烂疼痛**：鸡蛋清、好酒淋洗之。--《海上方》

（6）**治腮腺炎**：鸡蛋清、大叶六月雪叶各适量。先将大叶六月雪叶用开水烫热，捣烂后，调鸡蛋清，外敷患处。--《广西药用动物》

（7）**治吐血衄血**：鸡子白三个，好香墨二两。上件药，捣墨细罗为末，以鸡子白和丸，如梧桐子大。不计时候。以生地黄汁下十丸。--《圣惠方》

（8）**治产后血晕，身痉直，带眼，口角与目外眦向上牵急，不知人**：鸡子一枚，去壳分清，以荆芥末二钱调服。--《本草衍义》

（9）**治产后血闭不下**：鸡子一枚，打开取白，酽醋如白之半，搅调吞之。--《本草拾遗》

（10）**治误吞盐卤**：急取生鸡蛋白搅拌，大量灌胃。--《食物中药与便方》

（11）**治面生皰疮**：鸡子以三岁苦酒浸之三宿待软，取白涂之。--《肘后方》

（12）**防治疟疾**：取蛋清1个，白酒20ml，调匀1次口服。预防用每7天1次，连服2～3次；治疗用剂量加倍，发作前1～2h顿服。预防观察3593人，服药后半年中新发病244人，未发病人数占服药人数的93.24%。与同年上半年比较，成梯形下降；与上年同期比较，也有较大下降。抗复发治疗，观察 456 例，服药后随访，复发 44 例，占服药人数 9.7%。治疗疟疾患者 113 例，痊愈 94 例，有效率 83.2%。--《新医学》，1972 (12)：32

（13）**治疗烧烫伤**：①将新鲜鸡蛋置于 75% 乙醇中消毒 15 分钟，按无菌操作在鸡蛋两端各打 1 小孔，让蛋清流入消毒碗内(用时配制)。创面经清创处理后(如有水泡应剪掉)，即用消毒棉球蘸蛋清液涂布，第 1 日 2～3 次。一般 6～15h 创面即形成淡黄色的痂膜，此时疼痛缓解，体液渗出停止或减少。如痂膜形成不够完整或有龟裂现象，则再涂蛋清液，直至痂膜完整形成为止。如发现痂膜下有化脓现象(多见于Ⅲ度烧伤)，应及时切开痂膜彻底排脓，再涂蛋清。一般均采用开放暴露疗法。据 100 余例的观察，面积在 10% 以下的Ⅰ～Ⅱ度烧伤，换药 1～2 次，平均 8d 治愈出院。面积在 10%～20% 的～Ⅱ度烧伤，换药 3～5 次，平均 14d 治愈出院；有 8 例深Ⅱ度烧伤及 3 例面积为 3096 的烧伤，治愈时间较久。--《中级医刊》楚耀南，1965，(10)：618 ②蜂蜜放锅内蒸 20～30 分钟，待冷却后同等量鲜鸡蛋清调匀成胶状，制成蛋蜜胶，入瓶密封备月。用时，先将烫伤部位用 0.9% 氯化钠溶液冲洗干净，如创面有水泡须用消毒器械刺破剪开，用消毒纱布吸净渗出液后，再外敷蛋蜜胶，每日 2 次，一般 1 星期即愈。治疗不同部位烫伤 49 例，均收到满意疗效。--《吉林中医药》李春杰，1987，(4)：27

（14）**治疗流行性腮腺炎、急性颌下淋巴结炎(未溃)、痈疮初期(未溃)**：取地下深层新鲜黄土适量，用鲜鸡蛋清搅拌成糊状(黄蛋膏)，现制现用。温水清洗患部后做常规消毒。取不同大 4、的消毒纱布块，涂上黄蛋膏，敷于患处，然后用橡布膏或布兜目定。日换 1 次。治疗腮腺炎 73 例，痊愈 63 例，好转 8 例，无效 2 例，总有效率为 97%。治疗颌下淋巴结炎 56 例，痊愈 45 例，好转 l0 例，无效 1 例，总有效率为 98%。治疗痈疮初期 39 例痊愈 30 例，好转 8 例，无效 1 例，总有效率为 97%。--《湖北中医杂志》丁彦军，1990，(6)：14

（15）**治疗宫颈糜烂**：宫颈部用生理盐水棉签揩拭后涂布新鲜蛋清(糜烂部多涂一些)，而后再用饱蘸蛋清的棉球塞于宫颈处，次日取出。连续 3～5 天为 1 疗程，若无效可继续进行第 2 疗程。月经来潮时停止治疗。共治 32 例，除 7 例用药 1 次中断治疗外，其余 18 例治愈，7 例好转。以宫颈糜烂并有出血者疗效最佳。--《中华妇产科杂志》马恩萍，l957，5(4)：277

鸡子黄（鸡蛋黄） 味甘，性平。归心、肾、脾经。滋阴润燥，养血息风。主治心烦不得眠，热病痉厥，虚劳吐血，呕逆，下痢，烫伤，热疮，肝炎，小儿消化不良。内服：煮食，1～3 枚，或生服。外用：涂敷，适量。使用注意：冠心病，高血压，动脉血管粥样硬化者慎用。《本草求真》："多食则滞。"

附方 （1）**治少阴病，得之二三日以上，心中烦，不得眠**：黄连四两，黄芩二两.芍药二两，鸡子黄二枚，阿胶三两。上五味，以水六升，先煮三物，取二升，去滓，纳胶烊尽，小冷，纳鸡子黄，搅令相得，温服七合，日三服。--《伤寒论》之"黄连阿胶汤"

（2）**治温邪久踞下焦，既厥且哕，脉细而劲**：鸡子黄一枚(生用)，真阿胶二钱，生龟版六钱，童便一杯，淡菜三钱。水五杯，先煮龟版、淡菜，约二杯，去滓入阿胶，上火烊化，纳鸡子黄，搅令相得，再冲童便，顿服之。--《温病条辨》之"小定风珠"

（3）**治小儿惊痫**：鸡子黄和乳汁，量儿大小，服之。--《普济方》

（4）**治卒干呕不息**：破鸡子去白，吞黄数枚。

（5）**治卒腹痛，下赤白痢，数日不绝**：鸡卵一枚，取出黄，去白，纳胡粉令满，壳烧成屑，以酒服一钱匕。(4～5 方均出自《肘后方》)

（6）**治妊娠血下不止，名曰漏胎，血尽子死**：鸡子十四枚，取黄，以好酒二升煮，使如饧，一服之未瘥，更作服之，以瘥为度。--《普济方》

（7）**治孩子热疮**：鸡子五枚(去白取黄)，乱发如鸡子许大，二味相和于铁铫子中，炭火熬，初甚干，少顷即发焦，遂有液出，旋取置一瓷碗中，以液尽为度，取涂热疮上，即以苦参末粉之。--《传信方》(刘禹锡)

（8）**治热毒疮瘥后，瘢痕不灭**：鸡子一枚(酒浸七日后取黄)，白僵蚕三七枚(捣末)。上药与鸡子相和令匀，先以布揩疮瘢赤痛，涂之。--《圣惠方》

（9）**治鼠瘘**：鸡卵一枚，米下蒸半日，取出黄，熬令黑，先拭疮上汁令干，以药纳疮孔中。--《千金要方》

蛋黄油 制法：将煮熟的鸡蛋，去蛋白留下蛋黄，置铜锅内以文火加热，待水分蒸发后再用大火，即熬出蛋黄油。味甘，性平。归脾经。消肿解毒，敛疮生肌。主治烫火伤，中耳炎，湿疹，神经性皮炎，溃疡久不收口，疮痔疖癣，手足皲裂，外伤，诸虫疮毒。内服：0.5～5ml，或装入胶囊吞服。外用：涂搽或滴耳，适量。

附方 （1）**治汤火烧疮**：熟鸡子一十个，取黄炒取油，入十文腻粉搅匀，用鸡翎扫疮上。--《集验方》

（2）**治褥疮，慢性皮肤溃疡，慢性湿疹**：鸡蛋 1～2 个，将鸡蛋黄放在锅内煎取蛋油。患处作常规消毒后，将蛋油涂在疮面，每日 1～2 次。

（3）**治中耳炎流脓**：蛋黄油，加冰片少许，滴入耳内，每日滴 3 次左右。(2～3 方出自《广西药用动物》)

（4）**治骨结核、冻疮** 蛋黄油涂患处。--《山东药用动物》

（5）**治心脏病脉搏间歇**：蛋黄油，每日约 lml(或将油装入胶囊中吞服)，分 2 次服。

（6）**治浸润型肺结核**：鸡蛋壳 5～6 个研细，再加入鸡蛋黄 5～6 个，搅和后置搪瓷(或陶器)锅内，于炭火上炒拌至焦黑色，即有褐色之油渗出，将油盛在盖碗内备用。每次饭前 1 小时服 3～5 滴，或盛入胶囊内，每次服 2 个胶囊，每日 3 次。

（7）**治下肢溃疡，痔瘘漏管**：清洁患部后，涂以鸡蛋黄油，可促使愈合。(5～7 方均出自《食物中药与便方》)

（8）**治疗烧伤**：将鸡蛋煮熟，去壳取蛋黄，置铜锅内以文火加热，待水分蒸发后再用大火，即熬出蛋黄油，过滤装瓶，高压灭菌备用。用时，将蛋黄油直接涂在经清创处理的烧伤创面上，以暴露疗法为佳。治疗 100 余例Ⅰ、Ⅱ中小面积烧伤，效果良好，均未发生继发感染。涂药后，创面有清凉感，疼痛减轻，渗出减少，结痂快，痂皮自行脱落，一般不留疤痕或疤痕不显。--《中级医刊》，1966，(6)：382

（9）**治疗慢性中耳炎**：取鸡子 6 个煮熟，将蛋黄放入铁锅内，文火熬至油出，取出蛋黄油贮放清洁容器中备用。治疗时，先用过氧化氢溶液滴入耳中，冲洗患处，脓物排净后，再将鸡蛋油滴入耳中(如天气寒冷，蛋黄油凝固，可加温熔化)，每日早晚各 1 次，每次 3～4 滴，连用 4～6 天症状减轻，一般 7～16 天痊愈。治疗慢性中耳炎 35 例，痊愈者 26 例，好转者 5 例，无效者 4 例，有效率达 89%。--《河北中医》冯秀贞，1988，10(2)：21

（10）**治疗急慢性湿疹**：将煮熟的鸡蛋黄在铁勺内搅碎，用火燃，待其熬成黑色，即见蛋黄油流出(每个蛋黄约可炼油 4～5ml)。将油盛入消毒容器内，冷却后即可取用。治疗时用生理盐水将创面洗净，除去痂皮。待水蒸发后，即将该油厚涂于创面及创缘。用 4 层纱布敷盖。每日或隔日换药 1 次。治疗急慢性 m疹共 24 例，痊愈者 20 例，接近痊愈者 2 例，有明显效果者 2 礼有效率达 100％。--《上海中医药杂志》薛振宗，l960，(5)：239

（11）**治疗小腿溃疡**：投入数小块纱布至蛋黄油中拌匀。贮清洁容器中备用。用时，将溃疡面清洁消毒，去除腐肉。若创口月部水肿，可用高渗盐水纱布湿敷 2d。然后根据溃疡面大小选用蛋黄油纱包扎，每日换药 1 次。开始几日尚可用炒焦的蛋黄末适量与黄油纱敷之，有去腐作用。治疗小腿溃疡 22 例，除 2 蜘溃疡面较大而行外科植皮外，其余 20 例均于 20～30 天内获愈，有效率 91％。--《山东中医杂志》戴为群，1985，(1)：49

（12）**治疗小儿消化不良**：蛋黄油每日 5～10ml，分 2 次服。1 疗程为 4～5 天。一般服药 1～2 天后大便次数、性状即明显好转。用药 4～5 天可痊愈。治疗 20 例婴儿期患者，入院前或入院后均经多种抗生素或中药治疗无效；粪便常规检查均见较多脂肪滴，16 例粪便培养均为阴性。服药后，15 例治愈，3 例好转，2 例无效。平均疗程为 3.4 天。认为对婴幼儿慢性或迁延性消化不良疗效尚满意。--《中华儿科杂志》周坤玉，1966，15(1)：49

鸡蛋皮

味淡，性平。归胃、肾经。收敛，制酸，壮骨，止血，明目。主治胃脘痛，反胃，吐酸，小儿佝偻病，各种出血，目生翳膜，疳疮痘毒。内服：焙研 1～9g。外用：煅研，撒敷，或油调敷，适量。

附方　（1）**治胃酸过多，胃、十二指肠溃疡疼痛**：①鸡蛋壳焙燥研极细末(越细越好)，每次 3g，饭前以温开水送服，每日 2～3 次。--《食物中药与便方》　②甘草粉、鸡蛋壳(洗净蒸过)各 60g，陈皮 30g。共为细末，每服 3g，食前服。--《天津中草药手册》

（2）**治小儿佝偻病**：(鸡)蛋壳烤干，研极细。6 个月～1 岁每次 0.5g，1～2 岁每次 1g，每日 2 次。--《大众中医药》1990，(4)：23)

（3）**治眼卒生翳膜**：鸡子壳(抱子者，去膜，取白壳皮研)一分，贝齿三枚(烧灰)，上药同研令细，入瓷盒子盛，每取少许，日三五度点之。--《圣惠方》

（4）**治癍痘入目**：鸡子壳烧研，入片脑少许，点之。--《纲目》引《鸿飞集》

（5）**治头上软疖**：抱出鸡卵壳，烧存性，研末，入轻粉少许，清油调敷。--《世医得效方》

（6）**治耳疳出脓**：抱出鸡卵壳，炒黄为末，油调灌之。--《杏林摘要》

（7）**治下疳**：抱过鸡子壳(煅存性)、黄连、轻粉各等分。乳细，香油凋搽。止痛结靥。--《疡医大全》

（8）**治小便不通**：鸡子壳、海蛤、滑石等分。为末，每服半钱，米饮下，日三。

（9）**治伤寒已愈，气未平复，劳动越早，复发**：鸡子空壳(碎之，炒令黄黑色)。上件药，细罗为散。每服，以热粥饮调下三钱，汗出即愈。

（10）**治妇人无子及冷滞**：鸡子壳五两(烧灰，细研如粉)，绵子二两(瓦器内煅，令烟尽，为末。五月绵子最妙)。上二酒糊丸。每服二十九，空心酒下。(8～10 方出自《圣惠方》)

凤凰衣

（为孵鸡后蛋壳内的膜衣）　味甘、淡，性平。归脾、胃、肺经。养阴清肺，敛疮，消翳，接骨。主治久咳气喘，咽痛失音，淋巴结核，溃疡不敛，目生翳障，头目眩晕，创伤骨折。用法：内服：煎汤，3～9g，或入散剂。外用：敷贴或研末撒，适量。使用注意：脾胃虚弱，有湿滞者慎用。

附方　（1）**治咳嗽日久**：鸡子白皮(炒)十四枚，麻黄三两(焙)。为末，每服方寸匕，饮下，日二。--《必效方》(孟诜)

（2）**治肺结核盗汗**：凤凰衣 7～10 个，荔枝 7 枚，红枣 5 枚，水煎服。

（3）**治小儿疳积**：凤凰衣 3～6g，水煎服。(2～3 方出自《广西药用动物》)

（4）治**口疮口疳，并乳蛾喉癣，喉痛，喉痈肿痛闭塞**：凤凰衣(微火焙黄)、人中白(煅)、橄榄核(瓦上煅存性)、孩儿茶各三钱。乳细，每药一钱，加冰片五厘，吹搽患处。--《卫生鸿宝》之“凤凰散”

（5）**治白喉**：凤凰衣五分，青果炭二钱，黄柏一钱，川贝母一钱(去心)，儿茶一钱，薄荷一钱。上药各研细末，再入乳钵内和匀，加冰片五分乳细听用。--《经验各种秘方辑要》

（6）**治失音**：凤凰衣 3g，桔梗 6g，诃子 6g。水煎服。--《内蒙古中草药》

（7）**治目翳**：凤凰衣、蛇蜕、蝉蜕各等分。研极细末。点眼，每日 2 次。--《吉林中草药》

（8）**治眼风肿**：鸡子白皮、枸杞白皮等分。上二味，捣罗为散，又研令极细，每日三上，吹鼻内。--《圣济总录》

（9）**治下疳疮、肿痛**：凤凰衣(煅)、黄连各等分，轻粉、片脑各少许。为末干掺，或鸭子清调敷。--《医学入门》

（10）**治肿烂诸疮疼症**：凤凰衣 3g，冰片 0.6g，研细末，密封贮存。每次用少许搽患处，或用猪胆汁、麻油调敷。--《广西药用动物》

（11）**治跌扑骨折**：凤凰衣适量，研细粉，每服 5g。合其他接骨药一同服，有促进骨折愈合的作用。--《中国动物药》

（12）**治羊痫风(癫痫)**：凤凰衣(鸡蛋内膜)10g，海蛤粉 35g，琥珀 20g，朱砂 20g。各研成细末，混合均匀，每晚服 1 次，开水送下。3～5 岁儿童服 4g，4～9 岁服 5g，10～13 岁服 8g，15 岁～成年服 12g。--《常见动物药》

鸡翅羽

破瘀，消肿，祛风。主治血闭，痈疽，阴癞，骨哽，产后小便不禁，小儿遗尿，过敏性皮炎。内服：烧灰存性，研末，0.3～0.9g。外用：烧灰调敷，或煎水熏洗，适量。

附方　（1）**治产后小便不禁**：鸡毛烧灰，细研。以温酒调下二钱，日三四服。--《圣惠方》

（2）**治少小睡中遗尿不自觉**：赤鸡翅烧末，酒服三指撮，日三。--《肘后方》

（3）**治小儿痈有脓，令溃**：取鸡羽毛七根，烧末，服之。即溃。--《圣济总录》

（4）**治男子阴卒肿痛**：鸡翅六枚(烧)，蛇床子(末)等分，合服。少随卵左右，敷卵。--《肘后方》

（5）**治阴疝肿缩**：鸡翅(左右俱用)不限多少(烧灰)。上一味，细研为末。每服二钱匕，温酒调下，不拘时。--《圣济总录》

（6）**治食诸鱼骨鲠**：白雄鸡左右翮大毛各一枚，烧灰。水服一刀圭。--《肘后方》

（7）**治卒食噎**：鸡毛(烧灰)五两，滑石(末)三两。相合令匀，不计时候，煎榆白皮汤调下一钱。--《圣惠方》

（8）**治诸食中毒**：鸡毛(烧灰)一分，鸡屎(烧灰)一分。上细研和匀。每服一钱，用豆浆水少许研，酒下。三服效。--《普济方》

（9）**治产后中风流肿**：盐(五升，熬令赤)，鸡毛(一把，烧作灰)。上二味，以水一石，煮盐作汤，内鸡毛灰著汤中，适冷暖以浴。大良。又浴妇人阴冷肿痛。--《千金要方》

（10）**治蠼螋尿疮**：乌鸡翅毛烧灰，油调敷之。--《纲目》引《琐碎录》

乌骨鸡

【别名】 乌骨鸡《纲目》乌鸡《普济方》，药鸡《动物学大辞典》，武山鸡、羊毛鸡、绒毛鸡、松毛鸡、黑脚鸡、丛冠鸡、穿裤鸡《中药志》，竹丝鸡《陆川本草》。

【名释】 以嘴、皮、肉、骨均为黑色而得名。

【来源】 为雉科动物乌骨鸡 *Gallus gallus domesticus* Rrisson 去羽毛及内脏的全体。

【动物形态】 家鸡的一种。体躯短矮而小。头小，颈短，具肉冠，耳叶绿色，略呈紫蓝。遍体羽毛白色，除两翅羽毛外全呈绒丝状；头上有一撮细毛突起，下颌上连两颊面生有较多的细短毛。翅较短，而主翼羽的羽毛呈分裂状，致飞翔力特别强。毛脚，5 爪。跖毛多而密，也有无毛者。皮、肉、骨均黑色。也有黑毛乌骨、肉白乌骨、斑毛乌骨等变异种。见（图 1240）

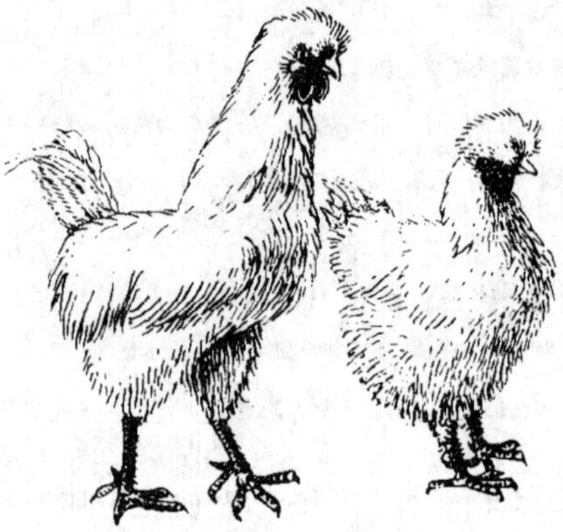

（图 1240）**乌骨鸡**

【生长分布】 乌鸡是中国特有的药用珍禽，以江西泰和所产最为正宗，泰和乌鸡外形逸丽、具有凤冠、绿耳、双缨、五爪、胡须、白丝毛、毛脚、乌皮、乌肉、乌骨十大特征，号称“十全十美”，鸡中魁首。邹平有人工饲养。

【采收加工】 宰杀后去羽毛及内脏，取肉及骨骼鲜用。亦可冻存、酒浸贮存，或烘干磨粉备用。

【性味归经】 味甘，性平。归肝、肾、肺经。

【功用主治】 补肝肾，益气血，退虚热。主治虚劳羸瘦，骨蒸痨热，消渴，遗精，滑精，久泻，久痢，崩中.带下。

《滇南本草》：“补中止渴。”

《纲目》：“补虚劳羸弱，治消渴中恶，鬼击心腹痛，益产妇，治女人崩中带下，一切虚损诸病，大人小儿下痢噤口。”

《本草通玄》：“补阴退热。”

《本草再新》：“平肝去风，除烦热，益肾养阴。”

《本草求原》：“补肺脾以滋肝血，治遗浊，脾虚滑。”

《山东药用动物》：“治骨折。”

【用量用法】 内服：煮食，或入丸、散，适量。

【附方】 （1）**治噤口痢因涩药太过伤胃，闻食口闭，四肢逆冷，及久痢**：乌骨鸡一只，去毛、肠，用茴香、良姜、红豆、陈皮、白姜、花椒、盐，同煮熟烂。以鸡令患者嗅之，使闻香气，如欲食，令饮食汁肉，使胃气开。--《普济方》之“乌鸡煎”

（2）**治脾虚滑泄**：乌骨母鸡一只，治净。用豆蔻一两，草果 2 枚，烧存性，掺入鸡腹内，扎定煮熟。空腹食之。

（3）**治赤白带下及遗精白浊，下元虚惫者**：白果、莲肉、江米各五钱，胡椒一钱，为末。乌骨鸡一只，如常治净，装末入腹煮熟。空心食之。(2～3 方出自《纲目》)

（4）**治久疽中朽骨** 乌骨鸡胫骨，以信砒实之，盐泥固济，火煅通红，地上出火毒，用骨研细，饭丸如粟米大，以纸皮拈送入窍内，外以拔毒膏药封之，其骨自出。--《医学正传》

野鸡

【别名】 野鸡《广雅》，雉《别录》，华虫《尚书》，疏趾《礼记》，雉鸡《日华子》，山鸡、项圈野鸡《中国动物图谱·鸟类》。

【名释】 《本草衍义》：“雉飞若矢，一往而堕，故字从矢……一汉吕太后名雉，高祖改雉为野鸡，其实鸡类也。”雉，羽采华美，故曰华虫；其趾疏长，故曰疏趾；与鸡相类，故名山鸡。

【来源】 为雉科动物环颈雉 *Phasianus colchicus* Linnaeus 的肉。

【动物形态】 环颈雉体长 46～100cm，体重 0.4～2.0kg。雄鸟头顶棕褐色，缀铜绿色光泽；眉纹白色；眼睛周围的裸露皮肤鲜红色；颈部大都金属绿色，颈部下方有一圈显著白色环带，故又称环颈雉。前额、耳羽、颈侧、颏部均为黑色，缀蓝绿色光泽。上体紫红色，下背和腰多为蓝灰色；胸部为带紫的红铜色，具有金属光泽；腹部黑绿色；足后具有革质距，可用作攻击敌人的武器。尾羽黄灰色，并排列着黑色横斑。雌雉较小，尾羽较短，羽色为砂褐色或棕黄色，上面杂以黑色和红色的斑纹；无距。见（图 1241）

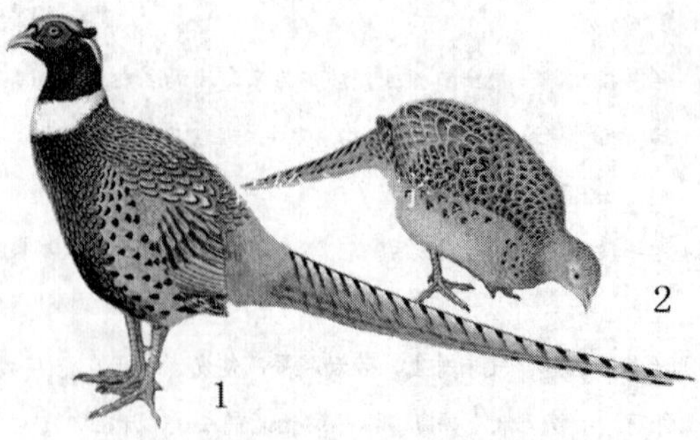

（图 1241）**环颈雉**

1.雄雉 2.雌雉

【生长分布】 主要栖息在漫生草丛或其他荫蔽植物的丘陵中，鸣声宏亮，脚强善走，不善飞翔，杂食性。邹平南部山区多有分布，有的乡镇也有养殖。

【采收加工】 四季均可捕捉，以冬季为佳，宰杀后去羽毛及内脏，取肉鲜用。

【性味归经】 味甘、酸，性温。归脾、胃、肝经。

【功用主治】 补中益气，生津止渴。主治脾虚泄痢，胸腹胀满，消渴，小便频数，痰喘，疮瘘。

《别录》："补中益气力，止泄痢，除蚁瘘。"

《新修本草》："主诸瘘疮。"

《食经》崔禹锡："主行步汲汲然。益肝气，明目，(治)癣瘸诸浅疮。"

《日用本草》："治痰气上喘。"

《医学入门·本草》："止渴。治消渴。"

《医林纂要·药性》："温中补虚，益肝和血。"

《青藏高原药物图鉴》："滋补，壮阳。"

《中国动物药》："治脾虚泄泻，胸腹胀满，小便频数。"

【用量用法】 内服：煮食，或烧存性研末，每次3～6g。

【使用注意】 有痼疾者慎服。

《朱思简食经》："凡食雉害(肉)，不得食骨，大伤人筋骨。"

《千金·食治》："久食之令人瘦。黄帝云，八月建酉日食雉肉，令人短气，八月勿食雉肉，损人神气。"

《食疗本草》："九月至十二月食之稍有补，他月即发五痔及诸疮疥。不与胡桃同食，(食之)即令人发头风，如在船车内，兼发心痛。亦不与豉同食。自死，足爪不伸，食之杀人。"

《食经》崔禹锡："丙午日食生心瘕，损肝气。"

《日华子》："有痼疾人不宜食。"

《本草衍义》："食之，所损多，所益少。"

《药性切用》："多食亦能发火动风。"

《医林纂要·药性》："能生风动气。然不至如家鸡之性热。"

《本草求真》："与家鸡子同食，令人发疰，周身疼痛。"

《饮食须知》："不可与鹿肉、猪肝、鲫鱼、鲇鱼、回鱼同食。"

【附方】 (1)**治消渴，饮水无度，小便多，口干渴**：雉一只。细切，和盐、豉作羹食。

(2)**治脾胃气虚下痢，日夜不止，肠滑，不下食**：野鸡一只。如食法，细研，著橘皮，椒、葱、盐、酱调和，作馄饨熟煮，空心食之。

(3)**治消渴，舌焦口干，小便数**：野鸡一只。以五味煮令极熟，取二升半已来，去肉取汁，渴饮之，肉亦可食。

(4)**治痔气下血不止。无力**：野鸡一只。制如食法。细切，著少面，并椒、盐、葱白调和，搜作饼，炙熟，和醋食之。(1～4方出自《食医心镜》)

(5)**治腹肿**：野鸡(不问雌雄)一只，陈皮、茴香(炒)、生姜、马芹子(炒)、川椒(炒)等分。上用葱、醋浸一宿，蒸饼和鸡肉同作料为馅，少着盐，外用面皮包作馄饨，煮熟烂食用。--《类编朱氏集验方》

鷃

【别名】 鷃《本草拾遗》，老雇《说文》，老扈《左传》(贾逵注)，鷃雀《禽经》，田鸡、水鸡《医林纂要·药性》，水鹌鹑、三斑鹑(吉林)，黄地闷子(海南)，三爪爬(通称)。

【来源】 为三趾鹑科动物黄脚三趾鹑 *Turnix tanki*(Blyth)的肉。

【动物形态】 体长约16cm。雄鸟较雌鸟体形小。雌鸟的枕及背部较雄鸟多栗色。头顶和枕黑褐色，羽缘缀以淡黄色或栗色有一灰白色带斑从头顶中部延伸到颈基处；颊及耳羽下方淡橙黄色；眼先及眼周淡黄褐色，有时略带黑色细斑；耳羽淡黄褐色，其上有黑色细纹；下颈及颈侧具栗红色块斑；背和两肩灰褐色、羽端有一黑色大斑，这黑斑有棕色斑横过或围绕着，四周更满布以纤细黑色斑点或波状细纹；自腰部至尾羽暗灰褐色，有黑色或栗色的波状细斑；翼上覆羽淡橄榄黄色，羽端淡黄色并具有黑色圆斑；初级或次级飞羽橄榄褐色，外翻缀以淡黄色羽缘。喉淡黄色或白色略沾栗色；胸橙栗色；下胸及下胁均呈麦杆黄色；胸侧及上胁有黑色圆斑；腹部淡黄白色，尾下覆羽栗黄色；翼下覆羽橄榄褐色。脚黄色。见（图1242）

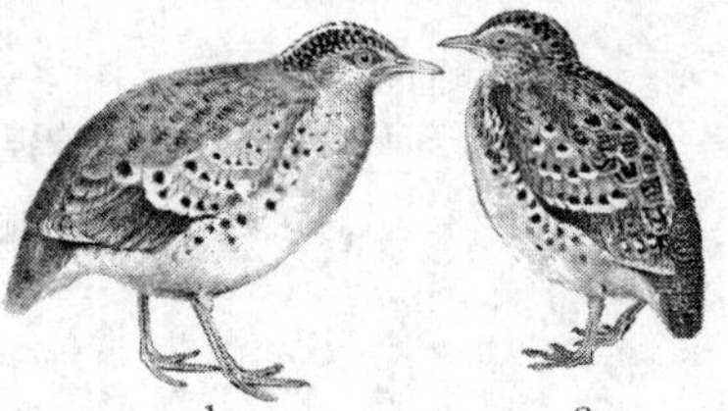

1　　2

（图1242）**黄脚三趾鹑**

1.雌鹑 2.雄鹑

【生长分布】 以小群活动于灌木丛、草地、沼泽地及耕作地，尤喜稻茬地。怕人，隐蔽，行走迅速，少飞行。以杂草种子、软体动物、昆虫等为食。巢营于草丛灌木间，每窝产卵4枚，梨形，呈暗淡黄白色，并有红棕色及紫色或暗黄色斑点。邹平各地现已少见。

【性味归经】 味甘、咸，性温。归肝、脾、肾三经。

【功用主治】 补中健脾、解毒消肿。主治脾胃虚弱、中气不足、气短乏力、食少便溏、瘰疬、痰核、诸疮肿毒。

《纲目》："主治诸疮阴䘌，煮食去热。"

《中国动物药》："清热解毒。治诸疮肿毒。"

《中国药用动物志》："补中。主治虚损。"

【用量用法】 内服：煮食，1只。

【附方】 (1)**治无名肿毒**：水鹌鹑1只，蒲公英50g，双花30g,地丁50g。先将水鹌鹑煮熟，再将后三味药放入，五分钟后食肉饮汤，日服2次。

(2)**治肠痔**：水鹌鹑1只，地榆15g，槐角15g，地丁15g，蒲公英15g。共煮熟，食肉饮汤，日服2次。(1～2方出自《中国动物药》)

鸽子

【别名】 鸽子鸽《嘉祐本草》，鹁鸽《食疗本草》，飞奴《开元天宝遗书》，咕咕、嘓嘓。

【来源】 为鸠鸽科动物原鸽 *Columba liuia* Gmelin、家鸽 *Columba livia domestica* Linnaeus、岩鸽 *Columba rupestris* Pallas 的肉。

【动物形态】 (1)**原鸽** 又名野鸽(通称)。体长30～30.3cm。头较小而圆。头、颈、胸和上背为石板灰色，在颈部、上背、前胸闪耀着金属绿紫色；背的其余部分及两翅覆羽呈暗灰色，翅上各有 1 道黑色横斑；初级和次级飞羽的先端均为宽的黑褐色；尾末端为宽的黑色横斑；下体自胸以下为鲜灰色。雌鸟体色似雄鸟，但要暗～些。幼鸟背部灰黑，羽端多少为白色，下体亦较暗。见（图 1243）

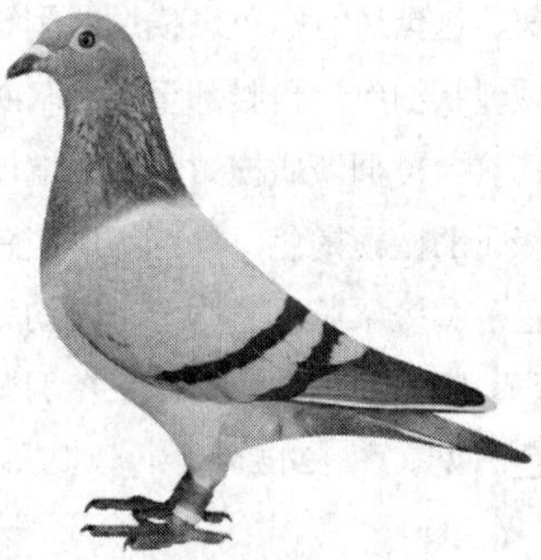

（图 1243）**原鸽**

（2）**家鸽**　由原鸽驯养而来，同时又有家鸽野生化。但在人工饲养过程中其形态的变化较大，以青灰色较普遍，有纯白、茶褐、黑白混杂等。见（图 1244）

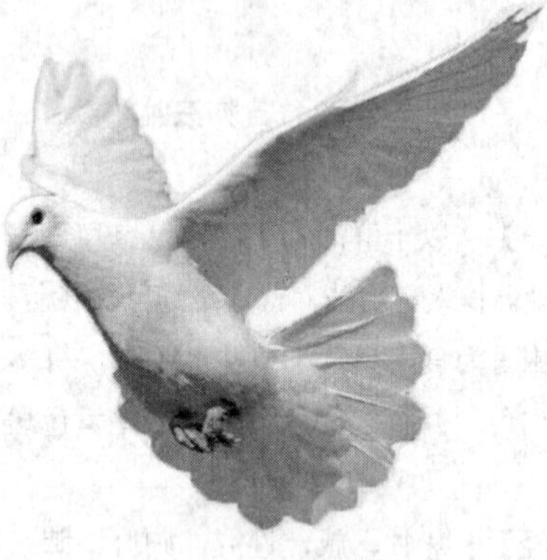

（图 1244）**家鸽**

（3）**岩鸽**　又名辘轳、山石鸽、横纹尾石鸽《中国动物药志》，野鸽子(通称)。似原鸽，但腰和尾上覆羽为石板灰色；尾羽基部亦为石板灰色，先端黑色，中段贯以宽阔的白色横带。见下图（图 1245）

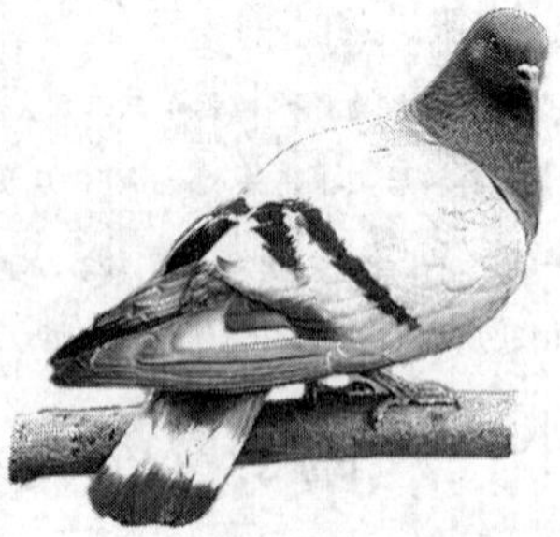

（图 1245）**岩鸽**

鸽子的卵（**鸽蛋**）也供药用，详见下述。

【生长分布】　（1）**原鸽**　多栖息于高山岩壁上或高大建筑物上。性喜群飞，晨、晚飞至耕作地上觅食，以各种植物种子及果实为食。邹平少见。

（2）**家鸽**　邹平各地均有饲养。

（3）**岩鸽**　多栖息于山区多岩和峭壁处，常小群在山谷或平原觅食，以植物种子为主。邹平南部山区有分布。

【采收加工】　全年均可捕捉，除去羽毛及内脏，取肉鲜用。

【性味归经】　味咸，性平。归肺、肝、肾经。

【功用主治】　滋肾益气，祛风解毒，调经止痛。主治虚羸，妇女血虚经闭，消渴，久疟，麻疹，肠风下血，恶疮，疥癣。

《食疗本草》："调精益气，治恶疮疥并风瘙，解一切药毒，白癜、疬疡风炒酒服。敷驴马疥疮亦可。"

《嘉祐本草》："主解诸药毒，及人、马久患疥。"

《本经逢原》："久患虚羸者，食之有益。"

《医林纂要·药性》："平阴阳，和气血，补心血，解百药毒。顺肺气，令人不噎，暖肾益精。"

《本草再新》："治肝风肝火，滋肾益阴。"

《四川中药志》1960 年版："治妇女干血劳，月经闭止，截疟，疗肠风下血。"

《中国动物药》："益气解毒，祛风和血，调经止痛。治麻疹，猩红热，恶疮，疥癣，妇女血虚经闭，久病体虚等症。"

【用量用法】　内服：煮食，适量。

【使用注意】　《食疗本草》："虽益人，缘恐食多减药力。"

【附方】　（1）**治消渴，饮水不知足**：白花鸽一只，切作小脔，以土苏煎，含之咽汁。--《食医心镜》

（2）**治麻疹、猩红热、神昏**：鸽子 1 个，剖腹贴患儿胸前，绷带包扎。--《吉林中草药》

鸽蛋　味甘、咸，性平。肾益气，解疮痘毒。主治疮疥痘疹。内服：煮食，适量。

附方　（1）**解疮痘毒**：用白鸽卵一对，入竹筒封置厕中，半月取出，以卵白和辰砂三钱，丸如绿豆大，每服三十九，三豆饮下，令小儿服之，毒从大小便出，永不出痘，即出亦稀。--《食鉴本草(柴裔)》

（2）**预防麻疹**：鸽蛋 2 个，煮食，麻疹流行时期，可连服 6～10 个，每日服 2 个。--(《吉林中草药》

斑鸠

【别名】　斑鸠《嘉祐本草》，斑鹪，锦鸠《范汪方》，斑鹪《本草衍义》。

【名释】　斑鸠为鸠的一种，因羽毛有不同色彩或斑点，故称斑鸠。

【来源】　为鸠鸽科动物火斑鸠 *Oenopopelia tranquebarica* (Harmann)、山斑鸠 *Streptopelia orientalis* (Latham) 和珠项斑鸠 *Streptopelia chinensis* (Scopoli)的肉。

【动物形态】　（1）**火斑鸠**　又名小斑鸠《中国药用动物志》。体长 22～26cm，体形较小。头顶和后颈蓝灰色，头侧稍浅，颈基有 1 道黑色领环；背、肩羽和两翼覆羽葡萄红色。尾羽具宽阔的白色羽端，最外侧尾羽的外甲羽转为纯白色，飞羽暗褐；颏和尾下覆羽白色，下体其余部分羽色与背相同但较浅。雌鸟上体均为土褐色，前头沾灰，后颈黑领环不显。腰部渲染蓝灰，下体土褐色。颏和喉近白，下腹和尾下覆羽转为蓝灰色。见下(图 1246)

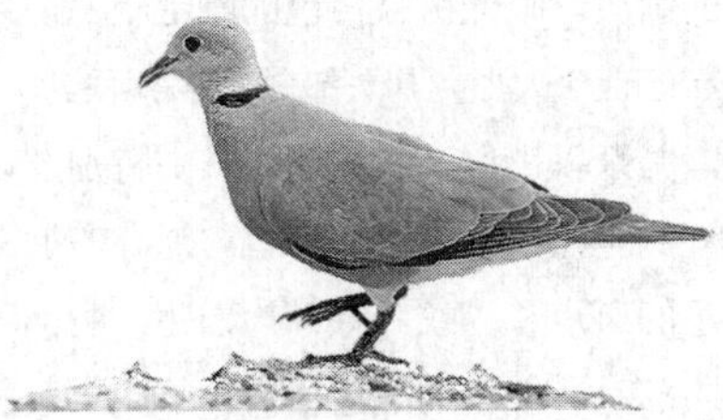

（图 1246）**火斑鸠**

（2）**山斑鸠** 又名金背斑鸠、棕背斑鸠、雉鸡、麦雏《中药大辞典》，东方斑鸠、绿斑鸠《中国动物药志》。体长约 34cm，翼长 19～20cm，体形较大。额和头顶蓝灰色，头和颈灰褐而稍带葡萄酒色；颈基左右两侧各具黑羽成块斑状，各羽缘先端蓝灰色。肩羽羽缘斑为显著的红褐色。上背褐色；下背及腰蓝灰色。下体为葡萄酒色。外侧尾羽灰白色端部较短；尾下覆羽鸠灰色。嘴暗铅色，脚和趾紫红，爪红黑色。见(图 1247)

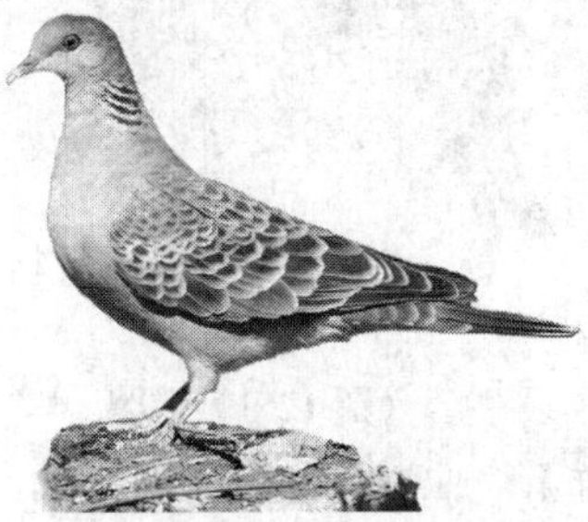

（图 1247）**山斑鸠**

（3）**珠颈斑鸠** 又名花斑鸠、花脖斑鸠、珍珠鸠《中国药用动物志》。体长达 32cm。翼长 15～16cm。额和头顶前部淡灰色，头顶余部和后头为鸽灰色而带葡萄粉红色；后颈基处和两侧有宽的黑色颈圈，黑羽先端为白色或黄白色成斑点状(名珠状斑)。肩羽羽斑呈棕黄色；上体余部为褐色，上颈、头侧、喉、胸和腹均为葡萄酒色，外侧尾羽先端具宽阔的白斑，尾下覆羽暗石板灰色。嘴深角褐色；跗跖和趾紫红色，爪角褐色。见(图 1248)

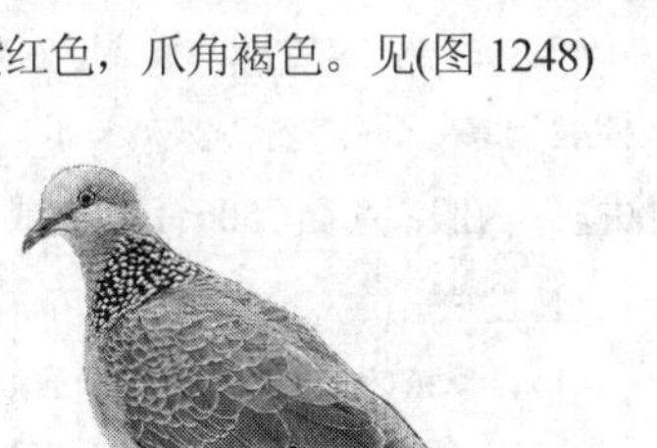

（图 1248）**珠颈斑鸠**

【生长分布】 （1）**火斑鸠** 多栖于邻近田间的山林。常成群活动于田野、村庄附近。营巢于树枝上及竹林内，每窝产卵 2～3 只。以作物或杂草种子、植物果实为食。邹平南部山区有分布。

（2）**山斑鸠** 多栖于平原和山地林中，冬季常成小群活动在田间。营巢于树枝上，多在较隐蔽的矮林间，巢甚简陋，每产卵 2 只。主食作物及杂草种子。邹平各地均有分布。

（3）**珠颈斑鸠** 多栖于农田附近的树林，或田间，亦常在居民点附近活动。飞行十分迅速，鸣声响亮。以谷物及杂草种子为主食。巢营于树上、竹子上或灌丛间。每窝产卵 2 只，雌雄鸟参加孵卵。邹平各地均有分布。

【采收加工】 四季均可捕捉，捕杀后，除去羽毛及内脏，鲜用或焙干。

【性味归经】 味甘，性平。归肺、肾经。

【功用主治】 补肾，益气，明目。主治久病气虚，身疲乏力，呃逆，两目昏暗。

《嘉祐本草》："主明目。多食其肉，益气助阴阳。"

《本草衍义》："久病虚损人食之，补气。"

《纲目》："食之令人不噎。"

《本草求真》："补肾明目，补肺益气。"

《中国动物药》："益气明目，强筋壮骨。治久病气虚衰弱无力、呃逆、两目昏暗等。"

【用量用法】 内服：煮食，适量。

【附方】 （1）**治筋骨软弱无力**：斑鸠 1 只，五加皮 15g，续断 15g。水煎服，日服 2 次。

（2）**治呃逆**：斑鸠 1 只(去毛及内脏)，旋覆花 15g，半夏 5g，柿蒂 15g。共煮熟，食肉饮汁，日服 2 次。(1～2 方出自《中国动物药》)

（3）**治眼青盲无所见**：斑浮鸠一头(如治食法，炙令熟)，决明子半升，细辛二两，防风二两。上㕮咀，合封十五日，为末。每服方寸匕，酒送下，日三夜二。-- 《医心方》

布谷鸟

【别名】 布谷鸟《中国动物药》，鸤鸠《诗经》，结诰、击谷《方言》，获谷《尔雅》(郭璞注)，郭公、拨谷《本草拾遗》，鸣鸠《四民月令》，鸠、喀咕。

【名释】 因其鸣声而得名。

【来源】 为杜鹃科动物大杜鹃 *Cuculus canorus* Linnaeus 与四声杜鹃 *Cuculus micropterus* Gould 的全体。

【动物形态】 （1）**大杜鹃** 体大似鸽，叫声似"布谷-布谷"。雄鸟体长 33～35cm。上体纯暗灰色；两翼暗褐，翼缘白而杂以褐斑。尾黑，先端缀白；中央尾羽沿羽干两侧，具有白色细点。颏、喉、上胸以及头和颈的两侧均淡灰色。下体余部白，而杂以黑褐色横斑。雌鸟上体灰色沾褐，胸呈棕色。有的雌鸟上体及下体前部，满布栗红、黑褐白色相间的横斑；下体前部亦缀以淡栗与黑色横斑，向后的白羽并常渲染棕色。嘴黑褐，下嘴基部均黄；脚和趾均黄，爪带褐色。见下（图 1249）

（2）**四声杜鹃** 又名快快割麦、光棍达出、豌豆八哥、关公好哭。体长 30～33cm。叫声似 "快快播谷"。雄鸟头顶和后颈均为暗灰色，头侧淡灰。背部及两翼表面纯深褐色；中央尾羽与背部同色，但近尾端具有 1 条宽的横斑；下体自胸部均为乳白色，杂以黑色粗而稀的横斑。雌鸟头顶稍带褐色，胸部沾有棕色。见下（图 1250）

【生长分布】 ①大杜鹃栖居于开阔林地，常停留在多叶的树上不断鸣叫。嗜吃毛虫，不自营巢，卵产在苇莺之类小型鸟类巢中。②四声杜鹃常在山地或平原林深处，鸣声响亮，四声一度，故称"四声杜鹃"。主食昆虫，多捕食松毛虫。不自营巢，常产卵于苇莺或黑卷尾巢中，由巢主代为孵育。两种杜鹃均为著名农林益鸟，邹平各地均有分布。

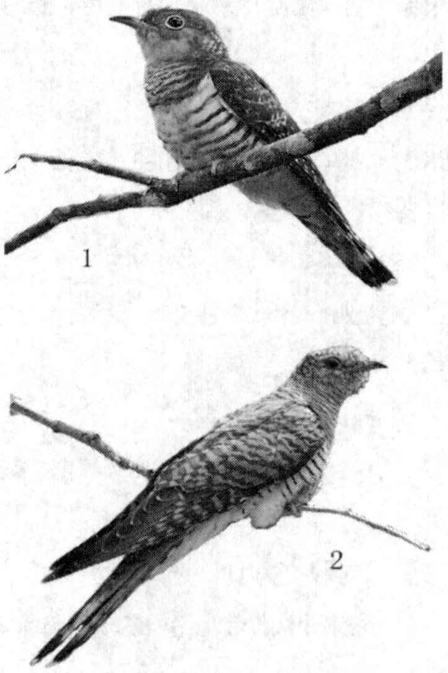

（图 1249）**大杜鹃**

1.雄鸟 2.雌鸟一种（栗色横斑）

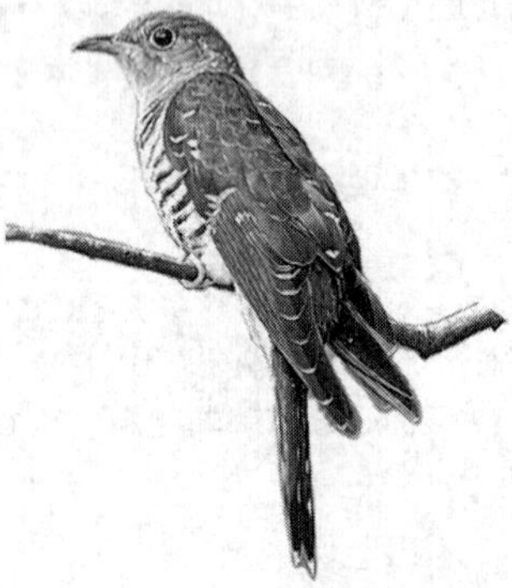

（图 1250）**四声杜鹃**

【采收加工】 夏季捕捉，捕杀后，鲜用或烘干。

【性味归经】 味甘，性温。

【功用主治】 消瘰，通便，镇咳，安神。主治瘰疬，肠燥便秘，百日咳，体虚神倦。

《纲目》：“安神定志，令人少睡。”

《青藏高原药物图鉴》：“肉，滋补，舒筋活血；喉头，治哑嗓。”

《中国动物药》：“消瘰，通便，镇咳。治颈淋巴结结核，肠燥便秘，百日咳等。”

【用量用法】 内服：烧存性，研末，5～10g。

【附方】 （1）**治颈淋巴结结核**：布谷鸟 5g，玄参 30g，夏枯草 15g，牡蛎 50g。后三味药煎液送服布谷鸟，日服 2 次。

（2）**治肠燥便秘**：布谷鸟 5g，生地、玄参各 30g。用后二味药煎液送眼(布谷鸟)，日服 3 次。(1～2 方出自《中国动物药》)

猫头鹰

【别名】 猫头鹰《吉林中草药》，夜猫子。

【来源】为鸱鸮科动物雕鸮 *Bubo bubo*(Linnaeus)的肉和骨。

【动物形态】 雕鸮是中国鸮类中体形最大的一种鸟，体长 56～89cm，体重 1.4～3.95kg。面盘显著，型似猫脸，毛色淡棕黄色，杂以褐色的细斑。眼先密被白色的刚毛状羽，各羽均具黑色端斑。眼的上方有一个大形黑斑。皱领为黑褐色。头顶为黑褐色，羽缘为棕白色，并杂以黑色波状细斑。耳羽特别发达，显著突出于头顶两侧，外侧呈黑色，内侧为棕色。通体的羽毛大都为黄褐色，而具有黑色的斑点和纵纹。喉部为白色，胸部和两胁具有浅黑色的纵纹，腹部具有细小的黑色横斑。虹膜金黄色或橙色。脚和趾均密被羽，为铅灰黑色。见（图 1251）

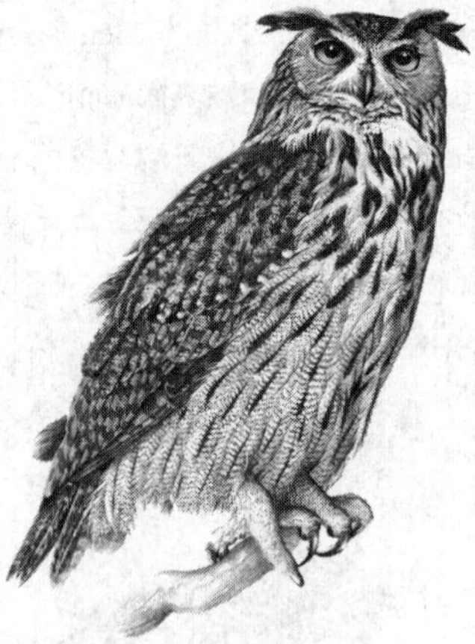

（图 1251）**雕鸮**

【生长分布】 通常栖息于山地、林间，冬季常迁至平原树丛中，白天潜伏，夜间活动。主要以鼠类、野兔、鸟类及蜥蜴为食。在树洞岩隙或其他鸟的窝中营巢。为国家二级保护动物，禁止滥捕。邹平各地均有分布。

【性味归经】 味酸、咸，性平。

【功用主治】 解毒，定惊，去风湿。主治瘰疬，癫痫，噎食，头风，风湿痛。

《吉林中草药》：“解毒，定惊。治鼠疮，噎食，羊痫风。”

《青藏高原药物图鉴》：“肉，消疮疖红肿；羽，治肺水肿，肺脓肿。”

《广西药用动物》：“治头风痛。骨、肉浸酒饮服，去风湿。”

【用量用法】 内服：煮食，50～100g，或烧研入散，5～l0g，或浸酒。

【附方】 （1）**治鼠疮(淋巴结结核)**：猫头鹰 1 只，烧吃。

（2）**治噎食**：未生毛的小头鹰猫 2 只，用黄泥包上，煅成性，研细末，温酒冲服，每次 6g，日服 2 次。

（3）**治羊痫风**：猫头鹰 1 只用泥糊厚，放灶炕内烟熏 100d，取出研末，每次 9g，日服 2 次。(1～3 方出自《吉林中草药》)

（4）**治小儿头痛，抽搐**：用南瓜叶将猫头鹰包住，再用黄泥糊在外面，烧熟，去羽毛和内脏。每日服 2 次，每次 100g。

（5）**治风湿骨痛**：猫头鹰骨、肉 90g，以 50 度以上酒浸泡 1 个月以上。每次饮 15ml，每日 1～2 次。(4～5 方出自《广西药用动物》)

鸮

【别名】 鸮《本草拾遗》，流离《诗经》，服《汉书》，夭鸟《周礼》(郑玄注)，训狐《巴蜀异物志》，土枭《尔雅》(郭璞注)，山鸮《汉书》(晋灼注)，画鸟《埤雅》，幸胡《纲目》，猫头鸟《随息居饮食谱》，横纹鸺鹠。

【来源】 为鸱鸮科动物斑头鸺鹠 *Glaucidium cuculoides*(Vigors)的肉。

【动物形态】 小型鸟类，体长20～26cm，体重150～260g。面盘不显著，无耳簇羽，眼的上方内侧稍具白色眉纹。遍身栗色而满布棕色横斑，在头顶的则狭细而密。喉部具一大形的白色块斑。尾羽上有6道鲜明的白色横纹，端部白缘。虹膜黄色，嘴黄绿色，基部较暗，蜡膜暗褐色，趾黄绿色，具刚毛状羽，爪近黑色。见（图1252）

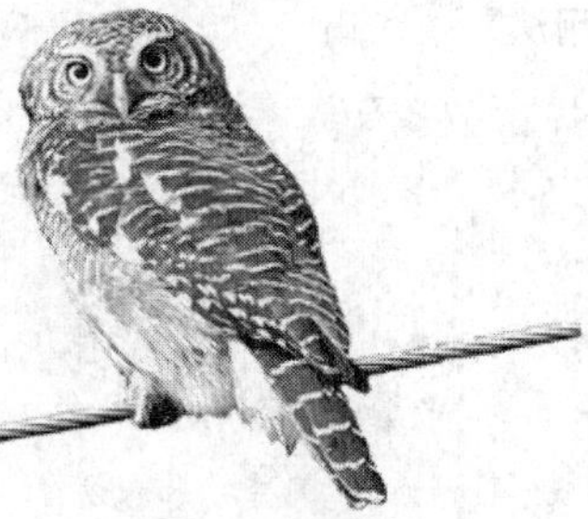

（图1252）**斑头鸺鹠**

【生长分布】 多栖息于针叶林和针阔叶混交林中，也见于林中开阔地。夜行性，有时白天也活动，以鼠类为食，也吃蜥蜴、小型鸟类和昆虫等。为国家二级保护动物，禁止滥捕。邹平各地有少量分布。

【性味归经】 味甘，性温。

【功用主治】 解毒，散结，祛风，截疟。主治淋巴结核，癫痫，头风痛，噎膈，疟疾，风湿痹痛。

《本草拾遗》："主鼠瘘。"

《纲目》："主治风痫，噎食病。"

《医林纂要·药性》："治头痛风眩。"

《四川中药志》1960年版："治疟疾，瘰疬结核，风虚头晕及噎膈病。"

《中国动物药》："截疟，清热散结，祛风止痛。治淋巴结核，头痛，风湿腰腿疼痛。"

【用量用法】 内服：煮食，或浸酒，或煅存性研末。

【使用注意】 《随息居饮食谱》："孕妇忌之。"

【附方】 （1）**治风湿腰腿痛**：山鸦1只，去内脏、羽毛，浸于500ml白酒中，1个月后取用，每服1盅，连服10日。

（2）**治疟疾**：山鸦1只，去内脏、羽毛，鳖甲30g，煎服。（1～2方出自《中国动物药》）

（3）**治头晕**：鸺鹠1只，去羽毛和内脏，配钩藤、石决明、天麻各9g，共煎汤服。--《广西药用动物》

（4）**治惊痫潮作仆地，口吐涎沫，无所知觉**：雄鸱枭一枚，瓦罐盛顿，以黄泥固济，用炭火煅红为度，取出研细，分作四服，入麝香少许，温酒下。如不饮酒，以熟水调下亦得。十岁以上，可作六服，不拘时候。--《杨氏家藏方》之"惺神散"

夜鹰

【别名】 夜鹰《山东药用动物》，蚊母鸟、鬼鸟、贴树皮《山东药用动物》，夜燕《中国动物药基》。

【来源】 为夜鹰科动物普通夜鹰 *Caprimulgus indicus* (Latham)的肉和脂肪油。

【动物形态】 体长约27cm，翅长约21cmg。通体几乎全为暗褐斑杂状。鼻呈管状，嘴须发达，嘴形短习。羽毛软，蓬松。羽毛混合褐色、黑色、灰色及赭赤色，并有细的波纹。头及背面暗褐色，有大而长的黑色纵行斑纹及褐色虫蠹斑。喉侧各有白色斑一块。腹部羽毛灰褐色与黄色横纹相同。雄鸟尾上有白斑，飞时尤为明显，并有黑褐色横带。雌鸟羽毛相似，但尾上无白斑，尾羽贯以棕红色缀黑的横斑。虹膜暗褐；嘴黑色，嘴基部稍浅淡。跗跖被羽；趾呈角褐色，爪黑。见（图1253）

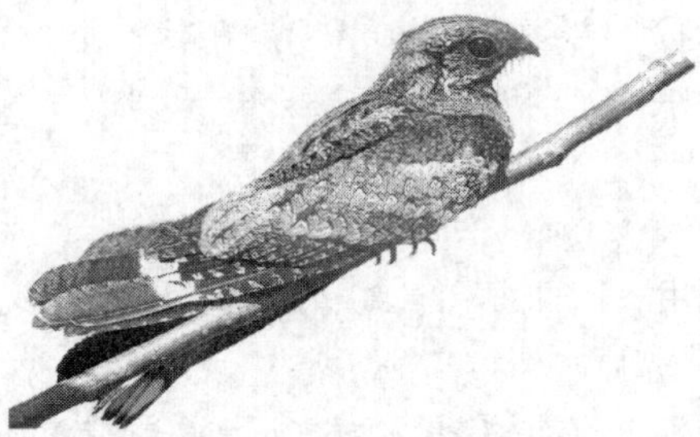

（图1253）**普通夜鹰（雄）**

【生长分布】 多见于山地林缘，常夜间活动，黄昏最活跃，飞时无声，白天常伏贴树上，难以发现，以昆虫为食。国家保护鸟类。邹平南部山区有分布。

【功用主治】 滋补，调经。主治肢体倦怠，妇女不育，月经不调。

《山东药用动物》："治闭经、月经不调等妇科病。"

《中国药用动物志》："滋补益阴。主治肢体倦怠，妇女不育症。"

鱼狗

【别名】 鱼狗《本草拾遗》，鴗 天狗《尔雅》，水狗《尔雅》(郭璞注)，鱼虎、鱼师《禽经》，翠碧《埤雅》，翠碧鸟《纲目》，鱼翠《纲目拾遗》，钓鱼郎、金鸟仔、翠雀儿《中国动物图谱·鸟类》。

【名释】 《本草拾遗》："能水上取鱼，故曰鱼狗。"

【来源】 为翠鸟科动物翠鸟 *Alcedo atthis* (Linnaeus) 的肉及骨。

【动物形态】 体形较小，雌雄相似，体长约17cm，体重22g左右。尾较嘴短。从额到后颈暗蓝绿色，下嘴基部有1对绿蓝色并稍缀以暗褐色横斑的颧纹，向后直伸至颈侧；眼先和穿眼纹黑褐色；前额左右边缘，颊的上部以至耳后区概栗棕色，耳后两侧各有一白色斑块，颏至喉纯白色。背部翠蓝色，肩部和两翅的覆羽暗绿蓝色，飞羽黑褐色，露出部分呈暗绿蓝色，翅缘棕色。胸

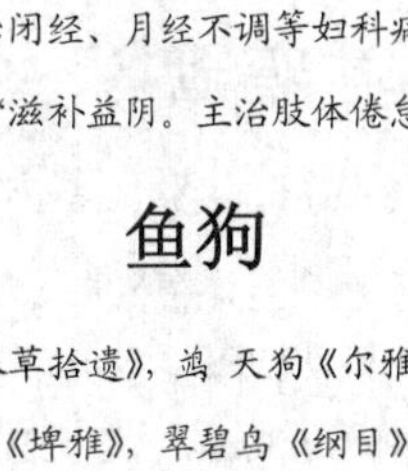

（图1254）**翠鸟**

部以下至尾下覆羽均为鲜明的栗棕色，腹部中央色彩较淡。尾羽背面暗绿蓝，腹面暗褐色。极少数鸟的羽毛变化甚大，特别是上体的蓝色和腹部的棕色为显著。见上（图 1254）

【生长分布】 常栖息于近水树枝或岩石上，历久不动。以小鱼为食。营巢于土洞中，每窝产卵约 7 只。邹平各地均有分布。

【采收加工】 四季均可捕捉，捕杀后，除去羽毛及内脏，取肉、骨，鲜用或晒干。

【性味归经】 味咸，性平。

【功用主治】 止痛，定喘，通淋。主治鱼骨鲠喉，哮喘，淋痛，痔疮。

《本草拾遗》："主鲠及鱼骨入肉，不可出，痛甚者。"

《山东药用动物》："有解毒、通淋功能。治痔疮，淋症，鱼刺着咽中不下等。"

《中国动物药》："止痛，定喘。治哮喘、鱼骨鲠喉等症。"

【用量用法】 内服：煮食，或煎汤，或煅研为丸、散，3～4.5g。外用：焙研，调涂，适量。

【附方】 （1）**治鲠及鱼骨入肉不可出，痛甚者**：(鱼狗)烧令黑，为末，顿服之，煮取汁饮亦佳。--《本草拾遗》

（2）**治哮喘**：鱼狗 3 只，熟地 15g，蛤蚧 1 只焙干研粉。以前 2 味药煎汁，送服蛤蚧粉 5g，日服 2 次。--《中国动物药》

（3）**治淋痛**：翠鸟肉适量，煮食。

（4）**治痔疮**：翠鸟肉焙焦，研细面，香油调涂。(3～4 方出自《山东药用动物》)

鸡冠鸟

【别名】 鸡冠鸟《云南中草药》，屎咕咕、呼哱哱《云南中草药》，山和尚(东北)，臭姑鸪(青海)，咕咕翅，花蒲扇。

【来源】 为戴胜科动物戴胜 *Upupa epops* Linnaeus 的肉。

【动物形态】 体长约 30cm，体重约 73g 左右。头上羽冠黄栗色，先端黑色，有的冠羽有白色的次端斑，颈和胸葡萄灰色，下背和肩羽灰褐。两翅表面大都黑色，而满布着淡棕色以至白色斑纹，初级飞羽具一道白色横斑。腰白，尾上覆羽大多基部白色，而端部黑色，尾羽亦黑，基中部横贯 1 条明显的白斑。腹部胸以下棕色渐淡，至腹转白，而微杂以黑褐纵纹。嘴黑色，细长而弯曲；脚和趾暗铅色。见（图 1255）

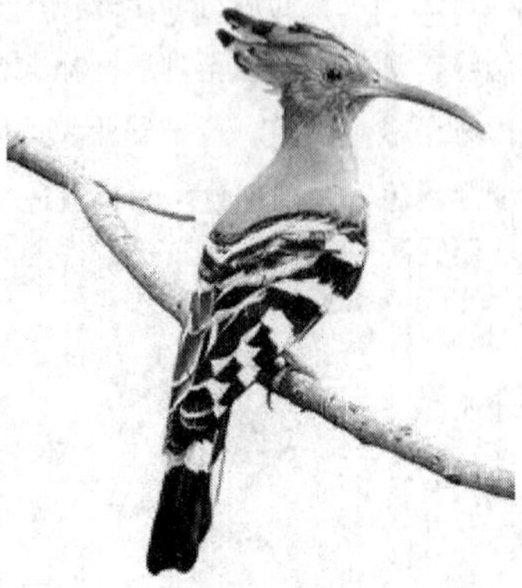

（图 1255）**戴胜**

【生长分布】 多单独或成对地活动于田野、村庄附近，捕食金针虫，蝼蛄、行军虫、步行虫和天牛幼虫等害虫。是国家二级保护鸟类。邹平各地均有分布。

【性味归经】 味辛，性平。归肺、肝经。

【功用主治】 平肝息风，镇心安神。主治癫痫，精神失常，疟疾。

《云南中草药》："柔肝息风，镇心安神。主治癫痫，精神病，疟疾。"

《青藏高原药物图鉴》："肉，治精神病；蛋，解毒。"

【用量用法】 内服：蒸食，或焙干研末，适量。

【附方】 （1）**治癫痫**：屎咕咕 1 只，去毛、肠胃，焙黄研末，取荆芥穗 gg，白矾 3g，生半夏 gg，天竺黄 gg，韭菜地里的蚯蚓 30g。水煎取液，送服屎咕咕粉 gg，发作前服。

（2）**治精神病**：屎咕咕 1 只，去皮毛及肠胃，留心肝，洗净剁成肉饼，加朱砂 1.5～3g，拌匀，放盐少许，蒸熟，一次服完，每日 1 次，3 天为 1 疗程。

（3）**治疟疾**：屎咕咕一只(先将毛、肠胃去掉，焙黄研末，置瓶中备用)，挖耳草、虎掌草、茜草、防风、白头翁各 9g。水煎取液，送服屎咕咕 9g，发作前服。(1～3 方出自《云南中草药》)

啄木鸟

【别名】 啄木鸟《嘉祐本草》，䴕、斫木《尔雅》，山啄木《嘉祐本草》，火老鸦《纲目》。

【来源】 为啄木鸟科动物斑啄木鸟 *Dendrocopos major* (Linnaeus)、绿啄木鸟 *Picus canus* Gmelin、星头啄木鸟 *Dendrocopos canicapillus* (Blyth) 等的肉。

另：啄木鸟科动物棕腹啄木鸟 *Dendrocopos hyperythrus* Vigors、白背啄木鸟 *D.1eucotos* (Bechstein)、小星头啄木鸟 *D.Kizuki* (Tem.minek) 等亦可药用。前一种多分布于我国西南省份，后两种多分布于东北。

【动物形态】 （1）**斑啄木鸟** 又名大斑啄木鸟《中国经济动物志·鸟类》，赤䴕，花啄木，白花啄木鸟、啄木冠、叼木冠。体长 22cm 左右 2。雄鸟的枕部有红色斑块，除此雌雄鸟无多大差异。前额、眼先、面颊(包括耳羽)均呈微白色，耳羽部分沾有褐色。头及上体概为黑色，肩和腰羽微具白端。两翼黑色，有白斑。大、中覆羽及腋羽为纯白色，翅下覆羽微缀褐斑。其他覆羽概为黑色。尾羽刚硬如刺，中央 2 对全黑，次 1 对也黑，但羽基有白色，端部内外甲羽缀以不规则的暗褐斑点。下体自颏至腹均渲染以淡棕色，两胁较淡白，下腹中央至尾下覆羽均呈深红色。嘴黑铅色；脚和趾均暗红褐色。见下(图 1256)

（2）**绿啄木鸟** 又名黑枕绿啄木鸟、灰头绿啄木鸟。体长 27cm。雄鸟上体背部橄榄绿色，腰部和尾上覆羽黄绿色，额部和顶部红色，枕部灰色并有黑纹。颊部和颏喉部灰色，髭纹黑色。初级飞羽黑色具有白色横条纹。尾大部为黑色。下体灰绿色。雌雄相似，但雌鸟头顶和额部非红色。嘴、脚铅灰色。鼻孔被粗的羽毛所掩盖。嘴峰稍弯；脚具 4 趾，外前趾较外后趾长。尾为翼长的 2/3 稍短，强凸尾，最外侧尾羽较尾下覆羽为短。见下（图 1257）

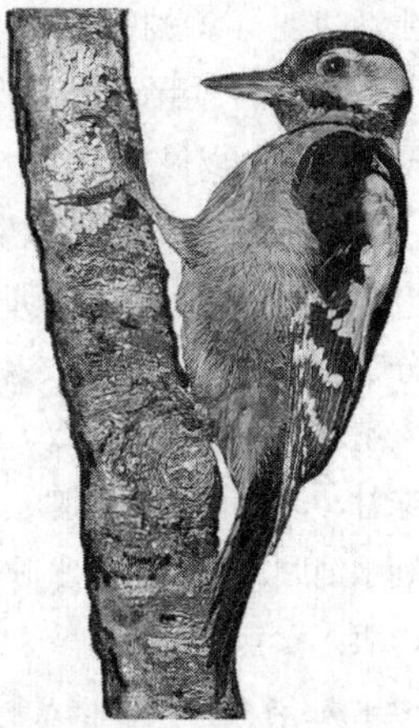

（图 1256）**斑啄木鸟**

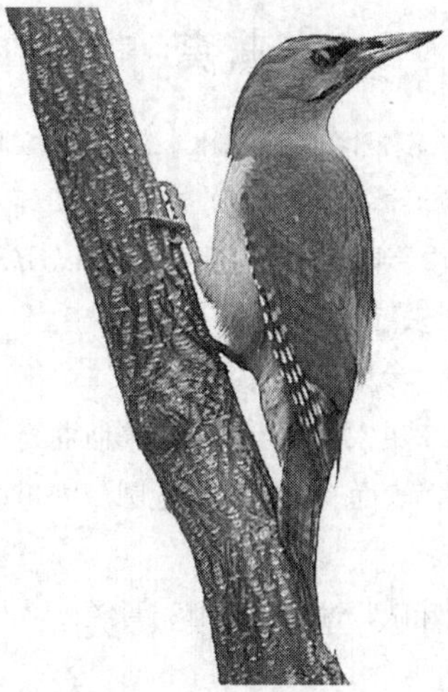

（图 1257）**绿啄木鸟**

（3）**星啄木鸟** 又名小啄木鸟。体小，约 15cm 左右。具黑白色条纹的啄木鸟。下体无红色，头顶灰色；雄鸟眼后上方具红色条纹，近黑色条纹的腹部棕黄色。背白具黑斑。虹膜—淡褐；嘴—灰色；脚—绿灰色。见(图 1258)

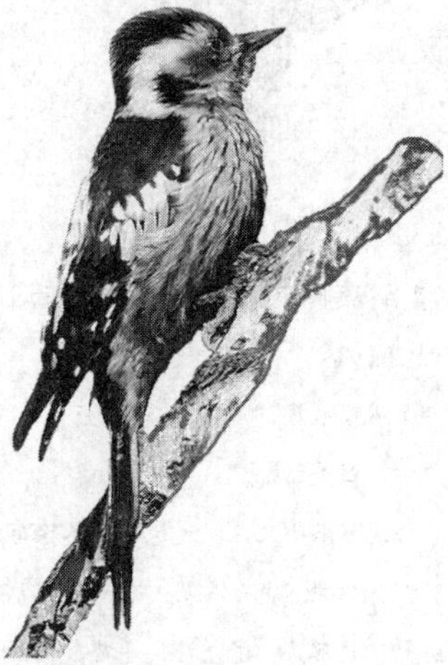

（图 1258）**星啄木鸟**

【生长分布】 常见于山地和平原的林间。二趾向前、二趾向后，攀登于树木上。营巢于树洞中。以各种昆虫为主食，冬季亦食植物。邹平各地均有分布。

【采收加工】 四季均可捕捉，去皮毛、内脏，取肉鲜用，或烘干。

【性味归经】 味甘，性平。归肝、脾经。

【功用主治】 滋养补虚，消肿止痛。主治肺结核，小儿疳积，痔疮肿痛，龋齿牙痛。

《嘉祐本草》："主痔瘘及牙齿疳䘌、虾牙。"

《纲目》："追劳虫。治风痫。"

《医林纂要·药性》："亦杀蛔虫，寸白，擦疥癣可治皮肤内虫。"

《本草求原》："治痔漏脓水，劳虫，久年痫病。"

《随息居饮食谱》："开膈，利噎，平惊。"

《吉林中草药》："滋养补虚。治男女痨病，小儿疳积。"

《青藏高原药物图鉴》："治身体虚弱，寄生虫病。"

《中国动物药》："滋养补虚，消肿止痛。治肺结核，小儿疳积，痔疮肿痛，龋齿牙痛。"

【用量用法】 内服：煎汤，1 只，或煅研，5～10g。外用：煅末纳龋孔中，适量。

【附方】 （1）**治男女痨病**：啄木鸟 1 个。装密闭容器内封固，用火烧透，取出研成细末。匀 3 次，黄酒冲服。

（2）**治妇女痨病**：啄木鸟 1 个(瓦焙干)，旋覆花、当归尾各 9g。共研细末。分 4 次服，早晚各 1 次，黄酒为引，取汗。

（3）**治小儿不能站立行走**：啄木鸟 1 个，用开水烫去羽毛，煮熟。将肉和内脏全部食下。残留的骨骼、爪及嘴等，瓦上焙焦，研成细末，服下。(1～3 方出自《吉林中草药》)

（4）**治瘘有头，出脓血不止**：啄木(鸟)一只，烧灰，酒下二钱匕。--《姚大夫方》

（5）**治虫蛀牙齿疼痛**：啄木鸟烧灰存性为末，纳蛀孔中。--《千金要方》

蛇皮鸟

【别名】 蛇皮鸟《中国动物药》，歪脖、鹈鹕、地啄木《中国经济动物志·鸟类》。

【名释】 体色似蝮蛇而得名。

【来源】为啄木鸟科动物蚁䴕 *Jynx torquilla* Linnaeus 的肉。

【动物形态】体长约 17cm，较麻雀稍大。嘴坚硬而尖，尾羽的羽干软韧。上体主要为褐灰色，而密集以暗褐色虫蠹状细纹，颇似蝮蛇体色。头顶具不整齐的褐棕色、黑褐色横斑。眼先棕白

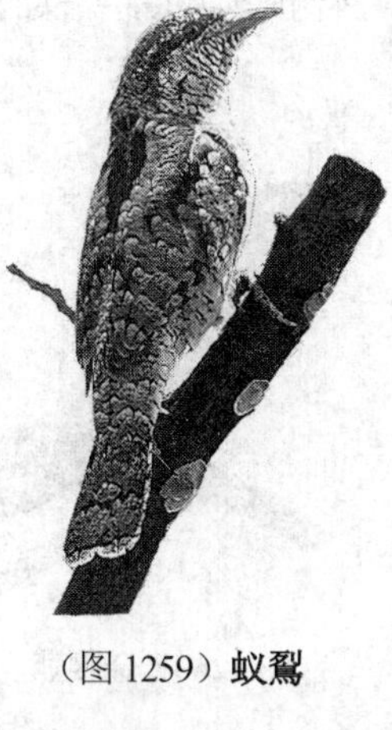

（图 1259）**蚁䴕**

色；耳羽浓栗褐色，而杂以黑褐色斜纹。后颈、背的中央纵贯以黑褐色粗纹。尾羽灰褐色，宽缀以黑褐色虫蠹状细斑及宽阔的暗褐色横斑。颏近白色，喉至胸有腋羽呈淡棕色，均满布狭细的黑褐色横纹，胸以下色淡近白。虹膜淡栗；嘴、脚和趾淡铁灰色。见上（图 1259）

【生长分布】 多栖息于树林中，常活动在开阔地上。飞行迟缓，忽升忽降，鸣声短促而尖锐。迁涉时不成群，偶尔 2～3 只在一起。舌较长，先端有钩且有粘液，以各种蚂蚁为食。邹平南部山区有分布。

【采收加工】 全年均可捕捉，捕杀后，除去羽毛及内脏，取肉鲜用或烘干。

【性味归经】 味甘，性平。归肺经。

【功用主治】 滋阴补肺，解毒消肿。主治肺痨，瘰疬，小儿疳积，痈疮肿毒，痔疮。

《中国动物药》："滋养补虚。解毒止痛。用于肺结核、淋巴结结核、痈疮肿毒、痔疮等。"

《中国药用动物志》："滋养补虚。主治虚劳，小儿疳积等症。"

【用量用法】 内服：煮食，1～2 只，焙研，10～20g。外用：焙研调敷，适量。

【附方】 （1）**治肺结核，症见午后骨蒸劳热、口干、咽干、虚烦不眠、盗汗等**：蚁鴷 3 只，去内脏，焙干研末，温水送服，每服 10g，日服 2 次。

（2）**治淋巴结结核**：蚁鴷、猫头鹰各 1 只，去内脏，焙干研末，以猫肉煮汤送服，每服 10g，日服 2 次。

（3）**治痔疮肿痛**：蚁鴷 1 只，去内脏，焙干研末，调以鸡蛋白，晚睡前涂敷，6 小时换 1 次。(1～3 方出自《中国动物药》)

麻燕蛋

【别名】 麻燕蛋、胡燕卵《别录》。

【来源】 为燕科动物金腰燕 *Hirundo daurica Linnaeus* 的卵。

【动物形态】 金腰燕 又名胡燕、夏候《本草经集注》，巧燕、赤腰燕、花燕儿《中国经济动物志·鸟类》，红腰家燕《辽宁动物志·鸟类》。体长 18cm 左右，体重 21g 左右。雌雄相似。颊部棕色，耳羽暗棕色，眼先上方有一栗色眉纹，与后头同色羽毛相接。头顶至背部、及翼上中、小覆羽黑色，具有辉蓝色光泽。腰部黄栗色，故名金腰燕。大覆羽和飞羽黑褐色。喉、下颈、下体棕白色，具较多黑色纵斑纹。尾黑褐色，外侧尾羽甚长，呈深凹形。嘴及脚黑色。见（图 1260）

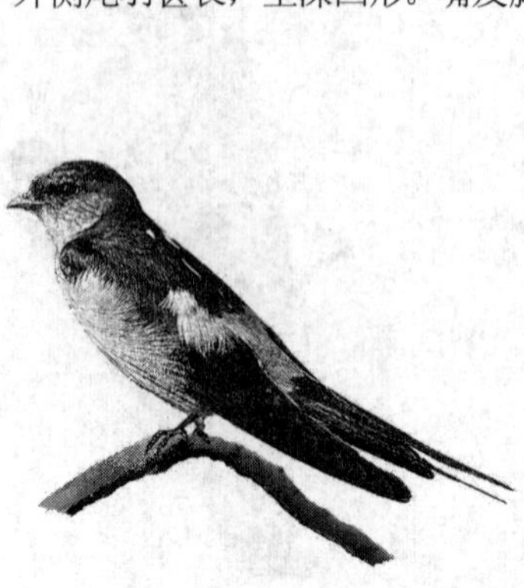

（图 1260）**金腰燕**

【生长分布】 生活习性与家燕相似，有时和家燕混飞在一起，飞行却不如家燕迅速，常常停翔在高空，鸣声较家燕稍响亮。栖息于低山区及平原居民附近，以昆虫为食，巢营于农舍的横梁或房檐下，多在屋外，用泥丸混以草茎筑瓶状巢于建筑物隐蔽处。每年 4～9 月可繁殖两次，窝卵数 4～6 枚，卵近白色，具棕黑色斑点。邹平各地均有分布。

【采收加工】 繁殖季节在燕巢中拾取，鲜用。

【性味归经】 味甘、淡，性平。归脾经。

【功用主治】 利水消肿。主治脾虚水肿。

【用量用法】 内服：煮食，适量。

【附方】 **治卒心腹水病，浮气水肿**：用胡燕卵中黄十枚，顿吞即瘥。-- 《普济方》

麻燕窝

【别名】 麻燕窝、胡燕窠内土《本草拾遗》，燕窠土《本草蒙筌》，燕窠泥《救急方》，燕窝泥、燕子泥《四川中药志》，麻燕巢。

【来源】 来源于燕科动物金腰燕 *Hirundo daurica* Linna- eus 的巢。

【动物形态】 参见“麻燕蛋”。

【性状鉴别】 巢穴多贴于墙壁，形似曲篓一半，为不规则的泥块与草茎构筑，表面有分布均匀地圆形突起。气微，味淡。见（图 1261）

【性味归经】味咸，性寒。归心、肾经。

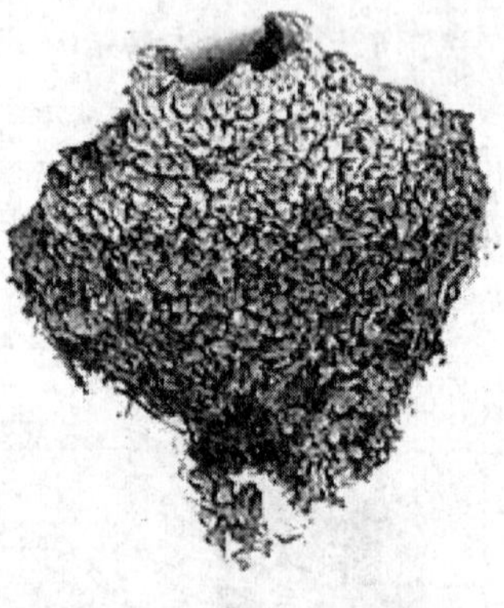

（图 1261）**麻燕窝**

【功用主治】清热解毒，祛风止痒。主治风疹，湿疮，丹毒，白秃，口疮，小儿惊风。

《本草拾遗》："主风瘙瘾疹。"

《纲目》："治口吻、白秃诸疮。"

《本草蒙筌》："作汤可浴小儿，悉逐惊痫，尽除疮疥。"

《四川中药志》1960 年版："治伤寒狂热和寒火结胸。"

《中国动物药》："清热解毒。治湿疹，恶疮，丹毒。"

《彝医动物药》："降火消肿，祛风定惊，止痒止痛。主治冷寒身痛，热毒疮肿，脖子肿痛，小儿惊风。"

【用量用法】 外用：研末调敷，或煎水洗浴，适量；内服：9～15g，泡开水。

【附方】 （1）**治风瘙瘾疹**：胡燕窠土，水和敷之。-- 《千金要方》

（2）**治黄水肥疮**：燕窠土一分，麝香半分。研敷之。--《普济方》）

（3）**治白秃头疮**：年久屋下燕窠泥、蚰蜒窠，研末，剃(发)后麻油调搽。--《圣济总录》

（4）**治小儿丹毒**：向阳燕窠土，为末，鸡子白和敷。--《卫生简易方》

（5）**治口角烂疮**：燕窠泥敷之。--《救急方》

（6）**治一切疮毒**：燕窝泥 30g，黄柏末 30g。香油调涂。--《东北动物药》

（7）**治小儿急惊风，高烧**：燕窝泥配鲜青蒿各 60～90g，捣绒调鸡蛋清敷胸部，干后取下再调敷。

（8）**治脖子肿痛(腮腺炎)**：燕窝泥配蒲公英，捣绒敷患处。(7～8 方出自《彝医动物药》）

穴燕

【别名】 土燕《中国动物药》，水燕子《中国经济动物志·鸟类》，沙燕、穴沙燕《辽宁动物志·鸟类》，扣搭、燕子《青藏高原药物图鉴》，崖沙燕。

【来源】 为燕科动物灰沙燕 *Riparia riparia*(Linnaeus)的肉、肺脏或卵。

【动物形态】 为燕科中最小的鸟，长约 11～14cm。雌雄相似。体背暗灰褐色，腰和尾上覆羽较淡。双翼和尾的表面转暗褐色。颌下及腹面白色，胸部具一灰褐色横带，胸侧和胁也稍染暗灰色。嘴峰和脚均黑褐色。见（图 1262）

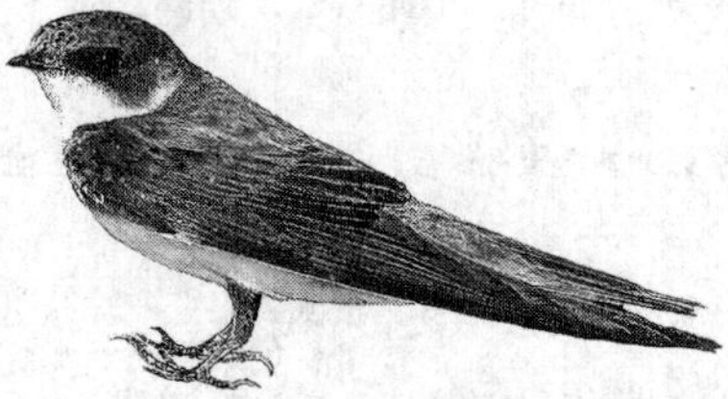

（图 1262）**灰沙燕**

【生长分布】 生活于沼泽，尤其是有沙滩的河流附近，在河岸边的土、石壁上凿洞为巢，每窝产卵 4～8 只。晨昏时结大群回翔，有时掠水面而过。邹平南部山区有分布。

【采收加工】 四季均可捕捉，杀死后除去羽毛及内脏，取肉骨鲜用。亦可取肺脏或卵用。

【性味归经】 味甘，性凉。

【功用主治】 清热解毒，活血消肿。主治诸疮肿毒，肺脓肿。

《青藏高原药物图鉴》："肺：治肺脓肿。"

《中国动物药》："清热解毒，活血消肿。治诸疮肿毒。"

【用量用法】 内服：煮食，或烧存性研末，5～10g。

【附方】 **治疮肿**：取(土燕)卵 4～5 枚，蒲公英 50g。用蒲公英煎液卧土燕卵。日服 1 次。--《中国动物药》。

黄鹂鸟

【别名】 黄鸟、仓庚《诗经》，青鸟《左传》，搏黍、离黄《诗经》(毛传)，鵹黄、楚雀、商庚《尔雅》，鸧鹒、鹂黄《方言》，鸧鹒《易通卦验》，黄鸎、黄鹂留、黄栗留《诗疏》(陆玑)，黄伯劳《纲目》，莺《食物本草》（汪颖），黄莺。

【名释】 因羽色或鸣声而得。莺，鸟羽有文彩。

【来源】 为黄鹂科动物黑枕黄鹂 *Oriolus chinensis diffusus* Sharpe 的肉。

【动物形态】 中型鸟类，体长约 25cm。嘴与头等长，形较粗厚，嘴峰粉红色，稍向下弯曲，上嘴先端微具缺刻，嘴须细短。雄鸟通体金黄色，有一宽阔的黑色贯眼纹，自额基和眼先起伸至枕部，两翅和尾亦大都黑色。幼鸟与雌鸟相似，背面羽色黄中带绿，腹面白色、而在胸部稍带黄色，尾下复羽黄色，颏至下腹部的羽毛均具黑色羽干纹。虹膜红色。跗跖和趾铅灰蓝色。见（图 1263）

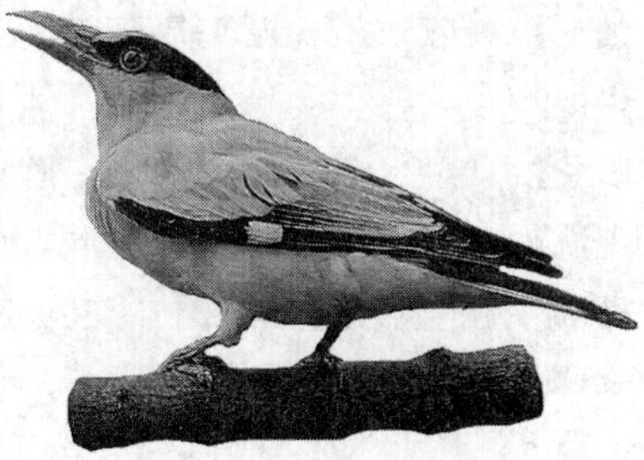

（图 1263）**黑枕黄鹂**

【生长分布】 多生活于丘陵、平原或村庄附近的大树或疏林中，鸣声婉转动听。食物主要为昆虫，尤其是毛虫之类，以及鞘翅目和膜翅目昆虫等；亦有一些杂草种子、浆果等。每年 3～7 月繁殖，每窝产卵 2～4 枚。邹平各地均有分布，但数量不多。

【采收加工】 夏季捕捉，杀死后去羽毛及内脏，取肉鲜用。

【性味归经】 味甘，性温。归脾、胃、肝经。

【功用主治】 补中益气，舒肝解郁。主治脾胃虚弱，食欲不振，食后饱胀，两胁不适，肢体倦怠。

《食物本草》汪颖："补益阳气，助脾。"

《食物考》："补气调中，食令不妒，脾胃亦充。"

《随息居饮食谱》："舒郁和肝，令人不妒。"

《中国动物药》："治脾胃虚弱，食欲不振，食后饱胀，两胁不适等。"

【用量用法】 内服：煮食，1～2 只。

【附方】 **治消化不良，食后饱胀**：黄莺 1 只，山楂 30g，麦芽 15g，莱菔子 15g。共煮极熟，食肉饮汁，日服 2 次。--《中国动物药》

喜鹊

【别名】 喜鹊《禽经》，鹊《别录》，干鹊《西京杂记》，神女《古今注》(崔豹)，飞驳鸟(陶弘景)，刍尼《纲目》，客鹊《中国经济动物志·鸟类》。

【名释】 鹊，古文作舄，象形。

【来源】 为鸦科动物喜鹊 *Pica pica* (Linnaeus) 的肉。

【动物形态】 喜鹊，外形似鸦，但具长尾。体长 43～46cm。除腹部、肩部白色外，通体黑色，并发蓝绿色的金属光泽。嘴、腿、脚纯黑色。雌、雄羽色相似。幼鸟羽色似成鸟，但黑羽部分染有褐色，金属光泽也不显著。见下（图 1264）

【生长分布】 栖息于阔叶林内，在旷野和田间觅食，尤喜在居民点附近活动，叫声"喳喳"。筑巢于大树上。杂食性，捕食蝗虫、蝼蛄、地老虎、金龟甲、蛾类幼虫以及蛙类等小型动物，也盗食其他鸟类的卵和雏鸟，也吃瓜果、谷物、植物种子等。邹平广布。

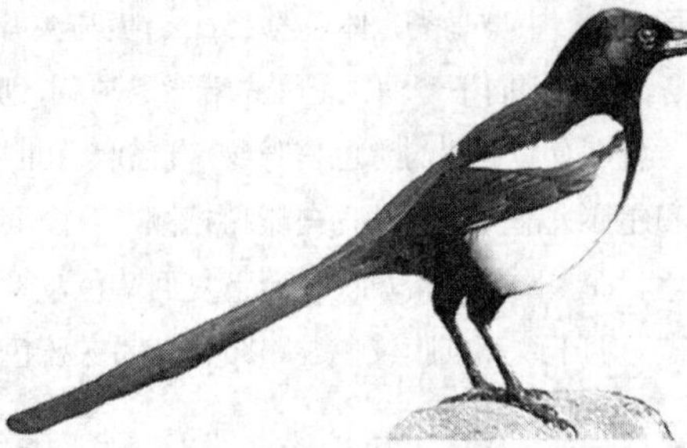

（图 1264）**喜鹊**

【采收加工】 四季均可捕捉，捕后杀死，去羽毛及内脏，鲜用或烘干。

【性味归经】 味甘，性寒。归肺、脾、膀胱经。

【功用主治】 清热，补虚，散结，通淋，止渴。主治虚劳发热，胸膈痰结，石淋，消渴，鼻衄。

《别录》："主石淋，消结热。"

《日华子》："主消渴疾。"

《本草图经》："主风，大小肠涩，四肢烦热，胸膈痰结。"

《医林纂要·药性》："止鼻衄。衄病时作者，以鹊肉作羹食。"

《青藏高原药物图鉴》："治甲状腺肿大。"

《全国中草药汇编》："滋补，通淋，散热。主治虚劳发热。"

《彝医动物药》："主风，疗身痒。"

【用量用法】 内服：煮食，1 只。外用：捣敷，适量。

【附方】 （1）**治肺结核**：喜鹊 1 只，老母鸡 1 只，均去肠杂取肉，放一起炖至极烂，不加盐，尽量食之，并将其骨骼焙干研末，均可以黄酒送下，连服 3 只。--《全国中草药汇编》

（2）**治石淋**：喜鹊1只，烧存性研末，金钱草 50g 水煎，以煎液送服喜鹊肉 5g，日服 2 次。--《中国动物药》

（3）**治刀枪伤，骨折**：喜鹊肉全体捣烂后敷包于伤口。或仅以其肉捣烂，敷伤处。--《彝医动物药》

麻雀

【别名】 雀，嘉宾《古今注》（崔豹），家雀《普济方》，瓦雀《滇南本草》，宾雀《纲目》，麻禾雀《本草述》，小雀儿、小虫儿、小雏（河南），小冢（河北），家雀儿、老家贼（天津），飞儿、飞虫（子）、飞娃、家巴子（山西），胥胥（陕西），瓦雀，谷雀（云南），家鹳（邹平）。

【名释】 《纲目》云："雀，短尾小鸟也。故字从小，从隹。"遍身麻栗色，故名麻雀。

【来源】 为文鸟科动物麻雀 *Passer montanus* (Linnaeus) 的肉或全体。

【动物形态】 小型鸟类。体长约 12cm，雌雄形、色非常接近。喙黑色，圆锥状。额、后颈纯栗褐色。眼下缘、眼先、颏和喉的中部均黑色；颊、耳羽及颈侧均白色，脸颊部左右各一块黑色斑块。上体砂褐色，翕和两肩密布黑色粗纹，并缀以棕褐色。两翅的小覆羽纯栗色，中和大覆羽黑褐而具白端，大覆羽更具棕褐色外缘；小翼羽、初级覆羽及全部飞羽均为黑褐色，各羽具有狭细的淡棕褐色边缘；外侧初级飞羽的缘纹，除第 1 枚外，其余羽基和近羽端两处，形稍扩大，成 2 道横斑状；内侧次级飞羽的缘纹较宽，棕色也较浓。尾暗褐色，羽缘较淡。胸和腹淡灰近白，染褐色，两胁带黄色，尾下覆羽较胁羽更淡。脚和趾均为黄褐色。见下（图 1265）

该雀的卵（**麻雀蛋**）也供药用，详见下述。

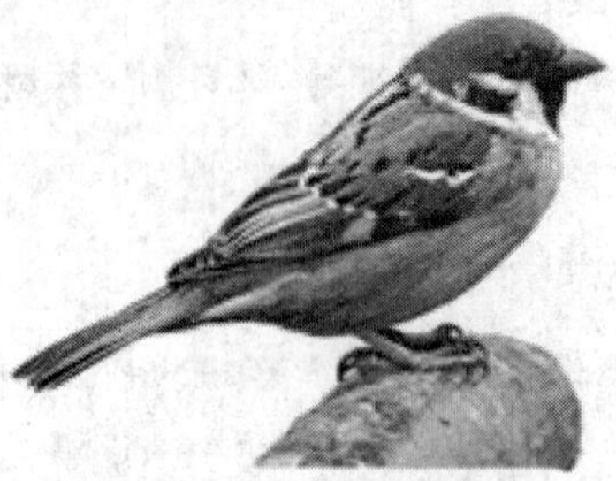

（图 1265）**麻雀**

【生长分布】 多栖于有人类活动的地方。邹平广布。

【采收加工】 四季均可捕捉，捕杀后，除去羽毛及内脏，取鲜肉用，或焙干。

【性味归经】 味甘，性温。归肾、肺、膀胱经。

【功用主治】 补肾壮阳，益精固涩。主治肾虚阳痿，早泄，遗精，腰膝酸软，疝气，小便频数，崩漏，带下，百日咳，痈毒疮疖。

《食疗本草》："其肉十月以后，正月以前食之，续五脏不足气，助阴道，益精髓。"

《本草拾遗》："起阳道，良之令人有子。"

《日华子》："壮阳益气，暖腰膝，缩小便，治血崩带下。"

《本草求原》："治肾冷偏坠，小肠疝气，反胃，赤白痢。"

《内蒙古中草药》："用于百日咳，痈毒等症。"

《中国动物药》："补肾壮阳，固涩益精。治阳痿遗精，小便频数，崩漏带下。"

《彝医动物药》："壮阳补肾，止咳益肺。"

【用量用法】 内服：煨服，或蒸服，或熬膏，或浸酒，或煅存性入丸、散。

【使用注意】 阴虚火旺者及孕妇禁服。

陶弘景："不可合李子食之，亦忌合酱食之，妊身人尤禁之。"

《本草经疏》："阴虚火旺者忌之。"

《本草求原》："雀，反白术，忌李及诸肝。"

【附方】 （1）**治阳痿**：①麻雀肉煮食，每日 3～5 只。--《山东药用动物》 ②麻雀 10 只，去羽毛和内脏，焙干，用 50 度以上的米酒浸泡1个月。每次服 15～30g。--《广西药用动物》

（2）**治阳痿、早泄、遗精**：麻雀 5 只，益智仁 5g，葱白 3 个。水煎，饮汁食肉，日服 2 次。--《中国动物药》

（3）**治肾气偏坠，疝气**：生雀三枚，燎毛去肠，勿洗，以舶上茴香三钱，胡椒一钱，缩砂、肉桂各二钱，入肚内，湿纸裹，煨熟，空心服之，酒下。--《仁斋直指方》

（4）**治小肠气疼痛**：带毛雀儿，取去肠肚，将金丝矾研细，装放雀儿肚满，缝合，用桑柴火缓缓煨烧成炭，研为细末，空心用无灰酒调下。恐恶心，入盐汤少许。年远者每服二枚，近者一枚。--《瑞竹堂经验方》之"飞黄丹"

（5）**治老人脏腑虚损羸瘦，阳气乏弱**：雀儿五只(治如食法)，粟米一合，葱白三茎(切)。将雀儿炒熟，次入酒一合，煮少时，入水二盏半，下米作粥欲熟，下葱白五味等，候熟空心食之。--《养老奉亲书》

（6）**治头晕目眩**：鲜麻雀肉5只，蒸吃，连服几次。--《广西药用动物》

（7）**治体虚浮肿、腰腿无力**：麻雀3只，去羽毛及内脏，白茅根30g。加水煮熟，吃麻雀肉，喝汤，每日1～2次。--《广西药用动物》

（8）**治眼昏，翳赤涩，远视似有黑花，及内障不见物**：肉苁蓉(酒浸一宿，刮去皴皮，炙干)，雀儿十个(去毛嘴爪翅足，存肠胃，去骨烂研)，磁石(烧，醋淬七遍，细研，水飞过)、神曲(炒微黄)、青盐各一两，菟丝子二两(酒浸三日，曝干，别捣为末)。上药捣罗为末，以好酒二升，入少炼熟蜜，入雀肉及盐，研令极烂成膏，和诸药，丸如梧桐子大。每于空心及晚食前，以温酒下二十丸服。--《圣惠方》之"肉苁蓉丸"

（9）**治痢疾**：腊月雀儿，割开肠肚，皮共毛全，去皮巴豆一个，放在内，到沙石罐内盛，顿炭火烧作黑，研细，另用好酒煮黄蜡百十沸，将蜡取出，磁盏内化开黄蜡，即与雀儿末一处为丸。每服一二十丸，不拘时候。如红痢甘草汤下，白痢干姜汤下，花红痢甘草干姜汤下。--《普济方》

（10）**治体虚久咳**：麻雀2只，去羽毛和内脏，冰糖15g，加水煮烂吃，每日2次。--《广西药用动物》

（11）**治痈毒**：麻雀1只，将胸膛剖开贴敷患处。--《内蒙古中草药》

（12）**治疗百日咳**：取麻雀1只，先拔掉粗毛再在火上烤焦后去其内脏，用水洗净顿服。每日服1只，可连服至愈为止。治疗百日咳84例。痊愈者61例；显著进步者11例；进步者10例；无效者2例。--《福建中医药》陈春荣，1961，(5)：8

麻雀蛋 味甘、酸，性温。归肾经。补肾阳，益精血，调冲任。主治男子阳痿，疝气，女子血枯，崩漏，带下。内服：煮食，适量，或入丸剂。阴虚火旺者禁服。

附方 （1）**治男子阴痿不起，女子带下，便溺不利**：雀卵白和天雄末、菟丝子末为丸，空心酒下五丸。--《食疗本草》

（2）**治男子阴痿**：菟丝子末一斤，于春二三月取麻禾雀卵五百个，去黄用白，和丸梧子大。每八十丸，空心盐汤或酒下。腰痛加杜仲四分之一；下元冷加附子六分之一。--《本草述》之"雀卵丸"

（3）**治年少时大脱血致血枯，胸胁支满，妨于食，病至则先闻腥臊臭，出清液，先唾血，四肢清，目眩，时时前后血，或醉入房中，气竭伤肝，月事衰少不来**：乌鲗骨四份，藘茹一份，二物并合，以雀卵为丸如小豆大，每服五丸，饭前以鲍鱼汁送下。--《素问》

刺猬皮

【别名】 猬皮《本经》，仙人衣《山东中药》。

【来源】 为猬科动物刺猬 *Erinaceus europaeus* Linnaeus 的皮。

【动物形态】 刺猬 又名猬、毛刺《尔雅》，白刺猬《杨氏家藏方》，猬鼠《纲目》，偷瓜蛾《食物本草》(姚可成)，刺鼠《随息居饮食谱》，偷瓜獾、刺血儿《中药大辞典》。体形肥短，体长16～27cm，体重400～900g。头宽而吻尖、眼小，耳短（其长度不超过周围的刺长），脸部色较深，为褐色。体背密生尖刺，刺粗而硬，尖刺颜色变异较大，大致可分为二种：一为纯白色，为数较少；一为基部白色或土黄色，中间棕色或黑褐色，尖端又为白色，因而整个体背呈土棕色。腹面及四肢有细而硬的白毛。四肢短小，四足浅褐色，爪较发达。尾短，覆有白毛。见(图1266)。

该动物的胆（**刺猬胆**）也供药用，详见下述。

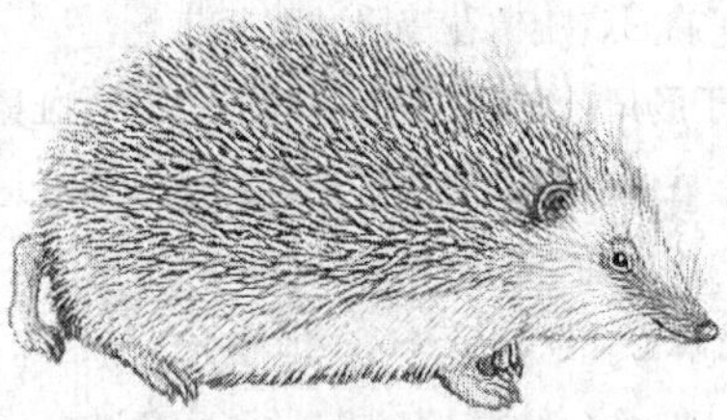

（图1266）刺猬

【生长分布】 栖息于平原、丘陵之灌木丛中山。杂食性动物，主食昆虫和蠕虫，兼食鼠类、幼鸟、鸟卵等，也食农作物及瓜果类。当气温下降到10℃左右即进入冬眠，至翌年气温回升到20℃左右时，开始活动。每年4月繁殖1～2次，每胎产仔3～6只。邹平各地均有分布。

【采收加工】 多在春、秋季捕捉，捕后杀死、剥皮，刺毛向内，除去油脂、残肉等，用竹片将皮撑开悬放在通风处，阴干。

【性状鉴别】 干燥的皮呈多角形板刷状或直条状，有的边缘卷曲呈筒状或盘状，长3～4cm。外表面密生错综交插的棘刺，刺长1.5～2cm，坚硬如针，灰白色、黄色、灰褐色不一。腹部的皮上有灰褐色软毛。皮内面灰白色或棕褐色。具特殊腥臭气。

【炮制】 （1）**制刺猬皮**：取滑石粉置锅内，用文火炒热后，加入净刺猬块，拌炒至黄色，鼓起，刺尖秃时取出，筛去滑石粉，放凉。

（2）**炒刺猬皮**：取净刺猬皮，烫去刺毛，用热水(加碱少许)洗去灰屑污垢，再换清水洗净，干燥，去头足，切小方块，置锅内，用文火加热，炒至微焦。

饮片性状：①制刺猬皮形如刺猬皮，表面黄色，鼓起，刺枯焦，皮部边缘向内卷衄，黄枯易折断，微有腥臭气。②炒刺猥皮，形如刺猬皮，刺枯焦、弯曲，显焦黄色。

【性味归经】 味苦、涩，性平。归胃、大肠、肾经。

【功用主治】 化瘀止痛，收敛止血，涩精缩尿。主治胃脘疼痛，反胃吐食，便血，肠风下麻，痔漏，脱肛，遗精，遗尿。

《本经》："主五痔阴蚀下血，赤白五色血汁不止，阴肿痛引腰背，酒煮杀之。"

《别录》："疗腹痛疝积，烧为灰，酒服之。"

《药性论》："主肠风泻血，痔病有头，多年不瘥者，炙末白饮下方寸匕；烧末吹主鼻衄。"

《食疗本草》："烧灰酒服治胃逆，又煮汁眼止反胃。"

《日华子》："开胃气，止血汗，肚胀痛。"

《医学入门·本草》："令人能食，补下焦弱。兼治小儿卒惊啼。"

《本草备要》："泻，凉血。"

《本经逢原》："除目中翳障。"

《医林改错》："治遗精。"

【临床应用】 （1）**用于胃痛，反胃吐食**。刺猬皮苦能泄降，化瘀降逆止痛，多用于胃痛日久，气病入络，气滞血瘀而致的胃脘疼痛或反胃吐食。临床常配九香虫、香附等，共奏活血理气止痛之功；证属寒瘀气滞者，可配温中散寒的高良姜、延胡索等品同用。治胃逆呕吐，《龙门药方》用刺猬皮炙黄研末，绿豆煮粥送服。亦可配代赭石、旋覆花等降逆止呕药。

（2）**用于肠风，血痢，痔漏，脱肛以及吐血鼻衄**。刺猬皮炒用又有收敛止血的功效，多用于止消化道出血，尤擅治疗肠风下血、便血及痔疾出血。用治肠风下血，痔疮出血，前者配木贼或皂荚，以祛风解毒止血，后者可与地榆炭、侧柏叶、生地等相伍，以清肠止血，如《圣济总录》猬皮散。痔疮肿痛或痔疮成漏属血热毒盛者，加配丹皮、黄连，以加强清热解毒作用，方如《疡医大全》猬皮丸、《疡科选粹》豚胃丸。肛门脱出亦可配磁石，或与补气升阳的黄芪同用。治脾胃虚寒之吐血，《圣惠方》猬皮散，以本品配硫黄一味，以温胃止血；寒盛者，可配炮姜一起使用。

（3）**用于遗精，遗尿**。刺猬皮有收涩入之性，功能涩精止遗，临床单味应用有效，或与益智仁相伍，其他收敛固涩之品如金樱子、芡实、龙骨、牡蛎亦可随症选用相伍。

【用量用法】 内服：煎汤，3～10g，或研末服，1.5～3g，或入丸剂。外用：焙研调敷，适量。

【使用注意】 孕妇慎服。

《本草经集注》："畏桔梗、麦门冬。"

《四川中药志》1960年版："无湿瘀者忌用。"

【附方】 （1）**治反胃**：①猬皮烧作灰，煮绿豆粥半升和一匕服，差为度。--《龙门石窟药方》 ②猬皮烧灰酒服，又可煮汁服，又可五味淹炙食。--《普济方》

（2）**治虚劳吐血**：猬皮一两(烧灰)，硫黄一分。上件药，都研令匀细。每服空心，以温酒调下一一钱。--《圣惠方》

（3）**治鼻衄**：猬皮一枚，烧为灰，细研。每用半钱，绵裹纳鼻中，数易之。--《圣惠方》之"塞鼻散"

（4）**治鼻中息肉**：猬皮炙末，绵裹塞之三日。--《千金要方》

（5）**治肠风下血**：①白刺猬皮一枚(于铫子内焯针焦，去皮，只用针)，木贼半两(炒黄)。上为细末。每服二钱，热酒调下，空心食前。--《杨氏家藏方》②猬皮一枚(炙令焦黄)，皂荚三挺(去黑皮，涂酥炙黄焦，去子)。上药捣罗为末，以软粟米饭和丸，如梧桐子大。每于食前以粥饮下十五丸。--《圣惠方》

（6）**治五色痢并血痢**：刺猬皮烧灰，为末。每服一钱，温酒调下。--《卫生易简方》

（7）**治痔疾**：猬皮、穿山甲等分。烧存性，入肉豆蔻一半，末之，空肚热米饮调二钱服。--《本草衍义》

（8）**治痔漏**：刺猬皮三、四个(酒浸，焙)，经霜槐角子一斤，当归三两。共为末，炼蜜丸，桐子大。每服一二百丸，温酒送下。--《疡医大全》

（9）**治肛门脱出不收**：猬皮一枚，磁石四两，桂心一尺。上三味，治下筛。饮服方寸匕，日一服。--《千金要方》

（10）**治遗精，梦而后遗，不梦而遗，虚实皆效**：刺猬皮一个。瓦上焙为末，黄酒调，早服。--《医林改错》之"刺猬皮散"

（11）**治小儿阴癞，日夜疼痛**：猬皮一个，烧存性，研细。临卧，热酒调下一钱五分。--《普济方》

（12）**治小儿卒惊啼，状如物刺**：烧猬皮三寸为末，乳头饮儿，饮服亦得。--《子母秘录》

（13）**治猘犬咬人**：猬皮、头发等分。烧末，水和饮一杯。若或已目赤口噤者，折齿下之。--《肘后方》

（14）**治臁疮**：刺猬皮烧灰存性，入轻粉，生油调涂。--《普济方》

刺猬胆 味苦，性寒。归肝、胆二经。清热，解毒，明目。主治眼睑赤烂，迎风流泪，痔疮。内服：兑酒热熔，1～2个。外用：点眼，或化水涂敷，适量。

附方 （1）**治痘后风眼，两睑红烂，眵泪，痒不可当**：刺猬胆汁。用簪点入，二三次即愈。--《纲目》引《董炳集验方》

（2）**治产后虚弱**：刺猬胆2个，白酒1盅。熔烧后服，取汗。--《中国动物药》

鼹鼠

【别名】 鼹鼠《别录》，隐鼠《本草经集注》，瞎老鼠，地滚子，翻手老鼠，地爬子，地串子，瞎瞢鼠子，瞎地扬（郃平）。

【来源】 为鼹鼠科动物麝鼹 *Scaptochirus moschatus* Milne-Edwards 除去内脏的全体。

另：鼹鼠科动物长吻鼹、白尾鼹、缺齿鼹、华南缺齿鼹等也供药用。分布于其他地区。

【动物形态】 体形较小，成体体长9～15cm，体重40～110g。吻部细长向前拱出，鼻端裸露，有肉状小突起。眼退化，极小。无外耳壳。前足强大，适宜于挖掘，掌呈扇状向两侧分开；爪发达，其长大于趾长。体背棕黑色或棕褐色，体毛柔软，无一定毛向，带丝状光泽；体腹面毛色稍浅棕灰。尾细而短，被有稀疏的短毛。见(图1267)

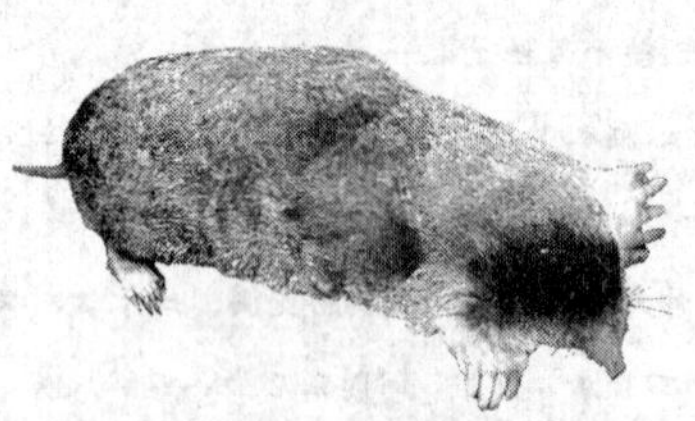

（图1267）**麝鼹**

【生长分布】 主要栖居于丘陵地、灌丛、农耕地中。营地下生活。食性杂。喜食甲虫及其幼虫、蚯蚓等地下昆虫，也取食作物、杂草的根系、块根、块茎、地表茎、叶部和树根皮。挖掘洞道时将土推出地面，形成一堆一堆小土丘。

【采收加工】 四季均可捕捉，捕杀后，剖腹，去除内脏，鲜用或置瓦上焙干。

【性味归经】 味咸，性寒。

【功用主治】 解毒，杀虫。主治痈疽疔毒，痔瘘，淋病，蛔虫病。

《别录》："主痈疽，诸瘘，蚀恶疮，阴䘌烂疮。"

《本草拾遗》："肉，主风，久食主疮疥痔瘘；膏，堪摩诸恶疮。"

《本草图经》："主风热久积，血脉不行，结成疮疽，食之可消去；小儿食之，亦杀蛔虫。"

《品汇精要》："主疮疡，膏摩诸恶疮。"

《东北动物药》："解毒，理气。治疗肿，痔疮，淋病，喘息，胃癌。"

【用量用法】 内服：烧存性，研末服，2～4g，或煮食。外用：烧存性，研末，调涂，适量。

【附方】 （1）**治疗肿恶疮**：鼹鼠1只，烧焦研面。取醋60g，煎至30g，再加入适量鼹鼠粉，成膏状，贴患处，用香油调涂亦可。

（2）**治胃癌**：鼹鼠1只，用瓦焙焦黄，研末。每次1.5g，黄酒冲服，日服1次。(1～2方出自《东北动物药》)

蝙蝠

【别名】 蝙蝠《本经》，服翼《尔雅》，天鼠、伏翼《本经》，飞鼠《方言》，仙鼠《尔雅》(郭璞注)，夜燕《纲目》，盐老鼠《中国药用动物志》，盐蝙蝠，盐变乎子（邹平）。

【名释】 蝙蝠，应为"扁伏"，指扁物日伏。

【来源】 为蝙蝠科动物蝙蝠 *Vespertilio superans* Thomas、家蝙蝠 *Pipistrellus abramus* Temminck 等的干燥全体。

另：蝙蝠科动物大管鼻蝠、大耳蝠、华南棕蝠，蹄蝠科动物大马蹄蝠，菊头蝠科动物马铁菊头蝠的干燥全体也供药用。分布于其地区。

【动物形态】 （1）**蝙蝠** 又名东方蝙蝠《中国中药资源志要》。是一种营飞翔生活的小型动物。身形似鼠，但有膜翅。体长4.5～8.0cm。眼小，鼻部无鼻叶或其他衍生物，牙齿锐利，耳短而宽。指骨末端向上至上膊骨至躯体两侧后肢及尾间有一层薄的翼膜，其上无毛。尾发达。全身毛呈黑褐色。见(图1268)

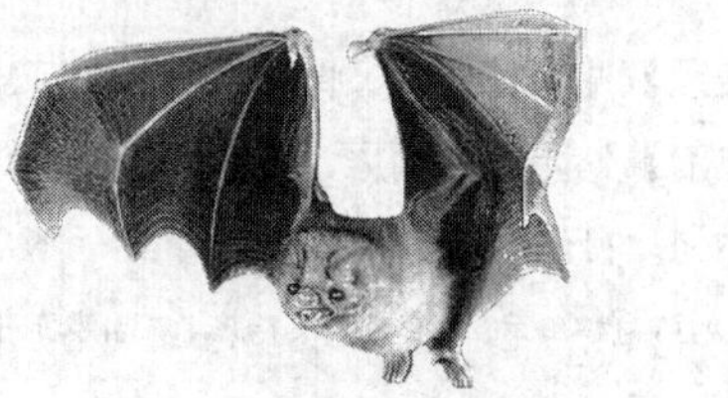

（图1268）**蝙蝠**

（2）**家蝙蝠** 又名伏翼、普通伏翼。与蝙蝠主要区别：耳小略呈三角形，向前折转可达眼与鼻孔之间。耳屏小而圆钝，内缘凹，外缘突出。尾最末端伸出股间膜。体背暗棕色，头部色深；腹面较浅，毛基深棕色而毛端灰棕色。见(图1269)

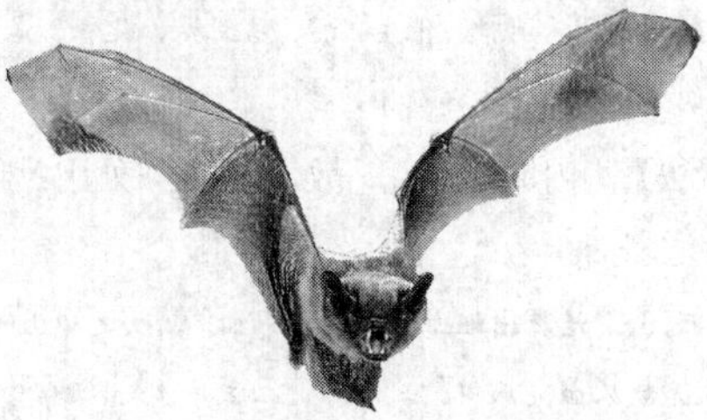

（图1269）家蝙蝠

上述两种蝙蝠的粪便（**夜明砂**）也供药用，详见下述。

【生长分布】 蝙蝠栖息于宅基、石缝、岩洞或树洞中。家蝙蝠栖息宅基。白天休息，黄昏或清晨活动觅食，以双翅目昆虫为食。邹平广布。

【采收加工】 捕杀后，去净毛、爪、内脏，风干或晒干。

【性味归经】 味咸，性平。归肝经。

【功用主治】 止咳平喘，利水通淋，平肝明目，解毒。主治咳嗽，喘息，淋证，带下目昏，目翳，瘰疬。

《本经》："主目瞑，明目，夜视有精光。久服令人喜乐媚好无忧。"

《药录》李当之："主女子生子余疾，带下病，无子。"

《别录》："主(目)痒痛，疗淋，利水道。"

《日华子》："久服解愁。"

《纲目》："治久咳上气，久疟，瘰疬，金疮内漏，小儿魃病，惊风。"

《本草新编》："拔翳膜。"

《本草求原》："治痫，干血气痛。"

《中国动物药》："止咳平喘，利水通淋，截疟，解毒。治慢性气管炎，淋病，瘰疬，金疮等病。"

【用量用法】 内服：入丸、散，1～3g。外用：研末撒，或调敷，适量。

【使用注意】 《本草求原》："性悍，服之多下利。金疮出血不止成内漏者，泻水而血消，其毒可知，勿轻用。"

【附方】 （1）**治哮喘**：蝙蝠焙焦研粉，冰糖水冲服，每次3g，日服2次。--《中国动物药》

（2）**治久疟不止**：蝙蝠七个(去头、翅、足)。捣千下，丸梧子大。每服一丸，清汤下，鸡鸣时一丸，禺中(日近午)一丸。--《范汪方》

（3）**治小儿惊痫**：入蛰蝙蝠一个。入成块朱砂三钱在腹内，以新瓦合煅存性，候冷为末。分四次，空心白汤下，小儿分五服。--《医学集成》

（4）**治小儿慢惊风及天钓夜啼**：蝙蝠一枚(去翅、肚、脂，炙令焦黄)，人中白一分(细研)，干蝎一分(微炒)，麝香一钱(细研)。上药捣细罗为散，入人中白等同研令匀，炼蜜为丸，如绿豆大。每服三丸，以乳汁研下，量儿大小加减服之。--《圣惠方》之"返魂丹"

（5）**治瘰疬多年不瘥**：蝙蝠一个，猫头一个。上同烧作灰，撒上黑豆，煅其灰骨化，研为细末。干即油调敷，湿即干掺。--《奇效良方》之"蝙蝠散"

（6）**治小儿疳积**：蝙蝠1～2只。去毛和内脏，和瘦猪肉一起剁碎，加少量油盐，蒸熟吃。--《广西药用动物》

（7）**治金疮出血内漏**：蝙蝠三枚。烧令烟尽沫下，绢筛之。水服方寸匕，一日令尽，当下如水，血消化也。--《鬼遗方》之"蝙蝠消血散"

（8）**治疗慢性气管炎**：蝙蝠剥皮，去胃肠，置瓦上焙干(勿焦)，研粉；用一点红15g，鼠曲草30g，水煎2次，滤液合并浓缩成1：1浓度，加入蝙蝠粉18g，以炼蜜拌匀为丸。上为1天量，早、晚分服，10天为1疗程。用此复方蝙蝠丸观察治疗慢性气管炎222例，有效率为89.6%，显效率达36.9%，大多数病例在服药1～4d内见效。少数患者有头晕、恶心、口干、七腹部不适等副反应，可自行消失。--《医药学资料》福建省三明地区第二医院，1972，1：1～6

夜明砂

【别名】 天鼠屎、鼠法、石肝《本经》，黑砂星《纲目》，檐老鼠屎《江西中药》。

【名释】 本品功可明目，故名夜明砂。

【来源】 为蝙蝠科动物蝙蝠 *Vespertilio superans* Thomas、家蝙蝠 *Pipistrellus abramus* Temminck 等的粪便。

【动物形态】 参见"蝙蝠"。

【采收加工】 全年可采收，以夏、秋间为宜。扫取当年无霉变的粪便，除去杂质，晒干。

【性状鉴别】 本品为长椭圆形颗粒，两端微尖，长5～7mm，直径约2mm。表面略粗糙，棕褐色或灰棕色；破碎者呈小颗粒状或粉末状。放大镜下观察，可见棕色或黄棕色有光泽的昆虫头、眼及破碎的翅膜。气微或无，味微苦而微辛。

【性味归经】 味辛，性寒。归肝经。

【功用主治】 清肝明目，散瘀消积。主治青盲，雀目，目赤肿痛，白睛溢血，内外翳障，小儿疳积，瘰疬，疟疾。

《本经》："主面痈肿，皮肤洗洗时痛，腹中血气，破寒热积聚，除惊悸。"

《别录》："去面黑皯。"

《新修本草》："主子死腹中。"

《日华子》："炒服治瘰疬。"

《本草衍义》："合疳药。"

《纲目》："治目盲，障翳，明目，除疟。"

《中国动物药》："消积，活血，明目。治小儿疳积，夜盲症，小儿云翳等。"

【临床应用】 (1) **用于青盲，雀目，目赤肿痛，内外翳障**。夜明砂性寒味辛，入肝经血分，能清肝明目，退翳散结。治肝肾不足，阴血不能上承而致青盲者，每与熟地、枸杞、女贞子等养肝滋肾药同用，如《审视瑶函》之复明丸。治疗雀目，本品常与猪、羊肝同用，并配伍石决明、谷精草等清肝明目药，以加强疗效，如《证治准绳》之决明夜灵散，即以本品配石决明末。入猪肝内煮服；《银海精微》之猪肝散，则以夜明砂与谷精草、蛤粉共研细末，掺入猪肝内煮食之。治疗内外翳障，若因肝经风热实邪所致者，可配菊花、夏枯草、谷精草等清肝泻火之品；若因肝肾阴血不足者，可与地黄、枸杞、石斛等补精益血之品同用。治疗目赤肿痛或白睛出衄，可适当选配黄芩、菊花、生地、丹皮等清热、凉血、祛瘀药。

(2) **用于积聚，小儿疳积，瘰疬等症**。夜明砂有消积散瘀之功。治疗小儿疳积，常配伍使君子、黄连、槟榔等清热杀虫、理气消积之品；治疗腹中积聚寒热，可配伍阿魏、红曲、花椒等软坚化积、行气消胀之品；治疗瘰疬，《方脉正宗》以本品配以咸寒软坚之蛤壳，以增强其清肝泻火，散瘀消积之功。

《得配本草》："和朱砂、麝香末，治五疟；猪胆丸米饮下，治雀目；掺猪肝，治翳障；酒送末，下死胎。"

【用量用法】 内服：煎汤，3～10g，布包，或研末，每次1～3g。外用：研末调涂，适量。

【使用注意】 目疾无瘀滞者及孕妇慎服。

《本草经集注》："恶白蔹、白薇。"

《得配本草》："产妇禁用。"

【附方】 (1) **治夜盲症**：夜明砂 10g，鸡肝 1 具。将夜明砂用纱布包好，与鸡肝同煮，肝熟，饮汤食肝，连服 1 月。

(2) **治角膜云翳**：夜明砂、白菊花、决明子、谷精草各 10g。水煎服，每日 2 次。(1～2 方出自《中国动物药》)

(3) **治一切疳毒**：夜明砂五钱，入瓦瓶内，以精猪肉三两，薄切，入瓶内同煮熟，令儿食肉饮汁，取下腹中胎毒；次用生姜四两，和皮切炒，同黄连末一两，糊丸黍米大。米饮服下一丸，日三次。--《全幼心鉴》

(4) **治小儿雀目**：夜明砂炒研，猪胆汁和丸绿豆大。每以米饮下五丸。

(5) **治赤眼成内障**：夜明砂(洗净)、当归、蝉蜕、木贼(去节)各一两。为末，黑羊肝四两，煮烂和丸梧子大。食后熟水下五十丸。(4～5 方出自《纲目》)

(6) **治内外翳障**：夜明砂为末，化入猪胆内，煮食饮汁。

(7) **溃肿排脓**：夜明砂一两，桂半两，乳香一分。为末，入干砂糖半两，井水调敷。(6～7 方出自《直指方》)

(8) **治瘰疬延缠**：夜明砂三钱，白蛤粉五钱(火煅)。共研细末，米饮为丸，如绿豆大。每晚服二钱，白汤下。

(9) **治腹中积聚，寒热**：夜明砂三钱，阿魏四钱，花椒、五钱。红曲六钱。俱研细末。每服二钱，清晨白汤下。(8～9 方出自《方脉正宗》)

(10) **治青盲**：柏叶一两(微炙)，夜明砂一两(以糯米炒令黄)。上药为末，以牛胆汁拌和，糊丸如梧桐子大。每晚临卧，以竹叶汤下二十丸，到五更初，以米饮下二十丸。

(11) **治疟发无时，经久不瘥**：蝙蝠粪五十粒，朱砂半两，麝香一分。上药细研，以软糯米饭和丸，如绿豆大。未发时以暖水下十丸。(10～11 方出自《圣惠方》)

人指甲

【别名】 人指甲《本草衍义》，手爪甲《日华子》，人退《眼科龙木论》，筋退《纲目》。

【来源】 为人科健康人剪下来的指甲。

【采收加工】 用 2% 热碱水洗去污垢，再用清水漂净碱液，干燥。

【性味归经】 味甘、咸，性平。归肝、脾二经。

【功用主治】 止血，利尿，去翳。主治鼻衄，尿血，咽喉肿痛，小便不利，目生翳障，中耳炎。

《证类本草》谓葛稚川云："治忍小便转胞者，自取爪甲烧灰，水服。"

《本草拾遗》："取细末置目中，去翳障。"

《日华子》："催生。"

《本草衍义》："治鼻衄，细细刮取，俟血稍定，去瘀血，于所衄鼻中之。"

《纲目》："催生。下胞衣，利小便，治血尿，及阴阳易病，破伤中风，去目翳。"

《得配本草》："散乳痈。"

《中国动物药》："利尿消肿，催生下胞，去目翳，化骨。治小便不利，血尿，胎衣不下，咽肿乳蛾，骨头鲠喉等。"

【用量用法】 内服：入丸、散，1～2g。外用：研末，点眼、嗜鼻或吹耳，适量。

【附方】 (1) **治鼻出衄血**：刀刮指甲细末，吹之即止。--《简便方》

(2) **治妇人无故尿血**：爪甲、乱发。上二味并烧末，等分。酒服方寸匕，日三服。饮服亦得。

(3) **治小儿腹胀**：取父母指爪甲烧灰，敷乳上饮之。(2～3 方出自《千金

要方》)

(4)**治男女淋疾**：取自身爪甲，烧灰水服。--《肘后方》

(5)**治乳蛾**：爪甲不拘多少(煅为末)，蓬砂、白矾各一钱，西牛黄一分，乌梅、白梅肉各五枚。共捣如泥。含弹丸大一丸，痰火涌出，续含三四丸。--《本经逢源》

(6)**治眼生珠管**：手爪甲(烧灰)、贝齿(烧灰)、龙骨各半两。上药同研令极细。每用少许，点珠管上，日三四度。--《圣惠方》

(7)**治慢性化脓性中耳炎**：人指甲(煅存性)，冰片少许。共研细粉，用时先将耳道洁净，后吹药粉。--《草医草药简便验方汇编》

(8)**治骨头鲠喉**：指甲 lg。置铁片上焙至焦黑，研成细末，吹喉部。--《中国动物药》

(9)**治破伤风，手足战掉不已者**：人手足指甲(烧绝烟)六钱，朱砂(别研)、南星(姜制)、独活(去皮)各二钱。上为细末。分作三分，酒调服之。--《普济方》

(10)**治针刺入肉(针折肉及竹木刺)**：刮人指甲末，同酸枣仁捣烂，唾调涂之，次日定出。--《普济方》

人乳汁

【别名】 人乳汁《别录》，奶汁《纲目》。

【来源】 为人科健康哺乳期妇女的乳汁。

【性味归经】 味甘、咸，性平。归心、肺、胃经。

【功用主治】 补阴养血，润燥止渴。主治虚劳羸瘦，虚风瘫痪，噎膈，消渴，血虚经闭，大便燥结，目赤昏暗。

【临床应用】 (1)**用于虚劳，消渴等病**。人乳本为婴儿生长之所需，成人得之亦能滋阴养血，润燥止渴。凡气血不足，虚劳羸瘦，可以本品合人参、茯苓末为丸内服，以增强益气养血、扶羸却劳之功。治血虚阴亏，燥热伤津之消渴，可以本品与生地汁、天花粉、黄连末同服，以养阴清热，生津止渴。若气血素虚，痰火内扰之虚风瘫痪，人乳可与梨汁、竹沥等养血补虚、清热消痰药刚习，以标本兼治。

(2)**用于眼疾疮肿**。人乳点眼，可治疗目赤涩痛多泪；与桐油和匀外涂，治疗臁疮久溃不愈。

《得配本草》："和竹沥，治失音；冲梨汁，治燥痰；入葱白汁，治初生不尿；入美酒，治卒不得语；浸桐油，涂臁疮；浸川连，点眼热赤肿。"

【用量用法】 内服：新鲜乳乘热饮。外用：点眼，适量。

【使用注意】 《本经逢原》："脾虚易泻者勿食。"

【附方】 (1)**治消渴**：人乳汁、黄连末、天花粉末、藕汁、生地黄汁。上后二味汁为膏，入前三味搜和，佐以姜汁和蜜为膏。徐徐留舌上，以白汤少许送下。--《丹溪心法》

(2)**治肝热眼赤痛**：人乳汁半合，古字钱十枚。上以乳汁于铜器中，磨钱令变色，煎稀稠成煎，瓷瓶收盛。每取少许点目眦头，日三五度。--《圣惠方》

(3)**治臁胫生疮**：人乳、桐油等分，和匀。以鹅翎扫涂，神效。--《摘玄方》

(4)**治痈脓不出**：人乳汁和面敷之，比晓脓尽出，不可近手。--《千金要方》

(5)**治初生不尿**：人乳四合，葱白一寸。煎滚，分作四服，即利。--《外台秘要》

(6)**治百虫入耳**：人乳滴之即出。--《圣惠方》

人尿

【别名】 溲、小便《素问》，人溺《日华子》，轮回酒、还元汤《纲目》。

【来源】 为人科健康人之小便，去头尾，用中间段。一般以 10 岁以下健康儿童小便为佳，称"童便。"

【性味归经】 味咸，性寒。归心、肺、膀胱、肾经。

【功用主治】 滋阴降火，止血散瘀。主治虚劳咳血，骨蒸发热，吐血，衄血，产后血晕，跌打损伤，血瘀作痛。

【临床应用】 (1)**用于虚劳，肺痿，咳嗽咯血，骨蒸潮热等症**。人尿有滋阴降火、凉血止血功效，朱丹溪云：人尿"滋阴降火甚速。凡阴虚火动，热蒸如燎，服药无益者，非小便不能除。"临床治阴虚火旺之劳热骨蒸，咳嗽，吐血咯血者每每用之，如孟洗《必效方》用本品配蜂蜜同服，治疗虚劳骨蒸；姚僧垣《集验方》用本品浸甘草，治疗肺痿阴虚火旺，时发寒热，面赤气急；《诸澄劳极论》治诸虚吐血、咯血、衄血，每以童便一盏，入姜汁或韭汁和匀，徐徐饮服。本品既可养阴清热，又能润肺下气，治久嗽上气，属肺阴虚甚者，可配伍生地、麦冬、沙参等养阴润肺药；属肺火郁遏者，则与桑皮、黄芩等清肺泻火药相伍，以使火降阴复，气平咳止。

(2)**用于产后血晕，跌打损伤，瘀血内阻等症**。人尿不仅能滋阴清热，凉血止血。而且能活血散瘀。治疗产后血晕，因瘀血内阻而成者，用人尿和酒饮，或与红花、泽兰、苏木等活血祛瘀药同用，使瘀去晕止。治疗跌打损伤，可单以本品兑酒少量饮服。

(3)**用于阴盛格阳**。伤寒少阴虚寒服热药所致的阴盛格阳之证，以之反佐，可引阳药入阴。

《得宜本草》："得甘草，治久嗽肺痿；得杏仁、猪肝，治休息痢。"

《得配本草》："和酒饮，治跌扑损伤；调竹沥，治胁胀作痛；加猪胆汁，入姜附汤，治伤寒少阴症，厥逆无脉，下利不止，干呕欲饮水者；行瘀入韭汁；瘴疟，和白蜜搅去沫服；同甘草治久嗽。"

【用量用法】 内服：取新鲜者温饮，30～50ml，或和入汤剂。

【使用注意】 脾胃虚寒及阳虚无火者禁服。

《本草衍义》："过多，恐久远血脏寒，令人发带病，人亦不觉。气血虚无热者，尤不宜多服。"

《本草正》："假热便溏，胃虚作呕者俱不可妄用。"

《本草经疏》："脾胃虚寒或溏泄及阳虚无火、食不消者，咸在所忌。"

【附方】 (1)**治热病咽痛**：童便三合，含之即止。

(2)**治齿缝衄血**：童便温热含之，立止。

(3)**治下痢休息**：杏仁(去皮，麸炒，研)二两，以豮猪肝一具，切片，水洗血净，置净锅中，一重肝.一重杏仁，铺尽，以童便二升同煮干，放冷。任意食之。

(4)**治瘴疠诸疟，无问新久**：童便一升.入自蜜二匙，搅去白沫，顿服，取吐绿痰出为妙。(1～4方均出自《圣惠方》)

(5)**治骨蒸发热**：三岁童便五升，煎取一升，以蜜三匙和之。每服二碗，

半日更服。《必效方》(孟诜)

（6）**治产后血晕，不识人，烦闷**：红蓝花三两(新者佳)，无灰清酒半斤，童子小便半大升。煮取一大盏，去滓。候稍冷服之。--《近效方》

（7）**治头痛至极**：童便一盏，豉心半合。同煎至五分，温服。--《圣济总录》

（8）**治肺痿寒热，两颊赤，气急**：童便，每晚取之，去头尾少许，取童便五合，上好甘草约中指节长，破作四片，炙令热，纳童便中浸一宿，平旦去甘草，顿服之，每日一剂。童便其人勿令吃五辛。忌海藻、菘菜、热面。--《集验方》(姚僧垣)

（9）**治痎疾渴甚**：童便和蜜，煎沸，顿服。--《简便方》

（10）**治吐血鼻洪**：人溺、姜汁和匀，服一升。--《日华子》

（11）**治产后虚冷，恶血结块不散**：生地黄汁半盏，生姜一分(取汁)，童便半盏。上一处煎三四沸。分四次温服。恶血下，滞气通，瘥。未效再作服。--《普济方》之"生地黄饮"

（12）**治胸腹皆闭满，上气喘息**：大腹槟榔二七枚，杏仁四七枚。上㕮咀，以童便三升，煎取一升半，分二服。--《普济方》引《千金要方》

（13）**治疗出血症**：取7岁以下健康男孩新鲜中段小便100ml，兑入陈醋10ml，加白糖适量，炖温顿服，每日2～4次，血止后减半量巩固1～2天。以此治疗上消化道出血8例，活动性肺结核咯血2例，支气管扩张咯血2例，急性白血病齿衄1例，非外伤性鼻出血25例。38例患者中，属实火者21例，虚火者17例，结果治愈36例，无效2例，治愈率为94.7%。--《新中医》胡建华，1988，3：36又有以童便100ml.每日2次，治疗83例溃疡病内出血患者，有效率为97.6%，但对肿瘤出血无效。--《四川中草药通讯》成都市第一人民医院，1972，2：73

（14）**治疗银屑病(牛皮癣)**：按无菌操作程序，取怀孕2～3个月健康妇女中段自然尿，经24h培养无细菌生长，成人每次肌注5～10ml，儿童5ml，每日1次。观察168例，有效139例(82.7%)，其中治愈74例(44%)，显效22例(13.1%)。另用怀孕2～8个月健康妇女消毒尿，用量同上，观察142例本病患者，其有效率仅为65.5%，治愈率14.1%，显效率18.3%。自然尿效果好于消毒尿，妊娠2个月左右的尿液中含绒毛膜促性腺激素较高，治疗效果最好。--《皮肤病研究通讯》江苏皮肤病研究所，1972，3：209

人中白

【别名】 溺、人中白《别录》，白垩《别录》，溺垩《本草经集注》，白秋霜《积善堂经验方》，秋白霜《医学入门》，粪霜《王圣俞手集》，尿壶垢、尿干子《四川中药志》。

【来源】 为人科健康人尿自然沉结的固体物。

【性状鉴别】 品呈不规则的板块状，大小不一，厚3～5mm。表面灰白色，凹凸不平，常有棱状或瘤状突起；底面较平坦。质坚硬而脆，易碎。断面可见明显的粗细不一的层纹。具尿臊气，味微咸。

【炮制】 （1）**人中白**：取原药材，置清水中漂洗4～7天，经常换水，取出，刮去杂质，日晒夜露15天，每日上午翻动1次，以无臭为度，晒干。

（2）**煅人中白**：取净人中白置坩锅内用武火煅至红透时，取出，放凉。

（3）**飞人中白**：取净人中白研成细粉，再水飞至无声为度，倾出混悬液，静置后，分取沉淀，干燥，研散。

饮片性状：①人中白呈不规则的块片状，大小不等。灰白色或青灰色，光滑或有瘤状突起；有时一面平滑，另一面松泡而凹凸不平。质坚硬而脆，易碎断，断面起层。有尿臊气。②煅人中白形状同人中白，但色较深。呈淡灰色，质松脆。③飞人中白为白色粉末。

【性味归经】 味咸，性凉。归肺、心、膀胱经。

【功用主治】 清热降火，止血化瘀。主治肺痿劳热，吐血，衄血，喉痹，牙疳，口舌生疮，诸湿溃烂，烫火伤。

【临床应用】 （1）**用于牙疳，喉痹，口舌生疮，湿热溃疡，烫火伤等**。人中白清热解毒，生肌长肉，常煅研外用，治疗热毒引起的喉痹、牙疳、口舌生疮，以及湿热溃疡，久不收口。如《理瀹骈文》以本品配煅青果核、儿茶、冰片，共研细末，治喉痹、乳蛾、疳疮；《濒湖集简方》则配枯矾研匀，治口舌生疮。

（2）**用于阴虚劳热，吐血，鼻衄**。人中白性味咸寒，有清热降火，消瘀止血作用，《本草汇言》谓其能治吐血、衄血、溺血等各种血证。如《圣惠方》治疗鼻衄经久不止，即以本品配合故绵烧灰，研末内服。

《得宜本草》："得麻仁、阿胶，治血虚便秘；得鸡矢，治蜘蛛咬毒。"

《得配本草》："得炒地龙末、羊胆汁，治偏正头痛；配鸡矢，治蜘蛛毒；配麻仁、阿胶，治血虚便秘；和枯矾，搽口疮；合铜绿、麝香，治走马疳。"

【用量用法】 内服：研末服，3～6g。外用：研末吹、掺或调敷，适量。

【使用注意】 《本草从新》："阳虚无火，食不消，肠不实者忌之。"

【附方】 （1）**治疗血汗鼻衄，五七日不住**：人中白不拘多少，刮在新瓦上，用火逼干，研入麝香少许，温酒调服。--《经验方》

（2）**治喉痹，喉痛，喉癣，双乳蛾，口疳**：人中白(煅)、青果核(煅)、鸡哺退壳(煅)、儿茶、冰片各等分。研吹。--《理瀹骈文》

（3）**治走马牙疳**：小便盆内白屑取下，入瓷瓶内，盐泥封固，煅红，研末，入麝香少许贴之。--《纲目》

（4）**治口舌生疮**：溺桶垽七分，枯矾三分。研匀。拭去涎，掺数次。--《濒湖集简方》

（5）**治小儿口疳**：人中白(煅)、黄柏(蜜炙焦)等分，为末，入冰片少许，以青皮拭净，掺之。

（6）**治跌扑损伤闪挫，骨伤极重者**：白秋霜研极细末。每服五分，好酒调下。(5～6方出自《积善堂经验方》)

（7）**治偏正头痛**：人中白、地龙(炒)等分。为末，羊胆汁和丸芥子大。以新汲水化一丸，注鼻中嗜之。--《普济方》之"一滴金"

（8）**治鼻中息肉**：人中白，瓦焙为末。每服一钱，温汤下。--《朱氏集验方》

（9）**治疗鼻衄经久不止**：故绵五寸(烧灰)，人中白一分。细研为散，每服以新汲水调下二钱。--《圣惠方》

（10）**治疗口疮**：取人中白(刷净，新瓦煅透，研粉)100g，白芷粉100g，冰片15g。上共研细末，过120孔筛，调和均匀，制成口炎散。取少许放于口腔溃疡面上，每日2～3次。观察172例，痊愈162例，无效10例，治愈率94

%。-- 《广西中医药》杨伟明.1980，(4)：45

人中黄

【别名】 人中黄《本草蒙筌》，甘草黄《医林纂要·药性》，甘中黄《现代实用中药》。

【来源】 为甘草末置竹筒内，于人粪坑中浸渍一定时间后的制成品。

【制法】 选取粗大青竹按节锯断，使一端不通，刮去外层青皮。另将甘草粉装入竹筒内杵实，至离筒口约 0.3cm，取竹茹丝铺上，用木塞塞紧，再用松香熔化封口，吊放在粪坑中浸 49 天，取出(一般多于冬季浸入，至翌春取出)，放在长流水中漂洗 49 天，捞起，日晒夜露 49 天，至无臭气，阴干后将竹筒劈开，取出人中黄，再经日晒夜露 7 天即得。

【性状鉴别】 呈不规则的小块状，完整者呈圆柱形的段。外表面暗黄色，显粗糙而紧密，有的有灰黄色竹衣膜残留，易剥落。断面可见到甘草纤维。纵横交织，相互凝聚。质紧密略坚硬。具特殊气味。

【性味归经】 味甘、咸，性寒。归心、胃经。

【功用主治】 清热凉血，泻火解毒。主治天行热病，温病发斑，大热烦渴，痘疮血热，丹毒，疮疡。

【临床应用】 （1）**用于热病，高热烦渴，发斑吐衄**。人中黄清热凉血，治疗温热病高热烦渴，可单以本品兑白糖开水冲服，或与石膏、黄连等药同煎服，以增强清热泻火之功；治热毒发斑，烦躁便秘，可与犀角、生地、丹皮等清热凉血药相伍；若治血热妄行之吐血心烦者，可配伍茜草根等止姻药，以加强止血作用。

（2）**用于疮毒**。人中黄有清热解毒作用，常与银花、山栀等清热泻火解毒药同用，以治疗疮疡丹毒等外科疾患。

【用量用法】 内服：布包煎汤，6～10g，或入丸、散。

【使用注意】 非实热性热病者禁用。

【附方】 （1）**辟瘟**：人中黄不拘多少，饭为丸，绿豆大。下十五丸。-- 《松峰说疫》

（2）**治呕血吐痰，心烦骨蒸者**：人中黄为末。每服三铙茜根汁、竹沥、姜汁和匀服之。-- 《丹溪心法》

（3）**治丹毒**：人中黄 6g，金银花 4.5g，丹皮 4.5g，生山栀 6g，水煎，每日 3 次分服。-- 《现代实用中药》

（4）**治中河豚菌毒及一切恶疮**：人中黄、酒大黄等分。为末。无灰酒服，须臾泻利，毒即随出，虽大渴，不可饮水。-- 《本经逢原》

紫河车

【别名】 紫河车《本草蒙筌》，胞衣《梅师方》，人胞《本草拾遗》，混沌皮、混元丹《本草蒙筌》，仙人衣、混沌衣、混元母、佛袈裟《食鉴本草》(宁源)，胎衣《纲目》。

【名释】 《纲目》："胚胎将兆，九九数足，我则乘而载之，故谓之河车。其色有红、有绿、有紫，以紫者为良。"

【来源】 为人科健康产妇的胎盘。

【采收加工】 收集健康产妇的新鲜胎盘，除去羊膜及脐带，反复冲洗至去净血液，蒸或置沸水中略煮后，干燥。

【性状鉴别】 本品呈不规则蝶状半圆形或椭圆形，直径 9～16cm，厚约 1cm。黄白色或黄棕色。向胎儿面（子面）较平滑，中央或一侧有脐带或残痕，周围有无色或带血的网状血管。向母腹面（母面）粗糙，凹凸不平，有纵横交错深浅不一的沟纹，可见无色膜衣。质坚脆，可折断，断面有白色点或白色点连成的白色斑块及大小不等的孔穴，形似海绵状。有腥气。见（图 1270）

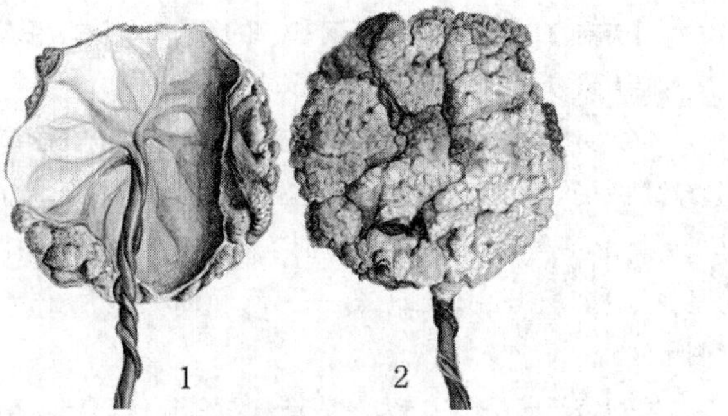

（图 1270）**胎盘**

1.子面 2.母面

【主含成分】 人胎盘成分较复杂。所含干扰素(*interferon*)能抑制多种病毒对人细胞的作用，所含巨球蛋白（称 β 抑制因子 *β-inhibito*r）能抑制制流感病毒。还含有与血液凝固有关的成分，有类似凝血因子 XIII的纤维蛋白稳定因子，尿激酶抑制物（能抑制尿激酶活化纤维蛋白溶酶原的作用）和纤维蛋白溶酶原活化物。通常情况下纤维蛋白深酶原活化物的作用远低于抑制物。还含有许多激素：促性腺激素（*gonadotropi*n）A 和 B，催乳素（*lactogen*），促甲状腺激素（*thyrotropin*），催产素样物质，多种甾体激素和雌酮（*estrone*），雌二醇（*estradiol*），雌三醇（*estriol*）孕甾酮（*progesterone*），睾丸甾酮（*testosterone*），去氧皮质甾酮（*deoxycorticosterone*），11-去氢此质甾酮（*11-dehydrocorticosterone*），可的松（*cortisone*），17-羟皮质甾酮（*17-hydroxycorticosterone*），四氢皮质甾酮（*tetrahydrocorticosterone*），4-孕烯-20，21-二醇-3，11-二酮（*4-pregnen-20,21-diol-3,11-dione*），绒毛膜促腺激素（*chorionic gonadotropin*）等及促肾上腺皮质激素（*adrenocorticotropic hormone*）等。还含有多种有应用价值的酶，如溶菌酶(*lysozyme*)，激肽酶(*kinina*se)，组胺酶(*histaminase*)，催产素酶(*oxytocinase*)，清蛋白酶，α-球蛋白酶，β-球蛋白酶，γ-球蛋白酶等。此外，尚含有红胞生成素，磷脂（*phospholipid*），β-内啡肽（*β-endorphin*），氨基多糖体。

【药理】 （1）**激素样作用** 胎盘有分泌激素的生理功能，能分泌人绒毛膜促性腺激素(HCG)等激素。给哺乳期幼兔注射胎盘提取物，能显著促进幼兔的胸腺、脾脏、子宫、阴道、乳腺等的发育，也可促进甲状腺、睾丸发育，对脑垂体、肾上腺、卵巢、胰腺、肝、肾等几无影响。

（2）**增强免疫功能** 紫河车煎液每日以 10g/kg 给小鼠灌胃，连续 5 天，能显著提高小鼠外周血 T 淋巴细胞的比率，对淋巴细胞总数无明显影响。

（3）**提高阿片样镇痛作用** 用足部刺激法、阴道及宫颈刺激法，可观察到口服胎盘和羊水能提高注射吗啡对大鼠的镇痛作用。

（4）**对血凝的影响** 羊水和胎盘提取物具有纤维蛋白溶解抑制活性。

（5）**抗菌及抗病毒作用** 胎盘中含有溶菌酶，给小鼠腹腔注射，可防止由肠炎沙门菌、鼠伤寒沙门菌、弗氏痢疾杆菌的内毒素引起的死亡。胎盘 γ-球蛋白含有麻疹、流感等抗体以及白喉抗毒素等，可用于预防或减轻麻疹等传染病。因系蛋白质，故口服无效，必须注射。胎盘γ-球蛋白中还含干扰素，临床上可用于预防或控制病毒感染。胎盘血清中含有不耐热的β-抑制因子，能抑制一种A型流感病毒。

（6）**毒性** 胎盘提取物具肝毒性，可使血清天冬氨酸转氨酶、丙氨酸转氨酶、乳酸脱氢酶、血中正铁血红蛋白升高。大鼠腹腔注射4ml/kg胎盘提取物，可引起肝脏脂质过氧化物显著升高。血中及肝脏中谷胱甘肽浓度降低，下降率分别为45.1%和61.0%，过氧化氢酶、谷胱甘肽过氧化酶和谷胱甘肽还原酶活性被抑制，而谷胱甘肽硫转移酶活性则升高，并呈剂量依赖性。

【炮制】 （1）**酒炒紫河车**：取净紫河车块，用酒拌匀，待吸尽后用文火炒至酥脆。用时研末。

（2）**酒制紫河车**：取新鲜的紫河车，横直剖开血管，用水反复洗漂干净，另取花椒置布袋中，加水煎汤，去渣，加入净紫河车，煮2～3分钟，及时捞出，滤净水，放入黄酒盆内拌匀，置笼屉中蒸透，取出，烘干即得。每紫河车100个，用花椒120g，黄酒1.5kg。

饮片性状：①酒炒紫河车形如紫河车，质酥脆，微有腥气，具酒香气。②酒制紫河车形如紫河车，质酥脆，腥气较弱，具酒香气。

【性味归经】 味甘、咸，性温。归肺、肝、肾经。

【功用主治】 益气养血，补肾益精。主治虚劳羸瘦，虚喘劳嗽，气虚无力，血虚面黄，阳痿遗精，不孕少乳。

《本草拾遗》："主血气羸瘦，妇人劳损，面䵟皮黑，腹内诸病渐瘦悴者。"

《纲目》谓吴球云："治男女一切虚损劳极，癫痫失志恍惚，安心养血，益气补精。"

《本草蒙筌》："疗诸虚百损，劳瘵传尸，治五劳七伤，骨蒸潮热，喉咳音哑，体瘦发枯，吐衄来红。煮食滋补尤佳，又益妇人，俾育胎孕。"

《雷公炮制药性解》："主男子精衰，妇人无子。"

《冯氏锦囊·药性》："专滋肝肾。""(治)骨蒸盗汗，腰脊酸疼，足膝痿软，惊悸羸乏等症。""大补气血，凡症气血两虚者用之。"

《药性切用》："治久崩。"

《本草再新》："大补元气，理血分，治神伤梦遗，能壮阳道，能滋阴亏，调经安产。"

《现代实用中药》："用于神经衰弱，阳痿，不孕及慢性衰弱病，如肺结核等。又为阵痛催进剂及促进乳汁分泌剂。"

【临床应用】 （1）**用于虚劳证**。紫河车为血肉之属，能峻补气血，益肾精，强壮体质，增强抗病能力，为固本之药。适用于一切虚劳证。如肾气亏损，精血衰少所致的阳痿遗精，性冷，不孕{不育，月经失调，腰酸乏力诸症，尤宜用之。单用即有效，但须久服，其效始显。用新鲜胎盘煮烂食之，补益之力尤胜，虚劳至极：用之有殊功。亦可配伍人参、熟地等补气益血之品同用，方如河车大造丸；肾阴肾阳俱不足者，可与助阳益精之鹿角胶、补骨脂、菟丝子、肉苁蓉等相伍，以阴阳并补。

（2）**用于肺肾两虚之喘咳**。紫河车益肾补肺，纳气平喘，哮喘、咳嗽日久，肺损及肾，动则气喘，发作频仍，单用紫河车粉服。可改善症状，减少发作。如与大补元气之人参粉，或与补肾纳气平喘之蛤蚧粉同服，尤可提高疗效。

（3）**用于气血亏虚，消瘦无力**。气短自汗，面色萎黄，心悸气短，产后缺乳等。紫河车不腻不燥，益气补精养血，作用温和持久。治上述诸症，均可单味应用，或与补气养血之党参、黄芪、当归、熟地同用，以加强疗效。脾虚食少者，可配白术、茯苓培土，以养后天之本。癫痫久发不愈，精神不振，形体疲惫不复，属气血亏虚者，常服紫河车粉有效。现有用治再障、白细胞减少症，单用或配伍熟地、当归、杜仲等补髓生血之品同用。

《得宜本草》："得熟地、牛膝、杜仲。能补肾益精。"

【用量用法】 内服：研末，每次1.5～3g，重症加倍，或入丸剂；新鲜胎盘，半个或1个，水煎服食，每星期2～3次。

【使用注意】 有表邪及实证者禁服。脾虚湿困纳呆者慎服。

《本草经疏》："胃火齿痛，法宜忌之。"

《本草备要》："以初胎及无病妇人者良，有胎毒者害人。"

【附方】 （1）**治劳瘵虚损，骨蒸等症**：紫河车一具(洗净，杵烂)，白茯苓半两，人参一两，干山药二两。上为末，面糊和入紫河车，加三味，丸梧子大。每服三五十丸，空心米饮下。嗽甚，五味子汤下。--《妇人良方》

（2）**治老人久病喘息，咳嗽，吐少量清稀痰，动则喘甚，张口抬肩，心悸少寐，虚羸消瘦，舌淡，两寸尺脉弱**：胎盘一具(取新鲜者，清水漂净污血，切块)，杏仁五钱(去皮、尖)，百合一两(渍一宿，当白沫出，去其水)，胡桃仁(净者)一两。上四味，加水四碗，熟炖至两碗，入盐、酱等调味品，分两次食之，早、晚各服一次。--《养老奉亲书》之"炖胎盘方"

（3）**治吐血、失血后，劳疾后**：初生男子胎衣，以长流水直是不住洗去恶血，待清汁出方妙，以酒煮直待烂为度(却不用铁器煮，止用瓶钵之类)，候其烂，取出杵烂如泥，入茯苓末三五两，又杵觉干，又入酒少些，又杵，丸如梧桐子大。每服百十丸，米饮或酒下。--《朱氏集验方》

（4）**治无子，月水不调，小产，难产。其补阴之功极重。久服耳聪目明，须发乌黑**：紫河车一具(米泔洗净，新瓦焙干，研末；或以淡酒蒸熟，捣晒研末)，败龟版(童便浸三日，酥炙黄)二两，黄柏(去皮，盐酒浸炒)一两半，杜仲(去皮，酥炙)一两半，牛膝(去苗，酒浸晒)一两二钱，生地黄二两半(入砂仁六钱，白茯苓二两，绢袋盛，入瓦罐酒煮七次，去茯苓、砂仁不用，杵地黄为膏听用)，天门冬(去心)、麦门冬(去心)、人参(去芦)各一两二钱。夏日加五味子七钱。各不犯铁器，为末，同地黄膏入酒，米糊丸如小豆大。每服八九十丸，空心盐汤下，冬月酒下。女人去龟版，加当归二两，以乳煮糊为丸；男子遗精，女子带下，并加牡蛎粉一两。--《纲目》引《诸证辨疑》之"大造丸"

（5）**治小儿惊痫**：①肥厚紫河车研烂，入人乳调如泥，日服二三次。②惊痫，每发吐痰困倦半晌而苏。紫河车生研烂，入人参、当归末，丸如桐子大。每服三五丸，日进三五服，人乳化下。--《保婴撮要》

（6）**治久癫失志，气虚血弱**：紫河车洗净，烂煮食之。--《纲目》引《刘氏经验方》

（7）**治乳汁不足**：紫河车一个，去膜洗净，慢火炒焦，研末，每日晚饭后服1.5~3g。--《吉林中草药》

（8）**治目赤及翳**：新生孩子胞衣，暴干，烧末，傅目眦中。--《千金要方》

脐带

【别名】 脐带《本草拾遗》，坎气《本草从新》。

【来源】 为人科初生健康婴儿的脐带。

【性状鉴别】 本品呈细长条状，长10～15cm，直径约0.5cm，淡黄色或黑棕色，半透明，对光视之，内有2根动脉管和1根静脉管。质坚韧，不易折断。气微腥。

【药理】 (1) **性激素样作用** 脐带激素对雌性幼小鼠有促进发情期的作用，使子宫、卵巢肥大，子宫粘膜肥大增殖；对去势小鼠也有此作用。幼小、去势或摘除脑垂体前叶的家兔静注脐带激素，可使内生殖器组织肥大和增殖，认为有性激素样作用。

(2) **其他作用** 对蛙后肢、兔耳血管有扩张作用，对兔肠管及子宫则为兴奋作用。

(3) **毒性** 本品对蛙、小鼠及家兔有麻痹作用，特别对兔，用大剂量时能迅速降低血压，产生痉挛，最后呼吸麻痹而死亡。

【炮制】 将脐带漂洗干净。用银花、甘草煎汁加黄酒和脐带同煮，沸后取出、烘干。每20条脐带用银花、甘草各3g，清水500ml煎汁，入黄酒50g。

【性味归经】 味甘、咸，性温。归心、肺、。肾经。

【功用主治】 益肾，纳气。主治肾虚喘咳，虚劳羸弱，气血不足，盗汗，久疟。

《本草拾遗》："主疟。"

《纲目》："解胎毒，敷脐疮。"

《本草汇言》："补肾命.解胎毒，化痘毒。"

《本草通玄》："充养血气。"

《饮片新参》："治虚劳，纳肾气，定喘咳，敛汗。"

【临床应用】 **用于虚劳喘咳，盗汗，久疟。**脐带为血肉有情之品，有补肾纳气、敛汗、补虚之功。治疗虚劳羸弱，肾虚喘咳，体弱盗汗，久疟不已，可单味煎服或研末服，亦可与人参、熟地等益气养血药同用。如《医级》治疗阴阳两虚，气血俱伤的坎气丹，即以本品配伍人参、熟地、枸杞子等品；《本草汇言》治疗三阴久疟，以本品与人参、白术、附子等同用，以扶正却邪。

【用量用法】 内服：煎汤，1～2条，或入丸、散，1～3g。

【附方】 (1) **治阴阳两虚，精神气血皆伤，虚危之候**：坎气(炙末)一两，人参一两，熟地二两，枸杞二两，人乳粉二两。上为末，酒酿白蜜炼作丸，桐子大。每服二钱，末饮下。--《医级》中"坎气丹"

(2) **治三阴久疟**：脐带九枚(烧存性)，于白术二两，人参五钱。焙干俱为末，入童便煮附子一两，捣膏和丸梧子大。每早服三钱。--《本草汇言》

(3) **治脐汁不干**：绵裹落下脐带(烧研)一钱，当归头(末)一钱，麝香一字，掺之。--《全幼心鉴》

(4) **预解胎毒**：初生小儿十三日，以本身煎下脐带烧灰，以乳汁调服，或入朱砂少许，可免痘患。--《保幼大全》

兔肉

【来源】 兔肉《别录》为兔科动物草兔 *Lepus capensis* Linnaeus、家兔 *Oryctolagus cuniculus domesticus*(Gmelin)等的肉。

另：兔科动物东北兔、华南兔、高原兔的肉也供药用。产于其他地区。

【动物形态】 (1) **草兔** 又名蒙古兔、草原兔、野兔、跳猫《中国经济动物志》，坡兔（邹平）。体形中等，长约45cm，尾长约9cm，体重在2kg以上。耳甚长，有窄的黑尖，向前折超过鼻端。尾连端毛略等于后足长。全身背部为沙黄色，杂有黑色。头部颜色较深，在鼻部两侧各有一圆形浅色毛圈。眼周围有白色窄环，耳内侧有稀疏的白毛。腹毛纯白色，臀部为沙灰色，颈下及四肢外侧均为浅棕黄色。尾背面中间为黑褐色，两侧及腹白色。冬毛长而蓬松，有细长的白色针毛伸出毛被之外；夏毛色略深，为淡棕色。见(图1271)

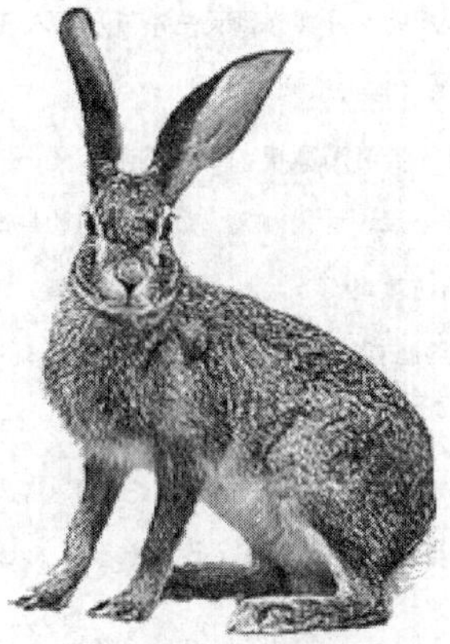

(图1271) **草兔**

(2) **家兔** 与草兔相比较，其个体变异较大，主要区别：一般头部、耳、后肢较短，毛色变化较大，有白、灰、褐等颜色，耳尖无黑色。见（图1272）

兔的血液（**兔血**）、头骨（**兔头骨**）、骨骼（**兔骨**）、**兔肝**、粪便（**望月砂**）也供药用，详见下述。

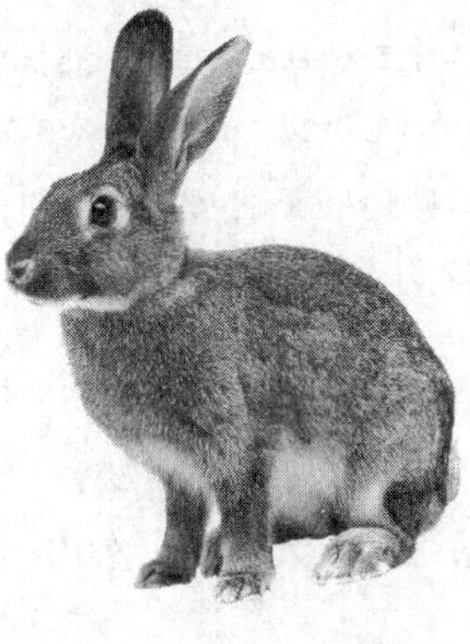

(图1272) **家兔**

【生长分布】 草兔多栖息于平原、荒草地、山坡灌丛、农田、苗圃等地，以青草、嫩枝、树皮、农作物为食。草兔终生生活于地面，不掘洞，善于奔跑，多在夜里活动。邹平各地均有分布。

【采收加工】 将兔杀死，取肉洗净，鲜用。

【性味归经】 味甘，性寒。归肝、大肠经。

【功用主治】 健脾补中，凉血解毒。主治胃热消渴，反胃吐食。肠热便秘，肠风便血，湿热痹，丹毒。

《别录》："补中益气。"

《千金·食治》："止渴。"

《本草拾遗》："主热气湿痹。"

《药性论》："腊月作酱食，去小儿豌豆疮。"

《日华子》："治渴健脾，生吃压丹毒。"

《纲目》："凉血，解热毒，利大肠。"

《本经逢原》："治胃热呕逆，肠红下血。"

【用量用法】 内服：煎汤或煮食，50～150g。

【使用注意】 《本草经集注》："妊娠不可食，令子唇缺；其肉不可合白鸡肉食之，面发黄；合獭肉食之，令人病遁尸。"

《本草拾遗》："久食弱阳，令人色痿；与姜同食，令人心痛。"

《食疗本草》："八月到十月其肉酒炙吃，与丹石人甚相宜。大都绝人血脉，损房事，令人痿黄。"又"二月食之伤神。"

【附方】 （1）**治消渴羸瘦，小便不禁**：兔一只，剥去皮、爪、五脏等，以水一斗半，煎煮令烂，骨肉相离，滤出骨肉，斟酌五升汁，便澄滤，令冷，渴即饮之。--《海上集验方》

（2）**治肺结核**：将胎兔(健康孕兔的胎儿)搅碎，烘干研末，每次 15g，内服，每日 2～3 次。

（3）**治宫颈癌**：健壮公兔 1 只(去皮毛、内脏)，川贝母 9～15g；红糖适量(用于体质好的患者)。共炖熟，连汤服，早、晚各服 1 次。(2～3 方出自《广西药用动物》)

兔血

味咸，性寒。凉血活血，解毒。主治小儿痘疹，产后胎衣不下，心腹气痛。用法：多入丸剂。

附方 （1）**治小儿胎毒，遇风寒即发痘疹，服此可免，虽出亦稀**：①兔二只，腊月八日刺血于漆盘内，以细面炒熟，和丸如绿豆大。每服三十九，绿豆汤下。每儿一剂，永安甚效。杨氏《经验方》加朱砂三钱，酒下，名兔砂丸。--《纲目》引《乾坤秘韫》 ②腊月八日，取生兔一只刺血，和荞麦面，少加雄黄四五分，候干，丸如绿豆大。初生小儿以乳汁送下二三丸，遍身发出红点，是其验也。但儿长成，常以兔肉啖之，尤妙。--《纲目》引《刘氏保寿堂方》

（2）**治心气痛**：用腊兔血和茶末四两，乳香末二两，捣丸芡子大。每温醋化服一丸。--《纲目》引《瑞竹堂方》

兔头骨

味甘、酸，性平。平肝清热，解毒疗疮。主治头痛眩晕，癫疾，产后恶露不下，消渴，小儿疳痢，痈疽恶疮。内服：煎汤，3～6g，或烧灰入丸、散。外用：烧灰研末敷，适量。孕妇禁服。

附方 （1）**治天行，呕吐不下食**：兔头骨，连皮毛烧存性，研末。米饮服方寸匕，以瘥为度。--《必效方》

（2）**治消渴，饮水不知足**：兔头骨一具，以水煮取汁饮之。--《食医心镜》

（3）**治产后阴下脱**：兔头骨烧存性，研末。敷之。--《子母秘录》

（4）**治发脑发背，痈疽热疖及恶疮等**：腊月取兔头骨细锉，入瓶内密封，惟久愈佳。涂帛上厚封之。热痛敷之如冰，频换瘥。--《胜金方》

兔骨

味甘、酸，性平。清热止渴，平肝祛风。主治消渴，头昏眩晕，疮疥，霍乱吐利。用法：煎汤服，6～15g，或浸酒。外用：醋磨涂敷，适量。

附方 （1）**治消渴羸瘦，小便不禁**：兔骨和大麦苗煮汁服。--《海上集验方》

（2）**治头昏眩晕**：兔骨、响铃草、昏鸡头、天麻，水煎服。--《四川中药志》(1960 年)

兔肝

味甘、苦、咸，性寒。养肝明目，清热退翳。主治肝虚眩晕，目暗昏糊，目翳，目痛。内服：煮食，30～60g，或和药研丸。

附方 （1）**治肝虚目暗**：黄连(去须)一两半，胡黄连一两，熟地黄(焙)一两，草决明半两。上为末，细切兔肝，研烂和丸，如梧子大。每服二十丸，食后，临卧米饮下。--《圣济总录》

（2）**治肝肾气虚，风热上攻，目暗肿痛**：兔肝一具，米三合，和豉汁如常煮粥食。--《普济方》

（3）**治疮疹入眼，初觉眼肿痛**：黄柏一两(去皮)，苍术半两(米泔水浸一日)，石决明一两(生)。上为细末，煮兔肝捣烂，和丸绿豆大。每服三十丸，米泔水送下，食后临卧时服。--《小儿卫生总微论方》

（4）**治疳眼，夜盲**：鲜兔肝 1～2 具。放开水中烫至半熟，以酱油蘸食，每日 1 次。--《山东药用动物》

望月砂

【别名】 望月砂《本草逢原》，兔蕈《雷公炮炙论》，兔屎《补缺肘后方》，玩月砂《集验方》(姚僧坦)，明月砂《圣惠方》，兔粪《苏沈良方》。

【来源】 为兔科动物草兔 *Lepus capensis* Linnaeus 等野兔的干燥粪便。

【动物形态】 参见"兔肉"。

【采收加工】 9～10 月间，野草被割除后，即可见到兔粪，扫取之，拣净杂质、泥沙，晒干。

【性状鉴别】 圆球形而略扁，长 9～12mm，直径 6～9mm。表面粗糙有草质纤维，内外均呈浅棕色或灰黄色。质轻松，易破碎，手搓之即碎成乱草状。鲜时有恶臭，干后无臭。味微苦而辛。

【性味归经】 味辛，性寒。归肝、肺经。

【功用主治】 去翳明目，解毒杀虫。主治目翳目暗，疳积，痔瘘。

《本草蒙筌》："疗痘生眼内成疮，痔发肠头下血。"

《纲目》："目中浮翳，劳瘵五疳，疳疮痔瘘，杀虫解毒。"

【用量用法】 内服：煎汤，5～10g，或入丸、散。外用：烧灰调敷，适量。

【使用注意】 孕妇慎服。

《得配本草》："产妇禁用。"

《本草求真》："若阴气上乘，目障不清，未可用焉。"

《广西药用动物》："体虚有胃病的人忌用。"

【附方】 （1）**治痘后目翳**：兔屎二七粒，用雌雄槟榔各一枚同磨，井水调服。--《蔺氏经验方》

（2）**治小儿痘疹，眼中生翳**：兔粪、蝉蜕、木通、甘草，煎汤频服。--《摄生众妙方》

（3）**治月蚀耳疮**：望夜，取兔屎纳蛤蟆腹中，同烧末，敷之。--《肘后方》

（4）**治劳瘵**：兔屎四十九粒，硇砂(如兔屎大)四十九粒。为末，生蜜为丸，

如梧桐子大。月望以井水浸甘草一夜，五更初取汁送下七丸，有虫即下，三日不下再服。-- 《苏沈良方》

（5）**治痔疮下血，疼痛不止者**：玩月砂慢火炒黄，为末。每服二钱，入乳香五分，空心温酒下，日三服。-- 《集验方》(姚僧坦)

（6）**治五痔下痢**：兔屎(炒)半两，干虾蟆一枚(烧灰，为末)，绵裹如莲子大。纳下部，日三易之。

（7）**治大小便秘**：望月砂一匙安脐中，冷水滴之令透，自通也。(6～7方出自《圣惠方》)

鼢鼠

【来源】 为仓鼠科动物华北鼢鼠 *Myospalax psilurus* Milne-Edwards、中华鼢鼠 *Myospalax fontanieri* Milne-Edwards 的全体。

另：仓鼠科动物草原鼢鼠 *Myospalat aspalax* Pallas 的全体也供药用。多分布于北方草原。

【动物形态】 （1）**华北鼢鼠** 又名瞎老鼠、地排子《山东动物药》，东北鼢鼠，地羊，盲鼠《中国动物药志》，瞎地羊（邹平）。体型圆粗，颈、胸、腰无明显区别。体长 15.8～23.2cm，尾短约 4.3cm。体重 120～320g。头宽扁，吻钝，眼小。耳小隐于被毛之下。前脚掌宽大，利于掘推土壤。前足爪明显长于相应的趾，第三只的爪最长，镰刀状，适于打洞和在洞穴内行走。后足相对弱。前足背被毛，后足和尾裸露。乳头 4 对，胸、腹部各两对。背毛黄褐色，具丝光；毛尖铁锈红色，毛基深灰色。体侧毛色渐淡，腹部淡灰色。吻鼻部与面部色浅，额顶常有一块大小形状不定的白斑，但有时不明显。见（图 1273）

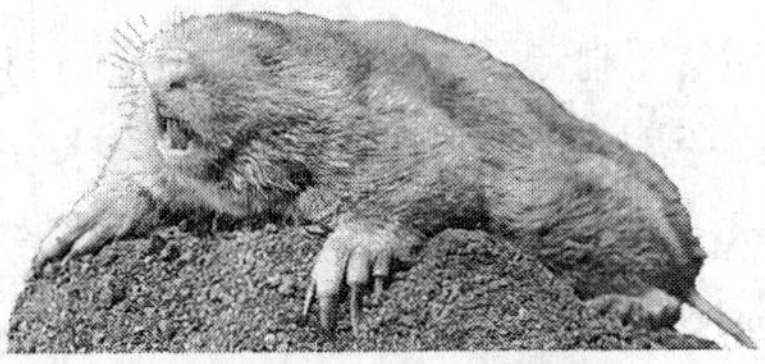

（图 1273）**华北鼢鼠**

（2）**中华鼢鼠** 又名瞎拴、瞎瞎、仔隆《中国动物药志》，瞎老、方氏鼢鼠等。体长 17.1～21.7cm，体型肥胖。前肢爪粗大，第 2、3 趾爪长几乎相等。体色较鲜亮，体背和体侧为明显的锈红色。额通常有一白色斑。见（图 1274）。

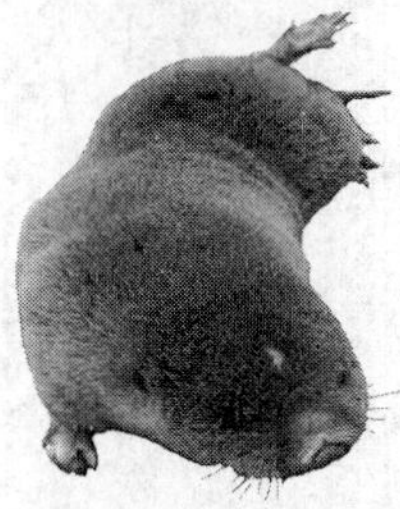

（图 1274）**中华鼢鼠**

【生长分布】 主要生活于农田、草原、山地丘陵、灌丛、森林等处，营地下生活，不冬眠，昼夜活动，很少外出。洞穴的采食道距地表 10 余厘米，在地表形成一堆一堆土丘。雄性掘洞后刨出地表的泥土为直线，雌性为曲线。主要以植物的根为食。邹平各地均有分布

【采收加工】 春、夏、秋季均可捕捉，捕后处死，除去内脏，用 70～80℃温度烤制，至疏松为度，研成细粉，置干燥、阴凉处。

【性味归经】 味咸，性寒。

【功用主治】 清热解毒，活血散瘀。主治红斑狼疮，慢性肝炎，胃溃疡，再生障碍性贫血，白细胞减少症。

《山东药用动物》："解毒消肿。治淋巴系统肿瘤初起，再生障碍性贫血，化疗、放疗引起的白细胞减少症，慢性肝炎，红斑狼疮。"

《中国药用动物志》："有清热解毒，活血祛瘀功效。主治红斑狼疮，慢性肝炎，胃溃疡等症。"

《中国动物药》："镇痛镇静，消肿解毒。"

【用量用法】 内服：焙研冲服，3～6g。

【附方】 （1）**治红斑狼疮**：鼢鼠粉 2g，黄酒 20ml 冲服，日服 2 次。

（2）**治慢性肝炎**：鼢鼠粉 2g，白开水冲服，日服 2 次。(1～2 方出自《中国动物药》)

（3）**治胃溃疡**：鼢鼠粉 2g，白开水送下，日服 2 次。-- 《常见药用动物》

鼠

【别名】 鼠《别录》，首鼠《史记》，老鼠《斗门方》，雕鼠《埤雅》，家鹿《纲目》。

【名释】 鼠，象形"[illegible]"。岭南人食鼠，讳称家鹿。

【来源】 为鼠科动物褐家鼠 *Rattus norvegicus* Berkenhout 等的全体或肉。

另：鼠科动物黄胸鼠 *Rattus flavipectus* Milne-Edwards 的全体或肉也供药用。多分布于江南各省。

【动物形态】 体长 15～22cm，体重 72～290g。鼻端圆钝，耳短而厚，前折不能遮眼。尾明显短于体长，尾上鳞环比较清楚，鳞环间尚有较短的刚毛，上黑褐色，下灰白。前足 4 趾，后足 5 趾，后足较粗大，长 3.5～4cm，均具爪。雌性乳数 6 对。全身毛色因栖息地的不同而略有差异。背毛一般有棕褐、灰褐、棕灰、棕黄等颜色，头及背部杂有黑色毛，腹毛一般灰白色，足背俱白色。见（图 1275）

该鼠未长毛的幼崽（**鼠仔**）、胆（**鼠胆**）、睾丸（**鼠肾**）也供药用，详见下述。

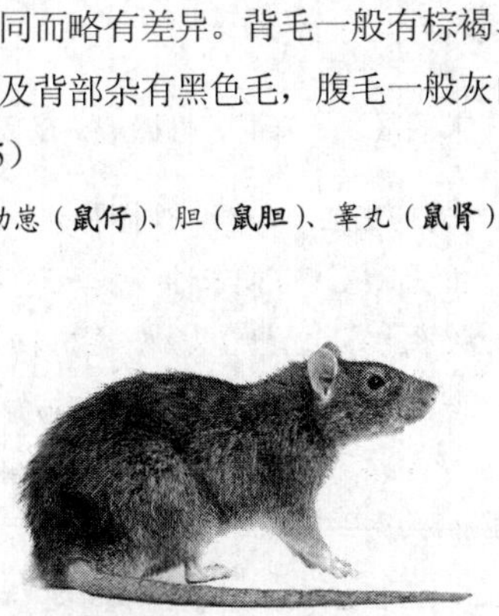

（图 1275）**褐家鼠**

【生长分布】 栖息于住宅、阴沟、草堆、田埂、作物地及河溪堤岸等处。杂食性。好啃咬衣物、家具和雏禽。活动多在夜间，以午夜最活跃。邹平广布。

【采收加工】 全年均可捕捉，剥皮剖腹，除去内脏，鲜用

或风干。

【性味归经】 味甘，性热。

【功用主治】 补虚消疳，解毒疗疮。主治虚劳羸瘦，小儿疳积，烧烫伤，外伤出血，冻疮，跌打损伤。

《别录》："主小儿哺露大腹，炙食之。""牡鼠，疗踒折，续筋骨，捣敷之，三日一易。"

《食疗本草》："主小儿痫（《纲目》作"疳"）疾，腹大贪食者。""牡鼠，涂冻疮及折破疮。"

《日华子》："治小儿惊痫疾。以油煎令消，入蜡敷烫火疮，生捣普折伤筋骨。"

《本草图经》："主骨蒸劳极，四肢羸瘦，杀虫，亦主小儿疳瘦。去其骨，以酒熬入药。"

《纲目》："炙食，治小儿劳热诸疳。""牡鼠，五月五日同石灰捣收，敷金疮。"

《彝医动物药》："主风疹瘙痒。"

【用量用法】 内服：煮食或炙食，1～2只，或入散剂。外用：熬膏涂，或烧存性研末敷，适量。

【附方】 （1）**治冻疮及折破疮**：取腊月鼠一枚，用油一大升，煎煮使烂，绞去滓，重煎成膏。涂搽患处。--《食疗本草》

（2）**治疮肿热痛**：大雄鼠一枚，用清油一升，慢火煎鼠焦，滤去滓，再以慢火煎，下黄丹五两，炒令色变，柳木搅匀，滴水不散，再下黄蜡一两，又熬黑色成膏，瓷器装贮。敷贴疮肿。去痛而凉。--《经验方》

（3）**治鼠瘘已有脓血者**：取中鼠一枚，乱发鸡子大一团。以腊月猪脂煎之，令鼠及发消尽。半涂之，半酒服。--《补缺肘后方》

（4）**治水臌石水，腹胀身肿**：肥鼠一枚。剥皮细切，煮粥空心食之。--《食医心镜》

（5）**治溃痈不合**：老鼠一枚，烧末敷之。--《千金要方》

（6）**治破伤风，角弓反张，牙噤肢强**：①用鼠一头，和尾烧灰，以腊猪脂和敷之。--《梅师方》 ②活雄鼠一枚。铁线缚绕，阴阳瓦煅存性，研为细末。作一服。热黄酒调下。--《医宗金鉴》

（7）**治诸瘢痕**：大鼠一枚，以腊猪脂四升，煎至消尽，滤滓。避风处以布擦瘢痕色赤，日涂三五次。--《普济方》

鼠仔（未毛鼠）

味甘，性微温。解毒敛疮，止血，止痛。主治烧烫伤，外伤出血，鼻衄，跌打肿痛。内服：蒸或煮食，1～2只。外用：油浸涂搽，或研末油调敷，适量。

附方 （1）**治烧烫伤**：①小老鼠泥包烧研，菜油调涂之。（《纲目》引《谈野翁方》） ②未长毛幼鼠6只，麻油500ml。以油浸幼鼠，浸的时间越长，疗效越好。使用时，洗净创面(如有水泡，用消毒针刺破)，用油涂患处，每日3～4次。--《中国动物药》

（2）**治创伤出血**：未长毛幼鼠同适量生石灰捣烂，晒干，研末。用时撒布创口，包扎。--《中国动物药》

（3）**治小孩鼻常出血**：未开眼的幼鼠1窝(约8只)，拌瘦猪肉62g。剁碎加调味品蒸熟，分2次服。--《山东药用动物》

（4）**治杖疮肿痛**：耗鼠同桑椹子入麻油浸酿。临时取涂甚效。--《纲目》引《西湖志》

（5）**治哮喘**：未生毛幼鼠，烧存性研末。开水冲服，每次1只，日服2次，连服数次。--《中国动物药》

鼠胆

味苦，性寒。归心、肝、胆经。清肝利胆，明目聪耳。主治青盲，雀目，聤耳，耳聋。外用：点眼或滴耳，适量。

附方 （1）**治眼睆睆不明**：鼠胆汁点之。--《圣惠方》

（2）**治耳聋**：①卒聋，取鼠胆，纳耳内。--《补缺肘后方》 ②久聋，熊胆一分，鼠胆二枚(十二月收)。以水和，旋取如绿豆大，滴入耳中，日一二度。--《圣惠方》 ③川乌头(炮)、细辛各二钱，胆矾半钱，鼠胆一具。前三味为细末，用鼠胆调和匀，再焙干，研细，入麝香半字。用鹅毛管吹入耳中，吹时含茶清，待少时。--《卫生家宝方》

鼠肾（鼠睾）

味咸、微甘，性平。镇惊安神，疏肝理气。主治小儿惊风，狐疝。内服：煎汤，1对，或磨酒。

附方 （1）**治小儿惊风不分急慢**：肝风内动，手足抽搐，瘫痪，四肢麻木，手足搐搦，小儿惊风，目赤肿痛：鼠肾1对，辰砂1g，或以人参同煎服。

（2）**治狐疝证**：鼠肾烘干，磨酒服。(1～2方出自《贵州省中医验方秘方》)

狗鞭

【别名】 狗鞭《中药志》，牡狗阴茎、狗精《本经》，犬阴《日华子》，黄狗肾《饮片新参》，狗肾《中药志》。

【名释】 《说文》引孔子曰："狗，叩也，叩气吠以守。"《纲目》云："吠声有节，如叩物也。"《说文》："犬，狗之有悬蹄者也，象形。孔子曰：视犬字如画狗。"后世狗犬通名。

【来源】 为犬科动物雄性狗 *Canis familiaris* Linnaeus 带睾丸的阴茎。

【动物形态】 狗 又名犬《说文》，地羊《纲目》。狗是家畜之一。体形大小毛色因品种不同而异。一般的狗，体格匀称。鼻吻部较长，眼呈卵圆形，两耳或竖或垂。四肢矫健，前肢5趾，后肢4趾。具爪，但爪不能伸缩。尾呈环形或镰刀形。见（图1276）

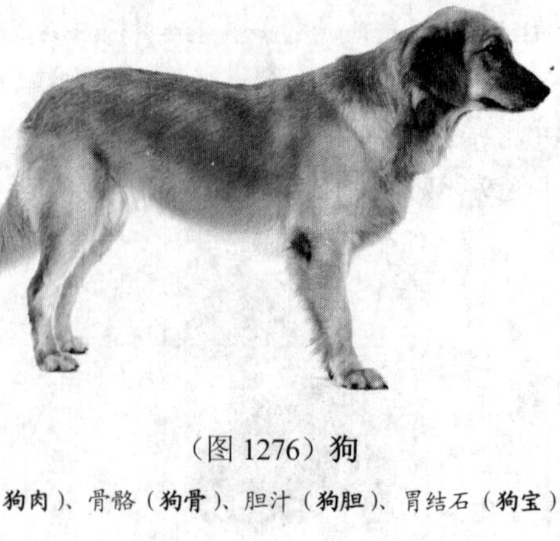

（图1276）狗

狗的肉（**狗肉**）、骨骼（**狗骨**）、胆汁（**狗胆**）、胃结石（**狗宝**）均供药用，详见下述。

【生长分布】 狗，系由早期人类从狼驯化而来，驯养时间1.5万年前，是人类最早驯化的动物。邹平各地广泛饲养。

【采收加工】 全年均可捕杀，但以冬季为优。将雄狗杀死后，割下阴茎及睾丸，去净附着的肉和油脂，拉直，晾干或焙干，或拌以石灰晒干。

【性状鉴别】 阴茎呈直棒状，长约 12cm，直径约 2cm，先端稍尖，表面较光滑，具 1 条不规则的纵沟，另一端有细长的输精管连接睾丸。睾丸椭圆形，长 3～4cm，直径约 2cm。全体呈淡棕色，外表光滑。阴茎部分质坚硬，不易折断。有腥臭气。见(图 1277)

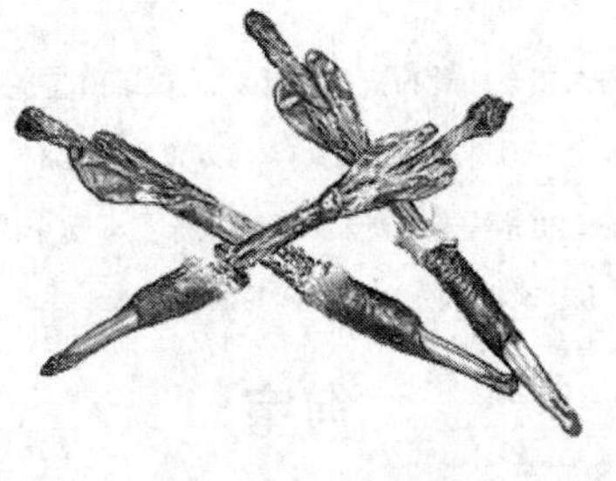

(图 1277) 狗鞭

【炮制】 (1) **狗鞭**：取原药材，清水漂净，剪去皮毛，干燥，烘软，切段或切薄片。

(2) **炒狗鞭**：取滑石粉置锅内，武火加热至滑时，加入净狗鞭段，拌炒至呈黄褐色，鼓起松脆，取出，筛去滑石粉，放凉。

饮片性状：①狗鞭为类圆形段或薄片，段长 5～10mm，表面黄褐色；薄片，微透明，黄棕色，中间有裂隙。质油润而韧。气腥，味微咸。②炒狗鞭，形如狗鞭段，鼓起，表面灰棕色，质松脆。

【性味归经】 味咸，性温。归肾经。

【功用主治】 温肾壮阳，补益精髓。主治阳痿，遗精，不育，阴囊湿冷，虚寒带下，腰膝酸软，形体羸弱，产后体虚。

《本经》："主伤中阴痿不起，令强热大生子。除女子带下十二疾。"

《食疗本草》："补髓。"

《日华子》："治绝阳及妇人阴痿。"

《本草从新》："补虚寒，助阳事。"

《中国动物药》："暖肾壮阳，益精补髓。"

【临床应用】 (1) **用于肾阳虚所致的阳痿，遗精，不育，阴囊湿冷，带下清稀，腰膝酸软诸证**。狗鞭为血肉有情之品，入肾，功能壮阳益精，温而不燥，补而不峻。用治上述诸症，可单用煎服或研末吞服，或与其他补肾助阳填精药物配伍。如治阳痿、遗精、不育，配驴鞭、鹿鞭；治肾虚阴囊湿冷及女子冲任虚寒之带下，配巴戟天、肉苁蓉、菟丝子。

(2) **用于肾精亏损、骨髓空虚所致的形体羸弱，妇女产后虚劳等证**。本品亦可配鹿茸、熟地等，以加强益精补虚的疗效。

【用量用法】 内服：煎汤，3～9g，或研末服，每次 1.5～3g，或入丸、散剂。

【使用注意】 阴虚火旺及阳事易举者禁服。

《品汇精要》："不与蒜同食，食之损人。"

《本草经疏》："阳事易举者忌之，内热多火者勿服。"

《广西药用动物》："阴虚阳盛有湿热的人忌用。"

【附方】 (1) **治年老体弱，腰膝酸软无力**：狗肾用滑石粉烫酥，取出，研粉。每服 5g，温开水送下，日服 2 次。

(2) **治阳痿，遗精**：狗肾 1 具，驴肾 1 具，鹿鞭 1 具，海马 1 对，枸杞子 159。共为细末，炼蜜为丸，每丸重 15g。每服 1 丸，日服 2 次。(1～2 方出自《中国动物药》)

(3) **治精神分裂症(对狂躁型精神病疗效较好)**：狗肾 1.2～1.5g，朱砂(或辰砂)、人中白各 3g。混合研末，用猪油和稀饭调服(或将药粉入胶囊里，每日 2 次，开水送服)。—《广西药用动物》

狗肉

【来源】 为犬科动物雄性狗 *Canis familiaris* Linnaeus 肉。

【动物形态】 参见"狗鞭"。

【采收加工】 取健康狗宰杀后，剥皮，取肉，水漂洗后，鲜用。

【性味归经】 味咸、酸，性温。归脾、胃、肾经。

【功用主治】 补脾暖胃，温肾壮阳，填精。主治脘腹胀满，浮肿，腰痛膝软，阳痿，寒疟，久败疮。

《别录》："主安五脏，补绝伤，轻身益气。"

《千金·食治》："宜肾，劳损久病大虚者，服之轻身，益气力。"

《食疗本草》："益阳事，补血脉，厚肠胃，实下焦，填精髓，补七伤五劳。"

《本草拾遗》："狗正黄色者，肉温补，宜腰肾，起阳道。"

《日华子》："补胃气，壮阳，暖腰膝，补虚劳。"

《本经逢原》："治败疮稀水不敛，痔瘘人岁久不愈。"

《医林纂要·药性》："补肺气，固肾气。壮营卫，强腰膝。"

《食物考》："通脉，温暖三焦。"

《本草求原》："气虚劳热，水鼓气胀。"

《广西药用动物)："治久疟虚寒。"

【用量用法】 内服：煮食，适量。

【使用注意】 阴虚内热、素多痰火及热病后者慎服。

《本草经集注》："欲狂猘者，不宜食。"

《千金·食治》："自死不出舌者，食之害人。"

《食疗本草》："不可炙食，恐成消渴。但和五味煮，空腹食之。不与蒜同食，必顿损人。若去血，则力少不益人。瘦者多是病，不堪食。女人妊娠勿食。"

《医学入门·本草》："阴虚人食之发热难治。"

《纲目》："反商陆，畏杏仁，同菱食生癫。热病后食之，杀人。若素常气壮多火之人，则宜忌之。"

《本草经疏》："发热动火，生痰发渴，凡病人阴虚内热，多痰多火者慎勿食之，天行病后尤为大忌，治痢亦非所宜。"

《医林纂要·药性》："饱后忌茶，令人黄肿发渴。"

《本草省常》："多食生邪热，助肾火；同蒜及无鳞鱼食杀人；同一切虫鱼生恶症；同一切禽兽食生疮疖；阳事易举者忌之。"

【附方】 (1) **治脾胃冷弱，肠中积冷，胀满刺痛**：肥狗肉半斤。以米、盐、豉等煮粥。频吃一、两顿。

(2) **治气水鼓胀浮肿**：狗肉一斤。细切，和米煮粥，空腹吃，作羹吃亦佳。(1～2 方出自《食医心镜》)

(3) **治老年体弱，腰疼足冷**：腊月取狗肉煮食。—《食物中药与便方》

(4) **治久疟虚寒**：狗肉 240g，熟附子 12g。煲熟，加适量油盐和调味品，热服。—《广西药用动物》

(5) **治痔漏**：熟狗肉蘸浓蓝汁，空心食之。—《世医得效方》

狗骨

【来源】 为犬科动物雄性狗 *Canis familiaris* Linnaeus 骨骼。

【动物形态】 参见“狗鞭”。

【采收加工】 宰杀后，剖开，剔去骨骼上的筋肉，将骨挂于通风处晾干，不可曝晒。

【性味归经】 味甘、咸，性温。归肝、脾、肾三经。

【功用主治】 补肾壮骨，祛风止痛，止血止痢，敛疮生肌。主治风湿关节疼痛，腰腿无力，四肢麻木，崩漏带下，久痢不止，外伤出血，小儿解颅，痈肿疮瘘，冻疮。

《别录》：“头骨，主金疮止血。”“狗骨灰主下利，生肌。”“下颌骨，主小儿诸痫。”

《本草经集注》：“白狗骨烧屑，疗诸疮瘘及妒乳痈肿。”

《药性论》：“狗头骨，使烧灰为末，治久痢，劳痢。”

《本草拾遗》：“煎为粥热补，令妇人有子。”

《蜀本草》：“主补虚，止下利。”

《日华子》：“头骨烧灰用，亦壮阳。”

《宝庆本草折衷》：“脊骨，接元气，补虚惫。”

《医学入门·本草》：“补虚壮阳，治头风眩。”

《纲目》：“头骨，治痈疽恶疮，解颅，女人崩中带下。骨，猪脂调，敷鼻中疮。”

《医林纂要·药性》：“烧灰治骨哽，消肉积。”

《本草求原》：“头骨灰，治跌扑损伤，临杖服护心止痛，杖后服最生肌长肉，敛疮，化鼻中息肉为水。”

《四川中药志》1960 年版：“治风湿关节痛，冷骨风痛，腰腿无力及四肢麻木。”

《山东药用动物》：“有祛风活络，强筋骨之功。”

《中国动物药》：“活血，祛风，止痛。生肌。治冻疮。”

【用量用法】 内服：浸酒服，或烧研服，每次 1.5～3g。外用：煅黄研末调敷，适量。

【附方】 （1）**治梦中泄精**：狗头鼻梁骨烧研，卧时酒服一钱。--《纲目》

（2）**治妇女产后烦闷不能食**：白犬骨烧之，捣筛，以水和服方寸匕。--《千金翼方》

（3）**治妇人产后血不定，奔四肢并违堕**：狗头骨灰，以酒调下二钱匕。--《经验后方》

（4）**治血崩不止**：狗头骨烧灰，末，罗细，用好无灰黄酒一钟，用灰一分；二钟用二分；三钟有三分。如不止者，照常服酒七钟，用七分。--《万病回春》

（5）**治久痢，劳痢**：①取犬骨炙令黄焦，捣，饮服方寸匕，日三服。--《肘后方》 ②狗头骨(烧灰为末)，和干姜、莨菪焦炒见烟，为丸。白饮空心下十丸。--《药性论》

（6）**治小儿赤白痢不止**：狗头骨一两，羊骨一两，鹿骨一两。上件药并烧为灰，细研。每服以粥饮调下半钱，不计时候服之，量儿大小，加减服之。--《圣惠方》

（7）**治小儿颅陷**：以狗头骨炙黄杵末，鸡子清调敷。--《小儿卫生总微论方》

（8）**治风湿性关节炎**：狗骨 100g，穿山龙 50g。以白酒 500ml 浸泡 2 星期。饮酒，每次 10ml，日饮 2 次。--《中国动物药》

（9）**治鼻中息肉，不闻香臭**：用狗骨头灰方寸匕，苦丁香半钱。研细吹鼻中。--《普济方》

（10）**治恶疮不愈**：狗头骨灰、黄丹末等分。敷之。--《纲目》引《寿域神方》

（11）**治漏疮久不合**：黄狗头骨、乱发、穿山甲(各烧灰为末)等分。上令匀，干掺患处，如干，则用津唾调敷。--《万氏家抄方》

（12）**治冻疮**：狗骨焙炭，研末，香油调涂。--《中国动物药》

（13）**治烧烫伤**：狗骨煅炭研末，调茶油，涂患处。--《广西民族药简编》

狗宝

【来源】 为犬科动物雄性狗 *Canis familiaris* Linnaeus 胃结石。

【动物形态】 参见“狗鞭”。

【采收加工】 将狗宰杀后，剖腹开胃，如发现有结石时，即用刀割取，除去皮膜及肉等，洗净，阴干。

【性状鉴别】 本品圆球形，大小不一，直径 1.5～5cm，表面灰白色或棕白色，略有光泽，有多数类圆形突起。体重，质坚硬而细腻，指甲划之，留有痕迹，破断面有同心环状层纹。近中心较疏松。气微腥，味微苦。嚼之有粉性而无砂性感。见（图 1278）

【理化鉴别】 （1）取本品粉末少量，加 10%盐酸溶液 1ml，粉末被溶解呈淡黄色。

（2）取本品粉末少量，加水 1～2ml，振摇，加稀硝酸银溶液 2～3 滴，可见黄色沉淀物产生。倾去水液，加氨试液 1ml，黄色沉淀即溶解。

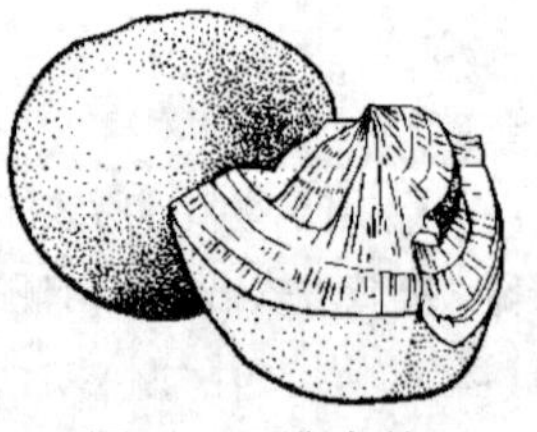

（图 1278）狗宝外形

【主含成分】 含碳酸钙 *(calcium carbonate)*，碳酸镁 *(magnesium carbonate)*，磷酸镁 *(magnesium phosphate)* 等。

【性味归经】 味甘、苦、咸，性平，小毒。归脾、胃、心三经。

【功用主治】 降逆气，开郁结，消积，解毒。主治噎膈，反胃，胸胁胀满，痈疽疔疮。

《医学入门·本草》：“治肺经风毒痰火，痈疽恶疮。”

《纲目》：“主治噎食及痈疽疮疡。”

《本经逢原》：“专治噎膈反胃之病。凡痈疽溃疡不收，癫狂冷痰积结，无不可用。”

《玉楸药解》：“温胃降逆，止噎，纳谷。”

《广西药用动物》：“开郁结，解毒，解痉。治反胃噎膈，胸胁胀满。”

【用量用法】 内服：研末服，0.9～1.5g，或入丸、散。外用：研末撒，适量。

【使用注意】 脾胃虚弱、气血衰少者慎服。

《本草经疏》："因血液衰少以致噎膈者，法所当忌。""凡有脾虚弱、羸瘦不振之病，尤不宜用。"

《本经逢原》："郁结伤脾，气血枯槁者，误投则有负薪救火之厄。"

【附方】 （1）**治噎隔反胃**：狗宝 3g，麝香 0.3g。共研细面。每服 0.3g，日服 1 次。--《山东药用动物》

（2）**治噎食病数月不愈者**：狗宝为末，每服一分，以威灵仙二两、盐二钱，捣如泥，将水一钟，搅匀，去滓调服，日二。--《纲目》引《杏林摘要》

（3）**治痈疽疮疡**：狗宝 1.5g，蜂房 3g。水煎，日服 2 次。--《山东药用动物》

（4）**治赤疔疮**：狗宝八分，蟾酥二钱，龙脑二钱，麝香一钱。为末，好酒和丸，麻子大。每服三丸，以生葱三寸，同嚼细，用热葱酒送下，暖卧，汗出为度。后服流气追毒药，贴拔毒膏愈。--《纲目》引《通玄论》之"狗宝丸"

狗胆

【来源】 为犬科动物雄性狗 *Canis familiaris* Linnaeus 的胆汁。

【动物形态】 参见"狗鞭"。

【采收加工】 宰杀后，剥皮，剖腹，取出胆囊，晾干或鲜用。

【性味归经】 味苦，性寒。归胆、肝经。

【功用主治】 清热明目，止血活血。主治风热眼痛，目赤涩痒，吐血，鼻衄，崩漏，跌打损伤，聤耳，疮疡疥癣。

《本经》："主明目。"

《别录》："主痂疡恶疮。"

《药性论》："主鼻齆，鼻中息肉。"

《食疗本草》："以酒调服之，明目，去眼中脓水。……能破血，有中伤因损者，热酒调半个服，瘀血尽下。"

《日华子》："主跌扑损伤瘀血，刀箭疮。"

《日用本草》："去诸疥癣疮疾。"

《纲目》："主鼻衄，聤耳，止消渴，杀虫，除积。"

《玉楸药解》："清肝胆风热，治眼痛。止痛破血，治腹胁瘀肿瘀痛。"

【用量用法】 内服：入丸剂，适量。外用：涂敷或点眼，适量。

【附方】 （1）**治劳伤肝气目暗**：萤火虫二七枚，白犬胆一枚。上药阴干，捣细罗为散。每取如黍米点之。

（2）**治眼痒急赤涩**：用犬胆汁注目中。

（3）**治聤耳脓水不止**：狗胆一枚(取汁)，白矾一分(烧令汁尽，细研)。上件药，以腊月猪脂调和，纳耳中，以绵拥之。

（4）**治消渴，饮水过甚，并小儿渴疾**：黄狗胆一枚，猿猪胆一枚。上件狗胆，并入猪胆内，阴干，候堪丸，即丸如梧桐子大。每服以麝香汤调下二丸，小儿半丸。(1~4 方出自《圣惠方》)

（5）**治暴崩下血**：百草霜二钱，狗胆汁一处拌停，分作两服，当归酒调下。--《妇人良方》

（6）**治产后血晕不识人，狂言乱语**：以童子小便，磨狗胆灌之。--《普济方》

（7）**治痞块疳积**：五灵脂(炒尽烟)、真阿魏(去砂，研)等分。用黄雄狗胆汁和丸，黍米大。空心咽三十丸。忌羊肉、醋、面。--《简便单方》

（8）**治呕吐不止**：丁香、好辰砂(研飞)各六钱，五灵脂(拣如鼠屎者，淘去沙石，日干)四钱。上香、脂先研细末，后入砂，再研匀，狗胆为丸，如鸡头大。每服一丸，生姜、橘皮汤磨下。--《本事方》

（9）**治反胃吐黄沫**：辰砂一两，大黄二两。为末，狗胆浸二日，干，再为末，面糊和丸梧子大。空心盐汤下三十丸。--《东医宝鉴》

（10）**治痢疾**：十二月杀的狗胆，将黑豆加入胆内，麝香少许，阴干。看人大小，每服五七粒，为细末。如红痢，甘草汤下；如白痢，生姜汤下。--《奇效良方》

（11）**治血气撮痛不可忍者**：黑狗胆一个，半干半湿，割开，以篦子挑丸，如绿豆大，蛤粉滚过。每服五丸，烧生铁淬酒下。--《经验方》

（12）**治男妇连日吐血不止**：五灵脂为末，用狗胆汁和丸，芡实大。每服一丸，姜酒化下，不得漱口，急进白粥，不可太多。--《医学入门》

狐肉

【名释】 狐肉《千金·食治》狐，象形"[illegible]"。

【来源】 为犬科动物狐狸 *Vulpes vulpes* Linnaeus 的肌肉。

另：犬科动物南狐 *Vulpes vulpes hoole* Swinhoe 的肉也供药用。多分布于南方各省。

【动物形态】 狐狸 又名红狐、草狐、赤狐《中国动物图谱》。体长约 75cm，重 7.5kg。颜面狭窄，吻尖。四肢短，尾粗长，超过体长的一半，且其毛蓬松，身上有特殊的狐骚味。头部棕灰色，吻端棕黑色，下颌污白色，耳背黑色或棕黑色。背部红棕色，体侧黄褐色，腹部黄白色。四肢棕色或浅褐色，前后肢外侧有一条黑纹。尾色同背部，尾端白色。毛色因个体而有差异。见(图 1279)

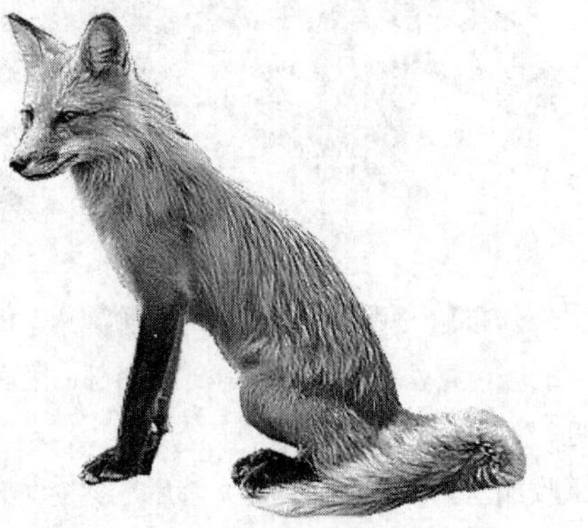

(图 1279）**狐狸**

【生长分布】 栖息于森林边缘，草原、丘陵等地。洞穴居，昼伏夜出。杂食，但以动物食物为主。邹平南部山区有分布。

【采收加工】 捕杀后，剥皮取肉，鲜用或晾干。

【性味归经】 味甘，性温。

【功用主治】 补虚暖中，镇静安神，祛风，解毒。主治虚劳羸瘦，寒积腹痛，癔病，惊痫，痛风，水肿，疥疮，小儿卵肿。

《千金·食治》："主蛊毒寒热，五脏痼冷，小儿惊痫，大人狂病。"

《新修本草》："作臛食之，主疥疮久不差者。"

《食疗本草》："补虚损及女子阴痒绝产，小儿㿗卵肿，煮、炙任食之，良。五脏邪气，服便瘥。"

《本草图经》："去风，补虚劳。"

《医学入门·本草》："补虚，治健忘，消冷积。"

《本草求原》："补虚起阴，暖中祛风，解蛊毒。"

《四川中药志》1960年版："治水积黄肿。"

《常见药用动物》："加豆豉煮，可治瘾病。"

《内蒙古常用动物》："煮食，能治癣、痛风。"

【用量用法】 内服：煮食或煎汤，120～240g。

【附方】 （1）**治惊痫，神情恍惚，语言错谬，歌笑无度，兼五脏积冷，蛊毒寒热**：狐肉一片及五脏，治如食法，豉汁中煮，五味和作羹，或作粥、炙食，并得。--《食医心镜》

（2）**治水积黄肿**：狐肉配陈腊肉炖服。--《四川中药志》(1960年)

獾油

【别名】 獾油《本草拾遗》，獾子油《吉林中草药》。

【来源】 为鼬科动物狗獾 *Meles meles* Linnaeus 的脂肪油。

【动物形态】 狗獾 又名天狗、貆《纲目》，狟子、山獭、山狗《东医宝鉴》。属鼬类中较大种，体长45～55cm，重10～12kg。体肥大，颈部粗短。鼻端尖，鼻垫与上唇间被毛。耳短眼小，四肢粗短，前后足趾具利爪，尾较短。头部毛短，有3条白色纵纹，在其中隔以两条黑棕色纹。耳背黑棕色，耳缘白色。下颌、喉部黑棕色。体背有长而粗的针毛，整个背部颜色为黑棕色与白色混杂；体侧白色毛居多；腹面、四肢黑棕色，爪棕黑色。尾端为黄白色。见（图1280）

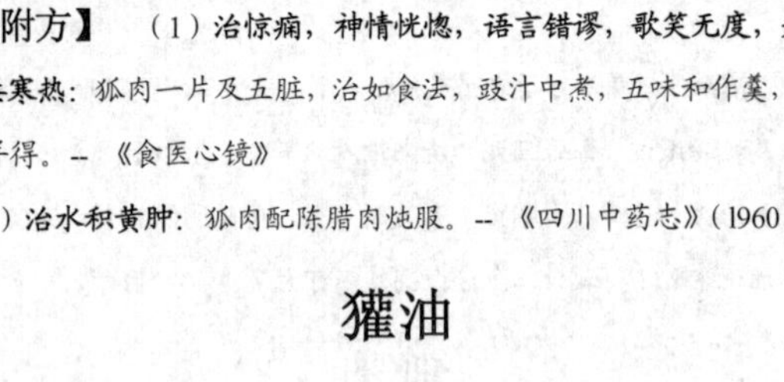

（图1280）狗獾

【生长分布】 栖息于森林、山坡的灌丛、田野及湖泊、河流旁边。洞居，昼伏夜出，杂食。邹平南部山区有分布，其他乡镇已少见。

【采收加工】 冬季捕捉，宰杀后，剥皮，剖腹，取其皮下脂肪及肠网膜上的脂肪，炼油。

【性状鉴别】 本品呈浅黄色凝固的油膏状，微有香气。

【炮制】 取原药材，除去杂质，置热锅内加热，化开，过滤，晾凉。

饮片性状：呈稠的油状液体。淡黄色或棕黄色，油膏状半透明，不溶于水。气特异，味淡。

【性味归经】 味甘，性平。

【功用主治】 补中益气，润肤生肌，解毒消肿。主治中气不足，子宫脱垂，贫血，胃溃疡，半身不遂，关节疼痛，皮肤皲裂，痔疮，疳疮，疥癣，白秃，烧烫伤，冻疮。

《纲目》："主治羌蝇蛊毒，胸中哽噎，怵怵如虫行；咳血以酒和服，或吐或自消也。"

《纲目拾遗》：治"头上白秃"，"痔疮"，"咳血"。

《青藏高原药物图鉴》："去寒气，消肌肉肿。"

《广西药用动物》："滋润，对皮肤有润滑保护作用。治烫伤，烧伤，皮肤肿痛，浸润溃烂，疼痛不止。"

《山东药用动物》："清热解毒，消肿止痛。"

《内蒙古药用动物》："治痔疮，子宫脱垂，体虚。"

《中国动物药》："补中益气，消肿解毒，润燥。治中气不足，子宫脱垂，半身不遂，咯血，胃溃疡。外用治烧烫伤，痔疮，皮肤皲裂。"

【用量用法】 内服：溶化入汤剂服，5～15g。外用：涂擦，适量。

【使用注意】 脾虚湿阻或湿热内蕴，食欲不振，苔厚粘者慎服。

【附方】 （1）**治子宫脱垂**：獾子油9g，鸡蛋7个。将油熬开后加水适量，打入鸡蛋，趁热服下，每日1次，连续服用。--《吉林中草药》

（2）**治妇女体弱贫血**：獾油内服，每日1～2次，每次3～6g，经常服用。--《内蒙古药用动物》

（3）**治胃溃疡**：獾油适量，鸡蛋2个。将油放锅内化开后，打入鸡蛋，炒熟吃，日服2次，连续吃1～2kg獾油。--《中国动物药》

（4）**治半身不遂**：獾油500g，豆腐10块。将豆腐用獾子油炸熟，食量不限，日服2～3次。--《吉林中草药》

（5）**治关节疼痛**：獾油适量，加3倍于獾油的白芷，调匀，涂敷痛处，纱布包扎，外加热水袋热敷，每日1次。--《内蒙古药用动物》

（6）**治水火烫伤，内外痔疮肿痛，白秃疮，疥癣**：獾油500g，冰片15g(研末过筛)。搅匀，消毒后外涂患处。如有积脓，应先处理积脓后敷药。每日1～2次。

（7）**治烫火伤或痔疮**：獾油10g，紫草、黄柏、蒲黄各0.6g。研成细粉后，与猪油研成油膏，消毒后外敷。(6～7方出自《山东药用动物》)

（8）**治冻疮**：獾油适量。涂患处。--《广西药用动物》

（9）**治疥癣**：獾子油涂患处，微火烤之。每日2次。--《吉林中草药》

（10）**治白秃**：獾油，火烤，擦三四次。如年久者，恐不生发，以枸杞子煎汤饮。--《年希尧集验良方》

黄鼬肉

【别名】 鼬鼠肉《纲目》。

【来源】 为鼬科动物黄鼬 *Mustela sibirica* Pallas 的肉。

【动物形态】 黄鼬 又名黄鼠狼、鼦鼠、地猴、鼪鼠《纲目》，黄狼、黄皮子(俗称)。体形细长，四肢短。雄性体长约25～40cm，体重1kg左右，雌体为雄体的2/3。头小、颈长，四肢短，可以钻很狭窄的缝隙。有唇须，耳小而横宽。全身棕黄色或橙黄色，腹面颜色较淡。四足颜色较暗。夏毛色较深，常显暗棕褐色或褐色，冬毛颜色浅而带光泽。吻端、眼周、两眼之间为棕褐色，额部为浅棕色。鼻端周围、口角、唇均为白色。前后足5趾，爪尖锐，足部毛长而硬。尾长，约为体长之半，尾毛蓬松。肛门附近具有1

对分泌腺，遇敌时能放出臭气以自卫。见（图1281）

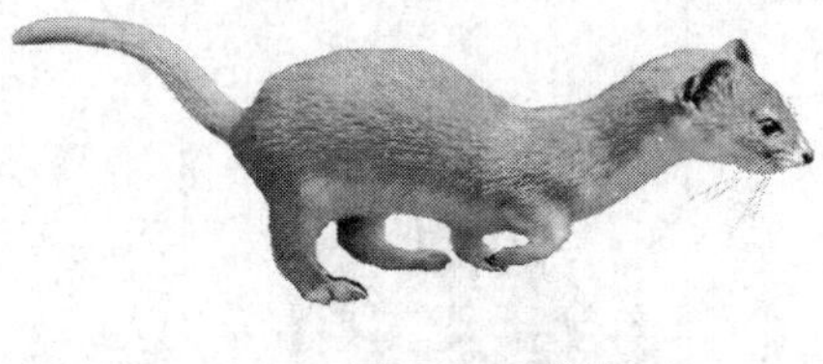

（图1281）**黄鼬**

【生长分布】 栖息于山地和平原，见于林缘、河谷、灌丛和草丘中，也常出没在村庄附近。居于石洞、树洞或倒木下，多夜间活动。食性很杂，在野外以鼠类为主食，也吃鸟卵及幼雏、鱼、蛙和昆虫；在住家附近，常在夜间偷袭家禽，首先吸食其血液，再吃内脏及躯体，性嗜吸血。以臭腺放出臭气自卫。邹平各地均有分布。

【采收加工】 捕捉后杀死，去皮毛及肠杂，取肉，鲜用或烘干。

【性味归经】 味甘，性温。

【功用主治】 解毒，杀虫，通淋。主治淋巴 结结核，疥癣，疮瘘，淋证，血小板减少性紫癜。

《纲目》："煎油涂疮疥，杀虫。"

《东医宝鉴》："疗疮瘘久不合。"

《山东药用动物》："解毒，涩尿。主治淋巴结结核，遗尿，淋病。"

《中国动物药》："升高血小板。治血小板减少性紫癜。并能解毒，通淋。治疥癣，淋病。"

【用量用法】 内服：烧存性，研末服，1.5～3g。外用：煎油涂，或烧灰研末撒，适量。

【附方】 （1）**治淋巴结结核**：黄鼬1只。剥皮，去内脏。将肉煮食，骨骼用瓦片焙干研末，黄酒冲服，日服1次。

（2）**治遗尿**：黄鼠肉，烧焦黑，研细末。每次3g，白水送下，日服2次。(1～2方均出自《山东药用动物》)

（3）**治淋病**：黄鼬粉、梓白皮粉各等分，混合均匀。每服6g，日服2次。

（4）**治血小板减少性紫癜**：黄鼬粉，每次服3g，每日3次，小儿酌情减量，2～3星期为1疗程。一般2星期后血小板明显上升，再巩固1～2星期即可停药。

（5）**治肝硬化，肝炎**：黄鼠狼去皮、头、蹄及内脏，焙干，研细末，加入等量甘草粉混匀。每日服3次，每次9g开水送服。(3～5方均出自《中国动物药志》)

狸猫肉

【别名】 狸猫肉《中国药用动物》，狸肉《别录》。

【来源】为猫科动物豹猫 *Felis bengalensis* Kerr的肉。

【动物形态】 豹猫 又名狸《诗经》，貂狸《尔雅》，野猫《圣惠方》，抓鸡虎《广西药用动物》，山狸子、石虎《中国动物药志》。体形大小与家猫相似。长40～65cm，体重2～3kg。全身棕灰色或棕黄色，从头顶至肩部有4条褐色或棕黑色纵纹，中间两条断续相接往后延伸到尾基。眼的内侧有2条纵形白纹与黑纹相间排列。肩及体侧都有棕黑色的斑点，腰和臀部的斑点较小，四肢下侧也有小黑斑。尾较粗长，20～40cm，有黑色斑点和半环，尾尖端棕色或黑色。生活于北方之个体较生活于南方的大，毛色较浅。见（图1282）

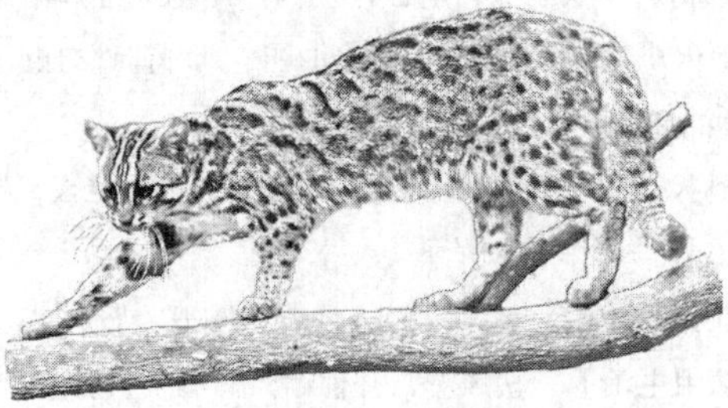

（图1282）豹猫

【生长分布】 多栖息于丘陵而多树丛之处，荒野灌丛也可见。夜行动物，无固定巢穴。以野鸡、鸟类、老鼠、野兔，甚至向貉和獾发起猛烈的进攻。此外，也喜欢捕食水塘里的小鱼。偶食果实，饥饿时也侵入村庄窃家禽。邹平各地已少见。

【采收加工】 四季均可猎捕，捕获后，杀死，取肉，鲜用或晒干。

【性味归经】 味甘，性温。归脾、胃、大肠三经。

【功用主治】 益气养血，祛风止血，解毒散结。主治气血虚弱，皮肤游风，肠风下血，脱肛，痔漏，瘰疬。

《别录》："疗诸疰。"

《千金·食治》："补中轻身益气。"

《蜀本草》："疗鼠瘘。"

《日华子》："治游风。"

《本草求原》："治皮肉如针刺，肠风痔漏，风冷下血，脱肛，瘰疬。"

《常见药用动物》："解毒。"

【用量用法】 内服：适量煮食，或煅存性研末冲，每次6g，每日12g，或入丸、散。

【使用注意】 《本草经集注》："有藜芦勿食狸肉。"

《饮食须知》："反藜芦、细辛。"

【附方】 （1）**治身体虚弱**：豹猫肉焙干研粉。每服5g，日服2次，白开水送下。--《常见药用动物》

（2）**治大肠风冷，下血不止，脱肛疼痛**：野狸一头。上以大瓷瓶一所可容得者，纳于瓶中，以厚泥固济，候瓶干，以大火烧之，才及烟尽，住火，候冷取出，入麝香末半两，研令匀，于瓷器中收之。每于食前以温粥饮调下二钱。--《圣惠方》

（3）**治肠风下血，或诸般痔漏**：腊月野狸一枚(盘在瓦罐子内)，大枣半斤，枳壳半斤，甘草四两(寸截)，猪牙皂角二两。都入在罐子内，上用瓦子盖定，瓦片子上钻上小窍子，都用盐泥固济，令干；作一地坑，用十字瓦支定，令罐子不着地，用炭烧至黑烟尽，若有青烟出，便去火取出，用湿土罨一宿，研令极细。每服二钱，盐汤调下，空心食前服。--《杨氏家藏方》之"如圣散"

（4）**治五痔下血不止，肛肠疼痛**：野狸一只，去皮肠胃及骨。上药切作薄片，着少面并椒、姜、葱白、盐、醋调和，炙熟食之，或作羹食之。--《圣惠方》

狸猫骨

【别名】 狸骨《别录》，狸猫骨。

【来源】为猫科动物豹猫 *Felis bengalensis* Kerr 的骨骼。

【动物形态】 参见“狸肉”。

【炮制】 取原药材，去净筋肉，用植物油炸酥或涂抹酥油后用无烟火烘烤至黄色质脆，用时砸碎。每狸骨 1kg，用植物油 1kg 或酥油 2kg。

饮片性状：骨骼似豹骨而短小。全架骨重约 0.7kg。色类白色或淡黄色，略显油润感。气腥。

【性味归经】 味辛、甘，性温。归肝、肾、心三经。

【功用主治】 祛风湿，开郁结，解毒杀虫。主治风湿痹痛，心腹刺痛，噎膈，疳疾，瘰疬，肠风下血，痔瘘，恶疮。

《别录》：“主风疰，尸疰，毒气在皮中淫跃如针刺者，心腹痛走无常处，及鼠瘘恶疮。头骨尤良。”

《药性论》：“头骨治噎病不通食饮。”

《食疗本草》：“主痔。食野鸟肉中毒。”

《日华子》：“治游风，恶疮，头骨最妙。”

《纲目》：“杀虫，治疳痢，瘰疬。”

《本草求原》：“开阴中郁结，攻坚，为瘰疬肿痛及已溃要药。”

《四川中药志》1960 年版：“除风湿，治关节疼痛，镇心安眠。”

《广西药用动物》：“滋补活血，强壮筋骨。”

【用量用法】 内服：研末冲，每次 15～30g，或入丸、散，或浸酒。外用：烧灰敷，适量。

【使用注意】 孕妇禁服。

《四川中药志》1960 年版：“无风湿者及孕妇忌用。”

《饮食须知》：“反藜芦、细辛。”

【附方】 （1）**治风湿关节疼痛**：①狸骨 50g(用火微烤，打碎)，白酒 1000ml，浸泡 1 个月以上，饮酒。每次 1 盅，每日 2 次。--《中国动物药》 ②抓鸡虎 1 只，取骨，焙到焦黄色时打碎。加当归 30g，黄芪 60g，石南藤 120g，独活 30g。用 50 度以上的米酒浸泡(酒浸过药为度)。浸泡 1 个月后饮用。每次饮服 30g 左右。--《广西药用动物》

（2）**治腹中走痛无常**：野狸骨炙黄为末。每服方寸匕，温酒调下，不拘时。亦治皮肤疼痛。--《卫生易简方》

（3）**治寒热瘰疬**：狸骨五两(炙)，乌头七分(炮)，黄连六分。上三味，捣下筛，食前以酒服一钱匕，日三。--《鬼遗方》

（4）**治肠风积年下血不止**：野狸头一枚，桑树枝一握，附子一枚。上件药都入瓶子内，用盐泥固济，候干，以炭火令通赤，候冷取出，捣细罗为散。每于食前以温粥饮调下二钱。--《圣惠方》

猫肉

【来源】 为猫科动物家猫 *Felis ocreata domestica* Brisson 的肉。

【动物形态】 家猫 又名猫狸《肘后方》，家狸《新修本草》，乌圆《格古要论》。体长约为 50cm，重 2～3kg。头圆吻短。上唇中央 2 裂，口周列生 20～30 根刚毛。眼较圆，耳竖立，多呈三角形。瞳孔于阳光下缩成线状，黑暗中扩大成圆形。趾端具锐利而弯曲的爪，爪能伸缩。猫的趾底有脂肪质肉垫，因而行走无声。尾较长，但短于体长。全身被软毛，色泽不一，有白、黑、黄、灰色或双色、三色相杂。我国各地饲养的家猫，绝大多数个体全身被有横纹。见（图 1283）

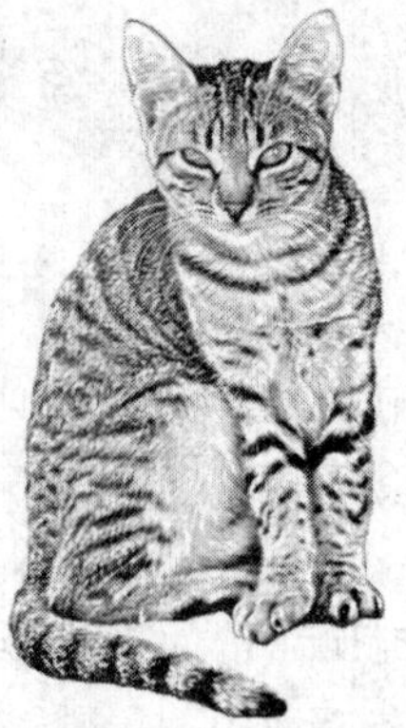

（图 1283）家猫

猫的头骨（**猫头骨**）也供药用，详见下述。

【生长分布】 猫是由野猫 7000 年前驯化而来。其行动敏捷，善跳跃，可猎食小鸟，兔子，老鼠，鱼等杂食性动物。邹平各地均有饲养。

【采收加工】 随时杀猫取肉，鲜用。

【性味归经】 味甘、酸，性温。归肝、脾经。

【功用主治】 补虚劳，祛风湿，解毒散结。主治虚劳体瘦，风湿痹痛，瘰疬恶疮，溃疡，烧烫伤。

《纲目》：“主劳疰，鼠瘘，蛊毒。”

《本草求真》：“补血。治瘰疬。”

《四川中药志》1960 年版：“治风湿痹痛，补虚劳，消虫胀和疗烫火伤。”

《中国动物药》：“滋阴，解毒，祛风。治血小板减少性紫癜，虚劳体瘦，溃疡。”

【用量用法】 内服：煮汤，125～250g，或浸酒。外用：烧灰研末敷，适量。

【使用注意】 湿毒内盛者禁服。

《本经逢原》：“助湿发毒，有湿毒人忌之。”

《医林纂要 · 药性》：“食之令人骨软。”

【附方】 （1）**治虚劳体瘦**：猫肉 125g，黄芪 31g，当归 15g，黄精 15g，百合 9g，玉竹 9g。共炖汤服。--《山东药用动物》

（2）**治风痹痛**：猫肉 250g，骨碎补、秦艽、红毛五加皮、松节、独活各 9g。共浸于 50 度的白酒 1000ml 中 1 个月以上。每次服 15g，每日 2 次。--《广西药用动物》

（3）**治血小板减少性紫癜**：猫肉适量。煮熟，连汤带肉随意吃。--《中国动物药》

猫头骨 味甘，性温。归肺、心经。消痰定喘，散结解毒。主治痰喘，心腹疼痛，牙疳，瘰疬，痈疽，痔疮。内服：烧存性，研末酒冲，每次 6～9g，或入丸、散。外用：烧灰研末调敷，适量。

附方 （1）**治心下鳖瘕**：黑猫头一枚。烧灰，酒服方寸匕，日三。

（2）**治走马牙疳**：黑猫头烧灰，酒服方寸匕。(1～2 方出自《纲目》引《寿域神方》)

（3）**治鼠瘘**：猫脑骨(炙黄)、莽草各等分。上件药，捣细罗为散。敷疮，日两度换之。--《圣惠方》

（4）**治瘰疬**：①猫头骨一个(烧灰)。麝香一钱。为极细末。清油调敷。--《外科理例》　②猫头骨一个，蝙蝠一个。二味俱撒黑豆上同烧，其骨化碎，为末干糁。--《医学入门》　③猫头骨一个(酥炙)，蝙蝠一个(以朱砂三钱填入腹内，瓦上炙焦)，南星、白矾各一两。上为末，用黄蜡熔化和丸，绿豆大。每服三十丸，临卧米饮下。--《疡科选粹》

（5）**治疮口久不收敛**：猫头骨、狗头骨各等分。烧灰为末，洗净干糁。--《遵生八笺》

（6）**收敛痈疽**：猫头一个，煅研。鸡子十个煮熟，去白，以黄煎出油，入白蜡少许，调灰敷之，外以膏护住。--《纲目》引《医方摘要》

驴肉

【来源】　为马科动物驴 *Equus asinus* Linnaeus 的肉。

【动物形态】　驴　俗称毛驴。体型比马小，体重一般200kg左右。驴的头型较长，眼圆，其上生有1对显眼的长耳。颈部长而宽厚，颈背鬃毛短而稀少。躯体匀称，四肢短粗，蹄质坚硬。尾尖端处生有长毛。驴的体色主要以黑、栗、灰三种为主。中国著名的品种关中驴，体型高大，繁殖力强。见（图1284）

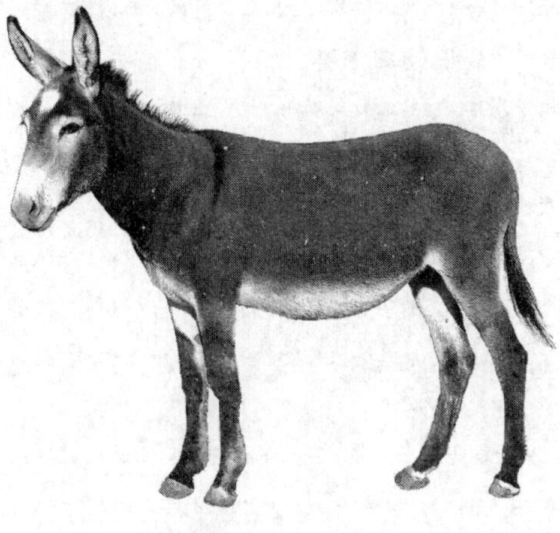

（图1284）**驴**（雌性）

驴的脂肪（**驴脂**）、**驴头**、驴的阴茎（**驴肾**）、乳汁（**驴乳汁**）蹄甲（**驴蹄**）、驴皮的熬制品（**阿胶**）也供药用，详见下述。

【生长分布】　驴起源于非洲，4000年前我国已有驯养。驴性情较为温驯，易饲养。主要以麦秸、谷草为食，也吃高粱、大麦、豆类。邹平各地均有饲养。

【采收加工】　将驴宰杀后，剥皮，取肉，鲜用或冷藏。

【性味归经】　味甘、酸，性平。归心、肝二经。

【功用主治】　补血益气。主治劳损，风眩，心烦。

《千金·食治》："主风狂，愁忧不乐，能安心气。"、

《日华子》："解心烦，止风狂，酿酒治一切风。"

《饮膳正要》："野驴，食之能治风眩。"

《纲目》："补血益气，治远年劳损；煮汁空心饮，疗痔引虫。"

《青藏高原药物图鉴》："治寒气。"

《内蒙古药用动物》："饮驴肉汤有驱蛔虫的作用。"

【用量用法】　内服：适量，煮食。

【使用注意】　《千金·食治》："病死者不任用。"

《饮食须知》："与荆芥茶相反，同食杀人。同凫茈食，令人筋急。多食动风，脂肥尤甚，屡试屡验。凡驴无故自死者，疫死者，力乏病者，并有毒，忌食。疥癞及破烂瘦损者，食之生疔肿。妊妇食之，令子难产。勿同猪肉食，伤气。"

《本草省常》："动风发痼疾，多食泄泻，同猪肉食成霍乱，同荸荠食成筋急病。孕妇忌之。"

【附方】　**治风狂，忧愁不乐，安心气**：乌驴肉不以多少，切，于豆豉中烂煮熟，入五味，空心食之。--《饮膳正要》之"驴肉汤"

驴脂　味甘，性平。润肺止咳，解毒消肿。主治咳嗽，疟疾，耳聋，疮癣。内服：酒调，3～6g，或为丸剂。外用：涂敷，适量。

附方　（1）治**卒咳，亦疗上气**：温清酒一升，驴膏1升。上服之。--《外台》引张文仲方

（2）**治多年疟**：驴脂和乌梅为丸。未发时服三十丸。--《食疗本草》

（3）治耳聋：鲫鱼胆一枚，乌驴脂一分，生油半两。上件药，相和令匀，纳蒌葱管中，一七日后倾出。每用少许，滴于耳中。

（4）**治身体手足卒风肿**：驴脂四两，盐二两。上都捣令熟，用敷肿上，日三易之。(3～4方出自《圣惠方》)

驴头骨　味甘，性平。祛风止痉，解毒生津。主治中风头眩，风瘫，消渴，黄疸。内服：煮食，适量。

附方　（1）**治中风头眩，心肺浮热，手足无力，筋骨烦疼，言语似涩，一身动摇**：乌驴头一枚，洗如法，蒸令极熟，细切，更于豉汁内煮，着五味调，点少酥食。

（2）**治大风手足瘫缓，一身动摇**：乌驴头一枚。上燖洗如法，煮熟，和汁浸曲，如常家酝酒法，候熟，任性饮之。(1～2方出自《食医心镜》)

（3）**治黄疸百药不差者**：驴头一枚。煮熟，以姜齑啖之，并随多少饮汁。--《外台》引《集验方》

驴肾　味甘、咸，性温。补肾壮阳，强筋壮骨。主治阳痿阴冷，筋骨酸软，骨结核，骨髓炎，妇女乳汁不足。内服：煎汤，9～15g，或入丸、散。

附方　（1）**治肾虚，阳痿**：驴肾1具。煮熟，分2次吃。--《东北动物药》

（2）**治骨结核或骨髓炎**：驴肾1付。白水煮熟，匀2次吃。

（3）**治妇女乳汁不足**：生黄芪30g，王不留行15g。水3kg，煎至2kg，去药。用此汤煮驴肾，熟烂后，吃驴肾，饮汤。(2～3方出自《吉林中草药》)

（4）**治习惯性流产**：驴肾1个，阿胶90g。驴肾阴干如法炮制，阿胶炒珠，共研细末混匀。早、晚各服9g。--《内蒙古药用动物》

驴乳汁　味甘，性寒。清热解毒，润燥止渴。主治黄疸，小儿惊痫，风热赤眼，消渴。内服：煮沸温服，200～600ml。外用：点眼，或浸泡或涂搽，适量。《新修本草》："多服使痢。"

附方　（1）**治婴小热黄胎疸**：取驴乳汁，少少与服。--《小儿卫生总微

论方》

（2）**治心热风痫**：黑驴乳，食上暖服三大合，日再服。--《广利方》

（3）**治小儿口噤**：驴乳、猪乳各一升。上二味合煎，得一升五合，服如杏仁许，三四服差。--《千金要方》

（4）**治重舌口中涎出**：驴乳一升，猪乳一升。上二味相和。煎至半升，不计时候，服半匙。--《圣惠方》

（5）**治久耳聋**：乌驴乳一合，皂荚半挺(为末)，蜡一两。上三味相和，于铫子内熔成膏，堪丸即丸如枣核大。用针穿透，安耳中一宿，至来日看之，有物下来在耳门中，即便取却，再用一两度，即差。--《圣济总录

（6）**治卒心痛，绞结连腰脐**：驴乳三升。热服之。--《食疗本草》

驴蹄甲 味甘，性平。解毒消肿。主治痈疽疮疡。内服：煎汤，15～30g，或入丸剂。外用：烧灰调敷或干掺，适量。

附方 （1）**治肾脏风毒，下注生疮**：驴蹄二十片(烧灰)，密陀僧(研)一分，轻粉一钱匕，麝香半钱匕。上四味，再同研匀。先拭去脓汁，次用药干掺，13三四次。--《圣济总录》

（2）**治天柱疮生脊大椎上，如钱大，赤色出黄汁不止**：驴蹄(削，烧灰)二十片，胡粉(熬)一分，麝香(研)少许。上三味合研。未破，以醋煮面糊，和成膏涂入；已破干掺。--《圣济总录》

（3）**治诸般肿毒**：驴蹄(细切，炒)一两，荞麦面一两，白盐半两，草乌四钱(去皮)。上为末，水调作饼子，慢火炙黄，出火毒，研。米醋调成膏，用白纸摊贴患处，毒自毛窍而出，其肿自退。--《证治准绳·疡科》

（4）**治小儿解颅不合**：驴蹄不计多少，烧灰研，以生油和敷于头骨缝上，以差为度。--《简要济众方》

（5）**治疟**：白驴蹄二分(蒸)，大黄四分，绿豆三分(末)，砒霜二分，光明砂半分，雄黄二分。捣，蜜丸如梧子。发日平旦冷水服二丸。七日内忌油。--《肘后方》

阿胶

【别名】 阿胶《本经》，傅致胶《本经》，盆覆胶《本草经集注》，驴皮胶《千金·食治》。

【名释】 出山东东阿，故名阿胶。

【来源】 为马科动物驴 *Equus asinus Linnaeus* 的去毛之皮经熬制而成的胶。

【动物形态】 参见“驴肉”。

【采收加工】 驴皮全年均可采收。一般在10月至翌年5月为阿胶生产季节。先将驴皮放到容器中，用水浸泡软化，除去驴毛，剁成小块，再用水浸泡使之白净，放入沸水中，皮卷缩时捞出，再放入熬胶锅内进行熬炼。熬好后倾入容器内，待胶凝固后取出，切成小块，晾干。

【性状鉴别】 本品呈整齐的长方形或方形块。通常长约8.5cm，宽约3.7cm，厚约0.7cm或1.5cm。表面棕褐色或黑褐色，有光泽。质硬而脆，断面光亮，碎片对光照视呈棕色半透明。气微，味微甘。

本品水溶液呈红茶色，透明，清而不浊。

【药理】 具有促进造血功能，抗辐射作用，增强免疫功能，耐缺氧、耐寒冷、抗疲劳作用，止血作用，对钙代谢有改良平衡作用，抗肌萎作用，抗休克作用，利尿消肿作用，滋阴补肾，营养胎儿(孕妇)、增加智力、加速生长发育、延缓衰老等作用。

【炮制】 **阿胶珠**：取适量蛤粉或蒲黄置锅内，用文火炒热，放入阿胶丁，拌炒至鼓起面圆形，黄白色，内无溏心时，迅速取出，筛去蛤粉或蒲黄，放凉。

饮片性状：阿胶珠呈小类圆球形，表面灰白色或深土黄色，质脆，中空略成海绵状，不粘连，无枯焦，易碎，味淡。

【性味归经】 味甘，性平。归肝、肺、肾经。

【功用主治】 补血，止血，滋阴，润燥。主治血虚证，虚劳咯血，吐血.尿血，便血，血痢，妊娠下血，崩漏，阴虚心烦失眠，肺虚燥咳，虚风内动之痉厥抽搐。

《本经》：“主心腹内崩，劳极洒洒如疟状，腰腹痛，四肢酸疼，女子下血。安胎。久服轻身益气。”

《别录》：“(主)丈夫小腹痛，虚劳羸瘦，阴气不足，脚酸不能久立，养肝气。”

《药性论》：“主坚筋骨，益气止痢。”

《千金·食治》：“治大风。”

《食疗本草》：“治一切风毒骨节痛，呻吟不止者，消和酒服。”

《日华子》：“治一切风，并鼻洪，吐血，肠风，血痢及崩中带下。”

《珍珠囊》：“补肺，补虚。”

《本草元命苞》：“咳脓血非此不补，续气止嗽，补血安胎，止女子崩中下血，疗瘫痪。”

《本草蒙筌》：“治风淫木旺，遍疼延肢体；火盛金衰，久嗽唾脓血。”

《纲目》：“疗吐血，衄血，血淋，尿血，肠风，下痢。女人血痛，血枯，经水不调，无子，崩中，带下，胎前产后诸疾。男子一切风病，骨节疼痛，水气浮肿，虚劳咳嗽喘急，肺痿唾脓血及痈疽肿毒。和血滋阴，除风润燥，化痰清肺，利小便，调大肠。”

《本草正》：“实腠理，止虚汗，托补痈疽肿毒。”

《医林纂要·药性》：“补心和血，散热滋阴。”

《纲目拾遗》：“治内伤腰痛，强力伸筋，添精固肾。”

【临床应用】 （1）**用于血虚面色萎黄，爪甲苍白，头昏，心悸**。阿胶为血肉有情之品，善治血虚诸疾，单用黄酒炖服即效，或与人参、黄芪、当归、熟地黄等补气养血药同用。治妇女血虚所致的月经不调，血枯经闭及胎产诸疾，可于四物汤中加入本品。

（2）**用于诸出血证**。阿胶味甘质粘，既可补虚，又能止血，可用于各种原因所致出血。用治阴虚有热之衄血、咳血、吐血、尿血，常与蒲黄、生地同用，以滋阴凉血止血。便血及痔血，属于热性者，配黄芩、槐花、地榆，以清热凉血止血；由于脾虚失统者，则可配炮姜、灶心土、赤石脂等温中摄血之品同用。热毒血痢，可配金银花、生地、当归、地榆或黄连、赤芍等清热凉血止痢之品，如《卫生宝鉴》四味阿胶丸；若冷热不调，或热伤营络，下痢脓血，腹痛难忍者，配黄连、干姜、当归，以和血止痢，如《千金要方》驻车丸。《小品方》及《金匮要略》之胶艾汤，即阿胶配艾叶炭及当归、生地、白芍等，用治妊娠或小产下血、崩漏及月经过多，也可在此方基础上加味以提高疗效，如胎动下血

加桑寄生、芝麻根，崩漏不止加棕榈炭、茜草炭，月经过多加菟丝子、川断等。

（3）**用于虚烦失眠，阴虚风动，肺燥咳喘之证**。阿胶有滋肾阴而润肺燥之功。热病伤阴而致心烦失眠，常配黄连、黄芩等，取其滋阴泻火以宁心神，方如《伤寒论》黄连阿胶汤。温病热邪久稽，阴伤液涸，虚风内动，筋脉拘急，手足抽搐，配生地、白芍、钩藤、鸡子黄等，以滋液熄风，如《通俗伤寒论》阿胶鸡子黄汤。肺燥咳嗽，干咳少痰，气逆而喘，本品又可配桑叶、麦冬、枇杷叶，以清燥润肺；肺虚有热之咳嗽气喘，咽喉干燥，咯痰不爽，或痰中带血，可配牛蒡子、杏仁、马兜铃，以清肺化痰止咳，如《小儿药证直诀》补肺阿胶散。此外，本品尚用于热伤阴液，小便不利，可配猪苓、滑石同用；津伤便秘，配生地、蜂蜜，以滋阴润燥通便。

《药性论》："薯蓣为之使。"

《本草蒙筌》："利便秘调猪苓汤吞，禁胎漏加四物汤服，定喘促同款冬、紫菀。止泻痢和蜜、蜡、黄连。"

《药鉴》："倘肺家要用，须用桑白皮同剂，以监制之，立效。何者？盖阿胶敛肺之药，桑白皮泻肺之药，以此监彼，但取阿胶之能，而泻阿胶之敛故耳。若痢家要用，即多枳壳、槟榔，无有不可，此又通变之妙用也。"

《得宜本草》："得黄连治血痢，得生地治吐血，得蒲黄、生地治大衄不止。"

【用量用法】 内服：烊化兑服，5～l0g，炒阿胶可入汤剂或丸、散。

【使用注意】 脾胃虚弱、消化不良者慎服。滋阴补血多生用，清肺化痰蛤粉炒，止血蒲黄炒。

《本草经集注》："畏大黄。"

《本草经疏》："性粘腻，胃弱作呕吐者勿服，食不消者亦忌之。"

《本草汇言》："胃有寒痰留饮者当忌之。"

《本草崇原》："忌烧酒。"

《本草备要》："泻者忌用。"

《得配本草》："肺气下陷、食积呕吐、脾胃虚弱三者禁用。"

【附方】 （1）**治衄血**：①阿胶一两(杵碎，炒令黄燥)，贝母半两(煨令微黄)。上件药，捣筛为散。每服不计时候，以温水调下一钱。--《圣惠方》②生地黄三斤(切)，阿胶二两(炙)，蒲黄六合。上三味，以水五升，煮取三升，分三服。--《千金翼方》

（2）**治恚怒伤肝，唾血烦满，胁下痛；亦治呕血烦满少气，胸中痛**：阿胶(炙令燥)二两，甘草(炙，锉)一两。上二味，捣罗为散。每服三钱匕，以水一盏，入生地黄汁二合，煎至七分，和滓温服，不拘时。--《圣济总录》

（2）**治大人小儿吐血**：阿胶(炒)、蛤粉各一两，辰砂少许。上为末，藕节捣汁，和蜜调下，食后服。--《赤水玄珠)

（4）**治舌上出血不止**：阿胶(炒燥)、蒲黄、黄芪(细锉)各一分。上为细散。每服一钱匕，生地黄汁调下，并二服。--《普济方》)

（5）**治伤寒热病七日以上，发汗不解及吐下后，诸热不除，遂至发斑**：阿胶(炒令燥)一两，大青二两，甘草(炙)一两。上三味，粗捣筛。每服五钱匕，水一盏半，豉百粒，煎至一盏，去滓温服。--《圣济总录》

（6）**治便血如小豆汁**：阿胶(炙令燥)、赤芍药、当归(切，焙)各一两，甘草(炙，锉)半两。上四味，粗捣筛。每服五钱匕，水一盏半，入竹叶二七片，同煎至八分，去滓，食前温服。--《圣济总录》

（7）**治妊娠尿血**：阿胶二两(捣碎，炒令黄燥)，熟干地黄二两。上件药，捣细罗为散。不计时候，以葱汤调下二钱。--《圣惠方》

（8）**治妇人有漏下者，有半产后因续下血都不绝者，有妊娠下血者，假令妊娠腹中痛，为胞阻**：芎藭、阿胶、甘草各二两，艾叶、当归各三两，芍药四两，干地黄六两。上七味，以水五升，清酒三升，合煮取三升，去滓，内胶令消尽，温服一升，日三服，不差更作。--《金匮要略》

（9）**治损动母(胎)，去血腹痛**：阿胶二两(炙)，艾叶二两。上二味，以水五升，煮取二升半，分三服。--《小品方》

（10）**治妊娠胎动不安，腰腹疼痛**：阿胶(炒燥)、当归(锉碎)、桑寄生(锉碎)各半两。上粗捣筛为散。每服三钱，以水一盏，煎至六分，去滓，空心热服之。--《普济方》

（11）**治产后恶露不绝**：阿胶(炙令燥)、牛角腮(烧灰)、龙骨(煅)各一两。上三味，捣罗为散。每服二钱匕，薄粥饮调服。--《圣济总录》

（12）**治产后下痢**：粳米一合，蜡(如鸡子)一枚，阿胶、当归各六分，黄连十分。上五味切，以水六升半先煮米，令蟹目沸。去米内药，煮取二升，入阿胶、蜡消烊。温分三二服。--《僧深集方》

（13）**治热痢纯赤**：赤芍药四两，阿胶一两(炒)，黄连三两，茯苓二两(去皮)。上除阿胶外，三味为末，用醋先熬阿胶化着稀稠，和前药丸如梧桐子大。每服十五丸，米饮下。--《卫生家宝》

（14）**治肺虚咳嗽**：阿胶(粉炒)一钱半，苏叶一钱，乌梅少许。每服四字，水煎服。--《幼科发挥》

（15）**治少阴病，得之二三日以上，心中烦，不得卧**：黄连四两，黄芩二两，芍药二两，鸡子黄二枚，阿胶三两。上五味，以水五升，先煮三物，取二升，纳胶烊尽，小冷，纳鸡子黄，搅令相得，温服七合，日三服。--《伤寒论》

（16）**治瘫缓风及诸风手脚不遂，腰脚无力者**：驴皮胶炙令微起，先煮葱豉粥一升别贮；又以水一升，煮香豉二合，去滓。内胶更煮六、七沸，胶烊如饧，顿服之；及暖吃煎葱豉粥任意多少。如冷吃，令人呕逆。--《广济方》

（17）**治产后虚羸，大便秘涩**：阿胶(碎，炒)、枳壳(浸，去瓤，麸炒)各二两，滑石(研飞，为衣)半两。上为末，炼蜜丸如梧桐子大。每服二十丸，温水下，半日来未通再服。--《局方》

（18）**治老人虚人大便秘涩**：阿胶(炒)二钱，连根葱白三片，蜜二匙。新水煎，去葱，入阿胶、蜜溶开，食前温服。--《直指方》

（19）**治转胞小便不得**：①阿胶三两，水二升，煮取七合，顿服。②葱白四十七茎，阿胶一两，琥珀三两，车前子一升。上四味，㕮咀，以水一斗，煮取三升，分三服。--《千金要方》

（20）**治遗尿**：阿胶三钱，牡蛎四钱，鹿茸四钱。上锉末。挑三分，水一盏半，煎至一盏，空心服，米饮调亦得。--《普济方》

（21）**治虫蚀下部痒，谷道中生疮**：阿胶(炙燥)、当归(切，焙)、青葙子(炒)各一两。上三味，粗捣筛。每服五钱匕，水一盏半，入艾叶十余片，同煎至一盏，去滓，空腹服，午食前、近晚各一。--《圣济总录》

马宝

【别名】 马宝《饮片新参》，鲊答《辍耕录》，马结石《四川中药志》。

【名释】 马，篆文为象形字。《说文》："象马头髦尾、四足之形。"

【来源】 为马科动物马 *Equus caballus orientalis* Noack 的胃

肠道结石。

【动物形态】 大型单蹄哺乳动物，体格高大，骨骼肌发达，四肢强劲有力。体高1.27～1.60m，体重225～773kg。雌雄差异很大。马头面部狭长，耳小而尖，直立。鼻宽，眼大。从头顶起沿颈背至肩胛，具有长毛即鬃毛。两耳间垂向额部的长毛称为门鬃。身体余部皆被短而均匀的毛，尾部也有长的鬃毛。我国马的品种较多，有蒙古、河曲、伊犁、三河、黑河等种，因品种不同，身体大小、毛色也有差异，主要毛色有青毛、花毛、黑毛、栗毛等。见(图1285)

马的骨骼（**马骨**）、牙齿（**马齿**）、马鬃马尾（**马鬃尾**）、胎盘（**马胎衣**）、蹄甲（**马蹄甲**）也供药用，详见下述。

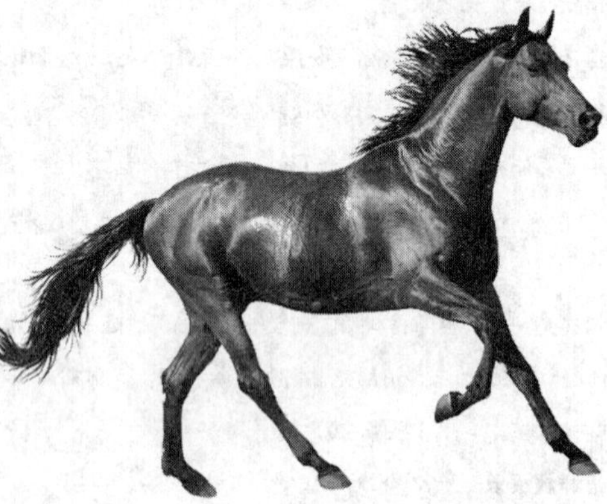

(图1285）马

【生长分布】 现代马是由最早的北美马发展演化而来，草食性，善奔驰，抗寒力强。邹平各地均有养殖。

【采收加工】 ①杀马后取出胃肠道结石；②在结石发病率较高地区，从马排出的粪便中寻找结石；③在结石性疝痛的手术时寻找结石。取出的结石用清水洗净，或再用开水煮沸数分钟(开水煮后，容易干燥)，晾干或晒干。

【性状鉴别】 本品呈球形、卵圆形或扁圆形，大小不一，直径6～20cm，表面灰色、青灰色或油棕色，光滑，略有光泽或附有杂乱的细草纹。质坚体重，断面可见明显的同心层纹，中心部位常有金属或其他粒状异物，无气味或微有臊臭。取粉末少量置铝箔上，直火烘之，粉末由分散迅速相聚集，并有轻微的马尿气。见(图1286)

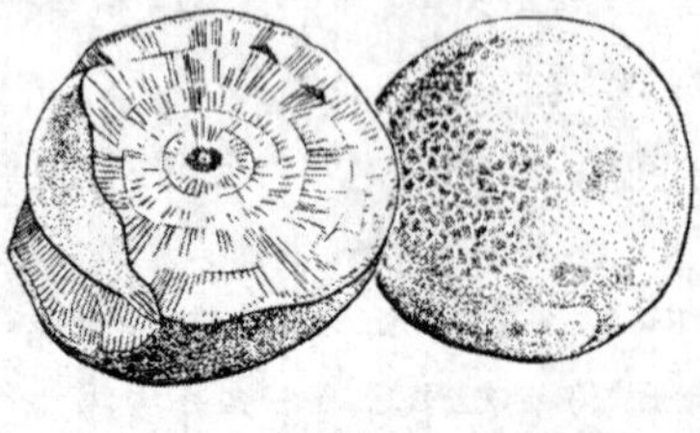

(图1286）马宝外形

【显微鉴别】 粉末镜下观察呈无定形块状。大小不一，有的半黄色，有的为蟹青色，常伴有碎草纤维。

【理化鉴别】 取本品粉末少许，加蒸馏水1～2ml，振摇，加硝酸银溶液2～3滴，则生成黄色沉淀，倾去水液，加氨试液1ml，黄色沉淀则溶解。

【主含成分】 马胃肠中的结石含磷酸镁(*magnesium phosphate*)，碳酸钙(*calcium carbonate*)，碳酸镁(*magnesium carbonate*)等。

【性味归经】 味甘、咸、微苦，性凉，小毒。归心、肝经。

【功用主治】 镇惊化痰，清热解毒。主治惊风癫痫，痰热神昏，吐血衄血，痰热咳嗽，恶疮肿毒。

《纲目》："治惊痫，毒疮。"

《饮片新参》："清肝脑，化热痰，止吐衄。"

《现代实用中药》："为镇静镇痉药，对于癫痫及小儿惊搐，神经性失眠，癔病，痉挛性咳嗽等有效；并能解毒，治痘疮危症。"

《四川中药志》1960年版："清心化痰，定惊解毒。治癫痫，失血，热甚烦躁，小儿惊风抽搐，痰涎壅滞及噎膈气哽。"

《吉林中草药》："清热化痰，安神。治痰咳。"

《广西药用动物》："镇惊，化痰，清热解毒。主治心烦口渴，吐血，衄血，痈肿和疮毒。尤其对惊痫、毒疮有特效。"

【用量用法】 内服：研末服，0.3～3g。

【使用注意】 《饮片新参》："中寒痰湿者忌用。"

《四川中药志》1960年版："肝、胆经无热痰者忌用。"

【附方】 （1）**治小儿抽搐，癫痫**：①马宝 0.6g。研末，开水冲服。--《广西药用动物》 ②马宝6g，牛黄1.5g，共研细末，每次0.3g，日服2次，2岁以下小儿酌减。--《吉林中草药》

（2）**治肺结核**：马宝6g，百部6g，白及12g。共研细末。每次1.5～3g，日服3次。--《吉林中草药》

（3）**治噎膈**：马宝、狗宝、鱼脑石各等分。研末。水冲服，每服3g。--《青岛中草药手册》

马骨

味甘，性微寒。醒神，解毒敛疮。主治嗜睡，头疮，耳疮，臁疮，阴疮，瘰疽。内服：烧灰，入丸、散，每次1～2g，每日3次。外用：烧灰研末，调敷，适量。《本草经集注》："马骨伤人，有毒。"

附方 （1）**治人喜睡**：马头骨灰末，水服方寸匕，日三夜一。-《肘后方

（2）**治胆热多睡**：马头骨灰一两，铁粉一两，朱砂半两(研，水飞过).龙脑半分。上件药，同研令匀，炼蜜和为丸，如梧桐子大。每服五丸，以竹叶温汤下，食后服。--《圣惠方》

（3）**治小儿耳疮**：马骨烧灰，香油调敷。--《华佗神医秘传》

（4）**治臁疮溃烂三四年**：马牙匡骨烧研。先以土窖过，小便洗数次，搽之。--《纲目》

（5）**治小儿夜啼不已**：取马骨烧灰，敷乳上，饮儿。--《千金要方》

马齿

味甘，性平。镇惊熄风，解毒止痛。主治小儿惊痫，疔疮痈疽，龋齿疼痛。内服：煅存性研末服，1～3g，或以水磨汁。外用：烧灰研末，调敷，适量。

附方 （1）**治赤根丁**：捣马牙齿末，腊月猪脂和敷之，拔根出，亦烧灰用。--《千金要方》

（2）**治背疮**：白马齿烧作灰，先以针刺疮头开，即以灰封，以湿面周肿处，后以酽醋洗去灰，根出。--《肘后方》

（3）**治内痈未作头者**：马牙灰和鸡子涂之，干则易。--《千金要方》

（4）**治虫牙作痛**：马牙一枚，煅热，投醋中七次，待冷含之。--《纲目》引《唐瑶经验方》

马鬃尾 味涩，性平。止血止带，解毒敛疮。主治崩漏，带下，痈疮。内服：烧灰研末，入丸、散，1～3g。外用：烧灰研末敷，适量。

附方 （1）**治崩中下血不止**：绵灰、黄绢灰、艾叶灰、马尾灰、藕节灰、莲蓬灰、油发灰、赤松皮灰、棕榈灰、蒲黄灰一上等分，为细末，用醋煮糯米糊为丸，如桐子大。每服七十丸，加至一百丸，空心米饮下。--《严氏济生方》

（2）**治妇人漏下赤白，久不止，成黑**：马毛一两(烧为粉)，赤茯苓二两，牡蛎一两(烧为粉)，鳖甲一两半(涂醋炙令黄，去裙襕)。上件药，捣细罗为散。每于食前以温酒调下二钱。--《圣惠方》

（3）**治带下**：白马驱二两，龟甲四两，鳖甲十八铢，牡蛎一两十八铢。上四味，治下筛。空心酒下方寸匕，日三服，加至一匕半。--《千金要方》

（4）**治风瘫咽喉作声，言语蹇涩**：白马尾一一团(如鸡卵大，急火烧)。上一味，碾末。酒服一字，渐至半钱匕，日夜三服。勿令病人知。--《圣济总录》

马胎衣 味甘、咸，性温。温肾益精，补血行血。主治月经不调，闭经，崩漏，带下，风湿痹痛。内服：煅存性研末，每次9g，或煮食。

附方 （1）**治妇人天癸不通**：驹胞衣，煅存性为末。每服三钱，入麝香少许，空腹新汲水下。--《纲目》引《孙天仁集效方》

（2）**妇女下身不净(指妇女红崩白带，经血淋漓，月经不调等)**：马胎衣，煮吃。--《彝医动物药》引《明代彝医书》

（3）**治风湿关节疼痛，腰痛，肩痛，乏力，心累**：取马流产之胚胎，洗净，切烂，酒浸密封1~2月。每服药酒30g左右。亦可将鲜品煮吃。--《彝医动物药》

马蹄甲 味甘，性平。活血，止血，解毒杀虫。主治跌打损伤，崩漏，带下，肠痈，牙疳，湿疹，秃疮，疥癣，脓疱疮。内服：烧灰研末服，每次1～2g，或入丸、散。外用：烧灰研末调敷，适量。

附方 （1）**治被打，腹中瘀血**：白马蹄烧令烟尽，捣筛，温酒服方寸匕，日三夜一。亦治妇人血疾，消为水。--《鬼遗方》

（2）**治白漏不绝**：白马蹄、禹余粮各四两，龙骨三两，乌贼骨、白僵蚕、赤石脂各二两。上六味为末。蜜丸梧子大。酒服十丸，不知，加至三十丸。--《千金要方》

（3）**治肠痈，其状两耳轮文理甲错，初患腹中苦痛，或绕脐有疮如粟，皮热，便脓血，出似赤白下，不治必死**：马蹄灰、鸡子白和涂，即拔气，不过再。--《千金要方》

（4）**治走马牙疳，延烂穿腮**：白马前蹄，刮下脚皮，炙炭存性，加冰片少许吹之。--《外科全生集》

（5）**治婴儿湿疹**：马蹄、黄柏各等量。先将马蹄洗净，晒干，炒黄，与黄柏共研成细粉。用植物油调匀敷患处，每日1次，或隔日1次。--《内蒙古药用动物》

（6）**治头赤秃**：马蹄烧灰，捣罗为末，以腊月猪脂和敷之。--《圣惠方》

（7）**治一切癣**：白马蹄，煅存性，为末。预取马齿苋杵烂，加水煎成膏，调前末搽之。--《外科大成》

（8）**治脓疱疮**：马蹄，烧存性，研细面。涂于患处。--《蒙医经验方》

（9）**治下部生虫，虫食其肛门，烂，见五脏便死**：烧马蹄作灰末，猪胆和傅绵上导下部，日数度。--《肘后方》

猪肉

【来源】 为猪科动物猪 *Sus scrofa domestica* Brisson 的肉。

【动物形态】 猪 又名豕《诗经》，豨《庄子》，豚《周礼》，彘《尔雅》，貗《纂文》。猪的品种繁多，形态也各有差异。基本特征是：躯体肥胖，头大。鼻与口吻皆长，略向上屈。眼小。耳壳有的大而下垂，有的较小而前挺。四肢短小，4趾，前2趾有蹄。后2趾有悬蹄。颈粗，项背疏生鬃毛。尾短小。末端有毛丛。毛色有纯黑、纯白或黑白混杂等。见（图1287）

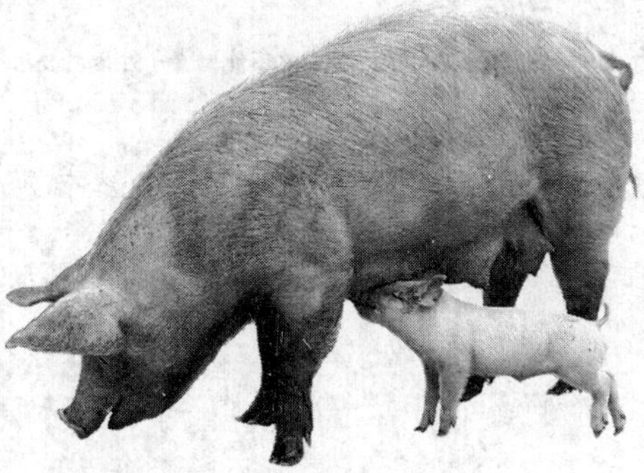

（图1287）猪

猪的毛（**猪毛**）、皮（**猪皮**）、骨骼（**猪骨**）、血液（**猪血**）、脂肪油（**猪油**）、脑（**猪脑**）、齿（**猪齿**）、甲状腺体（**猪靥**）、心脏（**猪心**）、肺脏（**猪肺**）、胃（**猪肚**）、肠（**猪肠**）、肝脏（**猪肝**）、脾脏（**猪脾**）、胰脏（**猪胰**）、肾脏（**猪肾**）、膀胱（**猪脬**）、睾丸（**猪睾**）、蹄（**猪蹄**）、蹄甲（**猪蹄甲**）、胆汁（**猪胆汁**）均供药用，详见下述。

【生长分布】 家猪作为人类最早驯化的动物之一，杂食性，性情温顺。邹平各地均有饲养。

【采收加工】 宰杀后，刮除猪毛，剖腹去内脏，取肉鲜用或冷藏备用。

【性味归经】 味甘、咸，性微寒。归脾、胃、肾经。

【功用主治】 补肾滋阴，养血润燥，益气，消肿。主治肾虚羸瘦，血燥津枯，燥咳，消渴，便秘，虚肿。

《别录》："豭猪肉，疗狂病。"

《千金·食治》："凡猪肉，宜肾，补肾气虚竭。""头肉，补虚乏气力，去惊痫、寒热、五癃。"

《本草拾遗》："主压丹石，解热。"

《食疗本草》："头，主五痔。"

《日华子》："疗水银风。"

《本经逢原》："精者，补肝益血。"

《医林纂要·药性》："滋润肌肤，和柔筋骨，通利脏腑，渗达津液。"

《药性切用》："补虚润燥。"

《随息居饮食谱》："豮猪肉，补肾液，充胃汁，滋肝阴，润肌肤，利二便，止消渴，起尫羸。”

【用量用法】 内服：煮食，30～60g，外用：贴敷，适量.

【使用注意】 湿热、痰滞内蕴者慎服。

《别录》：“凡猪肉味苦，主闭血脉，弱筋骨，虚人肌，不可久食，病人金疮者尤甚。”

《本草经集注》：“肉不宜食，人有多食，皆能暴肥，此盖虚肥故也。”

《千金·食治》：“凡猪肉，不可久食，令人少子精，发宿病。豚肉，不可久食，令人遍体筋肉碎痛乏气。”

《食疗本草》：“虚人动风，不可久食。发痰，若患疟疾人切忌食，必再发。”

《滇南本草》：“反乌梅、大黄。”

《医学入门·本草》：“脏疾，心气、疟病、金疮人忌之。”

《纲目》：“病猪、黄膘猪、米猪并不可食。”“反乌梅、桔梗、黄连、胡黄连(犯之令人泻痢)，及苍耳(令人动风)；合葵菜食，少气，合百花菜、吴茱萸食，发痔疾。”“凡煮猪肉，得皂荚子、桑白皮、高良姜、黄蜡，不发风气。”

《本经逢原》：“助湿生痰。”

【附方】 （1）**治疫症邪火已衰，津不能回者**：鲜猪肉数斤，切大块，急火煮清汤，吹净浮油，恣意凉饮。--《温热经纬》

（2）**治津枯血夺，火灼燥渴，干嗽便秘**：猪肉煮汤。吹去油饮。--《随息居饮食谱》

（2）治上气咳嗽：用猪肉半斤。连骨煮，炙末，酒和三合服之，日二。--《普济方》

（4）**治十种水病不差**：猪肉一斤(切)。米半升。上于豉汁中煮作粥，着姜、椒、葱白，空食之。--《食医心镜》

（5）**治乳汁少**：用精猪肉，或猪蹄煮清汁，和美味调益元散五七钱，食后连服三五服，更用木梳梳乳周回，乳汁自下。--《卫生易简方》

（6）**治伤寒毒气攻手足虚肿，及疼痛欲脱**：猪肉一斤，桃叶一斤。上以水一斗五升，煮令肉熟，去滓，看冷热，用渍手足。--《圣惠方》

（7）**治小儿火丹**：猪肉切片贴之。--《纲目》

猪毛 味涩，性平。止血，敛疮。主治崩漏，烧烫伤。内服：煅炭，研末，酒冲，3～9g。外用：煅炭，油调涂，适量。

附方 （1）**治赤白崩中**：猪毛(烧灰)三钱，以黑豆一碗，好酒一碗半，煮一碗，调服。--《纲目》

（2）**治烫火伤**：①猪毛(煅存性)研细末，加轻粉、白硼砂少许，麻油调和，敷之立效，无斑痕。--《洞天奥旨》毛 ②猪毛烧灰，麻油调涂。--《袖珍方》

（3）**治凡烫火伤烂，皮已脱去，惟有鲜肉，或臭烂不堪，诸药不治者**：猪毛一篮。以破锅炭火煅红，入猪毛在内煅之，少时猪毛消化而成黑液，取起冷定，略加大黄数钱，共研细末，再加冰片一分，研匀。香油、茶油、蜡烛油俱可调搽。--《幼幼集成》

（4）**治小肠气坠偏痛**：以猪毛烧灰为末。每服二钱，空心热黄酒下，一服立止。二次加茴香服。--《鲁府禁方》

（5）**治头赤秃**：猪毛烧灰，细研，以猪脂和敷之。--《圣惠方》

猪皮 味甘，性凉。归肾经。清热养阴，利咽.止血。主治少阴客热下痢，咽痛，吐血，衄血，月经不调，崩漏。内服：煎汤或煮食，50～100g。《随息居饮食谱》：“若无心烦、咽痛兼证者，是寒滑下利，不宜用此。”

附方 （1）**治少阴病，下利，咽痛，胸满，心烦**：猪肤一斤。以水一斗，煮取五升，去滓，加白蜜一升，白粉五合，熬香，和令相得，温分六服。--《伤寒论》

（2）**治血友病，鼻衄、齿衄、紫癜**：猪皮1块，红枣10～15个。同煮至稀烂，每日1剂。

（3）**治失血性贫血，痔血，便血，妇女崩漏下血**：猪皮62～93g，加水及黄酒少许，用文火久煮至稀烂，以红糖调服。

（4）**治疲劳过度引起耳鸣、耳聋**：猪皮、香葱各62～93g。同剁烂，稍加食盐，蒸熟后一次吃完，连吃3日。(2～4方出自《山东药用动物》)

猪骨 味涩，性平。止渴，解毒，杀虫止痢。主治消渴，肺结核，下痢，疮癣。内服：煎汤，60～180g，或烧灰研末，每次6～9g，外用：烧灰调敷，或馏油涂，适量。

附方 （1）**治三消渴疾**：大枣四十九枚(去皮核)，新莲肉四十九粒(去心)，西木香一钱半，甘草二两(炙)。上用雄猪脊骨一尺二寸，同煎药，用水五碗，下银石器煮，去肉骨，滤渣，取汁一碗，空腹任意呷服。忌生冷、盐、脏等物。以渣减去甘草一半，焙干为末，米汤调服，不以时。--《三因方》

（2）**治下痢红白**：腊猪骨，烧存性，研末，温酒调服三钱。--《纲目》

（3）**治牛皮癣**：将新鲜猪骨晒干，砸开骨髓腔，装入干馏器内，加热，收集馏液，冷却后即得。将患部洗净后，涂骨馏油一薄层，用绷带包裹，每日1次。--《中草药新医疗法资料选编》(辽宁)

（4）**治肺结核**：猪骨250g，鲜石油菜60g。加水600ml，煎到400ml。每日1剂，分2次服。

（5）**治渗出性胸膜炎**：猪骨60g，手指甲30g。水煎服，每日1剂，分2次服。

（6）**治小儿单纯性消化不良**：猪骨(煅)，研末。每日服3次，开水冲服。周岁内每次服1.5g，2周岁每次服3g，3周岁每次服4.5g，可类推。

（7）**催乳**：猪骨150g，鲜红旱莲(湖南连翘)60g。每日1剂，水煎，分2次服。(4～7方出自《广西药用动物》)

猪髓 味甘，性寒。归肾经。益髓滋阴，生肌。主治骨蒸痨热，遗精带浊。消渴，疮疡。内服：煎汤，或入丸剂。外用：捣敷，适量。

附方 （1）**治阴火，补肾水**：黄柏(炒褐色)、知母(酒浸炒)各四两，熟地黄(酒蒸)、龟板(酥炙)各六两。上为末，猪脊髓(和)蜜丸。每服七十丸，空心盐白汤下。--《丹溪心法》

（2）**治消渴**：①猪脊骨(髓)五寸，枣二十枚(劈碎)，甘草(微炙，锉)、干姜(炮)各半分。上四味，吹咀，以水三升，同煎至二升。发时量意加热水服。--《圣济总录》 ②大枣四十九枚(去皮核)，新莲肉四十九粒(去心)，西木香一钱半，甘草二两(炙)。上用雄猪脊骨一尺二寸同煎药，用水五碗，于银石器煮，去肉骨，滤滓，取汁一碗，空腹任意呷服。忌生冷盐藏等物。以滓减去甘草一半，焙干为末，米汤调服，不以时。--《三因方》

（3）**治诸疮口冷气不收**：猪筒髓二个，松脂二钱，乳香、黄连、白及各二钱五分，铅丹五钱，黄蜡五钱。上捣研熔蜡和为膏，不拘时敷之。--《疡科选粹》

(4) **治小儿头疮及久不瘥疮**：猪筒骨中髓，以腻粉和为剂，复纳骨中，火煨香熟取出。先以温盐水浴疮，乃敷之。--《海上名方》

(5) **治中搭手**：猪骨髓，轻粉一分。用青布兜定，捶膏贴之。--《万氏秘传外科心法》

(6) **治小儿脐赤肿**：杏仁半两，猪颊车髓十八铢。上二味，先研杏仁如脂，和髓敷脐中肿上。--《千金要方》

(7) **治小儿眉疮**：猪颈骨髓六七枚，白胶香二钱。同入铜器熬稠，待冷为末，麻油调涂。--《纲目》

(8) **治烂脚臁疮**：炉甘石四钱，上冰片一分，猪脚骨髓一副。上药先将甘石、冰片各研细末，和匀，再将猪骨髓捣烂，以前二味药末和入，捣匀，贮磁碗。将患处腐脓用弱纸揩拭干净，以前药薄薄敷满，每日一换。忌食发气各物。--《经验奇方》

(9) **治中蛊毒，令人腹内坚痛，面目青黄，淋露骨立，病变无常**：猪骨髓五两，蜜一升。上同煎之令熟，分为十度服之，日三四服。--《圣惠方》

猪血 味咸，性平。归心、肝二经。补血养心，熄风镇惊，下气，止血。主治头风眩晕，癫痫惊风，中满腹胀，奔豚气逆，淋漏下血，宫颈糜烂。内服：适量煮食，或研末，每次3～9g。外用：生血涂敷，或研末撤，适量。

附方 (1) **治心病邪热**：猪心血一个，淀花末一匙，朱砂末一两。同研，丸梧子大。每酒服二十丸。--(《纲目》引《奇效良方》

(2) **治杖疮血出**：猪血一升，石灰七升。和剂烧灰，再以水和丸，又烧，凡三次。为末撤之。--《纲目》引《外台》

猪油 味甘，性微寒。滋液润燥，清热解毒。主治虚劳羸瘦，咳嗽，黄疸，便秘，皮肤皲裂，疮疡，烫火伤。内服：煎汤或熬膏，适量，或入丸剂。外用：涂敷，适量。使用注意：大便滑泄者慎服。《金匮要略》："猪脂不可合梅子食之。"《随息居饮食谱》："外感诸病，大便滑泄者均忌。"

附方 (1) **治难产**：腊月猪脂半斤，葱白二七茎(细切，烂研)。上相和，煎成膏。不计时候，以热酒调下一匙。

(2) **治灸疮，脓坏久不差**：腊月脂一斤，胡粉一两，薤白一握。上件药，先用脂煎薤白令黄，去滓，倾入瓷盒中，入胡粉搅令匀。每取故帛上涂贴，再易之。

(3) **治大便卒涩结不通**：猪脂一两，葵子末一两半。上件药相合，丸如梧桐子大。不计时候，以温水下三十丸，以通利为度。

(4) **治黄疸，耳目悉黄，食饮不消，胃中胀热，此肠间有燥粪**：煎炼猪脂五两，每服抄大半匙，以葱白汤调，频频服之，以通利为度。

(5) **治眼赤烂**：腊月猪脂五两(炮去滓)，铜绿一两(细研)，腻粉半两。上件药，都入一通油瓷瓶子内，以篦子搅令匀后，冷凝结为膏。每用，先以热盐浆水洗眼后，涂一大豆许于赤烂处，日三用之。

(6) **治小儿口齿疳、宣露**：腊月猪脂三两，臭黄一两(细研)。上件药，以槐枝三五茎，削令尖，揩拭齿龈令净，煎猪脂，沸即却，以绵裹槐枝头，点猪脂，次点臭黄，乘热烙齿，日三五度。(16方均出自《圣惠方》)

(7) **治脾虚寒劳损，气胀噫满，食不下**：猪膏三升，宿姜汁五升，吴茱萸一升，白术一斤。上四味，捣茱萸、术等二物，细细下筛为散，纳姜汁、膏中煎，取六升。温清酒一升进方寸匕，日再。

(8) **治口中疮，咽喉塞不利**：猪膏、白蜜各一斤，黄连一两。上三味合煎，去滓，搅令相得。含如半枣，日四五，夜二。

(9) **治肝劳虚寒，关格劳涩，闭塞不通，毛悴色夭**：猪膏、姜汁各四升。上二味，以微火煎取三升，下酒五合，和煎，分为三服。

(10) **治产后体虚，寒热自汗出**：猪膏一升，清酒五合，生姜汁一升，白蜜一升。上四味煎令调和，五上五下，膏成，随意以酒服方寸匕，当炭火上熬。(7～10方均出自《千金要方》)

(11) **治赤白带下**：清酒五合，煎成猪膏三合。上缓火煎汁沸，适寒温，顿服之。--《普济方》

(12) **治诸般肿毒，恶疮，臁疮，湿毒不收敛，及烫火伤**：先用花椒、葱白、甘草，煎烧猪蹄浓汤，洗去恶肉，用无灰绵纸作膏贴之。腊月腊日，用鲜猪肥肉板油，不下水，不入盐，入锅内熬，去渣，用磁器收贮；每油一斤(化开)，入白蜡半斤(化匀)，又下好樟脑四两，搅匀，磁器收藏，勿令出气。--《疡科选粹》

(13) **治头疮**：猪油一钱(半生半熟)，雄黄、水银各二钱半。上研和匀，敷疮上。--《医学纲目》

(14) **治妊娠堕胎后，血不出，抢心痛，烦愦**：猪膏七合，白蜜三合，生地黄(切)二两。上先将猪膏、地黄相和，煎令赤色，去却地黄，纳蜜三合，搅匀。分温二服，相次再服。--《普济方》

(15) **治肺热暴喑**：猪脂油一斤炼过，入白蜜一斤，再炼少顷，滤净冷定，不时挑服一匙。无疾常服，亦润肺。--《纲目》引万氏方

(16) **治年老人日久咳嗽，不能卧者，多年不愈**：猪板油四两，蜂蜜四两，米糖四两。上三味，熬化成膏。时刻挑一匙口中噙化，三五日其嗽自止。--《寿世保元》

(17) **治风热搏之，津液结硬，成核塞耳**：猪脂(生)、地龙各等份。研细，以葱汁和，捏如枣核，薄绵裹，入耳令润挑出。--《诚书》

(18) **治鼠瘘瘰疬**：用猪膏淹生地黄，煎六七沸，涂之。--《纲目》

(19) **治形体黑瘦枯槁**：腊月猪脂和大豆黄末和杵，丸如桐子大。每服三五十丸，空心温酒或米饮下。五升为一剂，服二剂见效。--《卫生简易方》

(20) **解斑蝥、芫青毒**：用猪脂、大豆汁服之。或戎盐汁同服解之，或以蓝汤煮猪脂停冷服，并服之。--《圣济总录》

猪脑 味甘，性寒。补益脑髓，疏风，润泽生肌。主治头痛，眩晕，失眠，手足皲裂，痈肿，冻疮。内服：炖食或煎汤，适量，或作丸。外用：涂敷，适量。《千金·食治》："损男子阳道，临房不能行事。"《随息居饮食谱》："多食损人，患筋软、阳痿。"《调燮类编》："猪脑损阳，酒后尤不可食。"

附方 (1) **治头被火久注，脑髓受伤，作痛不休，鼻流臭水不堪闻，恐成脑崩**：香白芷四两(焙干)，研细末，用牙猪脑髓四个，银簪拨去血筋，入磁碗盛之，放在饭甑内，蒸七日，露七夜，令脑髓蒸熟，同上药共捣烂，和匀作丸，如梧子大。每服五钱，一日三服，煮葱白十七根汤下。--《万氏家传点点经》

(2) **治痈疽**：公猪脑子一个，放锅内，好陈醋泡透，文武火煮成膏药样。取出，细布摊，随疮大小贴之。先将小米泔水洗净疮上，贴膏二三日，揭看，内生肉芽，再用小米泔煎洗，又贴三五日，肌肉长平。--《疡医大全》

猪靥（甲状腺体） 味甘，性微温，有毒。散结消瘿。主治气瘿，气瘤。内服：适量煮食，或焙干研末，每日 0.15g。使用注意：内服用量不宜过大。心脏病患者慎服。

《中药毒性防治》："有严重循环系统疾病，如动脉硬化、高血压病、风湿性心脏病、冠心病、心绞痛者，宜慎用猪靥，以免引起心绞痛或心衰。口服猪靥中毒者，即用生萝卜 1000g，捣烂取汁频饮，若无生萝卜，可用干萝卜 500g，山楂 250g，水煎服。若见嗜睡，甚至神志模糊，舌红苔黄，脉滑数者，可取安宫牛黄丸 1 粒，萝卜汁送服。"

附方 （1）**治气瘤瘿**：豮猪靥二七枚(炙)，半夏(汤洗去滑)二十二枚，人参一两。上三味，捣罗为散。每服温酒调一钱匕，临卧垂头吃。--《圣济总录》

（2）**治瘿气**：猪靥(焙)四十九枚，沉香二钱，真朱砂(罐煅)四十九粒。橘红四钱。共为末，临卧冷酒徐徐服二钱。--《医林集要》

猪心 味甘、咸，性平。归心经。养心安神，镇惊。主治惊悸怔忡，自汗，失眠，神志恍惚，癫、狂、痫。内服：煮食，或入丸剂，适量。忌吴茱萸。

附方 （1）**治心虚多汗不睡**：豮猪心一个，破开带血，用人参二两，当归二两，装入心中煮熟，去二味药，只吃猪心。--《证治要决》

（2）**治产后中风，血气拥，惊邪忧恚**：猪心一枚，煮熟，切，以葱、盐调和，作羹食之。--《食医心镜》

（3）**治风邪癫痫，忧恚虚悸，及产后中风痫恍惚**：猪心一枚(细切)，枸杞菜半斤(切)，葱白五茎(切)。上以豉二合，用水二大盏半，煎取汁二盏，去豉，入猪心等并五味料物作羹食。--《圣惠方》

（4）**治痰火入心发狂**：猪心一个(不下水，切片，焙脆，研末)，甘遂二钱，石菖蒲一钱半。为末。用贝母三钱煎汤作丸。每早以生铁落二两，煎汤送下。虚人小儿须服少许。--《医门补要》

（5）**治五痫**：用猪心一个，剖开，再用甘遂末一钱，入猪心内，外以面糊包裹，在灶火内煨熟，去甘遂末，连面食之。--《吉人集验方》

（6）**治急心疼痛**：猪心一枚，每岁入胡椒一粒，同盐、酒煮食。--《纲目》

（7）**治嗽血吐血**：猪心一个，竹刀切开，勿令相杂，以沉香末一钱重，半夏七个，入在缝中，纸裹，蘸小便内令湿，煨熟取出，去半夏，只吃猪心。--《证治要决》

猪肺 味甘，性平。归肺经。补肺止咳，止血。主治肺虚咳嗽，咯血。内服：煮食、煎汤，或入丸剂，适量。《本草图经》："不与白花菜合食，令人气滞，发霍乱。"

附方 （1）**治肺虚咳嗽**：猪肺一具，切片，麻油炒熟，同粥食。

（2）**治嗽血肺损**：薏苡仁研细末，煮猪肺，白蘸食之。(1~2 方均出自《证治要决类方》)

（3）**治咳嗽肺痿，吐血气喘**：猪肺一个(洗净血水)，病人每岁用杏仁一个(去皮尖)。将肺以竹片签眼，每眼杏仁一个，麻扎住，安磁器内重汤煮熟。去杏仁不用，只吃此肺。--《万病回春》

（4）**治人(音哑)无声**：猪肺一个，生姜数片，煮熟切作片子。白及二十文，研为末，点尽猪肺吃。--《普济方》

（5）**治吐血**：梨汁、藕汁、莱菔汁、人乳、童便各一碗，猪肺一个(不落水，入童便灌足)。和煎至汁存二碗半，炒米粉和为丸，每服五钱。--《卫生鸿宝》

（6）**治脑漏**：猪肺一个。水制净，入口用椒，照人年纪每岁三颗，煮熟食之。--《续回生集》

猪肚（猪胃） 味甘，性温。归脾、胃经。补虚损，健脾胃。主治虚劳羸瘦，劳瘵咳嗽，脾虚食少，消渴便数，泄泻，水肿脚气，妇人赤白带下，小儿疳积。内服：煮食，或入丸剂，适量。《随息居饮食谱》："外感未清、胸腹痞胀者，均忌。"

附方 （1）**治脾虚**：豮猪肚一个(洗净，去油膜)，用莲肉四两(去皮、心)，入肚内，以线缝之，用水煮，令极热；再加黄连四两(姜汁少炒，为末)，同前物捣烂为丸，如罗卜子大。每服五分，米汤吞下。--《穷乡便方》

（2）**治脾胃气弱，不多下食**：猪肚一枚(洗净)，人参(去芦头)、橘皮(汤浸，去白瓤，切)各四分，下馈饭半升，猪脾一枚(净洗，细切)。上以馈饭拌人参、橘皮、脾等酿猪肚中，缝缀讫，蒸令极熟，空腹服之，盐酱多少任意。--《医方类聚》引《食医心镜》

（3）**治脾寒而痛，痛在心下**：左右猪肚子一个，莲肉一两，红枣一两，肉桂一钱，小茴香三钱，白糯米一合。未入药之前，照常将猪肚子洗去秽气。入药煮烂，一气顿食。蘸甜酱、酱油食之。如未饱，再用饭压之。肚子入药之后，必须用麻线将口扎紧，清水煮之。--《串雅外编》

（4）**治水泄**：豮猪肚一枚，净洗去脂膜，入大蒜在内，以肚子满为度，煮之自晨至晚，以肚、蒜糜烂为度，杵成膏子，入平胃散同杵，为丸梧子大。每服三十丸，盐汤或米饮空腹服。--《世医得效方》

（5）**治消渴**：①猪肚一枚，净洗。以水五升，煮令烂熟，取二升已来，去肚，著少豉，渴即饮之，肉亦可吃。--《食医心镜》 ②猪肚一枚(洗去脂膜，不切破)，黄连(去须，捣罗为末)五两。上二味，以大麻子仁二合烂研，以水四升调，如杏酪汁，煮猪肚候烂，取出，入黄连末在内，密缝肚口，蒸令极烂，乘热细切，和黄连末，以木臼捣之，候可丸，即丸如梧桐子大，暴干。每服三十丸，温水下，不拘时。--《圣济总录》

（6）**治虚弱遗精**：猪肚一枚，入带心连衣红莲子，煮糜，杵丸桐子大，每淡盐汤下三十丸。--《随息居饮食谱》

（7）**治男子肌瘦气弱，咳嗽渐成痨瘵**：白术四两，牡蛎(烧)四两，苦参三两。上为细末，以猪肚一个，煮熟坐研成膏，和丸，如梧桐子大。每服三四十丸，米饮下，日三四服。--《御药院方》

（8）**治赤白带下**：苦参二两，牡蛎一两五钱(为末)，以雄猪肚一个，水三碗，煮烂，捣泥和丸梧子大。每服百丸，温酒下。--《纾溪单方选》

（9）**治鼓胀水肿**：健猪肚一个(不落水，翻出屎净，在砖墙上磨去秽气)，将大虾蟆装入肚内，麻扎紧，煮熟，去虾蟆，连汤淡食，勿入盐醋。--《经验广集》

（10）**治老人脚气烦热流肿入膝，满闷**：猪肚一具(肥者，细切丝，生)。上以水洗，布绞令干，好蒜、醋、椒、酱五味空心常食之。--《安老怀幼书》

猪肠 味甘，性微寒。归大、小肠经。清热，祛风，止血。主治肠风便血，血痢，痔漏，脱肛。内服：煮食，或入丸剂，适量。《随息居饮食谱》："外感不清，脾虚滑泄者，均忌。"

附方 （1）**治肠风痔漏下血**：①猪肠头五寸，煮烂。用黄连为末，和捣极如泥，可丸如桐子大。每服七十丸，空心盐汤下。--《鲁府禁方》 ②生猪脏一条(切)。控干，以槐花炒干为末，填入脏内，两头线缚了，以好米醋于磁石器内慢火煮烂，切片，沙钵内研烂为丸，梧桐子大。每服二十丸，煎当归酒下。--《世医得效方》 ③用猪脏头一个，纳胡荽缚之。煮熟，露一宿，空心服之。--《丹溪治法心要》

（2）**治内痔**：黄连(酒煮)十两，枳壳(麸炒)四两。以大肠脏七寸，入水浸糯米于内，煮烂捣为丸。--《本草蒙筌》

（3）**治内外痔**：雄猪大肠三尺(去肛门七寸)，刺猬皮三张(新瓦煅存性)，明矾、槐米各四两。上三味为末，入大肠内，两头扎住，铜锅煮烂，捣匀，成丸(如油腻难丸，可加炒米粉和之)。每日清晨开水下四五钱。--《惠直堂经验方》

（4）**治滑泄**：吴茱萸不以多少，拣净，用大豮猪脏一两条，以吴茱萸实满，扎定两头，熟炭火煮令极烂，研细，丸如梧桐子大。早晚食前各以米饮吞下五十丸。--《百一选方》

（5）**治脾经遍身痒癞如松皮疼痛**：硫黄二两，猪大肠半条。先将硫黄研末，贯入肠内，连油两头扎紧，放砂锅内，久煮烂，同捣成膏如泥，粗布兜揩遍身。--《疯门全书》

（5）**治小儿呀呷不止**：猪肠一截，郁金末、蚌粉各一两。上三味，将二味纳肠中，系两头，火炙干，细罗为末。每服半钱匕，夜卧，熟水调下，三服，顿服尽。--《圣济总录》

猪肝

味甘、苦，性温。归脾、胃、肝经。养肝明目，补气健脾。主治肝虚目昏，夜盲，疳眼，脾胃虚弱，小儿疳积，脚气浮肿，水肿，久痢脱肛，带下。内服：煮食或煎汤，60～150g，或入丸、散。外用：敷贴，适量。

附方 （1）**治肝脏虚弱，远视无力**：猪肝一具(细切，去筋膜)，葱白一握(去须，切)，鸡子三枚。上以豉汁中煮作羹，临熟打破鸡子，投在内食之。--《圣惠方》

（2）**治雀目，遇夜目不能视**：①雄猪肝一叶(竹刀披开)，蚌粉(如无，以夜明砂代)三钱(为末)。蚌粉纳肝中，麻线扎，米泔煮七分熟，又别蘸蚌粉细嚼，以汁送下。--《直指方》 ②青蛤粉、夜明砂、谷精草各等份。上细末，每五七钱，入猪肝内煮熟，细嚼，茶清送下。--《赤水玄珠》

（3）**治内外障翳眼**：猪肝二两，批开，以夜明砂末二钱匕，掺在肝内，麻绳缚定。用水一盏，煮令肝转色白，取出嚼烂，用煮肝汤送下，食后服。--《证治准绳·类方》

（4）**治疳眼**：海螵蛸、牡蛎等分，为末，每三钱同猪肝一两，泔水煮食。--《纾溪单方选》

（5）**治脾胃气虚，食则呕出**：猪肝一斤，薄起于瓦上，令极干，上捣为末，煮白粥，绞取汁，和之，手丸如梧桐子大，空心饭饮下三十丸。--《食医心鉴》

（6）**治脚气肿从足始，转入腹**：猪肝一具。洗，细切，布绞，更以醋洗，蒜齑食之。一服不尽，分作两顿亦得。--《食医心镜》

（7）**治卒肿满，身面皆洪大**：生猪肝一具。细切，顿食之。勿与盐乃可，用苦酒妙。--《肘后方》

（8）**治脾胃虚寒，积冷下痢腹痛**：猪肝一斤，芜荑末六分。上薄起肝，糁芜荑末，面裹，更以湿纸裹，煨熟，去面，空心食之。--《食医心镜》

（9）**治冷泄，久滑赤白，乳妇赤白下，冷劳腹，藏虚者**：子肝一叶。薄批之，揾着煨熟诃子末中，微火炙，又揾炙，尽半两末止。空腹细嚼，陈米饮送下。--《本草图经》

（10）**治下痢肠滑，饮食及服药俱完出**：猪肝一斤(熬令干)，黄连、乌梅肉、阿胶各二两，胡粉七棋子。上五味末之，蜜如梧子，酒服二十丸，日三，亦可散服方寸匕。--《千金要方》

（11）**治气痢，日夜不记行数**：猪肝一具(重十两者)，缩砂仁二两。上二味，捣罗缩砂为末，取猪肝，去筋膜，薄切作片子，排厚纸上渗血令干，后将缩砂末糁肝上，以三重湿纸裹，于塘灰火中令极香熟，乘热任意食之。--《圣济总录》

（12）**治产后乳汁不下**：猪肝一具(切)，红米一合，葱白、盐、豉等。上以肝如常法作羹食，作粥亦得。--《食医心镜》

（13）**治女子阴中苦痒，搔之痛闷**：取猪肝炙热，纳阴中。--《肘后方》

猪脾

味甘，性平。归脾、胃经。健脾胃，消积滞。主治脾胃虚热，脾积痞块。内服：煮食，或入散剂，适量。

附方 （1）**治脾胃虚热**：(猪脾)，陈橘红、生姜、人参、葱白(切，拍之)。合陈米水煮如羹，去橘皮，空腹食之。--《本草图经》

（2）**治脾胃气弱，不下食，米谷不化**：猪脾一具，猪胃一枚。上二味，净洗细切，入好米两合，如常法煮粥。空腹食。--《圣济总录》

（3）**治脾积痞块**：猪脾七个。每个用新针刺烂，以皮硝一钱擦之，磁器盛七日，铁器焙干，又用水红花子七钱，同杵为末。以无灰酒空肚调下。--《保寿堂经验方》

（4）**治脾脏肿大**：猪横利(脾脏)1条，鲜白花丹根30g。煲水服。每日服1剂，15天为1疗程。--《广西药用动物》

猪胰

味甘，性平。益肺止咳，健脾止痢，通乳润燥。主治肺痿咳嗽，肺胀喘急，咯血，脾虚下痢，乳汁不通，手足皲裂，不孕，糖尿病。内服：煮食或煎汤，适量。外用：捣涂，适量。《本草图经》："多食之损阳。"

附方 （1）**治一切肺病，咳嗽脓血不止**：猪胰一具，削薄竹筒盛，于塘火中炮令极熟，食上吃之。--《食医心镜》

（2）**治肺气喘急，睡卧不安，兼治经年嗽病**：猪胰三具(细切)，大枣五十枚(去核)。上二味，以无灰酒五升，浸经三日。每服，不计时候，温服一小盏。--《圣惠方》

（3）**治肺损，嗽血咯血，肺痈**：猪胰切片，煮熟，蘸苡仁末，空心服；如肺痈，米饮调下。--《寿世青编》

（4）**治癖块(痰凝气滞之病，在皮里膜外者)**：延胡索为末，猪胰一具，切块炙熟，蘸药食之。--《四科简效方》

（5）**治冷痢久不瘥，此是脾气不足，暴冷入脾，舌上生疮，饮食无味，纵吃食下还吐，小腹雷鸣，时时心闷，干皮细起，膝胫酸痛。两耳绝声，四肢沉重，渐瘦劣重，成鬼气；及妇人血气不通，逆饭忧烦，常行无力，四肢不举；丈夫痃癖，两胁虚胀，变为水气**：猪胰一具，细切，与青蒿叶相和，以无灰酒一大升，微火温之；趁热纳猪胰中，和蒿叶相共暖，使消尽，又取桂心一小两，另捣为末，纳酒中，每日平旦，空腹取一小盏服之，午时夜间各再一服。忌热

面、油腻等食。--《海上集验方》

（6）**治糖尿病**：①新鲜猪胰 1 条。洗净，于开水中烫到半熟，以酱油拌食，每日1条。--《山东药用动物》 ②猪胰300g，淮山药200g，生黄芪100g。将猪胰烘干，共研粉制丸或压片。10岁以下患儿每次10g，每日3次。可同时服用六味地黄汤。--［《江苏中医杂志》1985，(2)：11］

（7）**治目生翳膜**：猪胰子一枚(五钱)，蕤仁五分，青盐一钱。共捣千下，令如泥，每点少许。--《纲目》引《孙氏集效方》

（8）**滋润手面**：杏仁、花粉各一钱，猪胰子一个，红枣二枚(去皮、核)，用好酒二杯浸之。早晚洗手面时擦之，皮肤光润。--《同寿录》

（9）**治鹅掌疯**：猪胰一具(去油、勿经水)，花椒以三钱。上用好酒温热，将二味同浸二三日，取胰不时擦手，微火烘之。--《景岳全书》

（10）**治赤白癜风**：猪胰一具。酒浸一时，饭上蒸熟食。不过十具。--《纲目》引《寿域神方》

（11）**治手足皴裂面出血痛**：以酒接猪胰，洗并服(数)之。--《肘后方》

（12）**治疗慢性气管炎**：将猪胰绞碎，在60℃下减压干燥，加少量甘油，搅匀，再加淀粉制成丸剂，每丸5g，含鲜猪胰3钱。早晚各服2丸，中午服1丸。10天为1疗程。治疗117例，总有效率为88％。该药不仅对单纯型、喘息型有较好疗效，且对合并肺气肿者亦有疗效。--《医药学资料》沈阳市卫生局，1972，（7）:25

猪腰子（猪肾）

味咸，性平。归肾经。补肾益阴，利水。主治肾虚耳聋，遗精盗汗，腰痛，产后虚羸，身面浮肿。内服：煎汤或煮食，15～150g。《食疗本草》：“不可久食。”《本草图经》：“不与吴茱萸、白花菜合食。”

附方 （1）**治阴痿羸瘦，精髓虚弱，四肢少力**：猪肾一对(去脂膜，切)，枸杞叶半斤。用豉汁二大盏半相和，煮作羹，入盐、椒、葱，空腹食之。--《经验后方》

（2）**治老人久患耳聋**：①磁石一斤(杵碎，水淘去赤汁，绵裹)，猪肾一对(去脂膜，切)。上以水五升煮磁石，取二升，去磁石，投肾调和，以葱、豉、姜、椒作羹，空腹食之。作粥及入酒并得。磁石常留起，依前法用之。--《养老奉亲书》 ②人参二分，葱白些少，防风一分。俱捣作末，同粳米三合，入锅煮半熟。将猪肾一对，去膜，预切薄片，淡盐腌顷刻，放粥锅中，投入再莫搅动，慢火更煮良久，食之。--《遵生八笺》

（3）**治男子水脏虚惫，遗精盗汗**：豮猪肾一枚。以刀开，去筋膜，入附子末一钱匕，以湿纸裹，煨熟。空心稍热服之，便饮酒一盏，多亦甚妙。三五服效。--《经验方》

（4）**治肾虚腰痛**：①杜仲(姜炒)二钱，破故纸(盐、酒炒)一钱。上研细，先以猪腰子一个，切七片，盐腌拭净，将仲、纸入茴香末，盐少许掺，挟湿纸包煨，酒下。--《简明医彀》 ②猪肾1个，切开，放入故纸6g，川仲9g，核桃肉2个(以上三味药研末)，加少许食盐，用蓖麻叶包好，煨熟吃。--《广西药用动物》 ③猪肾2个，木蝴蝶15g。共煎汤，加食盐服。--《广西药用动物》

（5）**治胎前腰痛难忍**：猪腰子一对，青盐二钱。晒干为末，蜜丸，空心酒下三四十丸。--《胎产新书》

（6）**治久咳不差**：①猪肾一具(去脂膜)，椒二十八颗(开口 者)。上二味，取肾一颗，上作十四孔，取椒纳孔中，两肾总著二十八颗了。以水缓煮令熟，割破细切，吃之令尽。--《外台秘要》引《延年方》 ②猪肾二枚(细切)，干姜三两(为末)。水七升同煮，临卧徐徐服取汗。--《古今医统》

（7）**治产后褥劳，虚羸喘乏，乍寒乍热，病如疟状**：①猪肾一具(去脂四破)，香豉(绵裹)、白粳米、葱白各一斗。上四味，以水三斗，煮取五升，去滓，任情服之。--《千金要方》 ②猪腰(肾)一对，白芍药(酒炒)、当归各一两。上以二味药用水三碗煎至二碗，去渣，将猪腰切作骰子大块入药汤，入晚米一合，香豉一钱，加葱、椒、盐煮稠粥，空心日服一次。--《古今医统》

（8）**治心气虚损**：用猪腰子(肾)一只。水二碗，煮至盏半，将腰子细切，入人参五钱，当归五钱，并切.同煎至八分，吃腰子，以汁送下。未尽，腰子同上二味药渣焙干为末，山药糊丸如桐子大。每服五十丸。--《卫生易简方》

（9）**治脚气肾虚，腰脚无力**：猪肾一双(去脂膜)，米二合，葱白(切)二合。上于豉汁中煮作粥，著椒、姜，任性空心食之。--《食医心镜》

（10）**治久泄不止**：猪肾一个。批开，掺骨碎补末，煨熟食之。--《濒湖集简方》

（11）**治水肿**：①猪肾一枚(分为七脔)，甘遂一分(末，筛为散)，以粉肾，微火炙令熟。食之至三四脔，乃可止。当觉腹中鸣，转攻两协下，小便利，去水即愈。若三四脔不觉，可食七脔令尽。--《外台》引《集验方》 ②大戟、木通、木香各二钱，为末。以猪肾一个，劈开入药末在内，仍合住用线缠缚，湿纸裹，于灰火中煨熟，去纸嚼服。少顷利四五行，即愈。必须忌口。--《卫生易简方》

（12）**治诸疝**：用黑雄猪腰子一对(不见水，去膜，切碎)，以大、小茴香末各二两，同猪腰子拌匀，再以猪尿脬一个，入腰子于内，扎定。用酒三碗，于砂锅内悬煮至半碗，取起焙干为末。将余酒打糊丸，梧子大。每五十丸，温酒下。--《医学入门》

（13）**治小儿五十日以来，胎寒腹痛，激热而惊，聚唾弄舌，躽啼上视，此痫之候**：猪肾一只(薄切，去脂膜)，当归二两(锉，微炒)。上只当归一味粗捣，二味相和，以清酒一升，煮至七合，去滓。每服取如杏仁大，令儿咽之，日三服，夜一服，量儿大小，以意加减。--《圣惠方》

（14）**治痈疽、发背初起**：豮猪腰子(肾)一双。同飞面捣如泥，涂之。--《纲目》

猪脬（猪尿胞）

味甘、成，性平。归膀胱经。止渴，缩尿，除湿。主治消渴，遗尿，疝气坠痛，阴囊湿疹，阴茎生疮。内服：煮食、炙食，适量，或入丸、散。

附方 （1）**治渴疾，饮水不止**：干猪胞十枚。上剪破出却气，去却系著处，用干盆子一只，烧胞烟尽，取出研令极细。每服一钱匕，温酒调下，不拘时候。--《圣济总录》

（2）**治遗尿**：猪脬一个。以糯米浸洗白净，入椒、盐于内，煮烂。切碎食，蘸茴香末吃，以好酒送下，空心临卧各吃一服，当饭为妙。--《古今医统》

（3）**治小儿尿床及产后损脬遗尿**：猪脬、猪肚各一个，糯米半升。将米入脬内，又将脬入肚内，烂煮。入盐、椒匀，如饮食日常服。--《活幼全书》

（4）**治疝气坠痛**：猪脬一枚(洗)，入小茴香、大茴香、破故纸、川楝子等分，填满，入青盐一块，缚定。酒煮熟食之，酒下。其药焙捣为丸服之。--《纲目》

（5）**治肾风阴囊痒**：用猪尿胞火炙熟，空心吃，盐汤咽下。--《卫生易简方》

（6）**治玉茎上生疮臭烂**：猪胞一个，连尿，去一半，留一半。用新砖两只，炭火煅新砖，将猪胞连尿于砖上焙，不住手来回移放于两口砖上，轮流不歇，胞以尿干为度，研为末，入黄丹一钱。先用葱汤以鹅毛抹洗，以旧绵帛渗干，此药搽三五次立见效。--《普济方》丹胞散)

猪睾（豚卵） 味甘、咸，性温。归肺、肾经。温肾助阳，补肺益气，镇惊定痫。适用于肾虚衰之阳萎、咳嗽、喘气和腰膝酸软，以及惊痫等症。内服：煮食或煎汤，2 个。外用：捣烂或煮膏涂敷，适量。

附方 （1）**治小儿腹股沟疝**：猪隐睾1个(阉割小猪时取)。放瓦片上，用另1瓦合上，放炉内焙干后取出研末，1次口服。--《中草药新医疗法资料选编》(内蒙古)

（2）**治惊痫中风，壮热，吐舌出沫**：豚卵一双(细切)，当归二分。以醇酒三升，煮一升分服。--《普济方》

（3）**治秃疮**：猪外肾，捣烂，去筋渣用。先用花椒、细茶熬水洗净，后将药搽上封固。--《鲁府禁方》

（4）**治疮肿，烧伤**：将家猪肾鞭连根割下，混合猪苦胆煎煮。不加水，煮至成油状物的稠膏。取膏外敷或涂搽患处。--《彝医动物药》

（5）**治疗支气管哮喘**：猪睾丸煮汤连丸同服，每日2次。5岁以内半只，10岁以内1只，15岁以内1只半。

猪蹄 味甘、成，性平。归胃经。补气血，润肌肤，通乳汁，托疮毒。主治虚伤羸瘦，产后乳少，面皱少华，痈疽疮毒。内服：煎汤或煮食，适量。外用：煎汤洗，适量。

附方 （1）**治妇人产后无乳汁**：①猪蹄一只，治如常，白米半升。上煮令烂，取肉切，投米煮粥，著盐、酱、葱白、椒、姜，和食之。--《食医心镜》②猪蹄四枚，治如食法，以水二斗，煮取一斗，去蹄。土瓜根、通草、漏芦各三两。以汁煮取六升，去滓，内葱白、豉，如常著少米煮作稀葱豉粥食之。食了或身体微热，有少汗出佳。乳未下，更三两剂。--《广济方》 ③母猪蹄二枚(切)，通草六两。以绵裹，煮作羹食之。--《经效产宝》 ④母猪蹄一只，木通三两。上二味，㕮咀如麻豆大。每服五钱匕，水一盏半，煎至八分，去滓，食后温眼。并取此汁作羹亦得。--《圣济总录》 ⑤猪蹄四个，以水五升，煮汁三升，澄清。瞿麦(去梗)、漏芦(去芦头)、木通(锉)各一两。上三味粗捣筛。每服三钱，水一盏，猪蹄汁一盏，煎至七分，去滓温服无时。--《普济方》

（2）**令面光泽面洁白**：大猪蹄一枚。上以水二升，清浆水一升，煮令烂如胶，夜用涂面，晓以水洗之，面皮光急矣。--《圣惠方》

（3）**治痈诸疽发背，或发乳房，初起微赤**：母猪蹄两只，通草六分。以绵裹和煮作羹食之。--《梅师集验方》

（4）**治时气热毒攻手足，肿痛似脱，不可忍**：猪蹄一具(去毛净洗，锉碎)，葱白一握(切)。以水一斗，煮五七沸，去猪蹄等，稍热渍之。

（5）**治虚劳阴湿痒生疮**：猪蹄二枚(细锉)，槐树寄生(细锉)一升。以水五升，煮取汁，去滓，看冷热，洗疮三五度。(4~5方出自《圣惠方》)

（6）**治血友病，鼻衄、齿衄、紫癜**：猪蹄1只，红枣10~15个。同煮至稀烂，每日1剂。--《山东药用动物》

猪蹄甲 味咸，性微寒。归胃、大肠经。化痰定喘，解毒生肌。主治咳嗽喘息，肠痈，痔漏，疝气偏坠，白秃疮，冻疮。内服：烧灰研末服，每次 3~9g，或入丸、散剂。外用：研末调敷，适量。

附方 （1）**治久咳嗽喘息**：①猪蹄甲四十九个，洗净控干，每个指甲纳半夏、白矾各一字。入罐子内封闭，勿令烟出，火煅通赤，去火细研，入麝香一钱匕。人有上喘咳嗽，用糯米饮调下(一钱)，小儿半钱。--《经验后方》 ②猪蹄合子四十九枚(黑者，水浸洗净)，天南星一枚(大者，锉)，款冬花(带蕊者，末)半两。上三味，用瓶子一枚，铺猪蹄合子在内，上以天南星匀盖之，合了，盐泥赤石脂固济火煅，白烟出为度，候冷取出，入款冬花末并麝香一分、龙脑少许，同研。每服一钱匕，食后煎桑根白皮汤调下。--《圣济总录》 ③猪爪甲二枚，烧灰细研，入麝香当门子一枚，同研，腊茶清调下。--《普济方》

（2）**治诸痔**：猪后蹄垂甲不拘多少，烧存性，为末。陈米饮调二钱，空心服。--《直指方》

（3）**治牡痔生鼠乳，肛门痒痛，触着有脓血出不绝**：猪悬蹄壳(火焰上烧成灰，研)一两，水银三大豆许。上二味，先取水银，用蒸枣肉二枚，研匀，次入蹄壳灰，拌和为丸，如鸡头实大。先以盐汤洗下部，纳一丸，夜卧时再用。--《圣济总录》

（4）**治偏坠疝气，并治瘰疬**：猪悬蹄，烧存性，为末。每服三钱，黄酒调下。--《鲁府禁方》

（5）**治小儿寒热及热气中人**：猪后蹄(甲)烧灰，末，以乳汁调服一撮，服之效。--《伤寒类要》

（6）**治小儿白秃**：猪蹄甲七个，每个入白矾一块，枣儿一个，烧存性，研末。入轻粉、麻油调搽。--《纲目》

（7）**治冻烂疮**：猪后悬蹄。上一味，至夜半时烧为末，研细，以猪脂和敷之。--《圣济总录》

猪胆汁 味苦，性寒。归肝、胆、肺、大肠经。清热，润燥，解毒。主治热病燥渴，大便秘结，咳嗽，哮喘，目赤，目翳，泄痢，黄疸，喉痹，聤耳，痈疽疔疮，鼠瘘，湿疹，头癣。内服：煎汤，6~9g，或取汁冲，每次3~6g，或入丸、散。外用：涂敷、点眼或灌肠，适量。

附方 （1）**治伤寒病，壮热头痛，发疮如豌豆**：豮猪胆一枚。上以醋半小盏，合猪胆汁煎一沸，放温，不计时候服。--《圣惠方》

（2）**治口中干燥，无津液而渴**：雄猪胆五枚，定粉一两。上二味，以酒煮胆，候皮烂，即入粉研细，同煎成煎，丸如鸡头大。每服二丸，含化咽津。--《圣济总录》

（3）**治阳明病津液内竭，大便硬，不可攻**：大猪胆汁一枚，泻汁，和少许法醋，以灌谷道内，如一食顷，当大便出宿食恶物。--《伤寒论》

（4）**治百日咳**：猪胆1个，白糖拌服。1~2岁分10次服，3岁以上分6次服，每日2次。--《广西药用动物》

（5）**治支气管炎**：①猪胆15g，陈皮15g，甘草3g。共研末，装入胶囊内，1天分3次服。--《广西药用动物》 ②慢性气管炎：猪胆粉、地龙、清半夏、桔梗各31g。共研细粉，装入胶囊，每粒0.3g。每服4粒，每日3~4次，10天为1个疗程。--《山东药用动物》

（6）**治酸哮，食酸味即发**：甘草二两，分作各半，用猪胆汁五枚，浸五日，炙燥为末，蜜丸。临卧，开水送下二钱。--《证治宝鉴》

（7）**疗目赤痛及胎赤**：用猪胆和盐绿五分。点眦。--《外台》引《广济方》

（8）**治赤眼胬肉，睑内生疮，目多泪出**：猪胆一枚，川朴硝一分，黄连一分(去须捣为末)，龙脑三大豆大。上件药，都研细为散，与胆汁相和，浸经一宿，日二三度点之。--《圣惠方》

（9）**治外障眼**：以猪胆一枚，用银铫或瓷铫煎成膏，入冰脑粒如黍米大，点入眼中。觉翳轻，又将猪胆白膜皮阴干，合作小绳，如钗股大小，止用一头，烧灰待冷点翳。--《普济方》

（10）**治痫疾不止**：用十二月猪胆，可收一百之上，将雄黄豆装入胆内，麝香少许，阴干。看人大小，每服五七粒，为细末。如红痢，甘草汤下，如白痢，生姜汤下。--《普济方》

（11）**治胆囊炎**：经煎干的猪胆汁30g，姜黄30g，郁金30g。共研末。每日3次，每次服9g，用茵陈30g，煎水冲服。--《广西药用动物》

（12）**治咽喉肿痛**：腊八日猪胆一二个，用枯矾五钱、茄柴灰五钱，共入胆，装满吸干。吹些须即愈。--《鲁府禁方》

（13）**治中耳炎**：将胆矾放入猪胆汁内，浸泡1夜，取出晒干，研末。用时先把耳内脓液吸干，然后吹入药粉。--《广西药用动物》

（14）**治发背疔肿**：①腊月猪胆一个，装陈石灰阴干，以紫花地丁放在铁罐里炒成灰，再以新猪胆一个调前药。先用茶清洗净，以鹅翎扫疮上。--《卫生易简方》 ②干姜适量，用黄土焙黄，加冰片等量，共为细末，以猪胆汁调成膏状。将药膏涂于纱布上，贴敷患处，每2~3天换药1次。--《内蒙古药用动物》

（15）**治乳痈**：用猪胆汁蜜捣葱贴，如水妙。--《普济方》

（16）**治破溃型淋巴结结核**：猪胆汁500ml，青黛，黄柏粉各8g。将猪胆汁加热浓缩至1/2时(成膏状)，加入青黛、黄柏粉，搅匀，干燥后研成细粉，每服1.5~2g，每日2次，小儿酌减。外用，取粉末撒布患处，纱布或脱脂棉作引流.每日换药1~2次。--《山东药用动物》

（17）**治臁疮并脚腿血风疮**：用猪胆同黄蜡成膏。先以茶清洗疮净，却用厚纸摊药贴上。--《卫生易简方》

（18）**治闭塞性脉管炎**：猪胆100个，黄柏粉、青黛各62g，轻粉、蟾酥各0.6g，蜂蜜62g。先用铝锅浓缩猪胆汁至半量，后加入上药续熬20分钟，再加入蜂蜜，搅拌均匀，备用。隔日敷患处1次。破溃处每敷1次。--《山东药用动物》

（19）**治痔疮**：猪胆七枚(各取汁)，以建盏盛炭火熬成膏，用单纸摊敷。须先用槐根取白皮煎汤温洗，然后敷药。--《直指方》

（20）**治黄水疮(《外台》用治烫火疮)**：雄猪胆一个，入黄柏一两浸，焙干为末，掺之。或用井花水调搽。--《疡医心得集》

（21）**治诸般痫搐**：半夏一两(汤洗七遍)，豮猪胆三个，取汁浸半夏于瓷器中，晒干，切片焙燥，为细末，生姜自然汁煮面和丸，桐子大，每服五七丸至十九，煎麦门冬熟水下，食后临卧各一服。--《小儿卫生总微论方》

（22）**治头癣(包括黄癣、白癣)**：猪胆1个取汁，雄黄9g。雄黄为末，以猪胆汁调成糊状，涂患处。--《内蒙古药用动物》

（23）**治疗甲周炎**：用新鲜猪胆，将患指(趾)纳入胆囊内，使创面浸于胆汁中，夏季每日换1个，冬季隔日换1个。共治20余例，一般在治疗7天内均可痊愈。--《贵州医药》吴菁，1988，12(3)：153

（23）**治疗痄腮**：猪胆适量，取汁，用干燥箱或日晒干燥成膏状，备用。将猪胆膏摊于厚布或厚纸上，贴敷肿处，以胶布固定。日敷1次，2次为1疗程。结果，106例中，除1例无效外，余皆获愈。其中敷药1次者93例；2次者12例。--《吉林中医药》邢学恭，1981，(2)：40

牛黄

【别名】 犀牛黄《本经》，黄《外科全生集》，丑宝《纲目》。

【名释】 牛，象形字。

【来源】 为牛科动物黄牛 *Bos taurus domesticus* Gmelin 胆囊、胆管、肝管中的结石。

【动物形态】 大型哺乳动物，体长1.5～2m，体重一般在280kg左右。体格强壮结实，头大额广，鼻阔口大，上唇上部有两个大鼻孔，其间皮肤硬而光滑，无毛，称为鼻镜。眼、耳都较大。头上有角1对，左右分开，角之长短、大小随品种而异，弯曲无分枝，中空，内有骨质角髓。四肢匀称，4趾，均有蹄甲，其后方2趾不着地，称悬蹄。尾较长，尾端具丛毛，毛色大部分为黄色，无杂毛掺混。见(图1288)

牛的肉（**牛肉**）、**牛皮**、牛皮制成的胶（**黄明胶**）、骨骼（**牛骨**）、骨髓（**牛髓**）、血液（**牛血**）、脂肪（**牛脂**）、**牛角**、牛角中的骨质角髓（**牛角鳃**）、**牛脑**、**牛胆**、**牛脾**、**牛肾**、带睾丸的阴茎（**牛鞭**）、乳汁（**牛乳**）、**牛蹄甲**也供药用，详见下述。

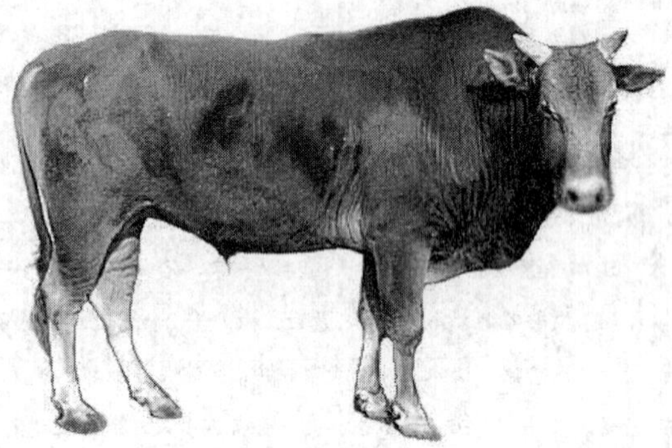

（图1288）**黄牛（雄性）**

【生长分布】 牛是由远古的原牛驯化而来，草食性，性格温顺。邹平各地均有饲养。

【采收加工】 杀牛时注意检查胆囊、肝管及胆管等有无结石，随时收集，去净附着的薄膜，用软纸包好，置于阴凉处阴干，切忌风吹、日晒、火烘，以防变质。

【性状鉴别】 （1）胆囊结石多呈卵形、类球形、三角形，直径0.6～3(～4.5)cm。表面金黄色至棕黄色，深浅不一，较细瓶稍有光泽，有的外部挂有一层黑色光亮的薄膜，习称“乌金衣”，有的粗糙，有裂纹。体轻，质松脆，易分层剥离，断面色较2，可见紧密的同心环层纹，有的夹有白心。气清香，味苦而后甜，有明显的清香凉感，嚼之易碎，不粘牙。

（2）胆管结石呈管状，表面不平或有横曲纹，或为破碎的小片，长约3cm，直径0.5～1.5cm。表面红棕或黄棕色，有的呈棕褐1，有裂纹及小突起。断面有较少的层纹，有的中空。

【显微鉴别】 本品水合氯醛装片不加热，可见不规则团块，由微黄棕色或棕红色小颗粒集成，遇水合氯醛液色素迅速溶解，显鲜明金黄色，久置后变绿色。

【理化鉴别】 （1）取本品少量，加清水调和，涂于指甲上，能将指甲染成黄色，习称“挂甲”。

（2）取本品少许置试管中，分别加下列试剂3ml，微热，有显色反应：加冰醋酸显绿色，冷后小心滴加等容积的硫酸，下层无色，上层绿色，两层相接处显红色环。(检查甾类反应)加硫酸显绿色；加硝酸显红色；加氨水显黄褐色。(检查胆红素)

（3）取粉末0.2g，加盐酸1ml，再加乙醚20ml振摇提取，放置，分取乙醚液，滤过，置分液漏斗中，加氢氧化钡饱和溶液20ml，振摇，即发生黄色沉淀。分离除去水层及沉淀，醚层用氢氧化钡饱和溶液洗涤2次，每次10ml。分取醚层，滤过，蒸干，残渣加氯仿1ml使溶解，加醋酐1ml与硫酸2滴，振摇，放置10分钟，即显绿色。(检查结合型胆红素)

（4）取牛黄0.1g，加盐酸1ml及氯仿10ml，振摇混合，氯仿层呈黄褐色。分取氯仿层，加入氢氧化钡试液5ml，振摇后生成带绿黄褐色沉淀，分离除去水和沉淀，取氯仿层1ml，加醋酐1ml与硫酸2滴，摇匀，放置，溶液呈绿色。（检查结合型胆红素）

（5）取粉末0.1g，加60%醋酸4ml，研磨，滤过，取滤液1ml，加新制的1%糖醛(新蒸馏至近无色)溶液1ml与硫酸溶液(取硫酸50ml，加水65ml，混合)10ml，置70℃水浴中加热10分钟，即显蓝紫色。(检查胆酸)

（6）取粉末少量，加氯仿1ml摇匀，加硫酸与30%过氧化氢溶液各2滴，振摇，即显红色。(检查胆红素)

（7）薄层色谱：取粉末10mg，加氯仿20ml超声波处理30分钟，滤过，蒸干滤液，残渣加乙醇1ml使溶解作为供试品溶液。另取胆酸与去氧胆酸对照品，加乙醇制成每1ml中各含2mg的混合液，作为对照品溶液。吸取上述二溶液各2ml，分别点样于同一硅胶G薄层板上，以异辛烷-醋酸乙酯-冰醋酸(15：7：5)为展开剂，展开，取出晾干后，喷以10%硫酸乙醇溶液，在105℃烘约5分钟，置紫外光灯(365nm)下检视。供试品色谱在与对照品色谱相应的位置上，显相同颜色的荧光斑点。

【品质含量】 《中华人民共和国药典》2005版规定：含胆红素以干燥品计算不得少于35.0%。

【主含成分】 牛黄中含有胆红素(*bilirubin*)，胆汁酸(*bile acids*)[包括胆酸(*cholic acid*)]，脱氧胆酸(*deoxycholic acid*)，胆汁酸盐，胆甾醇(cholesterol)，麦角甾醇(*ergosterol*)，脂肪酸(*fatty acid*)，卵磷脂(*lecithine*)，维生素D，无机元素钙，钠，铁，钾，铜，镁，磷等。尚含类胡萝卜素及丙氨酸(*alanine*)，甘氨酸(*glycine*)，牛磺酸(*taurine*)，天冬氨酸(*aspartic acid*)，精氨酸(*arginine*)，亮氨酸(*leucine*)，蛋氨酸(*methionine*)等多种氨基酸及两种酸性肽类成分：平滑肌收缩物质SMC-S2和SMC-F。天然牛黄中的胆红素分为游离胆红素、结合胆红素和共价胆红素3种。其中结合胆红素结合的主要是葡萄糖醛酸，共价胆红素是指与蛋白（主要是白蛋白）共价结合的胆红素。

【药理】 牛黄具有镇静作用，抗惊厥作用，解热作用，镇痛作用，强心作用，抑制血小板聚集的作用，抗心律失常，降压作用，防动脉粥样硬化的作用，利胆及对实验性肝损伤的保护作用，抗炎作用，补血作用，兴奋呼吸及祛痰作用。能催乳激素分泌，并能刺激大鼠松果体产生黑色素紧张素。对乙脑病毒有直接灭活作用。增强免疫功，抗氧化作用，抗肿瘤作用。

【性味归经】 味苦、甘，性凉。归心、肝经。

【功用主治】 清心凉肝，豁痰开窍，清热解毒。主治热病神昏，中风窍闭，惊痫抽搐，小儿急惊，咽喉肿烂，口舌生疮，痈疽疔毒。

《本经》：“主惊痫，寒热，热盛狂痓。”

《别录》：“疗小儿百病，诸痫热口不开，大人癫狂。又堕胎。久服轻身增年，令人不忘。”

《药性论》：“能辟邪魅，安魂定魄，小儿夜啼。主卒中恶。”

《日华子》：“疗中风失音，口噤，妇人血噤，惊悸，天行时疾，健忘虚乏。”

《日用本草》：“治大人小儿惊痫搐搦烦热之疾，清心化热，利痰凉惊。”

《纲目》：“痘疮紫色，发狂谵语者可用。”

《本草从新》：“清心解热，利痰凉惊，通窍辟邪。治中风入脏，惊痫口噤，小儿胎毒，痰热诸疾。”

《药性切用》：“清心利窍，豁痰安神，为惊痫入脏专药。”

《会约医镜》：“疗小儿急惊，热痰壅塞，麻疹余毒，丹毒，牙疳，咽肿，一切实证垂危者。”

【临床应用】 （1）**用于神昏、惊痫之证**。牛黄苦凉，入心、肝二经以清邪热而豁痰，为治痰热蒙闭心窍，神志昏迷、惊痫抽搐之要药。用治温热病热陷心包或痰阻心窍而致的高热神昏，谵语烦躁，四肢抽搐，以及中风痰迷，或小儿惊痫，痰涎壅盛者，常与清热解毒和开窍醒神之黄连、黄芩、山栀、麝香、郁金、冰片等制成丸剂作急救之用，如《痘疹心法》牛黄清心丸、《温病条辨》安宫牛黄丸、《局方》至宝丹等。治小儿急惊，高热、神昏、痰鸣、抽搐，常与天竺黄、胆南星、僵蚕、全蝎等以清热化痰，息风止痉。现代有以本品配生石膏、羚羊角、水牛角、蝎尾等，用于流行性乙型脑炎；与茵陈、大黄、山栀等同用，治疗重症肝炎，亦获一定效果。其清热凉肝作用，亦可应用于高血压病，面红目赤，头胀头痛，烦躁不安，大便秘结者，可与地黄、栀子、黄芩、菊花等配用。

（2）**用于热毒痈肿，口舌生疮**。牛黄治疗外科痈肿疮毒，无论内服外用，均有良好的清热解毒之功。如《保婴撮要》牛黄解毒丸，即以本品配金银花、蚤休等，治一切热毒疮疡；又如《外科全生集》犀黄丸，以牛黄与活血散瘀、消肿止痛之麝香、乳香、没药等配伍，治疗瘰疬、痰核、流注及无名肿毒；它如治痈疽、疔疮、白喉、口疮之六神丸，亦以牛黄为主要药物。咽喉肿烂、口舌生疮，又常与珍珠粉、煅石膏、冰片制散剂吹患处，如《绛囊撮要》珠黄散。

《本草经集注》：“人参为之使。得牡丹、菖蒲，利耳目。”

《本草汇言》：“牛黄为治心之药，必酌佐使得宜而后可。故得丹砂而有宁镇之功，得参、苓而有补养之妙，得菖蒲、山药而有升达心孔之能，得枣仁、远志而有和平脏腑之理，得归、地而有凉血之功，得金、银而有安神之美。凡诸心疾，皆牛黄所宜。”

《得宜本草》：“得犀角、朱砂，治小儿诸惊。”

《得配本草》：“得天竺黄发声音；得竹沥治口噤热惊。”

【用量用法】 内服：研末服，每次1.5～3g，或入丸剂，外用：研末撒或调敷，适量。

【使用注意】 脾虚便溏及孕妇慎服。

《本草经集注》："恶龙骨、地黄、龙胆、蜚蠊。畏牛膝。"

《药性论》："恶常山。畏干漆。"

《品汇精要》："妊妇勿服。"

《本草经疏》："伤乳作泻，脾胃虚寒者不当用。"

【附方】 （1）**治温病邪入心包，神昏谵语，兼治卒厥，五痫，中恶，大人、小儿痉厥之因于热者**：牛黄一两，郁金一两，犀角一两，黄连一两，朱砂一两，梅片二钱五分，麝香二钱五分，真珠五钱，山栀一两，雄黄一两，黄芩一两。上为极细末，炼老蜜为丸，每丸一钱，金箔为衣，蜡护。脉虚者，人参汤服下；脉实者，银花、薄荷汤下。每服一丸，大人病重体实者，日再服，甚至日三服；小儿服半丸，不知，再服半丸。--《温病条辨》之"安宫牛黄丸"

（2）**治心经实热，狂言妄语，神志不安**：牛黄(另研)一两，冰片(另研)一两，朱砂(另研)二钱，大黄(生)一两。上为细末和匀，每服一二钱，冷姜汤或蜜水调下。--《景岳全书》之"牛黄泻心汤"

（3）**治中风、痰厥不省人事，小儿急慢惊风**：牛黄一分，辰砂半分，白牵牛(头末)二分。上共研为末，作一服，小儿减半。痰厥，温香油下；急慢惊风，黄酒入蜜少许送下。--《鲁府禁方》之"牛黄散"

（4）**治热入血室，发狂不认人者**：牛黄钱半，朱砂三钱，脑子一钱，郁金三钱，甘草一钱，牡丹皮三钱。上为细末，炼蜜为丸，如皂子大。新水化下。--《保命集》

（5）**治小儿心肺烦热，黄瘦，毛焦，睡卧多惊，狂语**：朱砂半两，牛黄一分。上药同研如面。每服，以水磨犀角调下一字。--《圣惠方》

（6）**治小儿惊热，发歇不定**：牛黄一分(细研)，川大黄半两，蝉壳一分(微炒)，子芩半两，龙脑半两(细研)。上药捣罗为末，炼蜜和丸，如麻子大，不计时候，煎金、银、薄荷汤下三丸，量儿大小，加减服之。--《圣惠方》

（7）**治小儿心经积热，两腮红如胭脂，手足常热，唇口干燥，亦治(急惊)**：牛黄一钱，天竺黄二钱，郁金三钱(真如蝉肚者)，栀子仁四钱。为末和匀，炼蜜丸，黍米大。一周儿每服三十丸，薄荷汤下。量儿加减。--《小儿病源方论》之"牛黄丸"

（8）**治小儿胎惊及痫，或心热**：牛黄、龙脑、马牙硝、铁焰粉各一分。上为细末，炼蜜丸如梧桐子大。每日乳食前，热水调破一丸灌下，令母忌口。--《颅囟经》之"牛黄丸"

（9）**治胎风胎惊**：牛黄、朱砂各少许，取猪乳调，抹儿口中。--《万氏家传幼科发挥》

（10）**治初生胎热或身体黄者，兼治腹痛夜啼**：真牛黄一豆大，入蜜调膏。乳汁化开，时时滴儿口中。--《纲目》引《钱氏小儿方》

（11）**治脐风撮口，一切惊痫，并效**：牛黄一分，珍珠一分，蜈蚣一条(炙)，冰片一厘。为末，老母猪乳汁调下。一方有僵蚕二分。--《婴童类萃》

（12）**治一切脐风撮口**：牛黄、僵蚕各一钱，胆星八分，麝香一分。上为末。每服五分，姜汁调灌下。--《丹台玉案》

（13）**治小儿疟疾烦热**：牛黄一分，杏仁一分(汤浸去皮、尖、双仁,麸炒微黄)。上件药同研如膏，炼蜜和丸，如麻子大。每服以温水下三丸，日三服。--《圣惠方》之"牛黄丸"

（14）**治痘疹毒气入胃，便血日夜无度，腹痛啼哭**：郁金一两，牛黄一钱。上研匀细。每二岁儿半钱，浆水半盏，煎至三分，和滓温服，日二。--《小儿卫生总微论方》之"牛黄散"

（15）**治乳岩，横痃，瘰疬，痰核，流注，肺痈，小肠痈**：犀黄三分，麝香一钱半，乳香、没药(各去油)各一两。各研极细末，黄米饭一两，捣烂为丸，忌火烘，晒干。陈酒送下三钱，患生上部，临卧服；下部空心服。--《外科全生集》之"犀黄丸"

（16）**治胎毒疮疖及一切疮疡**：牛黄三钱。甘草、金银花各一两，草紫河车五钱。上为末，炼蜜丸，量儿服。--《保婴撮要》之"牛黄解毒丸"

（17）**治伤寒咽喉痛，心中烦躁，舌上生疮**：牛黄(研)、朴硝(研)、甘草(炙、锉)各一两，升麻、山栀子(去皮)、芍药各半两。捣研为细散，再同研令匀。每服一钱匕，食后煎姜蜜汤，放冷调下。--《圣济总录》

（18）**治一切已溃未溃，肿痛色艳烂喉症，并治痘毒攻喉，以及疹痘后牙疳，杨梅后毒结咽喉**：西牛黄三分，大贝母三分(去心)，煅人中白五分，大珍珠(入豆腐内煮去油另研)六分，马勃三分，大梅片半分(溃烂者不宜多用)，血琥珀(另研)五分，硼砂四分，人指甲(阴阳瓦炙)四分(或煅龙骨四分)，青鱼胆五分(大者佳。阴干收用，或用干青果核三枚煅炭代青鱼胆)。上药共研极细末。吹喉。--《疫痧草》之"十宝丹"

（19）**治鹅口疮**：牛黄、硼砂、雄黄、黄连(酒炒)各二分。上研细末，乳调，鹅毛扫入口中，数次即效。--《医方一盘珠》之"牛黄散"

（20）**治小儿肝脏风热，上攻于目，疼痛不止**：牛黄一分，川大黄一两(锉，生用)。先捣罗大黄为末，与牛黄同研令匀，以生地黄汁调和稀膏，匀于纸上，贴眼，候干，时时以冷水润之，如食顷间重换。--《圣惠方》

（21）**治痞积热甚眼蒙**：牛黄、冰片各一分，熊胆二分，麝香七厘。上为细末，人乳为丸米大。每二丸，入眼，合久自化。--《鲁府禁方》

（22）**治酒皶鼻**：牛黄末，水调敷之。--《普济方》

牛肉

牛肉 味甘，性温。归脾、胃经。补脾胃，益气血，强筋骨。主治脾胃虚弱，气血不足，虚劳羸瘦，腰膝酸软，消渴，吐泻，痞积，水肿。内服：煮食、煎汁，适量，或入丸剂。病死牛禁止食用。

附方 （1）**补诸虚百损**：黄犍牛肉(去筋膜，切片，河水洗数遍，仍浸一夜，次日再洗三遍，水清为度，用无灰好酒同入坛内，重泥封固，桑柴文武火煮一昼夜，取出如黄沙为佳。焦黑无用，焙干为末，听用)、山药(盐炒过)、莲肉(去心，盐炒过，并去盐)、白茯苓、小茴香(炒)各四两，为末。每牛肉半斤，入药末一斤，以红枣蒸熟，去皮和捣，丸梧子大。每空心酒下五十丸，日三服。--《纲目》引《乾坤秘韫》

（2）**治脾胃久冷，不思饮食**：牛肉五斤(去脂膜，切作大片)，胡椒五钱，荜茇五钱，陈皮二钱(去白)，草果二钱，缩砂二钱，良姜二钱。上为细末，生姜汁五合，葱汁一合，盐四两，同肉拌匀，腌二日，取出焙干作脯，任意食之。--《饮膳正要》

（3）**治腹中癖积** ①牛肉四两(切片)。以风化石灰一钱擦上，蒸熟食。常食癖积自下。--《纲目》引《经验秘方》 ②黄牛肉一斤，恒山三钱。同煮熟，食肉饮汁，癖必自消。--《纲目》引《笔峰杂兴》

（4）**治鼓胀**：黄牛肉一斤。以河水煮极烂，加皮硝一两，随意食之。二三日其肿自消，至重者再服则愈矣。百日之内，忌酸、盐、生冷面食、荤腥、油腻、粘硬之物。--《愿体医话》

（5）**治水气大腹浮肿，小便涩少**：牛肉一斤。以姜、醋空心食。--《食医心镜》

（6）**治老人水气病，四肢肿闷沉重，喘息不安**：水牛肉一斤(鲜)。上蒸令烂，空心切，以五味、姜、醋渐食之，任性为佳。--《安老怀幼书》

（7）**治伤寒热病，手足肿欲脱**：以生牛肉裹之，肿消痛止。--《外台》引《范汪方》

（8）**治白虎风，寒热发歇，骨节微肿，彻骨疼痛**：燕窠土二两，伏龙肝二两，飞罗面二两，砒黄一钱，水牛肉脯一两(炙令黄，别捣罗为末)。上为细散，后入砒黄、牛脯末，和令匀。每将少许，以新汲水和如弹丸大，于痛处摩之。--《圣惠方》

牛皮

味咸，性平利水消肿，解毒。主治水肿，腹水，尿少，痈疽疮毒。内服：适量煮食，或烧灰研末冲，每次 15g。外用：烧灰调涂，适量。

附方 （1）**治水气，大腹浮肿，小便涩少**：牛皮(水牛者良，治如食)，蒸令极烂，切入豉汁食之。--《食医心镜》

（2）**治老人水气，身体虚肿，面目虚胀**：水牛皮二升(刮毛净洗)，橘皮一两。上相和煮令烂熟，切，以生姜、醋五味渐食之。--《安老怀幼书》

（3）**治头生恶疮**：生牛皮(烧灰)半两，燕窠土(烧赤)半两，麝香半钱。上件药，都细研令匀，以生油调，日二三度涂之。--《圣惠方》

（4）**治痈疽发背，肾痈，大小便秘**：明净牛皮，炭火上烧成灰，研极细。每服五钱，以米饮调下。--《普济方》

（5）**治耳疮**：败鼓牛皮，醋浸涂，或烧灰猪脂调涂。--《本草求原》

牛皮胶（黄明胶）

味甘，性平。归肺、大肠经。滋阴润燥，养血止血，活血消肿，解毒。主治虚劳肺痿，咳嗽咯血，吐衄，崩漏，下痢便血，跌打损伤，痈疽疮毒，烧烫伤。内服：水酒烊冲，3～9g，或入丸、散。外用：烊化涂，适量。

附方 （1）**治肺痿劳伤吐血**：黄明胶(炙燥)二两，花桑叶(阴干)二两。上二味，捣罗为细散。每服三钱匕，用生地黄汁调下，糯米饮亦得。--《圣济总录》

（2）**治肺阴虚咳嗽**：黄明胶 15g，杏仁 10g，糯米 15g，水煎服，日服 2 次。--《中国动物药》

（3）**治吐血，衄血，咯血，唾血，呕血，崩血，淋血，痢疾下血诸症**：牛皮胶一两(剪碎，麦面拌炒成珠)，研细末，配黑蒲黄、黑姜炭各五钱，俱研极细末。每服三钱，温米汤调下。--《本草汇言》

（4）**治孕妇胎漏下血**，手足厥冷欲死：生艾汁二盏，牛皮胶、白蜜各二两。煎一盏半，稍热服之。无生艾，浓煎干艾。--《同寿录》

（5）**治寒湿脚气**：牛皮胶一块(细切，面炒成珠)，研末。每服一钱，酒下。--《纲目》引《万氏方》

（6）**治风湿走痛**：牛皮胶一两，姜汁半杯。同化成膏，摊纸上，热贴之，冷即易。--《纲目》引《卫生杂兴》

（7）**治寒冻足跟，开裂血出疼痛**：牛皮胶烧灰。上一味，细研为末，以唾调涂之。--《圣济总录》

（8）**治跌扑伤损**：真牛皮胶一两，干冬瓜皮一两(锉)。同炒存性，研末。每服五钱，热酒一钟调服，仍饮酒二三钟，暖卧微汗。--《纲目》引蔺氏方

（9）**治一切痈疽疖毒**：牛胶(锉，蛤粉炒如珠)、粉草各一两，橘红五钱。上作三剂，水煎服。

（10）**截治痈疽，毒不内攻，不传恶证**：牛皮胶(用明者)四两。上用酒一碗，重汤煮化服，加酒至醉，不能饮，加白汤。(9～10 方出自《外科精要》)

（11）**治发背初起**：穿山甲四片，牛皮胶四两。新瓦上烧灰，研细和匀，从容服完。外用牛皮胶少加姜水熬如稀糊，以布裹贴，或笔蘸涂周围，干则再涂。--《蕙怡经验方》

（12）**治汤火伤**：水煎胶令稀稠得所，待冷涂疮。--《纲目》引《斗门方》

牛骨

味甘，性温。蠲痹，截疟，敛疮。主治关节炎，泻痢，疟疾，疳疮。内服：烧存性入散剂，3～5g。外用：烧存性调敷，适量。

附方 （1）**治水谷痢疾**：牛骨灰同六月六日曲(炒)等分，为末，饮服方寸匕。--《纲目》引《张文仲方》

（2）**治鼻中生疮**：烧牛、狗骨灰，以腊月猪脂和敷之。--《千金要方》

（3）**治关节炎**：牛骨粉 50g，凤凰衣 30g，菟丝子 20g。共研细粉。每次 10g，每日 1 次，黄酒送服。

（4）**治原发性高血压**：牛骨粉 lg，混食物中服用。每口 1 次，连续服用，可在 1 年内血压下降，并稳定在正常值。(3～4 方出自《中国动物药》)

牛髓

味甘，性温。归肾、心、脾经。补血益精，止渴，止血，止带。主治精血亏损，虚痨羸瘦，消渴，吐衄，便血，崩漏带下。内服：煎汤、熬膏，适量；补虚宜酒冲，治吐血崩带宜烧灰。外用：涂搽，适量。

附方 （1）**治瘦病**：(牛)髓，和地黄汁、白蜜作煎服之。--《食疗本草》

（2）**治虚损**：黄牛脊髓(腿髓更佳，去筋骨，打烂)八两，山药(煮，研末)半斤，炼白蜜八两。共捣匀，入磁器内，隔汤煮一枝香为度。空心用鸡子大一块，白滚汤调服。--《虚劳心传》

（3）**治百病劳损，伤风湿**：猪脂三升，羊脂二升，牛髓二升(并炼成)，白蜜二升，生姜汁三升。上五味，先煎猪脂等，次下姜汁又煎，次下蜜复煎，候膏成收之。取两匙，温酒服。--《外台》引《经心录》

（4）**治瘫痪**：熟牛骨内髓一碗，炼熟蜜一斤。二味滤过，入炒面一斤，炒干姜末三两。四味搅匀，丸如弹子大。每日服三四丸，细嚼酒下。--《万病回春》

（5）**补肾消痰**：熟牛胫骨内髓四两，核桃仁(去皮)二两。上二味和捣成膏。空心食，入少盐。--《医便》

（6）**治皮肤枯燥如鱼鳞**：牛骨髓、真酥油各等分。上二味合炼一处，以净磁器贮之。每日空心用三匙，热酒调服，不饮酒者蜜汤调。--《古今医统》

（7）**治手足皲裂**：牛髓敷之。--《纲目》

牛血

味咸，性平。归脾经。健脾补中，养血活血。主治脾虚羸瘦，经闭，血痢，便血，金疮折伤。用内服：煮食，适量。

附方 **治误吞水蛭，肠痛**：黄瘦牛血热饮一二升，次早化猪脂一升饮之，即下出也。--《肘后方》

牛脂

味甘，性温。润燥止渴，止血，解毒。主治消渴，黄疸，七窍出血，疮疡疥癣。内服：煎汤或熬膏，9～30g。外用：

熬膏涂贴，适量。《纲目》：“多食发痼疾。”

附方 （1）**治渴利**：生栝楼根(去皮，细切)十斤，黄牛脂(碎切，一合半，锅内慢火煎令消，滤去滓)。上二味，先以水三斗，煮生栝楼根，至水一斗，用生绢绞去滓，取汁纳牛脂，搅令匀，再以慢火煎，不住手搅，令水尽，候如膏状即止，于瓷合中密盛。每日食后温酒调如鸡子黄大服之，日三。--《圣济总录》

（2）**治走精**：黄牛脂一两，豉半两。上二味，煎过牛脂，以绵裹作包子，于舌上烙去一层黑皮，浓煎豉汤一盏饮之。--《圣济总录》

（3）**治七孔出血**：牛脂(切为粗末)。每服一匀，水瓦器煎(不用铁器)，去滓连服。以纱帛盖头顶上，仍将秆心扎小指根，男左女右。--《普济方》引《经效良方》

（4）**治杖疮**：乳香、没药、樟脑各五分。黄蜡四两，水牛油一斤。上为末，先熔蜡，次入油和匀，调末搅匀。油纸摊贴，或以天芋叶摊贴。--《证治准绳·疡科》

（5）**治狐臭**：牛脂和胡粉三合，煎令可丸，涂腋下。--《外台》引《姚僧坦集验方》

牛角 味苦，性寒。清热解毒，凉血止血。主治温病高热，神昏谵语，风毒喉痹，疮毒，血淋，吐血，崩漏，尿血。内服：煎汤服，5～15g，或烧灰研末，9g。外用：烧灰研末调涂，适量。

附方 （1）**治喉痹，肿塞欲死**：沙牛角，烧，刮取灰，细筛，和酒服枣许大，水调亦得。--《肘后方》

（2）**治崩中带下**：烧牛角末，以酒服方寸匕，日三服。--《千金要方》

（3）**治石淋**：牛角烧灰，服方寸匕，日五六服，任意饮酒。--《外台》引《范汪方》

（4）**治出血症**：将牛、羊角放入密闭容器里煅炭，研成细粉，过筛备用。内出血，每日3次，每次2g；外出血，撒于患处。

（5）**治宫颈糜烂**：牛角(烧灰存性)、紫草各等分，冰片适量。研末过筛，装瓶，高压灭菌后外用。上药前用浸有双氧水的棉球，擦净宫颈白带，将药粉撒在带线棉球上，棉球紧贴糜烂面，12小时后由患者自己取出，每日局部上药1次，待好转后改为隔日1次。(4～5方出自《内蒙古药用动物》)

（6）**治头疮经久不差**：牛角尖烧灰，上研罗为末，以生油调涂之。--《圣惠方》

（7）**治牛程蹇，皮肉顽硬，渐生肿痛，肿高突起，支脚难行，久则破裂，脓水相流**：牛角尖(烧灰)、水龙骨、松香、轻粉各等分。上为末，用牛骨髓调搽。--《外科正宗》

（8）**治赤秃发落**：牛、羊角等分烧灰，上研如粉，以猪脂调敷之。--《普济方》

（9）**治蜂螫伤**：牛角烧灰二两，上一味为散，苦酒调敷痛处。--《圣济总录》

牛角鳃 味苦，性温。归肝、肾经。化瘀止血，收涩止痢。主治瘀血疼痛，吐血，衄血，肠风便血，崩漏，带下，痢下赤白，水泻，浮肿。内服：煎汤服，6～15g，或入丸、散。外用：烧灰调敷，适量。

附方 （1）**治妇人崩中下血不止**：牛角鳃二两(烧灰)，白矾二两(烧汁尽)，橡实一两，木贼一两，芎䓖一两。上件药捣细罗为散，不计时候，以热酒调下二钱。--《圣惠方》

（2）**治恶血不绝，崩血不可禁，腹中绞痛，气息急**：发灰二两，阿胶二两，代赭石、干姜各三两，生地四两，马蹄壳(烧)一个，牛角解五两(酥炙)。蜜丸服。--《妇科玉尺》

（3）**治赤白带下**：牛角鳃(烧令烟断)、附子(以盐水浸泡七度，去皮)等分，捣罗为末。每空心酒下二钱匕。--《孙用和方》

（4）**治积年肠风，或发或歇不止**：牛角鳃(烧灰)二两，槐耳(微炙)二两，臭椿根(微炙)二两，屋松(微炙)二两。上件药捣细罗为散。于食前以温粥饮调下二钱。--《圣惠方》

（5）**治大便卒下血**：黄牛角鳃一具(烧赤色，出火即青碧)。上为细散。每服二钱匕，食前浓煮豉汁和二钱匕，重者日三。--《外台》引《近效方》

（6）**治血痢，不问远近，百方无效**：牛角鳃一两(烧灰)，大麦二两(炒熟)。上件药捣细罗为散。不计时候，每服以粥饮调下二钱。--《圣惠方》

（7）**治寒痢色白，食不消者**：牛角鳃(烧灰)。上一味捣筛，白饮调服方寸匕，日三。--《肘后方》

（8）**治小儿虚冷下痢白脓**：沙牛角解(烧存性)为末。乳食前粥饮调下一钱或半钱。--《小儿卫生总微论方》

（9）**治产后血痢不止**：黄牛角鳃二两半(烧灰)，橡实一两(炒)，侧柏叶半两(锉，焙)。上三味捣罗为散。每服二钱匕。米饮调下，空心、食前服。--《圣济总录》

（10）**治鼠奶痔**：牛角鳃烧作灰末，空心酒服方寸匕。--《塞上方》

（11）**治蜂虿螫疮**：烧牛角鳃灰，苦酒(醋)和涂之。--《肘后方》

牛脑 味甘，性温。补脑祛风，止渴消痞。主治头风眩晕，脑漏，消渴，痞气。内服：入丸、散，适量，宜酒冲。《食医心镜》：“牛盛热时卒死，其脑食之令生肠痈。”

附方 （1）**治偏正头风，不拘远近，诸药不效者**：白芷、芎䓖各三钱。为细末，以黄牛脑子搽末，在上瓷器内加酒顿熟，乘热食之，尽量一醉。醒则其病如失。--《纲目》引《保寿堂方》

（2）**治男子妇人，痞满脾积**：蒸饼(先用发酵者五六个，阴三宿，擘碎晒干，为细末)，皮硝一斤(为细末)，黄沙牛脑子一个(鲜者去了脑皮、红筋，捣细用滓滤过，入硝末和丸)。上一处和匀，酵面糊为丸，如梧桐子大。每服二十丸，空心好酒送下，日进三服。忌食生冷物，鸡猪肉、酢、韭、豆、麦麸、青菜。

（3）**治气积**：沉香、砂仁、轻粉各三两，牛脑子一个(用好酒浸一宿，去筋膜)，公鸡肫(连皮黄，去筋)、皮硝一碗。上牛脑子同鸡肫，好酒浸一宿，后入沉香、砂仁、皮硝。杵千下，用生铜锅文武火炒干，为细末，后入轻粉。每服一二钱匕，空心烧酒服，日进三服。(2～3方出自《普济方》)

（4）**治五劳七伤所致吐血、咯血**：水牛脑一枚(涂纸上阴干)，杏仁(煮去皮)、胡桃仁、白蜜各一斤，香油四两。同熬干为末。每空心烧酒服二钱匕。--《纲目》引《乾坤秘韫》

（5）**治耳鸣**：牛脑髓一个，川芎一两。朱砂三钱。二味共为末，放脑髓内，煮酒吃二三次。--《医方一盘珠》

牛胆 味苦，性寒。归肝、胆、肺经。清肝明目，利胆通肠，解毒消肿。主治风热目疾，心腹热渴，黄疸，咳嗽痰多，小儿惊风，便秘，痈肿，痔疮。内服：研末服，0.3～0.9g，或入丸散剂。外用：取汁调涂或点眼，适量。《本草经疏》："脾胃虚寒者忌之。目病非风热者不宜用。"

（1）**用于谷疸**。牛胆苦寒，长于清肝利胆，适宜疸食黄。如《圣惠方》佐以苦参、龙胆草，以增强清泻肝胆湿热之力。

（2）**用于惊风**。牛胆善清心腹之热，宜用于上焦痰热壅盛之惊风。如《药性考》常与南星相伍，以增强牛胆化痰之功，又可制南星辛燥之性。

（3）**用于痔疮**。牛胆清热消肿，通利大肠，可用于便秘、痔疮。通常与槐子、猬胆相伍，以增强其清肠腑湿热、通便止血之功。如《医便》胆槐丹、《鸡峰普济方》牛胆丸。

《得配本草》："拌苦参、胆草，蜜丸，治谷疸；入槐角子内，风干，丸服，治痔瘘。"

《药性考》："南星末拌，治热风痰。"

附方 （1）**治谷疸，食毕即头眩，心怫郁不安而发黄，因大饥后大食，胃气冲熏所致**：牛胆一枚(干者)，苦参三两(锉)，龙胆一两(去芦头)。上件药，捣罗为末，炼蜜和丸，如梧桐子大。每服以生麦门冬汁下十丸，日三四服。--《圣惠方》

（2）**治急慢性气管炎，咳嗽**：牛胆汁1份，面粉2份。共混合炒热，每日服3次，每次0.9g，开水送下服。

（3）**治消化不良**：干燥牛胆汁，每日3次，每次0.03g，温开水送服。(2～3方出自《广西药用动物》)

（4）**治久病疟疾，连年不瘥**：用生牛胆一个，装糯米满，入麝香少许，阴干。每服十五粒，陈皮汤送下。--普济方》

（5）**治产褥感染(恶露)**：牛胆0.3g，地锦草、紫草各12g，秦艽、瞿麦各9g。共研细末。每日2次，每次4.5g，白开水送服。

（6）**治功能性子宫出血**：牛苦胆膏、肉桂、百草霜各等量。共研细末。每日2次，每次4.5g，白开水送服。

（7）**治鼻衄**：牛胆0.3g，血竭6g，京墨3g，朱砂1.5g。共研细末。每132次，每次3g，白开水送服。(5～7方出自《内蒙古药用动物》)

（8）**治痔漏**：①犍牛儿胆、猬胆各一个，腻粉伍拾文，真麝香贰拾文。上将猬胆汁等三味和匀，入牛胆内，系头四十九日，熟旋取为丸如大麦粒。用纸拈子送疮内，候追出恶物是效。--《鸡峰普济方》 ②十月上巳日取槐角子，拣肥嫩结实者，用新黄瓦盆二个，如法固济，埋于背阴墙下，约二三尺深。预先寻黑牛胆五六枚，腊月八日取出装在胆内，高悬阴干，至次年清明日取出，新磁收贮。空心滚白汤下，一日一粒，二日二粒，以渐加至十五日服十五粒止；以后一日减一粒，至三十日复减至一粒止。如此周而复始。--《医便》

（9）**治金疮臁疮**：腊月黑牛胆一个，装入石灰四两，白矾一两。阴干取出，入黄丹(炒)一两，研末用之。--《古今医鉴》

（10）**治刀箭伤，除肱止痛不怕风**：牛胆一个，石灰一两，白及五钱，乳香五分(去油)。共为末，入牛胆内阴干。用时以少许研细干贴之。--《救伤秘旨》

（11）**治顽麻风癣疮**：用腊月牛胆一个，纳千年石灰悬挂阴干。以铜灯盏盛柏油煎臭椿皮数沸，捞去椿皮，用油调胆内石灰，涂患处数次即愈。先以茵陈煎汤洗疮净，搽药。--《卫生易简方》

（12）**治疗百日咳**：取新鲜牛胆汁蒸干研粉，然后将牛胆粉240g，淀粉240g，白糖520g，混合成为粉剂。2岁以下每日0.5～1g，2～5岁1～1.5g，5岁以上1.5～2g，分2～3次服。同时配合对症治疗。据250例观察，基本痊愈52例，减轻130例，有效率72.8%。对早期的治疗效果较好。--《中华儿科杂志》沈际皋，1960；11(1)：44

牛脾 味甘、微酸，性温。归脾、胃经。健脾开胃，消积除痞。主治脾胃虚弱，食积痞满，痔瘘。内服：煮食，或研末，1～3g。

附方 （2）**治小儿脾胃不好，或吐或泻，伤食，不思饮食，面黄肌瘦，目无睛光**：水牛连贴(新瓦焙黄色)一两，鸡肫皮(焙黄色)一两。共为末，每服一钱，滚水送下。忌面食、生冷。--《滇南本草》

（2）**疗痔**：牛脾一具，熟煮，空腹食之尽，勿与盐酱等。一具不差，更与一具。从旦至未令尽。--《千金翼方》

牛肾 味甘、咸，性平。归肾经。补肾益精，强腰膝，止痹痛。主治虚劳肾亏，阳痿气乏，腰膝酸软，湿痹疼痛。内服：煮食，适量。

附方 **治五劳七伤，阴痿气乏**：牛肾一枚(去筋膜，细切)，阳起石四两(布裹)，粳米二合。以水五大盏，煮阳起石，取二盏，去石，下米及肾，着五味、葱白等煮作粥，空腹食之。--《圣惠方》

牛鞭（带睾丸） 味甘、咸，性温。补肾益精壮阳，散寒止痛。主治肾虚阳痿，遗精，宫寒不孕，遗尿，耳鸣，腰膝酸软，疝气。内服：炖煮，1具，或入丸、散，或浸酒。

附方 （1）**治阳痿**：牛鞭一根，韭菜子25g，淫羊藿15g，菟丝子15g。将牛鞭置于瓦上文火焙干，磨细，淫羊藿加少许羊油，在文火上用铁锅炒黄(不要炒焦)，再加菟丝子、韭予磨成细面。将上药共和调匀。每晚黄酒冲服1匙，或将1匙粉和用蜂蜜成丸，用黄酒冲服。--《实用中医内科学》

（2）**治遗尿**：取牛鞭1条(鲜、干均可)，浸泡洗净后切碎，加少许食盐炖烂，连汤1次服完。--《浙江中医杂志》1984，(9)：396

（3）**治疝气**：(牯牛卵囊)一具煮烂，入小茴香，盐少许拌食。--《纲目》引吴球方

牛乳 味甘，性微寒。归心、肺、胃经。补虚损，益肺胃，养血，生津润燥，解毒。主治虚弱劳损，反胃噎膈，消渴，血虚便秘，气虚下痢，黄疸。内服：适量煮饮，但脾胃虚寒作泻、中有冷痰积饮者慎服。《本草拾遗》："与酸物相反，令人腹中结瘕。"

附方 （1）**延年益寿**：牛乳一瓶，干山药(末)四两，无灰好黄酒一大钟，童子小便一大钟(去头尾)。共和一处，入钟，重汤煮，以浮沫出为度。取出，每用一小钟温服，每日服三次。--《鲁府禁方》

（2）**老人补益**：真生牛乳一钟。先将白米作粥，煮半熟，去少汤。入牛乳，待煮熟盛碗，再加酥一匙服之。--《调燮类编》

（3）**治大病后不足，万病虚劳**：黄牛乳一升。以水四升，煎服一升。如人饥，稍稍饮之，不得过多。--《千金要方》

（4）**治噎膈反胃**：牛乳一盏，韭菜汁二两，用生姜汁半两，和匀温服。--

《丹溪心法》

（5）**治小儿烦热，哕**：牛乳二合，生姜汁一合。上件药于银器中以慢火煎至五六沸。一岁儿饮半合，量作大小加减服之。--《圣惠方》

（6）**治消渴，心脾中热，下焦虚冷，小便多，渐羸瘦**：生羊、牛乳，渴即饮三四合。--《广利方》

（7）**治风毒脚弱，痹满上气**：好硫黄三两(末之)，牛乳五升。先煮乳水五升，仍纳硫黄，煎取三升，一服三合。亦可直以乳煎硫黄，不用水也。--《肘后方》

（8）**治脚气心烦不下食**：牛乳一小升，杏仁四十九枚，橘皮(切)一分，生姜(切)一两。上四味合煎，取八合，空心顿服令尽。--《外台》引《张文仲方》

（9）**治气痢，泄如蟹渤**：荜茇二钱，牛乳半升。上同煎减半，空腹服。--《世医得效方》

（10）**治蚰蜒入耳**：牛乳一盏。上一味，少少灌入耳内，即出。若入腹者，饮一二升，当化为黄水出，未出更饮。--《圣济总录》

牛蹄甲 味甘，性温。定惊安神，敛疮。主治癫痫，小儿夜啼，臁疮。内服：烧灰研末服，3～9g，外用：烧灰油同敷，适量。

附方 （1）**治臁胫烂疮**：牛蹄甲烧灰，桐油和敷。--《纲目》引《海上方》

（2）**治玉茎生疮**：牛蹄甲烧灰，油调敷之。--《纲目》引《奚囊备急方》

（3）**治牛皮癣极痒抓烂**：牛脚爪烧灰存性，为末，香油调搽。--《寿世保元》

（4）**治损伤**：接骨牛蹄甲一个，乳香、没药各一钱(为末)，入甲内烧灰，以黄米粉糊和成膏，敷之。--《纲目》引《乾坤秘韫》

羊肉

【来源】 为牛科动物山羊 *Capra hircus* Linnaeus 或绵羊 *Ovis arise* Linnaeus 的肉。

【动物形态】 （1）山羊 又名长髯主簿《古今注》。体长 1～1.2m，体重 10～35kg。头长，颈短，耳大，吻狭长。雌雄额部均有角 1 对，雄性者角大，角基部略呈三角形，尖端略向后弯，角质中空，表面有环纹或前面呈瘤状。雄者颌下有总状长须。四肢细，尾短，不甚下垂。全体被粗直短毛，毛色有白、黑、灰和黑白相杂等多种。见(图 1289)

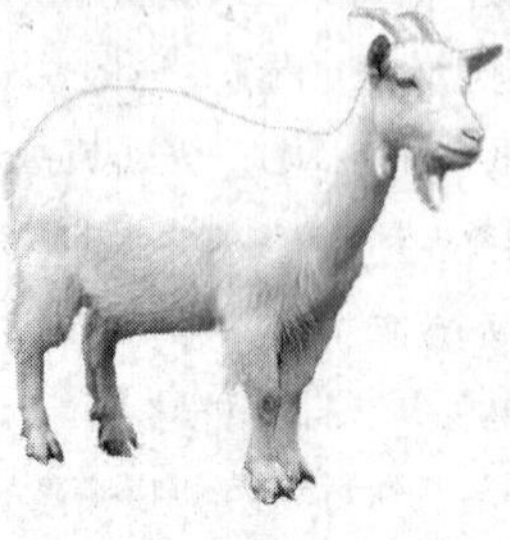

（图 1289）**山羊（雄性）**

（2）**绵羊** 与山羊不同之处在于：身体丰满，体重可达 200kg，体毛绵密，头短，雄兽有螺旋状的大角，雌兽没有角或仅有细小的角，毛色为白色。见(图 1290)

羊的角（**羊角**）、骨骼（**羊骨**）、骨髓或脊髓（**羊髓**）、血液（**羊血**）、脂肪（**羊脂**）、**羊脑**、胃（**羊肚**）、**羊肝**、**羊胆**、**羊肾**、**羊睾**、**羊乳**也供药用，详见下述。

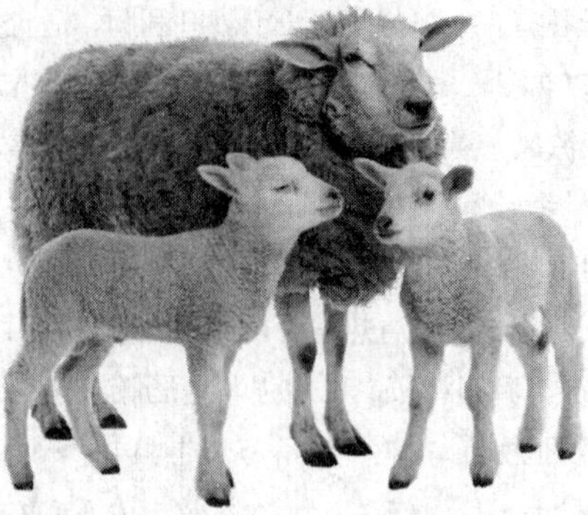

（图 1290）**绵羊（雌性）**

【生长分布】 为饲养家畜之一，品种颇多。群居动物，草食性。邹平各地均有饲养。

【采收加工】 四季均可宰杀，鲜用或冷藏。

【性味归经】 味甘，性热。归脾、胃、肾经。

【功用主治】 温中健脾，补肾壮阳，益气养血。主治脾胃虚寒，食少反胃，泻痢；肾阳不足，气血亏虚，虚劳羸瘦，腰膝酸软，阳痿，寒疝，产后虚羸少气，缺乳。

《别录》："主缓中，字乳余疾，及头脑大风汗出，虚劳寒冷，补中益气，安心止惊。"

《千金·食治》："主暖中止痛，利产妇。"

《食疗本草》："主脏气虚寒。"

《日华子》："开胃肥健。"

《日用本草》："治腰膝羸弱，壮筋骨，厚肠胃。"

《本草汇言》："疗中风虚汗，治产后阴阳两亏。诸病形气痿弱，脾胃虚羸不足者宜之。"

《药性通考》："补虚劳，益阴强阳，健脾开胃，健力通气。"

《医林纂要·药性》："补润命门，长益气血，壮阳开胃。"

《随息居饮食谱》："补气滋营，御内寒，生肌健力，利胎产，愈疝，止疼，产后虚羸，腹痛觉冷，自汗，带下，或乳少，或恶露久不已，煮糜食之。兼治虚冷劳伤，虚寒久疟。"

《得配本草》："配生地、当归，治崩中欲死。同归、芎、甘草，治产后厥痛。合当归、生姜，治肾虚寒疝。"

【用量用法】 内服：煮食或煎汤，125～250g，或入丸剂。

【使用注意】 外感时邪或有宿热者禁服。孕妇不宜多食。

《金匮要略》："有宿热者不可食之。不可共生鱼、酪食之，害人。"

《本草经集注》："有半夏、菖蒲，勿食羊肉。"

《千金·食治》："不利时患人。不得铜器中煮羖羊肉，食之丈夫损阳，女子绝阴。暴下后不可食羊肉，成烦热难解，还动利。六月勿食羊肉，伤人神气。"

《新修本草》："热病差后食之，发热杀人。"

《食疗本草》："患天行及疟人食，发热困重致死。妊娠人勿多食。"

《医学入门·本草》："素有痰火者食之，骨蒸杀人，时疾、疟疾、疮痍初起皆忌。"

《医林纂要·药性》:“助热发疮，血分素热者不宜。”

【附方】 （1）**治脾胃久虚，全不思食**：精羊肉(去筋膜，薄批切)三斤，陈皮三分，小椒二分，葱十根。先以水高肉二指已来，同煮水尽，去陈皮等，只取肉慢火焙干；次入人参(去芦头)、神曲(炒)、大麦蘖(炒)各二两。上同为细末，用生姜面糊为丸，如梧桐子大。每服五七十丸，不拘时候，温酒或米饮送下。--《御药院方》之“代谷丸”

（2）**治脾胃气冷，食入口即吐出**：羊肉半斤。去脂膜，切作生。以蒜齑、五辣、酱、醋空腹食。--《食医心镜》

（3）**温中下气，壮脾胃，止烦渴，破冷气，去腹胀**：羊肉一脚子(卸成事件)，草果五个，大麦仁二升(滚水淘洗净，微煮熟)。上件熬成汤，滤净，下大麦仁熬熟，盐少许，调和令匀，下事件肉。--《饮膳正要》之“大麦汤”

（4）**益肾气，强阳道**：白羊肉半斤。去脂膜，切作生。以蒜齑食之，三日一度。--《食医心镜》

（5）**治下焦虚冷，小便频数**：羊肉四两，羊肺一具，细切，入盐、豉，煮作羹，空心食。--《寿世青编》

（6）**治消渴，利水道**：羊肉一脚子(卸成事件)，草果五个。七件同熬成汤，滤净，用瓠子六个，去穰、皮，切掠，熟羊肉，切片，生姜汁半合，白面二两，作面丝同炒，葱、盐、醋调和。--《饮膳正要》

（7）**治产后腹中疠痛，及腹中寒疝，虚劳不足**：当归三两，生姜五两，羊肉一斤。上三味，以水八升，煮取三升。温服七合，日三服。--《金匮要略》

（8）**治产后腹中绝伤，寒热恍惚，狂言，脏气虚**：甘草、芍药各五两，通草三两，羊肉三斤。上四味㕮咀，以水一斗六升，煮肉取一斗，去肉纳药，煮取六升，去滓。分五服，日三夜二

（9）**治产后中风，久绝不产，月水不利，乍赤乍白，及男子虚劳冷盛**：羊肉二斤，成择大蒜(去皮，切)三升，香豉三升。上三味，以水一斗三升，煮取五升，去滓，纳酥一升，更煮取三升，分温三服。

（10）**治崩中去血，积时不止**：肥羊肉三斤，干姜、当归各三两，生地黄二升，上四味㕮咀，以水二斗煮羊肉，取一斗三升，下地黄汁及诸药，煮取三升，分四服。尤宜羸瘦人服之（8~10方均出自《千金要方》）

（11）**治虚寒疟疾**：羊肉作腥饼，饱食之，更饮酒暖卧取汗。--《纲目》引《姚僧坦集验方》

（12）**治目为物所伤，睛陷胬肉**：精羊肉二两。薄切片，炙令微热，熨目。勿令大热。

（13）**治寒冻肿痒**：羊肉、葱(并细切)各半斤。上二味，以水五升，煎至三升，去滓温洗，日三两度。(12~13方出自《圣济总录》)

羊角

味苦、咸，性寒。归肝、心经。清热，镇惊，明目，解毒。主治风热头痛，温病发热神昏，烦闷，吐血，小儿惊痫，惊悸，青盲内障，痈肿疮毒。内服：煎汤，9～30g，或烧存性研末。外用：烧灰研末调敷，适量。

附方 （1）**治肝阳头痛，痉挛，抽掣，小儿惊痫，妇女产后中风**：山羊角，削片或研末，取30g，水煎服。

（2）**治流行性乙型脑炎，高热神昏，谵语抽风**：山羊角30g，钩藤6~9g，水煎服。(1~2方出自《食物中药与便方》)

（3）**治风，心烦恍惚，腹中痛，或时闷绝而后复苏**：羖羊角屑，微炒，捣细罗为散。不计时候，以温酒调下一钱匕。--《圣惠方》

（4）**治产后寒热，心闷极胀百病**：羖羊角，烧末，酒服方寸匕，未瘥再服。--《子母秘录》

（5）**治吐血喘咳上气者**：羊角二枚(炙焦)，桂心末二两。上为末。每服一二匕，日三服。以糯米粥调下。--《普济方》

（6）**治支气管炎**：陈山羊角1只，炙灰，研末，每日服2~3次，开水冲服。分3天服完。--《广西药用动物》

（7）**治诸脏虚邪，夜卧恍惚，神不安**：羊角(镑，微炒)一两。上一味，捣罗为散。每服一钱匕，温酒调下，日三服。--《圣济总录》

（8）**治水泻多时不瘥**：羊角一枚，用白矾末填满。上件药烧灰，都研为细散。每于食前以新汲水调下二钱。--《圣惠方》

（9）**治白浊**：羊角火煅，刮灰末三钱，酒下。--《串雅内编》

（10）**治尿道炎，膀胱炎**：煅小山羊角1对，干玉米须30g，白果20枚，白及15g，银花30g。共为细末。每服6g，每日3次。禁忌辛辣刺激性食品。--《内蒙古药用动物》

（11）**治瘰疬**：羊角一斤。锉碎，炙黄，研末。每早调服三钱。--《仙拈集》

（12）**治身面卒得赤斑，或痒，或瘭子肿起**：投羊角烧为灰，研令极细，以鸡子清和涂之。--《肘后方》

（13）**治疖毒**：羊角连内骨烧灰存性，为末。酒服三钱，分上、下服之。--《痈疽验方》

（14）**治赤秃发落**：羊角、牛角，烧灰等份，猪脂调敷。--《普济方》

（15）**治打扑伤痛**：羊角灰，以沙糖水拌，瓦焙焦，为末。每热酒下二钱，仍揉痛处。--《纲目》引《简便单方》

羊骨

味甘，性温。归肾经。补肾，强筋骨，止血。主治虚劳羸瘦，腰膝无力，筋骨挛痛，耳聋，齿摇，膏淋，白浊，久泻，久痢，月经过多，鼻衄，便血。内服：煎汤、煮粥，或浸酒，或煅存性入丸、散。外用：适量煅存性研末撒、擦牙。素体火盛者慎服。

附方 （1）**治虚劳，腰膝无力**：羊骨一副(全者，捶碎)，陈皮二钱(去白)，良姜二钱，草果二个，生姜一两，盐少许。上水三斗，慢火熬成汁，滤出澄清，如常作粥，或作羹汤亦可。--《饮膳正要》

（2）**治虚损昏聋**：大羊尾骨一条。水五碗，煮减半，入葱白五茎，荆芥一握，陈皮一两，面三两。煮熟，取汁，搜面作索饼，同羊肉四两煮熟，和五味食。

（3）**治老人虚弱**：白羊脊骨一具(锉碎，水煮取汁)，枸杞根(锉)一斗。水五斗，煮汁一斗五升，合汁同骨煮至五升，去骨，瓷盒盛之。每以一合，和温酒一盏调服。(2~3方均出自《纲目》引《多能鄙事》)

（4）**治肾脏虚冷，腰脊转动不得**：羊脊骨一具(嫩者)。捶碎烂煮。和蒜齑空腹食之，兼饮酒少许。

（5）**治脾胃冷，虚劳羸瘦，苦不下食**：羊脊骨一具(捶碎)，白米半升。上先煮骨取汁，下米及葱白、椒、姜、盐作粥，空心食之。作羹亦得。(4~5方出自《食医心镜》

（6）**治虚损羸瘦之力，益精气**：羊连尾脊骨一握，肉苁蓉一两(酒浸一宿)，菟丝子一分(酒浸三日，曝干，别捣末)，葱白三茎(去须，切)，粳米三合。上细锉碎脊骨，水九大盏，煎取三盏，去滓，将骨汁入米并苁蓉等煮粥，欲熟，入

葱、五味调和，候熟，即入菟丝子末及酒三合，搅转，空腹食之。

（7）**治鼻衄不止**：羊胫炭皮二两(捣碎，醋拌，烧令通赤)，故纸三十张(多年者，烧灰)。上件药，细研为散，以新汲水调三钱服。

（8）**治膏淋，脐下妨闷，不得快利**：羊骨烧灰，捣细罗为散。每于食前，以榆白皮汤调下二钱。(6～8方均出自《圣惠方》)

（9）**治思虑伤脾，脾不摄精，遂致白浊**：厚朴(去皮，取肉，姜汁炒)二两，羊胫(炭火煅过通红，存性)一两。上为细末。白水面糊为丸，如桐子大。每服百丸，空心米饮下。--《严氏济生方》

（10）**治小儿洞泄下痢不瘥，乳食全少**：羊胫骨(烧灰)、鹿角(烧灰)各一两。上研为末，炼蜜和丸，如梧桐子大。每服以热水化下三丸，日三四服，量儿大小加减。--《普济方》

（11）**治月水不断**：羊前左脚胫骨一条，纸裹泥封令干，煅赤，入棕榈灰等分。每服一钱，温酒服之。--《纲目》

（12）**擦牙固齿**：①烧白羊胫骨灰一两，升麻一两，黄连五钱。为末。入青盐和匀，日用。--《食鉴本草》(宁源) ②羊胫骨(烧过)、香附子(烧黑)各一两，青盐(煅过)、生地黄(烧黑)各五钱研用。--《纲目》

（13）**治血小板减少性紫癜，再生不良性贫血**：生羊胫骨1～2根(敲碎)，加红枣10～20个，糯米适量。同煮稀粥，每日2～3次分服。15天为1疗程。--《食物中药与便方》

羊髓 味甘，性平。益阴填髓，润肺泽肤，清热解毒。主治虚劳腰痛，骨蒸劳热，肺痿咳嗽，消渴，皮毛憔悴，目赤障翳，痈疽疮疡。内服：熬膏，30～60g，或适量煮食。外用：涂敷，适量。外感病禁服。

附方 （1）**治虚劳腰痛，咳嗽，肺痿骨蒸**：熟羊脂五两，熟羊髓五两，白沙蜜五两(炼净)，生姜汁一合，生地黄汁五合。上五味，先以羊脂煎令沸，次下羊髓又令沸，次下蜜、地黄、生姜汁，不住手搅，微火熬数沸成膏。每日空心温酒调一匙头。或作羹汤，或作粥食之亦可。--《饮膳正要》

（2）**治消渴口干，濡咽**：羊髓二合，白蜜二合，甘草一两(炙，切)。上三味，以水三升，煮甘草取一升，去滓。内蜜、髓，煎令如饴。含之尽，复合。--《千金翼方》

（3）**治小儿头热，鼻塞不通**：羊髓三两，熏草一两。放铫子中，慢火上熬成膏，去滓，瓷器中贮之，日三四次，以膏摩背。--《普济方》

（4）**治目赤及翳**：白羊髓敷之。

（5）**治小儿舌上疮**：羊蹄骨中生髓，和胡粉敷之。(4～5方出自《千金要方》)

（6）**治白秃头疮生**：羊骨髓，调轻粉搽之；先以泔水洗净，一日二次。(《经验方》)

（7）**治瘰疽浸淫广大，赤黑烂坏成疮**：羊髓二两，大黄二两，甘草一两，胡粉二分。上四味㕮咀，以猪脂二升半，并胡粉微火煎三上下，绞去滓，候冷，敷疮上，日四五。--《刘涓子鬼遗方》

羊血 味咸，性平。补血，止血，散瘀，解毒。主治妇女血虚中风，月经不调，崩漏，产后血晕，吐血，衄血，便血，痔血，尿血，筋骨疼痛，跌打损伤。用法：鲜血，热饮或煮食，30～50g；干血，烊冲，每次6～9g，每日15～30g。外用：涂敷，适量。《纲目》："服地黄、何首乌诸补药者忌之。"

附方 （1）**治产后余血攻心，或下血不止，心闷面青，身冷气欲绝**：新羊血一盏饮之。--《梅师集验方》

（2）**治吐血、衄血，积日不止**：新羊血，上热饮一二小盏。--《圣惠方》

（3）**治大便下血**：羊血，煮熟，拌醋食。--《纲目》引《便民食疗》

（4）**治老人脾胃气弱，干呕不能下**：食羊血一升(鲜者，面浆作片)，葱白一握，白面四两。上煮血令熟，渐食之。--《安老怀幼书》

（5）**治误食钩吻及毒菌等中毒**：山羊血大量灌服，有解毒急救之效。--《食物中药与便方》

（6）**治跌打损伤**：山血6g，酒送服，日服2次。或用干山羊血30g，研末，每日2次，每次0.6g，冲酒服。

（7）**治外伤出血**：①干燥羊血清3份，精制拳参粉1份，黄芩粉1份。将新鲜羊血静置12h后，取其血清放在瓷盘内，于50℃温度下干燥，然后研末。拳参和黄芩先后用水和蒸馏水洗净，切碎，加水煮沸30分钟，共煎3次，煎液合并过滤，水浴上浓缩成膏，在低于100℃的条件下干燥。以上三药粉，混研均匀。用时撒敷患处，用纱布覆盖加压止血，3分钟后再进行包扎。 ②羊血炭10份，血余炭10份，黄芩粉2份。先将新鲜羊血放置12小时后，取其血块放入锅内，用火炒至膏状，再另扣一口锅作盖，在两锅周边用黄泥封严，于上锅底贴一张白纸，用火煅至白纸呈黄色为度，待锅凉后取羊血炭，压成细末；然后加入血余炭和黄芩细末研匀。用时撒布出血处，用纱布块敷盖加压止血，3分钟后再包扎。小伤口上药1次即可。(6～7方均出自《内蒙古药用动物》

羊脂 味甘，性温。补虚，润燥，祛风，解毒。主治虚劳羸瘦，久痢，口干便秘，肌肤皲裂，痿痹，赤丹肿毒，疥癣疮疡，烧烫伤，冻伤。内服：烊化冲，30～60g，或煮粥，或入煎剂。外用：熬膏敷，适量。外感未解及痰热内盛者禁服。

附方 （1）**治虚劳口干**：羊脂如鸡子大，醇酒半升，枣七枚(擘)。合渍七日，取枣食之。(《千金要方》)

（2）**治肺痿骨蒸已极，他方莫效者**：炼羊脂、炼羊髓各五两。煎沸，下炼蜜及生地黄汁各五合，生姜汁一合，不住手搅，微火熬成膏。每日空心温酒调服一匙。--《食物本草》(姚可成)

（3）**治产后诸病羸瘦**：生地黄汁一升，生姜汁五升，羊脂二斤，白蜜五升。上四味，先煎地黄汁，令余五合(原作升)，下羊脂煎，减半；次下姜，次下蜜，便以铜器盛，着汤中煎，令如饴状。空肚，酒一升，取煎如鸡子大，投酒中饮，日三。--《古今录验方》

（4）**治卒汗不止**：牛、羊脂，温酒频化服之。--《外台》

（5）**治阴中痛，生疮**：羊脂一斤，杏仁一升，当归、白芷、芎䓖各一两。上五味末之，以羊脂和诸药，纳钵中，置甑内蒸之三升米顷，药成。取如大豆，绵裹纳阴中，日一易。

（6）**治诸久痢不瘥**：①乱发(灰汁洗去垢腻，烧末)，黄连(末)各一升，乌梅肉二两，醋七合(煎取稠)，白蜡两棋子(棋子大小如方寸匕)，羊脂一棋子，蜜七合(煎取五合)。上七味，合纳铜器中，汤上煎之。搅可丸，饮服如梧子大三十九，日三。 ②黍米二升，蜡、羊脂、阿胶各二两。上四味，合煮作粥，一服令尽。

（7）**治妇人阴下脱若脱肛**：羊脂，煎讫，适冷暖以涂上。以铁精敷脂上，多少令调，以火炙布暖，以熨肛上，渐推内之。末磁石，酒服方寸匕，日三。

（5~7方均出自《千金要方》）

（8）**治妊娠心痛烦闷**：羊脂半两，青竹茹一两，白蜜半两。上件药，以水一大盏半，煎至一盏，去滓。不计时候，分温三服。--《圣惠方》

（9）**治半身不遂，中风**：羊脂，入粳米、葱白、姜、椒、豉煮粥，日食一具。--《寿世青编》

（10）**治手脚皲裂**：山羊油外敷。--《青藏高原药物图鉴》

（11）**治小儿口疮**：羊脂煎薏苡根涂之。--《活幼心书》

（12）**治产后下痢**：羊脂五两，当归、干姜、黄柏、黄连各三两。上㕮咀，以水九升，煮取三升，去滓，纳脂令烊，分三服。---《千金翼方》

（13）**治人面目身体卒赤黑，丹起如疥状**：煎羊脂以摩之。苛羊脂最良。--《外台》引《集验方》

（14）**治汤火所损，昼夜热疼**：羊脂三分，松脂三分，猪脂三分，蜡半两。上件药，取猪、羊脂于铫子内，以肥松木节点火，煎三五沸，次下松脂、蜡等令溶，搅和，倾于新瓷器内盛。日三两度涂之。--《圣惠方》

羊脑

味甘，性温。补虚健脑，润肤。主治体虚头昏，皮肤皲裂，筋伤骨折。内服：适量煮食，或入丸剂。外用：研涂，或入脂膏，适量。注意：不宜多食。《千金·食治》："男子食之损精气，少子。"《食疗本草》："发风。若和酒服则迷人心，便成中风也。"《随息居饮食谱》："多食发风、生热。"

附方　（1）**治神经衰弱和头昏**：阿魏、当归、沉香、肉豆蔻、广木香、丁香、小茴香各90g，羊脑适量。煎七味药共为细末，拌入羊脑为丸，如拇指大，用酥油炒干。早、晚各服1次，每次1丸，用酒冲服。--《内蒙古药用动物》之"绵羊脑丸"

（2）**治四肢骨碎，筋伤蹉跌**：羊脑一两，胡桃脂、发灰、胡粉各半两。上四味捣和如膏敷，生布裹之。--《千金要方》

（3）**治肉刺**：好薄刮之，以新酒、醋和羊脑敷之，一宿洗去，常以绵裹之。--《古今录验方》

（4）**治小儿丹瘤**：绵羊脑子(生用)、朴硝。上二味，调匀，贴于瘤上。--《瑞竹堂方》

羊肚（羊胃）

味甘，性温。归脾、胃经。健脾胃，补虚损。主治脾胃虚弱，虚劳羸瘦，纳呆，反胃，自汗盗汗，消渴，尿频。内服：煮食或煎汤，1个。外用：烧灰调敷，适量。

附方　（1）**治久病羸瘦，不生肌肉，水气在胁下，不能食，四肢烦热**：羊胃一枚(切)，白术一升(切)。上二味，以水一斗，煮取九升。服一升，日三。三日尽，更作两剂乃瘥。忌桃、李、雀肉等。--《外台》引《张文仲方》

（2）**治胃虚消渴**：羊肚烂煮，空腹食之。--《纲目》引《古今录验方》

（3）**治诸中风**：羊肚一枚(洗净)，粳米二合，葱白数茎，豉半合，蜀椒(去目，闭口者，炒出汗)三十粒，生姜二钱半(细切)。上六味拌匀，入羊肚内，烂煮熟，五味调和，空心食之。--《饮膳正要》

（4）**治尿床**：取羊肚，盛水令满，线缚两头，熟煮，即开。取中水顿服之。--《千金要方》

（5）**治项下瘰疬**：羝胵，烧灰，香油调敷。--《纲目》

（6）**治蛇伤手肿**：新剥羊肚一个(带粪)，割一口，将手入浸，即时痛止肿消。--《本草备要》

羊肝

味甘、苦，性凉。归肝经。养血，补肝，明目。主治血虚萎黄，羸瘦乏力，肝虚目暗，雀目，青盲，障翳。内服：煮食，30～60g，或入丸、散。

注意：《本草经集注》："不可合猪肉及梅子、小豆食之，伤人心，大病人。"《千金·食治》："一切羊肝生共椒食之，破人五脏，伤心，最损小儿。"《饮食须知》："同苦笋食，病青盲。妊妇食之，令子多厄。"《得配本草》："忌铜、铁。"《四川中药志》1962年版："肝火盛者忌用。"

附方　（1）**治虚劳**：①白羊肝一具。去肥腻，于柳木砧上，以竹刀细切后，于砂盆内以柳木槌研，倾于净瓷器中，以冷熟水三升浸，经一日一夜，取其汁，渴即渐渐饮之。--《奇效良方》　②羊肝一具(细切)，羊脊膂肉(细切)一条，陈曲末三两，枸杞根五两(切)。先以水一斗二升，煮枸杞根取汁九升.去滓，重煎令沸，次入肝、肉、曲末，并葱、豉汁调和，渐渐煎如稠糖。分作三服，空腹旦、午、夜卧食之。--《圣济总录》

（2）**治诸眼目疾及障翳、青盲**：黄连末一大两，白羊子肝一具(去膜)。同于砂盆内研令极细，手拈为丸，如梧子。每食以暖浆水吞二枚，连作五剂。禁食猪肉及冷水。--《传信方》

（3）**治视物模糊，障翳，迎风流泪**：鲜羊肝120g，蝉蜕30g，木贼30g，当归30g，夜明砂30g。除羊肝外，余药粉碎，再将羊肝煮烂，捣和，加糊为丸，10g重。每次1丸，日服2次。--《中国动物药》

（4）**治不能远视**：羊肝一具(去膜，细切)，葱子一勺(炒为末)。以水煮熟，去滓，入米煮粥食。--《纲目》引《多能鄙事》

（5）**治雀目，咫尺不见物**：紫芥菜子(炒令黑色，碾为细散)，羊肝一具(分作八服)。每用散三钱，捻在肝上。外托荷叶，裹煮令熟。放冷服，以煮肝汤下，临卧时服。--《圣济总录》

（6）**治小儿雀目**：①羊子肝一具(薄切作片子)。郓州蛤粉一钱，匀糁在肝内，系定，以水煮熟服之。五岁以下，分减与吃。--《圣惠方》　②羊肝一具(不见水，以皮硝揉去血，竹切剖开)，入谷精草一撮，砂锅蒸熟，任食。--《仙拈集》

（7）**治目失明**：羊肝一斤，去脂膜，薄切，以未着水新瓦盆一口，揩令净，铺肝于盆中，置于炭火上煿，令脂汁尽，候极干。取决明子半升，蓼子一合，炒令香，为末。和肝杵之为末。以白蜜浆下方寸匕，食后服之，日三，加至三匕。--《食疗本草》

（8）**治目瞳散大昏耗，或觉视物乏力，因有热而益甚者**：羊1肝一具(切片，晒干)。上一味轧细，用猪胆汁和为丸，桐子大，朱砂为衣。每服二钱，开水送下，日再服。--《衷中参西录》

（9）**治目赤肿痛**：羊肝(鲜)12g，枸杞15g，菊花15g，生地30g，玄参15g，草决明9g。水煎服。--《青岛中草药手册》

（10）治久咳：羊肝60g，香油30g。共炒熟，少许盐，内服。--《东北动物药》

（11）**治冷劳久不差，食少泄痢**：羊肝一具(去脂膜，切作片子)，白矾三两(烧令汁尽)。上件药，以酽醋三升，煮羊肝令烂，入砂盆内研，后入白矾和丸，如梧桐子大。每服空心及晚食前，以粥饮下二十丸，渐加至三十丸。--《圣惠方》

（12）**治小儿惊积，左胁下有块；女人血瘕，发热瘦弱**：黑羯羊肝一具(去筋膜，切成方寸块，中间割开相连)，白术一两(小米泔浸一宿，切成咀，陈壁土炒黄色，为细末一两)，左顾大牡蛎一个(重一斤者，炭火煅通红，候冷，为细末·两)，真黄蜡一两(溶化开，入前药二味，搅匀，乘热成饼，照肝块数目如肝块大，其饼重二钱，小者重一钱五分)。上将蜡饼夹于肝内，用竹叶包裹，以线缚之，入新砂锅中，以水淹一寸，入粟米五六合煮，以米熟为度。候冷，去竹叶，任小儿食之，一次二三块。--《医便》

(13)**治牙疳肿痛**：羯羊肝一具。煮熟，蘸赤石脂末，任意食之。--《纲目》引《医林集要》

羊胆 味苦，性寒。归肝、胆经。清热解毒，明目退翳，止咳。主治目赤肿痛，青盲夜盲，翳障，肺痨咳嗽，小儿热惊，咽喉肿痛，黄疸，痢疾，便秘，热毒疮疡。内服：熬膏或干燥研末服，0.3～0.6g，或入丸、散。外用：涂敷、点眼或灌肠，适量。凡体虚无湿热者忌用。

附方 (1)**治患眼肿痛涩痒，昏泪羞明**：羯羊胆一枚，饭上蒸熟。上以冬蜜研和，入朱砂末少许，频研成膏。食后、临卧匙抄少许含咽。亦可点目。--《直指方》

(2)**治火眼，烂弦风眼，痛痒羞明，及眼胞皮肉有似胶凝，肿如桃李，时出热泪**：腊月羯羊胆一枚，以蜜灌满，入朱砂末少许，挂起阴干。用时取一粒入磁器内，水化点眼。或取少许含化。--《医学入门》

(3)**治眼为他物所伤**：羊胆一枚，鸡胆三枚，鲤鱼胆二枚。上件药，摘破调合令匀，频频点之。--《圣惠方》

(4)**治大便秘塞不通**：羊胆，以筒灌(肛)三合许，令深入，即出矣。--《千金要方》

(5)**治小儿大便不通，连腰满闷，气急困重** 羊胆一枚，蜜一合，盐花半两。上件药同煎如饧，捻如筋粗，可长一寸。纳下部中，须臾即通。--《圣惠方》

(6)**治痔漏，下疳疮**：腊月取羊胆一枚，入片脑末一分，置风处挂干。用时以凉水化开，频敷患处。内服槐子酒或加味泻肝汤。--《景岳全书》

(7)**治代指，未成脓者**：取热汤急渍之，即出，使满七度，便以冷水中浸之，讫，又复浸之，如此三度，即涂羊胆。--《外台》引《崔氏方》

羊肾 味甘，性温。归肾经。补肾，益精。主治肾虚劳损，腰脊冷痛，足膝痿弱，耳鸣，耳聋，消渴，阳痿，滑精，尿频，遗尿。内服：煮食或煎汤，1～2枚，或入丸、散。

附方 (1)**治肾劳损精竭**：炮羊肾一枚。去脂，细切，于豉汁中，以五味、米糅如常法作羹食，作粥亦得。

(2)**治下焦虚冷，脚膝无力，阳事不行**：羊肾一个(和半大两)炼成乳粉，空腹食之。(1～2方出自《食医心镜》)

(3)**治五劳七伤，阳气衰弱，腰脚无力**：羊肾一对(去脂膜，细切)，肉苁蓉一两(酒浸一宿，刮去皱皮，细切)。上件药，相和作羹，着葱白、盐、五味末等，一如常法，空腹食之。--《圣惠方》

(4)**治阳气衰弱，腰痛脉冷，精滑阴痿，脐腹疠刺，减食力劣**：附子、葫芦巴、破故纸、茴香各一两(炒香熟)。上为细末，烂研羊腰子，和丸如梧子大。每服三十五丸，空心温酒下，食前亦得。--《鸡峰普济方》

(5)**治腰脊苦痛不遂**：羊肾作末，酒服二方寸匕，日三。--《千金要方》

(6)**治卒患腰眼疼痛**：羊腰一对，咱夫兰一钱。上件用玫瑰水一勺浸取汁，入盐少许，签子签腰子，火上炙，将咱夫兰徐徐涂之，汁尽为度。--《饮膳正要》

(7)**治老人肾脏虚寒，即其肾以寒虚自结实硬，虽服补药并不入**：羊腰子一对，水半碗，用杜仲(阔一寸，长二寸许)一片，同煮腰子软，空心切食。令人内肾柔软，然后服平补药。-《鸡峰普济方》

羊睾 味甘、咸，性温。归肾经。补肾，益精，助阳。主治肾虚精亏，腰背疼痛，阳痿阴冷，遗精，滑精，淋浊，带下，消渴，尿频，疝气，睾丸肿痛。内服：煮食，一对，或入丸、散。注意：阴虚火旺者禁服。《随息居饮食谱》："下部火盛者忌之。"《四川中药志》1962年版："阴虚相火妄动，性欲亢进之人慎用。"

附方 (1)**治遗精梦漏**：舶上茴香(炒)、胡芦巴、破故纸(炒香)、白龙骨各一两，木香一两半，胡桃肉三七个(研)，羊睾三对(破开，盐半两擦，炙熟，研如泥)。上五味为末，下二味同研成膏，和酒浸蒸饼杵熟，丸如梧子大。每服三五十丸，空心温酒下。--《本事方》

(2)**治肾虚阳痿**：羊睾2对。鹿茸、菟丝子各30g，茴香15g，共研末。将羊肾入酒煮烂，和药末捣泥成丸，阴干。每服20～30丸，温酒送下，每日3次。--《四川中药志》1962年

(3)**治鼻渊脑漏**：羊睾一对(去膜，切片，顶大者尤妙)。酱油、陈酒拌之，放瓷碗内，隔汤煮熟。以陈酒送下，饮微醉，临午服。--《种福堂方》

羊乳 味甘，性微温。补虚，润燥，和胃，解毒。主治虚劳羸瘦，消渴，心痛，反胃呕逆，口疮，漆疮，蜘蛛咬伤。内服：煮沸或生饮，250～500ml。外用：涂敷，适量。《千金·食治》："令人热中。"《晶珠本草》："绵羊奶，不利气喘和虫病。"

附方 (1)**治呕哕**：日服羊乳一升。--《龙门石窟药方》

(2)**治小儿哕**：羊乳一升，煎减半，分五服。--《外台》引《备急方》

(3)**治小儿口烂疮**：取羊乳，细细沥口中。--《外台》引《小品方》

(4)**治漆疮**：羊乳汁涂之。--《千金要方》

第五篇、矿物类药及其他药物

灶心土

【别名】 灶心土《纲目》，灶中黄土《金匮要略》，釜下土《肘后方》，灶中土《百一选方》，灶内黄土《济急方》，伏龙肝《雷公炮制论》。

【来源】 经多年草木火熏烧而结成的灶中之土 *Terra Frava Usta*。

【采收加工】 将土灶内烧结成的壁块取下，除去焦黑部分及杂质，取中心红黄色者入药。

【性状鉴别】 本品为不规则块状。橙黄色或红褐色。表面有刀削痕。体轻，质较硬，用指甲可刻划成痕，断面细软，色稍深，显颗粒状，并有蜂窝状小孔。具烟熏气，味淡。吸湿性。

【理化鉴别】 (1)取本品粉末约1g，加稀盐酸10ml，即泡腾生成大量气体，将此气体通入氢氧化钙试液中，即生成白色沉淀。(检查碳酸盐)

(2)取上述反应后的溶液，滤过。滤液照下述方法试验：①

取滤液 lml，加亚铁氰化钾试液，即生成蓝色沉淀。(检查铁盐) ② 取滤液 lml，加氢氧化钠试液，即生成白色胶状沉淀，分离，沉淀能在过量的氢氧化钠试液中溶解。(检查铝盐)

【主含成分】 主要由硅酸(H_2SiO_3)、氧化铝(Al_2O_3)及三氧化二铁(Fe_2O_3)所组成；还含有氧化钠(Na_2O)，氧化钾(K_2O),氧化镁（MgO）,氧化钙(GaO),磷酸钙〔$Ga_3(PO_4)_2$〕等

【性味归经】 味辛，性温。归脾、胃经。

【功用主治】 温中止血，止呕，止泻。主治虚寒失血，呕吐，泄泻。

【临床应用】 （1）**用于虚寒血证**。伏龙肝性温而和，“以藏为用”，善于温中止血，凡吐衄、便血、崩漏属于虚寒者宜之。应用时，可单研，水煎服；若量多不止，阴血易耗，常配温阳之品，温中止血，佐以滋阴、养血之品，使温阳而不伤阴，滋阴而不碍和阳。如《金匮要略》治“下血，先便后血”之黄土汤，用本品配以附子、干地黄、阿胶等；《妇人良方》“疗经血不止方”，亦用本品配以艾叶、生姜、生地黄等。

（2）**用于脾胃虚寒之呕吐，泄泻**。伏龙肝质重而性温燥，有温脾暖胃，降逆止呕，燥湿止泻之功。治虚寒呕吐、反胃者，可单味应用。若配党参、半夏、生姜等同用，以增温中止呕之效；若妇女妊娠恶阻，常配苏梗、砂仁、白术等同用，以和胃，安胎。治脾虚泄泻不止，常配白术、干姜、煨肉豆蔻、五味子等同用，以温中涩肠止泻。

【用量用法】 内服：煎汤，15～30g，或布包煎汤，澄清代水用，60～120g 或或入散剂。外用：研末调敷，适量。

【禁忌】 属热证的出血、呕吐、泄泻，应禁服。

《本草经疏》：“阴虚吐血者不宜用，以其中有火气故也；痈肿毒盛难消者，不得独用。”

《本草从新》：“功专去湿，无湿勿用。”

【附方】 （1）**治下血**：若先便后血，以甘草、干地黄、白术、附子(炮)、阿胶、黄芩各三两，灶中黄土半斤，水八升煮取三升，分温二服。--《金匮要略》之“黄土汤”

（2）**治妇人血露**：蚕沙一两，炒伏龙肝半两，阿胶一两。同为末，温酒调，空腹服二三钱，以知为度。--《本草衍义》

（3）**治吐血、泻血、心腹痛**：取伏龙肝一块如拳大，水二碗，煎一碗，澄清服，白粥补之。--《普济方》之“伏龙散”

（4）**治反胃**：灶中土(用十余年者)，质量佳者，研为细末，米饮调下三二钱许。--《百一选方》治翻胃单方

（5）**治阴证脱肛** 伏龙肝一两，鳖头骨半两，百药煎二钱半，焙研为末，每次用二钱至三钱，浓煎紫苏汤，待温，清油调，涂患处，并如前法浴洗，拭干，方上药。--《活幼心书·信效方》之“伏龙肝散”

（6）**治泄痢后脱肛不收**：伏龙肝、赤石脂等分，研末，敷肠头上，或以槐花炒末，陈米汤下。--《丹溪摘玄》之“赤石脂散”

（7）**治痈肿**：伏龙肝以大酢和作泥，涂布上贴之，干则易之。--《千金翼方》。

（8）**治发背欲死**：伏龙肝末之，以酒调，厚敷其疮口，干即易。--《肘后方》

（9）**治乳痈** 大黄、茵草、伏龙肝、生姜各二分。先以三物捣筛，又合生姜捣，以醋和涂，乳痈则止。--《肘后方》之“乳痈方”

（10）**治手足阳明经风热发为丹毒，面上赤肿，后渐渐由头而下，至身亦赤肿**：灶心土、黄柏(炒)各三钱，冰片二分。为油末，鸡子清调搽。--《外科真诠》之“伏龙散”

（11）**治臁疮久烂**：灶内黄土年久者，研细，入黄柏、黄丹、赤石脂、轻粉末，等分。清油调入油绢中贴之，勿动，数日愈。纵痒，忍之良。--《纲目》引《济急方》

（12）**治聤耳**：伏龙肝(研细)半两，以猪膏和扯如枣核大，绵裹塞耳中。日再易，夜一易。--《圣济总录》

（13）**治孕妇一切有热，内外诸证，护胎法**：伏龙肝为末，以井底泥调敷心下，令胎不伤。--《济阴纲目》

麦饭石

【别名】 麦饭石《本草图经》，粗理黄色磨石《小品方》，粗理黄石《千金要方》，蛙背石《四部医典》)，石冰片《蒙药本草》，长寿石、健康石，炼山石，马牙砂，豆渣石《中华本草》。

【名释】 因其外观颇似大麦米饭团，故名麦饭石。

【来源】 为中酸性火成岩类岩石石英二长斑岩 *Maifanitum*。矿物组成主要为斜长石($Na，Ca)[(Si,Al)_4O_8]$、钾长石$(K,Na)[Al,Si_3O_8]$、石英 *Quartz* SiO_2，其次有黑云母 *Biotite* $K(Mg，Fe)[Al，Si_3O_{10}](OH，F)_2$ 或角闪石(多数是普通角闪石)*Hornblende* $NaCa2(Mg，Fe)_4[(Si，Al)_4O_{11}]_2(OH)_2$，尚有微量磷灰石等，后生矿物主要有高岭石、蒙脱石、绿泥石等

【矿形态】 岩石呈不规则致密团块状。表面不平整，有黄白色、黄褐色或灰白色、暗灰黑色的斑点状花纹；明显可见灰白色大小不等的长石和石英颗粒；后生矿物则分布在长石、石英、云母、角闪石等原生矿表面及其晶粒之间，并可局部集中发育在岩石裂隙中。原岩石质坚硬，因蚀变、风化而变疏松。

【生长分布】 邹平县长白山脉蕴量丰富。主要分布在临池镇雪山、西董镇雪花山一带，总储量达 1 亿吨左右。

【采收加工】 随时采挖，洗净泥土，除去杂石，研细，晒干备用。或麦饭石经火煅醋淬，层层剥离后打碎。古代炮制一般将麦饭石粉碎，放入炭火中烧红后，投入米醋中浸泡，然后又烧红……，如此反复十遍即得。

【性状鉴别】 本品为斑状结构，呈不规则团块状或块状，由大小不等、颜色不同的颗粒聚集而成，略似麦饭团。有斑点状花纹，呈灰白、淡褐肉红、黄白、黑等色。表面粗糙不平。体较重，质松散易碎，断面不整齐，可见小鳞片分布于其间，并呈闪星样光泽，其他斑点光泽不明显。气微或近于无，味淡。

【显微鉴别】 （1）透射偏光镜下：基质微晶斑状结构。斑晶矿物主要是由斜长石、钾长石和少量黑云母组成。基质除上述矿物，尚见到石英和微量磷灰石、铁矿物等。后生矿物有高岭土、绿帘石等。

（2）斑晶斜长石：纳式双晶清楚；表面常被尘埃状高岭土和斑点状绿帘石交代，但光性依然清楚；干涉色 I 级灰；斜消光；二轴晶；正光性。

（3）斑晶钾长石：边被尘埃状高岭土和绿帘石交代；不均匀消光，近于平行消光；二轴晶；负光性；干涉色1级灰。

（4）斑晶黑云母：呈片状；已被绿帘石交代。

基质矿物成分基本同斑晶，唯有含2%～4%石英。蚀变矿物主要是高岭土化。

【理化鉴别】（1）吸附实验：取麦饭石1小块，置常水中24h，可见到其周围粘附异物。

（2）取本品粉末约1g，加10ml稀盐酸，浸渍1小时，滤过，滤液照下述方法试验：①取滤液1ml，加甲基红指示液2滴，用氨试液中和，再滴加盐酸至恰呈酸性，加草酸铵试液，即生成白色沉淀；分离，沉淀不溶于醋酸，但可溶于盐酸。(检查钙盐) ②取滤液1ml，用氨试液中和成中性溶液，加醋酸氧铀锌试液，即生成黄色沉淀。(检查钠盐).

（3）取铂丝，用盐酸湿润后蘸取本品粉末，在无色火焰中燃烧，火焰即显紫色(需隔蓝色玻璃透视)。(检查钾盐)

（4）取本品粉末约0.2g，加水2ml溶解，滤过，滤液加0.1%四苯硼酸钠溶液与醋酸，即生成白色沉淀。(检查钾盐)

【主含成分】 主要有二氧化硅(SiO_2)，氧化铝(Al_2O_3)，氧化铁(Fe_2O_3)，氧化亚铁(FeO)，氧化镁(MgO)，氧化钙(CaO)，氧化钠(Na_2O)，氧化钾(K_2O)，二氧化钛(TiO_2)，五氧化二磷(P_2O_5)，氧化锰(MnO)，二氧化碳(CO_2)，以及氟、硫、镍、锆、锶、钡、钴、铬、钇、钪、钒、铜、锌、铀、钍等微量元素。

【药理】（1）**对免疫功能的影响** 小鼠灌服精制麦饭石连续6d，可显著提高腹腔巨噬细胞对鸡红细胞吞噬百分率和吞噬指数，对二硝基氯苯(DNCB)引起的迟发超敏反应有明显增强作用，用环磷酰胺(CTX)造成免疫抑制状态，麦饭石可使其免疫功能得到明显恢复和提高；但对腹腔注射羊红细胞的小鼠溶血素含量无明显影响，表明其对正常小鼠体液免疫功能无影响。小鼠灌服中华麦饭石煎剂，连续7天，可使ALS(兔抗小鼠淋巴细胞血清)杀伤的T淋巴细胞数恢复到接近正常水平，但对ALS杀伤的B淋巴细胞数恢复不明显。表明其能增强细胞免疫功能，而对体液免疫功能无作用

（2）**抗毒作用** 饲料或饮水中加入中华麦饭石后，可以不同程度地降低过量氟对大鼠的毒性作用，主要表现为骨软化程度减轻，血清及软骨碱性磷酸酶(ALP)活性下降，血清皮质酮及骨铜含量上升，血清甲状腺素(T_4)、促甲状腺素(TSH)含量下降，血清钙磷比值上升。小鼠腹腔注射麦饭石精溶液对酒精性肝损害有明显预防作用，可防止肝脂肪变性。北票产麦饭石对镉、汞、砷、铅等对人体有害的几种元素有较强的吸附力，对氯丙嗪也有较强的吸附作用，对巴比妥吸附较弱。对大肠杆菌、痢疾杆菌、绿脓杆菌、金黄色葡萄球菌及白色念珠菌也有较好的吸附能力。

（3）**促进骨折愈合** 骨折家兔喂服麦饭石溶液，能促进骨盐沉积，骨痂恒重增加，骨痂中钙、磷含量增加，表明不仅能缩短骨折愈合时间，而且能提高愈合骨痂的质量。服药组骨痂中胶原含量呈抛物线状上升，钙含量呈直线上升，均明显高于对照组，表明麦饭石有利于胶原形成和钙盐沉积，有促进骨折愈合作用。麦饭石还可提高骨痂中锌、铁、锰、铜的含量(或活性)，增强骨的强度，提高愈合质量，用药组骨的拉伸、弯曲破坏载荷及拉伸、弯曲强度均比对照组高。

（4）**抗疲劳与耐缺氧作用** 小鼠灌服麦饭石煎剂可延长游泳时间和增加常压耐缺氧的能力，亦可延长大鼠游泳时间，对腹腔注射亚硝酸钠中毒小鼠，麦饭石也可使常压缺氧存活时间明显延长。

（5）**抗癌作用** 饮用麦饭石浸液66天的纯系小鼠，被动接种乳腺癌细胞(Ca761/L)系后，出瘤时间比对照组晚3.8天，而且带瘤小鼠平均存活时间比对照组延长18.6天，有显著差异。且饮用时间越长，延长存活时间的效果越好。大鼠皮下注射二甲肼，每星期1次，连续15星期，100%动物可诱发大肠癌，如同时饮用10%中华麦饭石浸液，则可使大肠癌发生率明显减少，每鼠平均癌灶数和平均癌灶体积均显著少于对照组，转移癌发生率少于对照组，血清转移癌发生少于对照组，血清α-干扰素滴度和脾细胞自然杀伤(NK)细胞活性都高于对照组，肠镜检查显示结肠粘膜的癌前病变轻于对照组。用药组全血中Se、Zn、K、Fe和Si等元素均显著高于对照组，Cu则显著低于对照组。

（6）**抗氟作用** 实验表明，饮料或饮水中加入中华麦饭石后，使过量氟对大白鼠的毒性有不同程度的减弱。表现为骨软化程度减轻；血清及软骨ALP（肋软骨中碱性磷酸酶）、LDH（乳酸脱氢酶）活性下降；血清T_4（甲状腺素）、TSH（垂体促甲状腺素）、LH（血清黄体生成素）含量下降；且对氟中毒所致的血清皮质酮及骨铜含量下降有明显恢复。这些指标都反映过量氟引起的变化有所改善，表明中华麦饭石确有抗氟作用。

（7）**其他作用** 幼小鼠喂服麦饭石煎剂1月，能使心、肾、肝内的超氧化物歧化酶活性提高，且与剂量相关，小鼠饮用麦饭石8星期，血锌显著增高，血铜则降低，血清、脑、肝、肺中丙二醛含量显著降低，表明麦饭石可降低体内脂质过氧化水平。喂服14天可使体重增加明显大于对照组，并可使肝脏RNA和DNA含量明显增加。内服煎剂尚可明显减少小鼠自发活动。煎剂可加强离体蟾蜍心脏收缩力。

（8）**毒性** 小鼠灌服定远产麦饭石煎剂，LD50大于25g/kg，大鼠LD50大于20g/kg。混悬液灌胃，小鼠LD50大于10 g/kg，大鼠LD50大于4 g/kg。小鼠自由饮用20%煎剂16天，对体重增长无影响J。小鼠灌服100%中华麦饭石煎剂30 g/kg，72小时内活动正常，无死亡，静注100%煎剂10 g/kg，1小时内活动减少，其后活动与饮食正常，72小时内无死亡。大鼠、小鼠灌服阜新产麦饭石水液或悬液12 g/kg，连续观察2星期，未见任何中毒症状，剖检脏器未见明显改变；经Ames试验，无致突变作用，也不诱发小鼠骨髓嗜多染红细胞微核率增高；对小鼠精子无致畸作用。小鼠自由饮用麦饭石浸煎液35天，经Ames试验，骨髓细胞微核试验，骨髓细胞染色体畸变和精子畸形试验均无影响。小鼠灌服麦饭石煎剂64.8～98.89/kg，观察72小时，未见明显中毒和死亡，饲料中添加4%麦饭石，生长速度低于对照组，肝细胞中糖原颗粒大量出现。饲料中添加天府产麦饭石1.5%，经两代繁殖试验和120天及210天喂养试验，证明对小鼠是安全的，未发现对血常规、肝、肾功能有影响，未见有精子畸形、鼠胎畸形以及致突变作用。

【性味归经】 味甘，性温。归肝、肾、胃经。

【功用主治】 能解毒散结，去腐生肌，除寒祛湿，益肝健胃，活血化瘀，利尿化石，延年益寿。主治痈疽发背，痤疮，湿疹，脚气，痱子，手指皲裂，黄褐斑，牙痛，口腔溃疡，风湿痹痛，腰背痛，慢性肝炎，胃炎，痢疾，糖尿病，神经衰弱，外伤红肿，高血压，老年性血管硬化，肿瘤，尿路结石。

【临床应用】（1）**用于治疗疮疡痈疽**。麦饭石有解毒散结、止痛排脓、去腐生肌之功，用于痈疽发背，可配鹿角、白蔹同用，如《千金月令》鹿角膏方；煎水外擦治痤疮、湿疹、脚气、痱子、黄褐斑、手指皲裂等；用麦饭石粉末堵塞患处，或煎水漱口，治

牙痛、牙龈溃疡。

（2）**用于保健**。用麦饭石洗浴，可消除疲劳，治疗风湿痹痛，腰背酸痛，并可对高血压、老年性血管硬化起理疗作用。

《本草图经》："治发背疮。"

《纲目》："主治一切痈疽发背。"

《中国医学大辞典》："止痛、排脓、治溃脓疮口不收。"

《中国矿物药图鉴》："保肝健胃，利尿化石"。

【用量用法】 内服：取1份麦饭石，加6～8份开水，冷浸4～6小时饮用，热开水浸泡2～3小时即可饮用，开水煮沸20～25分钟即可，可连续用30次。外用：研末涂敷；或泡水外洗，或泡澡，适量。

【使用注意】 外敷时需研极细末，否则易引起疼痛。

【附方】 （1）**治发背**：鹿角一具(烧作炭，候冷，捣筛为末)，麦饭石约半斤(净洗干，碎如棋子大，有作末者，去之，于净熨斗中熬令色赤，投于米酢中，良久漉出，又熬，如此九遍讫，筛为末)，白蔹一大两(捣罗为末)。上三味，并细绢罗之，各取一大匙，以酸米酢五合，文武火煎之，酢少，又旋添，约煎五十沸已来，即止，令稀稠如糊，以新净瓷器盛之。用故帛涂药贴疮上，日一易，脓出为度，疮退，即膏付之。--《医方类聚》引《千金月令》

（2）**治痤疮、湿疹、脚气、痱子、皮肤过敏、色素沉着、手指皲裂等皮肤病**：取麦饭石500g，洗净，投入容器内，加开水2kg浸泡24小时，每日用其溶液擦洗患部，连续使用3～5天换1次，有明显疗效。若手上有皮肤病，可每日将手在麦饭石水中浸泡几分钟，然后让手上的水自然风干，效果更佳。--《中医函授》1987，4：48

（3）**治疗乳腺增生**：用阜新麦饭石软膏外敷治疗乳腺增生病，2天换药1次，10次为1疗程。涂药面积大于肿块边界1cm，厚度为2毫米。经过5个月临床观察，发现阜新麦饭石软膏治疗乳腺增生病疗效显著，平均治愈天数为20天，一般用药两天后疼痛减轻，小肿块外敷5次即可治愈。50个病例中治愈43例，显效5例，有效2例，有效率达100%。治疗过程中还设立了3个对照组：乳癖一号软膏治疗组。阜新麦饭石软膏加乳癖一号软膏治疗组：安慰剂软膏组，其有效率分别为96%、98%、0%，且前两个对照组治愈天数为30天以上。--《辽宁中医杂志》赵世荣等，1990；14（2）

（4）**治疗足癣**：治疗组处方为麦饭石粉：取麦饭石100克研成极细粉末，过300目筛后加入少许香料。同时设两组对照，一组为克霉唑软膏；一组为单纯粉：氧化锌（ZnO）、滑石粉各50克，加入少许香料混合而成。上述三组药物均以每日3次扑敷或涂搽，7天为一疗程。用药4周评定药效，治疗期间均不用任何口服及外用药，结果治疗组治愈率为83.5%，3天见效；对照组治愈率分别为75.4%、41.8%，见效则分别为5天、7天。--《临床皮肤科杂志》赵文立，1991；19（6）

（5）**治疗皮肤病**：将麦饭石粉碎成颗粒状，按麦饭石：水1：10的比例调配。24小时后浸泡患处，或按1：5的量加热后洗浴，每天1次每次30分钟，一周为一疗程，治疗银屑病、脚癣、湿疹、皮肤瘙痒症、手足多汗症、腋臭、过敏性皮炎和神经性皮炎等8种皮肤病共119例，治愈53例（44.5%），显效42例（35.3%），有效22例（18.5%），无效2例（1.7%），总有效率为98.3%。--《皮肤病与性病》王天祥，1990；12（3）

（6）**治婴幼儿湿疹**：用麦饭石水溶液加苯海拉明、冰片、硼砂等制成水包油型霜剂，每日外涂局部，重者3～4次，轻者1～2次，愈后继续使用，以防复发。共治100例，治愈35例，显效46例，有效17例，无效2例，总有效率为98%。--《中华皮肤科杂志》张思佳，1991；24（3）

（7）**治疗乳腺增生病** 以麦饭石、米醋、蜂蜜配成软膏外敷患处，每2日1次，10次为1疗程，治疗乳腺增生病50例，治愈(症状和肿块均消失，乳房冷强光透照透光度正常)43例，显效(症状消失，肿块缩小1/2以上，乳房冷强光透照透光度明显增强)5例，有效(乳房疼痛减轻，肿块缩小1/2以下，或结节变软，乳房冷强光透照透光度增强)2例，治愈率86%，平均治愈天数为20d；疗效明显优于随机所分的乳癖1号(乳香、没药、蒲公英、大黄)软膏。--《辽宁中医杂志》赵世荣，1990，14（2）：20

（8）**治疗老年性皮质性白内障**：将182例(346只眼)老年性白内障患者随机分为对照组和治疗组，治疗组138例(260只眼)，对照组44例(86只眼)。治疗组应用ZYM滴眼液(以麦饭石为主要成分)，对照组应用卡他林(cataline)滴眼液，两组均每日滴眼5次，每次1～2滴。经3个月治疗，治疗组中显效(由盲到低视力或视力提高3行以上，或晶体混浊度改善高于25%)103只眼，有效(视力提高1～2行，晶体混浊度无变化，或晶体混浊度改善不足25%)124只眼，无效(视力无变化或下降，晶体混浊度无改变或加重者)33只眼，总有效率87.31%。对照组中显效23只眼，有效51只眼，无效12只眼，总有效率86.05%。两组疗效经统计学处理无显著性差异(P>0.05)。两组视力治疗前后自身比较均有非常显著性差异，但两组之间治疗前后籽力比较无显著性差异。两组患者治疗后晶体混浊度及眼底清酰度均有明显改善(P<0.05和P<0.01)，对晶体混浊度的改宅情况，治疗组与对照组比较有非常显著性差异(P<0.01)。谚明ZYM滴眼液优于卡他林，对老年性白内障有较好的疗效对两组中连续用药4年后的病例进行了随访，治疗组有231只眼，对照组82只眼。治疗组手术率、未变率、提高率和下降率皇别为3.03%，26.84%，14.29%，41.43%；对照组则为7.32%，19.51%，1.22%，59.76%。两组的手术率和未变率无显著性差异(P>0.05)，而提高率和下降率则有非常显著性差异(P<0.01)。在视力方面，治疗组与4年前比较无显著性差异(P)0.05)，对照组视力则呈明显下降趋势(P<0.01)。晶体混浊程度及眼底清晰度的远期疗效，治疗组4年后仍能维持原有水平.对照组则呈下降趋势，有非常显著性差异(P<0.01)。实验研究发现ZYM滴眼液能使小鼠房水中锌、铜含量增加，提示本袅液对老年性白内障晶体混浊度改善可能与房水中微量元素含量变化及溶存氧含量增加有关。此外，也可能通过影响房水中镉含量起到消除自由基过氧化物产生，从而延缓了衰老，防止白内障的发生发展。--《中医杂志》刘学敏等，1993，34（9）：553

（9）**治疗面部痤疮**：①冲沏法：麦饭石颗粒(10～30mm)50g，装入布袋，沸水冲泡当茶饮，每日泡饮500ml，第2日更换容器内的麦饭石，量同上，连服14天为1疗程。②涂抹法：麦饭石微粉250g，按3：1比例加水调成粉膏，将此膏薄薄涂抹于颜面部皮损处，涂后保留10分钟，然后用清水洗去，每日3次，连用14天为1疗程，共治疗35例。另设对照组35例，口服安体舒通，每次20mg，每日3次，连续14天为1疗程。结果：表饭石组治愈(皮损消退，皮脂无溢出现象，随访1个月无新发疹)16例(45.7%)，显效(皮损消退60%，皮脂溢出明显减少9例(25.7%)，好转(皮损消退30%，皮脂溢出改善不明显7例(20%)，无效(治疗2个疗程后皮损无改善)3例(8.6%)，总确效率91.4%，最短6天见效。对照组治愈7例，显效9例，好转9例，无效10例，总有效率71.4%，最短13天见效。--《实用中西医结合杂志》王保和，1992，5（10）：588

（10）**治疗头面部脂溢性皮炎**：方法：①冲沏法：同上。②湿敷法：麦饭石颗粒(10～30mm)200g，装入布袋，置于1000ml水中文火煎煮15分钟，待煎液降至30℃时，用毛巾浸液湿敷患部，每次15～20分钟，每日反复煎煮湿敷3～4次，每2天更换麦饭石，量同上，14天为1疗程，共治疗35例。另设对照组35例，口服安体舒通，每次20mg，每日3次；组织胺球蛋白皮下注射，每次2ml，每隔3天注射1次；均以14天为1疗程。结果：治疗组治愈16例(45.7%)，显效9例(25.7%)，好转6例(17.2%)，无效4例(11.4%)，总有效率88.6%，最快4天见效。对照组治愈6例(17.2%)，显效8例(22.9%)，好转9例(25.7%)，无效12例(33.2%)，总有效率66.8%。最快11d见效。--《实用中西医结合杂志》王保和，1992，5（10）：588

（11）**治疗牙周炎**：将麦饭石固齿牙粉沾于通常的牙膏上刷牙。共观察25例。经1星期治疗，其中17例牙龈出血好转，8例刷牙时牙龈不再出血。有效率100%。用药前后菌斑指数分别为：2.02±0.25，1.79±0.12；牙龈指数分别为：1.70±0.17，1.18±0.16。两者前后比较，均P<0.01。--《南京医科大学学报》陈武，等，1994，14（2）：280

生铁落

【别名】 生铁落《素问》，铁屎《千金要方》，铁屑《新修本草》，铁花《本草图经》，铁蛾《纲目》。

【名释】 生铁烧煅至赤红后被锤打，皮屑落下而得名。《新修本草》谓铁落："是锻家烧铁赤沸，砧上锻之，皮甲落者。"以其为锻铁弃物，故称铁屎。铁屑、铁花、铁蛾，皆以形名。李时珍云："生铁打铸，皆有花出，如兰如蛾，故俗谓之铁蛾。"

【来源】 为生铁 *Magnetite* 煅至红赤、外层氧化时被锤落的铁屑。

【生长分布】 邹平县的青阳、长山等地有铁制品厂的地方均有生产。

【采收加工】 收集煅铁时打下之铁落，去其煤土杂质，洗净，晒干。或煅后醋淬用。

【主含成分】 氧化铁，三氧化二铁。

【性状鉴别】 本品为不规则细碎屑，不透明，铁灰色或棕褐色；条痕铁灰色；体重，质坚硬；气微，味淡。

【理化鉴别】 取本品约0.5g，加稀盐酸约2ml，振摇，静置。取上清液照下述方法试验：①取上清液，滴加亚铁氰化钾试液2滴，即生成深蓝色沉淀；分离，沉淀在稀盐酸中不溶，但加氢氧化钠试液，即分解成棕色沉淀。(检查铁盐) ②取上清液，滴加硫氰酸铵试液，即显血红色。(检查铁盐)

【性味归经】 味辛，性凉。归心、肝经。

【功用主治】 平肝镇惊，解毒敛疮，补血。主治癫狂，热病谵妄，心悸易惊，风湿痹痛，疮疡肿毒，贫血。

【用量用法】 内服：煎汤，30～60g，或入丸、散。外用：研末调敷，适量。

【使用注意】 肝虚及中气虚寒者禁服。

《本草汇言》："肝虚内乏，中气虚寒者，不必需也。"

《本经逢原》："不可过服，过服令人凛凛恶寒，以其专削阳气也。"

《得配本草》："畏慈石、皂荚、乳香灰炭、朴消、硇砂、盐卤、猪犬脂、荔枝，制石亭脂。"

【附方】 （1）**治阳厥怒狂**：生铁落为饮。--《素问》之"生铁落饮"

（2）**治暴怒发狂**：铁落三钱，甘草一钱，煎汤饮。--《本草汇言》引《方脉正宗》

（3）**治癫痫**：生铁落60g(先煎)，丹参30g，制南星12g，石菖蒲9g，炙远志4.5g，炙地龙6g，甘草9g。将上药配7天的剂量，浓煎成500ml糖浆合剂。每次内服20ml，每日3次。--《上海中医药杂志》1980，(4)：29定痫镇痛合剂

（4）**治贼风流痛关节不能转动**：铁落炒热，投酒中饮之。--《本草汇言》引苏氏方

（5）**治风湿痹**：细铁屑(筛去粗沟去细，余存留锅中)一斤(炒，放冷)，硇砂(研细)二钱。上药和匀，分作四份，冷水调匀一份。用皮纸包之，使绢帛拴系，放于手心，浑身体温，如药性热过，再用水调之使热，每一服热三起，约行百里。如治风湿寒气，加苍术、草乌头末，用米醋调匀，如前包于患处，汤熨效。--《普济方》之"火龙丹"

（6）**治小儿赤丹斑驳**：铜、铁屎，以猪脂和敷之。--《千金要方》

（7）**治漏疮，露干后**：用煅落铁屑半两，狗头连齿骨(炙黄)一两，鹿角(烧灰)一两，真轻粉一钱。上细末，用猪脂调敷。--《直指方》之"铁屑膏"

（8）**染髭发令永黑**：以铁落及热末凝涂之。--《普济方》

铁精

【别名】 铁精《本经》，铁精粉《子母秘录》，铁炉灰。

【名释】 陶弘景云："铁精，为铁之精华也。"

【来源】 为炼铁炉中的灰烬。多是崩落的赤铁矿 *Haematite* 矿质细末。

【采收加工】 收集经久使用的铁匠烘炉中的灰烬。若有混杂的铁末和煅灶灰，可利用磁性和相对密度区分。

【主含成分】 氧化铁。

【性味归经】 味辛、苦，性平，小毒。归心、肝经。

【功用主治】 镇惊安神，消肿解毒。主治惊悸癫狂，疔疮肿毒，脱肛。

【用量用法】 内服：煎汤，3～6g，或入丸、散，1.5～3g。外用：调敷，适量。

【使用注意】 脾胃虚寒、心肾两虚者慎服。

《本草汇言》："由劳倦神疲，气虚魄乱，神不守舍，以致惊痫烦溃者，非所宜也。"

《本经逢原》："胃气虚寒人服之，往往有夺食发呃之虞，以纯阴镇摄太过，而伤犯阳和之气也。"

【附方】 （1）**治火热播心，暴发惊狂如痫者**：铁精一钱，甘草二钱。煎汁饮。--《本草汇言》引《至宝方》

（2）**疗五癫**：铁精一合，芎䓖、防风各一两，蛇床子五合。上四味，合捣筛，酒服一钱匕，日三，有效。--《外台》引《古今录验方》之"铁精散"

（3）**治金疮肠出**：铁精末、磁石、滑石三味等分。同研极细，粉肠上，后以温酒调下一钱匕，空腹，日午、夜卧各一服，夜半再一服。--《圣济总录》

（4）**治疔肿拔根**：铁精(研极细)一钱，轻粉三分，麝香三厘。共研匀，以银针画十字于疔上，将药敷上，神效。--《普济方》

（5）**治食中有蛊毒**：症见人腹内坚痛，面目青黄，淋露骨立，病变无常。用铁精细研，捣鸡肝和为丸，如梧桐子大。食前后酒下五丸。--《圣惠方》

(6) **治阴肿**：铁精粉敷上。--《子母秘录》

(7) **治妇人阴挺**：铁精细研，以羊脂调，布裹，炙令热，熨之，以瘥为度。--《圣惠方》

(8) **治小儿因痢肛门脱**：铁精粉敷之。--姚和众方

铁锈

【别名】 铁锈《本草拾遗》，铁衣《普济方》

【名释】 《本草拾遗》："此铁上赤衣也，故名铁衣。"

【来源】 为铁氧化后生成的红褐色锈衣。

【采收加工】 刮取生锈铁的外层锈衣即可。

【性状鉴别】 本品为粉末状或片状，红褐色或棕褐色，不透明，无金属光泽。体较重，片状者易碎。无臭，无味。触之染手。

【主含成分】 氧化铁。

【性味归经】 味辛、苦，性寒。归心、肝、胃经。

【功用主治】 清热解毒，镇心平肝。主治疔疮肿毒，漆疮，口疮，重舌，疥癣，烫伤，毒虫螫伤，脚气，癫痫。

【临床应用】 《本草拾遗》："主恶疮疥癣，和油涂之。蜘蛛虫等咬，和蒜磨敷之。"

《日华子》："治痫疾，镇心，安五脏，能黑鬓发。"

《纲目》："平肝坠热，消疮肿，口舌疮。醋磨，涂蜈蚣咬。"

《本草汇言》："解疔毒，消恶疮，退风癣，散脚气壅肿。

《嘉祐方》治伤寒热实结胸，磨水入承气汤服之。"

《本经逢原》："妇人产后阴挺不收，和冰片研末服之。"

《玉楸药解》："消肿败毒，降逆清热。"

《外科全生集》："杀疥虫。"

《医林纂要·药性》："补心宁神，解毒除热。朽铁上赤衣，涂漆疮。"

《治疗汇要》："定惊疗狂，治痫解毒，疔疮磨敷甚效，耳痛磨水滴入可止。"

【用量用法】 外用：研末撒或调敷，适量；内服：研末水调，或酒调服，3～6g。

【附方】 (1) **治疔疮**：用多年墙内或泥土中锈钉，洗净，以灰火内煅，入醋内淬，待冷，用刀刮钉锈，又于火内煅红，入醋淬，仍前刮末，再三如此煅淬，刮末，用纱帛细罗包裹。遇人有此证，略将疮口拨开，挑药末在内，不以是为膏。--《普济方》

(2) **治疔肿**：铁衣末，和人乳汁敷之，立可。--《千金要方》

(3) **治冷痈青硬无头阴毒**：生铁锈二钱，白松香两半，轻粉二钱，麝香少许。先将铁锈、松香为细末，入铫内，加麻油一两，慢火煎数沸，离火待热少退，入轻粉、麝香末搅匀，即为膏矣。收贮，量疮大小摊贴患处。--《痈疽验方》

(4) **治漆疮**：用香油调铁锈涂之。胃气实者，内服黄连解毒汤；胃气弱者，以漆毒侵犯中气致虚，多有作呕不能饮食者，宜用六君加砂仁、藿香、酒炒芍药之类。--《景岳全书》之"漆疮方"

(5) **治缠蛇丹**：用锈铁钉磨水搽。--《卫生易简方》

(6) **治水丹先从两胁起赤肿**：用多年锈铁磨浓汁，猪油调涂。--《幼幼集成》

(7) **治脚腿红肿，热如火炙，俗名赤游风**：铁锈水涂解之。--《纲目》引《惠济方》

(8) **治小儿疳，虫蚀下部**：以铁衣少许，研细，内下部中。--《圣济总录》

(9) **治汤火伤疮**：青竹烧油，同铁锈搽之。--《积德堂经验方》

(10) **治重舌肿胀**：铁锈锁烧红，打下锈，研末，水调二钱噙咽。--《生生编》

(11) **治小儿口疮**：用铁锈末，水调敷之。--《濒湖集简方》

(12) **治风癣作痒不止**：先将癣疮抓破，用铁锈水涂之。--《本草汇言》引《普济方》

(13) **治风瘙瘾疹**：铁锈磨水涂之。--《濒湖集简方》

(14) **生眉毛**：墙上青衣、铁生衣。上二味，等分，末之，以水和涂即生。--《千金要方》

(15) **治内热遗精**：铁锈末，冷水服一钱，三服止。--《活人心统》

铁粉

【别名】 铁粉《本草拾遗》，铁末。

【来源】 为生铁或钢铁飞炼或水飞而得的细粉。

【采收】 即时收集备用。

【性状鉴别】 本品为细粉末，铁灰色至铁黑色，不透明，具金属光泽；体重；气、味皆无。

【主含成分】 由钢铁飞炼而成者，主要含四氧化三铁；由生铁打碎而成者，主要含金属铁及少量的碳、磷、硅等杂质。

【性味归经】 味辛、咸，性平。归心、肝经。

【功用主治】 平肝镇心，消痈解毒。主治惊痫，癫狂，脚气冲心，疔疮痈肿，脱肛，子宫不收，贫血。

《开宝本草》："安心神，坚骨髓，除百病，变白润肌肤.令人不老，体健能食，久服令人身重肥黑。"

《本事方》："化涎镇心，摧抑肝邪。"

《本草求真》："定惊疗狂，消痈解毒。"

《本草汇纂》："坚筋骨，强志力，除风邪，养血气，治心痛健忘，止虚痢，镇五脏，消宿食，去邪气、冷气、痃、癖、瘕结、脱肛、痔瘘及伤竹木刺入肉。"

【用量用法】 内服：煎汤，10～30g，或入丸、散，每日3～6g。外用：调敷，适量。

【使用注意】 脾胃虚弱者慎服。

《医学入门·本草》："畏磁石、石炭。"

《本草求真》："暂用则可，久用鲜效，且诸草药切忌。畏磁石、皂荚。"

《中国药学大辞典》："凡肾虚及气陷者禁用。"

【附方】 (1) **治小儿，身体壮热，急惊搐搦，涎潮壅塞，闷乱不醒**：朱砂一钱(别研)，铁粉二钱(别研)，腻粉半钱(别研)。上药同研令匀。半岁儿每服一字，一岁儿服半钱，煎薄荷汤调下，不拘时候。--《杨氏家藏方》

(2) **治风惊，心神不安**：铁粉一两，光明砂一两，天竹黄一两，铅霜一两。上件药，细研如面。每服，不计时候，以竹沥调下半钱。--《圣惠方》

(3) **治阳毒伤寒，发狂妄走者**：铁粉、朴硝各一两，天竺黄半两，龙脑一分。上四味，研令匀细。每服二钱匕，鸡子清和水调下，不拘时。--《圣济总录》之"铁粉散"

(4) **治脚气冲心**：铁粉六七钱。水二杯，煎取一杯，饮。--《新本草纲目》

（5）**治疔疮**：铁粉一两，蔓青根三两。捣如泥封之，日二换。--《纲目》引《集玄方》

（6）**治疔根不出**：铁粉一两，轻粉一钱，麝香少许。为末，针画十字，以点药入内，醋调面糊敷之，极效。--《华佗神医秘传》

（7）**治大肠本虚，风毒客热乘之，脱肛红肿**：铁粉研细，入白蔹末，夹和敷之，按入。--《直指方》之“铁粉散”

（8）**治子宫不收，又名瘣疾，有痛不可忍者**：当归、磁石(酒浸)、铁粉各等分。上为末，米饮调下，隔夜用角药，次日服此。角药用铁屑螺青为末，磨刀水调敷玉门上，炙。--《普济方》之“铁粉散”

（9）**治贫血萎黄**：铁粉3g，当归10g，共为细末，枣肉为丸，如梧桐子大，每服5~10粒，白术汤送下。--《矿物药浅说》

（10）**治小儿肺经积热，症见涎盛咳嗽，睡卧不安**：铁粉三钱，马牙硝四钱，蛤粉一两，上件为细末，每服一字，温养汁调下，乳食后临卧服。--《普济方》之“铁粉散”

（11）**治消渴，肝肺热，焦枯消瘦，或寒热口干，日夜饮水，小便如脂不止，欲死**：水飞铁粉(绝燥者别研入)三两，鸡内金(阴干来入)五枚，牡蛎(熬，别研如粉入)二两，黄连三两。上四味，捣筛三五度，炼蜜为丸，饮汁下如梧子大五十丸。重者不过食时，泾者手下差。忌猪肉。--《外台》

（12）**治头痛鼻塞，头目不利**：铁粉二两，龙脑半分，上药细开令匀。每于食后，以新汲水调下半钱。--《圣惠方》

（13）**治风热脱肛**：铁粉研，同白蔹末敷上，按入。--《仁斋直指方》

绿青

【别名】 绿青《别录》，石绿《新修本草》，石碌《本草衍义》，大绿《纲目》。

【名释】 《别录》云：“生山之阴穴，色青白。”《本草经集注》云：“此即用画绿色者，亦出空青中，相带挟。”指出绿青作为绿色颜料，与空青(蓝铜矿)共生，故称绿青。

【来源】 为碳酸盐类孔雀石族矿物孔雀石 *Malachite* 。

【矿物形态】 绿青晶体结构属单斜晶系。单体呈针状、针柱状，或放射状同心环带状，隐晶集合体常呈被膜或钟乳状，表面不平坦，全体显较均匀的绿色、深绿色。半透明至不透明。条痕淡绿色。晶面呈金刚光泽，纤维状者显丝绢光泽。多组解理，完全到不完全。硬度3.4～4。断口不平坦，致密块体为贝壳状。相对密度3.9～4.0。

【矿物分布】 分布于邹平南部山区。

【采收加工】 选择绿色块状集合体入药。

《本草图经》：“拣取上色精好者，先捣下筛，更用水飞过至细，乃再研治之。”水飞用，可除去大部分密度小于或大于孔雀石的矿物组成，并可除去矾类等水溶性成分，有利于纯净药材。

【性状鉴别】 本品为针状集合体，呈不规则块状。鲜绿色、深绿色；条痕淡绿色。表面不平坦，顶部凹凸瘤状；底部粗糙溶渣状，光泽暗淡；纵侧面具细纹理。丝绢光泽。体重，质坚脆，横断面参差状。气微，味淡。以色绿、质坚、无杂质者为佳。

【显微鉴别】 透射偏光镜下可见放射状、针状集合体结构。绿色或白色，具多色性：Ng为深绿色，Nm为黄绿色，Np为浅绿色至近于无色；极高正突起。于涉色高级白，但常受矿物自色干扰而呈绿色；斜消光，$Np \wedge C=21\sim23^0$，二轴晶；负光性。光轴角$43\sim44^0$。

【理化鉴别】 （1）取本品粉末约1g，加入10ml稀盐酸，即泡沸，产生大量气体，将此气体通入氢氧化钙试液中，即生成白色沉淀。(检查碳酸盐)

（2）取上述反应后的溶液，滤过。①取滤液滴加氨试液，即生成淡蓝色沉淀；再加过量的氨试液，沉淀即溶解，呈深蓝色溶液。(检查铜盐)②取滤液，加亚铁氰化钾试液，即显红棕色。(检查铜盐)

【主含成分】 主为碱式碳酸铜[$CuC0_3{\cdot}Cu(OH)_2$]，常有硅酸铜或磷酸铜与之共存。此外，还夹杂着少量的氧化铅(PbO)、氧化铁(FeO)、氧化铜(CuO)、氧化镁(MgO)、硅酸(H_2Si0_3)，及砷、铅、锌、铜、镍、铬、钴、锑、铋、锡、镓、铟、钛、锗、锰、锆、铍、银、钡、钙、镁、铁、铝、硼等元素。

【药理】 绿青中的铜在酸性介质中绝大部分已溶出，酸溶物中铜的比例大于碱溶物中的1000倍。在胃内溶出后即有催吐作用。未溶出的部分铜随酸不溶物即被吐出，或有遗留进入肠道。一般无害。

绿青经煅淬外用，铜可部分析出。铜有腐蚀性，有去腐作用。

【性味归经】 味酸，性寒，有毒。归肝经。

【功用主治】 催吐祛痰，镇惊，敛疮。主治风痰壅塞，眩晕昏仆，痰迷惊痫，疳疮。

《别录》：“主益气，疗鼽鼻，止泄利。”

《本草图经》：“吐风痰。”

《本草汇言》：“消喉痹，杀疳蟹。”

《玉楸药解》：“清凉重坠。治风痰壅闷，急惊昏迷。”

【用量用法】 内服：入丸、散，0.5～1g。外用：研末撒，或调敷，适量。

【使用注意】 体弱者慎服。

《本草衍义》：“损心肺。”

【附方】 （1）**治小儿卒急中风，牙关紧急，不省人事**：石绿一两，胆矾半两，白矾、轻粉各一钱。上为末，面糊丸，如鸡头大。五岁一丸，生油化下，吐涎。--《普济方》引《全婴方论》“碧霞丹”

（2）**治卒中急风，眩晕僵仆，痰涎壅塞，心神迷闷，牙关紧急，目睛上视及五种痫病，涎潮搐搦**：石绿(研九度，飞)十两，附子尖、乌头尖、蝎梢各七十个。上将后三味为末，入石绿令匀，面糊为丸，如鸡头实大。每服急用薄荷汁半盏化下一丸，更入酒半合，温暖服之，须臾吐出痰涎，然后随症治之，如牙关紧急，斡开灌之。--《局方》之“碧霞丹”

（3）**治风痰**：拣绿青上色精好者，先捣下筛，更用水飞过至细，乃再研治之。如风痰眩闷，取二三钱匕，同生龙脑三四豆许研匀。以生薄荷汁合酒温调服，偃卧须臾，涎自口角流出，乃愈。--《本草图经》

（4）**治鼻疳、肾疳、头疮、耳疮**：石绿一钱，白芷一钱，黄柏一钱。为末，先以甘草水洗疮，拭净敷之。--《洞天奥旨》之“绿白散”

（5）**治腋下胡臭**：石绿三钱，轻粉一钱。浓醋调涂五次。

（6）**治喉痹胀塞，水药不通**：石绿一钱。研末，白汤调服，须臾吐出涎痰，立通。--《方脉正宗》(6)治腋下胡臭　石绿三钱，轻粉一钱。浓醋汤调涂，五次断根。(5~6方《集玄方》)

铜绿

【别名】 铜绿《本草拾遗》，铜青《抱朴子》，生绿《经验方》，铜锈。

【名释】 铜器上的绿色物，故称铜绿。

【来源】 为铜器表面经二氧化碳或醋酸作用后生成的绿色碱式碳酸铜。

【制作】 取铜器久置潮湿处，或用醋喷在铜器上，至表面产生青绿色铜锈时刮取，干燥，即为铜绿。

【采收加工】 收集后去净杂质，研成细粉，过 100 目筛，贮干燥容器内，密闭，置干燥处，防潮。

《疮疡全书》："火上微煅。"

《医学入门·本草》："水洗净，细研水飞，去石澄清，慢火熬干。"

《一草亭目科》："放在姜内，外以纸包，火煅过。"

《审视瑶函》："黄连水煮，飞过，阴干。"

《串雅内编》："研细，好烧酒拌之，候至不干不湿，涂于粗碗底内，翻转合地上，以砖垫好，露一线，下以蕲艾熏之，再炒再熏如此九次，至少亦要七次，约以青色带黑为度。"

【性状鉴别】 纯铜绿为细丝状或小颗粒状的结晶性粉末。翠绿色。体重，质松脆，气微，味微涩。能溶于水及酸，不溶于醚。

【显微鉴别】 透射偏光镜下可见最细能到 0.05mm 的针状或柱状、粒状个体。晶粒为灰绿色调，边缘近无色。具多色性：Np 为亮绿色，Ng 为绿黑到黑绿、带褐色调；干涉色Ⅱ级蓝绿；近平行消光；正延性。个体更细小时，多色性不明显；干涉色亦下降。

【理化鉴别】 （1）取本品粉末少许，置坩埚中加热，产生绿色火焰。(检查铜盐)

（2）本品粉末遇稀盐酸显碳酸盐的各种反应。参见“绿青”条。

（3）本品粉末加稀盐酸反应后的溶液，滤过，滤液显铜盐的各种反应。参见“绿青”条。

（4）取铜器与醋酸作用所得的粉末约 0.5g，加水约 10ml，滤过。滤液显铜盐的各种反应，参见“绿青”条；取滤液 1ml，加硫酸后，加热，即分解发生醋酸特臭。(检查醋酸盐)；取滤液 lml，加氨试液中和成中性溶液，加三氯化铁试液 1 滴，溶液呈深红色，加稀硫酸，颜色即褪去。(检查醋酸盐)

【主含成分】 主含碱式碳酸铜[$CuC0_3 \cdot Cu(OH)_2$]和碱式醋酸铜。

【药理】 参见“绿青”条。

【性味归经】 味酸、涩，微寒，小毒。归肝、胆经。

【功用主治】 明目退翳，涌吐风痰，解毒祛腐，杀虫止痒。主治目翳，眼睑糜烂，中风痰壅，痈疽，鼻息肉，喉痹，牙疳，臁疮，狐臭，顽癣，痔瘘。

《药对》："主风烂泪出。"

《本草拾遗》："明目，去肤赤；合金疮，止血。"

《嘉祐本草》："治妇人血气心痛，去息肉。"

《医学入门·本草》："治瘫痪风痰，卒中不语。能吐青涎，泻恶物。"

《纲目》："治恶疮，疳疮，吐风痰，杀虫。"

《本草汇言》："拔痰吸毒，镇重，去翳，搜蜃。"

《药性纂要》："外科敷疮，熬膏药，用之外贴，收水燥湿，去腐消肿。"

《本经逢原》："为散疗喉痹、牙疳，醋调揩腋下治狐臭，姜汁调点烂弦风眼。"

《玉楸药解》："平牙疳肉蚀，收烂弦冷泪，消臁疮顽癣，疗痔瘘杨梅，去风杀虫，生发点痣。"

《医林纂要·药性》："补肺泻肝，破瘀血，泻妄火，敛金气，合肌肉。"

《会约医镜·本草》："脚指缝中流水痒痛，敷之。"

【用量用法】 内服：入丸、散，每次 0.5～1g。外用：研末点涂，或调敷，适量。

【使用注意】 本品有强烈的刺激性，无论内服外用，应严格控制剂量。服用过量能引起剧烈呕吐、流涎、腹痛、血痢、急性贫血、损害肝功能，甚至痉挛、谵语、脉搏细小，呼吸浅弱，终至虚脱而死亡。

《本草经疏》："目痛肤翳不由风热外侵而因于肝血虚少者，非所宜用。"

《本草汇言》："中病即止，多服、常服，有燥耗津液，枯损血气之患。"

《本草从新》："服之损血。"

【附方】 （1）**治眼生肤翳，垂生珠管**：铜青一两，细墨半两。上件药，捣罗为末，用头醋和丸如白豆大。每用一丸，以乳汁少许、新汲水少许浸化后，以铜筋点之。--《圣惠方》

（2）**治暴风客热，目赤睛痛，隐涩难开**：铜青半两(别研)，姜粉末二钱半。上药研细，和匀。每用少许，沸汤泡，放温，频洗之。--《严氏济生方》

（3）**治近年风眼**：铜绿(研)、寒水石(研)，上各等分，碾为细末。用五七沸滚水浸药，搅匀，澄清，将水面上药膜掠去，将清药水于眼大角点之，勿令尘生于药内，立效。--《瑞竹堂经验方》

（4）**治风毒眼，痒痛，连睑赤烂，并暴赤眼**：铜绿、白矾各等分。上二味，以炭火烧令烟尽为度，细研如粉，用沙糖和为丸，如豌豆大，于南粉末内滚过。每用二丸，热汤半盏，浸化，洗眼。如冷更暖，洗三五次。--《圣济总录》之“胜金丸”

（5）**治眼胬肉**：用铜青、白墡粉、五倍子为末。热汤泡，闭目热洗，冷再热洗之，烂弦者最效。--《卫生易简方》

（6）**治痰涎潮盛，卒中不语**：生绿二两，净洗，于乳钵内研细，以水化去石，澄清，慢火熬令干，再研匀，入麝香一分，同研，以糯米糊和丸，如弹子大，阴干。如卒中者，每丸作二服，用薄荷酒研下。瘫缓一切风，用朱砂酒研化下，候吐涎出沫青碧色，泻下恶物。--《经验方》碧琳丹

（7）**治小儿痰涎潮盛**：(铜绿)不计分两，研细如粉，用醋面糊和丸如鸡头大。每有中者，才觉便用薄荷酒磨下一丸，须臾便吐，其涎如胶，令人以手拔之。--《经验方》之“绿云丹”

（8）**治小儿胸喉膈热大喘**：用铜青、蛤粉等分为末。每服一字，新汲水半盏，小油五点，调匀服即吐。--《卫生易简方》

（9）**治痈疽肿毒，脓头不出**：铜青一钱(为末)，沥青一两，麻油二钱。先将油熬滚，入沥青熔化，再入铜青末搅匀，用单油纸摊贴毒上，脓头即出，后换长肉膏贴之。--《窦氏外科方》

（10）**治走马牙疳**：铜青、滑石、杏仁等分。为末，擦之。--《秘传经验方》

（11）**治疳虫蚀鼻生疮，及鼻涕淹渍**：铜青、白矾(生研)等分。上二味，同研为散。每用少许，敷疮上，小儿亦不用。--《圣济总录》之“青金散”

（12）**治舌上生疮**：铜绿、铅白霜等，为细末，每用少许，干撒舌上。--《杨氏家藏方》之“绿云散”

（13）**治风眩赤跟**：铜青黑豆大一块，防风一寸许，杏仁二粒（去尖，不去皮）。上各细切，于盏中，新汲水浸，汤瓶上顿令极热，洗之。如痛者，加当归数片。--《奇效良方》

（14）**治舌上生疮，不能食**：铜绿(研)半两，香白芷末一两。上拌和匀。掺舌上，温醋漱立愈。--《医垒元戎》之“赴筵散”

（15）**治癣**：上好铜青二三两(研细)。上药以好烧酒拌之，须不干不湿，涂于粗工碗底内，翻转合地上，以砖垫，露一线，下以蕲艾熏之，候干再拌再熏，如此九次，少亦要七次，约以青色带黑为度，然后再研细，将烧酒拌做成锭子。用时以醋磨搽，每日三五次。三五日后，若觉干裂，以菜油少许润之，七日可愈矣。--《种福堂方》之“九熏丹”

（16）**治鹅掌风**：用铜青一两(研细，以好醋调染)，扁柏叶(阴干)。先用皮硝汤洗手，自干。又以桐油抹手，用炭火渐将柏叶置火上，熏手，黄色上皮即愈。--《疡科选粹》

（17）**治臁疮顽癣**：铜绿七分(研)，黄蜡一两。化熬，以厚纸拖过表里，别以纸隔贴之，出水妙。亦治杨梅疮及虫咬。--《卫生杂兴》

（18）**治杨梅毒疮**：铜绿醋煮研末，烧酒调搽，极痛出水，次日即干。或加白矾等分，研撒。--《简便单方》

（19）**治瘰疬**，并马老鼠疮铜绿、斑猫、砒霜各五分。上为细末，醋糊为丸，如鼠粪大。每用时，一锭子作三丸，纳于疮口上，以膏贴之，如无疮口，干掺之。--《外科精义》

（20）**治肠风痔漏**：用铜青、密陀僧各一钱，麝香少许。为末。津液调搽之。--《卫生易简方》

（21）**治面靥**：先以草梃掐断，于靥上划破，微有血出，铜绿细末贴之。三日不洗面，疮痂起自然无了。如厚靥或青靥，须再起一遍，方尽无瘢痕。--《普济方》之“治面靥方”

（22）**治腋气**：用铜青二钱，黄丹、东壁土各一钱。为末，以古铜钱一文磨漏灯香油调药。令患人洗浴了去腋下毛搽之，二日一次，不过十度绝根。--《卫生易简方》

井底泥

【别名】 井底泥《证类本草》，缁泥。

【名释】 缁泥，黑色的泥。

【来源】 为淤积于井底之下的灰黑色泥。

【分布】 邹平各地均有。

【采收】 使用时多现采。

【性味归经】 味淡，性寒。归心、肝经。

【功用主治】 清热解毒，安胎。主治妊娠热病，胎动不安，风热头痛，天疱疮，热疖，烫火烧伤。

《证类本草》：“主治汤火烧疮。”

《绍兴本草》：“止傅热毒虫伤。”

《品汇精要》：“主天泡疮。”

《纲目》：“疗妊娠热病，取敷心下及丹田，可护胎气。”

《本草用法研究》：“治诸阳热之病。”

【用量用法】 外用：即时采挖涂敷，适量。

【使用注意】 不宜内服。

【附方】 （1）**治妊娠得时疫**：井底泥敷心下，令胎不伤。--《肘后方》

（2）**治头风热痛**：井底泥和大黄、芒硝末敷之。--《千金要方》

（3）**治小儿热疖**：井底泥敷其四周。--《谈野翁试验方》

（4）**治蝎毒**：井底泥涂之，温则易。--《千金要方》

（5）**治刺毛虫毒** 挖井底泥外敷患处，待干后去泥，毒毛自出。

地浆

【别名】 地浆《别录》，土浆《本草经集注》，地浆水《会约医镜·本草》，泥浆澄液。

【来源】 为新掘黄土加水搅混或煎煮后澄取的上清液。

【制法】 掘黄土地作坑，深约60～70cm，然后向坑中灌清洁水，搅混，待沉淀后取上清液。亦可取黄土煎煮，冷却沉淀，取上清液。

【药材鉴别】 本品性状为淡黄色液体，微有土腥气，无味。

【性味归经】 味甘，性寒。

【功用主治】 清热，解毒，和中。主治中暑烦渴，食物、药日中毒，霍乱痢疾，伤食吐泻，脘腹胀痛。

《别录》：“主解中毒烦闷。”

《本草经集注》：“解中诸毒。”

《品汇精要》：“解食生肉中毒。”

《纲目》：“解一切鱼肉果菜药物诸菌毒，疗霍乱及中暍卒死者，饮一升妙。”

《本草蒙筌》：“恶毒能解，烦热能驱。”

《本草备要》：“泻热解毒，治泄痢冷热赤白，腹内热毒绞痛及虫蜞入腹。”

【用量用法】 内服：煮沸饮，或代水煎药，适量。

【附方】 （1）**治热渴心闷**：服地浆一盏。--《圣惠方》

（2）**治黄鳝鱼毒**：食此鱼，犯荆芥，能害人，服地浆解之。--《濒湖集简方》

（3）**治食生肉中毒**：掘地深三尺，取土三升，以水五升，煎五沸，清之，(服)一升。--《梅师集验方》

（4）**治中野芋毒**：土浆饮之。--《濒湖集简方》

（5）**治中砒霜毒** 地浆调玄明粉服之，立解。--《本草经疏》引《集玄方》

（6）**食蜀椒中毒**：蜀椒闭口者有毒，误食之，戟人咽喉，气病欲绝，或吐下j沫，身体痹冷，急治之地浆饮之。--《金匮要略》

（7）**治服药过剂闷乱** 地浆饮之。--《肘后方》

（8）**治干霍乱**，不吐不利，胀痛欲死：地浆三五盏，服。大忌米汤。--《千金要方》

醋

【别名】 醋《别录》，苦酒《伤寒论》，醯《别录》，淳酢《本草经集注》，米醋《食疗本草》。

【来源】 为用高粱、米、大麦、小米、玉米或酒、酒糟等为原料酿制而成的含有乙酸的液体。

【主含成分】 醋含乙酸(*acetic acid*)，含量3%～5%；还含高级醇类，

3-羟基丁酮(*acetoin*)，二羟基丙酮(*dihydroxyacetone*)，酪醇(*tyroso1*)，乙醛(*acetaldehyde*)，甲醛(*formaldehyde*)，乙缩醛(*acetal*)，琥珀酸(*succinic acid*)，草酸(*oxalic acid*)及山梨糖(*sorbose*)等。

【药理】 （1）**杀虫作用** 体外试验，0.125%～0.25%乙酸与原头蚴接触后可在2～3分钟内出现皮层起泡，起刺，皮层分离，溶解及虫体发暗，钙粒减少等形态结构变化。5～10分钟内可达到100%杀死原头蚴的效果。原头蚴经药液处理10分钟后，给小鼠腹腔接种，均未发育成棘球蚴。

（2）**抗菌、抗病毒作用** 乙酸对甲型链球菌、卡他球菌、肺炎链球菌、白色葡萄球菌、流感病毒等致病菌，有很好的抑菌和杀菌作用。

【性味归经】 味酸、甘，性温。归肝、胃经。

【功用主治】 散瘀消积，止血，安蛔，解毒。主治产后血晕，癥瘕积聚，吐血，衄血，便血，虫积腹痛，鱼肉菜毒，痈肿疮毒。

《别录》："消痈肿，散水气，杀邪毒。"

《千金·食治》："治血运。"

《食疗本草》："治痃癖。""消诸毒气，杀邪毒，能治妇人产后血气运。""人有口疮，以黄蘖皮醋渍含之。""研青木香服之，止卒心痛、血气等。又大黄涂肿。"

《本草拾遗》："破血运，除瘕块坚积，消食，杀恶毒，破结气，心中酸水痰饮。"、

《食医心镜》："扁鹊云：能理诸药毒热。"

《日华子》："治产后妇人并伤损，及金疮血运；下气除烦，破癥结。治妇人心痛，助诸药力，杀一切鱼肉菜毒。"

《本草衍义》："产妇房中常醋气则为佳，酸益血也。"

《本草蒙筌》："敛咽疮，驱胃脘气疼并坚积瘕块气疼。"

《纲目》："散瘀血。治黄疸、黄汗。"

《雷公炮制药性解》："主胃脘气疼，癥瘕积聚，产后血晕，去瘀生新。"

《本草备要》："散瘀解毒，下气消食，开胃气，治心腹血气痛，瘕结痰癖，疸黄痈肿。"

《医林纂要·药性》："泻肝，收心。治卒昏，醒睡梦；补肺，发音声；杀鱼虫诸毒，伏蛔。"

《会约医镜·本草》："治肠滑泻痢。"

《本草再新》："生用可以消诸毒，行湿气；气用可宣阳，可平肝，敛气镇风，散邪发汗。"

《随息居饮食谱》："开胃，养肝，强筋，暖骨，醒酒，消食，下气，辟邪，解鱼蟹鳞介诸毒。"

《现代实用中药》："为调味料，能助消化；又为收敛剂，用于结核病之盗汗，为止汗药；又伤寒症之肠出血，为止血药。外用消痈肿，适用于诸般肿毒未化脓者。"

【用量用法】 内服：煎汤，10～30ml，或浸渍，或拌制。外用：含漱，或调药敷，或熏蒸，或浸洗，适量。

【使用注意】 脾胃湿重，痿痹、筋脉拘挛者慎服。

《本草经集注》："不可多食之，损人肌脏。"

《千金·食治》："扁鹊云：多食酢，损人骨。"

《食疗本草》："多食损人胃。""服诸药不可多食，不可与蛤肉同食，相反。""人多食，损腰肌脏。"

《日华子》："多食不益男子，损人颜色。"

《纲目》："酸属木，脾病毋多食酸。酸伤脾，肉胎而唇揭。服茯苓、丹参人不可食醋。"

《得配本草》："感冒外邪及脾病，手足屈伸不便者，禁服。"

《随息居饮食谱》："风寒咳嗽，外感疟痢初病皆忌。"

【附方】 （1）**治产后血晕**：用铁器烧红，更迭淬醋中，就病人之鼻以熏之。--《随息居饮食谱》

（2）**治一切积聚**：京三棱四两(醋煮，切片，晒干)，川芎二两(醋煮微软，切片)，大黄半两(醋湿纸裹，火煨过)。上三味，同为末，水煮和为丸，如桐子大。每服三十丸，温水送下，不拘时候。--《普济方》

（3）**治癥瘕**：鳖甲、诃子皮、干姜各等分。为末，醋糊丸，梧子大。每三十丸，空心白汤下。--《医学入门》之"醋鳖丸"

（4）**治过食鱼腥、生冷水菜果实成积者**：生姜捣烂，和米醋调食之。--《日华子》

（5）**治黄汗病，身体肿，发热，汗出而渴，状如风水，汗沾衣，色正黄如檗汁，脉自沉，以汗出入水中浴，水从汗孔入得之**：黄芪五两，芍药三两，桂枝三两。上三味，以苦酒一升，水七升，相合，煮三升。温服一升。当心烦，服至六七日乃解。若心烦不止者，以苦酒阻故也。--《金匮要略》

（6）**治少阴病，咽中伤，生疮，不能语言，声不出者**：半夏十四枚(洗，破如枣核大)，鸡子一枚(去黄，内苦酒著鸡子壳中)。内半夏著苦酒中，以鸡子壳置刀环中，安火上，令三沸，去滓。少少含咽之，不瘥，更作。--《伤寒论》

（7）**治鼻出血不止**：酢和胡粉半枣许服之。--《千金要方》

（8）**治诸肿毒**：醋调大黄末涂。--《随息居饮食谱》

（9）**治乳痈坚硬**：以罐盛醋，烧石令热纳中，沸止，更烧如前，少热，纳乳渍之，冷更烧石纳渍。--《千金要方》

（10）**治疝气冲痛**：青皮、小茴香各五钱。以米醋一碗煮干，加水二碗，煎八分，温和服。--《林氏家抄方》

（11）**治牙疼**：陈醋四两，花椒二钱。水煎，去椒含漱。--《全国中草药新医疗法展览会资料选编》

（12）**治疗胆道蛔虫病**：按年龄大小顿服酸醋30～50ml，或更多，以后视情况可再次服用，直到不痛为止。在疼痛明显减轻的当日或次日，按常规服用驱蛔药物。观察15例，结果12例于2天内止痛，3例在3～4天内疼痛亦完全解除。--《教育革命》广西中医学院，1971，(2)：40

（13）**治疗疖、痈、蜂窝组织炎、丹毒、脓肿、腮腺炎、乳腺炎等急性外科炎症**：取食醋250ml，置搪瓷碗中加热，沸后加入乳香、没药末各6g，边搅边加入淀粉60g，待成糊状后即将其摊于牛皮纸上，面积大于病变范围，厚1～1.5cm，俟温度降到50℃左右时敷于患处，外加3～4层纱布包扎。临床观察50例，除5例因系寒性脓肿、喉头结核及骨髓炎无效外，均获治愈。一般在2小时后疼痛开始减轻，6小时后开始消肿。治愈时间3天以内者16例，6天内者20例，9天内者7例，10天以上者2例。--《山东医刊》，1960，(8)：34

（14）**治疗急性黄疸型肝炎**：取食醋，每日3次，每次口服10ml，并配合口服复合维生素B片剂。治疗51例急性黄疸型传染性肝炎，全部治愈。最短6天，最长41天，儿童平均10.3天，成人平均16天。--《新医药学杂志》湖北省宜昌县人民医院内科化验室，1975，(1)：28

（15）**治疗妇女滴虫性阴道炎**：以食醋加冷开水配成25%～50%食醋稀释液，冲洗阴道，随即将70%的食醋棉球塞入阴道，每日1次，连续3次为1疗

程。治疗248例，全部治愈。--《湖北中医杂志》陈云章，1980，(1)：49

（16）**治疗癣及神经性皮炎**：①治股癣　先用温开水将患处洗涤干净，然后用山西陈醋以消毒棉球蘸擦患处，每日早晚各1次。结果：79例患者经治疗，痊愈和显效76例。--《中医杂志》郭力，1983，(1)：47　②用陈醋木鳖酊治疗神经性皮炎、干癣50例。方法是先将木鳖子30g碾成细粉，放入250ml陈醋中，浸泡7天，每日摇动1次。用小棉签蘸药液涂擦患处皮肤，每日2次，7天为1疗程。结果：36例神经性皮炎1个疗程治愈者28例，2个疗程治愈者8例；14例干性体癣经1个疗程治愈者6例，2个疗程治愈者6例，无效2例，总有效率96%。--《陕西中医》张居运，1988，9(7)：320

（17）**治疗高血压**：将花生仁浸泡在食醋中，1星期后取用(浸泡时间越长越好)，每晚睡前取3～4粒，嚼碎吞服，连服7天为1疗程，一般经1个疗程治疗，血压即可降至正常。用上述方法治疗70例高血压病人，均收到满意效果。--《新中医》傅健，1978，(2)：14

饴糖

【别名】　饴糖《别录》，饧《方言》，胶饴《伤寒论》，粭糖《补缺肘后方》，软糖《新修本草》，饧糖《食疗本草》，糖俤《正字通》，糖稀《发酵工业全书》。

【来源】　为用高粱、米、大麦、小麦、粟、玉米等含淀粉质的粮食为原料，经发酵糖化制成的食品。

【性味归经】　味甘，性温。归脾、胃、肺经。

【功用主治】　缓中，补虚，生津，润燥。主治劳倦伤脾，里急腹痛，肺燥咳嗽，吐血，口渴，咽痛，便秘。

《别录》："主补虚乏，止渴，去血。"《千金·食治》："补虚冷，益气力，止肠鸣、咽痛，除唾血，却咳嗽。"

《食疗本草》："补虚止渴，健脾胃气，去留血，补中。""主吐血，健脾。凝强者为良。主打损瘀血，熬食焦，和酒服之，能下恶血。"

《日华子》："益气力，消痰止嗽，并润五脏。"

《圣惠方》："解乌头、天雄、附子毒。"

《本草蒙筌》："和脾，润肺，止渴，消痰。治喉鲠鱼骨，疗误吞钱环。"

《本草汇言》："治中焦营气暴伤，眩晕，消渴，消中，怔忡烦乱。"

《长沙药解》："补脾精，化胃气，生津，养血，缓里急，止腹痛。"

【用量用法】　内服：烊化冲入汤药中，30～60g，或熬膏或入丸剂。

【使用注意】　湿热内郁，中满吐逆者禁服。

《本草衍义》："多食动脾风。"

《品汇精要》："中满不宜用，呕家勿用。"

《纲目》："秘结、牙䘌、赤目、疳病者，切宜忌之。"

【附方】　（1）**治虚劳里急，悸衄，腹中痛，梦失精，四肢酸疼，手足烦热，咽干口燥**：桂枝三两(去皮)，甘草三两(炙)，大枣十二枚，芍药六两，生姜三两，胶饴一升。上六味，以水七升，煮取三升，去滓，内胶饴，更上微火消解，温服一升，日三服。--《金匮要略》之"小建中汤"

（2）**治心胸中大寒痛，呕不能饮食，腹中寒，上冲皮起，出见有头足，上下痛而不可触近**：蜀椒二合(炒，去汗)，干姜四两，人参二两。上三味，以水四升，煮取二升，去滓，纳胶饴一升，微火煎取一升半，分温再服。--《金匮要略》之"大建中汤"

（3）**治卒得咳嗽**：饴糖六两，干姜六两(末之)，豉二两。先以水一升，煮豉三沸，去滓，纳饴糖，消，纳干姜，分为三服。--《补缺肘后方》

（4）**治伤寒大毒嗽**：饴糖于蔓菁、薤汁中煎一沸，顿服之。--《食疗本草》

（5）**治大人小儿顿咳不止**：白萝卜捣汁一碗，饴糖五钱。蒸化，乘热缓缓呷之。--《本草汇言》

（6）**治咸哮喘嗽**：胶饴拌轻粉，熬焦为丸，噙化。--《本经逢原》

（7）**治诸鱼骨哽在喉中**：饴糖不拘多少，为丸如鸡子黄大，吞之，又渐作大丸，再吞。--《圣济总录》之"饴糖丸"

（8）**治误吞银环及钗者**：饴糖一斤，一顿渐渐食尽，多食之。--《古今录验方》

（8）**治胎坠不安**：饴糖五钱。以砂仁泡汤化服。

（10）**治大便干结不通**：饴糖拈成指头大，用香油涂拌绿矾末，塞谷道内。（9～10方均出自《本草汇言》）

神曲

【别名】　神曲《药性论》，六神曲《本草便读》，六曲(通称)。

【来源】　为辣蓼、青蒿、杏仁等药加入面粉或麸皮混和后，经发酵制成的曲剂。

【制法】　将鲜辣蓼草、青蒿、苍耳草各7kg，切碎打汁，赤豆、杏仁(去皮)各4kg，轧成粉末，取麸皮60kg、面粉40kg，以麸皮和大部分面粉与上药混合和匀，余些面粉与沸水打成浆糊状，倾入混合的药料中，用木棒搅拌均匀，至粘成饼状，移置木板上压平约1cm厚，用刀切成3cm的见方小块，晒0.5～1天，收起堆置大竹匾内，上盖麻袋、草包或稻麦秆，使其发酵，待其表面生出菌丝，取出晒干即成。

注：经对神曲发酵工艺研究，认为采用单一菌种定向发酵，以麦麸代替面粉为发酵营养源制备的神曲，发酵周期短，效果好，成本低，消化酶含量较高，并且质量稳定，发酵过程中可避免杂菌污染。经临床验证，具有与天然发酵品同等的疗效。

【性状鉴别】　本品呈为扁平方形，表面土黄色，粗糙。有灰黄色至灰棕色菌落的斑纹。质硬脆易断，断面不平，类白色，可见未被粉碎的褐色残渣及发酵后的空隙。气特异，味淡。

【炮制】　（1）**炒神曲**：取净神曲置锅内，用文火加热炒至微黄色，取出放凉。炒神睦健脾悦胃功能增强，发散作用减少。

（2）**麸炒神曲**：取净麸皮撒入热锅内，待起烟时，随即倒入神曲块，拌炒至深黄色，取出，筛去麸皮，放凉。每六神曲100kg，用麸皮10kg。经麸炒后具有甘香气，以醒脾和胃为主。

（3）**焦神曲**：取净神曲置锅内，用无烟文火加热炒至表面焦黄色，有焦香气外逸，取出放凉。焦神曲消食止泻的功能增强。

饮片性状：①炒神曲形如神曲，表面黄色或焦黄色，偶有焦斑，质坚脆，气香。②麸炒神曲形如神曲，表面深黄色，质坚脆，有麸香气。③焦神曲形如神曲，表面褐色，带焦斑，断面焦黄色，有焦香气。

【性味归经】　味甘、辛，性温。归脾、胃经。

【功用主治】 消食化积，健脾和胃。主治饮食停滞，消化不良，脘腹胀满，食欲不振，呕吐泻痢。

《药性论》："化水谷宿食、癥结积滞，健脾暖胃。"

《珍珠囊》："益胃气。"

《汤液本草》："疗脏腑中风气，调中下气，开胃消宿食，主霍乱，心膈气，痰逆，除烦，破癥结，及补虚，去冷气，除肠胃中塞，不下食，能治小儿腹坚大如盘，胸中满，胎动不安，或腰痛抢心，下血不止。"

《滇南本草》："宽中，扶脾胃以进饮食，消隔宿停留胃内之食，止泻。"

《医学入门·本草》："治小儿痫疾。"

《纲目》："消食下气，除痰逆霍乱，泄痢胀满，闪挫腰痛者。"

《本草述》："治伤暑，伤饮食，伤劳倦，疟气痞证，水肿胀满积聚，痰饮咳嗽，呕吐反胃，霍乱，蓄血，心痛，胃脘痛，胁痛，痹痿，眩晕，身重，不能食，黄疸。"

《本经逢原》："其功专于消化谷麦酒积，陈久者良。"

《本草再新》："消瘰疬症瘤。"

【临床应用】 (1) **用于饮食积滞，消化不良**。神曲为发酵之物，有消食化滞，健脾和胃之功，治疗食积不化，胸闷脘痞，食欲不振，可配伍麦芽、山楂、莱菔子、陈皮等行气化滞之品同用，方如《丹溪心法》保和丸；若脾胃虚弱，运化不良，食滞中阻，则常配伍党参、白术、麦芽、谷芽等健脾助运之品，方如《证治准绳》健脾丸；若积滞日久不化，脘腹攻痛胀满，则可以本品配伍木香、厚朴、三棱、槟榔等以化滞消积，方如《普济方》木香神曲丸。

(2) **用于暑湿吐泻**。神曲味辛气香，能升能降，治疗夏日外受暑湿秽浊之气，内夹胃肠不化之滞，头昏胸闷，恶心呕吐，大便泄泻，不思饮食，常与藿香、佩兰、苍术、厚朴等祛暑芳香化湿之品配伍；若肠腑湿热，积滞不化，腹痛里急，下痢赤白不爽，可与大黄、黄连、槟榔、焦山楂等泻热导滞之品配伍。

(3) **其他作用**。神曲有促进金石药物消化吸收之功，在使用磁石、代赭石等矿物药时，可配用之。本品亦可用于回乳，多与王不留行等同用。

《用药法象》："治脾胃食不化，须于脾胃药中少加之。"

《得配本草》："得吴萸，治暴泄不止。"

【用量用法】 内服：煎汤，10～15g，或入丸、散。

【使用注意】 脾阴不足，胃火盛，及孕妇慎服。

《本草经疏》："脾阴虚，胃火盛者不宜用；能落胎，孕妇宜少食。"

《本经逢原》："无积而久服，则消人元气。"

《国药的药理学》："神曲是借其发酵作用以促进消化机能，但是在胃酸过多，发酵异常的患者当绝对避免使用。"

【附方】 (1) **治中脘宿食留饮，酸蜇心痛，口吐清水**：神曲(炒)三两，苍术(米泔浸)一两半，陈皮一两，砂仁一两。上为细末，生姜汁煮神曲为丸，如梧桐子大。每服七十丸，姜汤送下。--《古今医鉴》之"曲术丸"

(2) **治食积心痛**：陈神曲一块，烧红，淬酒二大碗服之。--《摘玄方》

(3) **治酒癖不消，心腹胀满，噫醋吞酸，呕逆不食，胁肋疼痛**：神曲(锉，炒)、麦蘖(炒)各一两，黄连(去须)半两，巴豆三粒(去壳)同炒，令转色，去巴豆不用。上为细末，沸汤为丸，如梧桐子大。每服五十丸，食后生姜汤送下。--《济生方》之"曲蘖丸"

(4) **治过食伤脾，健运无力，食滞不化，而为泄泻**：神曲三钱，枳实二钱，大黄(后下)二钱。上以水煎，空心服下。--《杏苑生春》之"导痰汤"

(5) **治脾虚不能磨食**：神曲四两，白术三两，人参一两(俱炒)，枳实(麸炒)五钱，砂仁(炒)四钱。共为末，饴糖为丸，梧子大。早晚各服三钱，白汤下。--《方脉正宗》

(6) **治脾胃俱虚，不能消化水谷，胸膈痞闷，腹胁时胀，食减嗜卧，虚羸少气**：神曲(炒)六两二钱，乌梅(去核，焙干)、干姜(炮)各四两，小麦蘖(炒黄)三两。上为末，炼蜜为丸，如梧桐子大。每服十五至二十丸，米饮下，一日二服，不计时候。--《局方》之"消食丸"

(7) **治时暑暴泻及饮食所伤，胸膈痞闷**：神曲(炒)、苍术(米泔浸，焙干)各等分。为末糊丸，如梧桐子大，每服三十丸，米饮下。--《局方》

(8) **治大人小儿泄泻，肚腹疼痛，或大泻不止**：神曲二钱(炒)、麦芽二钱(炒)、杏仁一钱五分(去皮尖)。引用真菜油一二茶匙，先入罐底，后放药在内，入水煨服。--《滇南本草》

(9) **治休息痢，日夜不止，腹内冷痛**：神曲、芜荑、吴茱萸各等分。生姜汁和丸，如梧桐子大。每服三十丸，食前粥饮下。--《普济方》

(10) **治产后冷痢，脐下疞痛**：神曲三两(炒令黄)，熟干地黄二两，白术一两半。上为细散。每服二钱，粥饮调下，日服三四次。--《圣惠方》

(11) **治产后瘀血不运，肚腹胀闷，渐成臌胀；亦可治小儿食膨胀**：神曲(陈久者)一斤，微炒磨末。每早晚各服三钱，食前砂仁汤下。--《本草汇言》

(12) **治妇人血气刺痛**：神曲、香附子各等分。炒研为末，热酒调下。--《普济方》

(13) **治脏腑宿蕴风冷，气血不和，停滞宿饮，结为癥瘕痞块，及妇人血瘕，肠胃中塞，饮食不下，下痢赤白，霍乱转筋，及腰脚疼痛，不能行步**：神曲半斤(炒黄)，大附子二个(炮，去皮脐)，甘草(炙)二两。上为末，蜜丸左手一握，分作七丸。每服一丸，细嚼米饮下。--《普济方》"一握七丸"

(14) **治食噎**：神曲(炒)一两，橘皮二两。上为细末，炼蜜和丸，如鸡头大。每服一粒，含化咽津。--《全生指迷方》之"神曲丸"

(15) **治闪挫腰痛**：神曲一块，如拳头大，烧令通赤，好酒二大盏，淬酒即饮令尽，仰卧少顷即安。--《世医得效方》之"神曲酒"

(16) **妇人产后回乳**：神曲炒研，酒服二钱，日二。--《纲目》

酒

【来源】 为用高粱、大麦、米、甘薯、玉米、葡萄等为原料酿制而成的饮料。

【主含成分】 因原料、酿造、加工、贮藏等条件不同，酒的名色极多，成分亦差异甚大。在制法上，酒可分为蒸馏酒(如高粱酒、烧酒)与非蒸馏酒(如绍兴酒、葡萄酒)两大类。凡酒类都含乙醇(ethanoi)。蒸馏酒除乙醇的含量高于非蒸馏酒外，尚含高级醇类、脂肪酸类、酯类、醛类等；又含少量挥发酸和不挥发酸；糖类常不存在，或只存少量。

【药理】 (1) **对中枢神经抑制作用** 乙醇主要是一个中枢神经系统抑制剂。低浓度乙醇可加强某些兴奋性神经突触的功能，其表现的兴奋现象主要是由于脑的抑制性控制作用被解除所致。记忆力、集中力和洞察力变得迟钝甚至丧失。自信加强，性格变得开朗活泼。乙醇也可引起镇静，解除焦虑，进而语言含糊，共济失调，判断能力受损，进入酩酊状态。

（2）**对心血管系统的作用**　中等量乙醇可扩张皮肤血管，故常致皮肤发红而有温暖感。但如用作御寒药，实属不当。因寒冷时皮肤血管收缩为一种保护性反射。饮酒后抑制了血管运动中枢，皮肤血管扩张，使大量热量损失，更增加冻死的危险性。乙醇有直接扩张血管的作用。乙醇对人冠状血管并无有益作用，在稳定性心绞痛病人，乙醇可使引起心绞痛所需的运动时间缩短，也使冠心病人产生心电图心肌缺血性变化所需的运动时间缩短。乙醇在足以产生面部血管扩张和轻度醉酒的剂量时，并不引起脑血流或脑血管阻力的改变；但在严重酒精中毒血浓度(300mg/dl)时，则可明显增加平均脑血流并降低脑血管阻力，但脑对氧摄取则减少。对大鼠基底动脉痉挛模型，静注0.5%乙醇20ml/kg有明显减少基底动脉痉挛的作用。乙醇对血循环的及时效应比较小，摄入中等量乙醇，血压、心输出量和心肌收缩力均无大的变化。但在急性、重症酒精中毒时，由于血管运动中枢和呼吸抑制，可引发心血管功能抑制。长期过量应用乙醇对心脏可引起不可逆损害，是心肌病最重要原因之一。适度饮酒可减少冠心病发病率，其机制系通过对血浆脂蛋白的影响和抑制血小板聚集。流行病学调查和对志愿者的实验研究证明，乙醇在每日剂量不足以产生明显中枢作用时，在几星期期间，即可升高血浆高密度脂蛋白(HDL)浓度，从而可拮抗动脉粥样化的形成而产生保护作用。人群调查显示，饮酒组血清高密度脂蛋白胆固醇(HDL-Ch)水平显著高于不饮酒组。酒精中毒患者血清胆固醇水平明显低于正常人，急性酒精中毒者又较慢性酒精中毒者显著低下。人在正常饮酒时达到的浓度(10～20mmol/L)即有抑制血小板聚集的作用，可能是由于抑制花生四烯酸生成所致。

（3）**对胃肠道的作用**　乙醇可刺激胃液分泌，主要增加胃酸而胃蛋白酶含量正常，乙醇可通过精神刺激使胃液分泌增加，特别是爱好饮酒者。乙醇也可兴奋口腔和胃粘膜感觉神经末梢而反射性刺激胃液分泌，也可直接作用于胃，使胃泌素或组胺释放而使胃液分泌增加。由于主要是刺激胃酸分泌，因而含酒精饮料不适用于消化性溃疡患者。胃内乙醇浓度10%左右使胃酸增加而胃蛋白酶减少，浓度超过20%，胃液分泌趋于抑制，40%及以上浓度则刺激粘膜使之充血、发炎，产生糜烂性胃炎。阿司匹林产生的胃损害可因乙醇而明显加重。胃粘膜表面凝胶样粘液层的疏水性可防止H^+和水溶性物质对胃粘膜的侵害。用大鼠在体胃灌流模型，以40%乙醇灌流5分钟，则可破坏胃粘膜表面粘液凝胶层的疏水性，在除去乙醇后1h，尚不能恢复正常。喜饮烈性酒者多患慢性胃炎。

（4）**对肝的作用**　长期过量饮酒最严重的后果就是肝损害。可依次发生脂肪肝(肝内脂肪蓄积)、肝炎，最后发生不可逆性肝坏死和肝纤维化。可导致食道静脉曲张和突然大出血。一次大剂量乙醇即可在大鼠或人引起肝内脂肪增多。其机制比较复杂，主要因大量乙醇引起的应激反应导致交感兴奋，使脂肪组织释放的脂肪酸增加，以及由于乙醇增加了机体代谢负荷，使脂肪酸氧化受损。长期饮酒引起肝损害还有一些其他因子，主要是营养不良。酒本身可供给热量，200g乙醇约可提供5857.6kJ热量，但与其他食物不同，它不能供应维生素、氨基酸或脂肪酸。嗜酒者多表现为长期营养不良，主要由于酒对细胞的毒性而致肝损害。

（5）**其他作用**　①小剂量乙醇可减少疲劳感并增加肌肉作功，大剂量则抑制中枢神经系统，减少肌肉作功，引起肌肉可逆性损害，血浆肌酸磷酸激酶活性增加，大多嗜酒者可有肌电图变化，不少人证明有类似于酒精性心肌病的骨骼肌病(*skeletal myopathy*)。②乙醇使皮肤和胃血流增加并增加出汗，使热散失加快，体温降低。大剂量乙醇抑制中枢性体温调节机制，体温降低显著，乙醇的这种降低体温作用如环境温度很低则更危险。③侵犯性性行为常于饮酒后发生，这是由于抑制和约束被解除的结果。实际上，醉酒可妨碍性行为，乙醇可降低男性和女性的性反应。男性嗜酒者可导致阳痿、不育、睾丸萎缩和男子乳房发育，这是由于乙醇引起的肝损害导致雌激素生成过多，睾酮产生减少，而且由于肝内质网酶活性增加，使睾酮代谢性失活加快所致。④乙醇有利尿作用，这是其抑制抗利尿激素(ADH)分泌，减少肾小管对水再吸收所致。但是，反复应用乙醇则为抗利尿作用。⑤乙醇是一种免疫抑制剂，可明显干扰机体对细菌、病毒等的防御能力，抑制细胞免疫和体液免疫。

（6）**药动学**　乙醇在胃肠道吸收迅速而完全，乙醇蒸气也易从肺吸收，饥饿状态饮酒，40分钟内血浓度达峰值，食后饮酒则可推迟吸收。乙醇在体内分布迅速，组织内浓度可迅速接近血浓度，分布容积为0.7L/kg。90%以上饮用的乙醇在肝内氧化，其余经肺和肾排泄。一般临床剂量乙醇，其氧化速率按零级动力学进行，与血药浓度无关。每单位时间氧化乙醇的量约与体重或肝重呈比例。肝切除或肝损害时，乙醇从体内消除就明显降低或完全停止。正常成人每1小时能代谢7～10g乙醇。

乙醇经两条途径代谢为乙醛：①乙醇脱氢酶途径该酶主要在肝内，其他器官如脑、睾丸和胃也有发现。在该酶作用下乙醇脱氢后转化为乙醛，辅酶Ⅰ(NAD)为氢接受体，女性胃内的乙醇脱氢酶活性较男子低得多，因此口服乙醇后血内浓度较男性高。②微粒体乙醇氧化系统即混合功能氧化酶系统(MEOS)在该酶系统作用下，乙醇氧化为乙醛和水，还原型辅酶Ⅱ(NADPH)为供氢体。由于乙醇脱氢酶的米氏常数(Km)为0.26～2mmol/L而MEOS的Km为8～10mmol/L，因此认为低浓度乙醇时乙醇脱氢酶是主要的氧化系统，而高浓度乙醇时，MEOS可发挥更为明显的作用。③乙醛代谢：乙醇经上述两途径产生的乙醛，90%以上也在肝内氧化，线粒体NAD依赖性醛脱氢酶系乙醛氧化代谢途径的主要酶，氧化产物为乙酸盐，再进一步代谢为二氧化碳和水。

（7）**毒性**　①乙醇急性中毒主要表现对中枢神经系统的抑制。一般可分为3期。第1期为欣快和行为轻度障碍。反应迟钝，准确性差，自我约束力差，话多或孤僻；第2期为功能损害明显期。讲话随便，步态不稳，动作不准，不能自控；第3期为深睡昏迷期，血中乙醇浓度可达300mg/dl，如高达400～500mg/dl则抑制延髓中枢，因呼吸衰竭而死。②长期应用乙醇可产生耐受性，人和动物均可产生。连续应用1～3星期，可使乙醇作用强度降低2～3倍。主要由于组织对乙醇产生耐受，机体对乙醇消除加快也有一定关系。连续应用亦可产生躯体依赖性。严重者可产生戒断现象，出现震颤、恶心、出汗、发热，有时有幻觉，并可发生癫痫、震颤性谵妄、妄想综合征、健忘综合征等。③慢性乙醇中毒即嗜酒者可引起营养不良、慢性胃炎、肝损害，已如前述，还可引起中毒性精神病。男性酗酒可致睾丸萎缩、性欲减退、血清睾酮下降、性功能障碍、精子数减少。女性酗酒可引起不孕症、月经不调、无月经、孕激素和雌激素水平下降，出生的婴儿体重减少、子女智商降低、畸胎或死产增多。

【性味归经】　味甘、苦，性温，有毒。归心、肝、肺、胃经。

【功用主治】　通血脉，助药势。主治风寒痹痛，筋脉挛急，胸痹，心痛，脘腹冷痛。

《别录》："主行药势，杀百邪恶毒气。"

《纲目》谓孙思邈云："止呕哕，摩风瘙、腰膝疼痛。"

《食疗本草》：主"中恶疰忤。""通脉，养脾气，扶肝。"

【临床应用】　用于风寒痹痛、筋脉挛急、胸痹心痛、脘腹冷痛。酒性热而能温通血脉。治风寒痹痛、四肢挛急疼痛，可配制成药酒饮用，如用虎骨、木瓜、杜仲、牛膝等浸渍，有《圣济总录纂要》虎骨木瓜酒；用五加皮浸渍的有《圣惠方》五加皮酒；用当归、牛膝、五加皮浸渍治鹤膝风痛的有《外科大成》五加皮酒。治胸痹心痛，亦取酒温通血脉之功，与瓜蒌、薤白等通阳滑利之品配伍，如《金匮要略》瓜蒌薤白白酒汤。治心腹冷痛，寒湿泄泻，则可单饮以温中散寒止痛。治产后腹痛，则与生地黄汁同煎服，能散瘀止痛。

《食疗本草》："紫酒（以鸡矢白一升炒焦，投酒中待紫色），治角弓风；姜酒，主偏风中恶；桑椹酒，补五脏，明耳目；葱豉酒，解烦热，补虚劳；蜜酒，疗风疹；地黄、牛膝、虎骨、仙灵脾、通草、大豆、牛蒡、枸杞等酒亦佳，狗肉汁酿酒大补。"

《本草拾遗》："通血脉，厚肠胃，润皮肤，散石（《纲目》作'湿'）气。消忧发怒，宣言畅意。"

《日华子》："除风及下气。""糟下酒暖，开胃下食，暖水脏，温肠胃，消宿食，御风寒，杀一切蔬菜毒。"

《饮膳正要》："阿刺吉酒，主消冷坚积，去寒气。"

《纲目》："米酒，解马肉、桐油毒，热饮之甚良。""老酒，和血养气，暖胃辟寒。""烧酒，消冷积寒气，燥湿痰，开郁结，止水泄。治霍乱，疟疾，噎膈，心腹冷痛，阴毒欲死。杀虫辟瘴，利小便，坚大便；洗赤目肿痛。"

《医林纂要·药性》："散水，和血，行气，助肾兴阳，发汗。"

《得配本草》："配生地汁，治产后血秘。"

【用量用法】 内服：温饮，或和药同煎，或浸药，适量。外用：单用或制成酒剂涂搽，或湿敷，或漱口，适量。

【使用注意】 阴虚、失血及湿热甚者禁服

《千金·食治》："黄帝云，暴下后饮酒者，膈上变为伏热；食生菜饮酒，莫灸腹，令人肠结。扁鹊云，久饮酒者腐肠烂胃，溃髓蒸筋，伤神损寿；醉当风卧，以扇自扇，成恶风；醉以冷水洗浴，成疼痹。""饱食讫，多饮水及酒，成痞僻。"

《证类本草》谓孙思邈云："空腹饮酒醉，必患呕逆。"

《本草拾遗》："诸米酒有毒。……不可合乳饮之，令人气结。""凡酒忌诸甜物。"

《食性本草》："服食丹砂、北庭、石亭脂、钟乳石、诸器石、生姜，并不可长久以酒下，遂引石药气入四肢，滞血化为瘕疝。"

《纲目》："酒后食芥及辣物，缓人筋骨。酒后饮茶，伤肾脏，腰脚重坠，膀胱冷痛，兼患痰饮水肿、消渴挛痛之疾。一切毒药因酒得者，难治。""痛饮则伤神耗血，损胃亡精，生滚动火。"

【附方】 （1）**治胸痹**：栝楼实一枚(捣)，薤白半升，白酒七升。上三味同煮取二升，分温再服。--《金匮要略》之"栝楼薤白白酒汤"

（2）**治冷气心痛**：烧酒入色盐饮。

（3）**治寒痰咳嗽**：烧酒四两，猪脂、蜜、香油、茶末各四两。同浸酒内，煮成一处。每日挑食，以茶下之。

（4）**治寒湿泄泻，小便清者**：头烧酒饮之。

（5）**治风虫牙痛**：烧酒浸花椒，频频漱之。(2～5方出自《纲目》）

（6）**霍乱转筋而肢冷者**：烧酒摩搦患处。--《随息居饮食谱》

（7）**治耳聋**：酒三升，碎牡荆子二升。浸七日，去滓，任性服尽。--《千金要方》

（8）**治妇人遍身风疮作痒**：蜂蜜少许，和酒服之。--《奇效良方》

（9）**治蛇咬疮**：暖酒淋洗疮上，日三易。--《广利方》

（10）**治咽伤声破**：酒一合，酥一匕，干姜末二匕。和服，日二次。--《十便良方》

（11）**治疗产后单纯性腹泻**：黄酒250g，煮沸后加红糖120g，继续煮沸2～3分钟，稍冷，顿服或两次分服(间隔3～4小时)。共治14例，药后均诉腹部舒适，腹痛下坠减轻。其中痊愈10例，停药后自愈1例，症状减轻2例，效果不明者1例。有的服药3天内痊愈。治疗过程中仅1例诉轻度头晕，余均正常。--《中华妇产科杂志》张仁德。1957，5(4)：312

百草霜

【别名】 百草霜《本草图经》，月下灰《补缺肘后方》，灶突墨、釜下墨《千金要方》，灶突中尘《外台》，釜脐墨、釜月中墨《四声本草》，铛墨《开宝本草》，灶额上墨、釜底墨《本草图经》，锅底墨《普济方》，铛底煤《品汇精要》，灶额墨、釜煤、釜炲《刚目》，锅底灰《本草再新》，灶烟煤、灶煤《中国医学大辞典》，锅烟子《全国中草药汇编》。

【来源】 为稻草、麦秸、杂草燃烧后附于锅底或烟囱内的黑色烟灰。

【采收加工】 从烧柴草的锅底或烟囱内刮取，用细筛筛去杂质，备用。

【性状鉴别】 本品为粉末状，或粘结成小颗粒状，手捻之即成粉末。黑色。体轻，质细似霜，入水则漂浮而分散。触之沾手，无油腻感。气微，味淡微辛。以色黑、体轻、质细、无杂质者为佳。

【性味归经】 味苦、辛，性温。归肝、肺、脾、胃经。

【功用主治】 止血，消积，散火，解毒。主治吐血，衄血，便血，血崩，带下，食积，痢疾，黄疸，咽喉肿痛，口舌生疮，臁疮，白秃头疮，外伤出血。

《开宝本草》："主蛊毒中恶，血晕吐血，以酒或水细研，温服之；亦涂金疮，生肌止血。"

《本草图经》："主消化积滞，今人下食药中多用之。"

《纲目》："消食积，舌肿，喉痹。""止上下诸血，妇人崩中带下，胎前产后诸病，伤寒阳毒发狂，黄疸，疟痢，噎膈，咽喉口舌一切诸疮。"

《本草汇言》："解三焦结热，化脏腑瘀血。"

《玉楸药解》："敛营止血，清热消瘀。专止失血，吐衄便血，产漏诸血。"

《医林纂要·药性》："泻心降火，去妄热，止妄血，下气消积行痰。"

《本草求真》："亦涂金疮，止血生肌。"

《本草再新》："补脾燥气，敷疮败毒。"

【临床应用】 （1）**用于失血诸证**。百草霜属炭类收敛止血，如《本草经疏》云："凡血见灰则止，此药既能止血，复能散瘀滞，故主上下诸血及崩中带下。"用于咯血、吐血、衄血，常配白及、血余炭同用。若由血热而阳络伤，血上溢者，则配侧柏叶、藕节、白茅根凉血止血之品。肠热下血，可配黄连、地榆以清肠止血。治妇女崩漏久不止者，本品与陈棕炭、血余炭、莲蓬壳等同用，如《万病回春》五灰散；兼血虚者，加阿胶、当归补血止血。

（2）**用于食积，泻痢**。百草霜有消积化滞之功，可与山楂、

神曲、木香等配伍。小儿疳积腹膨，可配巴豆霜为丸服。

（3）**用于诸疮**。百草霜有散火解毒之功，治热病发黄、发斑，可与大黄、麻黄同用。治咽喉肿痛，配硼砂同研吹喉；治口舌生疮，配甘草、肉桂研末搽。用于臁疮不烂，配舱船石灰研末撒敷。

《得配本草》："得棕炭，治胎动下血；配川连，治挟热下痢。"

【用量用法】 内服：煎汤，3～9g，或入丸、散，1～3g。外用：研末撒，或调敷，适量。

【使用注意】 阴虚内热者慎服。

《开宝本草》："铛墨，金疮在面，慎勿涂之，黑入肉为印。"

《本草经疏》："虽能止血，无益肠胃，救标则可，治本则非，故不宜多服。"

《本草汇言》："阴虚火燥，咳嗽肺损者，勿用。"

《本草骈比》："无瘀滞者忌用。"

【附方】 （1）**治吐血，及伤酒食醉饱，低头掬损肺脏，吐血汗血，口鼻妄行，但声未失者**：①百草霜末，糯米汤服二钱。②百草霜五钱，槐花末二两。每服二钱，茅根汤下。-- 《纲目》引《刘长春经验方》

（2）**治衄血不止**：百草霜末吹之。-- 《纲目》

（3）**治齿缝出血**：百草霜末掺之。-- 《濒湖集简方》

（4）**治血虚内热，血不归源而崩**：陈槐花一两，百草霜半两。为末。每服一二钱，烧红秤锤淬酒下。-- 《妇人良方》

（5）**治妇人崩血大脱**：百草霜、炮姜(末)各三钱。用人参三钱煎汤饮。-- 《本草汇言》

（6）**治妇人崩中**：百草霜二钱，狗胆汁·处拌匀，分作二服，以当归酒调下。-- 《经验方》

（7）**治卒下血不止**：灶突中尘一升，黄连五两，地榆三两。上三味，捣筛为散。粥饮服方寸匕，日三服，重者夜一。-- 《外台》引崔氏方

（8）**治血痢，不问远近**：黄连一两(去须，微炒)，灶突墨二两，木香半两。上件药，捣细罗为散。每于食前，以粥饮调下二钱。-- 《圣惠方》

（9）**治一切痢下初起**：百草霜三钱，金墨一钱，半夏七分，巴豆(煮)十四粒(研匀)，黄蜡三钱。同香油化开，和成剂。量大小，每服三五丸，或四五十丸，姜汤下。-- 《澹江切要》之"铁刷丸"

（10）**治霍乱吐下**：锅底墨煤半钱，灶额上墨半钱，百沸汤一盏，急搅数十下，服之。-- 《经验方》

（11）**治小儿食积痞膨**：百草霜三钱，巴豆霜一分。研匀，以飞罗面打糊为丸，如绿豆大。每服一丸，白汤化下。

（12）**治咽喉无故肿闭**：百草霜、白硼砂各二钱。研细末，吹入喉中。

（13）**治口舌生疮**：百草霜二钱，甘草一钱，肉桂五分。为末，频频搽之。（11～13方均出自《方脉正宗》）

（14）**治舌肿起如猪胞**：釜下墨末，以酢敷舌上下，脱去更敷。若先决出血汁，竟，敷之弥佳。-- 《千金要方》

（15）**治妇人白带**：百草霜一两，香金墨半两。研末。每服三钱，猪肝一叶，批开入药在内，纸裹煨熟。细嚼，温酒送之。-- 《永类钤方》

（16）**治中恶心痛欲绝**：用釜下墨半两，盐一钱。和研，以熟水一盏调，顿服。-- 《千金要方》

（17）**治疗咯血**：取百草霜冲服，每次 1.5～3g，每日 3～4 次。共治 14 例，其中多数为肺结核，结果 11 例在用药后 1～3 天咯血停止或显著减少。对中、小量咯血效果较优，对大量咯血则较差。未见副反应。-- 《结核病》北京市结核病研究所，1972，(1)：68

中文目录索引

一画

二画

三画

四画

五画

六画

七画

八画

九画

十画

十一画

十二画

十三画

十四画

十五画

十六画（及以上笔画）

拉丁文目录索引

A

B

C

D

E

F

G

H

I

J

K

L

M

N

O

P

Q

R

S

U

V

W

X

Y

Z

T